儿童眼科与斜视

Taylor & Hoyt's Pediatric Ophthalmology and Strabismus

第5版

主　编 Scott R Lambert
Christopher J Lyons

主　译 梁建宏

副主译 王雨生　马　翔　项道满　程　湧

人民卫生出版社
·北　京·

图书在版编目（CIP）数据

儿童眼科与斜视/（美）斯科特·兰伯特（Scott R. Lambert）主编；梁建宏主译. —北京：人民卫生出版社，2022.9

ISBN 978-7-117-33288-0

Ⅰ.①儿… Ⅱ.①斯…②梁… Ⅲ.①小儿疾病-眼病-诊疗②小儿疾病-斜视-诊疗 Ⅳ.①R779.7 ②R777.4

中国版本图书馆 CIP 数据核字(2022)第 110395 号

人卫智网	www.ipmph.com	医学教育、学术、考试、健康，购书智慧智能综合服务平台
人卫官网	www.pmph.com	人卫官方资讯发布平台

图字:01-2020-0581 号

儿童眼科与斜视
Ertong Yanke yu Xieshi

主　　译：梁建宏
出版发行：人民卫生出版社（中继线 010-59780011）
地　　址：北京市朝阳区潘家园南里 19 号
邮　　编：100021
E - mail：pmph @ pmph. com
购书热线：010-59787592　010-59787584　010-65264830
印　　刷：保定市中画美凯印刷有限公司
经　　销：新华书店
开　　本：889×1194　1/16　　**印张**：58.5
字　　数：2673 千字
版　　次：2022 年 9 月第 1 版
印　　次：2022 年 10 月第 1 次印刷
标准书号：ISBN 978-7-117-33288-0
定　　价：599.00 元

儿童眼科与斜视

Taylor & Hoyt's Pediatric Ophthalmology and Strabismus

第 5 版

主　编　Scott R Lambert
Christopher J Lyons

主　译　梁建宏

副主译　王雨生　马　翔　项道满　程　湧

译　者（以姓氏笔画为序）

丁　瞳　马　莉　马　翔　马　聪　王　亮　王　毅　王秀华　王雨生
王建勋　王海燕　文　静　方石峰　卢建民　田雨禾　仝其哲　巩　迪
朱　洁　朱丹孟　刘　畅　刘　恬　刘　曦　刘历东　刘泽晗　孙嘉星
李传旭　李明武　李晓清　李偲圆　李瑞英　杨晨皓　何岁勤　张　燕
张文芳　张自峰　张军燕　张晓霞　张钰鑫　陈　宜　陈　锋　陈圣垚
陈志钧　畅立斌　周　莹　周　瑾　周　璐　郑艳菲　郑德慧　孟　颖
孟庆娱　孟紫薇　项道满　虹　霏　侯　旭　费　霏　秦秀虹　夏美云
钱　晶　徐　婷　徐文芹　殷　路　翁盛蓓　高　翔　高新晓　郭长梅
郭梦翔　陶梦璋　黄　静　曹奕雯　梁天蔚　梁建宏　梁舒婷　谌文思
蒋　楠　蒋晶晶　程　湧　游思维　虞　莹　窦国睿

审　校（以姓氏笔画为序）

于芳蕾　马　翔　白雪晴　任秀玉　刘历东　孙晓晶　李　莉　李明武
吴　夕　吴　群　余继峰　陈　宜　项道满　段　辉　施　维　陶　媛
曹　迪　程　湧　鲁智莉　蔺　琪

人民卫生出版社

·北　京·

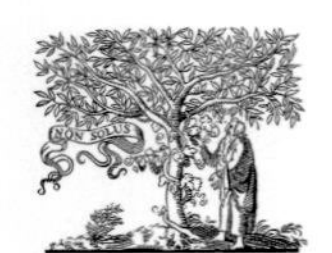

ELSEVIER

Elsevier (Singapore) Pte Ltd.

3 Killiney Road

#08-01 Winsland House I

Singapore 239519

Tel: (65) 6349-0200

Fax: (65) 6733-1817

Taylor & Hoyt's Pediatric Ophthalmology and Strabismus, fifth edition

First edition 1990, Second edition 1997, Third edition 2005, Fourth edition 2013

ISBN-13: 978-0-7020-6616-0

This translation of Taylor & Hoyt's Pediatric Ophthalmology and Strabismus, fifth edition by Scott R Lambert and Christopher J Lyons was undertaken by People's Medical Publishing House and is published by arrangement with Elsevier (Singapore) Pte Ltd.

Taylor & Hoyt's Pediatric Ophthalmology and Strabismus, fifth edition by Scott R Lambert and Christopher J Lyons 由人民卫生出版社进行翻译，并根据人民卫生出版社与爱思唯尔(新加坡)私人有限公司的协议约定出版。

《儿童眼科与斜视》(第5版)(梁建宏 主译)

ISBN: 978-7-117-33288-0

注　意

本译本由 Elsevier (Singapore) Pte Ltd. 和人民卫生出版社完成。相关从业及研究人员必须凭借其自身经验和知识对文中描述的信息数据、方法策略、搭配组合、实验操作进行评估和使用。由于医学科学发展迅速，临床诊断和给药剂量尤其需要经过独立验证。在法律允许的最大范围内，爱思唯尔、译文的原文作者、原文编辑及原文内容提供者均不对译文或因产品责任、疏忽或其他操作造成的人身及/或财产伤害及/或损失承担责任，亦不对由于使用文中提到的方法、产品、说明或思想而导致的人身及/或财产伤害及/或损失承担责任。

前言

本书第4版出版后，我们决定让两位年轻同事担任第5版的编辑。当Scott R Lambert和Christopher J Lyons接受我们的要求承担这一责任时，我们感到非常高兴。他们认真参与了我们的培训，而我们也意识到他们是唯一有资格承担这项任务的。他们在儿童眼科及斜视领域涉猎广泛，在临床及学术方面均非常出色。在组织本书各章节内容及撰稿人之前，他们认真回顾了本书的前几版，保留了书中核心的要义并适当对讨论信息进行了压缩，使内容完整呈现在同一卷内。同时，我们尽最大努力确保每一章节均反映所讨论主题的最新及最为彻底的认识。为了最大限度对文本内容进行诠释，本书纳入了广泛的临床、病理学图片以及图表。对于所有对儿童视觉问题以及斜视治疗感兴趣的人来说，本版都是必不可少的基础资料。最后，我们对Scott和Christopher以及对于本书第5版的诞生有贡献的各位同事致以衷心的感谢！

David Taylor

Creig Hoyt

序言

在完成《儿童眼科与斜视》前 4 版的主编工作之后，David Taylor 和 Creig Hoyt 在第 5 版编写之际将火炬递交给我们，这令人深感荣幸。但是教学书籍是否正在成为医学教育领域创新的扼杀者这一问题深深困扰着我们，随着深度介入医学生、住院医师及专科医师的医学教育过程，我们发现通过在线检索获取医学信息这一方式正在越来越多地被使用，因此，所采纳的衡量标准之一即每章节内容必须优于同主题的互联网检索内容。我们相信本书第 5 版的每章内容都达到了这一目标。

第 5 版中的每一章节均由该领域中最重要的专家进行编写或更新，其中增加了许多新章节以反映小儿眼科各领域的新进展，包括使用抗 VEGF 治疗早产儿视网膜病变、OCT 在儿童眼部应用、微创斜视手术（MISS）、最新的儿童视力筛查技术以及儿童眼病相关 APP 应用。同时我们希望增强第 5 版的实用性，在儿童屈光不正管理、向患儿父母传达坏消息以及斜视手术方面增加了新的章节。

我们很高兴第 5 版内容的征集及编辑过程是再续前缘并建立新的友谊联系的过程，大家的热情令人振奋，希望这本教科书可以成为世界范围内眼病诊疗领域的扛鼎之作。

与 Elsevier 团队的合作非常令人愉快，Sam Crowe 卓有成效地进行了与各位作者接洽、章节格式统一以及编写的推进工作，Russ Gabbedy 在本书生产及市场营销方面发挥了极大作用，Julie Taylor 在本书校对及项目管理中提供了极大帮助。

Scott R Lambert

Christopher J Lyons

作者名单

Luis Amaya MD, FRCOphth
Consultant Pediatric Ophthalmologist
St Thomas' NHS Foundation Hospital
London, UK

Jane L Ashworth BMBCh, FRCOphth, PhD
Consultant Paediatric Ophthalmologist
Paediatric Ophthalmology
Manchester Royal Eye Hospital
Manchester, UK

Robert A Avery DO, MSCE
Neuro-ophthalmology Service
Division of Ophthalmology
Children's Hospital of Philadelphia
Philadelphia, PA, USA

Jack Bartram MBChB(Hons), MRCPCH
Clinical Research Fellow in Paediatric Haematology
Great Ormond Street Hospital for Children and UCL Institute of Child Health
London, UK

Shannon J Beres MD
Assistant Professor
Department of Neurology
Stanford University
Lucile Packard Children's Hospital
Palo Alto, CA, USA

Gil Binenbaum MD, MSCE
Associate Professor
Ophthalmology
The Children's Hospital of Philadelphia
Philadelphia, PA, USA

Valérie Biousse MD
Professor of Ophthalmology and Neurology
Cyrus H Stoner Professor of Ophthalmology
Emory University School of Medicine
Emory Eye Center
Atlanta, GA, USA

Eileen E Birch PhD
Senior Research Scientist
Crystal Charity Ball Pediatric Vision Laboratory
Retina Foundation of the Southwest
Dallas, TX, USA

Susmito Biswas BSc (Hons), MB, BS, FRCOphth
Consultant Paediatric Ophthalmologist
Manchester Royal Eye Hospital
Central Manchester Foundation Trust
Manchester, UK

Graeme C M Black MA, BMBCh, DPhil, FRCOphth, FMedSci
Professor of Genetics and Ophthalmology
Manchester Centre for Genomic Medicine
University of Manchester
Manchester, UK

Joanna Black MB, BS
Head of Eye Department and Senior Clinical Lecturer
Adelaide Women's and Children's Hospital
Adelaide, SA, Australia

Richard J C Bowman MA, MD, FRCOphth
Consultant Ophthalmologist
Great Ormond Street Hospital
London, UK

John A Bradbury FRCS, FRCOphth
Consultant Ophthalmologist
Department of Ophthalmology
Bradford Royal Infirmary
Bradford, UK

Michael C Brodsky MD
Professor
Ophthalmology and Neurology
Mayo Clinic
Rochester, MN, USA

Donal Brosnahan MB, DCH, FRCOphth
Consultant Ophthalmic Surgeon
Royal Victoria Eye and Ear Hospital
Dublin, Ireland

Alejandra de Alba Campomanes MD, MPH
Associate Professor of Ophthalmology and Pediatrics
Department of Ophthalmology
University of California
San Francisco, CA, USA

Jayne E Camuglia MBBS, BSc
Pediatric Ophthalmology Fellow
Children's Health Queensland
Associate Lecturer
University of Queensland
Brisbane, QLD, Australia

Susan M Carden MBBS, FRANZCO, FRACS, PhD
Senior Lecturer
Department of Pediatrics
University of Melbourne;
Consultant Ophthalmologist
Royal Children's Hospital and Royal Victorian Eye and Ear Hospital
Melbourne, VIC, Australia

Giovanni Castano MD
Pediatric Ophthalmology Consultant
Department of Ophthalmology
Fundacion Santa Fe de Bogota University Hospital
Bogota, Colombia

Ingele Casteels MD, PhD
Professor of Ophthalmology
University Hospitals Leuven
Leuven, Belgium

Yvonne Chung MBBS, M Med (Ophth), FAMS (Spore)
Consultant
Ophthalmology
Singapore National Eye Centre
Singapore

Michael P Clarke MB BChir, FRCS, FRCOphth, PhD
Newcastle Eye Centre
Newcastle upon Tyne NHS Hospitals
NHS Foundation Trust
Newcastle upon Tyne, UK

David K Coats MD
Professor of Ophthalmology and Pediatrics
Cullen Eye Institute
Baylor College of Medicine;
Chief of Ophthalmology
Texas Children's Hospital
Houston, TX, USA

Richard Collin FRCS, FRCOphth
Senior Consultant Oculoplastic Surgeon,
Moorfields Eye Hospital;
Honorary Professor of Ophthalmology
UCL, London, UK

John Crompton MBBS, FRANZCO, FRACS
Professor
Ophthalmology and Visual Sciences
University of Adelaide
Royal Adelaide Hospital
Adelaide, SA, Australia

Emmett T Cunningham Jr, MD, PhD, MPH
Director
The Uveitis Service
The Department of Ophthalmology
California Pacific Medical Center;
Adjunct Clinical Professor of Ophthalmology
The Stanford University School of Medicine;
Research Associate
The Francis I. Proctor Foundation,
UCSF School of Medicine;
Partner
West Coast Retina Medical Group
San Francisco, CA, USA

Joseph L Demer MD, PhD
Arthur L. Rosenbaum Professor of Pediatric Ophthalmology
Professor of Neurology
Chief, Pediatric Ophthalmology and Strabismus Division
Director, Ocular Motility Laboratories
Stein Eye Institute and Departments of Ophthalmology and Neurology
University of California
Los Angeles, CA, USA

Hélène Dollfus MD, PhD
Professor
Medical Genetics
Strasbourg University Hospital
Strasbourg, France

Peter J Dolman MD, FRCSC
Clinical Professor
Division Head of Oculoplastics and Orbit,
Director of Fellowship Programs,
Department of Ophthalmology and Visual Sciences
University of British Columbia
Vancouver, Canada

Sean P Donahue MD, PhD
Sam and Darthea Coleman Chair in
Ophthalmology and Visual Sciences
Chief Pediatric Ophthalmology
Monroe Carrell Jr. Children's Hospital at Vanderbilt
Vanderbilt University
Nashville, TN, USA

Clive Edelsten MA, MRCP, FRCOphth
Consultant Medical Ophthalmologist
Rheumatology
Great Ormond Street Hospital
London, UK

Alistair R Fielder FRCS, FRCP, FRCOphth
Professor Emeritus of Ophthalmology
Department of Optometry and Visual Science
City University
London, UK

David R. FitzPatrick MB, ChB, MD, FRCP
Professor
MRC Human Genetics Unit
MRC Institute of Genetic and Molecular Medicine
Edinburgh, UK

Anne B Fulton MD
Professor
Ophthalmology
Harvard Medical School;
Senior Associate in Ophthalmology
Boston Children's Hospital
Boston, MA, USA

Brenda L Gallie MD, FRCSC
Head
Retinoblastoma Program
Ophthalmology and Vision Science
Hospital for Sick Children
Toronto, Canada

Megan Geloneck MD
The Children's Hospital of Philadelphia
Pediatric Ophthalmology and Strabismus
Philadelphia, PA, USA

Clare E Gilbert MB ChB, FRCOphth, MD, MSc
Professor of International Eye Health
Department of Clinical Research
London School of Hygiene and Tropical Medicine
London, UK

Christy Giligson BSc, OC(C)
Senior Teaching Orthoptist
Department of Ophthalmology
BC Children's Hospital
Vancouver, Canada

Glen A Gole MD, FRANZCO, FRACS
Professor and Director of Ophthalmology
Departments of Paediatrics/Child Health and
Ophthalmology
Queensland Children's Hospital
Brisbane, QLD, Australia

William V Good MD
Senior Scientist
Kettlewell Eye Research Institute
San Francisco, CA, USA

John R B Grigg MB, BS, MD, FRANZCO, FRACS
Associate Professor
Head Discipline of Ophthalmology
Sydney Medical School
Eye Genetics Research Group
Save Sight Institute
University of Sydney
Sydney, NSW, Australia

Hans Grossniklaus MD, MBA
Professor of Ophthalmology and Pathology
Ophthalmology
Emory University School of Medicine
Atlanta, GA, USA

Patrick Hamel MD, FRCSC
Ophthalmologist
Department of Ophthalmology
CHU Sainte-Justine
Montreal, Canada

Sheryl M Handler MD
Pediatric Ophthalmology
Encino, CA, USA

Ronald M Hansen PhD
Research Associate
Ophthalmology
Boston Children's Hospital;
Assistant Professor
Ophthalmology
Harvard Medical School
Boston, MA, USA

Gena Heidary MD, PhD
Director
Pediatric Neuro-ophthalmology Service
Boston Children's Hospital
Boston, MA, USA
Assistant Professor in Ophthalmology
Harvard Medical School
Boston, MA, USA

Richard W Hertle MD, FAAO, FACS, FAAP
Director
Vision Center
Akron Children's Hospital
Akron, OH, USA

Göran Darius Hildebrand BM, BCH, MD, MPhil, FEBO, FRCS, FRCOphth
Consultant Ophthalmic Surgeon
Head, Paediatric Ophthalmology Service
Oxford Eye Hospital
John Radcliffe Hospital
Oxford, UK

Graham E Holder BSc, MSc, PhD
Professor
Director of Electrophysiology
Moorfields Eye Hospital
London, UK

Creig S Hoyt MD, MA
Emeritus Professor and Chair
Department of Ophthalmology
University of California
San Francisco, CA, USA

G Baker Hubbard MD
Thomas M. Aaberg Professor of Ophthalmology
The Emory Eye Center
Emory University School of Medicine
Atlanta, GA, USA

Amy K Hutchinson MD
Professor of Ophthalmology
Emory University School of Medicine
Atlanta, GA, USA

Saurabh Jain MBBS, MS, FRCOphth
Consultant Ophthalmic Surgeon
Department of Ophthalmology
Royal Free Hospital
London, UK

Robyn V Jamieson MBBS (Hons I), PhD, FRACP, HGSA
Associate Professor
Head, Eye Genetics Research Group
Disciplines of Paediatrics, Genetic Medicine, and
Ophthalmology
Sydney Medical School;
Children's Medical Research Institute
University of Sydney;
The Children's Hospital at Westmead;
Save Sight Institute
Sydney, NSW, Australia

Hanne Jensen MD, DMSci
Consultant
Department of Ophthalmology
Rigshospitalet-Glostrup
Copenhagen, Denmark

Nadja Kadom MD
Associate Professor of Radiology
Emory University School of Medicine
Atlanta, GA, USA

Ramesh Kekunnaya MD, FRCS
Head, Child Sight Institute Residency Program
Coordinator
Jasti V. Ramanamma Children's Eye Care Center
L. V. Prasad Eye Institute
Hyderabad, India

Robert C Kersten MD
Professor of Clinical Ophthalmology
Department of Ophthalmology
University of California
San Francisco, CA, USA

Philippe Kestelyn MD, PhD, MPH
Professor in Ophthalmology
Head and Chair, Department of Ophthalmology
Ghent University Hospital
Ghent, Belgium

Jan E E Keunen MD, PhD, FEBO
Professor of Ophthalmology
Radboud University Medical Center
Nijmegen, Netherlands

Professor Sir Peng Tee Khaw PhD FRCP FRCS FRCOphth FRCPath FCOptom Hon DSc FRSB FARVO FMedSci
Professor of Glaucoma and Ocular Healing
Consultant Ophthalmic Surgeon
The National Institute for Health Research Biomedical Research Centre at Moorfields Eye Hospital NHS Foundation Trust and UCL Institute of Ophthalmology
London, UK

Chong Ae Kim MD, PhD
Associate Professor
Pediatrics
Instituto da Criança
São Paulo, Brazil

Jan Koopman MSc, PhD
Amsterdam – Rehabilitation and Advice
Royal Dutch Visio, Centre of Expertise for Blind and Partially Sighted People
Amsterdam, Netherlands

Stephen P Kraft MD, FRCSC
Professor
Ophthalmology and Vision Sciences
University of Toronto
Toronto, Canada

Burton J Kushner MD
Professor Emeritus
Ophthalmology and Visual Sciences
University of Wisconsin
Madison, WI, USA

Scott R Lambert MD
Professor of Ophthalmology
Stanford University School of Medicine,
Stanford, CA, USA

G Robert LaRoche MD, FRCSC
Professor
Ophthalmology and Vision Sciences
Dalhousie University
Halifax, Canada

Dorte Ancher Larsen MD
Consultant
Department of Pediatric Ophthalmology
Aarhus University Hospital
Aarhus, Denmark

Andrew G Lee MD
Chair, Department of Ophthalmology
Houston Methodist Hospital;
Professor of Ophthalmology, Neurology and Neurosurgery
Weill Cornell Medical College;
Adjunct Professor
Ophthalmology
Baylor College of Medicine;
University of Texas Medical Branch;
University of Texas MD Anderson Cancer Center;
Houston, TX, USA

Barry Lee MD
Consultant
Ophthalmology
Piedmont Hospital
Eye Consultants of Atlanta
Atlanta, GA, USA

Phoebe Lenhart MD
Assistant Professor of Ophthalmology
Emory University School of Medicine
Atlanta, GA, USA

Alki Liasis BSc (Hons), PhD
Consultant Clinical Scientist
Clinical and Academic Department of Ophthalmology
Great Ormond Street Hospital for Children
London, UK

Grant T Liu MD
Neuro-ophthalmology Service
Division of Ophthalmology
The Children's Hospital of Philadelphia;
Departments of Neurology and Ophthalmology
Perelman School of Medicine
University of Pennsylvania
Philadelphia, PA, USA

Christopher Lloyd MB DO FRCS FRCOphth
Consultant Paediatric Ophthalmologist
Clinical and Academic Department of Ophthalmology
Great Ormond Street Hospital for Children, London;
Hon Professor Paediatric Ophthalmoloogy
Manchester Academic Health Sciences Centre
Manchester, UK

Christopher J Lyons MB FRCS FRCOphth, FRCSC
Professor
Department of Ophthalmology and Visual Sciences
University of British Columbia
Vancouver BC

Carey A Matsuba BSc, MDCM, MHSc
Clinical Assistant Professor
Paediatrics
University of British Columbia
Vancouver, Canada

Caroline J MacEwen MB ChB, MD, FRCS, FRCOphth, FFSEM, FRCPE
Professor
Ophthalmology Department
University of Dundee
Dundee, UK

Alan A McNab FRANZCO, FRCOphth, DMedSc
Head of Clinic
Orbital Plastic and Lacrimal Clinic
Royal Victorian Eye and Ear Hospital
East Melbourne, VIC, Australia

Vaishali Mehta BMedSc (Hons) in Orthoptics
Teaching Orthoptist
Ophthalmology and Orthoptics
BC Children's Hospital
Vancouver, Canada

Michel Michaelides BSc, MB, BS, MD(Res), FRCOphth, FACS
Professor of Ophthalmology and Consultant Ophthalmic Surgeon
UCL Institute of Ophthalmology and Moorfields Eye Hospital
London, UK

Daniel Mojon MD, FEBO, EMHSA
Director
Eye Clinic
Airport Medical Center
Zürich-Airport
Zürich, Switzerland
Professor of Ophthalmology
University of Bern, Switzerland
Consultant
University Eye Clinic
Kepler University, Linz, Austria

Hans Ulrik Møller PhD
Consultant Pediatric Ophthalmologist Associate Professor
Pediatric Ophthalmology
Aarhus University Hospital
Aarhus, Denmark;
Viborg Hospital
Viborg, Denmark

Anthony T Moore MA, FRCS, FRCOphth
Michal Vilensky Endowed Chair in Ophthalmology
Department of Ophthalmology
University of California San Francisco
San Francisco, CA, USA

Andrew A M Morris BM, BCh, PhD, FRCPCH
Willink Biochemical Genetics Unit
Manchester Centre for Genomic Medicine
Central Manchester University Hospitals NHS Foundation Trust
Manchester, UK

Nancy J Newman MD
LeoDelle Jolley Professor of Ophthalmology;
Professor of Ophthalmology and Neurology;
Instructor in Neurological Surgery;
Director of Neuro-Ophthalmology
Emory University School of Medicine
Atlanta, GA, USA

Ken K Nischal MD, FRCOphth
Professor and Director
Pediatric Ophthalmology, Strabismus and Adult Motility
Children's Hospital of Pittsburgh
University of Pittsburgh Medical Center
Pittsburgh, PA, USA

Una O'Colmain, MB, BCh, BAO, FRCOphth
Department of Ophthalmology
Ninewells Hospital
Dundee, UK

Anna R O'Connor PhD, BMedSci (Hons)
Directorate of Orthoptics and Vision Science
University of Liverpool
Liverpool, UK

Michael O'Keefe MB, FRCS, FRCSE
Consultant Surgeon
Paediatric Ophthalmology
Children's University Hospital
Dublin, Ireland

Scott E Olitsky, MD
Chief of Ophthalmology
Children's Mercy Hospital;
Professor of Ophthalmology
University of Missouri – Kansas City School of Medicine;
Clinical Associate Professor of Ophthalmology
University of Kansas School of Medicine
Kansas City, MO, USA

Luis H Ospina MD
Assistant Professor of Pediatric Ophthalmology and Neuro-ophthalmology
CHU Sainte-Justine
University of Montreal
Montreal, Canada

Darren T Oystreck MMedSci, OC(C)
Orthoptist and Chair
Clinical Vision Science
IWK Health Centre
Faculty of Health Professions
Dalhousie University
Halifax, Canada

Maria Papadopoulos MBBS, FRCOphth
Glaucoma Service
Moorfields Eye Hospital
London, UK

Sunju Park MD
Fellow in Pediatric Ophthalmology
Department of Pediatric Ophthalmology and Strabismus
Center for Genetic Eye Disease
Cole Eye Institute
Cleveland Clinic
Cleveland, OH, USA

Evelyn A Paysse MD
Professor of Ophthalmology and Pediatrics
Cullen Eye Institute
Baylor College of Medicine
Texas Children's Hospital
Houston, TX, USA

Jason H Peragallo MD
Assistant Professor of Ophthalmology and Pediatrics
Emory University School of Medicine
Atlanta, GA, USA

Erika Mota Pereira MD
Visiting Assistant Professor of Ophthalmology, University of Texas Southwestern Medical Center, Dallas, Texas, USA,
Consultant Pediatric Ophthalmologist
Federal University of Minas Gerais
Belo Horizonte, Minas Gerais, Brazil

Rachel F Pilling MB, ChB, MA (Med Eth Law), FRCOphth
Consultant Paediatric and Special Needs Ophthalmologist
Department of Ophthalmology
Bradford Teaching Hospitals NHS Trust
Bradford, UK

Stacy Pineles MD, MS
Associate Professor of Ophthalmology
Department of Ophthalmology
University of California, Los Angeles
Los Angeles, CA, USA

Venkatesh Prajna FRCOphth
Department of Cornea
Aravind Eye Hospital
Madurai, India

Frank Antony Proudlock BSc, MSc, PhD
Senior Lecturer
Neuroscience, Psychology and Behaviour
University of Leicester
Leicester, UK

Narman Puvanachandra MB, BChir, MA (Cantab), FRCOphth
Paediatric Ophthalmology Department
Norfolk and Norwich University Teaching Hospital
Norwich, UK

Anthony G Quinn FRANZCO, FRCOphth, DCH
Consultant Ophthalmologist
West of England Eye Unit
Royal Devon and Exeter Hospital
Exeter, UK

Graham E Quinn MD, MSCE
Professor
The Children's Hospital of Philadelphia
University of Pennsylvania School of Medicine
Philadelphia, PA, USA

Jugnoo S Rahi MBBS, MSc, PhD, FRCOphth
Professor of Ophthalmic Epidemiology
Lifecourse Epidemiology and Biostatistics Section
Institute of Child Health UCL
London, UK

Michael X Repka MD, MBA
David L. Guyton MD and Feduniak Family Professor of Ophthalmology
Professor of Pediatrics
Ophthalmology
Johns Hopkins University
Baltimore, MD, USA

Joshua Robinson MD
Assistant Professor
The Emory Eye Center
Emory University School of Medicine
Atlanta, GA, USA

Buddy Russell COMT, FCLSA, FSLS
Contact Lens Technologist
Ophthalmology
Emory University Eye Center
Atlanta, GA, USA

Luis Carlos Ferreira de Sá MD
Consultant, Pediatric Ophthalmology
Pediatrics
Instituto da Criança, University of Sao Paulo Medical School
São Paulo, Brazil

Virender Sachdeva MS, DNB
Associate Ophthalmologist
Nimmagada Prasad Children's Eye Care Centre
Department of Pediatric Ophthalmology, Strabismus and Neuro-ophthalmology
L. V. Prasad Eye Institute
GMRV Campus
Visakhapatnam, India

Daniel J Salchow MD
Professor of Ophthalmology
Department of Ophthalmology
Charité – Universitätsmedizin Berlin
Berlin, Germany

Richard L Scawn BSc, MBBS, FRCOphth
Consultant
Adnexal Unit
Moorfields Eye Hospital
London, UK

Nicoline Schalij-Delfos MD, PhD
Professor Paediatric Ophthalmologist
Department of Ophthalmology
Leiden University Medical Center
Leiden, Netherlands

Mary J van Schooneveld MD, PhD
Ophthalmologist
Ophthalmology
Academic Medical Centre
Amsterdam, Netherlands

Jay Self BM, FRCOphth, PhD
Associate Professor
Vision Sciences
University of Southampton
Southampton, UK

Panagiotis I Sergouniotis MD, PhD
Academic Clinical Fellow
Manchester Royal Eye Hospital and University of Manchester
Manchester, UK

Carol L Shields MD
Co-Director
Ocular Oncology Service at Wills Eye Hospital
Philadelphia, PA, USA

Jerry A Shields MD
Co-Director
Ocular Oncology Service at Wills Eye Hospital
Philadelphia, PA, USA

John J Sloper MA, DPhil, FRCS, FRCOphth
Consultant
Strabismus and Paediatric Service
Moorfields Eye Hospital
London, UK

Martin P Snead MA, MD, FRCS, DO, FRCOphth
Vitreoretinal Service and Vitreoretinal Research Group
University of Cambridge
Addenbrooke's Hospital
Cambridge, UK

Sameh E Soliman MD, PhD, MSc
Lecturer
Ophthalmology
Faculty of Medicine
University of Alexandria
Alexandria, Egypt

Timothy John Sullivan MBBS, FRANZCO, FRACS, FRCOphth
Professor of Ophthalmology
Ophthalmology
University of Queensland
Brisbane, QLD, Australia

C Gail Summers BAE, MEd, MD
Professor
Ophthalmology and Visual Neurosciences
University of Minnesota
Minneapolis, MN, USA

Kimberley Tan BSc(Med), MBBS, FRANZCO
Head
Paediatric Ophthalmology
Sydney Children's Hospital
Sydney, NSW, Australia

David S Taylor FRCOphth, FRCS, DSc(Med)
Professor Emeritus
Paediatric Ophthalmology
Institute of Child Health
University College London
London, UK

Dorothy A Thompson PhD
Consultant Clinical Scientist
Clinical and Academic Department of Ophthalmology
Great Ormond Street Hospital for Children
London, UK

Elias I Traboulsi MD, MEd
Professor of Ophthalmology
Department of Pediatric Ophthalmology and Strabismus
Center for Genetic Eye Disease
Cole Eye Institute
Cleveland Clinic
Cleveland, OH, USA

Stephen J Tuft MD, FRCOphth
Consultant Ophthalmologist
Moorfields Eye Hospital NHS Foundation Trust
London, UK

Jimmy M Uddin MD, BOPSS, FRCOphth
Consultant Ophthalmic Surgeon
Moorfields Eye Hospital
London, UK

Perumalsamy Vijayalakshmi MS, DO
Chief
Paediatric Ophthalmology and Adult Strabismus
Aravind Eye Hospital
Madurai, India

Patrick Watts MBBS, MS, FRCOphth
Consultant Ophthalmic Surgeon
University Hospital of Wales
Cardiff, UK

David R Weakley Jr MD
Director of Ophthalmology
Children's Health Network
Professor of Ophthalmology and Pediatric
UT Southwestern Medical Center
Dallas, TX, USA

Jill Razor Wells MD
Assistant Professor
Ophthalmology
Emory University School of Medicine
Atlanta, GA, USA

目录

第 7 部分　视觉神经系统

第五篇　儿童眼科精选主题

第六篇　弱视、斜视和眼球运动

第 1 部分　斜视和弱视的基础知识

第 2 部分　内斜视

第 3 部分　外斜视

第 4 部分　垂直斜视、特殊斜视征和异常头位

第 5 部分　“神经源性”斜视

第 6 部分　斜视治疗

第 7 部分　眼球震颤与眼球运动

第七篇　常见患者主诉及其他临床实践

第 1 章

小儿眼科学与斜视发展史

David S Taylor

章节目录

引言

在许多国家的眼科医生帮助下,本书从国际和个人视角出发来介绍小儿眼科学和斜视的交叉专业。因对小儿眼科发展有贡献的眼科医生较多,我不得不遗漏一些重要贡献者,主要是那些早已退休或去世的人。

早期发展史

儿童眼病非常常见,所以在眼科医生检查时很容易被发现。Hippocrates 和他的学生 Galen,希腊罗马哲学家、解剖学家(也是一名角斗士医生),有很多这样的儿童眼病患者。就像 17 世纪伦敦的 William Briggs 和巴黎的 Jacques Daviel 一样,医生们在治疗眼疾方面也有杰出的成就。18—19 世纪,格拉斯哥的 William Mackenzie,伦敦的 John Cunningham Saunders(Moorfields Eye Hospital 的创始人)、Benjamin Travers、James Wardrop 和 William Cheselden 都写过关于儿童眼疾的文章,并使用为成人开发的技术和仪器为儿童患者进行手术(图 1.1)。

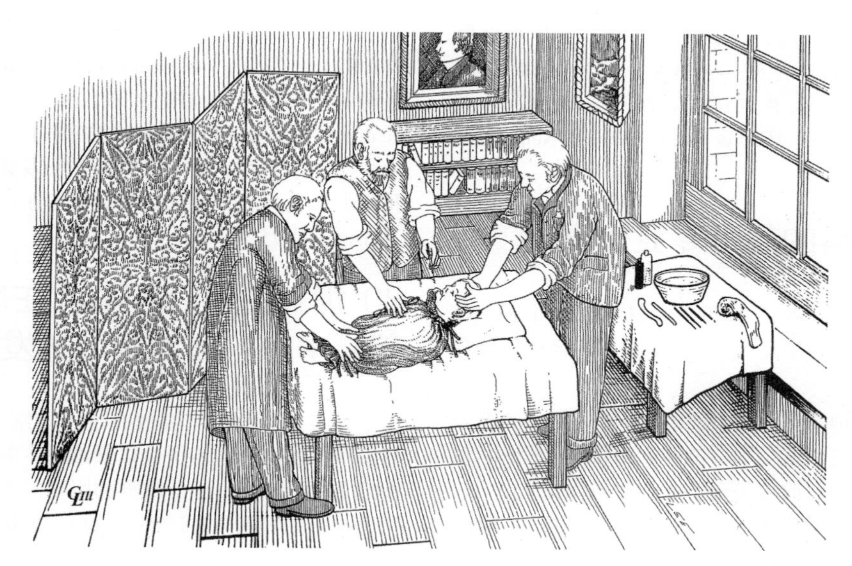

图 1.1　1811 年 John Cunningham Saunders 所做的白内障手术。一个治疗团队需要尽力让孩子保持安静。如果孩子能保持不动,手术可以很快完成,孩子足够小,可以给孩子足够的白酒或阿片类物质让他忘记手术带给他的痛苦。格拉斯哥人 William Mackenzie 在回答关于何时手术的问题时说,"答案肯定是在婴儿期进行手术"。他意识到手术时机越晚,患者的视力会越差,手术难度也越大。© Gillian Lee 插图

在欧洲大陆，Georg Joseph Beer 于 1786 年在维也纳创办第一家眼科医院，他与 Hermann von Helmholtz、Franciscus Cornelis Donders 等人也都是儿童眼疾管理的先驱。

背景

- 麻醉：18 世纪，Humphry Davy 和哲学科学月球社的 Joseph Priestley 和 homas Beddoes 发现了一氧化二氮的麻醉特性。肝毒性氯仿和爆炸性乙醚也被用作早期麻醉剂，后者在一家医院被用于婴儿青光眼手术时的麻醉，这种情况一直持续到近 21 世纪，直到一个"安全通风"系统的突然出现。该系统的发现是受一个喷灯正在修复的屋顶所启发的。
- 消毒：苏格兰人 Alexander Gordon、法国人 Louis Pasteur、美国人 Oliver Wendell Holmes、匈牙利人 Ignaz Semmelweiss 和英国人 Charles White 发现了微生物感染理论。Joseph Lister 用苯酚和分层敷料的作用证明了这一点，带来了令人难以置信的低感染率。
- 抗生素：Alexander Fleming、Ernst Chain 和 Howard Florey 发现了青霉素，Gerhard Domagk 发现了磺胺类药物，这些发现彻底改变了儿童眼疾的治疗方法。

19 世纪：儿童医院的兴起

由儿科医生专门照顾儿童的医院，如果没有经过正式培训，会导致儿科过度专业化。1741 年，Thomas Coram 在 William Hogarth 和 George Frideric Handel 的支持下，在伦敦建立了育婴医院，这是一个为健康的弃婴设立的家。它没有医疗角色，但有深远的社会影响。Great Ormond Street(GOS)医院后来建立在邻近的一条街上。Enfants-Malades 医院于 1802 年在巴黎成立(图 1.2)，成为第一家有效的儿童医院[1]。欧洲其他国家也紧随其后建立了儿童医院。

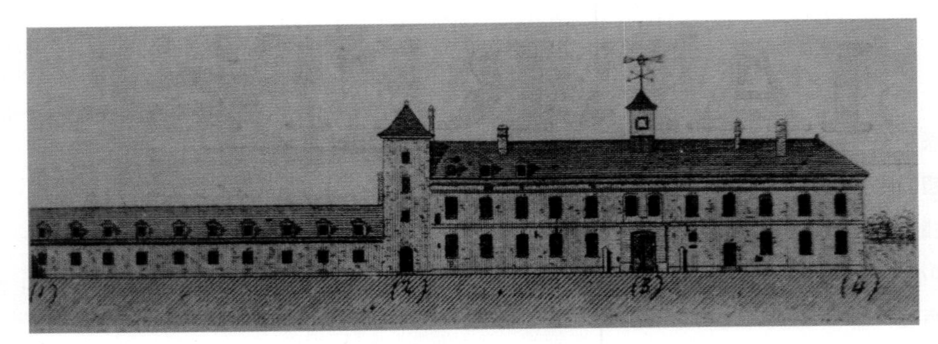

图 1.2　1769 年，George Armstrong 在霍尔本开设了伦敦药房，接受儿童门诊患者，但不久就关闭了。在法国大革命的混乱时期，类似的机构也为儿童提供帮助，但第一家治疗患病儿童的医院是 1802 年在巴黎塞夫雷斯街成立的 hôpital des Enfants-Malades(上图)。随后，法兰克福、慕尼黑、汉堡和圣彼得堡的医院也开始救治患病儿童。伦敦 Great Ormond Street 的儿童医院是世界上第一家说英语的医院。它于 1852 年的 2 月 14 日开放。当时的儿童死亡率十分令人震惊：伦敦每年有 5 万人死亡，其中 2.1 万人是 10 岁以下儿童。引自 Lereboullet, Pierre. L' Hopital Des Enfants-Malades (1802—1913). Paris Médical. 1913—1914;1:3-19。写于医院被拆除之时

费城(1855)和多伦多(1875)的儿童医院，其模式与 GOS 医院相似，都是服务于儿童及儿科医生的——这是系统医学的先锋。那里的眼科医生学习儿科技能，并且接受系统医学教育。早期 GOS 医院的眼科医生有 Robert Marcus Gunn、Edward Nettleship、George Coats 和 Philip Doyne。

20 世纪：北美眼科的超级专业化发展

到 20 世纪初，包括眼科在内的主要专业都建立起来了。专科学会经常联合在一起，美国眼科学会在 1979 年才与其合作伙伴耳鼻喉科分离。

华盛顿的 Frank Costenbader 博士曾接受过眼科学和耳鼻喉科学培训，他在儿童眼疾方面也接受了专门的知识培训。1943 年，他将自己的执业范围局限于儿童，成为第一个小儿眼科医生。

第二次世界大战后，专业化进程和培训的质量也加快。眼科医生可以通过专科奖学金培训制度成为超级专家。这种制度取代了以前的学徒制度，即匍匐在一位著名老师的脚边才能学习。

Costenbader 博士的第一位实习生 Marshall Parks 博士成为美国最杰出的小儿眼科医生，具有广泛的儿科专业知识。在第一个奖学金培训项目之后，美国的 Hermann Burian、Arthur Jampolsky、Phil Knapp、Gunter von Noorden 和 Martin Urist 等人相继开办了奖学金培训项目。另外，多伦多的 Jack Crawford，阿尔伯塔的 William G Pearce 和温哥华的 John Pratt-Johnson 与 Andrew Q McCormick 在加拿大也开办了奖学金培训项目。大多数人现今依然很著名。北美儿童眼科之所以有今天的成就，归功于他们的临床技能、研究、教学和科研能力。

20 世纪小儿眼科学在欧洲、亚洲、南美、中东、非洲等地的发展

大多数欧洲国家都曾有过学徒制度，很多国家和地区现在依然沿用该制度。著名医生以会诊医生的身份进入小儿眼科。自 20 世纪 70 年代以来，很多欧洲的眼科医生在申请正式职位之前都会完成奖学金培训项目。小儿眼科方面的奖学金培训在世界各地都有，可以通过美国卫生服务、美国或国际赠款提供支持，包括国际眼科理事会向发展中国家眼科医生提供的赠款。表 1.1 表明，一些款项通过对教学、研究和临床观察方面的支持，已经锻造了我们目前的职业状态。

表 1.1　来自欧洲、亚洲、南美、中东、非洲和其他地区的小儿眼科的主要先驱

以下是相应先驱的名单列表，他们通过教学、研究、写作、洞察和实例塑造了我们目前的职业状态。在 35 个国家的同事的慷慨帮助下，我编辑了这个列表和整个章节，但是只在我们的培训师、教师和那些通过实例和写作教学过程中罗列了很少的一部分人，数千位先驱没能被罗列进来。对于某些领域，本次罗列的先驱只包括那些主要工作与儿童有关的在世的人。

本文中未提到的几个国家的先驱，主要是全科眼科医生而非专科医生，因此未被列入其中，尽管他们也为儿童提供了高质量的眼科服务，有的还进行了出色的研究。

国家	姓名和日期	突出贡献
欧洲		
比利时		
比利时，根特	Daniel van Duyse，1852—1924	发表很多著作，主要领域为发育异常
比利时，根特	Jules François，1907—1984	发表很多著作，主要领域为遗传病
比利时，安特卫普	Adolphe Neetens	神经眼科医生，主要领域为玻璃体视网膜疾病
比利时，根特	Jean-Jaques DeLaey	主要领域为视网膜疾病，并承担一些国际工作
丹麦		
丹麦，奥尔胡斯	Mette Warburg，1926—2015	EPOS 的联合创始人。擅长视力损伤儿童同名综合征的治疗
荷兰		
荷兰，乌特勒支	PJ Waardenburg，1886—1979	眼科遗传学家。主要领域为同名综合征的诊治
荷兰，鹿特丹	AThM van Balen	主要领域为儿童人工晶状体及电生理学
意大利		
意大利，罗马	Giovanni B Bietti，1907—1977	会 7 种语言，擅长 14 种同名症状或疾病 主要临床工作儿童青光眼。引进冷凝治疗
意大利，罗马	Bruno Bagolini，1924—2010	伟大的老师、导师，斜视学的发明者
挪威		
挪威，哈马尔	Ruth Riise，1934—	EPOS 的联合创始人。擅长视网膜营养不良综合征，并承担一些国际工作
挪威，奥斯陆	Sigmund Spetalen，1937—	主要领域为电生理学和视网膜疾病。曾获得国王奖章
挪威，乌勒瓦尔　奥斯陆	Jan Ytteborg，1925—	主要领域为全挪威先天性青光眼的治疗
瑞典		
瑞典，斯德哥尔摩	Eva Lindstedt，—2014	主要领域为视力障碍与康复、弱视的筛查
瑞典，哥德堡	Kerstin Strömland	畸形学：胎儿酒精和 Mobius 综合征
英国		
英国，伦敦	Arnold Sorsby，1900—1980	早期的眼科遗传学家。折射发展研究。同名综合征
英国	Claud Worth，1869—1936 Bernard Chavasse，1888—1941 James H Doggart，1900—1989 T keith Lyle，1904—1987 Kenneth Wybar，1921—1992	早期出版物的作者（见正文）
英国，利兹	Brian Harcourt，1934—1987	在国内外儿科眼科发展中具有突出地位
英国，伦敦	Barrie Jay，1929—2007	EPOS 的联合创始人。主要领域为眼科遗传学
南美洲		
阿根廷，科尔多瓦	Alberto Urrets-Zavalía，1920—2010	会 8 种语言，擅长旋转垂直障碍，同名综合征
阿根廷，布宜诺斯艾利斯	Alberto Ciancia，1924—	作家，教师 主要领域为同名综合征
巴西，圣保罗	Carlos Souza Dias	主要领域为斜视 发表多篇论文
巴西，圣保罗	Jorge Alberto F Caldeira	作家，教师 主要领域为斜视

表1.1 来自欧洲、亚洲、南美、中东、非洲和其他地区的小儿眼科的主要先驱(续)

国家	姓名和日期	突出贡献
亚太地区		
澳大利亚,墨尔本	J Ringland Anderson,1894—1961	主要领域为眼垂直斜视和眼球震颤
澳大利亚,悉尼	Norman Gregg,KB,1892—1966	主要领域为先天性风疹综合征
澳大利亚,悉尼	Frank Billson	研究,教学 政治与国际工作
中国,天津	赫雨时,1922—1981	在小儿眼科学与斜视方面发表文章
中国,北京	刘家琦,1909—2007	儿童视觉研究与教育,《中国斜视与小儿眼科杂志》创刊,儿童眼科医生*
印度,马杜赖	P Vijaylakshmi	世界范围内的教学、培训和研究
日本,东京	Yasuo Uemura,1924—1996	主要领域为斜视、弱视、ROP
日本,京都	Makoto Nagata,1925—	ROP Rx,ERG,眼科手术教材第6版
韩国,首尔	Bong Leen Chang,1939—	小儿神经眼科专家 作家兼教师
韩国,首尔	Yoonae Choo	作家和大学教师的培训师
菲律宾,马尼拉	Dr Evelyn Cortes	PSPOS的创始人。全科培训师,接受过多种培训
中东和非洲		
埃及,亚历山大	Hussein Ali Hussein	成立儿童白内障手术先进单位
伊朗,德黑兰	Ziaeddin Yazdian	在伊朗建立了儿童眼科和斜视治疗中心 作家
约旦,安曼	Hasan Al-Kattan,1959?—2004	约旦第一位儿童眼科医生 教师
非洲,开普敦	Justin van Selm,1919—2009	斜视及眼内外科医生 老师和旅行者

EPOS,欧洲小儿眼科学会(European Paediatric Ophthalmological Society);ERG,视网膜电图(electroretinograms);PSPOS,菲律宾儿童眼科和斜视学会(Philippine Society of Pediatric Ophthalmology and Strabismus);ROP,早产儿视网膜病变(retinopathy of prematurity)。

* https://www.pkufh.com/Html/Departments/Main/Detail_24.html。

意外发现、临床观察和小儿眼科学发展中的科学合作

二战期间悉尼的一位眼科医生,Norman Gregg博士发现先天性白内障的转诊病例有所增加。他偶然听到一些母亲说她们在怀孕期间得了风疹。他的这一发现[2]虽然经过研究和提炼,但并没有得到普遍的认可。Doggart[3]报道Gregg获得了两项诺贝尔奖提名。

单侧先天性白内障的治疗方法说明眼科医生为使患者获得最大利益而进行的治疗方面风险和益处的评估态度正在发生变化。在20世纪以前,成功的衡量标准更多的是患者和手术眼的存活率,而不是更好的矫正视力。甚至双侧先天性白内障的手术时机会确定在孩子年龄相对大一点时。1908年,Treacher Collins[4]建议"要等到孩子10个月时再做手术……否则角膜太小,前房太浅……"。1928年Alexander[5]又说"……早在孩子9个月时,我就会毫不犹豫地为他们进行手术。"

1921年Frank Juler[6]针对外伤性白内障陈述道"……外伤性白内障是一类可引起弱视的疾病,它可影响6岁以下孩子的视力发育,但不会影响7岁以上孩子的视力发育,它不只是视网膜或某些大脑联系的发育停滞,而且它会导致视力的回退……"。1944年,Broendstrup[7]指出不仅是白内障还有无晶状体也会引起弱视的发生。但没有提供屈光、近距离矫正视力或主视眼遮挡治疗的细节。

1962年,Prudhommeaux[8]完成65例手术:17例是单眼白内障;所有人都或多或少地有良好的光感。"我们必须问这样一个问题:为什么要做单侧先天性白内障手术?"Nutt[9]陈述道,"除非是为了美观,否则单眼白内障最好不要治疗……术后视力总是不好……患眼很可能在其他方面也是不正常的。"Jules François[10]写道,"每个人都知道单侧先天性白内障手术是不会提高视力的。"当时各地的普遍意见是反对任何干预。

随着对弱视理解的加深,情况发生了变化。von Noorden和他的同事们[11]记录:"对单侧成熟先天性白内障进行手术是非常有意义的(确定患眼并无其他异常)。在手术后的最初几天内立即进行角膜接触镜矫正"。毫无疑问,有一些人持怀疑态度,但不是全部。Frey等[12]是华盛顿特区的一个治疗组,为21例特发性单侧先天性白内障患者进行手术,术后叮嘱患者每天佩戴长达12h的角膜接触镜,并对有晶状体的眼进行适当遮挡。其中三个年龄最小的孩子戴着角膜接触镜,但没有说明戴了什么角膜接触镜,他们的视力达到了20/40,甚至更好。治疗组还写道:"在儿童单眼白内障治疗中极端保守治疗的原则需要重新评估。"

在这一点上,几个治疗小组试图打开成功治疗单侧先天性白内障的大门。伦敦的一个治疗组[13]对23例单侧先天性白内障患者进行了手术、角膜接触镜和分时间段遮盖治疗。他们一致认为,患者年龄越大,手术后视力提高空间越小。他们建议早期手术,并且给予佩戴角膜接触镜以及分时间段遮盖治疗,但是他们发现"对4个月内患儿进行手术后视力可得到较好的矫正,但我们不能确定

在此期间的视功能。”

旧金山的 Creig Hoyt 治疗组[14]在他们的研究开始之前，与新生儿学专家讨论了检测新生儿白内障的问题，并对其进行了早期诊断：孩子一出生，他们就开始筛查，收集病例，并发表了由 8 例单眼白内障新生儿组成的病例报告，这些新生儿都接受了及时的手术治疗、角膜接触镜治疗以及遮盖治疗。其中，5 例视力提高为 LogMAR 0.18(6/9, 20/30, 0.67)，3 例视力提高为 LogMAR 0.6(6/24, 20/80, 0.25)。这是一个惊人的成就，只是包括我自己在内的怀疑论者，花了很长时间才去相信它。这需要很强的专业知识和团队合作，而且父母的照顾也很关键。随后，许多其他病例也由个人或团队进行类似的治疗，均获得了良好的视力，甚至偶尔出现双眼视力较高的病例。

关于患病婴儿的治疗风险和收益引起了争论。单眼先天性白内障患者现在有可能获得良好的视力。然而，由于手术眼视力可能成为最好的和最常用的眼睛，青光眼和其他并发症在手术后的最初几周发病率是很高的，交感性眼炎既往也有记录，父母在知情的情况下做出选择是至关重要的，所以权衡风险和利益成为与患者沟通的基本环节。

政府资助支持了许多科学领域最大规模和最好的合作研究。1997 年美国成立了促进小儿眼疾多中心临床研究的合作网络——小儿眼疾研究小组（PEDIG）。它拥有 100 多个研究中心，并发起了近 100 项多中心的合作研究。另一项由美国眼科研究所资助的研究是婴儿无晶状体治疗研究（IATS），该研究对 114 名长期随访的患者使用眼内和角膜接触镜治疗白内障提出了关键问题。

虽然政府资助的小儿眼疾研究在许多其他国家是最重要的，但许多研究基本上是由不同资助的合作小组完成的。例如，在英国，这些机构包括欧洲眼科流行病学协会、不列颠群岛先天性白内障兴趣小组、英国儿童发病遗传性视网膜疾病网络、1958 年英国出生队列、英国眼科和儿科监测单位以及英国儿童视力受损兴趣小组。

视光医生和小儿眼科医生

Ernest Maddox 的女儿 Mary Maddox 是一位眼科医生，她对眼部肌肉、眼视光学和双眼视觉等方面的眼科知识有着浓厚的兴趣。1928 年，她在伦敦成立了一间诊所。不久一位伦敦眼科医生的女儿 Sheila Mayou 也加入了这家诊所。在高霍尔本的 Moorfields 眼科医院，他们开办了一家公共诊所和一所视觉矫正学校。Beryl Mayou 在二战期间到过很多地方，之后还开设了一个训练课程，在巴西推出了视觉矫正训练。他们和其他验光医生，Vivien MacLennan，Sylvia Jackson，Joyce Mein，Jona Yoxall，还有英国的 Barbara Lee，瑞典的 Birgitta Neikter，加拿大的 Catherine Turbayne Lunn 和 Geraldine Tillson，以及在北美、法国、荷兰、南非、澳大利亚和日本的眼科医生展示了视光医生如何在诊断和治疗斜视患者方面发挥重要作用。

小儿眼科学和斜视的早期出版物

1583 年，由 Georg Bartisch 编写的第一本眼科教科书 *Augendienst* 收录了斜视的治疗方法。1751 年，英国的非眼科医生（杰出的生理学家？）John Taylor 声称完成第一例斜视手术。但也有人认为是 Johann Dieffenbach 于 1839 年在柏林完成的，而他的肌腱切开术是在 1855 年由 George Critchett 实施的。1858 年，Carsten Holthouse 在伦敦出版了一本名为《斜视》的小书。1903 年，Claud Worth 出版了《斜视：原因、病理和治疗》一书。他的这本著作已经出版了六版。现在读起来，也会发现它的精彩之处。随后，Bernard Chavasse 接替 Worth 继续完善这本书的内容。Chevasse 和生理学家 Charles Sherrington 合作提出了关于交互神经支配和反射的生理概念。第二次世界大战后，James Hamilton Doggart 出版了第一本关于小儿眼科学的书——《儿童眼科疾病》（图 1.3）。它是一本精美的插图书。

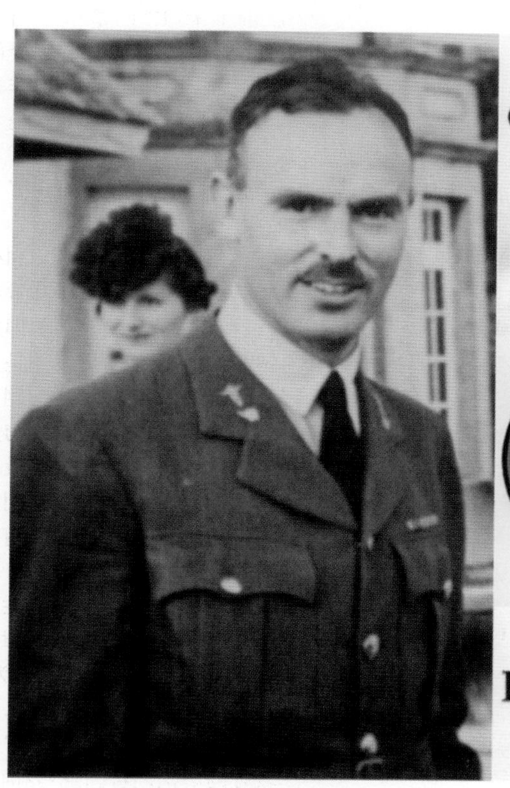

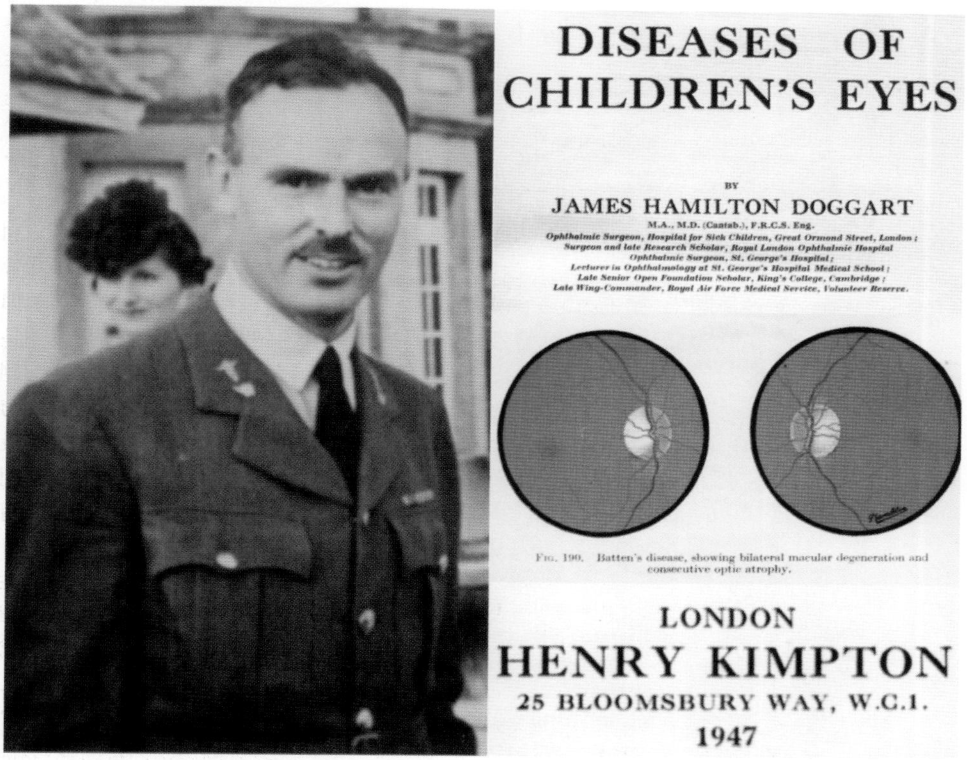

DISEASES OF CHILDREN'S EYES

BY

JAMES HAMILTON DOGGART

M.A., M.D. (Cantab.), F.R.C.S. Eng.

Ophthalmic Surgeon, Hospital for Sick Children, Great Ormond Street, London;
Surgeon and late Research Scholar, Royal London Ophthalmic Hospital
Ophthalmic Surgeon, St. George's Hospital;
Lecturer in Ophthalmology at St. George's Hospital Medical School;
Late Senior Open Foundation Scholar, King's College, Cambridge;
Late Wing-Commander, Royal Air Force Medical Service, Volunteer Reserve.

Fig. 190. Batten's disease, showing bilateral macular degeneration and consecutive optic atrophy.

LONDON
HENRY KIMPTON
25 BLOOMSBURY WAY, W.C.1.
1947

图 1.3　James Hamilton Doggart（左），在 1947 年出版的第一本儿童眼科教材《儿童眼科疾病》。Doggart 是一位眼科医生，他从 1937 年起就在伦敦大奥蒙德街工作，主要研究儿童眼疾。他用词考究，书中配有第二次世界大战期间和之后不久的 242 张单色和彩色图片。这张照片也是同期拍摄的。1947 年，这本书在伦敦和纽约出版，同时还出版了一本配套的书《儿童眼部护理》。随后在 1949 年又出版了《眼科医学》和《裂隙灯显微术》

T Keith Lyle，斜视和神经眼科医生，同时也是一位有很多著作的作家和讲师，与 Hon Geoffrey Bridgman 合作出版了 *Worth and Chavasse* 的第九版，他还写了大量关于斜视的文章。Kenneth Wybar 是 Duke-Elder 所著的《眼科学系统》中斜视部分的作者。

现代小儿眼科学的其他贡献者

如果没有 David Hubel 和 Torsten Wiesel，Gunter von Noorden（与 MLJ Crawford）和剑桥弱视研究小组，Smith Kettlewell 眼科研究所，伦敦眼科研究所，以及许多其他科学家、验光师、仪器制造商和其他人，我们将会是什么样子？小儿眼科学领域所受益的不仅仅是眼科学界人士：在挪威 Røros 矿业城镇，Otto Christian Stengel 博士（1794—1890），通过细致的观察，发现了少年型神经元蜡样脂褐质沉积症。Carl Credé，一位 19 世纪的产科医生，使新生儿眼内炎发病率下降。Antonie van Leeuwenhoek，17 世纪的布料商，发明了显微镜。

小儿眼科学的未来

我们无法预测未来，但有一件事是肯定的：小儿眼科学研究是十分重要的。此外，小儿眼科医生必须像儿科医生一样发声，像他们一样思考，并遵循他们的沟通方式和患者进行沟通，包括由眼科医生询问简单但详细的病史，做不会吓到孩子的检查，明确进一步检查，给父母和孩子一个可以理解的、简单、善良、诚实的解释。从以往的经验中我们知道，正是这些东西造就了杰出的医生，而不是组织一系列的考试，在外科手术中的才华，或在演讲厅中的雄辩。

（张文芳　张晓霞　译）

参考文献

1. Lereboullet P. L'Hopital Des Enfants-Malades (1802–1913). Paris Médical 1913–14; 1: 3–19.
2. McA GN. Congenital cataract following German measles in the mother. Trans Ophthalmol Soc Aust 1941; 46: 335–46.
3. Doggart JH. Congenital cataract. Trans Ophthalmol Soc UK 1957; 77: 31–7.
4. Collins ET. Developmental deformities of the crystalline lens. Ophthalmoscope 1908; 6: 577–83 and 663–76.
5. Alexander GF. The immediate removal of congenital cataracts. Trans Ophthalmol Soc UK 1928; 48: 94–107.
6. Juler F. Amblyopia from disuse. Visual acuity after traumatic cataract in children. Trans Ophthalmol Soc UK 1921; 41: 129–39.
7. Broendstrup P. Amblyopia ex anopsia in infantile cataract. Acta Ophthalmol 1944; 22: 52–71.
8. Prudhommeaux MP. Le résultat obtenu après operation pour cataracte congénitale. Bull Soc Ophtalmol Fr 1962; 62: 383–430.
9. Nutt AB. The surgical treatment of congenital cataract. Trans Ophthalmol Soc UK 1957; 77: 39–57.
10. François J. Late results of congenital cataract surgery. J Pediatr Ophthalmol 1970; 7: 139–45.
11. von Noorden GK, Ryan SJ, Maumenee AE. Management of congenital cataracts. Trans Am Acad Ophthalmol Otol 1969; 74: 352–9.
12. Frey T, Friendly D, Wyatt D. Re-evaluation of monocular cataracts in children. Am J Ophthalmol 1973; 76: 381–8.
13. Vaegan TD. Critical period for deprivation amblyopia in children. Trans Ophthal Soc UK 1979; 99: 432–9.
14. Beller R, Hoyt CS, Marg E, Odom JV. Good visual function after neonatal surgery for congenital monocular cataracts. Amer J Ophthalmol 1981; 91: 559–65.

第 2 章

流行病学和儿童视力损害的全球影响

Jugnoo S Rahi and Clare E Gilbert

章节目录

引言

本章着重讲述有关流行病学的重要问题的相关研究:儿童视力损害(VI)研究、严重视力损害(SVI)研究或盲的研究(框 2.1 和框 2.2)。我们综合分析了当前的数据,提供了一个关于儿童期 VI 和盲的发病率、病因和预防的全球模式。

框 2.1

什么是眼科流行病学?

眼科流行病学包括起源及其在临床和公共卫生眼科的应用。

其初级或中级研究(如系统文献综述、meta 分析和建模)的目的是:

- 为规划服务提供量化资料
- 阐明眼科疾患的病因和自然病史
- 提高诊断的准确性和效率
- 提高治疗和预防策略的有效性

框 2.2

流行病学推理

基于以下原则:

- 疾病的发生不是随机的,而是因果和保护因素之间平衡的结果
- 疾病的起因、改变和预防是通过对人群的系统调查来研究的,以获得比研究个体更全面的结论和观点
- 危险因素和疾病之间的联系是存在因果关系的,对该联系的推理只有经过两个具体步骤才能得出结论:①排除偶然性、偏倚或混淆,作为观察到的关联的另一种解释;②有证据表明,在正确的时间顺序中,两者之间存在着一致且有力的统计学关联,而且最好是呈现出剂量-反应关系,这在生物学上是可信的

儿童 VI 流行病学研究中的具体问题

- 案例定义:适用于所有儿童的标准定义仍然具有挑战性,见下文。
- 罕见:VI 及盲在儿童期并不常见,很难获得足够大的、有代表性的视力损害儿童群体样本来进行精确和公正的研究。
- 复杂的、多学科的管理:必须从照顾 VI 或盲儿童的专业人士处获得完整的信息。对于许多患有其他非眼科疾病或慢性疾病的儿童来说更加复杂。
- 生命周期方法:在健康研究中,理解生命各个阶段(孕期、产前、围生期和儿童期)的生物学、环境和生活方式/社会的影响,以及他们如何结合起来设定和改变成人的健康轨迹很重要。生命周期、流行病学和表观遗传学方法越来越多地应用于影响儿童或起源于儿童时期的 VI 和眼病的研究[1]。
- 发展观点:在所有关于儿童的研究中,在评估结果及其与危险因素的关系时,必须考虑发展问题(不同于年龄有关的问题本身)。
- 长期结果:评估有意义的结果,如最终的视觉功能或受教育程度,需要长期随访,可能需要到成年后才能获得一些结果。这是一个挑战,并且能够通过越来越多的卫生信息学研究加以解决。这种方法主要依赖于常规收集的数据,经常以电子记录的形式收集,使用于医疗保健(EHR,电子健康记录)和其他行政系统,如教育或福利系统。使用已建立的方法来尽量减少错

误，创建完整的数据集进行分析。这在儿童健康研究中是一种成熟而有力的方法[2]，在儿童眼科研究中具有良好的潜力。

- 伦理：（父母的）代理同意权和儿童的自主性问题对参与眼科流行病学研究的影响越来越大。

拟定问题

临床或提供服务的决策最好是基于 PICO 助记符（人口干预/比较器和结果）中反映的三部分问题。因此，一个好的问题包含了参考人群（如两岁以下患有婴儿内斜视的儿童）、危险因素或干预措施、在适当情况下的比较（如早产与足月分娩、斜视的手术治疗与保守治疗）、结果（如父母期望的美观改善和视力矫正和立体视觉的客观改善）。问题的关键在于疾病的发病率、诱因或治疗/预防能否确定解决该问题所需的研究设计，例如一个描述性、横断面患病率调查或分析性研究（观察性研究，如病例对照或队列研究；或干预性研究，如随机对照试验）。

谁是 VI 儿童?

患儿、他们的父母、老师、社会工作者、康复专家、儿科医生或眼科医生可能对这个问题有不同但同样有效的答案。这个问题不在于哪个定义是“正确的”，而在于选择哪个定义进行流行病学研究、评估/规划服务和临床实践。

为了比较 VI 在美国内部和美国之间以及随时间推移的发生频率、原因、治疗或预防，有必要对其进行标准化定义。世界卫生组织（WHO）的分类（表 2.1）是根据视力较好的眼睛的视力（即人的整体层面），和通过光学校正（如果经常佩戴）进行测量的视力进行的。因为早期的分类使用了最佳矫正视力，未矫正屈光不正的眼都不在这个定义之内。它已被用于流行病学研究，尽管在非常年幼的儿童和无法配合正规测试的儿童中，测量视力存在困难。测试儿童视力的新方法很可能来自技术创新。尽管如此，流行病学研究和临床实践都需要更好的适用于不同年龄儿童的分类系统。这应该考虑视力的其他方面，如近视力、视野、双眼结构、对比敏感度，以及正常的视觉发育。然而，它的发展将是一个挑战。

表 2.1　世界卫生组织对视力损害程度的分类

视力损害程度	较好的眼睛的矫正视力（如果佩戴眼镜）
轻微，如果视力小于 6/7.5	6/18 或以上
视力损害（VI）	低于 6/18~6/60（logMAR 0.5~1.0）
严重视力损害（SVI）	低于 6/60~3/60（logMAR 1.0~1.3）
盲（BL）	低于 3/60（低于 logMAR 1.3 至无光感） 或 视野中心固视小于 10°

MAR，最小分辨角度。

6/7.5=logMAR 0.10，20/25，0.8；6/18=logMAR 0.48，20/60，0.33；6/60=logMAR 1.0，20/200，0.10；3/60=logMAR 1.3，20/400，1.31.0. 经世界卫生组织（WHO）许可改编。《国际疾病和健康相关问题统计分类》第十版。日内瓦：世界卫生组织，1992 年。

《世界卫生组织国际分类指南》（ICF）反映了对残疾和健康状况、个人和社会因素之间关系理解的新基础框架[3]。同时，衡量患者自我完成的问卷调查报告的结果（患者报告的结果测量，PROM）的重要性，现已被嵌入许多卫生保健系统之中，以帮助提高护理质量。有两种类型的 PROMS 与儿童眼科特别相关[4]：

1. 功能性视觉评估孩子在日常生活中依靠视觉完成任务的能力（困难或轻松），例如独立导航。

2. 视觉相关生活质量引出了孩子和/或父母对孩子的期望和他/她的实际经验之间的差距的看法，这些差距涉及孩子的身体、情感/心理、认知和社会功能，都受到视力损害及其治疗的影响[4]。

儿童 VI 的频率和负担的测量方法

用一个桶底有洞的装满白葡萄和红葡萄的桶的比喻来说明频率和疾病负担的度量。在这个比喻中，桶中的白葡萄代表那些没有兴趣的人（健康的），红葡萄代表那些有兴趣的人（患病的）。桶中葡萄的总数（白葡萄加红葡萄）表示感兴趣的人口总数（如所有 0~15 岁的儿童）。桶中所有葡萄在任何特定时间呈红色的比例表示流行。在任何特定时间，桶中红葡萄的总数反映了该疾病在人群中的严重程度或负担。红葡萄进入葡萄桶的速度等于发病率，即在特定的人群中，在特定的时间内，疾病的新发生率。例如，在英国，1995 年先天性白内障的年发病率估计为每 10 000 名≤1 岁儿童中有 2.5 名[5]。

然而，患者人口的比例（即患病率）是动态的，因为一些葡萄（红色和白色）会从底部的孔离开桶。患病人群（即红葡萄）可通过病死率而离开，病死率在患病人群中可能更高，或通过向外迁移，或由于治疗的结果而不再被列为患病人群。与此同时，更多的红白葡萄被添加到桶里。因此，任何时候红葡萄代表的患病率（红葡萄的比例）都是红葡萄（和白葡萄）加入速度和离开桶的速度之间的平衡。例如，目前英国视力低于 logMAR 0.3（6/12，20/40，0.5）儿童弱视的患病率约为 1%[6]。

然而，这些疾病发生频率的测量方法并没有显示出该疾病对卫生经济的影响或后果。为了确定优先次序和分配资源，上述这些方面很重要，可以提供一个平均水平的指标来补充在个体水平评估的患者报告的结果。失能调整生命年（DALY）或质量调整生命年（QALY）等效用指标通常用于此目的，因为它们将发病率或病死率纳入为可以用来比较各国内部和各国之间的不同健康状况的单一指标。盲的范围在 0.43（屈光不正导致失明）到 0.6（青光眼导致失明）之间，0 代表完全健康，1 代表死亡[7]。

患病率和发病率数据提供了补充信息。发病率确定并监测随时间变化的趋势，这些趋势反映了危险因素暴露的变化或新的暴露因素的出现情况。发病率数据对提供服务的规划和研究很有帮助，例如，估计临床试验中可能的延长时间。患病率指的是某一特定时间内患病人群的比例。如果患病率的变化仅仅归因于疾病治疗结果或病程的变化，而不是潜在发病率的变化，那么患病率有助于分配资源，并可用于评估服务。

关于 VI 的潜在信息来源

关于儿童 VI 或盲的流行病学资料有许多来源，但实际上在大多数国家，只有少数几个来源。这解释了目前数据不完整的原因（框 2.3）[8]。

框 2.3

目前对 VI 的流行病学和 VI 对儿童影响的认识存在重大缺陷

目前对于世界上许多地区来说，以当代人口为基础的关于发病频率、负担和病因的信息非常有限。

目前理解有限的内容包括：

- 儿童和他们成人后，长期眼科疾病的情况、心理健康状况、受教育情况、职业情况和社会结果
- 社会、经济和个人对受影响的孩子家庭的影响
- 经济后果——包括与医疗、康复、社会支助和护理有关的财政和其他费用情况，以及生产力方面的损失

在工业化国家，解决这些问题的研究机会和基础设施更好，因此目前在不同国家和地区之间存在着不同的信息差距。

1. 基于人群的患病率研究。这些代表了对负担（频率）和病因的精确、有代表性的估计。然而，对全体 VI 儿童人群的研究很少，如英国之前和即将进行的全国出生队列研究[9]，需要非常大的样本量（工业化国家中一个由 10 万名儿童参与的研究用于鉴定 100~200 名 VI 或盲儿童）。这些研究都是昂贵的而且实施起来也是困难的。

2. 基于人群的发病率的研究。全因事件（新发生的）VI 的研究更加困难，这就解释了这类研究罕见的原因[10]。

3. 特殊需要/残疾登记册、调查及监察。具体研究和/或监测系统[11]或儿童残疾登记册[12]可以提供关于 VI 的信息，但重要的是要认识到存在偏差的可能性。确定视力受损儿童可能在这些信息来源中被过度代表，例如那些有多重残疾的儿童。

4. 人群研究。在发展中国家，对接受特殊教育的儿童研究提供了有关原因的信息，但这些可能是有偏差的，因为许多受影响的儿童（特别是伴有额外非眼科疾患的儿童）没有平等的机会接受特殊教育。对于其他基于服务的研究，例如来自诊所参与者的研究，对研究结果的解释及其对其他人群的推断需要考虑这些偏差。

5. VI 登记册。许多工业化国家都有这种服务。但是如果登记是自愿的，而不是作为取得特殊教育或社会服务的先决条件，登记册可能既不完整也有偏差。登记册反映了父母的偏好和专业人员在申请资格登记方面的做法的差异[13,14]。

6. VI 团队。工业化国家的儿童越来越多地接受多学科团队的评估。如果这些团队服务于按地域定义的人群，他们可以提供有用的信息。

7. 特异性眼科疾病监测计划。可以使用以人群为基础的监测方案来研究儿童的少见眼病，如先天性异常（如无眼症、小眼畸形、先天性青光眼）[15,16]，或其他药物不良反应（如服用氨己烯酸后的视力丧失）[17]。检出不足也可发生。在英国，国家积极监测计划包括所有高级眼科医生（英国眼科监测单位）[11]。它支持对罕见疾病的研究，包括首次以人群为基础的针对儿童 SVI 和盲的发病率研究[10]。这是小儿眼科流行病学研究的重要模式。

8. 以社区为基础的康复计划。在很多发展中国家，盲和 VI 儿童的康复工作是在社区进行的。在已知流动人口规模的情况下，就有可能估计患病率并获得有关病因的基于人群的数据[18]。

9. 利用关键信息进行研究。在很多发展中国家，识别出关键的社区和宗教领袖、卫生保健工作者以及其他熟悉社区的人，就可以识别出被认为患有 VI 或眼部疾病的儿童。这可以与处于风险中的人口规模相结合，来估计患病率并提供有关病因的基于人群的数据[18,19]。

10. 家庭调查通常在许多低收入国家用来收集一系列健康指数的数据。这种方法也可以用来识别盲儿童[20]。

11. 数据建模也可以用于特定的情况，就像最近被用来估计全球因早产儿视网膜病变而失明和视力受损的发生率一样[21]，不管来源如何，数据往往是不完整和/或有偏差的。例如，在工业化国家，来自社会弱势群体或少数民族的家庭不太可能参与关于 VI 儿童保健服务的研究[12]。参与/选择偏倚影响我们对研究结果的总结，特别是对罕见疾病的研究结果的总结。此外，在低收入国家的一些社区，拥有残疾儿童是一种耻辱的象征，这导致检出不足。使用多个信息来源通常可以更完整、更可靠地了解儿童 VI 的病因和发病频率[22,23]。

VI 的影响

儿童时期的 VI 会影响他/她成为什么样的人，同时也会影响其就业、社会发展前景和毕生的机会[13-15]。尽管儿童 VI 的患病率和发病率低于成人，但是儿童患者与 VI 一起生活的年数（人 · 视力受损年限）是相当可观的[24]。在这个过程中，个人和社会成本很重要，但很难衡量（框 2.3）。儿童 VI 在经济生产力损失方面的经济代价是显著的[25]，占一些国家成人失明的 1/4 的费用[26]。例如，在印度，估计由于儿童 VI 而造成的国民生产总值的年度累积损失为 220 亿美元[26]。

在广泛的儿童残疾背景下的 VI

多重损伤

在高收入国家，至少有一半的严重 VI 和盲的儿童也有运动、感觉或学习障碍或影响发育、教育和独立性的慢性系统性疾病[10,27]。在低收入国家，这一比例可能较低，这反映了引起单纯的眼部疾患如新生儿眼内炎等疾病，以及因先天性风疹综合征、脑膜炎或脑瘤等多系统疾患而盲的儿童的高病死率对 VI 发生率的影响。

对病因学和干预情况以及服务的提供情况的研究，对下面两个不同的人群可能有帮助：

1. 单纯患有 VI 的儿童；
2. 患有 VI 和其他损伤或系统疾病的儿童。

病死率

VI 儿童比其他儿童更容易死亡。在低收入国家[28,29]，由于角膜软化症（急性维生素 A 缺乏）而失明的儿童病死率很高。其他致盲情况也与高病死率有关，如麻疹、脑膜炎、先天性风疹综合征。在高收入国家，VI 儿童的病死率也可能更高：在英国，10% 的 SVI 或盲儿童会在确诊后一年内死亡[10]。

大龄 VI 儿童流行病学调查排除了学龄前死亡的儿童。

视力损害的高风险人群

在研究和资源分配方面，VI 儿童应与其他儿童残疾同等看待。

视觉健康的社会决定因素定义不清，但一些儿童视力丧失的风险增加更高，如出生低体重儿、社会经济贫困儿童、少数民族儿童[10]。因为这些高风险群体也不太可能参与卫生服务研究[30]，选择偏倚可能由于社会人口因素而发生。

儿童 VI 和致盲率

患病率

在缺乏许多设备的直接数据的情况下，根据一个国家儿童盲的患病率与 5 岁以下儿童死亡率（U5MR）之间的关系，能够制订方法来估计大概的患病率[31]。在高收入国家，如果每 1 000 例活产婴儿中 U5MR 低于 20 例，则每 10 000 名儿童中大约有 3~4 人失明。相比之下，在 U5MR 高于 200/1 000 活产的国家（如撒哈拉以南非洲最贫穷的国家），盲发生率接近每 10 000 名儿童 12~15 人，如图 2.1 所示。这反映了三个问题：

1. 在经济发达地区没有暴露的风险和潜在致盲条件（如维生素 A 缺乏、脑疟疾）；

2. 充分控制了疾病发生地的致盲条件（如通过免疫接种避免感染麻疹）；

3. 获得改善疾病进展的服务和治疗方法［如治疗早产儿视网膜病变（ROP）］或恢复视觉功能（如白内障的高质量治疗）的机会有限。

“视觉 2020”于 1999 年启动，当时估计世界上有 140 万盲童（使用 1994 年的 U5MR 来反映每个国家儿童 16 年的中点和 1999 年的儿童总人口）[28]。图 2.1 显示了世界银行各区域的数据，即根据综合发展指标如孕产妇教育水平，对国家进行分组。这些指标预测儿童的总体健康状况，并与眼科疾病和 VI 有关。这一数字在 2010 年进行了修正，由于 U5MR 估计下降了 10%，为 126 万[32]。2015 年进一步修订，如图 2.1 所示，U5MR 减少到 114 万。然而，各地区的下降幅度有所不同，其中中国和其他亚洲及岛屿地区的下降幅度最大。在印度和撒哈拉以南非洲地区，2015 年的估计数字都低于 2010 年，反映出儿童存活率的提高，以及 0~16 岁儿童人数趋于平稳。尽管如此，这些地区盲童预估绝对数量最高，反映出在较大的儿童总人口中患病率较高。

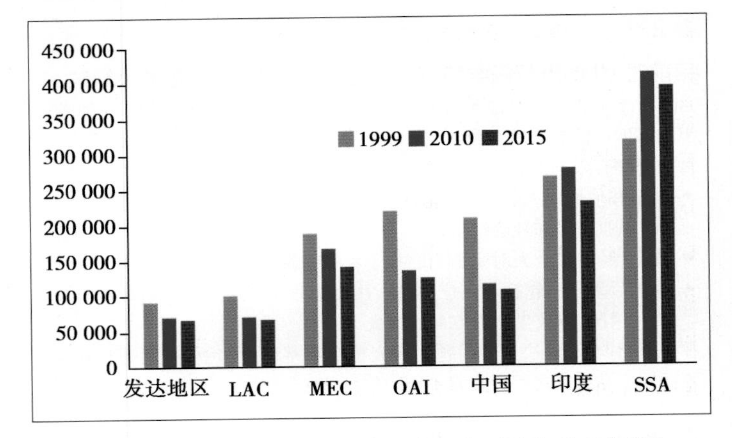

图 2.1　世界银行区域内的儿童致盲程度。LAC，拉丁美洲和加勒比地区；MEC，中东新月地带；OAI，其他亚洲地区及岛屿；SSA，撒哈拉以南非洲地区。注：随着时间的推移，世界银行区域发生了变化。数据是按照 1990 年的分组提出的，以便随时间进行比较

自 2000 年以来报告的患病率和发病率研究采用了各种方法。如表 2.2 和图 2.2 所示，低收入国家如苏丹、孟加拉国和印度的患病率呈上升趋势，且随着 5 岁以下儿童死亡率的上升而上升。然而，撒哈拉以南非洲国家的低患病率估计是由于确定病例关键信息的方法不同引起的。一种可能的解释是，非洲的盲童死亡率很高。VI 的流行在许多地区仍然不为人知[32]。在大多数情况下，SVI 和盲（BL）的人数占所有视力损害的 1/3。在高收入国家，VI、SVI 和 BL 的总患病率约为每 1 万名 16 岁以下儿童中有 10~22 人患病，而在一些发展中国家，这一数字为每 1 万名儿童中有 30~40 人患病[29]。

表 2.2　2000 年以来公布的发病率和患病率数据

参考文献	国家	方法	年龄	定义	频率
经济发达地区累计发病率					
Rahi 2003[10]	英国	积极监测	<16	<6/60	5.9（5.3~6.5）/10 000
Al-Merjan 2005[37]	科威特	登记	0~20	<6/60；VF<20	7.35/100 000 person years
发病率资料					
Flanagan 2003[38]	苏格兰	多种方式	<19	未指定	1.61/1 000
Crewe 2012[39]	澳大利亚	监测	0~17	<6/60	0.2/1 000
Bodeau 2007[12]	英国	区域登记	<12	<6/60	0.4/1 000 live births
中东新月地带					
Razavi 2010[19]	伊朗	KIM	<15	<6/60	0.4（0.3~0.5）/1 000
Zeidan 2007[40]	苏丹	家庭调查	<16	<6/60	1.4（1.0~1.8）/1 000
Shahriari 2007[41]	伊朗	基于人群的调查	10~19	<3/60	0.4（0.1~0.3）/1 000
Mezer 2015[42]	以色列	登记	0~3	法定盲	2003：7.7（6.5~8.8）/100 000 2013：3.1（2.4~3.7）/100 000

表 2.2　2000 年以来公布的发病率和患病率数据(续)

参考文献	国家	方法	年龄	定义	频率
中国					
Xiao 2011[43]	中国	KIM	0~13	<6/60	0.3(0.1~0.5)/1 000
Lu 2009[44]	中国	基于人群的调查	3~6	<3/60	0.28(0.04~0.54)/1 000
Fu P 2004[45]	中国	基于人群的调查	0~6	ND	0.33(0.43~0.53)/1 000
印度					
Dorairaj 2008[46]	印度	家庭调查	<16	<3/60	1.1(0.50~1.6)/1 000
Nirmalan 2003[47]	印度	基于人群的调查	<16	<6/60	0.62(1.5~11.0)
Parkar 2007[48]	印度	KIM	0~15	<6/60	0.6(0.4~0.8)/1 000
其他亚洲地区及岛屿					
Muhit 2010[20]	孟加拉国	家庭调查	<16	<6/60	0.8(0.58~1.06)/1 000
Mactaggart 2013[49]	孟加拉国	KIM	<18	<6/60	0.7(0.6~0.8)
Bulgan 2002[50]	蒙古	混合方法	<16	<6/60	0.19(0.16~0.22)/1 000
Adhikari 2014[51]	尼泊尔	家庭调查	0~10	<6/60	0.7(95% CI 0.2-1.2)/1 000
Cama 2010[22]	斐济	混合方法	<16	<6/60	盲 0.36(0.35~0.37)/1 000 VI:0.52(0.51~0.54)/1 000
Limburg 2012[23]	越南	RAAB/KIM	<16	<3/60	0.76(4.9~11.8)/1 000
撒哈拉以南非洲地区					
Nallassamy 2011[52]	博茨瓦纳	广播/外展研究	<16	<6/18	0.23/1 000
Demisse 2011[53]	埃塞俄比亚	KIM	<16	<6/60	0.62(0.42~0.82)/1 000
Kalua 2012[54]	马拉维	KIM/HSA	<16	<3/60	0.11/1 000
Duke 2013[55]	尼日利亚	KIM	ND	<6/60	0.09~0.22/1 000
Shirima 2009[56]	坦桑尼亚	KIM	<16	<3/60	0.17/1 000

世界银行的地区随着时间的推移发生了变化。数据按照 1990 年的分类提供,以便随时间进行比较。
HSA,健康监测方法;KIM,关键信息法;RAAB,可避免盲的快速评估调查;VF,视野;VI,视力损害。
注意:参考文献 37~56 可在网上查到。

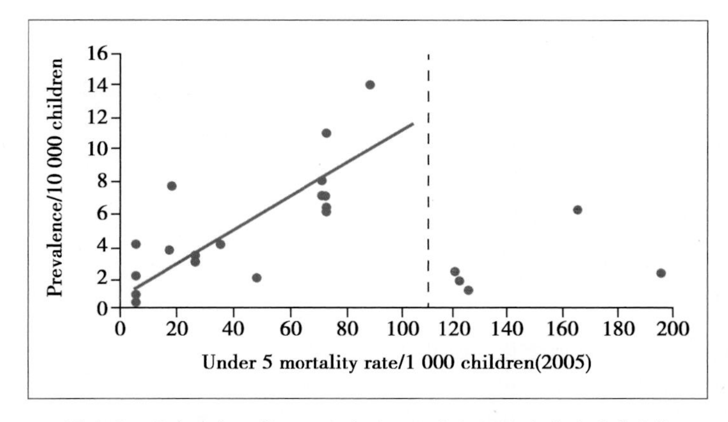

图 2.2　所有国家 5 岁以下儿童的死亡率(2005)和盲患病率(每 1 000 名儿童)。来自非非洲国家的研究用蓝色表示;来自非洲国家的研究用红色表示

发病率

许多国家缺乏当代发病率数据。自 2000 年以来，只报道了两项发病率研究（框 2.3 和表 2.2）。在英国，一项基于人群的研究显示，特定年龄组的发病率在出生后第一年最高，为每年 4.0/10 000，到 16 岁时，累积发病率（终身风险）增至 5.9/10 000[10]。这可能适用于具有类似社会经济发展和获得服务机会的国家，但许多低收入国家的发病率可能更高。

VI 的病因

世界卫生组织的分类帮助我们理解了导致 VI 的不同原因的重要性，包括随时间推移国家之间和国家内部相关因素的比较。这些比较包括患儿主要被影响的解剖部位、潜在的病因、发病时间（表 2.3）[33]。它现在世界范围内被广泛使用。

随地区和时间的变化

一个国家儿童 VI 的病因反映了眼科疾病的生物、环境和社会决定因素与可用于预防或治疗的战略、政策和资源之间的平衡。因此不同疾病的相对重要性存在区域差异（表 2.4）。在过去的几十年里，社会经济发展水平发生了迅速变化，同时为儿童提供了更多的眼科保健服务。这两个因素都会影响失明原因的模式[34]。

表 2.5 汇总了自 2000 年以来发表的研究数据，这些研究使用了从特殊学校到视力受损登记册等各种数据源（网上列出的来源）。许多研究使用了世界卫生组织的 VI 分类和分类系统，使数据具有直接可比性。然而，在必要时，其他研究的数据已重新分组，以便进行比较。在最富裕的国家，较高视觉通路的损害，以及早产，占主导地位。导致角膜瘢痕的儿童期后天病因只发生在最贫穷的国家。

在 1999 年至 2015 年期间，没有足够的数据公布这些原因，因此无法在这个相对较短的时间内对随时间变化的情况进行评估。从长远来看，出现了几种模式。首先，在高收入国家，新生儿眼炎和其他导致角膜瘢痕的病因已大大减少，白内障和青光眼手术的结局也有所改善。与此同时，重度早产儿的存活率有所提高，这意味着脑型 VI 和早产儿视网膜病变（ROP）的发生率有所增加，遗传性视网膜营养不良变得相对重要[18]。其次，角膜瘢痕的重要性在最贫困地区正在下降，这反映了社会经济的发展和公共卫生干预措施对学龄前儿童麻疹和维生素 A 缺乏症的控制。在这些地区的许多国家，未手术白内障或手术后预后不良，是现在最常见的可避免的致盲原因。另一个变化是，由于 ROP 引起的失明人数急剧增加的情况，由 20 世纪 90 年代的拉丁美洲和东欧地区，转移到了现在的东南亚地区[35]。这反映了随着早产儿存活率的增加，新生儿护理服务的质量也在不断提高。在 2000 年，估计每年有 32 300 名（在 24 800~44 500 之间）婴儿因 ROP 而失明或视力受损[21]。

病因模式变化的其他来源

疾病的相对重要性也会随着研究 VI 的程度而变化。如果对所有级别的 VI（VI、SVI 或 BL）儿童进行研究，白化病和先天性白内障相对更为重要。而如果只对失明儿童进行研究，ROP 和皮质性视力损害则更为重要。由于生存可能很重要，因此模式可能会根据研究的流行病例或发病病例而有所不同。这可能与那些获得有限专业医疗服务机会的国家特别相关。

表 2.3　根据病变解剖部位对儿童 VI 或致盲原因，以及发病时期对病因进行分类

病变解剖部位	不同发病时间的病因
全眼球/眼前节	**胎儿期**
先天小眼球/无眼球	基因或基因组
眼前节发育不全	常染色体隐性或显性
眼多部位缺损	连锁遗传
其他	染色体倒位
青光眼	线粒体损伤
原发	缺氧/缺血
继发	感染
角膜	产前的药物
硬化性角膜	其他
角膜软化症	推断，但病因不明
其他角膜瘢痕疾病	**围生期/新生儿期**
角膜营养不良	缺血/缺氧
晶状体	感染
白内障	非意外伤害
无晶状体/人工晶状体	其他
晶状体脱位	推断，但病因不明
葡萄膜	**儿童期**
无虹膜	肿瘤
葡萄膜炎	营养
单眼脉络膜缺损	感染
视网膜	脑积水/颅高压
早产儿视网膜病变	缺血/缺氧
视网膜黄斑营养不良	故意伤害
白化病	意外伤害
视网膜炎	有害的传统习俗
视网膜脱离	具体系统性疾病
视网膜母细胞瘤	推断，但病因不明
其他	**未确定的时间和病因**
视神经	
发育不全	
视神经萎缩（原发或继发）	
神经炎/神经病变	
其他	
脑/视觉通路	
神经退行性疾病	
缺氧/缺血性脑病	
虐待性头部创伤	
感染	
结构异常	
肿瘤	
其他	
其他	
特发性眼球震颤	
高度屈光不正	

改编自 Gilbert C，Foster A，Negrel AD，et al. Childhood blindness：a new form for recording causes of visual loss in children. Bull World Health Organ 1993；71：485-9。

表 2.4　根据解剖部位对视力损害(主要是严重 VI 和盲)的分类

经济水平	发达地区	LAC	EMR	China	India	OAI	SSA
	最高 ←						→ 最低
研究/n	11	3	8	2	9	16	13
儿童/n	9 205	3 389	2 261	439	4 283	4 103	1 504
解剖部位/%							
全眼	4	3	5	13	38	14	12
角膜	0	1	3	17	20	21	26
晶状体	3	7	7	24	10	25	18
葡萄膜	3	4	0	0	3	2	18
视网膜	26	38	43	28	15	18	10
青光眼	1	7	4	2	2	4	5
视神经	17	23	13	15	6	9	5
CVI	25	10	0	0	0	1	1
其他/NK	21	6	24	1	6	7	1

Aggregated data N=25 000;see online for sources published 2000-15.
CVI,皮质性视力损害;EMR,东地中海地区;LAC,拉丁美洲和加勒比地区;NK,不知道;OAI,亚洲其他地区及岛屿;SSA,撒哈拉以南非洲地区。

表 2.5　根据经济发展水平按地区每千万人口预估的盲童人数和可避免的主要原因

经济水平	失明率估计[a]	儿童数	盲童数	主要可避免的因素
高	3~4	200 万	600~800	白内障 青光眼 早产儿视网膜病变 非意外伤害
中	5~7	300 万	1 500~2 100	早产儿视网膜病变 白内障 青光眼
低	8~11	400 万	3 200~4 400	白内障 VADD 引起的角膜瘢痕、ON、麻疹 早产儿视网膜病变 青光眼
最低	12~15	500 万	6 000~7 500	VADD 引起的角膜瘢痕、ON、麻疹、HTER 白内障 青光眼

[a] 与 5 岁以下儿童死亡率相关的估计,每万人中发生的病例数。
HTER,有害的传统眼科疗法;ON,新生儿眼炎;VADD,维生素 A 缺乏症。

本章提供的数据均不包括仅因未诊断或未纠正屈光不正而导致 VI 的儿童。这代表一大批儿童,目前可能有 1 200 万,其中大多数生活在东南亚,患有未经矫正的近视(框 2.3)。

预防儿童 VI 和盲:视觉 2020

由世界卫生组织和国际防盲机构倡议的全球消除可避免盲的“视觉 2020”行动中,儿童占有优先权[31]。由于视力丧失的原因各不相同,各国正在根据预防、治疗和康复的优先次序制订和实施具体的计划和方案。所有项目都将疾病控制策略与人力资源、技术和基础设施的发展相结合。在许多国家中,这些方案将与现有的旨在改善儿童健康或改善残疾儿童服务的广泛的政府举措相结合。例如,减少 ROP 导致的盲,需要通过筛查和早期治疗二级预防,防止严重疾病的发生。表 2.5 列出了世界各地视力损害的主要“可避免”(可预防或可治疗)的原因。

预防 VI 或盲的策略可分为以下几类:

1. 初级预防:预防眼病的发生。例如高覆盖率的风疹免疫规划,预防先天性风疹相关白内障;补充维生素 A 和麻疹免疫预防角膜瘢痕;洗脸和抗生素治疗控制沙眼;通过公众及产前健康教育运动,避免怀孕时引致的眼部致畸;优秀的新生儿护理,预防 ROP,并对有遗传性眼病的家庭进行孕前遗传咨询。

2. 二级预防:防止眼疾造成严重视力损害。这包括筛查和监测,以确保对怀疑患有眼科疾病(如白内障)的儿童及早发现和及时转诊[36]。提供快速专业化护理治疗团队,主要针对治疗斜视、白内障、青光眼、弱视等眼疾。

3. 三级预防：最大限度地提高残余视觉功能，防止因已形成的视力损伤造成不利影响。这包括旨在改善视觉功能的干预措施，即使这些措施不能使患者恢复良好的视力，例如晚期儿童白内障的处理或中央角膜瘢痕的光学虹膜切除术。三级预防还包括评估和满足特殊教育需要，提供低视力设备和辅助技术、移动训练，并向患有不可逆转视力丧失的儿童家庭提供社会支持和服务。

眼科专业人员在预防儿童 VI 方面的作用

眼科专业人员通过他们的专业能力在战略的实施中发挥着关键作用：

- 结合内科、外科和特殊疾病的光学管理，提供专业的儿童眼科治疗。
- 与非眼科同事合作。这包括向儿科医生、家庭医生、验光师或社区眼科工作者提供必要的教育和培训，以确保针对疑似眼疾患儿、高危 VI 的儿童、神经发育障碍或有致盲性眼疾家族史的儿童的早期诊断和及时转诊的计划得以实施，比如与新生儿专家密切合作，建立适当的 ROP 筛查和治疗。
- 为多学科的 VI 团队做出贡献，最好结合医学、教育和社会服务专业人员，确保 VI 儿童及其家庭得到全面和协调的照顾。
- 协助评估特殊教育需要，核实申请特殊服务的资格，特别是及时通知 VI 登记者。
- 协助监测其人口中的 VI 儿童。
- 参与流行病学研究，加强实践和政策的证据基础。

（张文芳 张晓霞 译）

参考文献

1. Rahi J, Cumberland P, Peckham C. Myopia over the lifecourse: prevalence and early life influences in the 1958 British birth cohort. Ophthalmology 2011; 118: 797–804.
2. <http://www.farrinstitute.org/research-education/research/child-and-maternal-health>; [accessed April 2016].
3. World Health Organization. International Classification of Functioning, Disability and Health (ICF). Geneva: World Health Organization, 2001.
4. Tadic V, Hogan A, Sobti N, et al. Patient-reported outcome measures (PROMs) in paediatric ophthalmology: a systematic review. Br J Ophthalmol 2013; 97: 1369–81.
5. Rahi J, Dezateux C. Measuring and interpreting the incidence of congenital ocular anomalies: lessons from a national study of congenital cataract in the UK. Invest Ophthalmol Vis Sci 2001; 42: 1444–8.
6. Solebo A, Cumberland P, Rahi J. Whole-population vision screening in children aged 4-5 years to detect amblyopia. Lancet 2015; 385.
7. World Health Organization. Global Burden of Disease 2004 Update: Disability Weights for Diseases and Conditions. Available at: <http://www.who.int/healthinfo/global_burden_disease/GBD2004_DisabilityWeights.pdf>; [accessed December 2015].
8. Solebo A, Rahi J. Epidemiology, aetiology and management of visual impairment in children. Arch Dis Child 2014; 99: 375–9.
9. Cumberland P, Pathai S, Rahi J, Group. MCSCH. Prevalence of eye disease in early childhood and associated factors: findings from the Millennium cohort study. Ophthalmology 2010; 117: 2184–90.
10. Rahi J, Cable N, (BCVISG). BCVISG. Severe visual impairment and blindness in children in the UK. Lancet 2003; 362: 1359–65.
11. Foot B, Stanford M, Rahi J. The British Ophthalmological Surveillance Unit: an evaluation of the first 3 years. Eye (Lond) 2003; 17: 9–15.
12. Bodeau-Livinec F, Surman G, Kaminski M, et al. Recent trends in visual impairment and blindness in the UK. Arch Dis Child 2007; 92: 1099–104.
13. Mitry D, Bunce C, Wormald R, et al. Causes of certifications for severe sight impairment (blind) and sight impairment (partial sight) in children in England and Wales. Ophthalmol 2013; 97: 1431–6.
14. Cumberland P, Peckham C, Rahi J. Blindness certification of children 1 year after diagnosis: findings from the British Childhood Vision Impairment Study. Ophthalmol 2010; 94: 1694–5.
15. Papadopoulos M, Cable N, Rahi J, Khaw P, Investigators. BES. The British Infantile and Childhood Glaucoma (BIG) Eye Study. Invest Ophthalmol Vis Sci 2007; 48: 4100–6.
16. Shah S, Taylor AE, Sowden J, et al. Surveillance of Eye Anomalies (SEA-UK) Special Interest Group. Anophthalmos, microphthalmos and typical coloboma in the UK: a prospective study of incidence and risk. Invest Ophthalmol Vis Sci 2011; 52: 558–64.
17. Cumberland P, Russell-Eggitt I, Rahi J. Visual impairment owing to adverse drug reaction: incidence and routine monitoring in the United Kingdom Ophthalmology. Ophthalmol 2014; 121: 1152–4.
18. Muhit MA, Shah SP, Gilbert CE, et al. The key informant method: a novel means of ascertaining blind children in Bangladesh. Br J Ophthalmol 2007; 91: 995–9.
19. Razavi H, Kuper H, Rezvan F, et al. Prevalence and causes of severe visual impairment and blindness among children in the Lorestan province of Iran, using the key informant method. Ophthalmic Epidemiol 2010; 17: 95–102.
20. Muhit M. Developing a comprehensive approach to blindness and disability in children: Epidemiological and qualitative studies in Bangladesh. PhD thesis. Available at International Centre for Eye Health, London School of Hygiene & Tropical Medicine, 2010.
21. Blencowe H, Lawn J, Vazquez T, et al. Preterm-associated visual impairment and estimates of retinopathy of prematurity at regional and global levels for 2010. Pediatr Res 2013; 74(Suppl. 1): 35–49.
22. Cama AT, Sikivou BT, Keeffe JE. Childhood visual impairment in Fiji. Arch Ophthalmol 2010; 128: 608–12.
23. Limburg H, Gilbert C, Hon do N, et al. Prevalence and causes of blindness in children in Vietnam. Ophthalmology 2012; 119: 355–61.
24. Rahi J, Cumberland P, Peckham C. Visual function in working-age adults early life influences and associations with health and social outcomes. Ophthalmology 2009; 10: 1866–71.
25. Wittenborn JS, Zhang X, Feagan CW, et al. Vision Cost Effectiveness Study Group. The economic burden of vision loss and eye disorders among the United States population younger than 40 years. Ophthalmology 2013; 120: 1728–35.
26. Shamanna B, Dandona L, Rao G. Economic burden of blindness in India. Indian J Ophthalmol 1998; 46: 1690172.
27. Rahi J, Solebo A. Childhood eye disease and visual impairment. In: Hollar D, editor. Handbook on Children with Special Health Care Needs. New York, NY: Springer, 2012: 131–52. Available at: <http://www.springerlink.com/content/978-1-4614-2335-5#section=1095185&page=1>; [accessed December 2015].
28. Gilbert C, Foster A. Childhood blindness in the context of VISION 2020 – the right to sight. Bull World Health Organ 2001; 79: 227–32.
29. Gilbert C, Rahi J. Magnitude and causes. In: Johnson G, Minassian D, Weale R, West S, editors. Epidemiology of Eye Disease. 3rd ed. London: Imperial College Press/World Scientific, 2011.
30. Tadic V, Hamblion E, Keeley S, et al. "Silent voices" in health services research: ethnicity and socioeconomic variation in participation in studies of quality of life in childhood visual disability. Invest Ophthalmol Vis Sci 2010; 51: 1886–90.
31. Gilbert C, Foster A. Childhood blindness in the context of VISION 2020: the right to sight. Bull World Health Organ 2001; 79: 227–32.
32. Chandna A, Gilbert C. When your eye patient is a child. Community Eye Health 2010; 23: 1–2.
33. Gilbert C, Foster A, Négrel A, Thylefors B. Childhood blindness: a new form for recording causes of visual loss in children. Bull World Health Org 1993; 71: 485–89.
34. Gilbert C. Changing challenges in the control of blindness in children. Eye (Lond) 2007; 21: 1338-43.
35. Gilbert C. Retinopathy of prematurity: a global perspective of the epidemics, population of babies at risk and implications for control. Early Hum Dev 2008; 84: 77–82.
36. Rahi JS, Cumberland PM, Peckham CS, British Childhood Visual Impairment Interest G. Improving detection of blindness in childhood: the British Childhood Vision Impairment study. Pediatrics 2010; 126: e895–903.

第 3 章

临床胚胎学和眼球发育

John R B Grigg, Robyn V Jamieson

章节目录

在这一章中,我们将讨论眼部器官的发生,阐述眼睛各部分的分化。

脊椎动物的眼球是由神经外胚层、表面外胚层和眼外间质相互作用形成的[1]。神经外胚层形成视网膜、虹膜和视神经;表面外胚层形成晶状体和角膜上皮;由中胚层细胞和神经嵴细胞组成的眼外间质形成角膜基质、角膜内皮、眼外肌以及眼部纤维层和血管层[2]。

眼球在胎儿期的发育有三个主要阶段。第一阶段(胚胎发生)包括初级器官雏形的建立。在妊娠第三周结束时,眼球的前体(视沟)出现在扩大的神经皱褶的颅底的中线两侧。第二阶段(器官发生)延伸至第八周末,包括初级器官雏形的发育。此后,第三个阶段(分化期)涉及每个原始器官分化为一个完全或部分活跃的器官的过程。在此期间,视网膜、视神经、玻璃体、晶状体和房角结构开始发育(表 3.1)[3,4]。

表 3.1 眼部发育概况[4]

胎龄	发展里程碑	胎龄	发展里程碑
22 天	视原基出现	第 5 个月	光感受器在视网膜内层发育 眼睑开始分离
第 2 个月	玻璃体动脉充满胚胎裂隙 胚胎裂隙开始闭合 出现眼睑皱褶 神经嵴细胞(角膜内皮细胞)向中央迁移,角膜基质随之迁移 脉络膜脉管系统开始发育 轴突从神经节细胞迁移到视神经	第 6 个月	虹膜扩张肌形成
		第 7 个月	黄斑中心凹变薄 纤维筛板形成 脉络膜黑色素细胞产生色素
第 3 个月	巩膜凝集 眼睑皱褶相连	第 8 个月	虹膜括约肌发育 房角完全形成 透明血管膜退化 视网膜血管到达周边视网膜 视神经髓鞘形成至筛板 瞳孔膜消失
第 4 个月	视网膜血管长入近视盘的神经纤维层 Schlemm 管(巩膜静脉窦)出现 腺体和睫毛在眼睑发育		

胚胎发生和眼球发育

早期脊椎动物的眼球形成遵循一个保守的序列。在原肠胚形成之后,眼球区域被指定在前神经板上。第一个形态学标志在约 22 天左右时出现在胚胎头端神经皱褶的双侧凹陷(视沟或凹陷)。

眼部器官发生(人类妊娠第 4 周至第 8 周)

第 4 周

视神经凹陷加深,形成视泡(OV),这是由于间脑侧壁的外翻引起的。OV 通过视柄与前脑相连(最终形成视神经的短管)(图 3.1A 和图 3.1B)。在此期间,OV 与表面外胚层(SE)的相互作用诱导晶状体板形成，OV 与表面外胚层连接的壁也增厚形成视盘。第 4 周快结束时，形成内陷的过程将 OV 转化为视杯（OC）。同时，眼外肌的原始体在眼周间质中开始凝结。这些早期步骤的中断会导致严重的先天性异常，包括眼球缺失（无眼球）、小眼球（小眼）和视裂闭合缺陷（眼球器官先天裂开与脑神经缺损）[5,6]。

第 5 周

第 5 周主要是 OV 内陷形成 OC 的过程。向内凹陷包括视网膜盘、晶状体板和视泡的腹尾壁（图 3.1C 和图 3.1D）。OV 的视网膜盘向内凹陷形成视杯内层，形成神经视网膜，而视杯外层形成视网膜色素上皮（RPE）（图 3.1E）。视杯是不连续的，在下方和腹侧形成与视柄连续的褶皱。这种褶皱称为胚胎（脉络膜）裂（图 3.2）。视裂允许透明动脉进入视杯。原始玻璃体围绕透明脉管系统发育。晶状体内陷的过程还包括晶状体板的形成，从而导致晶状体凹陷的形成。晶状体凹陷加深，形成晶状体囊泡。进一步的发育导致晶状体囊泡与外胚层分离[7]。由此产生的晶状体囊泡相对较大，充满了视杯[8]。表面外胚层形成角膜上皮（图 3.1F 和图 3.1G）[1,3]。

第 6 周

第 6 周的主要过程之一是视裂的闭合。为了使视裂闭合，视杯的边缘必须紧密贴合。胚胎裂隙闭合从中间开始，然后向前和向后延伸（图 3.2）。视杯由几个轴组成：背-腹侧，前（角膜）-后（RPE）部，鼻-颞部、中央（中枢神经视网膜）-周围（睫状体上皮）[9]。

视网膜的发育随着 RPE 形成单层立方细胞而进展。原始的 Bruch 膜出现了。感觉视网膜因视杯内层生发区细胞增殖而增厚。在这个阶段，视网膜神经节细胞（RGC）轴突首先进入视柄，退出原始眼[4]（图 3.1H 和图 3.1I）。第二玻璃体是一种具有相关细胞外

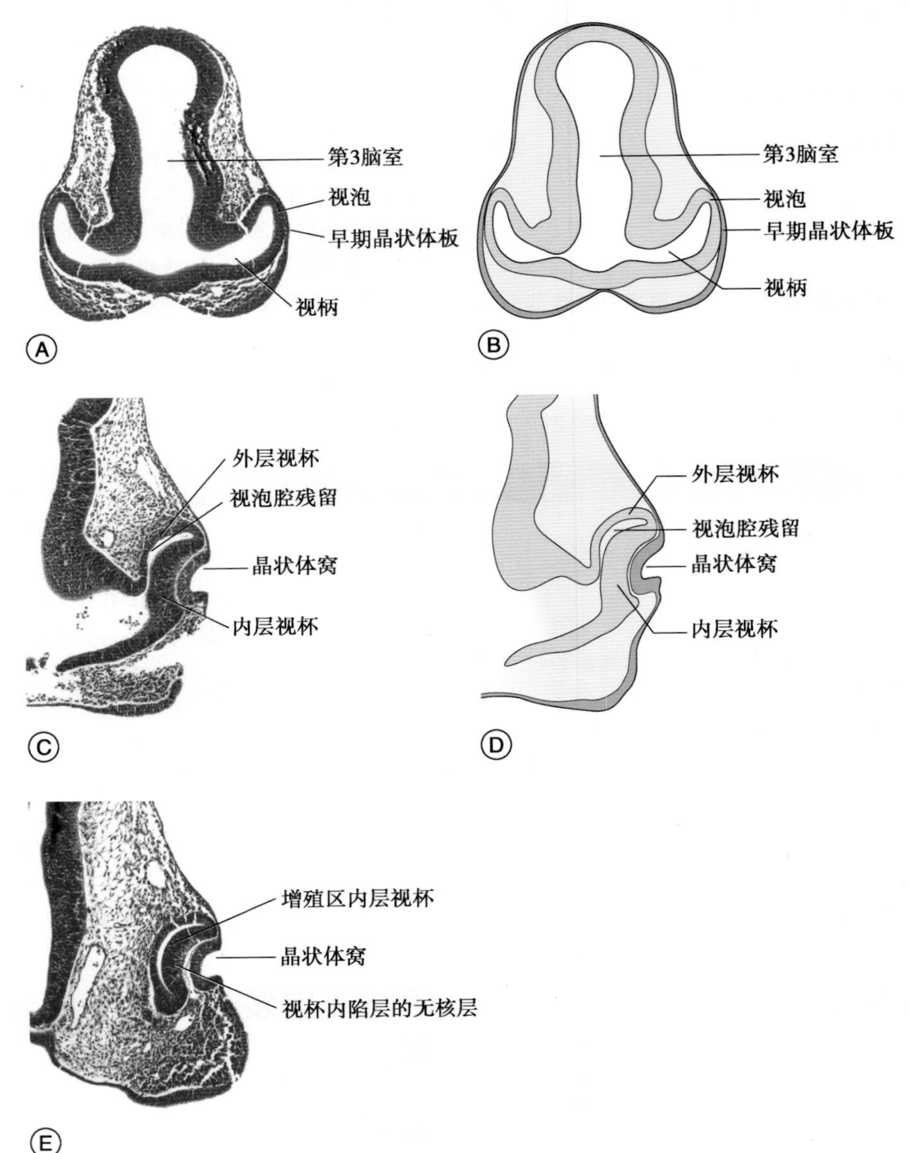

图 3.1 Ⓐ-Ⓑ间脑侧壁视泡形成。视柄将视泡连接到前脑［妊娠（DG）9.5 天小鼠≈妊娠 26 天人］。Ⓒ-Ⓓ小泡内翻和晶状体小泡形成（早期 10.5DG 小鼠≈28DG 人）。Ⓔ晶状体窝内翻和由内翻的小泡形成的双层视杯（晚期 10.5DG 小鼠≈32DG 人）。

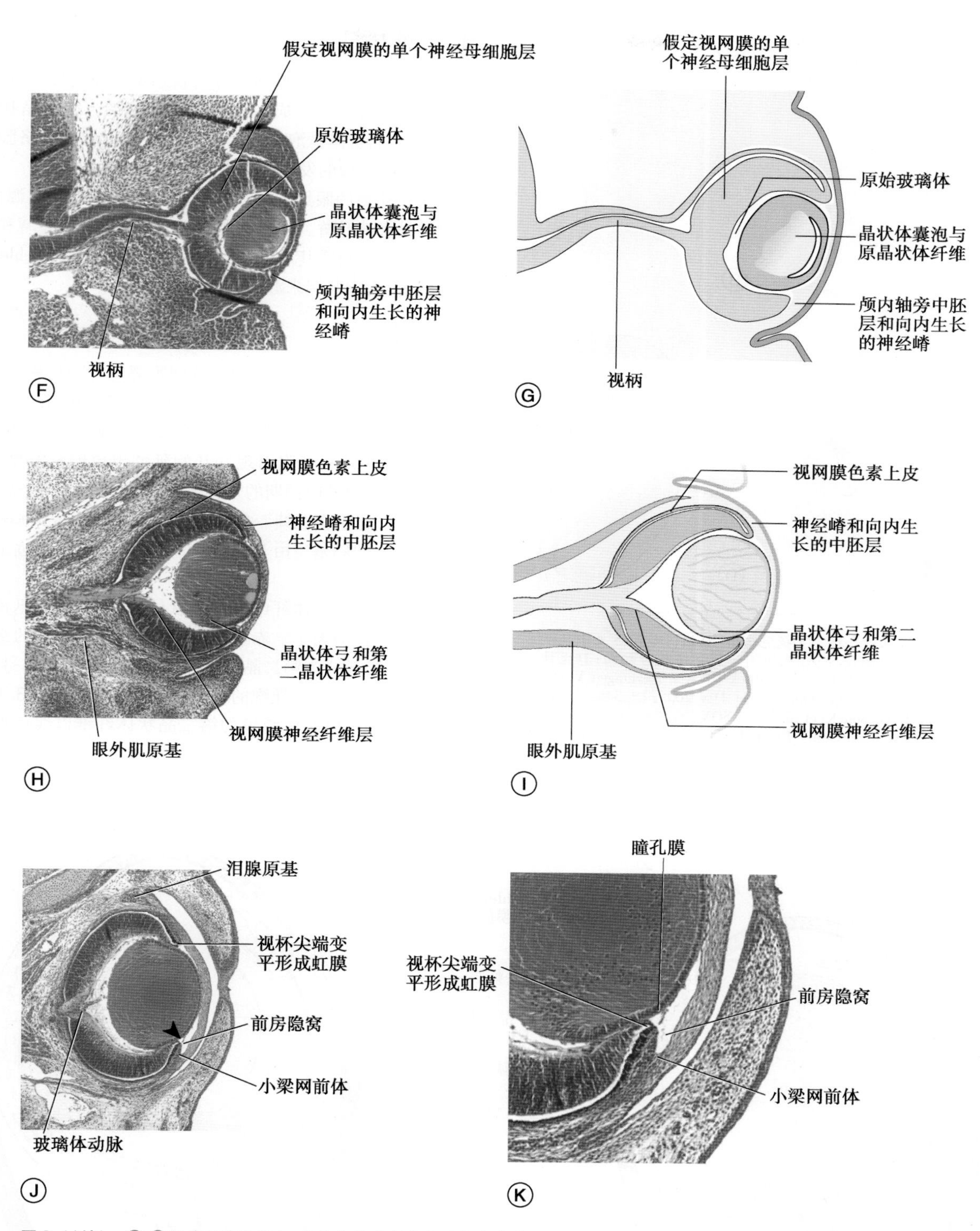

图 3.1(续)　Ⓕ-Ⓖ视神经裂隙闭合、晶状体囊泡形成和原发性玻璃体(12.5DG 小鼠≈44DG 人)。Ⓗ-Ⓘ神经纤维层形成、神经嵴迁移、晶状体弓形成[14.5DG 小鼠=(56~60)DG 人]。Ⓙ器官发生末期的眼球。角膜、早期虹膜形成、眼外肌原基、泪腺清晰可见。箭头显示瞳孔膜(16.5DG 小鼠≈60DG 人)。Ⓚ包括小梁网形成在内的前房角是由间质细胞分化而成的楔状结构,位于角膜内皮和虹膜基质之间(Rebecca Storen 协助准备组织切片)

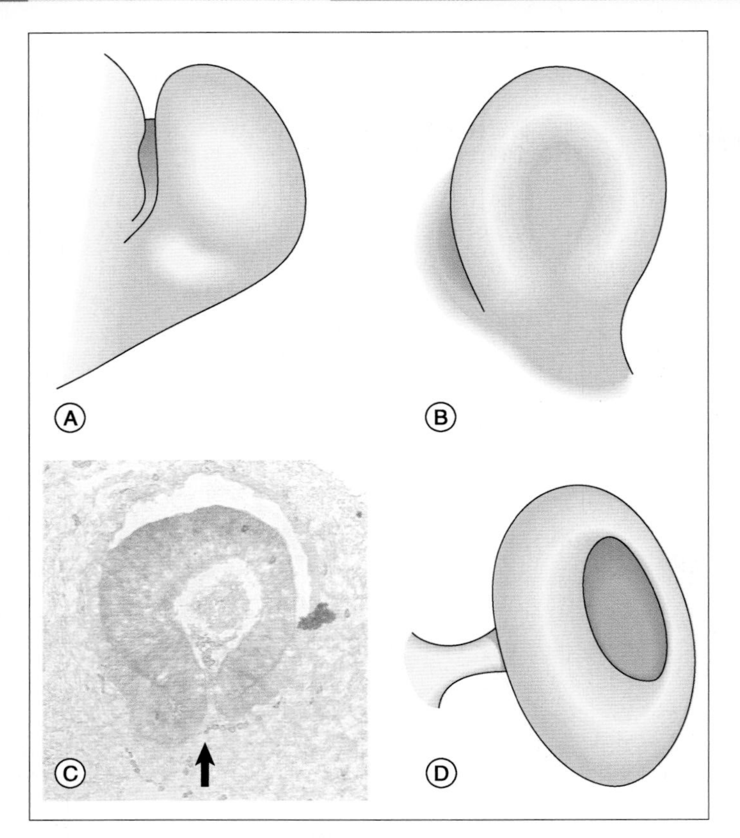

图 3.2　视泡内陷：三维表征。Ⓐ视泡膨出［妊娠(DG)9.5 天小鼠≈32DG 人］；Ⓑ视神经裂隙闭合；Ⓒ裂隙闭合前鼠眼枕旁切面；Ⓓ视神经裂隙融合。［(ⒶⒷⒹ)转载自 Fitzpatrick DR, van Heyningen V. Developmental eye disorders. Curr Opin Genet Dev 2005；15：348-53. Mihelec M, Abraham P, Gibson K, et al. Novel SOX2 partner-factor domain mutation in a four-generation family. Eur J Hum Genet 2009；17：1417-22］

基质的细胞结构，它形成并开始重塑原始玻璃体并填充剩余的晶状体后空间[10]。

第 7 周

主要包括 RPE 的成熟和视网膜感觉神经层的发育，视网膜感觉神经层在后极部形成内外神经母细胞层。初级晶状体纤维形成，以消除晶状体囊泡腔。眼周间质随着后巩膜脉络膜血管系统的形成和眼前段的发育而发育(图 3.1J 和图 3.1K)。

哺乳动物的眼周前间质来自神经嵴和中胚层起源的细胞，而小鸡却只有神经嵴。间质细胞向前迁移，使得神经嵴和中胚层来源的细胞参与角膜基质、内皮和小梁网的形成，而 Schlemm 管(巩膜静脉窦)为中胚层来源(图 3.3)。

第 8 周

随着更多的神经节细胞在视网膜感觉神经层中分化，视神经的发育占了主导地位，在第 8 周结束时达到 267 万个轴突。轴突开始与大脑接触，并形成基本的交叉[11]。随着色素的出现，RPE 趋于成熟。Müller 细胞出现并开始延伸出放射状纤维，向内扩展形成内界膜，向外向预期的外界膜延伸。

角膜分化仍在继续。角膜内皮细胞开始形成 Descemet 膜(角膜后界层)，角膜基质由 5~8 层细胞组成，角膜上皮逐渐演变为复层鳞状上皮。

随着初级晶状体纤维充满晶状体囊泡，晶状体迅速发育。细胞内的细胞器消失了。赤道上皮细胞开始分裂，新的细胞被向后推挤，然后拉长成为第二晶状体纤维。这导致晶状体弓的发展，晶状体弓是二级晶状体纤维的核凸出向前形成的(图 3.1H)。晶状体缝是在晶状体前、后两极的第二晶状体纤维以线性形式相交的

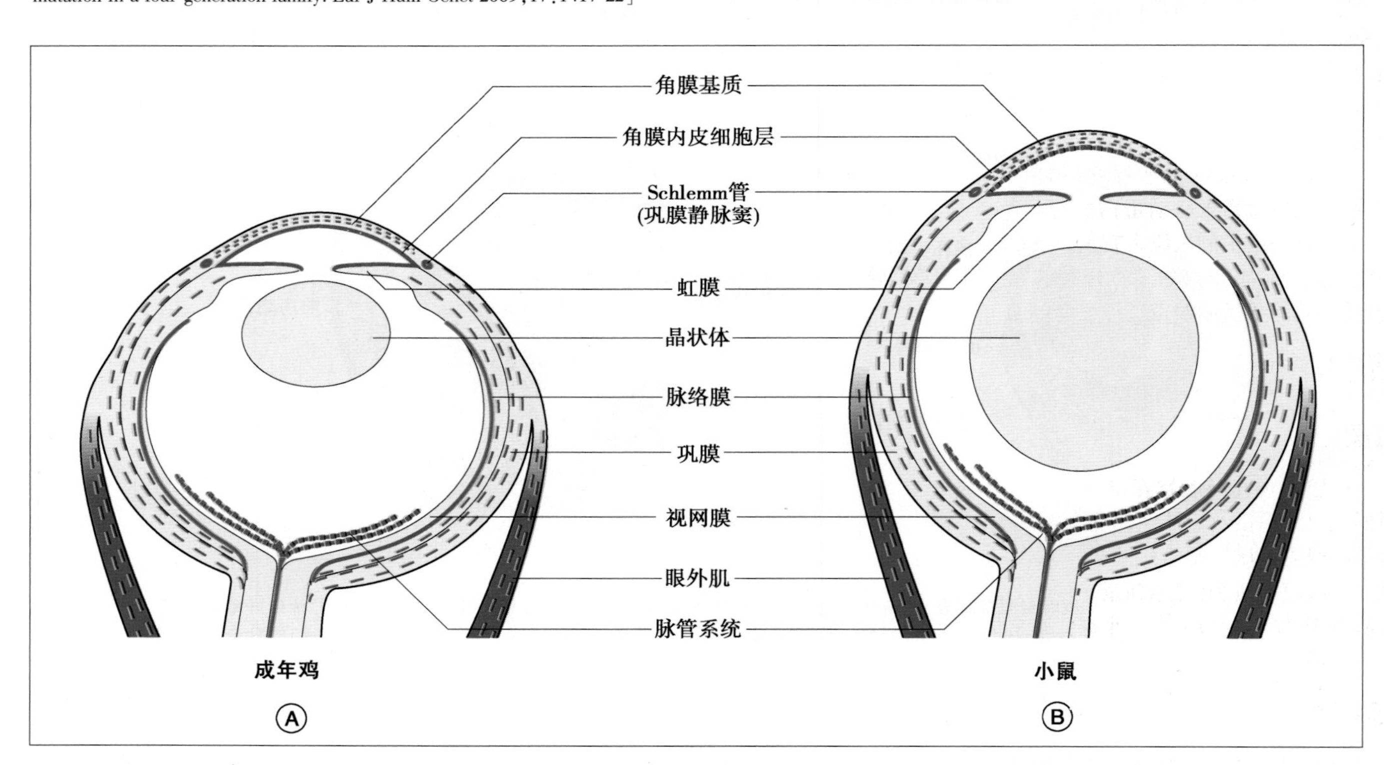

图 3.3　鸟类和哺乳类眼睛的神经嵴和中胚层发育。横断面图总结了神经嵴(红色)和中胚层(蓝色)对成年鸡和小鼠眼睛的贡献的异同。主要的差异发生在眼前段(转载自 Gage PJ, Rhoades W, Prucka SK, et al. Fate maps of neural crest and mesoderm in the mammalian eye. Invest Ophthalmol Vis Sci 2005;46:4200-8)

地方形成的。晶状体缝最初是一条线,但后来逐渐形成前方的 Y 形和后方的倒 Y(ʎ)形结构[7,12]。

四个直肌插入蝶骨、滑车开始发育。泪腺形成于结膜囊的颞上象限(图 3.1J)。

各个眼部器官的分化和成熟

角膜

角膜是眼睛的光学透明窗口[13]。角膜主要分为三层:外层含有上皮细胞;中层由富含胶原的细胞外间质(ECM)和少量的胶质细胞组成;内层为内皮细胞。

角膜上皮由外胚层发育而来,其成熟与眼睑发育有关。未发育的眼睑在排卵 8 周后融合,直到 26 周后才分开(打开)[14]。角膜上皮下的角膜前界层是由浅层间质细胞发育而来。它在第 16 周左右开始显现,到第 5 个月就很容易辨认了[15]。

角巩缘在第 8 周末才开始出现。这是以周边角膜基质外观的改变为标志的,在角巩缘,细胞会获得更多的多态形状并且失去规则的排列。到第 11 周,这个交叉点的界限已经很清楚了。在成人角膜中可以辨认出角膜缘皱褶的地方,一个脊状结构构成了角膜的发育过程。一般认为这代表了原始的角膜上皮干细胞所在之处[15,16]。

在哺乳动物中,成熟的角膜内皮和基质层、角膜缘的间充质层和小梁网状结构都由两种成熟的细胞谱系组成,一种来自神经嵴,另一种来自中胚层。中胚层来源的细胞成熟为抗原递呈细胞的混合物,包括角膜缘和周边角膜的树突状细胞和巨噬细胞。神经嵴和中胚层来源的间充质基质细胞迁移到角膜上皮和角膜内皮之间的空间,成为成角膜细胞。成角膜细胞合成高水平的透明质酸,形成原代胚胎角膜基质 ECM。成角膜细胞分化为角化细胞,角化细胞合成高水平的胶原和硫酸可拉坦蛋白多糖,用密集的胶原纤维型 ECM 取代原代基质[17]。基质细胞和内皮细胞的正确分化依赖于晶状体上皮细胞的信号,尽管有关分子的性质尚不清楚[18]。

小直径(25~30nm)胶原纤维的均匀分布是由角膜细胞参与形成的,它们通过富含肌动蛋白的管状胞质突起延伸形成的网络结构,与发育基质中的胶原束有长期的联系。这些被称为角化伪足。角化伪足和胶原蛋白的同步排列有助于板层的形成[19]。蛋白聚糖足够小,能够适应胶原纤维之间的空间,并调节它们的间距。

前房结构

虹膜

虹膜出现在胚胎发育末期,由视杯神经上皮的前缘和眼周间质形成。这包括了非神经元发育(虹膜色素上皮质)的外围视杯的部分。眼周间质细胞沿虹膜上皮质增殖和迁移,并分化为虹膜间质。在虹膜基质和(色素沉着)虹膜上皮之间,括约肌和扩张平滑肌起源于神经外胚层[20]。小鼠虹膜基质极有可能来源于神经嵴和中胚层[21,22]。

睫状体

睫状体(CB)与虹膜具有相同的胚胎起源,但最终发育为功能不同的结构。睫状体的两层立方上皮来源于神经外胚层,包括与RPE 相连的外色素上皮质和与神经视网膜相连的内无色素上皮质(NPE)。

睫状边缘带(CMZ)是鱼、蛙和鸡的眼球周边视网膜增殖神经母细胞的区域。这些神经母细胞产生的神经元有使受损视网膜再生的能力。哺乳动物睫状上皮细胞可以诱导成视网膜干细胞(RSC),但不能代表真正的 CMZ[23]。

NPE 产生的富含纤维蛋白小带的纤维跨越晶状体上皮与睫状体之间的狭窄裂隙,与晶状体囊表面紧密结合。当晶状体膨胀时,悬韧带拉长并在眼球赤道上散开[24]。

小梁网

小梁网的形成开始于妊娠第 4 个月左右[25]。小梁网的间质细胞在角膜内皮和深层基质之间形成楔形结构(图 3.1K)。在第 4 至第 6 个月时,小梁原基的横截面积增加了 50%,体积增加了三倍。

当角巩缘静脉开始侧向生长时,Schlemm 管(SC)(巩膜静脉窦)就形成了。在妊娠第 16 周就可以看到[26]。到 24 周时,SC 生长到整个房角周围。36 周时,SC 与外侧收集通道的界限已十分清晰,并由小管间通道相连。该系统在出生后继续发育,通过 PROX1 的上调获得淋巴特性[27],直到 8 年后达到成人的状态[28]。

瞳孔膜

在哺乳动物的晶状体发育过程中,一种称为瞳孔膜(PM)的短暂毛细血管网形成,位于瞳孔区域。妊娠 12~13 周时,PM 发育到最大限度(图 3.1K 和图 3.4)[29]。PM 滋养晶状体前表面,然后退化,使视路清晰。这种退化可能是由于虹膜运动导致 PM 血流量改变和细胞膜凋亡引起的[30]。PM 的退化以程序性方式在一致的

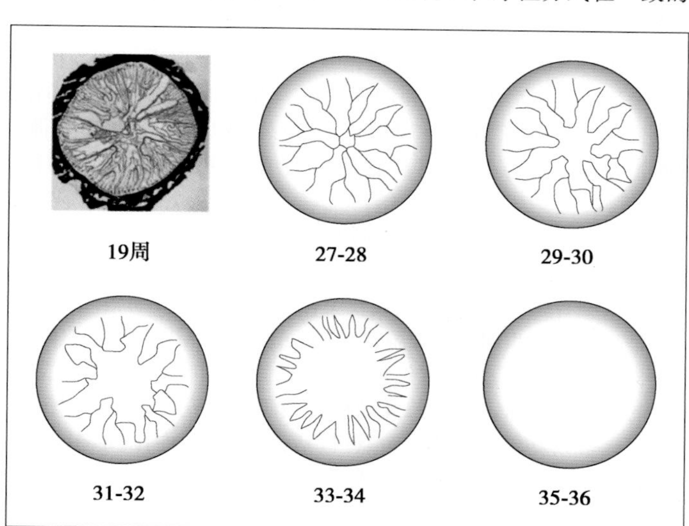

图 3.4 瞳孔膜的退化。妊娠 13 周时瞳孔膜发育完全。妊娠 19 周临床表现如图(改编自 Zhu M, Provis JM, Penfold PL. The human hyaloid vasculature: cellular phenotypes and interrelationships. Exp Eye Res 1999;68:553-63.)在 29~30 周左右,膜的中央 1/4 被清除;在 31~32 周时,中央区开始清晰;在 33~34 周时,只剩下一个外周膜边缘;35~36 周时,膜完全退化。修订的瞳孔膜退化阶段示意图出自 Hittner HM, Hirsch NJ, Rudolph AJ. Assessment of gestational age by examination of the anterior vascular capsule of the lens. J Pediatr 1977;91:455-8

时间点发生。PM 退化阶段对早产儿的胎龄有一定的指导意义。妊娠 27~28 周时，瞳孔膜完全覆盖瞳孔，中央血管逐渐消失，直至妊娠 35~36 周时，瞳孔膜消失（图 3.4）[31]。

晶状体

晶状体的形态形成既取决于分化程序的执行过程，也取决于上皮细胞和纤维细胞正确地组装成三维功能结构的过程。最近的研究揭示了 Wnt/平面细胞极性（PCP）通路在指导晶状体纤维形态方面的关键作用[32]。晶状体上皮细胞在赤道处从与原晶状体纤维核心的交界处开始分化为晶状体纤维细胞。分化的晶状体纤维细胞拉长并覆盖旧的晶状体纤维核心，导致晶状体在发育过程中生长[33]。足月时，晶状体直径约为 6mm，成年后继续增长，直径约为 9~10mm。

玻璃体和透明质膜系统

在妊娠 10 周时，透明质膜系统已经很好地形成（图 3.1J 和图 3.4）。晶状体血管膜（TVL）在视杯前缘与环形血管吻合，并与脉络膜血管系统相连接。透明质膜系统的特征是没有静脉。所有的玻璃体血管都是动脉，静脉引流由脉络膜静脉完成[34]。玻璃体血管系统（HVS）的发育在第 4 个月左右完成，为发育中的眼球提供所有的营养。在妊娠第 5 个月左右出现视网膜血管系统的发育，最初迹象就是检测到玻璃体血管退化[34]。

原始玻璃体是来自神经嵴和中胚层的短暂细胞聚集，这种结构最终形成透明的玻璃体血管。原始玻璃体的结构退化是关键，对结晶（次级）玻璃体的形成很重要[35]。退化失败就会导致胎儿脉管系统持续存在。玻璃体动脉的血流量在 7 个月左右停止，出生时血管几乎完全萎缩。

视网膜

视杯的两层结构分别产生外层视网膜色素上皮质（RPE）和内层神经视网膜层（图 3.1C 和图 3.1D）。RPE 是眼球生长所必需的，它有助于控制神经视网膜的适当分层。RPE 的基板 Bruch 膜（BM）（玻璃膜）与 RPE 层和脉络膜毛细血管层形成一个功能单元[36]。

神经视网膜的分化开始于第 6 周末期。在视网膜的任何位置，视网膜细胞都有一个固定的分化顺序，神经节细胞、水平细胞和视锥细胞首先分化，然后是无长突神经细胞和双极细胞，最后分化的是视杆细胞和 Müller 细胞[37]。在妊娠 10~11 周时，中央视网膜中出现一个区域，该区域仅包含分化的视锥细胞，是黄斑中心凹发育的第一个指标。对灵长类动物视网膜的研究发现，中心凹是视网膜大多数发育事件的起始点，包括：有丝分裂停止、形态学成熟、凋亡、视蛋白表达和突触形成[38]。不同的发育事件会从这个区域辐射到整个视网膜[38]。

神经活动的时空模式，或称“视网膜波”，在发育过程中出现，并在视觉体验之前指导着视觉系统不同部分之间相互联系的发展。

第 34 周，视锥细胞和中心凹锥体区附近的视杆细胞有外节段，并正在形成伸长的轴突，其终止于外丛状层的不同突触带[38]。中心凹区的长期发育，意味着中心凹视锥细胞是最后发育到成体形态的。相比之下，围生期人类视网膜的外周视锥细胞已经成熟[37]。RPE 基因的遗传消融或 RPE 特异性基因的破坏可导致小鼠眼发育过程中发生小眼畸形、RPE 向视网膜转分化征和眼器官先天裂开与脑神经缺损[1]。

视网膜血管化包括星形胶质细胞和内皮细胞的增殖和迁移，使血管从视盘向外扩散，在出生时到达周边视网膜[39]。第一批血管出现在妊娠 14~15 周左右。血管生长的刺激依赖于视网膜神经元的代谢活性，神经元代谢活跃会导致局部缺氧。这种生理缺氧导致视网膜星形胶质细胞分泌血管内皮生长因子（VEGF），促进内皮细胞的生长和视网膜血管的形成。通过这种方式，血管的形成与氧气的需求相匹配[40]。

在正常发育过程中，黄斑中心凹从不血管化。人类的中心凹无血管区是在妊娠 28 周左右划分完全的[41]。

在中心凹处，因为视网膜血管的发育受到抑制，所以视网膜在形态学上与血液供应相适应。这与视网膜的其余部分相反，可能提供了黄斑部易感疾病的线索[40]。

视神经

视神经起源于脉络膜裂边缘，脉络膜裂可分为两个相邻部分：视沟和视网膜裂。前者起源于视柄，后者起源于腹侧视泡（图 3.1C 和图 3.1D）。视盘将在视沟和视网膜裂隙之间的过渡处形成[42]。轴突和玻璃体动脉在视盘的发育过程中被一个致密的神经上皮细胞环绕，以配对框转录因子 Pax2 的表达为其特征[43]。

Ⅰ型星形胶质细胞起源于表达胚胎视柄神经上皮细胞的 PAX2，亚群迁移到视网膜表面，与视网膜表面血管系统结合形成血/视网膜屏障。

RGC 轴突最初沿着神经视网膜的玻璃体表面延伸，并沿向心方向向视网膜中心运动。在视网膜内，RGC 轴突与 Müller 神经胶质细胞伪足和玻璃体基板紧密接触生长[2,44]。在妊娠 16~17 周时，进入视神经的 RGC 轴突数量最多为 370 万个，随后下降，到妊娠 29 周时稳定在 110 万个轴突（成年数量）[45]。这种冗余有助于视网膜组织通过活跃的依赖机制映射到大脑皮质。

眼外肌

颅面部肌肉由不分节的前脊索和近轴中胚层发育而来。也有些来源于神经嵴。眼外肌（EOM）不同于鳃弓处形成的颅面肌，它具有不同的肌调节转录盒的上游激活物[46]。

眼球运动依赖于颅运动轴突和眼外肌之间正确的连接模式。

与其他骨骼肌相比，EOM 还具有独特的基因表达谱，包括胚胎特有蛋白和心肌中蛋白的存在，以及改善钙稳态和降低氧化应激的酶的水平[47]。这些独特的特性使得 EOM 能够抵抗多种形式的肌肉营养不良[46]。

脑神经

十二对脑神经（CN）形成于发育的第 5 周和第 6 周。根据它们的胚胎学起源，它们被分为三组。躯体传出的脑神经为：动眼神经（CNⅢ；大部分神经），滑车神经（CNⅣ），展神经（CNⅥ），和舌下神经（CNⅫ）。鳃弓的神经包括：CNⅤ、CNⅦ、CNⅨ和 CNⅩ。特殊的感觉神经有：CNⅠ、Ⅱ和Ⅷ。

在大脑内（与脊髓相反），运动神经元组织服从于神经源组织。颅运动神经元是在单个菱形体（脑的菱形神经节）或邻近的神经元组成的。动眼神经（Ⅲ）核位于中脑后部，滑车神经（Ⅳ）核在菱形核 1（r1）的前面，三叉神经（Ⅴ）核在菱形核 2，3 之间，面神经（Ⅵ）

核在菱形核 4,5 之间,展神经(Ⅶ)核在菱形核 5,6 之间,舌咽神经(Ⅸ)核在菱形核 6,7 之间。中脑和后脑的每个节段都有自己的分子“地址”,这通过转录因子的独特组合表达出来[48]。

传出脑神经的正常发育和功能对眼外肌的正常发育至关重要。轴突导向对于在发育过程中建立适当的神经元连接至关重要。异常可导致先天性脑神经异常,包括先天性眼外肌纤维化(CFEOM)、眼球后退综合征和颌动瞬目综合征[49]。

泪器

确定泪腺形态形成的三个阶段:(1)妊娠 7~8 周时假定腺体的阶段,特征为上穹窿上皮增厚,周围有间质凝集;(2)出芽期,以结膜穹窿上部出现结节状结构为特征,以上皮细胞芽内出现管腔终止,成纤维细胞生长因子(FGF)信号转导对这些步骤至关重要[50];(3)妊娠 9~16 周时为腺体成熟阶段,此时腺体开始呈现成人期的形态[51]。

在妊娠 6~7 周时,当在上颌和外鼻突之间观察到泪沟时,排泄性泪道系统开始发育。泪腺索发育于妊娠第 8 周,在第 9~16 周时,眼睑轮匝肌原基与排泄性泪道系统的腔形成,并形成肌腱,即眼睑内侧韧带[52]。

正视化

人的眼球在年轻时就达到正视的状态,并随着年龄的增长而保持正视。在出生后的早期,眼球的生长是受调控的,光学驱动的机制也参与了这一过程[53]。

视觉图像在屈光发育中起着至关重要的作用,视网膜在调节眼球的光学生长中起着关键作用。视网膜的每个区域处理视网膜图像并影响覆盖在视网膜上的巩膜的生长和/或生物力学[54,55]。

胚胎学资源在网上得到了很好的开发,我们请读者参考 http://www. emouseatlas. org/emap/analysis_tools_resources/software/jatlasviewer. html 以获得更详细的图像。

(张文芳 张晓霞 译)

参考文献

1. Fuhrmann S. Eye morphogenesis and patterning of the optic vesicle. Curr Top Dev Biol 2010; 93: 61–84.
5. Fitzpatrick DR, van Heyningen V. Developmental eye disorders. Curr Opin Genet Dev 2005; 15: 348–53.
7. Lovicu F, McAvoy J, de Iongh R. Understanding the role of growth factors in embryonic development: insights from the lens. Philos Trans R Soc Lond B Biol Sci 2011; 366: 1204–18.
8. Gunhaga L. The lens: a classical model of embryonic induction providing new insights into cell determination in early development. Philos Trans R Soc Lond B Biol Sci 2011; 366: 1193–203.
10. Ponsioen TL, Hooymans JMM, Los LI. Remodelling of the human vitreous and vitreoretinal interface – a dynamic process. Prog Retin Eye Res 2010; 29: 580–95.
13. Quantock AJ, Young RD. Development of the corneal stroma, and the collagen-proteoglycan associations that help define its structure and function. Dev Dyn 2008; 237: 2607–21.
15. Davies SB, Di Girolamo N. Corneal stem cells and their origins: significance in developmental biology. Stem Cells Dev 2010; 19: 1651–62.
16. Pinnamaneni N, Funderburgh JL. Concise review: Stem cells in the corneal stroma. Stem Cells 2012; 30: 1059–63.
17. Hassell JR, Birk DE. The molecular basis of corneal transparency. Exp Eye Res 2010; 91: 326–35.
19. Young RD, Knupp C, Pinali C, et al. Three-dimensional aspects of matrix assembly by cells in the developing cornea. Proc Natl Acad Sci U S A 2014; 111: 687–92.
20. Davis-Silberman N, Ashery-Padan R. Iris development in vertebrates; genetic and molecular considerations. Brain Res 2008; 1192: 17–28.
21. Gage PJ, Rhoades W, Prucka SK, Hjalt T. Fate Maps of Neural Crest and Mesoderm in the Mammalian Eye. Invest Ophthalmol Vis Sci 2005; 46: 4200–8.
23. Fischer AJ, Bosse JL, El-Hodiri HM. The ciliary marginal zone (CMZ) in development and regeneration of the vertebrate eye. Exp Eye Res 2013; 116: 199–204.
26. Aspelund A, Tammela T, Antila S, et al. The Schlemm's canal is a VEGF-C/VEGFR-3-responsive lymphatic-like vessel. J Clin Invest 2014; 124: 3975–86.
27. Park DY, Lee J, Park I, et al. Lymphatic regulator PROX1 determines Schlemm's canal integrity and identity. J Clin Invest 2014; 124: 3960–74.
28. Ramirez JM, Ramirez AI, Salazar JJ, et al. Schlemm's canal and the collector channels at different developmental stages in the human eye. Cells Tissues Organs 2004; 178: 180–5.
29. Zhu M, Provis JM, Penfold PL. The human hyaloid vasculature: cellular phenotypes and interrelationships. Exp Eye Res 1999; 68: 553–63.
32. Sugiyama Y, Lovicu FJ, McAvoy JW. Planar cell polarity in the mammalian eye lens. Organog 2011; 7: 191–201.
33. Cvekl A, Ashery-Padan R. The cellular and molecular mechanisms of vertebrate lens development. Development 2014; 141: 4432–47.
35. Son AI, Sheleg M, Cooper MA, et al. Formation of persistent hyperplastic primary vitreous in ephrin-A5–/– mice. Invest Ophthalmol Vis Sci 2014; 55: 1594–606.
40. Provis JM. Development of the primate retinal vasculature. Prog Retin Eye Res 2001; 20: 799–821.
41. Provis JM, Hendrickson AE. The Foveal Avascular Region of Developing Human Retina. Arch Ophthalmol 2008; 126: 507–11.
45. Provis JM, van Driel D, Billson FA, Russell P. Human fetal optic nerve: overproduction and elimination of retinal axons during development. J Comp Neurol 1985; 238: 92–100.
46. Zacharias AL, Lewandoski M, Rudnicki MA, Gage PJ. Pitx2 is an upstream activator of extraocular myogenesis and survival. Dev Biol 2011; 349: 395–405.
49. Nugent AA, Kolpak AL, Engle EC. Human disorders of axon guidance. Curr Opin Neurobiol 2012; 22: 837–43.
50. Liu Y, Lin D. Necessity of Smad4 for the normal development of the mouse lacrimal gland. Jpn J Ophthalmol 2014; 58: 298–306.
51. de la Cuadra-Blanco C, Peces-Peña MD, Mérida-Velasco JR. Morphogenesis of the human lacrimal gland. J Anat 2003; 203: 531–6.
52. de la Cuadra-Blanco C, Peces-Peña MD, Jáñez-Escalada L, Mérida-Velasco JR. Morphogenesis of the human excretory lacrimal system. J Anat 2006; 209: 127–35.
53. Flitcroft DI. Is myopia a failure of homeostasis? Exp Eye Res 2013; 114: 16–24.
55. Flitcroft DI. The complex interactions of retinal, optical and environmental factors in myopia aetiology. Prog Retin Eye Res 2012; 31: 622–60.

第 4 章

眼球发育生物学

David R FitzPatrick

章节目录

引言

发育生物学的目的是了解在胚胎形成和早期大脑发育过程中,控制四维形状变化(形态发生)、细胞类型多样性(组织发生)和功能成熟的机制。视觉发育已被证明是发育生物学家的一个普遍系统,因为在脊椎动物的整个进化过程中,眼球的一般结构是相似的,而且与研究得很全面的无脊椎动物模型果蝇、黑腹果蝇相比,眼球发育的分子基础在很大程度上是保守的。

由于伦理和技术上的原因,实验发育生物学不可能应用于人类。然而,诱导成人细胞向诱导多能干细胞(iPS)[1]方向分化转移并将成人细胞分化为视泡样结构[2]的能力大大降低了这种限制。将这一技术与我们对人眼畸形遗传基础的进一步了解相结合,预示着人类发育生物学将在不久的将来成为一个重要而迅速发展的领域。然而,迄今为止,几乎所有关于眼球发育的知识都来自模型生物:果蝇(黑腹果蝇)、青蛙(非洲爪蟾、热带爪蟾)、鱼(斑马鱼,青鳉鱼)、小鸡和老鼠。每种模型都有优缺点。例如,小鸡胚胎已被广泛应用于生命图谱和组织重组实验,但很少有自然突变可供研究而且遗传操作是困难的。在小鼠中,几乎任何基因都可以通过胚胎干细胞的同源重组以靶向的方式失活,但由于这是一种有胎盘哺乳动物,因此很难看到非常早期的发育过程。考虑到基因家族通过进化基因组复制而扩大,以及物种特异性现象的存在,动物模型实验数据与人类的同源过程不太可能完全等同,但是很可能许多发展机制将是共同的和可推广的。

发育生物学中的重要概念和过程

分化

受精卵是全能干细胞,即一个细胞可以产生所有的胚胎和胚胎外组织。分化可以被认为是“干细胞”性能的逐渐丧失,这一过程与子细胞功能特化的增加有关。这一过程以细胞的终末分化作为结束点,例如杆状光感受器。终末分化的细胞退出细胞周期,改变细胞机制,以完成其指定的功能。这个细胞的族谱被表示为受精卵⇨卵裂球⇨内细胞团细胞⇨原始外胚层的细胞⇨神经外胚层细胞⇨视区细胞⇨视泡细胞⇨视网膜母细胞⇨光感受器。任何正在发育的细胞的这个序列都称为生命图谱。

细胞移行

胚胎发生包括短时间内形状的剧烈变化。这种变化很大程度上是由于组织内部和组织之间的细胞分裂速度不同造成的。然而,有一部分细胞要从它们的诞生地迁移到胚胎的较远区域。这些细胞中最著名的是神经嵴(NC)细胞,它沿着神经管的长度在神经褶皱的唇上形成。脑神经嵴(cNC)细胞在眼球发育中很重要,下文将进一步讨论。NC 细胞运动的分子基础已逐渐为人所知,这一过程的许多主控制基因在介导癌症的侵袭和转移方面也起着重要作用[3]。

程序性细胞死亡

在许多发育组织中,一定比例的组织细胞会经历核分裂导致死亡的过程。这一过程在显微镜下和分子水平上与衰老不同,被称为细胞凋亡或程序性细胞死亡(PCD)[4]。PCD 的正确功能对许多器官的正常发育是至关重要的,它似乎被用来修剪超出机体需要的细胞。

信号转导

信号转导是发育生物学的基本概念之一。可扩散配体是由胚胎中的细胞或细胞群产生的，它们与受体相互作用以产生变化。蛋白磷酸化和/或转录模式在受体承载细胞中发生改变，而受体承载细胞可以与配体产生细胞保持一定距离。配体可以是蛋白质（如 sonic hedgehog）或小分子（如全反式视黄酸）。受体（如成纤维细胞生长因子受体）可位于细胞表面或细胞内（如视黄酸受体）。配体与受体的相互作用往往会产生信号转导级联效应（如 MAPK 通路）。一些配体受体的相互作用可以激活几种不同的信号转导途径。在这种情况下，最常用的通路被称为典型通路（如 Wnt 信号中的 β 联蛋白活化），而另一种通路被称为非典型通路。在眼球发育过程中使用了许多不同的信号通路（图 4.1），下面将详细讨论其中的各种通路。

术语“形态梯度”是指可扩散配体（形态）对靶组织产生浓度依赖的差异效应[5]。这一重要概念是在所谓的法国国旗模型中总结得来的（图 4.2）。

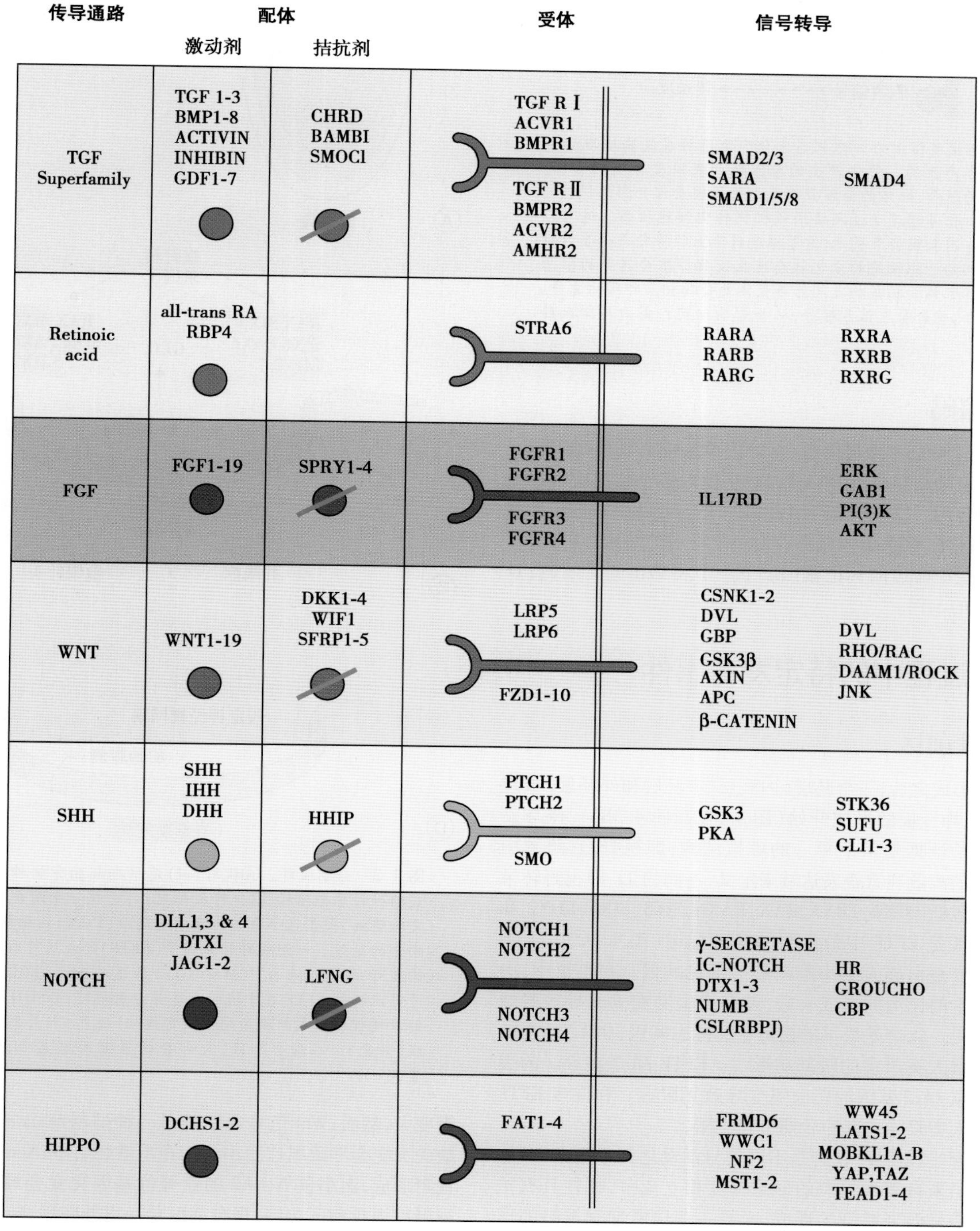

传导通路	配体：激动剂	配体：拮抗剂	受体	信号转导	
TGF Superfamily	TGF 1-3 BMP1-8 ACTIVIN INHIBIN GDF1-7	CHRD BAMBI SMOCl	TGF R Ⅰ ACVR1 BMPR1 TGF R Ⅱ BMPR2 ACVR2 AMHR2	SMAD2/3 SARA SMAD1/5/8	SMAD4
Retinoic acid	all-trans RA RBP4		STRA6	RARA RARB RARG	RXRA RXRB RXRG
FGF	FGF1-19	SPRY1-4	FGFR1 FGFR2 FGFR3 FGFR4	IL17RD	ERK GAB1 PI(3)K AKT
WNT	WNT1-19	DKK1-4 WIF1 SFRP1-5	LRP5 LRP6 FZD1-10	CSNK1-2 DVL GBP GSK3β AXIN APC β-CATENIN	DVL RHO/RAC DAAM1/ROCK JNK
SHH	SHH IHH DHH	HHIP	PTCH1 PTCH2 SMO	GSK3 PKA	STK36 SUFU GLI1-3
NOTCH	DLL1,3 & 4 DTXI JAG1-2	LFNG	NOTCH1 NOTCH2 NOTCH3 NOTCH4	γ-SECRETASE IC-NOTCH DTX1-3 NUMB CSL(RBPJ)	HR GROUCHO CBP
HIPPO	DCHS1-2		FAT1-4	FRMD6 WWC1 NF2 MST1-2	WW45 LATS1-2 MOBKL1A-B YAP,TAZ TEAD1-4

图 4.1 眼球发育过程中主要的信号通路。信号通路由配体、拮抗剂、受体和信号转导效应因子组成。这些通路是以配体命名的，配体既可以是序列同源性相关的蛋白质组，也可以是小分子。某些受体配体相互作用可能根据细胞环境使用多个信号转导级联通路

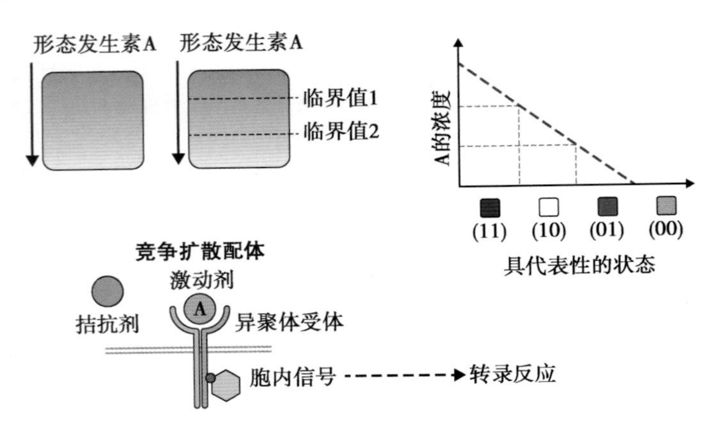

图 4.2　形态梯度转化为细胞状态变化。形态梯度是由级联信号的可扩散配体产生的。配体产生的来源将代表浓度梯度的峰值。细胞外环境的性质、配体的分解代谢或内化等因素都会影响梯度的坡度和程度。信号梯度通过阈值依赖机制转化细胞状态。这可以用 French flag 图表模型来表示，信号梯度斜率上的特定点会导致位于阈值点之间的一组细胞的分化状态发生变化。信号转导的概念表现为可溶性配体和拮抗物之间为与受体复合物相互作用的竞争。如果配体结合，就会触发信号转导，从而影响细胞内蛋白质组或转录组的变化

转录因子编码

转录因子(TF)是一种蛋白质，它可以单独或与其他 TF 结合，可逆地结合特定的结合位点 DNA 序列，从而对多个基因中的一个产生顺式调控作用。TF-TF 编码结合物的表达可以用来标记明显未分化的组织区域，该组织区域将成为一个特定的结构。因此，TF 常被用作决定组织命运的标记基因。下一节将给出一个示例：TF RAX 定义视野的示例。

眼球发育过程中的特定发育事件

视野和视盘前区

在原肠胚形成之后，三个胚层(内胚层、中胚层和外胚层)被建立，神经识别从神经板的形成开始(图 4.3A 和图 4.3B)。眼球发育的第一个分子证据是一个单一的虚拟结构，即视野，它跨越中线，由不同 TF 的离散和重叠表达域来定义，不同的 TF 即视野转录因子(EFTF)，包括 OTX2、TBX3、RAX、PAX6、SIX3、SIX6、LHX2 和 NR2E1[6]。RAX 是 EFTF 中最常用的视野标记(图 4.3C)。人类 *RAX* 基因的突变是引起人类小眼畸形的罕见病因。在小鼠中，由于引起视杯产生的视沟的形成失败，纯合缺失突变 *Rax* 导致眼球结构的完全缺失。*Otx2* 是最早的视野轮廓标志基因，*OTX2* 杂合功能缺失突变导致人类严重的眼部畸形[7]。EFTF *Lhx2* 在 *Rax* 的表达区域内。小鼠 *Lhx2* 基因的靶向突变导致无眼症。和许多 EFTF 一样，*LHX2* 在人类眼球发育的后期也起作用。

与许多发育过程一样，视野是不同信号活动之间平衡的结果，这些信号活动与来自邻近组织的形态梯度相互竞争，往往具有拮抗功能。一些信号促进视野的形成，而另一些信号抑制视野的形成[8]。Wnt 信号系统的配体由中脑和近轴中胚层区域分泌。Wnt 信号的减少或增加将分别导致视野范围的增加或减少。例如，在斑马鱼体内人为地过表达 Wnt 信号通路抑制剂 *dickkopf1* 会导致视

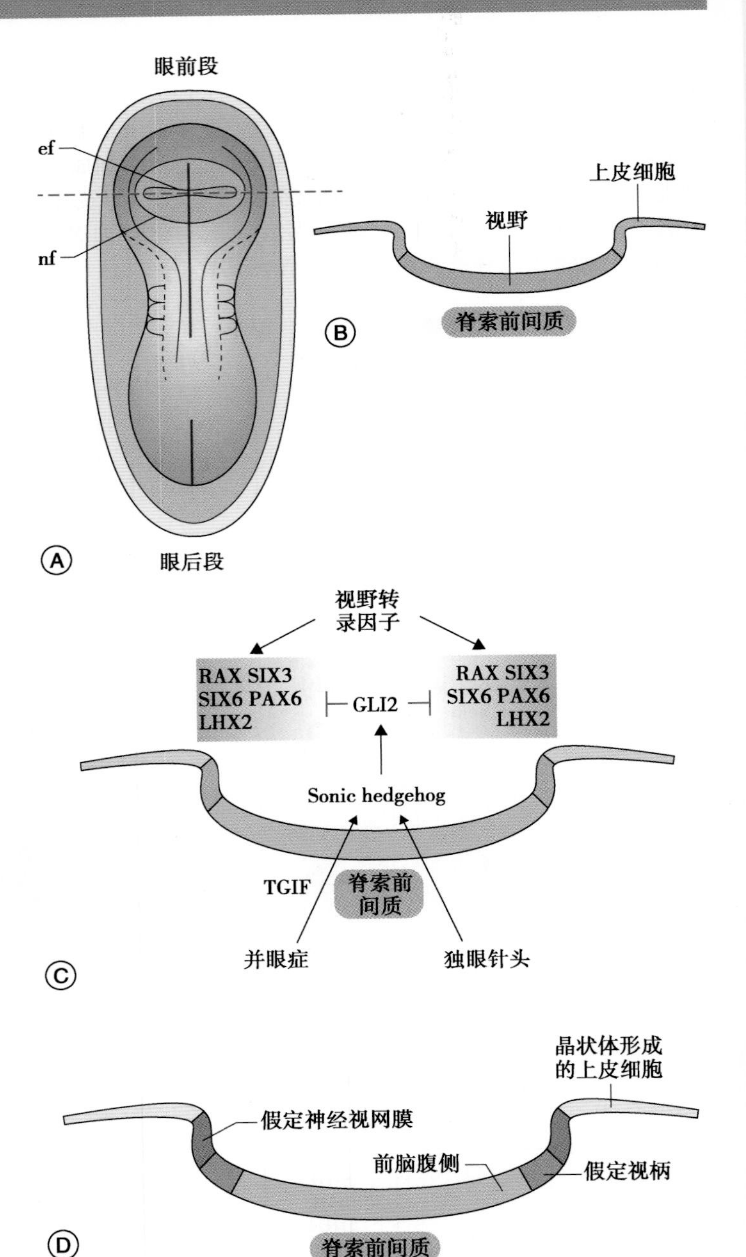

图 4.3　分割视野。Ⓐ视野(ef)是早期胚胎背侧神经域(nf)内形成的一种虚拟结构；Ⓑ视野截面显示，它是一个跨越中线的神经上皮细胞板，覆盖在一个称为脊索前间质(PCM)的结构上，这是脊索吻侧的延续。一组视野转录因子(EFTF)的表达可以标志这个阶段的视野；Ⓒ通过来自 PCM 的 GLI2 传递的 Sonic hedgehog(SHH)信号可以抑制 EFTF 在中线的表达并分裂视野；ⒹSHH 还可以将现在的双侧视野模式转换为内侧假定视柄(绿色)和外侧假定神经视网膜(黄色)。在这个阶段，大部分的表面外胚层都能产生晶状体囊泡

野变大，然而，Wnt 信号通路的另一种抑制剂 *axin1* 的纯合子功能缺失突变会导致眼球变小[9]。在爪蟾胚胎中，Notch 信号也能诱导视野形成，而小鼠 *Notch2* 的亚等位基因突变会导致双侧小眼球。视野被视盘前区包围，视盘前区是一束外胚层，随后迁移形成下面提到的晶状体板。

为了形成两只有独立功能的眼球，视野必须在中线上分开。这一过程的失败将导致单中心眼(独眼)的形成。来自下方脊索前

板中胚层的节点信号导致腹面中线 *Pax6* 和 *Rax* 表达下调，两个新的分离区域将两个双侧视原基区分开。节点配体是信号分子的转化生长因子 β(TGF-β)超家族的成员。在斑马鱼中，突变体、独眼鱼、oep(独眼针头鱼)和 sqt(斜视鱼)，都存在独眼畸形[10]。并且由于淋巴结通路功能突变，这些鱼不能形成腹侧前脑。节点效应是通过诱导 *Sonic hedgehog* 基因(*Shh*)表达介导的，而 *Sonic hedgehog* 基因(*Shh*)表达反过来又诱导转录抑制因子 *Gli2* 的表达(图4.3)。患有 *Shh/SHH* 突变的小鼠/人类都会发育成独眼畸形和前脑无裂畸形。

视野分裂后，双侧假定神经视网膜(PNR)层在前神经板上可见一对浅沟槽(视沟)。这些最终会形成视泡。PNR 的内侧和外侧边界的定义分别由脊索前间质细胞的持续 Shh 信号和轴旁间质细胞的骨形成蛋白(BMP)信号维持[11]。这个过程对眼球的正常发育至关重要。盲穴鱼(丽脂鲤属)是无眼的，因为进化突变导致中线上的 Shh 信号级联过度激活[12,13]。这使 PNR 的内侧边界向外侧移动，发育成较小的视泡。

视泡和视柄

Shh 信号的中线梯度也将视柄与视杯区分开。Shh 诱导视柄标记蛋白基因 *Pax2*、*Vax1* 和 *Vax2* 的表达。*Shh* 在这一阶段的过表达导致腹侧标记物 *Pax2* 的过度表达和 *Pax6* 的抑制[14]。*Pax2* 和 *Pax6* 之间的相互转录抑制创造了一个边界，这个边界划定了未来的视柄区域和假定的神经视网膜区[15]。*Pax2* 表达是假定视柄的标志物，*Pax6* 表达是假定神经视网膜的标志物。人类 *PAX2* 功能缺失突变导致视神经缺损，无法完成视裂闭合。这被推测是 *PAX6* 域扩展到假定的视柄区域以 *PAX2* 域为代价的结果。与 *Pax2* 类似，*Vax2* 或其旁系同源 *Vax1* 的功能缺失突变可导致小鼠视神经缺损。这似乎又是由于 *PAX6* 表达抑制的失败引起的[16]。在斑马鱼中，*Vax1* 和 *Vax2* 基因在发育中的眼球内重叠的腹侧区域中表达，它们的缺失会导致视裂闭合失败，使神经视网膜向腹侧区域扩张。Vax1/2 功能的进一步控制级别是通过 SHH 信号控制这些蛋白的核定位实现的[17]。

Shh、视黄酸(RA)和骨形成蛋白 4(BMP4)模仿发育中的视泡(OV)以给予神经外胚层近腹侧和远背侧的特征。*Bmp4* 在末端 OV 区表达，随后在视杯背侧区表达。*Bmp4* 的过度表达扩展了 *Pax6* 的表达域，从而抑制 *Pax2*，导致视网膜色素上皮(RPE)向前脑区域扩展[14]。类似的表型与小鼠体内 BMP 拮抗剂 *Smoc1* 基因的丢失有关。*SMOC1* 基因突变导致严重的无眼畸形，是 ophthalmo-acromelic 综合征的一部分[18]。另一种 BMP 拮抗剂 *Noggin* 基因的过度表达增加了 *Pax2* 的表达、降低了 *Pax6* 的表达。通过 RA 处理爪蟾胚胎可导致 *Vax2* 表达域在背侧扩大，使背部视泡腹侧化[14]。RA 核受体的功能缺失突变会缩小视网膜腹侧的范围，导致视裂无法闭合。多个 RA 受体的缺失会导致其他的腹侧异常，包括腹侧虹膜的缺失[15]。在人类中，RA 受体 STRA6[19] 和 RARB[20] 或激活 RA 的酶 ALDH1A3[21] 的功能缺失突变都会导致严重的眼部畸形。

神经视网膜在视泡中的发育模式

Shh 和 BMP4 促进视泡假定神经视网膜(PNR)内的背腹侧(DV)极性(图4.4)。BMP4 由 Lhx2 诱导，在背侧 PNR 中诱导 *Tbx5* 的表达，Shh 在腹侧诱导 *Vax2* 表达。爪蟾体内 BMP4 的过度表达导致 *Tbx5* 表达域向腹侧扩张，抑制 *Vax2* 表达。Tbx5 和 Vax2 在 PNR 中相互负向调节，背侧和腹侧具有同一性。Vsx2(以前称为 Chx10)是一种配对样同源转录因子，在晶状体板附近的 PNR 中表达，以回应来自表面外胚层的诱导成纤维细胞生长因子(Fgf)信号。*VSX2/Vsx2* 基因突变可导致人类和小鼠的小眼畸形[22]。从体外培养的 OV 中摘除晶状体板会导致异常分化，外源性 Fgf 可以挽救这种分化。

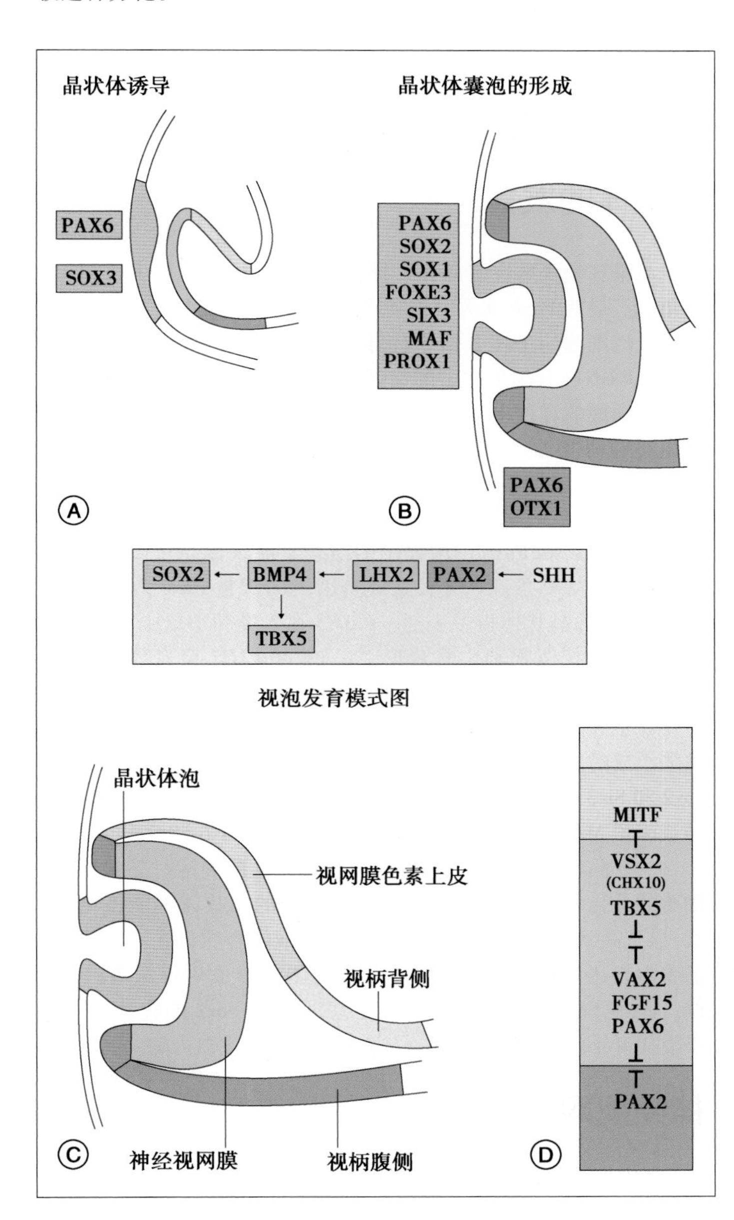

图 4.4 晶状体、视网膜和视网膜色素上皮(RPE)的发育模式图。Ⓐ晶状体的形成需要表面外胚层与视泡之间的信号转导，以形成晶状体板；Ⓑ-ⒸLHX2 诱导假定神经视网膜(PNR)中 BMP4 的表达，诱导 SOX2 在表面外胚层中的表达。这触发了晶状体板中一系列转录因子的表达，从而诱导晶状体囊泡的形成。BMP4 也能诱导 TBX5 的表达；Ⓓ一个复杂的转录因子网络通过诱导和抑制作用形成视柄与 PNR、PNR 与 RPE 之间的边界

视网膜色素上皮的出现与发育

视网膜色素上皮(RPE)由早期OV的背侧神经外胚层发育而来,是神经视网膜形成所必需的。小眼畸形相关转录因子Mitf的基因是一种基本的螺旋-环-螺旋亮氨酸拉链家族基因,在未来的小鼠和鸡RPE中均有表达。*Mitf*基因突变可导致啮齿类动物和鱼类的小眼畸形或无眼畸形,但对人类则没有影响。Otx1和Otx2是最初在PNR中表达的转录因子,但后来在视杯形成过程中标记为假定的RPE。小鼠*Otx*基因功能缺失突变导致RPE模式缺陷,并由异位神经视网膜替代,而在*Mitf*突变小鼠中,*Otx2*表达缺失。这两种蛋白在RPE细胞的细胞核内共同定位,并可能协同激活其他RPE基因。*Mitf*也是Pax6的转录靶点,两者都在假定的RPE中共同表达。*Pax6*基因的表达在后期被限制在PNR中[23]。

晶状体的发育

与眼球发育的许多部分一样,Pax6在晶状体发育中扮演着关键角色。最初Pax6在大脑外胚层表达,但后来因为来自向下迁徙脑神经嵴细胞的TGF-β信号转导的结果,而被局限于假定晶状体板内。Pax6在非洲爪蟾中的错误表达会导致晶状体异位的发生。在发展视泡的过程中[24],Pax6、Meis转录因子家族、Bmp7和Fgf信号通路在外胚层增厚前决定了基板的区域定位[25]。Bmp4和Bmp7缺失小鼠均不诱导晶状体发育。Fgf信号的破坏导致基板Pax6表达的减少,并导致早期晶状体发育和晶状体窝内凹的缺陷。Sox2(或Sox1)和Pax6与增强子的结合是晶状体晶状体蛋白基因早期表达的必要条件。叉头家族基因*FoxE3*是Pax6的靶基因之一,在假定的晶状体板中表达。*FoxE3*在人类和小鼠中发生突变,可导致无晶状体眼和小眼畸形[22]。在*Mab21l1*突变体中,FoxE3在晶状体板中不表达,但Pax6的表达不受影响,这说明Mab21l1的活化介于发育中晶状体基盘的Pax6和FoxE3之间[25]。Mab21l1缺陷小鼠的晶状体发育不完全,其原因是FoxE3表达不足而Pax6、Sox2和Six3表达正常,导致晶状体板内陷不足。碱性亮氨酸拉链转录因子MAF家族也参与晶状体发育,并受Pax6调控。

一旦晶状体泡与表面外胚层分离,Prox1的表达对晶状体纤维细胞的分化和伸长至关重要。*Prox1*突变的晶状体不能极化和拉长,导致晶状体中空[26]。Pax6在晶状体泡闭合后仍在晶状体上皮细胞中表达,而Sox2的表达则在晶状体泡形成后不久就开始下调。此时,Sox1在整个晶状体中表达,取代了Sox2的表达,并存在于原代纤维细胞中。小鼠*Sox1*基因突变可导致白内障。

神经视网膜的分化

多能性视网膜母细胞的分化涉及活化和抑制bHLH转录因子的相互作用[27]。每个视网膜细胞类型都有一个独特的bHLH因子组合代码。Hes1和Hes5都是抑制性的bHLH分子,二者均缺乏的突变体缺乏视泡。视网膜神经节细胞(RGC)是由共同表达Pax6和bHLH的激活基因*atoh7*的母细胞产生的。Sox2在神经母细胞中广泛表达。人SOX2杂合功能缺失突变可引起双侧无眼症和严重的小眼畸形[28]。小鼠*Sox2*的突变会导致RGC的丢失,并导致神经视网膜内的细胞分层被破坏。Sox2水平的降低与Notch1和hes5表达的减少有关,而此时atoh7和Pax6的表达上调。这些数据与Sox2在维持视网膜神经母细胞中的关键作用相一致。

Shh作为视网膜前体细胞有丝分裂原,在细胞培养实验中增加神经元细胞数量[29]。修复后的Shh受体在视网膜的神经母细胞层中以一种模式表达,这种模式遵循了神经节细胞分化的规律——首先在神经节细胞层中观察到,然后在内核层中观察到。bHLH激活因子Neurod1和Neurod4在无长突神经细胞分化中表达。在双突变小鼠中,无长突神经细胞完全缺失,而神经节和Müller神经胶质细胞数量增加。Pax6/Neurod1或Pax6/Neurod1/Neurod4共同表达促进无长突神经细胞分化,而Pax6/Neurod4共同表达会更多地促进水平细胞产生。双极细胞共同表达Vsx2/Neurod4/Ascl1(另一种bHLH激活因子)。水平细胞需要Pax6/Neurod4/Prox1/Foxn4的共同表达。视杆细胞和视锥细胞需要同时表达Neurod1、Ascl1、Crx和Otx2。Crx是正常视锥细胞和视杆细胞功能所必需的,与人类光感受器退化和Leber先天性黑矇症有关(LCA;MIM#602225)。

视裂的闭合

视裂开始时是一条深沟,从视泡的腹缘沿着整个分支的腹侧连续地延伸。它为玻璃体血管提供了一条通道用来为原始晶状体和视网膜供应营养。视裂的融合开始于视杯腹侧下唇的部位,并向前沿着视杯边缘和向后沿着视柄延伸。对于融合事件背后的遗传因素知之甚少。然而,这一过程的失败导致最常见的眼球畸形,视裂闭合缺陷(OFCD)(例如虹膜、视网膜或视神经缺陷)。Pax2和Vax2在腹侧视柄中表达,均与OFCD有关。*Pax2*突变的患者会发生视神经缺损[30],而敲除*Pax2*和*Vax2*基因的小鼠均表现为眼组织缺损,这表明在发育早期,表达在视泡腹侧的基因可能有助于视裂的闭合,并在这一过程中起协调的作用。HIPPO信号通路的效应因子*YAP1*和*MAB21L2*的杂合突变最近被确定为引起OFCD的原因[22]。CHD7突变是引起OFCD综合征的常见原因,作为CHARGE综合征的一个组成部分[31]。尽管有少数病例报告了*PAX6*、*SOX2*和*SHH*突变与OFCD有关,但绝大多数非综合征性OFCD病例的病因仍不清楚。

角膜和眼前段的发育

角膜、晶状体和眼前段结构(睫状体、虹膜、玻璃体和小梁网)是由来自不同来源的不同细胞群在空间和时间协同作用中形成的。角膜由表面外胚层和神经嵴来源的眼周间质细胞组成。外胚层细胞分泌富含胶原的基质,这些基质吸引周围的间质细胞形成未来角膜上皮的基质。第二波间充质细胞形成角膜内皮,或后基质。其他神经嵴来源的间质细胞排列在前房、虹膜基质和小梁网。转录因子Lmxb1是后一种结构正常发育所必需的[32]。正常剂量的PAX6是虹膜形成所必需的,单倍剂量不足可导致人类和小鼠无虹膜畸形。PITX2和FOXC1对于正常的前段发育也是至关重要的[33,34]。虹膜色素沉着区是由视杯边缘尖端的生长发育而来,虹膜肌肉形成于视杯边缘的外层。房水由睫状体上皮分泌进入前房,并通过小梁网在房角流出。小梁网的前部有角膜,虹膜在小梁网的后部。这些结构控制眼前段房水的流量。眼压的维持对眼前段发育非常重要,对成人眼部器官也非常重要。

总结

我们对眼球发育的分子基础的理解得益于基础发育生物学家和人类遗传学家之间正在进行的交流，这有助于阐明晶状体、视网膜和 RPE 早期发育中涉及的关键模式和信号转导事件。新的高通量测序技术的出现意味着对发现未知的发育过程的速度会显著加快。

（张文芳　张晓霞　译）

参考文献

1. Okita K, Ichisaka T, Yamanaka S. Generation of germline-competent induced pluripotent stem cells. Nature 2007; 448: 313–17.
2. Phillips MJ, Wallace KA, Dickerson SJ, et al. Blood-derived human iPS cells generate optic vesicle-like structures with the capacity to form retinal laminae and develop synapses. Invest Ophthalmol Vis Sci 2012; 53: 2007–19.
3. Kulesa PM, McLennan R. Neural crest migration: trailblazing ahead. F1000Prime Rep 2015; 7: 02.
4. Wyllie AH, Kerr JF, Currie AR. Cell death: the significance of apoptosis. Int Rev Cytol 1980; 68: 251–306.
5. Xu PF, Houssin N, Ferri-Lagneau KF et al. Construction of a vertebrate embryo from two opposing morphogen gradients. Science 2014; 344: 87–9.
6. Kamijyo A, Yura K, Ogura A. Distinct evolutionary rate in the eye field transcription factors found by estimation of ancestral protein structure. Gene 2015; 555: 73–9.
7. Ragge NK, Brown AG, Poloschek CM, et al. Heterozygous mutations of OTX2 cause severe ocular malformations. Am J Hum Genet 2005; 76: 1008–22.
8. Atkinson-Leadbeater K, Hehr CL, Mcfarlane S. Fgfr signaling is required as the early eye field forms to promote later patterning and morphogenesis of the eye. Dev Dyn 2014; 243: 663–75.
9. de Iongh RU, Abud HE, Hime GR. WNT/Frizzled signaling in eye development and disease. Front Biosci 2006; 11: 2442–64.
10. Brand M, Heisenberg CP, Warga RM, et al. Mutations affecting development of the midline and general body shape during zebrafish embryogenesis. Development 1996; 123: 129–42.
11. Teraoka ME, Paschaki M, Muta Y, Ladher RK. Rostral paraxial mesoderm regulates refinement of the eye field through the bone morphogenetic protein (BMP) pathway. Dev Biol 2009; 330: 389–98.
12. Pottin K, Hinaux H, Retaux S. Restoring eye size in *Astyanax mexicanus* blind cavefish embryos through modulation of the Shh and Fgf8 forebrain organising centres. Development 2011; 138: 2467–76.
13. Yamamoto Y, Stock DW, Jeffery WR. Hedgehog signalling controls eye degeneration in blind cavefish. Nature 2004; 431: 844–7.
14. Sasagawa S, Takabatake T, Takabatake Y, et al. Axes establishment during eye morphogenesis in *Xenopus* by coordinate and antagonistic actions of BMP4, Shh, and RA. Genesis 2002; 33: 86–96.
15. Chow RL, Lang RA. Early eye development in vertebrates. Annu Rev Cell Dev Biol 2001; 17: 255–96.
16. Mui SH, Kim JW, Lemke G, Bertuzzi S. Vax genes ventralize the embryonic eye. Genes Dev 2005; 19: 1249–59.
17. Kim JW, Lemke G. Hedgehog-regulated localization of Vax2 controls eye development. Genes Dev 2006; 20: 2833–47.
18. Rainger J, van Beusekom E, Ramsay JK, et al. Loss of the BMP antagonist, SMOC-1, causes ophthalmo-acromelic (Waardenburg anophthalmia) syndrome in humans and mice. PLoS Genet 2011; 7: e1002114.
19. Pasutto F, Sticht H, Hammersen G, et al. Mutations in STRA6 cause a broad spectrum of malformations including anophthalmia, congenital heart defects, diaphragmatic hernia, alveolar capillary dysplasia, lung hypoplasia, and mental retardation. Am J Hum Genet 2007; 80: 550–60.
20. Srour M, Chitayat D, Caron V, et al. Recessive and dominant mutations in retinoic acid receptor beta in cases with microphthalmia and diaphragmatic hernia. Am J Hum Genet 2013; 93: 765–72.
21. Fares-Taie L, Gerber S, Chassaing N, et al. ALDH1A3 mutations cause recessive anophthalmia and microphthalmia. Am J Hum Genet 2013; 92: 265–70.
22. Williamson KA, FitzPatrick DR. The genetic architecture of microphthalmia, anophthalmia and coloboma. Eur J Med Genet 2014; 57: 369–80.
23. Martinez-Morales JR, Rodrigo I, Bovolenta P. Eye development: a view from the retina pigmented epithelium. Bioessays 2004; 26: 766–77.
24. Zuber ME, Gestri G, Viczian AS, et al. Specification of the vertebrate eye by a network of eye field transcription factors. Development 2003; 130: 5155–67.
25. Lang RA. Pathways regulating lens induction in the mouse. Int J Dev Biol 2004; 48: 783–91.
26. Wigle JT, Chowdhury K, Gruss P, Oliver G. Prox1 function is crucial for mouse lens-fibre elongation. Nat Genet 1999; 21: 318–22.
27. Hatakeyama J, Kageyama R. Retinal cell fate determination and bHLH factors. Semin Cell Dev Biol 2004; 15: 83–9.
28. Fitzpatrick DR, van Heyningen V. Developmental eye disorders. Curr Opin Genet Dev 2005; 15: 348–53.
29. Wang YP, Dakubo G, Howley P, et al. Development of normal retinal organization depends on Sonic hedgehog signaling from ganglion cells. Nat Neurosci 2002; 5: 831–2.
30. Sanyanusin P, Schimmenti LA, McNoe LA, et al. Mutation of the PAX2 gene in a family with optic nerve colobomas, renal anomalies and vesicoureteral reflux. Nat Genet 1995; 9: 358–64.
31. Chang L, Blain D, Bertuzzi S, Brooks BP. Uveal coloboma: clinical and basic science update. Curr Opin Ophthalmol 2006; 17: 447–70.
32. Liu P, Johnson RL. Lmx1b is required for murine trabecular meshwork formation and for maintenance of corneal transparency. Dev Dyn 2010; 239: 2161–71.
33. Gage PJ, Zacharias AL. Signaling "cross-talk" is integrated by transcription factors in the development of the anterior segment in the eye. Dev Dyn 2009; 238: 2149–62.
34. Skarie JM, Link BA. FoxC1 is essential for vascular basement membrane integrity and hyaloid vessel morphogenesis. Invest Ophthalmol Vis Sci 2009; 50: 5026–34.

第 5 章

正常和异常的视觉发育临床特征和延迟的视觉成熟

Ronald M Hansen, Anne B Fulton

章节目录

引言

正常视力的发育伴随着眼球和大脑的发育。随着眼球的生长，视网膜神经节细胞的轴突通过视神经和大脑内的视觉通道到达大脑内靶位置，视觉皮质。随着眼球的生长，它的光学特性会发生变化，通常正视化会慢慢出现[1]。在眼后段，视网膜细胞重新分布，以填充扩大的周边视网膜，并形成一个中心凹。中心凹通常成熟后可以调解精确的视觉分辨率[2-4]。视神经纤维的髓鞘化持续到儿童时期[5]。同样，在出生后，大脑结构的髓鞘化继续，大脑体积增大，大脑组织成熟[6,7]。

随着婴儿的成长和发育，视觉能力逐渐增强，变得更像成年人。视觉功能的一些发育变化可能与眼球或大脑的结构变化有关。另一方面，不成熟的分子基质肯定会影响视力，但这些不成熟物质与视觉功能的关系可能无法在活体中证明。

视力的提高伴随着眼球的正常发育。眼球和视觉系统的疾病可能会降低这些能力。在患者中，即使无法检测到生理结构和分子基质的异常，也可能发生功能缺陷。在婴儿和儿童中，区分不成熟和疾病是解释他们视觉反应的基础。随着时间的推移，重复的检测可能有助于将发育（改善视力）的影响与疾病（视力恶化）的影响区分开来。纵向数据往往具有最高价值。

严格的、非侵入性的心理物理和电生理测试，最初用于研究健康婴儿正常眼球的视觉发育，现已修改为临床应用。为了测量视力，刺激必须用精确的物理术语来描述[8,9]。程序必须确保孩子的反应在刺激的可控范围内。也就是说，刺激和孩子的反应之间必须有一个可靠的关系。与正常年龄值的比较对于有效解释患者的视力测试结果至关重要。根据作者的经验，测量提供了重要的信息，补充了重要的临床病史和非结构化的观察。在不忽略临床背景的情况下，对患者检测结果的解释包括与正常年龄值的比较。此外，在连续测量中获得的数据可以与患者自己先前的结果进行比较，以便绘制患者的病程。

在本章中，我们将讨论的范围限制在那些在临床中经常测量的视觉功能（如视力和视野），以及那些已经被用于调查常见的儿童眼球和视觉系统疾病的功能范围内。在斜视和弱视中，除了提供视觉敏锐度的信息外，还要提供视觉功能信息，即对比敏感度、微视敏度和立体视敏度。在早期发病的视网膜营养不良中，暗适应视觉阈值提供了从婴儿期起视网膜功能的评估。

对于每一个视觉功能，正常发育过程的图示和评论是由推定结构和神经生理学基础提供的，以患者举例说明。这里讨论的一些视觉功能是由中央视网膜（光栅和字母的敏锐度、对比敏感度、微视敏度、立体视敏度）和周围视网膜（暗适应视杆细胞调节的视觉阈值、视野）介导的。最常见的测量视觉功能，视力，用来评估整个视觉通路的功能。一些视觉功能测试主要是为了评估视网膜的功能（暗适应视觉阈值）。微视敏度和立体视敏度通常被认为是对大脑内视觉形成过程的非侵入性评估。本章不涵盖视觉发育方面的内容。人类的视网膜和视觉发育相关内容已经在其他地方被以一种更全面的方式叙述[6,10-12]。

视力

视力由中心凹产生的，中心凹可投射到初级视觉皮质的一个大区域。视力被定义为最细微的可检测细节（最小的分辨率 MAR）[13-15]。正确识别从上到下依次为 5 弧分长和 1 弧分宽的字母为 20/20 视力。20/20 Snellen 分数相当于 6/6、1.0 decimal 或 0.0 logMAR（表 5.1）。20/200 的符号要大 10 倍。视力为 20/200 的视力是法定盲的主要标准之一，是能否获得视力支持服务的决定因素。

在婴儿和没有阅读字母或遵循匹配指令的行为技能的儿童中，视力测试采用优先视觉（PL）、心理物理（图 5.1）或视觉诱发电位（VEP）电生理程序进行。图 5.2 列出了正常受试者视力的发育情况。为方便起见，表 5.1 列出了正常视力的平均值以及所选年

表 5.1　视力发育：平均视力和 95%可信区间

年龄	Min arc	Snellen VA	95%可信区间*	
			下限	上限
光栅视敏度				
1 个月	32.84		65.68	16.42
2 个月	15.72		31.45	7.86
3 个月	10.63		21.26	5.32
4 个月	8.20		16.39	4.10
5 个月	6.76		13.53	3.38
6 个月	5.82		11.64	2.91
7 个月	5.14		10.29	2.57
8 个月	4.64		9.28	2.32
9 个月	4.24		8.49	2.12
10 个月	3.93		7.85	1.96
11 个月	3.66		7.33	1.83
12 个月	3.45		6.89	1.72
15 个月	2.96		5.91	1.48
18 个月	2.62		5.25	1.31
21 个月	2.38		4.76	1.19
24 个月	2.19		4.39	1.10
30 个月	1.93		3.85	0.96
36 个月	1.74		3.48	0.87
48 个月	1.49		2.99	0.75
图形视敏度				
3 年		~20/35	~20/70	~20/17
4 年		~20/30	~20/60	~20/15
5 年		~20/27	~20/53	~20/13
6 年		~20/25	~20/49	~20/12
7 年		~20/23	~20/46	~20/11
8 年		~20/22	~20/43	~20/11
9 年		~20/20	~20/41	~20/10
10 年		~20/20	~20/39	~20/10
11 年		~20/19	~20/38	~20/9
12 年		~20/18	~20/36	~20/9
成人		~20/15	~20/30	~20/8

转换敏锐度

Snellen VA	Min arc	cpd	Dec VA	logMAR
20/2 400	120.00	0.25	0.008	2.08
20/1 600	80.00	0.38	0.013	1.90
20/1 200	60.00	0.50	0.017	1.78
20/800	40.00	0.75	0.025	1.60
20/600	30.00	1.00	0.033	1.48
20/400	20.00	1.50	0.050	1.30
20/300	15.00	2.00	0.067	1.18
20/200	10.00	3.00	0.100	1.00
20/150	7.50	4.00	0.133	0.88
20/100	5.00	6.00	0.200	0.70
20/80	4.00	7.50	0.250	0.60
20/60	3.00	10.00	0.333	0.48
20/50	2.50	12.00	0.400	0.40
20/40	2.00	15.00	0.500	0.30
20/30	1.50	20.00	0.667	0.18
20/25	1.25	24.00	0.800	0.10
20/20	1.00	30.00	1.000	0.00
20/15	0.75	40.00	1.333	−0.12
20/10	0.50	60.00	2.000	−0.30

cpd，每度循环；Dec VA，十进位视力；MAR，最小分辨率；Min arc，弧分。* 可信区间是 95%的正常人群预期值的范围[16]。

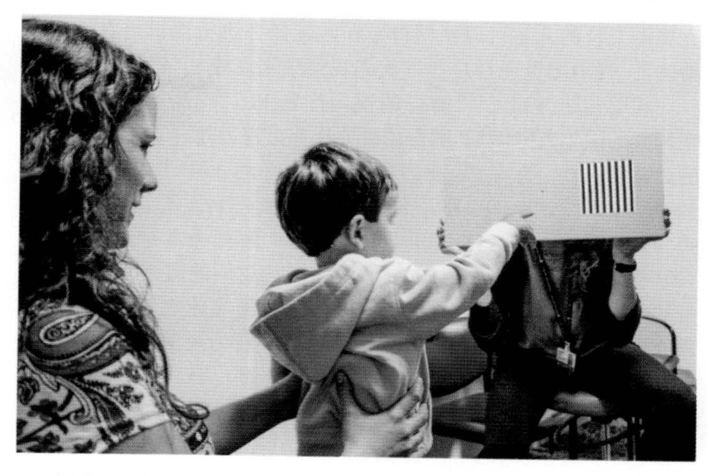

图 5.1　使用 Teller 视敏卡(TAC)进行视力优先检查。15 个月大的孩子坐在母亲的腿上。检测者展示了一系列在左侧或右侧带有黑白条纹(光栅)的卡片，从宽条纹开始检测。检测者不知道条纹的左右位置，必须根据孩子的头部和眼球运动反应判断条纹位置[22]。视敏度被视为受试者反应的最窄条纹(照片由医学博士 Pablo Altschwager 及其家人提供)

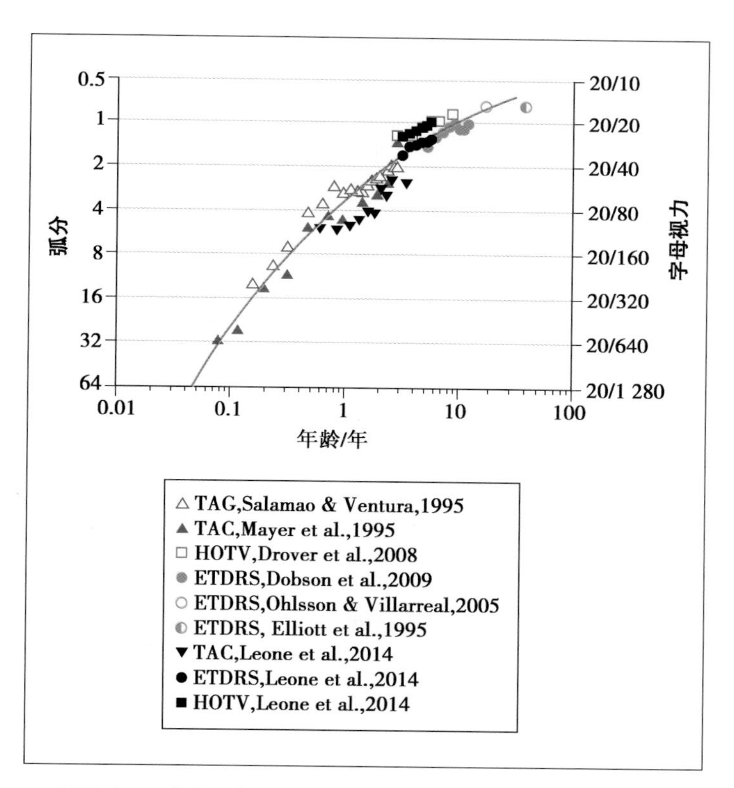

图 5.2　正常受试者视力的发育。平均单眼视力是年龄的函数。对 1~4 岁儿童的光栅视力(三角形)，优先采用 Teller 视敏卡(TAC)视力检查程序进行测量[21-23]。HOTV 字母视力表(正方形)用于测量 3~9 岁儿童的视力[21,137]。ETDRS 字母视力表(圆圈)用于测量 5~12 岁[21,138]、17~18 岁的孩子[139]和成人[140]的视力。平滑曲线显示了视力随年龄的变化，尽管使用了不同的刺激(光栅、符号)和程序(优先选择、匹配、识别)，视力水平仍系统地增加

龄的正常预测区间[16]。根据作者的经验，在2岁半到3岁之间，具有典型发育的儿童可以使用符号和匹配任务进行测试。在这个年龄之前，视力测量通常是通过优先观察法来完成。

在婴儿期，VEP[17-20]测得的视力优于PL[21-23]测得的视力。而在健康的成年人中，VEP测得的视力比字母视力差[24]。在6个月大的健康婴儿中，平均PL视力为6弧分，平均VEP视力约为2弧分[25,26]。6弧分与20/120字母的角度相同；一个2弧分与一个20/40字母的角度相同。对VEP和PL差异的解释通常是这样的[19]：VEP视力受眼球处理信息的能力、眼球到视皮质的通路和视皮质本身的影响。同样的过程也限制了PL视力。但除此之外，PL视力还需要处理更高的神经区域、注意力[27]和表明行为视觉反应的眼头运动。刺激、分析技术和反应措施的差异也导致了VEP和PL的差异。

在正常发育过程中，部分视力受到中心凹发育不成熟的限制。妊娠22周左右，胎儿中心凹变为直径约1 665μm的无视杆细胞视网膜区[4]。足月时，这个直径已减小到1 100μm左右。直径随着年龄的增长而不断减小。成人直径约350μm[28]。中心凹的成熟持续到儿童时期[2,28-30]。视锥细胞首先发育成比成人更宽的内段，然后是外段。随着中心凹的发育，锥心距减小，内段变细[2,31]。视锥光感受器的这些特点并不能完全解释婴儿的低视力。此外，还与感受器后视网膜[32]和大脑发育不成熟有关[7,33-35]。

对视力的评估有助于诊断和评估疾病的严重程度和病程（图5.3）。PL视力测试已被广泛用于评估婴儿和儿童的眼科疾病[36-40]。在患有认知障碍的儿童患者中，即使他们的眼球是正常的，他们的平均视力也比正常年龄低（空间频率的一半）[41]。PL和VEP测试在老年认知障碍患者的视力测量中也占有一席之地[42]。

光栅视力的测试结果似乎非常好。在一项弱视研究中，弱视患者的字母视力平均比光栅视力差1.5倍[43]，部分原因可能是字母具有复杂的空间内容[43]。因此，对患者的光栅视力必须谨慎解读。如果在没有任何眼科医师解释的情况下向教育工作者和机构报告光栅视力，就会产生一个实际的问题。因为他们光栅视力测试结果优于20/200（这是法定盲的定义[44,45]），如果没有眼科医生的解释，该儿童可能会被告知没有资格接受治疗。

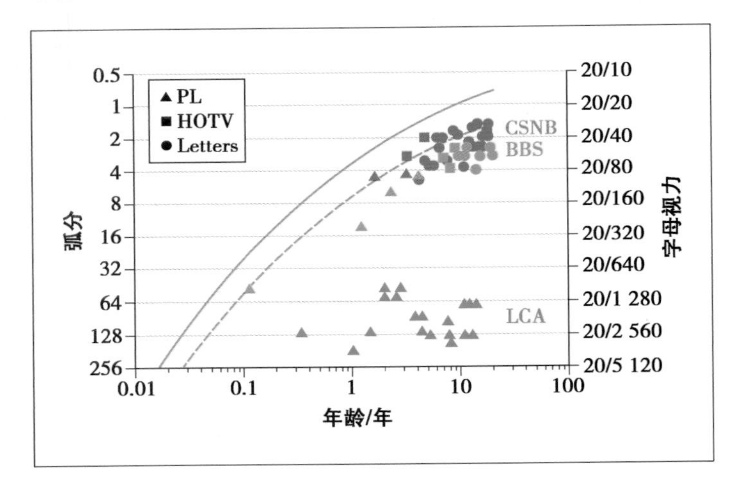

图5.3　3例患者视力。图中显示来自巴尔得-别德尔综合征（BBS，BBS7；绿色符号）患者的资料，X连锁先天性静止性夜盲症患者（CSNB；蓝色符号）患者的资料和Leber先天性黑矇症（LCA，CRB1；红色符号）患者的数据。图5.2中重新绘制的实红线将平均视力描述为年龄的函数，虚线为正常值95%预测下限[16]，对此也可参见表5.1。对BBS和CSNB患者进行年龄适宜的检测。在BBS患者中，视力仍接近正常年龄的下限，并有发育性增长，在相同的时间间隔内，他暗适应视觉阈值恶化了。在CSNB患者中，视力保持稳定，暗适应阈值也保持稳定。采用择优视力检查的光栅法，对伴有黄斑萎缩的LCA（CRB1）患者的视力进行了测量。患者的暗适应视觉阈值（图5.6中最小的患者）在儿童时期明显恶化。根据经验，在反复测量视力时，一个八度的变化是显著的

对比敏感度

现实世界充满了对比度相差悬殊的物体。视力测试通常使用高对比度刺激，因此，这不能捕捉一些关于视觉能力的重要信息。对于低对比度下的检测，刺激元素必须大于高对比度下的检测。PL[46-50]和VEP[51-53]程序已被修改以研究正常对比敏感度的发育，并已被用于临床研究（图5.4）。对比敏感度是通过商业上可用的带有光栅或字母的图表来测试较大儿童患者[54-55]。

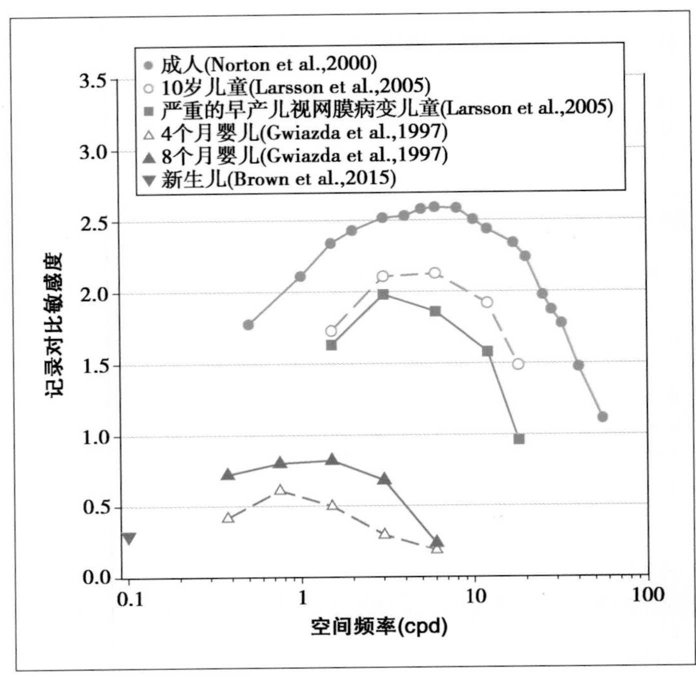

图5.4　健康成人、儿童和婴儿受试者以及有早产儿视网膜病变治疗史的儿童患者的对比敏感度函数。将检测光栅所需对比度的倒数绘制为光栅空间频率的函数。数据从引用的文献中重新绘制。所有数据均采用心理物理程序获得

视网膜变性或视神经脱髓鞘患者的对比敏感度通常较低[56-58]。例如，患有这类疾病的患者的视力可能有20/40，甚至达20/20，高对比敏感度>95%视力。20/100的低对比敏感度占10%。在现实世界的工作中，对比敏感度差会给日常视觉调节工作带来困难，即使在高对比条件下测量的视力也可能只显示轻度到中度的缺陷。这可能会让教育工作者和其他护理人员感到困惑，但如果眼科医生认识到这一点，可能很容易得到澄清。低对比敏感度的相关文件支持对适当教育进行规划。

微视敏度和立体视觉

这些功能依赖于中心凹和视神经的完整性，但重要的是，还需

要复杂的视皮质处理，因此被认为是高阶视觉过程。

微视敏度

微视敏度是一种检测直线不连续的能力[14,15,59]。这对模式感知至关重要。在健康的成年人中，微视敏度几乎比字母视力好一个数量级[60]。它被称为超敏度。采用 PL[61-65]和 VEP[66]程序对正常微视敏度的发育进行了研究。微视敏度和光栅视力的发育速度不同(图 5.5)，在婴儿期[61,63]和儿童期[64,65]，微视敏度水平均超过光栅视力水平。微视敏度达到成人的水平比光栅视力晚[64,66,67]。

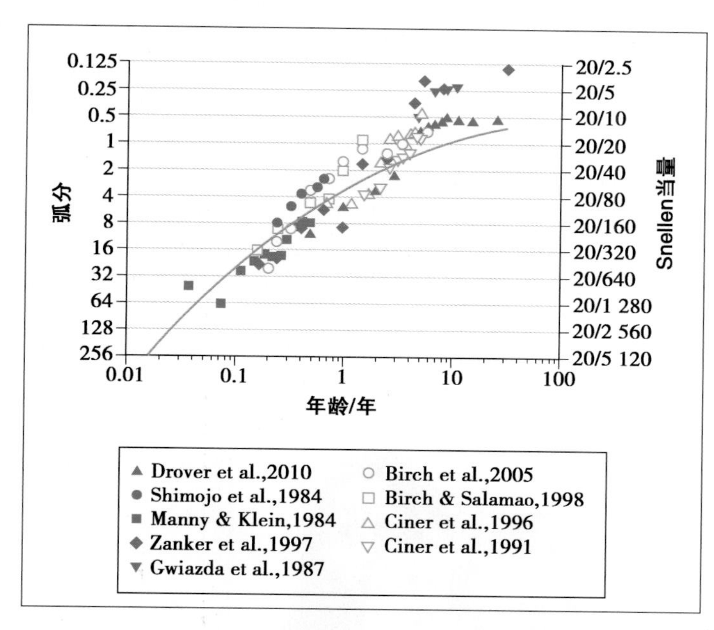

图 5.5　健康受试者的微视敏度(实心符号)和立体视觉(空心符号)随年龄的变化。数据是从引用的研究中重新绘制的[61-65,75,77,78,143]。图 5.2 重新绘制了平均视力随年龄变化的平滑红色曲线

微视敏度具有相对宽容的散焦、运动和亮度的变化[68-70]。因此，微视敏度检测临床应用具有潜在的稳健性。然而，这些优势被微视敏度在实践效果和对注意力的敏感性所弱化[71,72]。虽然在健康成年人中微视敏度优于字母视力(图 5.5)，但在弱视中，微视敏度的缺陷和字母视力的缺陷是相似的[43]。在大脑视觉通路受损的儿童中，微视敏度的缺陷要大于光栅视力的缺陷[73]。

立体视觉

立体视觉是指呈现给两只眼球的图像之间能够可靠检测到的最小的视差。一些研究人员对正常立体视觉的发展进行了研究[74-78]。婴儿可能在 2~3 个月时就表现出立体视觉，但大多数在 3~5 个月时开始出现，6 个月大时阈值为 3~5 弧分(图 5.5)。在成人中，立体视觉是 1 弧分或更好。双眼视觉障碍，如斜视，影响立体视觉和深度知觉。有趣的是，婴儿的内斜视往往开始于正常立体视觉快速发展的年龄[79]。一些研究人员支持以立体视觉测试作为检测斜视和弱视的一种手段[77,80]，立体视觉已被用于评估内斜视治疗的效果[81,82]。

暗适应视觉阈值

在黑暗中发现暗点的能力存在于婴儿早期。测试点必须比成人更亮才能被婴儿检测到。随着年龄的增长，可以检测到更暗的测试点。例如，在 4 周龄时，阈值平均比成年人高 1.4 个对数单位[11,83,84]。到 6 个月大时，这一阈值已与成人相当[84]。正常暗适应阈值的发育过程依赖于杆状光感受器的成熟[83,85]。

为了进行测试，在一段时间的暗适应之后，使用改良优先注视法(图 5.6)测量阈值[86]。必须仔细指定和控制刺激，以尽量减少虚假的结果[11]。被选择的刺激是有利于检测视杆系统的。4 周龄婴儿的光谱灵敏度函数证实，暗适应阈值是由视杆细胞介导的[83,87,88]。阈值受视杆光感受器捕获量子的限制。婴儿视网膜中的视杆细胞数量在不同的时期而有所不同。正常婴儿的视杆细胞外段较短，视网膜视色素视紫红质含量低于成人[85]。因此，更多的光线必须照射到婴儿的视网膜上，才能产生与成人相同的反应[11]。正常情况下，近外周(偏中心 10°)视杆细胞外段的发育伸长延迟于周边视网膜(偏中心 30°)，使近外周(偏中心 10°)暗适应视觉阈值存在延迟[84]。对视杆细胞介导的空间总和的研究表明，婴儿的感受野比成熟视网膜的更大[89-92]。在婴儿中视杆细胞介导的时间总和受视杆细胞光转导激活不成熟的限制[93,94]。

暗适应视杆细胞介导的视觉阈值也被研究用于患有视网膜疾病的儿童，包括视网膜变性和早产儿视网膜病变(ROP)[86,95-97]。

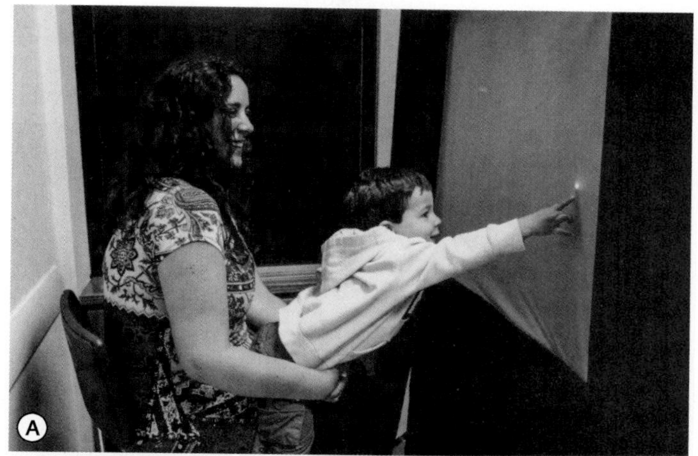

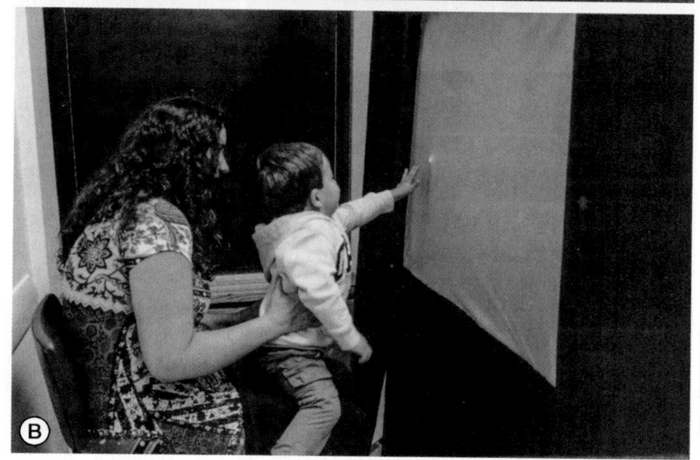

图 5.6　暗适应视觉阈值测试。孩子坐在他母亲的膝上，当接受刺激时，他的眼睛离屏幕 50cm。患者通过观察、指向或口头报告的方式，报告刺激位置在右侧(Ⓐ)还是左侧(Ⓑ)。一个成人观察者(未显示)用红外观察镜监视患者并向检查者报告患者反应(照片由医学博士 Pablo Altschwager 和他的家人提供)

即使视网膜电图明显减弱，纵向测量暗适应阈值也可用于随访视网膜疾病患者[86,98]。图 5.7 显示了 Leber 先天性黑矇症（LCA）患者的典型结果。1 对数单位的阈值恶化是疾病显著进展的证据[86]。与足月出生的婴儿相比，ROP 患儿近外周（偏中心 10°）阈值发育延迟[95]。ROP 对视杆细胞介导的阈值的影响一直持续到青春期[93,95,99-101]。

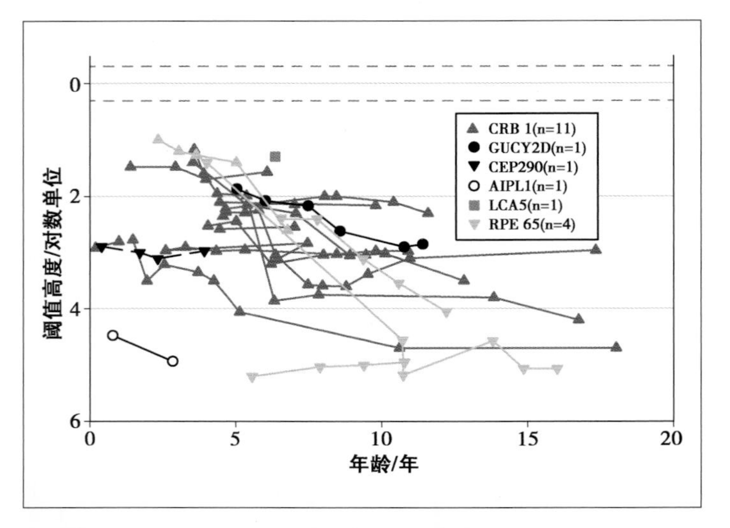

图 5.7　Leber 先天性黑矇症患者暗适应视觉阈值随年龄的变化。图例显示的是患者的遗传诊断。用一个小的红色固定光左右 20° 处出现的持续 50ms 时间点探测 10° 直径的阈值，将其作为年龄的函数被绘制出来[11,86]。每个患者的病程由线段连接的点表示。大多数患者的阈值都在恶化。正常的平均阈值为零，虚线表示两个标准差

视野

使用商用设备在传统的视野测试中，成年人和大一点的孩子通过蜂鸣器或类似的活动来传达他们对刺激（小光点）的反应。对于那些无法控制蜂鸣器的人，可以用眼球向目标移动的方式来传达。自动静态视野检测中，在发育正常的 8 岁儿童获得可靠性指标[102,103]，经过培训后，可靠性指标也可以在 5 岁的儿童中测量得到[104]。

传统的，非自动化的程序，如 Goldmann 动态视野检查，对大约发育到 4 岁的儿童是可行的，特别是如果程序是一个电脑游戏的话[105]。主测人员必须严密监视，观察青少年的中心注视以及随后对刺激产生的头和眼运动反应。一些检查者成功将盲点映射为可靠的视野检查的指标。在作者看来，传统的测试应该尽可能早地在有视野丧失危险的儿童中进行。

周边视野的成熟已经在典型的发育中的婴儿和儿童中研究。足月新生儿的视野范围明显小于大龄儿童和成人[106,107]。视野的水平范围从 2 个月到 12 个月稳步增长[106]。从 1 岁半至 4 岁时，双眼和单眼视野的范围是成人的 90%～95%。在 4～10 岁的儿童中，用弧形或半球视野镜获得的视野范围近似于 Goldmann 动态视野检查法获得的视野范围[106,108-115]。鼻侧视野的成熟可能比颞侧视野晚，虽然并非所有的研究都有类似发现[106,110,111]。婴幼儿视野变异性高，单眼视野范围 95% 可信区间为 ±10°～20°[106,109,110]。在婴幼儿中，视野范围可能受到视觉通路不成熟和儿童注意力的限制。

婴儿、幼儿及患有认知障碍或神经功能障碍的大龄患者，由于无法充分集中注意力进行自动或其他常规检查，都要使用替代检查程序进行测试[116]。其中一些程序最初是为了研究正常婴儿周边视野的发育。

对抗测试是最常用的替代测试（图 5.8）。患者必须有足够的注视行为对目标如玩具或灯光做出反应。检查人员观察患者在呈现刺激出现前的注视行为。中心刺激（固定目标）通常是一个小玩具。当患者注视中心固定目标（图 5.8，上图）时，会出现一个外周目标（图 5.8，下图），并缓慢向中心移动。每个象限都必须以类似的方式进行测试。为了减少被检测者对动作的虚假反应，可以使用一根细长的顶端有光的小棒。检测者个性化的类似游戏的检测方法对保持患者的注意力很重要。没有建立对抗测试的标准刺激和程序。从一个测试阶段到下一个测试阶段，每个象限都应该使用相同的刺激和程序进行测试。刺激远高于检测阈值，周边视觉空间的采样必然是粗糙的。因此，小盲点将被遗漏。这些程序可以识别出巨大的、绝对的缺陷，如由后交叉疾病引起的偏盲或象限盲，由于大脑顶枕区过早成熟的白质损伤而引起的下垂直视野的丧失[117]，以及由视网膜变性或毒性引起的视野缩小[105,118]。

可以得到具体数值，弧形视野计或改进的半球形视野计比对

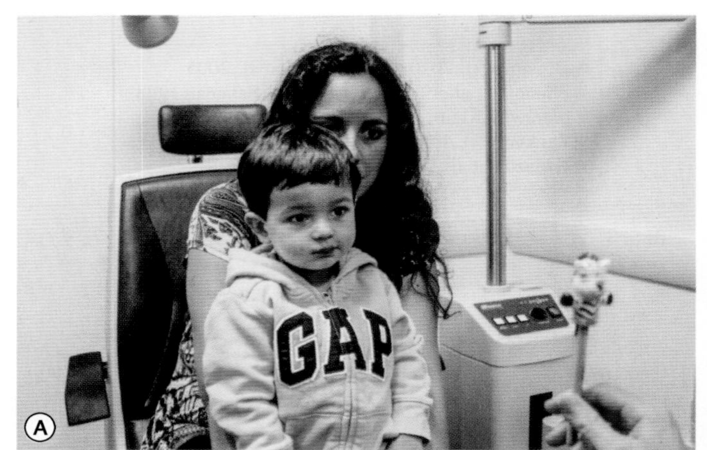

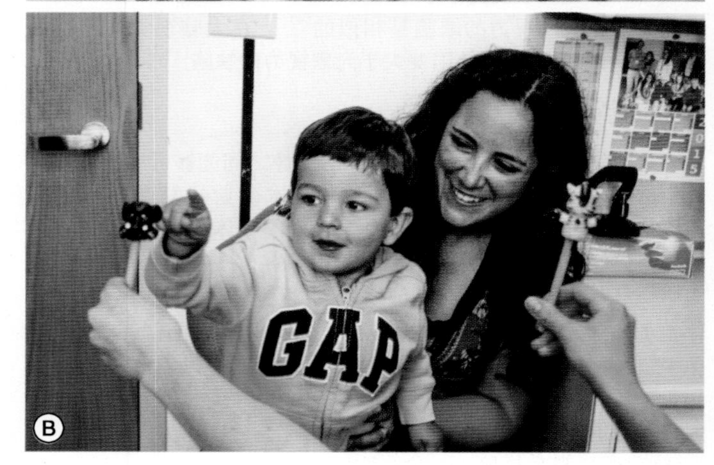

图 5.8　对抗视野测试。Ⓐ患者的目光被吸引到正前方中心的目标上；Ⓑ在一个象限内外围设第二个目标。注意孩子的表情反应。每个象限都以类似的方式进行测试（照片由医学博士 Pablo Altschwager 和他的家人提供）

抗试验具有优势(图 5.9)。可以绘制出患者对选定的周围偏心率刺激的反应图。刺激包括白色球体、LED 和其他小灯。最小测试应评估沿主斜肌(45°、135°、225°和 315°)的每个象限的反应。儿童的视野映射使用动态弧视野检查是高度可变的[116,118,119]。临床医生的目标通常是完成单眼视野测试。如果这是不可行的,通过双眼观察得到的结果可能产生关于儿童疾病和/或视觉能力的有用信息。

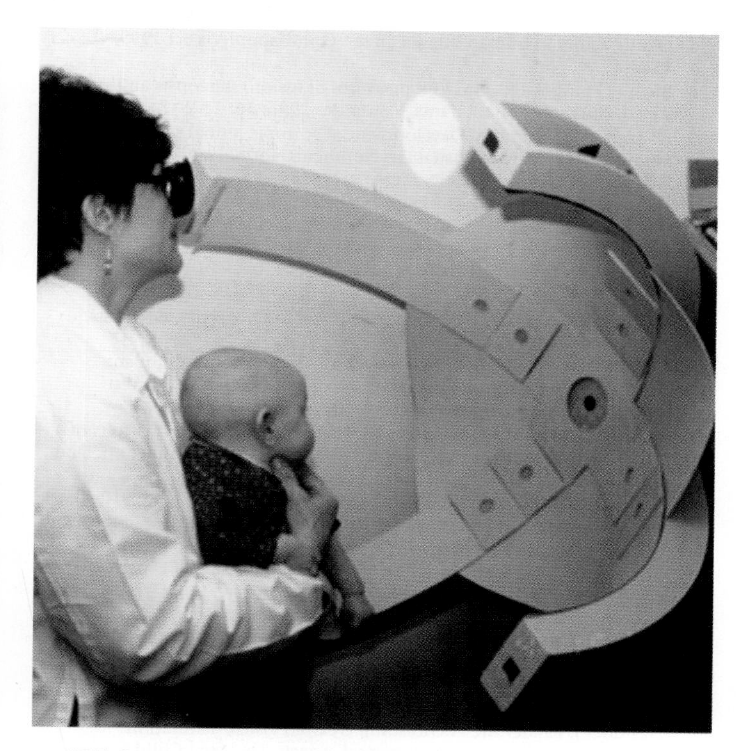

图 5.9　用于检测婴儿周边视野的弧形视野计。图中所示为一个健康的婴儿,5 个月大,正在看中央固定显示器。外围刺激是沿弧线闪烁的黄色 LED。婴儿定向眼头运动反应将提示周围刺激的检测情况。测试者戴着带有蓝色滤光片的眼镜,以蒙住黄色刺激物的位置,使用视频系统(未显示)监控婴儿的注视并报告反应 SanGiovanni JP, Ho E, Mayer DL. Photopic peripheral sensitivity of 20-week-old infants and adults. Invest Ophthalmol Vis Sci 1994;35:ARVO Abstract 1393

中心和周围刺激之间注意力的平衡影响着婴幼儿的视野范围。过于突出的中心刺激可能会抑制脱离和朝向外围刺激的能力[106,120]。理想情况下,中心刺激在亮度和空间范围上应与外围刺激相似。空间范围、中枢运动速度、闪烁频率等刺激特征对婴幼儿视野范围均有显著影响[121-124]。与中心和周边刺激同步的声音可能会增强婴幼儿的注意力和方向感,但对蹒跚学步的幼儿则不会[106]。

延迟视觉反应

眼球的结构和功能以及视觉通路的综合发育使人在很小的时候就能产生视觉反应。一个健康的、足月出生的婴儿在大约 5 周的时候就开始有反应性地微笑,并在 2 个月大的时候就能够很容易地固视和跟随物体。在一些没有明显眼部或医学异常的婴儿中,视觉行为没有达到正常发育的里程碑。延迟视觉成熟(DVM)这个术语描述了这个临床现象[125,126]。

由于疑似盲,缺乏视觉反应能力的婴儿会被带到眼科医生那里。这种令人担忧的婴儿包括那些没有发现眼部或神经异常的婴儿,患有某些眼科疾病的婴儿,以及那些患有脑部疾病的婴儿。其他没有任何眼睛或大脑异常的人,将被诊断为伴随认知障碍或神经发育障碍的疾病。简而言之,在视觉反应迟钝的婴幼儿世界里,有各种各样的诊断。有对视觉迟缓的婴儿进行分类的计划的专家已经组织了大量的信息[127,128],在这一领域也出现了一些概论。在那些眼科和神经学检查结果正常的婴儿中,许多人迅速发展出正常的视觉反应能力。这些婴儿中有一部分后来被发现有认知障碍[128]。Hoyt[126]对婴儿视觉反应迟缓患者(98 例)进行 20 年的随访。几乎所有人的视力都很好,但一半以上表现为神经发育障碍,最常表现为学习障碍[126]。

视力不集中的婴儿常常反复出现几种特殊的眼病,如果出现结构异常,通常是在第一次眼科检查中发现的。视神经发育不全是这些婴儿中发现的一种结构异常。可检测的(虽然有时很细微)眼科异常发生在各种形式的白化病中,可能是婴儿视觉无反应性的最常见的特异性诊断[129]。

如果无法确定其他诊断,应进行视网膜电图检查,以评估是否有严重的先天性视网膜营养不良(如先天性黑矇)。即使婴儿早期视力严重不集中,严重的眼部疾病(包括视神经发育不全和先天性黑矇)患者在优先视力测试中得分可能会出现视力发育上的增加,推测是由于大脑视觉区域的不断成熟造成的[37,130]。

在年幼、视力不集中的婴儿中,我们也发现那些色盲和先天性静止性夜盲症的先天性视网膜功能异常患者。我们通过视网膜电图缩小鉴别诊断范围,通过分子遗传学研究确保诊断的准确性。

如果眼球没有问题,那么大脑的异常一定是婴儿视力不集中的原因。大约一半的大脑用于视觉处理[131]。磁共振成像(MRI)可以发现大脑的结构异常。有些婴儿可能有癫痫活动,尤其是额叶或顶叶癫痫活动与视觉反应减弱有关,即使大脑没有畸形[126]。

通过 PL 或 VEP 测量的视觉反应迟缓婴儿的敏锐度是不同的,检查所得的视觉随年龄不同,可以在严重低下到正常这一范围内波动[132]。总的来说,这种差异并不奇怪,因为各种各样的潜在诊断和视觉系统的多个组成部分必须成熟到位才能调节视觉反应。此外,我们注意到 Fantz 和他的同事最初考虑优先注视检测不是为了视力检测而是为了评估婴儿先天发育水平[133]。根据我们的经验,对面孔或光线几乎没有或完全没有视觉反应的婴儿可能具有可测量的 PL 视敏度,其在正常年龄的相当宽的预测区间内。这些婴儿中有许多发展出了良好的视力。然而,他们中的很大一部分人可能有神经发育问题,在婴儿期或儿童期后期变得明显。

在临床上眼球正常的婴儿中,视觉反应延迟的原因是什么?许多答案可能最终会浮出水面。目前,我们认为在患有色盲或白化病的成年受试者的大脑中,功能性磁共振技术可以显示视觉驱动活动的异常组织,这是我们在一些视觉反应迟缓的婴儿中发现的诊断[134,135]。这些大脑回路的异常非常微妙,在临床治疗过程中的磁共振成像研究无法检测到。随着临床神经科学的进步,控制婴儿视觉转换的过程肯定会得到更完整的理解,包括那些孤立的视觉迟缓患者的视觉突然转换。我们相信早期准确的诊断,是对这些患者最好的治疗方法。

最后,我们必须提醒各位读者,视力低下的婴儿在运动、社交甚至语言发展方面常常有延迟,在缺乏视觉输入(如面部表情)的情况下，社交线索和运动发展的协调可能不会发生。这种情况可能会使婴儿家人和医生对其整体发育迟缓感到担忧[125,136]。早期彻底的眼部评估，包括必要的电生理诊断，是眼科医生为尽量减少视觉反应迟钝婴儿的全眼球发育迟缓所做的最重要的事情。

（张文芳　张晓霞　译）

参考文献

3. Packer O, Hendrickson AE, Curcio CA. Development redistribution of photoreceptors across the Macaca nemestrina (pigtail macaque) retina. J Comp Neurol 1990; 298: 472–93.
4. Yuodelis C, Hendrickson A. A qualitative and quantitative analysis of the human fovea during development. Vision Res 1986; 26: 847–55.
6. Atkinson J. The Developing Visual Brain. New York, NY: Oxford University Press, 2000.
10. Daw NW. Visual Development (Third Edition). 2nd ed. New York, NY: Springer, 2014.
11. Fulton AB, Hansen RM, Moskowitz A, Akula JD. The neurovascular retina in retinopathy of prematurity. Prog Retin Eye Res 2009; 28: 452–82.
12. Braddick O, Atkinson J. Development of human visual function. Vision Res 2011; 51: 1588–609.
13. Hamer RD, Mayer DL. The development of spatial vision. In: Albert DM, Jakobiec FA, editors. Principles and Practice of Ophthalmology. Philadelphia, PA: Harcourt Brace Jovanovich, Inc, 1993: 578–608.
19. Fulton AB, Hansen RM, Moskowitz A. Assessment of vision in infants and young children. In: Celesia GC, editor. Handbook of Clinical Neurophysiology, Disorders of Visual Processing. Amsterdam: Elsevier, 2005: 218.
20. Birch EE. Assessing infant acuity, fusion, and steropsis with visual evoked potentials. In: Heckenlively JR, Arden JB, editors. Principles and Practice of Clinical Electrophysiology of Vision. Cambridge, MA: MIT Press, 2006: 356.
21. Leone JF, Mitchell P, Kifley A, et al. Normative visual acuity in infants and preschool-aged children in Sydney. Acta Ophthalmol 2014; 92: e521–9.
28. Hendrickson AE. The morphologic development of human and monkey retina. In: Albert DM, Jakobiec FA, editors. Principles and Practice of Ophthalmology: Basic Sciences. Philadelphia, PA: WB Saunders, 1994: 561–77.
29. Hendrickson A. A morphological comparison of foveal development in man and monkey. Eye (Lond) 1992; 6(Pt 2): 136–44.
32. Hansen RM, Moskowitz A, Fulton AB. Multifocal ERG responses in infants. Invest Ophthalmol Vis Sci 2009; 50: 470–5.
34. Candy TR, Crowell JA, Banks MS. Optical, receptoral, and retinal constraints on foveal and peripheral vision in the human neonate. Vision Res 1998; 38: 3857–70.
40. Good WV. Final results of the Early Treatment for Retinopathy of Prematurity (ETROP) randomized trial. Trans Am Ophthalmol Soc 2004; 102: 233–48, discussion 48–50.
43. McKee SP, Levi DM, Movshon JA. The pattern of visual deficits in amblyopia. J Vis 2003; 3: 380–405.
49. Gwiazda J, Bauer J, Thorn F, Held R. Development of spatial contrast sensitivity from infancy to adulthood: psychophysical data. Optom Vis Sci 1997; 74: 785–9.
66. Skoczenski AM, Norcia AM. Development of VEP Vernier acuity and grating acuity in human infants. Invest Ophthalmol Vis Sci 1999; 40: 2411–17.
76. Birch E, Petrig B. FPL and VEP measures of fusion, stereopsis and stereoacuity in normal infants. Vision Res 1996; 36: 1321–7.
83. Hansen RM, Fulton AB. Development of scotopic retinal sensitivity. In: Simons K, editor. Early Visual Development, Normal and Abnormal. New York: Oxford University Press, 1993: 130–42.
84. Hansen RM, Fulton AB. The course of maturation of rod-mediated visual thresholds in infants. Invest Ophthalmol Vis Sci 1999; 40: 1883–6.
85. Fulton AB, Dodge J, Hansen RM, Williams TP. The rhodopsin content of human eyes. Invest Ophthalmol Vis Sci 1999; 40: 1878–83.
86. Hansen RM, Eklund SE, Benador IY, et al. Retinal degeneration in children: dark adapted visual threshold and arteriolar diameter. Vision Res 2008; 48: 325–31.
95. Barnaby AM, Hansen RM, Moskowitz A, Fulton AB. Development of scotopic visual thresholds in retinopathy of prematurity. Invest Ophthalmol Vis Sci 2007; 48: 4854–60.
101. Harris ME, Moskowitz A, Fulton AB, Hansen RM. Long-term effects of retinopathy of prematurity (ROP) on rod and rod-driven function. Doc Ophthalmol 2010; 122: 19–27.
105. Mayer DL, Fulton AB. Visual fields. In: Taylor D, Hoyt C, editors. Pediatric Ophthalmology. 3rd ed. Oxford: Elsevier Science Ltd., 2004: 78–86.
108. Dobson V, Brown AM, Harvey EM, Narter DB. Visual field extent in children 3.5-30 months of age tested with a double-arc LED perimeter. Vision Res 1998; 38: 2743–60.
117. Jacobson L, Flodmark O, Martin L. Visual field defects in prematurely born patients with white matter damage of immaturity: a multiple-case study. Acta Ophthalmol Scand 2006; 84: 357–62.
126. Hoyt CS. Constenbader lecture. Delayed visual maturation: the apparently blind infant. J AAPOS 2004; 8: 215–19.
127. Tresidder J, Fielder AR, Nicholson J. Delayed visual maturation: ophthalmic and neurodevelopmental aspects. Dev Med Child Neurol 1990; 32: 872–81.

第 6 章

重要和标准化数据

Hans Ulrik Møller, Dorte Ancher Larsen

章节目录

人出生时，角膜直径仅比成人小 1.7mm，但成年后眼球容量增长三倍，眼球重量增加一倍。足月产新生儿的眼球容量是 3.25cm^3，重 3.40g。眼球重量于一岁半左右增加 40%，五岁左右增加 70%。

眼部的发育是一个精密序列，了解掌握眼球发育的阶段性重要事件对理解临床表现至关重要。

电生理检查应按照国际临床视觉电生理学会的规范进行。然而，每个实验室应该建立其自身仪器和人群的标准化数据。小儿眼科医生必须知晓，电生理特征直至成人才完全成熟[1]。电生理研究的数据本章不予讨论。

眼间距和眼睑

内眦与外眦之间距离的异常，睑裂大小和形状的异常是颅面畸形和胎儿酒精综合征的重要表现。图 6.1A 和图 6.1B[2] 显示了

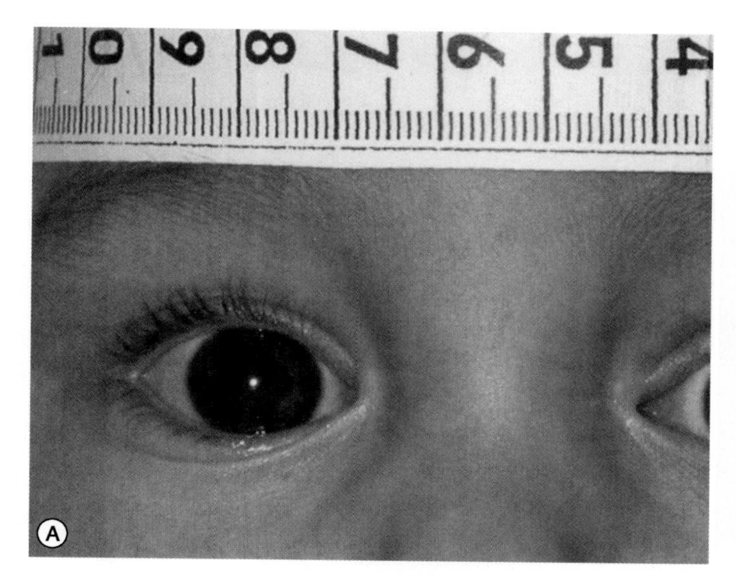

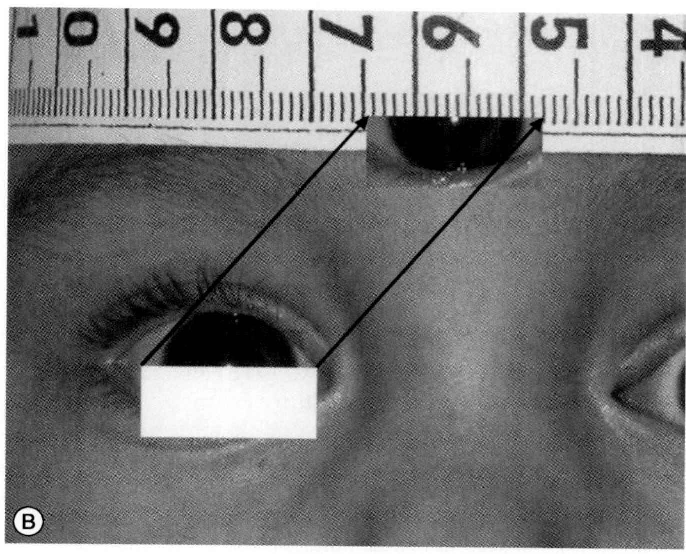

图 6.1 Ⓐ照片所示为儿童非接触式角膜直径测量方法。儿童拍摄眼部照片前，在前额贴一张带刻度的纸；Ⓑ照片上传至电脑后，用鼠标切出一个长方形，上边经过角膜最宽的水平直径。然后将长方形拖至刻度处读取角膜直径，本例中为 12.5mm(Lagrèze WA, Zobor G. A method for noncontact measurement of corneal diameter in children. Am J Ophthalmol 2007;144:141-2)

一种快速非接触式的测量面部结构的方法。

分析数码图像用于研究儿童早期睑裂的改变[3]。出生前3个月，上眼睑处于最低位，在3~6个月之间上升至最高位，然后再逐渐下降，直至成年。下眼睑出生时靠近瞳孔中央，随后逐渐下降，直至18个月时位置基本稳定。出生时单一的下眼睑褶痕很常见，36个月时形成双重褶痕。图6.2显示了胎儿孕龄与水平眶缘（OMH）和垂直眶缘（OMV）直径的线性关系[4]。孕龄与水平结膜下穹（CFH）和垂直结膜下穹（CFV）直径也呈线性相关（图6.3）[5]。

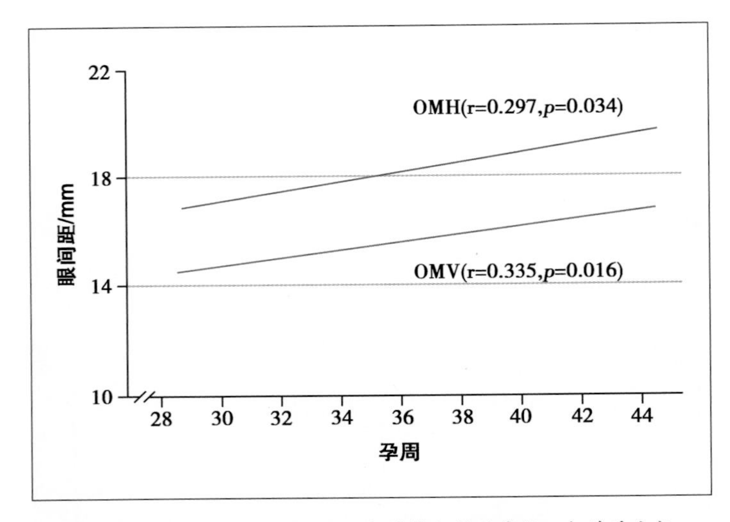

图6.2　眼间距。OMH和OMV与孕龄之间的线性回归关系和标准误差。相关系数和P值如图所示（Isenberg SJ, McCarty JW, Rich R. Growth of the conjunctival fornix and orbital margin in term and preterm infants. Ophthalmology 1987;94:1276-80. 已获American Academy of Ophthalmology许可）

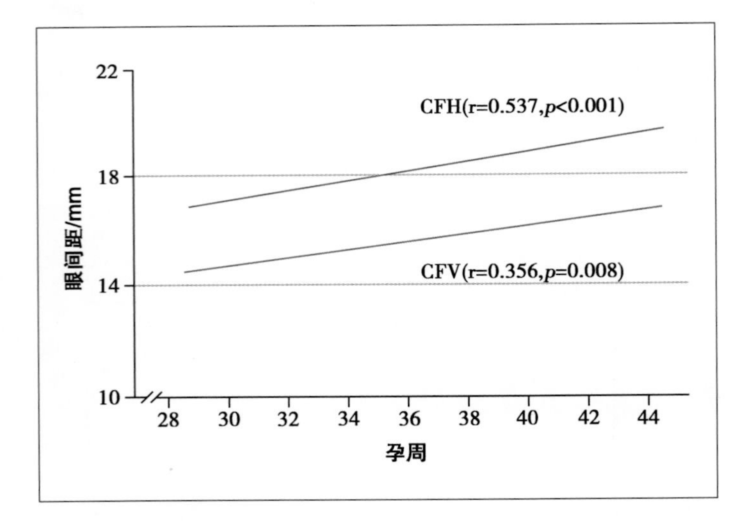

图6.3　CFH和CFV与孕龄之间的线性回归关系和标准误差。相关系数和P值如图所示（Isenberg SJ, McCarty JW, Rich R. Growth of the conjunctival fornix and orbital margin in term and preterm infants. Ophthalmology 1987;94:1276-80. 已获American Academy of Ophthalmology许可）

睑裂的水平长度在32孕周为（15±2）mm，出生时（17±2）mm，2岁时（24±3）mm，14岁时（27±3）mm[5,6]。这一数据存在种族间的差异：美国黑人的睑裂更长[7]。

内眼角间距和眶外缘间距分别如下：早产儿16mm和59mm，新生儿（20±4）mm和（69±8）mm，3岁（26±6）mm和（88±10）mm，14岁（31±5）mm和（111±12）mm（图6.4）[8]。

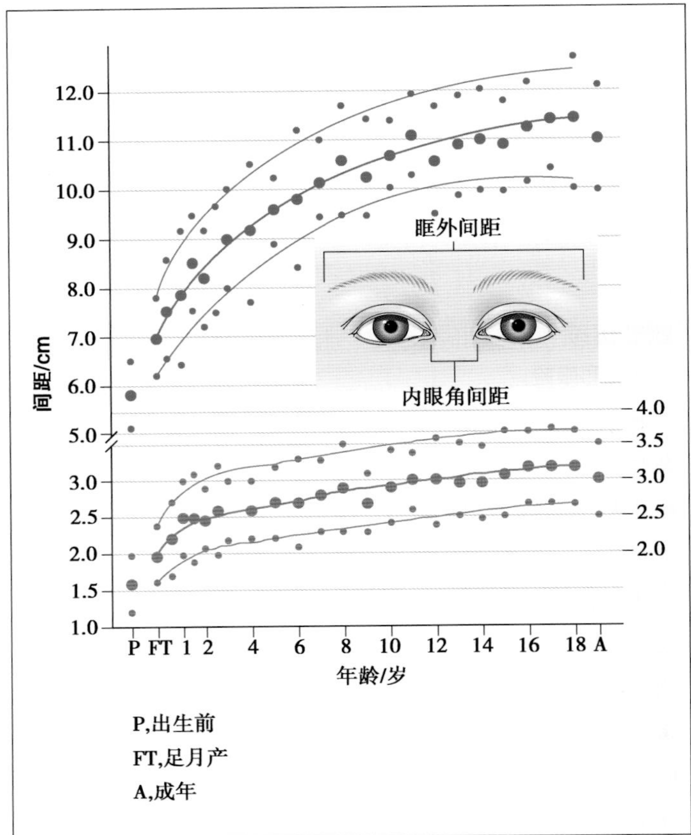

图6.4　内眼角间距和眶外间距图。大点代表每个年龄组的平均值，小点代表2个标准差（2SD）。粗实线约为50百分位，阴影区域大致包括第3~97百分位（Laestadius ND, Aase JM, Smith DW. Normal inner canthal and outer orbital dimensions. J Pediatr 1969;74:465-8. 已获Elsevier许可）

通用的计算方法是眼角指数：

眼角指数=（内眼角间距×100/眶外缘间距）%

眼角指数与年龄无关，位于28.4%~38%之间[9]。以下为1 000名以上6~18岁儿童测量的眼角指数[10]。

	男孩	女孩
6岁	38.2%（SD 2.1%）	38.3%（SD 1.8%）
16岁	37.1%（SD 2.6%）	36.6%（SD 1.9%）

泪液分泌

即使在保持最小早产儿眼睑睁开状态下也会流泪。用Schirmer泪液分泌试验试纸测量（5min）的平均基础泪液分泌（表面麻醉下）如下：早产儿（孕30~37周）为6.2（±4.5SD）mm，足月儿为9.2（±4.3）mm。平均反射性泪液分泌分别为早产儿7.4（±4.8）mm，足月儿 13.2(±6.5)mm[11]。最近研究表明,正常儿童在平均年龄 7.64 岁(2.16~15.83 岁)使用无创测量法测得泪膜破裂时间为 21.76s±4.06s(14.9~30.95s)[12]。儿童泪膜破裂时间长于成人,与新生儿眨眼频率更低相一致。新生儿每分钟眨眼 6 次,学龄前儿童每分钟眨眼 8 次[13]。

角膜

未成熟的角膜缺乏光泽和清晰度,使诊断比较困难。未成熟表现包括浅前房、瞳孔缩小和蓝色虹膜。25~37 孕周后角膜直径每 15 天增加 0.5mm,从 6.2mm 增至 9.0mm(图 6.5)[14,15]。足月男孩的角膜水平和垂直直径分别为(9.8±0.33)mm 和(10.4±0.35)mm,足月女孩分别为(10.1±0.33)mm 和(10.7±0.29)mm[16]。婴儿早期和儿童早期角膜直径增长 2mm(约 20%),7 岁时达到成人水平,为 11.7mm。

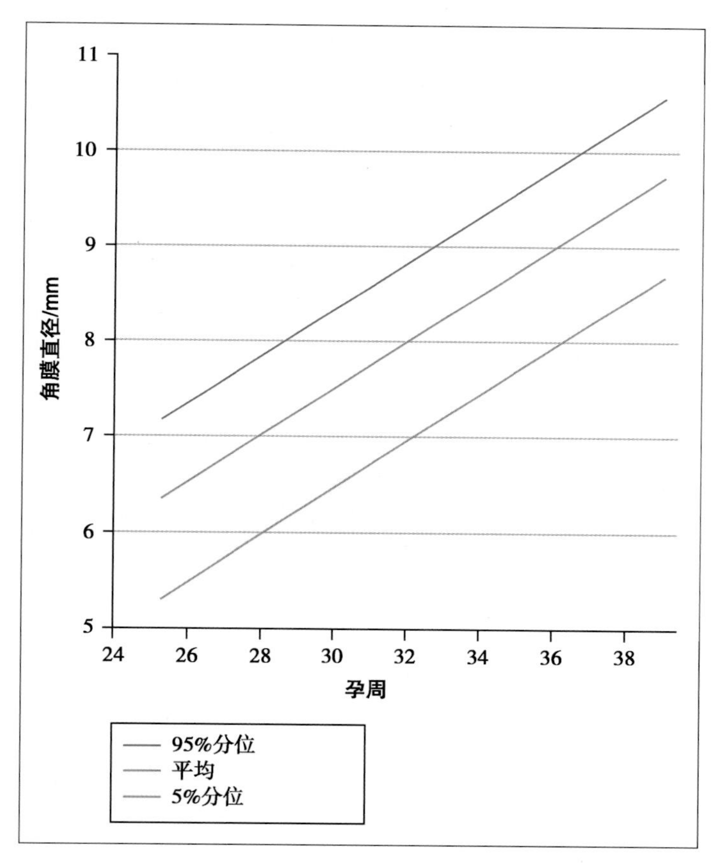

图 6.5　平均角膜直径与孕龄关系图(Tucker SM, Enzenauer RW, Levin AV, et al. Corneal diameter, axial length, and intraocular pressure in premature infants. Ophthalmology 1992;99:1296-300. 已获 American Academy of Ophthalmology 许可)

角膜中央厚度

角膜中央厚度异常影响眼压的测量。儿童角膜发育迟滞也具有一定作用。角膜中央厚度在足月新生儿为 0.54mm,厚于年龄大的孩子。用光学测量法和角膜曲率测量的早产儿和足月儿的角膜中央厚度如表 6.1 所示[17]。

表 6.1　新生儿和儿童的角膜中央厚度(CCT)和角膜曲率(R)

年龄组	数量	CCT/mm	R/mm
早产儿	6	0.545±0.014	6.35±0.09
足月新生儿	19	0.541±0.006	7.11±0.07
2~4 岁儿童	10	0.520±0.007	7.73±0.09
5~9 岁儿童	15	0.520±0.005	7.81±0.09
10~14 岁儿童	11	0.520±0.007	8.01±0.05
成人		~0.52	~7.8

Ehlers N, Sørensen T, Bramsen T, et al. Central corneal thickness in newborns and children. Acta Ophthalmol(Copenh)1976;54:285-90. 已获 Blackwell Publishing Ltd 许可。

不满 33 周的早产儿出生后 5 天角膜中央厚度平均为 0.656mm(SD±0.103mm),出生后 110 天为 0.566mm(SD±0.064mm)[18]。足月新生儿角膜中央厚度为(0.573±0.052)mm(0.450~0.691mm),边缘角膜厚度为(0.650±0.062)mm(0.520~0.830mm)。表 6.2 显示了出生后数天内角膜厚度减少的情况。

表 6.2　新生儿中央和边缘角膜厚度

单位:mm

角膜厚度	年龄/h		
	0~24	24~48	48~72
中央	0.58	0.56	0.54
边缘	0.63	0.63	0.61

Portellinha W, Belfort R, Jr. Central and peripheral corneal thickness in newborns. Acta Ophthalmol(Copenh)1991;69:247-50. 已获 Blackwell Publishing Ltd 许可。

另一项研究[19]同样发现上述数据趋势,并测量边缘角膜厚度如下:上方(0.696±0.055)mm,下方(0.744±0.062)mm,鼻侧(0.742±0.058)mm,颞侧(0.748±0.055)mm。最近研究表明,美国黑人儿童的角膜比白人和西班牙裔儿童薄大约 20μm($P<0.01$)。白人和西班牙裔儿童从 1 岁到 11 岁,平均角膜中央厚度均较厚,且逐年平稳减少,至 11 岁达到平台期 573μm。美国黑人则为 551μm。角膜中央厚度每厚 100μm,眼压平均升高 1.5mmHg($P<0.001$)[20]。

婴儿期角膜细胞密度约 60 000 个/mm^3,每年减少 0.3%。

内皮细胞数在孕 12 周时超过 10 000 个/mm^2,出生时降低 50%,儿童期降至 4 000 个/mm^2。大型队列研究显示[21],进行白内障手术的 5 岁儿童,其另一侧未手术眼的平均角膜内皮细胞数为 3 500 个/mm^2。

瞳孔大小和对光反射

孕 26 周,在暗室中瞳孔平均直径为 4.7mm。此后,瞳孔不断变小,孕 29 周缩小至 3.4mm。直至孕 30.6 周(±1 周)时,才出现光反射[22]。图 6.6 显示了早产儿在暗室下的瞳孔直径变化。新生儿瞳孔平均大小为 3.8mm(SD±0.8mm)。1mm 以内的瞳孔大小不等的发生率约 21%,大于 1mm 的瞳孔大小不等无统计学意义[23]。

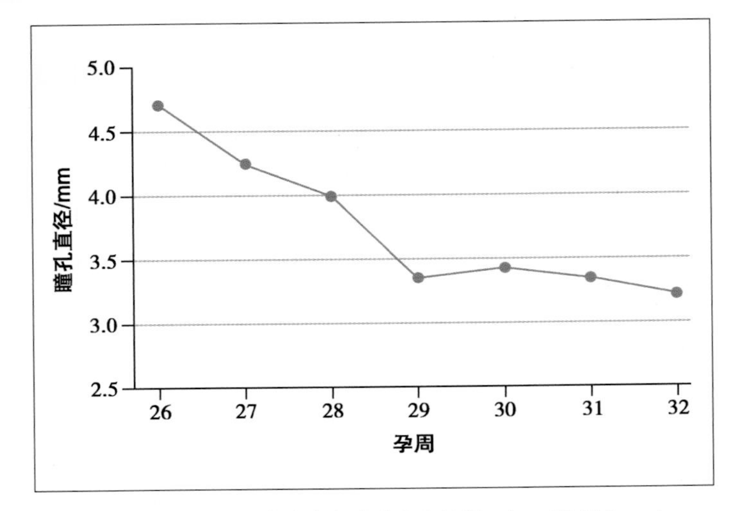

图 6.6　早产新生儿在暗室下的瞳孔直径(Isenberg SJ, Molarte A, Vazquez M. The fixed and dilated pupils of premature neonates. Am J Ophthalmol 1990;110:168-71)

晶状体

晶状体在一生中不断增长,晶状体厚度信息参见"眼轴长度"一节。晶状体囊的厚度从出生阶段至老年阶段可增加一倍。

睫状体平坦部和锯齿缘

孕晚期胎儿睫状体平坦部宽平均为 1.17mm,是成人的 1/3。巩膜缘和锯齿缘之间的距离:鼻侧 3.22mm,颞侧 3.33mm(表 6.3)[24]。对 76 例石蜡包埋的 1 周至 6 岁儿童正常眼的检测得到了类似的数据[25]。

表 6.3　24~40 孕周胎儿鼻侧、颞侧、上方和下方巩膜缘和锯齿缘之间距离

单位:mm

鼻侧平均值	颞侧平均值	上方平均值	下方平均值
3.22±0.30	3.33±0.35	3.23±0.36	3.27±0.37

Bonomo PP. Pars plana and ora serrata anatomotopographic study of fetal eyes. Acta Ophthalmol(Copenh) 1989;67:145-50. 已获 Blackwell Publishing Ltd 许可。

睫状体发育的 76% 发生于 24 月龄前。睫状体平坦部占整个睫状体长度的 75%,其发育过程相似。角膜缘到锯齿缘的外部距离为 0.3~0.4mm,大于上述标本睫状体测量值。

视盘参数

视神经发育迟缓的诊断是主观的。因为在诊断过程中,不仅要判断视神经大小还要判断很多其他因素。用眼底成像对 66 名 2~10 岁轻度屈光不正儿童的视盘参数进行研究(表 6.4A)[26],发现黑人儿童的视盘垂直直径、视盘面积和杯盘比显著大于白人儿童。尸检所测量的视盘尺寸结果由于收缩而略有不同(13%),但测量结果与影像学研究结果一致(表 6.4B 和表 6.4C)[27]。视盘和神经发育约 50% 发生于孕 20 周前,75% 发生于出生前,95% 发生于 1 岁前。用海德堡视网膜断层扫描仪(HRT)检测 5~16 岁儿童的视盘,共聚焦扫描激光检眼镜形成三维断层图像,发现视盘面积和边缘面积的平均值分别为 2.16(SD 0.47)mm^2 和 1.75(SD 0.39)mm^2,且不同年龄和不同性别儿童的视盘和边缘面积大小没有差异[28]。

表 6.4A　66 名志愿者的视盘参数[25]

志愿者数量	种族	性别	年龄	散瞳验光	视盘垂直直径/mm	视盘水平直径/mm	杯盘比	面积/mm^2	神经视网膜边缘区/mm^2
16	黑人	女	7.0	+0.8	2.11	1.84	0.32	3.05	2.57
			2.5	1.4	0.21	0.17	0.21	0.54	0.50
14	黑人	男	7.0	+0.5	2.13	1.85	0.40	3.11	2.46
			2.4	0.7	0.19	0.19	0.20	0.56	0.58
18	白人	女	5.2	+1.0	1.88	1.73	0.10	2.57	2.52
			2.4	1.1	0.20	0.17	0.11	0.49	0.48
18	白人	男	6.1	+0.7	1.94	1.79	0.20	2.74	2.54
			2.2	0.7	0.22	0.22	0.18	0.59	0.58

注:数值以平均值表示,平均值下方列有 SD。

Mansour AM. Racial variation of the optic disc parameters in children. Ophthalmic Surg 1992;33:469-71. © 1992 Slack Inc。

表 6.4B　各年龄组视盘垂直和水平直径和面积平均值

年龄	研究对象的数量	平均直径/mm(SD) 垂直	平均直径/mm(SD) 水平	平均面积/mm^2(SD)
<40 孕周	20	1.10(0.21)	0.93(0.15)	0.82(0.26)
0~6 个月	13	1.37(0.21)	1.13(0.19)	1.25(0.40)
6 个月~2 岁	12	1.57(0.15)	1.40(0.17)	1.73(0.32)
2~10 岁	17	1.64(0.20)	1.43(0.19)	1.87(0.44)
>10 岁	31	1.73(0.23)	1.59(0.21)	2.19(0.54)

Rimmer S, Keating C, Chou T, et al. Growth of the human optic disc and nerve during gestation, childhood, and early adulthood. Am J Ophthalmol 1993;116:748-53。

表 6.4C　各年龄组视神经垂直和水平直径和面积平均值

年龄	研究对象的数量	平均直径/mm(SD) 垂直	平均直径/mm(SD) 水平	平均面积/mm^2(SD)
<40 孕周	20	1.96(0.36)	1.79(0.43)	2.85(1.16)
0~6 个月	13	2.38(0.22)	2.23(0.30)	4.22(0.87)
6 个月~2 岁	12	2.70(0.33)	2.55(0.32)	5.47(1.26)
2~10 岁	17	2.84(0.39)	2.64(0.27)	5.95(1.26)
>10 岁	30	3.06(0.39)	2.85(0.32)	6.95(1.62)

Rimmer S, Keating C, Chou T, et al. Growth of the human optic disc and nerve during gestation, childhood, and early adulthood. Am J Ophthalmol 1993;116:748-53。

眼轴长度

胎儿9周龄时，眼矢状直径为1mm，12周时平均增至5.1mm[29]。

未成熟眼(25~37孕周)的眼轴总长度呈线性增长，从12.6mm增至16.2mm[14]。表6.5为24孕周后的研究测量数据[30]。

超声测量新生儿[31]眼结果如下[32,33]：

1. 平均前房深度(包括角膜)2.6mm(2.4~2.9mm)；
2. 平均晶状体厚度3.6mm(3.4~3.9mm)；
3. 平均玻璃体长度10.4mm(8.9~11.2mm)；
4. 新生儿眼总长度16.6mm(15.3~17.6mm)。

正常眼出生后的生长发育可分为三个阶段(表6.6和图6.7)[32]：

1. 出生后的前18个月为快速生长期，长度增加3.7~3.8mm；
2. 出生后第2~5年为缓慢生长期，长度增加1.1~1.2mm；
3. 缓慢少年阶段期持续到13岁，增加1.3~1.4mm，随后青少年时期(13~18岁)除近视外，逐渐减少[34]。

表6.5 孕20周至3岁眼轴长度和眼轴生长速度参数

年龄/周	眼轴长度/mm	生长速度/(mm·周$^{-1}$)
20	10.08	0.66
30	14.74	0.32
40(出生)	17.02	0.16
50	18.24	0.092
60	18.97	0.059
70	19.48	0.044
80	19.87	0.035
90(约1岁)	20.19	0.030
100	20.47	0.026
120	20.93	0.021
140(约2岁)	21.31	0.017
170	21.75	0.013
200(约3岁)	22.07	0.009

注：<40周=胎儿期；>40周=出生后。

Fledelius HC, Christensen AC. Reappraisal of the human ocular growth curve in fetal life, infancy and early childhood. Br J Ophthalmol 1996;80:918-21。

表6.6 男性儿童眼轴长度

	天	月		岁													
	1~5	6	9	1~2	2~3	3~4	4~5	5~6	6~7	7~8	8~9	9~10	10~11	11~12	12~13	13~14
眼睛数量																
	86	2	4	36	118	110	100	64	64	70	100	80	56	52	56	24
眼轴长度/mm																
平均值	16.78	18.21	19.05	20.61	20.79	21.27	21.68	21.85	21.97	22.09	22.33	22.43	22.50	22.70	22.97	23.15
SD	0.51	—	—	0.47	0.61	0.55	0.58	0.59	0.71	0.62	0.51	0.47	0.47	0.82	0.71	0.38
SE	0.055	—	—	0.078	0.056	0.052	0.058	0.074	0.089	0.074	0.051	0.053	0.063	0.114	0.095	0.078

SD，标准偏差；SE，标准误。

Larsen JS. The sagittal growth of the eye. Ⅰ-Ⅳ. Acta Ophthalmol(Copenh) 1971;49:239-62,427-40,441-53,873-86. 已获Blackwell Publishing Ltd许可。

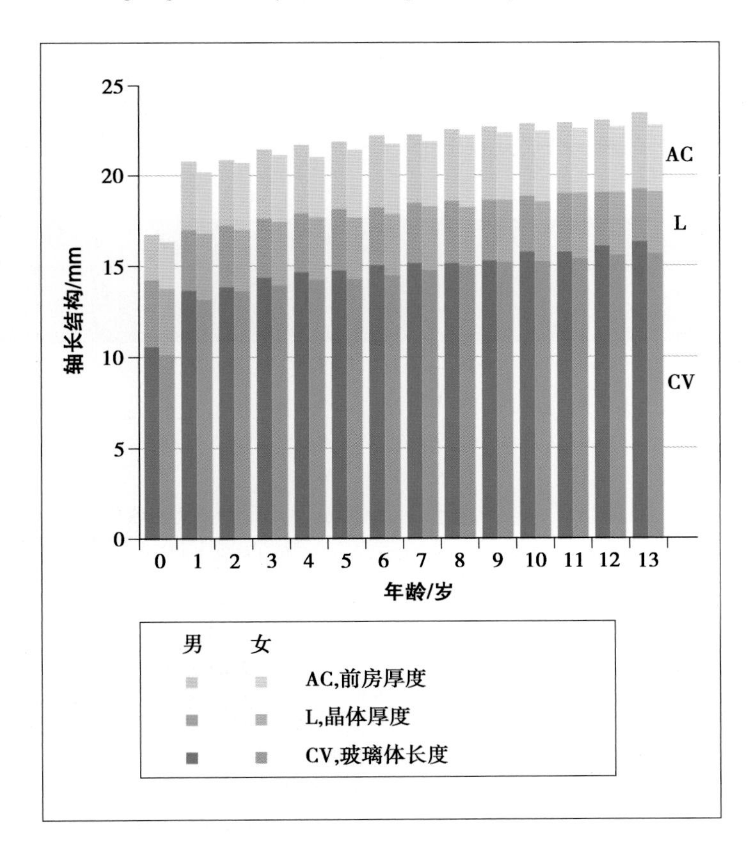

图6.7 眼部超声显示成长过程中眼部不同结构的关系[Larsen JS. The sagittal growth of the eye. Ⅰ-Ⅳ. Acta Ophthalmol(Copenh) 1971;49:239-62,427-40,441-53,873-86,已获Blackwell Publishing Ltd许可]

黄斑光学相干断层成像

光学相干断层成像(OCT)用于黄斑形态的定量和定性分析,对儿童视网膜疾病的检查更有价值。成人黄斑中央区最薄,内环最厚。男孩黄斑略厚,幼儿黄斑比青少年厚[35,36]。

眼外肌和巩膜

眼球的增大主要发生于出生后的前6个月,且所有直径均增加。角膜和虹膜出生时即达到成人尺寸的80%。眼后段出生后生长更为明显。因此,幼儿斜视手术很难预料结果(表6.7A-C)。

表6.7A 直肌止点的宽度

单位:mm

年龄	样本量	上直肌	内直肌	下直肌	外直肌
新生儿	10	7.5	7.6	6.8	6.9
2~3个月	4	7.3	6.8	6.7	7.0
6个月	4	8.9	9.0	8.3	8.4
9个月	4	8.8	8.7	8.3	8.2
20个月	2	10.2	8.9	9.3	7.8
成人	5	10.8	10.5	9.8	9.2

Swan KC, Wilkins JH. Extraocular muscle surgery in early infancy: anatomical factors. J Pediatr Ophthalmol Strabismus 1984;21:44-9. © 1984 Slack Inc。

表6.7B 从角膜缘到直肌止点的距离

单位:mm

年龄	样本量	上直肌		内直肌		下直肌		外直肌	
		鼻侧	颞侧	上方	下方	鼻侧	颞侧	上方	下方
新生儿	10	6.1	7.6	4.7	5.3	6.0	6.6	6.4	5.8
2个月	3	5.5	5.8	5.2	6.0	5.2	6.2	7.8	5.8
3个月	3	6.9	7.5	5.1	5.8	6.6	7.5	7.5	7.0
6个月	4	7.4	8.3	5.8	6.6	7.2	9.0	7.2	7.1
9个月	4	7.2	9.3	6.2	6.9	7.7	8.8	7.5	7.1
20个月	2	7.1	8.7	7.3	7.6	8.5	9.3	8.5	8.5
成人	5	7.4	10.0	7.8	7.7	8.0	9.2	8.4	8.5

Swan KC, Wilkins JH. Extraocular muscle surgery in early infancy: anatomical factors. J Pediatr Ophthalmol Strabismus 1984;21:44-9. © 1984 Slack Inc。

表6.7C 从角膜缘和视神经到斜肌止点的距离

单位:mm

年龄	样本量	上斜肌				下斜肌			
		至角膜		至视神经		至角膜		至视神经	
		前缘	后缘	前缘	后缘	前缘	后缘	前缘	后缘
新生儿	8	9.0	11.6	10.6	5.6	10.2	14.8	8.6	2.2
2~3个月	4	10.3	12.8	10.3	5.6	12.1	16.2	8.2	2.3
6~9个月	8	12.3	14.2	12.0	6.4	13.9	18.0	10.8	3.2
20个月	2	14.2	15.3	12.2	7.8	15.5	19.3	11.7	4.6
成人	3	14.7	17.7	14.6	8.3	16.2	20.5	14.2	6.6

Swan KC, Wilkins JH. Extraocular muscle surgery in early infancy: anatomical factors. J Pediatr Ophthalmol Strabismus 1984;21:44-9. © 1984 Slack Inc。

6、9、20个月小儿的巩膜厚度均为0.45mm,与成人眼相似[37]。

儿童视功能调查问卷

可从以下网址下载生活质量文档:http://www.retinafoundation.org/pdf/questionnaire/cvfq.pdf,记录0~7岁儿童接受不同治疗后所检测到的生活质量的改变[38]。

视敏度

出生后视觉通路的成熟在视力发育中发挥重要作用。出生时黄斑不成熟,中心凹在15~45月龄之间达到组织学成熟。视神经髓鞘直到至少2岁才完全成熟。

出生后1~3个月间是视功能和行为发生根本改变的时期。敏锐度迅速增高,出现对比敏感性低频截止点,出现平滑的眼球追踪运动和对称性眼球震颤。功能性双眼视力可能同时建立[39]。

孕 25 周的胎儿强光照射时可观察到眼睑闭合。孕 29～31 周出现瞳孔对光反射。孕 31～33 周出现辨别视觉功能和"跟踪"眼球运动[40]。

新生儿视敏度接近 6/240，出生后 7 周，婴儿出现眼睛与面部交流。2～3 个月时，视敏度迅速增加至 6/180～6/90。然而，视敏度的测量依赖于检测方法。表 6.8 总结了视力发育的综合信息。

表 6.8　不同方法检测的视敏度，以 Snellen 当量表示

技术	新生儿	2 个月	4 个月	6 个月	1 岁
视运动性眼球震颤	20/400	20/400	20/200		20/60
优先注视法(研究 1)	20/400	20/200	20/200	20/150	20/50
优先注视法(研究 2)	20/800～20/1 600	20/1 200	20/400	20/300	20/100
视觉诱发电位	20/100～20/200	20/80	20/80	20/20～20/40	20/40

出生后 3～4 个月才能建立起良好调节能力。而且，这不是报道的敏锐度值的主要局限性因素。

出生后 16 周可观察到立体视觉。21 周婴儿的立体视觉为 1 弧分或更好[41]。3 岁平均 Randot 立体视觉为 100 弧秒，4 岁为 70 弧秒，5 岁为 50 弧秒，6 岁为 40 弧秒，7 岁为 45 弧秒[42]。

一项 4～15 岁儿童视觉感知力测试的队列研究结果显示，79%的受试者优势眼的视敏度≥1.0(≤0.0logMAR)。没有儿童的优势眼视敏度<0.5(>0.3logMAR)。0.7%的受试者存在弱视。据报道，3%的儿童出现视觉感知问题的体征[43]。不论如何，很难判断达到成人视敏度的准确年龄。

视野

婴儿的视野取决于目标放置的距离，静态视野还是动态视野，视标是否引起婴儿兴趣，以及是否存在固定视标。在 2～4 个月，儿童可将注意力转移至新目标。

双眼视野从出生至 7 周龄无明显发展，2 个月之后，迅速扩展，直到 6～8 个月。随后，视野缓慢增长至 12 个月(图 6.8)。超过

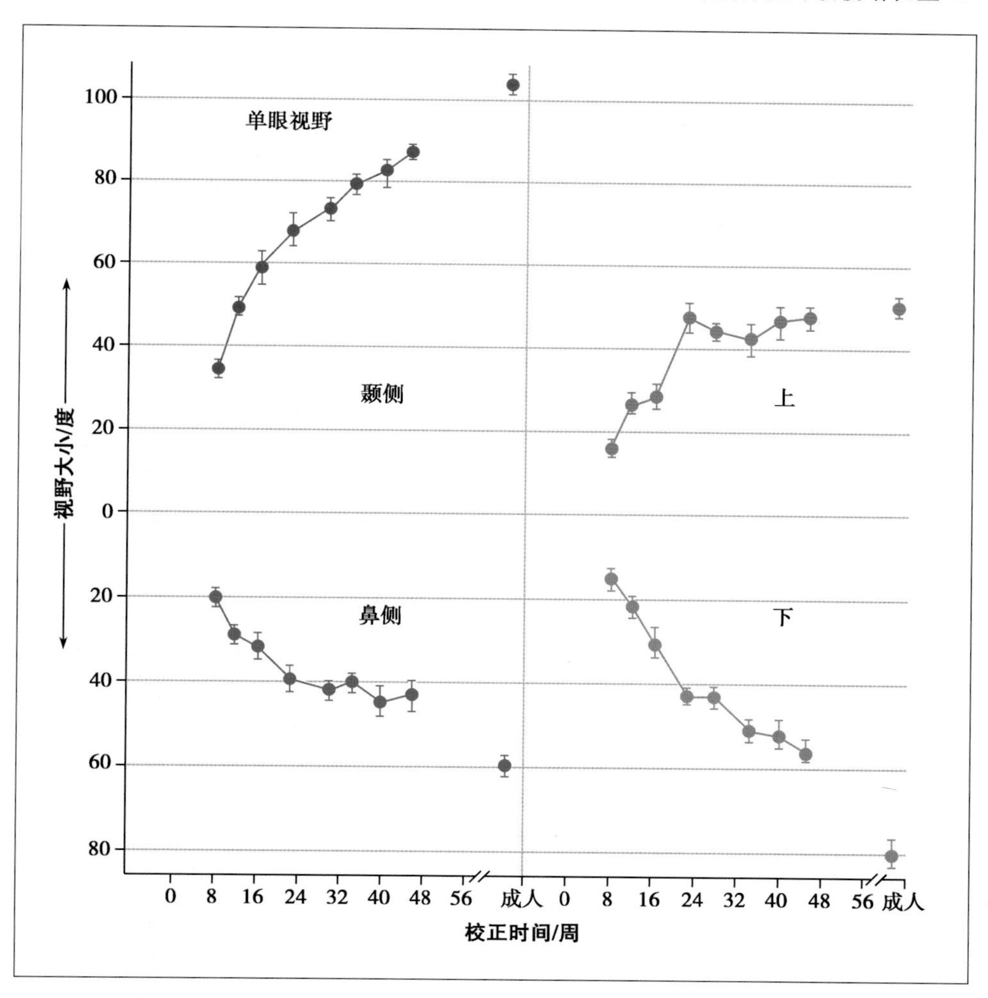

图 6.8　单眼视野的发育。水平(左)和垂直(右)方向。误差线代表 2SEM。(Mohn G, van Hof-van Duin J. Development of the binocular and monocular visual fields of human infants during the first year of life. Clin Visual Sci 1986;1:51-64, as well as personal communication 1994)

13°的不对称被认为是病理性的[44,45]。表6.9显示了4~12岁儿童的正常视野数据[45]。

表6.9　不同年龄组的平均视野范围

单位:°

年龄组	ST	IT	IN	SN
右眼				
4岁	59.2(2.1)	84.7(1.6)	51.4(2.4)	47.8(1.8)
5岁	63.4(2.4)	88.1(1.9)	52.4(2.6)	51.7(1.6)
7岁	66.8(1.5)	86.0(2.0)	53.6(2.0)	58.4(1.3)
10岁	66.9(2.3)	86.7(1.7)	57.9(1.9)	60.2(1.3)
成人	72.6(2.7)	94.9(1.4)	54.0(1.7)	60.2(2.1)
左眼				
4岁	66.1(2.6)	83.8(2.5)	59.2(2.9)	49.1(1.7)
5岁	66.7(2.8)	83.0(2.3)	54.8(2.3)	52.4(1.9)
7岁	73.7(1.4)	89.4(1.7)	51.9(1.5)	55.9(1.3)
10岁	71.8(2.5)	86.7(1.8)	52.9(2.1)	55.8(2.5)
成人	70.7(2.5)	93.4(1.7)	52.4(2.0)	57.7(2.1)

I,下方;N,鼻侧;S,上方;T,颞侧。

Wilson M,Quinn G,Dobson V,et al. Normative values for visual fields in 4- to 12-year-old children using kinetic perimetry. J Pediatr Ophthalmol Strabismus 1991;28:151-4. © 1991 Slack Inc。

屈光、角膜曲率和散光

大多专家认为,新生儿屈光呈大约+2D钟形曲线分布[46],随后转向正常屈光。瑞典大龄儿童中68%无屈光不正,9%远视(≥2D等效球镜),6%近视(≥0.5D等效球镜)。散光的范围由于离轴检影验光的误差很难准确确定。一项0~6岁非睫状肌麻痹儿童屈光研究结果显示,4.5岁之前逆规散光,4.5岁之后顺规散光[47]。

早产儿和足月儿眼睛越小,角膜曲率越大,曲率半径为6.35mm,而成人角膜曲率半径为7.8mm(表6.1)[17]。角膜曲率检测显示:早产儿(53.1±1.5)D,新生儿(48.4±1.7)D,1月龄婴儿(45.9±2.3)D,36月龄幼儿(42.9±1.3)D。另一项研究报道显示:新生儿47.59D(SD±2.10;44.08~50.75D),12~18月龄婴儿45.56D(SD±2.70;40.13~52.75D),54月龄幼儿平均稳定在42.69D(SD±1.89;40.50~47.50D)[48]。角膜摄像仪显示新生儿刚出生时,角膜曲率陡、散光高,6月龄时明显变缓。出生时中央角膜屈光力48.5D,顺规散光6.0D,平均轴位95°。阴道分娩的婴儿规则散光发生率高于剖宫产。6月龄时,角膜中心平均曲率和散光分别下降至43.0D和2.3D[49]。

世界不同地区报道的屈光不正的性质和程度各不相同。

眼压

儿童的眼压可用回弹眼压计测量。大多研究表明儿童眼压低于成人。早产3~11周的早产儿表面麻醉后,用Perkins眼压计测量平均眼压为18mmHg(13~24mmHg)[50]。足月新生儿眼压值更低,为11.4mmHg。手持眼压笔测量的结果有所不同[51]。用压平式眼压计测量70名25~37周早产儿的平均眼压为10.3mmHg。

用非接触式Keeler脉冲式眼压计测量460名0~16岁儿童的眼压。显示新生儿9mmHg,5岁时增加至14mmHg(图6.9)[52]。一项全身麻醉测量儿童眼压的研究显示,非接触式眼压计与Perkins压平眼压计测量数值一致性好[53]。ICare回弹眼压计测量显示,婴儿平均眼压为(11.8±2.7)mmHg,两位观测者之间无显著性差异[54]。

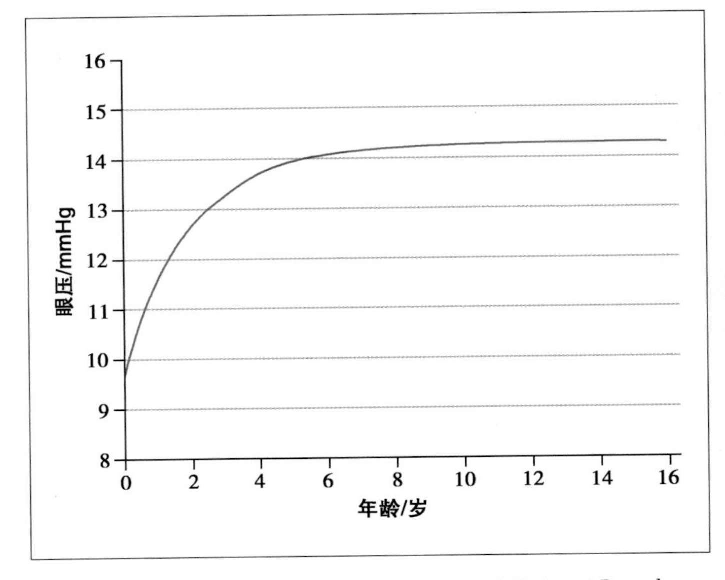

图6.9　各年龄组的眼压(Pensiero S,Da Pozzo S,Perissutti P,et al. Normal intraocular pressure in children. J Pediatr Ophthalmol Strabismus 1992;29:79-84. © 1992 Slack Inc)

(陈圣垚 译　马翔 校)

参考文献

3. Paiva RS, Minaire-Filho AM, Cruz AA. Palpebral fissure changes in early childhood. J Pediatr Ophthalmol Strabismus 2001; 38: 219–23.
5. Jones KL, Hanson JW, Smith DW. Palpebral fissure size in newborn infants. J Pediatr 1978; 92: 787.
8. Laestadius ND, Aase JM, Smith DW. Normal inner canthal and outer orbital dimensions. J Pediatr 1969; 74: 465–8.
11. Isenberg SJ, Apt L, McCarty JA, et al. Development of tearing in preterm and term neonates. Arch Ophthalmol 1998; 116: 773–6.
15. al-Umran KU, Pandolfi MF. Corneal diameter in premature infants. Br J Ophthalmol 1992; 76: 292–3.
17. Ehlers N, Sørensen T, Bramsen T, Poulsen EH. Central corneal thickness in newborns and children. Acta Ophthalmol (Copenh) 1976; 54: 285–90.
23. Roarty JD, Keltner JL. Normal pupil size and anisocoria in newborn infants. Arch Ophthalmol 1990; 108: 94–5.
26. Mansour AM. Racial variation of the optic disc parameters in children. Ophthalmic Surg 1992; 33: 469–71.
30. Fledelius HC, Christensen AC. Reappraisal of the human ocular growth curve in fetal life, infancy and early childhood. Br J Ophthalmol 1996; 80: 918–21.
38. Birch EE, Cheng CS, Felius J. Validity and reliability of the children's visual function questionnaire (CVFQ). J AAPOS 2007; 11: 473–9.
40. Dubowitz LM, Dubowitz V, Morante A, Verghote M. Visual function in the

preterm and full-term newborn infant. Dev Med Child Neurol 1980; 22: 465–75.
41. Held R, Birch E, Gwiazda J. Stereoacuity of human infants. Proc Natl Acad Sci USA 1980; 77: 5572–4.
43. Grönlund MA, Andersson S, Aring E, et al. Ophthalmological findings in a sample of Swedish children aged 4–15 years. Acta Ophthalmol Scand 2006; 84: 169–76.
45. Wilson M, Quinn G, Dobson V, Breton M. Normative values for visual fields in 4- to 12-year-old children using kinetic perimetry. J Pediatr Ophthalmol Strabismus 1991; 28: 151–4.
49. Isenberg SJ, Del Signore M, Chen A, et al. Corneal topography of neonates and infants. Arch Ophthalmol 2004; 122: 1767–71.
52. Pensiero S, Da Pozzo S, Perissutti P, et al. Normal intraocular pressure in children. J Pediatr Ophthalmol Strabismus 1992; 29: 79–84.
54. Lundvall A, Svedberg H, Chen E. Application of ICare rebound tonometer in healthy infants. J Glaucoma 2011; 20: 7–9.

第 7 章

小儿眼科检查、病史及特殊检查

G Robert LaRoche

章节目录

一个孩子的问题可能很容易通过一点扮演、一些关键的技巧来评估。而且,大多数情况下,需要一种合理的举动和耐心。千篇一律或仓促的访视计划很少能得出完全的评估结果。

取得同意

Bonheoffer 曾说:"考验社会的道德的方法就是看它为孩子们做了什么"。作为儿童及其家庭的照看者,我们负有重要的道德责任。在过去,"无所不知的医生"做出了所有的决定,然而我们现在生活在一个以患者为主和参与决定的时代,其中有些决策是儿童所特有的。我们的责任是为我们的年轻患者及其家属的利益着想。这种照看是一种监护方式,但我们必须把这些孩子视为有权获得真实情况的完整的人[1]。在取得同意的过程中,我们应该确定对患者自主权的限制:孩子可以根据我们提供的信息做出什么决定?儿童何时有能力评估风险、后果和利益?在进行不舒适的检查或治疗之前,即使我们有明确的父母同意,我们是否需要孩子的同意?

一切都是为了孩子

个性、时间和检查本身都会影响患者的合作意向。例如,一个啼哭的婴儿不能暴露他的视觉潜能,但是仅仅几分钟的平静母乳喂养就可以让孩子安顿下来,让医生能够观察到孩子对面部的视觉反应。一个葡萄膜炎的 3 岁患儿可能不会主动接受裂隙灯检查,但如果有机会先谈论一双珍爱的新运动鞋,他或她会热切地握住"把手",以便医生能很好地看到前房细胞。事实上,在大多数情况下,医生都是在演戏。我的一位老师曾经说过:"对待孩子,你必须准备好穿上你的猴子服,发挥你的想象力。"

检查设备

一个成功的检查室需要一些额外的玩具来吸引孩子的注意力:小型近距离固定目标,大部分情况下保持安静而非测试听力,发射内部照明光线;一个吸引人的、有声的远距离固定目标;对于

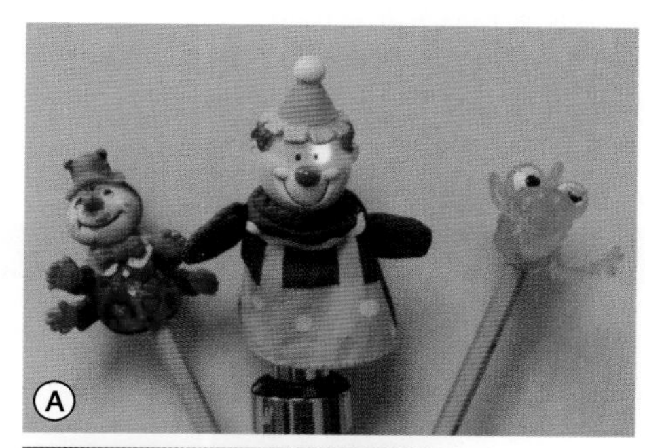

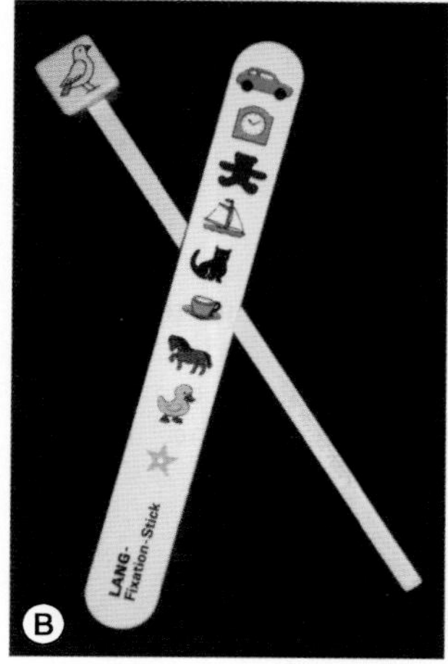

图 7.1 近距离固视目标。Ⓐ手指木偶:所有这些目标均能发光,提供能增加这些目标吸引力的可能性;ⒷLang 固定棒和立方体。这些已成为全世界范围内的标准用具

完成所有检查的孩子给予奖励。有多少视觉目标？可以套用同事的话(Chris Lyons,个人交流,2011),“一个玩具,一个眼神”(图7.1)。除了通常的眼科设备外,便携式裂隙灯和眼压计以及适当的视力表将完成对大多数儿童的全面检查。在特殊情况下,可能需要额外的设备来:测试婴儿视力、检查早产儿眼部情况、进行全面的屈光评估、进行电生理诊断或成像检查。有关这些问题的所有讨论将在其他章节中描述。

病史:询问对象要包括孩子自己

记录病史至关重要。对于孩子来说,时间和机会是至关重要的。虽然可以从父母那里了解孩子大部分的病史,但千万不要忘记这个年轻患者自己的故事。孩子的行为和对事件的看法是可以通过询问病史显露出来的。例如,善意的父母可能会提供一个和不配合的弱视儿童非常不同的描述,但反过来,这个孩子也会描述他在祖父母家度过的美好的夏天,在那里不必戴“那该死的眼罩”,也不用担心早上尿床。重要的细节只有在我们得到孩子的信任后才会透露出来。例如,当父母不在身边的时候,被欺负的孩子会逃避佩戴处方眼镜,急诊室中被弹丸枪打伤的孩子的故事也会发生巨大的变化。在其他情况下,监护人之间的分歧可能表明患儿家庭不够积极。责怪游戏、回避和误解都是问诊的障碍。但是,认识到社会经济和文化问题也很重要,这些问题可能会妨碍家庭的充分合作:一再错过就诊时间;眼镜总是“留在家里”;许多孩子在预约时被约在一起,无法重复所给的指示;有不良卫生习惯。长期以来,儿科文献都认为母亲的教育是取得成功的关键[2]。这也适用于弱视、青光眼或葡萄膜炎儿童的治疗,其中家庭的了解、合作和参与是必不可少的。最后,照片可以在历史记录中发挥重要作用。例如,在家里拍几张好照片,就可以很容易地提供足够的线索,在其他有难度的检查基础上,为眼球后退综合征和Brown综合征的诊断提供依据。同样,视网膜母细胞瘤也经常在家庭照片中被发现。

首次非接触式检查方法

眼科以其复杂和高科技著称。但是对于儿童来说,简单的观察应该是第一要务,有许多难以获得的线索可以帮助明确或支持临床表现。在干预之前,只是花费时间观察,同时保持一种“不动手”的方法,是非常关键的。以下几页描述了儿童到小儿眼科医师办公室就诊时的检查内容及顺序,以侵袭性最小的检查开始进行。专业辅助检查主要是在初步临床评估之后,根据具体的诊断要求进行的。我们推荐读者参考相关章节。

说“嗨”!

打破僵局,对孩子讲话,友好相处,直视眼睛,避免穿白大衣。在第一次就诊时,眼科医生是一个陌生人,除了婴儿,大多数儿童最初不愿意向陌生人敞开心扉。服装、鞋子、玩具或毛绒动物的名字,这些都是很好的对话话题,有助于开始一次友好的交流,并创造出对其他人来说非常重要的舒适气氛。记住,孩子们喜欢玩,因此检查的过程应该是一场游戏。

观察

在问候孩子和家人时,记得观察:头部位置(脑神经功能障碍或眼球震颤)、畏光情况(角膜疾病、视网膜营养不良、青光眼)、肢体语言(视力障碍的证据)或异常行为(极度多动症、药物戒断症状),这些线索可能提示发育迟缓,尤其是与异常视觉功能有关(表7.1)。

表7.1 儿童眼科检查相关的视觉发育过程

年龄	精细运动适应	个人/社会史	语言(接收/表达)
0~4周	侧位到中线跟随运动(90°)	对人面部感兴趣	
2个月		回应性微笑	
3个月	观察手中的物体 迅速观察中线上的物体 以180°圆弧和圆形模式进行视觉跟踪		
4个月	伸手并抓东西 开始观察手中的物体	看到玩具表现兴奋	
5个月		区分陌生人与家人	
6个月		拒绝并推开成人的手	
8个月		吸食手指	对叫名字有反应(转身)
9个月	用示指探索小球		
10个月		模仿托儿所游戏,如拍手游戏 模仿成人示范将两块方块拼在一起	
12个月		按要求交出玩具伴有随行手势	
24个月	将鞋带穿过孔眼		
48个月	选择两行中较长的一行	扣纽扣	按要求指出颜色(红/蓝,黄/绿)

Goldbloom R. Pediatric Clinical Skills, 4th ed. Philadelphia: Elsevier; 2011. 已获Elsevier许可。

头位/体位

视力受损的孩子即使是在昏暗的灯光下，也通常会把头低下。另一方面，畏光儿童在正常的日光下虚脱是一个值得注意的临床表现。头部撞击或点头及异常眼球运动能够协助诊断动眼神经麻痹和点头痉挛。努力提高视力的异常头位是眼球震颤的典型特征。

视觉行为

一个经典的场景是一个先天盲的婴儿，只有当灯光熄灭的时候才能表现出兴奋，跟随或者凝视物体，这是色盲症中的一种情况。有时，也有其他有用的线索：高度近视的过度近聚焦，或者对避免目光接触的自闭症儿童物体的优先视觉关注。

孩子在哪里接受检查

许多幼儿在父母的膝上会更舒适、更安静、更配合。一些孩子会要求让他们的父母抱着看病，并远离所有奇怪的机器和设备（图 7.2）。

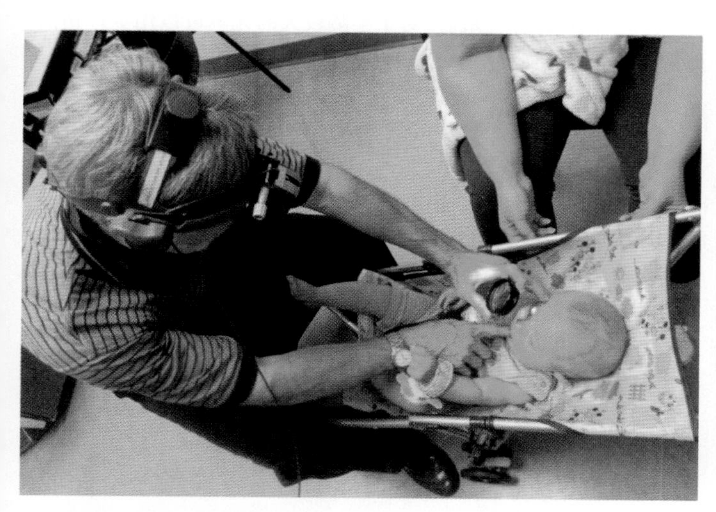

图 7.2　婴幼儿的间接检眼镜检查。这是一个婴儿必要的非常规评估方法的例子。在这里，在患儿比较舒适的区域成功地进行检查：一个婴儿车和一个婴儿很愿意吸吮的检查者的手指

家长也可以作为资源

有时孩子作为注意力的中心会感到紧张。让房间里的其他人来缓解紧张非常容易，例如："这些人是谁？这是你妹妹还是你妈妈？那婴儿车里真的是个婴儿吗？"这也是和监护人在一起进行简短的、针对目前问题的了解病史的时机。随着父母对这个问题的理解，孩子们自己的故事也会被慢慢揭开。孩子们可能会描述每天头痛变得罕见，或者描述与之相反的情况。他们还可能抱怨视力下降，并希望像姐姐一样戴上眼镜等等。接下来是家族史。查看家庭相册很有帮助。它可以确认异常头位的发展过程，或者异常红光反射的发生时间。然而，这一切不应该是一件旷日持久的事情。对于一个坐着等待事情发生的孩子来说，事情很容易变得无聊或有压力。随着问诊的进行，病史的细节往往能被更好地收集起来。

必须注意的是：房间里的人太多会造成混乱，因为他们会成为干扰和噪声的来源。最好的方案是让孩子和一个或两个配合的父母在办公室里。同年龄段的好朋友也可让 6~10 岁孩子镇定下来。遗憾的是，在一些困难的情况下，有人可能不得不抱着一个不合作的孩子。无论是在卧位（滴眼药水的首选位置）面对检查者，还是坐着面对检查者，父母都能很快学会如何帮助孩子，同时安慰孩子（图 7.3）。

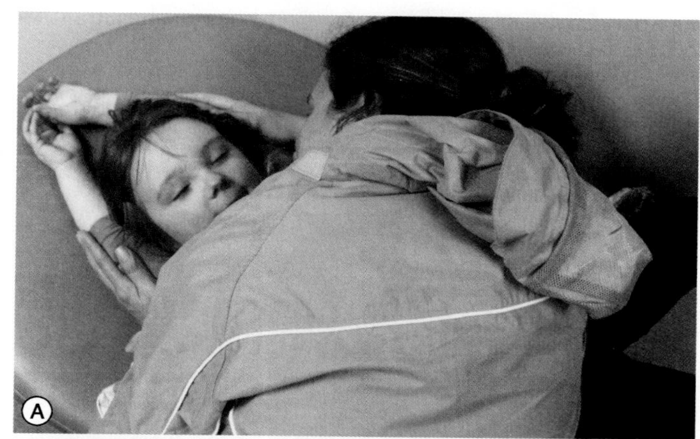

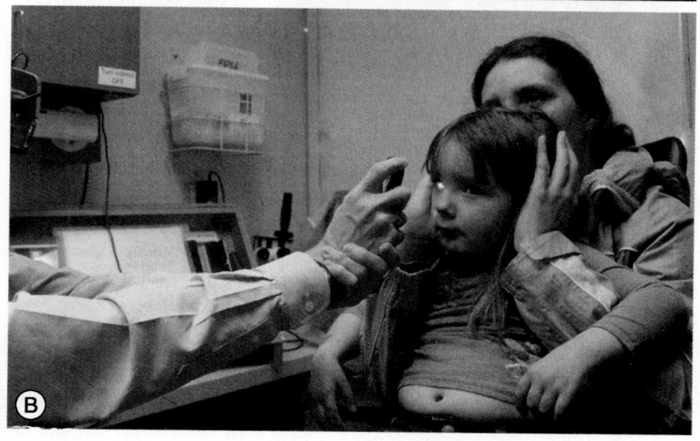

图 7.3　父母扶着孩子的方法。父母可以在检查的关键部分帮助医生用肢体稳住孩子们，其中Ⓐ是肘部紧贴头部的仰卧位；Ⓑ是面向检查者的姿势。这两种姿势均包含了他们与父母的亲密接触，父母的声音能够安抚孩子们

针对性检查

由于检查机会往往受到儿童配合情况的限制，检查者应首先把检查内容最有价值的部分作为目标。在咨询的前几分钟所搜集的病史及观察线索的引导下，这种方法能增加会诊的成功率，并减少不完整检查的挫折感。然而，需要随身携带一份目录检查表，以确保完成全面检查的所有组成部分。随着访视的不断进行，项目逐步被检查。如有必要，可能需要计划其他访视以完成列表。

Brükner 检查

这是给孩子介绍眼科仪器的最好方法[3]。它需要在 0.33m 的距离处，通过直接检眼镜进行快速检查。在未散瞳的情况下，在半暗室中检查瞳孔区域的亮度、颜色和一致性，并进行比较。这将有助于检测视觉上明显的混浊、较大或不对称的屈光不正以及一些

眼位异常(图 7.4)。每只眼角膜 Purkinje 像的位置可以揭示位置异常。

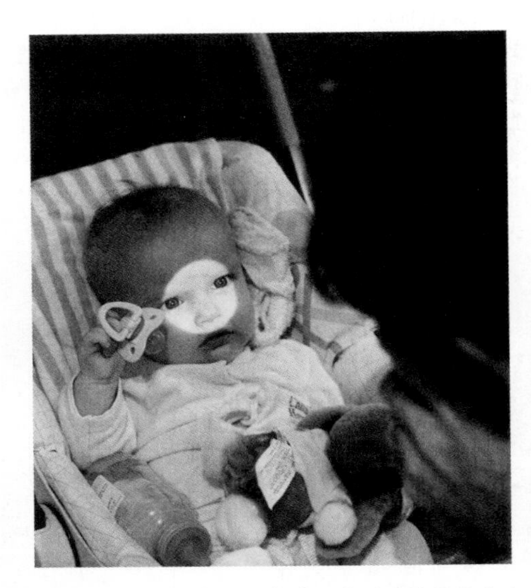

图 7.4 Brückner 检查。在任何情况下,都需要确保让患儿感到舒适。拿着患儿自己的东西时,其受干扰最少。大约在 0.6m 的距离处,用检眼镜最宽的光束照射双侧瞳孔。在工作距离聚焦透镜,对比角膜反射或者眼底红光反射的对称性、均匀性及亮度(Goldbloom R. Pediatric Clinical Skills,4th ed. Philadelphia,PA:Elsevier;2011. 已获 Elsevier 许可)

在 Brükner 检查咨询的早期的几秒钟,能够帮助回答关键问题:白内障或角膜瘢痕如何遮挡瞳孔区?光能通过先天性永存瞳孔膜吗?这是"假性斜视"还是角膜映光确实偏位?是否存在明显的屈光参差?

双眼视功能:首先无单视

从大约 2 岁开始,可以对儿童的双眼视功能进行临床评估。在 3~4 个月大的时候,双眼视功能已经达到了一定的程度[4],因此,先天性眼球运动障碍的婴儿,如眼球后退综合征患儿,可以采用代偿性头位。

"就像在现实生活中一样",对于正式的测试和评估患者的表现,重要的是要避免遮盖一只眼睛或偏光镜而导致的双眼注视分离。作者建议不要把物体拿到距离孩子面部较近的地方进行测试。双笔尖检查(2PT)、Frisby 和 Lang 立体测试可以在不干扰分离成分的情况下评估立体视觉(图 7.5)。它们也可以很容易地被引入游戏中。2PT 检测包括在空间中匹配一个真实的三维(3D)视标。它能探测到以 2 000~3 000s 的弧度排列的立体视觉[5]。Frisby,另一个简单的幼儿游戏,还涉及了视标的真正的空间分离。Lang 立体测试可实现单张图像分离,从而在不需要眼镜的情况下产生立体效果,并测量至少 3 种立体视觉水平。2 岁以下的儿童就可以观察到 3D 目标。最后,对于年龄较大的儿童可以用更严格的分离测试。

视力评估

在检测双眼视觉后,可以评估单眼视觉功能。检查的侵入性程度会增加,但如果仔细而愉快地进行测试,测试可以适应游戏场景。检查者应在检查中注意猜测、记忆和偷看。视力测试的可靠

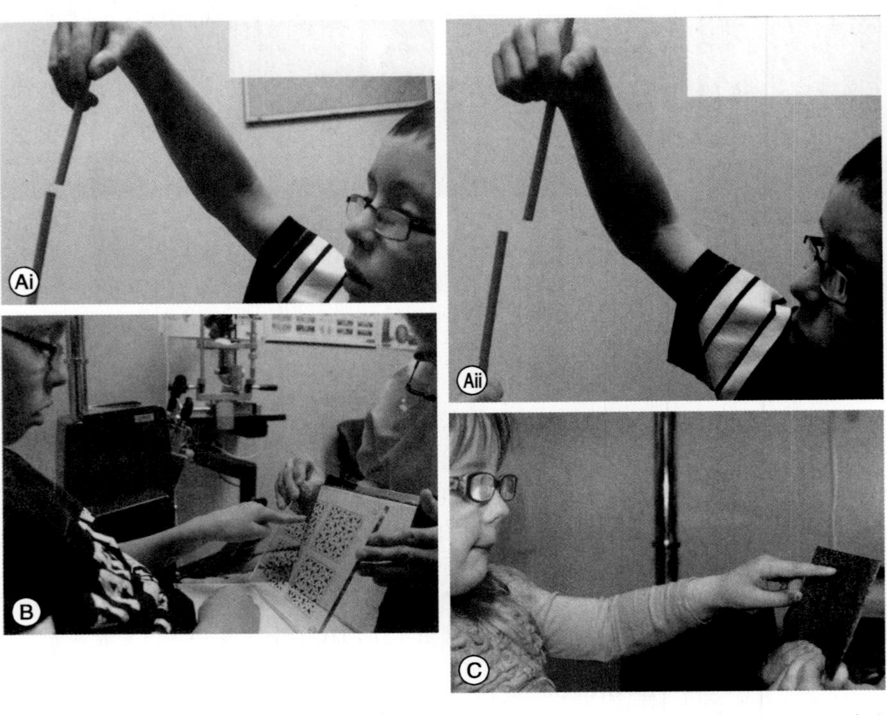

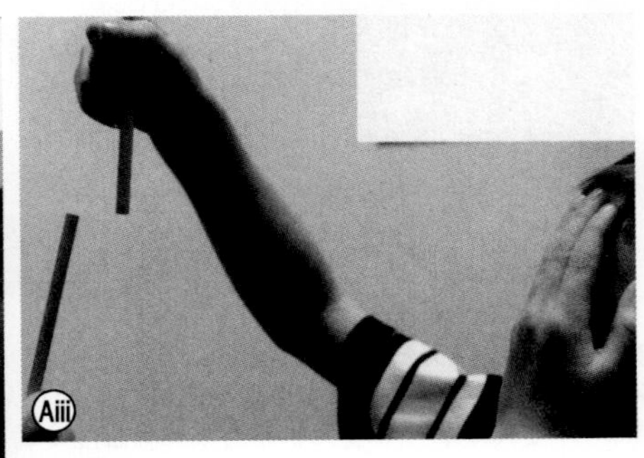

图 7.5 无分离的立体测试。Ⓐ双笔尖检查(2pt)由于涉及许多运动组成而具有局限性,但它在直视的时候提供了一个真实三维视力的示范,如在高 AC/A 调节内斜的孩童中,该测试展示了通过双眼焦点视物的优势。注:保持目标物体与眼在同一水平;Ⓑ如果图像板沿其轴旋转,或患者头部侧移,Frisby 立体视觉检查结果可能呈假阳性;这种方法易于操作,在适当条件下是一种较好的检查手段;ⒸLang 立体测试可以通过患者的观点或通过简单的注视只有立体视觉才能看到的目标去解释其结果。然而,同样,无论移动测试卡片或患者头部都能帮助判断单眼视觉(立体目标的位置上的随机点紊乱明显增加)。注意检查者给出卡片的曲度,使其与 Panum 区域的曲度一致

性取决于孩子的注意力。视力检查随年龄的不同而变化，但其方法始终是一样的：首先进行双眼检测，为了获得最佳的视力，为孩子建立一个舒适区。然后测量预期的较好的眼睛，最后测量较差另一眼。

测量双眼视力除了视觉层面还可以得到更多信息：观察孩子。例如，当他或她向下看图表时，转头的次数增加，明显提示轻度的眼球震颤。同样，间歇性外斜视儿童视近的双眼视力下降提示其努力调节控制眼位偏斜[6]。

婴儿首选的视力评估工具是基于心理物理观察。健康的婴儿一出生就喜欢看正常的人脸[7]。他们醒着的时候也这样做，但他们也需要平静，而这种时刻基本是在进食一半的时候。通过这种方式，可以确认是否存在正常的视觉进程（图7.6）。更粗略地说，当灯光突然变暗时，我们还可以看到一个有视力的婴儿睁大眼睛。同样地，我们可以看到一个有视力的婴儿在接受了旋转后产生了良好的眼前庭运动，快速地重新固视在一个首选的视觉目标上，比如一张脸。

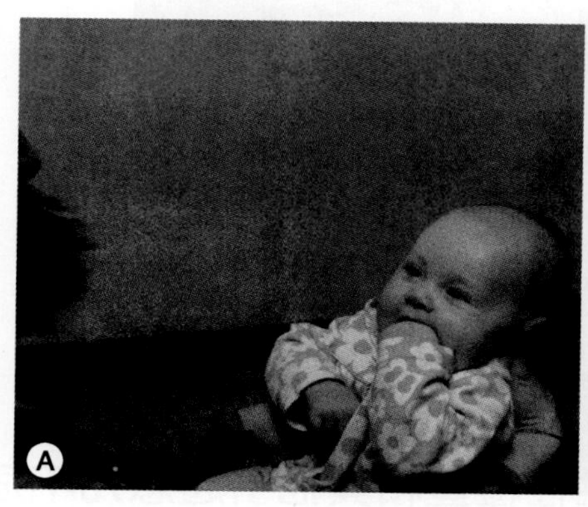

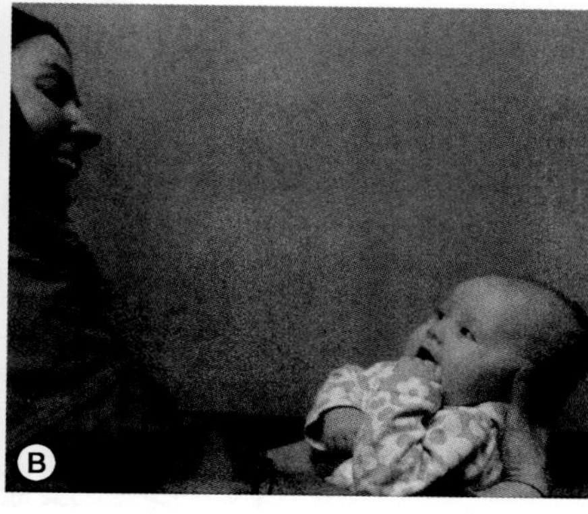

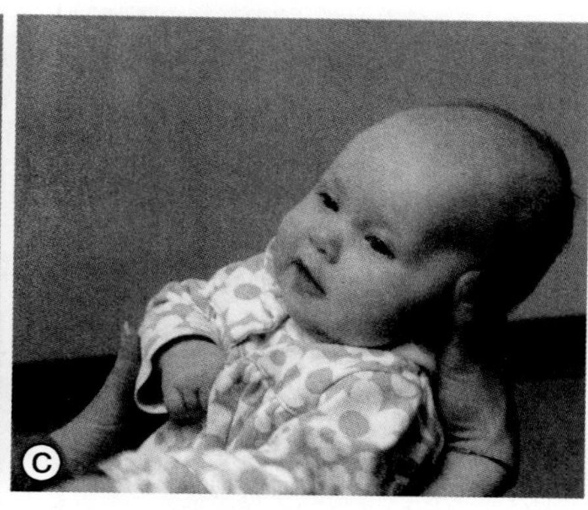

图7.6　婴儿跟随脸部运动。检查者抱着婴儿并支撑住头部。儿童自接受这种姿势后，就会表现得很快乐并且很放松。检查者面部在婴儿的视野中慢慢移动，同时观察儿童眼睛与头部运动与移动目标的方向是否一致。儿童头部运动的趋势可以很容易通过支撑头部的手掌判断出来。在这个检查过程中，检查者的眼睛非常重要，因此建议摘掉眼镜以避免反光。已经证明，对于3~4个月大的婴儿，一张安静而移动的嘴，因其有着对比鲜明的轮廓，能增强目标物体面部的吸引力

当双眼轮流被遮盖时，可以对比儿童的视觉行为（图7.7）。CSM（中央、稳定、维持）系统提供对视标的眼部固视行为的可重复评估（CSM固视：中央，即瞳孔中心；稳定，无眼球震颤或其他眼不稳定；维持，即使出现单眼短暂中断也可以继续）。对儿童的视觉或一般行为进行比较，在首次双眼视力评估之后，对每只眼分别进行测试。另一个比较两眼视觉的方法是用垂直棱镜维持固视。使用10~16屈光度（10~16Δ）棱镜，同时观察任何一只眼睛的再固视运动[8]。这种简单的方法在没有水平斜视且怀疑存在双眼视觉差异的儿童中特别有用。对于太小而无法进行定量测量的内斜视儿童，对称交叉固视或潜在眼球震颤是评价视力的间接指标。相反，

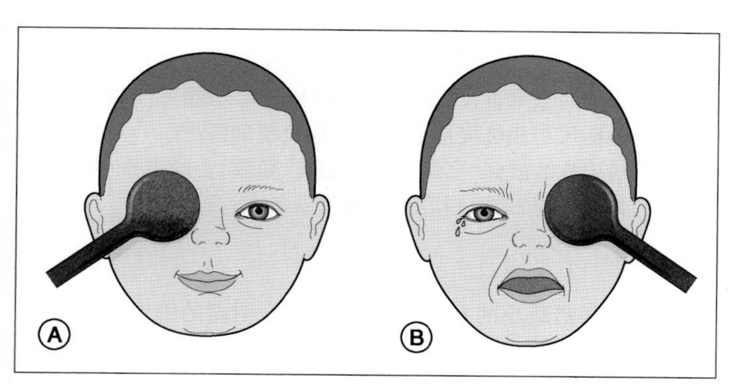

图7.7　婴儿视力评估。Ⓐ-Ⓑ单眼视力较差（此处为右眼）的儿童，对遮盖视力较差的眼可能并没有什么反应Ⓐ，但当遮盖健眼时会表现出生气或不悦Ⓑ。这可以使儿童行为改变或采取主动性回避措施，包括移动头部或用手将健眼遮盖物拿掉（Goldbloom R. Pediatric Clinical Skills，4th ed. Philadelphia，PA：Elsevier；2011. 已获Elsevier许可）

正弦波光栅测试，包括视动力学眼球震颤、视觉诱发电位和基于优先注视的所谓“Teller cards”，均可以评估儿童的视力水平，但在大多数临床环境中并不是主要的诊断工具。这些测试可以大量应用于儿童，因为它们利用了视觉系统天生对简单的高对比度光栅视觉目标的渴望。但是它们在检测弱视引起的眼视力差异方面并不可靠，并且，如果不认真解释结果，可能会高估潜在的视觉识别能力[9,10]。另一方面，过去几十年设计的识别定量视力测试非常适合幼儿。应用游戏对比，及由高度标准化的验光字体对数分布组成。这些测试包括已经成为儿童视力测试标准的HOTV和LH测试，这些儿童年龄太小，无法完成ETDRS（糖尿病视网膜病变早期治疗研究）测试（图7.8）。大多数报告显示，测试从平均40个月大开始就具有良好的可靠性。

动态检影验光

这项技术要求孩子在受凹球镜片影响的同时，将注意力集中于检查者视网膜检影镜的目标上，以检测是否存在调节及调节的度数[11]。这种测试在21三体综合征的患儿的诊断中非常有用，其看近处物体时调节显著下降。同时观察双眼，以便于比较。

共轭运动、单眼运动、中间带

为了评估所有六条眼外肌（EOM），可以通过一种简单的技术，对患者面前虚拟相框进行快速、动态的共轭运动评估，检查角度为固定物体要达到的目标（图7.9）。这有助于检测肌肉运动受限。在合作儿童中，单眼测试将区分共轭运动和单眼眼球运动受限。因此，所有4条水平眼外肌，第Ⅱ和第Ⅵ对脑神经，均可以很容易地通过患儿的头位试验进行评估。对于婴儿来说，检查人员在旋转的凳子上朝每个方向快速转动，同时将孩子举到眼睛前方，稍微

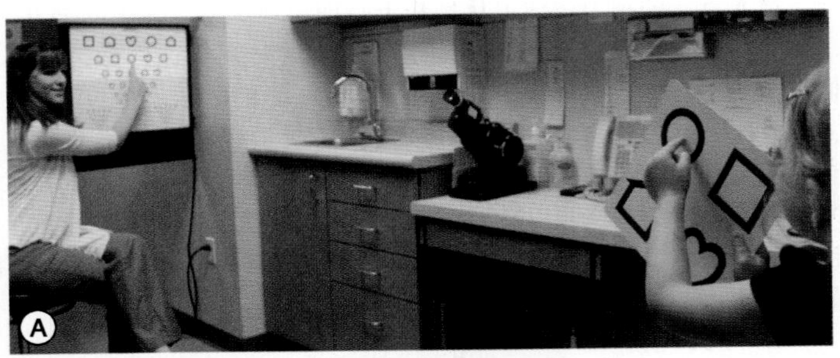

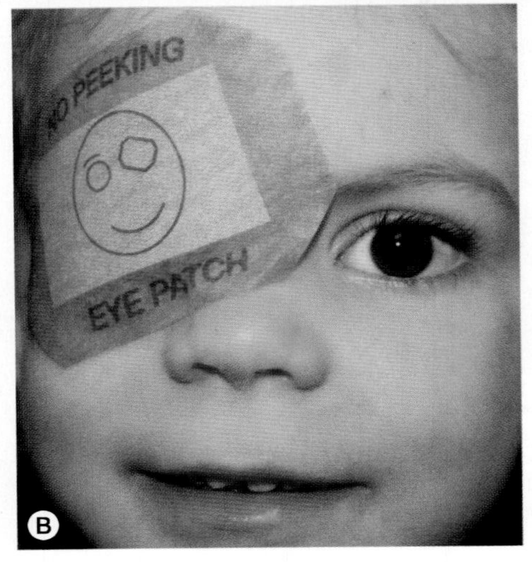

图 7.8 儿童 LH logMAR 视力表。Leah Hivarinnen 对比识别视力表，是一个标准而有效的视力测试方法，已经成为所有年龄段儿童检查视力的金标准。这种视力表检查可以应用于 36 个月大的儿童。在 41 个月时，这种视力检查在大多数人群中有较好的测试性

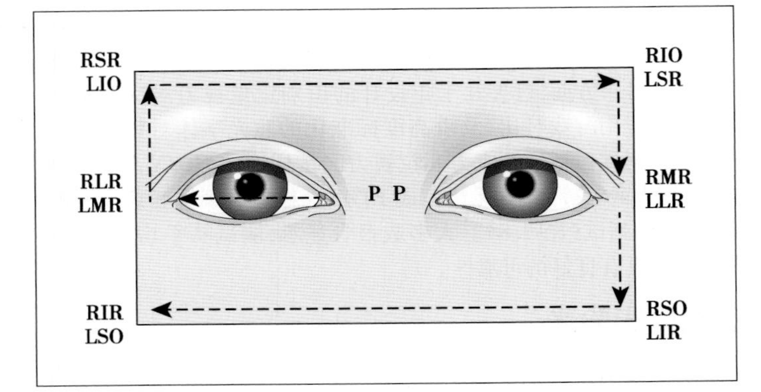

图 7.9 这个表用于评估共同性斜视。将一个暗固视光源在患者眼前沿虚拟框进行缓慢连续的移动，可以评估所有的 12 条眼外肌。LIO，左下斜肌；LIR，左下直肌；LLR，左外直肌；LMR，左内直肌；LSO，左上斜肌；LSR，左上直肌；PP：原在位；RIO，右下斜肌；RIR，右下直肌；RLR，右外直肌；RMR，右内直肌；RSO，右上斜肌；RSR，右上直肌（Goldbloom R. Pediatric Clinical Skills，4th ed. Philadelphia，PA：Elsevier；2011. 已获 Elsevier 许可）

向前倾斜，最大限度地提高椭圆反应，将很容易确认是否存在完全水平运动（图 7.10）。这能解决在其他正常内斜视婴儿出现患眼外转差的疑难问题。对于年龄较大的儿童，如果不存在异常斜颈，头部的快速短幅度强迫性急速运动能够诱发相同的反应，并且能够帮助揭示复杂难懂的全眼球运动。

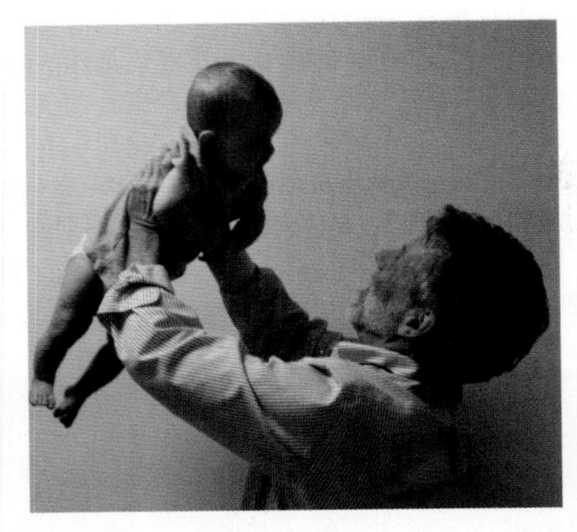

图 7.10 快速旋转婴儿观察外眼水平运动。水平斜视的婴儿可能会出现外展或内转受限。让孩子在检查者手臂中旋转并刺激眼-头反射并同时观察眼球运动，这种检查能诱发完全的眼球运动。需注意，让身体前倾 30° 使水平半圆管与旋转面对齐可以增强这种效应。视力较好的儿童可能有能力控制旋转后的水平眼球震颤，相比之下，无视力眼会朝旋转方向偏斜

下一步：接触性检查和其他引起患儿不适的检查法——检查的第二部分

借助同伴

可以利用房间里和孩子一起来的人（当然，这其中包括父母）。如果他们更大一些或者看起来更自在，则可以首先指导他们进行关键测试。最受欢迎的毛绒玩具也可以发挥同样的作用。

瞳孔和角膜直径

这些检查比较难。无论是近距离还是远距离，均需要有吸引力和有声音的固视目标。使用放大镜有时有助于观察小瞳孔（可以使用手术放大镜），并且灯的开关位置适宜，在观察瞳孔时随时改变房间的照明也是很有价值的。瞳孔对光反射、瞳孔直径、瞳孔反应动态变化能够提供有价值的信息。在关灯 3~4s 的黑暗中再次打开房间灯时观察瞳孔的变化就足够了：正常的瞳孔会缩小，色盲患者瞳孔最初会扩大，相反，当灯重新打开时瞳孔会收缩。最后，拍摄数码照片可以提供可靠角膜直径或不等大瞳孔记录。拍摄平面边缘上的毫米直尺（图 7.11）、相机变焦功能可使相机屏幕上照片中的标尺与相机屏幕上的实时标尺精确匹配。一旦将照片上的尺子精确地缩放到“实际大小”，瞳孔、角膜、上睑下垂（或虹膜平面上的其他东西）可以很容易地测量出来[12]。

眼睑

即使是年龄最小的儿童，也可以用一个明亮的固定玩具测量上睑下垂，并用它的角膜反射作为标志来测量上睑缘到角膜映光距离。在正常观察情况下，如果上睑遮盖不能露出视轴，就存在弱视的风险。最后，食物（或者一瓶饮料）对诱发下颌瞬目综合征的典型眼睑运动有很大作用。

双眼视觉

如果初步测试（见上文）还不足够，还可以应用更多的双眼视

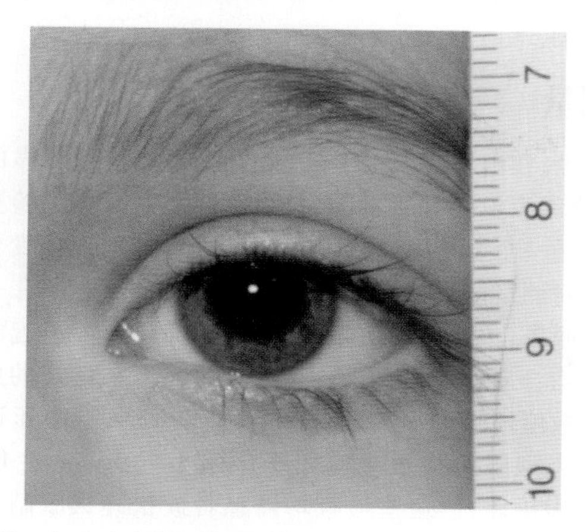

图7.11 应用照片进行精确测量。将校准尺放置在与照片中感兴趣的物体相同的平面上，无论是瞳孔还是角膜直径亦或者睑裂宽度，都将为该物体的测量提供准确的参考

功能的检查。然而，必要的眼镜、棱镜和各种复杂的测试在解释幼儿的测试结果时需要有非常敏锐的判断力。注意，早期的单眼测试可能会使患者视觉分离并破坏融合，从而影响这一阶段的结果。这种结果出现在典型的间歇性外斜的患儿中。

面对面视野

对年轻患者进行可靠的视野评估至关重要。定量的 Goldman 视野计可由专业的视野检查者操作应用于大约5岁左右能够配合的儿童。自动化机器只有在年龄更大的儿童中才可靠。因此，一个好的面对面检查手段显得尤为重要。对于年幼的儿童，运动的手指（MF）是很好的目标，而对于年龄大的儿童，数指（FC）是最好的检查方法（图7.12）。非常小的孩子主要行双眼测试。相反，大一点的孩子应该能够配合非常精确的检测，能够使用4mm的白色标，记录盲点，类似于成年人。

斜视评估

除了观察头部姿势、斜视角的变化及固视行为，在一定程度上，可以对所有年龄的儿童进行棱镜遮盖试验及交替遮盖试验检查。适当调节目标对于可靠测量至关重要。理想情况下是一扇通向外界的窗户，至少有一个6m远的物体，对于外斜患者至关重要。有人能比训练有素的验光师更好地进行这些测量。这些专业人员在成功评估儿童方面的巨大价值非常重要，尤其是对于斜视和弱视患儿而言。

裂隙灯检查

儿童眼前段成功检查很大程度上取决于他们的舒适程度。但即使在最佳的工作环境中，裂隙灯较短的工作距离也会吓坏很多孩子。手术放大镜放大2.5倍可用于观察眼表问题，高放大倍数的 Brückner 联合+5D 的直接检眼镜能够帮助观察屈光间质混浊。可应用更少压迫性的便携式裂隙灯帮助检查不太配合的患儿或者做一些床旁检查。然而，婴儿通常可以在成人的帮助下进行常规裂隙灯检查（图7.13）。

屈光不正

完全的睫状肌麻痹对于儿童屈光不正检查的可靠性至关重

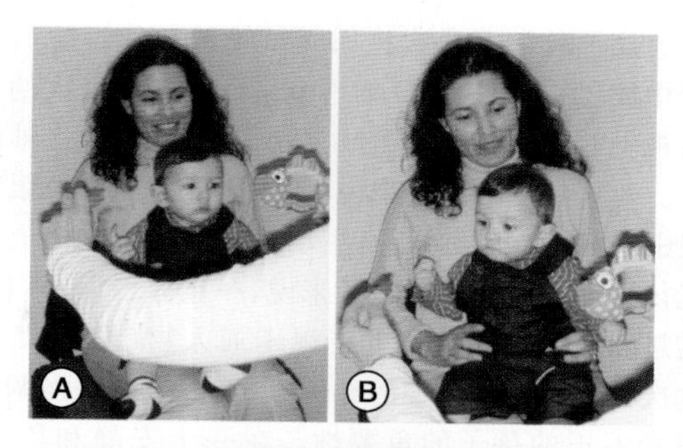

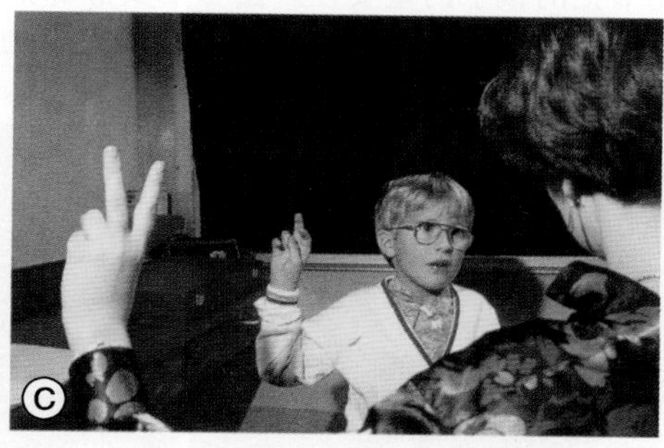

图7.12 Ⓐ评估婴儿的视野。当引入一个目标时，测试者用玩偶吸引婴儿的注意，在这种情况下，静静地于孩子的右侧拿一个滴管瓶观察它是否能够吸引孩子的注意力——这种情况下确实是可以的。尽管这种检查看起来很粗糙，如果通过这种方法可以检测到视野缺失，它们在未来视野的检测中将具有重要的功能；Ⓑ在为较大儿童评估视野时，可应用数指技术。当测试者固视时，被测试的儿童会告诉测试者其手指什么时候在摆动或者如果可能的话还能计数手指的数目（Ⓐ照片由 Dr Hung Pham 提供）

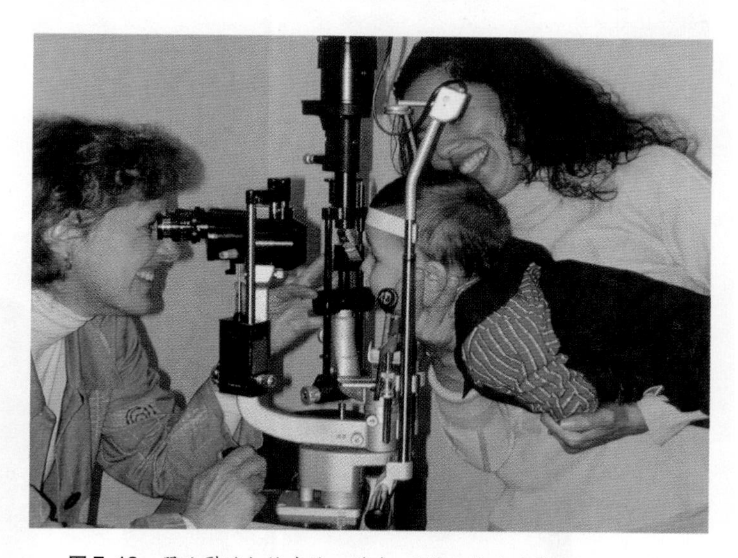

图7.13 婴儿裂隙灯检查法。首先，眼科医生设置裂隙灯显微镜，为重要检查做准备（如用同轴光速透照法进行检查）。当父母或者诊所的助理用左臂将婴儿抱着时，检查者把孩子的头靠在裂隙灯上不断鼓励孩子

要，对于在最小的压力和创伤情况下达到这一目标非常关键。作者更倾向于把点眼药水推迟到第一次访问的最后阶段。在困难的情况下，需要教父母在家给孩子点散瞳药水。因为大多数睫状肌麻痹剂仅用一滴常常不足以在黑暗中达到良好的调节性麻痹效果，局部麻醉剂预处理可能有帮助。除了减少不适，还能提高角膜渗透性，并增加了散瞳剂的有效性。

年幼的孩子通常不喜欢将屈光试镜放在靠近脸的地方。在检查过程中放置一个±0.12D的透镜可能会引起很大的干扰。通过确保与视轴对准以及将透镜放置在试框架中，散光轴的评估得到了改善。对于年幼的孩子来说，使用无镜腿的框架眼镜会有较大帮助（图7.14）。可以对所有主动直接坐在检查椅上的患儿行综合验光仪检测。对大多数孩子来说，一旦你告诉他们面前的机器就像透过眼镜看到最著名的老鼠卡通人物（图7.15），他们就会觉得这次检查是一次有趣的经历。最后，必须要强调安静的环境对于屈光不正的孩子的重要性。在一个安静和黑暗的检查室，即使对最有挑战性的病例来说，孩子和验光师的连续性对话也有帮助。

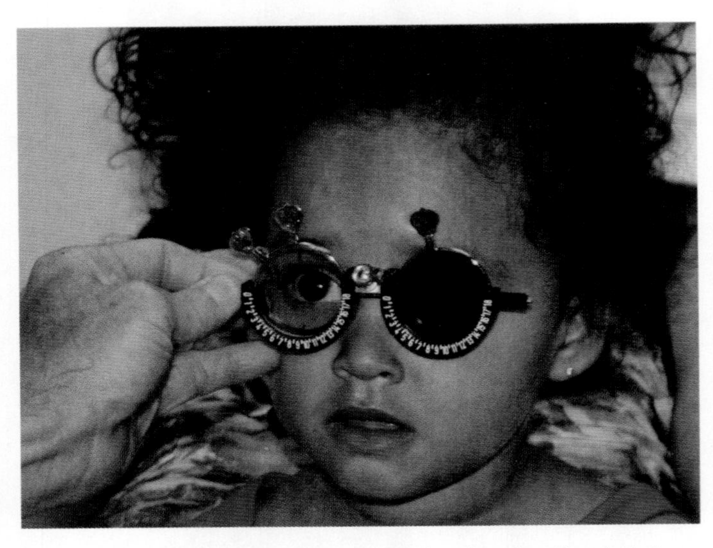

图7.14　轴位和柱镜的视网膜检影检查。在注意工作距离的同时，任何确保在视轴上的睫状肌麻痹屈光不正的检影检查，都能达到精确测量的目的。当涉及柱镜时，颞侧无边框的婴儿试镜架在提供较好的遮挡和帮助找到正确的轴位方面具有奇迹般的作用

眼压测量

临床上，在出院或需多次随诊之间，即使使用可靠的测量方法，其检查结果也会有所不同，包括镇静或麻醉下的检查。读数的可靠性是一个主要问题，不仅因为儿童角膜厚度的变化，而且，检查条件对测量结果也有着深远的影响。全身麻醉在一定程度上会改变眼压，大部分可使眼压下降；而任何原因引起的哭泣或用力睁眼均会显著增加眼压。有些仪器只有在特定的压力读数范围内其数值才是可靠的（如Tonopen和iCare型眼压计），另外其他一些类型眼压计很难应用于眼睛小的患者（如Perkins和Goldmann眼压计）。这些检查均需患者放松睁大眼睛，因此，仔细安排利用喂养及午睡的时间进行测量是非常必要的（图7.16）。

眼底检查

眼底检查往往会打破愉快的访视。大多数儿童甚至不会拒绝明亮的间接检眼镜，只要为另一只眼提供一个有趣的固定目标，他们就会配合进行直接检眼镜检查。自由地使用幻想来描述在眼底看到的东西，有助于减轻恐惧和改善合作。当检查周边视网膜时，可以把孩子自己身体的部分作为视觉目标，大多数孩子都知道自己的左大脚趾或肩膀在哪里，并且会朝着正确的方向看，特别是当被要求移动目标身体部位时。在大多数检查中，常规使用20D非球镜片和间接检眼镜将有助于估计血管直径、视盘大小、黄斑是否正常及其位置。28D透镜足以观察整个眼底，但需要与20D透镜结合使用。虽然观察转瞬即逝，大多数患者都会出现令人满意的心理蒙太奇。能配合裂隙灯检查的儿童能够很好地接收78D或者90D透镜的检查，并详细评估后极部结构。这些患者也将很容易获得清晰的眼底照片或相干光层析成像图像。对于不能配合的年

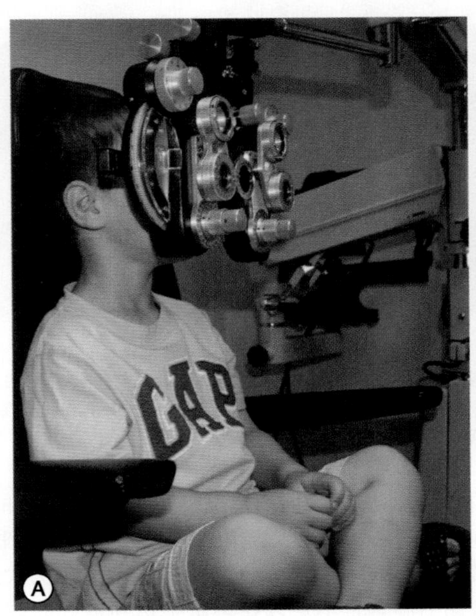

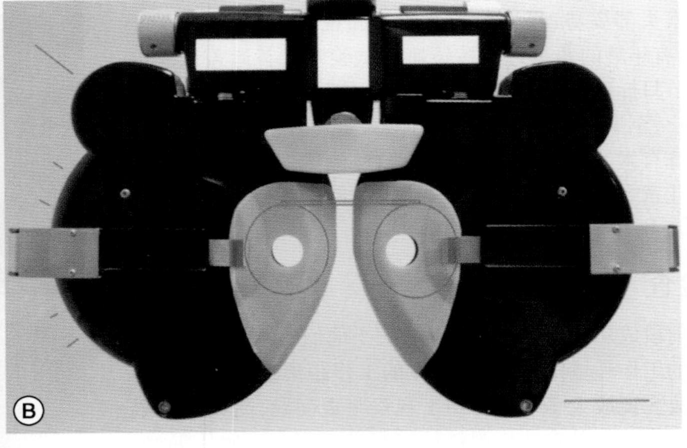

图7.15　综合验光仪与儿童。Ⓐ理论上，只要孩子能坐在椅子上，就能用综合验光仪检查屈光不正。保持良好的固定坐姿是必不可少的；Ⓑ从患者的角度来看，检查设备的卡通老鼠的形象在稍加想象后变得显而易见：耳朵、脸颊、胡须

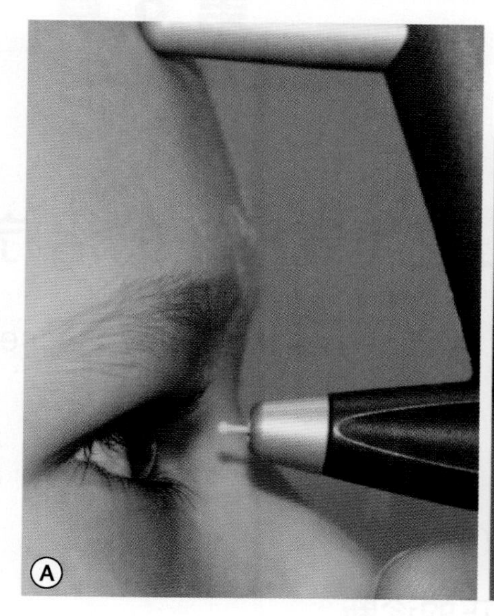
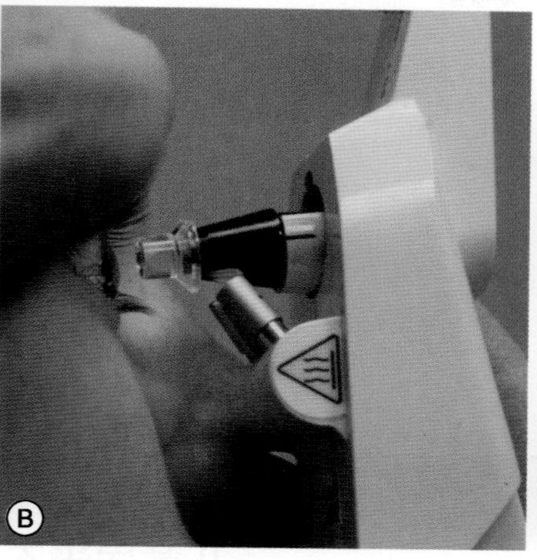
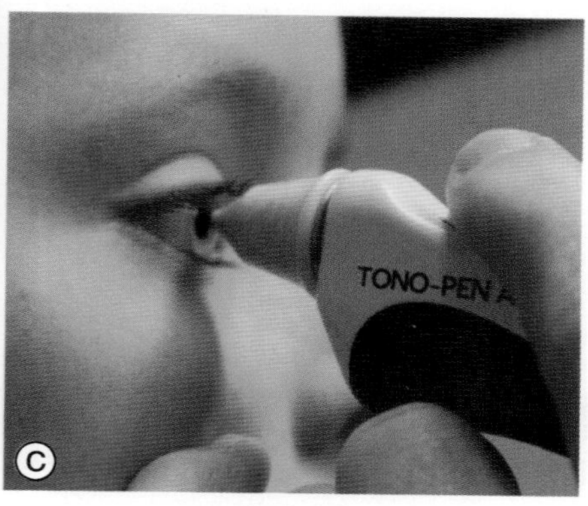

图 7.16　儿童型眼压计。请注意，在这些照片中，所有孩子都是睁大眼睛的。除此之外，任何仪器的测试结果都将存在误差

轻个体，较好的控制技术经常可以获得较准确的眼底检查。显然，怀疑和谨慎的态度将决定所需检查的质量和对其所作的努力。但在大多数情况下，诊所的设置是令人满意的。为了完成一些困难的屈光检查，父母总是被邀请参与其中，并被要求提供相应帮助。对他们来说，知道和理解发生了什么比被门另一边的哭声和尖叫惊吓到要好。

最后：成功检查的回报

一个好的访视是以庆祝来结束的。一个孩子如果在检查中表现出愿意或控制了巨大的恐惧之后得到积极的反馈，他就会记住这个奖赏，即那个礼物。考虑到一个快乐的孩子所节省的时间和努力，这些都是值得的。贴纸只要是最新的，就会受到普遍欢迎，所以要跟上年轻患者的潮流趋势。只要父母和蔼可亲，击掌、握手和拥抱，在正确的场合中均占有一席之地。特别是弱视治疗，配有印刷图案的有颜色眼贴被许多孩子认为是新奇之物而备受欢迎。在我们的诊所里，贴上儿童照片的俱乐部海报以及得到奖励证书，这些都非常受欢迎。父母也应该得到奖励：例如，一张儿童视力进展的表有助于庆祝成就，并强调加强努力的必要性。

（秦秀虹　译　于芳蕾　校）

参考文献

1. Kenny N, Skinner L. Assessing the appropriate role for children in health decisions. In: Goldbloom RB, editor. Pediatric Clinical Skills. 4th ed. Philadelphia, PA: Elsevier/Saunders, 2011: 307–16.
2. Becker MH, Drachman RH, Kirscht JP. Predicting mother's compliance with pediatric medical regimens. J Pediatr 1972; 81: 843–54.
3. Roe LD, Guyton DL. The light that leaks: Brückner and the red reflex. Surv Ophthalmol 1984; 28: 665–70.
4. Thorn F, Gwiazda J, Cruz AA, et al. The development of eye alignment, convergence and sensory binocularity in young infants. Invest Ophthalmol Vis Sci 1994; 35: 544–53.
5. von Noorden GK, Campos E. Two-Pencil Test, Binocular Vision and Ocular Motility. 6th ed. St Louis, MO: Elsevier/Mosby, 2002: 304–6.
6. Walsh LA, LaRoche GR, Tremblay F. The use of binocular visual acuity in the assessment of intermittent exotropia. J AAPOS 2000; 4: 154–7.
7. Slater A, Quinn PC. Face recognition in the newborn infant. Inf Child Dev 2001; 10: 21–4.
8. Wright K, Walonker F, Edelman P. 10 diopter fixation test for amblyopia. Arch Ophthalmol 1981; 99: 1242–6.
9. Kushner B, Lucchese NJ, Morton GV. Grading visual acuity with teller cards compared with snellen visual acuity in literate patients. Arch Ophthalmol 1995; 113: 485–93.
10. Drover JR, Wyatt LM, Stager DR, Birch EE. Teller acuity cards are effective in detecting amblyopia. Optom Vis Sci 2009; 86: 755–9.
11. McClelland JF, Saunders KJ. The repeatability and validity of dynamic retinoscopy in assessing the accommodative response. Ophthalmic Physiol Opt 2003; 23: 243–50.
12. Puvanachandra N, Lyons CJ. Rapid measurement of corneal diameter in children: validation of a clinic-based digital photographic technique. J AAPOS 2009; 13: 287–8.

第 8 章

儿童屈光不正的治疗

Amy K Hutchinson, Buddy Russell

章节目录

引言

屈光不正导致视力模糊和潜在的弱视，原因是无法在视网膜上形成完全聚焦的图像。正视眼是当角膜和晶状体的聚焦力正好适合于眼睛的轴向长度时，出现的一种完全聚焦的状态。这在儿童中非常少见，因为他们的视觉还没有发育完全，且常常表现出轻度远视[1]。并非所有的屈光不正都需要治疗。本章回顾了儿童屈光不正的诊断、治疗和预防的现状。

儿童屈光不正的诊断

睫状肌麻痹

儿童的调节力较强，能够导致近视的过矫和远视的不足，因此需要使调节肌麻痹而精确测量屈光不正的度数。通常使用 2.5%的去氧肾上腺素加强散瞳，睫状肌麻痹剂的毒性较为罕见。抗胆碱能效应的症状和体征包括脸红、发热、皮疹、心跳加快或不规则、口干和精神状态变化。如果出现这些症状要立即提出。睫状肌麻痹剂包括 1%阿托品、0.5%或 1%环喷托酯及 0.5%或 1%托吡卡胺。阿托品是效果最彻底的睫状肌麻痹剂，但其起效时间、作用时间均较长，且副作用最严重。托吡卡胺起效时间最短，耐受性好，但因其作用时间短，副作用小，会残存剩余调节力[1,2]。表 8.1 根据作者经验列出了用于不同年龄的睫状肌麻痹剂。在美国可以使用 0.2%环喷托酯作为“盐酸环戊酯和盐酸去氧肾上腺素”。主要用于早产儿检查时散瞳。

表 8.1　推荐的睫状肌麻痹剂

年龄	推荐试剂	剂量	起效时间	睫状肌麻痹和瞳孔散大持续时间	副作用
早产~3 个月	0.2%环喷托酯和 1%去氧肾上腺素	每 5min 1 滴，点 2 次	20~60min	6~48+h	很小
3 个月~1 岁	0.5%环喷托酯	每 5min 1 滴，点 2 次	20~60min	6~48+h	中度
1~12 岁	1%环喷托酯	每 5min 1 滴，点 2 次	20~60min	6~48+h	中度
	或				
	1%阿托品滴眼液或眼膏	每天 2 次，一次 1 滴，点 3 天	数小时	1~2+周	高
12 岁以上	1%托吡卡胺	每 5min 1 滴，点 2 次	25~40min	2~6+h	低

Mutti DO, Zadnik K, Egashira S, et al. The effect of cycloplegia on measurement of the ocular components. Invest Ophthalmol Vis Sci 1994;35:515-27。

技术

测量儿童屈光不正的有用方法包括视网膜检影、电脑验光和睫状肌麻痹后的主觉显然验光。对于特定的儿童，眼部生物测量和角膜地形图是非常有用的辅助检查。

睫状肌麻痹性视网膜检影法

睫状肌麻痹的视网膜检影在年纪较小和发育迟缓的儿童中是非常有用的。睫状肌麻痹的视网膜检影在确定电脑验光的结果时也非常有用。此外，睫状肌麻痹的视网膜检影法可以在佩戴眼镜或接触镜的眼进行检查，可以快速确定眼镜处方是否有明显变化，或是否存在屈光介质异常。这种屈光介质异常可能会妨碍眼镜对屈光不正的中和。对于该方法具体描述详见其他章节[3]。

动态视网膜检影检查

动态视网膜检影检查有助于确认调节功能障碍，而调节功能障碍经常出现在那些患有脑瘫、唐氏综合征和其他神经发育问题的儿童中。为了进行动态视网膜检影，检查者使用单眼估计法(MEM)[4]。检查者让患者凝视检影镜平面的一个具体目标。测试一直进行到用镜片矫正到正常。检查在暗室进行，室内亮度足以使儿童看到固视目标即可。检查者使用40cm的工作距离。如果患者调节适当，当儿童凝视目标时，视网膜检影反光被中和。如果出现顺动反射光带，则调节存在“滞后”，如果出现逆动，则调节存在“超前”。轻度的调节滞后(1D或者更少)是正常的，那些具有明显调节滞后的儿童可以从远视矫正或者从阅读眼镜或双光眼镜中获得矫正。偶尔，婴儿出现的视觉发育迟缓是由于中度到高度远视和调节力较差导致的。动态视网膜检影检查对于识别这种疾病是非常有价值的(图8.2)。

电脑验光

作者在实践中发现，应用电脑验光新型固定装置测量睫状肌麻痹后单眼的屈光不正的结果非常精确，并且可以应用于最小2岁的可合作儿童(图8.3)。电脑验光对散光的检测要比视网膜检影更精确[5]。尽管如此，我们建议使用视网膜检影和视力测量来确认电脑验光结果，而不是单独根据电脑验光开具眼镜处方。

睫状肌麻痹后的主觉显然验光

对于儿童，睫状肌麻痹后的主觉显然验光非常有用。通常，可以根据睫状肌麻痹验光所检测的完全屈光不正来开具处方，但在睫状肌麻痹剂效果消失后，让患者再回来进行主觉验光是非常有帮助的。这些例子包括高度近视的儿童、不能适应全屈光矫正的儿童、在相对较短时间内屈光不正有较大变化的儿童、睫状肌麻痹不完全的儿童以及存在不规则红光反射限制了视网膜检影及电脑验光的情况下的儿童。

角膜地形图

角膜地形图是具有严重角膜散光儿童的有用诊断工具，用以确定散光轴，诊断不规则或不对称散光和早期圆锥角膜，并鉴别晶状体散光。在角膜接触镜的试戴期间也有作用。

眼生物测量

A型超声或非接触式光学生物测量仪能够测量眼轴长度、前房深度、晶状体厚度，可以用于检测屈光不正的病因，对于白内障手术决定人工晶状体屈光度非常有价值，但却不是屈光不正的常规诊断方法。

儿童常见的屈光不正

当平行光线穿过透明介质非调节眼并未完全聚焦在视网膜时就产生屈光不正。这种情况发生于眼聚焦力大于或者小于眼轴长时。

远视眼

远视眼是因为眼睛聚焦能力“太弱”和/或眼轴过短。在非调节性远视眼中，来自无限远物体的光线将聚焦在视网膜后面(图8.1A)。因此需要双面凸球镜片(增加聚焦)将光线聚焦于视网膜上。严重的高度远视见于手术摘除晶状体或自发晶状体脱位导致的无晶状体眼。

婴儿期和幼儿期在眼睛发育没有达到成人大小时，存在轻度远视是正常的。新生儿大约有3D的远视，在1岁时，远视度数通常会下降至1D[6]。因为婴儿或儿童的正常调节力是14D或者更大，通常不需要对轻度和对称性远视进行矫正[7]。但是，如果存在

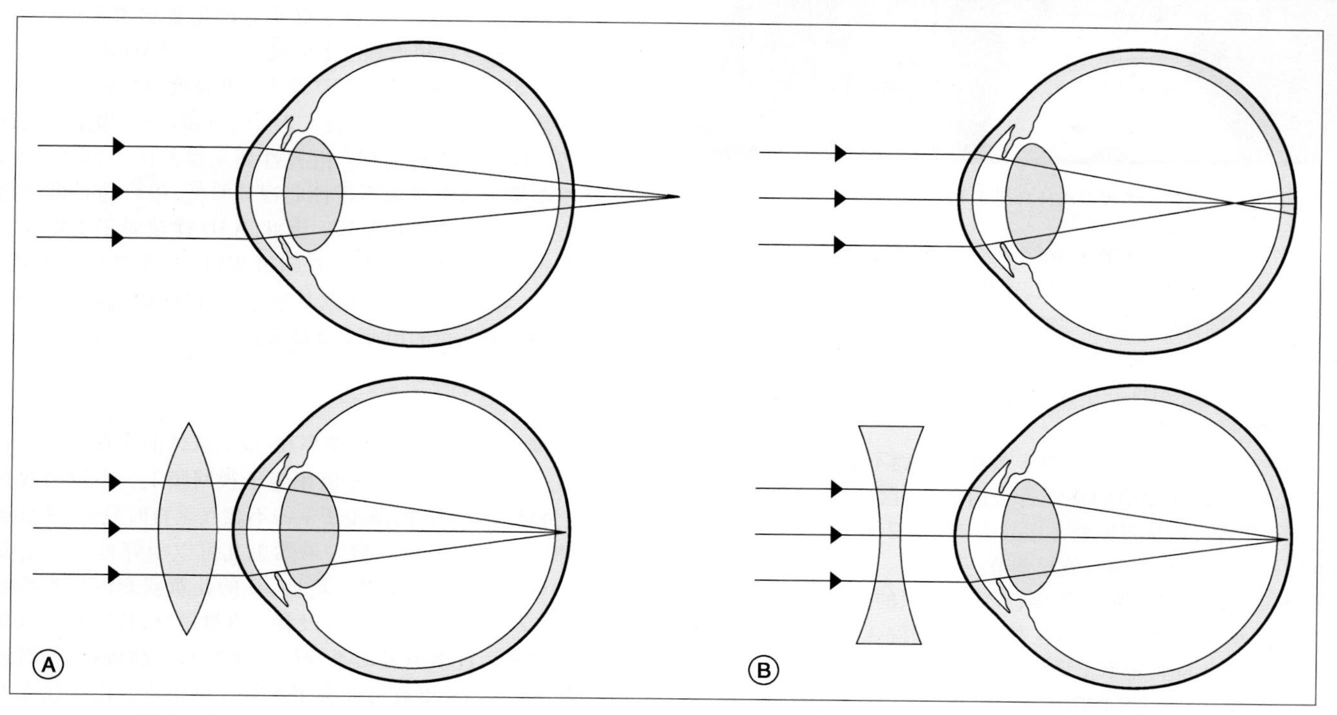

图8.1 完全聚焦的状态。其中：Ⓐ当眼聚焦能力太弱和或眼轴太短时均能出现远视，因此光线聚焦于视网膜后方。可以用双凸球镜片将光线聚焦于视网膜上；Ⓑ近视发生在眼的聚焦力太强，和/或眼轴太长时，以致光线聚焦在视网膜前方。可以用双凹球镜片将光线聚焦于视网膜上

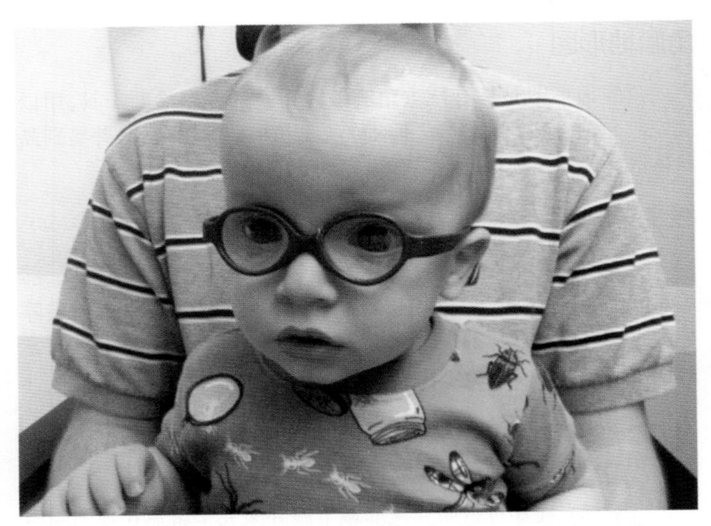

图 8.2 这名婴儿在 2.5 个月大时因父母发现视力不佳而就诊。检查发现有 6D 远视。安抚家长,如果 4 个月时还存在类似症状再回来就诊。家长会注意到儿童在戴上+6D 眼镜时其视觉兴趣立即得到了改善

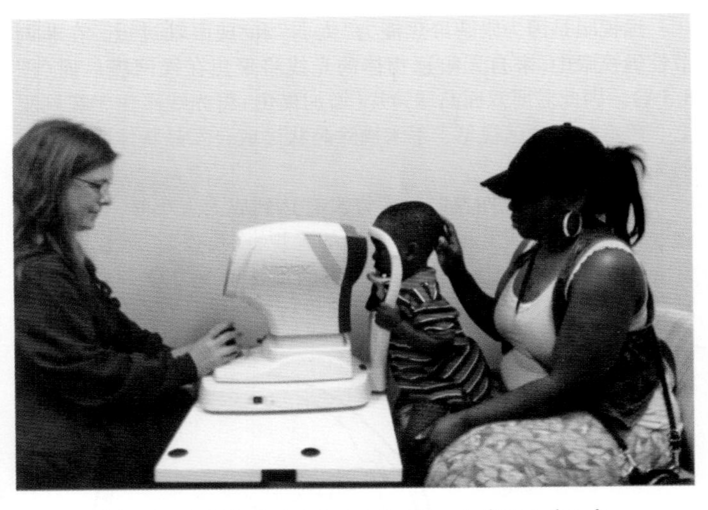

图 8.3 电脑验光可以成功应用于最小 2 岁的合作儿童

内斜视,作者建议根据散瞳验光结果给予远视完全屈光矫正。如果远视超过 4.5~5D,伴调节滞后,或患儿戴镜出现不适症状,作者建议至少进行部分远视矫正。如果存在屈光参差(双眼远视眼的度数不同),如果屈光参差相差 1.5D,作者通常会建议配镜(很少有儿童远视眼超过 4D)。在 3 岁之后,可以根据视力和患者主诉的主观检查进行远视矫正。

在某些情况下,儿童由于难于放松调节而不能适应远视的完全性屈光矫正,这使得他们在进行全面矫正时会发生近视。在这种情况下,作者可以从眼镜处方中减去 2D 远视,也可以用 1%阿托品散瞳,每日 1 滴,点 1 周以放松调节。

表 8.2 列出了美国眼科学会(AAO)共识的建议,用于矫正 3 岁及以下儿童的远视[8]。回顾在费城儿童医院 4.5 年以来的所诊疗的 19 372 例儿童屈光不正病例,结果提示 1 岁以上儿童与指南的吻合率相当高[9]。然而,在许多情况下,1 岁以下儿童较大度数的远视性屈光不正的治疗被推迟,这可能是由于随着年龄增长屈光不正有望发生快速好转。

表 8.2 美国眼科学会婴幼儿屈光矫正指南

状态	屈光不正/D		
	年龄<1 岁	1~2 岁	2~3 岁
无屈光参差(双眼屈光度相似)			
近视	≥-5.00	≥-4.00	≥-3.00
远视(无调节)	≥+6.00	≥+5.00	≥+4.50
远视合并内斜	≥+2.50	≥+2.00	≥+1.50
散光	≥3.00	≥2.50	≥2.00
屈光参差(无斜视)*			
近视	≥-4.00	≥-3.00	≥-3.00
远视	≥+2.50	≥+2.00	≥+1.50
散光	≥2.50	≥2.00	≥2.00

注:因为没有公开的严谨科学数据作为指导,因此这些数值是由共识和根据完全的专业经验及临床印象所产生的。确切数值尚未知,而且不同年龄组之间可能存在差异。它们被列为应该针对个别儿童量身定做的总的指导方针。由于屈光不正的矫正是由其严重程度、视力和视觉症状决定的,未提供针对较大儿童的具体指南。

*如果儿童有斜视,矫正屈光参差的阈值应更低。这些数值代表了两眼间最大屈光不正的最小差异,能促使屈光不正的矫正。

数据来自 AAO。Preferred Practice Pattern Guidelines. Pediatric Eye Evaluations. San Francisco,CA:American Academy of Ophthalmology;2012. Available at:http://www.aao.org/ppp。

近视

近视眼是因为眼睛聚焦能力“太强”和/或眼轴太长。在近视眼中,来自无限远物体的光线将聚焦在视网膜前(图 8.1B)。需要双凹面透镜(减少聚焦)使光线聚焦在视网膜上。近视是由于遗传和环境多种因素导致的,需要根据儿童的视觉要求来进行治疗。而儿童的视觉需求在很大程度上取决于年龄。AAO 建议在 1 岁以下儿童超过 5D、2 岁儿童超过 4D 及 3 岁儿童度数超过 3D 时,均需将近视度数治疗到两眼相同(表 8.2)[8]。3 岁以后,根据主观视力及主诉等判断是否进行治疗。近视性屈光参差比较容易耐受,并且比远视眼发生双眼屈光不正性弱视风险低,很可能是由于每只眼都会在一定距离内聚焦所致。因此,AAO 建议对于 1 岁以下屈光参差超过 4D、2~3 岁屈光参差超过 3D 的儿童进行屈光矫正。同远视一样,对于 2 岁以上儿童其治疗与 AAO 指南符合性较高,但对于 1 岁以下儿童的治疗常常被推迟[9]。

散光

对于规则散光,由于角膜曲率和/或晶状体曲率在两条主子午线的屈光力不同,导致光线不能聚焦于视网膜上。不规则散光不常见,这种情况通常在两条主子午线不相互垂直时发生,并且通常由角膜瘢痕或角膜膨隆导致。虽然患儿可以很好地耐受中度散光,但 AAO 建议治疗 2 岁以上超过 2D 的儿童双侧或屈光参差性散光(表 8.2)[8],不过这个建议没有一直被遵循,特别是在双眼基本对称的时候。许多患者对不规则散光的耐受性较好,相对近视或者远视矫正,患者更有可能会拒绝散光矫正[9]。由于屈光参差散光会引起弱视,作者通常建议矫正 1.5D 或更高度数的屈光参差性散光。

儿童屈光不正的治疗

眼镜

框架眼镜因其安全性和实用性，是治疗儿童屈光不正的最常用方法，通常是作者的一线治疗方法。眼镜有各种形状和大小。无晶状体眼或人工晶状体眼的儿童具有较大调节率可从双焦点镜片中获益。当防碎眼镜中使用了诸如聚碳酸酯或三聚体时，眼镜还提供安全措施。在儿童佩戴眼镜时，安全是需要考虑的重要因素，但对于单眼中度至重度弱视的儿童来说，保护健眼尤其重要。

用框架眼镜矫正时，较大的屈光参差可导致图像大小不等。尽管存在 Knapp 定律，作者仍主要考虑使用接触镜治疗，这样不需要考虑是轴性还是屈光性屈光不正（见下文）。当不能应用角膜接触镜时，则需要调整眼镜折射率、镜片厚度和镜眼距以平衡两物象大小。可以使用诸如双眼不等像检测的商业程序以简化这个过程。

角膜接触镜

儿童角膜接触镜的适应证

儿童使用角膜接触镜包括医学和非医学适应证。CLIP（小儿接触镜）研究显示，8~12 岁的儿童具有完成接触镜的佩戴、取下及护理的部分能力，尽管这个年龄段的儿童比 13~17 岁的儿童需要更长时间的训练[10]。在这两个年龄组中，80%以上的儿童能够对 2 周抛的软性接触镜进行护理和清洁。此外，随机佩戴角膜接触镜的 8~11 岁年龄组儿童对外表的自我感觉、运动能力、学习能力以及社会接受能力要高于与年龄匹配的框架眼镜佩戴对照组[11,12]。在这些研究中，角膜接触镜的并发症发生率非常低。然而，由于儿童的卫生条件差、成熟度低、适应时间延长、角膜接触镜相关并发症的高成本妨碍了其在非医学适应证儿童中的应用，尤其是当框架眼镜可以替代其作用时。

儿童角膜接触镜的医学适应证包括屈光参差、角膜不规则散光、大幅度屈光不正和眼球震颤。用框架眼镜矫正屈光参差可以改善弱视，但可能导致物象不等（物像不等大），这会对立体视觉造成不良影响[13-15]。在实践中，当出现较大（3D 或更多）屈光参差时，作者一般会考虑使用角膜接触镜。同样，当框架眼镜不能对不规则散光的高阶像差进行最佳校正时，角膜接触镜通常作为这类儿童弱视治疗的首选。用框架眼镜矫正较大的屈光不正，例如无晶状体眼和高度近视矫正引起的变形、棱镜效应、放大效应（远视）或缩小效应（近视），在这些情况下也经常优先选择角膜接触镜。最后，与框架眼镜相比，作者观察到那些佩戴角膜接触镜的眼球震颤的患者生活质量得到改善，屈光不正改善最明显[16]。虽然，作者通常将角膜接触镜用于上述医学适应证，但在单眼中度到重度弱视的患者中不愿意单独使用角膜接触镜治疗。在这种情况下，最佳选择是安全的框架眼镜，有时在单眼弱视的患者中会联合使用角膜接触镜。

镜片选择

有多种角膜接触镜材料可供选择。通常，儿童能更易耐受软性角膜接触镜，并且在大多数近视、远视和轻度散光的病例中，选择软性角膜接触镜的较选择硬性透气性角膜接触镜（GP）的人要多。美国食品药品管理局将软性接触镜的材质按含水量和离子性分为 1~5 级，并含有 5 种代表性硅酮水凝胶材料。当传统镜片产品无法提供所需参数时，可提供定制软性角膜接触眼镜。软性散光性角膜接触镜最多能矫正大约 2D 屈光力的柱镜。由于镜片的不稳定及旋转经常导致视力随着柱镜度数的增大而变化。频繁更换软性镜片可减少并发症的发生，因此患者应始终遵循厂家推荐的方式更换镜片。只要有可能，儿童应考虑使用一次性镜片，这样他们不需要护理系统并能增加依从性。患有严重或不规则散光的儿童首选透气性角膜接触镜，因为它们能提供平滑的折射表面。混合镜片和软硬组合式接触镜有时适用于无法耐受 GP 镜片的儿童[17]。镜片的成本也是选择因素之一。

镜片验配

对于有小睑裂和强烈的 Bell 反射的儿童，戴角膜接触镜可能具有挑战性。软性角膜接触镜应该具有良好的中心角膜覆盖率，同时覆盖 2mm 巩膜并允许一定的移位。当光学区移位到侧面时，镜片应逐渐重新回到角膜中央。如果镜片立即弹回，提示可能太紧，如果当眼睑闭合时，镜片还未回到角膜中央，则提示可能太松。此外，红光反射应在眨眼之前、其间和之后都保持清晰。

虽然儿童 GP 镜片的验配应根据手术或麻醉检查时获得的角膜曲率读数来确定，但诊断性镜片的应用和评估提供了最佳的选择。应用较大直径的镜片更容易获得良好的共轴性和稳定性。如果镜片经常从眼睛上脱落，则提示镜片太紧，如果它经常移位到球结膜，提示镜片太松了。

儿童角膜接触镜的应用、摘取和护理方法

最初，由眼保健专业人员或护理人员给小孩佩戴角膜接触镜是一项艰巨的任务。这项技术可以通过练习和良好的技术来掌握。通常，GP 和硅凝胶镜片比软性角膜接触镜更容易佩戴和摘除。在使用或取下角膜接触镜之前，应始终进行适当的洗手。将角膜接触镜用于小眼睛时，可通过轻轻滑动上眼睑的前缘，然后将镜片按压到角膜正确的位置。可以通过用拇指和无名指捏住镜片来取出软性角膜接触镜。年轻患者可以使用 DMV 辅助吸盘取出 GP 镜片。然而，患者必须把眼睛睁得足够大，才能使吸盘接触到镜片前表面。GP 镜片的取出可以通过在镜片边缘滑动下眼睑来实现。年轻患者也可以通过"弹出"镜片将 GP 镜片取出。睁大双眼，保持眼球不动，将手指放于颞侧上睑及下睑之间并横向拉动，镜片就会被上睑的眨眼动作挤出来。

如果不能使用日抛型接触镜，则必须对镜片进行护理。镜片存放的日常护理包括倒掉存储溶液，用无绒布擦拭镜片盒，并使其风干。此外，镜片盒应该每周用开水烫一次，并每月更换。镜片护理系统应包括规范的清洁和镜片的消毒。对于 GP 和软性角膜接触镜，应考虑应用得到认证的氧化护理系统以最大限度地提高抑制微生物的功效并避免过敏。

尽管新的镜片材料可以最大限度地提供氧气，但任何角膜接触镜的过夜佩戴都会增加感染细菌性角膜炎的机会[18,19]。

虽然可以考虑使用过夜佩戴的材料，但主要还是采用日间佩戴的方式。此外，角膜接触镜的日间佩戴和摘除，更便于镜片的处理和管理。

儿童角膜接触镜的安全性

在大多数情况下，儿童角膜接触镜的佩戴是安全的。角膜接触镜的并发症可分为感染性、炎症性和机械性，这些并发症的治疗通常比较容易，约占角膜接触镜佩戴者总数的18%[20]。孩子在学习角膜接触镜的佩戴期间，产生的机械性不良事件要比成人更多[21]。青少年后期和年轻成年患者的角膜接触镜并发症的发生率高于年龄较小的儿童[22]。为了特定目的而主动佩戴角膜接触镜的儿童，在眼科专业人员正确指导下，可以保证长期佩戴的安全性。眼科专业人员应向儿童提供镜片卫生有关的口头或书面指导，并在每次随访时都要对其进行检查。

屈光手术

屈光手术是矫正患有发育障碍和其他疾病的儿童屈光不正的一种有前景的选择，其应用趋势会削弱框架眼镜和角膜接触镜的应用（参见第71章）。

近视发生和发展的预防

近视患病率越来越高，特别是在亚洲人群（某些地区达80%）和其他具有高教育需求的群体中。这引起了人们对近视发病和进展因素的高度关注[23]。而引入新的预防策略，可以尽量减少中高度近视的远期发病率（视网膜脱离、早期白内障、青光眼、视神经异常和脉络膜新生血管）[24]。

此外，近年来已经推出预防圆锥角膜进展的治疗策略。本节概述了这些研究进展。

室外和近距离活动的调节

一些观察性研究表明，户外活动似乎可以预防近视。这一理论的机制包括视网膜中的多巴胺释放增加（实验研究中显示可抑制眼轴伸长），增加室外光强度（瞳孔收缩和改变焦点，可能减缓眼球生长），减少调节需求，并可能替代近距离工作[24,25]。而在一些研究中显示，增加近距离工作和近视的发生及进展存在一定关系，但并未在其他研究中得到证实，因此它们之间的关系尚存在争议。多基因遗传和环境因素共同参与了户外时间和近距离工作对近视的影响，目前机制尚不完全清楚[24]。尽管如此，作者建议为患者及其父母提供咨询，让他们认识到平衡近距离工作时间及户外玩耍时间之间的重要性。

药物干预

100年前，就已经认定阿托品能延缓近视发展。阿托品和其他抗毒蕈碱药物如哌仑西平和环喷托酯用于减缓近视发展的机制尚未明确阐明。提出的机制包括抑制调节和增加巩膜的胶原交联（由瞳孔扩张增加/紫外线照射增加引起），但最可能是由对视网膜和巩膜的直接生化作用引起的[24]。已知的传统浓度如0.5%和1%阿托品（瞳孔扩张，失去调节）的副作用限制了它们的广泛使用。最近的研究证实了阿托品对减少近视进展有剂量依赖的作用，浓度低至0.01%时具有显著的效果[26]。在停用所有浓度的阿托品之后观察到反弹效应。然而，最近的一份报告表明，0.01%的阿托品具有更强的调节和持续作用（图8.4）[26,27]。此外，瞳孔扩张和调节丧失是轻微的，并且在停药后迅速恢复。因此，作者得出结论，0.01%阿托品可被认为是延缓儿童近视发展的合理方法。它仅在少数几个国家实现了商业化应用。

减少近视发展的光学治疗策略

近视矫正不足

近视矫正不足已经在一些临床环境中用作减缓儿童近视发展

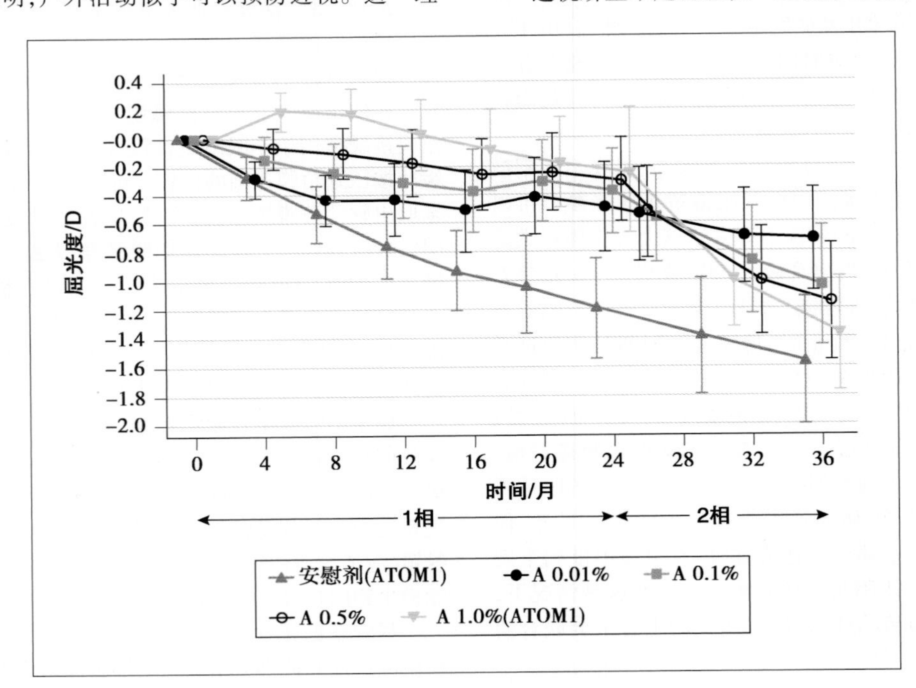

图8.4 ATOM1和ATOM2研究结果表明0.01%阿托品有持续延缓近视发展的作用（Chia A, Chua W-H, Wen L, et al. Atropine for the treatment of childhood myopia: changes after stopping atropine 0.01%, 0.1% and 0.5%. Am J Ophthalmol 2014;157:451-57. e1.）

的策略[28]。虽然在动物模型研究中近视离焦已被证明可以减缓近视发展，但这些结果在大多数人类研究中却不能被重复[24]。最近几个临床研究表明，近视矫正不足实际上可能会加速儿童的近视发展[28-30]。因此，作者建议近视儿童应将近视完全矫正。

减少周边远视离焦

从历史上看，使用双焦点和渐进式附加眼镜片（PAL），能够减缓近视发展，这是基于一种认识，即近距离工作时的调节性滞后导致中心凹远视性离焦，加速眼轴的生长[24]。实际上，PAL、平顶 D 双光眼镜、直分界整体双光镜、具有棱镜片底座（附加底朝内的棱镜）的直分界整体双光镜，都被证明对近视的进展有较明显的减缓作用，特别是对于具有较大调节滞后的儿童作用尤为明显[24,25,31]。另外，减少周边远视离焦能减缓近视的进展。当用框架眼镜或单焦点角膜接触镜矫正近视时发生周边远视离焦，并且落在周边视网膜上的光线聚焦在视网膜平面后方（图 8.5A）。这一理论得到了动物研究的证实，这些研究表明来自视网膜周边的视觉信号可能主导屈光发展[25]，而且临床观察显示，当使用双光眼镜、多焦点角膜接触镜或夜间角膜重塑治疗（角膜塑形镜）来减少周边远视离焦时，近视发展会显著减少[32]。相比框架眼镜及传统型角膜接触镜，这些镜片会把物像投射到中周部视网膜，减少周边远视性离焦（图 8.5B）。尽管这些光学干预的临床效果与多项随机对照试验（表 8.3）[3,6,33-39]的结果一致，但其基本机制仍然是一个有争议的问题[40]。

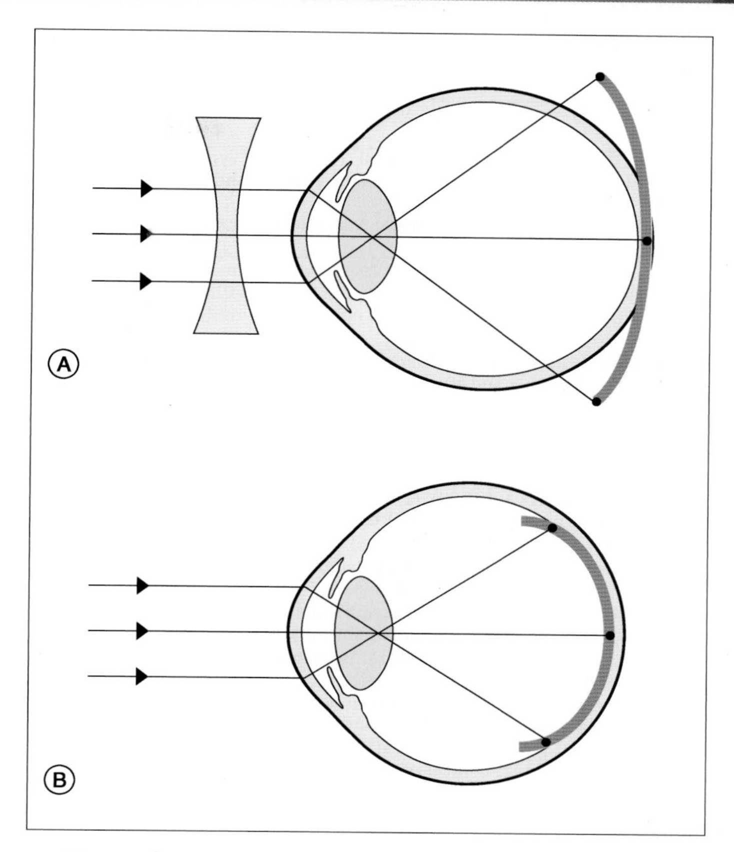

图 8.5　Ⓐ当用双凹球镜片矫正近视时出现周边远视性离焦；Ⓑ角膜重塑治疗（角膜塑形镜）可诱发周边近视性离焦

角膜塑形镜（角膜塑形治疗）

反几何 GP 镜片的设计使角膜中央上皮的力量变薄并重新分布。这种矫正方法的最初应用方法是让患者在夜间佩戴镜片，而在白天不进行佩戴。随后研究人员发现，这种矫正方式也减缓了近视的进展，这可能是由于上述患者的角膜变平和周围视网膜聚焦造成的。然而，由于夜间佩戴，这种设计具有一定的风险。每日规律佩戴控制近视的中距软性多焦点镜片也表现出类似结果[33]。与现代角膜塑形镜佩戴有关的并发症的风险近年来有所改善。严格遵守规定的维护方案是必要的[41]。

表 8.3　证明角膜接触镜能延缓近视发展的随机临床试验

作者	年份	镜片类型	近视度数范围[a]/D	年龄范围	患者数量	眼轴生长下降程度[b]	试验时间
Sankaridurg 等[34]	2011	周边渐变角膜接触镜	-0.75～-3.5	7～14	43	34%	1 年
Anstice 等[35]	2011	双焦点角膜接触镜	-1.25～-4	11～14	40	49%	10 个月（第一阶段）
Walline 等[33]	2013	多焦点角膜接触镜	-1～-6	8～11	32	29%	2 年
Lam 等[36]	2014	离焦式角膜接触镜	-1～-5	8～13	65	31%	2 年
Cho 等[37]	2012	CRT	-0.5～-4	6～10	37	43%	2 年
Charm 等[38]	2013	部分 CRT	-5～-8	8～11	26	NR	1 个月
Chen 等[39]	2013	CRT	-0.5～-5 cyl -1.25～-3.50	6～12	35	52%	2 年

[a] 除非另有说明，否则大多数研究中可能包括 1D 或更小的散光。[b] 与单视眼镜或角膜接触镜对照组比较。CRT，角膜塑形治疗（角膜塑形镜）。

针灸

中医主张应用针灸治疗近视。AAO 的队列研究和首选实践指南均得出结论，针灸治疗近视的研究还不充分，使用针灸治疗近视的决定应根据患者的需要和偏好进行个体化选择[42]。

胶原蛋白交联

胶原蛋白交联已被用于治疗小儿进行性圆锥角膜。目前治疗时机和技术存在争议。应告知父母有可能需要再次治疗，尤其是在进展迅速的情况下[43]。

（秦秀虹　译　马翔　校）

参考文献

1. Saunders KJ. Early refractive development in humans. Surv Ophthalmol 1995; 40: 207–16.
2. Mutti DO, Zadnik K, Egashira S, et al. The effect of cycloplegia on measurement of the ocular components. Invest Ophthalmol Vis Sci 1994; 35: 515–27.
3. Corboy JM. The Retinoscopy Book: A Manual for Beginners. Thorofare, NJ: Slack, 1979.
6. American Academy of Ophthalmology. Preferred Practice Pattern Guidelines. Refractive Errors & Refractive Surgery. 2013 ed. San Francisco, CA: American Academy of Ophthalmology, 2013 Available at: <http://www.aao.org/ppp>.
7. Benzoni JA, Rozenfeld M. Clinical amplitude of accommodation in children between 5 and 10 years of age. Optom Vis Dev 2015; 43: 109–14.
8. American Academy of Opthalmology (AAO). Preferred Practice Pattern Guidelines. Pediatric Eye Evaluations. San Francisco, CA: American Academy of Ophthalmology, 2012 Available at: <http://www.aao.org/ppp>.
10. Walline JJ, Jones LA, Rah MJ, et al. Contact Lenses in Pediatrics (CLIP) Study: chair time and ocular health. Optom Vis Sci 2007; 84: 896–902.
12. Walline JJ, Jones LA, Chitkara M, et al. The Adolescent and Child Health Initiative to Encourage Vision Empowerment (ACHIEVE) study design and baseline data. Optom Vis Sci 2006; 83: 37–45.
13. Oguz H, Oguz V. The effects of experimentally induced anisometropia on stereopsis. J Pediatr Ophthalmol Strabismus 2000; 37: 214–18.
14. Brooks SE, Johnson D, Fischer N. Anisometropia and binocularity. OPHTHA 1996; 103: 1139–43.
15. Weakley DR. The association between nonstrabismic anisometropia, amblyopia, and subnormal binocularity. OPHTHA 2001; 108: 163–71.
20. Chalmers RL, Keay L, Long B, et al. Risk factors for contact lens complications in US clinical practices. Optom Vis Sci 2010; 87: 725–35.
21. Sankaridurg P, Chen X, Naduvilath T, et al. Adverse events during 2 years of daily wear of silicone hydrogels in children. Optom Vis Sci 2013; 90: 961–9.
22. Wagner H, Richdale K, Mitchell GL, et al. Age, behavior, environment, and health factors in the soft contact lens risk survey. Optom Vis Sci 2014; 91: 252–61.
23. Sankaridurg PR, Holden BA. Practical applications to modify and control the development of ametropia. Eye 2014; 28: 134–41.
24. Russo A, Semeraro F, Romano MR, et al. Myopia onset and progression: can it be prevented? Int Ophthalmol 2014; 34: 693–705.
25. Bullimore MA. Myopia control: the time is now. Ophthalmic Physiol Opt 2014; 34: 263–6.
26. Chia A, Lu QS, Tan D. Five-year clinical trial on atropine for the treatment of myopia 2: myopia control with atropine 0.01% eyedrops. Ophthalmology 2016; 123: 391–9.
28. Vasudevan B, Esposito C, Peterson C, et al. Under-correction of human myopia – is it myopigenic?: a retrospective analysis of clinical refraction data. J Optom 2014; 7: 147–52.
31. Cheng D, Woo GC, Drobe B, Schmid KL. Effect of bifocal and prismatic bifocal spectacles on myopia progression in children: three-year results of a randomized clinical trial. JAMA Ophthalmol 2014; 132: 258–64.
32. González-Méijome JM, Peixoto-de-Matos SC, Faria-Ribeiro M, et al. Strategies to regulate myopia progression with contact lenses: a review. Eye Contact Lens 2015.
33. Walline JJ, Greiner KL, McVey ME, Jones-Jordan LA. Multifocal contact lens myopia control. Optom Vis Sci 2013; 90: 1207–14.
35. Anstice NS, Phillips JR. Effect of dual-focus soft contact lens wear on axial myopia progression in children. Ophthalmology 2011; 118: 1152–61.
36. Lam CSY, Tang WC, Tse DY-Y, et al. Defocus Incorporated Soft Contact (DISC) lens slows myopia progression in Hong Kong Chinese schoolchildren: a 2-year randomised clinical trial. Br J Ophthalmol 2014; 98: 40–5.
37. Cho P, Cheung S-W. Retardation of myopia in Orthokeratology (ROMIO) study: a 2-year randomized clinical trial. Invest Ophthalmol Vis Sci 2012; 53: 7077–85.
38. Charm J, Cho P. High myopia-partial reduction orthokeratology (HM-PRO): study design. Cont Lens Anterior Eye 2013; 36: 164–70.
39. Chen C, Cheung S-W, Cho P. Myopia control using toric orthokeratology (TO-SEE study). Invest Ophthalmol Vis Sci 2013; 54: 6510–17.
40. Smith EL, Campbell MCW, Irving E. Does peripheral retinal input explain the promising myopia control effects of corneal reshaping therapy (CRT or ortho-K) & multifocal soft contact lenses? Ophthalmic Physiol Opt 2013; 33: 379–84.
41. Koffler BH, Sears JJ. Myopia control in children through refractive therapy gas permeable contact lenses: is it for real? Am J Ophthalmol 2013; 156: 1076–1081.e1.
43. Kankariya VP, Kymionis GD, Diakonis VF, Yoo SH. Management of pediatric keratoconus – evolving role of corneal collagen cross-linking: an update. Indian J Ophthalmol 2013; 61: 435–40.

第 9 章

视觉电生理学：它如何帮助你和你的患者

Dorothy A Thompson, Alki Liasis

章节目录

引言

儿科视觉电生理具有挑战性，但能提供其他方法无法获得的视网膜和视觉通路功能的信息。这种定量的功能评估有助早期诊断和预后判定，是监测神经和眼部后遗症的客观手段。

视觉电生理研究领域已经存在国际指南和最低标准（如来自 http://www.iscev.org 的国际临床电生理视觉学会或 http://www.ifcn.info 的国际临床神经生理学联盟）。作者在儿童中使用并扩展了 ISCEV 成人方案，这些儿童能够静坐并遵循指令 30min 或更长时间。对于较小或依从性不好的儿童，则需要调整方案，这些方案足够可靠，可以提供可对比信息，而不受镇静或麻醉限制。

对于注意力持续时间较短的儿童，经常需要通过充分鼓励和分散注意力的方法来获得可重复的结果。面对这些患儿，在测试过程中还必须具有灵活性和责任心，并能够根据需要调整方案内容及其测试顺序，以确保临床问题得到解决。这可能是由于线上调查结果的后续性分析、解释或儿童的依从性发生变化所导致。这些改进后的方案和分散注意力的方法使临床医生能够迎合儿童喜好并节省时间。总体目标是将儿童、照顾者和员工的压力和焦虑降到最低。这可以使未来的检测结果和可靠监测获得优化。

测试

临床视觉电生理测试包括眼电图（EOG）和视网膜电图（ERG），用于评估视网膜色素上皮（RPE）和视网膜的功能，以及视觉诱发电位（VEP），评估通往纹状区皮质的视网膜后通路，特别是黄斑通路的完整性。

行为依从性和耐受性是儿童视觉电生理测试中的限制因素。完整的成人方案测试时间较长且要求高。例如，EOG 要求儿童在暗室内扫视 15min，然后明适应扫视 15min，每分钟都要求精确扫视。多焦 ERG（mfERG）和图形 ERG（PERG）要求固定不动，此外，PERG 需要良好的对焦。全视野 ERG（ffERG）需要 20min 暗适应和 10min 明适应。PERG、mfERG 和 ffERG 需要角膜电极。一些表现好的青少年可能会接受角膜电极，但也仅限于 5 岁以上的患儿。检查者的调整方案可以从新生儿开始应用，检查时间为 30min，在此期间先行图形 VEP（PVEP）检测，然后同时进行闪光 VEP 和 ERG 检测。ERG 使用皮肤电极，在无散瞳、无常规暗适应情况下进行记录，但在黑暗的房间中观察图案刺激器后，使用暗蓝色和红色闪光帮助分离视杆和视锥细胞的作用。这些改进的测试数据与参考范围比较，并提供与成人方案在生理上相似的结果[1]。

作者将他们的大奥蒙德街儿童医院（GOSH）方案应用于不同年龄患儿出现了两个常见问题。下图概述了诊断算法和测试程序。本章末尾提供了有关该方法技术方面的简短说明。伪影可以模仿生理反应，须排除。

这些反应告诉我们什么？ 临床医生的辅助手册

眼电图 EOG

用于检测黄斑病变是否由视网膜色素上皮病变导致。这取决于与光感受器和 RPE 连接的完整性。RPE 在其顶端和基底面之间具有大约 6mV 的跨上皮电位，在角膜尖端检测到最大正性。放置在内眦和外眦的电极将在扫视过程中记录电位变化：最靠近角膜的电极相对于距离角膜最远的电极变为正值。这是 EOG，如果它显示为电压/时间图，它可以用来记录眼球运动，包括眼球震颤。跨上皮电位在明亮处增加，在黑暗中减少[2]。这种变化可以表示为 EOG 的最大和最小振幅与在明和暗中形成的扫视的 Arden 比值(波峰/波谷)。比值低于 1.6~1.8 时,被认为是异常的。如果由于 RPE 紧密连接使电阻降低而导致暗谷低于正常,则可能出现虚假正常的 Arden 指数[3]。EOG 也可能反映感光细胞丢失的程度,例如在色素视网膜病变(RP)中,视杆 ERG 也低于正常。当 Arden 比值异常且视杆 ERG 正常时,EOG 具有诊断效力,因为这可将原发性视网膜疾病与上皮病变(如 bestrophin 突变)区分开来[4]。

闪光视网膜电图

闪光视网膜电图用于区分视锥与视杆以及感光细胞与视网膜内层功能。ERG 波形、大小和到达峰值的时间将取决于被刺激的视杆细胞和视锥细胞的相对比例以及视网膜刺激的面积[5]。ffERG 对黄斑没有诊断价值。在不同的暗适应和明适应状态下视杆细胞和视锥细胞被不同颜色、强度与持续时间闪烁优先刺激。在暗视和明视条件下,随着闪烁强度的增加,ERG 波形变化的例子如图 9.1 所示。在昏暗的灯光下,可以测得暗视阈值反应(STR),但这在临床上很难实现和应用。随着闪烁强度的增加,出现正 b 波。这是视杆细胞反应的 b 波,DA0.1,它主要反映视网膜内层双极细胞和 Müller 细胞去极化的电活动。b 波振幅随闪烁强度的变化可以用由 Michaelis-Menton 方程导出的 Naka-Rushton 函数来描述,但导出的参数将根据曲线变化。在临床情况下,需要谨慎地阐述这些问题[6]。

$$V/V_{max}=\text{Int}/(\text{Int}+K)$$

其中 V=b 波的谷峰振幅,V_{max}=谷峰振幅的最大值,Int=troland 的灰分强度/秒,K=半饱和值,即当 Int=K 时,V 为 $V_{max}/2$。

随着闪烁强度的进一步增加,早期负 a 波先于 b 波出现。随着闪烁强度的增加,光感受器超极化,a 波逐渐变大而且快速到达峰值。对于最强的闪烁,即 DA200,暗视 a 波模型的前沿杆光转导[7]。经过明适应后,LA 3 b 波是视锥细胞介导的,速度约 30ms。它涉及打开和关闭双极细胞作用。a 波和 b 波的测量最具有临床价值,但其他 ERG 波也可能有用。这包括:

1. 振荡电位——a 波和 b 波之间的一系列小波,易受视网膜循环和棘突神经元的干扰[8]。
2. 明视负波反应,明视 b 波的下降分支反映内层视网膜活动——易受青光眼和钾通道病变的影响[9]。
3. c 波——与 EOG 相关,由于 RPE 之间的空间中钾离子的耗尽而产生。
4. d 波——旁路反应。视杆细胞使用通过内部视网膜的开放通路,视锥细胞使用开放和关闭通路。在明视条件下,d 波与光的减少有关,并且在长时间的开关闪烁(on>90ms)下显示最好[10]。通常 b 波和 d 波在 ERG 中叠加为短持续时间的闪烁(<10ms)。

按照 ISCEV 标准,ffERG 具有独特的形状和图形。图 9.2 显示了一个以 ERG 为诊断标准的参考数组。

闪光 ERG 的振幅与功能性视网膜的面积成正比,总和 ERG 可以掩盖小的局部病变,例如黄斑病变。视网膜的局部区域可以用明亮背景上的焦点闪烁刺激,或者用图案化和多焦点刺激来避免眼内光散射。这些方法需要稳定的固视。

PERG 为图形翻转检查。波形为双相,正值为 50ms,负值为 95ms,分别称为 p50 和 n95。p50 反映节前和节后细胞的活动,而 n95 特征性反应棘突神经元和节细胞功能。PERG 用于检测疑似早期黄斑病变,并将其与视神经(视网膜神经节细胞)功能障碍进行鉴别[11]。应用大(30°)视野和小(15°)视野同时记录 PERG 和 PVEP,将黄斑病变和视神经功能障碍与视路和皮质功能障碍区分开来。受刺激的视网膜局部区域代表 PERG 信号具有较小的振幅(约 0.5~8μV)。要求角膜电极聚焦良好,遵循严格的伪影抑制准则,接收发射信号均匀,以避免眨眼和眼动伪影(图 9.3)。

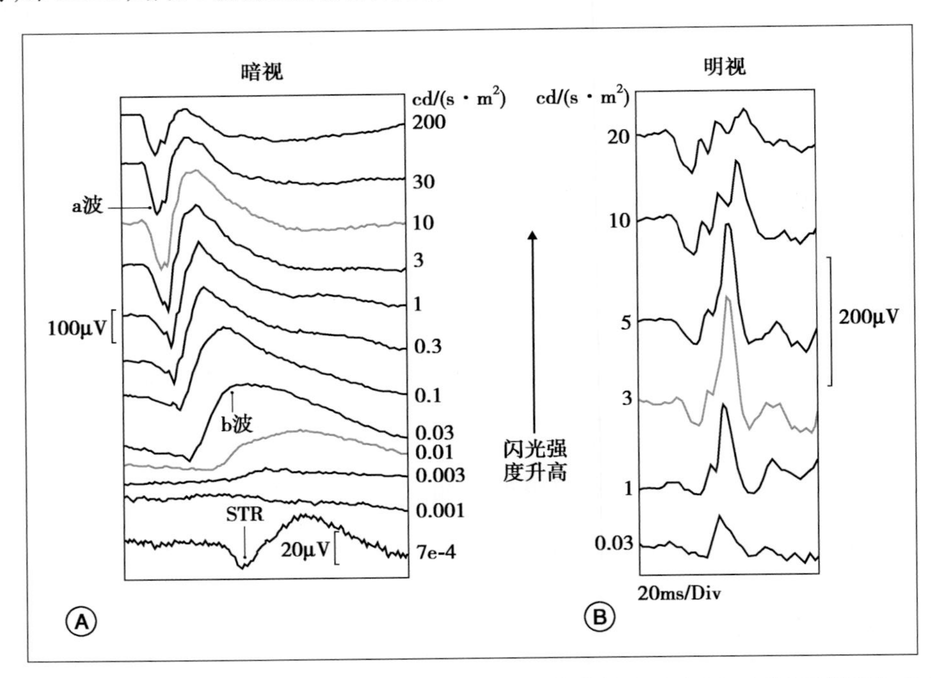

图 9.1 暗视Ⓐ和明视Ⓑ亮度反应序列。国际临床电生理视觉学会(ISCEV)的视网膜电图(ERG):标准闪光强度以红色显示。Ⓐ从下到上,随着闪光强度的增加,首先显示视杆细胞反应,出现 b 波,然后显示 a 波出现;Ⓑ表现出高闪光强度时出现 b 波较小的明适应波峰现象

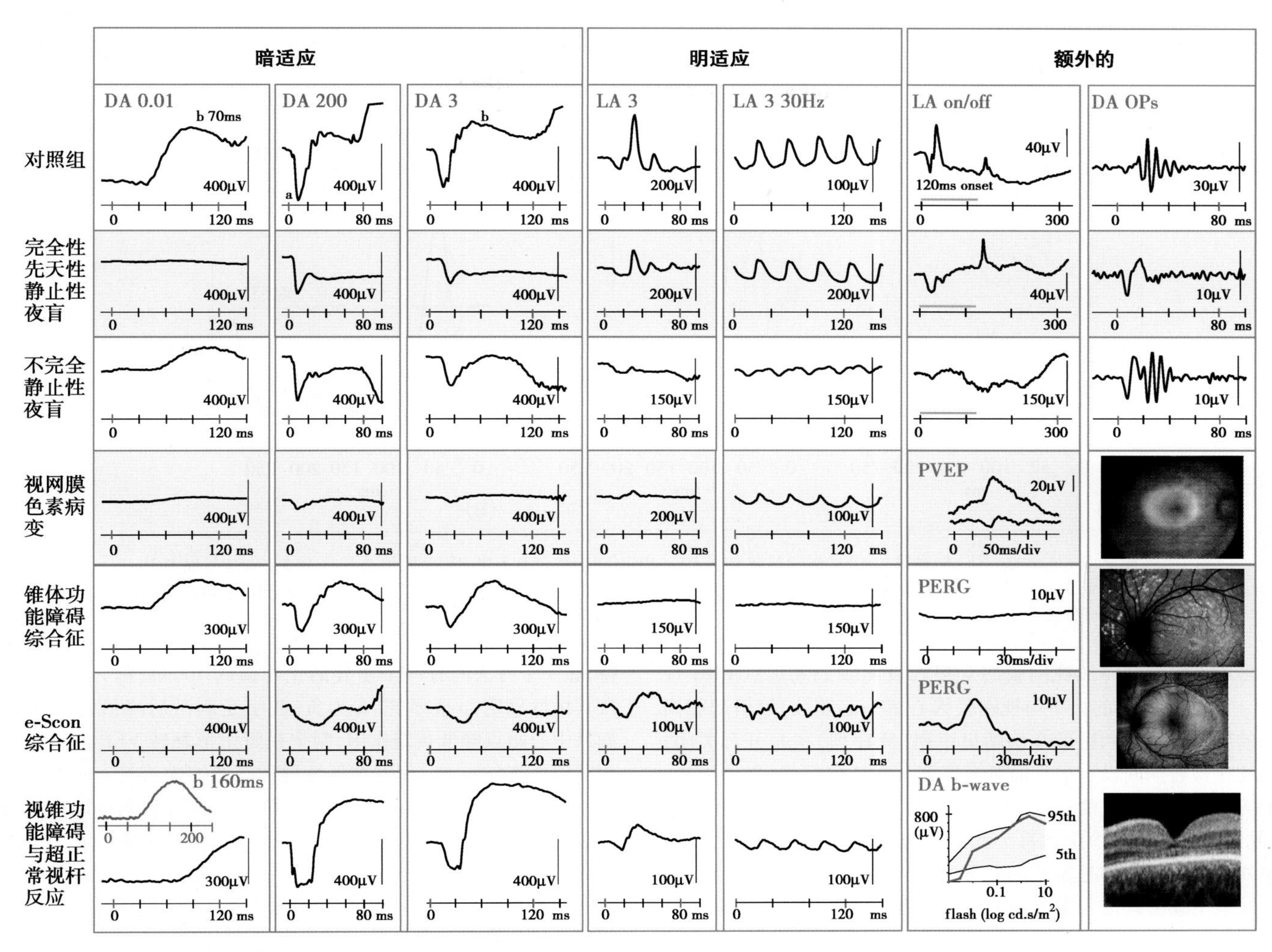

图 9.2　标准诊断视网膜电图(ERG)模板

第 1 行:显示正常轨迹。从左到右移动的列显示暗适应(DA)和明适应(LA)ERG 记录到不同强度的闪光。最后两列显示了对诊断有用的附加数据,例如延长的 on-off ERG(LA on/off)、振荡电位(OP)、图形翻转 VEP(PVEP)和图形视网膜电图(PERG)。图中显示了相应闪光刺激的特征 ERG 波形。暗适应 0.01:视杆细胞来源的 b 波,无 a 波;暗适应 200:强调视杆细胞 a 波;暗适应 3:视杆和视锥共同作用的 a 波和 b 波;明适应 3:视锥特异性反应,包括 on 和 off 双极细胞活动;明适应 330Hz 闪烁是一种反映视网膜内层反应的锥体敏感性检查;明适应 on/off 闪烁分开双极 on 通路和 off 通路的反应

正常痕迹下面的行显示了临床上独特的电生理表现。第 2 行和第 3 行是 b 波没有上升到基线以上时的电负性 ERG

第 2 行:完全性先天性静止性夜盲(cCSNB)是由于信号缺陷阻止了双极去极化所致。因此,其视杆细胞暗适应 0.01b 波缺失,并且最大闪光 ERG 是电负性的。明适应 3 视锥细胞 a 波的形状是一个宽谷,因为缺少通路上的作用揭示了光感受器和非双极反应。闪烁 ERG 为锯齿形。明适应 on-off ERG 显示电阴性 on 反应和保存完好的 off 反应。随后,振荡电位消失

第 3 行:不完全 CSNB(iCSNB)缺陷发生在光感受器上,并影响 on 和 off 通路。有一些残留的 DA0.01 视杆细胞来源的 b 波,严重衰减的 LA3 视锥反应和双裂闪烁波形

第 4 行:色素视网膜病变(RP)。非常小的暗适应 200 视杆细胞 a 波表明视杆细胞感受器丢失。残留视锥细胞 ERG 反映从外周到中心的进展的光感受器丢失。如果黄斑区被保留,例如在所示的眼底高自发荧光(FAF)环内,则 PVEP 可以在它们从中心 2°~5° 出现时被记录。当 RP 中的 ERG 不可检测时,PVEP 可能有助于指示视网膜中央保存的程度

第 5 行:视锥细胞功能障碍综合征(cone dys)。暗适应视杆细胞 ERG 被保留,但明适应视锥细胞反应和 PERG 明显减弱。这样的 ERG 阵列可能发生在 Stargardt 病中:典型的 Stargardt FAF 显示在该行的最后一列中。PERG p50 的衰减首先提示黄斑病变,但相对保留视锥细胞和视杆细胞 ERG 可用于预后

第 6 行和第 7 行是两个病理性 ERG 阵列的例子

第 6 行:e-Scon 综合征(e-Scon)。视网膜仅由使用双极通路的 S-视锥细胞填充。没有 DA0.01 视杆细胞来源的 b 波。在特征上,暗适应 3 和明适应 3 具有相似的波形,S 视锥细胞 ERG 将比通常大,PERG p50 通常延迟,如图所示,闪烁 ERG 也是如此,其可能小于视锥细胞 a 波。在儿童时期,可以在拱环周围看到强点状自发荧光

第 7 行:KCVN2 视网膜病变(视锥细胞功能障碍与超正常视杆细胞反应)显示低闪光强度时缺乏视杆细胞来源的 b 波,但到了更高的闪光强度,会突然出现一个非常晚的 b 波(见插入显示暗适应 0.01ERG 在更长的时间 x 轴上)。暗适应 b 波振幅在较小的闪光强度范围内迅速增长(以红线表示振幅与闪光强度之间的关系,灰色区域显示正常反应增长)。暗适应 200a 波显示出一个独特的波谷。KCVN2 视网膜病变可能与牛眼黄斑病变有关,年龄较大的儿童可能在光感受器层中显示出独特的“牙状”中央凹光学相干断层成像(OCT)外观

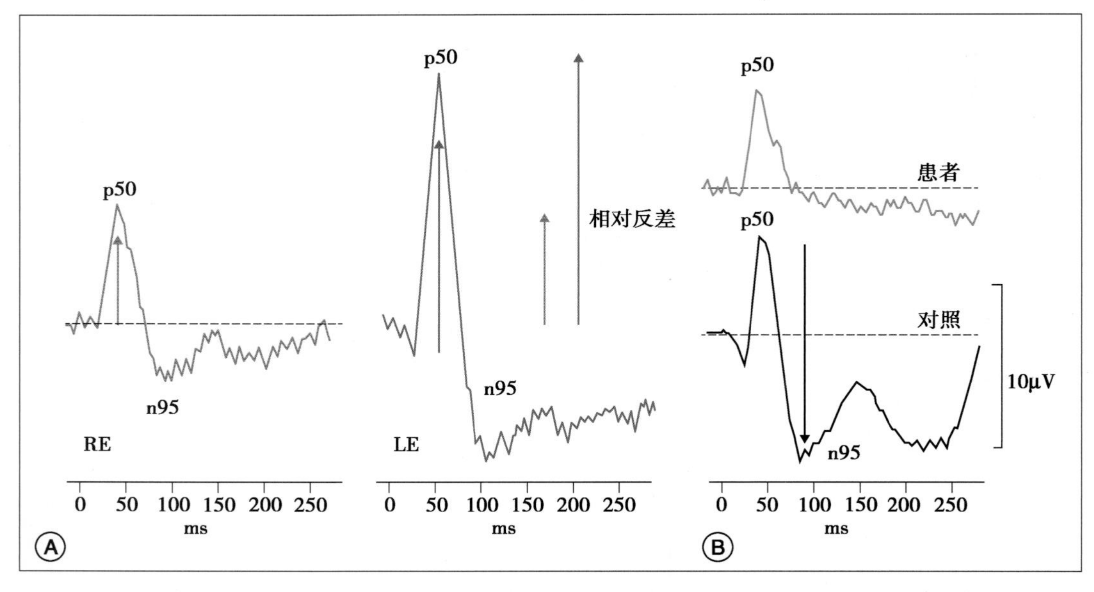

图 9.3　Ⓐ右眼(RE)和左眼(LE)图形视网膜电图 50'(PERG)来自一名 3 岁 RE 后圆锥晶状体患者。p50 振幅与对比度成正比。右眼 PERG 振幅反映了右眼白内障的相对对比度损失;Ⓑ从 6 岁肾衰竭患者的右眼 25'PERG 的顶部切迹。n95 的丢失表明视力丧失是由于 ON 损害而不是视网膜功能障碍

多焦点刺激允许从视网膜的众多区域同时记录焦点 ERG 反应[12]。六边形阵列的大小与视网膜偏心率一起缩放,以引起相同大小的反应。每个六边形在伪随机序列(M 序列)中打开和关闭,以保证在检查期间没有重复的刺激序列。在任何时候,平均来说,一半的六边形是黑色的,另一半是白色的。刺激率高,导致屏幕闪烁,但平均亮度相对稳定。每个元素在与其他元素不同的位置开始序列。如果序列中起始点的差异(滞后)长于响应持续时间,则每个元素生成与其他元素不相关。不受其他区域刺激影响的反应称为第一级反应。第二级反应表示闪烁和相对于反应持续时间的短滞后之间的时间相互作用。阐述迹线阵列远比依赖相关的等电位等值线图更重要,以免产生误导。mfERG 波形是数学结构,而不是微小的 ERG,并且不直接反映 a 波源和 b 波源。mfERG 和 PERG 一样,对固视不稳非常敏感,应该在跟踪阵列中寻找盲点的证据。尚未在儿童中广泛应用。

视觉诱发电位

VEP 记录于头皮的枕叶区。它通过视网膜神经传入纤维投射来反映纹状皮质(区 V_1)4c 层的去极化[13,14]。中心 5°的视网膜活动以低视场为主,主导 VEP,并且儿童的 PVEP 可以作为黄斑通路功能的替代指标。如果 PVEP 异常,使用 PERG、mfERG 和/或眼底成像排除黄斑部原发性视网膜功能障碍是很重要的。即使存在已知的黄斑病变或退化/缺失的 PERG/mfERG,PVEP 波形仍可提供关于残余黄斑和黄斑旁功能的有用信息。检查者在单眼测试前记录双眼睁开的 PVEP。他们使用经枕骨电极阵列、大全视野(30°),并在可能的情况下,半视野刺激,以区别视神经、视交叉和大脑半球异常(图 9.4)。

使用不同类型的刺激:图形翻转、图形启动和闪光刺激

图形-翻转 VEP 具有简单的三相波形,可在整个生命周期内保持,在 7 个月大时有一个主要的正峰值约 100ms,称为 p100(成分按其极性确定:p 表示正,n 为负;数字是刺激后峰值的潜伏期)。如果中心暗点降低黄斑作用,则全视野图形翻转 VEP 的形状可变为双裂形态(p-n-p),例如在显性视神经萎缩中可见。双裂波形是由于黄斑旁功能 n105 和 p135 的增强。半视野刺激可以描绘黄斑和旁黄斑波峰。作者使用了从 400'到 6.25'的各种尺寸,在出生 6 周后以 3/s 的速度呈现。

模式起始刺激吸引注意力,对眼球运动有很强的操控性,是眼球震颤或预防主动离焦的首选。其波形复杂,三个成分具有空间上分离的产生来源:CⅠ,正值,约 90ms;CⅡ,负值,约 110ms;CⅢ,突出正值,约 180~200ms[15,16]。不同的年龄表现为不同的峰值:最初的正值 CⅠ在儿童中最突出,取决于对比度和亮度。CⅡ出现在儿童后期,更多地依赖于轮廓。这些变化意味着很难用图形起始模式 VEP 进行纵向监测[17]。

闪光刺激是强大的,并且闭眼也有效。与 VEP 同时记录的对照 ERG 可保证视网膜刺激水平。检查者同时使用闪光和模式刺激,经常同时使用模式反转和起始刺激来提供视觉通路功能的确证证据,特别是枕叶的不对称性。

闪光和模式反转 VEP 表现出悖论定位。例如,右半视野刺激左侧大脑通路,并在右枕叶电极上被检测到。这是由于大脑皮质被激活的方向所致,也是检查者使用大视野刺激和额叶中段参考电极位置的结果[18]。模式起始视觉诱发电位没有显示出这一点。右半视野的反应在左枕骨上进行了适当的解剖学记录。比较经枕部不对称全视野起始 VEP 和反转 VEP,有时有助于确定 VEP 枕部不对称是否是由病理引起的,特别是在那些头骨不对称或不能处理半视野刺激的儿童中[19]。

视力与视觉诱发电位

试图将 PVEP 压缩成视觉敏锐度的单一数字描述符是有前景的。遗憾的是,两者之间的关系并不是那么简单。在正常儿童中,

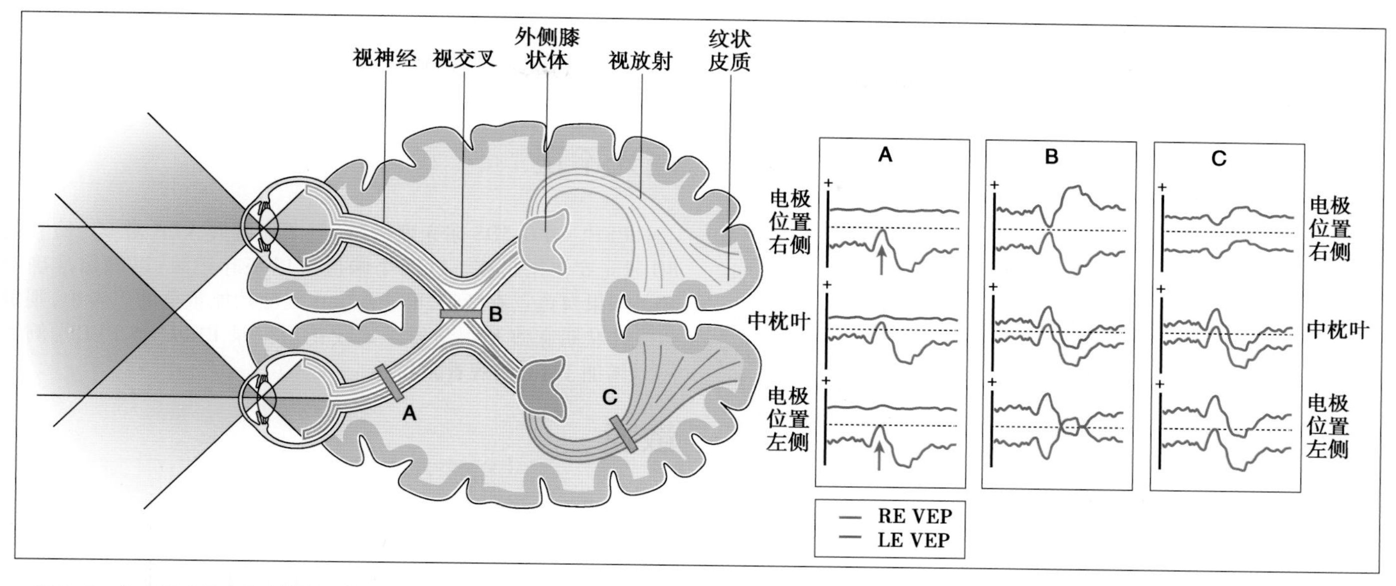

图 9.4 每只眼睛的右侧(蓝色阴影)和左侧(黄色阴影)半视野的示意图投影(RE:右眼;LE:左眼)。叠加在路径上的黑条代表 A 左侧视神经,B 视交叉和 C 左侧视神经放射和枕叶皮质的病变。由这些病变引起的示意性视觉诱发电位(VEP)的枕部分布从与电极位置右侧(R-occ)和左侧(L-occ)外侧和中枕叶(M-occ)通道对齐的 RE(红色)和 LE(蓝色)显示。列 A 显示减小左眼 VEP 和右眼 VEP 的对称分布,其中横向通道幅度相似(箭头)。B 列显示交叉不对称,其中一只眼睛的经枕骨分布是另一只眼睛的镜像,即左枕骨的 RE VEP 为负(向下偏转),而右枕骨的 LE VEP 为负。这表明视交叉功能障碍。C 列显示每只眼睛在右枕骨上具有相同的、同名的、减少的分布。这种同名分布或非交叉不对称提示大脑半球功能障碍。由于反常偏侧化,闪光和图形翻转 VEP 的这种分布代表左侧大脑功能障碍,表现为右半视野异常

视力的估计可以基于由元素大小递减的图案引起的 PVEP 的幅度[20]。阈值 VEP 视力从最小图案大小导出以给出高于噪声水平的响应,或者在幅度与空间频率的图表上外推到零幅度[21]。尽管 PVEP 显示出与行为敏感度的某种相关性,在临床人群中期望直接相关是不现实的。例如,当神经元在视神经萎缩中丢失时,PVEP 将变得明显衰减和波幅减低,然而,如果剩下的少数功能神经元的感受野在中央视野中紧密相隔,识别锐敏度可以非常好,即使视盘明显苍白。出生后的前 12~18 个月,VEP 技术对视力发展的估计较高,在此之后,行为估计超过 VEP 敏感度[22]。识别锐敏度是对高对比度、高关联区域的静态图像的解释。与 VEP 测量的纹状体皮质活动的差异并不惊人。尽管如此,PVEP 是黄斑通路功能的有用指标,并提供了视网膜神经纤维通路可以支持的视力水平的定性指标。作者认为,模式反转 VEP 到 50’或更小的检查表明视力水平良好;到 100’~200’表明中等视力水平;到 400’表明视力水平差。如果检测到闪光 VEP,但没有记录到 PVEP,则表明视觉是退化的。PVEP 显示出很小的区间变化,并且对于系列监控是可靠的。它们对于婴儿的双眼间的比较特别有用[23,24]。

当刺激速率增加时,单个瞬态 PVEP 波形合并成为正弦波形。这是一种稳态响应,用于扫描 VEP,其中许多不同的图案大小或对比度水平被快速扫描[25,26]。通过傅立叶技术将稳态 VEP 分析成幅度和相位数据。在进行更小的图形刺激之前,可以在采集期间确定信噪比阈值,进一步锐化 VEP。扫描技术可以提供一个数字[通常以每度循环数(CPD)为单位]来快速描述敏感度或对比度敏感度,但会丢失有关波形和经枕后分布的信息。这些快速的刺激率驱动成熟的视觉系统比最佳视力更快。由于 VEP 波形是重要的诊断指标,作者倾向于将瞬态 PVEP 记录用于常规临床实践(图 9.5)。

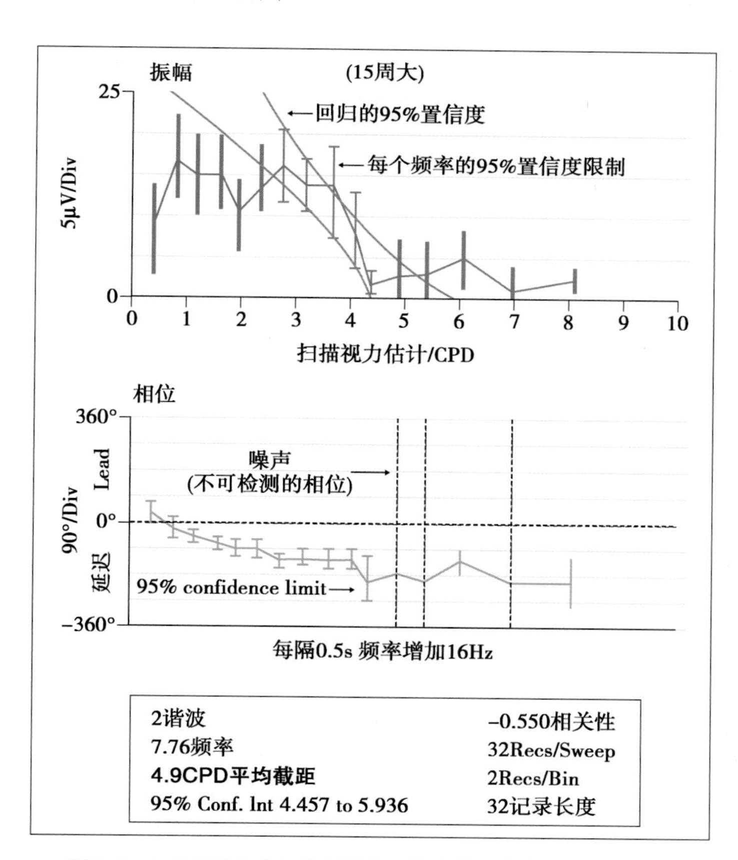

图 9.5 扫描视觉诱发电位(VEP)。快速刺激速率用于诱发以其振幅和相位为特征的准正弦视觉诱发电位(VEP)。给出了一个空间频率范围。VEP 振幅有随空间频率增加而降低的趋势。计算对基线或噪声水平的回归以给出视力估计,在这种情况下为 4.9CPD

技术因素

视觉刺激包括不同强度、持续时间、时间速率、颜色、图案和多焦点马赛克的瞬时闪光。

视觉刺激器

闪光

商业闪光刺激器包括手持式闪光灯,有助于儿科测试。这些刺激器很容易对一个活跃的孩子进行追踪,并且可以直接观察到孩子的眼睛位置。Ganzfeld 刺激器将光线均匀地投射在视网膜上。它们有带下巴的静态圆托可供休息,或更小的手持 LED 灯接近眼睛。重要的是,它们具有集成摄像头,以确保眼睛睁开,并受到适当地刺激。有些版本仪器测量自然瞳孔面积并确定标准视网膜照度所需的闪光剂量。

图样

图案化刺激是计算机生成的,并呈现在不再商用的阴极射线管(CRT)和等离子体显示板(PDP)上,或者液晶二极管(LCD)、投影系统或超亮有机发光二极管阵列上。使用 CRT 进行响应采集的触发器与生成图像的光栅速率同步。如果以 50Hz 运行,则在观察屏幕左上角记录的 PVEP 与右下角记录的 PVEP 之间可能存在 20 毫秒的延迟差异。由于 on 和 off 切换的时序差异,LCD 屏幕具有在图案中产生的固有亮度闪光伪影。PDP 避免了这两个问题。作者使用大视野 PDP,其优点是几乎同时在屏幕上均匀地生成图案,而无亮度伪影。其多同步功能允许我们在测试期间在刺激和卡通 DVD 之间快速切换以保持注意力,同时单独的音频输出在呈现图案时保持配乐连续性。

视野大小

较大的视野(约 30°)在儿科临床检查中很重要,允许儿童在保持绝对刺激中心凹、黄斑、10°内视野范围的同时,改变凝视方向。较小的视野更容易出现假性枕叶不对称,尤其当注视方向改变到视野边缘时。

检查尺寸

图案通过包含相等数量的黑白元素(通常是格子,极少是光栅)来防止光散射,所述黑白元素或者是反相(从黑到白的反相)或者从具有相等平均亮度的均匀灰度场的背景中出现(图案开始)。各种范围格子尺寸对于确保一致性,为监测和眼内比较提供广泛的基线是重要的。单个格子的对角尺寸给出了 CPD 当量。

ERG 电极

儿科工作需要一系列不同尺寸的角膜接触镜电极,但由于担心交叉感染,这些电极在英国和欧洲并不经常使用。一次性角膜电极(如 DTL、金箔和 HK 环路电极)是优选的,并且在较小的儿童中经常使用眶周下部皮肤电极[27]。用皮肤电极记录的 ERG 较小,是角膜电极振幅的 12%~15%,但也够大,即超过 10μV(使用角膜电极 mfERG 以纳伏测量,PERG 在 2~5μV 以下,成人 VEP ≤ 5μV)[28,29]。皮肤 ERG 波形和时间与角膜电极 ERG 相似。确保角膜朝向皮肤电极定位很重要,鼓励孩子向下看,如果有斜视,皮肤电极可能会移位。如果孩子睡着了,眼睛向上翻,就有可能记录一个完全倒置的 ERG 轨迹[29]。

屈光不正

PERG 对 0.5DS 屈光度敏感,但图形翻转 VEP 对 60'检查的 8D 屈光度作用最强。这两个响应可以一起记录,以确保准确对焦。如果对焦点有疑问,可能发生在疑似功能重叠的患者中,则可以在睫状肌麻痹和刺激器距离校正后记录 PERG 和 PVEP,例如 +1D 增加了 1m 的观看距离。

散瞳

对于作者的组合方案,需要对图形翻转 VEP 进行最佳聚焦。作者没有为紧随 PVEP 之后的 Flash ERG 协议进行扩展。瞳孔散大目的在于振幅标准化,但只引起 12%~15%的振幅变化[28,29]。注意到瞳孔大小或瞳孔大小不等的极端情况,但视网膜照度变化的数值校正因子很少应用于临床 ERG。将 ERG 记录到各种闪光强度可确保凭经验克服这一问题。

暗适应

通过缩短暗适应来谋求儿科标准数据是不切实际的,患儿在出生第一年的每个月,逐渐延长 5min 暗适应。作者在没有长时间暗适应的黑暗条件下采取相同的时间点,并用暗蓝色闪光刺激,以使感光器的贡献主要由杆驱动。。ERG 波形形状提供关于主要作用细胞的反馈,因为视网膜就像一个自适应光度计。

成熟

出生时视网膜敏感度差。ISCEV 定义的闪光刺激包括婴儿早期无法检测到的 ERG 的可能性[30]。本质上,需要更明亮的闪光刺激。如果使用麻醉,这可以延迟达到峰值的时间并特别减少 b 波。[31]。髓鞘形成和突触发生和修剪会影响模式反转 VEP 的潜伏期,在出生后 7 个月迅速缩短到成人值的 10%以内。新生儿 VEP 潜伏期约为 240ms。最好以 1Hz 的频率进行刺激,并将采集时间窗口增加到 450ms,以捕获婴儿反应。8 周后,刺激速度为 3Hz 并将时间窗口缩短为 300ms,可加快数据采集速度。在整个生长过程中持续存在形态变化,重要的是每个实验室都要获得完整的规范参考数据库,在出生后的前 12 个月频繁采样。

总结

视觉电诊断测试(EDT)是无创的,客观的功能指标,是儿童的理想测试。为了在最短的时间内从每个孩子身上获得最多的信息,检查者根据个人需要组合和调整刺激方案。使用分散注意力,将卡通 DVD 与图案刺激交织在一起,有连续的音轨、音乐、有声读物、嘈杂的玩具,最重要的是,通过个人互动和游戏来安慰和鼓励。这些是引导注意力和固视被成功记录的关键。在排除伪影和混杂因素之后，将相应与年龄匹配的参考数据进行比较。通过联合ERG 和 VEP 评估获得的数据可以沿视觉通路定位功能障碍，并提供视觉的定性估计。作者在许多不同的临床表现中提供了补充和完善信息，从不固定和跟随且有异常眼球运动的婴儿到对修补无反应的弱视、头痛调查以及对无法沟通以进行行为评估的儿童的评估。

视觉 EDT 结果的意义必须结合临床数据和对成熟变化的认识来权衡。临床视觉 EDT 评估“视觉硬件”，而不是“软件”。他们可能会建议视网膜原纹状体通路可能支持的模式视觉质量，但临床 EDT 无法判断儿童能够如何使用到达纹状体皮层的视觉数据。

（殷路 译 于芳蕾 校）

参考文献

1. Ricotti V, Jagle H, Theodorou M, et al. Ocular and neurodevelopmental features of Duchenne muscular dystrophy: a signature of dystrophin function in the central nervous system. Eur J Hum Genet 2016; 24(4):562–8, doi:10.1038/ejhg.2015.135; [epub ahead of print].
2. Arden G, Barrada A, Kelsey JH. New clinical test of retinal function based on the standing potential of the eye. J Physiol 1962; 46: 449–67.
3. Thompson DA, Constable PA, Liasis A, et al. The physiology of the retinal pigment epithelium in Danon disease. Retina 2016; 36(3):629–38, [Epub ahead of print].
4. Dev Borman A, Davidson AE, O'Sullivan J, et al. Childhood onset autosomal recessive bestrophinopathy. Arch Ophthalmol 2011; 129: 1088–93.
5. Granit R. Sensory Mechanisms of the Retina. London: Oxford University Press, 1947.
6. Evans LS, Peachey NS, Marchese AL. Comparison of three methods of estimating the parameters of the Naka-Rushton equation. Doc Ophthalmol 1993; 84: 19–30.
7. Pugh E, Lamb T. Phototransduction in vertebrate rods and cones: molecular mechanisms of amplification, recovery and light adaptation. In: Stavenga DG, de Grip WJ, Pugh EN Jr, editors. Handbook of Biological Physics, vol. 3. Amsterdam: Elsevier, 2000: 183–254.
8. Wachtmeister L. Oscillatory potentials in the retina: what do they reveal? Prog Ret Eye Res 1998; 17: 485–521.
9. Thompson DA, Feather S, Stanescu HC, et al. Altered electroretinograms in patients with KCNJ10 mutations and EAST syndrome. J Physiol 2011; 589: 1681–90.
10. Sieving PA. Photopic ON- and OFF-pathway abnormalities in retinal dystrophies. Trans Am Ophthalmol Soc 1993; 91: 701–73.
11. Holder G. Pattern electroretinography (PERG) and an integrated approach to visual pathway diagnosis. In: Fishman GA, Birch D, Holder GE, et al., editors. Electrophysiologic Testing in Disorders of the Retina, Optic Nerve, and Visual Pathway. 2nd ed. Ophthalmology Monograph 2. San Francisco, CA: Foundation of the American Academy of Ophthalmology, 2001: 197–235.
12. Hood DC, Bach M, Brigell M, et al. ISCEV standard for clinical multifocal electroretinography (mfERG) (2011 edition). Doc Ophthalmol 2012; 124: 1–13.
13. Schroeder CE, Tenke CE, Givre SJ, et al. Striate cortical contribution to the surface recorded pattern reversal VEP in the alert monkey. Vision Res 1991; 31: 1143–57. (Erratum in: Vision Res 1991; 31: 1).
14. Givre SJ, Schroeder CE, Arezzo JC. Contribution of extra striate area V4 to the surface recorded flash VEP in the awake macaque. Vision Res 1994; 34: 415–28.
15. Jeffreys DA, Axford JG. Source localisations of pattern-specific components of human visual evoked potentials I. Component of striate cortical origin. Exp Brain Res 1972; 6: 1–21.
16. Jeffreys DA, Axford JG. Source localisations of pattern-specific components of human visual evoked potentials II. Component of extra-striate cortical origin. Exp Brain Res 1972; 6: 22–40.
17. Shawkat FS, Kriss A. A study of the effects of contrast change on pattern VEPs, and the transition between onset, reversal and offset modes of stimulation. Doc Ophthalmol 2000; 101: 73–89.
18. Barrett G, Blumhardt L, Halliday A, et al. A paradox in the lateralization of the visual evoked response. Nature 1976; 261: 253–5.
19. Mellow TB, Liasis A, Lyons R, Thompson D. When do asymmetrical full-field pattern reversal visual evoked potentials indicate visual pathway dysfunction in children? Doc Ophthalmol 2011; 122: 9–18.
20. Sokol S. Measurement of infant visual acuity from pattern reversal evoked potentials. Vision Res 1978; 18: 33–9.
21. Allen D, Tyler C, Norcia A. Development of grating acuity and contrast sensitivity in the central and peripheral visual field of the human infant. Vision Res 1996; 36: 1945–53.
22. Marg E, Freeman DN, Peltzman P, et al. Visual acuity development in human infants: evoked potential measurements. Invest Ophthalmol Vis Sci 1976; 15: 150–3.
23. Liasis A, Thompson DA, Hayward R, et al. Sustained raised intracranial pressure implicated only by pattern reversal visual evoked potentials after cranial vault expansion surgery. Pediatr Neurosurg 2003; 39: 75–80.
24. Mellow TB, Liasis A, Lyons R, et al. The reproducibility of binocualr pattern reversal visual evoked potentials : a single subject design. Doc Ophthalmol 2011; 122: 133–9.
25. Tyler CW, Apkarian P, Levi DM, et al. Rapid assessment of visual function: an electronic sweep technique for the pattern visual evoked potential. Invest Ophthalmol Vis Sci 1979; 18: 703–13.
26. Norcia A, Tyler C, Hamer R, et al. Measurement of spatial contrast sensitivity with the swept contrast VEP. Vision Res 1989; 29: 627–37.
27. Esakowitz L, Kriss A, Shawkat F. A comparison of flash electroretinograms recorded from Burian Allen, JET, C-Glide, gold foil, DTL, and skin electrodes. Eye 1993; 7: 169–71.
28. Bradshaw K, Hansen R, Fulton A. Comparison of ERGs recorded with skin and corneal-contact electrodes in normal children and adults. Doc Ophthalmol 2004; 109: 43–55.
29. Kriss A. Skin ERGs: their effectiveness in paediatric visual assessment, confounding factors, and comparison with ERGs recorded using various types of corneal electrode. Int J Psychophysiol 1994; 16: 137–46. Review.
30. Fulton AB, Hansen RM, Westall CA. Development of ERG responses: the ISCEV rod, maximal and cone responses in normal subjects. Doc Ophthalmol 2003; 107: 235–41.
31. Iohom G, Gardiner C, Whyte A, et al. Abnormalities of contrast sensitivity and electroretinogram following sevoflurane anaesthesia. Eur J Anaesthesiol 2004; 21: 646–52.

第 10 章

儿童眼睛、眼眶和视觉通路成像

Daniel J Salchow, Nadja Kadom

章节目录

1850/1851 年，Hermann von Helmholtz(1821—1894)，现代眼科的奠基人，设计了直接检眼镜，并第一次看到活体眼底。因直接检眼镜能完整地观察病变，使该仪器成为眼科专业的必备设备。在眼部摄影技术开展之前，眼科成像是由艺术家们对观察到的眼部疾病进行精心绘制和呈现细节的。1981[1] 年激光扫描检眼镜(SLO)和 1991[2] 年光学相干断层成像的出现极大地增强了眼科成像效能。几十年来，35mm 胶片摄影一直是眼外部、眼前段和眼底摄影的标准，但现在已被数码摄影所取代。照相机系统和光学系统的技术变革不大，而免散瞳眼底照相技术却取得很大进展，即可以在不散瞳的情况下采集眼底图像[3]。

在过去的几十年中，已经发展了多种新的眼科检查和成像技术。这些进展使眼科影像学从简单的资料记载转变为对眼睛及其组成部分的有效的分析，大大提高了我们对许多眼部疾病的理解。

然而，精确选择适合患者的检查尤为重要。不加选择地使用成像技术可能导致结果混乱、资源浪费、引起焦虑，并可能造成不必要的治疗。临床结果的准确记录也具有法医学方面的意义。在本章中，我们试图为医生提供一个框架，以便于决定使用哪种成像技术。某些具体疾病的特殊表现将在各自的章节中讨论。

摄影术

外眼成像

在许多情况下，外眼病变是可以被拍摄下来的。例如，上睑下垂患者的眼睑高度和角膜反光点至上睑缘的距离是重要参数。斜视和眼睑肿胀以及蜂窝织炎患者的眼部运动也可以拍照。孩子们可能不能忍受靠近脸部的仪器，在这种情况下，照相可以起到辅助作用(图 10.1)。

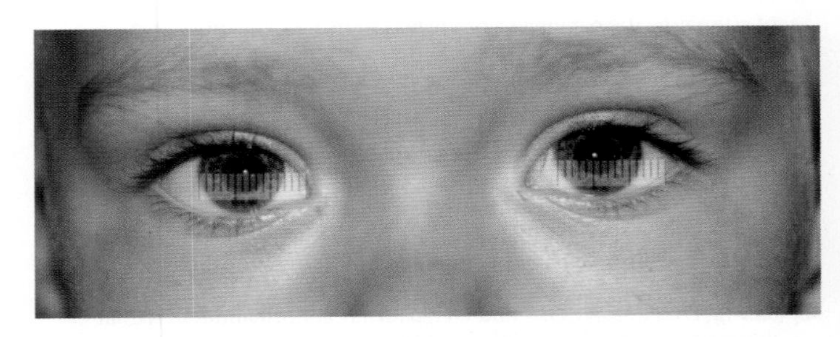

图 10.1　一个男孩的眼外部照相显示对称的睑裂高度和正常的角膜直径。叠加比例尺的方法有助于获得不配合儿童的精确测量结果

眼前节照相

在幼儿中，裂隙灯检查通常是不可能的，照相可以让临床医生记录检查结果。测量角膜直径有助于确定某些患者(小眼球、婴幼儿青光眼)的诊断，最好用眼前节照相。通过照相，可以判断和比较儿童白内障晶状体混浊程度或晶状体半脱位的程度(如马方综合征)。

RetCam 是一个接触式数码摄影系统。可以使用特殊的镜头进行前段摄影。该设备可以观察到前房角，有报道证实，在观察房角闭合情况方面，RetCam 与裂隙灯房角镜检查有很好的一致性[4]。

眼底照相

当评估早产儿视网膜病变时，连续的视网膜影像记录是很有帮助的。同时，数字眼底照片使一些医疗条件有限的地区进行远程诊断（远程医疗）成为可能。视网膜病变可以被记录下来，这在治疗视网膜母细胞瘤等肿瘤方面尤为重要。

照片上可评估视盘的颜色、边缘的清晰度以及视盘的大小和形状等特征（必要时增加放大倍率），并与随后的照片进行比较，有助于凸显病情进展。

无赤光眼底照相

在无赤光眼底照相中，入射眼底的成像光被过滤掉红色，允许波长为 495~570μm 的光通过。由于血红蛋白能很好地吸收这种波长的光，视网膜血管和出血呈暗像，比彩色照片更容易观察。视网膜裂孔（比周围视网膜暗）也很容易显示。玻璃疣（黄斑和视盘）、渗出、棉绒斑和视网膜色素上皮（RPE）的缺损在无赤光照片上较亮。视网膜神经纤维层（RNFL）较亮，缺损表现为较暗的区域，RNFL 束的边缘呈弧形。

红外眼底照相

红外眼底照相通常是通过激光检眼镜（SLO）扫描获得的。与常规的白光眼底照相或使用波长较短（蓝色、绿色）的激光照相相比，它能更好地显示位于外层视网膜或视网膜下的病变（图 10.2）。

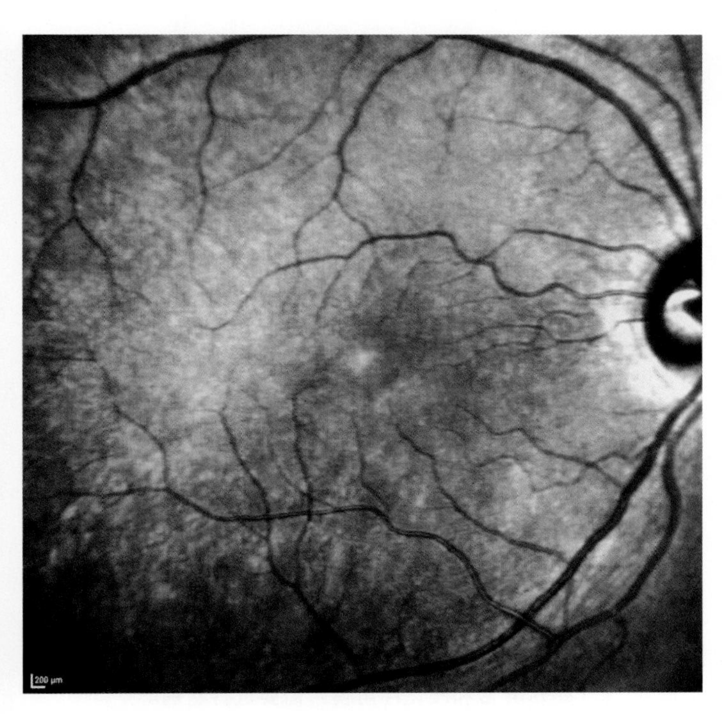

图 10.2　用扫描激光检眼镜获得一名 13 岁女孩正常黄斑的红外图像。视盘（照片右边缘）界限清晰，盘沿呈黑色，视杯呈白色，视盘周围有一个圆形的亮区。视网膜血管较暗，黄斑中心凹可见较亮的信号

共聚焦显微镜

共聚焦显微镜（CM）从 1955 年开始应用于身体其他组织[5]，1990 年首次用于角膜研究[6]。与角膜内皮显微镜一样，CM 可以在角膜细胞水平上成像。与受限于散射光和反射在焦平面外的光学显微镜不同，CM 照明和检测路径具有相同的焦平面。CM 有助于诊断棘阿米巴角膜炎（可检测到阿米巴包囊和角膜神经肿胀），并能在角膜各层（如 Fuchs 内皮营养不良的角膜内皮滴状表现）中观察病理改变。

角膜地形图

1847 年 Henry Goode 通过利用一个方形物体在角膜表面的反射光，第一次制作了角膜镜[7]。1880 年 Antonio Placido 描述了 Placido 圆盘。圆盘由同心的亮环和暗环组成，中间有一个开口，用来观察这些环在角膜上的反射。任何角膜不规则（散光、瘢痕）都会扭曲反射，使环不呈圆形。20 世纪 80 年代开始使用视频角膜镜，并对数千个采样点进行了分析。使用基于 Placido 圆盘的地形图，可以创建角膜成像，并根据角膜曲率或高度对其进行颜色编码。该技术的优点包括无创性和直观性。规则和不规则散光很容易区分角膜疾病，如圆锥角膜，可根据其特征外观进行识别。这项技术的缺点包括缺乏关于角膜后表面的信息和有限的角膜测量面积（60%）[7]。

裂隙扫描角膜地形图　提供前、后角膜表面的立体视图。Orbscan Ⅱ可提供二维彩色编码成像。角膜高度是从参考球面上测量的。这个参考球被调整到每个患者的角膜上，称为“最佳匹配球面”，可以计算角膜的高度（前后）、曲率以及角膜厚度。

Scheimpflug 成像　这是基于 1904 年奥地利海军上校 Theodor Scheimpflug 所描述的原理[7]。尽管在 20 世纪 50 年代末首次用于眼科，但直到 1995 年，它才被用于临床实践。基于 Scheimpflug 原理的诊断设置包括 Pentacam、Gallilei 和 Orbscan Ⅱ（图 10.3）。它们可以测量角膜前后表面的高度、厚度和曲率，以及前房深度、瞳孔直径、前房角大小、晶状体混浊和晶状体厚度[7]。

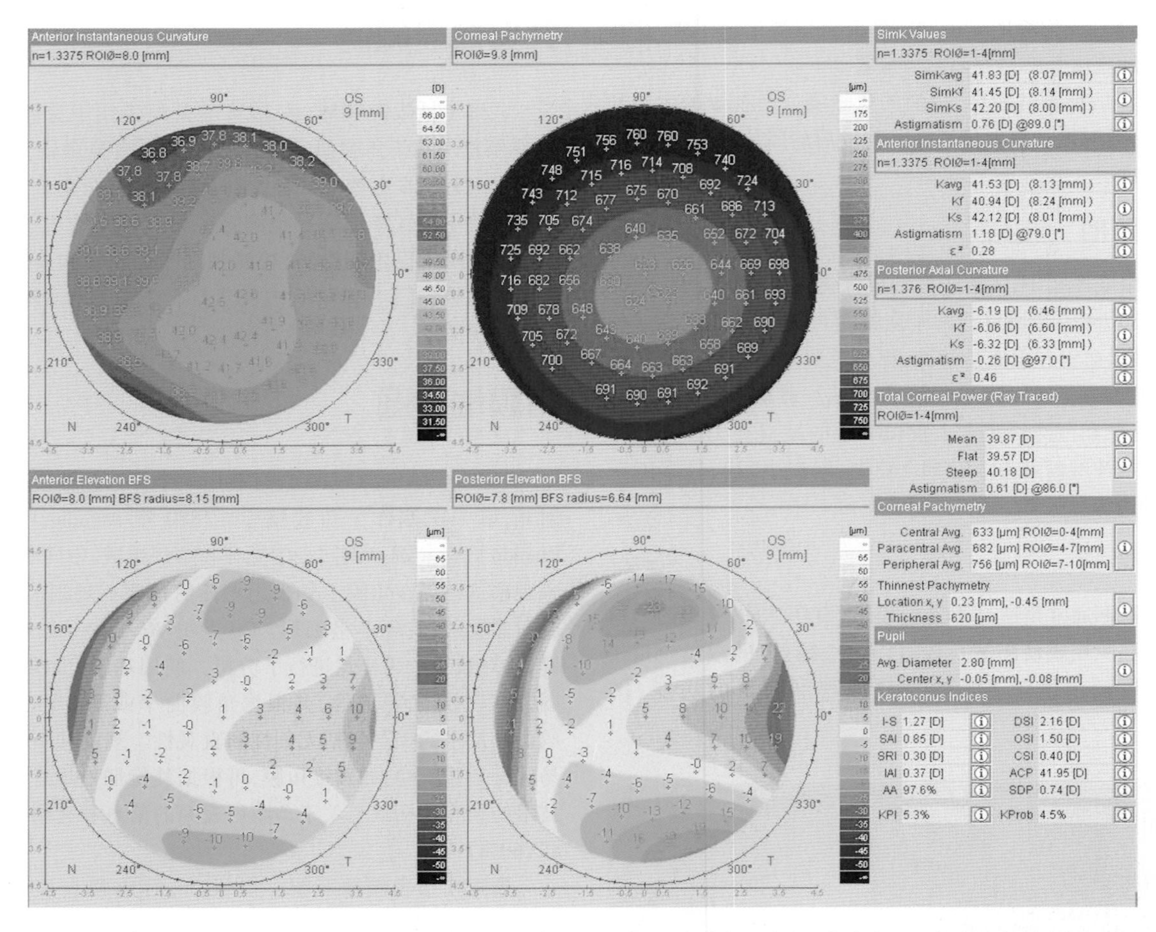

图 10.3　基于 Scheimpflug 原理使用 Gallilei 进行角膜分析。左上角，显示前角膜曲率（绝对值和彩色编码角膜地图，便于直观解释）。右上角，显示角膜厚度。较薄的部分用较暖的颜色（红色和粉色）进行颜色编码，以提醒临床医生角膜变薄。左下角显示了与最佳匹配球面相关的角膜前部高度图（见正文）。右下角显示了角膜后部的高度图。仰角图有助于鉴别圆锥角膜等角膜扩张症

超声

超声检查通常不用镇静或全身麻醉，可在许多眼科医生诊室进行[8]。如果眼底检查不确定或不能进行眼底检查，可进行超声检查。超声波检查是基于高频声波的发射，这些声波被组织反射。波长越短，分辨率越高，但组织穿透性越低。更高的超声频率（50MHz）用于成像前段［超声生物显微镜（UBM）］，更低的频率（10~20MHz）用于进行生物测量和整个眼球成像。

超声波在液体中传播更慢，在固体材料中传播更快。在房水和玻璃体中，传播速度为 1 532m/s，角膜和晶状体的速度为 1 641m/s[9]。在硅油中，超声波的速度降低（980~1 040m/s）。超声波可被它通过的任何介质所吸收。密度越大的介质吸收的超声波越多，后面的回声就越弱。它也能被任何介质反射，产生回声。根据产生超声波回声的能力，正常角膜和眼睑与皮肤等回声，充满液体的前房无回声，虹膜和睫状体与晶状体等回声，玻璃体无回声，视网膜有较强的回声。视神经是视网膜前、脉络膜前强回声与后部眼眶脂肪之间的低回声带。钙具有很强的回声，并会在其后面投下一个阴影（后部声影）。

超声波探头发出声波，记录回声，并将其转换成电信号。在 A 型扫描中，会发射一束窄的超声波束，屏幕上的垂直尖峰代表所记录的回声。这些尖峰的高度对应回声的强度（图 10.4）。通过振荡光束，A 扫描可以组合成 B 扫描来成像组织层（图 10.5）。这里，反射率值由不同亮度的点表示，强回声生成更亮的点。对于 A 超扫描和 B 超扫描，入射角（声束撞击结构的角度）至关重要：对于目标结构，探头的位置越垂直，反射到探头的回声越多，图像越清晰。在 A 超扫描中，结构表现为急剧上升的尖峰（如晶状体、视网膜）；在 B 超扫描中，结构表现为更亮的点和更高的对比度。

前节超声（超声生物显微镜）

为了选择最佳治疗方案，各种发育和遗传疾病可导致儿童前节病变（如 Peters 异常和硬化性角膜），需要进行鉴别。

虹膜囊肿通常在生物显微镜上可见，但 UBM 有助于将其与实性肿物相鉴别。睫状体囊肿通常无症状，但可能会使虹膜前移，引起青光眼。在 UBM 上，它们表现为睫状体内无回声的圆形结构。

后节超声

当不能进行直接检眼镜检查时（屈光间质不透明，小瞳孔），后节超声检查很重要。当排除眼外伤中的眼内异物时，超声无磁场，优于磁共振成像（MRI）。当怀疑有金属异物时，禁止使用 MRI，因为它会使异物移位并造成更大范围的损伤。

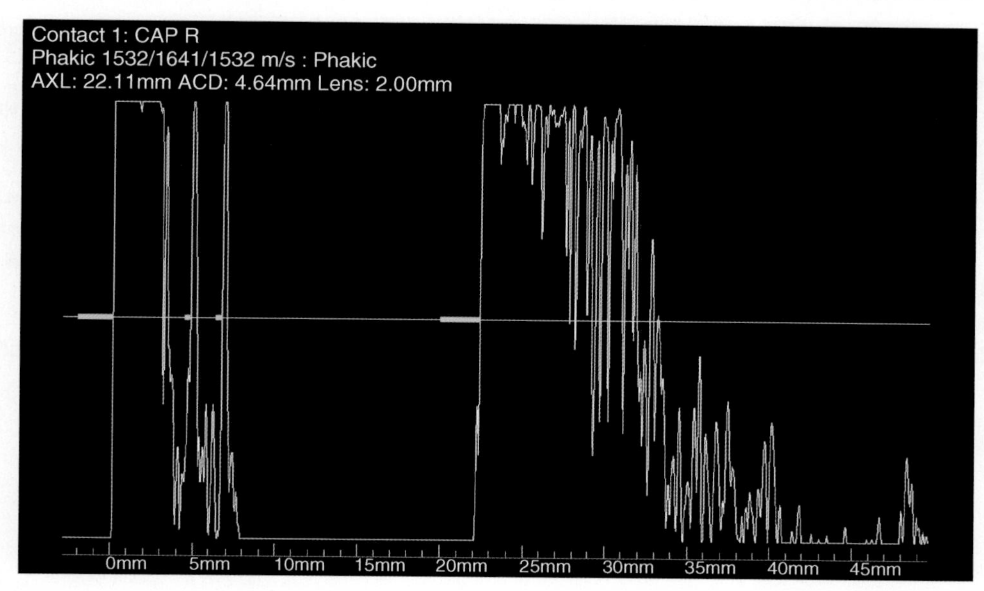

图 10.4　儿童正常眼睛的超声扫描图像。扫描为接触式，表面麻醉后，超声探头轻轻地接触角膜。从左到右，第一个尖峰代表角膜，其次是低回声前房。接下来的两个峰值是晶状体的前后表面，接着是玻璃体腔的低回声。陡峭的视网膜尖峰伴随着回声的逐渐下降，代表脉络膜、巩膜和眼眶组织

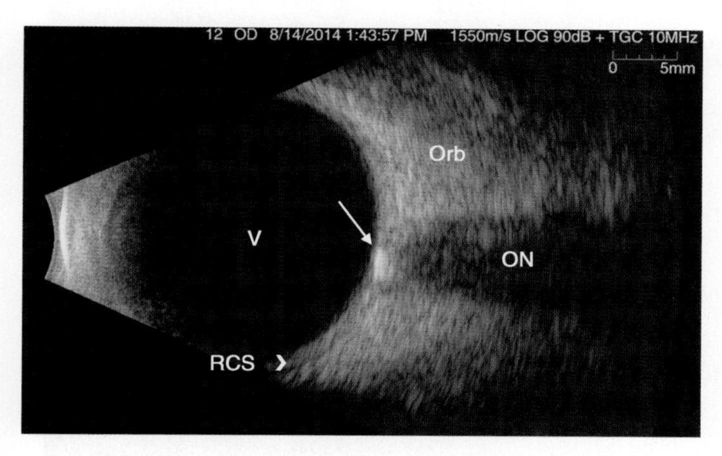

图 10.5　12 岁儿童右眼 B 超图像。角膜、晶状体和虹膜没有成像，因为扫描是通过闭合的眼睑获得的。玻璃体透明，视网膜、脉络膜和巩膜可以与眼眶组织区分开来。视神经相对于眶组织具有低回声。在这个正常的 B 超扫描中，在视盘（箭头）的水平可以看到一个明亮的（高回声的）结构——视盘玻璃疣

特定眼部疾病的超声表现

持续性胎儿血管化（PFV）眼的超声检查可见视网膜受累。频谱多普勒超声可以显示持续性玻璃样动脉的血流。在外层渗出性视网膜病变中，可出现渗出性视网膜脱离，超声的主要作用是排除肿瘤。

视网膜母细胞瘤是儿童最常见的眼内肿瘤。在超声检查中，视网膜母细胞瘤病变表现为不规则的实性占位，内部回声不均匀[10,11]，在 90% 的病变中出现钙化[8]，并且在超声上比在计算机断层扫描（CT）上更容易检测到[12]。

在视网膜脱离（RD）中，视网膜呈曲线状高反射结构，可延伸至视盘后和锯齿缘前。附着点可区分 RD 与脉络膜脱离（双凸回声不延伸至视盘）和玻璃体后界膜。

视神经鞘直径（ONSD）在视盘水肿时可能增大。ONSD 在球后 3mm 处测量。正常上限在 1 岁以下的婴儿、较大的儿童以及成人中分别为 4mm、4.5mm、5.7mm[13,14]。

视盘玻璃疣可能导致视盘肿胀，容易钙化，视神经前部呈强回声[15]（图 10.5）。巩膜增厚可见于黏多糖贮积症患者。

眼眶超声

无眼症是指没有眼组织。然而，最常见的是在超声上可以看到一个小囊肿。当眼球小于适合年龄的 2/3 且结构异常时，使用“小眼”一词。真性小眼指小但正常发育的眼球。超声波有助于鉴别。真性小眼球或小眼畸形可能合并有多种疾病，包括 CHARGE、戈尔登哈尔综合征（Goldenhar syndrome）、裂隙发育障碍和其他疾病[16]。

超声角膜厚度测量

例如，先天性遗传性内皮营养不良或儿童青光眼，角膜水肿时角膜厚度增加。角膜厚度可能会影响眼压的测量，因此在治疗青光眼时要考虑角膜厚度。

眼底自发荧光

正常视网膜功能取决于感光细胞和视网膜色素上皮（RPE）细胞的新陈代谢。RPE 细胞吞噬光感受器外节并分解摄取物质[17]。一些分解产物具有荧光特性，如果它们被某一特定波长的光激发，它们会发出不同波长的光——这被称为“眼底自发荧光”（FAF）。脂褐素（LF）已被确定为 FAF 的主要来源。LF 的主要成分是 N-亚视黄基-N-视黄基-酒精胺（A2E），可能对 RPE 细胞有毒性。因为 LF 在 RPE 细胞中积累，FAF 可以反映 RPE 细胞的状态。框 10.1 列出了相关疾病及其对 FAF 的影响。FAF 可识别在检眼镜上不可见的细微病变，例如 Leber 先天性黑矇症和视网膜色素变性等视网膜营养不良。在眼底黄色斑点症中，通常在儿童中发现一个中心椭圆形的弱自发荧光区。如果存在鱼状视网膜斑驳区，可能是中心强自发荧光、低自发荧光环绕着中心高自发荧光或弱自发荧光[18,19]。FAF 特别有助于检测视盘玻璃疣，后者在视盘中表现为强自发荧光（图 10.6）。

框 10.1

儿童和青少年眼底自发荧光信号异常的重要原因（改自 Schmitz-Valckenberg et al[18]）

FAF 信号减弱的原因

视网膜色素上皮(RPE)脂褐素密度的缺失/降低

遗传性视网膜营养不良(如 *RPE65* 突变)

RPE 黑色素含量增加(如 RPE 肥大)

从细胞外物质、细胞或视网膜前液到 RPE 视网膜内液的吸收(如黄斑水肿*)

视网膜内和视网膜下脂质

新鲜视网膜内和视网膜下出血

纤维化、瘢痕组织、激光瘢痕边缘

视网膜血管

血管样条纹

黄斑色素(叶黄素和玉米黄质)

屈光间质混浊(玻璃体、晶状体、前房、角膜)

FAF 信号增强的原因

RPE 脂褐素积聚过多

脂褐素病包括眼底黄色斑点症、卵黄状黄斑变性和成人卵黄状黄斑营养不良

RPE 细胞单层前后荧光团的出现

视网膜内液(如黄斑水肿*)

视网膜下液导致光感受器外段与 RPE 下分离,导致外段翻转不当

视网膜下空间存在含有脂褐素的巨噬细胞(脉络膜肿瘤,如痣和黑色素瘤)

迁移的含有脂褐素或黑褐素的 RPE 细胞或巨噬细胞(通过检眼镜观察为色素团块或色素沉着过度)

陈旧性视网膜内和视网膜下出血

脉络膜血管伴 RPE 和脉络膜毛细血管萎缩(如在激光瘢痕中心或 RPE 萎缩斑块内)

吸收物质不足

黄体色素缺乏(如特发性黄斑毛细血管扩张症 2 型)

黄斑色素置换(如囊样黄斑水肿)

视盘玻璃疣

伪影

*一些患有黄斑水肿的糖尿病患者 FAF 信号可以增强或减弱。

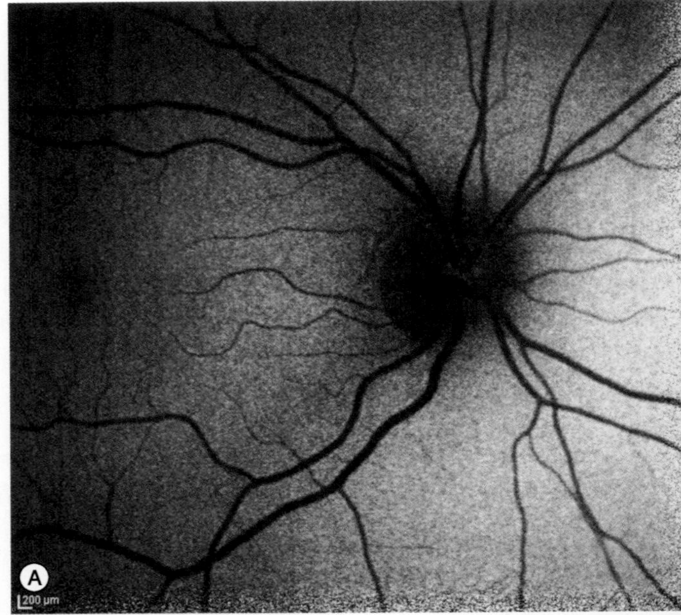

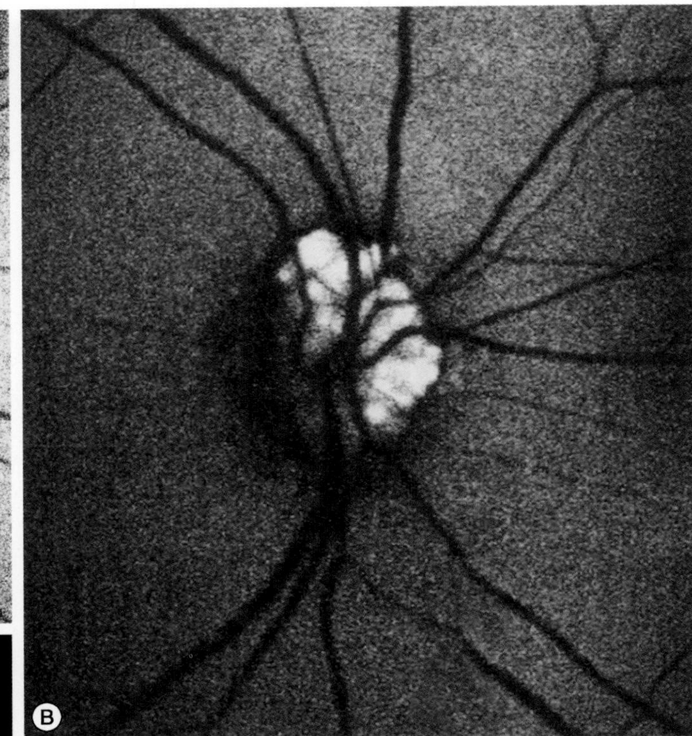

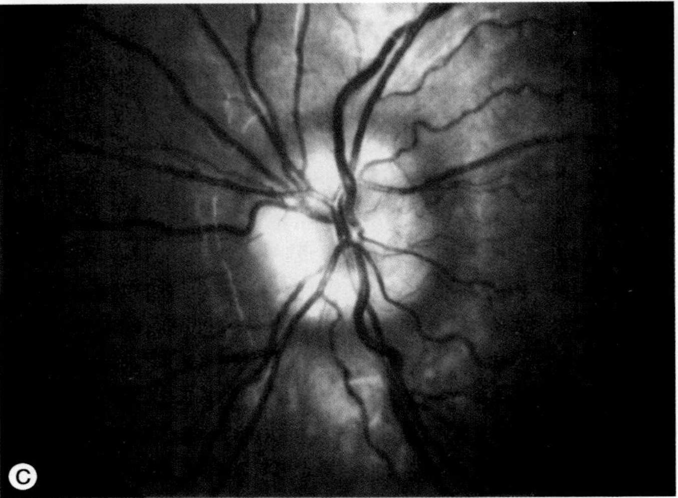

图 10.6　Ⓐ儿童正常右眼眼底自发荧光图像,视盘及视网膜血管均为强荧光。黄斑中心凹与周边眼底相比有轻微的低荧光。Ⓑ成年患者右眼视盘玻璃疣眼底自发荧光。玻璃疣呈明显的强荧光。Ⓒ儿童玻璃疣可能被掩盖,强自发荧光通常比成人浅表的玻璃疣更易弥散,而在幼儿眼中可能不存在强荧光

血管造影

血管造影需要静脉注射造影剂。将特定波长的光(通过激发滤光片)投射到重点观察的结构上(通常是眼底)。光激发造影剂发出不同波长的荧光。发射出的荧光被过滤(屏障滤光片),并经照相检测。在眼科,荧光素血管造影(FFA)和吲哚菁绿血管造影(ICGA)被用于临床。血管造影是一种有一定副作用和风险的侵入性检查。尽管 FFA 和 ICGA 通常耐受性良好,但在 5%~10%的患者中可观察到恶心和呕吐,并有报道发生过敏反应(可能危及生命)。

荧光素血管造影

荧光素是一种相对较小的分子(分子量 332.31g/mol),用于视网膜血管成像。它可从通透性较强的脉络膜血管渗漏,不适合脉络膜血管造影。由于荧光素通过肾脏排出,静脉注射后数小时尿液呈黄色。肾功能不全或透析不是 FFA 的禁忌证[3]。照射视网膜的激发波长为 465~490nm(蓝光)。屏障滤光片只允许荧光中的黄绿光(通常波长为 525nm)到达相机内。静脉注射 10%~20%荧光素钠后,染料通过颈内动脉进入眼动脉,眼动脉通过睫状后短动脉供应脉络膜。视网膜由视网膜中央动脉供应(图 10.7)。病理表现分为强荧光和弱荧光。强荧光的原因包括:①透见荧光/窗样缺损(通常阻挡荧光的一层缺失);②渗漏(如无功能血管、动脉瘤、新生血管形成);③聚积(荧光素逐渐填满充满液体的空间);④染色(通常为视盘和巩膜染色;病理学,如盘状瘢痕或玻璃疣可能染色);⑤异常血管(如新生血管)。弱荧光的原因包括遮蔽(如血

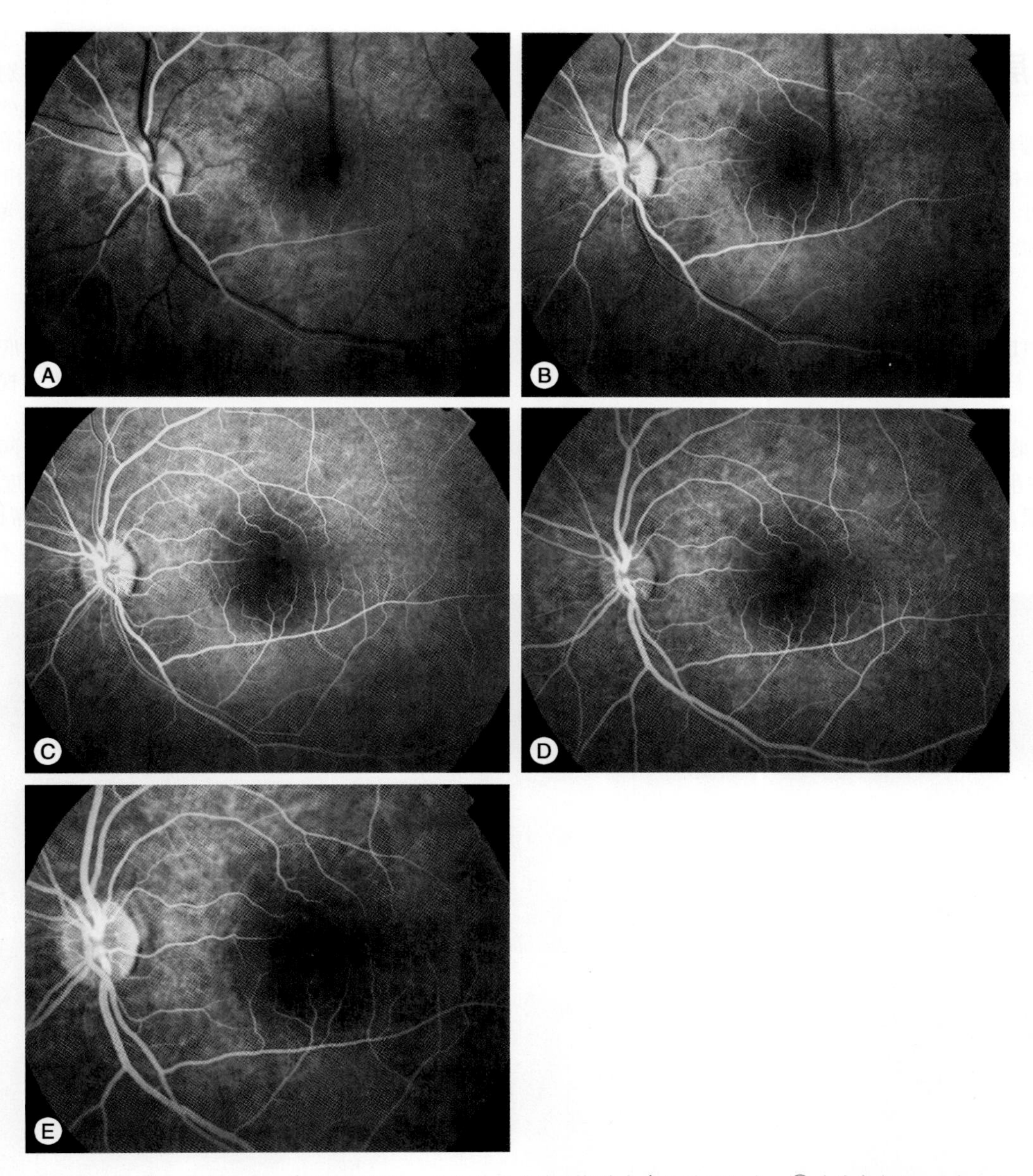

图 10.7　正常儿童荧光素血管造影(FFA)。时间是指静脉注射荧光素后的时间点。Ⓐ动脉期(10~12s)。视网膜小动脉荧光和脉络膜荧光,视盘显示荧光增强。前面的脉络膜充盈(冲刷)没有显示。动脉期之后是毛细血管过渡期(13s);Ⓑ动静脉期(14~15s)。脉络膜和动脉荧光增强,可见层流(沿视网膜静脉壁的荧光);Ⓒ晚期动静脉期。小静脉中的荧光增强,脉络膜荧光也增强;Ⓓ晚期静脉期(18~20s);Ⓔ静脉晚期(2~5min)。脉络膜荧光随着血管中的荧光素代谢而减弱,视盘保持正常荧光染色

液、视网膜或非血管化视网膜前病变）和充盈缺损（如毛细血管未灌注、血管阻塞）。

在临床实践中，FFA 主要用于眼底的研究。虹膜血管造影用以检查眼前节缺血，较少应用。

吲哚菁绿血管造影

吲哚菁绿（ICG，分子量 774.96g/mol）不会透过完整的脉络膜血管，用于脉络膜循环成像。ICG 吸收 600~900nm（峰值光谱吸收约 800nm）之间的光谱，并发射 750~950nm 之间的荧光。用于激发的红外光能很好地穿透视网膜，从而可以对较深层次结构进行成像。ICG 是通过肝脏排出的，肝衰竭是 ICG 血管造影的禁忌证。实际上，ICG 血管造影用于年龄相关性黄斑病变（AMD）和其他脉络膜疾病，如脉络膜肿瘤、脉络膜新生血管和其他血管异常。

光学相干断层成像

自 1991 年光学相干断层成像（OCT）被引入临床眼科以来[20]，技术上的显著进步提高了其分辨率，并缩短了这种无创、非接触成像方式的检测时间。OCT 利用弱相干光干涉法测定组织反射后散射光的时间延迟，提供组织的高分辨率横截面图像。

技术

传统的时域（TD）OCT 的轴向分辨率为约 10μm，横向分辨率为 20~25μm，以及扫描速度约为每秒 400 次 A 扫描。TD-OCT 使用微移参考镜法对既定反射的时间信息进行编码。移动此镜像的过程限制了信息采集速度。已有小儿眼科 TD-OCT 的详细回顾[21]。TD-OCT 在很大程度上被谱域（SD）OCT 所取代，后者在 2002 年首次用于眼部结构的成像[22]。SD-OCT 同时获取时间延迟和反射率信息。它评估反射光和静止参考镜之间干扰的频谱[23]，允许更快的扫描信息采集。当前 SD-OCT 系统每秒获得 27 000~52 000 次 A 扫描，轴向分辨率为 2.5~5μm，横向分辨率为 10~15μm。对人类黄斑的发育进行了详细的研究，并与组织学相对应[24]。

对于 4 岁以上甚至部分更小的未成年儿童，通常可以获得 OCT[25] 检查信息。儿童 RNFL 和黄斑 OCT 的重现性良好[26]。TD-OCT 和 SD-OCT 之间的视网膜层间厚度（如 RNFL 厚度）并不能比较，不同的 SD-OCT 机器可能给出不同的结果[27]。建议使用同一台 OCT 机器对患者进行随访。

伪影

几种类型的图像伪影会影响 OCT 测量的精度。一项研究发现，TD-OCT 中，43.2%有伪影，62.2%视网膜厚度测量有误[28]。在一项 SD-OCT 研究中，28.2% 黄斑扫描和 19.9% RNFL 含有伪影[29]。造成伪影最常见的原因是眼部病变，特别是存在视网膜前膜。由于 OCT 是一种光学方法，它依赖于透明的屈光介质。对于角膜或晶状体不透明的患者，可能无法对其后的结构进行成像。佩戴角膜接触镜不会影响 TD-OCT[30,31] 对黄斑和 RNFL 的测量，但是研究发现，使用 SD-OCT[32,33]，角膜接触镜屈光度对 RNFL 厚度测量有微小的影响（负透镜越强，数值越高）。

黄斑分析

黄斑成像是 OCT 最重要的应用之一，它彻底改变了临床医生检测细微病变的能力。使用 SD-OCT 可以识别视网膜下各层结构（图 10.8）。

据报道，在健康儿童中，中心 1mm 的视网膜厚度为 255~274μm，与性别无关[34,35]。儿童中央视网膜厚度似乎也随着年龄的增长而增加[35,36]。黄斑 OCT 对很多情况有帮助，包括黄斑水肿（如儿童葡萄膜炎或白内障术后）和视网膜营养不良患者。先天性

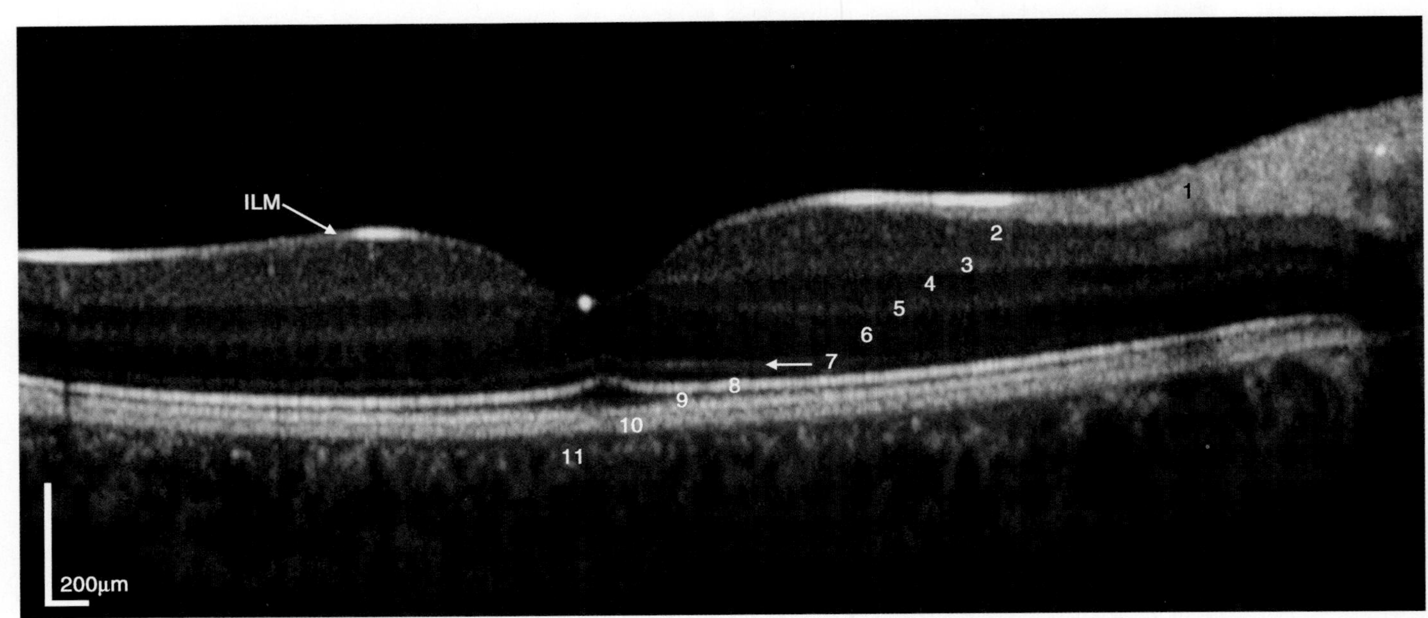

图 10.8　谱域光学相干断层成像（SD-OCT）扫描一个 15 岁男孩的黄斑。视神经位于图片右侧，视网膜色素上皮（RPE）止点，视网膜神经纤维层最厚。视网膜层可分为：内界膜（ILM）；1. 视网膜神经纤维层（高反射）；2. 神经节细胞层（低反射）；3. 内丛状层（中反射）；4. 内核层（低反射）；5. 外丛状层和感光层突触（高反射）；6. 外核层（低反射）；7. 外界膜（高反射薄带）；8. 光感受器内节椭圆体带（高反射）；9. 光感受器外节（低反射）；10. 视网膜色素上皮，由两条高反射带组成；11. 脉络膜（非均匀反射）

眼球震颤患儿,可表现为中心凹发育不全,有助于确诊轻微的白化病。在 X 连锁视网膜劈裂症中,可显示黄斑裂孔。

视网膜神经纤维层

视神经萎缩、视神经发育不全或青光眼时,神经纤维层(RNFL)厚度可能降低。急性视神经炎、视盘水肿和其他类型的视神经病变时,RNFL 厚度可能增加。常规的 RNFL 厚度程序,可自动识别高度反射的 RNFL(图 10.9)。使用 Heidelberg SD-OCT 发现正常儿童的平均 RNFL 厚度为 106~107μm[34,35],但当使用不同的 SD-OCT 系统(Cirrus)测量时,结果可能会变薄[27]。RNFL 在上下象限最厚,鼻侧较薄,颞侧最薄(表 10.1)。在正常受试者中存在相当大的个体间差异,OCT 判读与临床相结合尤为重要。

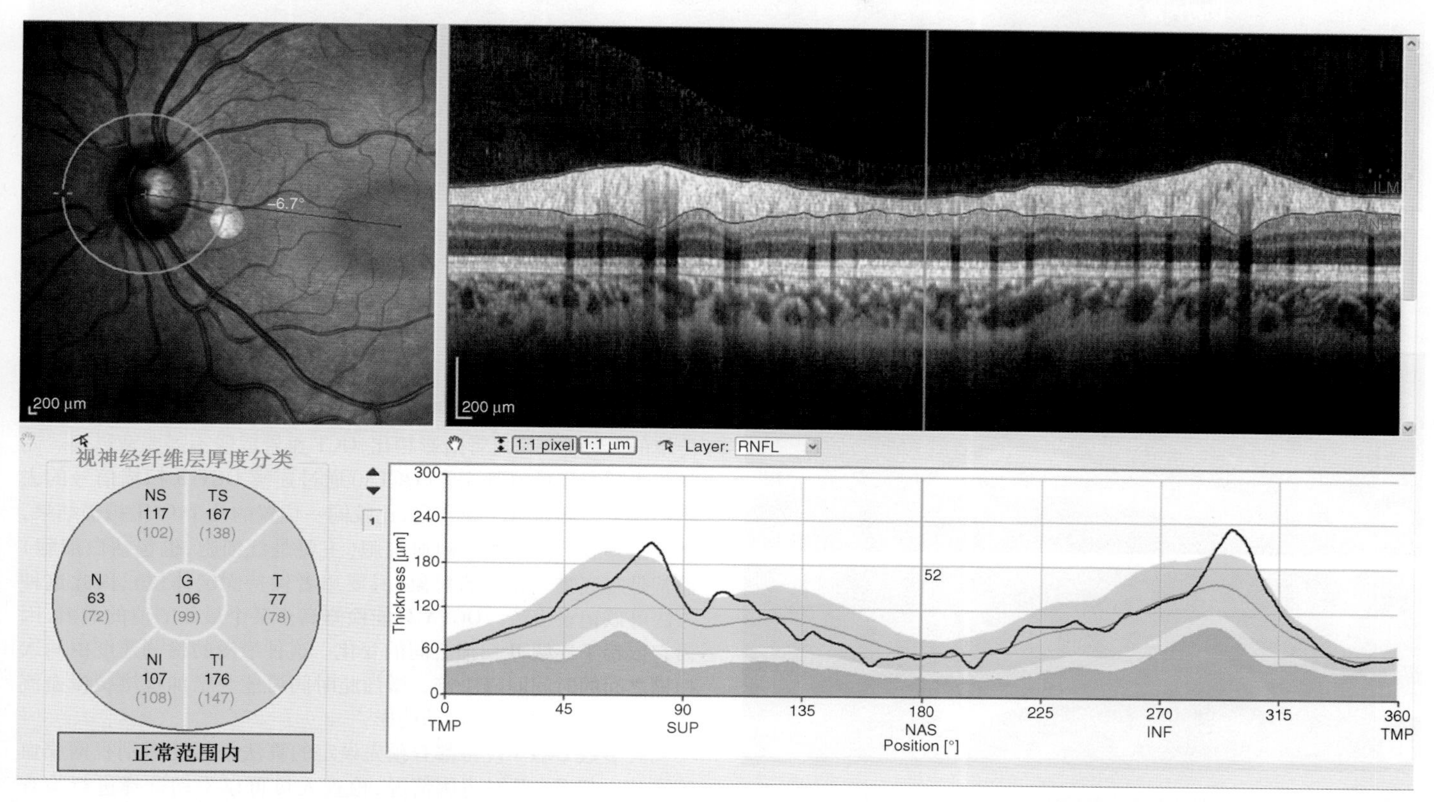

图 10.9 视网膜神经纤维层(RNFL)厚度分析,采用谱域光学相干断层成像(Heidelberg)。左上角显示了视盘周围圆形扫描的位置。左下角给出了不同区域的和整体(中心区域)的 RNFL 厚度。颜色图案指示数值是否属于 OCT 机器数据库的正常范围。右上角显示圆形扫描,RNFL 分割用红色勾勒。右下角,RNFL 厚度是根据标准数据库绘制的。绿色表示测得的值在正常范围内下降的概率大于 5%,黄色表示正常范围内下降的概率小于 5%,红色表示正常范围内下降的概率小于 1%

表 10.1 使用 Spectralis OCT 的正常儿童的平均视网膜神经纤维层厚度的两项研究报告

单位:μm

范围	Yanni 等[35]	Turk 等[34]
总体	107.6(1.2)	106.45±9.41(83.33~141.17)
颞侧	76.5(1.9)	74.31±9.45(53~106)
颞上	145.1(2.2)	138.97±17.58(104~191)
颞下	147.0(2.1)	144.64±17.16(110~183)
鼻侧	84.5(1.9)	71.54±10.03(49~102)
鼻上	116.2(2.8)	102.84±15.96(78~145)
鼻下	125.4(3.0)	106.4±19.13(78~162)

Yanni 等给出了平均值(±平均值标准误);Turk 等给出了平均值[±标准差(范围)]。

眼前节

使用前段(AS)OCT,可以对角膜进行成像和评估,可以对其层次进行区分,并测量其厚度(图 10.10)。AS-OCT 允许对前段进行非接触式生物测量和评估前房角,其结果与前房角镜检查有很好的一致性。AS-OCT 有助于评估不接受前房角镜检查的儿童的前房角[37]。AS-OCT 在检测房角闭合(识别有闭角型青光眼风险的患者)方面的灵敏度和特异度很高[38]。它可以评估虹膜结构,但不能评估房角的色素沉着。重要的前房角参数包括(括号中为正常成人值):前房角(鼻侧 44.9°±9.1°,颞侧 47.1°±8.7°)和前房开口距巩膜突 500μm(AOD500)和 750μm(AOD750)(AOD500 鼻侧 0.52mm±0.18mm,颞侧 0.53mm±0.15mm;AOD750 鼻侧 0.71mm±0.26mm,颞侧 0.71mm±0.23mm)[39](图 10.11)。前房深度和虹膜厚度也可以测量。

OCT 可以识别和测量眼外肌附着点[40]。尽管个体之间存在相当大的差异,但它可能成为临床眼科学中的一个有价值的工具(如当评估患者斜视手术后肌肉滑脱或肌炎时)[41]。在儿童中,AS-OCT 被用于以下方面:给 Peters 异常患者的角膜照相,观察穿透角膜移植术后的角膜,观察青光眼引流装置植入后的导管放置情况,证明前房角闭合,以及其他临床情况[42]。葡萄膜炎患者的

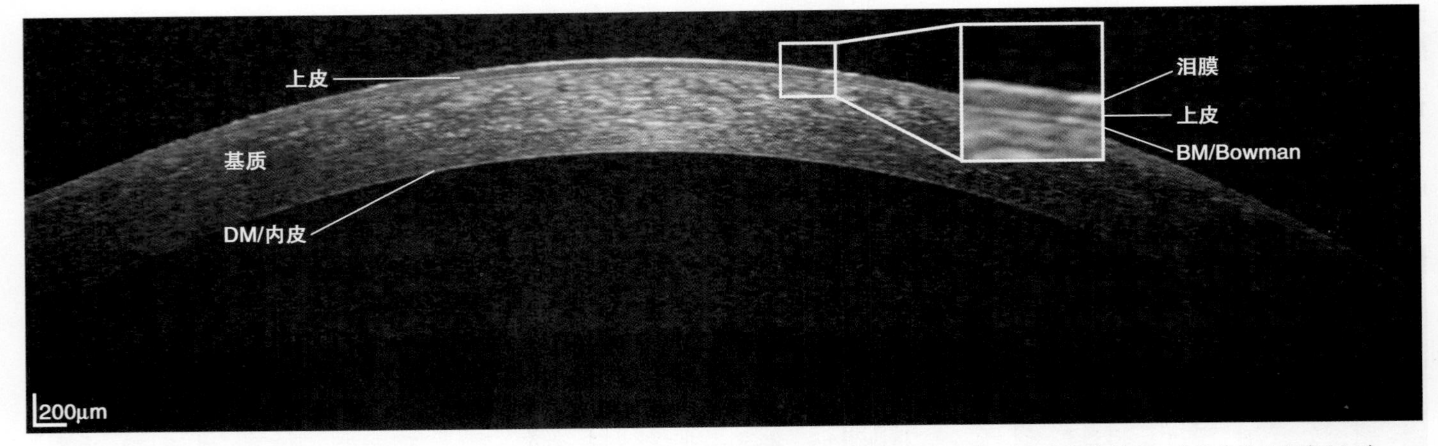

图 10.10　正常角膜的前节光学相干断层成像。空气与角膜上皮/泪膜之间的界面具有高度的反射性，并且看起来很亮。角膜基质的组成（细胞、胶原纤维、细胞外基质）导致角膜基质的反射率比上皮低。后弹力层（DM）-内皮复合物比基质更具反射性，产生更亮的光带。前房几乎没有反射性。图中可以看到角膜前层的细节［BM，角膜上皮的基底膜；Bowman，角膜前界层］

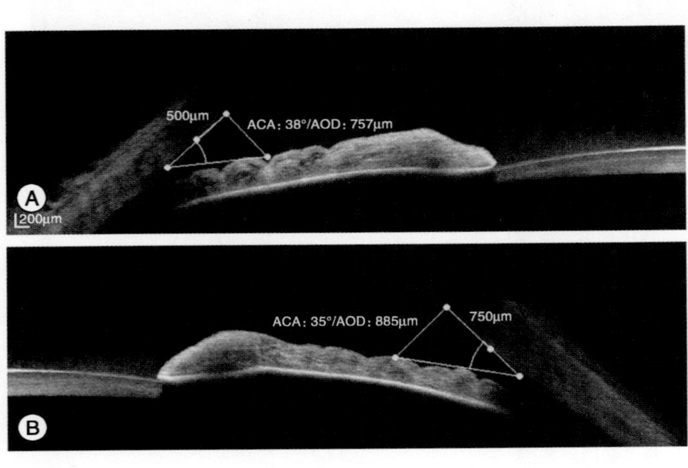

图 10.11　谱域光学相干断层成像（SD-OCT）正常前房角、虹膜和晶状体前表面的成像。Ⓐ颞侧房角；Ⓑ鼻侧房角。前房角度参数包括前房角（ACA）、前房开口距巩膜突 500μm 部分（AOD500，黄色覆盖层，上部）和前房开口距巩膜突 750μm 部分（AOD750，下部）。对于这些参数，以角膜后表面和虹膜前表面之间的距离与角膜后表面成直角的方式测量

炎症分级是一个有用的应用，临床前房细胞与 OCT 结果（正常黑色背景的前房中的亮点）之间有良好的对应性[43,44]。

OCT 血管成像术

近年来，OCT 已被用于视网膜和浅表脉络膜血管的成像。与传统的 FA 和 ICG 血管造影相比，OCT 血管成像不需要造影剂。光学相干断层成像血管成像（OCTA）通过连续 OCT B 扫描信号的去相关性来检测血流。换言之，比较同一位置的几个 OCT 扫描结果，并记录差异。由于血管内血细胞（主要是红细胞，也包括白细胞）通常是眼底唯一移动的对象（只要患者保持固定体位），因此这种方法可以记录血流。OCTA 只能检测高于某个最低阈值的血流，因为它依赖于连续 B 扫描之间的变化。这种最慢的检测速度由两次扫描之间的时间间隔决定。增加此时间可能会增加检测缓慢血流的灵敏度，但也会增加运动伪影[45]。

大多数 OCTA 设备都有预先设定的算法来帮助识别视网膜血管血流。但是，根据病例情况，检查人员可以手动选择进行检查（图 10.12）。

OCTA 比 FA 和 ICGA 具有更高的分辨率（它可以对视网膜毛细血管成像），但不显示血管外血液（与 FA 相比，前者可以显示渗漏和染色）。此外，OCTA 缺乏 FA 和 ICGA 血管造影所能提供的动态信息（如动静脉传输时间或充盈延迟），且不能提供视网膜和脉络膜血管血流特征的信息。

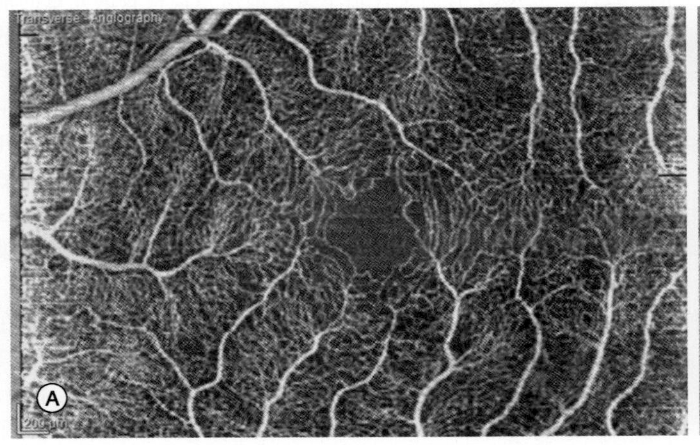

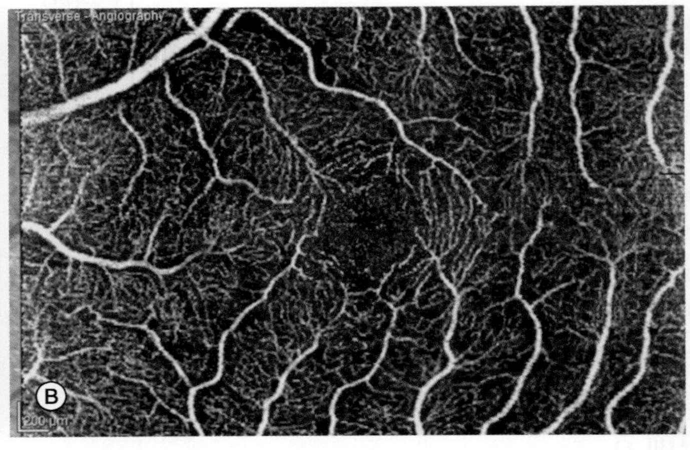

图 10.12　正常眼底的 OCTA。Ⓐ视网膜血管系统的 en face 图像（从内界膜到玻璃膜）。血管的颜色较浅（白色或浅灰色），中心凹无血管区和周围视网膜毛细血管环同样可见；Ⓑ视网膜浅血管丛（从神经纤维层到神经节细胞层）

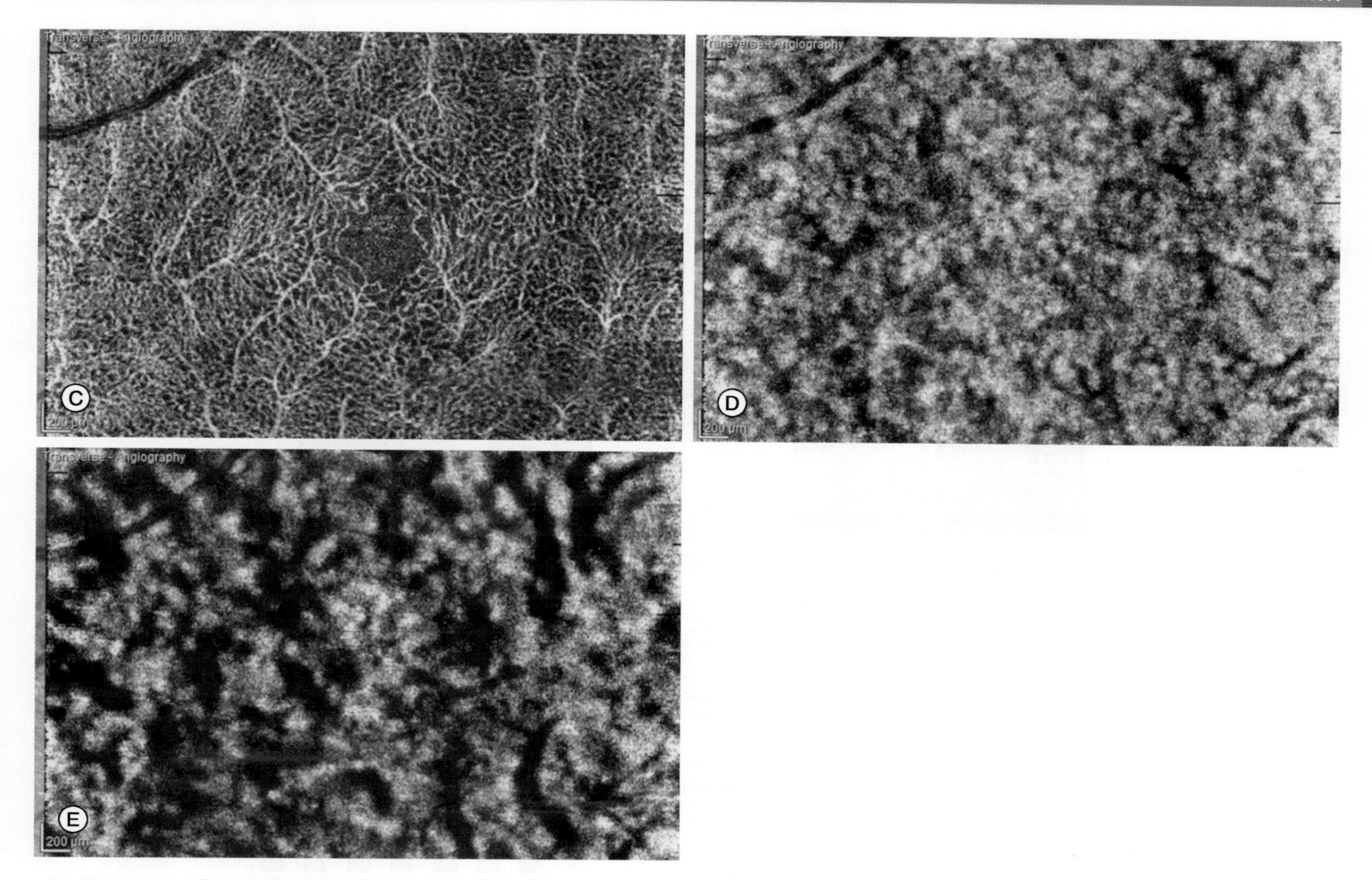

图 10.12(续)　Ⓒ视网膜深血管丛(从内丛状层到外丛状层)。注意左上角的黑色阴影是由Ⓑ中看到的大视网膜血管造成的;Ⓓ浅脉络膜血管系统(玻璃膜下 60μm,厚度 40μm)。可识别这种分叶状血管网。Ⓔ较深的脉络膜脉管系统(玻璃膜下 100μm,厚度 40μm)

然而,研究表明,OCTA 在年龄相关性黄斑变性、脉络膜新生血管和视网膜血管阻塞等疾病中增加了有价值的信息[45]。OCTA 可能有助于评估患有早产儿视网膜病变(ROP)、家族性渗出性玻璃体视网膜病变(FEVR)和外层渗出性视网膜病变等疾病的儿童。

激光扫描检眼镜

激光扫描检眼镜(SLO)是一种非接触、无创的检查方式。它使用单色低能量激光照明和共聚焦扫描激光显微镜技术来对眼底或角膜成像。不同波长的激光(以及不同的组织穿透力)可以结合在一起,得到的图像是眼底的伪彩色图像。SLO 允许进行 FA 和 ICG 血管造影。

SLO 通过红外线成像有助于研究视网膜下病变(如玻璃疣或沉积物)。红外线穿过不透明的光学介质(如白内障、玻璃体积血)的效果优于较短波长光(图 10.13)。红外反射比其他摄影技术对视网膜前膜和黄斑囊样水肿的成像效果更好。视网膜结晶(如 Bietti 结晶性视网膜病变、代谢性和毒性结晶性视网膜病变)在眼底可见亮点。

SLO 还用于对视盘成像(图 10.12)。SLO 不能区分不同的视网膜层,也不能直接测量 RNFL 的厚度。通过纵向比较同一视盘的图像,其轮廓的变化和盘沿的丢失都可以被检测出来。表 10.2 报告了儿童的正常视盘值[46]。一些 SLO 设备提供实时的眼球跟踪,以便不同的图像可以叠加和平均,提高测量精度。基于 SLO 的 FA 检测只需要静脉注射少量造影剂。

表 10.2　海德堡视网膜断层扫描仪*(HRT)测量的 5~16 岁正常儿童的平均视盘参数[46]

参数	平均值(标准差)	范围
视盘面积/mm^2	2.16(0.47)	1.15~3.09
视杯面积/mm^2	0.14(0.33)	0.00~1.37
盘沿面积/mm^2	1.75(0.39)	0.92~2.59
杯/盘面积比	0.18(0.12)	0.00~0.49
盘沿/视盘面积比	0.82(0.12)	0.51~1.00
视杯容积/mm^3	0.09(0.12)	0.00~0.58
盘沿容积/mm^3	0.41(0.17)	0.12~1.01
平均视杯深度/mm	0.16(0.08)	0.04~0.41
最大视杯深度/mm	0.49(0.21)	0.10~0.88
高度变化/mm	0.32(0.09)	0.17~0.56
视杯形态测量/mm	−0.24(0.08)	−0.43~0
平均神经纤维层厚度/mm	0.21(0.05)	0.13~0.34

"视杯形态测量"描述视杯的整体三维形状,确定视杯深度值的分布频率。阳性值越大,说明杯形越不正常(青光眼)。

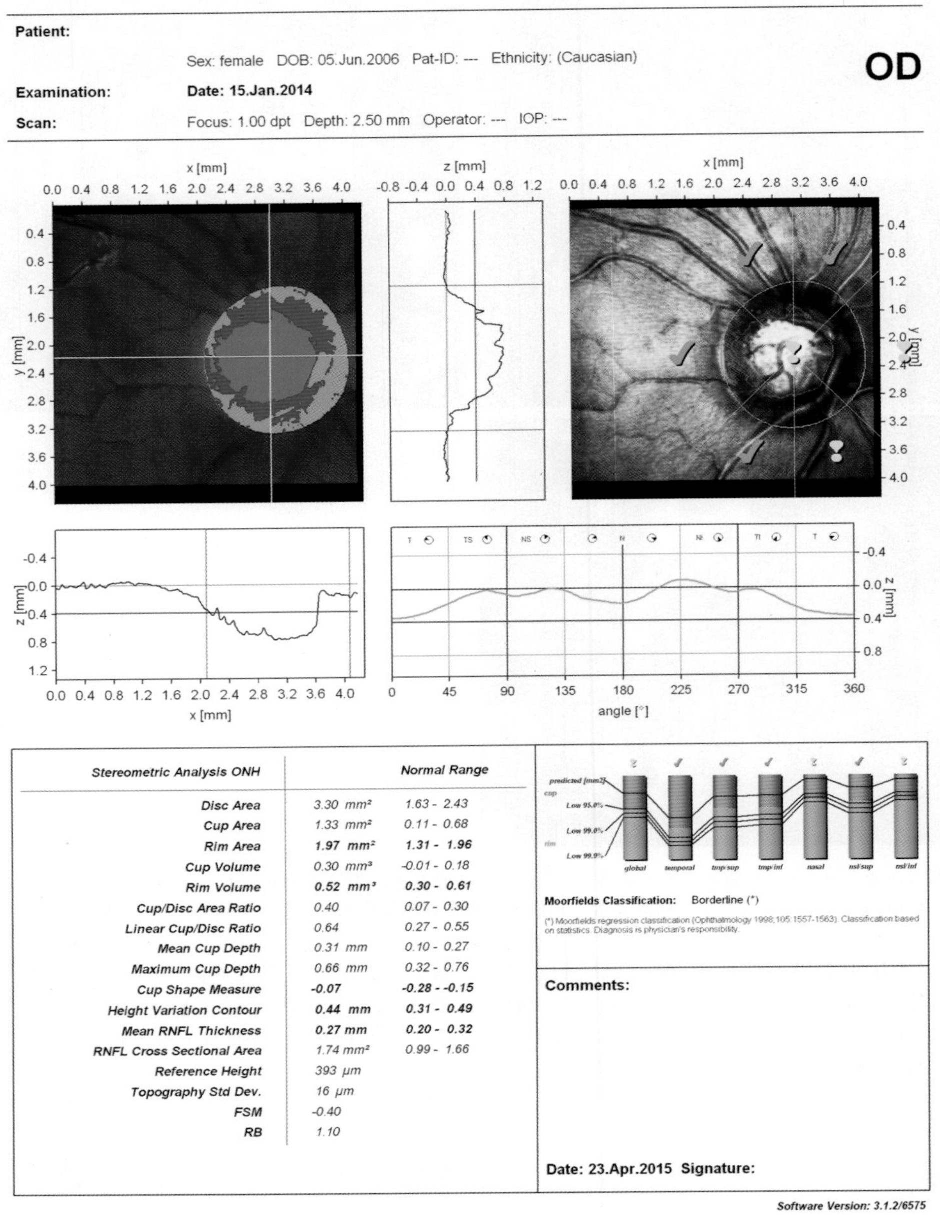

Patient:

Sex: female　DOB: 05.Jun.2006　Pat-ID: ---　Ethnicity: (Caucasian)

OD

Examination:　Date: 15.Jan.2014

Scan:　Focus: 1.00 dpt　Depth: 2.50 mm　Operator: ---　IOP: ---

Stereometric Analysis ONH		Normal Range
Disc Area	3.30 mm²	1.63 - 2.43
Cup Area	1.33 mm²	0.11 - 0.68
Rim Area	**1.97 mm²**	**1.31 - 1.96**
Cup Volume	0.30 mm³	-0.01 - 0.18
Rim Volume	**0.52 mm³**	**0.30 - 0.61**
Cup/Disc Area Ratio	0.40	0.07 - 0.30
Linear Cup/Disc Ratio	0.64	0.27 - 0.55
Mean Cup Depth	0.31 mm	0.10 - 0.27
Maximum Cup Depth	0.66 mm	0.32 - 0.76
Cup Shape Measure	**-0.07**	**-0.28 - -0.15**
Height Variation Contour	**0.44 mm**	**0.31 - 0.49**
Mean RNFL Thickness	**0.27 mm**	**0.20 - 0.32**
RNFL Cross Sectional Area	1.74 mm²	0.99 - 1.66
Reference Height	393 μm	
Topography Std Dev.	16 μm	
FSM	-0.40	
RB	1.10	

Moorfields Classification:　Borderline (*)

(*) Moorfields regression classification (Ophthalmology 1998;105:1557-1563). Classification based on statistics. Diagnosis is physician's responsibility.

Comments:

Date: 23.Apr.2015　Signature:

Software Version: 3.1.2/6575

图 10.13　图示为正常视盘的 SLO 图像。上半部分为患者的基本信息。左下为视盘形态的假彩色图像。绿色区域代表“平缓”的盘沿，蓝色为倾斜的盘沿，红色为视杯。旁边是垂直高度剖面（左侧地形图中白线所指的部分），右侧显示伪彩色反射图像，颜色越亮，反射的光越多。将六个视盘区域与标准数据库进行比较，并用 Moorfields 回归分析对其进行分类。根据患者的年龄和视盘大小，检查结果分为“正常范围内”（绿色√）、“临界值”（黄色！）和“正常范围外”［红色十字（未显示）］。地形图中白线所指区域的水平高度剖面如下图左侧所示。在它旁边，“平均高度轮廓图”显示沿绘制的绿色轮廓线的视网膜表面高度。下方红线代表分隔神经视网膜边界和视杯的参考线，定义为乳头黄斑束下方 50μm 的平面（在 350°和 356°之间的颞部）。黑线代表平均的视盘周围视网膜表面高度，作为高度的零点（Z 轴）。高度剖面从 0°开始，右眼顺时针方向，左眼逆时针方向扫描。高度轮廓线与基准线的差值对应的是沿轮廓线的视网膜神经纤维层厚度。在下框里，提供了视盘参数，以粗体突出显示超过正常数据库参考值的数据。视杯形状测量描述了视杯的三维形状，确定视杯内深度值的分布频率。正值显示异常（青光眼的）视杯形状。高度变化轮廓代表沿轮廓线的大多数升高和降低点之间的差异。在弥漫的神经纤维层缺损中，差值降低。但如果存在一个局部神经纤维层缺损，则差值明显升高。平均 RNFL 厚度：沿着相对于基准面的轮廓线测量的，而不是直接测量的，这也适用于 RNFL 横截面积。衡量图像质量的一个参数是地形图标准差。测微计显示<10 被认为是优秀的；10~20 代表很好；20~30 代表好；30~40 代表可接受；40~50 表明结果需要改进；>50 代表低质量（扫描结果不应使用）。FSM（判别识别功能）是一个三参数的线性组合（视杯形状测、视盘沿体积、轮廓线高度变化）。正值是正常的，负值则为青光眼。RB（判别功能）是一个线性函数，在检测早期青光眼方面具有很高的特异度，但灵敏度较低。小于 0 提示患者存在青光眼损害

SLO 技术可用于获得广角(达 200°)眼底照片。例如,当前的 Optos 相机,使用椭球镜,无需明亮的照明或接触镜。两个激光(红色 635nm 和绿色 523nm)扫描眼底 0.4s,这些扫描可以组合起来生成分辨率高达 14μm 的复合彩色眼底图像(图 10.14)。散瞳有助于成像,但不是必需的。

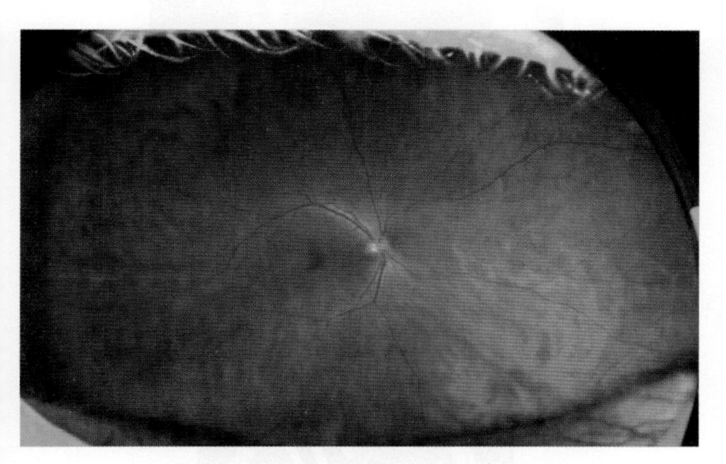

图 10.14　通过未散瞳的 Optos Daytona 扫描激光检眼镜获得正常眼底广角图像。图中显示了绿色和红色激光图像的合成彩色图像

在自适应光学 SLO(AOSLO)中,SLO 与自适应光学一起用于从图像中去除光学像差。这项技术使得医生能够在活体观察单个视网膜细胞。

小儿眼眶放射影像学

CT、常规 MRI、先进的 MRI 技术(如胎儿 MRI、弥散张量成像和功能 MRI),可用于评估儿童的眶内容物、颅内视路和视皮质病变。由于横断面成像方式具有较高的灵敏度和特异度,目前眼眶的平片成像基本上没有诊断作用。

计算机断层扫描

因为辐射暴露问题,许多儿科专家避免对儿童进行 CT 成像。一般来说,儿童患放射性疾病的风险较高,由于生长组织中的有丝分裂率较高。另外儿童生存周期更长,使得疾病能够得以表现。然而,风险很大程度上取决于放射学检查使用的成像技术、辐射暴露的频率和成像身体部位。例如,放射学检查应该有专门的儿科 CT 协议,并使用减少辐射的技术,例如迭代重建算法。接受重复 CT 扫描的患者,如患有慢性疾病的儿童,比终身只接受一次 CT 扫描的患者面临更高的风险。眼眶的辐射暴露会影响对辐射高度敏感的晶状体,导致白内障(基于原子弹爆炸后单次短暂眼眶暴露后幸存者的研究)[2]。医生在对儿童进行眼眶和脑部 CT 研究时,需要权衡风险与益处。一般而言,CT 成像的好处包括设备应用的普遍性、快速访问和快速图像采集,以及大部分时间不需要镇静剂。

非增强 CT 可用于眼眶损伤及相关并发症的评估,对甲状腺眼病的评估足够。皮样囊肿可用非增强 CT 进行评价。增强 CT 是眼眶感染的首选成像方式。CT 成像在评价颅内视觉通路中的作用不大。

常规磁共振成像

许多儿科专家更喜欢磁共振而不是 CT,以避免儿童受到辐射照射。磁共振成像的缺点是:在大多数 8 岁以下的儿童中,磁共振成像的可用性有限,获取结果延迟,以及需要长时间学习曲线。

磁共振成像是评价颅内视觉通路和视皮质的首选方法。在评估眼眶肿块方面也优于 CT。通常,眼眶的 MRI 与大脑的 MRI 一起检查,例如多发性硬化或眼眶肿物。最理想的眼眶 MRI 研究应在增强前后进行,并应包括平扫和冠状面眼眶、海绵窦和脑干至第Ⅵ脑神经水平。针对特定的临床问题,可获得沿眶内视神经长轴的专用斜位成像。标准的全脑 MRI 图像应包括弥散加权成像(DWI)、液体衰减反转恢复(FLAIR)、T_2 以及增强前后的 T_1 图像。一般而言,非增强 MRI 足以检测结构异常或创伤后变化,而如果担心感染、炎症或肿瘤进展,则应使用静脉造影剂进行扫描。MRI 的禁忌为不能安全筛查的患者,如某些起搏器或其他金属植入物患者。MRI 造影剂(钆)能否安全使用取决于肾脏功能和其他安全因素,如妊娠和哺乳状态。使用这些技术时,应采用美国扫描检查及安全指南。

先进的磁共振成像

胎儿 MRI　结构评估是胎儿影像评估的一个组成部分。评估包括识别晶状体、玻璃体、眼球形状以及各种生物特征,如双眼直径、眼间距、眼直径、晶状体直径和前后径。这些评估可能有助于鉴别低、高色素血症、无眼症和缺损,这有助于诊断各种遗传眼病[47]。

弥散张量成像(DTI)　根据水在大脑中的定向扩散特性推断轴突束的方向。这项技术已被用于识别鞍上肿块儿童颅内视神经的位置,可能有助于决定手术方式[48]。对于患有视路胶质瘤(OPG)的儿童,DTI 可以提供有关整个视路完整性的额外信息,并可能在将来帮助区分惰性型和进行性 OPG[49]。

功能性血氧水平依赖性磁共振成像(BOLD)　是根据皮质灌注的局部变化来检测大脑皮质对视觉刺激的反应,这种变化会导致氧合与脱氧血液比例的差异。这项技术已被用于视神经图绘制,即视觉刺激被呈现到视野的不同部分,并使用 BOLD-fMRI 在视觉皮质上生成一幅视野图。

功能连接性成像　是功能磁共振成像在没有外部刺激的情况下进行的,可以用来检测大脑和脑干的静息活动状态。这需要先进的磁共振成像能力,以及先进的图像后处理技术。该技术通过选择特定的解剖区域并搜索在完全相同的时间点显示激活或失活的远端区域来探索时间关系,这意味着这两个区域通过对刺激的同时兴奋或抑制相互关联。最近,这项技术已被应用于脑干,未来可能会在眼球运动障碍方面有良好应用前景[50]。

眼眶横断面成像

外伤　非增强 CT 被认为是评估眼眶损伤的金标准,在描述骨折和眼眶异物方面优于 MRI。事实上,眼眶可能存在的金属异物被认为是磁共振成像的禁忌证,因为当暴露在磁场中时,它们可能会通过运动和/或发热损害邻近的组织结构(图 10.15)。CT 和 MRI 可用于评估创伤性肌肉和脂肪疝、肌肉畸形、血肿和眼眶脂肪肿胀/血肿(图 10.16)。然而,视神经损伤在 CT 上显示并不清楚,最好通过眼科检查或 MRI 进行评估(图 10.17)。

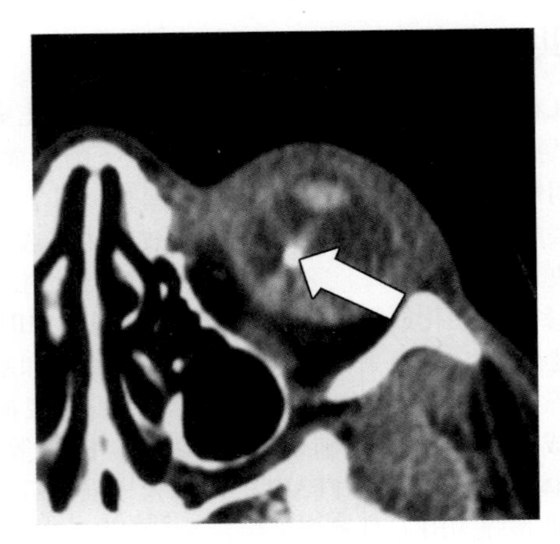

图 10.15 非增强 CT 平扫。一 13 岁的男孩,左眼玻璃体内有一颗子弹(箭头所示)。这是磁共振成像的禁忌证,因为当子弹暴露在磁场中时会移动并造成额外的伤害

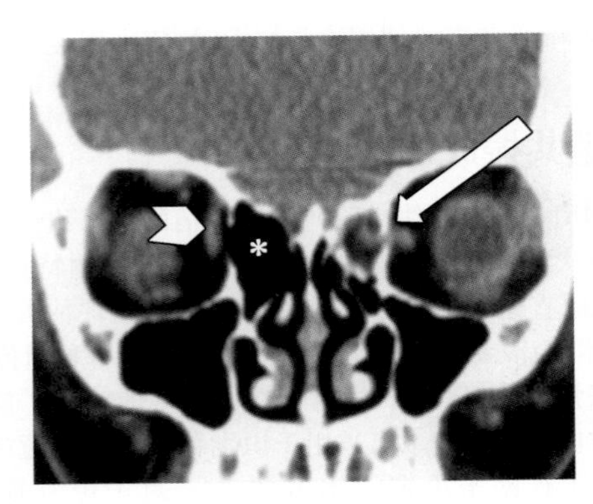

图 10.16 冠状面重建,非增强 CT 平扫。一名 8 岁女童,左筛骨纸样板骨折(箭头所示)。与正常的右内直肌(短箭头所示)和正常的右侧筛窦内空气(星号处)相比,注意左内直肌的嵌顿和脂肪疝入左侧筛窦的影像学表现

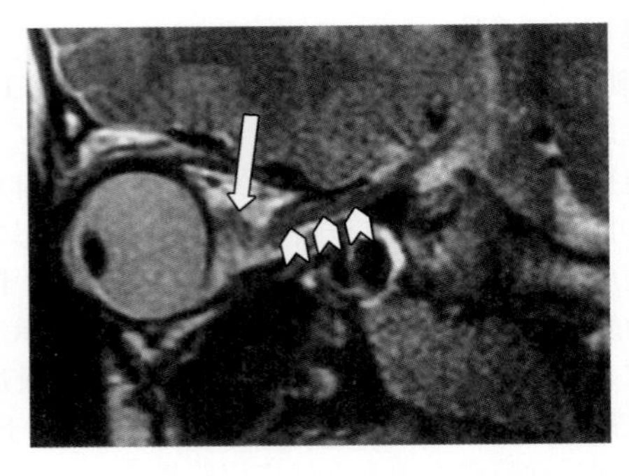

图 10.17 通过左视神经的矢状 T2 磁共振成像。一名 16 岁的女孩,因机动车辆碰撞造成眼眶损伤。图像显示 T2 信号增强,近端视神经弯曲异常(箭头),与挫伤或破裂相符。注意正常的视神经在视神经管的顶端和内部(短箭头)

感染 增强 CT 是任何感染过程的首选成像方式,最常用于检测伴有眶受累的鼻旁窦炎(图 10.18),并评估儿童眶蜂窝织炎中隔后的累及情况。颅内受累的患者,如积脓(图 10.19)、脑炎和静脉窦血栓形成,首选眼眶和脑部 MRI。

炎症 儿童视神经炎往往是由病毒、其他感染或免疫接种介导所致。然而,一小部分儿童可能患有多发性硬化、视神经脊髓炎

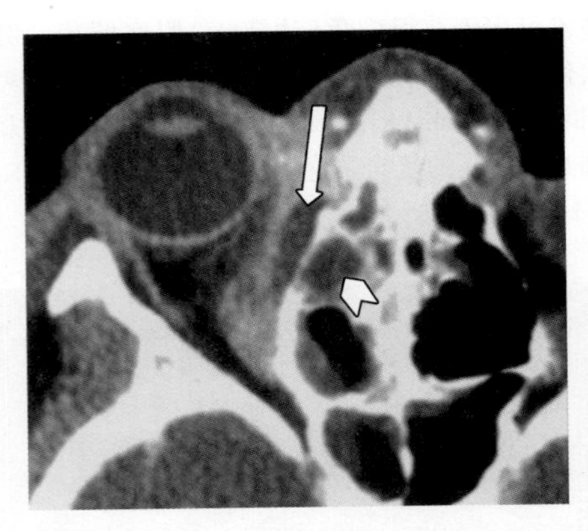

图 10.18 增强 CT 平扫。9 岁女孩筛窦炎和眶受累。右筛骨纸板(箭头所示)骨膜下有周边强化的积液信号,与骨膜下脓肿相符合。这种脓性积聚在眼眶上引起了占位效应,导致了突出和疼痛。在邻近的筛窦中有周边强化的积液,与鼻窦炎(短箭头所示)相符

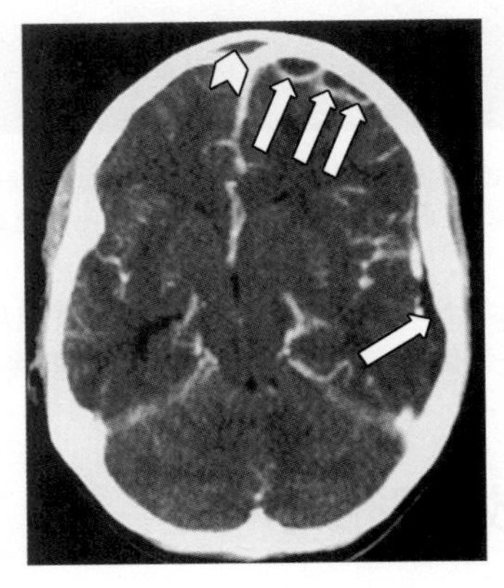

图 10.19 增强 CT 平扫。一名 8 岁男孩,患有额窦炎,颅内受累。临床上,患者有鼻窦炎和头痛。图像中额窦完全不透明(仅部分显示,短箭头所示)。左额叶和颞叶(箭头所示)有多处硬脑膜下积液,与积脓相符。磁共振成像(MRI)通常是术前所必需的,也比 CT 更好地描述相关的脑炎。CT 和磁共振静脉造影有助于检测相关静脉窦血栓形成

(NMO)或慢性复发性炎性视神经病变(CRION)。影像学检查应包括眼眶和大脑的增强 MRI,以排除任何压迫性病变。急性视神经炎的 MRI 表现为 T_2 信号增强、视神经肿胀(图 10.20)。慢性视神经炎常导致 T_2 高信号和视神经体积丢失,急性期外很少见到信号增强。脑 MRI 检查伴发的白质病变与多发性硬化的高风险相关。

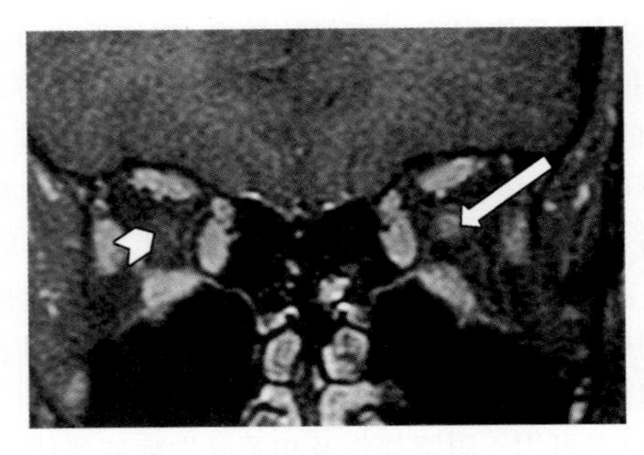

图 10.20 视神经的冠状面增强 T1 加权 MRI(脂肪抑制)。一名 8 岁女孩,左眼视神经炎第一次发作。与正常的右眼视神经(短箭头所示)相比,左眼视神经(箭头所示)的大小增加,信号增强,与视神经炎一致

甲状腺眼眶病变　导致眼外肌和眼眶脂肪肿胀。眼眶内容物的增加会引起眼球突出，也会阻碍静脉引流，从而导致眼睑肿胀。对儿童而言，非增强 MRI 应是影像学检查的首选。眼眶的其他炎性疾病被归为“眼眶炎性疾病”（OID），包括泪囊炎、肌炎、蜂窝织炎、视神经周围炎、巩膜周围炎、眶尖炎和局灶性炎性肿块[51]。OID 很少可能是弥漫性的。OID 的影像学显示排除其他病理学病因，如恶性肿瘤、感染和创伤后变化。与 CT 相比，增强的眼眶 MRI 是 OID 最好的成像方式，因为它对炎症变化的检测灵敏度更高。在眶蜂窝织炎的情况下，海绵窦受累的患者（托洛萨-亨特综合征）应纳入磁共振成像检测的范围。

先天性病变　非增强 CT 或 MRI 通常足以评估皮样囊肿和表皮样囊肿，皮样囊肿和表皮样囊肿是典型的低密度病变，囊壁薄，常与骨缝有关。它们可能导致一些骨重塑（图 10.21），或者可能延伸到骨内。可在眼眶中发现各种血管病变，最好用增强磁共振成像进行评估：血管瘤是典型的轮廓清晰的分叶肿块，具有明亮的 T_2 信号，局部点状强化发展为均匀强化。静脉畸形的特征是无增强的囊腔和存在静脉石。淋巴畸形是大或微囊性的，有液平面，囊壁存在信号增强，无钙化。最好用 CT 成像来评估纤维性结构不良对视神经管和眶上裂的影响（图 10.22）。眼眶颞部丛状神经纤维瘤可单独应用增强 MRI 眼眶进行评估。MRI 对眶颞部丛状神经纤维瘤的评估的好处是，可以更好地确定无明显视力丧失患者随着时间的恶化情况，并可以在视力丧失患者（通常由上睑下垂和/或屈光参差引起）的减容手术前评估相关解剖结构[52]。

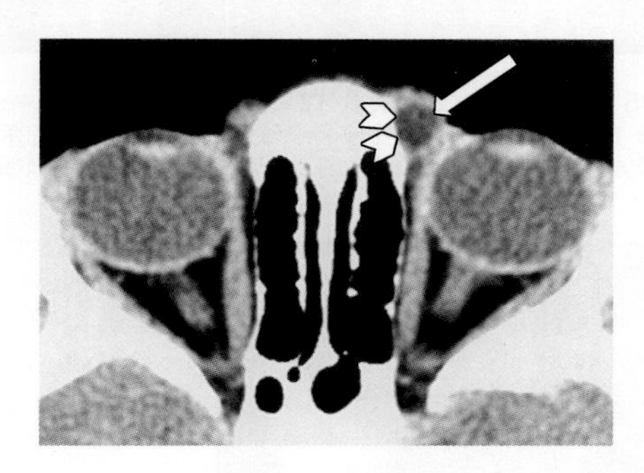

图 10.21　非增强的 CT 平扫。一名 2 岁的女孩，左内眼角有一个坚实、不柔软、不变色的肿块。有一个明确的囊性病变（箭头所示），其下骨扁平（短箭头所示），与皮样囊肿一致。骨扁平通常表示生长缓慢和/或长期受压

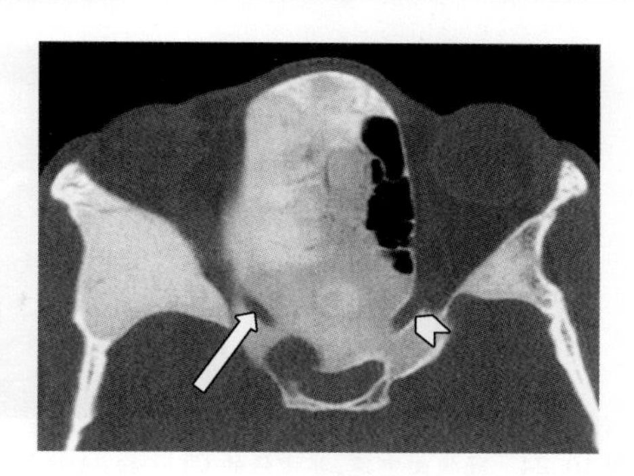

图 10.22　非增强的 CT 平扫。一名 12 岁男孩，纤维发育不良，右侧视力下降。患者双侧颞骨、筛骨和蝶骨毛玻璃增厚，右侧比左侧差。注意右视神经管（箭头所示）的狭窄程度。该患者的左视神经管（短箭头所示）的狭窄程度较低

眼眶和脑部的横断面成像

眼眶肿瘤　大多数眼眶肿瘤应该用磁共振成像来评估，应包括眼眶和大脑的成像，增强前后成像。在视神经胶质瘤患者中，MRI 最适合区分视神经肿块和视神经鞘肿瘤，评估颅内受累，以及评估其他脑病理学改变，如 T_2 高信号，可提示 1 型神经纤维瘤病，显著影响预后和治疗（图 10.23）。在视网膜母细胞瘤中，包含脑成像对于检测颅内受累和可能影响松果体的三边病变很重要。眼眶可能是横纹肌肉瘤的一个部位，如果有相关的骨质破坏（副神经类型），应包括大脑成像。朗格汉斯组织细胞增多症主要表现为溶解性骨损伤，但也可引起小脑损伤、垂体柄和下丘脑损伤以及松果体损伤。对于白血病性视网膜病变的儿童，MRI 成像可能有助于区分视神经浸润与继发于中枢神经系统白血病的乳头水肿[53]。转移性神经母细胞瘤通常在患有眼睑瘀斑（“浣熊眼”）的儿童中通过 CT 成像检测到，这些儿童最初被评估为颅底外伤。转移性神经母细胞瘤通常表现为多发性骨损伤，软组织成分和骨膜反应（图 10.24）。增强 MRI 脑/眶在进一步描绘这些病变的眶内和颅内占位效应方面比 CT 更敏感。很少发现实质内转移性神经母细胞瘤病变。

先天性畸形　视盘畸形可能提示相关的脑畸形，并可进行非

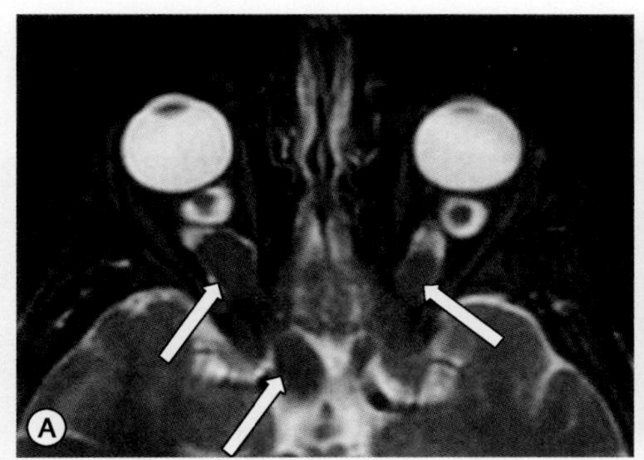

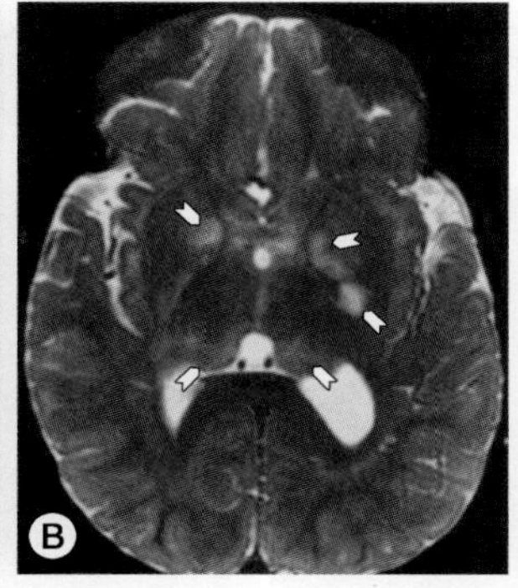

图 10.23　Ⓐ视神经 MRI T2 加权平扫（脂肪抑制序列）；Ⓑ大脑的 MRI T2 加权平扫（脂肪抑制序列）。一名 12 岁女孩患有Ⅰ型神经纤维瘤病，Ⓐ中可见双侧视神经软组织占位，右侧大于左侧（箭头所示），与双侧视神经胶质瘤的表现相符。Ⓑ基底神经节和丘脑（短箭头所示）的大量 T2 高信号病变，与Ⅰ型神经纤维瘤病一致

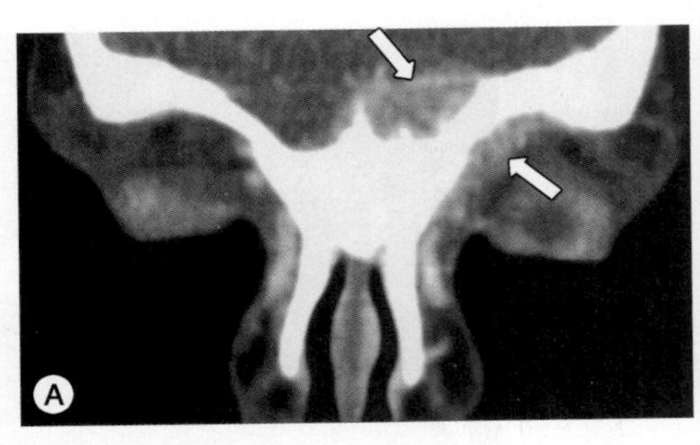

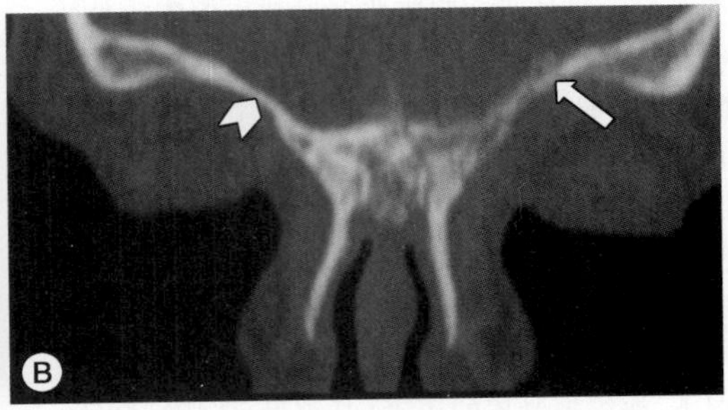

图 10.24　冠状面重建，非增强的 CT 平扫：Ⓐ软组织窗；Ⓑ骨窗。一名 2 岁女孩，眼眶瘀斑，用于评估骨折或感染过程。Ⓐ前颅底软组织肿块，颅内和眶内均有延伸（箭头所示）。Ⓑ与正常右侧（短箭头所示）相比，注意左侧眼眶顶部（箭头所示）的锯齿状外观

增强 MRI 检查。例如，牵牛花视盘异常可见于经蝶脑膨出的儿童（图 10.25）。在中隔视神经发育不良的情况下可以看到小的（发育不良的）视神经（图 10.26）。

多发性硬化　虽然大多数儿童视神经炎与多发性硬化无关，但对复发性视神经炎的儿童进行多发性硬化或视神经脊髓炎检查非常重要。这需要增强的磁共振脑和脊柱成像来寻找强化和非强化的病变。

脑神经麻痹影像学　对患有脑神经麻痹的儿童进行脑神经成像时，最好采用脑部和眼眶的增强 MRI 进行评估，以检测/排除卒中、颅内肿块、创伤性脑损伤、传染病或颅内压升高等原因。脑神经的高分辨率成像检查也有助于确认脑神经的先天性异常，如眼球后退综合征中的展神经缺失（图 10.27）。儿童也可能经历眼肌麻痹性偏头痛，MRI 可检测动眼神经根出口区的相关增厚增强[54]。MRI 血管造影可用于检测动脉瘤，这些动脉瘤可导致血管病患者出现脑神经症状。

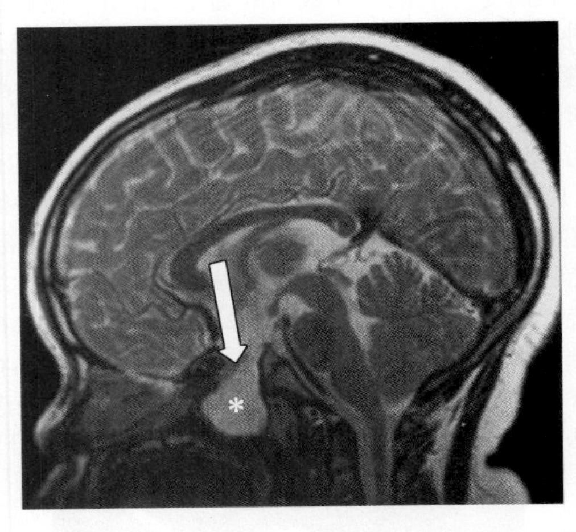

图 10.25　通过大脑中线的矢状 T2 磁共振成像（MRI）。一名 18 个月大的女孩，单侧牵牛花视盘异常和经蝶脑膨出。在胎儿发育过程中，由于缺乏软骨化，导致颅咽管持续存在，颅内内容物可通过颅咽管

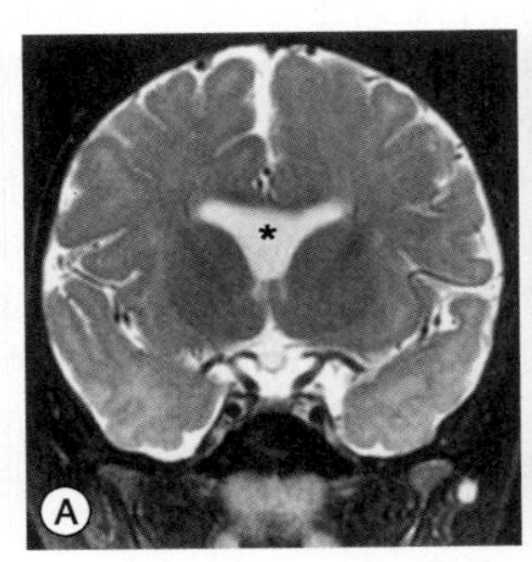

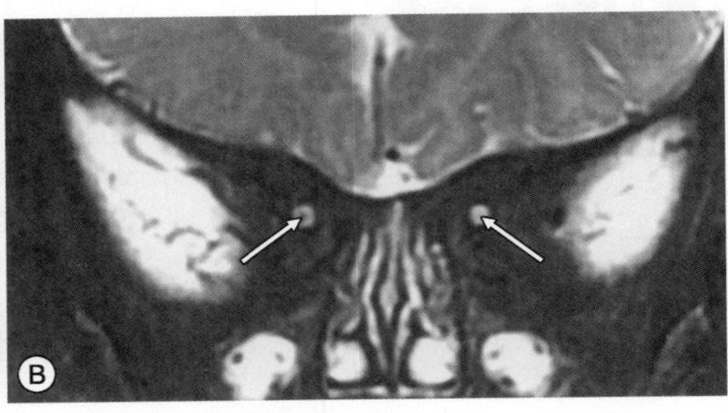

图 10.26　Ⓐ经大脑的冠状 T2 磁共振成像（MRI）（脂肪抑制序列）；Ⓑ视神经的冠状 T2 磁共振成像（脂肪抑制序列）。一名 6 个月大的女孩中隔视神经发育不良。Ⓐ无室间隔（透明隔）（星号处），Ⓑ视神经发育不全，左侧比右侧差（箭头所示），这是鼻中隔视神经发育不良的典型特征

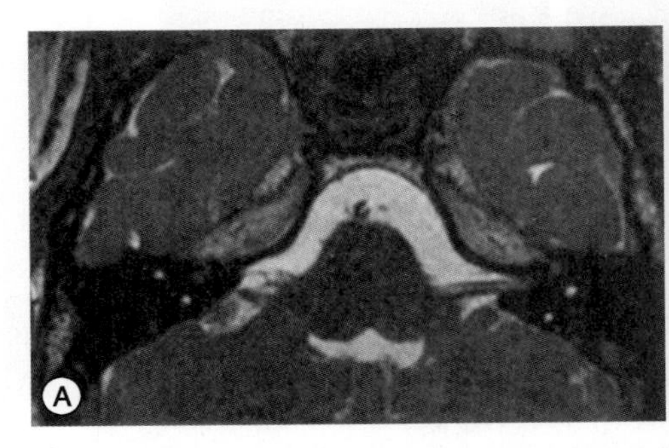

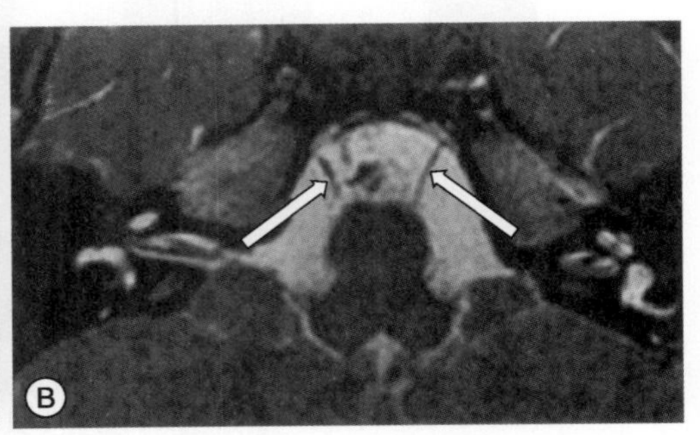

图 10.27　脑干高分辨率 T2 加权 MRI 平扫：Ⓐ眼球后退综合征眼的检查结果；Ⓑ健康眼的检查结果。病例为一名 17 岁的眼球后退综合征男孩。注意，与未受眼球后退综合征影响的患者（Ⓑ中箭头所示）相比，桥前池（Ⓐ）的双侧第Ⅵ对脑神经缺失

霍纳综合征影像学　在儿童霍纳综合征中，临床检查可能很困难，也可能无法确定眼交感神经通路是否在中枢、节前或节后水平受到影响。在极少情况下，恶性肿瘤可引起儿童霍纳综合征，最显著的是神经母细胞瘤。因此，对眼部、头颈部、胸腔上部直到主动脉部分进行检查是明智的，最好使用 MRI 以避免辐射暴露[55]。

（何岁勤　马聪 译　马翔 校）

参考文献

1. American College of Radiology (ACR) Appropriateness Criteria. <http://www.acr.org/~/media/86c43de794124b0ba88cec56059efd19.pdf>; [Last accessed: December 2014].
2. Nakashima E, Neriishi K, Minamoto A. A reanalysis of atomic-bomb cataract data, 2000–2002: a threshold analysis. Health Phys 2006; 90: 154–60.
3. Ilginis T, Clarke J, Patel PJ. Ophthalmic imaging. Br Med Bull 2014; 111: 77–88.
7. Rio-Cristobal A, Martin R. Corneal assessment technologies: current status. Surv Ophthalmol 2014; 59: 599–614.
11. Castillo BV, Kaufman L. Pediatric tumors of the eye and orbit. Pediatr Clin North Am 2003; 50: 149–72.
15. Kurz-Levin MM, Landau K. A comparison of imaging techniques for diagnosing drusen of the optic nerve head. Arch Ophthalmol 1999; 177: 1045–9.
18. Schmitz-Valckenberg S, Holz FG, Bird AC, et al. Fundus autofluorescence imaging. Review and perspectives. Retina 2008; 28: 385–409.
20. Huang D, Swanson EA, Lin CP, et al. Optical coherence tomography. Science 1991; 254: 1178–81.
21. Salchow DJ, Hutcheson KA. Optical coherence tomography applications in pediatric ophthalmology. J Pediatr Ophthalmol Strabismus 2007; 44: 335–49.
23. Schuman JS. Spectral domain optical coherence tomography for glaucoma (an AOS thesis). Trans Am Ophthalmol Soc 2008; 106: 426–58.
24. Vajzovic L, Hendrickson AE, O'Connell RV, et al. Maturation of the human fovea: correlation of spectral-domain optical coherence tomography findings with histology. Am J Ophthalmol 2012; 154: 779–789.e2.
26. Altemir I, Pueyo V, Elia N, et al. Reproducibility of optical coherence tomography measurements in children. Am J Ophthalmol 2013; 155: 171–176 e171.
28. Ray R, Stinnett SS, Jaffe GJ. Evaluation of image artifact produced by optical coherence tomography of retinal pathology. Am J Ophthalmol 2005; 139: 18–29.
34. Turk A, Ceylan OM, Arici C, et al. Evaluation of the nerve fiber layer and macula in the eyes of healthy children using spectral-domain optical coherence tomography. Am J Ophthalmol 2012; 153: 552–559 e551.
35. Yanni SE, Wang J, Cheng CS, et al. Normative reference ranges for the retinal nerve fiber layer, macula, and retinal layer thicknesses in children. Am J Ophthalmol 2013; 155: 354–360 e351.
36. Read SA, Collins MJ, Vincent SJ, et al. Macular retinal layer thickness in childhood. Retina 2015; 35: 1223–33.
38. Wirbelauer C, Karandish A, Haberle H, et al. Noncontact goniometry with optical coherence tomography. Arch Ophthalmol 2005; 123: 179–85.
41. Salcedo-Villanueva G, Paciuc-Beja M, Harasawa M, et al. Identification and biometry of horizontal extraocular muscle tendons using optical coherence tomography. Graefes Arch Clin Exp Ophthalmol 2015; 253: 477–85.
42. Cauduro RS, Ferraz Cdo A, Morales MS, et al. Application of anterior segment optical coherence tomography in pediatric ophthalmology. J Ophthalmol 2012; 2012: 313120.
44. Igbre AO, Rico MC, Garg SJ. High-speed optical coherence tomography as a reliable adjuvant tool to grade ocular anterior chamber inflammation. Retina 2014; 34: 504–8.
47. Burns NS, Iyer RS, Robinson AJ, Chapman T. Diagnostic imaging of fetal and pediatric orbital abnormalities. AJR Am J Roentgenol 2013; 201: W797–808.
48. Salmela MB, Cauley KA, Andrews T, et al. Magnetic resonance diffusion tensor imaging of the optic nerves to guide treatment of pediatric suprasellar tumors. Pediatr Neurosurg 2009; 45: 467–71.
50. Beissner F, Schumann A, Brunn F, et al. Advances in functional magnetic resonance imaging of the human brainstem. Neuroimage 2014; 86: 91–8.
51. Pakdaman MN, Sepahdari AR, Elkhamary SM. Orbital inflammatory disease: Pictorial review and differential diagnosis. World J Radiol 2014; 6: 106–15.
52. Avery RA, Dombi E, Hutcheson KA, et al. Visual outcomes in children with neurofibromatosis type 1 and orbitotemporal plexiform neurofibromas. Am J Ophthalmol 2013; 155: 1089–1094.e1.
53. Rao AA, Naheedy JH, Chen JY, et al. A clinical update and radiologic review of pediatric orbital and ocular tumors. J Oncol 2013; 2013: 975908.
54. Jurdy L, Merks JH, Pieters BR, et al. Orbital rhabdomyosarcomas: A review. Saudi J Ophthalmol 2013; 27: 167–75.
55. Kadom N, Rosman NP, Jubouri S, et al. Neuroimaging experience in pediatric Horner syndrome. Pediatr Radiol 2015; 45: 1535–43.

第 11 章

遗传和小儿眼科学

Panagiotis I Sergouniotis, Graeme C M Black

章节目录

引言

现代遗传眼科学始于1985年视网膜母细胞瘤基因的发现（图11.1列出了历史性发现的时间表）[1,2]。从那时起，对眼部疾病遗传学基础的认知取得了令人振奋的进展。成百上千的与大量常见病和罕见病相关的基因被发现，建立了许多具有临床诊断价值的检测方法（如对于小儿白内障的检测[3]）、有意义的疾病分类（如角膜营养不良[4]）和全新的治疗策略（如针对视网膜营养不良的治疗策略[5,6]）。本章聚焦于小儿眼科学实践中的遗传学，讨论不同遗传疾病的类型和遗传模式，以及基因检测和遗传咨询的原则。

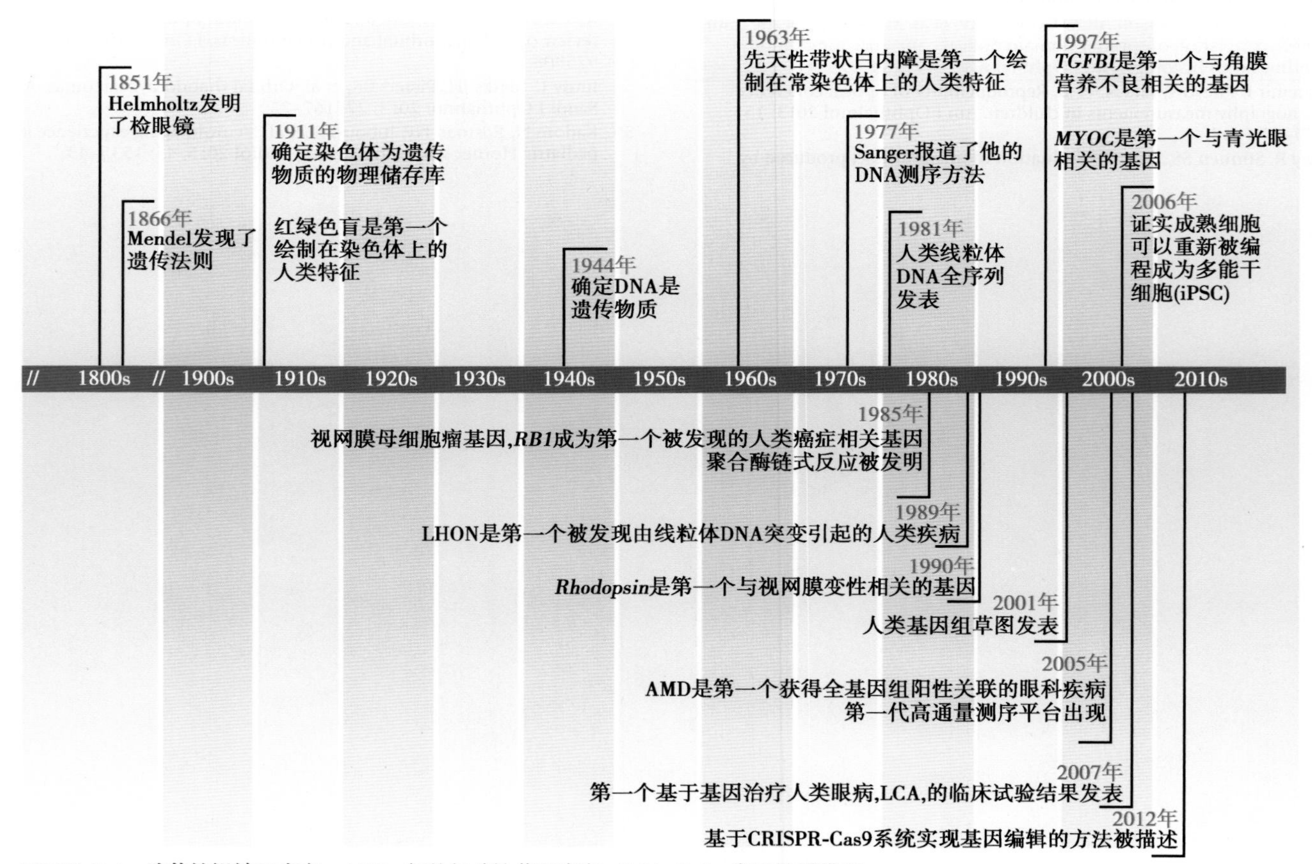

图 11.1 遗传眼科学的里程表

遗传病

在世界范围内遗传病占儿童严重视力损害/盲的 1/3,这一数字很可能会被低估,特别是在中等收入和高收入国家中[7-9]。本章中提及的疾病主要是单基因遗传病,即每一种疾病是由单个基因的错失和突变造成的,而检测这样突变可以相对准确地预估疾病的发展。这种单基因疾病或孟德尔疾病可以用它们特征性的谱系模式来识别。

人类基因组(即人的全部 DNA)分成 46 条完全不同的染色体:22 对常染色体(非性染色体)和 2 条性染色体(女性为 2 条 X 染色体,男性为 1 条 X 染色体和 1 条 Y 染色体)。单基因疾病可发生在常染色体(染色体 1~22 号)或发生在 X 和 Y 染色体上。男性和女性的常染色体遗传以及女性 X 连锁遗传可以是显性的或隐性的。本部分内容将关注三个主要的孟德尔遗传谱系模式:常染色体显性遗传、常染色体隐性遗传和 X 连锁隐性遗传(图 11.2A-D)。线粒体遗传为一种非传统的遗传模式,可以看作是孟德尔遗传概念的扩展,也将在此介绍(图 11.2E)。对于遗传谱系更详尽的讨论见参考文献[10],包括罕见的 X 连锁显性遗传、Y 连锁和双基因遗传。

常染色体显性遗传

常染色体显性遗传病患者携带一个正常拷贝和一个突变拷贝的基因,意味着单一拷贝的突变足以引起疾病(即以杂合子状态呈现)。患者父母中通常至少有一人患病,且在家系几代人中都有患者。常染色体显性遗传疾病患者有 1/2 的概率将突变基因传给后代。这种基本的孟德尔模式可被基因不外显(图 11.2B)、表达多态性和新发突变所掩盖(见下文)。

常染色体隐性遗传

常染色体隐性遗传中,患病个体携带的某一基因的两个拷贝均存在缺陷。若两条拷贝携带相同的突变,则它们可能是纯合突变;若两条拷贝携带不同的突变,则它们可能为复合杂合突变。通常患者拥有无症状的基因携带者父母,意味着父母各携带一条正常拷贝和一条基因突变的拷贝,但未患病,因为正常的拷贝足以产

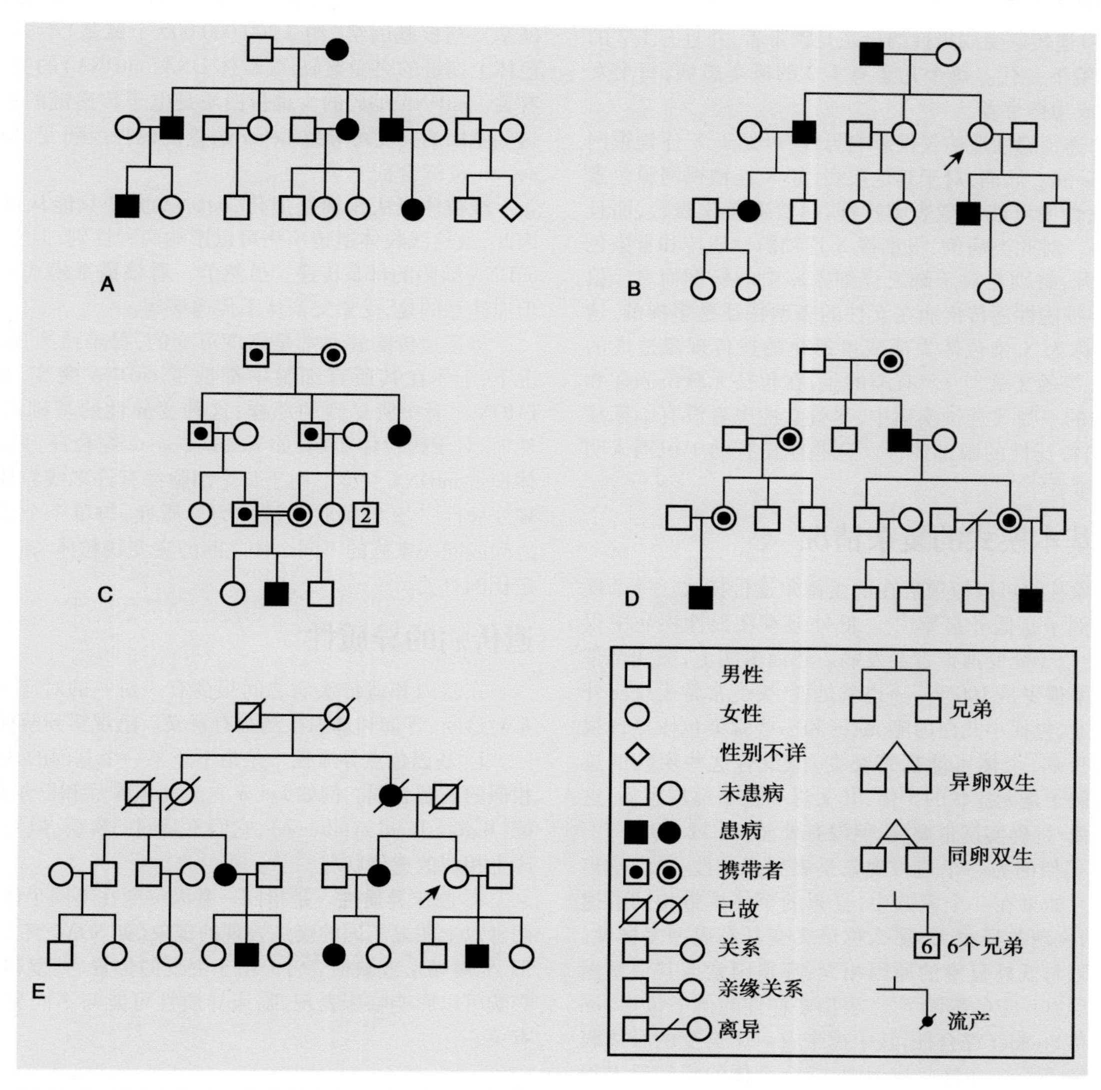

图 11.2　谱系模式图。Ⓐ-Ⓑ常染色体显性遗传病;Ⓒ常染色体隐性遗传病;ⒹX 连锁隐性遗传病;Ⓔ线粒体遗传病。箭头提示常染色体显性遗传病Ⓑ和线粒体遗传病(Ⓔ)中不外显基因携带者

生正常的功能和结构。在患有常染色体隐性遗传疾病的儿童出生后，每一个后代儿童都有1/4的患病概率。

当常染色体隐性遗传病在一个父母和兄弟姐妹都健康的家庭中时，可呈现为“散发特征”，这在小型家庭中特别常见。现实中，预测常染色体隐性遗传是具有挑战性的，可以基于未受累亲本（“缺乏垂直传播”）和排除X连锁遗传来推断。

常染色体隐性遗传疾病的主要风险是亲缘关系[11]。近亲结婚通常指表亲或更近关系的联姻[12]。尽管夫妇携带相同基因突变的可能性在这种联姻中会增高，但在许多民族中，这是家族文化中重要的一部分。对于近亲结婚的夫妇需要提供个性化的遗传咨询，但需要确保对当地风俗习惯保持敏感和尊重。

X连锁遗传

X连锁遗传病是X染色体上的一个基因发生突变引起的。男性只含有一个X染色体，使这种突变得以显现。女性在两条X染色体上各有一个拷贝，具有一个正常拷贝就可以部分或完全保留其结构和功能。

X连锁遗传的基本特征是男性受累（比女性显著严重）和无父-子（男性-男性）遗传。受累男性的母亲是携带者，并且有1/2的概率将突变遗传给下一代。每个儿子有1/2的概率患病，每个女儿有1/2的概率成为携带者。

传统认为，X连锁隐性遗传仅仅影响男性，可见于X连锁视网膜劈裂症和Norrie病。然而，对于其他疾病，如X连锁视网膜色素变性，在杂合子女性中可能出现表型特征，尽管通常比较轻，而且比男性发病晚[13]。对此类病例，很难将X连锁隐性遗传和常染色体显性遗传区分开，特别是对于缺乏详细家族史的病例而言。值得注意的是，X连锁隐性遗传疾病在女性的表型特征是多样的，这主要是由于一种称为X染色体失活或里昂化的遗传现象造成的（更多信息见Wu等的文章[14]）。有趣的是，在包括无脉络膜症和Lowe综合征在内的一些X连锁疾病中，尽管女性患者没有临床症状，仍可能表现出特征性的眼部体征。这些体征有助于识别未明显患病的女性携带者[15,16]。

孟德尔谱系基本模式的复杂情况

各种临床现象往往可以掩盖潜在的孟德尔遗传模式。一个反映这种复杂性的例子是低外显率[17]。低外显率在显性疾病中很常见，通常认为杂合子突变携带者会发病。然而事实上，突变携带者出现症状的概率很少是100%——也就是说，突变常常表现出外显率降低。实际上，包括小儿白内障、缺损和一些常染色体显性视网膜色素变性等疾病，个体可能携带突变，但没有这些疾病的迹象。一个极端的例子是无症状的个体，其父母和孩子都均患病，这种谱系结构表明他/她确实携带突变，但没有外显（图11.2B）。

与低外显率相似的另一个遗传现象是表型多样性，也经常出现在显性疾病中。如果在一个家族中，受累的个体携带相同的遗传缺陷，但疾病的表现差异很大，那么称该突变具有表型多样性。表型多样性的原因与低外显率的原因相同：环境因素或其他基因可能对征象的发展有一定的影响[18]。表型多样性的例子包括von Hippel-Lindau病和Stickler综合征，其中携带有一个突变的个体眼部和眼外表现多样[19,20]。在这些病例中，一个个体的疾病严重程度可能很少或没有迹象，提示兄弟姐妹或后代所患疾病的严重程度。低外显率和表型多样性是对有小儿白内障或前段发育不全等患儿的未明显患病父母进行检查的重要原因。重要的是，轻度特征的存在可以预测未来后代的风险。

许多严重显性疾病的病例是新发突变的结果[21]。这些所谓的新发突变事件是由来自父母DNA的复制错误引起的，并且会在没有疾病病史的家庭中无预警地表现出来。此现象在许多无虹膜（图11.3）或视网膜母细胞瘤患者身上都可以看到[22,23]。在这种情况下，未来兄弟姐妹的复发风险远低于1/2。然而，由于性腺嵌合体的风险（即父亲或母亲只携带一部分有突变精子或卵子），这个数字不会是零。

新发突变的性质难以确定。对于散发/非家族性无虹膜病例，一个缺失可以移除其他相邻基因，这可见于WAGR综合征（Wilms肿瘤、无虹膜、泌尿生殖系统异常和智力迟缓）。这些相邻基因缺失可以解释为什么对散发性无虹膜患者，既需要做肾超声筛查，又需要能说明Wilms肿瘤基因*WT1*未受突变影响的分子证据（图11.3）[23,24]。

线粒体遗传

线粒体是细胞质中的细胞器，含有一个小基因组（约16 500个碱基），与核基因组（约3 200 000 000个碱基）不同[25,26]。与核染色体上携带的突变类似，线粒体DNA（mtDNA）的突变可能与疾病有关。mtDNA编码的少量蛋白质是电子传递链的重要组成部分，这些基因的突变可导致Leber遗传性视神经病变（LHON）和Kearnes-Sayre综合征[27,28]。

线粒体只从卵细胞遗传，mtDNA突变只能从母亲传给孩子。因此，虽然线粒体遗传疾病可以影响两种性别，但它们只能由携带mtDNA缺陷的母亲传递。虽然乍一看该谱系模式似乎是显性的，但应注意的是，受累父亲从不传递疾病。

母系遗传疾病通常是高度可变的，很难预测预后。在许多情况下，个体在其所有细胞中都携带mtDNA突变，如同在大多数LHON患者中所见到的那样，这种变异性的基础尚不清楚[29,30]。然而，对于线粒体肌病，如Kearnes-Sayre综合征，只有一部分线粒体携带mtDNA突变。由于每个细胞都有许多线粒体，因而可能出现变异性[31]。这种状态被称为异质性，与单个个体的细胞/组织之间或同一家族的不同个体之间的突变线粒体与正常线粒体的不定比例有关。

遗传病的异质性

在基因和遗传疾病之间很少有一对一的对应关系，但这种关系对诊断、咨询和基因检测都有意义。已观察到两种异质性：

1. **基因位点异质性**　是指不止某一个基因的缺陷能引起极其相似的表型表现。例如Leber先天性黑矇症和巴尔得-别德尔综合征（Bardet-Biedl syndrome），它们不是同一疾病，但均表现出一组临床上相似的遗传状况[32,33]。

2. **临床异质性**　是指同一基因突变在不同个体中产生两种或两种以上明显不同的疾病表现的现象（如*SOX2*突变可引起小眼畸形、无眼畸形或缺损[34]）。由于突变的位置、类型和对编码蛋白的影响可以影响临床表现，临床异质性可能与不同突变的不同作用有关。

多因素疾病

虽然整体上单基因眼病是常见的，但其中每一种病都相当罕

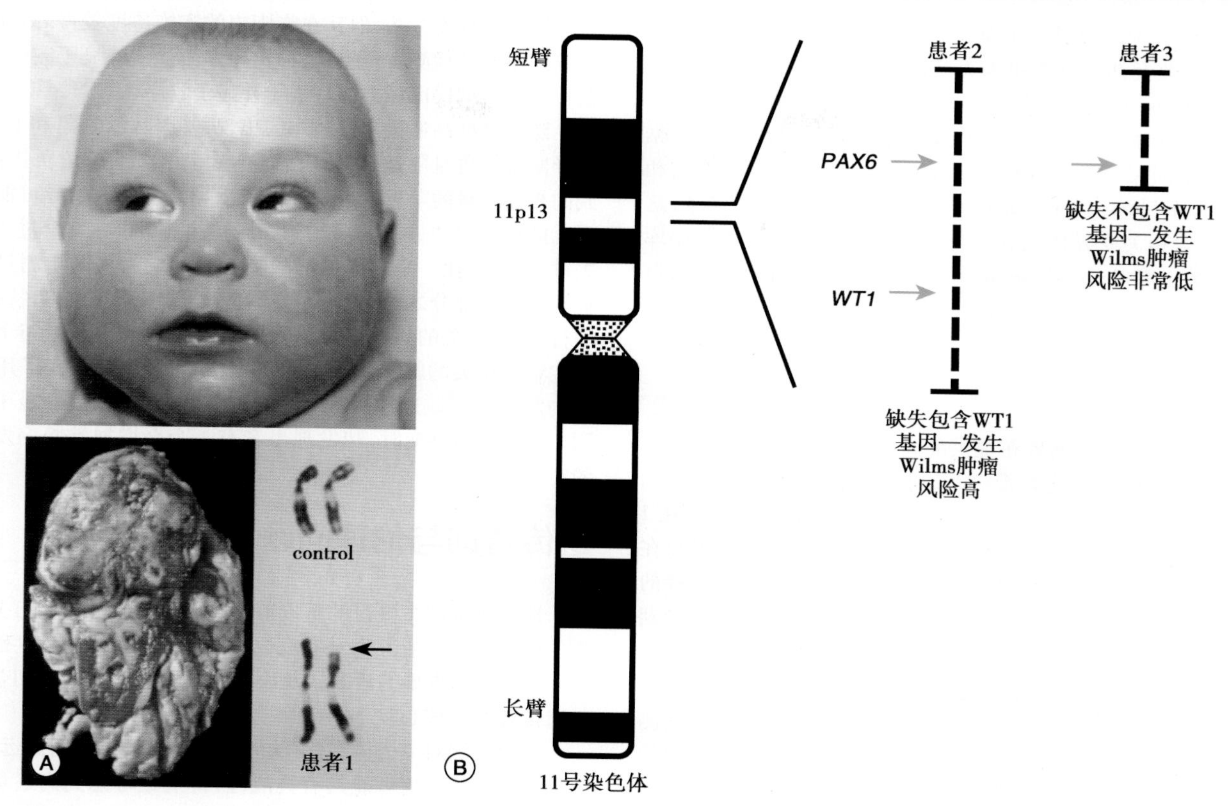

图 11.3　11 号染色体中的缺失导致无虹膜。Ⓐ图中所示为一个有认知障碍,生殖器异常及无虹膜的患儿(患者 1,上排),没有相关的家族史。后来发现他的肾上极有 Wilms 肿瘤(下排左侧)。核型分析显示 11 号染色体短臂存在缺失,这一段包含着 *PAX6* 基因(无虹膜)和 *WT1* 基因(Wilms 肿瘤)(下排右侧,箭头显示缺失的部位);Ⓑ患者 2 和 3 是散发无虹膜病例。核型分析是正常的,但在进一步的细胞遗传型分析中显示两位患者均存在亚微观缺失。在患者 2 中,缺失移除了 *PAX6* 和 *WT1* 基因的一个拷贝(缺失由虚线显示)。患者 3 的缺失很小,只移除了 *PAX6* 的一个拷贝,*WT1* 基因没有受到影响,有两条正常拷贝。因此,患者 2 具有罹患 Wilms 肿瘤的高风险(只有一个 *WT1* 拷贝),而患者 3 没有患 Wilms 肿瘤的风险(有两个 *WT1* 基因拷贝)

见。值得注意的是,许多常见的小儿眼科疾病似乎呈现家族性聚集,可能是由多个基因和环境的复杂相互作用引起的(如内斜视[35,36])。在这些多因素疾病中,任何一种疾病相关变异体的存在并不能准确地预测疾病的发展[37]。很明显,从完全外显单基因疾病到多因素疾病是一个连续的过程,将遗传疾病分为"单基因、简单和罕见"和"多因素、复杂和常见"过于简单化了[38]。

表观遗传学

表型差异通常是 DNA 及其相关蛋白(组蛋白)化学修饰的结果,而不是原始 DNA 序列的改变。表观遗传修饰可以控制基因活性,调控基因开关。这些变化可能是由环境(毒素、营养、应激)引起的,并可持续不同的时间[39]。当表观遗传变化在正常的细胞过程和发育中起作用时,它们也可能导致某些遗传性疾病的发生[40]。此外,表观遗传调控过程,比如基因组印记等,可以影响某些遗传病是如何遗传的[41]。

表观遗传控制的关键分子机制包括 DNA 甲基化、组蛋白修饰和非编码 RNA 基因沉默[42]。对这些机制理解的深入,标志着可能将这一知识转化为一类新的治疗选择,以治疗致盲性疾病[42,43]。

变异和突变

尽管"突变"一词能够以不同的意义用在不同的情境中,但它已经衍生出消极的含意,通常用于表示引起疾病的 DNA 变化。这种改变在机制上认为对疾病有贡献,但在孤立的情况下可能并不足以引起疾病(如在低外显的病例中)。相反,术语"变异"用于表示与正常对照序列相比,DNA 序列中的各种差异。一个变异可能影响或可能不影响基因/蛋白质的功能。功能效应未知的变异称为"意义未知的变异"[44,45]。变异的其他分类方法包括常见与罕见、小规模与大规模。

人类遗传的变异涵盖从单个碱基/核苷酸变化(称为单核苷酸多态性)到结构变异(图 11.3)以及整个染色体的增多或丢失等多方面。单个碱基/核苷酸的替换是发生最多的变异[46]。这些小段的 DNA 序列改变可能导致一个编码氨基酸替换另一个编码氨基酸(错义改变),或将蛋白质的内部氨基酸转换为终止密码子(无义改变)。小的插入/缺失是另一种常见的小规模 DNA 变异亚型,可能会在序列中插入和/或删除多达 21 个碱基/核苷酸。值得注意的是,如果碱基的整体丢失或增加不是 3 的倍数,则该基因的阅读框架将被改变,并且可能会过早引入终止密码子。

一些变化可以改变转录过程(即将特定片段的 DNA 复制成 mRNA 的过程),特别是在未成熟 mRNA 分子(由内含子和外显子组成)被修饰为成熟 mRNA 分子(仅由连接的外显子组成)的阶段。这个过程称为剪接,需要一个大的蛋白质复合物剪接体与 mRNA 相互作用。许多突变,特别是那些位于或靠近内含子和外显子连接处的突变,能够通过中断剪接而引起疾病。这些剪接突变导致基因转录减少,从而降低基因表达。

任何序列改变都可以使用人类基因组变异学会网站(http://www.hgvs.org/mutnomen/[47,48])上的公约来描述。常用前缀包括"c."(编码 DNA 水平)和"p."(蛋白质水平)。有用的变异体数据库包括人类基因突变数据库(http://www.hgmd.cf.ac.uk/[49])和 ClinVar 数据库(http://www.ncbi.nlm.nih.gov/clinvar/[50-52]),这两个都是疾病相关变异体的在线储存库。其他的变异体数据库还有 ExAC 数据库(http://exac.broadinstitute.org/),后者包括来自60 000 多个无关个体的变量数据。

基因检测

眼科疾病的基因检测旨在提供准确的诊断,为患者和家庭成员提供适当的咨询,并确定是否纳入基于基因的临床试验中[53,54]。广义上来说,基因检测可以是临床检查或实验室研究。例如,在 1 型神经纤维瘤病患者的孩子身上发现多个虹膜结节,其结果与在基于 DNA 的标准检测中识别 *NF1* 基因突变相似。但一个关键的区别是,基于 DNA 的方法可以在疾病被最敏感的临床方法检测到之前很久就确定遗传疾病的遗传倾向(症状前检测)[37]。

DNA 测序技术的进步降低了基因检测的成本[55],缩短了测试的周转时间,更利于同步评估许多基因和分子假说(并行测试)[56]。因此,目前临床上已有针对几十种遗传性眼病的有用的基因检测[3,37,53,57]。这些测试的重点是目前的单基因疾病,眼科学会已经颁布了关于何时考虑基因检测的建议(美国眼科学会基因检测工作组目前的建议在网址:http://www.aao.org/)。

基因检测通常是对从组织样本中提取的 DNA 进行的。外周血是最常用和最可靠的来源,但如果需要无创,取样时可使用漱口水或口腔刮片。产前诊断通常使用羊水或绒毛膜。根据临床指征,可相继采用不同的技术(图 11.1)[58]。DNA 测序是目前遗传性眼病最常用的方法。

在过去的十年中,使用 DNA 测序的测试选择已经大大扩展。值得注意的是,传统的基于 Sanger 测序的技术已发生了根本性的转变,即高通量或下一代测序等新技术[56]。这些方法已经改变了基因检测,成为多基因组合检测、外显子测序(即蛋白质编码测序,占基因组信息的 1%[59])和基因组测序(即核 DNA 总量测序)的基础。

Sanger 测序一次只能分析一小部分 DNA。这种方法对一些单一特殊基因相关疾病可能仍然是一种合理的检测策略,如 Sorsby 营养不良(*TIMP3* 基因[60])或角膜基质营养不良(*TGFBI* 基因[61])。然而单基因眼病是罕见的,大多数遗传性眼病要么与大而复杂的基因相关(如 Stargardt 疾病中的 *ABCA4*[62]),要么表现出基因位点异质性(如 Usher 综合征[63])。在这些情况下,作为一种不能产生大序列输出的技术,Sanger 测序技术则是一种艰苦的、费时、昂贵的诊断手段。

相比之下,高通量测序方法允许同时快速检测许多基因,从而得到较高的诊断率,特别是在异质性疾病中[21,64-66]。利用高通量测序技术的多基因组合检测目前是视网膜营养不良[53,67]和小儿白内障[3]诊断检测首选的方法。该方法检测了数百个已知的致病基因,并已证明高通量测序不仅比外显子测序更敏感,而且降低了偶然发现的可能性(见下文)[68]。外显子和基因组测序可评估人类基因组(约 19 000 个基因)95%以上的蛋白质编码序列,已成为遗传学研究的标准方法,但其在临床中的实施速度较慢。目前,基因组测序不仅在检测大规模/结构变异方面优于外显子测序,而且在覆盖蛋白质编码区域方面也优于外显子测序[64,69,70]。

随着这些高通量测序技术的出现,基因数据采集和 DNA 序列变异鉴定不再是限速环节。然而有一个巨大的解读负担:在检测到的相当大量的罕见变异中准确找出导致疾病的变异可能是一项艰巨的任务[71,72]。充分告知的临床检测前假设在这个过程中非常关键,它可以让一个知识渊博的临床医师成为基因检测过程中最重要的组成部分之一。与外显子和基因组测序的一个特征,广泛平行检测,相关的另一个主要问题是附带发现了大量与个体所表现症状不相关的临床相关结果。术语"偶发"和"从属"用于描述这些发现[37,73]。这种从属发现的一个例子是,采用外显子测序检测儿童青光眼突变时,却发现患者有一个会增加乳腺癌发生风险的突变。

遗传咨询与伦理问题

遗传咨询的主要目的是以适当的方式向个体传达有关遗传疾病的信息。这包括讨论对家庭成员的风险,以及关于生殖和基因检测的选择。准确的诊断以及诊所和实验室之间的密切合作是有效遗传咨询的核心。

基因检测对一个体和他/她的家庭会产生重大而深远的影响。引导家庭完成检测可能具有挑战性,特别是考虑到高通量测序结果越来越复杂。知情同意和有效的遗传咨询是必不可少的,可以最大限度地提高效率,并将与每个测试相关的风险降至最低。

测试前注意事项

关键是要确保对发现致病突变有客观的期望值,并提醒患者/家人,在大多数情况下,阳性结果不太可能改变治疗方案或改善预后[74]。如果已确定外显子或基因组测序适合用于一个孩子,那么他的父母应该参与决策过程。应该知道,这些策略涉及对数千个基因的广泛评估,因此,有可能发现一些疾病遗传易感性,但这些疾病与测试目标疾病无关。目前的建议是,对每一个接受外显子或基因组测序的受试者,分析应包括一套被认为在医学上具有高度可操作性的基因(如与家族性高胆固醇血症相关的基因)。无论检测的特殊指征如何,都要进行这种分析,但通常允许患者选择退出[73,75]。

知情同意

同意书的文字可以较多,并且是专业性的,仅仅要求父母自己浏览这些表格通常是不合适的。签署同意的个人应在表格中列出要点清单,并确保与家人讨论这些要点[76]。根据标准惯例,在对父母和孩子进行测试前咨询后,由一名或两名负有监护责任的父母作书面同意,决定进行测试。重要的是,应考虑视障人士的沟通需求,并以适当的格式提供信息。

检测后注意事项

基于高通量测序的检测很少是阳性/阴性分析。区分真阳性和假阳性可能具有挑战性,可能需要额外的病史记录或检查(如,可能需要寻找以往未被识别的综合征的临床特征)。只有将已知的临床信息和实验室检测结果相结合,才能得出某变异确实是致病突变的结论，也可能需要复习来自可靠医疗来源（PubMed 或教科书）的可用数据[64]。阴性测试应立即重新评估关于临床发现和所采用测试手段的局限性。值得注意的是，一个阴性的结果往往表明目前的研究状态还不能确定与患者病情相关的基因。

症状前和携带者测试

在已知致病基因突变（如常染色体显性玻璃膜疣[77]中的 *EFEMP1*）的迟发性疾病中，无症状高危个体可选择进行预测性基因测试，以发现他们是否有可能发展成这种疾病。这将使他们能够在疾病尚未出现临床表现时就做出明智的生殖或职业决定[37]。另一个常见情况是针对 X 连锁疾病（如 X 连锁视网膜色素变性）家庭中未受影响的女性，进行携带者检测，从而为关于生殖、产前检测或胚胎植入前基因诊断做出决定建议[78]。

除非在特殊情况下，否则应避免对无症状儿童进行不可治疗性疾病的检测[37]。对于这些少数病例，父母在共同决策中的仔细咨询和参与至关重要。对于在成年前无症状的情况，一般建议等到其本人长大后再由他自己做决定。

总结

眼科遗传学领域的发展非常迅猛，目前可行的基因测试大大提高了诊断的准确性，应该常规考虑作为小儿遗传性眼病临床评估的一部分。重要的是，针对目前无法治疗的遗传性眼病，基因组编辑、基因转移和干细胞生物学方面的最新进展，有望使这些疾病的治疗成为现实。

（窦国睿 译　王雨生 校）

参考文献

2. Sheffield VC, Stone EM. Genomics and the eye. N Engl J Med 2011; 364: 1932–42.
3. Gillespie RL, O'Sullivan J, Ashworth J, et al. Personalized diagnosis and management of congenital cataract by next-generation sequencing. Ophthalmology 2014; 121: 2124–37, e1-2.
4. Weiss JS, Moller HU, Aldave AJ, et al. IC3D classification of corneal dystrophies-edition 2. Cornea 2015; 34: 117–59.
5. MacLaren RE, Groppe M, Barnard AR, et al. Retinal gene therapy in patients with choroideremia: initial findings from a phase 1/2 clinical trial. Lancet 2014; 383: 1129–37.
6. Thompson DA, Ali RR, Banin E, et al. Advancing therapeutic strategies for inherited retinal degeneration: recommendations from the Monaciano Symposium. Invest Ophthalmol Vis Sci 2015; 56: 918–31.
9. Mitry D, Bunce C, Wormald R, et al. Causes of certifications for severe sight impairment (blind) and sight impairment (partial sight) in children in England and Wales. Br J Ophthalmol 2013; 97: 1431–6.
10. Strachan T, Read AP. Human Molecular Genetics 4. London: Garland Science, 2011.
21. Yang Y, Muzny DM, Xia F, et al. Molecular findings among patients referred for clinical whole-exome sequencing. JAMA 2014; 312: 1870–9.
27. Chinnery PF, Hudson G. Mitochondrial genetics. Br Med Bull 2013; 106: 135–59.
37. Stone EM, Aldave AJ, Drack AV, et al. Recommendations for genetic testing of inherited eye diseases: report of the American Academy of Ophthalmology task force on genetic testing. Ophthalmology 2012; 119: 2408–10.
47. den Dunnen JT, Antonarakis SE. Nomenclature for the description of human sequence variations. Hum Genet 2001; 109: 121–4.
53. Lee K, Garg S. Navigating the current landscape of clinical genetic testing for inherited retinal dystrophies. Genet Med 2015; 17: 245–52.
54. Wiggs JL, Pierce EA. Genetic testing for inherited eye disease: who benefits? JAMA Ophthalmol 2013; 131: 1265–6.
56. Metzker ML. Sequencing technologies – the next generation. Nat Rev Genet 2010; 11: 31–46.
58. Katsanis SH, Katsanis N. Molecular genetic testing and the future of clinical genomics. Nat Rev Genet 2013; 14: 415–26.
59. Bamshad MJ, Ng SB, Bigham AW, et al. Exome sequencing as a tool for Mendelian disease gene discovery. Nat Rev Genet 2011; 12: 745–55.
64. Biesecker LG, Green RC. Diagnostic clinical genome and exome sequencing. N Engl J Med 2014; 370: 2418–25.
65. Wright CF, Fitzgerald TW, Jones WD, et al. Genetic diagnosis of developmental disorders in the DDD study: a scalable analysis of genome-wide research data. Lancet 2015; 385: 1305–14.
66. Willig LK, Petrikin JE, Smith LD, et al. Whole-genome sequencing for identification of Mendelian disorders in critically ill infants: a retrospective analysis of diagnostic and clinical findings. Lancet Respir Med 2015; 3: 377–87.
67. O'Sullivan J, Mullaney BG, Bhaskar SS, et al. A paradigm shift in the delivery of services for diagnosis of inherited retinal disease. J Med Genet 2012; 49: 322–6.
68. Consugar MB, Navarro-Gomez D, Place EM, et al. Panel-based genetic diagnostic testing for inherited eye diseases is highly accurate and reproducible, and more sensitive for variant detection, than exome sequencing. Genet Med 2015; 17: 253–61.
69. Lelieveld SH, Spielmann M, Mundlos S, et al. Comparison of Exome and Genome Sequencing Technologies for the Complete Capture of Protein Coding Regions. Hum Mutat 2015; 36: 815–22.
70. Belkadi A, Bolze A, Itan Y, et al. Whole-genome sequencing is more powerful than whole-exome sequencing for detecting exome variants. Proc Natl Acad Sci U S A 2015; 112: 5473–8.
71. Cooper GM, Shendure J. Needles in stacks of needles: finding disease-causal variants in a wealth of genomic data. Nat Rev Genet 2011; 12: 628–40.
72. MacArthur DG, Manolio TA, Dimmock DP, et al. Guidelines for investigating causality of sequence variants in human disease. Nature 2014; 508: 469–76.
73. ACMG Board of Directors. ACMG policy statement: updated recommendations regarding analysis and reporting of secondary findings in clinical genome-scale sequencing. Genet Med 2015; 17: 68–9.
74. ACMG Board of Directors. Points to consider for informed consent for genome/exome sequencing. Genet Med 2013; 15: 748–9.
75. Hehir-Kwa JY, Claustres M, Hastings RJ, et al. Towards a European consensus for reporting incidental findings during clinical NGS testing. Eur J Hum Genet 2015.
76. Biesecker LG, Biesecker BB. An approach to pediatric exome and genome sequencing. Curr Opin Pediatr 2014; 26: 639–45.
78. Brezina PR, Kutteh WH. Clinical applications of preimplantation genetic testing. BMJ 2015; 350: g7611.

第 12 章

先天性眼部感染

Luis Amaya

章节目录

孕期母亲的感染可对发育中的胎儿造成严重的后果,包括视觉系统的破坏。在世界范围内,特别是发展中国家中,这是儿童致盲的一个重要原因[1]。术语“TORCHES”是指弓形虫、其他病原体(水痘带状疱疹病毒、淋巴细胞性脉络丛脑膜炎病毒、西尼罗河病毒、人类免疫缺陷病毒)、风疹病毒、巨细胞病毒、疱疹病毒和梅毒。对高危孕妇进行筛查和预防将减少这些潜在的灾难性感染。

弓形虫病

弓形虫(*Toxoplasma gondii*)是一种专属的细胞内寄生虫,通常感染人类的大脑和眼睛。有三种不同的株群。人类先天性疾病主要与Ⅰ型和Ⅱ型有关,Ⅲ型仅见于动物[2]。

感染的全身表现包括脑积水、小头畸形、颅内钙化(图 12.1)、贫血、血小板减少性紫癜、耳聋、癫痫、黄疸、发热、肝脾肿大、精神发育迟缓、痉挛和麻痹、淋巴结病、斑丘疹、呕吐和腹泻[3,4]。约90%的新生儿无症状,但这些婴儿中有些会在生命后期出现视网膜脉络膜炎、脑积水、智力迟钝和耳聋[5]。早产儿的临床表现更为严重,如果感染发生在妊娠的前三个月,那么先天性异常会更重,但这些婴儿中仅有 10%~15%有血清学上垂直传播的证据[6]。当母亲的弓形虫感染发生在妊娠的后三个月,母胎传播的概率约为75%,但胎儿出现异常的很少[7]。

眼部表现包括视网膜脉络膜炎[2](图 12.2A-B)、小眼畸形(图 12.3)、白内障、全葡萄膜炎(图 12.4)、视神经萎缩、视网膜脱离、眼球痨、活动性玻璃体炎(图 12.5)、活动性视网膜炎、眼球震颤和斜视。在亚临床先天性感染患者中有 85%出现活动性脉络膜视网膜炎(图 12.6)[8],通常为双侧性,易侵及黄斑,64%的患者出现周边病变[9]。脉络膜视网膜瘢痕通常为重度色素沉着,并与脉络膜萎缩灶相关(图 12.2)。视网膜脉络膜炎是进行性的,发病率从 1 岁时的 11%增加到 7 岁时的 23%[10]。

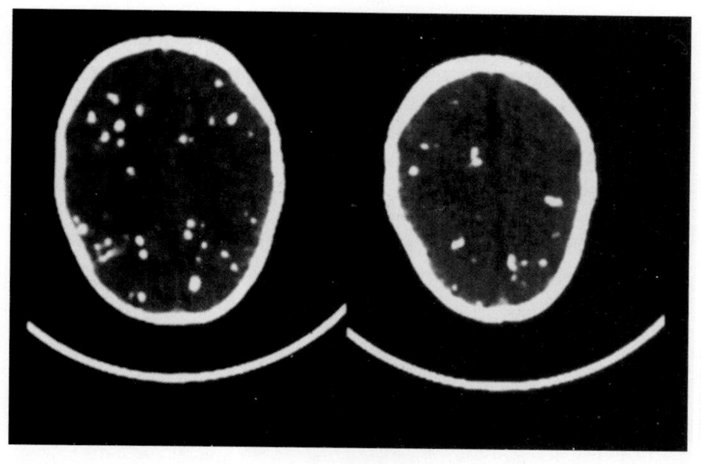

图 12.1 严重的先天性弓形虫病在计算机断层扫描的图像中显示广泛的脑钙化

人类感染是由于食用未煮熟的肉类食物中的慢殖子引起,也可能是由于摄入被猫粪便污染的水、土壤或食物中的卵囊而引起的。弓形虫病也可能通过精液进行性传播[11]。由于不同的饮食习惯和卫生标准,血清学阳性的发生率存在明显的地域差异。世界上多达 1/3 的人口有既往弓形虫感染的血清学证据。弓形虫是多数先天性和后天性感染性葡萄膜炎的原因。先天性弓形虫病综合征的发病率为(1~10)/10 000 存活婴儿[12,13]。弓形虫病血清学阳性率随年龄而变化,5 岁以下的儿童中抗体不到 5%,而在 80 岁以上的成人中为 60%。70%的产科人群抗体阴性,因此存在传播给胎儿的风险[14]。同样,育龄妇女从免疫力低下的地区移民到高免疫力的地区也存在感染弓形虫病的较高风险。

母体弓形虫病是通过检测血清抗体来确认诊断的。如果免疫球蛋白(Ig)G 和 IgM 抗体均不存在,则未发生感染。IgG 滴度阳性和 IgM 滴度阴性表明既往有感染[15]。IgM 抗体阳性,且 IgG 滴度阳性或阴性,则需要进一步的验证性试验,包括 Sabin-Feldman 试验、IgG 亲和力检测(测量与抗体结合的抗原强度)[15]以及酶联免

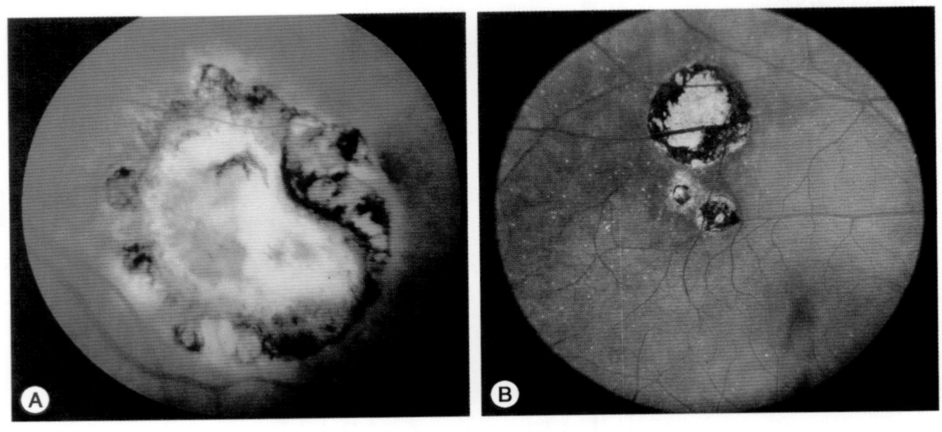

图 12.2　Ⓐ先天性弓形虫病隆起的视网膜瘢痕；Ⓑ先天性弓形虫病黄斑旁视网膜瘢痕

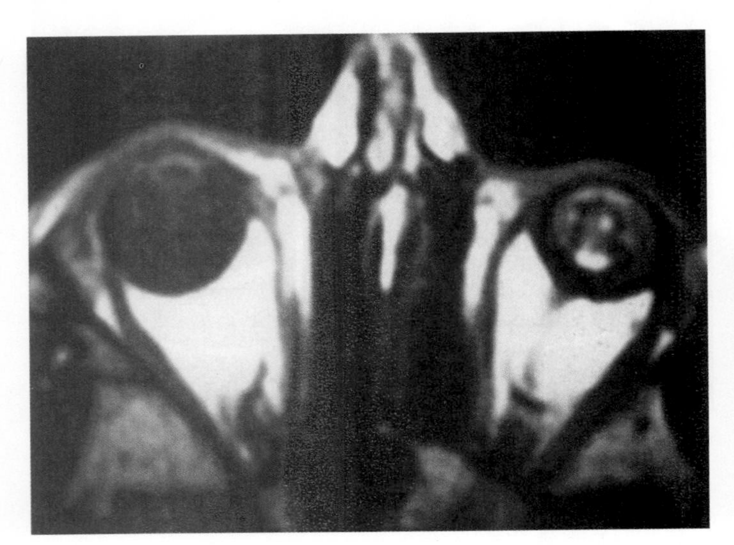

图 12.3　磁共振显示先天性弓形虫病明显的单侧小眼畸形

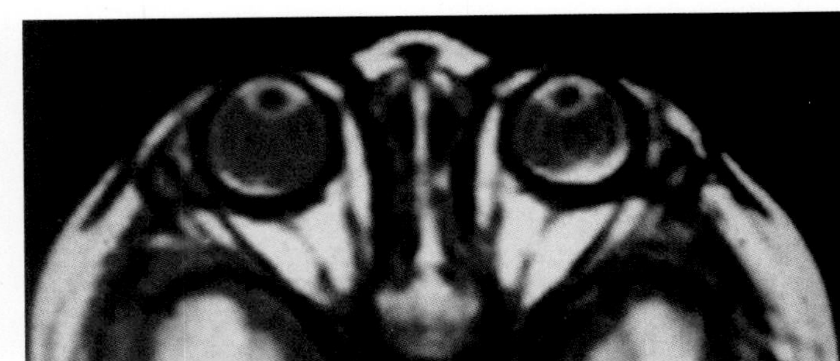

图 12.4　先天性弓形虫病出现严重活动性全葡萄膜炎和虹膜后粘连

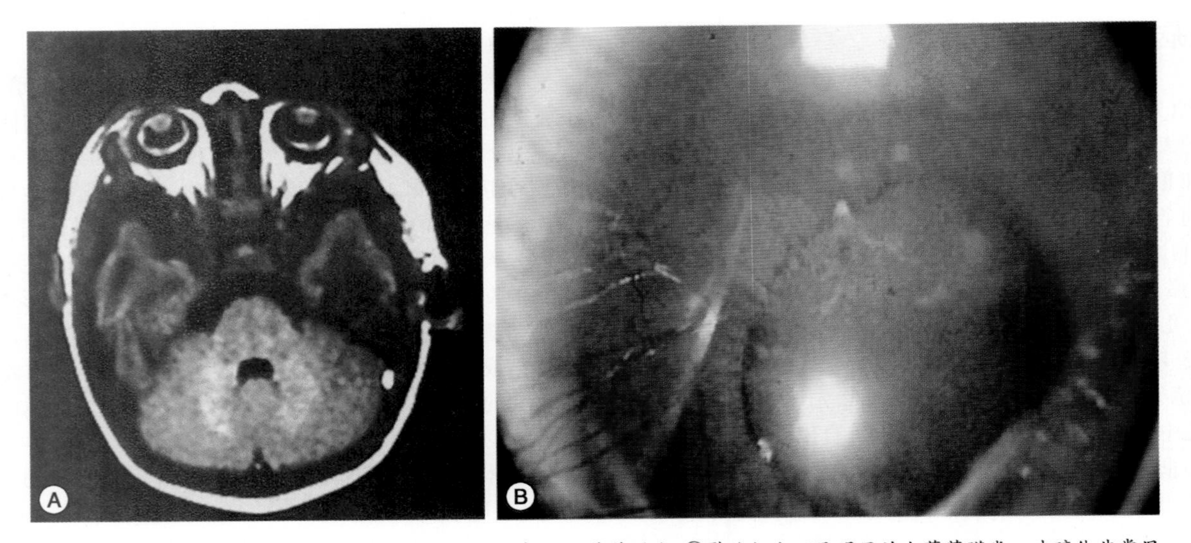

图 12.5　先天性弓形虫病。ⒶCT 扫描提示双侧小眼畸形、全葡萄膜炎；Ⓑ裂隙灯上可见明显的全葡萄膜炎。玻璃体非常混浊使眼底无法观察

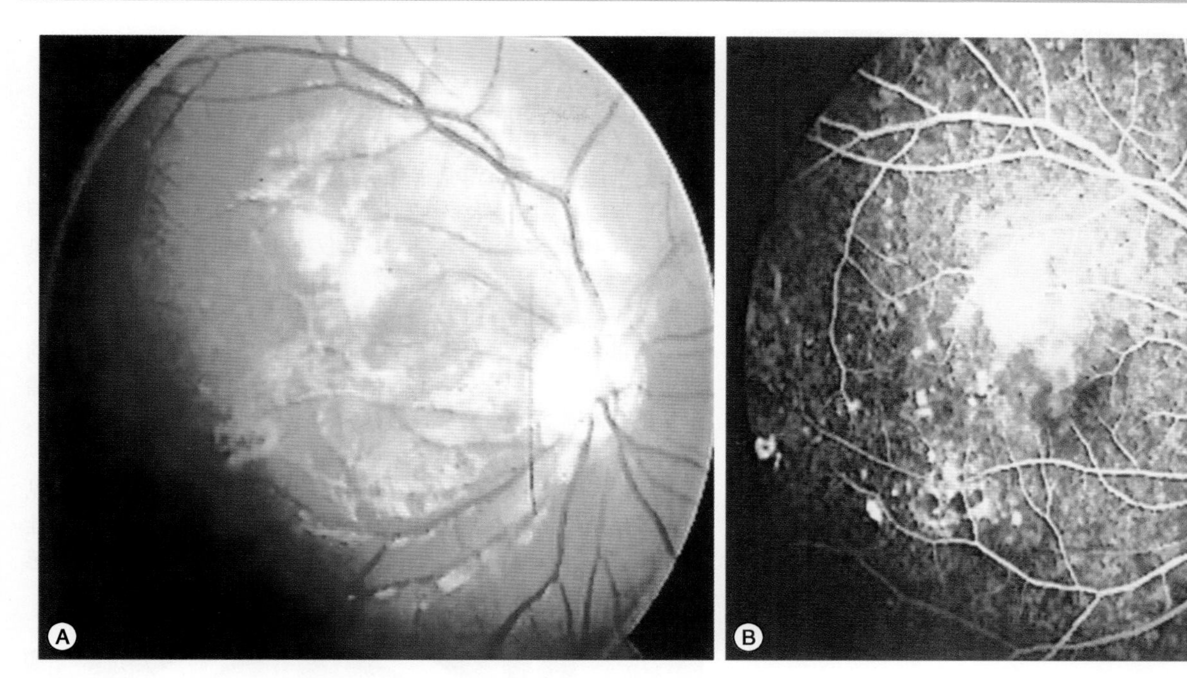

图 12.6　Ⓐ先天性弓形虫病，陈旧的先天性病灶重新激活引发的活动性的视网膜脉络膜炎；Ⓑ同一患者的荧光素血管造影图

疫吸附试验（ELISA）检测 IgG、IgM 和 IgA 的水平及亲和力。高 IgG 亲和力提示近期感染较少[16]。聚合酶链反应（PCR）检测羊水具有 98%的灵敏度和 100%的特异度[17,18]。对患神经系统疾病的先天性弓形虫病婴儿的诊断，脑脊液 PCR 具有高度的灵敏度[19]。

怀孕期间感染弓形虫病的妇女必须使用螺旋霉素（一种不穿过胎盘的大环内酯类抗生素）进行治疗，但这样只会减少受感染婴儿的后遗症，而不会降低母体-胎儿传播率[20]。然而，最近在巴西的一项前瞻性队列研究中发现，接受螺旋霉素治疗母亲中 58%的新生儿患有先天性感染，相比之下，没有接受治疗的母亲中有 73%的婴儿感染[21]。当母亲感染发生在妊娠晚期（后 3 个月）时，母亲可以使用乙胺嘧啶（pyrimethamine）和磺胺嘧啶（sulfadiazine）治疗。在免疫功能低下的妇女中，没有近期急性感染也可垂直传播[22]。因此，$CD4^+$ 细胞计数在 200/mm^3 以下的 HIV 病毒感染妇女在怀孕期间应使用螺旋霉素治疗。

据报道，只有 13%的经治疗婴儿会复发，而未治疗的婴儿有 44%会复发。复发发生在邻近旧瘢痕的区域或未受影响的视网膜。建议所有血清学证据表明子宫内弓形虫病感染的新生儿，即使没有脉络膜视网膜病变或活动感染的迹象，都接受为期 1 年的乙胺嘧啶和磺胺嘧啶治疗，同时给予叶酸，减少乙胺嘧啶的血液毒性[3]。在开始治疗后的几周内，活动性疾病可得到控制，长期随访证实视力改善[23]。最近的研究表明，地克珠利（diclazuril）在鼠模型中对母体和先天性弓形虫病的治疗是有效的，且耐受性良好。它有助于消除终末宿主猫体内弓形虫感染循环[24]。

预防措施包括不吃生的或未煮熟的肉类食物，在怀孕期间避免接触猫粪便。在食用前应仔细清洗可能被弓形虫污染的水果和蔬菜。对孕妇进行弓形虫病的常规血清学筛查仍有争议，在许多国家尚未开展。但在该病流行的地区，应在整个孕期对孕妇进行筛查。

风疹

先天性风疹（rubella）于 1941 年在澳大利亚一次感染了 78 名儿童，也是在这次流行性疾病的暴发中，该病由诺曼·格雷格（Norman Gregg）首次描述。这些发现包括先天性白内障、先天性心脏病和耳聋[25]。其他全身性表现包括宫内生长迟缓、精神发育迟缓、小头畸形、骨病、淋巴结病、血小板减少性紫癜、肝炎和肝大、糖尿病和其他内分泌激素异常和尿道下裂[26,27]。先天性风疹最常见的表现是听力损失，可出现在 44%的病例中[28]。

病毒在母亲的病毒血症阶段通过胎盘传播给胎儿。患病率与感染发生的妊娠期有关：在前 11 周感染者中，先天性缺陷的发生率为 100%；11~20 周为 30%；20 周之后感染者为 0。先天性感染的发生率取决于暴露于病毒的妊娠月份，最初 11 周为 90%，11~20 周为 50%，20~35 周为 37%，妊娠最后一周为 100%[29]。

眼部表现包括白内障，占先天性风疹综合征儿童的 20%~30%[30]，发生在妊娠前 3 个月被病毒感染时。75%的病例是双侧的。白内障可呈核性、完全性或膜性[27]。在 4 岁前的风疹综合征患儿的白内障晶状体中可培养出病毒，这些患儿白内障手术后可见严重炎症反应[31]。10%的患儿有小眼畸形，通常合并白内障[8]（图 12.7）。

由于患者房水中存在病毒常继发角膜炎，角膜可出现混浊，但可在数周或数月后消退。在 10%的病例中可出现青光眼[32]，通常与小眼球或虹膜发育不良相关，可能是由于房角发育异常、慢性虹膜睫状体炎，甚至是由于大的白内障晶状体导致的房角闭合[33]。也可能发生圆锥角膜[27]和泪囊炎[34]。一些婴儿患有慢性肉芽肿性虹膜睫状体炎[34]，导致虹膜和睫状体色素上皮的局灶性坏死。虹膜缺损、虹膜后粘连、瞳孔不等、永存瞳孔膜和中胚层发育不全也有报道[35]。

色素性视网膜病变是最常见的眼部异常，出现在 40%受累婴儿中，呈双侧性，被描述为“椒盐样”视网膜病变，其特征是整个眼底有斑驳状色素变化（图 12.8）。组织病理学上，视网膜色素上皮脱色素，不伴炎症。病变分布多样，但变化最明显是在后极部。尽管有显著的变化，但视功能不受影响，视网膜电图（ERG）正常。原

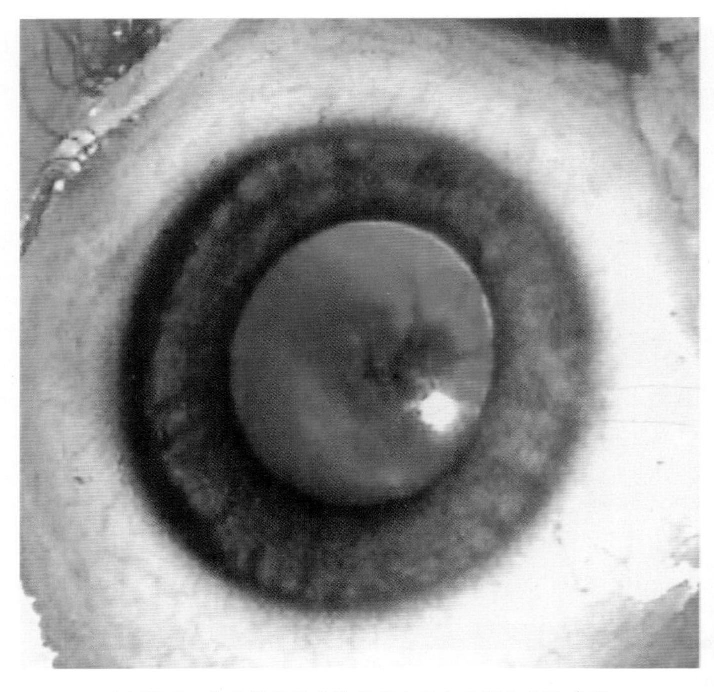

图 12.7　先天性风疹感染患者出现白内障和小眼畸形

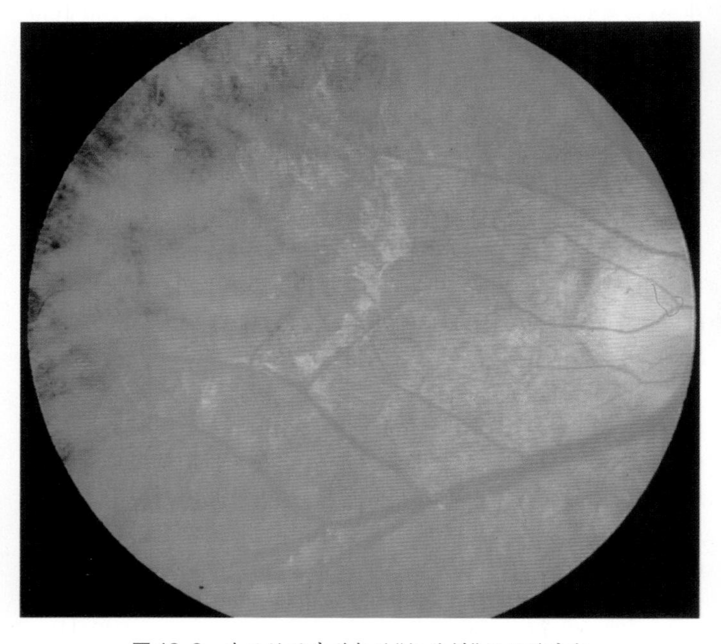

图 12.8　先天性风疹引起的“椒盐样”视网膜病变

发性视神经萎缩也有报道。

可以通过证实脐血中存在风疹 IgM 抗体而确定诊断，另外从血清取样或咽喉病毒培养中测量连续升高的 IgG 滴度对诊断也是有用的[29]。

先天性风疹的治疗主要是支持性的。遗憾的是，风疹引起的先天性白内障患儿经现代手术治疗后视力仍然很差[36]。

在发达国家采用风疹减毒疫苗(RA-27)预防已大大降低了风疹的发病率。美洲地区已经消除了风疹和先天性风疹综合征的地域性传播[37]。然而，在没有普遍疫苗接种计划的发展中国家，这仍然是致盲的主要原因[38]。每年约有 11 万名婴儿患有先天性风疹综合征[37,39]。

巨细胞病毒

巨细胞病毒(CMV)是疱疹病毒组的一部分，是子宫内感染最常见的原因，巨细胞病毒感染在活产婴儿中占 0.5%～2.4%[40]，但与先天性 CMV 感染的新生儿一样，仅有 10%的先天性 CMV 感染儿童有症状[41]。年轻成人潜伏感染的患病率在发展中国家更高，且随着年龄增长而增加[42]。

当母体发生原发性感染、再感染或潜伏感染再激活时，在产前就可发生母婴传播[43]；当原发性感染发生在妊娠后 3 个月时传播的风险最高[44,45]。由于分娩时暴露于生殖道分泌物或摄入母乳，可引发新生儿感染[29]。

宫内 CMV 感染可导致组织坏死，干扰器官形成[46]。特别见于原发感染母亲所生婴儿的全身性表现包括宫内生长迟缓、血栓性紫癜、小头畸形、室周钙化(图 12.9)、肝脾肿大、黄疸、肺炎、感觉神经性耳聋和精神运动迟缓[47]。

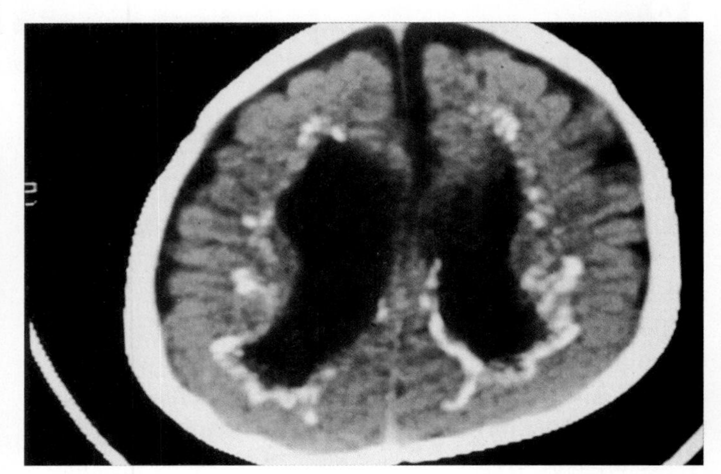

图 12.9　先天性 CMV 感染 CT 显示室周钙化、脑积水和脑萎缩

眼部表现不常见，包括角膜病变、青光眼、白内障、小眼畸形、视神经萎缩、视神经发育不良和视神经缺损[48]。有症状的婴儿中有 22%出现视神经脉络膜炎[48]。脉络膜视网膜瘢痕与弓形虫病变相似，但色素沉着较轻。脉络膜视网膜瘢痕可能是先天性巨细胞病毒感染的唯一临床体征，并且可能在出生后数周形成[49]。独眼畸形和无眼症也在先天性巨细胞病毒感染的婴儿中有报道[50]。

婴儿体内存在 IgM 抗体可疑似诊断，从尿液或唾液中分离和培养出病毒可最终确诊。在婴儿出生后的前 3 周内对其进行病毒培养可以确定诊断[51]。

静脉注射更昔洛韦和膦甲酸钠可降低听力损失的严重程度，但更昔洛韦似乎不会改变 CMV 视网膜炎的消退时间[52]。临床试验表明，停药后病毒尿症会恢复到治疗前水平[53]。

在家中或集体托儿场所接触幼儿后似乎可发生母亲感染 CMV 的情况，因此血清阴性的孕妇应保持警惕，以避免感染[47]。

单纯疱疹病毒

单纯疱疹病毒(HSV)感染主要是一种新生儿疾病。在初次生殖器感染的病例中，有 86%的患儿是出生时通过吸入感染的阴道分泌物而被传播的。4%的病例是先天性感染，其原因是孕妇病毒血症并经胎盘传播，或羊膜早破后上行性感染子宫传播。10%的病例是产后感染，可能的侵入部位包括眼睛、头皮、皮肤和脐带[54]。大多数新生儿感染是由于 HSV-2，即生殖器感染株[55]。HSV-1 是口腔种株，可累及影响口腔、眼睛，并引起脑炎[56]。

新生儿感染可迅速扩散，导致全身受累甚至死亡。感染婴儿通常在出生后 5~15 天出现症状，伴有嗜睡、体温变化、呼吸窘迫、纳差、呕吐、发绀、肝炎、肺炎、弥散性血管内凝血或脑炎。播散性疾病的病死率很高，高达 49%，且患有脑炎的婴儿中有神经残疾的比例很高。只有 26%的幸存者发育正常[56]。先天性疾病患者可有低出生体重、小头畸形、癫痫发作、弥漫性脑损害、颅内钙化、皮肤或手指瘢痕、肺炎和肝大[57]。

眼部表现多种多样，有伴眼睑囊泡的睑结膜炎、树枝状角膜炎、虹膜睫状体炎、虹膜萎缩、后粘连和白内障[58]。可发生伴有玻璃体炎和视神经萎缩的脉络膜视网膜炎，尤其是在中枢神经系统受累的婴儿中。脉络膜视网膜瘢痕导致界限清晰的色素性病变，通常累及周边视网膜。白色玻璃体团块也已被描述[59]。在成长中可发生急性视网膜坏死，可能源于瘢痕中病毒的再次发病[60]，病毒迅速向周围扩散，表现为闭塞性血管病变、小动脉受累（图 12.10）、玻璃体和前房炎症[61]。小眼畸形也可能与小头畸形和宫内生长迟缓有关[59]。

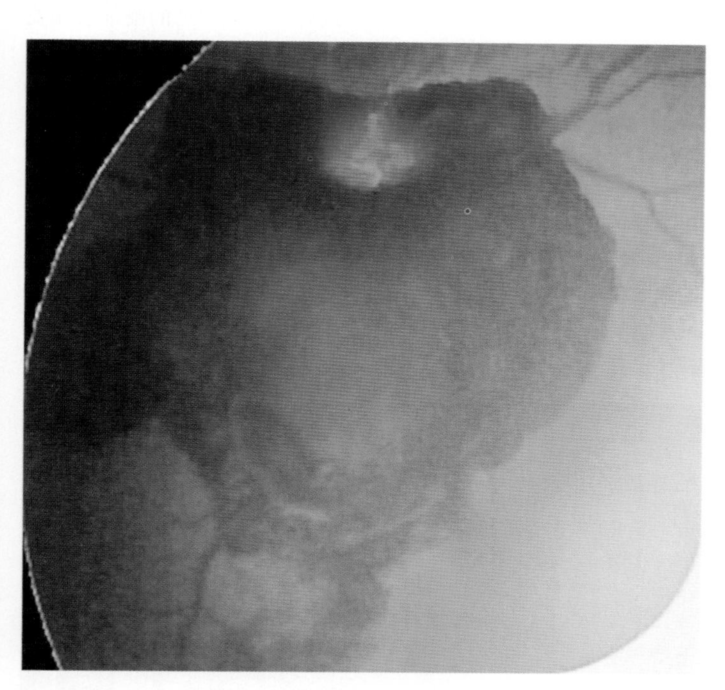

图 12.10　先天性单纯疱疹病毒感染的新生婴儿发生严重的视网膜动脉炎

对患有进行性黄疸、发热、肝脾肿大和皮肤水疱病变的婴儿应予以疑似诊断，通过从新鲜的皮肤水疱、鼻分泌物、结膜分泌物和脑脊液（CSF）中分离出病毒以确诊[56]。

静脉注射阿昔洛韦是治疗播散性疾病的治疗选择，但鉴于 HSV 快速传播的能力，该治疗方法也用于局限于皮肤或眼部受累的婴儿，尤其是小于 1 个月的婴儿。剂量为 30mg/（kg · d），持续 10 天至 4 周[62]。静脉滴注阿糖腺苷 15mg/（kg · d）超过 12h。上皮性角膜炎的清创和抗病毒局部治疗（阿昔洛韦、阿糖腺苷、碘苷或三氟胸苷）也是必要的。单纯疱疹性睑结膜炎也应给予局部抗病毒治疗，以预防角膜炎的发生。

梅毒

当胎儿在孕 16 周后暴露于梅毒螺旋体时可发生先天性梅毒（syphilis）。在怀孕的前三个月（妊娠早期）的感染通常会导致死亡。出生于孕期原发性感染的母亲的婴儿几乎 100%受累，患继发性梅毒的母亲所生的婴儿大多数表现出先天性梅毒的征象[63]。每年有 50 万例孕妇妊娠期受到感染[64,65]。在 20 世纪 80 年代和 20 世纪 90 年代，梅毒感染率下降了，但由于成人更多的原发性感染，先天性梅毒的感染率增加[63]。经胎盘传播甚至可能发生在母亲血清阴性的时期[29]。

先天性梅毒可具有基于活动性感染的早期表现，或是在儿童后期继发于持续炎症的晚期表现。早期表现包括骨骼异常、鼻炎、斑丘疹、唇裂、鼻裂和肛裂、肝脾肿大、贫血和葡萄膜炎。两岁以后出现的晚期表现包括神经性耳聋、骨骼改变、牙齿异常和角膜基质炎[64]。Hutchinson 三联征是指神经性耳聋、门切牙畸形和角膜基质炎。

眼部表现包括脉络膜视网膜炎、角膜基质炎、前葡萄膜炎、虹膜驟裂和视神经萎缩。高达 40%未经治疗的先天性梅毒儿童会发生角膜基质炎，其中 80%为双侧性，通常发生在 5~20 岁[66]。这是一种感染性和超敏性角膜炎，尽管静脉注射了足够的抗生素，但仍有可能进展，因此，局部使用类固醇是必要的。以基质血管浸润引起的扇形或弥漫性角膜水肿为特征，伴有虹膜睫状体炎和虹膜萎缩。常见基质新生血管，也可发生继发性青光眼。角膜瘢痕和残余的影子血管可导致严重的视力损失。先天性和后天性白内障通常是由于葡萄膜炎症引起。脉络膜视网膜炎影响周边部，表现为色素斑驳，严重的病例可能导致广泛的视网膜色素改变，类似于视网膜色素变性。

孕妇在怀孕早期和分娩前应接受梅毒筛查，以预防先天性梅毒，这种疾病主要发生在缺乏产前护理的年轻未婚妇女的后代中。血清学检查包括密螺旋体试验，如荧光密螺旋体抗体吸收试验（FTA-ABS）、梅毒螺旋体抗体微量血凝试验（MHA）和梅毒螺旋体明胶颗粒凝集试验（TP-PA）。非密螺旋体试验包括 VDLR 试验（VDLR）和快速血浆反应素环状卡片试验（RPR）。新生儿的血清学检查可能是阴性的（最初也可能是无症状的），这使得诊断变得困难。新生儿非密螺旋体血清学定量分析中滴度比母体滴度高 4 倍时表明是先天性感染。先天性梅毒患儿的密螺旋体试验几乎总是阳性，应采用非密螺旋体试验以增加特异度。密螺旋体可从活动性皮肤病变中分离，并用暗视野显微镜观察。此外，每一个先天性梅毒儿童，即使没有神经梅毒的症状，也必须进行腰椎穿刺和脑脊液血清学检查。

感染 HIV 病毒的孕妇患活动性梅毒的风险更高，但这些患者出现假阴性的概率更高。对 HIV 阳性妇女所生的婴儿，除进行血清学检查外，非常重要的一点是应筛查是否有先天性感染的临床表现。

治疗的选择是肠外给予青霉素 10~14 天，这通常是足够的。血清学试验应在治疗后每 3 个月重复一次，直到血清 VDRL 或 RPR 为阴性或滴度低于原始值的四倍。如果抗体滴度仍然较高或又开始升高，有时需要反复进行非经肠青霉素治疗。

水痘带状疱疹病毒

水痘带状疱疹病毒(varicella zoster virus)也称水痘病毒,子宫内感染是罕见的,因为90%以上的育龄妇女具有病毒特异性免疫[67]。然而,近1/3的被感染婴儿会在头几个月死亡[68]。若感染发生在妊娠前三个月或妊娠中三个月,可能导致先天性水痘综合征(CVS)。近足月时母亲感染可导致新生儿播散性感染。胎儿感染是经胎盘传播的。

全身表现包括瘢痕性皮肤病变(图12.11)、肢体发育不全,由于病毒对中枢神经系统具有高度的亲和力,因此可能出现癫痫、神经缺陷和脑皮质萎缩,也可表现出相对胎龄而言的低出生体重和神经源性膀胱。眼部表现包括脉络膜视网膜炎,这是最常见的眼部表现,其特征是单个或多个深色素脉络膜视网膜瘢痕和萎缩,与弓形虫病病灶非常相似[69](图12.12)。白内障、小眼畸形、视神经发育不良和霍纳综合征(Horner syndrome)也有报道。

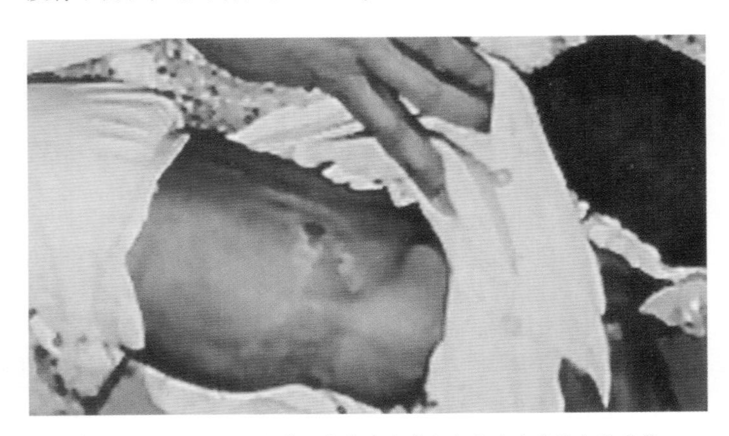

图12.11 先天性水痘带状疱疹病毒感染患儿的瘢痕性皮肤病变

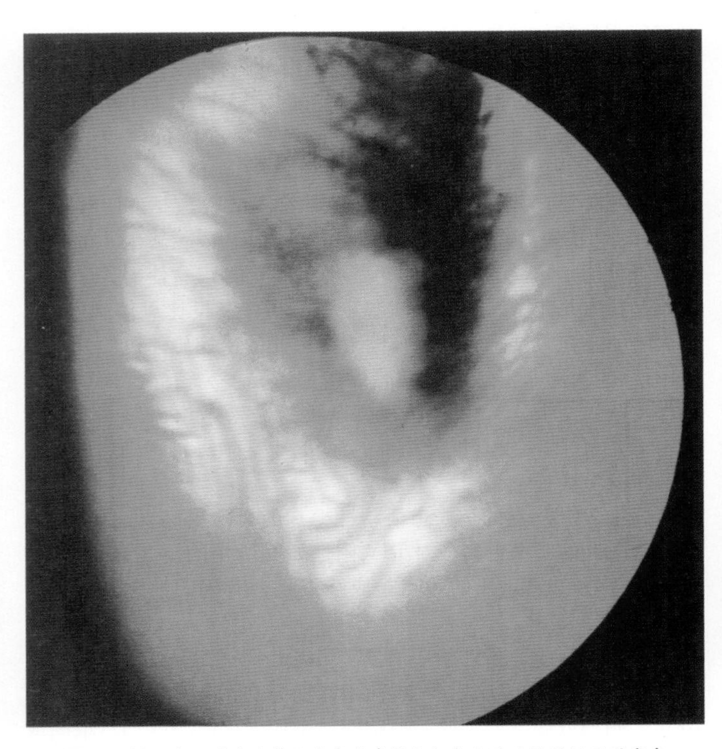

图12.12 先天性水痘带状疱疹病毒综合征患儿的脉络膜视网膜瘢痕

先天性水痘综合征可能被忽视,因为临床表现可能是隐匿的和非特异性的。通过以下表现可以确定诊断,包括检测婴儿的病毒DNA、特异性IgM抗体的存在和/或超过7月龄婴儿IgG抗体的持续存在,或在婴儿早期出现带状疱疹。

预防措施包括怀孕前对血清阴性妇女进行疫苗接种,以及在怀孕期间避免接触水痘带状疱疹。血清阴性的孕妇暴露于水痘时应注射水痘带状疱疹免疫球蛋白。然而,关于抗病毒治疗预防胎儿传播的有效性目前还没有对照研究[70]。

其他

淋巴细胞性脉络丛脑膜炎病毒 是一种以啮齿动物为宿主的RNA病毒。可能是空气传播传染给人类的,或者通过受感染的鼠的尿液、粪便和唾液污染的食物,或被受感染的鼠咬伤传播。胎儿的传播发生在母体病毒血症期间。

新生儿的全身表现包括大头畸形或小头畸形、脑积水、脑膜炎、肝脾肿大和神经异常,如脑瘫、智力迟钝和癫痫。最常见的眼部表现是脉络膜视网膜瘢痕,它与弓形虫瘢痕不易区分,可影响周边视网膜或黄斑,也可出现视神经萎缩[71,72]。目前尚无明确有效的治疗方法。

西尼罗河病毒 是一种由蚊子传播给人类的RNA黄热病毒,也可通过胎盘和母乳传播。大多数感染是无症状的,全身表现包括咽炎、关节痛、皮疹、脑炎、脑膜炎或瘫痪。最常见的眼部表现是脉络膜视网膜炎,据报道可见于先天性感染。

人类免疫缺陷综合征 随着新药物的发明,宫内感染显著减少。人类免疫缺陷综合征患者可表现CMV或弓形虫性脉络膜视网膜炎[73]。

寨卡病毒 是黄病毒科的一员,伊蚊是其传播媒介,可通过直接叮咬感染人类[74]。孕妇感染可以传播到胎儿,造成严重的脑畸形和小头畸形[75-76],以及眼部异常,包括局部色素紊乱和可累及黄斑的脉络膜视网膜萎缩(图12.13)。这些改变可以是孤立的,其间未见脉络膜血管,也可以出现局限性色素聚集。其他眼部表现包括视神经发育不良、严重的视盘凹陷、晶状体半脱位和虹膜缺损[77]。

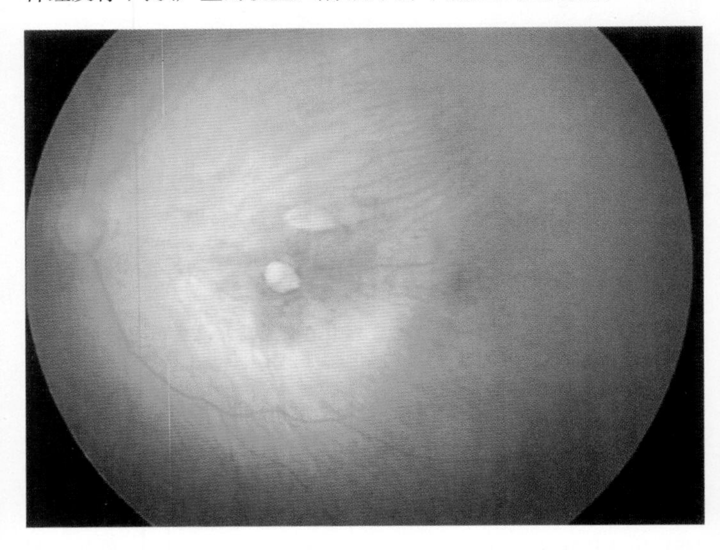

图12.13 孕37周出生时有小头畸形的巴西婴儿。其母孕期无症状。该患儿黄斑区可见一椭圆形边界清晰的凿孔样脉络膜视网膜病灶(由Camila Ventura博士馈赠)

寨卡病毒大范围暴发于 2015 年 4 月的巴西,并蔓延到南美洲、中美洲、墨西哥和加勒比地区的其他国家和地区。巴西有 150 万人感染寨卡病毒,2015 年 10 月至 2016 年 1 月期间报道的小头畸形病例超过 3 500 例[78-79]。

目前还没有预防感染的疫苗,也无有效的治疗方法[80]。

(窦国睿 译 王雨生 校)

参考文献

2. Montoya JG, Liesenfeld O. Toxoplasmosis. Lancet 2004; 363: 1965–76.
4. Villena I, Ancelle T, Delmas C, et al. Congenital toxoplasmosis in France in 2007: first results from a national surveillance system. Euro Surveill 2010; 15: pii 19600.
5. Koppe JG, Loewer-Sieger DH, Roever-Bonnet H. Results of 20 year follow-up of congenital toxoplasmosis. Lancet 1986; 1: 254–6.
6. McAuley J, Boyer KM, Patel D, et al. Early and longitudinal evaluations of treated infants and children and untreated historical patients with congenital toxoplasmosis; the Chicago Collaborative Treatment Trial. Clin Infect Dis 1994; 18: 38–72.
9. Mets MB, Holfels E, Boyer KM, et al. Eye manifestations of congenital toxoplamosis. Am J Ophthalmol 1996; 22: 309–24.
10. Gras L, Gilbert RE, Ades AE, Dunn DT. Effect of prenatal treatment on the risk of intracranial and ocular lesions in children with congenital toxoplasmosis. Int J Epidemiol 2001; 30: 1309–13.
12. Couvreur J, Thulliez P, Daffos F, et al. In utero treatment of toxoplasmic fetopathy with the combination of pyrimethamine-sulfadiazine. Fetal Diagn Ther 1993; 8: 45–50.
14. Delair E, Latkany P, Noble AG, et al. Clinical manifestations of ocular toxoplasmosis. Ocul Immunol Inflamm 2011; 19: 91–102.
15. Yamada H, Nishikawa A, Yamamoto T, et al. A prospective study of congenital toxoplasmosis screening with use of IgG avidity and multiplex-nested PCR methods. J Clin Microbiol 2011; 49: 2252–6.
16. Montoya JG, Rosso F. Diangosis and management of toxoplasmosis. Clin Perinatol 2005; 32: 7005–726.
18. Texeira LE, Kanunfre KA, Shimokawa PT, et al. The performance of four molecular methods for laboratory diagnosis of congenital toxoplasmosis in amniotic fluid samples. Rev Soc Bras Med Trop 2013; 46: 584–8.
21. Avelino MM, Amaral WN, Rodrigues IM, et al. Congenital toxoplasmosis and prenatal care state programs. BMC Infect Dis 2014; 14: 33.
23. Brézin AP, Thulliez P, Couvreur J, et al. Ophthalmic outcomes after prenatal and postnatal treatment of congenital toxoplasmosis. Am J Ophthalmol 2003; 135: 779–84.
24. Oz HS, Tobin T. Diclazuril protects against maternal gastrointestinal syndrome and congenital toxoplasmosis. Int J Clin Med. 2014; 5: 93–100.
26. Rubella. In: Atkinson W, Wolfe S, Hambrosky J, editors. The Epidemiology and Prevention of Vaccine Preventable Diseases. 12th ed. Washington, DC: Public Health Foundation, 2011: 275–90.
29. Mets MB, Chabra MS. Eye manifestations of intrauterine infection and their impact on childhood blindness. Surv Ophthalmol 2008; 53: 95–111.
30. Givens KT, Lee DA, Jones T, Ilstrup DM. Congenital rubella syndrome: ophthalmic manifestations and associated systemic disorders. Br J Ophthalmol 1993; 77: 358–63.
35. Vijayalakshmi P, Kakkar G, Samprathi A, et al. Ocular manifestations of congenital rubella syndrome in a developing country. Indian J Ophthalmol 2002; 50: 307–11.
39. Banatvala JE, Brown DW. Rubella. Lancet 2004; 363: 1127–37.
41. Fowler KB, Stagno S, Pass RF. Maternal immunity and prevention of congenital cytomegalovirus infection. JAMA 2003; 289: 1008–11.
44. Liesnard C, Donner C, Brancart F, et al. Prenatal diagnosis of congenital cytomegalovirus infection: prospective study of 237 pregnancies at risk. Obstet Gynecol 2000; 95: 881–8.
45. Ravello MG, Gerna G. Diagnosis and management of human cytomegalovirus infection in the mother, fetus, and newborn infant. Clin Microbiol Rev 2002; 15: 680–715.
48. Coats DK, Demmler GJ, Paysee EA, et al. Ophthalmologic finding in children with congenital cytomegalovirns infection. J AAPOS 2000; 4: 110–16.
54. Overall JC. Herpes simplex viral infection on the fetus and newborn. Paediatr Ann. 1994; 23: 131–6.
55. Marquez L, Levy ML, Muñoz FM, Palazzi DL. A report of three cases and review of intrauterine herpes simplex virus infection. Pediatr Infect Dis J 2011; 30: 153–7.
58. Nahmias AJ, Visistine AM, Caldwell DR, et al. Eye infections with herpes simplex viruses in neonates. Surv Ophthalmol 1976; 21: 100–5.
61. Wolfert SI, de Jong EP, Vossen AC, et al. Diagnostic and therapeutic management for suspected neonatal herpes simplex virus infection. J Clin Virol 2011; 51: 8–11.
63. Woods CR. Syphilis in children: congenital and acquired. Semin Pediatr Infect Dis 2005; 16: 245–57.
67. Sauerbrei A, Wutzler P. The congenital varicella syndrome. J Perinatol 2000; 20: 548–54.
71. Mets MB, Barton LL, Khan AS, Ksiazek TG. Lymphocytic choriomeningitis virus: an underdiagnosed cause of congenital chorioretinitis. Am J Ophthalmol 2000; 130: 209–15.

第 13 章

新生儿结膜炎

Megan Geloneck, Gil Binenbaum

章节目录

新生儿结膜炎或新生儿眼炎是在出生后第一个月内发生的结膜炎症或感染，是出生后第一个月内最常见的感染，依地域不同，发病率为 1%～24%[1]。新生儿结膜炎的三种病因是化学性、细菌性和病毒性。虽然某些类型的结膜炎具有自限性，不会对视力造成威胁，但除此之外其他类型的结膜炎具有重要的全身相关性病变，或可导致失明。

常见体征包括结膜充血、结膜水肿、分泌物和眼睑水肿。一些体征，如偏侧性、炎症严重程度、分泌物特性以及是否存在假膜或皮肤水疱，都可能提示特定的病因，同样临床病史和母亲的病史也可能提示特定病因。一般来说，结膜炎的发病年龄不是可靠的病因指标。

预防

Credé 首先描述了在新生儿中眼部预防的应用[2]。预防措施的广泛应用大大减少了结膜炎相关的盲，但遗憾的是，在发展中国家，与新生儿眼炎相关的角膜瘢痕仍然是儿童失明的一个主要原因[3,4]。

预防药物包括 1%硝酸银、2.5%聚维酮碘、0.5%红霉素软膏和 1%四环素软膏，在婴儿出生后 1h 内在双眼结膜下穹窿使用这些药物。硝酸银是最有可能引起化学性结膜炎的药剂。已经有文献证明硝酸银和四环素在预防新生儿淋球菌性眼炎方面的疗效相当(83%～93%)[5]。在对 3 117 名肯尼亚新生儿进行的随机对照试验中，证实 2.5%聚维酮碘在预防感染性结膜炎时比红霉素或硝酸银更有效(发生率分别为 13.1%、17.5%和 15.2%)[6]。在一项包括 410 名以色列新生儿的小型试验中，使用聚维酮碘者感染性结膜炎发生率(10.4%)高于使用四环素者(5.4%)，但差异无统计学意义($P=0.052$)；正如预期的那样，聚维酮碘比四环素更易引起化学性结膜炎(分别为 5%和 0)[7]。当使用聚维酮碘时，注意应当使用配制液，而不是洗剂，否则会引起严重的化学性结膜炎，甚至角膜失代偿。

在美国，因为无其他药剂在售，通常用 0.5%的红霉素作为局部预防剂。2009 年红霉素短缺期间，疾病控制中心推荐局部使用 1%阿奇霉素溶液，或者，如果没有 1%阿奇霉素溶液，可以局部使用 0.3%庆大霉素或 0.3%妥布霉素软膏。然而，阿奇霉素的成本大约是医院药房制备的聚维酮碘的 10 倍[8]，并且局部用庆大霉素可引起眼周溃疡性皮炎，应注意避免[9]。

研究显示，足月初乳的抗菌活性不足以预防新生儿结膜炎，足月乳汁也无抑制作用[10]。

化学性结膜炎

化学性结膜炎发生在局部用药后 1～2 天内，为双侧性。革兰氏染色显示存在白细胞，但没有微生物。症状通常会在保守治疗后的几天内逐渐缓解。

衣原体性结膜炎

孕妇中沙眼衣原体的流行率为 2%～20%，年轻妇女和未经产前护理的妇女发病率较高[11]。未经治疗的沙眼衣原体感染的母亲所生的婴儿发生有症状结膜炎的可能性为 20%～50%[5,12]。

衣原体性结膜炎(图 13.1A)通常在分娩后 5～14 天发生，但可以更早开始。虽然在阴道分娩的婴儿中更常见，但也可发生于剖宫产分娩的婴儿。结膜炎可为单侧或双侧，有黏液脓性分泌物，可能形成假膜。如果未经治疗，结膜炎会在数周至数月后消退，但会遗留结膜和角膜瘢痕，可能会导致失明。此外，如果不治疗，衣原体性结膜炎具有传染性，会对公共健康造成威胁。

经典的诊断方法是刮取眼睑结膜上皮细胞，在获得的培养物中分离衣原体。Giemsa 染色可见细胞内包含体。近年研究发现，

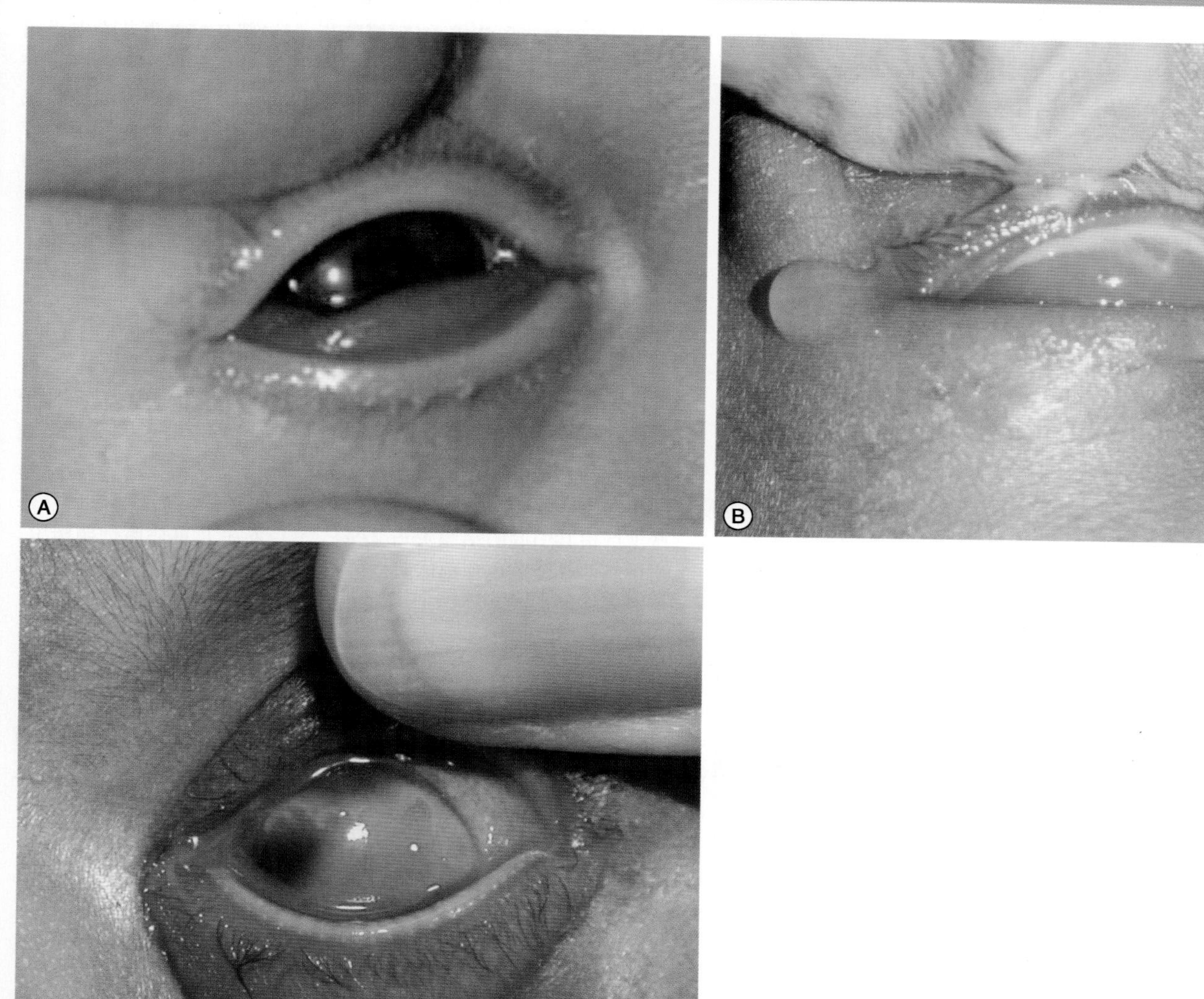

图 13.1　Ⓐ沙眼衣原体感染导致的眼睑结膜充血和水肿。Ⓑ出生 4 天的婴儿发生淋球菌和沙眼衣原体合并感染，导致严重的睑结膜炎伴脓性分泌物。Ⓒ出生 5 天的新生儿感染 HSV-1 引起新生儿结膜炎和角膜炎，角膜鼻上树突状病灶与角膜中央和颞侧地图状上皮缺损相邻。尽管静脉注射阿昔洛韦治疗，患儿仍进展成为 HSV 脑炎（Ⓐ由 Irene Anteby 医生惠赠；Ⓑ由 Alejandra De Alba Campomanes 医生惠赠；Ⓒ由 John Ross Ainsworth 医生惠赠）

聚合酶链反应（PCR）检测的灵敏度（100%）和特异度（95%）均高于培养法和 Giemsa 染色法，在轻度疾病中可能具有优势[13,14]。

衣原体性结膜炎与全身疾病有关，包括中耳炎、鼻塞和随后发生的肺炎，在出生后 4~12 周内出现。衣原体性结膜炎采用口服红霉素（50mg/kg，每天剂量分为 4 次给药）14 天的方法进行治疗[11]。未经治疗的沙眼衣原体感染的母亲所生的无症状婴儿不做预防性治疗，部分原因是红霉素可引起婴儿肥厚性幽门狭窄[15]。对于患有结膜炎但无肺炎体征的婴儿，在等待衣原体确定性诊断试验结果时，全身红霉素的治疗可延迟，但应密切监测婴儿的全身体征。尽管在新生儿中的使用经验有限，但口服阿奇霉素（每日 20mg/kg，持续 3 天）仍是一种替代方法。患儿母亲和她的性伴侣应接受单剂量口服阿奇霉素（1g）治疗，并对其他性传播疾病进行评估。在一些沙眼发病率高的地区实行每年或每两年一次的口服阿奇霉素的群体预防，以减少沙眼衣原体感染的发病率，取得了一定的成功[16]。

淋球菌性结膜炎

发达国家中妇女淋球菌性宫颈感染的患病率一般不到 1%，但是有些国家的患病率高达 22%[17]。患有淋球菌感染的母亲未接受预防性治疗，其新生儿经阴道分娩后发生结膜炎的可能性为 30%~47%[12,17]。如果母亲同时感染衣原体，淋球菌的传播率会增加到 68%[12]。淋球菌性结膜炎也可能在剖宫产出生的婴儿中发生。

婴儿通常在分娩后 2~5 天出现症状，但也可稍后出现。结膜炎有侵袭性病程，有大量化脓性分泌物以及严重的结膜充血、水肿和眼睑水肿（图 13.1B）。淋球菌可通过完整的上皮细胞侵入角膜，引起角膜炎、角膜溃疡、穿孔和眼内炎，或伴有新生血管的角膜瘢痕。角膜受累始于粗糙的白色周围型浸润，溃疡可迅速进展，因此必须积极治疗[5]。一项研究显示，25 例淋球菌性结膜炎患者中有 4 例（16%）出现角膜受累[18]。

淋球菌感染的母亲所生的所有婴儿，无论是否有结膜炎，都应预防性应用单次剂量静脉注射（IV）或肌内注射（IM）头孢曲松（25~50mg/kg，最大量125mg）。若婴儿患有高胆红素血症，可以用头孢噻肟（100mg/kg，IM或IV）治疗[11]。虽然强调应避免不必要的治疗延误，但对疑似淋球菌性结膜炎的婴儿在开始使用抗生素前，如有可能，应先进行革兰氏染色检测、用改良的Thayer-Martin培养基培养和/或PCR检测。革兰氏染色确定革兰氏阴性双球菌对淋球菌性结膜炎诊断的灵敏度为86%，特异度为90%[18]。在发热的婴儿中，应进行血液和脑脊液（CSF）的培养，以评估菌血症和脑膜炎，并对婴儿进行脓毒性关节炎的临床监测。由于母亲经常有衣原体的共同感染，还应进行Giemsa染色和衣原体培养和/或PCR检测。在出现全身感染时，头孢菌素的疗程应延长至7~14天。可使用抗生素滴眼液，尤其是当角膜受累时，应频繁地（即每小时一次）用生理盐水冲洗脓性分泌物。对其母亲和她的性伴侣应针对淋球菌和疑似的衣原体进行治疗，并应评估其他的性传播疾病。

其他细菌性结膜炎

大多数非衣原体或非淋球菌性细菌结膜炎与新生儿鼻咽定植菌群相关，而非母体阴道定植菌[19]。与无结膜炎的对照组相比，从患有结膜炎的新生儿的结膜拭子中最常分离出金黄色葡萄球菌、肺炎链球菌、绿色链球菌、肠球菌和嗜血杆菌[19,20]。细菌性结膜炎通常在生后的第5~14天出现，可为单侧或双侧。细菌可以在巧克力琼脂和血琼脂上培养。一些阳性的培养物代表定植菌，而不是致病细菌。在得到细菌培养结果之前，可局部使用广谱抗生素，但许多病例可以未经治疗而缓解。

疱疹性结膜炎

单纯疱疹病毒（HSV）很少引起新生儿结膜炎。如果母亲有生殖器HSV，新生儿可通过阴道分娩受感染或受到上行性宫内感染。如果母亲有原发性而不是再激活的生殖器HSV，感染风险就大得多（分别为25%~60%和2%）。新生儿也可以通过直接接触有唇疱疹或疱疹性手指炎的护理者而感染[11]。

新生儿HSV的眼部表现包括眼睑水疱和红斑、结膜炎、角膜炎以及前葡萄膜炎（图13.1C）。角膜炎可累及角膜的所有层，并不遵循成人所见的疾病模式。眼部表现通常在暴露后5~14天出现。新生儿HSV角膜结膜炎通常发生在全身疾病的背景下，包括播散性疾病（肺炎、肝炎）、皮肤病（皮炎、黏膜炎）和中枢神经系统（CNS）疾病（脑膜脑炎）。全身疾病的发作可延迟至出生后6周。

对怀疑有HSV角膜结膜炎的新生儿，应进行HSV培养或PCR检测（结膜、角膜上皮或皮肤囊泡刮除）、脑脊液分析（包括PCR检测HSV）以及肝功能检测。其他快速诊断技术包括用直接荧光抗体染色或酶免疫分析法检测刮片内HSV抗原。然而，血清HSV抗体检测在新生儿是无用的。

对无症状的婴儿，若为经阴道分娩于有原发性生殖器HSV的母亲，或经眼表面检测发现HSV，应给予预防性静脉注射阿昔洛韦治疗。新生儿HSV感染采用静脉注射阿昔洛韦[60mg/(kg·d)，分三次给药]治疗14天，或在有播散性或中枢神经系统疾病的情况下治疗21天进行治疗[11]。辅助治疗可考虑局部用1%三氟尿苷、0.1%碘脱氧尿苷或3%阿糖腺苷，但局部0.15%更昔洛韦眼用凝胶角膜毒性较小。若角膜上皮完整，针对角膜基质和内皮病变可加用局部类固醇。伴有葡萄膜炎者，可局部用类固醇和睫状肌麻痹剂治疗。新生儿感染HSV有很高的死亡风险，静脉注射治疗期间应住院观察[11]。这些患儿HSV再激活的风险高，预防性阿昔洛韦应在出院后至少持续使用6个月[21]。

医院内新生儿结膜炎

住院的新生儿通过医院工作人员、仪器以及辅助通气被感染，通常认为其原因是增加了鼻咽菌群与眼睛的接触机会[21]。这些婴儿大多是早产儿或有多种并发症的患儿。一项对美国重症监护室200名新生儿的研究显示，血浆凝固酶阴性葡萄球菌、金黄色葡萄球菌和克雷伯菌是分离出的最常见的菌种[22]。黏质沙雷菌是新生儿重症监护室结膜炎暴发的另一常见原因，已发现在世界某些地区由其引起的结膜炎占27%[23,24]。新生儿重症监护病房中，耐甲氧西林金黄色葡萄球菌也可引起结膜炎暴发[25]，且其发病率可能还在增加[26]。

实验室检查

临床病史有时有助于指导适当的实验室检查，但在鉴别诊断中通常有多个感染原因，因此，通常需要进行如下广泛的实验室检查：

- 革兰氏染色
- 衣原体培养、PCR或Giemsa染色
- 在Thayer-Martin培养基上进行淋球菌培养或PCR
- 使用血琼脂或巧克力琼脂进行细菌培养
- HSV培养、PCR、直接荧光抗体检测或酶免疫分析

约有一半临床症状明显的新生儿结膜炎培养结果阴性，因此，经验性治疗往往是治疗的主要手段[19]。

致谢

感谢前一版本章节的作者Tina Rutar。

（郭长梅　译　王雨生　校）

参考文献

1. Fransen L, Klauss V. Neonatal ophthalmia in the developing world: epidemiology, etiology, management and control. Int Ophthalmol 1988; 11: 189–96.
2. Forbes GB, Forbes GM. Silver nitrate and the eyes of the newborn: Crede's contribution to preventive medicine. Am J Dis Child 1971; 121: 1–3.
3. Foster A, Sommer A. Childhood blindness from corneal ulceration in Africa: causes, prevention, and treatment. Bull World Health Organ 1986; 64: 619–23.
4. Kong L, Fry M, Al-Samarraie M, et al. An update on progress and the changing epidemiology of causes of childhood blindness worldwide. J AAPOS 2012; 16: 501–7.
5. Laga M, Meheus A, Piot P. Epidemiology and control of gonococcal ophthalmia neonatorum. Bull World Health Organ 1989; 67: 471–7.
6. Isenberg SJ, Apt L, Wood M. A controlled trial of povidone-iodine as prophylaxis against ophthalmia neonatorum. N Engl J Med 1995; 332: 562–6.
7. David M, Rumelt S, Weintraub Z. Efficacy comparison between

povidone iodine 2.5% and tetracycline 1% in prevention of ophthalmia neonatorum. Ophthalmology 2011; 118: 1454–8.
8. Keenan JD, Eckert S, Rutar T. Cost analysis of povidone-iodine for ophthalmia neonatorum prophylaxis. Arch Ophthalmol 2010; 128: 136–7.
9. Binenbaum G, et al. Periocular ulcerative dermatitis associated with gentamicin ointment prophylaxis in newborns. J Pediatr 2010; 156: 320–1.
10. Ibhanesebhor SE, Otobo ES. In vitro activity of human milk against the causative organisms of ophthalmia neonatorum in Benin City, Nigeria. J Trop Pediatr 1996; 42: 327–9.
11. AAP. Red Book: Report of the Committee on Infectious Diseases. Elk Grove Village, IL: American Academy of Pediatrics, 2009.
12. Laga M, et al. Epidemiology of ophthalmia neonatorum in Kenya. Lancet 1986; 2: 1145–9.
13. Yip PP, Chan WH, Yip KT, et al. The use of polymerase chain reaction assay versus conventional methods in detecting neonatal chlamydial conjunctivitis. J Pediatr Ophthalmol Strabismus 2008; 45: 234–9.
14. Tabatabaei SR, Afjeiee SA, Fallah F, et al. The use of polymerase chain reaction assay versus cell culture in detecting neonatal chlamydial conjunctivitis. Arch Iran Med 2012; 15: 171–5.
15. Rosenman MB, et al. Oral erythromycin prophylaxis vs watchful waiting in caring for newborns exposed to *Chlamydia trachomatis*. Arch Pediatr Adolesc Med 2003; 157: 565–71.
16. Taylor HR, Burton MJ, Haddad D, et al. Trachoma. Lancet 2014; 384: 2142–52.
17. Galega FP, Heymann DL, Nasah BT. Gonococcal ophthalmia neonatorum: the case for prophylaxis in tropical Africa. Bull World Health Organ 1984; 62: 95–8.
18. Fransen L, et al. Ophthalmia neonatorum in Nairobi, Kenya: the roles of *Neisseria gonorrhoeae* and Chlamydia trachomatis. J Infect Dis 1986; 153: 862–9.
19. Krohn MA, et al. The bacterial etiology of conjunctivitis in early infancy. Eye Prophylaxis Study Group. Am J Epidemiol 1993; 138: 326–32.
20. Sandstrom KI, et al. Microbial causes of neonatal conjunctivitis. J Pediatr 1984; 105: 706–11.
21. Kimberlin DW, Whitley RJ, Wan W, et al. Oral acyclovir suppression and neurodevelopment after neonatal herpes. N Engl J Med 2011; 365: 1284–92.
22. Haas J, et al. Epidemiology and diagnosis of hospital-acquired conjunctivitis among neonatal intensive care unit patients. Pediatr Infect Dis J 2005; 24: 586–9.
23. Dias C, Gonçalves M, João A. Epidemiological study of hospital-acquired bacterial conjunctivitis in a level III neonatal unit. Sci World J 2013; 2013: 163582.
24. Montagnani C, Cocchi P, Lega L, et al. *Serratia marcescens* outbreak in a neonatal intensive care unit: crucial role of implementing hand hygiene among external consultants. BMC Infect Dis 2015; 15: 11.
25. Cimolai N. Ocular methicillin-resistant *Staphylococcus aureus* infections in a newborn intensive care cohort. Am J Ophthalmol 2006; 142: 183–4.
26. Lessa FC, et al. Trends in incidence of late-onset methicillin-resistant *Staphylococcus aureus* infection in neonatal intensive care units: data from the National Nosocomial Infections Surveillance System, 1995–2004. Pediatr Infect Dis J 2009; 28: 577–81.

第 14 章

眶隔前及眼眶蜂窝织炎

Richard L Scawn, Jimmy M Uddin

章节目录

感染性眶隔前蜂窝织炎和眼眶蜂窝织炎的临床诊断，目的是防止患者病情快速恶化，造成严重的后遗症，如视力丧失、海绵窦血栓形成、脑脓肿、骨髓炎和败血症等。因此必须及时使用适当的抗生素，以及多学科团队提供医疗支持，包括儿科医生、眼科医生、耳鼻喉科医生、外科医生、护士和放射科医生。定期评估患者病情是否进展或通过影像学检查观察病情是否恶化是必不可少的。神经系统的影像学检查对于确定疾病的严重程度非常必要。

解剖学概念

眶隔标志着眼眶的前缘，通过眶骨膜牢固附着在眼眶的边缘，称为眶缘，并延伸到上、下睑板。眶隔前蜂窝织炎的患者病变主要局限于眼睑，并出现疼痛、皮肤红肿的症状。眶隔起到一种物理屏障的作用，可阻止病变向后扩散。眼眶蜂窝织炎是累及到眶隔后间隙的感染，通常由邻近的鼻旁窦感染引起，筛窦较多见。许多血管和神经由筛窦与眼眶之间的薄骨板穿过，因此感染很容易通过此途径和其他自然产生的孔洞蔓延，并可能侵入疏松附着在眶隔前的骨膜，导致骨膜下脓肿。眼眶脓肿是由于感染侵犯骨膜或病原菌进入眼眶引起的。感染从筛窦延伸到大脑可导致脑膜炎和脑脓肿。眼球运动减少、眼球转动疼痛、眼球突出、视神经病变的体征或影像学检查的证据可帮助诊断眼眶蜂窝织炎。

眼睑、鼻窦和眼眶的静脉引流主要是通过眶静脉系统，经眶上下静脉流入海绵窦。因海绵窦无瓣膜，感染可在眶隔前和眼眶之间传播，可导致严重的视力损害和危及生命的并发症——海绵窦血栓形成。

分类

感染性眼眶蜂窝织炎及其并发症可分为五种类型，此分类互相并不矛盾，病变也不一定必须按此顺序出现[1]（表 14.1）。

1. 眶隔前蜂窝织炎；
2. 眼眶蜂窝织炎；
3. 骨膜下脓肿；
4. 眼眶脓肿；
5. 海绵窦血栓形成。

表 14.1　眼眶蜂窝织炎分类

分类	临床表现	CT 检查
眶隔前蜂窝织炎	眼睑肿胀，偶伴发热	手术治疗可导致鼻窦炎
眼眶蜂窝织炎	眼突，眼球运动减少或运动疼痛，结膜水肿	鼻窦炎，眼眶轻度软组织改变
骨膜下脓肿	眼眶蜂窝织炎症状并伴全身受累	骨膜下脓肿，眼位改变，眼眶软组织改变
眼眶脓肿	眼眶蜂窝织炎的症状并伴全身受累、眼肌麻痹、视力丧失	集合了眼眶脓肿的改变，脂肪和肌肉有明显软组织改变
颅内并发症	有眶隔前蜂窝织炎的一些症状及眼眶蜂窝织炎的症状及明显眼突、脑神经麻痹（Ⅲ、Ⅳ、Ⅴ、Ⅵ）	颅内改变：海绵窦血栓形成、硬膜外脓肿、脑膜炎和骨髓炎

N Uzcátegui, Warman R, Smith A, et al. Clinical practice guidelines for the management of orbital cellulitis. [J]. J Pediatr Opthalmol Strabismus, 1997, 35(2): 73。

眶隔前蜂窝织炎

眶隔前蜂窝织炎的发病率是眼眶蜂窝织炎的 5 倍，尤其是 5 岁以下儿童多见[2,3]。通常继发于眼睑和皮肤感染，如睑腺炎、皮肤脓疱病、丹毒、单纯疱疹、水痘或泪囊炎（图 14.1～图 14.3）。它也与上呼吸道感染、单纯性鼻窦炎（图 14.4）或眼睑外伤有关。

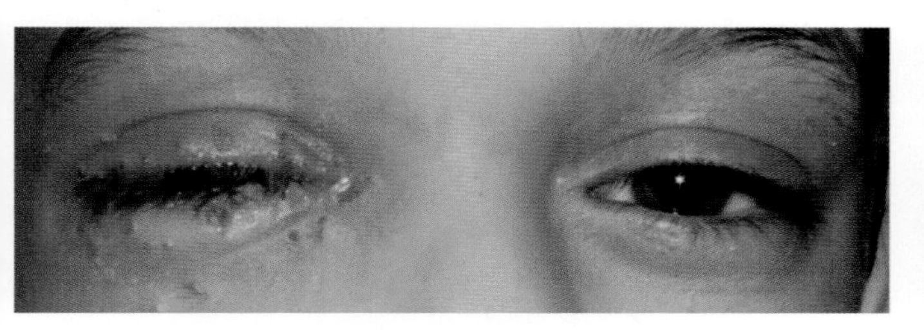

图 14.1　继发于疱疹性湿疹的眶隔前蜂窝织炎

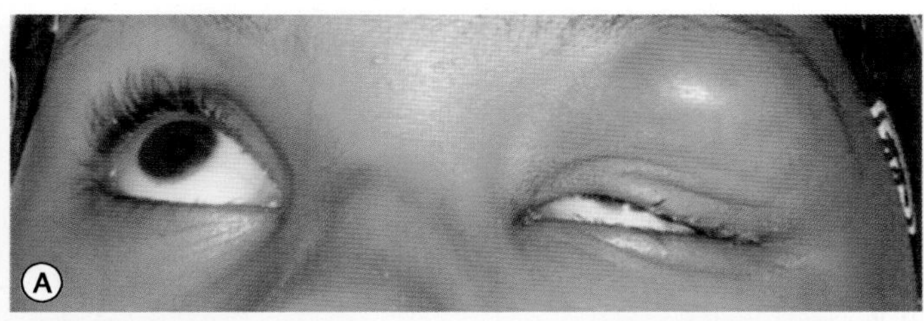

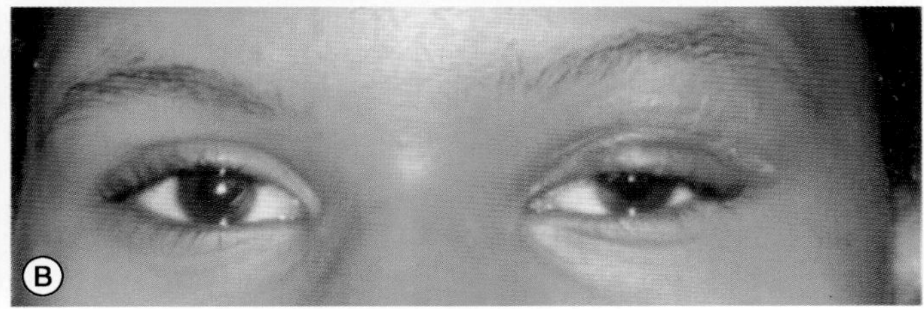

图 14.2　Ⓐ图示为与眼睑脓肿相关的眶隔前蜂窝织炎，正常的眼球运动（患者向上看时）；Ⓑ静脉注射抗生素和手术引流缓解了该病例的症状

感染性眶隔前蜂窝织炎必须与其他导致眼睑水肿的原因区分，如腺病毒性角膜结膜炎、过敏性结膜炎或极少见的川崎病[4]。一项研究发现，16% 患有眶隔前蜂窝织炎的儿童同时患有腺病毒性角膜结膜炎[5]。

临床评估

病史

患有眶隔前蜂窝织炎合并上呼吸道感染或冬季出现鼻窦炎的患儿，发病前会有鼻腔分泌物增多、咳嗽、发热、局部疼痛、全身不

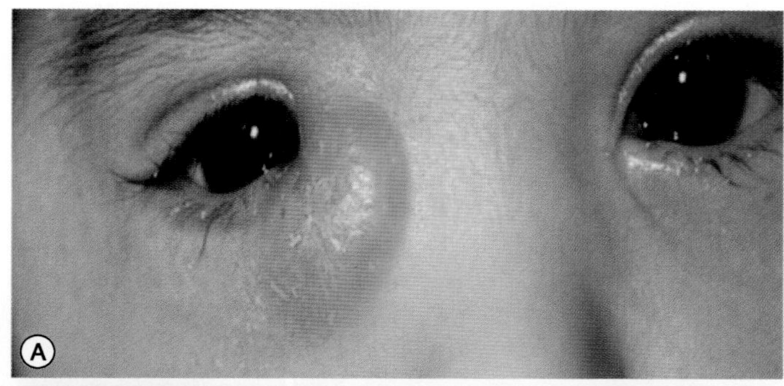

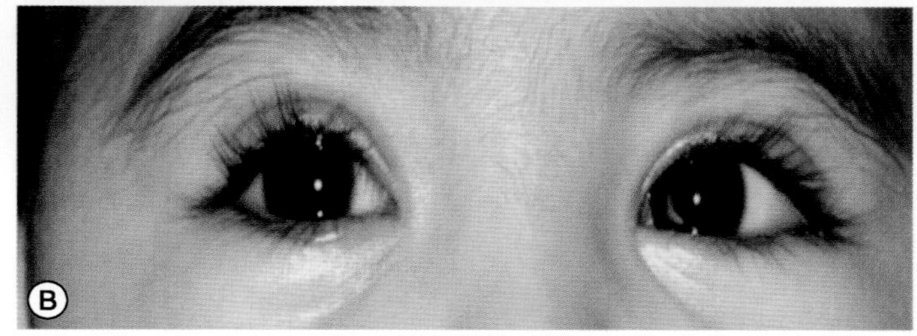

图 14.3　Ⓐ1 岁患儿蜂窝织炎合并泪囊炎；Ⓑ抗生素治疗急性感染。患者随后接受泪道探查治疗鼻泪管阻塞

适等症状，随后出现单侧眼睑肿胀，双眼受累比较罕见。有局部眼睑感染或外伤病史的患者，肿胀会从该部位开始蔓延。

体格检查

患儿一般都会有不适和发热症状。炎症开始只有局部轻微受累，伴或不伴有脓肿，随后蔓延成广泛的上下眼睑水肿，且张力较高。当炎症扩散到面颊和眉弓处时，会妨碍眼部的体格检查。局部感染原因如睑腺炎、外伤和泪囊炎是很容易分辨的。一般无眼球突出，视神经功能及眼球运动也是正常的。

眶隔前蜂窝织炎和眼眶蜂窝织炎是很难鉴别的，当临床及影像学检查发现眼眶病变体征更明显时，表明炎症正从眶隔前蔓延至眼眶[6]。

临床表现根据不同类型微生物感染而各有不同。葡萄球菌感染有脓性分泌物，嗜血杆菌感染导致非化脓性蜂窝织炎并伴有眼睑皮肤特征性的蓝紫色变、易怒、体温升高等表现，有时还伴有中耳炎（图 14.5）。链球菌感染通常产生边界清晰的红色硬结[7]、局部发热及压痛明显（图 14.6A，B）。眶隔前蜂窝织炎还可并发脑膜炎，尤其是由 b 型流感嗜血杆菌引起的感染[8]。

治疗

因上呼吸道感染引起眶隔前蜂窝织炎的儿童，应将其鼻、喉、结膜以及眼周水肿部位的任何可取得的分泌物进行培养。

轻中度眶隔前蜂窝织炎患儿的治疗方法与单纯性鼻窦炎患儿

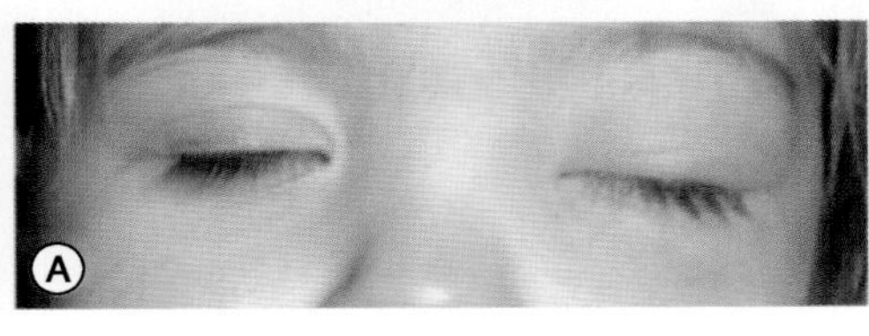

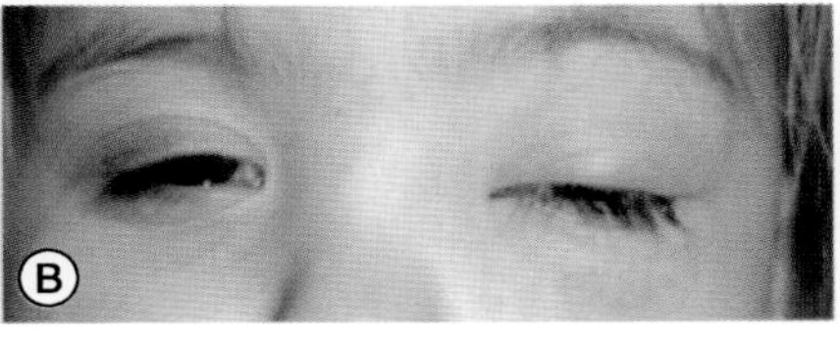

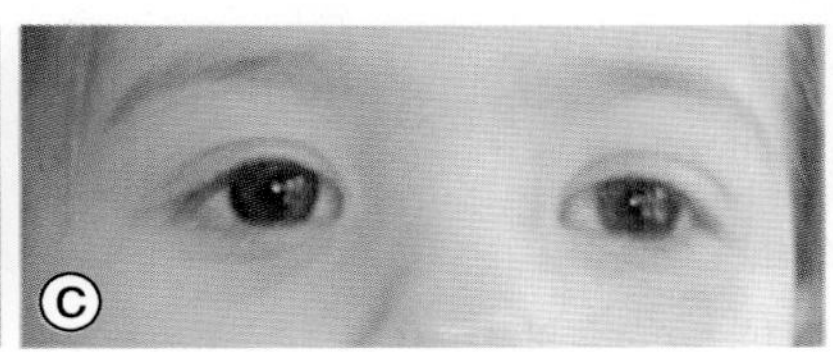

图 14.4　静脉注射抗生素成功治疗眶隔前蜂窝织炎。Ⓐ出现眼睑肿胀，可能有轻度突眼。该患者立即由儿科医生、眼科医生和耳鼻喉科医生进行静脉抗生素治疗。未进行影像学检查；Ⓑ12h 内，抗生素治疗起效；Ⓒ4 天内患者完全治愈

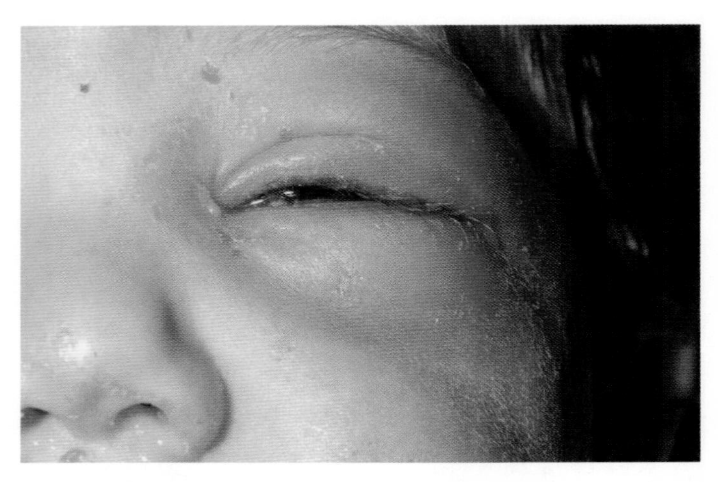

图 14.5　一例 6 个月大的婴儿因流感嗜血杆菌感染眶隔前蜂窝织炎

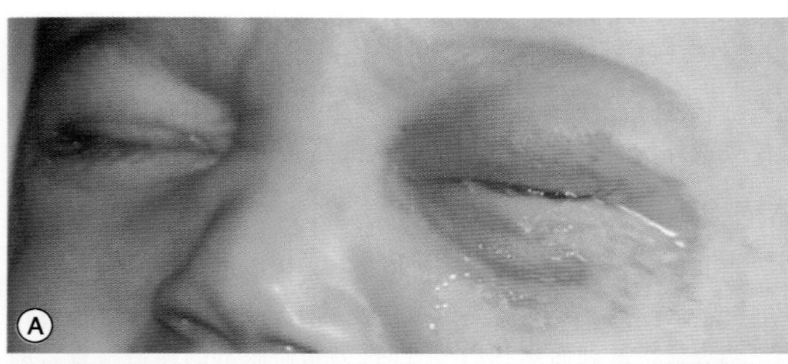

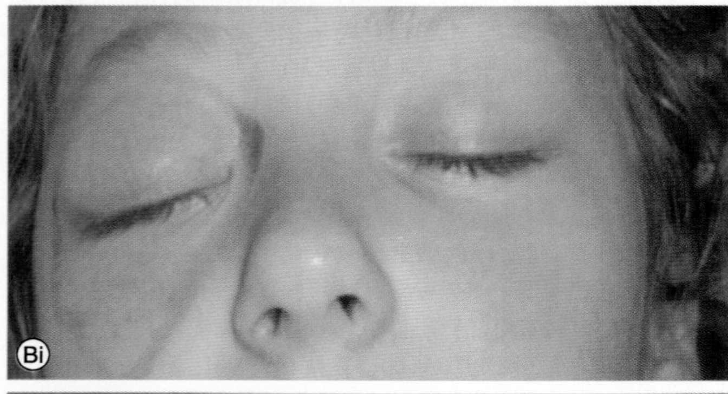

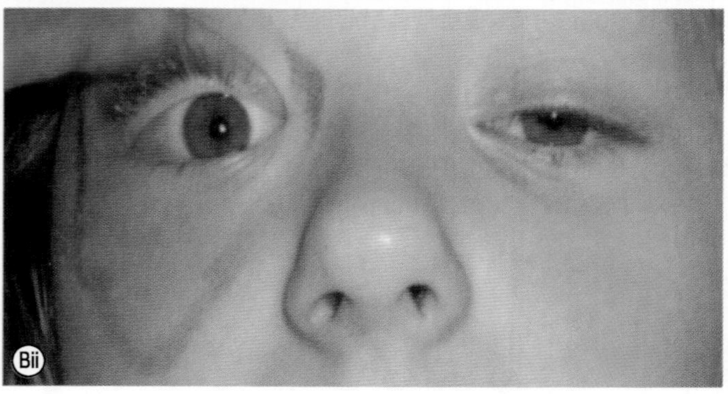

图 14.6　Ⓐ该图显示，一名 12 个月大的婴儿链球菌感染引起眶隔前蜂窝织炎；Ⓑ该图显示，标记蜂窝织炎的程度有助于监测病情。这名 10 岁的女孩并发突眼，静脉注射抗生素有效

相同，可仅在门诊治疗，给予口服广谱抗生素。如病情严重，则需住院静脉注射抗生素[9,10]（表 14.2）。

表 14.2　眶隔前和眼眶蜂窝织炎的初步抗生素治疗

眶隔前蜂窝织炎	与上呼吸道感染相关的：头孢呋辛 100~150mg/（kg·d）或阿莫西林-克拉维酸（阿莫西林增强剂型）、氨苄西林 50~100mg/（kg·d）
眼眶蜂窝织炎	开始可用两种或两种以上抗生素的经验性组合进行治疗，包括第三代头孢菌素，其具有良好的中枢神经系统渗透性且覆盖革兰氏阳性菌。如怀疑厌氧菌，可加入甲硝唑。 氟氯西林：50mg/kg 每日 1 次静脉注射（最大剂量 2g/剂次） 复合阿莫西林-克拉维酸：30mg/kg 每日 3 次（最大剂量 1.2g/剂次） 甲硝唑：7.5mg/kg 每日 3 次（最大剂量 500mg/剂次） 耐药患者应考虑使用万古霉素治疗 坏死性炎症者应加用克林霉素

注意：应咨询药师，了解正确的剂量。

确切剂量将随年龄和感染严重程度而变化。

病原体和抗生素耐药性可能存在地区差异，建议结合微生物学家制订当地抗生素政策。

住院进行静脉注射抗生素并密切观察更适用于严重的眶隔前蜂窝织炎患者、幼儿患者、免疫功能不全者或有系统性疾病的患者。

当眼睑高度肿胀妨碍我们进行全面的眼部检查时，神经影像学检查对评估眼眶、鼻旁窦和大脑的受累情况具有重要价值[11]。

由于局部原因导致眶周水肿的患儿，例如泪囊炎，需针对原发病进行治疗，很少需要进一步检查。

当眼睑外伤发生金黄色葡萄球菌或 β 溶血性链球菌感染时，可导致化脓性蜂窝织炎。因其很少发生菌血症，通常仅对伤口处分泌物进行培养，血液培养通常为阴性[12]。此类患者在处理时应静脉注射抗生素，并预防破伤风的发生。如果是有机物质或动物咬伤使皮肤受到穿透性损害，抗生素的使用需涵盖厌氧菌。

罕见的 β 溶血性链球菌引起坏死性筋膜炎，其特点是快速进展的高张力伴有光泽的蜂窝织炎，表现为组织高度水肿、边界不清、皮肤蓝紫色变、出现坏死及链球菌中毒性休克综合征（图 14.7）。治疗需立即入院，进行多学科会诊，立即大剂量静脉注射抗生素，包括青霉素、第三代头孢菌素或克林霉素。如药物治疗未见明显好转，应考虑手术清创[13,14]。

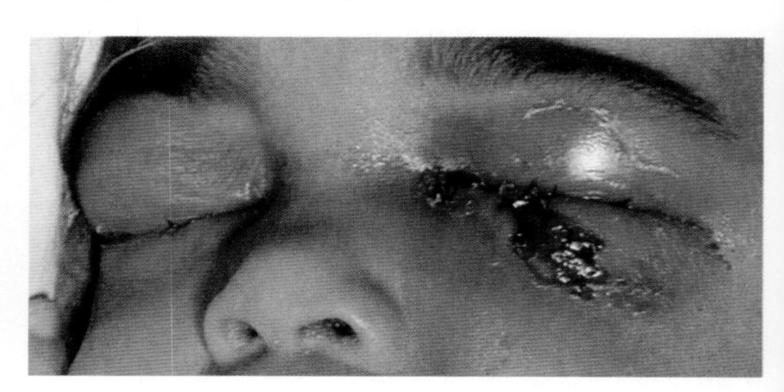

图 14.7　β 溶血性链球菌可引起坏死性筋膜炎，如图所示（由 Mr G. Rose 馈赠）

眼眶蜂窝织炎

病原学

感染性眼眶蜂窝织炎在 5 岁以上（平均年龄 7 岁）儿童中更为常见。超过 90% 的病例继发于鼻旁窦炎症[12,15]，尤其是筛窦。在寒冷的天气，鼻窦炎的发生率升高时更常见。其他不太常见的原因是穿透性眼眶损伤，特别是当有异物残留、牙齿感染[16]、眼外肌和视网膜手术[17]以及全身感染性疾病发生血液传播时。

眼眶蜂窝织炎通常很严重，可能危及视力和生命，导致各种全身和眼部并发症的发生（框 14.1）。在无抗生素的时代，有 1/5 的患者死于感染性颅内并发症，有 1/3 幸存者患眼视力丧失[18]，抗生素的发明及病原菌谱不断改变，极大地扭转了这种糟糕的情况，但及时的诊断和积极的治疗仍至关重要。

框 14.1

眼眶蜂窝织炎并发症

视神经炎
视神经萎缩
暴露性角膜炎
视网膜中央动脉阻塞[19]
视网膜和脉络膜缺血性病变[20]
骨膜下和眼眶脓肿[23,24]
海绵窦血栓形成
脑膜炎[12]
脑脓肿
败血症[22]

病史

通常表现为眼痛、眼红，近期有上呼吸道感染的患儿会出现眼睑水肿加重表现，患儿通常极度痛苦、发热、不适。

体格检查

可出现眼眶功能障碍的体征，包括眼球突出、眼球运动减少、疼痛、视神经功能障碍等。可累及第Ⅲ、Ⅳ和Ⅵ脑神经，特别是在伴有眶上裂及海绵窦受累时。视力丧失的发生通常是由于视神经病变引起的，但也可能由于暴露性角膜炎或视网膜血管阻塞引起[19,20]。

急性的、突发的疼痛、发热和全身性疾病的发作，有助于区分眼眶蜂窝织炎与其他大多数炎症性眼球突出的病因，在接诊眼眶蜂窝织炎患者时应始终考虑这些因素（表 14.3 和图 14.8A-D）。

眼眶蜂窝织炎部分受到眶隔的限制，眶隔前软组织感染征象可能不如眶隔前蜂窝织炎明显，结膜下注射疗效很差，甚至没有疗效。

治疗

患有眼眶蜂窝织炎的儿童应接受儿科医生、眼科医生、耳鼻喉科医生和感染科医师的共同治疗。可进行血液培养，通过鼻腔、咽喉和结膜的微生物拭子采样。虽然这些检查结果通常是阴性的，但阳性结果有助于指导抗生素的使用。必要时，不应延误，立即进行适当的静脉注射抗生素治疗。

表 14.3　炎症性眼球突出的鉴别诊断

感染	眼眶蜂窝织炎或海绵窦血栓形成
特发性及特异性炎症	眼眶特发炎症、肌炎、结节病和特发性韦氏肉芽肿
肿瘤	白血病、伯基特淋巴瘤、横纹肌肉瘤、外生型视网膜母细胞瘤、转移癌、组织细胞增多症 X、皮样囊肿（破裂或炎症）和筛骨骨瘤
外伤	外伤性血肿、眼眶气肿、异物残留
系统性疾病	镰状细胞病（骨坏死）
内分泌疾病	甲状腺功能亢进性突眼功能障碍（极罕见）

Jain A，Rubin P A D. Orbital Cellulitis in Children[J]. International Ophthalmology Clinics，2001，41(4)：71-86。

婴儿眼眶蜂窝织炎的初步治疗应采用大剂量静脉注射第三代头孢菌素，如头孢噻肟、头孢他啶或头孢曲松，再联合耐酶青霉素进行。考虑眼眶蜂窝织炎有发生颅内并发症的潜在风险，应使用具有良好血脑屏障穿透力的抗生素[21]。在年龄较大的儿童中，鼻窦炎通常是由需氧和厌氧菌混合感染引起，因此克林霉素可以替代耐酶青霉素。甲硝唑现在越来越多地用于幼儿。另一种可供选择的方案是耐酶青霉素与氯霉素的联合应用（表 14.2）。培养结果出来后可以对初始治疗方案加以修改。如麻黄碱等减轻鼻腔充血可有助于促进感染鼻窦的鼻内引流。应密切观察患儿的眼部和全身症状并改进治疗方案。

类固醇在眼眶蜂窝织炎中的应用

有证据表明可以在儿童眼眶蜂窝织炎治疗中使用类固醇，但这种方法仍然受限[22,23]。机体存在感染导致免疫抑制的可能性，仍存在争议。然而，类固醇辅助疗法的提倡者证实了类固醇可有效改善脑膜炎。最近对儿童眼眶蜂窝织炎的两项研究表明，联合类固醇治疗有一定疗效。其中一项研究随机选取 10 岁以上的眼眶蜂窝织炎患儿，这些患儿已经接受 3~5 天静脉注射抗生素治疗，并显示对类固醇治疗或继续抗生素治疗均有临床应答[22]。尽管各治疗组的长期结果相似，但类固醇似乎加速了病情恢复。第二项研究调查了全身使用类固醇是否有益处，并将 C 反应蛋白（CRP）作为开始治疗的标记物[23]。其得出的结果是，一旦 CRP 降至 4g/dl 以下，接受口服类固醇治疗的儿童可提前出院。值得我们关注的是，是否有进一步的数据表明类固醇可广泛应用，以及在治疗中怎样计算类固醇的剂量。

眼眶影像学检查

计算机断层扫描（CT）是一种可选检查，CT 检测结果通常容易获得。CT 可快速获取图像［与磁共振成像（MRI）相比］的特点使其成为儿童眼眶蜂窝织炎紧急救治的理想选择。CT 可确定鼻窦病变、颅内受累、骨膜下或眼眶脓肿的程度，并应同时扫描冠状位图像，避免漏扫出现在 1/3 患者体内的潜在的脓肿灶[24]。CT 扫描可检测到无明显临床症状或普通平片没有显示的骨膜下（图 14.9 和图 14.10）和眼眶的脓肿[11,25]，对无视神经受损或颅内并发症的轻中度眼眶蜂窝织炎的治疗一般只进行基础治疗。除非对静脉注射抗生素治疗反应不佳、全身体征加重、眼眶体征进展

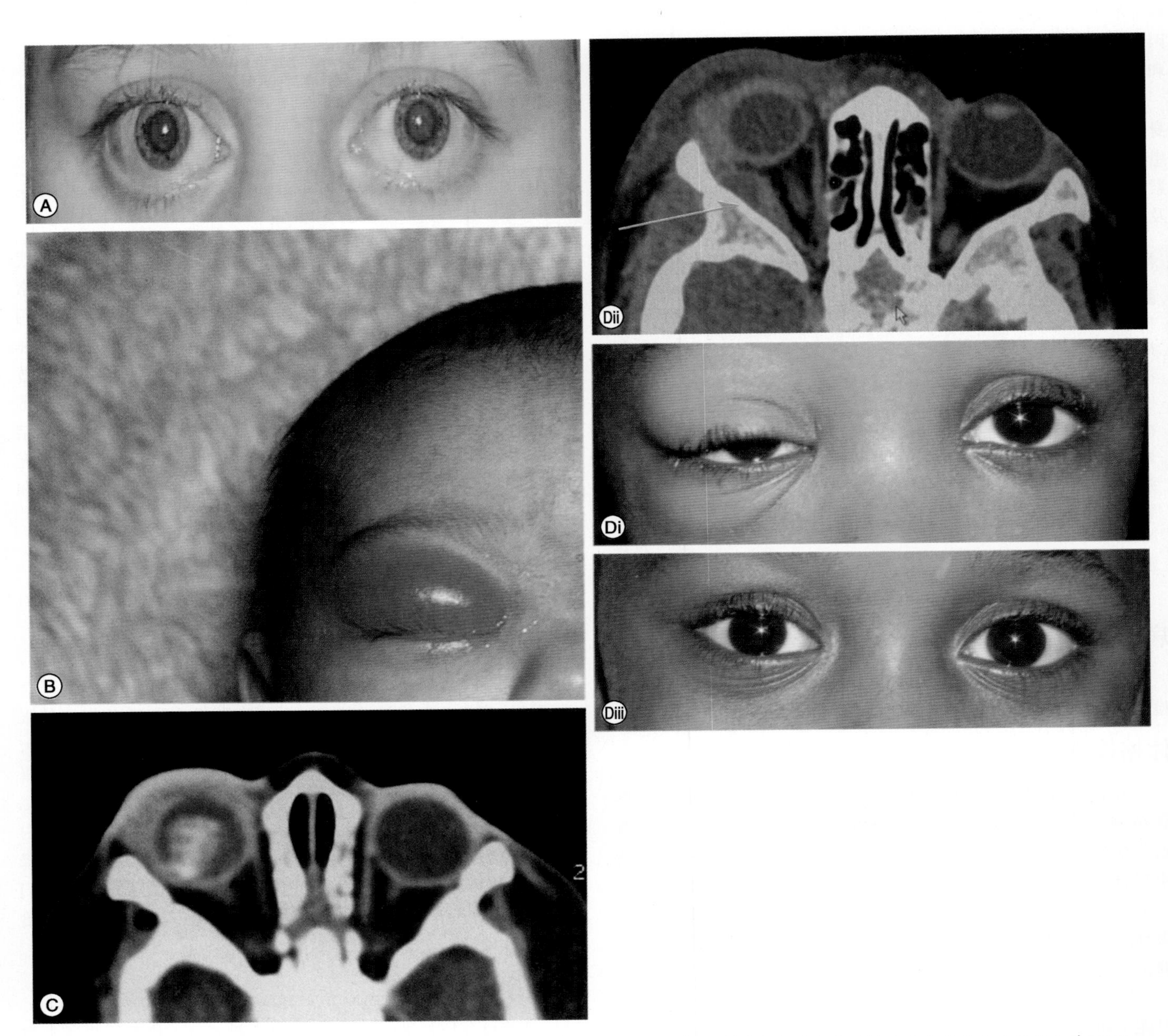

图 14.8　儿童的眼眶炎症病变。Ⓐ11 岁儿童患有甲状腺眼病：通常表现为双侧眼球突出，很少有全身症状；Ⓑ9 个月大的婴儿出现严重单侧眼眶水肿，全身情况较差但无症状；ⒸCT 扫描显示双侧视网膜母细胞瘤：右侧大且钙化，左侧小。采用全身类固醇治疗，消除眼眶水肿，右眼手术摘除，左眼局部治疗。7 年后患儿身体健康，左眼视力为 6/5；Ⓓ ⅰ. 示为镰状细胞危象患儿眼眶蜂窝织炎；ⅱ. CT 扫描显示眼眶外侧脓肿，可能伴有骨坏死（箭头所指）；ⅲ. 用抗生素和液体疗法治疗

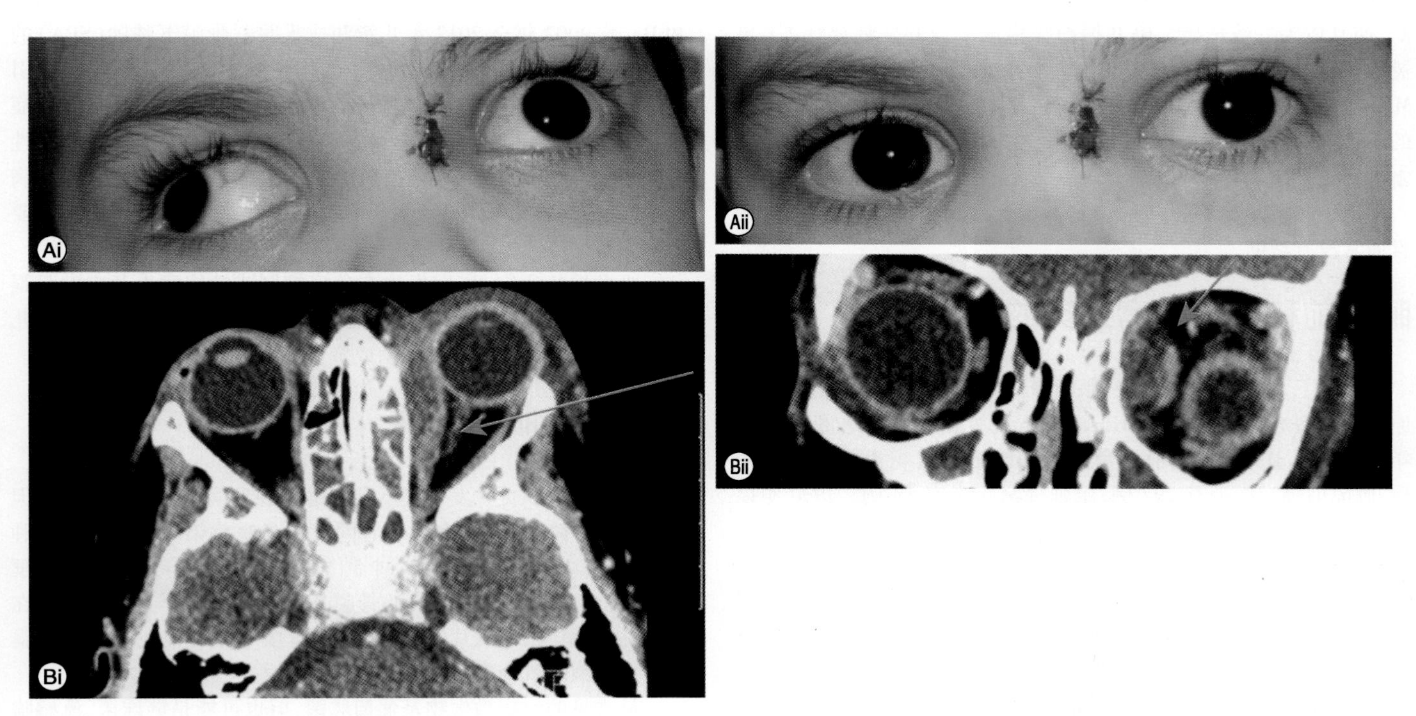

图 14.9 Ⓐ5 岁儿童,骨膜下大的脓肿无法吸收,对抗生素反应差,需通过向外引流方式行脓肿引流;ⒷCT 显示筛窦炎及骨膜下脓肿(箭头所指),在轴面及冠状面呈凸透镜样改变

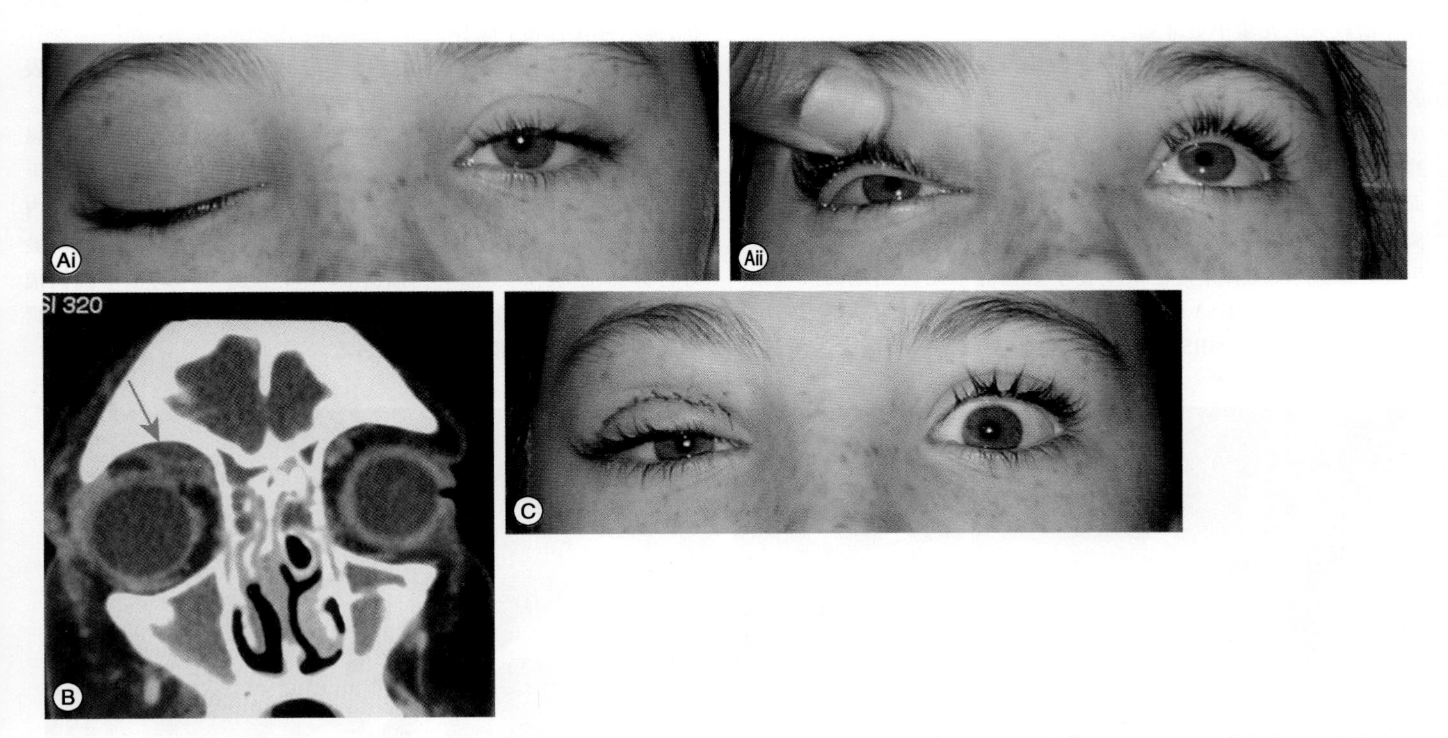

图 14.10 Ⓐ图示为一名 12 岁儿童,患全鼻窦炎和眼眶蜂窝织炎,眼部情况极差,静脉注射抗生素的效果很差;ⒷCT 扫描显示全鼻窦炎和眶尖骨膜下脓肿(箭头所指);Ⓒ通过眼睑皮肤皱褶切口排出脓肿,使蜂窝织炎消退

或预期需手术治疗，否则可不需要进行影像学检查。磁共振扫描的优点是无辐射，但检查时间较长以及需对患儿进行镇静或麻醉，使其成为二线选择。磁共振扫描检测颅内并发症要比 CT 更灵敏，早期 CT 检查很容易出现海绵窦血栓形成的假阴性结果。MRI 能够比 CT 更敏感地描述真菌性鼻窦疾病的程度。真菌感染的 MRI 的 T_2 加权像可以由于真菌产生的顺磁性物质而表现为低密度[26]。

由于鼻窦发育不全，儿童进行鼻窦 X 线检查很难解释病情，而且通常没有帮助。

眶隔前和眼眶蜂窝织炎的微生物学

历史上，眶隔前蜂窝织炎、眼眶蜂窝织炎和鼻窦炎最危急的病原体为 b 型流感嗜血杆菌（Hib）。Hib 的疫苗接种可追溯到 1990 年。在一项 315 例眶隔前蜂窝织炎和眼眶蜂窝织炎的研究中发现，眶隔前蜂窝织炎有 297 例，眼眶蜂窝织炎有 18 例。1990 年以前，有 12%的蜂窝织炎与 Hib 相关，1990 年以后，3.5%的蜂窝织炎与 Hib 相关。在 20 世纪 90 年代，蜂窝织炎的总发病率也下降了 60%[3]。阳性培养率的急剧下降可能是因为收住院标准提高，大部分儿童的健康状况提高，并且在门诊时更早、更积极地使用了有效的抗生素（如口服头孢菌素类）。

后 Hib 疫苗时代，幼儿感染最常见的病原体为金黄色葡萄球菌、表皮葡萄球菌、肺炎链球菌、化脓性链球菌、嗜血链球菌和莫拉菌[3,6]。这些微生物与感染鼻窦炎的微生物相同。年龄较大的儿童感染鼻窦炎的细菌更复杂[27]。多重耐药菌感染和厌氧菌感染在年龄较大的儿童中更常见。

金黄色葡萄球菌（MRSA）感染眼眶蜂窝织炎是一个严重的问题，尤其在社区，随着万古霉素的使用越来越多，持续升高的患病率导致经验性抗生素的选择发生变化。在美国的一项研究中眼眶蜂窝织炎的 MRSA 感染占所有葡萄球菌感染总数的 73%[28]。然而，还有两项当代研究报道 1%的患者有 12%的金黄色葡萄球菌分离出耐甲氧西林菌株[29,30]。这种变异强调我们应该尽可能取得微生物样品进行检测，并且在微生物学家指导下制订当地的抗生素使用政策。感染 MRSA 的眼眶蜂窝织炎的治疗方法可选择万古霉素或克林霉素[31]。MRSA 感染对于患者来说是一个极大的挑战，不仅是因为他们对抗生素的耐药性，也因为此类致病菌可产生大量的白介素和肠毒素来减弱免疫反应，增强致病性[32,33]。在 Liao 和 Harris 2002 年至 2012 年儿童和成人眼眶骨膜下脓肿（SPA）的研究中，有 4 例 MRSA 阳性患儿因病情加重进行了紧急切开引流[33]。金黄色葡萄球菌眼眶蜂窝织炎感染也可能出现非典型症状[31]。通常无上呼吸道前驱感染和鼻窦炎，也未发生任何穿透性皮肤损伤。由 Mathias 等人报道的 MRSA 感染的眼眶蜂窝织炎病例中，其中 6 名儿童中有 5 名患有泪腺脓肿，几乎所有患儿都需要手术切开引流[31]。

真菌感染很罕见，但发生在免疫抑制或糖尿病患儿中的眼眶蜂窝织炎应考虑真菌感染的可能[34]。发生囊性纤维化改变的儿童更倾向于感染铜绿假单胞菌或金黄色葡萄球菌。

骨膜下及眼眶脓肿

眼眶蜂窝织炎并发骨膜下和眼眶脓肿发病率约占 10%[35]，但是目前呈下降趋势，大多数患者同时有鼻窦感染。在骨膜下脓肿中，鼻旁窦内的化脓性感染，通常位于筛窦，感染穿透较薄的眼眶骨壁（筛骨眶板），位于疏松的骨膜下，骨膜很容易与骨壁分离，在 CT 扫描上呈“凸球镜片”型外观。当骨膜下脓肿侵犯眼眶或在眶内形成脓液时就会发生眼眶脓肿。

最常见的致病微生物是葡萄球菌，但也可能是链球菌、流感嗜血杆菌以及厌氧菌。当有明显的全身中毒症状和眼眶体征时，或当眼眶蜂窝织炎对足量的静脉抗生素反应缓慢时，可怀疑是否是 MRSA 感染[33]。眼球移位远离感染鼻窦，内收受限并出现后退抵抗，提示存在骨膜下脓肿[36]。

所有研究均建议患者住院接受静脉内注射抗生素治疗（表 14.2），并反复进行眼部检查，以评估感染进展或视神经受损情况。

CT 扫描（图 14.4）并不是必要检查手段，特别是在轻度眼眶蜂窝织炎合并鼻窦炎，但没有视神经受损或颅内受损体征时。如果患者临床表现异常、病情严重、患儿年龄较大，或有视神经和颅内损伤体征，则提示应行 CT 检查。如果患儿经治疗无明显好转，最好行鼻窦、眼眶和颅内 CT 扫描（图 14.11 和图 14.12）。增强扫描为区分脓肿和蜂窝织炎提供了更多的信息，脓肿易于引流而蜂窝织炎是炎症时的化脓组织，不可引流。

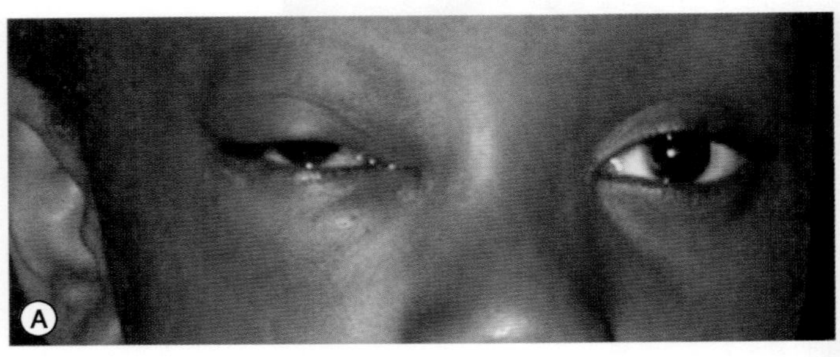

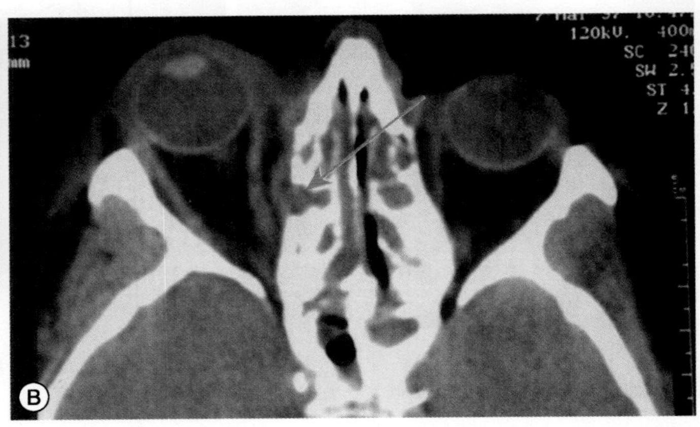

图 14.11　Ⓐ7 岁儿童右眼眶蜂窝织炎，眼球突出，结膜苍白，眼球运动受限，但无视神经损害；ⒷCT 扫描显示筛窦炎、明显眼突和一个小的内侧壁骨膜下脓肿（箭头所示）。抗生素治疗有效，无须手术干预

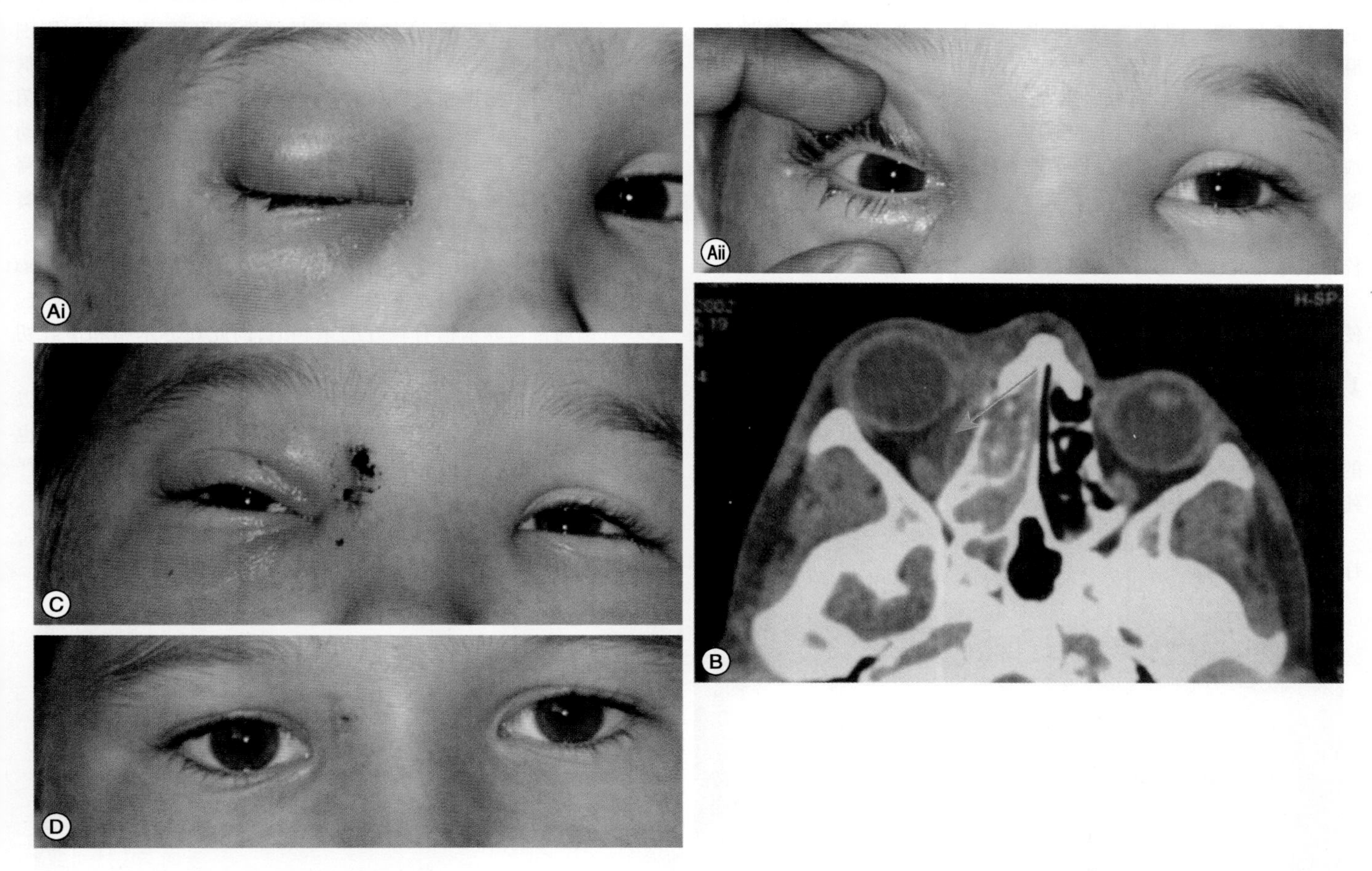

图 14.12　Ⓐ眼眶蜂窝织炎伴结膜苍白；ⒷCT 显示鼻窦炎和骨膜下脓肿（箭头所示）。尽管已静脉注射足量抗生素，但患儿病情恶化；Ⓒ进行筛窦和骨膜下脓肿引流；Ⓓ治疗后恢复良好

眼眶脓肿应手术引流。骨膜下脓肿的手术治疗尚具争议性[6]，因为骨膜下脓肿可通过药物治愈[6,27,37]。

在对 37 例继发于鼻窦炎的骨膜下脓肿患者的回顾性分析中，83%的 9 岁以下患者接受药物治疗或手术引流病情得到缓解[38]。相比之下，只有 25%年龄在 9~14 岁之间的患者没有引流或引流液培养为阴性，剩下的 15 岁及 15 岁以上的患者，单凭药物治疗是难以治愈的。在对骨膜下脓肿治疗方法的回顾中发现，如果最大脓肿宽度小于 10mm，81%的患者仅用药物治疗可以使病情缓解。相比之下，92%脓肿大于 10mm 的患者需接受手术治疗[39]。

9 名骨膜下脓肿患儿（2 个月至 4 岁）在最初的 24~36h 内使用第三代头孢菌素和万古霉素进行治疗，只有一名患儿需要手术引流，该病例的致病菌微生物培养结果为阴性，为大多数骨膜下或眼眶脓肿引起的眼眶蜂窝织炎患者提供了初步治疗方法[6]。

Garcia 和 Harris[27] 主张如骨膜下脓肿满足以下四个标准可行非手术治疗：

1. 9 岁以下患儿；
2. 无视力受损的风险；
3. 中等大小的内侧脓肿；
4. 无颅内或额窦受累。

在对符合上述标准的 29 名患者进行的前瞻性研究中，27 名患者（93%）仅通过药物治愈，只有 2 名患者通过手术治愈[27]。

如果患儿为 9 岁以下儿童，视力正常，感染无颅内蔓延，骨膜下脓肿大小适中（图 14.11 和图 14.12），可行初步药物治疗。Liau 和 Harris 最近发表的后续系列文章认为，上述指南仍然是适用的。然而，他们注意到在年纪较小的儿童中，传统上可能期望通过保守治疗来解决问题。而在致病性更高的微生物（如 MRSA）感染造成严重晚期临床并发症的情况下，急诊脓肿引流更为必要[33]。

上颌骨骨髓炎

这种罕见的病变，通常出现在婴幼儿，症状有发热、全身不适、明显的眶周水肿，易与眼眶蜂窝织炎或骨膜下脓肿混淆。如患儿鼻孔有脓液分泌，肺泡和受累侧上颚部有水肿，则怀疑此诊断。患儿还可能有口腔瘘管，需行影像学检查以支持诊断。金黄色葡萄球菌是常见的致病菌。治疗方法是根据培养物药敏结果选择抗生素并大剂量静脉注射，最好通过鼻腔进行脓肿的手术引流。

海绵窦血栓形成

自抗生素使用以来，这种严重的眼眶蜂窝织炎并发症已经罕见。以前海绵窦血栓形成的病死率几乎为 100%[40]。早期，临床上海绵窦血栓形成与眼眶蜂窝织炎难以区分。与眼眶蜂窝织炎的局限性病灶相比，海绵窦血栓形成会造成更剧烈的疼痛、明显的全身症状、眼突进展迅速，可出现第Ⅲ、第Ⅳ和第Ⅵ对脑神经麻痹。

痛觉过敏在第Ⅴ对脑神经受累时很常见。视网膜静脉扩张和视盘水肿的存在，特别是双眼受累时，高度提示海绵窦血栓形成。在晚期，双侧海绵窦血栓形成在临床上更易与眼眶蜂窝织炎鉴别。

CT 检查可以支持诊断，但最好与 MRI 扫描相结合。海绵窦血栓形成最常见金黄色葡萄球菌感染[41]（图 14.13）。

建议由儿科神经学专家或神经外科医生进行治疗，在大剂量使用静脉注射抗生素、抗凝剂和全身性类固醇前需仔细斟酌。

真菌性眼眶蜂窝织炎、眼眶黏膜真菌病

有糖尿病或免疫抑制的患儿[25]或有胃肠炎和代谢性酸中毒的患儿，并发眼眶蜂窝织炎[42]，尤其是对于伴有皮肤或鼻黏膜坏死的儿童，应怀疑眼眶真菌感染的可能。

其他健康儿童也可感染真菌性眼眶蜂窝织炎[43,44]。如果不治疗，可能很快致命。

孢子定植在鼻窦后，直接或血源性扩散到眼眶，引起眼眶周围疼痛、明显的眼睑水肿、结膜水肿和眼球突出。随后，扩散到眼眶尖，导致第Ⅲ、第Ⅳ和第Ⅵ对脑神经麻痹和视神经病变。毛霉菌和曲霉病有侵入血管壁引起血栓形成和继发缺血的倾向。面部动脉的受累会导致鼻、腭和面部组织的坏疽、坏死。真菌性眼眶蜂窝织炎还可导致视网膜中央动脉阻塞和脑梗死。一旦扩散到海绵窦和颅内血管，预后非常差。

可以刮取受感染的组织物进行培养，并进行革兰氏和 Giemsa 染色。大的组织活检应放入 10% 甲醛中加工后进行组织学检查。这些真菌通常与苏木精有较好的亲和力，因此在苏木精和伊红切片中很容易识别。

治疗包括明确的抗真菌治疗，纠正潜在的代谢或免疫异常，以及手术清除坏死组织。应通过静脉注射两性霉素 B 进行治疗，也可局部冲洗受感染的鼻窦[45]。两性霉素 B 具有肾毒性，因此应严格监测肾功能。

如需更多关于治疗眶隔前蜂窝织炎和眼眶蜂窝织炎的内容，请参见图 14.14。

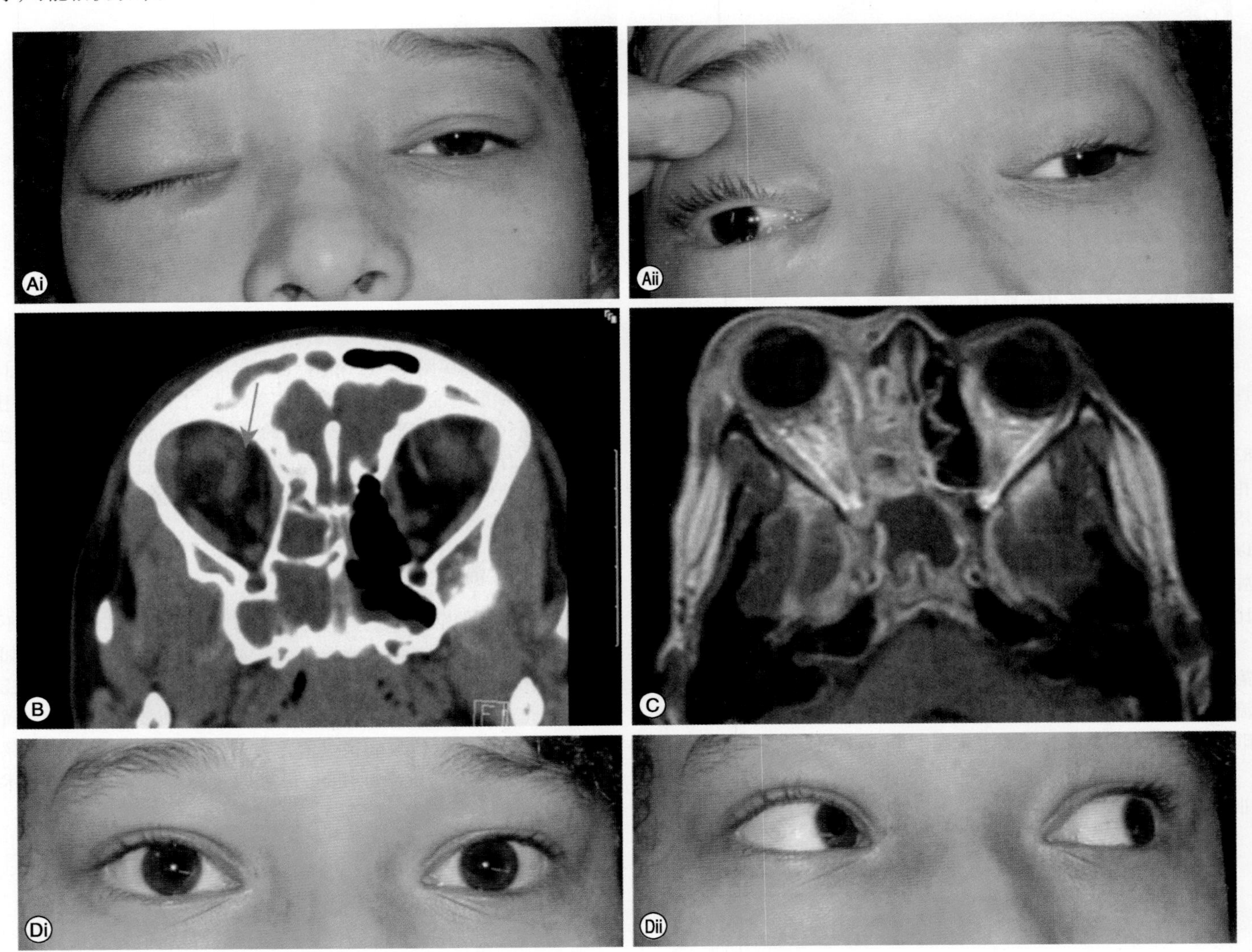

图 14.13 Ⓐ13 岁患儿眼眶蜂窝织炎、眼球突出和眼球运动减弱；ⒷCT 扫描显示全鼻窦炎，包括筛窦和蝶窦，以及存在扩张的海绵窦和眼上静脉（箭头所示）；Ⓒ磁共振成像证实海绵窦血栓形成，伴流空现象；Ⓓ使用抗生素和抗凝剂后，患者恢复良好

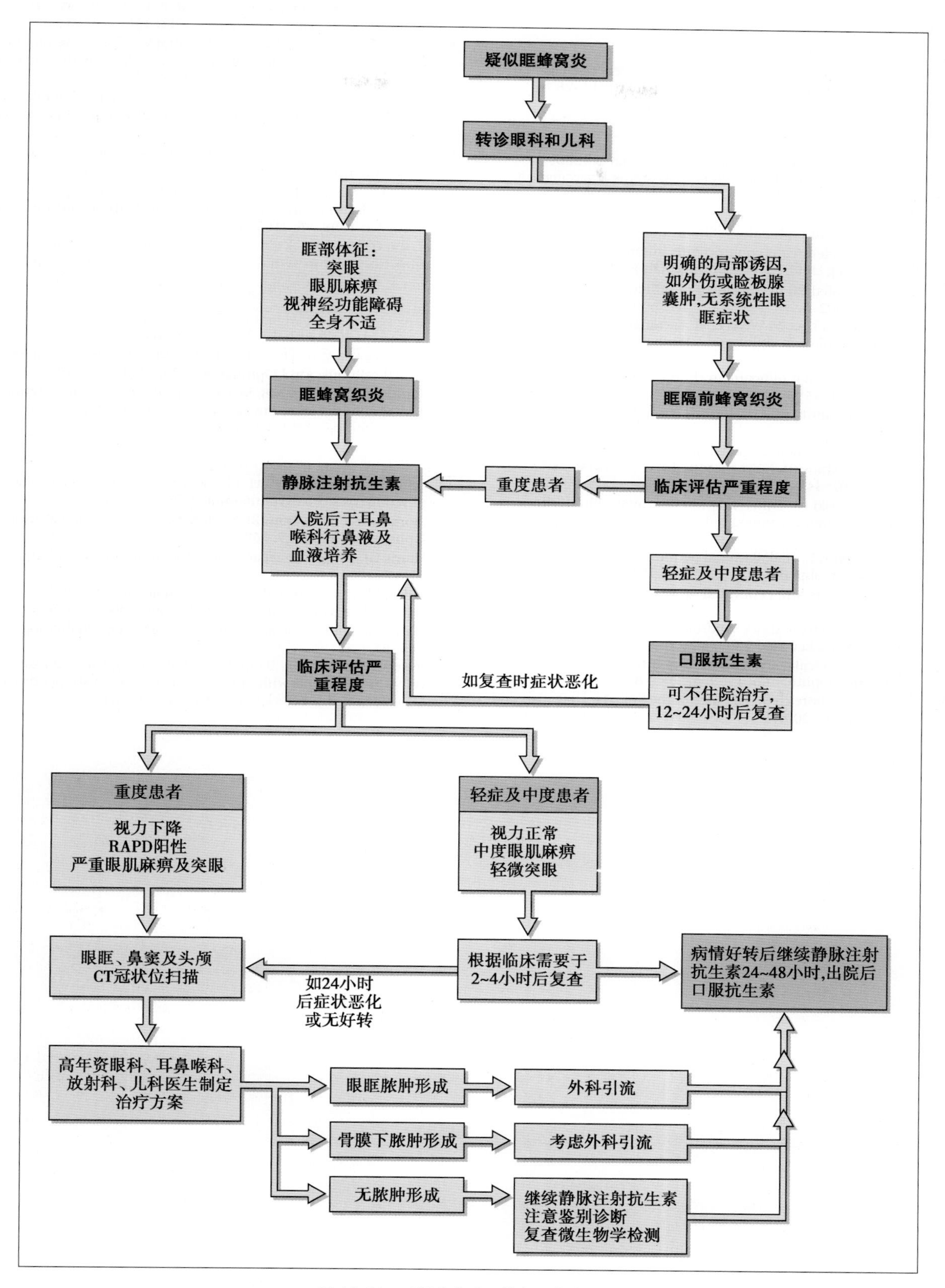

图 14.14　眶隔前和眼眶蜂窝织炎的处理

（郑艳菲　译　刘历东　校）

参考文献

1. Chandler JR, Langenbrunner DJ, Stevens ER. The pathogenesis of orbital complications of acute sinusitis. Laryngoscope 1970; 80: 1414–28.
2. Uzcategui N, Warman R, Smith A, Howard CW. Clinical practice guidelines for the management of orbital cellulitis. J Pediatr Ophthalmol Strabismus 1998; 35: 73–9.
3. Ambati BK, Ambati J, Azar N, et al. Periorbital and orbital cellulitis before and after the advent of *Haemophilus influenzae* type B vaccination. Ophthalmology 2000; 107: 1450–3.
4. Sheard RM, Pandey KR, Barnes ND, Vivian AJ. Kawasaki disease presenting as orbital cellulitis. J Pediatr Ophthalmol Strabismus 2000; 37: 123–5.
5. Ruttum MS, Ogawa G. Adenovirus conjunctivitis mimics preseptal and orbital cellulitis in young children. Pediatr Infect Dis J 1996; 15: 266–7.
6. Starkey CR, Steele RW. Medical management of orbital cellulitis. Pediatr Infect Dis J 2001; 20: 1002–5.
7. Jones DB. Discussion on paper by Weiss et al. Bacterial periorbital cellulitis and orbital cellulitis in childhood. Ophthalmology 1983; 90: 201–3.
8. Ciarallo LR, Rowe PC. Lumbar puncture in children with periorbital and orbital cellulitis. J Pediatr 1993; 122: 355–9.
9. Durand M. Intravenous antibiotics in sinusitis. Otolaryngol Head Neck Surg 1999; 7: 7.
10. Healy GB. Comment on: "Chandler et al. The pathogenesis of orbital complications in acute sinusitis. Laryngoscope 1970; 80: 1414–28.". Laryngoscope 1997; 107: 441–6.
11. Goldberg F, Berne AS, Oski FA. Differentiation of orbital cellulitis from preseptal cellulitis by computed tomography. Paediatrics 1978; 62: 1000–5.
12. Weiss A, Friendly D, Eglin K, et al. Bacterial periorbital and orbital cellulitis in childhood. Ophthalmology 1983; 90: 195–203.
13. Rose GE, Howard DJ, Watts MR. Periorbital necrotising fasciitis. Eye 1991; 5: 736–40.
14. Stevens DL. Streptococcal toxic shock syndrome associated with necrotizing fasciitis. Annu Rev Med 2000; 51: 271–88.
19. Jarrett WH, Gutman FA. Ocular complications of infection in the paranasal sinuses. Arch Ophthalmol 1969; 81: 683–8.
21. Kennedy D, Bolger WE, Zinreich SJ. Diseases of the Sinuses: Diagnosis and Management. B.C. Decker, 2001.
22. Pushker N, Tejwani LK, Bajaj MS, et al. Role of oral corticosteroids in orbital cellulitis. Am J Ophthalmol 2013; 156: 178–83.
23. Davies BW, Smith JM, Hink EM, Durairaj VD. C-reactive protein as a marker for initiating steroid treatment in children with orbital cellulitis. Ophthal Plast Reconstr Surg 2015; 31: 364–8.
24. Langham-Brown JJ, Rhys-Williams S. Computed tomography of acute orbital infection: the importance of coronal sections. Clin Radiol 1989; 40: 471–4.
25. Rudloe TF, Harper MB, Prabhu SP, et al. Acute periorbital infections: who needs emergency imaging? Pediatrics 2010; 125: e719–26.
26. Eustis HS, Mafee MF, Walton C, Mondonca J. MR imaging and CT of orbital infections and complications in acute rhinosinusitis. Radiol Clin North Am 1998; 36: 1165–83.
27. Garcia GH, Harris GJ. Criteria for nonsurgical management of subperiosteal abscess of the orbit. Ophthalmology 2000; 107: 1454–8.
28. Jain A, Rubin PA. Orbital cellulitis in children. Int Ophthalmol Clin 2001; 41: 71–86.
29. Seltz LB, Smith J, Durairaj VD, et al. Microbiology and antibiotic management of orbital cellulitis. Pediatrics 2011; 127: e566–72.
30. McKinley SH, Yen MT, Miller AM, Yen KG. Microbiology of pediatric orbital cellulitis. Am J Ophthalmol 2007; 144: 497–501.
31. Mathias MT, Horsley MB, Mawn LA, et al. Atypical presentations of orbital cellulitis caused by methicillin-resistant Staphylococcus aureus. Ophthalmology 2012; 119: 1238–43.
33. Liao JC, Harris GJ. Subperiosteal abscess of the orbit: evolving pathogens and the therapeutic protocol. Ophthalmology 2015; 122: 639–47.
34. Schwartz JN, Donnelly EH, Klintworth GK. Ocular and orbital phycomycosis. Surv Ophthalmol 1977; 22: 3–28.
35. Hornblass A, Herschorn BJ, Stern K, Grimes C. Orbital abscess. Surv Ophthalmol 1984; 29: 169–78.
36. Harris GJ. Subperiosteal abscess of the orbit. Arch Ophthalmol 1983; 101: 751–7.
37. Rubin SE, Zito J. Orbital sub-periosteal abscess responding to medical therapy. J Pediatr Ophthalmol Strabismus 1994; 31: 325–6.
38. Harris GJ. Subperiosteal abscess of the orbit. Ophthalmology 1994; 101: 585–95.
39. Ryan JT, Preciado DA, Bauman N, et al. Management of pediatric orbital cellulitis in patients with radiographic findings of subperiosteal abscess. Otolaryngol Head Neck Surg 2009; 140: 907–11.

第 15 章

眼内炎

Donal Brosnahan

章节目录

感染性眼内炎常由眼球壁破裂后细菌、真菌、寄生虫或病毒进入眼球(外源性眼内炎)引起,或微生物从身体其他部位进入眼球引起(内源性眼内炎)。外源性眼内炎常在眼部手术后发生,但也可能是外伤造成的。内源性眼内炎通常由血行播散引起。外源性眼内炎可分为急性眼内炎和慢性眼内炎。眼内炎的分类很重要,因为每种类型都有其独特的临床背景、不同的微生物谱和不同的视力预后。

临床表现

细菌性眼内炎的临床表现取决于感染途径和微生物的毒性。急性术后眼内炎通常在眼部术后 1~3 天出现,伴有疼痛和视力下降。通常有眼睑肿胀、结膜充血、角膜水肿和球结膜水肿。眼内表现包括葡萄膜炎、前房积脓、玻璃体细胞,偶尔有血管鞘形成。儿童患者的临床表现和治疗往往会延迟,特别是在不容易发现的隐匿性外伤后。

毒性较弱的病原体感染可导致慢性或迟发性眼内炎,它是一种可以急性加重也可以缓解的无痛性病理过程。虽然眼内炎症较轻,但也可能存在前房积脓和玻璃体炎症反应。白内障手术后囊膜出现乳白色斑块提示有丙酸杆菌的感染。在穿通伤后的眼内炎中,可能有持续性的严重葡萄膜炎和玻璃体混浊,并伴有创口边缘的渗出。视网膜静脉周围炎可能是细菌性眼内炎的早期表现。无论炎症是否严重,眼内手术后以及眼穿通伤后炎症较预期严重时都应该考虑眼内炎的发生。一系列频繁的眼部检查是有必要的。主要的鉴别诊断是真菌性眼内炎和重度葡萄膜炎。在极少数情况下,视网膜母细胞瘤或转移性肿瘤也可以表现葡萄膜炎以及前房积脓。

外源性细菌性眼内炎

白内障手术

成人外源性眼内炎最常发生在内眼手术后(70%~80%)。白内障摘除术后眼内炎的发生率为 0.029%~0.38%[1,2](图 15.1)。Good 等人在对 641 例儿童白内障摘除病例的回顾性分析中报道,其有 0.45%的发生率[3]。Wheeler 等人报道了儿童白内障和青光眼手术术后的发生率为 0.07%[4]。

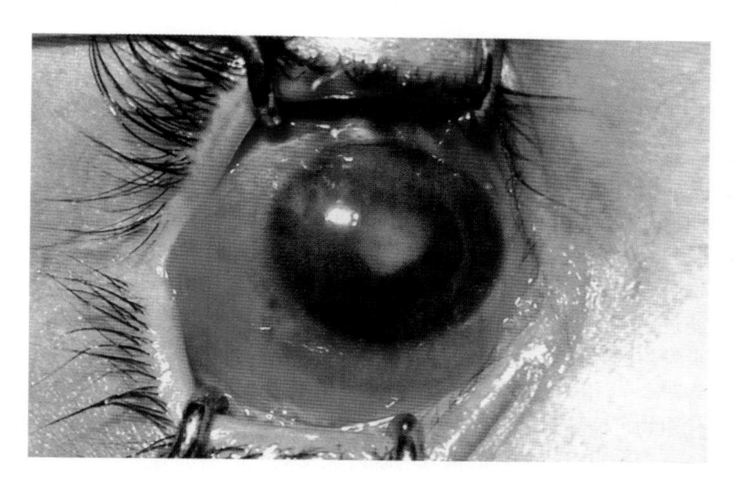

图 15.1 婴幼儿白内障手术及人工晶状体植入术后细菌性眼内炎表现

一项在瑞典进行了 6 年余的包含 464 996 例白内障手术的研究发现,围术期玻璃体的前后沟通和玻璃体腔内不使用头孢呋辛,与眼内炎发生显著相关[2]。先天性白内障的手术,无论是晶状体摘除术还是晶状体超声乳化抽吸术,通常都包括有晶状体后囊膜切开。因此,术后眼内炎的发生率较高,类似于报道的白内障囊内摘除术、术中后囊膜撕裂和前段玻璃体切割术。

眼前节毒性综合征(TASS)可能难以与感染性眼内炎区分。TASS 是一种无菌炎症反应,通常发生在白内障手术后 48h 内。临床特征包括角膜水肿、眼压升高,无玻璃体的炎症反应。如果对患者是否患有眼内炎或 TASS 存在疑问,必要时行玻璃体活检和玻璃体腔内注射抗生素处理。

眼内炎玻璃体切割术研究（EVS）描述了420例感染性眼内炎在白内障摘除或二期人工晶状体植入术后6周内的临床表现[5]。69.3%的眼内标本培养物呈阳性结果。革兰氏阳性菌检出率为94.2%，革兰氏阴性菌检出率为6.5%。表皮葡萄球菌、正常皮肤菌群是目前最常见的革兰氏阳性分离株（70%），其次是金黄色葡萄球菌（9.9%）、链球菌（2.2%）和痤疮丙酸杆菌。革兰氏阴性菌以变形杆菌和假单胞菌最为常见。流感嗜血杆菌也在其他系列中被发现[6]。Gower等人指出，白内障手术后发生链球菌性眼内炎的患者比凝固酶阴性葡萄球菌性眼内炎患者发生最终视力较差的可能性高10倍[7]。Weinstein对儿童眼内炎的研究报告了类似的结果，75%的培养阳性病例是由革兰氏阳性菌引起的[8]。表皮葡萄球菌、肺炎链球菌和金黄色葡萄球菌是儿童白内障摘除术后最常见的感染源。

外伤

外伤是儿童外源性眼内炎的重要原因。在对儿童眼内炎的10年回顾中，穿通伤后的眼内炎占44%[9]。穿通伤后眼内炎的发生率从4%到20%不等，在农村地区尤其高[10]。85%的眼内炎患者玻璃体切割术后的最终视力能够达到20/400或更好，但穿通伤后的眼内炎患者只有22%～42%能达到这个水平[4,11]。

诊断和治疗的延误是导致视力预后不良的主要原因。眼球结构的破坏和异物残留也是导致视力低下的因素。在成人外伤性眼内炎患者中，表皮葡萄球菌和芽孢杆菌是最常见的致病菌。在一篇儿童创伤后眼内炎的综述中，25.9%的病例中分离出链球菌，18.5%的病例中分离出葡萄球菌，22%的病例中分离出芽孢杆菌。

青光眼滤过手术

与滤过手术相关的感染常被归类为滤过泡炎症，滤过泡内及其周围有黏性分泌物伴有眼前段活动性炎症，但是没有前房积脓。如果存在前房积脓，或有玻璃体活动性炎症的证据，就可以诊断为眼内炎。眼内炎可能在手术后短时间内发生，但术后多年发生的也时有报道。抗代谢物如氟尿嘧啶和丝裂霉素C用于儿童青光眼滤过手术[12]，在提高滤过手术成功率的同时，也增加了术后眼内炎发生的风险。术中使用氟尿嘧啶时，眼内炎的发生率为1%～5.7%。应用丝裂霉素C后眼内炎发生率为0.3%～4.9%。使用抗代谢物可能导致滤过泡薄和无血管化，使患者易于感染。

青光眼引流装置的植入与眼内炎发病率的增加有关。一项对542只眼进行Ahmed阀置入术的回顾性研究表明，儿童眼内炎的发病率明显升高。成人的发病率为1.7%，儿童为4.4%[13]。眼内炎的发生常与结膜溶解和引流管暴露有关。滤过泡扁平或引流装置也与较高的感染率有关。当眼内炎与青光眼手术相关时，引起炎症的微生物谱与白内障手术是不同的，在白内障手术中眼内炎多由链球菌引起。流感嗜血杆菌的发生频率也高于表皮葡萄球菌。这种差异可能反映了这样一个事实：微生物侵入滤过泡壁或滤过泡漏发生眼内炎的发病时间往往较晚[14]。Jampel等人发现眼内炎的发生率增加与全层引流阀植入、二级滤过泡的使用、滤过泡漏和丝裂霉素的使用有关[15]。如果眼内炎发生在术后早期，培养后表皮葡萄球菌感染更为普遍。

斜视手术

斜视术后眼内炎非常少见，发生率为1∶185 000～1∶3 500[16]。巩膜穿孔被认为是斜视术后眼内炎发生的先决条件。在斜视手术中，铲型针的使用大大减少了巩膜穿孔的频率。尽管术前使用聚维酮碘，但针头和缝合线仍然经常受到污染。Carothers等人指出，在斜视手术患者中，19%的针头和24%的缝线培养阳性[17]。当发现巩膜穿孔时，应进行散瞳眼底检查，并考虑视网膜激光光凝术。许多手术医生会请眼底外科医生协助治疗（参见第86章）。局部和全身抗生素的应用可降低穿孔后眼内炎的风险。

肺炎链球菌、金黄色葡萄球菌、流感嗜血杆菌和表皮葡萄球菌已在与斜视手术相关的眼内炎病例中分离出来。与白内障术后相比，感染性更强的微生物似乎更为常见。由于延误诊断和感染病原体的毒性，视力预后较差。

玻璃体腔内注射

抗血管内皮生长因子（抗VEGF）是治疗某些早产儿视网膜病变的有效药物。抗VEGF药物通过玻璃体腔内注射起效。在成年人中，当抗VEGF药物用于治疗老年性黄斑变性时，眼内炎发生率在0.019%到0.07%不等[18]。与切口手术后眼内炎相比，在注射抗VEGF药物治疗年龄相关性黄斑变性、糖尿病性黄斑水肿和视网膜静脉阻塞后感染性眼内炎的meta分析中[19]，葡萄球菌（38.24%）和链球菌（29.41%）的检出率更高。链球菌引起的眼内炎与视力预后较差有关。外源性眼内炎也可继发于与暴露或外伤有关的感染性角膜炎。

预防

患者是术后最常见的感染源。患有眼外感染、睑缘炎、结膜炎或鼻泪管引流功能受损的儿童应推迟手术，直到这些疾病得到治疗。如果存在上呼吸道感染，也应推迟手术。

术前结膜囊应用5%聚维酮碘溶液可减少细菌数量，是除体内抗生素外唯一有证据支持的预防措施。它必须在手术前至少3min使用。有眼球穿通伤时，不能使用聚维酮碘。

欧洲白内障和屈光外科医师协会的一项前瞻性研究表明，如果在手术结束时在前房内注射头孢呋辛（每0.1ml生理盐水中含1mg头孢呋辛），白内障超声乳化手术的患者术后眼内炎的发生率可降低5倍[20]。在儿童白内障手术中，使用头孢呋辛可能降低感染率。灌注液和结膜下抗生素的应用在很大程度上已被玻璃体腔内药物注射方法所取代。在穿通伤术后使用玻璃体腔内注射抗生素是有益的，因为穿通伤的眼内炎发生率较高。

治疗

如果怀疑患者存在眼内炎，在开始抗生素治疗前，必须迅速抽取房水和玻璃体样本进行培养（框15.1）。需要在全身麻醉下进行全面的检查，收集标本，并进行玻璃体腔内注射抗生素。应通知微生物学专家，确保手术室中有合适的培养基，可进行革兰氏染色和Giemsa染色。标本应立即送往实验室。房水和玻璃体标本应被置于适当的琼脂上，以促进潜在病原体的培养，如血琼脂、巧克力琼脂和沙氏葡萄糖琼脂。标本应放在玻璃载玻片上进行革兰氏染色和Giemsa染色。厌氧菌的培养周期一般会长达2周左右，如丙酸杆菌和真菌。痤疮丙酸杆菌可能会隐藏在晶状体后囊的皱褶中，如怀疑丙酸杆菌感染，去除残余囊膜进行培养可能有助于确诊。

框 15.1

细菌性眼内炎的初步抗生素治疗

玻璃体腔内注射抗生素

万古霉素 1mg 注入 0.1ml 生理盐水，头孢他啶 2mg 注入 0.1ml 生理盐水

或

阿米卡星 0.4mg 注入 0.1ml 生理盐水，头孢他啶 2mg 注入 0.1ml 生理盐水

全身抗生素

万古霉素 44mg/(kg·d)和头孢他啶 100~150mg/(kg·d)

或

环丙沙星 5~10mg/(kg·d)

局部抗生素

万古霉素 50mg/(ml·h)和头孢他啶 50mg/(ml·h)

或

庆大霉素 14mg/(ml·h)

聚合酶链反应(PCR)是一种高灵敏度、高特异度的检测方法，可用于快速鉴别细菌、真菌和病毒，从而指导早期诊断和适当的抗生素治疗。它对培养阴性的病例或在获得样本之前已开始接受抗菌治疗的患者特别有帮助。必须注意尽量减少样本被污染的风险，因为这可能会导致最终 PCR 的假阳性结果。PCR 结果阳性、培养结果阴性时必须要谨慎下结论。始终考虑 PCR 结果是否为公认的眼部病原体，并结合临床实际情况进行判断。实时聚合酶链反应(real-time PCR)等新技术已被证明可以在 95%的眼内炎患者的房水和玻璃体中分离出细菌[21]。

最好使用玻切头获得玻璃体样本，取 0.2ml 进行培养和染色。婴儿必须注意，其睫状体平坦部尚未发育完全，因此巩膜穿刺通道应该更为靠前。如果没有植入人工晶状体，可以采用前入路玻璃体切割术。

玻璃体取样完成后，应立即在玻璃体腔内注射抗生素——1mg 万古霉素加入 0.1ml 生理盐水，2mg 头孢他啶加入 0.1ml 生理盐水。万古霉素对革兰氏阳性菌有效，头孢他啶对革兰氏阴性菌有效。地塞米松 0.4mg 加入 0.1ml 生理盐水，也可以通过静脉注射来减轻炎症反应。每一种抗生素是用单独的 30g 针头注射器注射到玻璃体腔内的，大多数抗生素在眼内可维持 48h，根据临床反应情况决定是否需要重复注射。

EVS 并没有显示出全身应用抗生素联合玻璃体腔内注射治疗的任何额外的益处。EVS 给出的全身用药治疗包括阿米卡星和头孢他啶，但这可能是次优方案，因为万古霉素对革兰氏阳性球菌是更有效的。由于玻璃体腔内抗生素只在眼内停留很短的时间，严重眼内炎患者也应全身使用抗生素。系统性的抗菌治疗一般用于继发于血行感染的内源性眼内炎或者继发于远端的病灶感染。

结膜下注射抗生素不能很好地穿透玻璃体腔，作用有限。如果有浅表感染或感染性角膜炎(万古霉素 50mg/ml 和头孢他啶 50mg/ml 或阿米卡星 25mg/ml)，可用局部抗生素联合玻璃体腔注射。治疗方案需要考虑临床具体情况和可能感染的微生物。应根据临床反应和培养结果对抗生素治疗进行修改。咨询玻璃体视网膜医生考虑早期的玻璃体切除手术。白内障后眼内炎的治疗方案受到 EVS 的影响。本研究的主要发现如下：

1. 如果视力好于光感，不建议立即行玻璃体切割术。
2. 如果视力仅为光感，那么玻璃体切割术有明显的益处。

值得注意的是，EVS 研究是在 20 年前进行的，随着玻璃体视网膜手术仪器和技术的改良，现在建议采取更积极的手术方法来获得较好的视力。玻璃体切割术能够减少细菌量，清除眼内的细菌毒素和炎症介质。切除混浊的玻璃体将加速视力的恢复。对一些孩子来说，恢复视力是非常困难的。值得注意的是，在本研究中，全身使用的抗生素与玻璃体腔内注射的不同，因此不会有助于维持眼内抗生素水平。玻璃体切割术在斜视或青光眼手术后的眼内炎中的作用尚未确定。然而，同样的一般原则也适用。

内源性细菌性眼内炎

内源性或转移性细菌性眼内炎由远处病灶的血行播散引起，如细菌性心内膜炎(图 15.2)、脑膜炎(图 15.3)、腹腔败血症或中耳炎(框 15.2)。在所有细菌性眼内炎病例中，有 2%~8%是内源性的，而且常常是双侧性的(14%~50%)[22]。虽然症状和体征与外源性眼内炎相似，但临床表现不同，全身症状可能占主导地位。最初，眼科特征可能是轻微的，导致延误诊断。败血症患者出现眼红应尽早进行全面的眼科检查。

内源性眼内炎最常见的原因是革兰氏阳性菌感染，如金黄色葡萄球菌、肺炎链球菌和单核细胞性李斯特菌。革兰氏阴性感染由脑膜炎奈瑟菌、流感嗜血杆菌、克雷伯菌和大肠埃希菌引起。革兰氏阳性菌主要分布于北美和欧洲，革兰氏阴性菌主要分布于亚洲[23]，克雷伯菌主要分布于东亚，常伴有胆管肝炎和肝脓肿。早产儿更容易发生继发于铜绿假单胞菌和肺炎链球菌的眼内炎。这些婴儿免疫功能低下，经常依赖呼吸机和加湿器，这可能是医源性感染的一个来源。

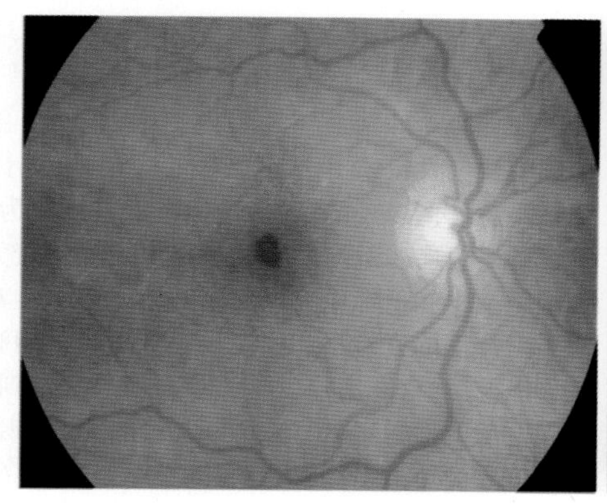
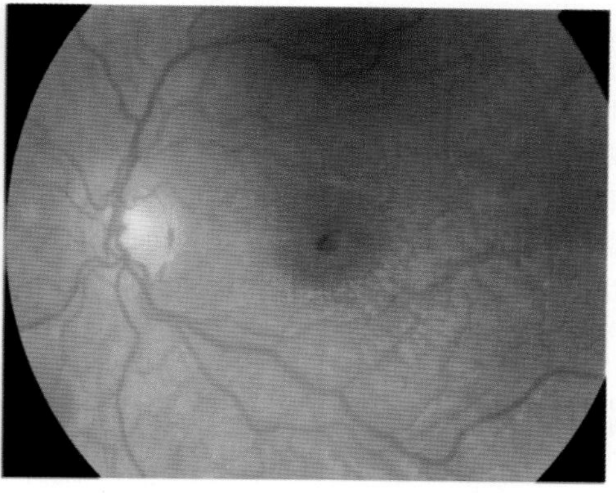

图 15.2　细菌性心内膜炎患者双侧眼底罗特斑

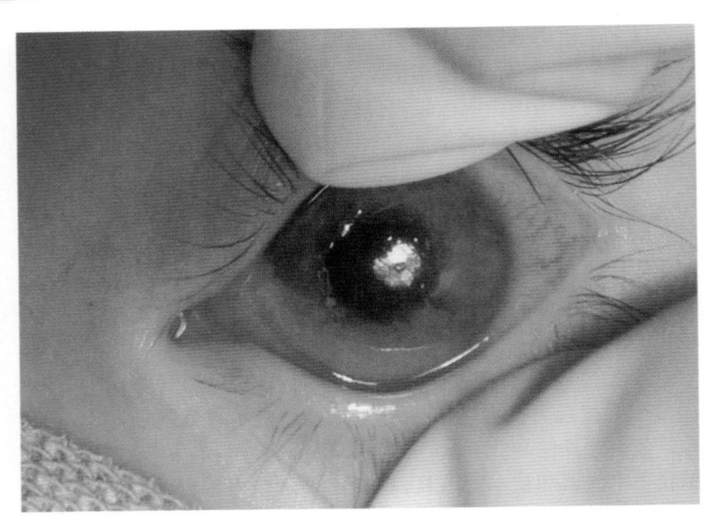

图 15.3　脑膜炎球菌败血症患儿内源性眼内炎

框 15.2

儿童内源性眼内炎的危险因素

细菌
- 免疫抑制
- 细菌性心内膜炎
- 脑膜炎球菌感染
- 胃肠道败血症

真菌
- 早产
- 肠外营养
- 免疫抑制
- 广谱抗生素
- 早产儿视网膜病变

一旦怀疑诊断眼内炎，应开始全身抗菌治疗。如果没有从血液培养中鉴定出感染源，则应采集房水和玻璃体标本，并于玻璃体腔内应用广谱抗生素，针对革兰氏阳性和革兰氏阴性菌进行治疗。在多达 72%的病例中，血液培养呈阳性，对指导最初的抗生素治疗方面很有帮助。如果患儿首诊于眼科医生，应要求儿科或感染科专家进行紧急会诊评估。玻璃体切割术的作用尚未明确，尚未进行任何前瞻性研究。

外源性真菌性眼内炎

外源性真菌性眼内炎可使眼球穿通伤复杂化，特别是当发生在农村地区，并伴有残留的有机异物或真菌性角膜炎时。这种眼内炎可能在受伤几周或几个月后才会出现。进展性葡萄膜炎、前房积脓、玻璃体炎症和穿通伤后的玻璃体脓肿都应高度怀疑真菌性眼内炎。房水和玻璃体样本应及时送检。吉姆萨染色可以鉴别菌丝，明确诊断，可利用玻璃体腔内注射两性霉素 B 进行早期治疗。如果玻璃体受累严重，应考虑玻璃体切割术。

内源性真菌性眼内炎

内源性真菌性眼内炎通常与念珠菌败血症有关。危险因素包括免疫抑制、静脉营养和早产（框 15.2）。白色念珠菌是内源性真菌性眼内炎最常见的病原菌，但烟曲霉和荚膜组织胞浆菌、球孢子菌、皮炎芽生菌、新生隐球菌和申克孢子丝菌均与之有关。

新生儿眼炎几乎都是内源性的，由全身性念珠菌病引起。在新生儿中，念珠菌病与中心静脉导管、肠外营养和广谱抗生素的使用有关。最近一项对美国新生儿内源性眼内炎发病率的回顾性研究显示，与 1998 年相比，2006 年的新生儿内源性眼内炎发病率显著下降（1998 年每 10 万活产婴儿中有 8.71 例，2006 年每 10 万活产婴儿中有 4.14 例）[24]。这种减少可能是源于改善护理和早期治疗新生儿念珠菌感染。念珠菌病、早产儿视网膜病变、出生低体重是本研究发生眼内炎的重要危险因素。早产儿视网膜病变的存在与眼内炎的发生率增加 2 倍有关。

眼部受累可能以脉络膜视网膜炎的形式出现，脉络膜出现乳白色病灶，多见于后极部。这些病变可能扩展到玻璃体形成“棉花球样”改变。当多个病变相连时，呈“串珠样”的外观（图 15.4）。可能发生在视网膜出血的区域，其白色中心与罗特斑相似。玻璃体炎症是多变的。有报道显示可能累及前节，并发生继发性白内障。早期诊断和全身治疗可防止脉络膜视网膜病变发展为弥漫性眼内炎。曲霉菌眼内炎通常更为严重，合并大面积的脉络膜视网膜炎。

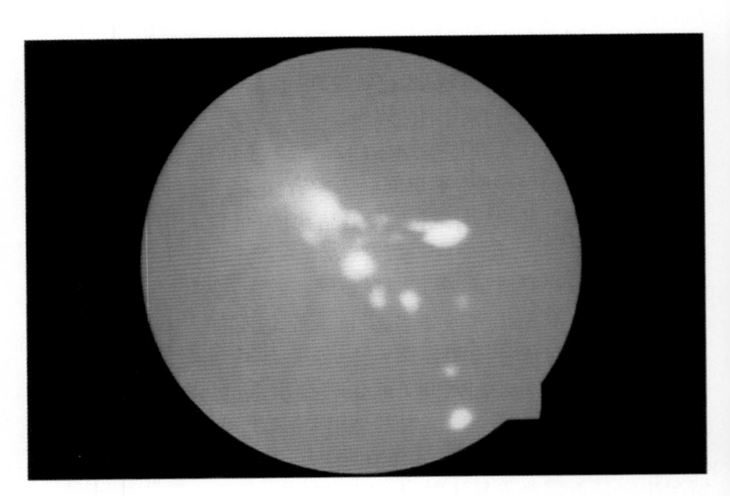

图 15.4　免疫抑制儿童内源性念珠菌眼内炎。可见典型的玻璃体浸润的“串珠样”外观

临床特征可提示诊断，血液和尿液培养对诊断也有帮助。如果血液或尿液中有阳性培养物，则无需进行玻璃体取样。利用 Giemsa 染色和沙氏培养基对真菌进行鉴定和培养。PCR 技术也被应用于眼内真菌的快速鉴定。

在伴有念珠菌血症的眼内炎中，建议全身应用氟胞嘧啶。氟胞嘧啶比两性霉素 B 具有更好的穿透性，毒性更小。如果怀疑或确认是念珠菌以外的菌群，两性霉素 B 则更为合适，因为它能对抗的真菌谱更广。但两性霉素 B 全身副作用较大，包括肾毒性、中性粒细胞减少和低钾血症。使用脂质体型两性霉素 B（L-AMB）比脱氧胆酸盐型的毒性小。如果只有脉络膜视网膜受累而没有明显的玻璃体受累，全身治疗就足够了。如果累及到玻璃体，可在玻璃体腔内注射两性霉素 B（5μg 注入 0.1ml 的生理盐水）辅助全身治疗。玻璃体腔内注射类固醇的治疗方法仍然存在争议。

（孟紫薇　译　刘历东　校）

参考文献

1. Desai P, Minassenian DC, Reidy A. National cataract survey 1997–8: a report of the results of the clinical outcomes. Br J Ophthalmol 1999; 83: 1336–40.
2. Friling E, Lundstrom M, Stenevi U, et al. Six-year incidence of endophthalmitis after cataract surgery: Swedish national study. J Cataract Refractive Surg 2013; 39: 15–21.
3. Good WV, Hing S, Irvine AR, et al. Postoperative endophthalmitis in children following cataract surgery. J Pediatr Ophthalmol Strabismus 1990; 27: 283–5.
4. Wheeler DT, Stager DR, Weakley DR. Endophthalmitis following pediatric intraocular surgery for congenital cataract and congenital glaucoma. J Pediatr Ophthalmol Strabismus 1992; 29: 139–41.
5. Endophthalmitis Vitrectomy Study Group. Results of the Endophthalmitis Vitrectomy Study. Arch Ophthalmol 1995; 113: 1479–96.
6. Doft BH. The endophthalmitis vitrectomy study. Arch Ophthalmol 1991; 109: 487–8.
7. Gower EW, Keay LJ, Stare DE, et al. Characteristics of endophthalmitis after cataract surgery in the United States Medicare population. Opmthalmol 2015; 122: 1625–32.
8. Weinstein GS, Mondino BJ, Weinberg RJ, et al. Endophthalmitis in a pediatric population. Ann Ophthalmol 1979; 11: 935–43.
9. Thordsen JE, Harris L, Hubbard GB 3rd. Pediatric endophthalmitis: a 10-year consecutive series. Retina 2009; 29: 127–36.
10. Verbraeken H, Rysselaere M. Post-traumatic endophthalmitis. Eur J Ophthalmol 1994; 4: 1–5.
11. Sternberg P Jr, Martin DF. Management of endophthalmitis in the post-endophthalmitis vitrectomy study era. Arch Ophthalmol 2001; 119: 754–5.
12. Ang GS, Varga Z, Shaarway T. Postoperative infection in penetrating versus non- pentrating glaucoma surgery. Br J Ophthalmol 2010; 94: 1571–6.
13. Al-Torbak AA, Al-Shahwan S, Al-Jadaan l, et al. Endophthalmitis associated with Ahmed glaucoma valve implant. Br J Ophthalmol 2005; 89: 454–8.
14. Lehmann OJ, Bunce A, Matheson MM, et al. Risk factors for the development of post-trabeculectomy endophthalmitis. Br J Ophthalmol 2000; 84: 1349–53.
15. Jampel HD, Quigley HA, Kerrigan-Baumrind LA, et al. Glaucoma Surgical Outcome Study Group: risk factors for late-onset infection following glaucoma filtration surgery. Arch Ophthalmol 2001; 119: 1001–8.
16. Recchia FM, Baumal CR, Sivalingam A, et al. Endophthalmitis after pediatric strabismus surgery. Arch Ophthalmol 2000; 118: 939–44.
17. Carothers TS, Coats DK, McCreery KM, et al. Quantification of incidental needle and suture contamination during strabismus surgery. Binoc Vis Strabismus Q 2003; 18: 75–9.
18. Sampat KM, Garg SJ. Complications of intravitreal injections. Curr Opin Ophthalmol 2010; 21: 178–83.
19. Fileta JB, Scott IU, Flynn HW Jr. Meta-analysis of infectious endophthalmitis after intravitreal injection of anti-vascular endothelial growth factor agents. Ophthalmic Surg Lasers Imaging Retina 2014; 45: 143–9.
20. ESCRS Endophthalmitis Study Group. Prophylaxis of postoperative endophthalmitis following cataract surgery: results of the ESCRS multicentre study and identification of risk factors. JCRS 2007; 29: 20–6.
21. Bispo PJ, de Melo GB, Hofling-Lima AL, Pignatari AC. Detection and gram discrimination of bacterial pathogens from aqueous and vitreous humor using real-time PCR assays. Invest Ophthalmol Vis Sci 2011; 52: 873–81.
22. Okada AA, Johnson RP, Liles WC, et al. Endogenous bacterial endophthalmitis: report of a ten year retrospective study. Ophthalmology 1994; 101: 832–8.
23. Wong JS, Chan TK, Lee HM, et al. Endogenous bacterial endophthalmitis: an East Asia experience and a reappraisal of a severe ocular affliction. Ophthalmology 2000; 107: 1483–91.
24. Moshfeghi AA, Charalel RA, Hernandez-Boussard T, et al. Declining incidence of neonatal endophthalmitis in the United States. Am J Ophthalmol 2011; 151: 59–65.

第 16 章

外眼疾病和眼表皮肤疾病

Stephen J Tuft

章节目录

本章主要讨论儿童最常见的外眼疾病(图 16.1)。

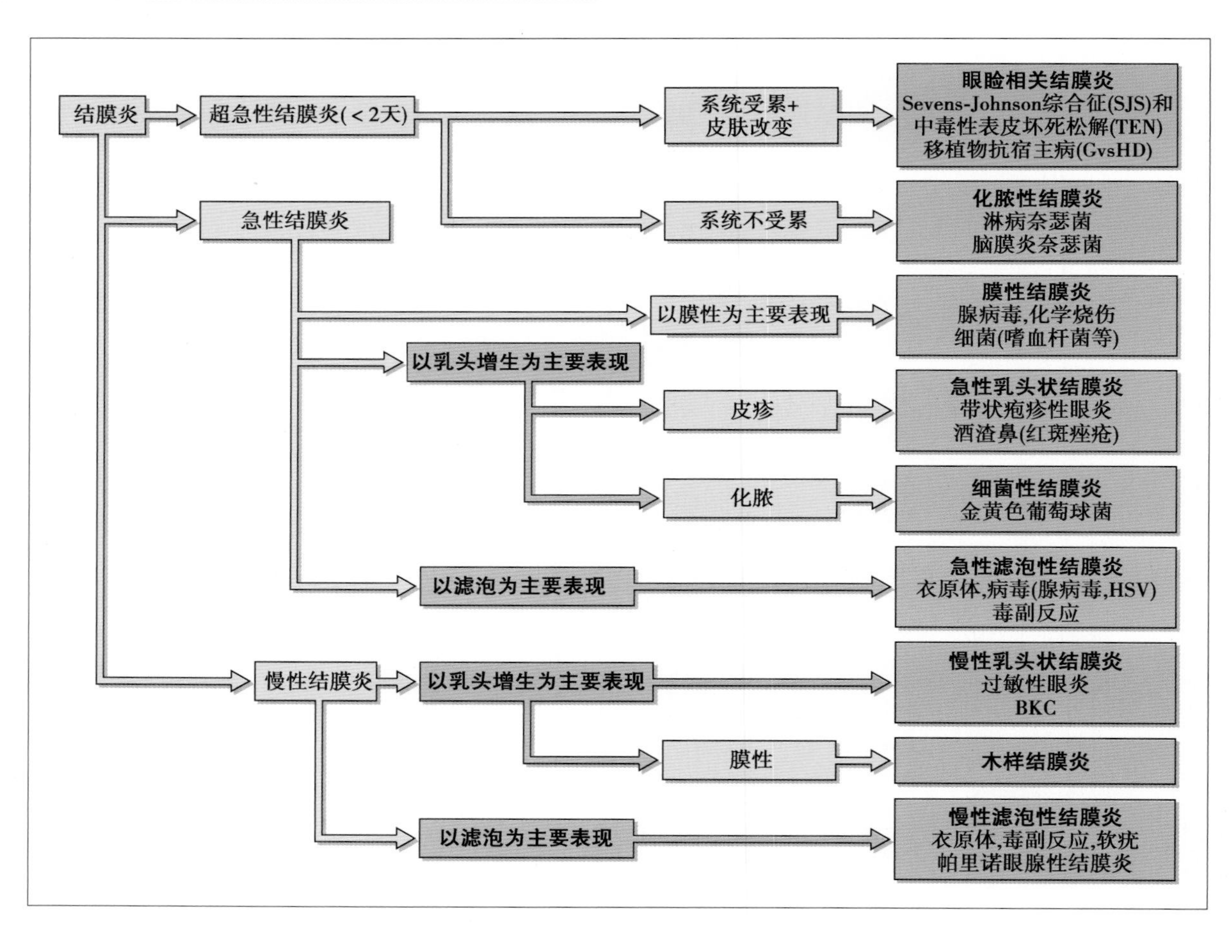

图 16.1 结膜炎的诊断流程

睑缘炎相关性角膜结膜病变

睑缘炎是一种发生在睑缘的病变，伴或不伴有眼表炎症。眼睑疾病可累及前睑缘（睫毛根部和毛囊）或后睑缘（睑板腺）。两者都有可能导致角膜疾病。临床特点包括：

- 睑腺炎和睑板腺囊肿；
- 结膜炎、泡性角膜炎和巩膜外层炎；
- 角膜炎伴有角膜血管化和角膜瘢痕形成；
- 皮肤病。

在儿童中皮肤病（面部酒渣鼻和寻常痤疮）较成人少见，且症状较轻甚至无明显症状，但因没有明显的眼表炎症使其导致的角膜疾病更容易引起严重的视力损失，称为睑缘炎相关性角膜结膜病变（blepharokeratoconjunctivitis，BKC）或眼红斑痤疮（表 16.1）。在发达国家它的发生率仅次于过敏，是导致儿童眼表疾病的重要原因。

表 16.1　儿童睑缘炎相关性角膜结膜病变的特征

BKC 相关皮肤病（50%的病例不伴有）	症状[a]	体征[b]		
		眼睑[c]	结膜[c]	角膜
酒渣鼻	畏光	睑板腺管缺失	球结膜充血	点状上皮病变
寻常痤疮	疼痛	眼睑硬结	乳头增生	边缘性角膜炎
	异物感	毛细血管扩张	滤泡	小水疱
	眼红	睑缘切迹	脂质结晶	瘢痕
	溢泪	睑板腺囊肿	小水疱	变薄
	分泌物	睑腺炎		扇形血管化
	视物模糊（较大儿童）			

[a] 一些患者在出现视力受损前无症状。
[b] 双眼症状可能非常不对称或单眼病变。
[c] 眼睑和结膜的变化可以很小，即使出现角膜疾病。

急性睑缘炎很少引起角膜炎，角膜炎通常由睑腺炎、脓疱病、单纯疱疹病毒感染或睑板腺囊肿感染引起。

睑缘炎相关性角膜结膜病变的发病机制

BKC 是对金黄色葡萄球菌或痤疮丙酸杆菌的细菌抗原和释放到泪膜中的脂肪酶产生的迟发型超敏反应。蠕形螨在 BKC 发生中的作用尚未得到证实。睑板腺脂质的分解产物可导致炎症和泪液稳定性下降，并通过眼表干燥放大其作用。后睑缘炎并非由感染导致。组织学上可见睑板腺导管角化，红外图像显示眼睑腺管缺失。女性、南亚和东亚人群的患病率高于白人[1]。

BKC 发病年龄呈双峰型，5~7 岁为第一高峰，青春期为第二高峰，但也可在出生后几个月内发病。BKC 从出现临床症状到确诊之间通常会经历几个月到几年的时间。它的早期症状为眼部异物感伴慢性红眼（图 16.2）。此病双眼的症状非常不对称或单侧发病，如果伴有角膜炎会出现畏光和流泪（表 16.1）。晨起可见分泌物结痂，但分泌物增加并不是此病的主要特征。BKC 在出现视力下降或角膜混浊之前可无明显的症状，不能引起患者或家长的重视。

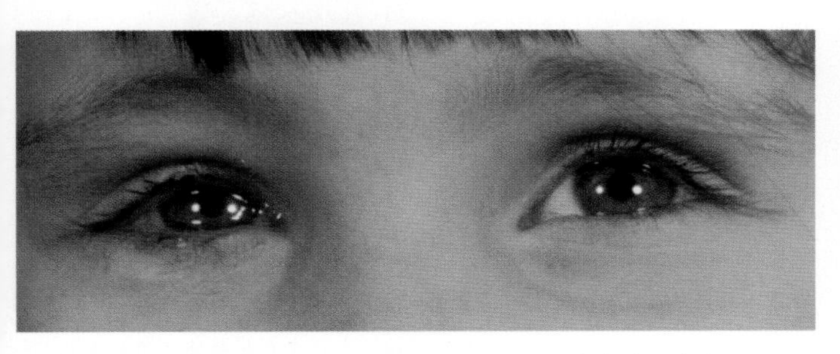

图 16.2　右眼 BKC 患儿，右眼发红、泪水汪汪，伴有前睑缘炎和反应性上睑下垂

约一半的 BKC 患者没有面部皮肤改变，但会在脸颊上出现丘疹或痤疮。前睑缘炎的体征包括睫毛根部的鳞屑和痂皮（图 16.3）。后睑缘炎的外观可无异常，也可伴有毛细血管扩张和睑板腺开口阻塞，轻压眼睑可以挤出白色脂状物。急性睑缘炎患者在上下睑结膜可有乳头和滤泡的混合改变（图 16.4），伴有泡性角膜炎和泡性结膜炎（图 16.5 和图 16.6）。小泡由多形细胞和白细胞集合而成，其上方的上皮缺损。结膜下结晶并不常见，但它是 BKC 的特殊的体征（图 16.7）。角膜上皮缺损的范围从可逆的下方轻度点状角膜病变发展到弥漫性角膜荧光染色（图 16.8）。更严重的角膜改变包括角膜变薄、穿孔以及在先前角膜小泡部位形成扇形血管翳（图 16.9）。它引起的视力损失可能是隐匿而严重的。

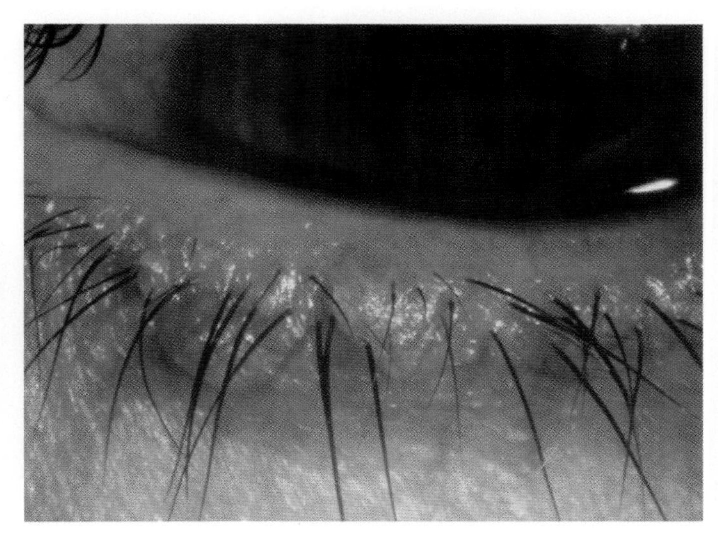

图 16.3　前睑缘炎患者睫毛根部结痂

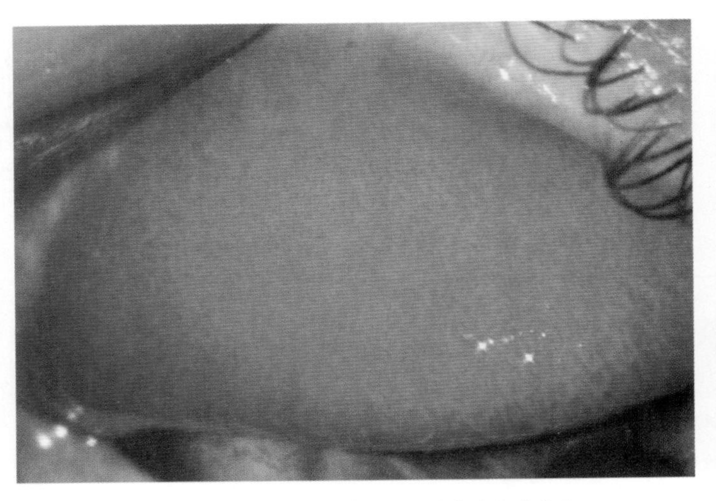

图 16.4　急性 BKC 患者以乳头增生为主要表现

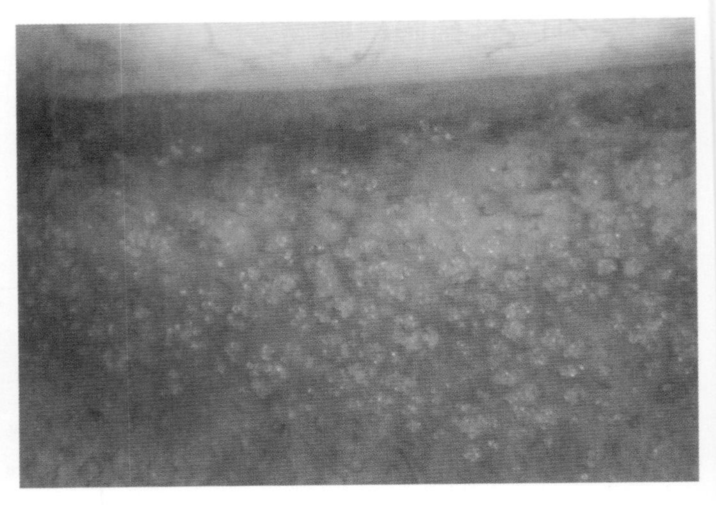

图 16.7　BKC 患者下眼睑睑结膜下方可见大量结膜下结晶沉积

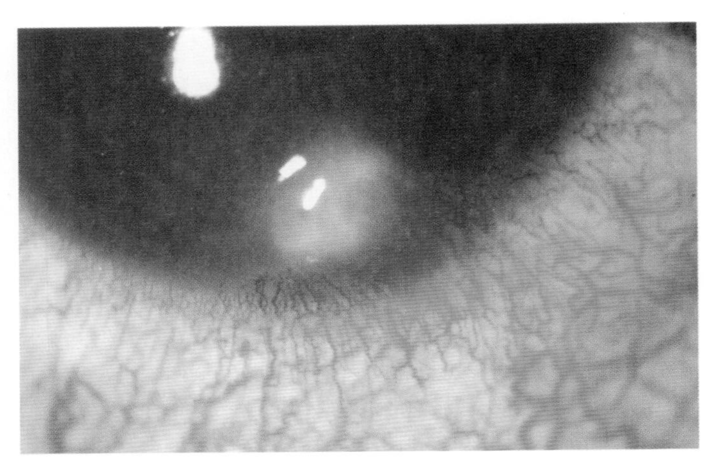

图 16.5　急性泡性角膜炎。该病变由上皮缺损引起，是早期角膜血管化的表现

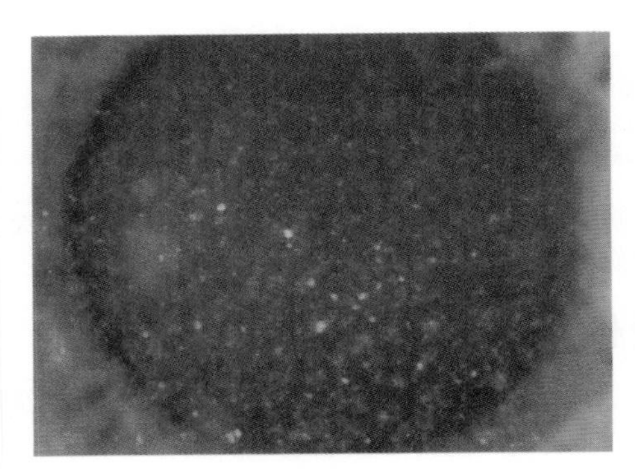

Fig. 16.8　Punctate epithelial erosion and microcysts secondary to blepharitis. Stained with fluorescein.（根据版权要求保留原文，译文如下：继发于睑缘炎的角膜点状上皮缺损和微囊。图示为荧光素染色着色）

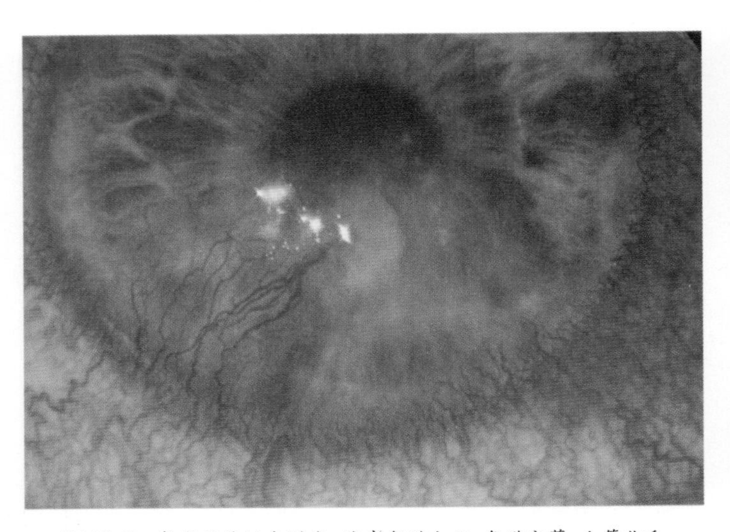

图 16.6　复发性泡性角膜炎，伴有角膜白斑、角膜变薄、血管化和视力下降

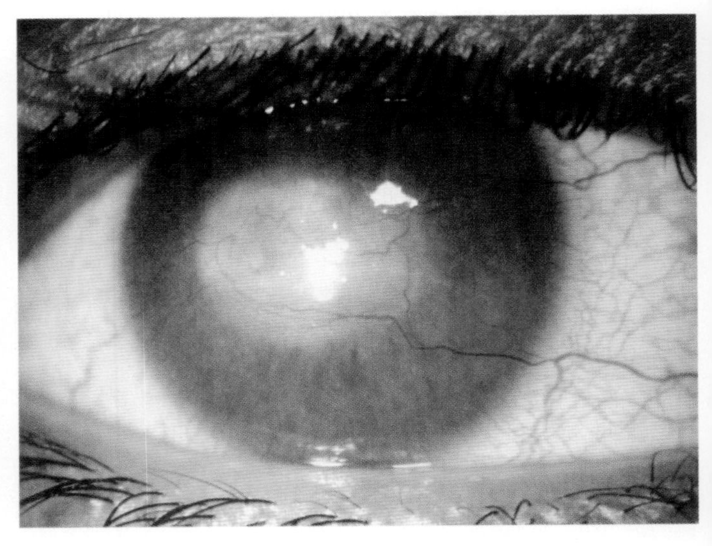

图 16.9　BKC 患者致密的角膜白斑。在发现角膜混浊之前患者无明显临床症状

睑缘炎相关性角膜结膜病变的治疗

BKC 尚无临床对照试验指导治疗[2]。目前已经提出了分级治疗策略[3],包括以下几种选择:

- 急性感染或睑腺炎应进行热敷和短期局部使用抗生素治疗(表 16.2)。

表 16.2 BKC 的治疗方案

选择	药剂	草案
1. 清洗睑缘		每天
2. 局部抗生素	1%氯霉素眼膏 1.5%阿奇霉素眼膏 0.75%甲硝唑眼膏	每晚 一日两次 面部皮肤
3. 口服抗生素	红霉素(9 岁以下) 多西环素[a](9 岁以上) 阿奇霉素	$20mg \cdot (kg \cdot d)^{-1}$,3 个月 $2.2mg \cdot (kg \cdot d)^{-1}$,3 个月 $5mg \cdot (kg \cdot d)^{-1}$,5 天
4. 局部抗炎	如:1%氟米龙或 2%环孢素	必要时
5. ω-3 脂肪酸	亚麻籽	2.5ml,6 个月
6. 免疫抑制[b]	麦考酚酯 糖皮质激素	在儿科医生监督下使用
7. 非药物治疗	透热疗法 角膜胶 板层角膜移植术 硬性透气性接触镜	治疗进展的角膜血管化 治疗角膜穿孔 治疗角膜穿孔和角膜白斑 治疗不规则散光

[a]9 岁以下儿童不应使用多西环素,患者应注意皮肤对阳光的敏感性和胃肠道副作用。

[b]免疫抑制剂用于威胁视力和不受控制的炎症。

- 睑板腺囊肿倾向于自发消退,但如果 3 个月后仍未消退或眼睑位置改变影响视力,则应切开。如果出现复发性囊肿,应考虑口服抗生素治疗(如红霉素、多西环素或阿奇霉素)。
- 慢性疾病应每天进行热敷,然后用在开水中湿润了的棉签来清洗睑缘,再在局部使用抗生素治疗(如氯霉素、阿奇霉素)。可能需要 4~6 周才能起作用,并且可能需要长期的维持治疗。长期低剂量口服四环素或大环内酯抗生素具有抗炎作用,如红霉素、阿奇霉素和多西环素。如果睑缘有严重的炎症,可用 0.02%的氯己定擦洗眼睑[3]。
- 如果存在泡性结膜炎或明显的角膜疾病,应使用糖皮质激素进行局部免疫抑制治疗,这是大多数 BKC 病例治疗的基础。例如,0.1%氟尿嘧啶,每日四次,四周后减少至每日一次或更少。也可能需要使用低剂量糖皮质激素进行长期治疗(数年)。但即使使用非常低的剂量,也应监测眼压。炎症剧烈时可能需要进行糖皮质激素的短期强化治疗(如每小时点 1 次 1%泼尼松龙)来控制强烈的炎症。局部用环孢素或他克莫司是局部糖皮质激素的替代品。
- 局部使用甲硝唑凝胶可治疗面部皮肤病。
- 长期(8~12 周)口服低剂量抗生素可用于治疗视力下降显著的角膜炎。全身应用抗生素可降低疾病复发的频率和严重程度。
- 手动挤压睑板腺分泌物还是使用导管探查分泌物存在争议,并且难以在没有进行幼儿镇静的情况下进行。
- 推荐食用含有口服 ω-3 脂肪酸(含氟油)的膳食补充剂。
- 少数情况下,对于不可避免的角膜混浊或计划进行角膜手术的病例,必须应用全身免疫抑制剂(如口服糖皮质激素、麦考酚酯或硫唑嘌呤)。
- 继发性细菌性角膜炎应立即治疗。
- 轴向的角膜混浊或不规则散光可能导致弱视。大龄儿童可以使用硬性透气性接触镜进行视力矫正。
- 进行板层角膜移植术前应立即用氰基丙烯酸酯胶处理角膜穿孔[4]。

许多 BKC 病例需要长时间的治疗,即使有以上这些治疗方法,估计仍有 10%的病例不能治愈。

在发达国家,绝大多数水疱性疾病与葡萄球菌性睑缘病相关,也有报道称水疱性疾病与结核有关,但很少与蠕虫病、利什曼病和念珠菌病有关。在结核病流行的地区,应该对患有水疱性疾病的儿童进行结核病筛查。

慢性睑缘炎相关性角膜结膜病变的其他不常见原因

睫毛旁的盘状红斑狼疮病变可能与慢性睑缘炎相似。此病局部糖皮质激素治疗有效,但必须进行全身治疗(如通常需要使用羟氯喹)。阴虱感染睫毛或眉毛会导致低度刺激和结膜炎(图 16.10)。在裂隙灯上手动移除虫卵和阴虱,然后连续一日两次在睑缘涂上白色的软石蜡眼膏是有效的治疗方法。杀虫剂(如 5%氯氰菊酯,1%马拉硫磷)未获得眼部使用许可,它们可用于洗发水或面霜,但会引起眼部刺激。清洁床上用品也是必不可少的。由于存在虐待儿童的可能性,应该让儿科医生参与进来,还应同时对衣原体等性传播感染病原体进行筛查。

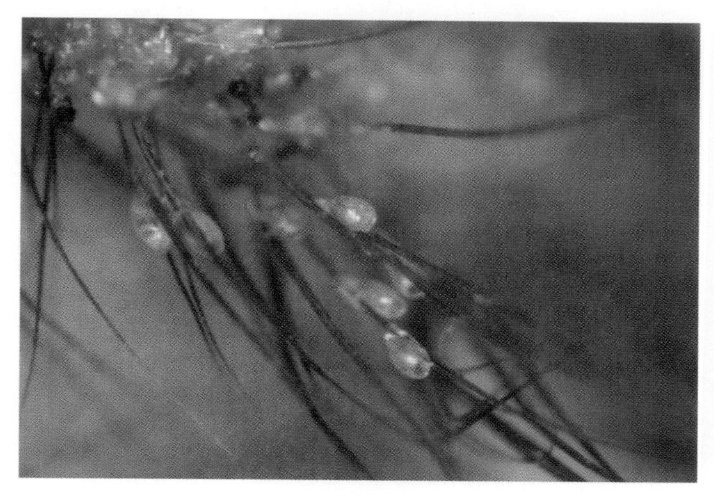

图 16.10 睫毛被阴虱感染,成人可以在睫毛根部看到成虫,在睫毛上附着虫卵

结膜炎

结膜炎的病因如图 16.1 所示,只有在以下情况下才需要进行培养:

1. 相关的角膜疾病(感染性角膜炎);
2. 超急性结膜炎;

3. 慢性结膜炎(症状>2 周);
4. 新生儿眼炎(28 天内感染)(在第 13 章讨论)。

急性结膜炎

急性细菌性结膜炎在幼儿中很常见。70%的病例为双眼发病,伴有脓性分泌物、结膜弥漫性充血和上睑结膜乳头肥大。最常见的病原体为流感嗜血杆菌、肺炎链球菌、卡他莫拉菌和金黄色葡萄球菌。结膜炎患儿中,1/4 伴有症状性中耳炎,但通常会自发消退。在 6%的社区获得性病例中分离出了病毒[腺病毒、小核糖核酸病毒、单纯疱疹病毒(herpes simplex virus,HSV)][5],耳前淋巴结肿大是病毒感染的特征。化学刺激(毒性)、BKC 和过敏性结膜炎均为引起急性细菌性结膜炎可能的原因。

急性感染性结膜炎通常是自限性的,并在 2 周内自行消退(65%的患者在 2~5 天内消退)(图 16.11)。它导致的危及视力的并发症并不常见。大多数情况下的治疗方式是用足量的煮沸过的水冲洗,并用湿润的棉垫去除眼睑上的分泌物。一般不需使用抗生素治疗,尽管在发病 5 天内使用抗生素可以加速症状缓解和细菌清除的速度。未经治疗的急性结膜炎也很少出现并发症。没有证据支持任何一种抗生素具有优越性。除非怀疑腺病毒感染,否则没有必要让患儿停课隔离[6]。

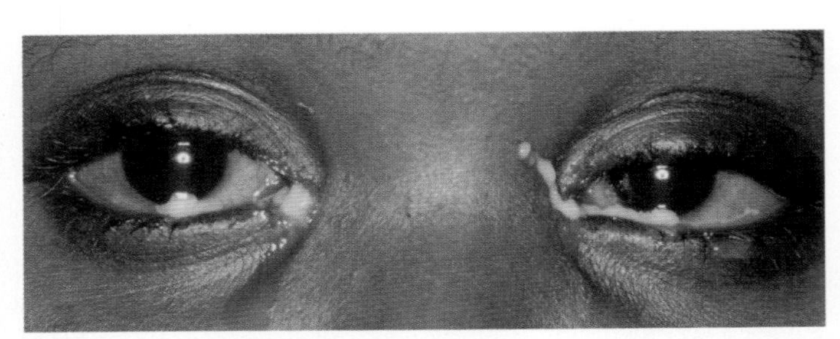

图 16.11 急性细菌性结膜炎。双侧脓性分泌物是细菌感染的一个指标

化脓性结膜炎

化脓性结膜炎需要特别关注:它可能与严重的角膜疾病和全身疾病有关。患者通常伴有发热,迅速出现眼周肿胀、脓性分泌物、疼痛、出血性结膜炎和化脓性结膜炎,并可能伴有耳前淋巴结肿大。眼睑肿胀和畏光可能增加检查难度。排除淋病奈瑟菌和脑膜炎奈瑟菌的感染非常重要。葡萄球菌、链球菌、嗜血杆菌和假单胞菌很少引起类似的情况(图 16.12 和图 16.13)。淋病奈瑟菌结膜炎并不总是通过性传播途径获得的,儿童中应该除外这种可能性。此病可通过传统药物治疗的尿路感染(被淋病奈瑟菌污染的尿液)而被感染。淋病奈瑟菌可引起发展迅速的溃疡性角膜炎,其特点是角膜可迅速穿孔。脑膜炎奈瑟菌结膜炎通常通过空气传播从而容易在学校或大学感染。它症状较淋病奈瑟菌结膜炎轻,但仍有 15%的人会出现角膜上皮病变和溃疡性角膜炎。脑膜炎奈瑟菌向眼部转移扩散可作为败血症的终末期事件发生。

膜性结膜炎

没有必要区分膜性结膜炎和假膜性结膜炎。任何严重的结膜炎(传染性、化学性、免疫性)都可能导致角膜浸润和上皮脱落形成渗出膜。结膜瘢痕可伴有非进展性睑球粘连和继发性睑内翻或倒睫。潜在的原因包括:

- 腺病毒和 HSV;
- 奈瑟菌;
- 重症多形红斑、中毒性表皮坏死松解综合征;
- 白喉棒状杆菌(发达国家罕见);
- 化脓性链球菌、流感嗜血杆菌、金黄色葡萄球菌;
- 意外或非意外化学伤害。

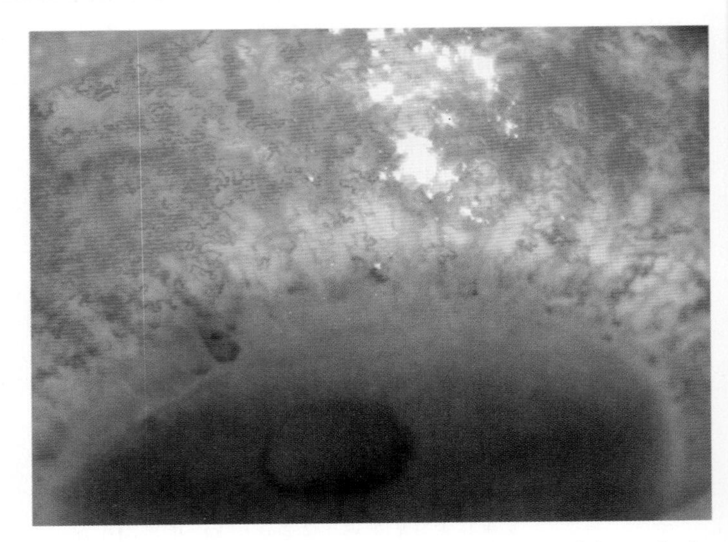

图 16.12 图示为淋球菌性结膜炎病例,血管充血严重并有点状出血,可能伴有脓性分泌物和角膜上缘变薄的趋势

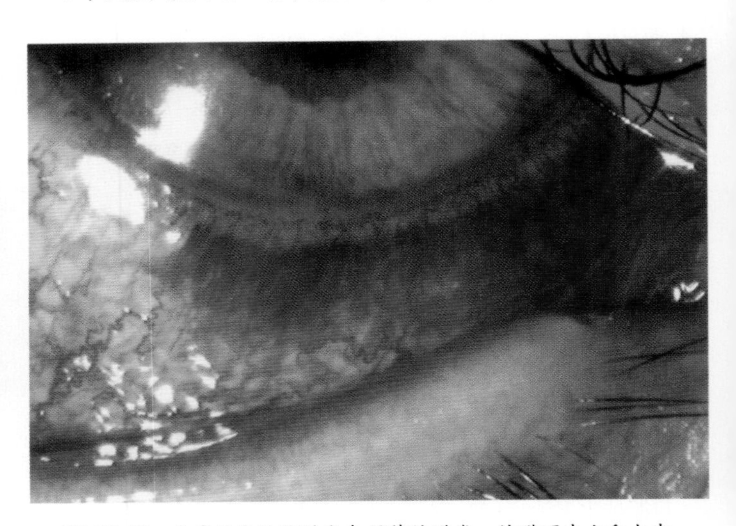

图 16.13 儿童原发性脑膜炎奈瑟菌结膜炎。结膜下出血和上皮缺损是常见的体征

结膜炎的诊断与研究

微生物检查仅适用于慢性结膜炎或化脓性结膜炎。标本应加急进行革兰氏染色和血琼脂培养。应使用聚合酶链反应(polymerase chain reaction,PCR)排除奈瑟菌、衣原体、腺病毒和 HSV 感染。治疗指南见表 16.3。

全身治疗感染性结膜炎

化脓性结膜炎的患者如果存在全身感染或免疫抑制,通常需要全身治疗。这些患者应该住院治疗,直到诊断和治疗方案明确。

表 16.3　结膜炎的抗生素治疗

适应证+常见病原体	一线治疗	供替代的选择
急性结膜炎[a]		
• 流感嗜血杆菌 • 卡他莫拉菌 • 肺炎链球菌 • 金黄色葡萄球菌	观察 或 0.5%氯霉素滴眼液，一日 1 次，7~10 天	氟喹诺酮类药物 0.5%左氧氟沙星滴眼液，一日 1 次，7 天 （如怀疑感染革兰氏阴性菌）
超急性细菌性结膜炎		
• 淋球菌 • 脑膜炎奈瑟菌 注意： 向泌尿生殖系统和传染病专家咨询意见	肌注头孢曲松，一日 1 次，连续 3 天 + 5%头孢呋辛滴眼液（PF）每小时一次，持续 24h，然后每天 6 次，直至治愈	肌注阿奇霉素一日 1 次，连续 3 天（如青霉素过敏） + 5%头孢他啶滴眼液（PF）或氟喹诺酮滴眼液每小时一次，持续 24h，然后每天 6 次，直到治愈
衣原体性结膜炎		
• 沙眼衣原体 注意： 寻求泌尿生殖系统专家的意见 如有需要，治疗父母/照顾者的性伴侣	1.5%阿奇霉素滴眼液一日 3 次，疗程 3 天 + 口服阿奇霉素 1g 立即（适用于体重≥45kg 的儿童）	口服多西环素 100mg 一日 1 次（12 岁以上儿童每日 200mg，连续服用 7 天）

[a] 急性结膜炎有 65%的机会在 2~5 天内自愈。
[b] 由于耐药性的问题，培养必不可少。

同时应向传染病专家咨询。患有中耳炎和化脓性结膜炎的患者可能在两个病变部位发现相同的流感嗜血杆菌菌株，这说明需要进行全身治疗。

急性滤泡性结膜炎

急性滤泡/混合性结膜炎的特点是由病毒或衣原体感染引起。

病毒感染性角膜结膜炎

病毒感染性角膜结膜炎是世界范围内眼病和视力丢失的重要原因。HSV、水痘带状疱疹病毒、腺病毒和肠病毒是常见的致病菌。

腺病毒性角膜结膜炎

腺病毒性角膜结膜炎是世界上多数地区的最常见的眼部病毒感染性疾病，可引起社区或临床流行。在初级保健中约占 8%，在眼科急诊室中约占 62%。眼部不同致病性菌株（血清型 8、19 和 37）的临床特征难以区分。与特异血清型相关的疾病亚型（咽结膜热、流行性角膜结膜炎）的分类价值也有限。

腺病毒感染可引起急性眼睑肿胀、乳头性结膜炎、滤泡性结膜炎、点状出血、结膜渗出膜和耳前淋巴结肿大（图 16.14）。可能伴上呼吸道感染、呕吐和腹痛、尿道炎和宫颈炎。可发生角膜上皮剥脱和前葡萄膜炎。通常在 3~5 天内发生局灶性角膜上皮炎，2 周后发生免疫介导的局灶性角膜上皮下浸润（图 16.15）。3 周后上皮改变消退，遗留上皮下瘢痕，可导致不规则散光，通常在 6 个月后消退，但也可能永久性存在。结膜下瘢痕常见，但其不进展也无临床意义。急性期诊断可以通过 PCR 或酶联免疫吸附试验（ELISA）来进行。由于在临床症状明显之前可能有 4~10 天的病毒脱落期，且腺病毒可以在干燥的表面存活数天，患者和临床医生之间的感染传播是常见的。

目前还没有对照试验显示局部糖皮质激素或抗病毒治疗对腺病毒性角膜结膜炎的预后有益[7]。此病治疗的基础是缓解症状，如冷敷。取出结膜渗出膜可以改善患者的舒适度，但不能改善预

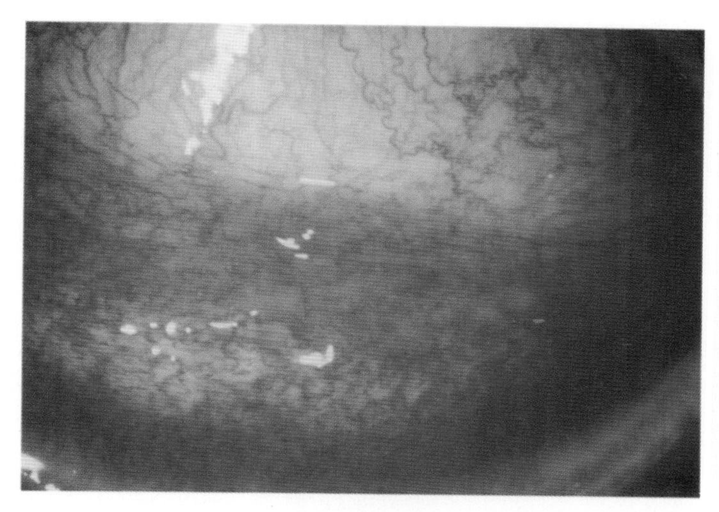

图 16.14　急性腺病毒感染时的结膜滤泡反应。乳头状改变主要发生在上睑结膜

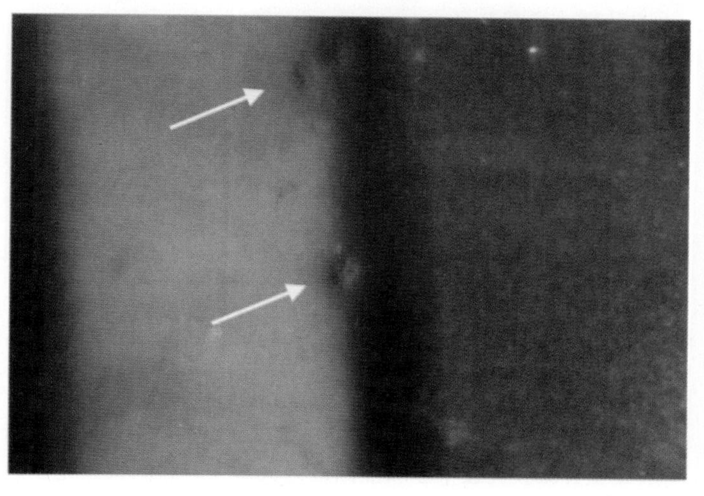

图 16.15　急性腺病毒性角膜炎上皮病变加重（箭头所示）。一周后，随着前基质瘢痕形成，病灶逐渐变平，不规则散光出现

后。局部糖皮质激素治疗应限于继发于角膜炎的视力减退、膜性结膜炎或葡萄膜炎的病例，但这可能会延长病毒脱落的时间。即使 HSV 结膜炎进行局部类固醇治疗也很少导致疱疹性角膜上皮疾病。此病使用局部非甾体药物、干扰素和抗病毒药物（如阿昔洛韦、三氟胸苷）没有治疗效果，不应使用（表 16.4）。因为目前缺乏有效的治疗方法，所以应制订严格的方案限制医院内病毒传播。急性结膜炎患者应立即集中在诊所的单独区域，不能与其他患者接触，同时他们接触过的设备应进行消毒[8]。

表 16.4　病毒性结膜炎的治疗方案

常见病原体	一线治疗方法[b]	可替代选择
• 单纯疱疹病毒 注：除非发生并发症，一般 4~7 天内不治疗即可消退	3%阿昔洛韦眼膏或 1%三氟胸苷滴眼液，每日 5 次，连续 7 天（或完全愈合后至少持续 3 天）或 口服阿昔洛韦 200mg 每日 5 次，连续 5 天	0.15%更昔洛韦凝胶每日 5 次，持续 7 天
• 水痘-带状疱疹病毒 注意：排除 HIV/免疫抑制的可能	口服阿昔洛韦每日 5 次，连续 3 天	
• 腺病毒[a] • 肠病毒 注：高度传染性、自限性疾病，5～14 天内症状体征改善	无	

[a] 腺病毒感染，指导患者避免共用个人物品（毛巾、床单、枕头等），仔细洗手，最近 2 周内避免进行亲密接触。腺病毒感染没有有效的治疗方法，然而，人工泪液、局部抗组胺药或冷敷可以用来缓解症状。

[b] 肾损伤患者使用口服抗病毒药物时需要减少用量。

单纯疱疹病毒性睑结膜炎

在儿童中单纯疱疹病毒性结膜炎或睑结膜炎（图 16.16）较细菌性结膜炎少见。它可能为原发性感染或无症状性原发性感染后的复发。通常为单眼发病，伴有乳头增生和滤泡反应的混合改变，并与耳前淋巴结肿大有关。如果同时存在特应性皮炎（疱疹湿疹），单纯疱疹病毒性睑结膜炎会特别严重。表现为弥漫性点状角膜炎、树枝状溃疡、多个树枝状溃疡和地图样溃疡。此病通常是自限性的，但使用抗病毒药物治疗可以加速痊愈，如阿昔洛韦软膏或三氟胸苷滴眼液，该药物每天 5 次，持续 1 周。口服阿昔洛韦和抗生素（如红霉素）治疗叠加葡萄球菌感染的疱疹性湿疹有效。

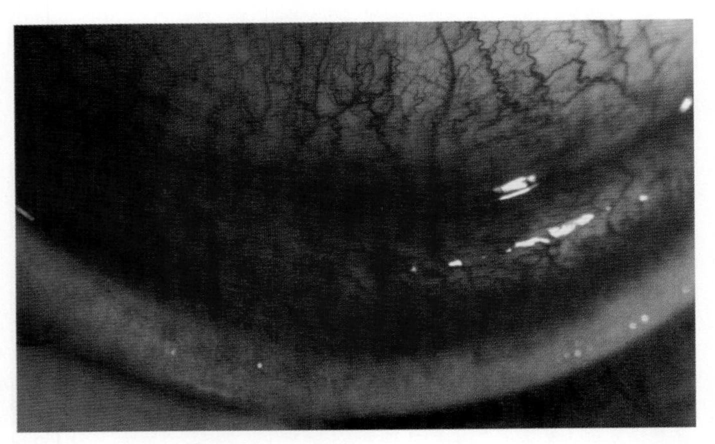

图 16.16　单纯性疱疹合并轻度滤泡性结膜炎，可通过 PCR 确诊

急性出血性结膜炎

20 世纪 80 年代，由 70 型肠病毒或 A24 型柯萨奇病毒引起的急性出血性结膜炎在中非和亚洲地区大暴发。它的特点是发病和消退都非常迅速、结膜下点状出血且不引起永久性的角膜改变。此病通过直接接触和使用传统眼科药物患病，不通过粪-口途径传播。采用 PCR 法可确诊。急性出血性结膜炎尚无有效的治疗方法，治疗主要依赖于控制感染。它的预后通常很好，仅有少量报道 70 型肠道病毒感染与脊髓灰质炎样瘫痪（脊髓神经根炎）有关。

衣原体性结膜炎

除新生儿期之外，血清型 D-K 型沙眼衣原体通常是通过性行为感染。衣原体性结膜炎是一种伴有脓性分泌物和耳前淋巴结肿大的滤泡性和乳头状结膜炎。在患儿下睑结膜和球结膜可见明显的滤泡，而正常的儿童淋巴结通常存在于上穹窿和上睑结膜。衣原体性结膜炎很少合并角膜炎，但上方角膜可表现为点状角膜炎，继之出现上皮下混浊和周围血管翳。可通过对泪液进行 PCR 检测进行确诊。局部治疗为局部使用阿奇霉素，但根除感染需要单剂量口服阿奇霉素或红霉素或多西环素进行全身治疗。应调查儿童是否患有其他性传播疾病（如淋病），并评估其是否有可能受到性虐待。

沙眼

沙眼是导致外眼疾病的重要原因，也是导致失明的主要传染性原因。血清型 A-C 型沙眼衣原体反复感染可导致儿童结膜炎，成年后可发展为结膜瘢痕甚至致盲。沙眼是一种自限性的疾病，不会出现再次感染。2014 年全球估计有 2.32 亿人患有致盲性沙眼。沙眼在 51 个国家流行，主要集中在发展中国家贫穷的农村。沙眼在大多数发达国家已经绝迹了。它的主要通过直接接触眼睛或鼻腔分泌物、接触过被感染者眼鼻分泌物的苍蝇或空气悬浮颗粒进行传播[9]。

在一些沙眼流行地区，80%的儿童患有活动性沙眼，晚期可出现瘢痕性沙眼。儿童活动性沙眼的特征通常是滤泡和乳头增生的混合反应，多出现上睑外翻，通常伴有严重的炎症反应，使睑结膜上的血管变得模糊，并伴有角膜血管翳。角膜缘滤泡愈合后留下凹陷（Herbert 小凹）是沙眼的特征性表现。角膜病致盲是由倒睫、眼干燥症、继发性感染和血管翳形成引起的。

控制该病的方法是实施 SAFE 安全战略[10]：

S＝手术治疗倒睫（surgery for trichiasis）

A＝抗生素治疗（antibiotics）

F＝面部清洁（facial cleanliness）

E＝改善环境（environmental improvement）

沙眼引起的急性结膜炎的治疗方法为单剂量口服阿奇霉素（20mg/kg）或使用 6 周 1%四环素软膏或阿奇霉素滴剂。当活动性沙眼的患病率大于 5%时，建议进行大规模治疗。活动性沙眼治疗后临床症状仍可持续数月。倒睫、睫毛脱落和睑球粘连是早期眼睑外翻手术的指征。

慢性滤泡性结膜炎

沙眼衣原体的慢性再感染是导致慢性滤泡性结膜炎和其他罕见的衣原体感染（猫肺炎、肉芽肿病和性病淋巴肉芽肿）的原因。在儿童中放线菌引起的慢性泪小管炎和继发性结膜炎很少见。药物过敏或药物毒性（防腐剂，如苯扎氯铵，特别是在眼压低时）可产生滤泡反应。其他潜在原因见下文。

传染性软疣

传染性软疣病毒是一种双链 DNA 痘病毒。它的传播途径是直接接触或自身接种。软疣病灶呈脐状，当它们长在眼睑上或接近睫毛根部时很容易被忽略（图 16.17）。在这种情况下它们可以引起慢性滤泡性结膜炎，通常为单眼发病，在 2～4 岁时发病率最高。特应性和免疫抑制的患者可发生多种面部病变。治疗方法是切除或刮除病灶中心，在病灶内边缘做一个小切口，用针尖灼烧或冷冻治疗，可引起睑缘脱色和睫毛脱落。此病消退快速，不需要局部使用类固醇治疗。慢性病例可出现点状角膜病变及继发性周围血管翳。

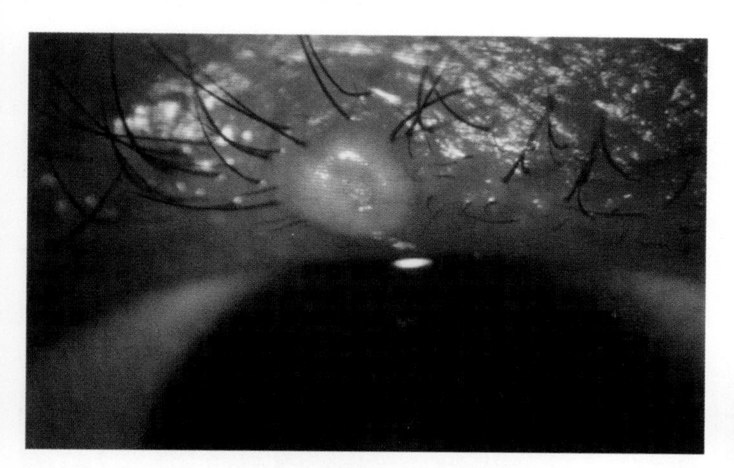

图 16.17　睑缘传染性软疣呈脐状改变。在被忽视的病例中，可伴有滤泡性结膜炎和角膜血管化

帕里诺眼淋巴结综合征

帕里诺眼淋巴结综合征是一种罕见的疾病，通常导致单眼肉芽肿性结膜炎伴有滤泡反应，多伴发热和同侧局部淋巴结肿大。此病是猫抓病的罕见特征，通常由革兰氏阴性细菌汉赛巴尔通体引起，它是由猫抓伤或受猫跳蚤污染的粪便接触结膜后引起的。通过检测血清免疫球蛋白（IgG）或 PCR 检测泪液中的巴尔通体抗体确诊。此病有自限性，治疗为口服阿奇霉素、多西环素或环丙沙星。其他较少见的致病原因包括兔热病、HSV 感染、孢子丝菌病、结核和衣原体感染。

结节性眼炎

结节性眼炎为结膜或角膜对植入的植物或昆虫刺毛产生的肉芽肿反应。结膜和角膜暴露后会迅速出现刺激、畏光和球结膜水肿的症状。昆虫刺毛进入组织的过程会因眼睛摩擦而加剧。当刺毛穿入眼内，可表现为慢性角膜结膜炎、葡萄膜炎、玻璃体炎或脉络膜视网膜炎。第一个报道的致病因子是毛毛虫的刚毛，但现在来自宠物狼蛛（如智利玫瑰狼蛛）的毛刺更多见。狼蛛在受到威胁时会释放出一团毛刺作为防御策略。突出于眼表的毛刺可以被去除，但埋藏在体内的不能去除。局部类固醇治疗是有效的控制炎症的手段。结膜肉芽肿可以通过手术切除（图 16.18）。

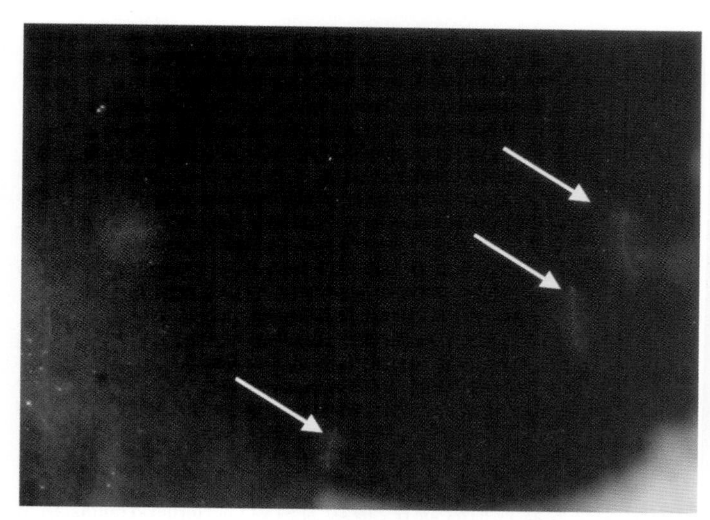

图 16.18　蜘蛛毛嵌在角膜内（箭头所示）。该患者有轻度结膜炎，但无肉芽肿

结膜滤泡症

结膜滤泡症是一种多见于青少年和年轻人的明显的滤泡反应，不伴其他眼部炎症表现。此病症状轻微，滤泡可能是偶然被发现的。滤泡多存在于睑结膜、穹窿结膜和球结膜上（图 16.19）。此病通常不需要治疗，可以自发消退，但需要数年时间，适当使用局

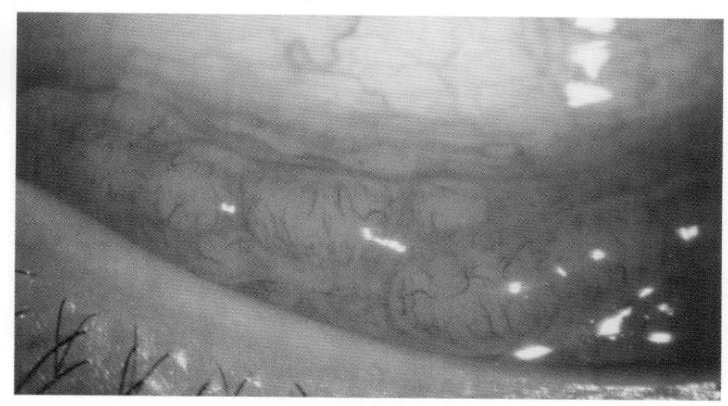

图 16.19　下穹窿结膜有大量的滤泡（结膜滤泡症），患者没有症状

部类固醇或口服多西环素可缩短病程。

慢性乳头状结膜炎

春季角膜结膜炎

春季角膜结膜炎(vernal keratoconjunctivitis, VKC)是一种特应性疾病,常为对常见的环境过敏原、灰尘或花粉产生的过敏反应。轻度变态反应性眼病包括季节性变应性结膜炎和常年性变应性结膜炎。严重的变态反应性眼病包括 VKC 和特应性角膜结膜炎。VKC 起病早,预后佳,而特应性角膜结膜炎是持续性的,多见于老年重症面部特应性皮炎(湿疹)患者。

临床表现

VKC 通常发生在 10 岁前(10 岁内占 82%,平均年龄为 7 岁)。95%的 VKC 患者症状在成年前会缓解。VKC 在非洲、印度和中东已成为严重的公共卫生问题,占眼科门诊患者的 3%和就诊人次数的 10%。它影响了 3%~10%的非洲和中东儿童。而西欧的患病率低于 0.03%[11]。VKC 多见于男性,但在热带地区性别差异不明显。在温带地区,45%~75%的患者有哮喘或湿疹病史。在热带地区,这一比例较低(0%~40%)。50%的患者有特应性家族史,尽管其表现(湿疹、哮喘或过敏性鼻炎)在不同的家庭成员中可能有所不同。角膜缘型 VKC 在非洲或南亚后裔患者中更为常见,这种种族倾向在迁移到温带地区后仍然存在。

VKC 的症状包括痒、畏光、眼部不适、眼睑痉挛、视物模糊和黏液性分泌物。此病可以双眼明显不对称。眼睑皮肤可伴有湿疹、内眦赘皮和反应性上睑下垂(图 16.20)。上睑结膜的乳头肥大和细胞膨胀掩盖了其下血管的形态。巨乳头(直径>1mm)呈鹅卵石样,在急性疾病中,乳头之间积聚着黏液(图 16.21)。在角膜缘形成的乳头呈胶状或血管状丘,顶端为白色的 Horner-Trantas 结节(成分为退化的嗜酸性粒细胞和上皮细胞的聚集物)(图 16.22)。睑结膜上可形成网状瘢痕,但临床意义不大。根据巨乳头的分布,VKC 可分为睑结膜型、角结膜缘型和混合型。睑结膜型和混合型表现相似,而单纯的角结膜缘型在热带地区较为常见,在温带地区预后更好。

角膜改变

VKC 导致的角膜轻度病变为角膜上方和中央出现点状上皮糜烂。急性睑结膜型 VKC 的黏丝状分泌物可沉积在角膜上皮质(图 16.23),从而刺激角膜上皮质新生血管形成。严重的睑结膜型 VKC 的上睑结膜上皮释放的有毒物质(如嗜酸性粒细胞主要碱性蛋白)会导致角膜上皮糜烂(图 16.24)。早期强化治疗可使上皮

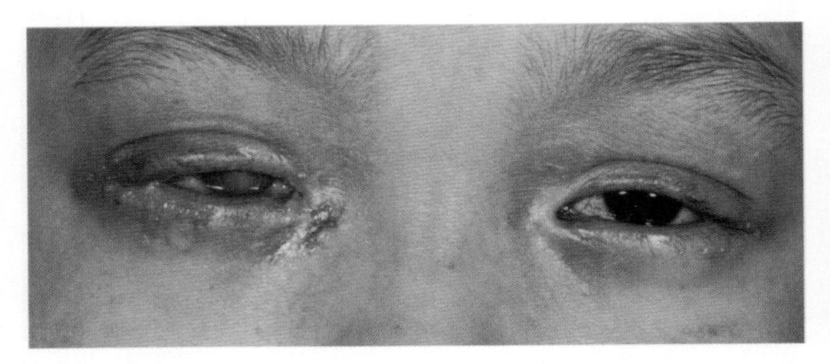

图 16.20 图示为一名 6 岁的春季角膜结膜炎患者,症状严重。眼睑因睫毛脱落而变厚。鼻侧也有因眼睛摩擦而产生的磨损。右眼角膜白斑形成

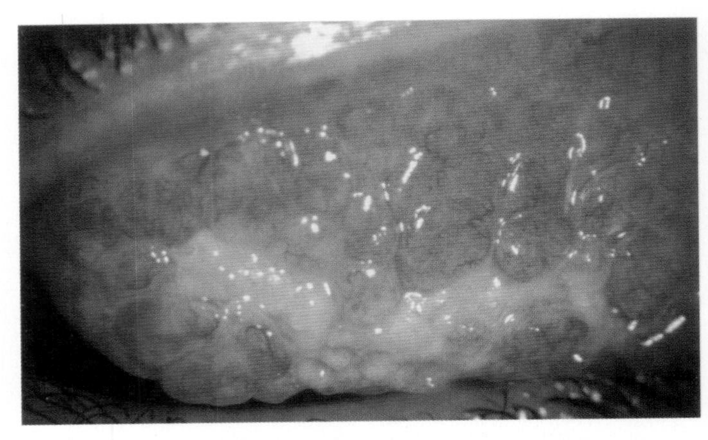

图 16.21 急性春季角膜结膜炎,可见巨乳头和黏丝状分泌物

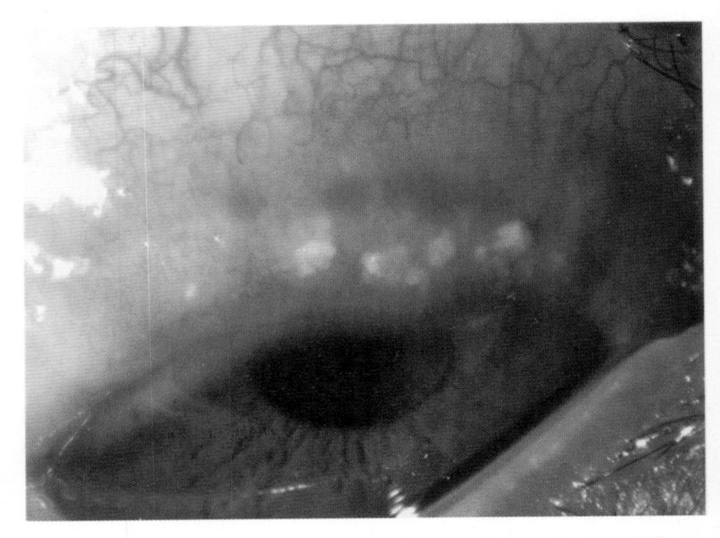

图 16.22 角结膜缘型春季角膜结膜炎。在角膜缘乳头的顶端形成了白色的 Trantas 结节。中央形成继发的假性老年环

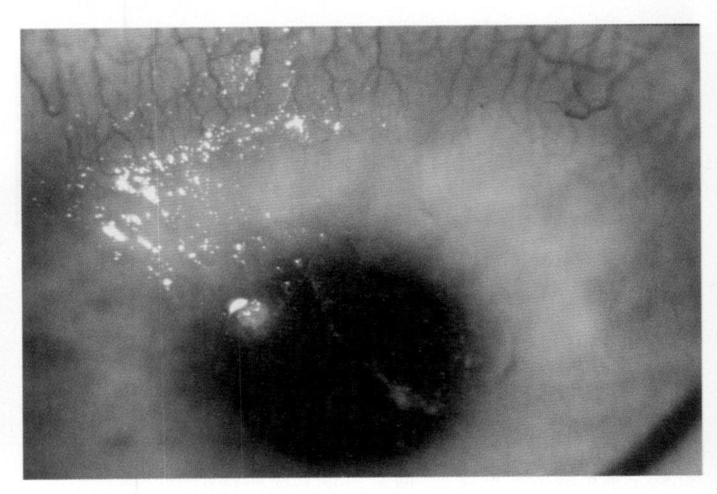

图 16.23 睑结膜型春季角膜结膜炎患者黏丝状分泌物贴附于角膜上皮上

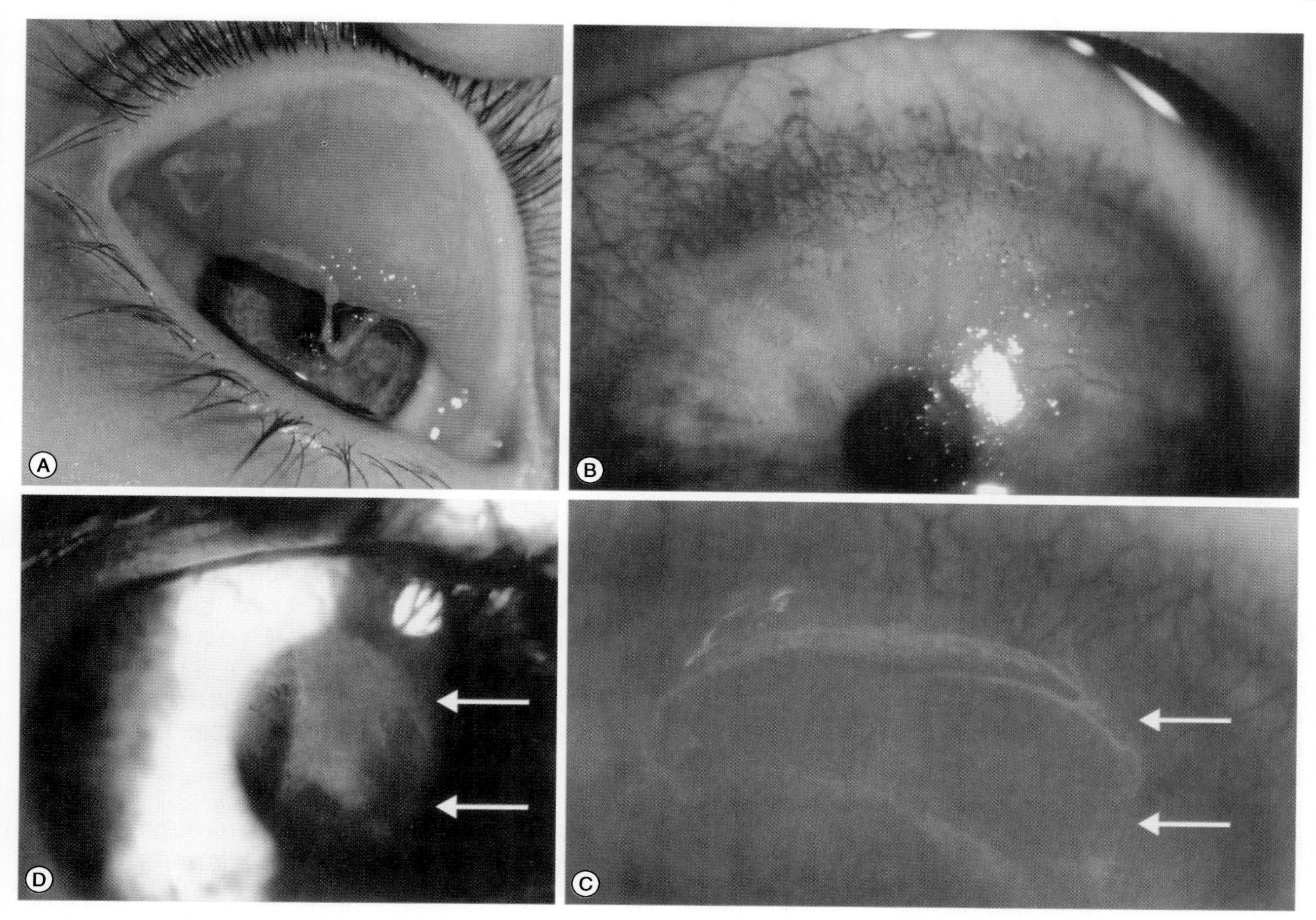

图 16.24　春季盾形溃疡的发病机制。Ⓐ肥大细胞脱颗粒和组胺释放导致黏丝状分泌物增加，睑结膜发炎；Ⓑ嗜酸性粒细胞脱颗粒释放的蛋白具有上皮毒性，导致角膜点状浑浊，点状角膜病变可以使用玫瑰红染色；Ⓒ如果炎症持续，点状浑浊发生融合形成较大的上皮糜烂。上皮细胞和嗜酸性粒细胞的碎屑沉积在角膜前界层上，形成春季盾形溃疡（箭头所示）；Ⓓ无论是通过板层剥离还是上皮化，都会产生环状瘢痕（箭头所示）

糜烂完全愈合，但在未予治疗的病例中，角膜前界层上的黏液和钙沉积可阻碍再上皮化，导致春季盾形溃疡形成（图 16.25）。这些溃疡很少血管化，但会引起强烈的不适。由于存在继发性感染的风险，包括结晶性角膜病变，因此应预防性使用抗生素（图 16.26）。虽然角膜缘型 VKC 很少导致视力损失，但是在角膜缘乳头（假性老年环）附近会出现弧形浸润，并且在前期受影响的区域可能会出现结膜囊性变性。在热带地区，未治疗的角膜缘型 VKC 是导致视力下降的重要原因之一。

相关疾病

VKC 患者可能出现其他影响视力的情况，包括：

1. 单纯疱疹性角膜炎；
2. 高达 26%的患者患有圆锥角膜；
3. 8%的患者患有特征性的前囊性白内障；
4. 无监督的类固醇治疗的并发症（青光眼、白内障）高达 20%。

在热带地区的患儿视力损失的风险最大，从 0 到 10%不等。热带地区较高的视力损失率与这些地区的患者难以获得治疗以及同时存在沙眼和细菌性结膜炎等疾病有关。在发达国家约 6%的

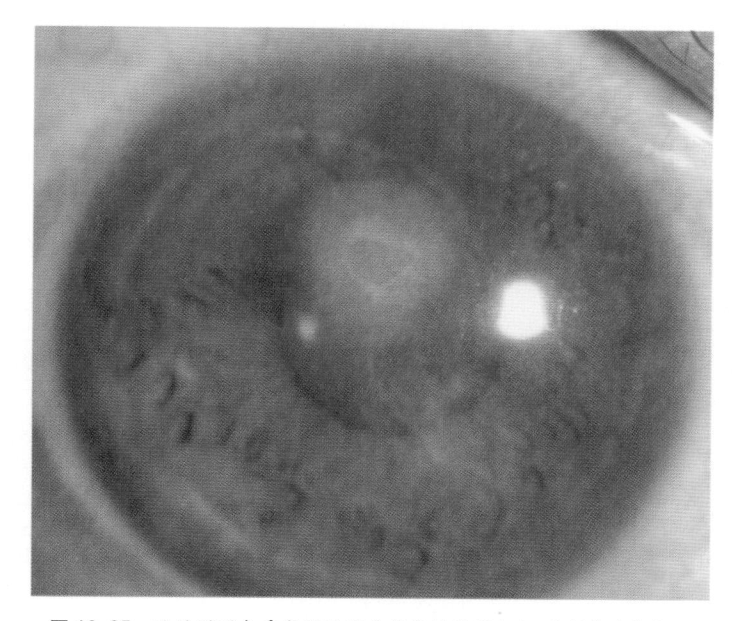

图 16.25　睑结膜型春季角膜结膜炎患者的角膜白斑，缺损基底部钙化

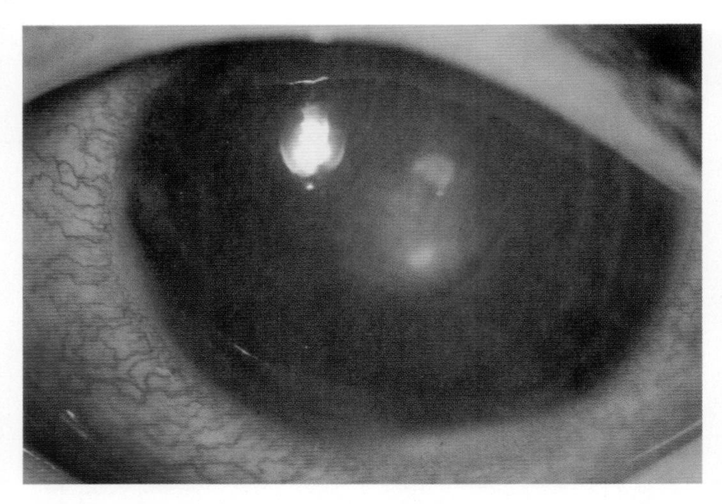

图 16.26　继发性细菌感染的角膜病灶和少量前房积脓。在角膜病灶愈合之前应预防性使用抗生素

患者因角膜瘢痕而出现轻微视力损失，西欧 25% 的睑结膜型 VKC 患者出现角膜并发症。

疾病机制

在特异反应性 VKC 中，T 细胞亚群（Th2）异常扩张，这些细胞通过 IgE 介导的Ⅰ型超敏反应即速发型超敏反应来驱动疾病的进程。Th2 细胞产生细胞因子和白介素（IL-3、IL-4 和 IL-13），促进 B 细胞合成 IgE。当过敏原接触到结膜肥大细胞时，肥大细胞会脱颗粒并释放组胺和其他细胞因子，这些细胞因子会招募其他炎症细胞，如嗜酸性粒细胞，进而吸引更多的炎症细胞。额外的炎症介质被释放到组织和泪液中。睑板和角膜缘的乳头是由单核细胞的中央血管及环绕在周围的水肿的结缔组织组成的，这些结缔组织由浆细胞、肥大细胞、活化的嗜酸性粒细胞和淋巴细胞组成。上覆上皮的鳞状上皮化生也可能含有肥大细胞，但杯状细胞数量减少。瘢痕组织（Ⅲ型胶原）在乳头的中心形成。

机械刺激可导致类似于 VKC 的临床表现，称为角膜接触镜相关性巨乳头结膜炎（giant papillary conjunctivitis，GPC）。继发性刺激（如柴油尾气颗粒、感染或烟雾）加重 VKC 症状的作用尚未得到充分研究。VKC 的遗传基础也尚未完全明确。上皮和黏膜屏障功能的改变很重要，它导致环境过敏原进入免疫系统。*Filaggrin* 基因编码维持上皮屏障功能的关键蛋白，其截断突变可能很重要。

VKC 的诊断基于临床体征。通常不需要进行检测来支持诊断，检测方法也没有广泛的可用性。以下检测可能会有所帮助：

- VKC 患者血清总 IgE 和泪液 IgE 通常升高，但如果有特应性皮炎，这些测量值也会非特异升高。目前有测量总泪液 IgE 的商用试剂盒。
- 通过放射过敏原吸附试验测定局部产生的 IgE，以及结膜对过敏原的反应可确诊变态反应性结膜炎，但这些方法仅适用于某些专科。
- 如果有严重的过敏性眼病，可用尼龙刷拭取结膜活检或细胞学标本，可检测到含有嗜酸性粒细胞和肥大细胞（胰蛋白酶阳性，糜蛋白酶阴性）。
- 大多数患者不需要皮肤过敏测试。在温带地区，表皮或结膜刺激试验表明至少 50% 的患者对室内尘螨、花粉和动物皮屑敏感。对局部环境过敏原（花粉、室内尘螨等）的检测可以支持该疾病的特应性基础，但患者可能对几种过敏原产生反应，而没有迹象表明是哪些过敏原导致了变态反应性结膜炎。相反，过敏原特异性刺激结膜可能显示出结膜对过敏原的灵敏度，而这些过敏原不会通过皮肤测试引起反应。在同一个体中，引起哮喘和变态反应性结膜炎的过敏原可能不同。如果该疾病是难治性的，应向临床变态反应专科医生寻求帮助。

治疗

大多数 VKC 患者均能保有良好的视力，应注意避免医源性疾病[12]。单独存在的乳头并不是判断活动性的良好指标。最好通过结膜充血、乳头、Trantas 结节、附着于角膜上皮的黏液性分泌物、角膜上皮溃疡和血管翳来判断。治疗方案与症状和体征成正比。局部糖皮质激素加强治疗应预留用于危急时刻（图 16.27）。应考虑以下情况[13]：

- 通过清理羽绒枕头、地毯和宠物来避免接触过敏原。过敏原通常是局部分布的，但通过搬家更换地理位置是不现实的。必要时需要通知患者所在学校告知其 VKC 不是感染性疾病。学校

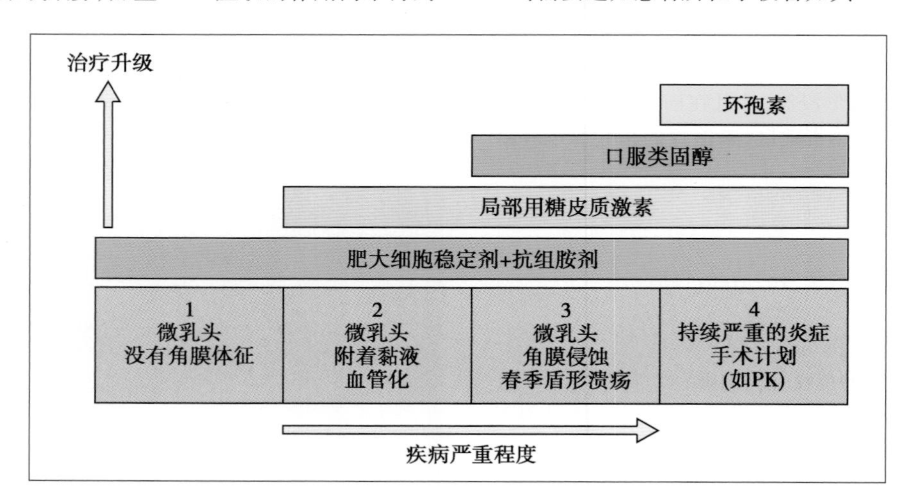

图 16.27　严重变态反应性眼病治疗阶梯图。随着临床症状的加重（1~4 级），不同的治疗方法被加入到疾病的控制计划中。PK，穿透性角膜移植术

工作人员可能需要在上学期间帮助患儿进行治疗。

- 口服抗组胺剂有助于睡眠，减少夜间揉眼。
- 局部非甾体类药物是有效的，但没有一种药物是最佳的。对于轻度疾病，局部使用组胺 H_1 受体拮抗剂（0.05%左卡巴斯汀，0.05%依美斯汀）可迅速缓解症状。局部使用肥大细胞稳定剂（2%～4%色甘酸钠，2%奈多罗米钠）和其他肥大细胞稳定剂（0.1%洛哌丁胺）可防止肥大细胞脱颗粒。H_1 受体拮抗剂和肥大细胞稳定剂的双相作用药物（如 0.1%奥洛他定）耐受性良好。对于长期维持治疗，以上药物都是安全的，可以减少病情恶化的数量和严重程度，并减少补充局部糖皮质激素治疗的需求。
- 局部使用 5%～10%乙酰半胱氨酸可在病情加重时减少黏液对角膜的黏附。
- 外用非甾体类药物（0.1%双氯芬酸，0.5%酮咯酸）作为一种潜在的安全选择，其作用需要更好地评估。
- 局部糖皮质激素治疗非常有效，但应仔细监测副作用（青光眼、白内障和眼部疱疹感染）。合成类固醇（氟米龙、氯替泼诺、利美索龙）可降低青光眼和白内障的风险。类固醇软膏，如倍他米松，在夜间可能有助于减少治疗频率。
- 眼睑外翻后将类固醇［0.5～1.0ml 地塞米松（4mg/ml）或曲安奈德（40mg/ml）］注射到睑板上方，用于局部治疗无效的严重疾病，或用于春季盾形溃疡手术。
- 0.05%～2%环孢素或 0.03%他克莫司对儿童是安全的。它们是局部糖皮质激素的替代品，但一般耐受性较差。
- 使用糖皮质激素、环孢素、他克莫司或硫唑嘌呤进行全身免疫抑制用于严重的伴有角膜并发症的持续性疾病。白三烯受体拮抗剂（如孟鲁司特）只有在伴有特应性哮喘时才有效。IgE 分子拮抗剂（如奥马珠单抗）和免疫球蛋白非常昂贵，但可能在严重疾病的急性治疗中发挥作用。
- 对乳头进行外科手术切除或冷冻治疗只能产生暂时的缓解作用，乳头往往会重新生长。术后应用 0.02%丝裂霉素可降低复发率。冷冻治疗角膜缘乳头有导致角膜缘干细胞衰竭的风险。
- 在局部变应性疾病得到药物控制后，可采用浅表角膜切削术治疗春季盾形溃疡。短期（3 天）口服糖皮质激素（泼尼松龙 1mg/kg）可以帮助迅速控制严重疾病。通过观察上皮细胞以显示溃疡的完整程度并完整地进行清除或剥离。切除组织的深度应尽量小。激光光疗角膜切除术没有任何优势。大片的持续性上皮缺损很少需要羊膜移植。绷带镜并不是有效药物的替代品，它增加了继发性感染的风险。

对于严重的持续性疾病，可能需要在医院进行短期治疗以确定患者对治疗的依从性。

GPC 的治疗包括更换有划痕的角膜接触镜或义眼片以减少结膜损伤，每周在严格的卫生条件下使用蛋白去除片 1～2 次。如果是义眼，局部糖皮质激素可以不受限制地使用。突出的缝合线应该去除。

重症多形红斑与中毒性表皮坏死松解症

重症多形红斑（SJS）和更严重的变异型中毒性表皮坏死松解症（TEN）是一系列具有眼部潜在毁灭性后果的疾病。SJS 的体表皮肤受累面积<10%，TEN 的体表皮肤受累面积>30%。典型的前驱症状为发热、不适和上呼吸道感染。典型的皮肤红斑和靶形病变可进展为水疱性病变和坏死。在严重的疾病中即使轻微的摩擦也会导致表皮脱落（Nikolsky 征）。任何黏膜表面都可能受到影响。病变最常见于嘴唇和口腔黏膜。SJS 的病死率为 1%～5%，TEN 的病死率为 25%～35%，如果涉及大面积的表皮受累，这一比例可高达 90%。在欧洲所有年龄层的年发病率约为每 10^6 人中 1.9 人，在一些种族群体中较低。HIV 阳性患者的发病率较高。接受 SJS/TEN 治疗的患者中，80%会出现眼部症状，35%会继续发展成慢性疾病[14]。急性眼部受累通常 TEN 比 SJS 更常见，但晚期并发症的比例是相似的[15]。它是最严重的长期发病的眼疾，因为它可以在急性发作结束后的数年里持续进展。

这些疾病最常见的触发因素是接触药物。HSV 感染和支原体感染较少见。儿童 SJS 或 TEN 与接触磺胺类药物、苯巴比妥、卡马西平和拉莫三嗪相关性大，与接触丙戊酸、非甾体抗炎药和对乙酰氨基酚的相关性较小。某些病例没有找到明确的病因。

其发病机制涉及 Fas-Fas 配体的相互作用和细胞毒性 T 细胞活化，上述作用导致角化细胞凋亡，这是皮肤和黏膜病变的基础。组织学上，可见淋巴细胞聚集在真皮/表皮界面，并存在血管周围炎。

在疾病初发时，眼科医生检查患者是很重要的。急性眼部并发症通常与皮肤病同时发生，也可能会提前几天发生。早期症状包括结膜炎伴膜性分泌物和结膜上皮脱落（图 16.28 和图 16.29）。该病常导致睑结膜溃疡，但由于眼睑肿胀而不易确认。角膜上皮缺损可发展为角膜溃疡，有可能并发微生物感染（图 16.30）。累及视力的角膜并发症需要终身处理，可由睑缘、睑板和穹窿部的结膜瘢痕引起。晚期并发症包括由角膜缘干细胞受损、泪小管闭塞和杯状细胞丢失引起的眼干燥症、慢性炎症或感染引起的角膜混浊和新生血管生成（图 16.31～图 16.34）。

SJS/TEN 的治疗

在疾病的急性期进行支持性治疗至关重要。患者病情危重时需要转到局部烧伤病房或重症监护室进行皮肤护理和医疗支持。识别和去除刺激物也很重要。有证据表明与单纯的支持性治疗相比，全身使用皮质醇激素或静脉注射免疫球蛋白（intravenous immunoglobulin，IVIG）可以改善 SJS 的预后，而 IVIG 或其他药物，如

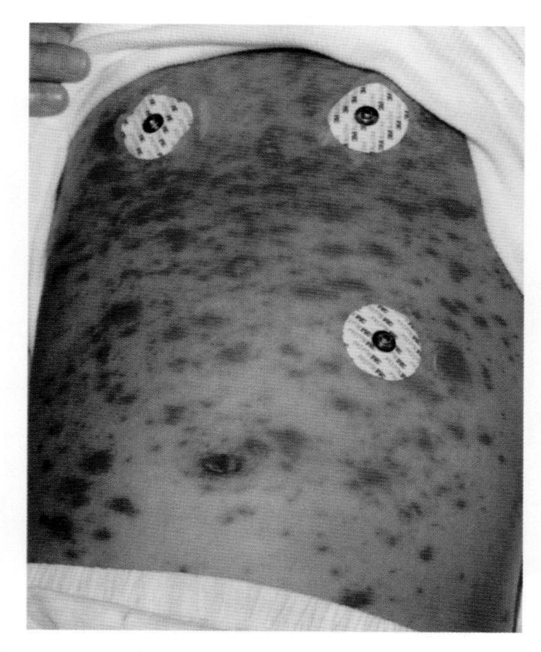

图 16.28　SJS 急性期皮肤病变（图中圆形物为心电监护电极）

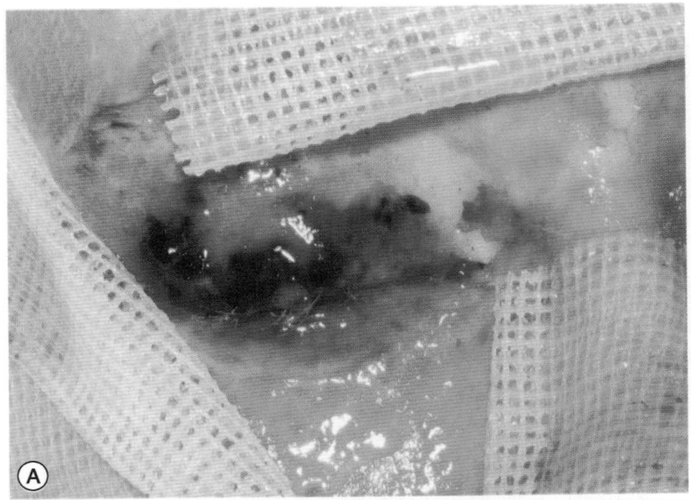

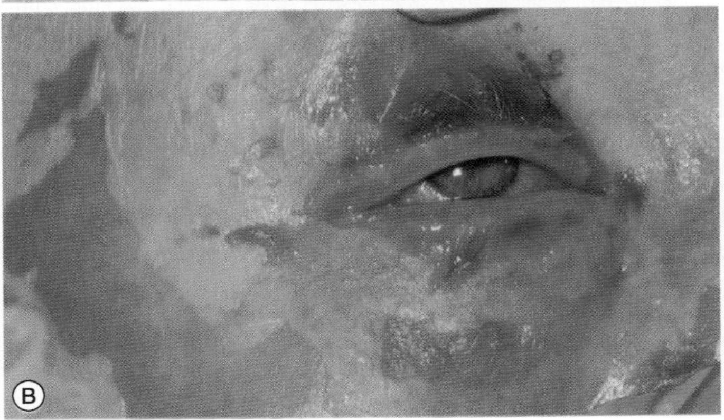

图 16.29　图示为 TEN 病例。Ⓐ眼睑皮肤坏死和出血，旁边白色物质为保护皮肤的纱布；Ⓑ眼睑皮肤愈合。仍有结膜水肿和角膜上皮缺损（未展示）

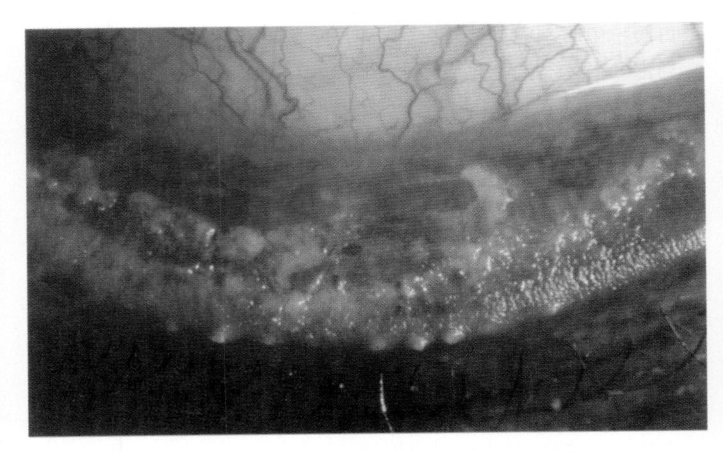

图 16.31　SJS 下睑缘后表面角化。角化是感染性角膜炎和血管翳形成的重要危险因素

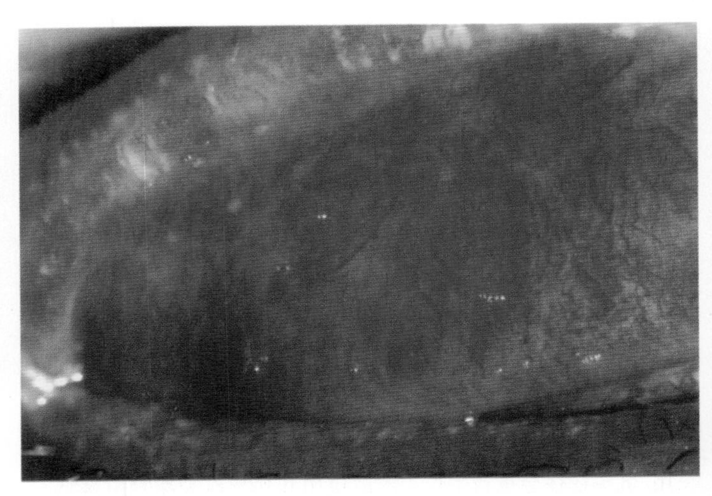

图 16.32　急性 SJS 导致上睑睑结膜形成特征性网状结构的结膜瘢痕。睑板腺开口在后睑缘开放

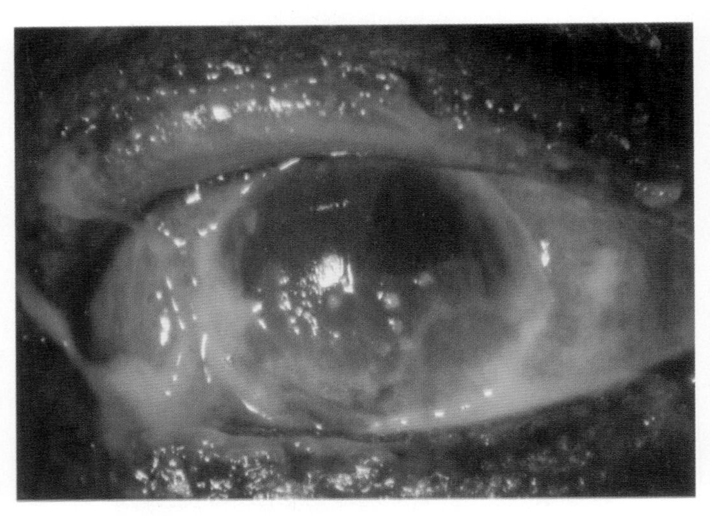

图 16.30　SJS 发病 3 周后。在角膜和结膜上出现小片上皮缺损，伴大量黏性分泌物

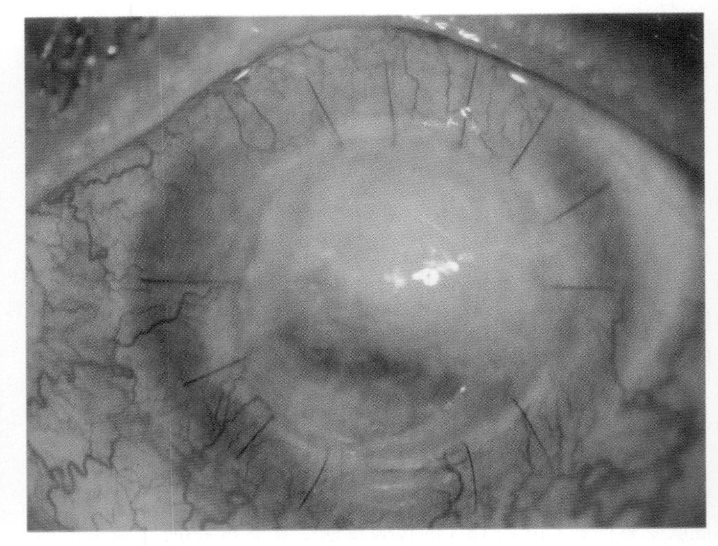

图 16.33　晚期 SJS 角膜穿孔角膜移植术后角膜植片的持续上皮缺损和融解

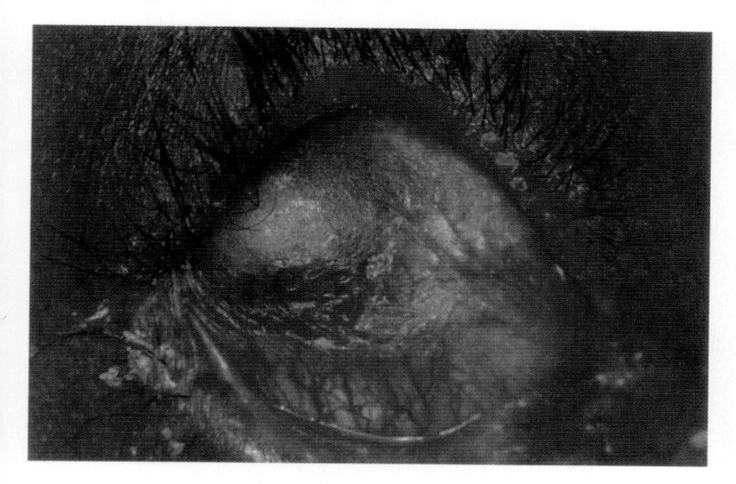

图 16.34 晚期 SJS 综合征患者角膜瘢痕和角膜角化

肿瘤坏死因子 α 抑制剂(如英夫利西单抗)和口服环孢素可以改善 TEN 的预后。但是以上结论是存在争议的[16]。没有强有力的证据可以证明以上全身治疗中的任何一种能改善最终的视力。

SJS/TEN 急性眼部受累的治疗目标为尽量减少炎症和粘连,预防感染,及时发现和治疗暴露性角膜炎、感染性角膜炎等并发症。目前还没有预防眼部并发症的标准化治疗方法。眼部卫生通过局部麻醉和使用生理盐水清除炎性碎屑,并定期用斜视钩或镊子清除渗出膜,或用剪刀分离早期粘连,尽管还没有证据证明以上治疗的远期疗效。如果患者处于无意识状态,为了防止暴露性角膜炎,必须使用胶布封闭眼睑或眼膏润滑保护角膜,并使用带有聚乙烯薄膜的湿房镜。如果角膜上皮受损,则应局部使用抗生素(喹诺酮类)。外用糖皮质激素或环孢素有助于减轻结膜炎症,但当角膜上皮缺损时应谨慎使用,因为它们可能会掩盖感染的迹象,而上皮缺损可能使细菌或念珠菌的双重感染进展迅速。在症状出现 2 天内使用可吸收缝合线将羊膜覆盖固定在整个眼球表面,可以限制睑球粘连的形成,防止角膜缘干细胞衰竭[17,18]。结膜炎症可能在全身性疾病痊愈后仍会持续,或在很长时间后复发,其临床模式类似于结膜类天疱疮。这些复发不会发生在非眼组织,其发病机制尚不清楚。

疾病的慢性期(发病时间>1 个月)的治疗重点是通过消除或减少局部治疗的毒性来控制慢性眼表疾病,如果病情反复发作或进行性瘢痕化,则应引入免疫抑制治疗。成功的治疗取决于准确识别出眼表疾病的来源,必须对因治疗才能成功控制疾病(见下文)。严重的结膜炎症可以导致以下情况(表 16.5):

表 16.5 慢性眼表疾病对眼部的影响

眼部影响	症状和体征
杯状细胞丢失	眼泪减少
泪腺丢失	眼干燥症
睑板腺缺失	点状角膜上皮染色
后睑缘缺失	持续的上皮缺损
睑板腺开口后徙	血管化
角化作用,尤指后睑缘的角化	角膜瘢痕
结膜瘢痕和睑球粘连	视力丢失
睑内翻	疼痛
倒睫	
暴露	
眼表干细胞衰竭	

- 杯状细胞和副泪腺丢失。
- 睑板腺开口向睑板后缘迁移,后睑缘消失,睑板腺功能障碍。睑板腺导管的上皮化生伴有睫毛异常,睫毛从腺体开口生长。延伸到后睑缘的角化是角膜血管化和角膜浑浊的危险因素。
- 泪液不稳定和继发性点状角膜病变会导致慢性眼部不适、畏光和视力下降。角膜表面角化会导致严重的眼部不适甚至致盲。
- 结膜炎症导致睑板上方形成粗糙的网状瘢痕。结膜瘢痕可导致眼睑缩短和内翻以及倒睫可引起的角膜损伤。眼睑闭合不全很常见。
- 倒睫、眼干燥症、暴露和眼表愈合不良意味着任何损伤都可能导致持久的角膜上皮缺损。这可能会迅速发展为角膜基质融解和穿孔,特别是在合并微生物感染时。
- 急性炎症或慢性眼表疾病可导致角膜上皮干细胞丢失,从而导致眼表功能衰竭。

移植物抗宿主病

造血干细胞移植是一种治疗多种恶性和非恶性血液病及部分遗传性疾病的方法。同种异体造血干细胞移植术后的主要并发症为急性全身移植物抗宿主病(graft-versus-host disease,GVHD),占 40%~60%。其中一部分进展为慢性疾病。其机制是供体细胞毒性 T 细胞对宿主同种抗原在抗原递呈细胞上的识别。GVHD 会影响胃肠道、肝脏、皮肤和肺。10%的患者在急性 GVHD 期间出现结膜受累,伴有结膜充血水肿、渗出膜形成、结膜下出血和角膜上皮损伤。急性 GVHD 的严重程度、皮肤和口腔受累都是慢性 GVHD 发展的预测因素。据报道,慢性 GVHD 患者眼部受累的发生率差异很大,在 30%~85%之间,中位发病时间约为 9 个月,眼部受累可先于全身疾病。角膜疾病和慢性葡萄膜炎是慢性 GVHD 患者视力下降的主要原因。慢性 GVHD 主要的眼部并发症是由于杯状细胞丢失和泪道纤维化而引起的眼干燥症,40%的患者存在泪膜不稳定、角膜上皮点状糜烂和丝状角膜炎。还可引起睑板腺阻塞、后睑缘过度角化、结膜充血、倒睫、眼睑内翻。GVHD 是一种潜在的致盲疾病。在一项研究中,620 名接受骨髓移植或同种异体干细胞移植的患者中,13%发生了严重的眼部并发症(细菌性角膜炎或角膜穿孔)(图 16.35)。

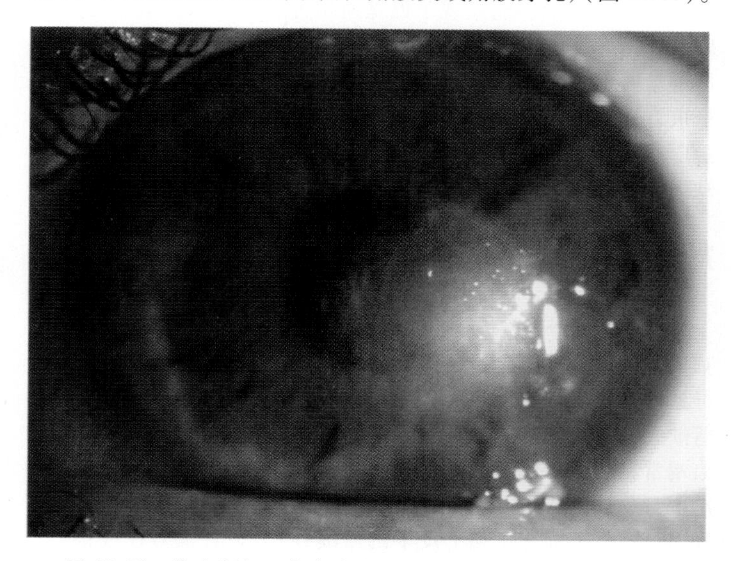

图 16.35 骨髓移植后,发生移植物抗宿主病的儿童发生细菌性角膜炎并发眼干燥症

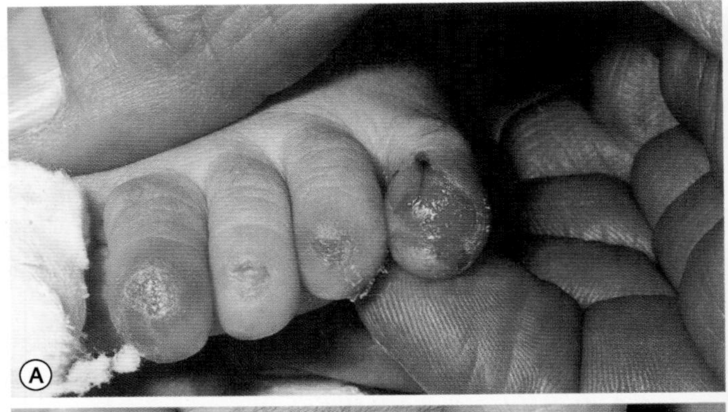

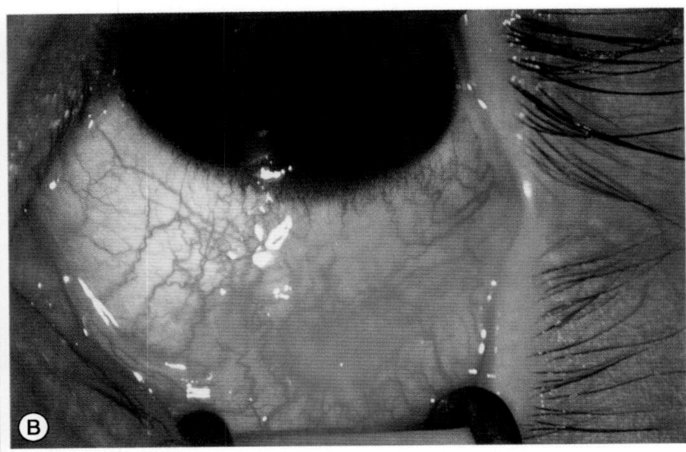

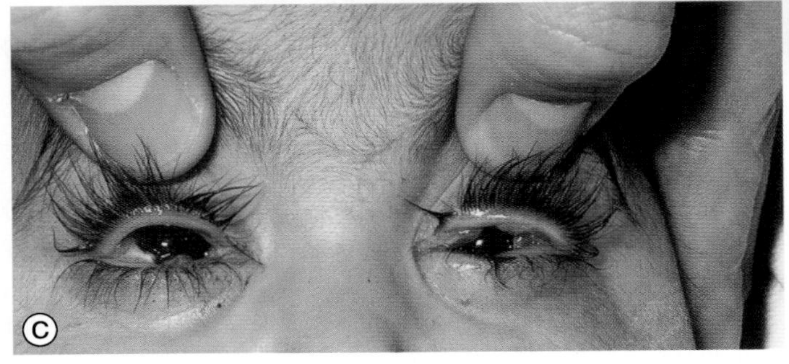

图 16.36　喉甲皮肤综合征。Ⓐ该综合征包括喉部、甲床、口腔和食管病变；Ⓑ结膜肉芽肿伴坏死脱落；Ⓒ双侧结膜、鼻腔黏膜及皮肤受累

通过定期眼科检查和早期治疗可降低严重眼部并发症的发生率。在因疱疹病毒感染(单纯性、带状疱疹、EB 病毒)导致角膜受累的患者中，在异基因造血干细胞移植前，患者在进行必要的骨髓抑制时也处于这种风险之中[19,20]。

GVHD 的初始治疗是使用强效的不含防腐剂的润滑剂(如透明质酸)。血液科医生应监督全身性 GVHD 的治疗，并全身使用糖皮质激素、环孢素或麦考酚酯治疗[21]。慢性眼表疾病的其他治疗方案如下所述。

表皮微丝结构的遗传异常可导致严重的角膜和眼表疾病。大疱性表皮松解症在第 34 章中有描述。laryngo-onycho-cutaneous 综合征(喉甲皮肤综合征)也属于这一类疾病。它是一种非常罕见的常染色体隐性遗传病，发现于巴基斯坦旁遮普省的穆斯林近亲家庭，表现为皮肤、喉和眼黏膜脱落和肉芽组织生成。在出生 1 年内即可出现症状且持续进展(图 16.36)。此病的结膜改变对治疗有抵抗力，但使用羊膜重建穹窿部分有效。这种情况是编码层粘连蛋白亚单位 α3 的 *LAMA3* 基因突变的结果[22]。该基因的其他功能缺失突变可导致致命的皮肤病，即交界性大疱性表皮松解症。

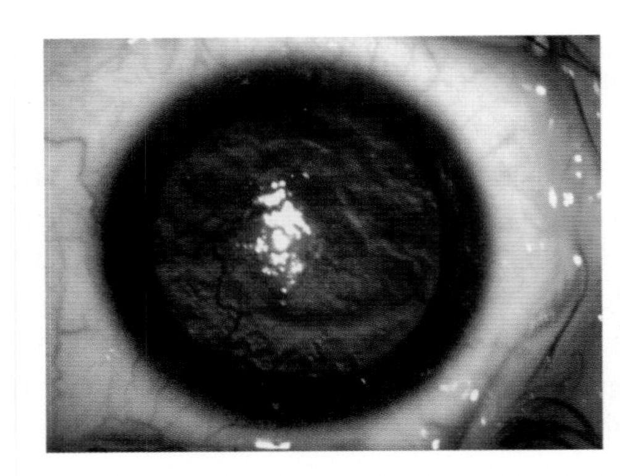

图 16.37　自身免疫性多内分泌腺病患儿角膜血管化及瘢痕形成。其机制被认为是角膜缘干细胞衰竭

角膜缘干细胞衰竭(眼表衰竭)

角膜上皮干细胞位于角膜缘基底细胞层。角膜上皮干细胞的损伤可由化学损伤或热损伤引起，也可由后天炎症引起，如 VKC 导致的 SJS。先天性原因包括无虹膜、外胚层发育不良、睑板腺腺管缺失以及自身免疫性多内分泌腺病(图 16.37)。角膜缘干细胞衰竭常见的途径是角膜结膜化，其中上皮质含有杯状细胞，上皮细胞本身表达的细胞角蛋白谱改变(CK19)，具有结膜的特征(图 16.38)。由于血管化和上皮下的瘢痕存在，患者视力往往很差。在无虹膜患者中，黄斑发育不全会进一步减少视力。由于上皮表面不稳定，患者眼部不适增加。双眼患病的患者生活质量往往会

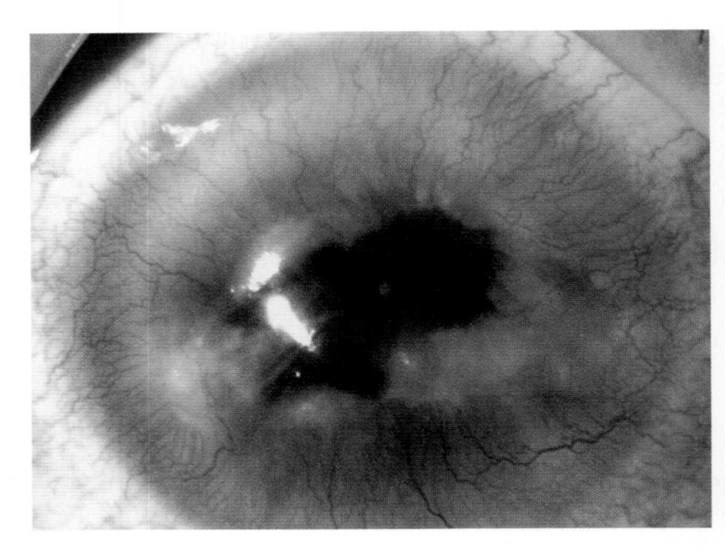

图 16.38　无虹膜儿童角膜周围结膜化，可见角膜血管化及角膜白斑。随着时间的推移，异常的上皮细胞可逐渐覆盖整个角膜

严重下降。

眼表衰竭很难处理。对于单眼眼表衰竭(如烧伤),患眼角膜上皮表型可以通过从健眼转移角膜缘组织直接获取或使用实验室培养的细胞来恢复[23]。在双眼眼表衰竭疾病中,亲属活体供者(父母、兄弟姐妹)可以捐献组织,或使用尸体供体,但这必须与全身免疫抑制相结合。角膜基质混浊的患者可使用包含部分角膜缘的超大或偏心角膜进行角膜移植术。在成人中 74%~100%的病例在自体移植后 3 年仍有效,在儿童中结果尚不明确。使用非相关供体组织的结果要差得多,仅有 21%~54%的成功率。基于实验室培养的角膜缘上皮移植技术也已发展。细胞从角膜缘组织或口腔黏膜活检中获得。这项技术使用一片培养的富含干细胞或瞬时扩增细胞的上皮组织,附着在羊膜或胎蛋白等载体上,移植到受体角膜表面。上述方法价格高昂,只有少数几个专业中心具备此项技术。

严重眼表衰竭疾病的处理

以下方法适用于严重眼表衰竭疾病的治疗,不论致病原因为何:

- 眼干燥症:睡前使用润滑剂和软膏(如白色软石蜡)。0.1%~0.4%的透明质酸滴眼液具有较长的表面停留时间。自体或混合供体血清滴剂也有效。也可使用暂时性的硅胶塞阻塞法或永久性的透热疗法保存泪液。
- 慢性眼表炎症:不含防腐剂的局部糖皮质激素(如 0.5%的泼尼松龙),钙调磷酸酶拮抗剂(0.05%~2%环孢素,或 0.03%他克莫司,如果可用的话)。丝状角膜炎:黏液溶解性滴剂如 5%~10%乙酰半胱氨酸。
- 毒性:避免使用含防腐剂的滴眼液,特别是苯扎氯铵。避免氨基糖苷类抗生素。从毒性影响中恢复可能需要几个星期。
- 倒睫:短期内可采用拔睫毛、电解睫毛的方式,乱睫采用冷冻治疗,眼睑内翻性倒睫可手术治疗。
- 睑缘炎:注意眼睑卫生,局部使用抗生素软膏,口服红霉素或多西环素。
- 角化:外用 0.05%视黄酸(不是维生素 A)有效,但只能从专业药店购买。
- 持续性角膜上皮缺损:如有暴露、感染和倒睫时应及时治疗。试着使用不含防腐剂的润滑剂,然后佩戴治疗镜片(如角膜接触镜:硅水凝胶镜片或硬性透气性角膜接触镜或非常干燥的巩膜镜)(图 16.39)。如果以上手段仍不起效,则应使用胶带闭合眼睑、暂时注射肉毒杆菌毒素或眼睑缝合。佩戴保护性软性角膜接触镜或暂时性羊膜覆盖可以作为替代疗法。
- 角膜穿孔:应用治疗性角膜接触镜或应用角膜生物胶暂时封闭穿孔。如果必须进行角膜移植,应进行板层角膜移植而不是穿透性角膜移植手术。
- 局部治疗无效的疾病(严重的结膜炎症、继发性角膜疾病、进展性结膜瘢痕):可能需要全身应用免疫抑制剂。硫唑嘌呤和环孢素可单独或联合使用。短疗程大剂量口服泼尼松龙(1mg/kg)可用于快速控制炎症,直到其他药物起效。
- 继发性角膜新生血管:热透疗法可阻断孤立的血管。广泛的血管化可选择局部类固醇或结膜下注射贝伐珠单抗。
- 由于瘢痕形成、新生血管形成和角化而导致的晚期双侧角膜混浊非常难处理,特别是当合并严重干眼时。眼干燥症患者异体角膜缘干细胞移植重建眼表效果较差。如果眼表是湿润的,可考虑波士顿人工角膜。如果严重的干眼,可考虑骨齿人工角膜。眼部不适的无光感患者,更适合结膜瓣移植术。

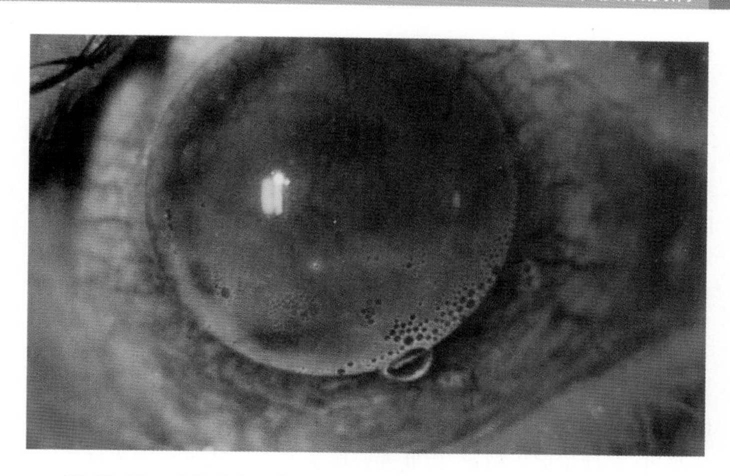

图 16.39　硬性透气性角膜接触镜用于提高 SJS 角膜瘢痕形成后视力。这也有助于矫正无虹膜性角膜病变的不规则散光

毒性和过敏性角膜结膜炎

对于需要长期外用药物治疗青光眼、过敏性结膜炎或复发性单纯疱疹性角膜炎的儿童,药物的眼表毒性是结膜充血、滤泡和乳头性结膜反应和角膜上皮延迟愈合的原因(图 16.40)。药物毒性也可导致继发性结膜瘢痕(假性类天疱疮)和泪点狭窄以及眼眶周围皮肤发红和湿疹样改变。最常见的致敏剂是阿托品、毛果芸香碱、鸟嘌呤、肾上腺素、抗病毒药物、苯扎氯铵(用作防腐剂)和氨基糖苷类抗生素。如果炎症严重,则治疗原则是消除病原体和短期局部应用类固醇[24]。

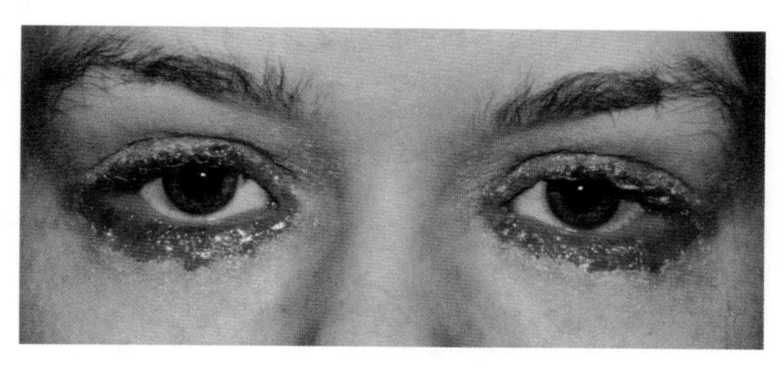

图 16.40　局部应用色甘酸钠治疗过敏性眼病后导致的严重接触性皮炎

假性角膜炎或结膜炎

在儿童中假性结膜炎并不常见。成年人常见的致病原因是自我药物治疗(如滥用局部麻醉药)或自我伤害,这也可能在年龄较大的儿童中出现。应考虑来自父母或照顾者的非意外伤害的可能性(参见第 70 章)。假性角膜炎或结膜炎的特征是没有相似的疾病模式,如延伸到结膜的角膜上皮损伤,单眼发病,仅累及眼表的固定区域,以及治疗无效。通常很难确定诊断结果。应排除过敏性结膜炎、角膜感觉缺失以及软疣的可能性。应该与孩子和家长坦诚地讨论假性角膜炎或结膜炎诊断的可能性,并在必要时让儿

科医生和社会服务参与进来。

木样结膜炎

木样结膜炎是I型纤溶酶原缺乏症的最常见表现。由于缺乏纤溶酶，无法分解纤维蛋白凝块，使得创口愈合在肉芽组织形成阶段受阻。此病多见于所有种族的婴幼儿，女性多见。未经治疗的木样结膜炎可持续数十年[25]。它是一种常染色体隐性遗传疾病，在纤溶酶原基因中具有纯合或复合杂合缺陷（*PLG*；6q26）。它多累及上睑结膜，但也可累及球结膜和下睑结膜（图16.41）。病变为呈黄白色或红色外观的木质样渗出膜。此病可能由感染、外伤或手术引起。50%的病例为双眼发病。30%的病例出现继发性角膜炎并伴有视力丢失。眼外黏膜部位的病变较少见，但牙龈、耳、呼吸道、女性泌尿生殖道、皮肤和肾脏集合系统均可出现木样渗出膜。数名患有木质结膜炎的儿童出现了脑积水。

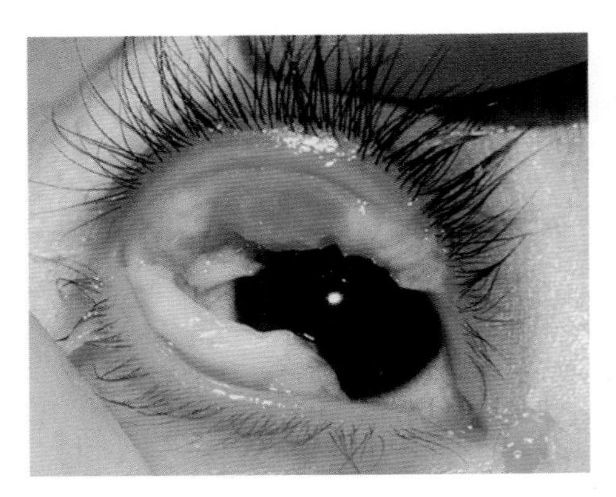

图16.41 典型的木样结膜炎。在慢性病例中有时可见到上睑睑板增厚充血，中央可见木质样膜附着，也可能无渗出膜附着

此病的治疗应该由血液科医生负责。在没有合适的辅助治疗的情况下进行手术切除，早期就会复发。无角膜受累的无症状患者应考虑保守治疗。在证明纤溶酶原的作用之前，或者在纤溶酶原不可用的情况下，通过切除后仔细止血的成功率为75%，并应立即每小时局部应用肝素和类固醇直到炎症消退[26]。有时需要多种治疗联合进行。首选治疗方案是全身或局部应用纤溶酶原浓缩物，因为这是一种多系统疾病所以全身性治疗是首选。遗憾的是，纤溶酶原浓缩物目前既不能用于全身治疗，也不能用于局部治疗。局部使用纤溶酶是无效的，因为它在泪液中会迅速分解。

角膜结膜炎是生物素酶缺乏症的一种眼部表现，可通过口服生物素（维生素B_7）补充剂进行治疗。如果不治疗，儿童可能会出现癫痫发作、肌张力减退、脱发、脂溢性皮炎和视神经萎缩。

角膜炎

因为角膜知觉和眨眼反射的保护作用及泪膜和眼表面先天抗微生物剂的存在（如防御素），角膜感染在正常眼中非常罕见。其中任何一种损害都可能发生角膜炎。儿童角膜炎需要特别关注视力恢复和预防弱视。

微生物性角膜炎

儿童微生物感染的主要危险因素是创伤、眼表疾病（VKC，倒睫，BKC）、先天性角膜知觉缺失、眼球突出或眼睑闭合不全、眼干燥症、全身性疾病（全身免疫缺陷、SJS/TEN、维生素A缺乏症和麻疹），以及角膜手术史。角膜塑形术（通过角膜接触镜重塑角膜形态来矫正屈光不正）是一种特殊的危险因素，主要发生于东亚国家。这些危险因素的相对贡献因年龄、性别和地理位置而异。3岁以下的儿童全身性疾病和先天性外眼疾病是主要的危险因素。在发展中国家，蛋白质能量营养不良和维生素A缺乏是5岁以下儿童的重要危险因素。在青少年中，角膜接触镜磨损是发达国家微生物性角膜炎的重要原因。男孩的感染性角膜炎发病率高于女孩，可能是因为创伤率较高（图16.42~图16.45）。

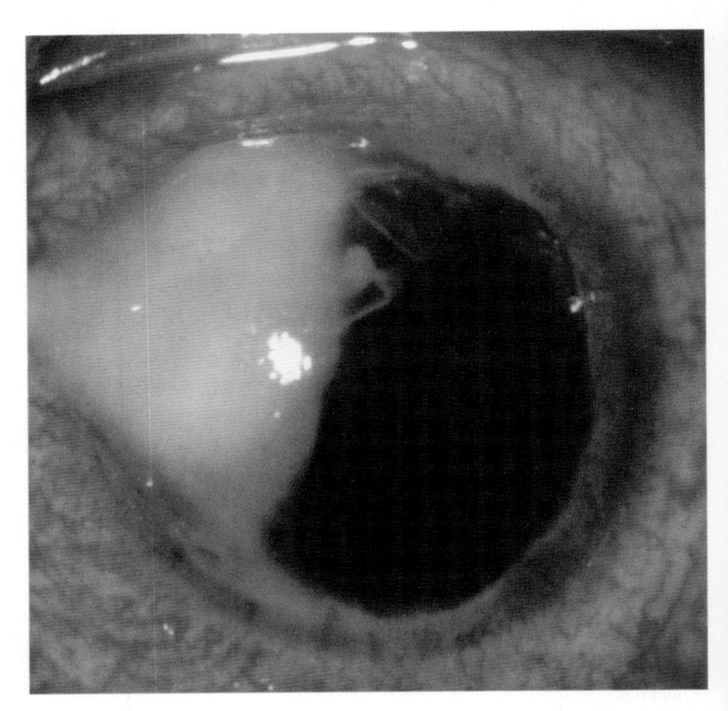

图16.42 一名10岁女孩因移植物抗宿主病导致眼干燥症，铜绿假单胞菌感染导致严重的角膜溃疡及角膜溶解，需行大直径的角膜移植术

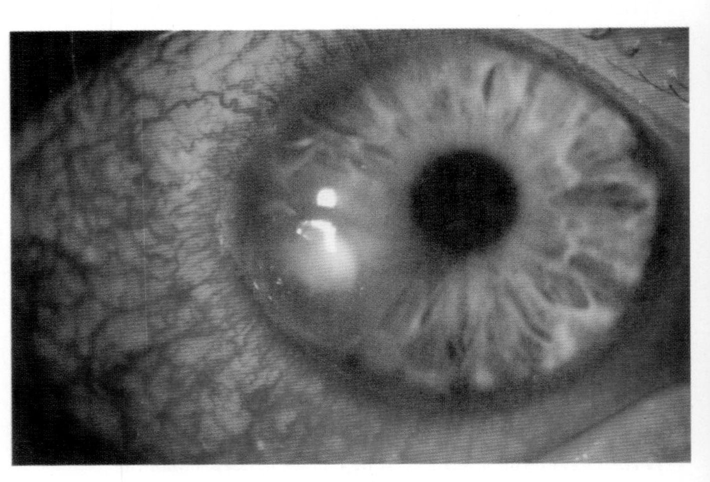

图16.43 青少年近视戴软性角膜接触镜后继发铜绿假单胞菌性角膜溃疡

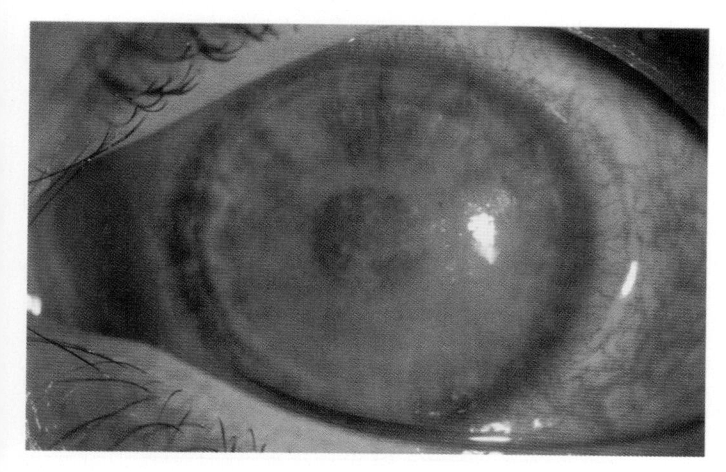

图 16.44　12 岁棘阿米巴角膜炎患者。最初的诊断是疱疹性角膜炎,延误治疗数周

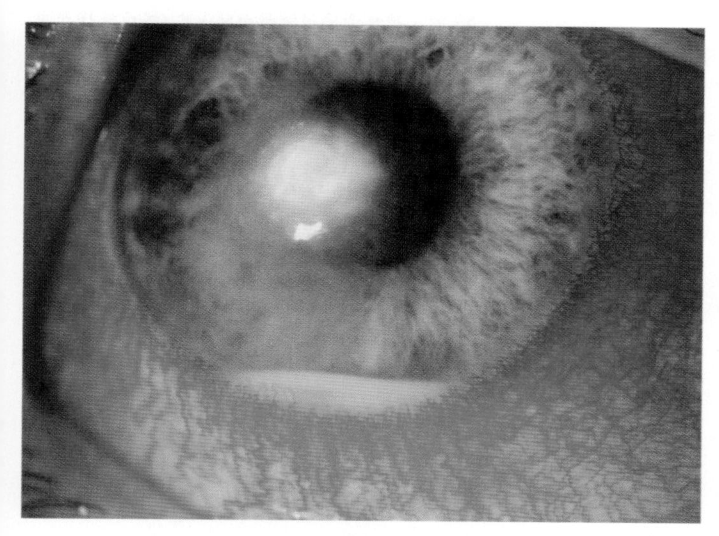

图 16.45　外伤后丝状真菌性角膜炎。病变边缘有伪足或卫星灶,合并前房积脓

各中心负责的生物体有所不同。但所有中心均报告在幼儿角膜炎致病菌中,凝固酶阴性葡萄球菌、金黄色葡萄球菌和链球菌属占比较高。铜绿假单胞菌感染多见于年龄较大的儿童,与佩戴角膜接触镜有关。由于革兰氏阴性感染的风险高,接触镜相关性角膜炎不应使用氯霉素治疗。真菌感染占所有角膜炎的 10%~18%,其中丝状真菌感染(镰刀菌、曲霉)多见于亚热带和热带环境的创伤后,酵母菌(念珠菌属)是体质虚弱儿童的特殊的危险因素。如果对治疗无效,应考虑发生多种微生物感染的可能性。

儿童也可以发生免疫性(无菌性)角膜炎。它由免疫介导的炎症引起。免疫性角膜炎往往表现为靠近外周的小的浸润灶,不伴大片的上皮缺损。此病对局部抗生素和局部低剂量糖皮质激素药物反应迅速。如果对诊断存有疑问,应作为感染性角膜炎处理(表 16.6)。

初步检查

以下项目应该记录:

- 病变大小:上皮缺损和浸润的最大长度和宽度,距角膜缘的距离;

表 16.6　化脓性角膜炎与无菌性角膜炎的鉴别特征

化脓性角膜炎	无菌性角膜炎
病变位于中央	病变位于周边
病变直径大于 1mm	病变直径小于 1mm,或周边病变直径大于 1mm
上皮缺损	早期上皮完整或小片上皮缺损
严重的,进行性疼痛	温和的,非渐进式疼痛
严重的角膜化脓伴角膜溶解	温和的角膜化脓
葡萄膜炎	无葡萄膜炎

- 基质变薄,记录为正常角膜厚度的百分比;
- 前房活动性炎症,包括纤维渗出、炎性细胞和房水闪辉;
- 前房积脓与否及其高度;
- 角膜穿孔的证据;
- 可补救的感染危险因素,如倒睫或暴露;
- 特殊危险因素,如角膜接触镜(阿米巴原虫)、外伤(丝状真菌)。

原因调查

疑似感染微生物的儿童应立即使用合适的广谱抗生素治疗。诊断检测不是必需的,因为这需要患儿镇静。获得用于培养和敏感性测试的样本,可为治疗无效或治疗效果恶化时的替代治疗提供流行病学数据和指导。小心以下情况:

- 临床诊断未确定;
- 经验用药无效;
- 怀疑是罕见的病原体感染(如真菌、阿米巴原虫)。

如果存在上述情况,至少应进行显微镜刮片检查和对接种在血琼脂板上的样本进行革兰氏染色(表 16.7)。大多数真菌在血琼脂上生长。如果怀疑棘阿米巴或真菌感染,应使用非营养性琼脂和沙堡罗琼脂。样本在实验室处理前,应直接接种于培养基上或置于运输培养基中(如脑心浸液培养基)。样本可以用刀片或 21 号针头从病变边缘取下。大多数病原体可以在 48h 后生长。真菌和棘阿米巴需要培养 7 天。通常对细菌进行敏感性测试,但棘阿米巴不应进行敏感性测试,真菌样本需要提交给实验室。如果

表 16.7　疑似微生物性角膜炎的检查

微生物种类	组织学	培养
普通细菌分离株[a]	革兰氏染色	血琼脂培养基 营养肉汤培养基
兼性细菌隔离		
• 分枝杆菌 • 诺卡氏菌属	齐-内染色法 革兰氏染色	罗氏培养基
厌氧菌	革兰氏染色	巯基乙酸肉汤
棘阿米巴[a]	免疫荧光染色 含荧光增白剂卡尔科弗卢尔荧光增白剂染色	大肠埃希菌的培养基
真菌[a]	银染 含荧光增白剂卡尔科弗卢尔荧光增白剂染色	琼脂培养基 血琼脂培养基
微孢子虫	革兰氏染色 高碘酸希夫反应	体外不生长

[a] PCR 法适用于所有这些微生物的检测。

可以的话,还应该采集样本进行 PCR 检测(细菌、真菌、棘阿米巴)。共聚焦显微镜能确认真菌和棘阿米巴包囊的存在,这一程序可能更适用于年龄较大的儿童。只有慢性或进行性角膜炎且先前有培养阴性的病例才需要活检。组织学检查应包括棘阿米巴包囊和滋养体的免疫组化和真菌菌丝的银染。

治疗

治疗角膜炎的目标是角膜的杀菌和愈合。杀菌速度很快,它先于上皮愈合和炎症的消退。

初始抗生素的选择

这取决于当地流行病学数据,包括常见的引起角膜炎的病原体及其抗菌药的敏感性(表 16.8)。在温带地区,90%以上的感染由细菌引起。在热带地区,50%可能是真菌感染。在 5%~10%的病例中存在多种病原体感染。表 16.8 概述了细菌性角膜炎局部应用抗生素的选择方案,但应根据地域的不同情况进行修改。感染性角膜炎的首选治疗方法是广谱抗生素治疗,包括革兰氏阳性和革兰氏阴性细菌,如氟喹诺酮单独给药或氨基糖苷强化治疗和头孢菌素强化的联合治疗(均未上市)。在成年人中,这些替代方案在效果上是相同的。虽然氨基糖苷类和氟喹诺酮类药物在美国和印度的一些地区存在耐药性问题,但目前在英国还没有明显耐药性。由于氟喹诺酮类药物可能不能充分治疗链球菌,因此如果怀疑幼儿链球菌感染,应谨慎联合使用氟喹诺酮类药物和头孢菌素强化治疗。

表 16.8　微生物性角膜炎的治疗方案

常见病原菌	一线治疗方法	可替代的方案
• 金黄色葡萄球菌 • 肺炎链球菌 • 铜绿假单胞菌 • 黏质沙雷菌	氟喹诺酮类药物: 0.5%左氧氟沙星滴眼液每小时 1 次(白天和黑夜),持续 2 天,然后每小时 1 次(白天)持续 3 天,然后 1 日 4 次直到治愈	5%的头孢呋辛滴眼液每小时 1 次,然后根据严重程度逐渐减少,直到治愈 + 1.5%庆大霉素滴眼液每小时 1 次,然后逐渐减少 根据敏感性结果,可用以下抗生素: 0.3%青霉素滴眼液 2.5%阿米卡星滴眼液 5%头孢他啶滴眼液 5%万古霉素滴眼液
分枝杆菌角膜炎		
• 龟分枝杆菌 • 偶发分枝杆菌 • 微黄分枝杆菌	2.5%阿米卡星滴眼液 每小时 1 次 + 0.5%左氧氟沙星滴眼液 每小时 1 次	1%克拉霉素滴眼液 每小时 1 次 + 阿奇霉素滴眼液
真菌性角膜炎[31]		
• 念珠菌 • 曲霉菌 • 镰刀菌	5%纳他霉素滴眼液 每小时 1 次,然后逐渐减少频率,直到治愈 (对念珠菌和一些曲霉菌有抗菌活性) 或 1%伏立康唑滴眼液 (对念珠菌、曲霉菌和镰刀菌有抗菌活性) 或 0.15%两性霉素滴眼液 (对念珠菌、曲霉菌有抗菌活性) 对于可能扩散到前房或巩膜的病变:增加全身治疗 口服　氟康唑　每日 2 次(对念珠菌有抗菌活性) 或 口服　伏立康唑　每日 2 次(对曲霉菌有抗菌活性),剂量根据体重和年龄调整	1%益康唑滴眼液 或 1%咪康唑(对念珠菌和一些曲霉菌有抗菌活性) + 0.2%氯己定滴眼液 用于严重感染(没有证据显示双重治疗有益) 口服　伏立康唑(对镰刀菌、曲霉菌和对氟康唑耐药的念珠菌有抗菌活性) 病变内注射伏立康唑或两性霉素 50μg/0.1ml,根据需要每周重复[a]
棘阿米巴 推荐方案: 白天每小时 1 次,晚上每小时 1 次持续 48h,然后白天每小时 1 次持续 72h,之后每 2h 1 次持续进行 3~4 周,然后根据每个病例情况制订治疗方案 没有临床证据表明双药治疗比单药治疗更有效	0.02%聚六亚甲基双胍滴眼液(PHMB) 或 0.02%氯己定滴眼液 + 0.1%普罗帕脒滴眼液(Brolene) 或 G 0.1%己脒定二羟乙基磺酸盐(Desomedine)	如果对两种一线治疗方案都没有反应,可以考虑: 0.06% PHMB 滴眼液 或 0.2%氯己定滴眼液

[a] 可能会增加穿孔的风险。

灭菌阶段

初始治疗方案是每小时滴药一次，持续 48h，这提供了很大的安全性。应让患者入院观察，除非患者有很好的用药依从性。局部治疗减少到每天四次，直到愈合（即角膜重新上皮化）。真菌和阿米巴原虫感染需要长期治疗以确保灭菌。全身性抗菌剂仅在邻近角膜缘的溃疡时，存在或即将出现早期角膜穿孔时，或近期要进行角膜穿孔手术（如穿透性角膜移植术）时，是必需的，以防止感染向巩膜扩散。辅助治疗包括睫状肌麻痹剂、止痛剂和治疗继发性青光眼的降眼压药。如果需要在麻醉下检查或患儿依从性差，可以在结膜下注射广谱抗生素，但此方法达不到持续局部治疗那么高的角膜浓度。

开始治疗时由于内毒素释放，炎症症状可能会在初期增加。48h 后病情进展的确切证据（角膜变薄或溃疡明显扩大）表明患者对治疗不敏感或依从性差。必要时应收治患者并复查微生物学检查结果。在此阶段除非对原疗法的抗菌药物耐药，否则不建议改为替代疗法。并发症在儿童中很常见。即使早期识别并进行了正确的治疗，手术率也在 6%～28%之间。当角膜即将或已经穿孔时，应用氰基丙烯酸酯胶稳定病情。尽管角膜移植术存在手术失败和弱视的高风险，但仍需要在紧急情况下进行板层或穿透性角膜移植术。结膜瓣移植更适合于婴儿的角膜大穿孔。如果 1 周后出现恶化或慢性炎症，应对微生物进行重复培养或活检。

治疗阶段

即使在角膜溃疡灭菌后，由于持续的炎症、药物的毒性和未能治疗诱发因素（如暴露、倒睫、眼干燥症），可能会导致角膜溃疡延迟愈合。应尽可能使用不添加防腐剂的药物，并治疗眼表疾病（图 16.46）。

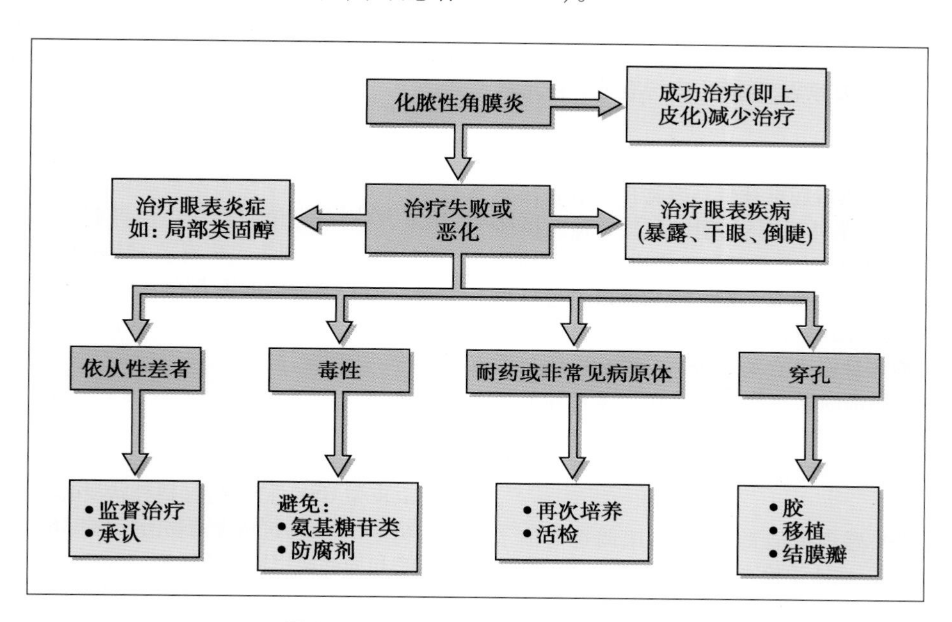

图 16.46　化脓性角膜炎治疗效果的评估

局部使用糖皮质激素

局部使用糖皮质激素可以减轻炎症，但会延迟愈合。因此糖皮质激素必须谨慎使用，因为它们会诱发真菌和单纯疱疹病毒感染。在成人中，使用糖皮质激素作为针对细菌性角膜炎的辅助治疗并没有明显的益处[27]。但使用局部类固醇的疗程快于不使用者。早期局部糖皮质激素治疗对棘阿米巴角膜炎和丝状真菌的预后产生不良影响[28]。在排除真菌感染的 PK 患者中，应在感染出现时即采用局部糖皮质激素治疗，以防止同种异体移植排斥反应。局部环孢素是控制霉菌感染炎症的另一种选择，这并不会促进真菌的生长。

进行性或慢性细菌性角膜炎

局部广谱抗生素强化治疗 5 天后的进行性感染性角膜炎应使用专业的培养基（表 16.7）或角膜活检进行再培养。在再培养之前停止治疗 24h 可以增加检出病原体的机会，但这必须与这段时间内感染可能迅速发展的风险相平衡。活检时应将一半样本送去组织学检查，另一半样本粉碎进行培养。应咨询微生物学家，以确定最佳的分离培养基，这通常包括改良的 Ziehl Neelsen 板。生长缓慢的病原体需要 3 周的时间才能在培养液中生长，需要实验室进行长时间的培养。在等待病理结果的同时，可以根据临床和流行病学进行经验性治疗。

真菌性角膜炎的特征是白色角膜浸润灶，边缘呈羽毛状，病灶旁伴卫星灶，黏稠的前房积脓和内皮斑块状沉着物。治疗依赖于当地流行病学数据。推荐的抗真菌治疗方案见表 16.8。5%纳他霉素是丝状真菌感染的首选药物，两性霉素 B 是念珠菌属感染的首选药物。丝状真菌的菌丝能穿过深基质进入前房，因此推荐深部基质丝状真菌感染患者口服抗真菌药治疗。结膜下或眼内注射两性霉素 B 是达到药物治疗水平的额外选择，但基质内注射会增加角膜穿孔的风险。早期行穿透性角膜移植术有助于控制进展性丝状真菌感染。

儿童棘阿米巴性角膜炎很少见，可能与佩戴角膜接触镜有关，戴角膜接触镜洗澡或游泳的感染风险格外高。误诊和早期局部使用类固醇治疗可严重影响预后。其治疗方案见表 16.8。虽然角膜上皮性疾病相对容易治愈，但角膜基质感染可能需要几个月的治疗，棘阿米巴包囊才会被杀死。更详细的治疗方法将在其他地方给出[29]。

微孢子虫角膜炎是一些地区角膜感染的新病因。新加坡和印度南部大量报道了具有免疫力的患者感染，与土壤污染、创伤和角膜接触镜佩戴有关。最常见的表现是粗糙的角膜上皮点状病变。此病可通过上皮组织活检确诊。推荐局部使用氟喹诺酮类药物治疗，但这种疾病是自限性的，具有良好的视觉预后。微孢子虫角膜基质病是一种极其罕见的难以根除的疾病，通常需要穿透性角膜移植术。此病的治疗方案包括局部应用0.3%烟曲霉素和口服阿苯达唑。

目前还没有令人信服的证据表明，角膜胶原交联作为抗菌性角膜炎标准治疗的辅助选择具有优越性。

单纯疱疹病毒性角膜炎

HSV是发达国家因角膜疾病致盲的最常见的传染性疾病。它也是发展中国家视力丢失的重要原因，与麻疹流行有关。在儿童中较成人少见。

HSV的原发感染可能是亚临床的并且远离复发部位的。急性结膜炎可能代表原发感染。感染后病毒被带到感觉神经节并在那里潜伏。诸如发热、激素变化、紫外线辐射、创伤和三叉神经损伤之类的刺激可以重新激活HSV，HSV从神经轴突中运输到眼表面，引起复发性疾病。病毒可在角膜内潜伏，并且HSV可以通过角膜移植传播。HSV-1通常导致眼部或唇部感染；HSV-2引起泌尿生殖系统感染，并与新生儿疱疹性眼炎有关。HSV-1和HSV-2几乎同时存在于所有神经节中，局部因素有利于潜伏在三叉神经节的HSV-1再激活。拥挤和卫生条件差的情况下会促进HSV的传播。营养不良、麻疹和疟疾可能会抑制细胞介导的免疫，并与严重的单侧和双侧HSV感染相关。

由于2/3的原发性HSV感染可能无症状，临床调查低估了HSV感染的发病率和患病率。血清学检查可以明确既往感染的情况，也可以反映潜伏期。年龄、地理位置和社会经济地位均影响患病率。使用PCR检测三叉神经节的HSV的结果表明，20岁前的患病率为18.2%。拥挤的环境可能是早期接触HSV的风险因素。在非洲，70%~80%的人在青春期之前就出现了HSV-1抗体。全世界可能有1 000万人患有疱疹性眼病。

HSV角膜炎有不同的类型。随着时间的推移，临床表现可能会发生变化，同一角膜可能呈现多种特征：

- 上皮病变（树枝状浸润、地图状浸润）：这是病毒复制的结果，是复发性眼部HSV最常见的表现（图16.47）。地图状浸润的定义上是直径>1mm，并与局部糖皮质激素治疗或过敏性眼病相关。
- 神经营养性角膜炎：（化脓性溃疡，持续性上皮缺损）继发于角膜知觉障碍或药物毒性。
- 坏死性角膜炎（免疫性角膜炎）：急性的角膜基质感染，炎症反应导致基质溶解。
- 内皮炎（盘状角膜炎）：病毒复制的首要目标是角膜内皮细胞，内皮细胞受损，继发性角膜基质水肿。

角膜炎首次发作后，眼部HSV的复发率从感染后2年的20%，增加到5年的40%和7年的70%。首次侵犯角膜后32%~40%的患者出现复发性疱疹性角膜溃疡，25%的患者出现盘状角膜炎或

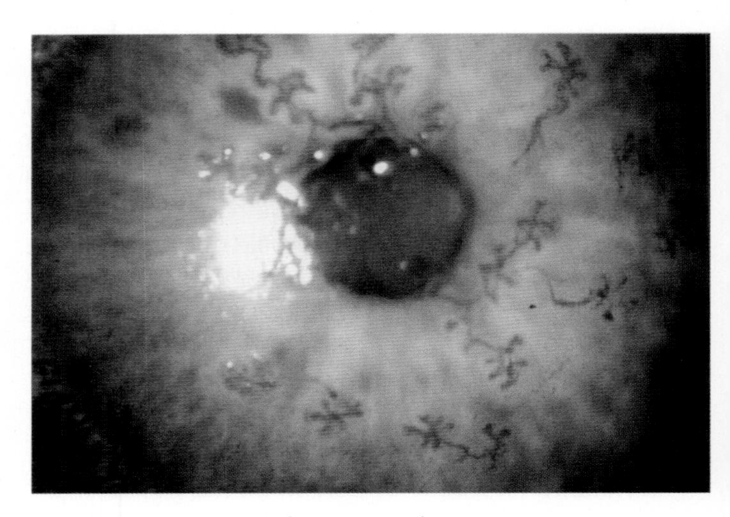

图16.47　单纯疱疹病毒感染并发春季角膜结膜炎的多发树枝状病变

角膜基质炎，5%出现高眼压，6%发展成引起视力下降的角膜瘢痕。12%的患者发生双眼病变，特别是那些特异反应性（疱疹性湿疹的高危患者）和免疫抑制的患者。HSV感染儿童比成人更严重，特别是当他们存在免疫抑制时，病毒脱落和复发更常见。复发性疾病与视力丢失有关，但只要及时治疗，视力下降可减至最低。90%~94%的患者视力维持在>6/12，但3%的患者视力仅维持在6/36。HSV角膜炎占英国和美国所有穿透性角膜移植术的3%~10%。

治疗

指导方针总结如下：

- 上皮型HSV性角膜炎（树枝状浸润、地图状浸润）是病毒复制的结果，用局部抗病毒药物治疗（表16.9）。不需要口服抗病毒药物和局部使用糖皮质激素[30]。
- 基质型HSV性角膜炎应在抗病毒药物治疗的同时，使用类固醇治疗，既能减少病毒抗原诱发的免疫炎症反应，又能有效抑制病毒复制。随着炎症消退，两种治疗方法都逐渐减少用量。
- 潜伏的病毒无法消除。虽然获得性病毒耐药性并不常见，但在长期抗病毒治疗后可发生。

表6.9　病毒性角膜炎的治疗方案

病原体	一线治疗方案	可替换的疗法
HSV	3%阿昔洛韦眼膏或1%曲氟尿苷滴眼液每日5次 预防角膜基质炎及角膜葡萄膜炎：口服阿昔洛韦400mg每日2次 在专家监督下使用（根据年龄调整剂量）	0.15%更昔洛韦滴眼剂每日5次 伐昔洛韦500mg

治疗HSV性角膜炎的抗病毒药物是嘌呤或嘧啶类似物，它们被合并形成异常的病毒DNA（表16.9）。局部使用三氟胸苷、阿昔洛韦和更昔洛韦毒性低，在基质和前房能够达到有效的抗病毒浓度，有效辅助类固醇治疗。阿昔洛韦的优点是可以全身使用。这些药物都对HSV-1和HSV-2有效，对树枝状和地图状溃疡的治疗效果相当。如果怀疑存在胸腺嘧啶激酶耐药的HSV感染，应考虑

使用膦甲酸钠。当与局部抗病毒剂一起使用时，局部应用干扰素 α2 会提供一些额外帮助，但它价格昂贵且很难获得。口服阿昔洛韦与局部治疗联合使用不会加速上皮病变的愈合。清除感染的角膜上皮是有效的，但需要辅助应用抗病毒药物来避免上皮性角膜炎的早期复发。角膜上皮清创术后的标本可用于 PCR 检测 HSV 感染。

其他疱疹性眼病研究组治疗指南如下：

- 对于基质型疾病（如盘状角膜炎），局部应用类固醇（1%泼尼松龙磷酸钠，每日四次），配合局部抗病毒治疗，可减少 68%的恢复时间，且不增加 6 个月时的复发风险。
- 在治疗角膜基质炎时，口服阿昔洛韦对局部类固醇和 F_3T 治疗没有额外的作用。
- 上皮型 HSV 角膜炎，口服阿昔洛韦 3 周（每日 400mg，一日两次）并不能预防第二年角膜基质病变复发。
- 预防性使用阿昔洛韦（400mg，一日两次）治疗可在 12 个月内将既往角膜基质疾病患者的角膜上皮和基质病变复发率减少约 50%。预防性抗病毒治疗通常仅限于双侧病变患者、既往 HSV 性角膜炎患者、特应性角膜炎患者或免疫抑制患者，尤其是角膜手术后。
- 口服阿昔洛韦（400mg，一日两次，持续 6 个月）可降低 PK 后 HSV 复发和移植失败的风险。

眼带状疱疹

在原发感染（水痘）后，水痘-带状疱疹病毒可潜伏在多达 100%的病例的感觉神经节中。眼带状疱疹（HZO）的诊断通常需根据临床表现进行，上眼睑和前额疼痛性皮疹多见，如果一侧鼻部受累，则有角膜受累的特殊风险。然而此病导致的皮疹可能非常小，需要使用 PCR 检测确认感染。随着年龄的增长，带状疱疹病毒的暴露量逐渐增加。在发达国家，到 40 岁时 99%的人口都有带状疱疹病毒抗体。18 岁以下儿童 HZO 的发生率低于 1.5∶1 000 人。HZO 通常与带状疱疹病毒抗体降低有关，因此它在儿童中并不常见，除非他们受到免疫抑制（如化疗或放疗）。免疫抑制可引起水疱性皮疹再活化。9%～16%的 HZO 患者有三叉神经受累，其中 50%～72%有眼部受累，20%有角膜受累。目前儿童接种水痘疫苗对 HZO 的发生率和严重程度的影响尚不明确。

在眼带状疱疹的早期，角膜受累可表现为树枝状或角膜基质炎（图 16.48），偶尔伴有葡萄膜炎、青光眼、进行性外层视网膜坏死和巩膜炎。急性 HZO 上皮性疾病是因上皮表面黏液积聚导致的而不是病毒复制的结果，但如果与 HSV 双重感染，则可能出现上皮病变。现阶段局部使用抗病毒药物是明智的预防措施。2～3 个月后复发的角膜炎症并不总是病毒复制的结果，通常也不需要局部抗病毒药物。

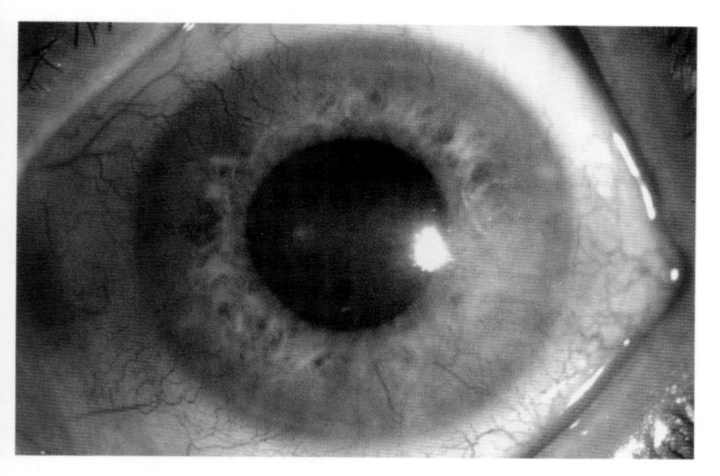

图 16.48　眼部带状疱疹后角膜周围血管翳形成和角膜混浊

口服抗病毒药物可将急性 HZO 的严重程度和迟发性角膜炎的发生率降低 50%，但并没有证据证明其在减少神经营养性角膜炎或带状疱疹后神经痛等迟发性并发症方面有效。通常在皮疹出现后 72h 内口服阿昔洛韦 3 天。带状疱疹的皮疹不建议局部应用阿昔洛韦治疗。神经营养性角膜炎的治疗为局部使用润滑剂或采取角膜保护措施（如眼睑缝合术）（参见第 34 章）。

遗传性良性上皮内角化不良症

遗传性良性上皮内角化不良症是一种常染色体显性遗传疾病，其特征是眼部及口腔黏膜的上皮斑片样改变（图 16.49）。它主要发生在美洲印第安人的后裔身上，但并非完全如此。它是 4 号染色体（4q35）复制的结果。临床表现有畏光、眼睑痉挛、继发性角膜瘢痕和血管形成。应排除维生素 A 缺乏症导致结膜角化的可能。局部润滑剂可缓解症状。

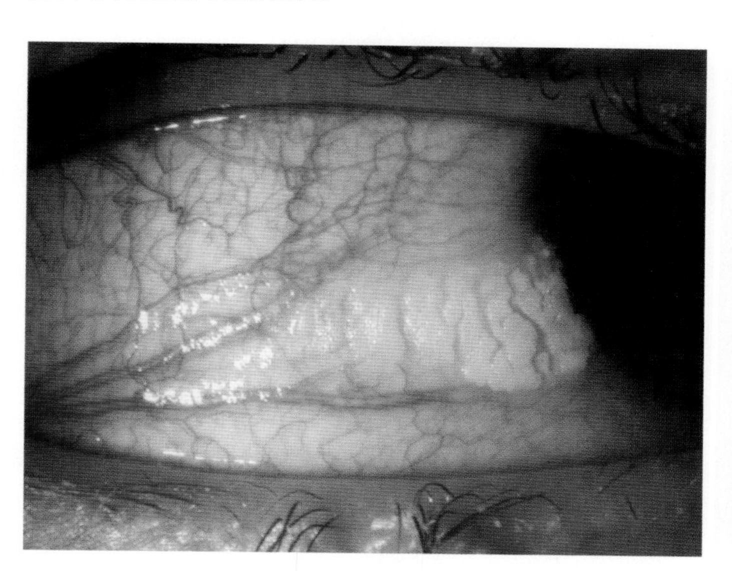

图 16.49　遗传性良性上皮内角化不良症伴有结膜斑块改变

（虹霏　刘历东 译　朱丹 校）

参考文献

1. Viswalingam M, Rauz S, Morlet N, Dart JK. Blepharokeratoconjunctivitis in children: diagnosis and treatment. Br J Ophthalmol 2005; 89: 400–3.
2. Donaldson KE, Karp CL, Dunbar MT. Evaluation and treatment of children with ocular rosacea. Cornea 2007; 26: 42–6.
3. Hamada S, Khan I, Denniston AK, Rauz S. Childhood blepharokeratoconjunctivitis: characterising a severe phenotype in white adolescents. Br J Ophthalmol 2012; 96: 949–55.
4. Teo L, Mehta JS, Htoon HM, Tan DT. Severity of pediatric blepharokeratoconjunctivitis in Asian eyes. Am J Ophthalmol 2012; 153: 564–70, e1.
5. Rose PW, Harnden A, Brueggemann AB, et al. Chloramphenicol treatment for acute infective conjunctivitis in children in primary care: a randomised double-blind placebo-controlled trial. Lancet 2005; 366: 37–43.
6. Sheikh A, Hurwitz B, van Schayck CP, et al. Antibiotics versus placebo

for acute bacterial conjunctivitis. Cochrane Database Syst Rev 2012; (9): CD001211.
7. Wilkins MR, Khan S, Bunce C, et al. A randomised placebo-controlled trial of topical steroid in presumed viral conjunctivitis. Br J Ophthalmol 2011; 95: 1299–303.
8. Dart JK, El-Amir AN, Maddison T, et al. Identification and control of nosocomial adenovirus keratoconjunctivitis in an ophthalmic department. Br J Ophthalmol 2009; 93: 18–20.
9. Taylor HR, Burton MJ, Haddad D, et al. Trachoma. Lancet 2014; 384: 2142–52.
10. Rajak SN, Collin JR, Burton MJ. Trachomatous trichiasis and its management in endemic countries. Surv Ophthalmol 2012; 57: 105–35.
11. Bremond-Gignac D, Donadieu J, Leonardi A, et al. Prevalence of vernal keratoconjunctivitis: a rare disease? Br J Ophthalmol 2008; 92: 1097–102.
12. Mantelli F, Santos MS, Petitti T, et al. Systematic review and meta-analysis of randomised clinical trials on topical treatments for vernal keratoconjunctivitis. Br J Ophthalmol 2007; 91: 1656–61.
13. Leonardi A. Management of vernal keratoconjunctivitis. Ophthalmol Ther 2013; 2: 73–88.
14. Gueudry J, Roujeau JC, Binaghi M, et al. Risk factors for the development of ocular complications of Stevens-Johnson syndrome and toxic epidermal necrolysis. Arch Dermatol 2009; 145: 157–62.
15. Yip LW, Thong BY, Lim J, et al. Ocular manifestations and complications of Stevens-Johnson syndrome and toxic epidermal necrolysis: an Asian series. Allergy 2007; 62: 527–31.
16. Harr T, French LE. Toxic epidermal necrolysis and Stevens-Johnson syndrome. Orphanet J Rare Dis 2010; 5: 39.
17. Muqit MM, Ellingham RB, Daniel C. Technique of amniotic membrane transplant dressing in the management of acute Stevens-Johnson syndrome. Br J Ophthalmol 2007; 91: 1536.
18. Liang X, Liu Z, Lin Y, et al. A modified symblepharon ring for sutureless amniotic membrane patch to treat acute ocular surface burns. J Burn Care Res 2012; 33: e32–8.
19. Shikari H, Antin JH, Dana R. Ocular graft-versus-host disease: a review. Surv Ophthalmol 2013; 58: 233–51.
20. Shikari H, Amparo F, Saboo U, Dana R. Onset of ocular graft-versus-host disease symptoms after allogeneic hematopoietic stem cell transplantation. Cornea 2015; 34: 243–7.
21. Dietrich-Ntoukas T, Cursiefen C, Westekemper H, et al. Diagnosis and treatment of ocular chronic graft-versus-host disease: report from the German-Austrian-Swiss Consensus Conference on Clinical Practice in chronic GVHD. Cornea 2012; 31: 299–310.
22. Barzegar M, Mozafari N, Kariminejad A, et al. A new homozygous nonsense mutation in LAMA3A underlying laryngo-onycho-cutaneous syndrome. Br J Dermatol 2013; 169: 1353–6.
23. Sejpal K, Ali MH, Maddileti S, et al. Cultivated limbal epithelial transplantation in children with ocular surface burns. JAMA Ophthalmol 2013; 131: 731–6.
24. Dart J. Corneal toxicity: the epithelium and stroma in iatrogenic and factitious disease. Eye (Lond) 2003; 17: 886–92.
25. Schuster V, Seregard S. Ligneous conjunctivitis. Surv Ophthalmol 2003; 48: 369–88.
26. De Cock R, Ficker LA, Dart JG, et al. Topical heparin in the treatment of ligneous conjunctivitis. Ophthalmology 1995; 102: 1654–9.
27. Srinivasan M, Mascarenhas J, Rajaraman R, et al. Corticosteroids for bacterial keratitis: the Steroids for Corneal Ulcers Trial (SCUT). Arch Ophthalmol 2012; 130: 143–50.
28. Robaei D, Carnt N, Minassian DC, Dart JK. The impact of topical corticosteroid use before diagnosis on the outcome of Acanthamoeba keratitis. Ophthalmology 2014; 121: 1383–8.
29. Dart JK, Saw VP, Kilvington S. Acanthamoeba keratitis: diagnosis and treatment update 2009. Am J Ophthalmol 2009; 148: 487–99, e2.
30. Wilhelmus KR. Antiviral treatment and other therapeutic interventions for herpes simplex virus epithelial keratitis. Cochrane Database Syst Rev 2015; (1): CD002898.
31. Prajna NV, Krishnan T, Mascarenhas J, et al. The mycotic ulcer treatment trial: a randomized trial comparing natamycin vs voriconazole. JAMA Ophthalmol 2013; 131: 422–9.

第 17 章

儿童 HIV/AIDS 的眼部表现

Emmett T Cunningham Jr and Philippe Kestelyn

章节目录

尽管在过去的 20 年里,人类免疫缺陷病毒(HIV)感染的发病率在稳步下降,但是与 HIV/获得性免疫缺陷综合征(AIDS)相关的疾病仍是导致全球范围内发病率和死亡率增加的主要原因之一[1]。在 2014 年,大约有 3 690 万人存在 HIV/AIDS,其中 260 万(7.0%)是 15 岁或是 15 岁以下的儿童(表 17.1),这些儿童中约有 22 万(8.5%)是当年新发感染的——每天大约 600 名儿童被感染。从 2009 年起,这一数字下降了大约 40%,主要原因是越来越多 HIV 抗体阳性的孕妇进行抗反转录病毒治疗。如果不进行抗反转录病毒治疗,至少 70% 的存在 HIV/AIDS 的成年人和高达 50% 的存在 HIV/AIDS 的儿童会出现眼部相关并发症[1,2]。

表 17.1 截至 2014 年 HIV/AIDS 的全球概况

2014 年 HIV/AIDS 感染人数	
总数	3 690 万(3 430 万~4 140 万)
成人	3 430 万(3 180 万~3 850 万)
女性	1 740 万(1 610 万~2 000 万)
小于 15 岁的儿童	260 万(240 万~280 万)
2014 年新发感染 HIV 的人数	
总数	200 万(190 万~220 万)
成人	180 万(170 万~200 万)
小于 15 岁的儿童	22 万(19 万~26 万)
2014 年与 HIV/AIDS 相关的死亡人数	
总数	120 万(98 万~220 万)
成人	180 万(170 万~200 万)
小于 15 岁的儿童	15 万(14 万~17 万)

括号中的数字表示基于现有最佳可用信息的可信区间。
数据来自 UNAIDS. 2014 Global Statistics:http://www.unaids.org/sites/default/files/media_asset/20150714_FS_MDG6_Report_en.pdf(2016 年 1 月查阅)。

多药联合疗法的引入改变了 HIV/AIDS 相关眼病的现状。该治疗方法被称为"高效抗反转录病毒治疗(HAART)",它主要通过使用高效的抗反转录病毒药物组合来抑制 HIV 的复制。接受 HAART 疗法的患者辅助性 $CD4^+$T 细胞数量显著增加,病毒滴度显著下降,从而减少了机会性感染,降低了发病率和死亡率,提高了生活质量。尽管使用 HAART 疗法的患者眼部并发症的发病率有所下降,但它们仍在继续发生,而且它们仍是 HIV 感染者致残的一个重要原因。各国获得 HAART 疗法的途径差异相当大,在发展中国家尤其如此[2]。

HIV/AIDS:全球和区域流行病学

联合国艾滋病规划署(UNAIDS)和世界卫生组织(WHO)发布的 2014 年全球 HIV/AIDS 的疫情报告估计,2014 年有 3 690 万(3 430 万~4 140 万)人携带 HIV,其中 90%的人并没有意识到自己感染了 HIV。大约 1 740 万(1 610 万~2 000 万)是女性,260 万(240 万~280 万)为 15 岁以下儿童(表 17.1)。儿童中 HIV 感染的患病率各不相同,在撒哈拉以南非洲地区,85% 以上的儿童存在 HIV/AIDS。2014 年,大约有 140 万(120 万~150 万)人新发感染了 HIV,其中 22 万(19 万~23 万)是儿童。同年,120 万(98 万~160 万)人死于 HIV/AIDS,其中 15 万(12.5%;14 万~17 万)人是儿童[1]。

儿童 HIV 的传播途径

虽然注射毒品、无保护措施的性交易和男性间无保护措施的性行为等高危行为都会导致 HIV 的传播,但大多数成年人的 HIV 感染都发生在无保护措施的异性性交过程中[2]。大多数 HIV 阳性的儿童都是在母亲子宫内、分娩时或母乳喂养时感染的,这就是所谓的母婴传播(MTCT)。在产科的干预措施和抗逆转录病毒的干预措施出现之前,感染了 HIV 的母亲所生的婴儿中,有 40%感染了 HIV。其中 20%~25%的感染发生在宫内,35%~50%的感染发生在分娩期间,25%~35%的感染 HIV 的儿童在刚出生时和分娩后 6 周内 HIV 抗体呈阴性,但后期变为感染者。最后这部分儿童的感染可能是 HIV 通过母乳喂养传播的结果[3]。在一系列措施出现之后，北美、西欧和其他资源丰富的地区的围生期感染比例急剧下降，目前的围生期总感染率从 1%到 3%不等。由于育龄期妇女的 HIV/AIDS 高发病率和缺少获得抗逆转录病毒干预措施的途径及缺乏母乳喂养的可行替代方案，母婴传播（MTCT）的 HIV/AIDS 发生率在许多资源贫乏的国家仍然很高。撒哈拉以南的非洲地区的 HIV/AIDS 负担最重，总的来说，其占围生期感染和感染 HIV/AIDS 儿童的 80%～90%[1]。

儿童 HIV/AIDS 的诊断

疾病预防控制中心（Centers for Disease Control and Prevention，CDC）将小于 18 月龄、感染了 HIV 的儿童的病例分为了以下四类[4]：

1. HIV 确定感染；
2. HIV 假定感染；
3. HIV 假定未感染；
4. HIV 确定未感染。

孕妇 HIV 抗体的存在会使 18 个月以下儿童的 HIV 感染的实验室检测诊断结果不可靠。这些有 HIV/AIDS 标志性病变（框 17.1）的围生期 HIV 暴露的儿童已被认为是 HIV 的假定感染者。

未满 18 个月的儿童，如由感染 HIV 的母亲所生，并且新生儿试验（不包括脐带血试验）显示以下一项或多项 HIV 病毒学（非抗体）试验中有两个独立试验呈阳性结果，则被定义为 HIV 确定感染者。HIV 病毒学（非抗体）试验：

- HIV 核酸（DNA 或 RNA）检测；
- HIV p24 抗原检测，包括中和试验，用于小于等于 1 个月月龄的儿童；
- HIV 病毒分离（病毒培养）。

感染 HIV 的母亲所生的未满 18 个月的儿童，如有以下情况，会被归类为 HIV 确定未感染者：

1. 不符合 HIV 确定感染的诊断标准；
2. 从分离的标本中获得至少两种阴性的 HIV DNA 或 RNA 病毒学检测结果。

疾病预防控制中心关于已上报的 18 个月至 13 岁以下的 HIV 感染的儿童的实验室诊断标准，排除了仅通过 HIV/AIDS 标志性病变来进行的确诊。需要对上报的这一年龄组中的 HIV 感染病例进行实验室检查来确诊。

年龄在 18 个月至 13 岁以下的儿童，如果符合 HIV 感染标准，并且至少有一种被证明的 HIV/AIDS 标志性病变（框 17.1），就会被认为患有 AIDS。一旦确定 HIV 感染，就可以及早开始 HAART 疗法和肺孢子虫肺炎的预防。其次建议常规定期为婴儿接种常规疫苗[5]。

框 17.1

13 岁以下儿童、青少年和成人 AIDS 标志性病变

- 多发性或复发性细菌感染[a]
- 支气管、气管或肺念珠菌病
- 食管念珠菌病[b]
- 浸润性宫颈癌[c]
- 肺外型或是播散型球孢子菌病
- 肺外隐球菌病
- 慢性肠道隐孢子虫病（持续时间超过 1 个月）
- 巨细胞病毒疾病（肝、脾或结节除外），发病年龄>1 个月
- 巨细胞病毒性视网膜炎（伴有视力丧失）[b]
- HIV 相关脑病
- 单纯疱疹：慢性溃疡（病程持续大于 1 个月）；支气管炎、肺炎或食管炎（发病年龄大于 1 个月）
- 播散性或肺外组织胞浆菌病
- 慢性肠道等孢球虫病（病程持续超过 1 个月）
- 卡波西肉瘤[b]
- 淋巴间质性肺炎或肺淋巴增生复合体[a,b]
- 伯基特淋巴瘤（或同义术语）
- 免疫相关性淋巴瘤（或同义术语）
- 原发性脑淋巴瘤
- 鸟分枝杆菌复合群或堪萨斯分枝杆菌，播散型或肺外型[b]
- 全身任何部位的结核分枝杆菌，肺部[b,c]、播散型[b] 或是肺外型[b]
- 分枝杆菌，其他物种或不明物种，播散型或是肺外型[b]
- 肺孢子菌肺炎[b]
- 复发性肺炎[b,c]
- 进行性多灶性白质脑病
- 复发性沙门杆菌败血症
- 脑弓形虫病，发病年龄小于 1 个月[b]
- HIV 所致的消耗综合征

[a] 仅适用于 13 岁以下的儿童（CDC. 1994 Revised classification system for human immunodeficiency virus infection in children less than 13 years of age. MMWR 1994;43[No. RR-12]）。

[b]可能被假定诊断的情况。

[c]仅适用于年龄大于 13 岁的成人和青少年（CDC. 1993 Revised classification system for HIV infection and expanded surveillance case definition for AIDS among adolescents and adults. MMWR 1992;41[No. RR-17]）。

出于监控目的，只有在满足 HIV 病毒感染标准的患者才被归类为 AIDS 患者。

改编自 Schneider E，Whitmore S，Glynn Km，et al. Centers for Disease Control and Prevention（CDC）. Revised surveillance case definitions for HIV infection among adults，adolescents，and children aged<18 months and for HIV infection and AIDS among children aged 18 months to<13 years-United States，2008. MMWR Recomm Rep. 2008;57（RR-10）：1-12。

2007 年，世界卫生组织（WHO）修订了 HIV 感染和 AIDS 的临床分期体系以及临床监控病例的定义[6]。他们建议将 HIV 感染病例报告为 HIV 感染或包括 AIDS 在内的进展期艾滋病（AHD）。所有报告的 HIV 感染、AHD 和 AIDS 的病例都需要在实验室检测的基础上来确诊 HIV 感染。经世界卫生组织修订的 HIV/AIDS 临床监控病例的定义包括以下四个阶段：无症状的 HIV 感染期（第一阶段）；有轻微症状的 HIV 感染期（第二阶段）；AHD（第三阶段）；AIDS（第四阶段）[6,7]。HIV 阳性儿童的免疫抑制水平可通过循环 $CD4^+T$ 细胞水平分级。虽然 $CD4^+T$ 细胞的绝对计数通常用于成人，但绝对 $CD4^+T$ 细胞计数通常在 HIV 感染后的前 5 年急剧下降。因此，对于幼儿来说，$CD4^+T$ 细胞百分比提供了对疾病严重程度的最佳评估。世界卫生组织对幼儿 HIV 相关免疫缺陷的分类见表 17.2。疾病预防控制中心推荐了一种类似的分级系统，使用 $CD4^+T$ 细胞计数或百分比对感染 HIV 的

儿童的免疫状况进行分级，共分为 1、2、3 级（表 17.3）[8]。相比之下，$CD4^+T$ 细胞绝对计数低于 200/mm³ 的成年人被认为患有 AIDS，而那些 $CD4^+T$ 细胞绝对计数低于 100/mm³ 的成年人则被认为是有严重的免疫抑制，并且有极大的风险出现一种或多种眼部并发症，包括巨细胞病毒性视网膜炎和其他坏死性疱疹性视网膜炎[8]。

表 17.2 WHO 利用 $CD4^+T$ 细胞计数和百分比对 HIV 相关免疫缺陷程度分类

HIV 相关免疫功能缺陷程度分类	年龄相关性 $CD4^+T$ 细胞值			
	≤11 个月/CD4 细胞占比（CD4%）	12~35 个月/CD4%	36~59 个月/CD4%	≥5 岁（$CD4^+$ T 细胞计数/mm³ 或/CD4%）
无症状	>35%	>30%	>25%	>500/mm³
轻度	30%~35%	25%~30%	20%~25%	350~499/mm³
中度	25%~29%	20%~24%	15%~19%	200~349/mm³
重度	<25%	<20%	<15%	<200/mm³ 或<15%

表 17.3 2008 年美国成人和青少年（≥13 岁）HIV 感染临床监控病例定义

分级	实验室依据[a]	临床依据
1 级	实验室确认 HIV 感染和 $CD4^+T$ 细胞计数≥500/μl 或 $CD4^+T$ 细胞百分比≥29%	无规定（但没有 HIV 标志性病变）
2 级	实验室确认 HIV 感染和 $CD4^+T$ 细胞计数：200~499/μl 或 $CD4^+T$ 细胞百分比：14%~28%	无规定（但没有 HIV 标志性病变）
3 级（AIDS）	实验室确认 HIV 感染和 $CD4^+T$ 细胞计数<200/μl 或 $CD4^+T$ 细胞百分比<14%[b]	有确定 HIV 标志性病变（经实验室确认的 HIV 感染）[b]
不明阶段[c]	实验室确认 HIV 感染，但是没有 $CD4^+T$ 细胞的计数和百分比信息。	没有 HIV 标志性病变

[a] $CD4^+T$ 细胞百分比是指 $CD4^+T$ 细胞占淋巴细胞总数的百分比。如果 $CD4^+T$ 细胞计数和百分比不对应同一 HIV 感染阶段，则选择较严重的阶段。

[b] 有 HIV 标志性病变的证据取代了 $CD4^+T$ 细胞计数为 200/μl 或 $CD4^+T$ 细胞占总淋巴细胞的百分比为 14%的检查结果，这些明确诊断的方法来自 1993 年修订的 HIV 分类系统、国家法定需上报疾病监控系统和广义的 AIDS 病例定义（CDC. 1993 revised classification system for HIV infection and expanded surveillance case definition of AIDS among adolescents and adults.［J］. MMWR Recomm Rep，1992，41：1-19）。

[c] 虽然没有 $CD4^+T$ 细胞计数、百分比的信息或没有 HIV 标志性病变的病例可归类为不明阶段，但是在诊断 HIV 时应尽可能地去报告 $CD4^+T$ 细胞的计数和百分比以及存在的 HIV 标志性病变。除了 $CD4^+T$ 细胞计数或百分比以外，任何确定的 HIV 标志性病变可以按要求报告（Council of State and Territorial Epidemiologists. Laboratory reporting of clinical test results indicative of HIV infection：new standards for a new era of surveillance and prevention［Position Statement 04-ID-07］；2004。可在 http://c. ymcdn. com/sites/www. cste. org/resource/resmgr/PS/04-ID-07-FINAL. pdf. 网站获取原文）。

儿童 HIV/AIDS 的眼部临床表现

关于儿童 HIV/AIDS 眼部临床表现的文献有限（表 17.4）[8-22]，但是认为儿童和成年人 HIV 感染者的眼部临床表现在许多重要方面存在差异。首先，儿童与成人相比，HIV/AIDS 的眼部并发症更少见。巨细胞病毒性视网膜炎（图 17.1）和 HIV 视网膜病变（棉绒斑）尤其如此，在未经治疗的 HIV 阳性的儿童中的发病率小于 5%，在未治疗的 HIV 阳性的成人中的发病率达 30%甚至更高[8]。与成人相比，带状疱疹病毒性眼病（HZO）（图 17.2）在 HIV 感染的儿童中发病率较低[23]，尽管带状疱疹性皮炎已被认为是接受 HAART 的患儿免疫重建的早期并发症[24,25]。第二，一种独特的视网膜血管炎（图 17.3）[26]，在成年人中不常见，但是可见于美国[10]和法国[11]的大约 3%的 HIV 感染的儿童及非洲和印度的大约 10%~40%的 HIV 抗体阳性的儿童[14,15,20,21]。视网膜血管炎症是典型的双侧性和外周性静脉血管炎，发病率是动脉周围炎的 3 倍。这种周围性视网膜血管炎可能与广泛的淋巴结病变有关，包括淋巴细胞间质性肺炎（LIP）和唾液腺和泪腺受累。目前认为这些儿童在身体的不同部位可能有相同的免疫病理反应。在引入 HAART 之前，患有 LIP 的 HIV 抗体阳性的儿童与感染 HIV 的儿童总体相比有着相对较高的存活率。伴有泪腺及唾液腺受累、HIV 抗体阳性的 LIP 儿童与成人弥漫性浸润性淋巴细胞增生症（DILS）患者表现相似。DILS 是一种以慢性循环和内脏 $CD8^+T$ 细胞浸润为特征的 HIV 相关疾病，包括肺、唾液腺和泪腺的受累[14]。

HIV/AIDS 的眼眶和眼附属器的并发症发生在成人中，包括眶蜂窝织炎和肿瘤，最显著的是淋巴瘤和卡波西肉瘤[8]。眼眶和眼附属器的并发症在 HIV 抗体阳性的婴儿和儿童中并不常见。曾有文献报道过 1 例患有眶隔前蜂窝织炎的 HIV 感染儿童病例[9]（表 17.4），也曾有文献报道过一种“胎儿艾滋病综合征”的病例，症状包括眼球下斜、眼球突出、眼距增宽和蓝色巩膜[26]。

在使用 HAART 疗法之前，高达 20%的患有 HIV/AIDS 的成人有眼前节并发症，最值得注意的是结膜毛细血管扩张症、干燥性角膜结膜炎（图 17.4）、感染性角膜炎、传染性软疣（图 17.5）[8]。类似的并发症也发生在儿童中（表 17.4）。Almeida 等[18]在巴西的 111 名感染 HIV 的儿童中观察到有 2 例患有眼干燥症。在非洲[13-16]有 1.2%[14]~24.2%[14]的患有 HIV/AIDS 的儿童存在眼干燥症（图 17.6），这可能是由于营养不良、维生素 A 缺乏症、HIV 相关的吸收不良和腹泻的综合影响所致。Zaborowski[27]等人报道了来自南非的 7 名患有 HIV 相关性关节炎和双眼眼内炎症的非洲黑人男孩，其中 3 名患有前葡萄膜炎，4 名患有中间葡萄膜炎。10 只患眼中有 5 只眼有白内障，2 只眼有黄斑囊样水肿。虽然眼内炎与青少年特发性关节炎相关葡萄膜炎类似，具有发病隐匿、无症状、双侧发病和非肉芽肿性的特征，但是与 HIV 相关关节炎和葡萄膜炎的患者是不同的。所有患者均为男性，抗核抗体阴性，其中 7 例中有 6 例患者为多关节受累。在感染了 HIV 的儿童中也可以有个别病例被发现有细菌性结膜炎、过敏性结膜炎、其他

表 17.4 以临床为基础的儿科关于 HIV 眼部并发症的发生率的队列研究

研究	地区	样本含量	男:女	年龄范围/月	平均年龄/月	受累眼睛 n(占比)	周围性视网膜血管炎 n(占比)	巨细胞病毒性视网膜炎 n(占比)	HIV 性视网膜病变(棉绒斑) n(占比)	脉络膜性视网膜炎 n(占比)	眼部带状疱疹发生 n(占比)	其他情况 n(占比)
Rutar 等,2015[21]	美国	22	0.69:1	144-276	199	9(40.9%)	0(0%)	0(0%)	0(0%)	1(4.5%)	0(0%)	斜视-4(18.2%);弱视-2(9.1%);角膜血管翳-1(4.5%);角膜膨隆和瘢痕-1(4.5%);视网膜下纤维化-1(4.5%)
Nsiangani 等,2013	非洲	100	0.8:1	6-180	96	22(22.0%)	8(8.0%)	0(0%)	2(2.0%)	4(4.0%)	0(0%)	化脓性结膜炎-7(7.0%);过敏性结膜炎-5(5.0%);视神经萎缩-3(3.0%);传染性软疣-2(2.0%);寻常疣-2(2.0%);睑缘炎-1(1%);前葡萄膜炎-1(1.0%);眼球震颤-1(1.0%);动眼神经麻痹-1(1.0%);真菌性皮炎-1(1.0%)
Venkatesh 等,2013[19]	印度	187	2.74:1	6-156	108	39(20.9%)	23(12.3%)	3(1.6%)	0(0%)	2(1.1%)	0(0%)	眼球附属器的传染性软疣-4(2.1%);角膜混浊-3(1.6%);视神经萎缩-3(1.6%);玻璃体炎-1(0.53%);视网膜出血-1(0.53%)
Almeida 等,2007[18]	巴西	111	0.63:1	5-153	26.4	19(17.1%)	0(0%)	1(0.9%)	0(0%)	2(1.8%)	1(0.9%)	睑缘炎-6(5.4%);过敏性结膜炎-4(3.6%);眼干燥症-2(1.8%)
Esposito 等,2006[17]	意大利	117	1.09:1	1-268	196	9(8.1%)	0(0%)	8(6.8%)	0(0%)	1(0.9%)	0(0%)	
Ikoona 等,2003[16]	乌干达	158	0.82:1	6-183	42	55(34.8%)	49(31.0%)	6(3.8%)	0(0%)		3(1.9%)	传染性软疣-16(10.1%);结膜干燥症-14(8.9%);角膜炎-11(7.0%);视神经萎缩-5(3.2%)
Kestelyn 等,2000[15]	卢旺达	162	1.25:1	2-168	30	88(54.3%)	63(38.9%)	3(1.9%)	4(2.5%)	8(4.9%)	2(1.2%)	结膜干燥症-2(1.2%);结膜下出血-2(1.2%);结膜毛细血管扩张-1(0.6%);眼睑脓肿-1(0.6%)
Padhani 等,2000[14]	坦桑尼亚	62	1.06:1	18-168	44.5	24(38.7%)	2(3.2%)	0(0%)	0(0%)	0(0%)	0(0%)	结膜干燥症-15(24.2%);泡性结膜炎-3(4.8%);黄斑水肿-8(12.9%);视网膜出血-2(3.2%);视神经萎缩-1(1.6%);视网膜新生血管-1(1.6%)
Livingston 等,1998[13]	美国	33	1.36:1	NR	45	10(30.3%)	0(0%)	2(6.1%)	1(3.0%)	0(0%)	1(3.0%)	斜视-2(6.1%);病毒性结膜炎 1(3.0%);前葡萄膜炎-1(3.0%);眼球震颤-1(3.0%);传染性软疣-1(3.0%);角膜瘢痕-1(3.0%);单纯疱疹病毒性睑缘炎-1(3.0%)
Hammond 等,1997[12]	英国	98	NR	8-122	NR	5(5.1%)	0(0%)	3(3.1%)	0(0%)	0(0%)	0(0%)	进展性外层视网膜坏死-1(1.0%),过敏性结膜炎-1(1.0%)
Girard 等,1997[11]	法国	33	1.09:1	20-192	57	7(21.2%)	1(3.0%)	0(0%)	0(0%)	1(3.0%)	1(3.0%)	细菌性结膜炎-3(9.1%);结膜炎伴发热皮疹-3(9.1%);视网膜血管纡曲-2(6.1%);视盘水肿-2(6.1%);传染性软疣-1(3.0%);疱疹性角膜炎-1(3.0%);睑板腺囊肿-1(3.0%);小点状白色视网膜病灶-1(3.0%)
de Smet 等,1992[10]	美国	160	NR	NR	73	29(18.1%)	5(3.1%)	10(6.3%)	4(2.5%)	1(0.6%)	0(0%)	营养缺乏-10(6.3%);双脱氧肌苷毒性反应-15(9.4%)
Dennehy 等,1989[9]	美国	40	1.11:1	1-68	23	8(20%)	0(0%)	2(5.0%)	3(7.5%)	0(0%)	0(0%)	视网膜出血-2(5%);传染性软疣-2(5%);眶隔前蜂窝织炎-1(2.5%)

NR,未报告。

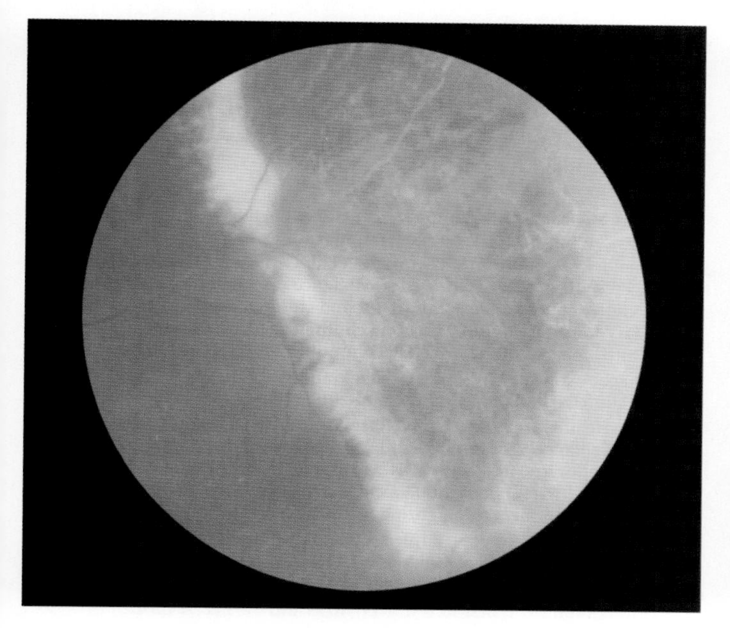

图 17.1　一名来自卢旺达的 AIDS 儿童的进展性巨细胞病毒性视网膜炎

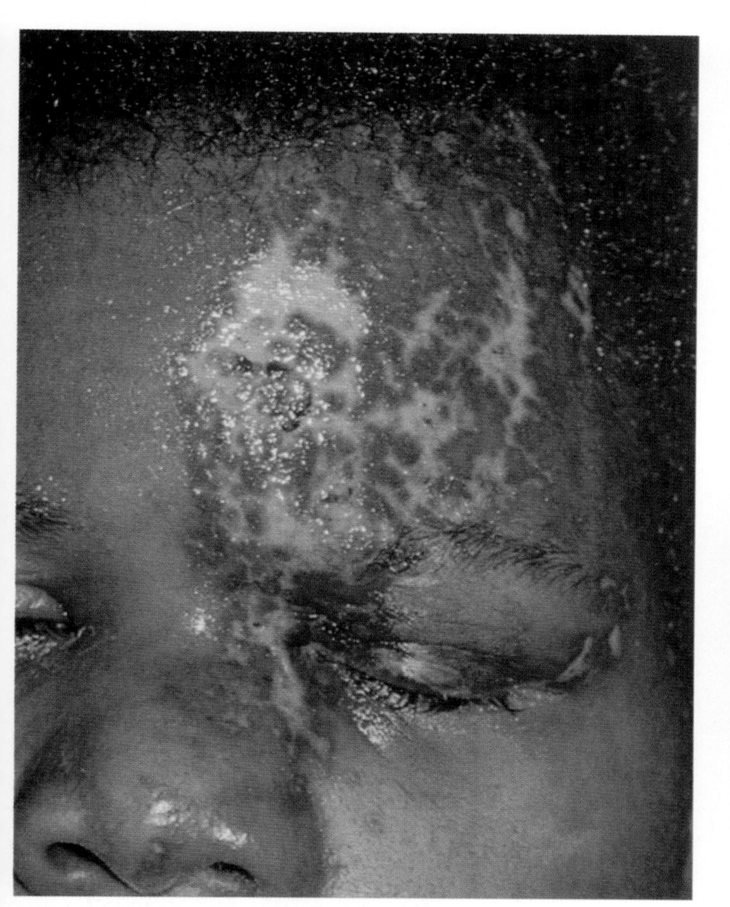

图 17.2　一名具有活跃的眼部带状疱疹病毒感染的 HIV 抗体阳性的青少年

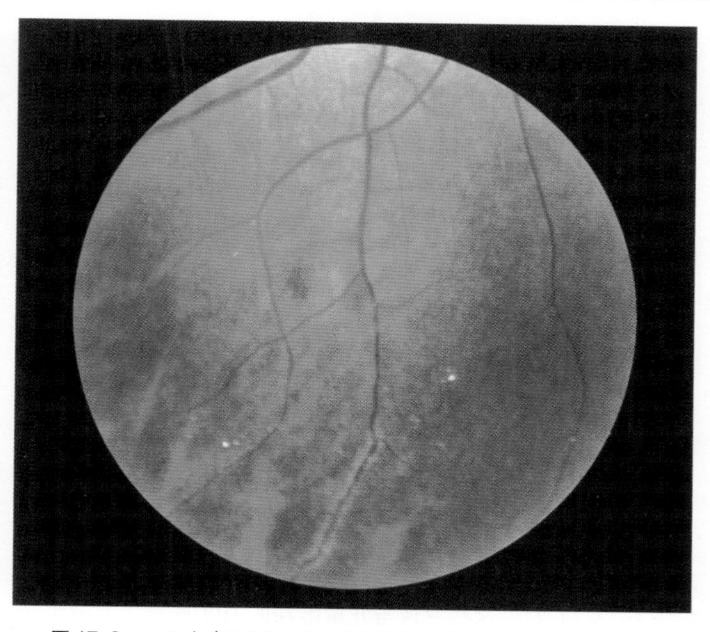

图 17.3　一名患有周围性视网膜血管炎及多个浅表白色点状视网膜病变的 HIV 抗体阳性的非洲儿童

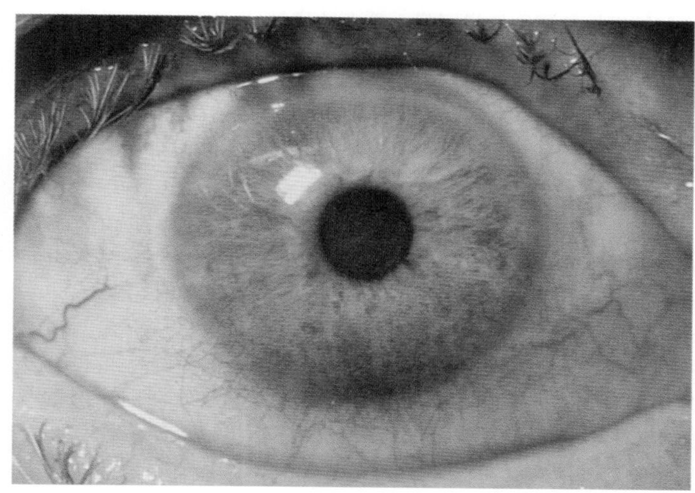

图 17.4　一位患有干燥性角膜结膜炎及下睑结膜和角膜的玫瑰红染色阳性的 HIV 抗体阳性的患者

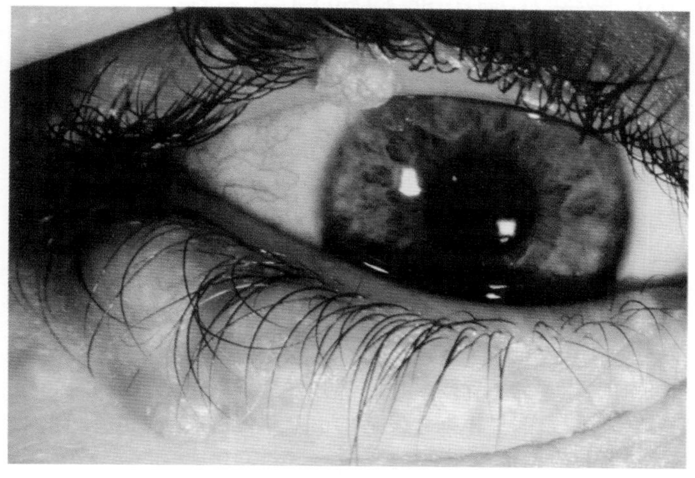

图 17.5　一位患有血友病和上下睑传染性软疣的 HIV 抗体阳性的青少年

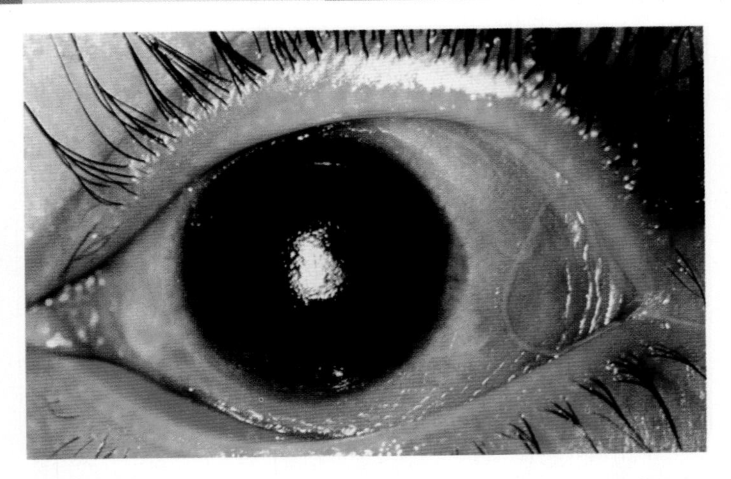

图 17.6 一名患有严重结膜和角膜干燥综合征的年轻的亚洲男孩，其外眦附近可见明显的黏液束(由 Dr Alfred Sommer 馈赠)

不明原因的角膜炎及结膜炎、结膜毛细血管扩张症、结膜下出血及睑缘炎(表 17.2)。这些发现与儿童潜在的 HIV 感染之间的关系尚未确定。

除了个别出现巨细胞病毒性视网膜炎、HIV 相关性视网膜病变和特发性的周围性视网膜血管炎的病例外，HIV/AIDS 儿童的后段并发症还包括个别病例出现的视网膜血管高度迂曲、视盘肿胀、黄斑水肿、弓形虫性视网膜脉络膜炎、非巨细胞病毒性疱疹性视网膜炎[28]、小白点状视网膜病变(图 17.3)、不明原因的脉络膜视网膜炎和双脱氧肌苷毒性反应(表 17.4)。这些发现可能与儿童的 HIV 状态无关。

感染 HIV 的儿童发生神经发育迟缓及神经眼科相关并发症的风险增加。在患有 HIV/AIDS 的儿童中发现了原因不明的视神经萎缩的单发病例[13,15,20,21]。de Smet 等人[10]和 Livingston 等人[13]在各自的队列研究中发现大约有 6%的人患有斜视。然而，Rutar 等人[22]在 18%以上的 HIV 抗体阳性儿童中发现了各种形式的斜视。Kasi 等人叙述了一名来自非洲津巴布韦的 15 岁男孩，他患有与 HIV 相关的玻璃体炎、静脉炎、视神经炎和多灶性视网膜浸润[29]。经 HARRT 治疗后，所有眼部症状均得到缓解。

HIV 感染儿童的眼科检查与监控

尽管目前还没有对 HIV 感染的儿童进行眼科检查和监控的正式提议，然而，我们建议所有 HIV 抗体阳性的母亲所生的婴儿，在出生后不久均接受眼部并发症筛查，然后每 2~3 个月进行一次检查，直到确定他们的 HIV 感染状况。一旦 HIV 抗体呈阳性，对无眼部并发症的儿童的筛查应根据儿童免疫抑制的总体水平来确定(表 17.2)。在缺乏眼部体征或症状的情况下，我们建议有极重度免疫抑制的儿童每 2~3 个月接受一次详细的眼部检查，并建议进展性免疫抑制的儿童每 6 个月进行一次眼部检查，轻度或无免疫抑制症状的儿童每年检查一次。一旦确认有 AIDS/HIV 相关的一种或多种眼部并发症，随访检查的项目和频率就会发生改变，并根据并发症的治疗状况、儿童的年龄和免疫状况进行相应调整。

(夏美云 译 刘历东 校)

参考文献

1. UNAIDS. 2014 Global Statistics. <http://www.unaids.org/sites/default/files/media_asset/20150714_FS_MDG6_Report_en.pdf> (accessed 01.16).
2. London NJ, Shukla D, Heiden D, et al. HIV/AIDS in the developing world. Int Ophthalmol Clin 2010; 50: 201–18.
3. Fowler MG, Gable AR, Lampe MA, et al. Perinatal HIV and its prevention: progress toward an HIV-free generation. Clin Perinatol 2010; 37: 699–719.
4. Schneider E, Whitmore S, Glynn KM, et al. Centers for Disease Control and Prevention (CDC). Revised surveillance case definitions for HIV infection among adults, adolescents, and children aged <18 months and for HIV infection and AIDS among children aged 18 months to <13 years – United States, 2008. MMWR Recomm Rep 2008; 57(RR–10): 1–12.
5. Camacho-Gonzalez AF, Ross AC, Chakraborty R. The clinical care of the HIV-1-infected infant. Clin Perinatol 2010; 37: 873–85.
6. World Health Organization (WHO). WHO Case Definitions of Hiv for Surveillance and Revised Clinical Staging and Immunological Classification of Hiv-Related Disease in Adults and Children. Geneva, Switzerland: WHO Press, 2007 Available at: <http://www.who.int/hiv/pub/guidelines/hivstaging/en/index.html>; [accessed 01.16].
7. WHO. Management of HIV Infection and Antiretroviral Therapy in Infants and Children. A Clinical Manual. WHO Technical Publication No. 51. Geneva, Switzerland: WHO, 2006.
8. Cunningham ET Jr, Belfort R Jr. HIV/AIDS and the Eye: A Global Perspective. San Francisco: American Academy of Ophthalmology, 2002: Ophthalmology Monographs; Volume 15.
9. Dennehy PJ, Warman R, Flynn JT, et al. Ocular manifestations in pediatric patients with acquired immunodeficiency syndrome. Arch Ophthalmol 1989; 107: 978–82.
10. de Smet MD, Butler KM, Rubin BK, et al. The ocular complications of HIV in the pediatric population. In: Dernouchamps JP, Verougstraete C, Caspers-Velu L, Tassignon MJ, editors. Proceedings of the Third International Symposium on Uveitis. Recent Advances in Uveitis, 1992: 315–19.
11. Girard B, Prevost-Moravia G, Courpotin C, Lasfargues G. Ocular manifestations in a pediatric HIV positive population. J Fr Ophthalmol 1997; 20: 49–60.
12. Hammond CJ, Evans JA, Shah SM, et al. The spectrum of eye disease in children with AIDS due to vertically transmitted HIV disease: clinical findings, virology and recommendations for surveillance. Graefes Arch Clin Exp Ophthalmol 1997; 235: 125–9.
13. Livingston PG1, Kerr NC, Sullivan JL. Ocular disease in children with vertically acquired human immunodeficiency virus infection. J AAPOS 1998; 2: 177–81.
14. Padhani DH, Manji KP, Mtanda AT. Ocular manifestations in children with HIV infection in Dar es Salaam, Tanzania. J Trop Pediatr 2000; 46: 145–8.
15. Kestelyn P, Lepage P, Karita E, Van de Perre P. Ocular manifestations of infection with the human immunodeficiency virus in an African pediatric population. Ocul Immunol Infect 2000; 8: 263–73.
16. Ikoona E, Kalyesubula I, Kawuma M. Ocular manifestations in paediatric HIV/AIDS patients in Mulago Hospital, Uganda. Afr Health Sci 2003; 3: 83–6.
17. Esposito S, Porta A, Bojanin J, et al. Effect of highly active antiretroviral therapy (HAART) on the natural history of ocular manifestations in HIV-infected children. Eye 2006; 20: 595–7.
18. Almeida FPP, Paula JS, Martins MC, et al. Ocular manifestations in pediatric patients with HIV infection in the post-HAART era in southern Brazil. Eye 2007; 21: 1017–18.
19. Pandey N, Chandrakar AK, Adile SL, et al. Human immunodeficiency virus infection in a child presenting as herpes zoster ophthalmicus. J Indian Med Assoc 2007; 105: 216–17.
20. Venkatesh P, Khanduja S, Singh S, et al. Prevalence and risk factors for developing ophthalmic manifestations in pediatric human immunodeficiency virus infection. Ophthalmology 2013; 120: 1942–3.
21. Nsiangani NL, Kaimbo Wa Kaimbo D, Kapepela MK. Ocular manifestations of children living with HIV/AIDS in Kinshasa. Bull Soc Belge Ophtalmol 2013; 322: 117–24. Article in French.
22. Rutar T, Youm J, Porco T, et al. Ophthalmic manifestations of perinatally acquired HIV in a US cohort of long-term survivors. Br J Ophthalmol 2015; 99: 650–3.
23. Tangsinmankong N, Kamchaisatian W, Lujan-Zilbermann J, et al. Varicella zoster as a manifestation of immune restoration disease in HIV-infected children. J Allergy Clin Immunol 2004; 113: 742–6.
24. Wang ME, Castillo ME, Montano SM, Zunt JR. Immune reconstitution

inflammatory syndrome in human immunodeficiency virus-infected children in Peru. Pediatr Infect Dis J 2009; 28: 900–3.
25. Kestelyn P, Lepage P, Van de Perre P. Perivasculitis of the retinal vessels as an important sign in children with the AIDS-related complex. Am J Ophthalmol 1985; 100: 614–15.
26. Marion RW, Wiznia AA, Hutcheon G, Rubinstein A. Fetal AIDS syndrome score. Correlation between severity of dysmorphism and age at diagnosis of immunodeficiency. AJDC 1987; 141: 429–31.
27. Zaborowski AG, Parbhoo D, Chinniah K, Visser L. Uveitis in children with human immunodeficiency virus-associated arthritis. J AAPOS 2008; 12: 608–10.
28. Purdy KW, Heckenlively JR, Church JA, Keller MA. Progressive outer retinal necrosis caused by varicella-zoster virus in children with acquired immunodeficiency syndrome. Pediatr Infect Dis J 2003; 22: 384–6.
29. Kasi SK, Vora RA, Martin T, Cunningham ET Jr. Multifocal retinal infiltrates with phlebitis and optic neuropathy in an HIV-positive pediatric patient. Retin Cases Brief Rep 2015; 9: 311–14.

第18章

眼球异常

Sunju Park, Elias I Traboulsi

章节目录

对于眼睛比正常人眼小或是患有影响眼前后段的眼部畸形的患者，眼科医生应该做出准确的判断。精准诊断可以为患者及其家属提供良好的咨询服务，对视力预后进行有根据的预测以及对未来可能出现的并发症进行筛查。与小眼球有关的疾病包括小眼畸形和无眼畸形、真性小眼球、永存胎儿血管系统，还包括无虹膜和 Peters 异常。

无眼畸形和小眼畸形

无眼畸形和小眼畸形很罕见，发病率为每10万名活产婴儿中出现6~13例[1-4]。每10万名新生儿中有0.6~4.2例无眼畸形患儿，有2~17例小眼畸形患儿[5]。这两种眼部异常往往与全身疾患有关。尽管已有相关发病危险因素（如40岁以上高龄产妇、多胎、低出生体重和低孕周儿）的报道，但目前尚没有统一的关于病因的结论。由环境因素所致的集中暴发这一情况发生的可能性极小[1,2,6,7]。

无眼畸形

当眼组织完全缺损（图18.1），或是眼组织肉眼不可见且病理学上证实眼内有非常小的囊性残余时，就可以用“无眼”一词来描述。这一名词在后一种情况中更常应用。“临床无眼畸形”强调的是无眼合并小眼畸形。真正的无眼畸形有时与视神经和视交叉缺失有关，例如 *SRY-Box2*（*SOX2*）基因突变的患者[8]。

这些患者的眼眶出现继发性的异常改变或眼眶生长在一定程度上受限。患者的眼外肌可能缺失，视神经孔往往很小，结膜囊也可能很小。虽然发育中的眼组织缺失并不会影响骨性眼眶的初始发育[9]，但其后续生长很大程度上受到眼球的有无及其大小的影响。足月新生儿和成人的平均眼轴长度分别约为17.0mm和23.8mm[10]，正常新生儿眼轴长度约为成人眼轴长度的70%[11]。在出生后3年内（尤其是第1年内），眼眶体积会急剧增加。

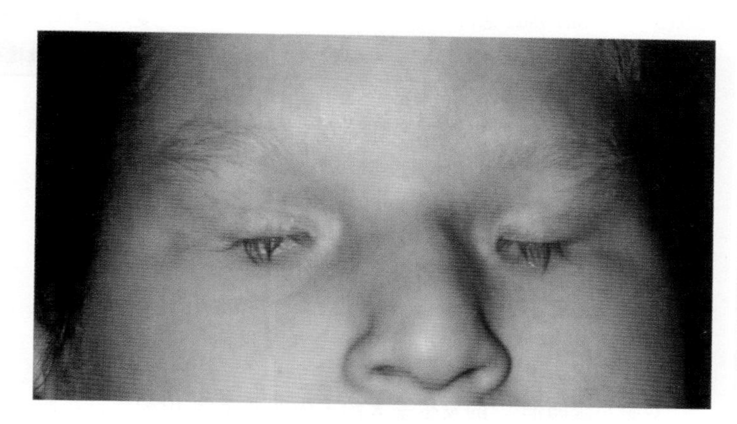

图18.1 因 *SOX2* 基因突变致双眼无眼畸形的小女孩。该患者所有的视觉通路都缺失

虽然不能用平片来计算眼眶体积，但可以测量眶缘开口的水平和垂直距离。在患有先天性无眼畸形的成人或是在出生后1年内眼球摘除的婴儿中，这两种距离测量值是减小的。这种情况下，眼眶生长是受限的，当植入义眼台时，这种生长受限的程度会减半，而且如果是后期摘除眼球，眼眶体积缩小的严重程度也会降低。到15岁时，眼眶生长发育停止，之后摘除眼球不会导致大小上的明显差异[12]。

无眼畸形患者的视泡完全不能出芽或是在早期即停止发育。在连续或退行性无眼畸形患者中，开始有一个视泡形成，但随后退化。无眼畸形患者存在视神经、视交叉或视束的事实可能能够支持这一发病机制。

人们提出了许多无眼畸形的病因假设，它们与小眼畸形的成因类似（见下文）。双眼发病且进行性加重这一事实，证明病因可能为早期致畸或遗传性的发育不良[13]。在个别病例中，遗传方式可能是常染色体显性遗传[14]或隐性遗传[15]。在符合孟德尔遗传学说的患病家族中，眼部病变的严重程度可能是不对称的，甚至有可能只是单眼发病。*SOX2* 基因突变是引起无眼畸形最常见的原因之一[16]。其他几个基因也与无眼畸形有关（表18.1）。

小眼畸形

对于临床医生来说，区分单纯型小眼畸形、组织缺损型小眼畸形以及与全身疾病相关的小眼畸形是非常重要的。正确的诊断可以指导医生对患者及其家属进行有针对性的问诊。

表 18.1　与无眼畸形相关的基因

基因符号	基因	基因座	遗传方式	相关描述
ALDH1A3	醛脱氢酶 1 家族成员 A3	15q26.3	常染色体隐性遗传	编码醛脱氢酶 1 的 A3 亚型
BMP4	骨形成蛋白 4	14q22-23	散发,复杂遗传	在 TGF-β 超家族中分泌信号分子
BMP7	骨形成蛋白 7	20q13.31	散发,复杂遗传	在 TGF-β 超家族中分泌信号分子
GDF3	生长分化因子 3	12p13.1	常染色体显性遗传	在 TGF-β 超家族中分泌信号分子
GDF6	生长分化因子 6	8q22.1	常染色体显性遗传	在 TGF-β 超家族中分泌信号分子
OTX2	正小齿同源物 2(果蝇)	14q22-23	散发,复杂遗传	神经视网膜和大脑中表达的二倍体同源域转录
PAX6	配对框基因 6	11p13	常染色体显性遗传	编码从胎儿期到神经管发育阶段以及其他发育阶段的转录调控因子
RAX	视网膜和前神经折叠同源框	18q21.32	常染色体隐性遗传	编码视网膜和前神经折叠同源框
RBP4	视黄醇结合蛋白 4	10q23.33	常染色体显性遗传	编码视黄醇结合蛋白
SOX2	*SRY-Box2* 基因	3q26.3-27	常染色体显性遗传	编码包含 HMG 结构域的转录因子
STRA6	视黄酸激活基因 6	15q24.1	常染色体隐性遗传	编码视黄醇结合蛋白的细胞膜受体

HMG,高速泳动族蛋白;TGF-β,转化生长因子 β。
数据来自 Online Mendelian Inheritance in Man(网址为 http://omim.org)。

小眼畸形患者的眼球体积是减小的(与健康人眼相比)。在临床上,通常将角膜直径小于 10mm 的成年人列入疑诊该病的人群。虽然小眼畸形常常与小角膜相关,但小眼畸形患者也可能有正常大小的角膜,或者小角膜患者并不患有小眼畸形[17,18]。超声测定成年人眼轴长度小于 21mm 或 1 岁儿童眼轴长度小于 19mm,即可诊断小眼畸形[19]。这表明小眼畸形患者的眼轴长度比正常值减少两个标准差或以上。

双眼小眼畸形[20]的发生率大约占失明儿童的 10%[21]。小眼畸形对视力的影响取决于病变是否累及双眼、小眼畸形的程度以及并发其他眼部畸形的情况(尤其是视网膜发育不良的程度、是否累及黄斑和视盘以及是否伴白内障和眼组织缺损)[22]。

小眼畸形可能是单纯型的(不伴有其他眼部缺陷),或是复合型的(并发眼前段异常、白内障、眼组织缺损、视网膜或玻璃体疾病或者其他更复杂的眼部异常)[19,23]。依据相关的葡萄膜异常可将其进一步分为眼组织缺损型(图 18.2)和非眼组织缺损型[17,24]。由于正常胚裂闭合在发育早期即完成,所以眼的生长和胚裂闭合之间的联系是很重要的[25]。

小眼畸形是指眼睛对胎儿期异常和(或)基因缺陷做出反应而呈现的眼部非特异性生长障碍。出生后生长不充分、视杯变小、玻璃体成分改变、眼压低可能是单纯型小眼畸形的发病机制之一[23]。眼后段异常和复杂型小眼畸形可能继发于二级玻璃体形成不良[19]。可根据遗传方式、环境因素、染色体畸变以及伴其他全身异常的综合征对小眼畸形进行分类[9,17]。(详细了解小眼畸形和无眼畸形相关的遗传信息,请访问 Online Mendelian Inheritance in Man(OMIM),网址为 http://omim.org/)。

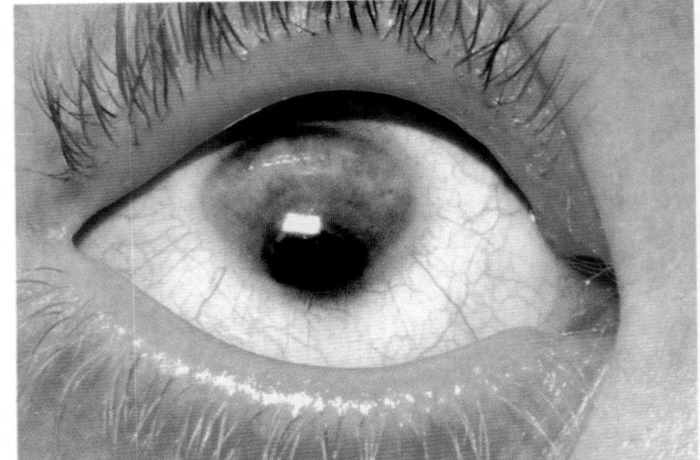

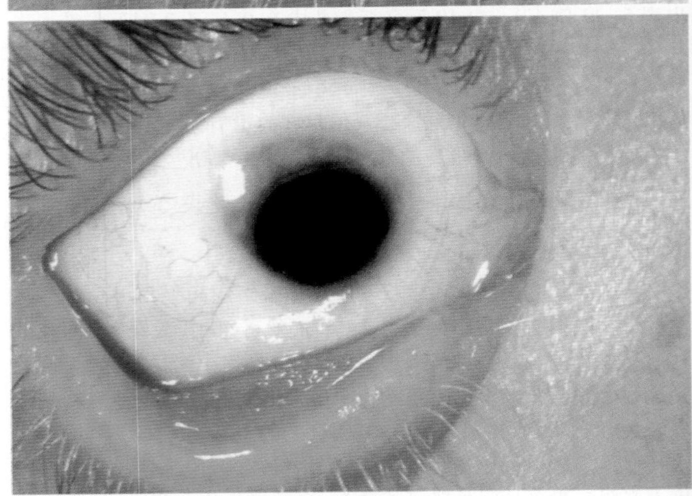

图 18.2　眼组织缺损型小眼畸形。患者双眼小,伴眼组织缺损。尽管该患者每只患眼的视力都仅有 2/60,但其残留的视野范围较有价值,可实现独立行走

特发性单纯型小眼畸形

小眼畸形的严重程度、屈光度的高误差情况以及由此造成的弱视情况,使视力受到不同程度的影响。

遗传性单纯型小眼畸形

以前人们认为大多数病例是散发的[26],但是现在已发现很多患者是常染色体显性或隐性遗传[27,28]。一些眼组织缺损型小眼畸形患者的家族(图 18.3)表现为显性遗传。且相应基因的表达方式不同,遗传谱中既有小眼球病例又有眼组织缺损病例。血缘关

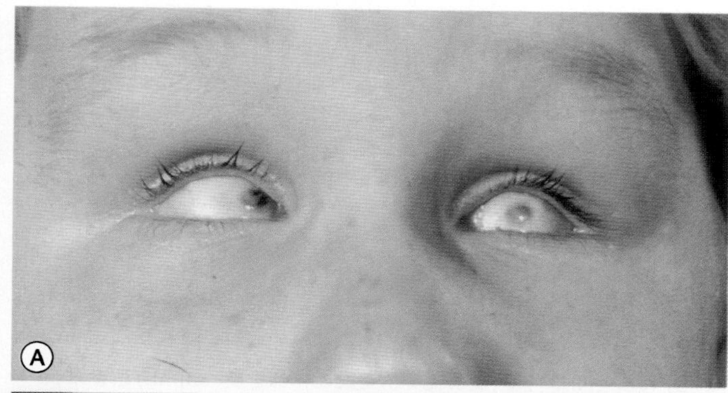

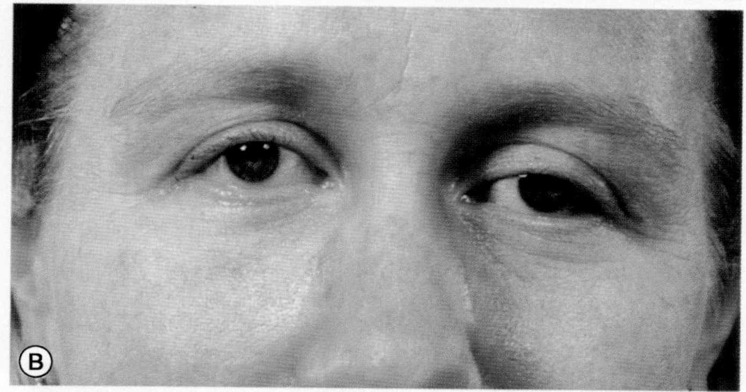

图 18.3 Ⓐ该病例为双眼非眼组织缺损型小眼畸形；Ⓑ该病例为Ⓐ图孩子的母亲，也表现为双眼非眼组织缺损型小眼畸形

系间的高发生率表明在某些病例中存在常染色体隐性遗传[15,29]。有时会发生 X 连锁隐性遗传，有时伴智力低下[30]。

伴眼眶囊肿的小眼畸形

这种类型的小眼畸形患者，临床表现为从出生起就在下睑后方有凸起（图 18.4A）。这一凸起继发于胚裂闭合不全以及组织缺损处的囊肿突出。可以被误认为先天性囊眼[31]，但两者是不同的。后者是指眼球被囊性结构取代，没有晶状体或其他正常的眼部结构。在伴囊肿小眼畸形患者中，常常因看不见眼球而怀疑有肿瘤。囊肿常常与眼球粘连[32-34]。临床表现为眼眶肿物使眼睑膨胀而遮挡眼球，或表现为眼球突出致使小眼球显现。超声、计算机断层扫描（CT）或磁共振成像（MRI）有助于诊断（图 18.4B）[33]。小眼畸形伴囊肿多为散发性。有人推测已报道的家族性病例是常染色体隐性遗传的[32,35,36]。

通常采取保守治疗（尤其对于小囊肿的患者而言）。大的囊肿可以通过反复抽吸或手术切除来处理[35,37-39]。如果囊肿生长缓慢，可以先不做处理，直至部分眼眶发育较为完全。由于囊肿与眼球相连，切除囊肿可能会使小眼畸形病情加重，因此必须一并切除畸形的小眼。

伴隐眼的小眼畸形

隐眼是指眼球被皮肤不同程度地覆盖，角膜与皮肤也有程度不同的粘连的情况[40]。病变常累及双眼，严重程度不对称。也有单眼发病的病例。

Francois 将隐眼分为三型[41]：

1. 完全性隐眼（图 18.5）：眼睑被一层缺乏睫毛或腺体的皮肤

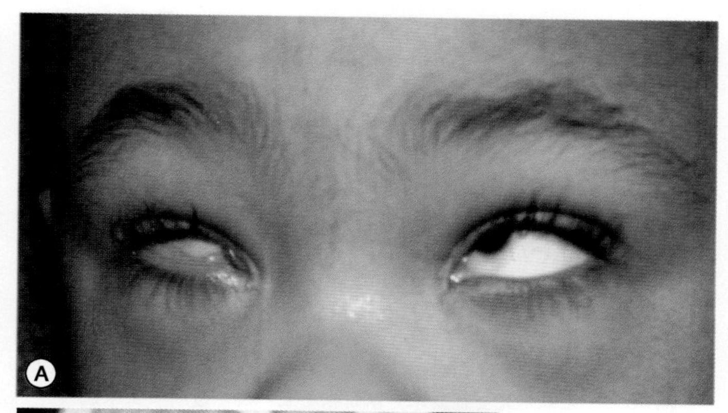

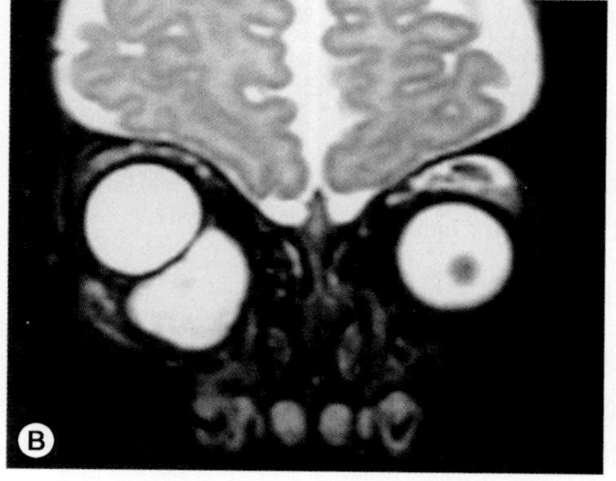

图 18.4 Ⓐ患者右眼下睑因囊肿压迫而隆起。同侧眼为小眼畸形，伴有眼组织缺损；Ⓑ同一患者的磁共振成像显示患者小眼球伴囊肿

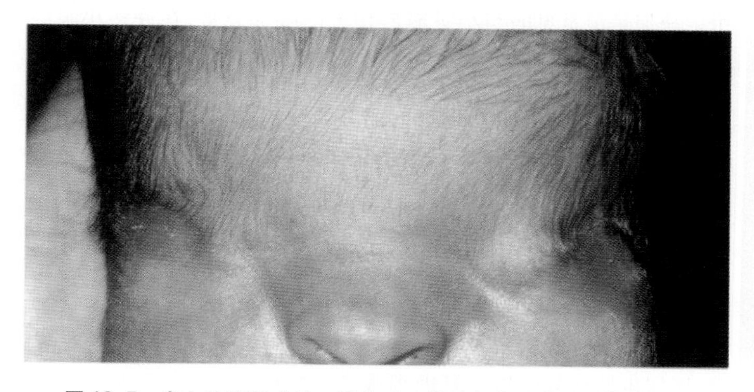

图 18.5 完全性隐眼病例。图中可以看到皮肤从前额延伸到脸颊的特征。该病例有异常的发际线延伸到眉毛处

所取代，这层皮肤与无结膜囊的小眼球融合在一起。有正常的电生理反应[42]。

2. 不完全性隐眼（图 18.6）：眼睑是有缺损的（通常在中间）或是退化的，且结膜囊很小。暴露在外的角膜通常是不透明的。

3. 发育终止性隐眼：部分上眼睑与上方角膜及结膜融合，且可能有缺损[40]。眼球通常很小。

还有第四种常染色体显性遗传类型的患者，其上眼睑很宽，且与下眼睑在边缘部融合。睫毛是正常的。上眼睑上的小凹是其与下眼睑相连的位置[43]。

隐眼合并小眼畸形患者的全身性相关病变包括鼻畸形、唇腭裂、并指畸形、生殖器畸形、肾发育不全、智力发育迟缓等[40,44,45]。

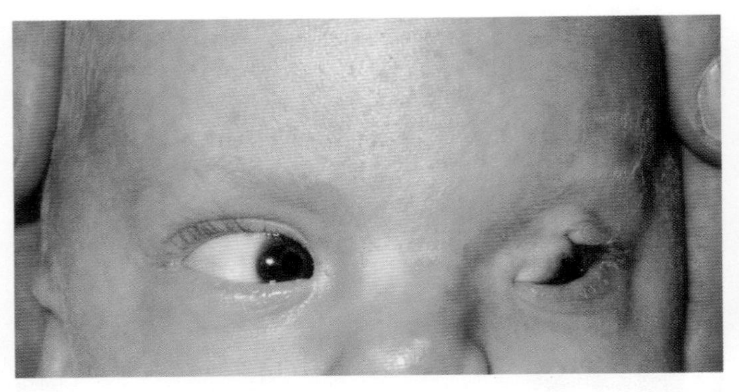

图 18.6　左眼不完全性隐眼。眼睛很小且角膜不透明。上眼睑缺损，从太阳穴到眉毛表现为特征性的“一撮毛发”，伴一侧鼻畸形

伴眼部和全身异常的小眼畸形

小眼畸形患者常常并发其他眼部和全身异常。许多临床症状与小眼畸形相关（网址为 http://omim.org/）[46]。

伴眼部异常的小眼畸形

小眼畸形是眼球对多种影响因素做出的非特异性反应的结果。特别是在患有染色体异常[47]、永存胎儿血管系统（PFV）[48]以及多系统综合征（如眼齿指综合征）[49]的情况下，它与许多严重的眼病同时发生，包括眼前段异常，如 Peters 异常或白内障。小眼畸形可能继发于严重且广泛的内眼疾病，包括早产儿视网膜病变、视网膜发育不良、视网膜皱褶[50]、视网膜变性以及青光眼。已在一个三代的家族中发现了无虹膜、无眼畸形及小头症的患者[51]。眼组织缺损是最常见的与小眼畸形相关的眼部异常，在许多小眼综合征中都有发现[52,53]。

伴全身异常的小眼畸形

无眼畸形和小眼畸形的患者中多达 50% 都伴相关的全身异常[11,54]。许多有小眼畸形相关综合征（尤其是染色体畸形）的患者都表现为发育迟缓[30,55,56]，或者表现为腭裂，可伴或不伴巨大症[57]。

对于眼组织缺损型小眼畸形，其最常见的综合病因就是 CHARGE 综合征（眼组织残缺、心脏病变、后鼻孔闭锁、生长发育障碍、泌尿生殖器异常以及耳畸形或听力障碍）[52]。受累患者可出现脑神经病变，如面神经麻痹、颅面裂、吞咽困难或食管异常、复拇畸形和先天性脑畸形，尤其是前脑畸形[58,59]。尽管大多数病例都是散发的，但已有关于 CHARGE 综合征常染色体显性遗传的报道[60]。60% 的 CHARGE 综合征的病例是由染色质解旋酶 DNA 结合蛋白 7（*CHD7*）基因突变引起的，可能存在在基因型与表型的相关性[61,62]。在人类发育过程中，*CHD7* 基因编码一种广泛表达于神经外胚层和神经嵴细胞中的假定的染色质蛋白[63]。轴突导向因子 3E（*SEMA3E*）基因突变也可引起 CHARGE 综合征[64]。

Temple-Gazali 综合征（图 18.7）也被称为伴线性皮肤缺陷（MLS）的 X 连锁显性小眼畸形综合征，也可以称之为小眼畸形、皮肤发育不全和硬化性角膜综合征（MIDAS），是由位于 Xp22.2 染色体的全细胞色素 C 合酶（*HCCS*）基因突变引起[65-68]。患者表现为线状、不规则的皮肤发育不全（尤其在头颈部）、伴角膜巩膜化综合

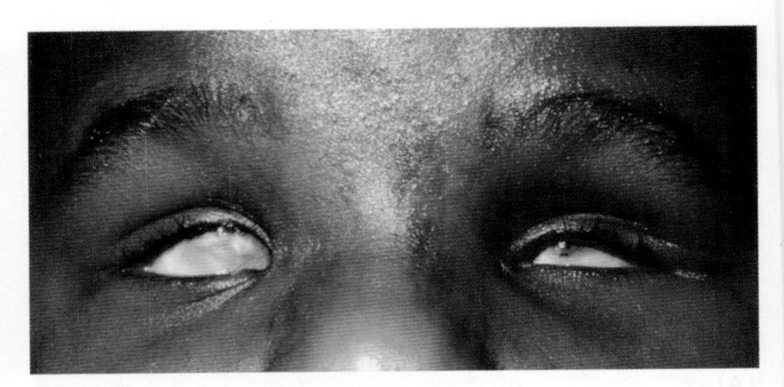

图 18.7　小眼畸形、皮肤发育不全及硬化性角膜（MIDAS）综合征，表现为极端的小眼畸形和特征性的皮肤病变

征的小眼畸形，有时表现出智力异常[69-71]。这种情况在 XY 同体的男性患者中尤为致命。

Fryns 综合征，“无眼畸形加强版”，表现为小眼或无眼畸形、唇腭裂、骶神经管缺损[72]。腮-眼-面综合征包括侧面柱形的宽鼻梁、鳃窦和眼眶囊肿[73-74]。其他伴有面部缺陷的小眼综合征包括额-面-鼻发育不良（图 18.8）[75]和脑-眼-鼻综合征，与无眼或小眼畸形、异常鼻孔和中枢神经系统异常有关[76]。

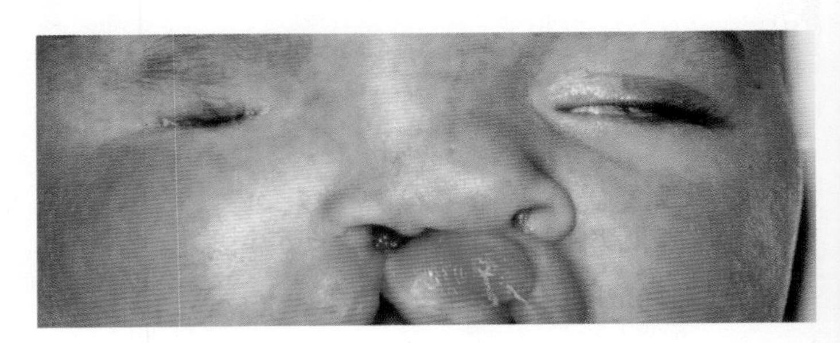

图 18.8　伴双侧唇腭裂合并额-面-鼻发育不良的患儿，右侧无眼畸形，左侧小眼畸形

对于 Delleman 综合征，其与皮赘、耳部和其他部位皮肤的穿孔病变、智力发育迟缓、脑积水、大脑畸形和眼眶囊肿有关[77,78]。

有报道称，在表现为生长发育迟缓、小头、短头畸形及发育迟缓综合征（GOMBO 综合征）的患者中，同时伴有小眼畸形[79]。

对于某些眼-齿-指综合征的患者，他们的眼睛很小，特征性表现是双侧指畸形（图 18.9），伴有皮肤并指畸形及指屈曲[49,80]、小鼻孔、部分牙齿发育不全、牙釉质发育不良以及青光眼[81,82]。

出现罕见隐性变异者，患小眼畸形的可能性更大[83]。这一综合征是由缝隙连接蛋白 43 基因突变引起的。可能表现为虹膜囊肿和视网膜发育异常[84]。

Waardenburg 隐性无眼综合征表现为伴有包括并指、少指和其他肢体缺陷的小眼畸形以及智力发育迟缓[85]。

伴 X 连锁隐性遗传的 Lenz 小眼综合征表现为伴有精神发育迟缓、耳畸形和骨骼异常的小眼畸形[53,86,87]。已证实其致病基因为 BCL6 辅抑制因子（*BCOR*）基因，位于染色体 Xq27-q28 上[88,89]。

常染色体隐性遗传的 Warburg MICRO 综合征表现为包括小晶状体、小眼球、特征性晶状体混浊、无张力瞳孔、皮质性视损伤、小头畸形、发育迟缓 6 个月以及男性小生殖器畸形[90,91]。其致病机制可能是由编码 RAB3 GTP 酶激活蛋白复合物（RAB3GAP）催化亚基的 RAS 相关蛋白 RAAB18（*RAB18*）基因突变引起的[92,93]。

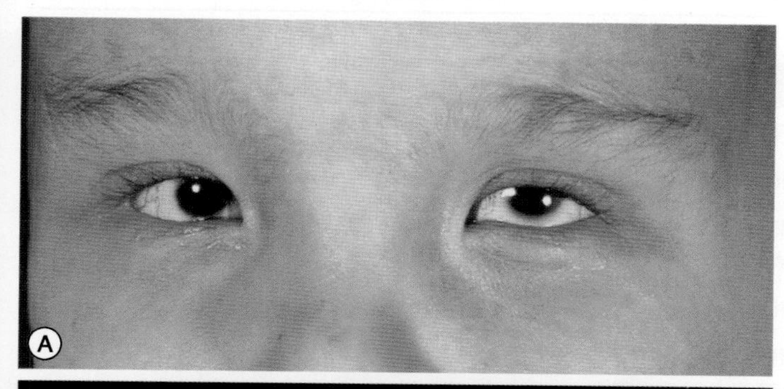

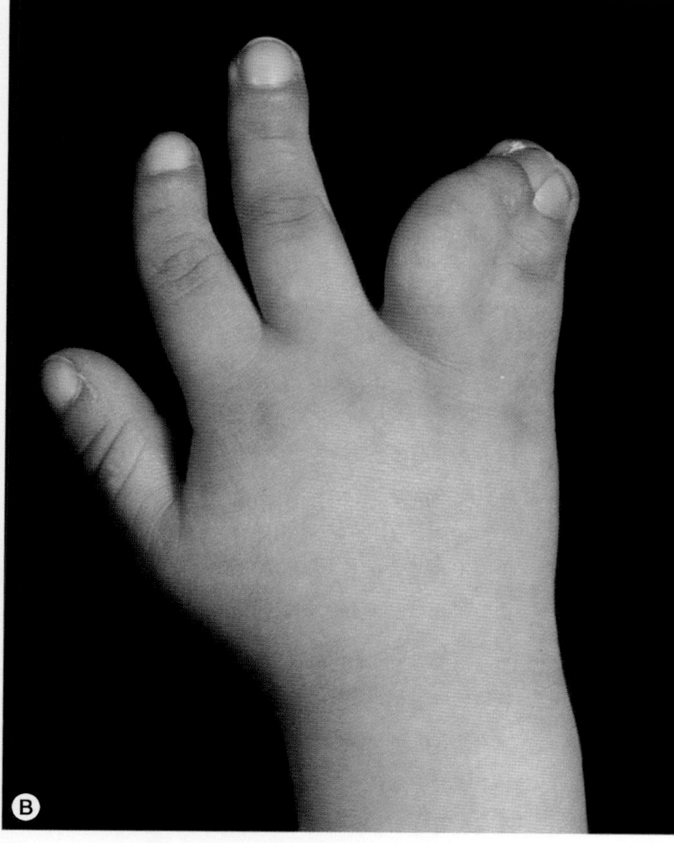

图 18.9　Ⓐ表现为双侧小眼、薄鼻和外眦赘皮的眼-齿-指综合征患儿；Ⓑ表现为皮肤性并指和指屈曲畸形的眼-齿-指综合征患儿

与基因突变有关的无眼畸形和小眼畸形

大量的染色体缺失、重复和易位与无眼畸形和小眼畸形有关，通常表现出明确的症状[94]。单基因突变也是无眼畸形和小眼畸形的病因。

SOX2 基因（*SRY-Box2* 基因）

位于染色体 3q26.3-27 的 *SOX2* 基因是小眼畸形和无眼畸形的主要致病基因，属常染色体显性遗传。双侧无眼和重度小眼畸形患者中，杂合子功能丧失点突变占 10%～20%[16]。突变在眼球发育的关键阶段表达[95]，且与硬化性角膜、白内障、永存胎儿血管系统、视盘发育不良、智力发育迟缓、神经系统异常[8]、面部畸形、生长发育不良、胃肠异常、脑垂体异常及生殖系统异常相关。

PAX6 基因（配对框基因 6）

位于染色体 11p13，该基因突变常导致无虹膜，但很少发生表现为常染色体显性遗传的全眼、小眼及无眼畸形[3,96]。在几种动物模型中，*PAX6* 和 *SOX2* 相互作用并在晶状体诱导中起调节作用[97]。

PAX2 基因（配对框基因 6）

在肾缺损综合征（眼部组织缺损、膀胱输尿管反流和肾损伤）患者中可以发现 *PAX2* 基因突变[98]，有时患者的眼睛很小（参见第 53 章）。

VSX2 基因（视觉系统同源框 2）

以前称为 CEH10 同源域同源物（*CHX10*）基因。

人类 *VSX2* 基因在发育中的神经视网膜祖细胞以及成熟视网膜的内核层中表达。人小眼畸形病变的核心片段位于染色体 14q24.3 上，在常染色体隐性遗传，且在表现为小眼畸形、白内障和严重的虹膜异常（非综合征）患者中发现了 *VSX2* 基因突变[99]。

FOXE3 基因（叉头框蛋白 E3）

位于染色体 1p32，该基因突变与小眼畸形和晶状体发育不全有关[100]。先前证实其核心片段与先天性原发性无晶状体眼相关。

OTX2 基因［正小齿同源物 2（果蝇）］

该基因位于染色体 14q22-23，是一种在神经视网膜和大脑中表达的双球型同源域转录因子。杂合性功能丧失突变占无眼畸形和严重小眼畸形的 2%[95]。

BMP4 基因（骨形成蛋白 4）

同样位于染色体 14q22-23，这一基因与无眼畸形和小眼畸形相关[28]。作为分泌信号分子的转化生长因子 β1 超家族成员之一，*BMP4* 在光学囊泡形成、晶状体诱导、眼前后段发育中起重要作用[95]。

ALDH1A3 基因（醛脱氢酶 1 家族成员 A3）

这种编码醛脱氢酶 1A3 亚型的基因，其突变与无眼畸形和小眼畸形有关。这种酶在早期眼形成过程中，对沿背腹轴的视黄酸浓度梯度的形成至关重要。遗传方式是常染色体隐性遗传，主要发生在近亲结婚的情况下。该基因位于染色体 15q26.3[28,101-107]。

已在视网膜和前神经折叠同源框（*RAX*）[108,109]、BCL6 辅抑制因子（*BCOR*）[110]、视黄酸激活基因 6（*STRA6*）和生长分化因子 6（*GDF6*）等基因中发现了与小眼畸形和无眼畸形相关的突变[111,112]。已确定了遗传方式为显性、隐性和 X 连锁遗传的小眼畸形的几个位点（http://omim.org；表 18.2～表 18.4）

虽然聚类分析未能确定环境因素与小眼畸形或无眼畸形之间的因果关系[7]，但已确定风疹产前感染、弓形虫病、水痘、巨细胞病毒、细小病毒 B19、流感和柯萨奇病毒 A9 为致病因素[2,11,113,114]。已将母体维生素 A 毒性[115]、高热[116]、X 线暴露、产前服用药物（包括沙利度胺、华法林、酒精、苯菌灵）设定为潜在的非感染性病因[10]。

表 18.2　与单纯型小眼畸形相关的基因

基因符号	基因	基因座	遗传方式	相关描述
ALDH1A3	醛脱氢酶 1 家族成员 A3	15q26.3	常染色体隐性遗传	编码醛脱氢酶 1 的 A3 亚型
BMP4	骨形成蛋白 4	14q22-23	常染色体显性遗传	在 TGF-β 超家族中分泌信号分子
FOXE3	叉头框蛋白 E3	1p32	常染色体显性或隐性遗传；不同遗传方式的表达方式不同	编码叉头框蛋白 E3
GDF3	生长分化因子 3	12p13.1	常染色体显性遗传	在 TGF-β 超家族中分泌信号分子
GDF6	生长分化因子 6	8q22.1	常染色体显性遗传	在 TGF-β 超家族中分泌信号分子
PAX6	配对框基因 6	11p13	常染色体显性遗传	编码参与细胞发生和其他发育过程的转录调控因子
RAX	视网膜和前神经折叠同源框	18q21.32	常染色体隐性遗传	编码视网膜和前神经折叠同源框
RBP4	视黄醇结合蛋白 4	10q23.33	常染色体显性遗传	编码视黄醇结合蛋白
VSX2	视觉系统同源框 2	14q24.3	常染色体隐性遗传	编码视觉系统同源框 2

TGF-β，转化生长因子 β。
数据来源于 Online Mendelian Inheritance in Man，网址是 http://omim.org。

表 18.3　与组织缺损型小眼畸形相关的基因

基因符号	基因	基因座	遗传方式	相关描述
ABCB6	ATP 结合盒转运子 B 亚族成员 6	2q35	常染色体显性遗传	编码转运蛋白
ALDH1A3	醛脱氢酶 1 家族成员 A3	15q26.3	常染色体隐性遗传	编码醛脱氢酶 1 家族成员 A3
BMP7	骨形成蛋白 7	20q13.31	散发，复杂遗传	在 TGF-β 超家族中分泌信号分子
FOXE3	叉头框蛋白 E3	1p32	常染色体显性或隐性遗传；不同遗传方式的表达方式不同	编码叉头框蛋白 E3
GDF3	生长分化因子 3	12p13.1	常染色体显性遗传	在 TGF-β 超家族中分泌信号分子
GDF6	生长分化因子 6	8q22.1	常染色体显性遗传	在 TGF-β 超家族中分泌信号分子
PAX6	配对框基因 6	11p13	常染色体显性遗传	编码参与细胞发生和其他发育过程的转录调控因子
RAX	视网膜和前神经折叠同源框	18q21.32	常染色体隐性遗传	编码视网膜和前神经折叠同源框
RBP4	视黄醇结合蛋白 4	10q23.33	常染色体显性遗传	编码视黄醇结合蛋白
SHH	音猬基因	7q36.3	常染色体显性遗传	编码在发育过程中参与决定细胞命运的音猬基因蛋白
STRA6	视黄酸激活基因 6	15q24.1	常染色体隐性遗传	编码视黄醇结合蛋白的细胞膜受体
TENM3	酪蛋白跨膜蛋白 3	4q34.3-q35.1	常染色体隐性遗传	编码跨膜蛋白
VSX2	视觉系统同源框 2	14q24.3	常染色体隐性遗传	编码视觉系统同源框 2

TGF-β，转化生长因子 β。
数据来源于 Online Mendelian Inheritance in Man，网址为（http://omim.org）。

表 18.4　与全身疾病相关的小眼畸形的致病基因

基因符号	基因	基因座	遗传方式	相关描述	相关发现
BCOR	BCL6 辅抑制因子	Xp11.4	X 连锁隐性遗传	BCL6 辅抑制因子基因	Lenz 小眼综合征 Lenz microphthalmos 综合征
BMP4	骨形成蛋白 4	14q22-23	常染色体显性遗传	在 TGF-β 超家族中分泌信号分子	伴脑和手指发育异常的小眼或无眼畸形
CHD7	染色质解旋酶 DNA 结合蛋白 7	8q12.1-q12.2	常染色体显性遗传	编码 CHD7 转录调节因子	CHARGE 综合征
GJA1	缝隙连接蛋白 α1	6q22.31	常染色体显性遗传	编码连接子蛋白-43	眼-齿-指综合征

表 18.4 与全身疾病相关的小眼畸形的致病基因(续)

基因符号	基因	基因座	遗传方式	相关描述	相关发现
HCCS	全细胞色素 C 合成酶	Xp22.2	X 连锁显性遗传	线粒体全细胞色素合成酶	伴线性皮肤缺陷(MLS)的小眼畸形综合征;小眼畸形、皮肤发育不全及硬化性角膜综合征(MIDAS)
HMGB3	高速泳动族蛋白 3	Xq28	X 连锁显性遗传	抑制 B 细胞和髓系细胞分化	伴小头畸形、身材矮小、精神运动发育迟缓的组织残缺型小眼畸形
HMX1	H6 家族同源框基因 1	4p16.1	常染色体隐性遗传	编码转录因子	眼-耳综合征(OCACS)
MAB21L2	Mab21 类线虫同源样蛋白 2	4q31.3	常染色体显性或隐性遗传	细胞命运决定基因;参与感觉器官形成	伴或不伴肢根骨发育不良的组织残缺型小眼畸形或无眼畸形
OTX2	正小齿同源物 2(果蝇)	14q22-23	常染色体显性遗传	神经视网膜和大脑中表达的二倍体同源域转录	伴组织缺损、小角膜、视网膜萎缩、视神经发育不全、可能出现胼胝体或其他垂体发育不全的小眼畸形或临床无眼畸形
RAB18	RAS 相关蛋白 RAAB18	10p12.1	常染色体隐性遗传	编码 RAB3 GTP 酶活化蛋白复合物的催化亚基	Warburg MICRO 综合征
SEMA3E	轴突导向因子 3E	7q21.11	常染色体显性遗传	编码轴突导向因子 3E	CHARGE 综合征
SMOC1	SPARC 相关模块化钙结合蛋白 1	14q24.2	常染色体隐性遗传	编码钙依赖性糖蛋白	伴肢体异常的小眼畸形
SOX2	*SRY-Box2* 基因	3q26.3-27	常染色体显性遗传	编码包含 HMG 结构域的转录因子	小眼及无眼畸形、组织残缺、硬化性角膜、白内障、永存胎儿血管系统、视盘发育不良、智力发育迟缓、神经系统异常、面部畸形、胃肠道异常、脑垂体/生殖系统异常
STRA6	视黄酸激活基因 6	15q24.1	常染色体隐性遗传	编码视黄醇结合蛋白的细胞膜受体	肺发育不全、膈疝、无眼畸形或小眼畸形、心脏缺陷(PDAC)
TFAP2A	转录因子 AP2α	6p24.3	常染色体显性遗传	编码转录因子激活蛋白 2α	鳃-眼-面综合征
YAP1	YES 相关蛋白 1,65KD	11q22.1-q22.2	常染色体显性遗传	编码与 YES 酪氨酸激酶 SH3 结构域结合的蛋白	伴或不伴听力障碍、唇腭裂和/或精神发育迟缓的组织残缺型小眼畸形

CHARGE,眼组织残缺、心脏病变、后鼻孔闭锁、生长发育障碍、泌尿生殖器异常以及耳畸形或听力障碍;SH3,Src 同源结构域 3;TGF-β,转化生长因子 β。
数据来源于 Online Mendelian Inheritance in Man,网址为 http://omim.org。

其他眼球异常

真性小眼球

真性小眼球(图 18.10)很罕见,特点是成年人的眼轴长度小于 20mm。其他特征还包括:高度远视、巩膜布满异常胶原、巩膜弹性差且球壁厚[117]、年轻患者有患闭角型青光眼的风险[118],也可出现葡萄膜渗液。有些病例表现为常染色体隐性遗传。Sundin 和他的团队在原始隐性遗传性真性小眼球患者的亲属中发现移码突变,也发现染色体 11q23.3 上的 *MFRP* 基因发生了 4 个独立突变[119,120]。他们还确定了真性小眼球的其他相关基因(表 18.5)。对于真性小眼球患者,其巩膜中的细胞纤连蛋白水平升高。纤连蛋白参与细胞黏附和聚合[121]。

对真性小眼球患者行内眼手术时,可能并发严重的葡萄膜积液[122-125]。

独眼和并眼畸形

对于人的两只眼睛来说,发生完全融合(独眼)或部分融合(并眼畸形)的情况非常罕见。这些患者的大脑无法发育成两个半球,其眼眶也会严重畸形[126-128]。患独眼畸形的胎儿一般不能存活。他们的大脑通常也是畸形的。其端脑无法分裂,形成巨大的背侧囊肿。由于中线的中胚层结构发育异常,眼眶受到很大程度的影响。正常的鼻腔也被"假骨"所取代[129]。眼睛常与一根视神经部分融合,且没有视交叉。还可能存在其他的眼内异常,如胎儿血管系统异常、白内障、眼组织残缺和小角膜[130]。染色体畸变很常见[131],已明确以下致病基因(表 18.6)。人们也注意到家族性发病与近亲结婚的相关性[132]。其他病因还包括母体健康与否和毒性因素[133]。

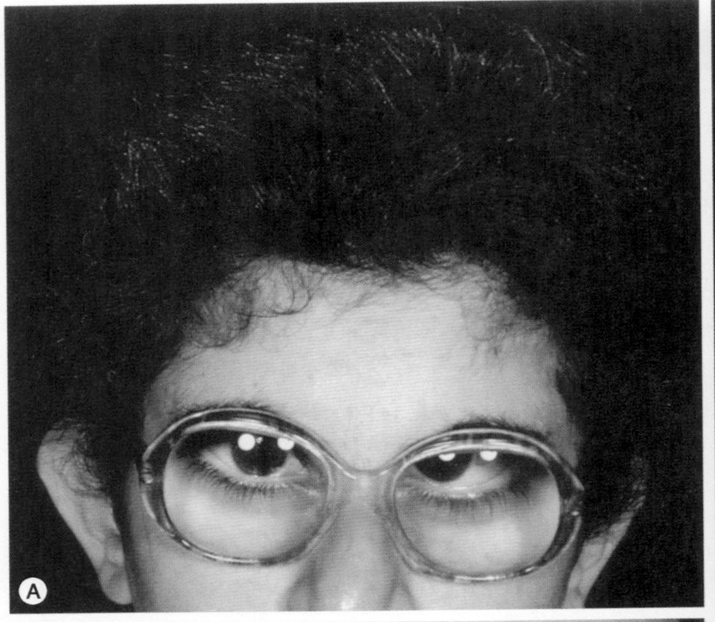

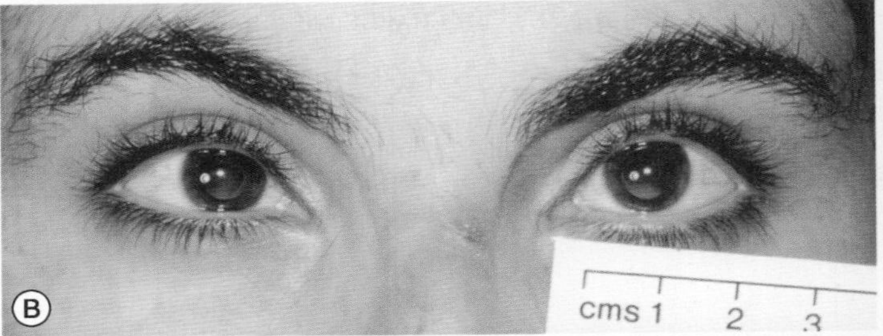

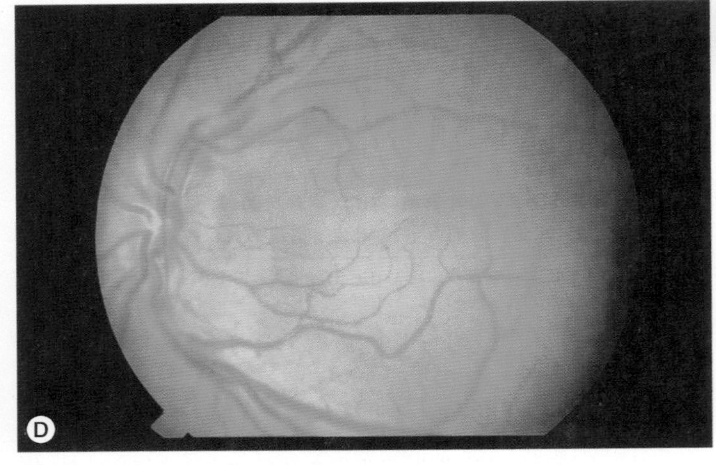

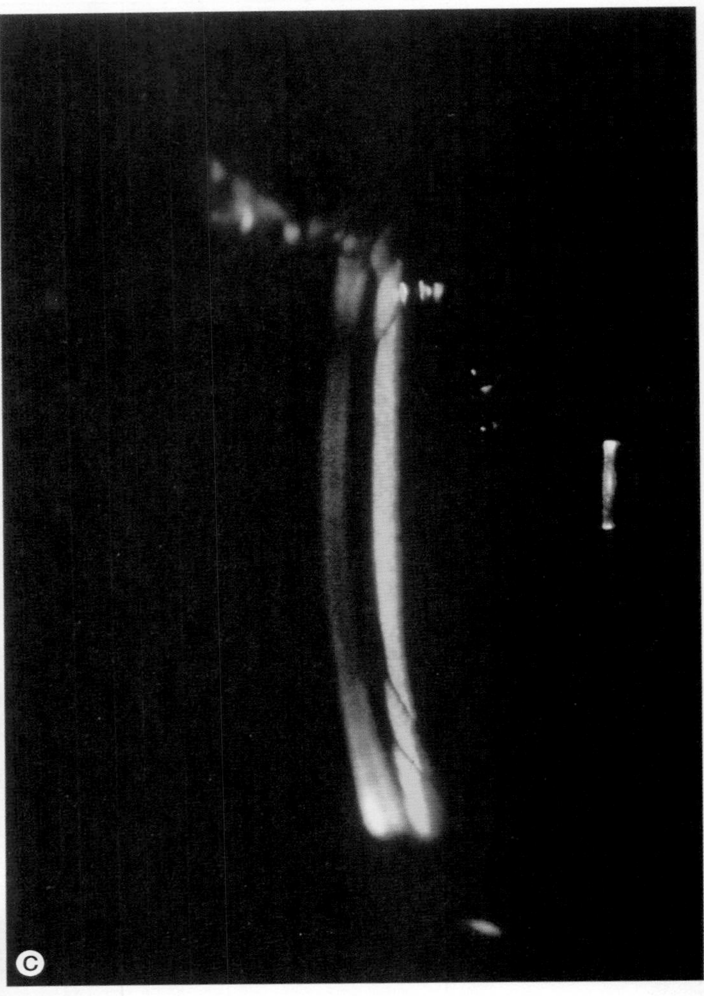

图 18.10　Ⓐ佩戴高度远视镜的真性小眼球患者。有晶状体眼校正度数为右眼+10.00D，左眼+11.00D。Ⓑ图示为真性小眼球患者，特点为眼球小，且对同源光线有异常红光反射。Ⓒ真性小眼球患者的前房浅，易发生闭角型青光眼。Ⓓ真性小眼球患者的视网膜表现为视盘拥挤及中心凹黄色色素显著，还可有中心凹和黄斑之间褶皱。真性小眼球患者很容易自发或因内眼手术而产生脉络膜渗液

表 18.5　与真性小眼球相关的基因

基因符号	基因	基因座	遗传方式	相关描述
MFRP	膜型卷曲相关蛋白	11q23.3	常染色体隐性遗传	编码膜型卷曲相关蛋白
NNO1	真性小眼球基因 1	11p	常染色体显性遗传	与闭角型青光眼高发病率相关
NNO2	尚在研究中	11q23.3	尚在研究中	由 *MFRP* 基因纯合或杂合突变引起
NNO3	尚在研究中	2q11-q14	尚在研究中	
NNO4	真性小眼球基因 4	17q11.2	常染色体显性遗传	由 *TMEM98* 基因杂合突变引起
TMEM98	跨膜蛋白 98	17q11.2	常染色体显性遗传	编码跨膜蛋白

数据来源于 Online Mendelian Inheritance in Man，网址为 http://omim.org。

表18.6 与独眼相关的基因

基因符号	基因	基因座	遗传方式	相关描述
CDON	细胞黏附分子相关蛋白/癌基因下调蛋白	11q24.2	尚在研究中	编码免疫球蛋白/纤连蛋白Ⅲ型细胞表面受体
GLI2	GLI-Kruppel家族成员2	2q14.2	常染色体显性遗传	编码参与*SHH*信号转导的椎体转录因子
HPE1	前脑无裂畸形基因1	21q22.3	常染色体隐性遗传	
HPE2	前脑无裂畸形基因2	2p21	常染色体显性遗传	由*SIX3*基因突变引起
HPE3	前脑无裂畸形基因3	7q36.3	常染色体显性遗传	由*SHH*基因突变引起
HPE4	前脑无裂畸形基因4	18p11.31	常染色体显性遗传	由*TGIF*基因突变引起
HPE5	前脑无裂畸形基因5	13q32.3	常染色体显性遗传	由*ZIC2*基因杂合突变引起
HPE6	前脑无裂畸形基因6	2q37.1-q37.3	尚在研究中	
HPE7	前脑无裂畸形基因7	9q22.32	尚在研究中	由*PTCH1*基因杂合突变引起
HPE8	前脑无裂畸形基因8	14q13	尚在研究中	
HPE9	前脑无裂畸形基因9	2q14.2	常染色体显性遗传	由*GLI2*基因杂合突变引起
HPE10	前脑无裂畸形基因10	1q41-q42	单个病例	
HPE11	前脑无裂畸形基因11	11q24.2	尚在研究中	由*CDON*基因杂合突变引起
PTCH1	人类PTCH蛋白1	9q22.32	尚在研究中	编码跨膜蛋白
SHH	音猬基因	7q36.3	常染色体显性遗传	编码在发育过程中参与决定细胞命运的音猬基因蛋白
SIX3	sine oculis同源框同源物3	2p21	常染色体显性遗传	编码可能参与确定DNA结合特异性和介导蛋白质-蛋白质相互作用的蛋白
ZIC2	锌指蛋白2基因	13q32.3	常染色体显性遗传	果蝇"奇数配对"基因同源物;编码对大脑和远端肢体发育很重要的蛋白

数据来源于Online Mendelian Inheritance in Man，网址为http://omim.org。

无眼畸形与小眼畸形患者的临床评估与治疗

眼科医生在接诊一名首诊的小眼畸形患者时，必须先提出以下几个问题:

1. 病变只发生在眼部还是伴相关的全身异常?
2. 视力如何?
3. 屈光不正的度数是多少? 有弱视吗?
4. 有眼组织缺损吗? 累及到中央凹了吗?
5. 还有其他眼部异常吗?
6. 是否有先天性感染、染色体异常或环境因素的证据?
7. 从基因学上确诊了吗? 在兄弟姐妹中有发生的风险吗?
8. 是否存在危及生命的情况(心脏、大脑或肾脏缺陷)或可能改变父母期望的因素(智力发育迟缓或耳聋)?

根据家族史和用药史实施体格检查、系统回顾、适当的染色体检查以及分子遗传学检查。还需要进行神经和眼眶成像，也可能需要进行肾脏超声检查以及听力评估。

无眼畸形的临床诊断可能比较困难。检查者可以通过触诊眼睑，以及残留的眼外肌功能感觉各个方向的眼球运动，鉴别无眼畸形和极端的小眼畸形。伴囊肿的小眼畸形患者可表现为下眼睑膨出。单侧的无眼畸形患者常伴对侧眼的异常。所以详细检查双眼很重要[134]。患者的父母和兄弟姐妹也应接受检查。在相对正常的眼睛中，小的肉眼不明显的组织残缺表明突变基因呈现为携带状态。

为了进行视力评估，婴儿可能还需要进行电诊断测试(参见第9章)。视觉诱发电位在诊断临床无眼畸形患者中的作用虽然在降低，但是仍然具有一定的意义。评估视觉潜能很重要，如果有指征的话，它可以指导治疗方法。眼科医生应根据小眼畸形的严重程度和眼部的异常程度来判断视力的预后。有些患者，即使眼球很小或是眼组织缺损严重，但也还可能残存视力。

神经影像或超声检查能够发现极端的小眼畸形，但要确定患者有神经外胚层衍生细胞(针对小眼畸形患者)还是无神经外胚层衍生细胞(针对无眼畸形患者)，则需要进行组织学切片。超声有助于确定小眼畸形患者缩短的眼轴长度。当小眼和无眼畸形相关的情况影响到大脑发育时，磁共振检查就很重要了[135]。

眼科干预措施可能仅限基于抵消弱视性屈光不正、帮助义眼制造者为失明的患者进行美容性角膜接触镜配置的眼镜佩戴疗法，以及诊断和治疗青光眼和白内障。白内障摘除术可以改善视力[136]。表现为角膜混浊的小眼畸形患者很少需要角膜移植，但也要重视这种干预措施下因移植失败而导致青光眼或角膜混浊加重的风险。对于单侧小眼畸形且低视力的患者，应佩戴防护眼镜。

骨性眼眶、眼睑和穹窿发育不全可导致患者在以后的生活中无法应用假体。轻度小眼畸形患者可以通过植入物支撑来治疗，如果有视力，应该应用透明材料。虽然无眼畸形患者的治疗方法也是在出生后几周内通过植入物支撑来治疗，但在6个月后，也可以使用连续静态植入物或可扩张植入物来增加眼眶的体积。眼眶植入物的缺点包括伤口裂开、排斥或对骨生长刺激不足[10]。用睑缘缝合术时使用的亲水扩张器可以促进骨性眼眶生长[11]。一些人主张尽早切除失明的小眼球,然后用真皮脂肪移植或球状植入物代替眼组织,对于这一看法,尚存争议。对伴囊肿的小眼畸形患者,手术干预可能需要延迟,因为如果眼睛和囊肿只是存在于原位,眼眶生长的可能性还很大[11]。

最好进行多学科团队管理。由于中线神经和垂体异常比较常见,患者可能需要转诊到神经科和内分泌科。对于双侧无眼患者或严重的无光感小眼畸形患者,褪黑素可建立有规律的夜间睡眠模式[11]。如果最初没有发现综合性病变,可在3~5年内重复评估。许多综合征可能要到儿童后期才会完全显现。可能需要转诊到低视力专家、职业治疗师和其他机构。

基因评估的好处很多。对于视力丧失严重的病例,找出潜在的病因可能会减轻一些父母的负罪感。由于特定的基因突变或染色体重排所致的、已被熟知的综合性病变可能推动多学科方法和筛查手段的进展。遗传咨询可能有助于对患儿的兄弟姐妹进行风险评估。然而,考虑到与无眼畸形和小眼畸形相关的致病基因的数量很多,基因咨询的实施可能会很困难。即使确定了突变基因,性腺嵌合体和可变外显率也可能使复发风险预测变得困难[10,95]。例如,已证实携带可突变致病基因 *SOX2* 和 *OTX2* 的父母均表现正常,但其子女却表现异常[10]。考虑到许多突变都对应于全身异常,患者的兄弟姐妹可能需要接受基因异常检测。由于染色体易位不平衡及父母的染色体重排,导致兄弟姐妹的患病风险较高,所以我们建议其兄弟姐妹进行基因检测。

可在孕早、中期进行超声检查以实现产前诊断[137],这时候经阴道超声可鉴别无眼畸形和小眼畸形。细胞遗传学研究可在妊娠14周时取羊水进行检测,或在妊娠10~12周时对绒毛膜进行检测。当超声检查发现异常时,确定与神经系统异常和其他全身性疾患相关的基因突变是很重要的。

(刘泽晗 朱丹 译 刘历东 校)

参考文献

1. Shaw GM, Carmichael SL, Yang W, et al. Epidemiologic characteristics of anophthalmia and bilateral microphthalmia among 2.5 million births in California, 1989–1997. Am J Med Genet A 2005; 137: 36–40.
3. Morrison D, FitzPatrick D, Hanson I, et al. National study of microphthalmia, anophthalmia, and coloboma (MAC) in Scotland: investigation of genetic aetiology. J Med Genet 2002; 39: 16–22.
11. Ragge NK, Subak-Sharpe ID, Collin JR. A practical guide to the management of anophthalmia and microphthalmia. Eye (Lond) 2007; 21: 1290–300.
16. Fantes J, Ragge NK, Lynch SA, et al. Mutations in *SOX2* cause anophthalmia. Nat Genet 2003; 33: 461–3.
22. Elder MJ. Aetiology of severe visual impairment and blindness in microphthalmos. Br J Ophthalmol 1994; 78: 332–4.
28. Williamson KA, FitzPatrick DR. The genetic architecture of microphthalmia, anophthalmia and coloboma. Eur J Med Genet 2014; 57: 369–80.
31. Hayashi N, Repka MX, Ueno H, et al. Congenital cystic eye: report of two cases and review of the literature. Surv Ophthalmol 1999; 44: 173–9.
37. Raynor M, Hodgkins P. Microphthalmos with cyst: preservation of the eye by repeated aspiration. J Pediatr Ophthalmol Strabismus 2001; 38: 245–6.
38. McLean CJ, Ragge NK, Jones RB, Collin JR. The management of orbital cysts associated with congenital microphthalmos and anophthalmos. Br J Ophthalmol 2003; 87: 860–3.
46. Baraitser MW, Winter R, Russel-Eggitt I, et al. GENEEYE. London: London Medical Databases, 2003 Available from: <http://www.lmdatabases.com/>.
54. Maumenee I, Mitchell T. Colobomatous malformations of the eye. Trans Am Ophthalmol Soc 1990; 88: 123–35.
59. Blake KD, Hartshorne TS, Lawand C, et al. Cranial nerve manifestations in CHARGE syndrome. Am J Med Genet A 2008; 146A: 585–92.
61. Lalani SR, Safiullah AM, Fernbach SD, et al. Spectrum of CHD7 mutations in 110 individuals with CHARGE syndrome and genotype-phenotype correlation. Am J Hum Genet 2006; 78: 303–14.
70. McLeod SD, Sugar J, Elejalde BR, et al. Gazali-Temple syndrome. Arch Ophthalmol 1994; 112: 851–2.
72. Makhoul IR, Soudack M, Kochavi O, et al. Anophthalmia-plus syndrome: a clinical report and review of the literature. Am J Med Genet A 2007; 143: 64–8.
87. Ng D, Hadley DW, Tifft CJ, Biesecker LG. Genetic heterogeneity of syndromic X-linked recessive microphthalmia-anophthalmia: is Lenz microphthalmia a single disorder? Am J Med Genet 2002; 110: 308–14.
90. Warburg M, Sjo O, Fledelius HC, Pedersen SA. Autosomal recessive microcephaly, microcornea, congenital cataract, mental retardation, optic atrophy, and hypogenitalism. Micro syndrome. Am J Dis Child 1993; 147: 1309–12.
92. Aligianis IA, Johnson CA, Gissen P, et al. Mutations of the catalytic subunit of RAB3GAP cause Warburg Micro syndrome. Nat Genet 2005; 37: 221–3.
98. Cunliffe HE, McNoe LA, Ward TA, et al. The prevalence of PAX2 mutations in patients with isolated colobomas or colobomas associated with urogenital anomalies. J Med Genet 1998; 35: 806–12.
106. Semerci CN, Kalay E, Yildirim C, et al. Novel splice-site and missense mutations in the *ALDH1A3* gene underlying autosomal recessive anophthalmia/microphthalmia. Br J Ophthalmol 2014; 98: 832–40.
109. London NJS, Kessler P, Williams B, et al. Sequence alterations in RX in patients with microphthalmia, anophthalmia, and/or coloboma. Mol Vis 2009; 15: 162–7.
115. Ozeki H, Shirai S. Developmental eye abnormalities in mouse fetuses induced by retinoic acid. Jpn J Ophthalmol 1998; 42: 162–7.
116. Milunsky A, Ulcickas M, Rothman KJ, et al. Maternal heat exposure and neural tube defects. JAMA 1992; 268: 882–5.
119. Sundin OH, Leppert GS, Silva ED, et al. Extreme hyperopia is the result of null mutations in MFRP, which encodes a Frizzled-related protein. Proc Natl Acad Sci U S A 2005; 102: 9553–8.
120. Sundin OH, Dharmaraj S, Bhutto IA, et al. Developmental basis of nanophthalmos: MFRP Is required for both prenatal ocular growth and postnatal emmetropization. Ophthalmic Genet 2008; 29: 1–9.
128. Situ D, Reifel CW, Smith R, et al. Investigation of a cyclopic, human, term fetus by use of magnetic resonance imaging (MRI). J Anat 2002; 200: 431–8.
134. O'Keefe M, Webb M, Pashby RC, Wagman RD. Clinical anophthalmos. Br J Ophthalmol 1987; 71: 635–8.
135. Mathers PH, Grinberg A, Mahon KA, Jamrich M. The Rx homeobox gene is essential for vertebrate eye development. Nature 1997; 387: 603–7.

第 19 章

眼睑：先天性和获得性眼睑畸形——实用治疗

Robert C Kersten, Richard Collin

章节目录

本章主要阐述先天性和获得性眼睑疾病的实用处理方法。儿童眼睑手术的主要目的是：尽可能让重度先天性眼睑畸形患儿获得有用视力，预防弱视，控制眼表暴露引起的眼表结构破坏，改善眼睑外观。这些目的其实是一致的，因为眼睑重建手术通常会同时具有改善功能和改善外观的作用。

复杂的病例需要术前制订详细的手术治疗方案。然而，眼科整形手术方案复杂多变，需要具备一定的灵活性，有时外科医生直到进入手术室后，才意识到可能需要修改手术方案。

先天性眼睑疾病的治疗

眼睑缺损

眼睑缺损的治疗目的，是解除威胁视力的角膜暴露、预防弱视、改善外观等。有时，还需要处理限制眼球运动的潜在异常。

根据 Tessier 分类法可对缺损的位置和范围进行描述[1]。检查以排除相关的眼部和全身异常。起始的治疗是用润滑剂和遮盖敷料保护眼表结构，但要注意避免过度遮盖诱发弱视。需对所有患有眼睑缺损的儿童行眼外肌被动牵拉试验，检查其是否存在深部组织结构的粘连[2]，如果有，则需要早期行手术治疗。检查通常需要在全麻下进行。小范围缺损可以在全麻检查同时行缝合手术。如为大范围缺损，需要后期行更复杂的修复手术，其手术时机取决于眼表结构的保护情况，而后期修复给予了软组织继续生长的时间，增加了手术移行修复和闭合缺损的方案选择。如果角膜暴露无法控制，眼睑重建是当务之急。小于眼睑长度 25% 的缺损可以通过切除缺损边缘并直接缝合来修复。对于占眼睑长度 25%~50% 的缺损，利用外眦韧带切开和外眦松解术可使缺损边缘对合。对于占眼睑长度 50% 或更大的缺损，则需要补充其他部位的组织。修复下眼睑时，睑板后层可以用上眼睑的睑板结膜瓣，联合前层的推进肌皮瓣或植皮来重建。修复较大的上眼睑缺损时，如果有足够的下眼睑组织，用下眼睑旋转皮瓣能较好地修复闭合缺损，术后大约 2 周，可行旋转蒂分离手术，并开始积极地单眼遮盖以治疗弱视。

Treacher-Collins 综合征的眼睑缺损（参见第 28 章）是一种假性缺损，它是一种皮下组织发育缺陷，而不是真正的眼睑缺损。该综合征症状和组织缺损的严重程度不一，包括顿挫型的。在重度畸形的病例中，眼睑手术前可能需要进行颅面手术，以重建颧骨的支撑。而在轻度畸形的病例中，仅用眼科整形手术就可以单独进行眼睑畸形矫正。外眦韧带可以通过外眦成形术重新定位，但为了保持外眦新的位置，必须广泛分离并重新固定眼周组织。在中度畸形病例中，如果垂直部位和水平部位的眼睑软组织缺乏，眼睑修复术中可以用黏膜瓣、耳软骨或垫片材料来代替睑板。外眦韧带可以用钢丝固定在眼眶骨外侧缘的钻孔上。偏重度畸形的修复，可能需要从上睑到下睑，包含外眦韧带的易位皮瓣。

隐眼畸形

隐眼畸形是一种罕见的疾病，症状表现为上眼睑和眉毛不发育，皮肤上皮与结膜上皮在穹窿上部相连续。通常伴有眼前节发育不全。畸形可以是完全性的、不完全性的或部分性的（先天性睑球粘连）（参见第 31 章）。

在完全性隐眼畸形中，即使进行了重建手术，也没有真正的机会获得视力。在不完全性隐眼畸形中，可能有机会通过手术获得有用的视力或合适的美容效果，但这种情况是很少见的。同样的方法也适用于眼睑缺损。手术的紧迫性取决于病情是单侧的还是双侧的，是否存在潜在视力，以及角膜暴露的程度。如果病情是单侧的，没有潜在视力的存在，并且角膜暴露的情况是可控的，那么手术时间应该尽量推迟。在婴幼儿患者中，随着婴儿的生长，周围软组织可以继续生长变得松弛[3]。

手术需要重建睑板的前后两层组织。可采用面颊或眉毛的带蒂旋转皮瓣、眼睑滑行皮瓣、全厚皮片移植和黏膜瓣移植等手术。

复杂的眼睑重建手术是否能达到效果，会受限于诸多因素，如：泪液缺乏、结膜上皮发育不良以及与此病相关的其他眼部缺陷，如角膜和眼前节发育不良等。

无睑畸形

眼睑完全性不发育是罕见的。应紧急治疗以保护眼表，然后早期行眼睑重建术。其效果取决于眼睑缺损的严重程度和眼表结构发育的完整性。真正的无睑畸形治疗效果不佳，但病情较轻的病例（小眼睑畸形）则可通过垂直拉伸睑板并将其固定于眶外侧缘的方法进行手术治疗，治疗后可取得较好的效果。尽管术后早期，睑缘会像“弓弦”样紧绷，使睑裂张开的程度非常小，但在手术后6~8周内，这种情况会显著改善。

睑缘粘连

在睑缘粘连中，睑缘边缘发生部分或完全融合，伴睑裂缩小。丝状睑缘粘连与此类似，可见一个或多个皮赘连接上下眼睑，通常伴有正常的水平睑裂宽度，可通过切开一个或多个皮赘进行治疗。

睑缘粘连需要与睑裂狭小畸形相鉴别，小睑裂畸形患者一般存在睑裂缩小伴内眦距离过宽，但其睑缘结构正常。诊断睑缘粘连时，有必要行全身系统检查，以排除与之相关的其他畸形，如泌尿生殖系统畸形、心脏畸形、并指畸形等。手术矫正方法为：用锋利的剪刀或手术刀沿着睑缘融合线切开眼睑，切除上下睑皮肤边缘一条薄薄的皮肤和眼轮匝肌，暴露睑缘结膜。眼睑其他结构和睑板通常是正常的。

睑裂增宽症（euryblepharon）

睑裂增宽症表现为先天性原发性睑裂增大，通常外侧增大最明显，伴有外眦韧带附着点向外侧、向下移位，下眼睑向下移位。轻度病例可不需要治疗或只是保持眼表湿润即可。如果有角膜暴露的危险，可加强外眦韧带，使其位置更靠上、靠后。术后软组织往往会倾向于回到原来的位置，所以行眼周软组织的广泛分离和重新固定是必要的。如果睑裂垂直方向缩短，则可能需要皮肤移植和/或后板层移植联合表层组织的前徙。在幼儿患者中，游离皮瓣移植通常外观效果不佳。

睑外翻

儿童睑外翻的早期处理应行保守治疗，可以使用润滑剂保持眼表湿润预防暴露性角膜炎。手术的目的是解决其根本原因：皮肤不足或眼睑松弛度的增加（麻痹性睑外翻稍后讨论）。手术通常会推迟到患儿长大，有更多的软组织可供手术操作时进行。由于皮肤缺乏导致下睑外翻常可见于先天性疾病，如唐氏综合征、睑裂狭小（图19.1）和后天性疾病，如鱼鳞病、皮肌炎和外伤。局部瘢痕可用Z字成形术延长，大面积的皮肤缺损可用皮瓣或移植物修复。眼睑松弛度增加导致下睑外翻的情况可见于先天性畸形，如巨大睑裂（megaloblepharon）和睑裂增宽症（euryblepharon），也可发生在外伤后。可用眼睑加强手术来矫正[4]。

睑板翻转（eversion）

先天性睑板翻转的治疗为重新复位外翻的眼睑，使其下面的软组织肿胀和结膜水肿可以自行消退。一旦水肿消退后，眼睑就会恢复到正常的位置。重新复位眼睑后用压力贴加压5~7天通常效果良好。严重的病例可以通过睑缘缝合治疗。

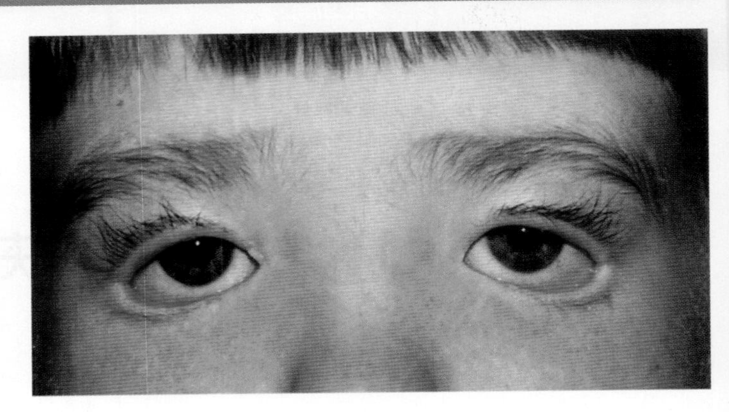

图19.1　图示为一名睑裂狭小和睑裂增宽症的患者。由于其睑板前层组织缺乏导致双侧下睑外翻

睑赘皮

睑赘皮表现为沿着上眼睑缘或下眼睑缘的一层水平皮肤皱褶，可将睫毛推向角膜。睑缘保持在正常位置。睑赘皮通常在5~6岁时随着患儿面部骨骼的生长而消退。通常无症状，很少伴发角膜炎（图19.2）。所以手术治疗仅对于有角膜上皮损害，经过对症治疗（保持眼表湿润等治疗方法）不缓解的患儿，或持续到青春期仍有睑赘皮的患者。较轻的病例采用Quickert缝线法矫正，较重的病例则采用切除椭圆形皮肤和眼轮匝肌并缝合固定睑板的方法来矫正[5-6]。

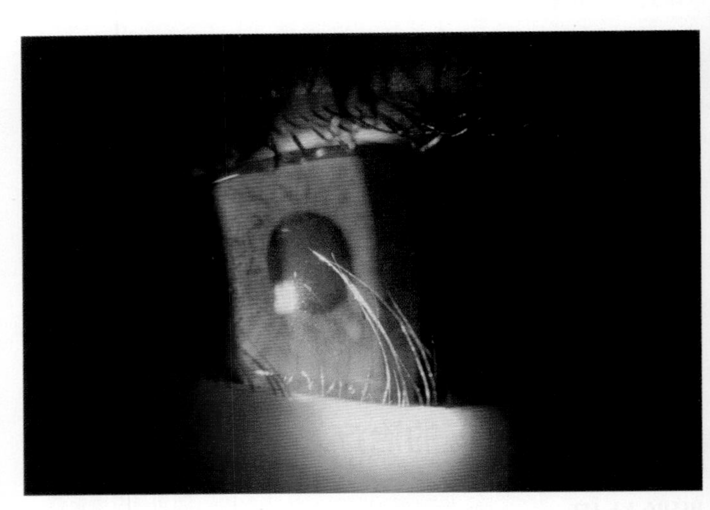

图19.2　睑赘皮病例。此患儿自出生就有下眼睑睫毛内翻，但角膜没有受损。通常这种情况可自行改善

睑内翻

先天性眼睑内翻，表现为睑缘的内翻（图19.3和图19.4）。通常需要及时的手术干预，以防止角膜感染和瘢痕形成。注意与睑赘皮相鉴别。睑赘皮的病因是下眼睑的皮肤皱褶导致下眼睑睫毛继发翻转形成倒睫。睑内翻矫正手术的目的是使睑缘重新外翻和保持稳定，可通过切除部分皮肤和眼轮匝肌，将下睑缩肌离断后重新固定于睑板下缘，然后将皮缘重新缝合固定到睑缘，而达到治疗效果。

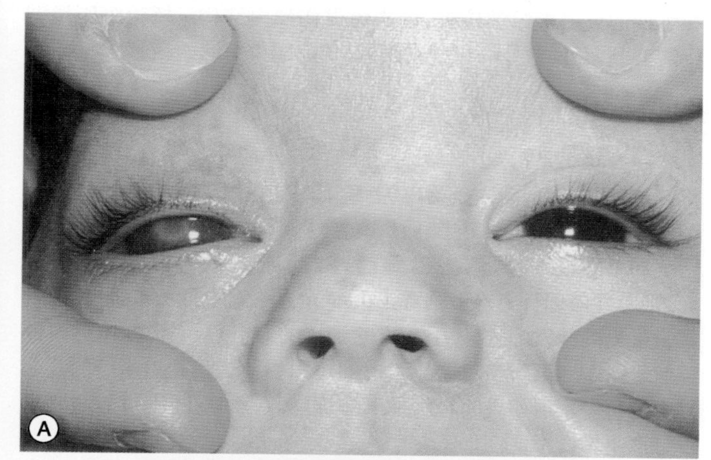

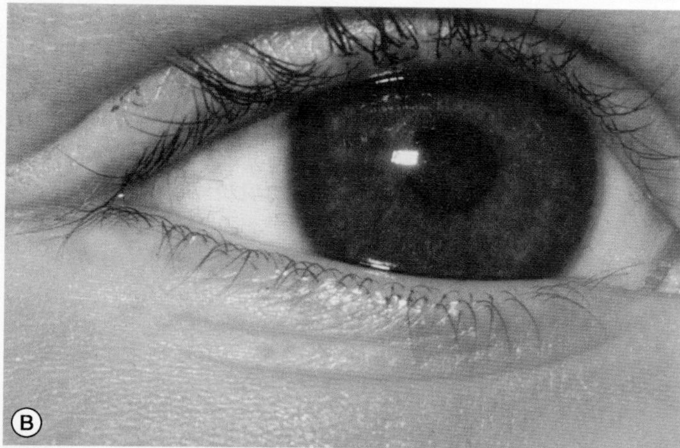

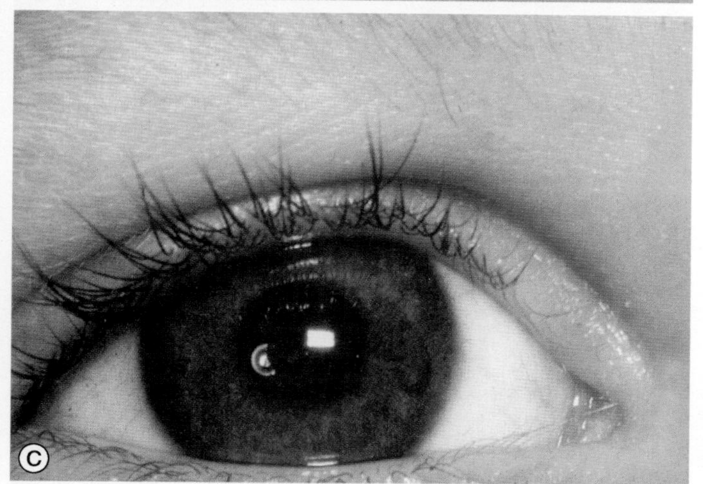

图 19.3　先天性睑内翻病例。Ⓐ此患儿出生后不久，发现眼睑肿胀。在全麻下检查，见右上睑内翻，摩擦角膜引起角膜上皮擦伤；Ⓑ在粘贴治疗眼睑后，睑内翻得到解决；Ⓒ最终只遗留轻微的上皮下混浊

睑板蜷缩（tarsal kink）/上睑内翻

先天性上睑内翻很少见，但常与睑板的水平蜷缩有关。与下睑内翻一样，此病也有角膜瘢痕和角膜感染的风险。行手术矫正时，可以沿睑板蜷缩方向切开，重建前层睑板的正常位置（图 19.5）。

双行睫

双行睫是一种发育异常，是指有第二排睫毛从正常睫毛后面的睑板腺开口中出现。睫毛异常可能没有症状或引起浅表角膜问题。如果患者有症状或有明确的角膜染色，则为治疗指征。电解是可选的一种治疗方法，缺点是治疗耗时长，复发率高，除非将睫毛根部暴露后用电解直接破坏其根部。方法为：在显微镜下用夹子把眼睑外翻后，在睑缘近结膜面处，做一个小的、垂直的板层切口，暴露从眼睑边缘到睫毛根部的整个睫毛，然后在直视下电解。处理大量睫毛的另一种方法是用冷冻治疗，进行两次 20s 的冷冻-解冻循环。在治疗时，行睑缘灰线切开，可以使冷冻疗法直接作用于后部板层，避免对正常的睫毛根部造成损害。在肤色较深的患者中，这种操作还可以避免皮肤褪色。伤口愈合后，睑板表面粗糙的肉芽会将后部板层向前推，这可以防止睑板收缩导致睑内翻。

内眦赘皮

内眦赘皮是从上眼睑向内眦延伸的皮肤皱褶。内眦赘皮和睑赘皮的根本区别在于，内眦赘皮是由于皮肤相对不足形成的，表现为内侧眼睑和内眦之间的皮肤被拉紧，而不是沿着鼻角的轮廓走行。只有当内眦赘皮引起倒睫或视觉阻碍时，才需要及时治疗。

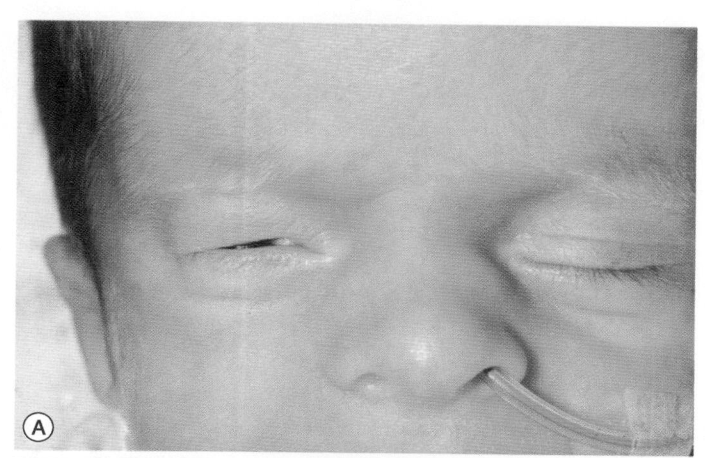

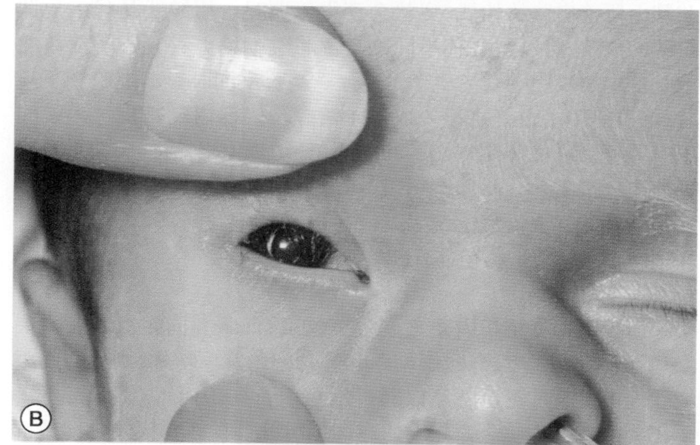

图 19.4　先天性睑内翻病例。Ⓐ该患儿表现为易激惹，右眼睑异常，有轻度肿胀；Ⓑ同一患儿，翻开眼睑，见睫毛内翻，摩擦角膜，现阶段无角膜上皮损伤。给予上睑板缝线矫正，效果好，无其他并发症

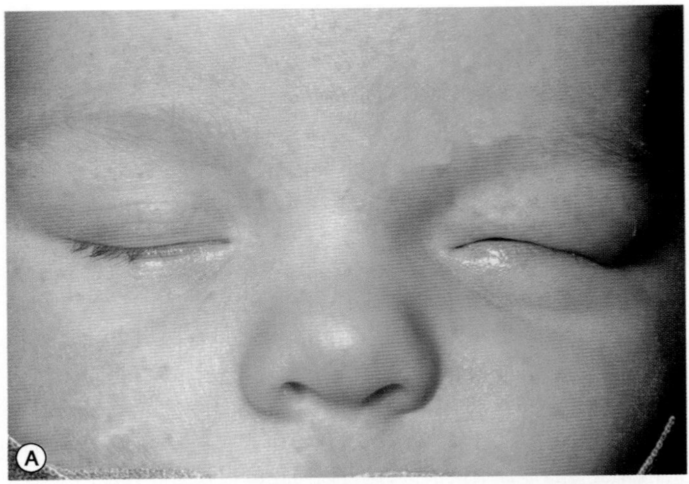

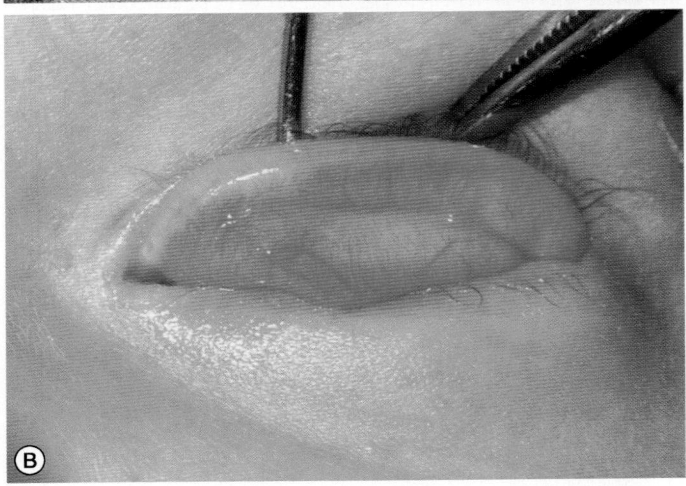

图 19.5 眼睑水平蜷缩的病例。Ⓐ此患儿表现为左眼肿痛伴眼睑痉挛;Ⓑ翻开上睑,可见上睑板水平蜷缩。它贯穿睑板的整个长度,睑板弯曲成 90°。给予强制外翻治疗,用斜视钩顶压结合牵拉睑缘来保持睑板绷直,随后进行了一周的眼睑缝合,治疗后情况好转,但出现了严重的角膜瘢痕,最终左眼失明

否则,这种问题在很大程度上就是一个美学问题,随着鼻梁的发育和其上覆盖皮肤的伸展,症状会变得不明显。褶皱线是代表皮肤短缺的线条,可以用各种不同的皮瓣将它们断开并延长。简单的内眦赘皮可以用一个 Z 成形术治疗。当赘皮同时影响上睑和下睑时,可以使用两个单独的 Z 成形术治疗。轻度内眦赘皮伴内眦间距增宽可以通过 Y-V 成形术和内眦韧带缩短术来治疗。如果有明显的内眦赘皮伴内眦间距增宽,可以采用双 Z 成形术和 Y-V 成形术相结合的方法治疗[7,8]。

内眦距过宽

内眦距过宽是指内眦之间宽度增加,而瞳孔间距离正常。如果是眶骨生长过度,导致眶间距和瞳孔间距宽度增加,则称为眶距增宽。内眦距过宽通常可以通过缩短内眦韧带而得到改善,不需要显著的减少骨质[9]。轻度的病例可用可吸收缝线将内眦韧带折叠,联合内眦 Y-V 成形术进行治疗。严重的病例则可能需要经鼻腔穿钢丝线,联合内眦 Y-V 成形术治疗。为了获得良好的美容效果,向眶深部放置钢丝是必要的。在这个手术过程中,用磨钻可以减少泪前嵴和眶内侧壁骨的厚度。经鼻腔穿钢丝,术前必须有筛板平面的放射影像学检查,以避免损伤颅内结构。矫治眶距增宽则需要颅面外科手术,以移动眶缘,切除减少中间的筛骨。

睑裂狭小

睑裂狭小是指"小眼睑"。在睑裂狭小综合征中,睑裂水平距离减小,多伴有反向内眦赘皮、上睑下垂和内眦距过宽。治疗的目的首先是促进视觉发育,然后是改善外观。

如果平视时的上眼睑缘显著遮挡了瞳孔的一部分或引起散光,则应立即进行上睑下垂矫正手术。这可预防弱视和斜视,两者都是常见的并发症[10]。手术方法通常是使用一个非自体材料的额肌悬吊带,症状严重的,手术时间可以提前到婴儿出生后的几个月内进行。术后如果睑缘水平下降,再次遮挡瞳孔,则可能需要重复行该手术。

当患儿在约 3 岁半~4 岁时,可以决定何时行眶距增宽、内眦距过宽、内眦赘皮的修复。矫正内眦赘皮有多种技术,简单的 Y-V 成形术联合内眦韧带折叠,或在更严重的内眦距过宽病例中采用的经鼻腔穿钢丝线,都是最有效的技术。内眦赘皮可以早期矫正,也可以等到青春期鼻梁发育以后再进行矫正,发育本身就可以改善外观。在一些内眦矫正术后,因上睑提肌功能很差,需要纠正残余的上睑下垂。通常使用自体阔筋膜或颞肌筋膜的额肌悬吊术(图 19.6)来纠正。任何扩大水平睑裂的外眦成形术,都最好推迟到青春期以后进行,那时产生的瘢痕较少。

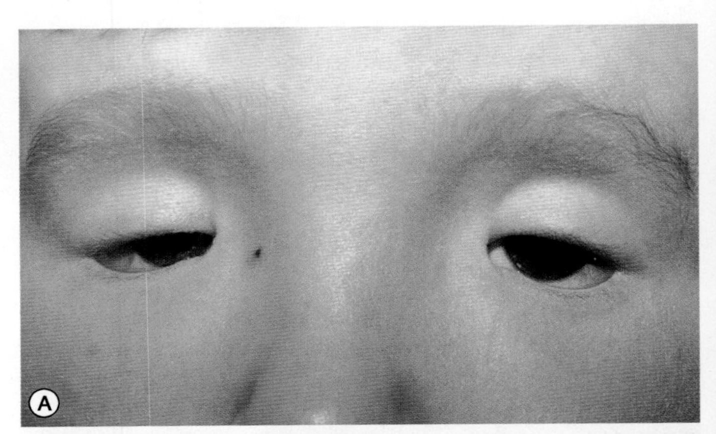

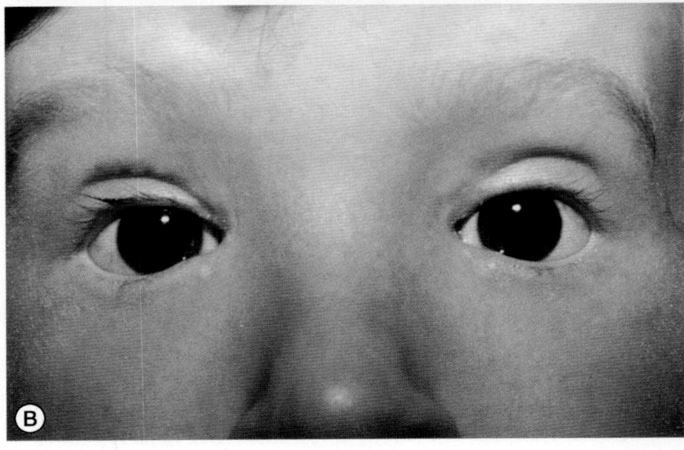

图 19.6 睑裂狭小病例。Ⓐ该患儿患有睑裂狭小综合征,伴有睑裂狭小、上睑下垂和内眦距过宽;Ⓑ同一位患儿,在 Y-V 内眦成形术后,用自体阔筋膜行眉悬吊术

先天性和获得性上睑下垂的治疗

先天性上睑下垂通常与上睑提肌发育不良有关。上睑提肌功能,即上睑在眼球上下凝视之间的活动度,与健康的横纹肌纤维数量有直接关系。这也是影响上睑下垂手术量的选择的主要因素。获得性上睑下垂的病因包括腱膜功能缺陷、动眼神经麻痹和相关综合征、霍纳综合征、眼肌病和重症肌无力。这些因素通过影响贝尔现象(Bell phenomenon)、上睑提肌功能、上睑下垂的稳定性等,进而影响手术方式的选择。

病史采集和体格检查

仔细的病史采集,对于确认疾病性质是先天性还是获得性,是否有并发症等,都很重要。对于先天性上睑下垂,父母可能会报告说,这种情况看起来在出生后开始好转,几个月后趋于稳定。

应行眼科全面检查,注意上睑缘在向下凝视的位置、上睑提肌肌力(即睑缘在眼球向下注视到向上注视之间的活动度)、眼外肌活动度、面部或眼睑畸形或肿块、眼睑的异常运动与口腔或下颌运动之间的关系、瞳孔大小和对光反应、眼睑高度的稳定性、最佳的矫正视力、固视偏好以及视网膜检影或客观验光检查,以排除相关的弱视等情况。进一步的检查可能发现其他异常,例如动眼神经麻痹或霍纳综合征(Horner syndrome)[11]。早期的获得性霍纳综合征可能与颈部神经母细胞瘤或颈内动脉异常有关。真正的先天性霍纳综合征应该合并有相关的虹膜异色症,同侧虹膜的色素相对少。

上睑下垂的程度通过比较两侧的睑裂垂直高度测量值和在点光源下角膜映光点上方的睑缘高度测量值(睑缘-映光点距离)来评估,这样可以避免下眼睑位置不正常导致的不准确。如果患儿足够大,可以配合的话,在测量上睑提肌肌力时,应按压额头,以防止额肌活动,然后测量上睑缘在眼球上下注视之间的活动度。应注意两侧皮肤皱褶的位置、是否有 Bell 现象缺失、眼轮匝肌的强度等。

治疗

治疗方法取决于诊断和体检结果。只有当上睑下垂遮挡部分瞳孔,或引起不对称性散光而增加弱视风险时,手术矫正才是急迫的。即使是较重的单侧上睑下垂的患儿,也会经常采用抬头挺胸的姿势来维持双眼融合功能。因此,上睑下垂手术通常可以推迟到孩子足够大的时候再做,以方便对上睑提肌功能进行准确评估,但必须定期检查,以监测弱视发生的情况。由于眼睑高度可能受斜视手术的影响,在进行上睑下垂修复前,应矫正潜在的斜视。

先天性上睑下垂的手术方式取决于上睑提肌肌力和上睑下垂程度。在轻度先天性上睑下垂中,如果有 2mm 左右的上睑下垂,上睑提肌肌力良好,达 10mm 或以上,可通过 Fasanella-Servat 法或 müller 肌切除术来提升眼睑。

在中度先天性上睑下垂病例中,上睑提肌肌力介于 5~10mm 之间,根据上睑提肌肌力的数值和上睑下垂的程度,进行不同程度的上睑提肌缩短(图 19.7)。上睑提肌前入路或后入路手术均可获得满意的结果。后入路的优点是缩短了上睑提肌后,断端可通过皮肤皱褶处的可拆除缝合线固定。如果发生过度矫正,可以在术后早期拆除缝线,能降低眼睑。前入路则适合于最大量上睑提肌缩短术,它暴露上睑提肌充分,并可通过直接将皮肤固定在切开的上睑提肌的下缘来形成增强的重睑皱褶。极量上睑提肌缩短术的缺点是可能导致眼睑闭合不全和下方注视时出现上睑迟滞现象。

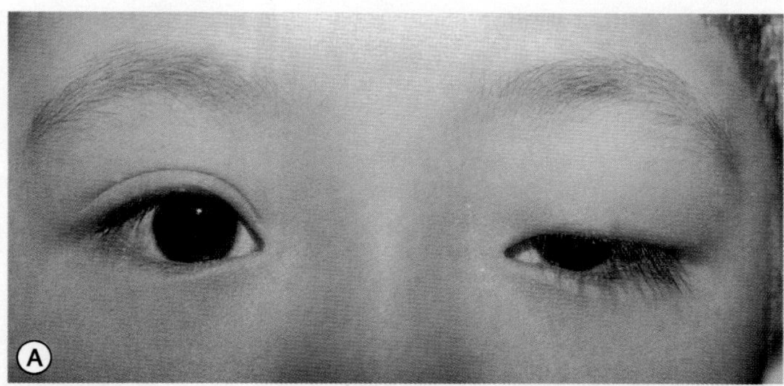

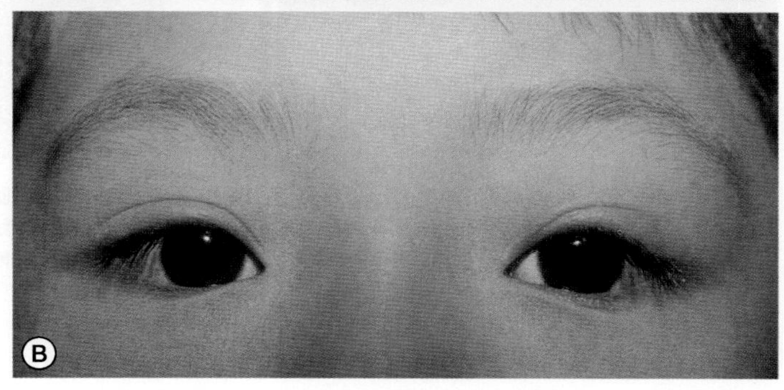

图 19.7 Ⓐ单侧的单纯性先天性上睑下垂病例;Ⓑ图示为同一患儿,接受上睑提肌缩短术后的表现

对于严重的先天性上睑下垂,上睑提肌肌力小于 5mm 的病例,通常需要额肌悬吊术。这个手术的成功依赖于同侧额肌固有的与上睑提肌同时的神经反射。将额肌和眼睑之间通过内部附着是为了使额肌抬高时能产生更有效的眼睑抬高。如果有必要行上睑下垂矫正手术来防止弱视,可以使用非自体材料进行单侧手术。可利用的悬吊材料有很多,其中非自体材料有发生感染、切割组织、位置迁移、形成"奶酪线"样窦道或发生材料断裂或材料退化导致强度下降等风险。在材料选择中,4-0 prolene 缝线、3-0 Supramid 线或 1mm 硅胶条,容易插入组织,相比于 Mersilene mesh 或 Gore-Tex 等聚合材料,形成肉芽肿的风险低。如果患儿无弱视倾向,最好等到患儿的腿长到足够大,可以收集自体阔筋膜(通常 3~4 岁)作为悬吊材料时再进行手术。采用五边形悬吊、重睑皱襞的切口,将悬吊材料直接缝合到睑板,根据固定缝线在睑板上的位置,在术中调整眼睑高度和外形,可达到两侧重睑皱襞完全对称的良好效果。对于单侧提上睑功能低下的上睑下垂是否应该行单侧悬吊手术,或者是否可以通过切除对侧正常的上睑提肌,用双侧眉悬吊术对称地矫正上睑下垂以获得更好的对称性存在争议(图 19.8)。单侧悬吊手术通常可以在正视位置获得良好的对称性,但在向下方注视时可以看到不对称的眼睑迟滞。行双侧悬吊手术会牺牲正常的解剖结构,这种情况可能是一些家长无法接受的。如果双侧眉毛能够对称运动,则术后可以获得良好的对称性外观,但由于手术中可发生双侧不对称的肿胀、出血,可能最终导致术后眼睑产生某种程度的不对称。如果有弱视,额肌悬吊术通常是无效的,因为

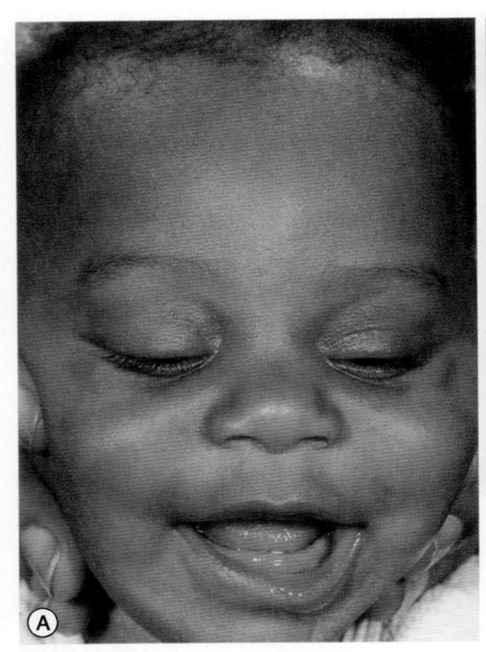

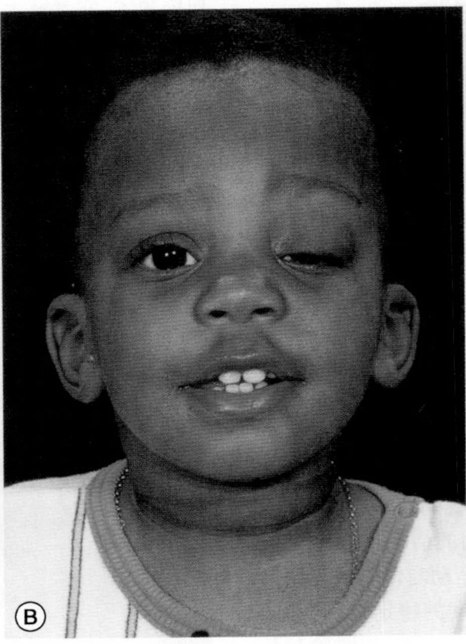

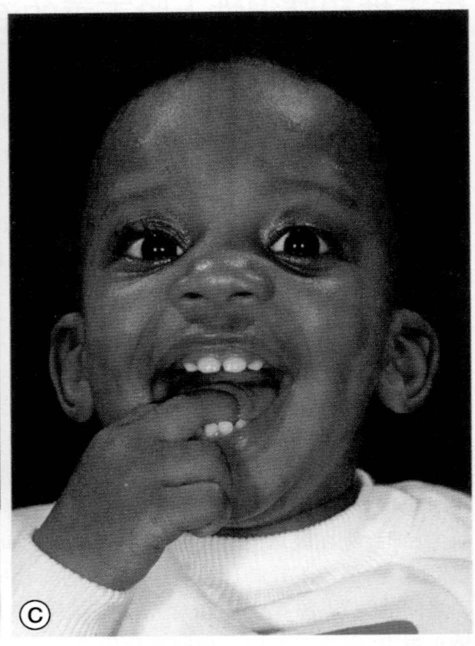

图 19.8　Ⓐ图示为该病例 6 个月时的外观，左上睑下垂伴上睑提肌功能不良。在这张照片中可以看到，当患儿向下看时，下垂的左眼上睑缘略高于正常的右眼上睑缘，同时左眼睑有重睑皱襞而右眼睑没有重睑皱襞，表明受病变影响的上睑提肌在向下方注视时不能放松，提示为遗传障碍性疾病；Ⓑ同一患儿，2 岁时的外观。本图为术前的外观表现；Ⓒ图示为该病例双侧上睑提肌悬吊术后的外观表现

如果没有获得双目立体视觉的驱动力，就不会有冲动刺激额肌收缩来去除视轴上的遮挡。在这种情况下，可以行最大量上睑提肌缩短术。采用前方入路，尽量分离上睑提肌，使其脱离附着韧带，包括 Whitnall 韧带，最大限度地切除上睑提肌（可达 30mm），将残端重新缝合到睑板上，以达到使上睑缘水平保持在角膜上缘水平的目的。这种方法可能会导致眼睑闭合不全和暴露性角膜病变，但大多数年轻患者会在最初积极地保持眼表湿润的治疗下耐受这种情况。因为发育不良的上睑提肌被脂肪组织严重浸润，容易拉伸，眼睑闭合不全通常会随着时间的推移而改善，但也会导致上睑下垂的复发。

特殊情况

通常在睑裂狭小综合征中，上睑提肌功能较差，需要行双侧自体阔筋膜眉悬吊术。如果上睑提肌功能良好，可以行双侧上睑提肌缩短术。反向内眦赘皮最好在提睑手术前 6 个月进行内眦成形术。

在 Marcus-Gunn 综合征中，如果颌动瞬目反射因素不明显，可根据上睑提肌功能单独矫正上睑下垂。如果颌动瞬目反射很严重，可通过切断上睑提肌并将其附着到眶上缘后的眶周来消除或减少症状。然后采用额肌悬吊术矫正上睑下垂。在一些患儿中，如果他们学会控制下巴的运动，“眨眼”症状会随着时间的推移变得不那么明显。那么推迟手术是合理的，可等到患儿长大到足以明确判断颌动瞬目反射的最终程度时再进行手术。

对于动眼神经病变引起的上睑下垂，应先行斜视矫正术。上睑下垂的矫正方式取决于上睑提肌的功能。如果有贝尔现象的缺失，术后会有暴露角膜炎的风险，这样的上睑下垂手术应该更加保守。先天性动眼神经病变常表现为内直肌与上睑提肌之间异常的神经支配（参见第 84 章）。在这种情况下，则必须行上睑提肌切除术联合额肌悬吊术。如果有周期性动眼神经麻痹，也可采用相同的治疗方法。

霍纳综合征通常行 Fasanella Servat 法上睑下垂矫正术或 müller 肌肉切除术来矫正，这两种治疗方法效果良好。

重症肌无力患者应首先进行药物治疗。如果上睑下垂持续存在，可行硅胶带额肌悬吊术将眼睑抬高，必要时术后可调整眼睑的高度。硅胶带的两端通过 Watzke 套袖相互连接，两端留有约 1cm 的多余部分。如有必要，眉上套袖部切口可在后期重新打开，以放松悬吊带。

先天性、外伤性或继发于睑松弛综合征的上睑提肌腱膜缺损应通过修补上睑提肌腱膜来矫正。最好在患儿长大后，在局部麻醉下行上睑下垂矫正术，这样可以在术中调整眼睑高度和轮廓。

在先天性颅神经异常支配综合征（参见第 83 章）病例中，眉悬吊术加上术后仔细管理，防止角膜暴露，可获得良好的治疗效果。

婴儿期眼睑退缩

在婴儿期的眼睑退缩可能是由各种情况引起的。严重的眼睑退缩和角膜暴露需要及时行眼表湿润治疗及早期手术来保护角膜。轻度眼睑退缩的病例可推迟到幼儿期行美容手术而达到治疗效果。

只要皮肤和结膜不缺损，可通过眼睑退缩术来降低上睑，升高下睑。通过后路的上睑退缩术，可释放 müller 肌和上睑提肌腱膜，能纠正至多 2mm 的眼睑退缩。这一术式的缺点是它会不可避免地引起重睑皱褶增宽。这在轻度症状或双侧性改变的病例中并不重要，但在严重的单侧病例中很影响外观。这种情况，应该通过前路切开，行上睑提肌退缩术、Z 形切开上睑提肌或梯形瓣延长上睑提肌，然后在需要的水平重建上睑重睑皱襞。近期研究证明，横断

性睑切开术具有临床实用价值。行全层横断性睑切开后,再缝合皮肤即可。下睑退缩可以通过下睑缩肌离断术来纠正,通常需要与垫片植入相结合[12]。

面神经麻痹

新生儿面瘫发生率为 0.2%。78%的面部瘫痪是由产伤引起的,可能由产钳分娩、来自母亲骶骨的压力、来自胎儿肩部的压力或颅内出血引起。近 90%的新生儿面瘫在未经治疗的情况下可完全康复,时间通常在 5 个月大时[13]。在婴儿期或儿童期,后天性获得性面瘫常与中耳炎和乳突炎或特发性贝尔麻痹(特发性面神经麻痹)有关,多为成人发病,儿童发病较成人少见。症状表现为面神经五个分支的突发麻痹,耳或脑桥小脑角无病变的迹象。0.3%~2%的病例为双侧,9%的病例可复发。

在双侧麻痹病例中,由此造成的残疾较为严重,可合并严重的喂养困难。在新生儿中,这种情况可能与 Möbius 综合征有关(参见第 83 章)。儿童患者中,最常见的病因是处于疫区的莱姆病(Lyme disease),其次是中耳炎和特发性疾病[14]。

虽然儿童面神经麻痹预后良好,但它可能是某个能够威胁生命的疾病的最初表现,如颅内肿瘤或血管畸形。如果伴有其他神经系统表现,则要行影像学检查。进展性面神经麻痹通常是由肿瘤引起的,在 20%的复发性面瘫患者中,最终可发现肿瘤病变。

面神经麻痹引起的问题主要是角膜暴露、麻痹性下睑外翻、溢泪和影响外观[15]。

角膜暴露

婴儿的贝尔现象通常很好,故出现角膜暴露不仅仅是由于眼睑闭合不全造成的,往往还有其他致病因素。这些因素包括:贝尔现象不充分、角膜感觉减退、下眼睑外翻、经呼吸机治疗、早产、靠近膝状神经节的病变引起的泪液产生减少等。角膜感觉减退常见于颅内肿瘤手术治疗后,也可见于 Möbius 综合征。

角膜暴露的早期治疗是白天使用眼膏保持眼表湿润,晚上用绷带包扎,必要时可用密闭性遮盖。保湿眼膏可以每天停 2~3 个小时,并遮盖健眼以避免弱视。视症状情况,可行暂时的外侧睑裂缝合术来保护角膜。如果 6 个月后角膜继续暴露,或者在早期,判断没有恢复的机会,则可行永久性睑裂缝合。睑裂的垂直高度可以通过以下方法缩小:用外侧睑裂缝合术和内眦成形术抬高下眼睑缘,用 müller 肌和上睑提肌后退术降低上睑缘,或用全层上眼睑切开术降低上睑缘。眼睑的闭合功能可以通过上眼睑黄金贴片植入术或金属弹簧丝植入术从机械原理上得到改进。

麻痹性下睑外翻

麻痹性下睑外翻可用内眦成形术治疗。如有需要,可结合外眦韧带加固术。

溢泪(参见第 21 章)

溢泪的原因是泪液泵机制的丧失,下睑外翻加重了溢泪。流泪症状如果持续 6 个月,可通过外眦韧带加固术和内眦成形术来矫正下睑外翻。

流泪症状也可能是由于“鳄鱼泪综合征”引起的,表现为唾液腺的副交感神经纤维对泪腺的异常神经支配,导致眼泪分泌与唾液分泌相关联。可通过在睑部泪腺内注射 2.5 单位肉毒杆菌毒素来改善鳄鱼泪综合征的症状,但这需要给患儿全身麻醉。任何原因的严重溢泪都可以通过泪道旁路手术——Lester Jones 义管植入术来解决,但对儿童患者行这种手术是困难的。

美容术

提眉术、睑裂缩小术、下睑外翻矫正术都对改善外观有效果,周围型面瘫倾向于导致面部进行性不对称,面部悬吊术或神经移植术对于恢复面容和矫正异常位置有效果。

眼睑肿瘤

痣

行痣切除术的指征包括:有恶变可能、眼睑异常有引起弱视的可能、影响外观等。

痣恶变的风险,在较大或巨大的先天性痣中可能会增高,风险大小与病变的大小有关,在非常大的先天性毛痣中风险可能高达 20%。中小型先天性痣恶性转化的发生率存在争议,有可能可以忽略不计。分裂痣(“吻痣”)是一种先天性黑色素细胞痣,涉及上下眼睑的镜像部位(图 19.9)。仅限于眼睑的先天性痣中,尚未有

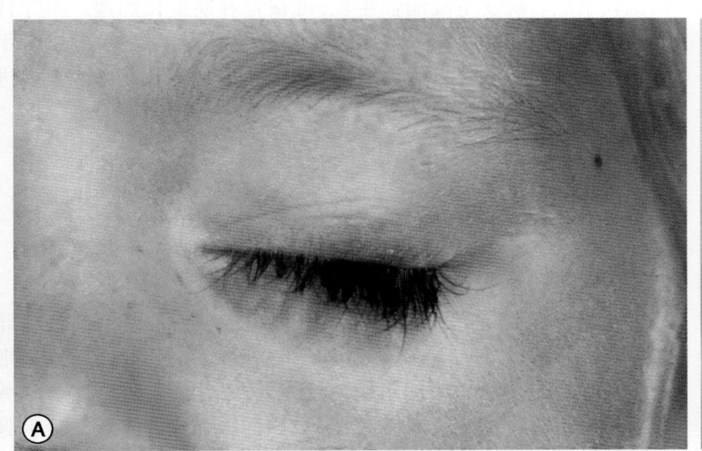

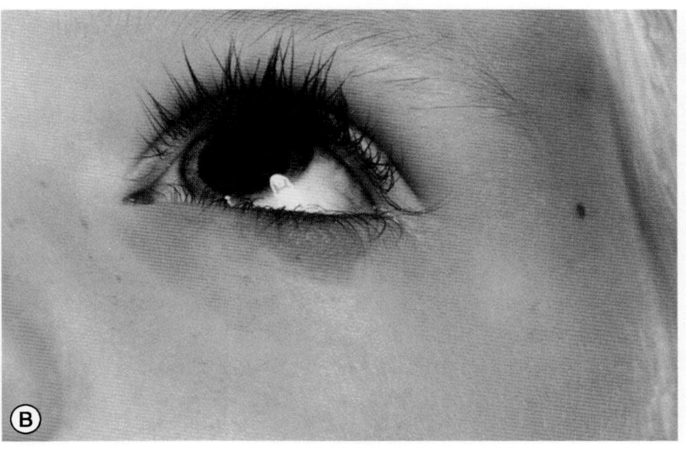

图 19.9 分裂痣的外观表现

恶性转化的报道。痣恶性转化的高峰发生在2~3岁。病变面积较大的痣，治疗困难。需要行多期手术修复，包括植皮、皮瓣，以及使用组织扩张器。多期手术会导致瘢痕明显。磨皮术可在患儿出生后的头几个月内，最好是几周内进行，可减少痣向恶性转化的机会，改善外观和减少远期手术的范围[16]。

后天性痣在儿童中罕见，可密切观察。

传染性软疣

传染性软疣是眼睑皮肤常见的病毒感染性病变（图19.10）。其体积通常不大，很少能长成大型病变。可表现为上下眼睑之间的“接吻”样传染病灶（图19.11），常伴有滤泡性结膜炎（图19.12），直到眼睑附近的病变被根除后结膜炎才会消退（参见第16章）。治疗方式包括病灶核心的刮除、热疗、冷冻治疗和化学腐蚀治疗。

幼年黄色肉芽肿

幼年黄色肉芽肿（参见第27章）是一种良性疾病，其特征是在出生后的1~9个月内，全身包括眼睑皮肤出现小的黄色橡胶样病变，直径约1~10mm。偶尔与眼内的，特别是在虹膜部位的黄色肉芽肿病变相关，可导致自发性前房积血和青光眼。

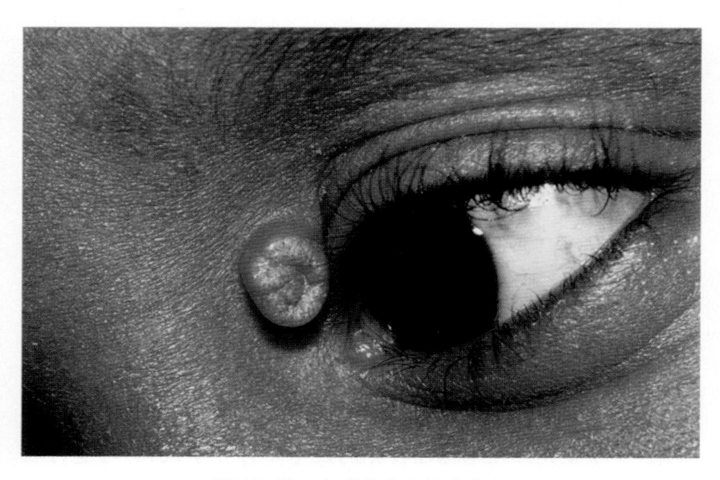

图19.10 大型传染性软疣病变

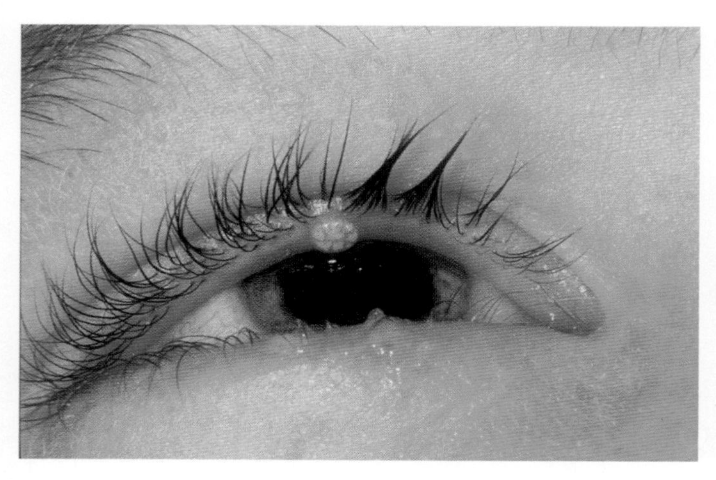

图19.11 传染性软疣，上下眼睑有“接吻”样传染病灶

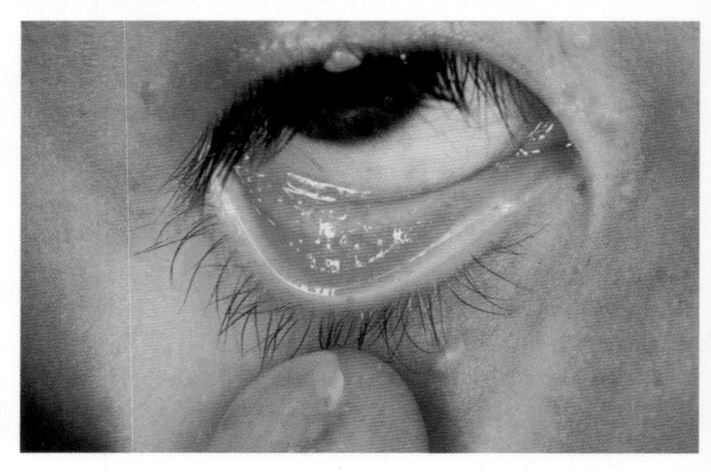

图19.12 传染性软疣，可见多发性病变和滤泡性结膜炎

复合性迷芽瘤

该病是一种罕见的眼睑肿瘤，由多种来源的异位组织构成（参见第29章）。外观与其他的迷芽瘤，如皮样囊肿和表皮样囊肿类似，当腺泡成分构成大部分组织时，往往具有肉质外观或类似于异位泪腺的外观。青春期可出现轻度生长，向恶性转化的情况非常罕见。该瘤可累及其深层组织，结膜病变可能累及眼球，因此切除时要小心。

毛基质瘤（Malherbe钙化上皮瘤）

位于眉毛上的一个小硬结，很可能是毛基质瘤。其上覆盖的皮肤是完整的，可有粉红色到紫色的颜色改变。可被误诊为是睑板腺囊肿或皮样囊肿。治疗方法是行手术切除。

眼睑错构瘤

眼睑错构瘤包括婴儿血管瘤（参见第20章）、丛状神经纤维瘤（参见第68章）、淋巴管瘤（静脉畸形）（参见第20章）和先天性痣。

丛状神经纤维瘤和淋巴管瘤的手术指征包括：机械性上睑下垂、遮盖性弱视、散光性屈光参差性弱视和外观畸形。这两种病变的手术都很有挑战性。病变一般很广泛，可累及眼睑、眶内和面部周围软组织。病变呈浸润性生长，可在青春期生长加速。治疗计划应与相关的专业科室共同制订。一般情况下，尽量少地进行手术干预比多做手术效果好。因为在患者的一生当中，可能需要进行一系列的手术治疗。

睑板腺疾病

睑板腺囊肿

睑板腺囊肿是睑板腺的脂肪肉芽肿性炎症反应，由睑板腺导管阻塞引起，通常位于睑板中部。如果病变为睑板腺导管开口，则发生在眼睑的边缘。周围组织的继发性细菌感染会导致眼睑肿胀。睑板腺囊肿可对眼球造成压力并引起散光。大多数的睑板腺囊肿经过频繁的热敷治疗后，会自发消退。可将一杯生米放在一个薄袜子里，放在微波炉里加热1min后用于热敷。如果睑板腺囊肿发炎红肿或继发感染，口服阿奇霉素（一周一次，持续 3 周）通常有良好效果。局部点抗生素滴眼液或眼膏，因为不会穿透睑板，因此几乎不起作用。必要时，需手术切开病变区睑板后壁，刮除囊内容物。但幼儿患者需要全身麻醉后进行上述操作，所以对于幼儿患者，要尽量避免。慢性睑板腺炎和睑缘炎倾向于使睑板腺囊肿复发，可通过清洁睑缘、使用抗生素/氢化可的松软膏和口服阿奇霉素进行治疗（参见第 16 章）。

涉及睑板腺的其他疾病包括：

1. 腺体缺失或缺陷：原发性先天性外胚层发育不良、鱼鳞病、继发于其他眼睑疾病的缺陷；

2. 腺体化生：原发性双行睫，或因组织化生引起的继发性双行睫；

3. 脂溢性睑板腺功能障碍：睑板腺分泌油脂过多和分泌液黏稠，与脂溢性皮炎和痤疮酒渣鼻有关；

4. 睑板腺炎：经常伴发有睑缘炎。可见睑板腺开口充血、红肿，伴有眼睑水肿时触诊有压痛，其治疗方法与睑缘炎相同。

急性睑缘炎

急性睑缘炎（参见第 16 章）表现为眼睑边缘溃疡性病变，致病菌通常为金黄色葡萄球菌，其他致病微生物和病毒则包括：莫拉菌属、单纯疱疹病毒、经免疫抑制剂治疗患者中的各种机会性真菌等（图 19.13）。葡萄球菌性和莫拉菌性睑缘炎通常在应用抗生素眼膏和眼睑清洁治疗后效果良好。

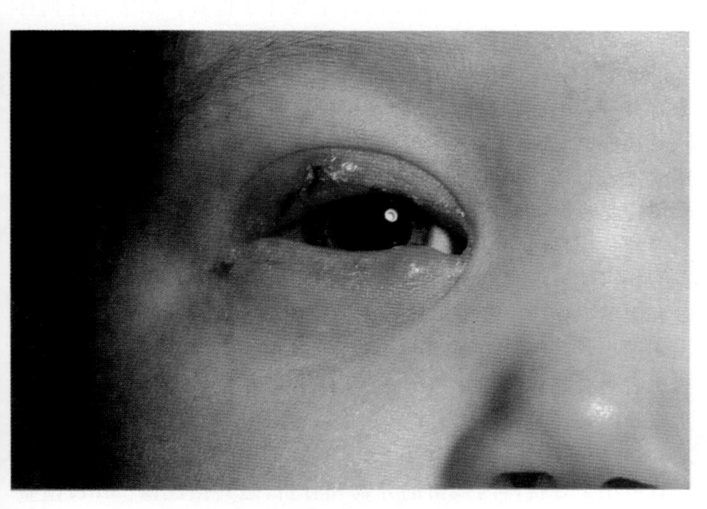

图 19.13　急性睑缘炎伴睑缘溃疡和睑腺炎形成

慢性睑缘炎

慢性睑缘炎（参见第 16 章）比急性睑缘炎更常见。它表现为刺痛、充血、睑缘鳞屑，有时伴睑缘水肿（图 19.14）。水肿常累及睑缘前部，但伴随有睑板腺感染（慢性睑板腺功能障碍）时，睑缘后部会表现得更加充血、水肿。慢性感染的可能致病菌为：金黄色葡萄球菌、痤疮丙酸杆菌、凝固酶阴性葡萄球菌等[17]。

大多数慢性睑缘炎都有脂溢的致病因素，表现为睑板腺油脂分泌过多、睑缘鳞屑，有些病例还伴发有脂溢性皮炎与头皮屑或其他表现。

慢性睑缘炎的治疗方法是定期清洗眼睑，特别是睑缘。用一定的力度按摩眼睑，挤出睑板腺分泌物，有助于缓解烧灼感和刺激症状。口服阿奇霉素 3 周可有效减轻炎症。伴有角膜结膜炎的复发或严重的病例，可短期应用类固醇-抗生素复合眼膏治疗。

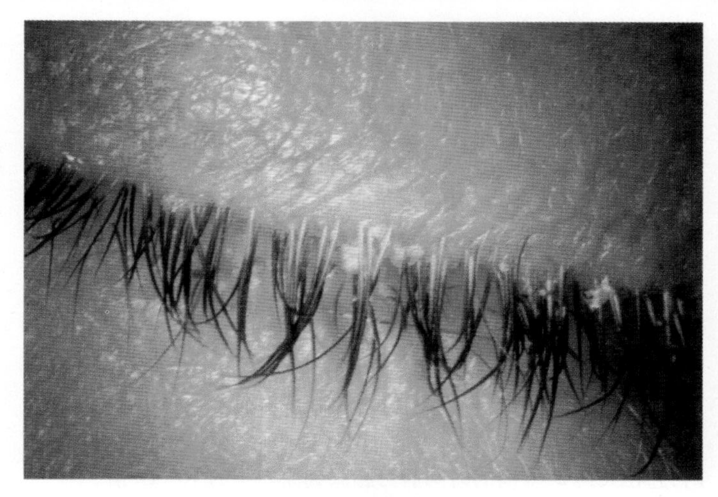

图 19.14　慢性葡萄球菌感染伴慢性睑缘炎

睫毛虱病

眼睑睫毛虱感染（参见第 16 章）中，阴虱感染比头虱感染更多见，因阴虱体形更适合于睫毛的较宽间距。用裂隙灯检查睫毛根部可发现虱子活动，并可发现虱卵黏附于睫毛上。治疗时注意必须将阴毛局部用抗虱洗发水处理。虱子和虱卵可以手工从睫毛上取下，每天三次外用非药物性眼膏涂抹睫毛，使残留的虱子窒息死亡。也可局部应用毒扁豆碱或毛果芸香碱眼膏治疗。

倒睫

倒睫是睫毛根部的一种后天获得性病变，由于睫毛根错构而向后方生长，引起角膜和结膜刺激症状。在大多数情况下，倒睫是由轻微的瘢痕性睑内翻引起的，这一点可以从睑缘后部的皮肤黏膜结合部相对于其正常位置有前移来证明。倒睫较常见的病因还包括：慢性睑缘炎、重症多形红斑（Stevens-Johnson syndrome）、烧伤、沙眼和天疱疮（常见于成人患者）等。

倒睫的治疗方式取决于异常睫毛的数量。一根或几根倒睫可以通过电解或手术切除睫毛根部或切除病变部睑缘来治疗，大量的倒睫最好用冷冻法治疗。但冷冻治疗容易将治疗区的所有睫毛都破坏，并可能导致局部脱色素。对于原本皮肤颜色深的严重倒睫患者，冷冻疗法可以结合灰线切开技术，与治疗双行睫方法相同。将睑板切开和转向虽然可以达到良好外观的效果，但在严重的瘢痕性眼睑内翻患者中可能很快就会复发。

眼窝管理

眶腔缩小

儿童早期的眶腔生长很快（参见第 6 章）。在 3 个月大时，婴儿头部大小只有成人的 40%，到 5 岁半时，则是成人大小的 80%。眼眶正常生长必须要有眼球存在，后天性眼球缺失、先天性小眼球或无眼球畸形都会导致眼眶发育异常。在宫内发育过程中缺少正常眼球会导致比出生后失去一只眼球更严重的眶腔发育不全。婴儿眼窝管理的目的是增加骨性眶容积、增加结膜囊深度和增加眼睑长度，以促进睑缘和睫毛的正常发育。

治疗必须及早进行，以避免患儿最终出现不良的外观。如果患者有眼眶囊肿伴小眼或无眼畸形，可以保留囊肿以帮助眶腔扩张（参见第 18 章）[18]。用眶腔成形器可以扩张眶内软组织。眶腔成形器植入不需要行多次手术，将其植入眶腔后，可以通过一个远方端口注入生理盐水来增加大小，目前该方法已经应用于临床。可以将它植入到腔内，将远方注射端口连接到皮下（如耳朵上方）或结膜囊中，以通过睑裂直接注射。

眶腔扩张的另一种选择是自膨胀水凝胶。它由甲基丙烯酸甲酯和乙烯基吡咯烷酮的改性共聚物制成，类似于角膜接触镜材料，但具有更强的渗透性液体吸收能力（即吸收液体的能力）。在眶内，它在大约 2~6 周的时间后可膨胀到原体积的 10~12 倍。

眶植入物增加眶容积

有时使用眶腔成形器的结果是增加了眶腔前后的尺寸，但不增加睑裂的长度和穹窿结膜的深度。眶腔成形器的形状为圆形，植入较深，不会增加眼睑的垂直和水平长度，且成形器不易保留。这时可以用一个眼眶植入物植入眶腔来增加眶容积，同时用一个薄的成形器来改善穹窿结膜的形状。另外，如果使用水凝胶膨胀器，可以使用透镜状膨胀器来扩张穹窿结膜，同时使用球形膨胀器来扩张眶腔。

外侧结膜穹窿往往难以扩张。为了将来能佩戴义眼，可通过黏膜瓣移植修复手术来重建。

眼眶植入物有：羟基磷灰石和聚丙烯的多孔植入物、硅树脂和丙烯酸制成的非多孔植入物以及真皮脂肪瓣植入物。多孔植入物的优点是：它们与眼窝内软组织结合紧密，不易排出。然而，它们粗糙的表面可能会促进覆盖在其表面的结膜和筋膜囊的侵蚀，从而增加暴露的可能性。在多孔植入物上放置钛钉可能可以提高义眼运动能力。但在这种植入物需要取出以更换更大尺寸时，多孔植入体与眼窝软组织的紧密结合会让取出变得困难。多孔植入物上放置钛钉是否会提供更好的运动能力，还没有研究进行证实。而放置钛钉后出现的并发症高达 30%~40%，故很少采用。硅胶或丙烯酸植入物通常是首选植入材料。真皮脂肪瓣移植有几个优点[19]：①在成人患者中，真皮脂肪瓣往往会萎缩，但在儿童患者中，真皮脂肪瓣可随着儿童的成长而成长，并有助于眶腔的扩张，甚至可因长得太大，需要行减容手术[20]；②结膜可以附着在真皮脂肪瓣的边缘，使结膜上皮生长在真皮脂肪瓣表面，增大结膜囊的大小；③如果需要进一步增大眶容积，可以将眼眶植入物植入到真皮脂肪瓣的后方[21]。真皮脂肪瓣的主要缺点是供体部位的不良症状（通常是腹部），但很少发生。

如果扩张治疗未能达到足够的眼眶容积，导致明显的面部不对称，则需要颅面外科手术来扩大或修复眼眶。在放疗后眶内软组织萎缩等情况下，带血管蒂皮瓣移植可用于增加眶腔软组织容积。

眶内植入物排出

在有假体植入的患者中，植入物排出是一个常见的问题。常见的原因有[22]：

1. 义眼台：大小不合适、机械刺激、过敏反应、义眼台卫生管理不良；
2. 眶内植入物：植入物挤压、结膜植入性囊肿、肉芽肿形成；
3. 眼睑：闭合不良、病灶感染；
4. 眶腔内表面：因皮肤和黏膜混合而引起挛缩；
5. 泪道系统：泪液分泌或引流缺陷、泪囊炎。

对植入物排出进行治疗时，要针对病因治疗。

眼睑和附属器外伤（参见第 69 章）

病因

大多数儿童眼睑和附属器的外伤属于意外伤害，最常发生在家庭活动中、游戏时和体育活动时[23,24]。狗咬伤也经常发生。铅笔或玩具等常见物品的意外穿刺伤发生于患儿绊倒或跌倒时。眼睑外伤包括挫伤、挤压伤、擦伤、撕裂伤、穿刺伤和烧伤等，这些经常同时发生。

即刻处理

询问病史，记录受伤时间，记录导致外伤的物体性状（是尖锐还是粗钝；是金属还是植物），弹射物体的速度（是抛出物还是枪击），摔倒的高度，患儿下落到什么类型的物体表面，有无意识丧失，有无目击证人等。

开始检查和治疗所有的损伤时，就对病情进行全面评估。提供必要的基本生命支持，必要时行全身详细检查。如果有任何怀疑可能造成颅内损伤的情况，要行神经系统检查。当孩子拿着细长的物品如铅笔等，在绊倒或跌倒时，铅笔等细长的物品可能刺穿眼眶并穿入颅腔，此种情况并不罕见。行全面的眼科检查以评估视觉功能，如果有可能的话测视力。如果是一个年幼的患儿，用单眼遮盖进行评估，检查患儿对未受伤眼睛的遮盖耐受性。检查瞳孔反应是否有相对性传入阻滞。

评估损伤时要寻找不容易看到的损伤。一个小的穿透性眼睑撕裂伤可能有深部的潜在损害，包括颅内伤、眼眶骨折、视神经病变和眼球损伤。上下眼睑撕脱伤（如狗咬伤）常伴有泪小管损伤。由于泪小管是眼睑最薄弱的部分，所以它往往是最先撕裂的。检查患者是否有体内异物残留、软组织缺失和泪道系统受损的迹象。上眼睑撕裂伤时应注意上睑提肌的功能。如果表现为一个较大的血肿，应该高度怀疑有眼眶和眼球的损害。计算机断层扫描（CT）检查可用于寻找体内残留的异物和骨折，磁共振成像（MRI）检查可用于寻找体内残留的有机异物和更全面地评估颅内损伤。所有受伤的外观照片都要拍摄下来以备将来参考。应在适当时，给予破伤风类毒素注射。

如果有更充分的时间和更好的设备，眼睑手术的结果不会因为等待 48~72h 而受到影响[25]。然而，在初次检查时，伤口应充分清洗和冲洗，以防止感染、色素沉着或异物残留。仔细检查后尽可能精确地重新定位伤口组织。皮肤可以用可吸收线缝合，如 6-0 Vicryl 线，以避免后期在麻醉下拆除缝合线。因为眼睑区域有良好的血液供应，所以组织不应随便切除或丢弃，所有带蒂组织都要保留。通常不需要切开或“再清创”伤口。在动物咬伤等受污染的伤口中，大量的冲洗至关重要。在 1h 内预防性静脉注射抗生素，然后进行为期 1 周的口服抗生素治疗。

初次修复后，应等 6~9 个月再进行大的修复术。在那个时候，继发性的缺陷,如眼睑退缩或上睑下垂,就可以得到解决。除非患者出现角膜暴露的症状,且这些症状不能用简单的眼表保湿治疗控制,或者有遮盖弱视的风险。此时可考虑提前二次修复的时间[25]。

睑缘缺损需要仔细处理灰线和睑板,以避免出现睑缘切迹、眼睑内翻、眼睑外翻和睫毛异常。睑缘缝合线通常与睫毛跟部缝合线结扎,以防止它们与角膜接触。

外伤性上睑下垂

外伤性上睑下垂可由以下原因引起:

1. 上睑提肌或上睑提肌腱膜的直接损伤或外伤性拉伸;
2. 因为眼眶内容物丢失或眼球萎缩,降低了上睑提肌复合体支点;
3. 动眼神经上支或交感神经损伤;
4. 结膜、眼睑或眶内深部瘢痕,造成机械性限制。

大部分上睑提肌损伤应在初次修复时缝合,轻微损伤能很快自愈,可以不缝合,过度手术可能导致眼睑退缩。残余的上睑下垂可在较晚的时候行二期修复,通常在外伤后 6 个月或功能恢复已经完全停止时。如有弱视的风险,应及早干预。使用可拆除材料(如 Prolene 线、Supramid 线、硅胶带)来临时行额肌悬吊术。通过前路做二次修复术。切除瘢痕组织会在提上睑肌复合体中留下一个缺口,需要垫片填充,用真皮脂肪移植瓣可防止致密粘连的再形成。周围神经损伤引起上睑下垂的治疗,在本章的前面已有描述。

泪道系统损伤

以前认为,下泪小管在泪液引流中所起的作用大于上泪小管,因此,一些作者建议只修复下泪小管裂伤。分别对上、下泪点阻塞后泪液闪烁扫描成像的研究表明,两者在泪液引流中发挥着同等的作用,任何一个的损伤都值得修复。许多患者只要他们的两个泪小管中有一个还能正常工作,就不会有溢泪的症状,但是一个泪点被阻塞,至少 10%的患者会有溢泪。当由于暴露因素导致眼球受到刺激时,这一比例会增加到 50%以上。

泪小管的修复方法是将两个泪小管断端缝合在一个内置硅胶支架上,这个支架通常会放置 3 个月或更长时间。泪小管断端内皮为白色,通常用放大镜就可看到,但手术要尽量在显微镜下进行。荧光素染色的黏弹剂通过对侧泪点注射(或在上、下泪小管都有裂伤的情况下直接注入泪囊)可有助于寻找泪小管断端。使用猪尾探针穿过完整的泪点,来找到撕裂泪小管的末端是有争议的,它可能会损害健康组织(特别是采用旧的钩式器械时)。随着手术显微镜的使用、良好的止血以及对解剖学的深入了解,这种技术已经很少使用了。

如果要将泪小管吻合,可以用能自行保留的单管支架或双管支架插管。泪小管周围软组织以 7-0 Vicryl 线缝合。注意修复靠近位于泪小管后方的内眦韧带后支,这可使眼睑走行与眼球贴合。在修复泪小管时,缝线要缝合在紧靠泪小管周围的软组织,而不能穿过泪小管的上皮组织缝合[26]。

泪总管损伤可行直接修复术、打开泪囊的泪小管插管术、鼻腔泪囊吻合术等。

泪点附近的泪小管损伤,可使用逆行泪囊鼻腔造口术及泪小管造口术,将泪小管与结膜囊相通。泪囊附近的阻塞可以通过切除瘢痕和将未闭的泪小管与泪囊重新连接来治疗。在任何一种情况下,残留的好的泪小管长度至少有 8mm 是成功的必要条件。

内眦韧带损伤

内眦韧带前支损伤很少需要修复,而内眦韧带后支断裂如果只修复前支,内眦就会向前移位。后支的修复方法取决于可用的后方固定点。若泪道系统完好无损,并有一个牢固、定位合理的眶内壁固定点,则可将内眦韧带后肢及眼睑组织直接附着于眶内侧壁。如果必须打开泪囊行泪囊鼻腔吻合术,且泪囊后组织充足,则在开放的泪囊后穿过一条不可吸收的缝线,用于将内眦韧带和眼睑周围软组织重新附着于泪囊后筋膜的内后方。如果没有能用的同侧固定点,可以在泪前嵴上附着一个"T 形"微型钛板,并将内眦韧带缝合到后方钛板的一个固定点,也可以使用经鼻腔穿钢丝法将内眦韧带向后重新定位。

烧伤

在烧伤的急性期,为了保护角膜,需用大量眼膏保持湿润或包扎治疗。为了避免患儿弱视,患侧眼可以每天放开 2~3h 不涂眼膏或行另一只眼的遮盖。在慢性期角膜严重暴露的情况下,可行结膜瓣覆盖术保护角膜。眼睑瘢痕挛缩是一个常见的问题,为保护眼表结构,必要时需行睑裂缝合术、临近睑板结膜瓣滑行修复术、中厚皮片移植术、下睑 Frost 缝线术。由于伤口进行性挛缩可能会持续几个月,所以经常需要再次手术。30 天后重建眼睑时,可能需中厚皮片移植术。在可能的情况下尽量不要行睑板结膜瓣滑行修复术,以避免弱视的风险。

(鲁小中 译 李明武 校)

参考文献

1. Tessier P, Rouigier J, Wolfe SA. Plastic Surgery of the Orbit and Eyelids. New York: Masson, 1981.
2. Seah LL, Choo CT, Fong KS. Congenital upper lid colobomas: management and visual outcome. Ophthal Plast Reconstr Surg 2002; 18: 190–5.
3. Stewart J, Sarada D, Seiff S. Aminotic membrane graft in the surgical management of cryptophthalmos. Ophthal Plast Reconstr Surg 2002; 18: 378–80.
4. Morris RJ, Collin JRO. Functional lid surgery in Down's syndrome. Br J Ophthalmol 1986; 73: 494–7.
5. Sundar G, Young SM, Tara S, et al. Epiblepharon in East Asian patients: the Singapore experience. Ophthalmology 2010; 117: 184–9.
6. O'Donnell BA, Collin JRO. Congenital lower eyelid deformity with trichiasis, epiblepharon and entropion. Aust N Z J Ophthalmol 1994; 22: 33–7.
7. Sin-Daw L. Correction of epicanthal fold using the VM-plasty. Br J Plast Surg 2000; 53: 95–9.
8. Takashi F, Motomu M, Katsuki K, Kenichi N. Modified split V-W plasty for entropion with an epicanthal fold in Asian eyelids. Plast Reconstr Surg 2006; 118: 635–42.
9. Lee V, Konrad H, Bunce C, et al. Aetiology and surgical treatment of childhood blepharoptosis. Br J Ophthalmol 2002; 86: 1282–6.
10. Dawson ELM, Hardy TG, Collin JRO, Lee JP. The incidence of strabismus and refractive error in patients with blepharophimosis, ptosis and epicanthus inversus (BPES). Strabismus 2003; 11: 173–7.
11. Finsterer J. Ptosis: causes, presentation and management. Aesthetic Plast Surg 2003; 27: 193–204.
12. Collin JRO, Castronovo S, Allen L. Congenital eyelid retraction. Br J Ophthalmol 1990; 9: 542–4.
13. Toelle SP, Boltshauser E. Long-term outcome in children with congenital unilateral facial nerve palsy. Neuropediatrics 2001; 32: 130–5.
14. Cook SP, MacCartney KK, Rose CD, et al. Lyme disease and seventh nerve paralysis in children. Am J Otolaryngol 1997; 18: 320–3.
15. Lorch M, Teach S. Facial nerve paralysis: etiology and approach to

diagnosis and management. Pediatr Emerg Care 2010; 26: 763–9.
16. Reynolds N, Kenealy J, Mercer N. Carbon dioxide laser dermabrasion for giant melanocytic nevi. Plast Reconstr Surg 2003; 111: 2209–14.
17. McCulley JP. Eyelid disorders: the meibomian glands, blepharitis, and contact lenses. Eye Cont Lens Sci Clin Pract 2003; 29: 93–5.
18. McLean CJ, Ragge NK, Jones RB, et al. The management of orbital cysts associated with congenital microphthalmos and anophthalmos. Br J Ophthalmol 2003; 87: 860–3.
19. Mitchell KT, Hollstein DA, White WL, O'Hara MA. The autogenous dermis-fat orbital implant in children. J AAPOS 2001; 5: 367–9.
20. Heher K, Katowitz J, Low J. Unilateral dermis-fat implantation in the pediatric orbit. Ophthal Plast Reconstr Surg 1998; 14: 81–7.
21. Kazin M, Katowitz J, Fallon M, et al. Evaluation of a collagen/hydroxyapatite implant for orbital reconstruction surgery. Ophthal Plast Reconstr Surg 1992; 8: 94–108.
22. Custer PL, Kennedy RH, Woog JJ, et al. Orbital implants in enucleation surgery: a report by the American Academy of Ophthalmology. Ophthalmology 2003; 110: 2054–61.
23. Savar A, Kirsvrot J, Rubin P. Canalicular involvement in dog bite related eyelid lacerations. Ophthal Plast Reconstr Surg 2008; 24: 296–8.
24. Jordan DR, Ziai S, Gilberg SM, Mawn LA. Pathogenesis of canalicular lacerations. Ophthal Plast Reconstr Surg 2008; 24: 394–8.
25. Chang E, Rubin PA. Management of complex eyelid lacerations. Int Ophthalmol Clin 2002; 42: 187–201.
26. Kersten RC, Kulwin DR. One-stitch canalicular repair: a simplified approach for repair of canalicular laceration. Ophthalmology 1997; 104: 785–9.

第 20 章

眼睑及眼眶婴幼儿眼周血管瘤（毛细血管瘤）和其他血管疾病

Christopher J Lyons

章节目录

眼眶血管性病变不仅包括真性血管瘤，如婴幼儿血管瘤、血管外皮瘤等，还包括血管畸形，如静脉-淋巴管畸形（淋巴管瘤）、眼眶静脉曲张、动静脉畸形等。婴幼儿眼周血管瘤（毛细血管瘤）是一种常见的良性血管瘤，其特征是在出生后的第一年内生长迅速，而在接下来的几年内可逐渐消退[1,2]。静脉-淋巴管畸形属于血管畸形，在低龄儿童中并不常见，表现为阵发性出血和快速进展性肿大。眶内静脉曲张和动静脉畸形发病年龄通常为 20~30 岁。

肿瘤

婴幼儿眼周血管瘤（毛细血管瘤）

婴幼儿眼周血管瘤是一种错构瘤，是儿童最常见的眼眶肿瘤。女性比男性常见，比例为 3∶2，无遗传倾向[3]。在早产和出生时低体重的婴儿中，患病率增高。在出生体重小于 1 000g 的婴儿中，高达 23% 的婴儿至少有一个婴幼儿血管瘤，而足月婴儿血管瘤的发病率只有 1%~4%[4,5]。不同于其他眼眶血管性病变，婴幼儿血管瘤可以自发消退。有许多技术可用来治疗这种可能会影响视力和导致毁容的疾病。但对于这种临床表现不可预测的肿瘤，尚没有统一的治疗方法。如果病变经治疗后迅速消退，则可能无须治疗也能消退。我们担心的是肿瘤增长失控，如图 20.1 所示的病例。治疗婴幼儿眼周血管瘤需要一个包括儿科医生、皮肤科医生和眼科医生在内的跨专业的团队一起合作。需要根据病变位置、弱视的潜在危险、肿瘤生长速度与父母讨论治疗方案的风险及益处，在保证患儿家属充分知情的情况下，做出各种治疗决定。必须保证患儿密切随访，以观察是否有肿瘤复发和弱视发生。

婴幼儿眼周血管瘤组织病理学表现随临床分期不同而不同。在其早期增殖阶段，眼周血管瘤组织主要由大量增生的内皮细胞

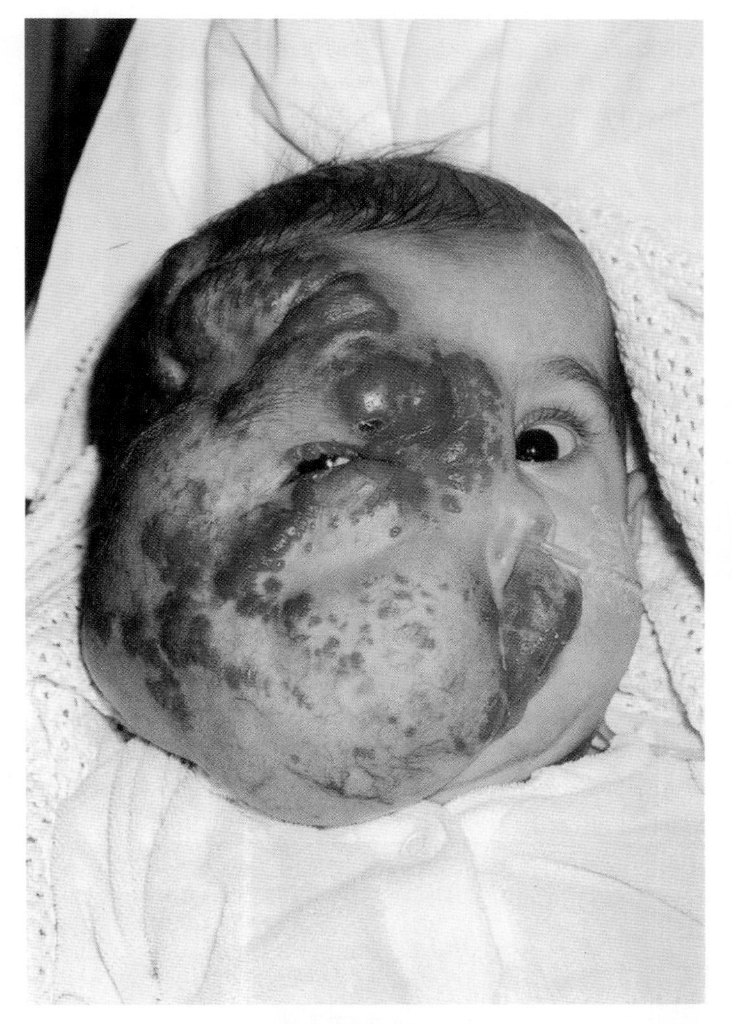

图 20.1　眶面部的巨大婴幼儿眼周血管瘤（毛细血管瘤）

组成，血管间隙小且稀少。肿瘤内含有大量肥大细胞，功能尚不清楚。在迅速增大的病变组织中，可见许多有丝分裂像，这有可能导致误诊为恶性肿瘤。利用网状纤维染色或用过氧化物酶、荧光素抗体技术，识别内皮细胞产生的因子Ⅷ有助于鉴别低分化性病

变[3]。在较成熟的肿瘤中，血管间隙较大，内皮细胞较少呈扁平状。肿瘤没有包膜，容易浸润周围结构。在退行期，内皮细胞被脂肪细胞取代，伴纤维组织沉积。

婴幼儿眼周血管瘤的自然病史表现为迅速生长后自发消退，在所有血管瘤中，这种表现为其独有。其血管内皮表达胎盘相关抗原[6]，这种抗原不被其他血管瘤或正常皮肤表达，由此一些人推测婴幼儿血管瘤的发生要么是由于血管母细胞向胎盘血管表型异常分化，要么是胎盘细胞栓进入胎儿组织的结果[6,7]。婴幼儿血管瘤也可能是介导内皮细胞增殖的体细胞基因突变的结果。其他相关因素还有：内皮祖细胞异常[8]和缺氧，无论是全身系统性缺氧或局部组织灌注不良引起的缺氧，都可能刺激内皮祖细胞发生异常增殖[9]。

临床特征

婴幼儿眼周血管瘤（图 20.2）有 1/3 在出生时就存在，所有病例在出生后 6 个月内发病。肿瘤出现之前，可能会有局部轻微的皮肤潮红。通常，在持续 3~6 个月的快速增长期后会经历一段稳定期，然后开始消退（图 20.3）。Margileth 和 Museles[1] 报道 336 例血管瘤中有 30%在 3 岁时消退，60%在 4 岁时消退，76%在 7 岁时消退。

婴幼儿眼周血管瘤最常见于上眼睑或眼眶（图 20.3）。其外观因受累深度不同而不同（图 20.3a）。皮肤浅表病变具有红色的分叶状外观，因此得名“草莓痣”（图 20.8a）。浅表病变最初由毛细血管扩张合并而成，逐渐发展为隆起的结节性病变。随着哭泣，它们会体积变大，颜色变蓝。皮下的血管瘤通常呈蓝色。眶隔深部的病变可出现眼球突出，无皮肤变色。眼球突出严重时可引起角膜暴露症状。1/3 的血管瘤涉及多个层次的深度。位置较深的病变只有突出症状，无皮肤体征，诊断较困难。随着哭泣而突出度增加是有价值的辅助诊断指标（图 20.2）。30%的患者在其他部位皮肤也有“草莓痣”。偶尔会出现肿瘤生长面积巨大，破坏面部结构的情况（图 20.1）。

婴幼儿眼周血管瘤中，弱视较常见，患病率在 43%~60%[2,10]。原因有可能是由于体积较大的肿瘤遮挡了视轴。但更常见的原因是由于肿瘤挤压引起的眼球变形导致角膜散光。通常用远视柱镜矫正视力，其轴向是指向肿瘤的。散光在血管瘤消退后少部分可能会持续，多数通常会全部或部分消退，尤其是在血管瘤早期治愈或早期治疗的情况下[11,12]。长时间遮挡可导致患眼近视[13]，由此产生的屈光参差可能是导致弱视的另一个因素。继发性斜视是由于双眼协调和融合能力中断而造成的。

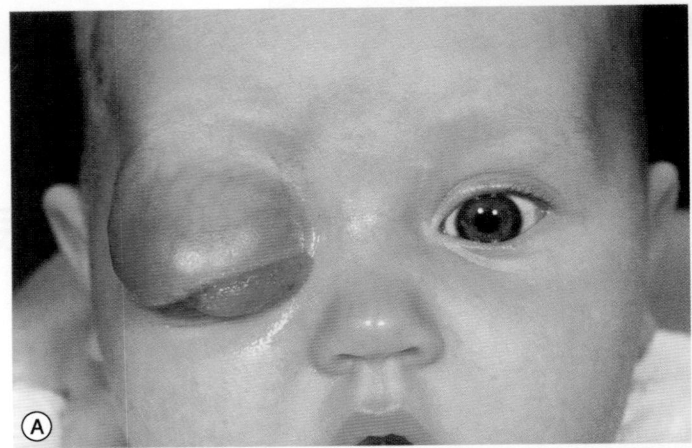

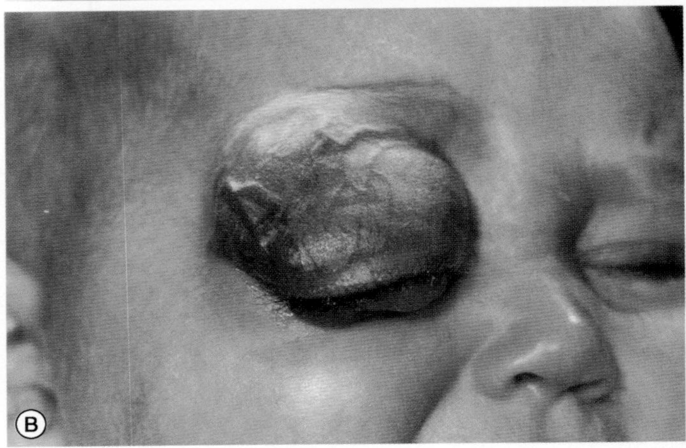

图 20.2　Ⓐ眶前部和眼睑的婴幼儿眼周血管瘤；Ⓑ同一名患儿，图中可见在患儿哭泣时，眼周血管瘤表现为肿瘤充血和体积轻微增大

婴幼儿眼周血管瘤的系统性并发症很少见，包括[3]：

1. 卡萨巴赫-梅里特综合征（Kasabach-Merritt syndrome）：一种潜在的危及生命的凝血障碍，由于体积较大血管瘤内纤维蛋白原和血小板被消耗引起。血小板置换和糖皮质激素治疗通常有效。

2. PHACE(S)综合征（后颅窝发育异常、婴幼儿血管瘤、动脉病变、心脏异常、眼和胸骨异常）：该病有严重的心血管和神经并发症，眼部常受累，包括弱视、斜视、前极性白内障、上睑下垂和视神经病变[14]。对于大面积面部婴幼儿眼周血管瘤患者，必须进行仔细的眼部、心脏和神经系统检查。

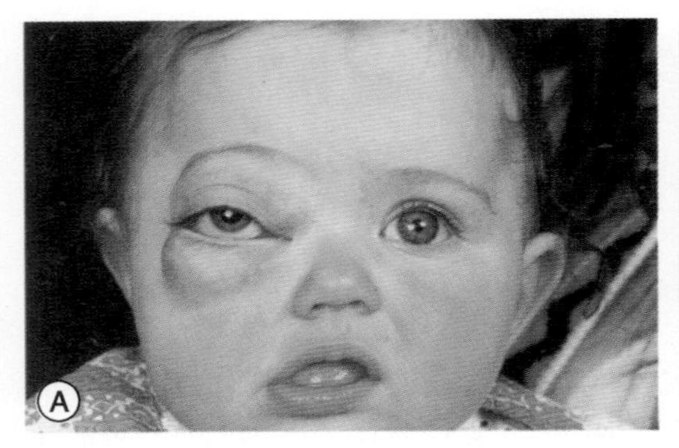

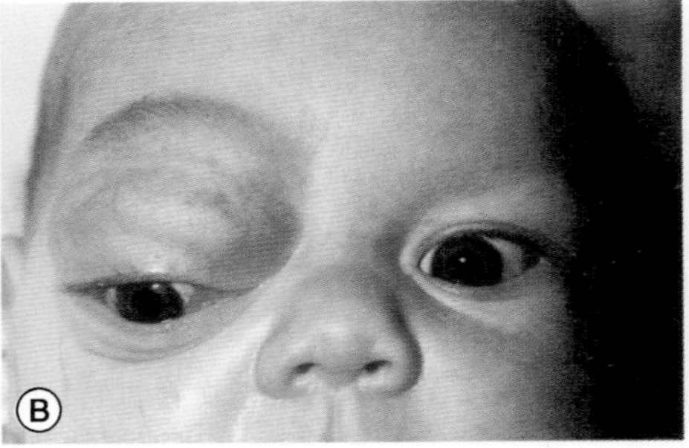

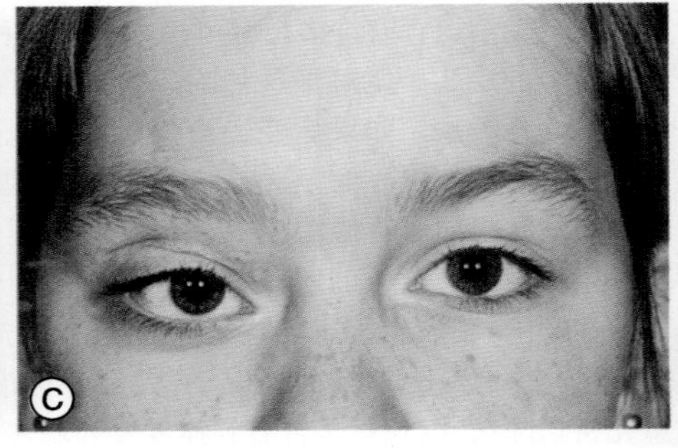

图 20.3　Ⓐ眶内婴幼儿眼周血管瘤。患儿的母亲被指控伤害了她的孩子；Ⓑ患儿 2 个月，眶内婴幼儿眼周血管瘤；Ⓒ与Ⓑ图为同一患儿，图中所示为患儿 9 岁时的外观，患者已经过部分自发消退和手术治疗。手术并非必须做，在多数情况下要尽量避免过度手术

检查

在大多数表现为眼球突出的患儿中，发现眼睑或其他部位皮肤血管瘤，可提示诊断。

多普勒超声有助于明确诊断[15]。眼眶计算机断层扫描（CT）可评估病变大小。CT 影像表现为软组织密度肿块影，眼眶浸润，边缘光滑或结节状，常跨越肌锥或眶隔等隔室之间的边界。可见骨质侵蚀。增强表现随肿瘤内血管性质和它的发展阶段不同而不同。T_2 加权磁共振成像（MRI）有助于描述肿瘤性质，由于病变内部含丰富血流（图 20.4）而表现为高信号。结合脂肪抑制的 T_1 加权钆增强磁共振成像，可提高肿瘤对比度，能提供评估肿瘤解剖关系的最佳视图。在做 MRI 时，同时行磁共振动脉造影和静脉造影（MRA 和 MRV），可以排除其他与婴幼儿血管瘤表现类似的血管异常疾病。位于眼眶后部的快速生长期的婴幼儿血管瘤，可被误诊为是恶性肿瘤，如横纹肌肉瘤，需要行活检才能鉴别。

治疗

治疗应保守，可在等待肿瘤自发性消退的同时治疗严重屈光不正和弱视（图 20.5）。"草莓"状病变表面出现浅白色星状瘢痕（"先兆斑"），是自发性消退的早期指证。弱视治疗时，应用适当的眼镜矫正受累眼的散光（图 20.6）。

只有当视轴被遮挡或眶后部病变引起进行性眼球突出，伴有视神经压迫、角膜暴露、导致严重或进行性弱视时，才需要积极手术治疗，以缩小肿瘤的大小。治疗有许多方法。局部或全身性 β-肾上腺素受体阻滞剂目前被认为是一线治疗方法[16-19]。局部或全身性类固醇治疗[12,20,21]或手术切除可用于 β-肾上腺素受体阻滞剂无效或禁忌的患者[22]。冷冻疗法是另一种可能有用的治疗方式[23]。放疗、激光[24]和注射硬化剂治疗报道很少。

婴幼儿血管瘤在接受普萘洛尔治疗后显著减小（图 20.7）[25]。剂量为 1～3mg/(kg·d)，数天内就可能会显出效果。后续研究显示，其有效率可高达 90%。通过仔细监护，可以避免诸如低血压、支气管痉挛、心动过缓、心脏传导阻滞和低血糖等副作用[16,17]。这种治疗方法现在已成为大多数眼科医生的首选[19]。每日两次局部使用 0.5%噻吗洛尔溶液或凝胶轻轻涂抹于婴幼儿血管瘤表面，也是有效的，副作用比全身治疗少。

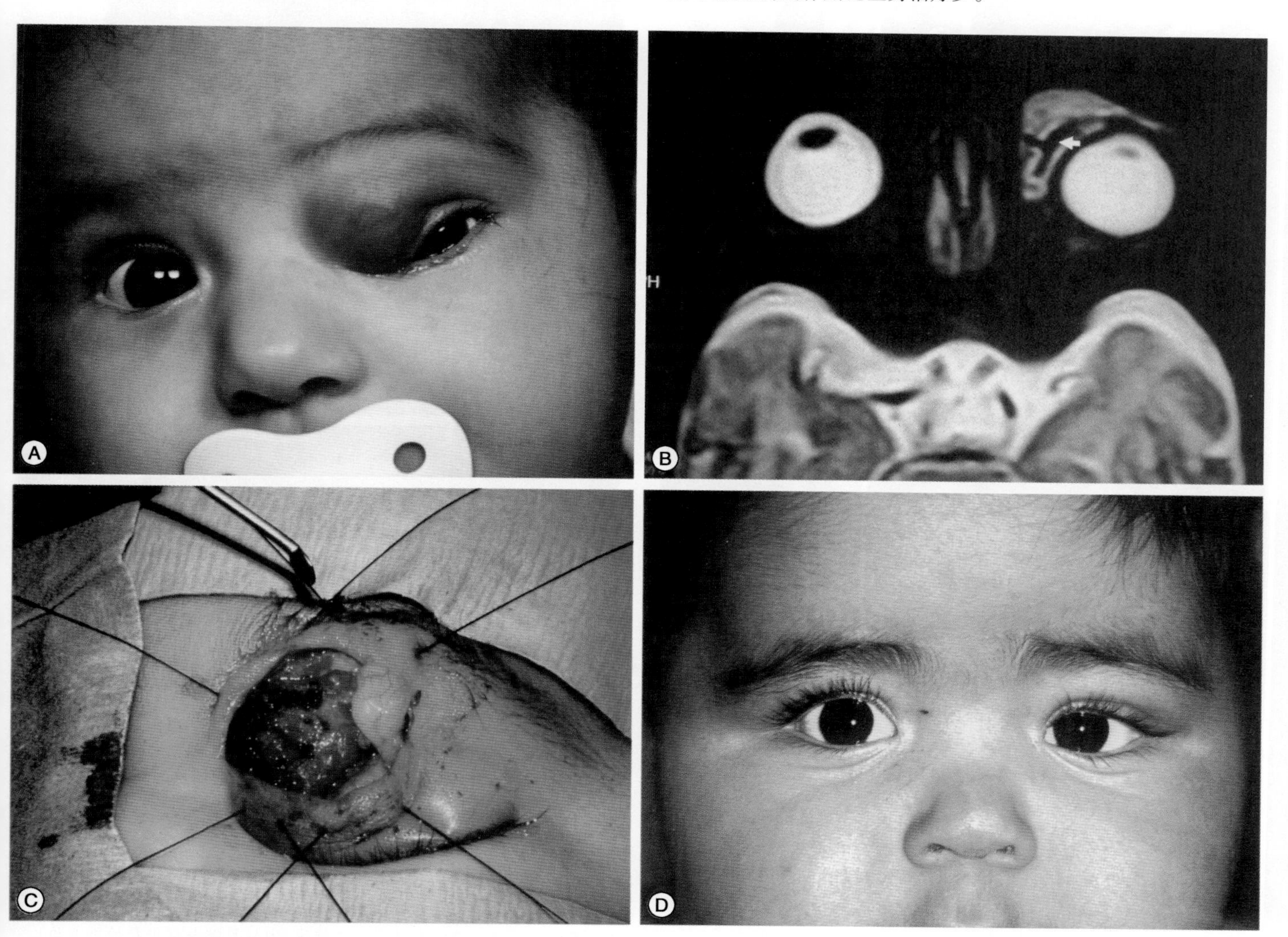

图 20.4　Ⓐ图示为 2.5 个月患儿，眼睑皮下较大婴幼儿眼周血管瘤，类固醇治疗无效并引起严重患眼散光；ⒷT2 加权磁共振成像显示眶前部相对清晰肿块，中心有一个大的流空信号（箭头所示）；Ⓒ手术切除术中同一病灶的照片；Ⓓ术后，患儿有轻微的上睑下垂，散光恢复

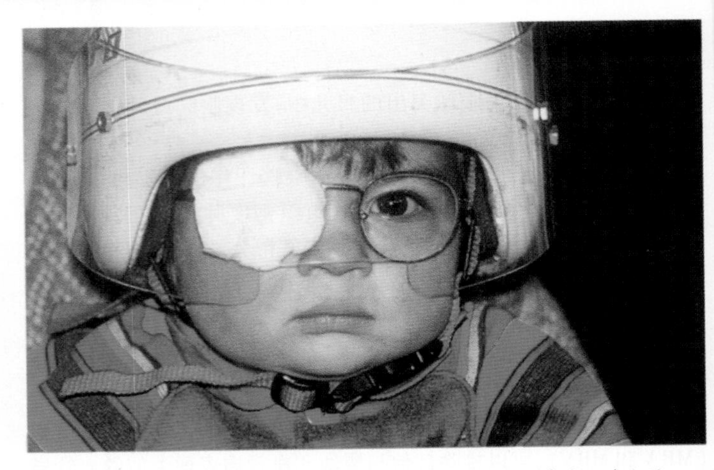

图 20.6　患儿，6 个月，眼睑组织深部婴幼儿眼周血管瘤。诊断依据为左下眼睑可见一块轻微的蓝色瘀斑样变色区。伴有+4.0DC 的获得性散光。在所有防止弱视的病例中，遮盖效果都是至关重要的。这个患儿的父母创造性地发明了一种新奇的方法来防止他摘除眼罩。18 个月后，眼部病灶已经自发消退，散光消失

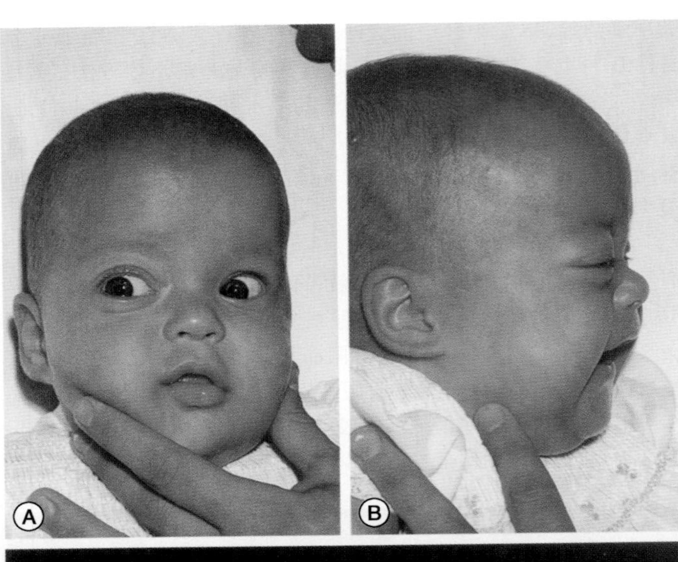

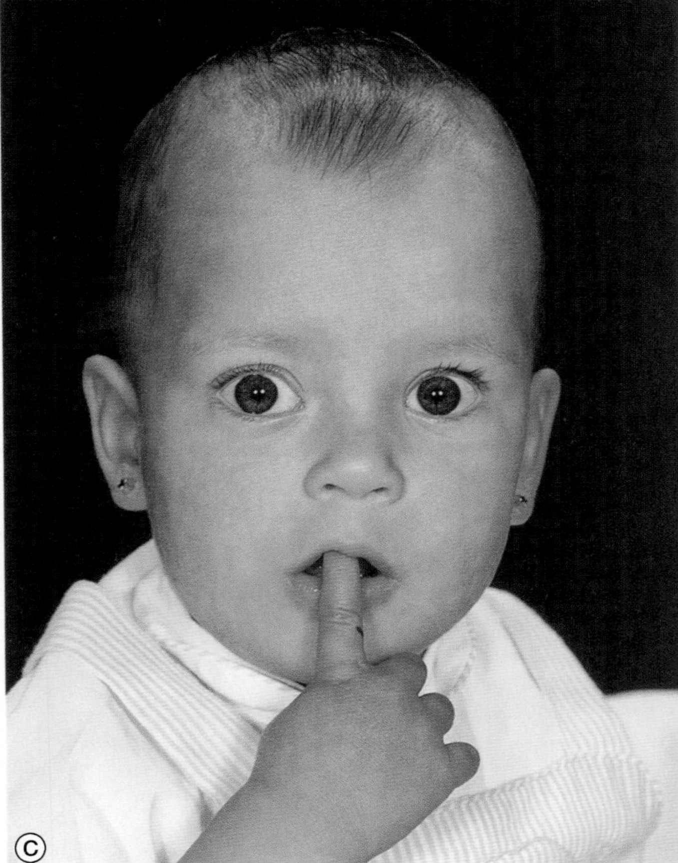

图 20.5　Ⓐ-Ⓑ患儿，5 个月，右眼眶婴幼儿眼周血管瘤；Ⓒ血管瘤未经处理而完全消退

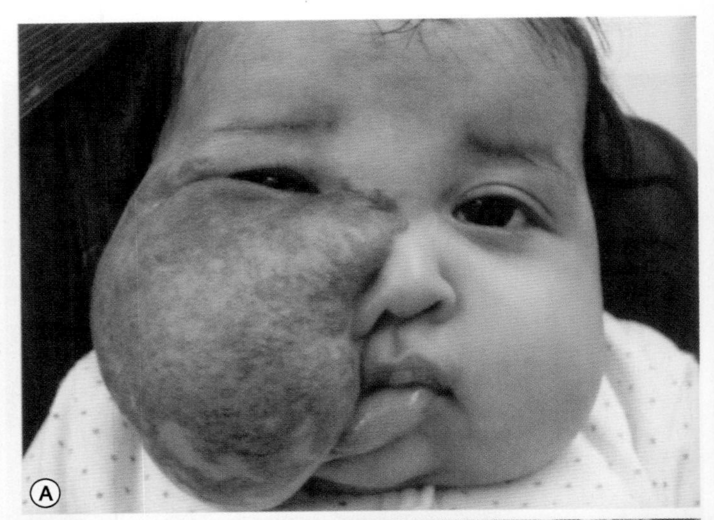

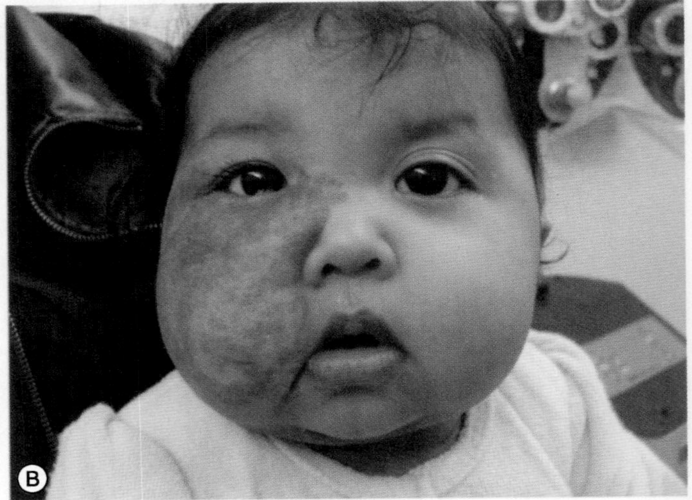

图 20.7　Ⓐ患儿，4 个月，右侧面部大范围婴幼儿眼周血管瘤，有下睑上移和散光。血管瘤在出生后的第一个月内生长迅速，口服和局部类固醇治疗没有效果。为排除 PHACE 综合征进行的全身检查呈阴性；Ⓑ口服普萘洛尔治疗 2 个月后，病灶的大小和厚度明显减小，视轴无遮挡

类固醇仍然是 β-肾上腺素受体阻滞剂的一个有效的“二线”替代药物。缓慢地在病灶内注射曲安奈德[26]可在 2~4 周内出现肿瘤消退。消退后还应进一步连续注射(图 20.8)。此疗法并发症虽然很少见,但有视网膜中央动脉栓塞造成视力丧失的报道,其他文献中报道的并发症还有:肾上腺功能抑制[3,20]、局部脂肪萎缩、皮肤色素沉着、眼睑组织坏死、眼眶周围钙化等。

全身应用类固醇[1.5~5.0mg/(kg·d)]更适合于治疗范围广泛或位于眶后部的血管瘤性病变(图 20.9)。剂量大于 3mg/(kg·d)的治疗有效率超过 90%,但剂量小于 2mg/(kg·d)的治疗有效率低于 70%[20]。生长发育迟缓、胃肠道出血、行为改变和肾上腺功能抑制的副作用使该疗法吸引力不高。在停止口服类固醇后,肿瘤大小出现反弹的现象也有报道。

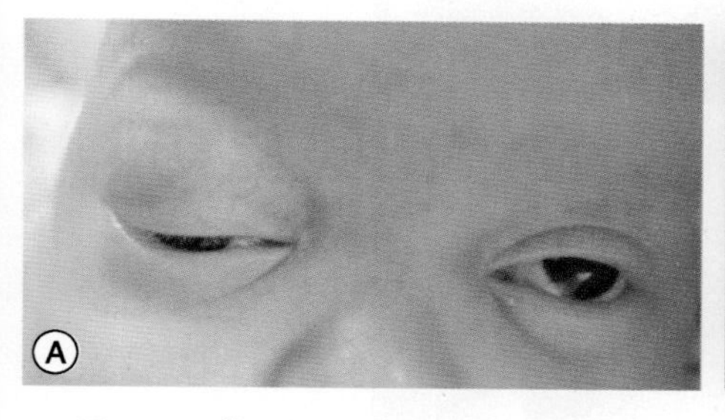
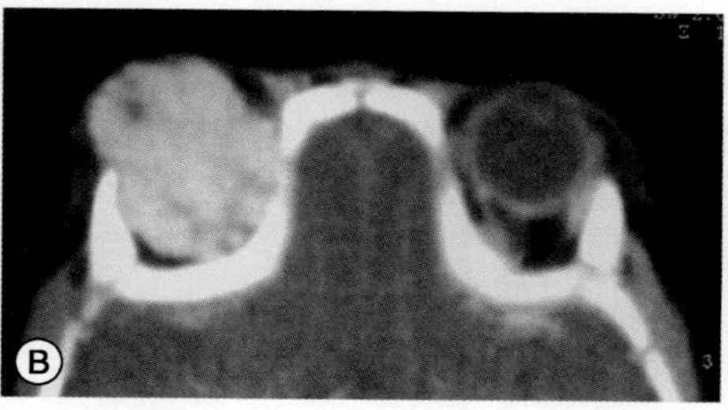
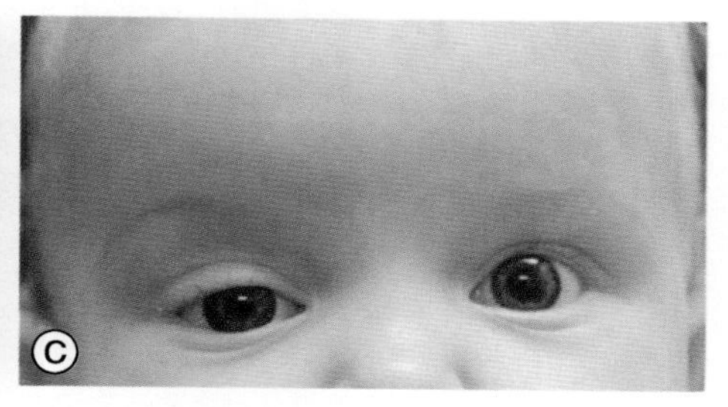

图 20.8　Ⓐ该患儿为妊娠 27 周出生的早产儿。于出生后 6 周时发现右上眼睑肿胀,16 周时到我们的诊所就诊;ⒷCT 检查证实婴幼儿眼周血管瘤的诊断,可见眼眶上方一个边界欠清的可强化病灶。本次治疗采用局部注射 40mg 曲安奈德和 20mg 甲泼尼龙的方法。原计划 8 周后再次注射,但再注射因临床症状改善而推迟。左眼进行间断性遮盖;Ⓒ三个月后,她的两只眼睛都可以同样注视。不需要进一步治疗

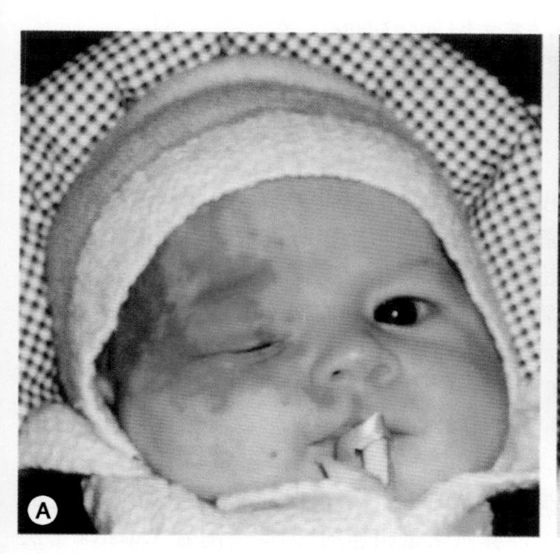
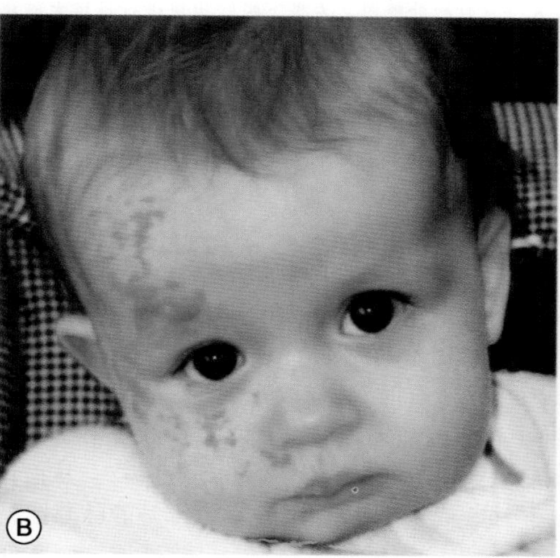
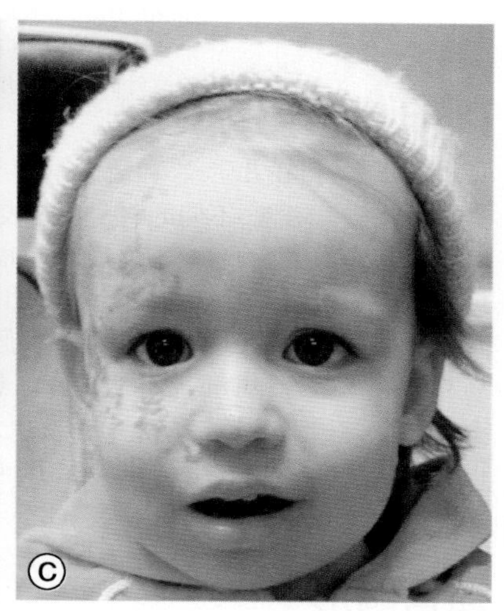

图 20.9　Ⓐ患儿,6 周,从出生第 2 周起右上眼睑出现肿胀和颜色改变,哭闹时加重。右眼可完全闭合。从患儿 6 周大开始口服类固醇,每天 5mg/kg,6 个月后逐渐减少为零;Ⓑ患儿,9 个月,她的类库欣综合征体型已经消失,婴幼儿眼周血管瘤不再遮挡右视轴;Ⓒ患儿,11 个月,皮肤的变化基本消失,没有弱视

对于 β-肾上腺素受体阻滞剂或类固醇治疗无效,并且危及视力的病变,应用干扰素 α-2a[27,28]治疗有效,但这种治疗起效较慢,对婴儿的副作用还不确定。其他免疫调节剂治疗,包括长春新碱和环磷酰胺已被用于治疗血管瘤(主要是内脏血管瘤)。二氧化碳、氩、钇铝石榴石(YAG)和染料激光也被用于治疗血管瘤。将染料激光调整到 577nm 或 585nm,脉冲持续时间为 10ms,可使毛细血管组织选择性热损伤,使瘢痕最小并加速退化,但其治疗效果仍受到瘢痕形成的限制[24,29],不应再使用放射治疗和硬化剂治疗。

以前,手术切除被推迟到病变停止退化,通常是在 6 或 7 岁以后,用于纠正残留的美容缺陷[30]。然而,对于诊断明确,伴有视轴遮挡或散光,明显有引起弱视风险的病例,手术切除肿瘤安全有效。术中只是需要细致的止血。在 β-肾上腺素受体阻滞剂或类固醇治疗无效后,应考虑在显微外科下将肿瘤切除。因手术效果安全有效,或可考虑作为血管瘤的主要治疗方法[22,31](图 20.10)。

弥漫性新生儿血管瘤病

这种罕见疾病的特征是:在出生时或出生后的第一个月,出现多个(可有 100 个以上)血管瘤,部位涉及皮肤、骨骼和内脏等[32]。这些血管瘤具有与皮肤婴幼儿血管瘤相似的生长和退化特征。相关的并发症与内脏受累特别是肝脏受累有关,包括高排血量心力衰竭、出血、脑部受累、肺部受累以及严重甲状腺功能减退[33]。这种疾病的病死率约为 60%。临床医生应该认识到这种罕见的疾病。

肝受累是一个重要的危险因素,在有五个以上皮肤血管瘤的婴儿中更容易发生[34]。治疗方式包括全身糖皮质激素治疗、栓塞治疗、长春新碱或干扰素治疗。最近,普萘洛尔治疗结果显示效果显著[35]。

血管外皮瘤

罕见的肿瘤,从良性到恶性都有,来源于血管周细胞。通常

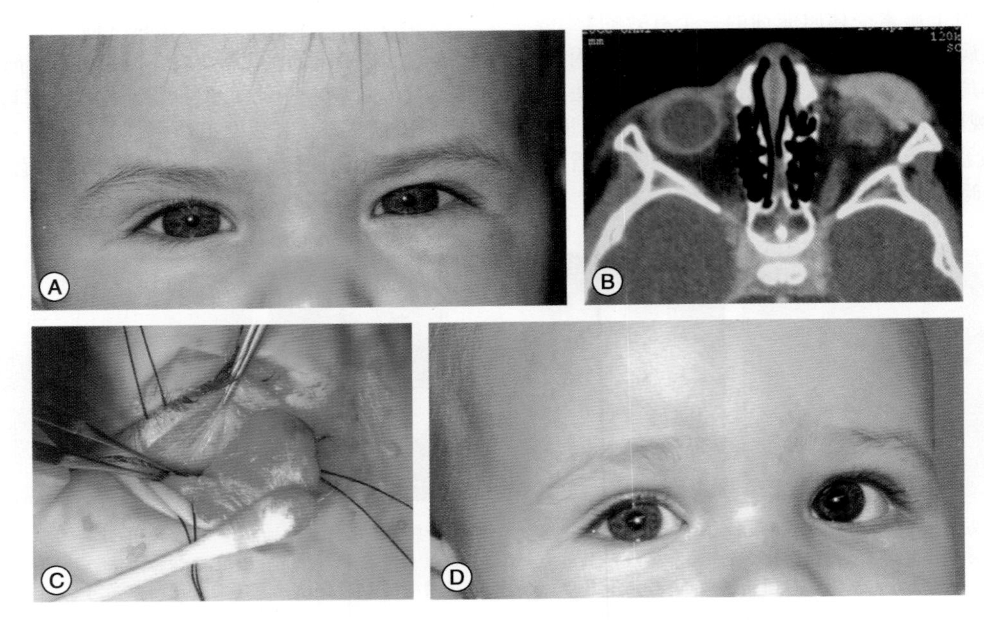

图 20.10　Ⓐ患儿，8 个月时的外观照。左眼下眼睑出现进行性增大肿块，左眼散光（90°+2.50DC），左眼球向上移位；Ⓑ增强 CT 显示眶前部边界相对清晰肿块，累及左眼下睑和眼眶下部；Ⓒ同一患儿，切除肿瘤时的术中照片。Ⓓ术后一个月，散光消失

见于成年人，但在儿童[36]和婴儿早期[37]中也有报道。其临床行为不可预测。通常，不同的病变位置表现出不同的眶内肿瘤压迫症状和逐渐加重的眼球突出。CT 扫描显示肿瘤边界清晰，信号可明显均匀增强。血管造影显示有明显的动脉期充盈。肿瘤通常具有局部侵袭性，手术时除非在其假包膜内完整切除，否则会局部复发。因为肿瘤非常软脆、易碎，想要完整切除，在技术上具有挑战性。10%到 15%的患者会发生远处转移，有时，肿瘤表现得非常具有侵袭性。在这种情况下，可能有必要进行眶内容物剜除。

血管畸形

眼眶血管畸形起源于静脉［静脉曲张和静脉-淋巴管畸形（淋巴管瘤）］和动脉（动静脉畸形）的血管原基，是儿童眼眶肿瘤的重要组成部分。可根据其血流动力学的特点将其分为三种类型[38]：

1. 高流量病变，如动脉瘤、动静脉瘘或动静脉畸形；
2. 低流量病变，如：静脉畸形（膨胀性、非膨胀性、海绵状）或淋巴管畸形（大囊性、微囊性、混合性）；
3. 合并淋巴管畸形，其中静脉或淋巴管成分都可能为主要成分。

静脉-淋巴管畸形（淋巴管瘤）

这种血管异常多发生在儿童时期，通常很难处理。肿瘤会逐渐增大，病变内发生急性出血时，肿瘤体积会突然扩张。与婴幼儿血管瘤不同，这种肿瘤不会自然消退。位置较深的病变很难切除，肿瘤边缘一般界定不清，可在整个眼眶内广泛分布。

静脉-淋巴管畸形（淋巴管瘤）占眼眶肿瘤的一小部分[39]。1/3 的病例在出生时或出生后的第一周内发病[40]，超过 3/4 的患儿在 10 岁内发病。据报道，患儿女性比例多于男性（比例 2∶1～3∶1）[40]。

由于眶隔后没有淋巴组织引流，此种肿瘤发生于眼眶内令人费解。有人认为静脉-淋巴管畸形是起源于眼眶内的原始血管成分[41]。然而，经超微结构分析和免疫化学鉴定，眶静脉-淋巴管畸形中存在淋巴管内皮细胞[42]。它们似乎不是由细胞增殖引起的。这种畸形的范围和程度在出生时就已存在，并逐渐混杂入正常的眼眶组织，在其管腔中同时具有淋巴管和静脉血管的特征。静脉-淋巴管畸形与眼眶静脉曲张的组织学鉴别一直是争论的焦点[43-45]。从血流动力学角度来看，静脉-淋巴管畸形和静脉曲张都是静脉源性病变连续体的一部分，根据是否存在与静脉系统的沟通连接而区分。静脉曲张是相连的，因此会随着 Valsalva 手法或仰卧位而体积扩张；静脉-淋巴管畸形是孤立的，没有体位性扩张，其病变内同时混杂有静脉和淋巴管的成分，这可以通过病理学光镜下的特殊表现来区分。静脉-淋巴管畸形具有独特的电子显微特征[46]。其发病机制与肿瘤局部缺血、瘀血、新生血管倾向、出血倾向、反复发炎、局部形成孤立的“巧克力囊肿”等有关[47]。

在组织病理学上，此种肿瘤由透明的、充满浆液状液体的管道和内皮细胞组成。这些管道包括发育异常的区域都具有真正的淋巴管的特点，基质成分中常存在有淋巴滤泡。

静脉-淋巴畸形的临床表现随眼眶内受累的程度和深度不同而异。

浅表性病变

静脉-淋巴畸形孤立的浅表受累相对罕见，可表现为结膜囊内多个结膜囊肿，其内充满透明或黄褐色液体；或表现为眼睑肿胀，皮下可见略带蓝色的囊性肿物，能透照，可由于原病变内突发出血而出现局部颜色改变[48]。浅表性病变很容易通过手术处理，如果影响美观，可以直接切除，效果良好。

深部病变

眶深部静脉-淋巴畸形的特征表现是眼球突出(图 20.11 和图 20.12)。可表现为逐渐加重的眼球突出,伴或不伴有上睑下垂。与婴幼儿血管瘤相比,其眼球突出程度是可变化的。随着上呼吸道感染和其他全身炎症状态的加重,眼球突出度可以加重,原因为病变内的淋巴活动增加。

然而,最典型的临床表现还是平时无症状,未发现眶内肿瘤的患者,由于眶内突发出血,引起急性眼突,进而发现眶内肿瘤。鉴别诊断需要与其他能导致急性眼突的疾病相区别,如:横纹肌肉瘤(参见第 24 章)、神经母细胞瘤(参见第 26 章)等。检查鼻黏膜和硬腭黏膜,如果发现表现为充满透明液体或血性液体的多泡样病变的广泛的静脉-淋巴管畸形,则可以辅助诊断(图 20.13)。视神经压迫症状可发生于快速扩张的充满血液的眶内"巧克力囊肿"[49](图 20.11),表现为视力下降、视盘肿胀。这是行眼眶急诊手术、紧急眶减压或行眶内肿瘤切除术的指征。

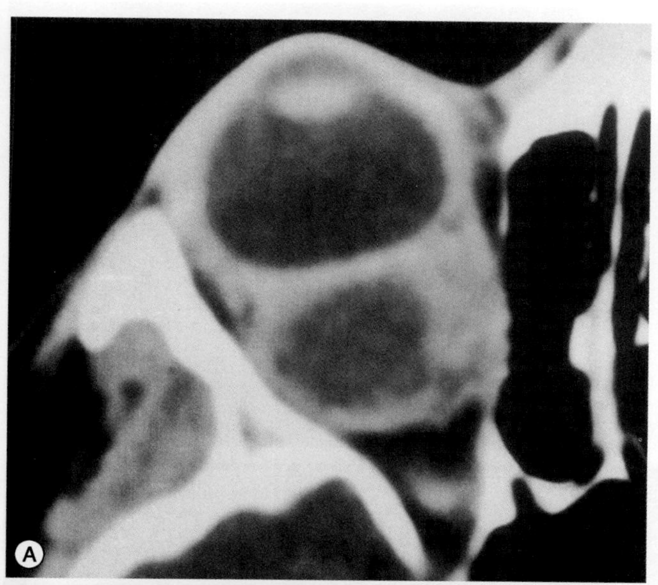

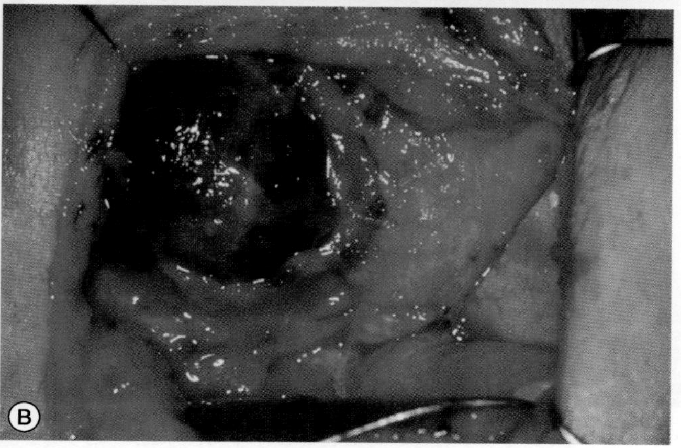

图 20.11　患儿,8 岁,以前无症状,夜间突然出现轴性眼球突出、视力下降、相对性传入性瞳孔障碍和视盘肿胀。Ⓐ CT 显示眶内眼球后囊性肿物,眼球后部挤压变形;Ⓑ术中可见眶内巧克力囊肿,给予切除减压

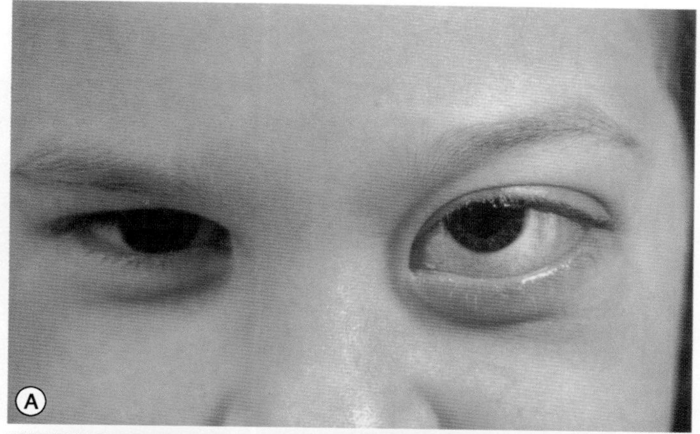

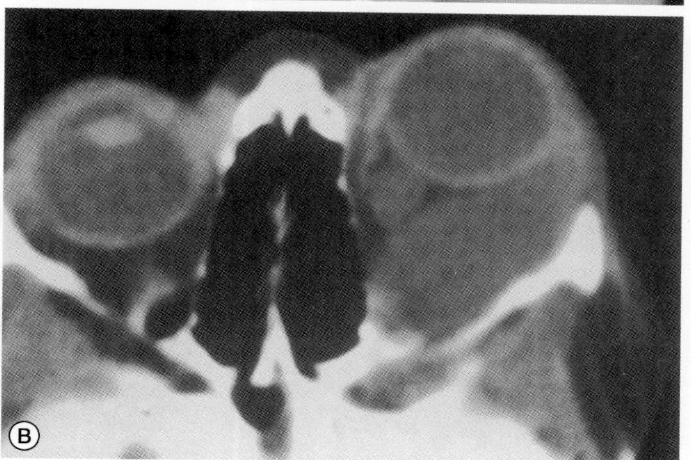

图 20.12　眼眶静脉-淋巴管畸形(淋巴管瘤)。Ⓐ患儿,5 岁,以前无症状,此次左眼突然突出;Ⓑ CT 显示眶内弥漫性软组织密度病变,在球后组织内树枝样蔓延

混合性病变(淋巴血管瘤)

病变通常出现在婴儿期,经过多年后逐渐增大。长期病变可导致眶腔扩大。结膜和眼睑的特征变化可有助于诊断静脉-淋巴管畸形(图 20.13)。浅表病变内出血可让结膜囊肿看起来更明显,并在囊肿下方表现出半月样征(图 20.14)。可伴有反复结膜下出血和眼睑瘀青斑。深部出血可导致眼球突出,通常伴有压迫性视神经病变。混合性病变可能大到足以同时累及每一个眼眶间隙,产生严重的突眼和面部畸形,有些病变是从眶上裂延伸而来。可能发生非连续性的颅内血管异常[50]。由于后者有出血的危险,眼眶静脉-淋巴管畸形患者需要进行脑部影像学检查。

检查

CT 扫描显示肿瘤为软组织密度肿块,边界模糊,注射造影剂后增强不均匀。没有骨破坏,但大的病变可以导致眶腔均匀扩大。囊性成分的存在有助于区分静脉-淋巴管畸形和婴幼儿血管瘤。由于血红蛋白具有随血液不同变性阶段而变化的顺磁性,因此 MRI 扫描可以很好地显示含血液的"巧克力囊肿"[51](图 20.15)。病变内出血的时间可以通过磁共振信号来评估,新鲜出血中的氧合血红蛋白在 T_1 和 T_2 加权像上是低信号的,在转化为高铁血红蛋白时逐渐变成高信号。随后,降解为铁蛋白和含铁血黄素时再

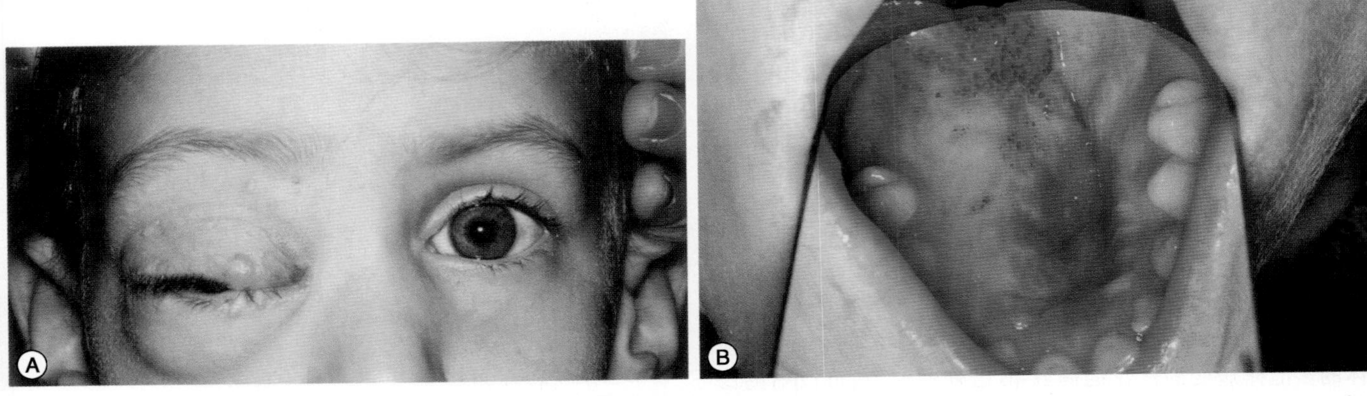

图 20.13　Ⓐ患儿,4 岁,怀孕 32 周出生的早产儿。出身后 4 周出现右眼球突出,行眼眶手术后,眼突症状仍在不断加重,直到患儿 3 岁时,症状稳定,诊断为眶内静脉-淋巴管畸形;Ⓑ同一患儿,见上颚有明显充满血液的囊性病变

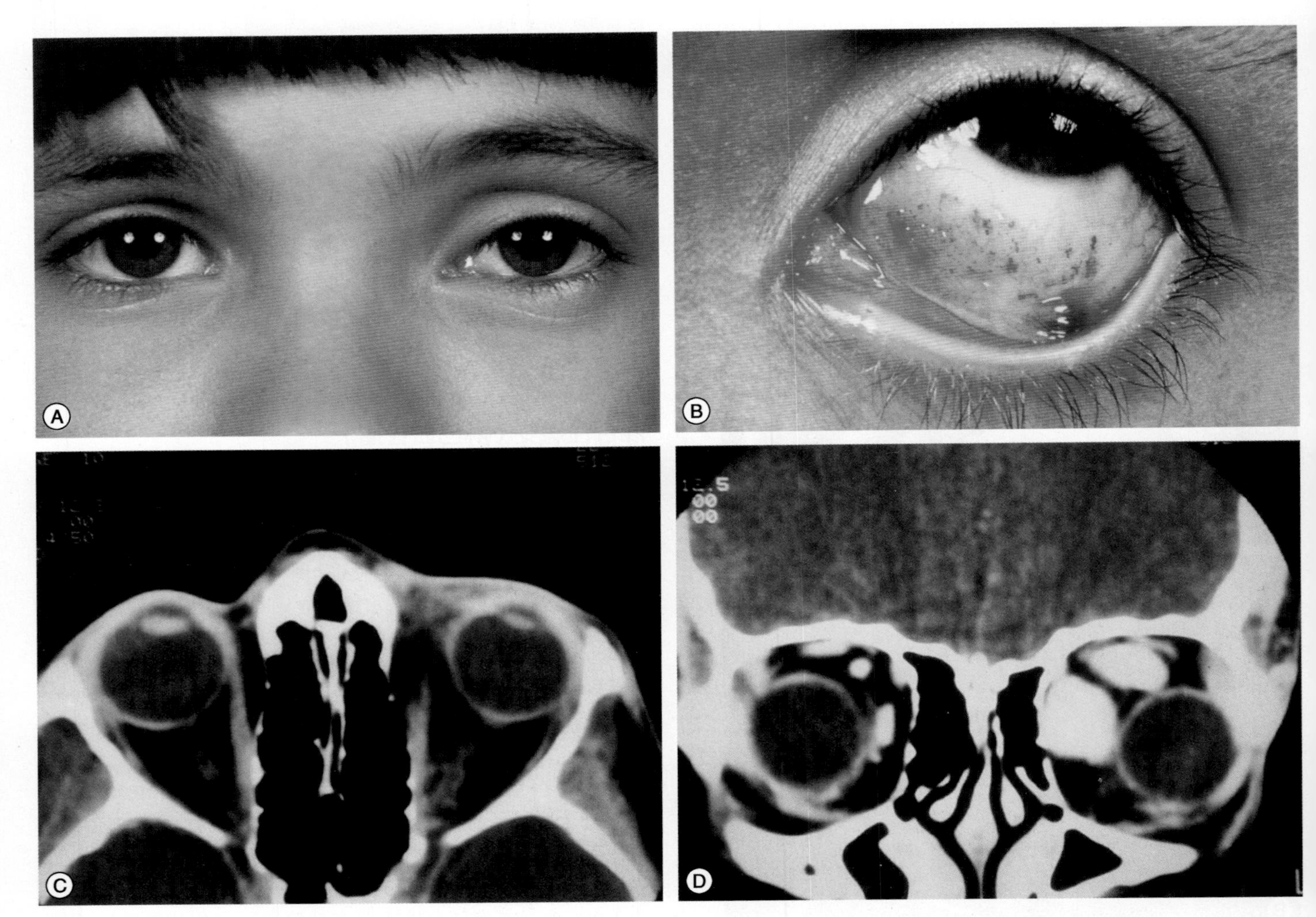

图 20.14　Ⓐ患儿,12 岁,左眼球表面病变,合并上下眼睑轻度饱满肿胀,左眼轻度上睑下垂;Ⓑ左眼球表面肿瘤呈现凝胶样外观,广泛分布有多个囊状样病变,囊内为透明液体或血性液体,多个血囊肿表现为有液平面的半月征。此外,在下外侧结膜穹窿,似乎有一个黑色的静脉曲张。结膜病变给予活检,证实其在组织学和电镜下与静脉淋巴管畸形相一致。还发现左眼上睑沟略有加深;Ⓒ轴位 CT 显示眶内不规则病变,位于眶前部内侧,包绕泪阜前后;ⒹCT 直接冠状位显示,眶后部静脉曲张随着静脉压力的增加而出现。此病变为静脉-淋巴管畸形合并静脉曲张

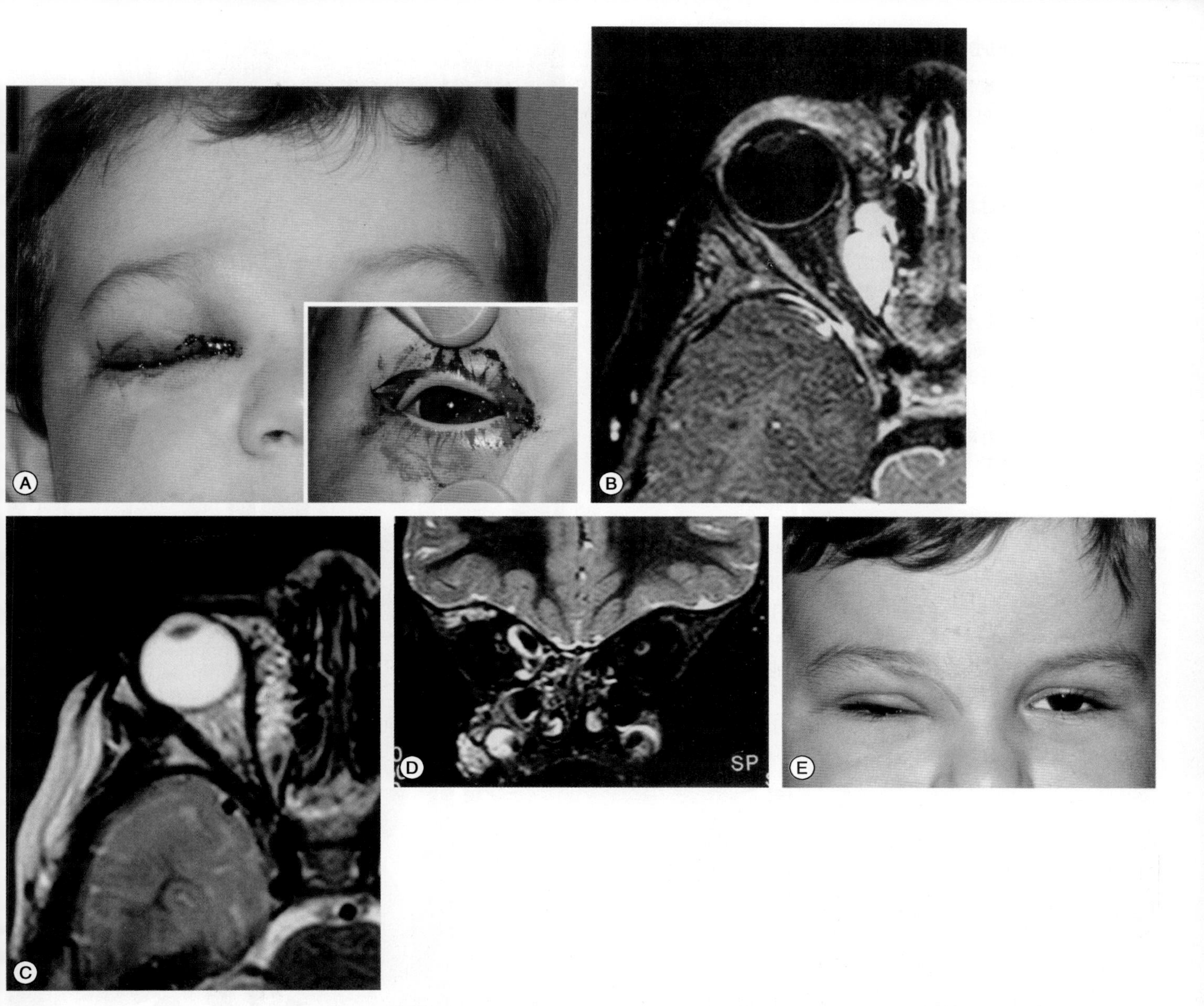

图 20.15 Ⓐ患儿,男,2 岁半,出生时发现有右眼肿胀。1 岁时,出现自发性瘀伤和右眼球表面的凝胶状病变,当时用类固醇治疗后改善。然后,出现眼球表面组织反复出血、进行性眼睑肿胀和上睑下垂;Ⓑ-ⒹMRI 扫描证实右眶内侧,肌锥外病变,向前累及眼睑和前额,向后延伸至右眶尖。眶后部肿瘤信号有囊性成分,与静脉-淋巴管畸形表现一致。这个患者接受了静脉-淋巴管畸形切除术;Ⓔ术后情况良好(图示为术后 1 个月外观),尚残余有上睑下垂和眼睑持续性受累,这需要进一步手术治疗

次产生低信号图像。CT 增强或 MRI 增强可显示病变内最活跃的部分,如果考虑手术,应将其切除。仔细检查脑部影像学检查,可发现颅内不与眶肿瘤连续的血管异常[50]。

治疗

除了表浅的病变以外,所有的手术切除都是困难的,而且会导致进一步的出血。由于出血性囊肿往往会随着时间的推移而缩小,故保守治疗通常是可取的。卧床休息,观察或冷敷,即使是在有明显急性眼突出的情况下,也可能产生良好的结果[52]。

用介入放射治疗合并大囊肿的患者的早期效果令人印象深刻。在影像引导下,行病灶内注射博来霉素后,病灶体积明显减少,并发症较少[53,54]。

如果眶压升高导致视神经功能障碍、角膜暴露、疼痛和恶心,或有散光/斜视导致弱视的风险,则需要手术或神经放射治疗。在超声引导下,可以通过针吸囊肿内容物来暂时降低眶压。据报道,次全切除手术效果不佳,发病率高。但是作者认为,符合手术指征的病例,应在安全的范围内,尽可能多地切除眶内静脉-淋巴管畸形,特别是切除活跃的组织,同时打开囊肿释放囊内容物。这与皮样囊肿或皮脂囊肿的切除原则不同,并不要求切除整个囊肿壁以避免复发。二氧化碳激光可能有助于减少与次全切除手术相关的出血并发症[55]。全身应用类固醇[56]或病变内注射 OK-432(人类来源的 A 群化脓性链球菌)[57]可缩小这些肿瘤的大小。最近有文献报道,西地那非已被证明对两个患有广泛眼眶静脉-淋巴管畸形的儿童有效[58]。

先天性眼眶静脉曲张

静脉曲张有高流量和低流量两种类型，低流量静脉曲张在临床表现上与静脉-淋巴管畸形相似，也具有突然出血的倾向，经常反复发作[59]，而高流量静脉曲张随着颈静脉压的增加而体积扩大，很少出血[47]。

扩张性眼眶静脉曲张在儿童时期生长缓慢，很少引起视力问题。通常有结膜下成分（图 20.14）。常在青春期发生，表现为弯腰后不适症状（体位性突眼），因眶脂肪萎缩、眶腔扩大而引起缓慢发展的眼球内陷，上睑沟加深，行普通 X 线片检查可见患侧眶腔扩大伴有静脉石增生。手术切除的主要指征是：基于美容诉求去除表浅血管畸形，或因严重持续疼痛而切除眶内深部病变。在证明血管畸形与静脉系统隔离且不与周围眼眶结构共享血供的情况下，使用神经放射学方法在血管畸形内注射组织黏合胶，然后再手术切除的方法可能是有效果的[60]。行切除手术前使用可拆卸线圈行栓塞术也值得考虑[61]。有些眼眶静脉曲张可能与颅内静脉曲张有关（图 20.16）。

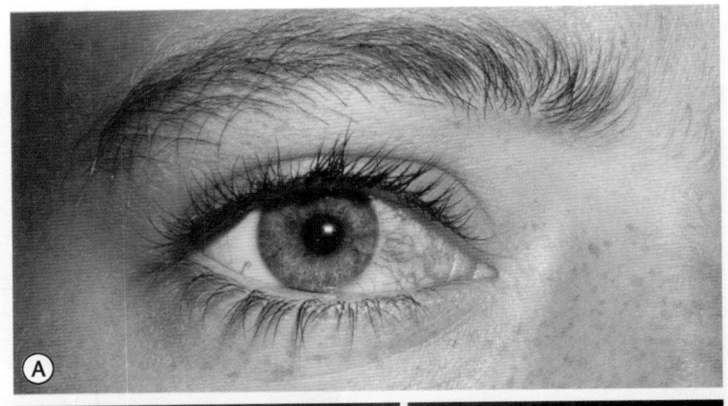

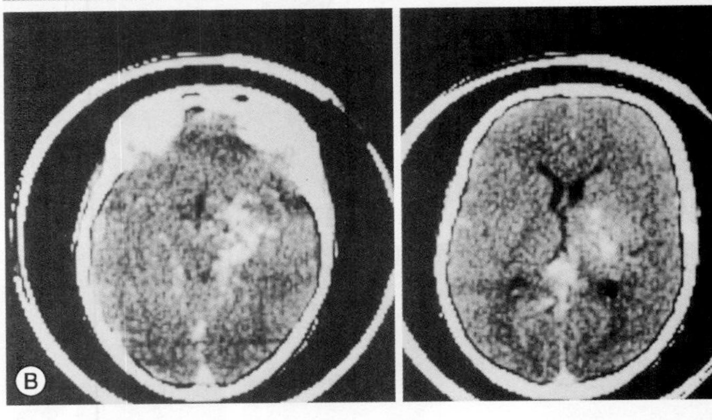

图 20.16　Ⓐ结膜下静脉曲张伴有眼眶和颅内血管瘤；Ⓑ增强 CT 显示颅内病变（同一患者）

动静脉畸形

动静脉畸形的特征是出现搏动性眼球突出，伴随自发出血、血栓形成，或继发于流出静脉通道的动脉化而引起的血管扩张、弯曲和充盈，患者可听到血管杂音。当做瓦尔萨尔瓦动作（Valsalva maneuver）时，血管充血可能引起疼痛。通常在青春期晚期或成年早期发病。

在影像学上，动静脉畸形的特征是不规则的快速增强的肿块。多普勒彩超、CT 或磁共振血管造影显示出肿瘤有高血流特征。通过选择性血管造影，可见病变有近端动脉充盈供血、扭曲畸形的瘤体和远端静脉流出三个结构（图 20.17）。

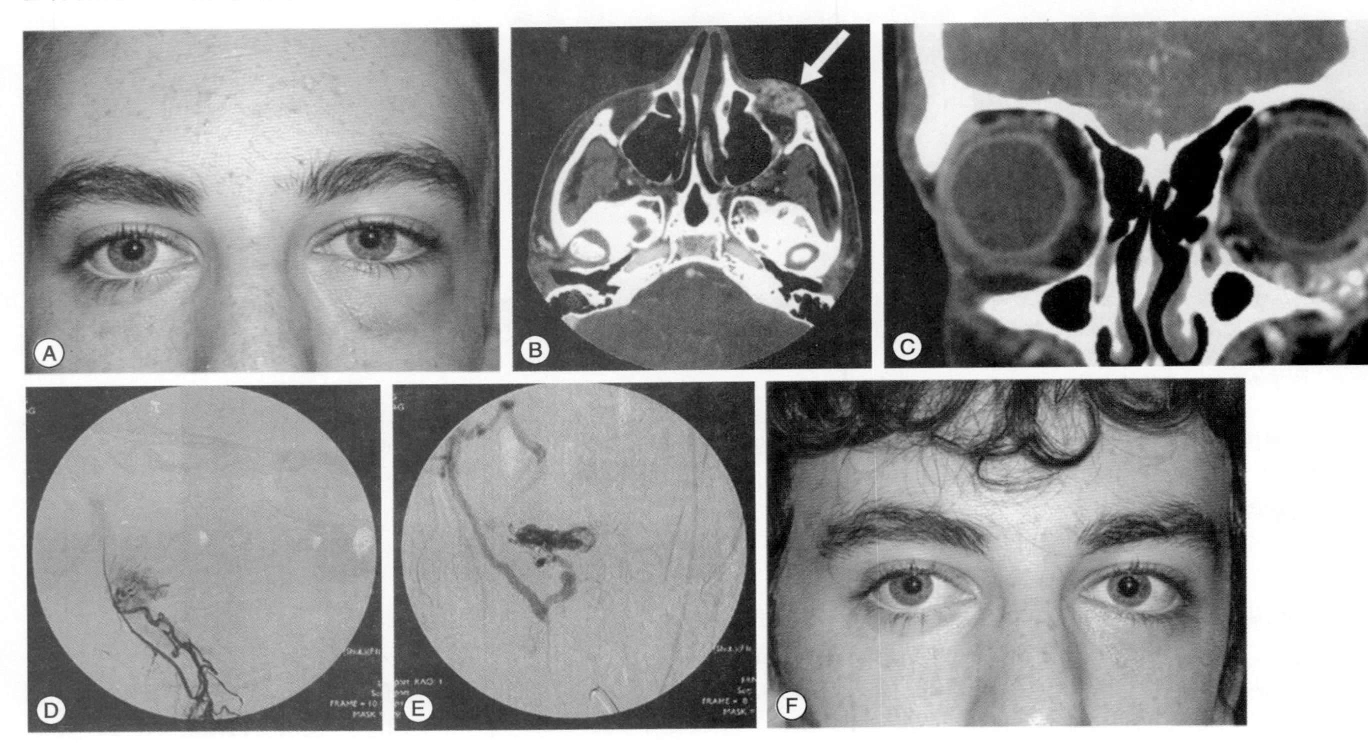

图 20.17　Ⓐ患儿，男，15 岁，在 12 岁时出现症状，由于动静脉畸形，左下睑丰满，运动时出现短暂的视觉模糊。随后观察病情 2.5 年，在此期间病变进展，决定手术干预。给予联合栓塞术的肿块切除治疗；Ⓑ-ⒸCTA 显示左眼眶下部和下眼睑的动静脉畸形血管团（箭头所示）；Ⓓ选择性颈外动脉血管造影显示肿瘤为上颌动脉供血；Ⓔ前后位静脉相造影显示面部压迫下静脉流出至面静脉和眼上静脉；Ⓕ术后 4 个月外观，效果良好

动静脉畸形在很大程度上可以观察。介入治疗的适应证包括反复性出血或持续性疼痛。畸形可以通过选择性动脉插管注射组织黏合胶或栓塞供血血管后手术切除来治疗[62]。

斯德奇-韦伯综合征(Sturge-Weber syndrome)(SWS)(参见第 38 章和第 68 章)

这种神经皮肤性疾病是一种偶发性先天性疾病,活产婴儿中发病率为 2 万至 5 万分之一[63]。患有面部葡萄酒色斑的儿童 SWS 发病率为 6%[64],如果皮肤病变分布在 V1 区,发病率增加到 26%[65]。目前认为 GNAQ[66]的体细胞基因突变是其病因[66]。

斯德奇-韦伯综合征(Sturge-Weber syndrome)的葡萄酒色斑可与早期婴幼儿血管瘤混淆。婴幼儿血管瘤的厚度和宽度可在出生后几周内增长,相反,斯德奇-韦伯综合征(Sturge-Weber syndrome)的血管病变会保持不变。除了青光眼、葡萄酒色斑和脑血管畸形三联征外,SWS 还与脉络膜血管瘤相关,导致视网膜浆液性脱离。眼眶受累较少见[67],可伴有同侧鲜红斑痣和眼眶血管畸形,可导致眼球突出而不累及颅内。

脉冲染料激光治疗鲜红斑痣的早期结果令人鼓舞。在出生后的最初几年内用脉冲染料激光治疗可以防止皮肤病变增厚,并使其颜色变浅。相关的局部增生也可能减少。建议定期进行眼压监测。

罕见的眼眶血管病变

Klippel-Trénaunay-Weber 综合征(参见第 68 章)

这种综合征包括多处皮肤痣,伴有一个或多个肢体的血管瘤,可能表现为软组织肥大。很少发现有眼眶静脉曲张[68]。

蓝色橡皮疱样痣综合征

这种罕见的综合征通常在儿童时期被发现。由多处皮肤蓝色血管异常与相关的胃肠道、肺、心脏和中枢神经系统血管异常组成[69]。消化道出血是这种疾病罕见的并发症。皮肤病变柔软,有弹性,可压缩。大多数病例是散发性的,但常染色体显性遗传已有报道。可发生结膜、虹膜和视网膜血管瘤,伴眼眶静脉畸形[70]。

(鲁小中 译 李明武 校)

参考文献

1. Margileth AM, Museles M. Cutaneous hemangiomas in children. Diagnosis and conservative management. JAMA 1965; 194: 135–8.
2. Haik BG, Jakobiec FA, Ellsworth RM, Jones IL. Capillary hemangioma of the lids and orbit: an analysis of the clinical features and therapeutic results in 101 cases. Ophthalmology 1979; 86: 760–89.
4. Haggstrom AN, Drolet BA, Baselga E, et al. Prospective study of infantile hemangiomas: demographic prenatal and perinatal characteristics. J Pediatr 2007; 150: 291–4.
9. Drolet BA, Frieden IJ. Characteristics of infantile hemangiomas as clues to pathogenesis:does hypoxia connect the dots? Arch Dermatol 2010; 146: 1295–9.
10. Stigmar G, Crawford JS, Ward CM, Thomson HG. Ophthalmic sequelae of infantile hemangiomas of the eyelids and orbit. Am J Ophthalmol 1978; 85: 806–13.
11. Plager DA, Snyder SK. Resolution of astigmatism after surgical resection of capillary hemangiomas in infants. Ophthalmology 1997; 104: 1102–6.
14. Kronenberg A, Blei F, Ceisler E, et al. Ocular and systemic manifestations of PHACES (posterior fossa malformations, hemangiomas, arterial anomalies, cardiac defects and coarctation of the aorta, eye abnormalities, and sternal abnormalities or ventral developmental defects) syndrome. J AAPOS 2005; 5: 169–73.
16. Missoi TG, Lueder GT, Gilbertson K, Bayliss SJ. Oral propranolol for treatment of periocular infantile hemangiomas. Arch Ophthalmol 2011; 129: 899–903.
17. Al Dhaybi R, Superstein R, Millet A. Treatment of periocular infantile hemangiomas with propranolol: case series of 18 children. Ophthalmology 2011; 118: 1184–8.
18. Pope E, Chakkittankandiyil A. Topical timolol gel for infantile hemangiomas. A pilot study. Arch Dermatol 2010; 146: 564–5.
19. Dreyfus I, Maza A, Mazereeuw-Hautier J. What's new about infantile hemangiomas? Arch Pediatr 2013; 20: 809–16.
20. Bennett ML, Fleischer AB Jr, Chamlin SL, Frieden IJ. Oral corticosteroid use is effective for cutaneous hemangiomas: an evidence-based evaluation. Arch Dermatol 2001; 137: 1208–13.
21. Nguyen J, Fay A. Pharmacologic therapy for periocular infantile hemangiomas: a review of the literature. Semin Ophthalmol 2009; 24: 178–84.
22. Levi M, Schwartz S, Blei J, et al. Surgical treatment of capillary hemangiomas causing amblyopia. J AAPOS 2007; 11: 230–4.
23. Goelz R, Moll M, Meisner C, et al. Prospective controlled study to evaluate cryocontact therapy for infantile haemangioma in preterm infants. Arch Dis Child Fetal Neonatal Ed 2014; 99: F345–6.
24. Hunzeker CM, Geronemus RG. Treatment of superficial hemangiomas of the eyelid using the 595-nm pulsed dye laser. Dermatol Surg 2010; 36: 576–81.
25. Leaute-Labrèze C, Dumas de la Roque E, Hubiche T, et al. Propranolol for severe hemangiomas of infancy. N Engl J Med 2008; 358: 2649–51.
26. Kushner BJ. Intralesional corticosteroid injection for infantile adnexal hemangioma. Am J Ophthalmol 1982; 92: 496–506.
27. Neumann D, Isenberg SJ, Rosenbaum AL, et al. Ultrasonographically guided injection of corticosteroids for the treatment of retroseptal capillary hemangiomas in infants. J AAPOS 1997; 1: 34–40.
28. Ezekowitz RAB, Mulliken JB, Folkman J. Interferon alpha-2a therapy for life-threatening hemangiomas of infancy. N Engl J Med 1992; 326: 1456–63.
29. Garden JM, Bakus AD, Paller AS. Treatment of cutaneous hemangiomas by the flashlamp-pumped pulsed dye laser: prospective analysis. J Pediatr 1992; 120: 555–60.
33. Huang SA, Tu HM, Harney JW, et al. Severe hypothyroidism caused by type 3 iodothyronine deiodinase in infantile hemangiomas. N Engl J Med 2000; 343: 185–9.
34. Horii KA, Drolet BA, Frieden IJ, et al. Prospective study of the frequency of hepatic hemangiomas in infants with multiple cutaneous infantile hemangiomas. Pediatr Dermatol 2011; 28: 245–53.
35. Mazereeuw-Hautier J, Hoeger PH, Benlahrech S, et al. Efficacy of propranolol in hepatic infantile hemangiomas with diffuse neonatal hemangiomatosis. J Pediatr 2010; 157: 340–2.
36. Ribeiro SF, Chahud F, Cruz A. Orbital hemangiopericytoma/solitary fibrous tumor in childhood. Ophthal Plast Reconstr Surg 2012; 28: e58–60.
37. Bailey PV, Weber TR, Tracy TFJ, et al. Congenital hemangiopericytoma: an unusual vascular neoplasm of infancy. Surgery 1993; 114: 936–41.
38. Rootman J, Heran MKS, Graeb DA. Vascular malformations of the orbit: classification and the role of imaging in diagnosis and treatment strategies. Ophthal Plast Reconstr Surg 2014; 30: 91–104.
39. Iliff WJ, Green WR. Orbital lymphangiomas. Ophthalmology 1979; 86: 914–29.
40. Harris GJ, Sakol PJ, Bonavolonta G, De Conciliis C. An analysis of thirty cases of orbital lymphangioma. Pathophysiologic considerations and management recommendations. Ophthalmology 1990; 97: 1583–92.
41. Jakobiec FA, Bilyk JR, Font RL. Orbit. In: Spencer WH, editor. Ophthalmic Pathology. 4th ed. Philadelphia: WB Saunders, 1996: 2438–933.
42. Curlsen C, Schlotzer-Schrehardt U, Breiteneder-Geleff S, Holbach LM. Orbital lymphangioma with positive immunochemistry of lymphatic endothelial markers (vascular endothelium growth factor receptor 3 and podoplanin). Graefes Arch Clin Exp Ophthalmol 2001; 239: 628–32.
44. Wright J. Orbital vascular anomalies. Trans Am Acad Ophthalmol Otolaryngol 1974; 78: OP606–16.
45. Rootman J. Orbital venous anomalies [letter]. Ophthalmology 1998; 105: 387–8.
47. Rootman J. Vascular malformations of the orbit: hemodynamic concepts. Orbit 2003; 22: 103–20.
50. Katz SE, Rootman J, Vangveeravong S, Graeb D. Combined venous lymphatic malformations of the orbit (so-called lymphangiomas): association with noncontiguous intracranial vascular anomalies. Ophthalmology 1998; 105: 176–84.

51. Bond JB, Haik BG, Taveras JL, et al. Magnetic resonance imaging of orbital lymphangioma with and without gadolinium contrast enhancement. Ophthalmology 1992; 99: 1318–24.
52. Wilson ME, Parker PL, Chavis RM. Conservative managment of childhood adult lymphangioma. Ophthalmology 1989; 96: 484–9.
53. Paramasivam S, Fay A, Fifi J. O-015 image guided bleomycin sclerotherapy for orbital lymphatic malformation. J Neurointerv Surg 2014; 6: A8–9.
62. Warrier S, Prabhakaran VC, Valenzuela A, et al. Orbital arteriovenous malformations. Arch Ophthalmol 2008; 126: 1669–75.
65. Ch'ng S, Tan ST. Facial port wine stains-clinical stratification and risks of neuro-ocular involvement. J Plast Reconstr Aesthet Surg 2008; 61: 889–93.
66. Shirley MD, Tang H, Gallione CJ, et al. Sturge-Weber syndrome and port-wine stains caused by somatic mutation in GNAQ. N Engl J Med 2013; 368: 1971–9.
67. Hofeldt AJ, Zaret CR, Jakobiec FA, et al. Orbitofacial angiomatosis. Arch Ophthalmol 1979; 97: 484–8.
68. Rathbun JE, Hoyt WF, Beard C. Surgical management of orbitofrontal varix in Klippel-Trenaunay-Weber syndrome. Am J Ophthalmol 1970; 70: 109–12.
69. Fishman SJ, Smithers CJ, Folkman J, et al. Blue rubber bleb nevus syndrome: surgical eradication of gastrointestinal bleeding. Ann Surg 2005; 241: 523–8.
70. McCannel CA, Hoenig J, Umlas J, et al. Orbital lesions in the blue rubber bleb nevus syndrome. Ophthalmology 1996; 103: 933–6.

第21章

泪道系统

Caroline J MacEwen, Una O'Colmain

章节目录

引言

泪道系统包括分泌和排出两部分。分泌系统包括泪腺、副泪腺、睑板腺和杯状细胞,它们分泌泪膜的组成成分。泪膜分三层:内层是结膜杯状细胞分泌的黏液层,中间是泪腺和副泪腺分泌的水质层,外层是睑板腺分泌的油脂层。副泪腺分泌基础泪液,泪腺则在有害刺激或表达情感时分泌泪液。

泪液引流系统由泪点、泪小管、泪囊和鼻泪管组成。它将泪液从结膜囊泵到下鼻道。

泪液沿着睑缘和结膜穹窿流动,通过眨眼涂布于眼表。泪液润滑眼表,提供氧气,提供抗微生物物质,如IgA、IgG、溶菌酶,机械性地去除刺激性物质和细胞碎片。

儿童泪道相关疾病主要是泪液缺乏导致的干眼以及泪液排出减少。前者虽然少见,但可能严重威胁视力;后者虽然常见,但严重性比较低(框21.1)。

框21.1

儿童流泪的原因

泪液分泌过多(流泪)
- 过敏性鼻炎
- 上呼吸道感染
- 内眦赘皮
- 睑板下异物
- 虹膜炎
- 角膜擦伤或溃疡
- 结膜炎
- 青光眼

排出障碍(溢泪)
- 先天性鼻泪管堵塞
- 骨性及鼻窦异常
- 眼睑位置异常
- 泪小点位置异常
- 泪小点阻塞
- 引流系统异常

泪腺

胚胎学

泪腺由中胚叶结缔组织支持的外胚叶发育而来。它出生后还会继续生长3~4年。婴儿出生时即有基础泪液分泌,反射性分泌则发生于出生时到几个月大的不同时间[1]。

解剖学

泪腺是位于颞上眶前部骨性泪窝内的外分泌腺。大部分腺体位于该窝内,但是上睑提肌的外侧角将眶部泪腺与睑部泪腺分开,向前方延伸至颞上方的结膜囊。腺管穿过睑部泪腺,开口于结膜的上穹窿。泪腺由面神经(传入)和三叉神经(传出)支配。Kraus腺和Wolfring腺位于上方穹窿结膜。

先天性异常

先天性无泪腺的情况很少见,通常在结膜减少的情况下发生,即:无眼畸形、隐眼和泪腺-耳-齿-指综合征(LADD)。泪腺导管异常可致泪液分泌到皮肤而不是结膜囊,导管开口可见于泪腺周围的外眦部或耳前区的皮肤。这些很少见,但可能需要分离并切除[2]。

泪腺的胚胎学与结膜上皮的胚胎学密切相关。

其他先天性异常包括眼眶异位泪腺组织。在这种情况下可能存在泪液排出管缺失,从而可能会形成逐渐增大的眶部包块。肿瘤可在这种异位组织内发生。

鳄鱼泪(参见第95章)是由于第Ⅴ和第Ⅶ脑神经之间的先天性异常神经支配而产生的,导致咀嚼或吮吸时流泪[3]。

儿童干眼

先天性因素

先天性无泪是罕见病。这可能是由于泪腺缺失或泪腺在眼眶中异位引起的。无泪症可能与系统性疾病有关,例如Riley-Day综合征(家族性自主神经功能障碍)、无汗性外胚层发育不良和Allgrove综合征(家族性无泪、贲门失弛症和肾上腺皮质功能减退)。

后天因素

获得性泪液缺乏可能是由于泪腺的病变导致泪液分泌不足，或由于结膜损伤（参见第 31 章），导致导管闭塞所引起的。EB 病毒感染可能会损坏泪腺。EB 病毒感染可能是人类免疫缺陷病毒（HIV）感染的结果，也可见于骨髓移植的患者（通常与移植物抗宿主病有关）。结膜可能受到损伤（烧伤）、感染、沙眼后遗症、重症多形红斑（Stevens-Johnson syndrome）或中毒性表皮坏死松解症的影响。

干燥综合征在儿童中很少见。它可以是原发性自身免疫病变，也可能与类风湿关节炎或系统性红斑狼疮有关。患有干燥综合征的儿童经常有泪腺肿大。他们可能存在反复腮腺肿大和唾液腺受累。对于患有复发性腮腺炎、干燥性角膜结膜炎和因口干燥症而导致早期蛀牙的儿童，应考虑干燥综合征的可能[4]。

慢性睑缘炎不常见。在这种病变中，尽管眼睑看起来正常，但通常伴有复发性睑板腺囊肿。泪膜不足导致眼表干燥。相关的周围角膜血管化和瘢痕形成可能会威胁视力。

异维 A 酸治疗痤疮是青春期干眼的原因。停药后通常是可逆的。

眼睛干涩的孩子会表现出烦躁、不舒服、沙粒感、红眼。点状角膜病变，特别是病变位于睑裂区的患者，其泪河高度明显减少。可见荧光素和玫瑰红着染。伴随角膜知觉减退引起的严重角膜病变可能是 Riley-Day 综合征的一个问题。

眼干燥症的治疗包括使用大量人工泪液，在严重病例可行暂时性或永久性泪点闭塞。免疫调节可能在继发性泪腺功能衰竭中发挥作用，包括由于感染引起的衰竭。睑缘炎应使用眼睑清洁剂、润滑剂和全身性抗生素（如红霉素或阿奇霉素）进行治疗。在儿童换完牙之前，应避免口服四环素。

泪腺炎

泪腺炎通常与病毒感染、腮腺炎、传染性单核细胞增多症、带状疱疹、肺结核、布鲁菌病、组织胞浆菌病或淋球菌感染有关。泪腺肿胀很少是儿童干燥综合征的征兆。

泪腺炎的主要临床特征是“S 征”，上睑外侧下垂。在急性炎症的患者，泪腺表面的皮肤也发炎。神经影像学检查证实泪腺肿大有助于排除其他眼眶肿块。从长远来看，泪腺炎可能会损害泪腺并导致泪液分泌减少。

泪腺炎必须与泪腺梗死区分开，后者发生在镰状细胞危象（sickle cell crisis）儿童中。起病迅速，犹如急性泪腺炎。

急性泪腺炎的治疗针对具体原因进行。

（译者注：此处应为泪腺炎，而不是泪囊炎）

泪腺肿瘤（参见第 26 章）

泪腺肿瘤在儿童中非常罕见。引起疼痛肿胀的炎性假瘤可侵及泪腺[5]。有报道在儿童期泪腺可发生恶性上皮肿瘤，包括混合细胞囊腺癌和其他癌[6]。

在结节病或白血病等疾病中也可发生泪腺肿大。泪腺脱垂，通常为双侧，可见外上穹窿结膜下肿块。由于眶容积减小和眶压升高，可能伴发颅面畸形（参见第 28 章）。

泪液引流系统

胚胎学

泪液引流系统在上颌骨和外鼻突之间从表面外胚层发育而来。在头三个月末，该组织开始形成管状。在妊娠的第六个月，泪点通常于眼睑处开放。足月出生之前或之后，鼻泪管进入下鼻道。管化过程可能在任何部分出现异常，但在下端最常见[7]。

解剖学

了解泪液引流系统对于小儿眼科医生非常重要，尤其是在进行探通时。

泪点在上、下睑的内侧与眼球接触。泪小管的近端部分壶腹是略扩张的垂直部分，幼儿期其长度为 1mm。然后泪小管旋转 90°在水平方向向内延伸。上下泪小管汇合形成进入泪囊侧壁的泪总管。Rosenmüller 瓣可防止眼泪从泪囊回流到泪小管中。泪囊位于骨性泪窝中，通过上颌骨和泪骨与中鼻道分开。泪囊经内眦韧带下方向上延伸形成其底部。鼻泪管从泪囊的下端出来，走向为向下、向外及略向后的方向。该导管在其上部被骨头包围，但下方变为膜状。鼻泪管通过 Hasner 瓣通入下鼻道的内壁。在婴儿的鼻入口正下方约 1cm 处，鼻泪管开口位于下鼻甲下方。

生理学

眼泪通过引流系统被主动泵出。在眨眼时，当眼睑闭合，睑板前眼轮匝肌收缩导致泪小管缩短和变窄。同时，该肌肉牵拉着泪囊侧壁，在囊内产生负压，将液体吸入膨胀的泪囊内。眼睑进一步闭合会引起眼轮匝肌的收缩，从而将泪囊中的泪水挤压到鼻泪管中。在每一次眨眼结束的时候，泪囊是空的。当眼睑张开时，泪小管和泪囊有弹性地膨胀。这导致了其内部呈真空，眼泪通过泪点流入，循环再次开始。

先天性异常

常见的异常包括引流系统任何部位的变窄（狭窄）、堵塞（闭锁）、完全缺失（发育不全）或重复（副通道）。鼻泪管远端膜性阻塞是最常见的异常，可引起先天性鼻泪管阻塞[7]。其他部位的阻塞比较少见，更多见于年龄较大的儿童。

患有颅面畸形的儿童（参见第 28 章），尤其是裂隙综合征，有复杂的泪流出系统异常，可能涉及大面积的阻塞或缺失。

先天性泪囊囊肿（泪囊突出）

泪囊囊肿是一种位于内眦部的先天性肿胀，由泪囊和鼻泪管内的积液引起[8]。由于泪道上、下两端被堵塞，眼泪无法流出。表现为内眦下紧张、蓝色、无搏动性肿胀。在出生时或出生后不久就很明显（图 21. 1A）。泪囊下端突出入鼻腔（图 21. 1B），某些情况下会导致呼吸困难[9]。如果发生呼吸系统受损，需要紧急治疗。

先天性泪囊囊肿必须与脑膜脑膨出、脑膜膨出、鼻中线皮样囊肿（参见第 29 章）或婴儿血管瘤（参见第 20 章）进行鉴别。通常无须常规进行影像学检查，临床诊断即可。但在不明确的情况下，磁共振成像（MRI）扫描有助于识别扩张的泪囊和鼻泪管，以排除其

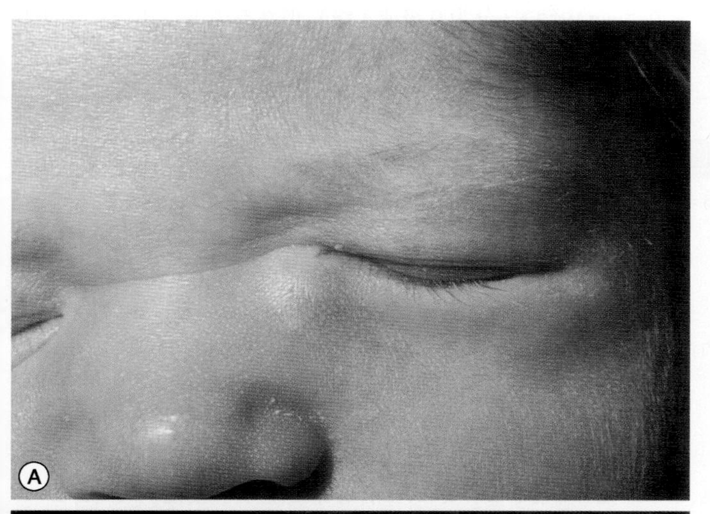
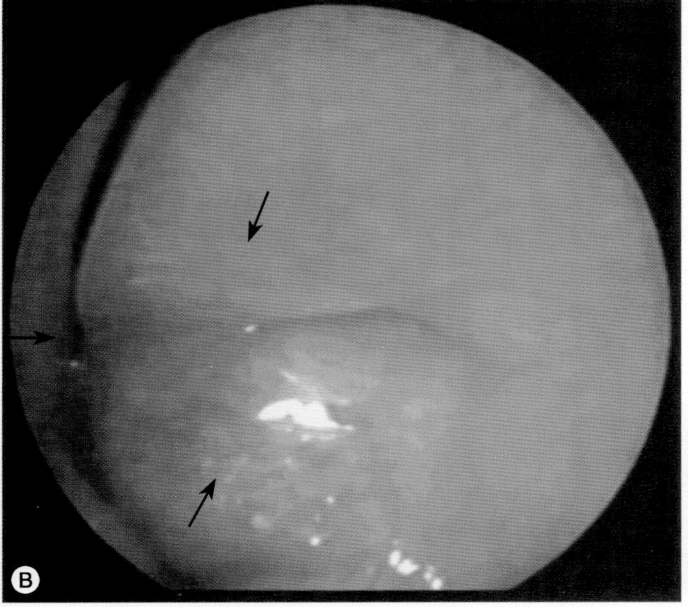

图21.1 先天性泪囊囊肿。Ⓐ内眦肌腱下可见蓝色肿胀。它可以表现为鼻塞;Ⓑ鼻腔内的泪囊突出,显示扩张的鼻泪管突出入鼻腔,可引起呼吸窘迫(左鼻孔)

他病理学改变。

泪囊囊肿的治疗包括在出生后2周内进行观察,在这段时间内大多数病情会自然好转。在泪囊上进行按摩可以促使远端囊肿破裂进入鼻腔[10]。如果在出生后2周内没有稳定下来,或者出现急性泪囊炎(图21.2)或呼吸困难,则可在内镜下将突出泪囊引流入鼻,并切除突出泪囊表面的鼻黏膜。如果发生急性泪囊炎,手术前应静脉注射抗生素。

先天性鼻泪管阻塞

先天性鼻泪管阻塞源于进入鼻腔的泪道系统发育延缓,导致在Hasner瓣膜处出现持续性的膜性阻塞。这个诊断可根据婴儿出生后几周内出现的"眼泪汪汪"病史得出。通常是单侧,也可能是双侧。如果是双侧,通常不对称。有些患儿出现黏液脓性分泌物,可能是持续性的或间歇性的。眼睛为"白色",无感染迹象,虽然结膜炎可能使病情复杂。患儿情况良好,没有刺激或畏光的现象。

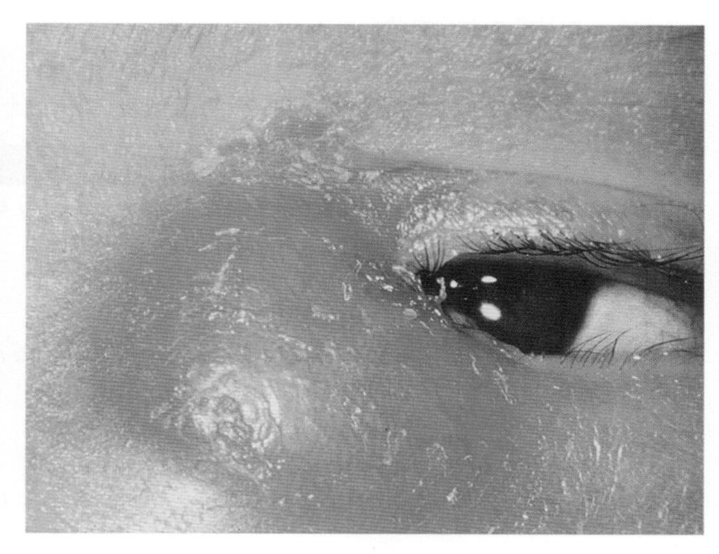

图21.2 患有先天性泪囊囊肿的婴儿患急性泪囊炎。泪囊囊肿通常不会发炎

眼周皮肤可能会变红并出现角质。虽然先天性鼻泪管阻塞通常是一种孤立的异常表现,但在某些情况下可能更为常见,如EEC综合征(缺指/趾-外胚叶发育不良-唇腭裂综合征)(图21.3)、腮-眼-面综合征(branchio-oculo-facial syndrome)、颅骨干骺端或颅骨干发育不全、唐氏综合征、LADD综合征、CHARGE综合征(眼缺损、心脏缺陷、鼻后鼻孔闭锁、生长发育迟缓、生殖器和/或泌尿系统异常、耳异常和耳聋)(表21.1)。

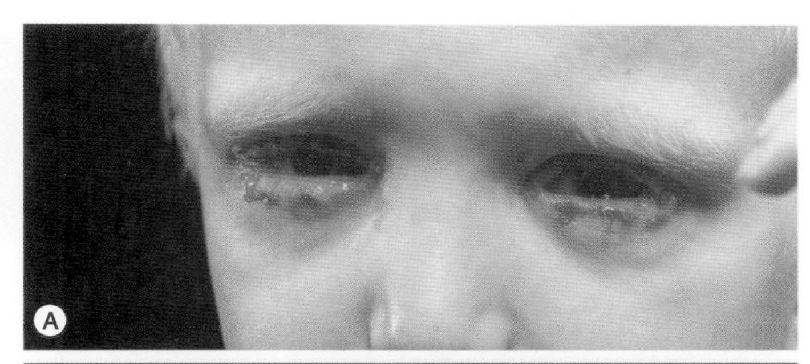
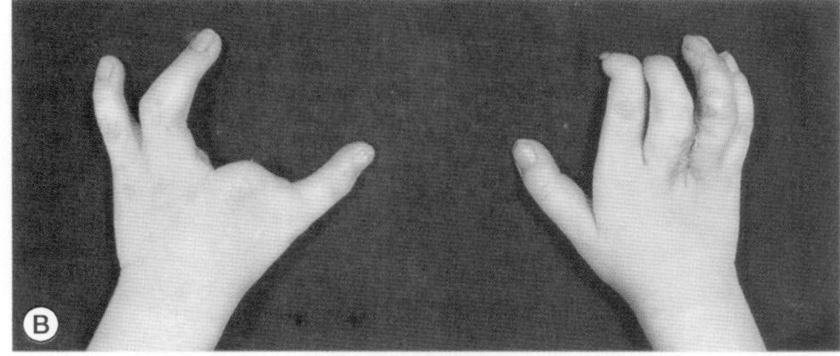

图21.3 Ⓐ图示为缺指/趾-外胚叶发育不良-唇腭裂综合征(EEC)患儿;Ⓑ该综合征与鼻泪管阻塞和手"龙虾爪"样畸形有关

泪河增高,可能有睫毛上的黏性分泌物或硬痂,可能出现黏液囊肿。内容物可分泌至结膜囊。

针对有溢泪的患儿进行荧光素消失试验,以明确是否有泪道阻塞的证据[11]。1%的荧光素注入下结膜穹窿,通过裂隙灯或间接

检眼镜发出的钴蓝光照亮眼睛。在 2min 和 5min 时(在不确定的情况下,可以选择 10min 时)对泪河进行评估。正常情况下,荧光素在 5min 内消失(分为 0 级或 1 级),但在有阻塞的患儿中仍然存在。这一现象有助于确诊(图 21.4)。

表 21.1　儿童鼻泪管阻塞的系统性相关性疾病

综合征	遗传学	其他眼部发现	系统性发现
唐氏综合征(参见第 37 章、第 39 章)	21 三体,嵌合或易位	睑裂上挑、斜视弱视、白内障、睑缘炎	身材矮小、肌张力低下、特异掌纹、智力发育迟缓、鼻扁平、小嘴和小耳
EEC(参见第 16 章和第 46 章)(图 21.3)	AD	畏光、无睫毛	缺指/趾畸形、中指发育不全、外胚叶发育不良(无汗腺、毛发稀少、睫毛稀少、眉毛稀少)、唇腭裂
腮-眼-面综合征	AD;*TFAP2A* 基因突变	眼距宽、小眼、白内障、眼组织缺损	耳后鳃裂缺损、唇腭裂、耳低,鼻畸形、胸部和颈部血管瘤
颅骨干骺端发育不良	AD/AR;ANK 膜蛋白基因突变	视神经萎缩	颅骨骨质增生、叶状干骺端、第Ⅶ和第Ⅷ脑神经麻痹、出牙延迟
颅骨骨干发育不良	AR/AD	视神经萎缩、斜视、眼距宽、眼球突出	全身骨质增生和硬化、生长发育迟缓、鼻旁隆起、耳聋、圆柱状长骨
LADD(泪管-耳-齿-指综合征)	AD;FGF 信号缺失	上睑下垂、干燥性角膜炎	泪腺和唾液腺发育不全、泪腺和唾液腺萎缩或闭锁、前臂和手指异常、耳异常
CHARGE 综合征(参见第 53 章)	AD/散发的 *CHD7* 突变	眼组织缺损	盲肠炎、心脏缺陷、后鼻孔闭锁、生长发育迟缓、泌尿生殖系统问题、耳畸形/耳聋
戈尔登哈尔综合征(Goldenhar syndrome)(参见第 28 章和第 29 章)	一般为散发	眼睑缺损、眼球外层/角膜缘皮样瘤、眼球后退综合征	巨大口、半侧面部肢体发育不良、耳道闭锁、耳郭畸形、舌畸形、半椎体、耳前赘生物

AD,常染色体显性遗传;AR,常染色体隐性遗传;FGF,成纤维细胞生长因子。
详细信息:http://www.orpha.net;http://rarediseases.info.nih.gov。

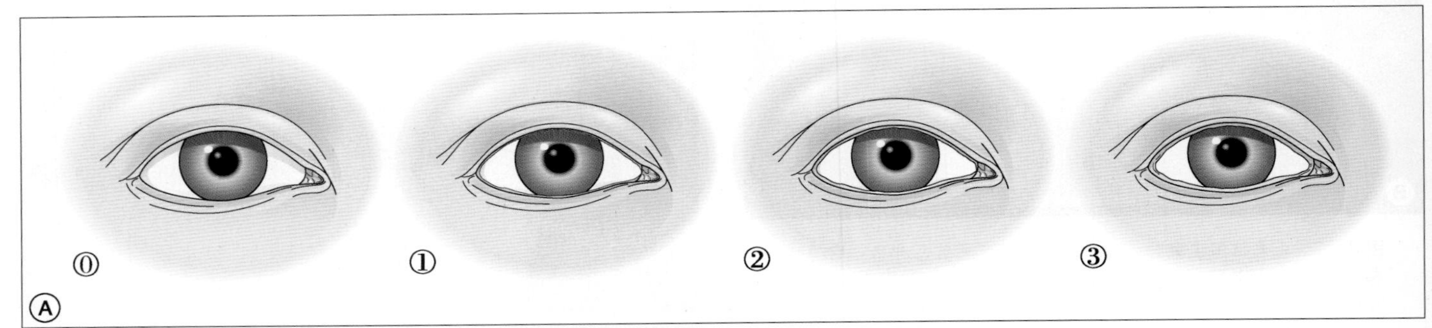

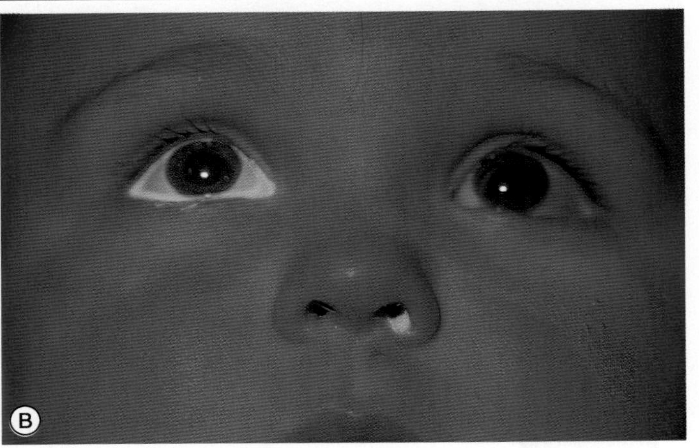

图 21.4　荧光素消失试验。Ⓐ评分通常在 5min 或 10min 进行[24];Ⓑ该患儿右眼有延迟荧光素消失试验的证据。在钴蓝色光下,左侧鼻孔中存在荧光素,这一现象证实了左侧通畅

自然病程

先天性鼻泪管阻塞在多达20%的婴儿中是明显的，其中绝大多数在出生后一个月出现症状。自然病程是随生长而自然缓解[12-15]。自发缓解率在出生后一年内是快速的[12-15]（图21.5），随后以较低的速度持续至儿童期[16,17]。

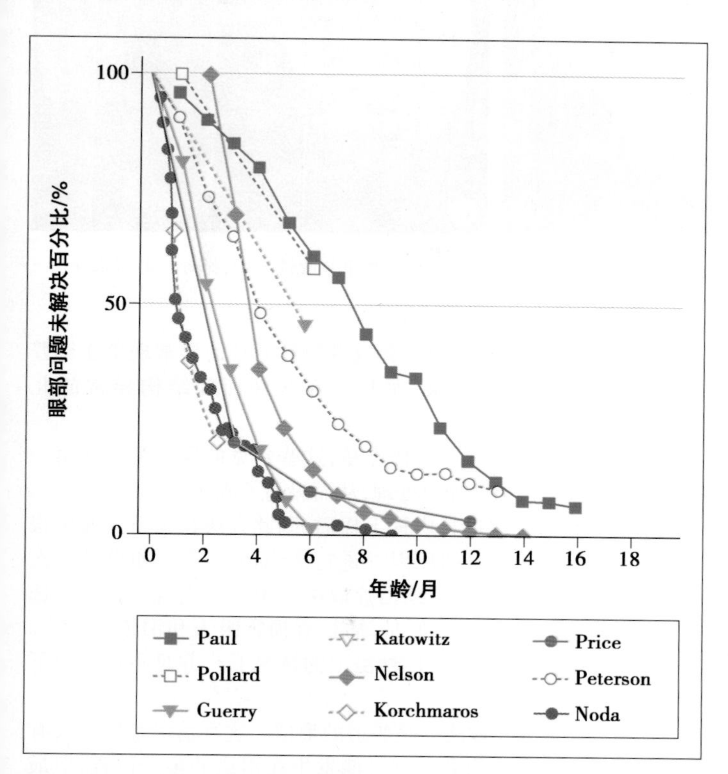

图21.5 鼻泪管阻塞的自发缓解率表示为在给定年龄（以月为单位）仍未缓解的百分比

保守治疗

由于自发缓解率很高，建议观察到孩子至少1岁甚至更大。对父母宣教应提供有关病因和自然病程的安慰和信息。

用凉开水清洗眼睑和睫毛，将泪囊的内容物向近端轻轻地挤到结膜囊中[18]，保持泪道的流动性并防止淤滞，减少任何黏稠的分泌物。按摩泪囊可能会增加泪道系统内的静水压力，这可能破坏膜状阻塞从而提高缓解率[19-21]。父母往往觉得这很困难，需要给予明确的指导。如果可能的话，每天用小指按压内眦下的泪囊2~3次。将凡士林（或液状石蜡）涂在眼周皮肤上，以保护和治疗任何发红或皲裂的皮肤。

应避免使用抗生素，除非有结膜炎的证据。细菌培养拭子只在结膜炎时进行，因为“致病性”细菌通常是正常婴儿结膜囊中的共生菌，泪液呈水样时不需要抗生素治疗[22]。

冲洗和探通

如果溢泪持续存在，则应选择冲洗和探通。最佳干预时间仍存在争议。过去，提倡在出现时或经过短暂的保守治疗后进行探通[23,24]。然而，由于对病情的自然病程有了更好的了解，该观点已不再受欢迎。已经表明，探通越早，成功率就越高[25,26]。然而，在年龄较大的儿童中，较高的治疗失败率可能与儿童的年龄无关，而是自然选择的结果[27-32]。随着孩子的长大，由于单纯的膜性阻塞病例会自发消退，因此更为复杂和严重的阻塞变得很普遍。这降低了在较大儿童中进行探通的成功率，并增加了进行更广泛手术的需求[16]。2岁以下儿童的观察与探通一样有效，但如果在12个月大时进行探通，恢复会更快[16]。

探通的决定基于自然病程、严重程度和已充分知情的父母的意见。通常不建议在12个月以下进行探通。如果考虑到自发缓解，目前没有证据表明到2岁或更晚再进行探通是有害的[16,27-31]。

对清醒、受约束的婴儿进行“办公室探通”在美国比较受欢迎，在其他地方则比较少，因为如果观察到1岁，50%~73%的被探通者可能不需要干预[14,33]。在进行办公室探通的情形中，应和父母充分讨论早期探通可能的益处，以及这种对大多数儿童而言没有必要的干预所带来的风险[33]。

探通应在儿童麻醉的儿科环境中进行。探通是诊断性的，也是治疗性的。对少数有症状的病例，可以确定原因并制订治疗计划。仅在全面的鼻准备后使用喉罩在全身麻醉下才能实现此目的。探通应分步进行，以确认泪点和鼻泪管末端之间每个区域的通畅性或阻塞性。探通是一个无法靠视觉指引的操作，它取决于探通过程中对探针阻力的感觉。使用鼻内窥可直接观察鼻泪管的下端，这有助于诊断和治疗[31]。

使用Nettleship扩张器扩张每个泪点。沿垂直方向进针约1mm，然后向内旋转90°，平行于眼睑边缘水平延伸，以扩张近端泪小管。如果通过向外拉动眼睑至泪小管变直，则更容易。冲洗泪道应使用一次性冲洗针管及含荧光素的盐水。通过每个泪点进行冲洗，并注意任何有阻力的区域、液体或黏液的反流。应当使用内镜检查鼻内或通过鼻腔/咽部吸出物判断是否还有荧光素。荧光素通过情况及阻力情况是决定泪液流出系统异常的部位和性质的重要因素。

冲洗的以下特征可用于确定阻塞的性质：

- Hasner瓣膜狭窄或下鼻甲过紧导致下鼻道狭窄：注入液体困难，另一泪点有透明液体返出，并在鼻子中发现了荧光素；
- 鼻泪管下端闭锁：注入液体困难，另一个泪点有黏液返出，并且没有从鼻部看到荧光素；
- 发育不全（稀有）：严重的阻力，透明的液体返流，鼻部无荧光素；
- 生理/功能性阻滞：有症状的儿童中荧光素容易自由地流入鼻腔，表明解剖通路正常。

如果使用鼻内镜，应在下鼻甲不全骨折后将其引入下鼻道。这种动作通常是治疗性的，因为它可以打开狭窄的下鼻道并可能拉伸狭窄的开口[34]。应将荧光染色的液体注入泪道，并通过内镜观察。

- 闭锁表现为没有荧光素通过、黏膜下层呈气球样扩张；
- 狭窄表现为通过狭窄瓣膜的流量不佳（图21.6A）；
- 畅通无阻的流动表明下鼻甲不全骨折有效或患者具有“功能性”的溢泪。

然后应通过上泪点对泪道进行探通，因为这在解剖学上有利于探针向前、向下通过鼻泪管，由此损伤泪小管的可能性更小。应使用最小的探针（通常用Bowman0000型号探针。译者注：直径为0.45mm）。探针应用与扩张器相同的方式通过，直到感到发硬，提示已到达泪囊的内侧壁。轻轻回撤探针并旋转90°，使其尖端指向

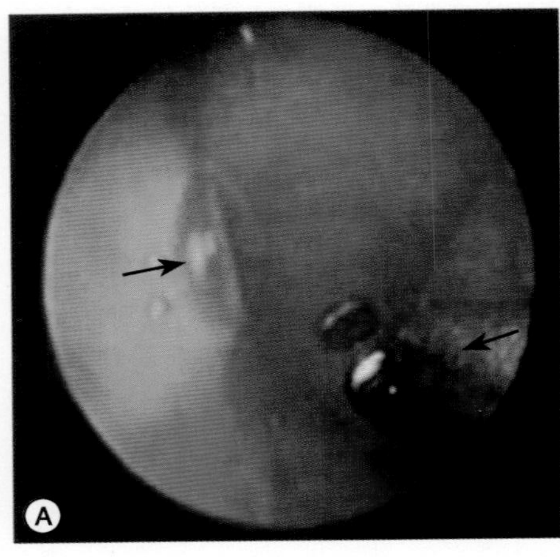
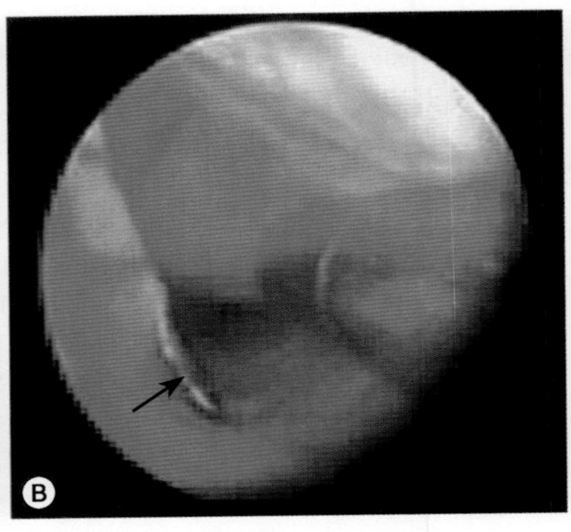
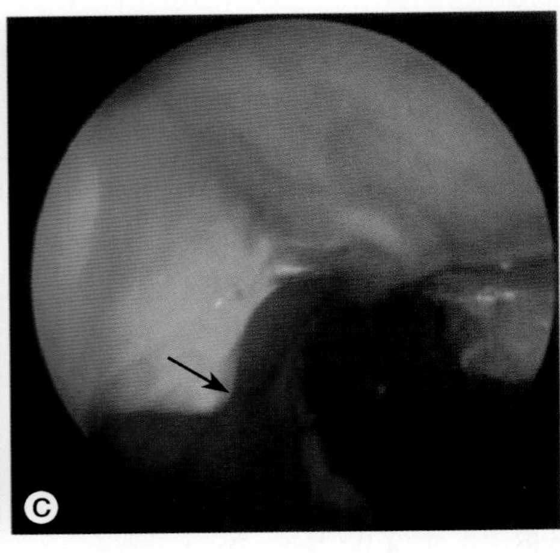

图 21.6　Ⓐ通过 Hasner 瓣膜的狭窄液流-右鼻孔。Ⓑ探针通过 Hasner 瓣膜进入下鼻道-右鼻孔。Ⓒ在鼻泪管下端闭锁的情况下，探针顶起但未穿透的黏膜-右鼻孔。（由 Paul White 提供。）

下方。然后轻轻向下推，但也稍微向后和向外推进，以遵循鼻泪管的走向。在探针通过期间，操作员应注意任何阻力水平。如果探针在 Hasner 的瓣膜上刺破一层持久性膜，则当它进入下鼻道时可能会感觉到。

如果同时用鼻内镜观察，在成功的探通过程中可观察到探针通过 Hasner 瓣膜进入下鼻道（图 21.6B）。

当探针出现以下情况时，观察到的是不成功的探通：

- 未能穿过闭锁性黏膜（图 21.6C）；
- 错过 Hasner 的瓣膜而产生了假道，或者在黏膜下平面进入鼻底，或者通过错误的且通常无效的通道进入鼻道。

首先，可能需要停止探通，或可在直视的情况下将探针导向并穿过 Hasner 瓣的狭窄处或闭锁的瓣膜。如果探通不充分并感觉很紧，则应将探针尺寸逐渐增加直至最大型号 1。但应避免使用较大的探针，因为它们可能会损伤泪小管。为了确认通畅性，应使用荧光素染色的盐水重复冲洗。

术后应滴用类固醇/抗生素复合制剂 2 周。通常在探通后的几天内就会发现改善。如果 1 个月没有改善，则治疗不太可能成功。

探通失败怎么办

如果探通失败，那么确定失败的原因很重要。失败通常是由于以下三种原因之一：

1. 由于以下原因未能建立通畅的解剖学通道：

a. 由于下鼻甲大而使下鼻道紧；

b. 未能用探针穿透黏膜；

c. 探针形成黏膜下通道；

d. 假道形成；

e. 探通孔尺寸不足。

2. 生理性（功能性）溢泪。尽管冲洗时在鼻内镜下观察下鼻道可以看到清晰、通畅、自由流动的液体，并且在探通时没有感觉到阻力，但功能性溢泪仍持续存在。必须消除导致流泪或溢泪的所有其他原因。荧光素消失试验显示出延迟。原因可能是生理泵障碍。此类儿童可能存在上呼吸道原因，例如大的腺样体。应记录有关鼻部症状的病史。

3. 流出系统的复杂异常。

在大一点的孩子中，泪小管或鼻泪管近端的异常现象变得普遍。这些异常可能很复杂，尤其是在骨性面部结构异常的儿童中[35-37]。

内镜下探通的一个主要优点是，这些常见的原因可以在第一次探通时就被识别出并加以处理，从而提高了成功率[38]。

如果不是第一次进行内镜下探通，则此方法在重新探通中很有用。它将找出最常见的原因并进行适当治疗[38]。如果第一次探通是在内镜下进行，则后续治疗取决于第一次发现。另一个选择是泪道植入硅胶管[39]。但是，插管有损害眼表和泪道的风险。它可能是不必要的（如在功能性溢泪的情况下），并且不比内镜下重复探通更有效[40]。

探通的可能并发症之一是假道的形成。这种情况是探针没有随着解剖学泪道穿出所致。这可能发生在泪道的多个位置，但最常见的部位是：①探针在 Hasner 瓣膜（可能是狭窄的或无孔的）上方的骨性鼻泪管末端穿过鼻黏膜；②探针未触及 Hasner 瓣膜，并在黏膜下朝着口腔底部行进。使用内镜时很容易看到这些，并且探针可以指向正确的出口点——Hasner 瓣膜。可以将其视为黏膜中的小酒窝。没有内镜检查就难以判断，但是，如果没有感觉到需要克服的小的阻力，或者在探通后冲洗泪道鼻腔没有荧光素，那么应该考虑假道形成的可能性。

插管

置硅胶管的适应证包括鼻泪管上段阻塞和泪小管狭窄[39]。可以用插管来治疗“失败的探通”[41]，但是在插管之前应弄清失败的原因。插管可以是双管或单管。单管的插入可能需要从鼻腔取出导管的远端（“Monoka”），或者需要使用金属导引器（“Masterka”）从近端“推动”插入导管。两种技术均已成功使用[42-44]。

鼻部使用缩血管剂后，应在全身麻醉下进行插管。鼻内镜引导用于观察下鼻道。管子配有金属导引器。两端通过泪小管穿过泪道，进入泪囊，然后沿着鼻泪管进入下鼻道。这些应该是在直视下找到。Ritleng 管是一种放置在泪道中的空心探针插入的硅胶管，其易于插入，创伤小，并且更可能成功，特别是对新手而言[45]。术后治疗包括在结膜囊中局部使用抗生素和类固醇制剂。

可能发生的插管并发症包括：泪小管处结膜豁开、上下移位、感染、鼻出血、鼻窦炎、肉芽肿反应和泪道系统瘢痕形成。眼表可能会受到结膜刺激和角膜擦伤的影响[46]。

尚不清楚将管留在泪道的最佳时间，但通常建议是 3~6 个月[41-47]。在全身麻醉下，应通过鼻子将管子拔出，以防止管被吸入。然后冲洗泪道以清除碎屑并确认通畅性。

泪道的球囊导管扩张术是探通失败患者插管的替代治疗方法[48]。与插管一样，它的成功率很高[49]，但费用却高得多。有人认为球囊扩张在先天性鼻泪管阻塞的首次治疗中起作用，但结果并不比"盲探"好[50]。球囊泪道成形术在治疗先天性鼻泪管阻塞中的作用仍然需要全面评估。

泪囊鼻腔吻合术

儿童很少需要进行泪囊鼻腔吻合术（DCR），其适应证为：尽管进行探查和插管仍存在持续性溢泪；泪道复杂的先天性异常（特别是涉及上鼻泪管）和通常由感染或外伤引起的后天性疾病[51]。外路和内镜下手术都是可行的。据报道，其成功率可与成人 DCR 媲美[52-54]。

先天性泪道瘘

泪道瘘管很少直接从泪点、泪小管、泪囊或鼻泪管向皮肤开放。它们可能呈现双点状，也可能出现在内眦区域（图 21.7）。通常无功能，除非导致溢泪（罕见），否则不予治疗。治疗包括在确保其他泪道通畅的情况下切除瘘管。

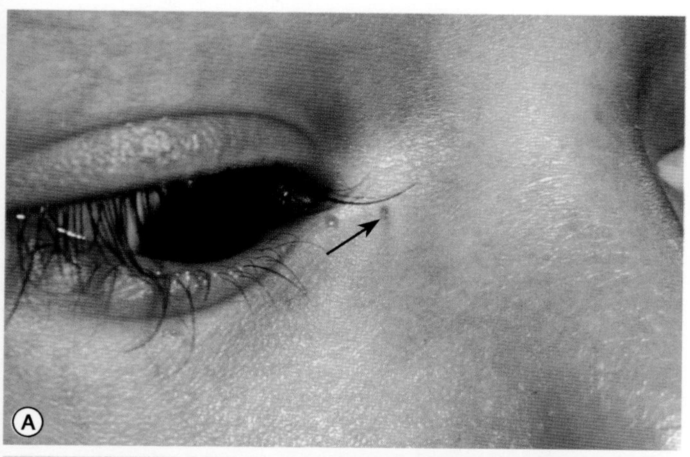

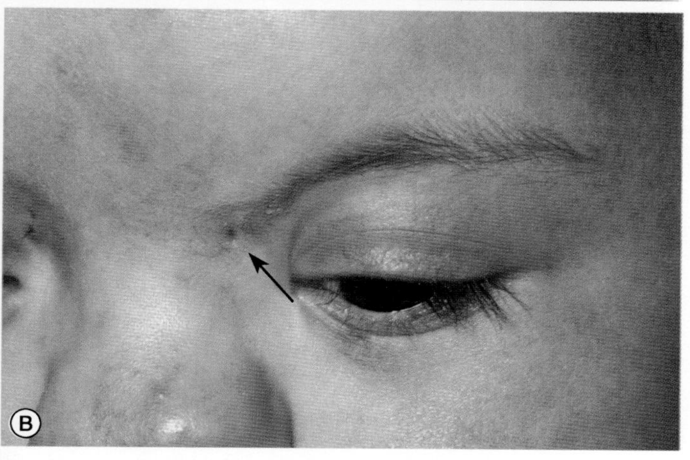

图 21.7　鼻泪系统的先天性瘘管。Ⓐ可以看到小箭头所示内眦下方的瘘口；Ⓑ可以看到小箭头所示内眦上方的瘘口

泪点和泪小管异常

泪道的近端未管化可能会导致泪点狭窄或闭锁，通常无症状，尤其在只有一个泪点不正常的情形下。对狭窄的泪点进行扩张，膜性阻塞可用针刺后扩张。这些病例的治疗效果良好，但往往伴有远端的异常，应通过冲洗进行了解。

泪囊近端异常导致的症状少得惊人。如果泪点不明显，应怀疑发育不全[55]。如果只有一个泪点缺失，通过冲洗另一个检测病变的程度。重建这些区域需要特殊的手术，可以尝试通过外路 DCR 切口进行逆行探通，否则，需要使用 Jones 管。这种类型的手术可等到孩子十几岁时实施。

获得性泪道疾病

泪小管炎

儿童泪小管炎一般不常见，其发生可能是由于细菌或原发性单纯疱疹感染所致。诊疗包括病毒和细菌培养，根据临床诊断和实验室检查结果给予抗生素或抗病毒药物进行治疗。应该避免在活动期进行探通。

急性泪囊炎

急性泪囊炎可见于鼻泪管系统不通，也可原发，这在患有泪囊囊肿的婴儿中尤其常见[56]。鉴于可能发生球后脓肿，应及时静脉给予抗生素进行干预。采集泪点处的分泌物或脓液进行培养。鉴于探通可致充血的上皮组织损伤而出现假道，并导致眼眶蜂窝织炎和瘘管形成，因此急性期不应进行探通[57]。鉴于可能生成外瘘，在急性期不应作皮肤切开。如果肿块仍旧存在，用针头穿刺泪囊底部进行引流，尽管脓液可能浓缩或包裹。感染消失后，如果溢泪持续存在，应进行探通。

获得性鼻泪管阻塞

获得性鼻泪管阻塞可能由鼻或鼻旁窦疾病引起，特别是慢性变应性鼻炎或持续性上呼吸道感染合并腺样体肿大。这些在较大的儿童和青少年中比较常见[58]。在很少的情况下，获得性阻塞可能预示更严重的疾病，如纤维发育不良、颅骨干骺端或颅骨干发育不良或肿瘤（参见第 25 章）。治疗应针对潜在的原因进行。

（李明武　译）

参考文献

1. Sevel D. Development and congenital abnormalities of the nasolacrimal apparatus. J Pediatr Ophthalmol Strabismus 1981; 18: 13–19.
5. Chavis RM, Garner A, Wright JE. Inflammatory orbital pseudotumour: a clinicopathologic study. Arch Ophthalmol 1978; 96: 1817–22.
10. Schnall BM, Christian CJ. Conservative treatment of congenital dacryocele. J Pediatr Ophthalmol Strabismus 1996; 33: 219–22.
11. MacEwen CJ, Young JD. The fluorescein disappearance test (FDT): an evaluation of its use in infants. J Pediatr Ophthalmol Strabismus 1991; 28: 302–5.
14. MacEwen CJ, Young JD. Epiphora during the first year of life. Eye (Lond) 1991; 5: 596–600.
15. Pediatric Eye Disease Investigator Group. Resolution of congenital nasolacrimal duct obstruction with nonsurgical management. Arch Ophthalmol 2012; 130: 730–4.
16. Young JD, MacEwen CJ, Ogston SA. Congenital nasolacrimal duct

obstruction in the second year of life: a multicentre trial of management. Eye (Lond) 1996; 10: 485–91.

18. Jones LT, Wobig JL. Surgery of the Eyelids and the Lacrimal System. Birmingham, AL: Aesculapius, 1976: 96–104.
21. Stolovitch C, Michaeli A. Hydrostatic pressure as an office procedure for congenital nasolacrimal duct obstruction. J AAPOS 2006; 10: 269–72.
22. MacEwen CJ, Phillips MG, Young JD. Value of bacterial culturing in the course of congenital nasolacrimal duct (NLD) obstruction. J Pediatr Ophthalmol Strabismus 1994; 31: 246–50.
23. Ffookes OO. Dacryocystitis in infancy. Br J Ophthalmol 1962; 46: 422–34.
26. Mannor GE, Rose GE, Frimpong-Ansah K, Ezra E. Factors affecting the success of nasolacrimal duct probing for congenital nasolacrimal duct obstruction. Am J Ophthalmol 1999; 127: 616–17.
30. Kashkouli MB, Kassaee A, Tabatabaee Z. Initial nasolacrimal duct probing in children under age 5: cure rate and factors affecting success. J AAPOS 2002; 6: 360–3.
31. Wallace J, Cox A, White P, MacEwen CJ. Endoscopic assisted probing for congenital naso-lacrimal duct obstruction. Eye (Lond) 2006; 20: 998–1003.
32. Paul TO, Shepherd R. Congenital nasolacrimal duct obstruction: natural history and the timing of optimal intervention. J Pediatr Ophthalmol Strabismus 1994; 31: 362–7.
34. Wesley RE. Inferior turbinate fracture in the treatment of congenital nasolacrimal duct obstruction and congenital nasolacrimal duct anomaly. Ophthalmic Surg 1985; 16: 368–71.
37. Hicks C, Pitts J, Rose GE. Lacrimal surgery in patients with congenital cranial or facial anomalies. Eye (Lond) 1994; 8: 583–91.
38. MacEwen CJ, Young JD, Barras CW, et al. Value of nasal endoscopy and probing in the diagnosis and management of children with congenital epiphora. Br J Ophthalmol 2001; 85: 314–18.
39. Crawford JA, Pashby RC. Lacrimal system disorders. Int Ophthalmol Clin 1984; 24: 39–53.
40. Gardiner JA, Forte V, Pashby RC, Levin AV. The role of nasal endoscopy in repeat paediatric naso-lacrimal duct probings. J AAPOS 2001; 5: 148–52.
41. Aggarwal RK, Misson GP, Donaldson I, Willshaw HE. The role of nasolacrimal intubation in the management of childhood epiphora. Eye (Lond) 1993; 7: 760–2.
43. Andalib D, Mansoori H. A comparison between monocanalicular and pushed monocanalicular silicone intubation in the treatment of congenital nasolacrimal duct obstruction. Int J Ophthalmol 2014; 7: 1039–42.
45. Pe MR, Langford JD, Lindberg JV, et al. Ritleng intubation for treatment of congenital nasolacrimal duct obstruction. Arch Ophthalmol 1998; 116: 387–91.
46. Al Faky YH, Mousa A, Kalantan H, et al. A prospective, randomised comparison of probing versus bicanalicular silastic intubation for congenital nasolacrimal duct obstruction. Br J Ophthalmol 2015; 99: 246–50.
49. Repka M, Chandler D, Holmes J, et al. Balloon catheter dilation and nasolacrimal intubation for treatment of nasolacrimal duct obstruction after failed probing. Arch Ophthalmol 2009; 127: 633–9.
51. Billson FA, Taylor HR, Hoyt CS. Trauma to the lacrimal system in children. Am J Ophthalmol 1978; 86: 828–33.
54. Saeed BM, Tawalbeh M. Pediatric endoscopic DCR: the outcome in 50 patients. Indian J Otolaryngol Head Neck Surg 2014; 66: 276–80.
55. Lyons CJ, Rosser PM, Welham RA. The management of punctal agenesis. Ophthalmology 1993; 100: 1851–5.
56. Pollard ZF. Treatment of acute dacryocystitis in neonates. J Pediatr Ophthalmol Strabismus 1991; 28: 341–3.
58. Sturrock SM, MacEwen CJ, Young JD. Long term results after probing for congenital naso-lacrimal duct obstruction. Br J Ophthalmol 1994; 31: 362–7.

儿童眼眶疾病的治疗

Alan A McNab

章节目录

儿童眼眶异常可分为先天性和获得性。先天性眼眶异常可以局限于眼眶，也可以是广泛颅面畸形的一部分。比如，颅缝过早闭合可导致眼眶发育狭小，表现为上睑下垂（图 22.1）。双眶间的关系也可能错乱，如眶距过宽或过窄。眶壁的缺失可致眼球凹陷，也可能因为颅内组织疝入眶内而继发眼球突出。儿童时期是眶腔发育的阶段，先天的眼球缺失、剜除或放射治疗可影响眼眶和周围面部结构的正常发育（图 22.2）。

儿童时期获得性的眼眶疾病最常表现为继发于眶内肿物的眼球突出，可以是轴位或非轴位，部分病例伴有眼睑肿物。其他表现包括：视力下降、眼球运动受限、疼痛和炎症表现。偶见眼球凹陷，眼眶骨折是其中原因之一。

不同文献报告的儿童眼球突出好发疾病的差异很大[1-8]。研究单位来源不同是其中原因之一，比如眼科医院[3]与神经外科[2]、儿科[6]的结果就有显著不同。地域差异也是重要因素。非洲国家[4]、印度[9]、土耳其[10]的报告不同于欧洲与北美。在发展中国家，进展期或被贻误的视网膜母细胞瘤是眼球突出的常见原因，而在发达国家这种情况很少见。还有一个重要原因是一些文献只包含了病理确诊的疾病[1,5,7,8]，而排除了不需活检或手术就能确诊的疾病，比如婴儿型血管瘤。一些在身体其他部分取活检更方便的疾病也被排除，比如神经母细胞瘤或组织细胞病。流行病学调查显示儿童眼眶肿瘤的发病率基本稳定。但成人的一些疾病出现稳定增长的趋势，比如淋巴瘤[11]。

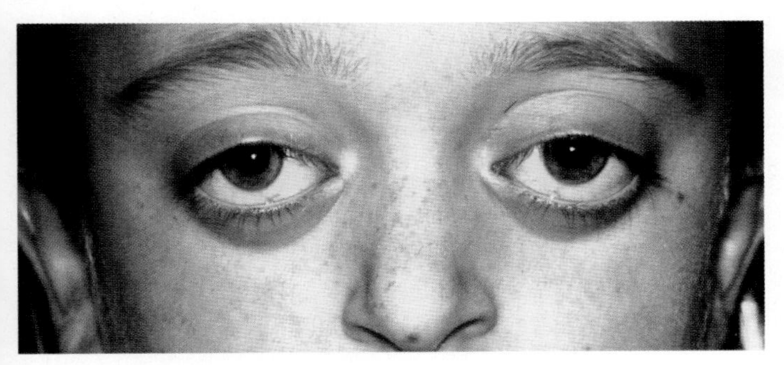

图 22.1 表现为双眼突出的克鲁宗综合征（Crouzon syndrome）儿童

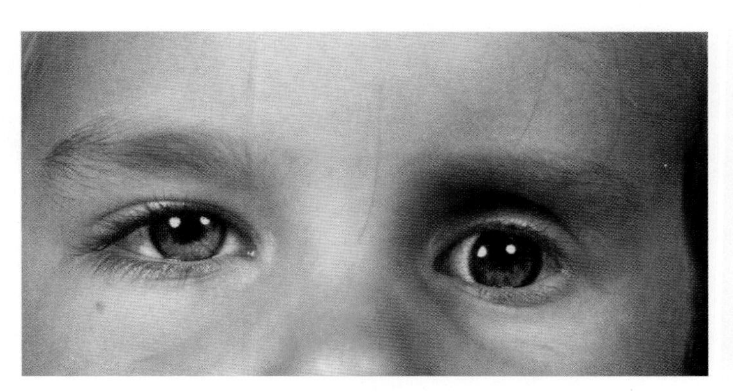

图 22.2 因放射治疗视网膜母细胞瘤而导致的左眼凹陷

眼眶疾病与年龄

本书定义儿童的上限年龄为 16 岁。了解不同年龄阶段眼眶疾病的发生率对于诊断非常有帮助。

来自加拿大温哥华的研究总结了 1976 年以来的 326 例儿童眼眶疾病（表 22.1），结果显示神经源性疾病和结构异常（包括囊肿）是最常见的（图 22.3）。而成人与此截然不同，60%的患者为炎症和甲状腺相关眼病，结构性异常少于 15%。11 岁以上儿童的眼眶病种分布情况与成人相似（图 22.4）。

幸运的是，儿童眼眶恶性肿瘤仅占一小部分，该比例与北美其他研究结果相似[6,7,12]。2 岁以下的儿童中，引起眼球突出的最常见疾病是婴儿型血管瘤、脉管瘤和其他结构异常。图 22.5 列出各种疾病在不同年龄阶段分布的例数。研究中有 7 例横纹肌肉瘤病例，年龄跨度为 2~11 岁；7 例组织细胞病病例，年龄跨度为 3~9 岁。婴儿型血管瘤在婴儿阶段的眼眶疾病中占绝大多数。5 岁以后炎症的发病率逐渐上升，尤其是眶蜂窝织炎、特发性炎症（6 岁以上）、甲状腺相关眼病（11 岁以上）。本研究中有 2 例泪腺癌病例和 4 例肉芽肿性血管炎病例。虽然少见，但也提示存在潜在致命风险的疾病可发生在儿童时期。

表 22.1 儿童时期眼眶疾病：多个研究系列的比较

	Rootman		Bullock 等		Crawford		各系列	
	数字	占比	数字	占比	数字	占比	数字	占总比
肿瘤								
视神经胶质瘤	17	52	5	3. 6	17	3. 0	39	3. 8
脑膜瘤	2	0. 6	2	1. 4			4	0. 4
其他神经源性肿瘤	6	1. 8					1	0. 1
PNS 肿瘤	19	5. 8	9	6. 4	14	25	42	4. 1
淋巴瘤	1	0. 3	1	0. 7	3	0. 5	5	0. 5
其他淋巴细胞来源	3	0. 9	4	2. 9	20	3. 6	27	2. 6
组织细胞来源	7	2. 1	1	0. 7	20	3. 6	28	2. 7
血管性	36	11	14	13. 6	14	2. 5	64	6. 2
继发或转移	5	1. 5	4	2. 9	21	3. 8	30	2. 9
间叶组织来源								
横纹肌肉瘤	7	2. 1	3	2. 1	11	2	21	2
纤维来源	1	0. 3	3	2. 1	1	0. 2	5	0. 5
组织细胞来源	2	0. 6	2	1. 4			4	0. 4
骨来源	3	0. 9					3	0. 3
肿瘤	6	1. 8	2	1. 4	5	0. 9	13	1. 3
其他	2	0. 6	1	0. 7			3	0. 3
未知来源			1	0. 7	3	0. 5	4	0. 4
泪腺	2	0. 6					2	0. 2
畸胎瘤					1	0. 2	1	0. 1
结构异常								
囊性	60	18. 4	59	42. 1	6	1. 1	122	11. 9
骨异常	9	2. 8			50	8. 9	59	5. 8
异位	13	4	11	7. 9			24	2. 4
其他	3	0. 9			2	0. 4	4	0. 4
炎症								
感染性炎症	21	6. 4			232	41. 5	253	24. 7
NSOIS	14	4. 3	6	4. 3	5	0. 9	25	2. 4
其他炎症	10	3. 1	3	2. 1			13	1. 3
其他								
甲状腺相关眼病	27	8. 3			107	19. 1	134	13. 1
血管性	46	14. 1	9	2. 9	14	2. 5	69	6. 7
萎缩或退行性变	2	0. 6					2	0. 2
未知	2	0. 6			13	2. 3	15	1. 5
合计	326		140		559		1 025	

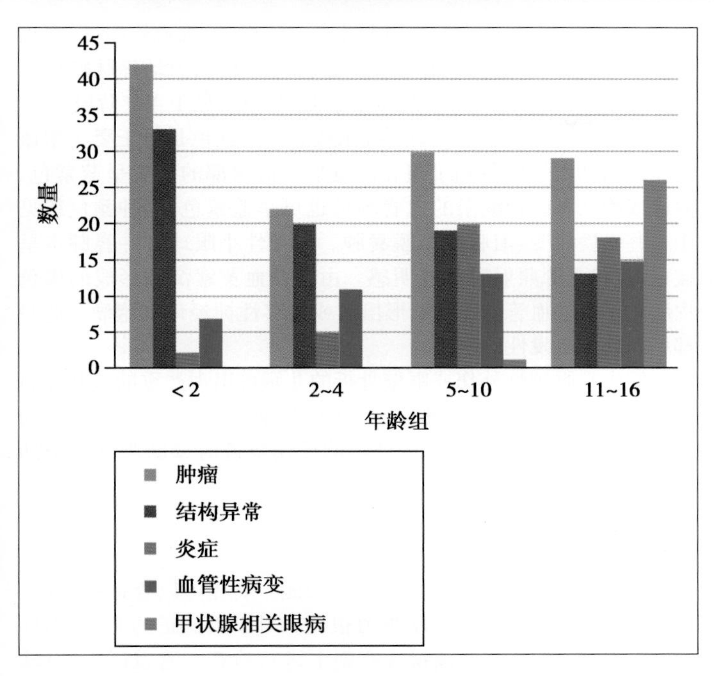

图 22.3 17 岁以下不同年龄阶段各种眼眶疾病的发病比例

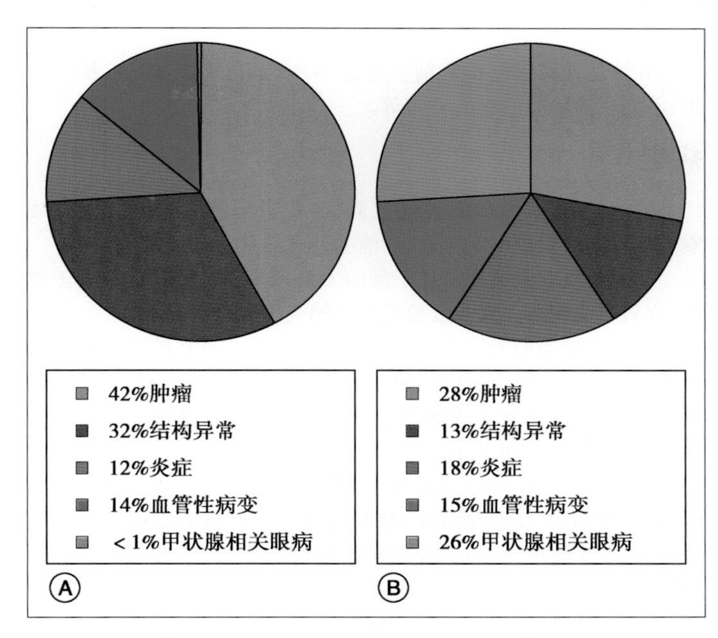

图 22.4 Ⓐ11 岁以下儿童眼眶疾病的病种分布；Ⓑ11～17 岁儿童及青少年眼眶疾病的病种分布

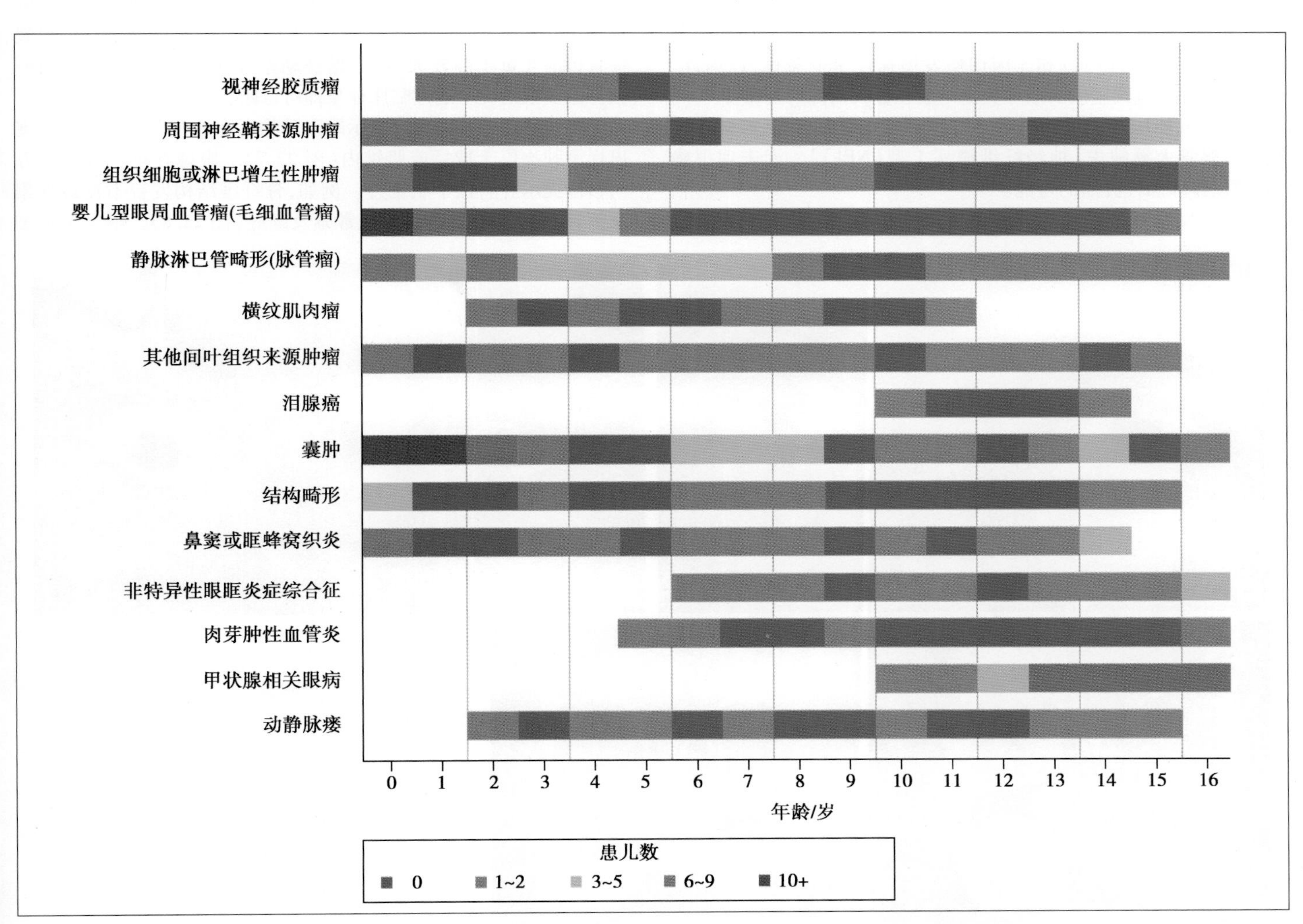

图 22.5 常见眼眶疾病的年龄分布

临床评估

在评估儿童眼眶疾病前要考虑多种因素，比如：病史、检查结果、不同年龄阶段的疾病分布等。

病史

发病年龄、累及单侧还是双侧、病程进展都是诊断的重要线索。病程有时很难确定，翻看以前的外观照片会有一定帮助。

婴儿阶段双眼突出常见于颅面发育畸形（图 22.1），偶见于单侧，称斜形头畸形。大多数情况下单侧突出见于眶内肿物。

视神经胶质瘤或皮样囊肿发展缓慢。快速进展的眼球突出提示转移性肿瘤或横纹肌肉瘤的可能。肿瘤快速生长与坏死和出血有关，并相应出现炎症或眶周瘀青的表现。双侧瘀青提示存在转移性神经母细胞瘤的可能。

急速进展（数小时内）的疾病提示眶内出血，比如静脉淋巴管畸形（脉管瘤）。少见情况下，眼眶蜂窝织炎的进展也可表现得非常迅速，常伴随疼痛、局部炎症和眼球运动受限，此时儿童常表现为病态和体温升高。儿童时期出现眶内和眶周的炎症表现多数为感染性或特发性炎症。虽然炎症是横纹肌肉瘤的一种特殊表现，但不是典型征象，加拿大报告的 6 例炎症病例中没有一例出现横纹肌肉瘤，即使病情均进展很快。

大多数儿童时期的圆细胞肿瘤，包括横纹肌肉瘤、粒细胞肉瘤（绿色瘤或髓外白血病）和尤因肉瘤发展速度呈亚急性，以周计。而转移性神经母细胞瘤的眼球突出一般在数天内即可加重。

哭闹或加压时加重的眼球突出提示婴儿型血管瘤、静脉血管畸形或蝶骨大翼缺失［神经纤维瘤病 1 型（NF1）］。如表现很确切，可以排除恶性肿瘤的可能。

搏动性眼球凹陷与先天性眶壁缺失有关（见于 NF1 或脑膨出）。少数情况下，巨大的眼周婴儿型血管瘤（毛细血管瘤）也会出现搏动，因为其中富含动脉血流。血流速度很快的动静脉畸形也可以出现这种表现，但这种病罕见于儿童，更多见于青年阶段。

皮肤颜色异常也是病因的提示线索。鲜红色是由于婴儿型血管瘤的动脉血供侵犯到了覆盖的皮层。而深部的病变呈蓝紫色。静脉或静脉淋巴管混杂的血管畸形也可呈蓝紫色，这种颜色还见于一些囊性病变、泪腺或结膜囊肿。先天性小眼球合并囊肿也呈蓝色，点状光源照射时有透明感。由含铁血黄素沉积形成的褐色皮肤见于既往血管淋巴管畸形出血或转移性神经母细胞瘤。这些都可表现为自发性的瘀斑。

发生眼眶钝性外伤或眶壁骨折的儿童可出现严重的限制性斜视及眼心反射症状，比如恶心、呕吐和低血压，常在眼球试图运动的时候诱发[13]。当缺乏一些外表的受伤痕迹时诊断难度会增加（图 22.6）。

检查方法

眼球突出的儿童一定要检查视功能。婴儿可以查追物反应。拒绝被遮挡对侧眼提示患眼视力很差。对于眼位正的儿童，当怀疑低视力时可用-10 度棱镜片底朝下进行检查。遮盖试验、眼球的转动和旋转均应评估。运动受限可能是机械性因素，比如肿瘤、肌肉内的病变、炎症、水肿或嵌顿等。还需要检查第Ⅲ、Ⅳ、Ⅵ对脑神经功能和第Ⅴ对脑神经第一、二支的感觉异常。如果发生爆裂性骨折的儿童年龄较大，可以做被动牵拉试验，以此证明肌肉嵌顿。但多数情况下通过临床征象即可诊断。

眼球移位的方向可以提示眼眶肿物所在的位置。眼球轴位突出提示肿物位于球后或肌锥内（图 22.7）。眼球在垂直或水平方向移位提示肿瘤位于肌锥外。例如，骨纤维结构发育不良最常累及额骨，少年骨化性纤维瘤最常累及眶底（图 22.8）。继发于筛窦

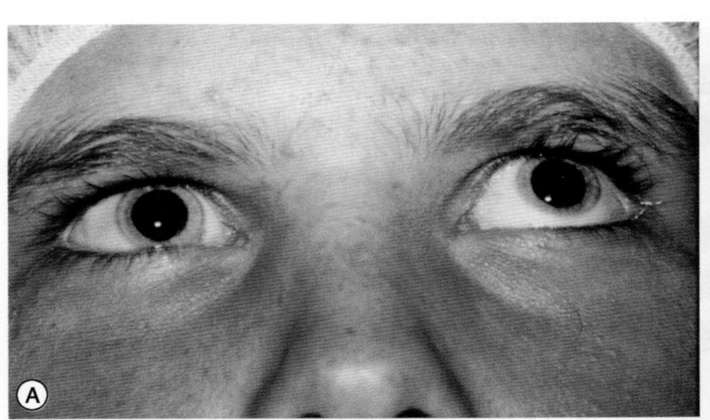

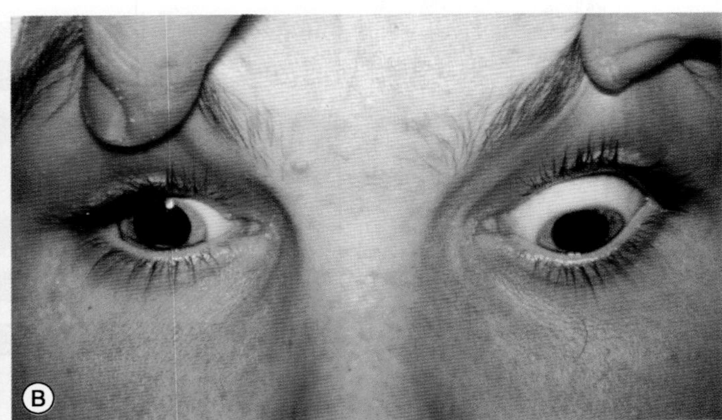

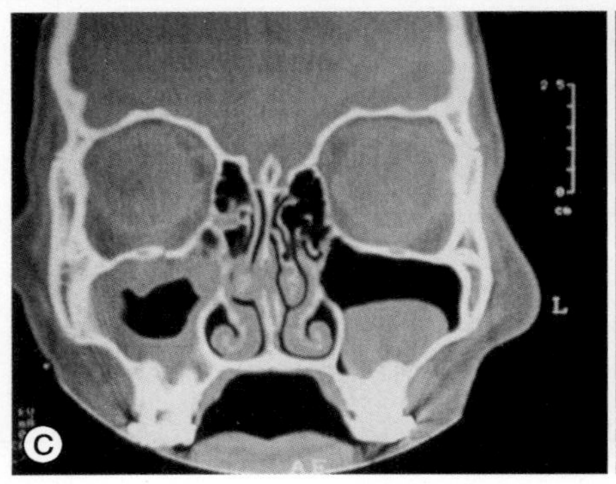

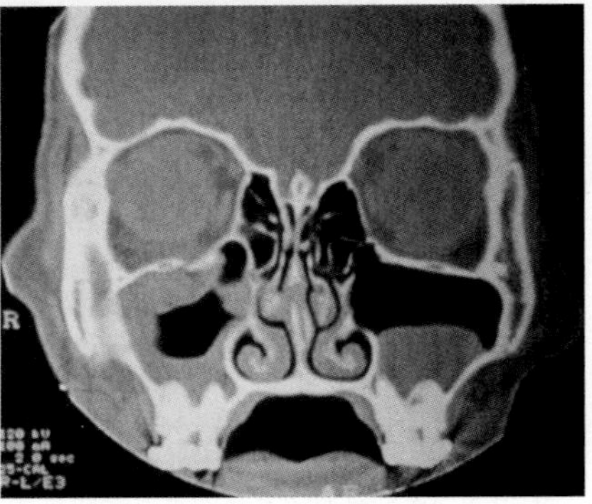

图 22.6 遭受右眶钝性外伤的儿童，出现眼球上转Ⓐ和下转Ⓑ明显受限，CT 显示右眶下壁裂隙状骨折Ⓒ，伴有下直肌嵌顿

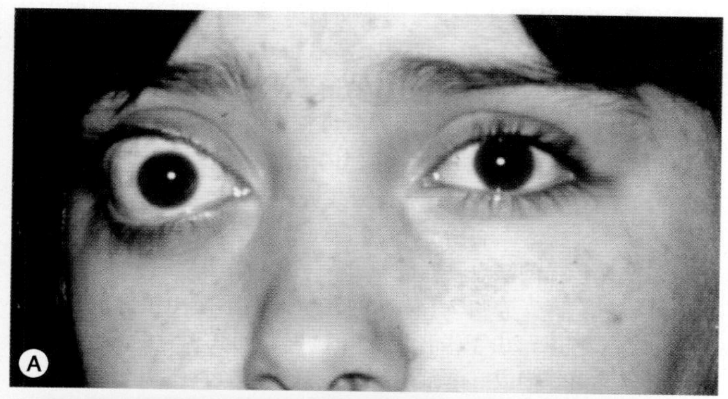

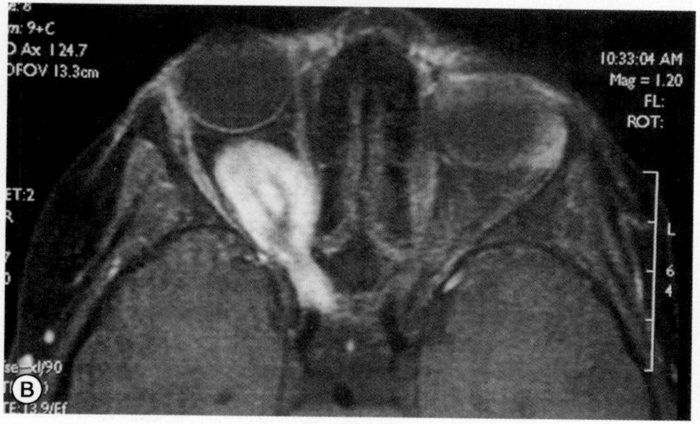

图 22.7　11 岁儿童右侧视神经胶质瘤导致眼球突出Ⓐ，肿瘤蔓延至视神经管Ⓑ

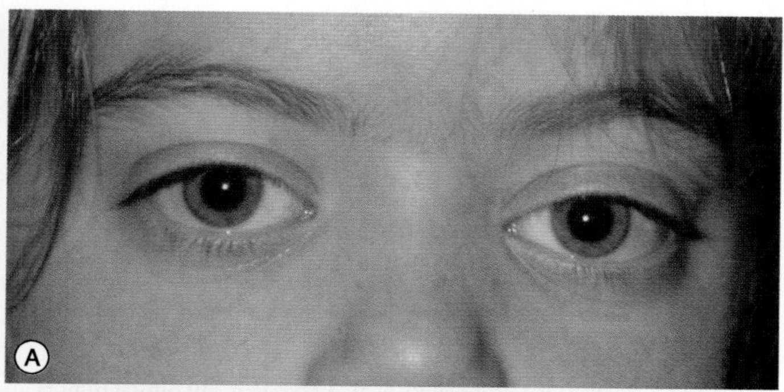

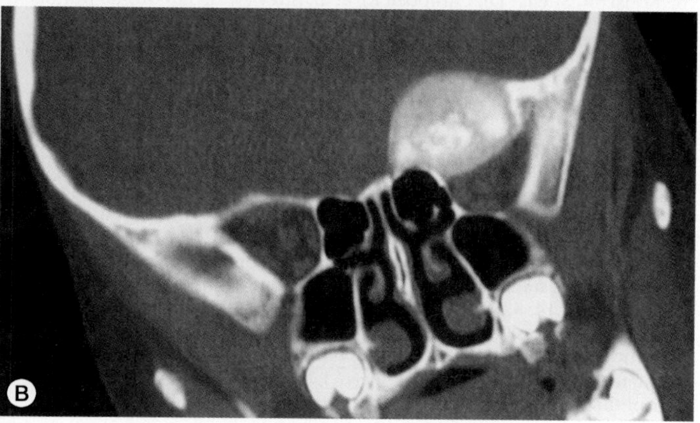

图 22.8　7 岁女孩因眶顶骨质Ⓑ的骨纤维异常增殖症出现左眼非轴位眼球突出Ⓐ

的眶蜂窝织炎常导致眼球外移位。瘢痕挛缩性的病变与之相反，能够将眼球牵拉向患侧。

眼球内陷见于以下几种情况：放疗后的发育迟滞（图 22.2）、NF1 型伴发的蝶骨发育不良、Parry-Romberg 综合征或半侧面部萎缩以及眼眶骨折。

眼球突出计可记录眼球突出的程度，透明直尺可以测量眼球在垂直或水平方向的移位。但给婴儿测量却十分困难，只能从上方或下方仔细观察。

眼睑位置也需记录。眼睑退缩或迟落征见于甲状腺相关眼病，但也可能是肿瘤牵拉造成的。

血管畸形侵犯至结膜下时，可在裂隙灯下观察到扩张的畸形血管。血管淋巴管畸形可在结膜下见到淋巴管或囊样结构。随着年龄增长的虹膜 Lisch 结节提示为 NF1。此外，丛状神经纤维瘤（图 22.9）或由于蝶骨发育不良或脑膨出继发的眼球突出，也可以辅助诊断 NF1。青少年白内障是 NF2 的特征，该病还可伴有眶内的脑膜瘤和神经鞘瘤。

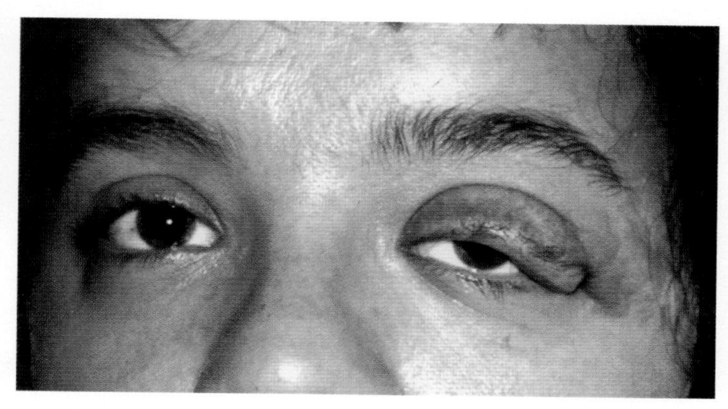

图 22.9　13 岁神经纤维瘤病 Ⅰ 型儿童出现左眼眼球凹陷，上眼睑和颞部皮肤肥厚伴色素沉着

相对性瞳孔传入障碍提示视神经病变，病因可能是先天的，比如视神经胶质瘤，也可能是后天压迫所致，比如骨纤维结构不良累及视神经管。视野检查对于年龄较大的儿童是可行的，有助于评价和记录视神经萎缩的情况。Ishihara 色觉表等色觉检查也可用于判断视神经萎缩情况。

眼眶肿物导致的眼球变形可引起散光，需要睫状肌麻痹验光检查。球后肿物的压迫可导致远视，赤道部前方的肿物可致散光。这些是弱视的重要成因[14]。在某些少见的情况下，单眼的高度近视或“牛眼”可致假性眼球突出。婴儿型眶周血管瘤（毛细血管瘤）可导致单侧上睑下垂，如不及时治疗可致传入障碍性的单眼弱视。

视盘水肿或萎缩见于视神经受压或胶质瘤。如果肿瘤紧贴在球后，可致脉络膜皱褶。视睫状血管是视神经鞘脑膜瘤（PONM）的经典体征，但在儿童期间，更多见于视神经胶质瘤，因为儿童罕见发生 PONM。

眶周触诊有助于发现肿物。婴儿型血管瘤（毛细血管瘤）触诊是柔软的，缺乏活动度和压缩性。而眼眶静脉曲张的血管轻微压缩就可以排空。皮样囊肿应检查活动度并判断囊肿的后部是否穿透外壁向眶内或颞窝延伸。此类囊肿的前缘常固定于眶缘以内，反之则位于眶缘表面。

儿童眼眶疾病的评估还要包括全身检查,全身检查往往会提供有用的诊断线索。皮肤的色素咖啡斑见于 NF1,色素沉积见于一些纤维发育不良患者(McCune-Albright 综合征)。特征性的皮肤病变也见于朗格汉斯组织细胞增多症和幼年黄色肉芽肿患者中。婴儿型血管瘤(毛细血管瘤)除了眶周,还可以在身体其他部位有相似表现。怀疑眼眶肿瘤是转移性时,需进行全身检查,比如神经母细胞瘤可查出腹部肿物。朗格汉斯组织细胞增多症可在皮肤、头皮、骨中发现相应肿物。甲状腺相关眼病会伴随甲状腺功能亢进的症状和体征。

最后,联合多学科专家会诊对于儿童眼球突出的诊断也非常重要,比如儿科、儿童神经科、耳鼻喉科等。

影像学检查

评估儿童眼球突出情况应结合病史和临床检查结果,并制订个体化方案。有些仅靠临床信息就可做出诊断,而更多的病例需要深入检查才能做出鉴别诊断并评估病变的累及范围。当眶内肿瘤侵入颅内、鼻窦,或全身恶性肿瘤侵犯眼眶时,治疗计划需经多学科专家共同协商制订。

放射学检查

X 线检查

除非不具备 CT 或磁共振检查的条件,否则 X 线检查已经很少用到。探查放射线能够显影的异物是应用之一。一般情况下,眼眶疾病或外伤仅行 X 线检查是不够的。

CT 和磁共振

眼眶结构的影像学检查,先后经历了 CT 和磁共振带来的重大变革。现代 CT 扫描所需时间非常短,使得儿童不需要给全身麻醉即可完成,大多数情况下仅需作用力温和的镇静剂即可。为了能尽可能减少暴露于放射线的时间,应为儿童选择最先进的 CT 仪器。现代的扫描仪能够提供高分辨率的冠状位、矢状位或其他角度的重建图像。CT 显示颅内结构和眶内一样清晰[15]。CT 对于钙化和骨骼的显示尤为清晰,因此是评价眼眶骨折和制订手术计划的重要方法。它还应用于有磁共振禁忌的异物检查。使用对比增强剂后能够提升鉴别诊断的水平,血管性病变、炎症和恶性肿瘤增强明显。

虽然成像速度已显著提升,但 3~4 岁以下的儿童仍有必要使用镇静剂。16 排 CT 扫描眼眶所需时间低于 10s,更先进的 32 排或 64 排所需时间更短。放射剂量的提高有助于 CT 确诊,但不利于定期的随访评估,尤其是对于存在肿瘤抑癌基因突变的肿瘤(视网膜母细胞瘤、神经纤维瘤病和横纹肌肉瘤)患者。

磁共振检查能够提供更高的软组织分辨力,且没有射线损害[16]。这一点对于需要反复多次随访的疾病尤为重要,比如 NF1 和视神经胶质瘤。检查时可选择任何层面,不需后期重建。眼眶扫描选择 0.5~3.0T 即可,表面线圈可升高表面噪声比。前面提到 CT 增强剂的适用指证,同样适用于磁共振,所使增强剂为钆剂,它可以缩短 T_1 弛豫时间。由于脂肪在 T_1 加权像上成高信号,在增强扫描时必须要使用脂肪抑制技术。这一点在检查视神经疾病时尤其重要,否则肿瘤被高信号的脂肪包裹,易造成漏诊。如果不使用该技术,视神经鞘脑膜瘤的显示还不如 CT 扫描。

多种扫描序列能够提供特异的信号征象。比如低流速或无血流的血管畸形或动脉瘤样骨囊肿内可见到液平面。磁共振可显示像静脉淋巴管畸形这类出血性病变内的血液。磁共振能够鉴别病变内部有没有血流,视神经炎在磁共振检查中能够显著增强即利用了该技术。

磁共振扫描的缺点是时间长,眼眶扫描需要 20~30min,而 CT 仅需几秒钟。能安静躺 2~3min 的儿童即使不使用镇静剂也能完成 CT 检查。相反,由于噪音巨大和检查时间长,大多数 6 岁以下的儿童需要镇静剂或麻醉剂(一般静脉给药即可,不需要气管插管或喉罩)。对于体内有金属异物者,禁止做磁共振检查。而十几岁的孩子经常因为佩戴牙科的矫正器导致无法做磁共振检查。眼眶磁共振检查还有一个问题是对骨骼和钙化显示不佳,而这一点对于鉴别脑膜瘤和胶质瘤十分重要。

手术

儿童眼眶手术入路与成人有很大不同。儿童的眼眶相对狭小,大多数手术无需采用外侧开眶,前路开眶即可完成。如果可能,上睑重睑皱褶入路或结膜入路应作为首选,这样可避免皮肤瘢痕过于明显。

(王毅 译)

参考文献

1. Porterfield JF. Orbital tumors in children: a report on 214 cases. Int Ophthalmol Clin 1962; 2: 319–26.
2. MacCarty CS, Brown DN. Orbital tumors in children. Clin Neurosurg 1982; 11: 76–84.
3. Youseffi B. Orbital tumors in children: a clinical study of 62 cases. J Pediatr Ophthalmol Strabismus 1969; 6: 177–81.
4. Templeton AC. Orbital tumours in African children. Br J Ophthalmol 1971; 55: 254–61.
5. Eldrup-Jorgensen P, Fledelius H. Orbital tumours in infancy: an analysis of Danish cases from 1943–1962. Acta Ophthalmol 1975; 53: 887–93.
6. Crawford JS. Diseases of the orbit. In: Crawford JS, Morin JD, editors. The Eye in Childhood. New York, NY: Grune and Stratton, 1983: 361–94.
7. Shields JA, Bakewell B, Augsburger JJ, et al. Space occupying orbital masses in children. A review of 250 consecutive biopsies. Ophthalmology 1986; 93: 379–84.
8. Kodsi SR, Shetlar DJ, Campbell RJ, et al. A review of 340 orbital tumors in children during a 60-year period. Am J Ophthalmol 1994; 117: 177–82.
9. Bajaj MS, Pushker N, Chaturvedi A, et al. Orbital space-occupying lesions in Indian children. J Pediatr Ophthalmol Strabismus 2007; 44: 106–11.
10. Günalp I, Gündüz K. Pediatric orbital tumors in Turkey. Ophthal Plast Reconstr Surg 1995; 11: 193–9.
11. Johansen S, Heegaard S, Bøgeskov L, Prause JU. Orbital space-occupying lesions in Denmark 1974-1997. Acta Ophthalmol Scand 2000; 78: 547–52.
12. Bullock JD, Goldberg SH, Rakes SM. Orbital tumors in children. Ophthal Plast Reconstr Surg 1989; 5: 13–16.
13. Jordan DR, Allen LH, White J, et al. Intervention within days for some orbital floor fractures: the white-eyed blowout. Ophthal Plast Reconstr Surg 1998; 14: 379–90.
14. Bogan S, Simon JW, Krohel GB, Nelson LB. Astigmatism associated with adnexal masses in infancy. Arch Ophthalmol 1987; 105: 1368–70.
15. Mafee MF, Mafee RF, Malik M, Pierce J. Medical imaging in pediatric ophthalmology. Pediatr Clin North Am 2003; 50: 259–86.
16. Rootman J. Diseases of the Orbit: A Multidisciplinary Approach. 2nd ed. Philadelphia, PA: Lippincott Williams and Wilkins, 2003.

第23章

神经源性肿瘤

Peter J Dolman, Yvonne Chung

章节目录

引言

眼眶原发性神经源性肿瘤可起源于视神经、周围运动神经及感觉神经、睫状神经节。继发性神经源性肿瘤包括会侵犯眶内的视网膜母细胞瘤和颅内脑膜瘤以及经造血系统扩散的神经母细胞瘤和周围神经外胚瘤(尤因肉瘤)。这些将在其他章节进行讨论。

基础知识

原发性眼眶神经源性肿瘤的解剖基础和起源

视神经(第Ⅱ对脑神经)起自视盘向上至视交叉,包括四部分:眼内段(巩膜内)、眶内段(从球后至眶尖)、管内段(视神经管内)和颅内段(视神经管至视交叉之间)[1]。视神经由神经轴索组成(95%为视网膜神经节细胞轴索,5%为星形胶质细胞),由内向外是富含毛细血管的软脑膜、蛛网膜,最外层较厚的是硬脑膜,具有保护视神经的作用[2]。视神经是中枢神经(CNS)的延伸,少突胶质细胞形成的髓鞘包绕视神经轴索。这一点与周围神经不同,后者由施万细胞包绕。中枢神经缺乏施万细胞包绕形成的神经膜,因此不具有再生能力[3]。视神经胶质瘤起源自视神经内软脑膜中的星型胶质细胞,而视神经鞘脑膜瘤起源于眶内段和颅内段视神经蛛网膜细胞。

眶内的周围神经或起源于第Ⅴ对脑神经的感觉支,或支配眼外肌和眼睑提肌的运动分支。这些神经由众多的神经轴索组成,神经轴索由神经细胞和施万细胞组成,后者形成髓鞘包裹在神经细胞外,起到改善传导力的作用。神经内部的神经轴索间由疏松的胶原和细胞外基质构成。神经束膜成簇包绕着神经纤维。神经外膜包裹在所有神经纤维的最外层,并提供供血系统(图23.1)[4]。常见的良性周围神经肿瘤包括神经纤维瘤(由神经轴索、成纤维细胞和施万细胞增生所致)或神经鞘瘤(起源于施万细胞)。少见肿瘤包括神经束膜瘤和恶性周围神经鞘膜瘤。

睫状神经节位于视神经的颞侧,球后1cm处,节后发出的睫状短神经来自节内的副交感根。副神经节瘤是睫状神经节和睫状神经的非嗜铬细胞起源的罕见肿瘤[5]。

上述神经源性肿瘤将在下文分别叙述。

儿童与成人眼眶神经源性肿瘤

儿童和成人眼眶神经源性肿瘤的发生率和临床表现均不同。视神经胶质瘤是儿童时期最常见的神经源性肿瘤,局限在眶内者相对为良性表现。而在成人,视神经胶质瘤罕见且具有高度的侵袭性[6]。神经纤维瘤是儿童第二位常见肿瘤,多数为伴随神经纤维瘤病1型(NF1)的丛状神经纤维瘤,青春期后极少有恶性变。成人时期发病的神经纤维瘤罕见,典型表现为孤立的良性肿物[7]。视神经鞘脑膜瘤在成人时期更为常见,是相对惰性且散发的。而儿童时期发生则更具侵袭性,常合并神经纤维瘤病2型(NF2)[8]。

神经纤维瘤病(NF1和NF2)

大多数儿童神经源性肿瘤可能与7种神经纤维瘤病中的一种有关。神经纤维瘤病所具有的临床证候为基因突变所致,表现为多种皮肤病变、周围神经和中枢神经系统的良、恶性肿瘤。具体细节将在第68章讨论,本章主要介绍NF1和NF2的最显著特征。

NF1(von Recklinghausen病)是常染色体显性遗传病,在新生儿的发生率为1/2 600,是染色体17q11上的NF1基因突变所致[9]。皮肤病变是最常见表现,包括多发的皮肤色素咖啡斑、腋窝雀斑、虹膜Lisch结节和神经纤维瘤[10]。蝶骨大翼畸形和视路胶质瘤(在NF1中的发生率为15%)在3岁后开始出现。肿瘤恶变则发生在青春期的末期或成年时期[11]。

NF2是更为罕见的常染色体显性遗传病,是22号染色体上

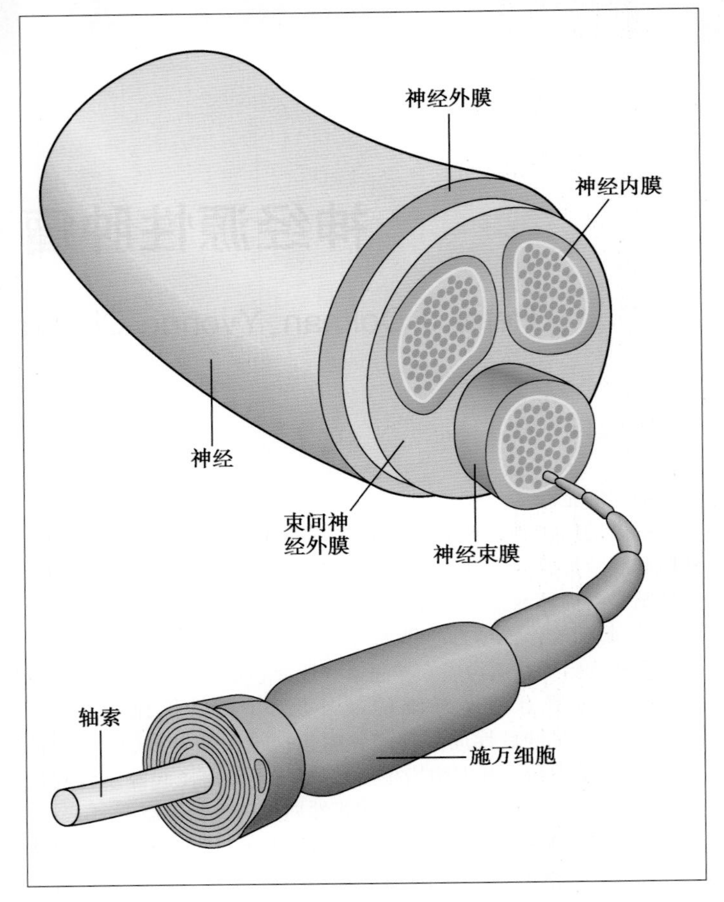

图 23.1 示意图显示周围神经由包含神经轴索的多条神经束组成，每条轴索外包裹施万细胞。神经束膜包裹在神经束外，神经外膜包裹在整根神经外

NF2 基因突变所致[12]。该基因合成 merlin，这是一种肿瘤抑制蛋白，患者可发生多种神经系统肿瘤，包括双侧听神经瘤、颅内和视神经鞘脑膜瘤和脊髓肿瘤[13]。

视路胶质瘤

病因学

视神经胶质瘤（OPG）是由视神经内的星形胶质细胞或软脑膜层内的星形胶质细胞引起的毛细胞型星形细胞瘤[14]。前 OPG 累及眶内或颅内段视神经，后 OPG 累及下丘脑附近的视交叉或交叉后视放射。

基于肿瘤的良性特征，有些人认为它们是错构瘤。但大多数人认为 OPG 是肿瘤，因为它们在组织学上与颅内其他毛细胞型星形细胞瘤难以区分，而且可以表现出侵袭性。此外，BRAF-KIAA 基因和其他与肿瘤抑制基因相关的染色体缺失已经在散发肿瘤中被发现[15]。

流行病学

视路胶质瘤占中枢神经系统胶质瘤的 2%。主要在儿童时期发病，90%在 20 岁之前确诊[16]。30%合并 NF1，在儿童时期发病，好累及前视路[6]。小部分患者合并 NF2，累及部位广泛。

临床表现

视神经胶质瘤生长缓慢，典型表现为低龄儿童的眼球突出或移位，常被家长或亲属首先发现。随着肿瘤变大，逐渐出现斜视和眼球运动受限（尤其是上转）（图 23.2A）。首次就诊时可发现中心和周边视力下降以及色觉减弱（图 23.2B）。肿瘤的生长逐渐压迫神经和血液供应，临床表现随之加重。儿童可以表现为复视，但这一表现往往由于对患者的影响没有视力下降明显而缺乏主诉。角膜暴露或感觉神经受压时可有不适或疼痛主诉。往往伴随视神经的萎缩，出现视盘水肿和晚期的苍白[17]。

有些肿瘤的进程可由盛转衰。曾有巨大的肿瘤自发消失的报道（可能是囊性变吸收的结果），因此如果想评价特定个体的预后，定期随访十分重要。

后视路胶质瘤没有眼眶的表现，但可以表现为视觉功能异常。肿瘤位于视交叉时出现双颞侧偏盲。同侧视野缺损提示病变位于视交叉后。NF1 合并视交叉胶质瘤的儿童超过 1/3 出现性早熟[18]。散发后视路 OPG 更容易继发颅压升高和梗阻性脑积水[19]。

检查方法

CT 扫描

CT 扫描显示眶内段视神经管状增粗，肿瘤与正常视神经连接处常出现特征性的弯曲或扭结状[20]。钙化提示肿瘤生长缓慢且病理上属于低级别。肿瘤内的透明区提示囊性变。

视神经管的骨侵蚀或铸型，提示肿瘤已侵入管内，此时 CT 是最佳检查方法[21]。

鞍上肿瘤可侵入视神经或向后沿视路蔓延。

磁共振检查（MRI）

MRI 是显示肿瘤沿视神经或视路蔓延的最佳方法，并能够显示周围脑组织的继发改变，比如脑积水（图 23.2B、C）[22]。

视野检查

视野检查有助于随访肿瘤造成的视力减退（图 23.2D）。

鉴别诊断

儿童视神经肿瘤的鉴别诊断包括原发性视神经鞘脑膜瘤、视神经结节病和白血病浸润。儿童发生视神经鞘脑膜瘤具有更加外向的生长方式和侵袭性。伴发 NF2 比 NF1 多见。儿童视神经结节病罕见，影像学上存在更具外向生长的方式，伴有血清血管紧张素转化酶升高，X 线胸片或 CT 扫描显示肺门淋巴结病。血象检查和骨穿结果能够帮助排除白血病视神经浸润[23]。

鞍上区肿物的鉴别诊断包括颅咽管瘤、生殖细胞瘤、结节病和淋巴瘤。如果 MRI 没有显示视神经或视路受累，或者诊断胶质瘤的证据明显不足时，需活检确诊。

治疗

治疗方案应由多学科团队共同制订，包括眼科、儿童肿瘤、放射科、肿瘤放疗科和神经外科。

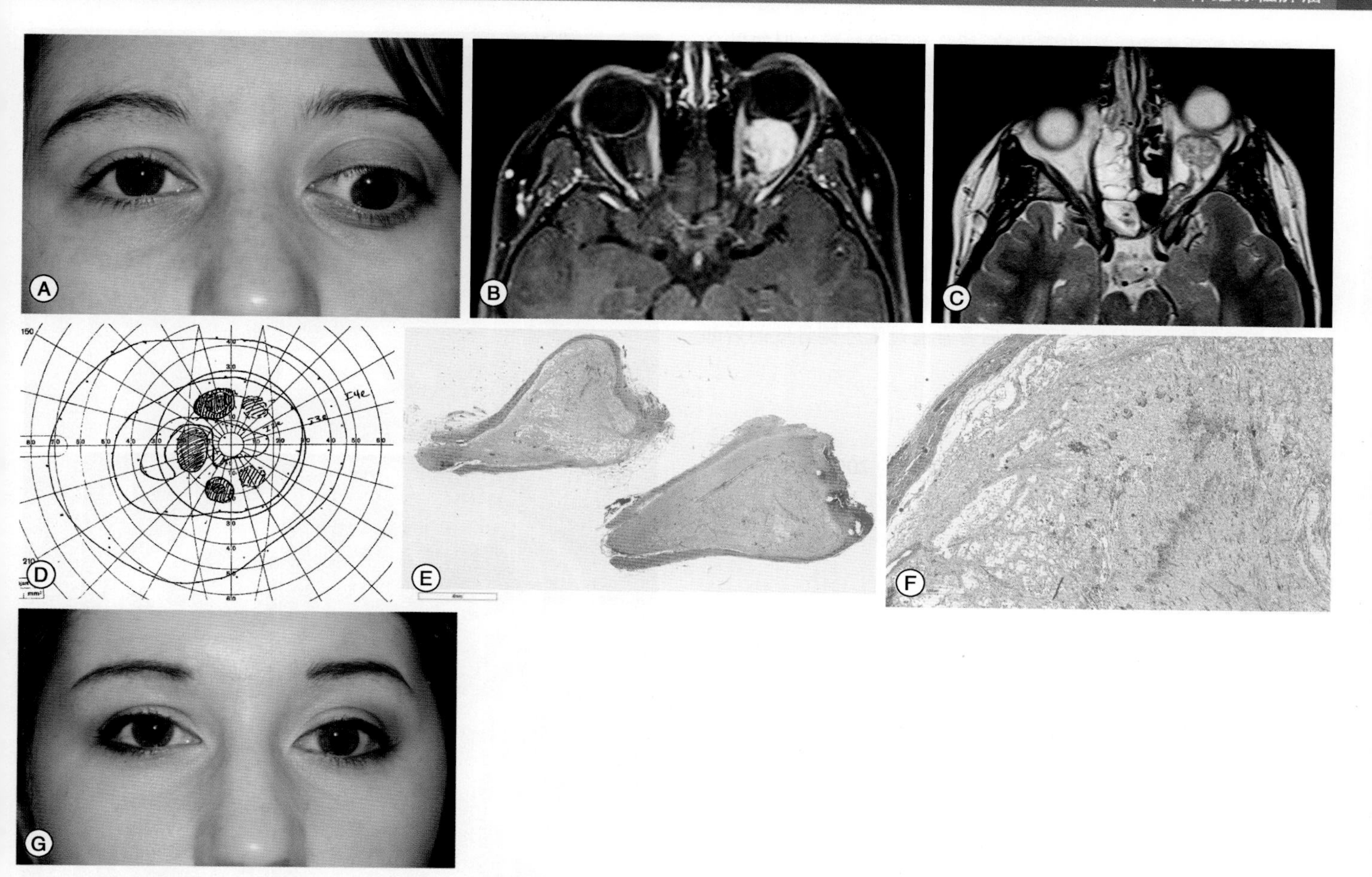

图 23.2　Ⓐ15 岁女孩，发病 4 年，临床表现为左眶肿瘤导致中心视力下降、斜视和眼球上转受限，不适感逐渐加重；Ⓑ轴位 MRI T1 扫描显示左侧视神经呈梭形增粗，远端膨大，内部信号不均；Ⓒ轴位 MRI 增强扫描显示肿瘤已进入视神经管前部；ⒹGoldmann 视野计显示逐渐进展的旁中心暗点。手术治疗前中心视力降为 20/100；ⒺHE 染色低倍镜下显示视神经鞘内部的胶质瘤呈圆锥形膨大；Ⓕ40×镜下显示肿瘤组织呈异常的束状排列，细胞丰富，血管增生，并伴有囊变；Ⓖ图示为颅眶联合手术后随访所拍外观照片（ⒺⒻ由不列颠哥伦比亚大学的 S. Rasmussen 惠赠）

前视路（视神经）胶质瘤

眶内的视神经胶质瘤需行多种眼科检查（疼痛、美观方面、视功能减退程度、角膜暴露或斜视）。MRI 随访可以监测肿瘤的生长速度和颅内蔓延趋势。随访间隔时间取决于是否合并 NF1（合并 NF1 比散发病例发展缓慢），邻近视神经管或视交叉的程度，以及生长速度[24]。

化疗适合于处于进展阶段但视功能维持良好，眼球没有出现严重移位或暴露者。多种联合给药方案可供选择：每 3 周一个周期的长春新碱联合卡铂或顺铂。也可行长春碱的单药给药方案。化疗可以延缓肿瘤发展，尤其对于合并 NF1 者[25]。

合并 NF1 者应避免放疗，因为放疗具有刺激已有的周围神经鞘膜肿瘤恶变风险，以及诱发横纹肌肉瘤的风险，在化疗失败的进展期散发视神经胶质瘤可以使用放疗，有助于避免或延迟手术干预[26]。

手术治疗的适应证为肿瘤巨大且视力很差、严重影响外观、感觉神经受压导致疼痛或发生角膜暴露性溃疡。手术应由眼眶外科和儿童神经外科医生联合开颅和开眶进行，切除球后至视交叉段的病变视神经（图 23.2E-F）。视交叉前的小段视神经可以保留，以免发生对侧眼的视野缺损。手术并发症包括暂时或永久的面神经麻痹（开颅手术所致）、动眼神经或滑车神经麻痹（切除眶内肿瘤时继发）。

后视路（颅内）胶质瘤

这类肿瘤预后更差，多见于成年人和非 NF1 患者。

由于肿瘤生长缓慢，年轻且伴发 NF1 者早期应以观察为主。如果肿瘤切除和分流有望缓解梗阻性脑积水，则可选择手术。儿童患者接受视交叉周围的放疗可继发内分泌紊乱和认知障碍，此时可选择化疗[27]。放疗可缩小视交叉处的 OPG，减少梗阻性脑积水的发生，并能够改善视力，减少复发概率。但 5 岁以下儿童继发认知减退和内分泌紊乱的发生率会较高。立体定向放疗和质子放疗可以提高疗效，减少并发症[28]。

预后

成人胶质瘤进展迅速，近似于恶性胶质瘤。而儿童胶质瘤则相对平缓，尤其是伴发 NF1 者，常局限于视神经。大多数的视神经胶质瘤进展缓慢，可以选择包括观察、化疗到最终的手术切除。此外，还有自发消退的病例被报告。保留眼球的手术切除虽然丧失了视力，但仍可保留较好的外观。如有必要，可行后续的斜视手术修复。术后平均生存期为 15 年（图 23.2G）。

视交叉胶质瘤预后差,常需化疗、放疗和手术治疗。但如果合并 NF1,则较为稳定,甚至自发消退。

原发性视神经脑膜瘤

病因学

原发性视神经脑膜瘤起源于视神经硬脑膜鞘内的蛛网膜帽状细胞。肿瘤通常在鞘内扩张,压迫视神经,最终突破硬脑膜[29]。

这与继发性眼眶脑膜瘤不同,后者常通过眶外侧骨壁的后部经颅内蔓延至眶内。

流行病学

原发性视神经脑膜瘤占所有眼眶脑膜瘤的 20%。成人好发,平均发病年龄为 40~49 岁。儿童患者中有 25%与 NF2 有关[13]。男性儿童居多[30]。

临床表现

渐进性无痛性视力下降是特征表现。瞬间黑矇是早期症状。但患儿年龄小,可能无法表达该症状。

肿瘤位于前部常引起眼球突出,肿瘤位于眶尖可致失明。眶外侧后部的骨质增生可影响眼球运动功能。

多数为单侧发病,与 NF2 有关时可有双侧发病[31]。

检查

CT 扫描

CT 应作为首选检查,而且是钙化的最佳显影方法。脑膜瘤可被增强,如不做增强扫描易误诊。肿瘤蔓延至视神经管可见骨管变宽或周边骨增生[32]。

MRI 扫描

MRI 扫描是检测肿瘤是否向颅内蔓延的最佳检查方法。T_1 加权像的增强脂肪抑制显像可见肿瘤均匀增强。由于肿瘤压迫视神经鞘内的脑脊液回流,T_2 加权像可见肿瘤前端和眼球后极部之间的视神经鞘内高信号影(图 23.3A)[33]。

最常见的生长方式是管状型(沿视神经鞘蔓延)、外生型(从一点突破硬脑膜向外生长)和中间膨大型(形状椭圆,是上述两种类型的结合)。

鉴别诊断

鉴别诊断与鉴别要点在视神经胶质瘤章节已介绍。

治疗

保守观察

轻微视力损害和可接受的眼球突出患者,宜进行定期眼科随诊,评估视功能,并进行影像学复查。眼科医生需评估视功能受损的进展情况(包括中心视力、色觉、周边视力)或眼球突出度的加重情况。

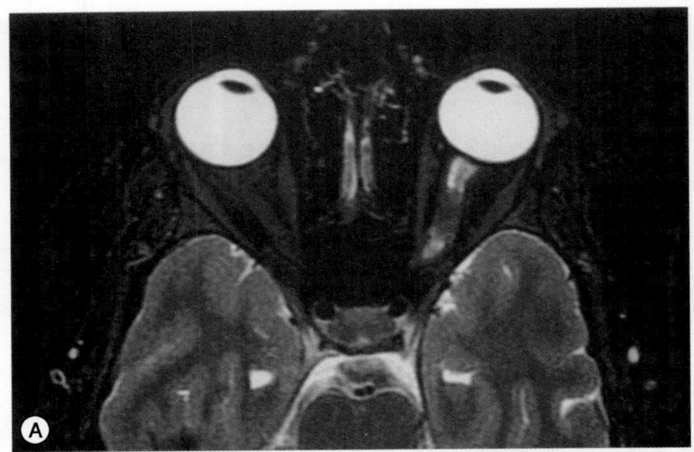

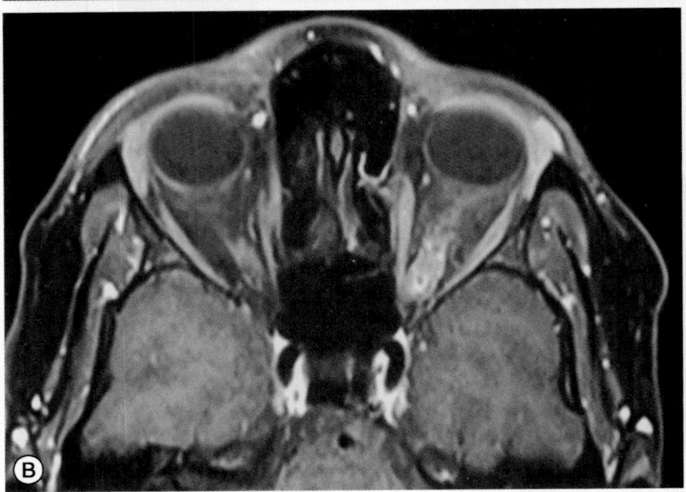

图 23.3 Ⓐ轴位 MRI 扫描 T2 加权像显示 1 例 24 岁 NF1 患者合并左眼视神经脑膜瘤;ⒷT1 加权像增强脂肪抑制显像显示可疑亚临床右侧眶尖部视神经鞘脑膜瘤

当诊断不能确定,需要排除一些特殊疾病时,可选择手术活检。视神经鞘开窗或者外生型肿瘤的切除均被证实效果不佳[34]。

有颅内蔓延趋势或累及对侧视神经风险时,即使术后会失明,也应考虑手术切除病变视神经。

外放疗或立体定向放疗

放疗是首选的治疗方案,具有延缓成年期肿瘤进展的作用[35]。也可在手术前或手术后作为辅助治疗方法。合并 NF2 的儿童患者应慎用放疗,避免刺激肿瘤恶变。

眼眶神经纤维瘤

病因学

神经纤维瘤是周围神经良性肿瘤,由施万细胞、神经周细胞和成纤维细胞混合而成。典型特点是肿瘤在周围神经内生长,神经轴索被肿瘤组织分隔离散,这一鉴别点与神经鞘瘤明显不同[36]。

根据生长模式眼眶神经纤维瘤可分为三型:丛状神经纤维瘤、孤立性神经纤维瘤和弥漫性神经纤维瘤。

流行病学

眼眶神经纤维瘤以丛状型最多见，常在 10 岁前确诊，多合并 NF1。

孤立性神经纤维瘤（可以单发或多发）可以累及眼睑或身体其他部位的皮肤，或沿着长的感觉神经、运动神经或自主神经生长。发病年龄为成人阶段，一般不合并神经纤维瘤病[37]。但多发皮肤神经纤维瘤大多与 NF1 有关。

弥漫型神经纤维瘤浸润软组织，引起广泛的组织增厚，很少累及眼眶。如果累及也应怀疑与 NF1 有关。

临床表现

丛状神经纤维瘤

在 10 岁前难以确诊为肿物，多累及上睑外侧 1/3、眼眶颞侧和颞窝。与经典的肿瘤外观不同，丛状神经纤维瘤表现为弥漫增厚的软组织，像一个"袋子里装着蠕虫"。皮肤和眼睑正常组织被抻拉而萎缩，形成 S 形的机械性上睑下垂，超过半数伴随斜视、屈光参差、弱视风险（图 23.4A）[38,39]。眼球突出、搏动性眼球凹陷、颞侧隆起提示存在颅面骨畸形引发的眶腔扩大，比如蝶骨大翼缺失、筛窦和上颌窦发育不全等。在我们的病例中 7 例出现视神经萎缩[39]。

孤立性神经纤维瘤

这种肿瘤虽然在身体其他部位比较常见，但在眼眶则相对罕见，在儿童就更罕见，除非合并 NF1[38]。中年人可以发生该肿瘤，一般该肿瘤生长缓慢，不连续，在影像学上边界清晰。患者可有局部或神经根痛，或相应的感觉神经、运动神经症状和体征。

弥漫性神经纤维瘤

这种肿瘤可以弥漫浸润眼眶脂肪或肌肉。除非与 NF1 相关，否则罕见于儿童时期。

检查方法

丛状神经纤维瘤在 CT 和 MRI 上均表现为多灶的，边界不清的，不规则软组织病变。肿瘤可通过眶上裂或蝶骨缺失区蔓延至眶外。动眼神经受累可引起眼外肌肥大。肿瘤血供丰富，因此在 T_2 加权像上呈高信号[40]。

孤立性神经纤维瘤边界清晰，常位于某特定的感觉或运动神经。

鉴别诊断

眼眶丛状神经纤维瘤易和婴儿型血管瘤或皮下的淋巴管畸形混淆。婴儿型血管瘤在 2 岁内发展，此后逐渐消退，影像学上可见丰富血供。

淋巴管畸形则时好时坏，缺乏血供，影像学上常表现有囊性结构。

治疗

丛状神经纤维瘤病的儿童就诊时应做基因检测，评估全身的临床表现，检查家庭成员是否有发病，并告知家庭该病的遗传倾向。

早期阶段应以观察为主，除非眼睑肿物严重影响美观，或具有剥夺性弱视风险，或眶内肿物导致明显的眼球移位[41]。如果有弱视风险，应手术干预。斜视矫正应在病情完全稳定后进行[39]。

由于肿瘤血供丰富，弥漫浸润，手术难度很大（图 23.4B）[42,43]。分块切除肿瘤时常伴汹涌出血，应仔细辨认，避免正常结构的损伤。眼睑软组织被肿瘤侵犯而肥大并被机械性抻长，手术时需要水平方向缩短眼睑。肿瘤侵蚀或手术切除可致上睑提肌损伤，术后上睑下垂，此时需行额肌悬吊手术（图 23.4C）。位于眶内、颞窝、额部的肿物可手术切除，应小心避免损伤面神经的额支和颞支。

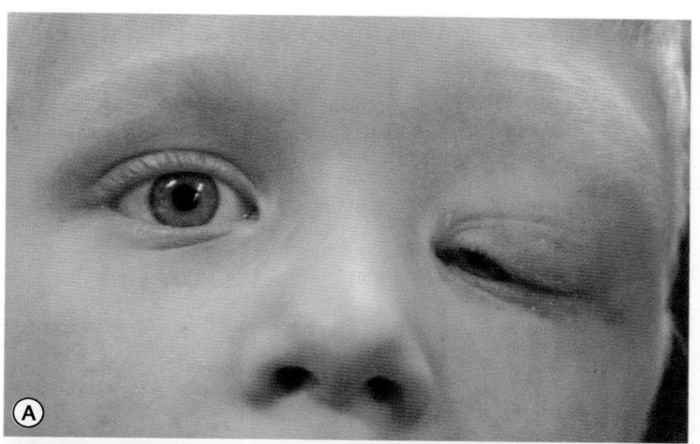

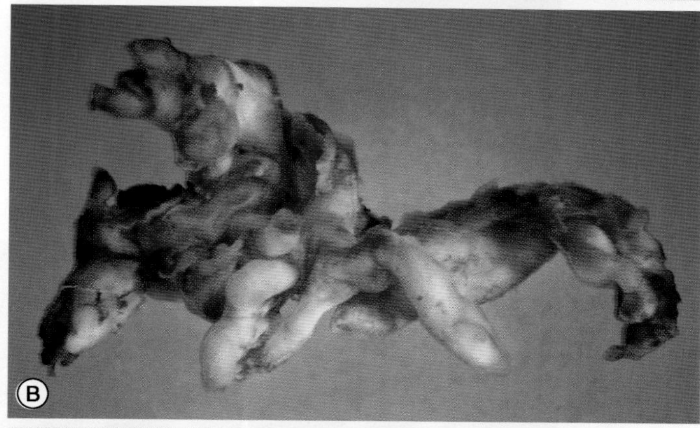

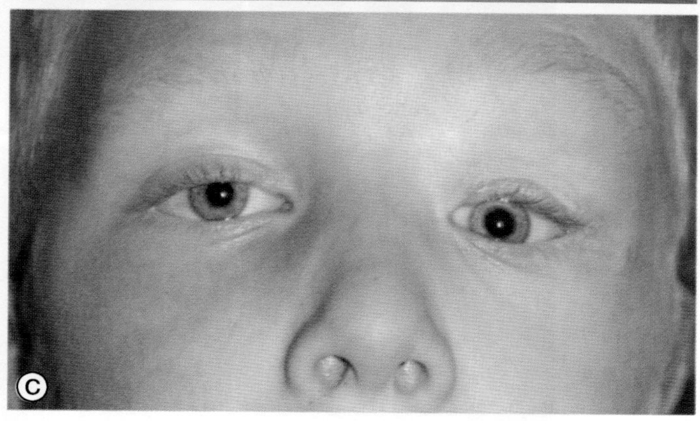

图 23.4 Ⓐ5 岁丛状神经纤维瘤合并 NF1 患者，肿瘤位于左眼上睑、眶前部和颞侧。因弱视就诊；Ⓑ丛状神经纤维瘤的术中标本像可见第Ⅴ对脑神经中的泪腺神经膨大呈网状结构；Ⓒ肿瘤切除和眼睑水平缩短后行额肌悬吊术改善上睑下垂，图片为术后随访结果

常需多次序贯手术，但结果也做不到非常美观。伴随严重眼球移位的重度患者，眼内容物剜除或眶内容物剜除可能是最后选择[42,43]。

分散的眼眶神经纤维瘤可以观察，如引起疼痛或严重眼球突出，可选择手术，但痛觉异常或感觉异常会随之发生。

眼眶神经鞘瘤

病因学

肿瘤起源自眶内感觉神经或运动神经鞘内的施万细胞，肿瘤边界清晰，为良性，且孤立存在。组织学上有两种类型特征：Antoni A（致密紧凑呈束状）和 Antoni B（疏松分散并含有黏液成分）。特征性鉴别点是周围神经内 Verocay 小体（核呈栅栏状）和纤维囊性结构的并存。与神经纤维瘤相比黏多糖含量更少，S100 染色呈阳性。血管透明变性、出血、局灶坏死和钙化等退行性改变常出现在病程很长的肿瘤内。

流行病学

成人时期眼眶神经鞘瘤比神经纤维瘤更常见，占眼眶肿瘤的3%，罕见于儿童时期。发病年龄 20～50 岁。可合并 NF2（伴双侧或多发肿瘤），很少见于 NF1。多数起源于三叉神经感觉分支，因此好发生于眼眶外侧和上方，偶见肿瘤经眶上裂蔓延至颅内海绵窦[42]。

临床表现

神经鞘瘤生长缓慢，是非侵袭性肿瘤。早期体征包括眼球突出、移位和眼睑肿胀（图 23.5A）。有文献报告三叉神经第一分支起源的肿瘤有麻木或感觉异常，肿瘤巨大时可伴疼痛。肿瘤累及运动神经或海绵窦内的神经受到压迫可表现为复视（图 23.5B）。眶尖肿瘤可危及视力或引发眶尖综合征。

检查方法

影像学可确认眶内肿瘤的存在，但需要和其他周围神经肿瘤（孤立性神经纤维瘤）、孤立性纤维性肿瘤或海绵状血管瘤相鉴别[40]。

CT 扫描可见边界清晰的卵圆形肿瘤，其密度低于肌肉，增强扫描信号可轻度增强（图 23.5C）。

MRI 扫描 T_1 加权像肿瘤信号与肌肉一致，T_2 加权像呈高信号

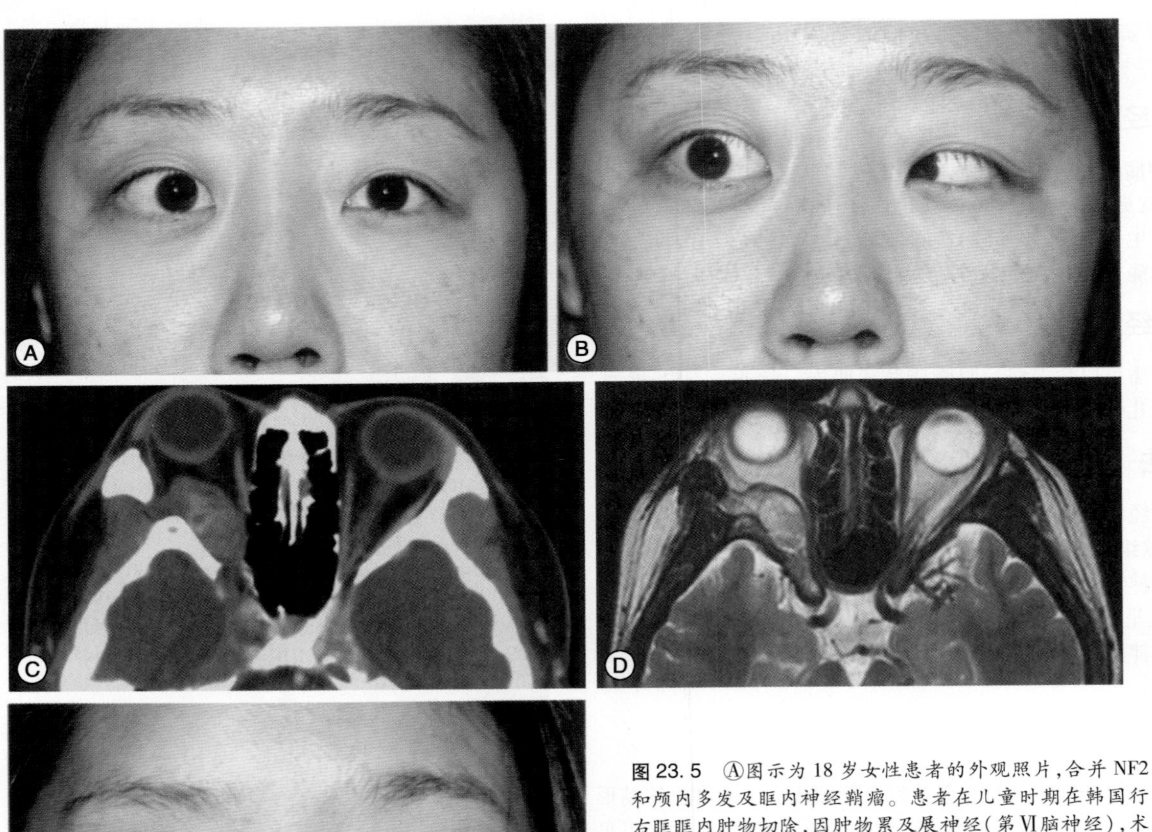

图 23.5 Ⓐ图示为 18 岁女性患者的外观照片，合并 NF2 和颅内多发及眶内神经鞘瘤。患者在儿童时期在韩国行右眼眶内肿物切除，因肿物累及展神经（第Ⅵ脑神经），术后外展受限。15 岁起右眼再次突出并逐渐加重；Ⓑ向右侧注视时可见外展受限；Ⓒ轴位 CT 扫描可见右侧眶外壁骨缺失，为既往开眶手术所致。眶内见巨大复发肿瘤，疑为神经鞘瘤；Ⓓ轴位 MRI 扫描 T2 加权像显示肿瘤内信号不均，伴囊性变区和低信号的包膜，沿既往外侧开眶手术所致外壁骨缺损区向外生长；Ⓔ图示为患者右眶外侧开眶再次手术切除复发神经鞘瘤术后 1 个月的外观照片

(囊内和囊壁可有低信号)[40]。在肿瘤附近可见到肿瘤起源的周围神经(而神经纤维瘤和神经混杂在一起)和瘤内低密度区是神经鞘瘤的典型表现(图23.5D)。

视野检查可用于评估视功能的减退,并监测肿瘤压迫程度。

鉴别诊断

神经鞘瘤的鉴别诊断包括周围神经鞘起源肿瘤(神经纤维瘤、神经束膜瘤和恶性神经鞘膜瘤),其他边界清晰的肿瘤(孤立性纤维性肿瘤、纤维组织细胞瘤、动静脉畸形)。大多数情况下,确诊需要病理诊断。

治疗

边界清晰的肿瘤可以临床定期观察,影像学随诊。这种方法尤其适合于肿瘤很小,无症状且手术难度很大的病例。

当继发眼球突出,且存在不适感或视功能受损时,手术切除是最佳选择。术中需小心地将肿瘤与重要的感觉或运动神经剥离。肿瘤常起源自感觉神经的细小分支,手术应将感觉缺失和神经损伤降低到最小限度。肿瘤如果侵入眶上裂,建议分块切除(图23.5E)[44,45]。

预后

手术切除预后良好。如果肿瘤部分切除,可致复发[45,46]。该疾病的恶性变罕见且仅发生在成人。

神经束膜瘤

神经束膜瘤起源自神经周细胞,一般好在眶内神经的外周生长。肿瘤呈梭形,紧贴周围神经生长,与神经鞘瘤难以鉴别,因此通常只能依靠病理诊断进行区分。在青壮年(20~30岁)人群中好发。出现神经症状或疼痛可手术切除[47]。

恶性周围神经鞘瘤(PNSM)

病因学

PNSM是起源于周围神经细胞的肉瘤:可以特发,也可以是丛状神经纤维瘤、神经鞘瘤、神经束膜瘤恶变所致,或继发于放疗[48-50]。眼眶PNSM常起源自大神经的主干,比如三叉神经及其分支[51]。

组织学典型表现为细胞密集,纺锤状细胞伴随细胞异型和坏死[52]。免疫组化显示S100、CD56(髓鞘碱性蛋白)和p53信号阳性。在一些特定病例中发现存在*BRAF V600E*突变[53]和*SUZ12*基因[54]的体细胞突变。

流行病学

眼眶PNSM非常罕见,虽然有文献报告发生在2岁的儿童,但大多数发生在成人时期。约50%的病例与NF1相关,这些患者的起病年龄更早一些[55,56]。

临床表现

眼眶PNSM可表现为眶周肿胀、眼球突出和神经根痛,可伴随感觉过敏或感觉减退。合并NF1的PNSM可表现为数月内快速发展的眶内肿物。文献报告也可累及眼睑[57]。

检查方法

PNSM的影像学特征与其他眼眶周围神经来源肿瘤相似。

CT扫描显示眶内肿瘤不均质,具有侵蚀骨质向鼻窦或颅内蔓延的趋势(图23.6A-B)。CT全身扫描有助于发现远处转移灶。

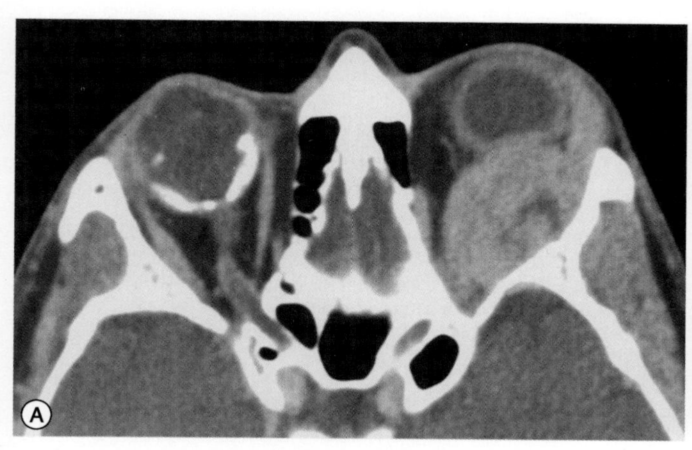

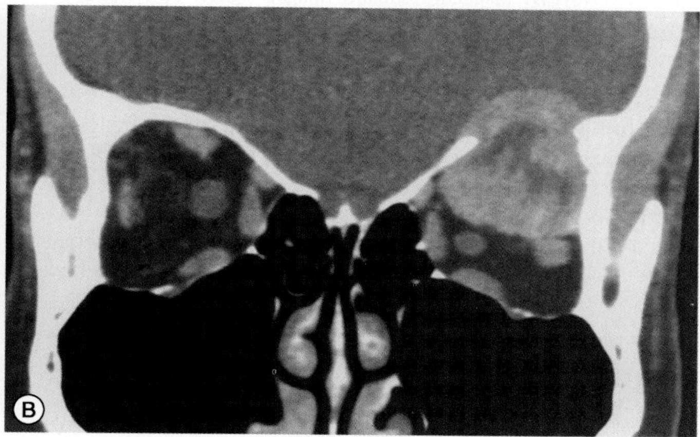

图23.6　Ⓐ35岁女性NF1合并右侧大腿丛状神经纤维瘤恶变。最初发现时年仅5岁,当时接受了腿部放疗。轴位CT扫描显示周围神经鞘瘤转移至左眶和颅内;Ⓑ冠状位CT显示肿瘤突破眶顶蔓延至颅内

MRI扫描T_1加权像呈低至中信号,T_2加权像呈高信号,边界不清。

治疗

眶内容剜除术适合这类侵袭性肿瘤,当肿瘤侵入颅内可联合开颅手术。常联合辅助化疗和放疗技术,但效果有待证实[58,59]。

副神经节瘤

这是一种更加罕见的肿瘤,生长缓慢,起源自成熟的副交感神

经节细胞。文献报告其发生在眼眶的情况十分罕见[5]。好发于青少年阶段或成人时期，表现为巨大且有包膜的肿瘤，女性好发。

发生在眼眶时早期症状为眼球突出或瞳孔异常，这是睫状神经节功能紊乱的表现。治疗以手术切除为主。

（王毅　译）

参考文献

6. Listernick R, Ferner RE, Liu GT, Gutmann DH. Optic pathway gliomas in neurofibromatosis-1: controversies and recommendations. Ann Neurol 2007; 61: 189–98.
7. Seminog OO, Goldacre MJ. Risk of benign tumours of nervous system, and of malignant neoplasms, in people with neurofibromatosis: population-based record-linkage study. Br J Cancer 2013; 108: 193–8.
8. Perry A, Giannini C, Raghavan R, et al. Aggressive phenotypic and genotypic features in pediatric and NF2-associated meningiomas: a clinicopathologic study of 53 cases. J Neuropathol Exp Neurol 2001; 60: 994–1003.
9. Ledbetter DH, Rich DC, O'Connell P, et al. Precise localization of NF1 to 17q11.2 by balanced translocation. Am J Hum Genet 1989; 44: 20–4.
10. DeBella K, Szudek J, Friedman JM. Use of the national institutes of health criteria for diagnosis of neurofibromatosis 1 in children. Pediatrics 2000; 105: 608–14.
11. Serletis D, Parkin P, Bouffet E, et al. Massive plexiform neurofibromas in childhood: natural history and management issues. J Neurosurg 2007; 106: 363–7.
12. Rouleau GA, Merel P, Lutchman M, et al. Alteration in a new gene encoding a putative membrane-organizing protein causes neuro-fibromatosis type 2. Nature 1993; 363: 515–21.
13. Baser ME, Friedman JM, Joe H, et al. Empirical development of improved diagnostic criteria for neurofibromatosis 2. Genet Med 2011; 13: 576–81
14. Jacob K, Albrecht S, Sollier C, et al. Duplication of 7q34 is specific to juvenile pilocytic astrocytomas and a hallmark of cerebellar and optic pathway tumours. Br J Cancer 2009; 101: 722–33.
15. Yu J, Deshmukh H, Gutmann RJ, et al. Alterations of BRAF and HIPK2 loci predominate in sporadic pilocytic astrocytoma. Neurology 2009; 73: 1526–31.
16. Alvord EC, Lofton S. Gliomas of the optic nerve or chiasm. Outcome by patients' age, tumor site, and treatment. J Neurosurg 1988; 68: 85–98.
17. Varan A, Batu A, Cila A, et al. Optic glioma in children: a retrospective analysis of 101 cases. Am J Clin Oncol 2013; 36: 287–92.
22. Imes RK, Hoyt WF. Magnetic resonance imaging signs of optic nerve gliomas in neurofibromatosis 1. Am J Ophthalmol 1991; 111: 729–34.
25. Laithier V, Grill J, Le Deley MC, et al. Progression-free survival in children with optic pathway tumors: dependence on age and the quality of the response to chemotherapy–results of the first French prospective study for the French Society of Pediatric Oncology. J Clin Oncol 2003; 21: 4572–8.
26. Pierce SM, Barnes PD, Loeffler JS, et al. Definitive radiation therapy in the management of symptomatic patients with optic glioma. Survival and long-term effects. Cancer 1990; 65: 45–52.
28. Friehs GM, Park MC, Goldman MA, et al. Stereotactic radiosurgery for functional disorders. Neurosurg Focus 2007; 23: E3.
29. Dutton JJ. Optic nerve sheath meningiomas. Surv Ophthalmol 1992; 37: 167–83.
30. Harold Lee HB, Garrity JA, Cameron JD, et al. Primary optic nerve sheath meningioma in children. Surv Ophthalmol 2008; 53: 543–58.
31. Saeed P, Rootman J, Nugent RA, et al. Optic nerve sheath meningiomas. Ophthalmology 2003; 110: 2019–30.
32. Shapey J, Sabin HI, Danesh-Mayer HV, et al. Diagnosis and management of optic nerve sheath meningiomas. J Clin Neurosci 2013; 20: 1045–56.
34. Turbin RE, Thompson CR, Kennerdell JS, et al. A long-term visual outcome comparison in patients with optic nerve sheath meningioma managed with observation, surgery, radiotherapy, or surgery and radiotherapy. Ophthalmology 2002; 109: 890–9.
35. Landert M, Baumert BG, Bosch MM, et al. The visual impact of fractionated stereotactic conformal radiotherapy on seven eyes with optic nerve sheath meningiomas. J Neuroophthalmol 2005; 25: 86–91.
36. Skovronsky D, Oberholtzer J. Pathologic classification of peripheral nerve tumors. Neurosurg Clin N Am 2004; 15: 157–66.
38. Avery R, Dombi E, Hutcheson K, et al. Visual outcomes in children with neurofibromatosis type 1 and orbitotemporal plexiform neurofibromas. Am J Ophthalmol 2013; 155: 1089–94.
46. Schick U, Bleyen J, Hassler W. Treatment of orbital schwannomas and neurofibromas. Br J Neurosurg 2003; 17: 541–5.
49. Tucker T, Wolkenstein P, Revuz J, et al. Association between benign and malignant peripheral nerve sheath tumors in NF1. Neurology 2005; 65: 205–11.
53. Hirbe A, Pekmezci M, Dahiya S, et al. BRAFV600E mutation in sporadic and neurofibromatosis type 1-related malignant peripheral nerve sheath tumors. Neuro Oncol 2014; 16: 466–7.
54. Zhang M, Wang Y, Jones S, et al. Somatic mutations of SUZ12 in malignant peripheral nerve sheath tumors. Nat Genet 2014; 46: 1170–2.
55. Baehring J, Betensky R, Batchelor T. Malignant peripheral nerve sheath tumor: the clinical spectrum and outcome of treatment. Neurology 2003; 61: 696–8.
56. Stucky C, Johnson K, Gray R, et al. Malignant peripheral nerve sheath tumors (MPNST): the Mayo Clinic experience. Ann Surg Oncol 2012; 19: 878–85.

第24章

眼眶横纹肌肉瘤

Carol L Shields, Jerry A Shields

章节目录

定义

横纹肌肉瘤(rhabdomyosarcoma, RMS)是一种高度恶性肿瘤,儿童和成人均可发病。RMS是儿童头颈部最常见的软组织肉瘤,占儿童癌症的5%。RMS可发生于身体各个部位的骨骼肌,眼眶软组织内也可发生。原发部位包括:头颈部(包括眼眶,发生率40%)、泌尿生殖道(发生率20%)、四肢(发生率20%)、躯干(发生率10%)及其他部位(发生率10%)。

眼眶(尤其眼眶软组织)是发生RMS的重要解剖位置。眼眶RMS是最常见的儿童原发性眼眶恶性肿瘤[5,6]。发生于眼睑、结膜及眼内结构等少见部位的RMS也有报道[2,3]。另外,其他部位的RMS作为转移至眼眶、鼻旁窦的RMS可蔓延至眼眶。有研究报道1 264例眼眶肿瘤(包括儿童和成人),其中35例(3%)为眼眶RMS,占肌源性肿瘤的97%[5]。

眼眶RMS的发病年龄一般为20岁以下,平均为8岁。但也有文献报道RMS发生于成人时期,以及作为第二肿瘤发生在视网膜母细胞瘤治疗后[2-4]。及时诊断和治疗眼眶RMS,对于挽救患者的生命具有重要意义。因此,眼科医生应该了解眼眶RMS,认识其临床特征,使患者得到及时转诊治疗。

临床特征

眼眶RMS的临床特征包括眼球突出(80%)、眼球移位(80%)、上睑下垂(55%)、结膜肿胀(60%)及眼睑水肿(60%)[1-4](图24.1~图24.3)。病变位于上方或鼻上方的严重病例,可表现为眼球向下方及外下方移位。

检眼镜检查偶尔能见到脉络膜皱褶、视网膜静脉迂曲及视盘水肿。疼痛是不常见的症状,一般见于病情严重的患者。除非肿瘤进展,否则很少有视力下降。在医疗资源匮乏的地区,RMS可能会占到巨大的比例,并破坏眼球结构。

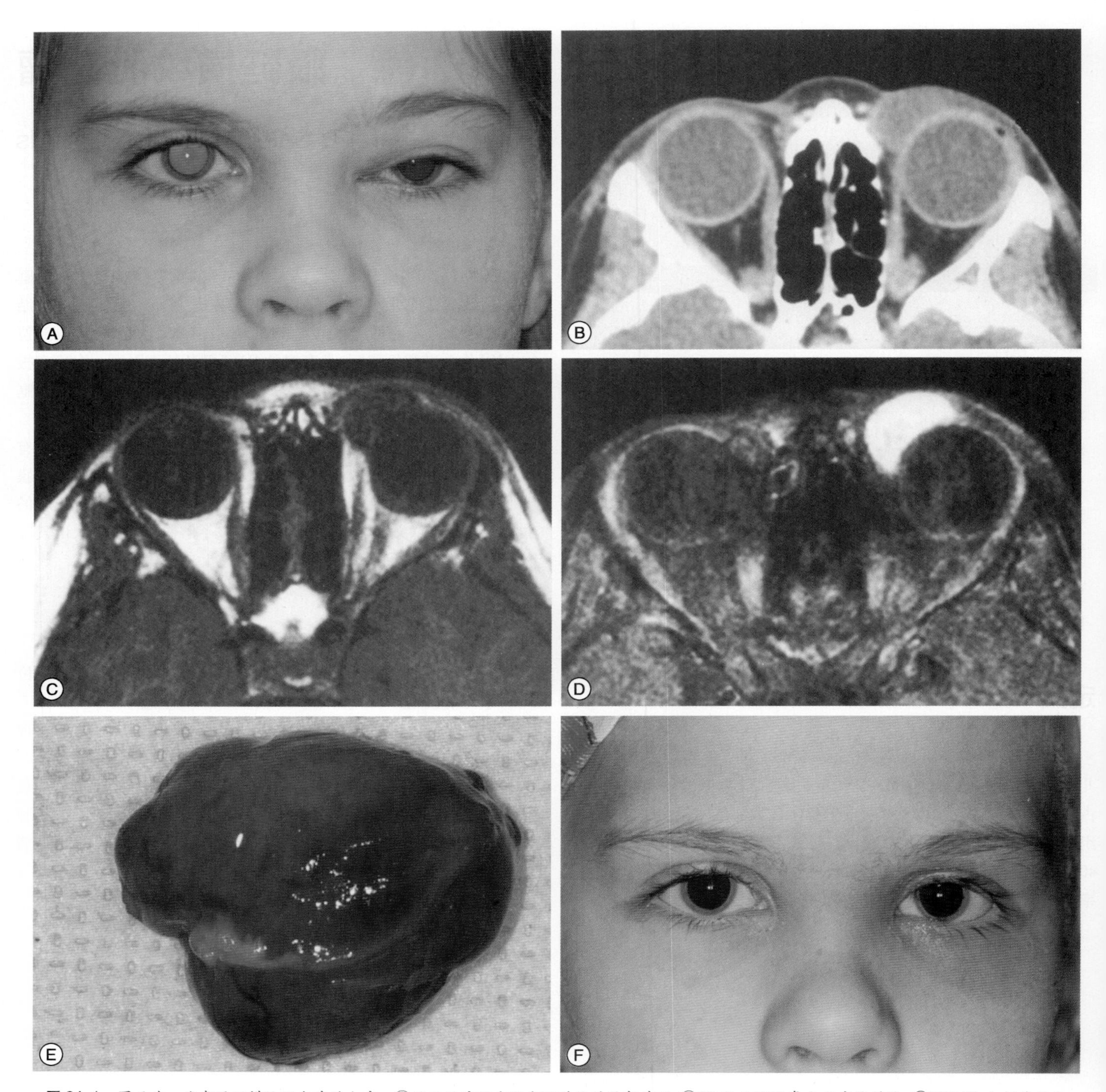

图 24.1　图示为一名患眼眶横纹肌肉瘤的女童。Ⓐ显示了病例左眼向下移位的面部外观；ⒷCT 显示眼眶鼻上方实体肿块；ⒸMRI T1 加权像显示病变局限、边界清晰；ⒹMRI 增强后 T1 加权像显示病变均匀增强；Ⓔ切除边界清晰的肿瘤；Ⓕ放疗后眼周皮肤轻度红斑

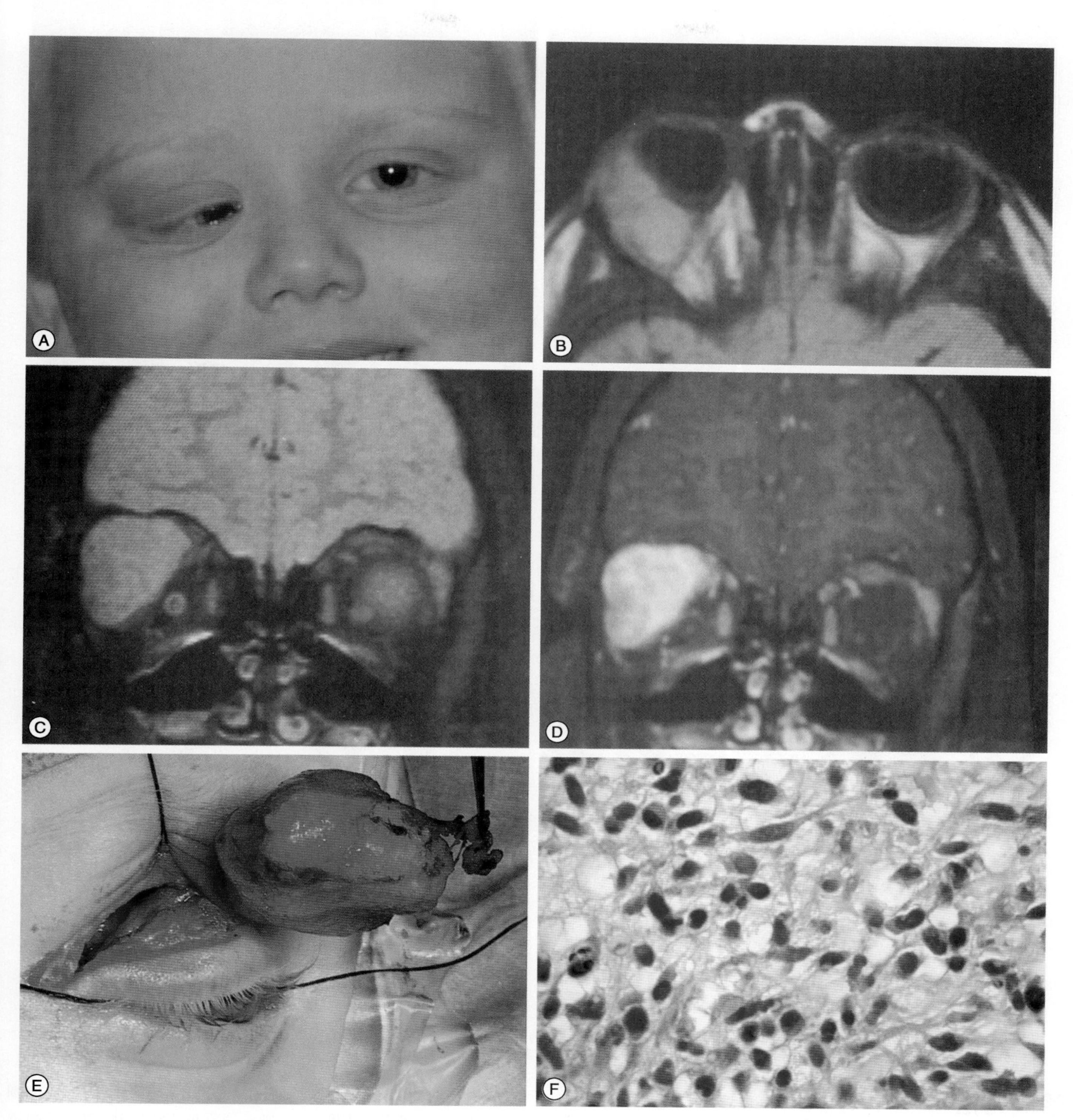

图 24.2　图示为一名患眼眶横纹肌肉瘤的男童。Ⓐ面部表现为右眼球突出并向下方和内侧移位；ⒷMRI 轴位图像显示右眼眶颞上方巨大肿块；Ⓒ冠状面 MRI 显示右眼眶颞上肿块；ⒹMRI 增强后冠状位图像显示肿瘤均匀增强；Ⓔ经眶外上开眶术切除肿瘤；Ⓕ组织病理学检查显示病变内恶性肿瘤细胞呈变长的梭形细胞及圆形细胞，符合眼眶横纹肌肉瘤特征

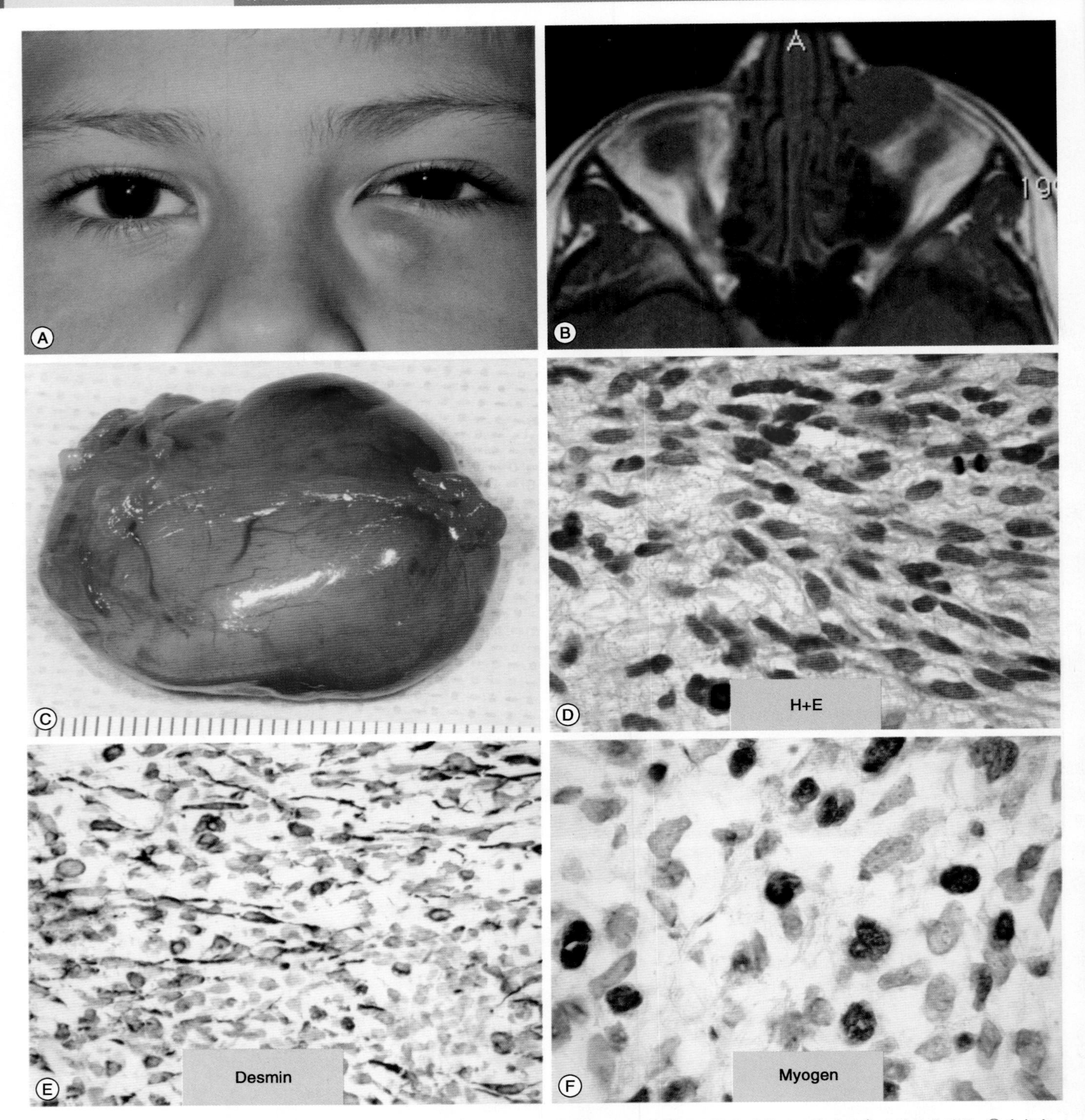

图 24.3 图示为外伤后眼眶横纹肌肉瘤。Ⓐ面部可见左下睑病变,被认为是外伤后血肿;ⒷMRI 轴位图像显示左眼眶鼻下低信号肿块;Ⓒ手术完整切除的肿瘤;Ⓓ组织病理学显示梭形细胞(HE 染色,×150);Ⓔ特殊染色显示结蛋白染色阳性(×100);Ⓕ特殊染色显示肌质蛋白染色阳性(×250)

诊断方法

20 岁以下的青少年出现眼眶肿物时都需排除 RMS。需要详细询问患者病史,进行体格检查,完善影像检查,尤其 CT 或 MRI 检查。

CT 检查

CT 检查对于评估疑似 RMS 的患儿有重要意义,尤其当肿瘤累及骨质时。CT 显示肿瘤早期表现为边界清、均质、圆形或卵圆形的肿块,与肌肉等密度[1-4]。肿瘤通常位于肌锥外,多见于眼眶鼻上方。RMS 通常局限于眼眶软组织中,尽管可以引起眼外肌移位,但其外观表现不像起源于眼外肌或眶骨。一般来说,较小的肿瘤不会侵犯骨骼,但较大的肿瘤偶尔也会侵蚀骨骼,并且会向鼻窦或鼻咽部蔓延。增强扫描 RMS 的信号为中度至明显增强。

磁共振成像

MRI 对软组织肿瘤的诊断和手术治疗有重要价值。在 T_1 加权图像中，肿瘤呈圆形或卵圆形肿块，最常位于眼眶上方软组织中。RMS 通常相对于眼眶脂肪为低信号，但相对于眼外肌则是等信号。RMS 通常表现为中度到明显的增强，脂肪抑制技术显示最好[1-4]。在 T_2 加权图像上，RMS 信号比眼外肌、眼眶脂肪信号高。RMS 通常是非囊性的病变，但罕见的空洞型 RMS 和囊性病变非常相像。

活检

对于怀疑为 RMS 的病例，最好进行完全切除，以确定诊断并尽量减少辅助治疗。根据肿瘤累及的程度，可考虑切除或切取活检。切取活检时应小心谨慎，避免肿瘤细胞的局部扩散。个别情况下为了明确诊断和避免开放手术可行细针穿刺活检（fine-needle aspiration biopsy，FNAB）。

病理

眼眶 RMS 可能起源于原始的多能间充质细胞，具有向骨骼肌分化的倾向。眼眶 RMS 有几种组织病理学形态。一般来说，分为四大类亚型：包括胚胎性（57%）、腺泡状（19%）、葡萄簇样（6%）和多形性（1%），其他未分化（10%）或异源性（7%）[1-4,11]。其中，胚胎性最为常见，而腺泡状恶性程度最高。

胚胎性 RMS 的组织病理学特征是梭形或圆形细胞，具有不同胚胎发育阶段的骨骼肌细胞特点[11]。其中，主要由细长的梭形细胞构成，可以呈现多种排列方式和不同程度的分化。细胞质通常是嗜酸性的，有时可以在常规组织病理切片或特殊染色切片上发现横纹结构。腺泡状 RMS 表现为排列松散的恶性细胞，有类似肺泡结构的间隔。葡萄状 RMS 可能是胚胎性 RMS 的一种变体，呈乳头状结构。

免疫组化可辅助鉴别 RMS 或其他梭形细胞肿瘤。免疫组化标记包括抗结蛋白、肌肉特异性肌动蛋白和肌原（肌红蛋白）的抗体，这些抗体通常在 RMS 表现为阳性，但在其他圆形或梭形细胞肿瘤呈阴性（图 24.3）。

分类

横纹肌肉瘤组间研究

1972 年美国建立了横纹肌肉瘤研究组（Intergroup Rhabdomyosarcoma Study Group，IRSG）以提高对 RMS 的认识和治疗效果。在过去的四十年中，一些治疗方案已经进行了多中心临床试验研究，临床试验研究结果显示这些治疗方案能够显著改善患者的预后[12-20]。肿瘤切除后，根据 IRSG 的分类进行肿瘤分期（表 24.1），同时接受化疗，必要时结合放射治疗。RMS 的治疗方案已根据欧洲儿童软组织肉瘤研究组（EpSSG）和最近的儿童肿瘤组软组织肉瘤委员会进行了少量修订[21-23]。

表 24.1 美国横纹肌肉瘤研究组（IRSG）分期

组别	描述	治疗
Ⅰ	局限性病变，且完全切除，肉眼和病理检查均证实完全切除，无区域淋巴结转移	VA×32 周
Ⅰa	肿瘤局限于原发肌肉或原发器官	
Ⅰb	肿瘤侵犯至原发肌肉或器官以外的邻近组织	
Ⅱ	肉眼所见肿瘤完全切除，肿瘤已有局部浸润或区域淋巴结转移	VAC×32 周外加 3 600cGy CFI
Ⅱa	肉眼所见肿瘤完全切除，但镜下有残留，区域淋巴结无转移	
Ⅱb	肉眼所见肿瘤完全切除，镜下无残留，但区域淋巴结转移	
Ⅱc	肉眼所见肿瘤完全切除，镜下有残留，但区域淋巴结有转移	
Ⅲ	肿瘤未完全切除，肉眼有残留肿瘤	VAC×52 周加 4 500cGy CFI 或 VAI×52 周加 4 500cGy HFI 或 VIE×52 周
Ⅳ	诊断时肿瘤已经有远处转移	根据转移部位进行治疗

A，放线菌素 D；C，环磷酰胺；CFI，常规分次照射；E，依托泊苷；HFI，超分次照射；I，异环磷酰胺；V，长春新碱。

AJCC 分类

美国癌症联合委员会（AJCC）对眼眶肉瘤（包括 RMS）的分类已做介绍。这种分类是依据肿瘤（T）、淋巴结（N）和转移的位置（M）进行的。

AJCC 临床分类见表 24.2。

表 24.2 美国癌症联合委员会（AJCC）对横纹肌肉瘤的临床分型

临床特征	肿瘤
Tx	肿瘤的情况无法评估
T0	没有证据表明存在肿瘤
T1	肿瘤最大直径≤15mm
T2	肿瘤最大直径>15mm，无眼球或骨壁侵犯
T3	侵袭眼眶组织和/或骨壁的任何大小的肿瘤
T4	肿瘤侵袭眼球、眼睑、颞窝、鼻腔、鼻旁窦和/或中枢神经系统
Nx	区域淋巴结无法评估
N0	无区域淋巴结转移
N1	有区域淋巴结转移
M0	肿瘤无远处转移
M1	肿瘤有远处转移

治疗

既往观点

直到20世纪60年代末，眶内容剜除术依旧被认为是治疗眼眶RMS的首选方法。人们一直认为手术完全切除肿瘤将为患者提供最好的生存机会。然而，20世纪70年代早期RMS的病死率仍然毫无改善，依然有70%的病死率。随后，IRSG的研究使眼眶RMS的诊断和治疗有了很大的提高。随着医师培训、CT和MRI的使用，为了提高生存率，一些更好的治疗方案已被采用。目前，超过90%的眼眶RMS患者平均随访8年仍存活[1-10]。

手术

眼眶RMS的诊断基于术后组织病理学结果。手术的最终目标是完整地切除肿瘤。然而有时是无法做到的，尤其是当肿瘤很大并且侵入正常眼眶结构时。切除的组织应立即进行常规组织病理学检查和特殊免疫组化染色。眼眶外科医生应决定采用哪种活检方法，如有可能最好一次完整切除进行病理检查，以便明确诊断，并立即转诊给儿科肿瘤医生，根据肿瘤分期以及公布的方案进行下一步治疗。治疗方案需要眼科肿瘤医生、病理医生、小儿肿瘤医生和放射肿瘤医生共同决定，并且最好遵循IRSG的指导原则。很少将眼眶手术作为主要的治疗方法，但如果有复发性深部肿瘤则可以采用手术。

化疗

化疗是治疗儿童眼眶RMS的首选方法。具体的治疗方案因IRSG分期而不同，使用的化疗药物有长春新碱、放线菌素D、环磷酰胺、依托泊苷或异环磷酰胺等[12-23]。这些药物通常应用32~52周。

放射治疗

IRSG评估为Ⅱ、Ⅲ和Ⅳ期的患者可行外照射放疗、质子束放疗或内照射放疗(表24.1)。放疗的使用是有争议的，在疾病的不同分期、不同的研究中心都有不同的使用方法。辐射剂量从3 600cGy到4 500cGy或更高，可能出现眼部短期或长期并发症。对于标准放疗后复发的肿瘤以及化疗未能控制的肿瘤，切除术后常需再进行放射治疗。

预后

眼眶RMS是一种侵袭性高、生长迅速的恶性肿瘤，有局部侵袭以及向肺、淋巴结和其他部位转移的倾向。尽管如此，上述现代治疗方案仍然能够提高生存率。目前，眼眶RMS的生存率超过95%[1-4]。一些因素能够提示眼眶RMS的预后较好，包括解剖位置好、发现及时、肿瘤生长形态较好，此外，年龄因素可能也会有意义。对于Ⅰ期、Ⅱ期和Ⅲ期的患者，5年随访的总生存率为92%，10年随访的总生存率为87%。

总结

RMS是儿童最常见的原发性眼眶恶性肿瘤，需要及时诊断和治疗。这种肿瘤最常发生于20岁以前，表现为迅速进展的眼球突出和移位。多数原发于眼眶，也可起源自邻近鼻窦或鼻腔蔓延侵犯眼眶。

眼眶RMS可能起源于原始多能间充质干细胞，有向骨骼肌分化的倾向。眼眶RMS有不同的组织病理学类型。胚胎性最常见，而腺泡状恶性程度最高。

眼科医生应了解RMS的临床特征，并熟知高质量影像学检查对确定病变范围的必要性。应进行仔细的活检，以便根据IRSG方案明确肿瘤的组织分型和病理分期。推荐小儿肿瘤医生和放射医生合作共同制订治疗计划。

(王毅 仝其哲 译)

参考文献

1. Shields JA, Shields CL. Orbital myogenic tumors. In: Shields JA, Shields CL, editors. Eyelid, Conjunctival, and Orbital Tumors. An Atlas and Textbook. 3rd ed. Philadelphia, PA: Lippincott Williams and Wilkins, 2015. in press.
2. Shields CL, Shields JA, Honavar SG, Demirci H. Clinical spectrum of primary ophthalmic rhabdomyosarcoma. Ophthalmology 2001; 108: 2284–92.
3. Shields CL, Shields JA, Honavar SG, Demirci H. Primary ophthalmic rhabdomyosarcoma in 33 patients. Trans Am Ophthalmol Soc 2001; 99: 133–42.
4. Shields JA, Shields CL. Rhabdomyosarcoma: Review for the ophthalmologist. The 2001 Henry Dubins Lecture. Surv Ophthalmol 2003; 48: 39–57.
5. Shields JA, Shields CL, Scartozzi R. Survey of 1264 patients with orbital tumors and simulating lesions: The 2002 Montgomery Lecture, part 1. Ophthalmology 2004; 111: 997–1008.
6. Shields JA, Bakewell B, Augsburger JJ, et al. Space-occupying orbital masses in children: A review of 250 consecutive biopsies. Ophthalmology 1986; 93: 379–84.
7. Seregard S. Management of alveolar rhabdomyosarcoma of the orbit. Acta Ophthalmol Scand 2002; 80: 660–4.
8. Jurdy L, Merks JHM, Pieters BR, et al. Orbital rhabdomyosarcomas: A review. Saudi J Ophthalmol 2013; 27: 167–75.
9. Young JL Jr, Ries LG, Silverberg E, et al. Cancer incidence, survival, and mortality for children younger than age 15 years. Cancer 1986; 58: 598–602.
10. Lanzkowsky P. Manual of Pediatric Hematology and Oncology. 3rd ed. New York, NY: Academic Press, 2000: 527–53.
11. Knowles DM II, Jakobiec FA, Potter GD, Jones IS. Ophthalmic striated muscle neoplasms. Surv Ophthalmol 1976; 21: 219–61.
12. Wharam M, Beltangady M, Hays D, et al. Localized orbital rhabdomyosarcoma. An interim report of the intergroup rhabdomyosarcoma study committee. Ophthalmology 1987; 94: 251–4.
13. Maurer HM, Gehan EA, Beltangady M, et al. The Intergroup Rhabdomyosarcoma Study II. Cancer 1993; 71: 1904–22.
14. Wharam MD, Hanfelt JJ, Tefft MC, et al. Radiation therapy for rhabdomyosarcoma: Local failure risk for clinical group III patients on Intergroup Rhabdomyosarcoma Study II. Int J Radiat Oncol Biol Phys 1997; 38: 797–804.
15. Baker KS, Anderson JR, Link MP, et al. Benefit of intensified therapy for patients with local or regional embryonal rhabdomyosarcoma: Results from the Intergroup Rhabdomyosarcoma Study IV. J Clin Oncol 2000; 18: 2427–34.
16. Crist WM, Gehan EA, Ragab AH, et al. Third Intergroup Rhabdomyosarcoma Study. J Clin Oncol 1995; 13: 610–30.
17. Raney RB, Anderson JR, Kollath J, et al. Late effects of therapy in 94 patients with localized rhabdomyosarcoma of the orbit: Report from the Intergroup Rhabdomyosarcoma Study (IRS)-III, 1984-1991. Med Pediatr Oncol 2000; 34: 413–20.
18. Crist WM, Anderson JR, Meza JL, et al. Intergroup rhabdomyosarcoma study-IV: Results for patients with nonmetastatic disease. J Clin Oncol 2001; 19: 3091–102.
19. Raney B, Stoner J, Anderson J, et al. Soft-Tissue Sarcoma Committee of the Children's Oncology Group. Impact of tumor viability at second-look procedures performed before completing treatment of the Intergroup Rhabdomyosarcoma Study Group protocol IRS-IV, 1991–1997: A report

from the Children's Oncology Group. J Pediatr Surg 2010; 45: 2160–8.
20. Raney B, Walterhouse DO, Meza JL, et al. Results of the Intergroup Rhabdomyosarcoma Study Group D9602 protocol, using vincristine and dactinomycin with or without cyclophosphamide and radiation therapy, for newly diagnosed patients with low-risk embryonal rhabdomyosarcoma: a report from the Soft Tissue Sarcoma Committee of the Children's Oncology Group. J Clin Oncol 2011; 29: 1312–18.
21. Weiss AR, Lyden ER, Anderson JR, et al. Histologic and clinical characteristics can guide staging evaluations for children and adolescents with rhabdomyosarcoma: a report from the Children's Oncology Group Soft Tissue Sarcoma Committee. J Clin Oncol 2013; 31: 3226–32.
22. Rosenberg AR, Anderson JR, Lyden E, et al. Early response as assessed by anatomic imaging does not predict failure-free survival among patients with Group III rhabdomyosarcoma: a report from the Children's Oncology Group. Eur J Cancer 2014; 50: 816–23.
23. Walterhouse DO, Pappo AS, Meza JL, et al. Shorter-duration therapy using vincristine, dactinomycin, and lower-dose cyclophosphamide with or without radiotherapy for patients with newly diagnosed low-risk rhabdomyosarcoma: a report from the Soft Tissue Sarcoma Committee of the Children's Oncology Group. J Clin Oncol 2014; 32: 3547–52.

第 25 章

其他间叶性病变

Christopher J Lyons

章节目录

横纹肌肉瘤在第 24 章中已讨论。眼眶的每种间充质成分都能发生肉瘤，但这些肿瘤极为罕见，因此不进行讨论。然而，这些罕见的肿瘤是横纹肌肉瘤鉴别诊断的一部分。

发育异常

眶骨纤维性结构不良

纤维性结构不良（fibrous dysplasia，FD）是一种罕见的良性疾病，其特征是正常骨消失，代之以含有不成熟骨与骨样结构的细胞纤维基质，这种细胞纤维基质不能形成板层骨。此病男女发病率无明显差异，通常发生在儿童期，也有报道发生于婴儿期[1]。由于隐匿发病，患者可能持续无症状直到成年。在 20~30 岁时，病情缓慢进展直到“骨成熟”，一些患者病变进展可持续到 40 岁。此病与脑膜瘤[2]和骨肉瘤的鉴别很重要。

眶骨纤维性结构不良可能局限于单一部位（单骨型），往往发生于青少年晚期，也可能是罕见的多骨型，病变累及多块骨，往往发生于儿童时期，并在青春期左右稳定下来。当多骨型纤维性结构不良同时合并皮肤色素沉着和内分泌紊乱时，称为 McCune-Albright 综合征[3]。眶骨纤维性结构不良是由合子后发生的错义突变引起的一种非遗传性疾病。20 号染色体上的 *GNAS* 复合突变激活导致骨细胞功能上调，引起骨质过度吸收和纤维增生异常[4]。患者外周血中可检测到 GS α 突变[5]。

临床特征

眼眶 FD 患者中有 3/4 是单骨型，影响到相邻的数块骨骼，但通常是单侧。20%的患者的颅面区域受到影响，以额骨、蝶骨和筛骨为主，外观通常是一局部无痛、坚硬、畸形的骨性膨大，在眼眶出现肿物的占位效应。临床表现取决于主要受累的眶壁，最常见的是眶顶受累，可导致眼球突出和下移位[6,7]。泪腺窝也可受累，外观类似于泪腺肿瘤[8]。上颌骨受累（图 25.1）可出现眼球上移位。鼻泪管受累则会出现持续性溢泪[9]。蝶骨受累，可因视神经管变窄（图 25.2）导致视神经受压[6,7]，或出现蝶窦黏液囊肿[10]。蝶鞍受累很少见，受累时可导致视交叉受压[11]。其他常见的神经眼科

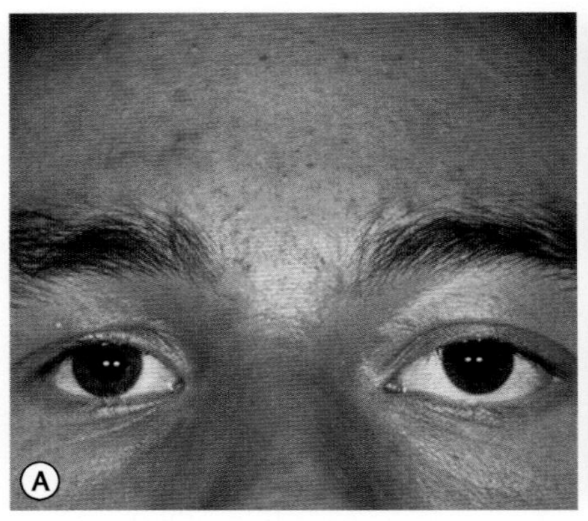

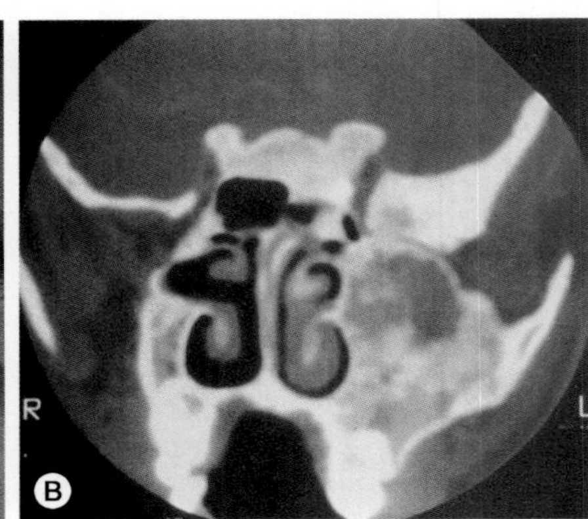

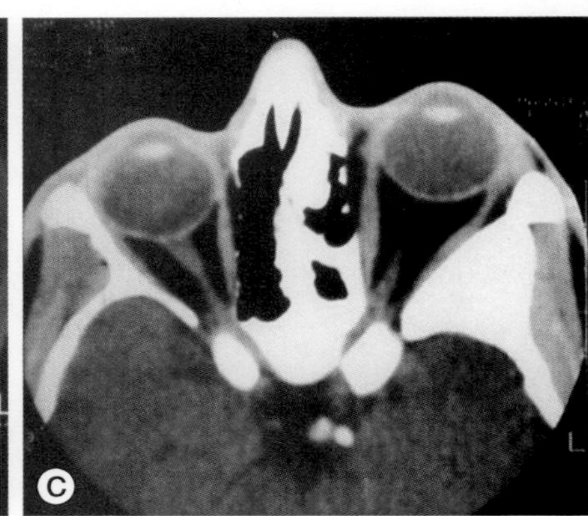

图 25.1 Ⓐ一名 16 岁的患者有进行性面部变形的病史，左眼视力下降至 20/40，诊断为继发于纤维性结构不良的压迫性视神经病变；Ⓑ该患者 CT 检查显示存在累及眶尖的囊性纤维性结构不良；Ⓒ轴位 CT 显示视神经管受累。进行了视神经管减压术（图 25.1 为不列颠哥伦比亚大学患者）

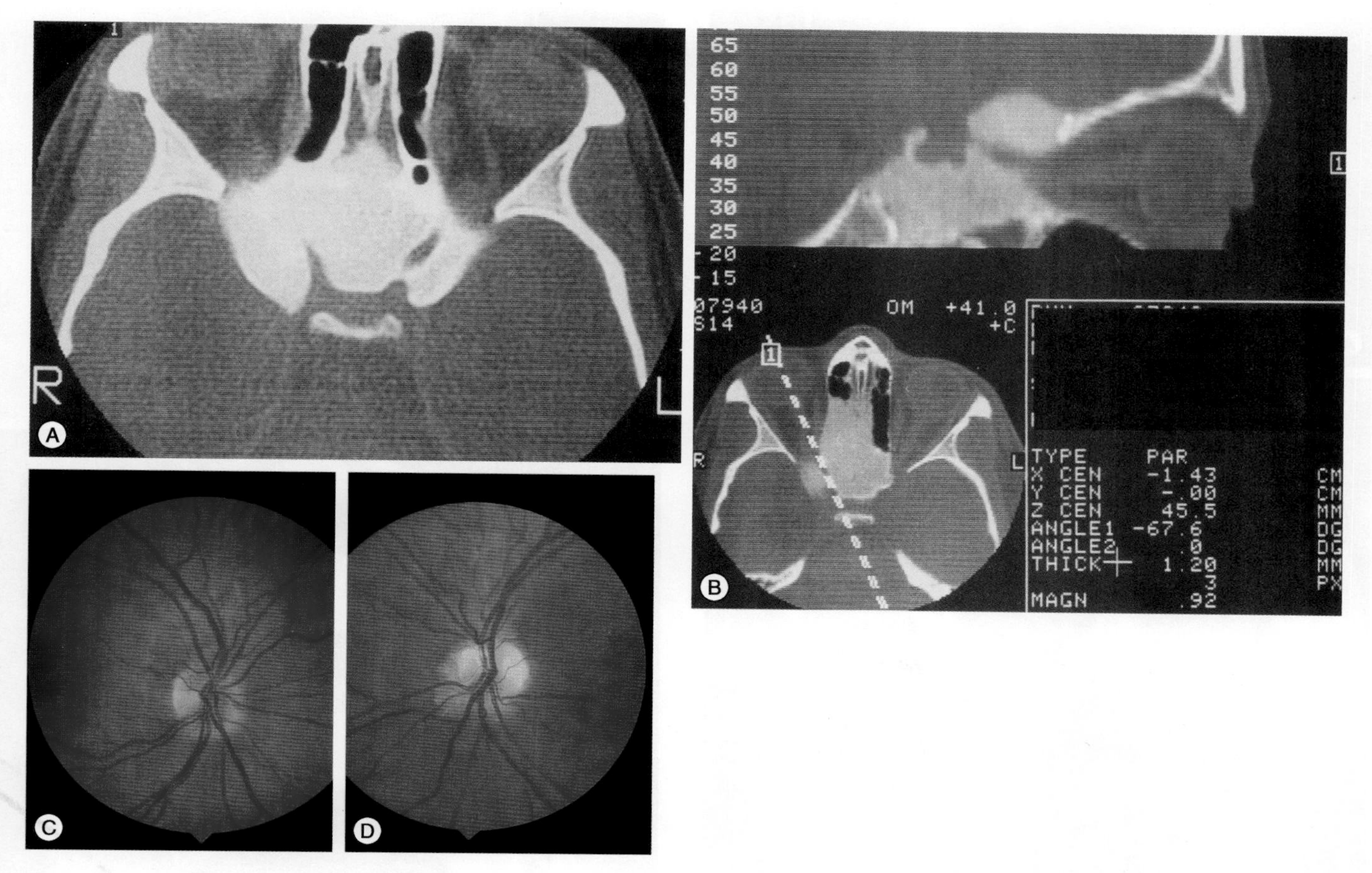

图 25.2 Ⓐ-Ⓑ纤维性结构不良。CT 显示蝶骨受累，视神经管变窄；Ⓒ-Ⓓ该患者左侧有慢性压迫性视神经病变伴视神经萎缩。12 岁时出现视力下降，2 年后没有加重，只残余轻微的体征或症状。她没有接受治疗

并发症包括脑神经麻痹[12]、三叉神经痛、颅内高压和乳头状水肿[13]。广泛的颅面部受累可导致严重的外观畸形。有时可引起疼痛、局限或弥漫性同侧头痛。该病引起视力丧失的情况也不少见[6,14]。病变恶变为骨肉瘤、纤维肉瘤、软骨肉瘤和巨细胞肉瘤的病例占 0.5%，如果患者曾接受过放疗则比例可达 15%[14]。该病的伴随症状有进展迅速、疼痛加重和周围结构的浸润。

FD 的主要影像学特征是骨膨胀性改变。病变可以是致密均匀的毛玻璃样硬化性改变，或者透光性增加的溶骨性改变，或显示透光增加和密度增加混合的改变。由于肿瘤质地坚硬，大多数病例易于诊断[6]。主要的影像学鉴别诊断包括组织细胞增多症 X、骨质增生性脑膜瘤、Paget 病（儿童均罕见）和一些骨肿瘤。在磁共振成像（MRI）上，T_1 和 T_2 信号强度与病变的临床和病理活动性有关[15]。偶尔在眶壁可形成大的囊性病变[6]。这些囊性病变可能含有血液（图 25.3）和坏死碎片，可被误认为动脉瘤样骨囊肿[14]。邻近鼻窦也可受累，表现与黏液囊肿相似[14,16]。CT 和 MRI（如有可能的话）是评估颅眶受累程度的最佳方法。视神经管和视交叉是否有压迫迹象也应评估。

治疗

FD 通常是良性和自限性疾病。但病变的最终严重程度和停止进展的时间不可预测。该病治疗的目的是预防并发症（尤其是视神经压迫）和改善外观。

诊断明确后，早期观察和定期影像学评估是最佳方案。若眼眶壁的病变是溶骨性或囊性，通常需要进行活检来确诊。在眼眶外的病变，放疗后发生恶变的风险很高[17]，因此不应采用放疗。

手术治疗适用于改善外观缺陷、顽固性疼痛或视神经压迫。由于异常增生的骨质可能血供丰富，所以术前交叉配血是很明智的。切除视神经管周围异常增生的骨可以逆转早期压迫性视神经病变造成的视觉损害[10,14]。也可以使用类固醇激素治疗[18]。在视神经减压时，为保护视神经，应使用咬骨钳而不是高速钻（产热）。传统外科手术即切除病灶，但临床上很难确定病变骨的边界，疾病复发很常见[7]。过去 20 年外科治疗的发展趋向是眼科和颌面外科团队联合，更彻底地切除所有病变骨，同时采用移植骨进行面部和眶部重建[6,19]。有些团队报道早期视神经管减压术后患者没有出现视功能进一步恶化，但也有团队报道患者在预防性神经减压术后仍出现了失明的情况[20]。视觉丧失通常不是视神经管进行性狭窄造成的，而是由于囊性病变内容物（FD 黏液囊肿或出血）迅速扩张所致[21]。因此，不宜采用预防性视神经管减压术，而应以保守治疗为宜。定期进行视野检查、色觉检查和 OCT 检查，密切随访[22]。对于视觉功能进行性或突然恶化者，应考虑行视神经管减压术。

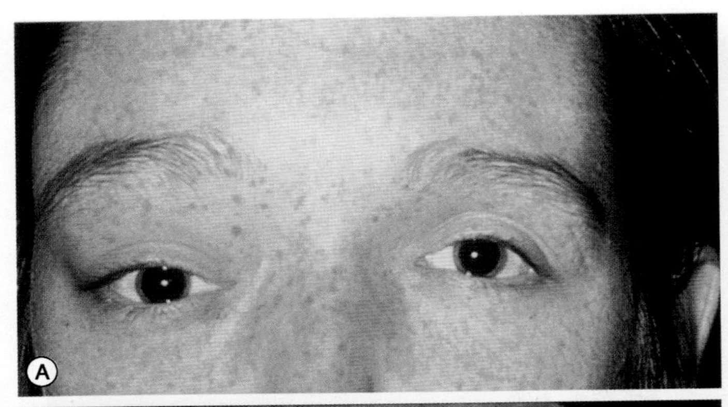

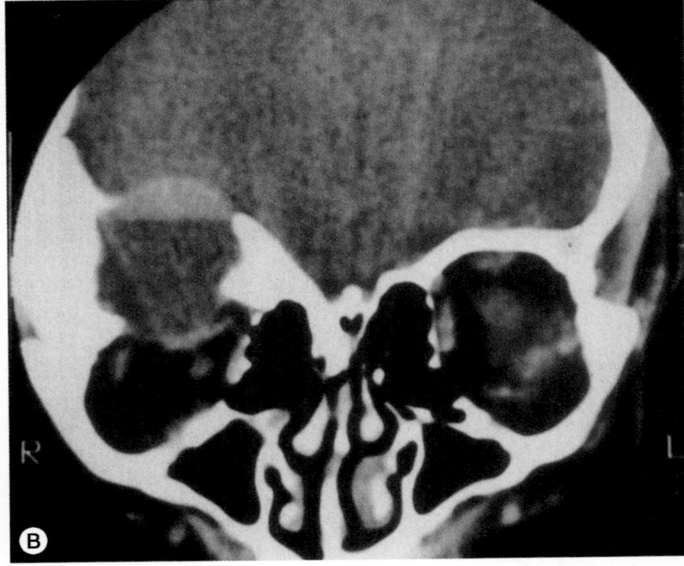

图 25.3 Ⓐ一名22岁的儿童,幼年开始出现缓慢进行的面部不对称,突然出现了右眼突出;ⒷCT显示患者存在囊性发育不良的骨内出血性的液平面。诊断为骨纤维结构不良(图25.3为不列颠哥伦比亚大学患者)

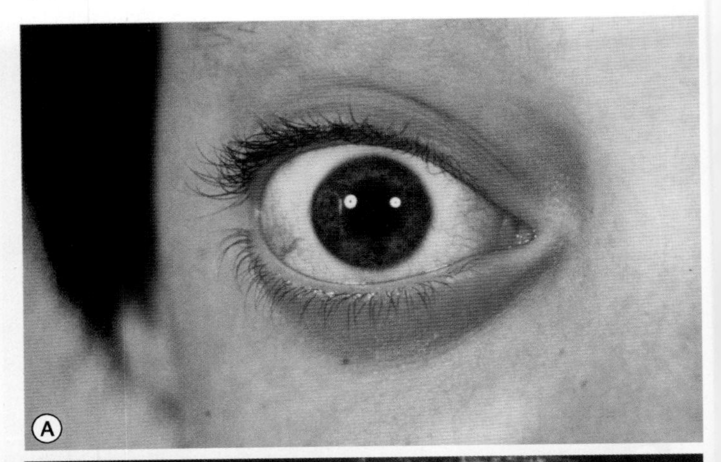

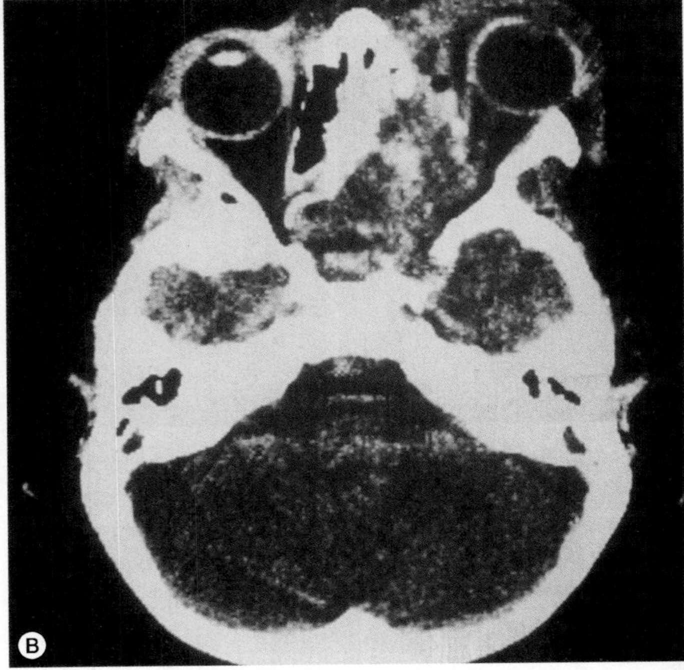

图 25.4 一名10岁儿童,右眼进行性眼球突出和向外侧移位1个月。视力逐渐丧失,经鼻内活检确诊为修复性肉芽肿,并经筛窦和上颌窦行鼻侧切开及病变切除术(图25.4为不列颠哥伦比亚大学患者)

骨肿瘤

修复性肉芽肿

修复性肉芽肿和动脉瘤样骨囊肿都属于反应性巨细胞病变,在组织学上很难区分。

修复性肉芽肿(也称为巨细胞肉芽肿)很罕见。好发年龄为20岁之前,好发部位为下颌骨、上颌骨和指骨[14]。病变可能扩散到上颌骨、筛骨[24]和蝶骨,累及眼眶(图25.4),并导致眼球突出[25,26]。如果病变内出血,可表现为突然和急剧的变化[14]。组织病理学表现为大量出血和含铁血黄素的梭形细胞基质,基质中有成骨巨细胞,病变边缘有新骨。

病变通常为良性,治疗方法是手术刮除。愈合是通过形成新的骨组织。如果病变复发,可能需要反复刮除或切除骨缘。该病一般不需要放射治疗[25]。

动脉瘤样骨囊肿

这种罕见的病变通常会影响长骨或脊柱的干骺端,通常在轻微创伤之前就存在。该病只有不到1%的病例会影响颅骨,其中约1/4会影响眼眶[27]。这是一种良性病变,通常有多核巨细胞和成纤维细胞构成的血窦,可与修复性肉芽肿鉴别。然而,病变可以是坚硬的,鉴别较困难。动脉瘤样骨囊肿和修复性肉芽肿可以共同发生[28]。

眼眶动脉瘤样骨囊肿(图25.5)应定期复查[29-31]。该病多见于20岁左右人群,男女比例为5:3。病史一般不到3个月,主要表现为突眼、复视、眼外肌麻痹[32]、上睑下垂、头痛、压迫性视神经病变、鼻塞[27]、鼻出血[33]、溢泪[34]。多数病例累及眶顶,引起逐渐加重的单侧眼球突出和向下移位[35]。眶内壁和外壁也可受累。像修复性肉芽肿一样,病变内出血可导致突然出现与肿块相关的症状,偶尔表现类似儿童早期的眼眶恶性肿瘤[36]。颅内扩张的大囊肿可能导致颅内压升高、视盘水肿[37]、视神经压迫[14]。

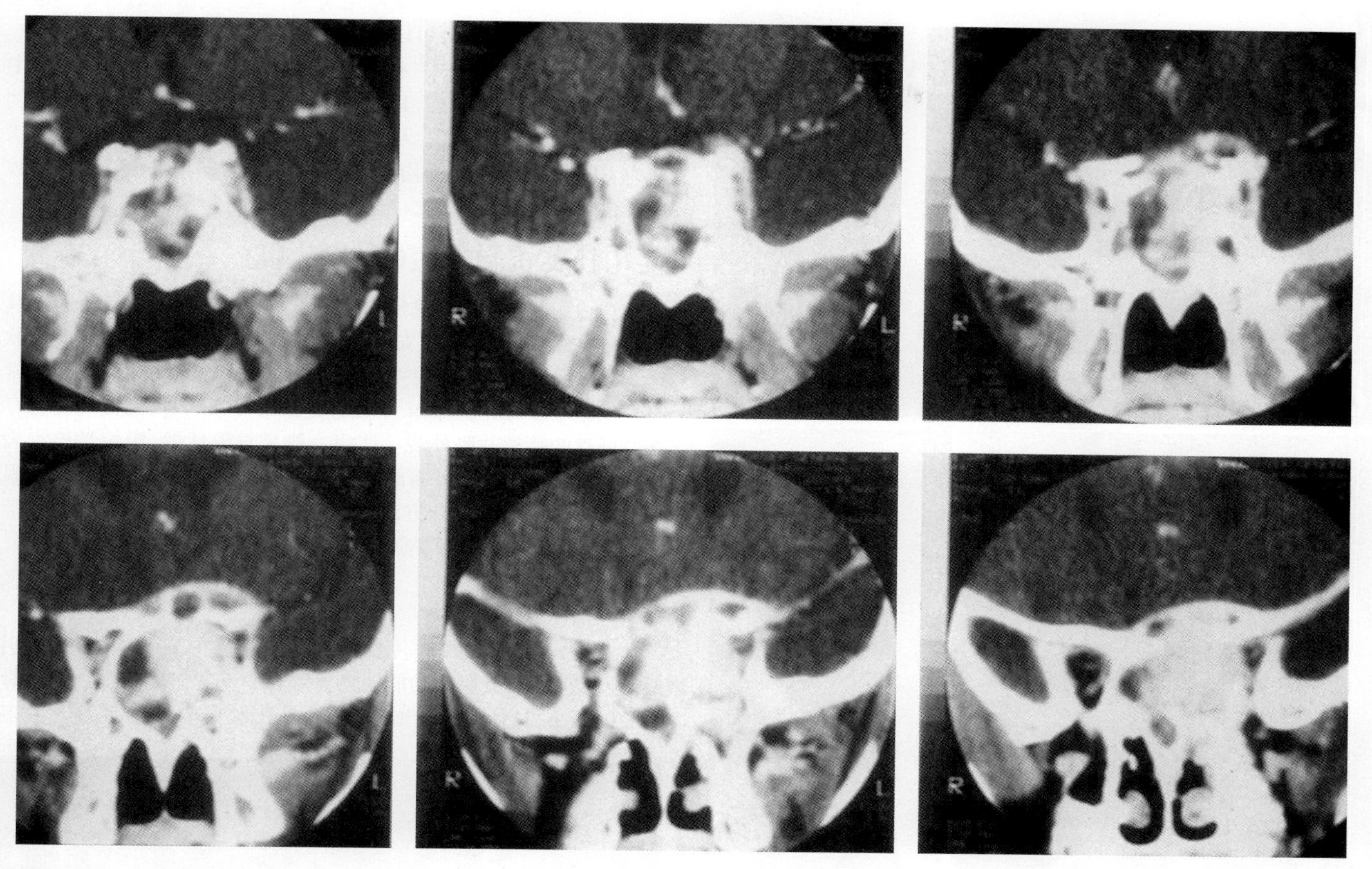

图 25.5　一名 12 岁女孩视力逐渐丧失。CT 检查可见蝶骨和筛骨肿块。经鼻内活检证实为动脉瘤样骨囊肿，并行颅眶切开术（本图为不列颠哥伦比亚大学患者）

CT 扫描可见不规则的膨胀性骨破坏，病变表面包被一薄层的骨壳。肿块或其边缘可有斑片状强化。磁共振或超声检查可显示出血和多处液-液平面[30]。

治疗可选择完全切除或刮除后做冰冻切片病理检查[14]，并进行自体骨移植。手术治疗的同时可以使用材料修补眶壁缺损，或行颅面重建术[29,38]。该病术后 2 年内复发率高达 66%[39]，但预后良好。冷冻疗法和放射疗法也在采用，但后者有晚期发生骨肉瘤的风险。

肿瘤

青少年眼眶骨化性纤维瘤

这种罕见的疾病发生在眼眶骨壁，表现为缓慢进行性眼球突出。它与 FD 相似但也有所不同[14]。

患者通常在青春期或成年早期发病，表现为缓慢进行性无痛性眼球移位。发病年龄更小的病例也可见报道。眶顶（图 25.6）或筛骨是最常见的发病部位[40,41]。上颌骨很少受累，若受累，可导致眼球向上移位[42]。相当多的病例肿瘤长得很大，造成容貌损毁[41]。该病也可引起复视，位于后部的肿瘤可导致眶尖拥挤。偶尔也会出现炎症表现[43]。

CT 扫描优于 MRI 检查[44]，CT 上可显示一个均匀的中心区，周边为硬化的边缘，可扩展至整块骨。病变通常边界清楚，可累及周围骨骼，有时越过中线至另一侧眼眶。

病理组织学上，主要特征是中央为轮状的细胞血管基质，被不同数量的骨质包围。更具侵袭性的沙粒样变异体，包含板层骨或“小骨”的岛状结构，周围环绕着类似脑膜瘤沙粒体的骨样细胞和成骨细胞。该肿瘤隐匿生长，多数情况下需手术治疗，易复发，尤其是在肿瘤残留和病理检查发现沙粒样结构时[41]，因此治疗时应选择完全切除，并需要多学科团队定期随访[45]。颌外牙骨质瘤表现与该肿瘤类似，需要鉴别。

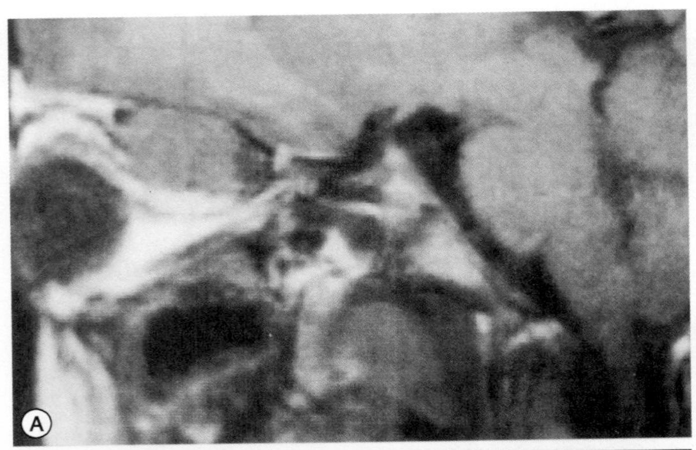

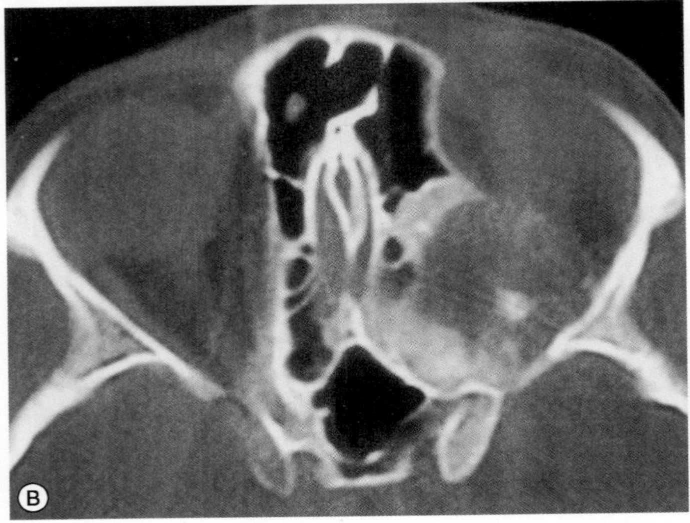

图 25.6 Ⓐ骨化性纤维瘤。图示为一名 7 岁的患儿，右眼进行性眼球突出和眼球向下移位。MRI 显示眼眶顶部有一肿块，上睑提肌上直肌复合体移位，眼球和视神经向下移位；Ⓑ同一患者的 CT 检查结果显示纤维瘤的硬化边缘。（原著文字描述右眼，影像图片 B 是左眼）

其他间叶性肿瘤

成骨细胞瘤

这种良性肿瘤很少累及眼眶[46]，但可起源于眶顶和筛窦。临床表现为肿块占位效应、眼球移位、眼球运动受限和头痛。影像学检查上，成骨细胞瘤边界清楚，可有明显的中心钙化灶[46,47]。治疗上可选择外科手术，或者是刮除，或者是更彻底的切除和重建，这两种方法都可能由于肿瘤富含血管而导致大量出血。在组织学上，很难将其与骨样骨瘤区分[48]。成骨细胞瘤往往体积较大，血管较多，有进行性生长和复发的潜力。该病预后相当好，但在发生于脊柱和长骨的病例中，刮除术后的复发率为 10%～15%[49]。由于已有报道颅骨中有复发和肉瘤样改变的病例[50]，建议手术完全切除病变，最好由多学科团队进行诊疗。

眼眶放疗后骨肉瘤（参见第 43 章）

家族性视网膜母细胞瘤的幸存者由于其遗传倾向，即使在没有放疗的情况下，也有更大的风险发生第二肿瘤[51,52]。因此，目前的视网膜母细胞瘤治疗方案避免或尽量减少使用放射治疗。这些肿瘤大多是骨肉瘤[52]，可以发生在放疗照射范围内或远处部位。1984 年，Abramson 等人[52]报告 693 例双眼视网膜母细胞瘤患者中有 89 例发生了第二肿瘤，其中 58 例发生在放疗照射范围内，31 例发生在放疗照射范围外。从放射治疗完成到发生第二肿瘤的潜伏期为 10 个月到 23 年（平均 10.4 年）。眼眶骨肉瘤预后极差，多数患者在确诊后一年内死亡。

婴儿骨皮质增生症（Caffey 病）

这种病因不明的罕见疾病发生于婴儿出生后的头几个月。其特点是突然发烧、烦躁不安和软组织肿胀。覆盖在病变骨上的软组织肿胀而柔软。X 线检查显示骨膜下新骨形成和皮质增厚。常有白细胞增多，血沉增高。下颌骨是最常受累的骨，因此婴儿会存在特征性的脸颊肿胀外观。该病一般是自限性的，影像学检查表现在数月内恢复正常。面部和颅骨受累可能导致眶周水肿甚至眼球突出[53,54]。保守治疗方法：初期观察，进行随访受累骨的影像学检查。如果病变持续不消退或严重肿胀，可全身使用类固醇激素。

骨硬化病

这是一组罕见的遗传性骨疾病，由至少 8 个基因突变引起[55]，破骨细胞的吸收功能缺陷导致骨厚度和密度增加。随着骨髓腔的缩小，长骨的脆性增加，颅骨骨孔也变窄（图 25.7）。大多

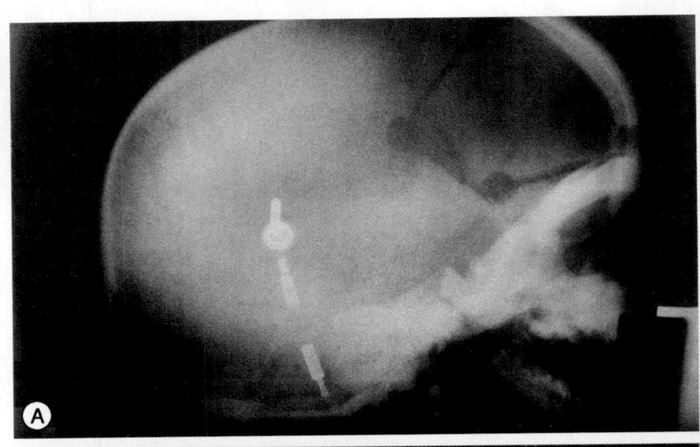

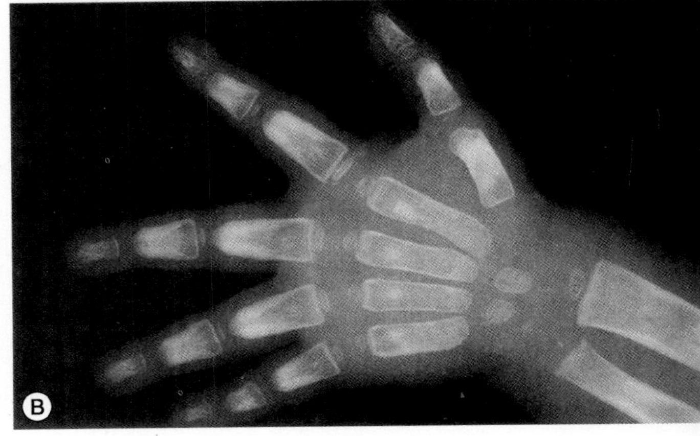

图 25.7 Ⓐ骨质硬化症。该名婴儿患有双侧压迫性视神经病变，视神经管减压术后无改善。之后他进行了原位分流术。之前的经验已经证实，骨髓移植在某些病例中能够获得成功；Ⓑ手部 X 线片显示指骨远端密度增加（同一患者）

数在儿童期发病的患者都存在常染色体隐性骨坏死，其特征是在婴儿期发病。这是一种非常严重的疾病，以前被称为“恶性”骨质硬化症，如果不治疗，很快就会致命。另一种侵袭性不特别强的骨硬化病类型一般出现在 10 岁左右。

恶性表现为婴儿期发育不良、贫血和血小板减少。髓外造血可导致肝脾肿大和淋巴结病变。患儿会出现新生儿低钙血症，原因是钙吸收不良[55]和无法控制的成骨细胞功能[56]，导致癫痫发作。骨受累可导致小眼眶和眼球突出[57]、颅孔变窄、颞部隆起、鼻泪管阻塞[58]。视神经管变窄可导致视神经压迫、视神经萎缩[59,60]。其他脑神经压迫可导致面神经麻痹和耳聋。

X 线表现骨密度均匀，无皮质髓质分界线（图 25.7）。干骺端增宽和病理性骨折多见。

电生理检查可监测患儿的视功能变化[61,62]。早期行视神经管减压术可维持或改善视力[63,64]，但由于骨密度增加，手术难度很大。*LRP5* 基因突变与常染色体显性遗传性骨硬化症有关[65]。此外，在一个婴儿恶性骨硬化症患者亚组中，发现视觉丧失是由杆状-锥状营养不良引起的[61,62,66,67]。有证据表明他们可能有广泛的神经退行性病变。发生黄斑区脉络膜视网膜病变的病例已有报道[67]。33 例常染色体隐性骨硬化症患者中，半数患儿在 2 月龄时发生眼部病变[68]，3 例发生视网膜变性。因此，在评估伴有视觉损害的骨硬化症患儿时，应在视神经减压术之前先行视网膜电生理检查。根据潜在的突变和疾病的严重程度，骨髓或造血干细胞移植是最好的治疗选择[69]。

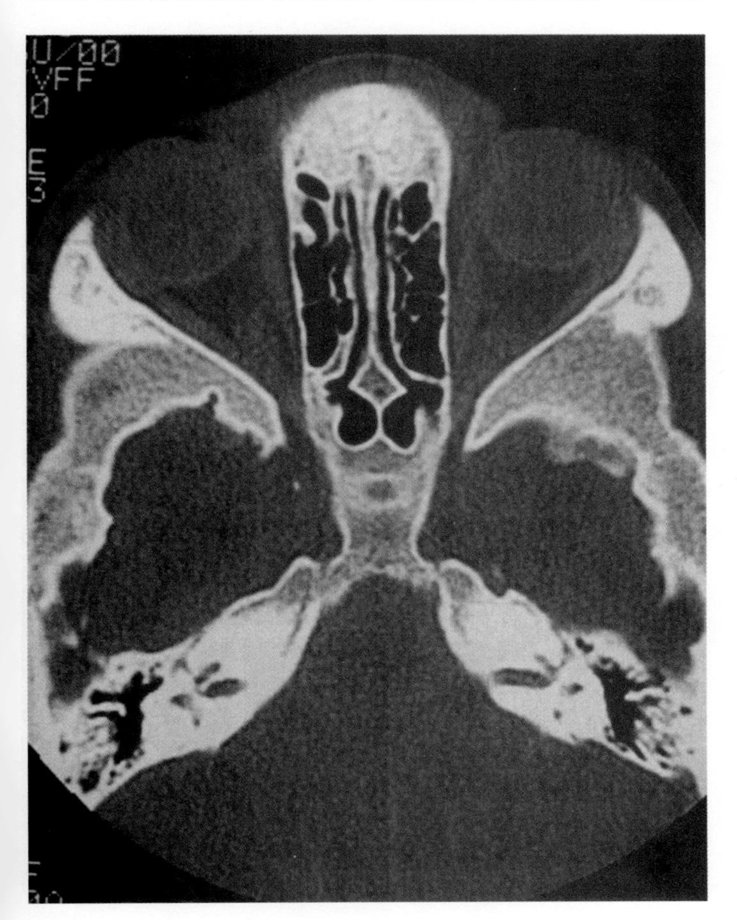

图 25.8　X 连锁低磷血症性佝偻病。CT 扫描显示患者骨密度增加，特别是皮质骨。患者有慢性视神经压迫，通过视力、色觉、瞳孔反应、视野和视觉诱发电位检查进行监测，在 10 年内没有恶化

某些类型的常染色体显性骨硬化症可能在成年后发现，患者无眼部并发症且预期寿命正常，但有许多骨骼问题。

其他骨发育不良

其中包括颅干骺发育不良、颅骨骺发育不良、X 连锁低磷血症性佝偻病（图 25.8）和许多其他疾病，其特征可能是骨增厚、骨孔阻塞和眼眶狭窄。

（王毅　仝其哲　译）

参考文献

1. Joseph E, Kachhara R, Bhattacharya RN, et al. Fibrous dysplasia of the orbit in an infant. Pediatr Neurosurg 2000; 32: 205–8.
3. Albright F, Butler AM, Hampton AO, Smith P. Syndrome characterized by osteitis fibrosa disseminata, areas of pigmentation and endocrine dysfunction with precocious puberty in females. N Engl J Med 1937; 216: 727–46.
4. Faruqi T, Dhawan N, Bahl J, et al. Molecular, phenotypic aspects and therapeutic horizons of rare genetic bone disorders. Biomed Res Int 2014; 2014: 670842.
5. Garcia RA, Inwards CY, Unni KK. Benign bone tumors: recent developments. Semin Diag Pathol 2011; 28: 73–85.
6. Moore AT, Buncic JR, Munro IR. Fibrous dysplasia of the orbit in childhood. Ophthalmology 1985; 92: 12–20.
9. Moore RT. Fibrous dysplasia of the orbit. Surv Ophthalmol 1969; 13: 321–34.
14. Rootman J. Diseases of the Orbit: A Multidisciplinary Approach. 2nd ed Philadelphia: Lippincott Williams & Wilkins, 2002.
16. Char D, Barakos JA, Cobbs CS, Shiel MJ. Fibrous dysplasia. Orbit 2010; 29: 216–18.
21. Michael CB, Lee AG, Patrinely JR, et al. Visual loss associated with fibrous dysplasia of the anterior skull base: case report and review of the literature. J Neurosurg 2000; 92: 350–4.
22. Lee JS, Fitzgibbon EJ, Chen YR, et al. Clinical Guidelines for the management of craniofacial fibrous dysplasia. Orphanet J Rare Dis 2012; 7: S2.
26. Hoopes PC, Anderson RL, Blodi FC. Giant cell (reparative) granuloma of the orbit. Ophthalmology 1981; 88: 1361–6.
27. Hunter JV, Yokoyama C, Moseley IF, et al. Aneurysmal bone cyst of the sphenoid with orbital involvement. Br J Ophthalmol 1990; 74: 505–8.
30. Menon J, Brosnahan DM, Jellinek DA. Aneurysmal bone cyst of the orbit: a case report and review of literature. Eye (Lond) 1999; 13: 764–8.
31. Yu JW, Kim K-U, Kim SJ, et al. Aneurysmal bone cyst of the orbit: a case report with literature review. J Korean Neurosurg Soc 2012; 51: 113–16.
34. Ozdamar Y, Acaroglu G, Kazanci B, et al. Aneurysmal bone cyst of the ethhmoid presenting with proptosis and epiphora. Orbit 2010; 29: 149–51.
39. Biesecker JL, Marcove RC, Huvos AG, Mike V. Aneurysmal bone cysts: a clinicopathologic study of 66 cases. Cancer 1970; 26: 615–25.
40. Blodi FC. Pathology of orbital bones: The XXXII Edward Jackson memorial lecture. Am J Ophthalmol 1976; 81: 1–26.
43. Cruz AA, Alencar VM, Figueiredo AR, et al. Ossifying fibroma: a rare cause of orbital inflammation. Ophthal Plast Reconstr Surg 2008; 24: 107–12.
45. Hartstein ME, Grove AS Jr, Woog JJ, et al. The multidisciplinary management of psammomatoid ossifying fibroma of the orbit. Ophthalmology 1998; 105: 591–5.
47. Lubbers HT, Jacobsen C, Konu D, et al. Surgical navigation in cranio-maxillofacial surgery: An evaluation on a child with cranio-facio-orbital tumour. Br J Oral Maxillofac Surg 2011; 49: 532–7.
48. McHugh JB, Mukherji SK, Lucas DR. Sino-orbital osteoma: a clinicopathologic study of 45 surgically treated cases with emphasis on tumors with osteoblastoma-like features. Arch Pathol Lab Med 2009; 133: 1587–93.
52. Abramson DH, Ellsworth RM, Kitchin FD, Tung G. Second nonocular tumors in retinoblastoma survivors: are they radiation-induced? Ophthalmology 1984; 91: 1351–5.
56. Chen CJ, Lee MY, Hsu ML, et al. Malignant infantile osteopetrosis initially presenting with neonatal hypocalcemia: case report. Ann Hematol 2003; 82: 64–7.

61. Thompson DA, Kriss A, Taylor D, et al. Early VEP and ERG evidence of visual dysfunction in autosomal recessive osteopetrosis. Neuropediatrics 1998; 29: 137–44.
62. Hoyt CS, Billson FA. Visual loss in osteopetrosis. Am J Dis Child 1979; 133: 955–8.
64. Haines SJ, Erickson DL, Wirts JD. Optic nerve decompression for osteopetrosis in early childhood. Neurosurgery 1988; 23: 407–50.
65. Bollersley J, Henriksen K, Nielsen MF, et al. Autosomal dominant osteopetrosis revisited: lessons from recent studies. Eur J Endocrinol 2013; 169: R39–57.
67. Ruben JB, Morris RJ, Judisch GF. Chorioretinal degeneration in infantile malignant osteopetrosis. Am J Ophthalmol 1990; 110: 1–5.
69. Steward CG. Hematopoietic stem cell transplantation for osteopetrosis. Pediatr Clin North Am 2010; 57: 171–80.

第26章

转移、继发性疾病以及泪腺肿瘤

Alan A McNab, Christopher J Lyons

章节目录

神经母细胞瘤和尤因肉瘤是最重要的儿童眼眶转移性疾病[1]。肾母细胞瘤(Wilms tumor)、睾丸胚胎肉瘤、卵巢肉瘤和肾胚胎肉瘤偶尔也可转移至眼眶[2]。

鉴别恶性肿瘤的血源性转移疾病(转移性疾病)与由邻近结构直接扩散至眼眶组织的疾病(继发性疾病)非常重要。横纹肌肉瘤和视网膜母细胞瘤是儿童最主要的继发性眼眶疾病(参见第24章和第43章)。

转移性疾病

神经母细胞瘤

神经母细胞瘤是儿童最常见的颅外实质性肿瘤,占儿童肿瘤的9%,排在儿童致死性肿瘤的第三位。其发病率在婴儿期最高,诊断时中位年龄为17个月。它起源于神经节后交感神经母细胞。大部分原发性肿瘤累及肾上腺髓质,也可以发生于椎旁神经节、颈部或盆腔等交感神经系统的任何部位。神经母细胞瘤是儿科眼眶转移性肿瘤的最常见原因,在Albert等[1]报道的46例儿科眼眶转移性肿瘤病例中占41例,但在所有眼眶疾病中却较为少见。2项大的系列研究表明,神经母细胞瘤分别占小儿眼眶肿瘤的1.5%和3%[2,3]。

生物亚型与遗传学

基于生物因素和对神经嵴细胞分子发育的进一步理解,神经母细胞源性肿瘤可分为三种生物类型:

- 1型:特点是整条染色体的增加或缺失。表达TrkA神经生长因子受体,超二倍体,有自然消退倾向。
- 2A型:特点是部分染色体的拷贝数改变。表达TrkB神经生长因子受体及其配体,染色体17q拷贝数增加,染色体14q或11q杂合性丧失,并且基因组学不稳定。
- 2B型:一般存在*MYCN*基因扩增,染色体17q增加,染色体1p缺失,表达TrkB神经生长因子受体及其配体[4]。

1%~2%以上的病例具有家族史。神经母细胞瘤源自多种常见易感基因变异的相互作用。每种肿瘤的遗传特征对其预后都具有重要意义。约20%的原发性肿瘤与预后不良相关的*MYCN*(N-myc)原癌基因高度扩增相关[5-6]。

对于1岁以下的婴儿,肿瘤细胞DNA含有超二倍体提示预后较好。相反,片段化的染色体改变与疾病的侵袭性相关[7]。最常见的体细胞获得性拷贝数异常是染色体17q远端等位基因增加,可见于50%以上的原发性肿瘤中。不平衡的增加与侵袭性增强、生存时间减少相关。细胞基因组变异与年龄、诊断时的分期等临床因素相比,更能反映肿瘤的生物学行为,是更好的预后指标。细胞基因组检查对于制订治疗计划十分重要,因为即使已经广泛转移,这些肿瘤的自发性消退也并不少见(4s期)。如果早期发现,这些婴儿可免于化疗的不良反应,他们的生存率将超过95%[8]。然而,高危神经母细胞瘤患儿经常对多种治疗耐药,5年生存率仅40%。

临床表现

大部分病例在3岁之前发病[9],90%在5岁之前确诊,极少数病例在十几岁时发病。51%的病例首先发生于肾上腺,但也可起源于颈交感神经链、纵隔或盆腔[10]。神经母细胞瘤还常见于1型神经纤维瘤病患者(NF1)。

临床表现因起源部位、多发转移倾向、激素分泌或副肿瘤综合征等不同而不同。神经母细胞瘤的典型体征包括常见的疼痛、发热、体重减轻、小脑脑病(不明原因的共济失调、肌阵挛、视阵挛)、腹泻(由于肿瘤产生血管活性肽)、霍纳综合征(交感神经链受累)和高血压发作(儿茶酚胺产生)。

患儿经常至发生广泛转移才被确诊[11]。40%的患儿初诊时即有转移,1岁以上患儿转移率增至55%。值得注意的是,约10%的肿瘤及其转移病灶(1~4s期)会发生自发消退,自发消退的发生率比其他癌症高100倍[12]。这也是以下治疗方法所列注意事项的缘由。

肿瘤组织学包括了从未分化细胞(神经母细胞瘤)到成熟的神经节细胞(神经节细胞神经母细胞瘤或神经节瘤)。Shimada分类所反映的组织病理学特点如基质含量、分化程度、核分裂象数量等均有一定的预后价值。

90%的患儿由于儿茶酚胺分泌，导致尿 VMA（香草基扁桃酸）水平异常升高。尿 VMA 浓度有助于诊断和监测疗效。

眼部和眼眶表现

纵隔或颈交感神经母细胞瘤可有霍纳综合征表现。据 Woodruff 等综述[13]，10 名霍纳综合征患儿中，2 例是由此引起的。据报道，埃迪瞳孔（强直性瞳孔）是肾上腺神经母细胞瘤的副肿瘤效应之一[14]。腹部神经母细胞瘤的葡萄膜转移也偶见报道。

斜视性眼阵挛（参见第 90 章），即显著的大幅度不稳定眼动的发生，也称为"舞蹈眼综合征"，伴或不伴共济失调和肌阵挛，提示隐匿性局限性神经母细胞瘤[11]。原发性肿瘤位于胸部或腹部，而非脑部。可能由于肿瘤细胞中 *MYCN* 原癌基因的单一拷贝导致，预后常良好[15]。但是，当眼阵挛发生于 *MYCN* 多重拷贝的肿瘤时，提示预后不良[16]。

表现

Albert 等报道的 46 例病例中，93%的病例在眼眶体征出现前，其原发性肿瘤即被诊断[1]。Musarella 等报道的 60 名眼眶转移患者中，90%有原发性腹部肿瘤[11]。眼眶转移通常突然出现，迅速进展为单侧或双侧眼球突出（图 26.1）。25%的病例出现眼睑瘀斑（图 26.2）[11]。病变通常发生于外上侧眼眶和颧弓，但也可发生于眼眶内任何部位。骨性病变会导致其上的组织肿胀，因此可能发生眶周肿胀和眼上睑下垂。其表现类似眼眶蜂窝织炎，或其他迅速进展的眼眶肿瘤，如横纹肌肉瘤、尤因肉瘤、髓母细胞瘤、肾母细胞瘤（Wilms tumor）和急性淋巴细胞白血病[17]。已存在但未诊断的静脉-淋巴管畸形（淋巴管瘤）出血可能导致突发性眼球突出和瘀斑。瘀斑也可使人怀疑儿童受虐，可能会延误诊断[18]。

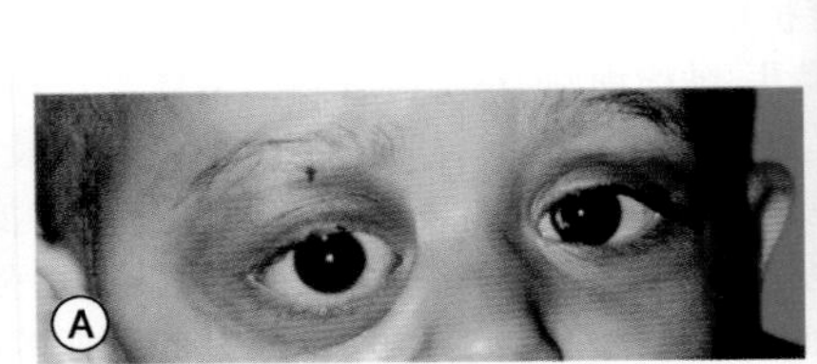

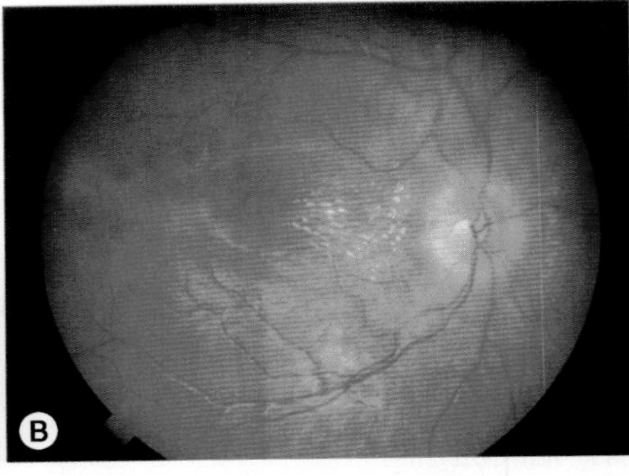

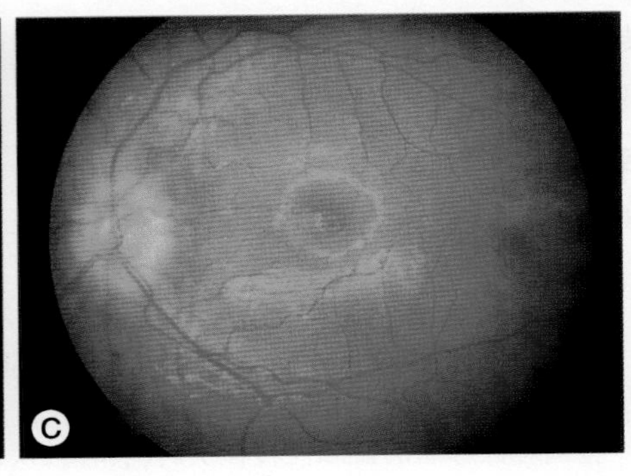

图 26.1　神经母细胞瘤。Ⓐ患儿双侧眼眶瘀血、右侧眼球突出；Ⓑ-Ⓒ患儿眼眶和颅骨广泛受累，颅内压增高，视盘水肿（Ⓐ图为 S. Day 医生的患者）

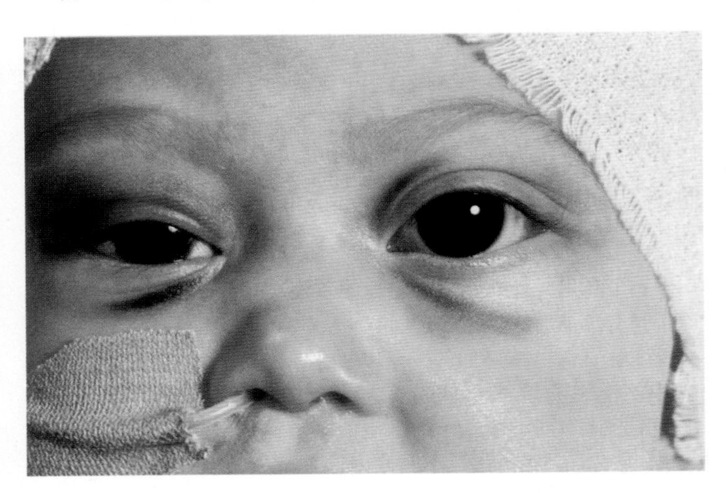

图 26.2　一例眼眶神经母细胞瘤患儿的眶周瘀斑

表 26.1　国际神经母细胞瘤分期系统（INSS）

分期	描述
1	局限于器官或起源部位的肿瘤
2	肿瘤扩散超过了器官或起源部位，但未超过中线
2a	无淋巴结受累
3	肿瘤扩散超过中线，伴或不伴双侧淋巴结受累
4	肿瘤扩散至远处部位
4s	1 岁以下患儿的 1 或 2 期原发性肿瘤，伴随肿瘤转移至肝、皮肤、骨髓但不伴有骨受累

治疗

影响预后的主要因素包括确诊时的年龄、疾病的分期（表 26.1）、*MYCN* 状态、Shimada 组织学表现和婴儿的染色体倍数。低危组生存率为 90%～100%，高危组为 20%～60%。1 岁以下患儿的 5 年生存率为 92%；1～4 岁患儿的 5 年生存率为 68%；5～9 岁患儿的 5 年生存率为 52%；10～14 岁患儿的 5 年生存率为 66%。

低危神经母细胞瘤（1 期和 2 期）可手术治疗。2 期神经母细胞瘤患者，即使术后仍有少量肿瘤残留，且不再做进一步治疗，其治愈率仍高于 90%[19]。化疗和放疗可治疗局部复发。4s 期预后最好，仅依靠观察和支持治疗，生存率几乎可达到 100%[20]。中度危险的神经母细胞瘤的治疗包括手术和通过卡铂、环磷酰胺、顺铂、依托泊苷、多柔比星等数月化疗。化疗反应不良者可采用放疗。3 期的儿童、4 期的 1 岁以内婴儿以及具有有利遗传特征的病例预后较好，适度治疗后生存率高于 90%。获取充分的组织病理学资料和遗传学研究资料对判断患儿是否为中度危险至关重要，可使他们免于接受高危组所需的大剂量治疗。高危组患儿需接受诱导化疗、大剂量化疗和骨髓移植及顺式视黄酸治疗[21]。

尤因肉瘤

尤因肉瘤是一种高度恶性，且死亡率和发病率均高的一种肿瘤。发病年龄通常在 10～25 岁，其中 10～15 岁发病率最高。该疾病在非洲和中国儿童中十分罕见。原发性肿瘤中约 4% 发生于头颈部,通常在上颌骨和下颌骨[22]。可能由相邻组织结构如上下颌窦扩散而来。倾向于扩散至临近软组织、其他骨组织和肺部[23]。根据免疫组织化学特点,尤因肉瘤可与其他小圆细胞肿瘤如横纹肌肉瘤、神经母细胞瘤和淋巴瘤等鉴别。尤因肉瘤常出现 S100、NSE(神经特异性烯醇)、表面糖蛋白 MIC-2 表达阳性的情况,结蛋白或肌动蛋白等肌肉标志物往往为阴性。83% 的肿瘤存在 t(11;22)(q24;q12)染色体相互异位[24]。22 号染色体长臂细胞遗传学重排,*EWS* 基因(具体功能不详)与转录因子 ETS 家族成员(FLI-1、ERG)融合。这导致细胞内其他基因的失调和恶性表型[25]。在未分化肿瘤中,确诊需要对易位进行细胞遗传学分析或对嵌合融合基因产物 EWS/FLⅡ 及 EWS/ERG 进行聚合酶链反应(PCR)检测。

许多报道表明,累及眼眶的原发性尤因肉瘤可起源于筛骨和蝶骨窦、眼眶顶部、蝶小翼和颞骨等。典型者病史短,表现有眼眶肿胀、眼球移位、伴转向受限的斜视、头痛、视力丧失、疼痛和局限性骨性压痛[1,26]。

计算机断层成像(CT),可见受累骨“虫蚀样”不均匀增强的表现,伴有软组织肿块(图 26.3)。鉴别诊断包括神经母细胞瘤、横纹肌肉瘤(如果是骨外的)、朗格汉斯组织细胞瘤和骨髓炎。

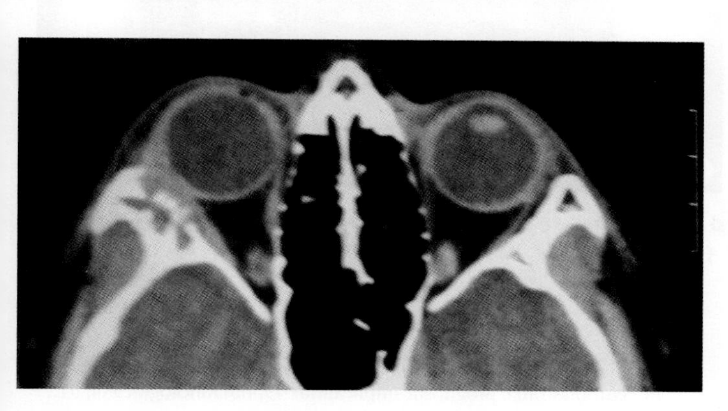

图 26.3　尤因肉瘤病例。图示为 9 岁患儿眼眶外侧壁尤因肉瘤的轴向计算机断层扫描图像。系统检查未见其他病灶,化疗缩小病灶后手术完全切除,长期治愈

对于明显的原发性眼眶肿瘤,应当评价患者是否存在转移性疾病。需要取足量的新鲜组织进行组织病理学和细胞遗传学检测。原发性肿瘤在治疗时,需要在手术切除前应用多种化疗药物使肿瘤缩小。长春新碱、多柔比星和环磷酰胺是主要的化疗药物,此外还包括异环磷酰胺和依托泊苷。尽管这些肿瘤对放疗敏感且放疗可以达到局部控制的效果,但仍应优先考虑手术治疗,以避免放疗晚期发生并发症(包括骨肉瘤的发生)的风险。组织学上清晰的边界至关重要。转移性疾病的预后不良,仅有 1/3 生存期较长。由于存在晚期复发或继发骨肉瘤等恶性肿瘤的风险,因此建议延长随访时间。

继发性疾病

视网膜母细胞瘤(参见第 43 章)

局限于眼部的视网膜母细胞瘤无太大生命威胁,并且是可治愈的[23]。侵入眼眶(图 26.4)或中枢神经系统者,或存在转移性疾病者预后不良。经巩膜转移至眼眶或延伸至视神经的情况见第 43 章。

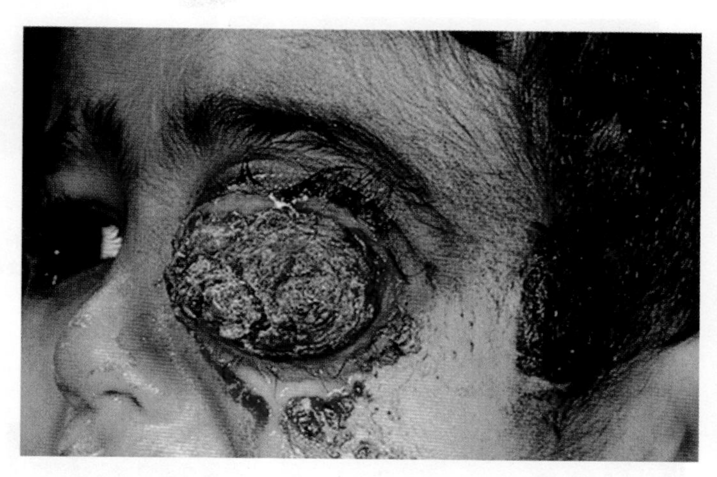

图 26.4　视网膜母细胞瘤。患儿存在广泛的眼眶受累伴随淋巴播散(耳前腺体受累),这在发展中国家是常见表现

恶性黑色素瘤

眼内黑色素瘤极少发生于婴儿和儿童,继发性眼眶黑色素瘤更为少见。眼眶恶性黑色素瘤偶尔发生于新生儿期,广泛累及眼眶和其他面部组织。

泪腺肿瘤

皮样囊肿是儿童泪窝区域最常见的疾病[2]。非特异性泪腺炎、多血管炎肉芽肿病、免疫球蛋白 G4(IgG4)相关性泪腺炎和血管淋巴样增生等炎症性疾病也可发生于儿童期。粒细胞肉瘤(绿色瘤)少见,但可表现为泪腺区域的肿块。

泪腺的原发性上皮肿瘤在儿童中少见,更常见于 10 岁以上患儿。泪腺多形性腺瘤可发生于儿童[3],Rose 和 Wright 报道的 78 例中有 3 例初始症状发生于十几岁[27]。肿瘤切除的完全与否对疗效至关重要,如果未完全切除,可能复发或发生晚期恶化[27]。

腺样囊性癌很少发生于儿童,但比多形性腺瘤常见[3,28,29]。Moorfields 医院 38 例腺样囊性癌病例中的 6 例于十几岁时出现首发症状[30]。这些肿瘤通常进展迅速。或者长期存在的病变也可能急性发作,因侵袭周围神经而出现疼痛、感觉异常等症状,显微镜下常可发现病变扩展超出肿物。

放射学检测显示骨侵蚀,则高度提示恶性变可能。然而,需要注意的是,没有骨侵蚀并不能排除恶性变的可能(图 26.5)。由于儿童期骨重建迅速,快速生长的肿块如腺样囊性癌仍可观察到局限性骨膨胀。而在成人,这一体征可能提示多形性腺瘤等缓慢生长的肿物。

这些肿瘤临床上很难与其他泪腺疾病如低度感染、无菌性炎症或白血病沉积物等鉴别,需要通过活检来确诊。

腺样囊性癌局部侵袭,可转移,手术、放疗和化疗后仍预后不良(图 26.6)[30]。局部切除和根治性质子束照射可能延长无瘤生存期[31]。

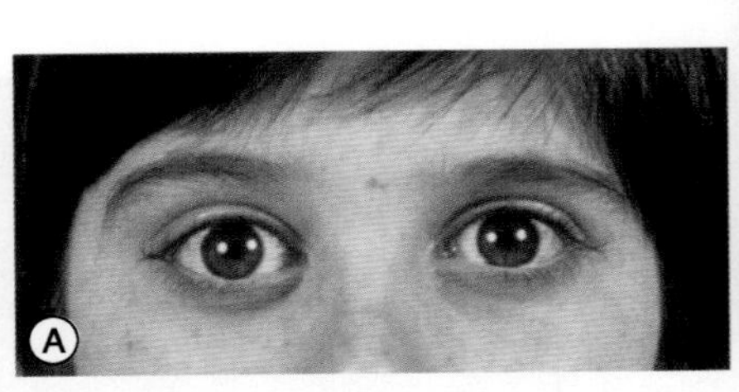
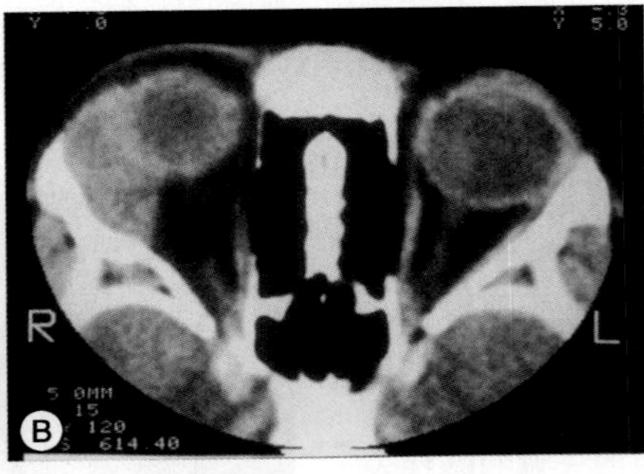

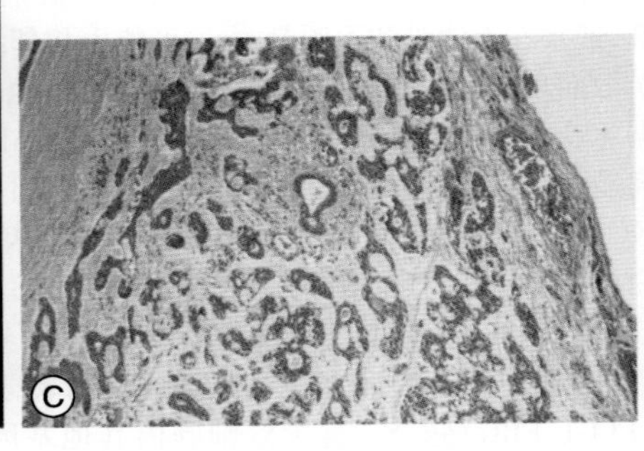

图 26.5 腺样囊性癌。Ⓐ10 岁患儿病史 1 年，逐渐出现右侧眼球突出和上睑肿胀。无疼痛或感觉缺失；Ⓑ计算机断层扫描显示泪腺肿块穿凿样破坏额骨，无侵蚀。儿童期快速生长的病灶可能引起穿凿样破坏；Ⓒ泪腺腺样囊性癌。患者 23 年后仍生存（图 26.5 为不列颠哥伦比亚大学的患者）

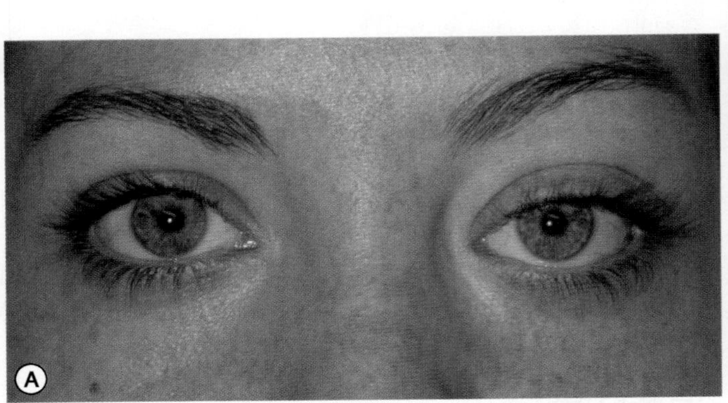
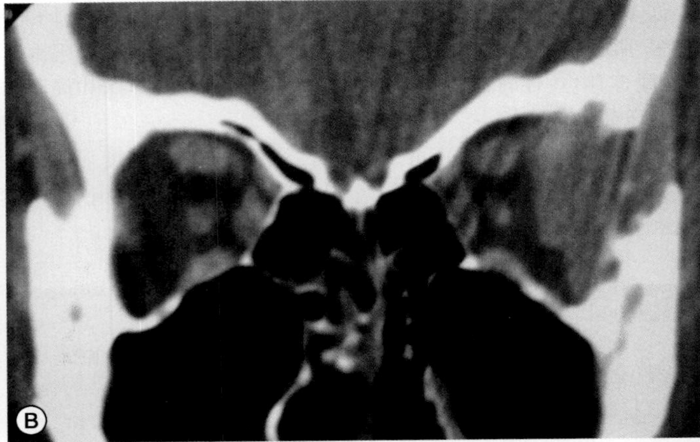

图 26.6 腺样囊性癌。Ⓐ16 岁女孩进行性左眼球易位、疼痛和外上眼睑麻木 9 个月；Ⓑ冠状面计算机断层扫描显示泪腺区域肿块，邻近骨破坏。活检证实为基底细胞样腺样囊性癌，伴有骨及周围神经侵袭。尽管进行了手术、放疗和化疗，患者仍于 12 个月内死于转移性疾病

（马莉 译 马翔 校）

参考文献

1. Albert DM, Rubenstein RA, Scheie HG. Tumor metastasis to the eye. II. Clinical study in infants and children. Am J Ophthalmol 1967; 63: 727–32.
2. Nicholson DH, Green WR. Pediatric Ocular Tumors. New York, NY: Masson, 1981.
3. Porterfield JF. Orbital tumors in children: a report on 214 cases. Int Ophthalmol Clin 1962; 2: 319–26.
4. Lastowska M, Cullinane C, Variend S, et al. Comprehensive genetic and histopathologic study reveals three types of neuroblastoma tumors. J Clin Oncol 2001; 19: 3080–90.
5. Schwab M, Westermann F, Hero B, Berthold F. Neuroblastoma: biology and molecular and chromosomal pathology. Lancet Oncol 2003; 4: 472–80.
6. Deyell RJ, Attyeh EF. Advances in the understanding of constitutional and somatic genomic alterations in neuroblastoma. Cancer Genet 2011; 204: 113–21.
7. Janoueix-Lerosey I, Schleiermacher G, Michels E, et al. Overall genomic pattern is a predictor of outcome in neuroblastoma. J Clin Oncol 2009; 27: 1026–33.
8. De Bernardi B, Gerrard M, Boni L, et al. Excellent outcome with reduced treatment for infants with disseminated neuroblastoma without MYCN gene amplification. J Clin Oncol 2009; 27: 1034–40.
9. Davis S, Rogers MAM, Pendergrass TW. The evidence and epidemiologic characteristics of neuroblastoma in the United States. Am J Epidemiol 1987; 126: 1063–74.
10. Gross RE, Farber S, Martin LW. Neuroblastoma sympatheticum: a study and report of 217 cases. Pediatrics 1959; 23: 1179–91.
11. Musarella MA, Chan HSL, DeBoer G, Gallie BL. Ocular involvement in neuroblastoma: prognostic implications. Ophthalmology 1984; 91: 936–40.
12. Pritchard J, Hickman JA. Why does stage 4s neuroblastoma regress spontaneously? Lancet 1994; 345: 992–3.
13. Woodruff G, Buncic JR, Morin JD. Horner's syndrome in children. J Pediatr Ophthalmol Strabismus 1988; 25: 40–4.
14. West CE, Repka MX. Tonic pupils associated with neuroblastoma. J Pediatr Ophthalmol Strabismus 1992; 29: 382–3.
15. Cohn SL, Salwen H, Herst CV, et al. Single copies of the N-myc oncogene in neuroblastomas from children presenting with the syndrome of opsoclonus-myoclonus. Cancer 1988; 62: 723–6.
16. Hiyama E, Yokoyama T, Ichikawa T, et al. Poor outcome in patients with advanced stage neuroblastoma and coincident opsomyoclonus syndrome. Cancer 1994; 74: 1821–6.
17. Slamovits TL, Rosen CE, Suhrland MJ. Neuroblastoma presenting as acute lymphoblastic leukemia but correctly diagnosed after orbital fine-needle aspiration biopsy. J Clin Neuroophthalmol 1991; 11: 158–61.
18. Timmerman R. Images in clinical medicine: raccoon eyes and neuroblastoma. N Engl J Med 2003; 349: E4.
19. Perez CA, Matthay KK, Atkinson JB, et al. Biologic variables in the outcome of stages I and II neuroblastoma treated with surgery as primary therapy: a Children's Cancer Group study. J Clin Oncol 2000; 18: 18–26.
20. Nickerson HJ, Matthay KK, Seeger RC, et al. Favorable biology and outcome of stage IV-S neuroblastoma with supportive care or minimal therapy: a Children's Cancer Group study. J Clin Oncol 2000; 18: 477–86.
21. Matthay KK, Villablanca JG, Seeger RC, et al. Treatment of high-risk neuroblastoma with intensive chemotherapy, radiotherapy, autologous bone marrow transplantation, and 13-cis-retinoic acid. Children's Cancer Group. N Engl J Med 1999; 341: 1165–73.

22. Alvarez-Berdecia A, Schut L, Bruce DA. Localized primary intracranial Ewing's sarcoma of the orbital roof. Case report. J Neurosurg 1979; 50: 811–13.
23. Jakobiec FA, Jones IS. Metastatic and secondary tumors. In: Duane TD, editor. Clinical Ophthalmology. Hagerstown, MD: Harper and Row, 1983.
24. Turc-Carel C, Aurias A, Mugneret F, et al. Chromosomes in Ewing's sarcoma. I. An evaluation of 85 cases of remarkable consistency of t(11;22)(q24;q12). Cancer Genet Cytogenet 1988; 32: 229–38.
25. Shing DC, McMullan DJ, Roberts P, et al. FUS/ERG gene fusions in Ewing's tumors. Cancer Res 2003; 63: 4568–76.
26. Bajaj MS, Pushker N, Sen S, et al. Primary Ewing's sarcoma of the orbit: a rare presentation. J Pediatr Ophthalmol Strabismus 2003; 40: 101–4.
27. Rose GE, Wright JE. Pleomorphic adenoma of the lacrimal gland. Br J Ophthalmol 1992; 76: 395–400.
28. Shields JA, Bakewell B, Augsburger JJ, et al. Space occupying orbital masses in children: a review of 250 consecutive biopsies. Ophthalmology 1986; 93: 379–84.
29. Tellado MV, McLean IW, Specht CS, Varga J. Adenoid cystic carcinomas of the lacrimal gland in childhood and adolescence. Ophthalmology 1997; 104: 1622–5.
30. Wright JE, Rose GE, Garner A. Primary malignant neoplasms of the lacrimal gland. Br J Ophthalmol 1992; 76: 401–7.
31. Pommier P, Liebsch NJ, Deschler DG, et al. Proton beam radiation therapy for skull base adenoid cystic carcinoma. Arch Otolaryngol Head Neck Surg 2006; 132: 1242–9.

第 27 章

组织细胞、造血和淋巴组织增生性疾病

Timothy John Sullivan

章节目录

组织细胞异常偶尔会影响眼睛和眼部附属器。眼科医师所见的基于广泛组织学的组织细胞损伤类别是：朗格汉斯细胞组织细胞增生症（LCH）、幼年黄色肉芽肿（JXG）、Rosai-Dorfman 病（RDD）和 Erdheim-Chester 病（ECD）。虽然 LCH 和 JXG 主要表现为儿科疾病，但在儿童中存在许多眼附属器 RDD 病例和一些 ECD 眼附属器病例。

朗格汉斯细胞组织细胞增生症

20 世纪初，Hand-Schüller-Christian 病被描述为同时包含皮疹、骨性病变和尿崩症的并发症。在 1924 年和 1933 年，Letterer 和 Siwe 分别报道了一例组织学相似的独立疾病，累及组织更加广泛，包括肝脏、脾脏和骨髓异常[1]。随后孤立性嗜酸性肉芽肿的发生被报道[2]。Lichtenstein 注意到这三种疾病的特征，他提出“组织细胞增多症 X”一词来表示组织细胞起源，但其发病机制尚不清楚[3]。Breathnach 和 Birbeck 描述了皮肤朗格汉斯细胞中的五层膜胞质包含体（Birbeck 颗粒），同时 Nezelof 和 Bassett 用电子显微镜观察到组织细胞增生症 X 病变中的相同结构[4]。

这使人们相信朗格汉斯细胞是这些细胞疾病的起源细胞，从此被称为朗格汉斯细胞组织细胞增生症（LCH）。病理性组织细胞检测显示细胞核中央可见条纹，类似咖啡豆，胞质嗜酸性，并且 CD1a、CD207（langerin，朗格汉斯蛋白）及 S100 阳性（图 27.1）。标准光学显微镜也观察到嗜酸性粒细胞、淋巴细胞和巨噬细胞大量浸润，提示这一疾病是炎症过程而不是肿瘤过程[5]。然而在 1994 年，Yu 和 Wilmann 证明这一疾病也具有克隆性。现在已知在 60% 的病例中发现 *BRAF* 基因突变，在 15%～40% 病例中发现相互排斥的 *MAP2K1* 突变，以及罕见的 *ARAF* 突变，证实 LCH 是具有相关炎症反应的肿瘤过程[5]。病理性组织上 LCH 细胞确实与表皮朗格汉斯细胞存在一些差异，缺乏典型的树突棘，并且基因表达谱与前体髓样树突状细胞一致，而不是与皮肤树突状细胞一致。因此，LCH 目前被归类为骨髓瘤[6]。

LCH 中的所有基因突变似乎均指向有丝分裂原激活蛋白激酶（MAPK，ERK）信号通路。这个信号通路具有多种作用，它可以影响细胞周期及细胞增殖、细胞凋亡和衰老。ERK 是细胞外信号调节激酶，是该通路后期的关键酶。其他突变（*BRAF*，*MAK2K1*）导致 ERK 活化。该信号通路与导致神经纤维瘤病和黑色素瘤发展的信号通路相同。突变的时间似乎决定了临床综合征的表现。所有广泛高风险疾病患者和少数多灶性低风险疾病患者的外周血中存在 *BRAF* 突变，而单系统 LCH 疾病的患者无 *BRAF* 突变[7]。其他表观遗传影响或其他突变也可能导致疾病表现的变化。

基于人群的研究发现，儿童 LCH 的发病率约为百万分之五[8]。大部分眼附属器为单侧受累及单系统疾病，即所谓的嗜酸性肉芽肿（图 27.2A）。男性儿童更为常见。在一个较大的病例系列中，80% 表现为上眼眶（嗜酸性肉芽肿）无痛性肿胀。只有 6% 的患者出现多灶性、多系统疾病，因脑垂体后叶受累而出现糖尿病性尿崩症表现，伴有双侧眼球突出[9]（图 27.2B）。视觉丧失不常见，但视神经受压或长时间颅内压升高可引起视力下降。对于眼科医生来说，了解全身受累的可能性并安排适当的系统检查和肿瘤评估非常重要。通常采用计算机断层扫描（CT）或磁共振成像（MRI）进行成像以评估眼眶病变[9]（图 27.3）。虽然 MRI 是儿童首选的检查方法，但 CT 确实能很好地描绘出溶解性骨损伤。随后行活检以明确诊断、预先安排进一步的检查和转诊。初步评估应包括全血细胞计数、肝功能检查、电解质、凝血检测、血沉、乳酸脱氢酶、免疫球蛋白、尿酸和铁蛋白。还需行正电子发射计算机体层显像仪（PET/CT）扫描、全身 CT 和 MRI 检查以及骨髓和下消化道内镜检查[10]。LCH 的 MRI 检查特征性表现之一是由于受累组织浸润导致正常垂体后叶不能强化显影。其他中枢神经受累包括各种软组织沉积和尿崩症。

眼眶病变的治疗通常包括刮除术进行活检确认，尽可能多地切除病变组织，以及病灶周围类固醇治疗。当仅有单一局部病灶、单系统受累时，无须其他治疗[10-11]。然而，必须进行适当的系统性

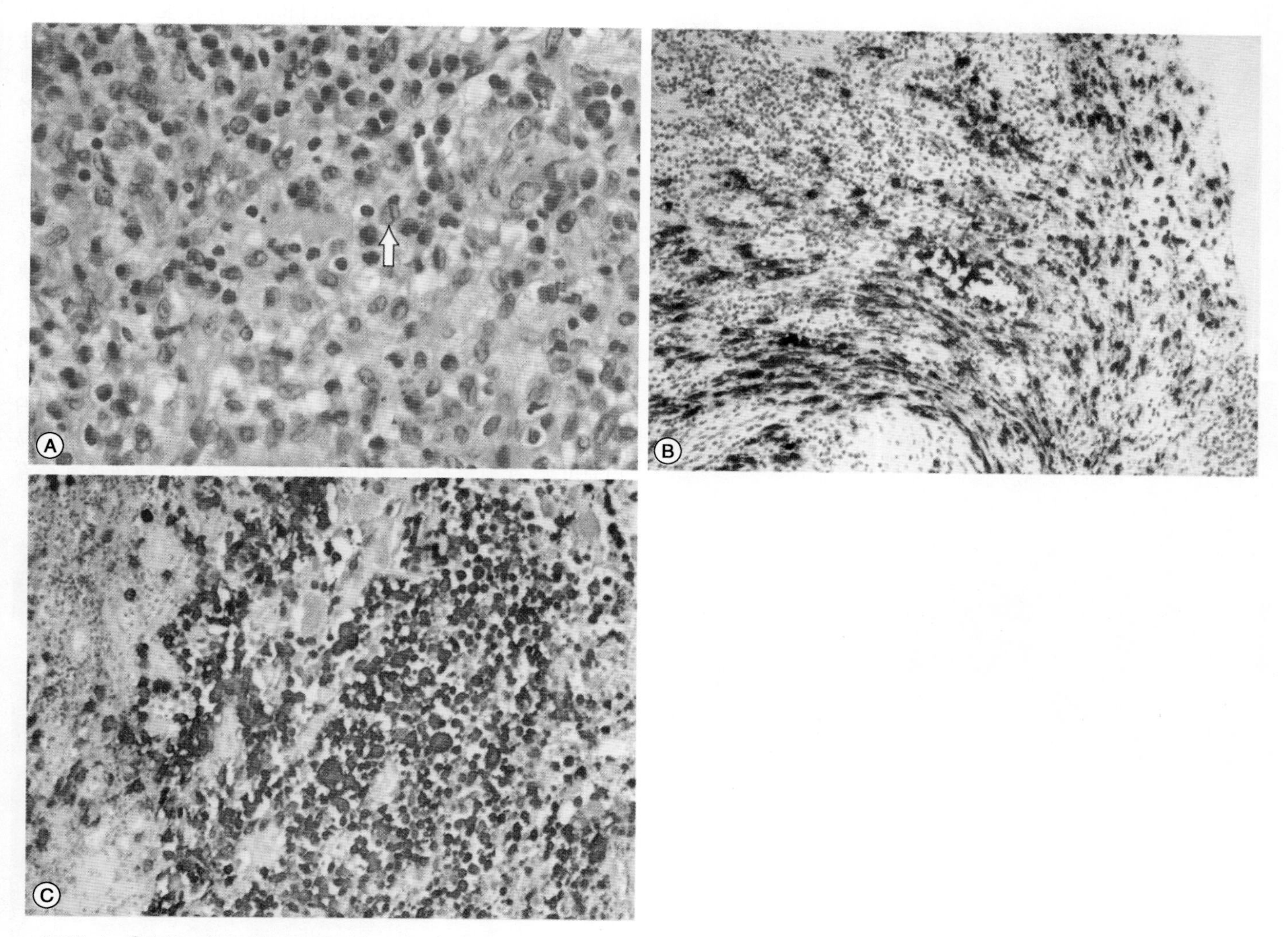

图 27.1　Ⓐ朗格汉斯细胞组织细胞增多症(LCH)HE 染色×400,病变细胞表现为咖啡豆样细胞核(箭头所示)和淡嗜酸性胞质,病变处为嗜酸性粒细胞、巨噬细胞和淋巴细胞混合炎症浸润;ⒷLCH 免疫组化染色显示 CD1a 表达情况(×100),病变细胞呈强阳性(棕色);ⒸLCH 免疫组化染色显示 S100 表达情况(×100),病变细胞呈强阳性(棕色)

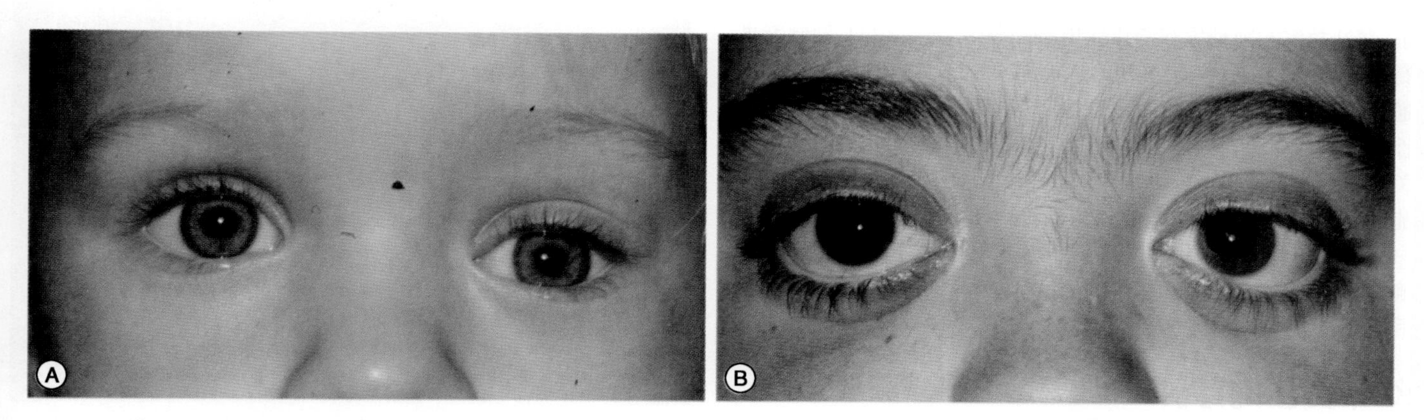

图 27.2　Ⓐ眼附属器的朗格汉斯细胞组织细胞增多症(LCH)的典型表现,左眼球突出并向下移位;Ⓑ与 LCH 多系统多灶性疾病相关的双侧眼球突出

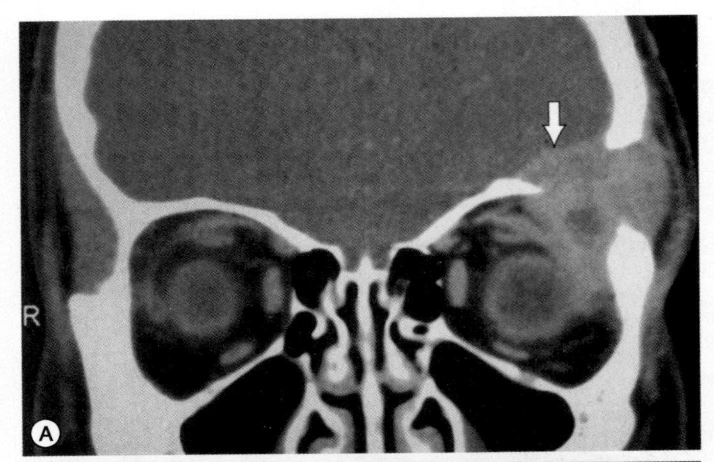

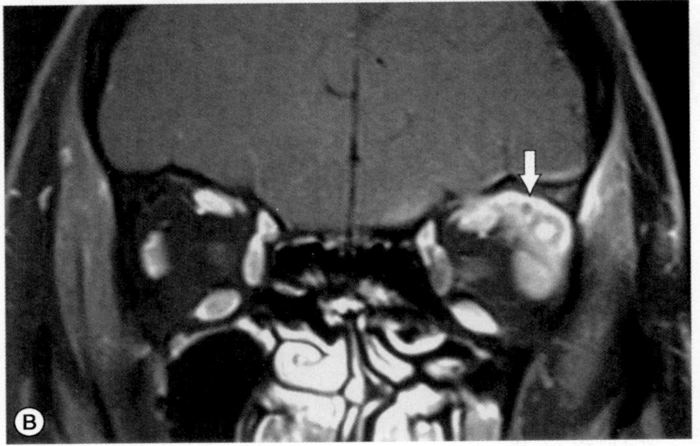

图 27.3　Ⓐ朗格汉斯细胞组织细胞增多症（LCH）CT 冠状位扫描显示左额骨和眶顶骨质明显破坏，伴有相关软组织损伤；ⒷLCH 的磁共振冠状位扫描，T1 加权像用钆增强，显示 LCH 软组织成分强化

检查，如果存在多灶性或多系统疾病，则需要进行抗肿瘤治疗。组织细胞协会在欧洲和日本进行了国际多中心随机试验、LCH Ⅰ～Ⅳ和其他多中心研究，这些研究扩充了治疗方法，其主要是基于长春碱和泼尼松龙的 LCH 试验，日本的研究和 LCH Ⅳ期试验认为阿糖胞苷是一个合理的选择。对于多系统、多灶性疾病，难治性或复发性病变频繁发生，在这种情况下可以应用克拉屈滨、氯法拉滨和阿糖胞苷治疗。用 vemurafenib 等 BRAF 抑制剂进行靶向治疗，对 *BRAF* 突变患者有很强的疗效。其他针对 MAPK 通路的药物也可能有效，特别是对于 BRAF 阴性病变的病例。骨性病变对前列腺素治疗也有反应，特别是对于有症状的单一性骨关节受累者。如果患者对这些治疗没有反应，那么干细胞移植可能会有作用。眼科医生所能见到的绝大多数病变都是单灶性单一系统病变，治疗效果较好。多系统多灶性疾病的预后仍不明确，但随着对发病机制、起源细胞和靶向治疗的进一步认识，其预后将会改善[10]。

幼年黄色肉芽肿

幼年黄色肉芽肿（JXG）的病理学表现与 LCH 不同。其细胞呈上皮样、胞质嗜酸性，无咖啡豆样细胞核。JXG 无 CD1a 和 CD207 表达，使之与 LCH 相鉴别。细胞具有一致的免疫表型，包含 CD14、CD163、CD68、肌成束蛋白和因子 13a。电子显微镜下无 Birbeck 颗粒。JXG 有以 Touton 多核巨细胞为主要特征的混合性炎性浸润[5]（图 27.4）。并且 JXG 和 LCH 的临床表现也不同，通常有皮肤病变。这些表现可能在神经纤维瘤病 1 型（NF1）患者中短暂出现，有时是疾病的首发症状。JXG 有时也与青少年粒-单核细胞白血病有关。通常眼科系列报道的主要眼部损伤包括虹膜、结膜或不常累及的脉络膜，发病时平均年龄为 3 岁。也可累及眼睑附属器及眼眶，但发生率较低[12]。常见于平均年龄 6 岁的稍大儿童，表现为圆形的黄色瘤性皮肤病变或眼眶深部肿块（图 27.5）。眼外肌可能受累。有文献报道了一例新生儿 JXG 广泛累及了眼眶、海绵窦、颞下窝和大脑，治疗效果较好[13]。淡黄色皮肤病变和其他病变是诊断的重要线索。这一点可以通过切除最容易获得的病灶并进行活检来证实，这通常也是较为充分的治疗方法。虹膜受累通常并发复发性前房积血和青光眼。活检易引起出血，这种情况下，应用类固醇治疗并经常随访通常是有效的。

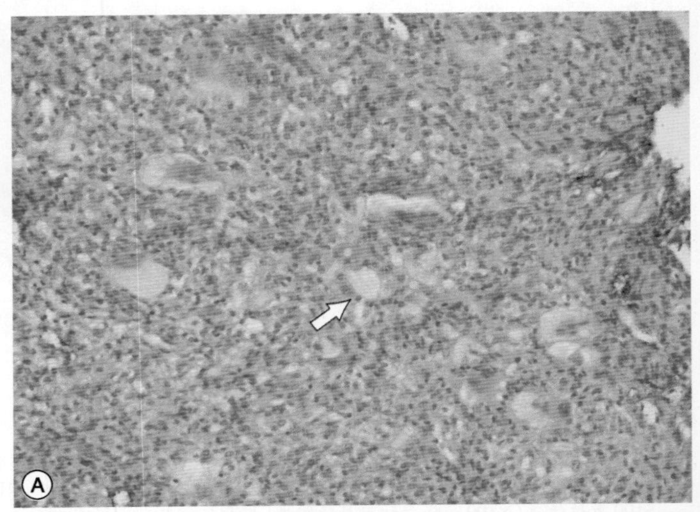

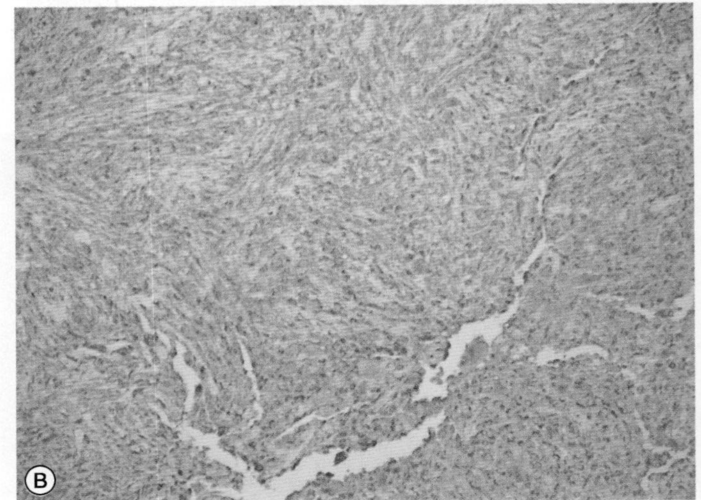

图 27.4　Ⓐ幼年黄色肉芽肿（JXG）组织学图像，HE 染色（×200），图片显示存在以 Touton 巨细胞为特征的混合性炎性细胞浸润；ⒷJXG 免疫组化染色显示 CD68 信号强阳性

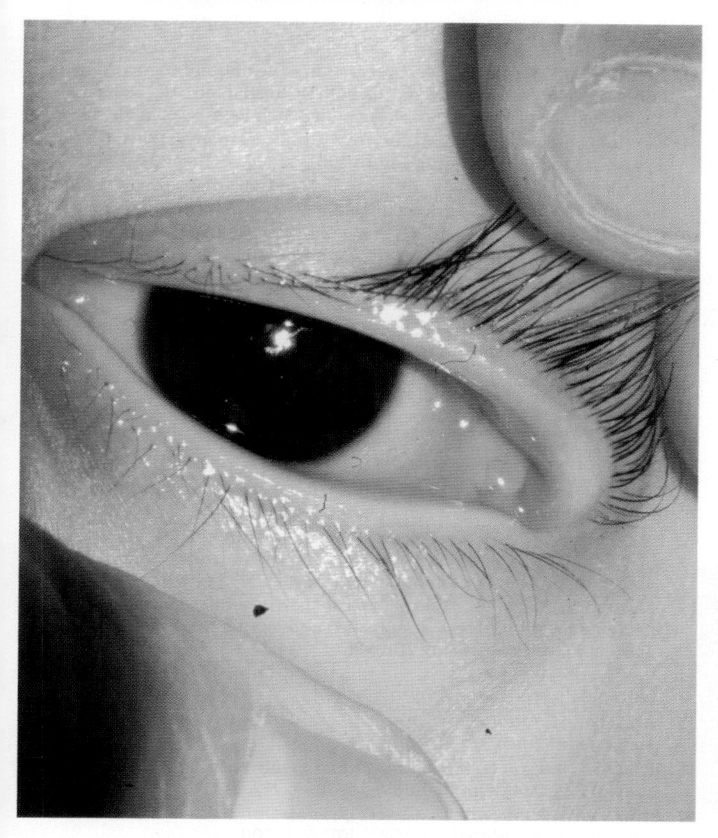

图 27.5　幼年黄色肉芽肿病例，表现为典型的左眼眶前部肿块。注意典型的黄色瘤样(黄色)病变

Rosai-Dorfman 病

Rosai-Dorfman 病(RDD)是一种良性、特发性炎症性病变，可能包含一系列表现，包括淋巴结外疾病，通常见于眼眶和眼附属器[5]。RDD 以前被称为“窦组织细胞增生症伴巨大淋巴结病”。这些患者通常表现为无痛的软组织肿块，引起突眼、上睑下垂或运动障碍和复视。眼眶疾病可能出现在鼻窦受累或淋巴结病变之前[14]。CT 成像结果显示这些病变多是一些对比增强的均匀弥漫性肿块，除了蝶骨翼可能被侵蚀以外，无其他相关组织或骨质破坏。MRI 显示病变组织相对于大脑呈低信号，钆造影剂可使病变明显增强[15]。活检显示，RDD 特征性病理学过程为“细胞侵入现象”。通常，大的组织细胞吞噬完整的红细胞、淋巴细胞和浆细胞，将这些细胞包裹在胞内富含淡或透明的细胞质液泡中。这些细胞为 CD14、CD68、CD163 和 S100 阳性及 CD1a 和 CD207 阴性细胞。有些细胞可能会有免疫球蛋白 G4 染色，但这一点通常不符合该疾病的诊断标准[5]。

大约一半的病例会自发消退，因此这种不常见的组织细胞疾病可能无须治疗。在对重要眼眶结构不造成重大损伤风险的情况下，可考虑在初始活检时进行手术切除或减容。偶见眼眶发病病例可能导致视神经病变，则需要化疗或低剂量放疗。

大多数病例可以自发消退或治疗后好转。然而，少数顽固性病例可导致慢性弥漫性淋巴结病。RDD 的死亡率较低，死亡病例多为多发性淋巴结并伴随淋巴结外病变的患者。

白血病

白血病可累及任何眼附属器结构，病变可直接来自肿瘤浸润或沉积，也可由出血、感染或神经性眼病引起的继发性效应[16](图 27.6)。小儿白血病包括急性淋巴细胞白血病(ALL)(75%)、急性髓细胞性白血病(AML)(20%)和慢性髓细胞性白血病(CML)(5%)。在不同报道中，眼科受累的发生率差异很大，10%~90%不等，可能反映了统计方法的不同[17]。严格的前瞻性评估会得出更高的发病率，许多无症状的患者也可能伴有眼附属器受累[18]。眼部受累可能是白血病的一种特征表现。在一项包含 31 例粒细胞肉瘤病例的系列研究中，所有病例均没有白血病的既往史，但 40%的患者在全身检查中发现 AML，其余的患者中，有 75%在随后的 21 个月内发生 AML[19]。粒细胞肉瘤之前被称为绿色瘤，因为其病变细胞中存在髓过氧化物酶而呈绿色[20]。

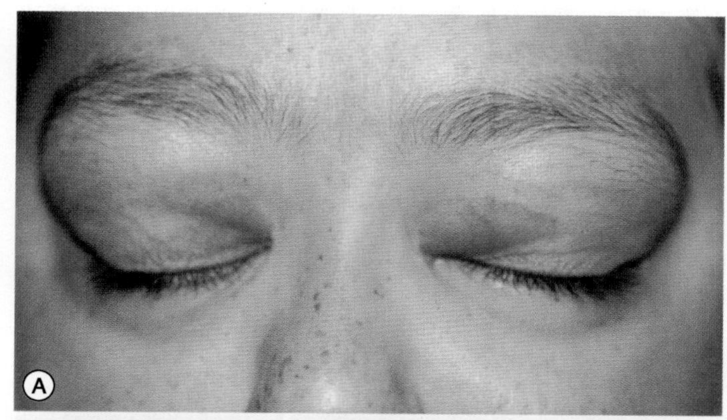

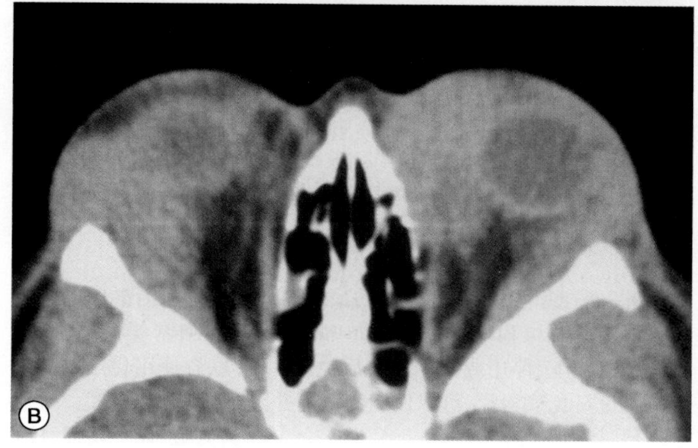

图 27.6　Ⓐ急性淋巴细胞白血病(ALL)患者的严重双侧眼球突出；ⒷCT 扫描显示该 ALL 病例伴有广泛的眼眶受累

眼附属器受累也可能是治疗后复发的征兆，在一系列病例中，代表了 ALL 复发的常见受累部位。由于这些原因，建议在白血病诊断时进行眼科检查。通常这些患者表现为单侧或双侧突眼、眼睑肿胀或水肿以及疼痛。沉积物可能累及眼外肌内或肌外间隙、眼外肌及泪腺。眼眶或眼部病变的存在与急性髓细胞性白血病和急性淋巴细胞白血病的预后呈负相关。粒细胞肉瘤的预后较差，1975 年 Zimmerman 和 Font 观察的系列研究病例中，大多数患者仅能存活 30 个月[5]。2014 年，Aggarwal 报道了一系列伴有绿色瘤且

进展到 AML 的病例，他们的平均生存期是 9.2 个月。

淋巴瘤

眼附属器淋巴瘤在儿科人群中的发生率远低于成人。尽管如此，在一些少见情况中，也可发生附属器淋巴瘤。从历史上看，人们已经意识到撒哈拉以南非洲人群中的 Epstein-Barr 病毒介导的 Burkitt 淋巴瘤，但同样的病变也可在非流行的情况下散发[21]。

根据世界卫生组织修订的欧美淋巴类肿瘤的分类（REAL 分类）[22]（图 27.7），同时含有 B 细胞和 T 细胞病变的报道极为有限。这些分类包括原发性结节外边缘区淋巴瘤（EMZL）、弥漫大 B 细胞淋巴瘤（DLBCL）和眼眶 B 前体淋巴母细胞性淋巴瘤[23,24]。这些肿瘤表现为肿块、眼球突出或眼睑肿胀。CT 和 MRI 的影像学检查结果显示为边界清晰的模铸肿块（molded-mass）病变，并有中度强化信号。一旦明确了组织病理诊断，则应采用美国癌症联合委员会第 7 版进行系统分期[25]。无全身受累的原发性眼眶淋巴瘤通常采用放射治疗或化疗/免疫治疗。惰性 EMZL 通常对治疗反应良好，预后较好。DLBCL 侵袭性更强，但似乎在儿科人群中具有良好的生存率，而 T 细胞淋巴瘤的预后较差。

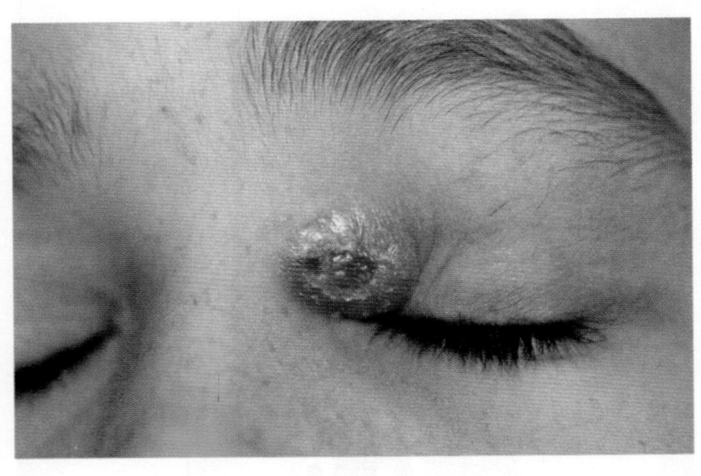

图 27.7 皮肤眼附属器 T 细胞淋巴瘤

淋巴瘤或淋巴增生性疾病的最终表现类似移植后淋巴增生性疾病（PTLD），与 EB 病毒（Epstein-Barr virus）感染密切相关[26,27]。在这种情况下，停用或减少移植后免疫抑制，联合使用化疗或利妥昔单抗进行免疫治疗，可以使病变消退并降低 EB 病毒滴度。

（秦秀虹 译 马翔 校）

参考文献

1. Zinn DJ, Chakrborty R, Allen CE. Langerhans cell histiocytosis: emerging insights and clinical implications. Oncology (Williston Park) 2016; 30: 122–32, 139.
2. Farber S. The nature of "solitary or eosinophilic granuloma of bone". Am J Pathol 1941; 17: 84–102.
3. Lichtenstein L, Histiocytosis X. Integration of eosinophilic granuloma of bone, "Letterer-Siwe disease and "Schuller-Christian disease" as related manifestations of a single nosologic entity. Arch Pathol 1953; 56: 84–102.
4. Nezelof C, Bassett F. From histiocytosis X to Langerhans cell histiocytosis: a personal account. Int J Surg Pathol 2001; 9: 137–46.
5. Picarsic J, Jaffe R. Nosology and pathology of Langerhans cell histiocytosis. Hematol Oncol Clin North Am 2015; 29: 799–823.
6. Collin M, Bigley V, McClain KL, et al. Cell(s) of origin of Langerhans cell histiocytosis. Hematol Oncol Clin North Am 2015; 29: 825–38.
7. Rollins BJ. Genomic alterations in Langerhans cell histiocytosis. Hematol Oncol Clin North Am 2015; 29: 839–51.
8. Stålemark H, Laruencikas E, Karis J, et al. Incidence of Langerhans cell histiocytosis in children: a population based study. Pediatr Blood Cancer 2008; 51: 76–81.
9. Maccheron LJ, McNab AA, Elder J, et al. Ocular adnexal Langerhans cell histiocytosis: clinical features and management. Orbit 2006; 25:169–77.
10. Allen CE, Ladisch S, McClain KL. How I treat Langerhans cell histiocytosis. Blood 2015; 126: 26–35.
11. Harris GJ. Langerhans cell histiocytosis of the orbit: a need for interdisciplinary dialogue. Am J Ophthalmol 2006; 141: 374–8.
12. Samara W, Khoo CTL, Say EAT, et al. Juvenile xanthogranuloma involving the eye and ocular adnexa tumor control, visual outcomes, and globe salvage in 30 patients. Ophthalmology 2015; 122: 2130–8.
13. Johnson TE, Alabaid C, Wei L, et al. Extensive juvenile xanthogranuloma involving the orbit, sinuses, brain and subtemporal fossa in a newborn. Ophthal Plast Reconstr Surg 2010; 26: 133–4.
14. Prabhakaran V, Bhamagar A, Sandilla J, et al. Orbital and adnexal Rosai-Dorfman disease. Orbit 2008; 27: 356–62.
15. McClellan SF, Ainbinder DJ. Orbital Rosai-Dorfman disease: a literature review. Orbit 2013; 32: 341–6.
16. Reddy SC, Jackson N, Menon BS. Ocular involvement in leukemia – a study of 288 cases. Ophthalmologica 2003; 217: 441–5.
17. Schachat AP, Markowitz JA, Guyer DR, et al. Ophthalmic manifestations of leukemia. Arch Ophthalmol 1989; 107: 697–700.
18. Russo V, Scott IU, Querques G, et al. Orbital and ocular manifestations of acute childhood leukemia: clinical and statistical analysis of 180 patients. Eur J Ophthalmol 2008; 18: 619–23.
19. Aggarwal E, Mulay K, Honavar SG. Orbital extra-medullary granulocytic sarcoma: clinicopathologic correlation with immunohistochemical features. Surv Ophthalmol 2014; 59: 232–5.
20. Zimmerman LE, Font RL. Ophthalmologic manifestations of granulocytic sarcoma (myeloid sarcoma or chloroma). The third Pan American association of ophthalmology and American journal of ophthalmology lecture. Am J Ophthalmol 1975; 80: 975–90.
21. Bouali S, Said IB, Yedeas MD, et al. Primary sporadic Burkitt lymphoma of the orbit, clinical characteristics, management and outcomes, a case study. Childs Nerv Syst 2016; 32: 437–40.
22. Jaffe ES, Harris NL, Stein H, et al. World Health Organization Classification of Tumours. Tumours of Haematopoietic and Lymphoid Tissues. Pathology and Genetics. Lyon: IARC Press, 2001.
23. Liang X, Stork LC, Albano EA. Primary ocular adnexal lymphoma in pediatric patients: report of two cases and review of the literature. Pediatr Dev Pathol 2003; 6: 458–63.
24. Incesoy-Ozdemir S, Yuksek N, Bozkurt C, et al. A rare type of cancer in children: extranodal marginal zone B-cell (MALT) lymphoma of the ocular adnexa. Turk J Pediatr 2014; 56: 295–8.
25. Coupland SE, White VA, Rootman J, et al. A TNM-based clinical staging system of ocular adnexal lymphomas. Arch Pathol Lab Med 2009; 133: 1262–7.
26. Pomeranz HD, McEvoy LT, Leuder GT. Orbital tumor in a child with posttransplantation lymphoproliferative disorder. Arch Ophthalmol 1996; 114: 1422–3.
27. Douglas RS, Goldstein S, Katowitz JA, et al. Orbital presentation of posttransplantation lymphoproliferative disorder. Ophthalmology 2002; 109: 2351–5.

第28章

颅面部异常

Joanna Black and John Crompton

章节目录

引言

本章讨论两大类疾病：

1. 颅缝闭合过早致颅骨形状异常，如Crouzon综合征（Crouzon syndrome）和阿佩尔综合征（Apert syndrome）。

2. 裂隙综合征，其中胎儿组织不能并置或融合。这些包括下颌面部发育不全，例如Treacher Collins综合征（Treacher Collins syndrome）和戈尔登哈尔综合征（Goldenhar syndrome）。

此外，以下讨论还涉及额窦脑膜脑膨出、面中裂和羊膜带综合征。

颅缝早闭

颅缝早闭是一条或多条颅顶缝线过早融合，导致颅骨畸形。每2 500个新生儿中约有1例发生，可能是原发性的或也可能是继发性的。30%的病例是综合征，常累及多处颅缝，并伴有面部、躯干或四肢的原发性畸形。综合征性颅缝早闭患者存在复杂的神经、眼部和气道异常，面临复杂的整容挑战。非综合征（“单纯”）颅缝早闭可能有神经或眼科并发症。一些单纯的颅缝早闭病例代表了一系列综合征性疾病的轻度结局[1]。

病理生理学

发病机制与遗传学[1]

30%～70%的病例是由成纤维细胞生长因子受体相关基因FGFR1，FGFR2，FGFR3，TWIST1的热点突变引起。其他与疾病相关的突变基因包括MSX2，EFNB1与EFNB2，RAB23和FREM1。大多数基因参与细胞增殖和骨化，属于一个共同的分子途径[2]。最常见

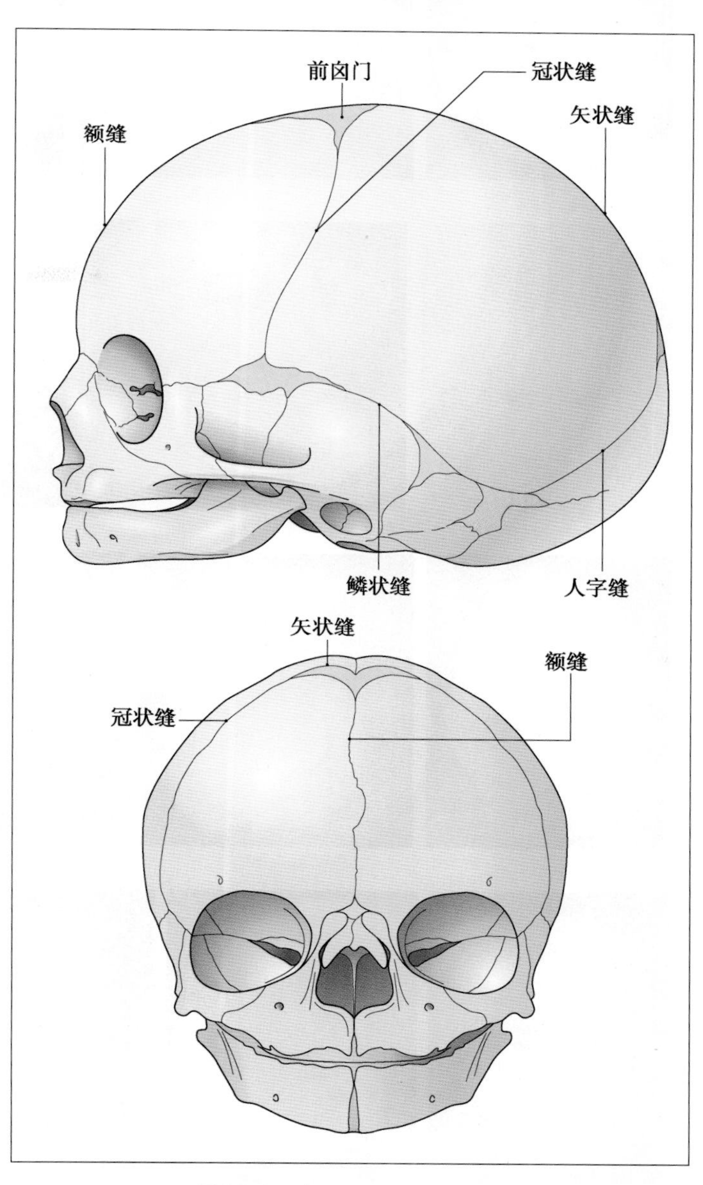

图28.1 婴儿头颅的颅缝和囟门

的综合征是常染色体显性遗传。新突变来源于父系，并随着父系年龄的增长而增加，通常认为这是由于突变发生在与促进雄性生殖系祖细胞克隆扩增相关的突变共同位置所致（“自私的精子选择”理论）。读者可以参考遗传数据库，如在线的人类孟德尔遗传数据库（OMIM）（http://www.omim.org/）。环境因素也与颅缝早闭的病因有关，包括母亲吸烟和海拔高度，以及宫内头部约束[3]。颅缝早闭可继发于各种疾病，包括脑积水、甲状腺功能亢进和佝偻病等代谢性疾病及珠蛋白生成障碍性贫血和镰状细胞贫血等血液疾病[3]。

对颅骨的影响

颅缝是一种纤维状关节，为头颅提供了延展的空间，允许婴儿经历阴道分娩和早期发育过程中的大脑生长。尽管特定部位的颅缝过早融合并不总与特定部位的头部形状异常相关，但最常见出现的是垂直于融合线的颅骨生长受限，而其余开放颅缝处会代偿性生长（图 28.1）。主要临床表现来自希腊语或拉丁语，最新的疾病命名倾向于仅根据所涉及的颅缝命名。三角头畸形（“三角头”）意为额骨缝病变；舟状头畸形（“舟状头”）为矢状缝病变；斜

表 28.1　单纯颅缝早闭

累及的颅缝	特征
额缝 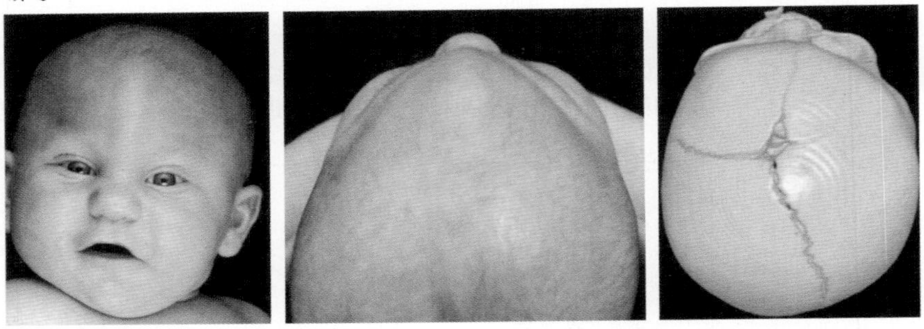	额缝处成脊 眶上外侧缘凹陷 内眼角间距缩小
单侧冠状缝 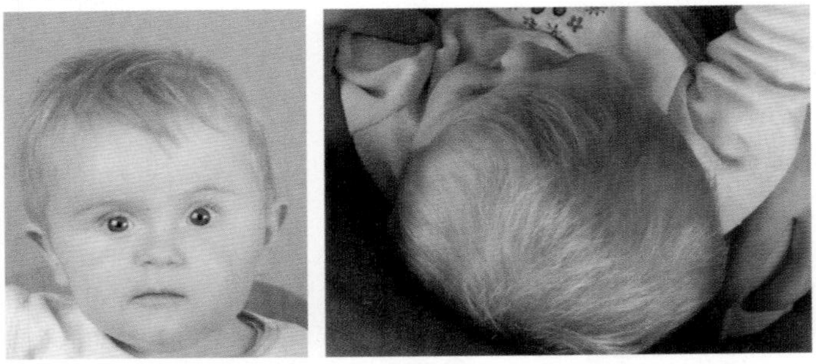	同侧前额和额顶部扁平化 对侧额顶部隆起 同侧颧、耳部前移位 鼻向对侧偏斜 眶顶缩窄，眼眶上斜移位
矢状缝 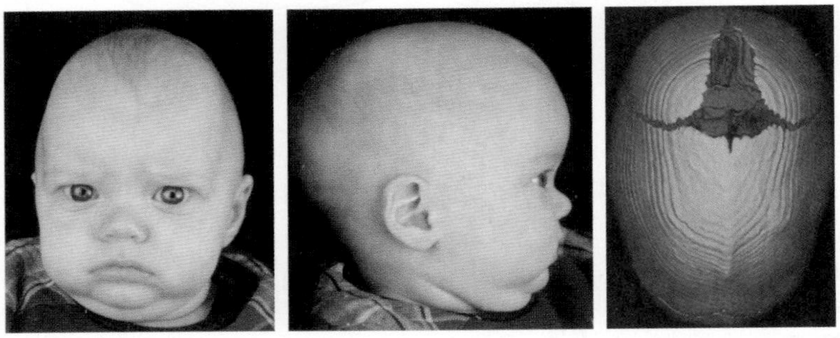	双顶狭窄 前额突出 矢状缝处成脊
单侧人字缝 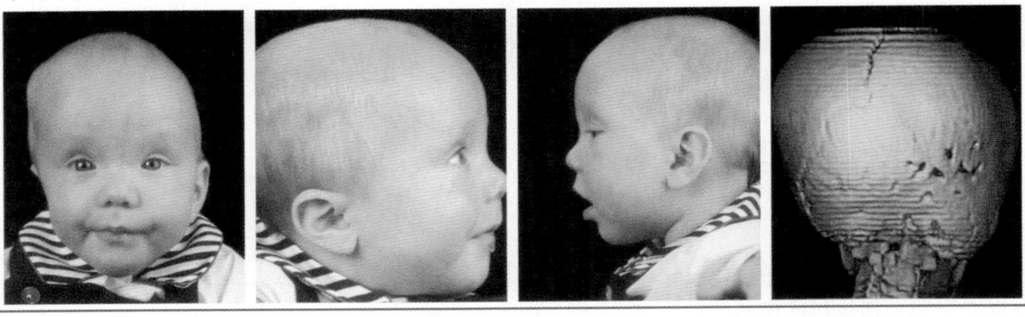	同侧枕部扁平 同侧前额突出

头畸形（“扭头”）为单侧冠状或单侧人字形缝病变；平头畸形（“短头”）为双侧冠状缝病变（表 28.1）。多处颅缝同时受累会导致更复杂的头部形态，如三叶草头畸形（Kleeblatschadel，三叶草或三叶形头骨）或尖头畸形（塔状头部）。颅底和面部骨骼也可见未成熟的过早融合。颅底发育不全合并原发性颌面中部发育不良间接影响中段面部发育，由此产生的腭部、牙列、气道和听力异常可能很严重。

对颅内压、大脑和视神经的影响

大脑的发育与颅骨的生长密切相关。颅缝早闭儿童可能发育迟缓[4,5]。各报道中发病率差异很大。75%的综合征患者和 20%的单纯颅缝早闭患者可能出现颅内压（intracranial pressure，ICP）升高。在综合征患者中，引起 ICP 的四个动力学因素为：颅骨体积受限（“颅缝早闭”）、颅内静脉高压、脑积水和面部畸形引起的睡眠呼吸暂停[6]。由于病情进展缓慢，大多数患者没有症状。影像学检查不一定与颅内压相关，视神经肿胀也常不明显。成纤维细胞生长因子受体（FGFR）基因产物存在于视神经鞘膜，当这些基因突变时，视神经鞘或筛板中的纤维组织异常可导致鞘膜扩张受限[7]。增加的阻力和鞘膜内有限的自我调节容量导致视神经对 ICP 升高、静脉高压和阻塞性睡眠呼吸暂停相关的二氧化碳滞留而引起的脑灌注压降低的易感性[8]。睡眠呼吸暂停相关的缺氧也会导致大脑和视神经损伤。

对眼眶的影响

在综合征性的颅缝早闭中，面中部发育不全和颅底发育不全会导致眼眶变浅、眶缘后移和突出（图 28.2）。角膜暴露或眼球下移等影响视力的病变也可以发生。角化细胞生长因子受体是 FGFR2 的一个剪接体，FGFR 的一些突变可导致角膜上皮修复功能障碍。筛板与前颅窝底位置的降低伴随筛骨过度增生综合征，可导致胎儿眼眶轴的前旋（参见第 3 章），双眼眼眶轴的分离与间距过大（参见第 22 章）。这种分离趋势在额部可能比上颌部明显，导致眼眶的外旋（图 28.3）。其外部表现为反相先天愚型样的眼睑裂。额缝过早闭合可能导致面部缩窄。眼眶轴线和角度的变化增加了斜视的可能性，在多达 90%的患者中可见斜视。FGFR2 在眼外肌（EOM）中表达，这解释了一些 EOM 疾病的表现为什么有分裂的、发育不良的、缺失肌肉的，也可见显微镜下的异常并有软骨样、无弹性的触感[7]。FGFR2 也在胚胎大鼠晶状体和角膜中表达。这可能是患者屈光不正发生率高的原因。

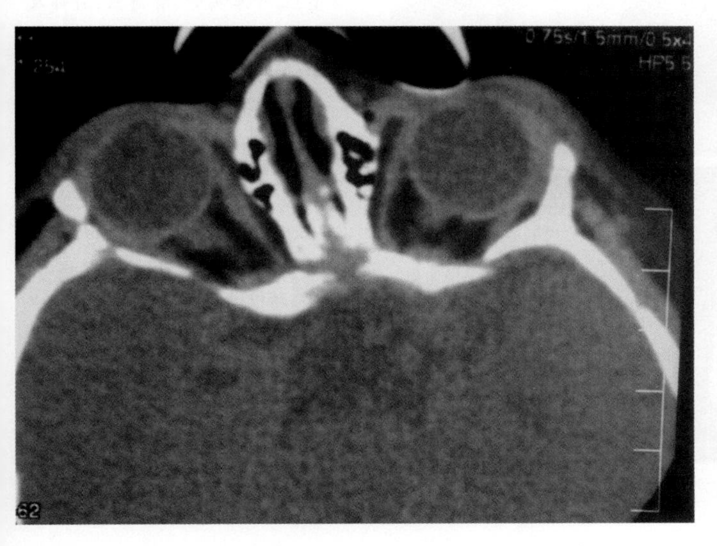

图 28.2　Saethre-Chotzen 综合征。Saethre-Chotzen 综合征患者的轴位计算机断层扫描显示眼眶缩短和眼球突出

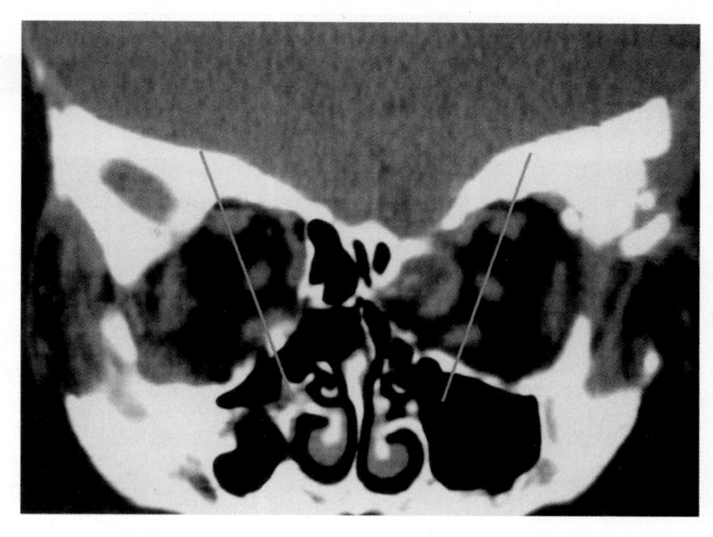

图 28.3　克鲁宗综合征（Crouzon syndrome）。克鲁宗综合征（Crouzon syndrome）患者冠状位计算机断层扫描显示眼眶及其内容物呈外旋状。经上直肌和下直肌中心的画线强调了这个外旋角度

治疗

诊断[2]

单纯的颅缝早闭总结见表 28.1，最常见的颅缝早闭综合征见表 28.2。综合征性颅缝早闭很容易被发现，可能在子宫内已可诊断（图 28.4）。单纯的颅缝早闭则有很多鉴别诊断需要考虑。通过询问病史和进行相应检查可确诊。应注意以下这些方面：

1. 睑裂角度；
2. 耳朵的位置；
3. 鼻尖是否扭曲；
4. 头部的“俯视图”。

颅缝处触诊可能有异常隆起或不动的征象。斜头畸形是自引入“躺着睡”干预措施以降低婴儿猝死综合征风险以来的一种常见表现，可能与罕见的人字缝骨性融合混淆。斜头畸形的特点是出生后最初几个月婴儿形成的头型畸形，与婴儿持续置于一侧体位、斜颈或不活动及发育迟缓有关。由此产生的枕顶叶扁平可能与人字缝骨性融合不同，患儿头颅从上方看为平行四边形，并有同侧耳向前移位表现。人字缝骨性融合的患儿从上方看头部呈梯形，耳向后移位（图 28.5 和图 28.6）。早产儿头部较大，颈部肌肉张力差，导致头部侧转，可能出现头部长而窄的表现。它与矢状缝骨性融合的鉴别点在于矢状缝活动度检查和在头部控制力增加的 3 个月时头形变化。额缝骨性融合意味着一个疾病谱，可能存在诊断困难。这种情况的一种典型结局是出生后一年时发育成额部缝脊，通常不需治疗。此情况与有正常颅内循环的原发性小头畸形中的额缝过早闭合不同。另一个结局是经典的三角头畸形，其特征是与眶上退缩和面部缩窄相关的额缝融合隆起（参见第 22 章）。如有疑问，可由经验丰富的儿科放射科医生进行头骨 X 线检查颅缝是否开放。如果头部畸形持续加重，建议行计算机断层扫描（Computed tomography，CT）检查。

表 28.2　最常见的颅缝早闭综合征

综合征	临床特征
Apert 综合征 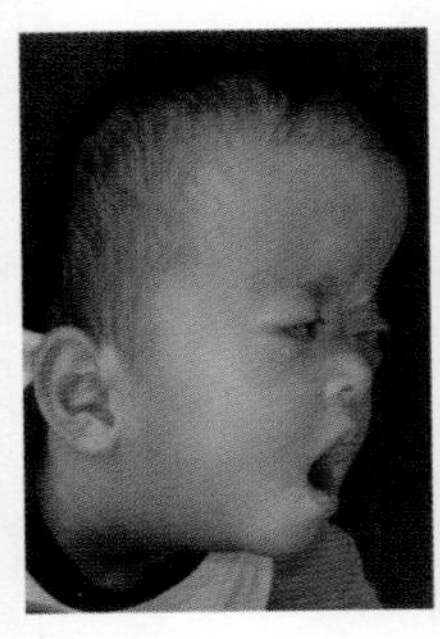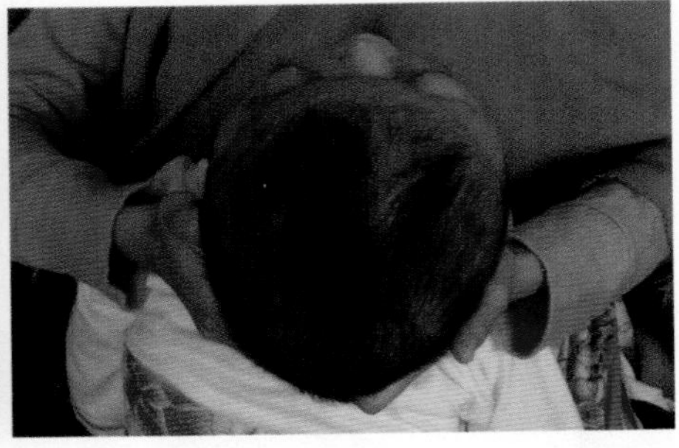	遗传学:AD,FGFR3 CS:双侧冠状缝(产前),人字缝,平头畸形,颅底(儿童时期晚期) CNS(高达 90%):巨头畸形、透明隔异常、低智商、脑积水 面部:腭裂、牙齿拥挤、错位咬合 其他:同指并趾(常见),颈椎脊柱融合,气管软骨融合
Crouzon 综合征 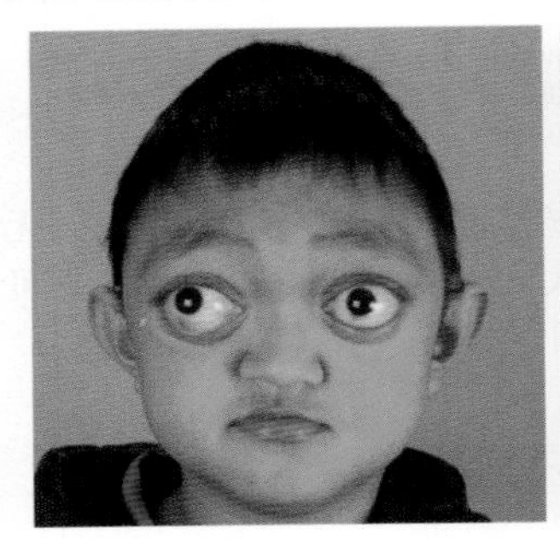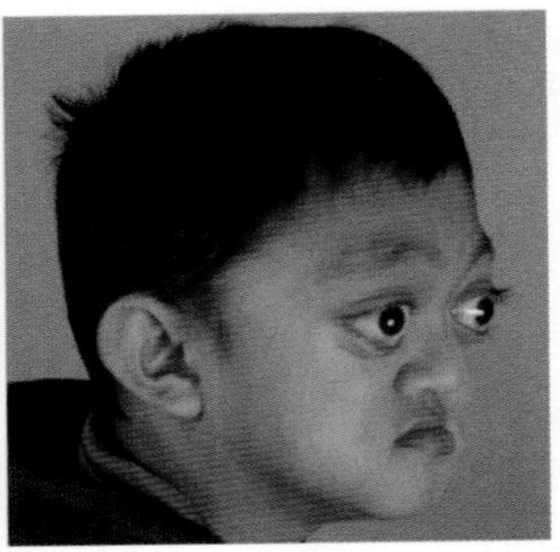	遗传学:AD,表达度不一致,FGFR2,FGFR3 CS(通常在婴儿期):双侧冠状缝±矢状缝或人字缝,颅底。头部形状多样(舟状头畸形、三叉头畸形、三叶畸形) CNS(常见):Chiari 畸形、颈静脉孔狭窄、脑积水 面部:眼球突出,面中部发育不全、鹰钩鼻、腭狭窄、牙齿拥挤、错位咬合 其他:颈椎融合、气管软骨融合、传导性听力损失
Pfeiffer 综合征 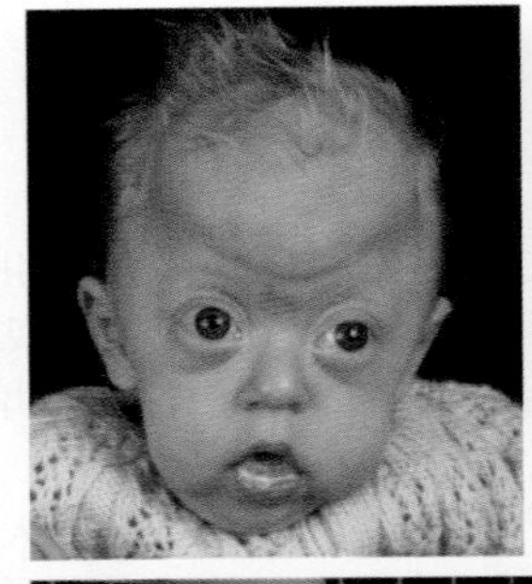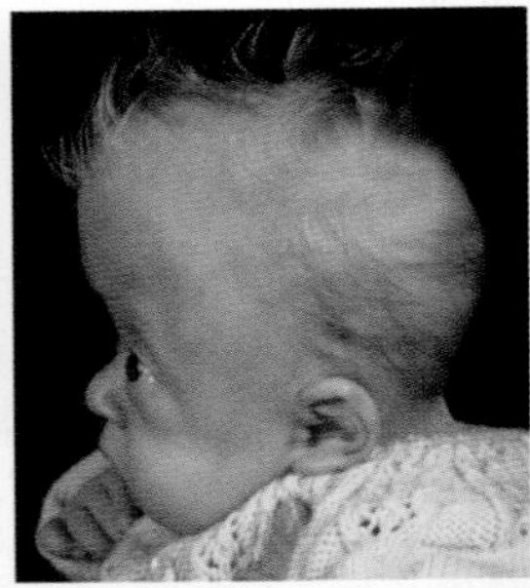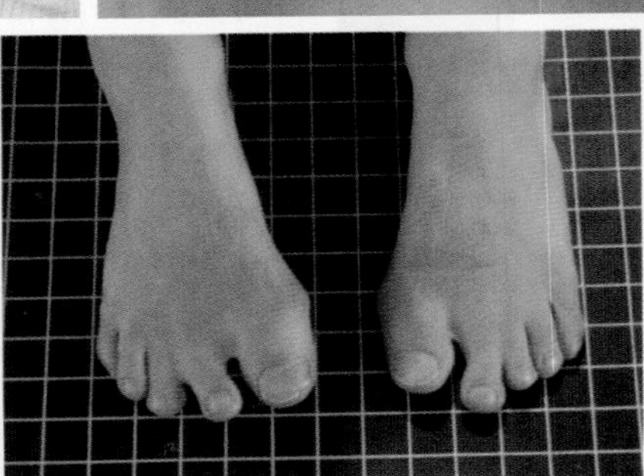	遗传学:AD,不完全外显,FGFR1、FGFR2、FGFR3 1 型:冠状缝±矢状缝,智商和预期寿命正常 2 型:三叶草头骨、智商低、肘部及前臂骨缝融合 3 型:单纯颅缝早闭、短颅底、肘部及前臂骨缝融合 面部:高眼压、上睑下垂、眼前节发育不全、面中部发育不全、错位咬合 其他(所有 3 种类型):低位耳、耳标签、宽大拇指和跗趾,短趾、并指、颈椎融合、气管软骨融合、心血管、胃肠道、生殖系统异常

表 28.2 最常见的颅缝早闭综合征(续)

综合征	临床特征
Muenke 综合征 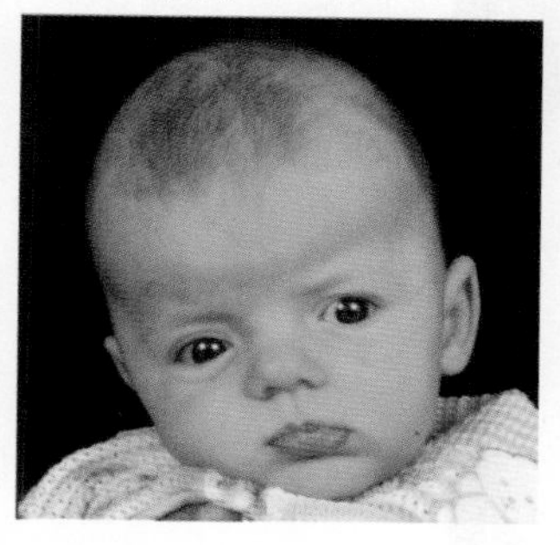	遗传学:AD,FGFR3,表现多样 CS:冠状缝 其他:低智商、面中部发育不良、上睑下垂、手部异常
Saethre-Chotzen 综合征 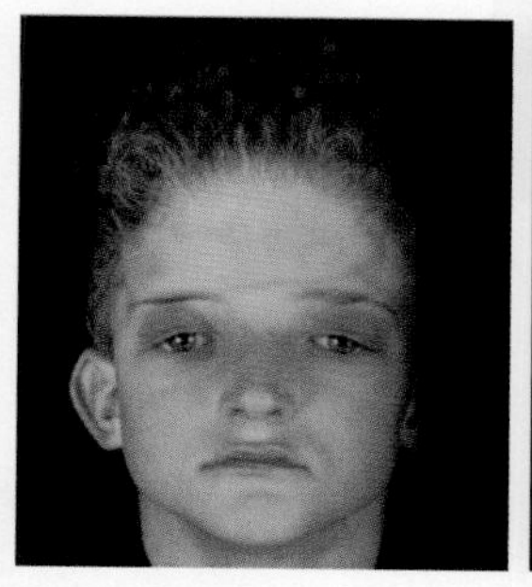 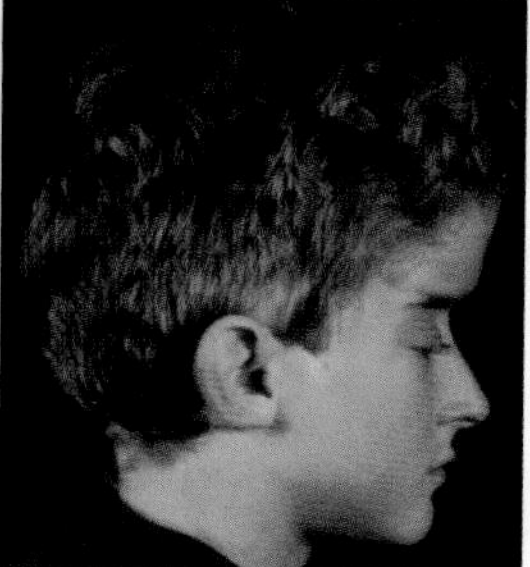	遗传学:AD,TWIST CS(非普遍):冠状缝、额缝、人字缝。通常不对称 其他:上睑下垂、前额高、发际低、上颌发育不良、窄腭或腭裂、蹈趾宽,短趾、部分皮肤并指
Antley-Bixler 综合征 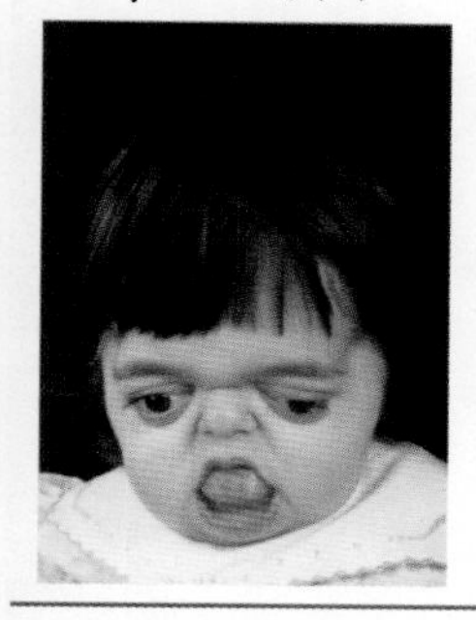	遗传学:AR,FGFR2(POR) CS:冠状缝,人字缝 其他:严重的颅缝闭合过早,鼻后孔狭窄或闭锁,低位伸出的耳

AD,常染色体显性遗传;CNS,中枢神经系统;CS,颅缝早闭。

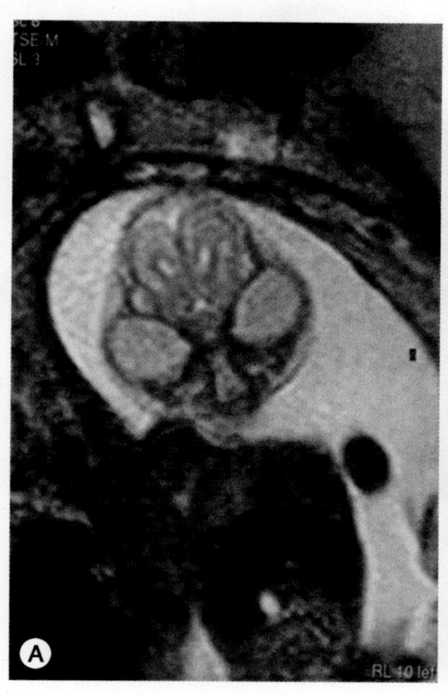

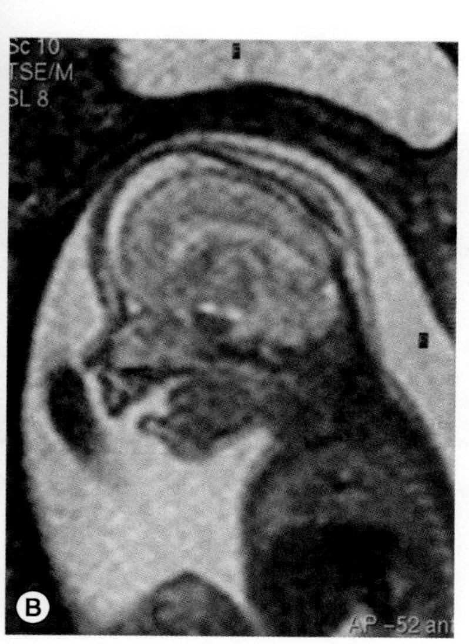

图 28.4 Pfeiffer 综合征胎儿的产前超声图像

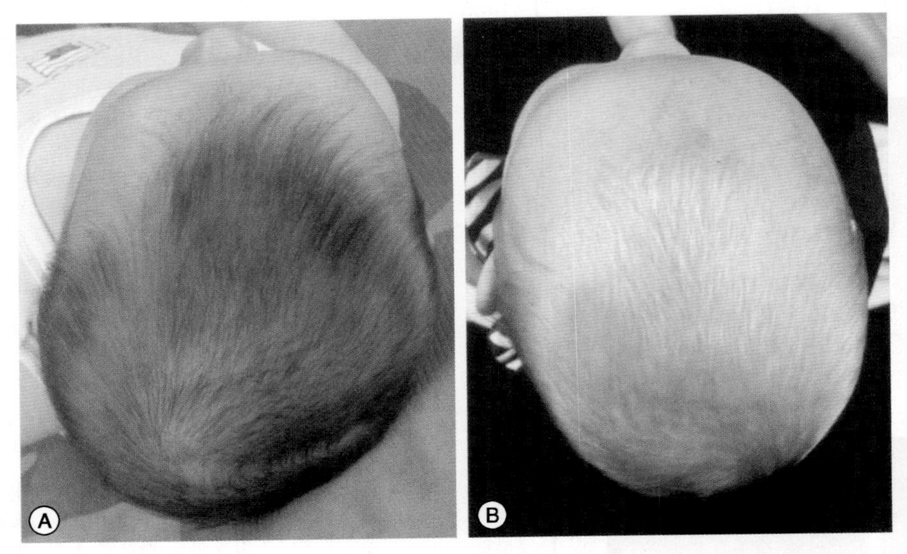

图 28.5　Ⓐ俯视图显示斜头畸形中的平行四边形头畸形；Ⓑ俯视图显示人字缝骨性连接中出现梯形头畸形

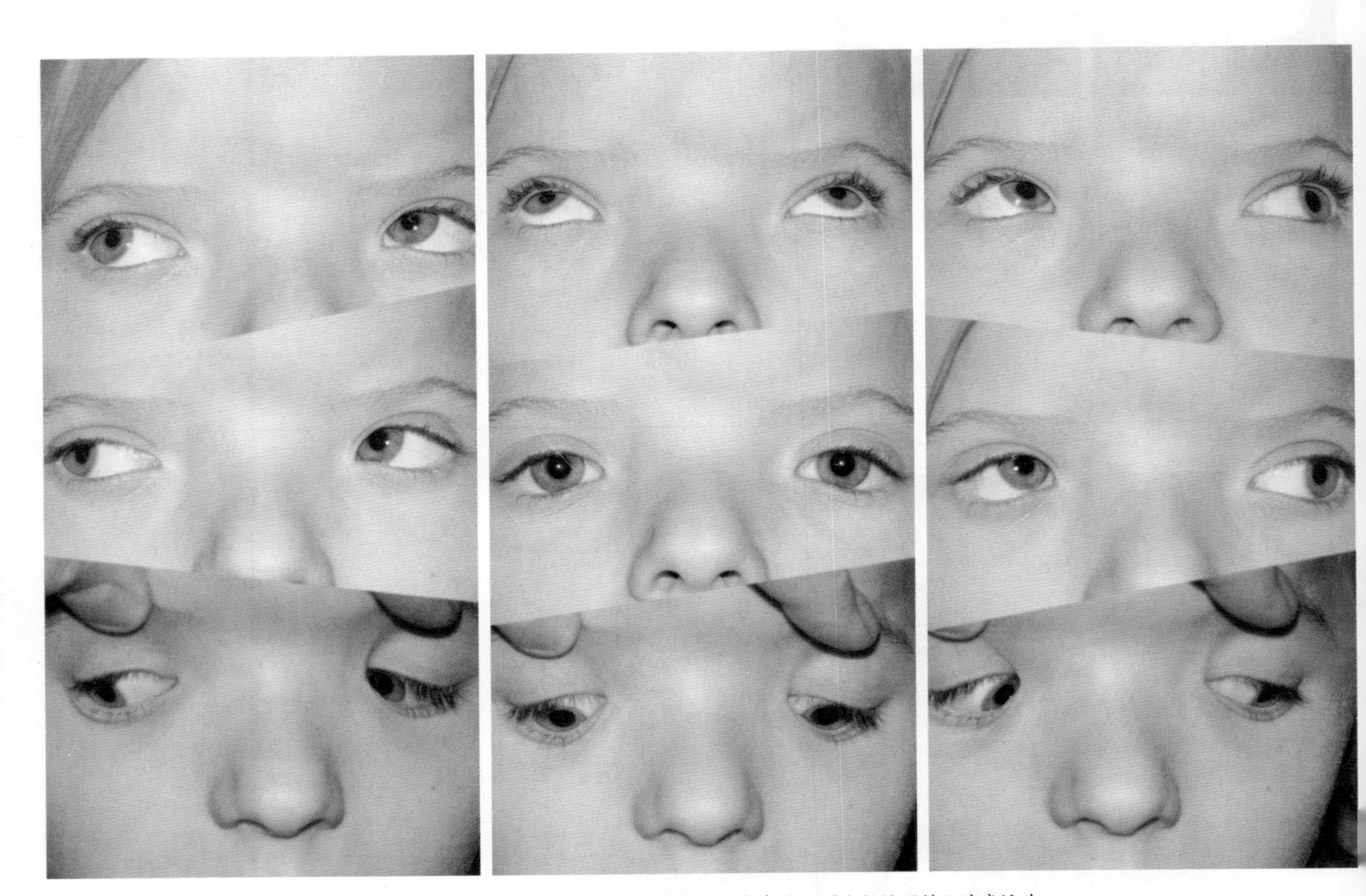

图 28.6　克鲁宗综合征(Crouzon syndrome)患者的 V 型和假性下斜肌过度活动

颅缝早闭情况非常复杂。需多科会诊决定手术时机和适应证,涉及颅面、神经外科、耳鼻喉、口腔科、麻醉、心理学、听力学、言语治疗、护理和眼科的专家所形成的颅面团队。患者从出生到成年都需要医疗干预。治疗方案以手术为主,有许多外科手术技术可用。手术通常在 6 个月内进行,以使快速扩张的大脑安全生长。条状颅骨切除术切除受累的颅缝已很大程度上被更广泛的重建手术和颅腔扩张所取代,如最常见的额眶前移手术。成长中的大脑会对松解的颅骨和硬脑膜施加压力,从而能够很好地纠正大脑的不均衡和畸形。骨的良好生长也可最大限度地降低骨缺损的风险。从这个年龄到 10 岁,颅缝早闭需要有计划的治疗,并仔细监测颅内压升高、角膜暴露和气道的问题。有些病例可能需要进一步的颅骨扩张手术或面中部牵张术。如果手术在幼年进行,患者需作好复发的准备。十岁以上的患儿可接受外科手术,以减少残存的畸形。手术最好在发育接近完成时进行,以达到最好的治疗效果。并发症包括失血、骨缺损、头皮瘢痕和最常见的畸形矫正不完全。残余畸形在单侧或不对称性骨融合中尤为常见。尽管发热在任何穿透硬脑膜的手术中都很常见,但在不侵入鼻咽的操作中罕见感染。尽管在额眶前移手术中广泛应用眶下剥离,但罕见眼部并发症。它对眼位的影响将在接下来的内容中讨论。基因研究为药理学或基因治疗提供了潜在的靶点。这种非手术治疗方案的发展可补充或取代目前的侵入性技术[9]。

颅缝早闭的眼科治疗

眼科医生应与多学科的专业颅面团队一起治疗颅缝早闭患者。检查流程可能受制于发育和语言延迟、呼吸困难和与暴露性角膜炎相关的畏光症。对于综合征性颅缝早闭患者,眼基因型与表型之间存在相关性[10,11]。非综合征性颅缝早闭患者的眼部并发症随着诊断的不同而不同。而不同诊断的患儿可有相似的眼部表现。

视力下降

眼科医生最重要的职责是确保充分保护暴露的角膜,监测颅内压升高,检测和治疗视力下降。65%的综合征性颅缝早闭患者至少有一只眼的视力为 6/12 或更差。这些患者中,有 40%相对好的那只眼视力比 6/12 更差[14,15]。视力下降在单纯性额缝早闭和矢状缝早闭患者中罕见,但在单侧冠状缝早闭患者中常见。大多数非综合征性和近一半的综合征性颅缝早闭患者的视力丧失是由于可治疗的原因,如散光、屈光参差和弱视[15-17]。散光可继发于眼眶变形、上睑下垂和角膜瘢痕,常较严重。可能需要定制眼镜,确保舒适和佩戴意愿。当突眼明显时,阿托品压抑疗法可能比遮盖治疗更适用于弱视患者。眼眶缩短导致的暴露性角膜炎在综合征性颅缝早闭中很常见,会导致不适、畏光、检查困难、感染、视力丧失和瘢痕。应使用润滑剂保护角膜,必要时缝合睑板,特别是在自发性眼球脱垂或在围术期出现严重的反应性球结膜水肿时。在某些组织明显缺损的情形中,需要分离提上睑肌来达到闭合眼睑的目的。然而,睑缘修补术可能导致睑缘的改变,这将长期损害眼表健康。彻底治疗需要将面中部或额面部前移,眼科医生在与颅面团队讨论时需提议这一点。对于年轻患者适用减压分离器械,而年龄较大的患儿可以考虑手术治疗。

视神经在颅缝早闭中容易受损,病变可表现为视力下降或视野缺损。畏光症可能使视神经的评估变得困难。尽管颅内压升高,但视盘水肿并不常见。序列图形翻转视觉诱发电位(VEP)检查可敏感反应颅缝早闭致颅内压升高时视觉通路功能障碍症状及其可逆的改变情况[18,19]。由于影像学检查在颅缝早闭预测颅内压升高方面并不可靠,常需进行长时间的有创颅内压监测来筛选需要早期行颅穹窿扩张手术的患者。而 VEP 监测提供了一种有价值的无创检测手段[19]。

Pfeiffer 综合征的患者中存在眼前段发育不全[20],包括明显的 Schwalbe 线、瞳孔异位和 Peters 异常,该病还需警惕青光眼。

斜视

据报道,多达 90%的颅缝早闭患者会发生斜视,其中外斜视比内斜视更常见。眼球运动分离,最常见的是内收亢进和 V 征,发生率高达 44%。有关原因的理论包括由于眼眶轴线发散而导致的斜肌去矢状化,因眼眶缩短而导致的下斜肌和眼球接触增加,以及眼眶外旋和 EOM[21]。所有的 EOM 外旋运动都会造成上直肌的异常外展力和下直肌的异常内收力,从而形成 V 征。内直肌在内收时有异常的上转力,外直肌在外展时有异常的下转力,类似下斜肌亢进。颅缝早闭患者 EOM 缺失发生率异常升高,其上斜肌和上直肌最常受累。对于一些患者来说,斜视可因多种因素而产生。

颅骨早闭患者斜视手术的效果可能有限,然而患者的病情很少恶化,这点可能会带来一丝安慰。手术时机应考虑到颅面重建的计划。常规的额眶前移手术对斜视的影响不大,但矫正眼距过宽的手术往往会导致眼位内移。颅面部手术可能涉及广泛的眼眶骨膜下剥离,可能导致结膜下纤维化,为斜视手术带来困难。因此斜视手术通常应在术后一段时间后进行[22]。一些外科医生提倡对于在出生后第一年以后才行颅面重建的患儿尽早进行斜视手术,以建立双眼协调视力。但是,必须考虑二次重建手术的可能性。完美的对位可能很难实现,患者术后复视风险可能较高。

在 V 征和内转亢进的情况下,外科医生应该强烈怀疑外旋或肌肉本身的异常。眼球外转的其他指标包括眼底外转和垂直视动性眼震刺激下的扭转运动。术前影像有助于诊断。紧靠眼球后方的 EOM 在冠状位 CT 或磁共振成像(MRI)上最容易识别(图 28.3)。尽管 MRI 是成像技术"金标准",但三维超声成像是一种安全、准确的替代方法。由于重建时间短,检查可在手术中进行,对于确定眼外肌位置不那么准确[23]。如果无法成像,应在手术前计划手术替代方案。一些方案主张探查所有六条 EOM,但存在眼前段缺血的风险,特别当存在肌肉缺失时。

主视眼的水平偏斜可通过标准的后退和/或缩短手术来治疗。直肌移位可改善分离运动。Coats 等人报道了 14 例手术治疗的 V 征合并斜向运动障碍的颅缝早闭病例[24]。仅进行下斜肌(IO)切除或神经分离毁损术治疗下斜肌亢进持续有效,仅进行下斜肌神经分离毁损术可改善上斜肌(SO)麻痹。单纯内直肌前移和下移均无效。下斜肌前移和颞侧移位导致抑制上转综合征,可加重对侧眼内收时的下斜肌亢进。Hussein 等人报告了 9 例经牵引试验证实的上斜肌肌腱缺失患者,其中 7 例有颅缝早闭[25]。他们报告说,将下斜肌向鼻侧和前侧转位可以很好地减少下斜肌亢进和向上凝视时的外展症状。单侧下斜肌缺失的病例改善最为明显。Holmes 等人认为,上斜肌折叠术解决了眼球的外旋,使直肌力量正常化,他们报告了一例内直肌下移手术获得良好的结果的病例[26]。经影像学证实的上直肌缺失导致的下斜视可通过 Foster 改良的 Knapp 术式得到良好矫正[22]。1 例接受该手术的患者曾出现水平斜视。

裂隙综合征

颅面畸形的第二大类包括裂隙综合征和由胚胎发育过程中相邻结构的错位或融合失败引起的位置、结构异常。Tessier[27] 引入了一种描述性分类，将围绕眼眶裂缝按顺时针方向由 0~14 编号（图 28.7）。鼻和前额中线结构的裂隙在内眦以下编号为 0 和 1，在内眦以上编号为 13 和 14。鼻泪管和内眦裂的编号分别为 2、3、4（下方）和 10、11、12（上方）等。裂隙编号 30 提示上颌骨缝病变。它由鼻泪沟或羊膜带在胚胎时期闭合失败导致，根据距离眼部的位置用数字表示。

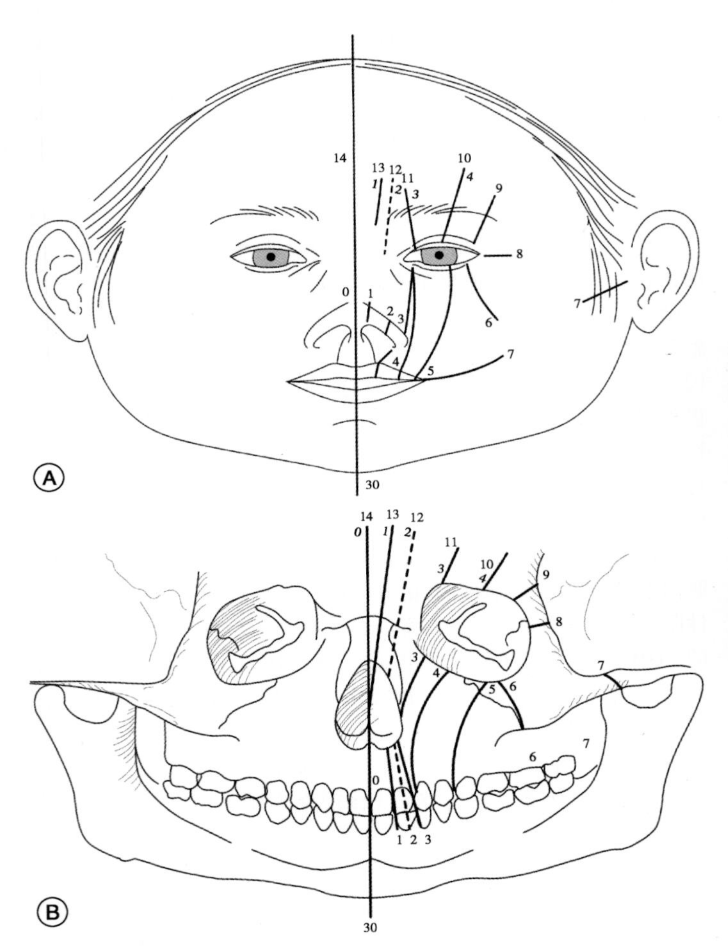

图 28.7　颅面裂的 Tessier 分类。Ⓐ软组织。Ⓑ骨骼（修订自 David DJ, Moore MH, Cooter RD. Tessier clefts revisited with a third dimension. Cleft Palate J 1989;26:163-84.）

Tessier 的系统包括同名的面部综合征，包括 Treacher-Collins 和 Goldenhar，以及颅面部微粒症，以前被归为下颌面部骨发育不良，主要是由于第一鳃弓中胚层分化迟缓所致。

Van der Muelen[28] 等人根据大脑、面部和颅骨的胚胎学，提出了一种不同的分类方式，用“发育不全”代替“裂隙”。这一分类通过面部裂隙和颅缝早闭解释了从无脑畸形到淋巴管瘤等各种面部畸形。这个分类与更简单的 Tessier 分类的对比如下。

图 28.8~图 28.13 是单独编号的裂隙示例（在三维 CT 扫描中高亮显示），其中有些是组合的裂隙。

裂缝编号	常见眼病
3、11	眼球上皮样囊肿
4、10	虹膜缺损
5、9	小眼畸形
9、10、11	上睑裂隙
3、4、5、6	下睑裂隙

泪腺问题的类型包括：泪点可能侧向移位或缺失；泪小管可能断裂或延长；泪囊和（或）鼻泪管可能缺失；泪腺窝可能有骨性缺损。

特雷彻·柯林斯综合征（Treacher Collins syndrome）

特雷彻·柯林斯综合征（Treacher Collins syndrome，TCS）最早由 Berry 描述，但 Treacher Collins 进一步强调了颧骨畸形，Franceschetti 和 Zwahlen 又对该病进行补充。该病出生时发病率为 1∶50 000 活产婴儿[29]。遗传方式为常染色体显性遗传，外显率完全，但 5 号染色体长臂（5q32-33.3）上的基因表达多样[30]。已鉴定出编码 RNA 聚合酶 1 和 111 的各种基因缺失，证实了 TCS 的异质性并支持 TCS 是核糖体病的假设[31]。

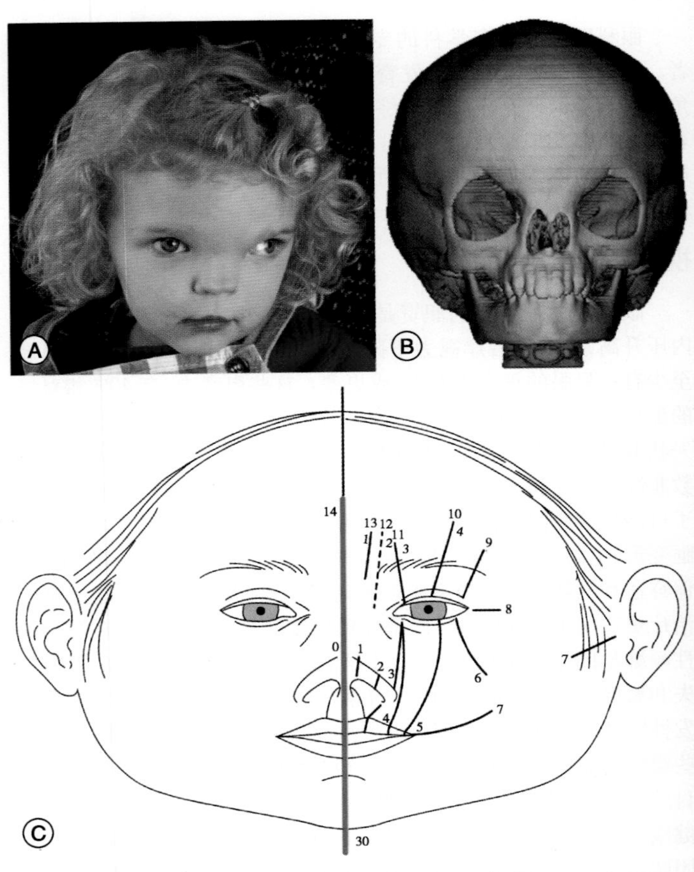

图 28.8　Ⓐ一名 5 岁女孩患有未经治疗的颅面正中裂（Tessier 0~14 型裂）表现为鼻中线凹陷和外斜视；Ⓑ计算机断层重建显示广泛移位的眼眶和扩大的鼻窦区；Ⓒ裂隙被标红

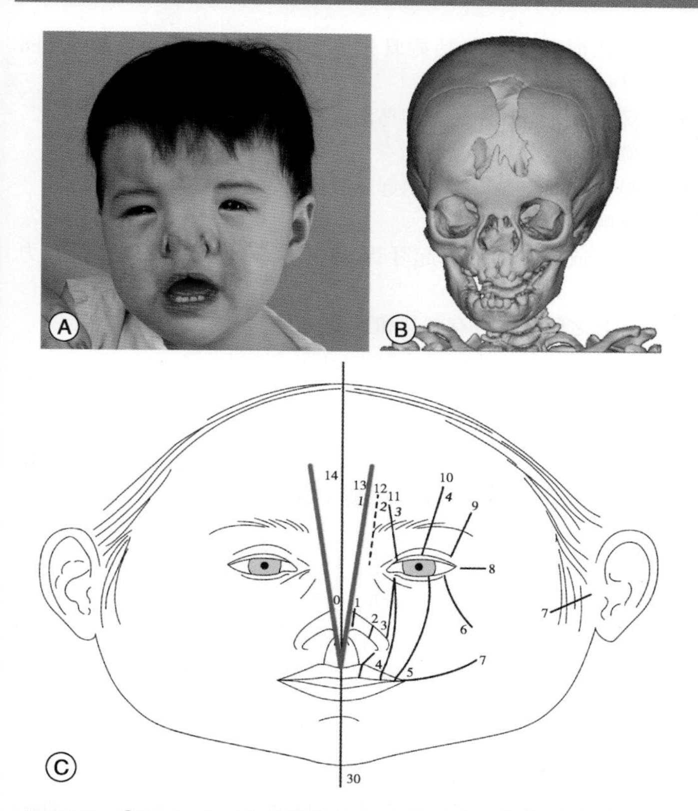

图 28.9　Ⓐ Tessier 1～13 型裂的男孩：中央唇裂和鼻翼裂，鼻背扁平；Ⓑ计算机断层扫描重建：鼻腔区增宽；Ⓒ裂隙被标红

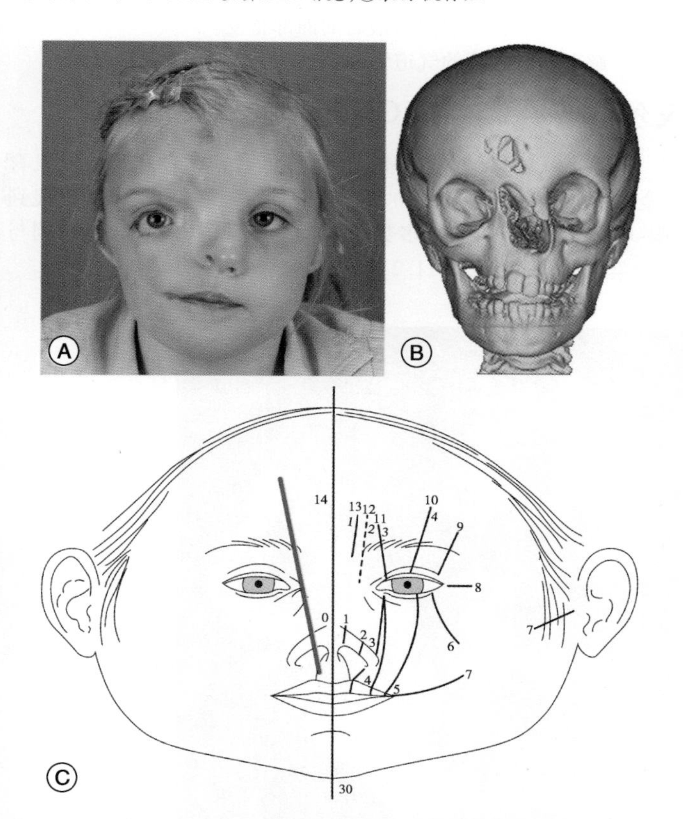

图 28.10　Ⓐ患有 Tessier 2～12 型裂的女孩，变形的右鼻孔上方有一个软组织沟，延伸至前额，5 型裂的外侧部分和右下眼睑之间有垂直的软组织缺损；Ⓑ计算机断层扫描重建：经筛骨至额骨 2～12 型裂导致眶外侧移位；5 型裂：眶下外侧缘异常；Ⓒ只有 2～12 型裂隙被标红，而她的右侧 5 型裂对应于左侧黑色部分

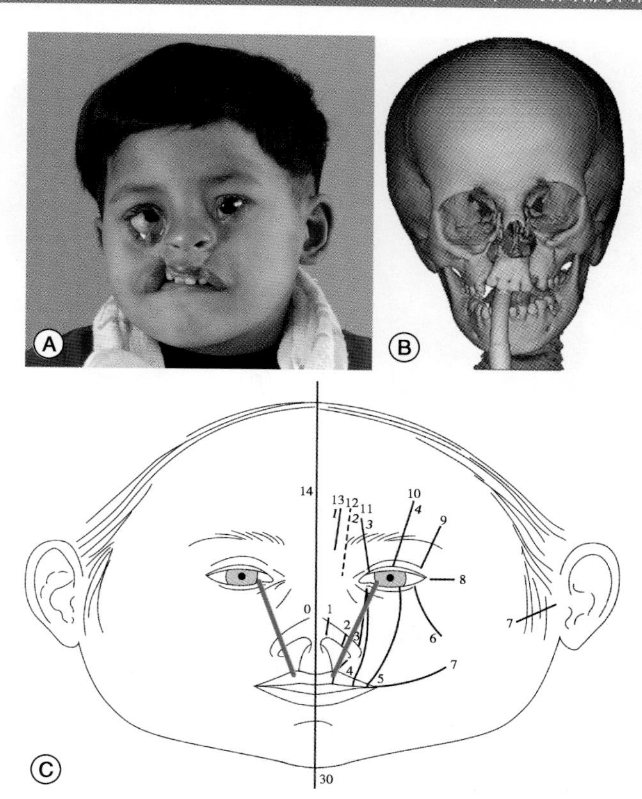

图 28.11　Ⓐ该男孩患有双侧 Tessier 4 型裂，伴随内侧唇裂的垂直软组织严重缺损，并向上下眼睑的中间呈裂隙状延伸，同时伴有明显的右眼眶异位；Ⓑ计算机断层扫描重建：双侧上颌骨裂入眼眶边缘和右侧眼眶异位；Ⓒ4 型裂隙标红

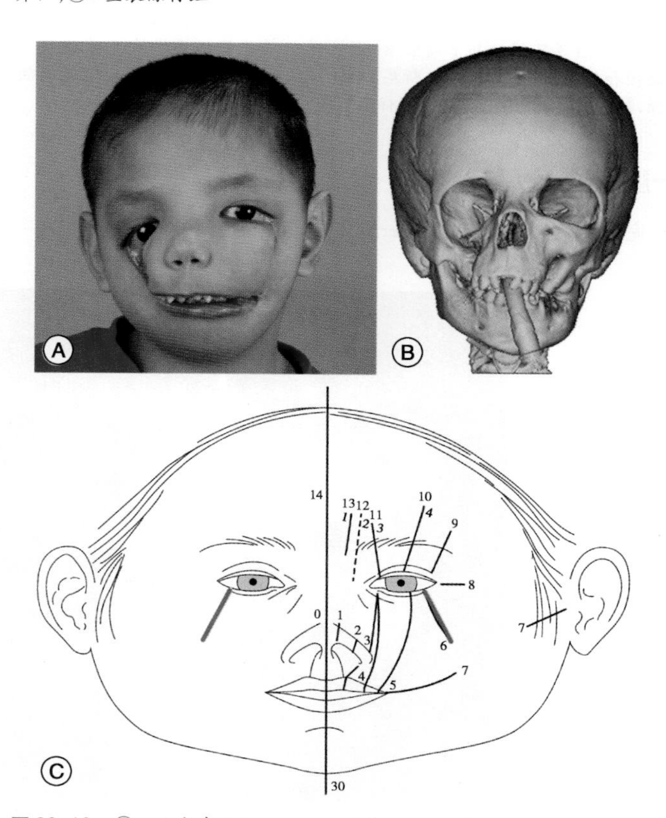

图 28.12　Ⓐ一名患有双侧 Tessier 6 型裂的男孩，存在严重的垂直软组织缺损（从右侧口角开始），同时从左侧到侧面的下眼睑存在裂痕。眼睑裂有反相先天愚型样的斜角，部分外翻，右眼眶明显异位；Ⓑ计算机断层扫描重建：右颧颌缝区裂隙伴上颌骨及眶缘发育不全；Ⓒ两个 6 型裂隙均标红

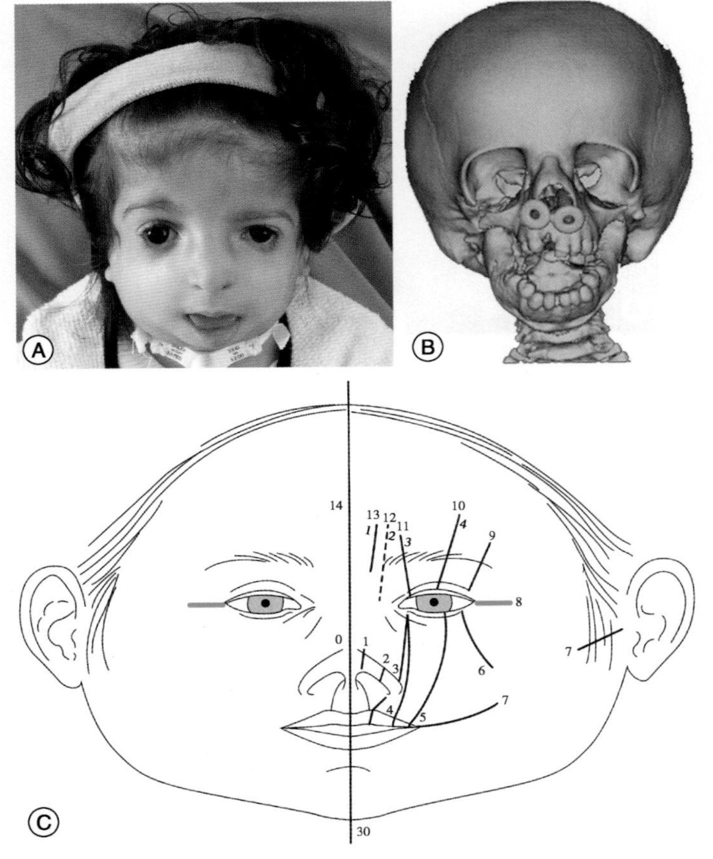

图 28.13　Ⓐ该女孩患有严重的 Treacher Collins 综合征和 Tessier 8 型裂，伴有后鼻孔闭锁和下颌后缩(因此进行了气管切开术)、下眼睑假性缺损和外耳畸形；Ⓑ计算机断层扫描重建：双侧外眶壁、眶缘及眶底部缺损，颧骨发育不良；Ⓒ8 型裂隙标红

一般表现

- 完全型的 TCS 包括 Tessier 6、7、8 型裂(图 28.13)。
- 特征性面部表现包括颧骨发育不全伴眶下外侧角缺失(图 28.14A)。
- 额鼻角消失导致侧面观为鸟形或鱼形(图 28.14B)。
- 下颌发育不良，牙列异常。
- 后鼻孔闭锁和下颌后缩引起呼吸问题。
- 外耳畸形常见。
- 听骨链或内耳畸形引起耳聋(50%的病例)，应及早进行听力评估。
- 口和耳之间区域可有副耳和盲瘘发生。

眼部表现

- 睑裂下斜。
- 下眼睑外侧 1/3 缺损(常见)或假性缺损伴睫毛、皮下组织和肌肉发育不全；下眼睑内侧 1/3 睫毛缺失(常见)。
- 眼角异位。
- 鼻泪管阻塞。
- 角膜缘或眼眶皮样囊肿(常见)，严重者有高度散光。
- 散光加耳聋引起认知剥夺的高风险。
- 在有助听器和外耳畸形的情况下很难佩戴眼镜。

治疗策略[32]

1. 出生～2 岁：呼吸道和进食问题、听力问题。
2. 2～12 岁：言语治疗和教育，去除角膜缘皮样囊肿，眼睑缺损的眼部进行整形修复，骨或血管骨瓣面部重建。
3. 13～18 岁：颌面外科，最后的面部整复。
4. 解剖异常导致的气道管理困难，需要麻醉专家参与。

戈尔登哈尔综合征(Goldenhar syndrome)

Goldenhar 描述了一种外眼皮样囊肿、耳前附件和下颌骨发育不全(或半侧面部发育不良)的综合征，Gorlin 等人[29]将其扩展到"眼-耳-脊椎畸形谱"。大多数病例是散发性的，但家族性病例与 22 号染色体的长臂(22q11.2)缺失有关[33]。

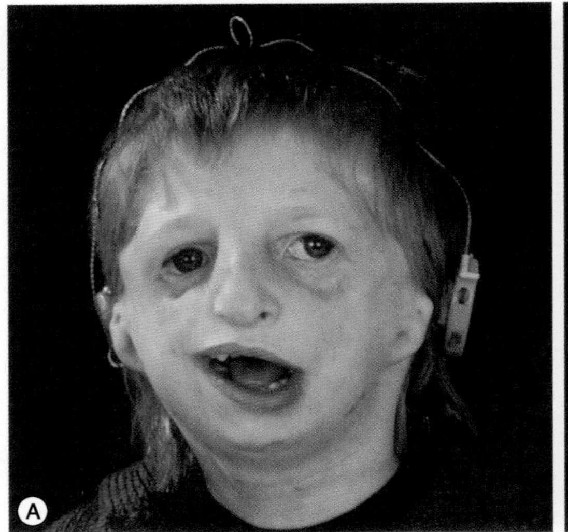

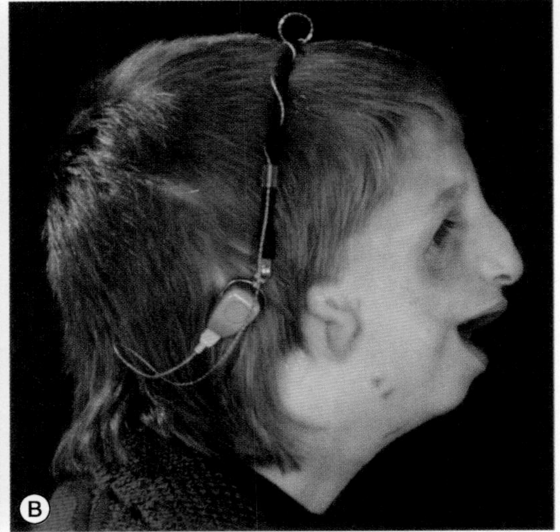

图 28.14　Ⓐ一名患有特雷彻·柯林斯综合征的男孩，面部发育不全，睑裂下斜，下眼睑外侧 1/3 假性缺损，鼻泪管阻塞，耳聋，外耳畸形；Ⓑ典型的"鱼样"轮廓(无鼻额角)、发育不全的下颚和因鼻气道阻塞而导致的经口呼吸

该病的表现多样，从仅有一些耳前附属物到由口角延伸至耳屏和腭部或者从额鼻突的任一侧延伸到内眦的裂隙均可见。

一般表现

- 面部异常可能是双侧的，但通常一侧更严重（图 28.15）。
- 耳前附属物通常在耳屏前+/-耳瘘。
- 面部不对称。
- 双侧唇裂，从口角到耳屏和腭，从额鼻突的任何一边到内眦。
- "扩大的戈尔登哈尔综合征（Goldenhar syndrome）"包括脊椎、心脏、肾脏、肺和中枢神经系统异常（包括严重的脑积水和智力低下）。

眼部表现

- 皮脂瘤：通常为黄色，位于眼眶颞上方的结膜下。很少扩大，通常为单个（图 28.16A）。
- 外眼上皮样囊肿：50%单侧发生，25%双侧发生，25%不发生。通常在颞下角膜缘，但也可发生在眼表任何地方或眼眶内。通常为白色，但在角膜前缘常有脂质浸润（图 28.16B）。可有刺激性毛发生长（图 28.16C）。囊肿可增大，引起散光和弱视。
- 虹膜缺损：外观缺陷±眩光问题。可能需要佩戴美瞳。
- 小眼球常见。
- 眼球运动障碍常见。Duane 综合征/内斜视/外斜视约占 25%[29]。
- 上睑下垂。
- 鼻泪管阻塞及瘘。
- 上睑中 1/3 缺损占 20%，常伴有同侧外眼病变。

戈尔登哈尔综合征（Goldenhar syndrome）与 Treacher Collin 综合征有许多共同的特征，已有两者联合发病的报道。

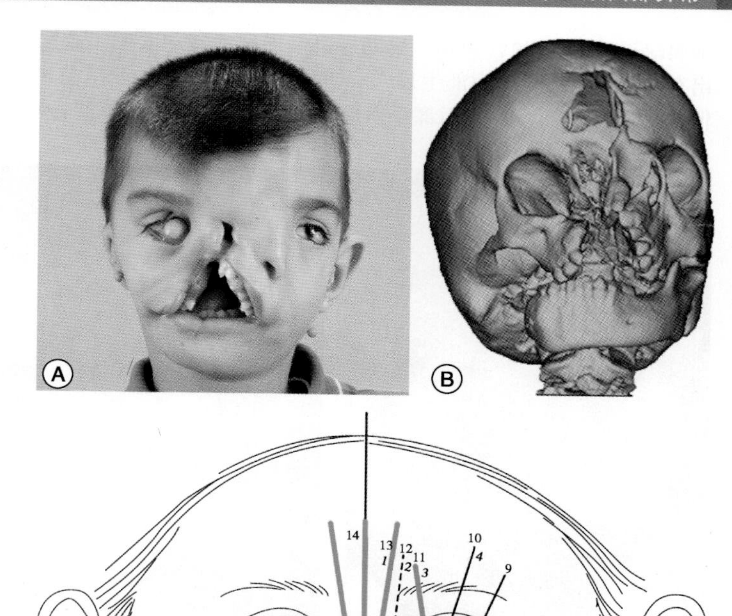

图 28.15　Ⓐ这个高度聪明的男孩具有戈尔登哈尔综合征（Goldenhar syndrome）的所有要素，并伴有复杂的多发正中裂（Tessier 30、0-14、1-13、3、7 型裂），右上眼睑中间 1/3 缺损，双侧颞下外眼皮样囊肿影响视力，伴有耳前附属物。右下眼睑缺损是上颌裂的一部分；Ⓑ计算机断层重建显示额叶缺损、严重眼眶异位、上颌裂、右下颌骨和颞下颌关节缺失；Ⓒ他的多处裂隙标红

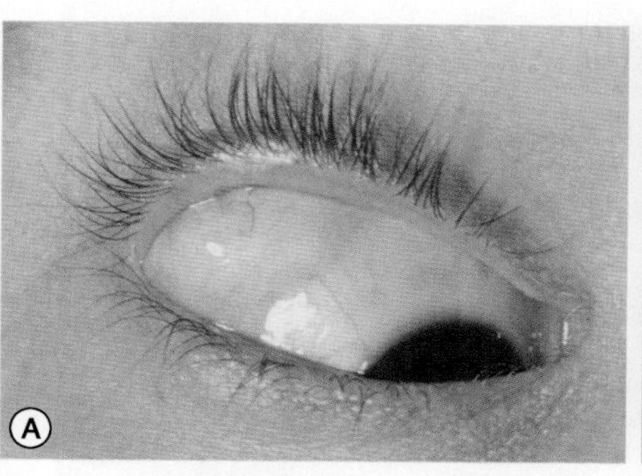
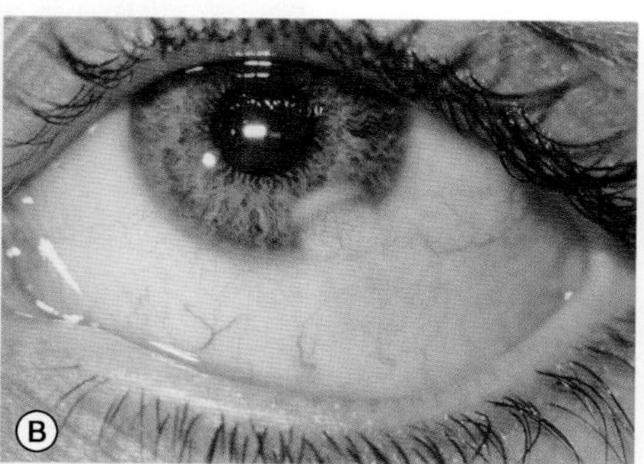
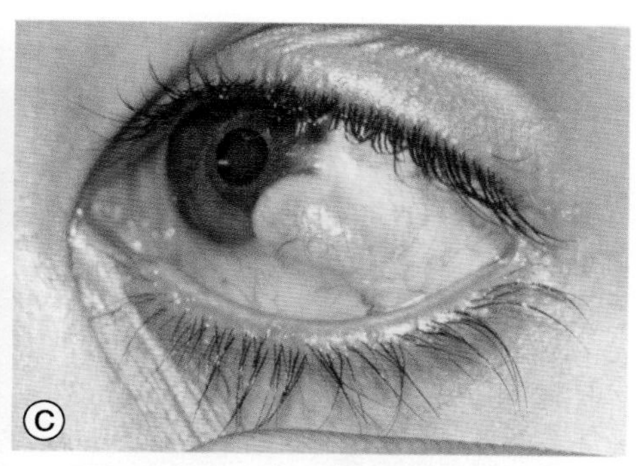

图 28.16　Ⓐ颞上眶结膜下浅黄色皮脂瘤；Ⓑ在角膜前缘脂质浸润的颞下缘眼表皮样囊肿；Ⓒ该眼表皮样囊肿有刺激性的毛发生长

额窦脑膜脑膨出

根据它们的位置将其分为：鼻前额、鼻窦和鼻-眼眶，它们自前颅窝形成的盲孔出口膨出。脑膜覆盖的突出颅内内容物干扰面部发育，产生宽内眦距、眼眶异位、面部延长和牙齿错合（图 28.17）。

临床表现取决于病变的位置和范围，病变可以小到鼻梁上小而软的囊性肿胀、压迫鼻腔结构，也可以大到鼻部梗阻，导致呼吸和进食困难。患儿常面部宽大，在面裂产生面中线缺陷的情况下更甚。眼部问题包括斜视、弱视和鼻泪管引流问题。

额窦脑膜脑膨出在东南亚（1∶5 000 活产婴儿）、非洲、马来西亚和俄罗斯更为常见。

治疗

一旦出现脑积水，必须优先处理，然后切除脑疝并水密闭合硬脑膜缺损后，重建颅骨缺损。早期通过颅面部途径切除脑膜脑膨出有助于重建正常的面部生长[34]。患儿预后取决于是否存在其他的先天性异常[35]。颅面部手术后的问题包括脑积水、鼻漏、继发性脑膨出(若颅内压升高和额骨重建不足)。术后斜视预后良好，溢泪也是一样，虽然泪道引流系统被发育中疝严重扭曲，但仍能惊奇地恢复。

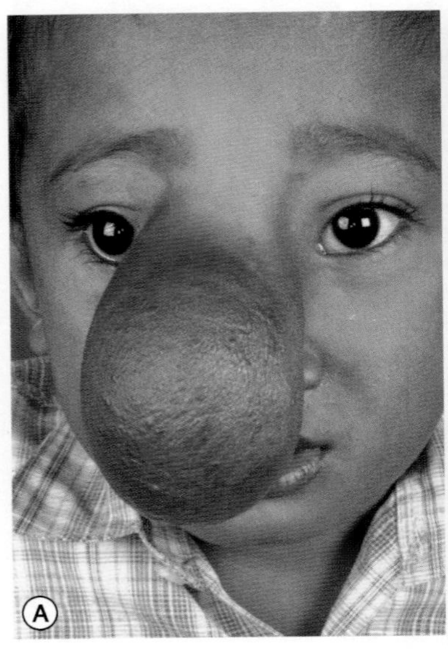

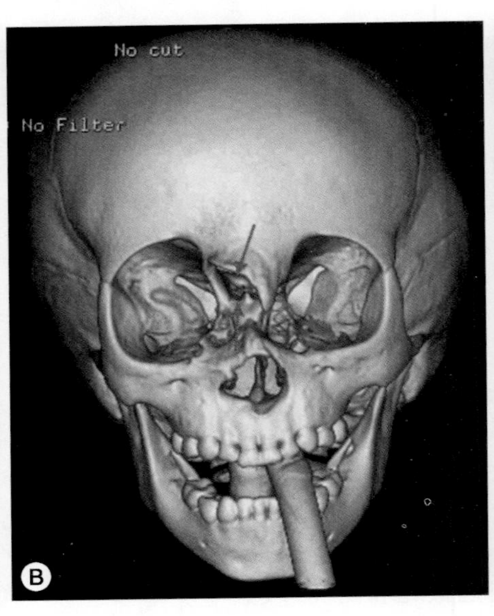

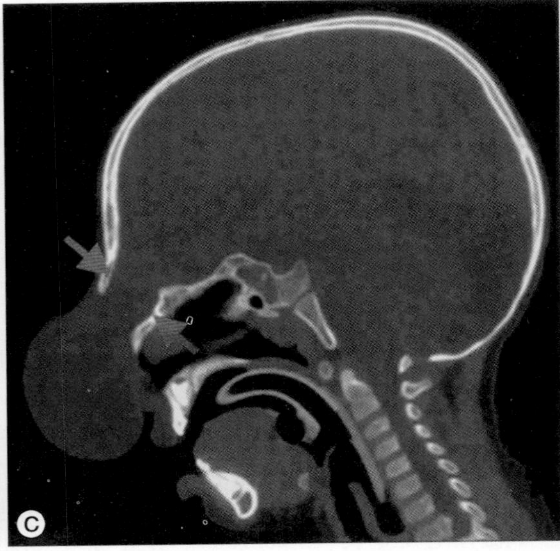

图 28.17 Ⓐ这个来自东南亚的男孩有一个非常大的鼻筛-额筛窦性脑膜脑膨出，导致外斜视和典型的面部拉长；ⒷCT 重建，箭头指示颅底骨缺损；Ⓒ矢状位 CT 扫描显示，功能失调的脑组织通过盲孔(箭头所示)区域突出

面中裂

这些可能包括唇腭裂、中线二裂鼻、中线脑膨出以及其他颅内异常。

一些细微征象，如上唇或鼻中央的一个小凹陷，提醒临床医生应注意潜在的缺陷(图 28.18)。

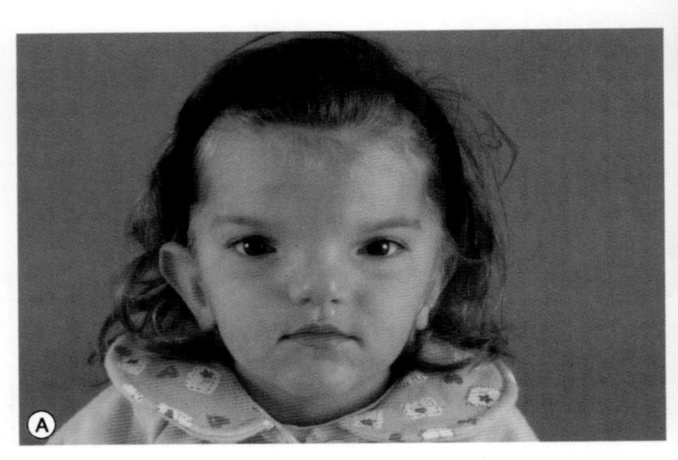

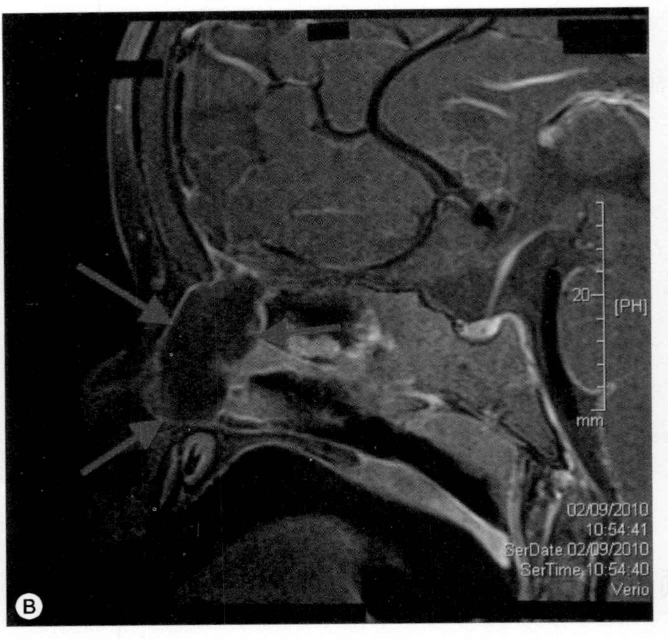

图 28.18 Ⓐ这个小女孩外表有轻微的正中裂和基底脑膨出征象：中线鼻窦沟和面部宽大；Ⓑ另一个女孩的矢状位磁共振成像显示中线基底脑膨出(箭头所示)。她呼吸音嘈杂，检查显示脑脊液鼻漏，鼻孔有白色肿块

一个病例回顾[36]报道 6 例均为唇腭裂、面部肥大、胼胝体缺失、蝶筛骨(基底部)脑膨出的患儿，其中 5 例垂体功能不全。双侧视乳头周围葡萄肿 1 例，单侧 2 例。2 例有双侧视盘发育不全。另有 1 例单眼葡萄肿，另一只眼可见牵牛花视盘异常(MGDA)。MGDA 或视盘发育不全应进行神经影像学检查，排除中线脑缺陷[37]。

羊膜带

羊膜带出现于羊膜环绕胎儿的某些部位，限制局部生长时，就会出现这种情况。当头部受到影响时，产生的裂隙将打乱正常的发育过程。可能会出现明显的颅面部畸形（图 28.19）。散发病例发病率男女一致。

最常见的眼部畸形是先天性角膜白斑或继发于暴露和眼睑缺损的后天性角膜混浊。眼睑缺损似乎是面部裂的延伸，通常位于角膜混浊附近。其他症状可见小眼球、斜视、高眼压及少见的虹膜和视网膜缺损。

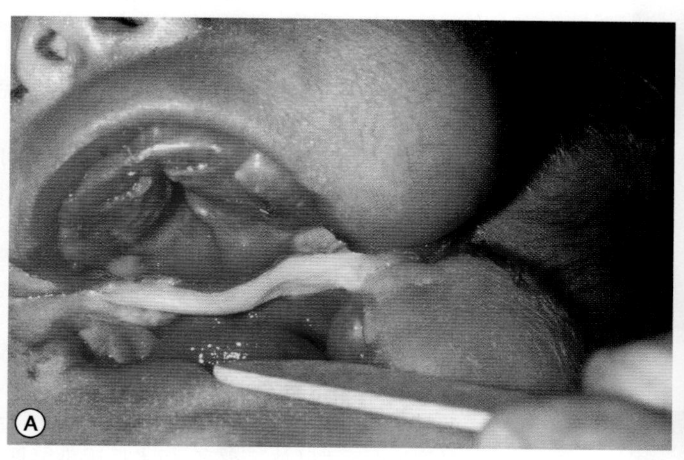

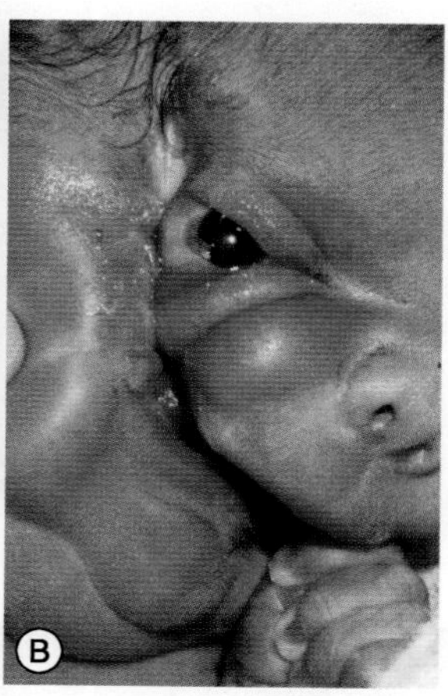

图 28.19　羊膜带。Ⓐ可以看到一条白色的带子穿过腭部，末端呈索状；Ⓑ索状物劈开右上颌骨和眼眶

颅面外科

使用由患者三维 CT 重建技术制作的尼龙头骨[38]模型有助于设计复杂的分期重建方案（图 28.20）。

尽管植骨和颅面截骨术可以纠正潜在的骨骼异常，但重建的最终成功受到皮肤和软组织缺乏的制约。在第一次矫正或第二次手术前进行组织扩张（图 28.21），有助于实现无张力闭合与改善外观。手术方案往往需要个性化订制。而此类综合征的罕见性使得结果的比较和统计分析变得困难。

眼科医生需要了解这种特殊手术的各种并发症[39]。

神经外科和眼科并发症

- 硬脑膜损伤，更常见于颅缝早闭的手术矫正，它可导致脑脊液（CSF）漏，有感染的风险及罕见的成长中的骨折风险。
- 持续性脑脊液漏，特别是在合并面部宽大或矫正额窦脑膨出的情况下。
- 颅内血肿，尤指中线裂处的血管损伤。
- 急性脑积水，特别是在额筛骨脑膜脑膨出矫正后。
- 脑缺血可导致胶质增生和癫痫。

关于颅面部手术围术期眼部并发症，应注意：

- 充分保护角膜，防止干燥、溃疡和瘢痕。若眼睑功能不佳，则需要采取长期措施。
- 监测视力及矫正预防弱视。
- 矫正斜视。
- 在泪道手术前，须要优化眦部和眼睑的位置。

复视症状可伴有整个眼眶错位、眼球在眶内错位或 EOM 损伤等复杂情况。然而，少有儿童同时有非常严重的双眼眼眶畸形，出现偏斜眼抑制导致的交替性斜视常见。如果存在双眼眶严重畸形，只要视觉轴保持平行，眼位在术后仍能保持。大约 10%需要斜视手术。

如果颅面外科医生保留一根额骨条作为眼眶复位的参考点，可使眼眶异位得到最大限度的修复。在眼眶重新定位后，例如面部宽大手术修复后，第Ⅵ脑神经常见短暂性麻痹。根据作者的经验，90%的病例会在 6~12 个月内恢复。

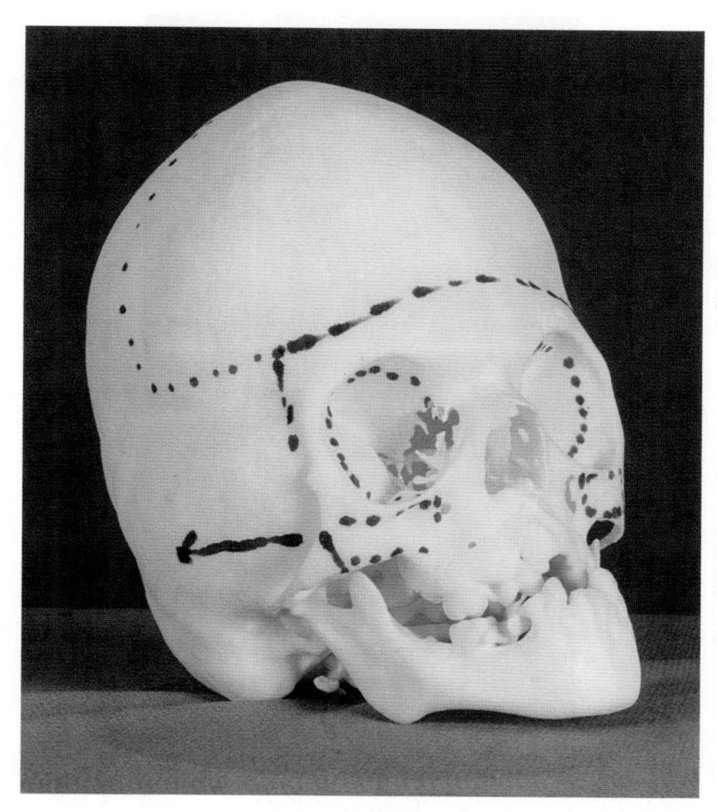

图 28.20　这个尼龙模型是根据一个中线裂隙患者的三维计算机断层扫描重建技术构建的。它不仅显示了畸形，更有助于手术设计和预演

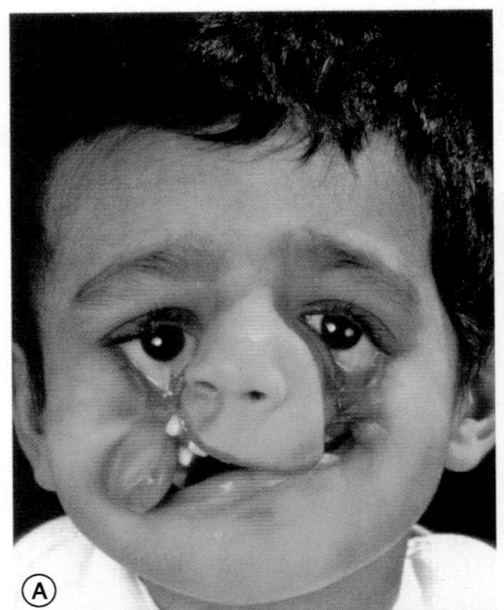

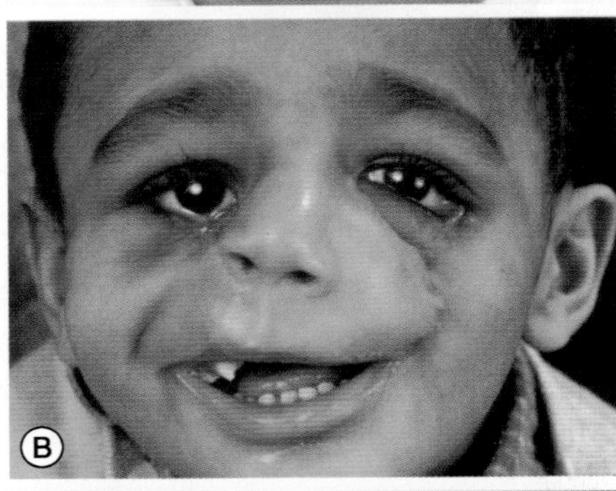

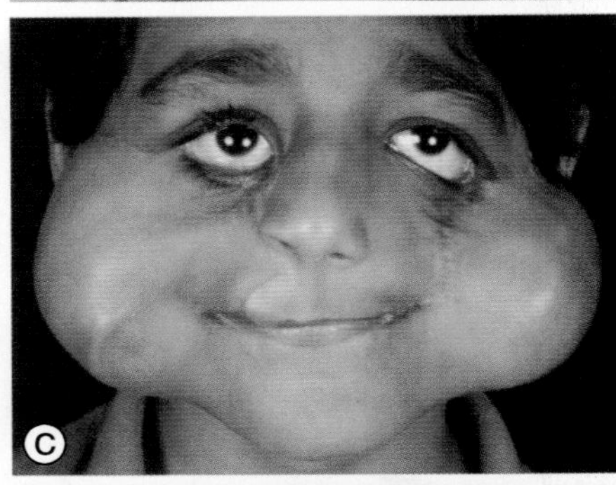

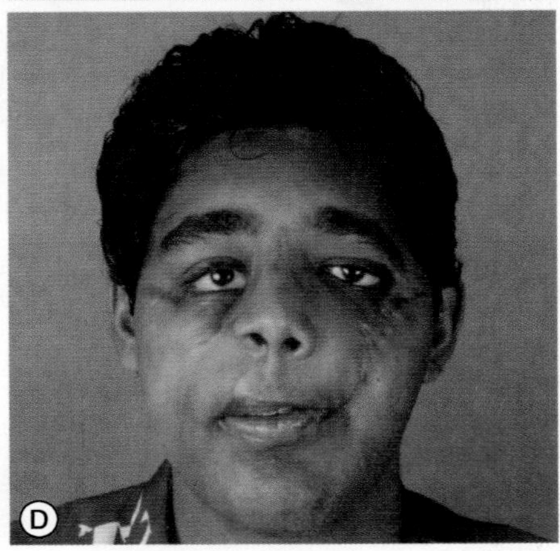

图 28.21　系列图片显示了 Tessier 4-5 型裂男孩的治疗阶段。Ⓐ术前缺陷；Ⓑ植骨重建牙槽骨、眼眶和上颌骨缺损和颊瓣旋转；Ⓒ患儿在进一步植骨和软组织修复前进行了组织扩张；Ⓓ患者发育结束时的最终外观

中部眼睑缺损或外眦韧带缺失导致的眦部异位是一个常见的症状。它可能需要楔形切除、下眼睑前移、Z 型整形或其他皮瓣修复。

溢泪很常见，可能是由于泪小管皱缩所致。在 Tessier 3 型裂和额筛骨脑膜脑膨出中，泪液引流系统常缺失或失能。若进行泪囊鼻腔吻合术，可能无法形成通常的鼻泪腺瓣，因此通常需要用从泪囊到鼻腔的扩张器和纤维素海绵填塞。Lester Jones 管或其他置管需要小心的后续护理，通常不实用。

鼻眶骨、额筛骨脑膜脑膨出矫正术后常见眼球内陷，即便经过广泛的植骨也很难纠正。

“紧眼眶”或“眼眶间隔综合征”是一种可怕的术后（一般可能在早期）因明显水肿或出血引起的并发症。它会引起视神经或视网膜缺血或梗死。医生必须密切监测瞳孔反应和视力。在这种情况下，参考前序手术步骤可考虑行恰当的眼眶减压术。

错位的骨片可能会对眼球或视神经造成压力，但对这些结构的直接损伤非常罕见。

作者了解到，迄今他们临床治疗的 17 000 名非外伤性颅面病患者中，仅有 3 例术后失明。最后一例发生在是 3 年前接受治疗的一名 Pfeiffer 综合征患者，该患者在俯卧位手术时一只眼失明。尽管颅面手术开放了鼻窦，但术后感染罕见。医生仍须遵循适当的无菌技术和术后抗生素制度进行治疗。

眼科医生作为颅面团队的重要成员

发育异常显然不仅仅涉及眼睛和附属器。眼科医生应该作为颅面外科团队的一员，在评估、计划、手术矫正和康复方面发挥协调作用。

眼科医生须准确记录术前状态，包括视力、是否存在双眼视觉、斜视和上睑下垂。团队计划会议应协调多个专业的手术顺序和手术步骤。术后，其作用是重新评估和处理任何各种外科并发症，并进行视觉康复训练。整个过程通常会持续多年——直至颅面生长停止，视觉系统成熟。

可悲的是，颅面缺陷患者可能受到社会歧视。眼科医生可帮助他们改善视觉功能和外观，以便患者重新获取社会地位。此举意义非凡。

致谢

所有临床照片均由南澳大利亚阿德莱德的澳大利亚颅面科（Australian Cranio-Facial Unit，Adelaide，South Australia）提供，所有照片均已持有签署家长同意书。

（马聪 译　马翔 校）

参考文献

1. Passos-Bueno MR, Serti Eacute AE, Jehee FS, et al. Genetics of craniosynostosis: genes, syndromes, mutations and genotype-phenotype correlations. Front Oral Biol 2008; 12: 107–43.
2. Komotar RJ, Zacharia BE, Ellis JA, et al. Pitfalls for the pediatrician: positional molding or craniosynostosis? Pediatr Ann 2006; 35: 365–75.
3. Rice DP. Clinical features of syndromic craniosynostosis. Front Oral Biol 2008; 12: 91–106.
4. Raybaud C, Di Rocco C. Brain malformation in syndromic craniosynostoses, a primary disorder of white matter: a review. Childs Nerv Syst 2007; 23: 1379–88.
5. Kapp-Simon KA, Speltz ML, Cunningham ML, et al. Neurodevelopment of children with single suture craniosynostosis: a review. Childs Nerv Syst 2007; 23: 269–81.

6. Tamburrini G, Caldarelli M, Massimi L, et al. Intracranial pressure monitoring in children with single suture and complex craniosynostosis: a review. Childs Nerv Syst 2005; 21: 913–21.
7. Khan SH, Britto JA, Evans RD, Nischal KK. Expression of FGFR-2 and FGFR-3 in the normal human fetal orbit. Br J Ophthalmol 2005; 89: 1643–5.
8. Hayward R. Venous hypertension and craniosynostosis. Childs Nerv Syst 2005; 21: 880–8.
9. Melville H, Wang Y, Taub PJ, Jabs EW. Genetic basis of potential therapeutic strategies for craniosynostosis. Am J Med Genet A 2010; 152A: 3007–15.
10. Jadico SK, Huebner A, McDonald-McGinn DM, et al. Ocular phenotype correlations in patients with TWIST versus FGFR3 genetic mutations. J AAPOS 2006; 10: 435–44.
11. Khong JJ, Anderson PJ, Hammerton M, et al. Differential effects of FGFR2 mutation in ophthalmic findings in Apert syndrome. J Craniofac Surg 2007; 18: 39–42.
12. Gupta PC, Foster J, Crowe S, et al. Ophthalmologic findings in patients with nonsyndromic plagiocephaly. J Craniofac Surg 2003; 14: 529–32.
13. Denis D, Genitori L, Bardot J, et al. Ocular findings in trigonocephaly. Graefes Arch Clin Exp Ophthalmol 1994; 232: 728–33.
14. Khan SH, Nischal KK, Dean F, et al. Visual outcomes and amblyogenic risk factors in craniosynostotic syndromes: a review of 141 cases. Br J Ophthalmol 2003; 87: 999–1003.
15. Tay T, Martin F, Rowe N, et al. Prevalence and causes of visual impairment in craniosynostotic syndromes. Clin Experiment Ophthalmol 2006; 34: 434–40.
16. Baranello G, Vasco G, Ricci D, Mercuri E. Visual function in nonsyndromic craniosynostosis: past, present, and future. Childs Nerv Syst 2007; 23: 1461–5.
17. Levy RL, Rogers GF, Mulliken JB, et al. Astigmatism in unilateral coronal synostosis: incidence and laterality. J AAPOS 2007; 11: 367–72.
18. Thompson DA, Liasis A, Hardy S, et al. Prevalence of abnormal pattern reversal visual evoked potentials in craniosynostosis. Plast Reconstr Surg 2006; 118: 184–92.
19. Liasis A, Nischal KK, Walters B, et al. Monitoring visual function in children with syndromic craniosynostosis: a comparison of 3 methods. Arch Ophthalmol 2006; 124: 1119–26.
20. Hammerton MA. The ophthalmic features of Pfeiffer syndrome. In: Marchac D, editor. Craniofacial Surgery, Proceedings of the Sixth International Congress of The International Society of Craniofacial Surgery. Saint Tropez (French Riviera); 1995: 157–9.
21. Ron Y, Dagi LR. The etiology of V pattern strabismus in patients with craniosynostosis. Int Ophthalmol Clin 2008; 48: 215–23.
22. Rattigan S, Nischal KK. Foster-type modification of the Knapp procedure for anomalous superior rectus muscles in syndromic craniosynostoses. J AAPOS 2003; 7: 279–82.
23. Somani S, Mackeen LD, Morad Y, et al. Assessment of extraocular muscles position and anatomy by 3-dimensional ultrasonography: a trial in craniosynostosis patients. J AAPOS 2003; 7: 54–9.
24. Coats DK, Paysse EA, Stager DR. Surgical management of V-pattern strabismus and oblique dysfunction in craniofacial dysostosis. J AAPOS 2000; 4: 338–42.
25. Hussein MA, Stager DR Sr, Beauchamp GR, et al. Anterior and nasal transposition of the inferior oblique muscles in patients with missing superior oblique tendons. J AAPOS 2007; 11: 29–33.
26. Holmes JM, Hatt SR, Leske DA. Superior oblique tucks for apparent inferior oblique overaction and V-pattern strabismus associated with craniosynostosis. Strabismus 2010; 18: 111–15.
27. Tessier P. Anatomical classification of facial, craniofacial and laterofacial clefts. J Maxillofac Surg 1976; 4: 69–92.
28. Van der Muelen JC, Mazzola B, Stricker M, et al. Classification of craniofacial malformation. In: Stricker M, van der Muelen JC, Raphael B, et al., editors. Craniofacial Malformation. Edinburgh, UK: Churchill Livingstone, 1990: 149–309.
29. Gorlin RJ, Cohen MM, Hennekam RC. Syndromes of the Head and Neck. New York, NY: Oxford University Press, 2001.
30. Dixon MJ, Dixon J, Houseal T, et al. Narrowing the position of the Treacher Collins syndrome locus to a small interval between three microsatellite markers at 5q32–33.1. Am J Hum Genet 1993; 52: 907–14.
31. Dauwerse JG, Dixon J, Seland S, et al. Mutations in genes encoding subunits of RNA polymerases 1 and 111 cause Treacher Collins syndrome. Nat Genet 2011; 43: 20–2.
32. Thompson JT, Anderson PJ, David DJ. Treacher Collins syndrome: protocol management from birth to maturity. J Craniofac Surg 2009; 20: 2028–35.
33. Balci S, Enzic O. Goldenhar syndrome phenotype and 22q11 deletion. Am J Med Genet A 2011; 155A: 458.
34. David DJ, Sheffield L, Simpson DA, White J. Fronto-ethmoidal meningoencephaloceles: morphology and treatment. B J Plast Surg 1984; 37: 271–84.
35. Hoving EW. Nasal encephaloceles. Childs Nerv Syst 2000; 16: 702–6.
36. Hodgkins P, Lees M, Lawson J, et al. Optic disc anomalies and frontonasal dysplasia. Br J Ophthalmol 1998; 82: 290–3.
37. Fries PD, Katowitz JA. Congenital craniofacial anomalies of ophthalmic importance. Surv Ophthalmol 1990; 35: 87–119.
38. Abbott JR, Netherway DJ, Wingate PG, et al. Computer generated mandibular model: surgical role. Aust Dent J 1998; 43: 373–6.
39. David DJ. Reconstruction: facial clefts. In: Mathes SJ, editor. Plastic Surgery, vol. 4. Pediatric Plastic Surgery. Philadelphia: Elsevier, 2006: 381–46.

第29章

囊性病变及异位

Alan A McNab

章节目录

囊性病变

儿童眼眶周围可能发生各种囊性病变[1]。截至目前，皮样囊肿最常见，但是结膜和呼吸道上皮先天性囊肿等其他囊性迷芽瘤也可发生在眼眶周围。此外，囊性小眼畸形、先天性囊性眼球、泪小管囊肿、脑膜膨出和脑膨出、鼻窦黏液囊肿和畸胎瘤等其他囊性病变也可发生。棘球绦虫(包虫囊肿)和囊尾蚴等生物的寄生虫囊肿在欧洲和北美洲少见[2]，但在世界某些地区很常见。眶内静脉-淋巴管畸形(淋巴管瘤)出血可能会导致巧克力囊肿。眶骨囊性病变可见于骨纤维异常增生症，骨化性纤维瘤和动脉瘤性骨囊肿。

皮样囊肿

眼眶和眶周皮样囊肿常见于儿童，占儿童眼眶病变的3%～42%[2-5]。这些皮样囊肿是发育性囊性迷芽瘤，起源于眼眶发育过程中留于骨缝或间质中的外胚层。

囊肿由角化的复层鳞状上皮排列形成，囊壁内存在毛囊、皮脂腺和汗腺等皮肤附属结构。囊肿渗漏或破裂可能引起急性炎症反应，接着出现慢性轻度肉芽肿性炎症。炎症反应通常处于亚临床状态，在长期存在的皮样囊肿周围常见。

皮样瘤可位于浅表也可位于深部[6]。浅表性皮样瘤通常位于眼眶外，多在眼眶边缘，未深达眶隔，因此严格来说，其应属于眶周而非眶内病变。大多数童年时期出现的皮样瘤均为表浅性的。

部分眼眶囊性迷芽瘤来源于一些其他类型的上皮细胞，如结膜或呼吸道上皮，甚至复层鳞状上皮的混合物(见下文)。

浅表性皮样囊肿

在婴儿时期，浅表性皮样囊肿通常呈圆形，多位于颞上眶缘[7](图29.1)，约1/4位于内上眶[7,8](图29.2A，B)。肿物无痛，光滑，无压痛，硬质无塌陷，无波动，通常可活动，或在某些情况下相对固定于其下方骨膜和骨骼。由于通常位于眶外，因此不会引起眼球移位。在其后缘后部常可以触及眶缘。浅表性皮样囊肿偶尔会深入延伸到颞窝、后部眼眶甚至颅内，但通常位置更深，移动度差，并且无法用手指在其内缘后部触及眶缘。

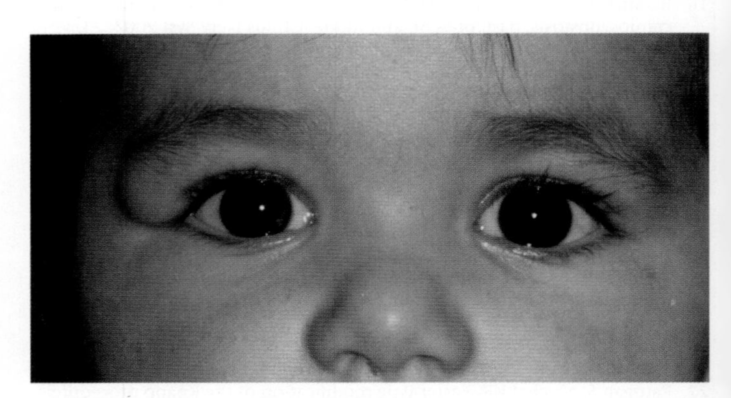

图29.1 *右侧外眦部皮样囊肿*

皮样囊肿的影像学表现具有特征性：计算机断层扫描(CT)主要突出骨特征，显示圆形孤立肿物，伴随其下方骨质变薄，规则侵蚀或重塑。内容物在CT和磁共振成像(MRI)上通常表现出不同密度。70例患者中有71%因发现囊内呈脂肪性且透光而确诊[9,10]。囊肿内液平面通常被认为是较轻的皮脂腺油性分泌物漂浮于水性液体上而形成。

排除深部浸润对于皮样囊肿的术前评估至关重要。囊肿如果小，可移动，并且全部边界均容易触及，则可能不需要影像学检查。囊肿较大，边界不清，最好通过CT或MRI评估其深层边界。

浅表性皮样囊肿的切除相对简单(图29.2C)。为避免意外破裂或炎症反应引发的自发性渗漏，最好在5岁前切除[11]。手术切口可位于病变上方，可在眉毛上方、下方或眉毛内。重睑切口[12,13]或内镜切除术[14]不会留下明显术后瘢痕，但通常较自然上睑皱褶明显。尽管需要完整切除囊肿，但如果能细心地将内容物和整个囊壁全部去除，术中即使囊肿破裂也并非灾难性的。较大囊肿的减压可能有助于暴露下方骨骼。未能完全切除的囊壁或残留的囊肿内容物会导致窦腔形成，持续性分泌，进而引发慢性炎症反应。Satorre等研究发现，17例囊肿破裂患者中只有4例出现了明显的炎症反应[15]，而轻度脂肪肉芽肿反应较为常见。

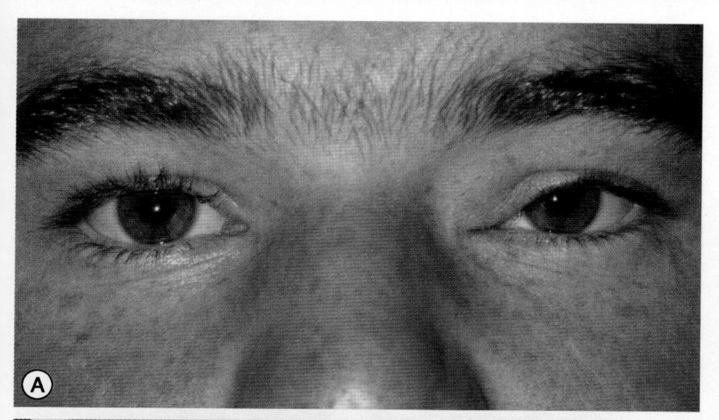

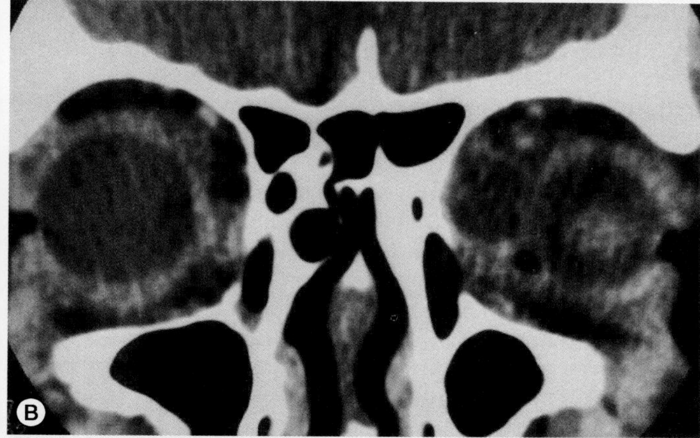

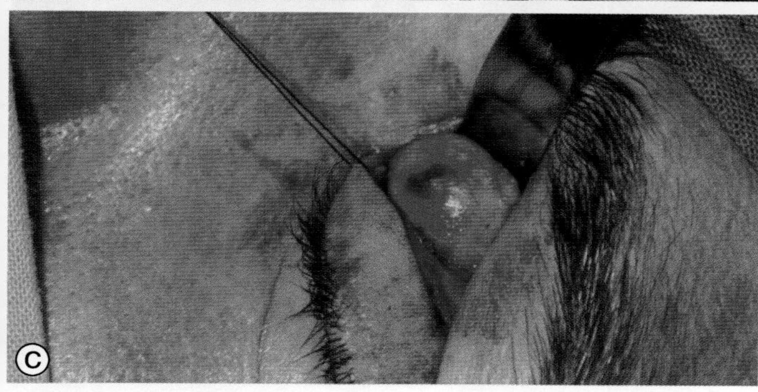

图 29.2 Ⓐ一名患有内上侧皮样囊肿的青春期男孩；Ⓑ计算机断层扫描显示左侧眼球内侧存在圆形低密度病变；Ⓒ通过上眼睑重睑处的皮肤切口完整切除囊肿

深部皮样囊肿

深部皮样囊肿好发于青春期和成年期，伴随眶内容物逐渐增大和移位，在婴儿时期与浅表性皮样囊肿相似[16]。深部皮样囊肿可能只有鳞状上皮，因此被归类为表皮样囊肿。深部皮样囊肿通常不可触及，可以侵袭至眶尖[17,18]，但是有时可触及光滑圆形的前缘。眼球突出和/或眼球移位是主要特征[7,19]，也可见眼球运动和视觉障碍，可能引发疼痛。皮样囊肿很少位于外直肌内部或周围[19-21]。

部分眼眶皮样囊肿可能跨越眼眶和颞窝，连接外侧眶缘或眶壁（图 29.3 和图 29.4）。这些“哑铃状”皮样囊肿可表现为浅表性皮样囊肿的典型体征，但以沙漏形状延伸到颞窝（图 29.3），并且其中 1.5%~34%可能与颞肌肿胀相关。在很少的情况下，会出现因咀嚼时颞肌收缩导致囊肿沟通，压力增加，进而触发咀嚼性（嚼肌振动幻觉）眼球突出，可伴或不伴有视力损害[22]。据报道，眼眶皮样囊肿窦道内分泌物可引发眶蜂窝织炎[23]，且如眼眶和颞窝皮样囊肿不沟通，很少同时发病[24]。

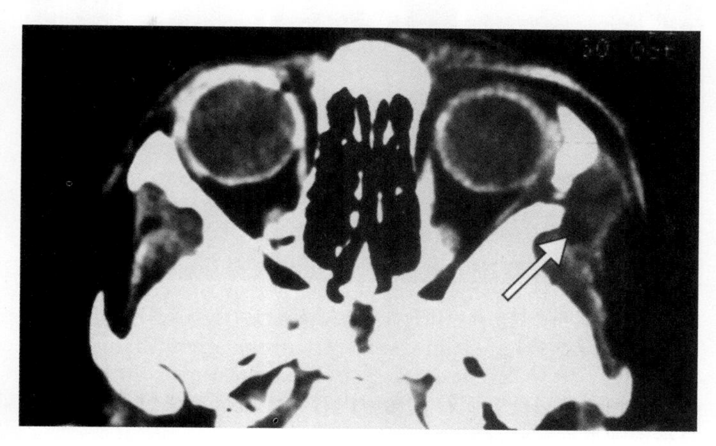

图 29.3 “哑铃”皮样囊肿的轴向计算机断层扫描结果显示，低密度内容通过眶缘外侧后面的缺损蔓延，累及眼眶和颞窝（箭头所示）

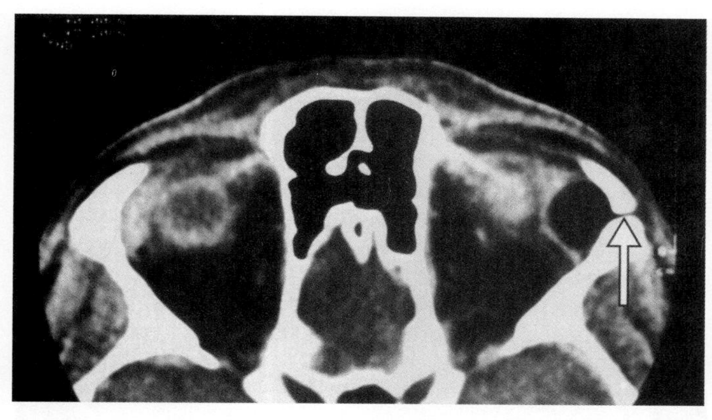

图 29.4 轴位计算机断层扫描显示颞上皮样囊肿，通过眶外侧壁（箭头所示）的狭窄缺损，囊肿向颞窝蔓延

除经常表现的硬化、不规则边缘位移或下方骨压迹等不规则眶壁缺损外，深部皮样囊肿与浅表性皮样囊肿的 CT 表现相似（图 29.5 和图 29.6）。较大皮样囊肿的囊壁可能表现为不规则的“蛋

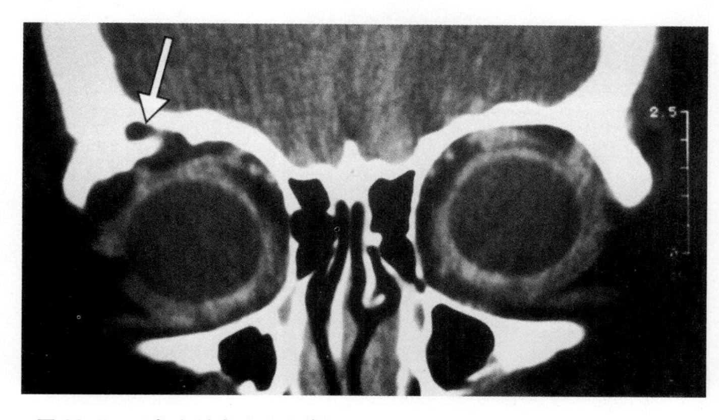

图 29.5 深部皮样囊肿的计算机断层扫描冠状位扫描结果显示不规则眶壁缺损（箭头所示）

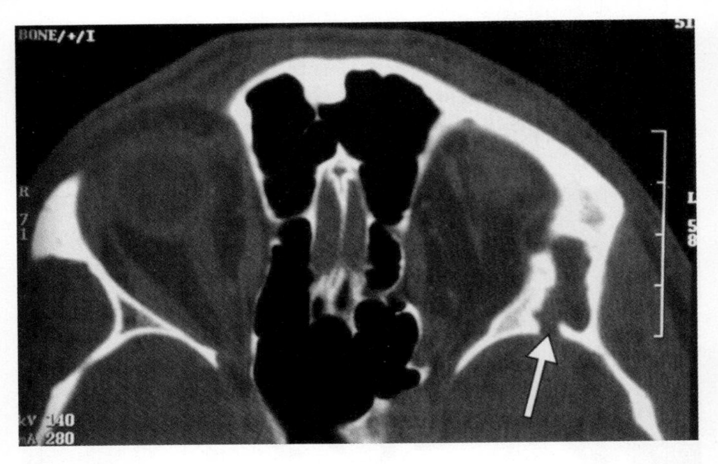

图 29.6　深部皮样囊肿的计算机断层扫描轴向扫描结果显示不规则眶壁缺损（箭头所示）

壳样”钙化，这可能表明存在囊肿内容物亚临床间歇性渗漏，进而导致周围炎症和瘢痕形成。

完整手术切除可以防止并发症，因此深部皮样囊肿的处理很困难[17,25,26]。因为需选择手术方式，是行前外侧腹部切开术还是行局灶性边缘切开术，所以术前临床和影像学评估至关重要[17]。尽管有人建议将手术推迟到骨骼停止生长[26]后，但这种出于保护面部骨骼生长发育的延迟是不必要的。可能需要采用颅骨切除术的神经外科手术方法才能安全完整切除侵袭颅内的眶皮样囊肿[27]。

结膜囊肿

结膜上皮来源的囊性迷芽瘤通常被称为“结膜皮样囊肿”。其中半数在内侧眼眶，好发于青少年和年轻人（图 29.7 和图 29.8）。结膜皮样囊肿通常不附着于眼眶骨壁上，并且由典型的

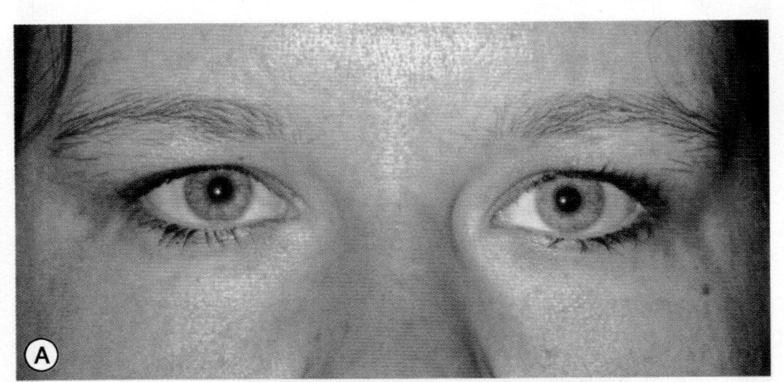

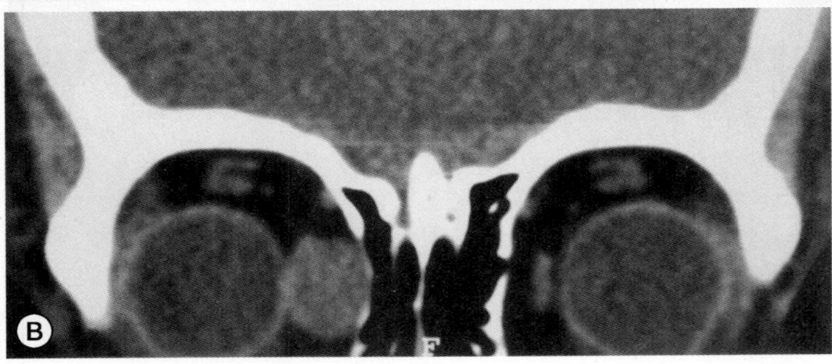

图 29.7　Ⓐ由于内侧结膜皮样囊肿而产生右侧眼球移位的年轻女性；Ⓑ冠状位计算机断层扫描显示界限良好的囊肿，其密度高于真性皮样囊肿

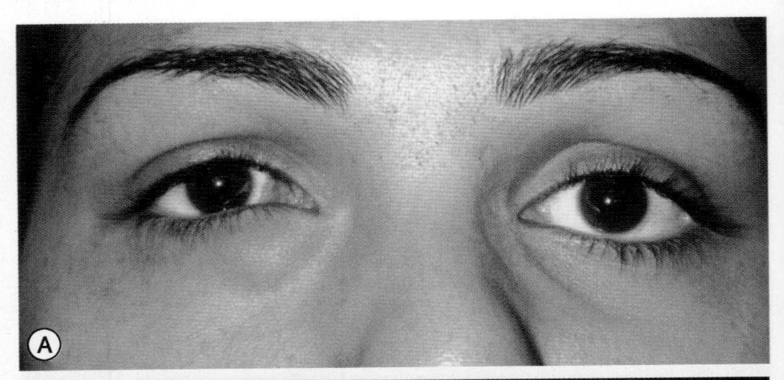

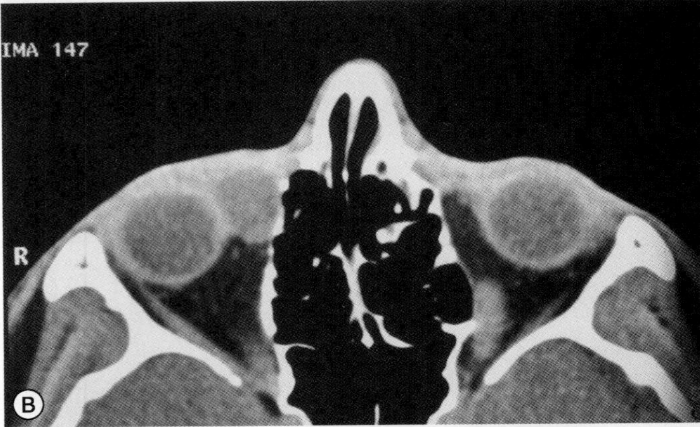

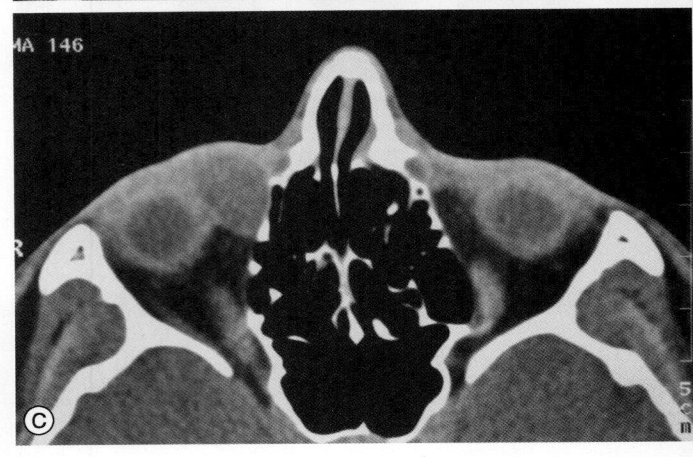

图 29.8　Ⓐ图示为内下侧先天性结膜皮样囊肿导致右侧眼球向上进行性长期移位的年轻女性；Ⓑ、Ⓒ轴向计算机断层扫描显示囊肿位于眼球内下方，其内容物的密度与玻璃体相似

结膜上皮和杯状细胞组成，囊内含有黏液或混合物等皮肤附件结构。结膜皮样囊肿来源于结膜和表皮，可以完整切除（图 29.9）。研究表明，先天性囊肿来源于上直肌和提上睑肌鞘膜区域的结膜[28,29]。

结膜皮样囊肿不应与结膜囊肿相混淆，结膜囊肿是外伤或手术（最常见的是斜视或玻璃体视网膜手术）后，在眶内植入结膜上皮形成的获得性病变，可能在外伤或术后数十年后发病[30]。

呼吸道上皮性囊肿

眼眶周围呼吸道上皮来源的囊肿可以是先天性病变，也可能由创伤后鼻腔或鼻旁窦的呼吸道上皮植入导致。鼻旁窦的黏液囊肿也源于呼吸道上皮，通常囊壁非常脆弱，但其实质却完全不同（见下文）。

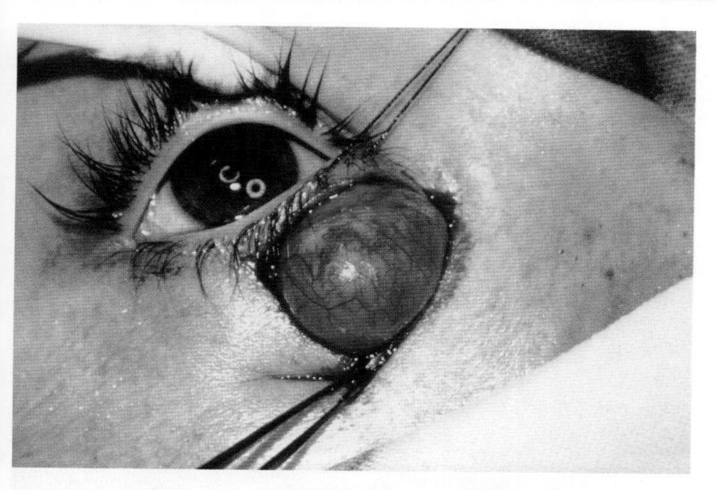

图 29.9　手术切除内下方薄壁结膜皮样囊肿

先天性呼吸道上皮性囊肿，尤其是深部病变十分罕见[31-33]，可能好发于儿童或成年人[32]。

眼眶脑膜膨出和脑膜脑膨出（参见第 60 章）

罕见的先天异常或后天异常。先天性异常缘于神经外胚层与表面外胚层分离障碍，导致骨性开裂，硬脑膜呈"囊样"疝入眼眶，单独疝入为脑膜膨出，连同脑组织疝入为脑膜脑膨出。可能与视盘异常有关[34]，因此患有牵牛花视盘的儿童，尤其出现器官间距过远（图 29.10）、唇裂或上腭裂等面中线异常时，应排除基底脑膨出的可能[35]（参见第 28 章和第 53 章）。严重脑血管异常可能伴有牵牛花视盘[36]。颅脑损伤和眼眶骨折，伴或不伴脑的硬脑膜通过骨缺损疝入眼眶，会导致眼眶脑膨出[37,38]。儿童轻微创伤后，偶尔会发生眶顶部骨折，软脑膜疝入骨折区形成"囊肿"，并可能逐渐扩大（"生长性骨折"），并可能导致搏动性进行性突眼[39,40]。

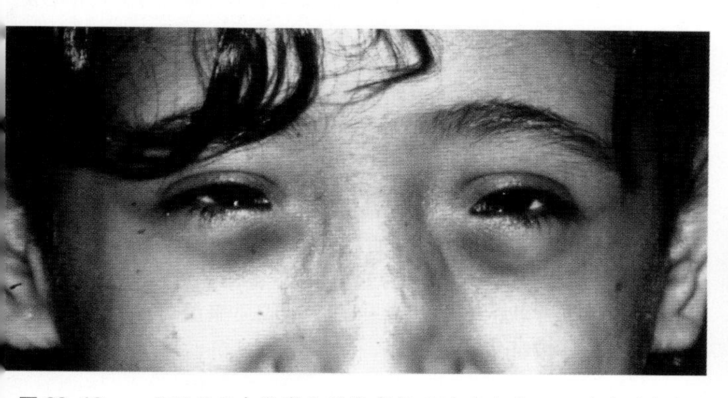

图 29.10　一名源于正中脑膨出的器官间距过宽和内眦距过宽的年轻女性

先天性眼眶脑膨出分为前部和后部[41]。前部病变通过额骨、筛骨、泪骨和上颌骨间裂隙的缺损部位脱出[42]，通常表现为内侧眼眶的先天性囊肿肿胀，延伸到面部，常伴内眦距离过宽以及溢泪。该病好发于婴儿期和幼儿期，并伴随眼球逐渐向前方以及侧方移位，内眦韧带向颞下移位。非典型脑膜脑膨出也可表现为鼻上穹窿部结膜 10mm 大小的蓝色囊性肿块[43]。

典型临床表现为紧张或哭泣时囊肿增大[44,45]，具有波动性、搏动性以及可压缩性，可能具有可透照性。前部脑膨出与其他内眦部肿胀的鉴别诊断至关重要，可能被误诊为鼻窦黏液囊肿、皮样囊肿或鼻泪管黏液囊肿[46]。CT 可显示颅骨连接部位的骨骼缺损，三维重建可能有助于制订手术计划[47]。手术通常由颅面外科、神经外科和/或颌面外科协作共同完成。后部脑膨出可通过视神经孔、眶裂或骨缺损疝入眼眶，表现为缓慢进展性突眼，有时具有搏动性，并偶尔可发生于老年人。

在用力或哭泣时眼球突出通常增加，并向前和向下移位[44]。X 线显示后部眼眶的孔裂扩张或骨缺损。CT 可显示囊肿的大小和内容物。后部脑膨出与 1 型神经纤维瘤病（NF1）的蝶骨翼发育不良密切相关，且与眼球内陷相关。

鼻旁窦黏液囊肿

鼻旁窦与儿童眼眶疾病具有临床相关性，因此熟知其发育很重要。除额窦在 2 岁时首次出现外，其他鼻旁窦在出生时即初步发育完成。窦道存在两个突发增大时期：第二次长牙的 6 岁或 7 岁时以及青春期[48]。大多数黏液囊肿源于额窦，因此鼻旁窦黏液囊肿在儿童罕见。然而，筛窦黏液囊肿，特别是囊性纤维化可能在早年即存在[49]。研究表明，10 名鼻旁窦黏液囊肿儿童中有 6 名患有囊性纤维化[50]。婴儿和患有囊性纤维症的儿童更容易发生上颌窦黏液囊肿，这可能是双侧的[51-53]。

黏液囊肿是鼻旁窦的窦口阻塞引起的囊性扩张。呼吸道上皮来源的正常黏液分泌物积聚在窦腔内，导致逐渐扩张，并伴随骨结构损伤。随着进一步扩张，囊性肿块越过眶壁并取代眶内容物，也可侵入颅内[54]。最终，白色、黄色或棕色黏性物质构成囊肿内容物，其外包以纤维囊。

大多数黏液囊肿向前突入额窦或前筛窦，并通常表现为进行性突眼，并因眼球向颞下和下方移位而表现为眼间距过宽。可在内侧眶壁触及非可压缩性非炎症性的实性囊肿，当蔓延至内眦韧带上方时应与泪囊的黏液囊肿相鉴别。无搏动性，可扩张以及颅骨缺损是与脑膨出的鉴别要点。蝶窦黏液囊肿儿童罕见[55]，但据报道，蝶窦黏液囊肿压迫视神经可导致突发性视力丧失[56]。

CT 显示在窦道内存在一个囊壁光滑，有时伴有边缘卵壳样钙化的病变（图 29.11）。儿童期病变好发于筛窦，并可向眶内壁扩张，导致眶壁变薄和内隔破坏。

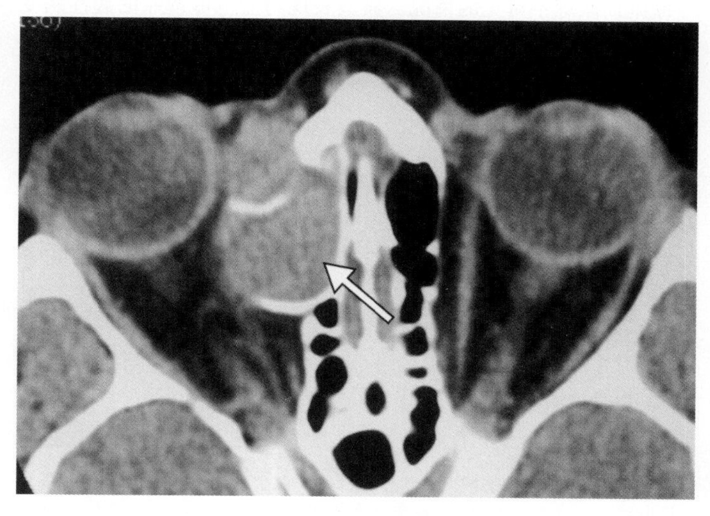

图 29.11　筛骨黏液囊肿的轴向计算机断层扫描显示病变蔓延到内侧眼眶（箭头所示），并有蛋壳样新骨形成

黏液囊肿应该在鼻腔内进行造袋术以防止复发，并重建鼻窦引流。黏液囊肿的切除或引流通常由耳鼻喉外科医生通过内镜完成[57]。额筛窦黏液囊肿推荐通过经泪阜入路进行治疗[58]，行内侧切口后，为避免术后上斜肌牵引，建议小心重新定位滑车[59]。牙周囊肿等窦腔内的其他囊性病变也可引起突眼[60]。

先天性囊性眼球（囊性无眼畸形）（参见第18章）

真性无眼畸形非常罕见。在7mm阶段之前，完全或部分视泡未内陷导致先天性囊性眼球或囊性无眼畸形更为常见[61]。眶内无可辨识的眼球结构。先天性囊性眼球由神经胶质组织组成，不存在晶状体、睫状体或视网膜等正常眼部结构。囊壁由包括眼外肌等的纤维结缔组织组成。没有表皮外胚层衍生的眼部结构是一个常见特征，并可能有助于正确诊断。先天性囊性眼球比胚胎发育的后期缺陷导致的小眼畸形更罕见[62]。

表现为出生时即存在的眶内较大囊肿。与囊性小眼畸形相比，囊性眼球通常位置居中或膨胀至上眼睑[61,63]。囊肿可能偶尔位于下方[62]。对侧眼通常正常，但是对侧眼存在囊性小眼畸形[64]、持续增生性原始玻璃体以及双侧先天性囊性眼球的情况也有报道[62]。

组织学与囊性小眼畸形囊性成分相似，均为充满增殖胶质组织的多囊腔结构[62,63]。新生儿囊性眼眶病变应与畸胎瘤相鉴别。

囊性小眼球

胚胎发育过程中7mm和14mm阶段之间，胎裂的不完全闭合可能导致各种眼部缺损障碍[65]。眼部严重缺损障碍常为小眼畸形，以及位于胎裂边缘的持续性神经外胚层增殖导致的与眼球相连的眶部囊肿。

导致无眼畸形和小眼畸形（参见第18章）的基因突变，与全身异常相关，因此对其鉴定具有重要意义。部分为常染色体显性遗传，家庭同胞患病风险大。最常见的相关突变，包括SOX2[66]、OTX2、PAX2、PAX6以及CHD7（CHARGE综合征）等。Ragge等建议遗传学家加入无眼畸形和小眼畸形的多学科诊疗中[67]。

临床表现

临床表现多样，可以是外观正常的眼部，也可以是囊肿占据整个眼眶而眼球不可见的情况。典型表现为蓝色可透照的囊性病变向下方膨胀，进入下穹窿和眼睑，并取代上睑下的小眼球和发育不全的眼球[68]（图29.12）。囊肿很少位于上眼睑而使眼球向下移

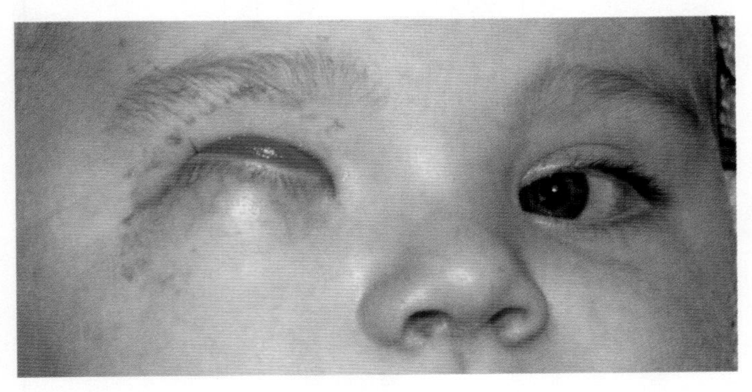

图29.12　伴囊肿的小眼畸形患者。男孩出生时右下眼睑呈蓝色肿胀，逐渐扩大。在6个月时，大的囊肿充满了右侧眼眶并扭曲下眼睑，导致结膜脱垂和暴露

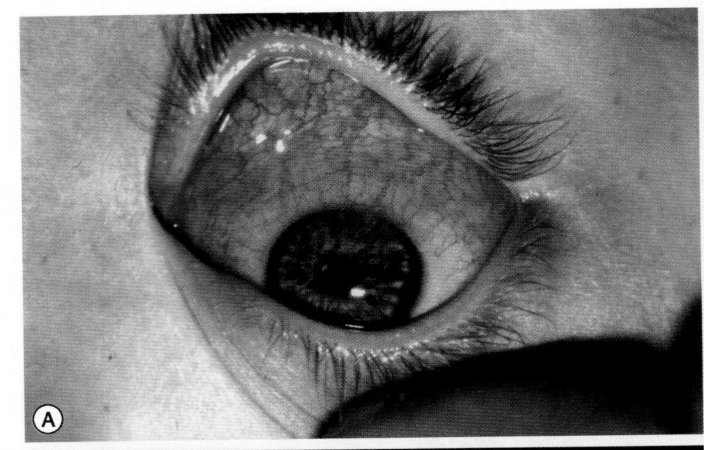

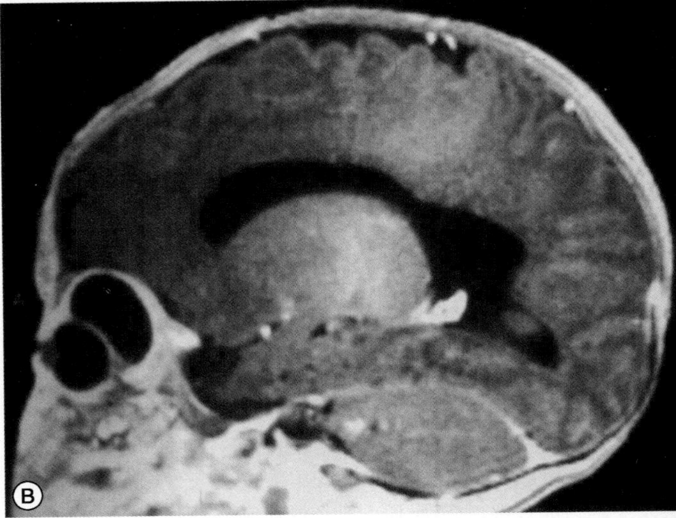

图29.13　Ⓐ一名患有蓝色内上侧眼眶囊肿的4岁男孩存在形成良好但向下移位的小眼球；Ⓑ矢状磁共振图像显示囊内物质与玻璃体无法辨别

位[69]（图29.13）。偶尔，即使在麻醉下，临床上也无法辨识眼球异常。双侧受累并不罕见。囊肿通过不均等的狭窄管道与眼球相连。小眼球通常视力极差，并合并视神经和视网膜缺损。眼睛虽然通常非常小，但已分化出角膜、虹膜、睫状体、晶状体和视网膜。另一只眼可能是正常的，也可能有视神经或视网膜缺损[68,70]。尽管B超检查很有用，但最好通过CT显示囊内容物范围。CT可偶然发现小而无症状的囊肿。囊肿的神经胶质来源可以通过免疫组织化学方法得以证实[71]。

治疗

囊肿有助于眶窝扩张[64,67]，因此大多数病例无须立即手术治疗[70]。囊肿增大导致的外观问题，可以通过抽吸处理。具有多次抽吸的手术指征，可能需要重复抽吸。虽然很难在不损伤眼球的情况下切除囊肿，但对于轻度小眼畸形患者是可行的，并可获得令人满意的美容效果[72]。

眼球的存在对于诱导正常眶骨发育至关重要。先天性无眼球导致眼眶和眼睑发育不良，结膜囊变浅并妨碍假体植入。如果眼球较小或不存在，则提倡早期使用适当的植入物和/或假体进行眼眶填充。各种类型的整形器和眼窝扩张器可用于维持结膜穹窿和

睑裂，并可能促进眼眶发育[67]。小眼窝和眼睑可用亲水性扩张器进行扩张[73]。

早期摘除术可导致骨容积减少，在实施摘除术时使用大的眼眶植入物可以获得良好的美容效果[74]。

眼眶畸胎瘤

畸胎瘤是由多能胚胎干细胞产生的肿瘤，是由一个以上胚层衍生形成。虽然典型的畸胎瘤三个胚层均存在，其实也可以只有中胚层，而外胚层或内胚层可以不存在。这种肿瘤应称为“畸胎样肿瘤”。肿瘤可局限于眼眶(原发性眼眶畸胎瘤)，也可能侵及颅内、海绵窦[75]、鼻和鼻窦。较大的原发性颅内肿瘤偶尔会侵入眼眶，通常表现为产前羊水过多，与孕周不一致。

原发性眼眶畸胎瘤通常表现为新生儿单侧严重突眼[76](图 29.14)。畸胎瘤女性更常见，男女比例为 1∶2。眼球通常正常大小或略小，并被重度水肿的结膜包绕。较大囊性肿块通常具有波动性，可透照，多为实性，并导致眼球移位。肿物通常位于肌圆锥内，对 4 条直肌压迫导致眼球轴向位移。眼眶上部或下部畸胎瘤也可发生。由于囊腔内肿瘤上皮成分的分泌物聚集，因此肿瘤在出生后通常快速生长。眼球突出可导致暴露性角膜病变及溃疡，甚至穿孔。肿瘤可能伸展并黏附于视神经，伴有视神经萎缩。畸胎瘤偶尔生长非常缓慢[77]，在儿童期罕见，且视力不受累[78]。

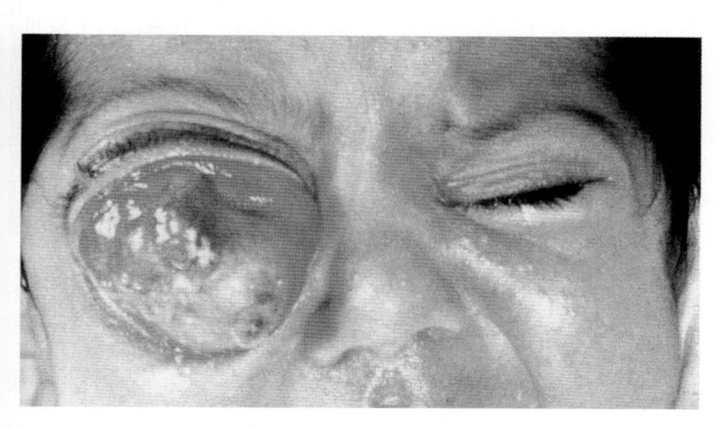

图 29.14 眼眶畸胎瘤婴儿，多发性囊性病变导致严重突眼

超声显示，肿瘤密度不均，其内可能有钙化点，伴随眼眶扩大，X 线显示更为明显。CT 和 MRI 可发现肿瘤侵袭颅内，并显示肿瘤存在脂肪甚至牙齿等不同密度的囊内成分(图 29.15)。

治疗方法包括尽可能保留眼球的早期手术切除[76,77,79]。术中从囊性肿块抽除液体，有助于肿瘤清除。当颅内受累时，眶切开术联合开颅术可切除肿瘤。在保存视力的情况下，完整切除肿瘤较为困难[80,81]。长期疗效取决于肿瘤组织学分化程度和肿瘤范围。呼吸道阻塞通常预后不良[82]。残留肿瘤可引起晚期复发和恶变[83]，但在眶内较少发生[84]。

泪道囊肿

泪道囊肿(也称为泪管积液)儿童非常罕见，但需与泪腺区眼眶肿物相鉴别。Bullock 等建议[85]，泪道囊肿应按其起源部位进行分类，即眼睑型(单纯性泪腺管囊肿)、眼眶型、附属腺或异位泪腺型。临床上，它们可能易与浅表结膜皮样囊肿(尽管更常见于内侧)或包涵囊肿以及寄生虫囊肿相混淆。

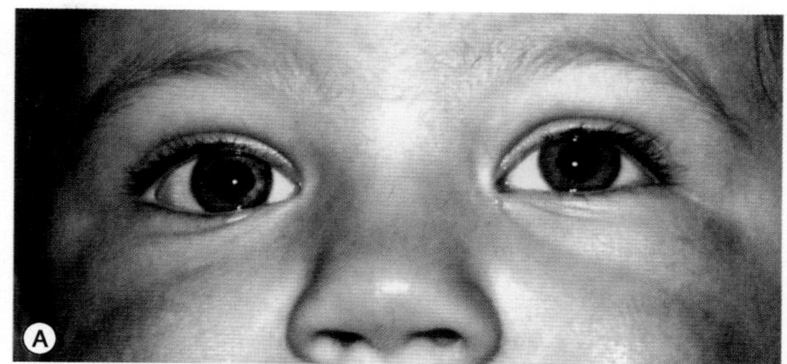

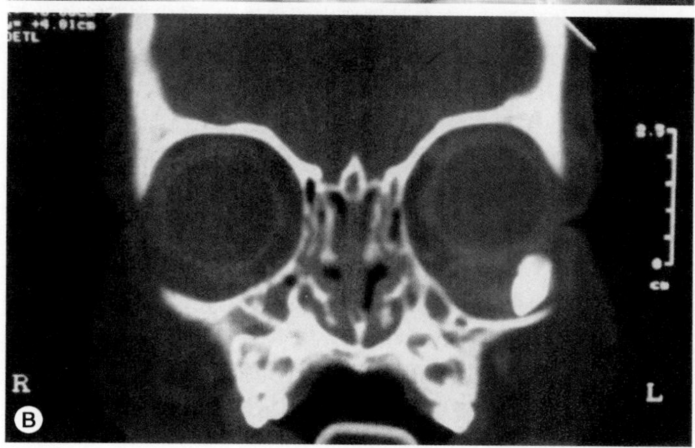

图 29.15 Ⓐ一名左侧缓慢进展的眼球突出和眼球移位的 3 岁女孩；Ⓑ计算机断层扫描显示扩张眼眶下方多腔病变，其内存在完全成形的牙齿

泪管囊肿最常见于成人眼睑，也可发生于有创伤或炎症史的青少年。上睑颞侧的光滑可透照的肿物逐渐增大(图 29.16)，翻眼睑后可能发现蓝色囊肿。哭泣时，肿瘤很少增大，可能有触痛或疼痛，偶尔因泪液流出，囊肿变小后会自发消退。组织学检查显示，与先天性眶囊肿来源于立方形细胞不同，眼睑区的泪道囊肿外层由肌上皮构成，而内层由立方形细胞构成。当患者有症状时，小心手术避免损伤邻近泪管，并完整切除囊肿是有效的。对于较大囊肿有必要行袋形缝合。

眼眶区的囊肿非常罕见，但在婴儿或幼儿可能表现为泪腺窝内的实性肿块[44]。Krause 和 Wolfring 等附属腺体的囊肿可导致结膜穹窿肿胀，可经结膜切除。

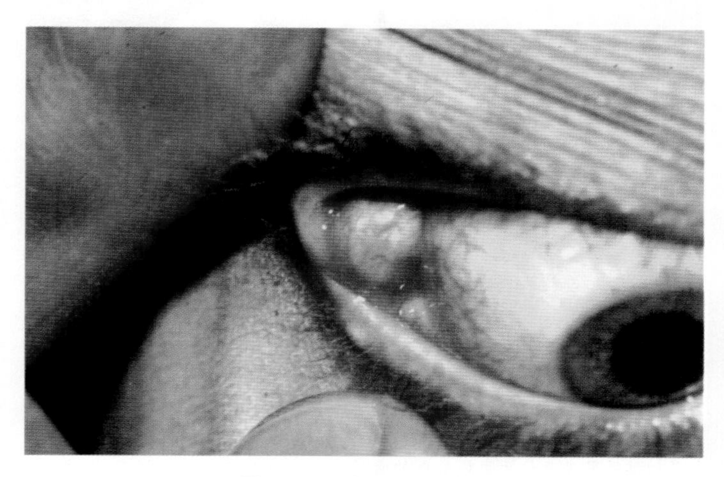

图 29.16 典型的泪道囊肿

泪腺组织偶尔会伴囊性成分异位至眼球及眼眶(见下文)。

寄生虫囊肿

棘球蚴病(包虫囊肿)

棘球绦虫是狗和狐狸的肠道寄生虫。绵羊、牛或啮齿动物可能会食入受污染的粪便成为宿主,而狗则会因吃他们的肉而感染。人类可能在误食受污染的肉类、浆果、不洁的蔬菜或手卫生条件差,误食粪便污染的食物后而摄入绦虫卵。卵在肠道内孵化后,幼虫在整个身体内游走,在各种器官中缓慢增大,形成充满液体的囊肿。由于肝门静脉的血液分布,囊肿好发于肝右叶。约1%的囊肿侵袭眼眶[2],并好发于眼眶上部和后部。

包虫囊肿在饲养牛羊的发展中国家发病率高,而在发达国家已基本消除。临床上,眼眶棘球蚴病由于肿物所致的体征较为隐匿,可能伴发结膜水肿、复视、眼球运动受限、视力丧失和视神经萎缩。囊肿破裂可导致急性炎症反应。

眼眶棘球蚴病的诊断辅助检查包括超声、CT(图29.17)和MRI。影像学检查显示囊性肿物,囊壁偶尔钙化,其内存在与玻璃体等密度的液体。其他确诊检查结果包括涂片嗜酸性粒细胞增多,以及棘球绦虫特异性酶联免疫吸附测定(ELISA)结果阳性。ELISA对棘球绦虫的敏感性和特异性均超过90%。

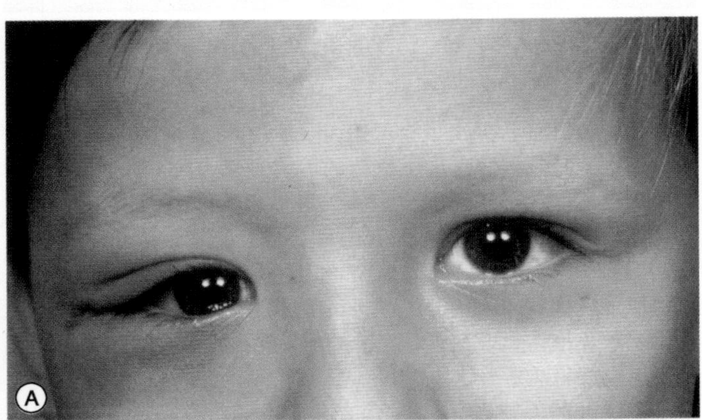

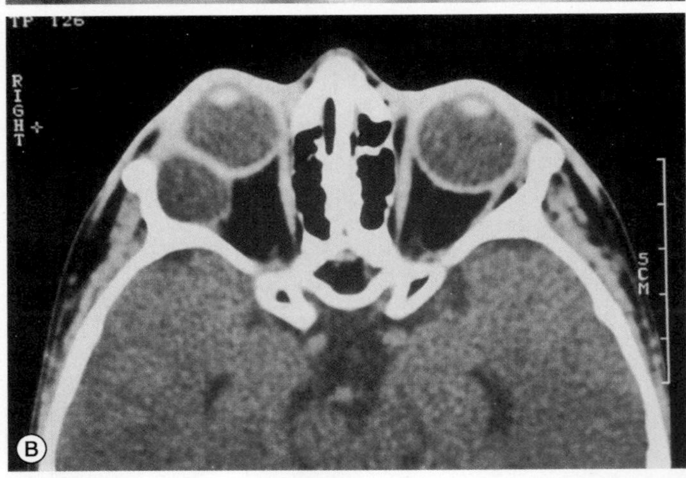

图29.17 Ⓐ9岁难民,生活在不卫生的条件下,有6个月的右上睑肿胀的病史,4mm的右眼球突出,眼球向下移位,外侧上睑下垂;Ⓑ计算机断层扫描结果显示位于眼球后侧的囊性病变。该病变是棘球蚴囊肿,可完整切除(图29.17为不列颠哥伦比亚大学的患者)

在无并发症的情况下,全身应用阿苯达唑是有效的,也是适宜的手术替代疗法[86]。可通过正面或外侧眶切开术将眼眶囊肿完整切除。由于可能导致炎症以及子囊播散,术中应尽可能避免囊肿破裂[87]。囊肿抽吸后,再用高渗盐水冲洗可破坏子囊[88]。手术应联合阿苯达唑治疗包虫囊肿。

能感染眼眶的其他寄生虫包括来源于猪肉的囊尾蚴和旋毛虫。囊尾蚴病是印度儿童突眼的常见原因。一项关于印度171例眼眶囊尾蚴病的研究表明,患病中位年龄为13岁[89],超过80%患者的囊肿与眼外肌相关,几乎所有患者均接受了口服阿苯达唑和泼尼松龙的治疗。

异位

皮脂瘤

位于外眦角以及颞侧眼球的上皮源性先天性发育不良,可归类为实性迷芽瘤。可单独发生,也可是眼-耳-椎骨畸形综合征(OAVS,又称戈尔登哈尔综合征)的一部分[90]。常伴有眼睑缺损,角膜结膜皮样囊肿,耳前皮肤赘生物,半侧面部肢体发育不良(图29.18),下颌和颈椎、面神经、上腭、耳及听力异常。大约1/3皮脂瘤患者具有OAVS的临床特征,即位于眼球表面外侧,呈粉红色至黄色,表层上皮更接近皮肤而非结膜(图29.19),其表面的毛发可能会引起刺激症状,很少含有骨组织[91]。肿物常向上方及后方蔓延并侵袭泪管和提肌[92]。由于从病变到外眦存在纤维组织条索,患者外眦经常形成不良。表皮下的脂肪组织经常混杂眶脂肪,无法辨别。

为减少刺激症状,手术应异常谨慎。在保留表皮的情况下去除肿物,可以减少瘢痕形成,进而减少眼球内转受限的风险[44,93]。为避免损伤泪腺导管,切除肿物时,应将睑部泪腺与病变分离。此外,还应分离并保护外直肌。因可能导致干眼、限制性睑球粘连、斜视和上睑下垂,完整切除眶内皮脂瘤风险较大[91,94]。

泪腺异位

泪腺组织偶尔会异位至眶内,但更常出现在眼睑、结膜或者角膜,有时甚至在虹膜和脉络膜上[95]。据Green和Zimmerman报道

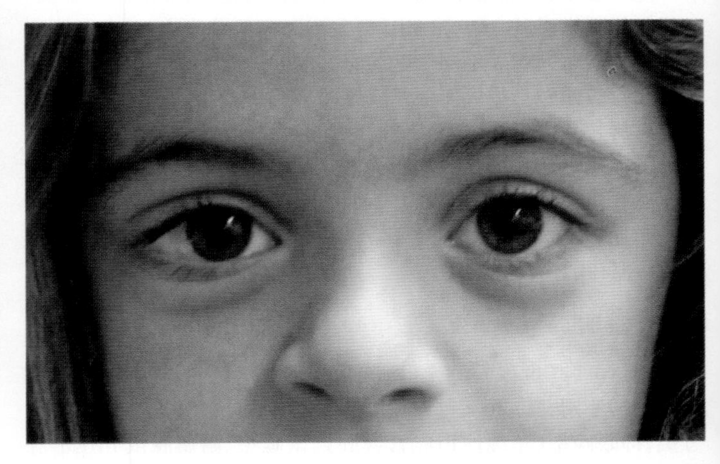

图29.18 图示为一名患有右侧皮肤脂肪瘤和同侧面肌微小症的女孩,不伴眼-耳-椎骨畸形综合征的其他特征

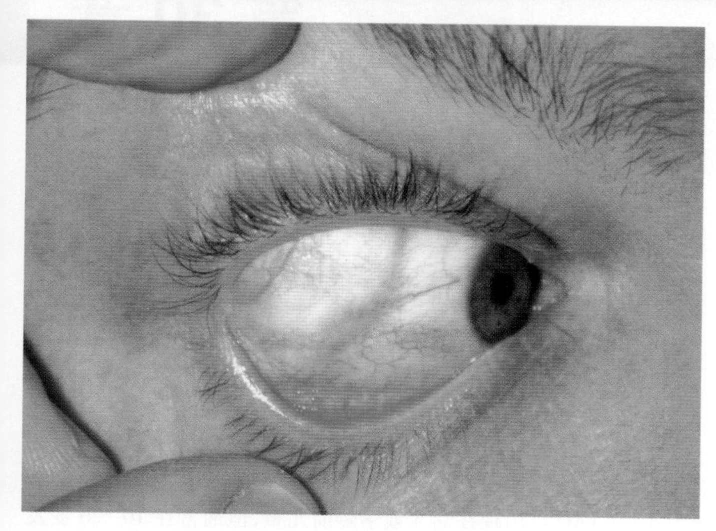

图 29.19 典型的皮肤脂肪瘤，从图中可见增厚的白色表皮和下面的脂肪组织。注意该病例典型的外眦形成不良，伴由病变表面到眦部的带状病变

的 8 例病例[96]，以及其他文献报道的病例，泪腺异位好发于儿童或青少年。泪腺组织可能会异位至肌圆锥内或肌圆锥外，因此眼球突出常见。由异位组织所引发的炎症反应，可导致肌肉运动受限，因此复视常见。鉴别诊断为眼眶肿瘤。CT 影像中通常显示为囊性结构[97]。治疗方法为手术切除，如切除不彻底，突眼可能会复发[96]。异常组织还可引起多形性腺瘤或腺癌等肿瘤[96]。

眼眶内脑组织异位

脑组织异位至眼眶较罕见[98-101]。大多数病例见于婴儿。有的异位组织生长缓慢，有的异位组织随访多年一直处于静止状态[102]。据报告，异位脑组织与无眼畸形相关，且异常组织可能是神经组织，常与先天性无眼畸形、小眼畸形、先天性囊性眼球和眼外肌发育异常同时存在[103,104]。

（卢建民 译 马翔 校）

参考文献

2. Rootman J. Inflammatory diseases. In: Diseases of the Orbit. A Multidisciplinary Approach. Philadelphia, PA: Lippincott Williams and Wilkins, 2003: 468–80.
7. Bonavolonta G, Tranfa F, de Conciliis C, Strianese D. Dermoid cysts: 16-year survey. Ophthal Plast Reconstr Surg 1995; 11: 187–92.
8. Shields JA, Kaden IH, Eagle RC Jr, Shields CL. Orbital dermoid cysts: clinicopathologic correlations, classification, and management. The 1997 Josephine E. Schueler Lecture. Ophthal Plast Reconstr Surg 1997; 13: 265–76.
9. Sathananthan N, Moseley IF, Rose GE, Wright JE. The frequency and clinical significance of bone involvement in outer canthus dermoid cysts. Br J Ophthalmol 1993; 77: 789–94.
11. Abou-Rayyah Y, Rose GE, Konrad H, et al. Clinical, radiological and pathological examination of periocular dermoid cysts: evidence of inflammation from an early age. Eye 2002; 16: 507–12.
17. Sherman RP, Rootman J, Lapointe JS. Orbital dermoids: clinical presentation and management. Br J Ophthalmol 1984; 68: 642–52.
24. Perry JD, Tuthill R. Simultaneous ipsilateral temporal fossa and orbital dermoid cysts. Am J Ophthalmol 2003; 135: 413–15.
26. Lane CM, Erlich WW, Wright JE. Orbital dermoid cyst. Eye 1987; 1: 504–11.
31. Mee JJ, McNab AA, McKelvie P. Respiratory epithelial orbital cysts. Clin Experiment Ophthalmol 2002; 30: 356–60.
34. Pollock JA, Newton TH, Hoyt WF Trans-sphenoidal and transethmoidal encephaloceles. Radiology 1968; 90: 442–53.
37. Antonelli V, Cremonini AM, Campobassi A, et al. Traumatic encephalocele related to orbital roof fractures: report of six cases and literature review. Surg Neurol 2002; 57: 117–25.
39. Mohindra S, Mukherjee KK, Chhabra R, Gupta R. Orbital roof growing fractures: a report of four cases and literature review. Br J Neurosurg 2006; 20: 420–3.
42. Boonvisut S, Ladpli S, Sujatanond M, et al. Morphologic study of 120 skull base defects in frontoethmoidal encephalomeningoceles. Plast Reconstr Surg 1998; 101: 1784–95.
47. David DJ, Sheffield L, Simpson D, White J. Frontoethmoidal meningoencephalocoeles: morphology and treatment. Br J Plast Surg 1984; 37: 271–84.
50. Nicollas R, Facon F, Sudre-Levillain I, et al. Pediatric paranasal sinus mucoceles: etiologic factors, management and outcome. Int J Pediatr Otorhinolaryngol 2006; 70: 905–8.
51. Di Cicco M, Costantini D, Padoan R, Colombo C. Paranasal mucoceles in children with cystic fibrosis. Int J Pediatr Otorhinolaryngol 2005; 69: 1407–13.
55. Olze H, Matthias C, Degenhardt P. Paediatric paranasal sinus mucoceles. Eur J Pediatr Surg 2006; 16: 192–6.
63. Dollfus MA, Langlois J, Clement JC, Forthomme J. Congenital cystic eyeball. Am J Ophthalmol 1968; 66: 504–9.
64. McLean CJ, Ragge NK, Jones RB, Collin JR. The management of orbital cysts associated with congenital microphthalmos and anophthalmos. Br J Ophthalmol 2003; 87: 860–3.
67. Ragge N, Subak-Sharpe ID, Collin JRO. A practical guide to the management of anophthalmia and microphthalmia. Eye 2007; 21: 1290–300.
73. Bacskulin A, Vogel M, Wiese KG, et al. New osmotically active hydrogel expander for enlargement of the contracted anophthalmic socket. Graefes Arch Clin Exp Ophthalmol 2000; 238: 24–7.
74. Fountain TR, Goldberger S, Murphree AL. Orbital development after enucleation in early childhood. Ophthal Plast Reconstr Surg 1999; 15: 32–6.
81. Lee GA, Sullivan TJ, Tsikleas GP, Davis NG. Congenital orbital teratoma. Aust N Z J Ophthalmol 1997; 25: 63–6.
82. Bernbeck B, Schneider DT, Bernbeck B, et al. Germ cell tumors of the head and neck: report from the MAKEI study group. Pediatr Blood Cancer 2009; 52: 223–6.
85. Bullock JD, Fleishman JA, Rosset JS. Lacrimal ductal cysts. Ophthalmology 1986; 93: 1355–60.
88. Benazzou S, Arkha Y, Derraz S, et al. Orbital hydatid cyst: review of 10 cases. J Craniomaxillofac Surg 2010; 38: 274–8.
89. Rath S, Honovar SG, Naik M, et al. Orbital cysticercosis: clinical manifestations, diagnosis, management, and outcome. Ophthalmology 2010; 117: 600–5.
90. Khong JJ, Hardy TG, McNab AA. Prevalence of oculo-auriculo-vertebral spectrum in dermolipoma. Ophthalmology 2013; 120: 1529–32.
93. McNab AA, Wright JE, Caswell AG. Clinical features and surgical management of dermolipomas. Aust N Z J Ophthalmol 1990; 18: 159–62.
96. Green WR, Zimmerman LE. Ectopic lacrimal gland tissue: report of eight cases with orbital involvement. Arch Ophthalmol 1967; 78: 318–27.

第 30 章

炎性疾病

Alan A McNab, Christopher J Lyons

章节目录

儿童非传染性眼眶炎症并不常见。与成人一样,甲状腺相关眼病(TAO)是常见病因。其余的可分为:(1)眼眶特异性炎症,包括肉芽肿性多血管炎(GPA)[以前被称为韦氏肉芽肿病(Wegener granulomatosis)]、结节病和最近发现的免疫球蛋白4(IgG4)相关眼病;(2)非特异性眼眶炎症或特发性眼眶炎(IOI)。感染性眼眶炎症最常见的原因是细菌性眶蜂窝织炎,这在第 14 章讨论。

甲状腺相关眼病

甲状腺相关眼病(TAO)是迄今为止成年人最常见的眼球突出原因,但在儿童中却相对少见。在多数情况下,有一半的患者会出现眼部症状[1,2]。尽管儿童 TAO 相对罕见,但在各类眼眶病中,它是继眶蜂窝织炎之后儿童眼眶疾病的第二常见病因(表 22.1)。患有格雷夫斯病(Graves disease)的母亲可能会对胎儿造成影响,因为促甲状腺素受体和其他抗体可通过胎盘。在新生儿中,TAO 往往是一种自限性疾病。

虽然 TAO 可出现在幼儿或学龄前儿童,但通常在 10~20 岁发生(图 30.1)。女童发病率高,性别比例在 2∶1~7∶1[2-5],患儿通常有甲状腺功能亢进的家族史或既往史。有报道指出,TAO 与其他自身免疫性疾病、糖尿病有相关性。在进行 TAO 诊断时,大多数患者会伴有甲状腺功能亢进(88.6%),少数患者伴有甲状腺功能减退(2.9%)或甲状腺功能正常(8.6%)[5]。

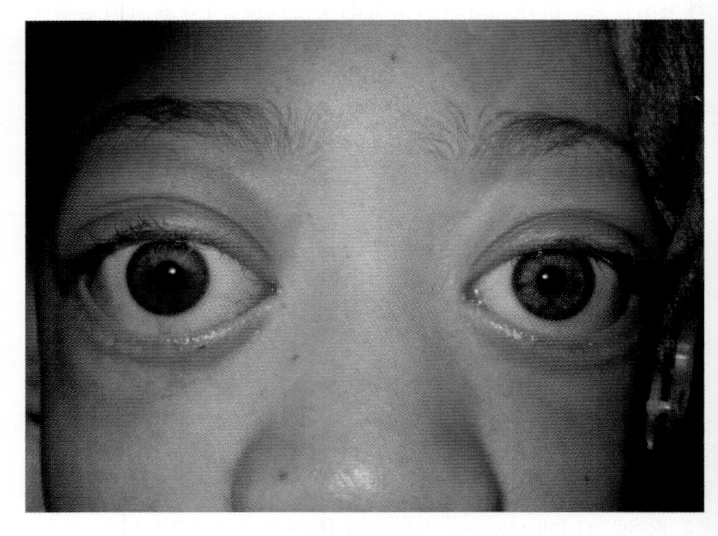

图 30.1 8 岁女孩,患有 Graves 眼眶病变,有 6 个月的眼球突出病史。4 个月前,她接受了全甲状腺切除术。随后,她接受了双侧眶减压处理

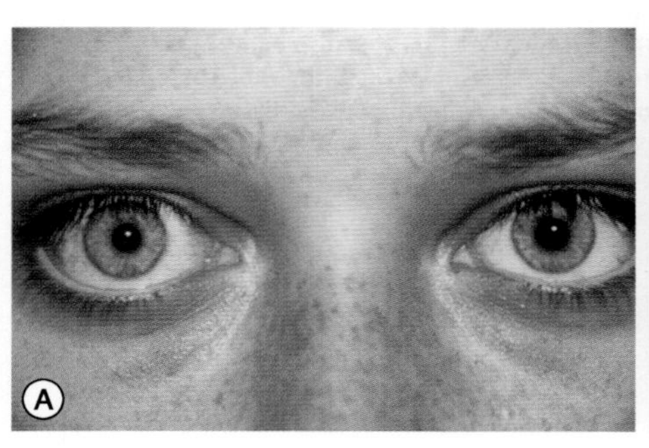

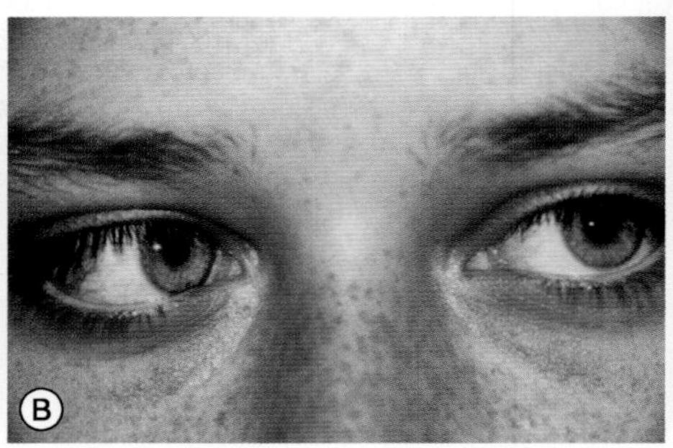

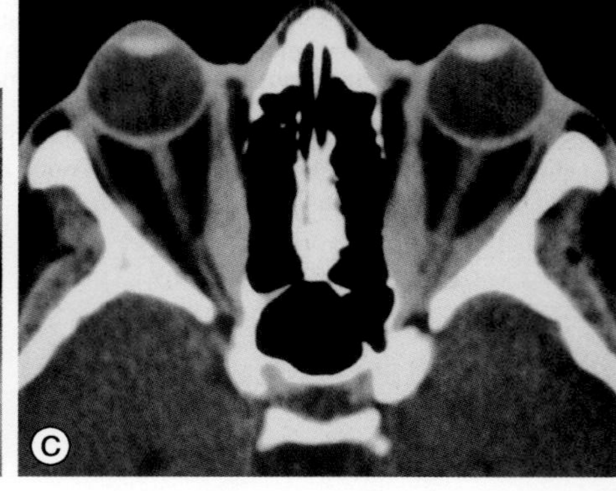

图 30.2 这个女孩有 6 年的双眼 TAO 的病史。她的病史包括自身免疫性肝炎和甲状腺功能亢进,用放射性碘治疗。Ⓐ侧视时有眼睑收缩;Ⓑ侧视时存在眼睑迟落和内斜视外展受限;Ⓒ计算机断层扫描显示双侧内直肌肌腹部增厚肥大,但不累及肌腱

眼眶受累一般较轻，通常无活动性炎症征象[3]。可能有眼球突出，有时可不对称，很少需要眼眶减压[5,6]。眼睑退缩和眼睑闭合不全也很常见。在东亚儿童中，它是一种后天形成的下睑倒睫的病因，并可能发展导致角膜病变。

多达 1/4 的患者会出现单眼运动受限（图 30.2A，B）[2]。眼眶病变的严重程度往往随着年龄的增长而增加[1]。尚未有儿童时期出现视神经病变和角膜病变等威胁视力的报道。眼眶成像可显示肌肉增粗（图 30.2C），伴有特征性的肌腱较少受累，或眶脂肪体积增加。

治疗时通常采用保守的支持疗法。很少需要眼睑或眶减压手术[5]。

眼眶炎症的特殊原因

儿童眼眶炎症最常见的原因是细菌性眶蜂窝织炎（参见第 14 章）。其他儿童眼眶炎性疾病相对罕见，将其称为“眼眶特异性炎症”是因为此类感染具有明确的临床、放射学、生物化学和组织病理学特征，尽管其根本原因尚未阐明。

肉芽肿性多血管炎（GPA）［以前被称为韦氏肉芽肿病（Wegener granulomatosis）］

这是一种坏死性肉芽肿性血管炎，易累及上、下气道和肾脏。肾脏未受累的病例通常预后较好，且易出现眼眶病变[7]。这两种类型的眼球和眼眶受累的发生率相同，在不同的研究中从 28% 到 45% 不等[8]。在使用环磷酰胺治疗之前，超过 90% 的受累患者在 2 年内死亡。虽然这不是一种常见的儿童疾病，但它确实可发生在 18 岁以下。因该病在儿童期罕见，易导致误诊[9]。

临床特点

在儿童 GPA 中，发病年龄中位数约为 11 岁[9,10]。在儿童 GPA 病例中，眼科疾病的发病率在 18% 到 35% 之间[9,10]。眼眶 GPA 的发病通常为亚急性或慢性起病，伴随着突然的加重，从而导致症状的出现。其主要特征是眼球突出（常为双侧），眼部和面部疼痛，严重的可能会出现眼眶肿块（图 30.3），取代了眼球的位置，甚至在最初出现巩膜炎的患者中也是如此。后者是典型的结节状坏死，伴有特征性的边缘角膜浸润，可进展为溃疡。常见视力下降，可能与视神经病变有关。

泪腺受累，可出现眼睑肿胀和肌肉变色。眼眶疾病可能是双侧的。中线疾病（鼻窦和鼻旁窦疾病）和泪腺受累是常见的。通常在发病前几个月会出现鼻部症状。这些症状包括鼻塞、流脓或出血、鼻窦或乳突窦疼痛、听力丧失或耳鸣。儿童 GPA 的特征表现可能是眼部受累[11]。

计算机断层扫描（CT）检查显示存在眼眶肿块，脂肪和邻近肌肉浸润边缘模糊。中线骨侵蚀和窦性病变可能很明显。组织学改变包括脂肪破坏和局部区域坏死，伴有脂质巨噬细胞、巨细胞以及急性炎症细胞浸润。在这些标本中往往很难发现血管炎[7]。纤维化是常见的。应进行真菌和分枝杆菌染色，以排除这些重要的鉴别诊断。

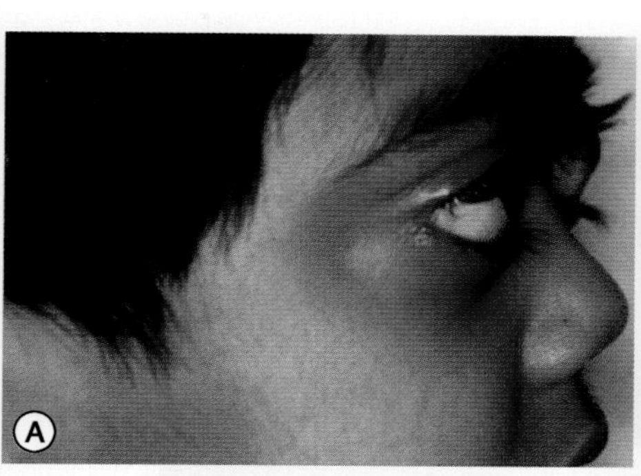
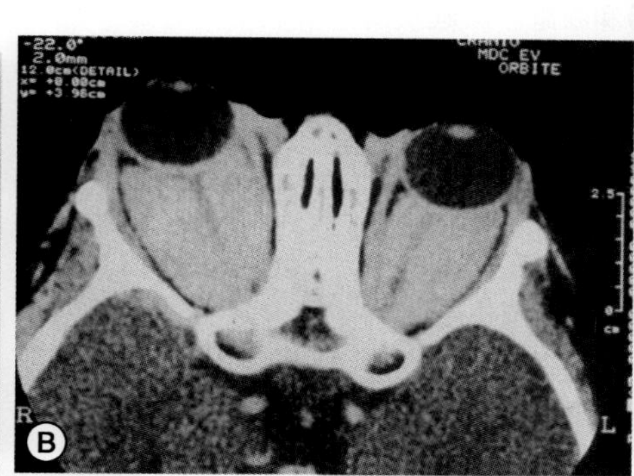

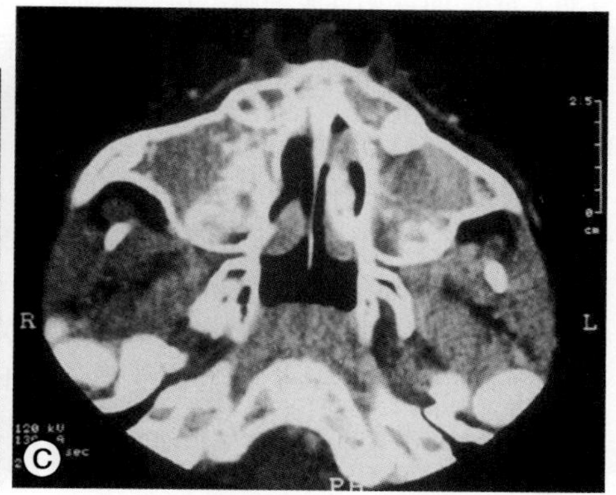

图 30.3　Ⓐ图示为一名 7 岁男童，有 3 个月的渐进性双侧眼球突出病史，抗中性粒细胞胞浆抗体（ANCA）为阳性；Ⓑ、Ⓒ计算机断层扫描显示眶软组织和上颌窦广泛受累（图 30.3 患者来自英国哥伦比亚大学）

甲氧苄啶和磺胺甲噁唑联合应用是治疗这种疾病的一线药物。硫唑嘌呤是二线药物。环磷酰胺对 GPA 有效，但由于其潜在的致癌性，它仅适用于对上述药物没有反应或有严重疾病的儿童。利妥昔单抗也被证明在 GPA 中有效，并可用于儿科年龄组[12]。如果存在“胞质”染色类型，抗中性粒细胞胞浆抗体（cANCA）是 GPA 的特异性标记。其血浆水平与疾病活动相关。经治疗临床症状改善后，这些症状未能恢复正常，表明复发的风险很高[13]。

GPA 是罕见的，但它确实在儿童期发病。对于双侧眶受累的患者，临床医生应该对这种潜在的致命性疾病保持警惕，尤其是对于伴有特征性边缘角膜浸润的巩膜炎患者（图 30.4）。呼吸道或窦（包括乳突窦）的受累可进一步支持诊断。

结节病

这种不明原因的慢性肉芽肿性炎症性疾病偶尔会影响儿童。在 15 岁以下的儿童中已有数百例病例。这种疾病的发病率在青少年后期迅速上升，在 20~30 岁达到顶峰。非洲裔美国人与白种人相比，风险增加了 3~10 倍，女性略占多数。全身受累形式与年龄有关：5 岁或以下的儿童会出现葡萄膜炎、关节病和皮疹；年龄在 8~15 岁的患者中，约 1/3 的患者肺部受累，眼部、皮肤和脾脏受累[14]。

前葡萄膜炎（可能是慢性或急性肉芽肿），是最常见的表现，累及 1/4 到一半的患者。可能累及眼睑、结膜、巩膜、泪囊和泪腺。据报道，一名 5 岁儿童患有关节炎，眼眶浸润导致单侧眼球突

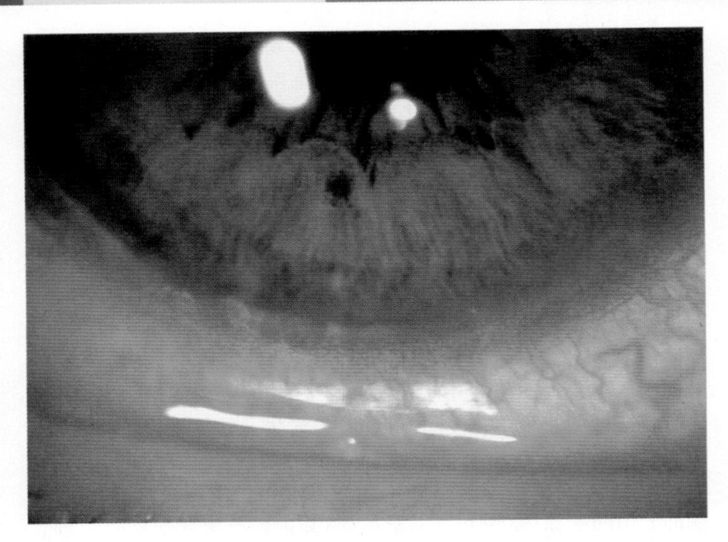

图 30.4　肉芽肿性多血管炎(GPA)[以前被称为韦氏肉芽肿病(Wegener granulomatosis)]病例。照片显示角膜边缘浸润,浸润和角膜缘之间有一个清晰的区域,这是疾病的特征(图 30.4 患者来自英国哥伦比亚大学)

出[15]。Cornblath[16]等人报道一名 15 岁男孩因眼外肌广泛受累而疼痛、复视和眼肌麻痹。

IgG4 相关眼病(IgG4-ROD)

IgG4 相关疾病是最近公认的纤维炎症性疾病,其特征是肿瘤浸润大量的 IgG4 阳性浆细胞。几乎任何器官都会受到影响,但最常见的是胰腺、肝胆道、唾液腺、淋巴结、腹膜后和眼眶。眼眶疾病在各种类型的病变中较为常见[17]。也有一些儿童发生 IgG4-ROD 的报道[18],包括以泪囊炎的形式[19]。

诊断依赖于使用免疫组化染色在组织中发现大量的 IgG4 阳性浆细胞,与 IgG 阳性浆细胞的比率超过 40%,以及特征性淋巴增生性浸润、大量嗜酸性粒细胞和纤维化,通常被描述为席纹状。病理改变必须与临床及影像学表现相关,才能做出适当的诊断。单独发现 $IgG4^+$ 浆细胞数量增加是不足以确诊的,因为它可见于多种疾病,包括 GPA、黄色肉芽肿性疾病、类风湿关节炎、卡斯尔曼病(Castleman disease,又称巨大淋巴结增生症)和其他疾病[18]。

在眼眶炎症的诊断中,采集组织进行组织病理学检查对 IgG4-ROD 尤为重要。如果没有活检,IgG4-ROD 和许多其他形式的特异性炎症就无法诊断。IgG4-ROD 对口服糖皮质激素反应良好,但易复发。其他免疫抑制剂和利妥昔单抗可用于顽固性病例[17]。

非特异性(特发性)眶炎综合征

定义

儿童眼眶偶尔可发生不明原因的急性或亚急性炎症[20,21]。随着 CT 和磁共振成像(MRI)的出现以及病理学研究,以前的“眼眶炎性假瘤”名称被废弃,取而代之以炎症部位命名[22],包括前部、弥漫性、眶尖性、肌性和泪腺性。儿童倾向于发展为前部和弥漫性,但肌性和泪腺性也可能发生。眶尖受累是罕见的。儿童眼眶的非特异性硬化性炎症非常罕见。

这些综合征表现为急性或亚急性炎症症状。虽然表现为特发性,但它们具有许多眼眶免疫反应的特征[23]。组织学上可见大量淋巴细胞、浆细胞、稀疏的中性粒细胞和巨噬细胞。炎症介质引起水肿、血管扩张和疼痛,而无全身性疾病。相比之下,更多的慢性炎症,包括 IgG4-ROD 和肉芽肿性疾病,以出现肿块为主要特征,没有急性炎症的临床特征。急性或亚急性非特异性眼眶炎综合征(NSOIS)的常见 CT 表现为炎症灶边缘模糊,对比度增强[24]。磁共振成像显示,T_2 加权序列加上脂肪抑制,通过钆可以突出表明炎性病灶的积液区域。

前部特发性眼眶炎症:急性和亚急性

这是儿童期最常见的 NSOIS 类型。炎症过程集中在眼眶前部和邻近的眼球上(图 30.5)。疼痛、眼球突出、眼睑肿胀、结膜充血和视力下降是主要表现,发作时间可达数日,偶有数周。儿童更容易出现前后葡萄膜炎,这可能导致误用局部类固醇[25]。视盘可能肿胀。全身方面,血沉可升高,常伴有脑脊液细胞增多。甲状腺功能紊乱和甲状腺功能减退也与 NSOIS 有关[26]。CT 扫描显示弥漫性眶前炎症集中在眼球上,导致巩膜和脉络膜增厚,伴有或不伴有浆液性视网膜脱离。CT 扫描中,眼球和视神经的连接处明显模糊,炎性变化沿神经鞘延伸。超声表现为与巩膜筋膜炎一致的均匀密度等回声信号,伴随 Tenon 囊强回声和视神经双轨征,产生一个 T 形阴影(或 T 征)(图 30.6)。

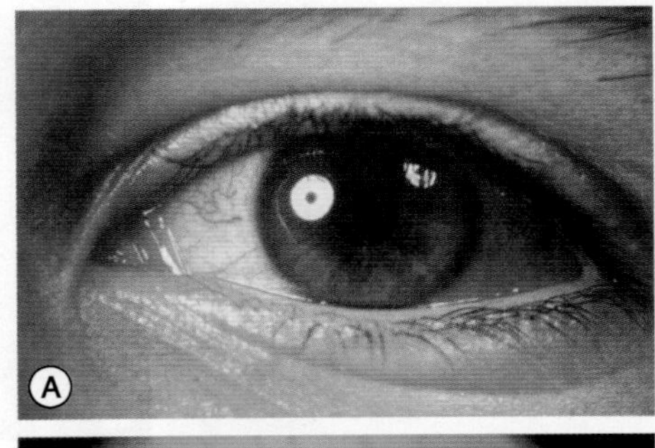

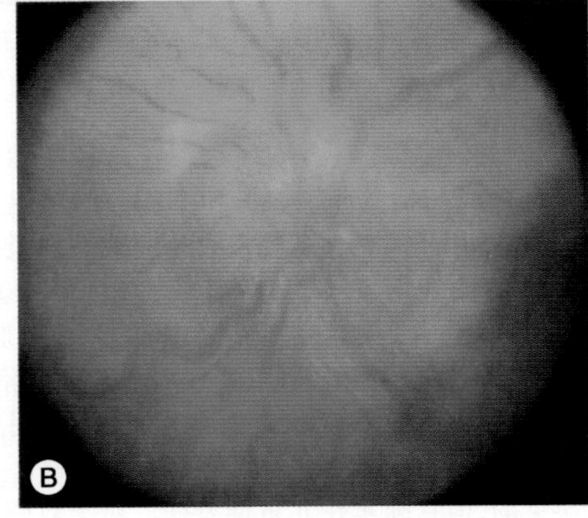

图 30.5　Ⓐ一名 6 岁男孩出现前部非特异性眶炎综合征,表现为眼红,眼球运动疼痛,视力持续下降 3 天;Ⓑ检眼镜显示脉络膜肿胀和视乳头炎(图 30.5 患者来自英国哥伦比亚大学)

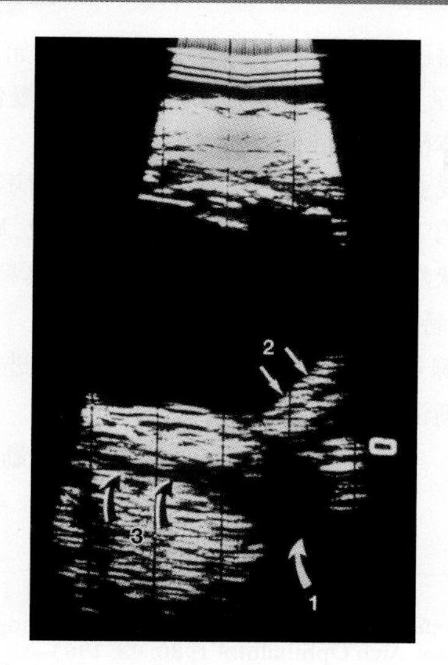

图 30.6　超声检查前非特异性眶炎综合征显示 T 征。1. 视神经阴影加倍;2. 视网膜浅脱离;3. 强回声(图 30.6 患者来自英国哥伦比亚大学)

弥漫性特发性眼眶炎症:急性和亚急性

尽管症状和临床体征更为严重(图 30.7),但在临床上与前部特发性眼眶炎症相似。由于浆液性视网膜脱离和(或)视神经病变,眼球运动更受限制,视力更差。软组织炎症性改变在 CT 扫描中贯穿整个眼眶,呈白色,其密度与临床症状的严重程度成正比,随着病情的缓解而消失。同样,T 形征在超声影像上也很明显。

前部、弥漫性非特异性眶炎综合征:鉴别诊断与治疗

鉴别诊断包括感染(如眶蜂窝织炎、巩膜炎)、已有病变的突然扩大[如皮样囊肿破裂、静脉淋巴管畸形(淋巴管瘤)出血或恶性肿瘤],这些疾病在儿童时期可能是横纹肌肉瘤、神经母细胞瘤、尤因肉瘤或白血病浸润。儿童葡萄膜炎和视网膜浆液性脱离的鉴别诊断也包括前部、弥漫性 NSOIS。除了最典型的病例外,所有患者都应考虑对受累的眶组织进行活检。

首先尝试口服非甾体抗炎药,如氟比洛芬。全身性类固醇可作为补充使用,或作为替代使用,其剂量为每天 1~1.5mg/kg 的泼尼松。症状,特别是疼痛,以及其他临床症状通常会迅速改善。可以通过临床、CT 和超声特征来监测进展。这种疾病可能有一个顽固的过程,经常出现复发和类固醇依赖。复发病例予大剂量类固醇,并在临床进展允许的情况下尽快减量,通常会持续数周。治疗无效表明需要活检和重新寻找特定的病因。在被活检证实的情况下,类固醇治疗没有反应的病例,建议使用低剂量放射治疗。联合应用类固醇和免疫抑制剂可能是必要的。

特发性眼眶肌炎:急性和亚急性

其特征是眼球突出、疼痛和运动受限,伴有复视、上睑下垂、眼睑水肿和结膜水肿。斜视通常出现在受累肌肉的作用方向上,并伴有单眼运动受限[27]。受累肌肉的痉挛也会导致同侧拮抗剂的限制,牵拉试验阳性。眼球回缩和睑裂变窄与 Duane 综合征相似,是一种常见的表现。

CT 扫描显示弥漫性肌肉增大,边缘不规则。与甲状腺相关眼

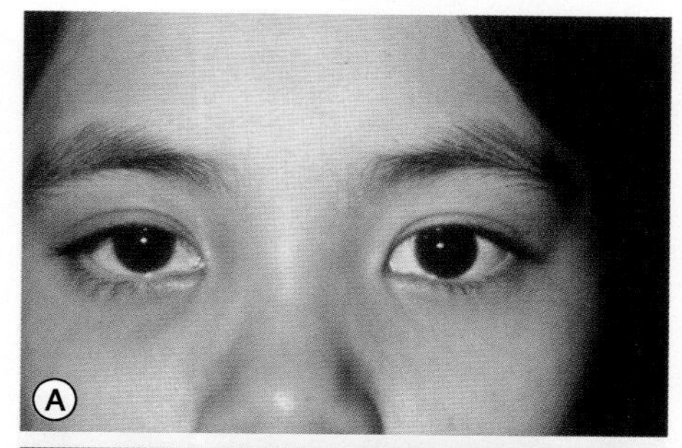

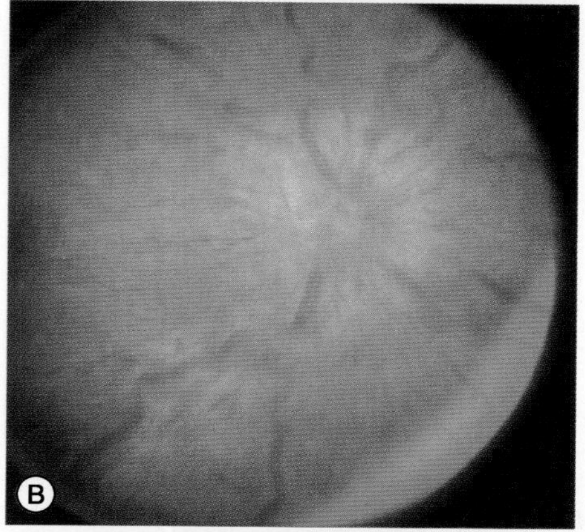

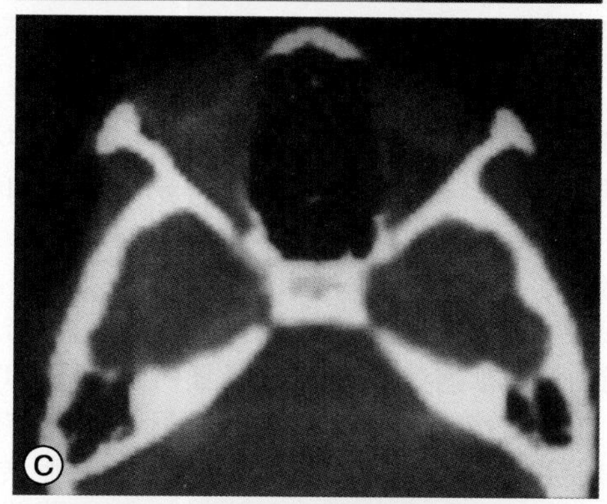

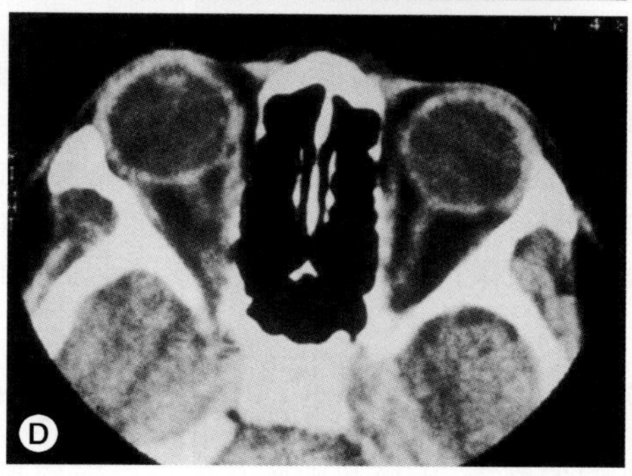

图 30.7　一名 12 岁女孩患有弥漫性非特异性眼眶炎综合征。Ⓐ她表现为球后疼痛,伴有上睑下垂和眼球运动疼痛;Ⓑ右侧葡萄膜炎伴明显的视盘肿胀;Ⓒ在计算机断层扫描的影像上,右眼眶出现"白色"外观(类似患者);Ⓓ全身类固醇治疗后消失(图 30.7 患者来自英国哥伦比亚大学)

病不同的是,特发性眼眶肌炎肌肉肿大经常累及肌腱,而甲状腺相关眼病通常不累及肌腱。上直肌、提上睑肌(图 30.8)或内直肌是最常见的受累肌肉,但任何肌肉都可能受到影响,包括斜肌。可能同时累及多个肌肉,并可能发生双侧疾病。

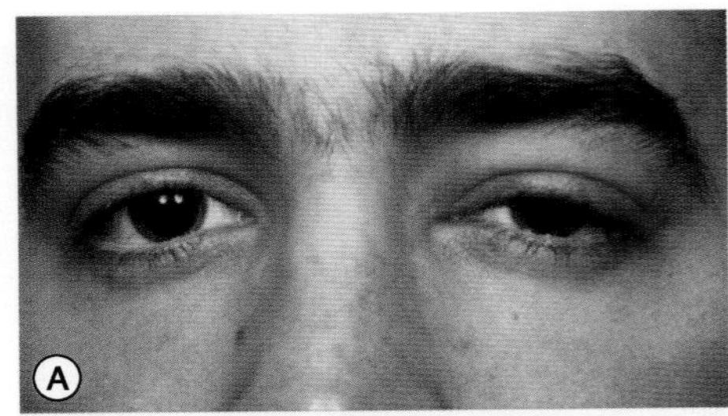

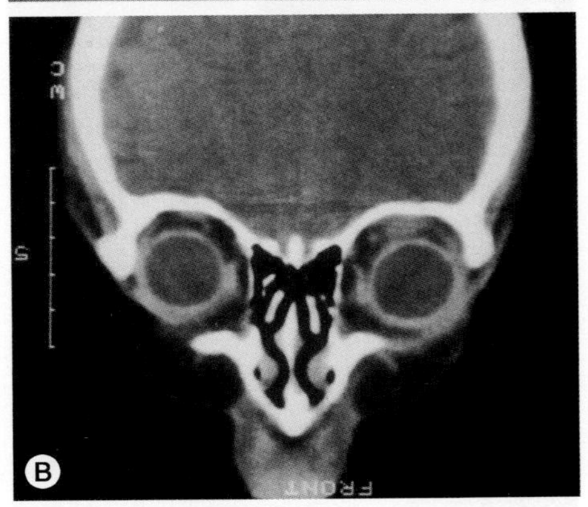

图 30.8 一名 16 岁男孩左上直肌肌炎。Ⓐ眼球疼痛性上转受限，表现为上睑下垂和双眼复视，这是由于左上直肌肌炎导致的；Ⓑ在计算机断层扫描上显示为一个增厚的肌肉复合体（图 30.8 患者来自英国哥伦比亚大学）

眼眶肌炎的病因尚不清楚，但其相关疾病已有许多相关报道，包括上呼吸道感染、莱姆病[28]、Whipple 病和其他自身免疫性疾病[29]。

鉴别诊断包括甲状腺相关眼病，与特发性眼眶肌炎不同的是，甲状腺疾病的既往疾病或并发症病史很常见，没有疼痛，下直肌往往是第一个累及的肌肉（尽管可能累及任何肌肉）。CT 扫描肌腱很少受累。在某些情况下，区分这两种情况是非常困难的，误诊也不少见。其他鉴别诊断包括早期眶蜂窝织炎、眼眶转移和旋毛虫病。

非甾体抗感染治疗已被提倡[8]，但是对类固醇快速而剧烈的反应是明确的。我们建议初始剂量的泼尼松每天给予 0.5~1mg/kg，在 2~4 周内逐渐减少到零。诊断和治疗的延误可造成复发和病情不能完全缓解。生物制剂如阿达木单抗（一种针对肿瘤坏死因子 α 的单克隆抗体）已被报道在儿童顽固性眼眶肌炎病例中有效[30]。

特发性泪腺炎症（泪囊炎）：急性和亚急性

上睑外侧的疼痛、压痛和肿胀是这种疾病的典型表现特征[31]。上睑可能呈 S 形，伴有上睑下垂，外侧比内侧更明显。眼球经常轻微地向下和中间移位。这可能继发于颞上结膜注射、化脓和分泌性泪道阻塞。可能会看到外转受限。通常不伴有葡萄膜炎。CT 扫描中，炎症集中在泪腺上，通常扩散到外侧眼眶并累及邻近的眼球。鉴别诊断包括细菌性和病毒性泪囊炎，后者通常与儿童感染有关，如腮腺炎或传染性单核细胞增多症（EB 病毒感染），以及与 IgG4 相关的泪囊炎。在这种情况下，儿童很可能生病，可能会出现全身性淋巴结病或唾液腺肿大，并伴有淋巴细胞增多。罕见的病因还包括皮样囊肿渗漏和肿瘤［如，绿色瘤（肉芽肿）］相关的炎症。累及泪腺的眼眶肉瘤往往是慢性的，表现为干眼症的症状和体征，在儿童时期很少见。

儿童急性或亚急性泪腺肿大，如果与明显的病毒性疾病（如腮腺炎）有关，或有其他提示单核细胞增多的发现，则不需要活检。对于体征和症状对治疗没有反应的患者，其不典型病变应进行早期活检，以排除特异性炎症的可能。

特发性泪腺炎症通常用中等剂量的类固醇进行全身治疗，症状和体征会逐渐消失。

（何岁勤 译 段辉 校）

参考文献

1. Uretsky SH, Kennerdell JS, Gutai JP. Graves' ophthalmopathy in childhood and adolescence. Arch Ophthalmol 1980; 98: 1963–4.
2. Holt H, Hunter DG, Smith J, Dagi LR. Pediatric Graves' ophthalmopathy: the pre- and postpubertal experience. J AAPOS 2008; 12: 357–60.
3. Lim NC, Amrith S, Sundar G. Pediatric thyroid eye disease – the Singapore experience. Orbit 2014; 33: 96–103.
4. Eha J, Pitz S, Pohlenz J. Clinical features of pediatric Graves' orbitopathy. Int Ophthalmol 2010; 30: 717–21.
5. Durairaj VD, Bartley GB, Garrity JA. Clinical features and treatment of Graves ophthalmopathy in pediatric patients. Ophthal Plast Reconstr Surg 2006; 22: 7–12.
6. Liu GT, Heher KL, Katowitz JA, et al. Prominent proptosis in childhood thyroid eye disease. Ophthalmology 1996; 103: 779–84.
7. Perry SR, Rootman J, White VA. The clinical and pathologic constellation of Wegener's granulomatosis of the orbit. Ophthalmology 1997; 104: 683–94.
8. Robin JB, Schanzlin DJ, Meisler DM, et al. Ocular involvement in the respiratory vasculitides. Surv Ophthalmol 1985; 30: 127–40.
9. Bohm M, Gonzalez Fernandez MI, Ozen S, et al. Clinical features of childhood granulomatosis with polyangiitis (Wegener's granulomatosis). Pediatr Rheumatol Online J 2014; 12: 18.
10. Tahghigi F, Moradinejad MH, Aghighi Y, et al. Evaluation of 10-year experience of Wegener's granulomatosis in Iranian children. ISRN Rheumatol 2013; 2013: 694928.
11. Levi M, Kodsi SR, Rubin SE, et al. Ocular involvement as the initial manifestation of Wegener's granulomatosis. J AAPOS 2008; 12: 94–6.
12. Joshi L, Tanna A, McAdoo SP, et al. Long term outcomes of rituximab therapy in ocular granulomatosis with polyangiitis: impact on localized and nonlocalized disease. Ophthalmology 2015; 122: 1262–8.
13. Power WJ, Rodriguez A, Neves RA, et al. Disease relapse in patients with ocular manifestations of Wegener's granulomatosis. Ophthalmology 1995; 102: 154–60.
14. Hoover DL, Khan JA, Giangiacomo J. Pediatric ocular sarcoidosis. Surv Ophthalmol 1986; 30: 215–28.
15. Khan JA, Hoover DL, Giangiacomo J, Singsen BH. Orbital and childhood sarcoidosis. J Pediatr Ophthalmol Strabismus 1986; 23: 190–4.
16. Cornblath WT, Elner V, Rolfe M. Extraocular muscle involvement in sarcoidosis. Ophthalmology 1993; 100: 501–5.
17. McNab AA, McKelvie P. IgG4-related ophthalmic disease. Part Ⅱ – clinical aspects. Ophthal Plast Reconstr Surg 2015; 31: 167–78.
18. McNab AA, McKelvie P. IgG4-related ophthalmic disease. Part I – background and pathology. Ophthal Plast Reconstr Surg 2015; 31: 83–8.
19. Notz G, Intili A, Bilyk J. IgG4-related dacryoadenitis in a 13-year-old girl. Ophthal Plast Reconstr Surg 2014; 30: e161–3.
20. Mottow LS, Jakobiec FA. Idiopathic inflammatory orbital pseudotumor in childhood. I. Clinical characteristics. Arch Ophthalmol 1978; 96: 1410–17.
21. Yan J, Qiu H, Wu Z, Li Y. Idiopathic orbital inflammatory pseudotumor in Chinese children. Orbit 2006; 25: 1–4.
22. Rootman J. Why pseudotumour is no longer a useful concept [editorial]. Br J Ophthalmol 1998; 82: 339–40.
23. Kennerdell JS, Dresner SC. The non-specific orbital inflammatory syndromes. Surv Ophthalmol 1984; 29: 93–103.
24. Atlas SW, Grossman RI, Savino PJ, et al. Surface coil MRI of orbital pseudotumor. AJR Am J Roentgenol 1987; 148: 803–8.

25. Bloom JN, Graviss ER, Byrne BJ. Orbital pseudotumor in the differential diagnosis of pediatric uveitis. J Pediatr Ophthalmol Strabismus 1992; 29: 59–63.
26. Atabay C, Tyutyunikov A, Scalise D, et al. Serum antibodies reactive with eye muscle membrane antigens are detected in patients with non-specific orbital inflammation. Ophthalmology 1995; 102: 145–53.
27. Pollard ZF. Acute rectus muscle palsy in children as a result of orbital myositis. J Pediatr 1996; 128: 230–3.
28. Purcell JJ Jr, Taulhee WA. Orbital myositis after upper respiratory tract infection. Arch Ophthalmol 1981; 99: 437–8.
29. Weinstein GS, Dresner SC, Slamovits TL, Kennerdell JS. Acute and subacute orbital myositis. Am J Ophthalmol 1983; 96: 209–17.
30. Adams AB, Kazim M, Lehman TJ. Treatment of orbital myositis with adalimumab (Humira). J Rheumatol 2005; 32: 1374–5.
31. Belanger C, Zhang KS, Reddy AK, et al. Inflammatory disorders of the orbit in childhood: a case series. Am J Ophthalmol 2010; 150: 460–3.

第 31 章

结膜及结膜下组织

Venkatesh Prajna, Perumalsamy Vijayalakshmi

章节目录

解剖

结膜是一层薄而半透明的血管黏膜，沿眼睑内表面和眼球前表面一直延伸到角膜缘。结膜组织呈囊状排列，由睑结膜（覆盖眼睑内侧）、球结膜（覆盖巩膜表面）、穹窿结膜和内侧半月皱襞组成。

睑结膜与下方睑板黏附得比球结膜与下方组织更紧密。炎症时球结膜水肿是黏附疏松的表现。球结膜通过细小的纤维与外直肌相连，从而起到维持眼球水平运动的作用。睑结膜血供来自眼睑动脉，球结膜血供来自睫状前动脉。结膜受三叉神经的泪腺神经、眶上支、滑车上神经和眶下支支配。

结膜上皮有约 2~5 层细胞厚，与角膜缘处角膜上皮和眼睑边缘皮肤相连续。球结膜处为复层非角化鳞状上皮，穹窿结膜为柱状上皮，睑结膜为立方上皮。结膜细胞的一个重要组成部分是杯状细胞，占结膜上皮基底细胞的 10%。杯状细胞在中部穹窿结膜和睑结膜更常见，在泪膜黏液成分的分泌中起重要作用。结膜慢性炎症时杯状细胞的数量增加，而类天疱疮和维生素 A 缺乏等疾病时杯状细胞减少。结膜上皮内还包括黑色素细胞、朗格汉斯细胞和上皮内淋巴细胞。

结膜上皮下是一层松散的结构，称为固有层。固有层含有散在血管网中介导免疫反应的不同类型的细胞（肥大细胞、浆细胞、嗜酸性粒细胞和淋巴细胞）。存在于血管环境中的这些免疫细胞通常被称为结膜相关淋巴组织，持续暴露于潜在的外部感染因素和过敏原中，因此是炎症发生的理想部位。

结膜下有一个从角巩膜交界处到视神经的环绕眼球的弹性纤维组织，称为眼球筋膜（Tenon 囊）。与成人相比，儿童的结膜 Tenon 囊复合体更厚，成纤维细胞比例更高。因此儿童进行像小梁切除术这样的手术，尤其术中没有使用抗代谢药等辅助措施时，手术就可能因成纤维细胞诱导的激烈愈合反应而失败[1]。

全身疾病的结膜表现

维生素 A 缺乏症

维生素 A 缺乏症的眼部表现被称为眼干燥症，患者表现为夜盲、结膜干燥、Bitot 斑、角膜干燥、角膜软化和干燥症眼底（参见第 50 章）。

眼干燥症时，结膜上皮由正常的柱状上皮变为复层鳞状上皮。伴随着杯状细胞的丢失、颗粒细胞层的形成和上皮的角化，结膜失去正常光泽，变得干燥或不可湿润（图 31.1）。这种眼干燥症多双眼发病，典型的眼部表现是 Bitot 斑。Bitot 斑是睑裂区球结膜的一个浅表的、鳞片状的灰色区域（图 31.2）。结膜干燥棒状杆菌可以在 Bitot 斑上聚集生长，并且由于其产气的特性而呈现出泡沫状外观。如果角膜病变不治疗，将导致角膜干燥，最终角膜融解（角膜软化症）。

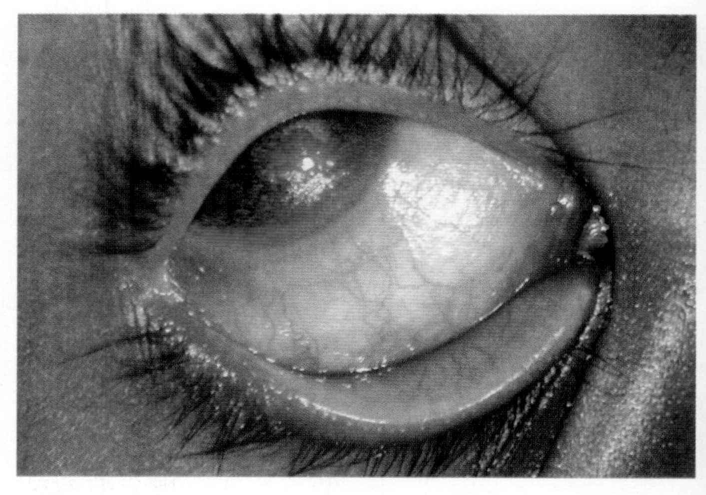

图 31.1 眼干燥症。干燥、无光泽的下方球结膜表现出皱纹样外观，也可见相关角膜干燥。（由 P. Vijayalakshmi 博士馈赠）

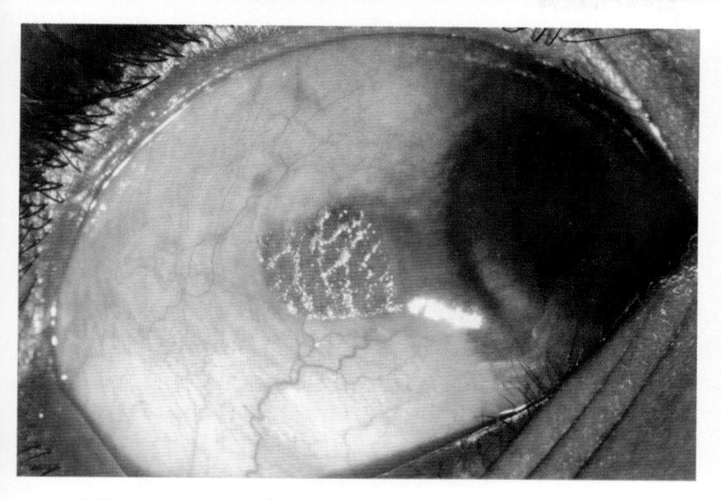

图 31.2　Bitot 斑。球结膜上的一种浅表的、鳞状、泡沫样斑点

通常通过临床表现即可诊断眼干燥症。在可疑病例中,结膜上皮的印迹细胞学检查可能有助于显示杯状细胞的丢失和上皮细胞的角化。在 12 个月及以上的儿童中,需立即口服维生素 A 棕榈酸酯(110mg)或维生素 A 醋酸酯(200 000IU),并在第二天重复上述剂量,两周后再给药一次,以增加肝脏中的含量。6~11 个月的儿童应服用该剂量的一半,6 个月以下的儿童只需服用该剂量的 1/4。

存在胃肠道问题的儿童可以肠外给药。在这些儿童中可用肌内注射 55mg 水溶性维生素 A 棕榈酸酯(100 000IU)来代替第一次口服剂量,第二天再次给药。1 岁以下的儿童维生素 A 的用量是规定剂量的一半。急性期结束后,应膳食补充富含维生素 A 原的食物[2]。

着色性干皮病

症状出现在儿童早期(图 31.3A)。结膜受累主要表现为睑裂区的结膜干燥、毛细血管扩张、慢性结膜充血、色素沉着、睑裂斑和翼状胬肉。也可出现眼表肿瘤,如鳞状细胞癌、基底细胞癌和恶性黑色素瘤,多发生在角膜缘处(参见第 32 章)(图 31.3B)。角膜病变包括暴露性角膜炎、带状结节性角膜病变、瘢痕、溃疡、血管化和穿孔。

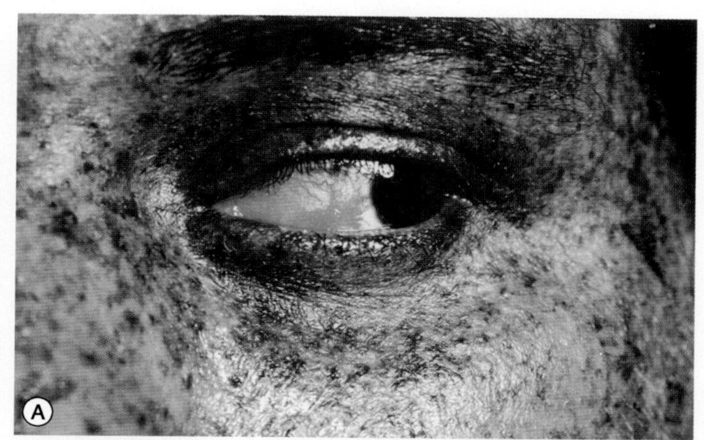

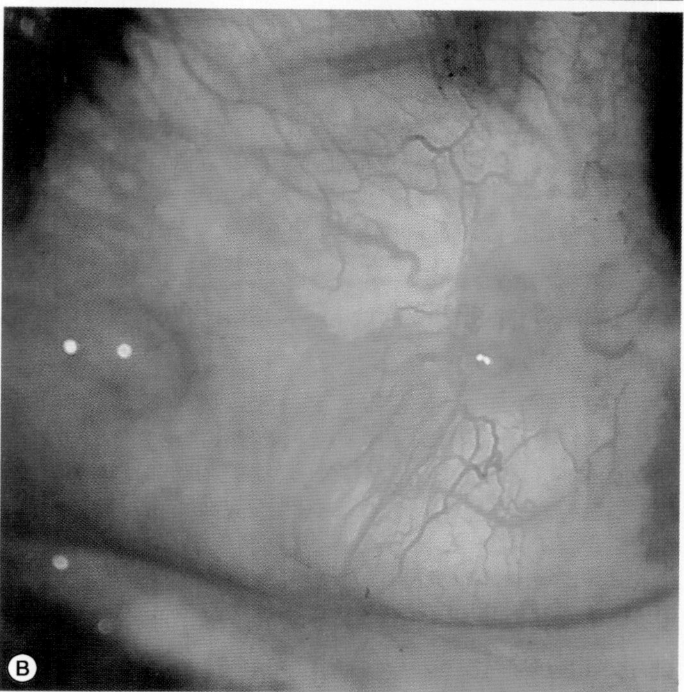

图 31.3　着色性干皮病。Ⓐ这个印度女孩皮肤可见广泛的色素沉着;Ⓑ多灶性复发性结膜鳞状细胞癌

斯德奇-韦伯综合征(Sturge-Weber syndrome)

为一种先天性疾病,有典型的三联征,既颜面血管瘤、软脑膜血管瘤和眼部受累(参见第 20 章和第 68 章)。颜面血管瘤通常发生在三叉神经的眼支。通常可以在角膜缘看到扩张的表层巩膜血管和结膜血管。青光眼是一种常见的并发症(参见第 38 章),尤其是严重结膜受累的患者[3]。

鱼鳞病

鱼鳞病是一种涉及至少 28 种基因,具有遗传异质性的皮肤疾病。遗传模式多为常染色体显性遗传或 X 连锁遗传。层片状鱼鳞病为罕见的常染色体隐性遗传。在这些疾病中都存在干性鳞状病变,主要发生在上半身,尤其是脖子、嘴和躯干周围。由于眼睑的异常,如眼睑外翻,会导致结膜原发或继发感染[4]。也可以发生结膜乳头增生反应(图 31.4)。治疗上需充分润滑,若存在眼睑异常,则需矫正。

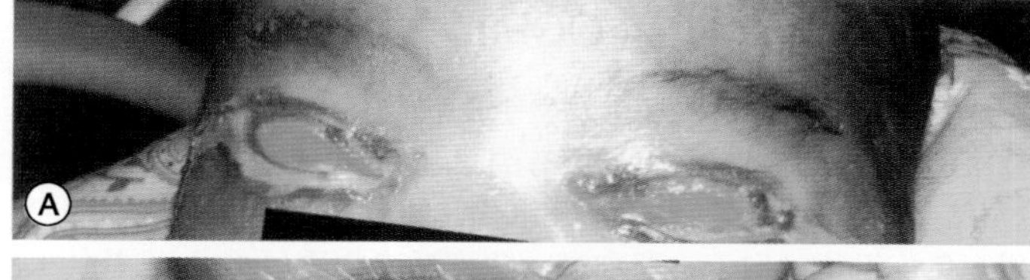

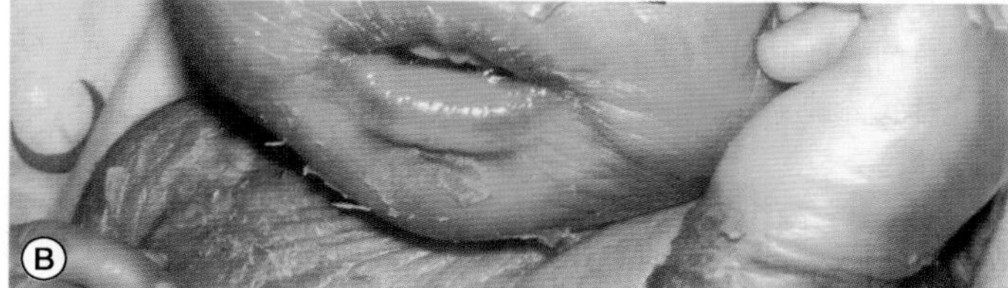

图 31.4　鱼鳞病。Ⓐ上睑外翻继发上睑结膜角化;Ⓑ典型的皮肤"拉伸"改变,主要出现在口唇周围和颈部

麻疹性角结膜炎

麻疹通常引起双侧角结膜炎。结膜可见典型的 Koplik 斑。半月皱襞可出现肿胀。儿童早期和成人晚期可发生上皮性角膜炎。治疗是对症处理,局部抗炎可以起到缓解作用。在蛋白质或热量营养不良的儿童中,这种疾病尤其具有破坏性。当同时存在维生素 A 缺乏时,可迅速进展为角膜软化症。

毛细血管扩张性共济失调综合征(Louis-Bar 综合征)

这是一种罕见的常染色体隐性遗传疾病,其特征是早发性小脑共济失调、眼皮肤毛细血管扩张、眼球运动障碍(扫视启动失败)、构音障碍和免疫缺陷。共济失调是第一个症状,并且会逐渐进展。染色体的脆性和对电离辐射的易感性增加,导致患者有发生恶性疾病的倾向,如淋巴瘤和白血病。患者往往伴有血清甲胎蛋白水平的升高。

最典型的眼部症状是在 10 岁左右出现的结膜毛细血管扩张。通常见于睑裂区的球结膜,也可延伸至穹窿结膜。这是由紫外线(UV)损伤引起的,可以通过早期持续使用 100% 紫外线滤光镜来预防。其他相关眼病包括扫视运动不足、水平运动障碍、调节不足、斜视和眼球震颤[5]。

奥斯勒-韦伯-朗迪综合征(Osler-Weber-Rendu syndrome)

这是一种罕见的常染色体显性遗传性血管疾病,可发生大出血。它的特征为多器官的血管扩张。全身症状包括鼻出血、劳累性呼吸困难、胃肠道出血、咯血和血尿。典型的眼部异常表现为结膜毛细血管扩张[6]。可表现为血泪或明显的外出血。视网膜毛细血管扩张和动静脉畸形也有报道。法布里病(Fabry disease)是另一种合并血管扭曲、毛细血管扩张和角膜线状变性的疾病(参见第 65 章)。

镰状细胞病

该疾病的结膜表现非常特殊,表现为颞下象限原本苍白的结膜点状的毛细血管和小静脉微血管瘤,血管瘤可在检查灯的热度下消失,在使用温和的血管收缩剂后再次出现。这种血管异常在镰状危象时更显著。

眼瘢痕性类天疱疮(OCP)

这类自身免疫性疾病可发生于皮肤及其他黏膜。其特征是慢性瘢痕性结膜炎[7]。眼睑可能有倒睫、慢性睑缘炎、瘢痕性穹窿缩短、结膜收缩及角化和上皮下纤维化。随着疾病进展,角膜也可受累。免疫组化可用于诊断和显示免疫反应物质(IgG、IgA、补体 C3 或 C4)的线性沉积。治疗主要通过全身免疫抑制。辅助性手术方式包括拔除睫毛、泪小点栓塞、穹窿重建、羊膜移植和人工角膜。

结膜的其他疾病

化脓性肉芽肿

结膜创伤或手术后异常的愈合反应可导致过度的纤维血管化,这种现象被错误地称为化脓性肉芽肿。然而这种疾病既不是感染,也不是典型的肉芽肿反应,而是肉芽组织的形成所致,可以像恶性肿瘤一样快速生长。既往外伤史或手术史有助于明确诊断。该疾病有自愈性,但通常需要治疗。可以给予局部短期类固醇治疗,但最好是选择切除活检。

结膜下出血

结膜下出血可在轻微钝性创伤后发生(图 31.5),也可在中心静脉压升高的情况下出现,如癫痫发作、剧烈咳嗽或突然紧张。它的眼部表现可能很夸张,并引起患者相当大的担忧。通常在 2 周内自行消失,不需要任何治疗。结膜下出血也见于白血病等疾病或某些结膜炎的表现。头部损伤后,后缘边界不清的结膜下出血提示可能存在颅内病变,需进行放射影像学检查。

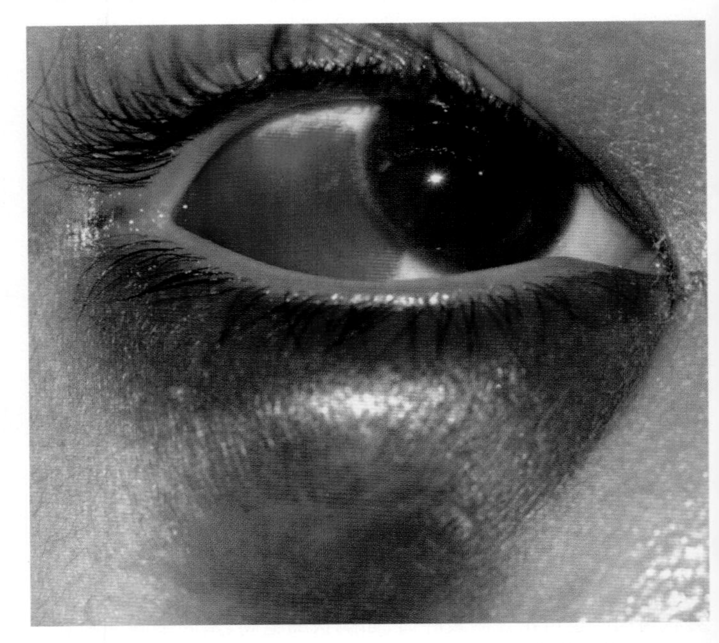

图 31.5 眼外伤后结膜下出血。下眼睑也可见相关的瘀斑

结膜包涵囊肿

结膜包涵囊肿为光滑的薄壁病变,通常发生在下穹窿。内衬为上皮细胞,通常充满透明液体(图 31.6)。可能有外伤史(手术或非手术)。有症状的病变需要手术切除。

结膜肉芽肿

结膜固有层中存在多种淋巴细胞,是全身和局部疾病后炎性肉芽肿发生的理想场所。可引起结膜肉芽肿的全身性疾病包括结节病、结核病、Parinaud 眼淋巴结综合征、韦氏肉芽肿病(Wegener granulomatosis)、吸虫性肉芽肿、鼻孢子菌病和外伤。

结膜肉瘤样结节是结膜内的浅棕色小结节,组织病理学检查可见上皮样细胞聚集[8]。

结膜结核可引起肉芽肿、睑板坏死、结膜肿块和小的粟粒性结膜溃疡。在某些情况下,还可以看到泡性结膜反应(图 31.7)。虽然泡性反应与多种微生物相关,但在发展中国家,结核分枝杆菌是其主要致病菌。被感染的病灶为隆起的粉色或灰色不规则结节,直径 1~2mm,周围结膜充血(图 31.8)[9]。

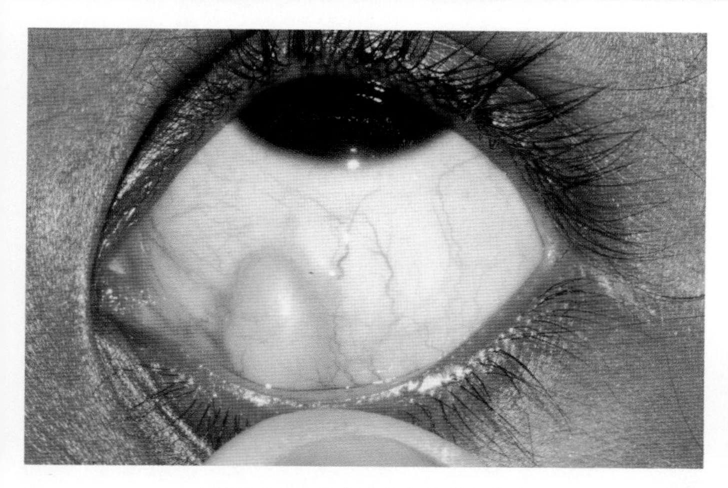

图 31.6　可随意活动的结膜下囊肿

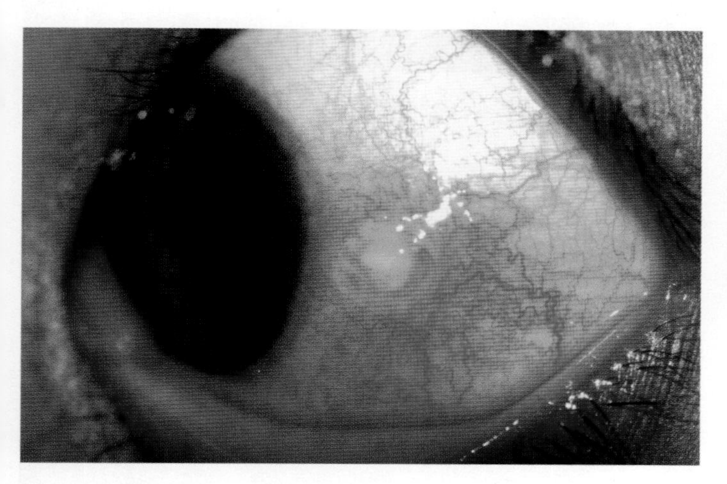

图 31.7　一个 7 岁女孩在抗结核治疗中出现结节性病变

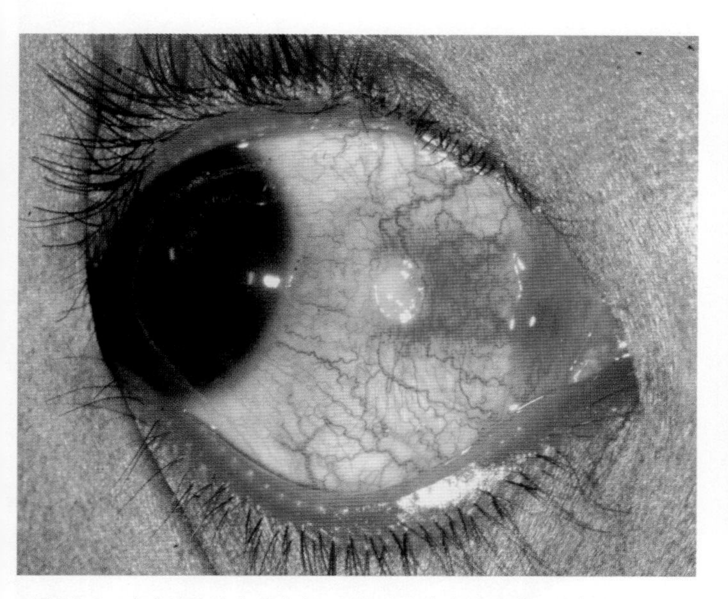

图 31.8　溃疡性泡性结膜反应。结核病史患者的结节性隆起伴周围结膜充血

吸虫可引起结膜肉芽肿[10]。儿童可在受感染的水池游泳时感染。肉芽肿通常表现为球结膜光滑的结节性病变(图 31.9)。在一些病例中可同时合并前房肉芽肿和角膜炎症。蠕虫感染后,有种特殊的炎症反应,称为 Splendore-Hoeppli 现象,尽管蠕虫本身很少被分离出来。组织病理学上,可见颗粒状、无细胞的嗜酸性物质组成的沉积物被嗜酸性粒细胞、上皮细胞、组织细胞和淋巴细胞包围。小肉芽肿可局部使用糖皮质激素治疗。大的病灶和保守治疗失败的应切除活检。

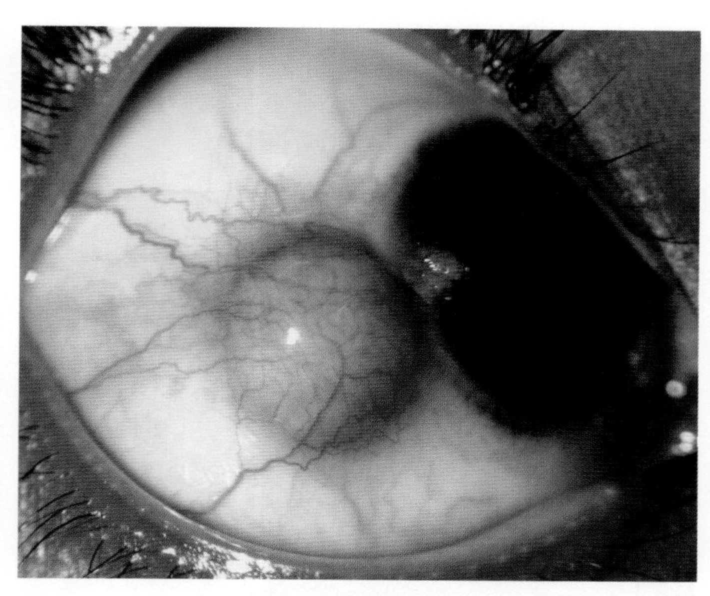

图 31.9　河水肉芽肿。球结膜可见界限清楚的光滑的结节病变(由 Rathinam 博士馈赠)

鼻孢子虫病可表现为带蒂肉芽肿,通常发生在睑结膜(图 31.10)。表面呈颗粒状,仔细检查可见白色的孢子,接触后有出血倾向。治疗方法是完全切除后再冷冻治疗。这种病变在手术中有明显的出血倾向[11]。

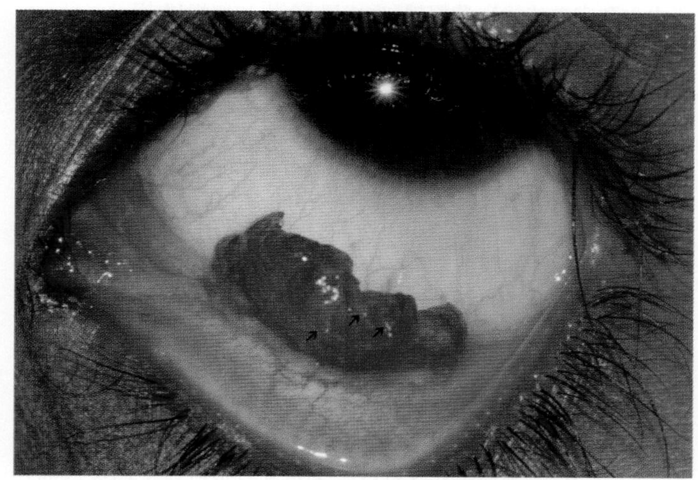

图 31.10　鼻孢子虫病。下睑结膜可见有蒂的不规则肉芽肿。注意肉芽肿表面的白色包囊(箭头所示)(由 Usha Kim 博士馈赠)

结节性眼炎是一种肉芽肿性结节性结膜炎，由毛毛虫、蜘蛛或蜜蜂的细毛引起的眼睛刺激导致。出现这种情况的儿童往往有跌倒的病史。结膜内可见小结节，伴有角膜擦伤。

结膜寄生虫病

在流行地区很常见，通常以包囊的形式出现。常见的寄生虫包囊有囊尾蚴和包虫，可伴有炎症。这些寄生包囊必须完全切除，同时进行基底的冷冻治疗。囊虫病是由猪带绦虫幼虫引起的，称为猪囊尾蚴病。囊肿通常位于结膜下，壁薄而透明（图 31.11）。可能累及邻近的眼眶结构和肌肉。可以看到白色的头节从而确定诊断[12]。据报道这些包囊可自发性排出。需要进行全面的眼科和全身检查，以寻找受累部位。治疗是通过手术切除并全身抗蠕虫治疗。炎症反应剧烈时可行全身类固醇治疗。

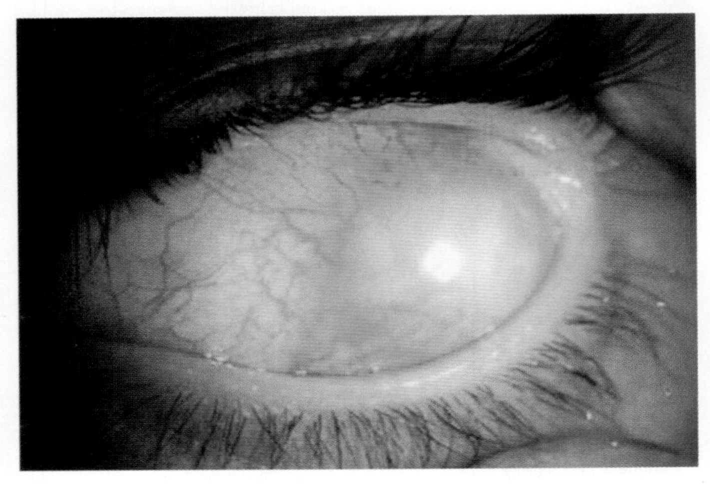

图 31.11　结膜囊虫病。由囊虫病引起的球结膜下透明囊肿

眼蝇蛆病

该病指双翅目苍蝇（蛆）的幼虫对眼睛的侵扰。相关的物种包括羊狂蝇（通过蝇的妊娠成虫由绵羊和山羊传播）、人肤蝇（通过蚊子由牛和家禽传播）、黄蝇属、牛蝇属、金蝇和瘤蝇属[13]。

在美国结膜蝇蛆病通常是由牛蝇引起的。结膜受累会出现轻微疼痛、异物感、红肿和结膜水肿，可伴有假膜形成和瘀点出血。患者可感到虫的蠕动，裂隙灯检查可见幼虫。治疗的方法是通过手术取出蠕虫。蠕虫可以用钳子夹住，也可以用缝线穿过幼虫后拔出。

偶尔成虫可出现在结膜下间隙（图 31.12）。治疗方法是用镊子取出蠕虫。有时蠕虫被夹在眼外肌附近的结膜下，这时应仔细分离肌肉并取出蠕虫，避免损伤肌肉。

结膜外伤及异物

上睑结膜是异物的常见部位。任何外伤史和可疑异物必须翻开眼睑检查。已知的各种异物包括昆虫翅膀、甲虫、纤毛、毛虫毛、种子壳、木片、树枝（图 31.13）以及天然和合成纤维。结膜内的任何异物都会引起急性炎症反应，并伴有大量的眼泪流出。但是如果异物表面积大，就可以埋入眼部组织，引起慢性炎症反应，导致包含上皮样细胞和异物巨细胞的肉芽肿。异物取出后症状迅速减轻。在极少情况下，特别是在较大的儿童和年轻人中，眼顿挫伤后晶状体可脱位到结膜下，表现为结膜囊性病变。这种情况类似结膜下囊肿的表现，被称为晶状体突出（图 31.14），这也可能是埃勒斯-当洛综合征（Ehlers-Danlos syndrome）6 型的体征。

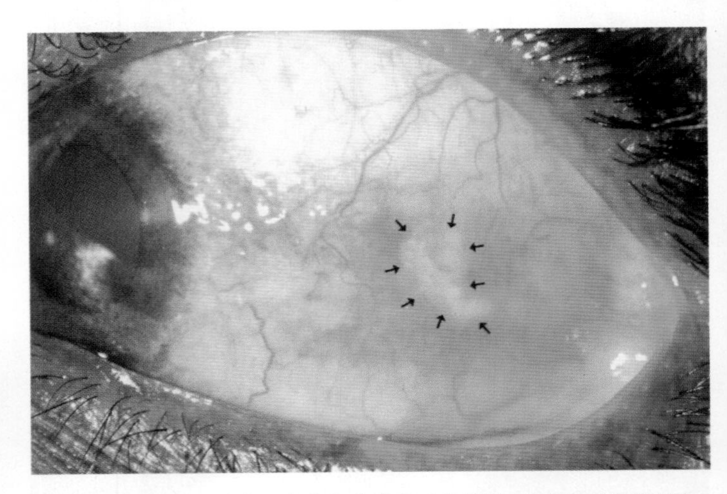

图 31.12　结膜下蠕虫。这种轮廓清晰可见的蠕虫，后被确认为丝虫（箭头所示）

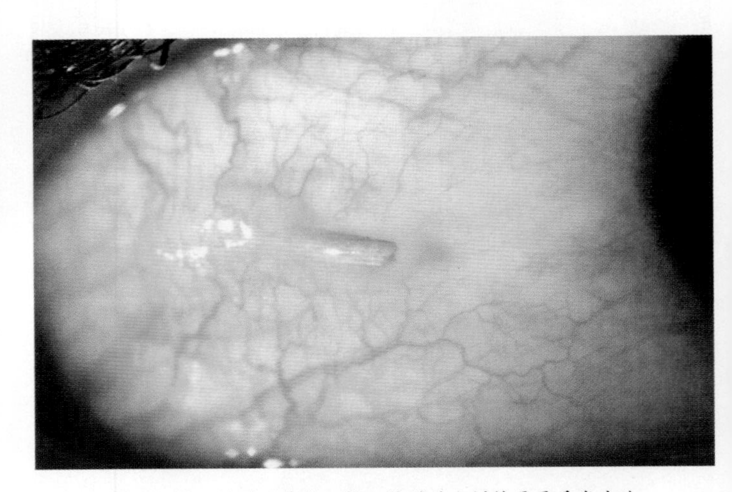

图 31.13　结膜下异物。扎入结膜的小树枝需要手术去除

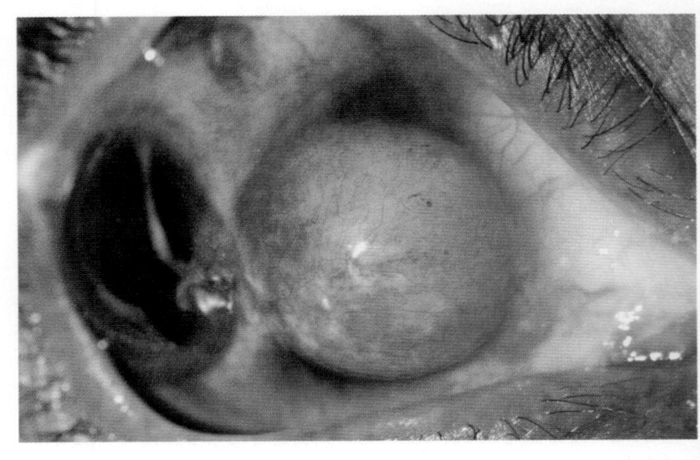

图 31.14　晶状体突出。类似结膜下囊肿的外伤性晶状体前脱位

睑球粘连

指球结膜和睑结膜之间的粘连。常见于先天性眼睑缺损。其他原因包括慢性眼干燥症、化学灼伤以及由于杯状细胞被破坏导致的重症多形红斑(Stevens-Johnson syndrome)。局限性睑球粘连,不损害视力,不需要治疗。对于有视觉症状或眼睑闭合不全的患者,可行羊膜或黏膜移植手术进行松解并重建穹窿(图 31.15)。

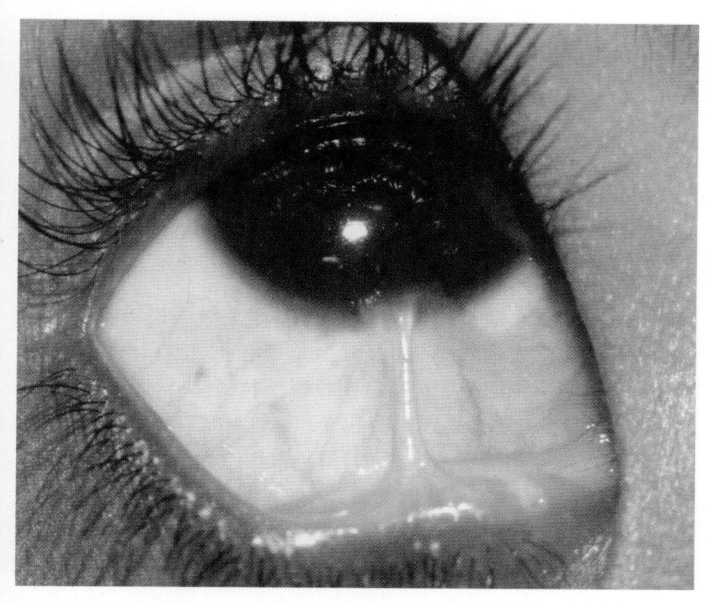

图 31.15 假性翼状胬肉伴睑球粘连。由于严重的散光,需要手术治疗

(孟颖 译 李明武 校)

参考文献

1. Reynolds JD, Olitsky SE. Pediatric glaucoma. In: Wright KW, Spiegel PH, editors. Pediatric Ophthalmology and Strabismus. New York, NY: Springer, 2002: 483–98.
2. WHO. Vitamin A deficiency and its consequences: a field guide to their detection and control. 3rd ed, 1995. Available at: <http://www.who.int/nutrition/publications/micronutrients/vitamin_a_deficiency/9241544783/en/>; [accessed January 2016].
3. Sullivan TJ, Clarke MP, Morin JD. The ocular manifestations of the Sturge-Weber syndrome. J Pediatr Ophthalmol Strabismus 1992; 29: 349–56.
4. Cruz AA, Menezes FA, Chaves R, et al. Eyelid abnormalities in lamellar ichthyoses. Ophthalmology 2000; 107: 1895–8.
5. Farr AK, Shalev B, Crawford TO, et al. Ocular manifestations of ataxia-telangiectasia. Am J Ophthalmol 2002; 134: 891–6.
6. Brant AM, Schachat AP, White RI. Ocular manifestations in hereditary hemorrhagic telangiectasia (Rendu-Osler-Weber disease). Am J Ophthalmol 1989; 107: 642–6.
7. Foster CS. Cicatrical pemphigoid. Trans Am Ophthalmol Soc 1986; 84: 527–663.
8. Obenauf CD, Shaw HE, Sydnor CF, Klintworth GK. Sarcoidosis and its ophthalmic manifestations. Am J Ophthalmol 1978; 86: 648–55. 9.
9. Rohtagi J, Dhaliwal U. Phlyctenular eye disease: a reappraisal. Jpn J Ophthalmol 2000; 44: 146–50.
10. Rathinam S, Fritsche TR, Srinivasan M, et al. An outbreak of trematode-induced granulomas of the conjunctiva. Ophthalmology 2001; 108: 1223–9.
11. Reidy JJ, Sudesh S, Klafter AB, Olivia C. Infection of the conjunctiva by *Rhinosporidium seeberi*. Surv Ophthalmol 1997; 41: 409–13.
12. Nath K, Gogi R, Zaidi N, Johri A. Cystic lesions of conjunctiva (a clinicopathological study). Indian J Ophthalmol 1983; 31: 1–4.
13. Khurana S, Biswal M, Bhatti HS, et al. Ophthalmomyiasis: three cases from North India. Indian J Med Microbiol 2010; 28: 257–61.

第 32 章

结膜肿瘤

Jill Razor Wells and Hans Grossniklaus

章节目录

虽然少见，儿童人群也可发生一些结膜肿瘤。这些肿瘤从良性病变，如最常见的结膜痣，到恶性病变，如黑色素瘤或卡波西肉瘤(kaposi sarcoma)均有。幸运的是大多数儿童结膜肿瘤是良性的。然而，即使是良性病变也可能导致眼部损害和视力丧失，因此，了解该病的临床表现、诊断和治疗是必要的。

与成人结膜肿瘤相比，儿童结膜肿瘤相关的文献较少。关于儿童结膜肿瘤已发表的只有三个大的系列研究，其中两个是从组织病理学角度进行的[1-3]。2007 年 Jerry 和 Carol Shields 博士发表了包含 262 名儿童的唯一的大型临床系列研究[1]。

解剖

结膜是一种半透明的有血管的黏膜，在眼球表面和穹窿内的黏膜可自由移动，而眼睑内表面的则牢固地附着在睑板上。它包括：①上皮细胞，含有杯状细胞和黑素细胞；②基质，一种纤维血管结缔组织，含有胶原和弹性组织以及淋巴细胞、浆细胞、血管、肥大细胞和副泪腺。

检查

裂隙灯有助于结膜的检查。除了容易看到的球结膜外，评估穹窿部是很重要的，如果可能的话，需要翻开上睑来检查病灶的延伸部分或第二肿瘤。如果怀疑是恶性肿瘤，需触诊耳前或颌下淋巴结是否肿大。描述病变时，注意病变的位置(眼球、眼睑、穹窿或泪阜)，大小(包括厚度)，表面的平滑度(光滑、角化粗糙、颗粒状、凝胶状或乳头状)，在巩膜上的活动性(可自由移动或牢固附着)，形状(扁平、结节状或有蒂)，成分(囊性或实性)。

分类

儿童结膜肿瘤通常分为先天性(包括迷芽瘤和错构瘤)、上皮性和基质性。上皮性肿瘤进一步分为非黑色素细胞和黑色素细胞亚型。非黑色素细胞肿瘤包括良性肿瘤(鳞状乳头状瘤、角化棘皮瘤、嗜酸细胞瘤和囊腺瘤)、癌前病变和恶性肿瘤(光线性角化病、结膜上皮内瘤变和鳞状细胞癌)。黑色素细胞性肿瘤也包括良性病变(痣)和恶性病变(黑色素瘤)。基质病变包括血管性、纤维性、黄色瘤、神经性、黏液性、白血病和淋巴增生性。了解类肿瘤的非肿瘤疾病也很重要，包括上皮包涵囊肿、炎性病变、异物和肉芽肿(表 32.1)。

表 32.1　结膜肿瘤的类型

分类	亚型
上皮性	黑色素细胞性;非黑色素细胞性
基质性	血管性;纤维性 黄色瘤样;神经性 黏液样;白血病 淋巴增生
先天性	
类肿瘤	

具体肿瘤

错构瘤

错构瘤是正常组织在其原部位的先天性过度生长的结果。最常见的是血管瘤，包括婴儿眼周血管瘤(毛细血管)和海绵状血管瘤。婴儿血管瘤是较常见的，为孤立的结膜病变，或结膜病变与眼眶或眼睑病变相连续，为出生后不久出现的红色、质软的血管结节，可在第一年生长，然后在几年后退化(图 32.1)。孤立的结膜毛细血管瘤大多不需要治疗，如果局部使用噻吗洛尔治疗，通常消退会更快。海绵状血管瘤通常较大，表现为多房性血管团，因为不会自行消退，并且可能会导致复发性自发性结膜下出血，所以切除是最好的治疗方法[4]。

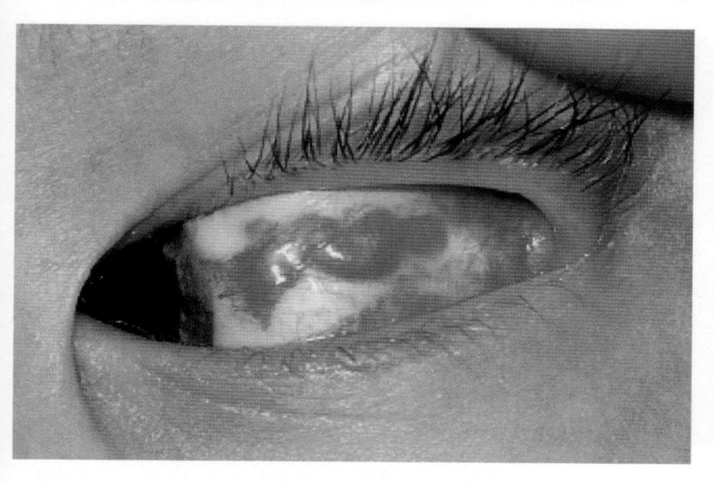

图 32.1 结膜毛细血管瘤。这种病变易导致反复结膜下出血

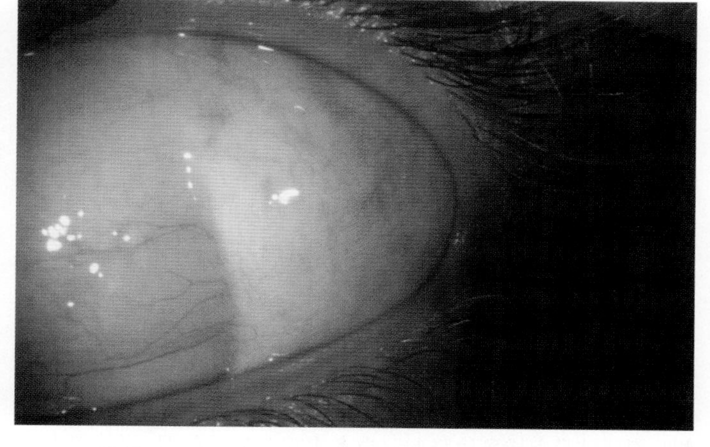

图 32.3 皮脂瘤。外眦部的软的、活动的、黄白色的病变

迷芽瘤

迷芽瘤是一种先天性肿瘤，由组织移位到异常部位形成。最常见的结膜迷芽瘤是皮样瘤和皮脂瘤。结膜皮样瘤是先天性的、边界清楚、质韧的黄白色实性肿块，好发于角膜缘。表面可以光滑或粗糙，有角蛋白甚至有毛发（图 32.2）。它们可为孤立病变或作为戈尔登哈尔综合征（Goldenhar syndrome）的一部分出现。Goldenhar 综合征也被称为眼-耳-脊柱发育不良综合征，该病是由于来自第一鳃弓的结构受到影响所导致的附耳、耳聋和椎体畸形[5]。皮脂瘤的典型表现是发生在外眦部的柔软、可移动的黄色病变（图 32.3）。

乳头状瘤

鳞状细胞乳头状瘤是一种良性肿瘤，粉红色的血管呈蕨叶样，无蒂或有蒂，常伴有螺旋状血管（图 32.4）。在儿童中，乳头状瘤与人乳头状瘤病毒（HPV）（主要是 6、11 和 16 亚型）有关[6]。该肿瘤常位于下穹窿或球结膜，通常是单个的，但也可以双眼多发。小病灶可以观察或自愈，但较大的肿瘤需要采用不接触技术（no-touch technique）切除，以防止乳头状瘤病毒的传播[7]。冷冻治疗应两次冻融周围结膜边缘和肿瘤底部，以降低复发的风险[8]。结膜乳头状瘤有复发倾向，局部或结膜下使用干扰素 α-2b 可预防复发（图 32.5）[9,10]。其他治疗方法包括应用丝裂霉素 C、口服西咪替丁和二氧化碳激光汽化治疗[11-13]。

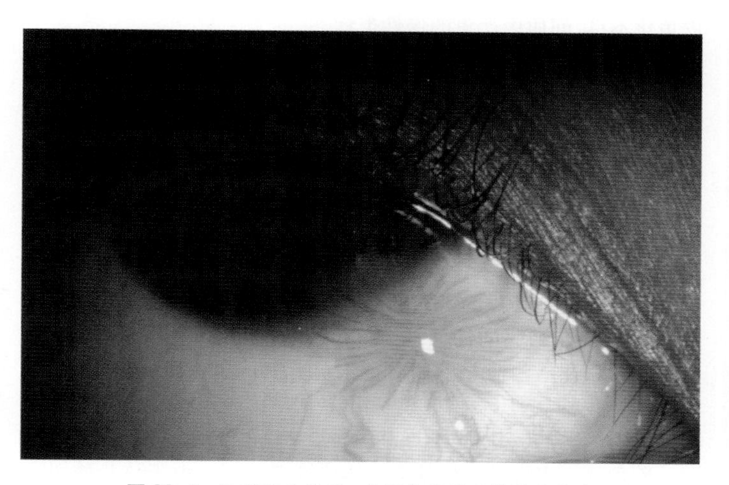

图 32.4 结膜乳头状瘤。5 岁女孩的无蒂乳头状瘤

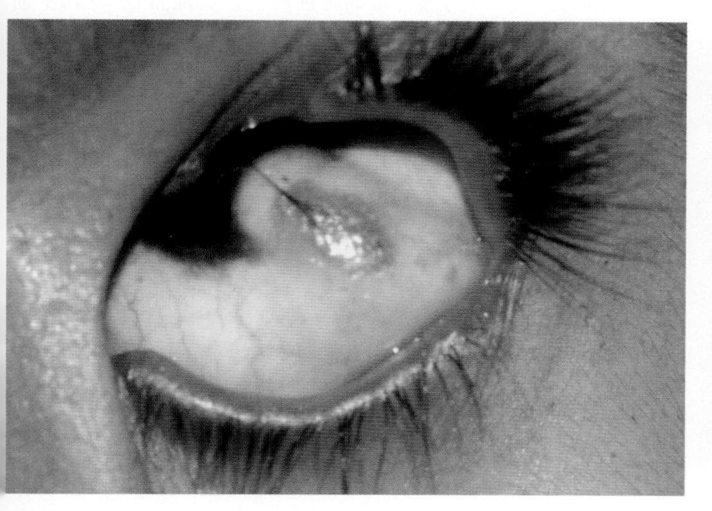

图 32.2 皮样瘤。图中病例为一个 5 岁男孩，其颞侧角膜缘的皮样瘤导致大散光，表面可见毛发生长

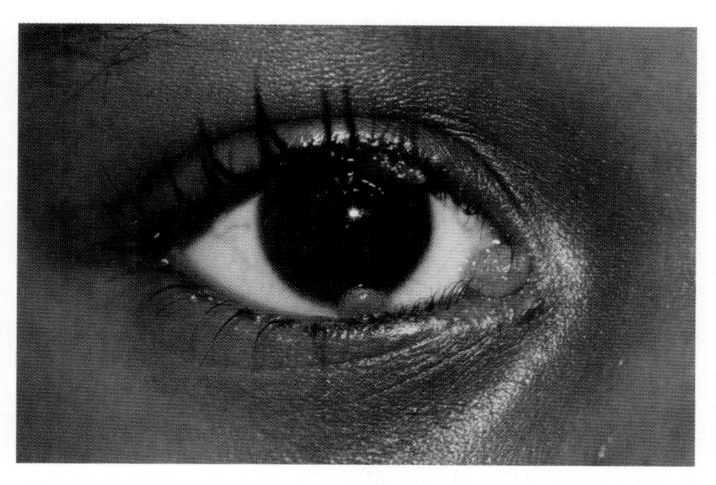

图 32.5 结膜乳头状瘤。5 岁儿童的多发性带蒂乳头状瘤。肿瘤在初次切除后复发，然后进行切除、冷冻和干扰素 α-2b 治疗。三年后没有复发

婴儿或幼童的结膜乳头状瘤可能是在阴道分娩过程中感染HPV 所致。患儿的母亲应当被告知需进行检查并在必要时接受治疗。如果病理组织学上发现不典型增生，则通常使用“癌前病变”一词。如果没有发现异常增生，那么说明乳头状瘤是良性的。

角化棘皮瘤

角化棘皮瘤表现为单发的胶状或白斑状的灰白色结节，在 3~4 周内迅速生长。虽然这些病变是良性的，但临床上可能与鳞状细胞癌相似，因此治疗方法是手术切除加冷冻治疗。

遗传性良性上皮内角化不良

这是一种罕见的良性常染色体显性遗传病，起源于美国北卡罗来纳州的少数白种人、非裔美国人和美洲原住民[8]，其特征是双侧睑裂区结膜肉样斑块隆起。患者表现为慢性红眼，可能伴有异物感、畏光和流泪。病理组织学检查可见棘层肥厚、表皮及深层上皮角化不良、间质内严重的慢性炎症。

结膜上皮内瘤变/鳞状细胞癌

该病包括表层上皮细胞的恶性肿瘤。不典型增生是用来定义不同程度的细胞异型性的术语，其中包括从基底层向外不同厚度的上皮。原位癌代表正常的细胞成熟完全丧失，影响上皮全层，但基底膜完整。浸润性鳞状细胞癌的特征与原位癌相似，但基底膜受到破坏，上皮下组织受到侵犯。临床上，这些病变很难区分，组织病理学检查是必要的。它们通常出现在靠近角膜缘的睑裂区，但也可出现在结膜的任何地方。可表现为乳头状、胶质状、白斑状、结节状，在某些情况下伴有色素沉着。该病主要见于成年人，但使用免疫抑制、HIV 感染或有潜在 DNA 修复异常（如着色性干皮病）的儿童患病风险也会增高。

着色性干皮病是一种常染色体隐性遗传病。由于核苷酸切除修复有关的八个基因中的一个基因发生突变导致。紫外线会对人细胞 DNA 造成损伤，没有这种基因突变的人能够修复他们的DNA。着色性干皮病患者 DNA 损伤累积，导致染色体突变和细胞死亡，进而导致肿瘤形成[14]。暴露在阳光下的皮肤、眼部结构和皮肤黏膜区域恶性病变的风险增加，患皮肤恶性肿瘤的风险增加了 1 000 倍[15]。约 20%的病例存在眼部并发症，可包括眼睑色素改变、角膜炎、眼睑基底细胞癌、鳞状细胞癌和黑色素瘤（图 32.6）[16]。结膜受累表现为干燥、色素沉着、鳞状细胞癌和黑色素瘤，可导致角膜病变，包括暴露性角膜炎、带状角膜病变、角膜血管化，甚至可致角膜穿孔（图 32.7）。治疗方法包括切除和双重冻融冷冻治疗。如果肿瘤累及角膜，建议用酒精进行上皮去除术。肿瘤范围广或复发性肿瘤可通过局部和结膜下干扰素 α-2b 辅助治疗。

眼黑色素细胞增生症

虽然该疾病不累及结膜，但由于可能被误诊为色素性结膜病变，在鉴别诊断时应予以考虑，所以本节将其包括在内。该疾病为眼周皮肤、巩膜、眼眶、脑膜和软腭的先天性色素沉着所致。与另一只眼睛相比，葡萄膜也可表现出弥漫性的色素沉着。葡萄膜黑色素瘤的发病风险为 1/400，但不增加结膜黑色素瘤的发病风险[17]。最近的一项研究表明，眼黑色素细胞增生症的患者葡萄膜黑色素瘤转移的风险更高[18]。

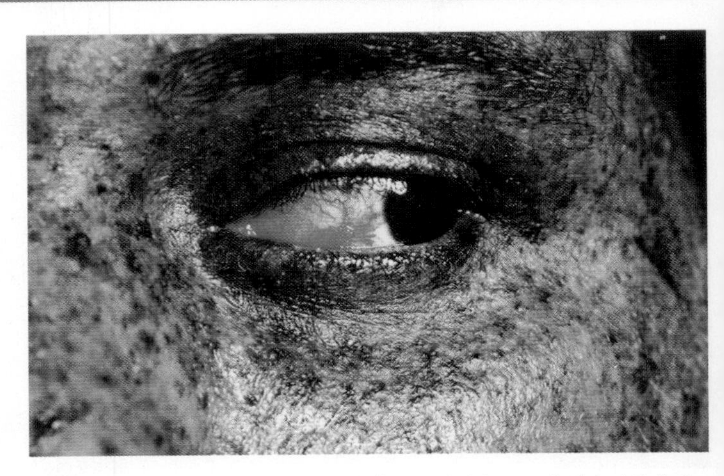

图 32.6　着色性干皮病。从这名印度女孩的脸上可以看到广泛的皮肤色素沉着

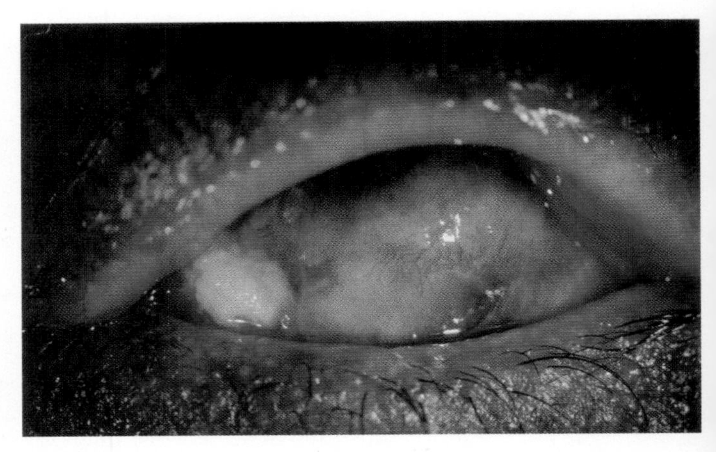

图 32.7　着色性干皮病。该病例为年轻男性，存在结膜异型增生。5 年前，他十几岁时，另一眼眶因鳞状细胞癌切除

痣

结膜痣是最常见的黑色素细胞瘤。在一项 262 例儿童结膜肿瘤的临床研究中，65%为黑色素细胞性的[1]。痣通常在 20 几岁前表现为不连续的、色素不均的、隆起的肿块。大多数位于靠近角膜缘的睑裂区球结膜，很少累及角膜。颜色可变深或变淡，但通常青春期后不再改变。痣的一个主要特征是病灶内有透明的囊，这一点在 65%的病例中可见（图 32.8）[1]。大多数是色素性的，16%是完全非色素性的（图 32.9）[1]。组织病理学上，痣可分为交界痣、复合痣或上皮下痣。在交界痣中，黑素细胞局限于基底细胞内。复合痣则延伸至固有层，但限于上皮细胞内。上皮下型与基底上皮没有联系，局限于固有层内。

恶化的总风险约为 1%[19]。需定期观察和拍照比较。完整切除的指征包括变大、近期颜色变化、影响外观、临床怀疑黑色素瘤、影响接触镜佩戴以及术后复发。手术时病灶需完全切除。可以在结膜边缘行双重冻融冷冻治疗，有助于防止复发[8]。

黑色素瘤

结膜黑色素瘤通常发生于中老年人，很少发生于儿童。发育不良痣综合征、着色性干皮病和神经纤维瘤病等疾病增加了儿童

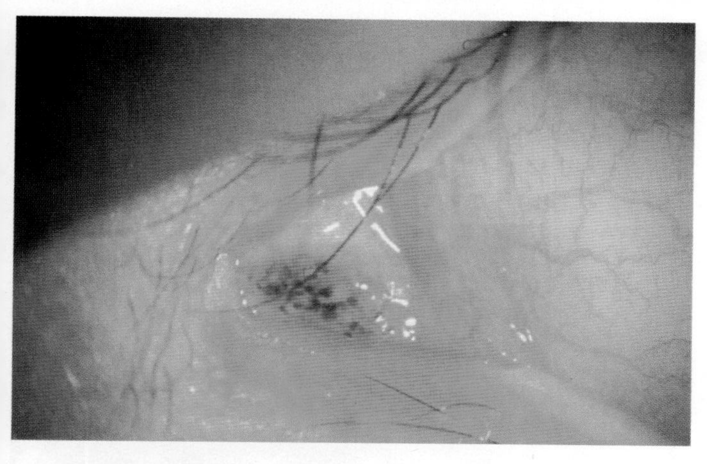

图 32.8 结膜痣。泪阜上的色素性结膜痣，其中可见透明囊肿

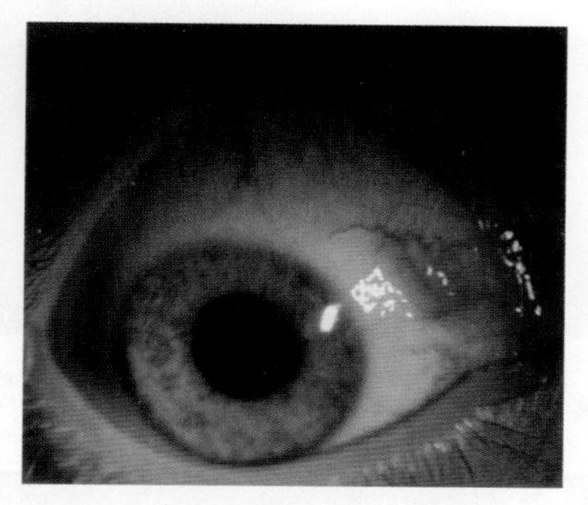

图 32.9 结膜痣。3 岁儿童的非色素性结膜痣。切除病灶后组织病理学确诊

患恶性黑色素瘤的风险。临床上黑色素瘤可有色素沉着或无色素沉着，呈黄色或粉色，可在滋养血管下快速生长。Tenon 囊和巩膜的受累可限制肿瘤在眼表的移动。检查耳前和颌下淋巴结是否肿大是很重要的。结膜黑色素瘤的主要治疗方法是切除整个肿瘤，术缘至少 3mm。当怀疑角膜缘深层和巩膜受累时，应考虑行结膜巩膜切除术。基底部和结膜边缘应采用双重冻融方式进行冷冻治疗[20]。

淋巴管瘤

结膜淋巴管瘤很少见，是一种由内皮细胞构成的错构瘤。没有已知的遗传因素或相关系统疾病。可单独存在，但更常表现为眼眶淋巴管瘤的表面部分。通常十岁前出现，表现为透明血管和大小不等的透明的充满液体的囊肿，可单发，或散布在充血的血管瘤血管中，被称为“巧克力囊肿”。可随着 Valsalva 动作而体积增大。由于手术或放射治疗可能都无法完全去除肿物，治疗往往很困难，因此建议观察。二氧化碳激光和近距离放射治疗已用于治疗结膜淋巴管瘤，并取得部分成功[21-22]。

横纹肌肉瘤

横纹肌肉瘤是儿童最常见的恶性眼眶肿瘤（参见第 24 章）。约 12%的眼眶横纹肌肉瘤的患者，其肿瘤原发于结膜[23]，通常上方和鼻上方受累。表现为浅棕色隆起性病变，可与炎症、乳头状瘤、毛细血管瘤或结膜囊肿相混淆。药物反应差和进展迅速是临床医生需要警惕的特征。组织病理学上，该肿瘤由黏液样基质中松散的梭形细胞组成。如果有眼眶扩张需行磁共振成像检查。

卡波西肉瘤

由于医学发达国家对获得性免疫缺陷病（AIDS）进行了更有效的治疗，卡波西肉瘤的诊断降低。该肿瘤在儿童中很少见，但在艾滋病患者或接受白血病治疗处于免疫抑制状态的患者中可以发现。临床上肉瘤表现为一个或多个无痛淡红色的血管瘤，类似出血性结膜炎。组织病理学显示肿瘤由卵圆形细长细胞核的梭形细胞、完整的毛细血管和含有红细胞的血管组成，无内皮细胞。化疗和低剂量放疗有效[24]。小病灶宜手术切除。

黄色肉芽肿

儿童可能会出现结膜黄色肉芽肿，这是幼年黄色肉芽肿的一个特点。黄色肉芽肿是一种特发性皮肤病，常在 2 岁以下儿童发病，表现为无痛的、自发消退的粉红色丘疹。罕有结膜受累，病变通常表现为一个橙红色孤立隆起的圆形实性肿物，通常位于角巩膜缘附近（图 32.10）。对发现典型的皮损或既往诊断青少年肉芽肿的患者，结膜病变可观察，存在自行消退可能，也可进行局部类固醇治疗[8]。如果诊断不明确，建议切除活检，寻找典型的组织细胞和 Touton 巨细胞，以及淋巴细胞、浆细胞和嗜酸性粒细胞。

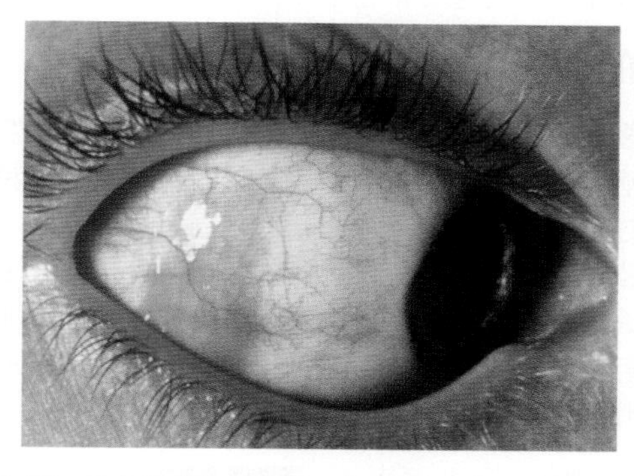

图 32.10 幼年性黄色肉芽肿。在这个 15 岁男孩的结膜上发现了一个慢慢扩大的淡黄色病变。组织病理学显示 Touton 巨细胞，它是幼年性黄色肉芽肿的特征表现（患者来自英国哥伦比亚大学）

淋巴肿瘤

结膜淋巴肿瘤可以是独立的肿瘤，也可以是系统性淋巴瘤的表现[25]。更常见于成人，在儿童中很少发生。典型表现为弥漫的略隆起的粉红色肿块，类似于熏鲑鱼，常被称为“鲑鱼斑”。临床上，不能将反应性淋巴增生、非典型淋巴增生等良性淋巴肿瘤与恶性肿瘤如结膜淋巴瘤区分开来。因此，需要活检来明确诊断，并进行全身检查。在儿童中发现的淋巴肿瘤通常是反应性或非典型淋巴增生，与系统性淋巴瘤无关（图 32.11）[1]。如果患有系统性淋巴瘤，需行化疗治疗。如果病变是局限于结膜的反应性淋巴增生，局部类固醇治疗可能有助于解决。其他治疗选择包括外照射、切除和冷冻治疗，以及局部注射干扰素[8]。

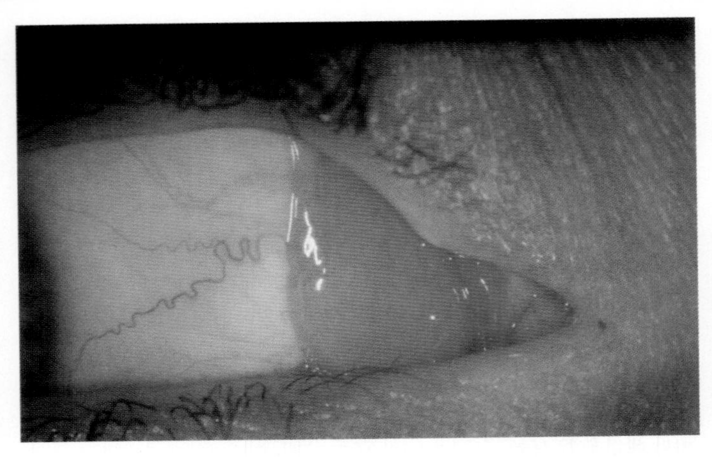

图 32.11　平滑、粉红色的“鲑鱼斑”病变活检显示非典型淋巴增生

白血病

白血病的眼部浸润最常见于脉络膜和视网膜，但也可发生在结膜。白血病的结膜受累通常表现为贫血和血小板减少引起的出血，而不是白血病浸润[26]。然而，白血病浸润可能是疾病或复发的最初体征，因此早期识别很重要。受累个体最初表现为球结膜或睑结膜充血，某些情况下可表现为结膜红斑和球结膜水肿，通常为固定的非柔软的病变，常伴有结膜下出血。组织病理学上固有层全层浸润，浸润可能是弥漫性或斑片状的，通常局限于血管周围。系统性化疗可快速缓解全身病情。

类肿瘤的非肿瘤性结膜病变

有许多非肿瘤性病变可能与肿瘤混淆。化脓性肉芽肿是一种常见的疾病，可被误认为肿瘤（图 32.12）。化脓性肉芽肿是创伤或手术后过度的纤维血管反应[27]，“肉芽肿”一词欠妥当，因为它既不是感染，也不是典型的肉芽肿反应，而是肉芽组织的形成。其生长快速，像恶性肿瘤一样。既往外伤史或手术史有助于诊断。可能会自行缓解，但通常需要某种形式的治疗。可尝试短期局部类固醇治疗，但大多数需要切除活检。

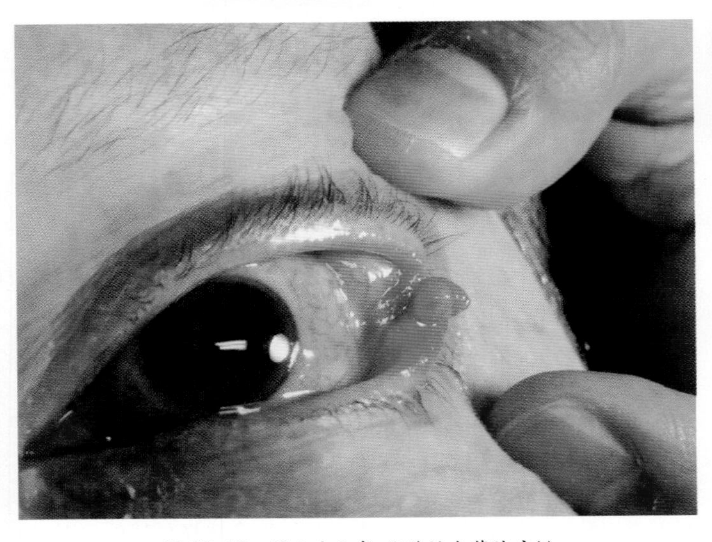

图 32.12　图示为 5 岁，化脓性肉芽肿病例

在一些全身和局部性疾病的固有层下出现多种淋巴细胞，使固有层成为炎性肉芽形成的理想场所。可引起结膜肉芽肿的常见全身疾病包括结节病[28]、结核、Parinaud 眼淋巴结综合征、韦氏肉芽肿病（Wegener granulomatosis）、吸虫性肉芽肿[29]（图 32.13）和鼻孢子虫病（图 32.14）[30]。

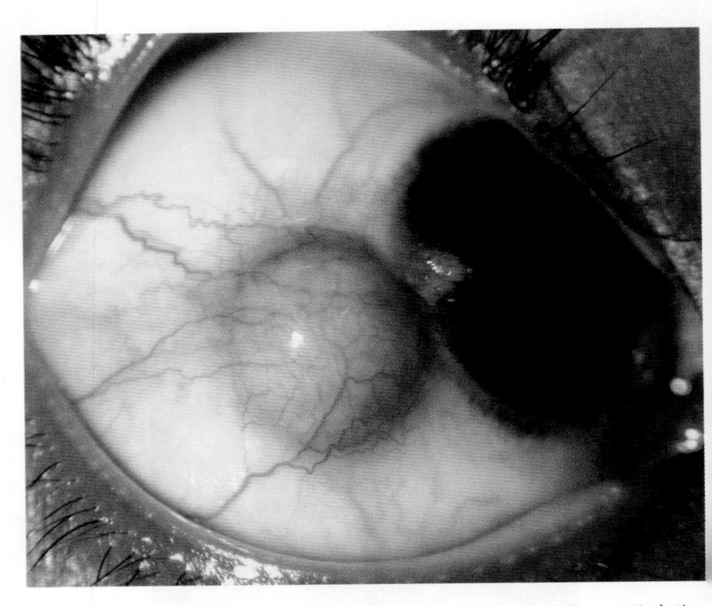

图 32.13　河水肉芽肿（由吸虫引起）。球结膜内可见光滑的边界清楚的结节性病变（由 Rathinam 博士馈赠）

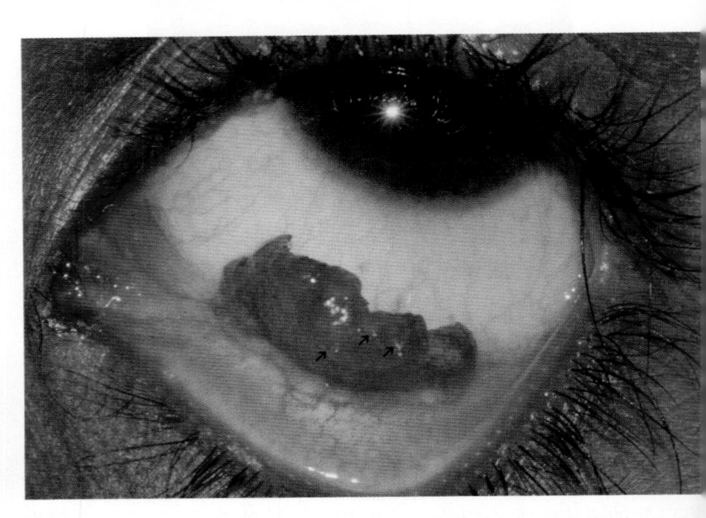

图 32.14　鼻孢子虫病。在下睑结膜可见有蒂的不规则肉芽肿。注意肉芽肿表面的白色小球状改变（由 Usha Kim 博士馈赠）

（孟颖 译　李明武 校）

参考文献

1. Shields CL, Shields JA. Conjunctival tumors in children. Curr Opin Ophthalmol 2007; 18: 351–60.
2. Elsas FJ, Green WR. Epibulbar tumors in childhood. Am J Ophthalmol 1975; 79: 1001–7.
3. Cunha RP, Cunha MC, Shields JA. Epibulbar tumors in children: a survey of 282 biopsies. J Pediatr Ophthalmol Strabismus 1987; 24: 249–54.
4. Haik BG, Karcioglu ZA, Gordon RA, Pechous BP. Capillary hemangioma (infantile periocular hemangioma). Surv Ophthalmol 1994; 38: 399–426

5. Shields JA, Shields CL. Atlas of Eyelid and Conjunctival Tumors. Philadelphia, PA: Lippincott Williams & Wilkins, 1999.
6. Scott IU, Karp CL, Nuovo GJ. Human papillomavirus 16 and 18 expression in conjunctival intraepithelial neoplasms. Ophthalmology 2002; 109: 542-7.
7. Shields CL, Shields JA. Tumors of the conjunctiva and cornea. Surv Ophthalmol 2004; 49: 3-24.
8. Singh AD, Damato BE, Pe'er J, editors. Clinical Ophthalmic Oncology. 1st ed. Philadelphia, PA: Saunders, 2007. Section 3: Conjunctival and Corneal Tumors: 125-169.
9. Schechter BA, Rand WJ, Velazquez GE, et al. Treatment of conjunctival papillomata with topical infterferon Alfa-2b. Am J Ophthalmol 2002; 134: 268-70.
10. Lass JH, Foster CS, Grove AS, et al. Interferon-alpha therapy of recurrent conjunctival papillomas. Am J Ophthalmol 1987; 103: 294-301.
11. Hawkins AS, Yu J, Hamming NA, Rubenstein JB. Treatment of recurrent conjunctival papillomatosis with mitomycin C. Am J Ophthalmol 1999; 128: 638-40.
12. Bosniak SL, Novick NL, Sachs ME. Treatment of recurrent squamous papillomata of the conjunctiva by carbon dioxide laser evaporation. Ophthalmology 1986; 93: 1078-82.
13. Shields CL, Lally MR, Singh AD, et al. Oral cimetidine (Tagamet) for recalcitrant, diffuse conjunctival papillomatosis. Am J Ophthalmol 1999; 128: 362-4.
14. Kraemer KH, Lee MM, Scotto J. Xeroderma pigmentosum. Cutaneous, ocular, and neurologic abnormalities in 830 published cases. Arch Dermatol 1987; 123: 241-50.
15. Kraemer KH, Lee MM, Andrews AD, Lambert WC. The role of sunlight and DNA repair in melanoma and nonmelanoma skin cancer. The xeroderma pigmentosum paradigm. Arch Dermatol 1994; 130: 1018-21.
16. Dollfus H, Porto F, Caussade P, et al. Ocular manifestations in the inherited DNA repair disorders. Surv Ophthalmol 2003; 48: 107-22.
17. Singh AD, De Potter P, Fijal BA, et al. Lifetime prevalence of uveal melanoma in white patients with oculo(dermal) melanocytosis. Ophthalmology 1998; 105: 195-8.
18. Shields CL, Kaliki S, Livesey M, et al. Association of ocular and oculodermal melanocytosis with the rate of uveal melanoma metastasis: analysis of 7872 consecutive eyes. JAMA Ophthalmol 2013; 131: 993-1003.
19. Shields CL, Fasiudden AF, Mashayekhi A, Shields JA. Conjunctival nevi: clinical features and natural course in 410 consecutive patients. Arch Ophthalmol 2004; 122: 167-75.
20. Shields JA, Shields CL, De Potter P. Surgical management of conjunctival tumors. The 1994 Lynn B. McMahan Lecture. Arch Ophthalmol 1997; 115: 808-15.
21. Spector JA, Zide BM. Carbon dioxide laser ablation for treatment of lymphangioma of the conjunctiva. Plast Reconstr Surg 2006; 117: 609-12.
22. Behrendt S, Bernsmeier H, Randzio G. Fractionated beta-irradiation of a conjunctival lymphangioma. Ophthalmologica 1991; 203: 161-3.
23. Shields CL, Shields JA, Honavar SG, Demirici H. Primary ophthalmic rhabdomyosarcoma in 33 patients. Trans Am Ophthalmol Soc 2001; 99: 133-42, discussion 142-3.
24. Ghabrial R, Quivey JM, Dunn JP Jr, Char DH. Radiation therapy of acquired immunodeficiency syndrome-related Kaposi's sarcoma of the eyelids and conjunctiva. Arch Ophthalmol 1992; 110: 1423-6.
25. Knowles DM II, Jakobiec FA. Ocular adnexal lymphoid neoplasms: clinical, histopathologic, electron microscopic, and immunologic characteristics. Hum Pathol 1982; 123: 148-62.
26. Lee SS, Robinson MR, Morris JC, et al. Conjunctival involvement with T-cell prolymphocytic leukemia: report of a case and review of the literature. Surv Ophthalmol 2004; 49: 526-36.
27. Ferry AP. Pyogenic granulomas of the eye and ocular adnexa: a study of 100 cases. Trans Am Ophthalmol Soc 1989; 87: 327-47.
28. Obenauf CD, Shaw HE, Sydnor CE, Klintworth GK. Sarcoidosis and its ophthalmic manifestations. Am J Ophthalmol 1978; 86: 648-55.
29. Rathinam S, Fritsche TR, Srinivasan M, et al. An outbreak of trematode-induced granulomas of the conjunctiva. Ophthalmology 2001; 108: 1223-9.
30. Reidy JJ, Sudesh S, Klafter AB, Olivia C. Infection of the conjunctiva by *Rhinosporidium seeberi*. Surv Ophthalmol 1997; 41: 409-13.

第33章

包括无虹膜在内的眼前节发育异常

Ken K Nischal

章节目录

眼前节发育异常(ASDA)虽然罕见,但具有潜在的视觉破坏性。对于儿童眼科医生来说,了解该病的诱因,并对其评估和治疗是很重要的。然而了解该病的病因学同样重要,因为可能有相关的眼外疾病需要治疗,并且家庭可能需要优生咨询。

基因突变导致的前节发育异常

在ASDA中起关键作用的大多数致病基因都编码转录因子(表33.1),其作用是通过调节其下游靶基因的转录而起作用。与ASDA相关的最常见转录因子是PAX6、PITX2、FOXC1、FOXE3和MAF[1,2]。

表33.1 眼前节正常发育的必要基因及其突变导致的ASDA

人类基因	类型	染色体定位	人类疾病	OMIM值
CYP1B1	酶	2p22	先天性青光眼	601771
EYA1	转录因子	8q13	腮-耳-肾综合征 ASDA	601653
FOXC1	转录因子	6p25	ASDA(虹膜发育不全、虹膜房角发育不良、Axenfeld-Rieger异常、Axenfeld-Rieger综合征) 先天性青光眼	601090
FOXE3	转录因子	1p23	ASDA和白内障 Peters异常	601094
LMX1B	转录因子	9q34	指甲-髌骨综合征	602575
MAF	转录因子	16q23	ASDA和白内障	177075
PAX6	转录因子	11p13	无虹膜 Peters异常 白内障 ASDA 角膜炎 视神经发育不全与青光眼 中心凹发育不全	106210
PITX2	转录因子	4q25	ASDA(Axenfeld-Rieger综合征、虹膜发育不全、虹膜房角发育不良) 青光眼	601542
PITX3	转录因子	10q25	ASDA和白内障	602669

表 33.1　眼前节正常发育的必要基因及其突变导致的 ASDA(续)

人类基因	类型	染色体定位	人类疾病	OMIM 值
LTBP2	潜伏转化生长因子 β 结合蛋白 2	14q24.3	大角膜、球形晶状体、先天性青光眼	602091
COL4A1	Ⅳ型胶原,α1	13q34	白内障/ASDA	120130
B3GALTL	UDP-Gal:β-GlcNAcβ1,3-半乳糖基转移酶类似物	13q12.3	Peters-plus 综合征	610308
KERA	硫酸角质蛋白聚糖	12q21.33	扁平角膜	603228
PXDN	细胞外基质相关蛋白,过氧化物酶	2q25.3	ASDA 白内障小角膜	605158
SLC4A11	硼酸钠共转运体	20p13-p12	角膜营养不良、富克斯角膜内皮营养不良,4	610206
JAG1	Notch 受体配体	20p12	Alagille 综合征伴角膜后胚胎环、虹膜发育不良、小角膜、虹膜角膜粘连和瞳孔异位	601920
LAMB2	细胞外基质蛋白	3p21	Pierson 综合征伴小瞳孔或 ASDA	15032
BMP4	调节分子	14q22-q23	ASDA 伴或不伴无眼畸形/小眼畸形	112262

前节发育中的基因表达:基因位点

突变基因表达导致 ASDA 可分为三种类型:在移行性眼周神经嵴细胞中表达(*FOXC1*、*PITX2*);仅在发育的晶状体中表达(*FOXE3*、*MAF*);在包括晶状体在内的全眼表达(仅 *PAX6*)[2]。

晶状体在诱导眼前节分化中起着重要的作用[3],有两个基因通过影响晶状体的诱导特性而引起 ASDA,两者都会导致白内障。最近的研究表明,*FOXE3* 的纯合突变可导致原发性先天性无晶状体眼[4]。

前节发育异常的临床表现

ASDA 的胚胎起源可能是:

- 神经嵴细胞来源;
- 外胚层来源;
- 全眼来源。

神经嵴细胞来源的前节发育异常

角膜后胚胎环角膜后胚胎环是突出前移的 Schwalbe 线(距离角膜缘几毫米白色不规则的嵴),可见于 8%～15%的正常人群中,通常是不连续的(图 33.1)。它可能是常染色体显性遗传。

眼部相关表现可能包括伴或不伴虹膜改变的虹膜粘连,如发育不全、假性多瞳或瞳孔异位。在这种情况下,它构成 Axenfeld-Rieger 异常或综合征的一部分(图 33.2)。

新生儿黄疸伴有角膜后胚胎环提示患者为常染色体显性遗传的 Alagille 综合征(肝动脉发育不良)[5],其特征在于肝内胆汁瘀积、周围肺动脉狭窄、典型的面部特征和蝶形椎弓根缺陷。90%的患儿可见角膜后胚胎环,77%合并虹膜束[5]。

由于单纯的角膜后胚胎环与青光眼无关,所以不需要定期检查,除非其他家庭成员出现了 Axenfeld-Rieger 异常/综合征的表现。

Axenfeld-Rieger 异常及综合征

Axenfeld-Rieger 综合征(ARS)有眼部和非眼部特征[6-9]。眼部特征包括角膜后胚胎环与虹膜束附着,其中一些厚而广泛,其他则呈线状。如果这是唯一的表现,则称为 Axenfeld 异常。除此之外如果还存在虹膜缺陷,则称为 Rieger 异常。Axenfeld-Rieger 异常(ARA)包含这两种情况。虹膜的改变包括基质发育不良、多瞳、瞳孔异位(异常移位的瞳孔)(图 33.2～图 33.4)和葡萄膜外翻。严重发育不全时虹膜可几乎完全缺失。将其与 PAX6 相关的无虹膜相鉴别是很重要的。没有黄斑中心凹发育不良、极性晶状体混浊、眼球震颤及有时没有角膜血管翳都为诊断 ARA 提供了线索。前房角通常是开放的,尽管可能有虹膜插入后部小梁网。有时瞳孔异位严重需行瞳孔成形术,术后数年瞳孔仍可能逐渐偏位。

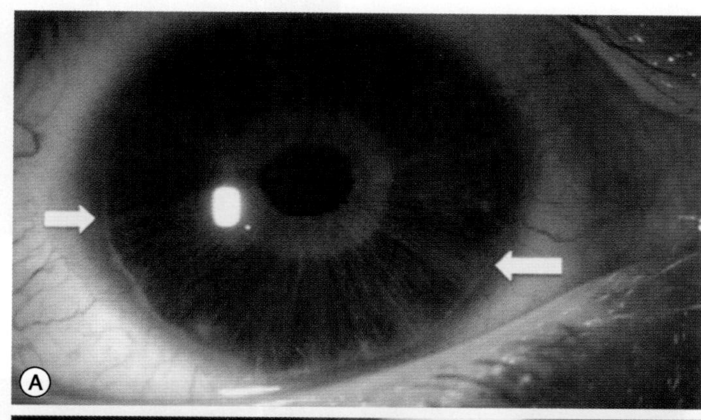

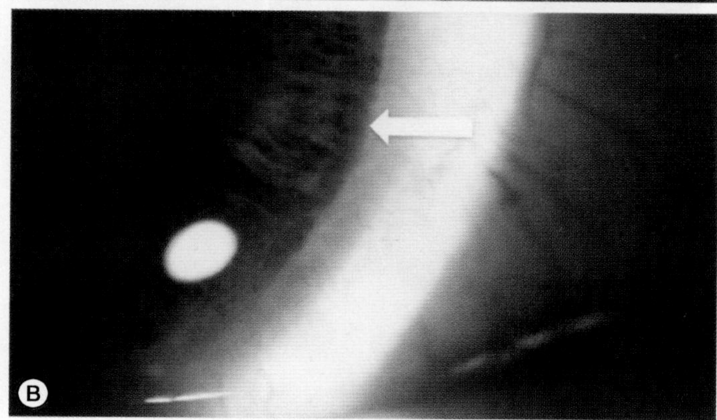

图 33.1　角膜后胚胎环。Ⓐ带有虹膜束的角膜后胚胎环(Axenfeld-Rieger 异常),白色箭头所示;Ⓑ无相关眼部异常的角膜后胚胎环,裂隙灯检查可发现不易察觉的异常

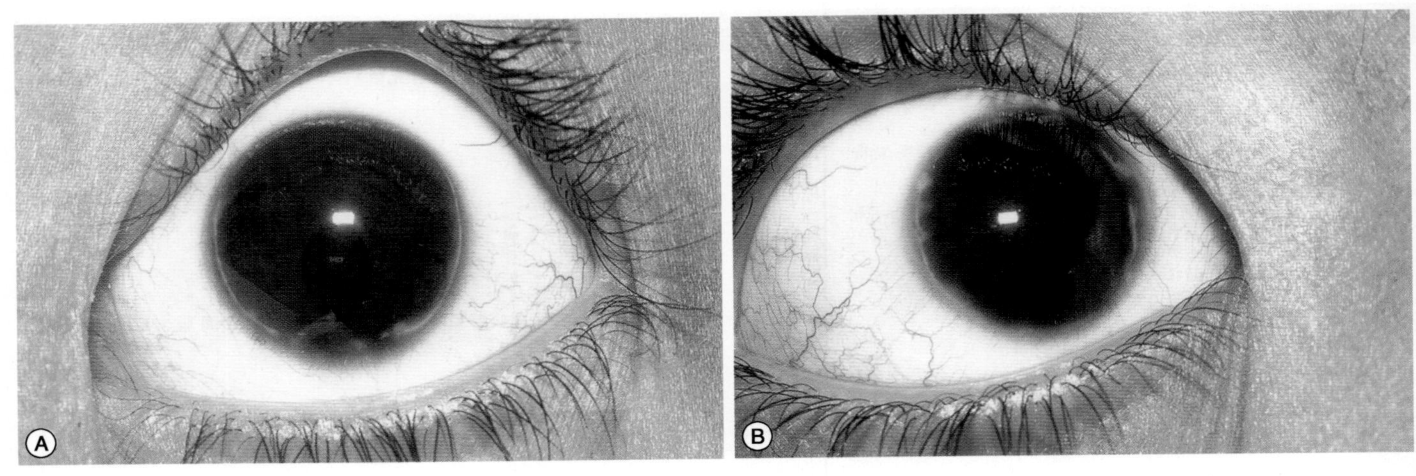

图 33.2　Axenfeld-Rieger 异常。Ⓐ病例存在虹膜发育不全、角膜后胚胎环、假性多瞳；Ⓑ病例还存在瞳孔向外侧异位

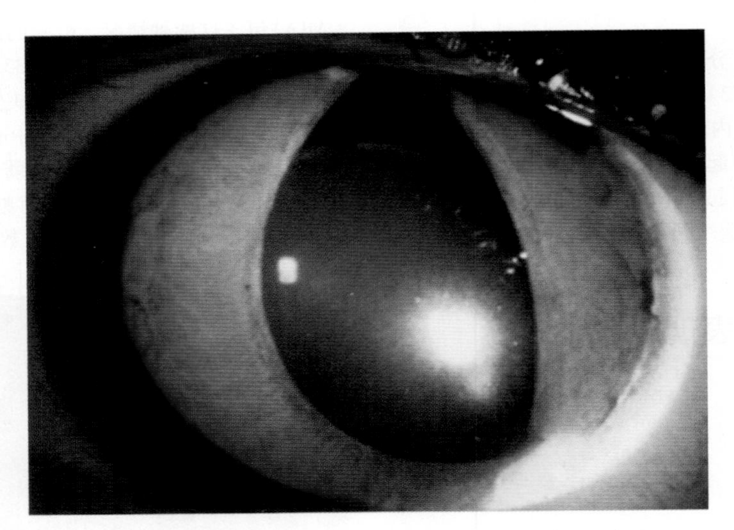

图 33.3　Axenfeld-Rieger 综合征。瞳孔异位伴有瞳孔畸变和角膜后胚胎环

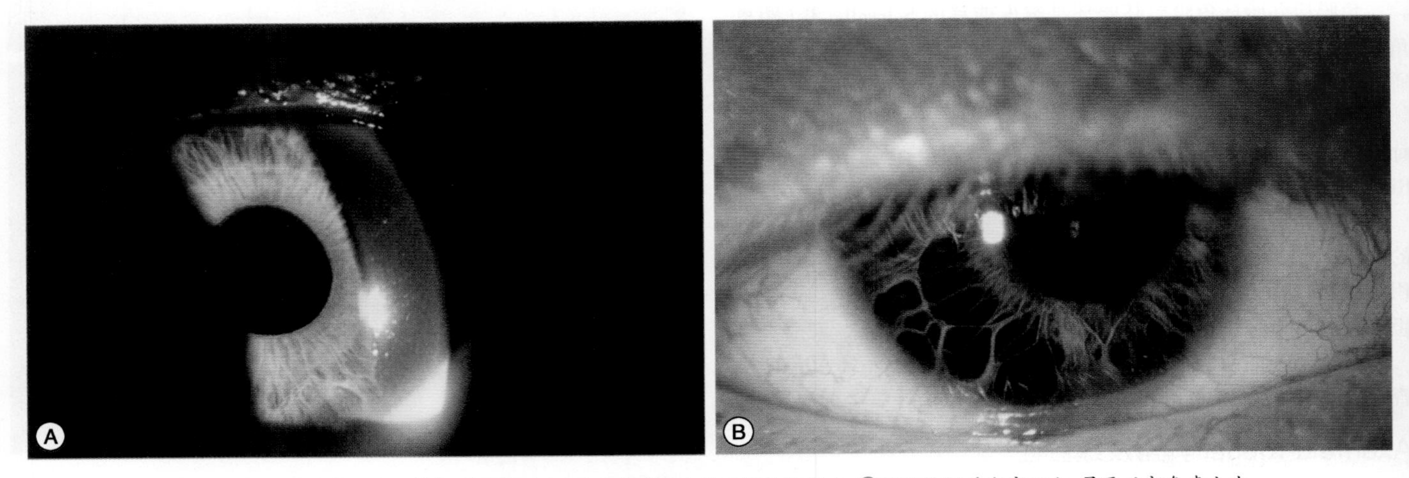

图 33.4　虹膜发育不全。Ⓐ虹膜发育不全，显示基质缺失导致括约肌突出；Ⓑ明显的间质发育不全，暴露后部色素上皮

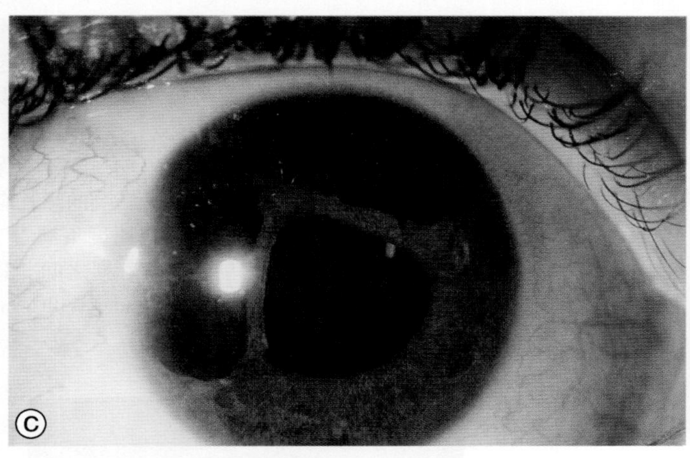

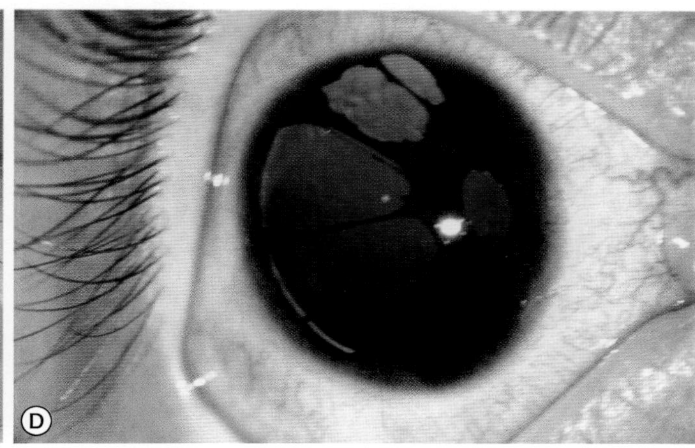

图 33.4(续)　Ⓒ在 Axenfeld-Rieger 异常(ARA)中明显的基质发育不全导致假多瞳;Ⓓ后照明技术下 ARA 的假多瞳

角度和虹膜的变化通常是稳定的。50%~60%的 ARS 患者会发展为青光眼,通常出现在儿童期或青年期。小梁网和 Schlemm 管发育不全是由于妊娠晚期发育停滞,导致房水流出受阻所致[6-9]。其他眼部表现可能包括斜视、白内障、角膜缘皮样瘤、视网膜脱离、黄斑变性、脉络膜视网膜缺损、脉络膜和视盘发育不全。

家族性青光眼虹膜发育不全在一个家系中有描述,需伴有虹膜发育不全、虹膜角膜夹角异常以及青光眼。虹膜发育异常(IGDA)为虹膜角膜夹角异常、虹膜基质发育不良,50%的患者伴有青光眼[7]。虹膜发育不良综合征(IGDS)是一种罕见的疾病,表现为虹膜发育不良和虹膜角膜夹角异常,同时合并非眼部表现,如下颌和牙齿异常[6-9]。IGDA 和 IGDS 都是由 *PITX2* 和 *FOXC1* 突变引起的。

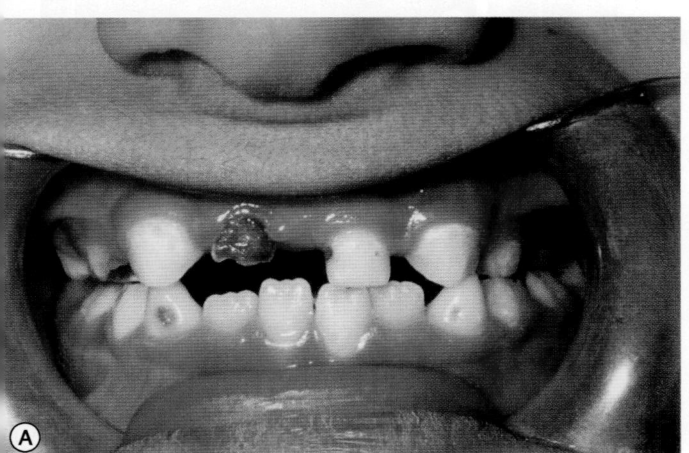

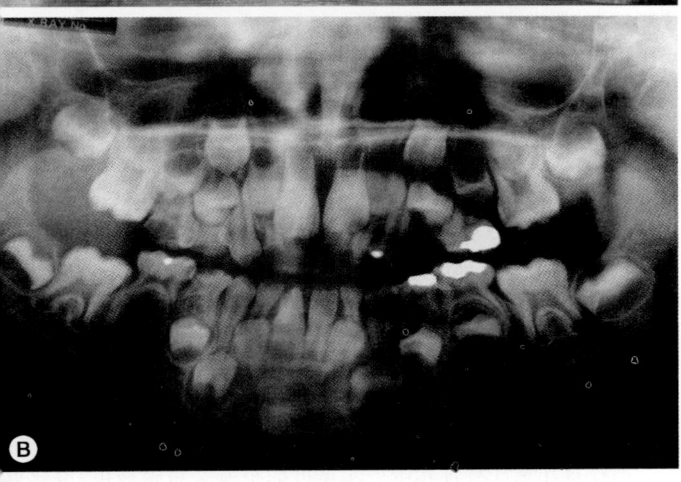

图 33.5　Axenfeld-Rieger 综合征(ARS)。Ⓐ牙齿间隔宽,有些圆锥形,部分无牙,且有龋齿;ⒷARS 患者的牙部 X 线片

ARS 的非眼部特征是上颌发育不全、轻度下颌前突、缺牙(减少但均匀分布的牙齿)、无牙/少牙症(局部缺牙)、小牙症(牙冠减小)、锥形牙(图 33.5)和脐周皮肤过量(图 33.6)伴或不伴疝气。还可合并眶距增宽、眼距过宽和宽扁鼻[6-9]。其他全身表现可能包括生长激素缺乏和矮小症、心脏缺陷、中耳聋、智力缺陷、小脑畸形(*FOXC1* 突变)、白化病、尿道下裂、耳部异常以及在一个家系中的强直性肌营养不良和 Peters 异常[6-9]。

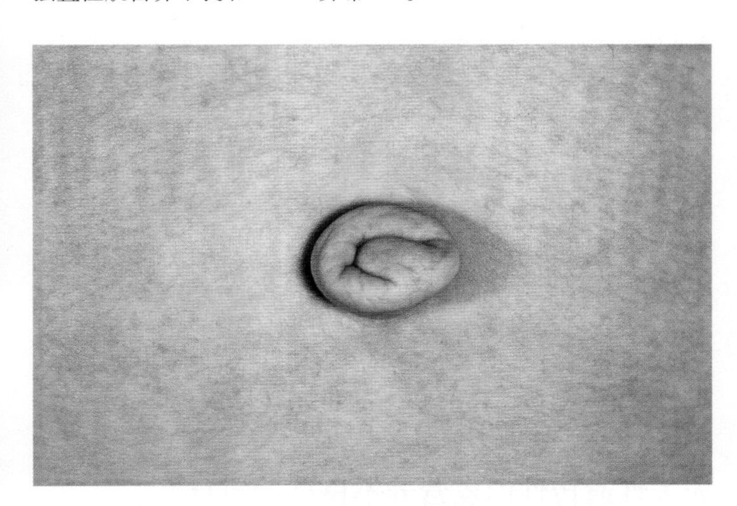

图 33.6　Axenfeld-Rieger 综合征(ARS)。图示为脐周赘皮

治疗取决于结构异常的并发症。由于 PITX2 或 FOXC1 阳性的 ARS 颅内异常的发生率会增加,有专家建议每一个患有 ARS 的儿童都应进行磁共振成像(MRI)扫描。

患者偶尔会出现严重的瞳孔狭小,需行瞳孔扩大成形术,手术可能会合并晶状体损伤和/或瞳孔晚期收缩。无严重狭小的严重瞳孔异位者可对病变较轻的眼进行适当的遮盖治疗。有时瞳孔会很大,不规则,且扭曲(图 33.5)。

除婴儿外,青光眼手术前应进行药物治疗,房角切开术/小梁切除术是首选治疗方法。缩瞳可导致小梁网塌陷，房水流出减少，应谨慎使用。

小梁切除术联合抗代谢药物是大多数 ARS 继发青光眼患者的首选，尤其是在年龄较大的儿童中。对于合作差、引流手术不合适的儿童，应考虑行睫状体光凝治疗。小梁切除术以外的引流手术包括同时用或不用抗代谢药物的引流管植入[10]。

先天性虹膜外翻

这是一种罕见的，常单侧发生的疾病，表现为虹膜后色素上皮位于虹膜前表面的先天性、非进行性、非牵拉性增生（外翻）[11]。因为后部色素上皮的颜色较深，儿童常被认为瞳孔散大和瞳孔不等大。外翻可以是环形的（图 33.7）或扇形的。其他眼部特征包括虹膜基质发育不良、虹膜插入小梁伴有前房角发育不良和继发性青光眼。

临床表现被认为是由于发育停滞，使得原始内皮细胞异常保留所致。这解释了中央虹膜和房角的变化。虽然受影响的瞳孔有光反应和集合反应，但与未受影响的眼睛相比反应速度不同[11]。大多数患者合并青光眼，通常发生在儿童早期和青春期之间。其可能与 1 型神经纤维瘤病和普拉德-威利综合征（Prader-Willi syndrome）有关。

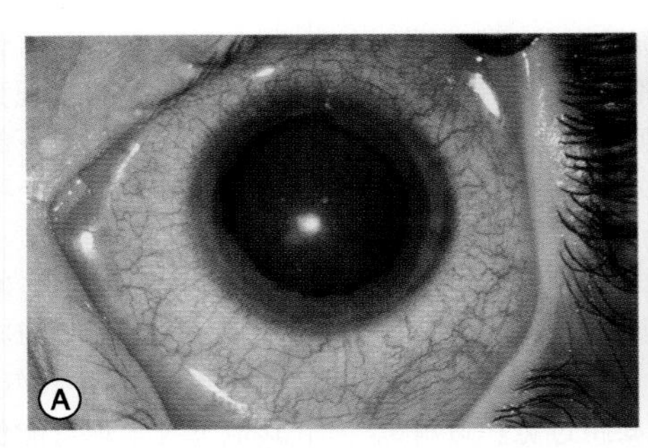

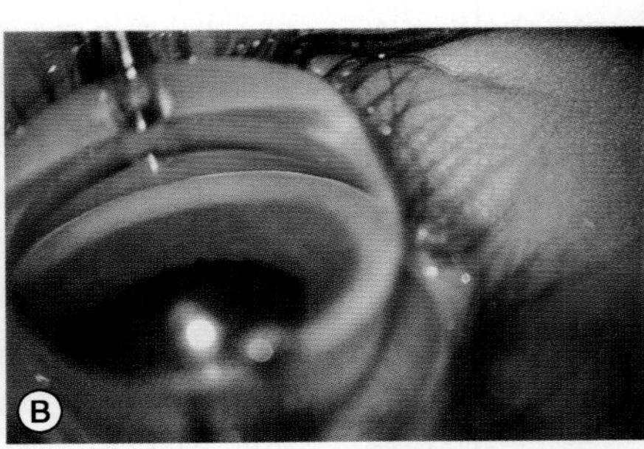

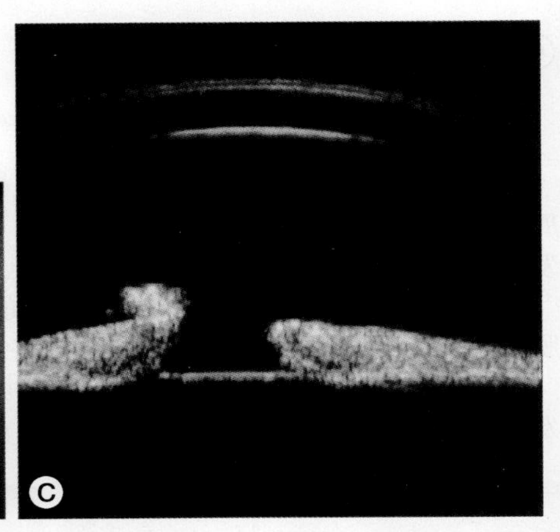

图 33.7　先天性葡萄膜外翻。Ⓐ伴有青光眼的儿童的葡萄膜外翻，表现为宽而不规则的深褐色瞳孔边缘；Ⓑ房角镜显示虹膜止端靠前；Ⓒ儿童先天性虹膜外翻的超声生物显微镜图像。注意后部色素上皮的皱褶向前移位

青光眼的治疗很困难，药物治疗往往不成功，复合式小梁切除术通常是首选的手术方式[11]。房角切开术通常不成功，如果小梁切除术失败通常需要引流管手术。有人倾向于在药物治疗失败的情况下使用引流管作为一线治疗。最近有报道该种情形下行小梁切开术成功的病例[12]。

先天性瞳孔散大

先天性瞳孔散大（先天性瞳孔固定扩张）是由于虹膜肌肉发育不全，虹膜卷缩轮与瞳孔缘之间无虹膜，导致瞳孔边缘呈扇形。通常有一小束永存瞳孔膜。这种情况已被证明是多系统的平滑肌细胞功能障碍综合征，并伴有烟雾病、动脉导管未闭、胸主动脉瘤以及其他全身平滑肌细胞的功能障碍。到目前为止，每个受影响的个体在 *ACTA2* 基因都有 p. R179H 的杂合突变（参见第 39 章）[13]。

先天性遗传性内皮营养不良（CHED）

关于这部分内容，请参见第 35 章。但值得注意的是，目前 CHED 只有一种公认的形态，有明确证据表明所有此前被称为 CHED1 的营养不良实际上为后部多形性营养不良[14]。

后部多形性营养不良

请参见第 35 章。

原发性先天性青光眼

请参见第 38 章。

ICE 综合征

虹膜角膜内皮（ICE）综合征，被认为是原发性神经嵴细胞异常所致，包括进行性原发性虹膜萎缩、Chandler 综合征以及虹膜痣综合征（也称为 Cogan-Reese 综合征）[15]。

这种罕见的综合征在儿童更罕见，事实上最年轻的病例是 16 岁，该患者小梁网表现为小梁网的坍塌及小梁间距的缩短[16]。

该病为单侧发病，女性发病率较男性高，几乎都在白种人中患病（译者注：黄种人也可患病）。角膜内皮镜多数情况下能发现“未受影响”的眼睛存在轻度的角膜和虹膜异常。

用角膜内皮镜对早期 ICE 综合征进行的研究[16]显示角膜内皮细胞亚群先天性异常，随后缓慢迁移/增殖，导致症状的延迟出现或诊断的延迟。这些细胞越过房角直到虹膜上，导致青光眼和周边前粘连。虽然 ICE 综合征很像 Axenfeld-Rieger 异常（瞳孔异位、虹膜外翻、假性多瞳、外周前粘连、青光眼），但可以通过其单眼发病和眼部特征的进行性来区分。患有该病的病例角膜看起来正常，但内皮细胞与富克斯角膜内皮营养不良（Fuchs endothelial dystrophy of cornea）相似。

虹膜痣综合征的虹膜改变为结节型或扁平色素沉着型。这些病变可能与不同程度的虹膜萎缩和/或角膜内皮改变有关[15-16]。年龄较大的患者表现为视觉障碍，而年轻的患者症状通常由于瞳孔障碍、假性多瞳或虹膜色素改变所致。

治疗首先是针对青光眼。儿童可能不需要角膜移植，但在成年后可能需要[17]。青光眼的治疗应首先尝试进行抑制房水生成的局部药物治疗，必要时行滤过手术。通常辅助抗代谢药物的复

合式小梁切除术是有效的，但一些人也提倡使用引流管。

外胚层来源的前节发育异常

该类别的两个主要疾病分别为角膜缘皮样瘤和角膜皮样瘤，可能与戈尔登哈尔综合征（Goldenhar syndrome）相关，高达 30% 的戈尔登哈尔综合征患者角膜受累[18,19]（图 33.8）（参见第 28 章）。相关系统性疾病除了戈尔登哈尔综合征（在这种情况下，读者需要检查儿童的角膜知觉，因为在戈尔登哈尔综合征中可见角膜知觉减退），还有线状皮脂腺痣综合征（也称为颅脑皮肤综合征）。该病的皮样瘤通常比在 Goldenhar 综合征病例中看到的更扁平和广泛。孩子经常在受影响的眼同侧有蜡质样脱发区。可能有颅内异常诱发的癫痫发作，因此 MRI 扫描是必要的[19]。

另一种类型的角膜皮样瘤为扁平网状的。这是 8 三体嵌合体的特征性表现[19,20]。这一检测非常重要。如果 8 三体嵌合体的检测报告为阴性，则必须要求实施检测的实验室用更大数量的细胞（200 个细胞，而不是常规的 50 个细胞）重复测试，以找寻 8 三体异常。

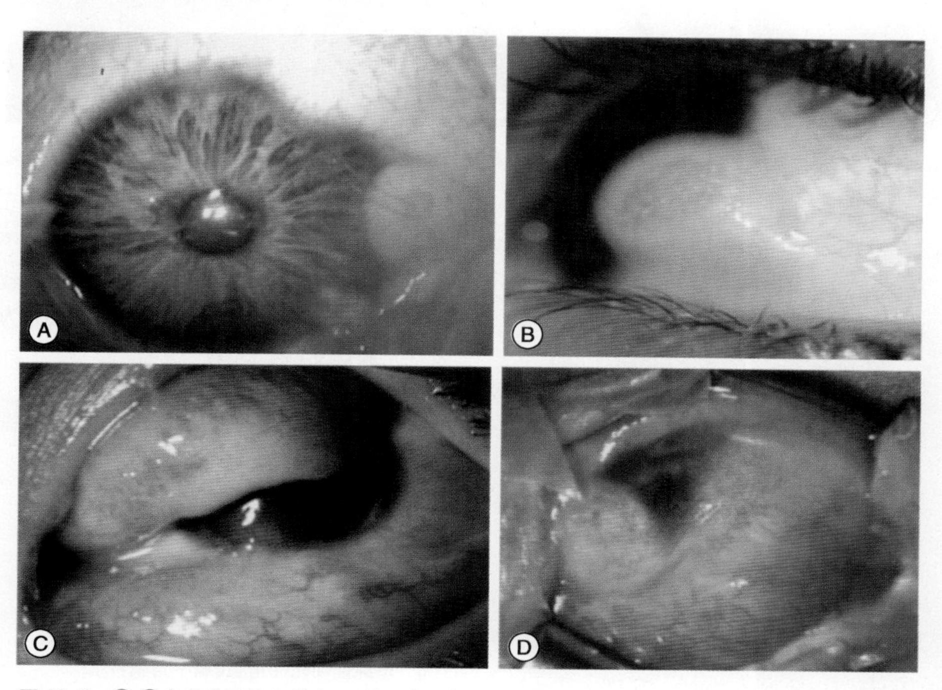

图 33.8　Ⓐ-Ⓒ多种角膜缘皮样瘤，可单独出现或与戈尔登哈尔综合征相关；Ⓓ广泛的角膜皮样瘤见于线状皮脂腺痣综合征

全眼来源的前节发育异常

此类别的异常包括大角膜、小角膜、无虹膜、常染色体显性角膜炎、Peters 异常、扁平角膜、硬化性角膜、小眼畸形和无眼畸形。其中，第 18 章讨论了小眼畸形和无眼畸形。

先天性大角膜

这种罕见的、通常是双侧的情况，被认为是由于视杯生长不良，机体试图缩小间隙而使角膜增大所致。通常是 X 连锁隐性遗传，定位于 Xq21.3-q22，90% 的患者是男性[21-22]。女性携带者的角膜直径可能会稍微增大。其余病例为常染色体显性遗传或偶发常染色体隐性遗传。这是一种非进行性角膜扩大，水平直径超过 13mm，无青光眼，无 Haab 条纹（图 33.9）。近视是最常见的，通常伴有规则散光。相关的眼部特征包括克鲁肯贝格梭形色素沉着、小梁网中的色素沉着增加、虹膜基质发育不全引起的虹膜透照、白内障、晶状体异位、多种角膜营养不良和迟发性青光眼。青光眼可能很难评估，因为角膜通常中央薄，这会导致使用压平眼压法测出的眼压值人为降低。已报道的相关疾病包括奥尔波特综合征（Alport syndrome，家族性出血性肾炎）、颅缝早闭、侏儒症、唐氏综合征、半侧面萎缩、马方综合征（Marfan syndrome）、黏脂贮积症Ⅱ型、Frank-ter Haar 综合征（OMIM 249420）和大角膜-精神发育迟缓综合征（也称为 Neuhauser 综合征）[21]。

治疗包括仔细观察并发症，如白内障形成，晶状体脱位和青光眼。虹膜透照会导致不耐受强光（通常在户外），并且某些患者会从有色眼镜中受益。由于在晚上眼睑闭合不全，眼睑闭合不全可能是一个问题，可以使用润滑性眼药膏来防止暴露。下眼睑经常会内卷并引起刺激和角膜上皮剥脱。晚上润滑特别有帮助。高度散光的儿童可以考虑使用接触镜。

小角膜

这是一种不常见的情况，定义为任何水平直径小于正常同龄人的角膜的情况。这可能是视杯末端过度生长的结果，并且可能以常染色体显性或隐性方式遗传。如果是孤立的现象，并且眼睛的其余部分正常，则称其为“小角膜”，而如果眼睛的前段和其余部分较小，则称为“小眼（小眼畸形）”。

小角膜可以是单侧或双侧的，通常与远视有关。相关的眼部检查结果可能包括角膜扁平、虹膜缺损、瞳孔异位、白内障、小晶状体、永存原始玻璃体增生症、早产儿视网膜病变、闭角型青光眼、婴儿型青光眼和慢性开角型青光眼（高达 20% 的患者一生中会发生）（图 33.10）。

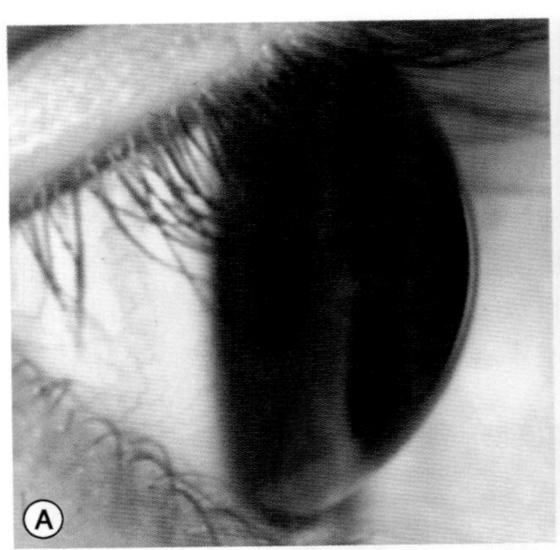
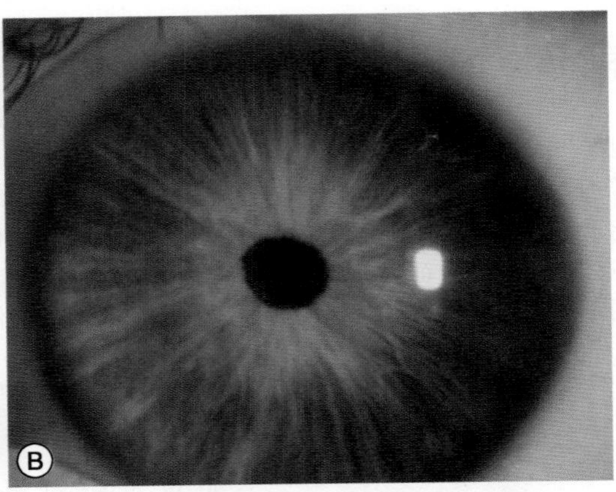

图 33.9　先天性大眼角膜。Ⓐ前房较深；Ⓑ角膜横径为 13.5mm。在Ⓐ中，可能无须使用房角镜即可观察房角

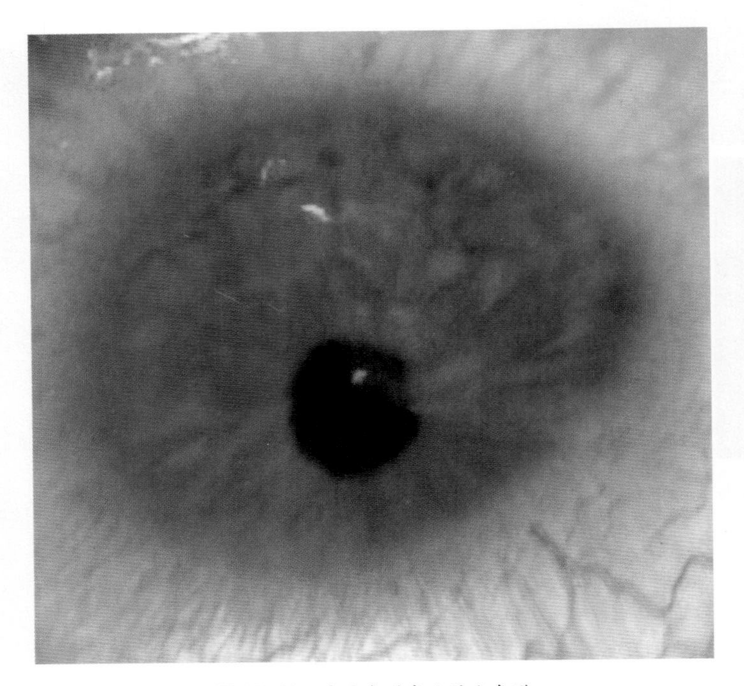

图 33.10　扁平角膜患儿的小角膜

相关系统性疾病包括埃勒斯-当洛斯综合征（Ehlers-Danlos syndrome）、马方综合征（Marfan syndrome）、Rieger 综合征、Norrie 综合征、21 三体综合征、风疹、特纳综合征（Turner syndrome）、Waardenburg 综合征、指-肾-眼综合征、微小综合征和眼-齿-指综合征[23-26]。

如果小角膜是孤立的发现，并能尽早纠正任何屈光不正以避免弱视，则患者的视力可能是正常的，但通常需要考虑使用复杂的角膜接触镜，以最大限度地恢复视力（图 33.18）。

影响角膜清晰度的发育异常

先天性角膜混浊（CCO）的患病率约为 3/100 000，其中包括 Peters 异常、硬化性角膜、先天性遗传性角膜内皮营养不良（CHED）和后部多形性角膜营养不良[27]。

新生儿角膜混浊的术语充满了混淆，在最坏的情况中，甚至是误导性的。在大量的文献回顾中，只有五份报告使用了全面的前节成像来评估角膜混浊情况下的前节状况[20]。

尝试进行表型与基因型关联时，会导致混乱。最近的出版物强调使用分类系统，该系统将角膜混浊分为原发性角膜病变和继发性角膜病变（框 33.1）[19,28]。

框 33.1

先天性角膜混浊（CCO）的分类[19]

A. 原发性 CCO

仅角膜发育异常

ⅰ. 角膜营养不良
- CHED
- PPMD
- X 连锁性内皮营养不良

ⅱ. 单纯性硬化性角膜（扁平角膜）

ⅲ. 角膜皮样瘤造成的角膜结构缺陷
- 周边的角膜缘皮样瘤
- 中央角膜皮样瘤

B. 继发性 CCO

Ⅰ. 角膜虹膜晶状体发育不全

a. 晶状体未与角膜分离
- ⅰ. 发育性
- ⅱ. 机械性：线索包括：
  - 晶状体上皮清晰可见
  - 永存瞳孔膜的证据
  - 超声生物显微镜显示完整的虹膜基质结构

b. 晶状体分离后未形成
- 更有可能表现为完全角膜混浊

c. 晶状体未形成（原发性先天性无晶状体——见正文）

d. 由于 PHPV
- 向前推动晶状体导致角膜晶状体接触或粘连（表现类似 PA）

e. 虹膜角膜粘连

Ⅱ. 虹膜小梁发育不全

a. 婴儿型青光眼

b. Axenfeld-Rieger 异常/综合征

c. 无虹膜

Peters 异常

这也被认为是虹膜角膜粘连或角膜晶状体粘连的继发性角膜

混浊,导致中央或偏心、局部或完全的角膜混浊(图 33.11)。Peters 异常的发病机制是有争议的。没有一种理论能充分解释所有形式的 Peters 异常的所有临床和组织病理学改变。Peters 异常应被视为一种体征,而不是疾病本身。遗传基础可能是造成这种体征的原因,伴随的眼部疾病可能指向可能的突变,例如虹膜异常和 Peters 异常可能是由于 *PAX6* 突变引起的,而具有 Peters 异常的 Axenfeld-Rieger 异常/综合征可能是由于 *FOXC1* 或 *PITX2* 突变引起的[19]。

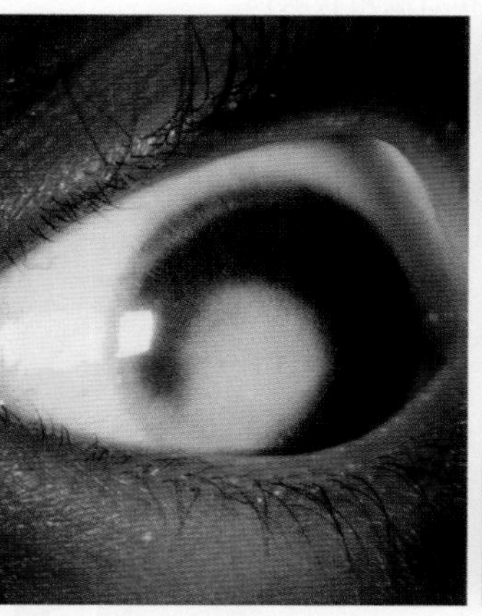
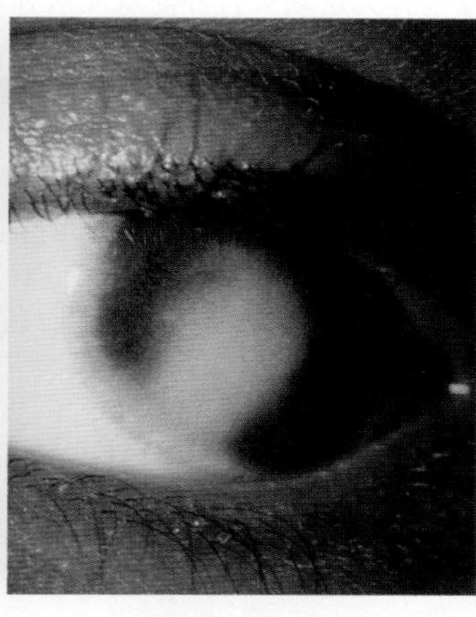

图 33.11 双眼 Peters 异常伴偏心混浊。前节成像将明确是否是虹膜角膜粘连和/或角膜晶状体粘连

大多数病例是散发的,但已有常染色体隐性遗传和显性遗传的报道。经典的 Peters 异常定义为先天性中央角膜混浊,在角膜后基质、Descemet 膜和内皮中存在相应的缺陷。80%的病例是双侧的。青光眼存在于 50%~70%的病例中。

Peter 异常通常分为三类[29,30]:

1. 仅后层角膜缺损的角膜白斑;
2. 后层角膜缺损的角膜白斑伴虹膜条带;
3. 后层角膜缺损的角膜白斑伴虹膜条带、角膜晶状体粘连或白内障。

仅后层角膜缺损的角膜白斑是 Peters 异常的最简单形式,也是文献中记载最少的形式[31]。虹膜和晶状体是正常的,但角膜后部的缺陷导致了前层的不透明,从轻度的雾状混浊到血管化的高度混浊均有可能发生。这可能在出生后头几年减轻。有时,该缺陷非常严重,以至于中央角膜与中周部混浊的角膜相比,显得相对透明(图 33.12)。尽管角膜缘巩膜化很常见,但周围的角膜通常是透明的,可以用房角镜观察晶状体与角膜的黏附情况(图 33.16)[32]。在最近的出版物中,作者显示了与先天性角膜混浊相关的 *CYP1B1* 突变,并提示对 von Hippel 溃疡的最初描述可以通过这种 *CYP1B1* 的"细胞病变"来解释[31]。除青光眼外,未见其他眼部异常。如果存在青光眼且未进行积极治疗,则眼睛会变得严重扩张(图 33.13)。

如果有虹膜角膜粘连,通常起于虹膜领处,程度可从细条的带状粘连到广泛带状粘连。可能发生角膜晶状体粘连,其描述为以下三种类型之一:

1. 晶状体可能黏附于角膜基质,而没有 Descemet 膜和晶状体囊。
2. 晶状体可能位于向前的位置,但只是与角膜平行,而与角膜后表面无粘连。
3. 晶状体可能在位,但前囊和晶状体皮质的一部分与角膜后表面接触或嵌入其中。
4. 晶状体在正常的位置,但具有圆锥形的金字塔型白内障,轴向与后角膜缺损区对齐。

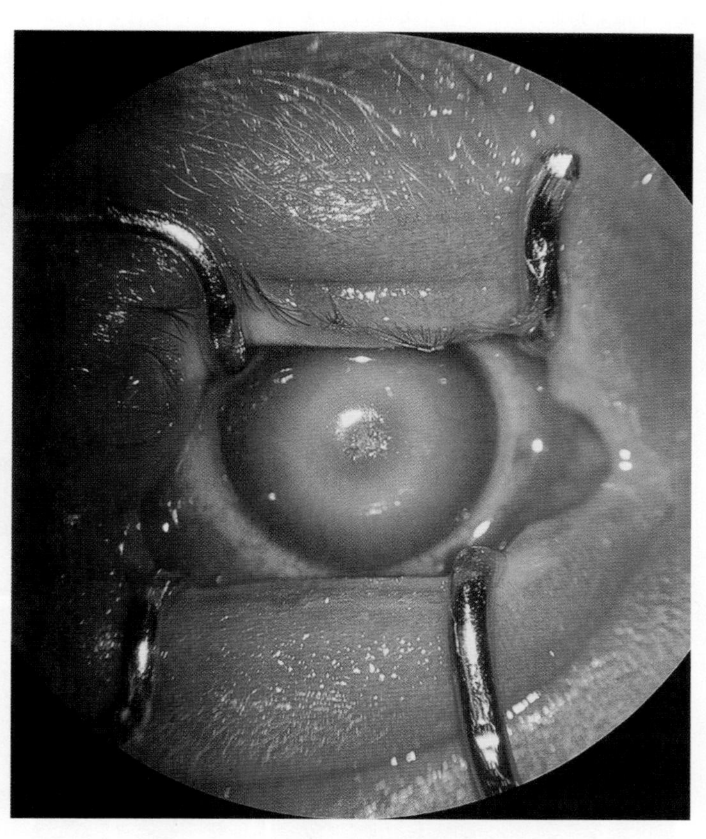

图 33.12 图示为 Peters 异常的一种变异。后部角膜缺损严重,以至于在中心处角膜显得相对透明

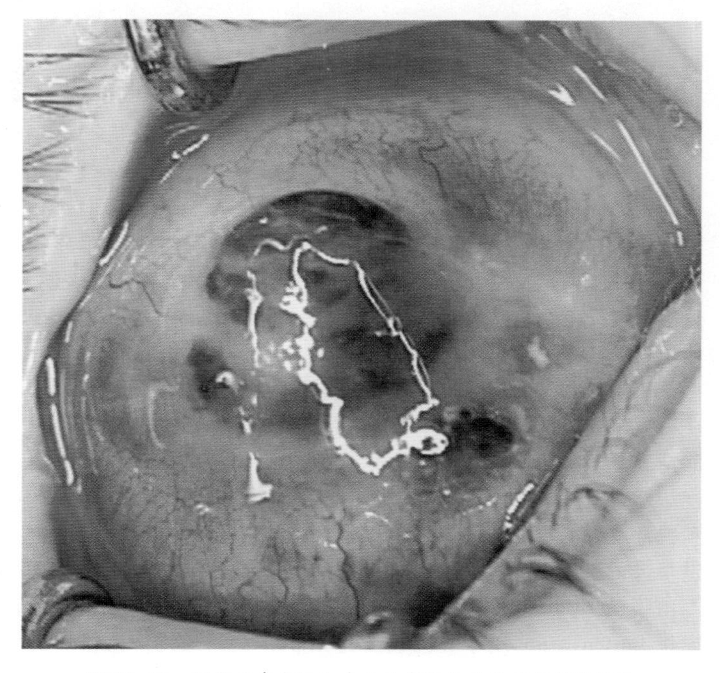

图 33.13 继发于青光眼和先天性角膜混浊的严重角膜扩张

5. 晶状体可能在位,但有轴性前极性或核性白内障。

相关的眼部特征包括 Axenfeld-Rieger 综合征或无虹膜、小眼畸形、持续性胎儿血管化和视网膜发育不良[32]。

相关的系统性异常包括颅面异常、先天性心脏病、肺发育不全、并指、并趾、耳朵异常、泌尿生殖系统疾病、中枢神经系统异常、侏儒症、胎儿酒精综合征和染色体异常。Peters 附加综合征[33]是一种罕见的常染色体隐性遗传疾病,包括短肢侏儒症、鼻唇沟平滑、上唇薄、听力下降、唇裂/腭裂、矮宽体形、短手和锥形短指、智力低下以及双侧 Peters 异常。它与 *B3GALTL* 基因的突变有关[33]。

组织学上的发现可能有所不同,但包括前弹力层的弥漫性增厚,上皮的轻度萎缩,正常的前基质,后半层基质被纤维组织替代以及中央部广泛的 Descemet 膜和内皮细胞缺损。周围的角膜通常具有完整的 Descemet 膜和内皮细胞。前房通常较深,除了虹膜角膜粘连或角膜晶状体粘连的区域(图 33.14)。在其他病例,也有在前弹力层缺失合并前基质水肿和后层角膜缺损[34]。

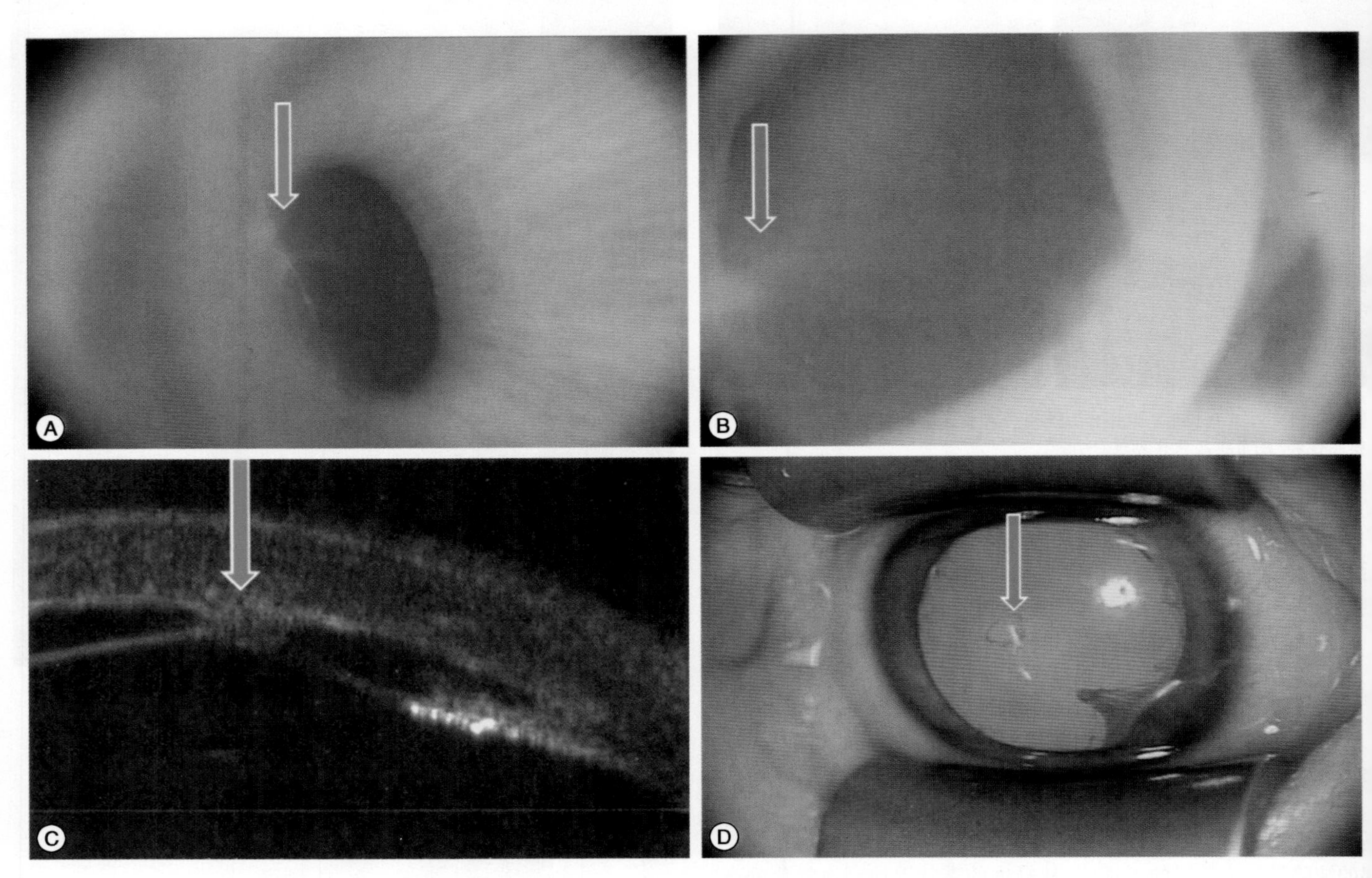

图 33.14　Ⓐ-Ⓓ超声生物显微镜和临床观察到的角膜晶状体粘连(箭头所示)。这是非常轻微的 Peters 异常

先天性角膜混浊的治疗非常困难,尽管尽早诊断并及时进行医学治疗或手术,多数此类病例的预后仍较差。但是,从本质上讲,通过确定病因,父母可以得到更好的建议。例如,有证据表明,仅由于虹膜角膜粘连(类型 1)导致的 Peters 异常,角膜移植时情况比角膜晶状体粘连的情况要好[35]。

在头三个月内进行早期穿透性角膜移植手术,可为婴儿带来获得良好视力的希望。只有在所有相关人员都坚定并积极主动的情况下,在 4~6 周后去除缝线,然后进行角膜接触镜验配和弱视治疗,治疗才可能成功。如果读者能牢记,治疗的目标是要达到视觉发育的目的,哪怕获得一点点视力,都将为咨询的父母提供很大的帮助。移植物排斥是一个现实问题,但婴儿中使用人工角膜(如 Boston K-pro)的证据可能尚不充分[36]。但是,应考虑将 Boston K-pro 用于先前接受过角膜移植而最终产生排斥的儿童。

硬化性角膜

如果描述全部角膜混浊,这是一个很差的术语。主要是因为它通常涉及包括晶状体问题[19]的眼内异常,可能是由于角膜晶状体粘连,甚至没有晶状体(原发性无晶状体)[4,19](图 33.15)。但是,当用于描述中央角膜透明而外周硬化性角膜时,它是指一种罕见的、非炎性、非进行性的疾病,表现为不透明的巩膜组织、细小血管的结膜以及表层巩膜组织延伸到周围角膜,使角膜缘模糊。90%的病例是双侧的,几乎总是与扁平角膜相关。它可能是常染色体显性遗传或隐性遗传(更为严重),其中 50%的病例为散发性。

硬化性角膜的治疗包括对青光眼或白内障的监测,以及矫正常见的高度远视。在完全角膜混浊的双侧病例中,可以进行穿透性角膜移植手术,但术后青光眼是一个主要问题。建议使用超声生物显微镜进行术前评估,以评估虹膜角膜和角膜晶状体黏附的情况,以便就预后提供恰当的咨询,从而可以更系统地进行手术规划[37]。

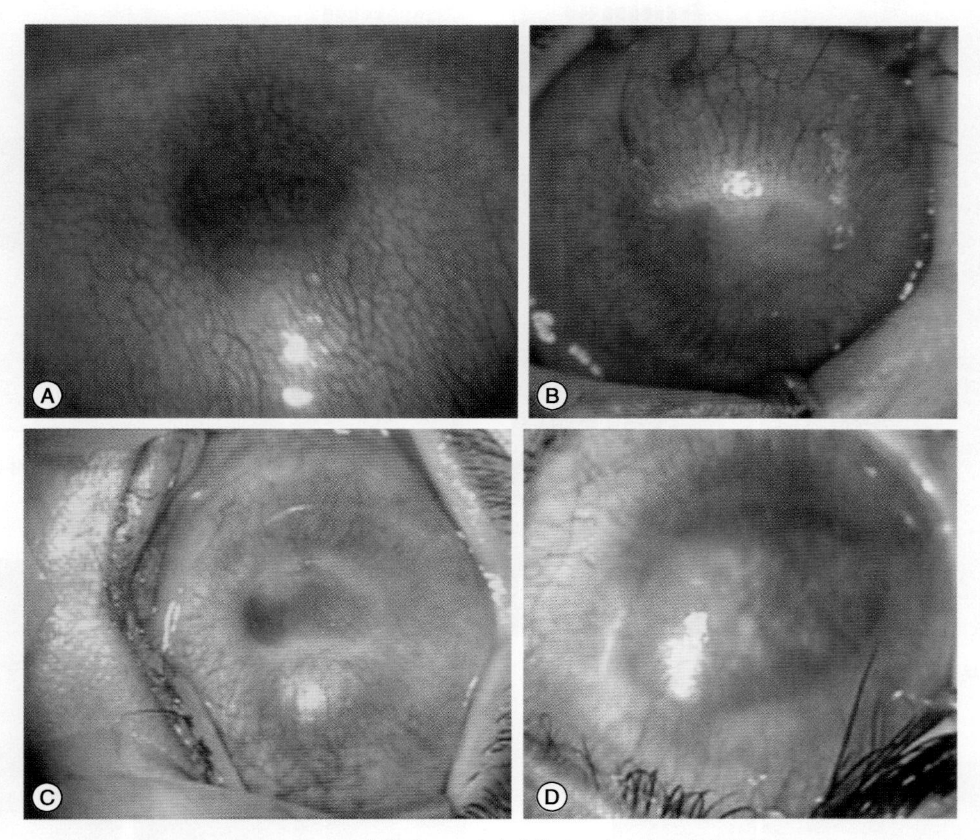

图 33.15　这组照片显示了四名不同患者的四只眼睛的情况。这些患者全部被诊断为硬化性角膜（全角膜混浊）。前节超声显示Ⓐ和Ⓒ具有角膜晶状体粘连，但Ⓑ患者为原发性无晶状体，Ⓓ患者的前房非常浅，但晶状体正常。这表明，用“硬化性角膜”一词用来描述全部角膜混浊是不适宜的

扁平角膜

扁平角膜可能是由于 4 月龄胎儿发育期发育停滞而导致双侧或单侧的角膜曲率扁平化，曲率小于 43D（图 33.16）。角膜几乎总是伴有以角膜周围巩膜化为特征的硬化性角膜（图 33.17），但眼睛可以通过角膜中央观察（图 33.18 和图 33.19）。

远视和小角膜也很常见。隐性和显性遗传都具有的临床症状包括，角膜曲率降低、角膜缘模糊和弓形类脂沉积。这两种形式的鉴别要点是，中央、圆形、直径大约为 5mm 的不透明增厚，仅见于隐性遗传。两种形式都可能有细小的虹膜角膜粘连[24]。

常染色体隐性遗传的扁平角膜（CNA2）可能是由 *KERA* 基因（12q22）的突变引起的，该基因编码角蛋白聚糖。角蛋白聚糖、人基膜聚醣和 mimecan 是硫酸角质素蛋白聚糖，对角膜的透明性很重要[38]。

相关的眼部异常包括周围硬化性角膜、婴儿型青光眼、闭角型青光眼和慢性开角型青光眼、视网膜发育不全、前粘连、无虹膜、先天性白内障、晶状体异位、脉络膜和虹膜缺损（图 33.20）、蓝色巩膜、假性上睑下垂和小眼畸形。报道的系统相关性异常包括成骨不全症、大疱性表皮松解症和眼-齿-指综合征[39]。

治疗包括睫状肌麻痹验光和矫正任何屈光不正，并监测青光眼。可能需要使用复杂的接触镜才能最大限度地恢复视力（图 33.17 和图 33.18）。

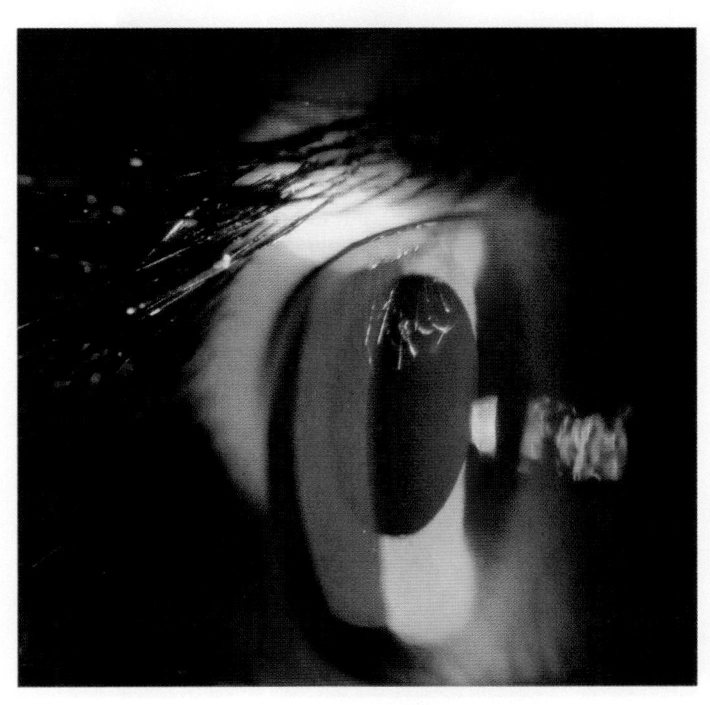

图 33.16　扁平角膜。剖面图中可以清晰看到角膜扁平的特征

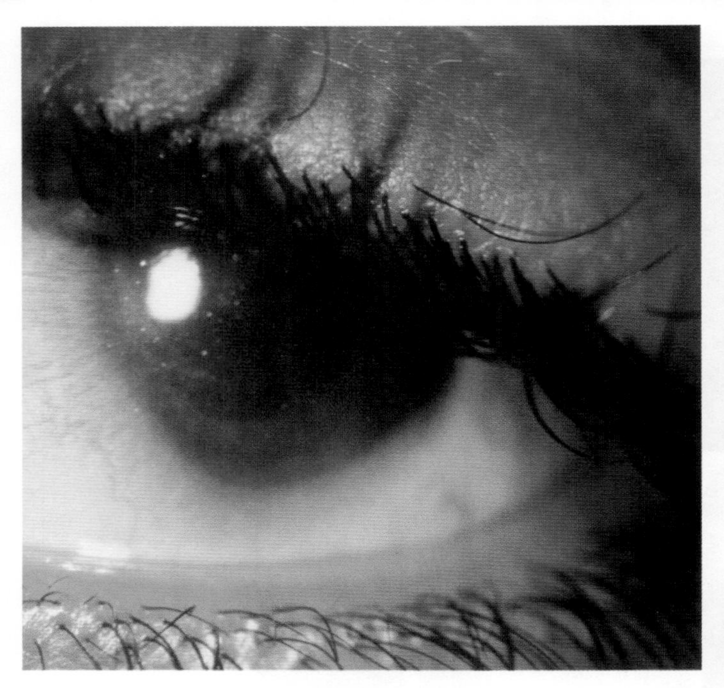

图 33.17　硬化性角膜伴有扁平角膜（S-CNA[20]）。有周围巩膜化，很可能是 CNA2

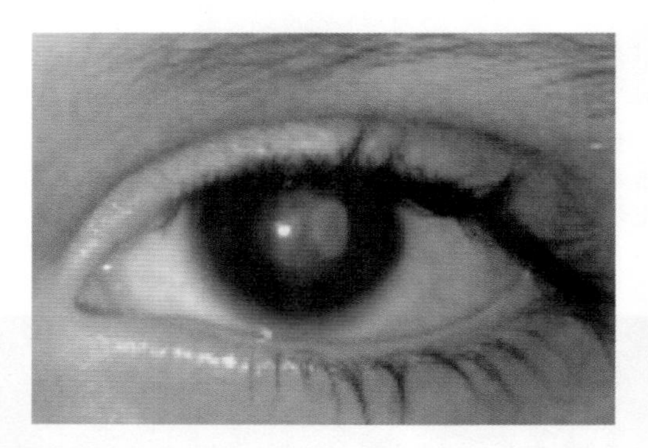

图 33.18　患有扁平角膜（CNA2）的儿童，其远视度数过高，以至于不用检眼镜就可以看到他的视盘

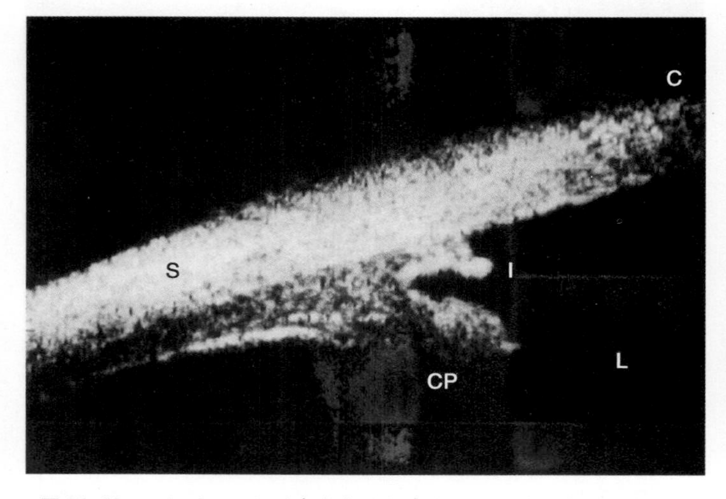

图 33.19　无虹膜。无虹膜青少年的超声生物显微镜检查。注意虹膜残端（I）、睫状突（CP）、角膜（C）、巩膜（S）和晶状体（L）

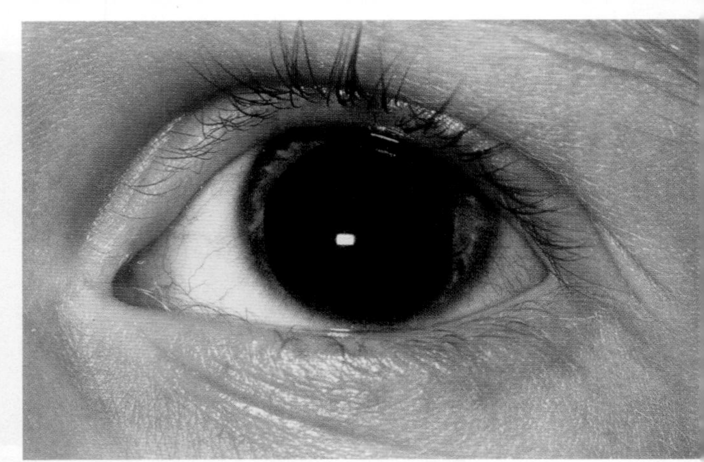

图 33.20　部分无虹膜的病例。该病例为常染色体显性谱系中的一个成员

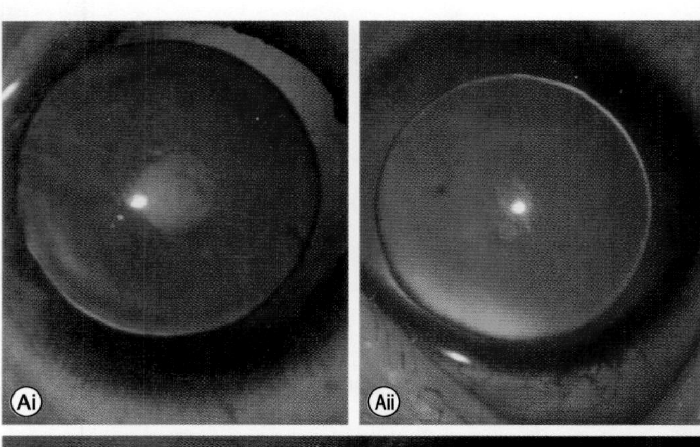

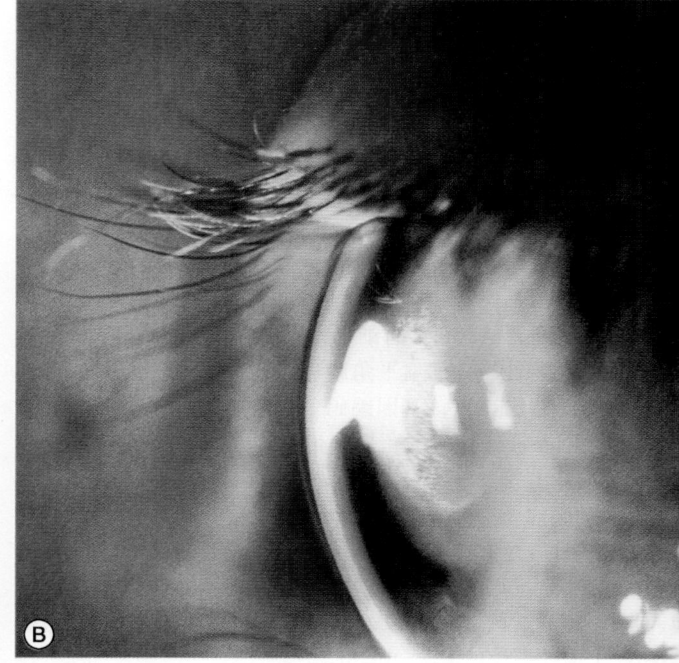

图 33.21　无虹膜病例。Ⓐ前极性白内障伴无虹膜；Ⓑ无虹膜伴附着于角膜的向前延伸的前极性白内障

常染色体显性角膜炎

这种罕见的复发性基质性角膜炎和角膜血管形成已被证明是由于 *PAX6* 突变引起的，已知 *PAX6* 突变也会导致无虹膜。

小孩通常表现出眼红不适，并且畏光。可能伴有黄斑中心凹发育不全。作为一种常染色体显性遗传疾病，同一家系内往往具有不同的表达情况和表型，最轻的表型为与角膜缘相邻的血管化形成 1~2mm 宽的周边角膜混浊[40,41]。

常染色体显性角膜炎的处理较为困难，可能需要在麻醉下进行检查才能确定诊断。用人工泪液和药膏润滑是必不可少的。此种情况，角膜缘干细胞移植的作用尚不清楚，但人们已注意到穿透性角膜移植术后的早期复发，认为这种情况可能是无虹膜的一种变异。如果是这样，角膜缘干细胞移植可能是一种可行的选择[41]。

无虹膜

无虹膜的患病率为 1/50 000[42]。现在已经清楚地证明，*PAX6* 基因的突变或缺失和/或涉及 11p13 上 *PAX6* 基因的染色体重排是大多数无虹膜病例的基础[42]。

PAX6 突变是导致人类无虹膜的原因[42]，这是一种全眼的双侧疾病，大部分或者绝大部分虹膜组织缺失（图 33.19~图 33.22），尽管也可能见到虹膜发育不全。可见到不同程度的黄斑中央凹和视神经发育不全（图 33.23），引起先天性眼球震颤并导致视力下降至 6/30 或更低。

相关的眼部特征包括前极性白内障（通常伴有黏附的永存瞳孔膜束）、皮质性白内障、青光眼和角膜混浊，所有这些通常发生在儿童后期。高达一半的病例会发生青光眼。最近的一项研究表明，在 40 岁以下的人群中，每个年龄段的 15%的患者会被诊断出患有青光眼[43]。

角膜混浊继发于角膜缘干细胞缺乏。晶状体半脱位（图 33.24）也可能与无虹膜有关，通常合并青光眼[42,43]。典型的表现是患有眼球震颤的婴儿，其外观没有虹膜或可见大、对光无反应的瞳孔。可能存在畏光。

无虹膜可以是散发性或家族性的。家族常染色体显性遗传具有完全的外显力，但基因的表现度可变。在所有无虹膜儿童中，有 2/3 的父母也患病。据说散发性无虹膜与肾母细胞瘤相关的病例多达 1/3[44]。

肾母细胞瘤基因 *WT1* 基因位点位于 11p13 的 *PAX6* 基因位点附近。涉及两个基因位点的染色体缺失导致肾母细胞瘤与无虹膜关联。在丹麦[44]，67%（可信区间：8.31~241）的散发性无虹膜的患者有发展为肾母细胞瘤的风险。没有发现具有较小染色体缺失或基因内突变的患者发展出肾母细胞瘤。据说家族性无虹膜患者没有患肾母细胞瘤的危险。然而，有报道称，一名患有家族性无虹膜的儿童发生了肾母细胞瘤，但这可能代表家族性 11p13 缺失[44]。

当与无虹膜相关时，80%的肾母细胞瘤病例在 5 岁之前会被诊断出，诊断时的中位年龄为 3 岁。

散发性无虹膜还与泌尿生殖系统异常和智力低下（AGR triad）有关，这种证候群与 11 号染色体短臂的缺失有关。这些患者中有一些（但不是全部）患上了肾母细胞瘤（WAGR 关联），这是由于连续基因缺失（包括 *PAX6* 和 *WT1*）导致的综合征。*WT1* 缺失的个体，特别是 6 岁以下的儿童，可能患上肾母细胞瘤，这是一种儿童时期的肾脏肿瘤。确定 11p13 缺失的断点可能有助于遗传咨询，疾病预后和预防。

无虹膜伴有共济失调和智力低下（Gillespie 综合征）罕见。多系统综合征和染色体异常（如环形第 6 号染色体）也可能包括无虹膜[45]。

治疗包括遗传分析以排除染色体缺失。在结果未知之前，所有散发性无虹膜小儿应反复进行腹部超声检查和临床检查。一项方案建议每 3 个月检查一次，直到 5 岁；每 6 个月检查一次，直到 10 岁；之后每年检查一次，直到 16 岁。但是，最好继续进行检查，直到染色体检查及基因内突变分析确认仅仅只有 *PAX6* 突变。如果发现涉及 *WT1* 基因的连续缺失，则应转诊到肾病科每 3 个月进行一次扫描。

眼部疾病的治疗包括一些保守的措施，例如用滤光镜纠正屈光不正以减少眩光，以及监测青光眼。这些患者经常患有慢性闭角型青光眼，这种青光眼通常会发展且难以治疗。因此，有时建议进行[46]预防性房角切开术（图 33.25）。曾有人主张使用睫状体激光、引流管和抗代谢物（通常是丝裂霉素）的小梁切除术来治疗仅由局部用药无法控制的青光眼。必须评估眼睛的微环境是否有眼干燥症或睑板腺功能障碍，因为这些会加速由于角膜缘干细胞异常而导致的角膜混浊。角膜混浊通常发生在成年期，但也可能发生在儿童中。这可能需要角膜缘干细胞移植和角膜移植[47]。

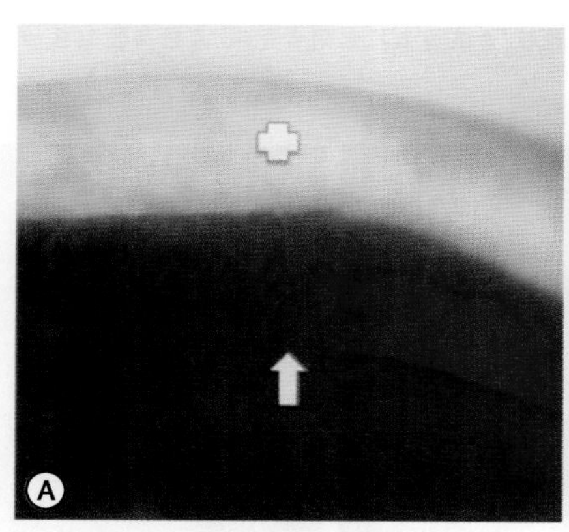

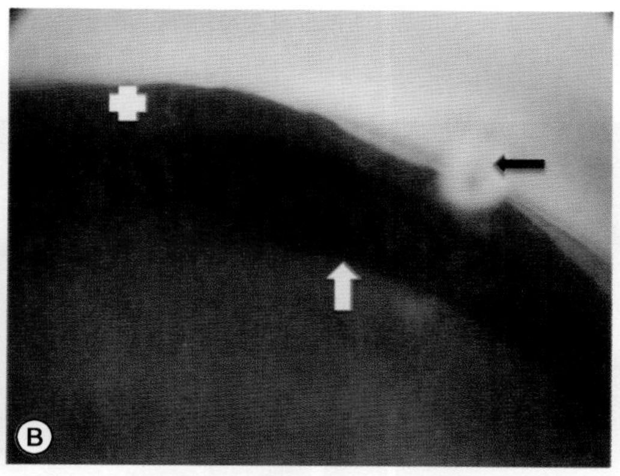

图 33.22　房角镜下两例无虹膜的房角。Ⓐ为 PAX6 突变；Ⓑ为 FOXC1 突变。这提醒我们尽管虹膜缺失最常与 PAX6 突变相关，但也可能在 FOXC1 突变中看到。白色箭头为晶状体边缘；白十字为虹膜残根；黑色箭头为眼内 Ahmed 管

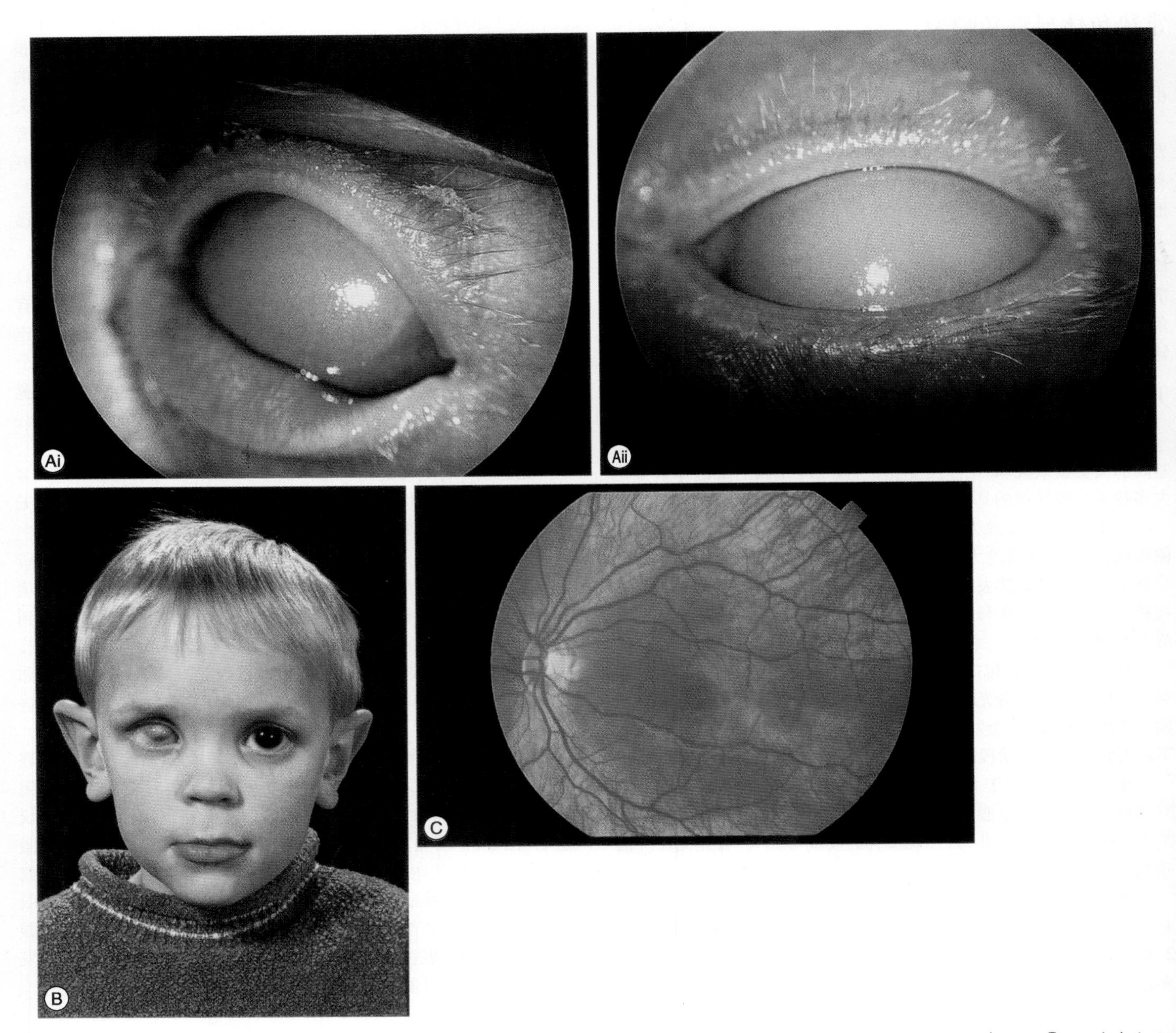

图 33.23　无虹膜。Ⓐ双眼严重先天性青光眼的无虹膜患儿；Ⓑ同一患者多次手术后，右眼为未控制的青光眼，左眼为控制住的青光眼；Ⓒ同一患者左眼轻度黄斑发育不全，视力为 6/18

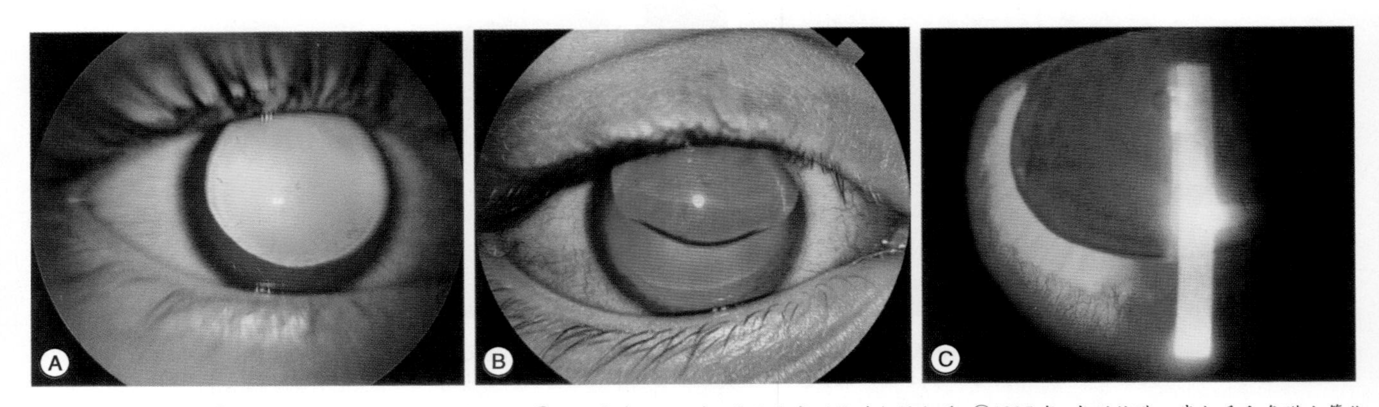

图 33.24　无虹膜。Ⓐ1979 年，无虹膜伴晶状体半脱位；Ⓑ同一患者，1985 年，晶状体半脱位进行性加重；Ⓒ1995 年，半脱位进一步加重和角膜血管化

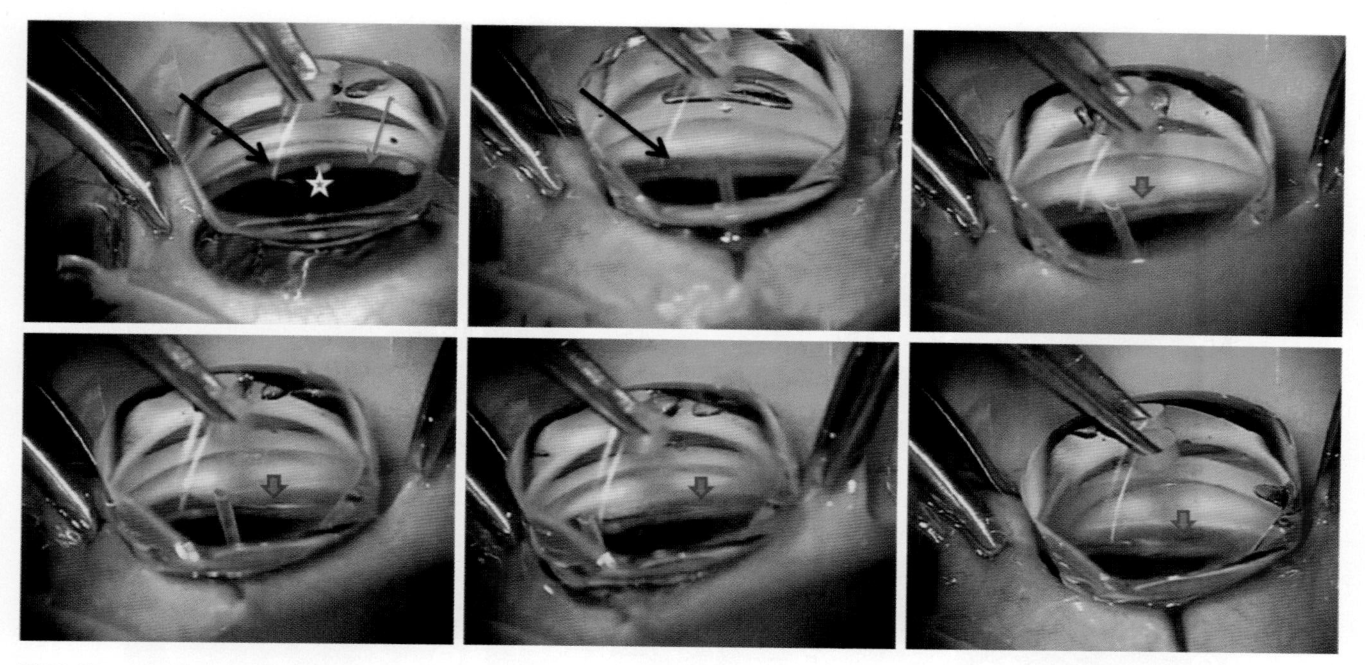

图 33.25　无虹膜:正在进行房角切开术的儿童。星星为睫状突。可见虹膜残根(儿童未散瞳),且房角异常。箭头指示成功进行房角切开术后出现的裂隙

最近的工作证明了一种潜在的治疗方法至少可以阻止或延缓角膜混浊。导致无虹膜的大多数 *PAX6* 基因内突变是这样的:它们会导致过早的终止密码子出现,从而导致蛋白被截断,并且所有这些突变中的大约 50%是框内无义突变。研究者已经表明,可以通过对框内过早终止密码子采用无义突变的抑制方法进行治疗。只要过早终止密码子不在蛋白质活性的关键位置,就可以产生功能性蛋白质,该蛋白质具有治疗的潜力。近来,已经描述了具有有限毒副作用的抑制无意突变的小分子[48]。

前节发育异常的穿透性角膜移植治疗

过去,婴儿穿透性角膜移植术一直被认为是一种效果不佳的不受欢迎的尝试[49,50]。然而,在 Peters 异常的病例中,据报道移植后 7 年的移植物存活率为 35%[51],并且在早期穿透性角膜移植手术(PKP)后,据报道视觉效果良好[51,52]。然而,对于婴儿患者而言,手术成功的定义需要重新调整。因为此时我们面对的神经生物系统是不断发展的。在该系统中,缺乏感官输入会对眼球发育产生深远影响。弱视也起着很大的作用,因此在存在严重弱视的情况下存活下来的透明移植物不能算是完全的成功[53]。

对儿童穿透性角膜移植至关重要的是,小儿眼组织的表现与成年人的不同。儿童的眼睛发育得更像成年人时的年龄是有争议的,但是经验表明,年龄在 10 岁以上的儿童其眼部组织表现几乎与成年人相同[54-56]。

高频超声是公认的检查眼前段的良好工具,尤其是对角膜混浊的眼睛[37]。这是手术治疗中最具挑战性的疾病之一,高频超声的评估有助于确定更合适的进入前房的方式。

所有情况都需要 Flieringa 环,因为巩膜的硬度远不如成人(图 33.26)。使用 8/0 尼龙将其缝合在四个象限中,并留出较长的缝合线,以便使用 Steri-Strips 延长缝合线末端来固定眼睛[52]。儿童放射性角膜标记器用于标记角膜并有助于将环钻放置在角膜中心。行小的前房穿刺,注入黏弹剂使其过度填充,通常使用透明质酸钠溶液。

在对宿主角膜进行环切之前,应根据孩子的体重和年龄注射甘露醇,以降低眼压并降低驱逐性出血的风险。最后,应该使孩子麻痹,并且终末潮气二氧化碳分压应该低于 30。

使用手动环钻,如果存在角膜晶状体粘连或广泛的虹膜角膜粘连,则不能用环钻钻入前房。负压环钻通常没有制造出足够小的直径。

初步环切后,用一次性 15°刀片制作宿主植床,以免对晶状体和/或虹膜造成损伤。在角膜黏附的情况下,可将晶状体小心地从角膜上分离,但这通常会导致在移植后数周内形成白内障。因此,有争议的是保留后囊的晶状体抽吸术。这通常要在几周之内通过睫状体冠部切口行晶状体囊膜切开术。由于囊膜切开术是在眼内距离角膜内皮更深一点的位置进行,因此至少对供体角膜的保护作用更大。所有先天性角膜混浊病例均在四个象限行虹膜切除术,以减少青光眼的发生。在所有这些情况下,供体角膜植片的尺寸增加 1mm,这也增加了前房的深度。有证据表明这可以改善结果[56]。使用 10/0 尼龙线间断缝合植片至少 16 针[52,54]。

在手术结束时,所有病例均需要接受结膜下抗生素和类固醇注射。尽管有些人提倡在前房内使用曲安奈德,但作者还是常规在前房使用地塞米松。

必须评估是否存在青光眼。如果术前出现青光眼,则预后不良。在这种情况下,如果角膜混浊是双侧的,则要在超声生物显微镜指导下使用激光睫状体消融术(通常是睫状体二极管激光)治疗下半部分的睫状突[57]。这样可以通过适当的局部用药控制青光眼,然后可以进行穿透性角膜移植手术。如需要放置引流管来控制青光眼,往往期望在更晚些时期进行。婴儿眼中同时进行 PKP 和引流管放置不是作者偏爱的方法。

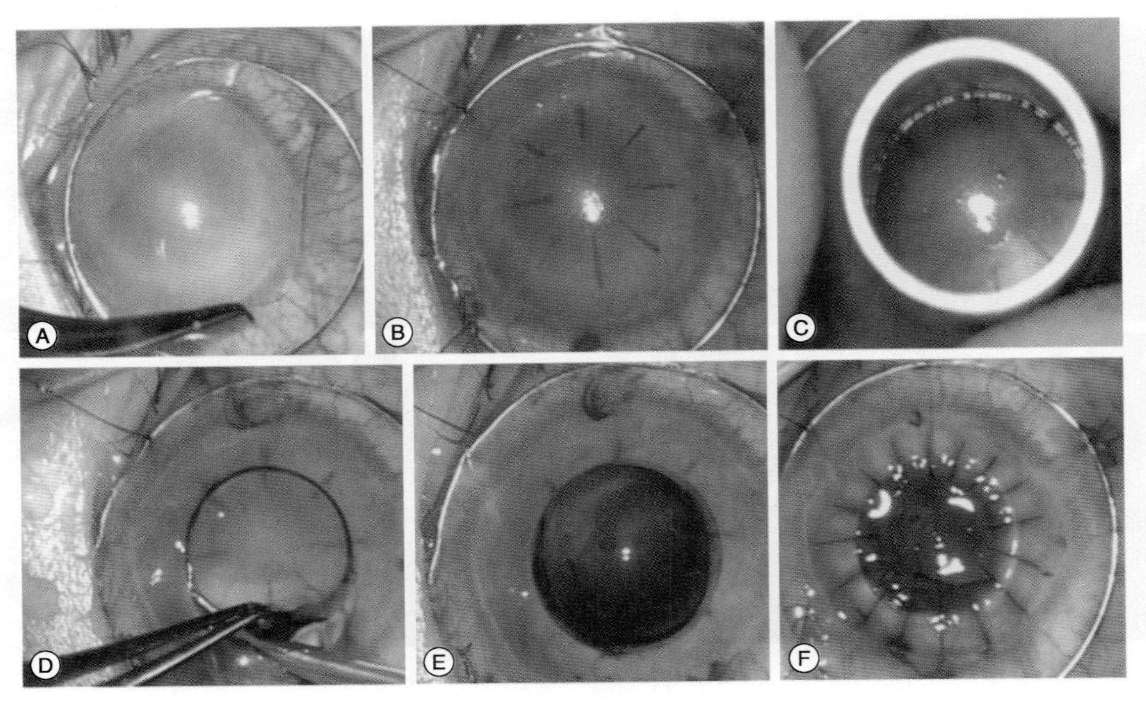

图 33.26　婴儿穿透性角膜移植。Ⓐ-ⒷFlieringa 环用 4 根 8/0 尼龙缝线间断固定，并固定在眉和脸颊上；Ⓒ使用手动环钻环切部分厚度，然后用剪刀将受体角膜环形剪除，以免损坏晶状体；Ⓓ然后用 10/0 尼龙缝线 16 针间断缝合；Ⓔ-Ⓕ固定供体

婴儿的组织反应性使得必须使用强化的局部类固醇/抗生素制剂来预防纤维的形成、粘连和排斥。在最初的 24h 内，每半小时使用这些药物一次，每天使用 3 次睫状肌麻痹剂，晚上使用抗生素/类固醇眼膏让婴儿入睡。使用强度在 2 个月内逐渐减弱，睫状肌麻痹药同一时期继续使用。在最初的 6 周内，每周都要对婴儿进行两次检查，因为最轻微的松的缝线或缝线处血管化均需要在 24h 内在麻醉下将缝线拆除(图 33.27)。否则会导致快速的上皮排斥反应。无论如何，最晚要在术后 6 周将婴儿的所有缝线全部拆除。

毫无疑问，如果理解手术的目的是提供功能性视力而不是完美的视力，并且认为接受部分透明的移植物带来功能性视力仍然是治疗成功的结果，那么，对患者和外科医生而言，婴儿 PKP 这种手术还是值得的(图 33.27 和图 33.28)[50,53]。

PKP 的替代疗法

在某些情况下，穿透性角膜移植手术可能不合适，并且社会环境(多名儿童、经济考虑、需要密切随访的出行距离)也会使 PKP 不适合。在这种情况下，如果不透明是偏心的，那么广泛的虹膜切除术可能疗效确凿，应该考虑[58](图 33.28)。自旋角膜移植术也已有描述[59]，但在作者看来，由于通常存在拥挤或浅的前房，这种术式在发育性角膜混浊中不是明智的选择。另外，最近的报道描述了在 Peters 异常病例中使用深板层角膜移植和角膜内皮移植术(DSEK)的情况。尽管这种方法长期的视觉结果令人怀疑，但排斥率似乎低于 PKP(参见第 35 章)[60]。

另一个选择是判断 Peters 异常中角膜晶状体粘连导致同时出现的白内障是否是引起视觉剥夺的主要因素。在这种情况下，通过审慎的虹膜切除术，并去除白内障可以使视力充分恢复[61]。

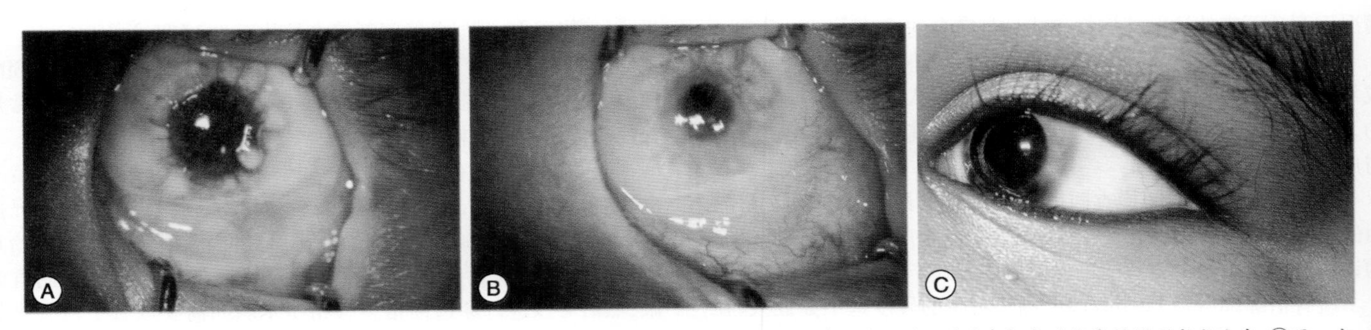

图 33.27　婴儿角膜移植术。Ⓐ对于这种完全硬化性角膜的病例，仅在穿透性角膜移植术后(PKP)4 周就在松散的缝线周围形成黏液塞；Ⓑ同一个病例 4 个月后。视轴周围有混浊和瘢痕侵蚀；Ⓒ因 Peters 异常行 PKP 术后两年(Ⓒ与Ⓐ和Ⓑ不是同一个病例)

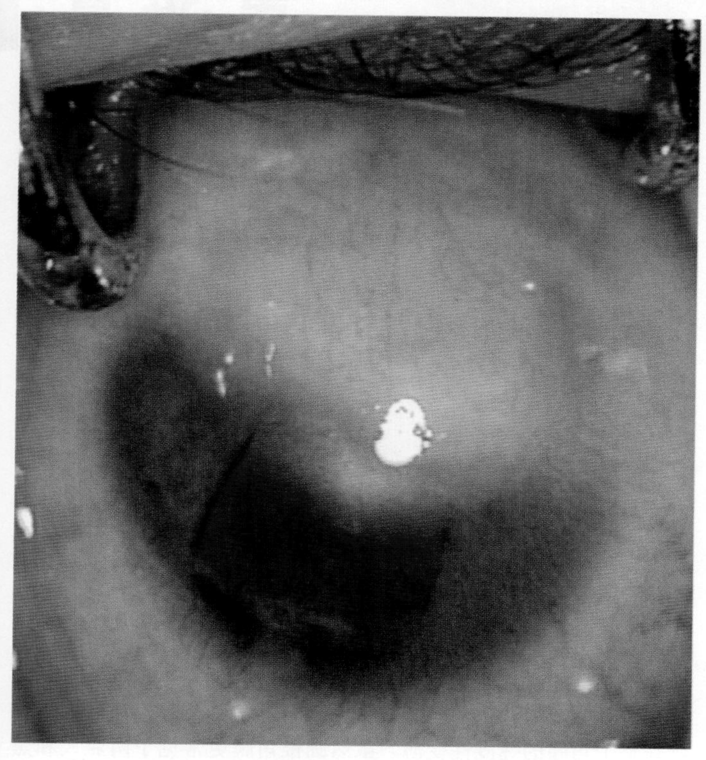

图 33.28　该病例为 Peters 异常的孩子，由于虹膜角膜粘连而导致他唯一有功能的眼睛出现偏心性角膜混浊。进行广泛的虹膜切除术后该儿童恢复视觉

（孟颖 译　李明武 校）

参考文献

2. Sowden JC. Molecular and developmental mechanisms of anterior segment dysgenesis. Eye (Lond) 2007; 21: 1310–18.
9. Chang TC, Summers CG, Schimmenti LA, Grajewski AL. Axenfeld-Rieger syndrome: new perspectives. Br J Ophthalmol 2012; 96: 318–22.
10. Chen TC, Chen PP, Francis BA, et al. Pediatric glaucoma surgery: a report by the American Academy Of Ophthalmology. Ophthalmology 2014; 121: 2107–15.
11. Ritch R, Forbes M, Hetherington J, et al. Congenital ectropion uveae with glaucoma. Ophthalmology 1984; 91: 326–31.
13. Roulez FM, Faes F, Delbeke P, et al. Congenital fixed dilated pupils due to ACTA2- multisystemic smooth muscle dysfunction syndrome. J Neuroophthalmol 2014; 34: 137–43.
14. Weiss JS, Møller HU, Aldave AJ, et al. IC3D classification of corneal dystrophies–edition 2. Cornea 2015; 34: 117–59.
18. Pirouzian A. Management of pediatric corneal limbal dermoids. Clin Ophthalmol 2013; 7: 607–14.
19. Nischal KK. Genetics of Congenital Corneal Opacification – Impact on Diagnosis and Treatment. Cornea 2015; 34: S24–34.
20. Mataftsi A, Islam L, Kelberman D, et al. Chromosome abnormalities and the genetics of congenital corneal opacification. Mol Vis 2011; 17: 1624–40.
23. Ainsworth JR, Morton JE, Good P, et al. Micro syndrome in Muslim Pakistan children. Ophthalmology 2001; 108: 491–7.
25. Khan AO. Ocular genetic disease in the Middle East. Curr Opin Ophthalmol 2013; 24: 369–78.
31. Kelberman D, Islam L, Jacques TS, et al. CYP1B1-related anterior segment developmental anomalies novel mutations for infantile glaucoma and von Hippel's ulcer revisited. Ophthalmology 2011; 118: 1865–73.
32. Bhandari R, Ferri S, Whittaker B, et al. Peters anomaly: review of the literature. Cornea 2011; 30: 939–44.
33. Lesnik Oberstein SA, Kriek M, White SJ, et al. Peters Plus Syndrome is caused by mutations in B3GALTL, a putative glycosyltransferase. Am J Hum Genet 2006; 79: 562–6.
35. Zaidman GW, Flanagan JK, Furey CC. Long-term visual prognosis in children after corneal transplant surgery for Peters anomaly type I. Am J Ophthalmol 2007; 144: 104–8.
36. Aquavella JV, Gearinger MD, Akpek EK, et al. Pediatric keratoprosthesis. Ophthalmology 2007; 114: 989–94.
37. Nischal KK, Naor J, Jay V, et al. Clinicopathological correlation of congenital corneal opacification using ultrasound biomicroscopy. Br J Ophthalmol 2002; 86: 62–9.
39. Gavin MP, Kirkness CM. Cornea plana – clinical features, videokeratometry, and management. Br J Ophthalmol 1998; 82: 329–30.
42. Prosser J, van Heyningen V. PAX6 mutations reviewed. Hum Mutat 1998; 11: 93–108.
44. Gronskov K, Olsen JH, Sand A, et al. Population-based risk estimates of Wilms tumor in sporadic aniridia: a comprehensive mutation screening procedure of PAX6 identifies 80% of mutations in aniridia. Hum Genet 2001; 109: 11–18.
47. Dua HS, Saini JS, Azuara-Blanco A, et al. Limbal stem cell deficiency: concept, aetiology, clinical presentation, diagnosis and management. Indian J Ophthalmol 2000; 48: 83–92.
48. Gregory-Evans CY, Wang X, Wasan KM, et al. Postnatal manipulation of Pax6 dosage reverses congenital tissue malformation defects. J Clin Invest 2014; 124: 111–16.
51. Yang LL, Lambert SR, Lynn MJ, et al. Long-term results of corneal graft survival in infants and children with Peters anomaly. Ophthalmology 1999; 106: 833–48.
52. Erlich CM, Rootman DS, Morin JD. Corneal transplantation in infants, children and young adults: experience of the Toronto Hospital for Sick Children, 1979–88. Can J Ophthalmol 1991; 26: 206–10.
53. Medsinge A, Speedwell L, Nischal KK. Defining success in infant penetrating keratoplasty for developmental corneal opacities. Am Orthopt J 2014; 64: 81–8.
58. Zaidman GW, Rabinowitz Y, Forstot SL. Optical iridectomy for corneal opacities in Peter's anomaly. Cataract Refrac Surg 1998; 24: 719–22.
60. Medsinge A, Nischal KK. Paediatric keratoplasty: choices and conundrums. Br J Ophthalmol 2013; 97: 1225–7.
61. Medsinge A, Nischal KK. Cataract surgery in children with congenital keratolenticular adhesion (Peters anomaly type 2). J AAPOS 2015; 19: 24–8.

第 34 章

儿童角膜异常

Stephen J Tuft

章节目录

角膜异常可分为形状异常或透明度异常。病因决定相关的视力丧失或弱视的治疗(图 34.1)。

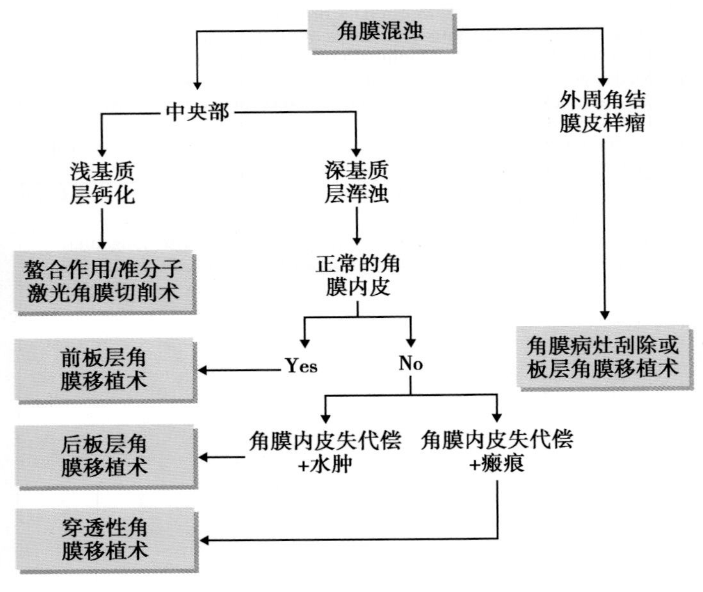

图 34.1 角膜混浊手术治疗的简化路径

角膜形状异常

圆锥角膜

圆锥角膜是双侧角膜进行性的变薄和扩张[1],可因高度近视和不规则散光造成视力丧失(图 34.2)。少数患者出现角膜边缘透明变性,在靠近下方角膜缘的部位有一弧形变薄区,而球形角膜则是整个角膜的弥漫性变薄。虽然圆锥角膜更常见于南亚人和黑人,但是在北欧成人中的发病率约为 1∶1 105[2]。早期发病和南亚种族被认为与疾病的快速进展有关。其发病与遗传相关,也与揉眼、过敏性结膜炎等眼环境因素的改变相关。但该病的病因目前仍不明确。尽管与圆锥角膜相关的几个基因已被定位,但是目前还没有发现致病基因[3]。大量报道表明大多数患者均为偶发,只有一小部分圆锥角膜的患者与全身性综合征相关。与圆锥角膜相关的一些疾病有:慢性过敏性眼病、唐氏综合征和先天性黑矇(Leber congenital amaurosis)——这些疾病都可能由于严重的揉搓眼睛而产生相关角膜改变。在结缔组织病中,圆锥角膜可能很少作为一项显性体征,但是它也见于埃勒斯-当洛斯综合征(Ehlers-Danlos syndrome)和角膜脆弱综合征等一些结缔组织病,且为一个特征改变。需要注意是,圆锥角膜很少在 10 岁之前发病。

圆锥角膜的早期诊断很重要,因为角膜胶原交联可以阻止圆锥角膜的进展。诊断依据包括散光增加的记录、验光时的剪动影和数字化角膜地形图的特征改变。连续的数字化图像是目前监测病情进展的依据。

角膜的并发症不常见,包括后弹力层裂开造成的角膜水肿,导致角膜瘢痕,但很少引起感染或穿孔。急性角膜水肿可能是儿童圆锥角膜的首要表现。由于房水进入角膜基质造成致密的中央角膜混浊和组织水肿,从而突发不适和视力模糊(图 34.3)。角膜水肿的自然病史在 3~4 个月后逐渐消退,但常残留角膜瘢痕及角膜变平,也因角膜混浊而视力下降。如果角膜缘附近有大量积液,或有严重的过敏性眼病,则可能继发角膜新生血管形成。在这种情况下应考虑局部使用糖皮质激素直到积液消退。如果有上皮缺损,并且其他治疗如 5%高渗盐水无效,可以局部使用抗生素。有人提出:可以在前房内注入长效气体,如全氟丙烷,以加速积液的吸收。但这种方法并不总是有效,而且视力预后也没有改善。注射气体同时也带来很大的风险:瞳孔阻滞导致的虹膜缺血及白内障。

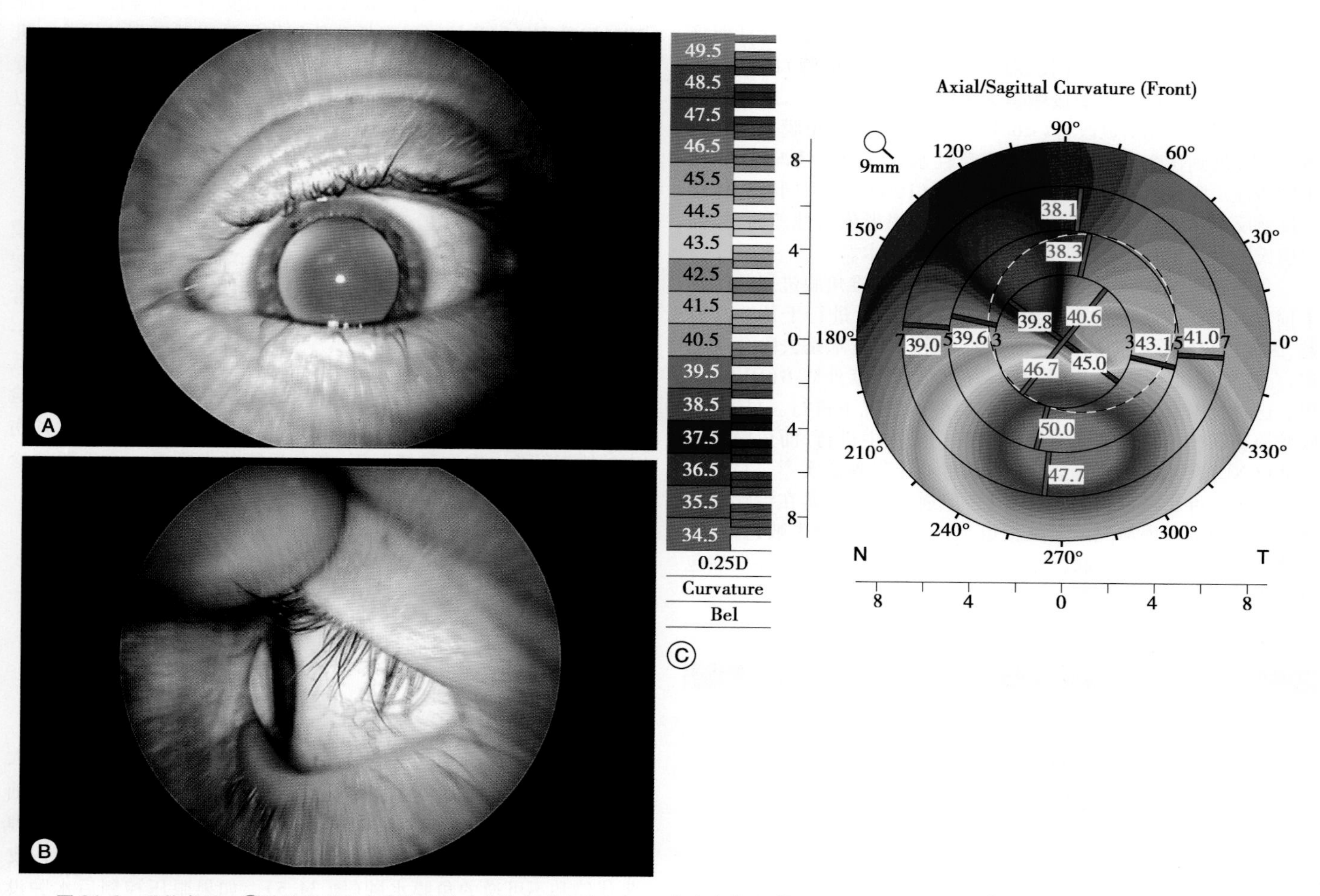

图 34.2　圆锥角膜。Ⓐ圆锥角膜患者的检眼镜反射没有明确的止点，可能存在剪动；Ⓑ侧面观角膜呈圆锥形；Ⓒ角膜地形图显示下方角膜扩张

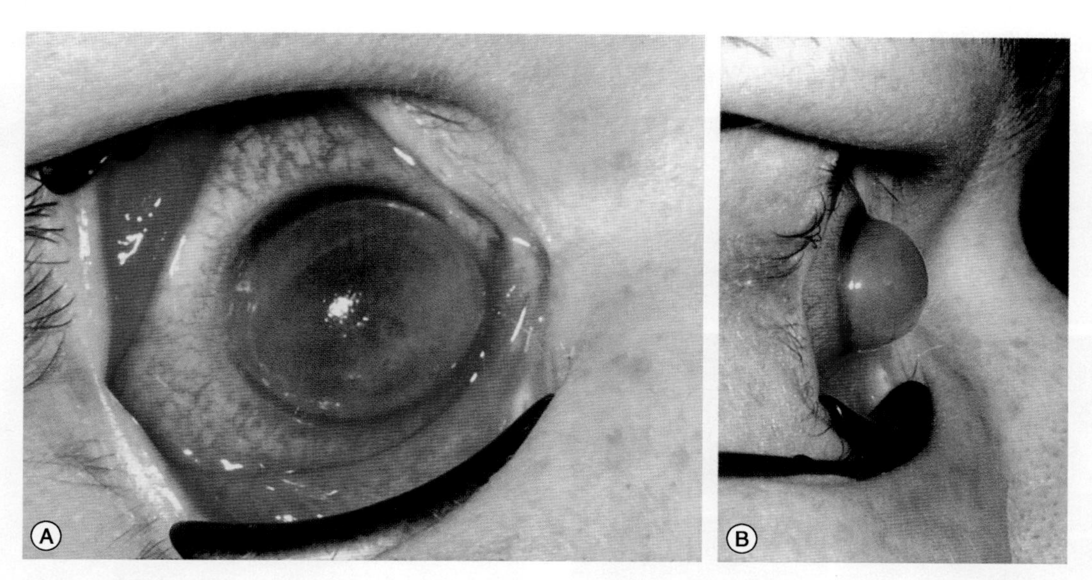

图 34.3　圆锥角膜。Ⓐ唐氏综合征合并圆锥角膜患儿的急性角膜水肿；Ⓑ侧面观显示角膜水肿引起的极度角膜扩张。水肿可在数月内消退，但存在继发新生血管形成的风险

圆锥角膜的治疗旨在恢复功能性视力。疾病早期可以佩戴眼镜改善视力，但是随着疾病的进展，眼镜无法矫正不规则散光时需要佩戴接触镜。佩戴硬性透气性接触镜比佩戴软性或软性环面接触镜效果更好，而且继发并发症(感染、角膜新生血管)的风险更小。角膜移植术仅适用于接触镜无效的严重双侧病变，或佩戴接触镜但矫正视力无明显改善(<6/12)的情况。圆锥角膜很少在儿童时期发展到这个阶段。在无角膜急性水肿病史的情况下，相比于穿透性角膜移植术，深板层角膜移植术(DALK)发生同种异体移植排斥反应和术后伤口裂开的风险更低。患者依从性差时，如面对唐氏综合征患者时，则应考虑表层角膜植片术。

角膜胶原交联(CXL)是已被证明的阻止圆锥角膜进展的唯一干预方式[4]。在眼镜矫正视力仍然有效的阶段进行干预非常有益，因此尽早转诊疑似病例是必要的。首选的技术是去除角膜上皮，允许外用维生素 B_2 穿透角膜基质，然后用紫外线 B(UVB)照射。这种技术通常可以在儿童局部麻醉的情况下进行。目前，角膜胶原交联(CXL)的临床对照试验仅在成人中进行，而角膜胶原交联(CXL)在儿童中的安全性和有效性尚未得到证实[5]。目前治疗的临床标准正在审查中(表 34.1)，但通常的做法是在治疗前确认圆锥角膜的发展情况。文献报道 10%的病例治疗失败，目前尚不清楚重复角膜胶原交联(CXL)治疗是否安全。潜在的并发症包括微生物感染和角膜瘢痕。

表 34.1　圆锥角膜的诊断标准

参数	变化
散光增加	>1D
矫正远视视力丧失	>1 行
K_{max}<55D 时，K_{max} 增加	>1.0D
角膜最薄处厚度减少	>16μm

已证实的进展与胶原交联稳定角膜有关。
K_{max}，角膜曲率的最大值。

角膜脆弱综合征

角膜脆弱综合征(BCS)是一种罕见的以蓝色巩膜和角膜极度变薄为特征，在轻微创伤后有角膜破裂风险的常染色体隐性遗传病(图 34.4)。尽管角膜表型相似，BCS1 是由 *ZNF469* 突变引起的，BCS2 是由 *PRDM5* 突变引起的[6]。角膜脆弱综合征是一种广泛的结缔组织疾病，伴有超常的关节活动度和皮肤弹性。患者应随时佩戴丙烯酸防护镜以降低意外创伤导致眼球破裂的风险。巩膜接触镜可能是老年患者的另一种选择。可能继发中央角膜极度扩张(圆锥角膜)，这些患者应考虑进行保留角膜缘的表层移植以加固角膜。

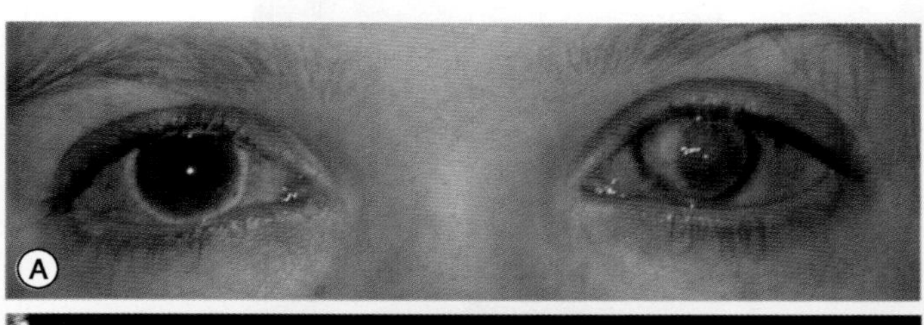

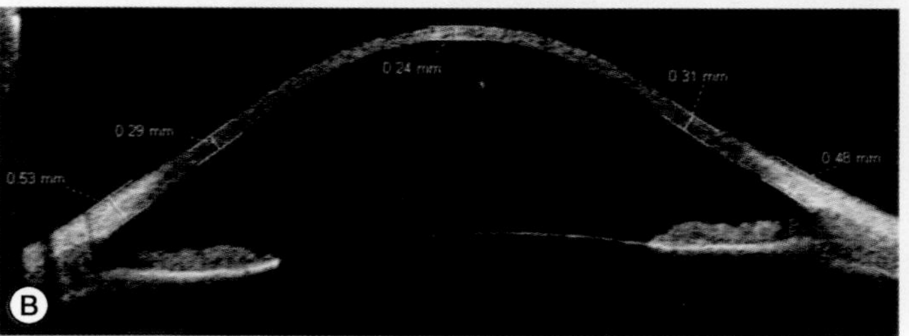

图 34.4　角膜脆弱综合征。Ⓐ该患者的巩膜呈蓝色，右眼为板层移植术后的外观，左眼角膜破裂后失明；Ⓑ眼前段光学相干断层成像表明角膜和巩膜均变薄，角膜的中央厚度为 240μm，角膜缘厚度为 310μm

蓝色巩膜

蓝色巩膜是一种罕见的体征，通常是巩膜通透性增高或巩膜变薄伴脉络膜显露的结果。它可能存在于正常儿童，尤其是高度近视的儿童。蓝色巩膜与多种皮肤和肌肉骨骼异常有关，但最常见的是与弹性假黄色瘤、成骨不全、埃勒斯-当洛斯综合征(Ehlers-Danlos syndrome)、马方综合征(Marfan syndrome)、尿黑酸尿症或低磷酸酯酶症(HPP)有关联。尽早转诊给儿科医生进行系统全身检查是必要的。成骨不全造成的多处骨折偶尔会导致疑似非意外伤害的错误转诊。在这种情况下，蓝色巩膜的发现是一个重要的诊断标志。

角膜直径异常

直径增加

先天性青光眼

先天性青光眼导致眼压升高，角膜增大。虽然角膜直径增大(>13.0mm)，角膜变薄，但前房深度可能相对正常(深度是与深前房相比，深前房是 X 连锁巨大角膜的特征)。慢性眼压升高、后弹力层断裂(Haab 纹)、随后的白内障或青光眼手术可导致角膜内皮失代偿和不可逆的角膜水肿(图 34.5)。如果眼压控制后水肿没有消失，则应考虑行角膜移植术。角膜内皮移植术(DSAEK)与穿透性角膜移植术相比，能让患者更快恢复视力，且意外损伤后眼球破裂的风险更小[7]。然而，如果出现明显的基质瘢痕，则可能需要

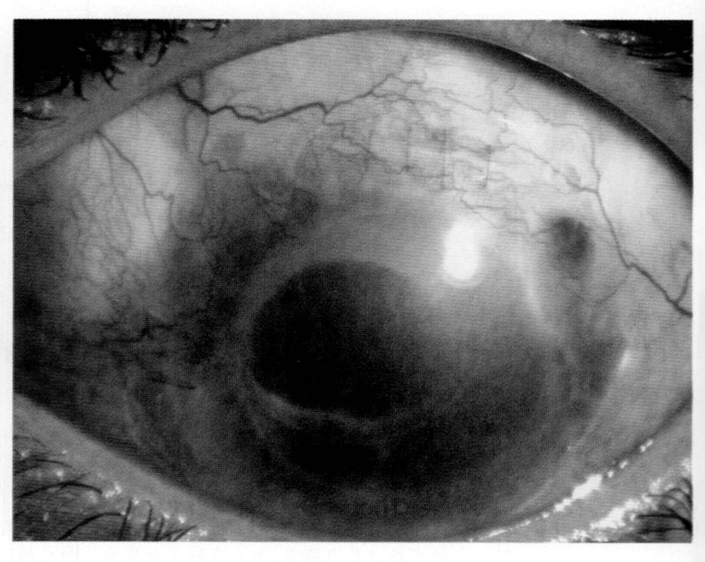

图 34.5　先天性青光眼。角膜直径增大，人工晶状体眼，引流管上方有巩膜补片。采用后板层角膜移植术治疗继发性角膜失代偿

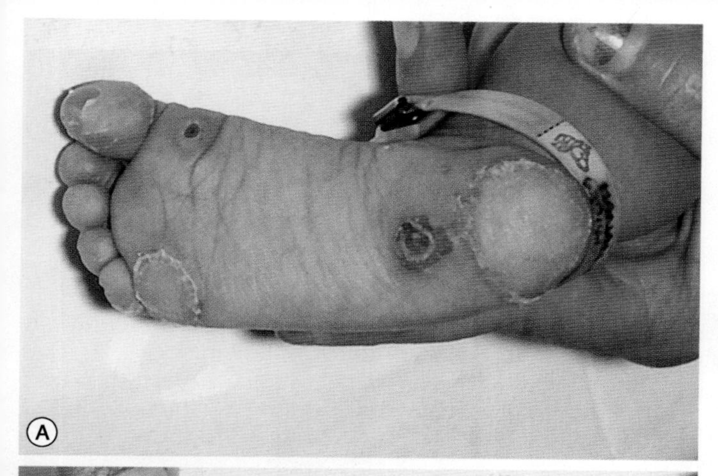

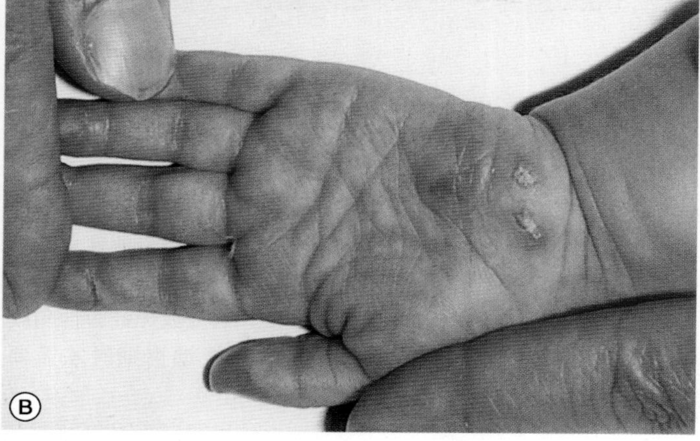

图 34.11　酪氨酸血症Ⅱ型。Ⓐ足底受压点的皮肤损伤；Ⓑ手掌受压点的皮肤损伤

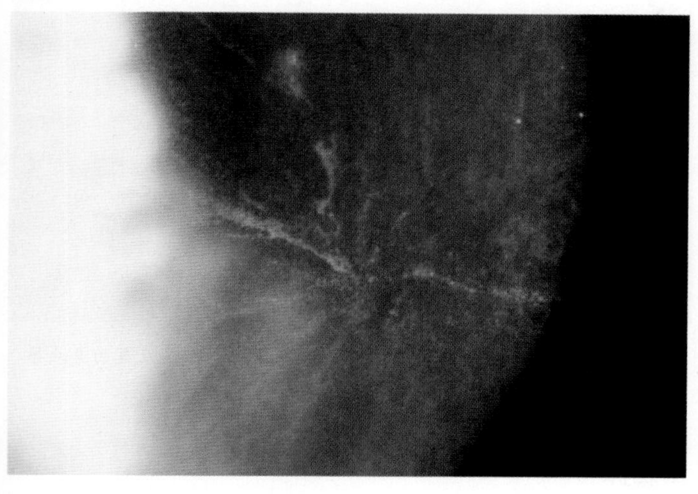

图 34.12　慢性药物摄入引起的旋涡状角膜病

角膜沉积物和结晶

角膜沉积可发生于多种疾病，有眼部疾病，也可与一些重要的全身疾病相关。角膜沉积物有不同类型：①脂质（如 Schnyder 结晶状角膜营养不良）、Tangier 病［卵磷脂-胆固醇酰基转移酶缺乏（LCAT）］；②蛋白质（胱氨酸病、单克隆丙球蛋白病）；③黏多糖，包括 Hurler、Scheie、Hurler-Scheie 综合征（MPS Ⅰ）、莫基奥综合征（Morquio syndrome）（MPS Ⅳ）、Maroteaux-Lamy 综合征（MPS Ⅵ）（图 34.13）；④细菌和细菌生物膜（感染性结晶性角膜病变）；⑤无机物沉积（钙带状变性、钙质样变性、高尿酸血症、铁、铜、银、铅、金）；⑥药物（外用环丙沙星、氯奥沙普秦、氯喹）。在大多数病例中，药物治疗史或相关的全身或眼部病变有助于诊断。活检很少用于诊断。

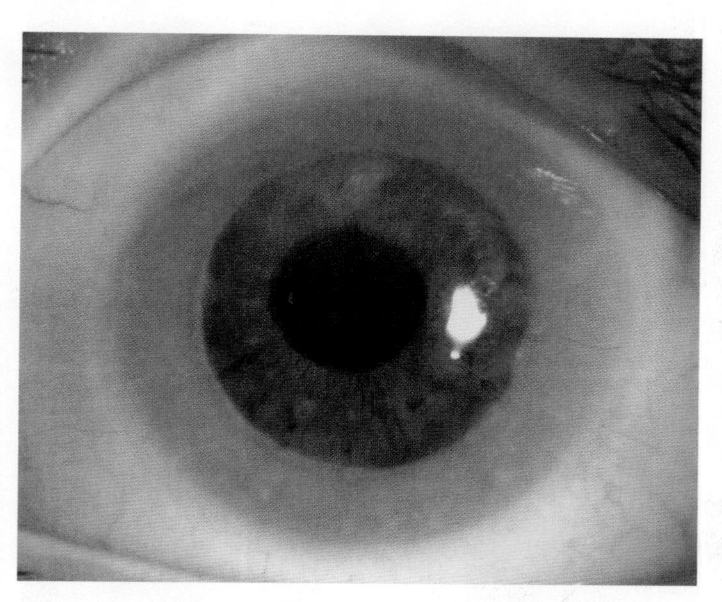

图 34.13　黏多糖贮积症。Hurler-Sheie 综合征患者行板层角膜移植 4 年后，周边角膜混浊，但视轴角膜透明

胱氨酸病

胱氨酸病是一种罕见的溶酶体蓄积病，是由溶酶体中胱氨酸的积累引起的。在肾脏、骨髓、胰腺、肌肉、大脑和眼等组织细胞内有晶状体形成。胱氨酸病是一种常染色体隐性遗传性疾病，是编码 cystinosin（转运胱氨酸的膜蛋白）的 *CTNS* 基因突变引起的。胱氨酸病被归类为肾病型胱氨酸病，进一步分为：①婴儿期或少年期发病，伴有 Fanconi 综合征；②孤立的（成人）眼胱氨酸病，有角膜结晶沉积（图 34.14），但无全身性疾病。如果有肾脏疾病，肾小管损伤会导致尿中葡萄糖和氨基酸的丢失并伴有尿频。婴幼儿肾病型胱氨酸病是最常见、最严重的一种。全身表现包括 6~12 个月婴幼儿生长迟缓和肾衰竭，幼年型发病较晚。到 10 岁可能会发展为终末期肾病。视网膜色素沉着也出现在 3~7 岁时，15%的病例可出现失明。小梁网晶状体沉积引起的前房角异常可导致继发性青光眼。成人型仅出现角膜结晶，无明显的肾脏疾病[15]。

在较弱光线下，患者的视力仍可保持，但所有亚型的患者都可能伴有严重的恐光症。角膜外观由无数针状、高度折射的结晶组成，最初集中在前部周边，但逐渐扩展到包括内皮在内的角膜各层。裂隙灯下可辨认。继发性角膜病变包括浅表点状角膜病变、复发性角膜上皮糜烂、丝状角膜炎和带状角膜病变。

系统性应用巯乙胺是治疗肾病的首选药物，可以将胱氨酸分解成更小的产物，使产物可以穿过溶酶体膜。早期治疗可以保护

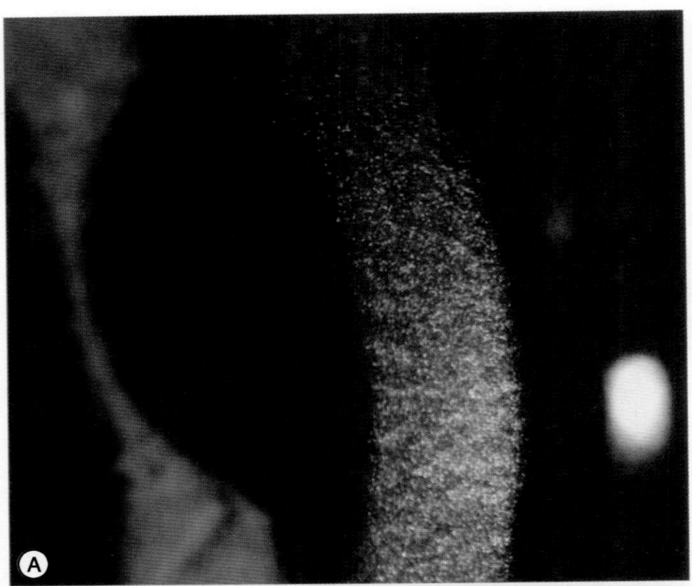

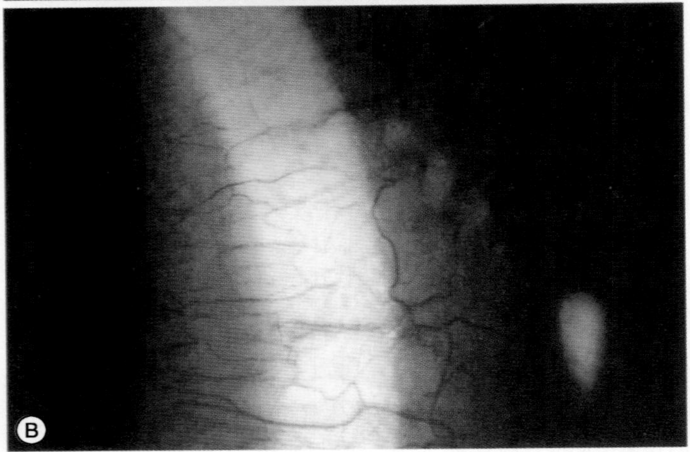

图 34.14　胱氨酸病。Ⓐ裂隙灯下可见角膜结晶，患者通常畏光；Ⓑ结晶可沉积在体内多种组织，包括结膜

肾小管功能，防止一些视网膜病变。口服治疗不能减少角膜结晶的积累，原因可能是由于组织浓度不足，但局部巯乙胺是一种安全有效的替代疗法。推荐剂量为每天使用 10~12 次 0.44%巯乙胺盐酸盐溶液[16,17]。

其他导致角膜结晶沉积的原因包括 Schnyder 角膜营养不良（图 34.15）[18]，这是一种罕见的由 *UBIAD1* 基因突变引起的常染色体显性角膜营养不良[19]。与成人的弥漫性间质混浊不同，3~4 岁及以上的儿童轴向间质出现结晶性脂质（胆固醇）沉积。近角膜缘和浅表基质结晶也是成人患该病的更多的特征性表现。如果有眩光和视力下降，可采用板层角膜移植术。基质结晶通常较深，不能用治疗性激光角膜切削术去除。

Bietti 视网膜病变的角膜结晶很小，主要分布于周围，不影响视力。

脂质沉积

角膜内脂质沉积通常在角膜新生血管形成后[如复发性单纯

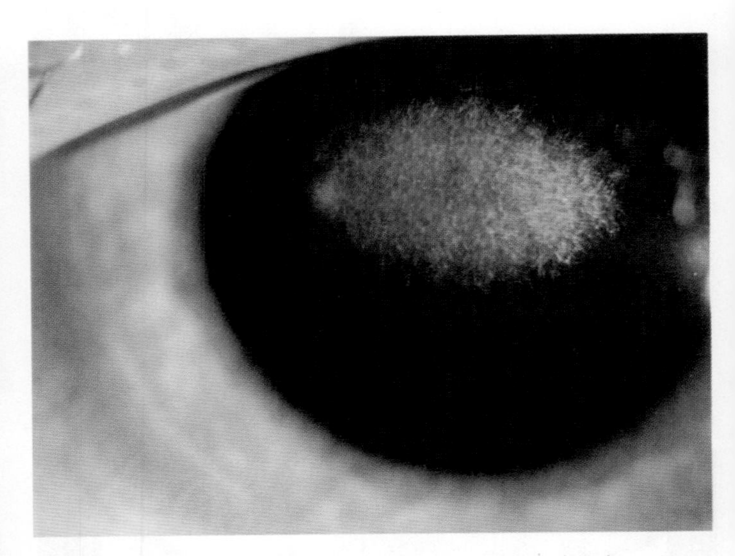

图 34.15　Schnyder 角膜营养不良。深层角膜结晶出现在 8 岁，视力 6/24，无家族史

疱疹病毒（HSV）性角膜炎或春季卡他性角结膜炎]，但也可能由位于角膜缘的反复的结膜或巩膜外层炎症（如春季卡他性角结膜炎角膜缘型）而引起，呈环状改变（假性老年环）（图 34.16）。它也可能是先天性血管化（如角膜缘周围皮样病变或无虹膜性角膜病变）的并发症。只有当脂质沉积进展并接近视轴时才需要治疗。

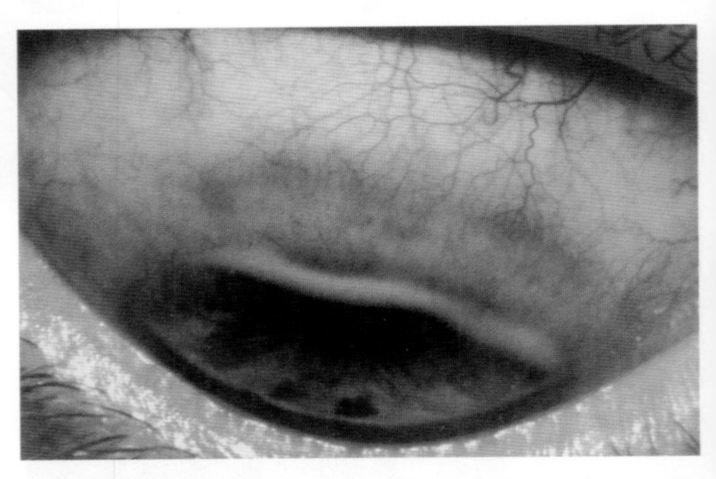

图 34.16　角膜环（假性老年环）。春季卡他性角结膜炎反复的炎症导致角膜缘中心区域侧有脂质沉积

角膜环

角膜环是在没有上皮缺陷的情况下，基质和周围角膜中出现磷脂、低密度脂蛋白和甘油三酯的沉积所致（图 34.17）。在儿童中出现这种情况时，应排除家族性高胆固醇血症（Fredrickson Ⅱ型）和高脂血症（Ⅲ型）[20]。

弥漫性脂质浸润和混浊可发生于其他脂质代谢疾病，如卵磷脂-胆固醇酰基转移酶（LCAT）缺乏症、鱼眼病和 Tangier 病[18]。

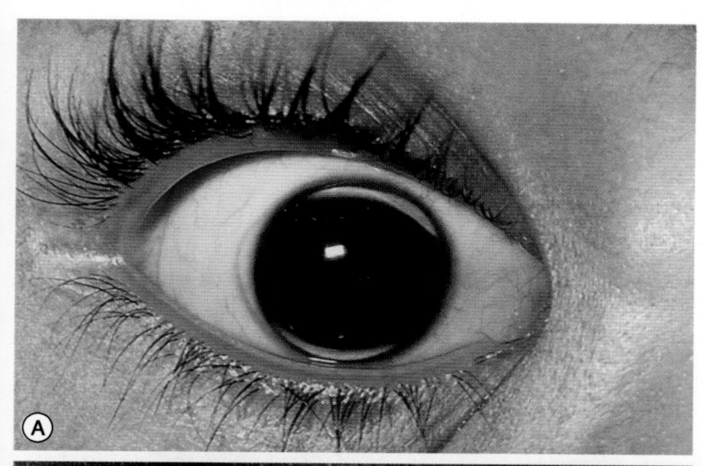

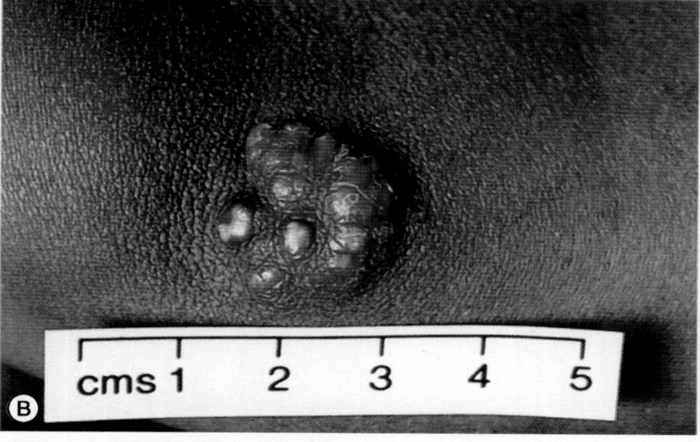

图 34.17　角膜环。Ⓐ高脂血症患者的角膜环；Ⓑ高胆固醇血症患者的皮肤黄色瘤

角膜新生血管形成

获得性角膜新生血管最常见的原因是眼表疾病。主要的刺激被认为是组织缺氧。它可以引起角膜混浊、继发性脂质沉积或不规则散光，从而影响视力。治疗首先应去除诱发因素（如停止佩戴接触镜）和控制任何眼表炎症（如慢性过敏性眼病、单纯疱疹感染）。可谨慎使用局部类固醇进行辅助治疗。如果继发性脂质沉积威胁到视轴，细针透热疗法可阻断滋养动脉[21]。吲哚菁绿血管造影可观察滋养动脉指导治疗[22]。虽然可以在成人中使用，但局部抗血管内皮生长因子（VEGF）治疗（如贝伐珠单抗）在儿童中的安全性尚未得到证实[23,24]。即使滋养动脉已经退化，沉积的脂质可能需要数月或数年的时间才能退化，且通常只有部分消退。已经生成的新生血管（>6 个月时长）对抗 VEGF 治疗无效，需要进行板层角膜移植术。

皮样瘤

皮样瘤一种迷芽瘤，是正常组织位于异常位置的疾病。它们是外胚层（角化上皮、毛发、皮脂腺）和中胚层（纤维组织、脂肪和血管）的组合（图 34.18~图 34.20）。大多数是散在的、单侧的（参见第 29 章），但也可能是多发的，并与眼-耳-椎骨畸形综合征（戈尔登哈尔综合征）或皮脂腺痣综合征有关（图 34.21）。角膜皮样囊肿通常位于颞下角与巩膜交界处，但它们可能更常见于小眼畸形或葡萄肿病例中。一般可累及整个角膜和巩膜的全层，并可通过遮挡视轴、诱发散光或继发脂质性角膜病变而影响视力，其中任何一种都可导致弱视[25]。中央角膜的迷芽瘤可散发，也可是 8 三体嵌合的一个特征（图 34.20）。

治疗的主要适应证是：美容；去除刺激性角质或造成磨损的睫毛；防止干性小凹形成或防止进行性脂质性角膜病变。由于病变通常是全层的，切除可能无法改善视力或减少散光。高分辨率的生物显微镜可以帮助确定肿块的范围。凸起的皮样瘤可切除到与周围组织平齐。此外，更深的板层角膜切除术可以通过联合板层角膜移植来完成（图 34.22）。板层切除时要小心，异常组织深层可能没有与正常组织分开的解剖平面，可能造成穿孔。如果深层混浊，板层角膜移植后的美容效果可能与水平切除相似。术中局部应用丝裂霉素可降低角膜表面继发性结膜过度生长（假性翼状胬肉）的风险[26]。如果在小眼畸形的眼睛上有多个皮样瘤，可以考虑进行眼球摘除术或尽可能推迟治疗，让眼眶发育。

角膜新生血管生成也可能是角膜缘上皮干细胞衰竭的一部分，与遗传条件如无虹膜和外胚层发育不良有关，或与化学或热烧伤后的损伤有关。

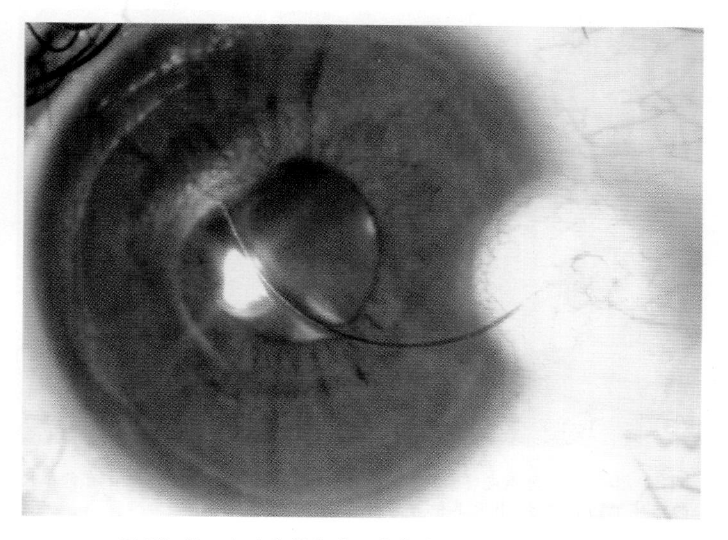

图 34.18　角膜皮样囊肿。异常睫毛对角膜造成磨损

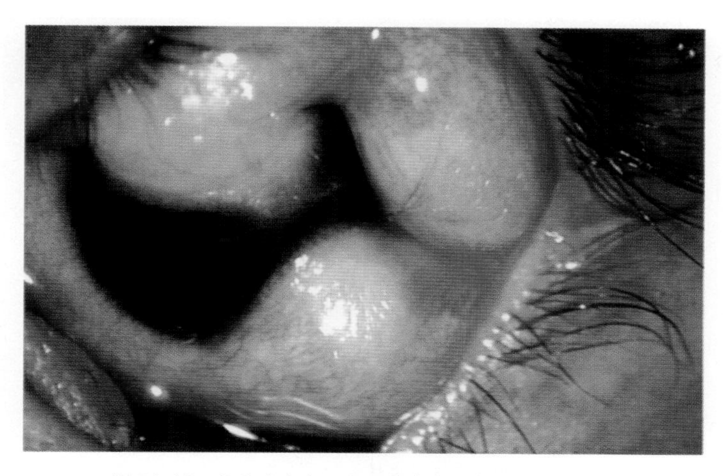

图 34.19　戈尔登哈尔综合征患者出现多发性皮样囊肿

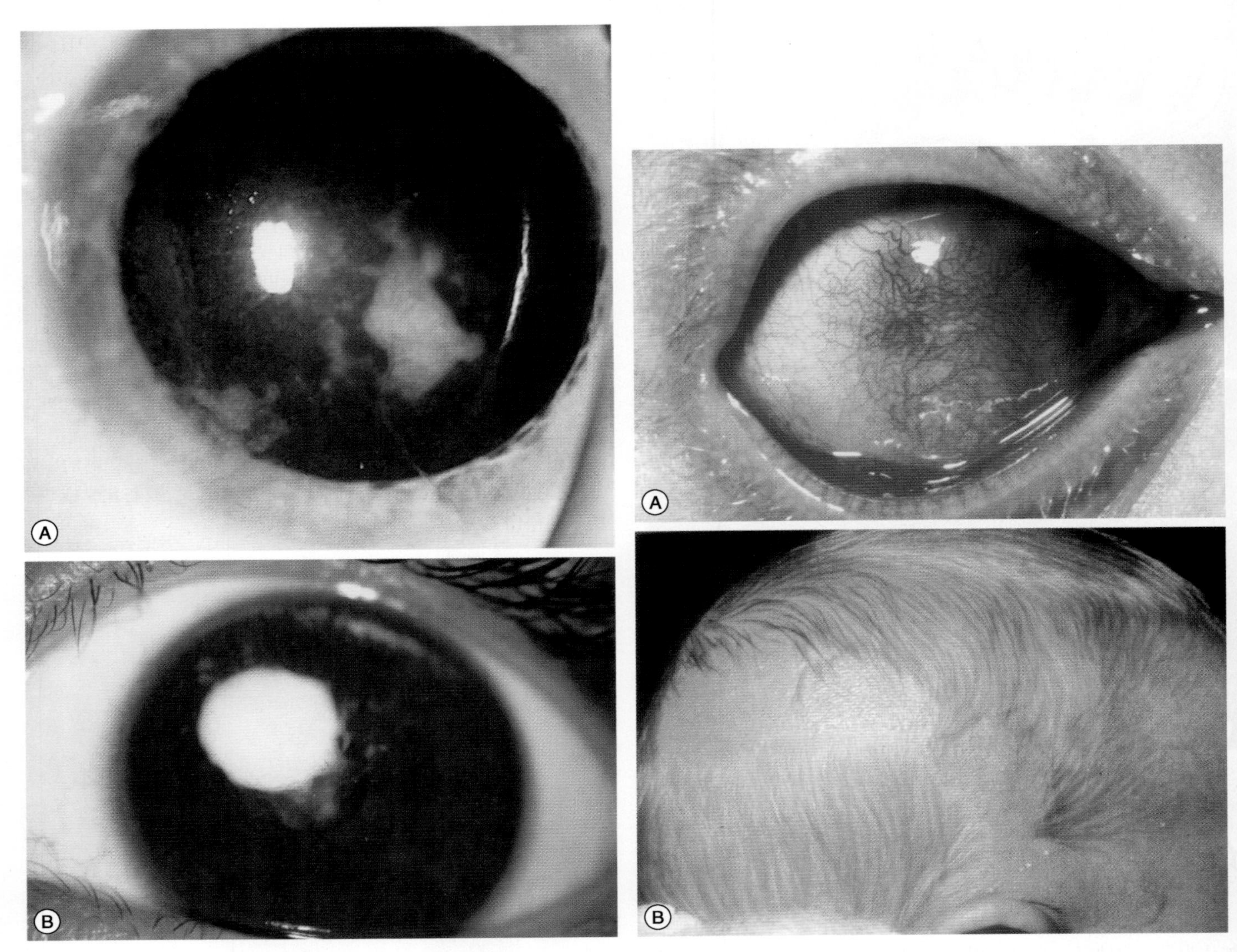

图 34.20　中央角膜皮样囊肿(迷芽瘤)。Ⓐ8 三体嵌合综合征伴有特征性的区域性角膜混浊;Ⓑ无其他异常的散发病例

图 34.21　皮脂腺痣综合征。Ⓐ合并扁平的角膜缘皮样囊肿;Ⓑ皮脂腺痣综合征患者的头皮病变

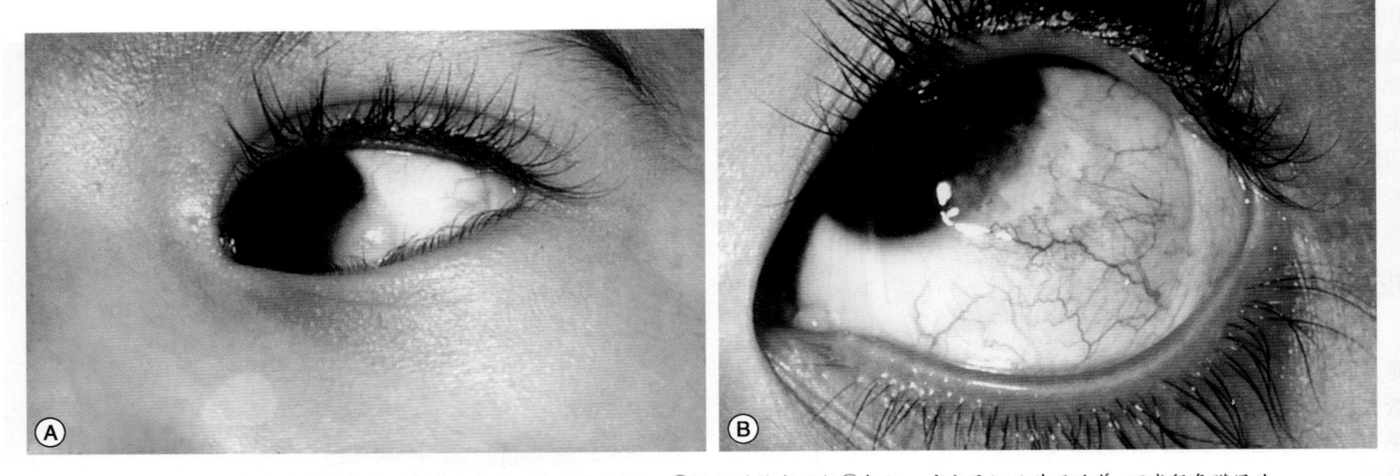

图 34.22　角膜缘皮样囊肿。Ⓐ影响外观可作为手术指征;Ⓑ板层移植术后与Ⓐ相似。病变平坦且外观改善,可残留角膜混浊

无虹膜角膜病

无虹膜是一种眼前节发育障碍(参见第 33 章)。在散发性病例中,应排除 WAGR[肾母细胞瘤(Wilms tumor)、无虹膜、泌尿生殖系统异常、发育迟缓]综合征。WAGR 是 11 号染色体上一个相邻区域基因缺失的结果,包括 *PAX6* 基因。部分无虹膜患者会出现角膜缘干细胞衰竭引起的周边角膜浅表血管化和上皮下瘢痕(图 34.23)。这种变化通常进展非常缓慢,但最终会累及整个角膜表面。家族性病例的病变更重,与 *PAX6* 的功能缺失和 C 端突变有关[27]。低视力患儿以及在没有炎症的情况下出现不明原因的角膜血管化和瘢痕的患儿,应进行 *PAX6* 突变基因筛查。局部使用糖皮质激素或细针透热疗法不能预防角膜病变的进展,因此不建议使用。如果需要白内障手术,可以在手术过程中剥除位于视轴的上皮下瘢痕,以提高可视度。然而,无虹膜性角膜病变极易在单纯切除后复发。目前尚不清楚手术期间局部应用丝裂霉素是否能降低复发风险。年龄较大的儿童如有不规则散光,应考虑佩戴彩色硬性角膜接触镜。

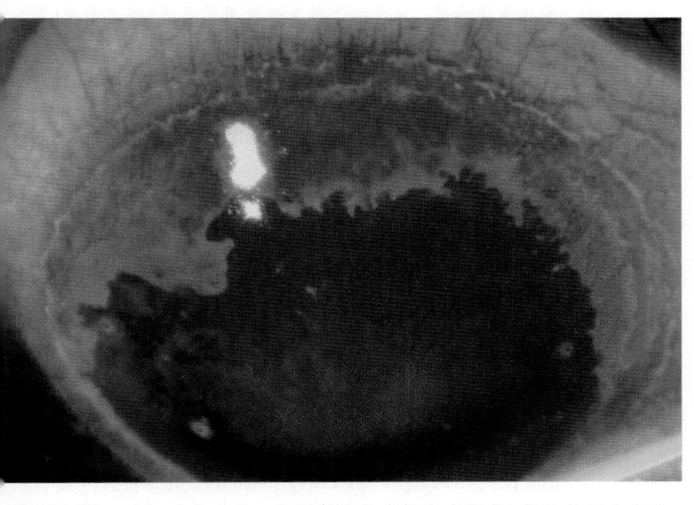

图 34.23 无虹膜角膜病。角膜周围出现荧光素染色,表示角膜上皮结膜化,可进展至视轴区域的血管化或瘢痕

外胚层发育不良

外胚层发育不良是一组具有较大异质性的疾病,涉及皮肤及其附属物的外胚层异常。许多是 X 染色体连锁或常染色体隐性遗传,伴有异常外分泌腺体甚至无腺体,毛发稀疏或无毛,以及牙齿或指甲异常。在眼科检查中最常见的是先天性缺指/趾、外胚层发育不良、EEC 综合征,其中腭裂和手足畸形与 *TP63* 基因突变有关。

眼部异常包括前睑缘炎、结膜炎、角膜浅表血管和瘢痕形成、睑球粘连、内翻和倒睫(图 34.24)。睑板腺和泪腺异常可导致继发性眼表疾病,导致角膜病变、感染和瘢痕。通常用局部润滑剂进行支持治疗。原发性或继发性角膜缘干细胞缺乏被认为是角膜血管形成的机制,异体角膜缘移植是改善眼表的一种策略。

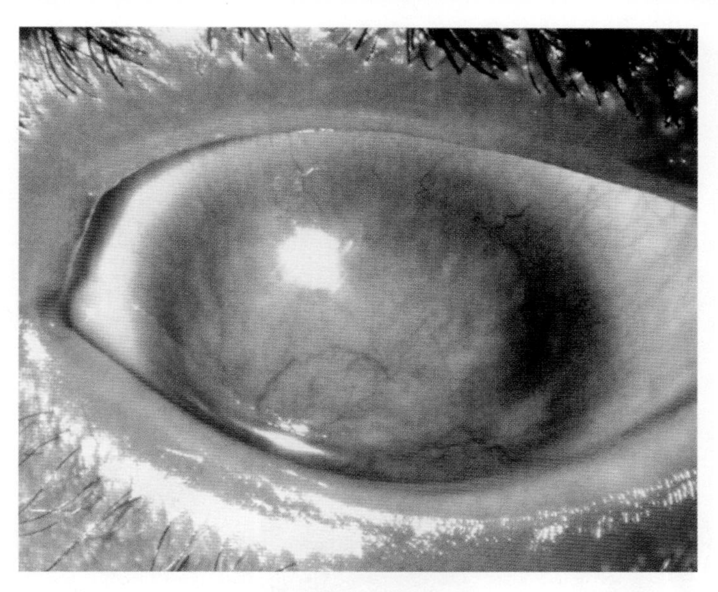

图 34.24 外胚层发育不良。EEC 综合征(先天性缺指/趾、外胚叶发育不全、唇/腭裂综合征)患者,许多病例不如图中病情重。注意睑板腺开口缺如

粗大角膜神经

通常可见角膜神经和结节从角膜周围向角膜中心放射。在某些情况下角膜神经在儿童中更为突出,但很少具有诊断或预后价值,除非存在神经周围浸润(棘阿米巴感染)。突出的神经可能存在于:

1. 圆锥角膜
2. Riley-Day 神经异常
3. 麻风
4. 雷夫叙姆病(Refsum disease)
5. 鱼鳞病
6. 多发性内分泌肿瘤(MEN)Ⅱa 型和Ⅱb 型

神经营养性角膜炎

第Ⅴ对脑神经主司角膜感觉。神经营养性角膜炎是由于通过轴浆运输传递到角膜的营养因子(如神经生长因子)缺乏而导致的结果。角膜暴露、机械损伤和干燥会加剧角膜炎症[28]。任何严重的角膜炎都可能导致角膜感觉减退,症状相对较轻的复发性角膜炎提示角膜知觉减退。

神经营养性角膜炎可以是慢性的、复发性的和严重的。先天性的家族性自主神经功能障碍(Riley-Day 综合征)很少见(图 34.25),但更常见于外伤、水痘-带状疱疹病毒或单纯疱疹病毒感染、脑干损伤或肿瘤,尤其是在小脑-脑桥角或脑桥处的。前额瘢痕可能提示三叉神经麻痹或既往带状疱疹病史。角膜知觉减退是值得重视的,在评估过程中应注意避免造成角膜损伤。在既往无角膜病变的情况下,获得性角膜知觉丧失的患者应转诊神经科进行评估。

婴儿期治疗

父母积极参与是必不可少的。在轻症患者中,反复使用局部

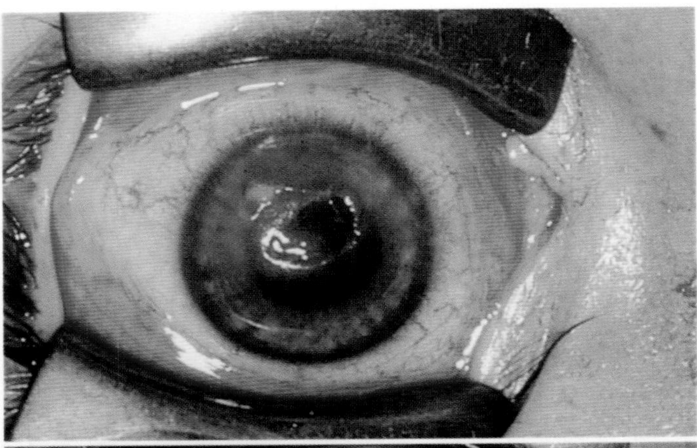
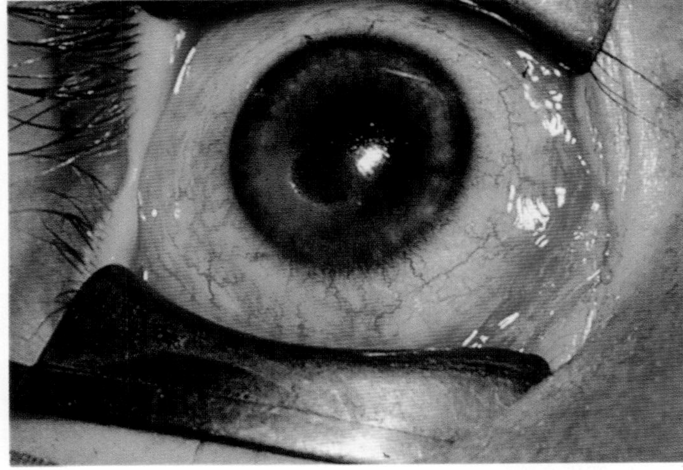

图 34.25 Riley-Day 综合征。患儿患有角膜麻痹和干眼。经局部湿润剂治疗数月无效。双侧睑缘缝合术和润滑眼膏疗效较好。随后，泪点封闭使其眼表保持湿润，睑缘缝合拆除

润滑滴眼液（不含防腐剂）可以防止上皮破坏。急性上皮缺损应使用抗生素滴眼液、眼膏或暂时用眼贴治疗。如果有复发性上皮损害或持续性上皮缺损，应闭合眼睑。胶带遮挡是一个有用的临时措施，但眼睑缝合术更有效。外 1/3 眼睑缝合术可以在晚些时候部分打开。可使用手臂夹板以防止婴儿揉搓眼睛。

幼儿期治疗

年龄较大的儿童应考虑使用治疗性软性接触镜。即使眼睑没有完全闭合，巩膜接触镜也会使角膜前留下大量的泪液。如果有持续性上皮缺损，可选择血清滴眼液（自体或异体）。合成的神经生长因子治疗前景良好，但还没有广泛使用。

角膜变性

带状角膜变性

浅表带状角膜病变发生于儿童特发性关节炎（参见第 40 章）、慢性角膜水肿（先天性青光眼）或玻璃体切割术后（特别是在硅油填充状态中）的儿童中。带状物（图 34.26）是前弹力层和角膜浅层基质中羟基磷灰石的沉淀物[29]。它通常发生在眼睑间区，在沉积物和角膜缘之间有一个清晰的区域，条带内神经组织穿行处可有清晰的区域。引起全身高钙血症或高磷血症等较少见的情况可导致带状角膜病变，如慢性肾衰竭、结节病或甲状旁腺功能亢进等。深部角膜钙化（钙质沉着）在眼球痨、化学损伤、重症多形红斑（Stevens-Johnson syndrome）和移植物抗宿主病中更为常见，也可以发生在使用高浓度磷酸盐缓冲液滴眼液后。

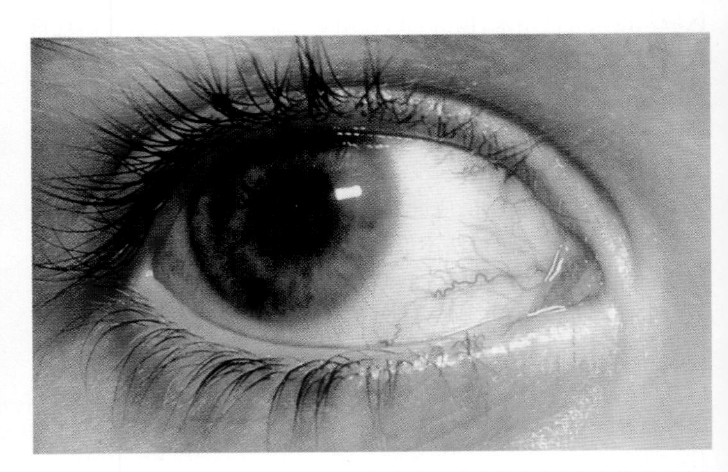

图 34.26 带状角膜病变。见于幼年特发性关节炎患者（参见第 40 章）

在能够配合手术的较大儿童中，表面光滑的带状角膜病变可以用表面麻醉的准分子激光（PTK）去除 30~50μm 基质组织。然而，由于大多数激光机的位置，无法在全身麻醉时使用。另一种选择是上皮细胞清创术后，用棉签涂抹 3.8%EDTA 于条带表面以螯合钙质。EDTA 是一种刺激物，应避免接触结膜。带状病变可在几分钟内去除。侵蚀上皮细胞的致密不规则带状角膜病变用新月形刀片进行局部浅表角膜切除术更容易切除。带状病变易复发，但可以根据需要重复治疗。局部治疗无减少复发的趋势。

皮肤相关病变

最常见的与角膜混浊相关的皮肤改变是寻常痤疮和酒渣鼻、特应性皮炎（参见第 16 章）、重症多形红斑（Stevens-Johnson syndrome）/中毒性表皮坏死松解症（TEN）和移植物抗宿主病（参见第 16 章）。下面介绍其他相关的疾病。

鱼鳞病

板层性鱼鳞病和线状鱼鳞病是两种与皮肤紧密相关的常染色体隐性遗传病，可导致继发性睑外翻和角膜疾病，包括瘢痕、感染和穿孔。角膜炎也是 KID（角膜炎、鱼鳞病、耳聋）综合征的一个主要特征（图 34.27）。KID 综合征是由编码上皮连接蛋白的 *GJB2* 基因突变引起的[26]。广泛认为角膜炎是由于角蛋白对于泪腺小管的阻塞、复发性上皮细胞损害或角膜缘干细胞缺乏所致。使用润滑剂和局部糖皮质激素治疗效果有限。

X 连锁鱼鳞病是类固醇硫酸酯酶（*STS*）基因突变的结果。患者出现头皮、面部、颈部、腹部和四肢的鳞屑。可伴有浅层点状角膜病变，眼睑异常可加重瘢痕。弥漫性前弹力层的"营养不良"很少造成严重的视觉改变。

色素失调症

这种常染色体显性遗传病是由 *NEMO*（*IKBKG*）基因的 X 连锁显性突变引起的，在女性中更为常见。它与视网膜病变和年龄较

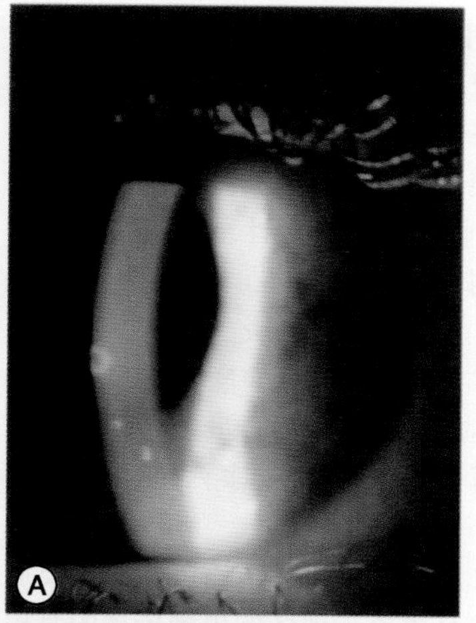

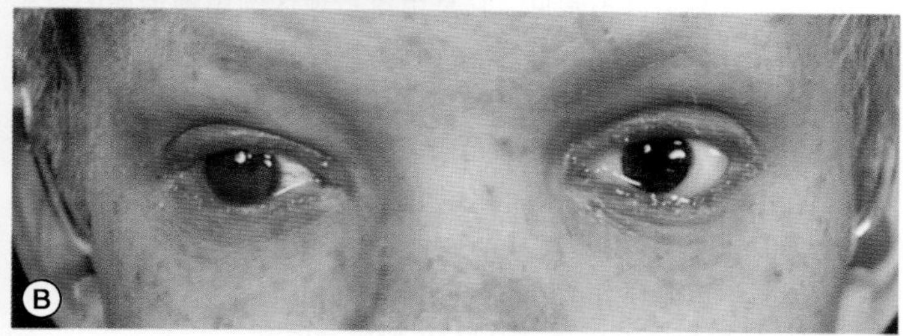

图 34.27　鱼鳞病。Ⓐ荧光染色显示浅层角膜病变；ⒷKID(角膜炎、鱼鳞病、失聪)综合征会出现听力丧失(患者需佩戴助听设备)及严重的双侧角膜病。左眼为眼球摘除术后的义眼

大的儿童皮肤特有的线性色素变化有关(参见第 42 章)。一些个体出现大量上皮内小囊泡样角膜沉积物(图 34.28)。这些可能与畏光和不适有关，但很少引起糜烂。上皮清创后迅速复发。目前还没有专门的治疗方法，但局部润滑剂或治疗绷带角膜接触镜可能会有帮助。

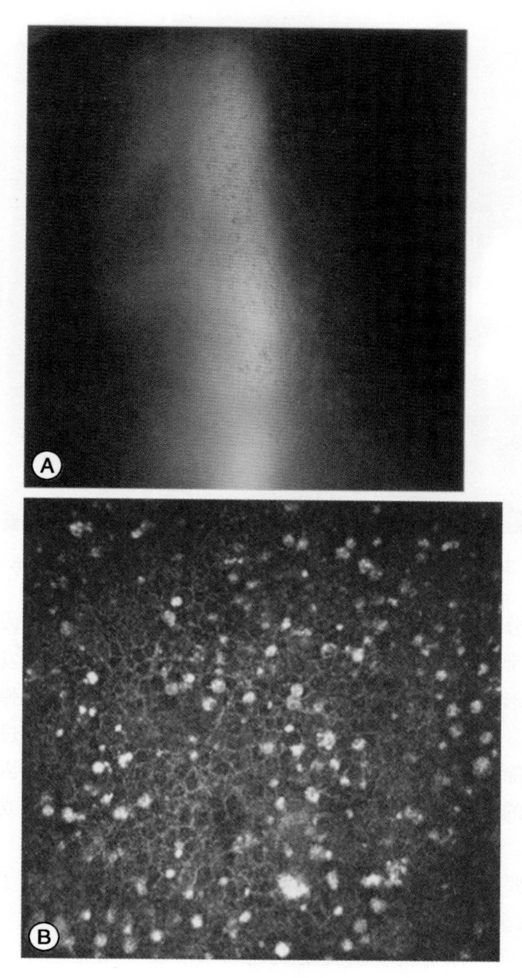

图 34.28　色素失调症。Ⓐ上皮内微小包含体通常与畏光和不适有关；Ⓑ共聚焦显微镜下可见包含体

复发性角膜上皮糜烂

与成人相比，儿童很少发生在受伤后(如指甲)。治疗方法是在夜间局部使用润滑剂和眼膏，在症状缓解后继续使用数周，以防止复发。如果症状持续，应考虑长期佩戴软性角膜接触镜。严重的病例可以选择酒精进行上皮剥离或激光 PTK。遗传性青少年营养不良(*KRT3* 或 *KRT12* 突变)和上皮性复发性糜烂营养不良(ERED)(*Col17a1* 突变)较少见，通常有家族史，在儿童中可引起疼痛和畏光。*TGFB1* 相关的角膜营养不良(如 Reis-Buckler、网格状营养不良)在儿童时期很少进展到上皮糜烂(参见第 35 章)。复发性糜烂和瘢痕也是大疱性表皮松解的一个特征(图 34.29)。

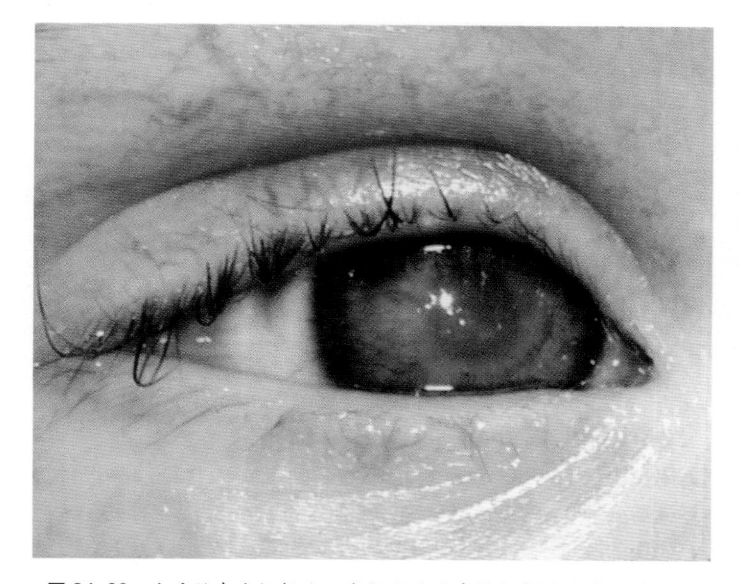

图 34.29　大疱性表皮松解症。多数大疱性表皮松解症患者不会出现角膜改变，但有些患者可能会由小创伤引起急性上皮糜烂，反复出现会导致永久性血管化和角膜混浊

角膜基质炎

角膜基质炎(IK)是一种免疫介导的非溃疡性角膜基质炎症(图 34.30)。上皮细胞和内皮细胞通常不受影响。在少数情况下，它与需要系统治疗的严重系统性疾病有关。HSV 是最常见的病因，其他原因大多数是罕见的。IK 可能是单侧或双侧的，弥漫性的，扇形的，边缘的，或局灶性的，并且可能对基质造成影响，出现新生血管或相关的葡萄膜炎。应与脂质浸润或瘢痕鉴别。

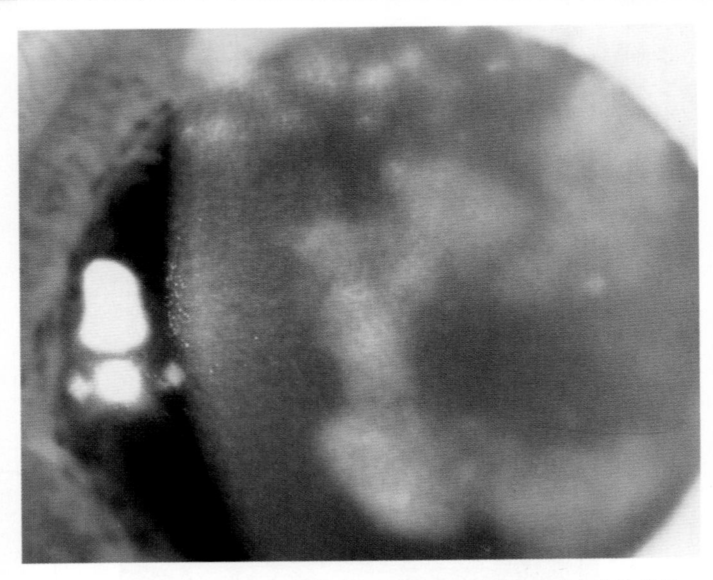

图 34.30　角膜基质炎。10 岁儿童深部基质混浊与 EB 病毒感染有关

部分患者无症状，或表现为畏光、不适，最初由父母发现。角膜混浊常伴角膜缘周充血。未经治疗的炎症可导致继发性的新生血管形成。当急性期稳定时，会残留血管影，以及后弹力层褶皱卷曲。通常认为是角膜基质对抗原或含抗原细胞的过敏反应所致。除永久性的继发瘢痕或脂质角膜病变外，局部类固醇治疗是有效的。如果 HSV 是潜在的病因，治疗应包括局部或口服阿昔洛韦。

主要病因包括病毒、细菌和原虫。然而，如果 IK 处于非活动状态，大多数病例找不到确定病因（即特发性）。

- 单纯疱疹性角膜基质炎是发达国家活动性角膜基质炎最常见的原因，占病例的 70%以上。
- 带状疱疹角膜基质炎是第二常见的原因，表现为局灶性前基质角膜炎或晚期弥漫性角膜炎，伴有瘢痕、血管化和脂质沉积。可能有带状疱疹或前额瘢痕的病史。
- EB 病毒（Epstein-Barr virus）和腮腺炎病毒可导致散在的多灶性前间质混浊，在系统性疾病发生数天或数周后出现。局部类固醇治疗可能有效。不需要全身抗病毒治疗。
- 先天性梅毒（获得性梅毒螺旋体感染）在儿童中很少见，尽管它曾经是 IK 的同义词，并且仍然是全球 IK 的主要病因。孕期筛查和抗生素治疗显著降低了发病率。其特征是弥漫性角膜水肿，80%的病例为双侧，随后是角膜周围深层血管化（鲑鱼斑）。继发性退行性改变会进展到成年期。先天性梅毒的相关症状为神经性耳聋、牙齿异常、鼻面部特征性改变。通过血清学检查、非梅毒螺旋体试验［性病研究实验室试验（VDRL）或快速血浆 reagin 试验（RPR）］、梅毒螺旋体试验［荧光密螺旋体抗体吸附试验（FTA-ABS）］或微血细胞凝集阳性，及传染病科医师会诊后确诊。全身治疗是必要的，但局部类固醇治疗有助于角膜病变的改善。
- 结核最常与肉芽肿性葡萄膜炎有关，而 IK 则可能与扇形角膜巩膜炎有关。
- 麻风病在儿童中不常见。麻风病角膜基质浸润为双侧颞上楔状浸润伴血管化。累及第Ⅴ、Ⅶ对脑神经引起的继发性角膜知觉减退和眼睑闭合不全在成人中更为常见。
- 莱姆病由蜱虫传播的各种回归热螺旋体感染引起。在出现流感样症状和皮肤损伤（牛眼皮疹、游走性红斑）、中枢神经系统、心脏和关节受累之前，可有北美和欧亚大陆流行地区居留史。最常见的眼部特征（10%的病例）是轻度暂时性结膜炎和眼眶周围水肿，角膜改变（3%的病例）是晚期特征，在未经治疗的疾病中可能出现钱币样混浊。可能发生视神经炎、中间葡萄膜炎、视网膜血管炎和脑神经麻痹。诊断是通过酶联免疫吸附试验（ELISA）或血清聚合酶链反应（PCR）确定的，虽然局部类固醇对角膜病变有作用，但仍需要阿莫西林或多西环素的全身治疗。
- 盘尾丝虫病（河盲症）是导致角膜混浊的一个地区性的重要原因，根除计划后已不常见。它是由流行地区的黑蝇传播的盘尾丝虫病引起的。炎症由微丝虫引起，微丝虫从结膜迁移到它们死亡的角膜。在儿童中，可看到由死寄生虫刺激的角膜炎症引起的表面点状病变（雪花状角膜炎）。在成人中，这可能进展为硬化性角膜炎，在睑裂由角膜缘向中央扩散，伴有深层血管化。视力可能由于视网膜炎或继发性青光眼而丧失。治疗采用口服伊维菌素，通常作为社区根除计划的一部分。

利什曼病和锥虫病是可引起 IK 的原虫感染。

- Cogan 综合征是一种罕见的自身免疫性疾病，可发生在儿童身上，尽管平均发病年龄在 30 岁左右。有针对角膜和内耳抗原的炎症，并伴有相关的血管炎。在半数病例中，出现眼部不适、红肿和畏光之前存在上呼吸道感染。早期角膜改变为双侧周围局灶性后基质混浊，上皮下浸润，继发轻度血管化。可能逐渐出现恶心、眩晕、耳鸣等症状，类似于 Ménière 病。非典型 Cogan 综合征可能有结膜炎、结膜下出血、巩膜外层炎、葡萄膜炎和视网膜血管炎。非典型特征应提醒临床医生注意其他诊断的可能性，如幼年关节炎、溃疡性角膜炎等。实验室检查无特异性。认识到这种情况与耳聋和前庭症状的联系是非常重要的。紧急治疗需要口服大剂量糖皮质激素及随后的免疫抑制剂，以防止听力损失的迅速发展。但 50%的病例在治疗中仍出现听力损失。迟发性主动脉炎也可能发生[30]。
- 反应性关节炎（Reiter 综合征）以大关节的关节炎、尿道炎和眼部炎症为特征，常伴有结膜炎和虹膜睫状体炎。大约 75%的患者 HLA-B27 阳性，炎症可能由感染（如衣原体）引起。主要表现为周边的前基质角膜炎，上皮糜烂，以及弥漫性上皮下浸润和前基质浸润，伴有结膜细小乳头状突起。这些病变可通过局部使用糖皮质激素消退，但也需要全身治疗。

角膜软化

维生素 A 缺乏症的结膜特征已经在第 31 章进行了描述。如果有严重和慢性维生素 A 缺乏，角膜表面可发生严重的点状角膜炎、血管化和水肿。角膜软化症是一种急性液化性角膜坏死疾病，通常由麻疹感染、腹泻、单纯疱疹或使用传统眼科药物引起。治疗角膜浅层病变的方法是补充维生素。角膜软化的自然病史是角膜的粘连性白斑和血管化（图 34.31）。全身维生素补充剂和局部抗生素可能会阻止角膜液化的进程。可能需要进行结构性角膜移植术，或者结膜瓣手术，尽管视力预后差[31]。

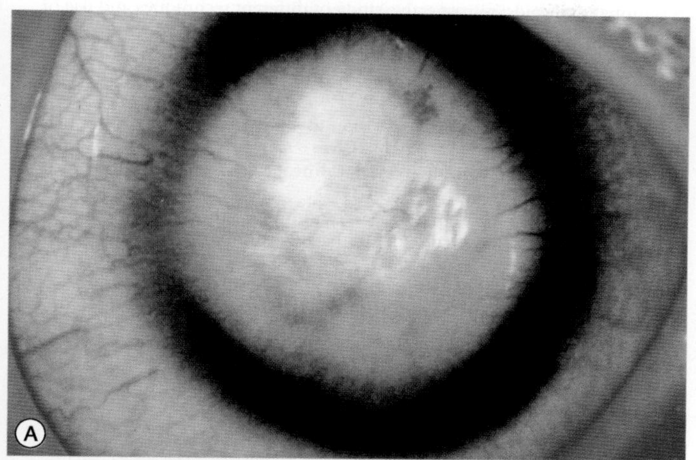

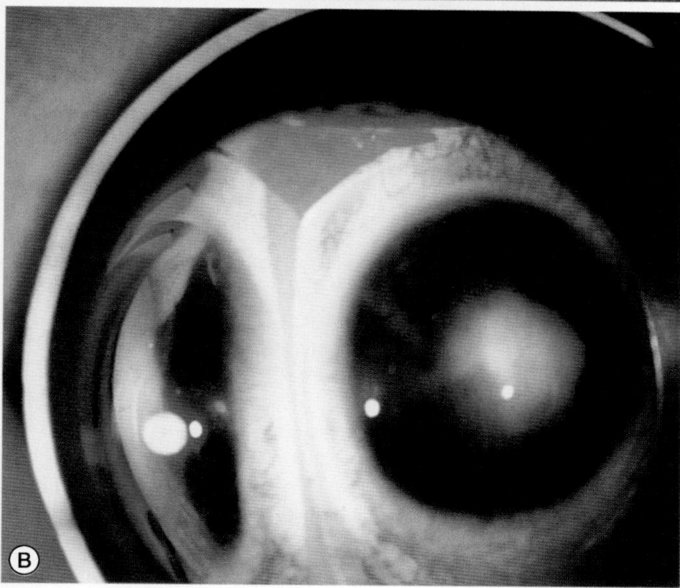

图 34. 31　角膜软化。Ⓐ角膜软化愈合后遗留位于视轴的巨大瘢痕；Ⓑ房角镜下显示附着于角膜后表面的虹膜，即粘连性角膜白斑

角膜暴露

暴露性角膜炎是由于眼睑保护不足而对眼部表面造成的损害。最初导致上皮病变、上皮下和前基质瘢痕，随后导致角膜新生血管形成。在严重的病例中，常伴有感染、持续性上皮缺损、基质变薄和角膜穿孔（图 34. 32）。

眼睑缺损（先天性缺损等）、第Ⅶ对脑神经麻痹或皮肤过紧（板层性鱼鳞病）可引起暴露性角膜炎。羊膜带可能与先天性角膜白斑或眼睑缺损引起的暴露性角膜炎有关。眼眶疾病或颅面畸形引起的眼球突出（参见第 28 章）可导致眼睑闭合不全。第Ⅶ对脑神经麻痹造成的角膜暴露合并第Ⅴ对脑神经麻痹的神经营养性角膜病变，如 Möbius 综合征，是临床治疗的大难题。需要及时用药膏、润滑剂，或用黏在眼周皮肤上的塑料薄膜制成的湿房来保护眼睛。然而，通常需要眼睑缝合术等手术干预，以更好地保护眼表。

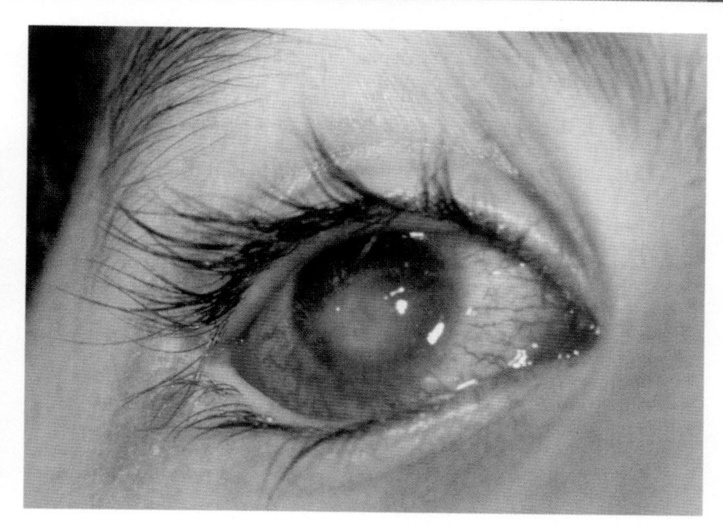

图 34. 32　角膜暴露。见于 Möbius 综合征。眼球运动不良及眼睑闭合不全导致上皮损伤

（田雨禾　冯云　译　李明武　校）

参考文献

1. Rabinowitz YS. Keratoconus. Surv Ophthalmol 1998; 42: 297–319.
2. Nielsen K, Hjortdal J, Aagaard Nohr E, Ehlers N. Incidence and prevalence of keratoconus in Denmark. Acta Ophthalmol Scand 2007; 85: 890–2.
3. Davidson AE, Hayes S, Hardcastle AJ, Tuft SJ. The pathogenesis of keratoconus. Eye (Lond) 2014; 28: 189–95.
4. Wittig-Silva C, Chan E, Islam FM, et al. A randomized, controlled trial of corneal collagen cross-linking in progressive keratoconus: three-year results. Ophthalmology 2014; 121: 812–21.
5. Caporossi A, Mazzotta C, Baiocchi S, et al. Riboflavin-UVA-induced corneal collagen cross-linking in pediatric patients. Cornea 2012; 31: 227–31.
6. Burkitt Wright EM, Porter LE Spencer HL, et al. Brittle cornea syndrome: recognition, molecular diagnosis and management. Orphanet J Rare Dis 2013; 8: 68.
7. Beltz J, Madi S, Santorum P, et al. Descemet stripping automated endothelial keratoplasty for endothelial decompensation in buphthalmos. Am J Ophthalmol 2013; 156: 608–15.e1.
8. Webb TR, Matarin M, Gardner JC, et al. X-linked megalocornea caused by mutations in *CHRDL1* identifies an essential role for ventroptin in anterior segment development. Am J Hum Genet 2012; 90: 247–59.
9. Davidson AE, Cheong SS, Hysi PG, et al. Association of *CHRDL1* mutations and variants with X-linked megalocornea, Neuhauser syndrome and central corneal thickness. PLoS ONE 2014; 9: e104163.
10. Chen P, Dai Y, Wu X, et al. Mutations in the *ABCA3* gene are associated with cataract–microcornea syndrome. Invest Ophthalmol Vis Sci 2014; 55: 8031–43.
11. Salmon JF, Wallis CE, Murray AD. Variable expressivity of autosomal dominant microcornea with cataract. Arch Ophthalmol 1988; 106: 505–10.
12. Rabinowitz LG, Williams LR, Anderson CE, et al. Painful keratoderma and photophobia: hallmarks of tyrosinemia type II. J Pediatr 1995; 126: 266–9.
13. Roussel T, Grutzmacher R, Coster D. Patterns of superficial keratopathy. Aust J Ophthalmol 1984; 12: 301–16.
14. Nagra PK, Rapuano CJ, Cohen EJ, Laibson PR. Thygeson's superficial punctate keratitis: ten years' experience. Ophthalmology 2004; 111: 34–7.
15. Gahl WA, Thoene JG, Schneider JA. Cystinosis. N Engl J Med 2002; 347: 111–21.
16. Kaiser-Kupfer MI, Gazzo MA, Datiles MB, et al. A randomized placebo-controlled trial of cysteamine eye drops in nephropathic cystinosis. Arch Ophthalmol 1990; 108: 689–93.
17. Shams F, Livingstone I, Oladiwura D, Ramaesh K. Treatment of corneal cystine crystal accumulation in patients with cystinosis. Clin Ophthalmol

2014; 8: 2077–84.
18. Weiss JS, Khemichian AJ. Differential diagnosis of Schnyder corneal dystrophy. Dev Ophthalmol 2011; 48: 67–96.
19. Weiss JS, Kruth HS, Kuivaniemi H, et al. Genetic analysis of 14 families with Schnyder crystalline corneal dystrophy reveals clues to UBIAD1 protein function. Am J Med Genet A 2008; 146A: 271–83.
20. Barchiesi BJ, Eckel RH, Ellis PP. The cornea and disorders of lipid metabolism. Surv Ophthalmol 1991; 36: 1–22.
21. Faraj LA, Elalfy MS, Said DG, Dua HS. Fine needle diathermy occlusion of corneal vessels. Br J Ophthalmol 2014; 98: 1287–90.
22. Spiteri N, Romano V, Zheng Y, et al. Corneal angiography for guiding and evaluating fine-needle diathermy treatment of corneal neovascularization Ophthalmology 2015; 122: 1079–84.
23. Petsoglou C, Balaggan KS, Dart JK, et al. Subconjunctival bevacizumab induces regression of corneal neovascularisation: a pilot randomised placebo-controlled double-masked trial. Br J Ophthalmol 2013; 97: 28–32.
24. Elbaz U, Mireskandari K, Shen C, Ali A. Corneal fine needle diathermy with adjuvant bevacizumab to treat corneal neovascularization in children. Cornea 2015; 34: 773–7.
25. Pirouzian A. Management of pediatric corneal limbal dermoids. Clin Ophthalmol 2013; 7: 607–14.
26. Lang SJ, Bohringer D, Reinhard T. Surgical management of corneal limbal dermoids: retrospective study of different techniques and use of Mitomycin C. Eye (Lond) 2014; 28: 857–62.
27. Hingorani M, Williamson KA, Moore AT, van Heyningen V. Detailed ophthalmologic evaluation of 43 individuals with PAX6 mutations. Invest Ophthalmol Vis Sci 2009; 50: 2581–90.
28. Sacchetti M, Lambiase A. Diagnosis and management of neurotrophic keratitis. Clin Ophthalmol 2014; 8: 571–9.
29. Jhanji V, Rapuano CJ, Vajpayee RB. Corneal calcific band keratopathy. Curr Opin Ophthalmol 2011; 22: 283–9.
30. Kessel A, Vadasz Z, Toubi E. Cogan syndrome–pathogenesis, clinical variants and treatment approaches. Autoimmun Rev 2014; 13: 351–4.
31. Vajpayee RB, Vanathi M, Tandon R, et al. Keratoplasty for keratomalacia in preschool children. Br J Ophthalmol 2003; 87: 538–42.

第 35 章

角膜营养不良

Hans Ulrik Møller, Barry Lee

章节目录

角膜营养不良是一种罕见的孟德尔遗传疾病,通常表现为双侧和对称的角膜变化。

由于表型定义存在争议,命名一直很困难。许多作者报告了使用相同标题的不同表型,或使用不同标题的相同表型(见下面的"分类")。本章将重点介绍几种典型的营养不良,突出介绍儿童的临床表现,并强调与成人的差异。本章的临床图片看起来几乎一样,因为很难用照片记录与儿童角膜营养不良有关的细微变化。然而,当检查儿童角膜营养不良时,不要按照成人裂隙灯表现来判断。临床医生需要寻找类似于成人临床图像的细微的混浊,但最终的诊断需要检查整个家庭以后才可明确。大多数营养不良是进行性的,这些图片用以说明儿童临床图片的不同。

关于儿童角膜营养不良的书籍很少[1],但网格状角膜营养不良除外[2]。在国际角膜营养不良分类委员会(IC3D)[3]的 22 种被称为角膜营养不良的疾病中,只有少数收录在本章内容中。

定义

营养不良一词来源于希腊语单词 dys(错误的或困难的)和 trophe(营养)。营养不良一词没有广泛接受的定义。150 年前,这个词首次被用来指代一组没有创伤或传染性的疾病。它们当时被认为是由于缺乏神经支配或营养所致,后来被证实与遗传相关,但"营养不良"一词继续表示这一组遗传疾病。

与胱氨酸病等全身状况相关的角膜混浊,不包括在本章。变性是由老化或既往角膜炎症导致的继发性的、非遗传性进程。

分类

最近,一个由角膜专家组成的国际小组发布了第二版的营养不良清单[3]。委员会制订了一系列描述性分类,如框 35.1 所示,并发表了一篇论文,其中包括数百篇参考文献和营养不良的成年患者的临床照片。

突变率

该病患病率和临床意义各不相同。在一些国家,奠基者效应(即在一个孤立的群体中发生新突变而导致某种遗传特征的病例数增加)引起了可能在其他地方几乎不存在的大量家系发病的情况。

由于许多角膜营养不良的突变率较低,因此在诊断散发性病例时要谨慎。询问家族史和对家庭成员的检查应该是强制性进行的。

与 *TGFBI* 基因突变有关的角膜营养不良

遗传信息描述了染色体 5q31 上 *TGFBI*(转化生长因子 β 诱导蛋白)基因的不同等位基因突变。许多典型的角膜营养不良,是同一基因显性实体的等位变异。因此,基因学科正在给眼科领域制订相应秩序。虽然根据突变数来命名疾病还未达成共识,但大多数眼科医生会依靠基因分析来区分罕见病种。

颗粒状营养不良

颗粒状角膜营养不良 1 型(1 类营养不良)

颗粒状角膜营养不良 1 型的特点是在清晰的角膜中出现散在的颗粒性角膜混浊,在单侧角膜中可出现几百个颗粒(R555W 突变)。

框 35.1

国际角膜营养不良分类委员会(IC3D):角膜营养不良的 4 级分类

1 类:明确的角膜营养不良,其中的基因已被绘制和识别,具体的突变是已知的

2 类:明确的角膜营养不良,已被定位到一个或多个特定的染色体位点,但基因仍有待确定

3 类:临床上明确的角膜营养不良,该疾病尚未被定位到染色体位点

4 类:疑为新发现或曾被记录过的角膜营养不良,但确定类别的证据尚不明确。

随着知识的进步,角膜营养不良的类别可能会随着时间的推移而改变。最终所有角膜营养不良都应达到第 1 类标准。

注:可免费获得的分类文件包括对每种情况的详细描述、临床图片、关键参考文献和一些关于儿童发病的描述,最好的方法是在线搜索"IC3D Classification of corneal dystrophies version 2"。

直接光照下，混浊呈白色、近乎透明，后照时混浊似玻璃裂纹。在大约 5 岁时，混浊呈褐色，位于前弹力层浅层，呈轮叶样（图 35.1A）。颗粒数量逐渐增多，增大，并向间质进展，至儿童晚期时视力中等程度下降。边缘始终存在一个 2mm 清晰条带。与大多数显性遗传性疾病不同，两代人之间的基因表现度几乎是恒定的。

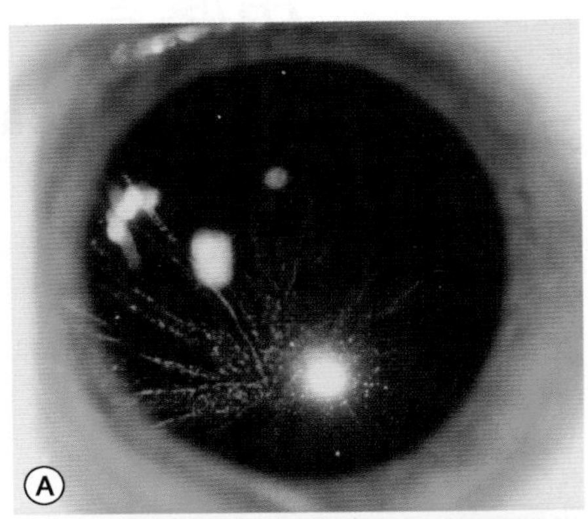

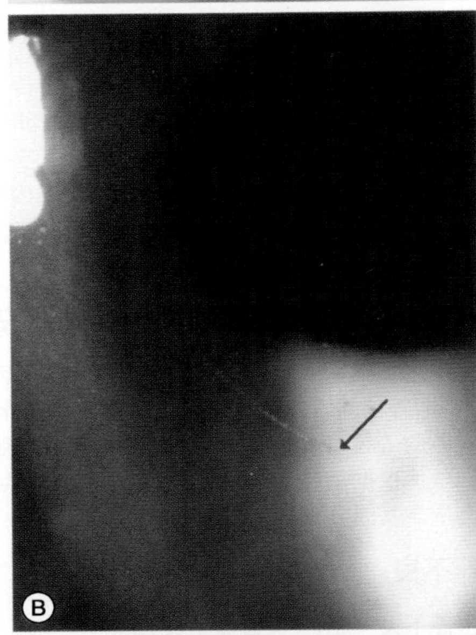

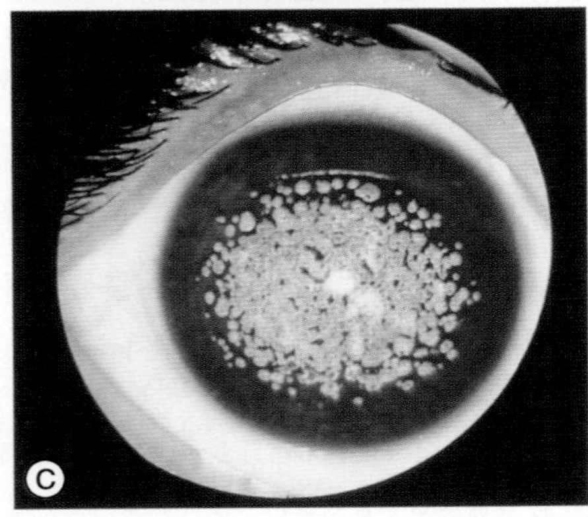

图 35.1　Ⓐ颗粒状角膜营养不良，1 型，表现为轮叶状角膜混浊；Ⓑ颗粒状角膜营养不良，2 型患儿，可看到散在的混浊；Ⓒ一名 7 岁的纯合患者，其为颗粒状角膜营养不良，2 型病例

颗粒性角膜营养不良 2 型（1 类营养不良）

颗粒性角膜营养不良 2 型（R124H 突变）可能是全世界最常见的角膜营养不良。首次被描述的患者来自意大利阿韦利诺，所以该病在过去被误称为 Avellino 角膜营养不良，当时并没有认识到这种表型早在几十年前就被其他人描述过。在临床和电镜下，这种突变看起来像是颗粒和网格状营养不良的混合表现，角膜混浊更大，但数量较少，尤其是在晚年。当颗粒位于角膜中央时才会影响视力。直到青少年晚期才有可能诊断出这种情况。因此，携带这种突变的父母需要进行基因分析，以确定他们的孩子是否继承了这种特征（图 35.1B）。在 10 岁前，中央角膜几乎呈白色（图 35.1C）的患者是该显性基因的纯合子。

目前，可用口腔黏膜拭子对颗粒性营养不良进行分子遗传学检测。

网格状角膜营养不良（1 类营养不良）

网格状角膜营养不良（1 型 R124C 突变）也是 *TGFBI* 基因的常染色体显性遗传病。通过基因分析对其亚型加以区分。特征是淀粉样蛋白的沉积，患儿可出现三种不同的裂隙灯表现[2]：

1. 圆形或卵圆形的微小、不折射的白色斑点（图 35.2A）；
2. 弥漫性轴向、前间质混浊；
3. 老年患者在间接照明折射下病变呈白色的位于前部基质的细点和丝状线（图 35.2B）。

沉积可以是对称的，也可以是非对称的。随着时间的推移，基质变得越来越模糊，导致眩光和视力下降。通常成人病变呈格子线状而得名。许多患者常有复发性角膜糜烂。

Reis-Bücklers 和 Thiel-Behnke 角膜营养不良（1 类营养不良）

相同基因的突变也引起 Reis-Bücklers（R124L 突变）和 Thiel-Behnke 角膜营养不良（R555Q 突变）。两者都在早期出现复发性角膜糜烂。Reis-Bücklers 具有融合的不规则的角膜上皮下混浊，在电镜下呈杆状，类似于颗粒状角膜营养不良。Thiel-Behnke 角膜营养不良在裂隙灯下表现为蜂窝状结构，在电镜下表现为卷曲纤维状。两者在刚开始时都有细微的浅表混浊，进展后可致视觉障碍（图 35.2C）。

由其他基因突变引起的营养不良

斑状角膜营养不良（1 类营养不良）

儿童的表现是非常轻微的，难以诊断斑状营养不良，特别是无家族史患者。开始，角膜中央出现朦胧的白色混浊物（图 35.3），随着时间的推移，角膜基质混浊物之间的区域逐渐模糊，表面不规则。角膜中糖胺聚糖的沉积导致角膜混浊。该病为具有遗传特性的常染色体隐性性状，往往有家族史。冰岛地区斑状角膜营养不良的高发病率是奠基者效应的一个例子。角膜斑状营养不良与 16 号染色体有关。*CHST6* 基因存在多种突变。患者通常会在发病的第二个或第三个十年发生对称性渐进性视力下降。

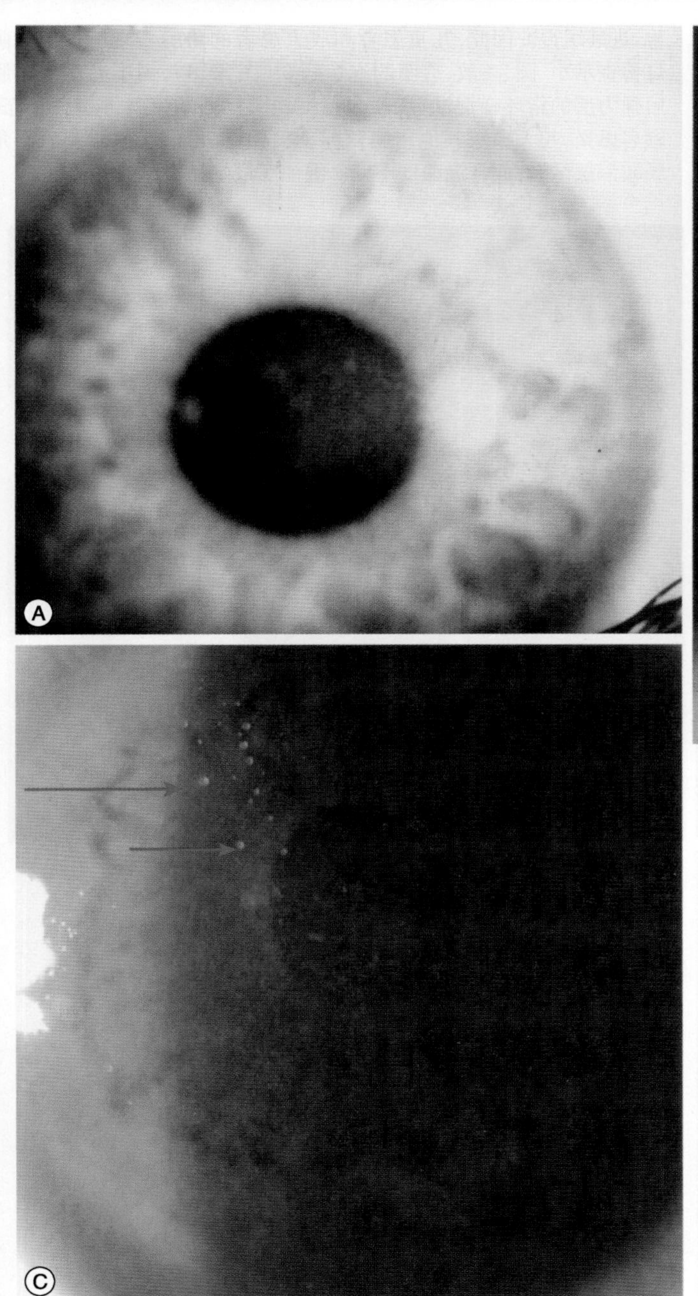

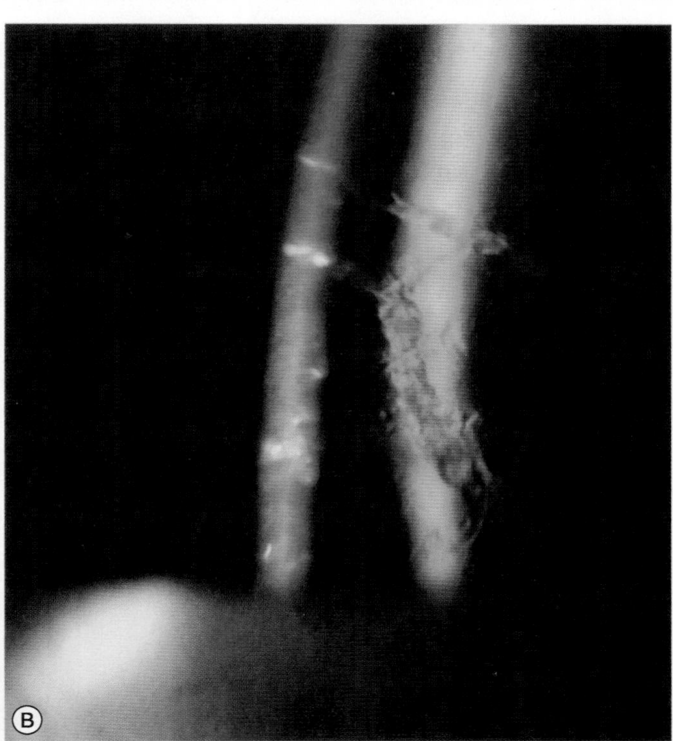

图 35.2　Ⓐ网格状角膜营养不良，早期仅在瞳孔区出现非折射的圆形斑点；Ⓑ随后出现丝状线型改变；ⒸThiel-Behnke 角膜营养不良。患儿细小的上皮下小点到成年可成为蜂窝状图案（ⒶⒷ由 A. E. A. Ridgway 先生馈赠，Ⓒ由 E. K. Kim 教授馈赠）

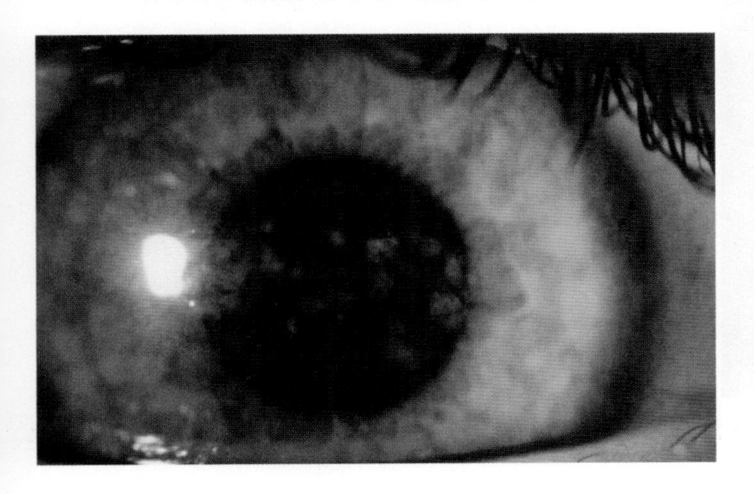

图 35.3　13 岁女孩的斑状角膜营养不良。典型斑状混浊，混浊间的不透明粉末样物质在图中看不到

后部多形性角膜营养不良（有些亚型为 1 类，有些亚型为 2 类）

这种常染色体显性营养不良可能出现在非常年轻的患者。缩写词 PPCD 是由最近的角膜营养不良分类系统提出的。通常不对称，进展缓慢。因此，儿童患者和成人患者的角膜表现相似。裂隙灯检查示小、圆、离散、透明的泡状病变（图 35.4），周围有位于角膜后弹力层的指环样混浊，混浊也可呈地图样或条带状等多种形态。顾名思义，与大多数其他角膜营养不良相比，角膜混浊累及后部角膜较深层区域，而且混浊度不同。混浊度最好在后照法下观察。

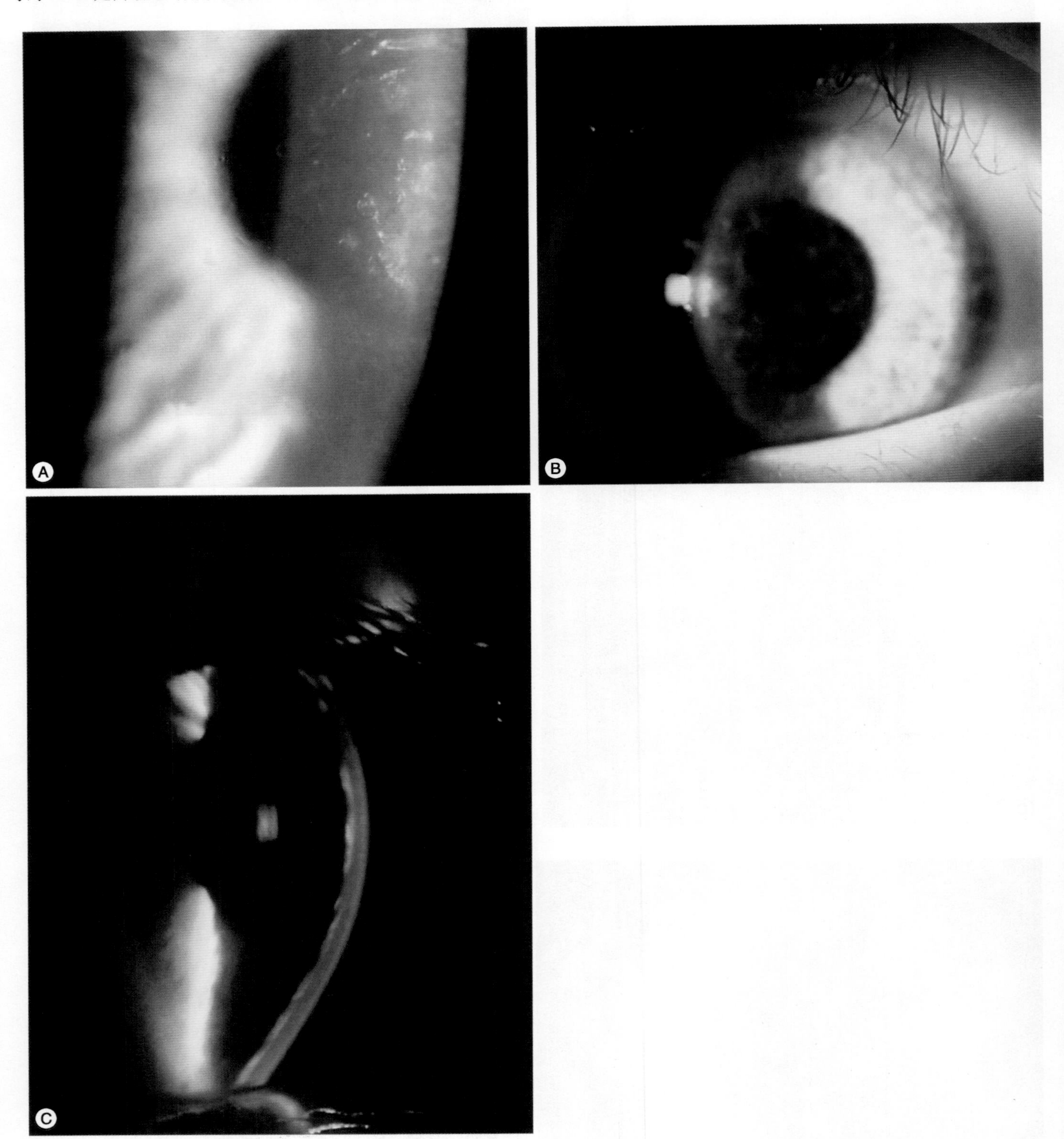

图 35.4 后部多形性角膜营养不良。Ⓐ深部透明泡状病变；Ⓑ直接照明法显示区域性混浊；Ⓒ后部多形性角膜营养不良。裂隙灯下可见深部基质、内皮的环形混浊

后部多形性营养不良的三种亚型与染色体 20q11（未知基因）和位于 1p34.3-p32.3 的 *COL8A* 基因以及位于 10p11.2 的 *ZEB1* 基因有关。症状通常很轻微，视力不受影响。

Meesmann 角膜营养不良（1 类营养不良）

该病表现多变。它可能无症状或存在于儿童早期，由于反复的糜烂和轻度视力模糊而引起眼睛刺激和畏光。瘢痕可能导致裂隙灯观察到的改变。典型的患者有大量的上皮小泡（图 35.5）。幼儿可能会存在小面积的区域没有病变的情况。儿童的视力很少受到影响。

曾报道该病患者存在位于 12q13 和 17q12 的 *KRT3/KRT12* 基因的两个位点的突变。

Schnyder 角膜营养不良（1 类营养不良）

这种常染色体显性角膜营养不良可在儿童被诊断出，但可有多种表现。中央前角膜有一个缓慢进展的圆盘状中央混浊，伴或不伴多色结晶（图 35.6）。可发生在 10 岁以前。然而，直到 20 岁以上，患者才会产生脂肪环和弥漫性间质混浊。有些患者在中央区域无结晶，故视力受到影响的程度不同，这些结晶含有胆固醇和其他脂类。受影响的基因 *UBIAD1* 定位于 1 号染色体 p36。

先天性遗传性内皮营养不良

Maumenee 首先描述了先天性遗传性内皮营养不良。这个名字仍在使用，但更常用的是缩写 CHED。该病为隐性遗传性疾病色体 20p13，*SLC4A11* 基因），出生时呈弥漫的无血管的模糊毛玻璃样改变，角膜蓝白色混浊（图 35.7），眼球震颤。角膜厚度超过正常。以前所谓的显性形式（染色体 20p11.2-q11.2）在 1～2 岁时进展缓慢，现在被认为是后部多形性角膜内皮营养不良的一种[3]。

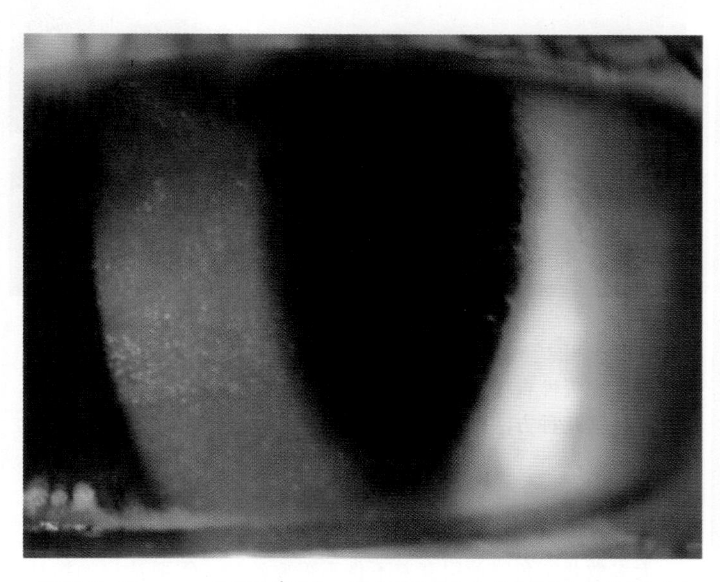

图 35.5　Meesmann 角膜营养不良。图中显示多个上皮小泡（由 K. K. Nischal 馈赠）

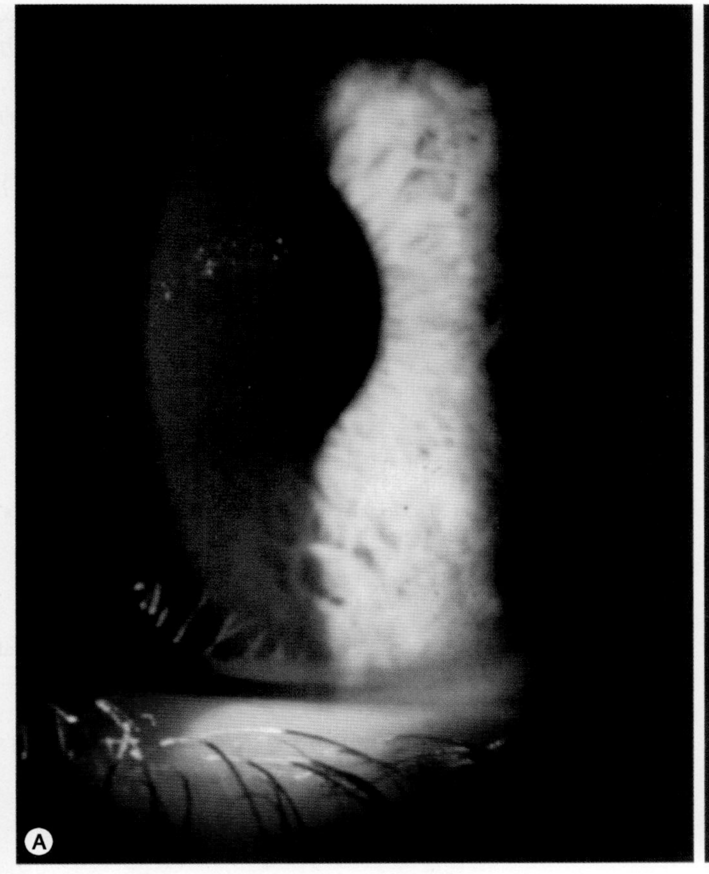

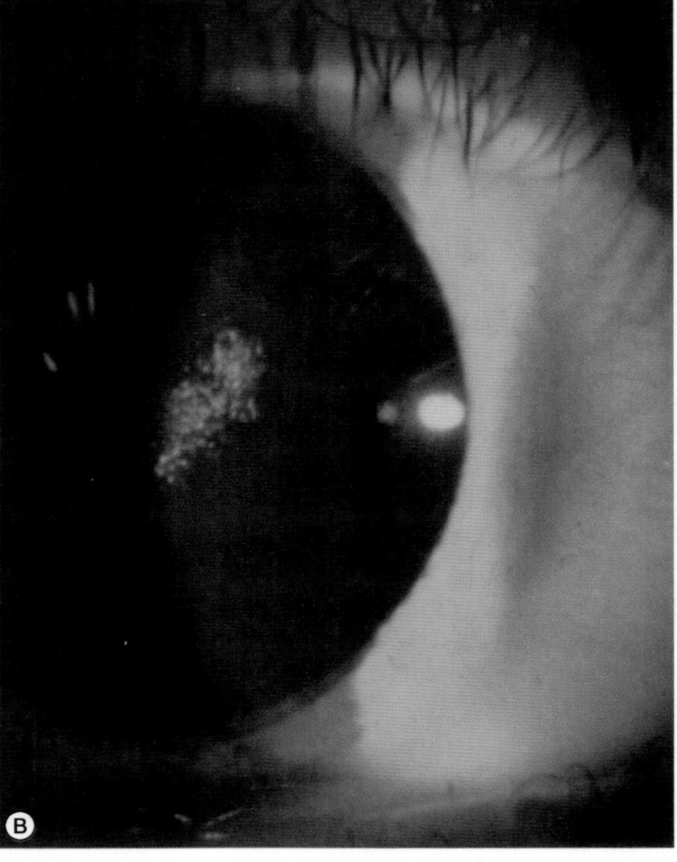

图 35.6　Schnyder 角膜营养不良。Ⓐ4 岁患者的散在的上皮下结晶，不伴有角膜环；Ⓑ10 岁患者的散在的上皮下结晶，不伴有角膜环（图片中是 Weiss 医生的患者）

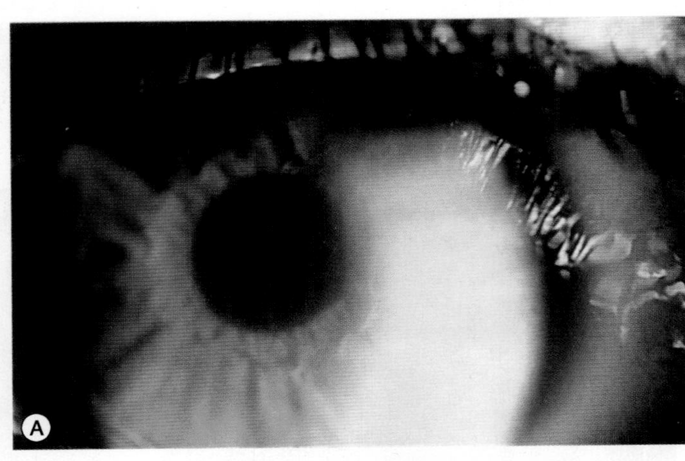
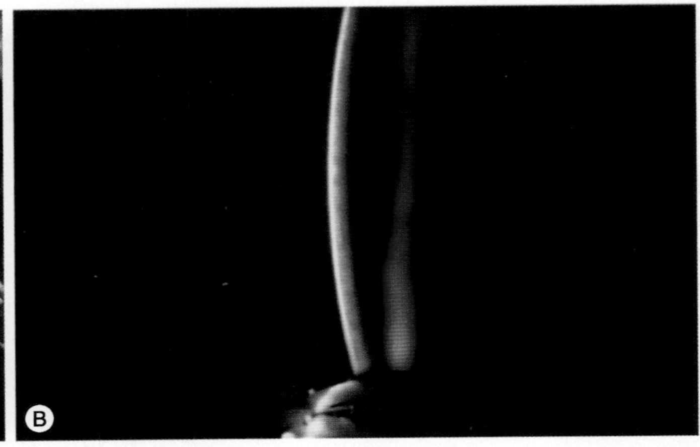

图 35.7　先天性遗传性内皮营养不良。Ⓐ角膜混浊；Ⓑ裂隙灯照射下可见角膜混浊、增厚

鉴别先天性青光眼可以使用测量角膜厚度、眼压和角膜直径的方法。这几种方法都是很重要的。

治疗

大多数儿童角膜前层营养不良不需要治疗。需要治疗的指征包括角膜混浊或角膜水肿导致的视力下降和复发性角膜糜烂。后者可能产生畏光、眼红、刺激、视力模糊或疼痛。对于复发性糜烂引起的症状，可用临时性角膜接触镜、等渗性或高渗性人工泪液或润滑剂软膏进行处理。手术治疗包括表面角膜切除术或治疗性激光角膜切除术（PTK）。这些手术可能造成 1 型角膜颗粒营养不良患者出现角膜瘢痕[4]。虽然准分子激光消融可能有助于治疗一些营养不良，但儿童全身麻醉在激光治疗时仍然是一个挑战。表面角膜切除术在全身麻醉下进行，术后佩戴治疗性接触镜。支持性医疗治疗通常是主要的治疗方法，包括佩戴治疗性软性接触镜和局部润滑剂。手术治疗 Meesmann 角膜营养不良是特别具有挑战性的，病变复发非常迅速，且随时间进展。在少数情况下，角膜表层切除瘢痕可能是有效的，但可能会引起视力下降。治疗 Meesmann 营养不良的主要方法是支持性的，可以使用绷带软性接触镜和局部润滑剂。

角膜中央营养不良沉积可以导致明显角膜混浊和视力下降。对于这样的病例，可采用穿透性角膜移植术（PK）或前板层角膜移植术（ALK）进行治疗。任何有正常角膜内皮细胞的营养不良，如 *TGFBI* 角膜营养不良，都可以根据营养不良病变的深度，采用深层或浅层前板层角膜移植术治疗。治疗可以使用气泡法、飞秒激光或角膜板层刀[5]。相较于 PK 技术，ALK 的优势在儿童中尤其明显，包括避免内皮移植排斥反应，避免术中开天窗，可以更快地减少糖皮质激素用量及更好地构造稳定性来增强对创伤的抵抗力[6]。无论是 PK 还是 ALK，前/间质角膜营养不良的移植成功率都是很高的，但营养不良患者始终具有很高的复发风险。

当儿童内皮细胞营养不良（如 PPCD 和 CHED）因严重的角膜水肿导致严重的视力下降时，角膜内皮细胞移植可降低弱视的风险，是比 PK 疗法更好的选择。幸运的是，大多数 PPCD 患者不需要治疗，而大多数 CHED 患者可能需要治疗。应用最广泛的内皮移植技术是后弹力层剥离技术（DSAEK）[7,8]。与 PK 相比，角膜内皮移植术切口更小，可避免开天窗，也可更快恢复视力和保持视力稳定性，散光也更小[9]。由于切口较小，内皮角膜移植术中需要最少的角膜缝合线。因此与 PK 相比，增加构造的稳定性使缝线相关的并发症几乎可以被忽略[9]。后弹力层内皮移植（DMEK）是一种较新的角膜内皮移植技术，与 DSAEK 相比，DMEK 具有更好的最佳矫正视力效果和更低的内皮排斥风险。儿童眼部解剖结构与成人相比，角膜直径更小，后弹力层与基质黏附更紧密（剥离后弹力层更具挑战性），前房浅、后房压力高，这些特征使得对儿童来说，进行 DMEK 仍然具有挑战性。因此 DSAEK 仍然是需手术治疗的儿童内皮细胞营养不良的首选手术方法。

（田雨禾　冯云　译　李明武　校）

参考文献

1. Møller HU, Kestelyn P, Weiss JS. Pediatric corneal dystrophies. A plea for pictures. Letter. Cornea 2010; 29: 1469.
2. Dubord PJ, Krachmer JH. Diagnosis of early lattice corneal dystrophy. Arch Ophthalmol 1982; 100: 788–90.
3. Weiss JS, Møller HU, Aldave AJ, et al. IC3D Classification of corneal dystrophies version 2. Cornea 2015; 34: 117–59.
4. Møller HU. Granular Corneal Dystrophy Groenouw type I. Thesis. Acta Ophthalmol 1991; (Suppl. 69): S21.
5. Anwar M, Teichmann KD. Deep lamellar keratoplasty: surgical techniques for anterior lamellar keratoplasty with and without baring of Descemet's membrane. Cornea 2002; 21: 374–83.
6. Reinhart WJ, Musch DC, Jacobs DS, et al. Deep anterior lamellar keratoplasty as an alternative to penetrating keratoplasty. Ophthalmol 2011; 118: 209–18.
7. Ashar JN, Madhavi Latha K, Vaddavalli PK. Descemet stripping endothelial keratoplasty (DSEK) for children with congenital hereditary endothelial dystrophy: surgical challenges and 1-year outcomes. Graefes Arch Clin Ophthalmol 2012; 250: 1341–5.
8. Lenhart PD, Evans CT, Beck AD, Lee WB. Visual outcomes after Descemet's stripping automated endothelial keratoplasty in an 8-month old with congenital hereditary endothelial dystrophy. JAAPOS 2013; 17: 637–9.
9. Lee WB, Jacobs DS, Musch DC, et al. Descemet's stripping endothelial keratoplasty: safety and outcomes. Ophthalmol 2009; 116: 1818–30.

第 36 章

儿童晶状体病

Jay Self, Christopher Lloyd

章节目录

解剖

如同角膜一样，晶状体有两个重要的光学特性，即，透明并且有屈光力。这是由晶状体的结构决定的。晶状体透明，呈现双凸型，没有血管，有高度分化的晶状体上皮细胞。晶状体前方贴近虹膜，由睫状体发出的悬韧带固定在瞳孔后方。

出生时的晶状体赤道部直径为 6.5mm，前后极的最大径线为 3.5mm。晶状体完全由单层排列的立方上皮细胞的基底膜发育而成，这是一层由胶原形成的囊袋。位于晶状体赤道部的立方上皮细胞终身都在发育，由立方上皮细胞逐渐变为纺锤形的次级晶状体纤维。这种在赤道区不断形成的新晶状体纤维会缓慢地改变晶状体的形态，从胎儿时期的接近球形的外观形态逐渐变为儿童和青年时期椭圆的双凸形的外观形态（儿童和青年时期的晶状体直径约为 9mm，前后径约为 5mm）。晶状体的胚胎核与婴儿核在出生时即存在。婴儿核区别于胚胎核的标志是前面的正 Y 字缝和后面的倒 Y 字缝。连续的晶状体体核部区域在发育过程中不断产生，积存，在出生后形成成人核。周边的晶状体皮质由相对不致密的晶状体纤维形成。

组织胚胎学

晶状体由视泡表面的表皮外胚层增厚形成。晶状体板在人胚胎期第 26~27 天出现。表皮外胚层的位置相对固定，细胞分裂活跃，导致细胞聚集，晶状体板变长增厚[1]。视泡与晶状体板的黏附确保了晶状体视网膜在视轴位置上的最终一致性。然而需要说明的是，视泡和表皮外胚层的基底膜之间并没有细胞的直接接触。晶状体板逐渐内陷形成晶状体凹，进而形成晶状体泡。晶状体泡脱离是眼球前段形成的第一步（在胚胎第 33 天形成）。这一过程伴有上皮细胞通过角膜晶状体茎的迁移，细胞凋亡和基底膜破坏[2]。这在一定程度上解释了儿童晶状体异常时，伴有不同程度前节发育异常的现象（参见第 33 章）。脱离的晶状体泡为单层柱状上皮排列，上皮细胞表面包绕着基底膜，这层基底膜日后会发育为晶状体囊膜。晶状体泡后表面出现上皮细胞后形成原代晶状体纤维，相邻的初级视网膜促进这一过程的发展[3]。原代晶状体纤维填充于晶状体泡的囊腔中。靠近视网膜的晶状体细胞拉长，形成胚胎晶状体核。靠近角膜原基的前部晶状体细胞保持单层立方体结构并形成晶状体上皮细胞。它终身保持细胞分裂活性，以后不断形成新的晶状体纤维细胞。晶状体上皮细胞在晶状体赤道部分化生成次级晶状体纤维，这些纤维分别向前后两侧延长，嵌入包绕初级晶状体纤维，形成在赤道部最厚的结构。前后的晶状体次级纤维汇合于 Y 字缝。

胚胎期第 15 周，晶状体悬韧带由睫状体无色素上皮产生。糖蛋白纤维原蛋白是晶状体悬韧带的主要组成成分，其中 FBN1 和 FBN2 是研究较多的两个亚型，FBN3 亚型是最近发现，且只存在于人类的亚型[4]。蛋白单体是长而柔软的分子，延伸形成聚合物，组成微纤维的骨架结构。这种重要的可接合的结构，平行排列形成束状的晶状体悬韧带[4]。纤维原蛋白的亚型与许多相关蛋白相互作用，其中包括转化生长因子（TGF-β）复合体、弹性蛋白、ADAMTS 样蛋白。这些蛋白都在 TGF-β 和 BMP 蛋白信号通路中发挥作用[5]。有趣的是，所有的亚型都存在于人胚胎发育阶段，只有纤维原蛋白 1 主要存在于出生后阶段，这提示纤维原蛋白 2 和纤维原蛋白 3 在眼球发育早期起重要作用[4]。

这些蛋白相互作用。影响蛋白结构和功能的任何异常都会导致晶状体悬韧带异常，如导致晶状体脱位。相关内容将在后文讨论。

晶状体血管膜（TVL）是来源于玻璃体后动脉的血管网，其外侧有血管拱环的平行放射状的栅栏式的吻合支。TVL 参与晶状体的发育，在房水和前房尚未形成前，滋养晶状体。晶状体血管膜在孕期第 1 个月时开始形成，在第 2、3 个月时发育到最大，在第 4 个月时开始退行，在出生时基本消失[6]。持续存在的晶状体血管膜常在早产儿中看到，称为永存胚胎血管（PFV）。晶状体血管膜、玻璃体动脉和前部结构不退行都可导致一系列的发育异常。

晶状体发育异常

晶状体发育异常常在眼球发育异常中看到,包括:晶状体完全缺如(原发性无晶状体)、晶状体大小异常、形态异常、位置异常及透明度异常。

先天性无晶状体

先天性无晶状体非常罕见,且总伴有明显的眼前段/后段的发育异常。原发性先天性无晶状体(PCA)可在胚胎形成的前4周,由先天性风疹病毒及其他致畸病因导致。这些病因也常导致小眼畸形,和严重的眼前段和眼后段发育异常[7,8]。最近在一些PCA患者家系中发现常染色体隐性基因 *FOXE3* 突变[9]。继发性先天无晶状体是晶状体发育中破裂和自然吸收的结果,常与PFV等不太严重的眼部异常相关。

微小球型晶状体

微小球型晶状体是晶状体体积和直径都小于正常,外观呈球形的发育异常(图36.1)。该发育异常可独立出现,通常为 *LTBP2* 常染色体隐性基因突变导致的发育异常;也可以作为系统性异常的一部分存在,如Weill-Marchesani综合征(WMS)或同型胱氨酸尿症(高胱氨酸尿)(后文中将讨论)[10]。另外,微小球型晶状体在其他眼球发育异常中也可见到,如无虹膜征和Axenfeld-Rieger综合征[11]。通常伴发晶状体脱位和青光眼(图36.2)。

双倍晶状体

双倍晶状体是与角膜化生、葡萄膜缺损、角膜扁平相关的罕见异常[12]。发病原因可能是表皮外胚层的组织化生异常,抑制了正常晶状体板形成,导致出现多个晶状体泡。

晶状体缺损

晶状体缺损(图36.3)发生在晶状体悬韧带未发育的部位,晶状体边缘的扇贝样缺损处即悬韧带缺损的部位。孤立的晶状体缺损常单侧发病,与脉络膜视网膜缺损同时出现时常双侧发病。晶状体缺损也可以继发于先天性睫状体髓上皮瘤引起的悬韧带损伤[13]。缺损部位常常可看到局部晶状体混浊。

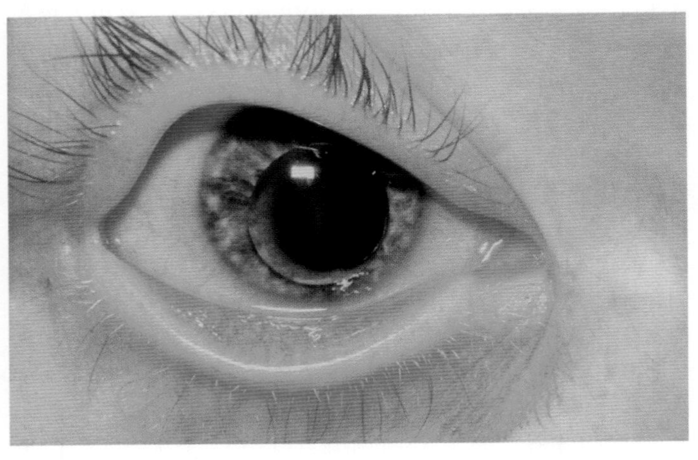

图36.1 Weill-Marchesani综合征。微小球形晶状体伴前脱位

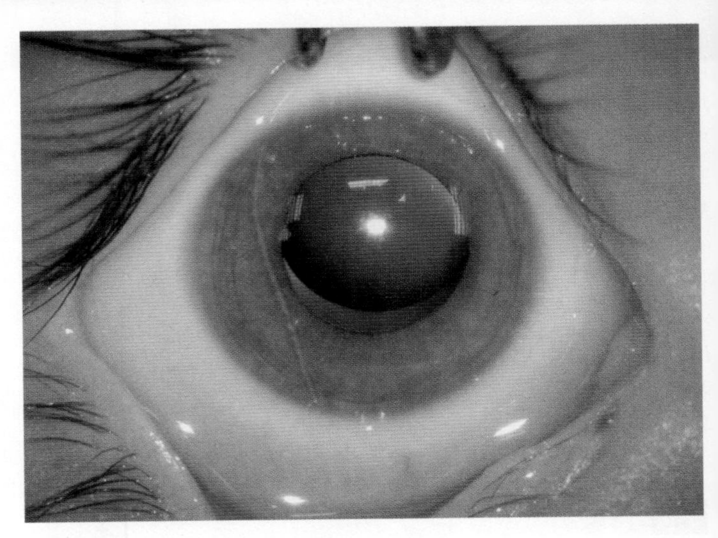

图36.2 Weill-Marchesani综合征。微小球形晶状体和晶状体向上半脱位

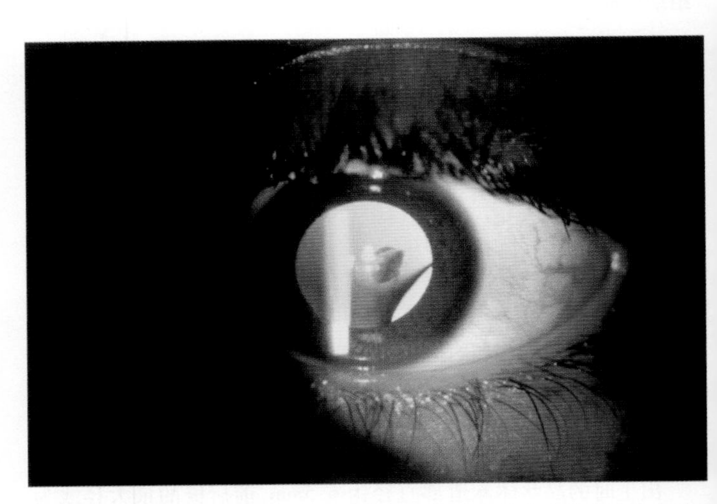

图36.3 晶状体缺损。注意邻近缺损部位的小的白内障(图片中为S. Day医生的患者)

圆锥形晶状体和球形晶状体

圆锥形晶状体(图36.4~图36.6)和球形晶状体是晶状体前后表面的发育异常。圆锥形晶状体是圆锥形病变,球形晶状体是球形病变。但两者在临床上常难以鉴别。文献报道两者之间有明显的重叠。因此,病变的部位,尤其前部或后部病变的位置,是比病变形态到底是圆锥形还是球形更重要的临床特征。总的来说,后表面异常比前表面异常更常见,而且所有的异常都是轴性的。晶状体中央的屈光不正比晶状体周边更容易引起近视,且引起的散光更大。

后部球形晶状体比圆锥形晶状体更常见,多为单侧[14]。绝大多数病例(95%)与系统异常或其他眼部异常无关。单侧病变常与基因异常无关,与之不同的是双侧病变多与X连锁性染色体相关或与常染色体显性基因突变相关[12],而且常伴发小角膜、Duane综合征和前部圆锥形晶状体。与病变相关的白内障可能与晶状体纤维机械牵拉有关。

后部圆锥形晶状体与后部球形晶状体类似，单侧病变罕与基因突变相关，同时可见永存玻璃体动脉（图 36.6）。双侧后部圆锥形晶状体常与潜在的基因突变有关，在很多先天性白内障的家系中已有描述，如 Down 综合征、Pai 综合征[15]和 Pierson 综合征[16]。它也可以表现为孤立的常染色体显性或 X 染色体连锁隐性遗传疾病的性状（图 36.4 和图 36.5）。

前部球形晶状体文献中少有报道，前部圆锥形晶状体的报道相对更多。这类病变多继发于晶状体前囊膜中心的异常变薄。约 90%的双侧病变与奥尔波特综合征（Alport syndrome，又称家族性出血性肾炎）有关，这是一种罕见的由于Ⅳ型胶原纤维异常引起的基底膜病变，其特点为进行性肾衰竭，神经感应性听力下降和眼部异常。奥尔波特综合征大多为 X 染色体相关（85%），常染色体隐性遗传（10%）或常染色体显性遗传（5%）相对较少。基因突变可以出现在三个不同染色体的 *COL4A1-6* 基因上，这些都是编码Ⅳ型胶原纤维的基因。X 染色体连锁的男性患者（*COL4A5* 基因）症状常更严重，而受累的女性常为轻度，肾功能正常或仅表现为显微镜下血尿。眼部异常包括：视网膜斑点状病变（85%）、周边部视网膜变薄、前部圆锥形晶状体（25%）、角膜混浊以及更罕见的后部多形性角膜营养不良和巨大黄斑裂孔[17]。

永存胚胎血管（PFV）

胚胎晶状体血管系统中的永存成分可引起永存瞳孔膜、晶状体前囊的星形膜状物、虹膜玻璃体血管、永存后部胚胎纤维血管膜、后部圆锥形晶状体、Mittendorff 斑（参见第 37 章）。

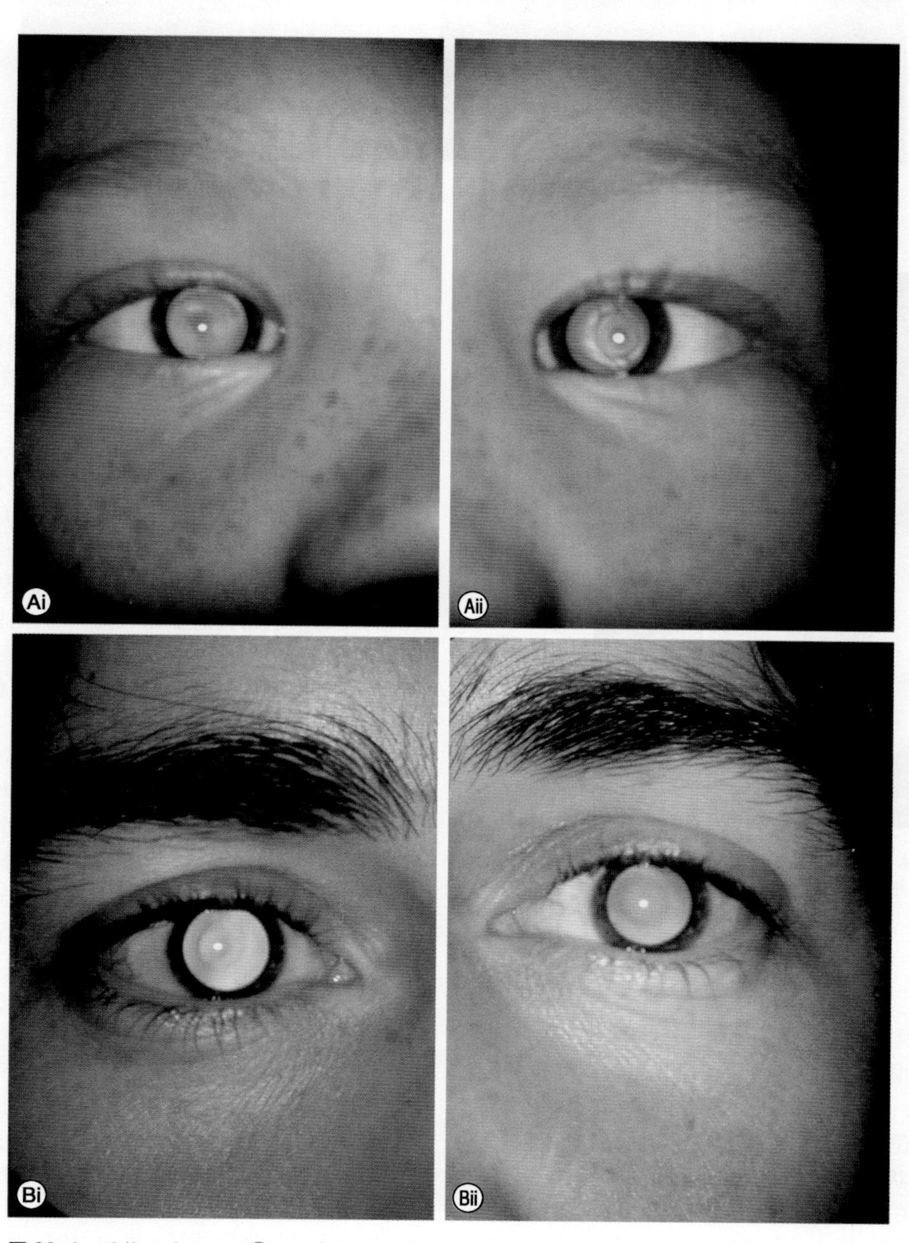

图 36.4 圆锥形晶状体。Ⓐ虽然在检影检查中看到的反射是一种动态现象，但在这里可以看到红色反射的均匀性的静态变化；Ⓑ图Ⓐ中患者的母亲。后部圆锥形晶状体在男孩中更常见，可能是 X 连锁的

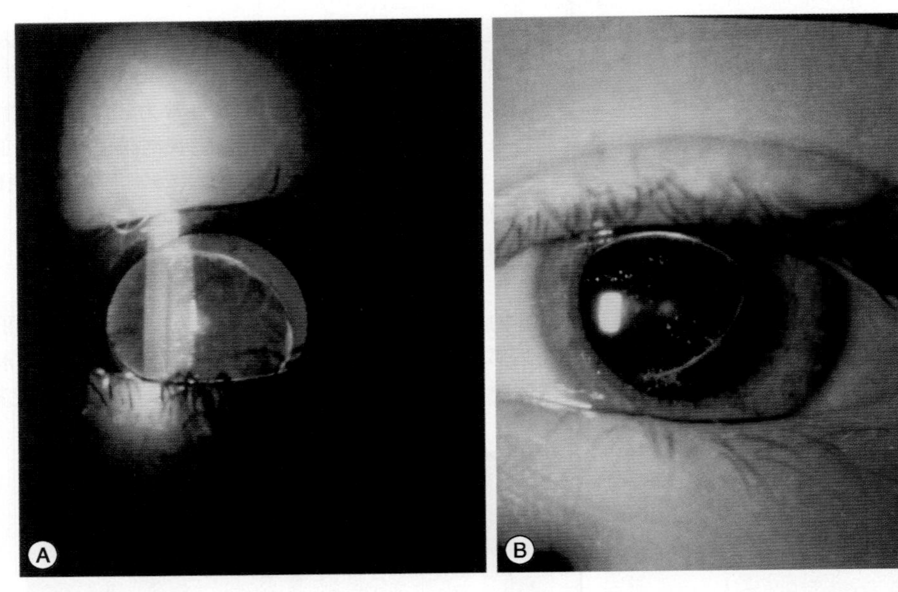

图 36.5　Ⓐ在健康女孩中发生的后伸的小圆锥形晶状体和形成的白内障；Ⓑ后照法拍出的手术照片的左侧显示后囊缺损（同一患者）

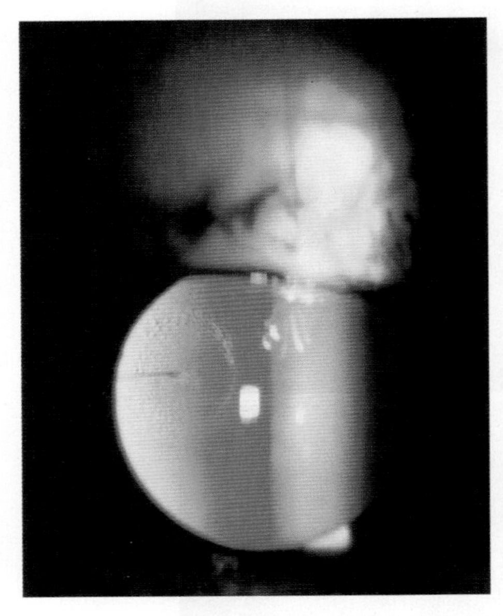

图 36.6　圆锥形晶状体区域位于晶状体后表面，伴有玻璃体残留物。持续性玻璃体残留物的存在表明其在发病机制中起重要作用

晶状体脱位

晶状体脱位或晶状体脱位最常见的原因是睫状小带中的富含纤维蛋白的微原纤维受损，影响其结构和功能。晶状体移位的范围可以是轻微的半脱位，也可以是由于大部分或全部悬韧带附着处断裂而导致的完全脱位。晶状体脱位首先会引起屈光不正，并常常导致视力下降。晶状体脱位最常见的原因包括马方综合征（Marfan syndrome）和相关的 1 型纤维蛋白病变、创伤、同型胱氨酸尿症和 Weill-Marchesani 综合征。晶状体半脱位或脱位，除了引起屈光不正，还可导致前房部分变浅、半脱位的晶状体进入前房以及青光眼。

马方综合征和 1 型纤维蛋白病

原纤维蛋白 1 基因（*FBN1*，ch：15）编码 FBN1 蛋白，FBN1 蛋白是微纤维和晶状体悬韧带的主要组成部分。如上所述，纤维蛋白糖蛋白包括 FBN1、FBN2 和 FBN3。FBN2 蛋白和新发现的 FBN3 蛋白对早期的眼球发育很重要，而 FBN1 蛋白是成熟晶状体悬韧带的主要组成部分。FBN1 蛋白与其他许多与晶状体脱位有关的蛋白密切相互作用，其中包括 ADAMTS10 蛋白、ADAMTS 样蛋白和转化生长因子 β 复合物。*FBN1* 基因突变导致结缔组织紊乱的马方综合征（Marfan syndrome，MFS），以及统称为 1 型纤维蛋白病症的一组相关的临床表型[18]。这些异常从严重的新生儿 MFS（通常在 2 岁时死亡）到孤立的"单纯性"晶状体脱位均有。常染色体显性遗传 Weill-Marchesani 综合征 2 型是由于一个家系中的 *FBN1* 突变而被描述。已经在 *FBN1* 基因中发现了 2 000 多个特有的突变，但是，除了与新生儿 MFS 相关的突变群集外，没有明确的基因型与表型相关性。MFS 的发病率约为 1∶10 000，是一种常染色体显性遗传病，尽管隐性遗传也曾有过少数的描述。诊断使用 Ghent 标准。该标准将主要临床表现与家族史和分子研究结果结合在一起。相关的骨骼异常包括高大身材（图 36.7）、蜘蛛样指（图 36.8）、胸壁畸形和脊柱侧凸。典型的心脏异常是主动脉根部扩张、二尖瓣脱垂和主动脉瘤。眼部表现包括 60%的脱位晶状体、轴性近视、角膜扁平、白内障、睫状肌和虹膜发育不全、开角型青光眼和斜视。MFS 中的晶状体可以在任何方向脱位，但最常见的是向上脱位（图 36.9）。脱位晶状体中悬韧带的纤维数量少、细并且拉长，而且直径也不规则[19]。MFS 中附着于晶状体囊膜的悬韧带纤维的插入方式和超微结构异常。纤维蛋白 1 合成减少和微纤维的蛋白降解解释了 MFS 中一些临床表现的可变性和偶尔呈现进行性[19]。

悬韧带纤维通常拉长（图 36.10），调节可能受到影响。在较大的儿童中，半脱位的进展相对少见。在我们的经验中，10 岁后的患儿很少需要手术干预。

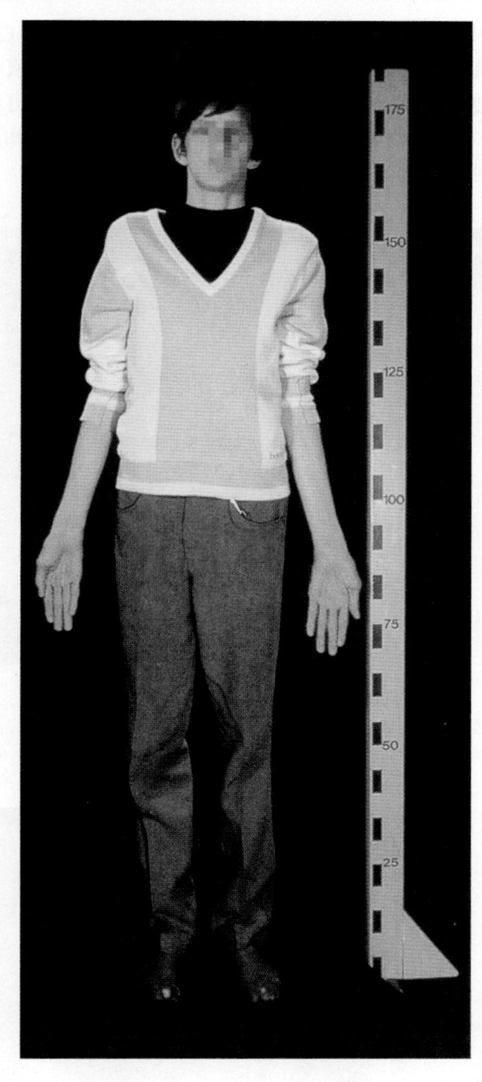

图 36.7 马方综合征。该病例 15 岁时身高 1.75 米，有很长的四肢、蜘蛛样指和漏斗胸

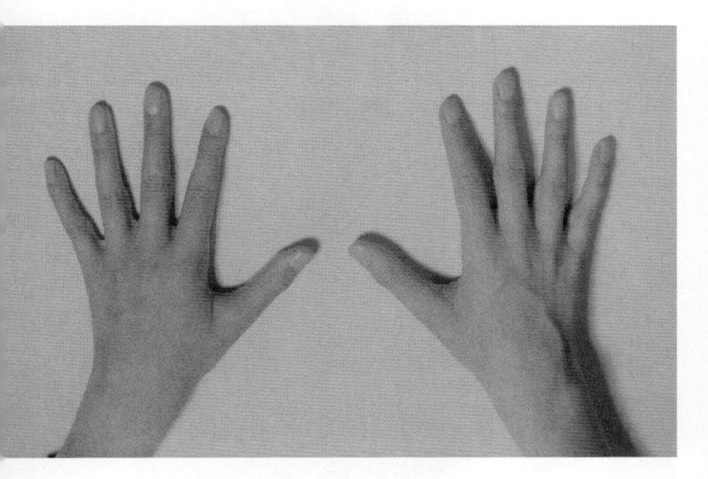

图 36.8 马方综合征(Marfan syndrome)。图示为患者的蜘蛛样指

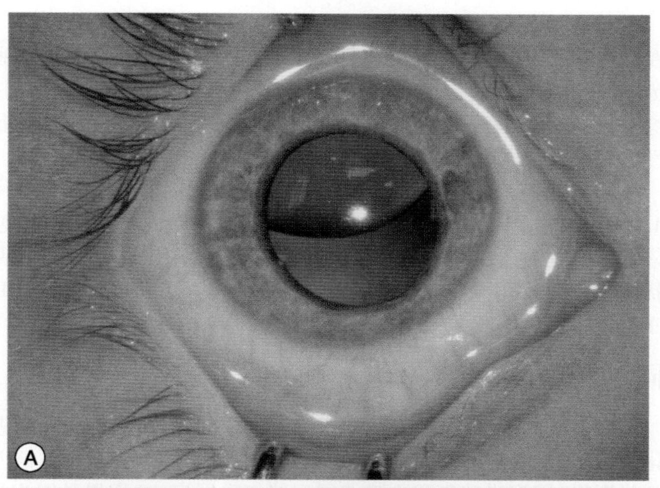

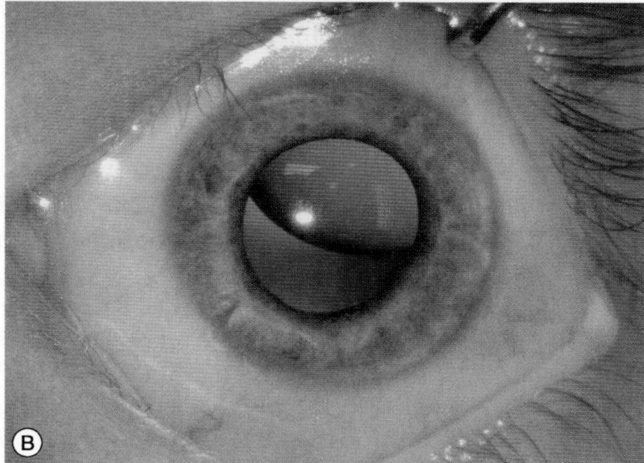

图 36.9 马方综合征(Marfan syndrome)。Ⓐ-Ⓑ同一儿童的右眼和左眼的晶状体向上半脱位

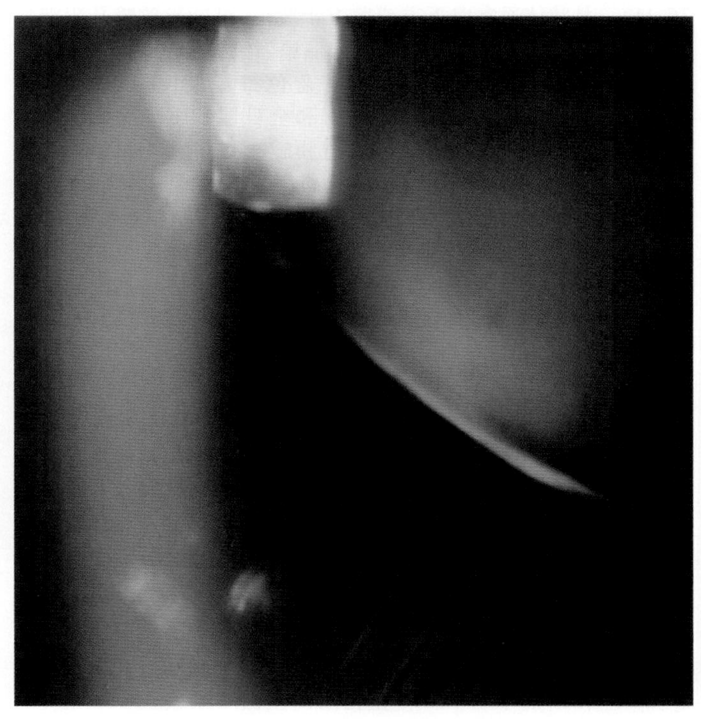

图 36.10 马方综合征(Marfan syndrome)。图示为悬韧带完整的晶状体脱位。左边的阴影是穿过角膜的裂隙光束(离焦)

TGFβR2 和 *TGFβR1* 基因的突变也被描述为 MFS 样疾病。在某些情况下，缺乏 MFS 的眼部表型，在 TGFβ 信号病理学中被称为 MFS 相关结缔组织疾病。*FBN2* 突变可导致 Beals 综合征。该综合征与 MFS 有许多重叠的临床特征，但重要的是缺乏眼部特征性表现，包括晶状体脱位。

同样，临床上也存在与另一种 FBN1 相互作用的蛋白基因——*ADAMTSL4* 基因。该基因突变引起的疾病与 *FBN1* 基因突变重叠。该基因突变常在明显的单独晶状体脱位[20]家系中发现，并已在晶状体脱位和瞳孔异位患者中被描述（ectopia lentis et pupillae，ELeP）[21]。

同型胱氨酸尿症

大多数同型半胱氨酸（蛋氨酸降解的中间化合物）被重新甲基化为蛋氨酸，通常不能在血浆或尿液中检测到。同型半胱氨酸及其代谢物（同型半胱氨酸血症或同型胱氨酸尿症）的积累是因为蛋氨酸代谢的三条相互关联的途径中的任何一条中断所引起的：

- 类型 1：缺乏胱硫醚-β-合成酶（CBS）；
- 类型 2：甲钴胺合成缺陷；
- 类型 3：亚甲基四氢叶酸还原酶异常。

同型半胱氨酸血症是一种比同型胱氨酸尿症更温和的临床病症，反映了血浆同型半胱氨酸水平的升高，与心血管疾病有关。该病症可能发生在没有同型胱氨酸尿症的情况下，可能由遗传易感性±环境因素引起。

1 型同型胱氨酸尿症是蛋氨酸代谢中最常见的先天缺陷，是一种常染色体隐性遗传病。它发生在 1∶500 000～1∶300 000 的活产新生儿中。这在爱尔兰更为常见，那里的发病率为 1∶52 000。受影响的个体在出生时是正常的，但在儿童早期可能表现出神经发育迟缓，不能正常健康成长。晶状体脱位发生较晚，伴随着骨质疏松症、癫痫发作、精神疾病和血栓栓塞现象。然而，诊断延迟是常见的。如果未经治疗，90%的人会发展为进行性晶状体脱位[22]。脱位晶状体患者的裂隙灯检查显示悬韧带断裂和缠结（图 36.11）。晶状体通常向下方或前方半脱位，可能导致瞳孔阻滞性青光眼（图 36.12）。同型胱氨酸尿症患者通常身材高大，四肢细长，蜘蛛指。他们有白皙的肤色，蓝色虹膜，且颧部潮红（图 36.13）。脊柱后凸、漏斗胸、高弓腭和全身性骨质疏松症也很常见。其他眼科特征包括变性近视、虹膜震颤、白内障、虹膜萎缩、视网膜脱离、视网膜中央动脉阻塞、视神经萎缩、前部葡萄肿和角膜混浊[23]。早期诊断和治疗能显著改善眼科和非眼科疾病的预后[24]。麻醉会因血栓栓塞事件而复杂化。晶状体脱位和瞳孔阻滞性青光眼是常见的手术适应证[23]。许多国家通过足跟采血检测这种疾病，因此婴儿时期出现新的、未确诊的症状比较罕见。

Weill-Marchesani 综合征

Weill-Marchesani 综合征（WMS）是一种罕见的系统性结缔组织疾病。特征包括：微小球形晶状体、晶状体脱位、晶状体性近视和青光眼，伴有矮小身材、短指和关节僵硬。晶状体通常脱位到前房，引起瞳孔阻滞性青光眼。老年前期玻璃体液化[25]也有报告。WMS 通常是一种常染色体隐性疾病，可由 *ADAMTS10* 基因的突变引起[26]。常染色体显性 WMS 在 *FBN1* 基因突变（可以更常见地导致 MFS）的家系中也曾被发现并描述。WMS 样综合征也被描述为与 15 号染色体上 *ADAMTS17* 基因的突变有关[27]。ADAMTS10 和 ADAMTS17 属于 ADAMTS 蛋白酶的蛋白质家族。一个相关的蛋白质家族，ADAMTS 样的蛋白质，包括 ADAMTSL4 蛋白质，其基因在一些单独的常染色体隐性晶状体脱位和 ELeP 的家系中被发现发生突变。再次，这些疾病和 MFS 之间的临床重叠可以通过与 FBN1、TGFβ 复合物、ADAMTS 和 ADAMTS 样蛋白等已知蛋白质间的相互作用来解释。

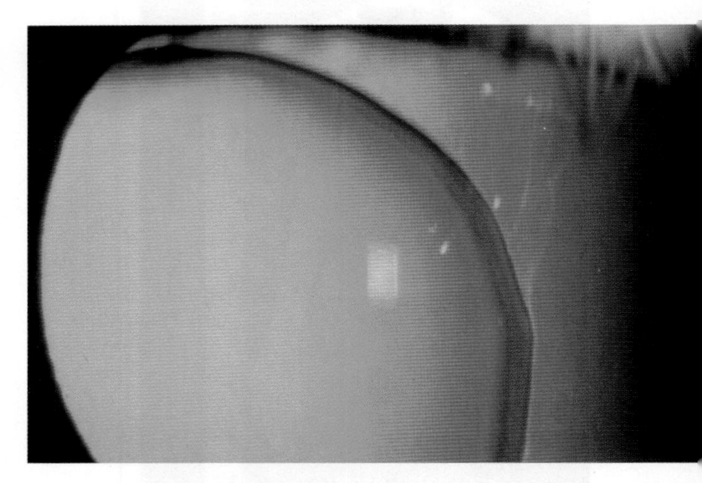

图 36.11　同型胱氨酸尿症。晶状体向下脱位，悬韧带断裂，且短而卷曲。在同型胱氨酸尿症中，悬韧带倾向于在其中心部分破裂，并在晶状体附近卷曲起来

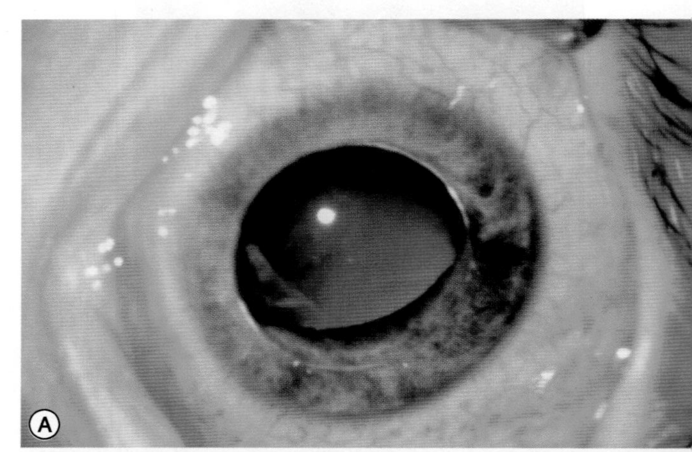

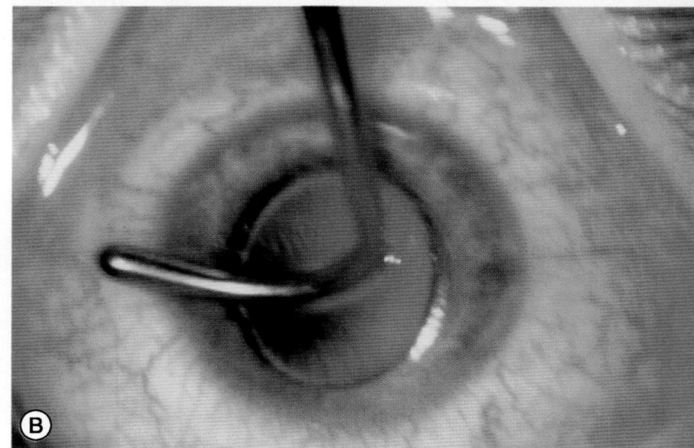

图 36.12　同型胱氨酸尿症。Ⓐ晶状体向前/下脱位，在瞳孔区阻滞；Ⓑ同型胱氨酸尿症伴前脱位和青光眼。在局部麻醉下用斜视钩将晶状体复位

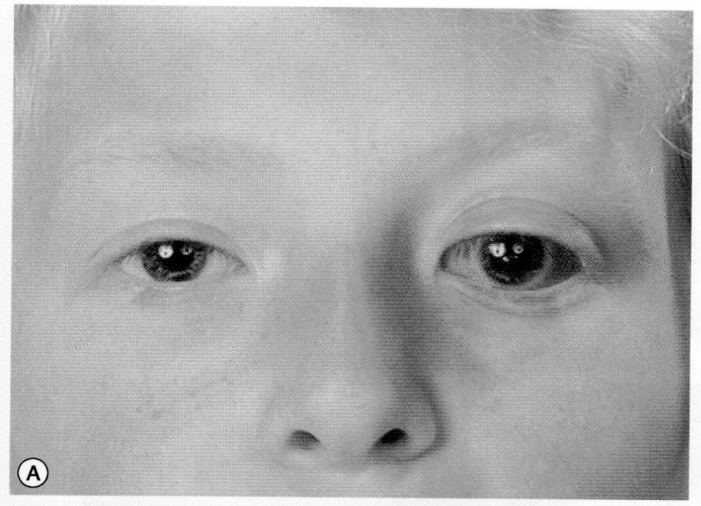

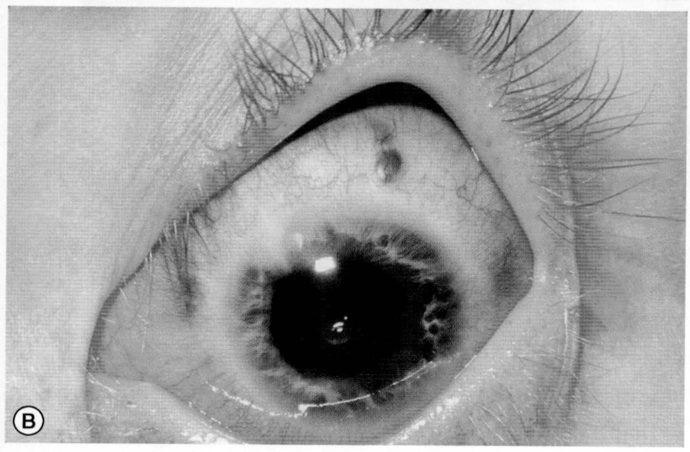

图 36.13 同型胱氨酸尿症。Ⓐ金发男孩在未诊断晶状体前脱位前患有慢性青光眼；Ⓑ尽管年龄较大，但男孩左眼已经变成了牛眼

晶状体脱位合并瞳孔异位

晶状体脱位合并瞳孔异位（ELeP）是一种罕见病症，通常表现为常染色体隐性遗传模式，尽管显性家系也曾有报道[21]。ELeP 与常染色体隐性晶状体脱位密切相关。晶状体脱位和瞳孔异位发生在相反方向，导致出现椭圆形或狭缝形状的瞳孔。瞳孔扩张不良、轴性近视、青光眼、巨大角膜和虹膜透光缺陷也在该病中被描述。在组织切片和超声生物显微镜上均观察到虹膜后部的膜形成，表明 ELeP 的发病机制可能是这种膜结构与同时存在的悬韧带破坏引起的机械力束缚瞳孔所致[21]。在一些晶状体脱位和瞳孔异位家系和一些常染色体隐性晶状体脱位的家系中，曾检测出 *ADAMTSL4* 基因的突变。

无虹膜（参见第 33 章）和先天性青光眼（参见第 38 章）

无虹膜很少并发晶状体脱位。无虹膜可能继发于相关的晚期婴儿青光眼和牛眼。斯德奇-韦伯综合征（Sturge-Weber syndrome）可能通过相同的机制导致继发性晶状体脱位。

巨大角膜

不伴有眼压增高的，与巨大角膜相关的晶状体脱位（常为下方脱位）已有描述，可同时合并白内障[28]。

埃勒斯-当洛斯综合征

在埃勒斯-当洛斯综合征（Ehlers-Danlos syndrome）中，脱位晶状体很少伴发高度近视。

外伤

眼外伤可能导致悬韧带损伤和晶状体脱位[29]。这种损伤很少由非意外伤害引起。

亚硫酸盐氧化酶缺乏症和钼辅助因子缺乏症

这些相关疾病是由罕见的常染色体隐性遗传的先天亚硫酸盐代谢异常所致。在新生儿中，存在癫痫发作和异常语调。严重的神经发育迟缓和晶状体脱位时应考虑诊断该病。患病儿童通常在儿童早期死亡[30]。

黄嘌呤氧化酶缺乏症

这是一种非常罕见的导致晶状体脱位的原因，与低血清尿酸水平有关。

晶状体脱位的治疗

眼科医生对晶状体脱位眼的主要治疗目的是恢复视觉功能，避免或治疗弱视，采用合适的方案处理青光眼等相关并发症。许多儿童所需要的是用简单的光学措施矫正获得性近视/散光。然而，在不对称（或单侧）晶状体脱位时，为避免双眼不等视发生，使用角膜接触镜可能是必要的治疗手段。如果晶状体广泛半脱位，可以尝试矫正瞳孔区无晶状体引起的屈光不正。然而，在大多数情况下，这种程度的半脱位会导致明显的晶状体边缘效应及前房部分变浅，并可能导致青光眼。

尽管保守治疗效果良好，但晶状体脱位患者中仍有高达 50% 患有双侧屈光不正性弱视[31]。这在晶状体边缘邻近瞳孔中心但视轴区仍有晶状体时更为明显。在这种情况下轴性高度近视很常见，可能继发于弱视[32]。据推测，早期进行晶状体手术可以减少轴性近视和随之而来的视网膜脱离等风险的发生。晶状体向后方脱位可以保守处理，但应该定期监测。如出现青光眼、葡萄膜炎或视网膜变性等，则是晶状体玻璃体切除手术的指征。在同型胱氨酸尿症中，晶状体最有可能向前脱位，通常会引起瞳孔阻滞性青光眼。晶状体复位可以在瞳孔扩张后进行，方法是令患者处于仰卧位，利用重力使晶状体回到瞳孔的后方。此外，可以使用斜视钩对角膜施加机械压力。晶状体复位后可以做缩瞳处理（图 36.12B），但这可能引起一定程度的角膜内皮损伤。

在角膜缘或平坦部入路行显微外科技术进行晶状体切除术，治疗晶状体脱位的效果通常很好[32,33]。如果采用角膜缘入路，玻璃体切割头应从晶状体半脱位范围最大的区域进入（图 36.14）。在完成囊膜切除术和前部玻璃体切割术之前，从囊袋内抽吸晶状体皮质，确保晶状体皮质不会坠入到玻璃体腔中。在使用玻璃体切割器械进行晶状体切割术之前，视网膜脱离是很常见的并发症，现在已很少见[34]。许多眼科中心现在使用 23G 技术。对许多儿童来说，后续无晶状体患者使用角膜接触镜或框架眼镜矫正很有效，而且相对简单。在一项大型研究中，大约 90% 的晶状体脱位眼在晶状体切除术后的最佳矫正视力能够获得 2 行或更多的 Snellen 视力的改善[34]。

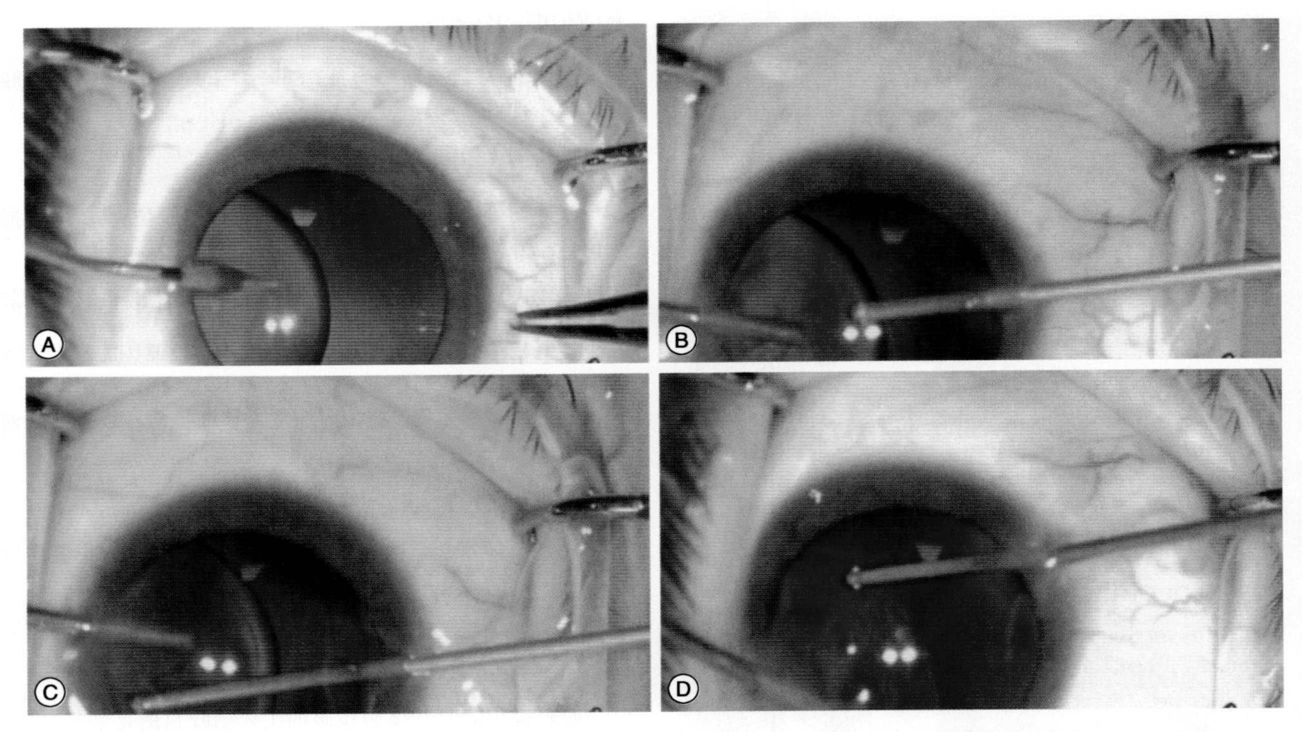

图 36.14 马方综合征(Marfan syndrome)患者的晶状体手术。Ⓐ使用 23G 穿刺刀切开角膜并刺穿晶状体囊膜;Ⓑ在使用微型撕囊钳和双手技术完成小的前部连续环形撕囊(CCC)后,将 23G 切割器插入晶状体;Ⓒ所有人工晶状体材料都是疏水的;Ⓓ使用 23G 玻璃体切割头清除囊袋内的残留物,并进行小的前部玻璃体切除手术

YAG 激光悬韧带消融术是将晶状体边缘移出瞳孔轴的一种替代技术,后续可进行无晶状体眼的光学矫正[35]。但是现在很少使用这种技术。

使用人工晶状体(IOL)治疗脱位晶状体切除术后的无晶状体眼一直有争议。技术包括巩膜固定人工晶状体、爪形虹膜夹持人工晶状体、夹形虹膜夹持人工晶状体以及利用囊膜锚定装置或缝合 CTR 的"囊袋内"手术[36-39]。已报道的相关并发症包括角膜内皮细胞丢失(在一项研究中术后早期平均 14%)、缝合线断裂和/或人工晶状体偏位(一项研究在几年内随访发现有 33%的发生率)和"囊袋内"手术后视轴区囊袋混浊需要手术(一些研究中有 70%的病例)。大多数晶状体脱位治疗中使用人工晶状体的技术的研究几乎没有长期的研究数据,并且倾向于报道与使用角膜接触镜矫正无晶状体眼的非劣性,而非有更好的视觉效果。

然而,近年来,放置在前部的爪形虹膜夹持人工晶状体越来越受欢迎。在儿童患者中诸多研究数据显示出良好的结果,有研究对小样本的病例进行了超过 10 年的随访[37,40,41]。需要取出或再固定的并发症虽然有发生,但很少见。爪形虹膜夹持人工晶状体在眼外伤后的儿童和无晶状体成人中的使用已有较完善的描述,但在非外伤性晶状体脱位手术后的儿童中没有大型的长期病例系列研究的报道。对已有异常的儿童,人们对使用人工晶状体存在远期引起内皮细胞损伤的担忧。加上缺乏适合儿童的角膜内皮镜检查,限制了这些人工晶状体在儿童患者中的更广泛使用。试图将远期角膜内皮损伤降至最低的爪形虹膜夹持人工晶状体的后固定已有报道[42],但这种方法在技术上可能更具挑战性,并且可能引起虹膜色素细胞丢失,因此很少用于儿童。

考虑到晶状体脱位儿童的异常眼部形态,加上缺乏大样本的长期病例系列报道,以及已报道的人工晶状体相关的并发症,许多儿科眼外科医生倾向于继续使用传统的金标准方法,即角膜接触镜和框架眼镜,来处理儿童晶状体脱位经过晶状体切除手术后的无晶状体眼状态。然而,现在手术中一期或二期植入爪形虹膜夹持型人工晶状体的操作,在一些眼科中心是被广泛接受的技术,并在其他眼科中心得以普及。

(畅立斌 译)

参考文献

1. Hendrix RW, Zwaan J. Changes in the glycoprotein concentration of the extracellular matrix between lens and optic vesicle associated with early lens differentiation. Differentiation 1974; 2: 357–62.
2. Garcia-Porrero JA, Colvee E, Ojeda JL. The mechanisms of cell death and phagocytosis in the early chick lens morphogenesis: a scanning electron microscopy and cytochemical approach. Anat Rec 1984; 208: 123–36.
3. Coulombre JL, Coulombre AJ. Lens development. IV. Size, shape, and orientation. Invest Ophthalmol 1969; 8: 251–7.
4. Hubmacher D, Reinhardt DP, Plesec T, et al. Human eye development is characterized by coordinated expression of fibrillin isoforms. Invest Ophthalmol Vis Sci 2014; 55: 7934–44.
5. Sengle G, Sakai LY. The fibrillin microfibril scaffold: A niche for growth factors and mechanosensation? Matrix Biol 2015; 47: 3–12.
6. Goldberg MF. Persistent fetal vasculature (PFV): an integrated interpretation of signs and symptoms associated with persistent hyperplastic primary vitreous (PHPV). LIV Edward Jackson Memorial Lecture. Am J Ophthalmol 1997; 124: 587–626.
7. Johnson BL, Cheng KP. Congenital aphakia: a clinicopathologic report of three cases. J Pediatr Ophthalmol Strabismus 1997; 34: 35–9.
8. Valleix S, Niel F, Nedelec B, et al. Homozygous nonsense mutation in the FOXE3 gene as a cause of congenital primary aphakia in humans. Am J Hum Genet 2006; 79: 358–64.
9. Kumar A, Duvvari MR, Prabhakaran VC, et al. A homozygous mutation in LTBP2 causes isolated microspherophakia. Hum Genet 2010; 128: 365–71.

10. Muralidhar R, Ankush K, Vijayalakshmi P, George VP. Visual outcome and incidence of glaucoma in patients with microspherophakia. Eye (Lond) 2015; 29: 350–5.
11. Rastogi A, Goel S, Kaur S, Vardhan P. Microspherophakia associated with Axenfeld-Rieger syndrome. J AAPOS 2010; 14: 364–6.
12. Gibbs ML, Jacobs M, Wilkie AO, Taylor D. Posterior lenticonus: clinical patterns and genetics. J Pediatr Ophthalmol Strabismus 1993; 30: 171–5.
13. Singh A, Singh AD, Shields CL, Shields JA. Iris neovascularization in children as a manifestation of underlying medulloepithelioma. J Pediatr Ophthalmol Strabismus 2001; 38: 224–8.
14. Crouch ER Jr, Parks MM. Management of posterior lenticonus complicated by unilateral cataract. Am J Ophthalmol 1978; 85: 503–8.
15. Lederer D, Wilson B, Lefesvre P, et al. Atypical findings in three patients with Pai syndrome and literature review. Am J Med Genet A 2012; 158A: 2899–904.
16. Bredrup C, Matejas V, Barrow M, et al. Ophthalmological aspects of Pierson syndrome. Am J Ophthalmol 2008; 146: 602–11.
17. Savige J, Sheth S, Leys A, et al. Ocular features in Alport syndrome: pathogenesis and clinical significance. Clin J Am Soc Nephrol 2015; 10: 703–9.
18. Fuchs J. Marfan syndrome and other systemic disorders with congenital ectopia lentis. A Danish national survey. Acta Paediatr 1997; 86: 947–52.
19. Ashworth JL, Kielty CM, McLeod D. Fibrillin and the eye. Br J Ophthalmol 2000; 84: 1312–17.
20. Neuhann TM, Stegerer A, Riess A, et al. ADAMTSL4-associated isolated ectopia lentis: Further patients, novel mutations and a detailed phenotype description. Am J Med Genet A 2015.
21. Byles DB, Nischal KK, Cheng H. Ectopia lentis et pupillae. A hypothesis revisited. Ophthalmology 1998; 105: 1331–6.
22. Cross HE, Jensen AD. Ocular manifestations in the Marfan syndrome and homocystinuria. Am J Ophthalmol 1973; 75: 405–20.
23. Harrison DA, Mullaney PB, Mesfer SA, et al. Management of ophthalmic complications of homocystinuria. Ophthalmology 1998; 105: 1886–90.
24. Yap S, Rushe H, Howard PM, Naughten ER. The intellectual abilities of early-treated individuals with pyridoxine-nonresponsive homocystinuria due to cystathionine beta-synthase deficiency. J Inherit Metab Dis 2001; 24: 437–47.
25. Evereklioglu C, Hepsen IF, Er H. Weill-Marchesani syndrome in three generations. Eye (Lond) 1999; 13(Pt 6): 773–7.
26. Dagoneau N, Benoist-Lasselin C, Huber C, et al. ADAMTS10 mutations in autosomal recessive Weill-Marchesani syndrome. Am J Hum Genet 2004; 75: 801–6.
27. Morales J, Al-Sharif L, Khalil DS, et al. Homozygous mutations in ADAMTS10 and ADAMTS17 cause lenticular myopia, ectopia lentis, glaucoma, spherophakia, and short stature. Am J Hum Genet 2009; 85: 558–68.
28. Saatci AO, Soylev M, Kavukcu S, et al. Bilateral megalocornea with unilateral lens subluxation. Ophthalmic Genet 1997; 18: 35–8.
29. Jarrett WH II. Dislocation of the lens. A study of 166 hospitalized cases. Arch Ophthalmol 1967; 78: 289–96.
30. Edwards MC, Johnson JL, Marriage B, et al. Isolated sulfite oxidase deficiency: review of two cases in one family. Ophthalmology 1999; 106: 1957–61.

第 37 章

儿童白内障

Scott R Lambert

章节目录

发病率

白内障，即晶状体混浊，已成为全世界儿童面临的一个重要问题。其发病率虽有地区差异，但在英国，儿童白内障的校正后累积发病率可以从 1 岁时的 2.49/10 000 增长至 15 岁时的 3.46/10 000[1]。双眼白内障较单眼更为常见。

发现

由于单眼或双眼白内障都可引起视觉剥夺，所以需要早期发现和转诊才能进行成功的治疗。在婴儿室或健康儿童体检中，可使用直接检眼镜来评估眼底的红光反射。一旦发现异常，需要将患儿转诊给眼科医师。有时可能需要进行散瞳检查才能发现一些不完全的白内障。

单眼白内障严重的患儿常表现为斜视和重度弱视。然而，单眼白内障一般不影响视觉行为，因此，家长可能觉察不到这个问题。相反，致密的双眼白内障常常伴随有严重的视觉行为障碍（图 37.1）。而且，一旦发生眼球震颤，尽管通过及时治疗视力可能会好转，但预后也将很差[2]。

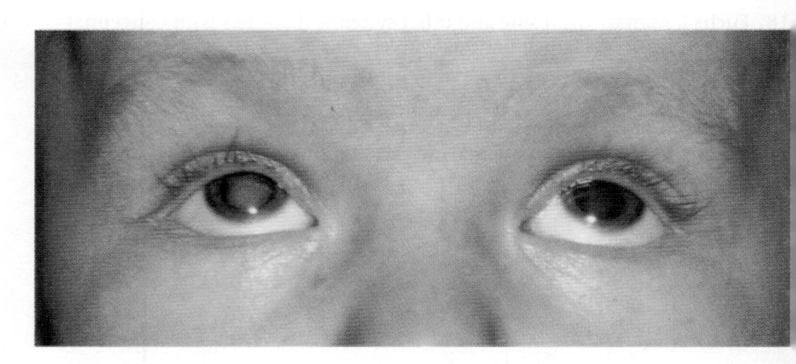

图 37.1　核性白内障。该 4 岁患儿表现为眼球震颤和双眼核性白内障。家长注意到他喜欢盯着房间的灯光看。经过双侧晶状体切除术及接触镜矫正后，患儿眼球震颤得到改善。经过长期随访，他的最佳矫正视力在双眼同时检测时可以达到 0.8，但由于隐性眼球震颤，单眼视力只能达到 0.4

形态学

白内障的形态可以为患儿的发病年龄和视力预后提供重要的线索，并有助于了解白内障的病因。尽可能完善裂隙灯检查，这对于确定白内障的形态非常有意义。此外，还可以在术中对白内障的形态进一步细分[3]。形态学主要取决于白内障病程和病变性质及晶状体的解剖结构（框 37.1）。

框 37.1

婴幼儿白内障的形态学分类

前极性白内障　前囊中央混浊

核性白内障　混浊的晶状体物质位于前后“Y”字缝之间，可以延伸到周边（尤其是后部）皮质，经常和后囊膜斑块有关

绕核性白内障　前皮质和/或后皮质混浊，不累及晶状体核

永存胚胎血管　符合下列一条或多条：

晶状体后膜状物伴/不伴可见的血管、明显/不明显的永存玻璃体血管、拉长的睫状突

后极性白内障　后囊混浊，常伴有邻近的皮质混浊

后部球形晶状体　后囊向后部弯曲伴/不伴先前的后囊缺损

全白内障　晶状体全白

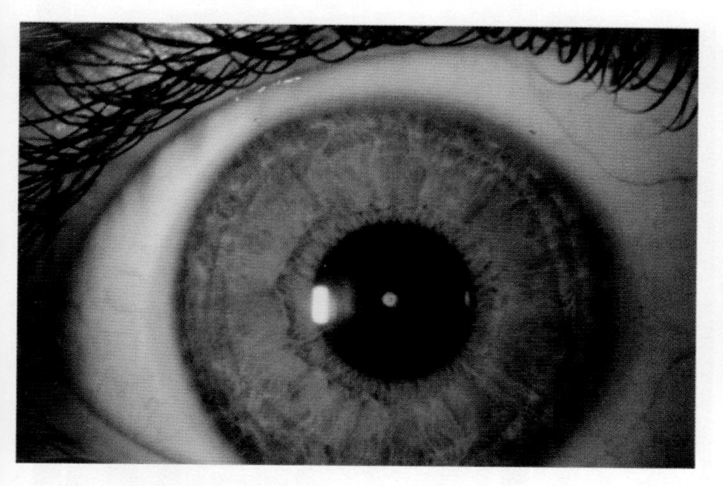

图 37.2 前极性白内障。小的前极性白内障通常造成轻度的视觉剥夺,但也可以引起屈光参差性弱视

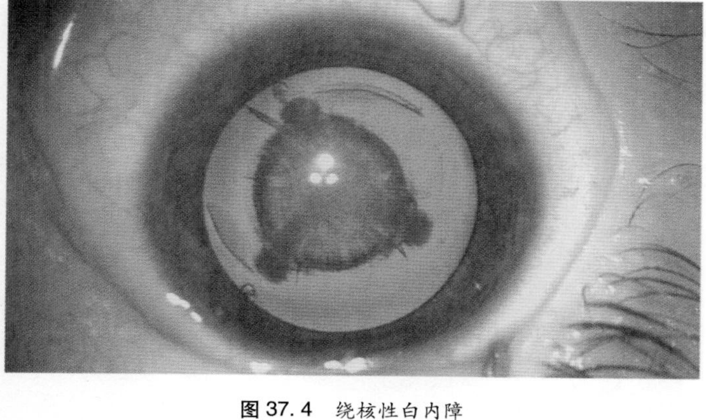

图 37.4 绕核性白内障

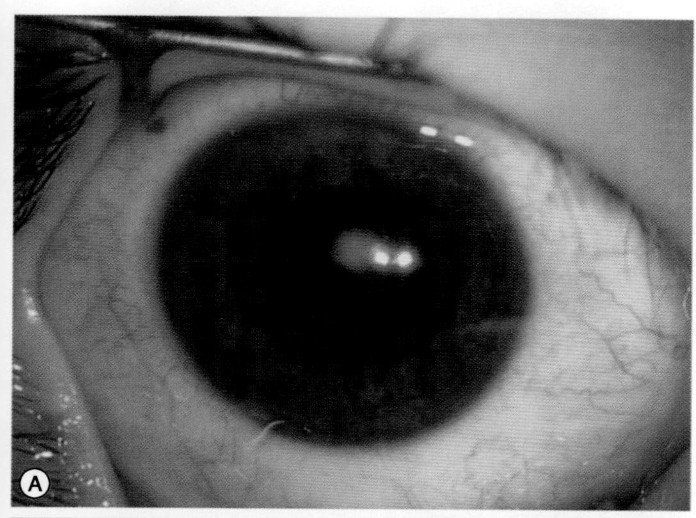

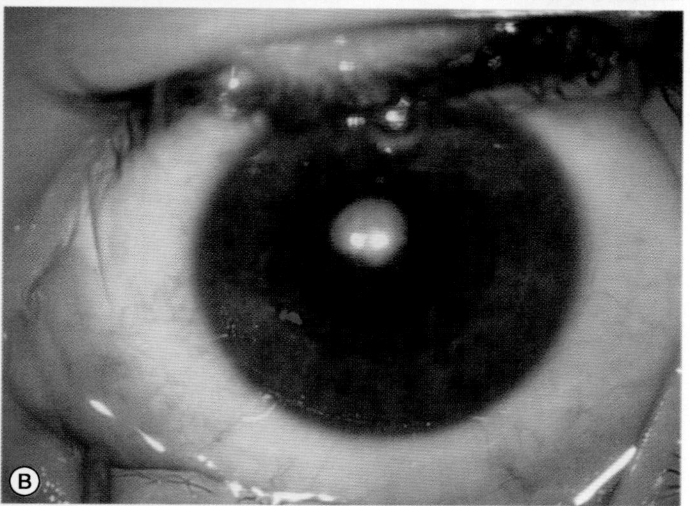

图 37.3 前极性白内障。Ⓐ-Ⓑ患儿的右眼及左眼的外观照。该患儿的母亲、姐姐和哥哥都患有双眼前极性白内障

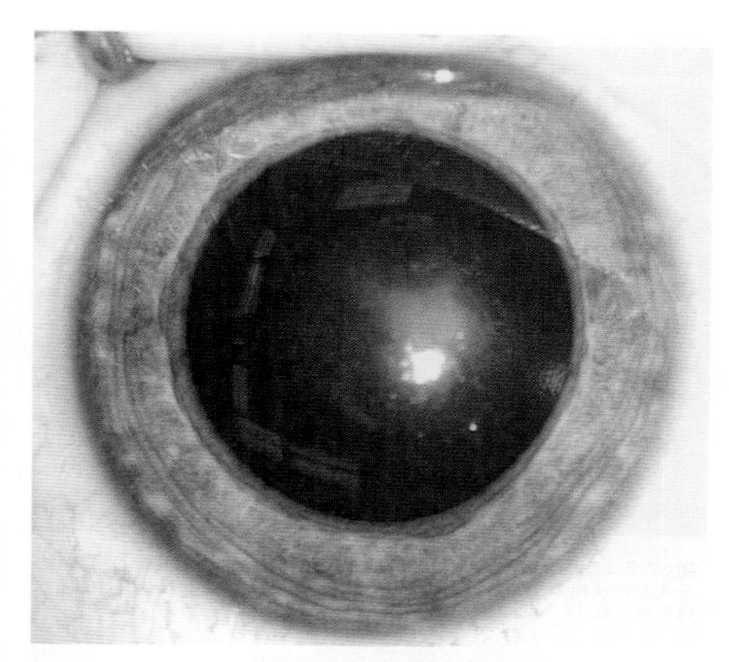

图 37.5 后部球形晶状体

某些类型的白内障比其他类型的预后要好。比如,前极性白内障(图 37.2 和图 37.3)、绕核性白内障(图 37.4)和后部球形白内障(图 37.5 和图 37.6)的病例视力预后较好,而核性白内障(图 37.7)及后极性白内障(图 37.8)则预后较差[4]。后天获得性白内障通常较先天性白内障视力预后更好。

特定类型的白内障通常和其他的眼部异常相关。比如,核性白内障经常和小眼畸形相关(图 37.7),而前极性白内障(图 37.2 和图 37.3)则常和散光相关。如男性婴儿发生部分吸收的白内障,常提示 Lowe 综合征或 Hallermann-Streiff-François 综合征(图 37.9)。此外,Stickler 综合征和 Conradi 综合征常合并有楔形或节段性白内障(图 37.10),可能是 X 染色体失活所导致的。

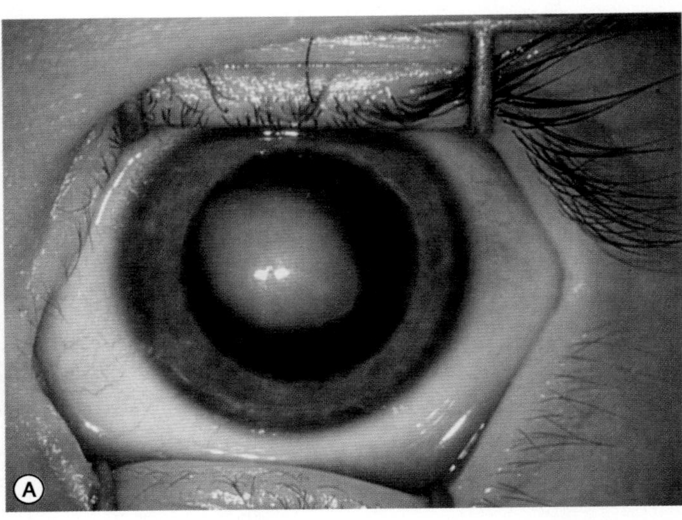

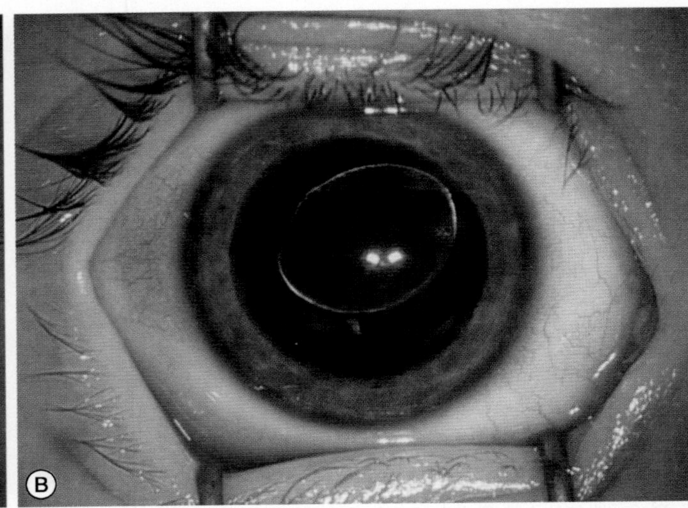

图 37.6 双眼后部球形晶状体。该 8 月龄的患儿表现为双眼球形晶状体。Ⓐ左眼球形晶状前伴有致密的白内障；Ⓑ右眼球形晶状前的皮质仍保持透明

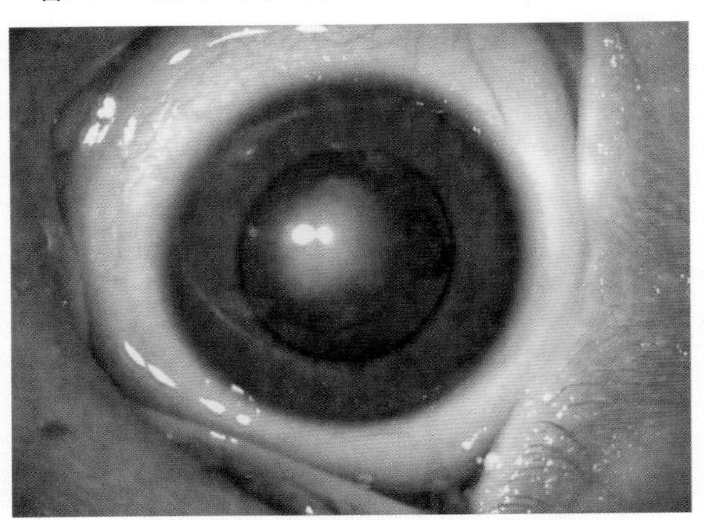

图 37.7 核性白内障。该患儿在出生后的第 4 周接受了右眼晶状体切除及前部玻璃体切割术。左眼晶状体正常。双眼角膜直径均为 10mm，但是与左眼 17.32mm 的眼轴长度相比，右眼眼轴仅为 15.74mm

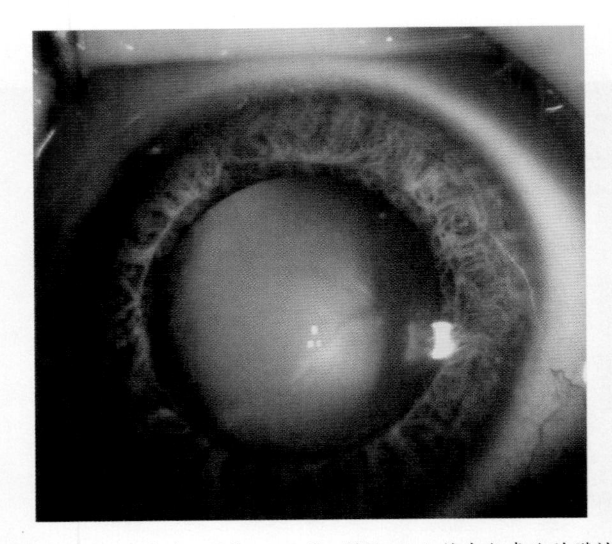

图 37.9 膜性白内障。Hallermann-Streiff-François 综合征患儿的膜性白内障部分吸收

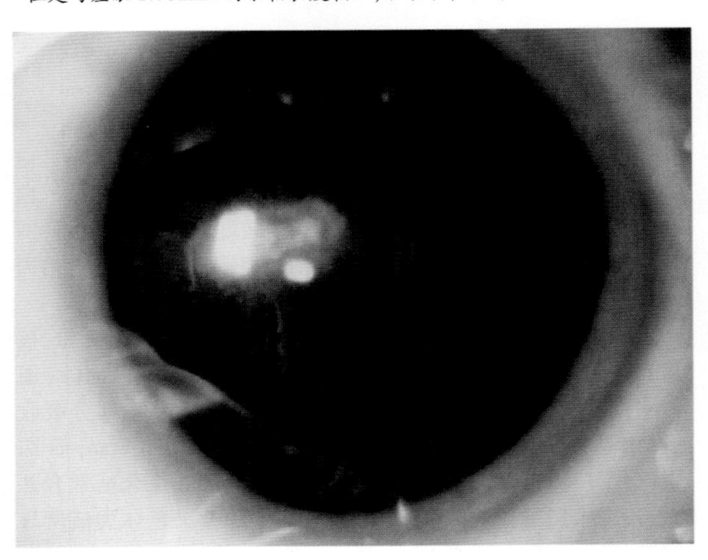

图 37.8 后极性白内障。该 4 岁患儿在学前视力筛查中测得左眼视力为 0.2，遮盖治疗后视力提高至 0.5。白内障摘除联合人工晶状体植入术后视力进一步提高到 0.8

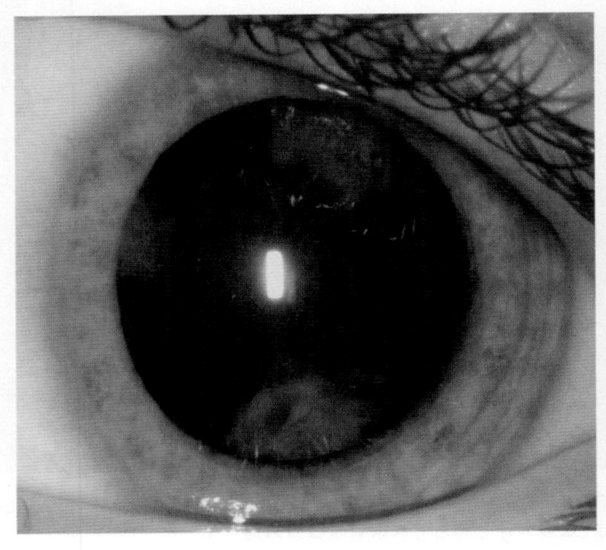

图 37.10 楔形白内障。自闭症患儿的周边楔形白内障。Stickler 综合征的患儿也会发生类似形态的白内障

永存胚胎血管

“永存胚胎血管(PFV)”这一名词描述了一系列眼部异常,其中包括小眼畸形伴晶状体后斑块(图37.11),合并虹膜及晶状体囊膜表面的异常血管、浅前房以及睫状突伸长[5]。少数情况下,这类患者可能会表现为血管化的瞳孔膜、小瞳孔以及前极性白内障(图37.12)[6]。PFV几乎全都是单侧的。随时间延长,有些晶状

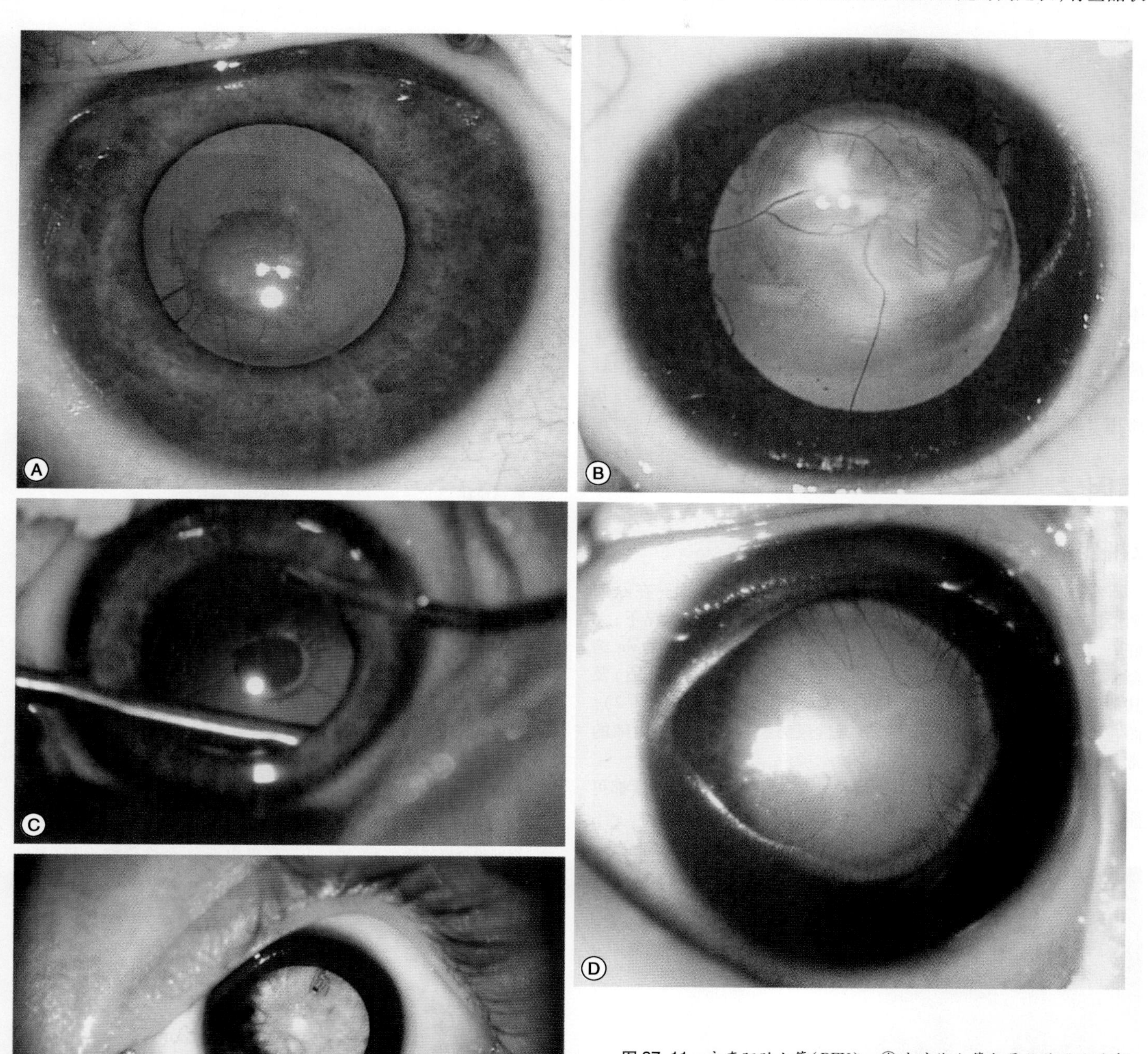

图37.11　永存胚胎血管(PFV)。Ⓐ玻璃体血管与晶状体后斑块相连的轻度PFV;Ⓑ轻度PFV伴明显的虹膜玻璃体血管及晶状体后的巨大斑块;Ⓒ晶状体后的纤维血管斑块伴“血湖”,代表了PFV患眼中央的低流量分流;ⒹPFV伴有致密白内障及发夹环;Ⓔ严重PFV伴有鼻侧睫状突伸长及致密白内障

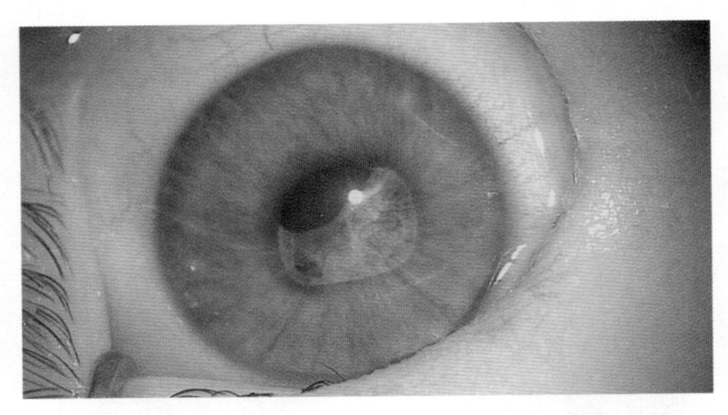

图 37.12　前部永存胚胎血管。该婴儿表现为小瞳孔伴血管化的瞳孔膜和明显的虹膜玻璃体血管

体可能会突然吸收或变膨胀，并伴有前房消失及青光眼。眼底后极部通常是正常的，但玻璃体残留的纤维组织可能会收缩，导致视盘周围组织变形或牵拉性视网膜脱离。在有些病例中，晶状体后斑块可与周边部视网膜相粘连，可能需要视网膜切开术将两者分离开。

病因学

双眼白内障

约有 50%的双眼先天性白内障可以找到明确病因。在欧洲和美国，常染色体显性遗传性白内障最为常见。少数情况下，无虹膜（图 37.13）、21 三体综合征（图 37.14～图 37.16）、Lowe 综合征（图 37.17）、Hallermann-Streiff-François 综合征（图 37.18）及其他的一些眼部疾患或综合征也可能和白内障有关（框 37.2）。而在风疹疫苗接种率低的区域，先天性风疹综合征则是白内障的常见病因[7]。

糖尿病控制不良、激素的使用或外部放射线治疗等因素都可能导致后天获得性白内障（图 37.19）。

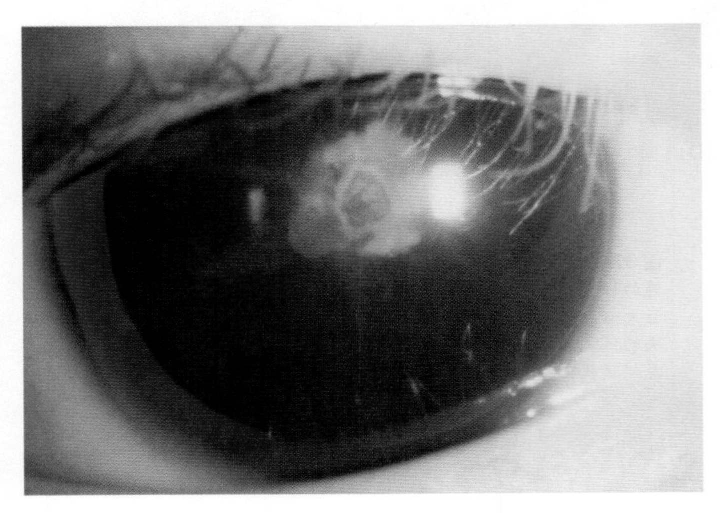

图 37.13　无虹膜。该患儿无虹膜伴极性白内障。与白内障相比，黄斑发育不全是限制视力的更重要的因素

框 37.2

儿童白内障的病因

特发性白内障

宫内感染
- 风疹
- 水痘
- 弓形虫病
- 单纯疱疹病毒
- 葡萄膜炎或获得性感染
- 睫状体平坦部炎症
- 青少年特发性关节炎
- 犬弓蛔虫

药物继发性
- 激素
- 氯丙嗪

代谢性疾病
- 脑腱黄瘤病
- 半乳糖血症
- 半乳糖激酶缺乏
- 低钙血症
- 低血糖症
- 糖尿病
- 甘露糖苷贮积症
- 高铁蛋白血症

外伤性
- 偶然性
- 激光光凝
- 非偶然性

放射治疗诱发的其他疾患
- 小眼畸形
- 无虹膜症
- 视网膜色素变性
- 永存原始玻璃体增生症
- 早产儿视网膜病变
- 眼内炎

遗传性
- 常染色体显性
- 常染色体隐性
- X 连锁

智力障碍
- 见正文

伴有系统性疾病的遗传性白内障

染色体疾病
- 21 三体综合征
- 特纳综合征（Turner syndrome）
- 13 三体综合征
- 18 三体综合征
- 猫叫综合征

颅面综合征
- 脑-眼-面-骨骼综合征
- 肾病
- Lowe 综合征
- 奥尔波特综合征（Alport syndrome，家族性出血性肾炎）
- Hallermann-Streiff-François 综合征

骨骼疾患
- 史-莱-奥综合征（Smith-Lemli-Opitz syndrome）
- Conradi 综合征
- Weill-Marchesani 综合征
- Stickler 综合征
- 并指畸形、多指畸形、指部异常
- 巴尔得-别德尔综合征（Bardet-Biedl syndrome）
- 鲁宾斯坦-泰比综合征（Rubinstein-Taybi syndrome）

神经代谢疾病
- 脑肝肾综合征（Zellweger syndrome）
- 梅克尔-格鲁贝尔综合征（Meckel-Gruber syndrome）
- 马里内斯科-舍格伦综合征（Marinesco-Sjögren syndrome）
- 婴幼儿神经元蜡样质脂褐质沉积症

肌肉疾病
- 肌强直性营养不良

皮肤病
- 结晶性白内障及蓬发综合征
- 科凯恩综合征（Cockayne syndrome）
- Rothmund-Thomson 综合征
- 特应性皮炎
- 色素失调症
- 早老症
- 先天性鱼鳞病
- 外胚层发育不良
- Werner 综合征

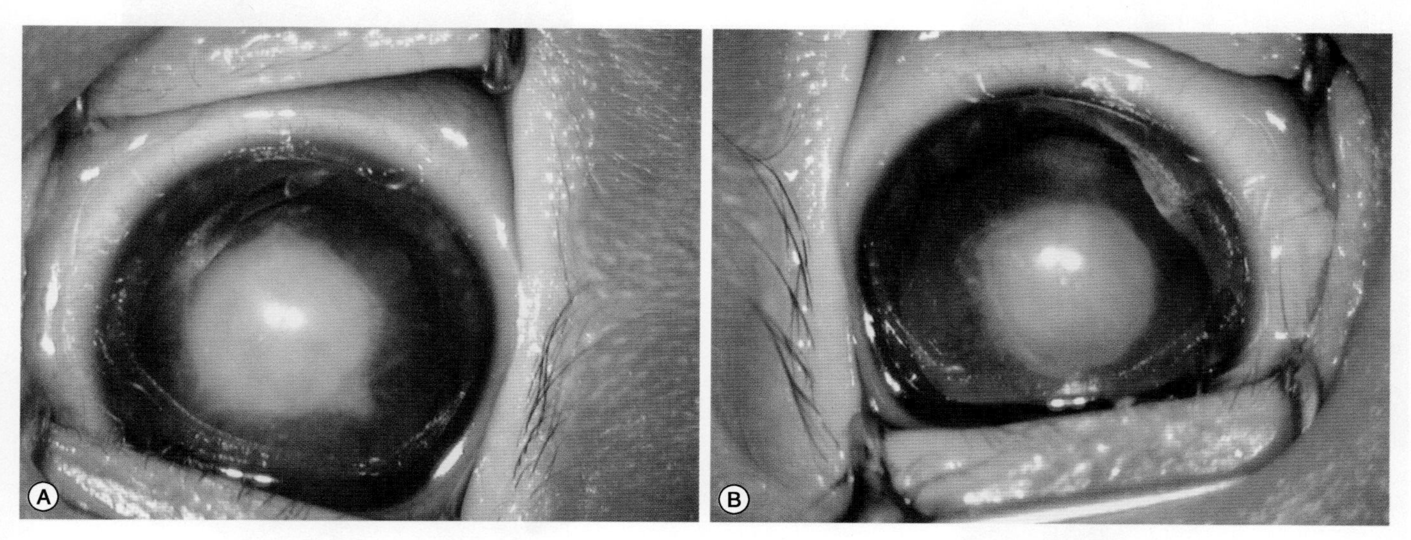

图 37.14 21 三体综合征。一位 21 三体综合征患儿的核性白内障。Ⓐ右眼的表现。Ⓑ左眼的表现

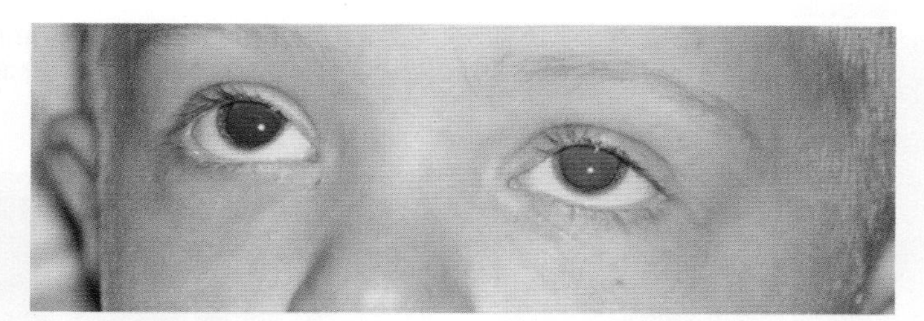

图 37.15 21 三体综合征。一位 3 岁的 21 三体综合征患儿的绕核性白内障

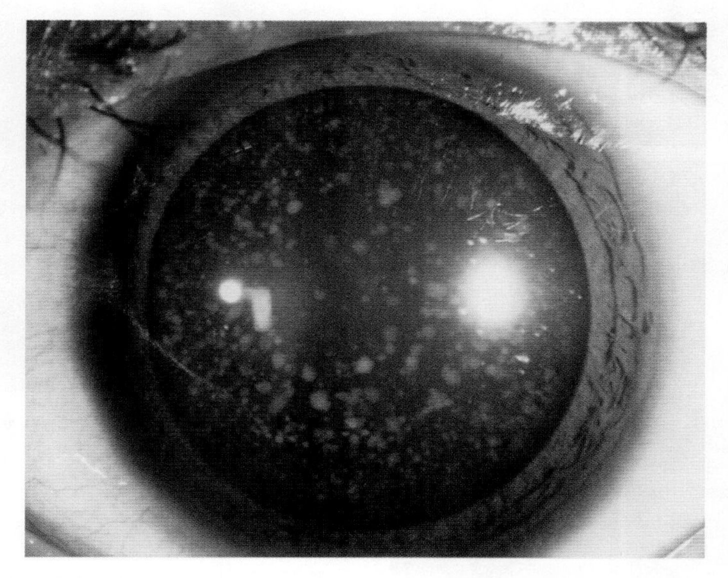

图 37.16 21 三体综合征。一位 21 三体综合征青少年的蓝色白内障。其对侧眼也患有类似白内障。该患儿视力正常

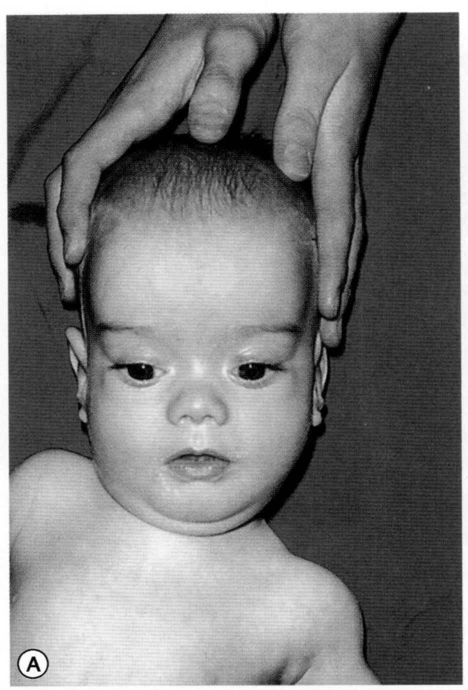

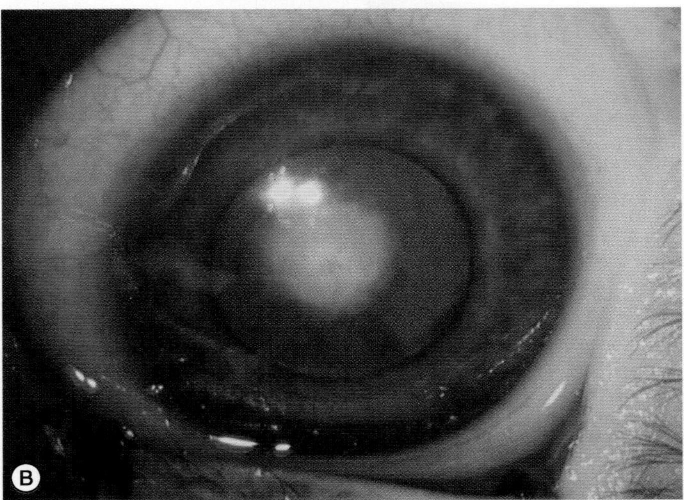

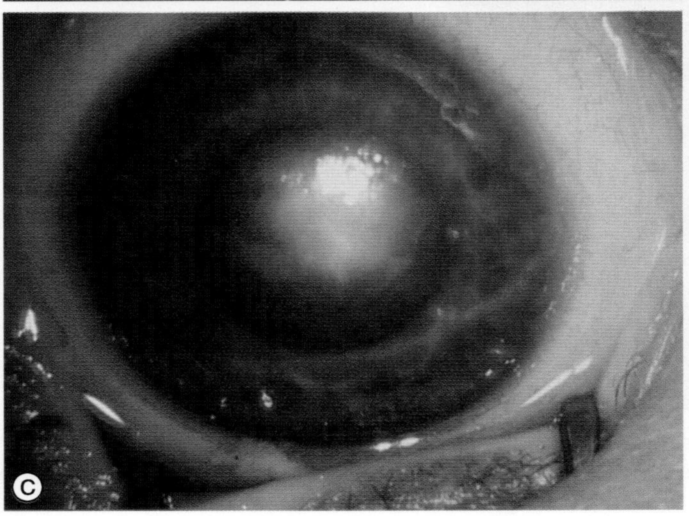

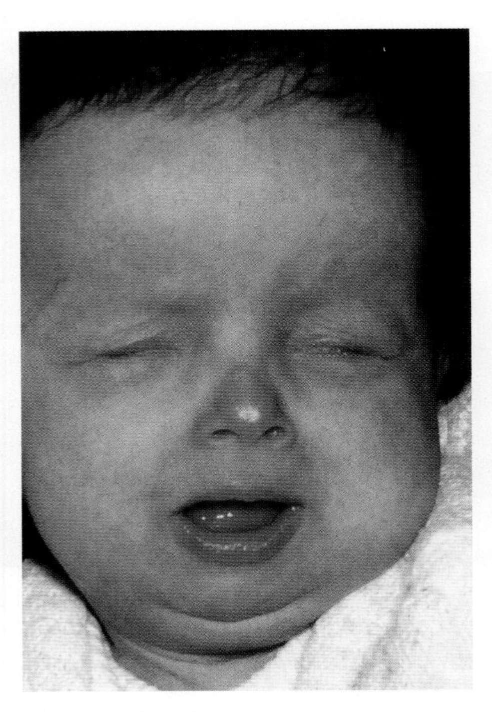

图 37.18　Hallermann-Streiff-François 综合征。注意患儿后退的发际线以及小而红的伴有血管的朝天鼻

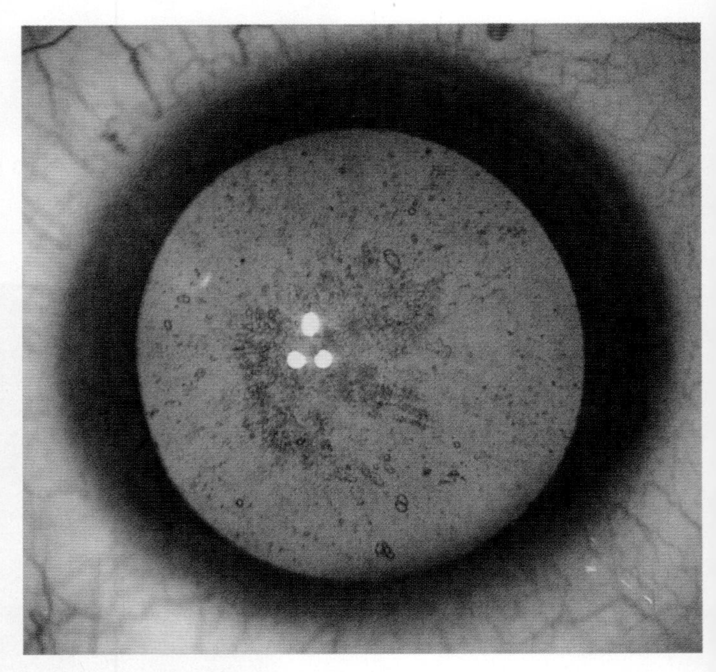

图 37.19　后极后囊下白内障。9 岁患儿因眼眶横纹肌肉瘤而接受外部射线放疗后的后极后囊下白内障

图 37.17　Lowe 综合征。Ⓐ患儿面颊圆润，前额圆突，伴有致密的核性白内障；Ⓑ患儿右眼的表现；Ⓒ患儿左眼的表现

单眼白内障

很多单眼先天性白内障的病例可以合并永存胚胎血管[8]。少数病例可能和系统性疾患有关。外伤是儿童单眼获得性白内障最常见的原因。有时即使没有明确外伤史，虹膜括约肌的撕裂或角膜瘢痕也有助于支持外伤性病因（图 37.20）。此外，早产儿视网膜病变的激光光凝治疗（图 37.21）或内眼手术也可能导致白内障的形成[9]。

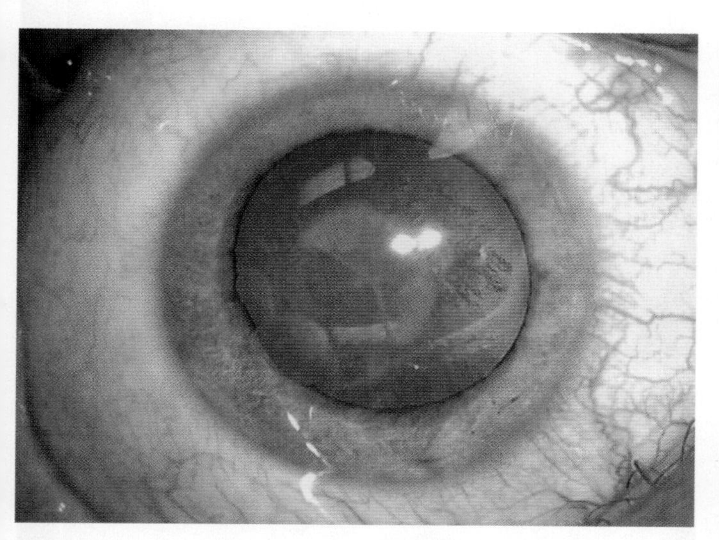

图 37.20　外伤性白内障。该青少年被彩弹伤及右眼后，前房积血，虹膜括约肌撕裂，前囊下白内障

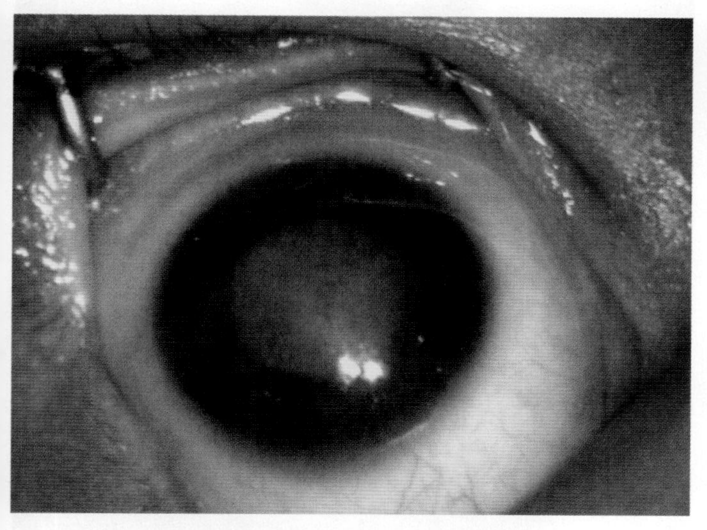

图 37.21　二极管激光光凝视网膜后的白内障表现。在接受二极管激光光凝周边部视网膜治疗早产儿视网膜病变后，该 4 月龄的患儿迅速发生了致密的白内障

病史

病史需要明确，比如是否存在儿童白内障的家族史、激素治疗史或放射治疗史及眼外伤史。并发症可能提示某些系统性疾病，比如儿童白内障合并腹泻，可能提示患有脑腱黄瘤病[10]。此外，还需要留意患儿最早出现斜视或白瞳征的年龄。对于双眼白内障的儿童，需要询问家长首次注意到患儿视觉异常或眼震的时间。由于患眼的异常红光反射很容易和对侧眼的正常反射形成对比，因此回顾患儿的照片对于鉴别单眼白内障特别有帮助（图 37.22）。在室内患儿稍稍向旁侧注视时，通过闪光模式拍摄到的照片可以提供最有效的信息[11]。

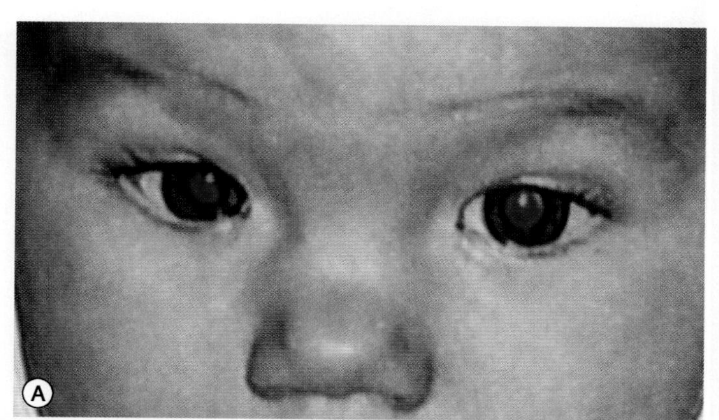

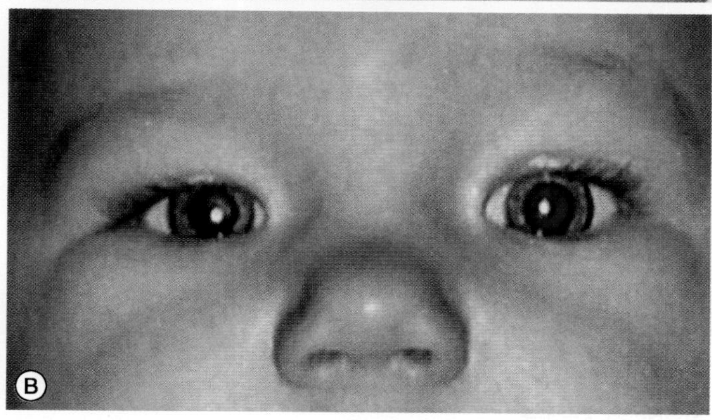

图 37.22　私人照片。Ⓐ一名 4 月龄婴儿的私人照片，显示双眼红光反射正常；Ⓑ同一位婴儿 2 个月后的私人照片，显示右眼红光反射消失。白内障手术时发现其右眼致密的白内障，合并永存胚胎血管

眼部检查

检查者应使用视标法对年龄稍大的儿童进行视力评估。对于年幼一些的儿童，则应该评估每只眼的固视和跟随能力。由于瞳孔传入障碍可提示一些相关的视网膜或视神经疾病，因此需要检查患者的瞳孔反射。此外，检查者还应该进行裂隙灯检查来评估患者角膜、虹膜以及晶状体的形态。年幼的儿童可能对手持的裂隙灯检查更配合。对患儿其他家族成员进行裂隙灯检查有助于确定白内障的遗传学基础（图 37.23）。需要通过间接检眼镜检查来评估患者的视网膜及视盘情况。如果致密的白内障影响了眼底的全面检查，术前需要进行 B 超检查，以排除一些影响白内障治疗的眼后节疾病（如视网膜脱离）。

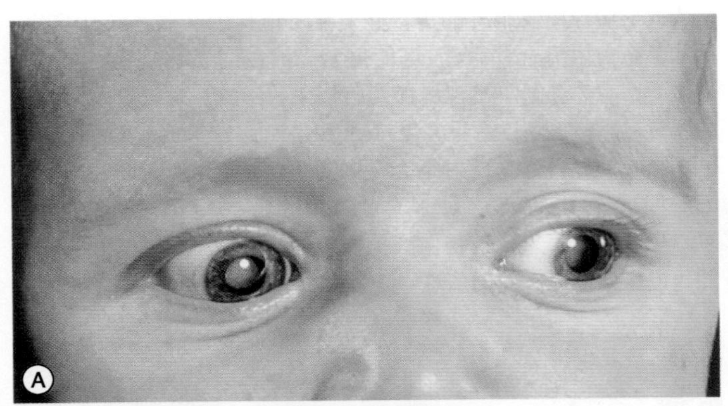

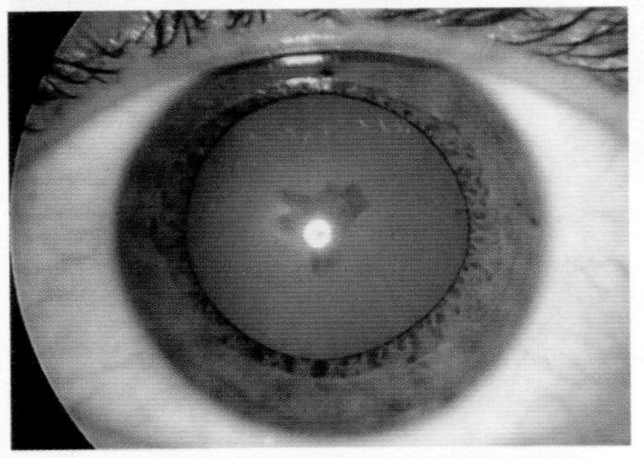

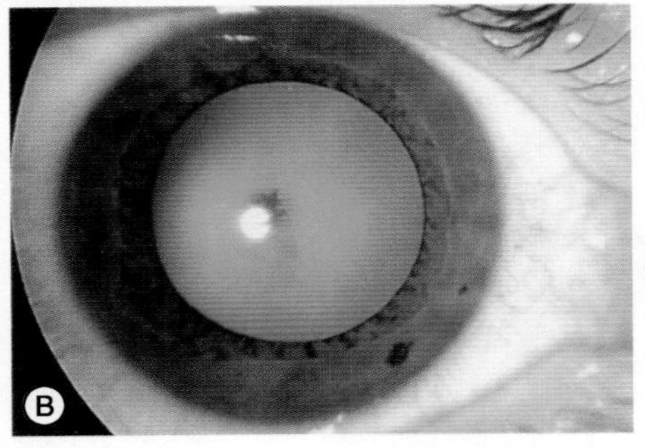

图 37.23　常染色体显性遗传的白内障。Ⓐ3 月龄的婴儿患有双眼致密的白内障；Ⓑ婴儿母亲患有轻度白内障

实验室检查

单眼白内障多数都是单纯的眼部疾病，所以一般不需要进行系统性检查。但这些检查对一些特定的双眼白内障患儿可能非常有帮助。在没有常规接种风疹疫苗的地区，应该对双眼先天性白内障的患儿进行风疹免疫球蛋白 M（IgM）滴度的筛查。如果白内障男婴同时合并肌张力减退、体重增长困难、发育迟缓以及喂养困难，则应该进行尿液氨基酸检测以筛查 Lowe 综合征。如尿液氨基酸浓度升高，可再通过培养的皮肤成纤维细胞多磷酸肌醇-5-磷酸酶（OCRL-1）活性检测（男性患者的酶活性低于正常值的 10%）或通过 *OCRL* 基因检测来进行确诊。如果获得性白内障患儿合并婴儿期发病的慢性腹泻，则可通过检测其血浆胆甾烷醇水平来筛查脑腱黄瘤病。此外，发育不良的白内障患儿需要进行代谢检测及基因检测以除外半乳糖血症。虽然代谢筛查通常可以确诊新生儿半乳糖血症，但有时假阴性也可能存在。白内障患儿的全身性检查结果如提示宫内感染，则需要儿科医师进行评估（图 37.24）。同样，白内障患儿如合并容貌异常，则需要转诊至遗传学专家。新一代基因测序有可能对儿童期发病的白内障相关的 100 多个基因进行筛查[12]。由于检测方法越来越方便易行，价格也越来越合理，基因检测在确诊先天性白内障和儿童期发病的白内障病因方面，将会发挥越来越重要的作用。多数常染色体显性遗传性白内障是由编码晶状体蛋白和连接蛋白的基因突变导致的[13]。由于常染色体显性白内障的发病年龄及表型存在明显的异质性，因此

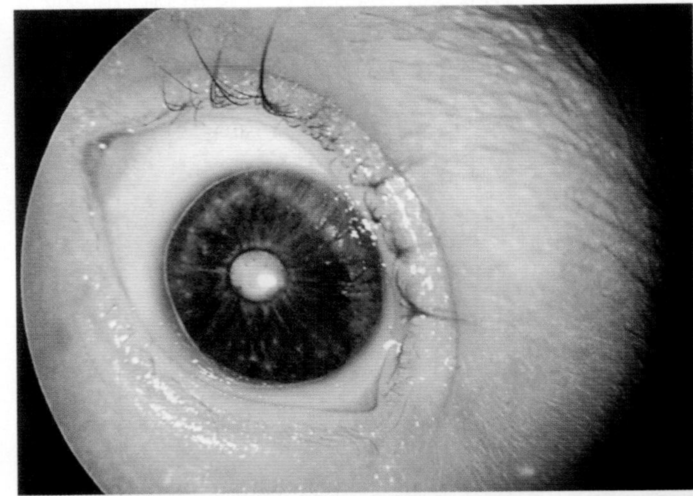

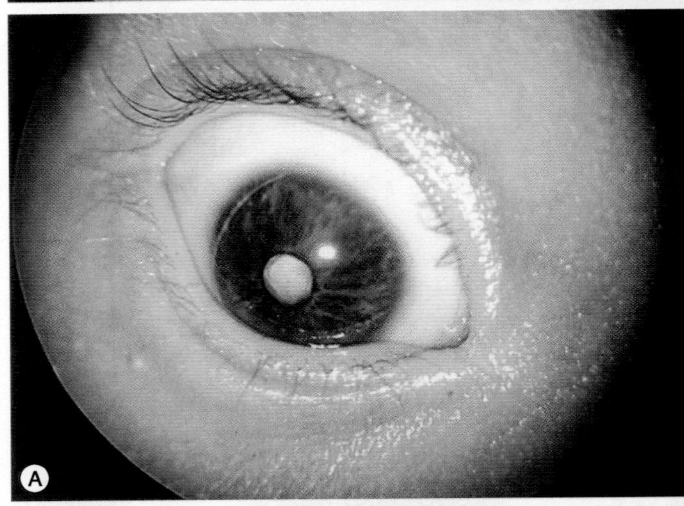

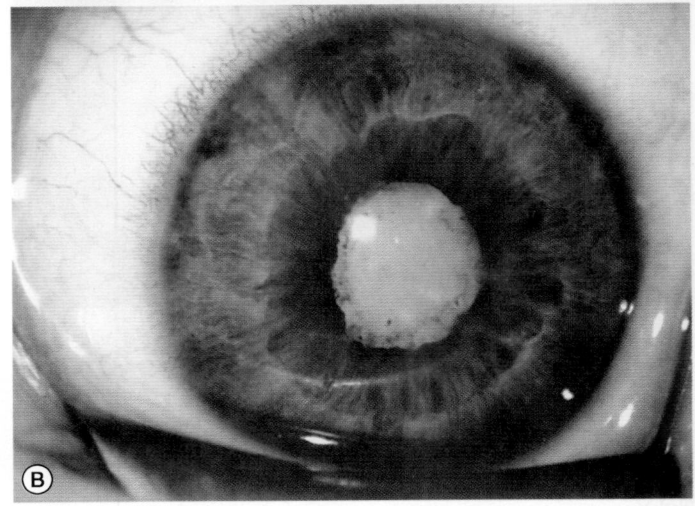

图 37.24　母体宫内感染的先天性白内障。Ⓐ先天弓形虫病综合征的儿童患有双眼白内障及小眼畸形；Ⓑ先天水痘综合征患儿的先天性白内障。母体宫内感染的儿童如果患有白内障，极有可能同时存在严重的眼内疾患

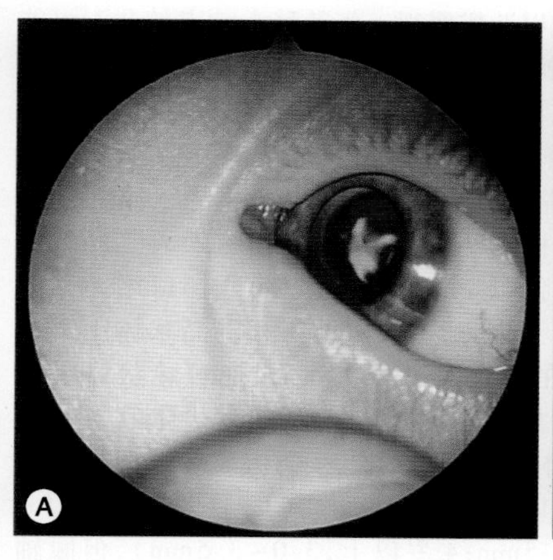
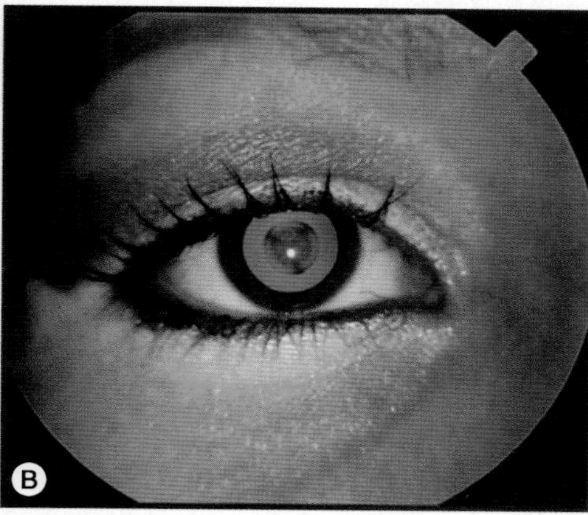
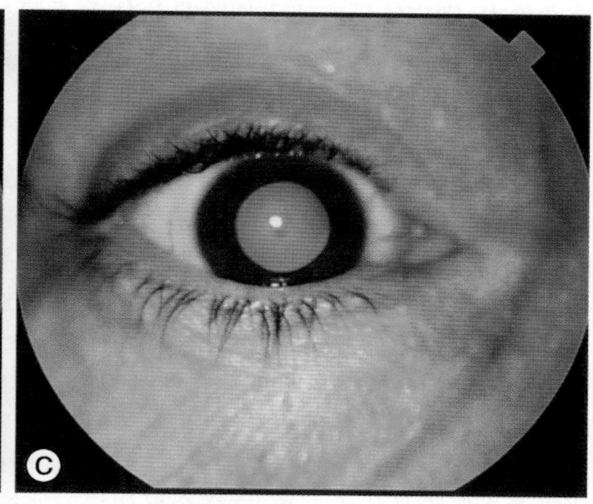

图 37.25　常染色体显性遗传白内障的多样性表现。Ⓐ一名患儿双眼中央致密的白内障，表现为白瞳征；Ⓑ婴儿母亲患有双眼无症状的轻度绕核性白内障。她的视力很好，可以开车；Ⓒ婴儿的祖母双眼都没有明显的绕核性白内障

基因检测有可能会识别出那些具有患白内障高风险的但尚无症状的儿童(图 37.25)。

治疗

非手术治疗：遮盖、散瞳

尽管双眼致密的先天性白内障在婴儿期就需要摘除，但对于双眼不完全的白内障，只有对患儿视觉行为进行仔细评估后才可以进行处理(图 37.26)。与晶状体混浊面积相比，晶状体混浊密度与视力预后更相关。正如核性白内障的混浊面积虽然小于绕核性白内障，但前者的预后视力更差。如果通过白内障的中心部分检查难以分清眼底的主要血管，那么患儿应该存在严重的视觉剥夺。如果不完全性白内障是单眼或不对称性的，对正常眼或视力较好眼的分段时间遮盖可能会提高或维持较差眼的视力。慢性散瞳可能有益于双侧不完全性白内障患儿，尤其是混浊位于晶状体中央且瞳孔缩小的患儿。如果需用睫状肌麻痹剂进行长效散瞳，则应通过双焦点眼镜来矫正远视力和辅助近视力。

手术治疗

如果白内障对视力影响明显，就需要在婴儿期及时进行手术。但有证据表明，在出生后一个月内进行白内障手术会使患眼发生青光眼的危险增加[14]，所以很多术者倾向于等患儿长到 4 周以后再进行手术。对于患有明显先天性白内障的足月婴儿，单眼白内障的最佳手术时机为出生后 4~6 周，双眼则在出生后 8 周以内。而对于早产儿，白内障手术通常需要推迟至矫正胎龄 40 周以后。如还有其他并发症则可能会进一步推迟手术时间。为降低双眼白内障患儿发生弱视的风险，第二只眼的手术需要在第一只眼术后一周内完成。当患儿全身的并发症可能增加全麻风险时，可考虑对双眼连续迅速地进行白内障手术[15]。但是这也增加了双眼眼内炎的风险，需要提前告知患儿家长。为降低风险，可提前采取预防措施，比如每只术眼分别使用一套器械和一次性灌注管，两眼分别铺巾，分别使用一套灌注液和药物。

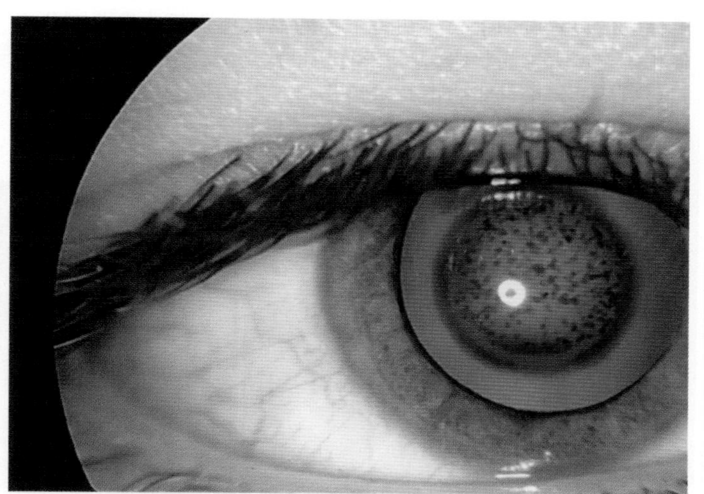
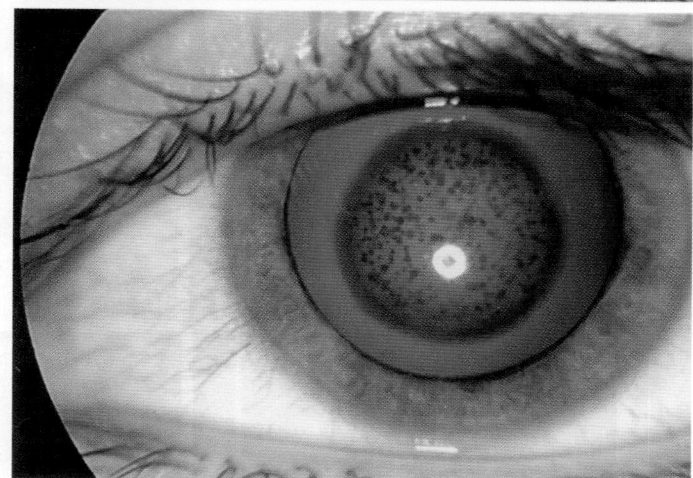

图 37.26　后照法显示的双眼对称绕核性白内障。该患者双眼视力均为 20/30

手术技巧

建议使用眼闭合系统对婴儿进行白内障手术。通过上方的巩膜隧道切口、角膜缘切口或透明角膜切口插入 20G 或 23G 玻切

头，再在角膜缘做侧切口将灌注管插入前房。如果准备进行晶状体切除术，则应使用玻切头切除晶状体前囊膜，这样的话在整个白内障术中就无须再插入或拔除其他器械了。玻切头开口朝下，采用低速切割，先在晶状体前囊膜中央做切口，然后从中央向外移动玻切头，将前囊开口逐渐扩大至 5～6mm。如果准备进行晶状体摘除联合人工晶状体植入术，则建议进行连续环形撕囊。这样的话可以减少在人工晶状体植入过程中前囊膜破裂的机会。此外，撕囊时需要在前房内注入黏弹剂。对于婴儿和小儿，撕囊的矢量力应该是向心性的，而非切线方向的。这种操作方式有助于弥补前囊膜增加的弹力。对于白色白内障的患者，台盼蓝染色有助于提高前囊膜的可见度。在膨胀的白内障中，可以先用针头刺破晶状体前囊中央进行减压，以防止撕囊中囊膜向周边撕裂。撕囊直径略小于人工晶状体的光学部是最理想的。或者，可借助飞秒激光撕除晶状体前囊，这样会更加精确地控制其大小和居中性[16]。在几乎所有的病例中，儿童白内障的晶状体核和皮质都可以使用玻切头来吸除，而很少需要超声乳化术。交换玻切头和灌注管的位置有助于吸除切口下方的晶状体皮质。推荐对儿童使用折叠型人工晶状体，有利于将切口宽度减到最小。较小的切口可以降低术中虹膜脱出及术后伤口裂开的风险。由于小儿术后囊膜混浊发生迅速，因此对 5 岁以下患儿进行人工晶状体植入时，需进行后囊膜切开及前部玻璃体切割（图 37.27）。后囊膜混浊不仅使验光困难，还可以造成弱视。年龄稍大一点的儿童可能会晚几年才发生后囊膜混浊，也不太容易发生弱视。如果术后可以定期复查，或患儿可以在门诊配合 YAG 激光囊膜切开，则可以不做一期后囊膜切开及前部玻璃体切割术。此外，还可以通过角膜缘或睫状体平坦部入路进行后囊膜切开。角膜缘入路的优点是可与白内障手术切口相同，但这也给囊袋内植入人工晶状体带来了很多麻烦。后囊膜切开后，可通过角膜缘切口用高黏度黏弹剂来分离残余的晶状体前后囊，协助将人工晶状体固定于囊袋内。此外，也可以在植入人工晶状体后，通过睫状体平坦部进行后囊膜切开。虽然通过这种方式人工晶状体容易植入囊袋内，但需要在睫状体平坦部做另外一个切口。根据患儿年龄可以初步估计巩膜切口与角膜缘的距离（12 月龄以内，1.5～2.0mm；1～4 岁，2.0～2.5mm；4 岁以上，3.0～3.5mm），但眼轴长度也应该被考虑进去。白内障手术完成后，需要用 9-0 或 10-0 可吸收缝线缝合角膜缘切口，8-0 可吸收缝线缝合睫状体扁平部巩膜切口。另外，需要把所有残留在眼内的黏弹剂吸除干净，并用生理盐水对前房进行再成型。然后往前房内注入抗生素[17]，并涂用 1% 阿托品及抗生素激素眼膏。最后，包扎术眼、加盖保护性眼罩。

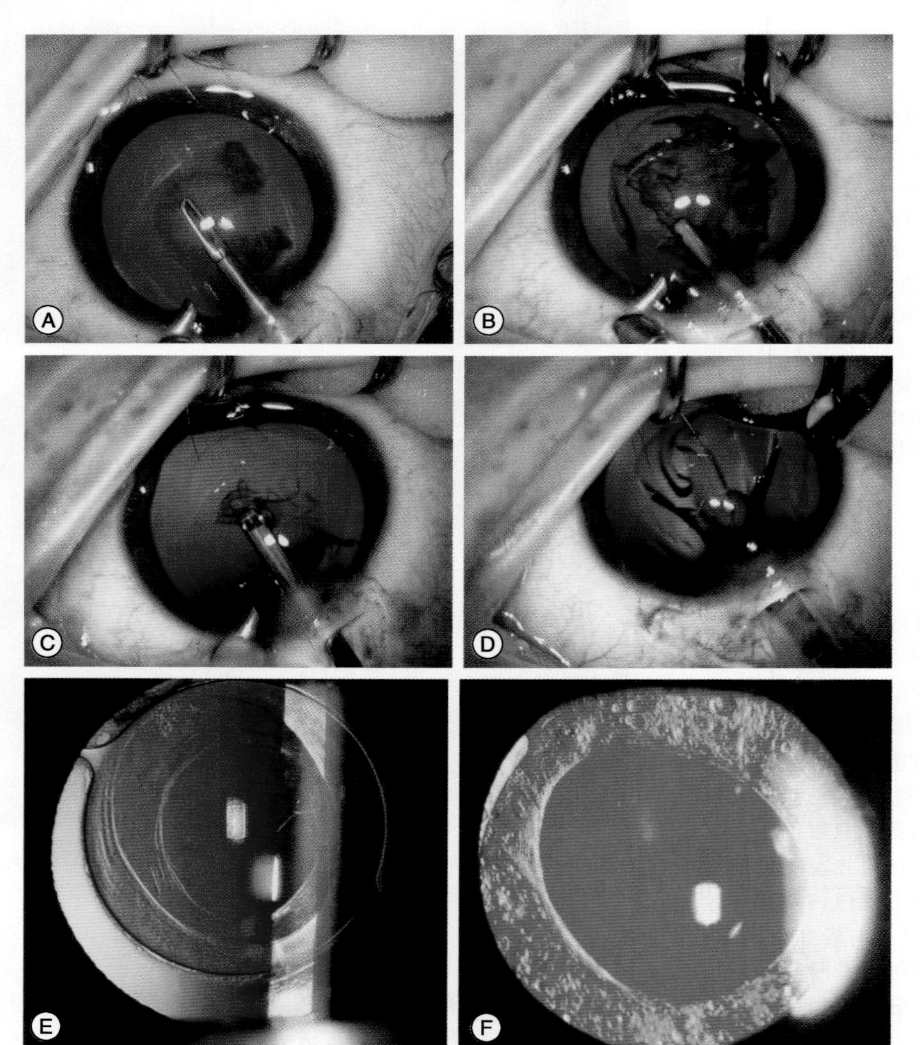

图 37.27　对一位绕核性白内障的 3 岁患儿实施的白内障囊外摘除联合人工晶状体植入术。Ⓐ实施前囊膜手工撕除；Ⓑ吸除晶状体皮质；Ⓒ实行一期后囊膜切除及前部玻璃体切割；Ⓓ将可折叠的丙烯酸晶状体植入囊袋内；Ⓔ聚甲基丙烯酸甲酯人工晶状体在患儿眼内，切除的中央后囊膜小于撕除的前囊膜，有助于将人工晶状体固定在囊袋内；Ⓕ囊袋内人工晶状体植入术后发生的 Soemmerring 环

光学矫正

无晶状体眼的光学矫正是儿童白内障术后的一大难题。

接触镜

接触镜是光学矫正婴幼儿无晶状体眼的一种标准方法（图 37.28）。有几种不同类型的接触镜可以使用。硬性透气性接触镜不仅屈光度范围广，还可用来矫正伴有大散光的屈光不正，而且摘戴方便，即便配合不好的患儿也可以使用[18]。但其最大的障碍在于使用这种镜片需要更加专业的技能，且需要每天佩戴。另外一种为硅胶镜片，其优点在于可以延长佩戴时间，但价格更昂贵，且屈光度数及镜片尺寸的选择范围有限。此外，随着患儿年龄的增加，越来越难以阻止眼表蛋白分泌物在镜片表面的沉积。当患儿眼部红肿或有刺激症状，或分泌物过多时，建议家长将镜片摘掉。如果护理不好，还有可能导致角膜炎或角膜瘢痕。患儿佩戴接触镜依从性差的最常见原因是配合不佳，而与镜片使用过程中的并发症无关。对于年幼的患儿，接触镜的度数需要定期更换，而且镜片容易丢失。由于接触镜购买费和清理费高昂，很多家庭很难采用这种方法对患儿进行光学矫正。此外，有时候患儿不能安全地佩戴接触镜（如发生结膜炎时），所以无晶状体眼的患儿佩戴接触镜进行光学矫正时，需要额外给他们准备一副框架眼镜。

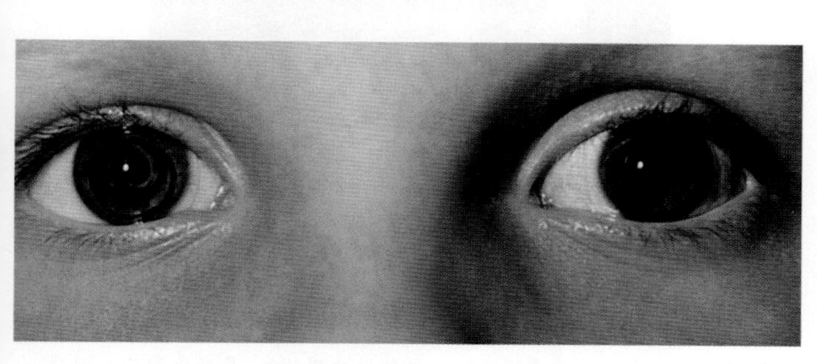

图 37.28 无晶状体眼患儿佩戴的接触镜。该患儿在出生后 3 周时接受晶状体切除术，并成功地佩戴了接触镜

眼镜

对于双侧无晶状体眼的患儿，尤其是年龄在 18 个月到 5 岁之间的患儿，眼镜的耐受性比接触镜要好，而且使用方便，所以有些家长倾向于选择眼镜。眼镜还有使小眼畸形外观尺寸放大的优点，而其缺点则包括周边视力受限及所需佩戴的凸球镜片度数过高而影响外观（图 37.29）。

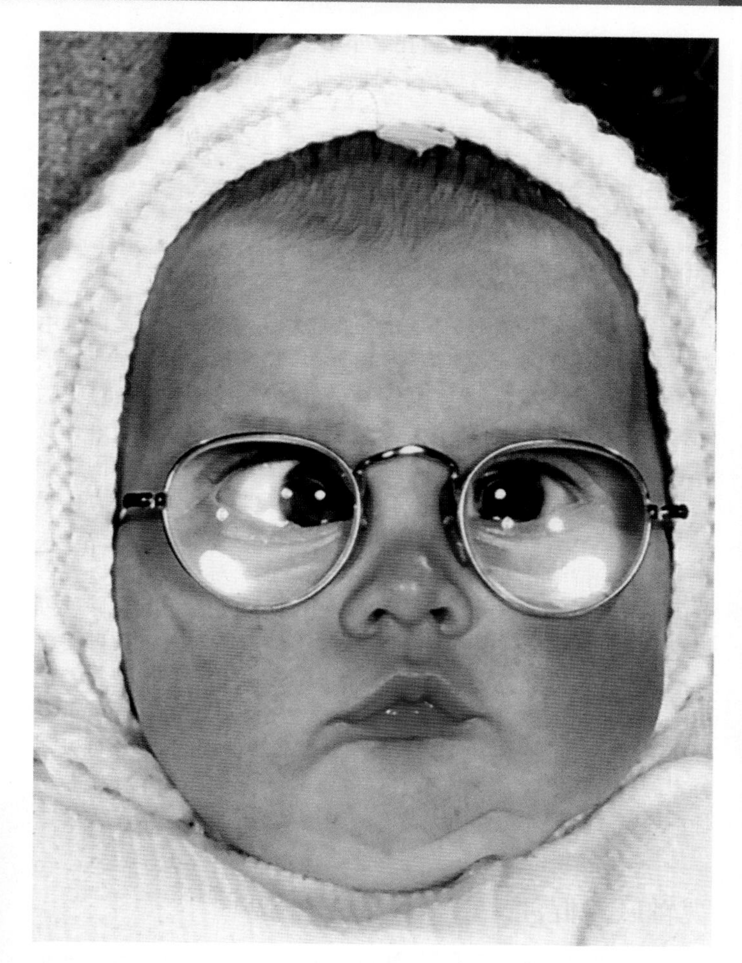

图 37.29 无晶状体眼患儿佩戴的眼镜。无晶状体眼佩戴的眼镜非常安全，且屈光度容易调换，但也存在光学方面和美观方面的缺点

人工晶状体

由于额外增加了眼内手术次数（主要是清除视轴的屈光间质混浊）且难以预测出合适的人工晶状体屈光度[19,20]，因此年幼患儿的人工晶状体使用是非常复杂的。选择人工晶状体屈光度时一般要欠矫，以达到预期的近视漂移。不管是全麻下对年幼患儿采用的浸入式 A 超，还是对稍大一点儿童进行的光学生物检查，都是最为精确的眼轴测量方式。目前为止，还没有专门测量儿童人工晶状体屈光度的公式。对患儿来说，T2、SRK/T 和 Holladay 1 是绝对预测误差最低的人工晶状体计算公式[21]。但即便使用这些公式，儿童的平均绝对预测误差（如 1.0～1.5D）也远大于成人。最近，国际小儿眼科专家组推荐了在儿童眼内植入人工晶状体时，基于年龄的欠矫方法：年龄小于 6 个月的患儿，欠矫+（6～10）D；6～12 月龄的患儿，欠矫+（4～6）D；1～2 岁的患儿，欠矫+（3～4）D；3～4 岁的患儿，欠矫+3D；4～6 岁欠矫+（2～3）D；6～8 岁的患儿，欠矫+（1～2）D；大于 8 岁的患儿，欠矫+（0～1）D。对患儿进行一期人工晶状体植入时，囊袋内植入是最为推荐的方式。有些患儿也可以采用二期人工晶状体囊袋内植入：打开前囊和后囊连接处的 Soemmerring 环，吸除内容物，将黏弹剂注入囊袋内，最后把人工晶状体植入囊袋中[22]。在晶状体切除时预留 360°的囊膜边缘很重要，便于以后将人工晶状体二期植入患儿囊袋中。如果残余晶状体囊膜不够但其边缘还很连续，虽然无法将人工晶状体植入囊袋中，仍可以植入到睫状沟内。但如果残余囊膜不足以支撑睫状沟的固定，则需要将人工晶状体植入前房内。前房型人工晶状体可以通过虹膜固定、缝线固定或房角固定。人工晶状体具有光学矫正稳定的优点，而眼镜或接触镜则通常需要过矫以达到完全聚焦。

术后护理

儿童白内障术后需要频点激素眼药水，以减轻经常发生的剧烈炎症反应。点药的频次和持续时间取决于很多因素，比如患儿年龄、手术难度以及是否植入了人工晶状体。另外还需要点用局部的睫状肌麻痹剂以防止瞳孔缩小。由于术眼擦伤的风险会增加,所以术后需要紧接着佩戴一段时间眼镜和保护罩。此外,还需要点用广谱抗生素。

术后并发症

弱视(参见第 73 章)

致密的先天性白内障造成弱视的现象非常普遍。这是由于中心视路在发育时,患儿视网膜接收的是离焦图像。但即便摘除了白内障,未矫正的无晶状体眼或继发的屈光参差也会加重弱视。无论佩戴何种光学矫正器都需要频繁复查,以确保对视力进行及时矫正。为了及时发现和处理弱视,每次检查都需要进行固视评估或光栅视力检查(适于尚不会说话的儿童)以及光标视力检查(适于会说话的儿童)。一旦发生了弱视,就需要进行遮盖治疗。每天遮盖的持续时间取决于弱视的严重程度。对于单眼先天性白内障术后的患儿,在每天 30%~50%的清醒时间遮盖其对侧眼就可以取得良好的视力效果[23]。对侧眼每天的遮盖时间过长可能会造成轻微视力下降、斜视和双眼视觉损害。在儿童早期视觉发育的关键阶段,遮盖治疗尤为重要。等患儿长到 7 岁的时候就可以停止治疗。对于佩戴接触镜矫正双眼无晶状体眼的儿童,可以在特定的眼每天推迟一段时间戴镜来进行弱视矫正。如果双眼获得性白内障或单眼外伤性白内障治疗及时,大龄儿童通常不需要遮盖治疗。

视轴区的混浊

纤维蛋白形成的瞳孔膜、残留晶状体后囊的混浊或残余晶状体的增殖遮挡都可能造成视轴区的混浊,尤其多见于婴儿期的人工晶状体植入术后(图 37.30)。由于儿童术后几乎都会发生晶状体后囊混浊,所以推荐对 5 岁以下患儿进行一期的后囊切开及前部玻璃体切割。对于年长一些的儿童,可以保留完整的晶状体后囊。一旦后囊发生混浊,后期可以采用 YAG 激光打开[24]。后囊发生混浊后,不要推迟治疗,否则打开增厚的后囊膜难度会逐渐增加。况且患儿在 7 岁前还有发生弱视的风险。如果后囊膜太厚,YAG 激光无法打开,则可以用玻切头从睫状体平坦部或角膜缘进行囊膜切除术。此外,儿童在白内障术后常出现 Soemmerring 环。在多数情况下,残余晶状体的增殖会局限在虹膜后方,但有时也会延伸到瞳孔区,这种现象在婴儿期人工晶状体植入术后比较普遍,很可能是由于人工晶状体阻止了残留晶状体囊膜边缘的相互融合。在这种情况下,为了使视轴区变透明,可能需要进行内眼手术。晶状体前囊或后囊切开术后都可以发生囊膜收缩,给验光增加了难度(图 37.31)。在有些情况下,必须通过手术来扩大囊膜开口,以便于验光和眼底检查。

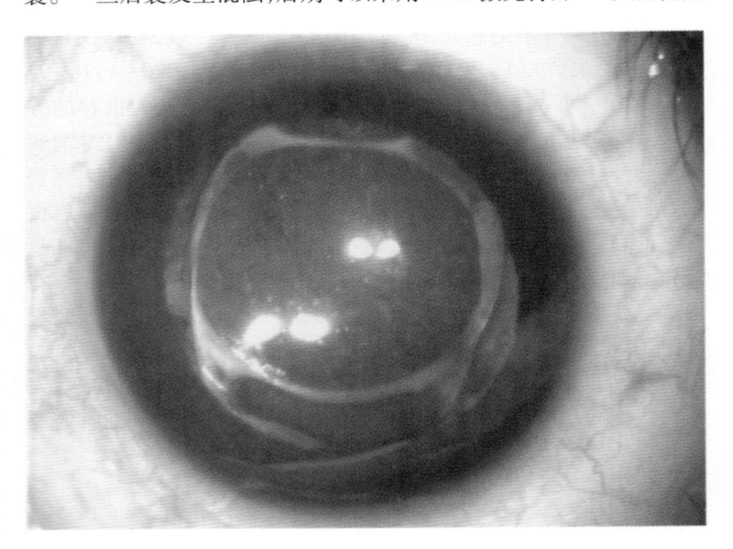

图 37.30　后囊膜混浊。在白内障手术和人工晶状体植入时保留了完整的晶状体后囊。由于后囊膜太厚,YAG 激光无法打开,所以采用了囊膜中央切除术

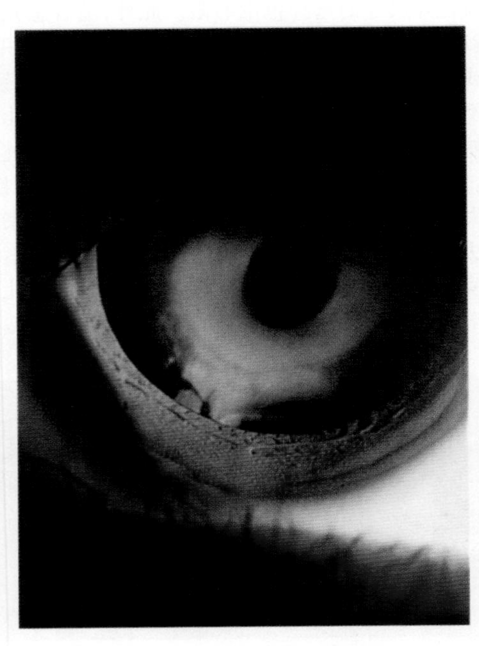

图 37.31　晶状体前囊膜收缩。进行性囊膜收缩,导致检影验光困难

青光眼(参见第 38 章)

白内障术后早期或数年以后都可以发生青光眼。这种问题很严重,而且处理起来很棘手。由于玻璃体向前房的膨出或瞳孔膜的形成,新生儿晶状体切除术后发生瞳孔阻滞性青光眼的概率很高。大多数情况下,可以通过前部玻璃体的充分切割或通过术后阿托品对瞳孔的扩大来避免这一并发症。由于对虹膜的任何操作均可以增加炎症的风险,因此对患儿通常不做预防性的周边虹膜切除。青光眼受累的患儿通常会有眼痛、角膜水肿和虹膜膨隆的表现。开角型青光眼是儿童白内障术后最常见的后期并发症之一,在早期接受白内障手术的婴儿和伴有 PFV 的儿童中尤为多见。1 月龄时接受白内障手术的患儿发生青光眼的风险比 2 月龄的患儿高两倍[24]。婴儿起病的青光眼经常容易表现出一些相关的症状和体征,比如牛眼、角膜水肿、溢泪。而与之不同的是,青少年起病的青光眼发病之初就比较隐匿。因而,儿童白内障术后每次门诊复查都应该测量眼压,以除外高眼压症。与压平式眼压计相比,回弹式眼压计更容易被年幼的儿童接受[25]。年幼儿童青光眼的解剖体征包括视杯增大变深、眼轴增长或角膜直径增加或快速近视漂移。

斜视

斜视是单眼白内障患儿的一种常见表现。先天性白内障的儿童容易表现为内斜视，而获得性白内障的儿童外斜视更为常见。如果手术摘除或光学矫正不及时，年长一些的获得性白内障患儿很容易发生术后复视。由于中心视力融合障碍，即使再次手术将眼位矫正后也是如此。

人工晶状体的并发症

如果有外伤或睫状体平坦部晶状体袢的固定缝线断裂，可能会发生后房型人工晶状体半脱位（图 37.32A）。多数情况下，可以对人工晶状体进行重新调位，用一根或多根聚丙烯缝线再固定（图 37.32B）。固定于房角的前房型人工晶状体如果尺寸不合适，可能会诱发 UGH 综合征：葡萄膜炎、青光眼和前房积血。此外，人工晶状体的移动也可能使晶状体袢通过虹膜周切口而旋转（图 37.33）。在儿童早期植入人工晶状体后也可能发生明显的近视漂移，即使是术后欠矫的眼睛也可能如此。有些情况下，建议重新置换一个屈光力更小的人工晶状体。通常来说，用于置换的人工晶状体需要植入睫状沟内。

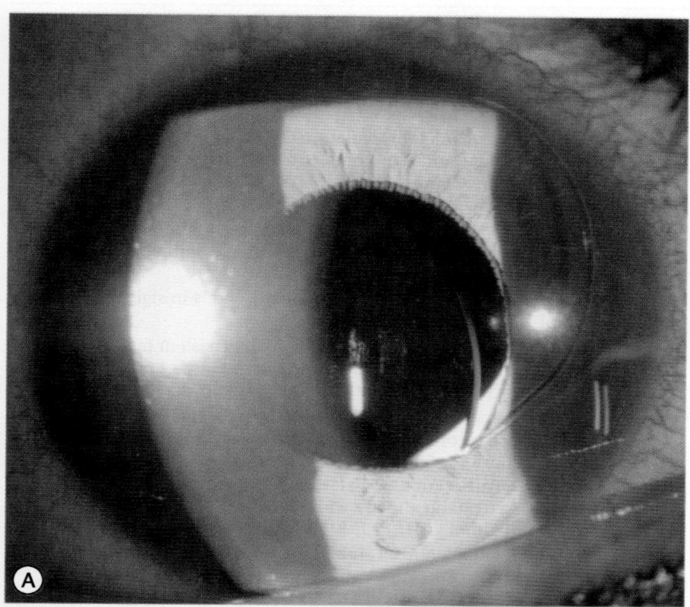

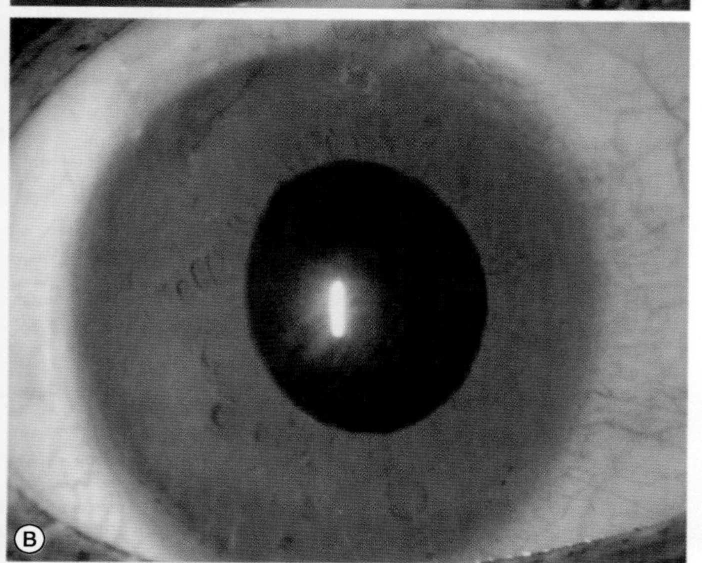

图 37.32 睫状沟固定的人工晶状体半脱位。Ⓐ这位活泼的青少年在人工晶状体植入睫状沟 10 年后突然发生了半脱位；Ⓑ将人工晶状体下袢重新置于囊膜边缘上，用 10-0 聚丙烯线将上袢缝合固定于虹膜 11 点的位置

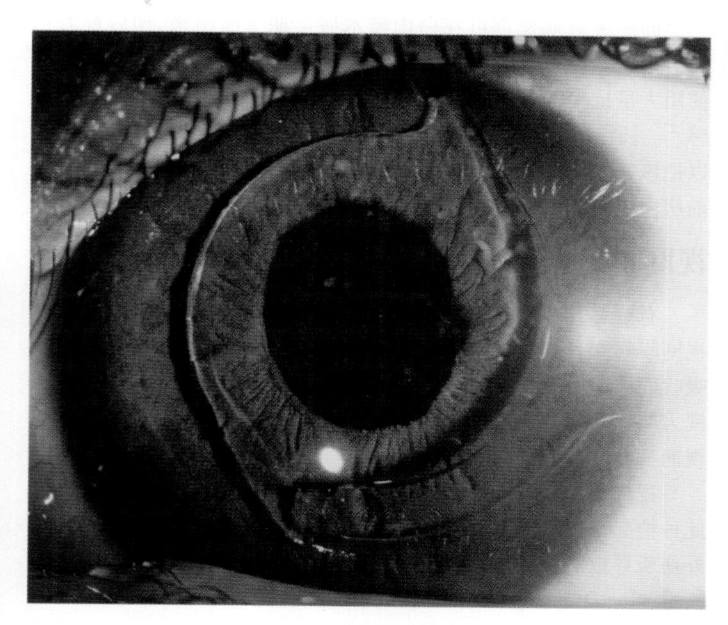

图 37.33 前房型人工晶状体。无晶状体眼患儿的前房型人工晶状体。晶状体上袢通过虹膜周切口而旋转移位

瞳孔不规则

瞳孔不规则是儿童白内障术后的常见并发症，而虹膜颜色浅的患儿更为明显。绝大多数都是由晶状体残余囊膜和虹膜间发生了后粘连所致，有时也和术中的虹膜损伤有关。此外，玻璃体条带和手术切口相连可以造成瞳孔成角。为避免这一并发症，需要在玻切头从眼内移除之前关闭灌注管，保持低流量灌注以及减少玻切头进出眼内。白内障术后瞳孔即便能保持圆形，也通常会发生对光反射迟钝或对散瞳药的反应减退的情况。

虹膜异色症

婴儿期接受白内障手术的患儿常发生术眼的虹膜色素增加（图 37.34），可能和白内障术后前列腺素的分泌有关[26]。

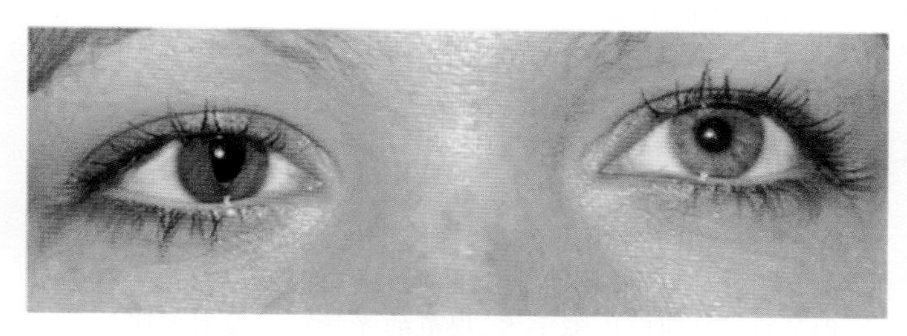

图 37.34 虹膜异色症。这位 32 岁女士在 1 岁时接受了右眼晶状体切除术。婴儿期进行白内障手术后，术眼的虹膜颜色通常会变暗

眼内炎

白内障术后细菌性眼内炎虽不常见，但却是一种毁灭性的并发症。并存的鼻泪管阻塞、上呼吸道感染或眶周皮肤病变都可以增加眼内感染的风险。儿童中最常见的致病微生物是金黄色葡萄球菌和肺炎链球菌。

即便多数病例都可在白内障术后早期诊断出来，预后视力仍然会很差。在一个系列观察研究中，即使在玻璃体腔内和全身均使用大量抗生素治疗，仍然有65%的受累眼的最终视力变为无光感[27]。通过采用严格的无菌操作及推迟眼部感染患儿的手术，可以把该并发症的发病率降到最低。也有证据显示，白内障术后在前房内注入抗生素可以减少眼内炎的发生率[27]。

视网膜出血及脱离

有些患儿在晶状体切除和前部玻璃体切割术后会发生出血性视网膜病变。多数病例表现为后极部火焰状出血，可在1~2周内吸收而不留后遗症[28]。少数情况下，出血发生于黄斑中心而导致视力明显下降。在这些病例中，即使出血吸收完，患儿也会因为弱视而视力减退。

视网膜脱离不常见，多发生于先天性白内障摘除数十年以后。此种情况在白内障术后发育迟缓的儿童中尤为普遍，多由自残性外伤所导致。这种视网膜脱离一般为双眼发病，缩小的瞳孔及Soemmerring环可能会影响视网膜裂孔的观察。

囊样黄斑水肿

儿童白内障术后很少发生囊样黄斑水肿，除非合并其他病变，如葡萄膜炎。

角膜水肿

白内障手术时间过长相关的过度角膜损伤或眼前节毒性综合征都可以导致角膜水肿[29]。为避免眼前节毒性综合征的发生，应尽量使用一次性注射器，且禁用甲醛等有毒化学品来清洁内眼手术用的器械。通常来说，儿童白内障术后的角膜水肿在数天内即可消退。

视力结果

影响白内障术后视力结果的因素有很多，包括：

1. 白内障的发病年龄；
2. 白内障的眼别；
3. 相关的眼部和全身情况；
4. 接受白内障手术时的年龄；
5. 光学矫正和遮盖治疗的依从性。

发病年龄在7岁及以上的白内障患儿通常视力预后良好。发病年龄早的双眼白内障患儿通过及时手术和光学矫正也可以获得良好的预后视力。只有早年发生的单眼白内障患儿预后视力最差，但是通过早期白内障手术、规范的光学矫正及对侧眼遮盖治疗，这些患儿依然有可能会获得良好的预后视力[30]。婴幼儿无晶状体眼治疗研究显示在美国，父母持有私人健康保险是单眼先天性白内障患儿预后视力良好的最佳预测因素之一[31]，这很可能表明这些患儿对光学矫正及遮盖治疗具有良好的依从性。此外，并存的眼部疾患，包括角膜混浊、青光眼、视网膜异常及眼球震颤，会使预后视力更差。儿童白内障术后健全的双眼视觉虽不多见，但即便早年发病的单眼白内障患儿也有可能实现这一目标[32]。

（高新晓 译）

参考文献

1. Rahi JS, Dezateux C. Measuring and interpreting the incidence of congenital ocular anomalies: lessons from a national study of congenital cataract in the UK. Invest Ophthalmol Vis Sci 2001; 42: 1444–8.
2. Lambert SR, Lynn MJ, Reeves R, et al. Is there a latent period for the surgical treatment of children with dense bilateral congenital cataracts? J AAPOS 2006; 10: 30–6.
3. Wilson ME, Trivedi RH, Morrison DG, et al. The Infant Aphakia Treatment Study: Evaluation of cataract morphology in eyes with monocular cataracts. J AAPOS 2011; 15: 421–6.
4. Amaya L, Taylor D, Russell-Eggitt I, et al. The morphology and natural history of childhood cataracts. Surv Ophthalmol 2003; 48: 125–44.
5. Goldberg MF. Persistent fetal vasculature (PFV): an integrated interpretation of signs and symptoms associated with persistent hyperplastic primary vitreous (PHPV). LIV Edward Jackson Memorial Lecture. Am J Ophthalmol 1997; 124: 587–626.
6. Lambert SR, Buckley EG, Lenhart PD, et al. Congenital fibrovascular pupillary membranes: clinical and histopathologic findings. Ophthalmology 2012; 119: 634–41.
7. Lambert SR. Congenital rubella syndrome: the end is in sight. Br J Ophthalmol 2007; 91: 1418–19.
8. Mullner-Eidenbock A, Amon M, Moser E, et al. Persistent fetal vasculature and minimal fetal vascular remnants: a frequent cause of unilateral congenital cataracts. Ophthalmology 2004; 111: 906–13.
9. Lambert SR, Capone A Jr, Cingle KA, et al. Cataract and phthisis bulbi after laser photoablation for threshold retinopathy of prematurity. Am J Ophthalmol 2000; 129: 585–91.
10. Monson DM, DeBarber AE, Bock CJ, et al. Cerebrotendinous xanthomatosis: a treatable disease with juvenile cataracts as a presenting sign. Arch Ophthalmol 2011; 129: 1087–8.
11. Sawhney GK, Hutchinson AK, Lambert SR. The value of serial personal photographs in timing the onset of unilateral cataracts in children. J AAPOS 2009; 13: 459–62.
12. Gillespie RL, O'Sullivan J, Ashworth J, et al. Personalized diagnosis and management of congenital cataract by next-generation sequencing. Ophthalmology 2014; 121: 2124–37 e1–2.
13. Hejtmancik JF. Congenital cataracts and their molecular genetics. Semin Cell Dev Biol 2008; 19: 134–49.
14. Vishwanath M, Cheong-Leen R, Taylor D, et al. Is early surgery for congenital cataract a risk factor for glaucoma? Br J Ophthalmol 2004; 88: 905–10.
15. Dave H, Phoenix V, Becker ER, et al. Simultaneous vs. sequential bilateral cataract surgery for infants with congenital cataracts: Visual outcomes, adverse events, and economic costs. Arch Ophthalmol 2010; 128: 1050–4.
16. Dick HB, Schultz T. Femtosecond laser-assisted cataract surgery in infants. J Cataract Refract Surg 2013; 39: 665–8.
17. Endophthalmitis Study Group, ESCRS. Prophylaxis of postoperative endophthalmitis following cataract surgery: results of the ESCRS multicenter study and identification of risk factors. J Cataract Refract Surg 2007; 33: 978–88.
18. Amos CF, Lambert SR, Ward MA. Rigid gas-permeable contact lens correction of aphakia following congenital cataract removal during infancy. J Pediatr Ophthalmol Strabismus 1992; 29: 243–5.
19. Vanderveen DK, Trivedi RH, Nizam A, et al. Infant Aphakia Treatment Study Group. Predictability of intraocular lens power calculation formulae in infantile eyes with unilateral congenital cataract: results from the infant aphakia treatment study. Am J Ophthalmol 2013; 156: 1252–60 e2.
20. Plager DA, Lynn MJ, Buckley EG, et al. Infant Aphakia Treatment Study Group. Complications in the first 5 years following cataract surgery in infants with and without intraocular lens implantation in the Infant Aphakia Treatment Study. Am J Ophthalmol 2014; 158: 892–8.

21. Vanderveen DK, Trivedi RH, Nizam A, et al. Reply: To PMID 24011524. Am J Ophthalmol 2014; 157: 1332–3.
22. Wilson ME Jr, Englert JA, Greenwald MJ. In-the-bag secondary intraocular lens implantation in children. J AAPOS 1999; 3: 350–5.
23. Lambert SR, Plager DA, Lynn MJ, et al. Visual outcome following the reduction or cessation of patching therapy after early unilateral cataract surgery. Arch Ophthalmol 2008; 126: 1071–4.
24. Beck AD, Freedman SF, Lynn MJ, et al. Glaucoma-related adverse events in the Infant Aphakia Treatment Study: 1-year results. Arch Ophthalmol 2012; 130: 300–5.
25. Lambert SR, Melia M, Buffenn AN, et al. Rebound tonometry in children: a report by the American Academy of Ophthalmology. Ophthalmology 2013; 120: e21–7.
26. Lenart TD, Drack AV, Tarnuzzer RW, et al. Heterochromia after pediatric cataract surgery. J AAPOS 2000; 4: 40–5.
27. Shorstein NH, Winthrop KL, Herrinton LJ. Decreased postoperative endophthalmitis rate after institution of intracameral antibiotics in a Northern California eye department. J Cataract Refract Surg 2013; 39: 8–14.
28. Christiansen SP, Munoz M, Capo H. Retinal hemorrhage following lensectomy and anterior vitrectomy in children. J Pediatr Ophthalmol Strabismus 1993; 30: 24–7.
29. Lambert SR. Toxic anterior segment syndrome after pediatric cataract surgery. J AAPOS 2010; 14: 381–2.
30. Infant Aphakia Treatment Study Group, Lambert SR, Lynn MJ, et al. Comparison of contact lens and intraocular lens correction of monocular aphakia during infancy: a randomized clinical trial of HOTV optotype acuity at age 4.5 years and clinical findings at age 5 years. JAMA Ophthalmol 2014; 132: 676–82.
31. Hartmann EE, Lynn MJ, Lambert SR. Infant Aphakia Treatment Study Group. Baseline characteristics of the infant aphakia treatment study population: predicting recognition acuity at 4.5 years of age. Invest Ophthalmol Vis Sci 2015; 56: 388–95.
32. Hartmann EE, Stout AU, Lynn MJ, et al. Stereopsis results at 4.5 years of age in the infant aphakia treatment study. Am J Ophthalmol 2015; 159: 64–70 e2.

第 38 章

儿童青光眼

Maria Papadopoulos, Sir Peng Tee Khaw

章节目录

引言

儿童青光眼是一种少见的、有潜在致盲风险的疾病。其致病特点为高眼压对眼部的损害，一般存在多种致病原因。儿童青光眼的临床表现多变，根据发病时间的不同，不仅会对视神经产生影响，从而导致特征性的视杯改变高眼压，也可对眼部整体结构产生影响。儿童青光眼的治疗目标在于尽可能保持终身的视力。为实现这一目标，控制好眼压至关重要。但这又极富挑战，尤其在需要手术治疗的患儿中更为困难。屈光不正的矫正以及弱视的治疗对于最大程度地提高视功能也尤为重要。

临床表现

临床上怀疑有先天性青光眼的患儿可以通过多种方式发现：首先，患儿在婴儿期即出现高眼压的，可以出现高眼压的相应临床表现。其次，患儿可能会存在使他们易患青光眼的情况，例如无晶状体眼。第三，有青光眼家族史的儿童，可在筛查时发现青光眼。最后，患儿可在学校的常规视力测试结果不佳后发现青光眼。

各种原因导致的新生儿及婴儿期青光眼都同时伴有因高眼压所致角膜水肿产生的三联征：流泪、眼睑痉挛及畏光。这些体征没有完全的特异性，但高度提示青光眼的可能性，并且可能在角膜混浊、特征性牛眼表现前出现。牛眼为一个描述性术语，指婴儿期因任何原因引起的眼压升高所致的眼球整体性扩大（图 38.1）。牛眼征在婴儿青光眼中是独特的表现，这是由于婴儿眼部角膜及巩膜胶原发育不成熟，高眼压可导致眼球扩大。通常角膜扩张在 3 岁前停止，而巩膜的可变形性可以持续到 10 岁左右。随着眼压升高，后弹力层最终会破裂，破裂边缘收缩成卷轴形，形成 Haab 条纹（图 38.2）。随着角膜内皮撕裂，水进入角膜基质会导致局部或弥漫性的角膜水肿，进而迅速导致角膜雾状混浊（图 38.3）。随着眼压降低，角膜雾状混浊首先于周边处消退（图 38.4 和图 38.5）。由于 Haab 条纹的存在，在正常眼压下仍会有畏光症状。3 岁以上的儿童更可能因为变性近视、斜视或视力检测不佳而发现是先天性青光眼。

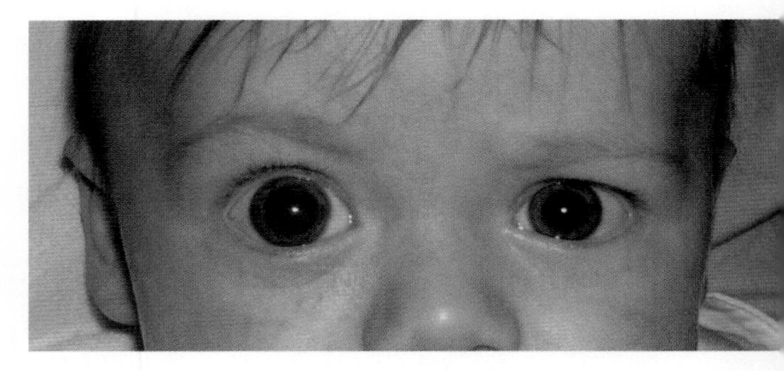

图 38.1　右眼牛眼症的患儿

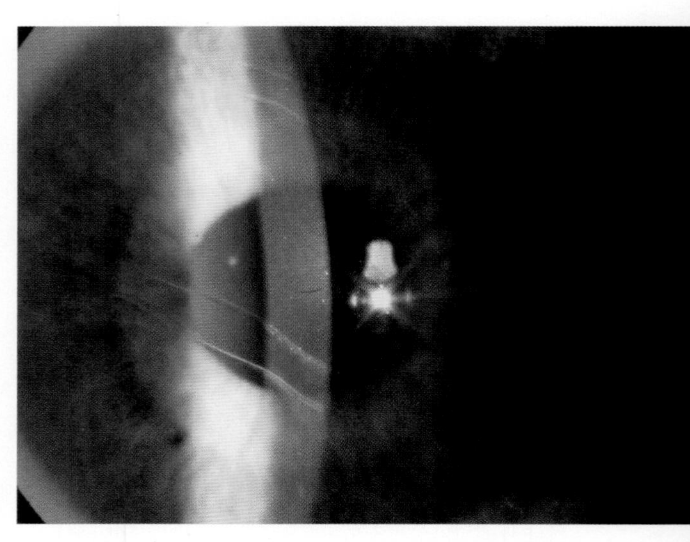

图 38.2　Haab 纹，婴幼儿青光眼导致角膜扩大引起的特征性改变

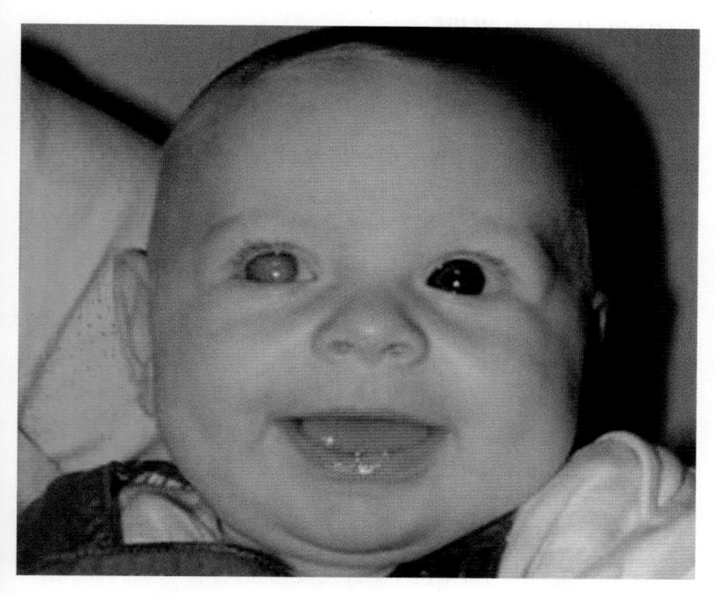

图38.3　高眼压导致Descemet膜破裂，引起右眼角膜基质水肿

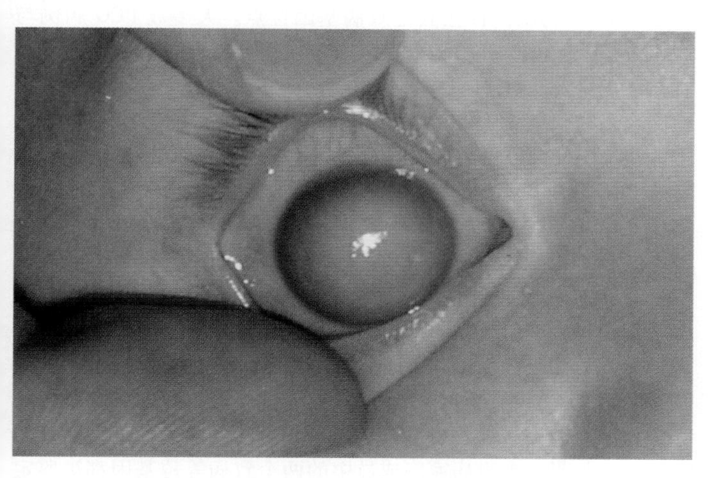

图38.4　术前眼压失控，导致右眼角膜基质水肿

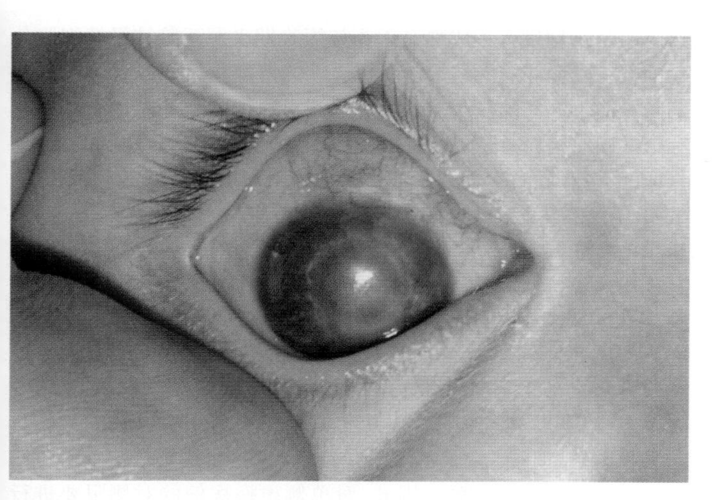

图38.5　与上图为同一只眼睛。在小梁切除手术成功降低眼压后，角膜水肿消退

鉴别诊断

儿童青光眼的鉴别诊断很广泛（框38.1）。许多临床情况与青光眼相似，在将患儿诊断为青光眼之前，一定要将这些鉴别诊断除外。这些非青光眼的儿童通常具有正常的眼压，同时临床体征往往不会进展。

框38.1

儿童青光眼鉴别诊断

角膜扩张

（无后弹力层裂开或角膜水肿，对称）

1. X连锁遗传性大角膜（非进展性，视盘正常，非常深的前房，玻璃体腔轴深较短，需要进行随访以便排除屈光性弱视及青光眼）
2. 先天性高度近视（生理性视杯凹陷伴视盘倾斜，视盘旁新月形斑）
3. 结缔组织病，如成骨不全、马方综合征（Marfan syndrome）
4. LBTP2突变（先天性原发性大角膜、球形晶状体、晶状体异位及继发性晶状体相关性瞳孔阻滞性青光眼）

角膜裂伤

（无角膜扩大，视神经正常）

1. 创伤（产伤，非意外性，病史）
2. 角膜水肿（病史）

角膜水肿或混浊

（通常没有角膜扩大，除非其罕见地与青光眼相关）

1. 创伤（产伤，非意外性）
2. 先天性角膜营养不良，如先天性遗传性角膜内皮营养不良
3. 代谢性疾病，例如黏多糖贮积症、黏脂贮积症、胱氨酸贮积症
4. 感染，例如先天性风疹、单纯疱疹病毒性角膜炎
5. 硬化性角膜

眼流泪及"红眼"

（没有后弹力层裂伤，没有角膜或眼球扩张，视神经正常，眼压正常）

1. 结膜炎（通常伴有分泌物和眼部发红）
2. 鼻泪管阻塞（存在脓性分泌物，无畏光，无鼻涕增多症状）
3. 角膜上皮缺损/角膜炎（病史及眼部检查十分重要）
4. 眼部感染

先天性视盘凹陷

（没有角膜扩张或水肿，眼压正常）

1. 大视盘生理性凹陷
2. 先天性视盘小凹，视盘缺损
3. Papillorenal综合征
4. 视神经发育不全伴脑室周脑白质软化

临床分类

儿童青光眼可被简单地分为原发性青光眼和继发性青光眼。原发性青光眼即仅由前房角发育异常所致；继发性青光眼则由于先天性、继发性的眼部疾病或全身疾病导致房水引流减少所致[1]（框38.2）。

框 38.2

儿童青光眼分类

原发性儿童青光眼

先天性原发性青光眼(单纯小梁发育不良)
- 新生儿发病(0~1 个月)
- 婴儿期发病(>1 个月至 2 岁)
- 晚发型或后期确诊(>2 岁)
- 自发停止进展(非进展性眼球扩大、Haab 线、正常眼压及视神经)

青少年开角型青光眼

继发性儿童青光眼

青光眼伴非获得性眼部结构异常

出生时有明显的眼部结构异常,与系统性体征相关或无关

Axenfeld-Rieger 异常(若与系统性体征相关,则为"综合征")

Peters 异常(若与系统性体征相关,则为"综合征")

先天性葡萄膜外翻

先天性虹膜发育不良

无虹膜

永存胚胎血管(PFV)(如果青光眼在白内障术前发生)

眼皮肤黑色素细胞增多症(太田痣)

小眼畸形/小角膜

晶状体异位

单纯晶状体异位(不伴随系统疾病)

晶状体及瞳孔异位

与非获得性系统性疾病或综合征相关的青光眼

出生后即有明显已知的综合征、系统性结构异常或系统性疾病,可能会同时伴有眼部体征

血管瘤病
- 斯德奇-韦伯综合征(Sturge-Weber syndrome)
- 神经纤维瘤病 1 型(NF-1)
- Klippel-Trenaunay-Weber 综合征

染色体异常,例如 21 三体综合征(Down 综合征)

结缔组织病
- 马方综合征(Marfan syndrome)
- Weill-Marchesani 综合征
- Stickler 综合征

代谢性疾病
- 同型胱氨酸尿症
- Lowe 综合征
- 黏多糖贮积症

Rubinstein-Taybi

先天性风疹

与获得性疾病相关的青光眼

疾病为非遗传性或非出生时即表现,而是生后获得的:

葡萄膜炎

外伤(前房积血、房角后退、晶状体异位)

激素诱导

肿瘤(良性/恶性、眼球/眼眶)

早产儿视网膜病变(ROP)

继发于除白内障手术外的其他手术

继发于白内障手术

根据白内障类型及白内障术前无青光眼的事实,详细分为三类:

先天性特发性白内障

先天性白内障伴眼部结构异常/系统性疾病或综合征

后天性白内障

改编自 Beck A, Chang TCP, Freedman S. Definition, classification and differential diagnosis. In: Weinreb RN, Grajewski A, Papadopoulos M, et al., editors. Childhood Glaucoma. WGA Consensus Series-9. Amsterdam: Kugler Publications, 2013: 3-10。

原发性儿童青光眼

原发性先天性青光眼

原发性先天性青光眼(PCG)的典型表现为双眼发病(70%~80%),但非对称性,通常于出生后第 1 年发病。发现独立存在的房角结构异常可以做出诊断,例如发现独立存在的小梁发育不良。根据发病年龄进行亚型分类,发病年龄不同影响着房角手术的治疗效果。

人口统计学

PCG 是婴儿中发病率最高的青光眼,但在西方国家新生儿中发病率仅为 1/20 000~1/10 000[2]。文献报道,在斯洛伐克罗马人种发病率最高,达 1∶1 250。父母的血缘关系,特别是表亲-表亲结婚,是导致某些种族高发病率的原因。PCG 在男性中较女性多见,男女比例在 2∶1~2.5∶1之间。

基因学

大多数 PCG 病例为散发型。近 10%~40%的病例存在青光眼家族史。这些病例与常染色体隐性遗传相关,有着 40%~100%的可变外显率。GCL3A 是 PCG 主要的致病基因位点,位于 2 号染色体短臂(2p21),GLC3B 基因座位于染色体 1p36,GLC3C 基因座位于染色体 14q24.3。猜测仍存在其他致病基因位点。大多数 PCG 病例与 *GLC3A*[3]基因上的 *CYP1B1* 基因突变有关,但突变概率因人种而异。在斯洛伐克人种中,其概率可达 100%,而在日本人中仅为 20%。该基因编码细胞色素 P4501B1 酶,该酶参与小梁网的形成及作用功能。在早期发育过程中,氧化应激被认为会导致小梁发育不全,并导致 PCG 发生[4]。*CYP1B1* 突变与可变表现度有关。患有 PCG 的新生儿通常有 *CYP1B1* 基因突变,但是同样的 *CYP1B1* 基因突变在儿童中也常可以表现为较轻的 PCG 或无 PCG。因此对于基因型-表型相关性的总结以及对于基因型和手术疗效相关性的总结仍无定论。

在白种人中,兄弟姐妹及后代患有 PCG 的风险(低亲缘关系)较低(<5%),但是仍然需要对先天性青光眼患者的兄弟姐妹和后代进行检查,尤其是在生后 6 个月内进行检查。因为在有亲缘关系的情况下,PCG 的发病风险较高,对患者的兄弟姐妹进行筛查尤为重要。如果一个患病家庭成员中的两个致病等位基因都被鉴定出来,就有可能对高危亲属进行携带者检测和产前诊断。

致病机制

房角结构发育不成熟是因为妊娠晚期来源于脑神经嵴细胞分化的组织发育停滞的结果。发育异常的严重程度因发育停滞的不同阶段而不同。既往观点认为房水流出通道的阻塞是由于存在非穿透性膜结构(Barkan 膜)造成,但并没有得到组织病理学的证实。目前的观点认为,厚而致密的小梁薄片阻碍了房水流出,也阻止了虹膜隔(虹膜和睫状体)的正常后移[5]。

房角镜检查结果

房角镜特征的检查可见虹膜根部平坦插入及房角隐窝的缺失。导致这样结构的原因部分在于高眼压产生的物理拉伸作用。虹膜基质薄且色素少,虹膜后色素层周围呈扇形分布,易见充血性虹膜血管及环形血管在周边虹膜或睫状体迂曲走行(图 38.6)。在单侧疾病中,对侧眼通常表现出典型的房角结构以及大角膜直径和长眼轴,但视盘结构正常,在疾病自发停止进展后房角引流结构可以进一步发育成熟。因此,对单侧患病病例的对侧眼要进行同患眼一样密切的随访,以防青光眼在另一眼发生。

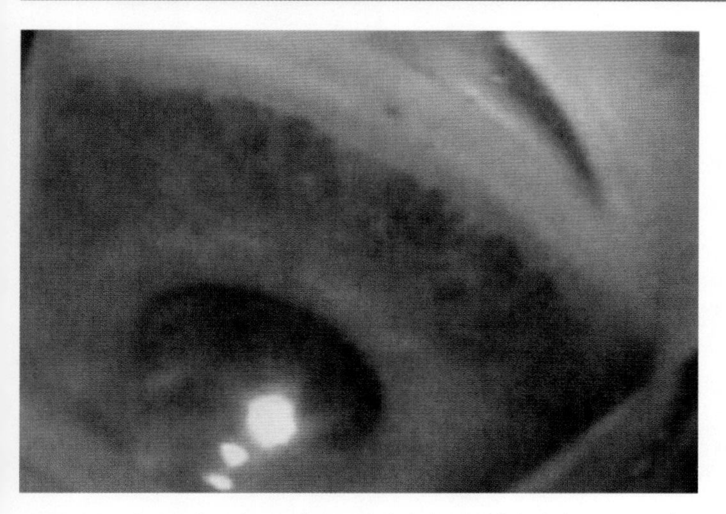

图38.6 典型原发性先天性青光眼发育未完全的房角伴扇形后虹膜色素上皮

治疗

药物对于长期控制眼压通常是无效的。房角手术，例如房角切开术、小梁切开术，是典型的手术方式，但需要经验丰富的医生操作，通常需要多次手术实现眼压控制。对于一些恢复较好的病例，虽然经过多次手术，但可以有同样高的手术成功率，例如一些在出生后3~12个月发病的病例。新型360°小梁切开术采用发光微导管技术，提高了手术的安全性。由于其在一次手术中将全部小梁切开，减少了麻醉暴露的次数，使之成为一项重大进展[6]。近期文献报道了内路小梁切除术。对于房角手术失败的患儿可采取小梁切除术联合抗瘢痕药物应用或植入引流装置(GDD)。

青少年开角型青光眼(JOAG)

青少年开角型青光眼是指一组特殊的患者，他们没有眼部或全身疾病，通常在儿童晚期至35岁时出现青光眼。此类患者通常有青光眼家族史，为常染色体显性遗传。近20%的患者为位于1号染色体1q23区GLC1A基因位点的肌纤蛋白/小梁网糖皮质激素诱导反应蛋白基因(*myocilin/TIGR*基因)突变所致。这部分患者通常表现为高眼压(40~50mmHg)，正常的房角结构，对前列腺素类药物反应良好。若药物治疗失败，可进行小梁切除联合抗瘢痕药物治疗。

继发性儿童青光眼

若儿童有易患继发性青光眼的情况，对青光眼潜在的终身风险需要加以重视。那些具有风险的儿童要定期进行眼压检查，以防止出现晚期青光眼破坏性的临床表现。这些表现通常与不良的长期视觉预后相关。持续的高眼压需要药物治疗。患有全身疾病的儿童需要被转诊至儿科医生进行系统评估。家族筛查及遗传咨询适用于遗传性疾病。常见的青光眼相关性疾病回顾如下。

青光眼伴非获得性眼部结构异常

Axenfeld-Rieger异常包括一组疾病，均由神经嵴实质发育异常导致出现相对应的临床特征，分为不同的疾病：Axenfeld异常，为后胚胎环(前移，Schwalbe线明显)有虹膜色素附着；Rieger异常，除上述异常外，有瞳孔异常如瞳孔异位或虹膜基质变薄(图38.7)。若上述表现伴有全身异常，如眼距过宽、脐周冗余皮肤、牙齿和心脏系统异常，则为Axenfeld-Rieger综合征(图38.8)。通常为双侧、非对称性的，且为常染色体显性遗传。对家族成员进行包括房角镜在内的检查，有助于判断患者是散发病例还是具有家族遗传的病例，并且帮助诊断未确诊病例。该病2个主要的致病基因已被发现，分别为位于4号染色体4q25区的*PITX2*基因及位于6号染色体6p25区的*FOXC1*基因。全身异常与*PITX2*基因缺陷有关。患青光眼的风险按以下顺序递减：*FOXC1*重复，*PITX2*突变，*FOXC1*突变[7]。

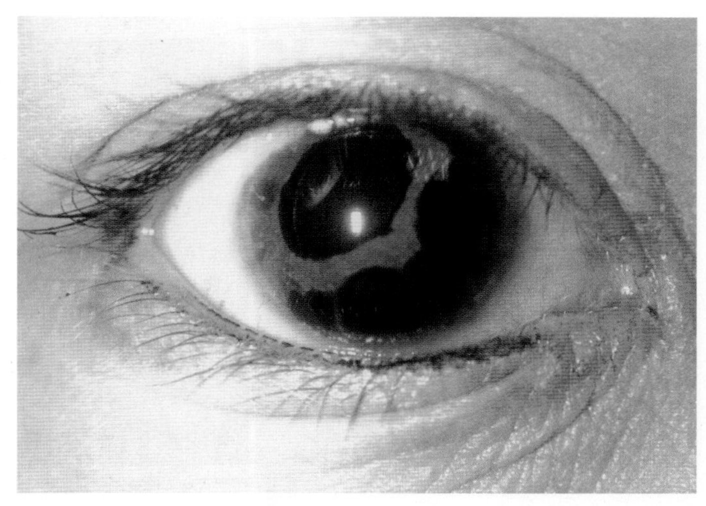

图38.7 有瞳孔异位和后胚胎环的Axenfeld-Rieger异常

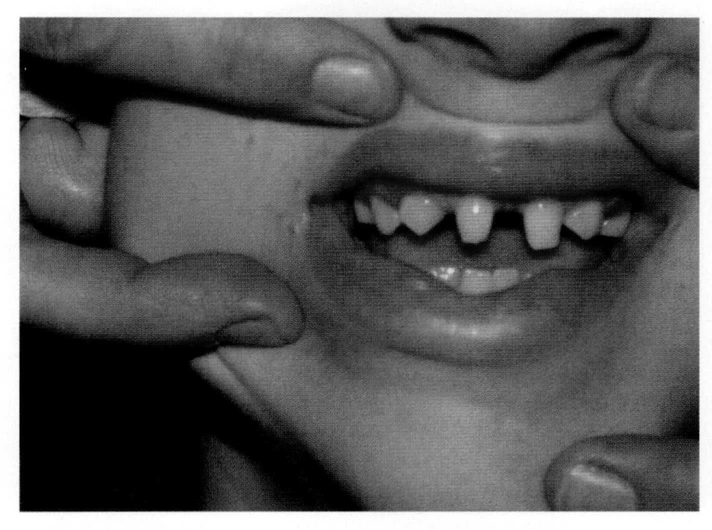

图38.8 Axenfeld-Rieger综合征伴小圆锥形宽间隔牙齿

Peters异常以先天性的，因角膜基质、后弹力层或内皮细胞缺陷导致的角膜中央混浊为特征。角膜混浊面积的大小及混浊程度表现多样，混浊随时间推移有减轻趋势。角膜混浊可单独出现，也可与虹膜及晶状体问题同时存在。当同时存在全身疾病时，被称为Peters plus综合征。该类患者患青光眼的风险更高。Peters plus综合征的患者通常为双眼发病(80%)，且常为散发病例。Peters异常与*PITX2*、*FOXC1*、*CYP1B1*及*PAX6*基因异常相关。

有上述情况的患儿患青光眼的风险为50%，因此有必要对其进行终身随访。青光眼多发病于儿童期或青年期，在婴儿期少见。房角结构发育停滞导致小梁网发育不良是致病机制。其眼压数值不定。药物治疗为首选治疗方式。房角手术在此类患者中较为复杂，相比于PCG患者，这类手术的成功率较低。必要时通常采取小梁切除术联合抗代谢药物控制眼压。眼前节结构越复杂，手术失败风险越高，术中所需的抗代谢药越强，例如丝裂霉素（MMC）。应用MMC术后更易达到较低的眼压，从而显著降低Peters异常患儿的角膜混浊程度（图38.9A和图38.9B）。在较为严重的病例中首选GDD。

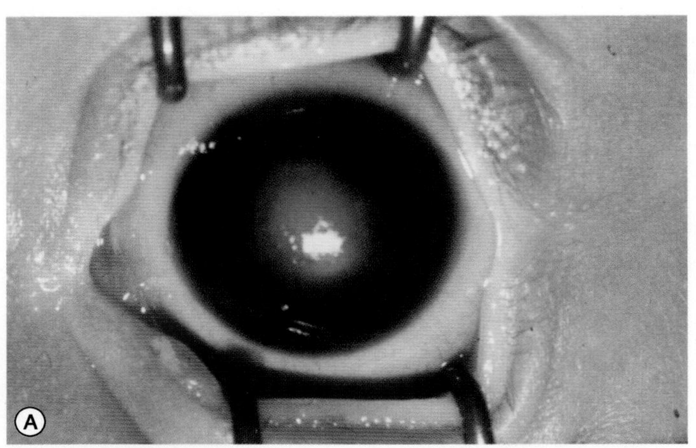

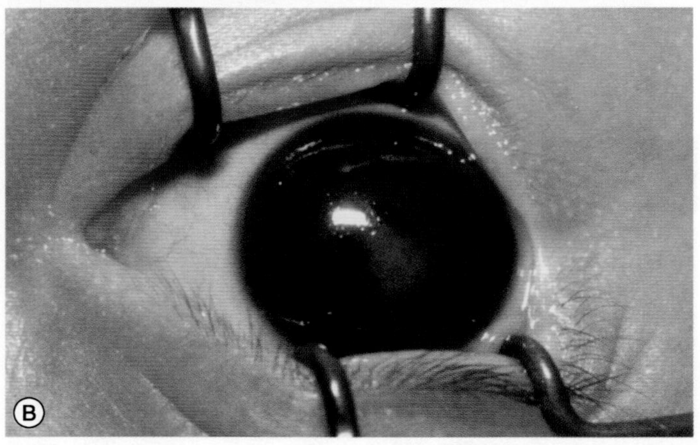

图38.9　Ⓐ该病例为低年龄儿童，在应用丝裂霉素C的小梁切除术的手术前，其眼压（IOP）失控及角膜中央混浊；Ⓑ眼压控制良好的同一眼睛，手术后角膜透明度提高

对于角膜致密混浊并且晶状体透明的病例，可行散瞳或于角膜最透明处行广泛光学虹膜切除术（为避免形成角膜瘢痕，可行巩膜通路）。穿透性角膜移植术后效果不理想，尤其在婴儿中效果欠佳[8]，但是在精细的术后护理条件下，对于双眼角膜致密混浊的患儿可考虑至少对其一只眼进行角膜移植手术。

无虹膜是一种表现多样的以双侧先天性虹膜缺失为特征的疾病。位于11号染色11p13区的*PAX6*基因突变导致神经外胚层发育异常为其致病原因。通常为常染色体显性遗传，外显率高，表达多样。散发病例见于30%的WAGR综合征患者，包括肾母细胞瘤、泌尿生殖系统发育异常及精神发育迟滞等表现。该病与11号染色体11p13区缺失有关（参见第11章及第33章）[9]。

在1/2至2/3的无虹膜患者中，青光眼发生于青春期前期及成年早期。这可能与虹膜残端进行性地导致房角关闭有关，但更可能与房角开放程度有关。药物治疗为首选方案，如果有条件，尽量使用无防腐剂的药物。房角切开术作为一些进行性房角关闭病例的治疗（治疗效果差）及预防手段均有被提及，但是考虑其存在损伤晶状体的可能，应用于预防性治疗并不多。在有透明晶状体的病例中，多采用小梁切除联合MMC治疗。若有明显的白内障或小梁切除手术失败，则考虑进行GDD[10]。术中注意将引流装置倾斜放置于睫状小带前，远离晶状体，以降低引流管相关的晶状体损伤。注意避免低眼压的发生。低眼压时，有晶状体与角膜接触的风险，会导致白内障及角膜内皮失代偿的发生。使用眼部润滑液及有色眼镜可缓解畏光症状。

与非获得性系统性疾病或综合征相关的青光眼

与青光眼相关的最常见的错构瘤病为斯德奇-韦伯综合征（Sturge-Weber syndrome）。这是一种散发的先天性疾病，以面部皮肤血管畸形（葡萄酒色斑）和眼部血管病变（巩膜外及脉络膜血管瘤）为特征，与位于11号染色体9q21区*GNAQ*基因突变相关（参考第68章）。

30%~50%的斯德奇-韦伯综合征（Sturge-Weber syndrome）患者会在出生后至成年期发生青光眼，上巩膜静脉压（EVP）升高被认为是致病原因。对于婴儿期发病的患者，房角发育不良为致病的重要因素。葡萄酒色斑分布于三叉神经第一分支——眼支的支配范围（尤其是上眼睑，双侧受累）。巩膜外血管畸形及脉络膜血管瘤都会增加患青光眼的风险。

当药物治疗失败时，需要手术治疗。手术方式的选择取决于发病年龄及发病机制。先天性或婴儿期因房角发育不良导致的青光眼，采取房角手术较为有效。若房角手术治疗失败或在大龄儿童中存在因EVP高导致的青光眼，应采取小梁切除术联合抗代谢药物或行GDD术。有脉络膜血管瘤的病例，有发生严重并发症的高风险。由于眼压迅速降低可导致脉络膜暴发性出血或因眼压持续降低导致脉络膜积液。若血管瘤很厚（>5mm），应考虑术前放射治疗。也可考虑采取小梁切除术或GDD手术。这类患者的所有手术都应同时采取措施，以减少低眼压发生的可能性。小梁切除术应紧密缝合巩膜瓣，GDD术应使引流管至前房隧道紧密相贴，在引流通畅的管腔外阻断缝合（6-0可吸收缝线），管腔内放置支架（3-0多股尼龙线）。采取较小引流面积的植入物，可降低低眼压的风险，特别是在婴儿期病例中值得应用。在所有病例中都应使用前房维持器，以避免术中低眼压的发生。若考虑行手术治疗，术中应重视患儿为治疗卒中样发作使用抗凝药的情况，既往已有文献对此进行报道。

其他与青光眼相关的错构瘤病发病率较斯德奇-韦伯综合征低。Klippel-Trenaunay-Weber综合征，以皮肤血管畸形、单侧肢体静脉曲张、骨及软组织增生的三联征为特征；神经纤维瘤病1型，为常染色体显性遗传，在系统性疾病显现前首先表现为虹膜异常，如虹膜异位及青光眼。

对于罕见的儿童青光眼病例，要详细了解患儿家族史，进行全面的检查，以明确发病机制，同时进行手术风险的评估，综合考虑，以制订更为合适的治疗方案。例如，Weill-Marchesani综合征及同型胱氨酸尿症常因晶状体脱位、继发性瞳孔阻滞和房角关闭导致儿童期青光眼。在这些病例中，预防性虹膜切除术及长期缩瞳可以避免瞳孔阻滞所致的青光眼及晶状体脱位至前房。

与获得性系统性疾病相关的青光眼

青光眼可继发于任何因素导致的炎症状态，但更常见于青少年特发性关节炎患者(30%)。青光眼常在患病后2~3年表现出来。葡萄膜炎继发性青光眼有多种致病因素：慢性小梁网细胞阻滞、小梁网炎、周边虹膜前粘连(PAS)、继发性瞳孔阻滞、晶状体切除、长期局部使用激素治疗。伴有葡萄膜炎的患儿青光眼较成人更为严重。患儿眼压可潜在地突然增高，视杯凹陷及视力下降发展迅速。治疗原则是同儿科医生共同积极治疗葡萄膜炎，包括局部和/或全身应用激素以及应用非激素类治疗疗法(非生物性疗法如氨甲蝶呤，生物性疗法如英夫利西单抗)，此外还需注意控制眼压。

此类青光眼因其多样的致病原因导致非常难治，这是其一大特征。患者通常对治疗无反应，尤其对首选的药物治疗无反应。若计划手术治疗，术前系统的免疫抑制治疗特别是激素的应用，对于术后疗效有着重要影响。房角手术术后需要药物治疗控制眼压。可考虑应用小梁切除手术联合MMC，但是术后眼内炎症的复发会影响术后的长期成功率。专家的观点更倾向于首选GDD术，尤其在无晶状体眼病例或日后有行晶状体切除术可能的病例中。然而即使术后患者不存在滤过过强，也会因房水产生系统受损导致术后发生低眼压的风险较高。因此我们建议术中先采用小面积引流装置，再进行上文描述的限流措施。睫状体手术如果作为首选，在治疗时成功率较低[11]。由于其会破坏已经受到炎症损伤的睫状体，术后存在长期低眼压的可能性，因此我们尽量避免采取睫状体手术。

在罕见的儿童肿瘤病例中，例如白血病或视网膜母细胞瘤，患儿可因肿瘤细胞或继发性出血阻塞房水流出通道导致青光眼发生。对于这类疾病的诊断尤为重要，因为手术可导致恶性肿瘤细胞逃逸至眼外组织，恶化病情。这类青光眼病例通常采取保守治疗。首先治疗原发病，同时进行局部药物治疗以及睫状体破坏性手术治疗。

白内障术后青光眼

儿童白内障术后青光眼可发生于先天性特发性白内障、与眼部或全身疾病相关的白内障及后天性白内障晶状体摘除后。

继发于先天性白内障术后的青光眼是最常见的儿童继发性青光眼的原因之一，也是成功的白内障手术术后晚期视力丧失的重要原因。白内障的摘除导致患眼发生青光眼的风险提高，可发生于白内障术后的任何时间，也可发生于无晶状体眼或人工晶状体眼。化学因素(炎症细胞、晶状体残留、玻璃体来源的因素)及机械因素(睫状体张力不足、小梁网塌陷)参与致病，同时因手术干扰，房角发育停滞的眼部发育因素也参与致病。儿童白内障术后青光眼发病率随随访时间的不同而不同。在一项术后至少持续了5年的随访中，白内障术后青光眼发病率为5%(简单晶状体吸除术后的数据)[12]至17%(晶状体切除联合玻璃体切割术后的数据)[13]。房角通常为开放状态，但存在虹膜前粘连。继发性瞳孔阻滞所致的急性房角关闭较少见，此种情况即使通过虹膜切除/玻璃体切割术解除瞳孔阻滞，继发性瞳孔阻滞仍会导致长期青光眼的发生。在既往文献中对于白内障术后青光眼发生风险因素做了详细的论述，包括小角膜、早期手术(小于4周龄的患儿)、需要再次手术、核性白内障等。选择偏倚是人工晶状体植入保护作用研究中的一个重要混杂因素。后囊完整性的作用并不明确。精细的白内障手术术后，对于青光眼的终身随访十分重要。由于这类患者通常无症状，体征较轻，对于这类患儿的检查较难实施，因此青光眼的诊断容易被忽视。对这些患者要重视定期复查，观察视杯凹陷是否有进展。进行性的远视丢失，例如角膜接触镜不耐受，也是帮助诊断青光眼的一个体征。

先天性白内障术后发生的青光眼通常是难治性的。药物治疗是首选治疗，但只能控制50%患儿的眼压。房角手术通常不能对眼压有长期有效的控制。小梁切除联合MMC手术不仅成功率较低[14]，而且术后由于有薄且无血管的滤过泡，为避免眼内炎发生不能佩戴角膜接触镜。睫状体光凝治疗可短期控制眼压，经过多次手术后个别情况也可维持眼压长期正常[15]。但是术中较难定量掌握，有可能会出现严重的炎症反应，特别是在一些需要低能量的小眼畸形病例中。此外，睫状体光凝手术后进行其他手术治疗的失败率较高，也可能产生长期低眼压的问题。GDD术后长期成功率较高，同时术后不影响角膜接触镜的佩戴[16]。然而，无晶状体眼术中并发症发生率较高，特别是在术中低眼压的情况下，可发生脉络膜上腔出血。术中一定注意采取措施(上文述)降低灾难性低眼压发生的风险。

治疗

评估

对于怀疑有青光眼风险的儿童，应认真进行治疗，密切关注患儿，以防视力进一步受损。根据患儿的年龄及配合程度，可在诊室、办公室或麻醉状态下对患儿进行相关检查。喂养进食状态下的新生儿或熟睡的婴儿可在诊室或办公室进行全面的检查。4~5岁患儿通常需要进行麻醉下检查(EUA)。尽量鼓励患儿进行裂隙灯检查，以测得更准确的眼压值。同时要对视盘进行评估。

最初的就诊咨询及疾病评估是治疗的重要组成。眼科医师、患儿及患儿家长有可能自此维持一段终生的关系。最初的评估在于确定青光眼诊断及分型(确定原发型还是继发型，对于后续治疗很关键)或对于不能排除患有青光眼的病例，掌握足够多的证据，确定后续随访时间间隔，或安排患儿进行EUA或手术。

病史

要了解新生儿或婴儿是否有溢泪、畏光、眼睑痉挛及眼部外观变化的病史。重点询问：影响患儿预后的发病年龄；影响麻醉的全身相关的疾病；孕期是否有不良事件(风疹)或分娩不良事件(使用产钳)发生；是否有儿童青光眼家族史；家族是否近亲结婚。在年龄稍大的患儿中，要询问是否有眼部外伤史、眼部炎症、疟疾病史或手术史，还要询问糖皮质激素的使用史。

常规检查

首先对患者的整体外观及视觉行为，包括眼球震颤、斜视，进行评估很重要。进行视力检查后，降低周围环境亮度可促使新生儿或婴儿睁开眼睛配合完善其他检查。若有迹象表明患儿为Axenfeld-Rieger异常，对于患儿的父母进行检查非常重要。会有不同的遗传建议以及后代的生育建议给这些有隐匿体征的Axenfeld-

Rieger 异常的家长。

眼压测量

儿童眼压的测量很具有挑战性，因为其影响因素众多，例如麻醉方式、测量仪器、角膜厚度计、角膜混浊程度。推荐的标准眼压测量方法为应用 Goldmann 眼压计测量。在 Peters 异常患儿中，使用 Tono-Pen 在周边角膜处测量准确性要高于在角膜中央混浊处测量，在混浊处测量会有假高值。然而，应用 Tono-Pen，类似于气动眼压计，相较于 Perkins 测量方式，可能在正常儿童及青光眼患儿中测得的眼压值偏高[17,18]。

最近，便携式回弹式眼压计 iCare Pro 已可用于眼压测量，而且在仰卧位及直立位无须局部滴用麻药进行测量。iCare 眼压计测量舒适度高，并且与 Tono-Pen 眼压计有相近的准确度，两者在可疑青光眼患者群体中较压平眼压计都具有测量偏高的趋势[19,20]。Goldmann 眼压计与 iCare 眼压计测量偏差随眼压升高及角膜厚度增加而增加[20]。综上所述，在进行多次系列测量时，建议使用同样的测量方式。此外值得注意的是，除了眼压计不同会导致测量结果不同，在患者挤眼或哭闹时眼压的测量值也会偏高。

推荐儿童 EUA 使用的眼压测量方式为 Perkins 手持眼压计，原理为荧光素染色后的蓝光滤过原理。测量时避免使用开睑器或压迫眼球。由于眼压读数会受到眼球运动的影响，因此测量时最好使眼球保持原位静止状态。应对双眼进行多次测量。由于眼压受到麻醉状态的影响，测得的眼压值只能为我们提供眼压大概的情况。在评估是否患有青光眼及青光眼控制的情况时，眼压测量永远都不能成为唯一手段。如果眼压测量与其他临床检查结果不一致，则提示眼压测量结果可能不准确，指触眼压测量法可能会对结果判断有帮助。

眼前节检查

角膜后胚胎环、水肿、混浊及 Habb 线的检查是必要的，体征不明显时应采取斜照法及放大检查。在 EUA 时，若有条件可使用手提式裂隙灯。在新生儿及婴儿中若发现前房深合并扩张的大角膜，则高度怀疑存在青光眼可能。需要注意的是，如果发现角膜扩张裂痕，不管是否合并角膜水肿，都意味着在婴儿期某阶段存在眼压升高的情况。持续的角膜水肿是青光眼控制不佳的表现。排除原发性角膜疾病非常重要，最有助于鉴别的体征是原发性角膜疾病不会有角膜或眼球扩大的体征。

对于虹膜、瞳孔异常或晶状体混浊的发现也很重要，后者需要治疗且影响到手术方式的选择。

角膜直径测量

新生儿正常角膜横径小于 10.5mm，出生后 1 年增长 1mm。新生儿角膜直径大于 11mm 或出生后 1 年内的婴儿角膜横径超过 12mm，高度提示眼压升高。若有 Haab 线，则可以明确诊断。不同年龄段儿童角膜横径大于 13mm 均为异常。在 EUA 下测量角膜横径，应用卡尺测量角膜缘至角膜缘的距离，并精确到 0.25mm。在 3 岁前，对角膜横径进行一系列反复测量可监控青光眼的发展情况。进行性增长的角膜横径意味着眼压控制不佳，需要进一步治疗。

中央角膜厚度

中央角膜厚度（CCT）影响着眼压测量的精确度。患有 PCG 及 JOAG 的患儿角膜厚度较薄，理论上讲，测得的眼压值较真实值低。相反，在无晶状体、无虹膜的患者中，因角膜较厚，测得的眼压值较实际值高。然而，这部分无晶状体、角膜显著偏厚的患儿，即使存在测量的眼压值较实际值高的理论因素，他们确实会有青光眼视杯损伤及视野损伤的问题[21]。这可能是由于青光眼儿童的眼部生物力学特性发生了改变，其重要性尚未确定[22]。因此在青光眼患儿中角膜测厚的意义并不确定，不能使用标准化校正因子。无论角膜厚度如何，关注的重点仍是视盘的外观。

房角镜检查

合适的手术方式及预后情况取决于正确的诊断，房角镜检查在做出正确诊断的过程中起着关键作用。若有条件进行该检查，房角镜检查至少要进行 1 次。在 EUA 下，房角镜检查可以采用多种镜子进行，包括 Koeppe 镜（图 38.10）或者专门用于房角手术的广角房角镜。

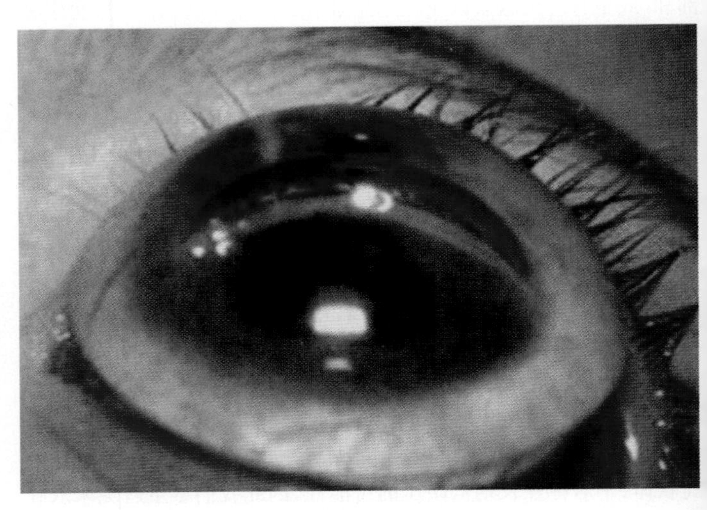

图 38.10　Koeppe 镜下的直接房角检查

眼后节检查

到目前为止，眼底视盘形态既不受麻醉影响，也不受成长的影响。这使其成为诊断青光眼及评估预后的最重要的参考因素。Richardson 发现，在 468 名正常的白种人的新生儿中，杯盘比（CDR）大于 0.3 的新生儿仅占 3%[23]。相比之下，在 Shaffer 对 85 名小于 1 岁的患有先天性青光眼婴儿的调查中，发现 CDR 大于 0.3 的患儿比例占 61%[24]。在白种人中，若小于 1 岁的婴儿 CDR 大于 0.3，或儿童 CDR 大于 0.5，或双眼视盘不对称，应高度怀疑青光眼的可能性。

在进行视盘及神经纤维层检查时，应在散瞳下进行，并手绘或通过眼底照片详细记录其形态，为今后的检查结果做对照。视盘眼底照相可以在 EUA 时，通过 Retcam 进行采集。视杯进行性扩大是青光眼控制不佳的明确体征，无论眼压测量结果如何，都需要进一步治疗。在 EUA 前不要进行散瞳，因为散瞳会改变房角结构外观，使眼压显著升高。若需要手术治疗，散瞳还会增加晶状体损伤的风险。可以考虑在办公室对婴儿进行散瞳检查，或者若考虑行房角手术治疗，在 EUA 前数天可在门诊对患儿行散瞳检查。通常只有在患儿角膜透明的情况下才可能对婴儿进行视盘检查。对于散瞳效果不佳的婴儿，应用配有小瞳孔装置的间接检眼镜可以有效地观察婴儿视盘情况。

在发生不可逆的视神经萎缩之前，若眼压降低，视杯凹陷可以逆转（图 38.11A，B）。孩子越小，视杯凹陷恢复的可能性越大。这与筛板前现象有关，即，可逆的筛板弯曲与筛板前神经纤维的压缩和拉伸有关。眼压正常后，压陷会缓解，筛板可前移"填充"视杯。然而即使术后视盘凹陷可逆转，神经纤维层还是会持续变薄[25]。

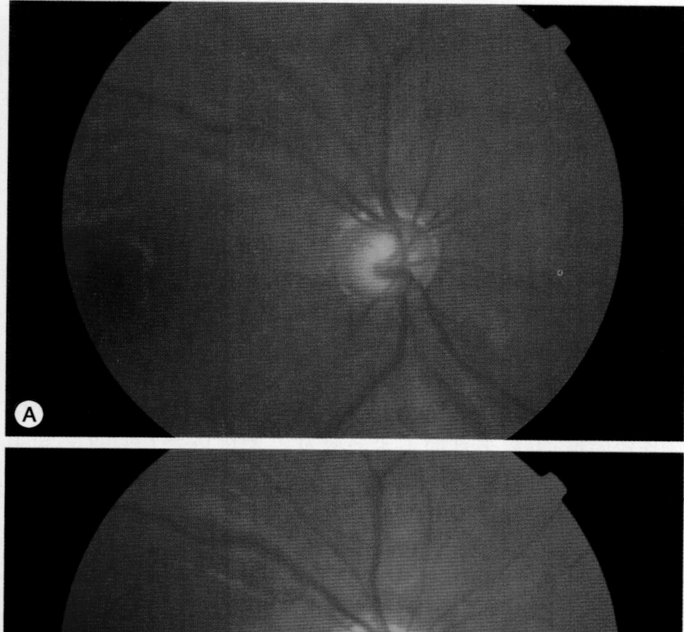

图 38.11　手术后眼压降低导致扩大的视杯变小。Ⓐ术前视盘表现；Ⓑ术后视盘表现

眼底其他异常也应进行检查，例如与无虹膜相关的中心凹发育不良、与斯德奇-韦伯综合征相关的脉络膜血管瘤、与风疹相关的视网膜色素变性。

验光

在新生儿或婴儿中，青光眼常见表现是显著的远视储备丧失或存在近视。如果无晶状体眼患儿中发生变性近视或存在近视偏移表现，特别是存在眼轴进行性增长，则表明患儿眼压控制不够充分。

麻醉下检查（EUA）

不能轻率决定对患儿进行麻醉下检查，只有在可以获得的信息有助于诊断或能提供对临床决策有重要意义的随访数据时，才可以进行 EUA。为了避免不必要的麻醉或者延迟，眼科医师进行首次 EUA 时采取的麻醉方法应该同样可以胜任必要的手术式。

通常，所有类型的麻醉剂都会降低眼压，除了氯胺酮和水合氯醛。吸入性麻醉药七氟烷可以降低眼压 10~30mmHg。不同麻醉剂降低眼压的程度是各不相同且不可预知的。此外，七氟烷会随着麻醉诱导时间的推移而逐渐降低眼压。这使得选择适当的麻醉剂成为评估患者时重要的一部分，特别在一些不典型病例中，麻醉会对诊断的时机及视觉预后产生深远的影响。此外，随之而来的问题是在应用了能够降低眼压的麻醉药后测得正常眼压值后，不代表可以排除青光眼的诊断。无论使用何种麻醉剂，在后续的一系列检查中都应使用同样的麻醉剂，每次用药后首先进行眼压检查。

笔者倾向于使用盐酸氯胺酮，因为应用该种麻药后测得的眼压与婴儿清醒时测得的眼压相近似[26]。采用局部麻醉贴片后通过静脉给药。儿童在麻醉前可以给予阿托品减少支气管分泌黏液，并且口服咪达唑仑镇静。麻醉给药后会有几分钟暂时性眼压升高，因此应多次进行眼压测量。该药作用时间较短，通常仅能维持 10~15min。

在 EUA 中建立一个记录检查结果的流程可以有效避免错误的发生。在每次 EUA 中记录眼压（同时记录麻醉剂、眼压计）、角膜横径、眼轴长、杯盘比以及其他眼部体征，例如角膜透明度，以评估青光眼控制情况非常重要。在患者麻醉期间，可同时对患者进行全身检查以及抽血，用于实验室检测有无感染及染色体问题。

检查

超声检查

眼轴测量可用于基线评估。若测量值超出正常范围，则高度提示青光眼。儿童眼球具备弹性时，连续的眼轴测量有助于了解疾病进展。相比于 X 染色体遗传的大角膜及正常眼睛的儿童，在青光眼患儿中，测得的眼轴通常双眼不对称。在成功降低眼压后，眼轴会缩短。在屈光间质混浊的眼球，通过高分辨率 B 超或超声生物显微镜（UBM）可检查视杯严重凹陷以及排除眼后节的病理改变，例如脉络膜血管瘤。

视野检查

在患儿 7~8 岁时可以配合进行视野检查，但有学习曲线。视野缺损结果必须能可重复，因此需要进行多次检查。此外，缺损的视野要与视盘变化一致。如果两者不一致，并且存在不能解释的视力下降及色敏度下降，就要考虑是否存在其他导致视力下降的原因，特别要考虑是否患有系统性疾病，如神经纤维瘤病 1 型。

视盘定量成像

同成年人的研究相同，在儿童研究中应用光学相断层成像（OCT）检查发现正常眼与青光眼检查结果存在差异。在一项对青光眼患儿的前瞻性观察性研究中发现，神经纤维层厚度及黄斑区厚度测量值随立体照相中青光眼视盘损伤严重程度增加而减少[27]。由于缺乏规范的儿科数据及便携式检查设备，所有的自动视盘成像检查都受到限制。

检查结果解读

青光眼发病年龄决定了病史采集中需要提问的相关问题，临床检查时的关注点及后续所需的检查。换句话说，在青光眼儿童群体中，眼压检查以及眼底视盘检查是最基本的检查，贯穿于青光眼患儿终生就诊的经历。但是由于婴儿的眼部结构较易受到眼压升高的影响，同样需要注意检查高眼压所带来的并发体征（包括角膜横径扩大、眼轴增长、近视进展）并且定期评估。所以婴儿青光眼诊断及进展必须基于整体的临床表现及检查结果。最重要的临床体征就是视盘的形态。如果临床诊断不明确，但是存在青光眼高风险，则在对患者进行治疗前，特别是手术治疗前，一定要做进一步随诊（包括 EUA）。

随着患儿长大，角膜及巩膜弹性减小，有关于角膜横径、眼轴的变化检查相对不重要。并且随着患儿配合度的提高，在裂隙灯下进行眼压测量会更准确，同时眼底视盘及神经纤维层能够放大更清晰。因此要尽早鼓励患儿配合裂隙灯下的检查。最终，视野检查成为评估视功能的可行方法。这在一些进展期的病例中尤为重要。

如果青光眼诊断确凿，向患儿父母告知青光眼疾病的慢性性质以及可能需要进行多次手术并终生随访的情况十分重要。因为青光眼可在任何阶段复发，并且可能在对侧正常眼发病。

治疗

在青光眼领域，儿童青光眼的治疗一直是巨大的挑战。药物治疗在大多数青光眼病例中作为首选治疗方案并发挥重要的作用。然而，在新生儿和婴儿患者中，尤其是PCG患者中，疗效不佳。药物治疗通常用于手术前控制眼压及手术成功控制部分眼压后的辅助治疗。手术治疗也富有挑战性。因为相较于成人患者，儿童青光眼手术失败风险较大，并发症较多。没有任何一种治疗方式可以使疾病痊愈，终身随访十分必要，以确保眼压控制良好并及时发现并发症。这些情况可发生于疾病任何阶段，甚至可以在青光眼控制平稳后数年中出现。此外，应告知患儿家长及患儿，对于扩大的眼球来说，很小的外伤就可能导致严重的视力丧失。建议患儿尤其是独眼患儿使用保护性眼罩。

药物治疗

虽然儿童青光眼药物治疗同成人用药相似，但是由于儿童局部用药产生全身甚至可能致命的副作用的风险较高，应用时要更加小心。应向患儿家长告知药物潜在的系统性副作用，并指导他们点药时按压泪小点[28]。

β受体阻滞剂

β受体阻滞剂禁用于早产儿或新生儿、患有哮喘或心脏疾病包括心律不齐的儿童。详细询问患儿是否有哮喘症状十分重要，有时哮喘症状可表现为夜间咳嗽而非喘息。噻吗洛尔0.1%，噻吗洛尔凝胶0.25%因具有较少副作用及较高有效性，成为β受体阻滞剂中的一线用药。

碳酸酐酶抑制剂

尽管口服乙酰唑胺比多唑胺杜塞酰胺滴眼液降眼压幅度更大，但是由于其应用于儿童可导致严重的副作用，例如发育不良、多动活跃表现及尿床，其在儿童中的应用受到了限制，只能用于手术前短期用药。布林佐胺较杜塞酰胺滴眼液多唑胺副作用更少，此两者通常作为二线用药或当β受体阻滞剂不耐受时使用。

前列腺素类药物

拉坦前列素是第一个被批准用于儿童的药物[29]。目前认为其与噻吗洛尔具有相同的疗效，但在与其他药物联合应用时疗效会降低。JOAG患者对该药反应性好，可作为此类患儿的一线用药。

拟交感神经药物

溴莫尼定可通过血脑屏障，导致婴儿困倦甚至昏迷、呼吸困难。笔者避免将其应用于小于6岁的患儿或体重低于20kg的儿童。理论上由于安普乐定(apraclonidine)亲脂性较低，儿童使用较为安全。

副交感神经药物

副交感神经药物在PCG房角术后的治疗中有效，其可以促进房水外流，防止虹膜前粘连形成。这一机制在一些先天性白内障术后继发青光眼的病例的治疗中极其有效。

手术治疗

儿童青光眼的主要治疗方式是手术治疗。现有的手术方式有着不同的适应证、优缺点、成功率，尤其在有足够能力提供熟练的手术技术及麻醉安全的转诊中心手术成功率更高。如果对眼球扩大没有熟悉了解，术后可能会发生严重并发症。手术方式的选择主要取决于青光眼的类型，同时也受到发病年龄、角膜透明度、视神经损伤程度、眼部其他相关疾病、既往手术史及医生经验的影响。

由于进一步手术治疗往往是不可避免的，因此开始就做出正确的选择至关重要。因为第一次手术有最高的成功率。经历过多次手术的病例，选择确切的下一步手术方案极为重要，否则在经历多次重复的失败的手术后，患眼的情况将明显下降。一旦确定了手术方式，术中要小心操作，避免并发症发生。

房角手术

虽然房角切开术在理念上较为简单，操作简捷，但是实际术中操作较困难，需要丰富的手术经验及手术技巧[30](框38.3和表38.1)。对房角结构充分的观察是决定手术成功的重要因素(图38.12)。在90%白种人的房角切除手术中，应用纯酒精去除角膜上皮可顺利地观察房角并进行手术[31]。

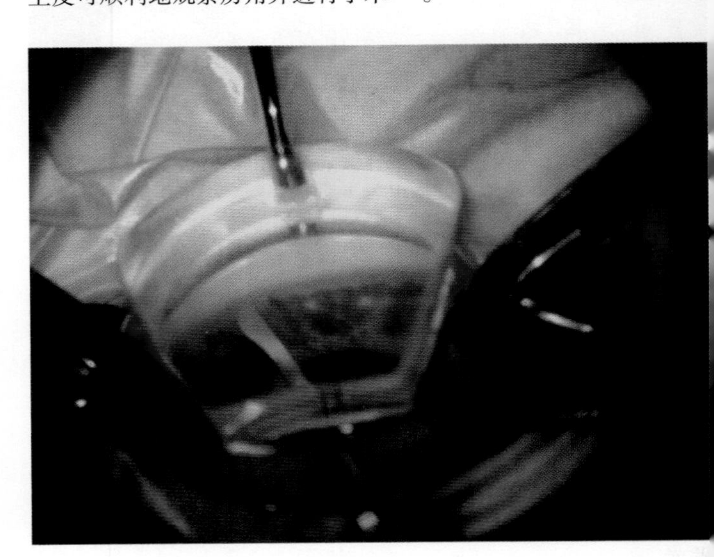

图38.12　原发性先天性青光眼的房角切开术

框38.3

睫状体光凝疗法的优缺点

优点

- 手术时间短，术后恢复快
- 短期术后疗效好
- 在手术风险高特别是独眼患眼中适用
- 相较于其他术式，技术要求低

缺点

- 由于睫状体功能恢复，在超过50%的病例中需要重复治疗
- 大多数患者术后仍需药物治疗
- 低年龄的青少年患者中，达到目标眼压的效果不如滤过手术好
- 存在发生严重炎症反应的潜在可能，可能加速白内障形成
- 重复的治疗可导致眼球痨的风险
- 可能影响后期引流手术：由于睫状体低分泌功能导致低眼压，或由于影响血房水屏障，释放刺激性炎症介质进入房水及引流通路，导致手术失败

表 38.1　房角手术术式对比

	房角切开术	小梁切开术（探针）	环形小梁切开术（360°）		小梁切开联合小梁切除术
			缝线	发光微导管	
结膜切口	−	+	+	+	+
角膜混浊情况下手术实施可能性（房角结构窥不清）	−	+	+	+	+
房角结构可视度	+	−	−（只有在房角镜下）	+	−
特殊的手术器械/技巧	++	+	+	++	++
手术有创程度	+	++	++	++	+++
发生并发症可能性	+	++	++	+	++
手术操作时间	+	++	++/+++	++/+++	++
是否可多次重复手术	++	++	−	−	+
滤过泡相关性并发症	−	−/+	−/+	−/+	+

改编自 Papadopoulos M，Edmunds B，Fenerty C，等．21 世纪的儿童青光眼．Eye（Lond），2014；28：931-43。

房角切开术是非常有效的治疗方式，随访经过数次房角切开术后成功率可达 70%～90%[31]。PCG 患者房角切开术失败的风险因素包括：发病年龄（3 月龄或小于 3 月龄患儿）、眼球扩张（角膜横径>14mm 及眼轴长>24mm）。

由于不受角膜混浊的影响，小梁切开手术较房角切开术适用范围更广，但是有创性较房角切开术高，可以导致结膜瘢痕形成。结膜瘢痕有导致患者再次手术治疗的风险。鉴于此点，通常选择颞侧手术切口。Schlemm 管（SC）精确定位是小梁切开手术的关键[30]。但是异常扩张的角膜缘解剖结构导致 SC 在 4%～20%的患者中不能精确定位。若在定位到 SC 之前不小心进入前房，就更难以定位到 SC。传统小梁切开术切开大致 1/3 小梁范围，现在应用钝的 6-0 聚丙烯缝线[32]或发光微导管[33]穿入 SC，可在一次手术中切开 360°小梁（环形小梁切开术）（表 38.1）。通常不能一次穿刺成功，有报道错误方向的缝线（视网膜下）导致严重的低眼压。

在 PCG 患者中，传统小梁切开术的成功率及预后影响因素同房角切开术相似[34]。然而，环形小梁切开术的成功率要高于房角切开术、小梁切开联合小梁切除术及单纯小梁切开或切除手术[35,36]。

房角手术是 PCG 患儿的首选手术方式，具体采用哪种术式取决于角膜透明度、医生的经验及偏好。继发性青光眼患儿的房角手术成功率普遍低于 PCG 患儿的成功率。据 Russell-Eggitt[31]报道，术后 30 年随访中有 20%患儿会复发，但无复发高峰年龄。

小梁切开术联合小梁切除术在理论上提供了两条流出通路，从而改善了手术疗效。在实际手术中，哪种手术方式效果更好仍不确定。有报道称联合术式较单独两种术式术后效果更好，尤其在失败风险更高的亚裔及中东人种中[37]。也有报道称三种术式效果并无区别[38]。技术上，联合术式更复杂，潜在严重并发症，尤其是在联合应用抗代谢药物的情况下。

小梁切除术

小梁切除术的首要手术指征为房角手术失败。但在以下情况时小梁切除术为首选手术方式：手术医师对房角手术无经验或经验不足；房角手术可能对患者治疗效果不佳（非常早期或晚期的病例）；需要达到很低的目标眼压（为提高角膜透明度，晚期的视盘凹陷）；大多数继发性青光眼。

从技术上讲，小梁切除术需要更高的技术要求。由于儿童极强的伤口愈合能力，在儿童患者中手术失败率较高。基于其失败率较高的特性，术中必须使用 MMC，但这又增加了并发症的发生率。然而，随着最近手术技术的改良（Moorfields Safer Surgery System）[39]及术中应用 MMC，在一些小梁切除术的病例中，术后可形成较好形态的滤过泡，减少并发症，得到满意的术后效果，甚至在一些婴儿病例中也可达到满意效果[40,41]（图 38.13）。对上述手术方式的总结见表 38.2。如果在滤过通道处有显著的结膜炎症，可在 EUA 下在滤过泡旁进行结膜下注射氟尿嘧啶（0.1～2ml 氟尿嘧啶 50mg/ml）和激素，例如倍他米松。小梁切除手术的优点及缺点总结见表 38.3。

据报道，应用 MMC 后小梁切除手术成功率在术后 2 年为 59%～90%，术后 5 年为 51%[42-44]。增加手术失败风险的因素为年龄小于 1 岁及无晶状体眼[14,43,45]。在儿童病例中，小梁切除术后尤其是联合应用 MMC 时发生潜在并发症的风险不应被夸大。早期的并发症与低眼压相关（浅前房或无前房、低眼压性黄斑病变、脉络膜渗出、脉络膜上腔出血）；晚期并发症与薄而无血管的囊性滤过泡易于渗漏及潜在致盲性感染有关。如果小梁切除术后眼压控制失败，若滤过泡形态允许且巩膜切口明显，可以尝试行滤过泡穿刺联合抗瘢痕药物治疗。

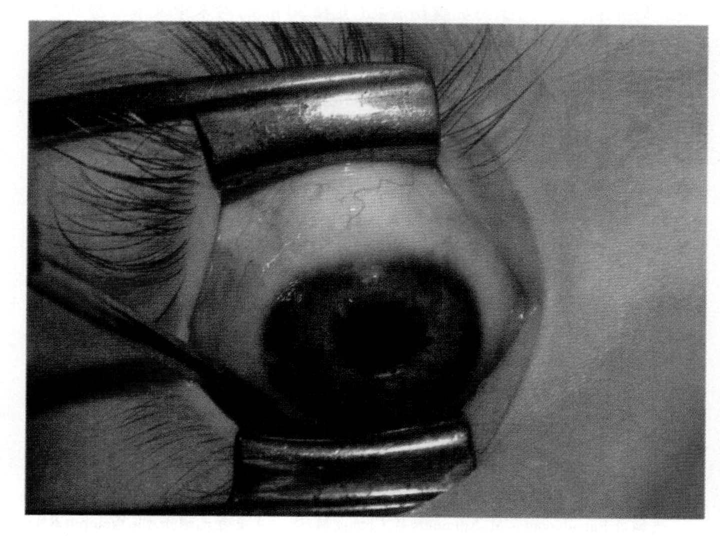

图 38.13　应用以穹窿为基底的结膜瓣和大面积抗代谢治疗的伴丝裂霉素 C 的小梁切除术

表 38.2 儿童小梁切除术中促进房水后流通及弥散性滤过泡形成的手术操作重点

手术步骤	手术要点/理论基础
角膜牵引缝线(7/0 Mersilk)	充分暴露 避免上直肌缝线导致出血
以穹窿为基底的结膜瓣	形成阻碍房水后引流的结膜瘢痕可能性小 能够更好地观察角膜缘房角解剖结构
湿性烧灼	止血 避免巩膜萎缩(在薄巩膜中很重要)
抗瘢痕药物	弥漫性大面积治疗以减少形成局部无血管性滤过泡
巩膜瓣	在应用抗瘢痕药物前应先制作巩膜瓣,使药物作用于巩膜瓣下 巩膜瓣后缘要超过角膜缘以防止巩膜瓣豁开 角膜切口注意避免虹膜、睫状体损伤,避免玻璃体嵌顿 巩膜瓣放射切口的长度短至可以暴露充分时,进行巩膜切开术即可 • 巩膜弹性越好(切口间隙越大),所需放射状切口越小 • 房水向后引流以防形成囊性滤过泡 • 瓣膜效应以防发生低眼压 巩膜瓣应做得大(后缘 5mm)且足够厚 • 缝合时巩膜瓣不易豁开 • 对房水流通形成较大阻力
巩膜切除术前先做好巩膜缝线	在眼球形态饱满时容易进行 在巩膜切除、虹膜周切后,及时缝合巩膜瓣减少术中低眼压持续时间 可以在麻醉状态下在裂隙灯下调节或拆除缝线而无须激光 可调节缝线位于巩膜瓣后缘,若巩膜瓣张口,例如在婴儿手术中,则固定巩膜瓣角处 可调节缝线埋在角膜内,缝线可以长期保留(减少眼内炎发生的风险)
安置前房维持器的侧穿术	倾斜,周边,长隧道(21G 针)可减少发生晶状体损伤、切口渗漏的概率,稳定灌注隧道 维持术中眼压,防止低眼压及脉络膜渗漏、脉络膜上腔出血、玻璃体脱垂可能 帮助形成前房 在缝合巩膜瓣时需要关闭灌注,以防巩膜瓣豁开 可以测量经巩膜瓣的房水流速,确保巩膜瓣缝合适当
巩膜切开术	小的巩膜切除孔(直径 500μm)对术中及术后房水外流控制加强,同时手术操作也较快 尽可能靠前,防止虹膜、睫状体、玻璃体嵌顿
巩膜瓣关闭	紧密缝合时应用抗瘢痕药物很重要 降低房水外流时,需增加缝合
以穹窿为基底的结膜瓣缝合	10-0 尼龙线较可吸收缝线张力好,同时炎症反应小 在环形切开处进行荷包缝合,边缘进行垂直褥式缝合
预防术后低眼压	小的放射状切开的巩膜瓣可以产生瓣膜效应,降低巩膜瓣处的渗漏 采取可调节缝线紧密缝合巩膜瓣,术中后续步骤可调节或松解缝线 水密结膜切口 缝合侧穿口 如果最大限度地缝合后,房水外流率过高或在葡萄膜炎病例中睫状体无功能,可以在前房残留一些黏弹剂 前房注气

改编自 Papadopoulos M,Edmunds B,Chiang M,等. 儿童小梁切除手术. Weinreb RN,Grajewski A,Papadopoulos M,等. 儿童青光眼. WGA 共识系列-9. Amsterdam:Kugler 出版社,2013:95-134。

表 38.3 小梁切除术联合 MMC 的优缺点

优点
术后对眼压可进行调控,在术后检查时,表面麻醉下可对可调节缝线进行调整,或结膜下注射氟尿嘧啶及激素
相较于青光眼引流手术(GDD),术后眼压平均值更低
相较于 GDD 术,术后依赖药物控制眼压程度较低
相较于 GDD 术,需要再次手术修复的概率较低
可以显著降低角膜水肿程度,避免角膜手术
很多医生都掌握小梁切除手术技巧
缺点
相较于房角手术更具有创性,术后并发症发生率较高
若滤过泡薄且无血管,存在显著的终生感染眼内炎风险(更易发生于 MMC 作用范围较局限及以角膜缘为基底的巩膜瓣)
在无晶状体眼/人工晶状体眼患者中,即使联合应用 MMC 手术,效果仍不佳
需要密切随访

非穿透性手术(深层巩膜切除术)应用于先天性青光眼治疗是为了避免小梁切除术相关的并发症,例如早期的低眼压。然而,该术式并没有被广泛采纳,因为扩张的眼球巩膜较薄,手术难度较大。这也解释了为何许多病例转为采取小梁切除术式[46,47]。

青光眼引流装置(GDD)

青光眼引流装置是儿童青光眼治疗方案的重要组成部分,因为它可以对经过传统手术治疗后仍有病情进展的病例提供最佳的长久控制眼压的方法。青光眼引流装置在儿童青光眼中作为首选治疗时,病患人群要满足以下条件:无晶状体眼或人工晶状体眼伴葡萄膜炎;白内障术后继发青光眼;白内障并且近期将行白内障摘除;出生后即发生的严重青光眼。这些病例即使行小梁切除术联合 MMC 后,仍有较高的失败风险。目前流行的观点是尽早植入 GDD,以实现早期、明确的眼压控制,同时优化长期的视觉预后。表 38.4 总结了 GDD 引流手术的优缺点。

表 38.4 青光眼引流装置(GDD)手术的优缺点

优点
对长期降低眼压疗效甚佳,甚至对于之前小梁切除联合 MMC 手术失败的病例的治疗也很有效
在未来需要进行内眼手术的病例中能保留下来,例如穿透性角膜移植手术、晶状体切除术、玻璃体切割术。因此有上述情况时最好选择 GDD 术式
在无晶状体眼/人工晶状体眼患者中,角膜接触镜佩戴不受影响
缺点
无引流限制式植入装置需要较长手术时间
通常需要药物控制眼压
术后需要进一步修复手术的概率较高
相较于小梁切除术,术后发生角膜失代偿的风险较高

GDD 手术在平均随访时间为 2 年左右的调查中成功率为 80%[48-50],长期随访中成功率下降至 50%左右[51,52]。GDD 手术联合 MMC 已经被报道,但是没有儿童的前瞻性研究证实联合应用 MMC 可以提高手术成功率。GDD 装置之间没有优劣区别。成人

的研究结果表明，Baerveldt 植入装置较 Ahmed 装置可以提供更好的长期性眼压控制[53]。虽然 Ahmed 装置具有较少的术后并发症，但同时其需要远期进行青光眼手术治疗（包括睫状体光凝）的风险高了 2.6 倍[53]。

在所有的研究中，无论使用何种引流装置，都存在随访过程中手术成功率下降的趋势以及需要局部应用眼药进行眼压控制的情况[54]。盘周纤维组织包裹是术后失败的主要因素。可采取纤维膜穿刺或切开，但文献证明其效果并不如再进行一次 GDD 植入手术[55]。连续的 GDD 手术可导致更多的角膜并发症。笔者建议植入 Baerveldt 350mm² 装置时，要联合限流措施，因为其引流面积较大。对于房水产生功能低下的葡萄膜炎患眼，以及容易因低眼压导致原本较小的前房更浅的小眼畸形病例，应当使用 250mm² 的装置。一旦 GDD 手术失败，笔者更倾向于先行睫状体光凝手术，如果不成功再进行再次的 GDD 手术。

表 38.5 减少青光眼引流装置（GDD）手术并发症的措施

并发症	预防措施
引流管前移	将引流盘及引流管贴紧巩膜，减少移位可能 将 Baerveldt 引流盘放置于直肌后来防止移位的方式较受欢迎
引流管后移	将引流盘及引流管贴紧巩膜，减少移位可能 避免引流管过短
角膜失代偿	目标在于引流管放置远离角膜，尽可能靠后放置于前房 避免引流管过长
术中或术后低眼压	前房维持器（Lewicky 管） 相对较长较紧的角膜缘隧道切口（25G 针足够可以使引流管通过，因为巩膜是有弹性的） 无瓣膜的引流装置引流管管腔放置支架（如 3/0 多股尼龙缝线） 在 Sherwood 开口后用可吸收缝线（6/0 可吸收线）结扎无瓣膜引流装置的引流管 若手术结束前发现眼压低，可于前房注入黏弹剂或气体 两步法植入引流装置
引流管阻塞	无晶状体眼于前房或睫状沟植入引流管，要确保没有玻璃体存在或疝入前房的可能，否则需要行玻璃体切割术 在睫状体平坦部植入引流管，需要进行广泛后部玻璃体切除 大力度治疗炎症反应 葡萄膜炎患者中避免使用较短引流管，降低因虹膜周边前粘连导致的虹膜相关性引流管阻塞
引流管腐蚀	做巩膜内隧道，于前房穿出或尽量靠近角膜缘穿出。避免做角膜隧道，因为引流管易受到腐蚀 倾斜进入眼内而非 90° 垂直进入，后者容易在穿入点形成结节 应用巩膜、角膜或其他组织（如心包膜）移植覆盖于引流管全长 避免在角膜缘缝合结膜时产生过大张力 引流管植入在下方时注意要被下眼睑覆盖

改编自 Papadopoulos M，Edmunds B，Chiang M，等．儿童青光眼手术．Weinreb RN，Grajewski A，Papadopoulos M，等．儿童青光眼．WGA 共识系列-9. Amsterdam：Kugler 出版社，2013：95-134。

GDD 手术有许多严重的并发症。在儿童中报道较成人更多的并发症是引流管位置不佳；引流管前移导致引流管与角膜接触；引流管后移导致退缩（在 33%病例中需要手术复位）同时伴有引流管腐蚀。高达 10%的病例甚至会发生眼内炎[54]。眼球扩大的牛眼更容易于术后发生低眼压，即使使用带瓣的引流装置也不可避免。表 38.5 总结了为减少并发症可采取的措施。

睫状体破坏手术

睫状体破坏手术指征是：①失明伴眼痛；②不良视力预后；③手术治疗后预后不好；④技术上不能进行手术治疗或其他治疗方式均失败。框 38.3 总结了睫状体光凝手术的优缺点。

接触式半导体经巩膜睫状体光凝术（810nm）作为睫状体消融的方法，比 Nd：YAG 激光及睫状体冷凝术更受欢迎，因其耐受性更好，术后并发症较少。牛眼的解剖标志经常变异较多，因此眼部透照对于精准定位激光头位置至关重要（图 38.14）。一定注意术中避开色素区、出血区及巩膜变薄区，已经有研究报道在牛眼中出现过巩膜穿孔的病例[56]。

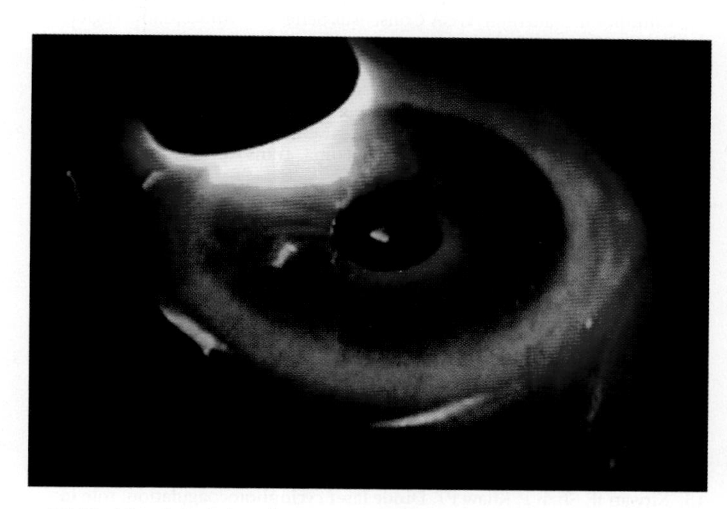

图 38.14 睫状体光凝疗法。巩膜透照法对烧灼的准确定位十分关键

经巩膜睫状体光凝手术术后长期成功率不高，通常需要再次治疗及继续应用药物治疗[35,57]，结果与内镜下睫状体光凝术相近似，后者需要再次治疗的概率较低。据报道两种手术后仍有高达 18%的病例视力丧失，通常发生于治疗前视力就不好的患者[58]。

屈光矫正与弱视治疗

维持青光眼患儿终生视力的终极目标不仅取决于眼压的控制，还取决于屈光不正和弱视治疗等几个相互关联的因素（图 38.15）。所有年龄段的青光眼儿童都应定期检查是否有弱视。屈光检查应作为定期检查的一部分，在角膜透明且可行的情况下视情况而定佩戴眼镜。所有有视觉改善可能的儿童都应尝试进行健眼遮盖治疗弱视。

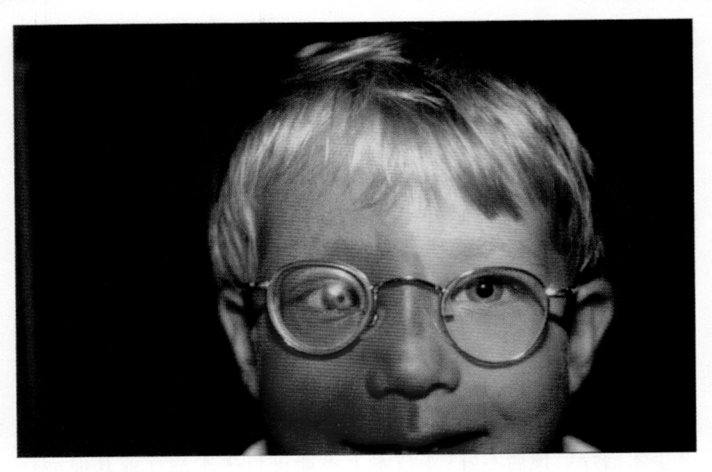

图 38.15　斯德奇-韦伯综合征（Sturge-Weber syndrome）的儿童戴近视眼镜矫正

（丁瞳　陈宜 译）

参考文献

1. Beck A, Chang TCP, Freedman S. Definition, Classification and Differential Diagnosis. In: Weinreb RN, Grajewski A, Papadopoulos M, et al., editors. Childhood Glaucoma. WGA Consensus Series – 9. Amsterdam: Kugler Publications, 2013: 3–10.
2. Papadopoulos M, Cable N, Rahi J, et al. The British Infantile and Childhood Glaucoma (BIG) Eye Study. Invest Ophthalmol Vis Sci 2007; 48: 4100–6.
5. Anderson DR. The development of the trabecular meshwork and its abnormality in primary infantile glaucoma. Trans Am Ophthalmol Soc 1981; 79: 458–85.
6. Girkin CA, Rhodes L, McGwin G, et al. Goniotomy versus circumferential trabeculotomy with an illuminated microcatheter in congenital glaucoma. J AAPOS 2012; 16: 424–7.
8. Rao KV, Fernandes M, Gangopadhyay N, et al. Outcome of penetrating keratoplasty for Peters anomaly. Cornea 2008; 27: 749–53.
11. Heinz C, Koch JM, Heiligenhaus A. Transscleral diode laser cyclophotocoagulation as primary surgical treatment for secondary glaucoma in juvenile idiopathic arthritis: high failure rate after short term follow up. Br J Ophthalmol 2006; 90: 737–40.
13. Freedman SF, Lynn MJ, Beck AD, Infant Aphakia Treatment Study Group, et al. Glaucoma-related adverse events in the first 5 years after unilateral cataract removal in the Infant Aphakia Treatment Study. JAMA Ophthalmol 2015; 33: 907–14.
15. Kirwan JF, Shah P, Khaw PT. Diode laser cyclophotocoagulation: role in the management of refractory pediatric glaucomas. Ophthalmol 2002; 109: 316–23.
17. Levy J, Lifshitz T, Rosen S, et al. Is the Tono-Pen accurate for measuring intraocular pressure in young children with congenital glaucoma? J AAPOS 2005; 9: 321–5.
19. Lambert SR, Buffenn AN, Chiang MF, et al. Rebound tonometry in children. Ophthalmology 2013; 12: e-21–27.
20. Dahlmann-Noor AH, Puertas R, Tabasa-Lim S, et al. Comparison of handheld rebound tonometry with Goldmann applanation tonometry in children with glaucoma: a cohort study. BMJ Open 2013; 3: e001788.
23. Richardson KT. Optic cup symmetry in normal newborn infants. Invest Ophthalmol 1968; 7: 137–40.
24. Shaffer RN. New concepts in infantile glaucoma. Can J Ophthalmol 1967; 2: 243–8.
25. Ely AL, El-Dairi MA, Freedman SF. Cupping reversal in pediatric glaucoma – evaluation of the retinal nerve fiber layer and visual field. Am J Ophthalmol 2014; 158: 905–15.
26. Blumberg D, Congdon N, Jampel H, et al. The effects of sevoflurane and ketamine on intraocular pressure in children during examination under anesthesia. Am J Ophthalmol 2007; 143: 494–9.
30. Papadopoulos M, Edmunds B, Chiang M, et al. Glaucoma surgery in children. In: Weinreb RN, Grajewski A, Papadopoulos M, et al., editors. Childhood Glaucoma. WGA Consensus Series – 9. Amsterdam: Kugler Publications, 2013: 95–134.
31. Russell-Eggitt IM, Rice NSC, Jay B, Wyse RKH. Relapse following goniotomy for congenital glaucoma due to trabecular dysgenesis. Eye 1992; 6: 197–200.
32. Beck AD, Lynch MG. 360 trabeculotomy for primary congenital glaucoma. Arch Ophthalmol 1995; 113: 1200–2.
33. Sarkisian SR Jr. An illuminated microcatheter for 360-degree trabeculotomy [corrected] in congenital glaucoma: a retrospective case series. J AAPOS 2010; 14: 412–16.
35. Mendicino ME, Lynch MG, Drack A, et al. Long-term surgical and visual outcomes in primary congenital glaucoma: 360 degrees trabeculotomy versus goniotomy. J AAPOS 2000; 4: 205–10.
37. Al-Hazmi A, Awad A, Zwaan J, et al. Correlation between surgical success rate and severity of congenital glaucoma. Br J Ophthalmol 2005; 89: 449–53.
39. Khaw PT, Chiang M, Shah P, et al. Enhanced trabeculectomy – The Moorfields Safer Surgery System. In: Bettin P, Khaw PT, editors. Glaucoma Surgery. Developments in Ophthalmology, vol. 50. Basel: Karger, 2012: 1–28.
40. Wells AP, Cordeiro MF, Bunce CV, Khaw PT. Cystic bleb formation and related complications in limbus-versus fornix-based conjunctival flaps in pediatric and young adult trabeculectomy with mitomycin C. Ophthalmol. 2003; 110: 2192–7.
41. Jayaram H, Scawn R, Pooley F, et al. Long-term outcomes of trabeculectomy augmented with mitomycin-c undertaken within the first 2 years of life. Ophthalmology 2015; 122: 2216–22.
43. Beck AD, Wilson WR, Lynch MG, et al. Trabeculectomy with adjunctive mitomycin C in pediatric glaucoma. Am J Ophthalmol 1998; 126: 648–57.
45. Freedman SF, McCormick K, Cox TA. Mitomycin C-augmented trabeculectomy with postoperative wound modulation in pediatric glaucoma. J AAPOS 1999; 3: 117–24.
46. Lüke C, Dietlein TS, Jacobi PC, et al. Risk profile of deep sclerectomy for the treatment of refractory congenital glaucomas. Ophthalmol 2002; 109: 1066–71.
48. Fellenbaum PS, Sidoti PA, Heuer DK, et al. Experience with the Baerveldt implant in young patients with complicated glaucomas. J Glaucoma 1995; 4: 91–7.
49. El Sayed Y, Awadein A. Polypropylene vs silicone Ahmed valve with adjunctive mitomycin C in paediatric age group: a prospective controlled study. Eye (Lond) 2013; 27: 728–34.
53. Budenz DL, Barton K, Gedde SJ, et al. Ahmed Baerveldt Comparison Study Group. Five-year treatment outcomes in the Ahmed Baerveldt comparison study. Ophthalmology 2015; 122: 308–16.
54. Chen TC, Chen PP, Francis BA, et al. Pediatric glaucoma surgery: a report by the American Academy Of Ophthalmology. Ophthalmology 2014; 121: 2107–15.
57. Hamard P, May F, Quesnot S, Hamard H. Trans-scleral diode laser cyclophotocoagulation for the treatment of refractory pediatric glaucoma. J Fr Ophthalmol 2000; 23: 773–80.

第 39 章

儿童虹膜疾病

Michael O' Keefe

章节目录

解剖

虹膜是葡萄膜最前面的部分。它将前节分为前房和后房。它由血管、结缔组织、肌肉、黑色素细胞和色素细胞组成。它的基质由色素细胞和非色素细胞、胶原纤维和透明质酸组成。基质包含多个隐窝,被结缔组织细胞覆盖。颜色的差异与深基质前缘色素沉着的数量有关——蓝色虹膜是浅色的,棕色虹膜有密集的色素沉着基质。血管构成虹膜基质的主体。它们呈放射状,从睫状体顶端的大动脉环开始,经过瞳孔中心。有髓神经纤维和无髓神经纤维在整个间质中提供感觉和运动功能。

组织胚胎学

虹膜的后表面是密集的色素沉着,并与睫状体的非色素上皮连续。扩张肌层与前色素上皮平行且位于前色素上皮的前方。交感肾上腺素能刺激肌肉扩张,副交感神经有相应的抑制作用。括约肌位于瞳孔边缘附近的深基质层中,它接受副交感神经纤维的刺激,引起收缩。

葡萄膜层由神经外胚层、神经嵴和中胚层发育而来。虹膜括约肌、扩张肌和虹膜后上皮由神经外胚层发育而来。色素的分化和迁移持续到妊娠中期和晚期。虹膜的平滑肌从神经嵴发育而来。虹膜的形成始于胎儿在妊娠 35 天时胚裂的闭合。妊娠 10 周时,括约肌首先出现在视杯缘的外层上皮,10~12 周时变为肌原纤维。睫状体平滑肌出现于虹膜间质形成前的妊娠 4 个月。血管起源于中胚层和神经嵴。瞳孔膜在足月前不久退化。出生时瞳孔很小,但随着扩张肌的发育而增大。色素沉着在一年内完成,虹膜在生命的第一年变得更黑。

虹膜疾病的症状和体征

疼痛和畏光是虹膜炎的特征。瞳孔的先天性结构和发育异常包括虹膜震颤、无虹膜、小瞳孔、瞳孔异位、睑外翻、虹膜缺损、虹膜括约肌萎缩和瞳孔扩大(框 39.1 和框 39.2;图 39.1 和图 39.2)。

获得性异常包括外伤(图 39.3)、缺血、出血或虹膜浸润,伴有淋巴瘤、白血病、幼年黄色肉芽肿、虹膜黑色素错构瘤和神经纤维瘤等肿瘤。瞳孔大小的差异约占正常人群的 20%。它可能是常染色体显性遗传的,表现形式多样[1]。

先天性特发性小眼畸形会有一种发育异常的瞳孔膜。它通常是单侧的,有一个缺失的或偏心的瞳孔。它是常染色体显性遗传的,并与近视和瞳孔异位有关[2]。先天性纤维血管性瞳孔膜可能是持续性胎儿血管系统的一种变异[3]。双侧小角膜病变与小眼畸形和后段异常有关[4]。

框 39.1

先天性瞳孔异常
无虹膜
瞳孔外翻
大瞳孔
瞳孔缺损
多瞳孔
小瞳孔
瞳孔异位
瞳孔不等
先天性瞳孔固定

框 39.2

先天性虹膜异常

布鲁什菲尔德斑
虹膜黑色素瘤
虹膜外翻
虹膜黑色素错构瘤
虹膜间质囊肿
幼年黄色肉芽肿
虹膜异色症
永存瞳孔膜
虹膜缺损

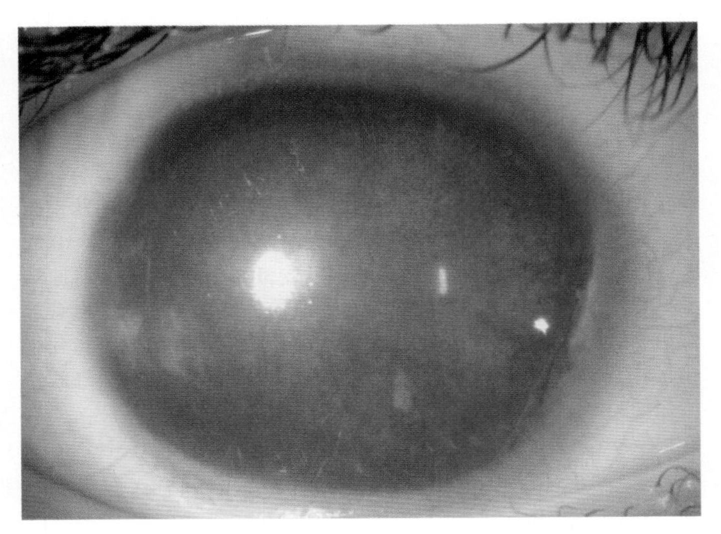

图 39.1 无虹膜及晶状体前囊前部分色素颗粒粘连

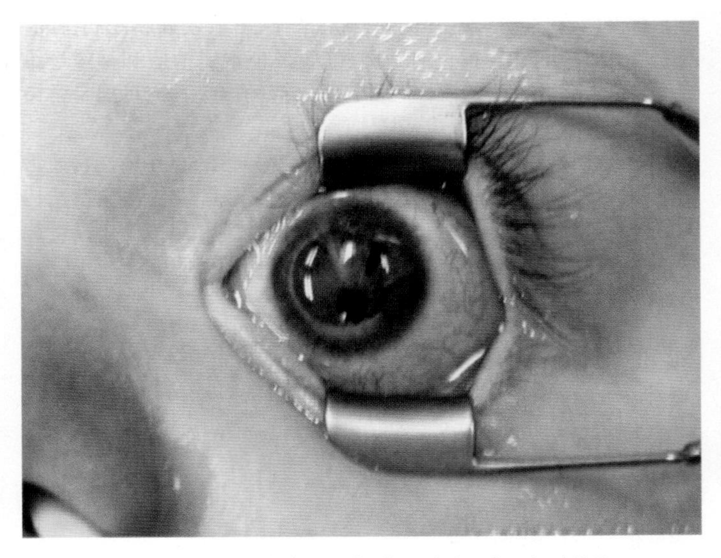

图 39.2 Peters 异常的儿童，角膜移植后出现虹膜异位

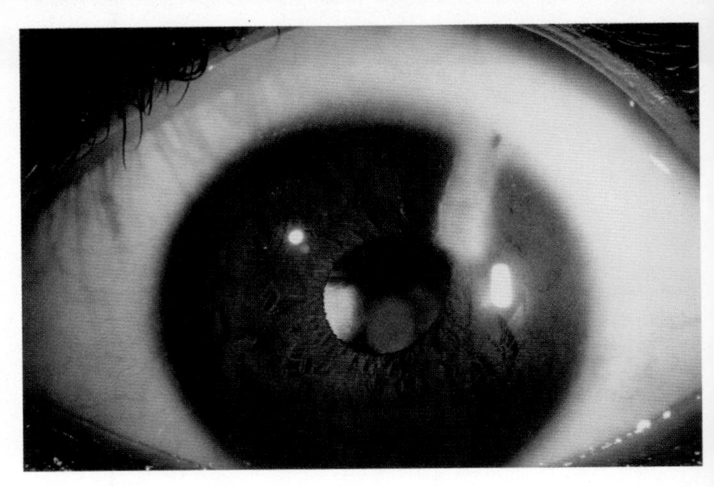

图 39.3 角膜穿透性损伤后虹膜嵌顿，该病例未行手术

永存瞳孔膜

先天性持续性瞳孔膜是由于妊娠晚期血管内膜的不完全退化所致。在完全退化发生之前，这些通常存在于早产儿中。这些膜是虹膜环状血管的中央芽孢形成的，这些虹膜环状血管芽孢继续生长没有退化就形成了成晶状体前的血管膜，即瞳孔残膜。它们可以覆盖整个瞳孔，可以附着在有或没有白内障的晶状体前囊上。它们可能与小瞳孔、巨大角膜、小眼畸形以及虹膜缺损相关，大多数无症状，不需要治疗[5]。有时很难判断是否影响视力。永存瞳孔膜的去除可以在手术中使用黏弹性和微型剪刀或玻璃体切割刀[6]（图 39.4 和图 39.5）。手术并发症包括白内障、括约肌损伤或虹膜缺损[7]。激光松解术使用 Nd:YAG 激光破坏瞳孔残膜与正常虹膜间的粘连[8]。并发症包括色素分散、前房积血和白内障。视力预后良好[9]，但初始视力差是预后不良的一个指标。持续性永存瞳孔膜可伴有近视和远视屈光参差。

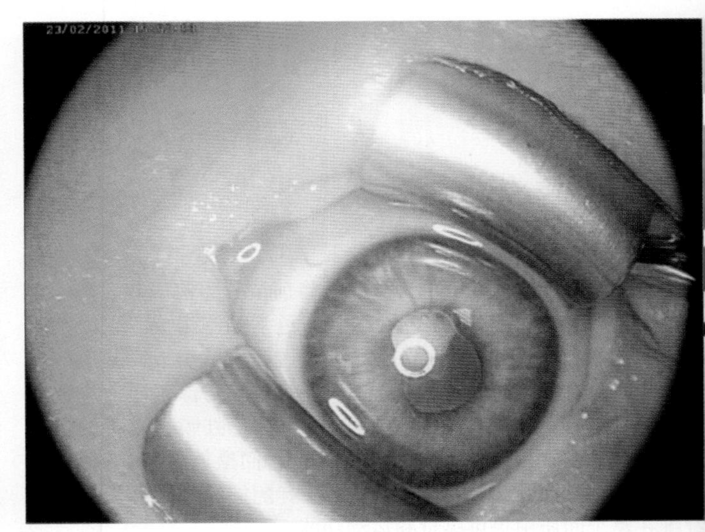

图 39.4 永存瞳孔膜。一个 5 周大的婴儿，在左眼有一个永存的瞳孔膜。最初的治疗是修补瞳孔和扩开瞳孔。然而，她不耐受瞳孔的修补手术，所以术中我们通过一个小的角膜切口取出瞳孔膜，并在术中使用微型剪刀和黏弹剂。术后患者视觉清晰。现在，在对修补手术耐受后，两只眼睛的视力相同

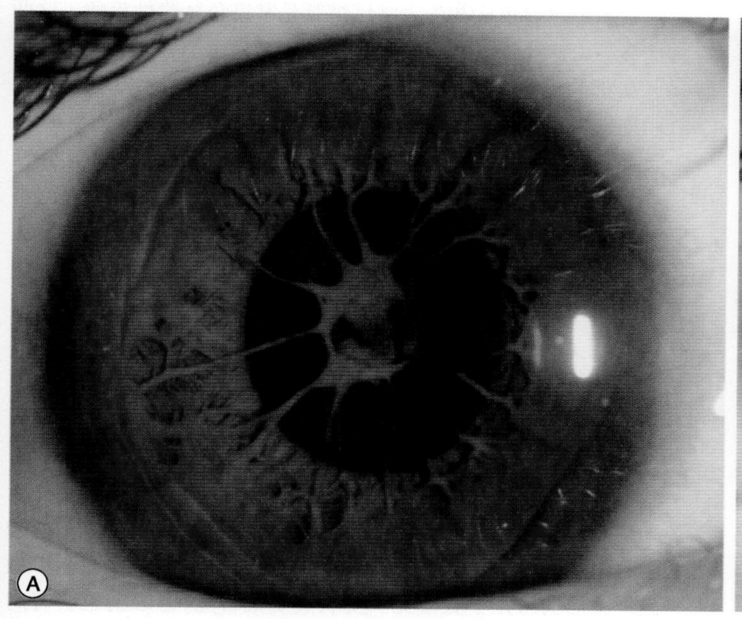

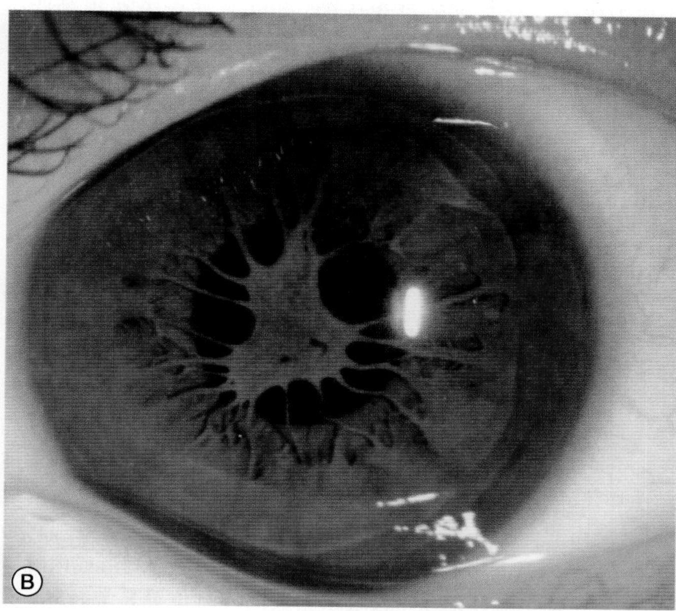

图 39.5　6 岁儿童双眼永存瞳孔膜。右眼视力为 20/20，左眼视力为 20/25。Ⓐ右眼外观；Ⓑ左眼外观

先天性虹膜囊肿和间质囊肿

虹膜囊肿可能是先天性的，由上皮内积液所致。它们存在于色素上皮或基质中，并有鳞状上皮或神经上皮衬里。虹膜色素囊肿通常在瞳孔边缘有透明的壁和血管衬里。虹膜基质囊肿是进行性发展的，位于虹膜前表面。虽然有些人提倡保守的治疗方法，但很多人需要手术。已经尝试了多种治疗方法，包括对边缘附近的囊肿基底部进行冷冻或不冷冻抽吸、注射酒精或硬化剂、虹膜切除手术、Nd：YAG 或氩激光或辐照[10]。先天性虹膜囊肿的鉴别诊断包括手术、外伤和肿瘤的上皮细胞植入。并发症包括青光眼、白内障和自发性脱离，这时虹膜囊肿可以自由漂浮。

睫状体囊肿较少见。它们可能是固体，也可能充满液体，并可能导致散光和弱视（图 39.6）。

多系统平滑肌功能障碍综合征

多系统平滑肌功能障碍综合征是近年来发现的一种以全身平滑肌功能障碍为特征的遗传性疾病。表现为先天性瞳孔固定，缺乏适应能力。受影响的患者可能有持续性动脉导管、主动脉和脑血管疾病、低张力膀胱病、肠道蠕动不良症候群和肺动脉高压[11]。有人认为该综合征由 10 号染色体（10q23.3）上的 *ACTA2* 基因的重组引起。

虹膜外翻或葡萄膜外翻

虹膜外翻（图 39.7）以扩张的后极部色素上皮进入虹膜前

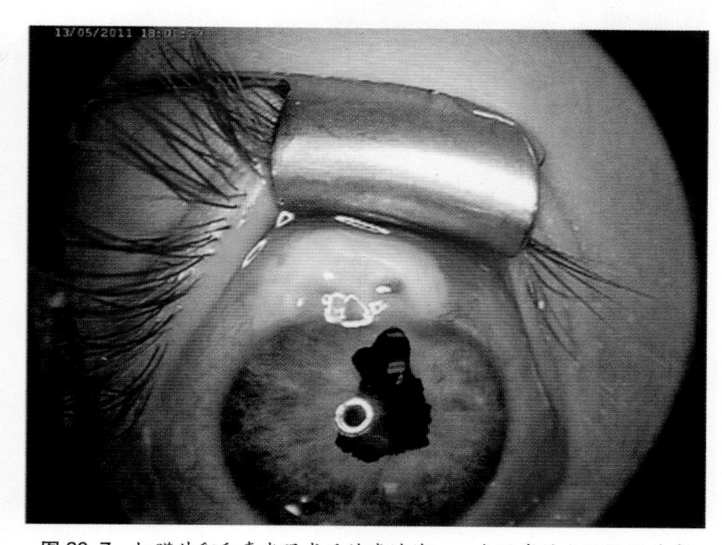

图 39.6　10 个月患儿的虹膜间质囊肿累及视轴

图 39.7　虹膜外翻和青光眼术后的滤过泡。一个两岁的女孩眼压升高（IOP），并视盘边界模糊。她患有单侧虹膜外翻型青光眼。后经小梁切除术（术中联合使用丝裂霉素），她的眼压降至 8mmHg。六年后，她的视力为 LogMAR 0.48（Snellen 等效值，6/15）

表面为代表。它有可能是先天的，也可能是后天获得的[12]。虹膜外翻与青光眼、1型神经纤维瘤病或者前节萎缩相关。其必须与虹膜絮状物鉴别。虹膜絮状物是色素上皮细胞在瞳孔边缘的赘生物，出现这种情况可能是家族性主动脉瘤的标志[13]。

虹膜异色症

虹膜颜色的异常，可以是先天的也可以是后天获得的。在先天性虹膜异色症中（图39.8），所牵涉的虹膜是深色的，是眼内黑色素细胞增生症、眼皮肤黑色素细胞增生症或者眼内错构瘤综合征的一个标志。先天性的霍纳综合征（Horner syndrome）会导致身体同侧的色素减退和瞳孔缩小以及上睑下垂（图39.9）。Waardenburg综合征（WS）是一种常染色体显性疾病，具有感觉神经性耳聋、前额发变白和虹膜异色症等特征。1型WS包括内眦赘皮、突出的鼻根和异常的在中线相遇的眉毛（一字眉）。它是由*PAX3*基因突变引起的[14]。2型WS不包括面部畸形或内眦异常，其中内眦距离过宽可导致眼球相关的内眦位置异常。3型类似于1型，除有1型的特征外，还有肢体异常。4型与先天性巨结肠有关。相关基因定位于3p-12：p141[15]，然而，可能涉及几个不同的基因。

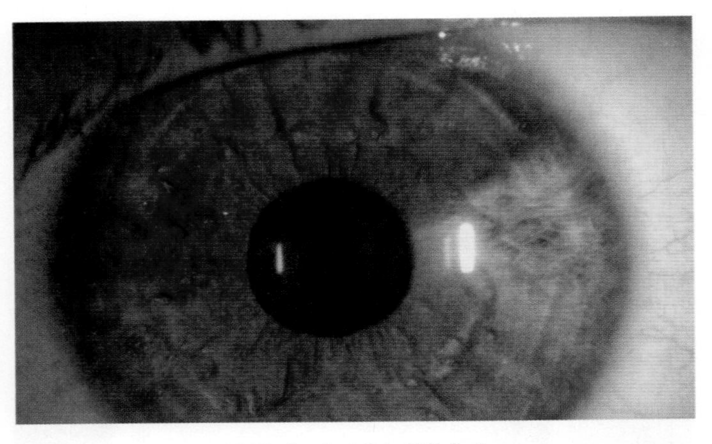

图39.8　先天性虹膜异色症

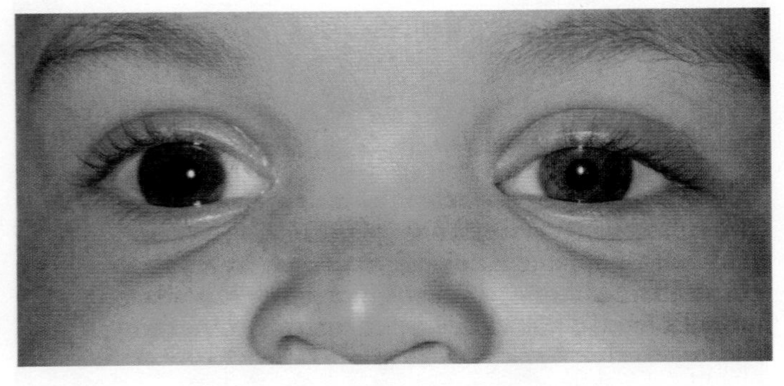

图39.9　先天性霍纳综合征合并虹膜异色

虹膜节段异色症和先天性巨结肠是常染色体隐性疾病。这两种疾病是由神经嵴细胞谱系异常造成的[16]。

在获得性异色症中，虹膜可能通过诸如痣形成、黑色素瘤和虹膜内铁沉积（萎缩）等过程变得更暗。含铁血黄素沉着症是由于长期前房积血引起的铁沉积造成的[17]。反之，虹膜可能会变浅。Fuchs虹膜异色症是最常见的病因，但其他如幼年黄色肉芽肿、转移性恶性肿瘤和白血病也可能引起虹膜颜色变浅。获得性的霍纳综合征（Horner syndrome）很少导致异色症，这可能只在几年后出现。William综合征是一种罕见的常染色体显性疾病。相关的全身系统性特征包括主动脉瓣疾病、高钙血症、小精灵面容、突出的嘴唇、过敏和发育迟缓[18]。它与虹膜的独特星状外观相关[19]。其他眼部特征包括斜视、远视和视网膜静脉曲折。

幼年黄色肉芽肿（JXG）是一种病因不明的良性疾病，发生于婴儿期和幼儿期。它是非朗格汉斯组织细胞、浆细胞和偶尔的嗜酸性粒细胞和Touton巨细胞增殖的结果[20]。黄色肉芽肿在1型神经纤维瘤病患儿中更常见。皮肤病变最常见，但眼睛也会有病变。患有皮肤幼年黄色肉芽肿的儿童很少有眼睛受累，这些儿童的眼部筛查几乎没有什么提示价值。

眼部受累的风险因素包括皮肤病变的数量增加和2岁以下的年龄。在眼睛内，虹膜是最常见的位置，但可能涉及脉络膜、眼眶、角膜、结膜和巩膜。虹膜病变可能是局限的，也可能是弥漫的，多为单侧。其通常高度血管化并且经常自发出血，导致前房积血，眼压升高和角膜水肿。弱视是患儿最容易出现的病变。如果孩子出现自发性前房积血，则鉴别诊断包括幼年黄色肉芽肿、视网膜母细胞瘤、永存原始玻璃体增生症和虹膜角膜畸形。

通常可以通过皮肤病变的活检来确定诊断。然而，在仅有眼部受累的儿童中，可以通过对虹膜病变进行穿刺并在组织病理学上检查抽吸物中的细胞来进行诊断。虹膜活检在手术中最常出现的并发症就是前房积血，如果怀疑是视网膜母细胞瘤，则禁止进行此操作。治疗方案包括外用糖皮质激素和低剂量放疗[21]。

虹膜黑色素错构瘤

虹膜黑色素错构瘤是虹膜前表面的圆顶状病变（图39.10）。它们往往呈棕色/橙色，圆形，且双边出现。在深色虹膜上，它们看起来比背景更亮。它们的大小差别很大。组织病理学上，它们是黑素细胞错构瘤。在NF1中，它们存在于1/3的2岁儿童中，50%的5岁儿童中，75%的15岁儿童中和100%的21岁以上患者中[22]。虽然很少，他们也可以发生于NF2患者中。

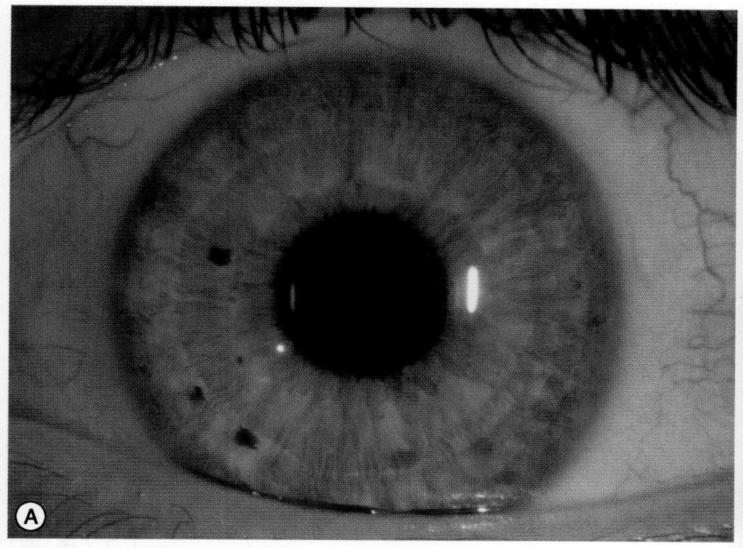
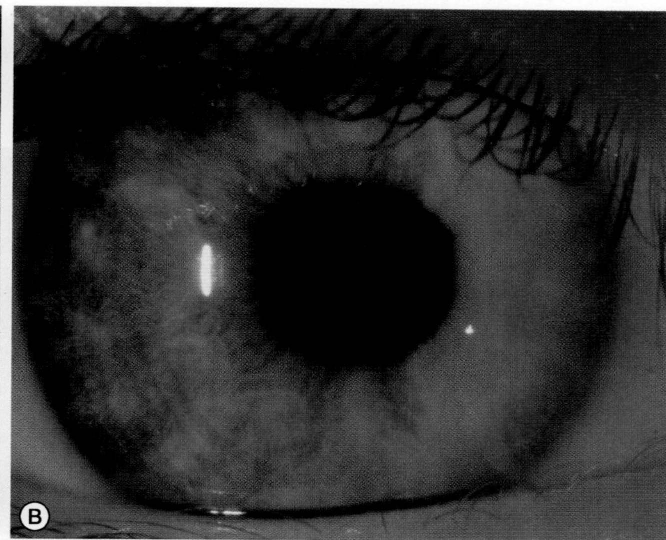

图 39.10　虹膜黑色素错构瘤。Ⓐ父亲有多个虹膜黑色素错构瘤。Ⓑ儿子有虹膜黑色素错构瘤的色素减退和暂时性的扇形虹膜脱色素。这对父子都患有 1 型神经纤维瘤病

虹膜布鲁什菲尔德斑

布鲁什菲尔德斑是正常或细胞外虹膜组织的区域，周围有基质发育不全。它们发生在最初描述的 1/4 的正常人中，但 Thomas Brushfield（人名，布鲁什菲尔德斑既是按照他的名字命名）认为它们是唐氏综合征的特征，尽管它们并不总是存在于这些儿童中。它们与虹膜色素斑的不同之处在于，它们更靠近虹膜中心，且数量众多。

虹膜缺损

虹膜缺损可以是典型的，也可以是非典型的，可以完全缺损，也可以部分缺损。典型的虹膜缺损是由于鼻下象限的胎儿裂隙闭合失败引起的，被称为“锁孔”样瞳孔（图 39.11）。它们可能涉及虹膜、睫状体、视网膜和视神经。非典型的虹膜缺损是在虹膜鼻下象限以外的任何地方发现的，通常仅限于虹膜。典型的虹膜缺损是小眼畸形和无眼畸形等疾病的一部分[23]。常染色体显性遗传性虹膜缺损可以是孤立性病变也可以和小眼畸形或无眼畸形一起存在[24]。几种全身综合征（框 39.3）和染色体疾病（框 39.4 和图 39.12）与眼部缺损相关。最常见的全身综合征是 CHARGE 综合征（CHARGE 综合征也叫卡尔曼综合征，与心脏病、脉络膜闭锁、精神发育迟滞、生殖器发育不全和耳聋相关的虹膜缺损）[25]，同时可能与葡萄膜缺损也可能与沙利度胺等致畸原之间也存在关联。

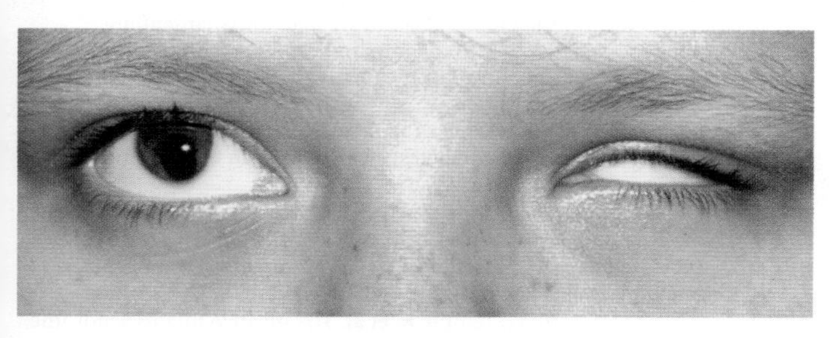

图 39.11　右眼虹膜缺损，左眼重度小眼

框 39.3

与虹膜缺损相关的综合征

艾卡迪综合征
卡尔曼综合征
戈尔登哈尔综合征
果耳茨综合征（局灶性皮肤发育不全）
中位面裂综合征
瓦尔堡综合征
鲁宾斯坦-泰比综合征
线状脂腺痣综合征
梅克尔综合征
克兰费尔特综合征
特纳综合征

框 39.4

与虹膜缺损相关的染色体疾病

13 三体综合征（Patau 综合征）
猫眼综合征
4p，119、139、189、18F、18T
18 三体综合征（爱德华综合征）

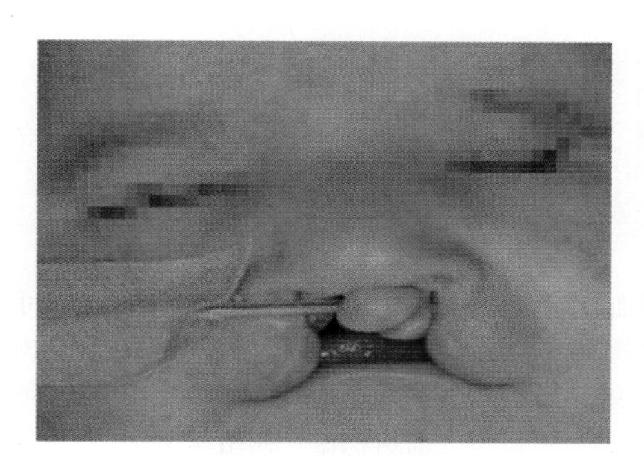

图 39.12　Patau 综合征

患有虹膜缺损的儿童应该进行全面的检查。应该记录其家族史，并对亲属进行检查。应该跟踪检查，并记录患有虹膜缺损的儿童的潜在的弱视、屈光参差和视网膜脱离。虹膜缺损可以进行手术闭合，但除非与白内障手术相结合，否则通常不会建议手术(图 39.13)。

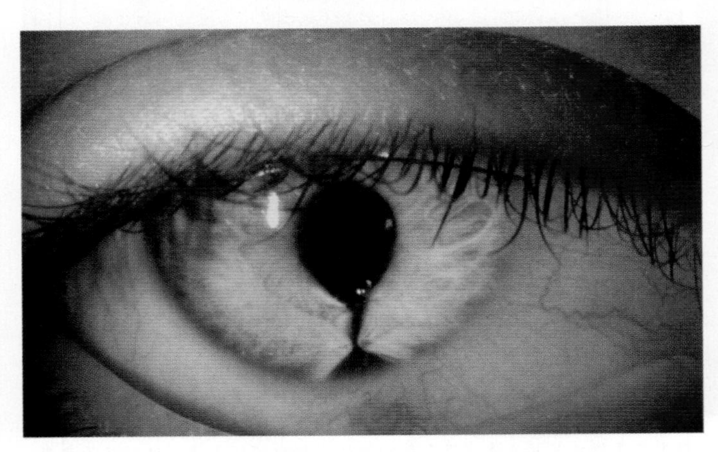

图 39.13 改良 McCannel 缝合技术缝合虹膜治疗儿童虹膜缺损 1 例(DM Blackmon，Lambert SR. 改良 McCannel 缝合技术修复先天性虹膜缺损. Am J Ophthalmol 2003；135：730-732)

虹膜黑变病和虹膜乳突

虹膜黑变病很少见。病变的虹膜色素沉着过度。它与巩膜色素沉着和脉络膜色素沉着过度有关。它通常是常染色体显性疾病[26]。重度色素沉着的虹膜通常有着色的突起，称为虹膜乳突。虹膜乳突往往均匀分布，通常覆盖虹膜的大部分前表面。它们与虹膜痣相关(图 39.13)[27]。在这两种情况中，患眼会有发生青光眼的风险。虹膜色素痣综合征是单侧虹膜痣，伴有外周前粘连和眼高压。

虹膜肿瘤

(框 39.5)

平滑肌瘤是罕见的、良性、生长缓慢的平滑肌肿瘤，在女孩中更常见。它们通常表现为瞳孔扭曲和前房积血，之后可能发展为青光眼和白内障。它们与黑色素瘤无法区分[28]。如果它们扩大，建议进行手术切除。

框 39.5

虹膜肿瘤
虹膜色素痣
髓上皮瘤
平滑肌瘤
血管瘤
虹膜黑色素瘤

虹膜血管瘤很少见。它们最常见于虹膜的下部，可能引起自发性前房积血。它们可能与孤立的或与多个皮肤甚至内脏血管瘤相关[29]。虹膜黑色素瘤在儿童时期很少见。它们倾向于发生在下虹膜中，并且可以出现前房积血。在组织学上，大多数是具有低转移风险的梭形细胞。鉴别诊断包括幼年黄色肉芽肿、虹膜横纹肌肉瘤和虹膜异物。髓上皮瘤是在虹膜中发生的单侧实体或囊性肿瘤，并延伸至非色素性睫状体上皮。它们可能出现在婴儿期或幼儿期，通常与青光眼、白癜风、瞳孔扭曲或前房积血有关。在组织学上，它们由膜、管和玫瑰花结构成，并且它们可能经历恶性转化。其传播的可能性很低。如果肿瘤是前路，则建议采用局部切除或冷冻治疗。当就诊延误并且存在肿瘤扩散的情况时，推荐的治疗方法是眼球摘除术。

自发性前房积血

自发性前房积血往往继发于异常虹膜毛细血管袢、肿瘤，如幼年黄色肉芽肿、髓上皮瘤或视网膜母细胞瘤；早产儿视网膜病变；永存胚胎血管；血液恶病质。在年龄较大的儿童中，瘢痕和虹膜红斑也应包括在鉴别诊断中。虹膜的白细胞浸润可能导致前房积血、青光眼和前房积脓。确定根本原因的研究包括：超声检查、磁共振成像和一般体检。血液疾病的血液学筛查也是必要的。

(万文萃 译)

参考文献

1. Lam BL, Thompson HS, Corbett JJ. The prevalence of simple anisocoria. Am J Ophthalmol 1987; 104: 69–73.
2. Toulemont PJ, Urvoy M, Cosuis G, et al. Association of congenital microcoria with myopia and glaucoma. Ophthalmology 1995; 102: 193–8.
3. Lambert SR, Lenhart PD, Buckley EM, et al. Recurrence of congenital fibrovascular pupillary membranes following surgical excision. Ophthalmology 2012; 119: 634–41.
4. Maden A, Buyukgebiz B, Gunenc U, Cevik N. Bilateral congenital absence of the pupillary aperture. Am J Ophthalmol 1991; 112: 608–9.
5. Miller SD, Judisch GF. Persistent pupillary membranes. Successful medical management. Arch Ophthalmol 1979; 97: 1911–13.
6. Cibis GW, Tripathi RC, Tripathi BJ. Surgical removal of congenital pupillary iris lens membrane. Am J Ophthalmol 1997; 123: 839–41.
7. Reynolds JD, Hiles DA, Johnson BL, Biglan AW. Hyperplastic persistent pupillary membranes–surgical management. J Pediatr Ophthalmol Strabismus 1983; 20: 149–52.
8. Kumar H, Sakhuza N, Sachdew MS. Hyperplastic pupillary membrane and laser therapy. Ophthalmic Surg 1987; 18: 452–4.
9. Lee SM, Yu YS. Outcome of hyperplastic persistent pupillary membrane. J Pediatr Ophthalmol Strabismus 2004; 41: 163–71.
10. Shields JA, Kline MUS, Augsburger JJ. Primary iris cysts: a review of the literature and report of 62 cases. Br J Ophthalmol 1984; 68: 152–66.
11. Moller HU, Fledelius HC, Milewicz DM, et al. Eye features in three Danish patients with multisystemic smooth muscle dysfunction syndrome. Br J Ophthalmol 2012; 96: 1227–31.
12. Wilson ME. Congenital iris ectropion and new classification for anterior segment dysgenesis. J Pediatr Ophthalmol Strabismus 1990; 27: 48–55.
13. Lewis RA, Merin LM. Iris flocculi and familial aortic dissection. Arch Ophthalmol 1995; 113: 1330–1.
14. Tassabehi M, Read AP, Newton VE, et al. Mutations in the PAX3 gene causing Waardenburg syndrome type 1 and type 2. Nat Genet 1993; 3: 26–30.
15. Hughes AE, Newton VE, Liu XZ, Read AP. A gene for Waardenburg syndrome type 2 maps close to the human homologue of the microphthalmia gene at chromosome 3p12-p14.1. Nat Genet 1994; 7: 509–12.
16. Liang JC, Juanrez CP, Goldberg MR. Bilateral bicoloured irides with Hirschsprung's disease. A neural crest syndrome. Arch Ophthalmol 1983; 101: 69–73.
17. Sugar HS, Kobernicke SD, Weengarten JE. Hematogenous ocular sclerosis of local cause. Am J Ophthalmol 1967; 64: 749–56.
18. Morris CA, Dempsey SA, Leonard CO, et al. Natural history of William's syndrome: physical characteristics. J Pediatr 1988; 113: 318–26.
19. Holmström C, Almond G, Temple K, et al. The iris in Williams syndrome. Arch Dis Child 1990; 68: 987–9.

20. Zimmerman LE. Ocular lesions of juvenile xanthogranuloma (nevoxanthogranuloma). Trans Am Acad Ophthalmol Otolaryngol 1965; 69: 412–42.
21. Casteels I, Olver J, Malone M, Taylor D. Early treatment of juvenile xanthogranuloma of the iris with subconjunctival steroids. Br J Ophthalmol 1993; 77: 57–60.
22. Ragge NK, Falk RE, Cohen WE, Murphree AL. Images of Lisch nodules across the spectrum. Eye (Lond) 1993; 7(Pt 1): 95–101.
23. Lubs ML, Bauer MS, Formas ME, Dyokic B. Lisch nodules in neurofibromatosis type 1. N Engl J Med 1991; 324: 1264–6.
24. Savell J, Cook JR. Optic nerve colobomas of autosomal dominant heredity. Arch Ophthalmol 1976; 94: 395–400.
25. Davenport SLH, Hefner MA, Mitchell JA. The spectrum of clinical features in CHARGE syndrome. Clin Genet 1986; 290–8.
26. Joondeph BC, Goldberg MF. Familial iris melanosis – a misnomer? Br J Ophthalmol 1989; 73: 289–93.
27. Ragge NK, Acheson J, Murphree AL. Iris mammillations: significance and associations. Eye (Lond) 1996; 10(Pt 1): 86–91.
28. Foss AJ, Pecorella I, Alexander RA, et al. Are most intraocular "leiomyomas" really melanocytic lesions? Ophthalmology 1994; 101: 919–24.
29. Ruttum MS, Mittelman D, Singh P. Iris hemangiomas in infants with periorbital capillary hemangiomas. J Pediatr Ophthalmol Strabismus 1993; 30: 331–3.

第 40 章

葡萄膜炎

Clive Edelsten

章节目录

引言

本章将讨论内源性儿童眼内炎,包括葡萄膜炎和血管炎,这与导致眼内炎症和中枢神经系统(CNS)血管炎的情况有相当大的重叠。炎症反应是一种显著的不同疾病之间的鉴别诊断或共存的诊断,但不是本章的主要焦点。

该年龄组自身免疫和自发性炎症性眼内炎的鉴别诊断范围很广(框 40.1)。葡萄膜炎是几种局部的自发性炎疾病的一个相对常见的特征,这些疾病具有独特的共同遗传相关性(表 40.1)。在儿科特发性葡萄膜炎患者中,通常有自身免疫和自发感染的家族史。尽管存在各种遗传相关性,但葡萄膜炎患者很少有家族史,除非是由主要的单基因疾病(如 Blau 综合征)或 HLA-B27 相关疾病的家族史引起的。

葡萄膜炎的实验模型集中在抗原特异性的炎症自身免疫机制上。交感性眼炎和晶状体过敏可能是器官特异性自身免疫的例子,但大多数儿童葡萄膜炎综合征主要是继发于全身系统疾病。

框 40.1

儿童眼内炎症鉴别诊断

- 未报告的创伤或眼内异物
- 肿瘤
  - 弥漫性视网膜母细胞瘤
  - 青少年黄色肉芽肿病
  - 白血病复发
  - 罗萨伊-多尔夫曼病
- 光感受器营养不良,特别是在视网膜色素上皮(RPE)变化尚未发展或 RPE 变化类似于脉络膜的地方
- 视网膜脉络膜发育不良
- 遗传性视网膜玻璃体退化
- 渗漏或出血的视网膜血管异常:Coats 病、血管增殖性肿瘤
- 先天性视盘异常,特别是继发性血管异常
- 感染,较易发生在先天性自身免疫缺陷患儿

表 40.1 儿童葡萄膜炎主要相关的炎症性疾病

全身炎症疾病				
诊断	系统症状	眼部症状	基因	遗传
家族性地中海热	脑膜炎、皮疹、关节炎	葡萄膜炎		隐性的
慢性婴儿神经系统疾病皮肤关节综合征	皮疹、关节炎、肝脾肿大、耳聋、慢性腆腺炎	椎间盘水肿、葡萄膜炎、角膜炎	CASI	优势
Muckle-wells 综合征	皮疹、关节痛、耳聋	结膜炎、椎间盘水肿	CLASI	优势
布劳综合征	皮疹,关节炎	腆腺炎,慢性前葡萄膜炎,MFC		优势

表 40.1 儿童葡萄膜炎主要相关的炎症性疾病(续)

局部自发性炎症疾病				
诊断	系统性体征	葡萄膜炎的类型	HLA 基因关联	种族
青少年特发性关节炎	联合	慢性前葡萄膜炎	DRB * 0801、110、1301, DPB1 * 02	全世界
白塞病	黏膜溃疡、血管炎	全葡萄膜炎	B-51	东地中海
与义肢有关的关节炎	联合	急性前节	B-27	欧洲人
结节病	皮肤、关节、肝脾肿大、淋巴结病、中枢神经系统,肺	全葡萄膜炎,慢性前葡萄膜炎/MFC	DRB * 04, DQB1 * 0301, DRB1 * 1201, DRB1 * 1101	欧洲人,非洲加勒比海
溃疡性结肠炎	大肠,关节	急性前葡萄膜炎	DRB1 * 1502,0103	
克罗恩病	小肠,关节	急性前葡萄膜炎	DRB1 * 03	
沃格特-小柳市-原田综合征	皮肤,中枢神经系统,白癜风	全葡萄膜炎	DRB1 * 04	美洲原住民 东方人,亚洲人
肾小管间质性肾炎和葡萄膜炎综合征	肾	慢性前葡萄膜炎,MFC	DRB1 * 0102	
多发性硬化	中枢神经系统	中间葡萄膜炎	DRB1 * 1501	欧洲人
银屑病	皮肤,关节	全葡萄膜炎	6 号	

MFC:多灶性脉络膜炎。

人口免疫遗传学的进展对治疗的不同反应的研究导致对疾病分类和治疗适应证的持续重新评估。

一般注意事项

当考虑儿童期眼部炎症时,需要问:

1. 为什么炎症开始于童年而不是成年?
2. 发病年龄会影响疾病表型吗?
3. 遗传性疾病是否影响眼部炎症的发展?
4. 自身免疫有遗传倾向吗?
5. 年龄是否影响治疗疗效?

血缘关系,家族聚集性,或不寻常的疾病模式,提示罕见或新的突变。免疫系统在儿童和青少年时期发育,大多数患儿的炎症反应会在这个时期第一次发病。儿童期全身感染的异常眼部炎症表现可能是先天性全身性免疫疾病的首发表现(框 40.2)。

框 40.2

与葡萄膜炎有关的免疫缺陷疾病

血液循环系统中性粒细胞减少
儿童慢性肉芽肿病
伴有 EB 病毒持续存在和低丙种球蛋白血症的 X 连锁淋巴组织增生性疾病
  具有 CD27 缺乏症或 T 细胞/NK 细胞缺乏症的 EBV 病毒血症
  常见变异型免疫缺陷病;
  免疫球蛋白(Ig)G2 缺乏
  高 IgM 病与低丙种球蛋白血症
STAT3 功能亢进
  高嗜酸性粒细胞综合征
  低补体血症血管炎
白介素(IL)-1 和 IL-10 受体缺乏
软骨毛发发育不良综合征
尼美根断裂综合征

服务组织

儿童葡萄膜炎需要一种组织方法:

1. 必须及早做出治疗决定;需要向相关临床医生提供早期转诊途径。
2. 对于视力丧失和/或治疗不达标者,需要制订长期的社会和教育规划。
3. 可能需要多个外科和医疗专科同时组成治疗计划。
4. 向成人服务过渡可能需要多学科方法。
5. 临床相关结果可能与成人眼内炎病不同[1,2]。
6. 青少年特发性关节炎(青少年特发性关节炎)-葡萄膜炎的筛查需要公共卫生支持,就像其他筛查方案一样。

全身性疾病评估

眼部炎症可能预示着全身疾病。亚临床全身病可能在发病前发展(表 40.1)。在青少年特发性关节炎、结节病、白塞病、银屑病、炎症性肠病、多发性硬化症(MS)和 vogt-koyanagi-harada(VKH)综合征中,全身性疾病的症状出现时间可能晚于眼部疾病。由于关节炎是儿童葡萄膜炎最常见的全身性疾病,儿童风湿病学家最常参与全身性评估。

皮肤变化在各种相关的全身疾病中经常出现,所以眼科医生经常需要询问患者是否合并皮肤病变并往皮肤科转诊。

如果 CNS 炎症表现为行为改变、耳聋、球后视神经炎、头痛或前庭功能异常导致的运动障碍,则很难诊断。与全身性炎性疾病相关的感觉神经性听力损失可能会较早发展,并被诊断为先天性听力损失——可能需要重新评估听力损失(表 40.2)。

视盘水肿在儿童期葡萄膜炎和巩膜炎中频繁发生。视盘变化的诊断(图 40.1 和图 40.2)可能具有挑战性。颅内压升高可能与结节病、系统性红斑狼疮(SLE)和慢性婴儿神经-皮肤-关节(慢性婴儿神经,皮肤,关节综合征)综合征相关,还与继发性静脉窦血栓形成、特发性颅内高血压和全身激素戒断综合征相关。

表 40.2　青少年特发性关节炎相关葡萄膜炎和中间葡萄膜炎的眼部并发症

青少年特发性关节炎相关葡萄膜炎	中间葡萄膜炎
前节改变	
AC 细胞和房闪	
带状角膜变性	
广泛的后关节粘连	罕见
进行性前粘连	
虹膜充血，很少新血管形成	
无法解释的先兆	
瞳孔膜	
早期不可逆的睫状体损伤持续慢性低眼压和睑板腺炎	很少低眼压
高危青光眼	低危青光眼
早期白内障形成	晚期白内障形成持续的细胞活动
持续性弥漫性玻璃体耀斑和伴有轻微玻璃体炎的混浊	诊断需要的玻璃体炎
极少出现雪球	急性中间葡萄膜炎可能引起密集的中枢前漂浮物慢性混浊往往是依赖和聚合-雪球，雪堆
弥漫性黄斑和椎间盘水肿视网膜下液，玻璃体炎少	视盘水肿可没有黄斑水肿
视盘新血管形成	视盘和视网膜周边新血管形成
玻璃体出血	玻璃体出血
视网膜脱离，晶状体眼罕见与低眼压不共存	视网膜脱离，睫状体囊肿，局部周边视网膜脱离
	视网膜劈裂症
后囊膜并发症	
IOL 膜的形成	通常可以耐受 IOL
多发的后囊浑浊	
囊膜切开后膜的形成	

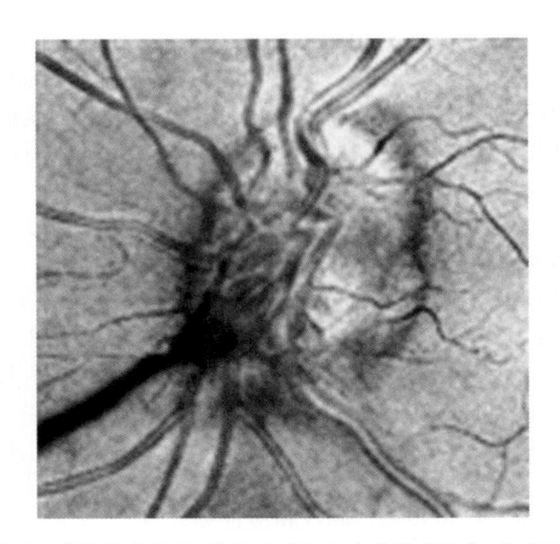

图 40.1　持续视盘水肿，前部玻璃体炎症延续到视盘，本病例患者显示的是中间葡萄膜炎的炎症缓解 1 年后的黄斑水肿

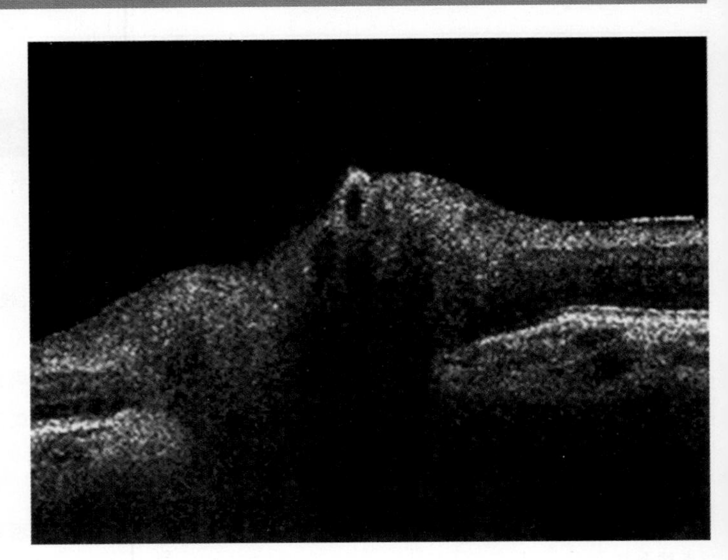

图 40.2　光学相干断层成像术显示的持续视盘水肿，该病例是患者在青少年特发性关节炎相关葡萄膜炎发病 15 年后的视盘水肿

小儿葡萄膜炎的流行病学

在青少年时期葡萄膜炎的发生率不常见，为（17～25）/100 000。它随着年龄的增长而增加，并在 50 岁左右达到顶峰。在 0～4 岁，发病率为 3/100 000；在 10～14 岁，发病率 6/100 000[3]。儿童葡萄膜炎占所有葡萄膜炎患者的 5%。百分之二十六的视力丧失的荷兰人所患的伴有严重视力障碍的葡萄膜炎是非感染性葡萄膜炎[4]。

最常见的是儿童葡萄膜炎是先天性的葡萄膜炎。8 岁以下儿童最常见的模式是慢性前葡萄膜炎，8～16 岁儿童为中间葡萄膜炎。在 16 岁以后，这种模式是成人疾病的模式（框 40.3）。特发性疼痛性双侧慢性前葡萄膜炎，特发性中间葡萄膜炎和特发性全葡萄膜炎在儿童中也并不少见。特异性葡萄膜炎综合征，例如鸟枪弹样视网膜脉络膜病变和 fuchs 虹膜异色症[5]在儿童中极为罕见[6]。

框 40.3

按年龄计的最常见类型的葡萄膜炎

- 0～6 岁：青少年特发性关节炎-慢性前葡萄膜炎
- 7～12 岁：特发性慢性前葡萄膜炎，中间葡萄膜炎
- 13～16 岁：中间葡萄膜炎、B27 相关急性前葡萄膜炎
- 成人：B27 相关急性前葡萄膜炎

先天性关节炎是三级转诊系统中最常见的眼外疾病，其次是无全身性疾病（特发性葡萄膜炎）、并发相关性关节炎（era）、结节病、炎症性肠病和白塞病。即使在白塞病发病率高的国家，白塞葡萄膜炎在儿童时期也不常见[7]。

白塞病和 vkh 综合征在东方、亚洲和地中海的一些群体中比白种人多 10～100 倍。肾小管间质性肾炎和葡萄膜炎综合征（肾小管间质性肾炎葡萄膜炎综合征）、多发性硬化症和结节病在北方更为常见；欧洲人在非洲-加勒比地区也有很高的结节病发病率，在中美洲也有很高的发病率。

小儿血管炎的流行病学

最常见的儿童全身性血管炎类型是 Henoch-Schonlein 紫癜，其中全身性血管炎波及眼部的病变，这种情况非常罕见。巨细胞动脉炎是老年人最常见的血管炎，在儿童时期非常罕见。儿童 SLE 的发病率为 0.8/10 000，青少年皮肌炎（JDM）的发病率为 0.4/100 000。儿童结节性多发动脉炎（PAN）是第四种常见的儿童血管炎，其眼部病变的表现并不少见。肉芽肿性多血管炎（GPA）、白塞病和微型多发性血管炎（MPA）非常罕见，每种都小于 0.1/100 000。

高安血管炎和川崎病在东方人中更为常见。在日本，5 岁以下儿童的川崎病的发病率为 110/10 万；英国川崎病的发病率大约比东方人少 100 倍。

葡萄膜炎的临床类型

特发性葡萄膜炎

根据炎症的部位和病程进行分类：单眼或双眼，急性或慢性疾病，疼痛或无痛以及是否合并眼部红肿划分（图 40.3）。慢性单眼葡萄膜炎提示感染原因可能是发病原因，但不应排除全身性疾病。20%的青少年特发性关节炎葡萄膜炎仍然是单侧的发病。

尽管“急性发作”和“慢性发作”是对葡萄膜炎这一疾病进行分类，但它们依赖于病史，对儿童葡萄膜炎的具体分类没有太大帮助。在临床表现上将眼红和眼痛的眼睛区分开来将更为实用。

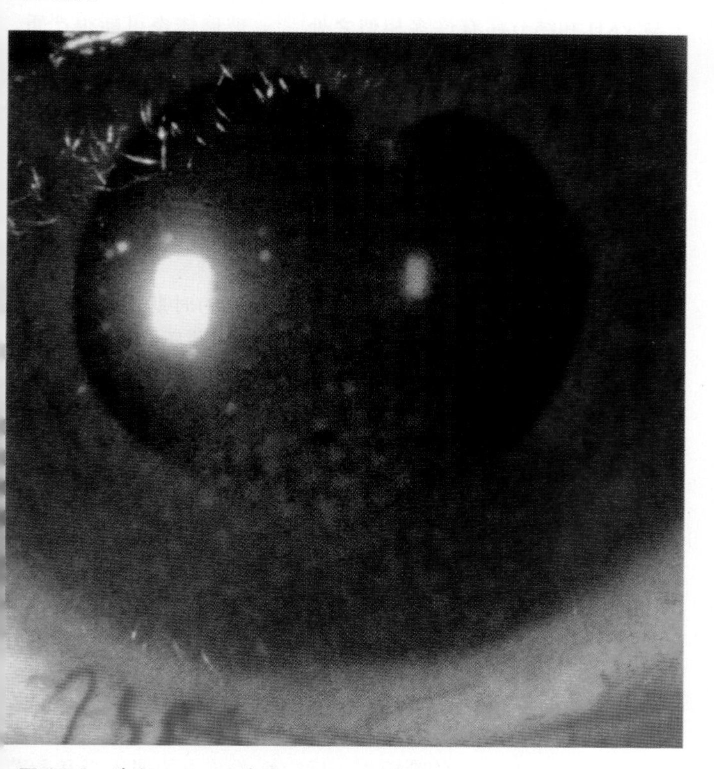

图 40.3　特发性慢性前葡萄膜炎合并角膜内皮肉芽肿性沉淀物和角膜缘炎症

疼痛前葡萄膜炎

单眼疼痛的急性前葡萄膜炎（AU）最常与 HLA-B27 相关疾病相关。它们出现在童年后期，很少出现在 6 岁之前。此年龄段发病常见表现是感染性或者玻璃体后极部病变。双眼疼痛性前葡萄膜炎感染或严重的全身性炎症后最常见的葡萄膜炎类型，在 7～14 岁的健康人群中，前葡萄膜炎是常见的葡萄膜炎类型，可以持续数年。这种模式在肾小管间质性肾炎葡萄膜炎综合征和结节病中很常见。但除高眼压外，其他并发症在慢性痛性前葡萄膜炎中并不常见。

无痛性前葡萄膜炎

无全身疾病的慢性无痛性前葡萄膜炎常见于幼儿。在无痛慢性前葡萄膜炎发作后的 7 年内，青少年特发性关节炎的关节炎可能会发展（图 40.4）。在这种类型的患者中，还应进行针对肾小管间质性肾炎葡萄膜炎综合征综合征、结节病和可能的免疫缺陷的肾功能的调查。皮疹是结节病、Blau 早发结节病综合征和慢性婴儿神经，皮肤，关节综合征的常见表现。这些情况下的皮疹在明确诊断之前经常被误诊或被忽略，但它们很容易活检。Fuchs 虹膜异色症是非常罕见的。

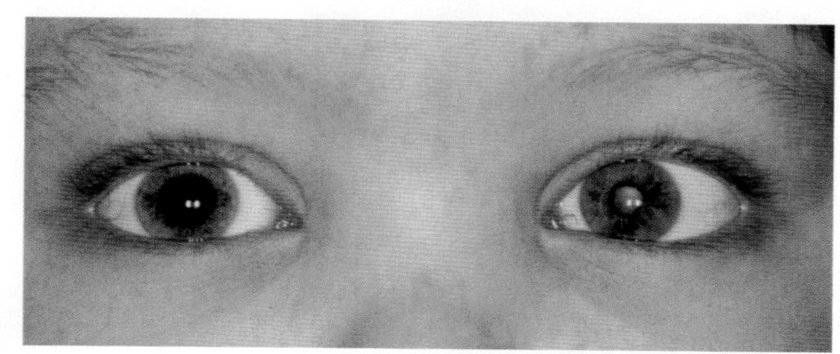

图 40.4　此图患儿右眼瞳孔变白，系特发性慢性前葡萄膜炎，4 岁时发展成白内障。7 年后全身疾病发展为青少年特发性关节炎

中间葡萄膜炎

这是指伴有不同程度视网膜炎症的玻璃体炎症，以及轻微的前节炎症（表 40.2）。发病高峰期为 9～13 岁[8-11]。与成人相比，儿童迟发，并且可能存在广泛的视网膜并发症。儿童不太可能出现黄斑水肿，但更难解决。儿童的慢性强直性脊柱炎的视盘水肿比成人多。因为儿童外周血管很难检测，所有可能只有在引起玻璃体出血时才被怀疑。视盘和视网膜的新生血管化可能完全由炎症引起，并可能随着免疫抑制而消退。

眼底情况的改变对于监测疾病的进展非常有用，而且即使黄斑外损伤有进展，视力仍可能保持。结节病会在玻璃体下方（“雪球”）产生白细胞聚集体，而不是像多灶性脉络膜炎，在睫状体平坦部（“雪库”）产生白细胞。与 MS 相关的中间葡萄膜炎很少产生明显的玻璃体混浊。局灶性视网膜色素上皮瘢痕可在先前的视网膜炎症部位缓慢发展，并不一定表明脉络膜炎的发展。急性中间葡萄膜炎中可能会出现视网膜血管渗漏和静脉炎，但不能诊断出任何特定原因。

后葡萄膜炎、全葡萄膜炎和多灶性脉络膜炎

单灶性单侧脉络膜炎提示弓形虫等感染。多灶性双眼疾病提示全身性疾病或白点综合征。两者都在童年时期很少见。许多患有多灶性脉络膜炎(MFC)的儿童眼底的表现都类似于结节病或Blau综合征,没有外眼的表现。在一些儿童中,脉络膜炎和视网膜色素上皮(RPE)萎缩的斑块很小,仅限于眼底表层。在这些病例中,已报告与肾小管间质性肾炎葡萄膜炎综合征中类似的人类白细胞抗原(HLA)特征[12,13]。一些感染,如布鲁氏菌病、血吸虫病和水痘也可能引起结节样脉络膜炎。多灶性脉络膜炎和全葡萄膜炎很少发生在儿童期。它们可能因继发性脉络膜新生血管造成的严重视觉损失而变得复杂,并需要积极控制炎症(图40.5)。如果不能在有AU的儿童身上看到确定的眼底,则必须推断他们患有全葡萄膜炎。超声波检查可能揭示巩膜炎、局灶性感染或肿瘤。

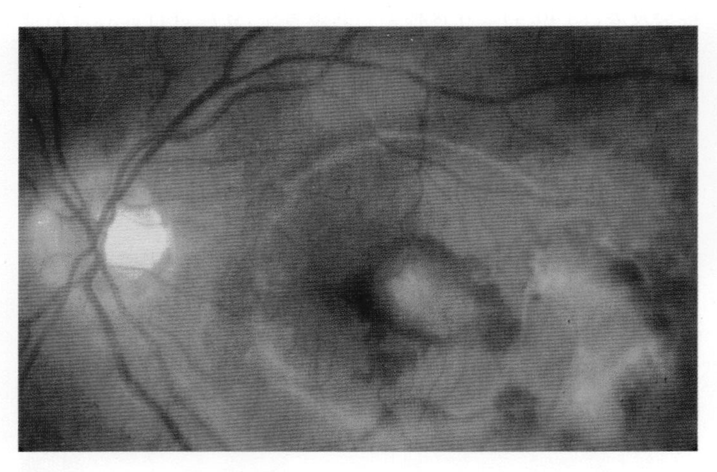

图40.5　特发性全葡萄膜炎和多灶性脉络膜炎并发白内障、青光眼和脉络膜新生血管

视网膜炎

内层视网膜局灶性浸润,玻璃体上覆轻微炎症病灶是典型的急性病毒感染的表现(图40.6)。它们比棉花斑点更分散、更持久、更黄。白塞病的视网膜浸润伴有视网膜血管炎的症状。白塞病的视网膜渗透伴有视网膜血管炎的迹象。

霜枝样血管炎

这是一种对多发性视网膜血管的超急性渗出性改变,可能是感染后发生,但也可以呈现小血管血管炎的迹象,如白塞病[14]。它可能伴有出血,并通常很好处理,但是也有难以处理的病例[15]。

视神经网膜炎

在视神经网膜炎中,神经视网膜肿胀,最大的肿胀在视盘,与后段炎症不匹配。在黄斑周围,渗出形成星芒状渗出。对于引发视神经炎和神经视网膜炎的感染,儿童更容易出现水肿。猫抓病通常以这种方式影响眼后段。

特异性葡萄膜炎综合征

创伤后葡萄膜炎

创伤可能引起对侧眼抗原的自身免疫反应。在这些罕见的情

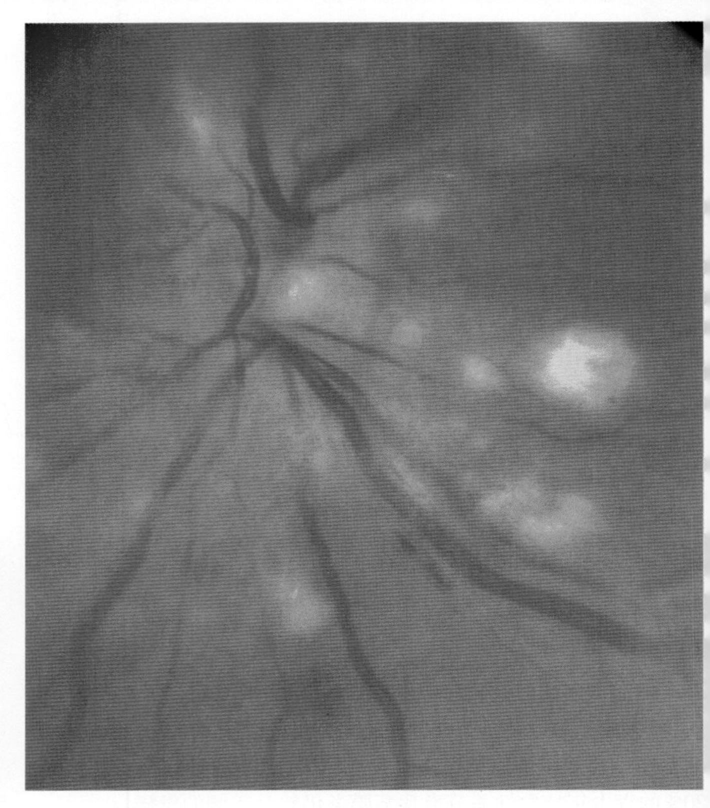

图40.6　病毒性视网膜炎,多发视网膜浸润灶,视力正常

况下,儿童和成年人一样容易发生创伤后葡萄膜炎。

交感性眼炎

双侧慢性全葡萄膜炎伴外周多灶性脉络膜炎,临床和组织学上与VKH和结节病有许多相似之处[16]。玻璃体炎可能很严重。它发生在单眼穿透性创伤、冷冻术或内眼手术之后。它可能与晶状体引起的葡萄膜炎并存。

人工晶状体诱发的葡萄膜炎

这是一种肉芽肿性葡萄膜炎,在晶状体材料植入后几小时到几个月内可能发生,并较其他原因引起的葡萄膜炎更加严重复杂。

类感染性葡萄膜炎

儿童时期是首次接触社区获得性病原体的时期,可能会导致短暂的眼部炎症。水痘-带状疱疹病毒和链球菌感染是反应性葡萄膜炎的常见原因。报道的相关性可能是巧合,在特定的葡萄膜炎类型中识别眼内病毒仍然罕见[17]。在坦桑尼亚和尼泊尔已有17例儿童患严重急性全葡萄膜炎的报道,在前者,9岁以下儿童的发病率为540/100 000。没有关于链球菌感染后葡萄膜炎的流行病爆发的报告:链球菌感染和葡萄膜炎之间的因果关系仍然较弱。

急性前葡萄膜炎可继发于水痘,自限性视网膜血管炎(一种自限性视网膜炎)和多灶脉络膜炎可发生,通常在4周内发病(图40.6)。慢性炎症和进行性视网膜炎是抗病毒治疗的绝对适应证,但通常不是必需的。

引发反应性关节炎的肠道感染可能导致反应性葡萄膜炎HLA-B27阳性,是一个危险因素。反应性关节炎的尿道炎和葡萄膜炎和/或角膜炎是非常罕见的,但确实发生在儿童。

局部自身反应性疾病：青少年特发性关节炎

青少年特发性关节炎描述的是从 16 岁开始的慢性关节炎，病程持续超过 6 周。早发性类风湿性关节炎，血管炎是 7 岁以下关节炎的罕见原因。银屑病家族史和 HLA-B27 相关疾病病史可以有助于青少年特发性关节炎的分类，但这些疾病可能眼部并不表现出葡萄膜炎。

流行病学

青少年特发性关节炎的发病率是 10/100 000 儿童。其中一半具有少关节或多关节亚型。青少年特发性关节炎的发病率为 1/100 000，几乎完全发生在这些亚型的年轻患者中。少关节型青少年特发性关节炎的定义是，在疾病开始时，发病的关节小于五个关节。如果以后有更多的关节波及，则称为扩展少关节青少年特发性关节炎。如果在发病时涉及五个以上关节，则将其归类为多关节型青少年特发性关节炎。这种截断是人为的，关节炎发病年龄和抗核抗体（ANA）状态在定义青少年特发性关节炎表型中与关节数量同样重要。ANA 状态和关节炎发病的具体年龄没有被用于分类，但却是葡萄膜炎的主要独立危险因素。

在最年轻的群体中，少关节和多关节青少年特发性关节炎有遗传上的相似性。较年长的多关节青少年特发性关节炎阴性的儿童可能有独特的关节炎模式，这些患儿患慢性前葡萄膜炎的风险较低。青少年特发性关节炎存在于所有种族中。青少年特发性关节炎相关葡萄膜炎在白种人中可能更常见（框 40.4）。

框 40.4

青少年特发性关节炎相关性葡萄膜炎的风险水平，证据可能基于以下的情况

1. 基线风险因素
2. 男性、非高加索人种、抗核抗体阳性、呈报并发症
3. 额外的风险水平
   a. 无风险：无细胞、房水闪辉、类固醇治疗或眼部高眼压
   b. 可能的风险：任何局部类固醇治疗、任何前房（AC）细胞，持续活动>3 个月
   c. 可能的风险：局部类固醇治疗每天超过一次，持续 AC 细胞>1+，持续活动时间>3 年
   d. 高风险，其中之一：局部类固醇治疗每天超过一次，持续几个月；AC 细胞>1+，超过 3 个月；任何前房闪辉>6 年，黄斑水肿或视盘水肿的发作
   e. 明确增加的风险，任何：连续局部类固醇每天超过三次，持久性 AC 细胞>2+，持续前房闪辉，既往手术史，黄斑水肿和视盘水肿的多次发作
   f. 极端风险：多种风险因素

几个基因与青少年特发性关节炎的不同临床类型有关。少关节性青少年特发性关节炎与的 HLA 基因相关，常见于多关节青少年特发性关节炎（DRB1*08）、葡萄膜炎相关关节病（DRB1*1301）、全身性发病青少年特发性关节炎（DRB1*11）、以及与唯一的基因突变 dpb1*02 相关联，。葡萄膜炎与 DRB1*13 单倍体有关，后者最常在少关节青少年特发性关节炎和 DPB1*02 中找到。ERA 和早发性风湿性关节炎病在临床和基因上与慢性前葡萄膜炎相关的青少年特发性关节炎类型不同。

葡萄膜炎主要与少关节青少年特发性关节炎、ANA 抗体阳性率和早期发病（小于 6 岁）的青少年特发性关节炎有关。最高风险人群的葡萄膜炎发生率可能超过 50%。在 13 岁以后开始出现关节炎病的患者中，葡萄膜炎的风险极小，而多关节 ANA 阴性青少年特发性关节炎的人中葡萄膜炎的发病年龄可能更早。13 岁以后，在多关节 ANA 抗体阳性的患者中，患葡萄膜炎的年龄可能更早。ANA 抗体的阳性率的改变没有增加患病的风险，所以 ANA 阳性率改变尚不足以改变葡萄膜炎的筛查策略。目前还不清楚女性性别是否是患葡萄膜炎的独立风险因素[18]。

在发展中的葡萄膜炎中，关节炎通常在 28 个月后开始，葡萄膜炎在 13 个月后开始。86%的发展中葡萄膜炎患者患有少关节型青少年特发性关节炎，在这 86%的患者中 75%为女性，80%为 ANA 抗体阳性。

患有关节炎的慢性前葡萄膜炎（慢性前葡萄膜炎）患者的调查

所有患有慢性无痛的前葡萄膜炎的儿童都需要筛查无症状关节炎以及全身疾病的其他相关迹象。慢性前葡萄膜炎的常规实验室测试可以限于白细胞计数、血清血管紧张素Ⅰ转化酶（sACE）、ANA、免疫球蛋白、抗链球菌溶血素（ASO）滴度、电解质和 C 反应蛋白。其他自身抗体，如双链 DNA、抗核抗体、核内微细胞质，以及升高的抗链球菌溶血素 ASO 滴度，可能发生在青少年特发性关节炎中。升高的 sACE、免疫球蛋白、淋巴细胞减少提示结节样改变，结节样改变可表现为关节炎，与青少年特发性关节炎难以区分，但特异性较低，相关的确诊需由相关专家指导。

其他青少年特发性关节炎类型

系统性青少年特发性关节炎只涉及 1%~2%的病例。葡萄膜炎通常发生在眼外疾病的几个月内。

银屑病与 ERA、炎症性肠病（IBD）和白塞病有关。它也可能是葡萄膜炎的一个独立的危险因子。家族成员中出现的银屑病改变了风湿病的分类，但伴随的关节炎可能与少关节青少年特发性关节炎难以区分。一些有银屑病个人和/或家族病史的患者有独特的关节炎模式——银屑病关节炎伴指炎和指甲改变。8%患银屑病关节炎的儿童会发展为葡萄膜炎。合并银屑病的青少年特发性关节炎的患儿依然需要进行葡萄膜炎筛查。银屑病可能在青少年特发性关节炎和葡萄膜炎发病后数年发病。

早期类风湿关节炎（ERA）在儿童发病期表现为周围性关节炎和附着点炎（肌腱或韧带的骨性附着发炎），而不是像成人期发病表现为骶髂关节炎。在年幼的儿童中，类风湿关节炎的关节炎与少/多关节青少年特发性关节炎没有区别，患者需要定期筛查葡萄膜炎，直到 ERA 的明确临床诊断。ERA 的家族史对诊断具有高度的暗示性，但也不排除对年幼儿童进行葡萄膜炎筛查的必要性。成年人常见的葡萄膜炎是急性前葡萄膜炎，筛查没有作用。具有明确 ERA 的急性前葡萄膜炎在 10 岁之前是罕见的。

早发性类风湿性关节炎大约在 11 岁左右开始，与葡萄膜炎无关。类风湿因子阳性并不等同于青少年特发性关节炎，也不应改变少/多关节青少年特发性关节炎的筛查结果

炎症性肠病（IBD）和 IBD 相关的关节病也可能与葡萄膜炎有关。患者可能先发病为关节炎，并诊断为青少年特发性关节炎，然

后发展为炎症性肠病。与 IBD 相关的葡萄膜炎可能是慢性前葡萄膜炎样青少年特发性关节炎，但这些患者也可能患有视网膜炎、巩膜炎和视网膜血管炎。

筛选

患葡萄膜炎的风险期很大程度上取决于患者关节炎发病的年龄。3 岁以下发病的关节炎的患者在未来的 7 年都处于危险之中。那些在 6 岁以后发病为关节炎的人有 3 年的患葡萄膜炎的风险。在那些定期筛查，在 13 岁以上葡萄膜炎的发展是罕见的。最佳筛选间隔不详。如果主要目的是降低诊断时出现结构变化的风险，则每隔 3 个月以上进行的筛查似乎没有什么价值，尽管对于低风险人群普遍建议每隔 3 个月进行筛查。筛查涉及通过裂隙灯检查排除前房细胞和角质后沉淀物。年幼的孩子需要有经验的眼科医生进行初步检查。在孩子乐于合作之前，可能需要在发病时进行频繁的检查。当患者足够大，可以合作时，监测可以移交给经验稍差的专科医生。其年龄取决于每个儿童个体和当地设施。

应鼓励医生在考虑青少年特发性关节炎诊断后立即将患者转诊筛查，而不是等到眼部发病以后做出明确诊断：初始筛查的速度是后续视力丧失的最重要的可控风险因素。

监测

亚临床和临床性葡萄膜炎在全身性关节炎治疗期间可能发展。当全身免疫抑制突然减少时，葡萄膜炎可能大量复发，患者应在剂量减少的几周内进行检查。由于全身治疗关节炎也可能完全抑制葡萄膜炎，停止治疗可能会导致葡萄膜炎在临床上首次出现，患者减缓或者停止治疗关节炎后，疾病可能复发，监测需要持续 3 年。长期免疫抑制的系统疾病的患者可能发展出远超过既定风险期的葡萄膜炎。

临床体征

葡萄膜炎的病程具有广泛的侵袭性、严重性和长期性（表 40.2）。迟发对长期并发症的严重程度和风险有深远的影响。轻微的疾病是无痛的，严重的疾病会引起 AU 和中间葡萄膜炎的疼痛。在无葡萄膜炎的情况下，在每一次复发时出现红眼、小脑膜炎或巩膜炎，可在数年后出现无痛性慢性前葡萄膜炎。目前还不清楚患者的年龄、长期的炎症和治疗是否改变了炎症的模式。

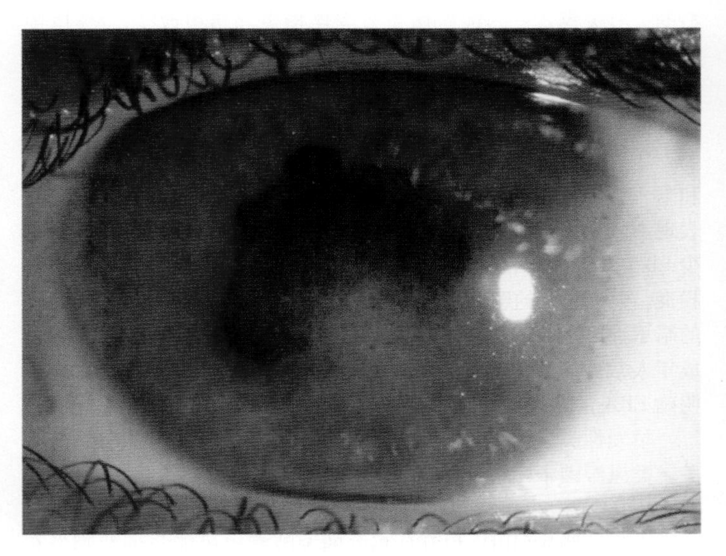

图 40.7　轻度带状角膜病变不影响敏锐度

轻微的疾病可能只会产生角膜内皮的“KP”。轻微的疾病如果产生严重的细胞反应 CD4^{+} 细胞因子或纤维蛋白发生是不寻常的。即使是轻微的葡萄膜炎也会伴有带状角膜病变，这是一种特征性病变，但并不普遍。治疗过程中角膜病变的进展提示为侵袭性疾病（图 40.7～图 40.9）。

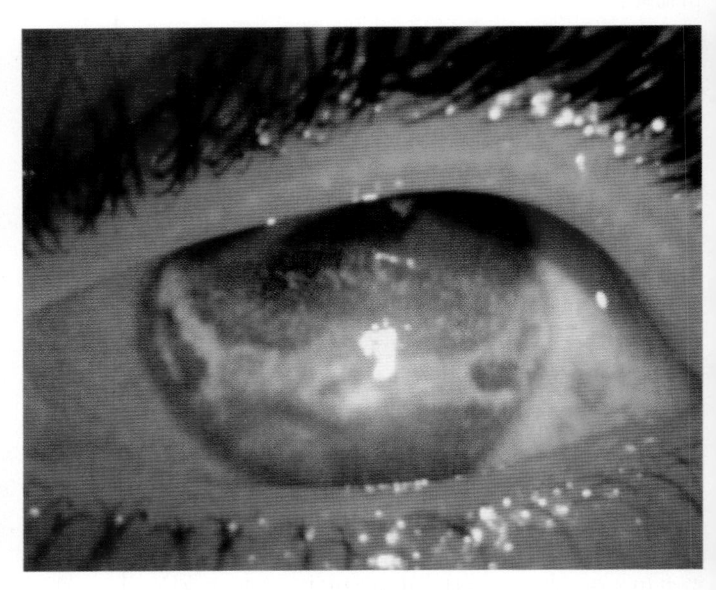

图 40.8　严重带状角膜病变

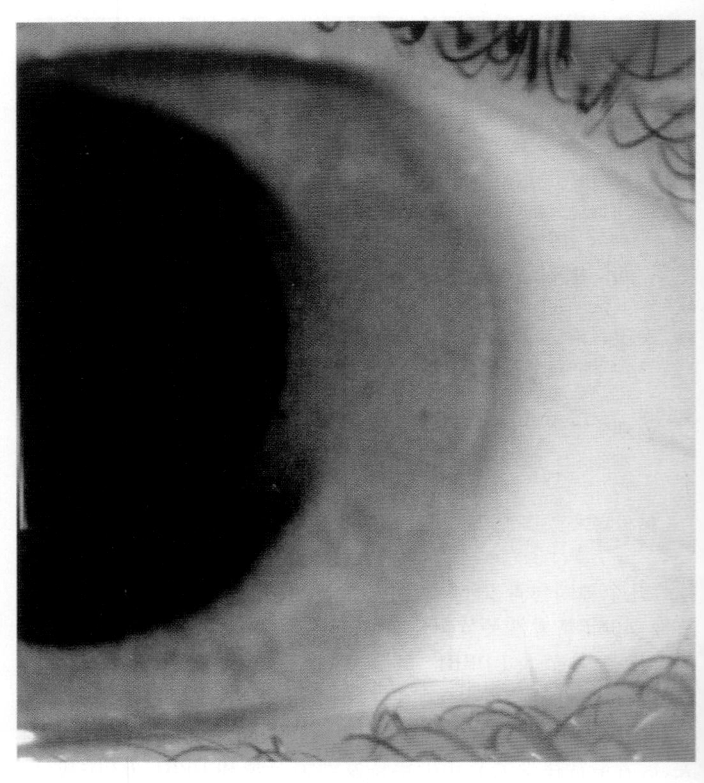

图 40.9　激光去除带状角膜病变后的透明中央角膜

持续性房水闪辉、虹膜充血(可能被误认为是虹膜新生血管)和持续性眼压(IOP)低于 10mmHg 是严重疾病的迹象,如果积极治疗可能是可逆的。尽管有透明的晶状体,纤维血管片仍可能覆盖瞳孔并阻碍后段的视野。虹膜新生血管并不少见。有时,如果后粘连发生在虹膜中部,而不出现在瞳孔边缘,则不明显。

与成年急性前葡萄膜炎患者相比,青少年特发性关节炎合并的葡萄膜炎前房(AC)细胞很少大量"溢出"到玻璃体内,但在未经治疗的疾病中,可能会出现玻璃体浑浊伴有纤维蛋白,需要几周的全身类固醇治疗才能清除。

接受治疗的无晶状体患者可能会复发,主要表现为黄斑水肿加重、玻璃体混浊、眼压低,前房或玻璃体细胞几乎不增加。黄斑水肿可能比成人葡萄膜炎更广泛。视盘水肿可能加重且持续时间长,类似于视神经乳头水肿。炎症增加与眼压降低有关。永久性睫状体损伤与低眼压和继发性低张力性黄斑病变有关——这通常需要眼压长期低于 5mmHg。只有治疗试验才能确定低眼压是否不可逆,或者水肿是由于炎症或低眼压引起的。低眼压和炎症也伴随着视网膜脱落,在眼底难以看清的情况下可能很难诊断。

患者需要进行青光眼筛查。为了减少在麻醉下检查的需要,要尽快训练儿童接受眼压测量。回弹式眼压计测眼压法对年龄较小的儿童非常有用。视盘外观改变必须在首次检查时记录在案,随后的改变也必须记录。对于新诊断的眼压测量困难的病例,眼压一旦降低,需要行麻醉检查,因为炎症性青光眼进展很快。眼压的大波动是典型的,视盘损伤可能发生在没有记录的高眼压期间,只有在几周后眼压恢复正常时才会被注意到。

疾病进程

患者可能需要几周的时间来发展不可逆的并发症,即使是侵袭性疾病:炎症变化缓慢,相比于其他形式的葡萄膜炎。后粘连通常是最先发生的。复发通常不伴有发红或疼痛。

大多数进入终身缓解期的患者将在发病 7 年内获得缓解,但即使采用现代治疗,也只有 30%~40%的患者能够得到长期、无并发症的缓解。一些患者可能在轻度发病 3 年或 4 年后发展为日益严重的疾病。青少年晚期病情恶化在那些长期患病的人身上很常见。依从性差和治疗效果减弱可能是原因之一[19]。

并发症的风险和性质会随着疾病的发展而改变,治疗方案会随着时间的推移而改变。尤其是在类固醇治疗和尚未达到完全缓解的情况下尤其如此。在那些没有达到明显的完全缓解期的患者中,25%的并发症发生在发病后 10 年以上。新的严重视力丧失的风险在发病后持续 15 年以上。

治疗适应证

有了如此广泛的结果,就有必要将治疗风险和成本与以患者为中心的质量结果的风险相匹配,如功能性视力丧失、手术干预和频繁的住院治疗。完全缓解是治疗的目的,因为它能阻止新的炎症并发症的发生[20]。

持续的低活动期可能在完全缓解之前。AC 活动的阈值是不明确的,超过这个阈值就会出现并发症。孤立 AC 细胞计数作为预后指标的价值可能有限。白内障发生率对于前房有少量 AC 细胞和前房 2+细胞计数是相似的。在增加并发症风险方面,AC 细胞计数没有 AC 房闪重要,因为炎症活动的存在比炎症活动时的水平在诊断时更重要。在疾病的前 2 年达到 6 个月缓解的患者极有可能进入长期缓解期。白内障手术进一步增加了其他威胁视力的并发症的风险。降低白内障的风险应该是治疗的次要目标。有研究时间较长的报告的结果显示失明的发生率在 3 年内从 0 到 25%不等[21,22]。

如果没有对转诊病人群体的风险的明确描述,就不可能推断出结果的任何区域差异。结果可能是筛选药物的效果和转至专科中心的速度上的差异,而不是在处方模式上的差异。风湿病学家更积极、更早地治疗关节炎和改进的青光眼手术技术可能是过去几十年治疗效果改善的原因。

预测

发病时的结构损伤是与随后的视力丧失相关的最大危险因素。并发症更可能发生在男性、非白种人和那些有黄斑水肿、低眼压或频繁复发的患者中。

发病的时间跨度很大。在诊断时没有并发症的女性有 80%的机会在 15 年内完全的缓解同时无并发症出现。出现白内障的男性在 15 年内可能有 50%的致盲风险。

青光眼

在最近的研究中,青光眼的发生率为 10%~20%,低于以前的报道[23]。在美国转诊患者的 SITE(系统性眼病免疫抑制治疗)研究中,每年有 19%的高眼压发生率[21]。激素诱导因子、高眼压(OHT)和无晶状体眼是主要的病因,通常并且通常在 2~3 年后发生,而不是在症状出现时发生。类固醇诱导的高眼压(OHT)预计在 5%,通常在几个月内就会明显出现。如果早期虹膜膨隆并发房角关闭,则可能发生闭角型青光眼,但在晚期青光眼中,闭角型青光眼很少是唯一的原因。眼压改变的原因在严重受损的眼睛中通常是复杂的,因为流出道阻塞可能与严重的睫状体损伤合并房水不足相关。

低眼压

儿童慢性前葡萄膜炎在所有葡萄膜炎所有类型中具有最高的低眼压风险[24]。睫状体是青少年特发性关节炎葡萄膜炎的炎症的初始部位。睫状体炎导致房水低分泌,并最终萎缩。需要使用全身类固醇进行强效治疗试验,以确定低眼压 IOP 是否可逆。发生低眼压性黄斑病变或进展为眼球萎缩的眼压不清楚。5mmHg 的压力是低眼压的传统定义。从睫状体脱离或视网膜脱离的继发低眼压需要通过适当的检查来区分是否因为睫状体萎缩造成。由于睫状体脱离通常与睫状体萎缩共存,目前尚不清楚治疗睫状体脱离是否有助于降低眼球萎缩的风险。

其他局部自发炎性疾病

白塞病

全身特征

复发、疼痛、口咽及生殖器溃疡合并葡萄膜炎是诊断的主要标准。溃疡可能先于眼部疾病的发病 2 年。轻微症状如关节痛、结节性红斑、胃肠道炎症和溃疡是非特异性的。痤疮、毛囊炎、附睾炎和肠溃疡更为具体。三分之一的病例可发生脊柱炎。

临床诊断。该病的特点是周期性的严重局部炎症，与 HLA-B51 密切相关。白细胞介素（IL）-10 和 IL-23 通路的遗传变异可能起作用。抗肿瘤坏死因子 α（TNF-α）、anti-IL-1、干扰素 α2（IFN-α2）生物制剂已用于常规免疫抑制剂无法控制疾病的领域。

血管血栓形成和中枢神经系统疾病是主要的发病原因。静脉中血栓形成比在动脉中更常见。中枢神经系统炎症可为原发性、伴脱髓鞘或可继发于血栓形成。基底神经节和脑干最常见的是弥漫性急性脑膜脑炎，伴有行为改变。儿童可能有更轻的疾病和在症状完全表现前有更多的延误：关节炎较常见，溃疡较少见。已有新生儿发病的报告。儿童白塞病平均发病年龄为 11 岁[25]。

眼部特征

全葡萄膜炎伴有爆发性复发、低眼压和突然的视网膜大、小静脉阻塞并伴有棉絮样白色斑块的视网膜炎。可能累及视网膜动脉。黄斑水肿发生在少数病例中。视网膜缺血常导致新生血管形成。

非肉芽肿性慢性前葡萄膜炎可能发生，但慢性中间葡萄膜炎不常见。可能发生结膜炎、外周巩膜炎或巩膜炎。脉络膜受累是罕见的。视神经受累可能与炎性视神经病变、中枢神经系统的视乳头水肿有关，特别是静脉窦血栓形成。继发性视神经萎缩很常见。视网膜血管炎和局部缺血的自然过程导致双侧失明的高风险，尽管眼部存在免疫抑制，四分之一的眼睛仍可能最终失去视力。

结节病

系统功能

这种慢性肉芽肿性炎症可以影响身体的任何部位。组织学上可见非干酪样上皮细胞肉芽肿，$CD4^+$T 淋巴细胞聚集。成人型占 90%，12 岁以后为主要类型。三分之二的患者，通常在两年内病情缓解，大多数不需要治疗[26]。

儿童结节病很少累及肺[27]。皮肤、关节和眼睛受累是常见的。活检对最终诊断至关重要。皮肤、滑膜和肝脏是很好的部位。关节可在早期发展为肌筋膜性肥大，几乎没有疼痛或活动受限。延迟诊断很常见。皮肤受累包括滤泡性或结节性皮疹。肾受累在间质性肾炎和肾钙质沉着症中并不少见。大多数儿童结节性关节炎病例有葡萄膜炎。只有三分之一的病例血清 ACE 水平升高，可能需要镓-67 扫描和其他成像技术来检测淋巴结和内脏疾病。脑膜脑炎可伴有癫痫发作，常见于儿童结节病和后节段炎症。儿童期结节病在白种人中更为常见。家族性结节病占 4%，与 Blau 综合征不同。

眼部特征

前葡萄膜炎可能以疼痛和发红开始，然后变成慢性和无痛。虹膜和前房角肉芽肿可区分慢性前葡萄膜炎和青少年特发性关节炎葡萄膜炎。与其他类型的角膜溃疡相比，带状角膜病变较少见，炎症性高眼压较常见。在儿童时期，结节可能更多地累及眼睑边缘和角膜（图 40.10）。

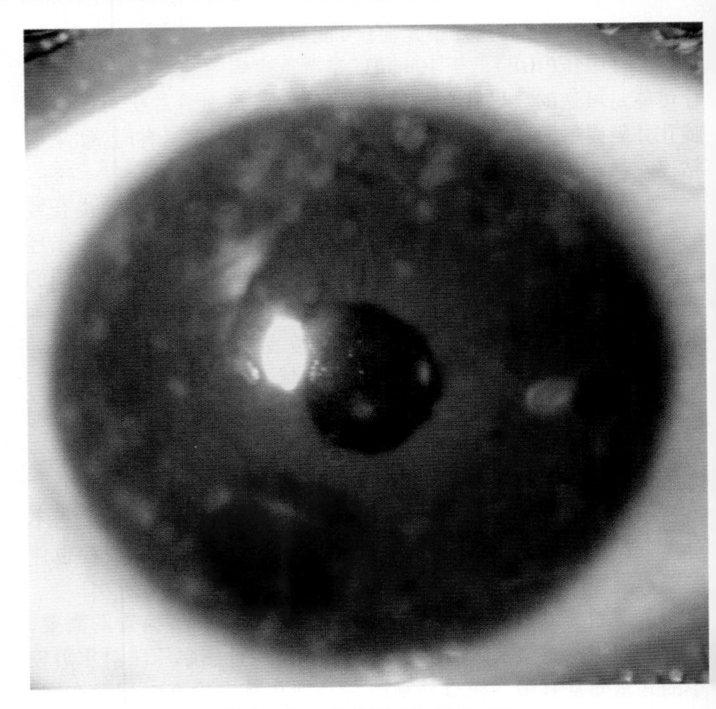

图 40.10　结节样多灶性角膜炎

在没有其他特征的情况下，肉瘤样肉芽肿很少引起慢性中间葡萄膜炎。全葡萄膜炎可以发展为 MFC，这可能是全视网膜的多发的点状肉芽肿样改变（图 40.11）。脉络膜新生血管可能导致视力下降。视盘肿胀是常见的，由肉芽肿性视神经病变、颅内压增高或继发于葡萄膜炎引起。可能有坏死性血管炎。可能发生单侧后节或视神经病变。

由于患有结节病的儿童可能会在疾病的晚期出现葡萄膜炎。葡萄膜炎通常需要较长时间和较强的免疫抑制，以获得临床缓解。

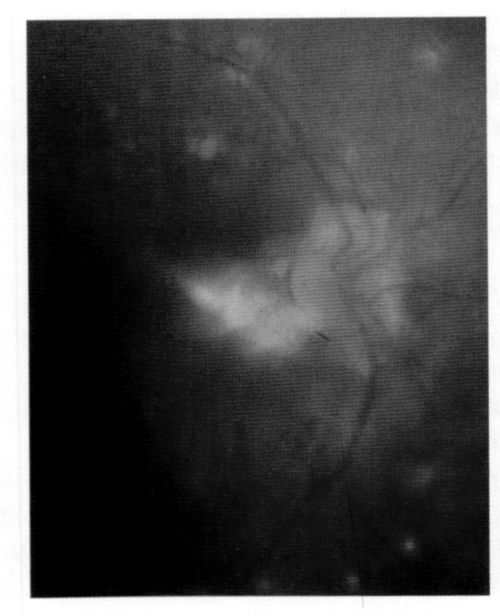

图 40.11　结节样多灶性脉络膜炎

炎症性肠病

克罗恩病和溃疡性结肠炎与眼部炎症有关。两者都可能在儿童时期出现轻度关节炎，炎症性肠病性关节病，最初可能被误诊青少年特发性关节炎（图 40.10）。

急性前葡萄膜炎和前部巩膜炎是最常见的表现。有严重的视网膜血管炎或急性低眼压的病例很少。

福格特-小柳-原田综合征

系统功能

急性发作的脑膜脑炎伴有头痛、白癜风、脊髓灰质炎、耳鸣和听力障碍，可导致卒中发作[28]。急性期触摸皮肤可能会痛。儿童期常伴有全葡萄膜炎，后期伴有白癜风。

眼部特征

疼痛的双侧全葡萄膜炎合并肉芽肿性前葡萄膜炎。睫状体水肿可能导致前房变浅和眼压升高或降低。可发生巩膜穿孔。浆液性视网膜脱离常发生，尤其是低度视网膜脱离。椎间盘水肿和周围脉络膜炎是常见的，血管造影可显示广泛的 RPE 渗漏点。反复炎症后，RPE 和脉络膜色素脱失导致“晚霞眼底”。

孩子更有可能有更糟糕的结果，61%失去视力，而成年人的这一比例为 26%。

肾小管间质性肾炎和葡萄膜炎综合征

系统功能

急性肾小管间质性肾炎和葡萄膜炎（肾小管间质性肾炎葡萄膜炎综合征）在数周内相继发生。筛查肾功能在新出现的儿童葡萄膜炎病例中是必要的[29]。最常见的症状是发烧、不适和体重减轻；三分之一的人有眼部发炎的迹象。20%的患者在肾脏受累前 2 个月出现葡萄膜炎。发病的中位年龄为 15 岁，报道中最年轻的是 9 岁。肾脏疾病包括嗜酸性细胞和单核细胞浸润，但也可在淋巴结和骨髓中发现肉芽肿。

间质性肾炎是一种症状，而不是一种诊断，并发生在与葡萄膜炎相关的其他情况中，如结节病、白塞病、干燥综合征和病毒后综合征。葡萄膜炎也有免疫球蛋白（Ig）肾病的报道。

眼部特征

可能有肉芽肿特征。1/5 的患者伴有视网膜周围炎、出血、椎间盘水肿和多灶性脉络膜炎。平均病程为 2 年，视力正常[30-32]。

葡萄膜炎和非血管性神经系统疾病

多发性硬化

这在儿童时期很少见。它偶尔会出现葡萄膜炎，通常是一个温和的中间葡萄膜炎。

拉斯马森综合征

这是一种慢性单侧脑炎，伴发于儿童时期可能出现的同侧慢性葡萄膜炎。它与巨细胞病毒感染有关[33,34]。

全身性自身免疫性疾病和家族性肉芽肿性疾病

几种家族性疾病表现为周期性发热、荨麻疹、关节和眼部炎症。最常见的是冻融蛋白基因突变。

Blau 综合征和家族性结节病可出现于儿童，伴有发热、皮疹、关节和眼部受累。炎症的单基因紊乱，如某些血管炎，可能与局部疾病有关。

与冻融蛋白相关的周期性发热症状

这些免疫紊乱的患病率为百万分之三。*NLRP3* 基因的突变导致失控炎症因子激活。多分子的胞内冻融基因组成的复合物，增加 IL-1β、IL-8、IFN-γ 活性产物。临床有三类病与这些炎症因子相关：家族冷自发炎症综合征（FCA）、Muckle-Wells 综合征（MWS）和慢性婴儿神经，皮肤，关节综合征。

严重程度从一过性皮疹和发热到肾淀粉样变性、耳聋、慢性葡萄膜炎和关节病的持续性炎症。40%的慢性婴儿神经，皮肤，关节综合征患者没有公认的基因异常，有些患者可能是基因的嵌合体。

家族性地中海热很少伴有葡萄膜炎[12,36]。

慢性婴儿神经，皮肤，关节综合征综合征

系统性疾病

新生儿荨麻疹的皮疹发生在躯干和四肢。慢性脑膜脑炎可导致发育迟缓和视盘水肿。耳蜗炎症常引起感音神经性耳聋。淀粉样变性可导致肾功能衰竭。慢性婴儿神经，皮肤，关节综合征通常起源于具有严重表型的新生突变，而轻度综合征通常是家族性的。通常使用的是抗 IL-1 生物制剂治疗系统性疾病[37,38]。

眼部情况

慢性脑膜炎伴有细胞脑脊液（CSF）和颅内压升高，会出现慢性视盘肿胀和视神经萎缩。轻度慢性前葡萄膜炎在 7 岁左右出现虹膜粘连或发红，可能会发生带状角膜病变。

家族性肉芽肿病

Blau 综合征（家族性）和早发型结节病（散发性）有时被归类为“儿童肉芽肿性关节炎”。

基因 *CARD15* 编码 NOD2 受体。突变可能导致对细菌肽聚糖的不适当的炎症反应，并导致 IL-1 的过量产生。与 Blau 综合征相关的 *CARD15* 突变与克罗恩病相关的 *CARD15* 突变是分开的。突变类型可能影响 Blau 综合征眼部受累的严重程度。其他 *CARD15* 突变可能与早发性结节病和银屑病关节炎有关。

系统功能

Blau 综合征是一种家族性早发型肉芽肿性疾病，它类似于儿童结节病[39-41]。第一年出现短暂的点状红斑皮疹，随后发展为鱼鳞状皮疹。Blau 综合征关节炎症是一种多关节肉芽肿性腱鞘炎，平均发病年龄为 2 岁，通常累及手腕和手指。关节发育不良包括巨大的滑膜囊肿和弯曲指。可能累及肝、肾，但不会累及肺。血管病变可累及大小血管[42]。在后代中发病较早，可能出现不完全

型。该基因突变可能无法在临床上表达。三分之一是散发病例。

眼部特征

葡萄膜炎的发生率为80%,通常发生在4岁时患关节炎的2年内。最小的患病记录是患儿18个月。慢性前葡萄膜炎伴带状角膜病变是最常见的表现。据报道,角膜上皮下混浊和乳头周围萎缩可以诊断,但也可发生于结节病。后期IU发生率为64%,MFC发生率为18%。血管病变可影响视神经、视网膜和脑神经。这种疾病可能很严重:一半的患者需要免疫抑制,14%的患者会出现严重的视力丧失[39]。抗IL-1治疗已被用于此类疾病常规免疫抑制之中。

其他肉芽肿性疾病包括散在性肉芽肿病、克罗恩病、血管炎[巨细胞动脉炎(GCA)、Takayasu动脉炎(TAK)、肉芽肿性多动脉炎(GPA)]、原发性中枢神经系统血管炎(PACNS)、癌症相关慢性肉芽肿病(CGD)和继发与使用抗肿瘤坏死因子治疗导致的肉芽肿性疾病。肉芽肿性感染,如结核,必须考虑在鉴别诊断里。

血管炎

血管炎在儿童时期并不常见,眼部受累也很少见。它们可能是危及生命的疾病,眼部表现为危及视力的疾病。他们的治疗可能需要长时间的免疫抑制,这可能导致药物相关的眼部并发症(如羟基氯喹和类固醇眼部并发症)和增加感染的风险。有些感染可能易导致血管炎,如链球菌感染和乙型肝炎感染。一些先天性免疫缺陷,如CGD和Blau综合征可能会导致血管炎。

分类

初级血管炎是根据血管的大小和临床表现来分类的。大多数的症状涉及不同的血管,表现形式也各不相同[43]。血管痉挛综合征可能在程度上是有限的,但在其他方面与更广泛的表现,如眼眶GPA,有相同的病理检查结果。随着检测方法不断发展(表40.3),发现一些情况与高度特异性的自身抗体有关。

继发性血管炎可发生于结缔组织疾病、自身炎症性疾病和免疫缺陷。视网膜血管炎没有包括在当代全身性血管炎的分类中,主要描述继发性血管炎或可变血管炎的情况,如白塞病、结节病和炎症性肠病[44]。

慢性血管炎可导致继发性动脉瘤的形成,如结节性多动脉炎(polyarteritis nodosa,PAN)、内皮细胞增生导致的管腔闭塞,以及抗磷脂综合征和神经皮肤综合征的继发性血栓栓塞[45]。小动脉阻塞在炎症条件下可能是短暂的,如Susac综合征[46]和遗传性血管内皮病,如MELAS(线粒体脑肌病)、乳酸性酸中毒和中风样发作。

由于荧光血管造影术和可靠的静态视野检查在儿童中往往是不可能的,所有儿童的血管闭塞可能只能通过光学相干层析术的局灶性视网膜薄变的迹象来检测。

血管炎继发的眼部病变

由于不同的血管炎综合征的病理过程可能是共同的,所以很少有诊断性的眼部征象。在成人中,长时间伴发血管炎的葡萄膜炎是最不常见的。通常是炎性或缺血性视神经病变、巩膜炎或眼眶炎症。

表40.3 血管炎和自身抗体的分类

抗体分类	抗体	疾病	血管炎类型
ANCA		TAK	大血管炎
		GCA	大血管炎
	Panca-mpo 罕见	PAN	中血管炎
		KAW	中血管炎
	C1q	HUV	小免疫复合体
	GBM	ANTI-GBM	小免疫复合体
		CV	小免疫复合体
		IgA-HSP	小免疫复合体
ANCA	cANCA PR3	GPA	小ANCA相关
ANCA	pANCA	EGPA	小ANCA相关
ANCA	pANCA-MPO	MPA	小ANCA相关
		CS	多变
		BD	多变
		PCNSV	单器官
		Ocular	单器官
	ACA	APL	无全身系统疾病
ENA	RF	RA	无全身系统疾病
ENA	RNP	MCTD	无全身系统疾病
ENA	SCL-70	硬皮病	无全身系统疾病
ENA	SM	SLE	无全身系统疾病
ENA	SS-A,RO and SS-B,La	Sjögrens	无全身系统疾病
		斯内登	无全身系统疾病
		苏萨克	无全身系统疾病
		结节病	无全身系统疾病
		多发性软骨炎	无全身系统疾病
		HVZ 血管炎	可能病因学

APL:抗磷脂综合征;BD:白塞病;CS:科根综合征;CV:皮肤血管炎;EGPA:嗜酸性肉芽肿伴多血管炎;GBM:肾小球基底膜;GCA:巨细胞动脉炎;GPA:肉芽肿性多血管炎;HUV:低互补性荨麻疹性血管炎;HVZ:水痘带状疱疹;IgA-HSP:IgA血管炎/过敏性紫癜;KAW:川崎病;MCTD:混合性结缔组织病;MPA:微观;多发性血管炎;PAN:结节性多发性动脉炎;PCNSV:原发性中枢神经系统血管炎;RA:类风湿关节炎;SLE:系统性红斑狼疮;TAK:高安病。

急性红眼儿童血管炎需要充分评估。儿童比成人更容易并发全身性疾病。相反,大多数儿童后巩膜炎是特发性的。

眼部受累类型

1. 严重全身障碍的双眼炎症征象:结膜炎、巩膜炎、前葡萄膜炎、视网膜病变、视盘水肿。

2. 局限性眼部血管炎,血管大小不一:周围溃疡性角膜炎、巩膜炎、巩膜外膜炎、视网膜血管炎、脉络膜病(和中央浆液性视网膜病)、视神经病变和眼眶炎症。

3. CNS炎症,可能是弥漫性的(如狼疮性脑病)或局灶性继发于脑血管炎的(PACNS)。

4. 肾血管炎继发的高血压性视网膜病变。

5. 急性和慢性缺血性并发症的眼睛和中枢神经系统的中、大血管闭塞。

血管炎的类型

大血管

高安病(TAK)

系统 这是主动脉及其主要分支的炎症。它在东亚的常见程度是其他地方的100倍,女性发病率为男性的9倍,在20岁之前开始发病。全身炎症的阶段可能先于慢性闭塞性血管病。可能导致心脏衰竭[47]。

眼部 眼部症状继发于慢性颈动脉炎和椎动脉闭塞及侧支形成[48]。

中型血管

结节性多动脉炎(PAN)

全身系统 结节性多动脉炎是一种小动脉和中动脉的坏死段性血管炎,具有频繁的动脉瘤形成。确诊需要组织活检或腹部血管造影。脱落于动脉的血栓可以是继发感染,如肝炎和链球菌以及新发的血栓。疾病可能仅限于皮肤,但有一半的PAN儿童存在发烧、急疹、肌肉骨骼疼痛、神经病变和肾功能损害。发病的主要年龄为7~11岁[49]。与周围神经受累相比,中枢神经受累引起的癫痫发作更为频繁。

眼部 结膜炎、巩膜炎、坏死性巩膜炎和周围溃疡性角膜炎的发生率高达20%。急性前葡萄膜炎和双侧全葡萄膜炎很少见。脉络膜血管炎是一种常见的组织学改变,但通常无症状。视网膜受累通常为小动脉炎,也可累及静脉。

川崎病

系统 急性结膜炎;舌头和嘴唇发红;躯干、手掌和脚底有红斑。它可能出现于葡萄膜炎[50]。可能有明显的手足水肿。脚底和手的皮肤在恢复时脱皮。随后,有20%的人心脏会发展成冠状动脉瘤,其中一些可能会随着治疗而消失,但也可能会有长期的心脏后遗症。中枢神经系统受累不常见,可能会有听力损失[51]。

眼部 急性前葡萄膜炎和结膜炎发生在大多数急性期,大部分是良性的:视盘水肿和视网膜血管的阻塞可能发生。

小血管 ANCA 相关血管(AAV)

肉芽肿性多血管炎(GPA)(曾用名:韦氏肉芽肿病)

系统 诊断需要六个标准中的三个:包括到肾脏、上呼吸道、喉气管支气管系统、肺气肿、结节阳性活检或经典的抗中性细胞质抗体(cANCA)阳性[52]。眼科医生通常只能发现涉及眼眶和CNS的病例,没有发现涉及肾脏的病例。本病正常发病年龄是60岁以上。

呼吸道肉芽肿的组织损伤可能是广泛的。声门下狭窄和鼻畸形在儿童中更为常见[53,54]。可能会出现cANCA化验结果检查阴性但仍然是肉芽肿性多血管炎,仅限于中枢神经系统障碍的病变。

眼部 急性前葡萄膜炎和结膜炎主要发生在急性期,表现为良性,可出现视盘水肿和视网膜血管充血。

荨麻疹性血管炎

有一种白细胞破裂性血管炎,多见于中年妇女;半数患者补体水平降低。它与葡萄膜炎、巩膜炎和特发性颅内高压有关。

血管炎伴随的结缔组织疾病

系统性红斑狼疮(SLE)

全身 血管病涉及小动脉、动脉和毛细血管,导致纤维蛋白坏死。超敏性血管炎发生在28%的SLE患者。血栓形成更可能出现在抗心磷脂抗体的存在,而且这些抗磷脂综合征也可能作为一种独立的现象发生在系统性红斑狼疮(sle)中,或者在其发展之前几年发生。CNS疾病可能由扩散性血管病和局部血栓形成引起,而抗心磷脂抗体的存在则加剧了这种血栓形成。它可能源于T细胞异常的DNA甲基化,导致自身免疫反应。

眼部 5%的SLE儿童有眼部感染。最常见的眼部病变是干眼症。慢性炎症不常见。狼疮视网膜病变是一种严重的全身血管病变的征象,可伴有高血压改变。急性前葡萄膜炎、巩膜炎、巩膜外膜炎和角膜炎是不常见的,可能提示全身疾病失控。

硬皮病(SSC)

系统 限性病变开始于四肢皮肤受累,但可进展为弥漫性病变,伴有近端肢体和器官受累(系统性硬化症)。儿童发病的平均年龄为9岁,大多数是女性。局限性硬皮病在年轻女性中更为常见,可能涉及皮肤的孤立斑(缓慢发展)或面部的线状斑(突然发作)。

眼部 13%的局限性硬皮病患者有眼部受累,但这并不总是与皮肤病部位有关。葡萄膜炎可能发生,特别是在硬皮病中。脉络膜病是比较常见的,由脉络膜毛细血管闭合和血管周围黏多糖沉积引起。视网膜血液循环通常不受影响,但可发生高血压样眼底改变[55,56]。

干燥综合征

干燥综合征在儿童中非常罕见,通常表现为眼睛和嘴巴干燥,并伴有几种结缔组织疾病[57]。

IgG4 疾病

这可能类似干燥症,累及泪腺和唾液腺。它还会引起眼眶炎症和葡萄膜炎。眶下神经受累是其特征性表现。组织学表现可能类似于GPA[58-62]。

青少年皮肌炎(JDM)和多发性肌炎

青少年皮肌炎(JDM)和多发性肌炎是儿童最常见的炎性肌病,表现为渐进性肌无力。眼睑上的紫色眼睑皮疹通常是肌病的前兆。肌外特征在儿童中更为常见,包括皮下钙化和血管炎。视网膜微血管病可能发生[63]。

复发性多软骨炎(RPC)

系统 耳鼻、气管和喉部以及相邻的皮肤血管炎的关节反复出现软骨炎症。四分之一的患者有其他结缔组织疾病,特别是类风湿性关节炎。这在童年是罕见的。

眼部 高达60%的患者波及眼部,但只有25%的患者有眼部症状。巩膜炎是最常见的类型,角膜炎、葡萄膜炎和视网膜血管炎很少发生。可能发生中枢神经系统血管炎。

其他血管炎

Cogan 综合征

系统　急性间质性角膜炎，耳聋，和全身性血管炎发生在发生在30岁左右。角膜、大血管和内耳之间可能有共同的自身抗原[64,65]。急性听力损失和角膜炎可发生在其他血管炎中。主动脉炎多见于典型病变，非典型性疾病包括中枢神经系统血管炎，常累及其他血管。

眼部　在三分之二的病例中发现眼间质角膜炎。36%为巩膜炎和巩膜炎，24%为视网膜血管炎。葡萄膜炎和结膜炎可能是少数人的唯一表现。角膜炎可能很严重，会导致角膜穿孔和广泛的新生血管形成（图40.12和图40.13）。

血管炎也发生在葡萄膜炎部分，如白塞病、IBD和结节病。

小儿脑炎疾病和局部性血管炎

儿童炎症性脑病可引起局灶性神经事件，如卒中或弥漫性炎症，并伴有脑炎。鉴别诊断的内容很多，其中包括许多可引起眼部炎症和系统性血管炎的条件。视觉障碍通常与脑病和血管疾病相关[66]。

在几种眼部炎症情况下，中枢神经系统的主要体征是感觉神经性耳聋（表40.4）。

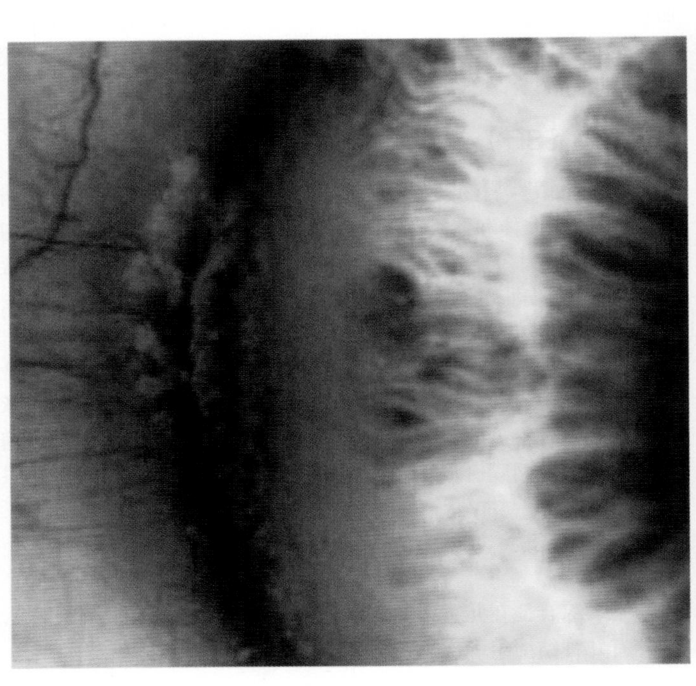

图40.12　Cogan 角膜炎，早期边缘沉积物

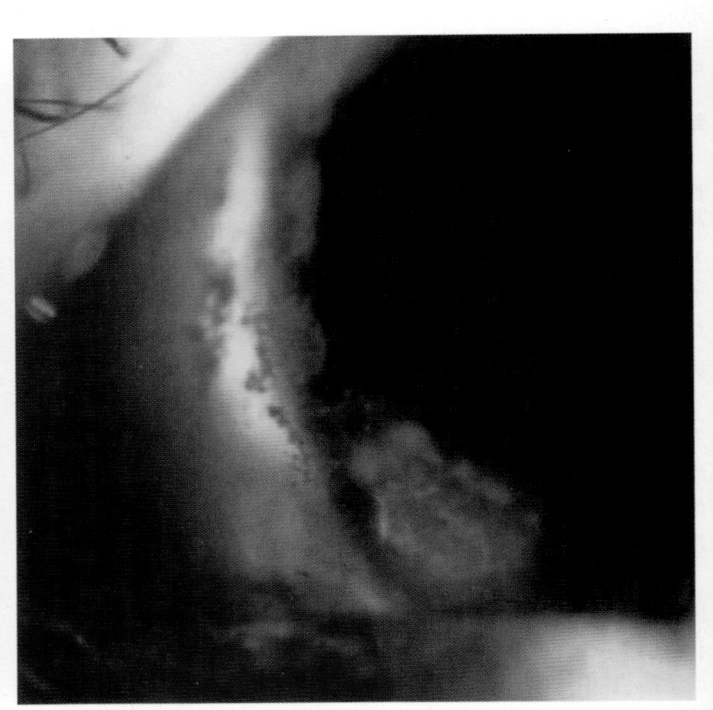

图40.13　Cogan 角膜炎。角膜后局部沉积

表40.4　葡萄膜炎相关和听力损失及中枢神经系统疾病

疾病类型	血管炎类型	诊断	葡萄膜炎	听力损失	其他中枢神经系统疾病
局部	继发	结节病	√	√	√
局部	自身炎症疾病	VKH	√	√	√
全身	自身炎症疾病	CINCA	√	√	√
全身	自身炎症疾病	MWS	√	√	
血管炎	AAV	GPA		√	
血管炎	OTHER	Susac		√	√
血管炎	LVV	KAW	√	√	
血管炎	VVV	Cogan	√	√	
血管炎	MVV	PAN		√	√
血管炎	局限性	PACNS			√
血管炎	继发	SLE			√

AAV：ANCA 相关血管炎；CINCA：慢性小儿神经性皮肤和关节炎；Cogan：Cogan 综合征；GPA：肉芽肿性多血管炎；KAW：川崎病；LVV：大血管血管炎；MVV：中血管炎；MWS：Muckle-Wells 综合征；PACNS：中枢神经系统原发性血管炎；PAN：多动脉炎结节；SLE：系统性红斑狼疮；Susac：Susac 综合征；VKH：vogt-小柳原田综合征；VVV：可变血管血管炎。

单纯性中枢神经系统和视网膜血管炎可继发感染,如水痘带状疱疹病毒感染。其他有中枢神经系统参与的继发性血管炎包括系统性红斑狼疮(SLE)、炎症性肠病(IBD)和人类免疫缺陷病毒(HIV)。

多焦点磁共振成像(MRI)改变和非特异性炎症性脑脊液异常是常见的,如果血管造影不能诊断,有时需要进行脑活检。

原发性中枢神经系统血管炎是转诊中心最常见的儿童炎症性脑病。这是一种肉芽肿性坏死性血管炎,可能伴有视神经的脱髓鞘。

儿童脱髓鞘性疾病的眼部病变主要表现为视神经炎,很少进展为多发性硬化症。

眼部炎症药物治疗

大多数前葡萄膜炎的初始治疗是局部类固醇。几乎没有证据表明,何种的类固醇在慢性前葡萄膜炎的疾病控制和降低继发性眼部高血压的风险是最佳的。也几乎没有证据表明长期使用非类固醇抗炎剂的好处,尽管它们在严重复发的前房闪辉和黄斑水肿中短期使用可能是必要的。要避免复杂、频繁的滴药方案:顺从性大大降低,特别是在学校。最好使用单一的类固醇,并改变其频率,而不是在类固醇制剂之间交换。如果一天需要超过四次,那就需要另一种途径使用类固醇。

治疗的目的是尽量降低炎症活动时急性损伤的风险,达到缓解,并维持足够长的时间,以减少短期复发的风险。急性前葡萄膜炎在成人中通常有几个月的自然病程,快速减少治疗是合适的。慢性前葡萄膜炎中大多数复发的自然过程是几个月,因此如果在炎症缓解时不适当地减少激素治疗,会导致炎症早期复发。保持类固醇的剂量,在炎症缓解至少 4~8 周后,减少每月治疗,而不是减少每周的治疗,将减少复发的风险。在慢性前葡萄膜炎病情相对较轻的情况下,类固醇使用的周期加快,能够迅速减少不必要的发病。

系统治疗:适应证

在某些时候,如果从未实现长期缓解,持续局部类固醇治疗的会导致患者罹患白内障和青光眼的风险增高,所以适当地使用全身免疫抑制剂是合理的。即使控制 AC 活动,局部类固醇也不能充分治疗后段并发症。

治疗的目的是获得炎症的足够长时间的缓解,即停止治疗后不会早期复发。缓解的时间在不同类型的葡萄膜炎中有所不同,但在青少年特发性关节炎葡萄膜炎中可能为 12~18 个月。在风险最高的患者中,最好在断断续续地治疗之前达到 3 年的缓解[67,68]。

大约一半接受甲氨蝶呤(MTX)治疗青少年特发性关节炎关节炎的患者在停止治疗后会复发。在开始免疫抑制的青少年特发性关节炎葡萄膜炎患者中,不到 20% 的患者将在 5 年内进入长期缓解期。相比之下,其他类型的慢性前葡萄膜炎,如肾小管间质性肾炎葡萄膜炎综合征综合征和特发性中间葡萄膜炎,可能只需要治疗 2~4 年,后期复发的风险较低[9,69]。

常规免疫抑制剂

MTX 被广泛使用。MTX 由于在青少年特发性关节炎和成人类风湿性关节炎的关节炎治疗中的试验证据而被广泛使用,它对葡萄膜炎的疗效只能直接与霉酚酸酯相比较[70]。荟萃分析显示,葡萄膜炎患者对 MTX 的反应率为 73%[71]。复发患者血清检测可能有助于决定治疗停止的时间[72]。

在青少年特发性关节炎中,治疗关节炎所需的 MTX 剂量往往不足以控制葡萄膜炎,眼科医生和风湿病专家必须密切合作,优化剂量和治疗变化的时间。

硫唑嘌呤[73]、依维莫司[74]、环孢素[75]和塔克罗莫司[76]都表现出在治疗在儿童和成人葡萄膜炎的疗效,这些免疫抑制剂在治疗青少年特发性关节炎的关节炎方面不太成功。在服用其他免疫抑制剂的儿童中,关节炎并不罕见。

目前还不清楚传统免疫抑制剂的双重治疗是否增加了益处,在使用多种疗法之前,在使用前应考虑单一药剂。否则同时应用会增加了药物的毒性和并发症[77]。

全身使用类固醇对于急性控制眼部炎症往往至关重要;儿童期长期使用类固醇除了对儿童产生类似成年人的副作用外,还会导致生长迟缓,所有只要炎症不会减少剂量后复发,就需要采取替代办法。

生物制品

与传统的免疫抑制剂相反,生物制剂是结合特定分子靶点的单克隆抗体。它们用于治疗炎症性疾病,首先在成人炎症性关节炎中应用。在青少年特发性关节炎与 MTX 的关节炎控制不足通常导致添加抗 TNF 制剂,依那西普是儿童葡萄膜炎的首次试用药物。目前许多生物制剂已获准用于成人刺激性关节炎和其他类型的血管炎、多发性硬化症和全身性自身炎症的生物制剂。除了抗 TNF 药物之外,其他的免疫抑制剂现在被许可用于关节炎,并且患者通常被规定来自不同类别的药剂组合以维持临床反应[78]。

虽然在葡萄膜炎中使用生物制剂是以治疗相关全身性疾病的眼外症状的效果为指导,但不能保证葡萄膜炎会有类似的反应[79,80]。依那西普治疗青少年特发性关节炎葡萄膜炎的效果似乎不如其他抗 TNF 药物,尽管它在治疗关节炎方面具有相似的疗效。大多数病例包括以前接受过多种常规和生物治疗的患者,在疾病的不同时间点出现不同的眼科并发症(通常未指明)。这使得治疗效果难以预测。

在儿科葡萄膜炎中已经报道了许多生物制剂的使用。最近的评论仅仅依据病例系列,并没有指出在各种类型的葡萄膜炎中有明确的更有效的首选类别[81-83]。最有效的生物制剂可能有 70%~80% 的临床效果,四分之一的患者在随后的两年中出现复发,这些效果的大小与批准用于炎性关节炎的生物制剂的试验数据中发现的相似。由于所有治疗的反应可能与治疗开始时的眼部损伤水平有关,因此治疗的时间对治疗方案是否升级至关重要。一般来说,启动后 3~6 个月内控制不足,需要转换治疗方案[84,85]。

与其他抗肿瘤因子药物相比,依那西普似乎对葡萄膜炎活动性的影响较小。最近的青少年特发性关节炎指南中提出了除依那西普以外的抗 TNF 药物被建议使用[87,88]。葡萄膜炎是正在进行的试验的对象[89]。

成人葡萄膜炎的试验通常是不包括慢性前葡萄膜炎,但其结果可能与儿科人群相关。生物制剂的选择可能主要取决于成本和监管限制,而不是高水平的临床证据。

治疗疗效的适应证

尽管细胞计数和玻璃体闪辉都是药物试验的核心,但与滴定疗法(滴定疗法,就是给予治疗措施后,要不停地评估、不停地调整治疗、不停地再评估)有关的眼部体征在各种类型的的葡萄膜炎中的表现仍不清楚[90]。视觉损失是患者最关心的问题,在统计中很有用,但与临床活动的短期观察指标关系不大。可能还有一套完全不同的措施来评估已经接受治疗者的治疗反应,即疾病复发的标志物,而不是未经治疗的疾病的活动标志物。

治疗的目的是完全缓解或者防止炎症并发症进一步的发展。视力丧失与白内障、青光眼以及甲状腺功能减退的手术有关,因此治疗应旨在预防这些疾病。目前尚不清楚 AC 细胞活性的具体数值为多少会导致并发症,AC 闪辉对抗炎治疗的反应很差,但在某些患者中可能会有效,并且与 AC 细胞相比,AC 闪辉与未来的并发症有更强的相关性[74,91,92]。白内障形成的概率在有少量 AC 细胞的患者和有 2+细胞的患者中具有统计学上的相似性,尽管这一趋势随着细胞数量的增加而增加。

手术治疗

白内障

白内障手术的适应证有:

1. 预防弱视;
2. 易于观察眼后段疾病;
3. 以可接受的风险改善视觉功能。

手术不能轻易做。患有轻度双眼白内障和持续性炎症的儿童如果视力超过 6/18,则可以接受正常教育,手术可能会长期推迟,直到疾病活动期消退。

刚出生的几年里,对单侧白内障进行手术通常会导致无晶状体眼弱视,对视觉功能的提高几乎没有作用,但行单侧白内障易于观察眼后段疾病,如果眼后段出现疾病不加以治疗,可能会出现患者视力丧失且疼痛。要告知家属,让其做出选择。

计划进行白内障手术时,应开始对患者进行全身免疫抑制,以确定是否可以在没有局部药物治疗的情况下完全控制疾病。应在手术前、手术时和至少手术后 2 个月后增加治疗。一些术前黄斑水肿患者需要 4 或 5 个月的全身性类固醇激素治疗以及二线免疫抑制才能达到最佳术后视力。在病史较短的病例中计划手术时,应该考虑炎症可能在几年后变得更难以控制。术中眼周或眼内给予类固醇可减少围手术期对全身性类固醇的需求,但会增加患青光眼的风险。

手术视野可能受到带状角膜病变的影响。术前准分子激光或 EDTA 可能先于眼内手术。后房粘连可能比裂隙灯检查所见更明显和广泛,术中虹膜损伤常见。瞳孔膜可以有血管化情况,从而会在术中出血,但有时可以简单地剥离前囊。

晶状体去除的难易取决于晶状体囊膜的能否成功撕除、可见度和晶状体硬度。通常,即使白色晶状体,晶状体也可能会透光。但也有可能钙化的晶状体核块和与后囊膜黏连的色素团块会使晶状体去除变得复杂化。

后囊浑浊是普遍的,连续环形撕囊是可取的,特别是在儿童不能使用 YAG 激光切除术的时候。前部玻璃体切除术可降低瞳孔和后囊(IOL)膜形成的风险,但更广泛的玻璃体切除术可能会增加其他风险。

人工晶状体很容易植入,但很难取出来。特别是青少年特发性关节炎葡萄膜炎,具有很高的 IOL 后囊增殖膜发生和虹膜粘连的发生率。将 IOL 植入延迟至晶状体切除术后数月,可能是明智的。与 IOL 植入并发症可能导致的永久视觉损失相比,无晶状体眼的缺点微不足道,因此,应充分了解 IOL 植入提供的视觉结果的额外风险[93]。

相比之下,在其他类型的儿童葡萄膜炎中植入 IOL 的风险可能很小,包括青少年特发性关节炎葡萄膜炎的晚期白内障。容易患弱视的儿童单侧白内障手术效果不佳,而青少年特发性关节炎脉络膜炎也如此。患者及其父母应在术前被告知手术后要进行积极复诊。

青光眼的治疗

许多青光眼手术治疗已经开始在这些患者中尝试,包括前房角切开和睫状体冷冻术。由于患者的青光眼的发展,可能已经危害了房水的产生,除非 IOP 升高需要降眼压,其他所有诊疗步骤都需要谨慎时,因为眼睛已有严重炎症,如果行青光眼手术会有导致术后低眼压的风险。

使用引流管装置大大提高了青光眼的预后。类固醇诱发的青光眼在引流管植入术后,如果眼内炎症已经安静,则患眼的眼压可能能够得到有效的控制房角切开和睫状体冷冻术在短期内取得什么成功,它们都可能降低后期青光眼引流装置的有效性。

(万文萃 译)

参考文献

1. Angeles-Han ST, Yeh S, McCracken C, et al. Measuring visual outcomes in children with uveitis using the "Effects of Youngsters' Eyesight on Quality of Life" questionnaire. Arthritis Care Res 2015.
2. Heiligenhaus A, Foeldvari I, Edelsten C, et al. Proposed outcome measures for prospective clinical trials in juvenile idiopathic arthritis-associated uveitis: a consensus effort from the multinational interdisciplinary working group for uveitis in childhood. Arthritis Care Res 2012; 64: 1365–72.
3. Edelsten C, Reddy MA, Stanford MR, Graham EM. Visual loss associated with pediatric uveitis in English primary and referral centers. Am J Ophthalmol 2003; 135: 676–80.
4. Hettinga YM, Verhagen FH, van Genderen M, de Boer JH. Characteristics of childhood uveitis leading to visual impairment and blindness in the Netherlands. Acta Ophthalmol 2014; 92: 798–804.
5. Tappeiner C, Dreesbach J, Roesel M, et al. Clinical manifestation of Fuchs uveitis syndrome in childhood. Graefes Arch Clin Exp Ophthalmol 2015; 253: 1169–74.
6. Smith JA, Mackensen F, Sen HN, et al. Epidemiology and course of disease in childhood uveitis. Ophthalmology 2009; 116: 1544–51, 51.e1.
7. Soylu M, Ozdemir G, Anli A. Pediatric uveitis in southern Turkey. Ocul Immunol Inflamm 1997; 5: 197–202.
8. Paroli MP, Abicca I, Sapia A, et al. Intermediate uveitis: comparison between childhood-onset and adult-onset disease. Eur J Ophthalmol 2014; 24: 94–100.
9. Heinz C, Schoonbrood S, Heiligenhaus A. Intermediate uveitis in children and young adults: differences in clinical course, associations and visual outcome. Br J Ophthalmol 2014; 98: 1107–11.
10. Giles CL. Pediatric intermediate uveitis. J Pediatr Ophthalmol Strabismus 1989; 26: 136–9.
11. de Boer J, Berendschot TT, van der Does P, Rothova A. Long-term follow-up of intermediate uveitis in children. Am J Ophthalmol 2006; 141: 616–21.

12. Salehzadeh F, Yasrebi O, Hosseini Khotbesara M, Hosseini Khotbesara M. Idiopathic uveitis and familial Mediterranean fever: is there any relationship? Autoimmune Dis 2014; 2014: 238931.
13. Reddy AK, Hwang YS, Mandelcorn ED, Davis JL. HLA-DR, DQ class II DNA typing in pediatric panuveitis and tubulointerstitial nephritis and uveitis. Am J Ophthalmol 2014; 157: 678–686 e1-2.
14. Kwon SJ, Park DH, Shin JP. Frosted branch angiitis as ocular manifestation of Behçet's disease: unusual case report and literature review. Korean J Ophthalmol 2013; 27: 466–9.
15. Matsui Y, Tsukitome H, Uchiyama E, et al. Peripheral capillary nonperfusion and full-field electroretinographic changes in eyes with frosted branch-like appearance retinal vasculitis. Clin Ophthalmol 2013; 7: 137–40.
16. Kumar K, Mathai A, Murthy SI, et al. Sympathetic ophthalmia in pediatric age group: clinical features and challenges in management in a tertiary center in southern India. Ocul Immunol Inflamm 2014; 22: 367–72.
17. de Groot-Mijnes JD, de Visser L, Zuurveen S, et al. Identification of new pathogens in the intraocular fluid of patients with uveitis. Am J Ophthalmol 2010; 150: 628–36.
18. Calandra S, Gallo MC, Consolaro A, et al. Female sex and oligoarthritis category are not risk factors for uveitis in Italian children with juvenile idiopathic arthritis. J Rheumatol 2014; 41: 1416–25.
19. Hoeve M, Kalinina Ayuso V, Schalij-Delfos NE, et al. The clinical course of juvenile idiopathic arthritis-associated uveitis in childhood and puberty. Br J Ophthalmol 2012; 96: 852–6.
20. Bou R, Adán A, Borrás F, et al. Clinical management algorithm of uveitis associated with juvenile idiopathic arthritis: interdisciplinary panel consensus. Rheumatol Int 2015; 35: 777–85.
21. Gregory AC 2nd, Kempen JH, Daniel E, et al. Risk factors for loss of visual acuity among patients with uveitis associated with juvenile idiopathic arthritis: the Systemic Immunosuppressive Therapy for Eye Diseases Study. Ophthalmology 2013; 120: 186–92.
22. Kotaniemi K, Sihto-Kauppi K, Salomaa P, et al. The frequency and outcome of uveitis in patients with newly diagnosed juvenile idiopathic arthritis in two 4-year cohorts from 1990–1993 and 2000–2003. Clin Exp Rheumatol 2014; 32: 143–7.
23. Kotaniemi K, Sihto-Kauppi K. Occurrence and management of ocular hypertension and secondary glaucoma in juvenile idiopathic arthritis-associated uveitis: An observational series of 104 patients. Clin Ophthalmol 2007; 1: 455–9.
24. Daniel E, Pistilli M, Pujari SS, et al. Risk of hypotony in noninfectious uveitis. Ophthalmology 2012; 119: 2377–85.
25. Cakar N, Basaran O, Uncu N, et al. Clinical characteristics of pediatric neuro-Behçet's disease: a single tertiary centre experience. Clin Exp Rheumatol 2014; 32(4 Suppl. 84): S165–70.
26. Choi DE, Birnbaum AD, Oh F, et al. Pediatric uveitis secondary to probable, presumed, and biopsy-proven sarcoidosis. J Pediatr Ophthalmol Strabismus 2011; 48: 157–62.
27. Gedalia A, Khan TA, Shetty AK, et al. Childhood sarcoidosis: Louisiana experience. Clin Rheumatol 2015.
28. Vergaro R, Cordelli DM, Miniaci A, et al. Cerebral ischemic involvement in Vogt-Koyanagi-Harada disease. Pediatr Neurol 2014; 51: 119–22.
29. Hettinga YM, Scheerlinck LM, Lilien MR, et al. The value of measuring urinary beta2-microglobulin and serum creatinine for detecting tubulointerstitial nephritis and uveitis syndrome in young patients with uveitis. JAMA Ophthalmol 2015; 133: 140–5.
30. Mandeville JT, Levinson RD, Holland GN. The tubulointerstitial nephritis and uveitis syndrome. Surv Ophthalmol 2001; 46: 195–208.

白化病

C Gail Summers

章节目录

引言

来自拉丁语“albus”的“白化病”，意指白色，是黑色素生物合成(障碍)的遗传性疾病，其导致黑色素不产生或黑色素生成减少，并导致表型异质性。黑色素生成需要黑色素体内的酶和蛋白质的复杂相互作用，以产生由已知的引起白化病的基因编码的黑色素(棕色或黑色色素)或褐黑素(黄色或红色色素)(图 41.1)[1]。与 *OCA* 基因相关的眼皮肤白化病(OCA)综合征以常染色体隐性方式遗传，而眼白化病(OA1)与 X 连锁遗传相关目前的术语是基于特定的基因突变当前术语基于特定基因，这些基因可以发现突变来源从而定义特定类型的白化病。较旧的术语，例如部分，不完全或完全白化病和酪氨酸假性或酪氨酸酶阴性白化病，其依据是毛球与 l-酪氨酸孵育的结果，不再使用一些实验室提供针对白化病表型的个体进行基因测试的专门检测。

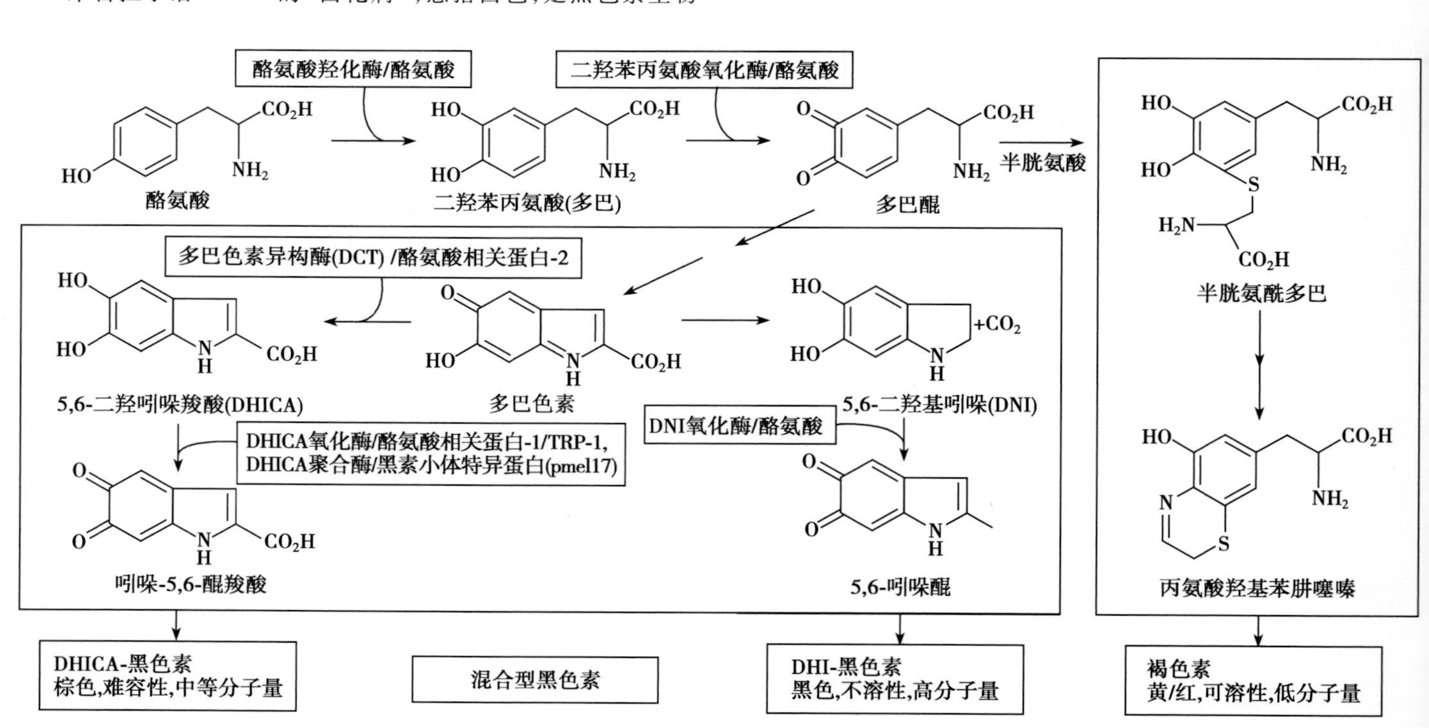

图 41.1 正常的黑色素生成途径产生黑色素或褐黑素

基因组分类白化病

非综合征性眼皮肤白化病

尽管白化病的发病率在地理上有所不同，但白化病发生的概率约为全球 1/20 000，并且全球有超过 1%的人群携带导致白化病的基因中杂合突变[3-5]。最常见的类型是 OCA1 和 OCA2。OCA1 归因于酪氨酸酶(*TYR*)基因的突变，其在黑色素生物合成的初始和限速步骤中是必需的。患有 OCA1a 的儿童不产生黑色素，在他们的一生中，他们的皮肤、头发或眼睛都没有黑色素。OCA1b 的患者具有一定的残留酶活性，因此在他们头发中产生一些黑色素，睫毛变黑，皮肤发出轻微的棕褐色，在虹膜上皮和黄斑区视网膜色素上皮细胞中偶然可检测到黑色素细胞(图 41.2)[6-8]。OCA1 包括被诊断为具有少色素或温度敏感性白化病的那些，以及那些先前被分类为黄色白化病的病人[9-11]。*OCA2* 基因突变导致 OCA2 患者出生时常有金发或红发(图 41.3)[12-14]。在撒哈拉以南非洲地区，OCA2 患者由于其色素表型，与 OCA1b 患者难以区分[15]。其他类型的 OCA 包括 OCA3、OCA4、OCA5、OCA6 和 OCA7(表 41.1)[16-21]。

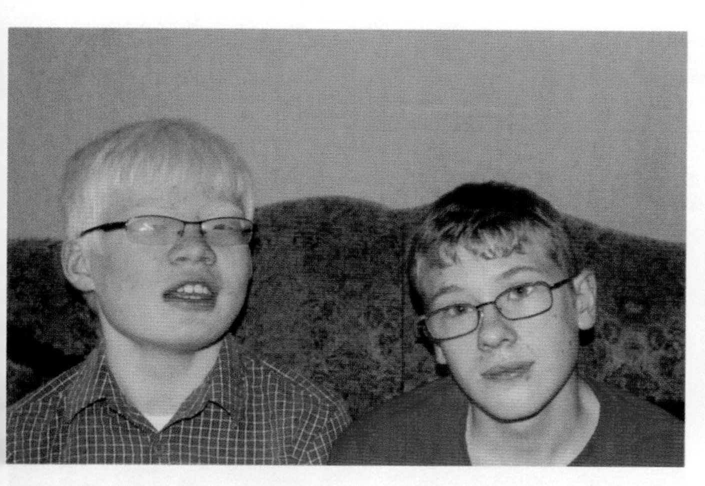

图 41.2 两个男孩的 TYR 都有突变。左边的一个没有产生黑色素(OCA1a)，而右边的一个产生了适量的黑色素(OCA1b)

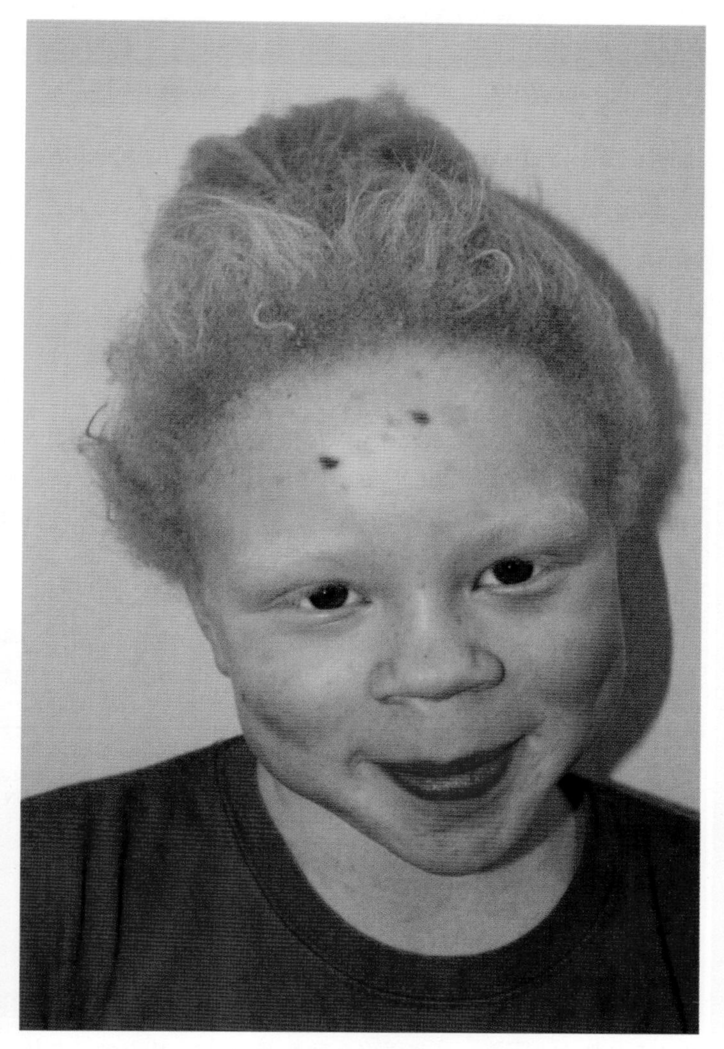

图 41.3 非裔美国女孩的 *P* 基因发生突变，导致 OCA2

表 41.1 白化病的基因分型

白化病分类	MIM#	基因	位点	基因编码功能	备注
OCA1*	606933	*TYR*	11q14-21	酪氨酸酶(可催化多种黑色素生成)	OCA1a：无黑色素；OCA1b：存在一定数量的黑色素
OCA1a	203100				
OCA1b	606952				
OCA2	203200	*OCA2*(以前称 *P* 基因)	15q11.2-12	黑素体膜蛋白	主要见于非洲撒哈拉以南，2.7kb 缺失，包括棕色 OCA
OCA3	203290	*TYRP1*	9p23	稳定酪氨酸酶，调节真黑色素的生成	以前称红色或红褐色 OCA
OCA4	696574	*SLC45A2*(以前称 *MATP* 和 *AIM1*)	5p132	膜转运蛋白	从最少到正常黑色素，表型类似于 OCA2，日本常见
OCA5	615312	未知	4q24	未知	描述于巴基斯坦家庭
OCA6	609802	*SLC24A5*	15q21.1	黑色素瘤成熟	描述于中国家庭
OCA7	615179	*C10orf11*	10q22.2-q22.3	黑色素细胞分化	在法罗群岛和丹麦家庭中有描述

表 41.1　白化病的基因分型(续)

白化病分类	MIM#	基因	位点	基因编码功能	备注
OA1	300500	*GPR143*	Xp22. 2-22. 3	调节黑素体分布	Nettleship-Falls OA,单一携带者中细胞嵌合体
HPS-1	203300	*HPS1*	10q23. 1-23. 3	BLOC3、BLOC4 和 BLOC5 中跨膜蛋白	由于创始效应主要见于波多黎各西南部 进行性肺纤维化、结肠炎
HPS-2	608233	*ADTB3A*、*AP3B1*、*HPS2*	5q14. 1	溶酶体运输	中性粒细胞减少症伴或不伴免疫缺陷 传导性听力减退、臀部发育不良
HPS-3	614072	*HPS3*	3q24	Vesicle 相关蛋白	发现于波多黎各中心部;很少有全身发现;结肠炎
HPS-4	614073	*HPS4*	22p11. 2-12. 2	涉及 BLOC3 和 BLOC4	肺纤维化、结肠炎
HPS-5	614074	*HPS5*、*RU2*、*KIAA1017*	11p15-p. 13	细胞器形成	高脂血症、肌酐升高
HPS-6	614075	*HPS6*、*RU*	10q24. 32	细胞器形成	轻度全身发现
HPS-7	614076	*DTNBP1*、*HPS7*	6p23. 3	BLOC1 的成分	轻度肺部疾病
HPS-8	614077	*BLOC1S3*、*HPS8*	19q13. 32	囊泡转运蛋白	轻度全身发现
HPS-9	614171	*BLOC1S6*、*PLDN*、*PA*、*HPS9*	15q21. 1	细胞内溶酶体运输	很少描述
HPS-10	NA	*AP3D1*	NA	溶酶体形成	小头畸形、癫痫、免疫缺陷
CHS	214500	*LYST*(以前称 *CHS1*)	1q42. 1-42. 2	溶酶体运输调节蛋白	由于免疫缺陷频繁感染,可能存在出血倾向

*OCR1 包括此前所描述的温度敏感型 OCA、最小色素型 OCA 和黄色型 OCA。

AP:衔接蛋白;BLOC:溶酶体相关细胞器生物发生复合体;CHS:先天性白细胞颗粒异常综合征;GPR:G 蛋白耦联受体;HPS:Hermansky-Pudlak 综合征;LYST:溶酶体运输调节因子;MIM:人类孟德尔遗传学;NA:未获得;OA:眼白化病;OCA:眼皮肤白化病;PLDN:梅毒;SLC:溶质载体家族;TYRP1:酪氨酸相关蛋白 1。

全身白化病

与皮肤白化病相关的综合征不常见于非全身性白化病,包括 Hermansky-Pudlak 综合征(HPS),其中受影响的个体血小板中没有致密体(δ 颗粒),这会干扰血小板不可逆聚集的第二阶段。因此,患有 HPS 的个体在拔牙、分娩、外科手术等术后容易出现瘀伤、鼻出血和长期出血[22-26]。已鉴定出 9 种类型的 HPS,均有常染色体隐性遗传[27-35]。某些类型与肺纤维化和小肠纤维化有关,导致肉芽肿性结肠炎(表 41.1)[36]。患有 HPS 的患者的血小板通过电子显微镜检查可以识别,此类血小板没有致密体,但基因检测可以确定 HPS 的特定类型和其他全身异常的可能性[37,38]。HPS 中眼皮肤白化病的表型是可变的,并且可以与非综合征类型的白化病重叠[39]。

Chédiak-Higashi 综合征(CHS)也与眼皮肤白化病有关,为常染色体隐性遗传病[40,41]。患有 CHS 的人经常感染并且可以进展到淋巴增殖期[42,44]。他们用造血干细胞移植治疗,优选在加速期之前。如果不加以治疗,他们也会出现神经系统异常并最终导致全身感染[45]。虽然这些人有白化病的眼部和皮肤的特点,他们的头发有微弱的银色光泽,外周血涂片显示中性粒细胞中的巨细胞内颗粒[43],这些表现有助于确立诊断。

眼白化病

眼部白化病(OA1)其发生频率低于 OCA[46-48],X 染色体上的 *GPR143* 基因存在突变。患有 OA1 的男性具有白化病的典型眼部特征,但他们的皮肤和头发色素几乎正常[49-51]。有些可能有色素减退的斑点,皮肤活检可能显示巨噬细胞包涵体,但它们不是特异性的[52,53]。如果未被仔细检查,这些个体可能被鉴定为单纯的婴儿眼球震颤综合征。OA1 儿童的母亲通常会在视网膜上显示典型地显示色素嵌合,有些区域有正常的黑色素,其他区域没有黑色素色素(图 41.4),尽管携带者很少有症状[53-57]。色素嵌合现象,以表

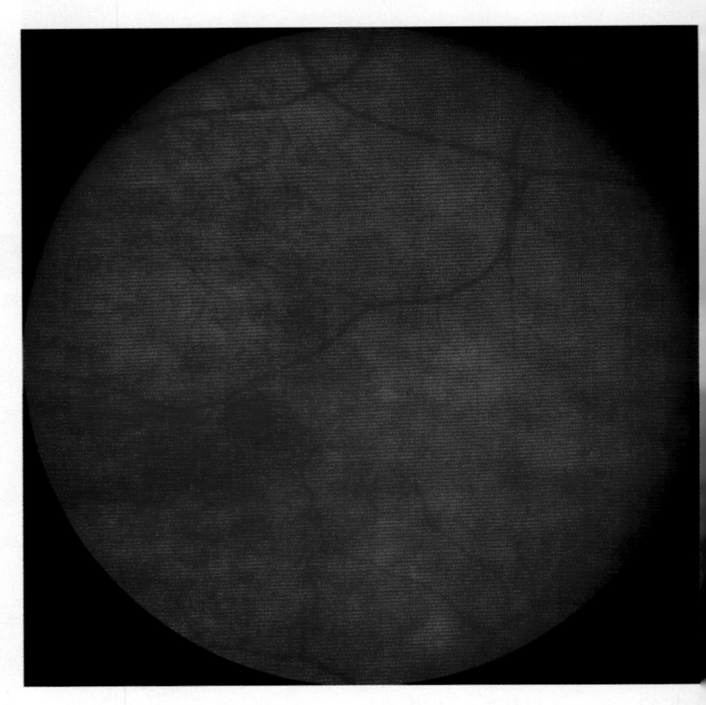

图 41.4　对 OA1 基因携带者的眼底检查,典型的是色素嵌合,部分区域有正常的黑色素色素,其他区域无黑色素色素

现为与非色素性区域相邻的色素性瞳孔的表现，最显著的位于虹膜底部中部边缘。一些色素几乎正常的男性和女性，许多已被检测发现有眼皮肤白化病的基因，因此被诊断为常染色体隐性遗传性眼白化病，最常见的是由于 *TYR* 基因的突变[58-61]。如果 *GPR143* 缺失，邻近的遗传性疾病可能与 OA1 有关，例如皮肤鱼鳞病（STS）[62]、Kallman 综合征（KAL1）[63]和软骨发育不良（ARSE）[64]。

临床表型

眼部特征

由于白化病类型的异质性和组成基因型的相互作用，白化病的眼部特征在个体、家庭和特定类型的白化病中各不相同[65-67]。白化病的临床诊断基于一系列发现，可通过基因检测确认。

视力下降

许多父母报告说，他们的白化病患儿在暴露在强光下时会闭上眼睛，看起来不像没有白化病的孩子那样专注，但大多数家长都认为，有证据表明 5 至 6 个月大的婴儿视力有所提高[68,69]。随着孩子的成长，视力通常会持续改善[69-72]。白化病患者的最佳矫正视力范围为 20/20 至 20/400[68-70,73-77]。不同类型的白化病患者的视觉敏锐度不同，而且 OCA1a 患者的视觉敏锐度通常比其他类型的白化病患者差。高度近视在白化病中很常见，OCA1a 患者有较大度数散光[73,77,78]。随着时间的推移及早矫正大幅度的屈光不正和仔细重新评估屈光度，通过减少屈光不正性弱视和改善双眼同时对焦，最大限度地提高视力眼屈光不正[79,80]。视力下降的其他原因包括中央凹发育不全、光散射、眼球震颤，以及可能还有视网膜在大脑中的投射区纹状体错位。某些特征与较好的视力结果相关，包括一些立体视锐度和黄斑存在颗粒状黑色素[74,77,81]。

眼球震颤

大多数白化病患者在出生后的头 2~3 个月内会出现眼球震颤。眼球震颤通常是水平的，也有报道摆动、旋转、垂直和周期性交替性眼球震颤。一般来说，随着孩子年龄的增长，眼球震颤的幅度减小，部分原因在于头部姿势的调整，因为他们会代偿出更好的头部姿势，并且他们对较小目标的视敏度得到改善。头部姿势抑制眼球震颤的振幅并提供最佳视力[74,80,82]。眼睛的首选位置，不管是偏心还是原始凝视，都被称为眼球震颤的零点。对于一些视力较好的白化病患者，即使用裂隙灯生物显微镜或检眼镜检查眼睛，眼球震颤也可能也可能无法检测[70,74,77,81,83]。其他人，尤其是患有白化病的成年人，可能只表现出潜在的眼球震颤。

虹膜透照

白化病中常见的另一个特征是虹膜透照，偶尔会被父母发现为粉红色或半透明的虹膜。在黑暗的房间中使用裂隙灯照射最好检测虹膜透照，其中裂隙灯的小而明亮的光指向未扩散的瞳孔。虹膜透照阴性，表明没有黑色素存在，如 OCA1a 基因携带者，虹膜透照的散在点状区域，表明在虹膜后部上皮中存在大量黑色素，来自神经外胚层（图 41.5）[84]。来自神经嵴的基质黑色素细胞也可以限制透照。

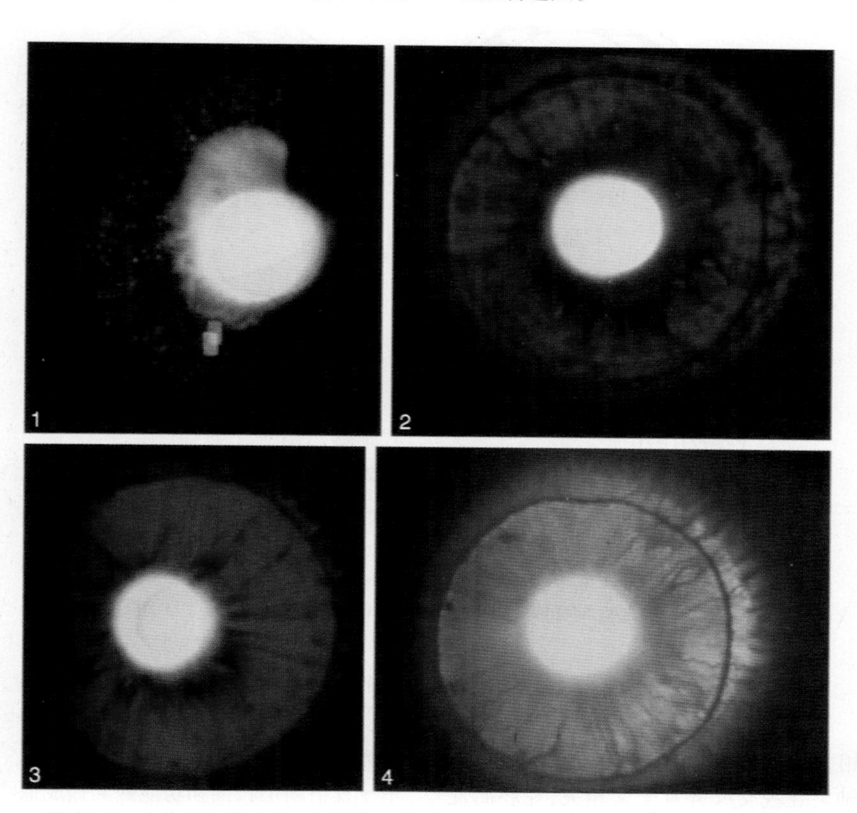

图 41.5　白化病虹膜透照从点状透照（左上图，一级）到全虹膜透照（右下图，四级）

黄斑中心凹发育不全

在白化病中，至少某种程度的黄斑中心凹发育不成熟和来自神经外胚层的视网膜色素上皮中的黑色素缺乏是常见的。有时，中心凹没有发育，而在其他黄斑发育的患者中，通常具有更好的视敏度，即使未检测到中心凹压迹，在黄斑中也能注意到环形反射[74,77,81,85]。光学相干断层扫描术记录了这些结构发现，自适应光学显示了视锥细胞填充的变化[75,77,85-89]。在许多白化病患者中，脉络膜血管很容易在黄斑中可见，而视网膜血管通常不会在预定的中央凹处形成花环，在其他情况下，脉络膜血管尽管在黄斑区外常见但在黄斑区仍不可见（图 41.5）[75,84,86,88-90]。通过局部放大，可以看到一些白化病患者的黄斑内有颗粒状黑色素（图 41.6）。这通常与相对更好的视力和可测量的立体视觉相关[74,81]。视神经在白化病中表现为轻度发育不全，在视盘周围有完整或不完整的巩膜环，间接检眼镜下视盘可能呈现灰色[91]。

斜视和正 kappa 角

有一个发现对那些肤色较深的人是有帮助的，如果诊断是白化病，那么这个发现就是一个适度正 kappa 角的存在，它是由受试者单眼固定在一个小光源上确定的[77,92,93]。适度正 kappa 角可以掩盖内斜视，正 kappa 角可掩盖 15 棱镜或更大的内斜视，使外斜视比测量值更大[92]。内斜视和外斜视在白化病中都很常见，可能与视网膜纹状体导引起的双眼异常相互作用有关[4,70,76,83]。这样的正 kappa 角与视网膜颞部神经纤维有关，与正常眼睛相比，颞部神经纤维与对侧膝状核外侧交叉与黄斑中心凹位置有关（图 41.7）[94]。

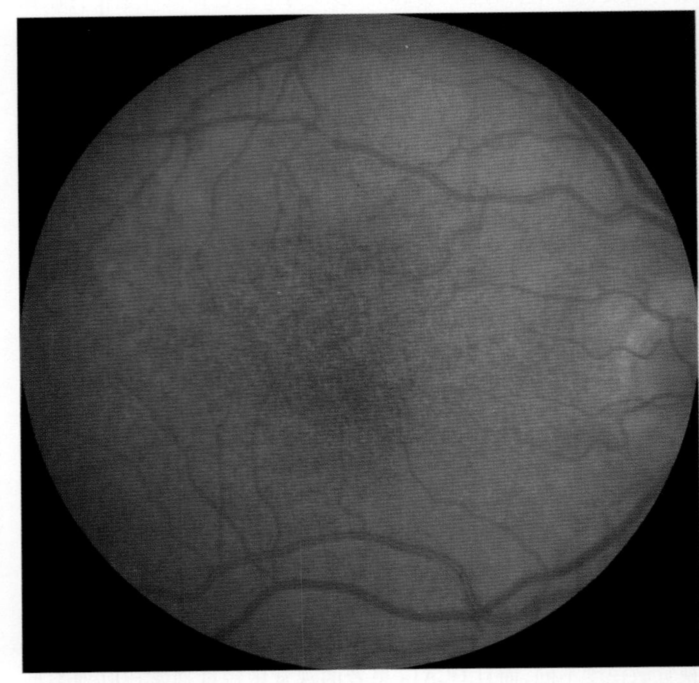

图 41.6　仔细的眼底显微镜检查可以发现黄斑区有颗粒状的黑色素

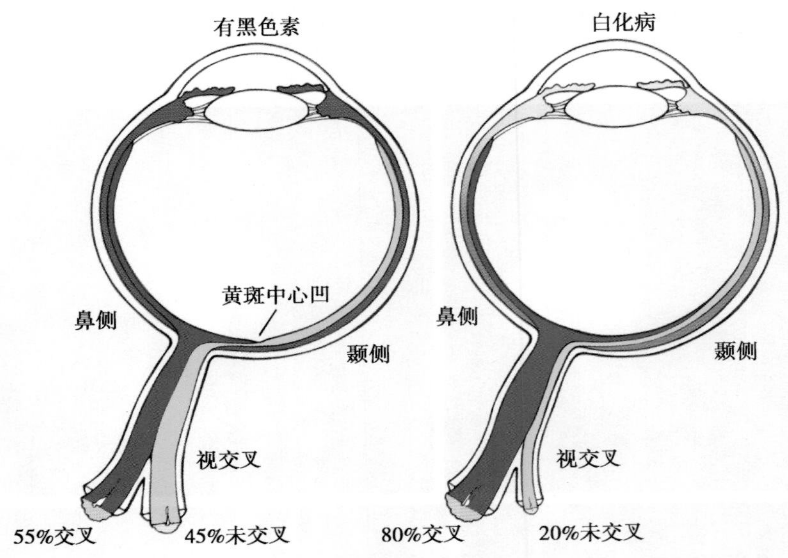

图 41.7　正常视网膜纹状体通路由（左）从侧（交叉）转移到视网膜中心凹侧路由（交叉），而在白化病（右）的路由身体的同侧的颞窝，导致更多的视网膜神经纤维交叉的交叉（越过）外侧膝状体核（Reprinted from Creel DJ，Summers CG，King RA. Visual anomalies associated with albinism. Ophthalmic Paediatr Genet 1990；11：193-200）

神经生理学改变

白化病患者立体视觉相关功能下降[74,81,95]。这很可能与白化病中视网膜神经节细胞的轴突在视交叉异常交叉相关，在胚胎发生的早期发展（图 41.7）[94,96]。随着神经节细胞轴突在单侧视神经的数量减少，外侧膝状体的正常分层模式被破坏。虽然造成这种误发的原因尚不清楚，但可以用枕电极记录这种特殊的模式或闪光视觉诱发电位（VEP）来检测[94,96,97]。Misrouting 还记录了正电子发射断层扫描和功能磁共振成像[24,98-103]。异常交叉可能导致斜视和眼球震颤。

皮肤特征

患有 OA1 的男性通常具有与家族中的其他颜色相似或稍轻的毛发和皮肤色素，因为 OA1 表型疾病主要涉及眼睛。然而，所有类型的非综合征和综合征白化病至少有一定程度的皮肤色素沉着，使他们有可能在以后的生活中会发生皮肤破坏性晒伤从而形成皮肤恶性肿瘤。头发颜色取决于 OCA 的类型，在 OCA1a 中头发呈白色，在白化病的色素类型中头发呈金白色至棕色，在 Chédiak-Higashi 综合征中呈银褐色[4]。

鉴别诊断

其他黄斑中央凹发育不全的疾病包括无虹膜和色盲。患有无虹膜或全色盲的人通常也有眼球震颤[104,105]。先天性静止性夜盲症患者也有眼球震颤，当合并高度近视时，可能出现中央凹发育不良[106]。区分白化病与这些疾病可能是困难的，特别是如果在裂隙灯生物显微镜检查之前已经扩张瞳孔的情况下。显示正常色觉的正 kappa 角，无立体视和可能显示异常的 VEP 可以帮助进行白化病的诊断。对白化病有色素型患者的粗略检查可能会对与白化病无关的婴儿眼球震颤综合征的错误诊断，或对男性由于 *FRMD7* 突变引起的眼球震颤的误诊，*FRMD7* 突变具有 X 连锁遗传[107]。检查 OA1 的基因载体有助于建立正确的诊断[53-57]。

视网膜营养不良的儿童偶尔表现为眼球震颤，中心凹变平坦，黄斑内有颗粒状色素，与某些白化病患者相似。在视网膜周围早期，没有明显的色素改变。当室内灯光变暗时，这些患有视网膜营养不良的儿童可以通过观察反常的瞳孔收缩和全视野视网膜电图来正确识别，因为白化病患者没有出现反常的瞳孔反应，他们的视网膜电图是正常的或超过正常值的[108]。

患白化病的人偶尔表现为轻度视力减退，无眼球震颤，黄斑处有环状反射，可认为是正常的。在这些个体中，对白化病高度怀疑的指数将促使资深的临床医生寻找白化病的其他征象，并考虑用 VEP 来证实视网膜纹状体的纤维的错误走形路径[96,97]。

治疗

做出诊断

毛囊孵化试验的诊断不精确并且不再使用[109]。对于一些怀疑患有白化病的人来说，可以通过对已知导致白化病的基因突变进行基因检测来确诊。评估导致白化病的几个基因的检测是现成的。在需要了解基因突变的治疗方法出现之前，那些皮肤、头发和眼睛（OCA1a）终身缺乏黑色素的人，以及那些只有眼部特征和在专性携带者中发现色素嵌合体的人，可能不需要分子检测，因为表型决定了白化病的特定类型。

提供咨询

遗传学家或遗传学顾问的咨询可以帮助获得谱系，解释遗传模式，并表明一个阴性的基因测试并不一定意味着该人没有白化病[60,61,77,110,111]。具有常染色体隐性白化病的个体会被告知，除非他们的配偶有相同类型的白化病或携带相同基因突变，否则他们的孩子不会患有白化病。也就是说患有 OA1 的人将不会把突变遗传给他们的儿子，也不会遗传给他们的女儿。

支持教育需求

白化病患者的生活质量已被证明受损，特别是对于远距离视力[112]。应纠正他们的屈光不正以获得最佳视力，并应考虑由低视力专家进行评估。尽管白化病患者很少需要学习盲文，但对于视力严重降低的人来说，定向和行动训练非常重要。目前放大字体帮助阅读的电子技术补充了放大镜和双焦点的使用。许多人宁愿转换计算机和其他电子辅助设备上的黑/白设置，以减少因光敏性引起的视疲劳。应该鼓励早期教育，自我宣传[113]。额外的家庭教育和支持也可用，例如美国的国家白化病和色素沉着组织（www. NOAH. org）、澳大利亚的白化病研究所 www. albinismaustralia. org）、英国的白化病研究所、爱尔兰（www. albinism. org. uk）和 Hermansky-Pudlak 综合征网络（www. hps. network. org）。

患有白化病的儿童在上学时可能需要优先安排座位和放大印刷品。低视力儿童使用电子媒体辅助阅读。视障人士的老师可以帮助满足孩子的需求。随着孩子的生长发育，需要更多的阅读，文本中的打印尺寸变小。双焦点眼镜可以帮助近距离工作，并且当没有电子版本时可以使用有声读物。据报道，患有白化病的儿童和成人的注意力缺陷和多动障碍的发生率增加，与视敏度无关[114]。

社会问题

对白化病诊断所涉及的社会问题保持敏感是必不可少的。有深色色素沉着的父母可能难以理解他们为何生育具有眼皮肤白化病的孩子，并且可能难以在他们的文化中抚养孩子。白化病患者不再被称为“白化病患者”。人们试图消除媒体对白化病患者的负面描述以及白化病患者具有神奇力量的错误观念。白化病与智力残疾无关白化病患者的护理提供者必须明确告知其同伴嘲弄行为是错误的，同时提醒学校，这样的行为是不能容忍的。

随访眼部护理

白化病儿童需要定期更新眼镜处方。过滤镜片和帽子是有帮助的，特别是如果个人是对光敏感的。隐形眼镜通常与太阳镜一起配合使用。在某些情况下，建议进行眼外肌手术以恢复斜视患者的双眼同时视和/或改善异常视网膜对应患者的头部姿势[69,76,115-118]。这类手术对视力的改善微乎其微。

如果基因检测未发现已知会引起白化病的基因突变，那么对患有 OCA 的儿童的每次检查都应包括出现瘀伤、鼻出血或其他过度出血的调查。答案是肯定的时，要考虑评估血小板是否减少[4]。如果没有致密体，则考虑对 HPS 进行基因检测，以评估相关系统异常的风险。那些患有 HPS 的人应该避免服用阿司匹林和非甾体消炎药，并掌握严重创伤或手术的患者医疗信息。当需要止血时，可以施用去氨加压素（1-脱氨基-8-*D*-精氨酸血管加压素或 DDAVP）和血小板输注。

皮肤护理

患有 OCA 的儿童应该与皮肤科医生建立定期联系，因为他们增加了晒伤的风险，会导致皮肤恶性肿瘤[4]。防晒霜具有紫外线 A（UVA）和 UVB 防护，防晒系数（SPF）至少为 30，应定期使用，即使在阴天，如果在室外也应大量使用，应每隔几小时重新涂抹一次。建议使用帽子、防紫外线衣服、太阳镜和 SPF 唇部保护。应避免在正午阳光下进行室外暴晒。在水、雪、混凝土和沙子附近，晒伤改变 DNA 的风险增加[1,5]。大多数人偶然接触到足够的紫外线来产生维生素 D，但如果担心维生素 D 缺乏症，初级保健者可以提供帮助，帮助白化病患儿维持维生素 D 水平。

治疗

为了改善白化病患者的症状，已经进行了关于药物治疗效果研究的临床试验。口服左旋多巴在眼皮肤白化病中并没有显示出改善视力的作用[119]。一项关于尼替辛酮的研究正在患有 OCA1b 的人群中进行，尼替辛酮可使白化病小鼠的皮毛和虹膜颜色变黑[120]。迄今为止，基因疗法还没有在白化病中尝试。

（万文萃　译）

参考文献

1. King RA, Oetting WS, Summers CG, et al. Abnormalities of pigmentation. In: Rimoin DL, Connor JM, Pyeritz RE, Korf BR, editors. Principles and Practice of Medical Genetics. 5th ed. Philadelphia, PA: Churchill Livingston Elsevier, 2007: 3380–427.
2. Kamaraj B, Purohit R. Mutational analysis of oculocutaneous albinism: a compact review. Biomed Res Int 2014; 905472.
4. Kinnear PE, Jay B, Witkop CJ Jr. Albinism. Surv Ophthalmol 1985; 30: 75–101.
15. Kerr R, Stevens G, Manga P, et al. Identification of P gene mutations in individuals with oculocutaneous albinism in sub-Saharan Africa. Hum Mutat 2000; 15: 1666–72.
17. Inagaki K, Suzuki T, Shimizu H, et al. Oculocutaneous albinism type 4 is one of the most common types of albinism in Japan. Am J Hum Genet 2004; 74: 466–71.
26. White JG. Electron opaque structures in human platelets: which are or are not dense bodies? Platelets 2008; 19: 455–66.
28. Tsilou ET, Rubin BI, Reed GF, et al. Milder ocular findings in Hermansky-Pudlak syndrome type 3 compared with Hermansky-Pudlak syndrome type 1. Ophthalmology 2004; 111: 1599–603.
38. Thielen N, Huizing M, Drabbe JG, et al. Hermansky-Pudlak syndrome: the importance of molecular subtyping. J Thromb Haemost 2010; 8: 1643–5.
43. Introne W, Boissy R, Gahl W. Clinical, molecular, and cell biological aspects of Chediak-Higashi syndrome. Mol Genet Metab 1999; 68: 283–303.
59. Hurton SM, Spritz RA. A comprehensive genetic study of autosomal recessive ocular albinism in Caucasian patients. Invest Ophthalmol Vis Sci 2008; 49: 868–72.
69. Summers CG. Albinism: Classification, clinical characteristics, and recent findings. Optom Vis Sci 2009; 86: 659–62.
72. Dijkstal JM, Cooley SS, Holleschau AM, et al. Change in visual acuity in the early school years. J Pediatr Ophthalmol Strabismus 2012; 49: 81–6.
74. Summers CG. Vision in albinism. Trans Am Ophthalmol Soc 1996; 94: 1095–155.
77. McCafferty B, Wilk MA, McAllister JT, et al. Clinical insights into foveal morphology in albinism. J Pediatr Ophthalmol Strabismus 2015; 52: 167–72.
81. Lee KA, King RA, Summers CG. Stereopsis in patients with albinism: Clinical correlates. J AAPOS 2001; 5: 98–104.
82. Kumar A, Gottlob I, Mclean RJ, et al. Clinical and oculomotor characteristics of albinism compared to *FRMD7* associated infantile nystagmus. Invest Ophthalmol Vis Sci 2011; 52: 2306–13.
84. Summers CG, Knobloch WH, King RA, Witkop CJ Jr. Hermansky-Pudlak syndrome: Ophthalmic findings. Ophthalmology 1988; 95: 545–54.
87. Thomas MG, Kumar A, Mohammad S, et al. Structural grading of foveal hypoplasia using spectral-domain optical coherence tomograpby: A predictor of visual acuity? Ophthalmology 2011; 118: 1653–60.
89. Wilk MA, McAllister JT, Cooper RF, et al. Relationship between foveal cone specialization and pit morphology in albinism. Invest Ophthalmol Vis Sci 2014; 55: 4186–98.
92. Merrill K, Lavoie JD, Summers CG. Positive angle kappa in albinism. J AAPOS 2004; 8: 237–9.
97. Dorey SE, Neveu MM, Burton LC, et al. The clinical features of albinism and their correlation with visual evoked potentials. Br J Ophthalmol 2003; 87: 767–72.
101. Bridge H, von dem Hagen EA, Davies G, et al. Changes in brain morphology in albinism reflect reduced visual acuity. Cortex 2014; 56: 64–72.
103. von dem Hagen EAH, Hoffmann MB, Morland AB. Identifying human albinism: a comparison of VEP and fMRI. Invest Ophthalmol Vis Sci 2008; 49: 238–49.
105. Lee H, Purohit R, Sheth V, McLean RJ. Retinal development in infants and children with achromatopsia. Ophthalmology 2015; 122: 2145–7.
111. Preising MN, Forster H, Gonser M, Lorenz B. Screening of TYR, OCA2, GPR143, and MClR in patients with congenital nystagmus, macular hypoplasia, and fundus hypopigmentation indicating albinism. Mol Vis 2011; 17: 939–45.
112. Kutzbach B, Merrill K, Hogue K, et al. Evaluation of vision-specific quality of life in albinism. J AAPOS 2009; 13: 191–5.
113. National Organization for Albinism and Hypopigmentation. Raising a Child with Albinism. Villa Park, IL: Graphic Arts Services, 2008.
114. Kutzbach B, Summers CG, Holleschau AM, et al. The prevalence of attention-deficit/hyperactivity disorder among persons with albinism. J Child Neurol 2007; 22: 1342–7.
119. Summers CG, Connett JE, Holleschau AM, et al. Does levodopa improve vision in albinism? Results of a randomized, controlled clinical trial. Clin Experiment Ophthalmol 2014; 42: 713–21.
120. Onojafe IF, Adams DR, Simeonov DR, et al. Nitisinone improves eye and skin pigmentation defects in a mouse model of oculocutaneous albinism. J Clin Invest 2011; 121: 3914–23.

玻璃体

Michel Michaelides, Anthony T Moore

章节目录

引言

玻璃体是一个透明的胶状结构,填充了眼球的后五分之四,在
睫状体平坦部,玻璃体与视网膜粘连紧密;在后极部,视神经视网
膜和玻璃体粘连松散。在儿童时期,玻璃体与晶状体连接也紧密。

玻璃体和晶状体悬韧带的发育分为三个阶段:

1. 原始玻璃体形成于妊娠的第一个月,是一种血管化的中胚
层组织,在发育中分离为晶状体囊泡和视杯的神经上皮层。它包
含以后消退的玻璃体主动脉的分支。

2. 第二玻璃体从 9 周开始,并在整个胚胎生命中发展。它形
成玻璃体体部,无血管并透明的,并取代原始玻璃体,它成为 Clo-
quet 管,连接视盘到晶状体。到了第三个月,第二玻璃体填充了发
育的玻璃体的大部分空腔。

3. 第三玻璃体位于睫状体和晶状体之间,与第二玻璃体纤维
分离,后来发展成晶状体悬韧带。

玻璃体发育异常

永存原始玻璃体或者是部分原始玻璃体没有消退可能导致许
多先天性异常。

永存原始玻璃体透明动脉(参见第 36 章)

比较少见的形态是玻璃体透明动脉可从视盘连接到晶状体。
后极部的玻璃体残留物也可能是从视盘中心到玻璃体的悬浮单一
血管或胶质组织。透明玻璃体系统的前残余物 Bergmeister 乳头,
可被视为晶状体后囊的小白点——Mittendorf 斑,它们不会干扰
视力。

玻璃体囊肿

获得性囊肿发生经常与炎症性疾病相关,也有少量是 X 连锁
的视网膜劈裂症带来的。先天性囊肿通常发现于别的情况正常的
眼睛。它们的起源是未知的,但是,由于囊肿里的血管有时被看
到,所以推测它们可能从玻璃体透明动脉残留物中发育而来。

囊肿可能位于晶状体后面(图 42.1)或后极部玻璃体里面。
它们可能是移动的,也可以连接到晶状体或视盘上。在大多数情
况下,不需要干预,有时激光治疗(Nd:YAG 或 argon 激光)可使囊
肿塌陷。然而,反复的 Nd:YAG 治疗前部玻璃体的囊肿会导致色
素沉着从而发生白内障[1]。

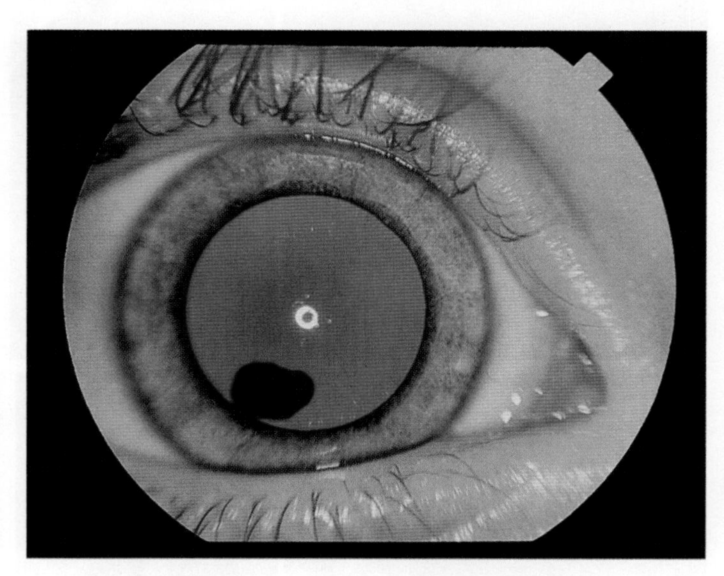

图 42.1 玻璃体前段囊肿,用裂隙灯后照法检查

永存胎儿血管(永存原始玻璃体增生症)(参见第 37 章)

永存胎儿血管(PFV),也称为永存原始玻璃体增生症(PHPV)
在过去被认为是因为原始玻璃体没有退缩的结果。病例大多数是
零星出现和单眼发病,另外一只眼睛可能有轻微的异常。双眼和

家族遗传性病例曾经有过报告，但他们更可能代表玻璃视网膜发育不良病例（见下文）。

有关前部 PFV，请参阅第 37 章。在后极部 PFV 中，眼部异常仅限于后段，并可能与白血病、斜视、玻璃体出血相关。晶状体通常是透明的。通常玻璃体浓缩，将会使玻璃体从视盘处或者到睫状体平坦部脱离，这些经常与视网膜脱离相关（图 42.2）。超声和计算机断层扫描（CT）有助于区分 PFV 和视网膜母细胞瘤（参见第 43 章）。

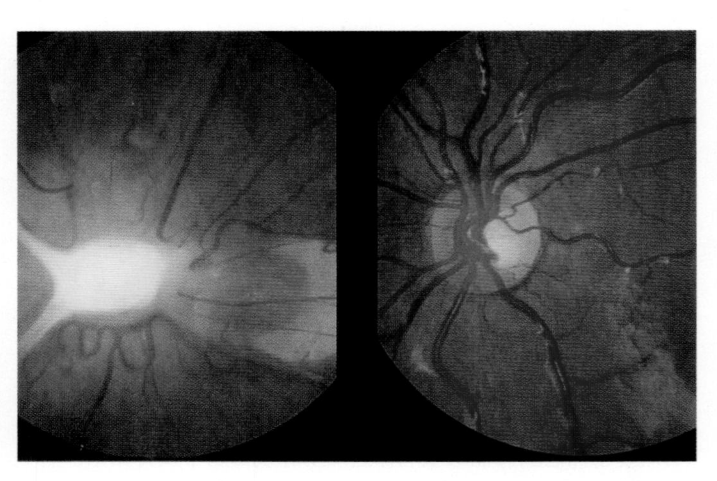

图 42.2　永存原始玻璃体增生症，可以看到白色透明凝胶条索从视盘发出，左视盘正常

对 PFV 眼球摘除术应避免，因为义眼在外观上可能不太美观并且颜面部骨骼的生长可能会停止，导致面部不对称。可以采用角膜缘或者睫状体平坦部入路摘除晶状体，清除晶状体后的组织以扫清视轴上的障碍，改善面貌，加深前房，并防止因前房变浅引起的房角闭合性青光眼。当然，在许多情况下，手术干预是不需要的。

玻璃体视网膜发育不良

玻璃体视网膜的发育不良，被视为孤立的异常或与全身异常有关[2]。Norrie 病和 Warburg 综合征等可能有双眼玻璃体视网膜发育不良。它也发生在 13 三体综合征、18 三体综合征、小脑综合征中，并与脑畸形相关。

组织学检查结果与视网膜发育不良的各种综合征之间似乎没有关系。发育不良的视网膜含有类似于视网膜母细胞瘤的玫瑰花环，是 Müller 细胞在视网膜和视网膜色素上皮（RPE）之间异常的表现。

Norrie 病

临床和组织学发现

Norrie 病是一种与 X 连锁相关的隐性遗传病。受影响的男性在出生时或婴儿会早期失明。25%的受影响的男性发育迟缓

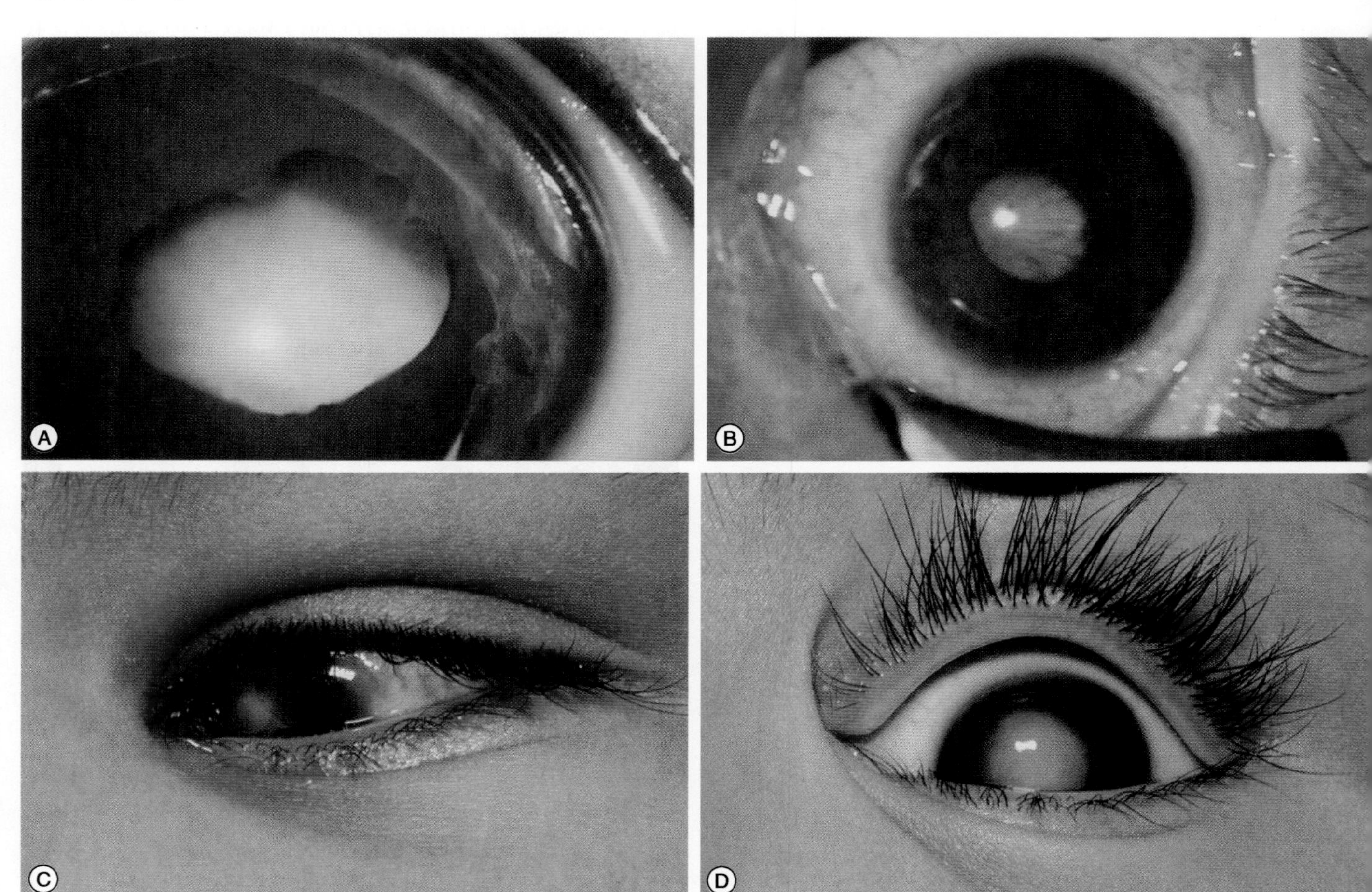

图 42.3　Norrie 病。Ⓐ后粘连、浅前室和晶状体后白色团状物；Ⓑ患者的兄弟在图Ⓐ显示晶状体后白色血管性团状物；Ⓒ-Ⓓ扁平前房和晶状体-角膜黏附

三分之一的后代会出现耳蜗性耳聋,通常从青少年后期开始。更严重的全身表型会出现在 Norrie 基因位点的染色体缺失的患者中。眼科发现包括双眼白内障、双眼视网膜褶皱、视网膜分离、视网膜出血和双眼视网膜发育不良(图 42.3)。视网膜脱离通常起病早,可通过超声检查在子宫内观察到。大多数病例的玻璃体会发展为广泛的玻璃体视网膜浑浊团块最终演变成双眼失明。

闭角型青光眼可能会发展,这最好通过晶状体切除术来处理。晚期症状包括角膜混浊、带状角膜病变和眼球萎缩(图 42.3)。

母体通常不表现出任何眼部异常,视网膜电图(ERG)正常。据报告,一名受影响的女性,由其作为携带者的母亲所生,其右眼有晶状体后赘生物,左眼有牵引视网膜脱离的视网膜褶皱。分子基因测试证实她是一个显性表达的杂合子。在她的外周血淋巴细胞中缺乏了扭曲的 X 染色体,暗示是非随机失活,在正常而不是突变的 X 染色体中会失活更多。一位患有 Norrie 病的女性通常能够检测到 X 染色体的异位[3]。

玻璃体视网膜活检的组织病理学检查显示,在妊娠的第三或第四个月,正常的视网膜发育受到影响,但是病理检查显示一个流产的 11 周的胎儿的眼睛并没有原发性视网膜神经外胚层发育不良的证据,这提示原发性视网膜神经外胚层发育不良可能是妊娠晚期的发育障碍,可能与视网膜血管发育异常有关(见下文)。

分子遗传学和发病机制

在 Norrie 病基因 *NDP* 中已经发现了 100 多个突变。该基因在视网膜的神经纤维层、整个大脑以及耳蜗的螺旋神经节和耳蜗纹状血管中表达。编码的蛋白质 Norrin 是 Wnt 信号通路的组成部分,是眼部发育各个阶段的关键调节器,包括视网膜领域的建立、视网膜干细胞的维持、视网膜的血管生成、视网膜的发育、角膜和晶状体发育[4]。Wnt 信号在视网膜发育中很重要,如果没有受到调控控制,它可能导致其他视网膜疾病,包括家族性渗出性视网膜病变、骨质疏松-伪胶质瘤综合征和 Norrie 病。Norrie 病与影响下肢的周围血管疾病的关联是 Norrin 基因在眼外血管生成中的作用的证据。

Norrie 病基因的诊断可以通过对载体状态进行分子遗传诊断和产前诊断。Norrie 病可能与涉及 *NDP* 位点、相邻的单胺氧化酶基因 *MAOA* 和 *MAOB* 的染色体缺失以及额外的遗传物质有关。有这种基因缺失的儿童有更严重(“非典型”)表型[5]。除了特征视网膜发育不良,“非典型”表型可能包括:学习困难、不自主运动、癫痫发作、高血压危象和低血糖症[5]。

Norrie 病基因的突变也是导致另一种罕见的视网膜疾病——X 连锁家族性渗出性视网膜病变的原因(见下文)。

Coats 病可能是由 *NDP* 的体细胞突变引起的,仅在患眼的视网膜中发生。体细胞突变导致 Norrin 蛋白缺乏,继而导致视网膜血管发育异常,这是 Coats 病的标志。

NDP 基因在早产儿视网膜(ROP)病变中的作用是有争议的。一些病例对照研究表明,*NDP* 基因中的序列变异可能倾向于第 5 期 ROP,与 ROP 其他发病阶段的关系的相关研究均为阴性的[6,7]。除非开展大型临床研究,否则争议难以解决。

NDP 敲除小鼠模型具有与人类相似的眼表型,在玻璃腔中具有纤维质,视网膜神经细胞分裂,其他视网膜细胞类型偶尔退化。视网膜血管在小鼠产后第 9 天异常,视网膜内有异常血管,视网膜外的异常血管很少。这进一步证明了视网膜血管紊乱是 Norrie 病视网膜脱离的主要原因。与人类一样,这些小鼠有渐进性听力损失,导致严重耳聋,血管异常,并最终失去大多数耳蜗血管(耳蜗的主干血管),表明 Norrin 蛋白与血管的生成发展相互作用。

治疗

在大多数 Norrie 病病例中,受影响的男性出生时双眼视网膜完全脱离,但这种视网膜脱离并非进行玻璃体视网膜手术的指征。前房变浅和患者有瞳孔阻滞性青光眼的风险,是晶状体切除术的指征。前房变浅和有瞳孔阻滞性青光眼的风险,是晶状体切除术的指征。重要的是,儿童及其家庭应获得良好的教育和社会支持,并被转介进行遗传咨询讨论下一次怀孕的风险。在大多数情况下,分子诊断是可能的,产前和胚胎植入前诊断是可能的,因为已知了突变的原因。最近,已知携带 Norrin 突变的早产患儿,可以通过使用抗血管内皮生长因子玻璃体注射以及视网膜的激光治疗,这样使患儿保留了正常的黄斑结构,视力预后良好[8]。故而建议有这种遗传病的家庭要进行早期产前诊断、在早产后及时激光治疗可能会预防视网膜脱离。

13 三体综合征

临床和组织学发现

13 三体综合征(Patau 综合征)是染色体异常,与严重的眼部缺陷相关。全身发育的异常包括小头症、唇裂、先天性心脏缺陷、多指征、皮肤血管瘤、脐疝气和中枢神经系统畸形。大多数儿童在生命的最初几个月内死亡。

在几乎所有三体综合征病例中都可以看到双眼异常,常见的眼部并发症详见框 42.1。视网膜结构完全混乱,广泛的视网膜发育不良在组织学上是明显的。经常存在的眼内软骨可能是一个特征。

框 42.1

13 三体综合征中的眼部异常

- 小眼球
- 脉络膜囊肿
- 白内障
- 角膜浑浊
- 视网膜发育不良
- 永存原始玻璃体增生症
- 视神经发育异常
- 独眼畸形

色素失禁症(Bloch-Sulzberger 综合征)

临床和组织学发现

色素失禁症(IP)是一种罕见的 X 性连锁的显性遗传病,影响皮肤、骨骼、牙齿、中枢神经系统和眼睛,男性在胚胎期就难以存活,导致这类疾病有明显的女性患病的倾向性。特征性的皮肤表现为在出生后不久皮肤表面就会出现水疱,并线性向外扩展,主要影响四肢(图 42.4A)。水疱逐渐消失留下一个线性的色素沉着痕迹(图 42.4B)。

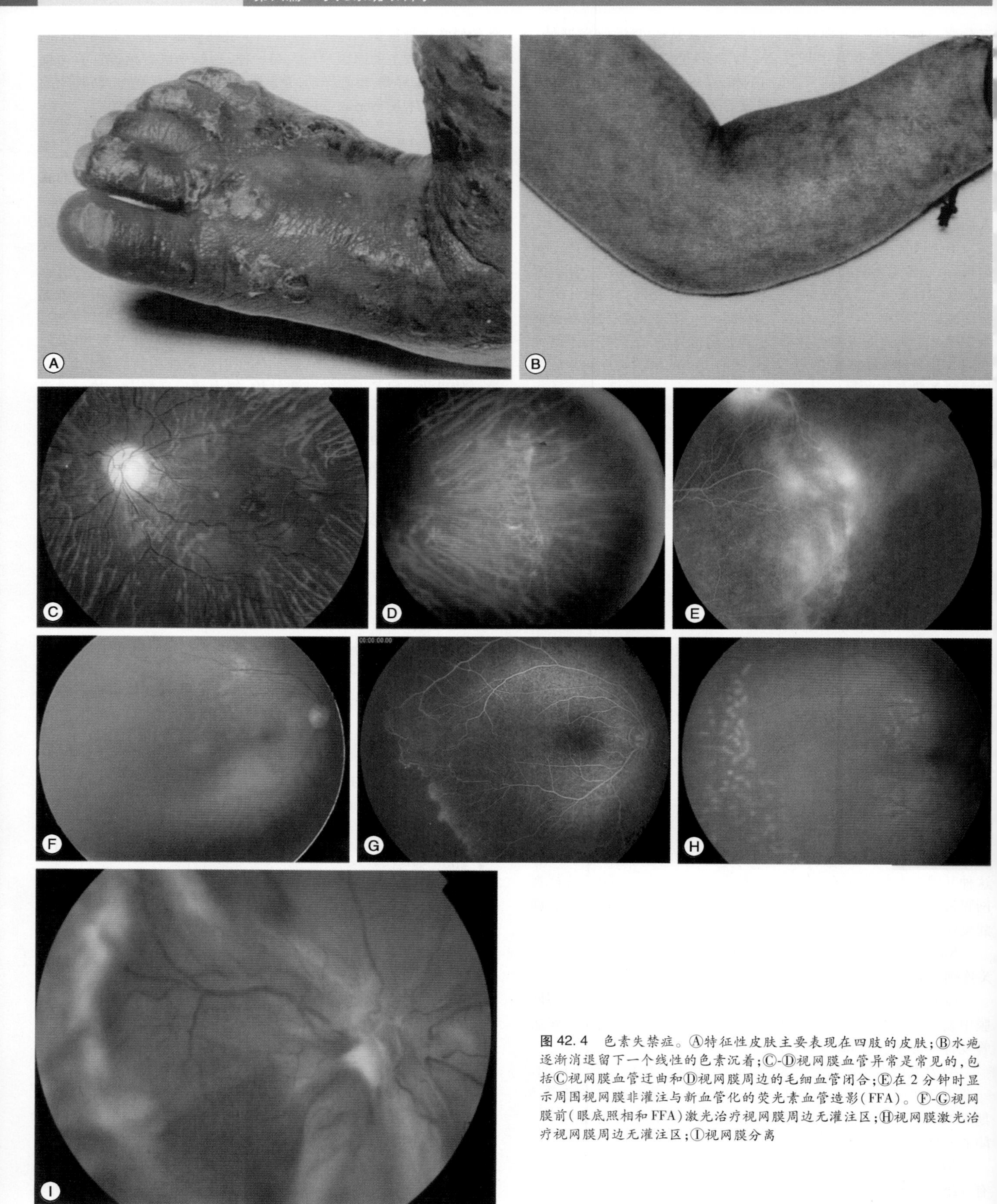

图 42.4 色素失禁症。Ⓐ特征性皮肤主要表现在四肢的皮肤；Ⓑ水疱逐渐消退留下一个线性的色素沉着；Ⓒ-Ⓓ视网膜血管异常是常见的，包括Ⓒ视网膜血管迂曲和Ⓓ视网膜周边的毛细血管闭合；Ⓔ在 2 分钟时显示周围视网膜非灌注与新血管化的荧光素血管造影（FFA）。Ⓕ-Ⓖ视网膜前（眼底照相和 FFA）激光治疗视网膜周边无灌注区；Ⓗ视网膜激光治疗视网膜周边无灌注区；Ⓘ视网膜分离

眼部异常最常见的包括弱视、斜视、眼动、视神经萎缩和视网膜改变[9]。视网膜改变是色素失禁症中出现严重视力障碍的原因。角膜异常包括轮状上皮性角膜炎与角膜基质炎、上皮下的基质层浑浊和中等程度的基质白斑。

最严重的并发症是视网膜脱离，这可能导致严重的视力障碍。视网膜血管异常是常见的，包括视网膜血管迂曲、毛细血管闭锁和周围视网膜无灌注（图 42.4C-E）。这些在颞侧的周边血管处最明显，并可能会产生视网膜新生血管。荧光素血管造影表明在颞侧边缘无灌注区域（图 42.4E）。而视网膜新生血管生成，如果不加以治疗，可能继续加重，最后发生牵拉视网膜脱离。

眼科医生应常规评估在出生后 2~3 年确诊的女性婴儿，以筛查那些需要治疗的视网膜血管无灌注病例，在非常年幼的婴儿早期的诊断时，给患儿进行检查间接眼底镜的检查必须要看到周边的视网膜。如果麻醉下检查视网膜血管正常并且视网膜血管已经发育到到视网膜的 3 区，则患者可能不会出现视网膜的无灌注区。但如果发现任何视网膜周边异常，并且在那些婴儿中，不能很好地看到周边视网膜，则要用 RetCam 摄影和荧光眼血管造影在麻醉下进行最基础的检查。当发现周边视网膜有显著的视网膜毛细血管无灌注时，激光治疗是必需的（图 42.4F-H）。对于视网膜血管发育不完全的婴儿来说，在婴儿期和幼儿期进行频繁的随访是必要的。已经明确诊断为视网膜脱离的患者的治疗效果不佳且最终视力很差，但庆幸的是视网膜脱离很少出现在双眼（图 42.4I）。

斜视、屈光异常和弱视在 IP 患者中很常见，必要时，门诊进行视网膜检查的也是检查视力、屈光度和弱视治疗的机会。

分子遗传学和发病机制

IP 是由广泛表达的基因 *NEMO*（也称为 *IKBKG*、NF-κB 必需因子）的突变引起的。NEMO 蛋白是 IκB 激酶（IKK）复合物的调节成分，是 NF-κB 转录信号通路的催化剂[10]。在 IP 中，功能缺失突变导致细胞对 肿瘤坏死因子（TNF）的敏感性增加，从而引起细胞凋亡[8]。

NEMO 内部重复的基因缺失占突变的 90%。这种缺失消除了外显子 4~10（NEMOΔ4~10）并且消除了蛋白质功能。剩下的突变是小的重复，替换和缺失。大多数 *NEMO* 突变会导致蛋白质提前截断，预计这会消除 NEMO 功能，从而导致细胞死亡。对人和小鼠 *NEMO/NEMO* 基因的表达分析表明，该基因在胚胎发育早期就开始活化，并广泛表达，说明该基因在胚胎发育和出生后的发育中起着至关重要的作用。

无论导致 IP 的突变如何，X 失活都可能调节女性患者的严重程度，并造成一些表型变异。一些女性携带普通的缺失基因，但在临床上是正常的，这表明针对突变细胞的选择在产前发育早期就开始了，就像在小鼠模型中，存活下来的 NEMO+/−雌性小鼠显示出明显的 x 失活倾向。虽然 x 染色体失活可能是雌性表型变异的原因，但不能排除修饰基因的作用。在雄性小鼠中，x 失活不是问题，大多数 NEMO 突变是致命的，因为它们阻断了 nf-κb 活性，使细胞易受 tnf-α 诱导的凋亡，这一发现在 NEMO-null 雄性小鼠中也得到了证实。

在男性中，X 失活不是问题，大多数 *NEMO* 突变是致命的，因为它们废除了 NF-κB 活性，使细胞易受 TNF-β 诱发凋亡的影响，这一发现也在无 *NEMO* 雄性小鼠中表现出来。

一些少量的有害突变可以引起存活的男性和外胚层发育不良样表型与免疫缺陷。皮肤、牙齿和眼部异常的男性很少见，这些异常在女性患者中是典型的。到目前为止，所有携带相同的删除了 NEMOΔ4~10 的基因的男性患儿基本都会出现宫内死亡。一名患者是否存活由 47（XXY）型和 X 染色体失活来决定。其他三名患者有正常的 46，XY 核型，具有 *NEMO* 基因的野生型和缺失拷贝，从而代表共同突变的体细胞嵌合：他们在受精卵后期产生了缺失。因此，携带 *NEMO* 突变的男性存活有三种机制起作用：轻度突变、47（XXY）型核细胞型和体细胞嵌合。

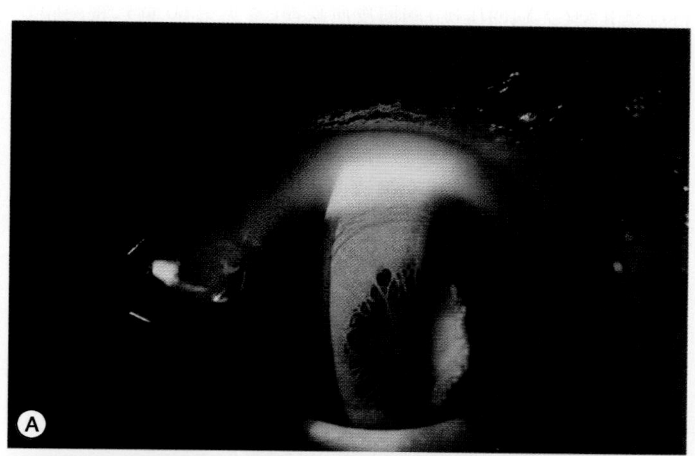

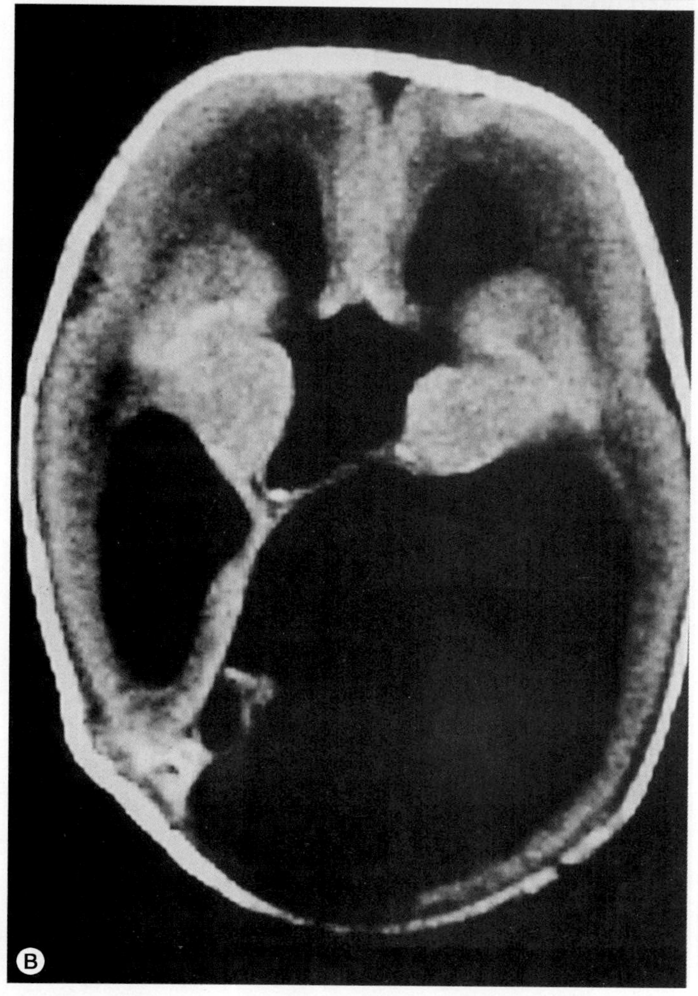

图 42.5 Walker-Warburg 综合征。Ⓐ浅前房和房水逆流；Ⓑ计算机断层扫描无脑畸形和阴道畸形

Walker-Warburg 综合征(HARD±E)及相关综合征

临床发现

首字母缩略词“HARD±E”代表脑积水、脑水肿、视网膜发育不良,伴有或不伴有脑膨出(图 42.5)。这种常染色体隐性遗传病的特点是Ⅱ型(无脑回压迹)脑回皮质缺损(参见第60章),视网膜发育不良,小脑畸形,先天性肌肉营养不良。脑积水是常见的,这有助于通过超声检查产前诊断。Walker-Warburg 综合征(WWS)的其他可变特征包括丹迪·沃克畸形和脑电图。新生儿死亡很常见,幸存者发育严重迟缓。这种疾病的眼部特征是可变的,包括小眼球、Peters 异常、白内障、视网膜缺损和视网膜发育不良。

还有另外两种罕见的常染色体隐性疾病,其特征是先天性肌肉发育不良和脑畸形,包括神经元缺损:肌肉-眼-脑(MEB)疾病和福山先天性肌肉营养不良症(FCMD)(参见第 60 章)。眼部异常是 MEB 和 WWS 中的常有特征,但在 FCMD 中则不是常见特征[11]。MEB 和 WWS 之间的区别很困难,因为它们有共同的临床特性[11]。在 MEB 中,患儿大部分能存活 3 岁以上;在 WWS 中,婴儿期死亡更为常见。磁共振成像也有助于区分 MEB 和 WWS:脑胼胝体缺损提示 WWS[11]。

遗传连锁研究表明,WWS 对 MEB 不是等位基因[11]。当临床诊断不清楚时,这三种疾病的分子遗传学可能有助于区分它们。

分子遗传学和发病机制

在 MEB 和 FCMD 中已经鉴定出致病基因。编码的蛋白质参与蛋白糖基化。在 WWS 中已经鉴定出编码 *O*-甘露糖基转移酶 1 的基因 *POMT1* 的突变。免疫组织化学分析显示,对 *POMT1* 突变患者肌肉组织的免疫组织化学分析证实了 o-mannosyation 缺陷,因为 α-dystroglycan 缺乏糖基化。人们认为缺乏这种糖基化可以解释 WWS 中的肌营养不良症。WWS 中的大脑和眼睛表型可能涉及其他蛋白质的糖基化缺陷。WWS 中可能存在进一步的遗传异质性,因为只有 20% 的 WWS 患者携带 *POMT1* 突变。

常染色体隐性视网膜发育不良

在健康儿童中,视网膜发育不良可能作为孤立的异常发生。遗传性的视网膜发育不良被推定为常染色体隐性。在男婴中,必须排除 Norrie 病基因的突变。临床表现为婴儿早期双眼视力差,浅前房和白色的晶状体后囊附着物。前房的逐渐浅化可能导致瞳孔阻滞性青光眼,这可能需要晶状体切除术。

骨质疏松症-伪胶质瘤综合征

临床发现

这种常染色体隐性综合征的特点是骨质疏松症、严重的学习困难和视网膜发育不良(图 42.6)。多处骨折,通常在轻微创伤后,是司空见惯的。受影响的儿童在婴儿期出现玻璃体视网膜发育不良与双眼的晶状体后白色团状物和严重的视力障碍,系统特征发生在婴儿后期和儿童时期。眼部特征包括视网膜发育不良,具有晶状体后白色增殖、微血管瘤、前房异常、白内障和眼球萎缩。

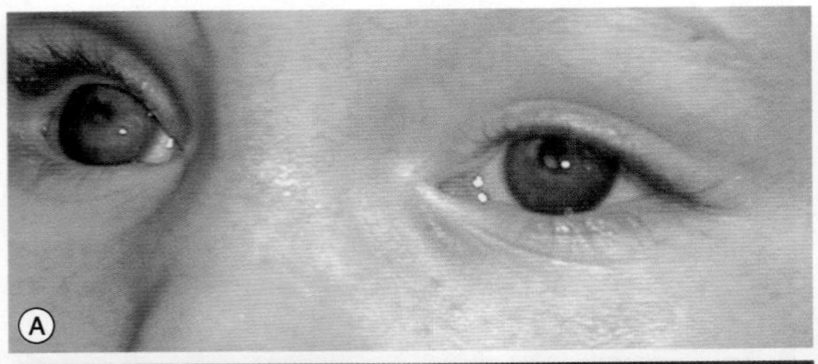

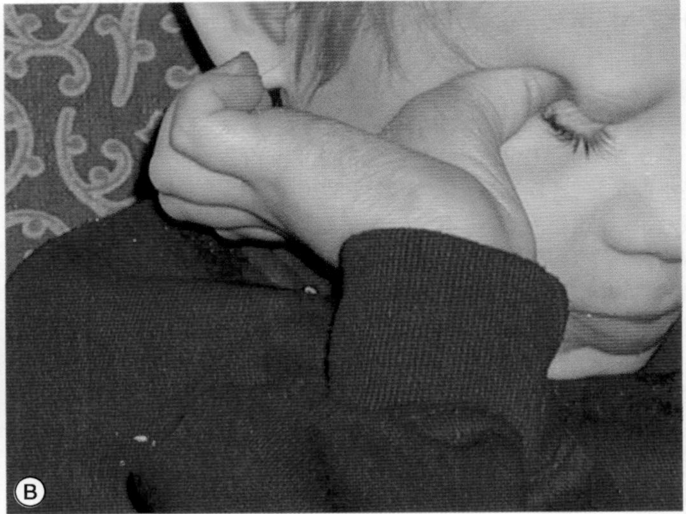

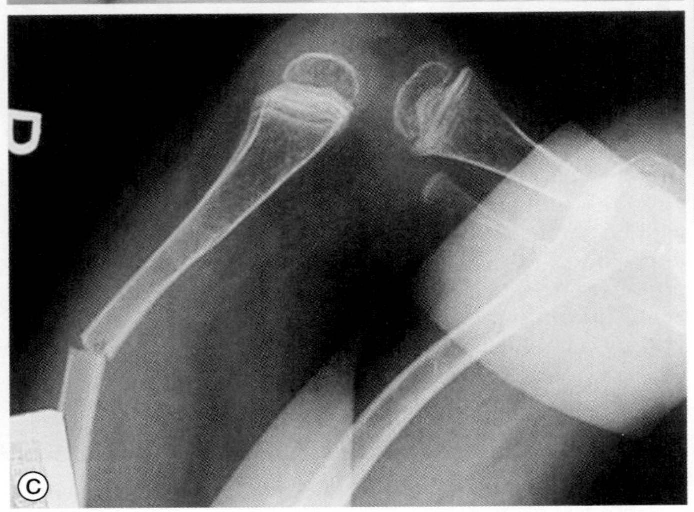

图 42.6　骨质疏松症-伪胶质瘤综合征。Ⓐ双眼白瞳继发于晶状体后白色团块;Ⓑ视网膜疾病导致失明的儿童常戳眼见;Ⓒ股骨的 X 线片,显示骨折和骨质疏松

分子遗传学和发病机制

在编码低密度脂蛋白受体相关蛋白 5(LRP5)的基因中发现了突变。*LRP5* 中的突变也证明与常染色体隐性和常染色体显性家族性渗出性视网膜病变(FEVR)有关。这些患者也已被证明具有较低的骨矿物密度,这表明骨质疏松症-伪胶质瘤综合征和 *LRP5*-相关的 FEVR 是单一表型疾病谱的一部分,同时具有眼和骨异常表现[12]。

对 LRP5 的研究表明,它通过调节成骨增殖影响生长过程中的骨功能。此外,LRP5 是 Wnt 信号通路的组成部分,调节视网膜发育和血管生成。这就说明了由 *LRP5* 突变引起的视网膜病变[4,13]。

眼腭异常-脑侏儒症

文献报告了三个同胞兄弟姐妹的玻璃体视网膜发育不良和全身异常,临床表现包括小脑发育迟缓、唇裂和身材矮小[14]。眼部异常与 PHPV 中的异常相似,在一个孩子中是双眼的,在另一个孩子中是单眼的。它可能是常染色体隐性遗传的。

单侧视网膜发育不良

Lloyd 等人报告说,有 3 名受影响的病例患有单侧视网膜发育不良,没有任何全身异常[15]。

视网膜发育不良的遗传咨询

视网膜发育不良是基因异质疾病,导致类似的眼部异常,通常不可能仅根据临床或病理眼科发现来细分,诊断取决于全身的表现或分子遗传学,家族病史能提示遗传模式。

为了进行遗传咨询,将这种家庭分为两组。

第 1 组

诊断结果以及受影响儿童的遗传模式是清楚的。如果一个孩子出生时就患有三体综合征,那么在将来的妊娠中,类似患病孩子的风险是 1%,但如果父母中有一方患有结构性染色体异常或嵌合体,风险可能会更高[16]。可以给这种父母提供产前咨询。

在具有 Walker-Warburg 综合征或骨质疏松症-伪胶质瘤综合征的系统性特征的儿童中,遗传方式通常是常染色体隐性遗传。

在 Norrie 病中,母性携带者检测不到的临床异常表现。当有另一个受影响的男性亲属时,母亲可以假定为携带者。受影响的男性患者只有一个,母亲的携带者是不确定的,但遗传方式通常可以通过分子基因检测来确定。如果在受影响的孩子中确定了突变,母亲和其他有风险的女性成员可以筛查突变。大多数母亲是携带者。然而,一些母亲不会携带已识别的 Norrie 基因突变:她们受影响的孩子可能有新的突变。生殖细胞的嵌合是可能的,但很少出现。在这种情况下,母亲需要去咨询,再生育一个患有 Norrie 病的患儿的风险是有所增加或者降低。

第 2 组

为一个本来正常的孩子而患有双侧视网膜发育不良的家庭提供咨询更为困难。单纯性视网膜发育不良很少见,因此没有足够的经验数据来协助咨询。如果受影响的孩子是女性,则视网膜发育异常可能是常染色体隐性遗传或非遗传性。常染色体隐性遗传异常是罕见的。染色体隐性遗传异常是罕见的,如果没有亲属血缘,复发的风险可能是低。在患病的男孩中,视网膜发育异常可能是常染色体隐性遗传、X 连锁或非遗传性。受影响最大的男性将患有 Norrie 病,这可以通过分子遗传学证实。在 *NDP* 基因中没有可识别突变的少数族裔中,如果没有直系亲属关系,并且排除了其他多系统疾病,则该受影响男性后代发病风险可能很低。使用第二代测序技术进行分子遗传学检测将大大改善分子诊断和遗传咨询。

遗传性视网膜疾病

Wagner 综合征

临床发现

Wagner 综合征是一种常染色体显性视网膜营养不良症,具有中低度近视和视网膜异常,无全身异常。除了视网膜上散在的半透明前膜外,通常有后极部视网膜脱离和厚的后极部玻璃体残留。周边血管鞘是常见的,通常与血管内 RPE 萎缩和色素沉积有关。视网膜电图(ERG)是不常见的,脉络膜视网膜病理和夜间低视力相似。白内障 20 岁以后发展,是视力丧失的常见原因。孔源性视网膜脱离很少,而周边牵拉性视网膜脱离大多数发生在老年人中。

Wagner 综合征波及玻璃体视网膜病变,具有某些临床特征。它们都具有不正常的 ERG 和视野缺损,夜视能力差,这在 *COL2A1* 相关的 Stickler 综合征中没有发现。玻璃体视网膜表型是不同的,因为 Wagner 综合征中均未发现 Stickler 综合征中公认的玻璃体异常(见下文)。此外,视网膜脱离在 Wagner 综合征中不常见,但在大多数患有 Stickler 综合征和侵袭性玻璃体视网膜病变的患者中发生。

分子遗传学和发病机制

Wagner 综合征和侵袭性玻璃体视网膜病变与 5q13-q14 相关,很可能是等位基因疾病,与 Stickler 综合征不同。在 Wagner 综合征和侵袭性玻璃体视网膜病变中都发现了存在于玻璃体内的蛋白聚糖硫酸软骨素蛋白聚糖 2(CSPG2)编码基因的杂合突变。

表型明显的玻璃体视网膜病变伴早期视网膜脱离和前节发育异常。即使没有描述全身特征的异常,它也映射到了 5q13-q14 与已知的 Wagner 综合征和侵袭性玻璃体视网膜病变有关的 5-cM 区。

侵袭性玻璃体视网膜病变

临床发现

侵袭性玻璃体视网膜病变的特征是常染色体显性遗传,夜盲症,进行性视野丧失,玻璃体异常,进行性 RPE 萎缩以及牵拉性和孔源性视网膜脱离联合。ERG 显示广泛的视杆和视锥细胞功能障碍。在儿童期,外周视网膜的 RPE 萎缩,视野丧失和 ERG 异常很明显。玻璃体与玻璃体浓缩区域具有协同作用，但没有常染色体显性遗传性新生血管炎性玻璃体视网膜病变中见到的炎性体征。没有系统性异常。

大多数受影响的成年人可能会出现视网膜血管滞留和黄斑性近视，并伴有牵拉性或渗出性视网膜脱离。20%的受影响眼睛因视网膜脱离而失明[17]。

分子遗传学和发病机制

已识别编码 CSPG2 的基因突变。

Stickler 综合征（参见第 52 章）

临床发现

在 Stickler 综合征中，胎儿玻璃体结构的异常是一种病理性特征，通常与先天性和非进行性高度近视有关。其他眼部特征包括视网膜血管旁色素呈格子样退化、白内障和视网膜脱离。眼部以外的特征非常多变：耳聋、扁平的中脸、鼻腔凹陷、短鼻子、前倾的鼻孔，以及随着年龄增长而变得不那么明显的小颌畸形。腭中线裂缝（如果存在）范围从黏膜下裂口到皮埃尔-罗宾序列，而关节的过度活动性随年龄增长而下降。骨关节炎可能在 30 岁以后出现，身体发育和智力发育是正常的。

分子遗传学和发病机制

大多数形式的 Stickler 综合征是一种常染色体显性遗传，但罕见的隐性形式已经有病例报告。

常染色体占主导地位的 stickler 综合征

常染色体显性 Stickler 综合征 *COL2A1* 基因编码Ⅱ型胶原蛋白，它是继发性玻璃体和关节软骨成分的前体。患有 Stickler 综合征和 Kniest 综合征的家庭会发生一些突变。存在表型变异，存在或不存在系统特征和基因座异质性，大约三分之二的家族显示与 *COL2A1* 的联系。

Stickler 综合征可分为两种类型，通过裂隙灯生物显微镜进行玻璃体的检查，以便于按照分子筛查结果进行先后排序：

1. 类型 1：与晶状体后玻璃体的异常有关，与 *COL2A1* 基因突变相关；

2. 类型 2：无晶状体后玻璃体异常，且不含有 *COL2A1* 突变。*COL11A1*（编码Ⅺ型胶原蛋白链）和 *COL11A2* 的突变（编码 α2 链的Ⅺ型胶原蛋白）已在 2 型家系中被识别。

COL2A1 基因外显子 2 的突变可能产生以眼部表现为主的 Stickler 表型。

常染色体隐性遗传的 Stickler 综合征

Stickler 综合征的隐性形式很少见，并且与 *COL11A1*、*COL9A1*、*COL9A2* 和 *COL9A3* 基因的突变有关。

有髓神经纤维、玻璃体视网膜病变和骨骼畸形

严重的玻璃体视网膜变性、高度近视、有髓神经纤维和骨骼异常在明确的患病的一对母女的临床表现中有描述，与在 Stickler 综合征中所见不同。两者均有严重的视力障碍和眼球震动，母亲的电生理检查显示暗视和明视 ERG 异常。

X 连锁视网膜劈裂症（参见第 51 章）

临床及其病因发现

这种与 X 连锁的疾病几乎是男性所独有的。典型的眼底异常是黄斑区囊样的辐轮状改变（中央凹区黄斑劈裂），约三分之二的男性存在这种改变（图 42.7A～C）。百分之五十的受影响男性表现出周边视网膜改变（图 42.7D）。黄斑中央凹可能发生于婴儿早期，但大多数发病儿童的年龄在 5～10 岁之间，有阅读困难或未通过学校的视力测验。这些患儿的平均最佳视力为 6/12～6/36，斜视、远视和散光是常见的。如果黄斑病变很轻微，则可能被误诊为斜视或屈光不正性弱视或功能性视力丧失（参见第 63 章）。

家族性渗出性玻璃体视网膜疾病

FEVR 描述了一组遗传性疾病，这些疾病通常与渗出、新血管化和牵引性视网膜脱离相关[18]。在晚期疾病中与瘢痕性 ROP 有一些临床相似性。临床表现差异很大，即使在家庭内部也是如此：严重受影响的患者通常在婴儿期被登记为盲人，轻度受影响的患者很少或根本没有视觉问题。

FEVR 可以表现为常染色体隐性、常染色体显性和 X 连锁异常障碍。迄今为止所有已确定的基因都是 Wnt 信号通路的组成部分[4,13]，表型之间似乎没有相关性和继承方式、特定突变或突变类型。*LRP5* 突变载体（常染色体显性和常染色体隐性 FEVR）仍然是 FEVR 患者的唯一敏感因子，可以通过低骨质密度在临床上加以区分[4,12,13]。

常染色体显性家族性渗出性玻璃体视网膜病变（AD-FEVR）

临床发现

由于正常血管发育的停止，视网膜血管广泛异常，临床表现明显异常（框 42.2），视网膜血管系统广泛分布异常[3,10]。尽管眼底表现能很轻微，眼底镜和荧光血管造影显示周边视网膜血管异常，特别是随着时间延长，这些表现愈加明显（图 42.8）。这些包括血管扩张和曲折、动静脉分流、毛细血管闭合和周围视网膜新生血管形成（图 42.9）。视盘新生血管形成较少见。玻璃体视网膜粘连常见于血管化和非血管化视网膜之间的边界，其他周围性视网膜改变包括视网膜色素沉着和视网膜内白色沉积。

更严重的病例显示血管渗漏、黄斑异位、视网膜牵拉性脱离和黄斑水肿（图 42.10）。玻璃体出血和继发性孔源性视网膜脱离是并发症。视网膜的改变可能在整个儿童期都进行，但很少出现在 20 岁以后。在表现出Ⅰ期疾病进展的儿童中（框 42.2），可能需要激光消融周围视网膜无灌注区。在晚期病例中，进行玻璃体视网膜手术可能是有益的。

许多 FEVR 基因携带者无症状，只有少量视网膜血管异常。该基因具有很高的渗透性。重要的是，在排除携带者身份之前，应进行仔细的眼底镜检查，最好使用荧光素血管造影。

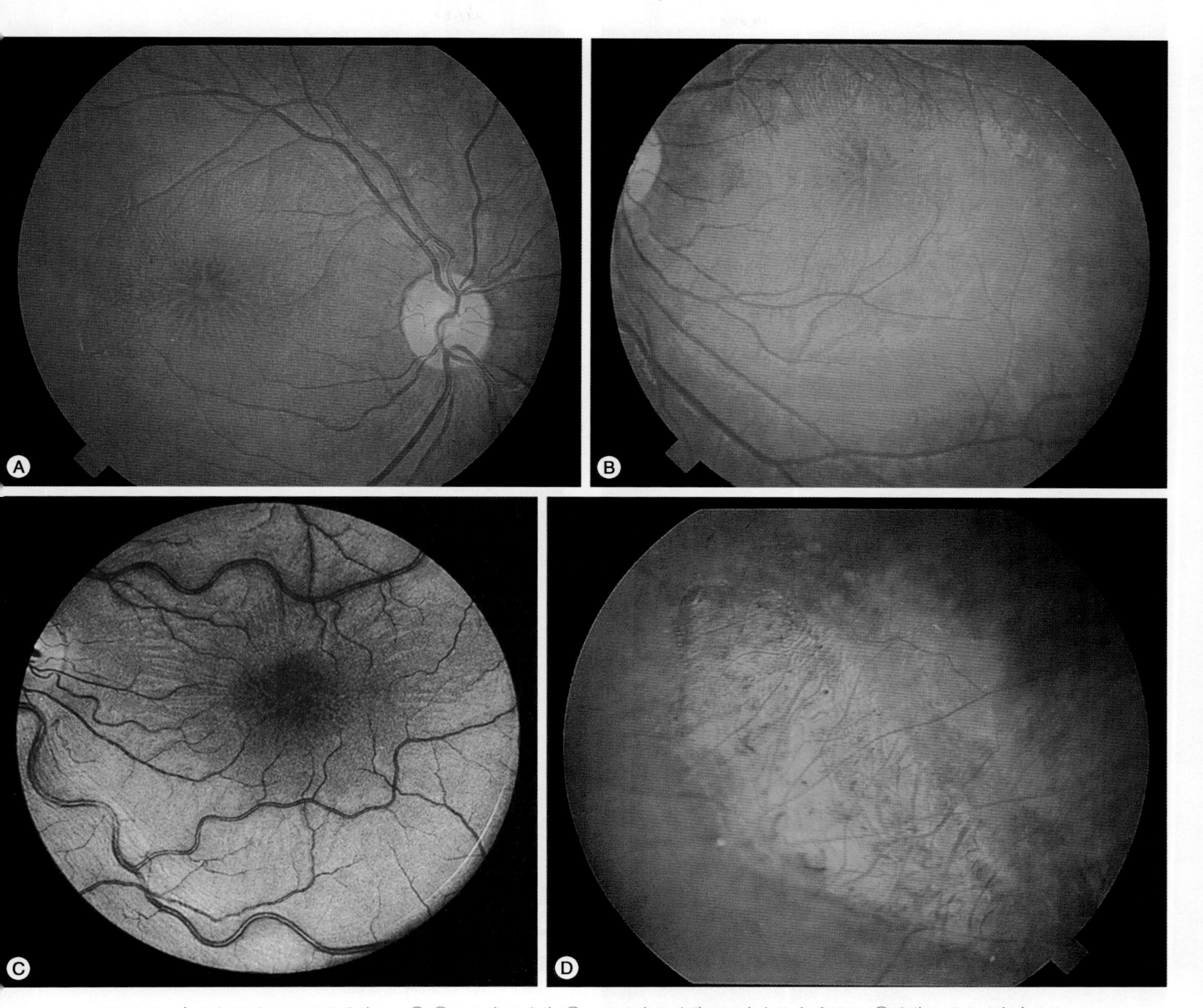

图 42.7　青少年 X 连锁视网膜劈裂症。Ⓐ-Ⓑ双眼黄斑劈裂；Ⓒ双眼的黄斑劈裂用无赤光检查最明显；Ⓓ劈裂区周边的色素改变

框 42.2

常染色体显性家族性渗出性玻璃体视网膜病变的分类

第一阶段

玻璃体牵引异常时周围视网膜轻度改变，但没有视网膜血管或渗出性改变的迹象。

第二阶段

赤道和锯齿缘之间的曲折血管扩张，视网膜下渗出液和局部视网膜脱离。经常出现视盘血管的的牵拉和黄斑性近视。

第三阶段

完全性视网膜脱离和广泛的玻璃体视网膜牵拉造成的晚期疾病。可能有继发性白内障和虹膜红变。

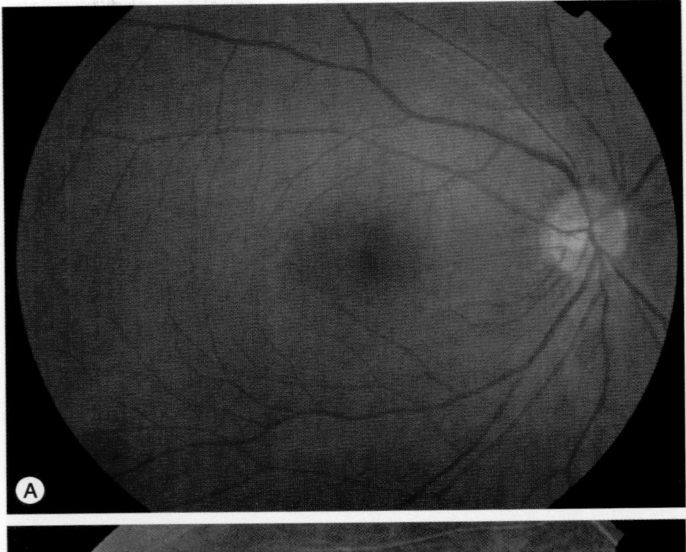

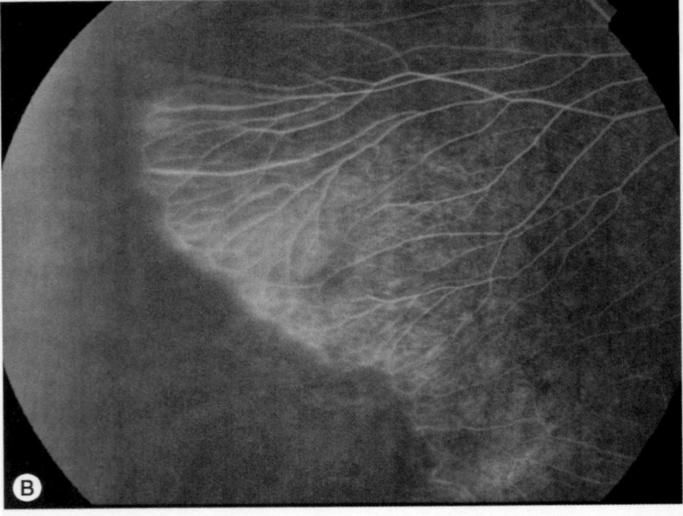

图 42.8 常染色体显性家族性渗出性视网膜病变。Ⓐ-Ⓑ无症状的携带者，对视网膜后极（Ⓐ）进行正常检查。在帮助确定状态时，可以看到荧光蛋白血管造影（FFA）的重要性，在 FFA 上观察到明显的视网膜毛细血管闭合

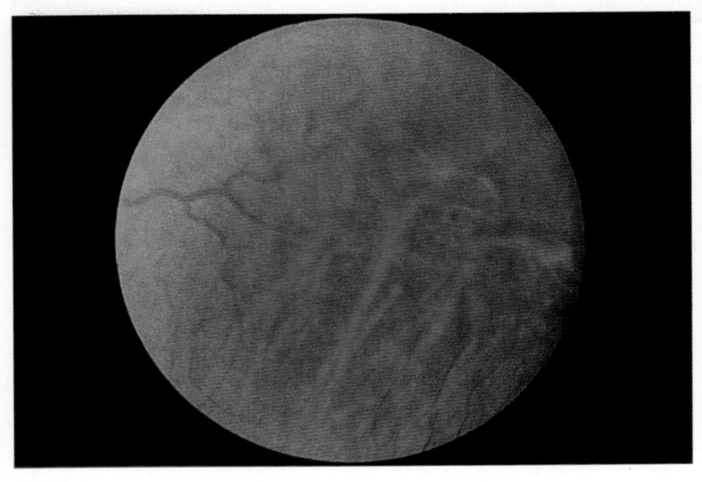

图 42.9 常染色体显性家族性渗出性视网膜病变。外周血管扩张、迂曲和分流与一些视网膜周边的变化

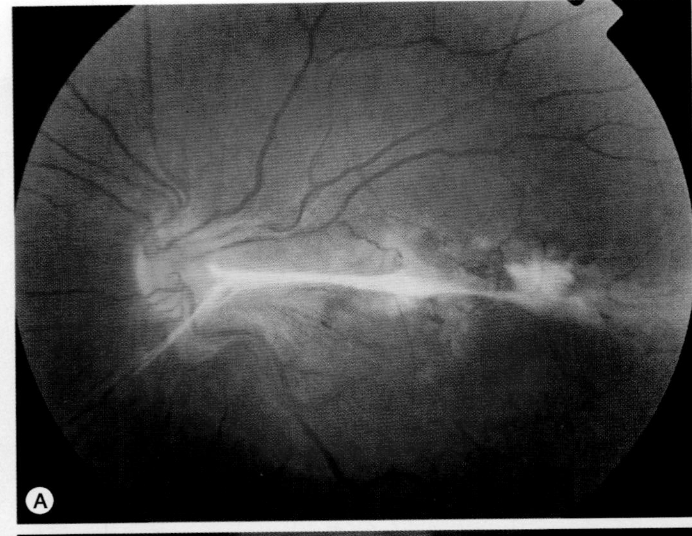

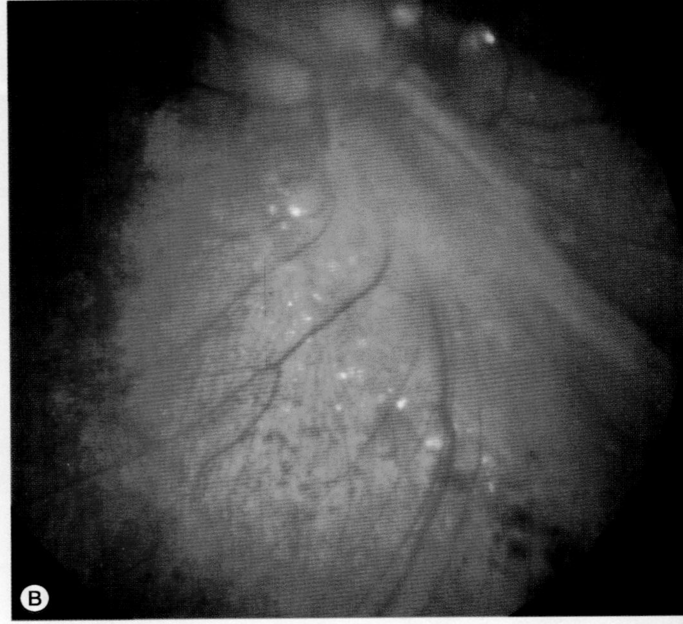

图 42.10 常染色体显性家族性渗出性视网膜病变（FEVR）。Ⓐ黄斑牵拉异位；Ⓑ严重视网膜褶皱

分子遗传学和发病机制

FZD4 和 *LRP5* 分别编码受体 Frizzled-4 和低密度脂蛋白受体相关蛋白 5，这两种蛋白共同充当 Wnts 和 Norrin 的共受体[4,13]。已经鉴定出 *TSPAN12* 中的突变，该突变编码一种促进 Norrin 蛋白与上述蛋白质受体的结合。其他基因仍有待发现，因为并非所有情况都由当前已知基因引起。最近，在没有已知致病因素的荷兰家族中，外显子组测序发现 *znf408* 基因中有一个错义变异，它是锌指转录因子家族的一员[19]。

X 连锁家族性渗出性玻璃体视网膜疾病

临床表现

该表型可能类似于显性渗出性玻璃体视网膜病变的严重形

式，也可能类似于先天性镰状视网膜褶皱。受影响的男性通常早期患有严重的视力障碍。从视盘到锯齿缘的突出的视网膜褶皱是特征。很少有 X 连锁 FEVR 的家族报告受轻度影响的男性。

分子遗传学和发病机制

NDP 中的点突变已被鉴定。因此，X 连锁 FEVR（XL-FEVR）和 Norrie 病是等位基因疾病（同一基因的不同突变会产生不同但定义明确的表型）。

常染色体隐性遗传家族性渗出性玻璃体视网膜病变（AR-FEVR）

常染色体隐性遗传 FEVR（AR-FEVR）比 AD-FEVR 和 XL-FEVR 更不常见。AR-FEVR 通常比 AD-FEVR 的表现形式更严重（图 42.11）[11]。治疗这类疾病遵循与 AD-FEVR 相同的原则。

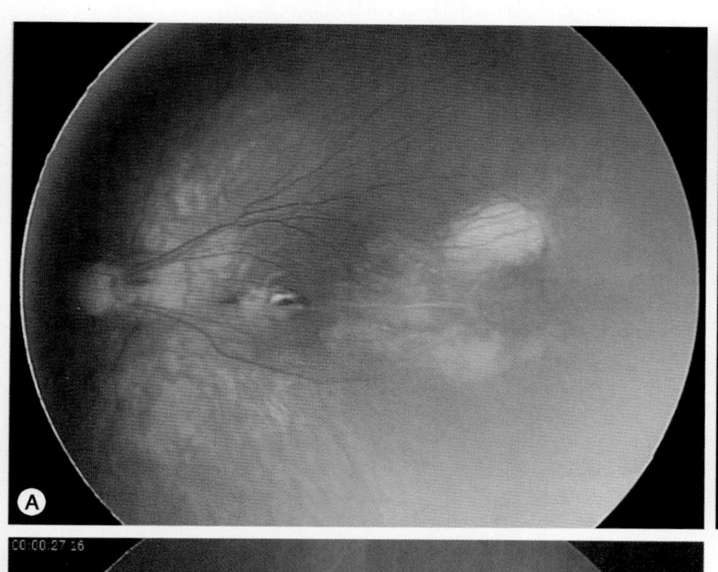

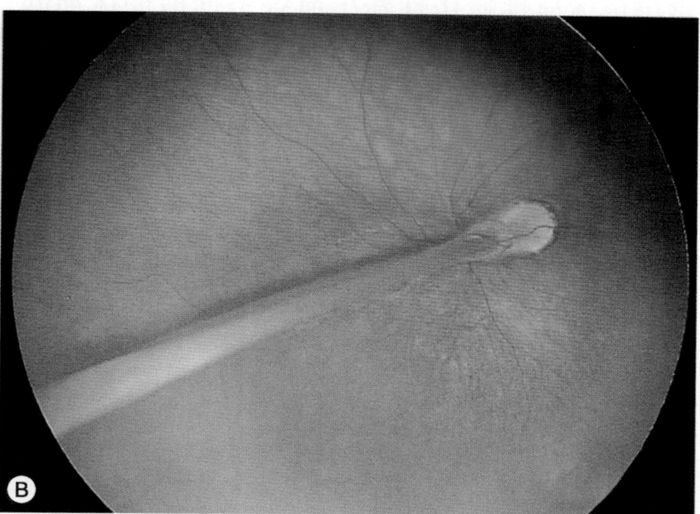

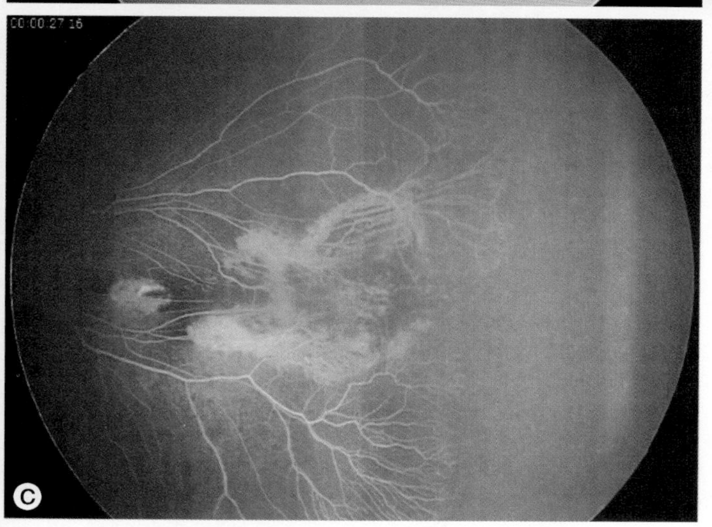

图 42.11 常染色体隐性家族性渗出性视网膜病变。Ⓐ右眼（A 中可以看到累及黄斑的显著视网膜褶皱；Ⓑ左眼视网膜纤维化和瘢痕；Ⓒ相应的颞侧毛细血管无灌注

分子遗传学和发病机制

在受影响的个体中检测到 *LRP5* 和 *TSPAN12* 的双等位基因突变[4,13]。

常染色体显性遗传玻璃体视网膜脉络膜病变（ADVIRC）

临床和组织学发现

这种罕见的发育不良表现为在涡静脉和锯齿缘之间的 360°全周视网膜上具有异常的脉络膜视网膜色素沉着，这在儿童时期就存在并且通常会进展。有色素沉着和色素沉着过度的区域，在周围的视网膜和后极可能会看到分散的黄点。通常存在视网膜血管变化，视网膜小动脉狭窄，静脉闭塞和周边血管广泛渗漏。在正常视网膜和异常视网膜之间可以看到分界线，玻璃体液化，白内障多发。荧光素血管造影显示毛细血管扩张和弥散性血管渗漏区域，在少数情况下可能会出现周边新生血管形成。

视觉症状在儿童时期很少见，但在成年人中可能会发生白内障、黄斑水肿、玻璃体出血和视网膜脱离。夜盲症不明显，ERG 正常，有时随着年龄的增长而变得异常。眼电图（EOG）通常提示广泛的 RPE 缺陷，但可能是正常的。没有持续发展的的全身异常疾病。

光电显微镜在一名年轻患者和老年患者身上发现类似组织扫描结果，表明 ADVIRC 是一种早期发病的周边视网膜营养不良症，其后续进展极小，特征是 RPE 反应，包括明显的视网膜色素细胞向视网膜内迁移和细胞外基质沉积。

分子遗传学和发病机制

在 *bestrophin-1* 基因中已经发现了突变。在其他几种视网膜表型中，序列变异也在 best1 中被鉴定，其中 20 种包括 BEST 疾病（参见第 48 章）、常染色体隐性遗传性视网膜病变、成人视网膜卵黄状黄斑营养不良、MRCS（小角膜、视锥视杆营养不良、白内障和后巩膜葡萄肿）和视网膜色素上皮病变（参见第 46 章）。

常染色体显性遗传性新生血管炎性玻璃体视网膜病变

临床发现

这种罕见的常染色体显性异常的特点是单眼炎症、周边视网膜色素沉积、视网膜血管阻塞和新血管生成、玻璃体积血和牵拉性视网膜脱离。早期发生白内障很常见。单亮白色闪光 ERG 显示 b 波（“负 ERG”）的早期选择性损失，此检查结果不同于其他血管闭锁的玻璃体视网膜疾病。夜盲症是一个晚期特征。ERG 可能在检查结果中完全熄灭。没有全身系统异常的报告。

最早的症状是玻璃体可见炎症细胞、轻度外周视网膜缺血和 ERG 上的 b 波振幅降低。在儿童时期常检测不到。

分子遗传学

它已被定位到 11q，在基因 *CAPN5* 中识别了异位的杂合子基因突变。

常染色体显性遗传性雪花样变性

这种紊乱的特点是周围视网膜广泛“白色无压变”、多处的“雪花样”视网膜色素沉积以及周围视网膜血管鞘。随着病情进展，可能有外周血管闭塞和视网膜色素沉着。玻璃体是逐渐退化和液化的。心理物理研究表明视锥细胞和视杆细胞功能异常，虽然 ERG 可能最初是正常的，但 b 波振幅后来减小。视网膜脱离的风险增加。视网膜变化可能是在童年看到，但更常表现在青少年或者更晚的时候，这些患者没有全身的疾病的异常。

分子遗传学和发病机制

在 *KCNJ13* 中发现了一个错义突变，该突变编码一个向内整流的钾通道。该突变与 Leber 先天性黑矇有关（参见第 46 章）。

获得性玻璃体疾病

后天性玻璃体疾病在儿童时期并不常见，通常发生于因出血或炎症（较少见）引起的玻璃体浑浊。肿瘤或感染可能累及玻璃体腔。

玻璃体出血（框 42.3）

对于已达到视力成熟年龄的儿童，玻璃体出血的处理相对简单。首选保守治疗方法，仅在持续出血或存在视网膜脱离的情况下才进行手术治疗。在婴幼儿中，玻璃体出血可能导致弱视并影响屈光度。如果经过短暂的观察后仍无解决方法，并且如果没有可能预示不良预后的潜在视网膜异常，则可以考虑早期保留晶状体玻璃体切除术。需要尽快让出血得到清除。

框 42.3

儿童玻璃体出血的一些原因

- 外伤
  - 钝挫伤
  - 穿透伤
- X 连锁青少年视网膜劈裂症
- 玻璃体视网膜营养不良
  - 家族性渗出性玻璃体视网膜病变
  - 常染色体显性玻璃体视网膜脉络膜病变
  - 常染色体显性遗传性新生血管炎性玻璃体视网膜病变
- Stickler 综合征
- 早产儿视网膜病变
- 持续性增生性原发性玻璃体
- 视网膜发育不良
- 视网膜母细胞瘤
- 海绵状血管瘤
- Eales 病
- Coats 病
- 睫状体扁平部炎症
- 非意外伤害/虐待儿童
- 与出生有关的出血
- 血液系统疾病
  - 白血病
  - 血小板减少
  - 血友病
  - von Willebrand 病
  - 蛋白 C 缺乏症

静脉炎性疾病

参见第 40 章。

肿瘤引起的玻璃体浑浊

玻璃体植入可能会使视网膜母细胞瘤诊断复杂化。肿瘤细胞团漂浮在玻璃体中，但很少引起诊断问题，因为通常存在典型的成视网膜细胞瘤。当在玻璃体不透明的发炎眼中，玻璃体前部有大量细胞时，可能会怀疑眼部发病的潜在病因究竟是炎症的还是肿瘤性的。超声或 CT 扫描通常可显示成视网膜细胞瘤，但很少见弥漫性浸润形式。

白血病患者的玻璃体中可发现肿瘤细胞，但总是伴有视网膜浸润（参见第 67 章）。其他眼内肿瘤很少见。

（万文萃 译）

参考文献

1. Gupta R, Pannu BK, Bhargav S, et al. Nd:YAG laser photocystotomy of a free-floating pigmented anterior vitreous cyst. Ophthal Surg Lasers Imaging 2003; 34: 203–5.
2. Edwards AO. Clinical features of the congenital vitreoretinopathies. Eye 2008; 22: 1233–42.
3. Ohba N, Yamashita T. Primary vitreoretinal dysplasia resembling Norrie disease in a female: associated with X autosome chromosomal translocation. Br J Ophthalmol 1986; 70: 64–71.
4. Lad EM, Cheshier SH, Kalani MY. Wnt-signaling in retinal development and disease. Stem Cells Dev 2009: 18: 7–16.
5. Suarez-Merino B, Bye J, McDowall J, et al. Sequence analysis and transcript identification within 1.5 MB of DNA deleted together with the NDP and MAO genes in atypical Norrie disease patients presenting with a profound phenotype. Hum Mutat 2001; 17: 523.
6. Shastry BS. Genetic susceptibility to advanced retinopathy of prematurity (ROP). J Biomed Sci 2010; 17: 69.

7. Dunai G1, Vásárhelyi B, Szabó M, et al. Published genetic variants in retinopathy of prematurity: random forest analysis suggests a negligible contribution to risk and severity. Curr Eye Res 2008; 33: 501–5.
8. Sisk RA, Hufnagel RB, Bandi S, et al. Planned preterm delivery and treatment of retinal neovascularization in Norrie disease. Ophthalmology 2014; 121: 1312–13.
9. Holmström G, Thorén K. Ocular manifestations of incontinentia pigmenti. Acta Ophthalmol Scand 2000; 78: 348–53.
10. Aradhya S, Nelson DL. NF-kappaB signaling and human disease. Curr Opin Genet Dev 2001; 11: 300–6.
11. Cormand B, Pihko H, Bayes M, et al. Clinical and genetic distinction between Walker-Warburg syndrome and muscle-eye-brain disease. Neurology 2001; 56: 1059–69.
12. Qin M, Hayashi H, Oshima K, et al. Complexity of the genotype-phenotype correlation in familial exudative vitreoretinopathy with mutations in the LRP5 and/or FZD4 genes. Hum Mutat 2005; 26: 104–12.
13. Warden SM, Andreoli CM, Mukai S. The Wnt signaling pathway in familial exudative vitreoretinopathy and Norrie disease. Semin Ophthalmol 2007; 22: 211–17.
14. Frydman M, Kauschansky A, Leshem I, Savir H. Oculo-palato-cerebral dwarfism. Clin Genet 1985; 27: 414–19.
15. Lloyd I, Colley A, Tullo A, Bonshek R. Dominantly inherited unilateral retinal dysplasia. Br J Ophthalmol 1993; 77: 378–80.
16. Steve J, Steve E, Mikkelson M. Risk for chromosome abnormality at amniocentesis following a child with a non-inherited chromosome aberration. Prenat Diagn 1984; 4: 81–5.
17. Brown DM, Kimura AE, Weingest TA, et al. Erosive vitreoretinopathy: a new clinical entity. Ophthalmology 1994; 101: 694–704.
18. Gilmour DF. Familial exudative vitreoretinopathy and related retinopathies. Eye (Lond) 2015; 29: 1–14.
19. Collin RW, Nikopoulos K, Dona M, et al. *ZNF408* is mutated in familial exudative vitreoretinopathy and is crucial for the development of zebrafish retinal vasculature. Proc Natl Acad Sci U S A 2013; 110: 9856–61.
20. Boon CJ, Klevering BJ, Leroy BP, et al. The spectrum of ocular phenotypes caused by mutations in the BEST1 gene. Prog Retin Eye Res 2009; 28: 187–205.

第 43 章

视网膜母细胞瘤

Brenda L Gallie，Sameh E Soliman

章节目录

视网膜母细胞瘤（retinoblastoma，RB）是一种儿童期罕见的恶性眼部肿瘤，在活婴中的发生率是 1∶18 000[1]。从全球范围看，疾病诊断较晚导致该病死亡率达到 70%，而在能够获得最佳治疗的地方，95%以上的儿童能够被治愈。管理视网膜母细胞瘤的一个有效方法是建立包括临床专家（眼科医生、儿科肿瘤学家和放射治疗学家、护士、遗传学家）与影像学专家、儿童生活（游戏）专家、家长和其他人的综合团队。美国指南可以使整个卫生团队达到发达国家的标准，为审查、研究和临床试验奠定基础，并且能不断改进，使团队达到更好的护理效果[2]。视网膜母细胞瘤起源于胚胎视网膜细胞，因此大多数病例发生在 4 岁以下。主要的治疗方法包括眼球摘除、全身或者动脉介入化疗联合激光或者冷冻。在选择治疗方案时，要对孩子及其家庭状况进行全面考虑。体细胞中有 *RB1* 这个抑癌基因突变的患者终其一生患其他癌症的风险都增加，尤其是暴露于放射线后（图 43.1 和图 43.2）[3]。因此，放疗不再是挽救眼球的主要方法，筛查眼外和三侧性视网膜母细胞瘤主要依靠磁共振（magnetic resonance imaging，MRI）和超声，而不是计算机断层扫描（computed tomography，CT）。

视网膜母细胞瘤的研究对于理解癌症具有重要意义。视网膜母细胞瘤的研究表明，遗传性和非遗传性肿瘤都是由抑癌基因 *RB1* 的双等位基因缺失引起的[4,5]。视网膜母细胞瘤的临床研究预测了抑制肿瘤的特异性基因的存在[6,7]。*RB1* 基因是第一个被克隆的抑癌基因[4]，并且在许多类型的癌症中起着关键作用。

视网膜母细胞瘤的发病机制

遗传性和非遗传性视网膜母细胞瘤

所有双眼患有视网膜母细胞瘤（双侧的）的儿童中，其一条 13 号染色体上都有 *RB1* 基因突变。这使他们在婴儿期易于发生视网膜的肿瘤，以及终其一生都有患其他癌症的风险（图 43.1 和图 43.2）。所有双侧受累的人都有遗传性，但其中 90%没有视网膜母细胞瘤家族史（未被遗传）。他们是家族中第一个受到新生殖细胞突变影响的人[8]，50%的后代将继承突变的 *RB1* 基因，他们有 95%的风险会发展成肿瘤患者。大多数没有家族史的单眼的视网膜母细胞瘤患儿的体细胞内 *RB1* 双等位基因都是正常的，但是眼睛的肿瘤细胞中二个等位基因已经失活，类似于遗传性视网膜母细胞瘤。单眼视网膜母细胞瘤患者中，有 15%存在能够传给他的后代的体细胞内的 *RB1* 基因突变。分子遗传学和临床遗传学是视网膜母细胞瘤家族管理的重要组成部分。

RB1 双等位基因的缺失导致了视网膜母细胞瘤的发生

与非遗传性视网膜母细胞瘤相比，双侧视网膜母细胞瘤患儿的诊断年龄偏小，根据这一观察结果，做出了 *Knudson* 预测：启动视网膜母细胞瘤肿瘤需要两个突变事件[6]。这一分析表明，在体细胞突变产生了易感性的情况下，一个发育中的视网膜细胞只要一个第二次突变就会引发肿瘤发生（遗传性视网膜母细胞瘤）（诊断年龄中位数为 12 月龄），但是在非遗传性单侧视网膜母细胞瘤中，发育中的视网膜细胞需要两个等位基因都突变才能引发肿瘤发生（诊断年龄中位数为 24 月龄）。这两个事件被假设为一个“抑制”视网膜上肿瘤形成基因的两个等位基因的突变[7]。仅有一个正常 *RB1* 基因的视网膜细胞在发育过程中有足够高的概率丢失第二个 *RB1* 等位基因，以至于遗传性视网膜母细胞瘤中常见多个肿瘤（图 43.1）。然而，对于没有体细胞内 *RB1* 突变的儿童，在几个视网膜细胞中同时丢失两个等位基因几乎是不可能的，因此他们只能发展为单侧的一个肿瘤（图 43.3），诊断年龄较遗传性视网膜母细胞瘤患者偏大。

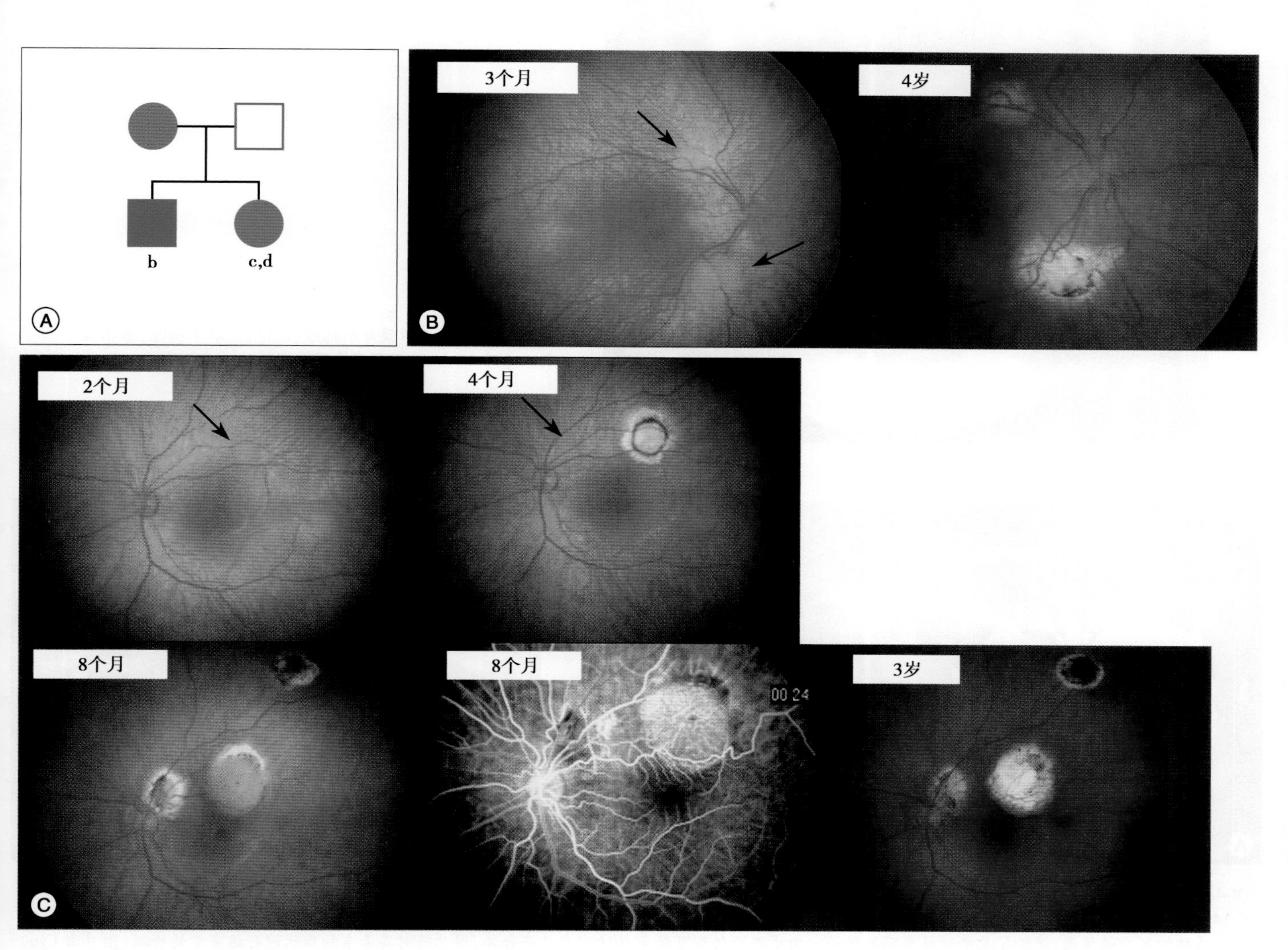

图 43.1　Ⓐ家系：母亲是双侧视网膜母细胞瘤，通过一只眼眼球摘除，另一只眼外放射治疗已经治愈，两个孩子都有双侧视网膜母细胞瘤，为了便于早治疗，均在妊娠 36 周分娩，母亲和两个孩子都携带一条胚系 *RB1* 等位基因突变（M1，从 778 号碱基对开始至其后 9 个密码子后的终止密码子碱基 ATTTC 的缺失，这导致了当发育中的视网膜细胞正常的 *RB1* 基因丢失（M2）的时候，就没有 *RB1* 基因产物（pRB），从而引发肿瘤；Ⓑ广角视网膜照相结果；病例为男孩，治疗前 3 个月大时右眼（IIRC[33] 分级 A 期，距离视盘超过 1.5mm）显示 2 个肿瘤；在接受激光治疗，两个疗程 CEV（卡铂、依托泊苷和长春新碱）联合环孢素化疗，之后再接受多次激光治疗后，4 岁时右眼稳定；Ⓒ广角视网膜照相结果。病例为女孩，左上的图为治疗前 2 个月大时左眼（IIRC[33] 分级 B 期，肿瘤距离黄斑中心凹小于 3mm）的照片。4 个月大时可见激光斑和视神经上方新发肿瘤。复发在最初的激光瘢痕向中心凹延伸，荧光素血管造影显示肿瘤血管化。在接受激光治疗及两个疗程的 CEV 联合环孢素化疗后控制住了这次威胁视力的复发。最后一张图为患者 2.5 岁时形成的扁平的瘢痕（图片由 Leslie MacKeen、Cynthia VandenHoven 和 Carmelina Trimboli 提供）

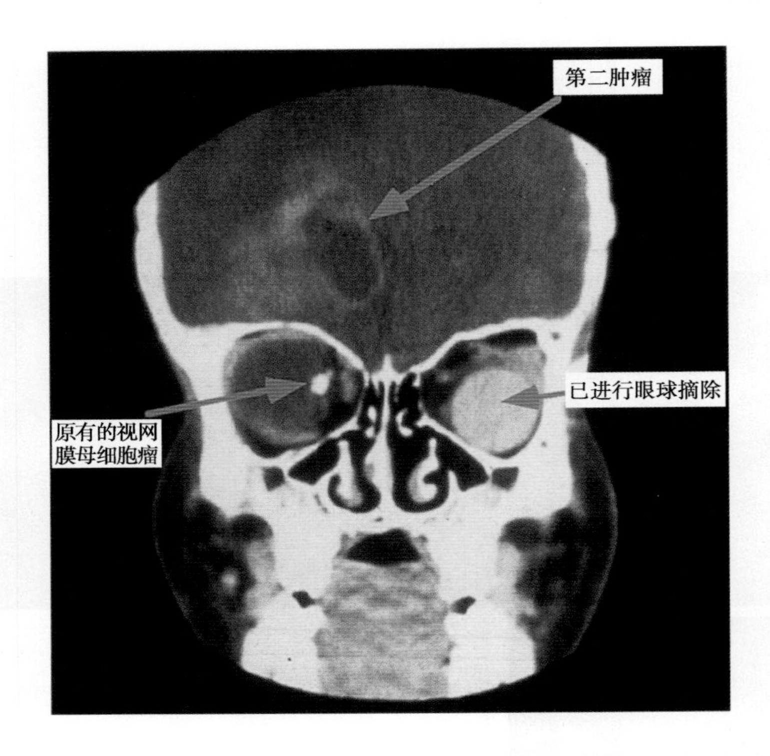

图 43.2　双侧视网膜母细胞瘤(RB),左眼球摘除,右眼放射治疗后 10 年,放射野中出现多形性胶质母细胞瘤

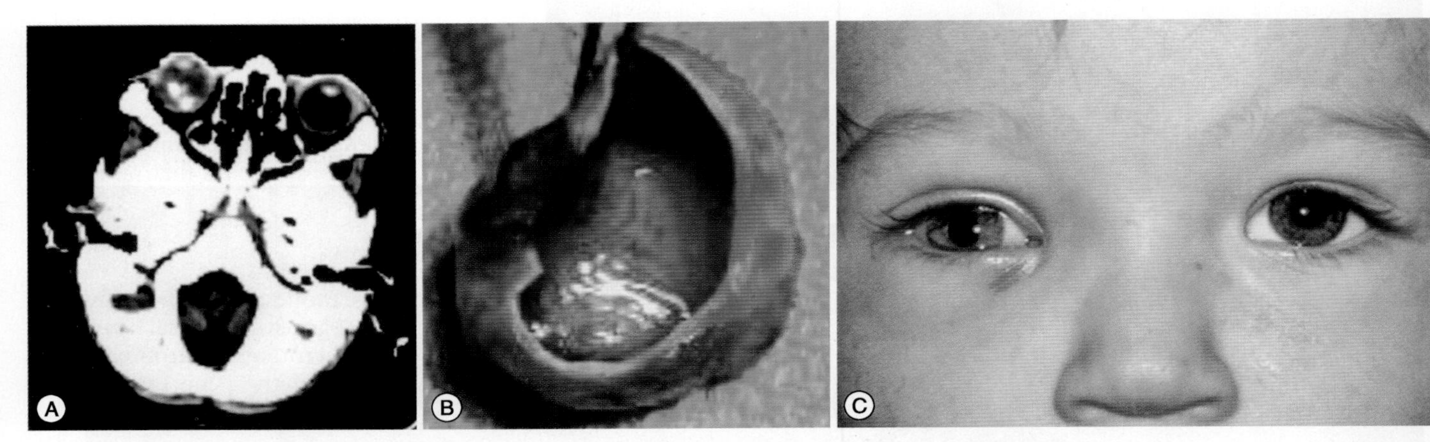

图 43.3　Ⓐ计算机断层扫描显示眼内钙化,视神经大小正常;Ⓑ眼球摘除后立即解剖,以获得活的肿瘤细胞,明确两个 *RB1* 突变(纯合外显子 16 缺失 C-1450,插入 AT);Ⓒ眼球摘除术后 2 天,佩戴手术时插入临时义眼的儿童。血液中未检测到外显子 16 上肿瘤的 *RB1* 突变,这表明这个视网膜母细胞瘤不可遗传的可能性很高,消除了兄弟姐妹患病的风险。由于患儿仍有可能是 *RB1* 突变的嵌合体,因此将对其未来的后代进行该突变的检测(图片由 Cynthia Vanden Hoven 和 Carmelina Trimboli 提供)

视网膜母细胞瘤蛋白的功能

RB1 基因的产物(pRB)是一种 110kDa 的磷蛋白,在调节细胞周期、分化和控制基因组稳定性方面与许多蛋白质相互作用[9]。诱发癌症的 DNA 肿瘤病毒,如人乳头状瘤病毒,某种程度上是通过结合到 pRB 的"口袋"区域来感染的。

RB1 的胚系突变导致发生视网膜母细胞瘤的相对风险为 40 000 倍,发生肉瘤的相对风险为 500 倍,治疗性辐射可将该数值增加到 2 000 倍,但发生白血病的相对风险没有增加[10]。pRB 在所有细胞周期中起关键作用,但其在发育过程中的作用具有高度的组织特异性。发育中的视网膜细胞亚群可能只能依赖 pRB 才能最终分化为具有功能的成体视网膜。pRB 的缺失促进了基因组的变化和不稳定性,导致癌基因和其他肿瘤抑制基因的进一步突变,从而引起视网膜肿瘤[11,12]。

RB1 突变谱

大多数 *RB1* 基因突变对于每一个家庭来说是唯一的,并且可以分布在 *RB1* 基因上的任何位点,没有真正的热点。用敏感的检测来确定突变,需要明确每个外显子和启动子的拷贝数;发现大片段缺失和重复;对点突变的测序;对于 mRNA 检测以探明改变外显子剪接的内显子突变;分析肿瘤样本中启动子的甲基化情况(图 43.4)。第二代代测序技术正在迅速发展,有望有效识别 *RB1* 突变,但尚未达到全面临床应用所需的整体敏感性。应用多种技术,结合视网膜母细胞瘤特异性的专门知识解释数据,可以识别 97% 的 *RB1* 突变[8,13](图 43.1、图 43.3、图 43.4)。

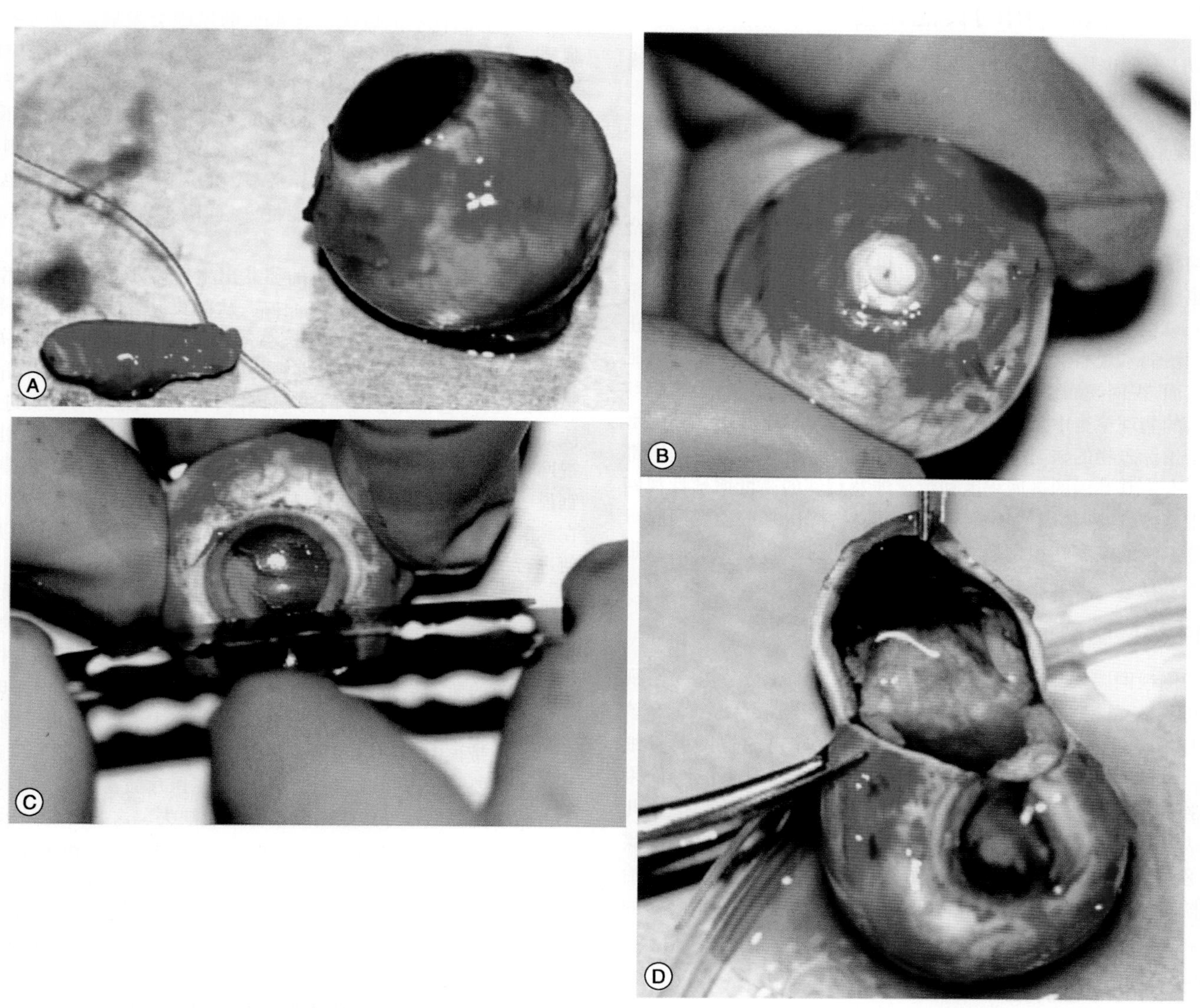

图 43.4　新鲜肿瘤的采集，用于测定单侧肿瘤中 *RB1* 突变的等位基因。Ⓐ视神经（8~12mm）从眼球上切除，远端用缝线标记。视神经作为一个单独的标本放在一个单独的甲醛容器中，这样解剖眼球时它就不会被肿瘤污染；Ⓑ肉眼观察，筛板外的视神经正常，这在显微镜下得到证实；Ⓒ使用剃须刀，在角巩膜缘，从上方或下方，沿着瞳孔至视神经剖面切开眼球，可直达活的瘤体；Ⓓ在上或下帽状物内可获得大量的眼内肿瘤去做充分的分子研究。这样不会干扰对眼外扩散的病理评估很重要的视神经和脉络膜。肿瘤在无菌组织培养基中送至实验室进行分子研究。在这个单侧肿瘤中，*RB1* 突变（M1 和 M2）是杂合性的，外显子 14 的 CGA 突变为 TGA（R445X），内含子 16 的 G 突变为 A（cDNA 1498+5），导致剪接突变。这个儿童的血液中没有检测到 M1 和 M2（图片由 Cynthia Vanden Hoven 提供）

癌基因引发的视网膜母细胞瘤

有一个单侧非遗传性视网膜母细胞瘤的罕见亚群（2%），具有正常的 *RB1*，肿瘤由 MYCN 原癌基因的高水平扩增启动[14]。这是发生在非常小的儿童身上的侵袭性癌症（诊断年龄的中位数为 4.5 个月）。

RB1 突变等位基因的其他表现

RB1 突变也易导致良性视网膜肿瘤、视网膜瘤[11,15]、颅内中线胚胎瘤（三侧视网膜母细胞瘤）[16]和非眼部的第二恶性肿瘤[2]。

视网膜瘤

视网膜瘤是 *RB1* 突变的一种非恶性表现[15]。以非进展性病变为特点的三个特征是：隆起的视网膜灰色肿块、钙化和周围环绕着视网膜色素上皮（RPE）增生和色素沉着。视网膜母细胞瘤放疗之后也能看见这些特征。如果能在儿童时期记录到（这是非常罕见的），就会发现视网膜瘤是一个一直没有发展为恶性肿瘤的静止的肿瘤。偶尔观察到视网膜瘤后来发展为活跃的视网膜母细胞瘤。然而，视网膜瘤通常是活跃的视网膜母细胞瘤的基础，在眼球摘除后的病理检查中发现其具有独特的特点，即菊形团花环的形成和增殖标志物的缺乏[11]。在视网膜瘤中，两条 *RB1* 等位基因都发生突变。其基因的进展程度和数量涉及相邻的高度增殖性视网膜母细胞瘤，这种基因的不稳定性是可以检测出来的。视网膜母细胞瘤患者的亲属在视网膜检查中发现视网膜瘤，表明他们携带同样的 *RB1* 突变等位基因。

颅内中线胚胎瘤（三侧视网膜母细胞瘤）

三侧视网膜母细胞瘤是一种颅内中线肿瘤，或与遗传性视网膜母细胞瘤相关的原发性松果体肿瘤，与转移无关[16]。该肿瘤是神经母细胞源性的，类似于分化程度较差的视网膜母细胞瘤。5%的 *RB1* 突变儿童会出现松果体肿瘤，但不应与松果体囊肿混淆[17]。后者在 2%的儿童中出现，不需要治疗。患儿可能表现为颅内压升高，这时要考虑通过 MRI 诊断松果体或蝶鞍区旁肿瘤[18]。通过 MRI 常规筛查颅内肿瘤，可能在可以治愈的阶段发现松果体肿瘤，但尚未提出正式的基于循证依据的建议。

多个不同的恶性肿瘤

在放射野的内部或外部，携带 *RB1* 突变的等位基因的人罹患非眼部的第二恶性肿瘤的风险增加[3,19,20]（图 43.2）。特别是对于 1 岁以下的婴儿，放疗增加了放射野内肉瘤和其他癌症的风险。骨肉瘤是 *RB1* 突变患者中最常见的第二原发肿瘤，但也有多种其他肿瘤的报道。由于这些放射诱发的肿瘤很难治疗，在过去，*RB1* 突变的儿童死于第二种肿瘤的人数要多于死于未受控制的视网膜母细胞瘤的人数。因此，放疗现在被限制用于视网膜母细胞瘤患儿的保眼球治疗[21]。

视网膜母细胞瘤的遗传咨询

预测家族成员发生视网膜母细胞瘤最准确的方法就是进行基因检测，查找其是否携带和先证者同样的 *RB1* 基因突变。由于缺乏对肿瘤或血液中 *RB1* 突变等位基因的精确了解，因此只能通过经验估计视网膜母细胞瘤患者亲属受影响的风险[22]。有视网膜母细胞瘤家族史或双眼肿瘤患者的后代，有 50%的风险遗传突变的等位基因。由于与“弱”*RB1* 突变相关的不完全外显率，有 45%的风险发展成视网膜母细胞瘤。当父母外显正常而有两个患病的孩子出生时，其中一个父母一定携带了突变的等位基因，但没有表达。许多这样的患儿现在被证明是 *RB1* 突变的嵌合体[13]。因此，他们的后代也有 45%的风险会发展成视网膜母细胞瘤。其他亲属遗传突变的等位基因的风险取决于介于中间的“外显正常”个体的数量，他们每个人都有 10%的概率携带但并不表达的突变的等位基因。每间隔未发病的一代，风险降低 0.1 倍。由于 15%的单侧视网膜母细胞瘤患者有生殖突变，单侧视网膜母细胞瘤患者的后代携带异常基因的风险为 7.5%。其他亲属发展成视网膜母细胞瘤的可能性，每间隔未发病的一代，风险下降 0.1 倍[22]。

有视网膜母细胞瘤风险的婴儿出生后需要立即检查，然后定期检查以发现早期能够治疗的肿瘤，从而获得最佳的视觉效果（图 43.1）。经证实携带家族 *RB1* 突变等位基因的婴儿可提前分娩，以最大化通过微创治疗保持良好视力的机会。从出生时就开始视网膜的检查，并且根据孩子的患病风险，每隔一段时间就要进行一次。一直到 3 月龄时，检查都可在无全麻的情况下进行，使用广角视网膜照相机录像模式可大大方便检查。3 月龄后，为了获得直到锯齿缘的准确的视网膜图像，以检测到视网膜上的微小肿瘤，需要在麻醉下检查。一旦有肿瘤生长的记录，也需要在麻醉下检查，以便进行治疗。

及时和敏感地对 *RB1* 突变的分子进行诊断，对预后的质量有很强的积极影响：视网膜母细胞瘤的早期治疗往往有较低的风险和较好的健康结果，使家庭能够做出明智的计划生育决策，并且成本比传统的监测更低[8,23]。当有风险的儿童不用重复检查时，节省的费用大大超过了分子检测的一次性成本。此外，由于他们的父母不携带该家族的突变等位基因，后代避免了不必要的检查，通常也不需要分子分析或临床监测，增加了医疗储蓄。

RB1 突变通常导致蛋白质不稳定或缺失。这些突变显示出高外显率（95%以上的后代会发病）和高表达率（每个孩子平均有 7 个肿瘤）。更多不常见的 *RB1* 突变导致更低的外显率和表达率[23]：“框内”缺失或插入，导致产生稳定但有缺陷的 pRB[24]；启动子突变，导致原本正常的蛋白数量减少[23]；剪接突变可能会被非连锁“修饰基因”进一步改变[25]。

当体细胞 *RB1* 突变在胚胎发育开始之后发生时，*RB1* 突变只存在于分布于全身的某些细胞系中。但是如果生殖系细胞发生了突变，这种突变就可以被后代遗传[13]。

表现

大多数没有家族病史的视网膜母细胞瘤儿童最初被发现是因为白瞳征，通常是在孩子的数码影像上发现的（表 43.1）[26,27]。父母在孩子的眼睛里看到一种奇怪的表现。初级卫生保健人员经常意识不到父母所讲内容的重要性，而导致诊断被推迟。如果意识到父母的话背后的危险，就会促使卫生保健专业人员对父母描述的“猫眼反光”作出反应，让孩子全面检查眼睛（图 43.5）。

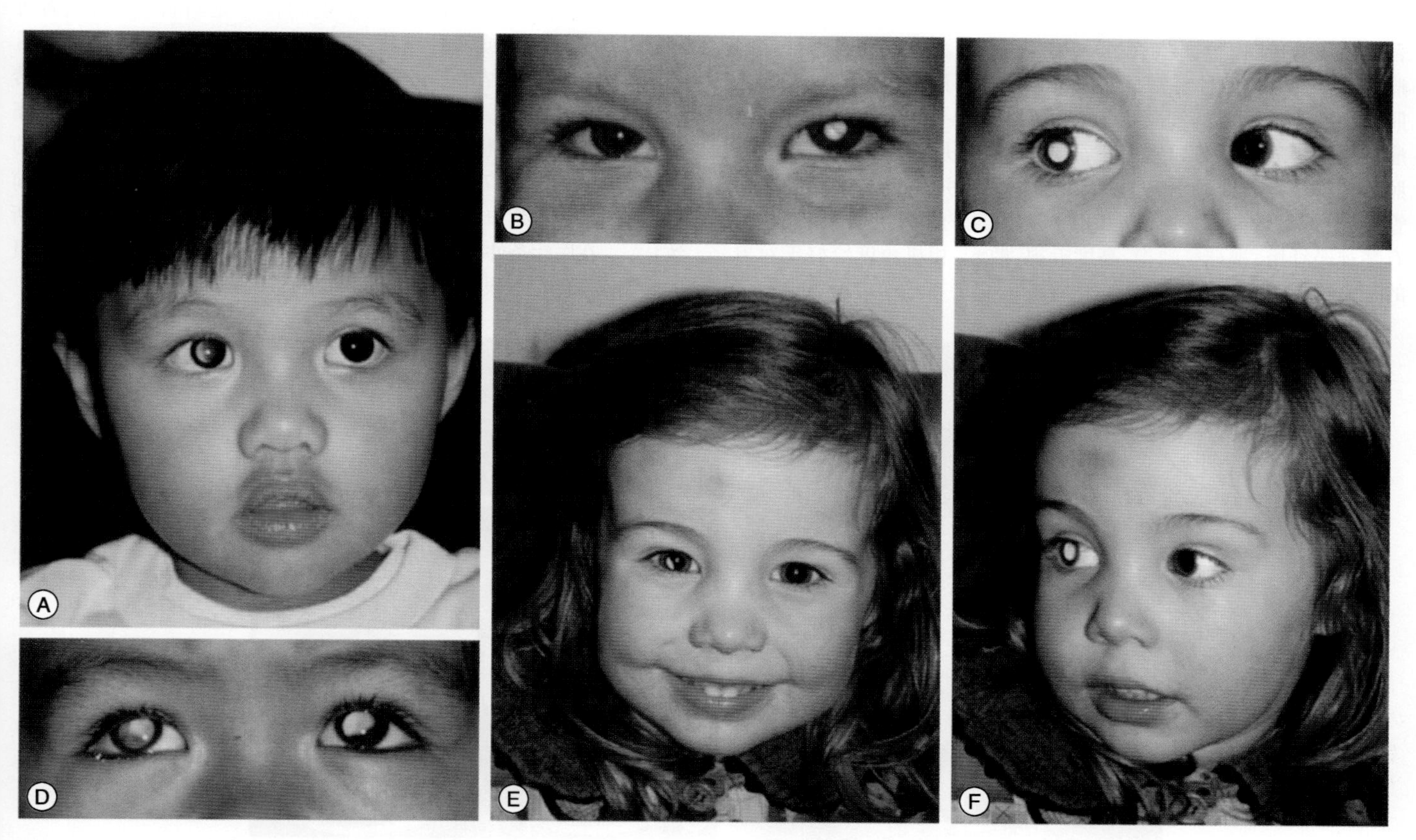

图 43.5　白瞳征。Ⓐ-Ⓒ单侧白瞳征；Ⓓ双侧白瞳征；Ⓔ-Ⓕ右眼单侧白瞳征，由于肿瘤位于颞侧靠前的位置，向右凝视的时候更明显（图片由 Leslie MacKeen 提供）

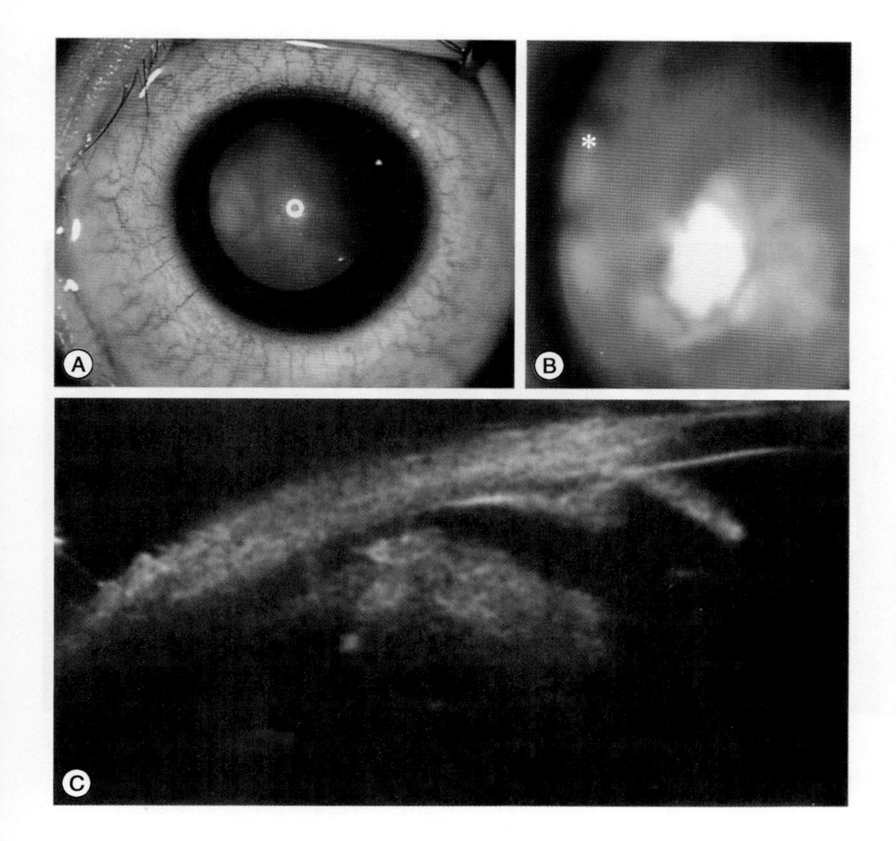

图 43.6　Ⓐ单侧视网膜母细胞瘤，表现为眼红、角膜水肿、眼压升高、虹膜新生血管、白瞳征；Ⓑ虹膜后非常靠前的位置可见肿瘤团块（*），伴有渗出性视网膜脱离、视网膜下种植、玻璃体积血；Ⓒ超声生物显微镜（UBM）显示肿瘤位于玻璃体前界膜前面，故将该病例分为 IIRC[33] E 期（图片由 Leslie MacKeen 提供）

视网膜母细胞瘤的家庭和支持团体已经开展了宣传活动，向普通公众宣传“白瞳征”（图 43.5）的重要性。患有视网膜母细胞瘤的婴儿的数码照片经常显示白色瞳孔，即“照片白瞳征”，与闪光照相下的正常眼睛的红眼反射形成对比[27]。尽管视网膜母细胞瘤是最重要最危险的导致白瞳征的疾病，但是很多种疾病在闪光照片上都会有异常显示，如先天性白内障、弓蛔虫病、永存胚胎血管（persistent fetal vasculature，PFV）、瘢痕期的早产儿视网膜病变、有髓神经纤维、视神经缺损、高度近视、散光、相机角度恰好正对着的正常的视神经[28]。

视网膜母细胞瘤第二个最常见的体征是斜视（内斜或者外斜）[26]。任何斜视或者怀疑斜视的儿童都应该做红光反射测试。如果红光反射测试结果不正常，提示应立即从初级保健机构紧急转诊至眼科医生处[2]。其他症状和体征（表 43.1）还包括眼红、眼痛（青光眼引起的）（图 43.6），以及由于眼内肿瘤的广泛坏死继发的眶蜂窝织炎（图 43.7）[29]、单侧瞳孔散大、虹膜异色症、前房积血、前房积脓、葡萄膜炎和“搜索性”眼球震颤（因双侧黄斑受累失明所致）[26]。在医疗条件有限的国家，许多儿童由于延误治疗而出现大量的单侧或双侧伴有眼眶扩张和/或肿瘤转移的眼球突出（图 43.8）。

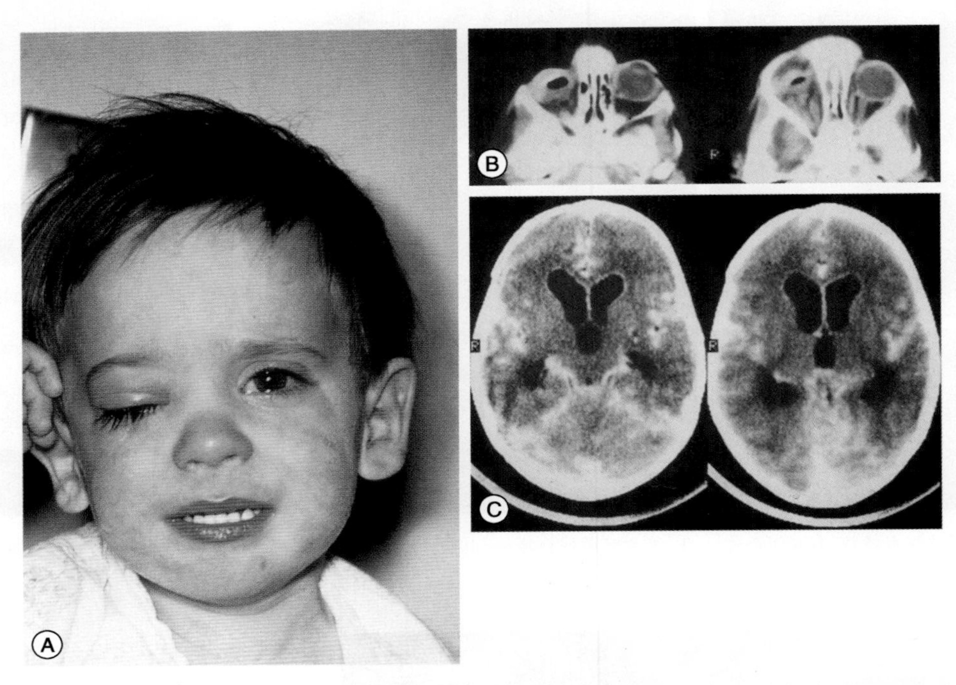

图 43.7　Ⓐ单侧视网膜母细胞瘤，表现为眼眶蜂窝织炎（IIRC[33] E 期，提示眼外肿瘤）；Ⓑ广泛的眼内坏死，视神经被肿瘤组织侵犯、取代；Ⓒ尽管进行了治疗，4 个月后，由于大脑被视网膜母细胞瘤所侵犯，孩子死亡

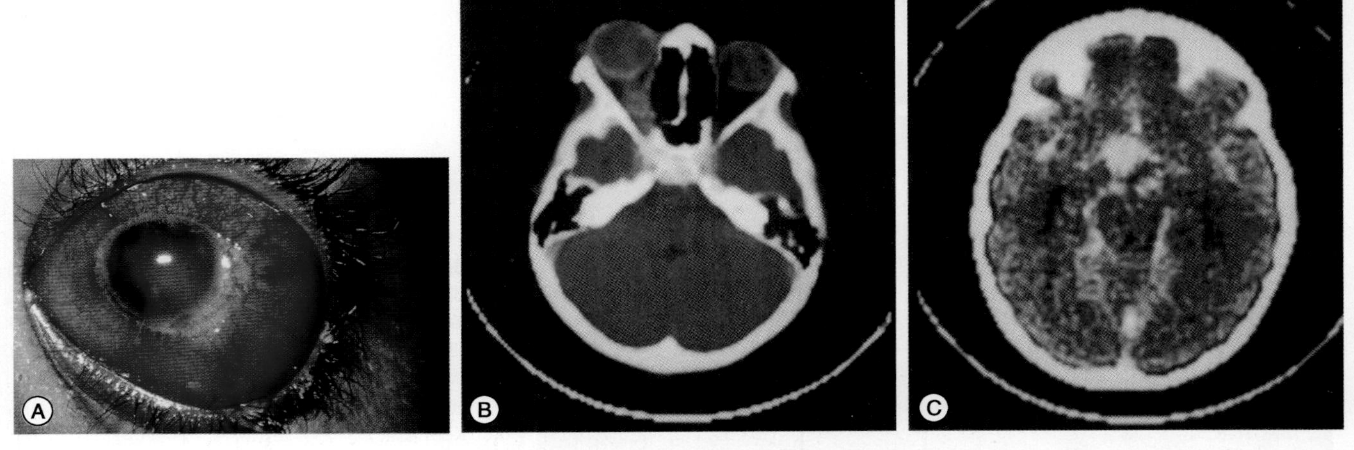

图 43.8　Ⓐ眼外视网膜母细胞瘤，同时侵犯虹膜，伴随青光眼，存在结膜下及眼眶转移；Ⓑ计算机断层扫描（computed tomography，CT）显示视神经受累；ⒸCT 扫描显示存在视神经侵犯所致的蝶鞍上方及脑转移

在发现任何症状之前，对视网膜母细胞瘤患者亲属于婴儿及儿童期进行视网膜肿瘤筛查，将有助于早期治疗和获得更好的结果。对该家族进行精确的 *RB1* 等位基因突变的基因检测（图 43.1），可以识别出那些有风险的人，能够及早治疗。当肿瘤很小时，仅通过激光治疗即可治愈，或通过局部或全身化疗的短周期即获得最佳的视觉效果。而未携带突变等位基因的家庭成员无须支付临床监测费用[8]。

表 43.1　视网膜母细胞瘤的症状和体征[26]

体征/症状	百分比
白色反光	56%
斜视	20%
青光眼	7%
视力不良	5%
常规检查	3%
眼眶蜂窝织炎	3%
单眼瞳孔散大	2%
虹膜异色症	1%
眼前房积血	1%
其他	2%

Ellsworth RM. The practical management of retinoblastoma[J]. Trans Am Ophthalmol Soc,1969,67:462-534.(67)。

诊断

对表现可能是视网膜母细胞瘤的患儿的初步检查有一份鉴别诊断清单，包括 Coats 病（图 43.9）、永存胎儿血管、眼弓蛔虫病（图 43.10）、髓上皮瘤（图 43.11）和其他疾病（框 43.1）[26]。可疑视网膜母细胞瘤的患儿需紧急转诊，在 1 周内进行检查。

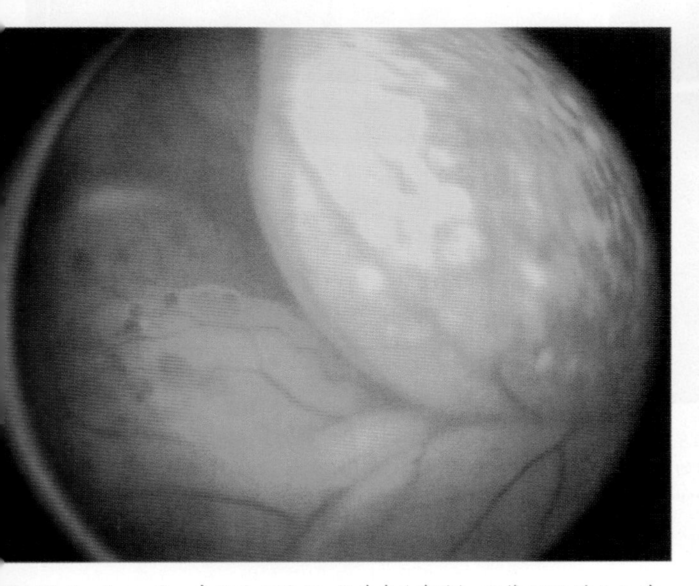

图 43.9　Coats 病。表现为白瞳征，呈黄色（黄瞳），不像视网膜母细胞瘤那么白，也没有视网膜全脱离和周围视网膜特征性的动脉瘤性血管畸形

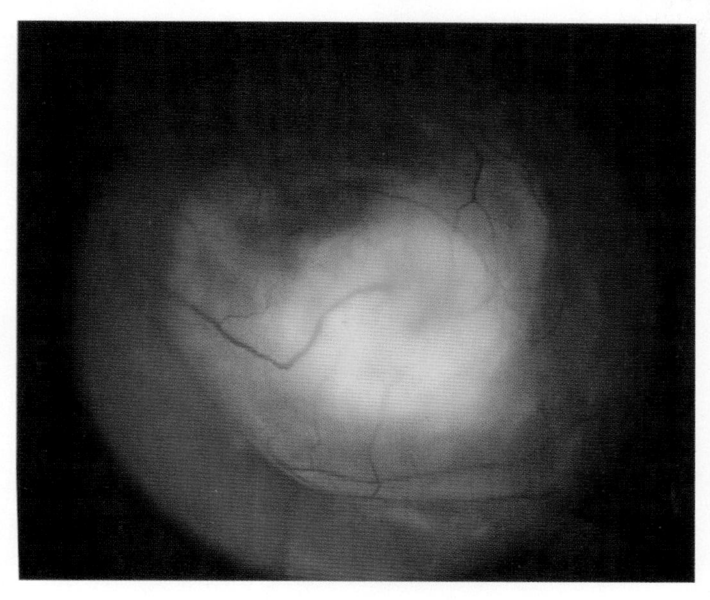

图 43.10　黄斑区孤立的弓蛔虫肉芽肿，伴有睫状体视网膜小动脉。很容易被认为是视网膜母细胞瘤

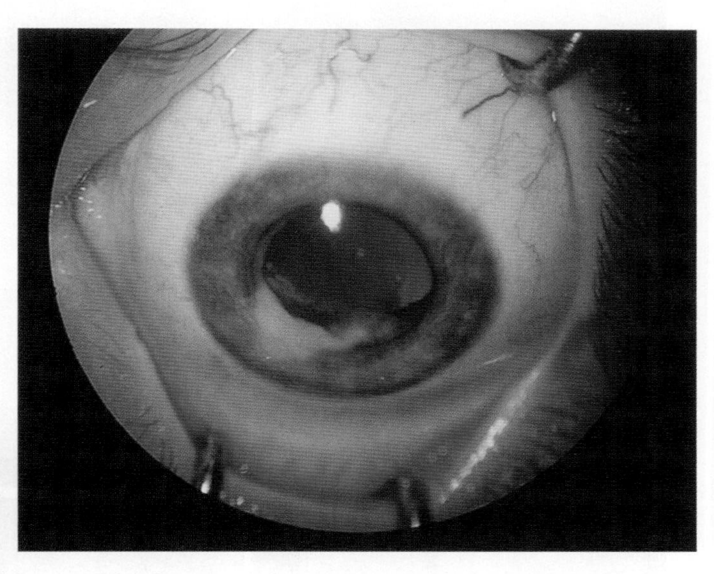

图 43.11　髓上皮瘤呈毡状结构，起源于睫状体，累及虹膜

框 43.1

视网膜母细胞瘤的鉴别诊断

遗传性疾病	炎症性疾病
Norrie 病	弓蛔虫病
Warburg 综合征	弓形虫病
常染色体隐性遗传性视网膜发育不良	转移性内源性眼内炎
显性渗出性的玻璃体视网膜病变	病毒性视网膜炎
X 连锁青少年性视网膜劈裂症	玻璃体炎
眶蜂窝织炎	
发育异常	**肿瘤**
永存胎儿血管	星形细胞错构瘤

框 43.1（续）

视网膜母细胞瘤的鉴别诊断

白内障
眼缺损
先天性视网膜皱襞
有髓神经纤维
高度近视
牵牛花综合征
髓上皮瘤
脉络膜血管瘤
视网膜和 RPE 的混合错构瘤

其他

Coats 病
早产儿视网膜病变
原发性视网膜脱离
玻璃体积血
白血病的虹膜浸润

改自 Shields JA, Augsburger JJ. Current approaches to diagnosis and management of retinoblastoma[J]. Survey of Ophthalmology, 1981, 25(6): 347-72。

超声是一种容易获取的确诊工具，能够显示白瞳征眼内的钙化肿块，也能检查另一只“正常”眼可能的肿瘤。MRI 检查已成为排除三侧视网膜母细胞瘤并评估视神经的标准。因为在整个护理过程中，每个人都有自己的作用，因此整个多学科团队成员都应该掌握患者的情况。

麻醉下检查

视网膜母细胞瘤的全面评估，包括眼前段检查和完全的眼底检查，需要在麻醉下检查（examination under anesthesia, EUA）。瞳孔必须被充分散大，顶压巩膜，以观察直到锯齿缘的视网膜。视网膜母细胞瘤表现为乳白色肿块（图 43.12 和图 43.13），突入玻璃体，表面有巨大不规则血管，穿入肿瘤。肿瘤表面可能有出血。玻璃体内的肿瘤细胞球（“种子”）是视网膜母细胞瘤的病原体（图 43.12）。从形态学上看，“种子”可以是灰尘、球体或云的形式，也可以位于视网膜下，在晚期病例可蔓延至前房[30]。被增殖的视网膜色素上皮晕包围的肿瘤可能生长缓慢，并具有视网膜细胞瘤成分[15]。视网膜母细胞瘤内的钙化很常见，类似于“松软干酪”（图 43.14）。这类肿瘤毫无疑问，应诊断为视网膜母细胞瘤。

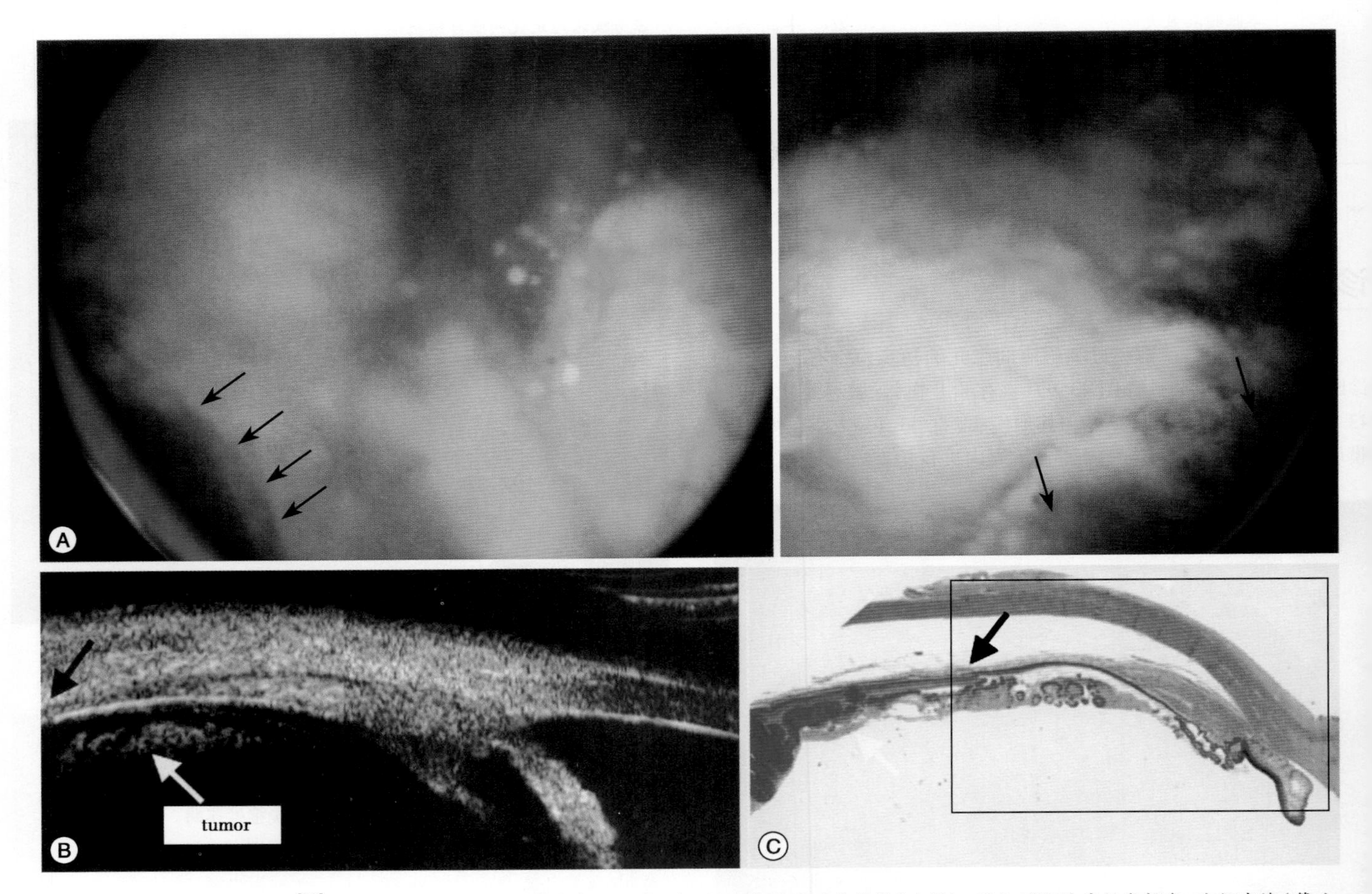

图 43.12　单侧内生型 IIRC[33] E 期视网膜母细胞瘤。Ⓐ广角视网膜照相显示：大量玻璃体播散（左图）；下方 180°肿瘤扩散播散，达锯齿缘（箭头所示）前方，于睫状体平坦部上（右图）。Ⓑ睫状体扁平部和睫状冠部肿瘤的超声生物显微镜检查。Ⓒ睫状区 HE 染色，显示肿瘤位于锯齿缘前方（箭头所示）。方框圈中位置对应于Ⓑ中所示的区域（Ⓐ由 Carmelina Trimboli 提供）

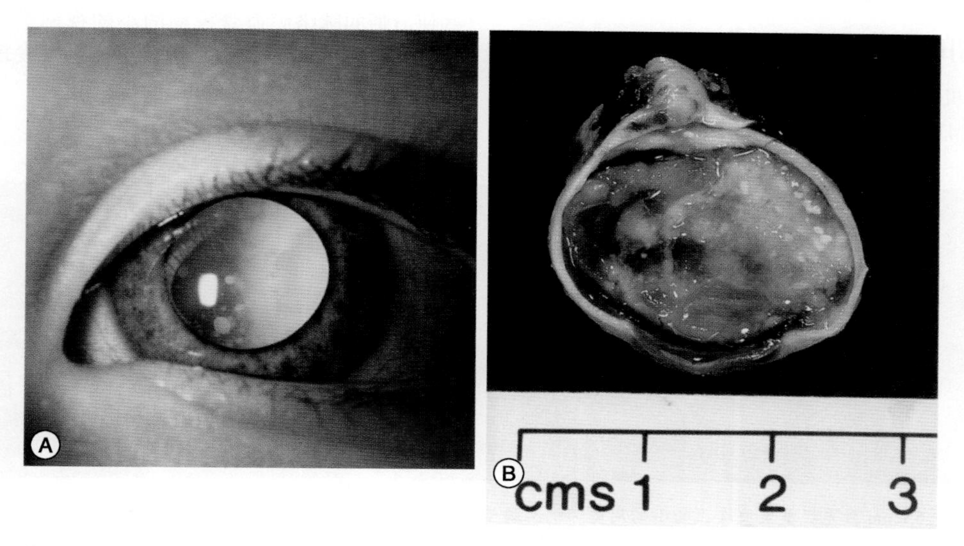

图 43.13 内生型视网膜母细胞瘤。Ⓐ肿瘤已侵入玻璃体，晶状体后可见种植灶（IIRC[33] E 期）；Ⓑ眼球摘除，肿瘤充满眼球（同一患者）

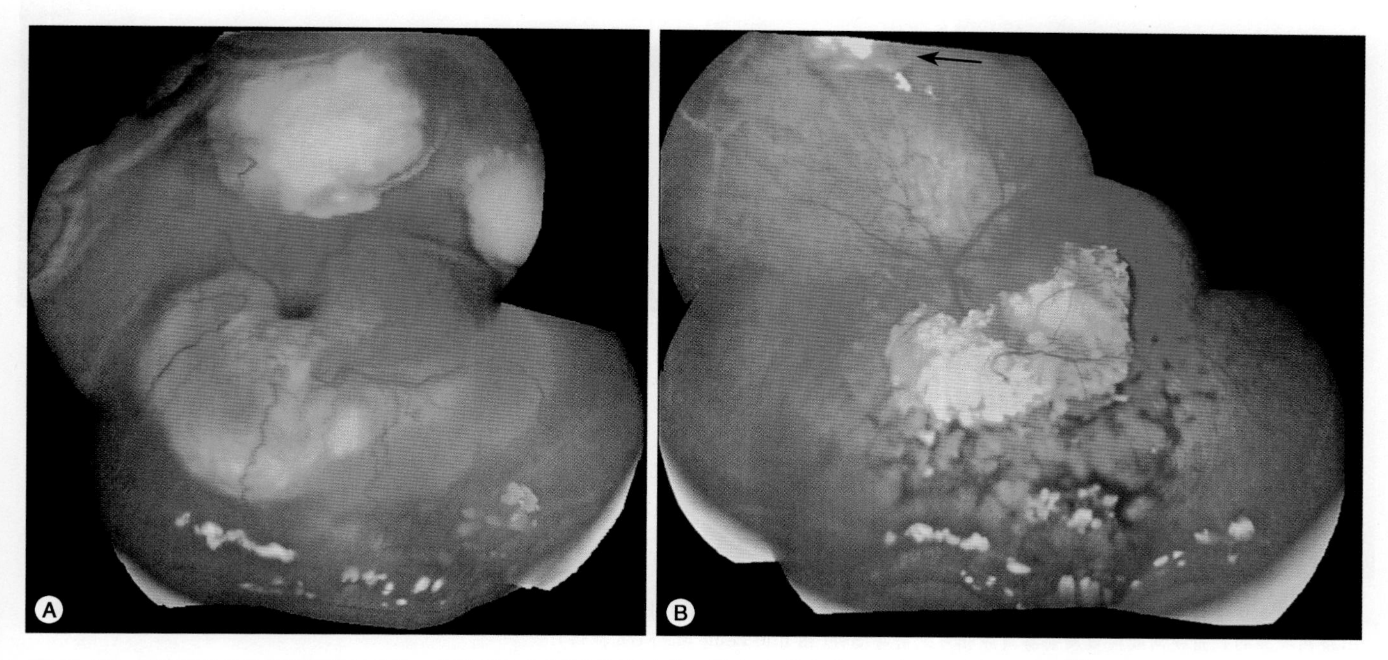

图 43.14 全视网膜广角视网膜照相拼接。巩膜顶压可观察 360°锯齿缘。Ⓐ左眼，诊断为双侧多灶性外生型 IIRC[33] 分期 D 期视网膜母细胞瘤的儿童，无家族史，血液中 *RB1*"无效"突变（外显子 18~23 杂合缺失）；ⒷCEV（卡铂、依托泊苷、长春新碱）与环孢素化疗总共 7 个疗程，3 个疗程后可看到肿瘤消退良好，箭头处为激光治疗后的残余肿瘤。未对外观类似的残余肿瘤灶和近黄斑区帐篷样隆起的视网膜区进行治疗，以尽量保留视力，治疗停止一年，病灶无变化。这个双眼 IIRC[33] 分期 D 期的孩子对治疗有良好的应答。（图片由 Cynthia VandenHoven 提供）

在较少的情况下，视网膜母细胞瘤表现为视网膜周边无血管的白色肿块。肿瘤可能被玻璃体混浊或广泛的视网膜脱离所掩盖（图 43.3）。超声显示的肿块钙化，以前通过 CT[（图 43.3 和图 43.7）和 MRI 来显示，可能对确定视网膜母细胞瘤的诊断至关重要。

对侧眼肿瘤的存在证实遗传性双侧视网膜母细胞瘤的诊断。如果在临床检查中没有发现肿瘤，在麻醉下检查前不能保证对侧眼是正常的。

异常表现如虹膜异色症、前房积脓（图 43.8）、葡萄膜炎或眼眶蜂窝织炎可能会延迟和掩盖视网膜母细胞瘤的诊断。把视网膜母细胞瘤当作一个重要的鉴别诊断很重要，因为延误诊断有致命的风险。少见的弥漫性浸润性视网膜母细胞瘤可伪装为葡萄膜炎，由于无实性钙化肿瘤、肿块或视网膜脱离，诊断困难。

当突破视网膜内界膜时，"种子"在玻璃体腔飘动，这里含氧量低，对治疗有抵抗性，并且不能通过激光或者冷冻治疗。当种子落在视网膜表面时，它们可以附着并生长（图 43.12）。如果及早发现，可以用激光和冷冻疗法成功地治疗。

只有当有眼外扩散的迹象时，才进行骨髓穿刺抽样和腰椎穿刺来筛查转移性疾病。如果在摘除的眼睛上发现高风险的病理特征，可以晚些时候进行穿刺。

视网膜母细胞瘤的影像学检查[31]

广角视网膜照相机可以提供视网膜和眼前节的广角成像，包括前房角（图 43.1、图 43.6、图 43.12、图 43.14～图 43.16）[32]。一些使清晰的脉络膜血管模糊的小的视网膜母细胞瘤和玻璃体种植，可能通过照相比间接检眼镜更容易被发现（图 43.1）。序列图像有助于确定肿瘤是在生长还是在消退。

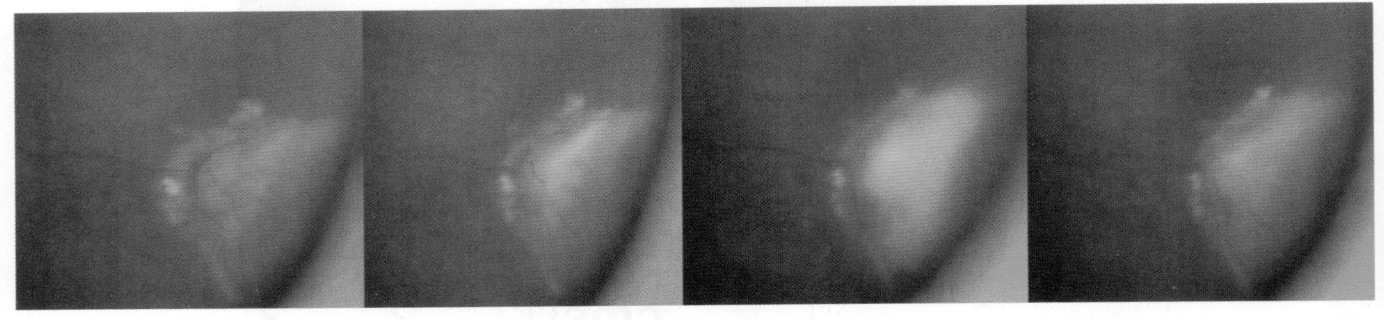

图 43.15　一个接受 532nm 激光拦截浆液渗出的小的周边部视网膜母细胞瘤病例三次冻融冷冻疗法中的第一次冷冻的序列广角视网膜图像

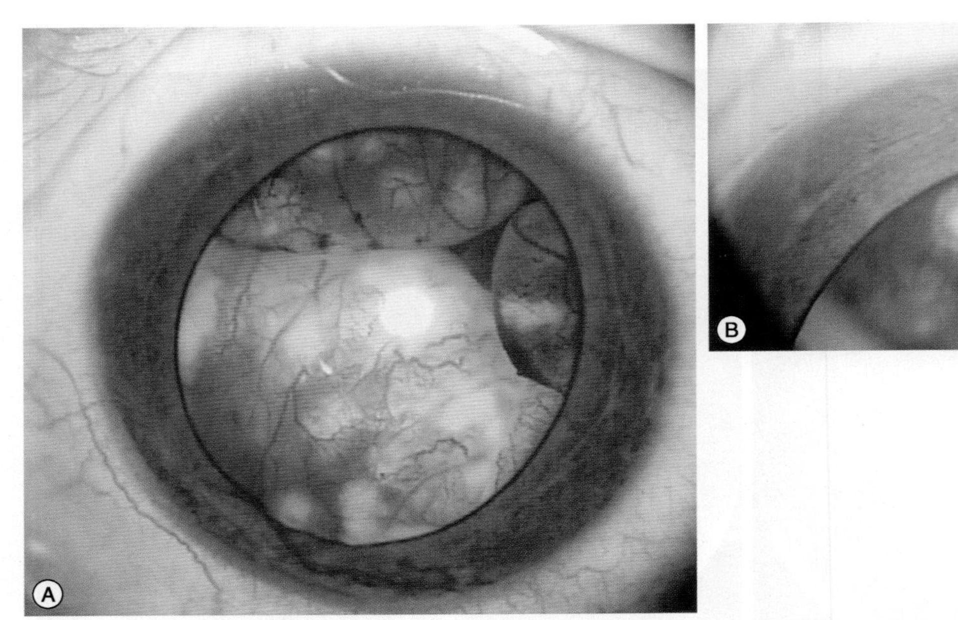

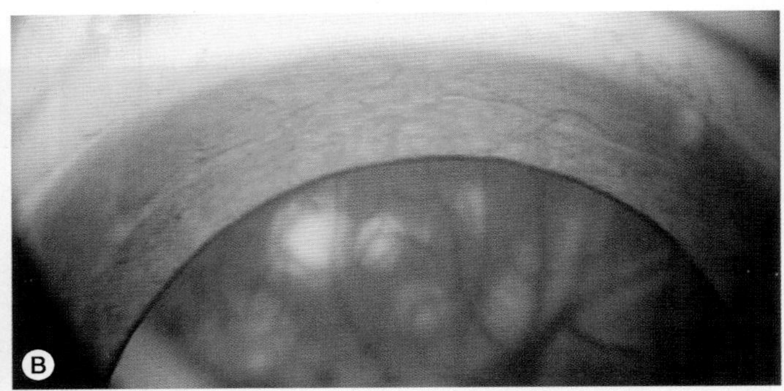

图 43.16　摘除前 IIRC[33] 分期 E 期视网膜母细胞瘤病例。Ⓐ巨大的视网膜母细胞瘤，全视网膜脱离，巨大的视网膜下种植体，新生血管性青光眼；Ⓑ使用凝胶的广角视网膜前节及前房角照相可见前房播种（图片由 Leslie MacKeen 提供）

数字荧光血管造影可以评估血管分布、残余肿瘤活性以及激光斑内的复发情况（图 43.1）。局部视网膜缺血使得局部光凝和冷冻导致的新生血管情况更加复杂，通过荧光素血管造影能够与肿瘤上的新生血管清晰鉴别。预防性全视网膜光凝可阻断缺血对血管生成的刺激作用，而早期直接治疗可以控制肿瘤复发。

超声生物显微镜是检测锯齿缘前睫状体上、虹膜后接触晶状体的病变的唯一方法（图 43.6）。眼睛的这些部分不能通过间接检眼镜、数字成像系统或传统的超声检查到。检测前节病变（IIRC[33] 分期 E 期）是至关重要的。如果存在前节病变，需要立即摘除眼球，因为不可能对眼睛前部进行精准的局部治疗。

光学相干断层成像（optical coherence tomography，OCT）在 EUA 时可发现不可见的肿瘤，或确认可疑的视网膜斑点[32,34]。在有风险的婴儿中（即他们携带一个突变的 *RB1* 的等位基因），在能够看见的关键的眼睛的后极部，OCT 上可以看见出现在内核层的最小的肿瘤（图 43.17）。OCT 还可用于监测激光治疗的反应，识别边缘复发（图 43.18），精确定位敏感结构（如计划治疗的中央凹），以及识别可能影响视力预后的继发性病变（如囊样黄斑水肿）。

假如视网膜母细胞瘤保持在眼内的话（96% 的病例），患者能够正常生存。但眼外视网膜母细胞瘤的治疗就非常困难。视网膜母细胞瘤禁忌活检，因为有使肿瘤扩散到眼外的风险。

颅脑和眼眶磁共振[35]对每个孩子的确定诊断，评估潜在视神经受累和巩膜侵犯的可能性[35,36]和可疑眼外侵犯的程度，检测可能的颅内肿瘤（三侧视网膜母细胞瘤）都是至关重要的。

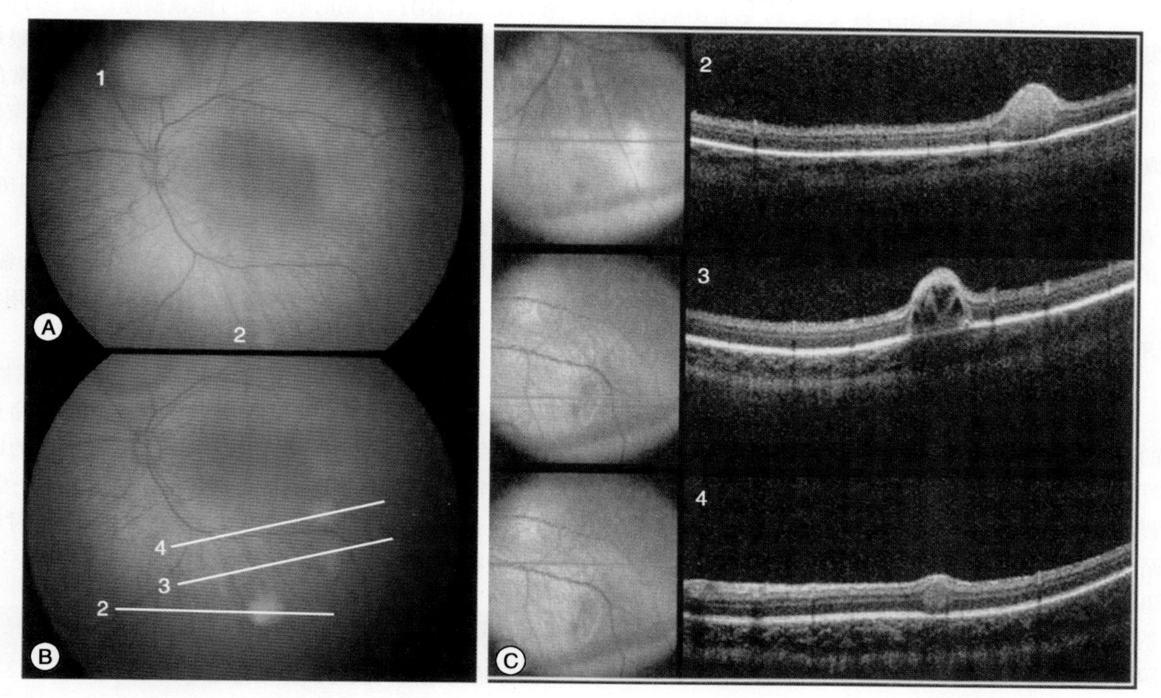

图 43.17　临床前期的肿瘤的光学相干断层成像(OCT)。Ⓐ在临床检查中广角视网膜照相见肿瘤 1、2；OCT 不但记录了临床观察到的肿瘤，而且也发现了肉眼看不到的肿瘤 3 和 4。所有肿瘤均采用 532nm 激光治疗；Ⓑ激光后的广角视网膜图像，显示可见和不可见肿瘤的位置；ⒸOCT：临床可见激光前的肿瘤 2、临床不可见激光后的肿瘤 3、临床不可见激光前的肿瘤 4(广角视网膜图像由 Leslie MacKeen 和 Cynthia VandenHoven 提供；OCT 图像由 Cynthia VandenHoven 提供)

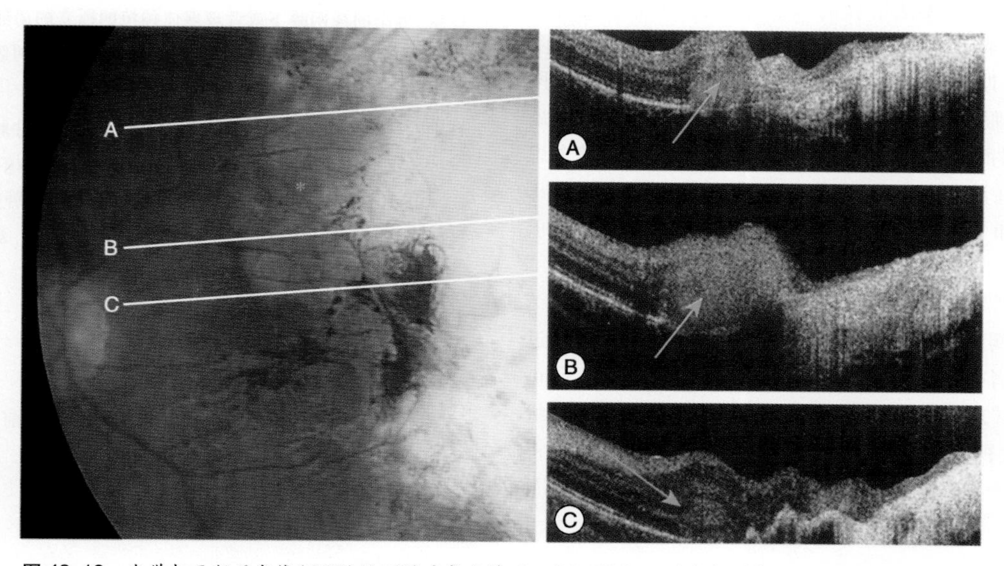

图 43.18　光学相干断层成像(OCT)检测肿瘤复发情况。(左图)视网膜广角图像，显示视网膜母细胞瘤经化疗和激光治疗后，中心有一个巨大的瘢痕，鼻侧边缘可疑(＊)。OCT 扫描(Ⓐ~Ⓒ)可疑区域显示活跃肿瘤(箭头所示)(广角视网膜图像和 OCT 图像由 Cynthia VandenHoven 提供)

治疗

视网膜母细胞瘤的最佳治疗取决于所有参与儿童护理的人员之间的合作，特别是父母。具有多学科交叉、跨专业团队的专业医疗中心发展出相关专业知识、资源设备、详尽的治疗规范，并逐步获得循证学依据。诊治视网膜母细胞瘤的优势医疗中心全球分布图现在能够帮助家长和护理人员寻找专家治疗。视网膜母细胞瘤对于工作繁重的非该专业领域的眼科医师和肿瘤科医师是罕见病种，他们难以获得必要的专业知识和技能以保证患儿和其家庭得到最佳的治疗效果。当每个患儿都接受精心定义的方案的系统治疗时，随着时间的推移，总的结果将得到改善，同时在这个过程中所获得的经验就可以用于设计更有效的未来方案。

分期

对癌症的严重程度/范围进行分期是进行分期的标准方法，适合个性化治疗的眼睛/患者最可能取得成功。根据目前的证据，对癌症的严重程度/范围进行分期是进行分期的标准方法，适合个性化治疗的眼睛/患者最可能取得成功。

Reese-Ellsworth（R-E）分期被用于预测眼内视网膜母细胞瘤外放射治疗的预后[37]。由于放疗有很高的风险诱发第二肿瘤，不再是视网膜母细胞瘤的首选治疗方法。国际眼内期视网膜母细胞瘤分期（IIRC）[33]（框 43.2）的制订是为了预测当前治疗的结果（主要是化疗和局部治疗，放疗是难治性复发的一种补救方式）（图 43.1、图 43.3、图 43.4、图 43.7、图 43.13、图 43.14、图 43.16 和图 43.19、图 43.20）[33]。然而这个分期的第二版[38]不能区别能够安全治疗的眼睛和迫在眉睫的或者已经发生眼外扩散的眼睛，导致文献中有无法解释的数据，并且由于对于适合特定治疗方法的眼部特征不是很清晰，因此对于儿童是有危险的[39]。TNM 癌症分期系统已发展适合所有类型的癌症，包括视网膜母细胞瘤[40]。两眼分别按临床眼内病变（cTNM）（框 43.2）和病理（pTNM）评分。最严重的眼睛或眼外疾病的分期，决定了整个患者的 cTNM 分期。在诊断时，记录所有三个分类是有价值的：R-E 分期、IIRC[33]分期和 TNM 分期。重要杂志的出版物现在都要求 TNM 分期。

eCancerCare^{RETINOBLASTOMA}（eCC^{RB}）[41,42]是一个专门记录和总结定点医疗机构的视网膜母细胞瘤资料的安全的在线资料库。通过特定疾病的电子患者临床时间轴（the Disease-specific ePatient Clinical Timeline，DePICT）（图 43.21）可获得肿瘤的人口统计学、症状和体征、病史、治疗、视网膜绘图和肿瘤图片影像资料。诊断时将详细的临床表现输入 eCC^{RB} 系统即可自动生成 IIRC 分期及 TNM 分级。

眼球摘除

眼球摘除是治疗局限于眼睛的视网膜母细胞瘤的一种很好的方法。所有 IIRC[33]分期 E 期的患者均应该立即进行眼球摘除（图 43.12 和图 43.16）。对 IIRC[33]分期 E 期的患者来说，在摘除前进行试验性化疗是非常危险的（无论是全身化疗还是眼动脉介入化疗），因为良好的眼内反应会产生一种虚假的安全感，而危及儿童生命的高危病理特征得不到识别和治疗[43]。当病变只侵犯一只眼睛，或当另一只眼睛是只需局部治疗就可控制的 A 期病变，为了避免侵入性治疗，D 期的眼睛也可能被摘除。另一方面，对于可能保存有用视力的单眼 C 期视网膜母细胞瘤，建议保眼球治疗。与患者家属进行坦诚的讨论至关重要，因为有一只正常的眼睛还要保留视力预期较差的另一只眼睛的治疗之旅对患者家属具有重要的社会经济学和心理学影响[44]。眼球摘除也可用于其他治疗方法失败的复发性肿瘤。长期的治疗有转移和死亡的风险，而先期摘除眼球可以治愈单眼患病的儿童。

双侧视网膜母细胞瘤通常表现为一只眼充满肿瘤，一只眼肿瘤较小。对于 B 期、C 期或 D 期病变，双眼可主要采用化疗来治疗（图 43.13）。

如果两只眼睛都是 E 期，就可能需要行双侧眼球摘除手术，因为试图保留严重受累的 E 期眼睛就是把儿童的生命放在难以治疗、预后差的全身转移的风险之中[43]。即使 E 期的眼睛可以治愈，这样严重受损的眼睛的视力也是很差的。由于全身化疗、眼动脉介入化疗或者放疗存在短期或者长期的副作用，对双眼 E 期的患儿进行治疗并没有获得最大的收益。

框 43.2

国际眼内期视网膜母细胞瘤分期（IIRC）[33]

A 期：远离中心凹和视盘的小的视网膜内的肿瘤

- 肿瘤直径≤3mm，距离中心凹>3mm，并且距离视盘>1.5mm

B 期：所有存在的孤立的局限于视网膜的肿瘤

- 肿瘤直径>3mm，距离中心凹<3mm，或距离视盘<1.5mm，有肿瘤所致的小于 3mm 的视网膜下液或者没有视网膜下液，无视网膜下种植

C 期：有小的视网膜下或者玻璃体种植的孤立的局部的肿瘤

- 无论现在还是过去，局部小的玻璃体或者视网膜下种植距离肿瘤<3mm（2DD），或者视网膜下液达到 1/4 视网膜的肿瘤

D 期：伴有明显的玻璃体或视网膜下种植的弥漫性肿瘤

- 无论现在还是过去，玻璃体或者视网膜下种植距离肿瘤超过 3mm（2DD），或者视网膜下液引起全视网膜脱落的肿瘤
- 弥漫性种植可能包括"油腻的"玻璃体种植体、无血管的玻璃体肿瘤肿块、视网膜下斑块或肿瘤结节

E 期：存在任何一种或多种预后不良的特征

- 肿瘤接触晶状体
- 新生血管性青光眼
- 肿瘤位于玻璃体前界膜之前，侵犯睫状体和眼前节
- 弥漫浸润的视网膜母细胞瘤
- 出血引起的不透明介质
- 肿瘤坏死伴无菌性眶蜂窝织炎
- 眼球萎缩

眼球摘除时要特别小心，以免穿透眼球或造成肿瘤溢出。长视神经（8~12mm）对于确保手术切缘无肿瘤是很重要的。对于单侧受累的儿童，肿瘤对 *RB1* 突变研究很重要，因为这是确定儿童是否具有遗传性视网膜母细胞瘤的最佳方法（图 43.4）。

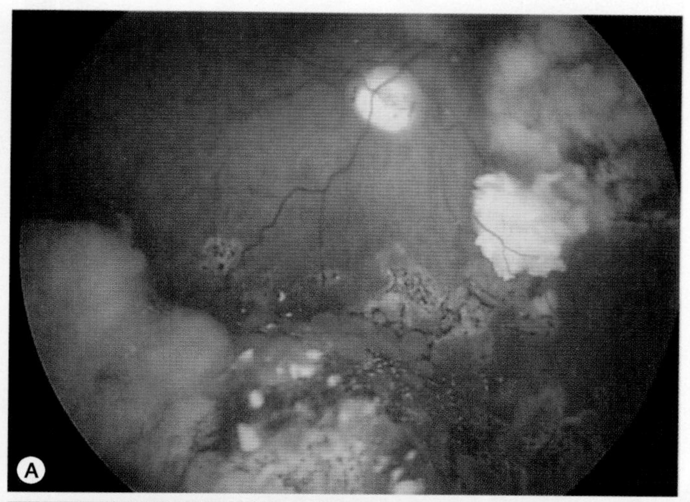

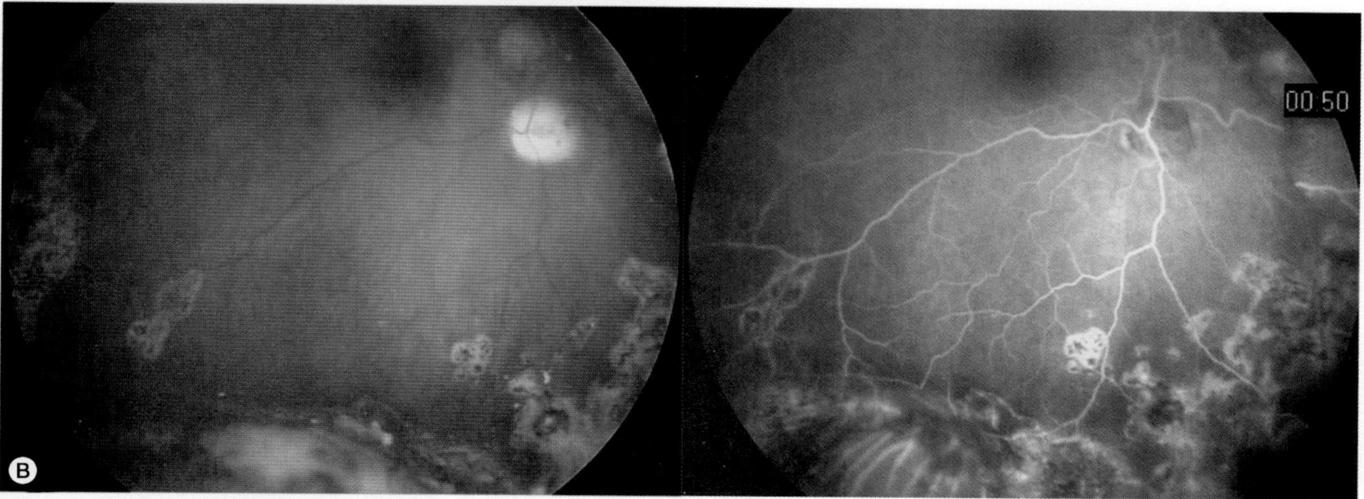

图 43.19　双侧视网膜母细胞瘤，左眼球摘除，右眼 IIRC[33] 分期 D 期，采用不加环孢素的 CEV（卡铂、依托泊苷和长春新碱）化疗。Ⓐ伴随玻璃体种植的广泛复发；ⒷCEV 化疗加环孢素联合化疗前冷冻和结膜囊下卡铂注射 4 个周期。3 个月后，未发现活动性肿瘤。肿瘤复发的位置荧光造影显示为巩膜裸露（RetCam images by Cynthia VandenHoven）

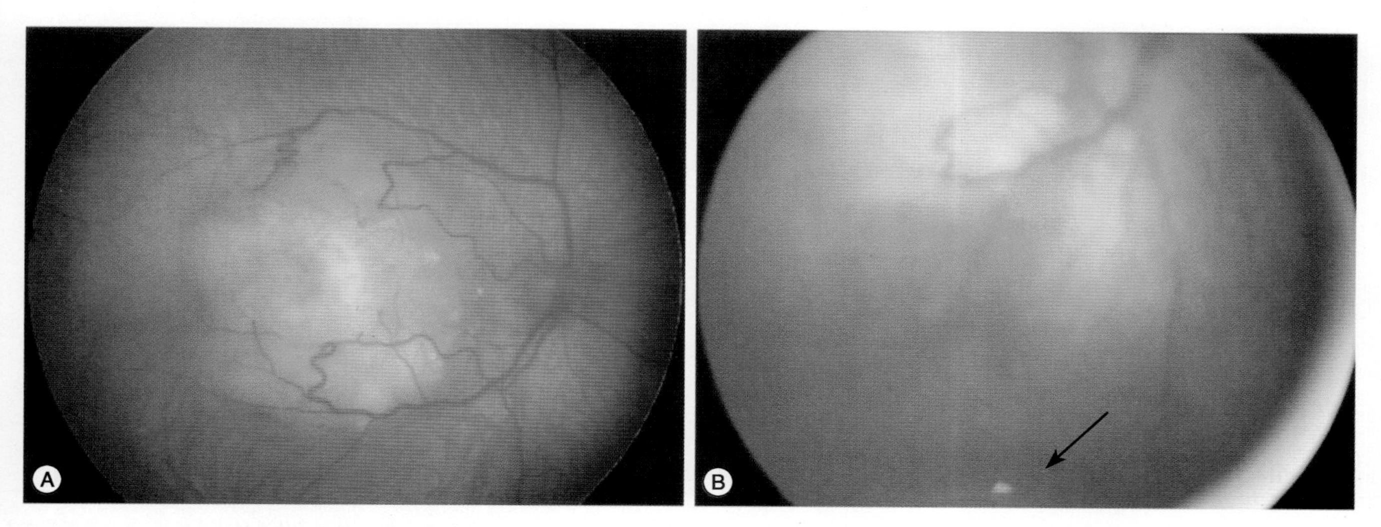

图 43.20　Ⓐ该病例诊断为单侧视网膜母细胞瘤；Ⓑ下方 6 点钟位置的视网膜下种植（箭头所示）将该眼置于 IIRC[33] 分期 D 期（距肿瘤 3mm 以上的视网膜下种植）

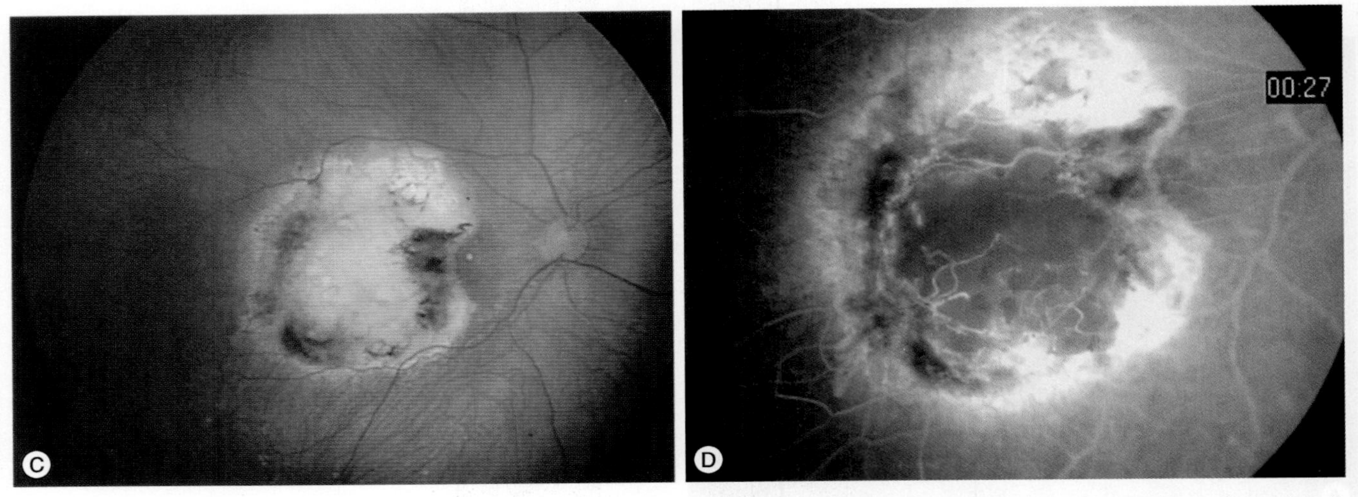

图 43.20（续）　Ⓒ对化疗［联合大剂量环孢素进行四个周期的 CEV（卡铂、依托泊苷和长春新碱）治疗］以及激光和冷冻治疗的反应；Ⓓ荧光素血管造影显示瘢痕内有活跃的肿瘤血管，用 532nm 和 810nm 激光成功消融（RetCam® images by Leslie MacKeen and Cynthia VandenHoven）

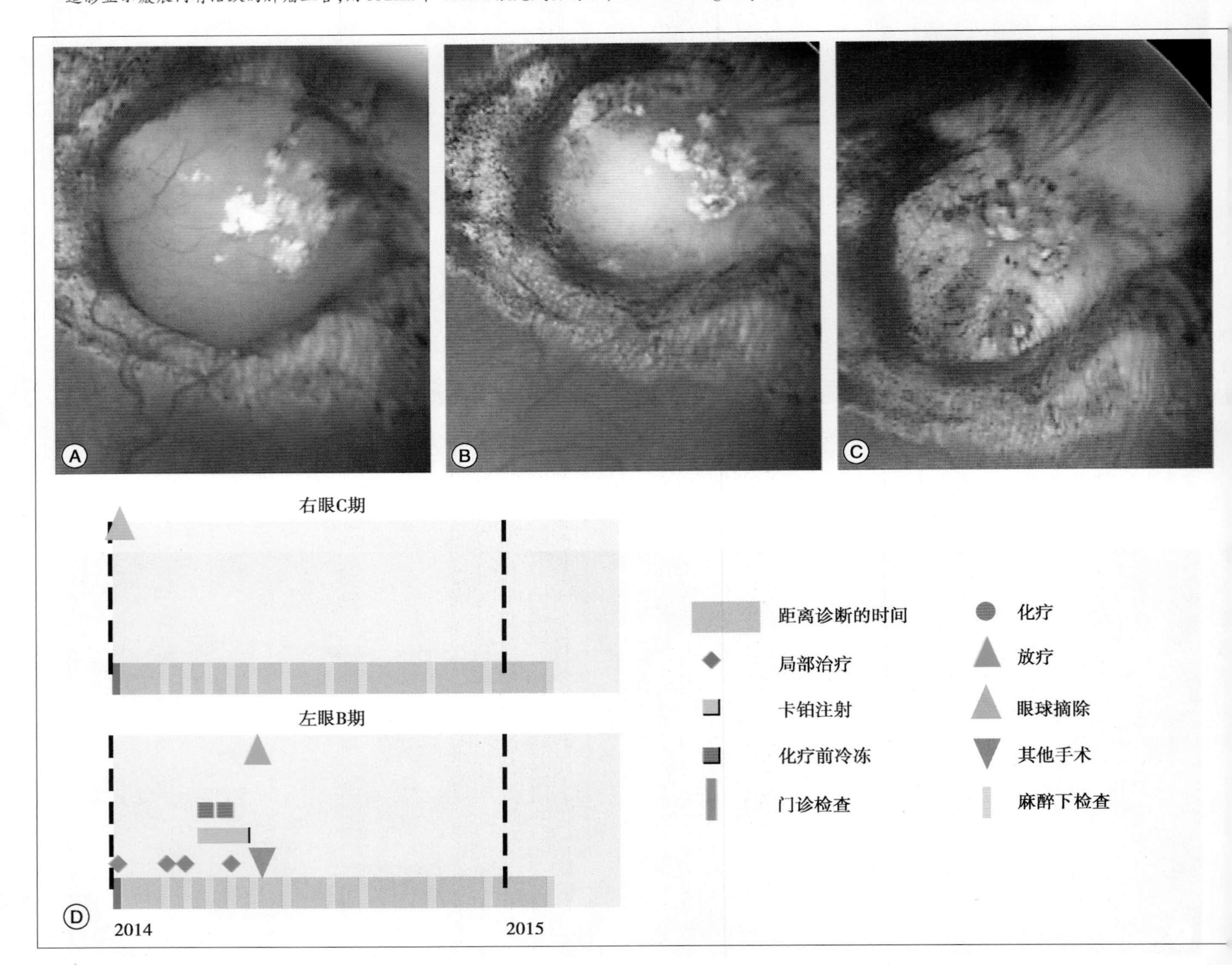

图 43.21　近距离放射疗法。Ⓐ对激光和冷冻治疗无效的肿瘤采用巩膜上的放射性^{125}I 敷贴进行治疗，在 7 天内将 40Gy 的剂量传递到肿瘤顶端；Ⓑ这张图是在去除敷贴的时候拍的，可以看到肿瘤已经产生了剧烈的反应，明显缩小；Ⓒ去除敷贴 1 个月出现一个扁平瘢痕，但随后无变化；ⒹeCancerCare^{RETINOBLASTOMA}（eCC^{RB}）时间轴，描述该儿童视网膜母细胞瘤的整体治疗情况（广角视网膜照相由 Leslie MacKeen 和 *Cynthia VandenHoven* 提供）

尽管为了义眼的活动度更好，昂贵的多孔植入物被广泛地使用，但是由此带来的严重的慢性感染很难治疗。一项随机研究显示，与有肌肉覆盖的多孔植入物相比，使用成本较低的聚甲基丙烯酸甲酯植入物和眼外肌结膜技术，义眼运动明显更好[45]。眼外肌结膜技术是把四条直肌缝合于穹窿部结膜，而不是植入物前面，这样就能直接作用于义眼的边缘。手术时，可以立即使用一只“现成的”义眼片作为结膜囊支撑物，以便在24~48h后打开包扎时，孩子看起来很正常，这可以让孩子和家庭在心理上好过一些（图43.4）[46]。

组织病理学

视网膜母细胞瘤是一种低分化的恶性神经母细胞瘤，由细胞核大、染色深、胞质少的细胞组成。有丝分裂象很常见。在一些肿瘤中，分化的细胞形成典型的 Flexner-Wintersteiner 菊形团[47,48]（Flexner-Wintersteiner rosette），其中柱状细胞在含有透明质酸的内腔周围均匀地排列成球状。Homer-Wright 菊形团（Homer-Wright rosette）也会出现，具有许多神经源性肿瘤的典型特征，神经原纤维位于中央。良性、非增殖性的视网膜母细胞瘤表现为部分分化的花朵图形[49]，尽管这些恶变前的视网膜母细胞瘤中已经缺失了 *RB1* 双等位基因[11]。

视网膜母细胞瘤肿瘤的生长往往超过血液供应，从而导致细胞坏死。视网膜母细胞瘤的真正自发消退是罕见的，但可能由于广泛的肿瘤坏死和视网膜中央动脉阻塞，导致眼球痨[15,29]。钙化几乎是视网膜母细胞瘤的特异性特征，但其病因尚不清楚。

因为视网膜母细胞瘤摘除的眼球，最重要的组织病理学成分能够准确评估肿瘤侵及眼外和危及生命的风险。视网膜母细胞瘤的 pTNM 分期为评估提供了依据（框 43.2）[40]。最常见的传播途径是通过视神经到达大脑和由于脉络膜和/或巩膜侵犯引起的血源性传播，通常传播到骨髓。在眼外期视网膜母细胞瘤有眼外临床表现之前，如果能够意识到这个高风险，眼球摘除术后给予辅助化疗仍然可以治愈[50]。

如果视网膜母细胞瘤发生转移，通常是在最后一个眼内活跃肿瘤消退后的18个月内显现，超过3年几乎没有证据表明会有眼内肿瘤的持续活动[51]。视网膜母细胞瘤最常见和最危险的转移途径是直接侵犯视神经。肿瘤可向视交叉及以上生长，或向蛛网膜下腔生长，伴有软脑膜受累。晚期病例可经脉络膜血管直接扩散，或沿睫状血管和神经向眶内扩散（图 43.8）[52,53]。全身性转移可通过脉络膜循环或房水排出发生，尤其是发生青光眼的时候。骨髓是视网膜母细胞瘤转移的首选部位，仅在终末期累及骨、淋巴结和肝脏。肺转移罕见，发生较晚。

化疗

自从放射线诱发的第二肿瘤的致命风险被认识以后，全身化疗成为 IIRC[33] 分期中 B、C、D 期的标准的基本治疗手段[19]。在对最初几个化疗周期有初步反应后，开始用冷冻疗法或激光疗法进行局部治疗，以消灭残留或复发的肿瘤[54]（图 43.1、图 43.15 和图 43.19）。最常用的药物是卡铂、依托泊苷和长春新碱（CEV），每3周通过中心静脉通路给药一次[55]。

在多伦多多中心临床试验正在研究短程3小时输注大剂量环孢素 A 的有效性和毒性（在很短的时间内达到环孢素峰值水平>20 000ng/ml 的高浓度环孢素峰值），以阻断 P-糖蛋白，该蛋白通过血浆膜的药物交换泵来介导多重耐药，在视网膜母细胞瘤中通常过度表达[56]。

通过同时使用大剂量环孢素（可能是通过抑制在血眼屏障中表达的 P-糖蛋白）和在周边视网膜进行单次冷冻治疗（“预化疗-冷冻治疗”）以诱发小的浆液性渗出能够使化疗药物（如卡铂）的眼内浓度增加[57]。

在对化疗有良好反应后，通过频繁的（约3~4周）病灶局部冷冻治疗和激光治疗来消灭任何存活的肿瘤细胞，达到巩固治疗的目的（图 43.16）。采用大剂量 CEV 化疗和局部治疗巩固，在不使用放射治疗的情况下，IIRC[33] 分期为 D 期的眼的治愈率为 47%（图 43.3、图 43.14、图 43.19 和图 43.20）[58]，且在受累不严重的眼效果更佳。注意，D 期/E 期眼睛的另一种定义（R-E 分期）[38] 影响了治疗的成功率，因此不能对研究进行比较[39]。

与放射治疗不同，全身化疗与长期的眼眶和上半面部外观畸形、辐射性白内障或眼部并发症无关。虽然化疗是为了避免放疗诱发的第二原发性肿瘤的巨大风险（据估计在50年的随访中风险高达51%）[59,60]，但依托泊苷也具有诱发特定类型急性髓系白血病的小风险[61]。用于治疗视网膜母细胞瘤的依托泊苷的累积剂量小于产生白血病风险（2%~3%）的剂量[62]。

眼周化疗

为了避免全身化疗，卡铂和拓扑替康被用于结膜下治疗视网膜母细胞瘤。卡铂缓慢注入筋膜下有明显的局部眼眶毒性[63]。在眼周注射内有常规静脉化疗剂量的拓扑替康的纤维蛋白密封剂（注射后凝固）无局部眼眶毒性和骨髓毒性，但该方法仅作为对于小肿瘤的一种辅助治疗[64]。

冷冻疗法

冷冻疗法用于治疗前部小肿瘤（IIRC[33] 分期 A 期和 B 期的眼），或在不会造成视觉损伤的情况下治疗更靠后的肿瘤[65]。由于肿瘤细胞在解冻时会被杀死，所以采用三次冻融技术，在连续的两次成功的冷冻操作之间解冻足一分钟（图 43.15）。冷冻治疗在间隔4周的全麻下眼底检查中重复数次，直到没有残余的活动肿瘤残留。冷冻疗法对于小肿瘤、残留肿瘤或者复发肿瘤可以作为基本治疗方法。当用冷冻疗法治疗中等大小的肿瘤时，在肿瘤后方的激光屏障可保护视网膜免受冷冻后急性浆液性渗出所致的视网膜脱离（图 43.15）。

激光

激光凝固用于小肿瘤（IIRC[33] 分期 A、B 期的眼）（图 43.1）、化疗初期缩小的肿瘤或化疗后复发的肿瘤。赤道后方的小肿瘤（IIRC[33] A 期）用双排连续激光环绕肿瘤光凝治疗。小的无血管肿瘤可以直接光凝，开始的功率/持续时间设置，几乎不能使肿瘤发白或者变得不透明，逐渐增加功率使肿瘤变成不透明的白色。较大或有视觉威胁的肿瘤（IIRC[33] 分期 B 期和 C 期）首先化疗，停药后复发肿瘤用激光凝固治疗。对于 IIRC[33] 分期 D 期的眼，仅在化疗反应良好后才使用激光，以在肿瘤有机会重新生长之前消除复发现象(图 43.14)。

二极管 810nm 激光是使用最广泛的，但会比 532nm 的绿光倍频 YAG 产生更多的瘢痕和进行性牵拉。使用 810nm 激光对肿瘤进行长期温和加热的温热疗法得到了广泛的推广[66,67]。对于 IIRC[33] A 期小肿瘤，532nm 有效，并且无激光斑漂移。红外线激光(二极管 810nm 或 1 064nm 长时程 YAG)可在化疗后应用于较大、较厚的肿瘤，效果良好。对于所有的激光，重要的是不要在任何一次治疗中使用太多的能量，而是靠频繁的间隔治疗，直到只留下扁平的瘢痕。荧光素血管造影有助于识别激光瘢痕内早期复发的潜在部位(图 43.1)。

局部放疗

直径小于 15mm 的不与视盘和黄斑相邻的孤立性肿瘤可以采用碘-125(^{125}I)或钌-106(^{106}Ru)[68] 的巩膜放射敷贴疗法(图 43.21)。对于化疗或全眼放疗失败后的单次复发，敷贴是有用的。全麻下，定位肿瘤，把敷贴缝到肿瘤位置的巩膜上，并且留在原位，直到规定剂量的辐射被送到肿瘤的顶端。禁止对整个眼睛进行第二次辐射(外放射)，因为这将导致严重的放射性视网膜病变和/或视神经病变，并可能增加已经很高的晚期诱发癌症的风险。

外部放射线治疗

放射治疗是治疗眼内视网膜母细胞瘤的第一个方法，它挽救了许多视力良好的眼睛，但会导致第二肿瘤和严重外观畸形的严重后果。放射后最常见的是有明显的钙化(“软干酪样”)或钙化和半透明物结合的残余肿瘤。携带胚系 *RB1* 突变的儿童，接受辐射治疗，发生第二原发恶性肿瘤的风险显著增高。大多数儿童死于这些诱发的癌症[19,69](图 43.2)。一岁以下接受放射治疗的婴儿发生这些风险的概率最大[70]。外放射被用于化疗后复发病例的治疗。然而，眼动脉介入化疗对特定的复发病例比放射治疗更有效，毒性更小[71]。

眼动脉介入化疗(intra-arterial chemotherapy，IAC)

局部化疗治疗视网膜母细胞瘤是一个很有吸引力的想法，避免了儿童全身化疗药物的副作用。日本已在颈动脉/眼动脉注射化学治疗剂(melphalan，美法仑)20 多年，但是这个单中心回顾性研究在疗效和安全性方面尚不能确定[72]。尽管缺乏明确的结果数据，眼动脉介入化疗(IAC)在过去的几年里被广泛采用，因为它预示所有患有视网膜母细胞瘤的眼睛都有可能通过这种方法被挽救。尽管没有正式的严格的临床试验随访，最初的研究仍是非常令人鼓舞的。一项回顾性研究表明，对于较不严重的眼部病变，IAC 作为初级治疗方法是最成功的[73]。这种疗法可出现局部副作用，如第Ⅲ对脑神经麻痹；视网膜色素上皮改变；视网膜脱离。但这种疗法可避免外放疗或眼球摘除[74]。

然而，对 IIRC[33] 分期 E 期的视网膜母细胞瘤进行眼动脉介入化疗是非常危险的。IAC 有时会使眼内肿瘤局部显著缩小，而忽略了离开眼睛进入神经、脉络膜和血液的肿瘤。其结果是，直到发现眼外肿瘤恶化和患儿死亡之前，都会认为患儿反应良好。这类儿童本可以通过摘除 IIRC[33] 分期 E 期的眼球和及时对高危病理特征进行辅助治疗而被治愈。多例 IAC 后的转移，更多的是在家长的博客上可以看到，但在医学文献中还没有得到承认[72,73,75,76]。

玻璃体腔化疗

理论上，将化疗药物送入玻璃体腔可使玻璃体腔中达到最高的化疗药物浓度，是治疗玻璃体播散的理想方法。控制好种植灶来源瘤体后，对谨慎选择的玻璃体种植眼进行细致规范的操作，可以消除人们对于肿瘤通过眼内注射操作发生眼外播散的顾虑[33,77-79]。玻璃体腔化疗反应很好，有可能解决在保眼治疗上最难的问题——玻璃体种植。

眼外视网膜母细胞瘤

眼外视网膜母细胞瘤导致生命预后急剧下降(图 43.8)。一直到现在，转移性视网膜母细胞瘤都被认为是致命的。局部眼眶复发一般采用 40~50Gy 眼眶放疗和全身化疗。转移到骨髓或其他部位的视网膜母细胞瘤可采用强化化疗，用环孢素对抗多药耐药。如果病情缓解，可采用超致死量化疗和外周干细胞移植。视网膜母细胞瘤的脑膜扩散可以通过 Ommaya 囊进行鞘内和脑室内化疗，但是鲜有治愈病例[80]。

当组织病理学检查显示眼球摘除后视神经的断端受累，有很高的眼眶复发风险时，应考虑预防性放射治疗。当组织病理学上发现明显侵犯脉络膜和穿过筛板的视神经时，建议辅助治疗，以治疗可能扩散到眼睛以外的肿瘤。然而，进入筛板或至少经过筛板的肿瘤可以通过常规的磁共振、骨髓和脑脊液检查进行监控，只有在检测到肿瘤的情况下才能进行治疗。否则，许多儿童可能会接受不必要的治疗。支持这些推荐的治疗方法的证据，有待针对不良组织病理预防性治疗的多中心试验结果证实。

伴随广泛的眼眶侵犯、突眼和存在可能的颅内扩张的儿童，目前首选的治疗是全身化疗[81]。经过几个周期的化疗后，眼眶肿瘤往往明显缩小，可以进行眼球摘除术。这通常伴随着更多的化疗和眼眶放疗。目前对视网膜母细胞瘤的治疗，没有包含眶内容剜除术。

预后

采用现代诊断和治疗方法，视网膜母细胞瘤预后良好。单侧和双侧视网膜母细胞瘤总的 3 年生存率接近 96%[51]。胚系 *RB* 突变的患者更多死于第二原发肿瘤而不是未控制住的视网膜母细胞瘤[19]。

单侧视网膜母细胞瘤病例视力预后很好(相对于正常眼来讲)，但在双眼发病病例中，视力预后取决于肿瘤的大小和位置。认识和及时诊断，加上化疗和局部治疗的良好效果，意味着现在很少有双侧眼球摘除的情况发生。中心凹外肿瘤有良好的视觉预后。但当黄斑区直接受累时，即使肿瘤被控制，视觉效果仍可能较差。对视网膜母细胞瘤患儿视力进一步改善的最重要影响在于早期由主要照料者认识到出现的症状。

长期随访

在对活动性肿瘤进行初步治疗和解决后，评估治疗反应将需要频繁的麻醉下检查，特别是在诊断后的第一年。这个时候随着化疗的完成，最有可能发生肿瘤复发或出现新肿瘤。定期的麻醉下检查是必要的，直到孩子长大到可以配合在诊所进行充分散大瞳孔的眼底检查，大约在 3 岁左右。然后可以继续门诊随访。然而，IIRC[33] 分期为 C 期和 D 期的儿童可能需要更长时间的麻醉下检查的随访，来评估周边肿瘤的复发情况。

视网膜母细胞瘤的终身影响

携带一个突变的 *RB1* 等位基因的视网膜母细胞瘤患者在接受视网膜母细胞瘤的初始治疗多年后，终其一生处于患有其他癌症的危险之中。在传闻中有记录显示一些儿童时期治疗过视网膜母细胞瘤的成人患者(经常是接受眼球摘除或放疗的患者)并没有意识到他们曾患有癌症，已经失访。但是，他们可能会向当地眼科医生提出眼部和/或眼眶问题。这些眼科医师了解视网膜母细胞瘤相关的长期全身性问题很重要，因为他们可能是患者所见的唯一的二级保健医师。

在西方国家，每一个人一生中患癌症的风险约为 1/3。*RB1* 基因异常的患者在 50 岁左右患癌症的就达到 1/3 了。发病率增加的非眼部癌症包括青春期和成年早期的骨和软组织肉瘤、恶性黑色素瘤、上皮癌、膀胱癌、食管癌，可能还有乳腺癌。放射暴露会大大增加这些风险。

所有有视网膜母细胞瘤病史的患者都应接受分子水平的 *RB1* 基因分析，以便就其后代患视网膜母细胞瘤的风险以及他们自身增加的患非眼部癌症的风险提供咨询。这对于可能携带 *RB1* 基因突变而又不知道这一事实的单侧患病患者尤为重要。强调已知致癌因素，如吸烟、放射、肥胖和过量紫外线照射的危害尤其重要。由于放射会增加患癌症的风险，所以不建议进行常规的 X 线和 CT 扫描。

同样，接受过化疗和/或放疗的患者也需要肿瘤随访，以便早期发现和适当处理可能的长期并发症。因为有散发性的或由放疗化疗引起的继发恶性肿瘤的风险，视网膜母细胞瘤患者都应该保持与肿瘤科医生的联系。同样重要的是，要确保父母和孩子成年后都能得到准确的基因咨询。

未来展望

现在，全球合作以及父母、医疗团队和科学家通过互联网进行交流的能力，为优化所有受视网膜母细胞瘤影响的儿童和家庭的护理奠定了基础。我们期待视网膜母细胞瘤的登记项目，如 eCancerCare^RETINOBLASTOMA(eCC^RB)等项目最终作为一个“学习健康系统”使所有儿童都能公平获得视网膜母细胞瘤治疗，目标是到 2025 年实现视网膜母细胞瘤零死亡率。

(梁天蔚 译 陈宜 校)

参考文献

2. Canadian Retinoblastoma Society. National Retinoblastoma Strategy Canadian Guidelines for Care/Stratégie thérapeutique du rétinoblastome guide clinique canadien. Can J Ophthalmol 2009; 44: S1–88.
8. Richter S, Vandezande K, Chen N, et al. Sensitive and efficient detection of *RB1* gene mutations enhances care for families with retinoblastoma. Am J Hum Genet 2003; 72: 253–69.
11. Dimaras H, Khetan V, Halliday W, et al. Loss of RB1 induces non-proliferative retinoma: increasing genomic instability correlates with progression to retinoblastoma. Hum Mol Genet 2008; 17: 1363–72.
14. Rushlow DE, Mol BM, Kennett JY, et al. Characterisation of retinoblastomas without *RB1* mutations: genomic, gene expression, and clinical studies. Lancet Oncol 2013; 14: 327–34.
19. Eng C, Li FP, Abramson DH, et al. Mortality from second tumors among long-term survivors of retinoblastoma. J Natl Cancer Inst 1993; 85: 1121–8.
21. Chan HS, Gallie BL, Munier FL, Beck Popovic M. Chemotherapy for retinoblastoma. Ophthalmol Clin North Am 2005; 18: 55–63, viii.
22. Musarella MA, Gallie BL. A simplified scheme for genetic counseling in retinoblastoma. J Pediatr Ophthalmol Strabismus 1987; 24: 124–5.
27. Abdolvahabi A, Taylor BW, Holden RL, et al. Colorimetric and longitudinal analysis of leukocoria in recreational photographs of children with retinoblastoma. PLoS ONE 2013; 8: e76677.
30. Munier FL. Classification and management of seeds in retinoblastoma. Ellsworth Lecture Ghent August 24th 2013. Ophthalmic Genet 2014; 35: 193–207.
31. Shields JA, Parsons HM, Shields CL, Shah P. Lesions simulating retinoblastoma. J Pediatr Ophthalmol Strabismus 1991; 28: 338–40.
32. Dimaras H, Kimani K, Dimba EA, et al. Retinoblastoma. Lancet 2012; 379: 1436–46.
33. Murphree AL. Intraocular retinoblastoma: the case for a new group classification. Ophthalmol Clin North Am 2005; 18: 41–53.
34. Rootman DB, Gonzalez E, Mallipatna A, et al. Hand-held high-resolution spectral domain optical coherence tomography in retinoblastoma: clinical and morphologic considerations. Br J Ophthalmol 2013; 97: 59–65.
38. Shields CL, Mashayekhi A, Au AK, et al. The International Classification of Retinoblastoma predicts chemoreduction success. Ophthalmology 2006; 113: 2276–80.
39. Dimaras H, Corson D, Cobrinik D, et al. Retinoblastoma. Nature Reviews Disease Primers, 2015; 1: 15021.
40. Finger PT, Harbour JW, Murphree AL, et al. Retinoblastoma. In: Edge SB, Byrd DR, Carducci MA, Compton CC, editors. AJCC Cancer Staging Manual. Vol 7th ed. New York, NY: Springer, 2010: 561–8.
42. Panton RL, Downie R, Truong T, et al. A visual approach to providing prognostic information to parents of children with retinoblastoma. Psychooncology 2009; 18: 300–4.
44. Soliman SE, Dimaras H, Souka AA, et al. Socioeconomic and psychological impact of treatment for unilateral intraocular retinoblastoma. J Fr Ophtalmol 2015; 38: 550–8.
48. Tso MO. Clues to the cells of origin in retinoblastoma. Int Ophthalmol Clin 1980; 20: 191–211.
53. Dimaras H, Heon E, Budning A, et al. Retinoblastoma CSF metastasis cured by multimodality chemotherapy without radiation. Ophthalmic Genet 2009; 30: 121–6.
54. Gallie BL, Budning A, DeBoer G, et al. Chemotherapy with focal therapy can cure intraocular retinoblastoma without radiotherapy. Arch Ophthalmol 1996; 114: 1321–8.
55. Chan HS, DeBoer G, Thiessen JJ, et al. Combining cyclosporin with chemotherapy controls intraocular retinoblastoma without requiring radiation. Clin Cancer Res 1996; 2: 1499–508.
56. Chan HSL. Combination Chemotherapy and Cyclosporine Followed by Focal Therapy for Bilateral Retinoblastoma NCT00110110. 2005; <https://clinicaltrials.gov/ct2/show/NCT00110110?term=retinoblastoma&intr=cyclosporin&rank=1>.
64. Mallipatna AC, Dimaras H, Chan HS, et al. Periocular topotecan for intraocular retinoblastoma. Arch Ophthalmol 2011; 129: 738–45.
72. Suzuki S, Yamane T, Mohri M, Kaneko A. Selective ophthalmic arterial

injection therapy for intraocular retinoblastoma: the long-term prognosis. Ophthalmology 2011; 118: 2081-7.
73. Gobin YP, Dunkel IJ, Marr BP, et al. Intra-arterial chemotherapy for the management of retinoblastoma: four-year experience. Arch Ophthalmol 2011; 129: 732-7.
75. Ong SJ, Chao AN, Wong HF, et al. Selective ophthalmic arterial injection of melphalan for intraocular retinoblastoma: a 4-year review. Jpn J Ophthalmol 2015; 59: 109-17.
76. Mathew AA, Sachdev N, Staffieri SE, et al. Superselective intra-arterial chemotherapy for advanced retinoblastoma complicated by metastatic disease. J AAPOS 2015; 19: 72-4.
77. Munier FL, Gaillard MC, Balmer A, et al. Intravitreal chemotherapy for vitreous disease in retinoblastoma revisited: from prohibition to conditional indications. Br J Ophthalmol 2012; 96: 1078-83.
78. Munier FL, Soliman S, Moulin AP, et al. Profiling safety of intravitreal injections for retinoblastoma using an anti-reflux procedure and sterilisation of the needle track. Br J Ophthalmol 2012; 96: 1084-7.

第44章

早产儿视网膜病变

Graham E Quinn, Alistair R Fielder

章节目录

1942年，Theodore L. Terry首次报道了早产儿视网膜病变(ROP)。其也被称为晶状体后纤维增生症，是一种不成熟视网膜血管性疾病。20世纪40年代以前这个疾病非常罕见。视网膜病变是在出生时的正常眼底检查后发展的。临床和试验证据支持氧对未成熟视网膜血管的毒性作用，这导致氧在早产的新生儿中的限制性使用[1]。这一做法显著降低了早产儿视网膜病变的发病率。虽然氧气在发病中发挥主要作用，但许多其他因素也起作用。尽管我们在理解、识别和治疗方面取得了重大进展，早产儿视网膜病变仍然是导致视力残疾的一个重要疾病，同时消耗着卫生服务资源。

视网膜血管发育

脉络膜在胎龄6周时完成血管化，满足胎儿早期视网膜的代谢需要。但随着视网膜变得越来越复杂，代谢越来越旺盛，这种单循环供血是不够的，导致生理性视网膜缺氧，刺激产生血管内皮生长因子(vascular endothelial growth factor, VEGF)，视网膜血管发育。在胎龄13~14周，血管内皮细胞、小胶质细胞、周细胞和星形胶质细胞开始从视盘离心性迁移。这些细胞增殖并排列成血管索，形成管腔并分化成毛细血管，这一过程称为血管发生(vasculogenesis)。此后，血管从已有血管中生长出来，重塑，并形成一个成熟的视网膜血管网络和无毛细血管区，完成血管生成(angiogenesis)。发育中的视网膜对过量或不足的氧气做出反应，下调或诱导微血管的生长，以满足视网膜的代谢需求[2]。

尽管氧气依赖的VEGF在血管发育的各个阶段都起着关键作用，但也涉及其他因子，如氧依赖的胰岛素样生长因子1(insulin-like growth factor 1, IGF-1)和重组人促红细胞生成素(促红素)[3]。

病理机制

早产儿视网膜病变的发生有两个阶段，均在出生后。

第一阶段：视网膜血管生长减少

早产使胎儿脱离了一个独特的适合生长的环境，因此不仅剥夺了胎儿的母体营养，而且使婴儿暴露在恶劣的环境中，这需要相当大的生理适应并且有许多潜在的病理过程。

与出生和从胎儿环境转移到室内空气相关的心肺适应包括6h内动脉氧分压(PaO_2)从低于25mmHg(3.5kPa)上升到80~95mmHg(10.5~12.5kPa)。虽然这对完全血管化的足月儿的视网膜没有影响，但对早产儿来说，这种所谓的生理性高氧会导致血管内皮生长因子介导的视网膜血管停止发育，也可能导致视网膜血管收缩和丧失。前者的证据是ROP病变的位置。60多年前在实验动物身上已观察到血管闭塞现象，但直到最近才在人体上得到证实。最初血管化为Ⅱ区和Ⅲ区的眼在暴露于纯氧后，表现出已形成血管的闭塞，并退化为1区[4]。

ROP第一阶段的主要因素是氧诱导的血管内皮生长因子的下调，以及抑制缺氧诱导的重组人促红素。一些母体营养素的缺乏也发挥重要作用，这些营养无法再到达出生后的婴儿[3]，包括生长激素和IGF-1。IGF-1可控制VEGF激活Akt内皮细胞生存通路，IGF-1低水平可降低血管内皮细胞的生存和生长，减少抑制血管生成。另一种通常从母体运输到胎儿的并在早产后缺乏的营养素是ω-3长链多不饱和脂肪酸。它在血管和神经元存活中发挥作用，并在动物试验中已被证明可预防早产儿视网膜病变[3,5]。

第二阶段：血管增殖

在第一阶段，高氧诱导血管内皮生长因子下调，导致视网膜进入缺氧状态，血管停止生长、血管闭塞。随之而来的，在第二阶段，缺氧诱导血管内皮生长因子的上调，其临床特征将在下面进行描述。

一般而言，早产儿视网膜病变两个阶段在出生后发生的时间在很大程度上取决于矫正胎龄(postmenstrual age，PMA)。然而，由于ROP是一种出生后疾病且必须在视网膜完全血管化之前开始，ROP各阶段的异常血管化发生在相对短的时间窗内，必须在某些限制下完成视网膜的完全血管化。

风险及相关因素

ROP主要的危险因素是根据出生体重或孕周衡量的不成熟程度。ROP可发生在未给氧气的早产儿中。然而，研究证实了出生后最初几周的给氧(以及经皮水平>80mmHg)与ROP有关，特别是在出生后最初几周内[6,7]。新生儿缺氧与ROP之间的关系也被提出[8]。高氧和低氧均可能与ROP有关并不矛盾，因为两者都在其发病机制中起作用，因此可以解释了复发性呼吸暂停与ROP的关系。

最近有一种趋势是使婴儿保持较低的氧合水平。然而，最近的国际随机对照试验表明，与91%~95% SpO_2 的婴儿相比，85%~89% SpO_2 的婴儿死亡率和患坏死性肠炎的概率明显更高，但前者的ROP更多[9]。这证实了20世纪70年代人们所理解的——较低的氧气水平降低了ROP失明的发生率，但却以降低生存率和较高发病率为代价。虽然仍不能精确地给出安全的氧气水平，但对于极早产儿来说，85%~89%的 SpO_2 目标是不安全的。与上述新生儿早期的氧气管理相比，荟萃分析得出结论，“晚期”(矫正胎龄≥32周)高氧气与严重ROP发生率的降低有关[10]。

酸中毒是ROP的一个危险因素，而高碳酸血症不是。然而，出生后前3天高 PCO_2、PaO_2 和低pH的组合与严重的ROP有关[11]。

据报道，Wnt信号通路的突变[12](也包括Norrie基因和家族性渗出性玻璃体视网膜病变)与ROP发病率的升高有关。然而，最近的一项研究并不支持这一点，而是指出严重的ROP与低水平的脑源性神经营养因子有关[13]。

许多因素被认为是导致ROP的可能因素。已证实，男性、辅助生殖技术以及白人(相对于黑人)是严重ROP的预测因素[14]。多胎、早期暴露于光照和高碳酸血症是ROP的独立危险因素。高血糖症[15]、炎症、维生素E、表面活性剂和酸中毒等可能因素的作用尚未得到证实或澄清。目前尚未证实ROP与输血之间的关系[16]。

重组人促红素是一种调节胎儿红细胞生成的促血管生成的细胞因子，可用于治疗新生儿贫血。据报道，这种用法可增加ROP的风险，然而，系统性分析并未证实这一点[17]。

根据新生儿护理标准，许多因素同时起不同的作用。因此，有些国家早产儿视网膜病变的婴儿的特征不同于其他国家的婴儿：在不发达国家，因为存在不受限制的氧气使用和脓毒症等因素，更大和更成熟的婴儿也有发生ROP风险[18]。

分类

修订了的1984年急性早产儿视网膜病变国际分类[19]及1987年涵盖视网膜脱离及转归部分的扩充[20]在2005年发表[21]。它保留了描述ROP形态的四个基本参数，包括严重程度、位置、病变范围和附加病变(表44.1)，同时扩展了两个概念：前附加病变和后部急进性早产儿视网膜病变(aggressive posterior ROP，AP-ROP)。

表44.1 修订的国际早产儿视网膜病变分类(2005)

严重程度	
ROP分期	1期：分界线 2期：嵴 3期：嵴伴有视网膜外的血管增殖 4期：不完全视网膜脱离 4A：不累及黄斑区的视网膜脱离 4B：黄斑区视网膜脱离 5期：视网膜完全脱离
后极部急进型早产儿视网膜病变(AP-ROP)	后极部血管严重迂曲扩张 视网膜无血管区和已血管化区交界处无显著病变 位于Ⅰ区或后部Ⅱ区
前后位置	Ⅰ区：以视盘为中心，二倍视盘黄斑距离为半径的视网膜区域 Ⅱ区：Ⅰ区以外，以视盘为中心，视盘到鼻侧锯齿缘为半径的环形视网膜区域 Ⅲ区：Ⅱ区周边的新月形视网膜区域
病变范围(钟点)	在360°血管化的视网膜的圆周中，ROP病变占30°扇形区域范围
附加病变	后极部异常扩张和迂曲的血管(至少需要两个象限受累)
前附加病变	异常血管扩张和迂曲不足以诊断附加病变(至少需要两个象限受累)

An International Committee for the Classification of Retinopathy of Prematurity. The International Classification of Retinopathy of Prematurity revisited. Arch Ophthalmol 2005 123:991-9。

极早产儿的正常眼底可能难以详细观察(图44.1和图44.2)视网膜血管又细又直。后来，他们的管径和弯曲度增加，但活动性ROP的异常活动也有同样表现。

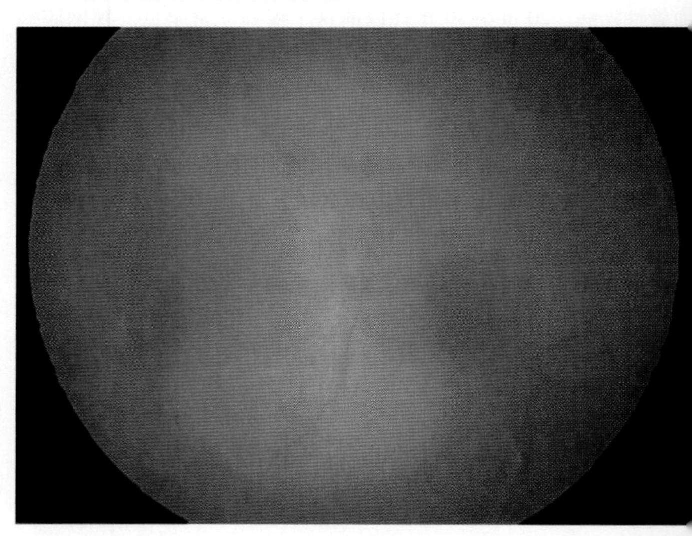

图44.1 一个极度早产的婴儿的未成熟视网膜血管。视图是模糊的。注意视网膜血管的细、直表现

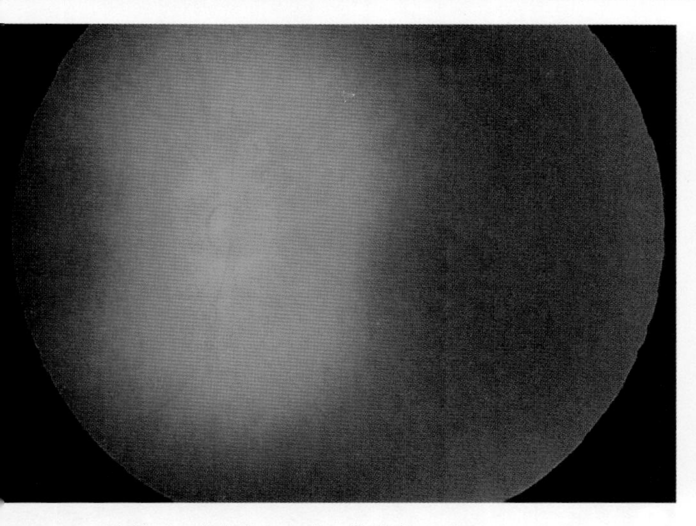

图 44.2　未成熟视网膜血管，拍摄于图 44.1 1 周后

疾病的严重程度

周边部视网膜血管前缘变化分为五期。

1 期

扁平的灰白色分界线将视网膜分为有血管的视网膜与无血管的视网膜。通常很微小，很难辨认。视网膜血管延伸至分界线，但没有穿过它（图 44.3 和图 44.4）。

2 期

分界线体积增大，并高出视网膜平面（图 44.4～图 44.6）。嵴的颜色可以是白色或粉红色，在嵴的后面可以看到小的新生血管丛。区分 1 期和 2 期早期是困难的，但通常不具有预测的重要性。

3 期

3 期具有 2 期的特征，但以视网膜外新生血管为特征（图 44.6 和图 44.7）。新血管可能与嵴的后缘连续或断开，或延伸至玻璃体。视网膜外新生血管可从嵴状区域延伸至玻璃体，或通常在更后部的病变中，向后横在有血管的视网膜表面。

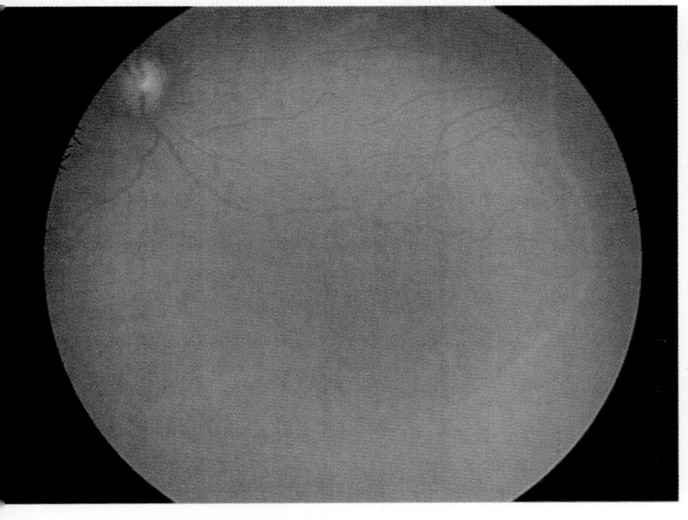

图 44.3　早产儿视网膜病变 1 期。有血管区域和无血管区域的分界线。青色是因为眼底较暗

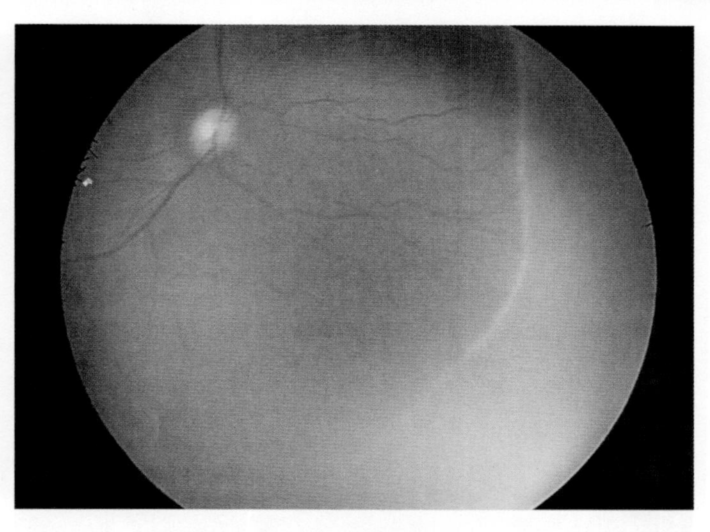

图 44.4　早产儿视网膜病变 1 期和 2 期。1 期病变在下部，但分界线变厚（嵴）朝向图片的上方。区分 1 期和 2 期病变并不总是容易的，也不一定是重要的

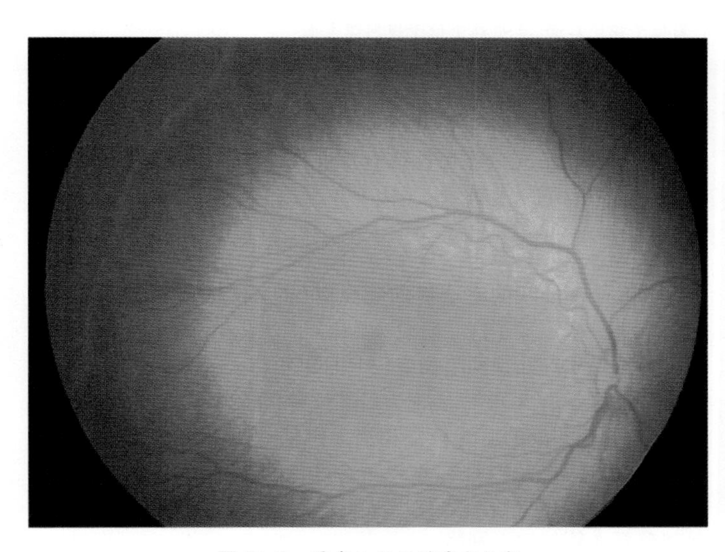

图 44.5　早产儿视网膜病变 2 期

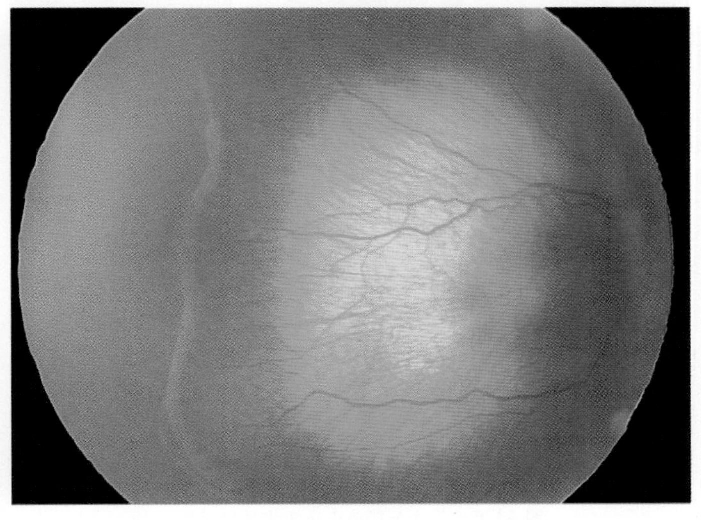

图 44.6　早产儿视网膜病变 2 期和 3 期。2 期在图片的顶部和底部，有 1 个钟点范围的轻度 3 期病变卷曲在其下边缘处离开嵴

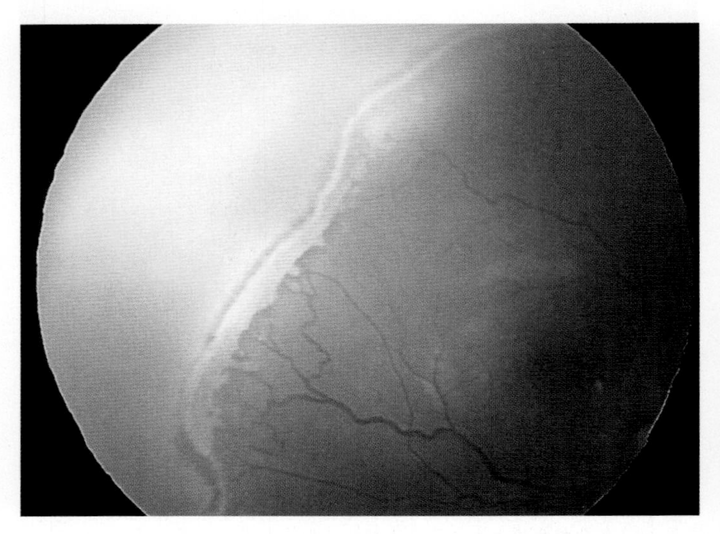

图 44.7　早产儿视网膜病变(ROP)3 期病变由图 44.5 中的 2 期病变发展而来。注意接近病变区周围血管的迂曲和扩张(与图 44.5 比较)。阴影位于病变后面,表明病变位于视网膜表面

4 期

其特征为不完全渗出性或牵拉性视网膜脱离,可以不累及黄斑区(4A 期),或累及黄斑区(4B 期)。

5 期

有一个漏斗状的完全视网膜脱离(图 44.8)。根据漏斗的前后特征进一步定义了这一阶段。

后部急进性早产儿视网膜病变(AP-ROP)

这种严重的 ROP[21]表现为后部位置(Ⅰ区或后部Ⅱ区),与血管/无血管连接处的血管异常相当无害的外观不相称的一种显著的附加疾病。严重时往往难以区分小动脉和小静脉(图 44.9)。关键的是,AP-ROP 没有表现出从 1 期到 2 期和 3 期的进展,很容易忽略新血管的扁平网络。

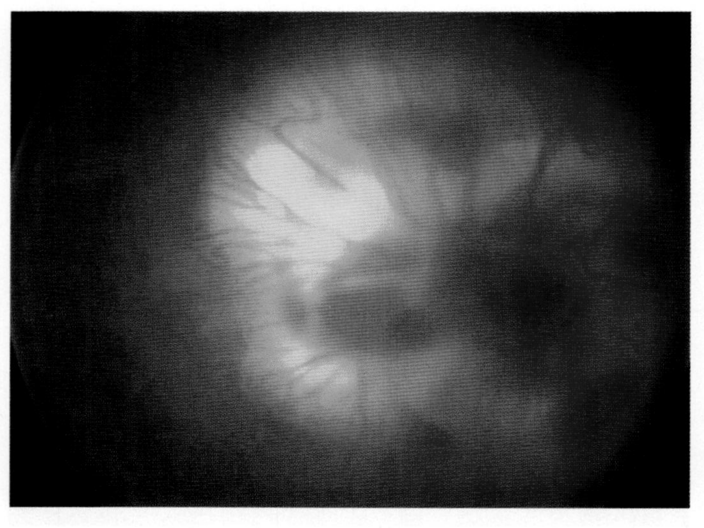

图 44.8　急性 5 期病变漏斗状视网膜脱离

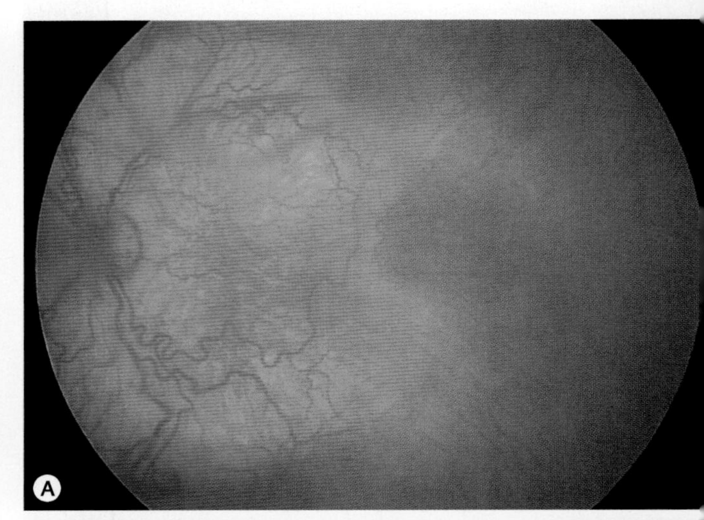

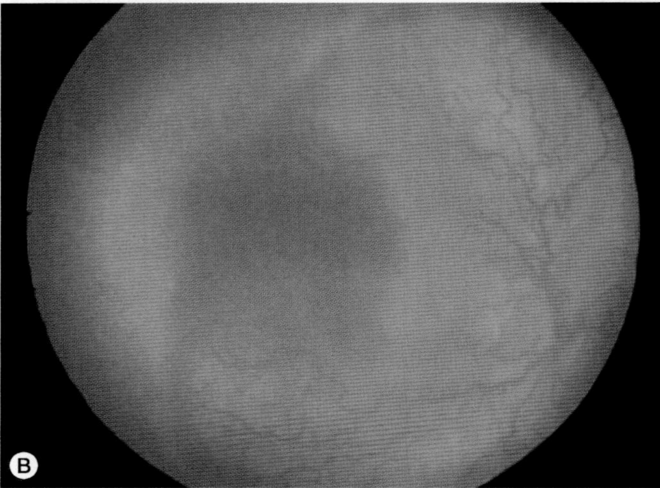

图 44.9　后部急进性早产儿视网膜病(AP-ROP)示例。ⒶAP-ROP 表现——注意后部位置、突出的附加病变、不显著的周边部视网膜病变表现;ⒷAP-ROP 图像显示附加病变以及在有血管和无血管视网膜交界处的刷状新生血管增生(经许可转载自 An International Committee for the Classification of Retinopathy of Prematurity. The International Classification of Retinopathy of Prematurity revisited. Arch Ophthalmol 2005. 123:991-9)

附加病变(plus disease)

附加病变的主要症状(图 44.10)是视网膜小动脉迂曲和视盘附近小静脉扩张。虹膜血管充血、瞳孔扩张不良和玻璃体混浊是晚期症状,通常是严重疾病。ROP 的任何期别病变都可能出现附加病变。该临床诊断是通过与分类中的参考照片进行比较而得出的[21]。必须至少累及两个象限,并且必须存在 ROP 的外周变化。附加病变并不指视网膜周围的血管改变。附加病变是现在主要的指导治疗的形态指征,提示出现不良结果的可能性增加[22,23]。

前附加病变(pre-plus disease)

术语"pre-plus"疾病[21]表示尚不足以称为附加疾病的后部血管变化(图 44.11)。它提示存在周边部视网膜病变的可能性。

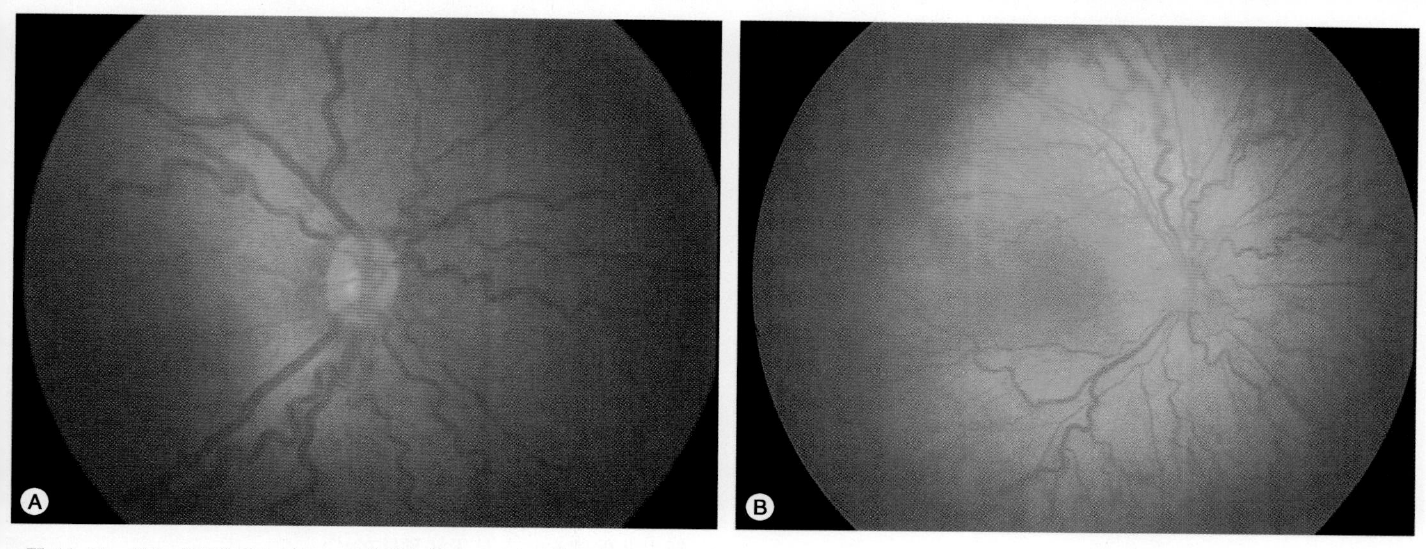

图 44.10　附加病变的两个例子。注意Ⓐ与Ⓑ不同放大倍率和视野范围的表现(经许可转载自 An International Committee for the Classification of Retinopathy of Prematurity. The International Classification of Retinopathy of Prematurity revisited. Arch Ophthalmol 2005. 123:991-9)

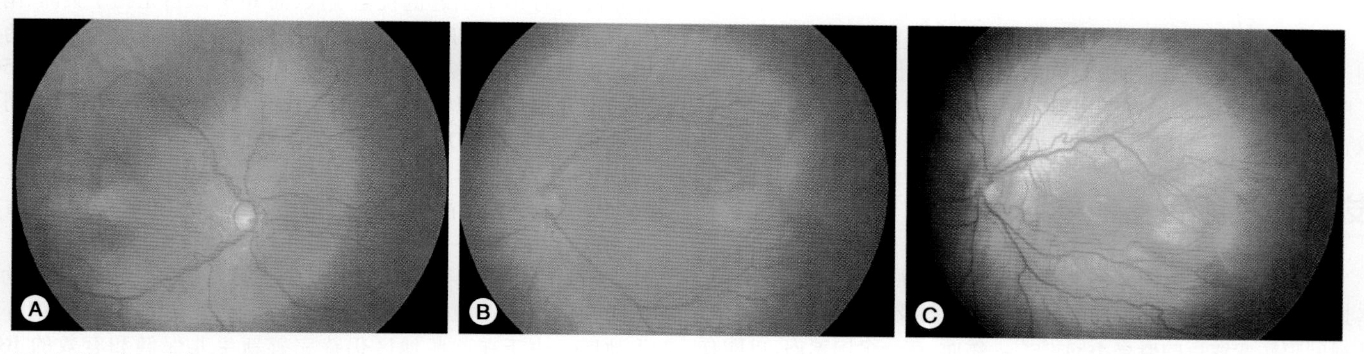

图 44.11　与正常相比,前附加病变(pre-plus disease)的例子显示出血管的扭曲和扩张增加,但不足以被指定为附加病变(plus disease)(经许可转载自 An International Committee for the Classification of Retinopathy of Prematurity. The International Classification of Retinopathy of Prematurity revisited. Arch Ophthalmol 2005. 123:991-9)

位置

视网膜分为三个同心区,以视盘为中心,Ⅰ区定义为一个大约 30°的圆,半径是两倍视盘黄斑距离。Ⅱ区呈甜甜圈状,从Ⅰ区边缘延伸,半径达到鼻侧锯齿缘。Ⅲ区包括Ⅱ区前的所有视网膜。由于没有识别Ⅲ区的解剖学标志,只有当鼻侧视网膜完全血管化时,才能说明血管已进入Ⅲ区。

范围

血管化视网膜和无血管视网膜交界处的疾病程度以钟点范围或 30°扇区表示。

退化与消退

视网膜病变急性期消退的研究较少。ROP 退化的最初表现为疾病不再进展和后极部的血管异常减少。嵴变薄并断裂,视网膜血管通过嵴生长到周围的无血管视网膜。退行的特征是以血管向周边生长形式的血管重构,尽管在有些眼中,血管化并没有到达锯齿缘。血管增殖性病变变成纤维化。一般而言,1 期和第 2 期的 ROP 完全消失,而 3 期可能导致周边纤维化和视网膜牵拉(图 44.12)或脱离。在 1987 年早产儿视网膜病变国际分类(ICROP)中定义了急性期 ROP 的其余表现,包括视网膜不完全血管化、色素改变、玻璃体视网膜界面改变等[20]。急性期 ROP 引起的后部异常包括血管迂曲、颞部血管变直、黄斑异位、视网膜皱襞(图 44.13)和脱离。

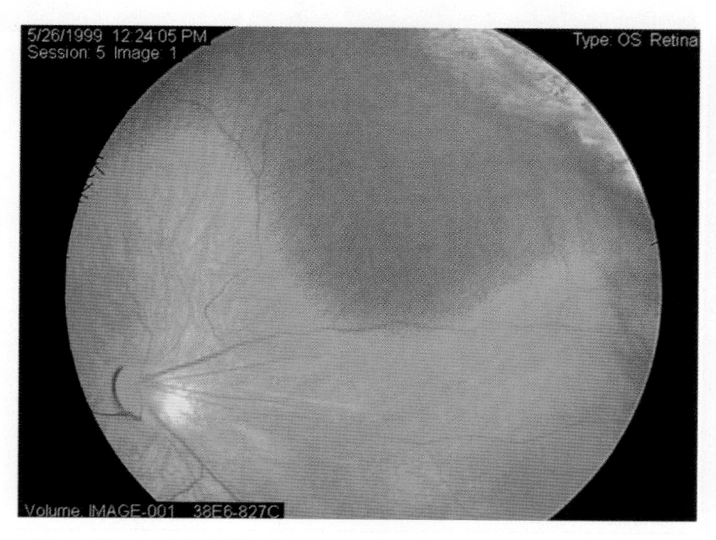

图 44.12　视网膜血管轻度牵拉。注意图片上边缘对冷冻治疗的反应

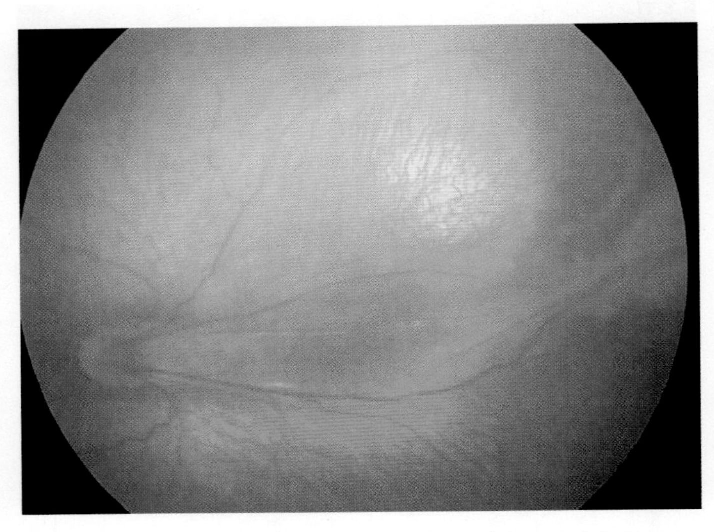

图 44.13 眼底照片显示晚期瘢痕变化，包括4B 期视网膜脱离，颞侧血管和黄斑的广泛牵拉

出生体重小于 1 251g 的新生儿发生退化的平均时间为 38.6 周。74%的 ROP 在矫正胎龄 40 周已经开始退化，90%的 ROP 在矫正胎龄 44 周退化[24]。晚期瘢痕或瘢痕性改变可使眼前节变浅，导致青光眼和角膜失代偿。

发病率及流行

因高、中、低收入国家的医疗保健水平和社会经济发展不同，各地区的急性期早产儿视网膜病变的发病率及严重病情导致早产儿视网膜病变致盲的概率不同[18,20]。然而，在一个国家内，可能存在多种多样的健康社会经济社区。在高收入国家，经济和技术支持高质量的医疗保健和新生儿重症监护，ROP 引起的残疾占儿童视力损害的 3%~8%[26,27]。在中等收入社区，技术允许使得早产儿的存活率增加，但有限的卫生资源可能会限制治疗的水平[25]。因此，出生体重和胎龄较高的婴儿有严重 ROP 的风险。由于生存率增加和有限的资源与次优的新生儿保健，ROP 引起的失明占儿童视力受损的 39%[18,28]。在低收入国家，早产儿难以存活，因此可发生的 ROP 少[18,25]。

如表 44.2 所示，发生了三次 ROP 流行[18,29]。第一次流行发生在 20 世纪 40 年代，是因不受限制和无监测地使用氧气所致。氧气的限制性使用终结了这次流行。出生体重小于 1 000g 的新生儿存活率为 5%~8%，而在此期间失明的大多数婴儿出生体重较重。由于新生儿护理的进步，ROP 致盲的发生率大大减少[30]。在 20 世纪 60 年代末，在新生儿重症监护服务发达的国家，以前没有存活下来的非常不成熟的新生儿(现在约 50%~60%小于 1 000g 出生体重)的存活率增加，导致第二次流行。回顾过去，第一次流行可以被认为基本上是可以预防的，而第二次流行在我们目前的新生儿保健水平上是无法预防的[18]。

“第三次流行”一词描述了在 20 世纪 90 年代初世界范围内开始出现的 ROP 引起的视觉残疾，而 ROP 致盲是拉丁美洲、南亚和东南亚、中国、东欧和中亚地区日益严重的引起视觉障碍的原因。根据 2010 年数据，Blencowe 等人估计，每年有大约 1 500 万早产儿出生，大约 260 万孕周小于 32 周。孕周小于 32 周的婴儿的急性期 ROP 的预估发生率不同：在新生儿死亡率(NMR)小于 5 的国家为 21.8%，在 NMR 大于 5 的国家为 36.5%。总体上，在 2010 年，在所有存活的早产儿中估计 20 000 名(15 500~27 200 名)发生严重的视力损害或致盲。另外，超过 12 000 名婴儿有轻度或中度视力损害。大多数视觉障碍幸存者出生在拉丁美洲、东亚和南亚、东欧和中亚的中等收入地区。由于在这些地区仍待完善新生儿保健和有效的 ROP 检查和治疗方案，因此可以从新生儿保健和眼科两方面进行预防性干预[18]。

表 44.2 早产儿视网膜病变的危险因素：历史的角度

		第一次流行(1940—1950s)	第二次流行(1970—1980s)	现在：具备完善的新生儿保健系统的区域	现在：不具有完善新生儿保健系统的区域(第三次流行)
危险因素	早产	+	++	++++	+至++++
	低出生体重	+	++	++++	+至++++
	过量的氧供	++++	+++	+	++++
	疾病	+	+	+/-	+/-
出生体重<1 000g	存活率	+	++	++++	+至+++
	ROP 风险	+	++	+++	+至++++
出生体重 1 000~1 500g	存活率	+++	++++	++++	+至+++
	ROP 风险	+++	+	+/-	+至+++
出生体重>1 500g	存活率	++	+++	++++	++至++++
	ROP 风险	+++	+	0	0 至+++
眼部情况		差	良	好	差至好

改编自 Gilbert C. Retinopathy of prematurity:a global perspective of the epidemics,population of babies at risk and implications for control. Early Hum Dev 2008;84:77-82。

并非所有发生早产儿视网膜病变的患儿都会发生视觉障碍。在以美国为基础的冷冻治疗早产儿视网膜病变多中心临床试验(CRYO-ROP)中[31],在 1986—1987 年,超过 4 000 名出生体重小于 1 251g 的婴儿接受了系列的眼科检查[32]。在这些婴儿中 65.8%发生单眼或双眼的 ROP。出生体重小于 750g 的婴儿中 90%发生了 ROP。出生体重在 751~1 000g 的婴儿中 78%发生了 ROP。出生体重在 1 001~1 250g 的婴儿中这一数据为 47%。尽管最小、最不成熟的婴儿数量在增加,这些急性期 ROP 的数据与美国后来的研究是一致的[33,34]。

自然病程

发病年龄和进展速度

ROP 在相对较窄的矫正胎龄范围内发展,它的发病更多地与婴儿的发育阶段有关,而不是新生儿事件,如氧疗或疾病[23]。此外,进展为更严重的疾病也主要受发展阶段影响,而不是出生后的年龄或新生儿事件。如表 44.3 所示,基于美国的两个大规模的相隔约 15 年的临床试验[32,33],不同期别 ROP 的发病及行为有显著的一致性:在 CRYO-ROP 试验中 1 期病变平均出现在矫正胎龄 34.3 周,早产儿视网膜病变早期治疗的随机试验(ETROP)中这一数据为 34.1 周。两项研究的阈值前 ROP 平均发生在矫正胎龄 36.1 周,尽管所有事件在 ROP 进展的置信区间不等,5%到 95%。然而,在新生儿保健系统标准未完善的国家,威胁视力的疾病经常以相似的发展速度影响到更成熟和更大的婴儿[18,35,36]。

表 44.3　不同 ROP 病变发生的矫正胎龄周数

ROP 期	CRYO-ROP(*n*=4 099)	ETROP(*n*=6 998)
1 期 ROP	34.3(-,39.1)	34.1(-,38.9)
2 期 ROP	35.4(32.0,40.7)	35.1(32.4,40.1)
3 期 ROP	36.6(32.9,42.4)	36.6(33.4,41.6)
附加病变	36.3(32.6,42.9)	36.0(33.0,41.4)
前附加病变	36.1(32.4,41.5)	36.1(32.1,42.1)

数据为中位数(5%分位数,95%分位数)。

CRYO-ROP:冷冻治疗早产儿视网膜病变临床试验;ETROP:早产儿视网膜变病早期治疗研究。

改编自 Good WV, Hardy RJ, Dobson V, et al. The incidence and course of retinopathy of prematurity: findings from the early treatment for retinopathy of prematurity study. Pediatrics 2005;116:15-23。

受累的区和位置

发生严重 ROP 的可能性与视网膜血管化状态密切相关[32]。一半以上在第一次 ROP 检查中观察到 Ⅰ 区不完全血管化的眼需要治疗。当血管进入 Ⅱ 区时,风险降至小于 10%。当血管到达 Ⅲ 区时,风险降至近零。

在非常不成熟的婴儿中,ROP 优先在鼻视网膜出现,后来延伸到其他区域。在 2005 年修订的 ICROP 中[21],视网膜血管发育的区域呈椭圆形,鼻侧视网膜发生的 ROP 较颞侧视网膜发生的 ROP 更靠近视盘。新生儿越早产,ROP 病变越有可能位于后部,并有更大的可能发展为严重疾病。

附加病变

附加病变是 ROP 病情严重的一个关键标志,但是一个定性标志,现在是治疗的主要驱动力[22]。附加病变可在 ROP 的任何期别观察到,是疾病严重程度的标志[36]。区分附加病变的血管和"正常"后极部血管是相对容易的,但由于早产儿视网膜病变中血管异常是一个连续的变化,当 ROP 病情不稳定时,期别的描述不足以说明病情,需要诊断附加病变。

早产儿视网膜病变检查流程

严重的 ROP 通常可以成功治疗。因此,眼科医生需要确定严重的、潜在需要治疗的 ROP——表现为 1 型 ROP[22]。患有 3 期 ROP 的婴儿患斜视、近视和各种视力缺陷的风险高,因此需要继续监测。

没有一个适合所有人的指导方案来决定应该检查哪一个婴儿,因为高危婴儿的出生体重(BW)和孕周特点在国家之间甚至在一个城市的新生儿重症监护病房之间有所不同。然而,有一些基本原则适用于所有人,并可广泛适用。

ROP 有一个清晰的自然病程:发病和进展的时间在很大程度上取决于矫正胎龄,并且在不同的族群和环境中通常是一致的,相对更成熟的婴儿发病年龄更早,缓解或进展的时间间隔更短。

不时地重新评估纳入标准是很重要的,当地审核是必要的组成部分。这一结果可以用来扩大标准,而当标准缩窄时,尤其是相对较小的证据基础,应谨慎行事。

高收入国家

在新生儿护理水平相对统一的高收入国家,有两种制订指南的方法。第一种,单独使用孕周和出生体重,很简单,但需要相对宽的标准,以便包括所有有风险的婴儿。该方案在英国使用:所有孕周小于 31 周或出生体重小于 1 251g 的婴儿都必须进行筛查,对孕周 31~32 周和出生体重 1 251~1 501g 的婴儿应进行筛查。第二种方法是将疾病标准与孕周和出生体重相结合。这种方法允许筛查较少的婴儿,在许多国家使用,包括美国(孕周小于 31 周或出生体重小于 1 500g)、瑞典(孕周小于 31 周)和加拿大(孕周小于 31 周和出生体重小于 1 251g)。然而,可能会出现异常情况。因此这些国家建议,如果临床过程复杂且不稳定,也应筛查更大、更成熟的婴儿[37]。

中低收入国家

与高收入国家相比,在低收入和中等收入国家中,新生儿护理标准的不同使更大和更成熟的婴儿,有时超过出生体重 2 000g 和孕周 34 周,也可能发生严重的 ROP。单独使用孕周和出生体重的标准是不合适的。许多婴儿将被不必要地包括在内,对眼科服务的需求将是过度的。此外,有时孕周是未知的。对于那些有筛查指南的中等收入国家,纳入标准的范围从孕周≤30 周和出生体重<1 500g 到≤34 周和出生体重<1 750g 不等。在大多数国家,还有其他疾病标准,以确定超出筛查指南的更大和更成熟的婴儿[37]。

检查时间

检查时间基于 ROP 的发生和进展主要由矫正胎龄决定的原理。治疗时机是关键的,因为 ROP 只有一个狭窄的治疗窗(表 44.4)[38]。Reynolds 等人[38]开发了一个程序,现在已被广泛接受,并且在表 44.4 中已被改编为包括更成熟的婴儿。

表 44.4　第一次筛查年龄

孕周/周	第一次 ROP 筛查年龄	
	生后周龄/周	矫正胎龄/周
22	8	30
23	7	30
24	6	30
25	5	30
26	4	30
27	4	31
28	4	32
29	4	33
30	4	34
31	4	35
32	3	35
33	2	35
34	2	36
35	2	37

ROP:早产儿视网膜病变。

改编自 Reynolds JD, Dobson V, Quinn GE, et al. Evidence-based screening criteria for retinopathy of prematurity: natural history data from the CRYO-ROP and LIGHT-ROP studies. Arch Ophthalmol 2002;120:1470-6。

在初次 ROP 检查之后,应进行每周或半月的检查。但是随着 ROP 的进展,将需要更频繁的检查。每周访问新生儿监护病房(NICU)可以检查那些可能很快出院的婴儿,减少婴儿返回医院次数,从而减少错过检查的可能性和潜在的灾难性后果。对仍有风险但需要转移到另一所医院的婴儿,必须安排继续进行 ROP 检查。

筛查计划中的一个关键决定是何时停止筛查检查。虽然准确识别该区域往往是困难的,并且必须考虑婴儿的 PMA、GA 和 BW,但是对于从未发展 ROP 的婴儿,一旦视网膜血管化已到达Ⅲ区,严重不良后果的风险是最小的。对于较大的婴儿是否需要持续更长时间的筛查尚不清楚。

至少两次眼部检查为消退的表现才表明病情消退。

检查方法

早产儿的眼部检查工作是有压力的[39],新生儿护理的支持可以减少这种压力。婴儿应在训练有素的护士的帮助下被轻轻地抚摸,以监测婴儿的健康状况。在检查前滴扩瞳滴眼液,应在眼部麻醉滴眼液点眼后,使用 28 或 20D 镜头和婴儿开睑器,用巩膜压迫器(眼球旋转而不是压迫)进行间接检眼镜检查。观察鼻侧视网膜可使眼科医生确定血管化是否达到Ⅲ区。

虽然间接检眼镜检查目前仍是“金标准”,然而广角数字成像正越来越多地被用于常规 ROP 筛查,并且在 ROP 病变出现时特别有用[40]。然而,在目前的成像技术中,Ⅲ区的可视化是困难的。

临床发现

检查眼前段应包括检查晶状体血管膜,因为超过 34 周持续存在的晶状体血管膜高度提示活动性 ROP[41]。

眼底检查首先从后极部血管开始,观察有无前附加病变(pre-plus disease)或附加病变(plus disease)。这两者都是 1 型 ROP 存在或即将发生的强大指标。

无血管化的周边部视网膜区域呈现灰白色,其程度取决于不成熟程度(图 44.1)。视盘常呈灰色,黄斑和小凹反射分别在矫正胎龄 36 周和 42 周出现。

未来早产儿视网膜病变的筛查

通过出生后体重增加预测严重 ROP

VEGF 和 IGF-1 均在视网膜血管正常发育中起关键作用。IGF-1 是一种与出生体重和生后生长相关的体细胞生长因子。IGF-1 水平在怀孕的最后三个月上升,进而促进 VEGF 激活及正常的视网膜血管发育[42-44]。早产后,IGF-1 水平下降,抑制视网膜血管发育,为 ROP 的进一步发展奠定了基础。当 IGF-1 在出生后一段时间增加时,VEGF 被最大限度地刺激,导致 ROP 的发生。

IGF-1 是一种体细胞生长因子。出生体重和出生后生长可替代视网膜血管发育情况用于评估 ROP 的可能性。早产后 IGF-1 水平的下降表现为出生后体重增加的相应减少,其幅度表明视网膜缺氧的严重程度。检测出出生后体重增长的下降要比检查出急性期 ROP 早几周,可能有助于在出生后早期识别高危婴儿。WIN-ROP 是一种基于计算机的 ROP 筛查程序[45],将单个婴儿的体重增加率与一系列未发生增殖性急性期 ROP(3 期或更差)早产儿的进行比较。通常可以在 ROP 发生之前的数周,“预警”可能发展为严重 ROP。因 NICU 的设置在病例组成和国家的不同,WINROP 预测的敏感性不同:从所有 28 个患有严重 ROP 的婴儿均预测正确[46]到仅预测到 90.5%的增殖性视网膜病变的婴儿[47]。

现已开发了其他基于早期体重增加的预测模型[48-50]。基于非计算机的 CHOP-ROP 模型使用出生体重、孕周和每日体重增加来确定是否可能发展为 1 型 ROP。在一个Ⅲ级 NICU 中的 524 个高危婴儿的队列中,该模型准确地预测出所有发展为 1 型 ROP 的婴儿。如果在临床上应用,可以将所需的检查数量减少近 50%[50]。易于使用的系统(the easy-to-use system)是基于简单的 Logistic 回归模型构建,并使用 nomogram 图绘制记录。

使用出生后体重增加的算法来预测严重的 ROP 可以显著减少需要检查的婴儿的数量,但是需要在不同的临床环境中进行的更大的验证研究,以确定这种方法的实用性[51]。此外,这些程序将如何在尚不完备的 NICU 系统和更成熟的婴儿的 ROP 中应用,还有待观察。

远程医疗与 ROP

ROP 的流行病学特点使 ROP 远程医疗成为一个有吸引力的选择。例如,需要治疗的婴儿通常仍在医院,ROP 的自然病程是众所周知的,并且筛查指南已确定所需评估的时机。20 世纪 90 年代,随着数字成像技术在 NICU 的应用,远程医疗在临床研究和常规筛查中得到了越来越多的应用。在 2012,美国眼科学会、儿科学会和美国职业眼科医师协会报告了八个 1 级研究,其中,43~1 257 名婴儿使用数字视网膜图像检测出中度至重度 ROP[40]。中、重度 ROP 的定义多种多样,敏感度在 57%~100%之间。

在 2014 年,这些研究中最大的研究,“远程医学方法评估急性期 ROP(e-ROP)”,被报告[52]。在北美 13 个临床中心进行的一项多中心观察研究中,纳入出生体重<1 251g 的婴儿,通过在数字视网膜图像中检测眼睛进行“转诊保证”(referral warranted,或 RW-ROP),提示出需要眼科医生进行检眼镜检查的病例,以评估可能的治疗。RW-ROP 是由 Ells 等人在 2003 年定义的,即,Ⅰ区的任

何期别病变，任何 3 期或更严重的病变，或出现附加病变[53]。

在 e-ROP 研究中，婴儿接受 e-ROP 认证的眼科医生的检查进行 ROP 诊断，同时由受过训练的非医师使用广角照相机在新生儿重症监护室进行的成像采集。对于每只眼睛，分别有由五个视网膜图像包括后部、上方、下方、鼻侧和颞侧视网膜图像，以及外眼图像组成的图像集，由两个受过训练的非医师阅片者对视网膜形态结果与 RW-ROP 的一致性分级。将诊断检查的结果与图像分级结果进行比较，检测婴儿的任一眼的 RW-ROP 的灵敏度为 90%［95% *CI*（85.4%，93.5%）］，特异度为 87%［95%*CI*（84%，89.5%）］，阴性预测值为 97.3%。该研究结果为远程医疗系统检测潜在严重 ROP 的有效性提供了有力的支持[52]。

在世界其他地区，在不完善的 NICU 系统和眼科医师数量有限的情况下，远程医疗系统可以增加潜在的严重疾病的检查和治疗的可能性。在 A. Vinekar[54] 的指导下，印度建立了一个这样的系统。这是一个很好的示例。一名接受了培训的技术员，从高危婴儿那里获取图像，并识别出主要疾病严重标志。一经发现，这些图像将被发送给眼科医生，并在需要时给予治疗。这种方法对于发病分散、高危早产儿数量众多、眼科医生数量有限的国家尤为重要。

距离遥远是相对的。患有视力威胁的 ROP 的婴儿，即使近在咫尺却未能接受眼科医师检查，与远在天涯的患儿同样遥远。为了产生真正和可持续的效果，远程医疗不仅需要在远处工作，而且还必须为常规医疗服务做出贡献，使当地团队能够比目前更好地工作。

1986—2002 年周边部视网膜消融治疗的大规模随机对照试验

冷冻疗法和氙弧光凝最早被用于治疗急性早产儿视网膜病变，而后是氩激光。然而，直到 1988 年，视网膜消融治疗在大型的随机临床试验中被证实对严重的视网膜病变是有益的[31]。CRYO-ROP 研究前瞻性地确定了冷冻治疗在治疗严重急性 ROP 中是否有效，并研究了其自然病程[31,32]。在 1986—1987 年，来自美国 23 个中心的 9 751 名婴儿中的 291 名婴儿参加了一项随机试验，接受冷冻治疗或观察。治疗“阈值”被定义为在Ⅰ区或Ⅱ区的伴有附加病变的 5 个连续钟点，或累积 8 个钟点范围的 3 期病变。因为先前的研究表明，如果不治疗，这种眼睛有 50%的失明风险。根据眼底照片和临床检查结果判断，接受冷冻治疗的阈值 ROP 的不利结构结果显著减少了，在 3 个月为 49.3%[31]，12 个月为 45.8%[31]。从 1 年随访结果开始增加视觉功能评估，治疗眼的光栅视力明显改善。在最后的 15 年随访表明有益的效果持续，不良结构转归减少为 42.2%，视力 20/200 或更差的转归降低为 43.4%[55]。

CRYO-ROP 研究表明，冷冻治疗阈值 ROP 对眼的结构状态和视觉产生了显著的益处。然而，在 15 年中，23%的治疗和对照眼的视力为 20/40 或更好，表明视网膜消融与正常结构及视力结果不是必然的。

第二个视网膜消融试验明确了是否有一些严重程度低于阈值的 ROP 患者受益于治疗。ETROP[22] 研究使用风险模型（RM-ROP2，基于 CRYO-ROP 研究的数据）[56]，包括患者的人口特征、疾病的进度和视网膜病变的严重程度，在 26 个国家临床试验点进行，以确定早期治疗是否有利于“高危”的阈值前病变眼（15%或更高的可能性进展至结构不良结局）。阈值前 ROP 定义为：Ⅰ区病变轻于阈值病变；Ⅱ区的 2 期伴有附加病变和无附加病变的 3 期病变；3 期伴有附加病变但轻于阈值病变。到了 2000 年，激光光凝被广泛应用，401 个婴儿的眼被随机分为“高危”治疗或观察至常规的阈值病变再进行传统治疗。

最初的报告显示，高风险的阈值前眼的早期治疗显著降低了光栅锐度和结构不良的结果[22]。为了简化 ETROP 结果的临床应用，基于 ROP 眼状态开发了一种临床程序，以确定眼睛是否需要治疗（表 44.5）。定义了两种类型的阈值前疾病，“1 型”为建议早期干预治疗，“2 型”为建议保守治疗。如果进展为 1 型，则予以治疗。ETROP 研究最后 6 年检查结果显示[57]，与常规治疗眼相比，早期治疗眼的结构结果仍有优势（8.9%比 15.2%不良结果，$P<0.001$），但早期高危眼的治疗视力结果无统计学意义。然而，当使用 1 型或 2 型病变对 6 年的结果进行分类时，1 型眼组患者视力比 2 型眼组的显著好（25.1%比 32.8%，$P=0.02$）。此外，与 2 型患者组相比，接受早期治疗的 1 型 ROP 患者组，使用弧形视野计测量的视野范围结果显著好[58]。

表 44.5　以 ETROP 研究结果为依据的治疗程序

	区	ROP 期	附加病变
1 型 ROP：需要治疗	Ⅰ区	任何期 ROP	+
	Ⅰ区	3 期 ROP	−
	Ⅱ区	2 期或 3 期	+
2 型 ROP：严密观察进展	Ⅰ区	1 期或 2 期	−
	Ⅱ区	1 期	+
	Ⅱ区	1 期、2 期或 3 期	−
其他 ROP：观察进展	Ⅲ区	任何病变	+/−

ETROP：早产儿视网膜病变早期治疗研究；ROP：早产儿视网膜病变。

家长的参与

严重早产患儿的父母有很多事情要处理，他们有权利知道什么样的眼科问题可能降临到他们的孩子身上。因此，提供敏锐、对等的信息是很重要的。

应在三个级别提供以下信息：

1. 需要进行 ROP 检查的所有婴儿的父母：对其提供 ROP 的一般描述的书面信息，并注强调，尽管 ROP 是经常发生的，但超过 90%的急性视网膜病变患者能够自发地缓解。一般来说，眼科医生并不需要对所有 ROP 检查的婴儿的父母进行咨询，但如果需要的话，应该提供信息。

2. 患有或可能患有 ROP 的婴儿的父母：对其提供书面资料，强调可行的治疗方案和可能需要考虑接受治疗。此时此刻，眼科医生应与家长面对面讨论情况。

3. 患有终末期疾病的婴儿的父母：并非所有接受积极治疗的眼睛对治疗都有令人满意的反应，仍然会出现失明。眼科医生不应与家人失去联系。大多数父母接受治疗有时会失败，但他们不能接受缺乏关心。眼科医生必须确保儿童能尽早获得视障人士的服务，并酌情获得失明或部分失明的证明。

结果

屈光变化（参见第 8 章）、斜视、神经损伤（参见第 60 章和第 90

章)和 ROP 可影响早产儿的视觉系统发育。在没有不良反应的情况下,大多数患有 ROP 的婴儿能完全康复,轻度 ROP(1 期和 2 期)对视力没有额外的不良影响[59,60]。严重的 ROP 可影响患者的视力[59]和对比敏感度[61]。正是冷冻治疗后不太理想的反应才产生了早期治疗研究。尽管 CRYO-ROP 研究发现蓝黄色觉缺陷的发生率增加与 ROP 的严重程度无关,但色觉似乎并不受早产的影响[62,63]。无论是否接受冷冻治疗,曾患有严重急性期 ROP 的儿童在 10 岁或 11 岁时测得的视野面积都会减少[64,65]。视力和视野均受益于 1 型阈值前疾病的治疗[57,58]。

早产和 ROP 期别(甚至轻度 ROP)增加了斜视的患病率。斜视的发生率从大约 6%上升到超过 60%,并且随着急性期 ROP 的增加而增加[66-68]。

ROP 的直接后果在严重和后部疾病中更为常见,但在轻度急性 ROP 中偶尔发生。视网膜脱离,包括严重的 ROP 周边部视网膜消融术后,可发生于生命的任何时间,虽然这是罕见的。大的黄斑区穿孔是罕见的严重 ROP 后遗症。它们何时发生尚不清楚,但在婴儿期就已经观察到了。最初被认为是冷冻治疗的结果,它们可能出现在未经治疗的眼睛中。严重 ROP 的前段后遗症已被描述[69]。

小角膜/小眼畸形可能是急性期生长减少或晚期瘢痕收缩的结果。其他变化是由前玻璃体的变化导致虹膜-晶状体横隔膜前移,前房变浅所致[70],如果严重,则会导致角膜混浊和白内障。

早产儿发生屈光不正的概率较高,尤其是近视[62,71,72]。即使不存在 ROP,近视也是低出生体重的一个结果。近视有以下特点:角膜曲率陡,前房浅,晶状体厚,眼轴短于近视度数的预期[62,72]。近视是严重 ROP 的常见并发症[71]。早产儿近视多发生于学龄。与之不同的是,ROP 相关的近视发生于婴儿阶段,出生后一年进展,后进入相对稳定的阶段[72,73],这与其他类型的近视不同。严重 ROP 眼治疗与否在近视方面无差异[74]。

(周莹 译 程湧 校)

参考文献

1. Cross KW. Cost of preventing retrolental fibroplasia? Lancet 1973; 2: 954–6.
2. Provis JM. Development of the primate retinal vasculature. Prog Retin Eye Res 2001; 20: 799–821.
3. Smith LE, Hard AL, Hellström A. The biology of retinopathy of prematurity: how knowledge of pathogenesis guides treatment. Clin Perinatol 2013; 40: 201–14.
5. Hartnett ME. Pathophysiology and mechanisms of severe retinopathy of prematurity. Ophthalmology 2015; 122: 200–10.
6. Flynn JT, Bancalari E, Snyder ES, et al. A cohort study of transcutaneous oxygen tension and the incidence and severity of retinopathy of prematurity. N Engl J Med 1992; 326: 1050–4.
9. The BOOST II United Kingdom, Australia, New Zealand Collaborative Groups. Oxygen saturation and outcomes in preterm infants. N Engl J Med 2013; 368: 2094–104.
11. Hauspurg AK, Allred EN, Vanderveen DK, et al. Blood gases and retinopathy of prematurity: the ELGAN Study. Neonatology 2011; 99: 104–11.
13. Hartnett ME, Morrison MA, Smith S, et al. Genetic variants associated with severe retinopathy of prematurity in extremely low birth weight infants. Invest Ophthalmol Vis Sci 2014; 55: 6194–203.
14. Kemper AR, Wade KC, Hornik CP, et al. Retinopathy of prematurity risk prediction for infants with birth weight less than 1251 grams. J Pediatr 2015; 166: 257–61 e2.
18. Gilbert C, Fielder A, Gordillo L, et al. Characteristics of infants with severe retinopathy of prematurity in countries with low, moderate, and high levels of development: implications for screening programs. Pediatrics 2005; 115: e518–25.
21. An International Committee for the Classification of Retinopathy of Prematurity. The International Classification of Retinopathy of Prematurity revisited. Arch Ophthalmol 2005; 123: 991–9.
22. Early Treatment For Retinopathy Of Prematurity Cooperative, Group. Revised indications for the treatment of retinopathy of prematurity: results of the early treatment for retinopathy of prematurity randomized trial. Arch Ophthalmol 2003; 121: 1684–94.
25. Blencowe H, Lawn JE, Vazquez T, et al. Preterm-associated visual impairment and estimates of retinopathy of prematurity at regional and global levels for 2010. Pediatr Res 2013; 74(Suppl. 1): 35–49.
28. Gilbert C. Retinopathy of prematurity: a global perspective of the epidemics, population of babies at risk and implications for control. Early Hum Dev 2008; 84: 77–82.
31. Cryotherapy for Retinopathy of Prematurity Cooperative Group. Multicenter trial of cryotherapy for retinopathy of prematurity. Arch Ophthalmol 1990; 108: 195–204.
32. Cryotherapy for Retinopathy of Prematurity Cooperative Group. Incidence and early course of retinopathy of prematurity. Ophthalmology 1991; 98: 1628–40.
38. Reynolds JD, Dobson V, Quinn GE, et al. Evidence-based screening criteria for retinopathy of prematurity: natural history data from the CRYO-ROP and LIGHT-ROP studies. Arch Ophthalmol 2002; 120: 1470–6.
40. Fierson WM, Capone A Jr. Telemedicine for evaluation of retinopathy of prematurity. Pediatrics 2015; 135: e238–54.
49. Binenbaum G. Algorithms for the prediction of retinopathy of prematurity based on postnatal weight gain. Clin Perinatol 2013; 40: 261–70.
50. Binenbaum G, Ying GS, Quinn GE, et al. The CHOP postnatal weight gain, birth weight, and gestational age retinopathy of prematurity risk model. Arch Ophthalmol 2012; 130: 1560–5.
52. Quinn GE, Ying GS, Daniel E, et al. Validity of a telemedicine system for the evaluation of acute-phase retinopathy of prematurity. JAMA Ophthalmol 2014; 132: 1178–84.
53. Ells AL, Holmes JM, Astle WF, et al. Telemedicine approach to screening for severe retinopathy of prematurity: a pilot study. Ophthalmology 2003; 110: 2113–17.
54. Vinekar A, Jayadev C, Mangalesh S, et al. Role of tele-medicine in retinopathy of prematurity screening in rural outreach centers in India – A report of 20,214 imaging sessions in the KIDROP program. Semin Fetal Neonatal Med 2015; 20: 335–45.
57. Early Treatment for Retinopathy of Prematurity Cooperative Group, Good WV, Hardy RJ, et al. Final visual acuity results in the early treatment for retinopathy of prematurity study. Arch Ophthalmol 2010; 128: 663–71.
59. Holmström G, el Azazi M, Kugelberg U. Ophthalmological follow up of preterm infants: a population based, prospective study of visual acuity and strabismus. Br J Ophthalmol 1999; 83: 143–50.
62. O'Connor AR, Stephenson T, Johnson A, et al. Long-term ophthalmic outcome of low birth weight children with and without retinopathy of prematurity. Pediatrics 2002; 109: 12–18.
72. Fledelius HC. Pre-term delivery and subsequent ocular development. A 7–10 year follow-up of children screened 1982-84 for ROP. 3) Refraction. Myopia of prematurity. Acta Ophthalmol Scand 1996; 74: 297–300.
73. Quinn GE, Dobson V, Kivlin J, et al. Prevalence of myopia between 3 months and 5 1/2 years in preterm infants with and without retinopathy of prematurity. Cryotherapy for Retinopathy of Prematurity Cooperative Group. Ophthalmology 1998; 105: 1292–300.
74. Quinn GE, Dobson V, Siatkowski R, et al. Does cryotherapy affect refractive error? Results from treated versus control eyes in the cryotherapy for retinopathy of prematurity trial. Ophthalmology 2001; 108: 343–7.

第45章

早产儿视网膜病变目前的治疗

Joshua Robinson, G Baker Hubbard

章节目录

治疗原理

减少刺激血管生长可以控制急性早产儿视网膜病变(ROP)的新生血管表现。传统上,冷冻疗法[1]或近年来更常见的激光光凝疗法[2]是通过消融周边无血管视网膜来实现抑制血管新生的。血管内皮生长因子(VEGF)是ROP新生血管形成的主要刺激因子,消融周边无血管的视网膜通过减少病理性VEGF的产生而具有治疗作用。在过去几年里,在药理上,利用抗VEGF药物可以达到这个目标[3]。4期或5期的牵拉性视网膜脱离(TRD)是早产儿视网膜病变最严重的表现,可以通过玻璃体切割手术治疗[4-7]。

周边部视网膜消融

根据1988年发表的多中心ROP冷冻治疗试验(CRYO-ROP)的结果,初步确定了急性ROP无血管视网膜消融治疗的适应证[1]。在2003年,早产儿视网膜病变早期治疗的随机试验(ETROP)更新了治疗适应证[2]。ETROP将早期治疗的结果与根据CRYO-ROP制订的旧指南进行的治疗的结果进行了比较。ETROP的结果显示,9个月时不良结构结果显著减少,根据CRYO-ROP指南治疗的眼为15.6%,早期治疗的眼为9.1%($P<0.001$)。研究建议对1型ROP进行治疗,并将1型ROP定义为具有以下三个特征之一:

1. Ⅰ区的伴有附加病变(plus disease)的任何期别病变;
2. Ⅰ区的伴或不伴附加病变的3期病变;
3. Ⅱ区的伴有附加病变的2期或3期病变。

要在识别出1型早产儿视网膜病变的48h内给予治疗。更严重的病例需要更及时的治疗。

依据ETROP推荐的治疗指征,附加病变是决定治疗的主要驱动因素。不同的观察者检查出附加病变是有差异的[8,9]。数字图像分析能够更加精确地量化附加病变的情况。相关内容已在上一章节详细地讨论。

激光是实现无血管视网膜消融的首选方法,通常使用便携式激光间接检眼镜(laser indirect ophthalmoscope, LIO)进行治疗[10]。治疗模式为半融合到融合,激光点覆盖整个无血管视网膜,从嵴到锯齿缘360°范围(图45.1)[11,12]。激光治疗中应避免间隔,因为即使是很小的间隙也可能导致治疗失败并发展为视网膜脱离。激光治疗后拍眼底像有助于识别和治疗跳区[13]。荧光素血管造影分析显示,嵴后有毛细血管脱落,可能有视网膜缺血[14-17],提倡嵴后治疗。然而,没有一级证据支持嵴后治疗,因此,对大多数病例,不建议修改标准治疗技术。

据报道,激光手术的改进使婴儿和眼科医生的压力降到最低。最近的研究表明,在许多情况下,无气管插管的镇静作用很好,可以降低呼吸机依赖性,同时减少相关的呼吸机并发症和费用[18-20]。作者的经验是,在许多情况下,激光治疗可以在不插管下进行。便携式激光间接检眼镜的长时间使用会对眼科医生的颈椎造成压力。众所周知,颈椎相关疼痛在眼科领域发生率很高,这可能会影响职业生涯[21]。一种符合人体工程学的优越的间接检眼镜检查方法,可用于使用便携式激光间接检眼镜治疗ROP[22]。

激光波长的选择在治疗早产儿视网膜病变是非常重要的。激光治疗后可能发生白内障,其可能是由晶状体血管膜吸收激光能量而继发晶状体蛋白加热造成的。虹膜吸收的能量也可使晶状体加热。激光后白内障形成的研究表明,与氩绿光波长激光(510~532nm)相比,810nm波长的激光更不容易导致白内障[23]。激光波长在黄范围(577nm)时,血管结构吸收能量的效率最高。在许多患ROP眼中晶状体周边存在有灌注的血管膜,因而避免使用黄激光。激光引起的其他并发症包括:角膜水肿、前房积血、虹膜萎缩、闭角型青光眼、前段缺血、玻璃体积血、视网膜出血和渗出性视网膜脱离[24-33]。在ETROP研究中,与标准治疗相比,早治疗与更多的呼吸暂停、心动过缓、机械通气的再插管率更高有关。而两组间眼部并发症、死亡率和已知永久发病率并无差异[2]。

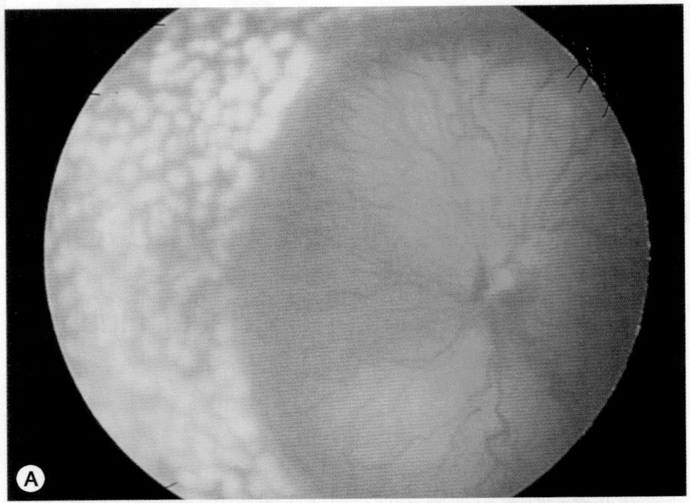

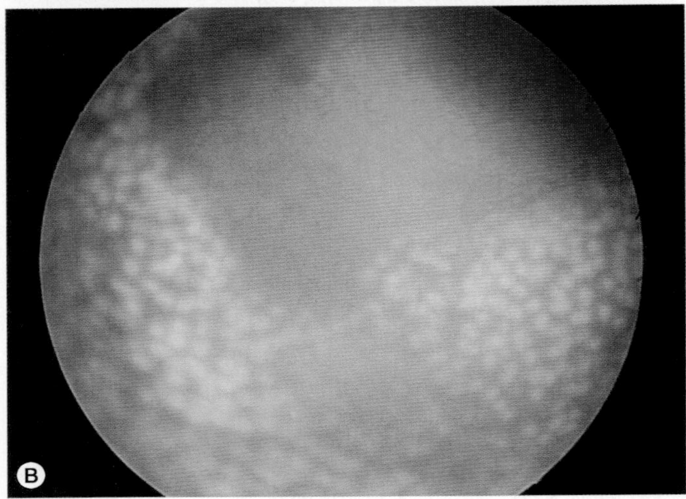

图45.1 Ⓐ在抗 VEGF 治疗得以应用之前，该婴儿接受了激光治疗。注意严重附加病变情况下的广泛 3 期病变。尽管接受了近融合激光模式治疗，这只眼睛后来仍发展为 4 期牵拉性视网膜脱离；Ⓑ在抗 VEGF 治疗得以应用之前，对患有急进型后极部早产儿视网膜病变的婴儿进行了激光治疗。激光治疗后早产儿视网膜病变消退，无牵拉。10 年随访，视网膜在位，但有严重的高度近视

20 世纪 80 年代和 20 世纪 90 年代初，最初的消融周边部视网膜使用的是冷冻治疗[1]。然而，冷冻疗法会引起新生儿更多的炎症和不适。此外，冷冻不如激光精确。激光治疗的结果至少与冷冻效果一样好[34]。随着便携式 810nm 激光的广泛应用，冷冻疗法目前已很少使用。

早产儿视网膜病变的抗血管内皮生长因子治疗

药物调整眼内 VEGF 水平是治疗急性 ROP 的一种很有前景的方法，这一主题是近期优秀评论主题之一[35,36]。BEAT-ROP（bevacizumab eliminates the angiogenic threat of retinopathy of prematurity）研究是首个抗 VEGF 治疗 ROP 的多中心随机试验，并将玻璃体内贝伐珠单抗治疗 3 期 ROP 的疗效与标准外周视网膜激光消融治疗进行了比较[3,37]。活动性 ROP 的复发是研究的主要结果，BEAT-ROP 研究表明，在Ⅰ区病变，贝伐珠单抗治疗组较激光治疗组复发率较低，而在Ⅱ区病变，两组无差异。对于Ⅰ区病变，贝伐珠单抗治疗组的复发率为 6%，而传统治疗激光组的复发率为 42%（$P=0.003$）。BEAT-ROP 研究存在一些局限性[38-40]。一个是研究中相对较短的随访时间。婴儿一直随访到 54 周的矫正胎龄（PMA）。有关贝伐珠单抗的其他研究指出，矫正胎龄 54 周后仍可发生早产儿视网膜病变的复发[41]。此外，其报道的激光失败率为 42%，远高于先前发表的Ⅰ区疾病报告（通常为 18%～22%）[42-44]。尽管存在这些局限性，BEAT-ROP 研究还是确立了玻璃体内注射贝伐珠单抗的两个重要观点：它能有效阻止新生血管 ROP 的进展；而且，与激光消融不同，无血管的视网膜没有被破坏，并且可能会随着时间至少部分血管化。抗 VEGF 治疗 ROP 缺乏长期随访，但最新的数据表明，贝伐珠单抗治疗后较激光治疗后，患者的视力结果没有明显损伤，而且抗 VEGF 治疗组近视的发生率更少[45-48]。贝伐珠单抗的成本相对较低，玻璃体腔注射技术操作较间接激光容易，导致在世界范围内贝伐珠单抗广泛用于 ROP 的治疗。自 2007 年以来，已发表了 50 多份关于其用于 ROP 治疗的报告。

玻璃体腔注射抗 VEGF 药物的系统安全性仍是早产儿视网膜病变婴儿的主要关注点。VEGF 是几乎每个人体器官发育和维持过程中的关键生长因子[49]。单次玻璃体腔注射贝伐珠单抗后，患儿血清中的 VEGF 浓度降低，影响至少持续 2 个月[50-52]。从逻辑上讲，对这种生理生长因子的系统性抑制在早产儿的发育过程中可能有潜在的危害，但其长期临床影响仍有待阐明。在 BEAT-ROP 研究和其他研究中贝伐珠单抗的剂量是成人剂量的一半，即 0.625mg。低剂量可能同样有效，同时降低了全身的影响。贝伐珠单抗的低剂量目前正在研究中（NCT02390531）。对于患有 ROP 的婴儿，雷珠单抗在药代动力学方面似乎比贝伐珠单抗更好。雷珠单抗的半衰期较短，全身循环清除的速度快于贝伐珠单抗。一项关于雷珠单抗治疗 ROP 的多中心前瞻性试验正在德国进行（CARE-ROP，NCT02134457），并计划在美国进行（RAINBOW NCT02375971）。在评估有关贝伐珠单抗系统安全性的现有信息时，我们发现过去几年出现的病例系列数据有限[46,53-58]。没有明显的系统安全问题。然而，到目前为止，还没有任何试验能够在长期的随访过程中研究系统安全性。在抗 VEGF 治疗成为 ROP 的标准治疗方法之前，这些安全数据是必不可少的。目前认为玻璃体腔注射抗 VEGF 药物治疗早产儿视网膜病变的情况有：后部的Ⅰ区病变；间质混浊；瞳孔不能扩大或激光治疗后持续的血管活动。

玻璃体腔注射技术对于眼科医生来说是相对简单的。点用丙美卡因或丁卡因进行麻醉，并可辅以轻度镇静。新生儿开睑器置入，眼表及睑缘局部表面应用聚维酮碘消毒。在角膜缘后 0.5～1mm 的睫状冠部进针。注射部位位于更后面，有穿透无血管视网膜的风险。针的轨迹应与视轴平行，以避免损伤过大的婴儿晶状体。

激光治疗后和注药治疗后的处理

在用激光消融治疗急性期 ROP 后，最初的术后处理包括用局部类固醇控制炎症。对于抗 VEGF 治疗，玻璃体腔注射后几天可

局部使用抗生素，但抗生素可能是不必要的。玻璃体注射后局部抗生素的作用一直是成人研究中备受关注的话题，普遍认为，常规玻璃体腔抗 VEGF 药物注射后不需要局部抗生素[59]。在作者的中心，成人或新生儿玻璃体腔注射后不再使用局部抗生素。

与激光消融相比，抗 VEGF 治疗后，附加病变和新血管形成情况改善更快（图 45.2）。激光治疗后，血管充血和渗出可能会加重，这可能是由于激光烧灼过程的炎症作用所致[30,33]。血管充血和渗出一般在治疗后 7~10 天开始改善。到 2 周时，附加病变几乎或完全消失，新生血管组织已逐渐消退，并常常几乎完全消失。改善的表现是相似的，但抗 VEGF 治疗后发生更快。

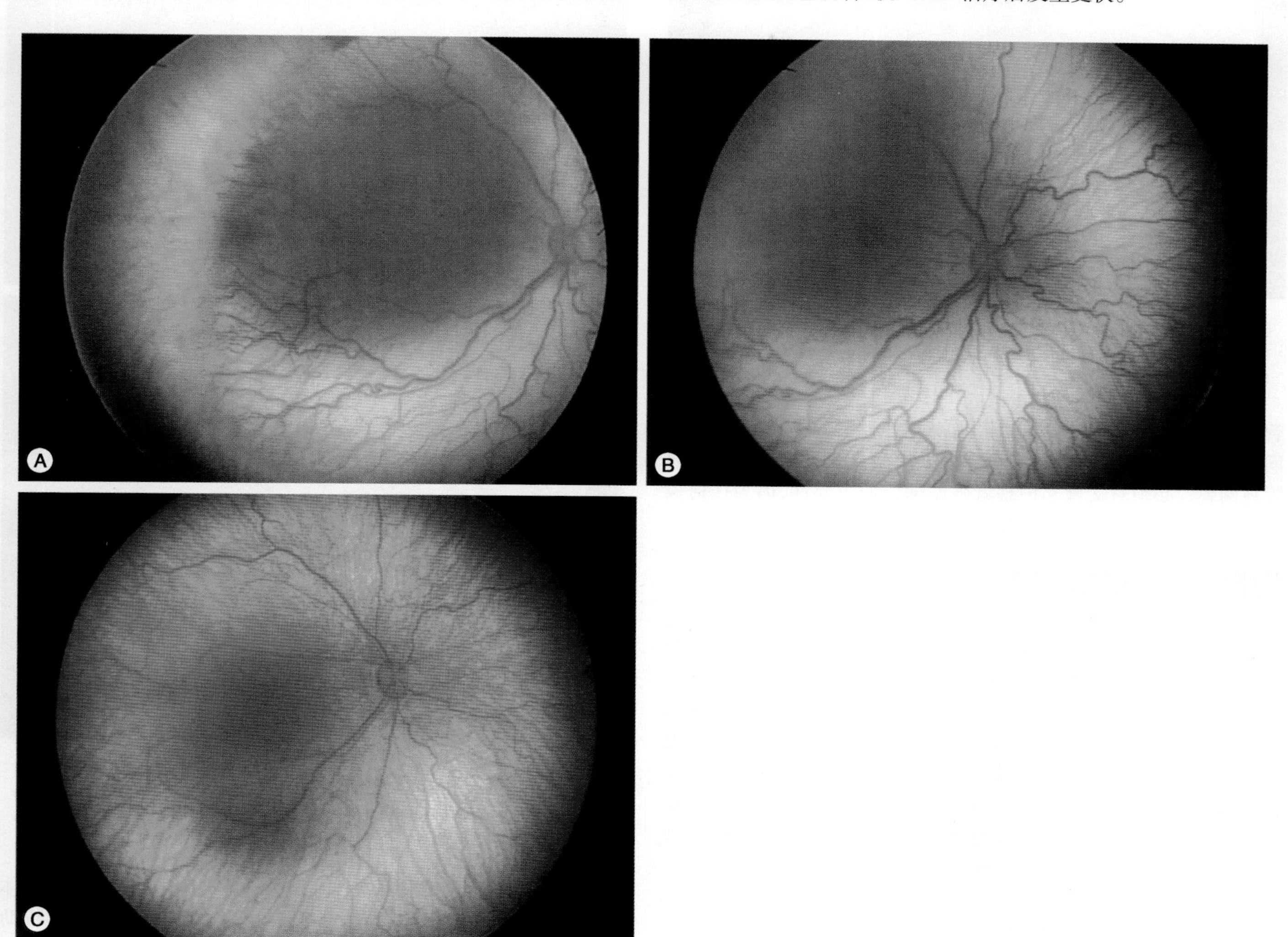

图 45.2　Ⓐ-Ⓑ Ⅰ区 3 期伴有附加病变的早产儿视网膜病变。注意颞侧平坦的新生血管。图片中心的阴影是因瞳孔僵硬、扩张不良形成的伪影；Ⓒ玻璃体腔注射 0.5mg 贝伐珠单抗治疗后 4 天，附加病变消失，新生血管消失。瞳孔较前扩张，阴影伪影减少

与抗 VEGF 治疗相比，激光消融在技术上更困难、更耗时，但激光治疗术后的处理通常更容易。一旦附加病变和新血管消退，复发就不常见了[2]。如果在激光治疗后 3~4 周视网膜没有纤维化、牵拉或出血，那么作者通常会遵循每月两次访问，然后从急性 ROP 管理中转出，通过儿科眼科医生在 6 个月内随访。

即使经过及时与彻底的治疗，ROP 激光消融治疗后仍会出现治疗失败。治疗失败的临床特征已经被很好地描述[60-62]。玻璃体积血伴有片状和线状压缩的玻璃体组织，是治疗失败的标志。嵴上或周围血管的持续迂曲扩张、充盈和嵴增厚，可能进展为进行性牵拉和视网膜脱离[32]。如果这些临床特征开始出现，应仔细检查治疗后的无血管视网膜，寻找跳越区域或位置，给予更多的激光治疗。通常在激光治疗后 7~10 天对患者进行检查。早期检查发现有治疗相关的炎症渗出反应。10 天后，血管扩张持续显著，则可能需要更多的治疗。如图 45.3 所示，激光不足时，任何血管走形顶点区域可继续增殖和血管扩张。如果激光充足，仍存在伴有附加病变的新生血管活动，则可考虑玻璃体腔内注射抗 VEGF 药物。有报道指出，抗 VEGF 后视网膜增殖膜收缩加重牵拉性视网膜脱离[63]。

初始使用抗 VEGF 治疗 ROP 比较容易，但随访要求更高[64]。抗 VEGF 药物注射作用减弱后，ROP 可能复发[41,65,66]。许多病例在治疗后的一段时间内仍有大量的持续性周边无血管视网膜，有些病例可能有永久性的大片无血管区。这种持续的无血管视网膜的临床意义尚不清楚，但有报道称，在玻璃体腔注射贝伐珠单抗后 35 周（矫正胎龄 69 周）有新生血管及附加病变的复发，并伴有进行性牵拉和视网膜脱离[41]。抗 VEGF 治疗 ROP 后没有既定的随访指南，但一个明智的方法是每隔 1~2 周随访一次，直到视网膜血

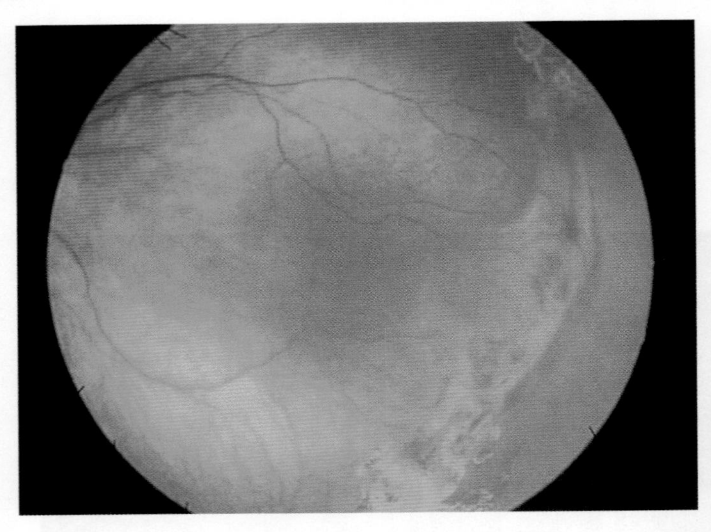

图 45.3 该患者在外院接受了激光治疗,接诊时可见激光治疗后持续的血管活动性。注意颞侧大片间隔区,与间隔区相对应的子午线区域出现活动的3期病变

管生长到Ⅲ区或矫正胎龄60周。如果矫正胎龄60周时无血管视网膜仍存在于Ⅰ区或Ⅱ区,则可考虑采用激光光凝治疗残余无血管视网膜。必须对父母和护理者强调随访的重要性,因为任何失访都可能有晚期复发的情况,会产生严重后果。

视网膜脱离的治疗

即使在新生血管阶段给予了现有最好的治疗,一些早产儿视网膜病变病例仍会发生视网膜脱离。例如,尽管在ETROP研究中进行了及时、彻底的激光治疗,但近十分之一的婴儿出现了不好的结构结果[2]。ETROP研究中部分发生视网膜脱离的眼接受了玻璃体视网膜手术治疗,但这种干预的效果通常很差,6年后黄斑在位的情况为:4A期病变31%(5/16),4B期病变60%(6/10),5期病变0%(0/10)[67]。这些结果与其他已发表的关于4期ROP玻璃体切割术的复位率在80%~90%之间的结果不同[4-7,68]。

在新生血管活动和附加病变活动完全或几乎完全解决后进行手术是取得成功的关键(图45.4)[69]。血管活动性消退前进行玻璃体切割手术可导致出血,渗出增加,玻璃体切割术后持续的增殖和收缩。然而,激光消融治疗后,在附加病变和新生血管活动性得以控制前,有些病例会很快进展至视网膜脱离。这种情况更有可能发生在病变位于更后部视网膜的早产儿视网膜病变。对于后部急进型早产儿视网膜病变(APROP),建议在血管活动性完全消退前及发生视网膜脱离前进行玻璃体切割手术[70-72]。在血管活动性完全消退前应用抗VEGF治疗辅助玻璃体切割手术可以得到更好的解剖结果[73,74]。一般而言,早期进行了激光治疗仍失败的眼,先天情况更差,在新生血管活动性及附加病变控制前更容易进展至5期完全视网膜脱离。

5期ROP的成功修复是非常困难的,因为玻璃体切割术是在激光诱导的附加病变和新生血管活动消失后进行的,通常会存在大量增殖。在这种情况下,成功率在0~50%的范围内[67,75-78]。应用曲安奈德和抗VEGF药物后,治疗结果可能更好[79,80]。5期病变视网膜复位眼的视功能通常较差,但与完全失明相比,任何程度的视功能对患者都具有很高价值[81-85]。

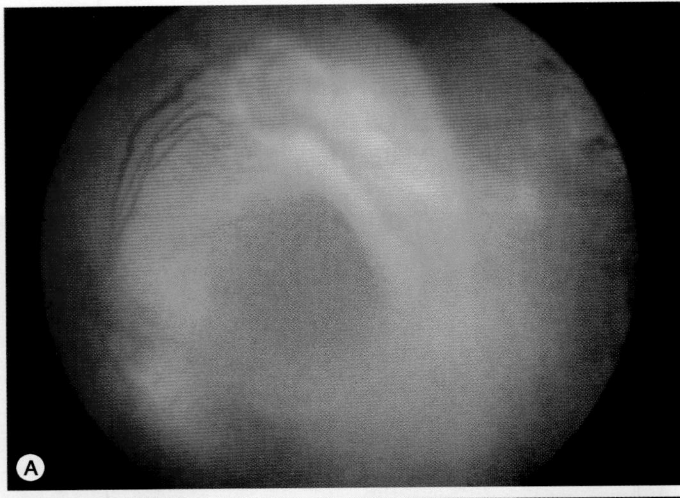

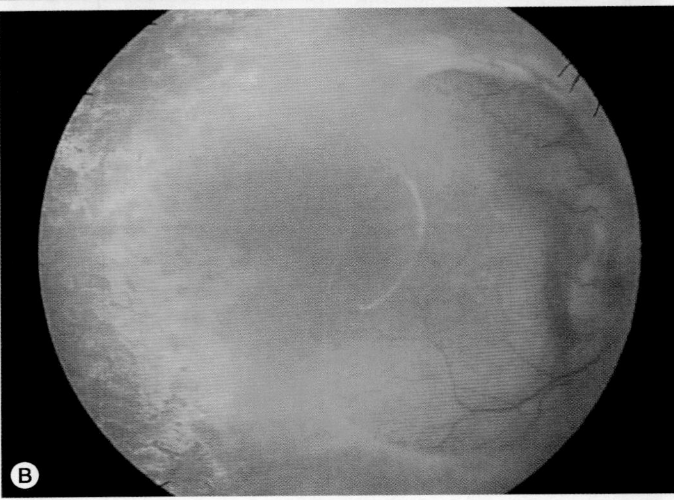

图 45.4 Ⓐ该眼合并牵拉和渗出的4B期早产儿视网膜病变;注意玻璃体混浊、血管扩张和广泛增殖;Ⓑ该眼血管活动完全缓解的牵拉的4A期早产儿视网膜病变。如果牵拉进展威胁黄斑,玻璃体切割术在这种情况下具有良好的解剖预后

4期ROP最常用的手术技术是保留晶状体2孔或3孔玻璃体切割术。普遍使用23G、25G设备,对于小的婴儿的眼是有帮助的[86,87]。在角膜缘后0.5~1mm进行巩膜切开,穿刺时刀片或套管针的方向平行于视轴,以免损伤晶状体。过去曾使用过巩膜扣带术,但一般认为玻璃体切割术优于巩膜扣带术。玻璃体切割术联合巩膜扣带手术似乎并不优于单纯玻璃体切割术[88]。由于与晶状体接触的增殖组织存在,5期早产儿视网膜病变除玻璃体切割术外,还需要一并进行晶状体切除术。

长期结果

在过去的30年,ROP的管理取得了巨大的进步。严格的ROP筛查和治疗大大降低了失明的社会负担和相关成本[89-91]。尽管取得了进步,但从父母的角度,长期的结果似乎是不足的。门诊沟通很重要,这样父母就知道会发生什么。ETROP和CRYO-ROP的数据表明,大部分患者没有达到阅读视力,许多患者在法律上是失明的[92,93]。此外,高度近视很常见,激光或冷冻治疗后周边视力会降低[94]。对父母而言,需要了解到周边视力的降低是疾病本身属性，而不一定与治疗相关。病理性近视也是严重 ROP 的属性，但周边消融治疗可能会加重该情况。成功接受外周消融治疗的眼睛终身有更高发生斜视、弱视、白内障、青光眼、玻璃体积血和视网膜脱离的风险[92,95]。由于没有长期的抗 VEGF 治疗 ROP 的数据，因此用抗 VEGF 治疗 ROP 是否会产生更好的长期结果尚不清楚。关于 ROP 视网膜脱离修复术后的长期结果的资料有限[76,77,85,96,97]。当用保留晶状体的玻璃体切割术治疗时，倾向于保留一个透明的晶状体[98]。在成功修复视网膜脱离后，仍可能发生复发性视网膜脱离或其他不确定的问题。患者和家属应了解 ROP 治疗后眼部并发症的持续终身风险，并强调终身监测的重要性。

（周莹 译　程湧 校）

参考文献

1. Cryotherapy for Retinopathy of Prematurity Cooperative Group. Multicenter Trial of Cryotherapy for Retinopathy of Prematurity: preliminary results. Arch Ophthalmol 1988; 106: 471–9.
2. Early Treatment For Retinopathy of Prematurity Cooperative Group. Revised indications for the treatment of retinopathy of prematurity: results of the early treatment for retinopathy of prematurity randomized trial.[see comment]. Arch Ophthalmol 2003; 121: 1684–94.
3. Mintz-Hittner HA, Kennedy KA, Chuang AZ, BFAT-ROP Cooperative Group. Efficacy of intravitreal bevacizumab for stage 3+ retinopathy of prematurity. N Engl J Med 2011; 364: 603–15.
4. Capone A Jr, Trese MT. Lens-sparing vitreous surgery for tractional stage 4A retinopathy of prematurity retinal detachments. Ophthalmology 2001; 108: 2068–70.
5. Hubbard GB 3rd, Cherwick DH, Burian G. Lens-sparing vitrectomy for stage 4 retinopathy of prematurity. Ophthalmology 2004; 111: 2274–7.
12. Rezai KA, Eliott D, Ferrone PJ, et al. Near confluent laser photocoagulation for the treatment of threshold retinopathy of prematurity. Arch Ophthalmol 2005; 123: 621–6.
23. Paysse EA, Miller A, Brady McCreery KM, et al. Acquired cataracts after diode laser photocoagulation for threshold retinopathy of prematurity. Ophthalmology 2002; 109: 1662–5.
35. Stahl A, Hellstrom A, Smith LE. Insulin-like growth factor-1 and anti-vascular endothelial growth factor in retinopathy of prematurity: has the time come? Neonatology 2014; 106: 254–60.
36. Klufas MA, Chan RV. Intravitreal anti-VEGF therapy as a treatment for retinopathy of prematurity: what we know after 7 years. J Pediatr Ophthalmol Strabismus 2015; 52: 77–84.
37. Geloneck MM, Chuang AZ, Clark WL, et al. Refractive outcomes following bevacizumab monotherapy compared with conventional laser treatment: a randomized clinical trial. JAMA Ophthalmol 2014; 132: 1327–33.
38. Moshfeghi DM, Berrocal AM. Retinopathy of prematurity in the time of bevacizumab: incorporating the BEAT-ROP results into clinical practice. Ophthalmology 2011; 118: 1227–8.
39. Darlow BA, Ells AL, Gilbert CE, et al. Are we there yet? Bevacizumab therapy for retinopathy of prematurity. Arch Dis Child Fetal Neonatal Ed 2013; 98: F170–4.
40. Avery RL. Bevacizumab (Avastin) for retinopathy of prematurity: wrong dose, wrong drug, or both? J AAPOS 2012; 16: 2–4.
41. Hu J, Blair ME, Shapiro MJ, et al. Reactivation of retinopathy of prematurity after bevacizumab injection. Arch Ophthalmol 2012; 130 1000–6.
46. Martinez-Castellanos MA, Schwartz S, Hernandez-Rojas ML, et al. Long-term effect of antiangiogenic therapy for retinopathy of prematurity up to 5 years of follow-up. Retina 2013; 33: 329–38.
48. Hwang CK, Hubbard GB, Hutchinson AK, et al. Outcomes after intravitreal bevacizumab versus laser photocoagulation for retinopathy of prematurity: A 5-year retrospective analysis. Ophthalmology 2015; 122: 1008–15.
51. Wu WC, Lien R, Liao PJ, et al. Serum levels of vascular endothelial growth factor and related factors after intravitreous bevacizumab injection for retinopathy of prematurity. JAMA Ophthalmol 2015; 133: 391–7.
52. Kong L, Bhatt AR, Demny AB, et al. Pharmacokinetics of bevacizumab and its effects on serum VEGF and IGF-1 in infants with retinopathy of prematurity. Invest Ophthalmol Vis Sci 2015; 56: 956–61.
60. Coats DK. Retinopathy of prematurity: involution, factors predisposing to retinal detachment, and expected utility of preemptive surgical reintervention. Trans Am Ophthalmol Soc 2005; 103: 281–312.
61. Hutcheson KA, Nguyen AT, Preslan MW, et al. Vitreous hemorrhage in patients with high-risk retinopathy of prematurity. Am J Ophthalmol 2003; 136: 258–63.
62. Hartnett ME, McColm JR. Fibrovascular organization in the vitreous following laser for ROP: implications for prognosis. Retina 2006; 26(Suppl. 7): S24–31.
65. Mehta S, Hubbard GB 3rd. Delayed recurrent neovascularization and persistent avascular retina following intravitreal bevacizumab for retinopathy of prematurity. Retin Cases Brief Rep 2013; 7: 206–9.
66. Wong RK, Hubschman S, Tsui I. Reactivation of retinopathy of prematurity after ranibizumab treatment. Retina 2015; 35: 675–80.
73. Kychenthal A, Dorta P. Vitrectomy after intravitreal bevacizumab (Avastin) for retinal detachment in retinopathy of prematurity. Retina 2010; 30(Suppl. 4): S32–6.
82. Mintz-Hittner HA, O'Malley RE, Kretzer FL. Long-term form identification vision after early, closed, lensectomy-vitrectomy for stage 5 retinopathy of prematurity. Ophthalmology 1997; 104: 454–9.
83. Hartnett ME, Rodier DW, McColm JR, et al. Long-term vision results measured with Teller Acuity Cards and a new Light Perception/Projection Scale after management of late stages of retinopathy of prematurity. Arch Ophthalmol 2003; 121: 991–6.
89. Brown GC, Brown MM, Sharma S, et al. Cost-effectiveness of treatment for threshold retinopathy of prematurity. Pediatrics 1999; 104: e47.
91. Dave HB, Gordillo L, Yang Z, et al. The societal burden of blindness secondary to retinopathy of prematurity in Lima, Peru. Am J Ophthalmol 2012; 154: 750–5.
93. Early Treatment for Retinopathy of Prematurity Cooperative Group, Good WV, Hardy RJ, et al. Final visual acuity results in the early treatment for retinopathy of prematurity study. Arch Ophthalmol 2010; 128: 663–71.
94. Quinn GE, Dobson V, Davitt BV, et al. Progression of myopia and high myopia in the Early Treatment for Retinopathy of Prematurity study: findings at 4 to 6 years of age. J AAPOS 2013; 17: 124–8.

第 46 章

遗传性视网膜疾病

Michel Michaelides, Graham E Holder, Anthony T Moore

章节目录

引言

遗传性视网膜疾病是一类具有临床和遗传异质性的疾病，许多患者在童年时就出现症状。这些疾病通常为发生在健康儿童的孤立性异常，但若以综合征形式表现时，则可与全身性疾病相关（参见第 47 章）。已经确定了多种导致儿童期发病的视网膜疾病的基因。对于每一种临床疾病都有相当大的遗传异质性，单个基因的突变能够导致多种不同的表型。尽管如此，此类疾病通常可依据以下因素进行临床分类：

1. 是静止性的，还是进展性的；
2. 是广泛的视网膜异常，还是局限的黄斑功能障碍；
3. 若为广泛的视网膜异常，表现的是视锥细胞受累为主，还是视杆细胞受累为主。

静止性遗传性视网膜疾病通常在出生时或出生后数月发生，多数并不出现明显进展，因此最好称其为功能异常综合征。进展性遗传性视网膜疾病通常出现较晚，称为营养不良。

静止性视网膜功能异常综合征

包括静止性夜盲和视锥细胞功能异常综合征。

静止性夜盲

静止性夜盲有三种主要形式：①先天性静止性夜盲（congenital stationary night blindness，CSNB），表现为眼底正常或有近视眼底改变；②白点状眼底（fundus albipunctatus）；③小口病（Oguchi disease）。②和③均有特异的眼底表现。

先天性静止性夜盲

临床表现

CSNB 的特征是夜盲，不同程度的视力下降，眼底大致正常。遗传形式可为常染色体显性遗传（AD）、常染色体隐性遗传（AR）或 X 连锁遗传（XL）。

常染色体显性遗传的 CSNB 患者视力通常正常或轻度下降。常染色体隐性或 X 连锁遗传患者通常有轻度至中度的中心视力下降，且可伴有中高度近视、眼球震颤、斜视和异常瞳孔反应等特征。眼底检查通常是正常的，部分患者伴有近视眼底改变，以及视盘苍白或倾斜（图 46.1）。常染色体显性遗传的 CSNB 患者通常表现夜盲的症状，X 连锁或常染色体隐性遗传患者可能在婴儿期即出现眼球震颤、斜视和视力下降等。眼球震颤表现不是一成不变的，有些患者在大龄儿童时期或成年后才得以诊断。如果没有视网膜电图（electroretinography，ERG）检测很容易漏诊。X 连锁或常染色体隐性遗传的患者可进一步细分为完全型和不完全型两种。这种分类方法最初是采用电生理和心理物理学标准在 X 连锁遗传的 CSNB 患者中提出的，后来证实该分类反映了遗传学上截然不同的疾病。

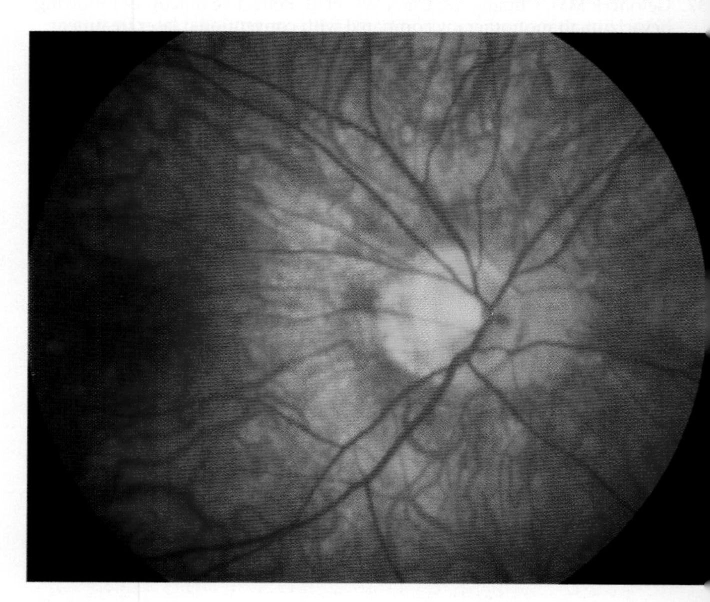

图 46.1 X 连锁先天性静止性夜盲症。该患者存在视盘倾斜伴近视眼底

电生理检查

应当使用国际临床视觉电生理学会(International Society for Clinical Electrophysiology of Vision,ISCEV)标准化的 ERG 进行检查,但在婴幼儿可能难以完成,简化的检查方案更适合(参见第 9 章)。依眼的适应状态(DA:暗适应;LA:明适应)和闪光强度(单位为 cd·s·m^2)定义了四种主要反应:在暗环境中完成的视杆细胞特异性 ERG 暗适应 0.01 反应(DA 0.01)和暗适应 10.0 反应(DA 10.0),以及两种评价视锥细胞功能的指标,即 30Hz 闪烁光 ERG(LA 30Hz)和明适应 3.0 反应 ERG(LA 3.0)。完全型和不完全型 CSNB 均显示出"负波型 ERG",即暗适应 10.0 反应中主要起源于光感受器的 a 波是正常的,而起源于内核层细胞的 b 波降低,出现 b 波振幅小于 a 波振幅的特殊波形,这种波形特点表明病变主要是内层视网膜功能异常。完全型 CSNB 患者 ERG 中检测不到 DA 0.01 波形,DA10.0 反应呈明显的负波型。视锥细胞 ERG 显示轻微异常,可反映 ON-双极细胞功能异常(图 46.2)。不完全型 CSNB 可检测到 DA0.01 波形,但 DA10.0 反应表现为严重的负波型 ERG。与完全型 CSNB 相比,不完全型 CSNB 的视锥细胞 ERG 异常程度更为明显,反映了 ON-和 OFF-双极细胞通路均受累。它们在 30Hz 闪烁反应中显示出特征性的三相外观(图 46.2)。

常染色体显性遗传 CSNB 患者也可有内层视网膜视杆细胞系统功能障碍的 ERG 表现,但 ISCEV 标准检查中的视锥细胞 ERG 正常。在其他一些常染色体显性遗传 CSNB 的病例中,ERG 中的视杆细胞反应降低,而视锥细胞反应正常,但标准明亮闪光反应不具有负相波型。

分子遗传学和发病机制

常染色体显性遗传性 CSNB　在常染色体显性遗传 CSNB 中,编码视杆细胞特异性光转导的 3 个成分的基因突变已报道,包括视紫红质(rhodopsin,*RHO*)、视杆转导蛋白 α-亚基(α-subunit of rod transducin,*GNAT1*)和视杆环磷酸鸟苷(cyclic guanosine monophosphate,cGMP)。

X 连锁 CSNB　已明确 *CACNA1F* 和 *NYX* 是多数 X 连锁 CSNB 家系的致病基因。不完全型 CSNB 与 *CACNA1F* 的突变有关,该基因编码了电压门控 L 型钙通道的视网膜特异性 α_{1F} 亚单位。*CACNA1F* 的表达可能仅限于光感受器,在突触末端表达较显著。大多数突变钝化了截断序列变异。功能通道的丧失会损害钙离子流入视杆细胞和视锥细胞中,而钙离子的流入是维持紧张性神经递质由突触前末梢释放所需要的。因此该基因的突变致使双极细胞无法维持正常跨膜电位,视网膜处于部分光刺激状态,不能对光水平的变化产生反应。

完全型 CSNB 与 *NYX* 突变相关,*NYX* 是编码富含亮氨酸的蛋白多糖夜盲蛋白(nyctalopin)的基因。富含亮氨酸的重复序列对蛋白质相互作用很重要,在这些重复序列中发现了许多突变。夜盲蛋白在光感受器细胞内节、外核层和内核层以及神经节细胞中表达,它可以引导和促进视网膜 ON-通路的形成和功能。

针对 *CACNA1F* 或 *NYX* 突变个体已完成了一些基因-表型研究。研究发现,即使变异的序列相同[1],仍有相当多与 *CACNA1F* 突变相关的家族间和家族内疾病表型变异,表明其他基因或环境因素会修饰表型。虽然大多数 X 连锁 CSNB 患者为非渐进性疾病类型,Nakamura 等报告有 *CACNA1F* 基因突变的两兄弟有视力逐渐下降的临床表现,最终检测不到视杆细胞和视锥细胞 ERG 的存在[2]。人们也偶见缓慢进展型的 X 连锁 CSNB 患者。完全型 X 连锁 CSNB(*NYX* 突变)患者几乎均有近视和明显的夜盲症状[3]。

常染色体隐性 CSNB　*GRM6*、*TRPM1* 或 *GPR179* 的突变导致完全型 CSNB。*GRM6* 编码位于视杆和视锥 ON-型双极细胞的树突上的代谢性谷氨酸受体(metabotropic glutamate receptor,mGluR6),介导在第一突触中发生的电信号转导。光感受器细胞在黑暗中会释放谷氨酸,导致 ON-型双极细胞膜电位超极化。TRPM1,即瞬态受体电位阳离子通道亚家族 M 成员 1,可能参与影响 ON-双极细胞对谷氨酸刺激的膜电压变化。*GPR179* 编码在双极细胞中表达的一个 G 蛋白耦联受体。

CABP4 的突变与不完全型 CSNB 相关。CABP4 是钙结合蛋白(calcium-binding protein,CABP)家族的成员之一,特异性定位在光感受器突触末端,与 CACNA1F 的 C 端结构域直接相关。

在不伴有负波型 ERG 的常染色体隐性遗传 CSNB 患者中发现了 *SLC24A1* 的序列变异。在标准的暗视明亮闪光反应中,a 波和 b 波波幅均降低[4]。SLC24A1 是位于光感受器内节、外核层、内核层以及神经节细胞内的溶质载体蛋白超家族成员之一。

Åland 岛眼病

Åland 岛眼病(Åland Island eye disease)是一种与不完全型 CSNB 相似的 X 连锁隐性遗传性疾病,其特征是视力下降、眼球震颤、夜盲症、轻度红绿色盲和近视。男性患者可表现为虹膜半透明、黄斑中心凹发育不良和眼底色素减少。临床表现可能类似于 X 连锁性眼白化病,但后者色觉通常是正常的,且 Åland 岛眼病患者没有白化病相关的典型颅内视觉通路异常[5]。

Åland 岛眼病患者出现的夜盲症以及心理物理学和 ERG 的改变与不完全型 X 连锁遗传性的 CSNB 相似。在 Åland 岛眼病中已发现 *CACNA1F* 的致病基因是等位突变。

其他相关表型

邻接基因综合征(contiguous gene syndrome)患者,包括甘油激酶缺乏症(glycerol kinase deficiency)、先天性肾上腺发育不全(congenital adrenal hypoplasia)、进行性假肥大性肌营养不良(Duchenne muscular dystrophy,又称迪谢内肌营养不良)和 Oregon 眼病(Oregon eye disease)的眼部异常,伴 Xp21 染色体缺失。所具有的眼部特征与 Åland 岛眼病男性患者相似,同样表现为内层视网膜 ERG 异常。此外,一些患有孤立性进行性假肥大性肌营养不良(Duchenne muscular dystrophy,迪谢内肌营养不良)(Xp21 中肌营养不良蛋白基因突变)男性患者的 ERG 异常与 CSNB 相似。ERG 表现由肌营养不良蛋白基因的突变位点决定。这些多系统疾病可表现为一种非进展性的视杆系统为主的功能障碍。

小口病

临床表现

小口病(Oguchi disease)是一种罕见的常染色体隐性遗传性静止性夜盲症,眼底后极部或超过血管弓部位呈灰色或黄绿色眼底颜色异常,但在长时间的暗适应后眼底颜色又恢复正常(水尾现象,即 Mizuo 现象)(图 46.3)。当暴露在光线下 10~20min 后,异常的视网膜色泽通常又会逐渐再现。

大多数患者以夜间视力不佳就诊,视力正常或轻微降低,明视视野和色觉正常。多数病例源自日本,但在其他种族人群中也可发生。

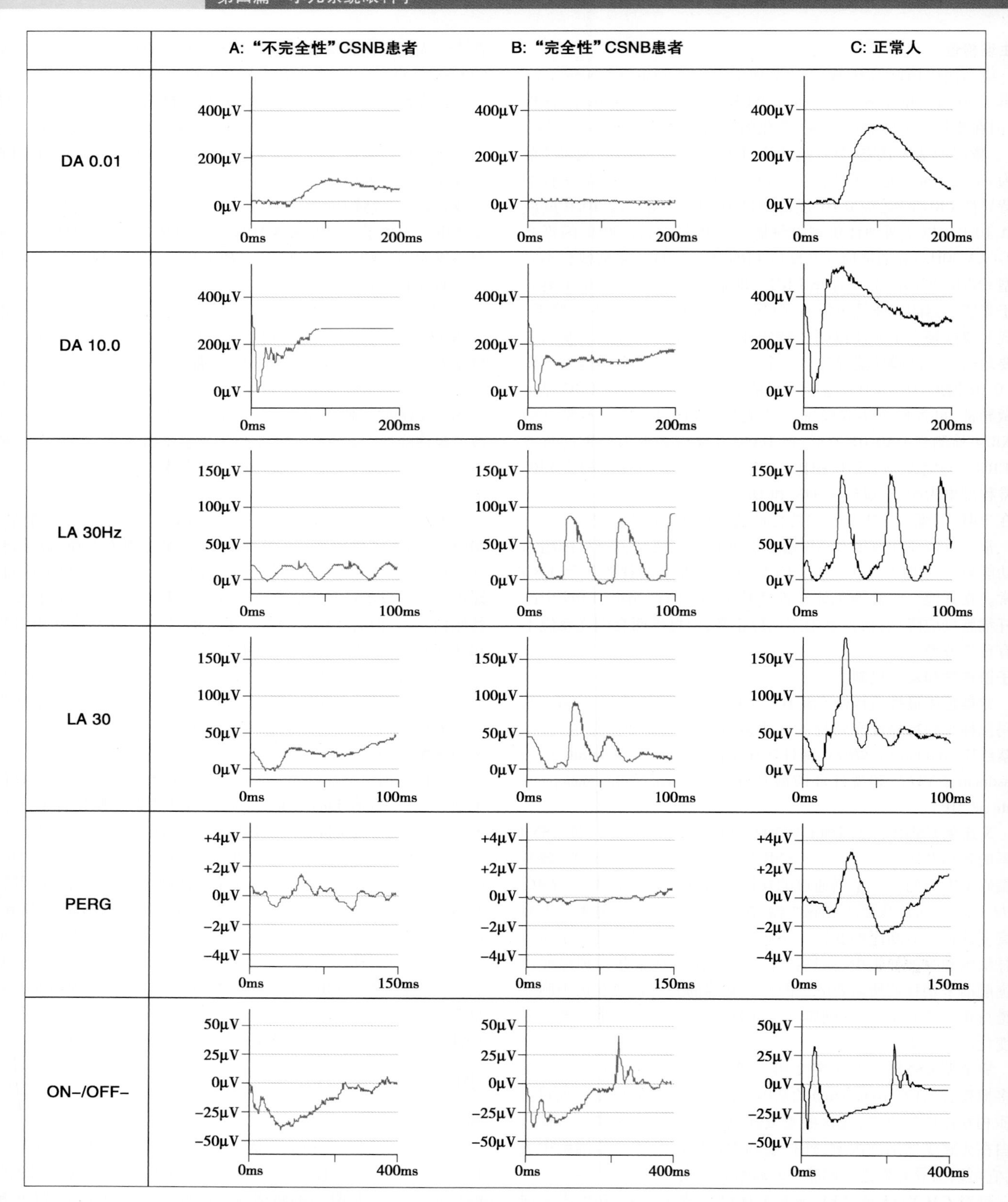

图 46.2 先天性静止性夜盲症。Ⓐ显示“不完全性”CSNB(iCSNB)患者的资料；Ⓑ为“完全性”CSNB(cCSNB)患者的结果；Ⓒ为正常人的资料；在 iCSNB 患者中，暗适应 0.01 反应(DA 0.01)轻度异常。明适应 10.0 反应(DA 10.0)是负波型，正常的 a 波说明光感受器功能正常，但 b 波明显降低。30Hz 闪烁光 ERG(LA 30Hz)明显低于正常，可清晰见到 iCSNB 中特征性的延迟的双峰。明适应 3.0 反应(LA 3.0)显示 b/a 波振幅比率显著降低，伴波形简化和明视振荡电位丢失，显示在 ON/OFF 反应记录的结果(绿色背景中 200ms 橙色光刺激)反映了 ON-(去极化)和 OFF-(超极化)视锥双极细胞通路受累。图形视网膜电图(pattern electroretinogram，PERG)轻度降低，与黄斑功能轻度受损一致。在 cCSNB 中检测不到 DA 0.01 反应，DA10.0 反应表现为严重的负波型证实功能障碍的部位在光转导后。LA 3.0 反应表现为一个独特的加宽的 a 波和一个急剧上升的 b 波，伴 b/a 振幅比率减少，缺乏明视振荡电位。这些结果表明视锥 ON-型双极细胞通路功能显著异常，但 OFF-型通路保存。已证实严重的负波型 ON-反应，即 ON-a 波存在，b 波丢失，伴正常的 OFF 反应。30Hz 闪烁 ERG 的波谷变宽伴迅速上升的峰值，也是同一现象的表现。PERG 几乎检测不到。总之，cCSNB 的 ERG 结果是视杆细胞和视锥细胞系统中 ON-通路功能缺乏的反映

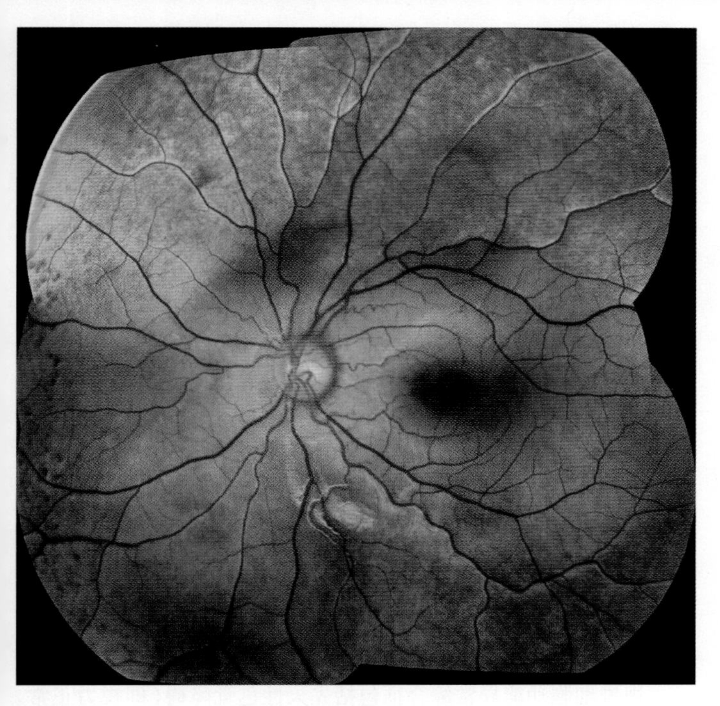

图 46.3　小口病。眼底呈灰白色或黄绿色，在长时间暗适应后恢复正常（水尾现象）

电生理学和心理物理学

根据暗适应结果，小口病有两种类型：

1 型：视杆细胞适应明显减慢，灵敏度完全恢复需要数小时，绝对阈值正常或仅轻度升高。

2 型：没有可识别的视杆细胞适应，视网膜异常改变不明显，可能没有水尾现象。

大多数小口病患者暗适应 10.0ERG 反应呈“负波型”，说明功能障碍的部位是光转导后，可见于常染色体隐性和 X 连锁性 CSNB。与白点状眼底（见下文）不同，小口病即使延长暗适应时间后 ERG 仍然异常。

分子遗传学和发病机制

部分小口病患者是由 *SAG* 基因（编码 arrestin 蛋白）截短缺失突变导致。arrestin 蛋白活性降低可能导致光照后转导蛋白和视杆磷酸二酯酶的激活时程增长。即使在昏暗的光线照射下，cGMP 水平仍保持在低水平，且外节阳离子通道保持关闭，使得视杆细胞电位超极化延长。视杆细胞的表现似乎处于光适应状态，对低水平的光照无反应，这解释了该疾病的心理物理的异常表现。

在小口病中还发现了 *GRK1* 的无效突变，该基因编码视杆细胞光转导通路的第二个成分，即视紫红质蛋白激酶（rhodopsin kinase，RK）。RK 和 arrestin 的关键功能是在光感受器细胞暴露于光线后的正常失活和恢复中发挥作用，这一机制解释了小口病的延迟恢复的现象。已经在野生型 COS7 细胞和人类突变 RK 的表达研究中评估了 *RK* 突变的后果。突变导致 RK 活性显著降低是该疾病的致病机制[6]。

基因敲除小鼠模型研究表明，*SAG* 或 *GRK1* 突变的个体可能更容易发生光诱导的视网膜损伤。因此建议基因突变的患者最好佩戴有色眼镜[7,8]。

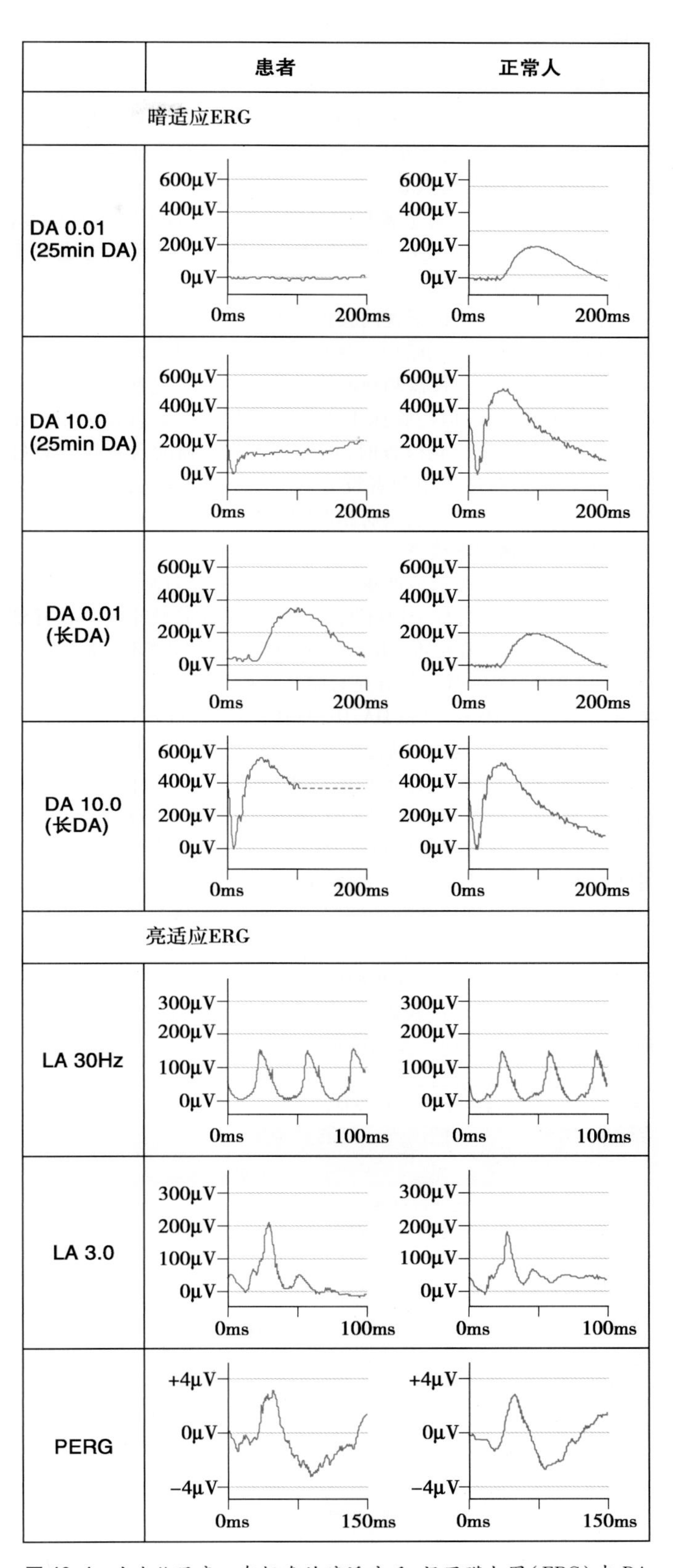

图 46.4　白点状眼底。在标准的暗适应后，视网膜电图（ERG）中 DA 0.01 检测不到，DA 10.0 反应降低，伴随着 b/a 比值的降低，与暗适应视锥细胞起源一致。在暗适应时间增加后，DA 0.01 和 DA 10.0 反应完全恢复正常，与视紫红质恢复正常水平延迟一致

白点状眼底

临床表现

白点状眼底(fundus albipunctatus)是一种常染色体隐性遗传的静止性夜盲症,通常与 *RDH5* 基因突变有关,具有特征性的眼底外观,视网膜散在多个白点状改变。但也有报道在分子学确认的和具有典型功能学改变的患者眼底表现正常。患者可因夜盲就诊,或在常规眼底检查时发现视网膜异常而就诊。患者视力通常正常,且疾病无明显进展。

眼底白点表现为位于视网膜色素上皮(retinal pigment epithelium,RPE)水平的散在的暗白色病灶,在视网膜中周部最为密集,通常不分布于黄斑处。视盘和视网膜血管正常。荧光素血管造影显示多个强荧光区域,但与临床上看到的沉积物并无直接关联。在一些患者眼底自发荧光检查时,可见白点与增强的自发荧光较好地相对应,但有些患者中两者没有对应的关系。鉴别诊断主要是与其他原因的视网膜斑点疾病相区别(参见第 50 章)。

电生理和心理物理学检查

白点状眼底的暗适应严重延迟,反映了视紫红质的再生异常。视杆-视锥间歇延迟,且全视杆细胞适应可能需要数小时。视杆细胞 ERG 明显异常,在标准 ERG 检测条件下通常检测不到视杆细胞特异性 ERG(DA 0.01),但在延长暗适应时间后能够恢复正常(图 46.4)。暗适应 10.0 反应(DA 10.0)在经过标准时程的暗适应使暗适应视锥细胞反应提升后,可获得一较低的 b/a 振幅比值。暗适应下的红色闪光刺激显示视锥细胞成分正常,视杆细胞成分检测不到,这一特点可与负波型 ERG 相关的 CSNB 进行鉴别。为确诊白点状眼底,有必要使用超过 ISCEV ERG 建议的标准的暗适应时间。大多数(但不是所有)的 *RDH5* 突变患者显示,随着暗适应时间的延长,视杆细胞功能能够完全恢复正常,这与白点状视网膜变性的临床表现形成对照(见下文),后者与 *RLBP1* 基因突变相关,这一现象有助于区分这两种疾病。

有两种形式的白点状眼底,一种锥细胞 ERG 是正常的,另一种较罕见,伴视锥细胞营养不良和负波型 ERG[9-11]。

分子遗传学和发病机制

迄今为止,已鉴定了编码视觉周期组分的三个基因(*RDH5*、*RLBP*1 和 *RPE65*)的突变。*RDH5* 编码 11-顺式维生素 A 脱氢酶。与野生型序列重组酶相比,重组突变体 11-顺式维生素 A 脱氢酶的活性降低[10]。*RDH5* 基因编码的蛋白的功能与该疾病特征性的光色素再生延迟相一致。

另有报道 *RLBP1* 中存在突变,该基因编码胞质中细胞视网膜醛结合蛋白(cytosolic cellular retinaldehyde binding protein,CRALBP)。*RLBP1* 的突变通常会导致白点状视网膜变性(见下文)。CRALBP 表达于 RPE、Müller 细胞和睫状体上皮细胞,可以从视黄素混合物中选择并保护 11-顺式视黄醛免受光异构化,表明可能在视觉周期中与 11-顺式维生素 A 生成和表现表型特征中具有作用。

在与白点状眼底具有类似视网膜特征的疾病中也发现了 *RPE65* 的序列变异[12]。在 *RPE65* 和 *RDH5* 基因突变的患者中也发现自发荧光减弱[11,12],支持 RPE 细胞中维生素 A 循环紊乱对本病发生至关重要的观点。

静止性视锥细胞疾病(视锥细胞功能异常综合征)

视锥细胞功能异常综合征包括先天性色觉障碍(即视力正常,但色觉有缺陷)和多种类型的视锥细胞功能异常(伴中心视力减退,且常有眼球震颤和畏光)(表 46.1)[13]。

视力正常的色觉障碍

人类的色觉为三原色,有三类视锥光感受器细胞,含有的视色素分别对波长为 560nm[L-视锥细胞(红色)]、535nm[M-视锥细胞(绿色)]和 440nm[S-视锥细胞(蓝色)]的光最敏感。编码 L-视锥色素和 M-视锥色素的蛋白质组分(视蛋白)的基因位于 X 染色体的长臂上,而编码 S-视锥视蛋白的基因位于 7 号染色体上。约 8%的男性和 0.5%的女性有红绿色觉缺陷,这与红绿视锥视蛋白基因的异常有关。蓝色盲是一种罕见的常染色体显性遗传性疾病,表现为与 S-视锥细胞视蛋白基因突变相关的 S-视锥细胞敏感性的特异性缺陷。

表 46.1 视锥细胞功能异常综合征总结

视锥细胞功能异常综合征	曾用名	遗传方式	视力	屈光不正状态	眼球震颤	色觉	眼底表现	突变基因或染色体位点
完全型全色盲	视杆细胞单色视病 典型性全色盲	AR	6/36~6/60	多为远视	有	无	通常正常	*CNGA3*、*CNGB3*、*GNAT2*、*PDE6C*、*PDE6H*、*ATF6*
不完全性全色盲	非典型性全色盲	AR	6/24~6/60	多为远视	有	部分残存	通常正常	*CNGA3*、*PDE6C*
寡视锥细胞三色视	寡视锥综合征	AR	6/12~6/24	近视和远视发生率均等	一般无	正常	正常	-
RGS9/R9AP 视网膜病变	缓激症(bradyopsia)	AR	6/12~6/24	近视和远视发生率均等	一般无	正常	正常	*RGS9* *R9AP*
视锥细胞单色视病	-	不确定	6/6	-	无	无或严重降低	正常	-
蓝色视锥细胞单色视病	X 连锁非典型全色盲 X 连锁不完全性全色盲	X 连锁遗传	6/24~6/60	常为近视	有	残存部分三色分辨力	通常正常或近视眼底	(ⅰ)控制区基因位点缺失; (ⅱ)单个失活的 L/M 杂合基因
Bornholm 眼病	-	X 连锁遗传	6/9~6/18	中、高度近视伴散光	无	绿色盲 红色盲	近视眼底	L/M 视蛋白序列

这组疾病的临床特征和分子病理学已有总结[14]。

色盲

色盲是遗传异质性的，其特征是视网膜中缺乏功能性视锥细胞，分为完全性（典型）和不完全性（非典型）两种类型。

全色盲（视杆细胞单色视病）

临床和组织病理学表现

通常表现为在出生时或婴幼儿早期即有视力下降、眼球震颤和明显的畏光。发病率约为 1/30 000。家长们常表述在昏暗的灯光下患儿视力更佳；瞳孔反应迟钝，在黑暗中可能出现矛盾性瞳孔收缩；可能存在高度远视性屈光不正，但眼底正常；眼球震颤和畏光在婴儿期明显，随着年龄的增长可能会得到改善；视力通常为 6/60，为全色盲；周边视野正常，但常可检测到中心暗点。全色盲通常是一种静止型疾病，但可能会出现缓慢恶化和黄斑萎缩[15,16]。

组织病理学发现视网膜中有视锥细胞类似结构[17,18]，使用自适应光学成像也可在体观察到此结构[16]。因此，基因替代治疗有可能挽救视锥细胞的功能。

电生理和心理物理学检查

暗适应曲线是单相的，无视锥细胞存在的证据。光谱敏感性研究显示，在明视和暗视条件下由视杆细胞介导阈值，未发生浦肯野（Purkinje）位移现象。视网膜电图显示视杆细胞来源的 ERG 正常，但检测不到视锥细胞来源的反应（图 46.5）。

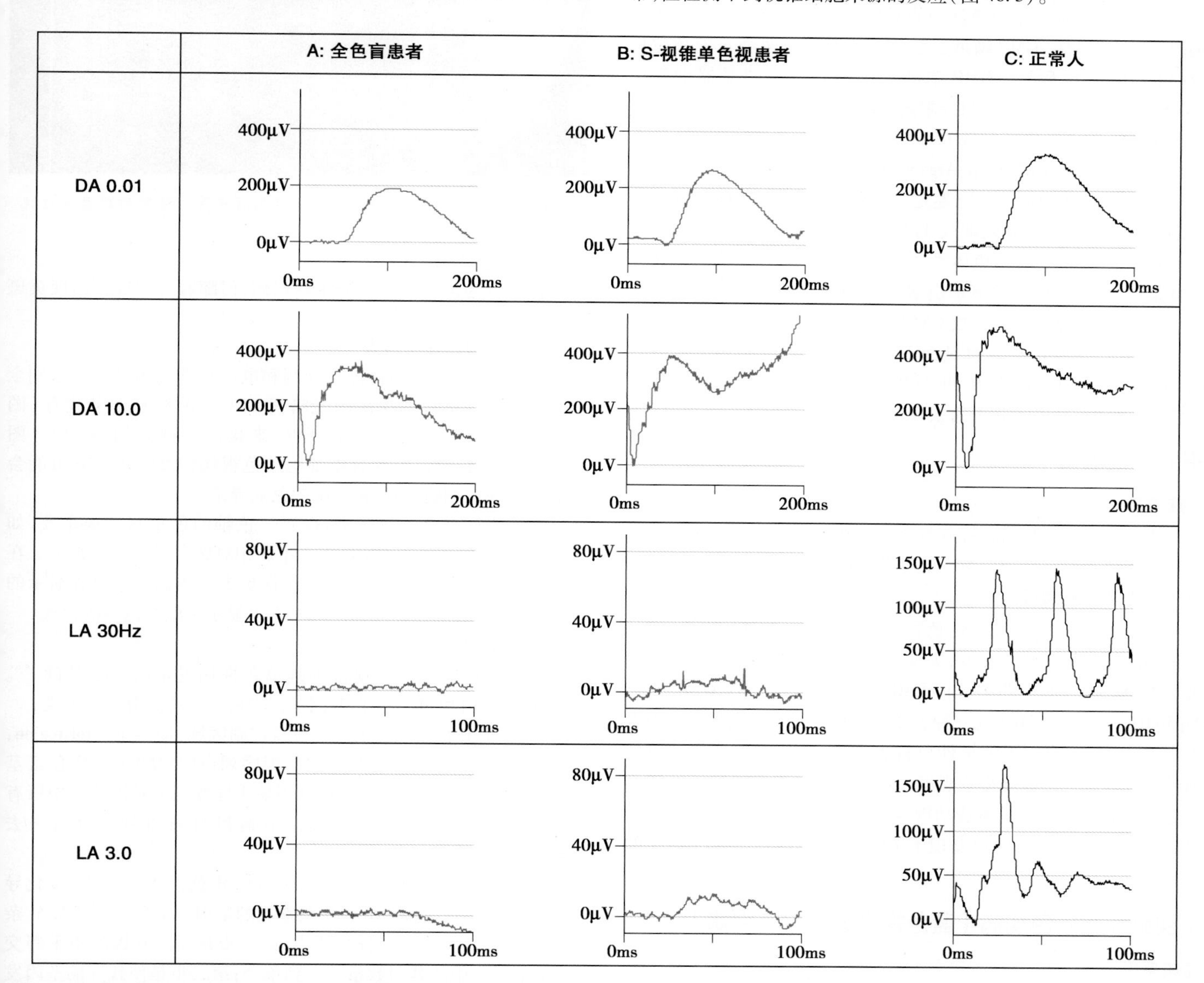

图 46.5　Ⓐ全色盲患者的视网膜电图（ERG）；ⒷS-视锥单色视患者的视网膜电图（ERG）；Ⓒ正常人的视网膜电图（ERG）。在这些视锥细胞功能障碍综合征中，视杆细胞特异性（DA 0.01）和明亮闪光 ERG（DA 10.0）均无明确的异常。30Hz 闪烁 ERG（LA 30Hz）在全色盲和 S-视锥单色视患者中均检测不到，明视单次闪光 ERG（LA 3.0）振幅降低，且峰时延迟，这是 S-视锥细胞起源反应的典型特征。注意图中两名患者的明视 ERG 的标尺与正常人的不同，便于更好地显示 S-视锥细胞单色视中 LA 3.0 反应的振幅低下

分子遗传学和发病机制

全色盲是隐性遗传和具有遗传异质的。目前确定了五个致病基因，包括 *CNGA3*、*CNGB3*、*GNAT2*、*PDE6C* 和 *PDE6H*，均是编码视锥细胞光转导蛋白的成分。

CNGA3 和 *CNGB3* 分别编码视锥细胞中 cGMP 门控（CNG）阳离子通道的 α 和 β 亚单位。在黑暗环境中，cGMP 在视锥细胞含量较高，使 cGMP 能够与 CNG 通道的 α 和 β 亚单位结合。这使其形成一种开放的构象，允许阳离子的流入，从而使视锥细胞去极化。当光照后，活化的光色素与转导素（一种三亚单位鸟嘌呤核苷酸结合蛋白）相互作用，促进结合型二磷酸鸟苷（guanosine diphosphate，GDP）转换成三磷酸鸟苷（guanosine triphosphate，GTP）。由 *GNAT2* 编码的与 GTP 结合的视锥细胞 α-转导素亚单位从 β 和 γ 亚单位解离，并通过从酶激活位点移除抑制性亚单位（由 *PDE6H* 编码）的方式激活 cGMP 磷酸二酯酶。该激酶由两个 α 亚单位构成（由 *PDE6C* 编码）。cGMP 磷酸二酯酶降低光感受器细胞中 cGMP 的浓度，导致 cGMP 门控阳离子通道关闭。

在全色盲患者中已发现 *CNGA3* 有超过 80 种致病突变。四个突变（Arg277Cys、Arg283Trp、Arg436Trp 和 Phe547Leu）约占 *CNGA3* 等位基因突变的 40%[19]。已鉴定的 *CNGB3* 的突变较 *CNGA3* 要少得多。一个碱基对的移码缺失 1148delC（Thr383fs）最多可致 80% 的 *CNGB3* 突变疾病的染色体[20,21]。至今确定的大多数的 *CNGA3* 突变是错义突变，表明通道蛋白多肽的功能和结构完整性对替代几乎无耐受性。相反，大多数 *CNGB3* 改变为无义突变。

约 70%～80% 的全色盲是由 *CNGA3* 和 *CNGB3* 基因突变导致的，*GNAT2*、*PDE6C*、*PDE6H* 和 *ATF6* 的突变各占 1%～2%，或更少[19-21]，其他致病基因仍有待发现。

不完全性色盲

临床表现

婴儿期的表现和临床特点与全色盲相似，但视力稍好（6/24～6/36），有色彩感觉部分残留。此种类型可为常染色体隐性遗传。

分子遗传学和发病机制

与全色盲一样，不完全性色盲中也发现了 *CNGA3* 的突变[19]。已识别的突变均是错义突变，突变部位可位于整个通道多肽，包括跨膜结构域、离子孔隙和 cGMP 结合区。仅有 Arg427Cys、Arg563His 和 Thr565Met 这三种突变方式存在于不完全性色盲患者中[19]，然而在大多数不完全性色盲患者中，其他的因素如基因修饰或环境因素也可能会影响表型。在不完全性色盲中确认的错义突变必须与残余的离子通道功能兼容，因为其临床表型比全色盲轻。在不完全性色盲中也发现了 *PDE6C*[22]、*GNAT2* 和 *CNGB3* 的突变。

S-视锥细胞单色视病（蓝色视锥细胞单色视病）

临床表现

蓝色视锥细胞单色视病（blue cone monochromatism，也被称为 S-视锥细胞单色视病）是一种 X 连锁隐性遗传性疾病，人群患病率大约为 1/100 000，男性患者具有正常的视杆细胞和 S-视锥细胞功能，但 L-视锥细胞和 M-视锥细胞功能缺乏。临床症状类似于全色盲，但程度较全色盲轻。患病婴儿在婴儿早期即有畏光和眼球震颤。这些患者通常有近视，与色盲不同（图 46.6）。眼球震颤随着年龄增长通常会减轻。

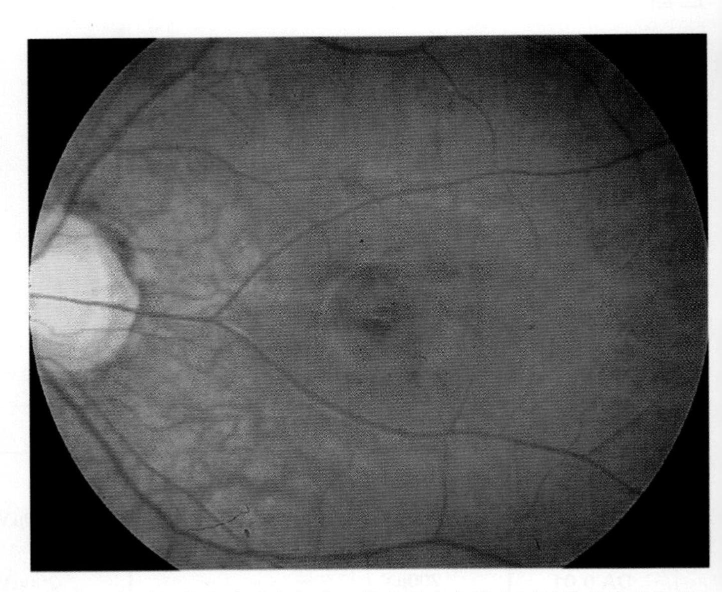

图 46.6　蓝视锥细胞单色视病。该病例存在苍白倾斜的视盘伴近视眼底

普遍认为该病是一种静止性疾病，但随着时间推移出现黄斑萎缩时可能会恶化[23-26]。

电生理和心理物理学检查

依遗传方式、心理物理学检测和电生理学检测结果可鉴别全色盲和本病。本病的单次闪光暗视 ERG（LA 3.0）部分残存（图 46.5），也可使用特异性光谱 ERG 来检测 S-视锥细胞 ERG（图 46.5）。X 连锁遗传的 S-视锥细胞单色视病的女性携带者可能会有异常的视锥细胞 ERG 和轻度的色觉异常。

为将本病与全色盲区别，探测三色轴的色觉测试很重要，如 Hardy、Rand 和 Rittler（HRR）板。本病相对保存了三色辨别力。在 Farnsworth 100 色调测试中（三色错误更少），本病沿垂直轴显示的错误较少，并可能在 Farnsworth D-15 上显示类似红色弱的模式。

分子遗传学和发病机制

突变分析确定了 S-视锥细胞单色视病发生的分子基础[24]。根据 L-视蛋白和 M-视蛋白基因序列中的突变将其分为两大类：

1. 位于 L-色素基因上游的位点控制区域（locus control region，LCR）的缺失导致正常的 L-色素基因序列（*OPN1LW*）和 M-色素基因序列（*OPN1MW*）失活。这种基因缺失导致色素基因阵列中所有基因的转录终止，从而使 L-视锥细胞和 M-视锥细胞同时失去活性。

2. LCR 正常，但 L-色素基因序列和 M-色素基因序列的变化导致功能色素生成受损。此类中最常见的基因型由单个失活 L/M 杂交基因组成。发病机制分为两步，第一步是通过基因的不平等交叉，将基因组中的基因数量减少到单个；第二步是使残存的基因发生失活突变。最常见的失活突变据报道是在核苷酸 648 位点的胸腺嘧啶突变为胞嘧啶，导致密码子 203 位点的精氨酸替代了半胱氨酸（Cys203Arg），该突变破坏了视锥细胞视蛋白分子的折叠。

数据表明，40% 的 S-视锥细胞单色视病由第一类的一步式突变通路（LCR 基因的缺失突变）导致。其余 60% 主要通过上述第二类的两步式通路导致。其他不太常见的突变机制，包括单个视蛋白基因序列中的整个外显子的缺失，或在 *OPN1LW* 和 *OPN1MW* 之间转移突变的基因转换。

寡视锥细胞三色视

寡视锥细胞三色视（oligocone trichromacy）的特点是视力降低（视力通常为 6/12～6/24），轻度畏光，眼底正常，视锥细胞 ERG 反应降低但视杆细胞反应正常，以及色觉正常[13]。这些患者可有或没有眼球震颤，功能正常的视锥细胞数量减少（寡视锥细胞），但三种类型的视锥细胞比例保持正常，因此具有三色视。高分辨率视网膜定量成像支持此结果[27]。

色觉测试显示颜色分辨阈值正常或略高。阈值的轻度升高与视锥细胞的数量减少是相称的。

本病属于常染色体隐性遗传病，可能具有遗传异质性。据报道一些患者存在 *CNGB3* 和 *CNGA3* 的变异。*RGS9/R9AP* 突变的患者［缓激症（bradyopsia），参见下文］与寡视锥细胞三色视患者具有相似的临床表现，特征是静止性视锥细胞功能障碍和色觉正常[28]，但与 *RGS9/R9AP* 基因突变相关的电生理特征是独特的。

RGS9/R9AP 视网膜病变（缓激症）

临床表现

缓激症（bradyopsia）是一种静止性视锥细胞功能障碍综合征，于幼儿期发病，临床特点是轻度畏光，暗适应和明适应延迟，中度视力降低，色觉正常，且眼底表现正常。一些患者描述看移动物体较困难。在临床上不能区分缓激症和寡视锥细胞三色视，但两者在延长的电生理检测中有特征性的表现[28]。

电生理检查

视杆细胞特异性 ERG（DA 0.01）、暗适应红色闪光 ERG（同时具有视锥细胞和视杆细胞组分）及 2min 刺激间隔（inter-stimulus interval，ISI）的单次明亮白色闪光（DA 10.0）均正常。ISCEV 标准下 ISI 通常为 20s 的 DA 10.0 ERG，显示振幅降低和波形变化，随着 ISI 的延长，DA 10.0 受损程度逐渐减轻，与闪光后恢复延迟一致。图形 ERG（pattern electroretinogram，PERG）和标准 30Hz 闪烁 ERG（LA 30Hz））通常检测不到。标准明视单次闪光 ERG（LA 3.0）通常可记录到残余的较低的振幅。

ISCEV 标准方案的 ERG 显示在 *RGS9/R9AP* 基因突变的疾病中暗适应反应正常，30Hz 闪烁 ERG 检测不到，LA 3.0 ERG 严重下降，证实其为非完全性色盲。在暗适应下的红色闪光 ERG 在正常受检测者中可能在早期引出视锥细胞来源的反应，在晚期获得视杆细胞来源的反应，表明暗适应视锥细胞的功能良好，可排除全色盲的诊断。

分子遗传学和发病机制

RGS9 和 *R9AP* 的突变均与缓激症有关，而在寡视锥细胞三色视的受检者中未发现与这两个基因相关的变异[28]。

关闭视觉反应需要每个激活状态的光转导分子都失活，α 传导素结合的 GTP 的水解为 GDP 后，使得 α 转导素和 cGMP-磷酸二酯酶同时失活。GTP 酶的活性随后被 RGS9 和 R9AP 蛋白加强，其中 RGS9 是一种与 Gβ5 亚单位结合的 GTP 酶活化蛋白，R9AP 是膜锚定蛋白。RGS9 和 R9AP 在视觉转导的恢复阶段起着至关重要的作用。RGS9 由 R9AP 锚定在光感受器细胞外节膜盘上，光感受器细胞中 RGS9 的正确锚定和定位需要 R9AP，R9AP 可使 RGS9 的活性增强高达 70 倍。

Bornholm 眼病

临床表现

Bornholm 眼病（Bornholm eye disease）是一种 X 连锁遗传性疾病，表现为近视和散光；视力受损；中度视神经发育不良；后极部 RPE 变薄，可见脉络膜血管；视锥细胞 ERG 异常[29]。单个家族中受影响的全部个体均有绿色盲，呈静止的自然病程，已报道的类似的表型有红色盲[30,31]。因此，最好称这种疾病为伴随近视和二色视的 X 连锁性视锥细胞功能障碍。

分子遗传学和发病机制

最先在丹麦的一个家族中通过连锁分析提供的信息将该病定位于 Xq28 上，与编码 L/M-视蛋白的基因位于同一染色体区域。随后的遗传查询显示，视蛋白基因外显子 3 中多态性位置的罕见单倍体（“L/M 交换单倍体”）源于 L-视蛋白和 M-视蛋白基因之间的混合，此为本病主要的遗传基础。已证明其中一些交换单倍体会导致视蛋白基因的异常剪接和不同程度的外显子 3 跳跃。

进展性视网膜营养不良

视杆-视锥细胞营养不良

视杆-视锥细胞营养不良（rod-cone dystrophy）（retinitis pigmentosa，RP，视网膜色素变性）是临床和遗传异质性的一组疾病，初期表现为视杆细胞逐渐丢失，随后视锥光感受器细胞丢失，导致严重的视力损害。RP 通常为孤立的视网膜疾病，但也可伴随其他全身异常以综合征出现（参见第 47 章）。

Leber 先天性黑矇

临床表现

Leber 先天性黑矇（Leber congenital amaurosis，LCA）是一种严重的先天性或婴儿早期发病的非综合征型视网膜致盲疾病，最早由 Theodore Leber 于 1869 年报道。该病的特征为搜索性眼球震颤，异常瞳孔反应，婴儿期后视力极差（如果有视力的话），以及初期眼底正常，随后出现色素异常改变。他后来报道了该疾病的轻度类型，有多种命名，包括早发性严重视网膜营养不良（early-onset severe retinal dystrophy）、严重幼儿期发病的视网膜营养不良（severe early childhood-onset retinal dystrophy）和早发性 RP。然而 LCA 是先天性的，或出生后数月内即出现症状的，而早发性严重视网膜营养不良被定义为 5 岁之前呈现的严重视网膜营养不良。LCA/早发性严重视网膜营养不良是儿童严重视力障碍最常见的遗传因素，占盲人机构儿童总数的 10%～18%。

LCA 在出生时或出生后数月就表现出严重视力损害，伴有异常眼球运动或眼球震颤以及瞳孔对光反应不良。戳眼（指眼征）常见（图 46.7）。眼底检查可能正常，但也可能存在各种异常的眼底表现，如视盘苍白、视网膜血管变细或轻度视网膜周边色素性病变。还可能有视盘玻璃膜疣、视盘水肿或假性视盘水肿（图 46.8）、斑点状视网膜改变、黄斑病变或钱币样色素沉着。受影响的婴儿通常有高度远视，或少见的高度近视，提示正视化受损。

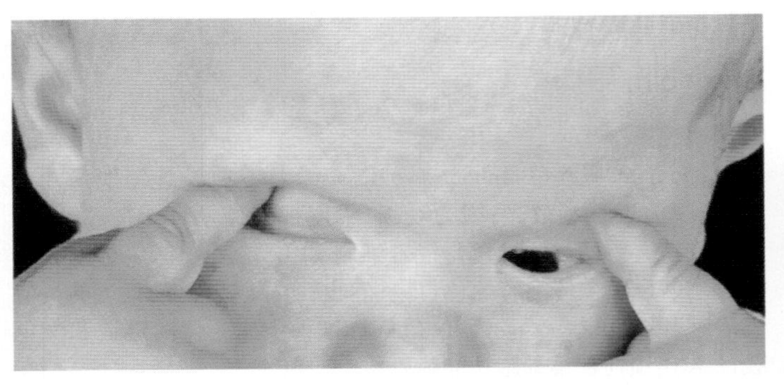

图 46.7　Leber 先天性黑矇。戳眼征，即“指眼征”很常见，但原因不明，会导致眼眶脂肪萎缩和眼球内陷

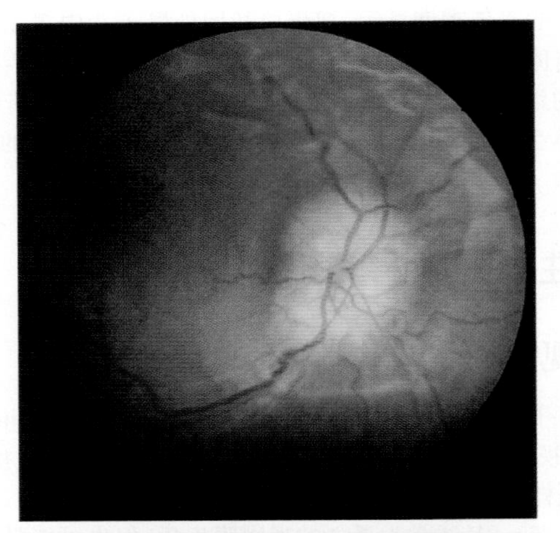

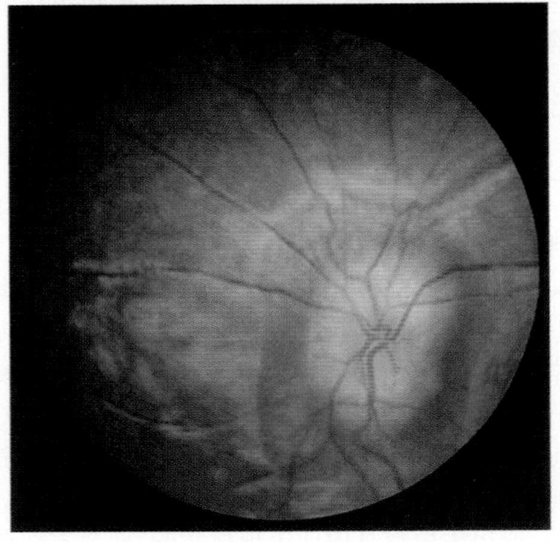

图 46.8　Leber 先天性黑矇。高度远视和假性视盘水肿

虽然大多数患者在婴儿期眼底表现正常，但儿童后期会出现色素性视网膜病变的体征，合并视盘苍白和视网膜小动脉变细。其他晚期体征包括眼球内陷、圆锥角膜和白内障，这些可能与戳眼有关。患者最终的视力在光感到 3/60 之间，在部分患者中，该疾病无随时间进展的证据。

随着多种致病基因的发现（见下文），有时可以明确特征性的相关表型（图 46.9~图 46.12）：与 *RDH12* 基因相关疾病的特点是骨细胞样色素沉着和黄斑病变（图 46.9）；与 *CRB1* 基因相关疾病的特点是钱币状色素沉着、黄斑病变、小动脉旁 RPE 相对保留，以及 OCT 显示视网膜增厚和视网膜层次的缺失（图 46.10 和图 46.11）；*TULP1*、*AIPL1* 和 *NMNAT1* 基因相关的 LCA 也以黄斑病变为特征。

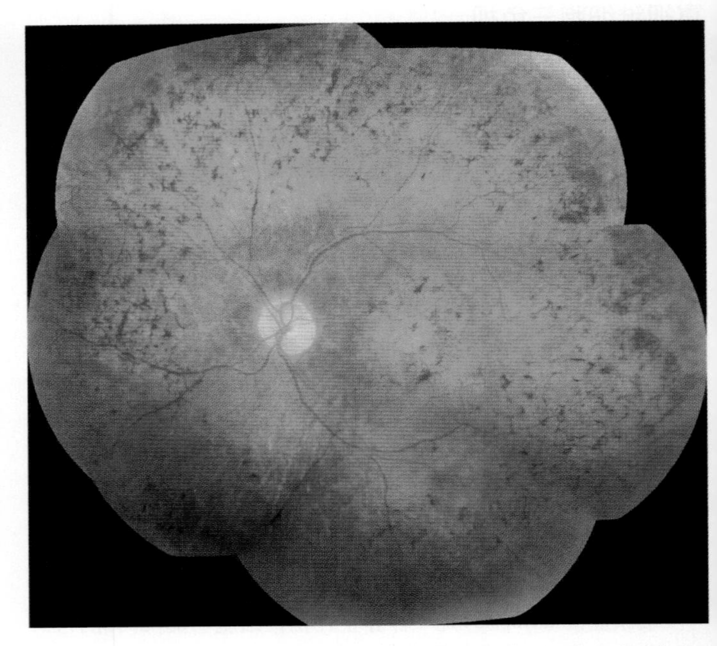

图 46.9　Leber 先天性黑矇。RDH12 相关性疾病，特征为骨细胞样色素沉积和黄斑病变

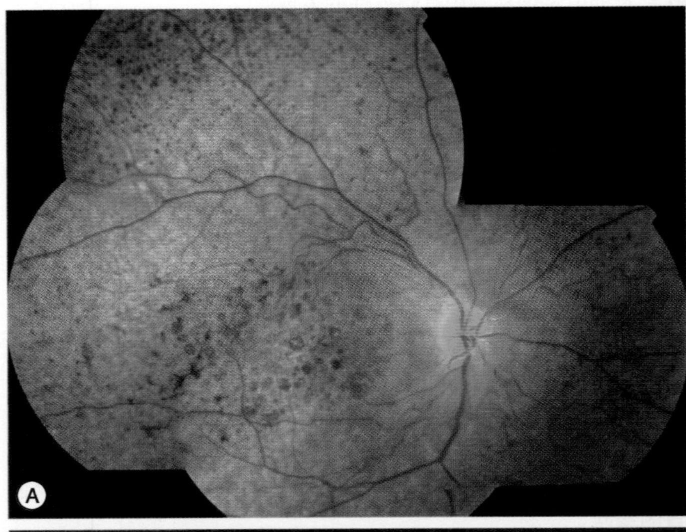

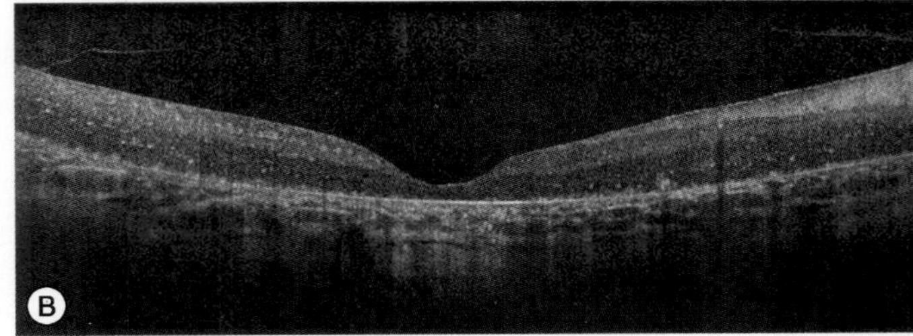

图 46.10　Leber 先天性黑矇。CRB1 相关疾病，图示为其特征。Ⓐ钱币样色素沉着、黄斑病变、小动脉旁视网膜色素上皮（RPE）相对保留。ⒷOCT 可见视网膜增厚和层次丢失

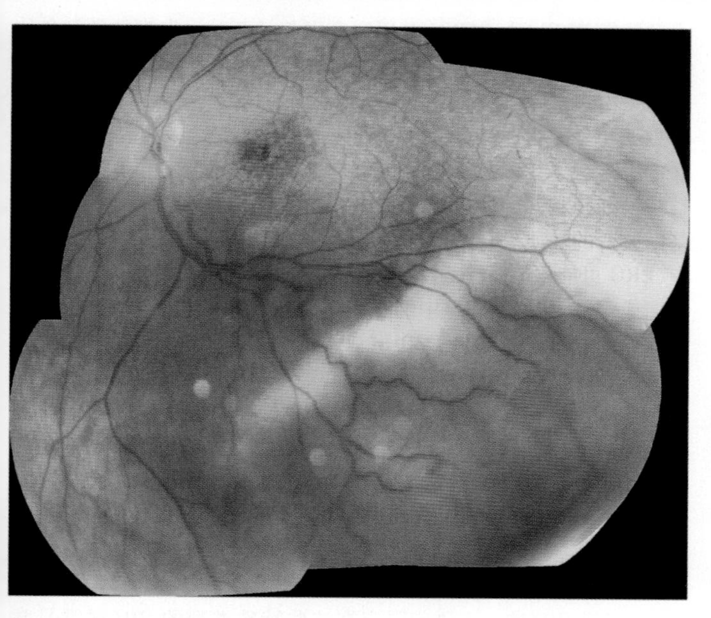

图 46.11　Leber 先天性黑矇。CRB1 相关疾病，可能因伴发 Coats 样渗出性视网膜病变而致疾病复杂化

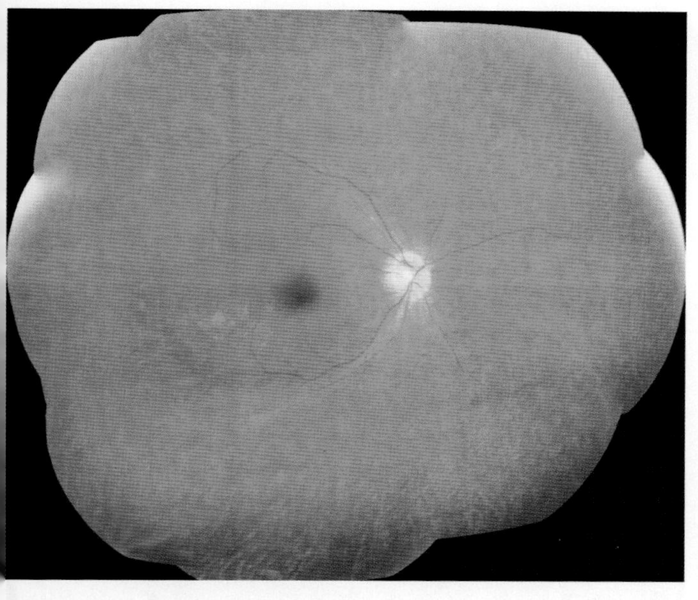

图 46.12　Leber 先天性黑矇。RPE65 相关疾病的特征通常是轻度视网膜周边 RPE 斑点和 RPE 层水平的白点改变，血管直径和视盘通常相对正常

电生理检查

在 LCA 的患病婴儿中，ERG 检测不到或严重异常，对区分 LCA 与 CSNB 和全色盲非常重要，这些疾病在婴儿期均可表现为眼球震颤和视力不良。通常检测不到视觉诱发电位（visual evoked potential，VEP）。如果患儿保存部分 VEP，尽管 ERG 检测不到，也意味着视觉预后较好。

非眼部特征

大多数 LCA 病例发生在其他系统正常婴儿身上，如有任何非眼部症状或体征，都应联合儿科医师，以确定视网膜营养不良综合征或神经代谢性疾病（参见第 47 章和第 65 章）。

分子遗传学和发病机制

LCA 和早发性严重视网膜营养不良在遗传上具有极大的异质性，由超过 18 个基因引起，包括 *AIPL1*、*CEP290*、*CRX*、*CRB1*、*GUCY2D*、*IMPDH1*、*LCA5*、*LRAT*、*MERTK*、*RD3*、*RDH12*、*RPGRIP1*、*RPE65*、*SPATA7*、*KCNJ13*、*ICQB1*、*NMNAT1* 和 *TULP1*[32]。除 *CRX* 外，所有的基因都为染色体隐性遗传，而某些新发突变将导致常染色体显性遗传[32]。这些基因通常主要表达在视网膜或 RPE 中，已明确的功能多样，包括视网膜光感受器细胞发育（*CRX* 基因）、光感受器细胞结构（*CRB1* 基因）、光转导（*GUCY2D* 基因）、蛋白质转运（*AIPL1* 和 *RPGRIP1* 基因）、视觉周期功能（*RPE65* 和 *LRAT* 基因）。

基因分子检测技术可以使大约 60%～70%患者的疾病诊断更加精确，并有助于预后咨询。例如，*RPE65* 突变患者的视力结果比 *GUCY2D* 突变的患者好[32]。识别 LCA 患者的致病突变可以优化遗传咨询，改进产前诊断以及选择进行基因特异性治疗的病例。

治疗干预

RPE65 基因缺陷视网膜盲动物模型的获得，可通过基因工程靶向破坏鼠基因，或是用 *RPE65* 自然突变的 Briard 犬。使用合成的维生素 A 类药物，通过药理学旁路的方式对代谢进行阻滞，能够促进鼠视色素和视功能的快速恢复。基因替代治疗，即通过视网膜下注射携带正常基因拷贝的腺相关病毒（adeno-associated virus，AAV）载体，成功恢复了鼠类和犬科动物模型的 ERG 和视网膜功能。通过 EGR 检测、瞳孔反应和行为学测定证实，基因治疗能够获得持久的实质性的视力恢复。这一成功结果促使在美国和英国开展了视网膜下注射携带野生型 *RPE65* 基因的 AAV 载体的人类临床试验。已报道该疗法具有好的安全性和不同程度的疗效，但随着时间的推移疗效减弱[33-35]。

其他类型的 LCA/早发性严重视网膜营养不良目前正在进行基因替代临床试验，结果值得期待（www. clinicaltrials. gov）。

视网膜色素变性

视网膜色素变性（RP）这一术语用于描述一组遗传异质性的疾病，最初特征为夜盲和视野损失。ERG 可能检测不到，或更为常见的是，在光感受器水平视杆细胞系统较视锥细胞系统受到更严重的影响。单纯视杆细胞功能受损并不常见，但可见于疾病早期。往往在儿童期发病，遗传方式可以是常染色体隐性、常染色体显性和 X 连锁遗传。这种疾病可能仅局限于眼部，也可能是广泛性全身疾病的一部分（参见第 47 章）。

临床表现

患儿最常见的表现为夜盲症，也可能出现周边视野缺失或中央视网膜受累的症状。发病年龄变化极大，一些儿童可能没有夜盲的症状，仅在常规眼底检查后被转诊。当近亲患有 RP 时，儿童需要早期转诊，以排除该疾病。

大部分患者起初视力正常，随后可因后极部后囊下白内障、黄斑水肿或黄斑受累而出现视力下降。早期视野改变是通常位于上半视野的中周部小的暗点，这些暗点逐渐融合，形成典型的周边环形暗点。随着时间的推移，视野逐渐发生向心性收缩，在疾病晚期，往往会在颞侧远周边部保留一个视岛。在扇形 RP 中，病变通常累及鼻下象限。双侧颞上视野缺损可以导致患者接受一些排除视神经交叉病变的不必要的检查。但应该注意，RP 的颞侧视野缺损不沿中线区分布。

RP 早期的眼底表现是多样的，在幼儿时可以不明显。最早的变化可能是中周部的色素上皮异常，通常在 RPE 层水平出现小的白点（图 46.13）。随后可见色素沉着，还可能有小动脉变细和视盘苍白。在一些儿童可不表现色素异常，也有少数情况，整个视网膜有大量白色沉积物（类似于白点状视网膜变性）。经典的眼底表现包括视盘苍白，视网膜小动脉变细，周边色素上皮萎缩，晚期出现视网膜内“骨细胞样”色素沉着（图 46.14）。其他临床表现包括玻璃体细胞、后极部后囊下白内障、视盘玻璃膜疣和黄斑水肿。偶尔可见类似 Coats 病的视网膜血管改变。

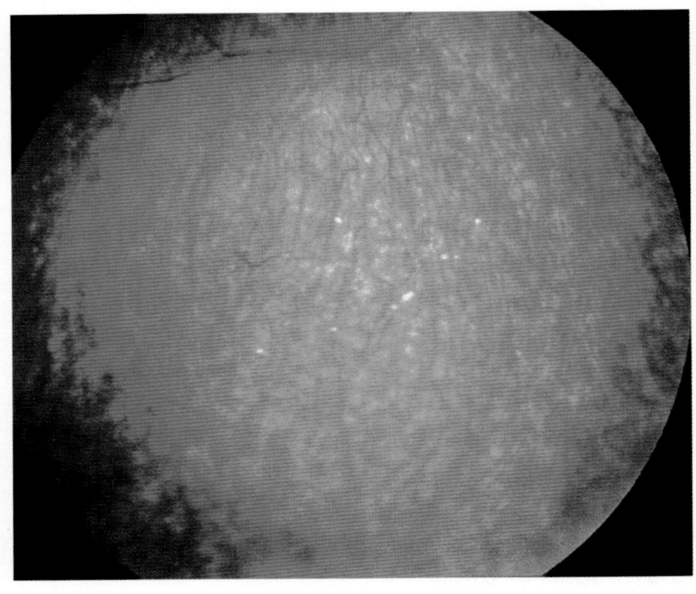

图 46.13　视网膜色素变性。视网膜中周部 RPE 萎缩，在 RPE 层水平有小白点样改变

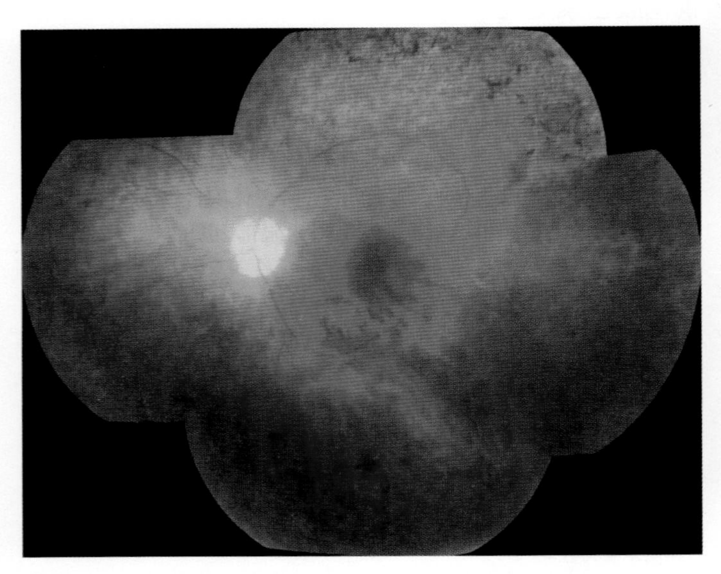

图 46.14　视网膜色素变性。“骨针”形成，小动脉狭窄，视神经苍白

尽管不同的受累个体之间严重程度明显不同，但大多数类型的 RP 眼底表现类似。然而有一些基因特异性表型。常染色体显性遗传的扇形 RP 通常与视紫红质基因突变相关。不常见的常染色体隐性遗传的 RP（RP12）与 *CRB1* 基因突变相关，该病通常残存小动脉旁 RPE。由 *RLBP1* 基因突变引起的两种早发型的常染色体隐性遗传 RP 伴 RPE 水平大量白色沉积物的表现（Newfoundland 视杆-视锥细胞营养不良和 Bothnia 营养不良）[36,37]。

电生理和心理物理检查

ERG 显示 RP 患者视杆-视锥功能异常，视杆细胞起源的反应较视锥细胞起源的反应受损更大。ERG 的严重程度差异大，这与基因突变的性质、遗传方式和患者的年龄有关。在晚期 RP 的患者中，ERG 可能检测不到，也可能残存轻微的视锥细胞反应。在 RP 早期或轻度 RP 中，ERG 中的视杆 a 波和 b 波的振幅减小，视杆细胞介导的 b 潜峰时延迟。30Hz 视锥细胞闪烁 ERG 通常表现为波峰延迟和降低，与广泛的视锥细胞功能障碍保持一致。

黄斑可能完好，用 PERG 或多焦 ERG 等中心视网膜功能检测显示，尽管全视野 ERG 几乎完全熄灭，但黄斑区轻度受累。PERG 还有助于在出现可见异常前证实中心视网膜受损。眼电图（electro-oculogram，EOG）在 RP 中几乎不能提供任何相关信息，且在幼儿中难以实施。

扇形视网膜色素变性

“扇形 RP”这一术语应限定在这些特殊类型的 RP（通常是常染色体显性遗传），其功能检测表现为有限的功能缺失，色素异常通常局限于下部视网膜（图 46.15）。在 X 连锁遗传型 RP 的女性携带者中，或在广泛 RP 的早期阶段，偶尔也会出现类似的扇形受累。真正的扇形 RP 患者的 ERG 振幅通常减小，但没有潜峰时的改变。出现明显潜峰时推移的改变意味着即使色素异常是局限的，视网膜功能也已广泛异常。因通常无症状，对单发病例检查其家庭成员十分重要。显性遗传的扇形 RP 通常与视紫红质基因突变相关。扇形 RP 的儿童常无症状，常常是当常规检眼镜检查或在家庭调查中确定有眼底异常时而转诊。

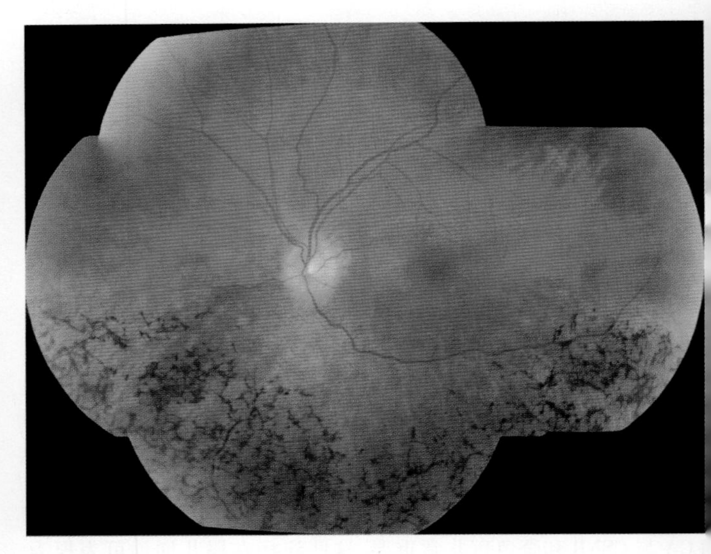

图 46.15　扇形视网膜色素变性。视网膜色素变化局限于下象限

Goldmann 视野计显示的视野损害与临床所见的视网膜病变区对应。暗适应视野检查发现，在未明显受累视网膜出现轻度的视杆和视锥细胞阈值升高时，提示除明显受损视网膜区域外，还有其他功能异常。视杆细胞暗适应可能极度延迟，ERG 通常相对完好，表现为视杆细胞和视锥细胞主导的振幅通常轻度或中度降低。该病进展缓慢，通常局限于临床上可见的扇形受累区，视觉预后

良好。

不完全外显常染色体显性视网膜色素变性

常染色体显性遗传性 RP 疾病表现的多样性十分常见，但完全不外显的情况较为少见，然而在许多家族中不完全外显的现象很显著和常见。不完全外显的常染色体显性遗传的 RP 具有遗传异质性，目前已确定了包括 *RP9*、*RP1*、*PRPF8* 和 *PRPF31* 等在内的多个基因的突变。

由于无症状基因携带者的发生率很高，因此在不完全外显的家庭中进行遗传咨询较为困难，但目前在许多家族中进行分子基因诊断已成为可能。

X 连锁视网膜色素变性

X 连锁遗传 RP 病变程度重，夜盲的发病年龄通常在 10 岁前，在三十至四十岁发展至失明。患眼在疾病初期即有近视、眼底异常和 ERG 的改变（图 46.16）。如果家族中有其他男性患者，诊断通常较为容易。在无家族史的情况下，对女性近亲家属的检查也有价值，因为识别 X 连锁遗传携带者状态能够确认诊断。

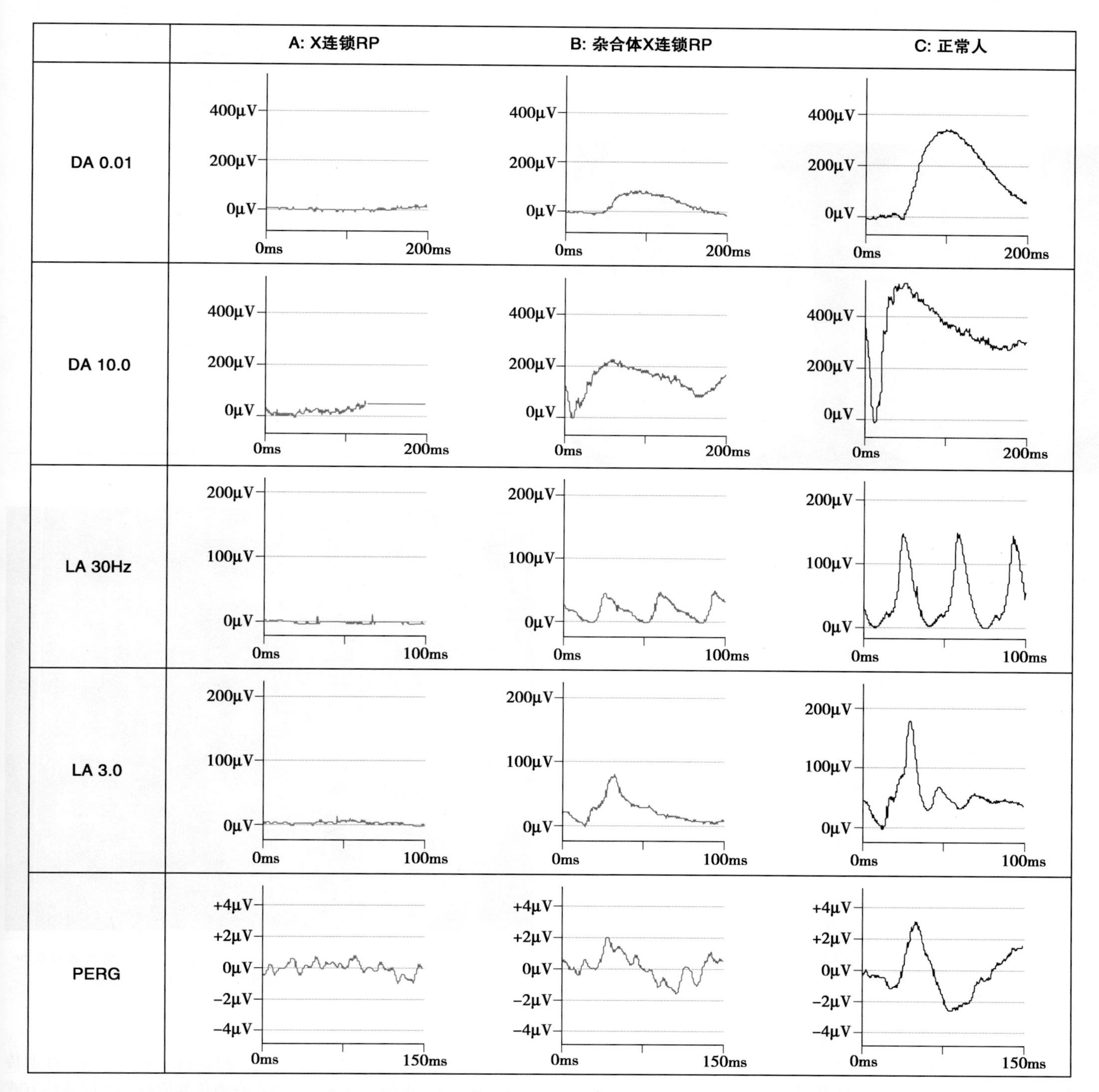

图 46.16　X 连锁遗传的视网膜色素变性。Ⓐ年轻患者的 ERG；Ⓑ图Ⓐ病例的杂合体母亲的 ERG；Ⓒ正常受试者的 ERG。在患者中仅可检测到部分残留的 ERG 活性。在所有刺激条件下，他母亲的 ERG 轻度低于正常，明亮闪光反应（DA 10.0）的 a 波低于正常，可以确认异常是在光感受器水平。ERG 在杂合体中通常是异常的，程度可从轻微到严重不等

诊断X连锁遗传性RP携带者状态需确认是女性。若其儿子或父亲患病,那她为基因携带者。或可以通过分子基因检测确定其携带致病突变。在其他女性家庭成员中,发现携带者主要依靠识别杂合体异常眼底表现或自发荧光影像结果,以及电生理或心理物理测试的结果。

X连锁的杂合体常见眼底异常,眼底后极部可见到显著的“毯层”反射(图46.17)或轻度色素上皮变薄和色素沉着。ERG通常异常,且双眼不对称(图46.16)。最常见的异常是30Hz闪烁反应的延迟,但也可出现视杆细胞反应的振幅降低。大多数X连锁携带者可以通过联合检眼镜检查、自发荧光成像和电生理学检查得以明确。分子遗传学诊断在许多家庭中得以使用,并且越来越成为鉴定杂合体的备选方法。

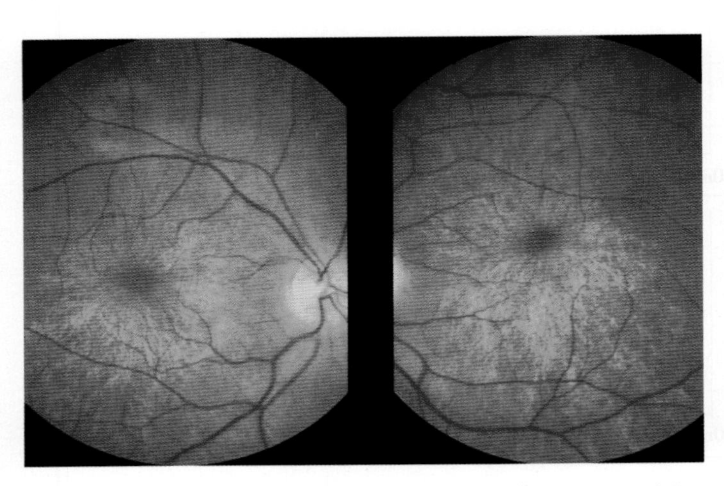

图46.17 X连锁视网膜色素变性女性携带者眼底表现为“毯层反射”

一些X连锁携带者的视网膜功能障碍可能是逐渐进展的,因为年龄较大的携带者可主诉夜盲症状,能查到视野损失以及更广泛的视网膜色素沉着表现。有些女性携带者可能较年轻时就受到严重的影响,然而,家庭内部和家族间的疾病表现具有多样性。在大多数细胞中存在具有突变等位基因活性的X染色体,X染色体失活偏移可能是严重影响女性的原因。

单侧“视网膜色素变性”

单侧色素性视网膜病变的眼底改变目前仅有一例来自一个RP大家族的患者是经基因证实的。该家族中[38]这例单侧RP的患者携带*RP1*基因的一种常见的无义突变,该突变是常染色体显性RP常见的原因。因此,在未受累视网膜组织发育过程中,可能会在一个祖细胞水平发生了体细胞突变,从而改变了*RP1*突变的结果[38]。

大多数单侧RP的病例可能不是遗传决定的,其可继发于炎症反应后、创伤后或视网膜缺血。少数RP患者双眼底表现可不对称,临床表现一眼未受累,但心理物理测试和ERG结果显示双眼均出现了功能异常。

视网膜色素变性的鉴别诊断

与RP易混淆的疾病多具有夜盲的症状,或有类似的眼底异常表现(表46.2和图46.18)。其他遗传性视网膜营养不良可以通过临床表现和电生理学与RP进行鉴别。虽然病史和检查可能排除了引起色素性视网膜病变的许多后天原因,但很可能某些明显散发的RP病例是由于后天视网膜或色素上皮疾病引起的。

表46.2 视网膜色素变性的鉴别诊断

色素性视网膜病变	夜盲
钝挫伤	**遗传性疾病**
眼内异物存留	先天性静止性夜盲
先天性感染	小口病
风疹	白点状眼底
水痘	无脉络膜症
带状疱疹	回旋状萎缩
梅毒	进展性视锥-视杆细胞营养不良
后天性感染	增强型S-视锥细胞综合征
麻疹	**后天性疾病**
盘尾丝虫病	维生素A缺乏症
代谢性	去铁胺中毒
胱氨酸贮积症	
草酸盐贮积症	
药物	
吩噻嗪类	
氯喹	
去铁胺	
视网膜脱离复位后	
眼动脉阻塞	
其他视网膜营养不良	
视锥-视杆细胞营养不良	
遗传性玻璃体视网膜营养不良	
增强型S-视锥细胞综合征	
其他不明病因	
色素性静脉旁脉络膜视网膜萎缩	

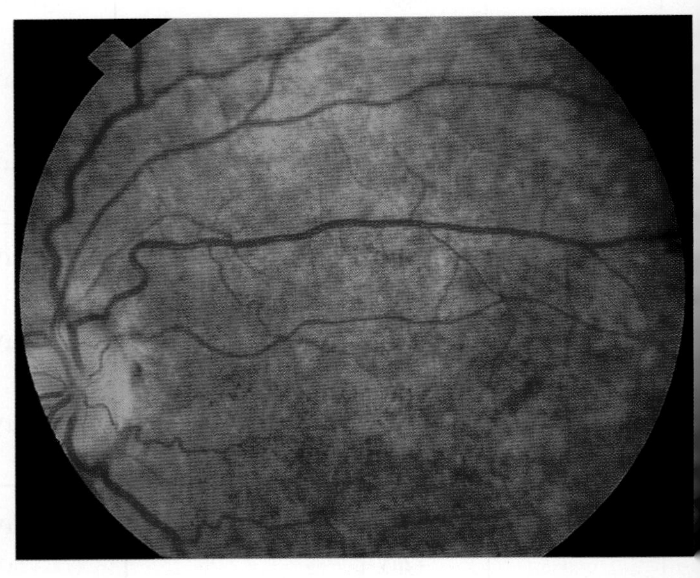

图46.18 风疹视网膜病变显示视网膜色素紊乱。通常视网膜功能和ERG正常,而大多数伴耳聋的视网膜营养不良ERG严重异常

视网膜色素变性的遗传学

RP的遗传方式可能为常染色体显性遗传、常染色体隐性遗传或X连锁隐性遗传。这些亚型内存在遗传异质性。不同遗传方式出现的相对频率在不同系列中差异很大,但约50%的患者没有RP家族史或父母血亲关系,这些患者并非都是常染色体隐性遗传获

得。有些男性可能是通过无症状的女性携带者传递的 X 连锁遗传疾病。其他病例还可能代表新的常染色体显性突变，或外显率较低的家族中的常染色体显性遗传 RP。一些散发患者可能并没有遗传性疾病。类似的视网膜营养不良可能与线粒体 DNA 突变有关，但通常还有其他全身异常（参见第 47 章和第 65 章）。

X 连锁遗传性和常染色体隐性遗传性的 RP 患者往往发病较早，并且比常染色体显性遗传性的疾病表现更严重。在为散发性患者提供咨询时，应当考虑患者的临床症状。疾病较为严重的女性患者可能是常染色体隐性遗传，而较严重的男性患者则可能为 X 连锁或常染色体隐性遗传。大多散发性 RP 患者疾病程度较轻，其中一些可能为新的常染色体显性突变。在提供咨询前，检查其他家庭成员是很重要的，尤其是对眼底检查/眼底影像或电生理异常提示为 X 连锁杂合体的严重受累男性患者的母亲。

准确的遗传咨询依赖于明确致病突变。在鉴定致病基因方面已经取得了很大进展，许多类型的 RP 分子遗传学诊断已成可能。目前已经在非综合征型 RP 中鉴定了 60 多种基因，这些基因能够编码光转导级联蛋白、参与维生素 A 代谢和细胞-细胞间相互作用的蛋白、光感受器结构蛋白和转录因子、细胞内转运蛋白和剪接因子[39-41]。外显子组和全基因组测序的出现以及它们在临床实践中的应用，将极大地提高分子诊断的效率，并且能在大多数 RP 患者中确定致病基因。

分子遗传学

常染色体显性遗传视网膜色素变性　常染色体显性遗传 RP 具有一定的遗传异质性。目前已经鉴定了超过 25 种基因的突变，约占常染色体显性遗传 RP 患者的 60%～70%。在常染色体显性遗传 RP 中，视紫红质基因（rhodopsin gene，*RHO*）的突变是最常见的，其次是 *RP1* 和 *PRPF31* 中的序列突变。

RHO 的突变约占常染色体显性遗传 RP 患者的 25%，目前已经鉴定了超过 100 种的基因突变。不同突变基因的眼部表型存在相当大的差异性，这一现象在 CSNB 的显性类型和常染色体隐性 RP 中也有报道。*PRPH2* 基因（以前称为 *RDS*/外周蛋白基因）突变的表型差异性更为显著，临床表现可与 RP、视锥-视杆细胞营养不良、视锥细胞营养不良、斑点状视网膜综合征或黄斑营养不良相似（参见第 48 章和第 50 章）。*PRPH2* 突变约占常染色体显性 RP 病例的 5%～10%[39-41]。

在少见的双基因遗传 RP 中，*PRPH2* 和 *ROM1*（视杆外段蛋白 1）基因的突变存在于同一家族中。其中一个基因突变而另一个基因未突变的个体在临床上不患病，患病的个体是具有 *ROM1* 和 *PRPH2* 突变的双杂合体。peripherin 位于视杆和视锥外节膜盘中，而 ROM1 蛋白仅存在于视杆细胞中。这两种蛋白质的交互作用对于维持视杆细胞外节的结构很重要。除非合并 ROM1 蛋白异常，单纯 *PRPH2* 基因的一些突变可能不足以引起显著的光感受器细胞疾病。

发现越来越多的剪接因子与常染色体显性 RP 相关，包括 *PRPF31*、*PRPF3*、*PRPF6* 和 *PRPF8* 的突变[39,40]。剪接功能的不足，可能仅在剪接需求提高的情况下才会引起疾病。由于细胞盘膜蛋白需要每天补充，这种情况存在于视杆光感受器细胞中，这可以解释普遍表达的剪接因子基因突变会引起孤立的视网膜疾病的悖论。

关于常染色体显性遗传 RP 表型-基因型相关性，请参见参考文献 39、40 和 41。

常染色体隐性遗传视网膜色素变性　迄今为止，已在常染色体隐性遗传性 RP 中鉴定出了超过 35 种基因的突变，约占常染色体隐性遗传性 RP 患者的 50%。最常见的是 *USH2A* 突变（占常染色体隐性遗传性 RP 的 10%～15%），该基因更严重的突变引起 2 型 Usher 综合征（参见第 47 章和第 99 章）[39-41]。

已经鉴定出编码视杆细胞光转导级联的多种组分的基因突变[39-41]，包括：

1. 视紫红质蛋白基因；

2. 编码视杆细胞 cGMP-磷酸二酯酶的 α 亚基和 β 亚基的基因；

3. 视杆细胞 cGMP 门控阳离子通道 α 和 β 亚基的基因；

4. S-抗原基因（arrestin）；

5. 编码涉及维生素 A 再利用的视觉循环组分的基因，它们与常染色体隐性遗传 RP 相关，包括 *RPE65*、*ABCA4*、*LRAT* 和 *RLBP1*。

X 连锁视网膜色素变性　在 X 连锁 RP 中，已鉴定出 *RPGR*（RP3）、*RP2*（RP2）和 *OFD1*（RP23）三种基因的突变。*RPGR* 中的序列变异约占所有 X 连锁 RP 的 75%[39-41]。另有两个基因位点已被报道，即 Xp21.3-p21.2（RP6）和 Xq26-27（RP24）。

RPGR 的基因突变通常与经典的视杆-视锥细胞变性相关。但在少数患者中，还发现了视网膜营养不良、耳聋和呼吸道纤毛异常[42]。大多数突变可能导致翻译过早终止。外显子 ORF15 是突变的“热点”，占 X 连锁 RP 的 80%[24]。RPGR 蛋白可作为特定类型的膜转运或运输的调节因子，在视网膜或 RPE 中功能特别活跃。

RP2 基因的突变占 X 连锁的 15%[39-41]，RP2 蛋白的功能不确定，其通过双 N-末端酰基修饰锚定于质膜。双酰化蛋白质可以锚定在脂筏上，表明 RP2 蛋白在信号转导中具有潜在作用。

视网膜色素变性的处置

大多数类型的 RP 对特定治疗效果有限，但在一些罕见的已较好阐明了生化基础的疾病中，改善饮食可能会减缓疾病恶化（参见第 47 章和第 65 章）。

在一项针对 RP 补充维生素 A 的随机对照试验中，补充维生素 A 对视锥细胞闪烁 ERG 下降率仅有轻微的效应，然而，这种效应有限，视力或视野丧失并没有得到改善[44]。因而，此疗法尚未被广泛接受。

尽管缺乏有效的治疗 RP 的方法，但眼科医师在管理儿童和家庭方面具有重要作用。一旦确定诊断，最重要的是给予父母和孩子（如果年龄足够大）充分而富有同情性的解释。他们可以放心的是，大多数孩子可以在普通学校完成他们的基本教育，因为中心视力可以一直保持到晚些时候。

父母经常担心他们的其他孩子也有患上 RP 的风险，应对其进行遗传咨询，对其他家庭成员进行检查也是恰当的。提供患者自助组织的联系方式也很有帮助，例如所在国家的 RP 协会。

当有视觉障碍时，应当给予他们实用的帮助。许多 RP 患者在明亮的阳光下视力不佳，并且在从明亮到昏暗环境的光适应方面存在问题，佩戴有色镜片会有帮助。应矫正明显的屈光不正。如果出现黄斑水肿，应考虑尝试口服乙酰唑胺，局部使用多佐胺，球旁或玻璃体内注射类固醇或玻璃体内注射抗 VEGF 药物。对确定的黄斑水肿或黄斑萎缩的患者，低视力助视可能有帮助；视力丧失也可因后极部后囊下白内障而发展，尽管在患有 RP 的成年患者中通常会成功实施白内障手术，但在儿童时期很少有手术的需要。

目前正在进行研究探索视网膜营养不良的各种治疗方法，包括基因治疗、干细胞治疗、神经保护制剂和人工视觉等，同时在这些领域正在进行或计划进行临床试验。一些研究瞄准治疗特定的基因突变，而其他研究在努力探索可能适用于更广泛的或所有类型 RP 的疗法。当这些新疗法联合应用时可能更有价值，例如，将基因疗法或干细胞疗法与神经保护性生长因子治疗相结合。这些干预可以顺序应用，例如，在疾病早期适合药物治疗，晚期更适合使用干细胞疗法。关于这些研究内容的更多详细信息可从 Retinitis Pigmentosa Fighting Blindness 网站（http://www.rpfightingblindness.org.uk/index.php? tln=research）或 Foundation Fighting Blindness 网站（http://www.blindness.org/news-and-research）获得。

预后

RP 的预后取决于疾病类型和致病基因。理想情况下，应通过鉴定特定的突变基因来推断预后。深度表型分析和完整的家族史遗传方式的确定有助于告知预后。然而，在家庭内部存在疾病表现多样性，家庭成员中年龄较大患者视觉结果不一定能很好地指导年幼儿童可能的预后。

患有 X 连锁遗传 RP 的男性在儿童早期出现夜盲，通常在十几岁时表现出广泛的视野丧失，并且在二十多岁时出现中心视力下降。到四十岁时，大多数人的视力降低于数指视力。常染色体隐性 RP 是一种遗传异质性疾病，预后难以准确判断，通常早发，且较严重。大多数患者在青少年期视野严重缩窄，并且在近三十岁时即出现明显的中心视力丧失。一些隐性遗传疾病的患者表现较良性的病程。

常染色体显性 RP 的预后较好。虽然在儿童期就可能出现夜盲和视野损失，但中心视力可维持终身。许多患者在五十岁或六十岁时还保留着一定的视力，仅视野极度狭窄。然而，即使同一基因位点的突变引起的 RP 也有广泛的变异[39-41]。严重的早发病例不常见。

在所有类型 RP 中，真正的扇形 RP 预后最好，尽管可能有明显的垂直性上半视野缺损，但黄斑严重受累不常见。

色素性静脉旁脉络膜视网膜萎缩

色素性静脉旁脉络膜视网膜萎缩（pigmented paravenous chorioretinal atrophy）是一种罕见的脉络膜视网膜萎缩疾病，有静脉旁 RPE 萎缩和色素沉积（图 46.19）。该病常见于男性，大多数是散发病例，通常是无症状患者常规检查时才被诊断。ERG 显示出一系列异常。与大多数视网膜营养不良相反，ERG 通常表现出明显的双眼不对称。在检眼镜检查、自发荧光成像和视野检查中也可发现双眼不对称。视网膜功能可能相对稳定，也可能缓慢恶化。

目前尚不确定这种疾病是否具有遗传性，只有一份报告显示，在一个表型多样的显性遗传色素性静脉旁脉络膜视网膜萎缩的家族中发现了不明意义的杂合 *CRB1* 突变[45]。有报道，一个成年患者的同卵双胞胎未受影响，表明至少有些病例是非遗传性的[46]。

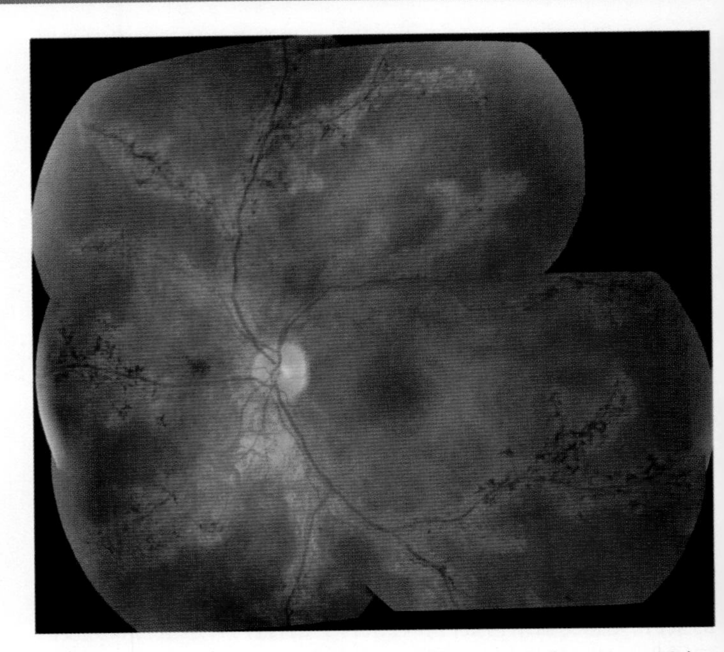

图 46.19　色素性静脉旁脉络膜视网膜萎缩。静脉由束状的视网膜色素上皮萎缩和簇状色素围绕

后天性视杆-视锥细胞功能异常

维生素 A 缺乏症

在世界范围内，维生素 A 缺乏症仍然是儿童失明的一个重要原因。在发展中国家，该病通常由营养不良和吸收不良伴频繁的胃肠道感染引起。在发达国家，维生素 A 缺乏罕见，疾病的发生通常与肝脏疾病或维生素 A 吸收不良有关，不常见的饮食也可能是该病的罕见原因。

维生素 A 是视紫红质和视锥细胞视蛋白的重要组成成分，夜盲是维生素 A 缺乏症的早期症状。在早期，视杆细胞暗适应减慢，视杆细胞和视锥细胞阈值随后升高。周边视野可能缩窄，并且在一些患者中，整个视网膜周边可见在 RPE 层水平的白点。视杆细胞 ERG 检测不到，视锥细胞反应通常保存完好。暗适应明亮闪光 ERG（DA 10.0）可能显示假性负相 ERG，其 b 波振幅低于 a 波的振幅，反映了源自暗适应视锥细胞（图 46.4，白点状眼底患者）。

在疾病过度至晚期之前开始补充维生素 A 能够逆转眼部异常[47]。治疗后视网膜功能恢复迅速。准确的早期诊断很重要，因为维生素 A 缺乏是夜盲症的一种可治疗的原因。

补充维生素 A 和维生素 E 可能对无 β 脂蛋白血症（Bassen-Kornzweig 病），一种婴儿吸收不良性腹泻综合征，有治疗作用（参见第 65 章）。

去铁胺毒性

去铁胺是一种螯合剂，用于治疗如输血性铁质沉着的铁沉积疾病。眼部副作用包括白内障、视神经病变和视网膜变性[48]。视网膜中毒的患者会出现夜盲症、周边视野丧失和周边色素性视网膜病变。暗适应异常。视杆细胞和视锥细胞 ERG 都可能表现出异常[48]，停药后会出现一些改善。组织学上，主要累及 RPE。

异维 A 酸毒性

异维 A 酸（13-顺式视黄酸）是治疗寻常痤疮的药物，具有多种潜在的严重副作用，包括肝毒性和脂质代谢失调，因此需要在治疗期间定期对血液进行检测。眼部副作用包括畏光、睑板腺功能障碍、睑结膜炎、角膜混浊、角膜炎和可逆性夜间视力减退[49]。

遗传性脉络膜视网膜营养不良

无脉络膜症

临床和组织病理学表现

无脉络膜症是一种 X 连锁隐性遗传疾病，其特征为 RPE 和脉络膜毛细血管的进展性萎缩。受影响的男性通常在儿童早期出现夜盲症和进展性视野丧失，但中心视力通常保持到疾病晚期。一项纵向研究报告，该病患者视力损失速度缓慢，且中心视力在 70 岁左右依然能够保持良好[50]。临床表现存在很大差异性[51]，女性携带者通常无症状，但周边部视网膜有广泛的细小的 RPE 萎缩和颗粒状色素沉积(图 46.20 和图 46.21)。伴耳聋、垂体功能低下和发育迟缓的病例可能是一种邻接基因的缺陷。

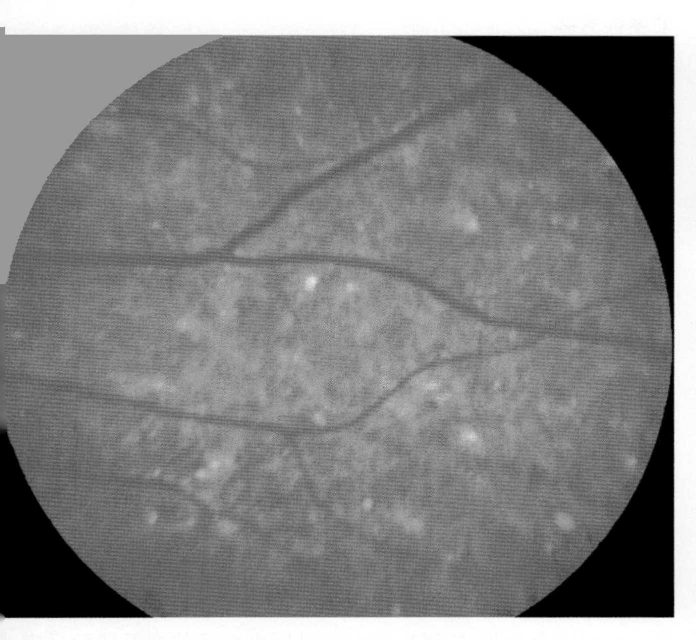

图 46.20　无脉络膜症携带者。周边部视网膜颗粒状色素和脱色素区

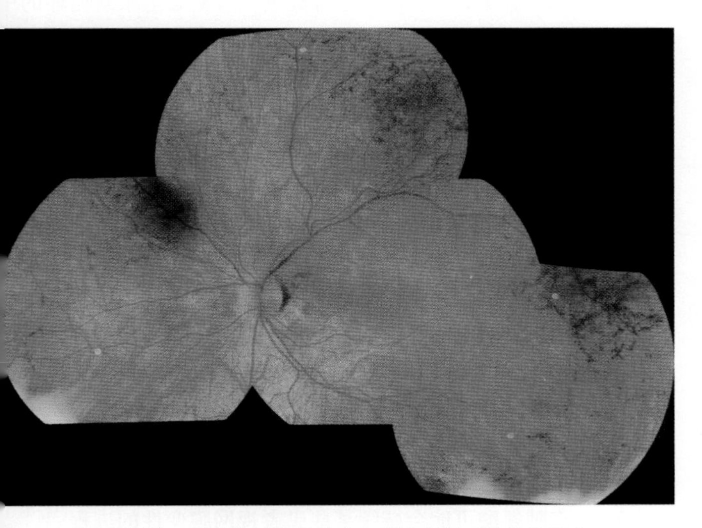

图 46.21　无脉络膜症携带者。周边部视网膜色素沉着

受影响的男性患者通常在 5~10 岁因夜盲症和轻度近视就诊。最早的眼底表现是周边部视网膜细小的色素上皮萎缩和色素沉着，因而该病的临床表现易与 RP 混淆。荧光素血管造影或自发荧光成像清晰显示的 RPE 和脉络膜毛细血管局灶性萎缩会随着疾病进展而发展(图 46.22 和图 46.23)。病灶的聚集可致整个视网膜赤道部呈广泛的萎缩外观，并逐渐扩散到更周边和更后极部的视网膜区域。黄斑完好直至疾病晚期。

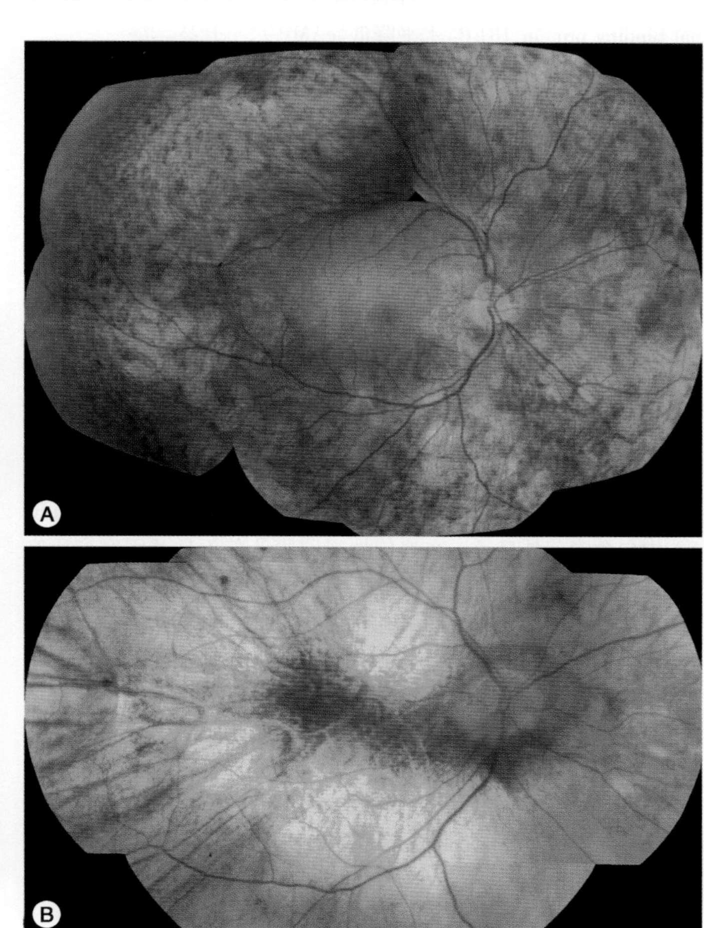

图 46.22　无脉络膜症。Ⓐ疾病早期；Ⓑ进展期。可见伴扇形边缘的脉络膜视网膜改变

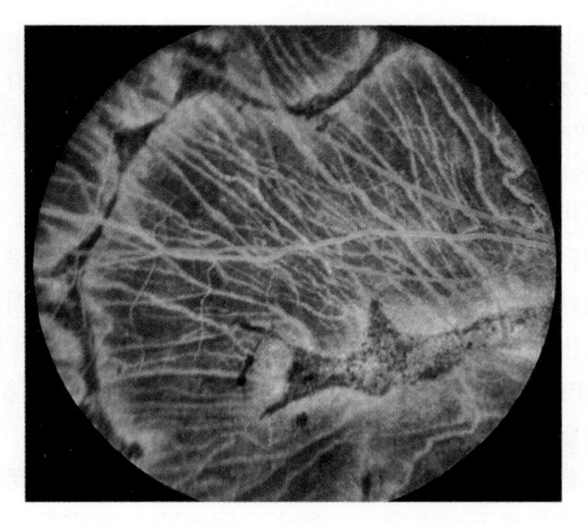

图 46.23　无脉络膜症。荧光素血管造影显示特征性的扇形外观，由残存的视网膜色素上皮和脉络膜毛细血管丢失构成

视野最初显示对应于萎缩区域的中周部小的暗点，病变进展时出现明显缩窄，通常在远周边部保留一个视野岛。

疾病早期患眼的组织学检查显示外层视网膜明显变性，伴RPE层、Bruch膜和脉络膜毛细血管丧失[52]。生化研究显示，RPE和脉络膜中的光感受器间视网膜结合蛋白（interphotoreceptor retinal binding protein，IRBP）水平降低，cAMP水平升高。

电生理检查

在早期阶段ERG即出现明显异常，可能检测不到。ERG尚存留的患者中视杆和视锥细胞的振幅降低，潜峰时变化不太明显，但在疾病晚期可能出现异常。

女性杂合体

大多数女性携带者无症状，但眼底具有特征性表现（图46.20和图46.21）。EOG和ERG通常是正常的。一些年长的杂合体可出现夜盲症，并且在心理物理测试中表现出广泛的RPE萎缩、ERG异常和视杆细胞阈值升高。分子遗传学诊断目前是可行的。

分子遗传学和发病机制

无脉络膜症基因（choroideremia gene，*CHM*）定位于Xq21，已鉴定了多种*CHM*突变。已报道在*CHM*中存在远离外显子-内含子连接点的内含子突变，产生了强的受体剪接位点，并导致在*CHM* mRNA中包含隐蔽外显子。在遗传性视网膜营养不良基因突变研究中通常不筛选内含子序列，表明相当一部分致病突变会被遗漏。

*CHM*广泛表达，该基因编码的蛋白产物Rab护送蛋白1（Rab escort protein-1，REP-1）参与蛋白翻译后脂质修饰和随后的Rab蛋白膜定向，属于在细胞内运输中起关键作用的小GTP酶。通常认为，REP-2可以代偿身体其他部位REP-1功能的丧失，但不足以在视网膜中发挥代偿作用。

基因替代疗法是无脉络膜症潜在的治疗方式。Edwards等最近报道了在患有无脉络膜症的患者中使用AAV载体进行基因替代治疗，结果乐观[53]。在确认有效性之前，还需要对更多的受试者进行长期随访。

回旋状脉络膜视网膜萎缩

临床和组织病理学表现

回旋状脉络膜视网膜萎缩（gyrate atrophy of the choroid and retina）是一种罕见的常染色体隐性遗传疾病，伴有进行性脉络膜视网膜缺失、高鸟氨酸血症和线粒体酶鸟氨酸氨基转移酶（mitochondrial enzyme ornithine aminotransferase，OAT）缺乏。该基因携带者的OAT活性水平约为正常值的50%。

儿童可能出现夜盲、进展性近视或视野损失．对于有家族史的患儿，若发现其血浆中鸟氨酸水平升高，则在婴幼儿早期就可以确诊回旋状脉络膜视网膜萎缩。最早的眼底变化是中周部和远周边部眼底出现小的散在的脉络膜和RPE萎缩区，萎缩区附近可见弥漫性RPE脱色素和萎缩区。萎缩区融合并向后极部扩大，具有特征性的扇形前缘。

大多数患者有中度至高度近视，并且在成年后早期阶段即发展成后极部后囊下白内障。一些患者因黄斑水肿或萎缩而发生视力下降。大多数患者在四十或五十岁之前，虽视野缩窄，但维持一定的视力。早期可见视网膜中周部小的暗点，随着疾病的进展出现显著的周边视野缩窄。

对一位吡哆醇敏感的回旋状脉络膜视网膜萎缩患者进行的光学和电子显微镜检查，可见后极部光感受器和RPE细胞局部萎缩区域。在视网膜中周部，可见从大致正常视网膜区域到萎缩区有一个突然的过度[54]。电子显微镜检查还可见角膜、睫状体上皮、睫状肌和光感受器中有异常的线粒体。该病患者其他组织中类似的线粒体异常可能是生化紊乱继发影响的结果。

电生理和心理物理学检查

ERG与疾病的严重程度有关。疾病早期，视杆和视锥细胞的振幅减小，疾病后期ERG检测不到。EOG的降低与视杆细胞ERG的减少相一致。暗适应显示受损视网膜的区域视杆细胞阈值明显升高。

非眼部表现

虽然回旋状脉络膜视网膜萎缩的患者没有肌肉无力的表现，但肌肉活检显示2型肌肉纤维萎缩伴有管状聚合物的聚积。已报道的其他异常还包括头发的结构异常、脑电图异常、轻度发育迟缓、周围神经病变和多种组织的线粒体异常。

分子遗传学和发病机制

在回旋状脉络膜视网膜萎缩患者（包括一些OAT对吡哆醇敏感的患者）中已发现大量*OAT*基因的突变。表达研究表明，突变的OAT蛋白活性降低。

长期降低鸟氨酸水平可预防回旋状脉络膜视网膜萎缩的视网膜变性。在OAT缺乏（$oat^{-/-}$）的鼠模型中给予精氨酸限制饮食[55]，发现血浆鸟氨酸水平显著降低，并且完全阻止了$oat^{-/-}$鼠视网膜变性的出现，表明鸟氨酸的积累在视网膜变性的病理生理学中至关重要，有效的治疗可能不需要恢复视网膜中OAT的活性。

生化结果和治疗

患有回旋状脉络膜视网膜萎缩的患者缺乏磷酸吡哆醛依赖性线粒体酶OAT。该酶负责将鸟氨酸转化为谷氨酸。精氨酸是鸟氨酸的主要膳食来源，精氨酸可以通过尿素循环的精氨酸酶反应或通过甘氨酸转酰胺酶反应转化为鸟氨酸。鸟氨酸是尿素循环的中间体，对多胺的生成以及脯氨酸和谷氨酸的合成是必需的。

目前尚不清楚伴随OAT缺乏的高水平的鸟氨酸或脯氨酸和谷氨酸水平的降低是否会导致视网膜异常。并非所有鸟氨酸水平升高的患者均会出现回旋状脉络膜视网膜萎缩。据报道，一名患有回旋状脉络膜视网膜萎缩患者的鸟氨酸水平正常，而血浆脯氨酸水平低，这表明可利用的脯氨酸降低可能是回旋状脉络膜视网膜萎缩的一个促成因素[56]。

已使用的治疗有三种不同的方法：

1. 少数患者对吡哆醇补剂（维生素B_6）有应答，显示可降低血浆鸟氨酸水平，并改善ERG反应。应该对所有患者使用维生素B_6作为初步治疗，并对有积极应答的患者继续使用此药物。

2. 在无应答患者中，坚持精氨酸限制饮食，可能会降低血浆鸟氨酸水平。

3. 补充脯氨酸可能会减缓某些患者视网膜变性的进程[56,57]。

管理回旋状脉络膜视网膜萎缩患儿需要与代谢专科医师合作。虽然目前的治疗方案有希望，但还需要进行更长期的研究，以评估这些治疗方法是否可以预防视网膜恶化。

视锥和视锥-视杆细胞营养不良

遗传性视锥细胞营养不良是一组遗传异质性的进展性视网膜疾病，特点为畏光、中心视力下降、色觉异常和视锥细胞 ERG 异常[58]。已报道该疾病具有常染色体隐性遗传、常染色体显性遗传和 X 连锁隐性遗传的遗传方式，在这些遗传方式的亚型中依然存在遗传异质性[58]。

在一些类型的视锥细胞营养不良中，仅存在视锥细胞系统的功能缺陷，但一些患者后期出现视杆细胞功能障碍的证据（视锥-视杆细胞营养不良）。区别视锥细胞营养不良和视锥-视杆细胞营养不良可能较困难，特别是在儿童时期，需要依赖良好的电生理学检查。大多数类型的视锥细胞和视锥-视杆细胞营养不良发生在身体其他系统正常的人群中，伴全身性疾病者在第 47 章讨论。

进展性视锥细胞营养不良

临床表现

与婴儿早期发病的静止性视锥细胞疾病相反，进展性视锥细胞营养不良通常直到儿童晚期或成年的早期才出现症状[58]。视力丧失的发生年龄和进展速度存在较大差异性，但最终视力通常会降低到 6/60 的水平，或仅有数指视力。疾病早期的突出症状是畏光、伴进行性视力下降和色觉受损。由于三类视锥细胞都会受到影响，因此沿三个色轴均会出现色觉缺陷，通常会进展至完全丧失色觉。一些患者早期主要影响 L-视锥细胞，表现为红色盲色觉表型[59,60]。有报道，常染色体显性遗传的视锥细胞营养不良在早期即出现三色色盲缺陷[61,62]。可能表现出眼球震颤。视野检查经常检测到小的中央暗点，周边视野早期可能正常，但之后会缩窄。

眼底检查可能显示典型的牛眼样黄斑病变（图 46.24 和图 46.25，框 46.1）。在一些患者中，可能只有轻微的黄斑区 RPE 萎缩改变。视盘表现为不同程度的颞侧苍白。虽然偶尔可见白色斑点，但视网膜周边通常是正常的。在大多数患者中，荧光素血管造影显示黄斑区的典型“窗样”缺损，也可能见到所谓的暗脉络膜征（参见第 48 章）。

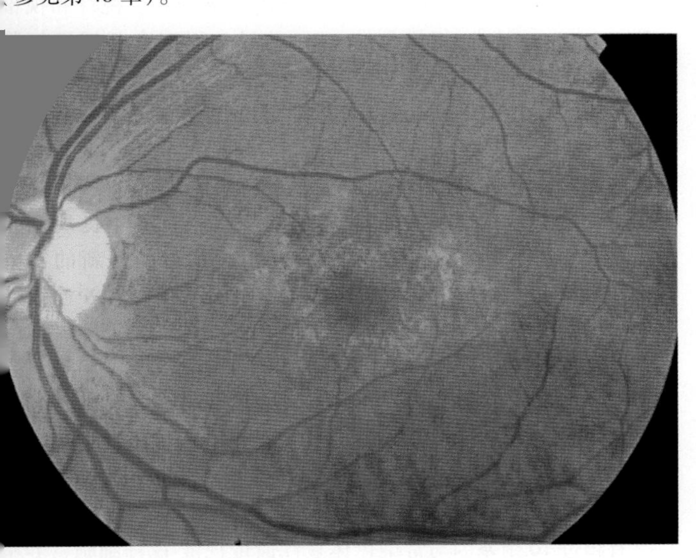

图 46.24 进展性视锥细胞营养不良伴牛眼样黄斑病变

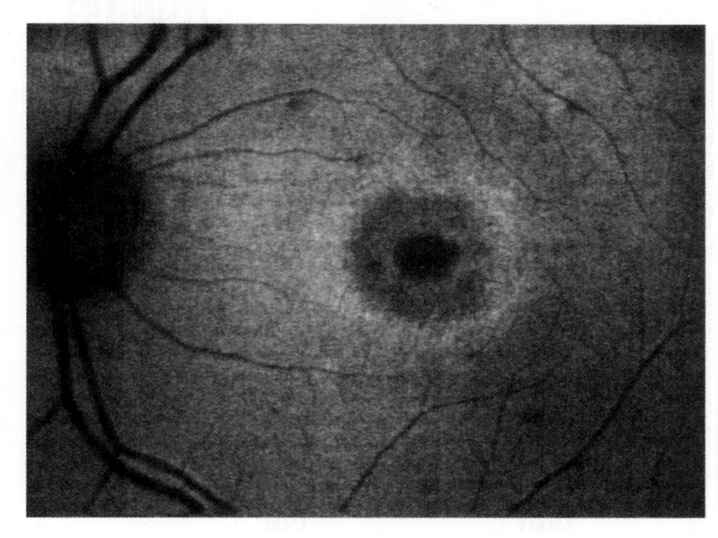

图 46.25 进展性视锥细胞营养不良。牛眼样黄斑病变的自发荧光像

框 46.1

儿童期牛眼样黄斑病变

- Stargardt 病
- 进展性视锥细胞营养不良
- 视锥-视杆细胞营养不良
- Batten 病
- 哈勒沃登-施帕茨病（Hallervorden-Spatz disease）
- 巴尔得-别德尔综合征（Bardet-Biedl syndrome）
- Ⅳ型黏脂贮积症
- 岩藻糖苷贮积症
- 药物毒性（如氯喹）
- 良性同心性黄斑营养不良
- 筛孔状光泽（fenestrated sheen）营养不良

电生理和心理物理学检查

视网膜电图显示视杆细胞反应正常，视锥细胞反应明显异常（图 46.26）。30Hz 闪烁 ERG 潜峰时通常延长。在极少情况下，如在与 *GUCA1A* 突变相关的视锥细胞营养不良中[58]，潜峰时正常，但唯一的异常是振幅降低。一小部分视锥细胞营养不良患者可能显示超常的视杆细胞反应，或视杆细胞反应在正常范围内，但具有明显特殊的异常特征（见下文）[58]。

暗适应结果表现或为无视锥细胞成分的单相曲线，或为视锥细胞阈值升高的双相曲线。视杆细胞介导的阈值正常。光谱敏感度研究结果示明视反应出现多种异常。在一些患病家族中，所有波长检测结果均示敏感性广泛受抑制，而另外一些家族在疾病早期阶段显示出更特异的功能缺陷。在疾病晚期，暗视和明视条件下均可以看到典型的视杆细胞敏感性曲线。

X 连锁视锥细胞营养不良的携带者在电生理或心理物理测试中可能表现视锥细胞功能障碍。

视锥细胞营养不良伴超常视杆细胞 ERG（KCNV2 视网膜病变）

临床表现

已报道一种不常见的常染色体隐性遗传病变，具有与超常和

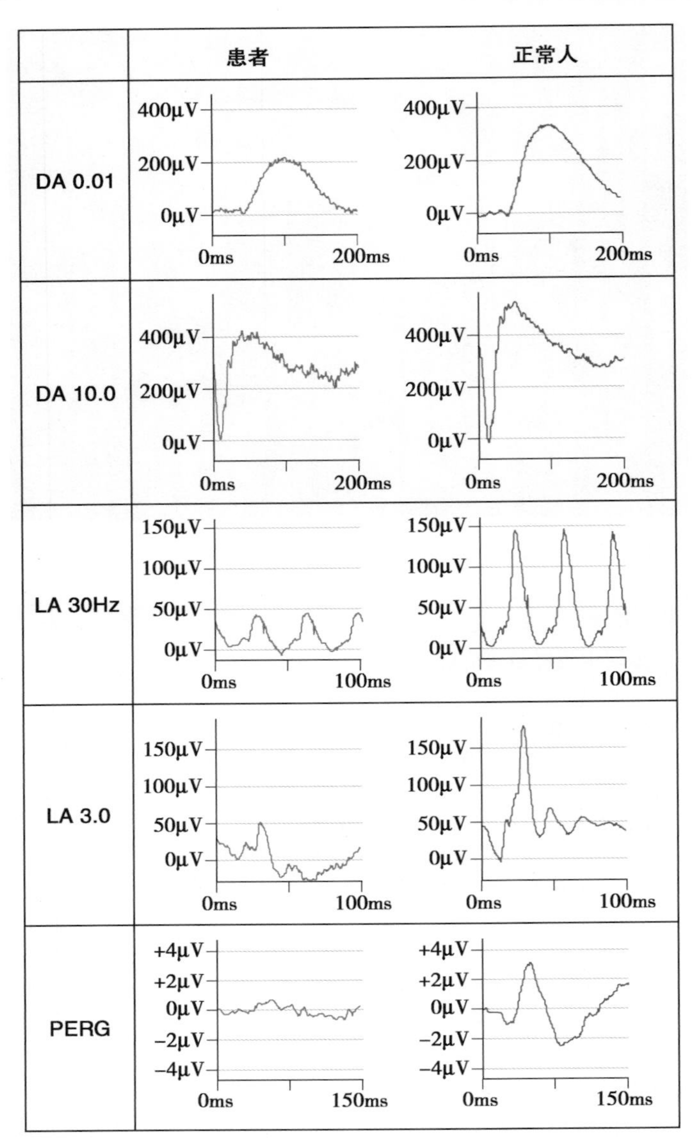

图 46.26　视杆细胞特异性（DA 0.01）和暗适应明亮闪光 ERG（DA 10.0）均在正常范围内。30Hz 闪烁 ERG（LA 30Hz）出现延迟和降低，该现象在大多数视锥细胞营养不良病例中可见。明视单次闪光 ERG（LA 3.0）明显低于正常，以 b 波振幅降低显著。PERG 严重明显低于正常，与明显的黄斑受累相一致

延迟的视杆细胞 ERG b 波相关的异常明视反应[58]。患者视锥细胞视觉功能普遍丧失，临床证据显示疾病为进展性，且常有夜盲症[63]。ERG 的结果具有诊断性，视锥细胞 ERG 降低且延迟，表现为典型的视锥细胞营养不良。然而在暗适应下用明亮闪光反应，暗适应反应的 b 波振幅均高（并且可能是超常的），但在低强度刺激下，视杆细胞 b 波低于正常，且极度延迟[63]。有些患者有超常的视杆细胞 ERG 反应，但无夜盲症，提示尽管暗视 ERG 异常，但视杆细胞功能尚可[64]。

一些临床特征对诊断有提示作用[58]。通常十几岁至二十几岁出现中心视力下降和畏光的症状。患者通常有近视和红绿色辨别力严重下降，三色色觉相对保留。夜盲症和眼球震颤出现的时间不定。

黄斑区常有 RPE 紊乱，周边部视网膜正常。自发荧光成像可见中心凹周围环状的强自发荧光。在年龄较大的患者，强自发荧光可见于中央区。五十岁时通常有明显的视网膜中央区萎缩。

电生理检查

PERG 通常不存在，提示黄斑区功能明显异常。在最低闪光强度下，视杆细胞 ERG 振幅低于正常，但是，在所有已发表的病例中都可以看到一种特征性的异常表现，即尽管刺激强度的增幅相对较小，但延迟的 b 波的振幅却出现了明显而迅速的增长。在暗适应下较高的闪光强度，b 波的振幅可以超过正常的上限（超常）。使用强于常规 ISCEV 标准闪光强度检测明亮闪光暗适应 ERG，可以较好地形成 a 波的初始阶段，说明光转导动力学在正常范围内。因而 ERG 波形是具有特征性的。正常起始的 a 波转为稳定状态，有轻微下沉，接着为急剧上升 b 波，在一些患者中 b 波振幅可能是超常的，视锥细胞 ERG 降低并延迟，这是视锥细胞营养不良的典型表现。一些没有夜盲症的患者视杆细胞 ERG 是超常的，尽管暗适应 ERG 异常，仍提示一定的视杆细胞功能。

分子遗传学和发病机制

在 *KCNV2* 中已经发现了隐性突变，该基因编码电压门控钾通道亚基[65]。原位杂交结果显示，KCNV2 蛋白在人类视杆和视锥光感受器细胞中表达[65]。*KCNV2* 突变可能扰乱或破坏脊椎动物光感受器内节内的钾电流，影响静息电位和电压响应[65]。

进展性视锥-视杆细胞营养不良

临床表现

本病患者在较年轻时即出现典型的视锥细胞营养不良表现，随后逐渐发展为视杆细胞受损的夜盲症。大多在二十岁前发病，视网膜营养不良或为孤立的，或与全身异常相关。遗传方式为常染色体显性遗传、常染色体隐性遗传或 X 连锁遗传。

眼底检查显示疾病早期黄斑萎缩，晚期出现视网膜周边 RPE 萎缩，视网膜色素沉着，小动脉变细和视盘苍白的表现（图 46.27 和图 46.28）。也可见“牛眼状”黄斑病变。

电生理和心理物理学检查

心理物理检测中视杆和视锥细胞阈值都升高。视杆和视锥细胞 ERG 普遍异常，视锥细胞 ERG 的异常程度大于视杆细胞 ERG。30Hz 视锥细胞闪烁 ERG 潜峰时通常会延迟。暗适应明亮闪光 ERG（DA 10.0）的 a 波低于正常，与视杆光感受器细胞受损相符。

视锥细胞和视锥-视杆细胞营养不良的分子遗传学

大多数进展性视锥细胞和视锥-视杆细胞营养不良病例是散发性的，多数是常染色体隐性遗传，但一些可能是新的常染色体显性遗传基因突变。在严重受影响的男性中，为 X 连锁性遗传。

在进展性视锥细胞营养不良中鉴定了数个基因位点和致病基因[58]。在常染色体隐性遗传的视锥细胞营养不良中鉴定出 *ABCA4*、*CNGA3*、*CNGB3* 和 *PDE6C* 的突变；在常染色体显性遗传家系中报道了 *GUCA1A* 突变；在 X 连锁遗传性疾病中报道了 *RPGR* 和 *OPN1LW/OPN1MW* 的基因序列变异[22,58]。

有超过 10 个基因与常染色体显性遗传视锥-视杆细胞营养不良有关[58]，包括 *CRX*、*GUCY2D*、*RIMS1*、*PRPH2*、*GUCA1A*、*PROM1* 和

AIPL1。有 12 个基因与常染色体隐性遗传形式的该病相关[58]，包括 *ABCA4*、*CNGA3*、*CNGB3*、*ADAM9*、*PCDH21* 和 *RPGRIP1*。已证明 *ABCA4* 的突变是常染色体隐性遗传的视锥-视杆细胞营养不良的最常见原因[25]。*RPGR*（一种编码与 RPGRIP1 交互作用的蛋白质的基因）的突变与 X 连锁遗传的儿童期发病的视网膜营养不良家系有关[58]。

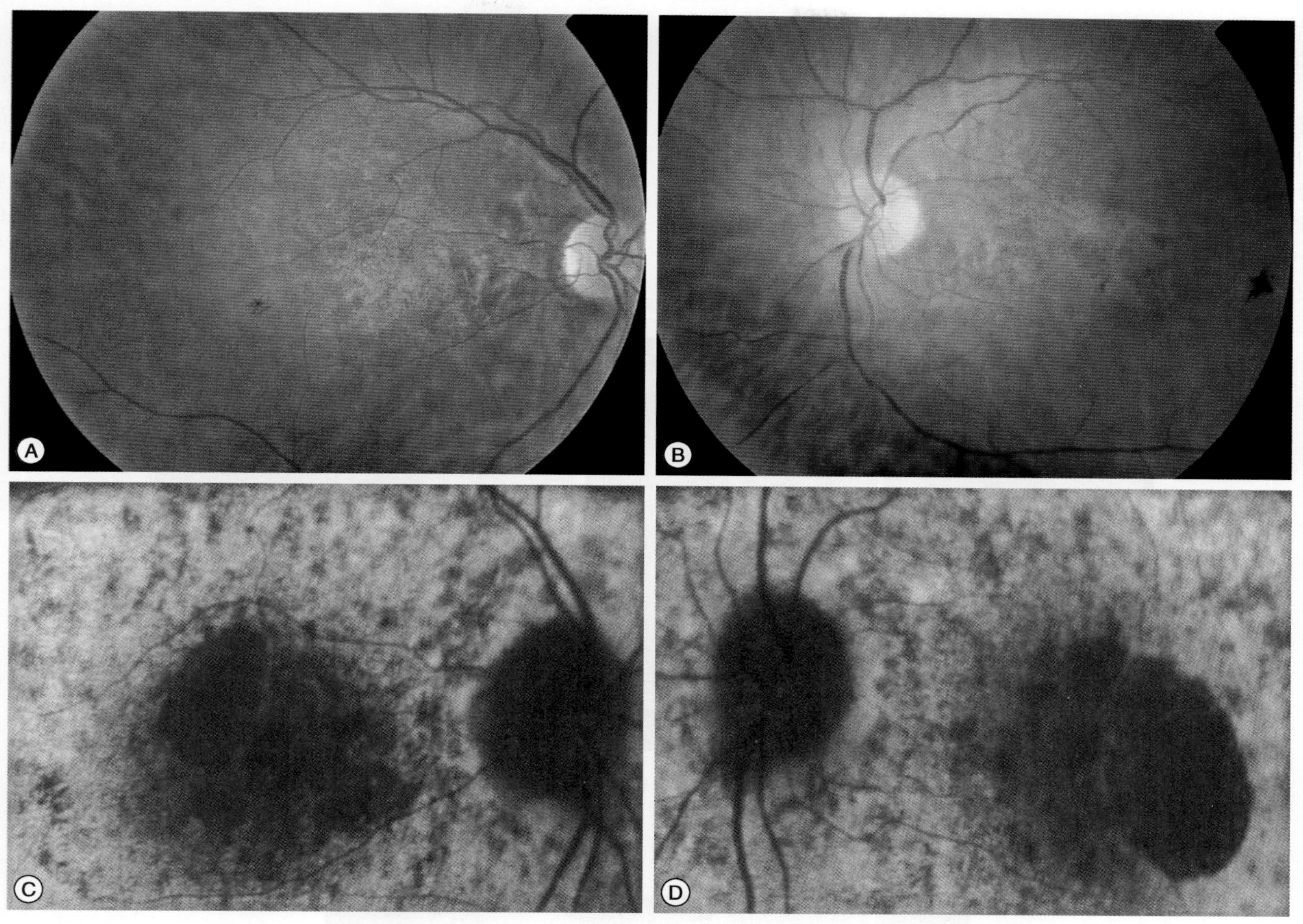

图 46.27　视锥-视杆细胞营养不良。Ⓐ-Ⓑ双眼黄斑萎缩；Ⓒ-Ⓓ自发荧光像，显示与检眼镜下所见萎缩相对应的黄斑自发荧光强度降低，伴周围视网膜异常斑驳状外观，自发荧光强度相对增加或减少

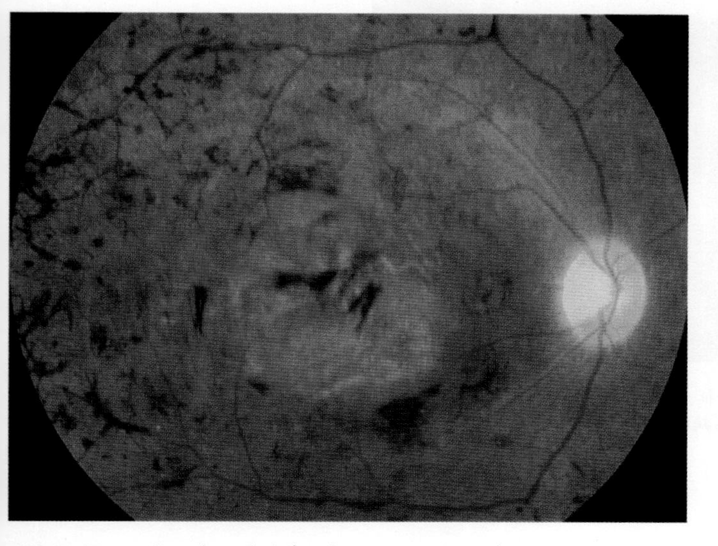

图 46.28　视锥-视杆细胞营养不良。疾病终末期，有显著的黄斑萎缩、视网膜色素沉着和小动脉狭窄

Goldmann-Favre 综合征和增强型 S-视锥细胞综合征

临床表现和电生理学结果

Goldmann-Favre 是一种罕见的常染色体隐性疾病，其特征是渐进性视力下降或夜盲症，伴玻璃体液化、黄斑视网膜劈裂、周边 RPE 萎缩和色素沉着。还可能发生周边部视网膜劈裂和白内障。视网膜营养不良是进展性的，会导致广泛的视野丧失和不同程度的中心视力下降。荧光素血管造影可能显示周边毛细血管闭塞和血管渗漏。ERG 明显异常或无法检测到。光谱 ERG 观察 Goldmann-Favre 综合征患者，表明 S-视锥细胞受到的影响小于中光谱视锥细胞。

Goldmann-Favre 综合征和增强型 S-视锥细胞综合征（enhanced S-cone syndrome）之间存在重叠，视杆细胞消失，但视锥细胞数量增多，且大都是短波长敏感型的。患者通常有夜盲症和中心凹劈裂/黄斑囊肿。在两种疾病中均发现了 *NR2E3* 的基因突变，Goldmann-Favre 综合征可能是一种严重形式的增强型 S-视锥细胞综合征。虽然黄斑表现可能相似，但玻璃体改变、周边部视网膜病变、ERG 异常和遗传方式有助于将该疾病与 X 连锁视网膜劈裂症和遗传性孤立性黄斑劈裂进行辨别（参见第 51 章）。

增强型 S-视锥细胞综合征中的特征色素沉着是在 RPE 水平，而不是视网膜内，呈钱币状外观，易围绕于血管弓周围（图 46.29 和图 46.30）。尽管有这些典型表现，因患者有夜盲症和色素异常而常被诊断为 RP。增强型 S-视锥细胞综合征的 ERG 具有诊断价值（图 46.31）。视杆细胞特异性的暗适应下弱闪光 ERG（DA 0.01）检测不到。在明视条件下（LA 3.0）和暗视条件（DA 3.0）下使用相同强度的闪光可检测到相似的波形，波形简单并且严重延迟。闪烁 ERG 明显延迟，此外，30Hz 闪烁 ERG 的振幅（在正常受检者中落在 LA 3.0 反应的 a 波和 b 波之间）比明视 a 波的振幅更低。如果能检测到，PERG 是明显延迟的。

分子遗传学和发病机制

已经在增强型 S-视锥细胞综合征和 Goldmann-Favre 综合征中鉴定出 *NR2E3* 的突变（该基因编码转录因子，并因此被认为在决定视锥细胞命运中发挥作用）[66]。在增强型 S-视锥细胞综合征中有证据表明 S-视锥细胞的数量大于正常，*NR2E3* 的突变导致细胞分化紊乱，可能促进 S-视锥细胞的分化，进而改变视锥细胞亚型的相对比例。少数视锥细胞共同表达 L/M-视蛋白和 S-视蛋白[66]。视杆细胞消失。

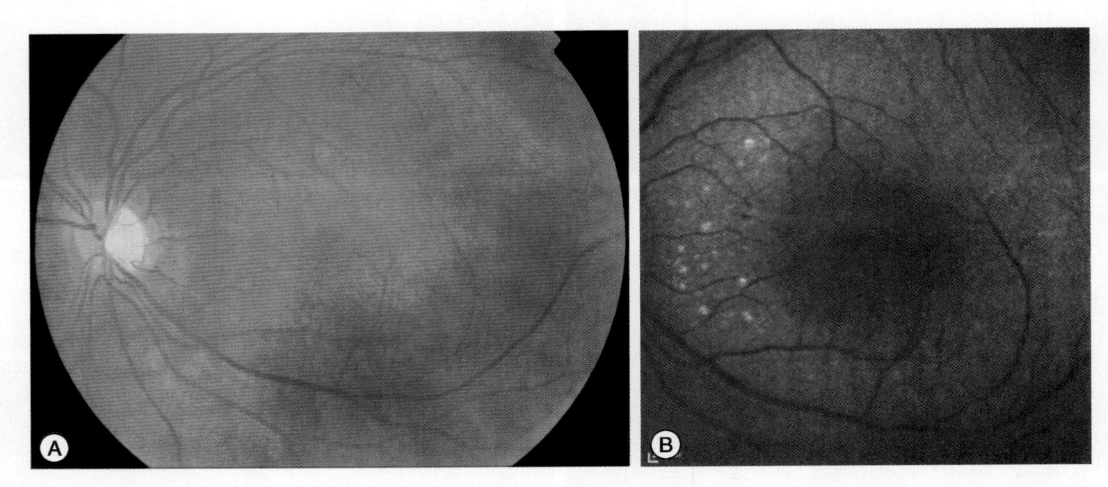

图 46.29 增强型 S-视锥细胞综合征。Ⓐ疾病早期在视网膜色素上皮水平可见白点改变；Ⓑ自发荧光成像。这种白点在自发荧光成像中更容易看到

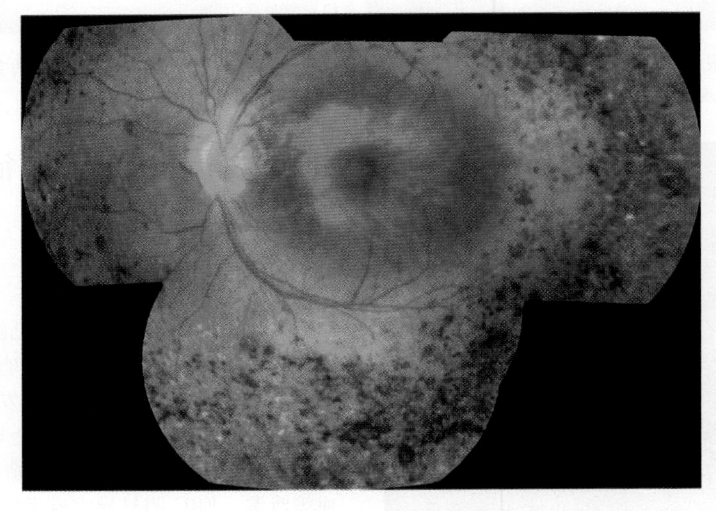

图 46.30 增强型 S-视锥细胞综合征。后极部可见典型的色素团块（包括钱币状色素沉着）和黄斑萎缩（疾病晚期）

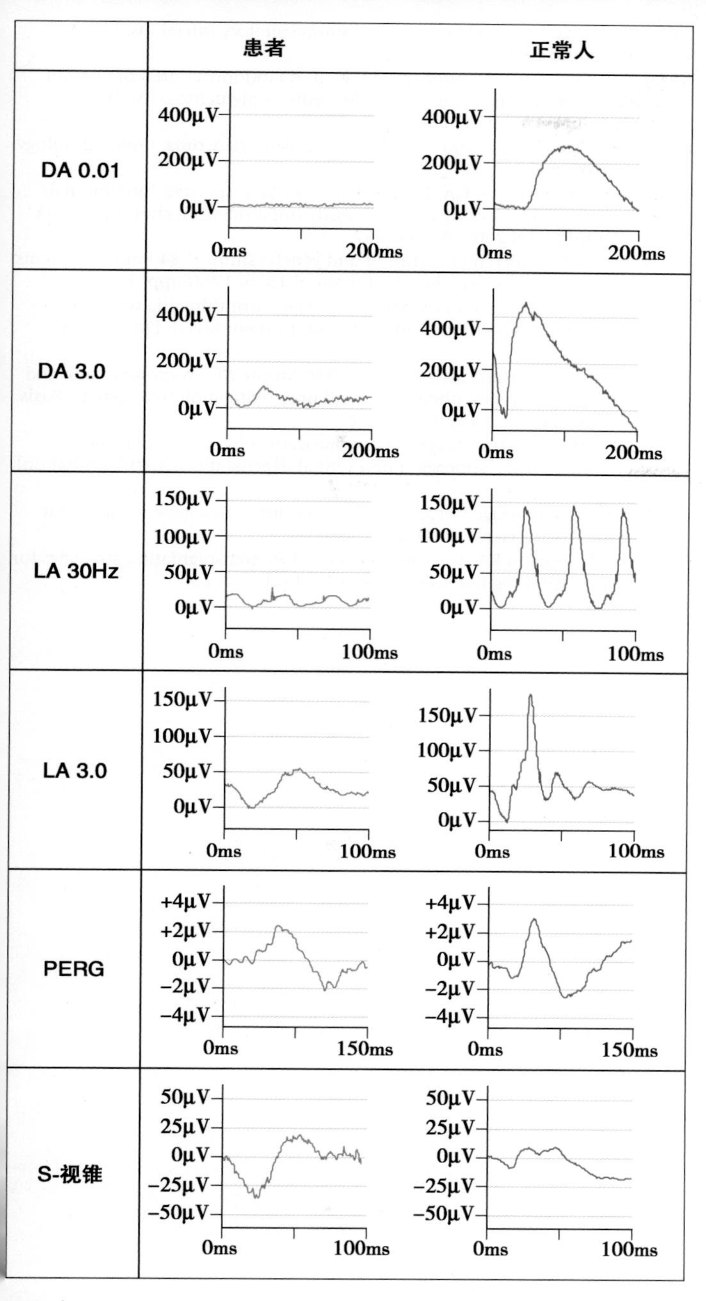

图 46.31　增强型 S-视锥细胞综合征。视杆细胞特异性 ERG(DA 0.01)检测不到,与本病已知视杆细胞缺失相一致。然而还有两个有诊断价值的附加特征:首先,明视(LA 3.0)和暗视(DA 3.0)ERG 在相同刺激之下波形类似,两者均为简化和严重延迟的波形;其次,严重延迟的 30Hz 闪烁 ERG 的振幅低于明视 ERG a 波的振幅。在正常受试者中,30Hz 闪烁 ERG 振幅总是介于明视 a 波和明视 b 波之间。值得注意,若能够检测到,本病常表现极度延迟的 PERG。特殊的 S-视锥 ERG 记录(明亮橙色背景中使用 5ms 蓝色刺激)显示对短波长光刺激敏感性增加。在正常受试者中,S-视锥 ERG 由两个部分组成:在 50ms 处的晚期 S-视锥特定成分和在 30ms 处的 L-视锥/M-视锥部分。在该疾病的病例中,早期的成分不存在,晚期的成分增强

处置

对绝大多数此类遗传性视网膜疾病目前尚无特异性治疗。然而早期建立正确的诊断十分重要,以便能提供准确的预后信息和进行知情的遗传咨询。分子诊断对此有帮助。

戴镜矫正、低视力助视和教育宣讲也很重要。畏光可能是一种明显的症状,特别是视锥细胞功能障碍综合征,佩戴有色眼镜或角膜接触镜有助于改善舒适度和视力。局部使用或口服碳酸酐酶抑制剂可能有助于治疗黄斑水肿或中心凹劈裂。

总结

遗传性视网膜疾病是儿童盲的常见原因,并且目前大多无特异性治疗方法。分子生物学的发展鉴定了许多的致病基因突变。鉴于遗传分析学的进展,很可能在不久的将来能够确定大多数疾病的分子病理学机制,这将是确定光感受器细胞功能障碍和/或死亡的病理生理机制的第一步。

目前正在动物模型中研究延长光感受器存活或改善其功能的治疗策略,并且在越来越多地进行临床试验(www. clinicaltrials. gov),包括外源性生长因子治疗、药物干预、基因治疗和基于干细胞的疗法[33-35,67-70]。另有一种针对晚期病例的方法是开发视网膜假体,正在进行临床试验观察中[71]。

可以谨慎乐观地认为,上述多种研究途径将在未来为各种形式的遗传性视网膜疾病提供有意义的治疗。

(徐文芹 译　王雨生 校)

参考文献

1. Boycott KM, Pearce WG, Bech-Hansen NT. Clinical variability among patients with incomplete X-linked congenital stationary night blindness and a founder mutation in *CACNA1F*. Can J Ophthalmol 2000; 35: 204–13.
3. Jacobi FK, Andreasson S, Langrova H, et al. Phenotypic expression of the complete type of X-linked congenital stationary night blindness in patients with different mutations in the *NYX* gene. Graefes Arch Clin Exp Ophthalmol 2002; 240: 822–8.
5. van Dorp DB, Eriksson AW, Delleman JW, et al. Åland eye disease – no albino misrouting. Clin Genet 1985; 28: 526–31.
7. Chen J, Simon MI, Matthes MT, et al. Increased susceptibility to light damage in an arrestin knockout mouse model of Oguchi disease (stationary night blindness). Invest Ophthalmol Vis Sci 1999; 40: 2978–82.
8. Chen CK, Burns ME, Spencer M, et al. Abnormal photoresponses and light-induced apoptosis in rods lacking rhodopsin kinase. Proc Natl Acad Sci USA 1999; 96: 3718–22.
11. Sergouniotis PI, Sohn EH, Li Z, et al. Phenotypic variability in rdh5 retinopathy (fundus albipunctatus). Ophthalmology 2011; 118: 116–70.
12. Schatz P, Preising M, Lorenz B, et al. Fundus albipunctatus associated with compound heterozygous mutations in RPE65. Ophthalmology 2011; 118: 888–94.
13. Aboshiha J, Dubis AM, Carroll J, et al. The cone dysfunction syndromes. Br J Ophthalmol 2016; 100: 115–21.
14. Neitz M, Neitz J. Molecular genetics of color vision and color vision defects. Arch Ophthalmol 2000; 118: 691–700.
16. Genead MA, Fishman GA, Rha J, et al. Photoreceptor structure and function in patients with congenital achromatopsia. Invest Ophthalmol Vis Sci 2011; 52: 7298–308.
18. Glickstein M, Heath GG. Receptors in the monochromat eye. Vision Res 1975; 15: 633–6.
20. Johnson S, Michaelides M, Aligianis IA, et al. Achromatopsia caused by novel mutations in both *CNGA3* and *CNGB3*. J Med Genet 2004; 41: e20.
26. Michaelides M, Johnson S, Simunovic MP, et al. Blue cone monochromatism: a phenotype and genotype assessment with evidence of progressive loss of cone function in older individuals. Eye (Lond) 2005; 19: 2–10.

30. Michaelides M, Johnson S, Bradshaw K, et al. X-linked cone dysfunction syndrome with myopia and protanopia. Ophthalmology 2005; 112: 1448–54.
32. den Hollander AI, Roepman R, Koenekoop RK, Cremers FP. Leber congenital amaurosis: genes, proteins and disease mechanisms. Prog Retin Eye Res 2008; 27: 391–419.
33. Bainbridge JW, Smith AJ, Barker SS, et al. Effect of gene therapy on visual function in Leber's congenital amaurosis. N Engl J Med 2008; 358: 2231–9.
34. Cideciyan AV, Aleman TS, Boye SL, et al. Human gene therapy for RPE65 isomerase deficiency activates the retinoid cycle of vision but with slow rod kinetics. Proc Natl Acad Sci USA 2008; 105: 15112–17.
35. Hauswirth WW, Aleman TS, Kaushal S, et al. Treatment of Leber congenital amaurosis due to RPE65 mutations by ocular subretinal injection of adeno-associated virus gene vector: short-term results of a phase I trial. Hum Gene Ther 2008; 19: 979–90.
38. Mukhopadhyay R, Holder GE, Moore AT, Webster AR. Unilateral retinitis pigmentosa occurring in an individual with a germline mutation in the RP1 gene. Arch Ophthalmol 2011; 129: 954–6.
39. Ayuso C, Millan JM. Retinitis pigmentosa and allied conditions today: a paradigm of translational research. Genome Med 2010; 2: 34.
40. Berger W, Kloeckener-Gruissem B, Neidhardt J. The molecular basis of human retinal and vitreoretinal diseases. Prog Retin Eye Res 2010; 29: 335–75.
42. Zito I, Downes SM, Patel RJ, et al. *RPGR* mutation associated with retinitis pigmentosa, impaired hearing, and sinorespiratory infections. J Med Genet 2003; 40: 609–15.
44. Berson EL, Rosner B, Sandberg MA, et al. A randomized trial of vitamin A and vitamin E supplementation for retinitis pigmentosa. Arch Ophthalmol 1993; 111: 761–72.
48. Lam DS, Tham CC, Chiu T, et al. Angle-closure glaucoma. Ophthalmology 2002; 109: 1–2.
50. Roberts MF, Fishman GA, Roberts DK, et al. Retrospective, longitudinal, and cross sectional study of visual acuity impairment in choroideraemia. Br J Ophthalmol 2002; 86: 658–62.
51. Karna J. Choroideremia: a clinical and genetic study of 84 Finnish patients and 126 female carriers. Acta Ophthalmol 1986; 176(Suppl.): 1–68.
56. Tada K, Saito T, Hayasaha S, Mizuno K. Hyperornithinemia with gyrate atrophy: pathophysiology and treatment. J Inherit Metab Dis 1983; 6: 105–6.
58. Michaelides M, Hardcastle AJ, Hunt DM, Moore AT. Progressive cone and cone-rod dystrophies: phenotypes and underlying molecular genetic basis. Surv Ophthalmol 2006; 51: 232–58.
63. Gouras P, Eggers HM, MacKay CJ. Cone dystrophy, nyctalopia, and supernormal rod responses: a new retinal degeneration. Arch Ophthalmol 1983; 101: 718–24.
68. Smith AJ, Bainbridge JW, Ali RR. Prospects for retinal gene replacement therapy. Trends Genet 2009; 25: 156–65.
70. West EL, Pearson RA, MacLaren RE, et al. Cell transplantation strategies for retinal repair. Prog Brain Res 2009; 175: 3–21.

第 47 章

伴全身相关疾病的视网膜营养不良与视网膜纤毛病变

Hélène Dollfus

章节目录

伴眼外表现的视网膜变性患儿被界定为遗传性全身性视网膜色素变性(retinitis pigmentosa,RP)综合征(与代谢出生缺陷相关的视网膜营养不良,参见第 65 章)(表 47.1 和表 47.2)。涉及此类综合征的基因或基因组属于特定的生物学网络,根据所表达蛋白的特定生物学作用,其突变可导致伴其他器官病变的视网膜变性。由于视网膜的生物复杂性,此类综合征可表现出视网膜变性。在很多生物学通路中,光感受器细胞对变化非常敏感,但不同综合征之间的临床表现通常很难区分,它们均伴有视网膜变性的典型特征,如夜盲、视野缩窄和视力下降。在视网膜变性早期,尽管视网膜电图(electroretinogram,ERG)发生改变,但眼底表现大多正常。随后,眼底可出现视网膜变性常见改变,如色素紊乱、骨细胞样色素沉着、视盘苍白、血管变细和黄斑改变。黄斑改变在视锥-视杆细胞营养不良中明显,出现早。

表 47.1 主要的眼外特征和相应的全身性视网膜色素变性(RP)综合征

儿童与 RP 相关的眼外临床特征		全身性综合征的主要特征
身材	侏儒症	科凯恩综合征(Cockayne syndrome)(恶病质)、与视锥细胞营养不良相关的脊椎干骺端发育不良或脊椎骨骺发育不良
	肥胖	巴尔得-别德尔综合征(Bardet-Biedl syndrome)(BBS)、Alström 综合征、Cohen 综合征(躯干的)、MORM(智力迟钝、躯干肥胖、视网膜营养不良和小阴茎)综合征
骨骼异常	多指/趾畸形	BBS、Joubert 综合征、Jeune 综合征
	短肋骨伴胸廓异常	Jeune 综合征
	各种骨骼发育异常	脊椎干骺端发育不良或脊椎骨骺发育不良
耳聋		Usher 综合征(根据分型严重程度各异)、Alström 综合征(从幼年逐步开始)
中枢神经系统畸形	小脑蚓部发育不全(臼齿征)	Joubert 综合征
肾脏功能障碍	多尿-烦渴 肾衰	BBS、Alström 综合征、Jeune 综合征、Senior-Loken 综合征、Joubert 综合征
内分泌功能障碍	2 型青少年糖尿病	Alström 综合征
	垂体缺陷	Oliver-McFarlane 综合征
心肌病		Alström 综合征
认知障碍		经典的:Cohen 综合征、Joubert 综合征 偶发的:BBS、Alström 综合征
牙齿	牙釉质发育不全	Jalili 综合征
	突出的切牙	Cohen 综合征
皮肤/毛发	紫外线敏感	科凯恩综合征(Cockayne syndrome)
	脱发-早期脱发	稀毛症伴少年型黄斑营养不良、EEM(外胚层发育不良、先天性缺指、黄斑营养不良)综合征
	长睫毛	Oliver-McFarlane 综合征

表 47.2　主要的全身性视网膜色素变性综合征

视网膜变性综合征名称	主要的用于诊断的眼外体征	已识别的基因	发病机制
Usher 综合征 1 型	耳聋：先天性极重度；前庭功能障碍	MYO7A、钙黏蛋白-23(*CDH23*)、Harmonin、原钙黏蛋白-15(*PCDH15*)、*SANS*、*CIB2*	静纤毛和光感受器发育和功能；Usher 蛋白网络
Usher 综合征 2 型	耳聋：先天性中度至重度；无前庭功能缺陷	*GPR98*、*Ush2A*、*WHRN*、*PDZD7*	静纤毛和光感受器发育和功能；Usher 蛋白网络
Usher 综合征 3 型	迟发的视杆-视锥细胞营养不良；迟发的进行性耳聋	*USH3A*(*CLRN1*)	静纤毛和光感受器发育和功能；Usher 蛋白网络
巴尔得-别德尔综合征(Bardet-Biedl syndrome)	多指/趾畸形；肥胖；智力残疾；肾脏功能障碍；泌尿生殖系统畸形	*BBS1~19*	纤毛病
Alström 综合征	肥胖；2 型糖尿病；耳聋；心肌病；肾脏功能障碍；肝脏功能障碍；生长及内分泌缺陷；偶发智力残疾	*ALSM1*	纤毛病
MORM	智力障碍；躯干型肥胖；小阴茎	*INPP5E*	纤毛病
Senior-Loken 综合征	肾消耗病	*NPHP1~6*、*SDCCAG8*	纤毛病
Mainzer-Saldino 综合征	肾脏发育不良；小脑共济失调；骨骼发育不良；锥形骨骺	*IFT140*	纤毛病
Joubert 综合征	小脑蚓部发育不全；共济失调；认知障碍；呼吸急促；眼球运动异常；肾脏功能障碍；多指/趾畸形	*TMEM216*、*AHI1*、*NPHP1*、*NPHP6*(*CEP290*)、*TMEM67*、*RPGRIP1L*、*ARL13B*、*CC2D2A*、*CXORF5*(X 连锁)、*TTC21B*、*KIF7*、*TCTN1*、*TMEM237*、*TMEM138*、*C5ORF42*、*TCTN3*、*ZNF423*、*TMEM231*、*CSPP1*、*PDE6D*	纤毛病
Jeune 综合征	重度胸腔狭窄；软骨发育不全伴短骨；肾脏功能障碍；肝纤维化	*ATD*、*IFT80*、*DYNC2H1*、*TTC21B*、*WDR34*、*CSPP1*	纤毛病
Cohen 综合征	近视；面部特征；躯干型肥胖；突出的上切牙；间歇性粒细胞减少；长锥形手指；关节松弛；智力发育迟缓	*VPS13B*	推测为囊泡运输
科凯恩综合征(Cockayne syndrome)	恶病质侏儒症；耳聋；视神经萎缩；白内障；UV 敏感性；神经变性	CSA(*ERCC8*)、CSB(*ERCC6*)	转录因子相关
Jalili 综合征	牙釉质发育不全	*CNNM4*	金属运输蛋白
稀毛症伴少年型黄斑营养不良	早期毛发脱落	*CDH3*	钙黏蛋白家族
外胚层发育不良、先天性缺指、黄斑营养不良(EEM)综合征	早期毛发脱落；"龙虾爪状"手	*CDH3*	钙黏蛋白家族
Oliver-McFarlane 综合征	长睫毛；早期毛发脱落；身材矮小-垂体缺陷；发育和神经功能损害	*PNPLA6*	
Boucher-Neuhauser 综合征	脊髓小脑性共济失调；低促性腺激素性功能减退症	*PNPLA6*	
脊椎干骺端发育不良或脊椎骨骺发育不良伴视锥细胞营养不良	身材矮小；肢体畸形	*PCYT1A*	

上述疾病均属罕见的遗传性疾病，其中 Usher 综合征(Usher syndrome，USH)和巴尔得-别德尔综合征(Bardet-Biedl syndrome，BBS)最常见。

在过去二十年中，已明确与此类疾病相关的很多基因。该领域将继续受益于新的基因组探测技术，特别是第二代代测序(next-generation sequencing，NGS)相关的高通量测序技术(靶向外显子或基因组测序)[1-5]。分子学诊断与遗传咨询水平均不断提高，特别是针对高度异质性的综合征。以往已描述了表现为该组疾病的典型综合征，但随着分子学研究的进展，出现了越来越多的重叠表型。此外，同一基因的不同突变，可引发相同临床疾病谱中不同的综合征(参见"纤毛病"节)。目前已知每一种综合征的主要临床表现差异。一些基因的特定突变可导致独立的特性，例如孤立型 RP(如 Usher 综合征基因 *USH2A* 或 Bardet-Biedl 基因 *BBS8* 和 *BBS3*)[6-8]。

应系统性评估 RP 患儿的眼外相关特征(除非已证实他/她受到的是非综合征性突变的影响)，此类疾病需要多学科随访和处置。

Usher 综合征：一位视力丧失的耳聋患儿

在 Usher 综合征中，感觉神经性耳聋与进展性视网膜变性相关。每 10 名耳聋患儿中可出现 1 例 USH(占所有先天性耳聋患儿的 5%)。USH 是最常见的伴耳聋的遗传综合征，也是在耳聋-眼盲患儿中最常见的综合征[9-11]。该综合征分为 3 个亚组，即 1 型(USH1)、2 型(USH2)和 3 型(USH3)。USH1 和 USH2 通常分别在儿童早期和晚期确诊。但因耳聋，患儿的视力损害常被忽视，有可能更晚才被确诊。前庭功能障碍常与 USH1 相关。每一型 USH 都是常染色体隐性遗传，但具有遗传异质性。已明确各亚型的部分基因[12-16](表 47.1)。分子学研究表明，在典型 USH1 和 USH2 之间存在临床重叠[17]。一些 Usher 基因可涉及孤立型耳聋或孤立型 RP(USH2A)[6,18]。

强烈建议这类患儿(特别是 USH1 者)行耳蜗移植治疗[19,20]。视网膜变性尚无有效疗法(图 47.1A-C)。

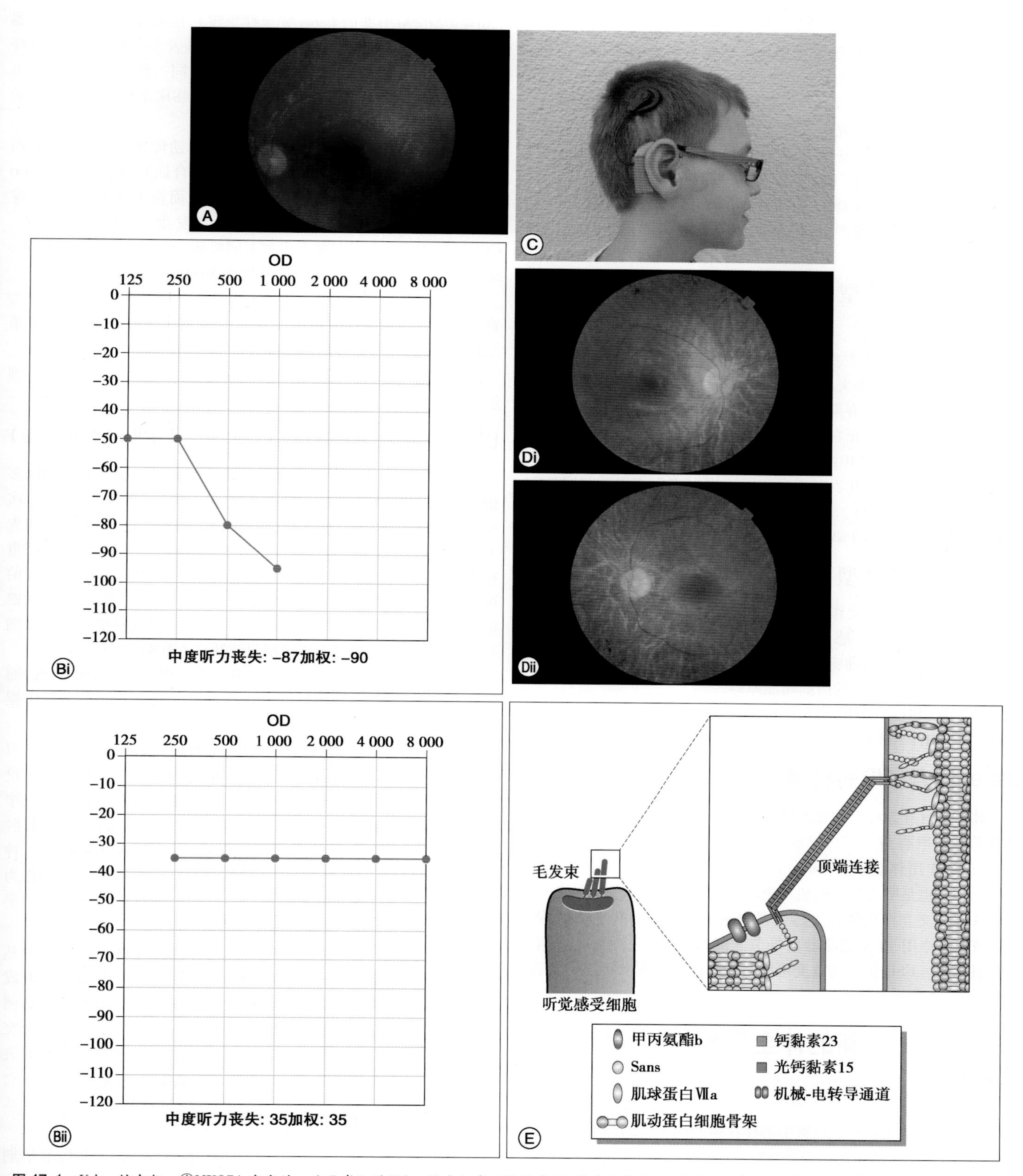

图 47.1　Usher 综合征。ⒶMYO7A 突变的一名 5 岁 1 型 Usher 综合征患儿的眼底像；该患儿在 24 个月时开始走路；眼底显示非常轻微的色素上皮异常，ERG 呈熄灭型；Ⓑⅰ同一患儿行耳蜗移植前听力图，显示极重度耳聋；Ⓑⅱ耳蜗移植后听力图，显示听力显著改善；Ⓒ显示该患儿耳蜗移植装置的照片；Ⓓⅰ一名 2C 型 Usher 综合征患儿（VLGR1G 突变）右眼底像；Ⓓⅱ同一患儿左眼底像显示视网膜色素变性；Ⓔ听觉感受细胞和顶端连接分子复合物示意图（Professor Christine Petit，Institut Pasteur，Inserm，UPMC，Collège de France，Paris，France 惠赠）

Usher 综合征 1 型:最严重的类型

USH1 患儿受先天性重度至极重度感觉神经性听力丧失的影响,由于前庭功能异常,常伴坐立和行走延迟。儿童早期出现视网膜变性。早在 2 岁或 3 岁时,尽管眼底表现正常,ERG 可确诊视网膜变性[21,22]。根据所研究的人群,已知 6 种致病基因(译者注:原书中数字为 5,但其实基因数是 6 种!)以不同比例发生突变:*MYO7A*(被认为是主要的 USH1 基因,在半数病例中发生突变,也可引起非综合征性耳聋)、*USH1C*、*CDH23*、*PCDH15*、*USH1G* 和 *CIB2*[14,16,17]。尽管均较严重,但根据突变类型不同,病程可呈多样化[23]。

Usher 综合征 2 型:耳聋患儿较迟发作的视网膜变性

USH2 临床特征为主要损害高频成分的先天性轻度至重度感觉神经性稳定性听力丧失,而前庭功能正常。视网膜变性较 USH1 发病迟,通常发生在青春期或之后。USH2 和 USH3 患儿在 10 岁以前常无症状,起初具有正常眼底表现。尽管视野缩窄,很多患儿仍保留较好视力。起初 ERG 可正常,然而在幼儿出现症状前可检测出 ERG 改变。患儿十几岁时夜盲和周边视力丧失变得明显,呈不可逆性进展(图 47.1D)。已明确 4 种致病基因:*USH2A*(孤立型 RP 中也可发现其突变)、*GPR98*、*WHRN* 和 *PDZD7*[14,16]。

Usher 综合征 3 型:迟发性、多变类型

USH3 患儿的 RP 发作具有多样性,常在 20 岁以后才被诊断,可与其他两型相混淆。感觉性听力丧失出现在语言习得之后(与 USH1 和 USH2 患儿语前听力丧失相反),但可进展为极重度耳聋。半数患儿出现不同程度的前庭功能障碍。

已明确 USH3A 基因(*CLRN1*),尤其在 Askenazi 犹太人和芬兰人中。在 USH1 和 USH2 患儿中也发现了 *USH3* 突变[14,16]。

Usher 综合征发病机制

对影响内耳静纤毛和视网膜光感受器细胞的这类疾病发病机制的了解已取得进展[24]。*USH1* 基因产物形成了一个网络,即 Usher 交互作用体(interactome),在毛发束发育早期发挥重要作用[25-26]。它也是听力所需的机械电转导机制的关键成分。在视网膜上,Usher 交互作用体在光感受器细胞连接纤毛的纤毛/纤毛周围区域发挥作用,在光感受器内外节之间蛋白运输过程中发挥重要作用[27-30]。USH 蛋白的改变可同时导致内耳和视网膜的早期功能障碍(图 47.1E)。

纤毛病:一组新的伴全身疾病的视网膜营养不良

在脊椎动物几乎每个细胞中都存在单一的非运动纤毛("初级纤毛"),而运动纤毛仅存在于某些特定器官,如呼吸系统和生殖系统等(详见 Brown 等[31])(图 47.2A)。初级纤毛是细胞的中央"天线",允许感觉信号从细胞外环境转导进入细胞。光感受器细胞具有连接纤毛,因此是纤毛细胞。

纤毛病是以初级纤毛功能障碍为特征的罕见遗传性疾病,常影响光感受器细胞,并导致视网膜变性,既可作为一种孤立表型(如伴 *CEP*290 突变的 Leber 先天性黑朦),也可表现为影响多个器官系统的纤毛病变综合征[32-34]。纤毛病涉及多个靶器官,初级纤毛通常在这些器官中发挥重要作用。患有同一种综合征的患儿可出现重叠表型,根据受累器官数目表现出临床多样性。最常见的纤毛病如图 47.2B 所示。

分子学研究已揭示每种综合征的主要遗传异质性和等位基因变异性(同一基因不同突变可导致不同综合征)。例如,在 Joubert 综合征中,*CEP290-NPHP6* 发生删除突变,而在 Leber 先天性黑朦(Leber congenital amaurosis,LCA)中,其发生亚型突变。此外,*CEP290-NPHP6* 突变存在于多种不同疾病(肾消耗病、Senior-Loken 综合征、Joubert 综合征、BBS 和致死性 Meckel 综合征)[35]。

补体遗传因素,如 BBS 基因中第三个突变的等位基因(被称为寡基因——除在隐性遗传中发现的两种主要突变外,还发生了第三种突变)或其他遗传修饰基因,都可影响表型[36,37]。

建议每年对此类儿童进行多学科随访,特别关注肾功能,并预防肥胖。

巴尔得-别德尔综合征(Bardet-Biedl syndrome)

BBS 综合征的主要特征包括早期发作的视网膜变性、肥胖、多指/趾畸形、肾衰竭、性腺功能减退和智力障碍(图 47.3A-D)。次要特征包括嗅觉缺失、糖尿病、心脏畸形、肝纤维化、短指畸形和先天性巨结肠症[38,39]。视网膜营养不良发病早,可导致成年前严重视力残疾。早在患儿 3 岁时可检测到极重度 ERG 异常。10 岁前可出现法定盲[40-46]。BBS 中的视网膜营养不良主要为视杆-视锥细胞营养不良或视锥-视杆细胞营养不良[46],因视杆细胞和视锥细胞均受累,通常将其归入全视网膜变性[44](图 47.3E)。

BBS 第二个主要特征是肥胖,在 72%~96%患儿中可出现,通常在儿童早期发胖,随年龄增大逐渐加重。肥胖的起源包括中枢性(下丘脑饮食控制)和外周性(脂肪组织)[47-49]。

约 95%的 BBS 患儿有肢体畸形,常为轴后多指/趾(69%)。双手双足其他如短指/趾、并指/趾等肢体畸形也常报道,具有诊断价值。可发生外生殖器异常:男性性腺功能减退、女性阴道闭锁。罕见子宫阴道积水,是一种新生儿阴道畸形,可致腹部巨大肿块[50,51]。儿童晚期可出现肾脏功能障碍,可能导致肾衰竭[52]。神经精神症状包括发育迟滞、智力残疾、学习困难、言语障碍和行为问题[38]。智力功能范围从严重智力迟钝(29%)到智力低下和平均智力(29%)。常见思维迟缓及亢奋激动状态。

BBS 为常染色体隐性异质性疾病,目前已识别超过 19 种基因,约占病例总数的 85%[53]。所有这些基因均与纤毛发生和/或功能相关。*BBS1* 和 *BBS10* 是两种最常见的致病基因,约各占病例总数的 20%。其他 BBS 基因的影响范围从一个家族到少数几个突变家族不等。寡基因模式分子功能研究和附加遗传调节基因对表型的影响,已向经典常染色体隐性遗传模式发起挑战[37]。

Alström 综合征

Alström 综合征(Alström syndrome)临床表现包括儿童早期 RP、听力损害以及可致儿童高胰岛素血症、2 型糖尿病和肥胖的代谢缺陷。不发生多指/趾畸形。婴儿期或之后可发生扩张型心肌病,半数 Alström 综合征病例出现肾脏功能障碍[54]。可出现发育迟滞或运动迟缓,但多数患儿智力正常。

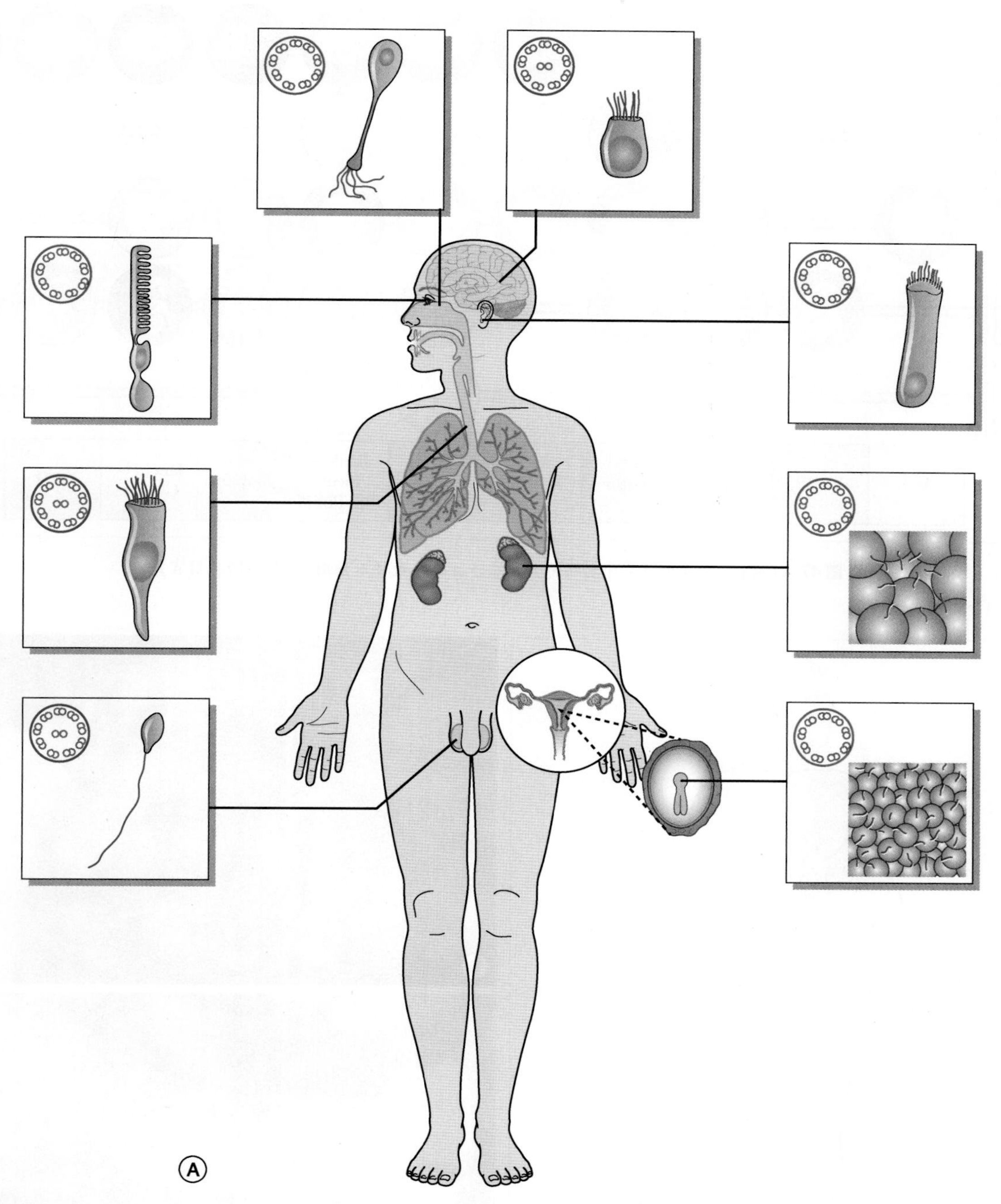

图 47.2　纤毛病。Ⓐ人体不同细胞纤毛示意图；绿色：运动纤毛；红色：初级纤毛

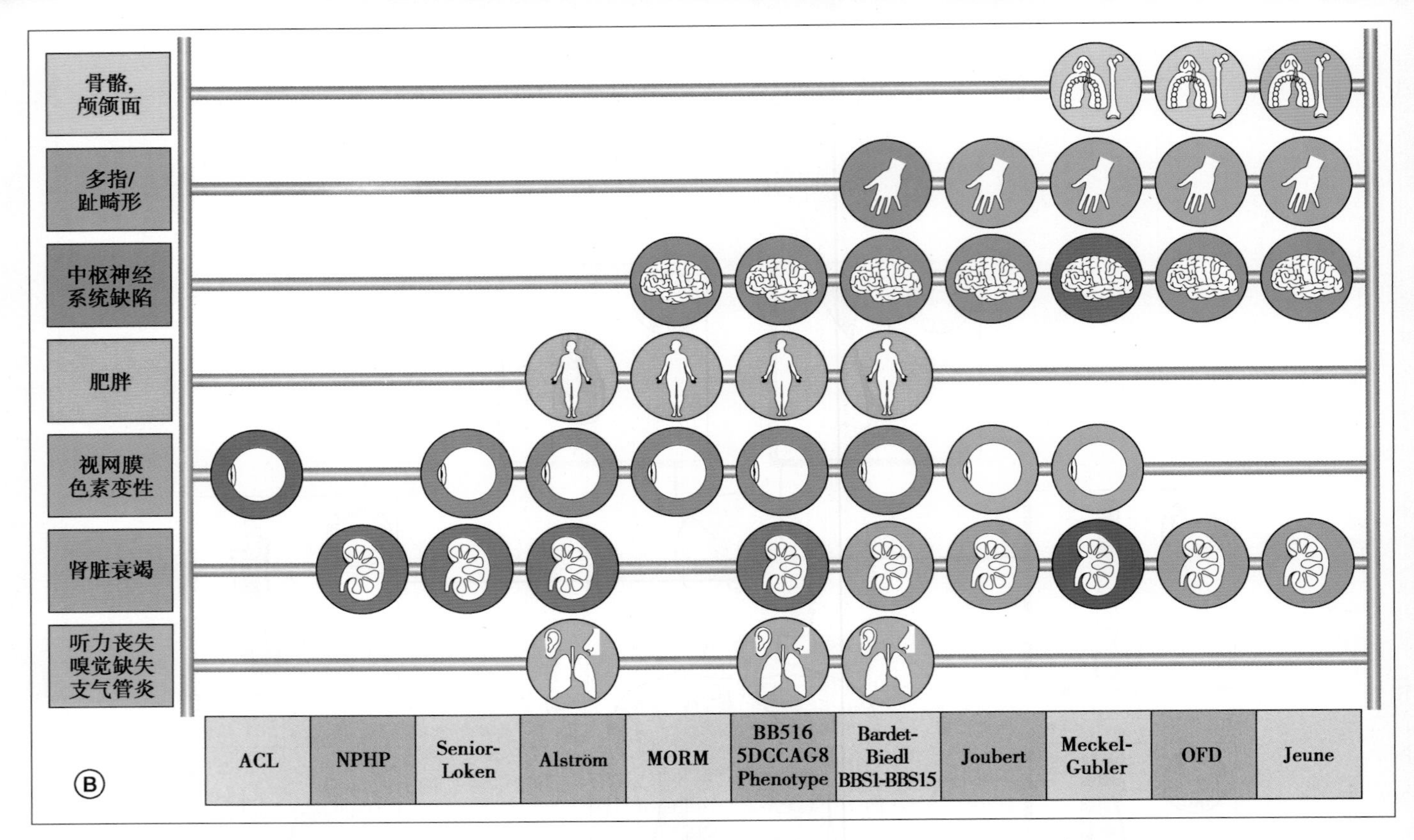

图 47.2(续)　Ⓑ被认为是纤毛病的多种综合征的算盘样示意图(添加不同靶器官)

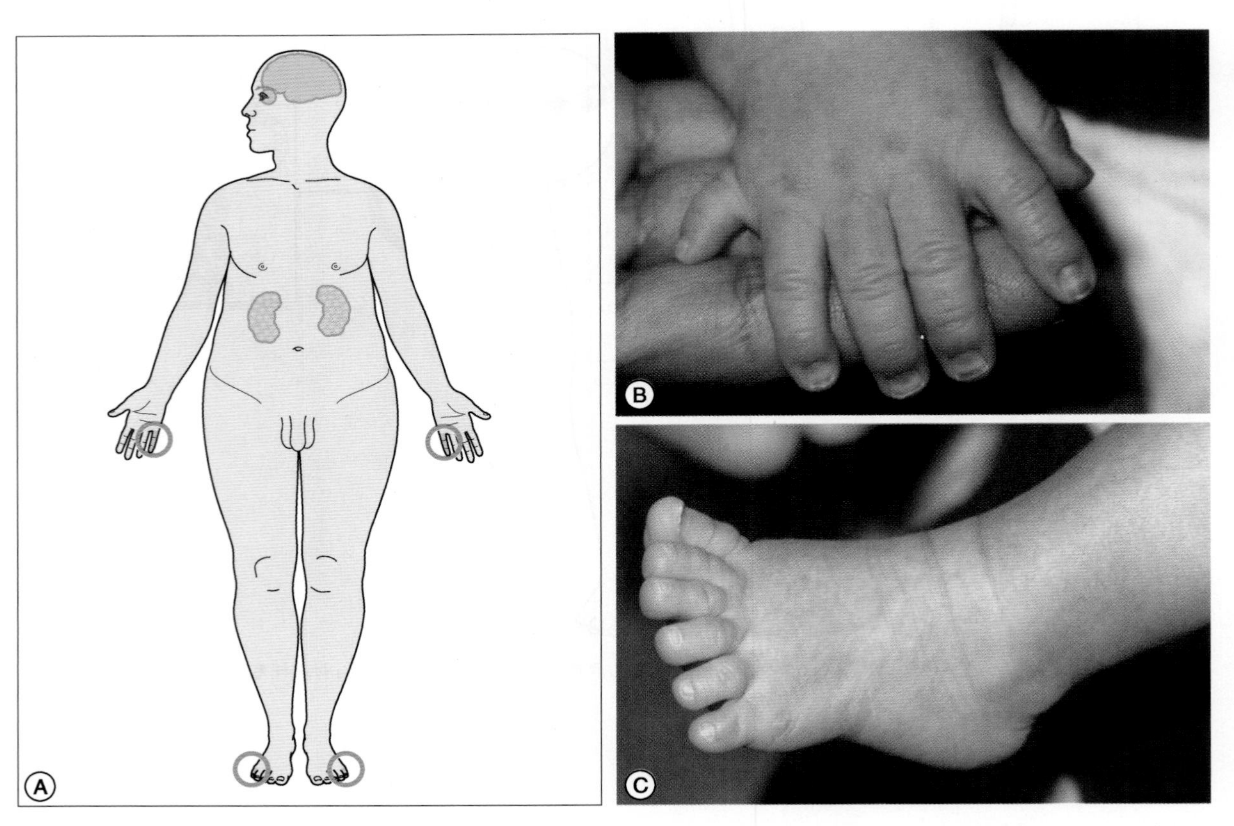

图 47.3　巴尔得-别德尔综合征(Bardet-Biedl syndrome)(BBS)。ⒶBBS 五种主要临床表现示意图:肥胖、多指/趾畸形、肾脏功能障碍、视网膜色素变性和认知障碍;Ⓑ一名 6 月龄 BBS1 基因突变患儿的手部多指畸形;Ⓒ一名 6 月龄 BBS1 基因突变患儿的足部多趾畸形

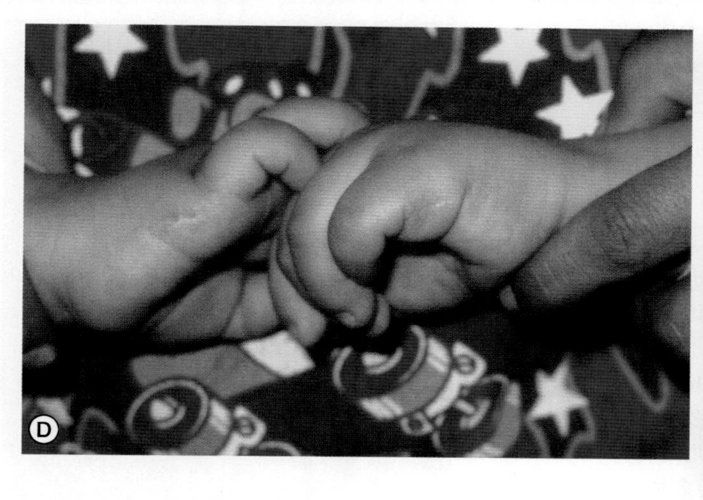

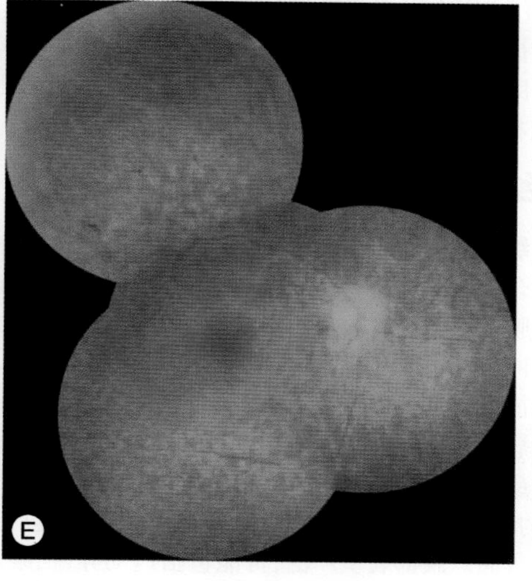

图 47.3(续)　Ⓓ上述病例的兄弟因手术切除多余手指所致的双侧瘢痕;Ⓔ携带 BBS16 基因突变的青少年患儿眼底像显示广泛视网膜变性

Alström 综合征首发表现为早期发作的重度视锥-视杆细胞性视网膜营养不良,有时类似 Leber 先天性黑矇,表现为极早期视力损害、畏光和眼球震颤(图 47.4)。患儿常在 1 岁之内出现躯干型肥胖。在 10 岁之前出现感觉神经性听力丧失者高达 70%。在 10 岁到 20 岁之前可进展为中重度程度(40~70dB)。在 10 岁到 20 岁之间常出现胰岛素抵抗型 2 型糖尿病,伴黑棘皮病(色素沉着主要出现在身体褶皱处)。其他内分泌和代谢异常包括甲状腺功能减退、尿崩症、生长激素缺乏症、高尿酸血症、高脂血症和低促性腺激素性功能减退症。在 10 岁到 20 岁之间可出现肝肾功能障碍。一旦确诊,需要多学科随访以发现并发症[54,55]。

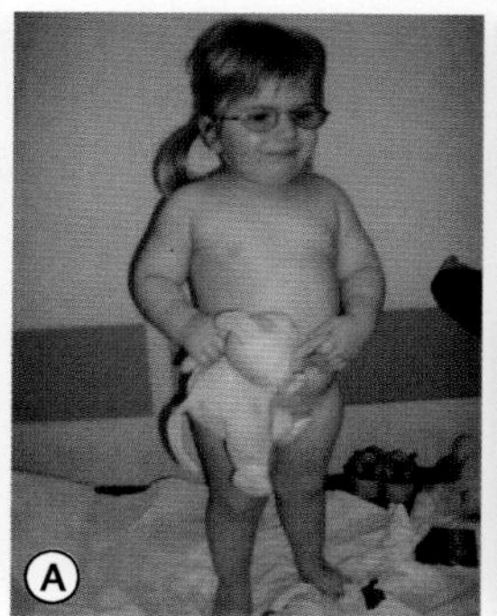

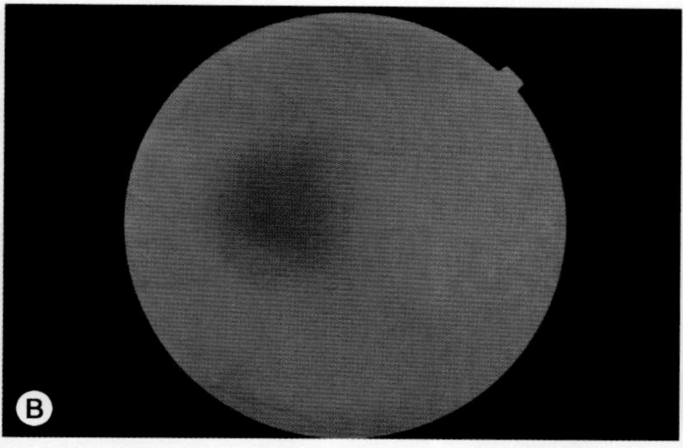

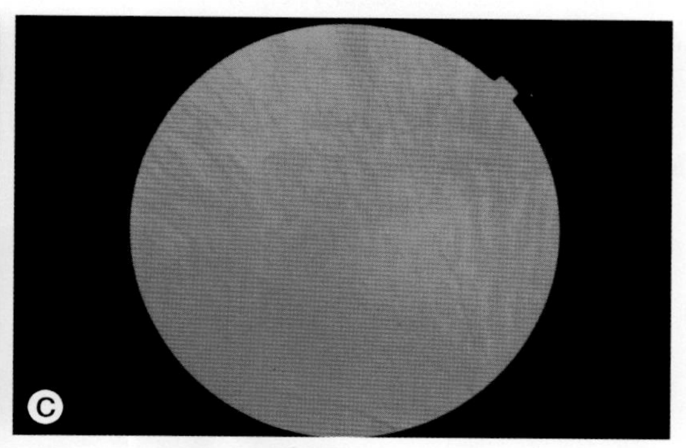

图 47.4　Alström 综合征。Ⓐ一名 26 月龄女童被发现畏光和超重,她具有 ALS 基因突变;Ⓑ该患儿黄斑区眼底像显示黄斑区明显异常,ERG 显示明视重度减弱,暗视轻度损害;Ⓒ周边部视网膜像可见视网膜变薄,片状色素沉着

单一基因 *ALMS1* 涉及所有病例[56,57]。目前已发现 ALMS1 蛋白位于纤毛基底部[58]。

MORM 综合征

MORM(mental retardation, truncal obesity, retinal dystrophy, micropenis)综合征,即智力迟钝、躯干型肥胖、视网膜营养不良和小阴茎综合征,非常罕见[59]。1 岁以内出现先天性非进展性视网膜营养不良,伴夜视力差。3 岁时视力下降,此后保持稳定。已明确的致病基因 *INPP5E*(肌醇多磷酸-5-磷酸酶)将此综合征归入纤毛病,其与 Joubert 综合征相关[60]。

Senior-Loken 综合征和 Mainzer-Saldino 综合征

Senior-Loken 综合征(SLS)包括肾消耗病(NPH)和视网膜变性。NPH 是儿童遗传性肾衰最常见的原因,其特征为初始正常大小的肾脏最终萎缩、肾小管间质性肾炎和皮髓质分化缺失导致囊肿形成[34,61-64]。首发症状为尿浓缩缺陷所致的多尿和烦渴。肾衰终末期是可变的——可以在婴儿期、幼年期或青春期。在幼年型 NPH 中,视网膜营养不良的发生率更高。早期视网膜营养不良通常发生在肾脏受累前数年。视网膜营养不良可在极早期发作,类似孤立型 LCA,或可较晚发作。因此,临床诊断 LCA 时需行 LCA-SLS 相关基因的临床和分子学检测。根据结果,可能需要每年行肾脏随访。

Senior-Loken 综合征是一种纤毛病,NPHP 蛋白在肾小管上皮细胞水平的作用可解释肾脏受累。每一个肾小管上皮细胞都有与尿流接触的初级纤毛。

已知 19 个基因(*NPHP1*~*NPHP19*)涉及 NPH,其中多数基因在与 RP 相关的 Senior-Loken 综合征病例中已有报道[34,65,66]。

NPHP5[67]和*NPHP6*[68]突变更常与重度早发型 RP 相关。Mainzer-Saldino 综合征与 Senior-Loken 综合征密切相关,表现肾脏疾病、视网膜营养不良和包括典型锥形骨骺的骨骼特征。近来已知其与*IFT140* 突变相关[69,70]。

Joubert 综合征

Joubert 综合征可能是常染色体隐性或 X 连锁性疾病[71,72]。该综合征结合了认知障碍、共济失调、呼吸急促、眼球运动异常及频发的视网膜变性和肾脏表现。小脑蚓部发育不全是磁共振成像(MRI)上一种特殊病理发现,呈典型"臼齿"征(图 47.5)[73,74]。因其他多种特征可与这种中脑-后脑畸形相关,故命名为 Joubert 综合征及相关疾病(JSAD)。肾脏可能出现囊性发育不良,由多个大小不同的囊肿或 NPH 引起。超过 30%的 Joubert 综合征患儿发展为肾衰,10%的患儿发生肝纤维化。骨骼表现较罕见,包括多指/趾畸形和锥形骨骺。眼部表型广泛,可能包括运动异常、眼球震颤和眼运动共济失调(扫视启动失败;参见第 90 章)。眼组织缺损很少报道。1/3 患儿出现 RP,表现可为极早发病例(类似 LCA)或较晚发作的夜盲[75]。在 Joubert 相关综合征中,已明确 20 个基因发生突变:*TMEM216*、*AHI1*、*NPHP1*、*NPHP6*(*CEP290*)、*TMEM67*、*RPGRIP1L*、*ARL13B*、*CC2D2A*、*CXORF5*(X 连锁)、*TTC21B*、*KIF7*、*TCTN1*、*TMEM237*、*TMEM138*、*C5ORF42*、*TCTN3*、*ZNF423*、*TMEM231*、*CSPP1* 和 *PDE6D*。

RP 表型随突变基因不同而呈多样化,并不是一成不变的。80%的 *AHI1* 突变患儿出现视网膜营养不良和 NPH 相关的肾脏疾病,而无肝脏缺陷。在 *ARL13B* 突变的两个家族中,有一个家族发现了 RP[76]。在伴或不伴 RP 的 JSAD 患儿中,发现了 *CC2D2A* 突变[77]。在 8 个表现精神运动迟滞和频发视网膜病变的 JSAD 相关家族中,已明确 *TMEM216* 发生相同突变[78]。

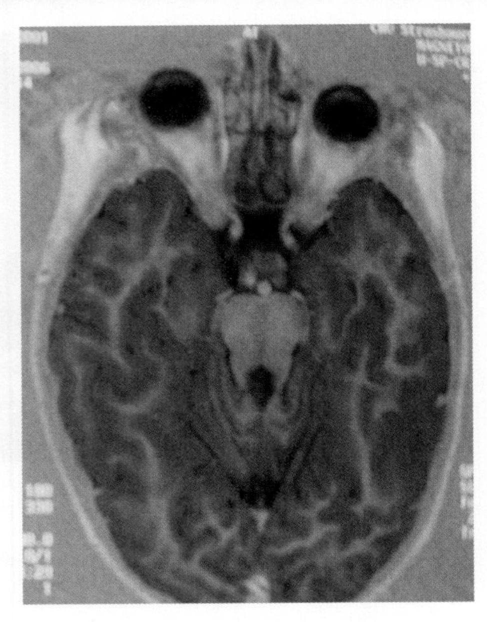

图 47.5　Joubert 综合征。一名携带 CEP290-NPHP6 基因突变的 Joubert 综合征患儿的 MRI 呈"臼齿"征

Jeune 综合征

Jeune 窒息性营养不良或 Jeune 综合征是一种常染色体隐性软骨发育异常。表型是高度可变的,可在婴儿早期因重度胸腔狭窄和呼吸功能不全导致死亡[79,80]。患儿因肋骨短而出现狭长的胸腔(图 47.6),长骨变短,有时呈多指/趾畸形。患儿早在 5 岁时就可出现肾囊肿、肝纤维化和 RP。目前已报道 5 个与 Jeune 综合征有关的基因,但对每个基因来说,发展为视网膜变性的风险仍不清楚[81-85]。

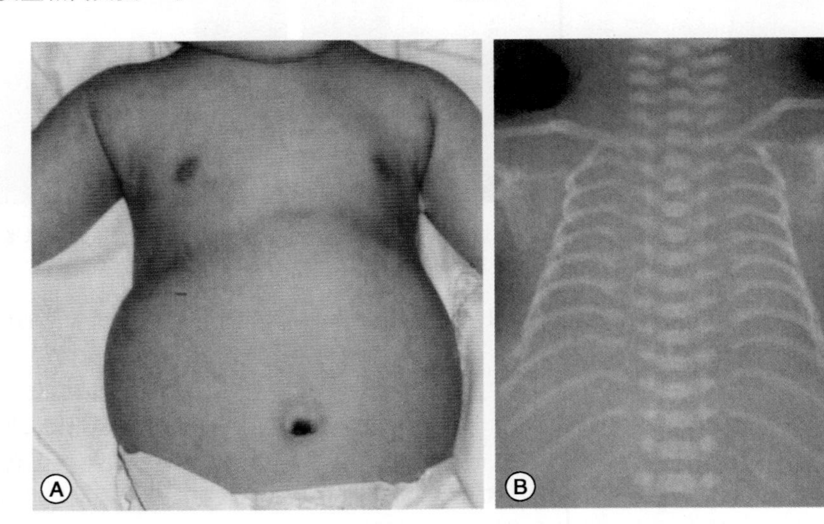

图 47.6　Jeune 综合征。Ⓐ一名年轻的 Jeune 综合征患者的狭窄胸腔的照片;Ⓑ一名 Jeune 综合征患者的 X 线片,显示短肋骨。(Professor Valerie Cormier-Daire, Medical Genetics Department, IMAGINE Foundation, Hôpital Necker-Enfants Malades, Paris, France. 惠赠)

纤毛病的发病机制

纤毛病的视网膜变性与连接纤毛功能障碍相关。连接纤毛是内节合成蛋白运输运送的主要部位,也是外节光转导所必需的结构[86](图 47.7)。纤毛特异性运输机制为鞭毛内运输(IFT)机制,由连接至 IFT 蛋白复合物的分子马达构成,该复合物可组织顺行和逆行运输。在 Jeune 综合征和 Mainzer-Saldino 综合征中已发现 IFT 基因突变。为了调节物资运送至纤毛,存在两种主要的调节途

径:从高尔基体至纤毛基底的囊泡分选和沿纤毛的选择性运输。BBS 蛋白(BBSome 复合物)涉及这些调节过程[86-87]。

眼外表现与纤毛蛋白在多种器官发育或功能中的特殊作用有关。例如,肾脏上皮细胞的初级纤毛是机械感受器[88]。初级纤毛参与主要的发育过程,尤其是平面细胞极化、身体不对称或肢体发育[89]。

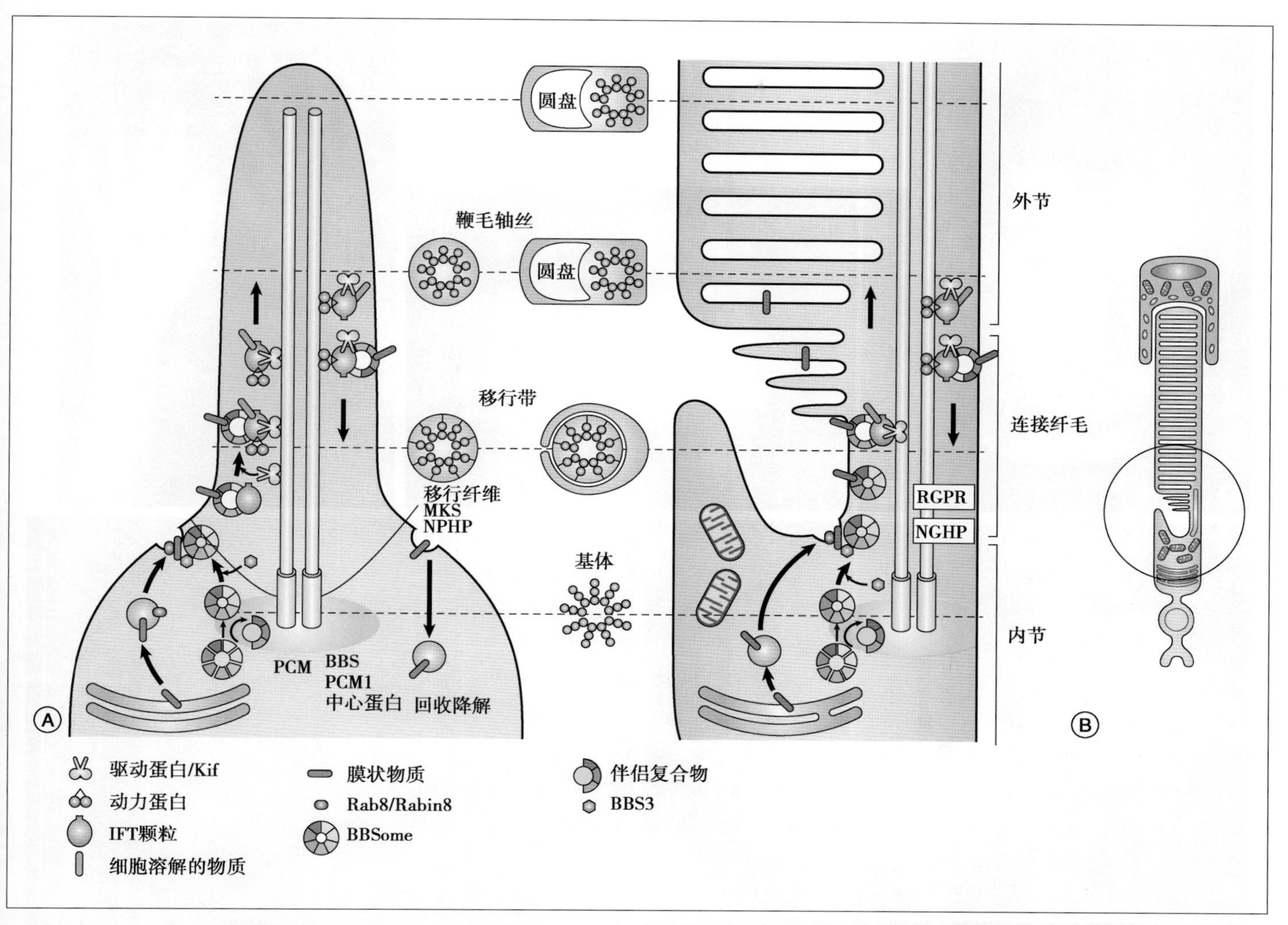

图 47.7　纤毛结构。光感受器连接纤毛在结构上与典型初级纤毛非常相似,如图所示进行对比。纤毛蛋白复合物示意图,特别关注 BBS 蛋白和 BBS 体(引自 Mockel A, Perdomo Y, Stutzmann F, et al. Retinal dystrophy in Bardet-Biedl syndrome and related syndromic ciliopathies. Prog Retin Eye Res 2011;30:258-74)

纤毛病是一个不断扩大的综合征家族,因靶器官临床表现具有重叠特征,在评估任何患色素性视网膜病变的儿童时,应行全身检查。

其他伴视网膜营养不良的罕见综合征

下述伴视网膜变性的综合征可能是由明确的生物系统紊乱引起的[如科凯恩综合征(Cockayne syndrome)与 DNA 修复]。其他仍在研究中(如 Cohen 综合征)。

Cohen 综合征

Cohen 综合征是一种全球罕见的常染色体隐性疾病,常见于芬兰,表型明确,具有临床多样性[90-93]。其特征为智力发育迟缓、产后小头畸形、间歇性粒细胞减少、面部畸形伴下斜和波形睑裂、短人中、浓眉和鼻底突出(图 47.8A-B)。长锥形手指和关节松弛常见,以及突出的上中切牙(图 47.8C-D)[91,94]。可能具有新生儿张力减退伴喂养不良、运动发育迟缓伴言语迟缓、喉软骨软化病继发喘鸣等病史。在 5 岁时常见躯干型肥胖,但不是一成不变的。早期发作的视网膜营养不良伴近视为典型表现[95]。近视常发生在 5 岁前,在 10 岁至 20 岁之间度数超过 7.00D。在 10 岁前黄斑可呈"靶心"样外观(图 47.8E),逐渐演变为视锥-视杆细胞营养不良。在 10 岁到 20 岁之间,首发症状为近视和夜盲,随后出现视力下降、视野缩小、中周部广泛色素性视网膜病变伴骨针或腔隙样 RPE 萎缩。

编码 VPS13B 的一个基因(*COH1*)已被确认,其在细胞内囊泡介导的分选和蛋白运输中发挥作用[96]。已报道很多突变和基因内删除[97,98]。

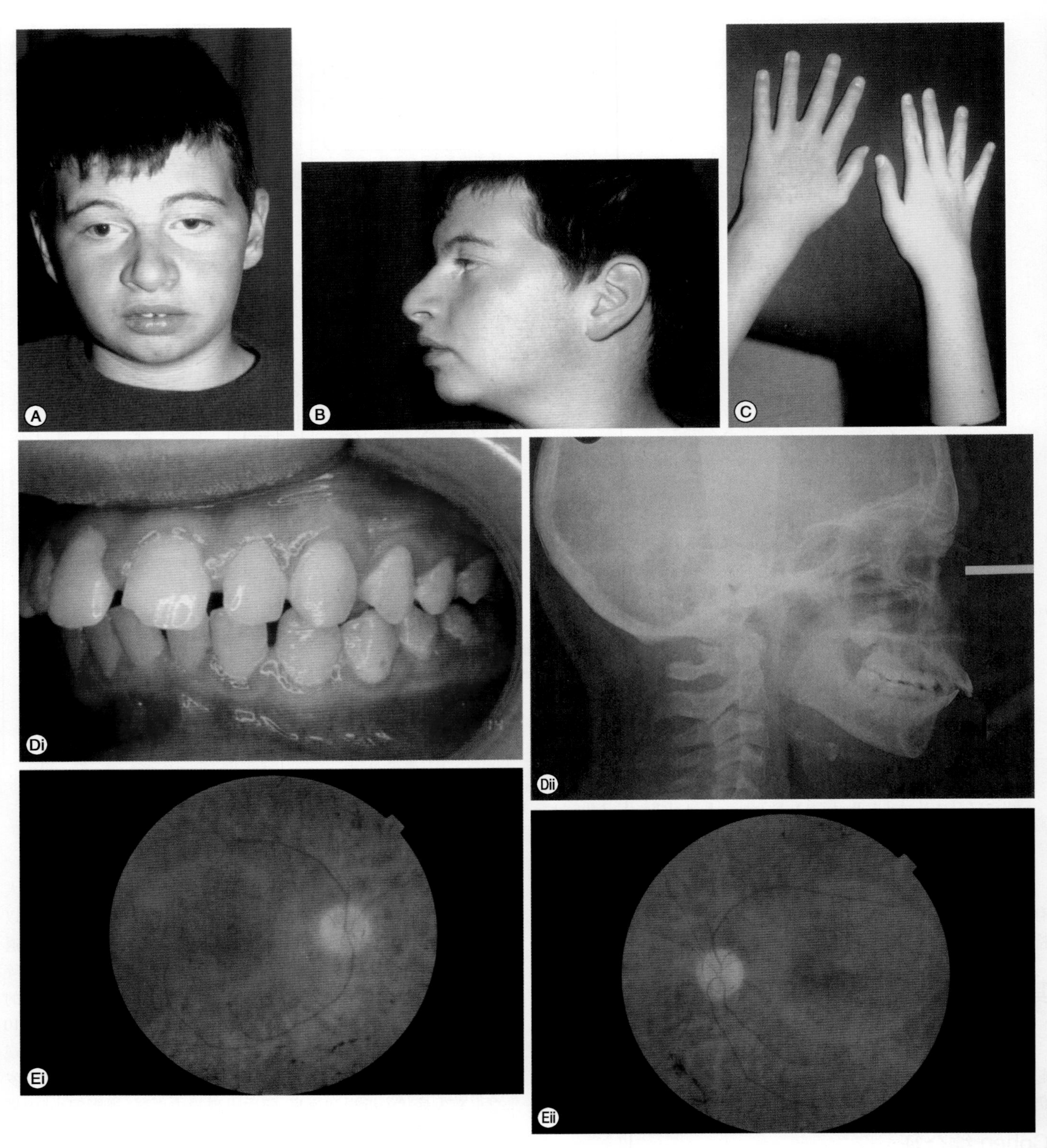

图 47.8　Cohen 综合征。Ⓐ一名携带 COCH 基因突变的 Cohen 综合征患儿的面部照片；Ⓑ同一患儿的侧面照片；Ⓒ患儿双手示长锥形手指；Ⓓⅰ. 临床牙科照片示突出的上切牙；ⅱ. X 线示突出的上切牙；（Ⓓ由 Dr Y. Bollender, Strasbourg, France 惠赠）Ⓔ该患儿眼底照片示视网膜变性，呈靶心样外观

科凯恩综合征(Cockayne syndrome)与 DNA 修复

科凯恩综合征(Cockayne syndrome)是一种 DNA 修复疾病,由转录-偶联 DNA 修复基因功能障碍引起[99,100]。所有细胞均对紫外线(UV)作用高度敏感,这一特点可作为皮肤活检培养成纤维细胞诊断性细胞试验的基础。

该病主要特征为皮肤 UV 敏感性和重度身心发育迟缓(恶病质侏儒症),伴进行性神经功能退化、感觉神经性耳聋和视网膜变性[101,102](图 47.9Aⅰ-Aⅲ)。视网膜营养不良特征为"椒盐样"色素沉着、视盘苍白和视杆视锥 ERG 进行性退化[103,104]。通常进展迅速。从出生时就可出现白内障,常伴虹膜开大肌发育不良(患儿散瞳检查困难)。因睑裂闭合不全和慢性睑缘炎,可发生角膜改变,可使无晶状体眼佩戴接触镜困难[105](图 47.9Aⅱ)。恶病质可导致严重的眼眶脂肪萎缩。

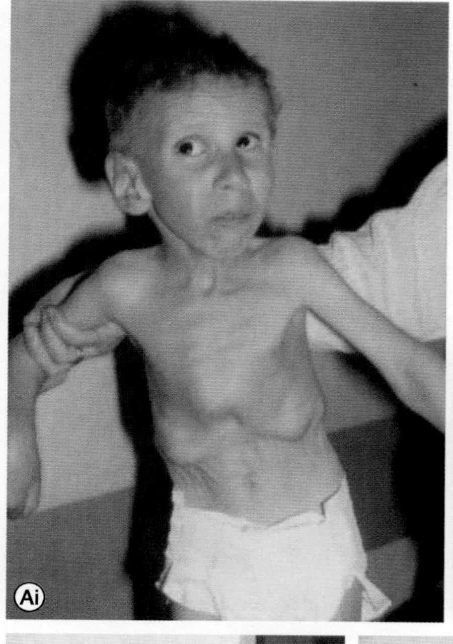

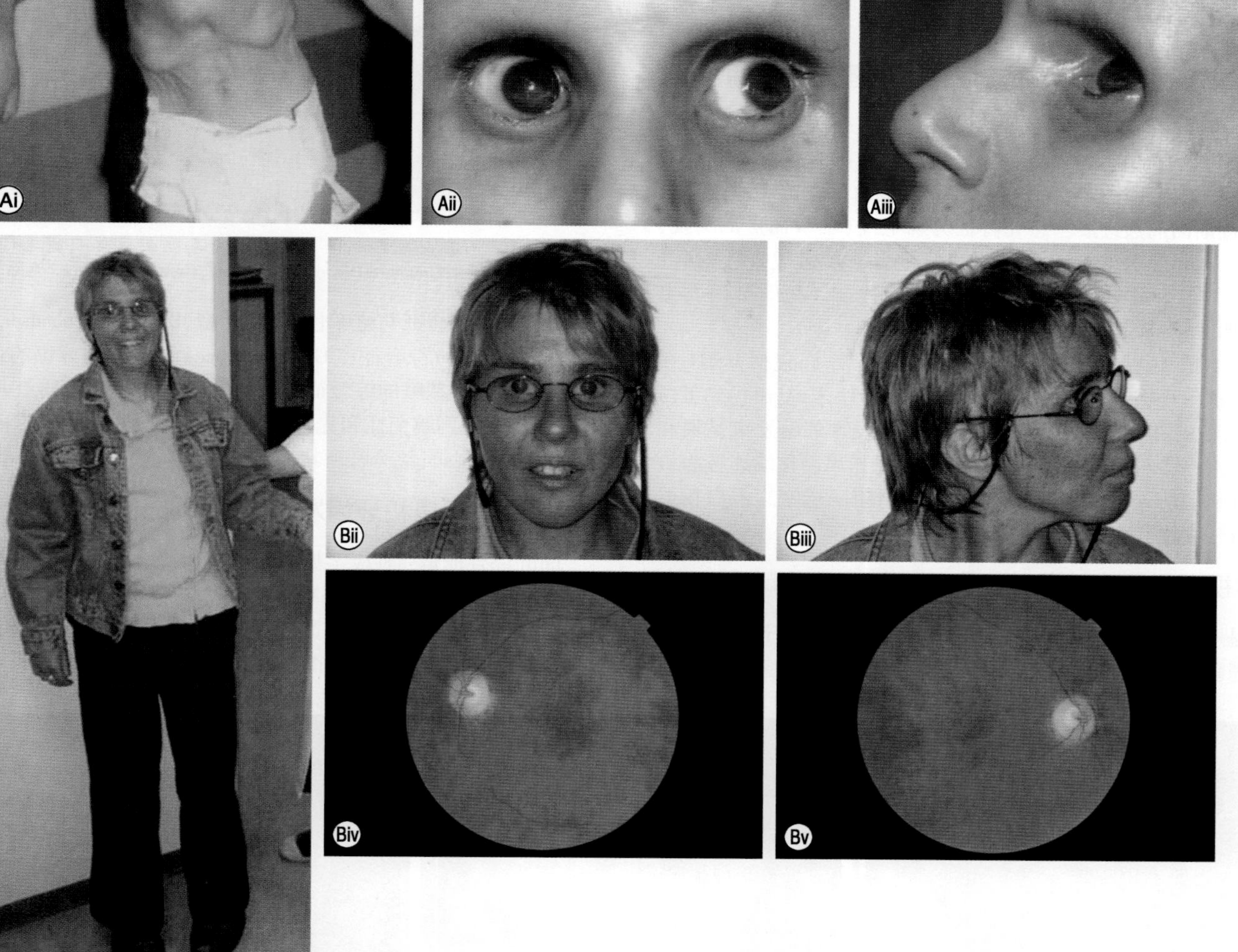

图 47.9 科凯恩综合征(Cockayne syndrome)。Ⓐⅰ伴 CSB 突变的严重科凯恩综合征(Cockayne syndrome)患儿,极短暂日光暴露后就诊,示恶病质侏儒症和紫外线敏感性;Ⓐⅱ同一患儿几年后的特写照片,可见眼周脂肪萎缩和眼睛凹陷的外观,患者双侧瞳孔缩小,他患有慢性睑缘炎,角膜受累;Ⓐⅲ眼睛凹陷外观的侧面照片;Ⓑⅰ携带 CSB 基因突变的中度科凯恩综合征(Cockayne syndrome)患者,生长发育迟缓;Ⓑⅱ面部特写,双侧瞳孔缩小;Ⓑⅲ侧面特写示眼睛凹陷的外观;Ⓑⅳ-Ⓑⅴ眼底照片示视网膜营养不良和视盘萎缩

早期死亡可发生，特别是存在早期发作的白内障时[106]。然而，已报道严重程度范围从早期发作的严重形式，即脑-眼-面部综合征（COFS）[107,108]，到成年时才诊断的仅表现为UV敏感的重度、中度和轻度形式[109]（图47.9Bⅰ-Bⅳ）。已明确2个基因的突变：CSA（*ERCC8*基因，剪切-修复交叉-互补蛋白基因组8）和CSB（*ERCC6*基因，剪切-修复交叉-互补蛋白基因组6）[110-112]，后者更常突变（60%~80%）[113]。

儿童视网膜变性综合征和外胚层组织（毛发、皮肤、牙齿）特征

在患有外胚层发育不良性疾病（影响毛发、皮肤、指甲、汗腺或牙齿）的儿童中，罕见视网膜变性。

稀毛症伴少年黄斑营养不良

先天性稀毛症伴少年型黄斑营养不良（HJMD，OMIM 601553）是一种常染色体隐性疾病，早期毛发脱落，10岁前出现少年型黄斑变性，其表型可呈多样性[114]~[116]。视网膜广泛受累，为视锥-视杆细胞营养不良[117]。已明确磷酸化钙黏蛋白（P-cadherin）基因*CDH3*发生突变，该基因编码一种负责钙依赖细胞-细胞间桥粒黏附的膜糖蛋白[118]。

外胚层发育不良、先天性缺指、黄斑营养不良综合征

常染色体隐性遗传的外胚层发育不良、先天性缺指、黄斑营养不良（EEM）综合征是一种特殊的外胚层疾病，因其具有不同寻常的视网膜相关特征[119,120]。眼底表现以典型的重度黄斑地图样萎缩开始，逐渐向周边进展。患儿特征为稀毛症（稀少而短的头发、眉毛和睫毛），部分牙缺失，以及肢体缺陷（并指或"龙虾爪"手）[120]。该综合征与HJMD综合征有共同特征，*CDH3*基因发生突变，表明等位基因变异性[121]。

有趣的是，钙黏蛋白构成了一个基因超家族，在包括USH1在内的多种遗传性疾病中均发现其突变。对USH1来说，由钙黏蛋白23和原钙黏蛋白15形成的瞬态纤维链接在发育的毛发束黏聚和这些钙黏蛋白参与顶端连接形成中发挥重要作用。顶端连接为机械电转导机制的关键组成部分[122]。这表明相同超家族蛋白在遗传性全身性视网膜变性综合征中可能具有不同作用。

蓬发伴视网膜色素性营养不良、短指和牙齿畸形

这是一种极罕见的伴RP的外胚层发育不良，据报道为常染色体显性遗传[123,124]。

Oliver-McFarlane综合征、睫毛粗长症和伴垂体功能障碍的脉络膜视网膜病变（图47.10）

Oliver-McFarlane综合征是常染色体隐性疾病，常被作为散发病例报道，伴长睫毛、早期脱发等毛发异常和由垂体缺陷引起的身材矮小。可能出现伴小脑共济失调的发育和神经功能损害[125-127]。早在5岁时可发生视网膜变性，伴夜盲和快速的全视网膜功能障碍。视力明显下降，视网膜色素上皮和脉络膜毛细血管广泛萎缩，ERG无法检测[128]。

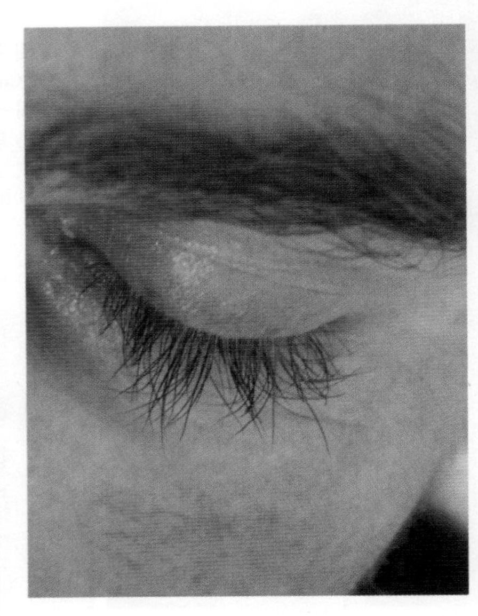

图47.10 Oliver-McFarlane综合征。睫毛粗长症伴长睫毛（Dr Klaus Dieterich，Grenoble University Hospital，Grenoble，France. 惠赠）

已发现该综合征与痉挛性截瘫39型、Boucher-Neuhauser综合征、Laurence-Moon综合征和Gordon Holmes综合征是等位的，因在这些表现痉挛性截瘫的综合征中均已发现*PNPLA6*基因突变。而睫毛粗长症、视网膜变性和先天性垂体功能减退等多种临床特征是Oliver-McFarlane综合征所特有的[129,130]。

视网膜营养不良和牙齿发育异常：Jalili综合征

Jalili综合征是一种极罕见的常染色体隐性遗传病，伴早期发作的视锥-视杆细胞营养不良和牙釉质发育不全（异常的牙齿生物矿化）。该病涉及*CNNM4*基因，其编码一种对视网膜和牙齿发育很重要的金属运输蛋白[131]（图47.11）。

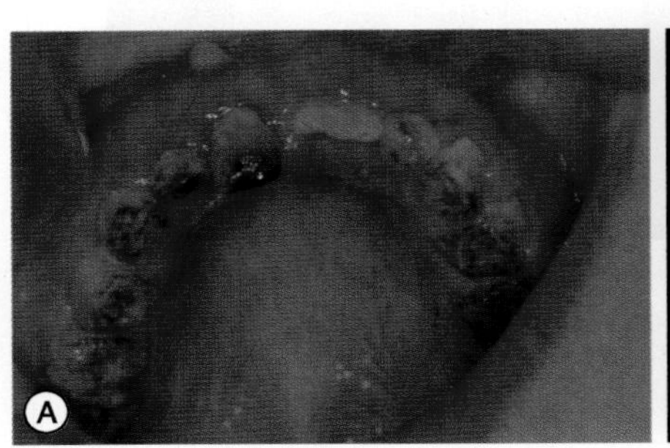

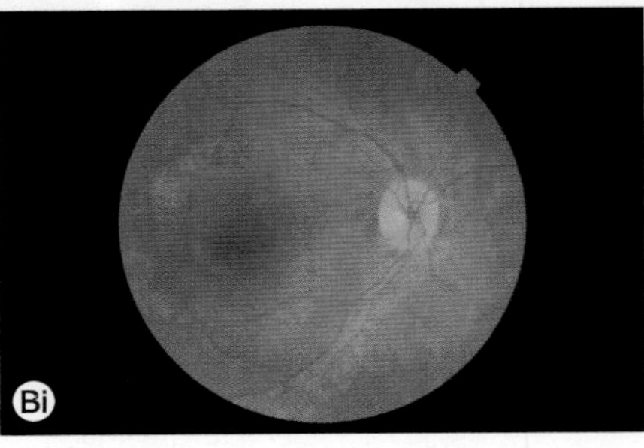

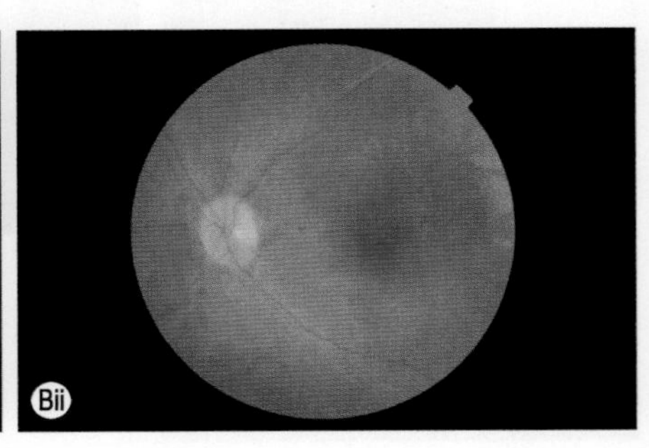

图47.11 Jalili综合征。Ⓐ一名Jalili综合征基因突变患者上颌牙釉质发育不全（牙釉质发育异常）；Ⓑ该患者双眼底像显示黄斑改变，与视锥细胞营养不良相关（Ⓐ由Professor A. Bloch Zupan，Center for Rare Dental Diseases，Strasbourg，France. 惠赠）

伴明显骨骼受累的 RP 综合征

视网膜变性极少与遗传性骨骼发育不良相关。对伴脊椎干骺端/骨骺发育不良的患儿应行系统的眼部检查。尽管有理论认为它们与纤毛病相关，但基因和发病机制仍不清楚[132,133]。

脊椎干骺端发育不良身材矮小伴视锥细胞营养不良

这种常染色体隐性遗传病表现为出生后生长发育不足、严重身材矮小、扁椎骨（扁平的椎体）、四肢近端缩短、双腿长骨早期弯曲伴全身管状骨缩短[133]。儿童早期出现视网膜变性，起病最初波及黄斑，随后视锥-视杆细胞进展。已报道 *PCYT1A* 基因突变诱导的卵磷脂通路异常[134-135]。表型较轻的伴视网膜营养不良特征的骨轴性脊椎干骺端发育不良已有报道[136-137]。

脊椎骨骺发育不良伴视锥-视杆细胞营养不良

已发现另一种伴身材矮小的骨骼发育不良，以脊椎骨骺发育不良为特征，伴视锥-视杆细胞营养不良[138,139]，其与生长激素缺乏相关[140-141]。

总结

视网膜色素变性可能是综合征的一部分，特别是当其发生在儿童期时。眼外表现可较晚出现或在诊断时已经出现。对 RP 综合征患儿的随访是多学科的。这些遗传疾病的分子学诊断技术在不断提高，便于诊断和遗传咨询。理解发病机制很重要，可为视网膜变性的特异性治疗开辟道路，例如基因治疗或药物途径。

（高翔 译　王雨生 校）

参考文献

1. Biesecker LG. Exome sequencing makes medical genomics a reality. Nat Genet 2010; 42: 13–14.
14. Bolz HJ, Roux AF. Clinical utility gene card for: Usher syndrome. Eur J Hum Genet 2011; 19.
16. Millán JM, Aller E, Jaijo T; et al. An update on the genetics of Usher syndrome. J Ophthalmol 2011; 2011.
19. Pennings RJ, Damen GW, Snik AF, et al. Audiologic performance and benefit of cochlear implantation in Usher syndrome type I. Laryngoscope 2006; 116: 717–22.
22. Malm E, Ponjavic V, Möller C, et al. Alteration of rod and cone function in children with Usher syndrome. Eur J Ophthalmol 2011; 21: 30–8.
32. Baker K, Beales PL. Making sense of cilia in disease: the human ciliopathies. Am J Med Genet C Semin Med Genet 2009; 151C: 281–95.
33. Mockel A, Perdomo Y, Stutzmann E, et al. Retinal dystrophy in Bardet-Biedl syndrome and related syndromic ciliopathies. Prog Retin Eye Res 2011; 30: 258–74.
38. Beales PL, Elcioglu N, Woolf AS, et al. New criteria for improved diagnosis of Bardet-Biedl syndrome: results of a population survey. J Med Genet 1999; 36: 437–46.
46. Gerth C, Zawadzki RJ, Werner JS, Heon E. Retinal morphology in patients with BBS1 and BBS10 related Bardet-Biedl syndrome evaluated by Fourier-domain optical coherence tomography. Vision Res 2008; 48: 392–9.
54. Marshall JD, Bronson RT, Collin GB, et al. New Alstrom syndrome phenotypes based on the evaluation of 182 cases. Arch Intern Med 2005; 165: 675–83.
57. Marshall JD, Maffei P, Beck S, et al. Clinical utility gene card for: Alström syndrome. Eur J Hum Genet 2011; 19.
63. Wolf MT. Nephronophthisis and related syndromes. Curr Opin Pediatr 2015; 27: 201–11.
66. Simms RJ, Hynes AM, Eley L, Sayer JA. Nephronophthisis: a genetically diverse ciliopathy. Int J Nephrol 2011.
68. Perrault I, Delphin N, Hanein S, et al. Spectrum of NPHP6/CEP290 mutations in Leber congenital amaurosis and delineation of the associated phenotype. Hum Mutat 2007; 28: 416.
73. Parisi MA. Clinical and molecular features of Joubert syndrome and related disorders. Am J Med Cenet C Semin Med Genet 2009; 151C: 326–40.
75. Khan AO, Oystreck DT, Seidahmed MZ, et al. Ophthalmic features of Joubert syndrome. Ophthalmology 2008; 115: 2286–9.
80. Tuysuz B, Baris S, Aksoy F, et al. Clinical variability of asphyxiating thoracic dystrophy (Jeune) syndrome: evaluation and classification of 13 patients. Am J Med Genet 2009; 149A: 1727–33.
86. Wheway G, Parry DA, Johnson CA. The role of primary cilia in the development and disease of the retina. Organogenesis 2014; 10: 69–85.
92. Kolehmainen J, Wilkinson R, Lehesjoki AE, et al. Delineation of Cohen syndrome following a large-scale genotype-phenotype screen. Am J Hum Genet 2004; 75: 122–7.
95. Kivitie-Kallio S, Summanen P, Raitta C, Norio R. Ophthalmologic findings in Cohen syndrome: a long-term follow-up. Ophthalmology 2000; 107: 1737–45.
101. Rapin I, Lindenbau Y, Dickson DW, et al. Cockayne syndrome and xeroderma pigmentosum. Neurology 2000; 55: 1442–9.
103. Traboulsi EI, De Becker I, Maumenee IH. Ocular findings in Cockayne syndrome. Am J Ophthalmol 1992; 114: 579–83.
104. Dollfus H, Porto E, Caussade P, et al. Ocular manifestations in the inherited DNA repair disorders. Surv Ophthalmol 2003; 48: 107–22.
108. Laugel V, Dalloz C, Tobias ES, et al. Cerebro-oculo-facio-skeletal syndrome: three additional cases with CSB mutations, new diagnostic criteria and an approach to investigation. J Med Genet 2008; 45: 564–71.
115. Indelman M, Hamel CP, Bergman R, et al. Phenotypic diversity and mutation spectrum in hypotrichosis with juvenile macular dystrophy. J Invest Dermatol 2003; 121: 1217–20.
117. Leibu R, Jermans A, Hatim G, et al. Hypotrichosis with juvenile macular dystrophy: clinical and electrophysiological assessment of visual function. Ophthalmology 2006; 113: 841–7.
120. Ohdo S, Hirayama K, Terawaki T. Association of ectodermal dysplasia, ectrodactyly, and macular dystrophy: the EEM syndrome. J Med Genet 1983; 20: 52–7.
129. Synofzik M, Gonzalez MA, Lourenco CM, et al. PNPLA6 mutations cause Boucher-Neuhauser and Gordon Holmes syndromes as part of a broad neurodegenerative spectrum. Brain 2014; 137(Pt 1): 69–77.
130. Hufnagel RB, Arno G, Hein ND, et al. Neuropathy target esterase impairments cause Oliver-McFarlane and Laurence-Moon syndromes. J Med Genet 2015; 52: 85–94.
137. Megarbane A, Ghanem I, Waked N, Dagher F. A newly recognized autosomal recessive syndrome with short stature and oculo-skeletal involvement. Am J Med Genet 2006; 140: 1491–6.

第 48 章

遗传性黄斑营养不良

Michel Michaelides, Anthony T Moore

章节目录

引言

遗传性黄斑营养不良的特征是双眼中心视力下降和对称性黄斑异常。大多数在 20 岁前发病,存在广泛的临床、电生理、心理物理学和组织学方面的表现。目前已很好理解了遗传性黄斑疾病的分子基础,对发病机制有了深入了解(表 48.1)。

本章回顾了小儿黄斑营养不良,而不是那些成年后出现的疾病,如 Sorsby 眼底营养不良、显性玻璃膜疣和成人卵黄样黄斑营养不良。全身性疾病伴黄斑营养不良将在第 47 章和第 65 章中讨论。

表 48.1 遗传性黄斑营养不良的染色体位点和致病基因

黄斑营养不良;在线人类孟德尔遗传(OMIM)编号	遗传方式	染色体定位	突变基因
Stargardt 病/眼底黄色斑点症;248200	常染色体隐性	1p21-p22(STGD1)	*ABCA4*
伴中央视锥细胞受累的黄斑营养不良;616170	常染色体隐性	4q28. 2	*MFSD8*
常染色体隐性遗传 Best 样萎缩病变;611809	常染色体隐性	11q13	*BEST1*
常染色体隐性遗传(不典型)卵黄样营养不良;616151	常染色体隐性	6q14. 1	*IMPG1*
Stargardt 样黄斑营养不良;600110	常染色体显性	6q14(STGD3)	*ELOVL4*
Stargardt 样黄斑营养不良;603786	常染色体显性	4p(STGD4)	*PROM1*
常染色体显性牛眼样黄斑病变;608051	常染色体显性	4p(MCDR2)	*PROM1*
常染色体显性(不典型)卵黄样营养不良;616151	常染色体显性	6q14. 1	*IMPG1*
Best 黄斑营养不良;153700	常染色体显性	11q13	*BEST1*
图形营养不良;169150	常染色体显性	6p21. 2-cen	*PRPH2*
Doyne 蜂窝状视网膜营养不良;126600	常染色体显性	2p16	*EFEMP1*
北卡罗来纳黄斑营养不良;136550	常染色体显性	6q14-q16. 2(MCDR1)	未确定
类似北卡罗来纳黄斑营养不良的常染色体显性黄斑营养不良;608850	常染色体显性	5p15. 33-p13. 1(MCDR3)	未确定
伴耳聋的北卡罗来纳样黄斑营养不良	常染色体显性	14q(MCDR4)	未确定
进展性双灶性脉络膜视网膜萎缩;600790	常染色体显性	6q14-q16. 2	未确定
Sorsby 眼底营养不良;136900	常染色体显性	22q12. 1-q13. 2	*TIMP3*
中心性晕轮样脉络膜营养不良;215500	常染色体显性	6p21. 2-cen; 17p13	*PRPH2* *GUCY2D*
成年型黄斑营养不良;602225	常染色体显性	19q13. 33	*CRX*
青少年视网膜劈裂症;312700	X 连锁	Xp22. 2	*RS1*
X 连锁隐性萎缩性黄斑变性	X 连锁	Xp11. 4	*RPGR*

常染色体隐性遗传

Stargardt 病和眼底黄色斑点症

临床和组织学表现

Stargardt 黄斑营养不良(Stargardt macular dystrophy)又称 Stargardt 病(Stargardt disease,STGD)是最常见的遗传性黄斑营养不良,患病率为 1/10 000。以常染色体隐性遗传为特征。大多数病例在青少年早期出现中心视力下降。在后极部视网膜色素上皮质(RPE)水平出现典型的带有黄白色斑点的黄斑萎缩(图 48.1)。斑点可以呈鱼形、圆形、椭圆形或半月形。黄斑萎缩的椭圆形区域在早期阶段可表现青铜色外观(图 48.1)。然而,在发病时可能没有斑点的表现,唯一的异常是黄斑萎缩,但在这些患者中,斑点通常随着时间而出现。眼底黄色斑点症(fundus flavimaculatus)一词用于描述不伴有黄斑萎缩的视网膜斑点表型。Stargardt 病和眼底黄色斑点症是由同一基因突变引起的,这两种表型都可以在同一个家族中看到。大多数有眼底黄色斑点症的患者会发展出黄斑萎缩。

在 Stargardt 病和眼底黄色斑点症中,荧光素眼底血管造影(FFA)早期典型地表现为暗的或遮蔽的脉络膜(图 48.2)。这是因为 RPE 中过量的脂褐素积累,其遮挡了来自脉络膜毛细血管的荧光。FFA 显示视网膜斑点在疾病早期表现为弱荧光,但后期由于 RPE 萎缩而呈强荧光。自发荧光成像利用来自 RPE 中脂褐素的固有荧光,在诊断中已经取代了 FFA。脂褐素的异常积累、活动性和吸收斑点的存在和 RPE 萎缩是眼底自发荧光成像的特征(图 48.3)[1]。眼底正常而黄斑功能异常造成视力下降的儿童,FFA 检查可能是有帮助的。中央黄斑区微小窗样缺损或暗脉络膜有助于确定诊断。然而,这已经被高分辨率光学相干断层成像(OCT)所取代,它在疾病的很早期显示出异常的中心凹结构。在更严重的病例中,OCT 显示中心视网膜黄斑外层结构丢失或明显破坏,而黄斑周围结构相对良好(图 48.4)。

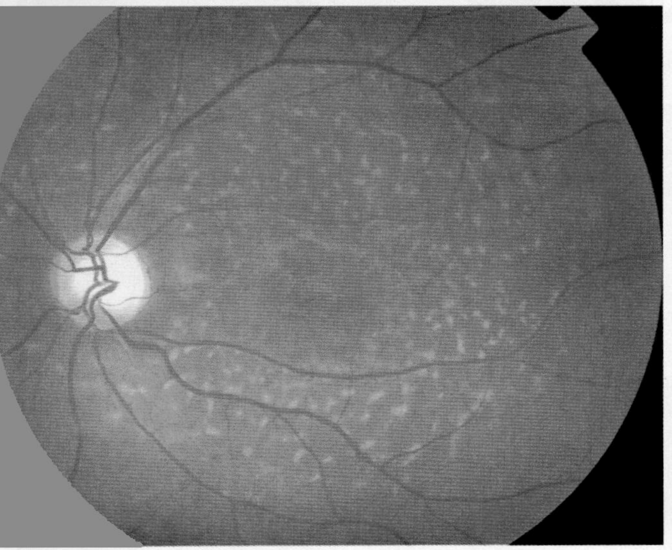

图 48.1　Stargardt 病。黄白色斑点在后极部视网膜色素上皮质水平。表现为早期黄斑萎缩

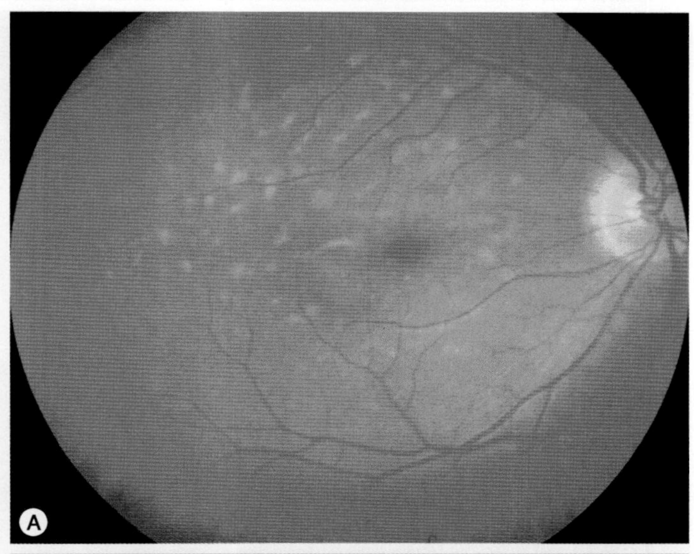

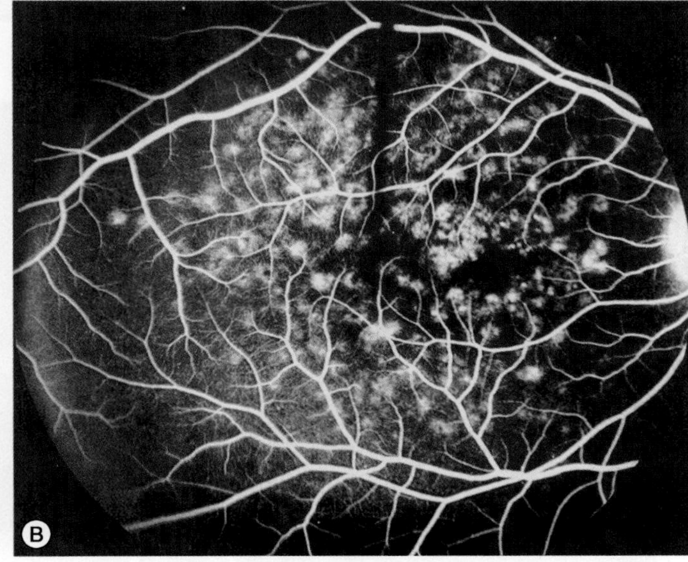

图 48.2　Stargardt 病。Ⓐ彩色眼底照片;Ⓑ荧光素血管造影显示暗脉络膜和透见缺损

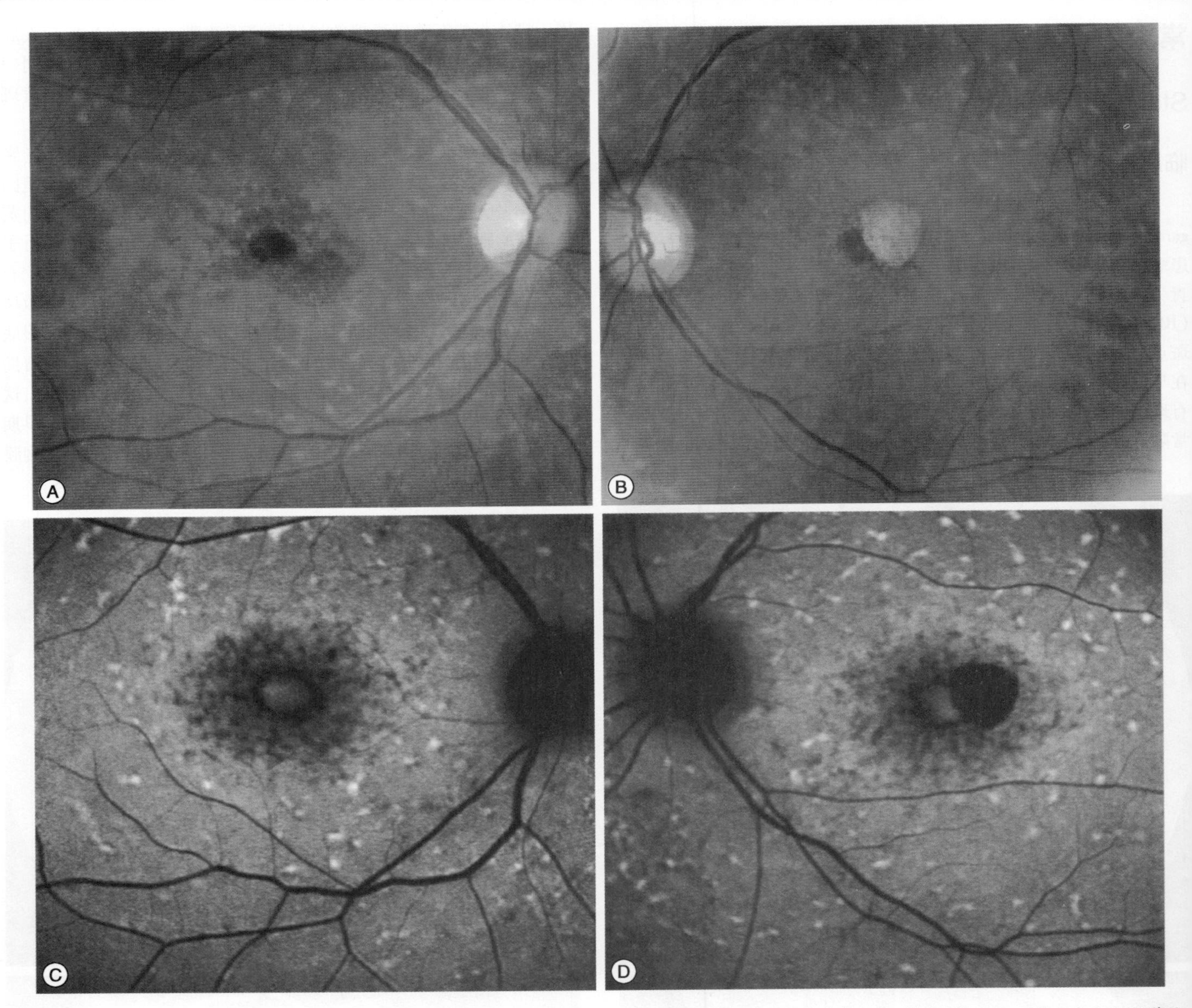

图 48.3 Stargardt 病。Ⓐ-Ⓑ彩色眼底照片;Ⓒ-Ⓓ与Ⓐ和Ⓑ比较,眼底自发荧光成像特征性表现为脂褐素异常积聚,有活动性斑点、吸收斑点和 RPE 萎缩

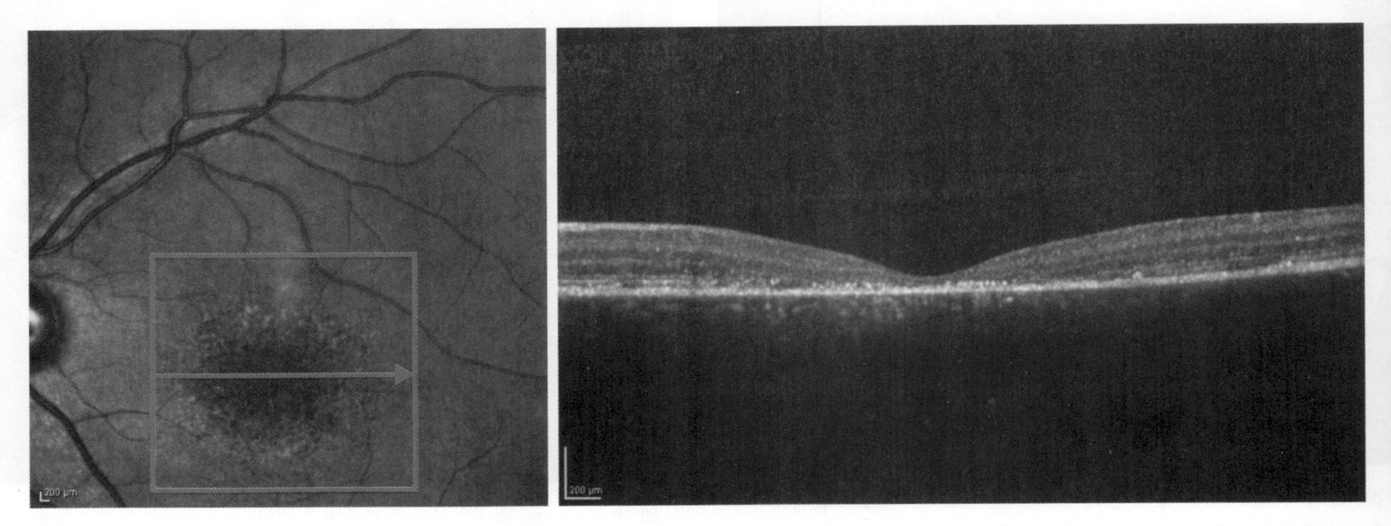

图 48.4 Stargardt 病。频域光学相干断层成像(SD-OCT)显示中心视网膜黄斑外层结构丢失,黄斑周围结构相对良好。黄斑中心凹处可见视网膜外层碎片

电生理学

Stargardt 病的电生理异常是多样的。眼电图（EOG）异常常见，提示整体的 RPE 功能异常。图形视网膜电图（PERG）和局部视网膜电图（ERG）通常熄灭或明显减弱，提示黄斑功能障碍。全野 ERG 在诊断时可能是正常的（第 1 组），或提示广泛的视网膜功能障碍（第 2 组或第 3 组）[1]：

第 1 组：图形 ERG 严重异常，但全野 ERG 正常；

第 2 组：附加广泛的视锥细胞功能障碍；

第 3 组：广泛的视锥细胞和视杆细胞功能障碍。

这些组别不能用发病年龄或疾病持续时间的差异来解释，而在疾病发作时的电生理分类可能有助于提示预后。第 1 组患者的视力预后最佳，第 3 组患者的预后最差[1]。

分子遗传学与发病机制

ABCA4 基因的突变是 Stargardt 病和眼底黄色斑点症的基础，也与视网膜色素变性（RP）和视锥-视杆细胞营养不良有关。*ABCA4* 编码视杆和视锥光感受器细胞外节膜盘中的跨膜边缘蛋白，参与维生素 A 从光感受器到 RPE 的转运。这种转运的失败，导致脂褐素荧光载体 A2E（N-维 A 酸-N-维 A 酸酒精胺）在 RPE 中沉积[2]，会损伤 RPE，并导致继发性光感受器细胞变性。

在 *ABCA4* 中已经报道了 800 多个序列变异，显示出较高的等位异质性，并强调了在筛选如此大的（50 个外显子）和多态基因时所检测到的序列变异在确定致病状态方面的困难。对编码蛋白产生重大影响的无义突变，可以被确信地预测为导致疾病的原因。主要问题在于错义突变，因其序列变异在对照组是常见的，因此在确定其致病性时可能会有困难。致病性的直接证据只能通过对编码的突变蛋白进行功能分析才能确定。

在 *ABCA4* 突变的类型和组合与表型严重程度之间通常可能存在相关性[3]。例如，双等位基因无效突变通常导致早发型视锥-视杆细胞营养不良表型，而不是 Stargardt 病。家系内分离的 *ABCA4* 突变的不同组合可解释家族内视网膜表型的变化，但其他修饰基因或环境因素也可能影响家族内变异。

RPE 中脂褐素相关产物（如 A2E）的积聚可见于 Stargardt 病和 *ABCA4* 基因敲除小鼠（$abca4^{-/-}$），导致自由基生成、促凋亡线粒体蛋白释放和溶酶体功能障碍[2]。这导致 RPE 功能障碍、细胞死亡和随后的光感受器细胞丢失。

可以通过在完全黑暗中饲养 $abca4^{-/-}$ 小鼠来降低 A2E 的合成，而补充维生素 A 可增加 A2E 的合成。因此建议 Stargardt 病患者避免补充维生素 A，而佩戴防紫外线太阳镜。推荐富含抗氧化剂的饮食，可以减缓视网膜营养不良动物模型中光感受器细胞的死亡。进行低视力助视和教育支持对患病儿童是有帮助的。还应向家庭提供遗传咨询。Stargardt 病是一种具有常染色体隐性遗传特征的疾病，因此患病儿童的兄弟姐妹有 1/4 的风险发展为该疾病。较年长的兄弟姐妹患病的风险较低，因为他们之间的发病年龄通常是相似的。Stargardt 病的携带率为 1/50，因此有 1/50 的机会出现患者的无症状配偶携带致病性 *ABCA4* 序列变化。因此，患者生育患病孩子的风险是 1%（如果配偶是近亲则发病率更高）。

未来的治疗方法

新的 Stargardt 病治疗干预包括靶向三磷酸腺苷（ATP）依赖性转运机制的药物，从而增强 ABCA4 相关的维生素 A 转运，或减缓视循环周期，减少 A2E 的产生。直接抑制 A2E 的毒性效应可能更有效。已经研发出针对这三个靶点的药物，并可能在不久的将来进入人体临床试验[2,4]。此类药物也可能有助于其他与脂褐素积累相关的黄斑变性，例如 Best 病。

其他干预措施，包括基因置换疗法和干细胞移植目前正在临床试验中（http://www.clinicaltrials.gov）。

常染色体显性遗传

常染色体显性 Stargart 样黄斑营养不良

临床和组织学表现

与隐性遗传病相比，常染色体显性 Stargart 样营养不良（autosomal dominant Stargardt-like macular dystrophy）的个体表现较轻，视力良好，轻度色觉缺陷。患者通常在 10 岁内或 20 岁内出现视力下降，这可能发生在视网膜变化之前。颞侧视盘苍白可先于视网膜改变。荧光素血管造影上的“暗脉络膜”征在显性遗传中并不常见。组织病理学表现类似常染色体隐性 Stargart 病，在整个 RPE 中广泛积累脂褐素。

电生理学

具有常染色体显性 Stargart 样营养不良的个体通常没有显著的 EOG 或 ERG 异常。

分子遗传学与发病机制

遗传模式可区分两种形式的 Stargart 病，但假显性是混杂因素。当患者的配偶为无症状携带致病性 *ABCA4* 序列变化时，常染色体隐性 Stargart 病携带者频率足够常见（1/50）。假显性在血亲关系家庭中也是常见的。

已鉴定出两个染色体位点：6q14（STGD3）和 4p（STGD4）。*ELOVL4* 基因的两个突变与 STGD3 和其他黄斑营养不良有关，包括图形营养不良。这两个突变分别是一个 5 碱基对（bp）缺失和两个由四个核苷酸分离的 1bp 缺失。*ELOVL4* 在视杆和视锥光感受器细胞内节表达，可能参与视网膜脂肪酸代谢。

PROM1 中的一个错义突变 p. Arg373Cys 与 STGD4 疾病共分离。*PROM1* 编码人 prominin1 蛋白，在外节膜盘形成和维持过程中起着重要作用。同样的 *PROM1* 错义突变，p. Arg373Cys，可发生在早发型常染色体显性遗传牛眼样黄斑营养不良（MCDR2）患者身上。

常染色体显性牛眼样黄斑营养不良（MCDR2）

临床和组织学表现

常染色体显性牛眼样黄斑营养不良（autosomal dominant bull eye macular dystrophy）（MCDR2）发病始于 10～60 岁，多数表现为阅读困难[5]。从年轻患者的 RPE 斑驳状发展为牛眼样黄斑病变，随后出现黄斑萎缩。有些患者有典型的 RP 特征（参见第 46 章）。患者的视力有轻度至中度下降，除非与 RP 相关，否则最常见的是中心视力明显下降。

电生理学

电生理表现从单纯黄斑功能异常不伴有广泛性光感受器功能障碍，到非常严重的视杆-视锥细胞功能障碍。

分子遗传学与发病机制

在 *PROM1* 中发现了一个明显的错义突变 p. Arg373Cys[5]。在 *PROM1* 中也有隐性无义突变，这种突变会导致严重的常染色体隐性遗传 RP，与牛眼样黄斑营养不良无关。

Best 病（卵黄样黄斑营养不良）

临床和组织学表现

Best 病（Best disease），又称卵黄样黄斑营养不良（vitelliform macular dystrophy）是常染色体显性遗传性黄斑营养不良伴圆形或黄斑视网膜下椭圆形黄色沉积物，在自发荧光成像上表现为强自发荧光（图 48.5）。尽管大多数基因携带者在 EOG 上表现出光峰的降低，但视网膜表型是多样的。一些基因携带者具有完全正常的眼底。表型分为五期（表 48.2）：

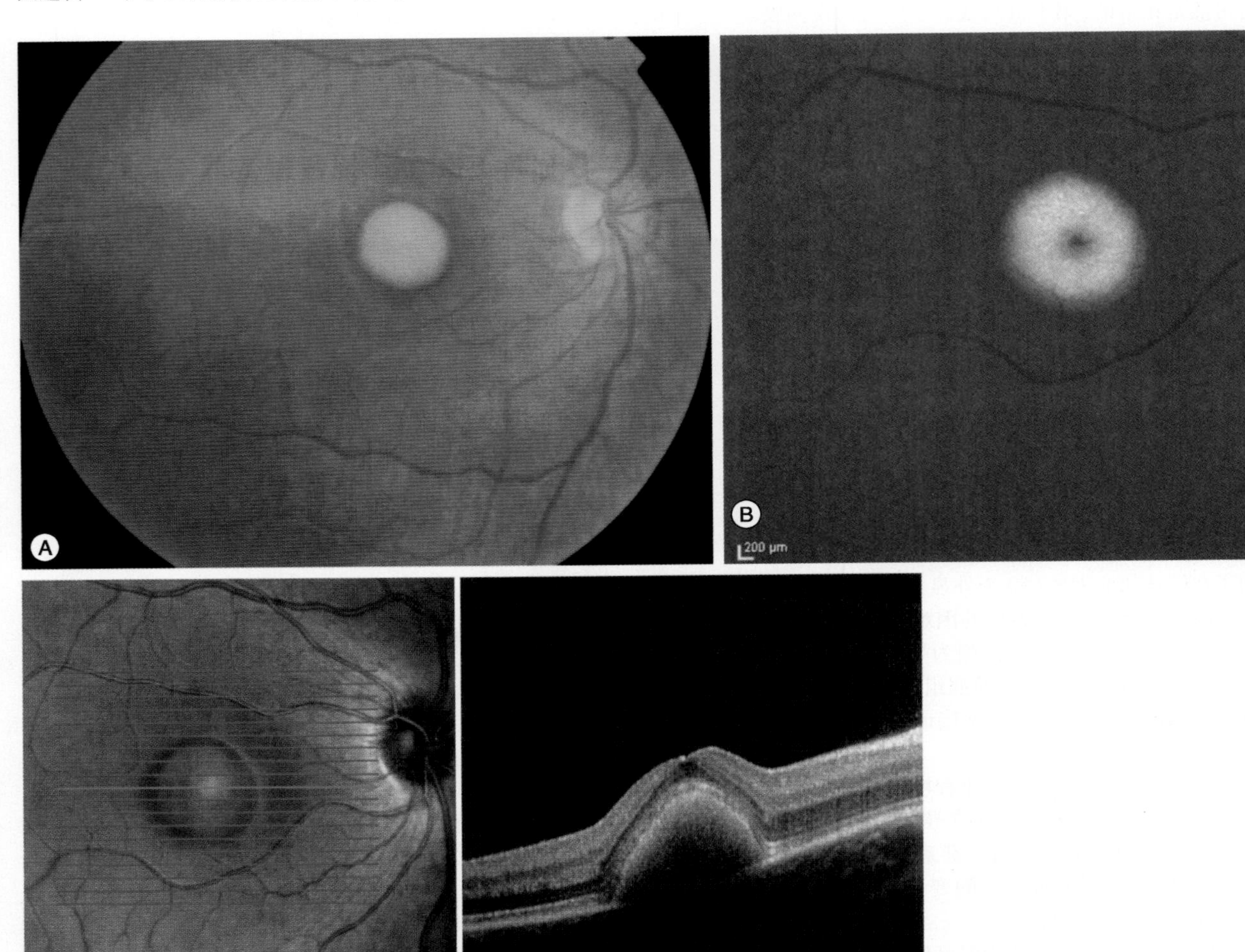

图 48.5　Best 病。Ⓐ典型卵黄样病变（Ⅱ期）；Ⓑ在自发荧光成像上具有强自发荧光；Ⓒ在频域光学相干断层成像（SD-OCT）上表现为均质的视网膜下沉积物

0 期：卵黄前期——无症状的基因携带者，眼底正常，但 EOG 异常；

Ⅰ期：轻度的 RPE 改变；

Ⅱ期：经典的卵黄样黄斑病变（图 48.6A）。FFA 显示在对应区域遮蔽脉络膜荧光（图 48.6B）。这种表现通常出现在 10 岁前或 20 岁前，往往视力接近正常；

Ⅱa 期：继发于 RPE 层和神经视网膜层之间黄色物质吸收，卵黄样物质开始破碎，通常存在明显的视力下降（图 48.7）；

Ⅲ期：假性积脓——病变部分吸收，使黄斑处出现“液平面”外观；

表 48.2　卵黄样营养不良的分类

分期	黄斑区表现
0	正常眼底[异常眼电图（EOG）]
Ⅰ	微小视网膜色素上皮改变
Ⅱ	典型卵黄样病变
Ⅱa	“炒鸡蛋”外观
Ⅲ	假性积脓期
Ⅳa	视网膜色素上皮萎缩
Ⅳb	纤维瘢痕组织
Ⅳc	脉络膜新生血管

改编自 Mohler CW，Fine SL. Long-term evaluation of patients with Best's vitelliform dystrophy. Ophthalmology 1981；88：688-92。

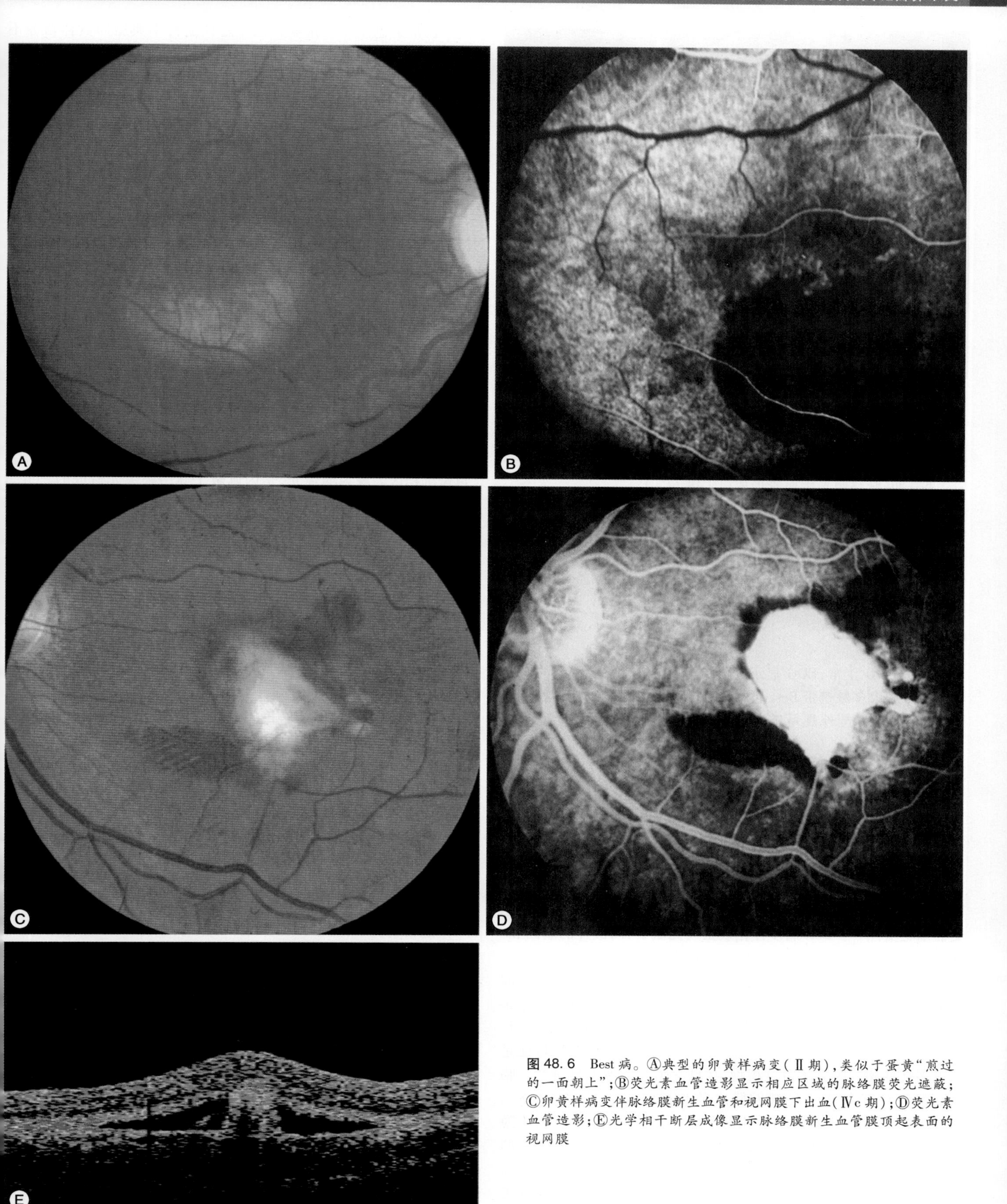

图 48.6　Best 病。Ⓐ典型的卵黄样病变（Ⅱ期），类似于蛋黄"煎过的一面朝上"；Ⓑ荧光素血管造影显示相应区域的脉络膜荧光遮蔽；Ⓒ卵黄样病变伴脉络膜新生血管和视网膜下出血（Ⅳc 期）；Ⓓ荧光素血管造影；Ⓔ光学相干断层成像显示脉络膜新生血管膜顶起表面的视网膜

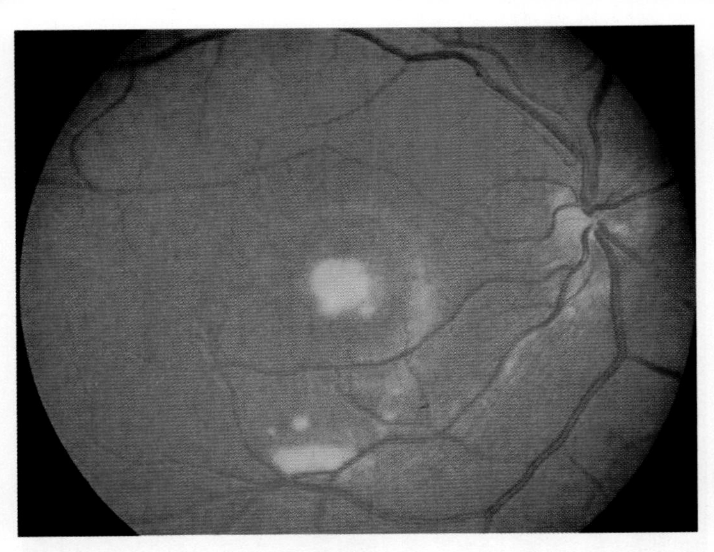

图 48.7　Best 病。黄斑区视网膜下黄色沉积物部分吸收（Ⅱa 期）

Ⅳa 期：黄色物质被完全吸收，遗留 RPE 萎缩；

Ⅳb 期：视网膜下纤维化；

Ⅳc 期：脉络膜新生血管形成（图 48.6C-D）。

组织病理学显示脂褐素在整个 RPE 中蓄积。尽管眼底异常通常在黄斑区，但存在更广泛的视网膜受累。

视力预后良好，大多数患者在 50 岁后仍能保持阅读视力。有轻微黄斑异常或正常眼底外观（但 EOG 异常）的携带者，在成年早期通常保持良好的视力。

电生理学

全野 ERG 正常，EOG 显示光峰减弱或消失，提示广泛的 RPE 功能异常。大多数携带 Best 病相关基因 *BEST1* 突变的个体都存在 EOG 异常，但黄斑外观可能是正常的。真正的非外显现象是罕见的。

分子遗传学与发病机制

Best 病是由 *BEST1* 基因突变引起的，编码 bestrophin 蛋白，定位于 RPE 的基底侧细胞质膜。它形成钙活化的氯通道，保持氯传导并调控跨 RPE 液体转运。OCT 研究表明，继发于异常氯传导的 RPE 液体传输障碍会造成在 RPE 与光感受器之间以及 RPE 与 Bruch 膜之间积聚液体和/或碎片，导致视网膜脱离和继发的光感受器细胞变性[6]。Best 病多样化表型尚无法解释，额外的基因和/或环境影响可能在疾病广泛的临床表现中起作用。

在一种表现多个卵黄样视网膜沉积物和黄斑病变的疾病，即常染色体隐性遗传 Best 样萎缩病变（autosomal recessive bestrophinopathy）中，已发现 *BEST1* 存在隐性突变[7]。远视比较常见，且闭角型青光眼的发病率增高。在儿童时期，视网膜病变的特征是双眼多灶性视网膜下黄色沉积物，在自发荧光成像上最清楚。临床观察和 OCT 检查可见视网膜水肿和视网膜下液（图 48.8）。EOG 光峰消失或严重减弱。相对于显性遗传形式，常染色体隐性遗传 Best 样萎缩病变患者父母的 EOG 正常。成人患者的 EOG 异常，全野 ERG 的视杆细胞和视锥细胞反应降低。在儿童患者中，ERG 通常是正常的。中心视力预后比 Best 病患者差。

在常染色体显性和常染色体隐性遗传不典型卵黄样营养不良的家族中已报道了 *IMPG1* 和 *IMPG2* 中的常染色体显性和常染色体隐性突变[8]。卵黄样病变可能仅限于黄斑，或为多灶性。该病与 Best 病的区别在于发病年龄较晚、有玻璃膜疣样沉积，并且在具有 *IMPG1* 和 *IMPG2* 突变的患者中，EOG 光峰正常或仅轻度异常。

未来的治疗方法

未来的干预方法可包括基因治疗或药物治疗，其可以改善钙激活的氯通道功能和跨 RPE 液体交换，减缓视循环以减少脂褐素的积累，或直接抑制毒性终产物 A2E，如针对 Stargardt 病所描述的那样[4]。

图形营养不良

临床和组织学表现

图形营养不良（pattern dystrophy）通常是 RPE 的显性遗传性疾病，呈双眼对称的、以不同的形状分布在黄斑的黄色-橙色沉积物，包括蝴蝶状或网状模式，呈自发荧光增强（图 48.9）。在 FFA 上，黄斑沉积区表现为弱荧光，是因遮蔽了脉络膜荧光造成的。组织病理学提示黄斑沉积物为在 RPE 细胞内和 RPE 下腔脂褐素的积聚。然而，RPE 积聚并不局限于黄斑区。

黄斑改变往往伴随有良好的视力，随着出现萎缩性黄斑改变，可能会有中心视力的缓慢进行性下降。发病年龄在 10~50 岁之间，在儿童时期很少有症状。检查有患病风险的年轻家庭成员，可能会发现轻微的黄斑改变。

已描述有三种主要的图形营养不良，即蝶形营养不良（butterfly-shaped dystrophy,）、网状营养不良（reticular dystrophy）和粉尘状眼底（fundus pulverulentus）：

蝶形营养不良：为常染色体显性遗传，在童年晚期首次出现，特征为视力正常或轻度下降，色觉、周边视野和暗适应正常。

网状营养不良：为常染色体显性或隐性遗传，儿童早期初发。首先，在黄斑中心凹处色素颗粒积累，随后，典型的网状图案扩展到周边。视力通常是正常的。

粉尘状眼底：是一种罕见的非进展性疾病，其特征是视力正常，伴有后极部对称性斑驳样色素颗粒沉着（图 48.10）。

电生理学

通常情况下，图形 ERG 和 EOG 异常，全野 ERG 变化多样，可从正常到广泛的视锥-视杆细胞功能异常，提示广泛的 RPE-光感受器功能异常。

分子遗传学与发病机制

已发现基因 *PRPH2*（以前的 *peripherin/RDS*）的突变。还有更多的基因有待确认。

PRPH2 基因是在被称作为"视网膜变性，缓慢"（retinal degeneration, slow, rds）的光感受器变性小鼠身上被发现的。随后，发现人同源 *PRPH2* 基因可引起常染色体显性遗传 RP。*PRPH2* 基因的 172 密码子突变与常染色体显性遗传性黄斑营养不良有关。Weleber 等描述了 *PRPH2* 中一个 3bp 的缺失可导致不同个体的视网膜色素变性、图形营养不良和眼底黄色斑点症。

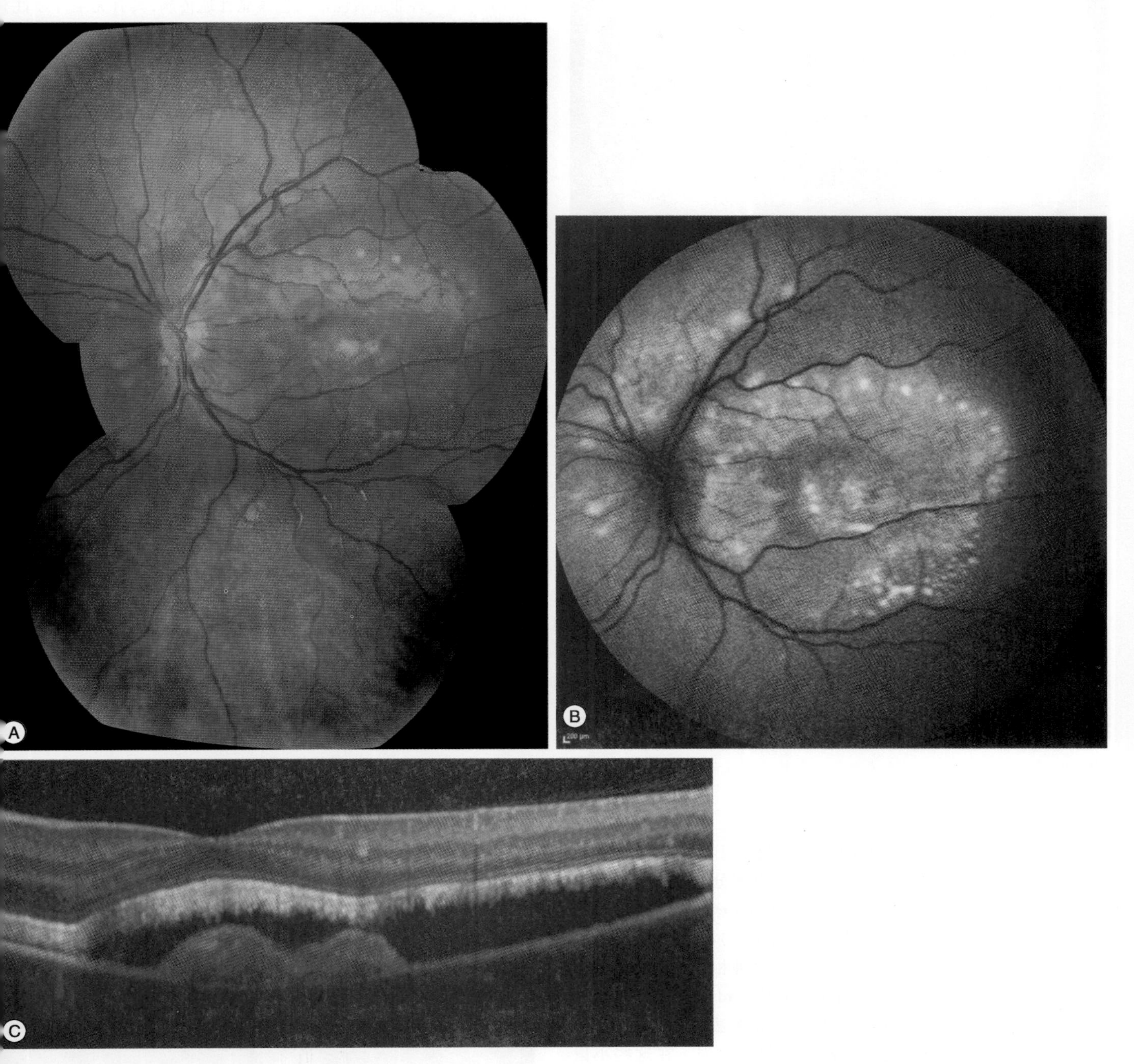

图 48.8　常染色体隐性 Best 样萎缩病变。Ⓐ可见多灶性视网膜下黄色沉积物；Ⓑ在自发荧光成像上具有强自发荧光；Ⓒ临床观察和光学相干断层成像可见常伴视网膜水肿和视网膜下液

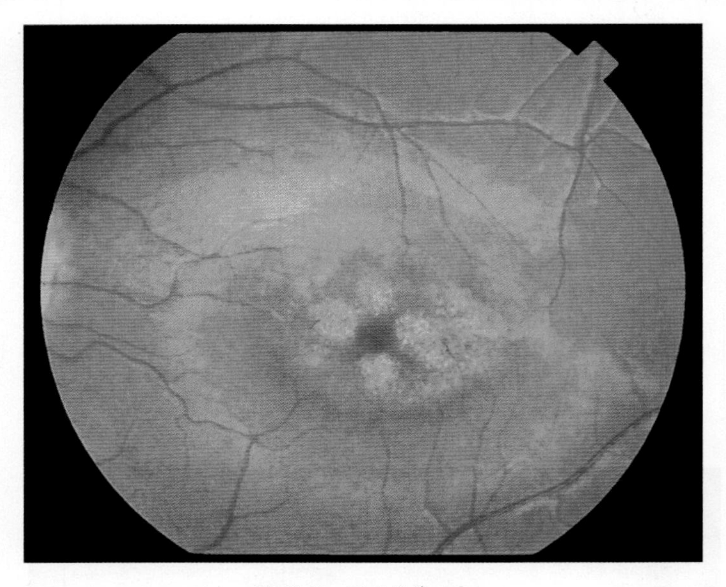

图 48.9　图形营养不良

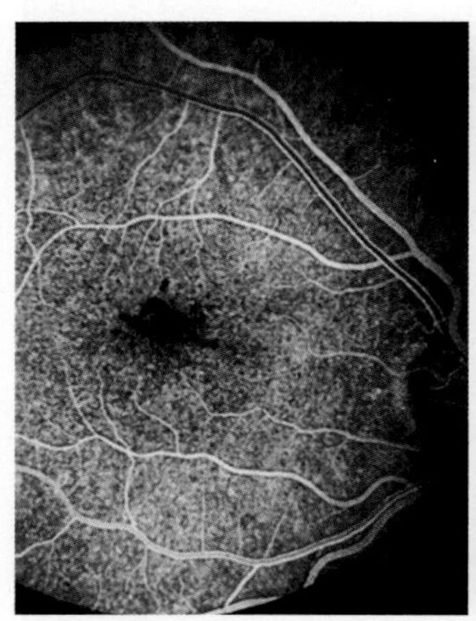
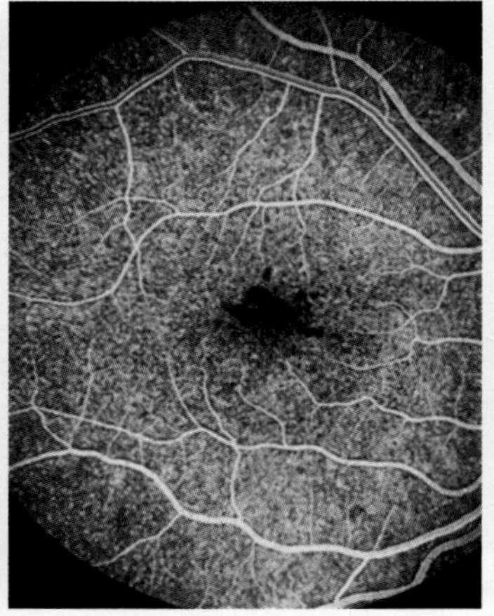

图 48.10　粉尘状眼底。荧光素血管造影显示后极部有斑驳状和团簇状的色素上皮(A. C. Bird 教授惠赠)

PRPH2 蛋白是一种膜相关糖蛋白,仅限于与 ROM1 在光感受器外节膜盘上形成复合物,可作为一种黏附分子参与稳定和维持外节膜盘的紧密排列。它与视杆环鸟苷酸(cGMP)门控通道 β 亚基的 GARP 结构域(谷氨酸和脯氨酸富集区)相互作用,形成一个包含 $Na^+/Ca^{2+}-K^+$ 离子交换的复合物。这种相互作用可能将通道-交换复合物锚定在视杆细胞外节胞膜中。rds 小鼠(*PRPH2* 的无效突变纯合子)的光感受器膜盘和外节无法发育,使视杆细胞视蛋白表达下调,导致光感受器细胞凋亡丢失。在这些小鼠的视网膜下注射编码 *PRPH2* 转基因的重组腺相关病毒,可产生外节结构,并形成许多新的膜盘,这些膜盘含有 PRPH2 和视紫红质,具有电生理功能[10]。超微结构的改善取决于治疗时的年龄,但单次注射可能会维持很长时间。因此,对光感受器缺陷患者的基因治疗可能需要早期进行,并准确控制转基因表达。

北卡罗来纳黄斑营养不良

临床和组织学表现

北卡罗来纳黄斑营养不良(North Carolina macular dystrophy MCDR1)是一种非进展性常染色体显性遗传病,具有完全外显性和多样的黄斑表型。通常是在 10 岁前或 20 岁前发病,是黄斑不能正常发育所致[11]。本病患者双眼对称性的眼底表现范围较广,可从黄斑中央的数个小的(小于 50μm)黄色玻璃膜疣样病变(1 级)(图 48.11),到大些的融合病变(2 级),以及界限清楚的黄斑脉络膜视网膜萎缩(3 级)(图 48.12)。也有报道可见周边部视网膜玻璃膜疣样沉积。视力下降的严重程度是由分级决定的,3 级病变的视力最差。色觉通常是正常的。有时脉络膜新生血管膜的形成使本病复杂化。

组织病理学显示萎缩的黄斑部病变区的 RPE 内脂褐素积聚。

电生理学

EOG 和 ERG 正常。

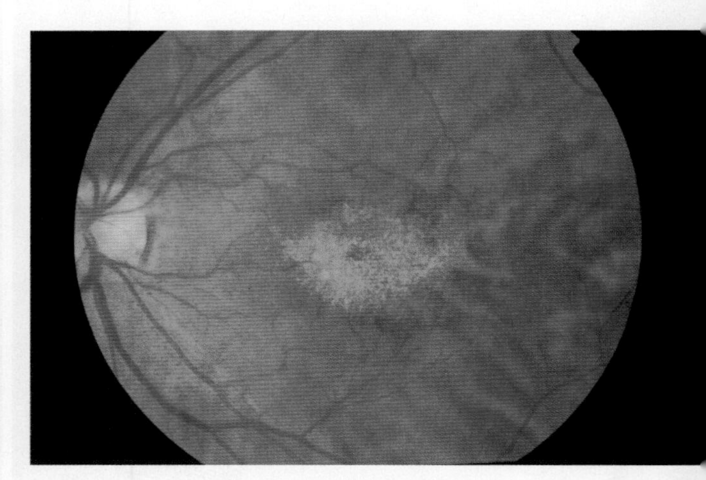

图 48.11　北卡罗来纳黄斑营养不良(MCDR1)。黄斑中央可见小的黄色玻璃膜疣样病变(1 级)

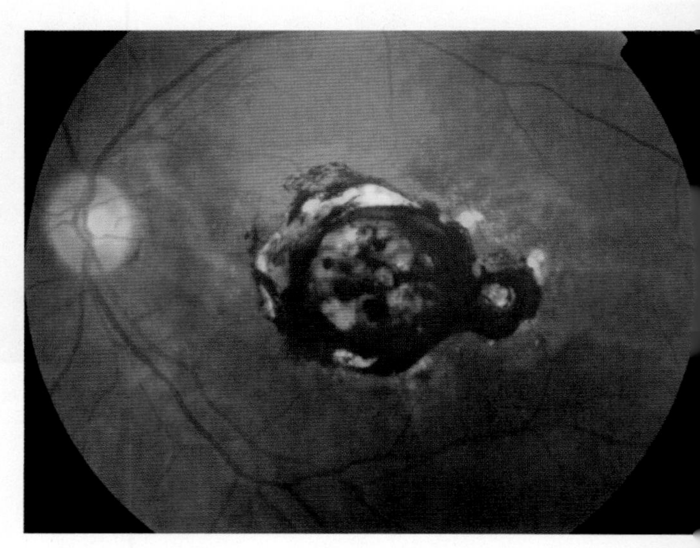

图 48.12　北卡罗来纳黄斑营养不良(MCDR1)。黄斑萎缩和色素沉着,伴周围玻璃膜疣样沉积(3 级)

分子遗传学与发病机制

本病与 6q16 染色体上的一个位点相关，但致病基因尚未被确定[11]。对该基因的鉴定可能会提高对人类黄斑发育的认识。

一种显性遗传的黄斑营养不良已被定位在 6q14 染色体上，与北卡罗来纳黄斑营养不良的位点相邻，但可能不同于其位点[12]。该病具有高度变异的表型，是一种常染色体显性遗传玻璃膜疣疾病伴黄斑变性。Griesinger 等的一项研究显示，大部分青年人有良性黄斑玻璃膜疣，且视力良好[12]。从婴儿期或儿童早期就有症状的患者视力较差，伴有萎缩性黄斑病变和玻璃膜疣。在成年后期也有进展的迹象。常染色体显性遗传玻璃膜疣伴黄斑变性的病程（disease interval）与 Stargardt 病 3（STGD3）和常染色体显性萎缩性黄斑病变重叠[13]，提示为等位基因异常。然而，它的表型与后两者的表型不同。黄斑玻璃膜疣是本病的一个标志，而 RPE 萎缩和视网膜下斑点是 STGD3 和常染色体显性萎缩性黄斑病变的主要特征。

北卡罗来纳黄斑营养不良样表型

三种北卡罗来纳黄斑营养不良样表型（North Carolina macular dystrophy-like phenotype）定位于与北卡罗来纳黄斑营养不良（MCDR1）不同的遗传位点，提示 MCDR1 表型还存在更多的遗传异质性[11]。

类似于北卡罗来纳黄斑营养不良的常染色体显性黄斑营养不良（MCDR3）

临床和电生理表现

已发现一个早发型常染色体显性黄斑营养不良（MCDR3）的家系[14]，视力从 6/5～6/60 不等。视网膜病变局限于黄斑区，从轻度 RPE 色素性改变到萎缩。有不同程度的玻璃膜疣样沉积，并具有表型特征（图 48.13）。脉络膜新生血管膜是一种少见的并发症。这种表型与北卡罗来纳黄斑营养不良（MCDR1）之间唯一的明显不同是大多数的本病患者色觉异常，并且有一例患者存在疾病进展的迹象。

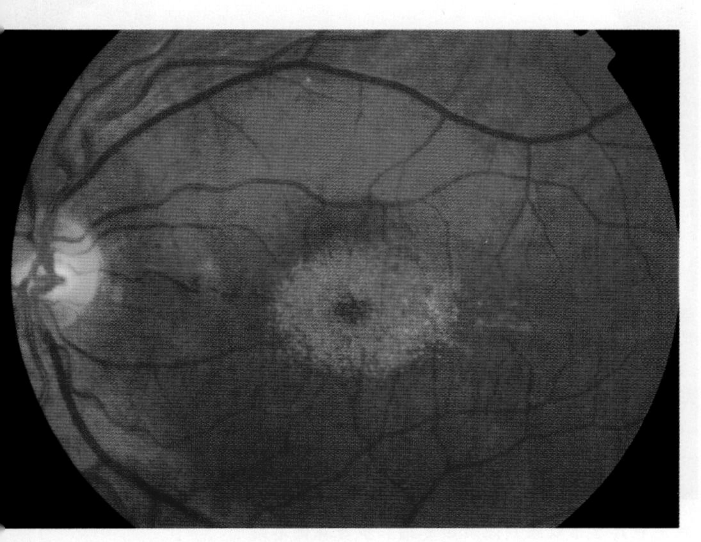

图 48.13 类似于北卡罗来纳黄斑营养不良的常染色体显性黄斑营养不良（MCDR3）。在黄斑区可见特征性的玻璃膜疣样沉积物

已报道了一种类似 MCDR3 表型的疾病定位在同一位点[15]。

分子遗传学

已报道本病与染色体 5p13.1-p15.33 连锁，但不包括 MCDR1 位点[14,15]。基因尚不明确。

北卡罗来纳样黄斑营养不良伴进行性感音神经性听力障碍

临床和电生理表现

已报道一种与进行性感音神经性听力障碍相关的非进行性北卡罗来纳黄斑营养不良样黄斑营养不良（MCDR4）[16]，视力介于 6/9～手动之间。EOG 和全野 ERG 正常。所有成人患者会伴发进行性感音神经性聋。

分子遗传学

基因分型排除了与 MCDR1 位点的连锁，并建立了与染色体 14q 的连锁。

北卡罗来纳样黄斑营养不良伴指/趾异常（Sorsby 综合征）

临床表现

已报道了一种显性遗传病，具有双眼黄斑发育不良和指/趾尖营养不良或短指畸形（图 48.14）[17,18]。视力介于 6/12～4/60。黄斑病变为非进展性，严重程度不一，从轻度的 RPE 色素性改变，到挖空样脉络膜视网膜萎缩病变。无广泛的视网膜功能障碍。

分子遗传学

MCDR1、MCDR3 和 MCDR4 基因位点均被排除，提供了与北卡罗来纳黄斑营养不良样表型相关的进一步遗传异质性证据[11,19]。这与在分裂手和分裂足畸形（微小缺失常见）和发育性黄斑营养不良的遗传机制中确立的异质性相一致。

进行性双灶性脉络膜视网膜萎缩

临床表现

进行性双灶性脉络膜视网膜萎缩（progressive bifocal chorioretinal atrophy）是一种早发性常染色体显性遗传疾病，特征为婴幼儿期发作的眼球震颤、近视和低视力，伴缓慢进展[20]。在出生后不久出现大的萎缩性黄斑病变和鼻侧视网膜下沉积物。视盘鼻侧的萎缩区在十几岁时出现，并逐渐扩大（图 48.15）。在早年或中年可有明显的闪光感，可并发从后极部延伸的视网膜脱离。FFA 和吲哚菁绿血管造影（ICGA）显示大面积边界清楚的黄斑区脉络膜萎缩和周边部视网膜沉积物着染。

电生理学

与北卡罗来纳黄斑营养不良（MCDR1）不同，本病的 ERG 和 EOG 都是异常的，反映了光感受器和 RPE 的广泛异常。

分子遗传学与发病机制

本病已定位于 6q14-q16.2 染色体，疾病位点与业已明确的北卡罗来纳黄斑营养不良的基因定位区间重叠。这两种常染色体显性黄斑发育不良有一些表型相似之处，两者都是由于正常黄斑发育障碍所致[11]。本病与北卡罗来纳黄斑营养不良在几个重要方面有明显的不同，包括缓慢进展、色觉异常、广泛的鼻侧及黄斑萎

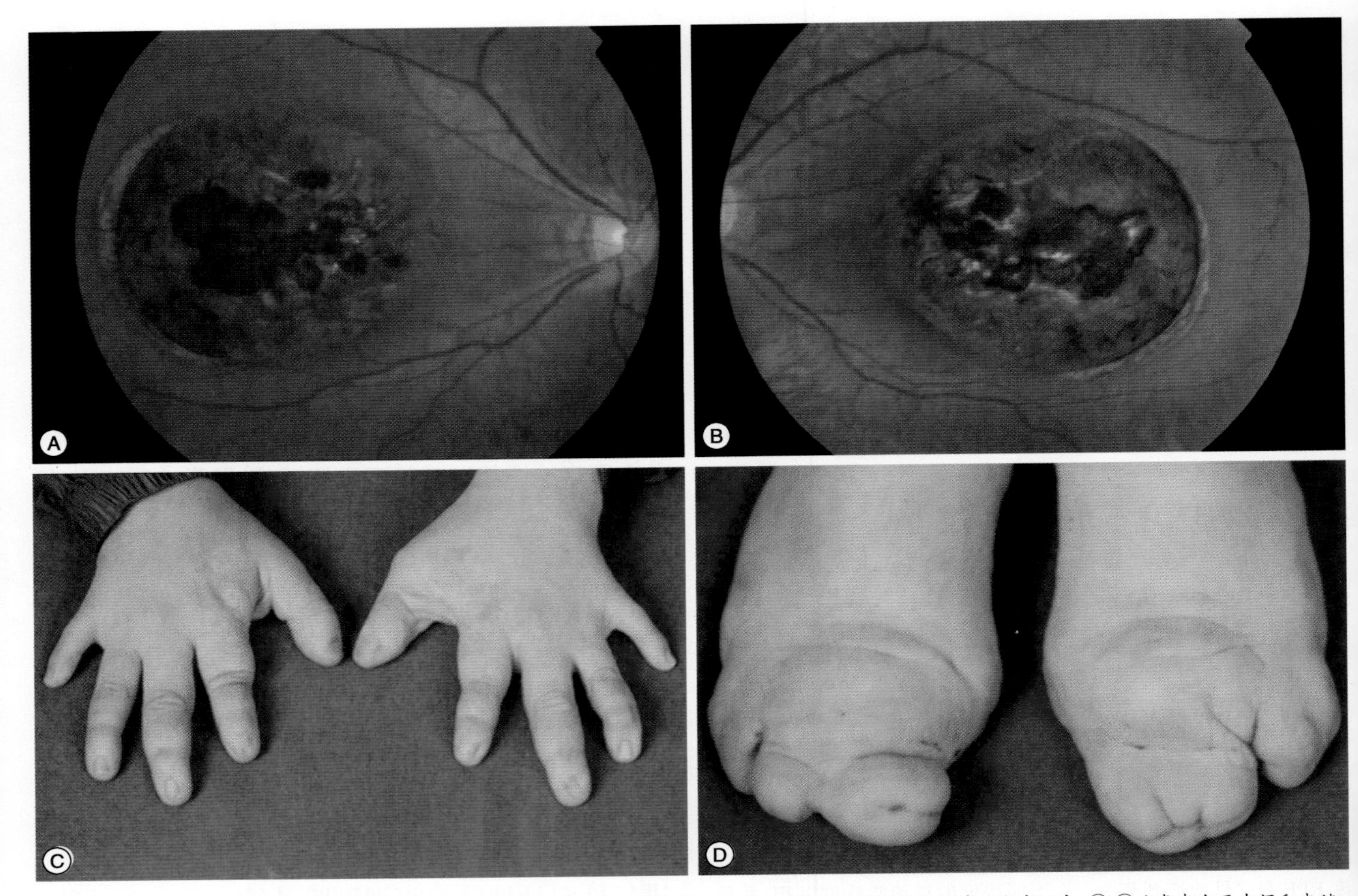

图 48.14　北卡罗来纳样黄斑营养不良伴指/趾异常(Sorsby 综合征)。Ⓐ-Ⓑ彩色眼底照片显示典型的双眼黄斑发育不良;Ⓒ-Ⓓ此患者由于中间和末端指/趾骨未发育和发育不全,手指和脚趾有缩短和畸形。皮肤并趾与趾末趾骨分叉有关,造成严重的足部畸形

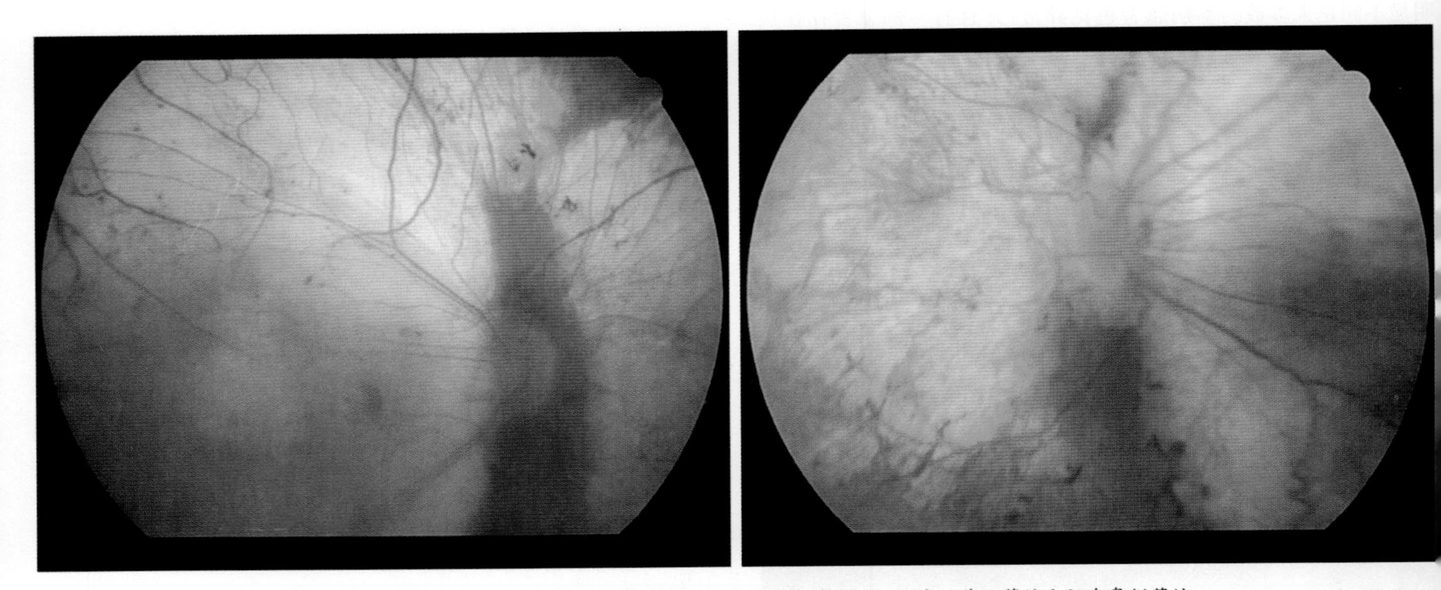

图 48.15　进行性双灶性脉络膜视网膜萎缩。彩色眼底照片显示双眼广泛黄斑萎缩和视盘鼻侧萎缩

膜以及异常的 ERG 和 EOG。如果是等位基因，它们的病因可能涉及不同的突变。另一种解释为两者是由两个相邻的发育基因的突变引起的。

中心晕轮状脉络膜营养不良

临床和组织学表现

中心性晕轮状脉络膜营养不良(central areolar choroidal dystrophy)的特征是在十几岁时双眼、对称性在黄斑区出现微小的 RPE 斑点，进展为 RPE 和脉络膜毛细血管萎缩。圆形或椭圆形黄斑病变边界清晰。本病分为四期[21]：

Ⅰ期：黄斑中心凹旁的 RPE 轻微病变；

Ⅱ期：围绕黄斑中心凹的 RPE 斑驳样病变；

Ⅲ期：出现额外的未累及中心的脉络膜毛细血管萎缩；

Ⅳ期：Ⅲ期加上中心受累。

可有色觉异常和中心暗点，但周边视野正常。FFA 和 IGA 显示 RPE 萎缩和不同程度的脉络膜毛细血管丢失。

电生理学

全野 ERG 在早期阶段是正常的，但在晚期可能变得异常。

分子遗传学与发病机制

据信 *PRPH2* 中的 p. Arg142Trp 突变是这种罕见的常染色体显性遗传性黄斑营养不良症的原因之一。也有散发病例的报道，但未发现 *PRPH2* 任何突变，提示尚存在遗传异质性。已报道一个位于 17p13 的位点存在 *GUCY2D* 的一个新突变。

X 连锁遗传

X 连锁青少年视网膜劈裂症(XLRS)

参见第 51 章。

中心凹发育不良

临床表现

本病表现为在婴儿时期出现视力下降、眼球震颤，以及黄斑中心凹发育不良(foveal hypoplasia)。没有可辨认的黄斑中心凹凹陷

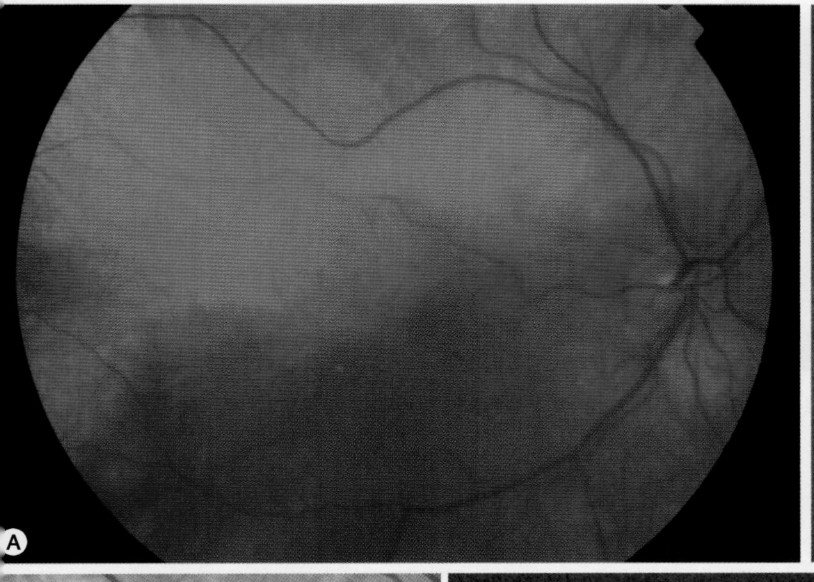
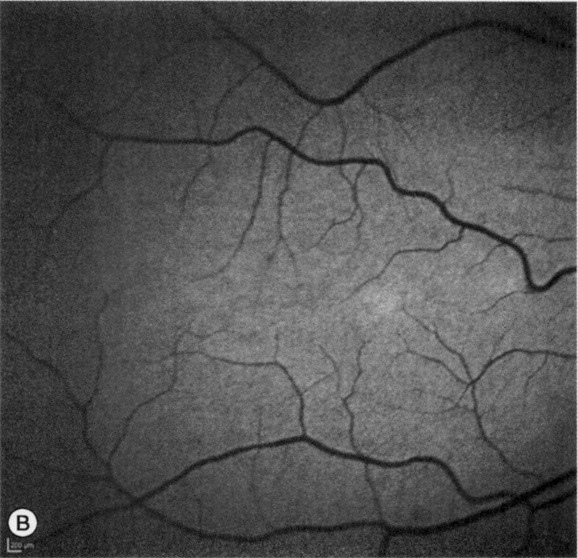
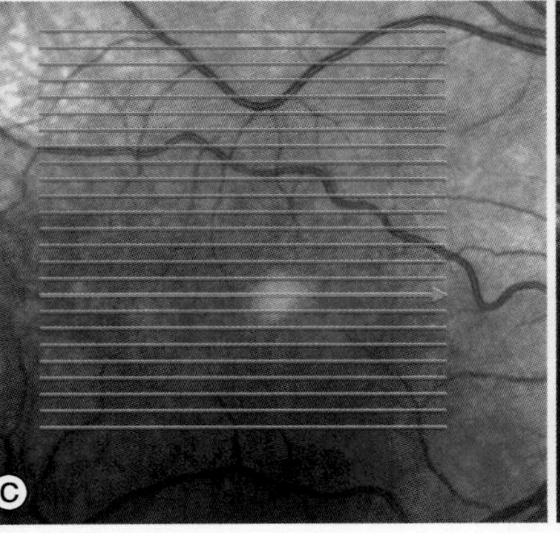
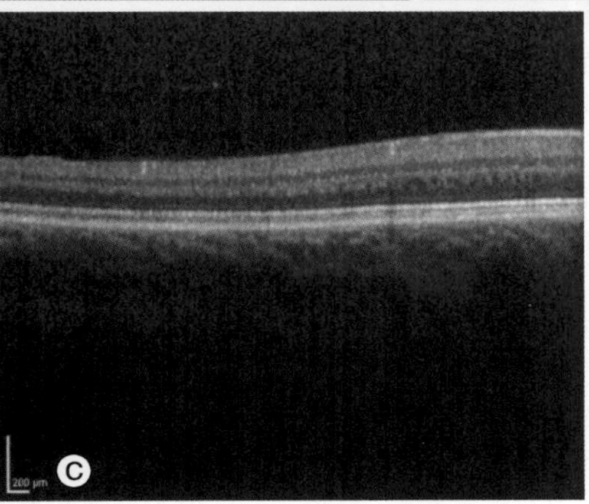

图 48.16 眼皮肤白化病患者的黄斑中心凹发育不良。图示为右眼。Ⓐ彩色眼底照片中难于定位中心凹；Ⓑ眼底自发荧光成像缺乏黄色素；ⒸOCT 成像无中心凹凹陷结构

或黄色素,血管可能穿过推测的黄斑中心凹区。使用 OCT 和自发荧光成像可以显示这些变化(图 48.16)。中心凹发育不全可以是一种孤立性异常,或与无虹膜或白化病相关(参见第 41 章)。

分子遗传学

孤立性中心凹发育不良多为散发性,但已经报道了两个显性遗传家系,其中一个家系中发现了 *PAX6* 错义突变[21,22],在配对结构域的 C-末端部分发生了突变[21]。然而,在一些散发病例中进行 *PAX6* 筛查并未发现突变[23]。常染色体隐性遗传黄斑发育不良也有报道,最近在一例罕见的伴视交叉错路的中心凹发育不良隐性遗传病例中报道了谷氨酸转运体基因 *SLC38A8* 的突变[24]。

牛眼样黄斑病变

牛眼样黄斑病变(bull eye maculopathy)这一术语首先用以描述氯喹性视网膜病变的特征性表现,后来又用于描述视锥细胞营养不良、视锥-视杆营养不良、视杆-视锥营养不良和 *ABCA4* 视网膜病变,以及用于一些显性遗传性黄斑营养不良中,包括良性同心圆环状营养不良、筛孔样反光黄斑营养不良(fenestrated sheen macular dystrophy)以及与 p. Arg373Cys 位点的 *PROM1* 变异相关的疾病[5,25]。本病常见于神经性退行性疾病,尤其是 Batten 病、哈勒沃登-施帕茨病(Hallervorden-Spatz disease)和橄榄体脑桥小脑萎缩(参见第 47 章和第 65 章)。

发病机制尚不清楚。环状 RPE 萎缩和未累及中心可与 RPE 中脂褐素累积的模式相对应,而脂褐素在健康人的后极部视网膜最多,并在中心凹减少(图 48.17)。最初未受累的中心通常随着疾病的进展而受损。牛眼样黄斑病变不是一种孤立的黄斑病变,而是在各类的黄斑营养不良发展的早期阶段可以看到的视网膜表型。

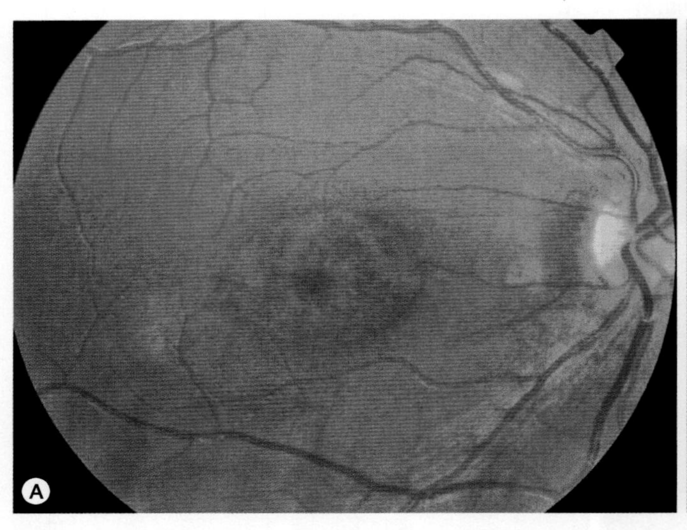
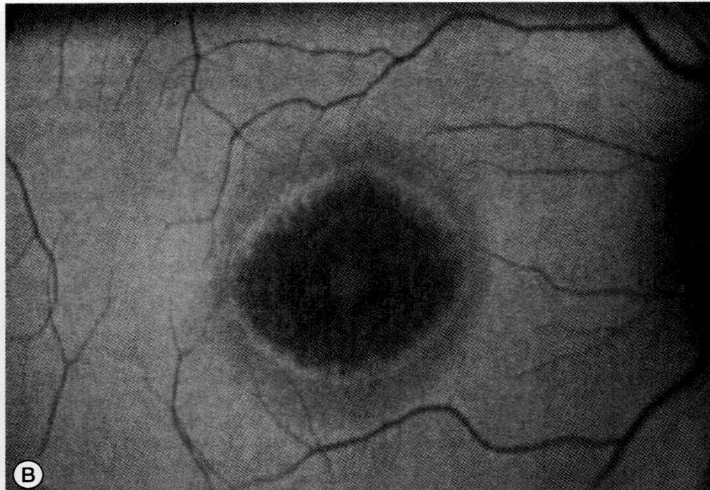

图 48.17　牛眼样黄斑病变。Ⓐ特征性眼底像显示存在环形视网膜色素上皮萎缩和未受累的中心;Ⓑ典型的自发荧光图像

总结

遗传性黄斑发育不良存在临床上和遗传上的异质性,表型具有鲜明的特征,已经发现许多致病基因。虽然在某些遗传性黄斑发育不良中的病变仅限于黄斑,但在大多数情况下,电生理、心理物理学或组织学证据提示存在有广泛的视网膜功能异常。

目前尚无确定的治疗方法,但已开始对 Stargardt 病进行治疗试验,预计在未来十年还会进行其他治疗试验。做出正确的诊断对于提供准确的预后信息和有依据的遗传咨询是非常重要的。当能确认家族中的致病突变时,产前和孕前诊断是可能的。

尽管对此类疾病没有特殊的治疗方法,但研究结果会推动临床试验。审慎乐观地认为在不久的将来会有有效的干预措施。提供最佳屈光矫正、适当的低视力辅助和教育支持非常重要。畏光可能是突出的症状,佩戴有色眼镜或接触镜以及遮阳帽可以改善舒适性,并提高视觉质量。

(侯旭　译　王雨生　校)

参考文献

1. Fujinami K, Lois N, Davidson AE, et al. A longitudinal study of Stargardt disease: clinical and electrophysiologic assessment, progression, and genotype correlations. Am J Ophthalmol 2013; 155: 1075–88.
2. Tsybovsky Y, Molday RS, Palczewski K. The ATP-binding cassette transporter ABCA4: structural and functional properties and role in retina disease. Adv Exp Med Biol 2010; 703: 105–25.
3. Gerth C, Andrassi-Darida M, Bock M, et al. Phenotypes of 16 Stargardt macular dystrophy/fundus flavimaculatus patients with known *ABCA4* mutations and evaluation of genotype–phenotype correlation. Graefes Arch Clin Exp Ophthalmol 2002; 240: 628–38.
4. Travis GH, Golczak M, Moise AR, et al. Diseases caused by defects in the visual cycle: retinoids as potential therapeutic agents. Annu Rev Pharmac Toxicol 2007; 47: 469–512.
5. Michaelides M, Gaillard MC, Escher P, et al. The *PROM1* mutation p.R373C causes an autosomal dominant bull's eye maculopathy associated with rod, rod–cone, and macular dystrophy. Invest Ophthalmo Vis Sci 2010; 51: 4771–80.
6. Schatz P, Bitner H, Sander B, et al. Evaluation of macular structure and function by OCT and electrophysiology in patients with vitelliform

macular dystrophy due to mutations in BEST1. Invest Ophthalmol Vis Sci 2010; 51: 4754–65.

7. Boon CJ, Klevering BJ, Leroy BE, et al. The spectrum of ocular phenotypes caused by mutations in the *BEST1* gene. Prog Retin Eye Res 2009; 28: 187–205.
8. Manes G, Meunier I, Avila-Fernández A, et al. Mutations in *IMPG1* cause vitelliform macular dystrophies. Am J Hum Genet 2013; 93: 571–8.
9. Weleber RG, Carr RE, Murphy WH, et al. Phenotypic variation including retinitis pigmentosa, pattern dystrophy, and fundus flavimaculatus in a single family with a deletion of codon 153 or 154 of the peripherin/RDS gene. Arch Ophthalmol 1993; 111: 1531–42.
10. Ali RR, Sarra GM, Stephens C, et al. Restoration of photoreceptor ultrastructure and function in retinal degeneration slow mice by gene therapy. Nat Genet 2000; 25: 306–10.
11. Michaelides M, Jeffery G, Moore AT. Developmental macular disorders: phenotypes and underlying molecular genetic basis. Br J Ophthalmol 2012; 96: 917–24.
12. Stefko ST, Zhang K, Gorin MB, Traboulsi EI. Clinical spectrum of chromosome 6-linked autosomal dominant drusen and macular degeneration. Am J Ophthalmol 2000; 130: 203–8.
13. Griesinger IB, Sieving PA, Ayyagari R. Autosomal dominant macular atrophy at 6q14 excludes CORD7 and MCDR1/PBCRA loci. Invest Ophthalmol Vis Sci 2000; 41: 248–55.
14. Michaelides M, Johnson S, Tekriwal AK, et al. An early-onset autosomal dominant macular dystrophy (MCDR3) resembling North Carolina macular dystrophy maps to chromosome 5. Invest Ophthalmol Vis Sci 2003; 44: 2178–83.
15. Rosenberg T, Roos B, Johnsen T, et al. Clinical and genetic characterization of a Danish family with North Carolina macular dystrophy. Mol Vis 2010; 16: 2659–68.
16. Francis PJ, Johnson S, Edmunds B, et al. Genetic linkage analysis of a novel syndrome comprising North Carolina-like macular dystrophy and progressive sensorineural hearing loss. Br J Ophthalmol 2003; 87: 893–8.
17. Sorsby A. Congenital coloboma of the macula, together with an account of the familial occurrence of bilateral macular coloboma in association with apical dystrophy of the hands and feet. Br J Ophthalmol 1935; 19: 65–90.
18. Thompson EM, Baraitser M. Sorsby syndrome: a report on further generations of the original family. J Med Genet 1988; 25: 313–21.
19. Kalhoro A, Puech V, Puech B, et al. A molecular genetic investigation of two families with macular dysplasia in association with digit abnormalities. ARVO Meeting Abstracts 2008; 49: E456.
20. Godley BF, Tiffin PA, Evans K, et al. Clinical features of progressive bifocal chorioretinal atrophy: a retinal dystrophy linked to chromosome 6q. Ophthalmology 1996; 103: 893–8.
21. Azuma N, Nishina S, Yanagisawa H, et al. *PAX6* missense mutation in isolated foveal hypoplasia. Nat Genet 1996; 13: 141–2.
22. O'Donnell FE Jr, Pappas HR. Autosomal dominant foveal hypoplasia and presenile cataracts: a new syndrome. Arch Ophthalmol 1982; 100: 279–81.
23. Querques G, Bux AV, Iaculli C, et al. Isolated foveal hypoplasia. Retina 2008; 28: 1552–3.
24. Poulter JA, Al-Araimi M, Conte I, et al. Recessive mutations in SLC38A8 cause foveal hypoplasia and optic nerve misrouting without albinism. Am J Hum Genet 2013; 93: 1143–50.
25. Michaelides M, Chen LL, Brantley MA Jr, et al. ABCA4 mutations and discordant *ABCA4* alleles in patients and siblings with bull's eye maculopathy. Br J Ophthalmol 2007; 91: 1650–5.

第 49 章

先天性视网膜色素和血管异常

Susmito Biswas

章节目录

先天性视网膜色素上皮肥厚(CHRPE)

- 视网膜色素上皮(RPE)扁平或稍隆起、圆形或椭圆形的色素病变。
- 主要位于中周部,后极部不常见(图 49.1)。
- 围绕病变区有色素性和非色素性晕。
- 病灶内多个与 RPE 缺失区域对应的脱色素缝隙[1]。
- 脱色素的 CHRPE 不常见。
- 富含色素的 RPE 细胞是正常 RPE 细胞高度的 1.5~2 倍[2]。

检查

- 光学相干断层成像(OCT):病灶相应处表层的光感受器和外层视网膜缺失[2,3]。

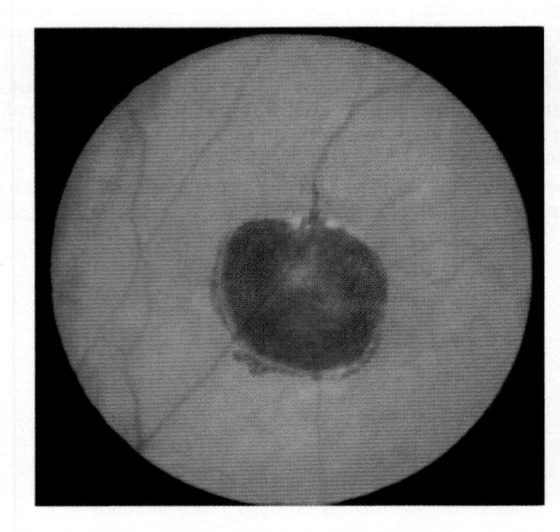

图 49.1 先天性视网膜色素上皮肥厚(CHRPE)。中周部稍隆起的乌黑色病变,伴小的视野缺损(A. C. Bird 教授的病例)

- 自发荧光(AF):病灶内无自发荧光,与病灶内缺乏脂褐素同时被等自发荧光区阻断相符[4]。
- 荧光素血管造影(FFA):显示脉络膜遮蔽。

患病率

本病在普通人群中的患病率为 1.2%~4.4%[5,6]。发病年龄从婴儿到 80 岁不等。

相关病变

- 血管鞘、血管变细和微血管病变。
- 玻璃膜疣。
- 相邻的无加压变白区和脱色素的线性 RPE 条纹。

因为需要细胞变扁平和移行以适应周围 RPE 正常消耗,83% 的病灶以中位数为 2μm/[mm(病灶基底)·月]的速率扩大[2]。

成人中,1.5% 的病灶可能含有结节状成分,与远处的黄斑水肿或病灶内的恶性转化有关[7,8]。

与结肠腺瘤性息肉病(APC)相关的 CHRPE

多发性(3 处以上)、双侧的、混合有色素性和脱色素性的

CHRPE 是结肠腺瘤性息肉病(APC)或家族性腺瘤性息肉病(FAP)的一个高度特异和敏感的标志物,具有高度的外显性。APC 相关的 CHRPE 是:

- 形状呈卵圆形、豆状或不规则状,周围有浅灰色晕包围或邻近的脱色素线性条纹(图 49.2)。
- 大小和位置各异,从点状病变到几个视盘直径大小不等[9]。
- 出生时就存在,一生中不会生长。

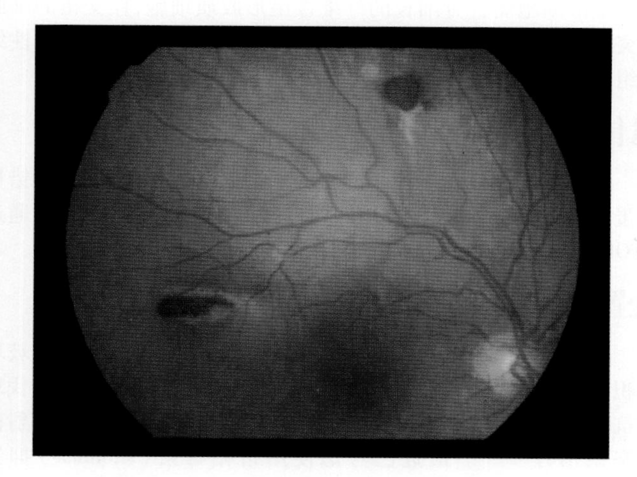

图 49.2　家族性腺瘤性息肉病患者的 CHRPE 病变

也存在弥漫性 RPE 异常,包括病变区域外的 RPE 细胞增大,含有增大的圆形黑色素颗粒,而不是与正常 RPE 相关的小的椭圆形颗粒[10]。

遗传学

- 常染色体显性(AD)遗传,发病率为 1/8 300。
- 约占所有结直肠癌的 1%[11]。
- 与 APC 基因突变相关并导致:
  - Gardner 综合征——APC 伴有结肠外表现,例如骨瘤和纤维瘤病(10%)。
  - Turcot 综合征——APC 伴原发性脑髓母细胞瘤。
  - 在无这种结肠外表现的 APC 家族中也可发现[11]。
- APC 基因:
  - 染色体 5q21-22 上的肿瘤抑制基因[12]。CHRPE 提示在密码子 148~2 043 之间存在突变。

多发性腺瘤性结直肠息肉(>100)出现在十几岁至三十几岁之间[13]。到 50 岁时恶性转化率超过 90%。推荐从 12 岁开始做结肠镜检查,可能需要选择性结肠切除术。息肉可能存在于上消化道(胃肠道),包括胃、小肠和十二指肠,后者与高风险恶性转化有关。也很常见下颌骨骨瘤和牙齿异常,如缺失或多生牙。

先天性视网膜色素上皮成群色素沉着

- 在 RPE 层水平小的暗黑色扁平界限清楚的病灶(也称为“熊迹”)。
- 当它们接近视网膜周边时变大(图 49.3)。
- 单侧和扇形,偶尔涉及整个眼底[14]。
- 视觉功能正常。
- 脱色素变异,“北极熊足迹”[15]。

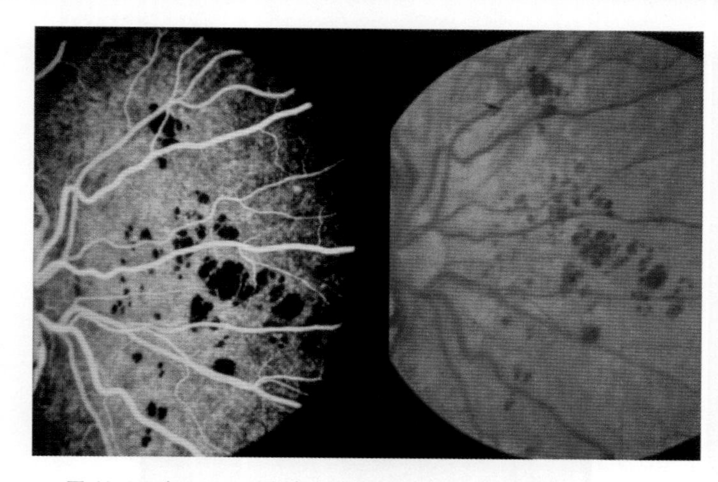

图 49.3　先天性成群色素沉着(“熊迹”)。单眼视网膜色素上皮中有多个褐色斑块(右图),无功能意义。荧光素血管造影显示遮蔽深层的脉络膜荧光(左图)(A. C. Bird 教授的病例)

- 在同一患者中色素性和脱色素病灶可以共存[16]。

患病率

眼科临床人群的患病率为 0.12%[17]。

相关病变

通常为孤立性的,但可能关联的疾病包括:

- 视网膜母细胞瘤;
- Café-au-lait 斑点和毛痣;
- 永存胎儿血管;
- 小头畸形;
- Rieger 异常;
- 黄斑缺损。

先天性单纯性视网膜错构瘤(CSHRPE)

- 罕见,位于靠近中心凹的黄斑区。
- 孤立的结节状,富含色素。
- 由视网膜色素上皮伸出,通过全层视网膜突入玻璃体。
- 通常存在滋养小动脉和小静脉。
- 视网膜周围轻微的牵拉可能会降低视力。

检查

- 超声波:结节状,团状回声呈中高强度的内反射。
- 荧光素血管造影:显示一个无荧光病灶,晚期周围环绕一个多变的强荧光环[18]。
- 吲哚菁绿血管造影:完全阻断脉络膜荧光。
- OCT:内层视网膜抬高伴玻璃体界面反射增强,外层视网膜和脉络膜水平出现明显的光学阴影,紧邻病灶处视网膜正常[19,20]。

病变是先天性的稳定的且无症状的,但可显示邻近视网膜内出血和渗出[18]。

Torpedo 黄斑病变

- 位于黄斑颞侧区的卵圆形的轮廓清晰无色素的病变,以水平缝为中心(图 49.3)。

- 病灶水平径(2~3mm)比垂直径(1mm)长,指向中心凹,颞侧呈一个逐渐变淡的色素性尾部,或为圆形边缘(图 49.4)。
- 通常为单侧性和单病灶,尽管报告有卫星病灶。
- 边缘有一个高色素的边界。

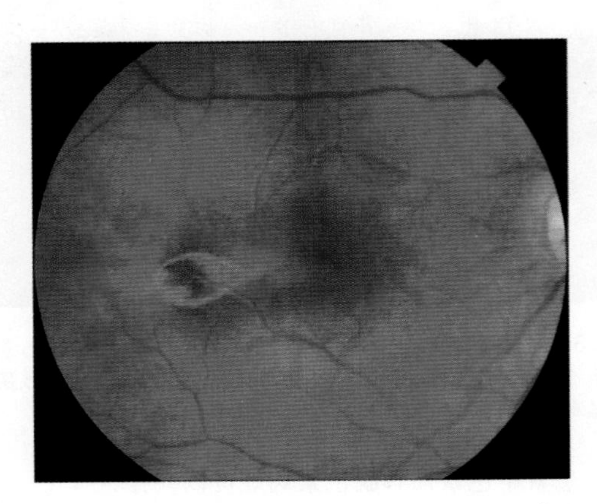

图 49.4　Torpedo 黄斑病变。位于黄斑颞侧区的边界清晰无色素的病灶,特征性的尖端指向中心凹

检查

- OCT:RPE 缺失,表层视网膜外层结构紊乱和变薄,不规则和变性的光感受器外节,椭圆体层中断,与 RPE 和外层视网膜缺失相对应的裂隙[21,22]。
- 自发荧光:多变的弱自发荧光,病灶颞侧常出现明显的自发荧光缺失,证实为无功能的 RPE 或 RPE 缺失[23]。

黄斑中心凹通常保持正常的结构和视力,但也有黄斑中心凹受累及的病例报道[24]。

患病率

罕见的先天异常,尚未知其患病率。

相关病变

通常是孤立的,但可与肾病、睑裂狭小、内脏转位、同侧脉络膜痣和屈光不正共存。

视网膜星形细胞错构瘤(RAH)

- 视网膜神经纤维层的良性胶质瘤。
- 可出在 44%的结节性硬化症(TSC)患者中[25]。
- 较少与神经纤维瘤病相关。
- 神经纤维层内扁平或稍隆起的、半透明或不透明(1 型)、边界模糊的病灶,直径 0.5~5mm。
- 偶有结节性病灶(2 型),"桑葚状肿瘤",含有钙球,有自发荧光。尽管 RAH 存在于年龄较大的儿童中,仍可与视网膜母细胞瘤混淆[26]。很少情况下,病变从扁平状发展为结节状外观。

检查

- OCT:肿瘤起源于神经纤维层,表现为一个增厚的高反射团块,具有完整的外层视网膜和 RPE[27,28]。含钙病灶具有"虫蛀"状的空穴外观。

后天性 RAH 更具侵袭性,导致视网膜渗出、玻璃体积血、视网膜脱离、视网膜脉络膜炎、新生血管性青光眼、玻璃体种植[29],甚至眼球穿孔[30]。病变通常是孤立性的,位于后极部。与全身疾病相关的多发性 RAH,病变可位于后极和周边部视网膜。

组织病理学

星形细胞瘤含有细长的纤维性星形胶质细胞,伴交错的细胞质突起。侵袭性肿瘤由大而肥厚的、富含嗜酸性胞质的多形性细胞组成[30]。

遗传学

结节性硬化症是一种与两种肿瘤抑制基因相关的疾病:错构瘤蛋白基因(hamartin,*TSC1*)和结节蛋白基因(tuberin,*TSC2*),通过 mTOR 信号通路调控细胞生长和存活[31]。

处置

结节性硬化症相关的 RAH 可观察。伴视网膜新生血管、玻璃体积血或黄斑水肿的侵袭性病变,可全身或玻璃体内注射贝伐珠单抗(bevacizumab),单独或联合玻璃体切割术或玻璃体内注射曲安奈德治疗[32,33]。最近已考虑使用雷帕霉素(sirolimus)抑制 mTOR 通路,以缩小视网膜星形细胞瘤[34]。

视网膜毛细血管血管母细胞瘤(RCH)

- 孤立的橘红色圆形血管性肿瘤,有明显的滋养血管和引流血管。
- 散发,通常是单侧性的和单病灶的。
- RCH 经常与 von Hippel-Lindau 综合征(VHL)相关,VHL 是一种多系统、常染色体显性的、家族性癌症易感综合征。
- VHL 相关的 RCH 更可能是双侧性和多灶的[35]。

检查

- 荧光素血管造影:显示早期的强荧光和晚期渗漏,可识别和区分滋养血管与引流静脉,并可突显外周小的 RCH[36]。
- 超声波:B 型扫描用于测量基底尺寸/垂直高度以及检测视网膜下液体。病变具有中高度的内部反射[37]。
- OCT:用于监测治疗反应[38]。

大多数(85%~90%)的 RCH 位于周边部视网膜,位于赤道前颞上象限,随后按出现率依次为鼻上象限、颞下象限和鼻下象限[39]。病灶体积逐渐增大,伴表面神经胶质增生,可引发牵拉性改变。由于慢性渗漏和渗出发生视力下降,导致囊样黄斑水肿、渗出性和牵拉性视网膜脱离[40]。新生血管性青光眼或白内障不常见。

约 10%~15%的病变发生在邻近视盘区,呈宽基底、内生型(最常见)或外生生长模式[41]。病灶可长期保持稳定。许多人主张在黄斑受累前采用观察处置[41]。

遗传学

- VHL 为常染色体显性遗传,大约 20%的患者无家族史。
- 估计患病率为 1/39 000~1/53 000。
- 位于 3 号染色体短臂上的基因编码两种蛋白质,HIF-1α 和

HIF-2α，调节缺氧诱导因子 α 亚单位的降解[42]。

- 有阳性家族史或两个典型肿瘤时诊断为 VHL。
- 受影响的脏器包括胰腺、肾脏、肝脏、肾上腺、内耳和附睾。
- 典型病变包括中枢神经系统血管母细胞瘤、多发性腹部器官囊肿、肾透明细胞癌和嗜铬细胞瘤。

有 45%～60%的 VHL 患者出现血管母细胞瘤，大约从 4 岁开始，其概率随年龄的增长而增加。一般在 10 岁后开始引起视觉症状，建议从 10 岁开始每年进行筛查。在 30 岁之前所有 RCH 病例都会出现视觉症状，因此，这个年龄视网膜检查正常的成年人在余生不太可能进展成 RCH[40,43]。

处置

高达 25%的 RCH 病例可出现严重的视力下降[40]。肿瘤较大的或就诊视力较差者，预后可能更差[44]。RCH 的治疗包括激光光凝、光动力疗法（PDT）、经瞳孔温热疗法（TTT）、冷冻疗法、放射敷贴/近距离放射疗法、经巩膜穿透透热疗法、玻璃体视网膜手术和全身或玻璃体注射贝伐珠单抗（bevacizumab）。

对于位于后极部直径小于 1.5mm 的小病灶，已证实激光光凝直接作用于 RCH 和滋养血管是非常有效的[45]。靠前的病变和有视网膜下液（SRF）病例可能最好用冷冻治疗[45]。PDT 已用于周边和近视盘区 RCH 治疗[46]。对近视盘区 RCH，PDT 显示相对较好的结果，但可能与视网膜前膜（ERM）加重有关[46]。由于难以穿透，较大的肿瘤治疗反应较差[47]，但 TTT 穿透较深[44]。

全身或玻璃体腔注射抗血管内皮生长因子（抗-VEGF）治疗的结果不一，一些证据表明视网膜水肿暂时减轻，但未显著缩小肿瘤大小或减少新肿瘤发生[48,49]。已证实联合抗 VEGF 治疗、PDT 和/或玻璃体视网膜手术有益处，但并非无并发症[50,51]。HIF-2α 过表达靶向治疗可能是一种更好的替代策略[52]。

视网膜海绵状血管瘤

- 罕见的先天性视网膜血管错构瘤。
- 通常为散发性、单侧和单病灶的，存在于内层视网膜。
- 偶尔呈不完全外显的常染色体显性遗传与颅内和皮肤海绵状血管瘤相关[53]。
- 表现为沿视网膜静脉走行的一簇囊状动脉瘤，通常位于视网膜中周部，但偶尔出现在黄斑、视盘和视盘周围区域（图 49.5）。

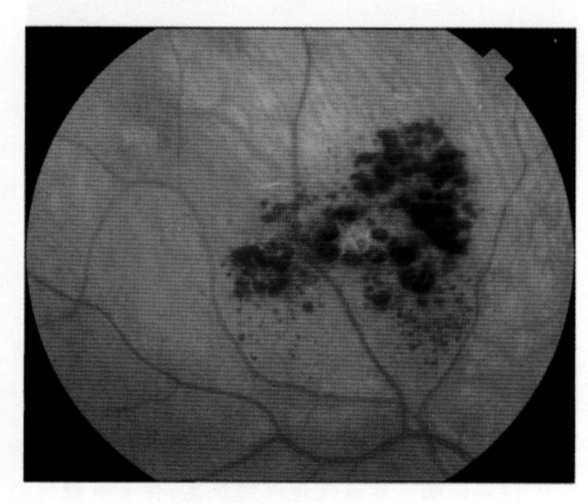

图 49.5　视网膜海绵状血管瘤可见“葡萄样”囊状动脉瘤簇

由于复发性玻璃体积血或黄斑受累可致视力下降，位于视盘的病变可引起神经纤维受压[54]。荧光素血管造影显示充盈延迟，伴动脉瘤囊腔的帽状强荧光。扫频 OCT 显示囊性动脉瘤在视网膜内的位置[55]。无渗漏或渗出，血管成分与正常视网膜血管相同[56]。

遗传学

建议检查一级亲属。视网膜海绵状血管瘤与脑海绵状畸形（CCM）的共存，可能与 *KRIT1*（CCM1）、*MGC4607*（CCM2）和 *PDCD10*（CCM3）的突变有关[57]，这些基因参与调控内皮细胞形态发生和血管稳定性[57]。

处置

多数可以观察。当有阳性的海绵状血管瘤家族史时，伴皮肤海绵状血管瘤或多发性或双侧视网膜海绵状血管瘤或脉络膜海绵状血管瘤，建议进行神经影像学检查[58]。病变是非进行性的，常覆盖有视网膜前胶质膜。视网膜前膜牵引可导致自发性玻璃体积血[59]，可能需要玻璃体切割术。偶尔可用光凝和冷冻疗法治疗这些病变。最近报道，静脉注射英夫利西单抗（infliximab）可使瘤体缩小[60]。

视网膜和视网膜色素上皮联合错构瘤（CHRRPE）

- 罕见良性孤立性病变。
- 通常是单侧的，但双侧病例也有报道。
- 位于后极部视盘周围或黄斑区，或周边部视网膜[61]。
- 可能是先天性的，有病例报告最小为 2 周龄的婴儿[62]。
- 大部分为非进展性。
- 小部分患者可能无症状，大多数表现视力下降、视物变形或斜视，尤其是黄斑区受累者[62]。

病变隆起，伴不等的色素沉着（图 49.6）。视网膜血管迂曲，表面有典型的视网膜前膜。病变可分为黑色素细胞性、血管性或胶质细胞性。胶质细胞亚型伴发的视网膜前膜与进行性视网膜牵拉导致视力下降有关，其可能最适合手术[63]。

检查

- 荧光素血管造影：动脉期脉络膜背景弱荧光，病变区深层视网膜血管迂曲、毛细血管扩张，病变内血管渗漏。
- OCT：高反射性视网膜前膜，其深层累及内层视网膜的视网膜褶皱。在严重的病例中，皱褶延伸至外层视网膜，视网膜增厚、结构紊乱，并伴深层脉络膜变薄[64,65]。

组织病理学

- 视网膜增厚，结构紊乱，也有累及视神经的。
- 大量增生性和发育异常的胶质细胞。
- 增生 RPE 形成多层片状和条索状，侵入其表层组织。
- 病灶表面的毛细血管增生和纤维组织增生使病变前表面形成皱褶[66]。

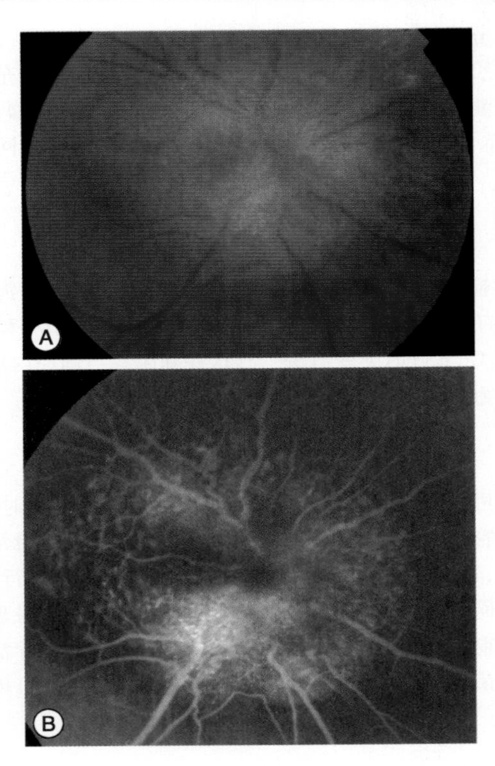

图 49.6 视网膜和视网膜色素上皮联合错构瘤（CHRRPE）。Ⓐ一例儿童 6 岁就诊，右眼视盘病变隆起，进展非常缓慢，到 11 岁时视力下降至 0.7LogMAR，注意色素沉着、动脉瘤样血管和苍白的胶质组织；Ⓑ荧光素血管造影显示广泛的毛细血管扩张

相关疾病

值得注意的相关疾病包括：

- 1 和 2 型神经纤维瘤病。
- Gorlin 综合征。
- 结节性硬化。

已报道的一些罕见的相关病变：

- Poland 异常。
- 鳃-眼-面（branchio-oculofacial）综合征。
- 鳃-耳-肾（branchio-oto-renal）综合征。
- 青少年鼻咽血管纤维瘤。
- 色素失禁症。
- 青少年视网膜劈裂症。
- 视盘缺损和视盘玻璃膜疣。

处置

当 ERM 延伸到黄斑引起视力下降，可能需要干预进展性 ERM[67,68]。并发症包括视网膜和玻璃体积血、视网膜和脉络膜新生血管、视网膜劈裂症、视网膜脱离（通常是渗出性）和黄斑水肿[62]。

Coats 病（外层渗出性视网膜病变）

一种特发性视网膜毛细血管扩张症，伴有视网膜内和/或视网膜下渗出，无明显视网膜或玻璃体牵拉[69]。

- 毛细血管扩张（图 49.7）。
- 视网膜血管的动脉瘤样扩张（“灯泡样”）（图 49.8）。
- 视网膜毛细血管微动脉瘤。
- 视网膜下和视网膜内黄白色斑片状渗出物，位于后极部和视网膜血管深层。
- 视网膜血管鞘伴胆固醇沉积。

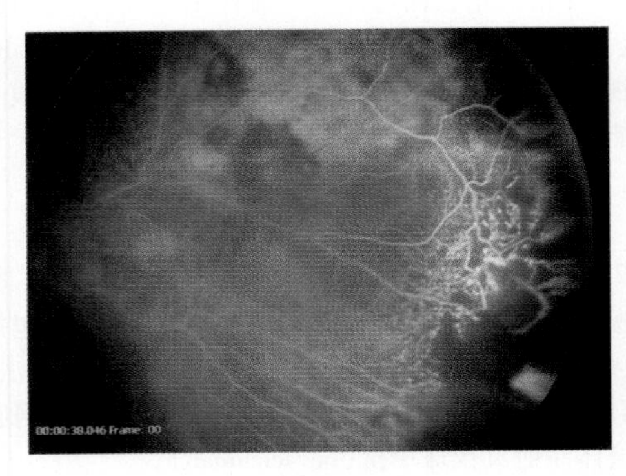

图 49.7 Coats 病。荧光素血管造影周边像显示，其特征是血管的毛细血管扩张，以及视网膜血管动脉瘤样扩张

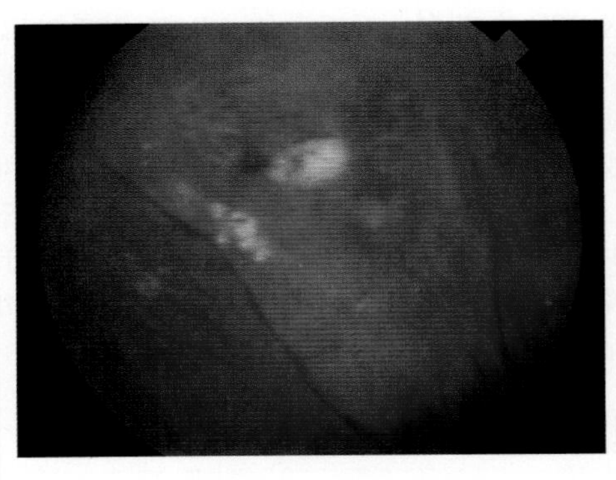

图 49.8 Coats 病。视网膜血管的动脉瘤样扩张和微动脉瘤，本例渗出物很少

通常累及赤道部和周边部视网膜，颞侧更易受影响。该病通常发展为视网膜脱离（图 49.9）、青光眼、白内障和眼球痨。学龄前儿童通常表现斜视或白瞳征；年龄较大的儿童，可自觉有视力下

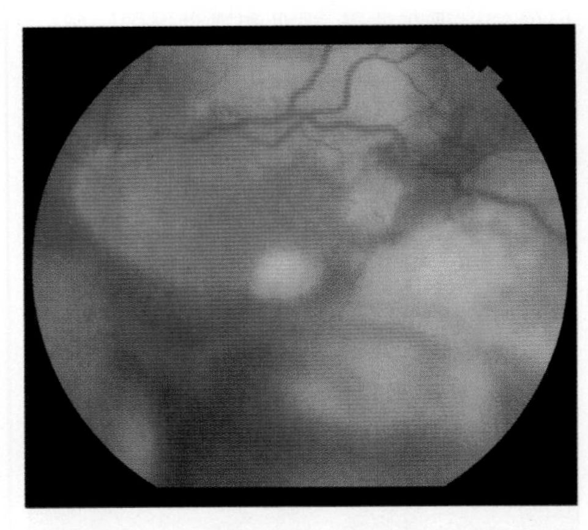

图 49.9 Coats 病。浆液性视网膜脱离，伴大量视网膜下胆固醇堆积

降或常规视力筛查发现[70]。胆固醇结晶沉着症报道不多。由于渗出性视网膜脱离或黄斑受累,不良视力超过 50%[70,71]。黄斑病变包括毛细血管扩张、渗出、水肿、黄斑纤维增殖或全层裂孔[72]。

表 49.1 列出了 Coats 病的分期[73]。大多数病例在 2 或 3 期就诊,在 1 或 5 期者罕见,年龄较小的患者多在 3 期。

表 49.1　Coats 病分期

分期	描述
0	退化,无毛细血管扩张/渗出
1	仅视网膜毛细血管扩张
2	毛细血管扩张和渗出
2A	黄斑中心凹外渗出
2B	黄斑中心凹渗出
3	渗出性视网膜脱离
3A1	仅黄斑中心凹外脱离
3A2	黄斑中心凹脱离
3B	视网膜全脱离
4	视网膜全脱离伴青光眼
5	疾病终末期(眼球痨)

发病率

- 男性多见(男女比为 17∶3)。
- 估计人群发病率为 0.09/100 000。
- 就诊年龄中位数为 8 岁,大多数患者在 15 岁前发病,峰值在 5~10 岁之间。

报道的最早发病年龄是一个 3 周龄的婴儿[74]。发病年龄越早,病变进展越快[70]。虽然经典的病例是单侧性的,但也已报道一些双侧发病病例[71]。宽视野 FFA 证实,在经典的、单侧 Coats 病患者中,有 61%的患者对侧眼存在周边部视网膜无血管区[75]。

组织病理学

- 血管增厚和玻璃样变。
- 内皮成分变薄和丢失,血浆渗漏入血管壁。
- 血管壁坏死,形成血管扩张和毛细血管扩张。
- 视网膜下渗出、出血、囊肿、水肿、淋巴细胞浸润和纤维蛋白沉积。
- 神经视网膜发生继发性变性。
- RPE 细胞吞噬脂质,将其转化为富含脂质的“鬼影细胞”[76,77]。

遗传学

大多数 Coats 病表现为散发性,但也有报告在疾病发展早期视网膜片段内有 *NDP* 基因(与 Norrie 病相关)的体细胞突变[78]。

Coats 样改变可见于:

- 与 *CRB1* 和 *CEP290* 基因相关的视网膜营养不良[79,80]。
- Coats 附加病变(Coats-plus disease)(脑内钙化、脑微血管病、毛发稀疏、指甲营养不良、宫内生长迟缓、骨髓受累和出生后发育不良)由 *CTC1* 基因突变引起[81,82]。
- 面肩肱型肌营养不良症。
- 1 型血纤溶酶原缺乏症。
- Cornelia de Lange 综合征。
- Hallerman-Streiff 综合征。
- Senior-Loken 综合征。
- 多发性肾小球肿瘤[83-88]。

处置

一个重要的鉴别诊断是视网膜母细胞瘤,特别是罕见的弥漫性浸润性肿瘤,扁平且边界不清,就诊平均年龄较大(约 4 岁)。由于不能排除视网膜母细胞瘤,患有 Coats 病的眼睛偶尔会被摘除[89]。其他鉴别诊断包括永存胎儿血管、玻璃体视网膜发育不良、早产儿视网膜病变(ROP)、扁平部睫状体炎、特发性视网膜血管炎和神经视网膜炎(IRVAN)、X 连锁视网膜劈裂症、弓蛔虫病和 von Hippel-Lindau 病。

在病程超过 5 年的患者中,有 64%会缓慢发展为视网膜脱离。4 岁或 4 岁以下的患者更可能出现进展。不良的预后特征包括:赤道后受累、弥漫性和位于视网膜上方的病灶、视网膜大囊肿、治疗后液体吸收不良及就诊时存在视网膜脱离[71,89]。眼球摘除是罕见的,只有担心视网膜母细胞瘤可能发生在其他失明的、青光眼的眼中时才实施[89,90]。大多数病例在治疗后会稳定或改善[在一项英国眼科监测小组研究(BOSU)中稳定或改善的比例是 98%][91]。在较轻的病例中,目标是保存视力;在晚期病例中,目标是保持眼部舒适度和美观。

周边毛细血管扩张和微动脉瘤的消融术对 2 期病变更有效。治疗包括冷冻疗法、氩绿或二极管激光治疗(532nm)[92]。治疗的并发症包括白内障、视网膜脱离和增生性玻璃体视网膜病变。

有报道,发生视网膜脱离时可通过引流视网膜下液体和/或玻璃体切割术联合激光或冷冻疗法进行手术治疗[93],尽管在许多情况下因为存在黄斑纤维化瘢痕而视力预后受限,这种瘢痕可能代表着与脉络膜视网膜吻合和色素上皮脱离相关的视网膜血管瘤样增生[94]。

玻璃体内抗 VEGF 抗体的辅助治疗已用于 3a 期和 3b 期病变,但已有发生牵拉性视网膜脱离的报道,并且缺乏长期的安全性和有效性数据[95]。玻璃体内注射曲安奈德或糖皮质激素缓释植入物等有发生白内障和青光眼的危险。

家族性视网膜小动脉迂曲(fRAT)

- 罕见,常染色体显性遗传。
- 二级和三级视网膜小动脉进行性迂曲,伴视网膜出血,在黄斑区周围最明显[96]。
- 小静脉、大的小动脉和毛细血管正常,无动脉瘤或异常吻合。
- 荧光素血管造影显示血管无渗漏。

也可以看到:

- 球结膜血管毛细血管扩张。
- Kieselbach 鼻中隔畸形。
- 脊髓血管性肿块。
- 颈内动脉动脉瘤。

当视网膜出血累及中心黄斑区时会引起短暂的视力障碍或下降,可发生在用力或瓦尔萨尔瓦动作(Valsalva maneuver)后[96]。

遗传学

本病是由 *COL4a1* 突变引起的[97]，该突变也与以下疾病相关：伴肾病、动脉瘤和痛性痉挛（HANAC 综合征）的遗传性血管病变[98]；伴脑白质病变的常染色体显性婴幼儿偏瘫和脑穿通畸形[99]；伴 Axenfeld-Rieger 异常的弥漫性脑小血管病[100]。

遗传性视网膜静脉串珠

- 罕见的病因不明的常染色体显性疾病。
- 显著的腊肠状视网膜静脉串珠。
- 视网膜小动脉可显示管腔狭窄。
- 结膜血管囊状及动脉瘤样改变。
- 急性血管失代偿发作，以新生血管和玻璃体积血为特征。
- 视网膜内脂质。
- 荧光素血管造影显示毛细血管无灌注、荧光素渗漏和视网膜内微血管改变，包括微动脉瘤和毛细血管扩张。
- 已报道伴发肾炎、中性粒细胞减少和耳聋的家族[101]。

先天性视网膜巨血管症

- 一条粗大血管穿过黄斑中心，大的分支血管延伸至水平缝两侧。
- 视力通常不受影响[102,103]。
- 有时巨血管是动脉或动脉和静脉的组合[104]。
- 患病率：罕见。在一项包括 3 506 只眼的系列研究中，有 6 例患者 7 只眼存在来自颞下动脉的分支，无来自颞上动脉或静脉分支的患眼[105]。
- 经常能观察到动静脉交通。

检查

- 荧光素血管造影：静脉血管早期充盈，在黄斑中心凹周围或静脉周围有毛细血管无灌注区，中心凹毛细血管微血管结构不易确定，无血管区扩大和微动脉瘤。血管造影后期，与其他视网膜血管相比，视网膜巨血管仍保持强荧光。
- 已报道睫状视网膜动脉和巨血管之间的交通，视网膜巨血管被归类为轻度的动静脉吻合[106,107]。
- 视网膜 OCT 成像显示黄斑增厚[108]。
- 并发症包括可自发吸收的浆液性视网膜脱离[109]、浆液性渗出、Valsalva 视网膜病变[106]和视网膜内囊肿[103]。

视网膜蔓状血管瘤

这些罕见的单侧先天性血管畸形可能与可导致卒中的脑血管畸形相关（图 49.10）。通常在常规检查或患者出现神经病学事件时才发现，不需要治疗。

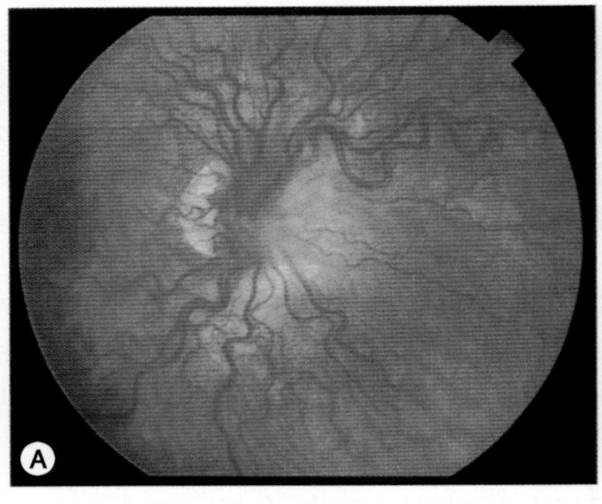

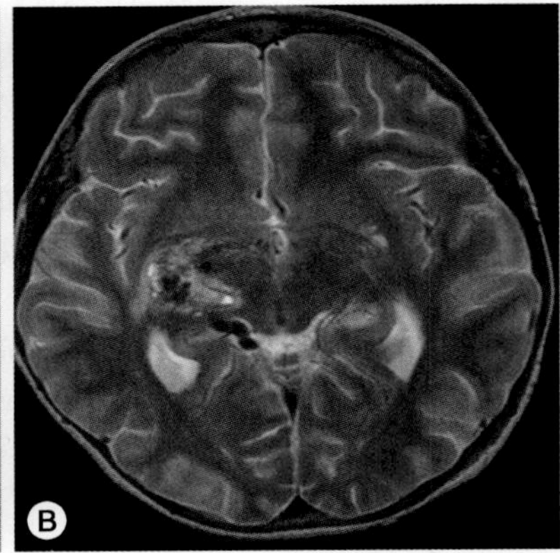

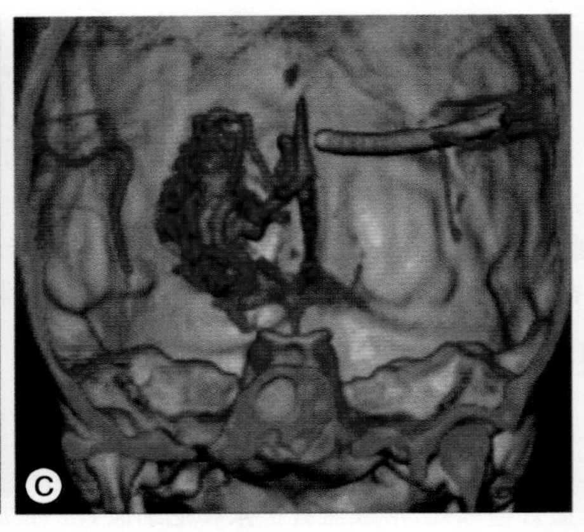

图 49.10　Ⓐ蔓状血管瘤：右眼鼻上象限可见粗大的环状静脉，视力正常；Ⓑ磁共振成像（MRI）显示右侧血管畸形，10 岁时突然出血，导致反应迟钝（obtundation）（患儿从中康复）和左侧同侧偏盲（未康复）；Ⓒ磁共振血管造影重建的前后位像，显示右侧血管畸形和左侧分流

家族性视网膜动脉大动脉瘤（FRAM）

- 常染色体隐性疾病。
- 多发的双侧视网膜动脉大动脉瘤和串珠，影响一级小动脉，并发展到二级和周边三级血管[110]。
- 视网膜改变最早可发生在 3 月龄时。
- 大动脉瘤产生于视网膜动脉串珠区域。
- 视网膜内和视网膜下的渗出表现出 Coats 样的外观。
- 在 RPE 水平的反应性变化导致视网膜下瘢痕、萎缩和血管鞘[110]。
- 并发症包括复发性内界膜下出血、大动脉瘤渗漏和渗出性视网膜脱离。
- 治疗：氩绿激光光凝治疗[110]。

遗传学

本病与胰岛素样生长因子结合蛋白 7（IGFBP7）的突变有关[111]。

相关疾病

心脏异常，包括肺动脉瓣上狭窄和充血性肝病[111]。

（郭长梅　译　王雨生　校）

参考文献

1. Fung AT, Pellegrini M, Shields CL. Congenital hypertrophy of the retinal pigment epithelium: enhanced depth optical coherence tomography in 18 cases. Ophthalmology 2014; 121: 251–6.
2. Shields CL, Mashayekhi A, Ho T, et al. Solitary congenital hypertrophy of the retinal pigment epithelium: clinical features and frequency of enlargement in 330 patients. Ophthalmology 2003; 110: 1968–76.
5. Shneor E, Millodot M, Barnard S, et al. Prevalence of congenital hypertrophy of the retinal pigment epithelium (CHRPE) in Israel. Ophthalmic Physiol Opt 2014; 34: 385.
10. Traboulsi EI, Murphy SF, DeLaCruz ZC, et al. A clinicopathologic study of the eyes in familial adenomatous polyposis with extracolonic manifestations (Gardner's syndrome). Am J Ophthalmol 1990; 110: 550–61.
12. Nishisho I, Nakamura Y, Miyoshi Y, et al. Mutations of chromosome 5q21 genes in FAP and colorectal cancer patients. Science 1991; 253: 665–9.
14. Egerer I. Congenital grouped pigmentation of the retina. Klin Monatsbl Augenheilkd 1976; 168: 672–7.
19. Lopez JM, Guerrero P. Congenital simple hamartoma of the retinal pigment epithelium: optical coherence tomography and angiography features. Retina 2006; 26: 704–6.
23. Golchet PR, Jampol LM, Mathura JR Jr, Daily MJ. Torpedo maculopathy. Br J Ophthalmol 2010; 94: 302–6.
25. Rowley SA, O'Callaghan FJ, Osborne FJ. Ophthalmic manifestations of tuberous sclerosis: a population based study. Br J Ophthalmol 2001; 85: 420–3.
30. Shields JA, Eagle RC Jr, Shields CL, et al. Aggressive Retinal astrocytomas in four patients with tuberous sclerosis complex. Trans Am Ophthalmol Soc 2004; 102: 139–48.
31. McCall T, Chin SS, Salzman KL, Fults DW. Tuberous sclerosis: a syndrome of incomplete tumor supression. Neurosurg Focus 2006; 20: 1–9.
35. Singh AD, Nouri M, Shields CL, et al. Treatment of retinal capillary hemangioma. Ophthalmology 2002; 109: 1799–806.
40. Webster AR, Maher ER, Moore AT. Clinical characteristics of ocular angiomatosis in von Hippel-Lindau disease and correlation with germline mutation. Arch Ophthalmol 1999; 117: 371–8.
45. Singh AD, Shields CL, Shields JA. von Hippel-Lindau disease. Surv Ophthalmol 2001; 46: 117–42.
52. Wang Y, Abu-Asab MS, Shen D, et al. Upregulation of hypoxia-inducible factors and autophagy in von Hippel–Lindau-associated retinal hemangioblastoma. Graefes Arch Clin Exp Ophthalmol 2014; 252: 1319–27.
53. Gass JD. Cavernous hemangioma of the retina: a neuro-oculo-cutaneous syndrome. Am J Ophthalmol 1971; 71: 799–814.
57. Faurobert E, Albiges-Rizo C. Recent insights into cerebral cavernous malformations: a complex jigsaw puzzle under construction. FEBS J 2010; 277: 1084–96.
62. Shields CL, Thangappan A, Hartzell K, et al. Combined hamartoma of the retina and retinal pigment epithelium in 77 consecutive patients: visual outcome based on macular versus extramacular tumor location. Ophthalmology 2008; 115: 2246–52.
67. Xiao Z, Fangtian D, Rongping D, et al. Surgical management of epiretinal membrane in combined hamartomas of the retina and retinal pigment epithelium. Retina 2010; 30: 305–9.
69. Coats G. Forms of retinal diseases with massive exudation. R Lond Ophthalmol Hosp Rep 1908; 17: 440–525.
70. Morris B, Foot B, Mulvahill A. A population-based study of Coats disease in the United Kingdom I: epidemiology and clinical features at diagnosis. Eye (Lond) 2010; 24: 1797–801.
73. Shields JA, Shields CL, Hanovar SG, et al. Classification and management of Coats disease. The 2000 proctor lecture. Am J Ophthalmol 2001; 131: 572–83.
78. Black GC, Parveen R, Bonshek R, et al. Coats' disease of the retina (unilateral retinal telangiectasis) caused by somatic mutation in the NDP gene: a role for norrin in retinal angiogenesis. Hum Mol Genet 1999; 8: 2031–5.
82. Anderson BH1, Kasher PR, Mayer J, et al. Mutations in CTC1, encoding conserved telomere maintenance component 1, cause Coats plus. Nat Genet 2012; 44: 338–42.
91. Mulvahill A, Morris B. A population-based Study of Coats disease in the United Kingdom II: investigation, treatment, and outcomes. Eye (Lond) 2010; 24: 1802–7. doi:10.1038/eye.2010.127.
95. Ramasubramanian A, Shields CL. Bevacizumab for Coats' disease with exudative retinal detachment and risk of vitreoretinal traction. Br J Ophthalmol 2012; 96: 356–9.
96. Sutter FKP, Helbig H. Familial retinal arteriolar tortuosity: a review. Surv Ophthalmol 2003; 48: 245–55.
101. Meredith T. Inherited retinal venous beading. Arch Ophthalmol 1987; 105: 949–53.
106. Beatty S, Goodall K, Radford R, Lavin MJ. Decompensation of a congenital retinal macrovessel with arteriovenous communications induced by repetitive roller coaster rides. Am J Ophthalmol 2000; 130: 527–8.
110. Dhindsa HS, Abboud EB. Familial retinal arterial macroaneurysms. Retina 2002; 22: 607–15.

第 50 章

视网膜斑点和结晶

Panagiotis I Sergouniotis, Anthony T Moore

章节目录

引言

许多遗传性或后天性疾病均可表现多发的黄白色视网膜病变，这些病变外观呈斑片状、小点状/玻璃膜疣样或结晶样，与不同程度的视网膜功能障碍相关[1-3]。本章综述小儿视网膜中黄白色斑点的鉴别诊断，同时也包含一些多见于成人的疾病。

临床评价

询问视觉症状，如视物模糊、夜盲或畏光等，以及获取家族史都很重要。由于其他受累的家庭成员可能无症状，对亲属的检查可帮助诊断。随后应当询问目前或既往的全身用药史和饮食习惯，详细记录任何其他的疾病，特别是与吸收不良相关的疾病（如囊性纤维化等[4]）。

检查儿童时应注意观察视网膜沉积物的分布、在视网膜中的深度以及其性质上是否为结晶。有助于鉴别诊断的检查包括光学相干断层成像（OCT）、眼底自发荧光（FAF）成像以及某些情况下的心理物理学和电生理[视网膜电图（ERG）和眼电图（EOG）]测试。分子诊断检测常常对确定诊断是有用的。

原发性眼部疾病中的黄白色视网膜病变

Stargardt 病和眼底黄色斑点症（参见第 48 章）

Stargardt 病（Stargardt disease）是一种常见的视网膜营养不良，常与 *ABCA4* 基因的常染色体隐性突变相关[5]。可观察到假显性遗传，尤其是在近亲婚配家族中[6]。在这种情况下，详细询问病史很重要，以将 *ABCA4* 相关疾病与表型相似的，由 *ELOVL4*[7] 或 *PRPH2/RDS*[8] 突变引起的常染色体显性遗传病相鉴别。

Stargardt 病的特征是整个后极部散在的定位于深层视网膜的黄白色斑点（图 50.1）。这种典型斑点并非总能在诊断时就看到，但在病程晚期可出现[9,10]。黄斑萎缩常见，患者通常在十多岁出现视力下降，也可出现夜盲和畏光[11]。一些患者就诊时中心视力良好，黄斑部未受累或仅有轻微病变，可诊断为眼底黄色斑点症（fundus flavimaculatus，即没有黄斑萎缩的视网膜斑点）[12]。Stargardt 病和眼底黄色斑点症属于同一遗传病表型谱中的不同部分。

FAF 成像是一种有用的监测手段，在无其他证据（包括儿童不明原因的视力下降）时患眼也可能发现异常改变[10]，可见散布斑点状强/弱自发荧光改变和/或与视网膜斑点空间上相对应的局部信号增强灶[13,14]。定量 FAF 成像以一种标准化方式测量 FAF 信号强度，可以提供更进一步的信息，包括鉴别 *ABCA4* 突变和非突变的患者[15]。OCT 检查（特别是与椭圆体带内节对应的高反射线的完整程度）可准确评估疾病的严重程度[16]。荧光素血管造影典型表现为“暗脉络膜”，尽管目前并不常用作 Stargardt 病的诊断手段[17]。

电生理检查显示多焦 ERG 上黄斑中心反应减弱和图形 ERG 异常。全野 ERG 表现多样，但具有预后价值，因为 ERG 上早期表现出广泛性视杆和/或视锥系统功能障碍提示可能出现快速进展性疾病[18,19]。值得注意的是，相较于成年后发病的患者，儿童期发病的患者更多有广泛性视网膜功能障碍，与具有更严重的表型相一致[9]。

良性视网膜斑点症

良性视网膜斑点症（benign fleck retina）是一种常染色体隐性遗传性疾病，具有独特的视网膜外观，但不伴有视力或电生理异常[20]。患者无症状，眼底检查可见醒目的遍布赤道部并延伸至视网膜远周边部的弥漫性黄白色斑点，但不累及中心凹（图 50.2）[21-24]。这些斑点位于深层视网膜，在婴儿早期即可见。

FAF 成像显示与视网膜斑点位置相对应的多发性强自发荧光改变。OCT 上在内节椭圆体带深层可见散在沉积物[24]。正常的全野 ERG 和图形 ERG 可明确诊断[22]。多焦 ERG 在一些等视网可有轻度异常[23]。

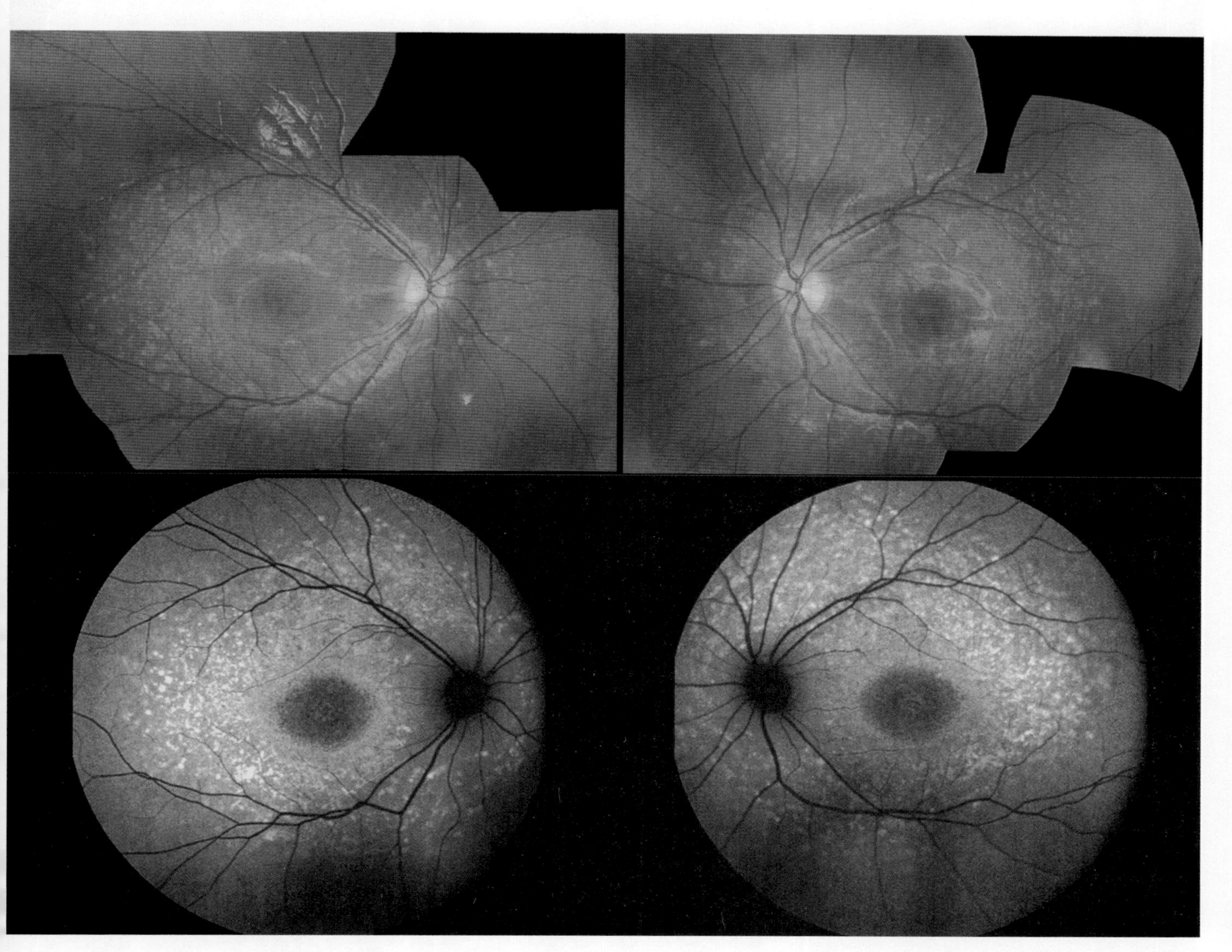

图 50.1　Stargardt 病。一例 9 岁 Stargardt 病患者的右眼和左眼的眼底照相(上排)。眼底自发荧光图像(下排)显示与视网膜斑点相对应的强自发荧光病灶,以及中心凹区域的异常自发荧光

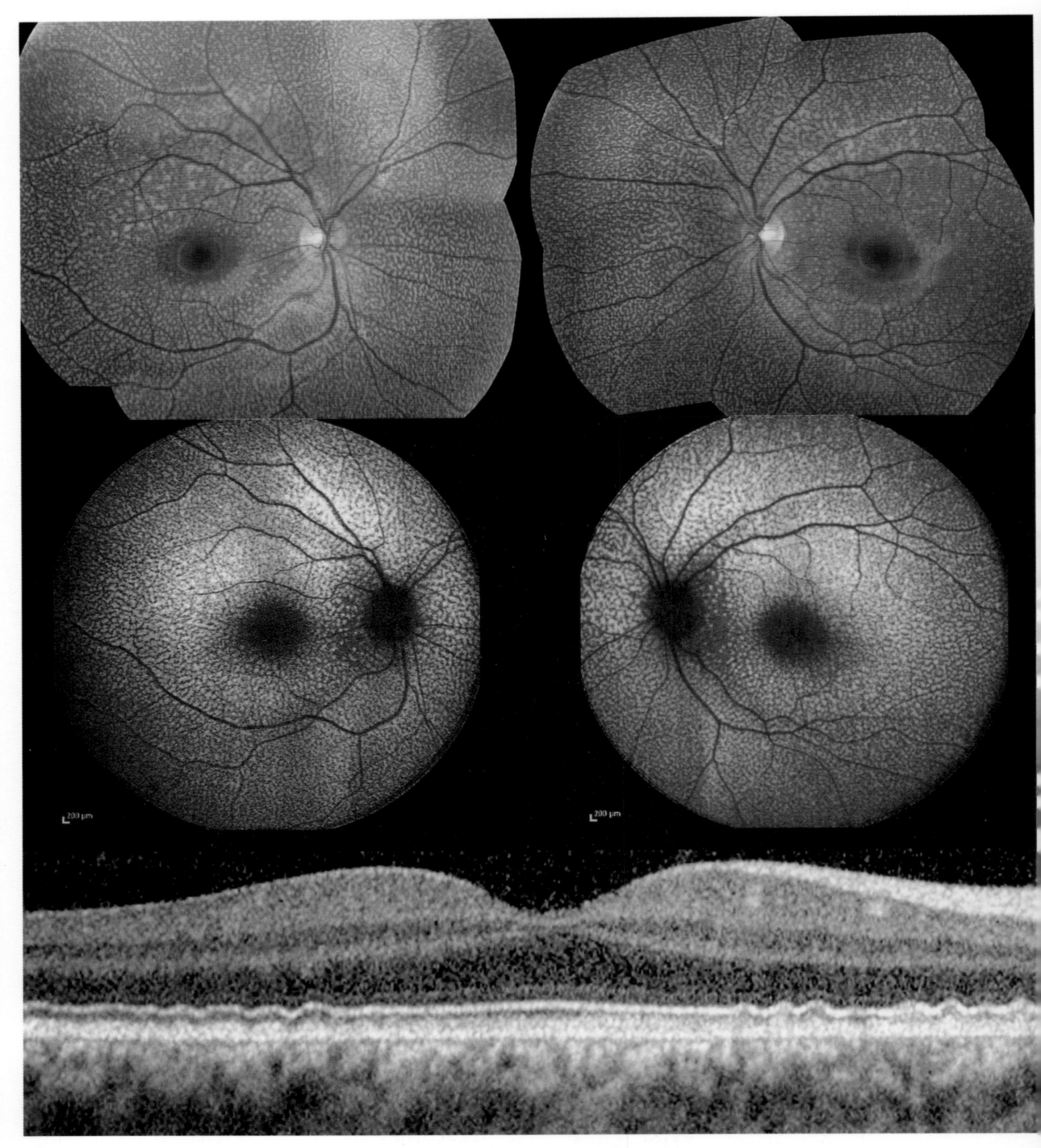

图 50.2 良性视网膜斑点症。一例 10 岁良性视网膜斑点症患儿的右眼和左眼的眼底照相(上排)。眼底自发荧光(中排)和光学相干断层成像(下排,右眼以中心凹为中心,水平线性扫描)显示视网膜色素上皮层水平的内源性荧光病变。这些病变未累及椭圆体带内节

一些良性视网膜斑点症患者可检测到编码第Ⅴ组磷脂酶 A_2（group Ⅴ phospholipase A_2）的基因（*PLA2G5*）的隐性突变和血清胆固醇水平的轻度升高[24,25]。

不应将良性视网膜斑点症与 Kandori 在 1972 年报道的一种疾病混淆[26]，该病称为“Kandori 视网膜斑点”，可出现视网膜大的白色病灶、可能的萎缩性改变以及夜盲[26]。目前尚不清楚“Kandori 视网膜斑点”是否为遗传性疾病，甚至是否为一独立的临床病种。

白点状眼底

白点状眼底（fundus albipunctatus）是一种常染色体隐性遗传性疾病，表现为夜盲和视网膜多发性广泛分布的黄白色点状病变（图 50.3）。这些斑点常在十岁前出现，位于深层视网膜，不累及黄斑中心凹[27,28]。患者常因常规眼科体检时发现眼底异常，或因光线昏暗时视物困难而就诊。直接询问时，患者常描述自幼夜盲和暴露明亮光线后出现暗适应延迟[27]。视力和视野通常是正常的。

FAF 成像可见弱自发荧光信号，可见数字化增强伪影（如来自视盘和大血管的自发荧光）[29,30]。在年轻患者中，可观察到与眼底黄白色斑点对应的高密度病灶（图 50.3A）[27,30]。OCT 上可见从 RPE 延伸到外核层的高反光病灶（图 50.3B）[28,31,32]。

视觉电生理和暗适应的典型异常表现有助于诊断（参见第 46 章）。值得注意的是，常规暗适应后暗视 ERG 可见轻度异常，但延长暗适应时间后可部分恢复或转为正常[27,33]。明视 ERG 和图形 ERG 可以表现为正常或异常[27,34,35]，自适应光学成像显示出黄斑区视锥细胞镶嵌结构排列不规则[30,31]。

分子生物学检测有助于诊断：白点状眼底通常与 *RDH5* 的隐性突变有关，该基因编码一种具有 11-顺式视黄醛脱氢酶活性的酶[36]。该酶可催化 11-顺式维生素 A 氧化为 11-顺式视黄醛，是人类 RPE 中视色素的泛脊椎动物生色基团[37,38]。此外，已报道在具有一些白点状眼底特征的患者中发现了 *RPE65*[39] 和 *RLBP1*[40,41] 的突变。

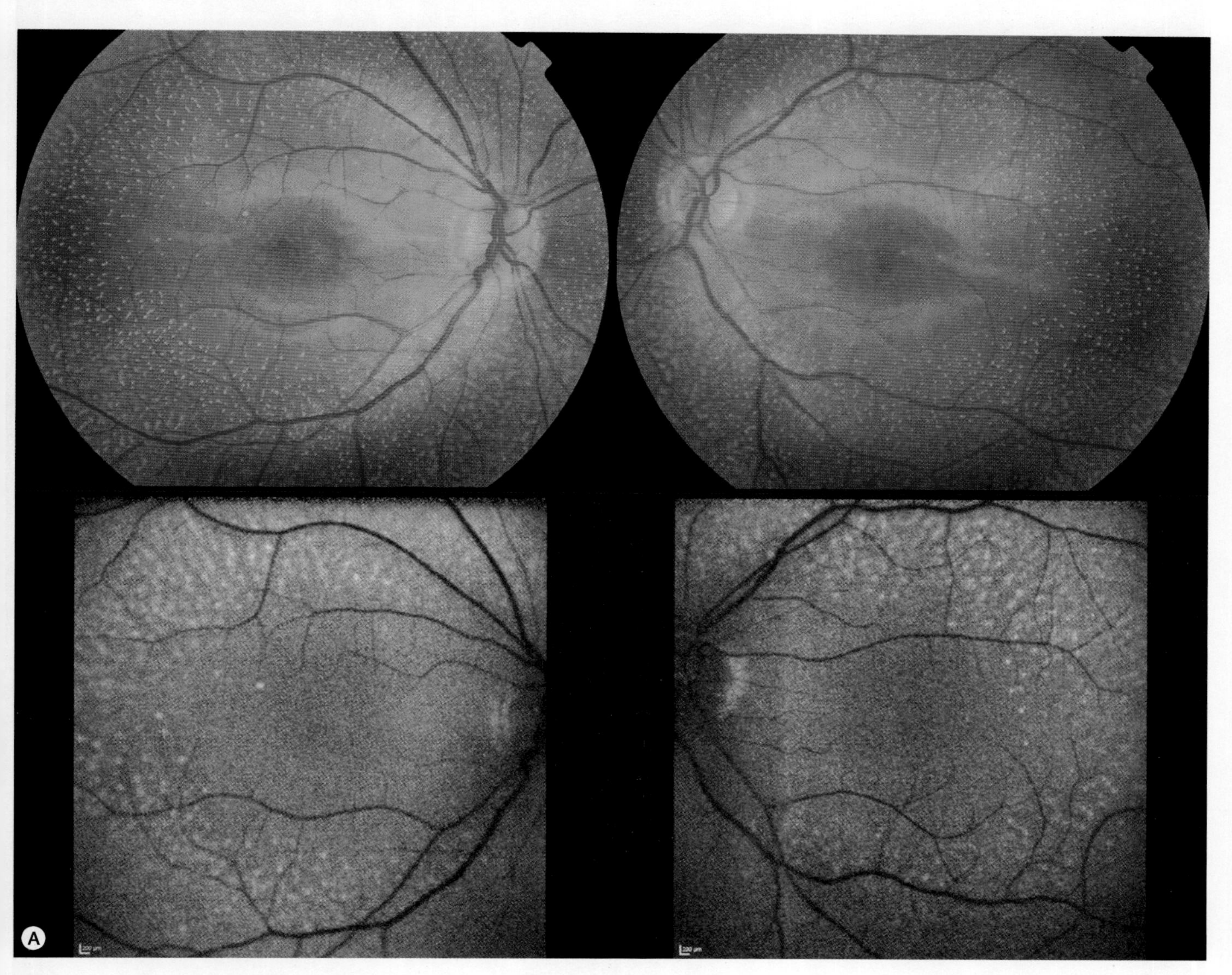

图 50.3　白点状眼底。Ⓐ一例 18 岁 RDH5 突变阳性患者的右眼和左眼的眼底照相（上排），眼底自发荧光成像（下排）显示强自发荧光病变，这些病变可能不代表脂褐素的沉积；

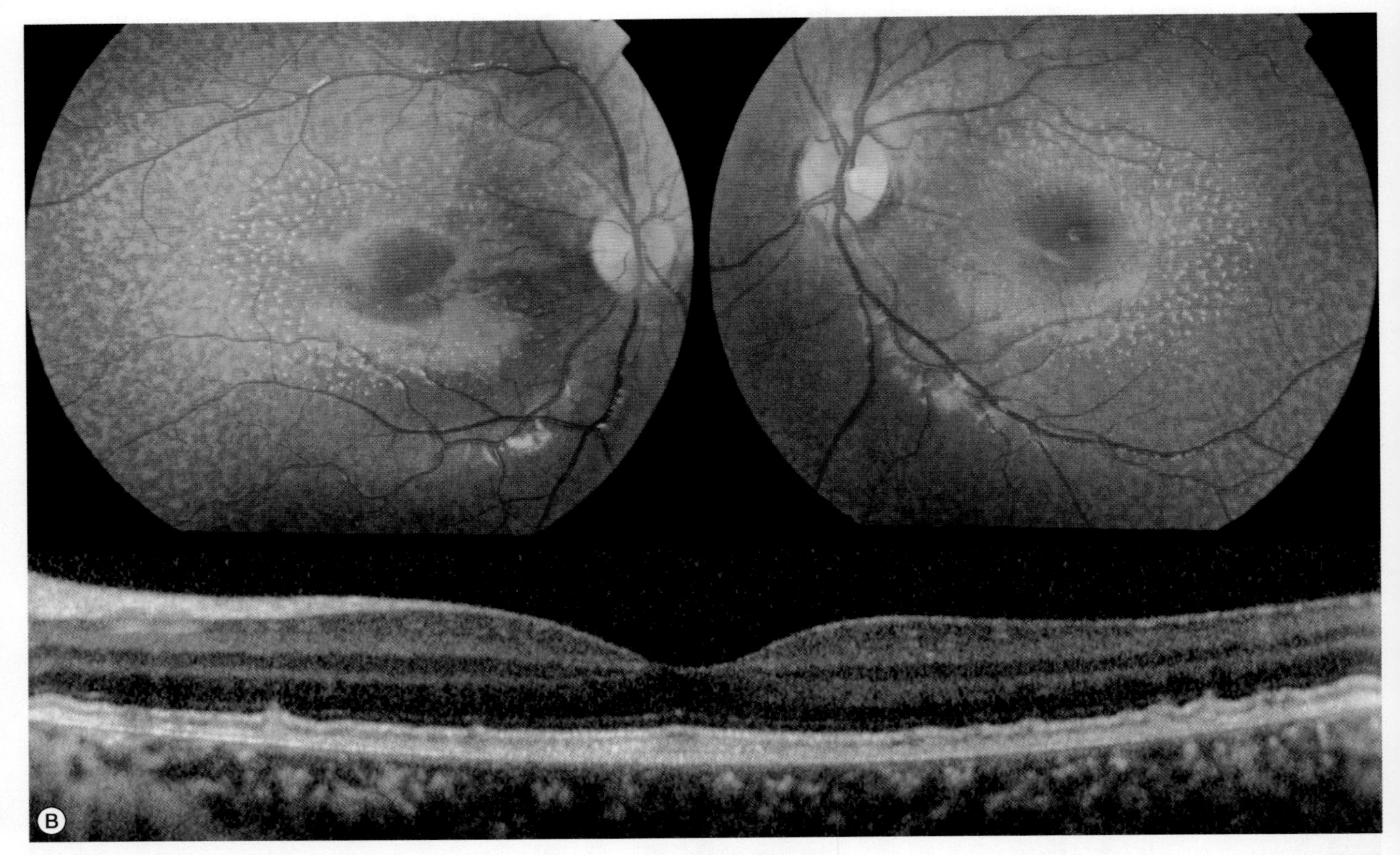

图 50.3(续) Ⓑ一例 10 岁 RDH5 阳性患儿的右眼和左眼的眼底照相(上排)。光学相干断层成像(下排,左眼以中心凹为中心,水平线性扫描)示从 RPE 伸向外核层的高反射病变

白点状视网膜变性、Bothnia 视网膜营养不良和 Newfoundland 视网膜营养不良

白点状视网膜变性(retinitis punctata albescens)是隐性遗传性视网膜色素变性的一种变异亚型,其特征为多发的视网膜黄白色斑点而非色素沉着[42]。患者表现为夜盲和/或周边视力损害。本病的一个特征是早期黄斑受累即可引起视力下降[43,44]。检眼镜检查可发现类似于白点状眼底的黄白色视网膜斑点(图 50.4),这些斑点不累及中心凹,随进展可表现出更经典的视网膜色素变性病变[45]。鉴别早期白点状视网膜变性与白点状眼底十分重要:后者的昼视力预后明显更好,而前者表现出更严重和进行性的视网膜变性。血管变细、视野丧失、OCT 显示视网膜变薄和更严重的视觉电生理表现是鉴别诊断要点(参见第 46 章)[41,46]。

白点状视网膜变性主要与 *RLBP1*[47] 的隐性突变有关,该基因编码视网膜视觉周期的一个关键组成蛋白,在维持正常的视锥细胞驱动的视觉功能和加速视锥细胞的暗适应中发挥作用[48]。

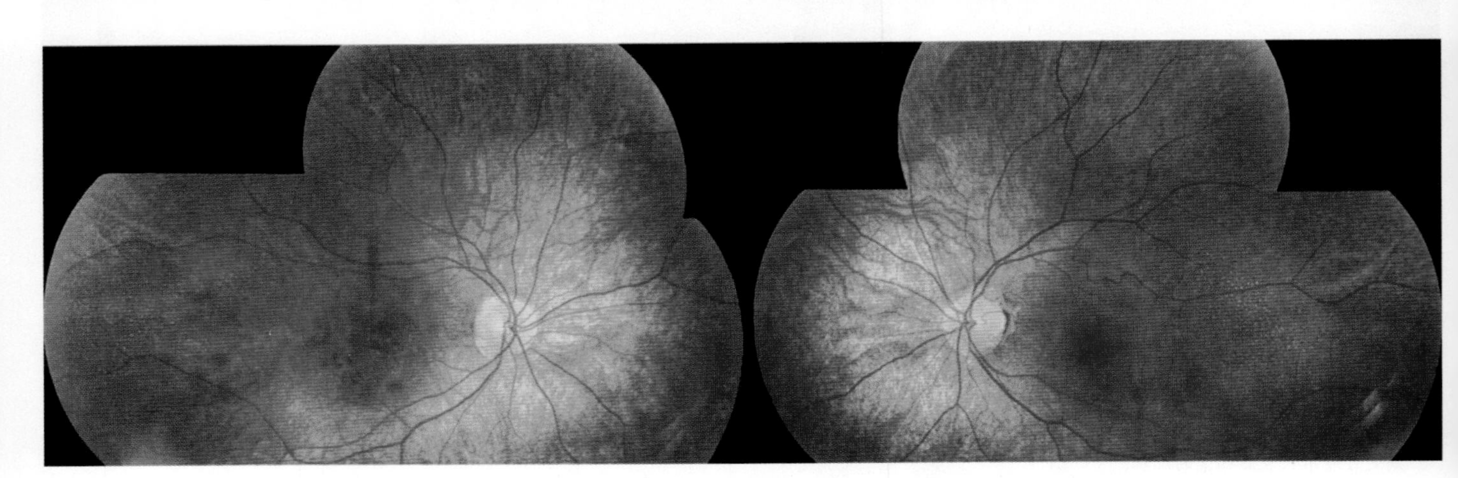

图 50.4 白点状视网膜变性。一例 15 岁 RLBP1 突变阳性患儿的右眼和左眼的眼底照相

在少数白点状视网膜变性病例中也描述了 *LRAT*[49] 的隐性突变、*PRPH2/RDS*[50] 和视紫红质[51] 的显性突变。

Newfoundland 视杆-视锥细胞营养不良（Newfoundland rod-cone dystrophy）[52] 和 Bothnia 营养不良（Bothnia dystrophy）[45] 是两种早发型视网膜疾病，分别在加拿大东北部和瑞典北部的遗传隔离人群中具有高患病率。两者具有共同的遗传学病因（*RLBP1* 突变）和隐性白点状视网膜变性关键的表型特征，可考虑属于同一疾病谱中的不同表型[41]。

增强型 S 型视锥细胞综合征和 Goldmann-Favre 综合征

视网膜深层的黄白色斑点可以是"增强型 S 型视锥细胞综合征"（enhanced S-cone syndrome，ESCS）的早期表现。这是一种常染色体隐性遗传的进行性视网膜病变[53,54]。患者通常在十岁前或二十岁前出现夜盲和/或视力下降，常伴有远视[55]。已报道检眼镜检查发现的一系列变化，从正常眼底，到沿血管弓分布的 RPE 斑驳样改变，然后出现黄白色斑点（主要沿血管弓分布）（图 50.5），随后是深层钱币样（圆形）色素沉着。黄斑劈裂也是本病的一个特征[54,56]，在成年后期可能发生视野缺损[57,58]。

FAF 成像是一种有用的监测手段，可检测到异常自发荧光，特别是在血管弓之外。在年轻患者中常可观察到与部分斑点相应的中周部视网膜的点状强自发荧光[54,58]，也可见强自发荧光环[55,59]。OCT 显示可能累及中心凹的视网膜内囊肿（导致视力下降）、视网膜外玫瑰花状结构，某些患者可见视网膜结构紊乱[54,58,60,61]。

在视网膜营养不良性疾病中，ESCS 是独特的，因为同时具有导致视力下降的视网膜变性和一种光感受器细胞亚型——S 型视锥细胞功能增强[62-64]。因此，可观察到一种特异性的电生理表型[65,66]（参见第 46 章）。本病与 *NR2E3* 的隐性突变有关，该基因编码一种促进视杆细胞发育并抑制视锥细胞发育的转录因子[64,67,68]。

Goldmann-Favre 综合征（Goldmann-Favre syndrome）最初被描述为一种常染色体隐性遗传性玻璃体视网膜病变，其特征包括夜盲、色素变性、黄斑区和周边部视网膜劈裂、白内障以及退行性玻璃体病变[69,70]。这些表现与 ESCS 一致，视觉电生理检查和基因检测显示它们并非不同的病种，而仅仅是属于同一视网膜变性广泛临床表现谱中两种不同表型[57,70,71]。

其他报道的与遗传性视网膜疾病相关的视网膜斑点

已报道其他一些伴小的黄白色病变的视网膜疾病，包括青少年视网膜劈裂症[72,73] 和由 *RPE65*、*LRAT*、*LCA5* 或 *CEP290* 等基因突变引起的早发性视网膜营养不良[74-76]。在这些早发性视网膜营养不良亚型患者中，斑点状病灶往往更细小，且靠视网膜周边部；而青少年视网膜劈裂症患者的病变通常位于后极部。此外，常染色体隐性遗传性 Best 样萎缩病变（bestrophinopathy，一种与 *BEST1* 双等位基因突变相关的疾病）患者可能在儿童期出现位于中心凹及围绕血管弓的且呈强自发荧光的黄白色视网膜下沉积物（参见第 48 章）[77,78]。

遗传性视网膜疾病中的玻璃膜疣样沉积物，包括北卡罗来纳黄斑营养不良

黄斑区玻璃膜疣沉积是年龄相关黄斑病变的标志，同样的病变可见于两种显性遗传性黄斑病变的年轻患者，即 Sorsby 眼底营养不良（Sorsby fundus dystrophy，*TIMP3* 基因突变[79-81]）或常染色体显性玻璃膜疣[autosomal dominant drusen，也称为 Doyne 蜂窝状视网膜营养不良（Doyne honeycomb retinal dystrophy）][82] 或 malattia leventinese[83]，为 *EFEMP1* 基因突变[84]。极罕见情况下，在无症状儿童中可偶然发现斑点状或玻璃膜疣样病灶[1,85]。

玻璃膜疣样沉积物可见于患北卡罗来纳黄斑营养不良（North Carolina macular dystrophy）的儿童，这种常染色体显性遗传性疾病的特征是出生后即出现的黄斑区玻璃膜疣[86,87]。眼底表现各异

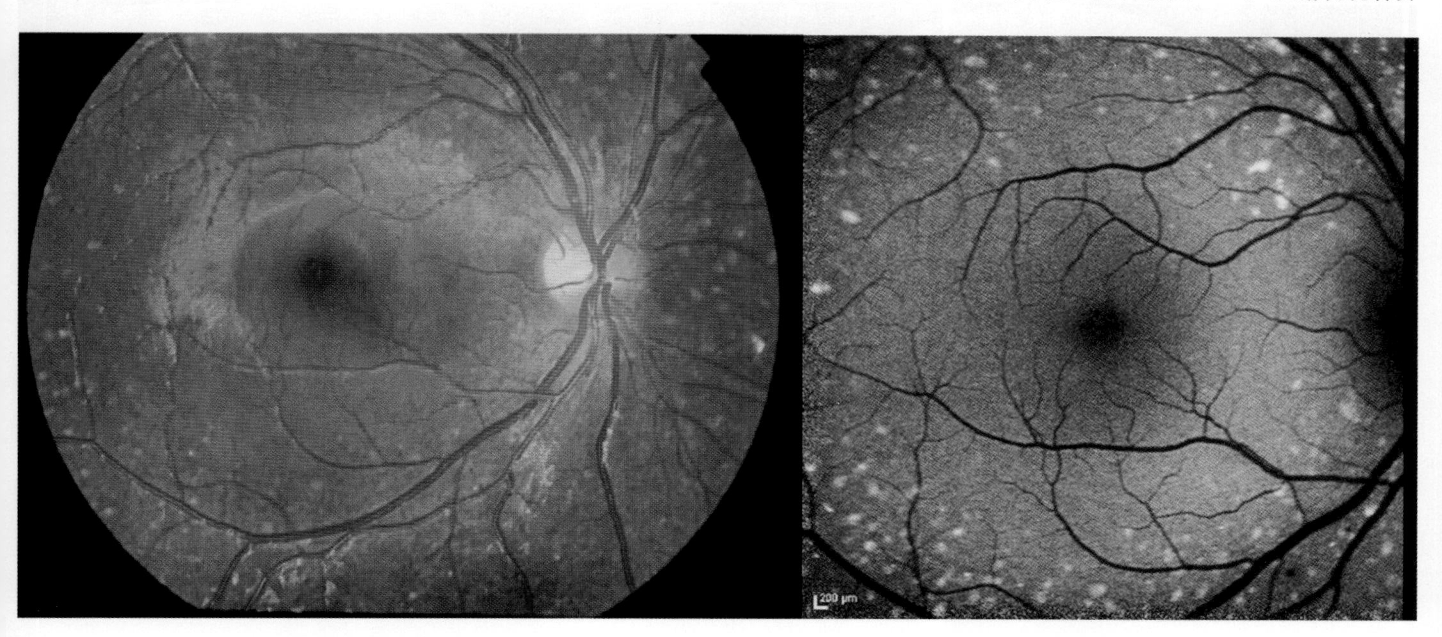

图 50.5　增强型 S 型视锥细胞综合征。一例 13 岁患儿的右眼的眼底照相和眼底自发荧光图像

(图 50.6),且常与视力检测结果明显不符。患者可能只有中心凹区的数个玻璃膜疣(Ⅰ级),伴有或不伴有 RPE 改变的融合玻璃膜疣(Ⅱ级),或黄斑中央部的脉络膜视网膜萎缩伴有增生的纤维组织(Ⅲ级)[86,88](参见第 48 章)。重要的是,该病极少进展,且分级不反映疾病连续的进展阶段[88-90]。除中央萎缩性病变外,视力稳定且保持良好。很少出现脉络膜新生血管,但若发生,可导致晚期视力丧失[86,90]。

在 12 个受累家系中已检出位于 6 号染色体长臂的突变,这种突变导致视网膜转录因子 PRDM13 功能异常[91,92]。值得注意的是,也有报道与北卡罗来纳黄斑营养不良(包括黄斑区玻璃膜疣)具有同样特征的一些黄斑营养不良并未定位在 6 号染色体[93-95](参见第 48 章)。

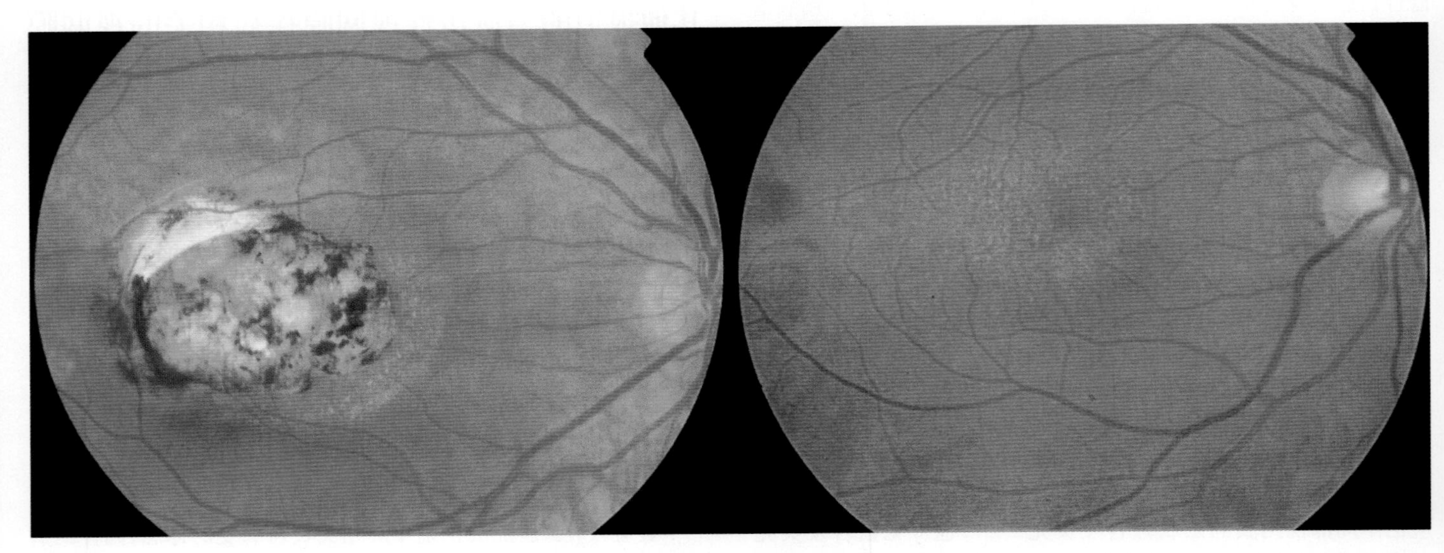

图 50.6 北卡罗来纳黄斑营养不良。一例 12 岁男孩(左图)和他 40 岁父亲(右图)的右眼的眼底照相。父子二人均患有北卡罗来纳黄斑营养不良

Bietti 结晶样角膜视网膜营养不良

Bietti 结晶样营养不良(Bietti crystalline dystrophy)是一种常染色体隐性遗传的进行性脉络膜视网膜变性,其临床特征包括夜盲、视力下降、视野缩小,以及在视网膜、循环淋巴细胞内和偶见于角膜周边前基质层的多个黄白色结晶样沉积[96-98]。视网膜结晶样沉着主要位于后极部(图 50.7),它们通常与多个边界明显的 RPE 萎缩区域相关,并在疾病晚期趋于消失[98,99]。患者通常在二十岁后出现症状[98-100],但也有小儿发病的报道[101,102]。

FAF 成像中,一些与结晶样沉着对应的病灶可能明显或不明显[103,104]。OCT 可见累及视网膜全层的高反射病变,许多病变与视网膜结晶样沉着在空间上并不对应[105-108]。常见 OCT 特征还有

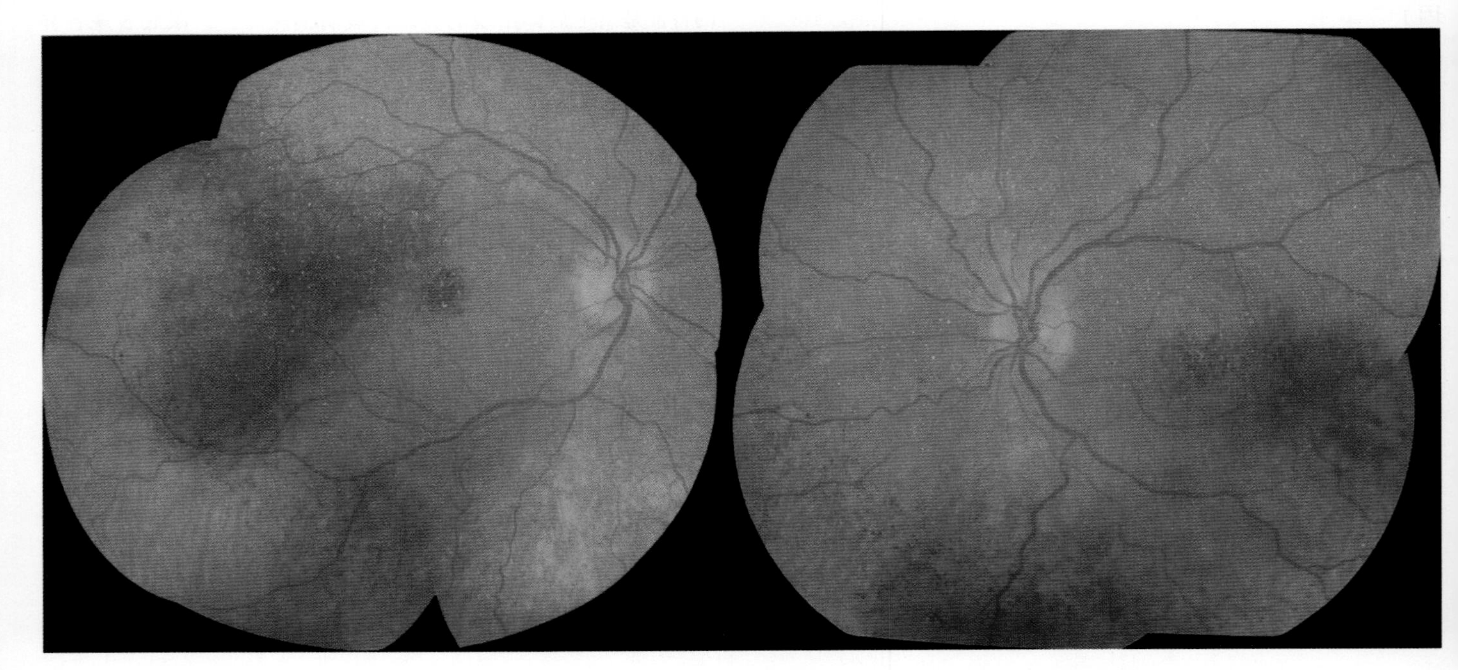

图 50.7 Bietti 结晶样角膜视网膜营养不良。一例 16 岁 CYP4V2 突变阳性患者的右眼和左眼的眼底照相,显示结晶样沉着

视网膜内玫瑰花样结构和中心凹下脉络膜厚度变薄[103,108,109]。全野 ERG 表现从正常到检测不到，多数患者即使在疾病早期也已存在广泛的视锥和视杆系统受累[98,101,110,111]。

Bietti 角膜视网膜营养不良与 *CYP4V2* 基因缺陷有关[97]，该基因编码一种参与脂肪酸代谢的酶[112,113]。由于 *CYP4V2* 突变杂合的携带者频率高。据报道，在东亚，特别是在中国和日本，该病具有相对高的患病率[100]。

后天性疾病中的黄白色视网膜病变

维生素 A 缺乏

脂溶性维生素 A 的缺乏会限制生长，降低固有免疫和获得性免疫能力，增加感染性疾病的风险[114-116]。维生素 A 缺乏引起的眼部疾病是世界范围内重要的健康问题，也是儿童盲的常见原因，最典型的表现是角膜瘢痕形成（眼干燥症，参见第 34 章）[117,118]。维生素 A 缺乏可源于营养不良和吸收不良，或因肝病、克罗恩病（Crohn disease）或囊性纤维化等引起的维生素 A 代谢异常等所致[119]。

慢性维生素 A 缺乏可因光感受器视觉色素形成减少而导致视觉症状[120]。夜盲是常见的并发症和早期症状；在晚期可能出现视野缺损、色觉异常和视力丧失。眼底检查常可见周边部视网膜多个散在的灰白色斑点[121,122]。OCT 显示与病灶相对应的改变位于视网膜深层，与 *RDH5* 或 *RLBP1* 突变的视网膜病变中所见非常相似（图 50.3B）[28,44,122]。随疾病进展可出现萎缩和色素沉着。暗适应检测显示视杆细胞和视锥细胞的阈值升高，视杆细胞受损更严重[123]。视觉电生理检测显示暗视 ERG 降低或检测不到，视锥闪烁 ERG 振幅降低而峰潜时正常[121,123]。在立即补充维生素 A 后，斑点状视网膜病变、视野缺损、心理物理学和电生理异常通常会得以改善（参见第 46 章）[124,125]。

炎性脉络膜视网膜病变

一组不同原因的罕见炎性脉络膜视网膜病变可出现多发性大小不等的黄白色黄斑病灶。这些疾病更多见于成人，更广义的名称为“白点综合征”[126-128]。

药物引起的结晶样视网膜病变

本质上为结晶的后天性黄白色结晶样视网膜病变可源于药物副作用，或与西非结晶样黄斑病变（West African crystalline maculopathy）有关[129]。药物相关的病因包括使用甲氧氟烷麻醉、他莫昔芬和角黄素治疗，以及滑石粉视网膜病变（talc retinopathy）[130-132]。这些通常见于成人而非儿童。

儿童遗传性结晶样视网膜病变包括 Bietti 结晶性营养不良（如上所述）、原发性Ⅰ型高草酸盐尿症（primary hyperoxaluria type Ⅰ）和舍格伦-拉松综合征（Sjogren-Larsson syndrome）（见下文）等。

全身性疾病中的黄白色视网膜病变

无 β 脂蛋白血症

无 β 脂蛋白血症（abetalipoproteinemia）是一种罕见的代谢疾病，影响小肠对胆固醇、膳食脂肪和脂溶性维生素的吸收[133-136]。该病与 *MTTP* 基因（微粒体甘油三酯转运蛋白基因）的隐性突变有关，通常表现为婴儿发育迟缓与腹泻[134,135,137]。已报道许多的多系统表现，包括红细胞形状异常（棘红细胞增多症）和共济失调性神经病变（参见第 65 章）[138]。

本病的眼部表现多样，已报道了多种体征，包括眼外肌麻痹、上睑下垂、眼球震颤、瞳孔不等大、白内障、血管样条纹，以及表现为色素性改变和中周部深层视网膜黄白色斑点的进行性视网膜营养不良[139-141]。已报道维生素 A 和维生素 E 治疗可延缓疾病进程，或阻止视网膜变性的发展[142,143]。

弹性假黄色瘤

弹性假黄色瘤（pseudoxanthoma elasticum，PXE）是一种结缔组织疾病，可引起弹性蛋白纤维的异常矿化和破裂[144,145]，特征性皮肤表现包括屈曲部位皮肤松弛、赘皮和弹性缺乏，还可见心血管异常（闭塞性外周血管疾病）和视网膜相关并发症[146,147]。大多数患者确认为 *ABCC6* 隐性突变[148-150]。由于人群中杂合携带者出人意料地高发，假显性遗传相对常见[151]。

本病最常见的视网膜异常表现是主要位于黄斑颞侧的特征性眼底光泽（橘皮样外观），以及围绕视盘呈放射状向周围发出的锯齿状裂纹（血管样条纹）[152]。橘皮样外观与 Bruch 膜近完全融合的钙化有关[153]。血管样条纹则是在 Bruch 膜更严重的钙化部位发生的，且几乎所有 PXE 患者均有表现，常导致脉络膜新生血管形成、后极部纤维血管瘢痕产生和视力丧失[153-155]。橘皮样外观似乎先于血管样条纹发生，更常见于较年轻的患者，表现为眼底后极部颞侧或中周部细小的黄白色病变（图 50.8）[152,156]。FAF 成像可显示 RPE 的病变程度，因而对评估 PXE 患者有用[157,158]。OCT 可见 RPE/Bruch 膜复合体外界的反射增加[153,158,159]。早期识别出 PXE 的表现非常重要，提醒眼科医生立即向皮肤科和心血管科医师转诊。

奥尔波特综合征（Alport syndrome，家族性出血性肾炎）

奥尔波特综合征（Alport syndrome，家族性出血性肾炎）是一种罕见的遗传异质性疾病，由胶原蛋白生物合成基因（*COL4A3*、*COL4A4* 和 *COL4A5*）的突变引起，这些突变导致Ⅳ型胶原蛋白网络的生成或组装缺陷[160-163]。目前已发现的遗传方式包括 X 连锁的半显性遗传（约 85%的病例）（*COL4A5* 基因）、常染色体隐性遗传（约 15%的病例）（*COL4A3* 和 *COL4A4* 基因）、常染色体显性遗传（罕见）（*COL4A3* 基因）和双基因遗传[164-166]。

基底膜疾病可导致进行性肾衰竭、高频感音神经性听力下降和多种眼部异常，包括白内障、晶状体前圆锥、角膜后部多形性营养不良、黄斑裂孔以及斑点状视网膜病变等[167-170]。视网膜病变通常发生在成人，表现为黄斑周围密布的黄白色斑点（图 50.9）。这些斑点不累及中心凹，可扩展至或仅累及视网膜周边部。有些患者相应出现黄斑光反射变暗[170]。FAF 成像可见视网膜周边部的不规则信号，OCT 常显示颞侧中心凹周围区变薄[171-175]。有报道少数患者可见位于中央部的较大的卵黄样病变[172]。尽管有例外，但视功能和电生理检测通常是正常的[171]。

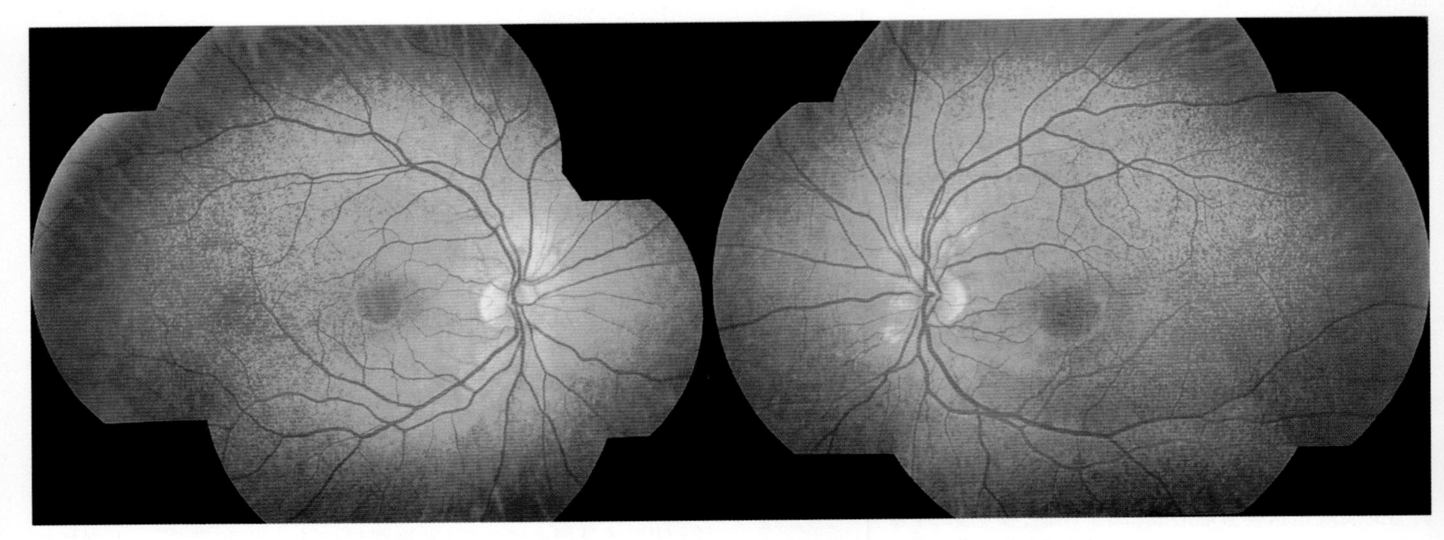

图 50. 8　弹性假黄色瘤。一例 16 岁弹性假黄色瘤患者的右眼和左眼的眼底照相

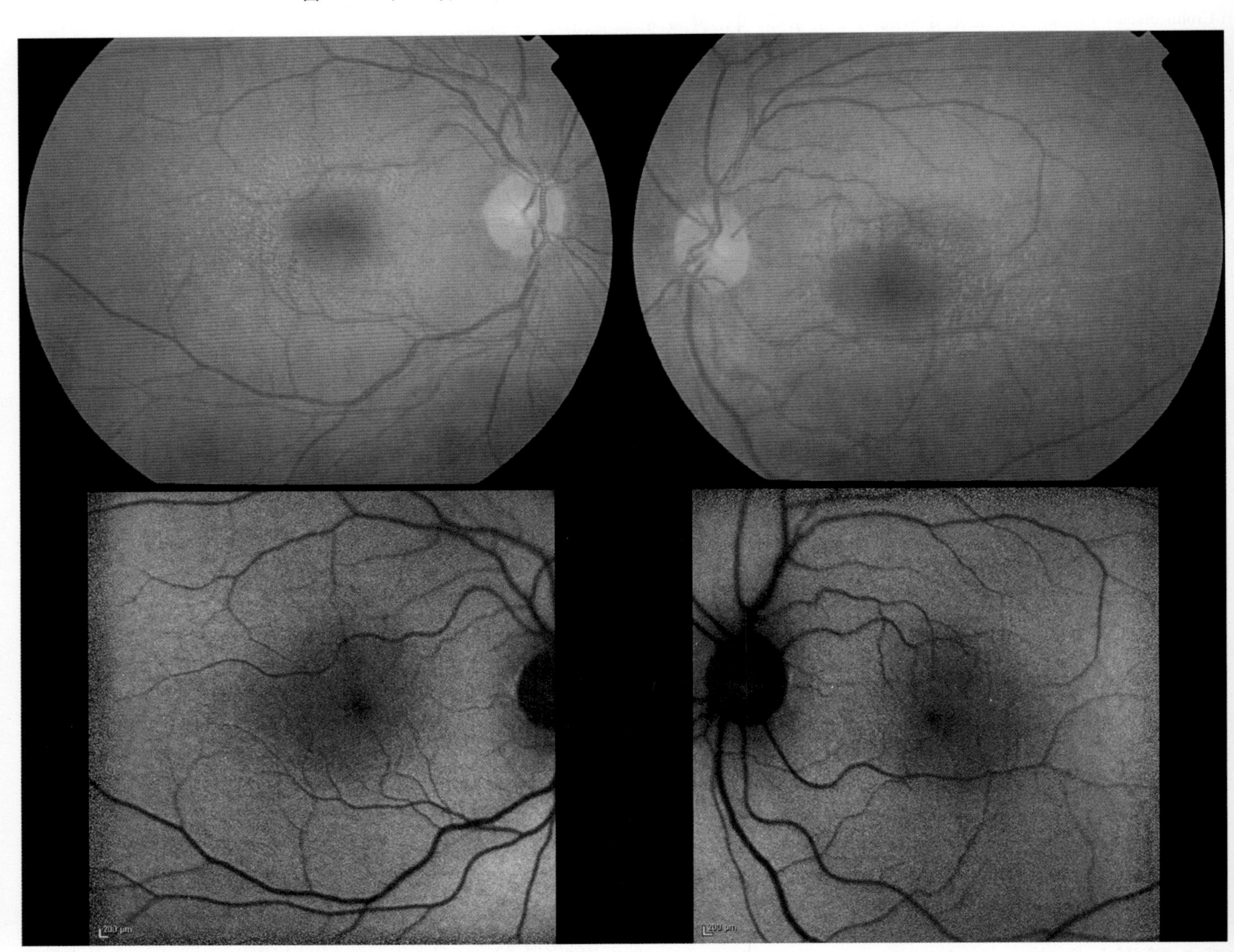

图 50. 9　奥尔波特综合征(Alport syndrome,家族性出血性肾炎)。一例 28 岁的奥尔波特综合征(Alport syndrome,家族性出血性肾炎)患者的右眼和左眼的眼底照相(上排);患者的 FAF 图像(下排)正常(Andrew R. Webster 教授惠赠)

致密物沉积病

致密物沉积病(dense deposit disease)(一种 C3 肾小球肾炎,既往称作Ⅱ型膜增生性肾小球肾炎)是一种罕见的肾脏疾病,常在儿童期或青年期发病,特征为肾小球毛细血管基底膜内出现补体沉积物。患者 Bruch 膜/RPE 交界面也可见类似的沉积物[176-178]。这种玻璃膜疣样病变[表层玻璃膜疣(cuticular drusen)][179]为双侧对称分布,通常在十多岁时发现。这些病变在荧光素血管造影上更为明显,像"天空的星星"(在动静脉早期出现强荧光改变)[179]。有关分布,早期病变可能仅累及周边部或仅累及黄斑区,但数量持续增加,最终将累及整个眼底[180-183]。患者最初视力不受影响,但有时可能会因脉络膜新生血管或 RPE 萎缩导致视力下降[178,184-188]。因此,建议对致密物沉积病患者进行眼科筛查。值得注意的是,眼部受累的程度似乎与肾脏受累严重程度不相关[180]。

原发性高草酸盐尿症

原发性高草酸盐尿症(primary hyperoxaluria)是一种罕见的先天性草酸盐代谢缺陷,引起血清和尿液中草酸盐水平升高[189,190]。血清水平升高后,钙与草酸一起沉淀形成不溶性结晶,沉积在各种器官系统(主要是骨骼、血管壁和肾脏)中[191]。本病通常在儿童早期发病,但几乎在任何年龄均可以发生,常导致终末期肾病,致残率和死亡率高[192]。由于原发性代谢缺陷在肝脏,特别是因为单独的肾移植不能缓解症状,因而对病因的高度敏感和及时诊断是关键[190,193]。

目前已报道了三种不同类型的原发性高草酸盐尿症[191]。由肝脏特异性过氧化物酶体丙氨酸乙醛酸氨基转移酶(AGT)缺乏引起的Ⅰ型高草酸盐尿症最常见,也最严重,并伴随眼部异常[194,195]。主要的眼部表现是视网膜深层的多发的结晶样物质沉积,这些结晶多位于后极部和沿血管弓分布(图 50.10)[196-199]。少数病例伴有视网膜血管系统异常和视盘苍白[200,201]。随着病程进展,可能出现萎缩性黄斑病变和色素斑块[201,202]。脉络膜新生血管也可为本病的一个特征[203]。

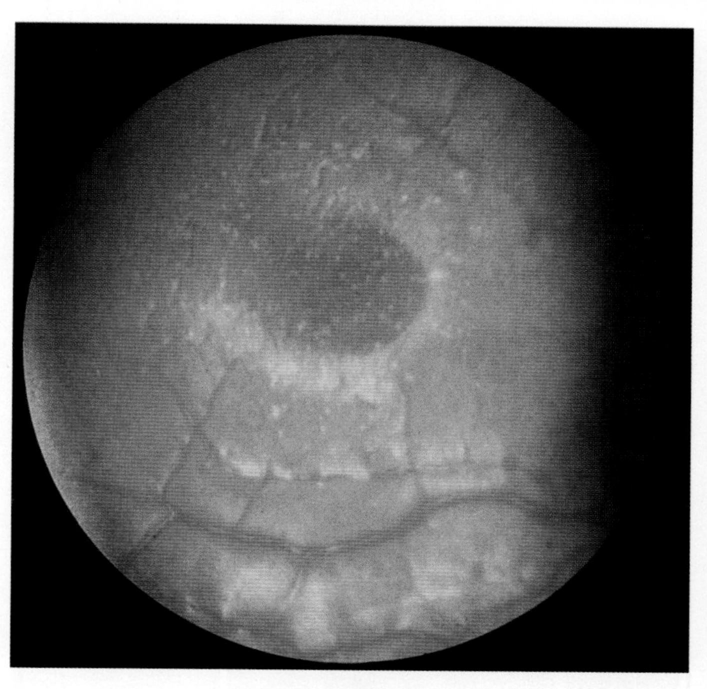

图 50.10　Ⅰ型原发性高草酸盐尿症。一例患者的右眼的眼底照相(Alistair Fielder 教授惠赠)

舍格伦-拉松综合征(Sjogren-Larsson syndrome)

舍格伦-拉松综合征(Sjogren-Larsson syndrome)是由微粒体酶脂肪醛脱氢酶(FALDH)缺乏引起的一种儿童常染色体隐性遗传性神经-皮肤病变[204]。临床表现包括先天性鱼鳞病、痉挛性麻痹(下肢多于上肢)和中度认知障碍[205,206]。大多数患儿早产,表现特征性的儿童期发病的结晶样黄斑病变,可伴畏光和视力下降,黄斑区闪亮的黄白色沉积物(图 50.11)与 OCT 显示的视网膜内高反射斑点(主要在黄斑周围神经节细胞层和内丛状层)一致[207]。还可观察到中心凹和/或旁中心凹区域的内层视网膜微囊样腔隙("假性囊肿")[207-211]。FAF 成像可见中心凹区域的自发荧光增强,周边围绕不规则的弱自发荧光,这种表现与特征性的广泛的先天性黄斑色素缺失相关[207,212]。整体视网膜功能可以保留[213-215]。

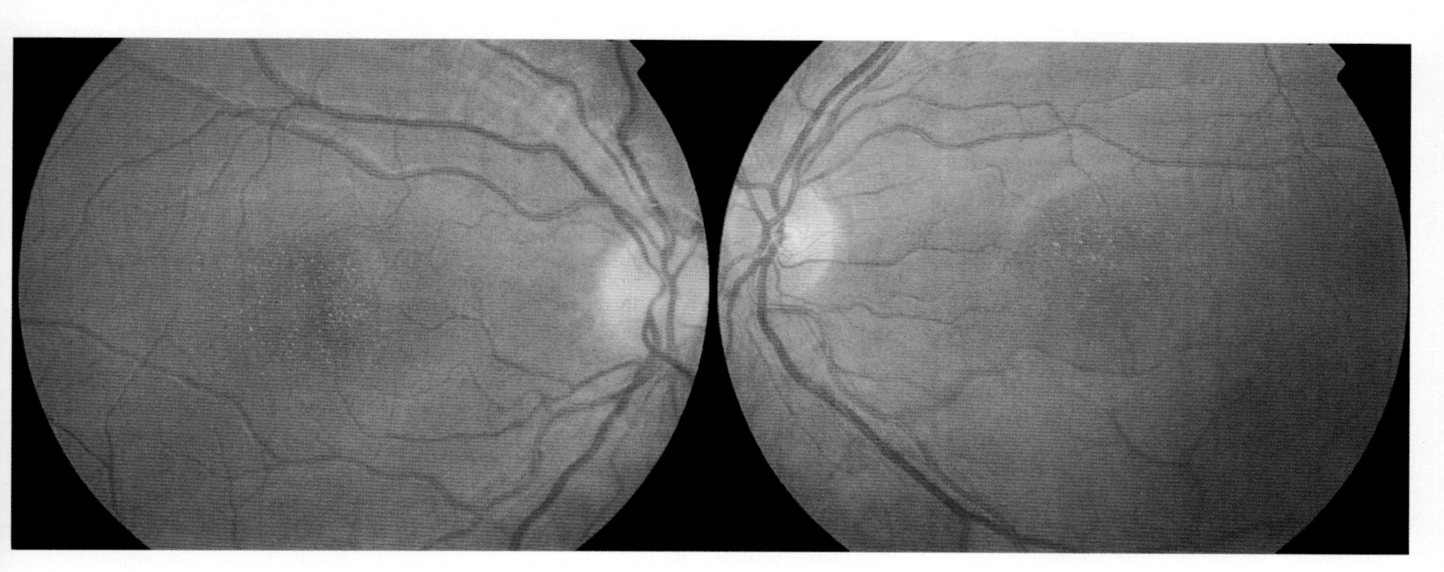

图 50.11　舍格伦-拉松综合征(Sjogren-Larsson syndrome)。一例 22 岁患者的右眼和左眼的眼底照相(Andrew R. Webster 教授惠赠)

其他报道的与综合征性眼病相关的视网膜斑点

一些其他全身性疾病也可引起视网膜黄白色斑点状病变，包括：

1. Kjellin 综合征（*SPG11* 或 *SPG15* 的隐性突变）[216-219]；
2. 感音神经性耳聋、牙齿异常和视网膜斑点[220]；
3. 视网膜斑点综合征和环状 17 号染色体（图 50.12）[221-223]；
4. 过氧化物酶体双功能酶复合物缺乏[224-226]。

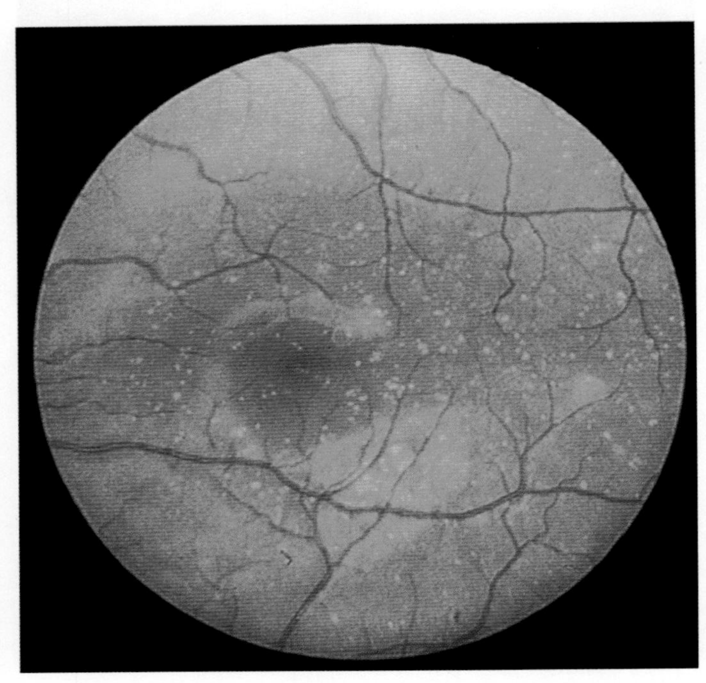

图 50.12 视网膜斑点综合征和环状 17 号染色体。一例携带环状 17 号染色体的儿童的左眼眼底照相

（孙嘉星 译 王雨生 校）

参考文献

2. Walia S, Fishman GA, Kapur R. Flecked-retina syndromes. Ophthalmic Genet 2009; 30: 69–75.
3. Drenser K, Sarraf D, Jain A, Small KW. Crystalline retinopathies. Surv Ophthalmol 2006; 51: 535–49.
8. Boon CJ, van Schooneveld MJ, den Hollander AI, et al. Mutations in the peripherin/RDS gene are an important cause of multifocal pattern dystrophy simulating STGD1/fundus flavimaculatus. Br J Ophthalmol 2007; 91: 1504–11.
9. Fujinami K, Zernant J, Chana RK, et al. Clinical and molecular characteristics of childhood-onset Stargardt disease. Ophthalmology 2015; 122: 326–34.
10. Lambertus S, van Huet RA, Bax NM, et al. Early-onset stargardt disease: phenotypic and genotypic characteristics. Ophthalmology 2015; 122: 335–44.
25. Sergouniotis PI, Davidson AE, Mackay DS, et al. Biallelic mutations in *PLA2G5*, encoding group V phospholipase A2, cause benign fleck retina. Am J Hum Genet 2011; 89: 782–91.
27. Sergouniotis PI, Sohn EH, Li Z, et al. Phenotypic variability in RDH5 retinopathy (fundus albipunctatus). Ophthalmology 2011; 118: 1661–70.
31. Makiyama Y, Ooto S, Hangai M, et al. Cone abnormalities in fundus albipunctatus associated with RDH5 mutations assessed using adaptive optics scanning laser ophthalmoscopy. Am J Ophthalmol 2014; 157: 558–70.
41. Hipp S, Zobor G, Glockle N, et al. Phenotype variations of retinal dystrophies caused by mutations in the RLBP1 gene. Acta Ophthalmol 2015; 93: e281–6.
45. Burstedt M, Jonsson F, Kohn L, et al. Genotype–phenotype correlations in Bothnia dystrophy caused by RLBP1 gene sequence variations. Acta Ophthalmol 2013; 91: 437–44.
54. Hull S, Arno G, Sergouniotis PI, et al. Clinical and molecular characterization of enhanced S-cone syndrome in children. JAMA Ophthalmol 2014; 132: 1341–9.
65. Vincent A, Robson AG, Holder GE. Pathognomonic (diagnostic) ERGs. A review and update. Retina 2013; 33: 5–12.
76. Mackay DS, Borman AD, Sui R, et al. Screening of a large cohort of Leber congenital amaurosis and retinitis pigmentosa patients identifies novel LCA5 mutations and new genotype–phenotype correlations. Hum Mutat 2013; 34: 1537–46.
78. Borman AD, Davidson AE, O'Sullivan J, et al. Childhood-onset autosomal recessive bestrophinopathy. Arch Ophthalmol 2011; 129: 1088–93.
85. Turan KE, Pulido JS, Brodsky MC. Incipient white dot fovea syndrome in a child. J AAPOS 2014; 18: 391–3.
90. Kiernan DF, Shah RJ, Hariprasad SM, et al. Thirty-year follow-up of an African American family with macular dystrophy of the retina, locus 1 (North Carolina macular dystrophy). Ophthalmology 2011; 118: 1435–43.
98. Halford S, Liew G, Mackay DS, et al. Detailed phenotypic and genotypic characterization of bietti crystalline dystrophy. Ophthalmology 2014; 121: 1174–84.
122. Aleman TS, Garrity ST, Brucker AJ. Retinal structure in vitamin A deficiency as explored with multimodal imaging. Doc Ophthalmol 2013; 127: 239–43.
128. Crawford CM, Igboeli O. A review of the inflammatory chorioretinopathies: the white dot syndromes. ISRN Inflamm 2013; 783190.
136. Welty FK. Hypobetalipoproteinemia and abetalipoproteinemia. Curr Opin Lipidol 2014; 25: 161–8.
153. Spaide RE Peau d'orange and angioid streaks: manifestations of Bruch membrane pathology. Retina 2015; 35: 392–7.
170. Savige J, Sheth S, Leys A, et al. Ocular features in Alport syndrome: pathogenesis and clinical significance. Clin J Am Soc Nephrol 2015; 10: 703–9.
179. Boon CJ, van de Ven JP, Hoyng CB, et al. Cuticular drusen: stars in the sky. Prog Retin Eye Res 2013; 37: 90–113.
180. McAvoy CE, Silvestri G. Retinal changes associated with type 2 glomerulonephritis. Eye (Lond) 2005; 19: 985–9.
199. Ozisik GG, Asena L, Bulam B, et al. Enhanced depth imaging optical coherence tomography features in a young case of primary hyperoxaluria Type 1. Retin Cases Brief Rep 2015; 9: 92–4.
207. Theelen T, Berendschot TT, Klevering BJ, et al. Multimodal imaging of the macula in hereditary and acquired lack of macular pigment. Acta Ophthalmol 2014; 92: 138–42.
218. Frisch IB, Haag P, Steffen H, et al. Kjellin's syndrome: fundus autofluorescence, angiographic, and electrophysiologic findings. Ophthalmology 2002; 109: 1484–91.
220. Innis JW, Sieving PA, McMillan P, et al. Apparently new syndrome of sensorineural hearing loss, retinal pigment epithelium lesions, and discolored teeth. Am J Med Genet 1998; 75: 13–17.
223. Kumari R, Black G, Dore J, et al. Flecked retina associated with ring 17 chromosome. Eye (Lond) 2009; 23: 2134–5.
226. Al-Hazzaa SA, Ozand PT. Peroxisomal bifunctional enzyme deficiency with associated retinal findings. Ophthalmic Genet 1997; 18: 93–9.

第 51 章

后天性和其他视网膜疾病（包括青少年 X 连锁视网膜劈裂症）

Mary J van Schooneveld, Jan EE Keunen

章节目录

糖尿病视网膜病变

糖尿病视网膜病变(图 51.1)在儿童中并不常见,与糖尿病病程和长期的整体代谢调控(平均糖化血红蛋白 A1c)密切相关。儿童和青少年糖尿病患者应该由包括糖尿病专家、儿科医生和眼科医生在内的多学科综合团队来关爱[1]。

目前,所有的报道糖尿病视网膜病变无确切的遗传学关联。然而有观点认为,增生型糖尿病视网膜病变具有遗传易感性[1,2]。

一项大样本研究表明,糖尿病视网膜病变 25 年的累积进展率和增生型糖尿病视网膜病变的发生率分别为 83%和 42%[3]。然而,在本研究新近确诊的患者中,增生型糖尿病视网膜病变的患病率较低,反映了糖尿病治疗水平的改善。糖尿病视网膜病变的患病率似乎在逐渐下降。最近的一项研究中,在 20 世纪 90 年代初,大约 50%

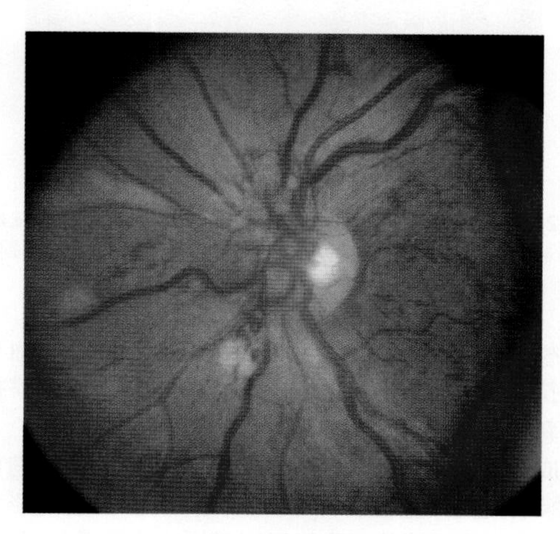

图 51.1　糖尿病视网膜病变。一例青少年增生型糖尿病视网膜病变。除有多处棉绒斑和视网膜内出血外,还有视盘新生血管形成

的 1 型糖尿病青少年在中位数为 9 年的病程后发现了糖尿病视网膜病变,而近年来这一比例仅为 12%[4],原因可能是基于 2000 年美国一项糖尿病控制和并发症试验(diabetes control and complications trial)的研究结果[5],对 1 型糖尿病患者进行了强化治疗。

纵向研究表明,全身性疾病 7 年后出现有临床意义的黄斑水肿,并且在病程 10 年至 20 年间,其线性年累积风险率高达 6.7%[6]。1 型糖尿病发病年龄较大是黄斑水肿的危险因素[2],青春期开始发病对黄斑水肿无明显影响[7]。

直到近期,小儿糖尿病几乎完全是 1 型胰岛素依赖型。随着肥胖儿童人口的增加,特别是在高收入国家,儿童和青少年的 2 型糖尿病和胰岛素抵抗出现新的流行,占所有青少年糖尿病病例的 8%~45%[8]。糖耐量降低在 11~18 岁的肥胖儿童中占 21%,4~10 岁的肥胖儿童中有 25%[9]。随着儿童期发病的 2 型糖尿病患儿增加,糖尿病视网膜病变患儿数量也会增加。

大多数指南建议 1 型糖尿病儿童和青少年在青春期后进行第一次眼底检查[10]。美国糖尿病学会(American Diabetes Association)和美国儿科学会(American Academy of Pediatrics)的指南建议对 10 岁以上的 1 型糖尿病患儿,从确诊后的 3~5 年开始,每年进行一次眼科检查[11]。近来已证明,对年仅 2 岁的儿童,用免散瞳眼底照相机筛查糖尿病眼病相关的变化是可行的[12]。

镰状细胞视网膜病变

血红蛋白病是一种以血红蛋白异常为特征的遗传性疾病，经血红蛋白电泳诊断。镰状细胞视网膜病变是儿童最重要的血红蛋白病。镰状细胞病可导致眼前段和眼后段各种血管闭塞性改变，包括增生性和非增生性[13]。增生性镰状细胞视网膜病变的特征是周边部视网膜新生血管形成，最终导致“海扇”样增生性视网膜病变（图51.2）。可能发生玻璃体积血和牵拉性或孔源性视网膜脱离[14]。自然病程研究表明，在无治疗的情况下，新生血管的自然梗死发生率很高，但部分患者需玻璃体视网膜手术治疗以改善或稳定视力[15]。

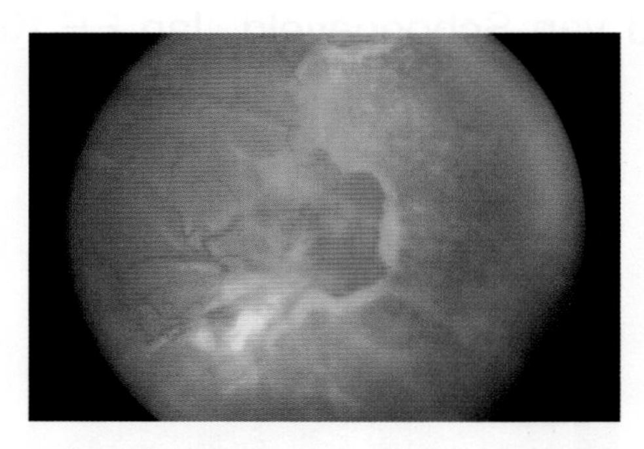

图 51.2 镰状细胞视网膜病变。一例年轻男性镰状细胞血红蛋白病患者的增生性镰状细胞视网膜病变，患者随后进展为牵拉性视网膜脱离

自体梗死可能的机制包括供血小动脉阻塞、毛细血管闭塞或玻璃体牵拉引起的血流动力学改变[16]。周边部视网膜播散性光凝可诱导新生血管退化，降低玻璃体积血的风险[17]。

广域成像系统可检测到7张标准视野眼底照片中遗漏的镰状细胞视网膜病变的周边血管异常。广域荧光素血管造影和彩色照相增强了临床医生对镰状细胞病视网膜周边血管重塑的观察能力，也增强了识别增生性镰状细胞视网膜病变高危特征的能力[18]。

镰状细胞血红蛋白病可增加外伤性前房积血患儿并发症风险，包括镰状红细胞阻塞房水外流所致的眼压升高[19]。此外，在初次前房积血后，患儿再次出血的风险也增加[20]。

视网膜中央动脉阻塞是镰状细胞病的一种罕见的并发症，但具有潜在的破坏性[21,22]。

放射性视网膜病变

儿童放射性视网膜病变是继发于局部敷贴（近距离放射治疗）或外照射治疗视网膜母细胞瘤、眼眶肿瘤和罕见的葡萄膜黑色素瘤的一种迟发性并发症[23]。放射性视网膜病变通常发生于放射治疗后6个月至3年间，然而最早在敷贴和外照射治疗后1个月时就可观察到视网膜的变化[24]。该病可能是进展性的。辐射引起视网膜血管结构的级联改变，主要发生在黄斑，导致血管无灌注、渗漏和增生。组织学证实以血管内皮细胞丢失为主，周细胞相对完好，这与糖尿病视网膜病中周细胞的早期减少形成鲜明对比[24]。除视网膜病变外，辐射还可能导致黄斑病变、白内障、新生血管性青光眼、视神经病变、持续性渗出性视网膜脱离和巩膜坏死。

个体差异和照射参数不同决定着发生放射性视网膜病变的风险不同。主要可控的危险因素是总照射剂量[23]。更严重和广泛的放射性视网膜病变与糖尿病和化疗药物的使用有关[25]。

局部激光光凝术和光动力疗法已成为初始治疗选择。最近抗血管内皮生长因子制剂和眼周或玻璃体内注射类固醇激素治疗（放疗期间或术后）已显示出一定的疗效[23,26]。

骨髓移植视网膜病变

骨髓移植视网膜病变是一种缺血性视网膜病变，类似于放疗后所观察到的视网膜病变，常见于血液恶性肿瘤和再生障碍性贫血患者骨髓移植后。随着更好的化学治疗降低了骨髓移植的必要性，以及造血干细胞移植减少了免疫并发症，该视网膜病变的患病率正在下降。视网膜表现包括毛细血管无灌注、棉绒斑和视网膜内出血（图51.3）[27]。血管病变一般发生在骨髓移植后6个月内，其组织学改变与早期放射性视网膜病变相似[28]。虽然骨髓移植最常见的眼部并发症是白内障和干眼，但缺血性视网膜病变和视盘水肿的发生率为6.9%~13.5%[29,30]。在一项对正在进行骨髓移植的儿童的研究中，95.7%的儿童视力保持在20/40或更高，不良的视力结果与巨细胞病毒视网膜炎、拟黄斑下 *Nocardia* 脓肿、继发于干眼综合征的角膜溃疡和白内障等有关[30]。

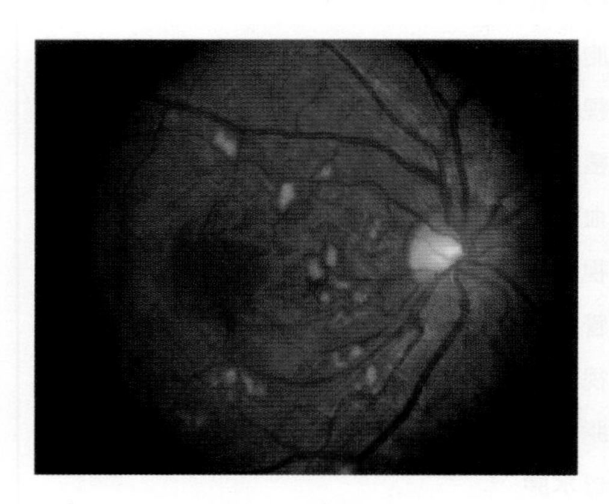

图 51.3 骨髓移植视网膜病变。骨髓移植术后3个月眼底出现多处棉绒斑和一处黄斑中心凹周围小出血

骨髓移植患者视网膜病变的发病机制尚不清楚，受移植前实施的不同方案（通常包括全身放疗和化疗）以及移植后将用于抑制移植物抗宿主病药物的困惑。化疗药物可能直接对视网膜血管系统有毒害作用，潜在地增加了视网膜病变的易感性，有时即使采用相对低的总照射剂量或不使用放疗，也可发生该视网膜病变[30,31]。最近报道了一些不典型的骨髓移植视网膜病变[32,33]。

视网膜血管炎

儿童视网膜血管炎（图51.4）非常罕见，通常发生在中间葡萄膜炎、后葡萄膜炎或全葡萄膜炎的背景下[34]。病因有：①感染性因素［如弓形体、病毒（人免疫缺陷病毒、人类嗜T淋巴细胞病毒-1[35]、H1N1流感病毒[36]）、念珠菌］；②非感染性因素［如胶原血管疾病、Behçet病[37]、多发性硬化[38]、特发性视网膜血管炎、动脉瘤和神经视网膜炎（IRVAN）[39]、系统性红斑狼疮、Susac综合征[40]］；③独立特发性因素（Eales病）。Eales病通常通过排除诊断，虽然该病常见于成年男性，但也可发生于儿童[41]。有时很难区分血管炎和血管阻塞。荧光素血管造影有助于显示血管渗漏、囊样黄斑水肿和视盘渗漏等炎症的可能迹象。然而，可能很难对儿童进行荧光

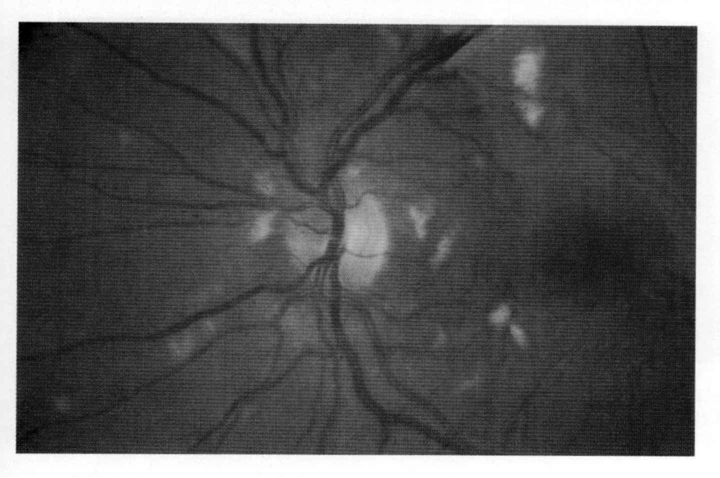

图 51.4　系统性红斑狼疮患儿视网膜血管炎,可见多处棉绒斑

素血管造影,一种选择方法是进行口服造影剂血管造影,让孩子吞下含有一些甜味剂的纯荧光素染料,20min 后进行眼底照相,但染料通过胃肠道系统后出现在眼底的时间是可变的。

治疗取决于病因和病情程度。通常需行激光光凝治疗以防止增生性视网膜病变引起的出血。

霜枝样视网膜血管炎

霜枝样视网膜血管炎(frosted branch angiitis)不是一个确切的诊断,而是用来描述一种特殊形式全葡萄膜炎或后葡萄膜炎的术语,其常伴有视网膜血管炎和广泛的血管周围渗出,导致血管呈现白色。荧光素血管造影显示受累血管渗漏,但无闭塞性血管病变。静脉受累通常比小动脉更常见。该病可能与多种原因有关,但尽管经过广泛的检查,许多病例仍然是“特发性的”。这些特发性病例通常见于健康的儿童或成人,尤其是在日本[42]。发病前期的流感样症状提示病毒感染可能。

该病也可能与多种疾病相关[42],包括巨细胞病毒感染、单纯疱疹病毒感染、EB 病毒感染、梅毒、艾滋病、Behçet 病[43]、伴朗格汉斯细胞(Langerhans cell)组织细胞增多症的免疫重建综合征[44],甚至是钝挫伤后[45]。

尽管经常出现显著的眼底改变(图 51.5),但对全身类固醇激素治疗反应好,据信预后通常良好。有报道,玻璃体内曲安奈德注射已成功治疗了一例 11 月龄男孩特发性霜枝样视网膜血管炎引起的持续性黄斑水肿[46]。

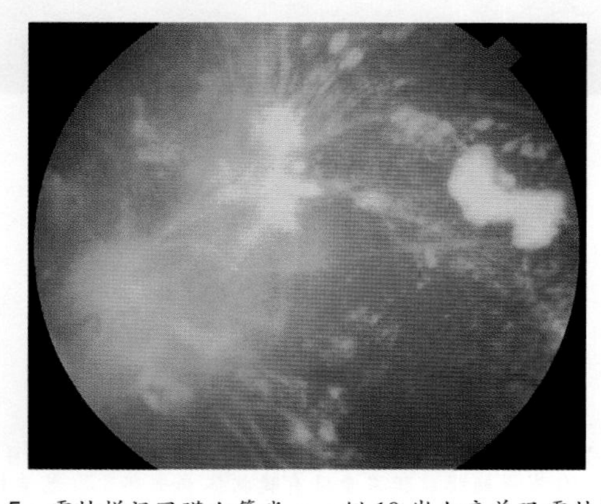

图 51.5　霜枝样视网膜血管炎。一例 10 岁女童单眼霜枝样视网膜血管炎,病因不明,可见视网膜血管鞘和视网膜下渗出

眼底血管样条纹

眼底血管样条纹是从视盘放射状发出的深色或浅色的宽线条,具有视网膜血管的外观,因此得名“血管样条纹”。它代表易碎和钙化的 Bruch 膜出现裂缝,通常与弹性假黄色瘤有关(PXE)[47](参见第 50 章)。眼底血管样条纹通常出现在 30 岁后,青少年中很少见(图 50.8,图 51.6 和图 51.7)。然而,已报道一例 5 岁女孩的眼底血管样条纹,伴婴幼儿全身动脉钙化(GACI)[48]。这种罕见病是由于 *ENPP1* 基因的双等位基因突变引起的,由肌性动脉血管内弹性层钙化和肌内膜纤维化增生导致动脉狭窄所致。由于新生儿期严重的充血性心力衰竭和缺血,既往预后较差,但随着双膦酸盐治疗的应用预后已有改善。

与儿童眼底血管样条纹相关的其他全身疾病是镰状细胞病和珠蛋白生成障碍性贫血。已报道一个家系表现视盘玻璃膜疣、斑驳状眼底外观和血管样条纹,但不伴弹性假黄色瘤[49]。

检眼镜下可见血管样条纹(图 51.6),但在近红外反射、眼底自发荧光、荧光素血管造影和吲哚菁绿血管造影(ICG)的晚期显现得更清晰。在 ICG 的晚期,条纹可呈弱荧光或强荧光。条纹从视

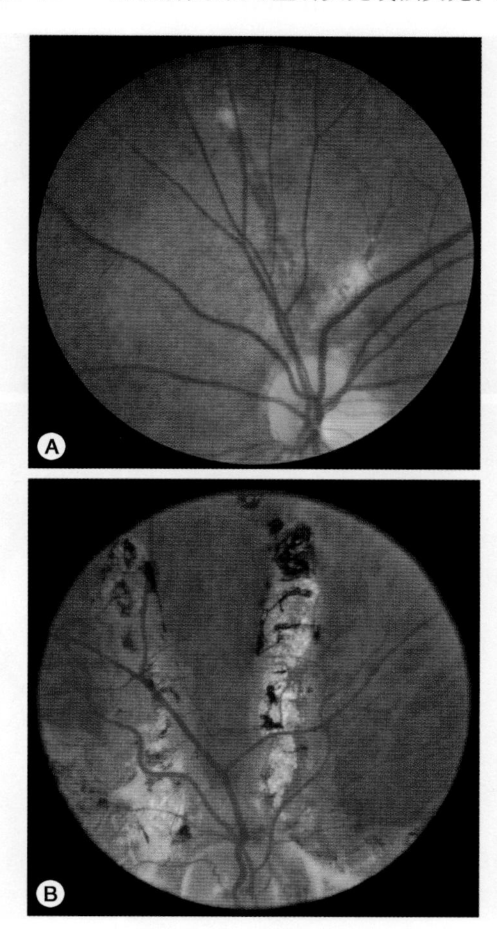

图 51.6　眼底血管样条纹。Ⓐ一例 10 岁无 β 脂蛋白血症女童,左视盘上方可见血管状条纹;Ⓑ一例成年弹性假黄色瘤患者眼底可见明显的血管样条纹。这些条纹在视盘周围形成一个融合环,并逐渐远离视盘。新生血管和出血发生在条纹边缘

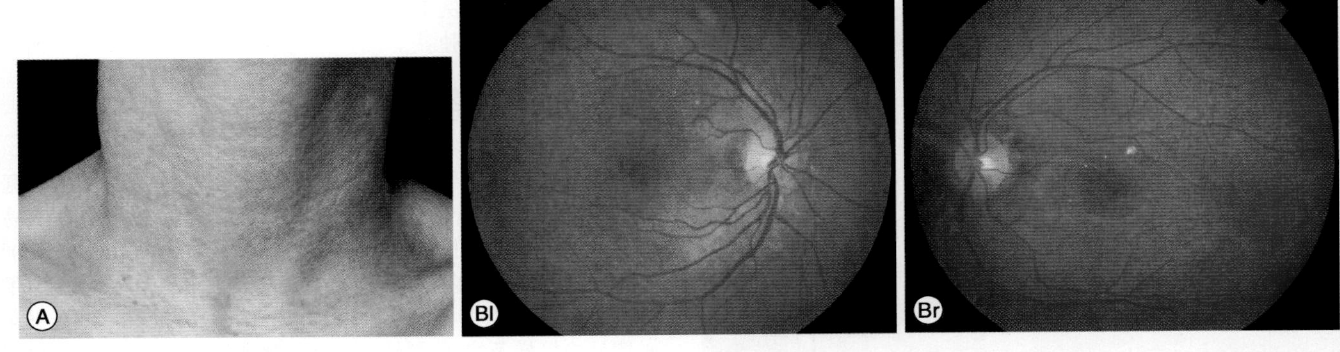

图 51.7　弹性假黄色瘤(PXE)。ⒶPXE 的皮肤损害由排列成一排或带花边图案的浅黄色小丘疹组成,这些小丘疹可能会聚在一起形成大的斑块,皮肤柔软松弛,表面有轻微的皱纹或卵石样外观,曾被描述为鹅卵石样改变。颈部经常受累及;Ⓑ一例患有 PXE 的 14 岁儿童的眼底像,后极视网膜色素上皮(RPE)有橘皮样斑点,双眼 RPE 均有黄色沉积物,右眼 12 点和 6 点钟方位(Br)和左眼 3 点钟方位(Bl)有血管样条纹

盘放射状发出,有时呈环形连接,并随着年龄的增长而增加。这种模式被认为是由眼外肌施加的牵引力造成的。

识别眼底血管样条纹的重要性在于发现像弹性假黄色瘤这样的全身性疾病,而且在眼科关爱服务中也很重要:早期发现和治疗脉络膜新生血管(CNV);在进行接触性运动时,给予佩戴防护眼镜(聚碳酸酯安全眼镜)的相关咨询建议。该病的存在意味着轻微(钝挫性)创伤会增加严重视网膜出血的风险[50]。

如近视眼的漆裂纹、创伤性脉络膜破裂和拟眼组织胞浆菌病综合征的视盘周围萎缩等条纹改变,被认为是视网膜下腔新生血管向内生长的低阻力通路(最小抵抗部位)。脉络膜新生血管迟早会出现,但幸运的是其治疗效果已经改善。

特发性视网膜前膜

与成人不同,特发性视网膜前膜(图 51.8)在儿童和青少年中很罕见[51]。在青壮年中诊断的视网膜前膜的形成(黄斑皱褶、黄

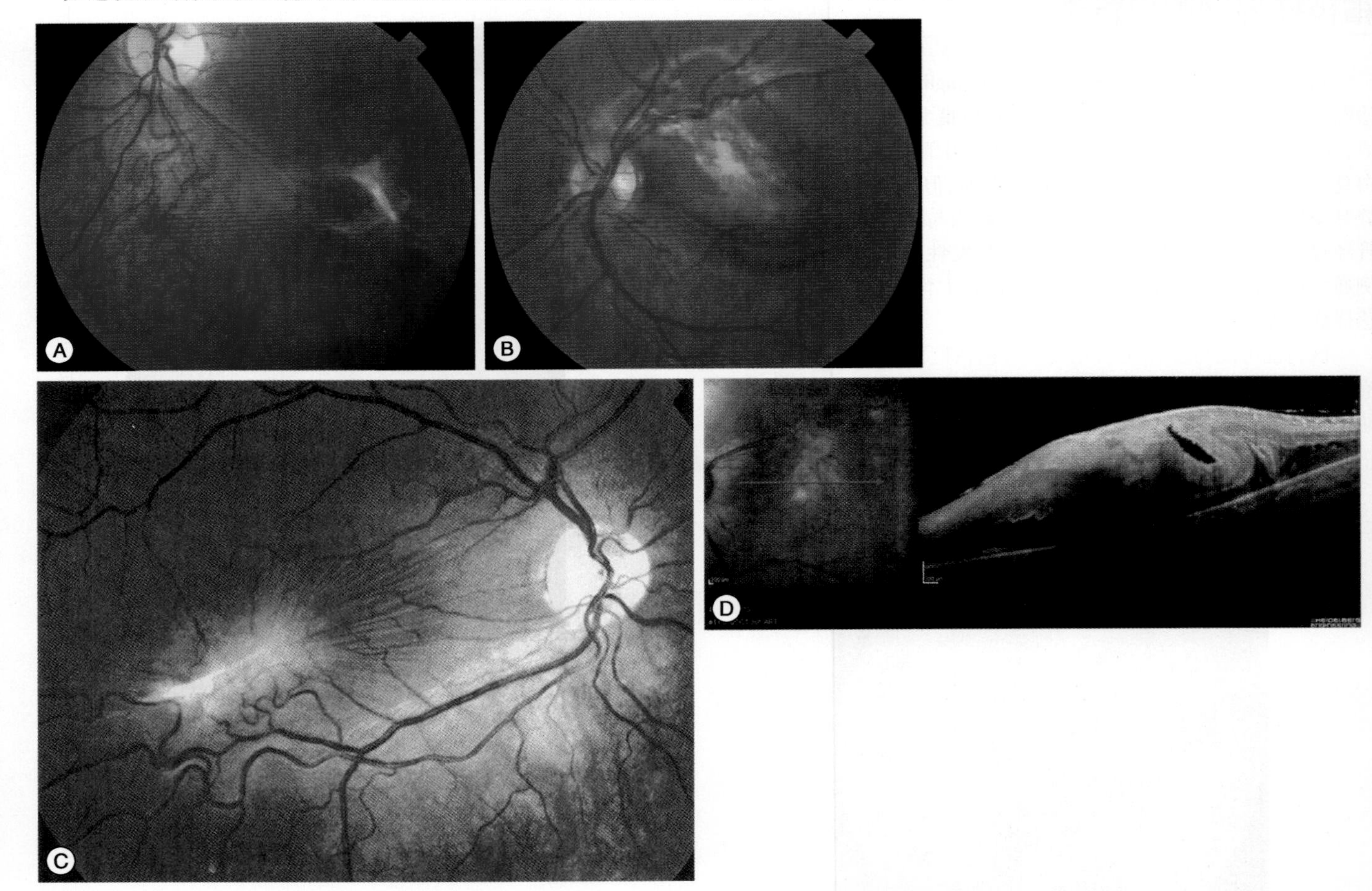

图 51.8　视网膜前膜。Ⓐ神经纤维瘤病 2 型患儿视网膜前纤维化,使下方视网膜血管弓扭曲,皱褶波及黄斑;Ⓑ黄斑前膜牵拉上、下血管弓,并致视网膜下紊乱;Ⓒ一例 15 岁特发性视网膜前膜患者出现视网膜皱褶和黄斑变形;Ⓓ一例 10 岁视网膜前膜男童伴有睫状体扁平部炎。光学相干断层成像显示视网膜严重扭曲和肿胀,伴视网膜前胶质增生(Ⓒ图片由 Alain Gaudric 教授惠赠,来自 Benhamou N, Massin P, Spolaore R, et al. Surgical management of epiretinal membrane in young patients. Am J Ophthalmol 2002;133:358-64)

斑前胶质增生、黄斑前纤维化、玻璃纸样黄斑病变),通常与潜在的病因有关,如早产儿视网膜病变[52]、眼外伤[53]、眼后段炎症[54]、视网膜和视网膜色素上皮联合错构瘤[55]、Coats 病[56]以及神经纤维瘤病 2 型等[57]。

儿童特发性视网膜前膜可能继发于玻璃体积血或视网膜出血[58,59]。组织病理学研究表明,视网膜前膜由胶质细胞和视网膜色素上皮细胞组成,且在青少年视网膜前膜中观察到,肌成纤维细胞与胶原形成的比例大于老年患者[60]。

儿童和青年特发性视网膜前膜形成的病因尚不清楚,可伴或不伴玻璃体后脱离[60,61]。年轻的视网膜前膜患者可见 Mittendorf 斑和 Bergmeister 视盘的报道[62],支持其可能为先天性永存原始玻璃体。相反,年轻人视网膜前膜的形成可能是后天性异常,以往眼底检查正常的眼中发现了视网膜前膜病例可支持该观点[63]。光学相干断层成像(OCT)有助于诊断儿童特发性视网膜前膜[52,64]。

许多患有视网膜前膜的年轻人可以保守随访而非手术干预[63,65,66]。年轻患者较年长患者视网膜前膜更厚、更白、黏附性更强,有更高的复发率,尤其当前膜覆盖在视网膜血管上时[67]。已有文献报道年轻患者特发性视网膜前膜发生自发性分离,甚至不伴有玻璃体后脱离[58,68,69]。当未成熟特发性视网膜前膜的收缩力大于其与视网膜的黏附力时,膜可能会自发分离。Banach 等[70]报道视力为 20/50 或更好的患者单纯观察疗效较好,而视力为 20/60 或更差的患者在玻璃体切除和膜剥离术后视力有明显改善。对于自发性剥离的病例,必须长期随访直到玻璃体后脱离形成,因为已有延迟发生黄斑裂孔的病例报道[71]。

视网膜脂血症

视网膜脂血症——白色视网膜血管充满奶油状物质(图 51.9)——是高甘油三酯血症的一种令人印象深刻但极其罕见的眼部表现。该病虽然在儿童中很不常见,但甚至在新生儿中也可能发生[72],原因为脂蛋白脂酶(LPL)缺乏的患者有原发性高甘油三酯血症(不是高胆固醇血症!)。在一例极低出生体重的早产儿中也发现了短暂的 LPL 缺乏[73]。继发性高脂血症可见于糖尿病[74,75]、胆道梗阻、肾病综合征、胰腺炎、甲状腺功能减退、酒精中毒、药物治疗(雌激素、β 肾上腺素受体阻滞剂、蛋白酶抑制剂)患者,以及一例接受蛋白酶抑制剂治疗的获得性免疫缺陷综合征患者[76]。

当血清甘油三酯水平高于 2 500mg/dl(正常<200mg/dl)时,

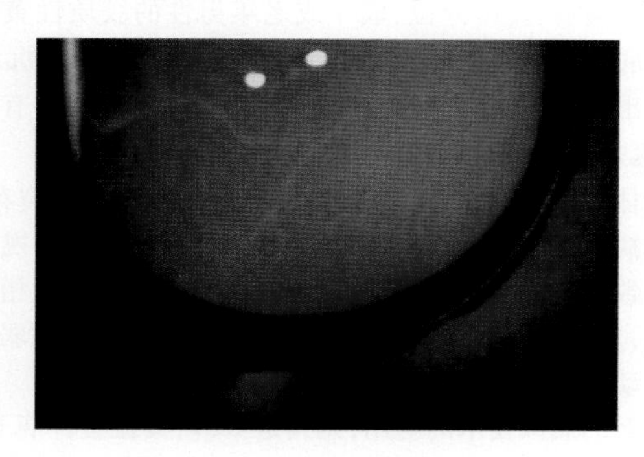

图 51.9　视网膜脂血症。使用间接检眼镜观察一高乳糜血症患儿视网膜血管,在背景衬托下显得苍白

周边部视网膜血管呈奶油色,且变细;当血清甘油三酯水平高于 5 000mg/dl 时,眼底呈鲑鱼色,后极部动脉和静脉呈奶油色。

视力通常不受影响,但已观察到一例 11 岁的糖尿病女孩视觉电生理异常(暗视和明视振幅降低,眼电图 Arden 比值降低)[75]。当然,对基础病因的治疗是必需的,可使眼底表现和视网膜电图(ERG)恢复正常。

囊样黄斑水肿

在进行早产儿视网膜病变(retinopathy of prematurity,ROP)筛查的新生儿中,39%可见黄斑囊样结构[77]。据报道,无 ROP 的早产儿中囊样黄斑水肿(cystoid macular edema,CME)很常见,其可作为极早产儿神经发育健康的一个指标[78,79]。CME 可发生于患有眼部慢性炎症、视网膜色素变性、糖尿病、放疗、Coats 病、X 连锁视网膜劈裂症、常染色体显性遗传性囊样黄斑水肿的儿童。在青少年 X 连锁视网膜劈裂症和 S 视锥增强型综合征患者中并非真正的 CME,而是眼底荧光素血管造影没有渗漏的中心凹劈裂。CME 是葡萄膜炎患儿常见的并发症,即使视力良好的儿童也可出现[80]。

在一组 3 岁及以上的儿童患者中,白内障手术前和术后随访 12 个月的系列频域 OCT 均未发现囊样黄斑水肿[81]。儿童术后 CME 发生率低于成人的原因包括玻璃体和视网膜血管更健康、无全身性疾病以及可能存在前列腺素的生理学差异[82]。

脉络膜新生血管

脉络膜新生血管(choroidal neovascularization, CNV)(图 51.10)在儿童和青少年中相当罕见,它可能与框 51.1 所列的一系列广泛的疾病有关,包括①眼内炎症和感染的瘢痕[83];②营养不良(如 Best 病或极罕见的高草酸尿症);③视网膜和脉络膜之间的薄弱解剖位点[所谓的最小抵抗部位(见上文),如脉络膜破裂、视盘发育不良和视盘玻璃膜疣、血管样条纹、脉络膜骨瘤和脉络膜缺损]。通常找不到病因,CNV 被称为特发性[83,84],随后可能会出现拟眼组织胞浆菌病综合征(POHS)的体征。

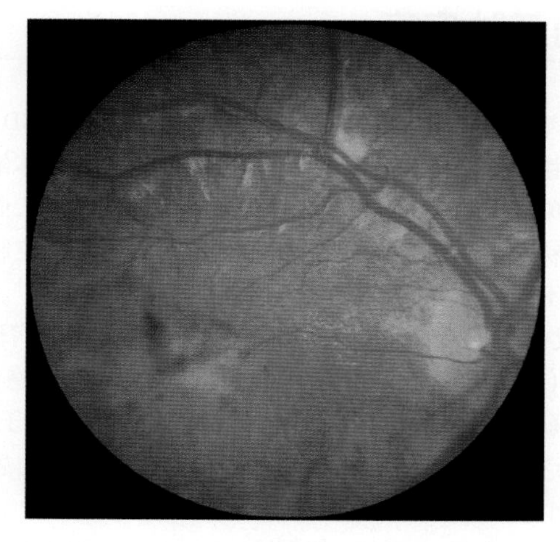

图 51.10　脉络膜新生血管。这位患有先天性风疹的 7 岁儿童,左眼有先天性白内障,右眼视力下降。眼底背景色素紊乱,视网膜浆液性脱离和盘状病变。视力下降到 6/60,但 4 个月后恢复至 6/12

框 51.1

与儿童和青少年脉络膜新生血管相关的疾病

炎症/感染
- 拟眼组织胞浆菌病综合征
- 犬弓蛔虫病
- 弓形虫病
- 风疹视网膜病变

遗传性视网膜疾病
- 卵黄样黄斑营养不良(Best 病)
- 无脉络膜症

其他
- 脉络膜破裂
- 先天性视盘小凹
- 视盘玻璃膜疣
- 血管样条纹
- 近视
- 脉络膜骨瘤
- 视网膜和视网膜色素上皮联合错构瘤
- 光凝术
- 特发性

儿童可能会主诉视物变形和模糊,但通常不会把任何不适告诉他们的监护人。眼底表现可能包括深灰色膜状物、视网膜下出血或视网膜内出血、硬性渗出和色素改变,最常见于黄斑或视盘周围。

与年龄相关性黄斑变性的成年患者相比,儿童 CNV 的预后更佳。Goshorn 等[83]报道了 19 例未经治疗的 CNV 儿童,有 11 例(58%)发生自发性退化;9 例患者的视力优于或等于 20/50。激光光凝术、维替泊芬光动力疗法[85]和黄斑下手术治疗[86]已成功地用于 CNV 的治疗。然而,联合或不联合使用类固醇激素,玻璃体内注射抗血管内皮生长因子(抗 VEGF)药物[87,88]都是首选治疗方案,尽管对儿童患者抑制 VEGF 的长期治疗效果尚不肯定[89]。

慢性肉芽肿疾病

慢性肉芽肿疾病(chronic granulomatous disease,CGD)是一种由烟酰胺腺嘌呤二核苷酸磷酸(NADPH)氧化酶复合体缺陷引起的遗传性免疫缺陷疾病,患者的吞噬细胞功能障碍,从而使这些患者更容易发生包括败血症在内的严重感染。难以控制的炎症可发生在不同器官,包括胃肠道、膀胱、皮肤和眼睛[90]。该病非常罕见,发病率 1:250 000~1:200 000,在大约 2/3 的病例中以 X 连锁遗传(*CYBB* 基因突变),其余病例为常染色体隐性遗传。目前正在研究的多种治疗策略包括:抗肿瘤坏死因子 α(anti-TNF-α)药物、造血干细胞移植和基因治疗。约 1/3 的患者眼睛受累,可出现睑缘炎、结膜炎和脉络膜视网膜炎[91,92]。严重的萎缩性瘢痕可能随之而来,如图 51.11 所示。视网膜缺血、新生血管膜、视网膜下纤维化和黄斑水肿等并发症会导致患者不良后果[91,92]。

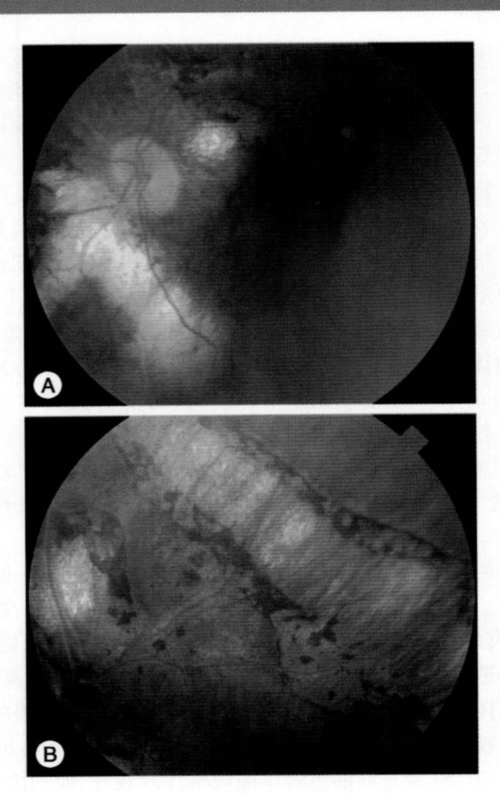

图 51.11　慢性肉芽肿疾病。Ⓐ视网膜血管弓处脉络膜视网膜萎缩和色素团块;Ⓑ周边线状脉络膜视网膜萎缩和色素团块

青少年 X 连锁视网膜劈裂症

青少年 X 连锁视网膜劈裂症(juvenile X-linked retinoschisis)是一种 X 连锁遗传疾病,在女性携带者中没有任何症状。临床表现十分典型,几乎具有诊断价值,年轻男性由于中心凹劈裂呈低视力(图 51.12),伴周边部视网膜劈裂(大约出现在一半的病例中),检眼镜下周边部视网膜呈金属样反光,负相 ERG,患者的舅舅或外祖父常常视力残疾。通过 DNA 检测发现 X 染色体短臂 *RS1* 基因致病突变可证实该诊断。该基因产物视网膜劈裂蛋白(retinoschisin)参与细胞黏附和内层视网膜的发育,但其功能仍不完全清楚[93]。据报道,约有 200 种不同的基因突变,但没有明确的基因型-表型相关性[94]。本病几乎与 Stargardt 病一样常见,男性患病率为 1:15 000[95]。然而经常发生误诊,因为表现十分多样(图 51.13),如镰状褶皱、弓形虫病样瘢痕、黄斑异位、成年或老年男性的胶质性黄斑病变、白点状眼底外观、类似于视网膜色素变性的广泛色素沉着、Coats 样异常渗出,甚至是非典型的青光眼或牛眼畸形。常伴有远视、斜视、眼球震颤和(附加)弱视。

玻璃体积血经常发生,特别是当周边部视网膜劈裂存在和视网膜血管缺乏支撑时。这可能导致儿童形觉剥夺性弱视,手术干预可能导致白内障形成。视网膜脱离虽然令人担忧,但相对少见。尽管如此,重要的是要提醒家长注意这些儿童眼睛的脆弱性,并建议其在运动和户外活动时佩戴防护眼镜。

随着新的成像技术的应用,尤其是 OCT,黄斑囊样病变不易被漏诊。然而,即使在 DNA 确诊的病例中,OCT 检查也可无典型的黄斑病变[96]。

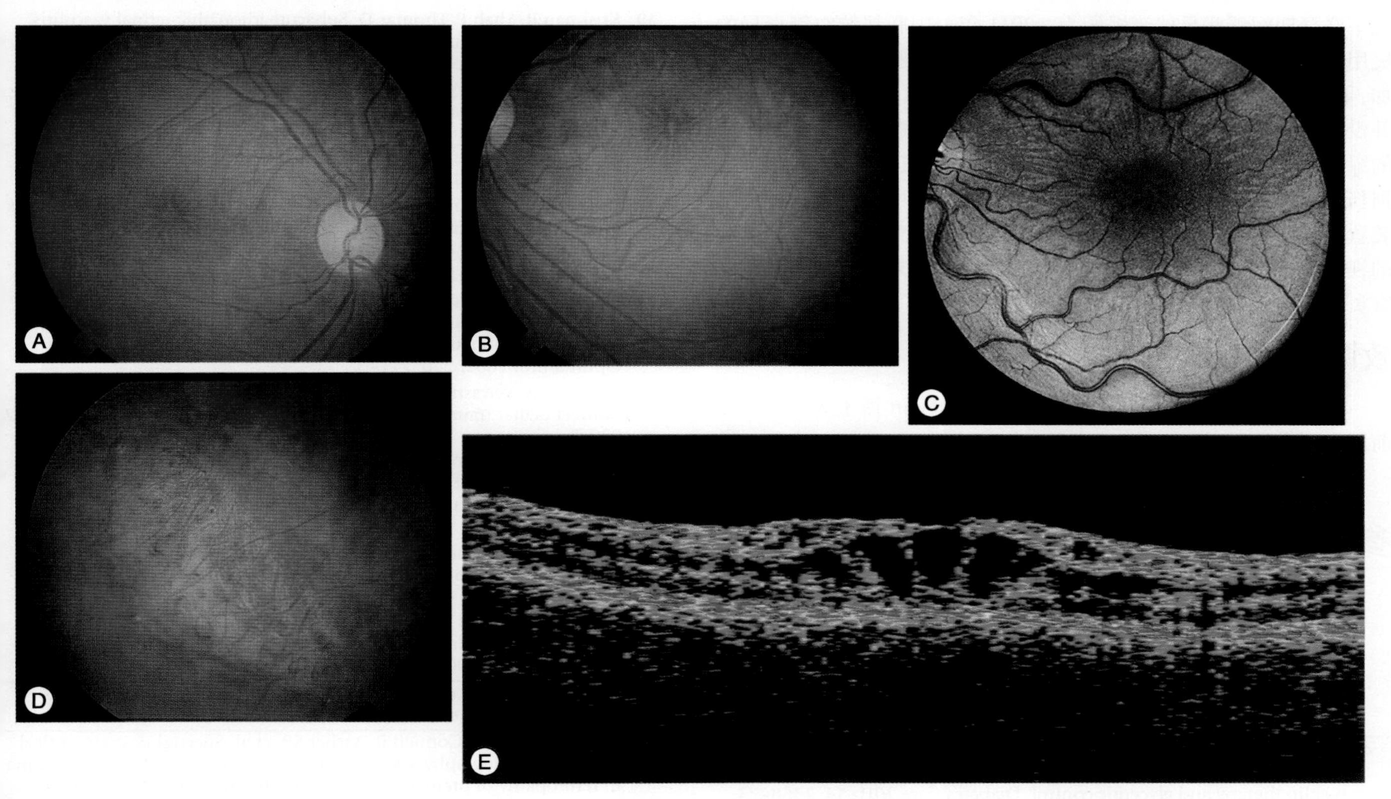

图 51.12 青少年 X 连锁视网膜劈裂症。Ⓐ-Ⓑ双侧黄斑中心凹劈裂;Ⓒ中心凹劈裂可在检眼镜的无赤光下看得更清晰;Ⓓ周边劈裂区色素改变;Ⓔ光学相干断层成像显示视网膜劈裂患者黄斑区光学空腔(图片由 Dorothy Thompson 博士惠赠)

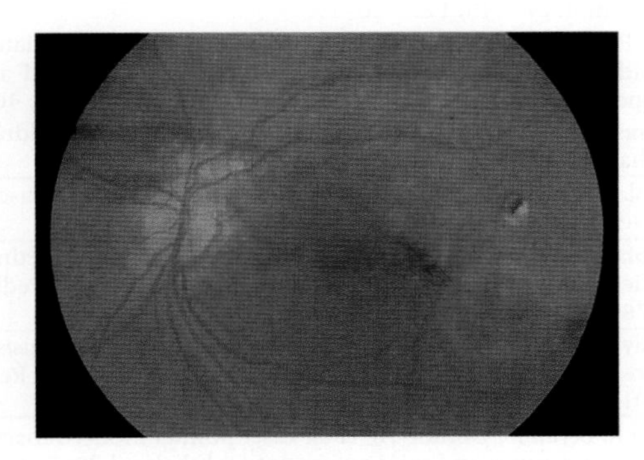

图 51.13 青少年 X 连锁视网膜劈裂症。累及黄斑的泡状视网膜劈裂囊腔消退后的眼底外观,留下一个扁平的视网膜伴色素分界线

碳酸酐酶抑制剂(dorzolamide)滴眼液治疗可能会减少一些患者的中心凹囊肿,但对视力的影响似乎作用不大[97]。基因治疗的原理已在 XRS 鼠模型中证实[93],人类基因治疗的研究目前正在美国的两个机构进行(参见网址 www.ClinicalTrials.gov 上 NCT02416622 和 NCT02317887)。

激光笔黄斑病变

20 世纪 90 年代末,激光笔对视网膜的损害引起了媒体的关注,但没有令人信服的证据表明视网膜受到损害[98,99]。病例报道患者出现视力障碍,但无黄斑病变,往往认为与后像或心理影响有关。虽然美国的激光分类与欧洲不同,但功率上限为 5mW 的激光笔发射的可见辐射被指定为 1 级或 2 级,如果用作指示设备正确使用,认为是安全的。

然而,更强大功率的激光笔的引入以及这些激光笔在互联网上可以轻易获取,再次引发了人们对其造成视网膜损害的担忧。最近一篇 PubMed 检索的文献证实了 15 例激光笔黄斑病变(图 51.14)[100]。这些病例更常见的是由绿色而不是红色的激光笔引起的,主要受累的患者是那些不合理地将激光笔当作玩具使用的青少年。有一例报道,测量了造成损伤的激光笔的输出功率,由于其输出功率过高(150mW)而被证实是不安全的[101]。激光笔并不是为孩子们设计的玩具,而是在聚会游戏时用来爆破气球。也不该用来在人群中骚扰他人,像 2015 年欧洲足球协会联盟(UEFA)

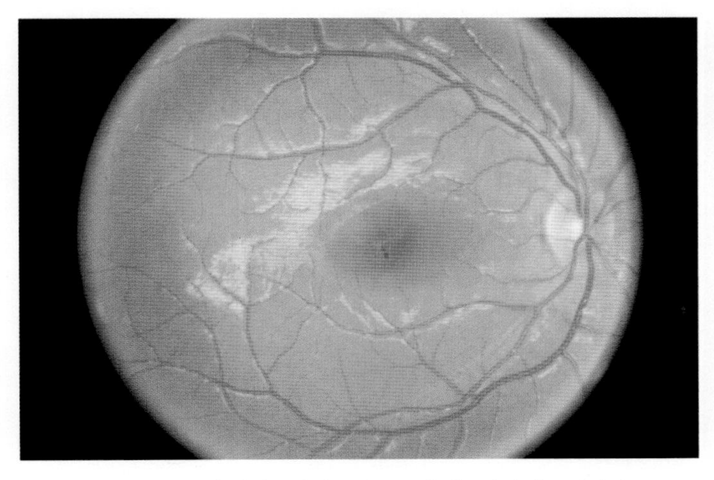

图 51.14 激光笔黄斑病变。右眼眼底黄斑中央有一处瘢痕

冠军联赛期间那些足球流氓所为。2011 年美国联邦航空管理局的民用航空航天医学研究所报告称，瞄准飞机的激光笔数量急剧增加，导致飞行员在飞行中分散注意力[102]。遗憾的是，在许多国家并没有完全实施对激光笔销售的严格管理和控制。高达 1 200mW 的绿色激光笔可以通过互联网轻松订购，如果其使用不当，很容易损伤视网膜。只有非常认真的海关申报人员才可能阻止这种危险装置的非法进口。不安全激光笔的广泛存在，增加了激光笔引起的视力损害，增加了航空意外事件的风险，从而对卫生部门和政府官员提出了一个重要的社会问题。

致谢

感谢 David A. Hollander 博士和 Jay M. Stewart 博士为本章节先前版本所做的贡献。

（王亮 译 王雨生 校）

参考文献

1. Raczyńska D, Zorena K, Urban B, et al. Current trends in the monitoring and treatment of diabetic retinopathy in young adults. Mediators Inflamm 2014; Article ID 492926, 13 pages.
2. Hietala K, Forsblom C, Summanen P, et al. Higher age at onset of type 1 diabetes increases risk of macular oedema. Acta Ophthalmol 2013; 91: 709–15.
4. Downie E, Craig ME, Hing S, et al. Continued reduction in the prevalence of retinopathy in adolescents with type 1 diabetes: role of insulin therapy and glycemic control. Diabetes Care 2011; 34: 2368–73.
8. Aye T, Levitsky LL. Type 2 diabetes: an epidemic disease in childhood. Curr Opin Pediatr 2003; 15: 411–15.
10. Chakrabarti R, Harper CA, Keeffe JE. Diabetic Retinopathy management guidelines. Expert Rev Ophthalmol 2012; 7: 417–39.
15. Downes SM, Hambleton IR, Chuang EL, et al. Incidence and natural history of proliferative sickle cell retinopathy: observations from a cohort study. Ophthalmology 2005; 112: 1869–75.
19. Lai JC, Fekrat S, Barron Y, Goldberg MF. Traumatic hyphema in children: risk factors for complications. Arch Ophthalmol 2001; 119: 64–70.
21. Murthy RK, Perez L, Priluck JC, et al. Acute, bilateral, concurrent central retinal artery occlusion in sickle cell disease after use of tadalafil (Cialis). JAMA Ophthalmol 2013; 131: 1471–3.
23. Singh AD, Pabon S, Aronow ME. Management of radiation maculopathy. Ophthalmic Res 2012; 48(Suppl. 1): 26–31.
29. Ng JS, Lam DS, Li CK, et al. Ocular complications of pediatric bone marrow transplantation. Ophthalmology 1999; 106: 160–4.
33. Naithani P, Venkaseth P, Sankaran P, et al. Early-onset atypical ischemic maculopathy after bone marrow transplantation. J AAPOS 2010; 14: 187–9.
39. Krishnan R, Shah P, Thomas D. Subacute idiopathic retinal vasculitis, aneurysms and neuroretinitis (IRVAN) in a child and review of paediatri cases of IRVAN revealing preserved capillary perfusion as a more common feature. Eye (Lond) 2015; 29: 145–7.
40. Rennebohm R, Susac JO, Egan RA, Daroff RB. Susac's Syndrome - update. J Neurol Sci 2010; 299: 86–91.
44. Alexander JL, Miller M. A case of frosted branch angiitis in an immune compromised child. J AAPOS 2015; 19: 75–6.
47. Ebran J, Milea D, Trelohan A, et al. New insights in the visual prognosis of pseudoxanthoma elasticum. Br J Ophthalmol 2014; 98: 142–3.
48. Nitschke Y, et al. Generalized Arterial Calcification of Infancy and Pseudoxanthoma Elasticum Can Be Caused by Mutations in Either ENPP1 or ABCC6. Am J Hum Genet 2012; 90: 25–39.
49. Li Volti S, et al. Optic disc drusen, angioid streaks and mottled fundus in various combinations in a Sicilian family. Graefes Arch Clin Exp Ophthalmol 2002; 240: 771–6.
50. Pandolfo A, Verrastro G, Piccolino FC. Retinal hemorrhages following indirect ocular trauma in a patient with angioid streaks. Retina 2002; 22: 830–1.
52. Lee AC, Maldonado RS, Sarin N, et al. Macular features from spectral-domain optical coherence tomography as an adjunct to indirect ophthalmoscopy in retinopathy of prematurity. Retina 2011; 31: 1470–82.
53. Khaja HA, McCannel CA, Diehl NN, et al. Incidence and clinical characteristics of epiretinal membranes in children. Arch Ophthalmol 2008; 126: 632–6.
70. Banach MJ, Hassan TS, Cox MS, et al. Clinical course and surgical treatment of macular epiretinal membranes in young subjects. Ophthalmology 2001; 108: 23–6.
72. Zahavi A, Snir M, Kella YR. Lipemia retinalis: case report and review of the literature. J AAPOS 2013; 17: 110–11.
78. Maldonado RS, O'Connell R, Ascher SB, et al. Spectral-domain optical coherence tomography assessment of severity of cystoid macular edema in retinopathy of prematurity. Arch Ophthalmol 2012; 130: 569–78.
79. Rothman AL, Tran-Viet D, Gustafson KE, et al. Poorer neurodevelopmental outcomes associated with cystoid macular edema identified in preterm infants in the intensive care nursery. Ophthalmology 2015; 122: 610–19.
87. Kohly RP, Muni RH, Kertes PJ, Lam WC. Management of pediatric choroidal neovascular membranes with intravitreal anti-VEGF agents: a retrospective consecutive case series. Can J Ophthalmol 2011; 46: 46–50.
89. Sivaprasad S, Moore AT. Choroidal neovascularisation in children. Br J Ophthalmol 2008; 92: 451–4.
90. Goldblatt D. Recent advances in chronic granulomatous disease. J Infect 2014; 69: S32–5.
91. Goldblatt D, Butcher J, Thrasher AJ, Russell-Eggitt I. Chorioretinal lesions in patients and carriers of chronic granulomatous disease. J Pediatr 1999 134: 780–3.
93. Molday RS, Kellner U, Weber BH. X-linked juvenile retinoschisis: clinical diagnosis, genetic analysis, and molecular mechanisms. Prog Retin Eye Res 2012; 31: 195–212.
100. Turaka K, Bryan JS, Gordon AJ, et al. Laser pointer induced macular damage: case report and mini review. Int Ophthalmol 2012; 32: 293–7.

第 52 章

儿童视网膜脱离

Martin P Snead

章节目录

孔源性视网膜脱离(rhegmatogenous retinal detachment,又称原发性视网膜脱离)在儿童中并不常见,但由于进展迅速的增生性玻璃体视网膜病变(proliferative vitreoretinopathy,PVR)和就诊较迟,通常预后较差,在诊断时可伴或不伴有对侧眼受累。大多数儿童期的孔源性视网膜脱离病例与遗传性玻璃体视网膜病变和发育异常相关,其余的就是外伤所致。

外伤相关的孔源性视网膜脱离

外伤性视网膜脱离多见于年龄较大的儿童,通常因钝挫伤所致,其中 2%~5%可见视网膜裂孔[1]。穿通伤和眼内异物存留是较为少见的原因[2,3],但常伴有严重 PVR。

眼部钝挫伤

锯齿缘离断

在大龄儿童中,钝挫伤引起的视网膜脱离一般是由锯齿缘离断所致。眼球前后向的突然压缩及剧烈的周径扩张导致视网膜撕裂(图 52.1A),其特征是无色素睫状上皮漂浮于玻璃腔,这是外伤性锯齿缘离断的标志。可能会有眼眶损伤相关的表现(图 52.2),更常见的是合并虹膜、晶状体或房角的轻度损伤。上方象限受累(图 52.3)比颞下象限更常见,颞下象限多见于非外伤性锯齿缘离断(图 52.1B)。尽管锯齿缘离断可超过 90°范围,与视网膜巨大裂孔相似,但其特点是玻璃体仍与后瓣相连,并不具备自由活动的特征。因此,传统的巩膜扣带术对锯齿缘离断的治疗效果很好。进一步区分的特征是缺乏放射状扩张,这个扩张经常出现在“真正”的视网膜巨大裂孔的最高点(图 52.4)与正常致密健康的玻璃体结构处。在锯齿缘离断时,视网膜下液通常聚积缓慢,因此除非在钝挫伤后常规检查锯齿缘,否则锯齿缘离断的诊断会延后数周或数月,直到黄斑受累[3]。

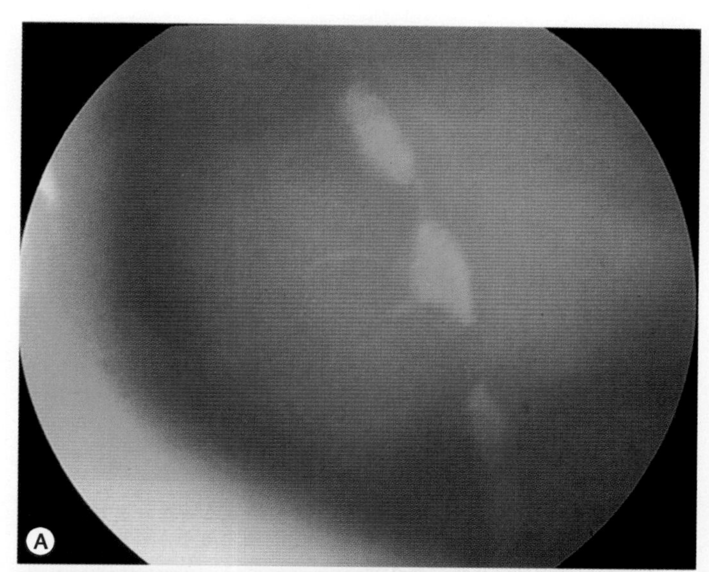

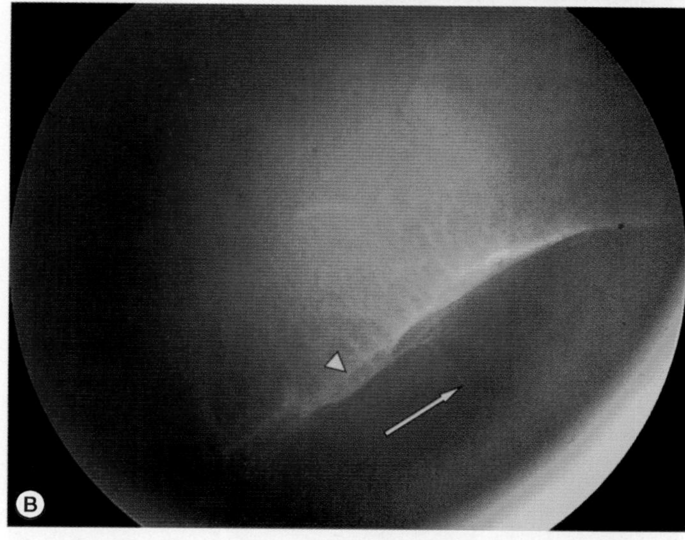

图 52.1 锯齿缘离断。Ⓐ图 52.2 中患者平坦部无色素上皮外伤性 180°“提手状”撕脱;Ⓑ非外伤性锯齿缘离断。注意伴随特征性的锯齿缘囊状荷叶边皱褶(短箭头所示)和跨离断区的桥样组织(箭头所示)

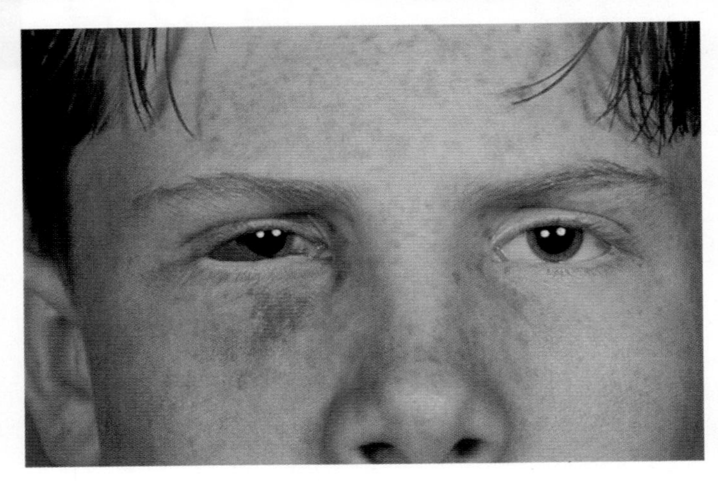

图 52.2 钝挫伤伴外伤性锯齿缘离断。裸眼视力 6/6。还要注意的是爆裂性骨折所致的眼球内陷。眼底结果见图 52.1Ⓐ

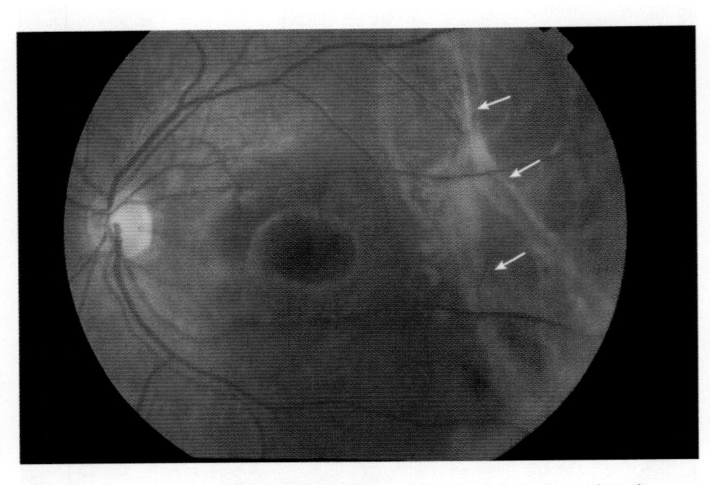

图 52.3 一名 11 岁女孩外伤性锯齿缘离断伴长期视网膜脱离。视网膜下纤维条索(白箭头所示)很少需要经内路手术移除,3mm 宽的环形海绵即可使视网膜复位

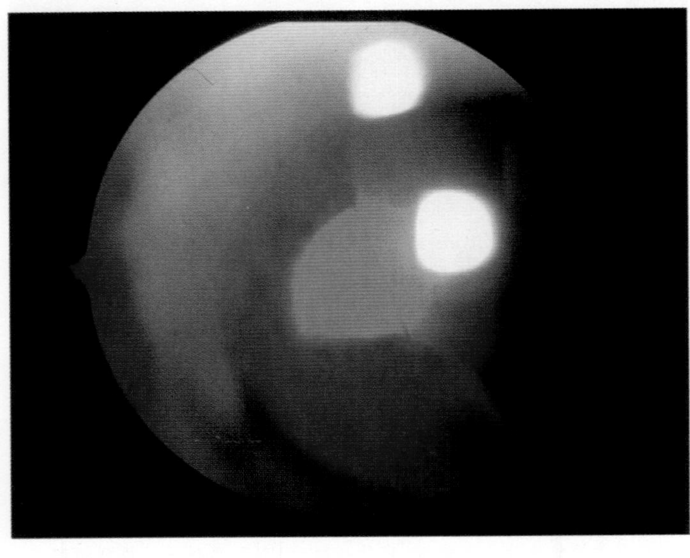

图 52.4 重力作用引起视网膜巨大裂孔顶端的放射状扩张

冲击坏死性不规则裂孔约占钝挫伤中视网膜裂孔的 1/5[3],可通过荧光素眼底血管造影证实视网膜血管和色素上皮(retinal pigment epithelial,RPE)破坏,视网膜脱离通常出现在 6 周内[3]。这些裂孔通常较大,位于赤道后且不规则,使得巩膜外垫压封闭裂孔成问题,常需采取内路手术。

视网膜巨大裂孔

真正的视网膜巨大裂孔仅占钝挫伤所致视网膜裂孔的一小部分[4]。尽管因伴随其他眼部外伤使视力预后受限,但通过玻璃体切除和眼内填充手术仍可获得很好的治疗(见下文)[5]。

眼球穿通伤

穿通伤不是儿童视网膜脱离的常见原因,尽管罕发,但它可出现在斜视手术眼球意外穿破时。在较大的儿童和青少年中可见气枪子弹造成的穿通伤,但眼内异物在年龄很小的孩子很少见,且常常因相关损伤和进展性 PVR 造成预后不良。穿通伤所致视网膜穿孔或嵌顿很少会引起急性孔源性视网膜脱离。角巩膜伤口为外源性成纤维细胞提供通道,常导致晚期牵拉性和孔源性视网膜脱离[5]。

非外伤性锯齿缘离断

非外伤性锯齿缘离断约占所有青少年视网膜脱离的 10%[2,4],97%累及颞下象限(表 52.1,图 52.1B)。检查全部周边部视网膜会在同一眼中发现两处或多处独立的离断部位。男性更多,男女比例为 3∶2。大多数患者远视或正视[6,7]。锯齿缘离断引起的视网膜脱离进展缓慢,常常是无意间发现,或是出现黄斑脱离时才发现。通常采用常规的扣带手术治疗。尽管手术的解剖成功率很高,但如果已经出现了长期的黄斑受累,视力可能依然很差。家族性锯齿缘离断罕见,但仍要关注兄弟姐妹的检查,原因是:①患者常无症状;②一旦出现黄斑受累,视力恢复很差。在麻醉下检查对侧眼很重要,因为锯齿缘离断会双眼发病,对侧眼中出现的锯齿缘异常高达 15%,表现为"皱褶"或扁平离断形式(表 52.1)。在这种情况下,对侧眼可进行预防性视网膜固定术,以防止出现可能累及黄斑需要正式手术治疗的视网膜脱离。

表 52.1 孔源性视网膜脱离中特征性视网膜裂孔类型的剑桥指南

裂孔类型	性别	玻璃体后界膜	屈光不正	对侧眼病变
马蹄孔	男=女	无	近视	15%
圆孔*	女>男*	有*	近视*	50%*
锯齿缘离断*	男>女*	有*	远视*	15%*
巨大裂孔*	男=女*	无*	近视*	高达 80%*
黄斑裂孔	男=女	无	高度近视	罕见
X 连锁视网膜劈裂	男	有	远视	100%

*儿童常见类型。

发育异常相关的孔源性视网膜脱离

眼部组织缺损

有组织缺损的眼视网膜脱离的风险会增加，约占儿童视网膜脱离的 0.5%[8,9]，这也是较广泛的全身发育异常疾病谱的一部分（图 52.5）。视网膜巨大裂孔见于晶状体缺损的眼[10]。当缺损区发育不全的视网膜出现小的裂孔时，孔源性视网膜脱离可发生于脉络膜缺损的眼。由于瞳孔散大受限、眼球震颤、小眼畸形和白内障（图 52.6），可能会使视力评估困难，也会进一步影响视网膜脱离的诊断。横跨缺损腔的中间膜组织在超声检查中与视网膜脱离表现相似。临床医生需对此警惕，术前需通过动态检查评估视网膜的活动度。中间膜由发育不全的内层视网膜组成，伴有外神经母细胞层在缺损区边缘的翻转和重复[11]。由于缺损区内视网膜色素上皮和 Müller 细胞都有退化或缺失，有效的视网膜固定几乎是不可能的，除非是在缺损边缘之外。

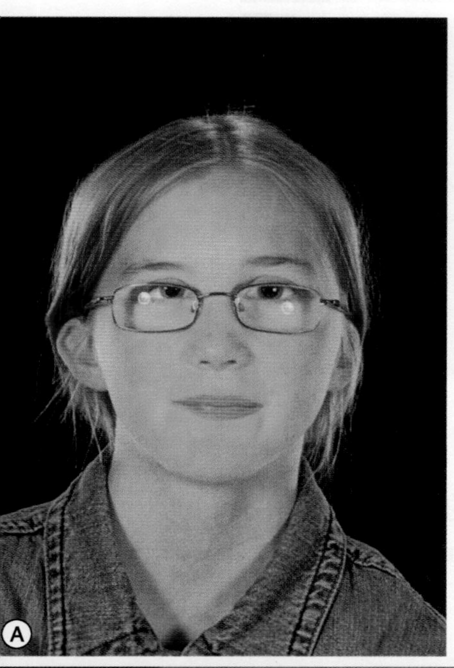

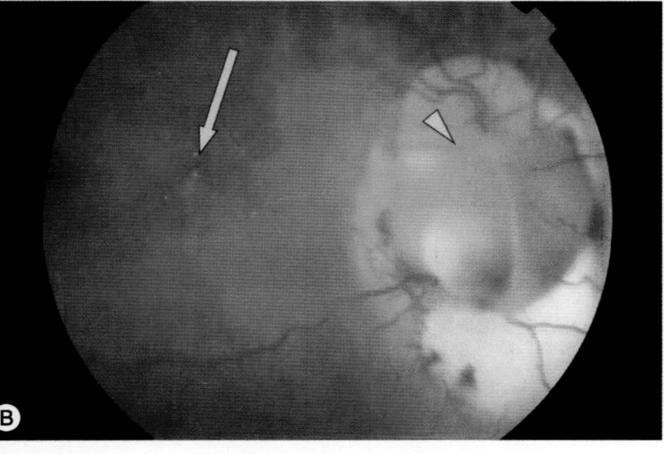

图 52.5　CHARGE 综合征患者视盘缺损（短箭头所示）伴发的有黄斑脱离（箭头所示）的视网膜脱离（© Addenbrooke's Hospital）

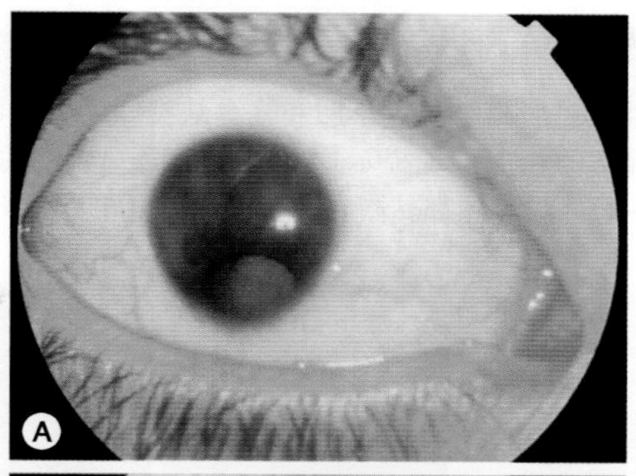

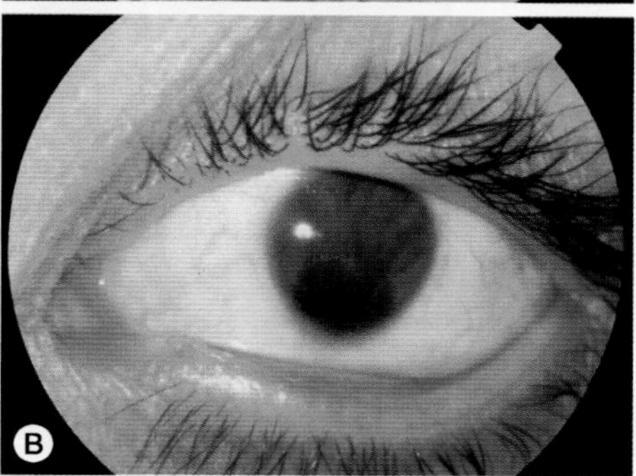

图 52.6　双侧组织缺损伴有小眼畸形、眼球震颤和白内障。B 超检查见与视网膜脱离相似的中间膜（未显示）

当视网膜裂孔位于缺损区之外，如果巩膜质量足够好，裂孔可充分封闭，就可通过传统的扣带手术治疗。但更常见的是裂孔位于缺损区内（图 52.7），因此不通过内路手术来确认和封闭裂孔复位视网膜是不可能的。缺损区的视网膜裂孔通常小、多发，且在苍白的巩膜背景上难以定位，但在术中可通过内引流时看到的蛋白“波纹”确认。激光可围绕缺损区的边缘打。如果这包含了盘斑束，可在视网膜复位前进行激光治疗，以减少神经纤维层热损伤的风险。在视网膜贴复尚未完全稳定前，眼内填充物的维持会因组织缺损眼球的异常结构而受到损害，高达 30% 会出现视网膜脱离复发[12]，这可能需要永久的眼内填充。

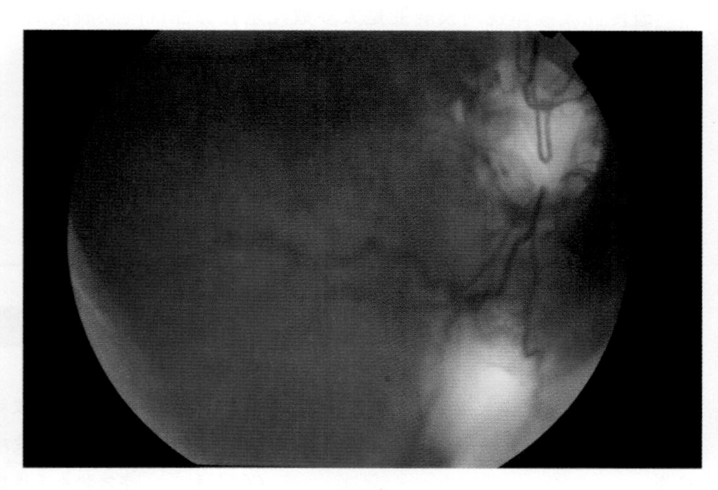

图 52.7　一例 9 岁男孩儿组织缺损并发孔源性视网膜脱离。可能术前视网膜裂孔确认困难，但玻璃体切除手术中见到的波纹有助于裂孔定位

视盘小凹和黄斑脱离

浆液性黄斑脱离与视盘小凹和视盘缺损间的关系已熟知，牵牛花视盘异常的相似发现提示这些病变是同一异常的不同变异(图 52.8A-D)。玻璃体都黏附在位。有人认为，近 45%的视盘小凹会并发浆液性视网膜脱离[13-15]。

虽然自然病程研究显示 25%的患者最终会自发复位[14]，但玻璃体切除手术、激光光凝和气体填充联合治疗，尽管存在手术并发症的风险，仍会提供更多的视力提高的机会[13,15]。

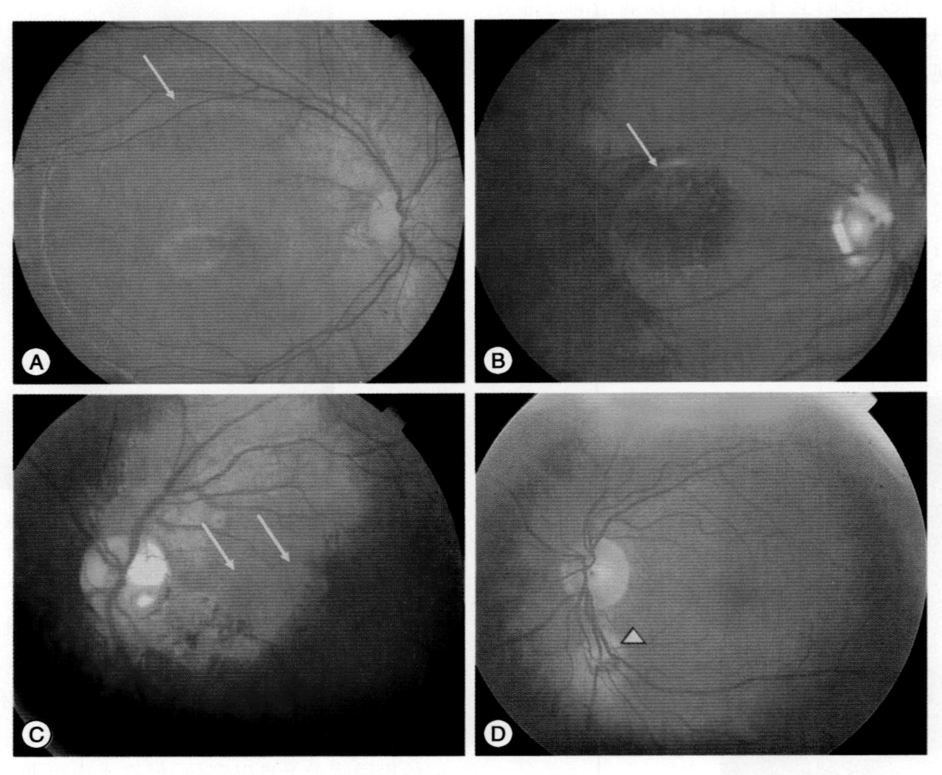

图 52.8 Ⓐ-Ⓑ两例视盘缺损合并黄斑脱离(箭头所示)；Ⓒ-Ⓓ分别来自孩子[视盘小凹伴黄斑浆液性脱离(箭头所示)]和父/母[脉络膜缺损(短箭头所示)]，说明在一些病例中的遗传因素

遗传性玻璃体视网膜病变相关的孔源性视网膜脱离

遗传性玻璃体视网膜病变是大多数儿童孔源性视网膜脱离的基础，可分为以下几类[16]：

1. 伴有骨骼异常的玻璃体视网膜病变；
2. 伴有进行性视网膜功能障碍的玻璃体视网膜病变；
3. 伴有视网膜血管异常的玻璃体视网膜病变；
4. 伴有角膜改变的玻璃体视网膜病变。

这些视网膜脱离通常复杂，且常伴有视网膜巨大裂孔。

伴有骨骼异常的玻璃体视网膜病变

伴有骨骼异常的玻璃体视网膜病变是最大的亚组(表 52.2)，各种形式的 Stickler 综合征占大多数。

Stickler 综合征

Stickler 综合征是Ⅱ/Ⅸ/Ⅺ型胶原病疾病谱的组成部分，这些胶原病还包括 Kniest 发育不良(MIM #156550)和先天性脊椎骨骺发育不良(spondyloepiphyseal dysplasia congenita，SEDC)(MIM #183900)。截至目前，已确认了至少 8 种不同的临床亚型(表 52.2)，进一步需要解决的是遗传异质性问题。

表 52.2　伴有骨骼异常的玻璃体视网膜病变

综合征	基因	特征	MIM #
Stickler 综合征			
1 型	*COL2A1*	膜状先天性玻璃体异常，先天性大眼畸形，耳聋，关节病，腭裂	108300
仅眼部	*COL2A1*	膜状先天性玻璃体异常(通常)，先天性大眼畸形，无全身病变	609508
2 型	*COL11A1*	串珠状先天性玻璃体异常，先天性大眼畸形，耳聋，关节病，腭裂	604841
2 型 隐性	*COL11A1*	常染色体隐性遗传； 串珠状先天性玻璃体异常，先天性大眼畸形，腭裂，重度先天性耳聋	TBC

表 52.2　伴有骨骼异常的玻璃体视网膜病变(续)

综合征	基因	特征	MIM #
3 型	*COL11A2*	正常玻璃体和眼部表型,耳聋,关节病,腭裂	184840
4 型	*COL9A1*	隐性遗传; 感音神经性耳聋,近视,玻璃体视网膜病变,骨骺发育不良	614134
5 型	*COL9A2*	隐性遗传; 感音神经性耳聋,近视,玻璃体视网膜病变,骨骺发育不良	614284
6 型	*COL9A3*	隐性遗传; 感音神经性耳聋,近视,玻璃体视网膜病变,骨骺发育不良	TBC
其他	未明确	玻璃体发育不全,耳聋,关节病,腭裂	未分类
Kniest 发育不良			
	COL2A1	先天性玻璃体异常,严重关节病,身材矮小,指骨发育不良	156550
先天性脊椎骨骺发育不良			
	COL2A1	先天性玻璃体异常,身材严重矮小,近端肢体缩短,桶状胸	183900
伴指骨骨骺发育不良的玻璃体视网膜病变			
	COL2A1	先天性玻璃体异常,伴严重指骨发育不良的玻璃体视网膜病变	未分类
Marshall 综合征			
	COL11A1	头发稀疏,出汗减少,先天性/青少年白内障	154780
Knobloch 综合征			
	COL18A1	枕部脑膨出,肾脏异常,掌纹异常	267750
Marfan 综合征			
	*FBN*1	角膜扁平,晶状体异位,蜘蛛样指,主动脉根部扩张	154700

大多数患者都是 1 型 Stickler 综合征,呈常染色体显性遗传。然而极少数是由新发突变所致,没有家族史。此外,还有“仅有眼部异常”的变异,几乎无全身特征来提示可能的诊断,即使有也很少[17]。临床医生要警惕这种可能,在所有儿童巨大裂孔视网膜脱离患者中需要考虑或排除该诊断。

诊断

在常规分子遗传学分析之前,诊断完全依赖于主要和次要临床标准的组合[18]。临床表型的划分也非常有助于指导随后的分子遗传学分析(图 52.9)[17,19-26]。

临床特征

眼部特征　Stickler 综合征的基本特征是先天性玻璃体发育异常,表现为裂隙灯检查可见的异常结构(图 52.9)。这一病理学特征对于仅有眼部异常亚群的临床诊断尤为重要,因为他们没有全身特征来提示诊断[17]。眼科医生遇到的大多数患者,不是 1 型就是 2 型 Stickler 综合征,并常有近视[16]。由Ⅸ型胶原突变所致的常染色体隐性遗传 Stickler 综合征很罕见(表 52.2)。

患者常常有先天性的高度近视,并伴有严重散光(图 52.10)。然而在一些病例中,近 1/4 的患者并没有明显的屈光不正。都认为本病与先天性白内障相关,一些患者表现为典型的象限性晶状体板层皮质混浊,这是非常有用的诊断体征(图 52.11)。然而,因这在 1 型和 2 型 Stickler 综合征中都可出现,所以不能用作亚组间的鉴别。

在英国和美国,临床诊断为任一类型 Stickler 综合征的患者中,50%以上会发展为视网膜脱离[27]。然而,在基因确诊的高危亚群中,这一数字上升到了 70%以上[28,29]。在最近的研究中,第一眼视网膜脱离和第二眼视网膜脱离间隔的中位时间是 4 年[29],尽管很少发生在 1 岁半之前,但年龄最小的双眼视网膜脱离的孩子是 6 周龄,另一例双眼全视网膜脱离的也是在 1 岁之前。2 型 Stickler 综合征视网膜脱离的风险似乎略低,但有待量化。调查显示,40%~50%的患者患有视网膜脱离。在非眼部亚群(3 型)中,风险似乎不比普通人群高。

全身特征　Stickler 综合征所有亚群都可表现出硬腭或软腭的异常,常伴有咽鼓管功能障碍和中耳缺陷。在那些没有腭裂修复病史的患者中,直接检查或触诊有助于确认有亚临床裂隙的患者——一个容易被忽略的诊断体征。除传导性听力障碍外,许多患者也表现为因耳蜗异常所致的轻度高音感音神经性听力障碍。

据报道,80%以上的 Stickler 综合征儿童有肌肉骨骼症状,关节活动过度很常见(图 52.12)。患者有时会被误诊为 Perthe 病,因为两者在放射影像上表现相似。青少年 Stickler 综合征患者也常被诊断为 Osgood-Schlatter 病,但这是一种临床诊断,而不是放射诊断,这种关联的实质仍有待澄清。

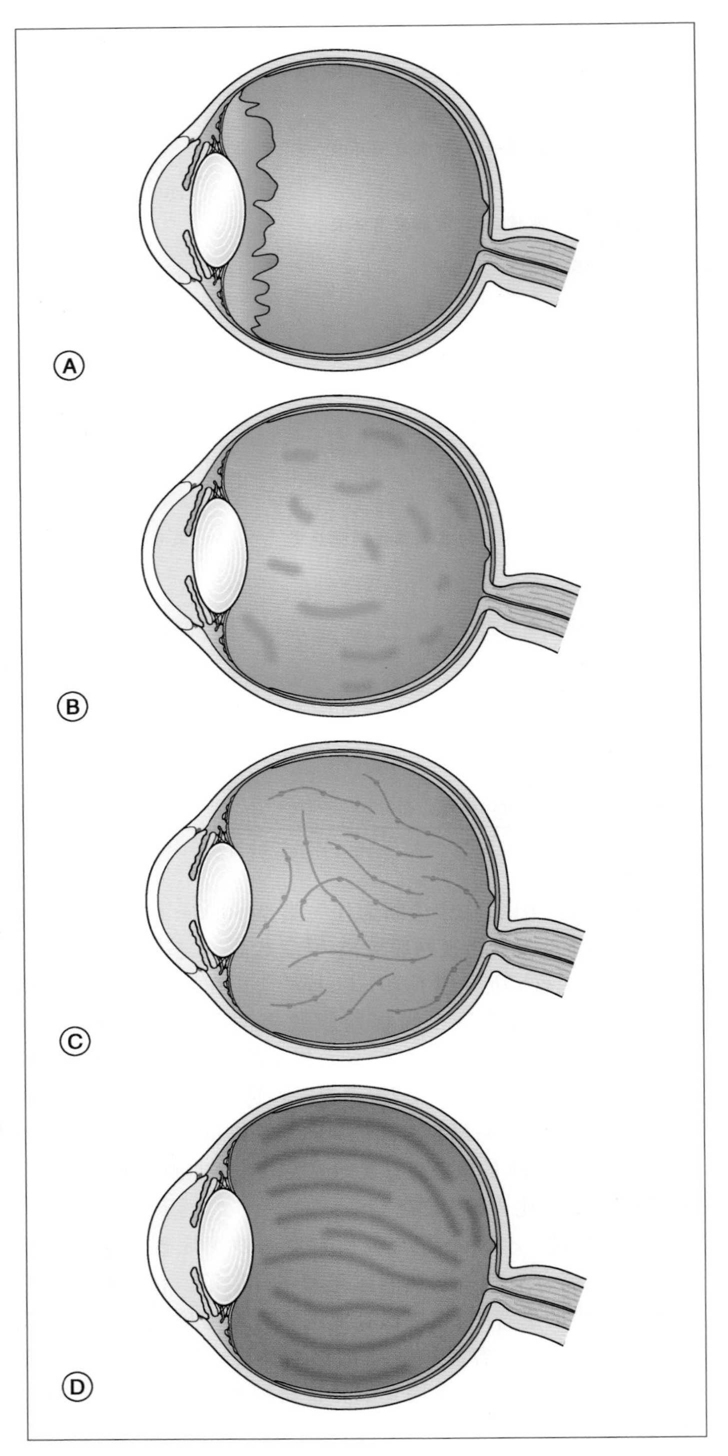

图 52.9　Stickler 综合征玻璃体表型示意图。Ⓐ膜状先天性玻璃体异常（COL2A1 单倍体不足突变）；Ⓑ发育不全性先天性玻璃体异常（COL2A1 剪接突变）；Ⓒ串珠状先天性玻璃体异常（COL11A1 显性负突变）；Ⓓ正常玻璃体结构：致密层状排列（COL11A2 突变）

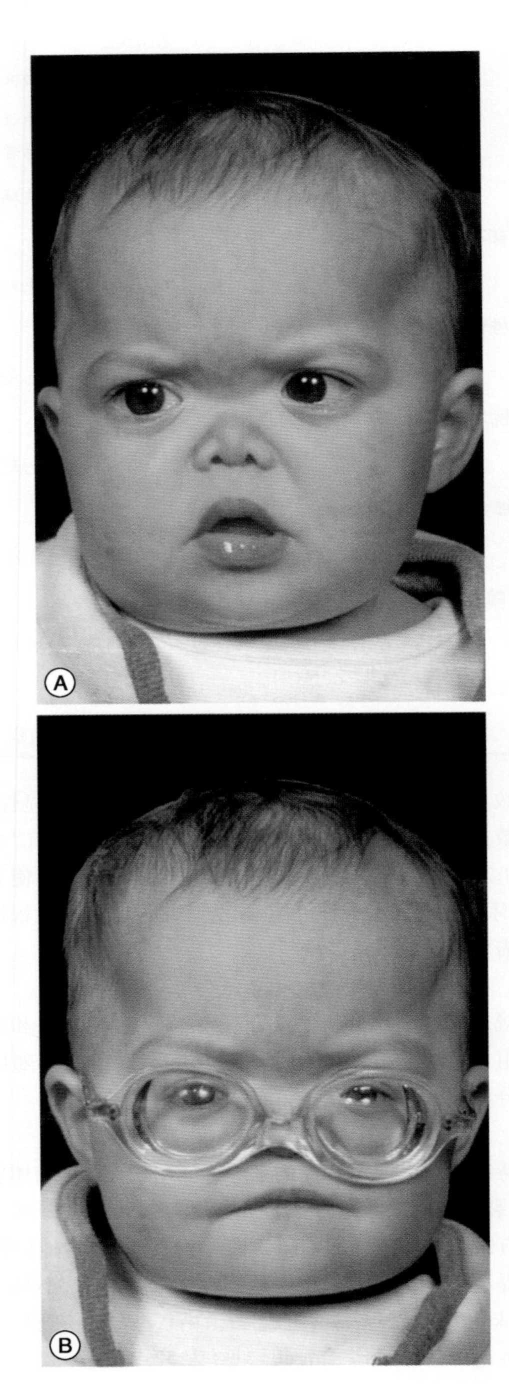

图 52.10　Stickler 综合征。Ⓐ明显的鼻部发育不全；Ⓑ戴镜矫正显示的先天性高度近视

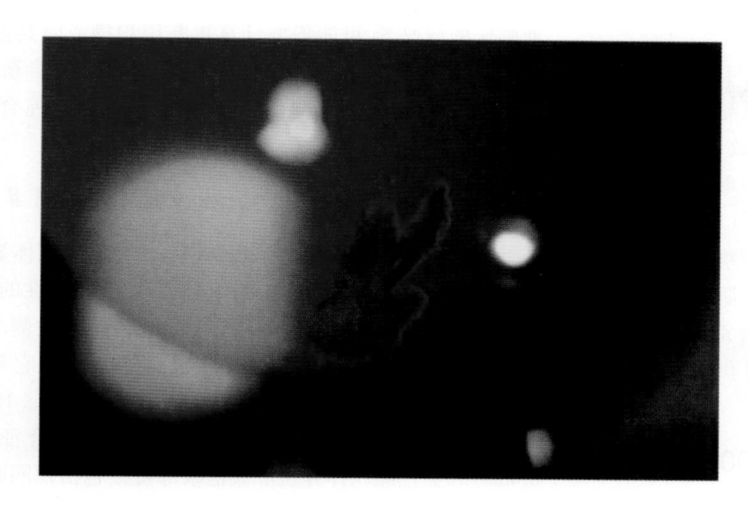

图 52.11　1 型和 2 型 Stickler 综合征中均可见到的典型象限性层状白内障

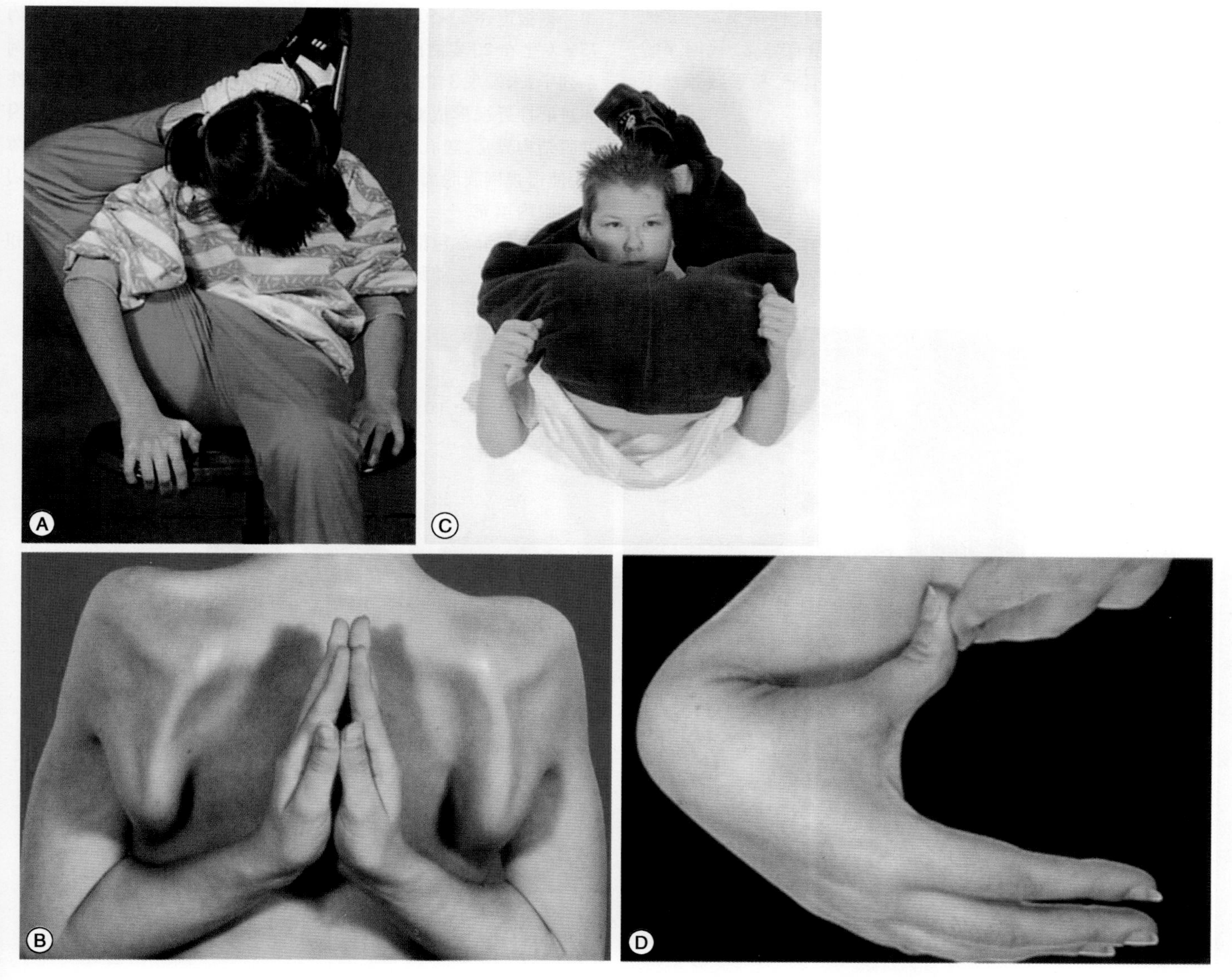

图 52.12　Stickler 综合征。Ⓐ-Ⓓ关节过度活动可通过多种方式评估

Kniest 发育不良（MIM #156550）

Kniest 发育不良是一种常染色体显性遗传病，与 Stickler 综合征有很多相似之处，并有相同的基因位点。已发现与 1 型 Stickler 综合征为同一基因（*COL2A1*），但突变为显性负性效应，而不是单倍体不足，故导致了更为严重的关节病变[30]。出生时就表现为典型的躯干和四肢短小，先天性大眼畸形和鼻梁扁平（图 52.13A 和图 52.13B）。出生时关节通常很大，手指长且有疙瘩状隆起。关节畸形可延迟运动发育指标，并可能导致失用性肌肉萎缩。和 Stickler 综合征一样，传导性和感音神经性听力下降都可出现。智力正常。主要的眼部并发症是近视、视网膜脱离和视网膜巨大裂孔。

先天性脊椎骨骺发育不良（MIM #183900）

先天性脊椎骨骺发育不良出生时表现为躯干短小，轻度的四肢短小，近端肢体短小（图 52.14）。它是一种常染色体显性遗传病，Ⅱ型胶原（*COL2A1*）基因显性负性突变的特征性结果。与其他Ⅱ型胶原病一样，患者表现为先天性玻璃体发育异常、视网膜脱离、听力损害和腭裂。可能存在齿状突发育不全，易导致颈椎不稳。因此，在全身麻醉前要先考虑颈椎成像。

Knobloch 综合征（MIM #267750）

Knobloch 综合征是一种常染色体隐性遗传玻璃体视网膜病变，表现有高度近视、眼球震颤、虹膜平滑、白内障、晶状体异位、视网膜脱离、严重 RPE 萎缩致脉络膜血管显露、先天性枕部脑膨出、掌纹异常、指甲发育不全和龋齿（图 52.15）。在枕部脑膨出还是亚临床的情况下，可能需要计算机断层扫描或磁共振成像来支持临床诊断。分子遗传学分析，尽管也已鉴定出复合杂合子，但最常见的是编码 XⅧ胶原 α1 链基因（*COL18A1*）的纯合子剪切位点改变。

马方综合征（Marfan syndrome）（MIM #154700）

马方综合征（Marfan syndrome）是一种常染色体显性遗传结缔组织病，可有异常的玻璃体结构、近视散光、特征性的骨骼特征，包括身高增加伴不成比例变长的四肢和指/趾、脊柱侧凸、腰椎前凸、关节松弛、拥挤高拱腭（非腭裂）以及前胸畸形。它是原纤维蛋白（fibrillin），即一种高分子量细胞外糖蛋白的异常。15 号染色体上原纤维蛋白基因（*FBN1*）突变会导致马方综合征（Marfan syndrome）和显性晶状体异位。其他眼部特征包括视网膜脱离、近视、大眼畸形、角膜扁平、虹膜发育不全、青光眼和早期核性硬化性白内障。

据报道，8%~50% 的病例会发生孔源性视网膜脱离，其中约 75% 发生在 20 岁之前。近视是典型的发育性近视，在一大宗病例系列中，未发现 3 岁以下的近视，这与 1 型 Stickler 综合征中先天性非进展性近视形成对比。在马方综合征（Marfan syndrome）中，因虹膜结构异常，瞳孔散大困难，加上晶状体半脱位和巩膜组织薄弱，使得视网膜脱离复位手术充满挑战，常需进行平坦部晶状体切除和眼内填充。

心血管异常包括二尖瓣脱垂、二尖瓣反流、主动脉根部扩张和主动脉反流。主动脉瘤和夹层是最严重的危及生命的并发症。

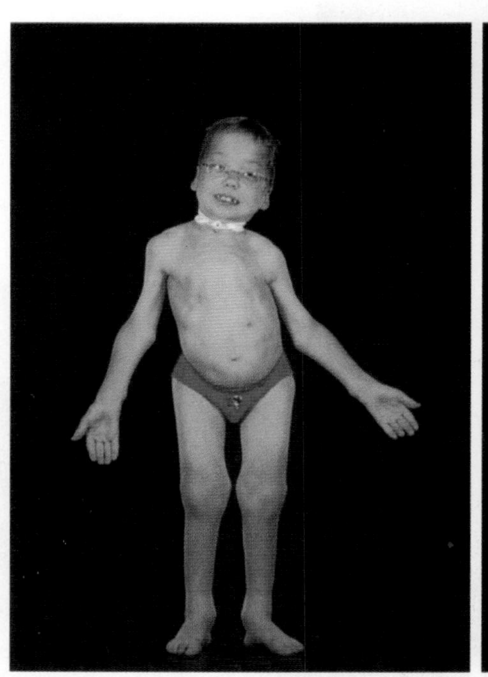

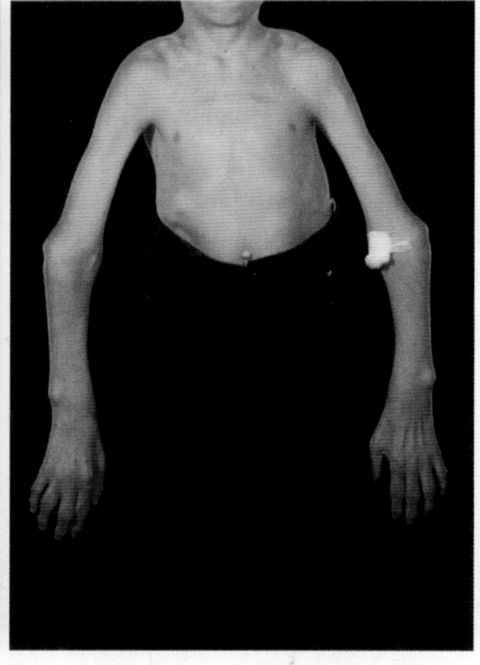

图 52.13　Kniest 发育不良。注意高度近视和严重的关节病，特别是脊柱、膝盖、肘部和指骨发育不良（© Addenbrookes Hospital）

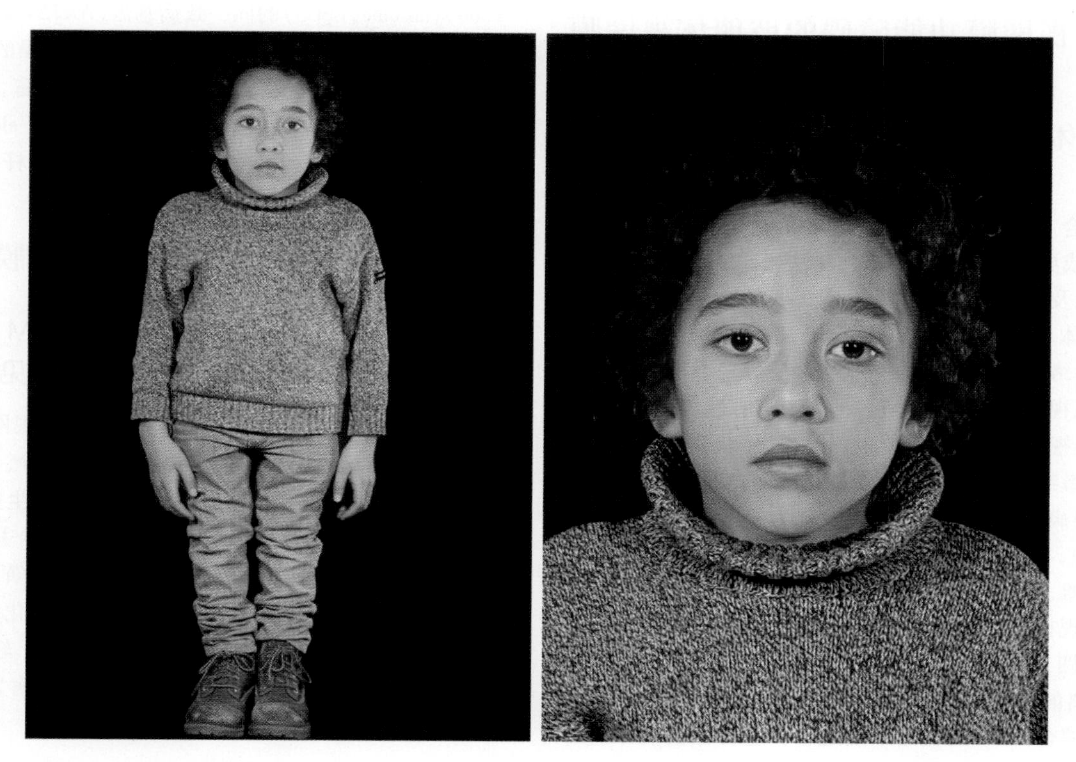

图 52.14　先天性脊椎骨骺发育不良。注意身材矮小、桶状胸以及近端肢体短小。患者通常表现为膜状先天性玻璃体异常（经 Snead MP、Richards AJ 许可转载。Hereditary vitreoretinopathies. In：Sebag J，editor. The Vitreous in Health and Disease. New York，NY：Springer，2014：21-40）

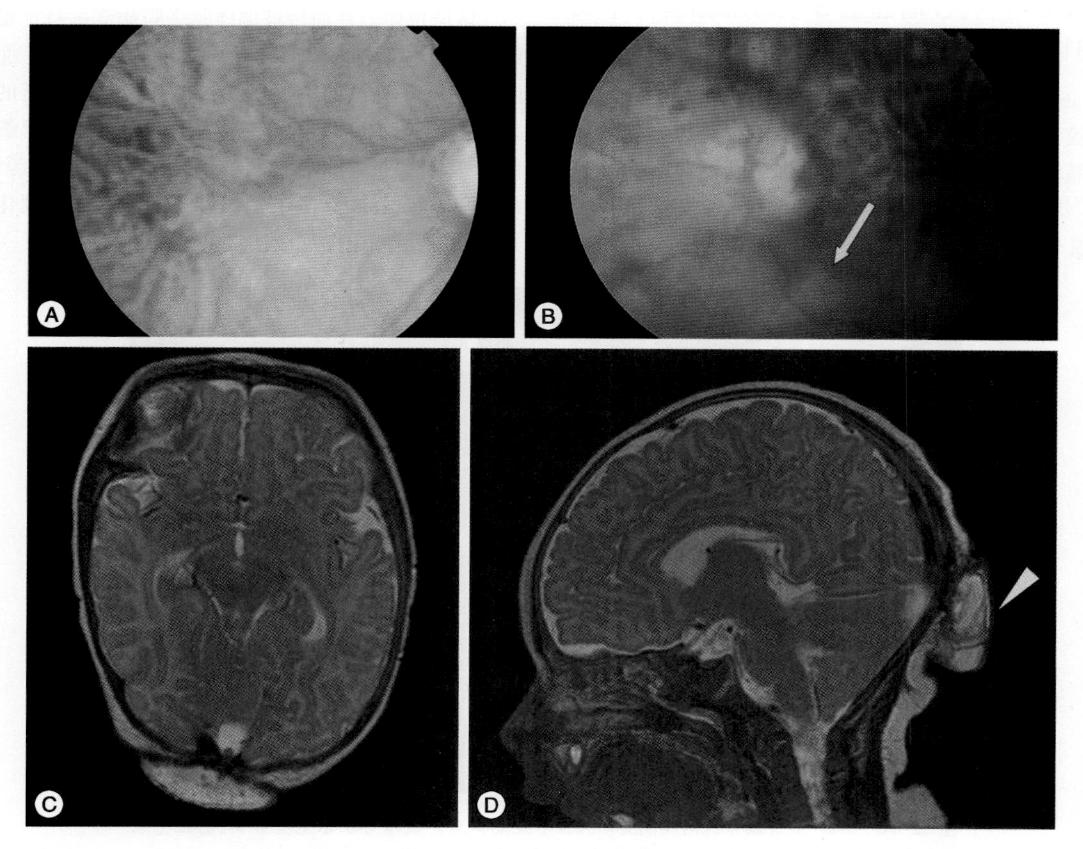

图 52.15　Knobloch 综合征。左眼累及黄斑的视网膜脱离（箭头所示）伴高度近视和枕部脑膨出（短箭头所示）

伴有进行性视网膜功能障碍的玻璃体视网膜病变

Wagner 玻璃体视网膜病变（MIM #143200）（参见第 42 章）

Wagner 综合征的特征是常染色体显性遗传、低度近视（-3.00 屈光度或更低）、玻璃体液化、皮质性白内障、不稳定易受影响的暗适应以及视网膜脱离。主要特征是缺乏正常的玻璃体结构，存在玻璃体后界膜增厚和不完全分离，常呈环形条带状。已报道有多种脉络膜视网膜异常，包括典型的脉络膜视网膜萎缩伴色素移行进入视网膜（图 52.16）。即便没有视网膜脱离，也会逐渐出现进行性视力下降。视网膜电图反应逐渐减弱，视野检查显示环形暗点，最终中心视力丧失。终末阶段的表型被称为侵蚀性玻璃体视网膜病变。晶状体的典型表现为青春期发展为前部和后部皮质混浊，在四十岁时迅速进展。晶状体前囊坚韧有弹性，使得撕囊困难。孔源性视网膜脱离和青光眼在 Wagner 中既往未见报道，但现在已有发现。Wagner 综合征与大 κ 角相关，提示中心凹异位（图 52.16）。本病预后差，患者视力逐渐丧失。孔源性视网膜脱离的风险尽管比正常者高，但并没有 Stickler 综合征高。"Jansen 综合征"一词被用来描述一种遗传性玻璃体视网膜病变，其临床特征与 Wagner 综合征一致，表明与同一基因位点关联。

Goldmann-Favre 综合征/增强型 S 视锥细胞营养不良（MIM #268100）

Goldmann-Farvre 综合征患者有玻璃体液化和纤维状改变、夜盲、赤道部脉络膜视网膜萎缩以及色素聚集，还有周边部和黄斑部视网膜劈裂、晶状体皮质混浊、视杆-视锥细胞功能障碍和荧光素血管造影中广泛的血管渗漏。Goldmann-Farvre 综合征是一种常染色体隐性遗传病，由增强型 S 视锥细胞综合征（enhanced S-cone syndrome，ESCS）的同一致病基因（*NR2E3* 基因）突变所致。ESCS 是唯一一种表现出光感受器细胞功能增强的遗传性视网膜疾病，患者对蓝光（短波长）敏感性增强，有夜盲，对中波长和长波长光敏感性降低。此病患者的视网膜电图（electroretinogram，ERG）检查结果显示检测不到视杆孤立反应，视杆-视锥混合反应降低。

伴有视网膜血管异常的玻璃体视网膜病变

家族性渗出性玻璃体视网膜病变（MIM #133780、MIM #601813、MIM #305390）（参见第 42 章）

家族性渗出性玻璃体视网膜病变被认为是视网膜血管生成和分化提前受阻，导致周边部视网膜血管化不完全。视网膜未能完全血管化可能是无症状的，但继发改变包括新生血管、视网膜渗出、周边玻璃体雪花状改变以及牵拉性或牵拉合并孔源性视网膜脱离。视网膜前膜可引起严重的视网膜变形和黄斑异位，这可能是儿童视力差的特征表现（图 52.17）。预后变化多样，有些患者 10 岁就已失明，而有些人成年后也始终无症状。轻度表型患者的血管异常可能仅在荧光素血管造影上可见。该病为常染色体显性遗传。

常染色体显性遗传玻璃体脉络膜病变（MIM #193220）

常染色体显性遗传玻璃体脉络膜病变的特征是玻璃体浓缩伴或不伴周边部玻璃体改变。周边部的色素改变通常发生在赤道区，有一个不连续的后边界（图 52.18），伴有广泛的视网膜血管渗漏、囊样黄斑水肿和早发的白内障。周边部色素条带从锯齿缘延伸到赤道部，贯穿 360°视网膜。其他特征还有孔源性视网膜脱离、视网膜点状混浊、脉络膜萎缩和早期晶状体核硬化。尽管眼电图异常，但视网膜电图反应正常。

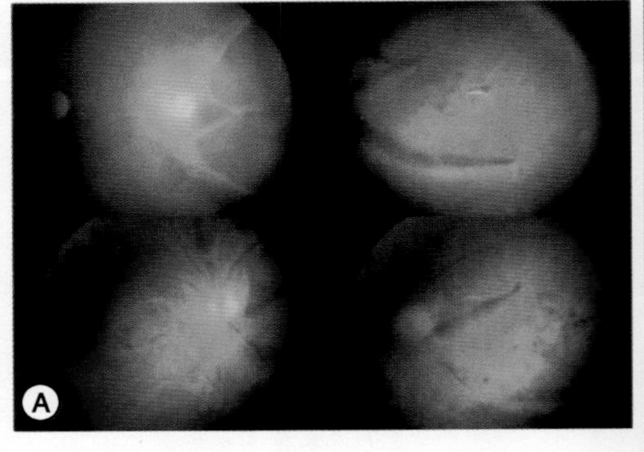

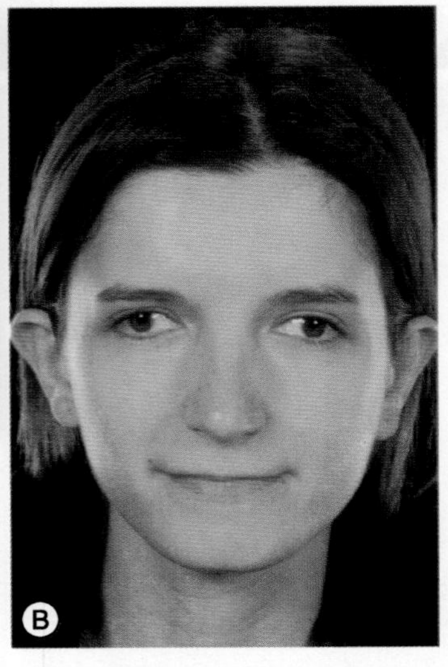

图 52.16　Wagner 玻璃体视网膜病变。Ⓐ注意玻璃体后界膜增厚及不完全分离；Ⓑ注意明显的假性外斜视（转自 Meredith SP，Richards AJ，Flanagan DW，et al. Clinical characterisation and molecular analysis of Wagner syndrome. Br J Ophthalmol 2007；91：655-9）

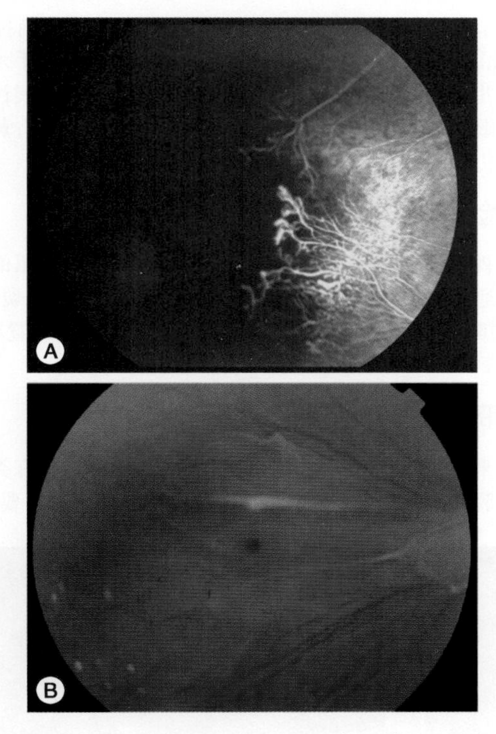

图 52.17　Ⓐ家族性渗出性玻璃体视网膜病变；Ⓑ视网膜前膜可导致严重的视网膜变形和黄斑异位

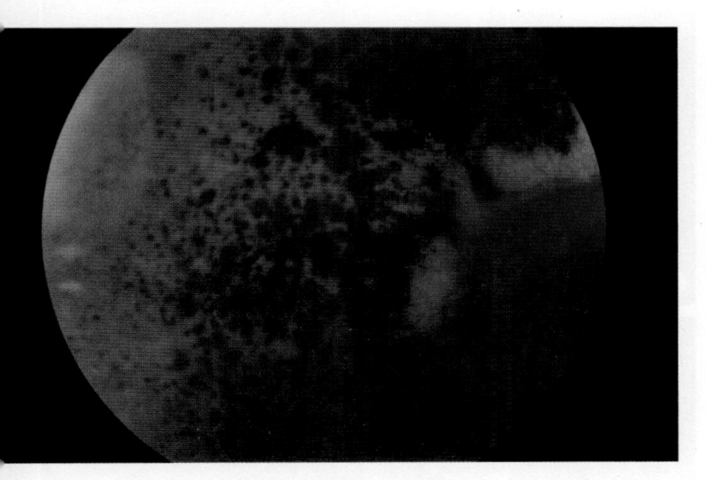

图 52.18　常染色体显性遗传玻璃体脉络膜病变。周边部色素改变通常出现在赤道前区，有一个特征性的锐利的后边界

伴有角膜改变的玻璃体视网膜病变

雪花状玻璃体视网膜变性（MIM #193230）（参见第42章）

雪花状玻璃体视网膜变性的病理特征是伴有角膜小滴和视盘苍白，它不是其他遗传性玻璃体视网膜病变的特征。玻璃体会有纤维样外观，视网膜上小的雪花样混浊不会马上就很明显。也有视网膜小血管轻度异常的报道。

X 连锁视网膜劈裂（MIM #312700）（参见第 42 章）

X 连锁视网膜劈裂是儿童视网膜脱离的少见病因，占儿童视网膜脱离的 2.5%～5%。视网膜脱离的发生率在不同患者群中有所不同，但可出现在高达 16%的患者中。玻璃体积血是视力下降的另外一个原因（图 52.19）。在约 50%的患者中会发现周边部视网膜劈裂，可通过各种机制并发视网膜脱离。新发的全层视网膜裂孔，或内外层劈裂壁缺损间的交通，可能会导致孔源性视网膜脱离。在裂孔能够达到完全闭合的条件下，全层视网膜裂孔可通过巩膜扣带手术处理。在内外壁裂孔间存在交通的状况下，则需要进行内路手术。

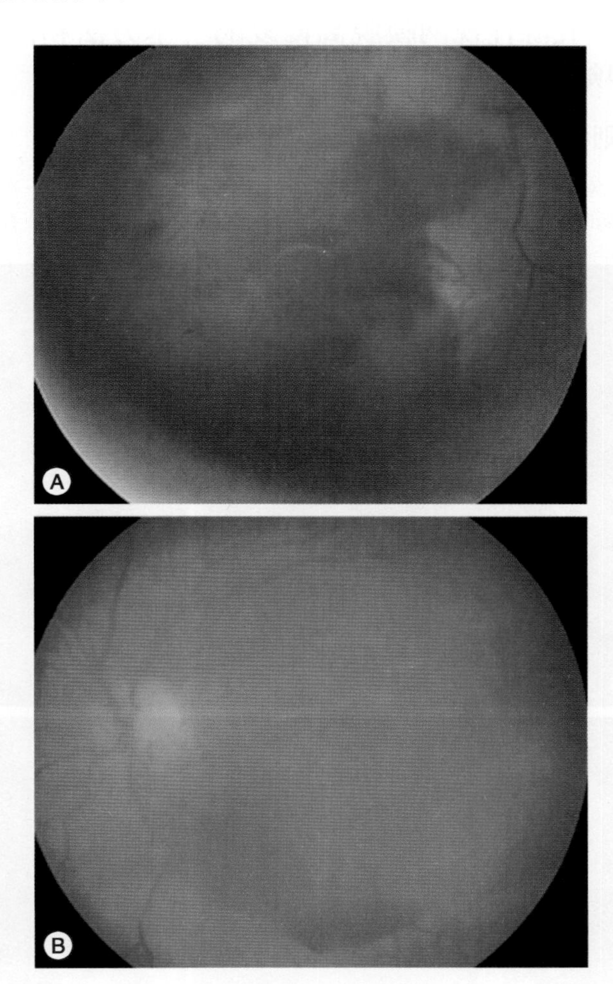

图 52.19　一位患有 X 连锁视网膜劈裂的 10 岁男孩合并双眼玻璃体积血，起初怀疑为非意外伤害。Ⓐ右眼情况；Ⓑ左眼情况

X 连锁视网膜劈裂偶尔会并发囊肿形成、囊腔内出血，甚至形成大的囊泡遮挡视轴。自发吸收可能会发生，但长期拖延可能会影响视力预后，因此有人主张手术引流或内路去除囊肿顶部。

儿童孔源性视网膜脱离的手术治疗

预防

对于儿童孔源性视网膜脱离最常见的原因（Stickler 综合征），通过准确的基因分型和预防，可大大降低儿童视网膜脱离和致盲的风险。1 型 Stickler 综合征患者是发生视网膜脱离风险最高的亚群，通常是视网膜巨大裂孔的结果——也就是说由比正常情况下更靠前的玻璃体后界膜分离导致平坦部交界处的环形撕裂（图52.20A-D）。已证实采用预防性视网膜固定术专门预防视网膜巨大裂孔进展，可显著降低1型Stickler综合征中这种裂孔导致视网膜脱离和致盲的风险（图52.21A）。在一组487例1型Stickler综合征患者的队列分析中，未经治疗的患者与接受预防性治疗的患者相比，发生视网膜脱离的风险增加7倍以上[29]。虽然也可见到由位置更靠后的裂孔引起的视网膜脱离，但就位置进行预测是不可能的，所有病例都能进行有效预防也是不现实的。

儿童孔源性视网膜脱离修复的手术方法和注意事项

总则和修复原则

对所有患者首要目标是以最少的手术次数（理想的是一次）、最少的附带或继发损害风险，达到视网膜成功和永久复位。在一些复杂的情况下，可能需要分两步来处理（第二步是摘掉晶状体和/或去除眼内填充）。目前90%以上的患者通过一次手术首次复位成功。儿童（比成人多得多）尤其容易发生迅速和进展性的PVR致手术失败。复发性视网膜脱离即使手术后得以复位，黄斑和双眼视功能仍会严重受损。

麻醉下检查

儿童视网膜脱离可能很难进行临床评估，巩膜顶压的间接检眼镜检查通常是不可能的。麻醉下检查可判断视网膜裂孔类型、数量和范围，同时可对对侧眼进行风险评估和预防处置（见前面“预防”、表52.1和后面“玻璃体切除和内路手术”）。

巩膜扣带术：何时，何因，如何？

近年来，尽管有将玻璃体切除和内路手术用于所有类型孔源性视网膜脱离修复的明显倾向，但巩膜扣带术仍有很重要的价值。

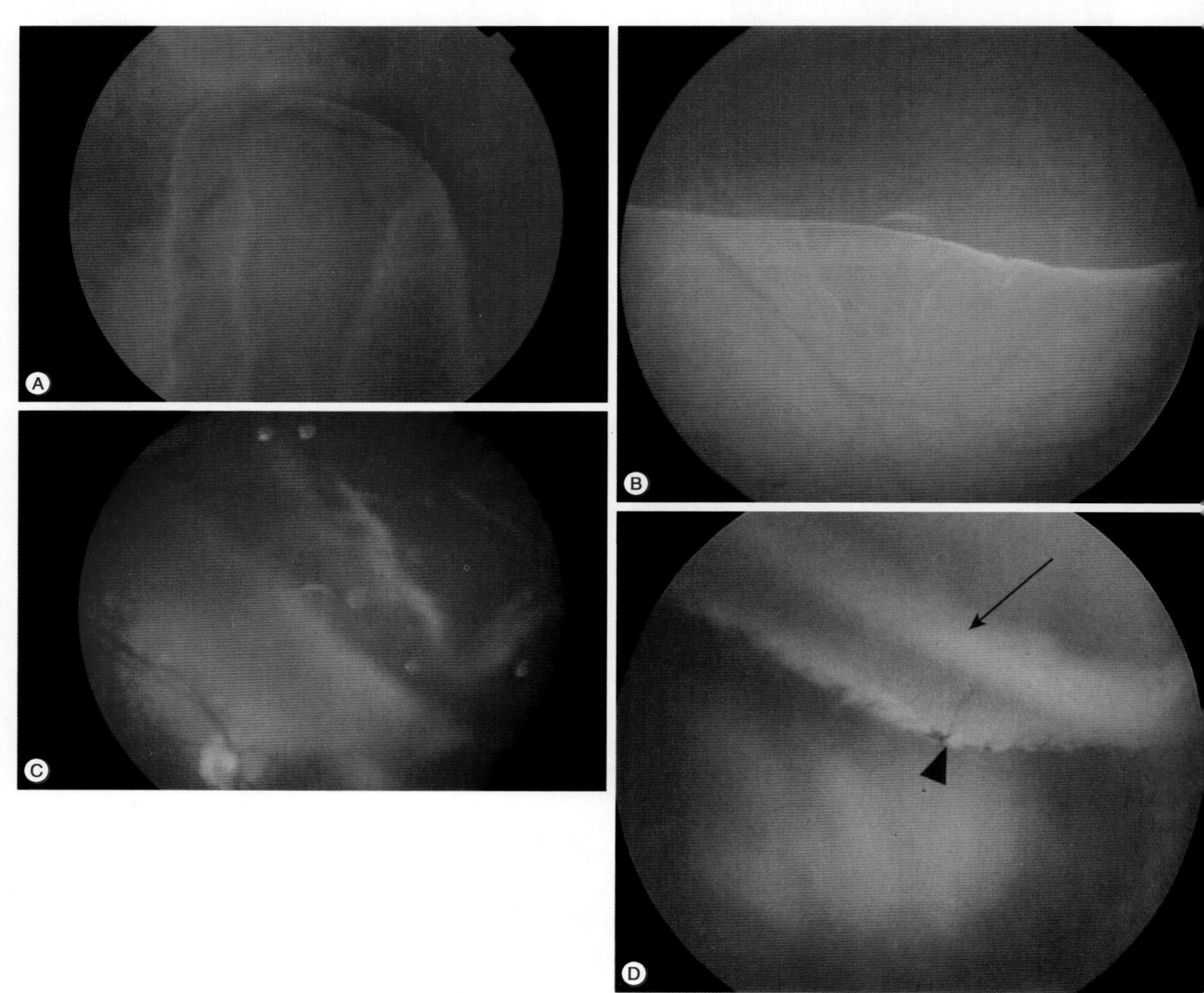

图52.20　Ⓐ-Ⓓ1型Stickler综合征的巨大裂孔视网膜脱离。注意先前的预防性激光太靠后而不能阻止视网膜脱离。Ⓓ图中箭头所示为巨大裂孔，短箭头所示为赤道部预防性激光光凝

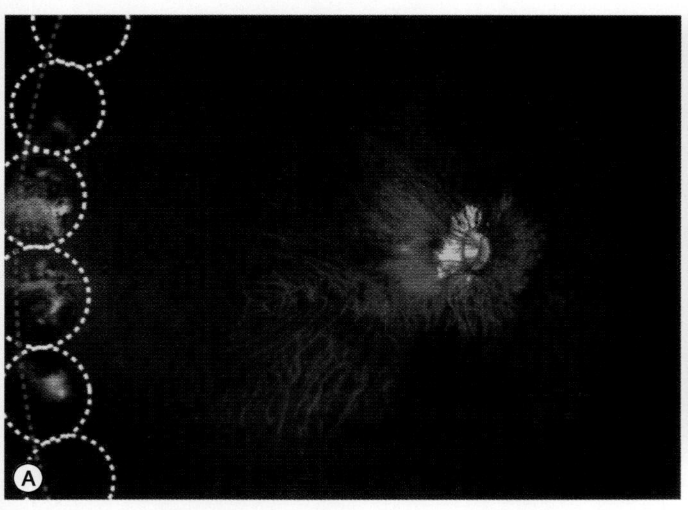

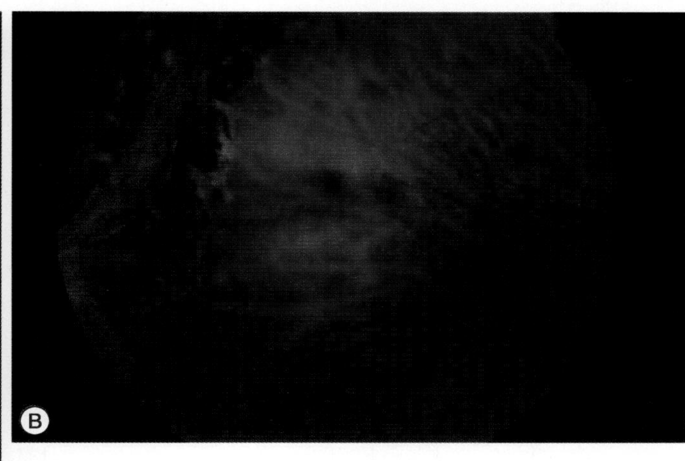

图 52.21　Ⓐ根据剑桥预防性冷凝治疗方案[29]，对 1 型 Stickler 综合征患者进行 360°预防性冷凝；Ⓑ视网膜激光光凝阻止 1 型 Stickler 综合征患者巨大视网膜裂孔进展（非预防性）

在选择恰当的病例中，它是孔源性视网膜脱离复位术中的一种快速、高效的眼外手术。事实上，在两类常见的儿童孔源性视网膜脱离中，玻璃体依然附着（表 52.1），扣带术初次手术成功率远远超过内路手术，因为内路手术失败的 PVR 风险很高，牢固的玻璃体黏附也会影响内引流[31]。巩膜外扣带手术也减少了同时或随后摘除晶状体的必要，尤其是在单眼视网膜脱离的患者中，这是一个重要的弱视因素。对于复杂的病例以及合并晚期 PVR 的患者中，玻璃体手术也可能需要联合巩膜扣带术。优先考虑外路手术的主要指征是玻璃体保持附着的病例（圆孔和锯齿缘离断），或是玻璃体后脱离的病例，其视网膜裂孔单一或小，并且靠前，伴有浅的非泡状脱离。一个安全、成功手术的关键步骤包括：无任何的巩膜软化症（图 52.22）；所有视网膜裂孔的精准确定和封闭；垫压带的细致选择和准确安放。精确的裂孔和垫压定位，也使得用更小的植入物成为可能，从而可减少脱出的风险、放液需求、出血、嵌顿及眼球运动问题（图 52.23）。在封闭赤道或后部裂孔需要放射状垫压的情况下，通常使用两个反手缝合（都是由前向后的方向）更安全，这就避免了尝试由后向前缝合的一针，以及由此

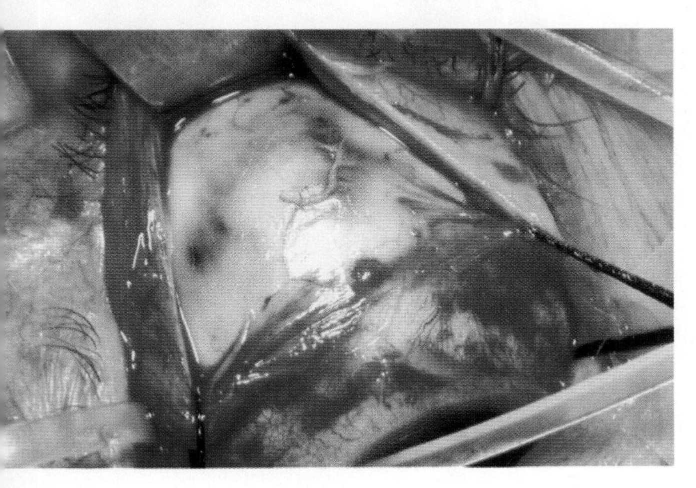

图 52.22　一位 2 型 Stickler 综合征患者表现出的严重巩膜软化症。试图在此类患者进行巩膜扣带术是危险的，这将需要进行内路手术

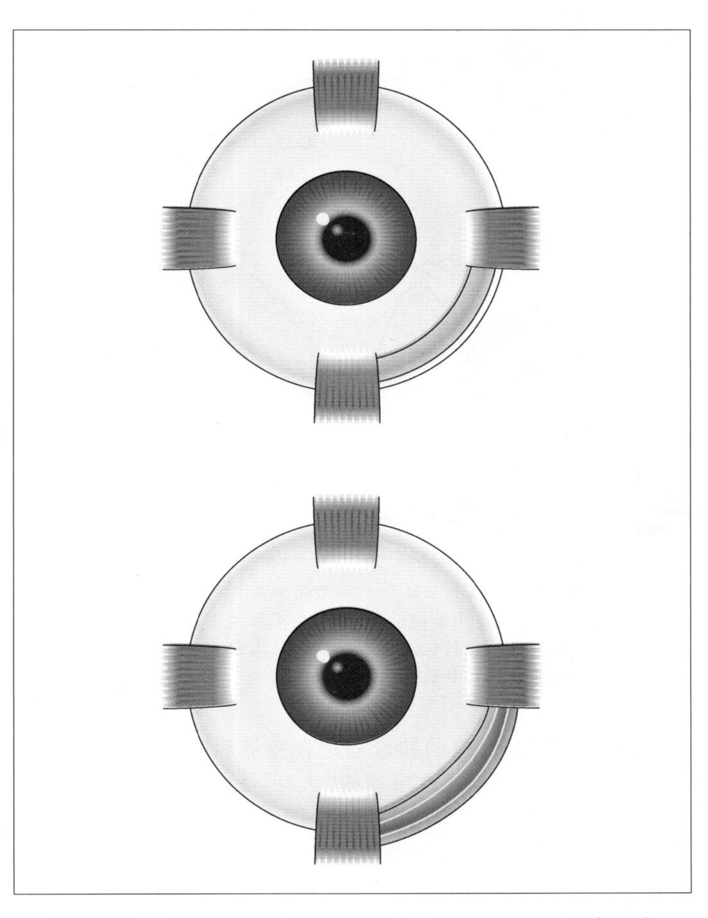

图 52.23　巩膜扣带术修复锯齿缘离断。准确的定位和用窄海绵封闭裂孔（上图）可显著减少引流、眼压、眼球运动和脱出等问题，所有这些问题在用宽的硬质植入物后都可能会出现（下图）。实际上从来都不需要这种宽大质硬的植入物的

带来的从眼球深后方向前行针时意外穿孔和嵌顿的高风险（图 52.24）。

在一些多发视网膜裂孔的病例中（尤其是圆变性孔），环行扣带术（环扎）通常是很有效的，但如果需垫压的裂孔位于赤道

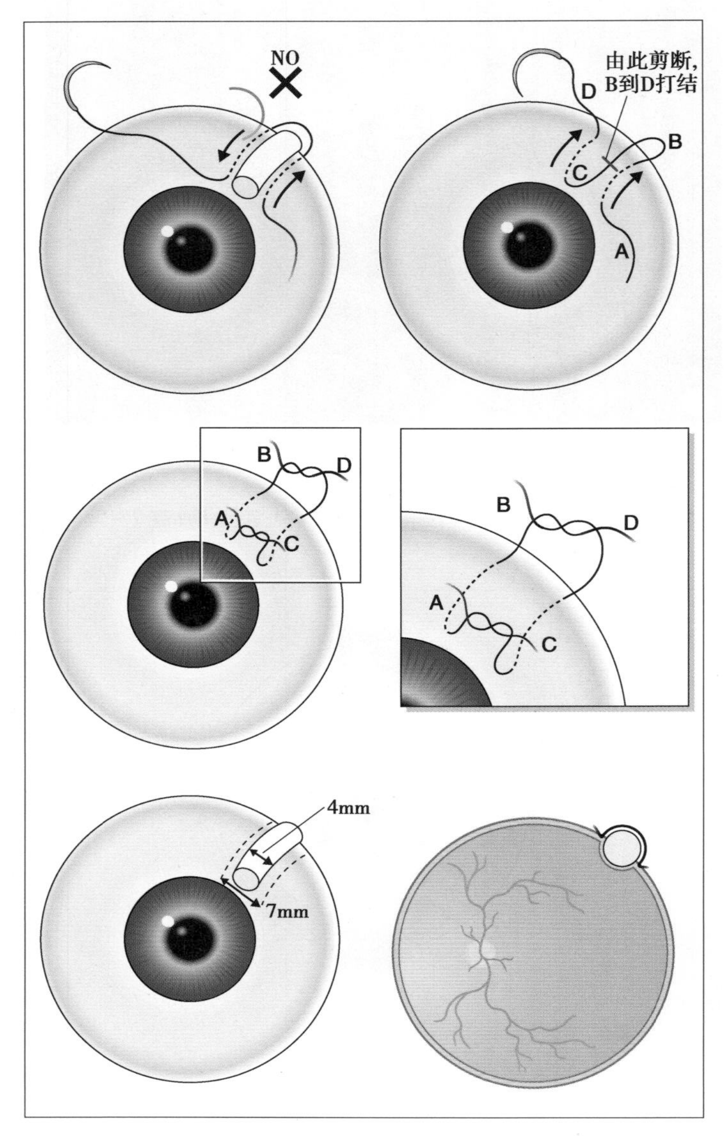

图 52.24　纵向垫压手术技巧。一个简单改良的褥式缝合由两个反手缝合构成（都是由前向后的方向，左下和右下图），这避免了尝试由后向前缝合的一针（左上图），以及由此带来的由眼球深后方向前行针时意外穿孔和嵌顿的高风险

前，应注意将其余对应的扣带固定在赤道后等距的位置，这样整个扣带的范围会保持在眼球的“大环”上（图 52.25），从而可避免随后环扎带向前滑动的风险（图 52.26）——这是将全部环扎带错误地缝合在赤道前所带来的一个不可避免但不希望出现的后果。

玻璃体切除和内路手术

合并有大的和/或多发裂孔、巨大裂孔、屈光介质混浊、PVR、穿通伤以及发育异常的患者通常需行内路手术。这不同于“巨大”锯齿缘离断，它可环向延伸超过 90°。如前所述，即便是在长期和伴有视网膜下纤维化的情况下，“巨大”锯齿缘离断通常可以简单安全地通过外路手术来处理（图 52.3）。

PVR 和穿通伤的病例会有额外的牵拉成分，只能通过玻璃体

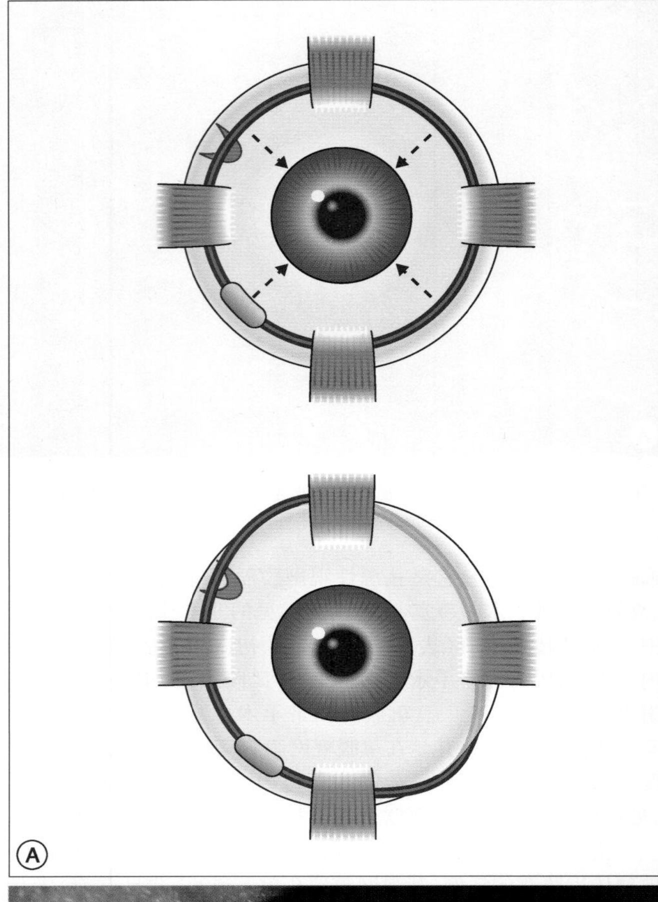

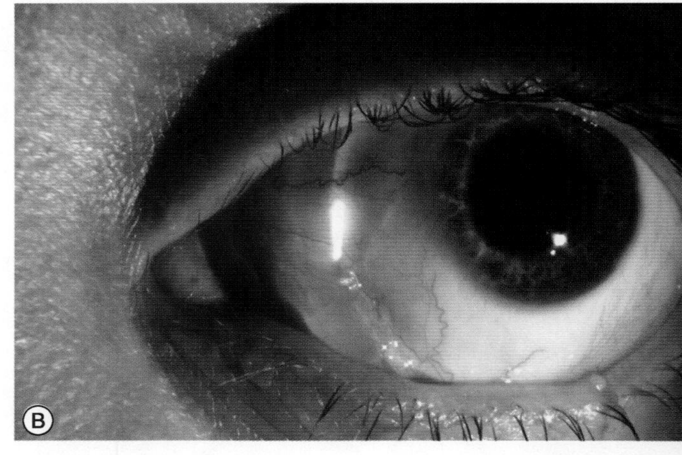

图 52.25　环形扣带。Ⓐ裂孔准确定位和封闭后，应注意确认其余部分扣带围绕眼球的“大环”走行（Ⓐ下图），这样就可以避免继发前移的风险（Ⓐ上图）；Ⓑ将环扎带全部缝合在赤道前所带来的一个不可避免但不希望出现的后果（译者注：后果是环扎带向前滑动！）

切割术来分离。在视网膜缩短非常严重的病例中，可能需要个性化联合扣带术、玻璃体切除和视网膜切开术等方法才可以保持稳定。

对侧眼考虑

全身麻醉下视网膜脱离复位手术，可同时评估对侧眼，以进行

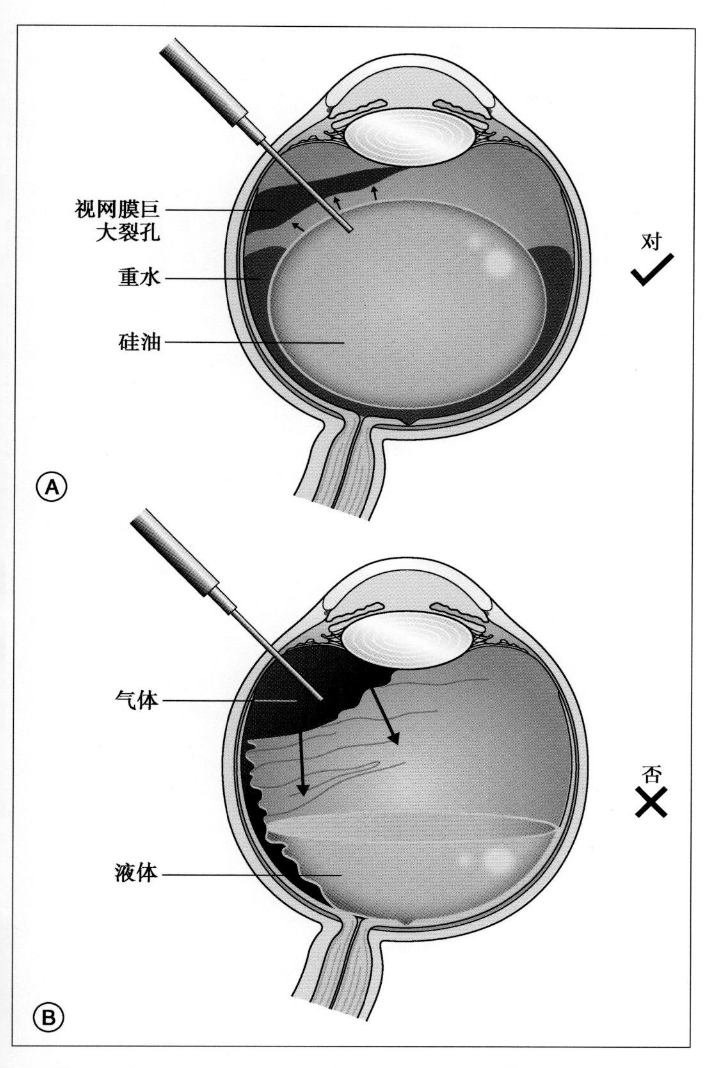

图 52.26　重水(PFCL)与视网膜巨大裂孔修复。Ⓐ通过 PFCL/硅油直接交换可避免后瓣滑脱;Ⓑ避免滑脱风险加剧的中间气体交换阶段

预防性处理(见上)或对先前未确诊的裂孔进行治疗。双眼病变发生率因裂孔类型不同而异,总结见表 52.1。

视网膜巨大裂孔手术

视网膜巨大裂孔是 Stickler 综合征患者视网膜脱离最常见的原因,具有自身独特的手术难度。玻璃体后界膜向前广泛分离达平坦部,加上视网膜裂孔快速且严重的环形扩展,导致视网膜活动自由并在重力作用下向后极部塌陷(图 52.20A)。重水(perfluorocarbon liquid,PFCL)大大简化了手术期间的视网膜复位,但如果原位残留,则乳化和葡萄膜炎的发生率很高。在 PFCL 交换过程中可能会发生后瓣滑脱,这可通过 PFCL/硅油直接交换来避免(回避滑脱风险加剧的中间气体交换阶段)(图 52.26)。小于 360°的巨大裂孔常伴有小的、不连续的卫星裂孔,发现和处理也很重要,以避免在二次手术(硅油取出)时发生视网膜脱离复发的风险。

(**张自峰 译　王雨生 校**)

参考文献

1. Eagling EM. Ocular damage after blunt trauma to the eye: its relationship to the nature of the injury. Br J Ophthalmol 1974; 58: 126–40.
2. Verdaguer J. Juvenile retinal detachment. Arch Ophthalmol 1982; 93: 145–56.
3. Johnson PB. Traumatic retinal detachment. Br J Ophthalmol 1991; 75: 18–21.
4. Hagler WS. Retinal dialysis: a statistical and genetic study to determine pathogenic factors. Trans Am Ophthalmol Soc 1980; 78: 686–733.
5. Aylward GW, Cooling RJ, Leaver PK. Trauma-induced retinal detachment associated with giant retinal tears. Retina 1993; 13: 136–41.
6. Scott JD. Retinal dialysis. Trans Ophthalmol Soc U K 1977; 97: 33–5.
7. Chignell AH. Retinal dialysis. Br J Ophthalmol 1973; 57: 572–7.
8. Daniel R, Kanski JJ, Glasspool MG. Retinal detachment in children. Trans Ophthalmol Soc U K 1974; 94: 5–34.
9. McDonald HR, Lewis H, Brown G, et al. Vitreous surgery for retinal detachment associated with choroidal coloboma. Arch Ophthalmol 1991; 109: 1399–402.
10. Hovland KR, Schepens CL, Freeman HM. Developmental giant retinal tears associated with lens coloboma. Arch Ophthalmol 1968; 80: 325–31.
11. Schubert HD. Schisis-like rhegmatogenous retinal detachment associated with choroidal colobomas. Graefes Arch Clin Exp Ophthalmol 1995; 233: 74–9.
12. Gopal L, Kini MM, Badrinath SS, et al. Management of retinal detachment with choroidal coloboma. Ophthalmology 1991; 98: 1622–7.
13. Cox MS, Witherspoon CD, Morris RE, et al. Evolving techniques in the treatment of macular detachment caused by optic nerve pits. Ophthalmology 1988; 95: 889–96.
14. Sobol WM, Blodi CF, Folk JC, et al. Long-term visual outcome in patients with optic nerve pit and serous retinal detachment of the macula. Ophthalmology 1990; 97: 1539–42.
15. Snead MP, James JN, Jacobs PM. Vitrectomy, argon laser and gas tamponade for serous retinal detachment associated with an optic disc pit. Br J Ophthalmol 1991; 75: 381–2.
16. Snead MP, Richards AJ. Hereditary vitreoretinopathies. In: Seebag J, editor. The Vitreous in Health and Disease. Springer, 2014: 21–40.
17. Snead MP, McNinch AM, Poulson AV, et al. Stickler syndrome. Ocular only variants and a key diagnostic role for the ophthalmologist. Eye (Lond) 2011; 25: 1389–400.
18. Snead MP, Payne SJ, Barton DE, et al. Stickler syndrome: correlation between vitreo-retinal phenotypes and linkage to COL2A1. Eye (Lond) 1994; 8: 609–14.
19. Richards AJ, Fincham G, McNinch A, et al. Alternative splicing modifies the effect of mutations in COL11A1 and results in recessive type 2 Stickler syndrome with profound hearing loss. J Med Genet 2013; 50: 765–71.
20. Vijzelaar R, Waller S, Errami A, et al. Deletions within COL11A1 in type 2 Stickler syndrome detected by multiplex ligation-dependent probe amplification (MLPA). BMC Med Genet 2013; 26: 14.
21. Nagendran S, Richards AJ, McNinch A, et al. Somatic mosaicism and the phenotypic expression of COL2A1 mutations. Am J Med Genet A 2012; 158A: 1204–7.
22. Richards AJ, McNinch A, Whittaker J, et al. Splicing analysis of unclassified variants in COL2A1 and COL11A1 identifies deep intronic pathogenic mutations. Eur J Hum Genet 2012; 20: 552–8.
23. Richards AJ, McNinch A, Martin H, et al. Stickler syndrome and the vitreous phenotype: Mutations in COL2A1 and COL11A1. Hum Mutat 2010;31: E1461–71.
24. Richards AJ, Snead MP. The influence of pre-mRNA splicing on phenotypic modification in Stickler's syndrome and other type II collagenopathies. Eye (Lond) 2008; 22: 1243–50.
25. Richards AJ, Laidlaw M, Meredith SP, et al. Missense and silent mutations in COL2A1 result in Stickler syndrome but via different molecular mechanisms. Hum Mutat 2007; 28: 639.
26. Richards AJ, Laidlaw M, Whittaker J, et al. High efficiency of mutation detection in type 1 Stickler syndrome using a two stage approach: Vitreoretinal assessment coupled with exon sequencing for screening COL2A1. Hum Mutat 2006; 27: 696–704.
27. Stickler GB, Hughes W, Houchin P. Clinical features of hereditary progressive arthro-ophthalmopathy (Stickler syndrome): a survey. Genet Med 2001; 3: 192–6.
28. Ang A, Poulson AV, Goodbum SF, et al. Retinal detachment and prophylaxis in type 1 Stickler syndrome. Ophthalmology 2008; 115: 164–8.

29. Fincham GS, Pasea L, Carroll C, et al. Prevention of retinal detachment in Stickler syndrome: the Cambridge Prophylactic Cryotherapy protocol. Ophthalmology 2014; 121: 1588–97.
30. Sergouniotis PI, Fincham GS, McNinch AM, et al. Ophthalmic and molecular genetic findings in Kniest dysplasia. Eye (Lond) 2015; 29: 475–82.
31. Ung T, Comer MB, Ang AJS, et al. Clinical features and surgical management of retinal detachment secondary to round retinal holes. Eye (Lond) 2005; 19: 665–9.

第 53 章

先天性视盘异常

David S Taylor

引言

概要

1. 发生在婴儿期的双眼视盘异常的儿童伴视力低下和眼球震颤;学龄前发生的单眼病例有知觉性内斜视,偶见眼球震颤。

2. 任何引起婴幼儿视力下降的眼部结构异常都可能导致弱视[1]。

3. 视盘畸形通常伴随中枢神经系统畸形。

4. 小视盘可能与累及大脑半球、垂体漏斗部和中线结构的畸形相关。大视盘异常可能与跨蝶窦脑膨出相关。

5. 许多先天性视盘异常并不适合归于任何类别,与其随便归入某一诊断类别,不如将其列为视盘发育不良(图 53.1)。

流行病学(参见第 2 章)

在英国出生的每 10 000 名儿童中会有 4 名或更多在 1 岁前被诊断为严重视力损害或失明,而到 16 岁时,该比例将增加至近 6/10 000[2]。

先天性视神经缺陷目前占视力损害比例较大[3],在英国约占严重视力损害或失明的 15%。其中单独视神经发育不良就占 10% 以上[2],且发病率可能还在增加[4,5]。早期文献中,像视神经发育不良等发育异常并不常见[6]。早期检眼镜使用者能观察到视网膜细节,其中有些现代医师即使使用技术先进的配套设备也很少识别。而造成这些发育异常不常见的原因,可能是限于当初大多数人的认知不足,而将这些疾病忽略掉了,毕竟“你只会看到你所知道的”。因此,视神经发育不良现在可能更常见,但更重要的是,与数十年相比能更好地被识别出来。

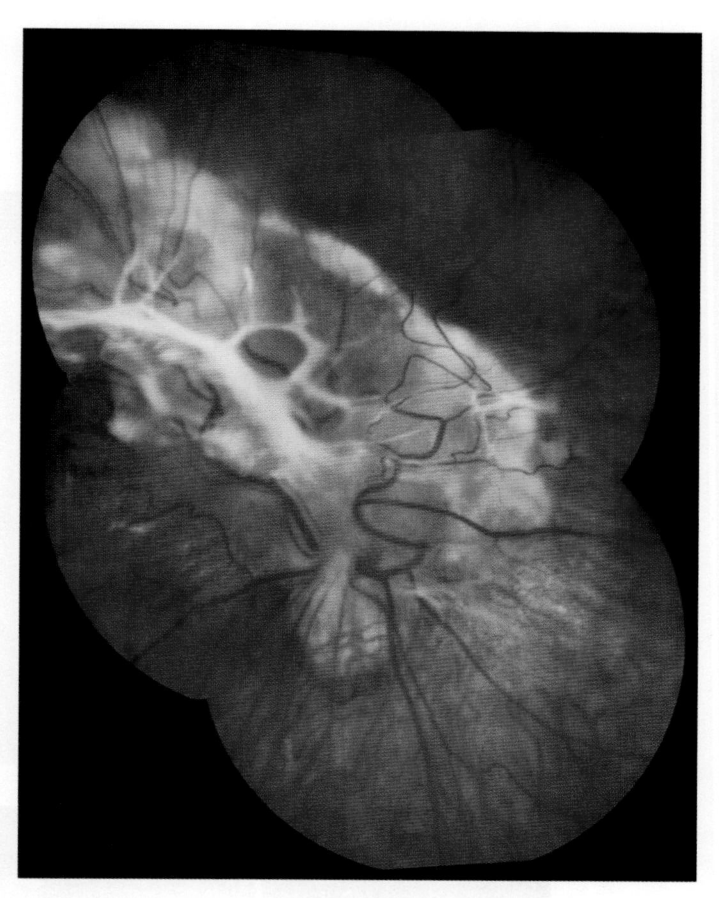

图 53.1 双眼视盘异常的健康婴儿视盘拼图。该病例不适合分类,最好将其列为“视盘发育不良(类别未知)”

因为前视觉通路的发育异常通常伴随着脑、内分泌和其他全身性问题和综合征,其临床意义远远超出了视觉本身,其中部分是可遗传的。

视网膜神经节细胞的正常和异常发育

视网膜神经节细胞(retinal ganglion cell,RGC)是最先出现的视网膜细胞,妊娠 4 周时由前体干细胞由后向前发育而来。在一系列复杂的时间相关的引导分子和分子浓度梯度的作用下,轴突生长锥几乎毫无偏差地引导其向视盘生长,穿过视盘,进而到达视交叉部位。在此做出两种选择，或是轴突交叉并投射到对侧外侧膝状体，或保留在同侧，在趋化分子、驱避分子和束状引导分子的作用下，继续向外侧膝状体生长。每只眼睛的 RGC 数量会增加到超过 350 万，然后通过凋亡，减少至足月出生时的 120 万。这种精密的程序性细胞生长和死亡在一定程度上确保了视网膜成分与外侧膝状体完全连接，进而实现视网膜区域定位投射。

视神经发育不良可能源于妊娠 4~6 周时 RGC 的原发性衰亡，或继发于眼球至视觉皮质之间任何位置的其他疾病，也可能源于小的早产婴儿其他脑区的异常，也可能是由于发育路径上任何一个位置引导分子失调所导致。在产前和出生后极早期，逆行性跨突触变性同样可能导致某些类型的视神经发育不良。

视网膜神经节细胞发育性疾病

视神经发育不全

可以想象，在 1864 年 W Newman 博士使用当时新发明的检眼镜观察新近可见的眼睛深部（眼底）时，居然没有找到视神经和视网膜血管该有多么惊讶[7]！

视神经发育不全（optic nerve aplasia）极为罕见，对儿童失明的流行病学毫无贡献。对盲眼进行视神经发育不全的诊断时，眼底无可见的视盘和视网膜血管，但也存在不完全视神经缺失的病例会有少量视网膜血管，或者在眼底有与视盘对应的区域，因此很难武断地去诊断[8]。

基于作者的病例[8]和相关文献，将视神经发育不全分为 3 类：

1. 脉络膜正常，但视网膜血管缺失，检眼镜下视盘不可见。视网膜电图（ERG）存在，但异常。

2. 眼底严重的色素异常增多或缺失（图 53.2），脉络膜异常，视网膜血管和视盘缺失。ERG 不可记录。偶见脉络膜新生血管形成。

3. 伴胚裂闭合缺陷（缺损）表现者，无可见视盘（图 53.3），或伴严重异常的视盘。视网膜血管可能存在，但隆起，且分布异常。ERG 存在（表 53.1）。

正如人们所料，对这种表现多样的疾病，目前对其病因和发病机制尚无统一的假说。可能是神经节细胞发育问题，但部分病例（第 3 类）似乎与胚裂或视柄周围间充质发育异常有关。

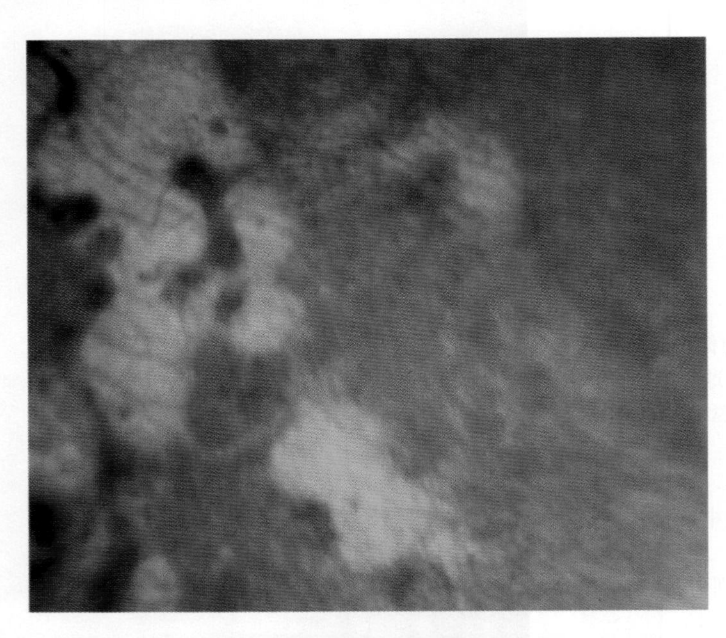

图 53.2　双眼视盘发育不全，第 2 类。该患儿表现出严重的视网膜和脉络膜色素紊乱以及视网膜血管缺失

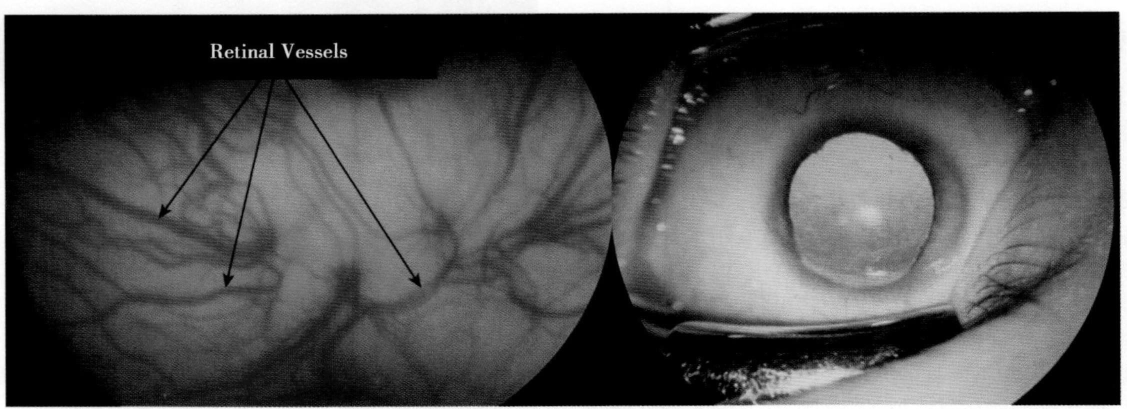

图 53.3　这名男孩左眼虹膜缺损（右图），无可见的视盘，但可见从巩膜穿出的视网膜血管。受累眼有初步的 ERG，但无视觉诱发电位反应

表 53.1 视神经发育不全

	视盘	视网膜血管	脉络膜	ERG	VEP	眼组织缺损
第 1 类	不可见	缺失	大致正常	存在但异常	缺失	无
第 2 类	不可见	缺失	严重异常	缺失	缺失	无
第 3 类	不可见或几乎不可见	有一些存在	大致正常	存在,正常或异常	严重异常	见于单眼或双眼

ERG:视网膜电图;VEP,视觉诱发电位。

发育性疾病的一般规律是,若存在一种发育异常,通常还会有另外一种。单眼视盘发育性疾病患者通常不伴有身体其他异常,而双眼患者可伴有脑、心脏和其他器官异常。GENEEYE 数据库(www.lmdatabases.com)中有 10 种相关的综合征。对于没有家族史和近亲婚育史的患者,再发生的风险似乎很低。由于基于很少的数据,专家意见仍然是必要的。

视神经发育不良

视神经发育不良(optic nerve hypoplasia)是在视神经完全发育之前发生的视盘异常,表现为 RGC 轴突数量的减少,占儿童严重视力损害或失明的 10%以上[2]。胚胎发育过程中下丘脑-垂体轴和相关结构成功发育的遗传和分子事件非常复杂[9]。视神经发育不良与中线发育异常相关不足为奇(图 53.4),很大一部分视神经发育不良患者同时患有脑部异常,尤其是累及中线结构,通常是透明隔,且伴有下丘脑-垂体异常(图 53.5)。这一组相关疾病被命名为"透明隔-视神经发育不良"(septo-optic dysplasia),但是透明隔是否受累并不影响其治疗。

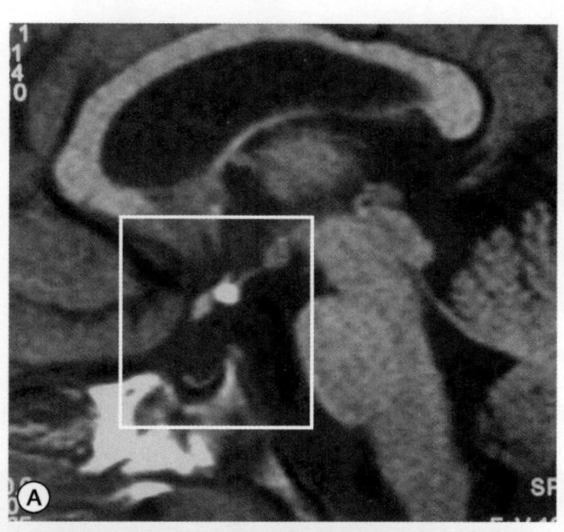

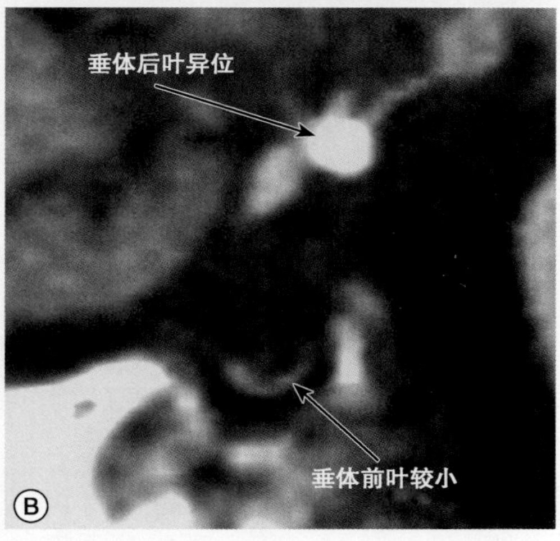

图 53.4 透明隔-视神经发育不良。该婴儿双眼视神经发育不良,但临床上无明显的生长或内分泌紊乱,胼胝体发育不良,垂体前叶较小,垂体窝内没有垂体后叶明亮的斑点——垂体后叶异位,可见灰结节后的高 T1 信号结节

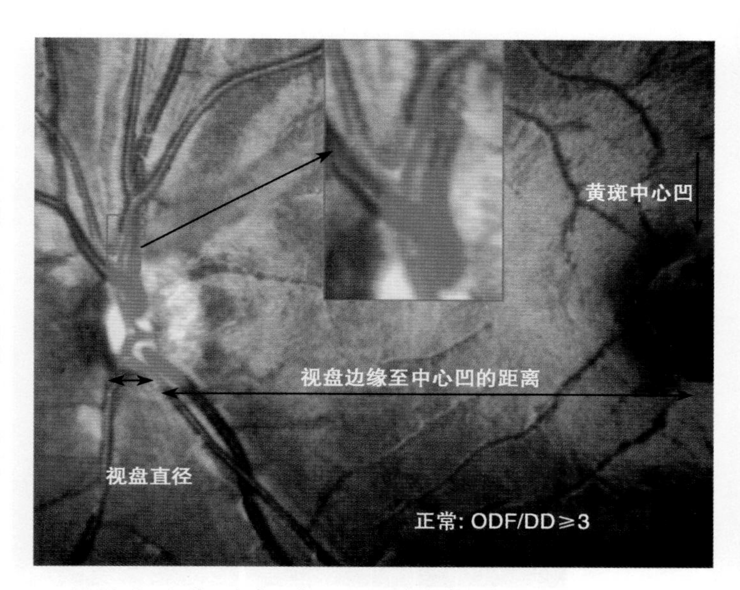

图 53.5 视神经发育不良。如果视盘边缘至中心凹的距离(ODF)与平均视盘直径(DD)[(垂直直径+水平直径)/2]之比大于 3,则可能存在视神经发育不良。插图显示了如何使用视网膜血管主干直径估计视盘的大小。光学相干断层成像观察同样很有帮助(参见第 10 章)

表现

严重的双眼视神经发育不良表现为婴幼儿早期的失明,伴有不自主眼球转动,瞳孔对光反应消失或迟缓。双眼较轻的患者可表现为较轻微的视觉缺陷、斜视或眼球震颤。单眼或双眼高度不对称的病例可表现为眼球震颤,有时可表现为"明显的隐性眼球震颤"(manifest latent nystagmus,MLN,参见第 89 章和第 90 章)和斜视。视神经发育不良也可在常规眼科检查时发现。弱视可能是造成视力较差的原因,可以通过遮盖疗法改善[1]。散光的发生率较总体人群高,无论严重程度如何,所有患儿都应接受矫正。视神经发育不良患者也可能因为各种内分泌疾病或脑缺陷及新生儿黄疸或低血糖而就诊。

人口统计学

发育不良的神经在男性多于女性,可能无种族偏好。患儿的父母通常比较年轻,可以来自某些少数民族[10],但这可能是由于不利的社会经济环境和失业相重叠而造成的[11]。

临床评估

视神经发育不良的诊断不仅仅依赖于视神经的大小，要结合视盘大小和形状、估计的轴突数量、视杯小或缺失、视网膜血管迂曲度增加（分支点少于正常）以及视盘周围异常表现。可引入一些客观指标，比如血管直径和视盘大小的比值，或视盘黄斑距离与视盘直径的比值（图 53.5）。这些比例不随时间改变[12]。使用磁共振重 T_2 加权眼眶容积成像序列[13]对患者与对照组比较，可以为更客观地判断视盘大小的意义提供有用的方法。光学相干断层成像对明确视盘周围神经纤维模式有用[14]，可提高视盘测量的客观性。超声和摄影测量法也有所帮助。

检眼镜检查

视盘发育不良的外观和影响存在很大变异（图 53.6），最好使用高倍率的直接检眼镜进行观察。对婴儿可以在散瞳后通过喂奶让其安静一会儿。视盘区域（外环）由裸露的巩膜或筛板组成。外环大于环形区域（内环）的幅度不一，内环含有视网膜神经纤维（即视盘"物质"）。两者之间的差异产生了"双环"外观（图 53.5）。组织病理学上，视网膜神经节细胞轴突的数量减少，中胚层成分和胶质支撑组织正常。在内环和外环之间存在发育不良的视网膜和色素上皮。然而，双环征不是视盘发育不良特有的，特别是表现较轻微的。

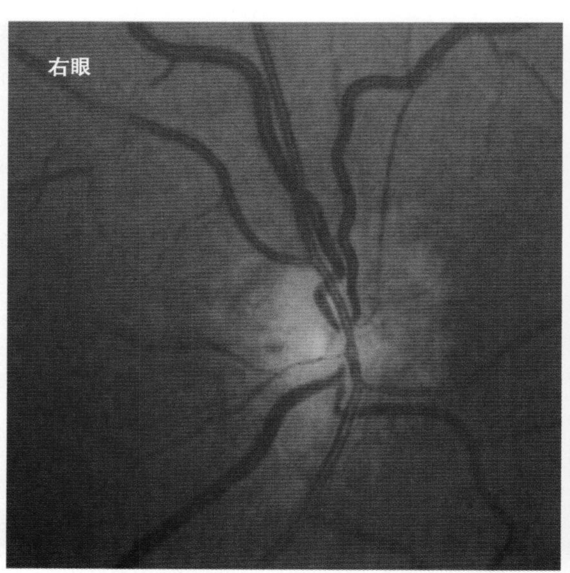

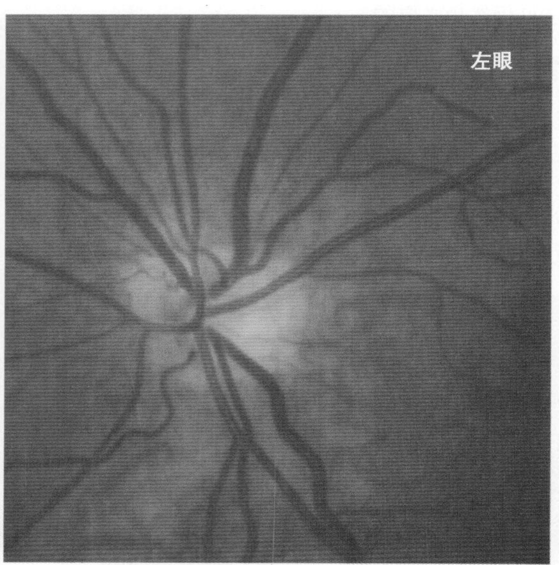

图 53.6　双眼视神经发育不良。右眼视力为数指。左眼视力为 0.0LogMAR（6.6，20/20，1.0），但视野缩窄到不能驾驶

在视盘正常、萎缩和发育不良之间有一个范围，取决于致病事件的严重程度、发生时间和次数。如果从 RGC 到外侧膝状体通路存活的神经纤维健康且数量较多，视盘物质颜色正常。同样，如果其颜色苍白（图 53.6），表明导致发育不良的事件后，残余神经纤维发生萎缩[15]。

对视觉的影响

对视觉的影响可以从视力良好（但通常有视野缺损）到失明。视力很大程度上取决于视盘黄斑束的大小，而不是视盘的总体大小（图 53.7）。最终视力可以通过评估视盘大小（和 RGC 轴突的分布）、初始视力卡检查和视觉诱发电位（visually evoked potential，VEP）来预测[16]。相关的视觉发育迟缓（参见第 5 章）并不少见，但不必在婴儿检查后过于悲观。验光、视力、色觉和视野是大龄儿童必做的检查项目，而闪光视觉诱发电位（flash VEP）和图形视觉诱发电位（pattern VEP）在所有年龄段都需要。

损伤出现的时间和部位

"损伤"发生的时间很可能是在视网膜神经节前体细胞出现之后，提示严重的缺陷发生在产前发育的早期。尽管速度大大降低，但出生后视盘仍在继续发育，因此一些病例源于妊娠晚期甚至出生后的损伤。严重视盘发育不良可能是早期损伤的结果，而较轻度的发育不良，视盘大小总体上正常，可能源于较晚期的损伤。

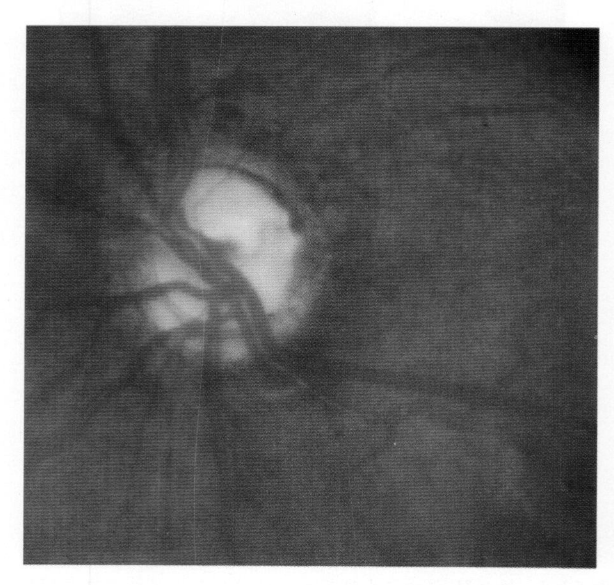

图 53.7　视盘较小，有双环征，提示致病损伤发生在妊娠早期。发育不良的视盘萎缩而苍白，表明视网膜神经节细胞和轴突持续受损

视神经发育不良的特殊模式

视神经发育不良是由整个中枢神经系统的局部缺陷引起的[17],其模式可反映损伤的部位(图 53.8)。正在发育的视觉系统中任何部位的早期损伤都可造成视盘发育不良。

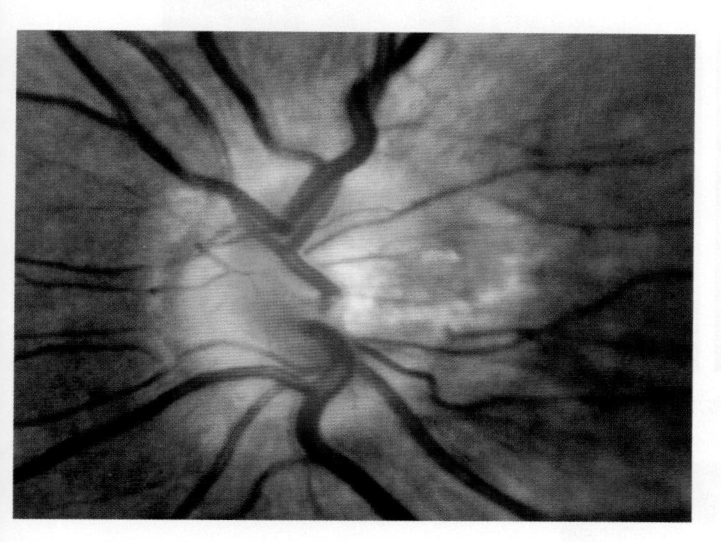

图 53.8　原因不明的单眼视盘颞侧节段性发育不良(左眼)

同侧的半侧视神经发育不良(homonymous hemi-optic hypoplasia)

灵长类动物的膝状体后病变(retro-geniculate lesion)[18]可能通过经外侧膝状体的跨突触变性引起视神经发育不良。在人类中首次报道[19]一例脑损伤的跨突触变性,导致视盘发育不良和视网膜神经纤维缺损,反映在病灶引起的视野缺损。MRI 扫描显示同侧视束表现为发育不良,可能混杂着对发育中的视觉系统的直接损伤而出现跨突触变性。

视束发育不良

视束的孤立性损伤偶尔可发生在发育性病变引起的非对称性偏盲患者中(图 53.9[20])。然而更多的病例与其他更广泛的脑结构损伤有关。

视交叉发育不良和无视交叉

视神经发育不良时,大多数情况下视交叉也会发育不良,交叉和未交叉神经纤维同比例减少。如果视交叉不是单纯的发育不良,而是交叉纤维不存在或减少,这被称为无视交叉(achiasmia)。一些无视交叉症患者可能有偏盲,常常反应在视盘形态上(图 53.10),但很多视网膜定位投射在早期发育中已代偿,无视野缺损,视盘也可能是正常的。

节段性发育不良

出现发育不良的特殊模式(图 53.8)可能源自贯穿中枢神经系统的局部损害[17];视盘发育不良的模式可反应损伤的位置。例如,与黄斑缺损有关的节段性视盘发育不良可能提示损伤部位在眼内,而鞍上肿瘤患者“8”字形的视盘发育不良(图 53.11)则提示损伤发生在视交叉。因此,节段性视盘发育不良是源于正在发育的视觉系统中的任一部位的早期损伤。

上方节段性发育不良

糖尿病母亲所产婴儿可能有神经系统异常,包括视盘发育不良。这些患者中,视盘上半部分受影响最大,即所谓的上方节段性视神经发育不良(superior segmental hypoplasia)[21],或“无顶(topless)”视盘(图 53.12)。视觉损害相对轻微,体征不明显。糖尿病母亲的孩子中有大约 10%患这种疾病的风险。女性婴儿、孕期短、出生体重低、母亲糖尿病控制不良是额外的危险因素。但它不是特征性的,也可发生在无糖尿病母亲的婴儿中。已经有同卵双胞胎均发生上方节段性发育不良的报道。除在上方视网膜(背侧)发现某些 RGC 轴突导向蛋白(如 EphB)外,未发现其他致病线索。在小鼠中,这些蛋白的缺失使发育中的轴突偏离了通向视盘正常的紧密相连的束状通路[22]。

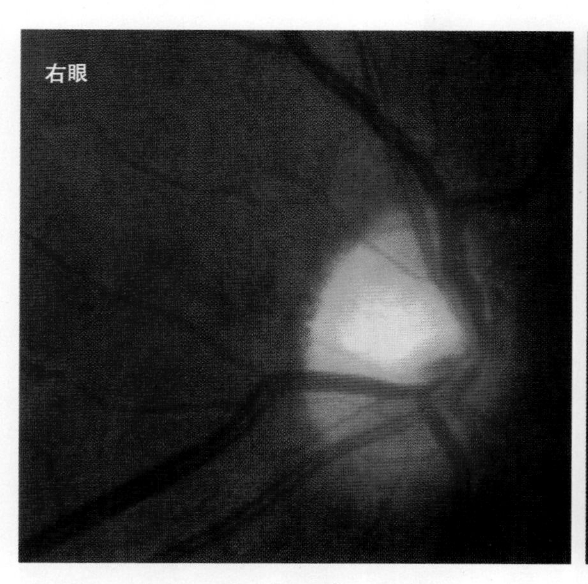

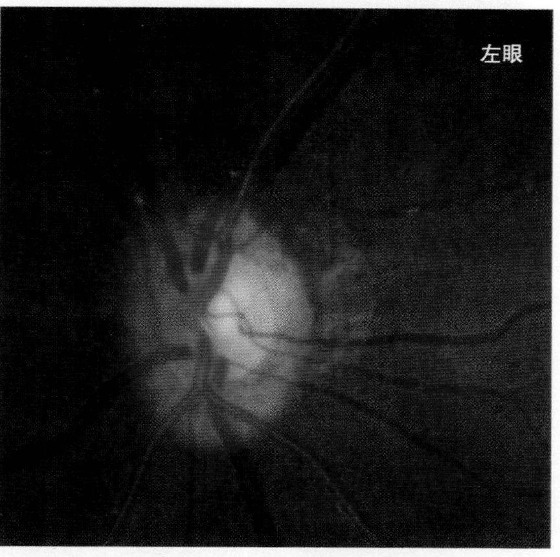

图 53.9　这例 19 岁健康男性有长期的非对称性同侧偏盲,源于原因不明的右侧视束发育不良。左眼视盘发育不良,视力为 LogMAR 0.4(6/15,20/50,0.4)。右侧视力为 LogMAR 1.0(6/6,20/20,1.0),视盘中央水平带发育不良(引自 Hatsukawa Y,Fujio T,Nishikawa M,et al. Congenital optic tract hypoplasia. J AAPOS 2015;19:383-5)

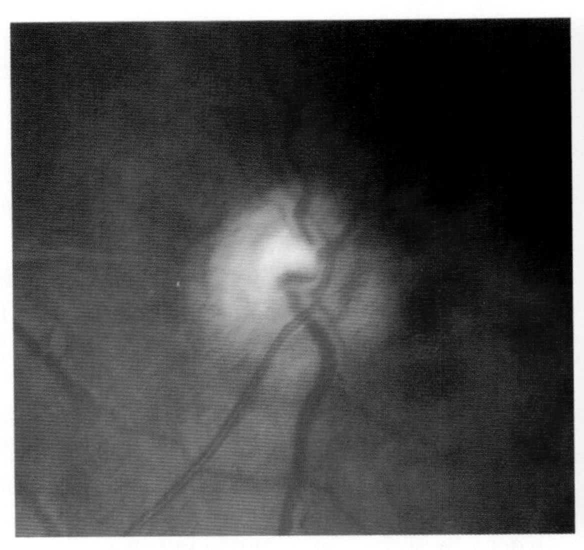

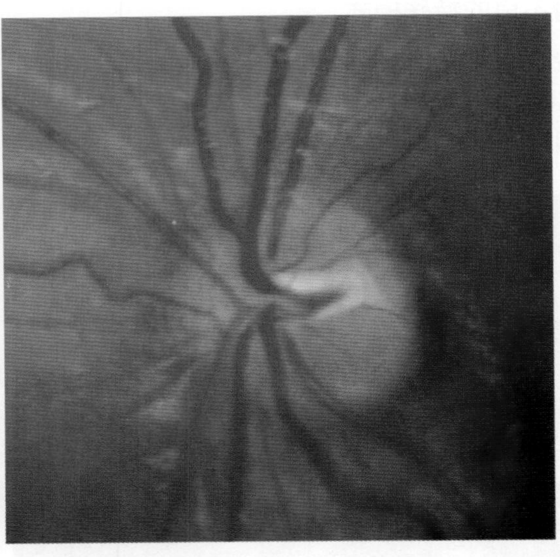

图 53.10　这例经放射影像和电生理证实无视交叉的患儿，右眼视盘明显发育不良，左眼视盘水平带发育不良

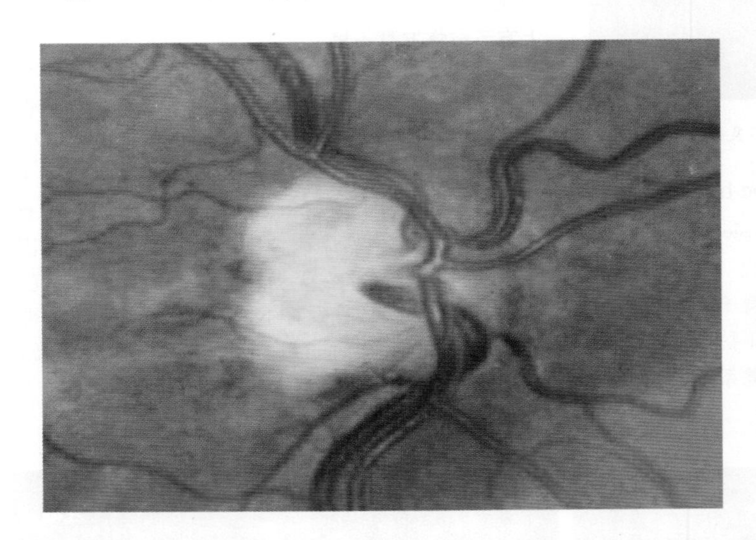

图 53.11　一例患先天性视交叉肿瘤(疑为视神经胶质瘤)的患儿的右眼视盘[24]。视盘发育不良，呈"8"字形，推测其原因为产前早期视盘塑形时，交叉的视网膜神经节细胞轴突发生了早期丢失

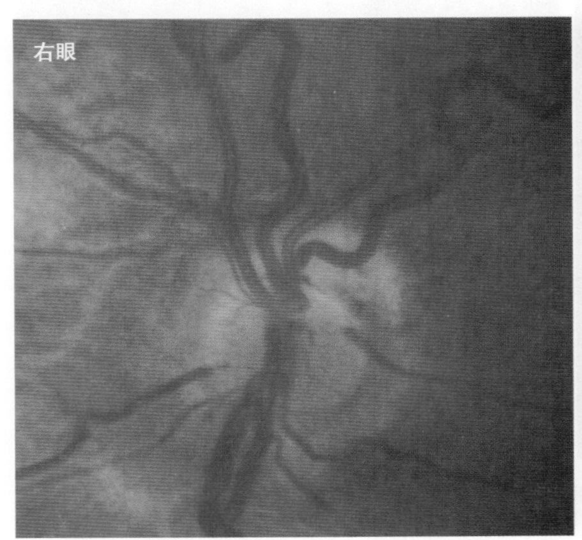

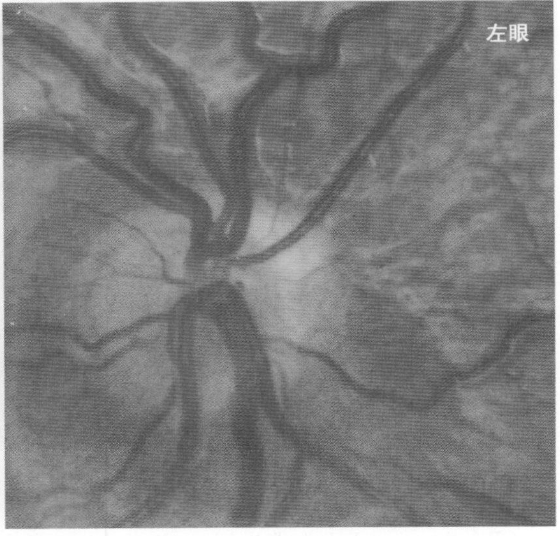

图 53.12　1 型糖尿病母亲的孩子的双眼上方节段性发育不良。视盘的上半部分几乎不存在，下半部分很小。存在不规则的下方视野缺损，但两眼视力均为 LogMAR 0.40(6/15，20/50，0.40)

病因和相关因素

药物和酒精

致病药物包括奎宁、抗惊厥药、5-羟色胺再摄取抑制剂、LSD 和可卡因，尤其是母亲酒精摄入。

家族史和遗传学

家族性病例罕见，且不一定都具遗传性。如果无反复出现的环境因素（如药物或酒精）、无家族史，或非血亲关系，则再次发生的风险非常低。已报道包括 *HESX1* 在内的突变，但似乎很少见。

伴有早发肿瘤的视神经发育不良

视神经发育不良或视盘倾斜罕有伴发视交叉区域发育性肿瘤的（图 53.11），特别是视神经胶质瘤[24]。

大脑异常患儿的视神经发育不良

视神经发育不良与多种脑畸形具有因果关系，可能有共同的起源。患有脑室周围白质软化（periventricular leukomalacia，PVL，参见第 60 章）的早产儿可能视盘大小正常，但因存在跨突触变性导致的视杯凹陷（图 53.13）而可能归入广义的发育不良[23]。尽管视杯较大，视力可正常，但视野缺损可引起对青光眼的怀疑。然而，早产史、非青光眼视野（若视野检测可行时）、圆形视杯向颞侧或颞上偏移以及正常的眼压应足以将其与青光眼区别开来。

透明隔-视神经发育不良

虽然“透明隔-视神经发育不良”一词仅表达了透明隔缺失和视神经发育不良，但该综合征涵盖了多种结构异常，包括大脑半球和大脑连合、下丘脑、视觉系统、垂体和垂体柄。近半数患有视神经发育不良的患者出现半球异常，包括迁移异常（多小脑回畸形、脑裂畸形和异位）和围生期宫内半球损伤（脑室周围白质软化、脑软化）。前脑无裂畸形患者中，不同程度的中线面部缺损常伴随单一脑室症以及胼胝体和透明隔的缺失。

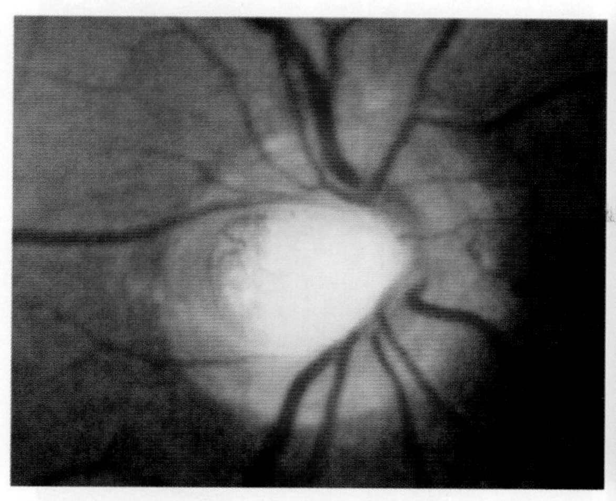

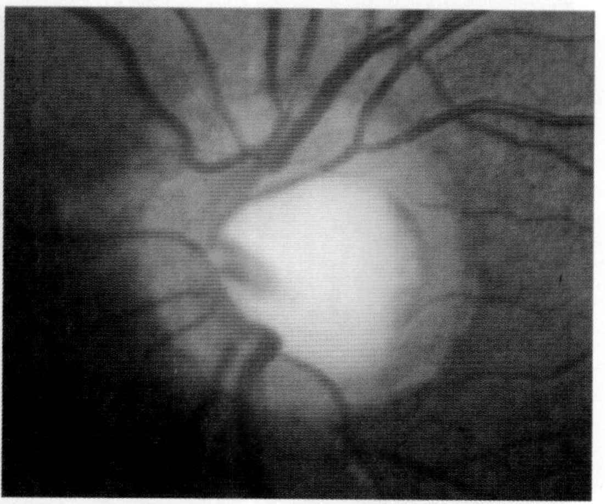

图 53.13　一例 6 岁儿童的视盘，患儿早产并发脑室周围白质软化（PVL）。视盘边缘不规则，视杯大，且有些苍白。存在不明确的下方视野缺损，眼压正常

通常，T_1 加权图像上可观察到高亮的垂体后叶，但在垂体后叶异位患者中，缺乏正常的垂体后叶及其漏斗部。相反，在灰结节可观察到对应于异位的垂体后叶的亮点（图 53.4），这提示垂体前叶激素缺乏。而无论是单侧还是双侧病例，大脑半球异常和胼胝体变薄或发育不良均表明存在神经发育缺陷：仅缺失透明隔并不影响内分泌，若透明隔和下丘脑-垂体轴均正常，同样不太可能有内分泌问题。

已报道有多种激素缺陷，从单独的生长激素缺陷、促肾上腺皮质激素缺陷、抗利尿激素缺陷，到全垂体功能减退。甲状腺功能减退可能是最常见的显著异常，但个体差异很大，不能忽略多种激素轻微异常的可能。生长激素缺陷可能在儿童期晚期表现出来，因为催乳素也能刺激生长。无论是否发现 MRI 或内分泌异常，都必须在内分泌医师或儿科医师的指导下每年监测体重和身高。

透明隔-视神经发育不良患儿有发生猝死的风险，可能原因是应激时垂体前叶和后叶的激素同时减少以及下丘脑缺陷，特别是发热或感染时（图 53.14）。必须提醒家长让患儿避免接触这些应激状态。

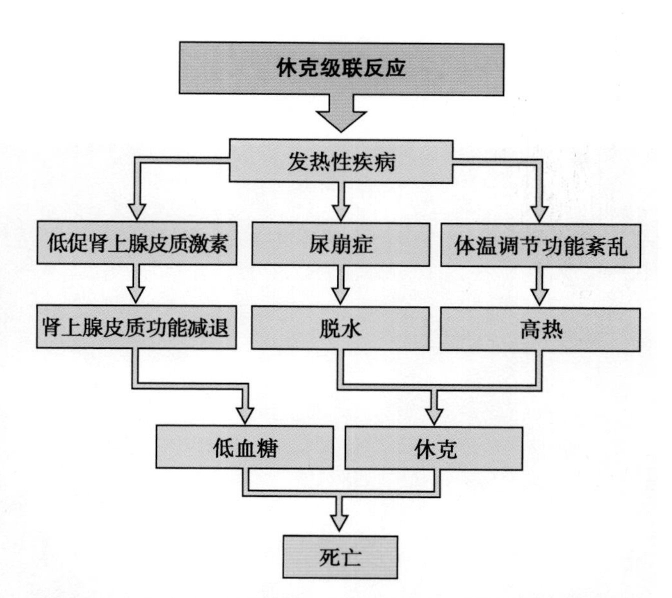

图 53.14　患有透明隔-视神经发育不良的儿童可能因脑部缺陷而死亡，或者因大脑和内分泌的缺陷，使他们更容易发生各种原因导致的死亡。早期死亡的一个突出和可预防的原因是低促肾上腺皮质激素（ACTH）、下丘脑功能障碍和尿崩症（DI）的组合。当患儿发烧或处于不适的炎热气候时，可能会发生不良级联反应而导致死亡

视神经发育不良患儿的管理

所有患儿在诊断时都应尽可能进行全面的眼科学和内分泌学评估，以及神经影像学检查，MRI 特别关注下丘脑和垂体。出现某些异常的患者需要专家监测，并可能需要终身治疗。如果检查结果都是正常的，应至少每年监测患者的身高、体重和发育，直到成年。视觉缺陷的管理将在第 5 章和第 61 章讨论。

视盘倾斜（tilted optic disc）

倾斜的视盘是呈 D 形的（图 53.15），伴随有视网膜神经纤维层的缺失，邻近 D 形的直边，通常位于下方[25]。有时伴有视盘周围眼底扩张或葡萄肿（图 53.16）。虽然大多数患者为近视或散光，但近一半的患者都有与该缺陷相关的非屈光性视觉异常，表明它可能是一种节段性发育不良。与视交叉压迫不同，这种视野缺损通常在颞上方，不沿中线，应该使用与扩张区相应的屈光矫正进行重复测定。倾斜的视盘也可能被误认为轻度视盘水肿，近视和视盘倾斜通常一起出现在 X 连锁的先天性静止性夜盲症患者中。

视盘反转

视盘反转（situs inversus）是一种更广泛的缺陷，通常存在较小视盘发出的血管高度扭曲，再加上视盘本身倾斜的外观，好像视盘旋转了约 180°（图 53.17）。虽然认为这种异常与缺损有关，但实际上其原因尚不明确。如果异常同时发生在双眼，则可能出现上方双颞侧相对性视野缺损，该缺损也可穿过中线。视盘下方可存在相关的后巩膜葡萄肿。许多情况下，对葡萄肿引起的近视做适当的光学矫正后，明显的视野缺损即会消失。

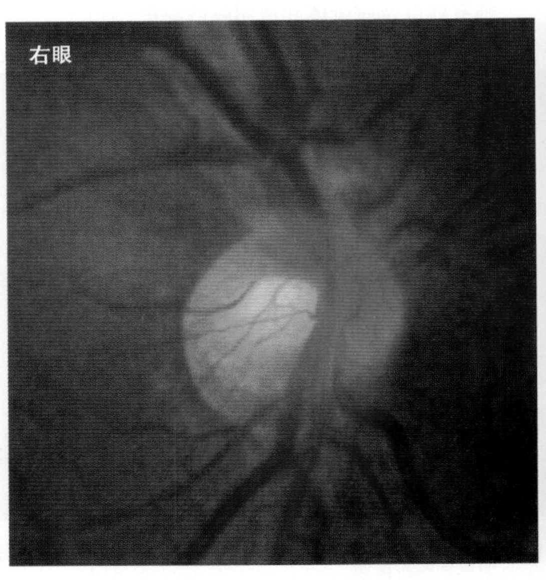

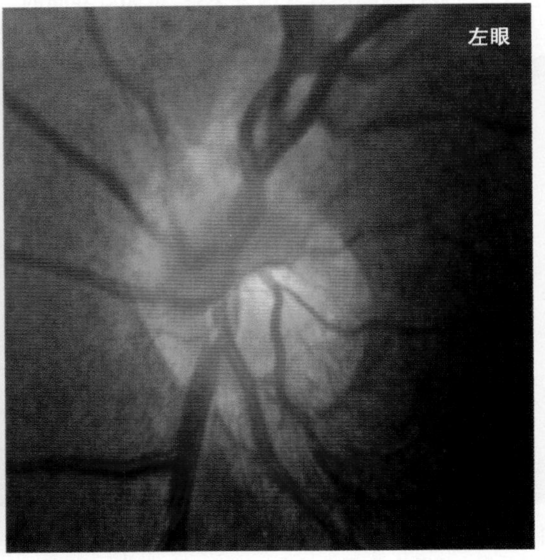

图 53.15　近视和散光儿童的双眼视盘倾斜

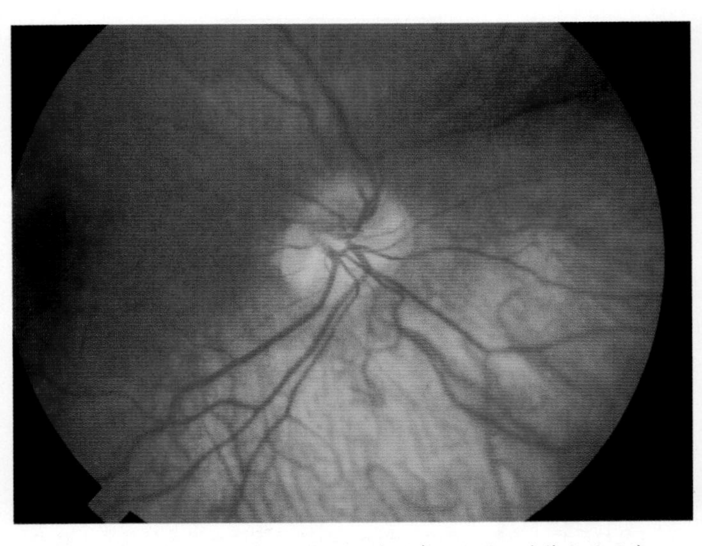

图 53.16　右眼可见黄斑。倾斜视盘的鼻下方是一片苍白的区域，即葡萄肿。有明显的近视散光

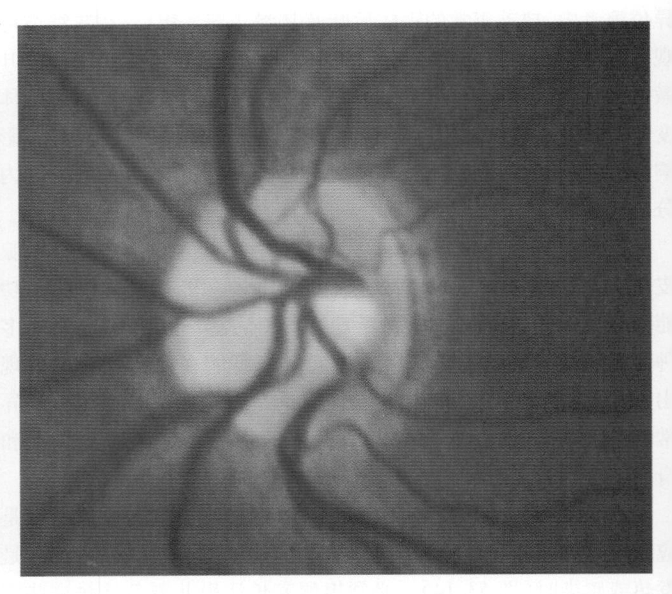

图 53.17　一例散光男性单眼视盘反转。矫正视力为 LogMAR 0.18（20/30，6/9，0.67）

胚裂相关的视盘异常

缺损

发育方面

眼组织缺损是由发育中视杯的鼻下象限胚裂闭合异常引起的缺陷。闭合从赤道部开始，并向前和向后延伸。闭合不全会造成从瞳孔边缘到视盘的不同程度的缺陷。有些缺陷可以不明显，而小眼畸形和临床无眼症是疾病极端严重的表现。

表现

眼组织缺损的儿童就诊原因可为出现小眼畸形、瞳孔形状异常，若为双眼，或因视力不佳而就诊。如果单眼视力不佳，可表现为斜视或潜伏性眼球震颤。如果眼底缺损广泛，父母可能会在打开闪光灯拍照时注意到异常的红色反光，母亲在背光哺乳时也可能观察到。有些患者因与缺损相关的全身表现而就诊，而有些患者的眼组织缺损只是在眼科常规检查中才会发现。

临床特征

视盘缺损通常发生于视盘鼻下方，程度可以仅是视网膜色素上皮（RPE）的细微变化（图 53.18），也可以是巨大凹陷的视盘（图 53.19 和图 53.20）。视盘缺损可伴随轻微的脉络视网膜缺损、虹膜或少数情况下晶状体鼻下方缺陷。极罕见情况下，可沿胚裂闭合线发生肿瘤，包括神经胶质瘤和髓质上皮瘤。

脉络膜缺损将导致与其大小成比例的盲点。视神经缺损导致不同程度的视觉缺陷，取决于其大小和黄斑受累程度。弱视通常是一个重要因素，与相关的近视散光有关。

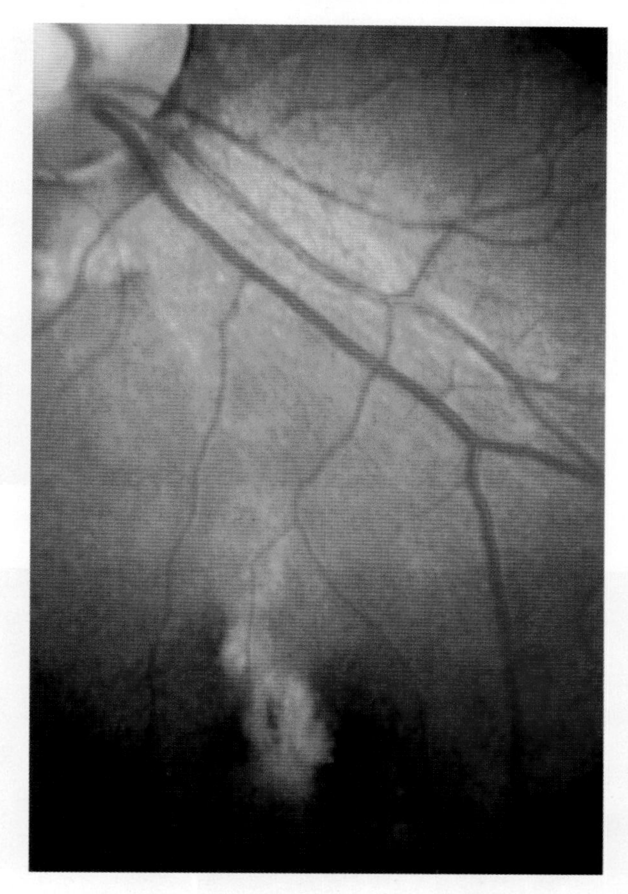

图 53.18　右眼视盘鼻下方有一个从杯状异常的视盘延伸出的视网膜色素上皮缺损，眼压正常。虽然没有功能障碍，但与其他任何缺损一样，诊断价值很大

眼组织缺损可发生多种眼内异常，包括玻璃体血管系统残留、异常 Cloquet 管、晶状体切迹、玻璃体条纹、白内障和视盘附近伴有发育不良视网膜的胶质组织。有时会发生眼内组织异位，包括泪腺、软骨（发生或未发生骨化）、脂肪和平滑肌。存在平滑肌异位，可能是某些缺损周期性收缩的基础。巩膜管可能很大，视盘被松散的血管结缔组织占据，而视盘周围视网膜“聚拢”并折叠（图 53.21）。

视盘缺损同样可以并发眼部其他畸形，特别是前房异常导致

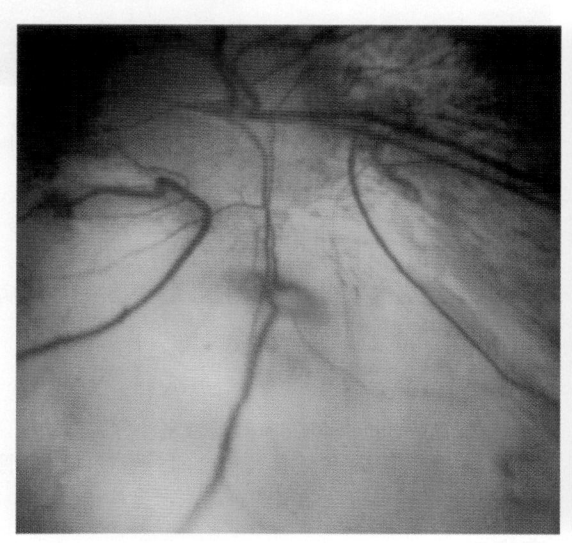

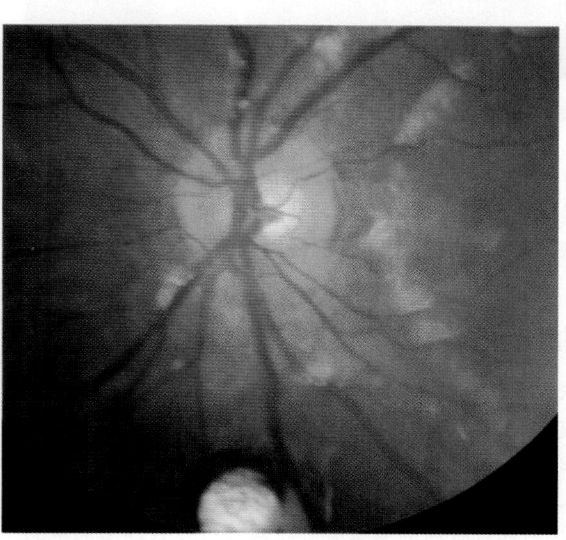

图 53.19　这例 CHARGE 综合征患儿（见文本）在哺乳时发现右瞳孔呈现白色反光。虹膜缺损延伸至视盘，但视盘本身非常健康，并且黄斑尚存。患儿可用右眼注视，但需要遮盖和佩戴散光眼镜。左眼视盘正常，视力良好，但下方有一个小的缺损

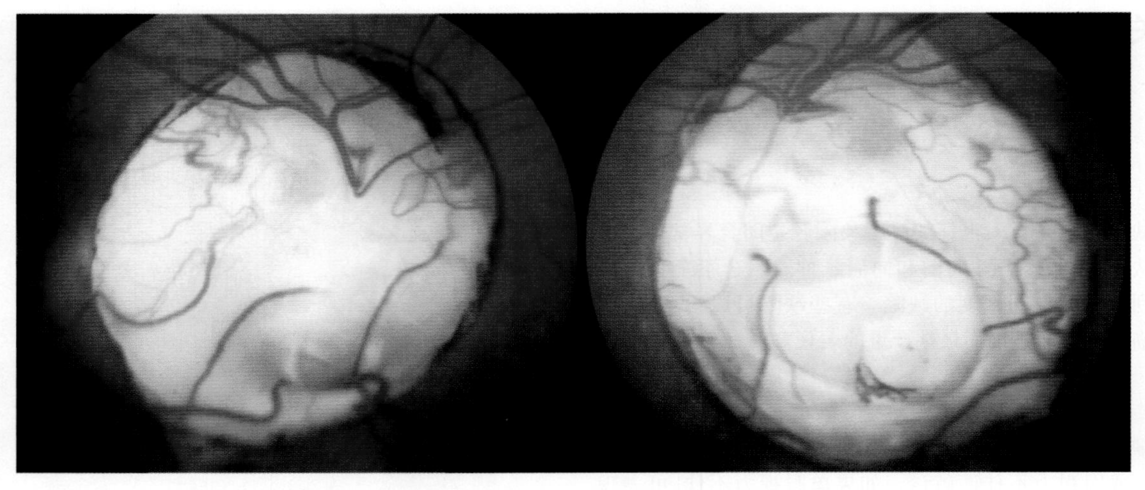

图 53.20　一例 CHARGE 综合征患儿，双眼大的凹陷较深的视盘缺损

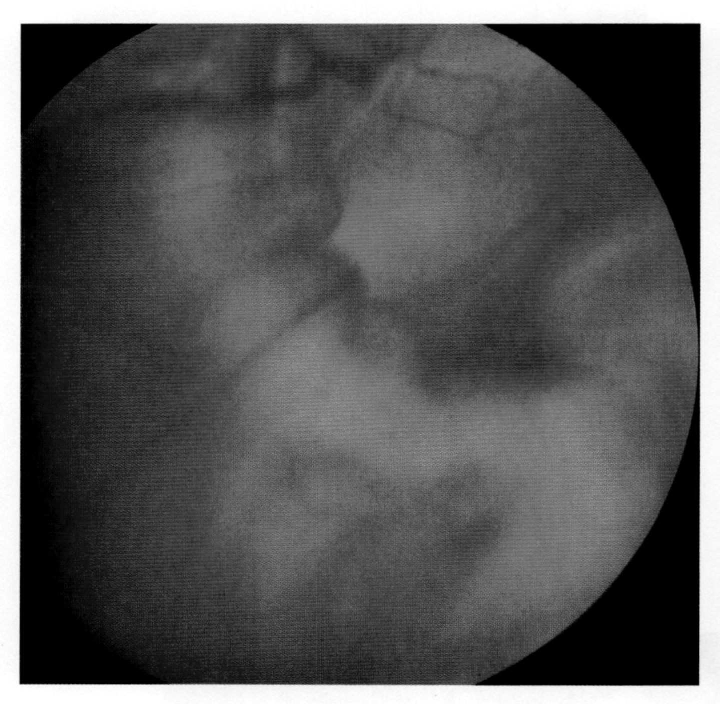

图 53.21　大的视盘缺损由周围的视网膜覆盖

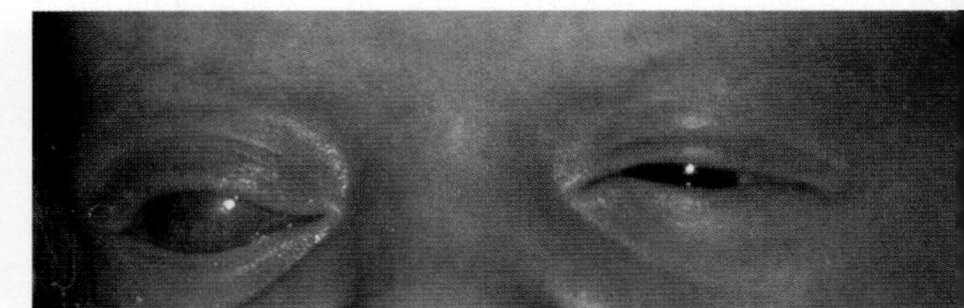

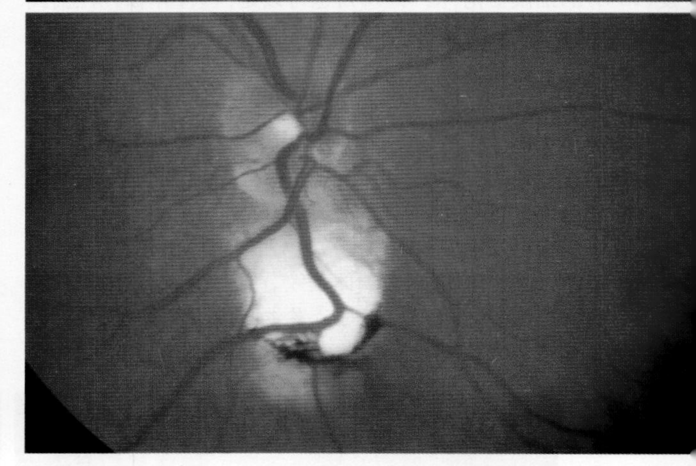

图 53.22　上图示新生儿出生时右眼眶有一个大囊肿，左眼正常。因发现其母亲右眼有缺损（下图），提示该诊断。反复抽吸对囊肿有一些疗效[26]

的青光眼，也可引起视盘凹陷。视网膜脱离、视网膜下新生血管和盘状变性都是脉络膜缺损的并发症。其患病率尚不明确，但更多见于严重的缺损。视网膜脱离通常由视网膜专科报道，发病率研究很难开展。

伴发囊肿的眼组织缺损

眼组织缺损可伴发与胚裂闭合不全有关的发育性囊肿。伴随眼组织缺损或缺损性小眼畸形的眼眶囊肿不常见，患儿通常因眼部异常而就诊，并且囊肿随后增大而变得明显。偶尔囊肿在出生时就已经很大（图 53.22）。囊肿表现为下眼睑蓝色肿胀，哭泣时增大，也可表现为邻近眼球的薄壁囊肿。囊肿可导致逐渐加重的突眼和眼眶扩大。囊肿可与小眼畸形沟通，甚至与之融合。囊肿的手术减压可以缓解对眼球压迫，小眼畸形若无功能，则需要手术切除。若有可能保留囊肿，好处是有利于眼眶生长。针刺抽吸囊肿可以有效地缩小囊肿尺寸，并可以是永久性的[26]。这些囊肿中含有脑脊液，囊壁可能含有神经胶质组织。此类疾病的遗传性与其他眼组织缺损相似。

双视盘

双视盘（double optic discs）通常是一种眼部缺损。第二视盘通常位于主视盘下方，并且有其自己的一组视网膜血管。它通常通过小动脉、小静脉以及缺损的桥与主视盘连接（图 53.23）。

家族史

许多没有全身相关疾病的眼组织缺损病例都是散发的或表现

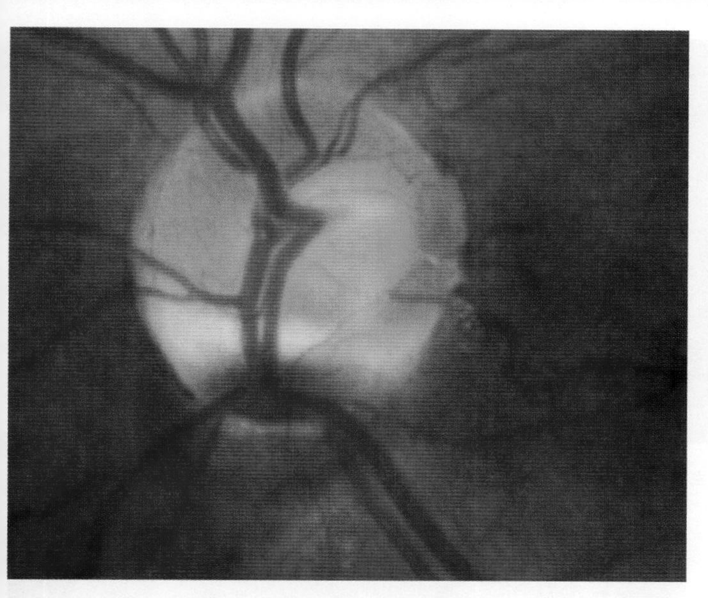

图 53.23　一例双视盘病例。下方的视盘通过一套血管与上方的视盘连接

度各异的显性遗传，轻型病变表型与严重病变表现具有同样的诊断和遗传意义，详细检查父母和兄弟姐妹非常重要（图 53.22）。呈常染色体隐性遗传者不常见。

眼组织缺损的全身性相关问题

眼组织缺损可能是染色体综合征或其他全身性疾病的一部分。一个数据库（www.lmdatabases.com）列出了 80 种与视盘缺损相关的综合征和 104 种与虹膜缺损相关的综合征，两者间有许多重叠。这些数据有助于全身诊断和管理患有眼组织缺损的患者。由于全身相关问题太多，无法全部包括在本章节中！

伴染色体综合征的眼组织缺损（框 53.1）作为多系统疾病一部分的眼组织缺损

框 53.1

常伴发眼组织缺损的染色体综合征

13 三体综合征（Patau 综合征）

猫眼综合征（22p 三体或四体综合征）

4p-综合征（Wolf-Hirschhorn 综合征）

染色体三倍体综合征

较少与眼组织缺损相关的染色体综合征

18 三体综合征（Edwards 综合征）

9 单倍体综合征

11q-、13q-、4p 三体综合征、22 三体综合征

因此，对于伴有全身缺陷的眼组织缺损患者，应做染色体检查。

CHARGE 综合征　CHARGE 是眼部缺损（coloboma）、心脏缺陷（heart defect）、先天性后鼻孔闭锁（atresia choanae）、生长发育迟缓（retarded growth）、生殖器异常（genital anomalies）、耳部异常和耳聋（ear anomalies and deafness）的缩写。患者需要满足其中四个主要特征方可做出诊断。其他异常可能包括面瘫、小颌畸形、腭裂和咽部功能不全、气管食管瘘和肾脏异常等。许多病例与 *CHD7* 突变有关。大多数 CHARGE 综合征患者都表现为眼部缺损，其中一些是非典型的，症状可能很轻微（图 53.19 和图 53.20），也可能严重至小眼畸形。

Lenz 小眼综合征　Lenz 小眼综合征（Lenz microphthalmia syndrome）是一种 X 连锁遗传病，伴有小眼畸形、小头畸形；椎骨、牙齿、肾和泌尿生殖系异常；先天性心脏病；招风耳和手指缺损。其中，眼组织缺损或缺损性小眼症的程度多样。患病男性通常很少生育，降低了家族发病风险。*BCOR* 和 *NAA10* 基因被认为与之有关。如果母亲是携带者，则每次妊娠遗传致病变异的概率为 50%，儿子患病，女儿为携带者。

局灶性皮肤发育不良（focal dermal hypoplasia，Goltz 综合征）　患儿通常为女性，出生时即患有局灶性皮肤发育不良。患者发生骨缺损、牙源性角化囊性肿瘤和智力障碍，伴随或不伴随小眼畸形的眼组织缺损。皮肤病变明显，伴发粉红色萎缩性斑疹、透过真皮的粉棕色脂肪疝结节以及皮肤-黏膜交界处（包括嘴唇）的山莓状乳头瘤。该病为 X 连锁显性遗传，男性患者通常不能存活。

梅克尔-格鲁贝尔综合征（Meckel-Gruber syndrome）　这是一种被推测为常染色体隐性遗传的严重疾病，患儿通常寿命很短。表型按频率从高到低依次包括肾脏异常、枕部脑膨出、多指、腭裂、小颌畸形、尿路异常、小眼症或眼组织缺损以及先天性心脏病。本综合征是一种纤毛病。

Joubert 综合征（参见第 47 章）　患儿通常在出生后的第一天就出现呼吸暂停或呼吸急促、有节律地吐舌和发育迟缓。他们有视网膜纤毛病，存在小脑蚓部发育不良相关的扫视启动障碍（动眼神经失用）。高达 1/4 的患者有眼组织缺损。

鳃-眼-面综合征　鳃-眼-面综合征（branchio-oculo-facial syndrome）是一种表现多样的常染色体显性遗传综合征，与转录因子 TFAP2A 的突变有关。患者表现为鼻唇沟侧柱肥大、鼻唇之间垂直脊以及发育不全或血管瘤性颈部皮肤病变（可累及胸腺组织，伴或不伴有鳃窦道）。此类疾病还可能发生外耳畸形、唇腭裂以及伴或不伴小眼畸形的眼组织缺损。

基底细胞痣（basal cell nevus）综合征（又称 Gorlin 综合征）　患儿表现为巨头畸形、额颞部隆起、眶上脊突出、下颌前突以及内眦或眶距过宽。在 10 岁前，颌骨发生多个牙源性角化囊肿。囊肿以及多个痣样基底细胞癌发生在儿童晚期，多发在面部和躯干。患者可能发生眼组织缺损，并且与视网膜有髓神经纤维相关（图 53.34 和图 53.37）。该疾病为常染色体显性遗传，外显率高，表现程度不一。

线形皮脂腺痣综合征（linear nevus sebaceous syndrome）　该病也称为表皮痣、Jadassohn 综合征、Soloman 综合征或 Fuerstein-Mims 综合征。患儿可有非皮节分布的线状色素痣、各种其他皮肤缺损、骨骼异常，并且通常患有严重的发育迟缓。眼部异常包括上睑下垂、眼表皮样瘤和眼睑缺损。该疾病眼底异常表现包括眼组织缺损、视盘异常、盘周葡萄肿、Coats 病、假性视盘水肿、脉络膜骨性迷芽瘤以及视神经发育不良。

视盘小凹（optic disc pits）

这些大小不一的灰色凹陷发生于视盘颞侧缘附近，其他方位偶发（图 53.24）。凹陷可在单眼出现多个，也可同时发生于双眼。它们可能与视野缺损有关，表现为伴旁中心弓形暗点的盲点扩大。

视盘凹陷的发生机制可能与视盘缺损相同，虽然有时患者的

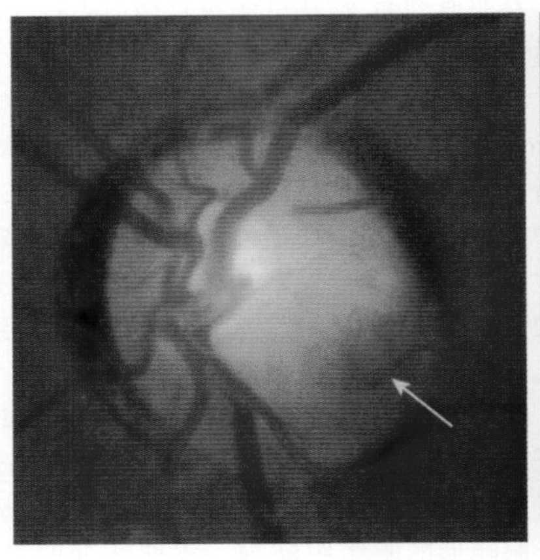
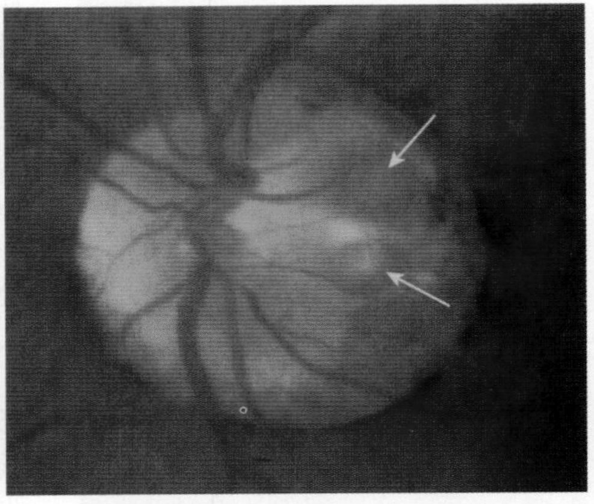

图 53. 24 两例无血缘关系儿童的左眼视盘小凹。黄色箭头指向小凹

同一只眼或对侧眼会出现视盘缺损，但从其发生位置来看，不太可能是胚裂异常闭合引起的。通常无规律性伴发全身性疾病，罕见遗传。

高达 60%的患者会在 20~30 岁之间出现中央浆液性视网膜病变，尤其是当凹陷位于视盘边缘时。在人类，与小凹相关的中央浆液性视网膜病变的视网膜下液起源尚不明确，脑脊液是最可能的来源。虽然病程通常是良性的，但也有可能发生视网膜下新生血管和其他并发症。部分医师建议对一些患者做积极治疗，比如玻璃体切割术，或联合内界膜剥离术、眼内激光光凝术、C_3F_8 气体充填术[27]。

其他视盘异常

牵牛花视盘异常（morning glory optic disc anomaly）

这是一种少见的疾病，因有许多重要伴发疾病，需要明确诊断。视盘可能很大，视盘周围有不同程度的隆起，伴有相关的色素环。MRI 检查显示存在一个包含异常组织的中央神经胶质簇，不同程度地向前延伸。起源于视盘边缘的血管向外呈辐射状发出（图 53. 25），通常很难确定它们是小动脉还是小静脉，有时可在邻近或远离视盘处有动静脉交通。

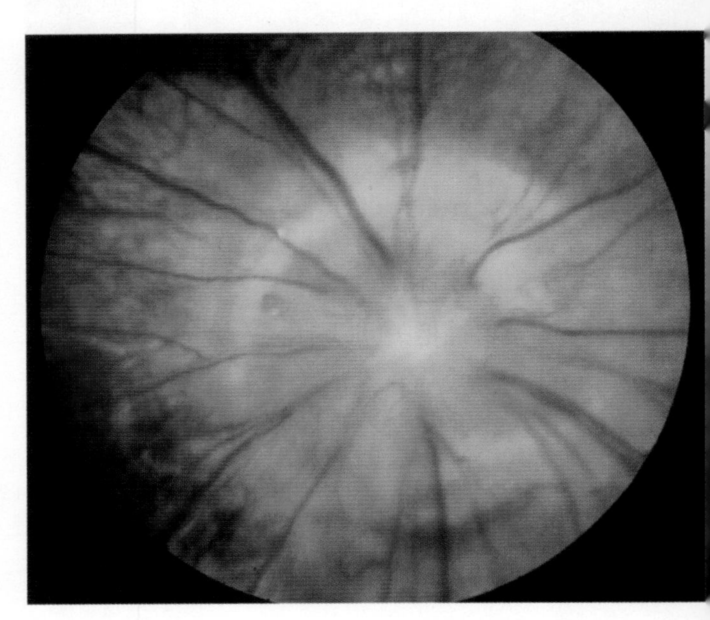

图 53. 25 牵牛花视盘异常。这名儿童在 5 岁时因斜视和视力不佳而就诊。因为遮盖后患儿无法行走，因此放弃了眼罩遮盖

患眼视力通常很差，但也不是一成不变的（图 53. 26），并且可因近视散光引起的弱视而进一步损害视觉功能。

与一些缺损或其他视盘缺陷一样，病变可能表现出缓慢的收缩运动。

相关全身性疾病主要有三种：

基底脑膨出 基底脑膨出（basal encephaloceles）与多种视盘发育不良有关，包括典型的牵牛花异常（图 53. 27）。在大多数情况下病变为发育不良，有时会出现缺损，以下方 V 形脉络膜视网膜色素异常较为显著。脑膨出可表现为进食困难、张口呼吸、打鼾，原因可能是鼻阻塞、眼距过宽，也可能是上唇切迹或唇腭裂。

烟雾病 牵牛花异常可伴发（通常是同侧）脑血管狭窄或闭塞，有些可能伴发烟雾病（moyamoya disease）。患者可能出现卒中、短暂性脑缺血发作或小发作或癫痫。血运重建手术可能在儿童中取得成功，部分患者病变可自行改善[28]。

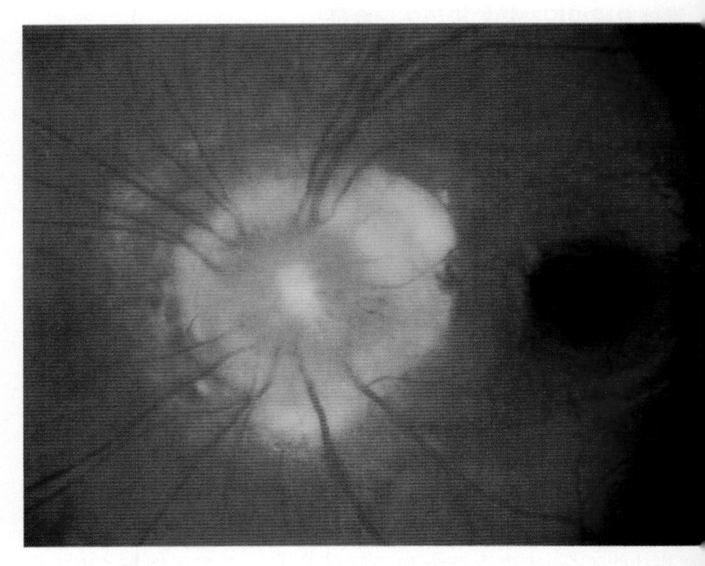

图 53. 26 牵牛花视盘异常。黄斑存在，视力为 LogMAR 0. 48（20/60，6/18，0. 33）

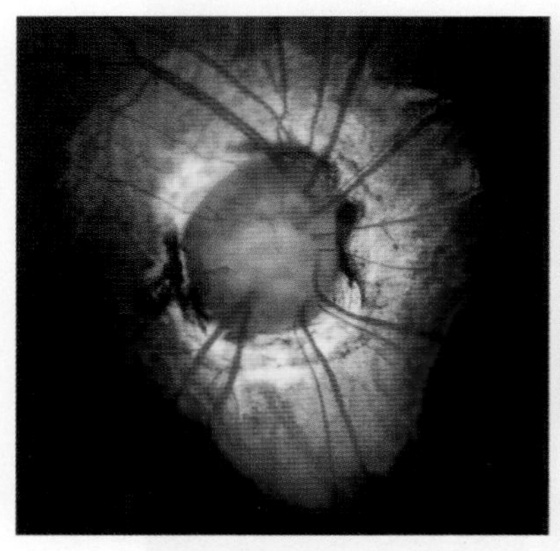
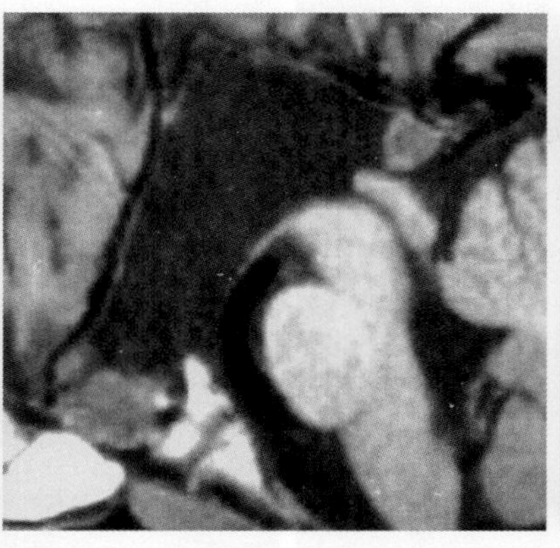
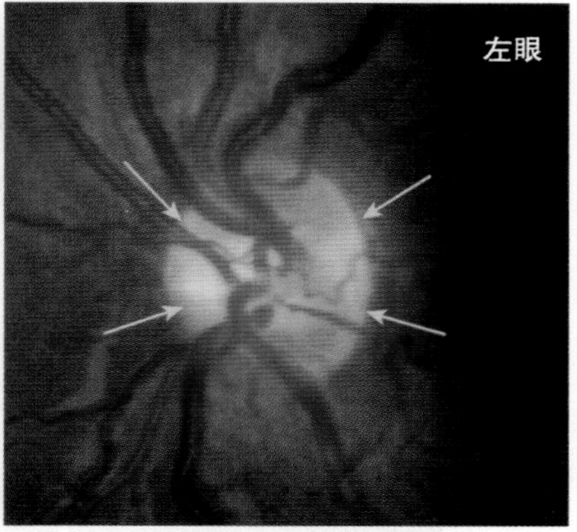

图 53.27　该图的中心部分显示了脑膨出的矢状位磁共振成像。患者的右眼有牵牛花视盘异常，视力低下，左侧有水平带状萎缩(箭头所示)和颞侧视野缺损。电生理学显示交叉不对称(参见第 9 章)

PHACES 综合征　牵牛花视盘异常可伴 PHACES 综合征，即后颅窝畸形(posterior fossa malformation)、血管瘤(hemangioma)、动脉异常(arterial anomalies)、心脏缺陷(cardiac defects)、眼部异常(eye abnormalities)、胸骨裂(sternal cleft)和脐上缝(supra-umbilical raphe)(图 53.28)，多见于女孩。这种视盘异常通常与血管瘤同侧。患眼的视力预后通常(但非绝对)很差，可伴有弱视。

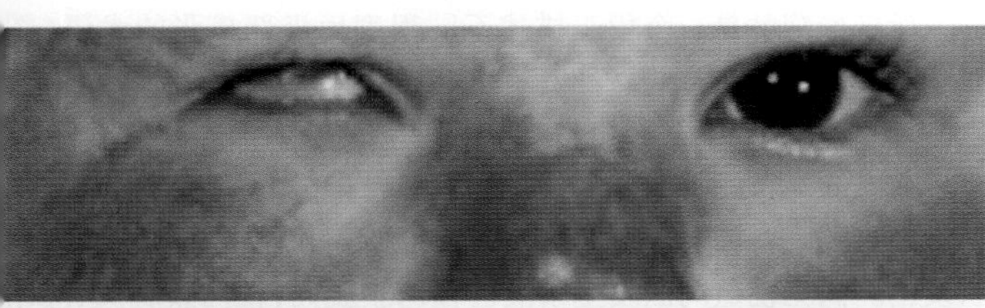
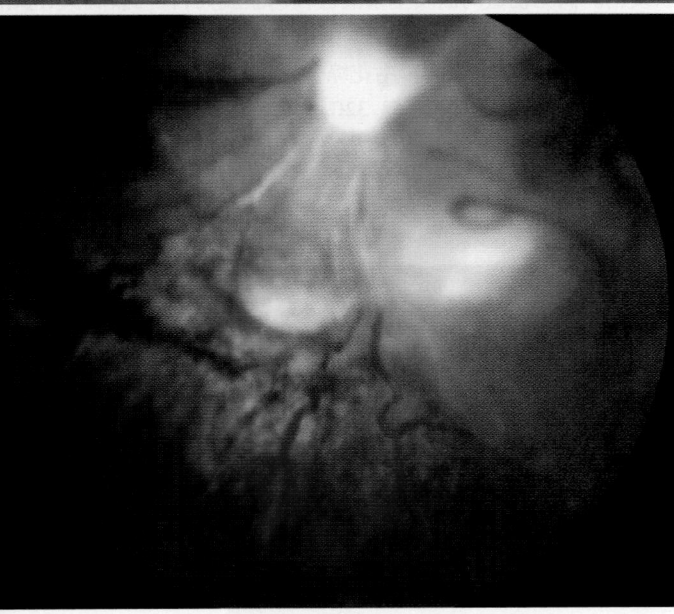

图 53.28　这例 PHACES 综合征患儿右眼角膜混浊，左眼牵牛花样视盘异常

其他相关疾病包括小耳畸形、Duane 后退综合征、Brown 综合征、唇腭裂、眶距增宽症、胼胝体发育不良、内分泌和中枢神经系统异常以及各种眼组织缺陷。广泛的非孔源性或孔源性视网膜脱离并非少见，通常出现在生命早期，可能会自发地或通过治疗缓解。

牵牛花视盘异常通常是单眼的和非遗传的，其病理学以及与典型眼组织缺损的关系尚不确定。与烟雾病和 PHACES 综合征的关联，以及视盘异常的血管特征，均表明血管发生异常，但是下方舌形脱色素区的存在表明胚裂相关的发病机制(图 53.27)。

肾脏-视盘缺损(renal-coloboma)综合征(papillorenal 综合征)

这是一种常染色体显性遗传综合征，可观察到视盘中央凹陷，并有多条睫状视网膜血管由视盘放射状发出。并非所有患者都有肾脏疾病，而且患肾脏疾病或者甚至有家族史的患者也不一定有视盘异常。多普勒超声显示视盘视网膜中央动脉血流减少。由于没有正常的中央血管，视盘可能出现凹陷或“空缺”(图 53.29)，中央部分几乎无血管。

患有该综合征的患者可发生浆液性视网膜脱离，可能与凹陷相关，并且他们的周边部视网膜也较薄。肾脏疾病多样，通常是进行性的，常在青年期就因慢性肾衰竭而需要肾移植。通常只有在发生严重肾脏病或有家族病史时才能做出这一诊断。视盘表现虽有特点，但并不具特异性，需要对肾脏进行检查。约一半的综合征患者有 *PAX2* 突变。

大视盘

大视盘(megalopapilla)是一个通用的术语，用于描述没有其他明显异常的大型视盘。而在诸如牵牛花综合征、视盘周围葡萄肿或先天性青光眼中也可看到大型视盘，但是在这种情况下会使用上述疾病的原始诊断。一些患者的视盘尺寸会是正常范围的上限。

似乎有两种主要表型：

1. 通常为双眼，具有基本正常形态，但总直径超过 2.1mm，大的圆形或水平椭圆形视杯，正常的盘沿容积和面积，无切迹，视野正常(但盲点大)，眼压正常，视网膜神经纤维层厚度正常[29]。因为轴突分布在较大的筛板区域，大视盘可能看起来很苍白。

2. 大的发育不良的视盘(图 53.30)，难以归入明确的诊断类别，通常有凹陷，但无缺损(不发生在鼻下象限)，睫状视网膜动脉正常。可伴发中线面部异常、中线裂或小凹等，需要神经影像学检查。

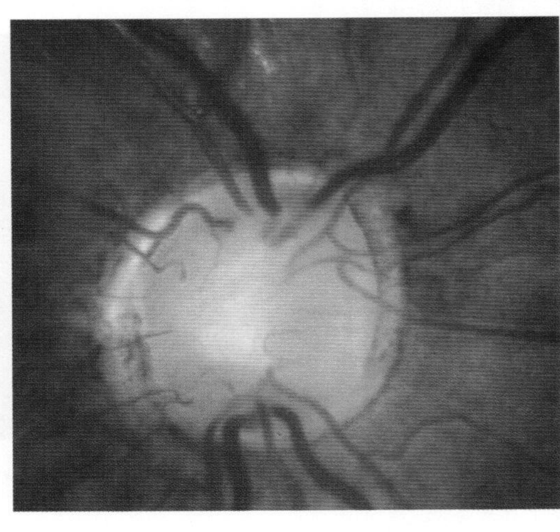
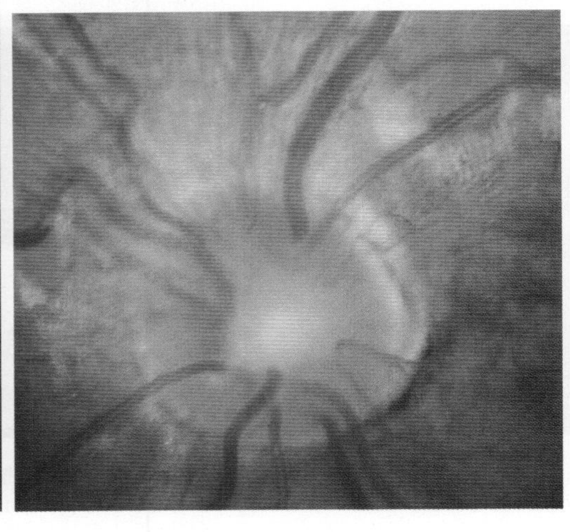

图 53.29　患有肾脏-视盘缺损(papillorenal)综合征患儿的视盘。血管看起来像睫状视网膜血管,从杯状凹陷的视盘周围放射状发出

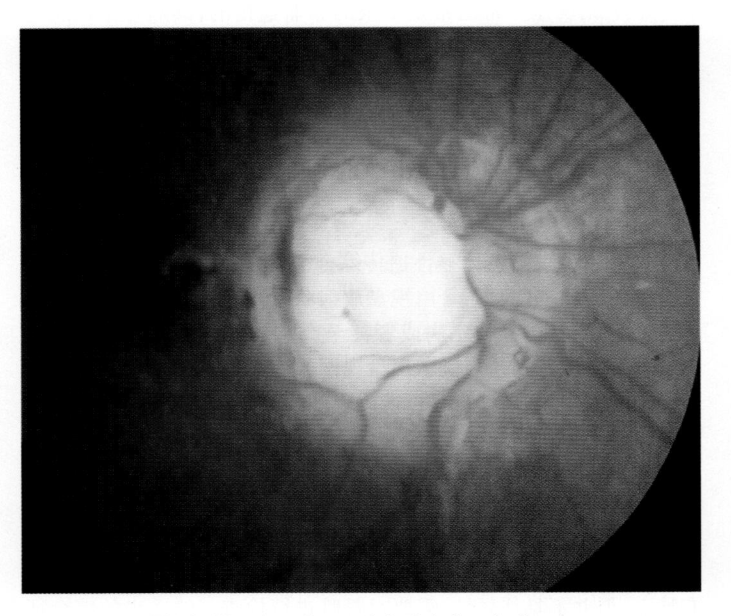

图 53.30　大视盘。一个大的发育不良的视盘

视盘周围葡萄肿和后极葡萄肿

视盘周围葡萄肿(peripapillary staphyloma)是一种非遗传先天性视盘异常,其中眼底凹陷局限性包围着外观相对正常的视盘。该病通常是单眼的,也伴视力不佳,包括弱视。

后极葡萄肿是一个用于描述不同程度后极部扩张的术语(图 53.16),常以黄斑为中心(图 53.31),双眼发病。它通常不是先天性的,但与变性近视密切相关。

在盘周葡萄肿中,视盘周围巩膜扩张,因此相对近视(图 53.32A)。视盘中通常有一定量的胶质组织,血管从视盘边缘放射状发出。偶见视盘周围发生浆液性视网膜脱离,视网膜脱离、脉络膜新生血管膜和出血并不少见。间歇性收缩提示有些病变与中线脑膨出有关(参见上文的牵牛花综合征)。部分病例葡萄肿的后部凹陷很深(图 53.32B 和图 53.32C),其发病机制尚不清楚,但是伴有脉络膜变薄,通常在视盘下方(图 53.32A 所见),且常位于葡萄肿下方部位,提示它们与胚裂闭合异常有关。然而,并非所有病例都在视盘下方,表明存在多种病因。

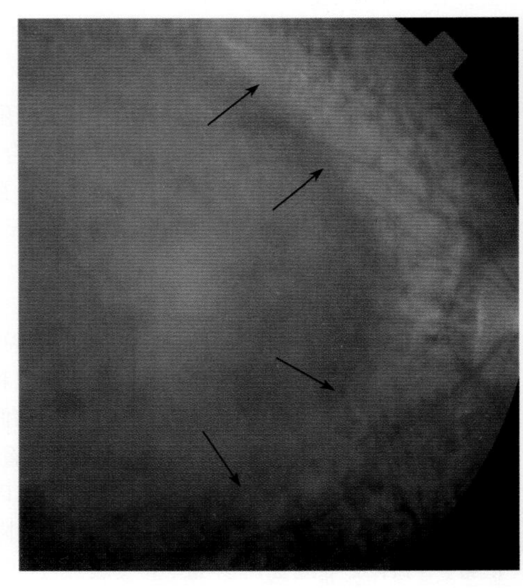
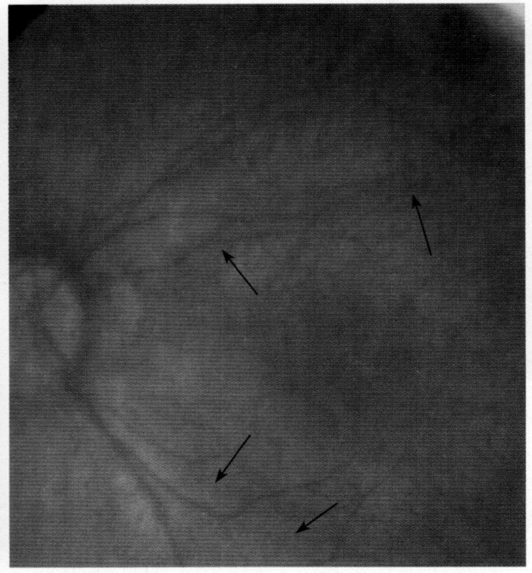

图 53.31　高度近视青少年的双眼后极部葡萄肿。箭头指示为葡萄肿的边缘

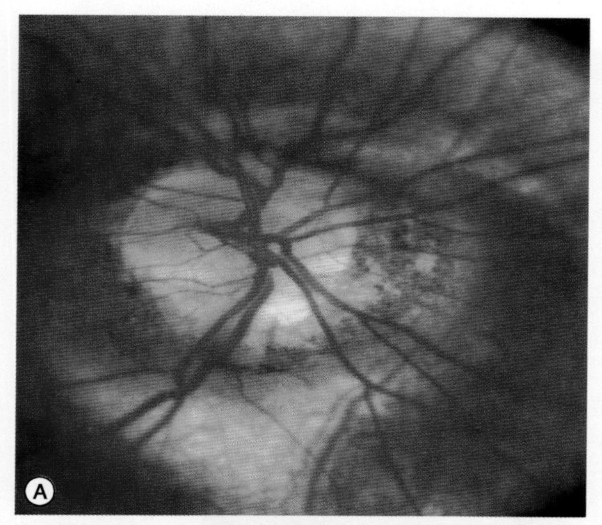

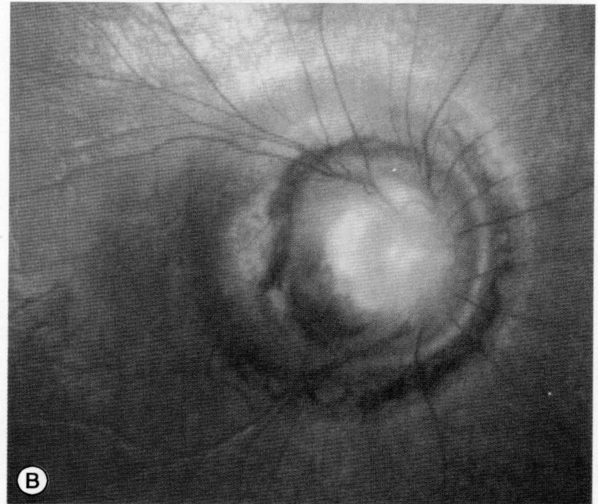

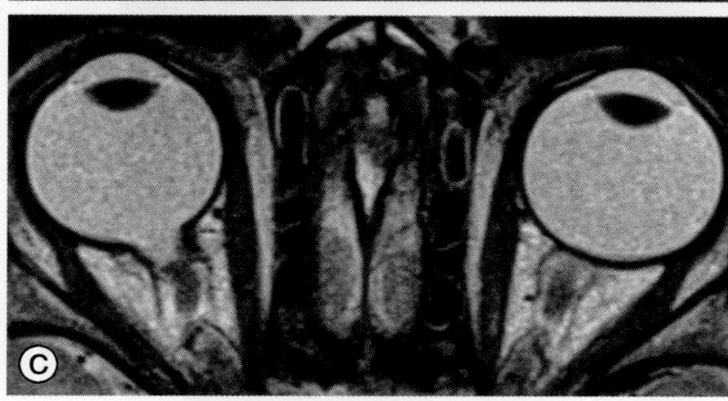

图 53.32　盘周葡萄肿。Ⓐ一例先天性基底脑膨出男性患者，视盘位于周围扩张的区域内，并向下扩展；Ⓑ视盘位于一隆起的伴部分色素的环状区域的偏心位置，其顶部呈一镰刀状淡灰色线条，视盘本身位于隆起的环内，由黑色的环围绕；除颞侧外，有放射状血管发出，视盘中心前部有神经胶质样组织，与牵牛花视盘异常有一些相似，其意义尚不清楚，管理此类患者时应同时考虑这两种疾病；Ⓒ左侧图示右眼前部视神经腔样缺损（Ⓐ由 William F. Hoyt 医师惠赠；Ⓑ-Ⓒ由 Tamsin Sleep 女士惠赠）

先天性视盘色素沉着和变灰

真性先天性视盘色素沉着极其罕见，已报道见于 17 号染色体缺失和 Aicardi 综合征、先天性水痘综合征的儿童，极少情况下见于眼部其他均正常的情况。它本身并不直接影响视力，但可并发视盘异常，导致视力降低。眼组织缺损眼中经常可见黑色素团块。

灰色视盘有时可见于早产儿、白化病患儿或年幼的婴儿，曾认为视神经髓鞘形成缓慢可能是视觉成熟延迟的潜在机制（参见第 5 章视觉成熟延迟）。因为常见于视力发育正常无其他异常的儿童，因此其意义尚不明确。

Aicardi 综合征

Aicardi 综合征[30]是一种原因不明的疾病，见于有两条 X 染色体的个体（XX 或 XXY）。主要特征是胼胝体发育不良、伴高度失律脑电图的顽固性癫痫发作、严重发育迟缓以及主要分布在视盘周围的脉络膜视网膜缺损（图 53.33）。脉络膜视网膜缺损是 RPE 和脉络膜的全层缺损伴异常视网膜，即使轻微的缺损也可具有诊断意义。

其他眼部异常包括视盘和虹膜缺损、视神经发育不良、视盘色素沉着和发育不良、小眼畸形、眼球后囊肿、假性神经胶质瘤、视网膜脱离、黄斑瘢痕、白内障和永存瞳孔膜。

一些患者也会出现椎骨融合、脊柱侧凸、脊柱裂、肋骨畸形、肌肉张力减退、小头畸形和耳郭异常。几乎所有患者都有严重的精神发育迟滞。Aicardi 综合征中的 CNS 异常包括胼胝体发育不良、皮质迁移异常（巨脑回畸形、多小脑回畸形、灰质异位）和结构性 CNS 畸形。Aicardi 综合征可能是 X 连锁显性遗传的，半合子男性不能存活。根据这一假设，所有病例都应是新发突变。

其他视盘发育异常

人们很容易将一些不确定的疾病强行归于已知的明确诊断中。“发育异常”一词可能最适用于那些尚不能归入明确类别（如缺损、发育不良等）的先天性视盘异常。例如，将肾脏-视盘缺损综合征的异常视盘称为“发育不良”比“缺损”更好，因为后者意味着与胚裂相关的异常，而事实上并非如此。也有许多异常，在并不严格符合描述时，都被赋予了好听的名字，如牵牛花样视盘。

有髓神经纤维（myelinated nerve fibers）

视神经的髓鞘化在妊娠约 5 个月时由后方的外侧膝状体开始，在足月时到达筛板。在多达 1%的人群中发现有髓神经纤维。它们表现为在后极部和视盘处的白色羽毛状斑块（图 53.34），斑块分布不均匀，可有正常的视网膜区域（图 53.35），其表现可类似于视盘水肿（图 53.36）。通常为双眼发病，发病机制尚不清楚，但可能与筛板异常有关。筛板异常导致少突胶质细胞进入视网膜，使视网膜神经节细胞轴突发生髓鞘化。

广泛的单眼（或双眼，较少见）有髓神经纤维通常围绕视盘周围，可伴发高度近视，常常有严重弱视。黄斑通常不髓鞘化，但可表现出反光不清晰、色素分散等异常。

有髓神经纤维可为常染色体显性遗传，伴发于 Gorlin 痣样基底细胞癌综合征（参见上文以及图 53.34 和图 53.37），或可并发视网膜前膜、视网膜血管异常[31]和视网膜和玻璃体积血。

极少数情况下，有髓神经纤维可能在婴儿后期甚至成年后因创伤、手术或视神经胶质瘤而发生，并且可因脱髓鞘、缺血、炎症或青光眼而消失。

白化病和无虹膜症患者的视盘

参见第 39 章和第 41 章。

血管异常和视盘前血管袢

永存玻璃体动脉是血管退行失败导致的，表现为小血管或无血管线从视盘发出，向前通过玻璃体 Cloquet 管，延伸至晶状体后

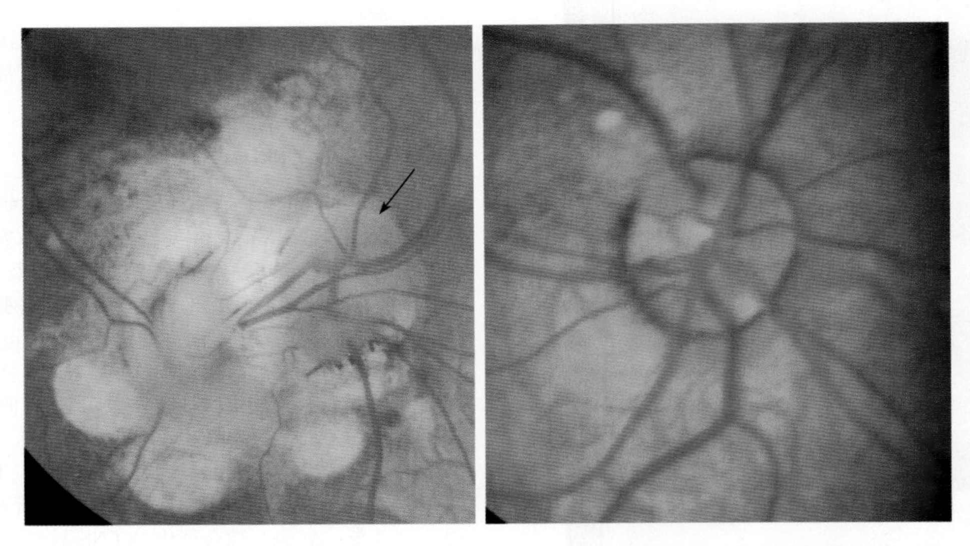

图 53.33　两张图均为 Aicardi 综合征的女性患儿的眼底。左图示严重发育不良的右眼后极眼底，可见多处视网膜色素上皮空隙、后极部相对正常的视盘（箭头所示）和异常血管。右图为一名严重 Aicardi 综合征女性患儿的眼底图，唯一的眼部指征是那些小缺损：虽然病变轻微，但具有较大的诊断意义

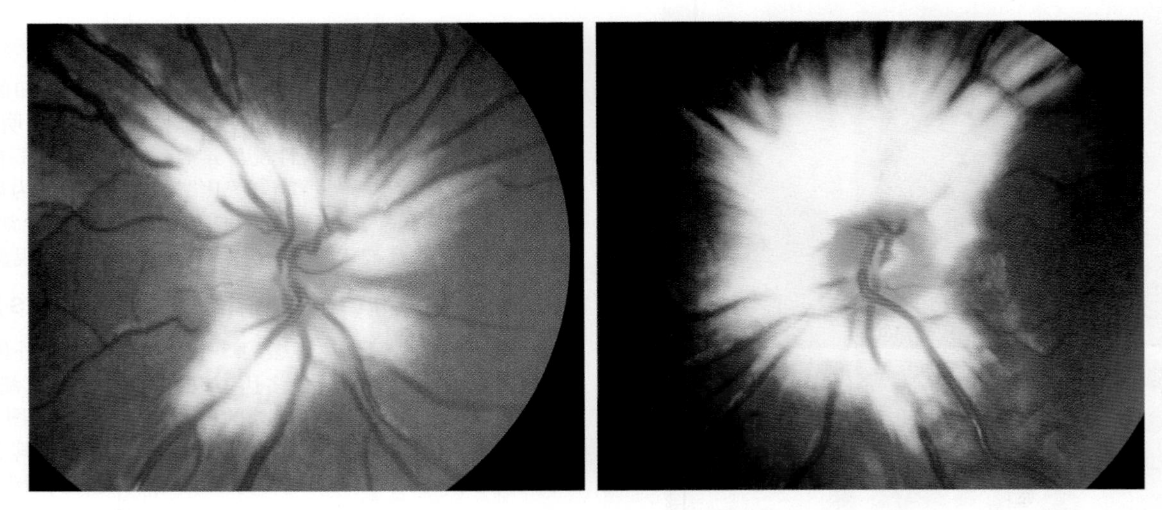

图 53.34　一例 Gorlin 综合征患儿的双眼有髓神经纤维

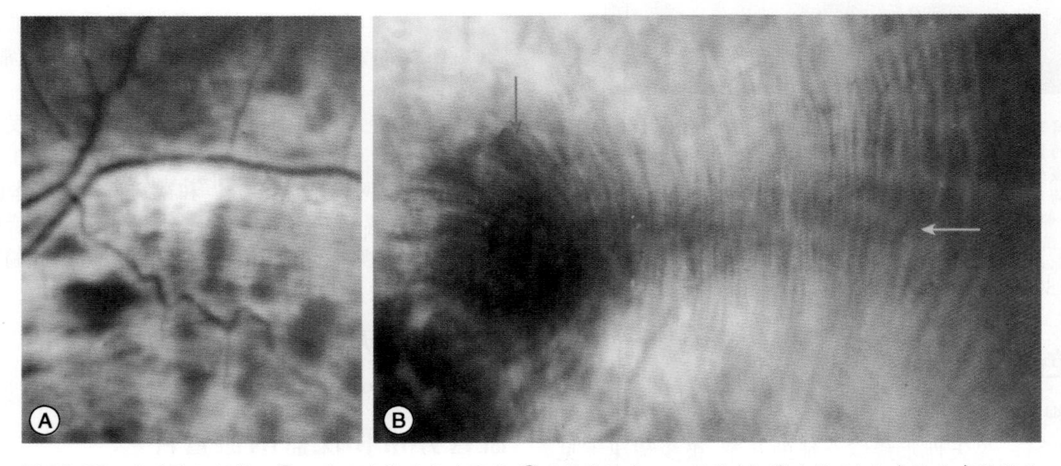

图 53.35　有髓神经纤维。Ⓐ可见无髓鞘形成的区域；Ⓑ无髓鞘的中心凹区域（红箭头所示）和中缝处有髓纤维的交错（黄箭头所示）

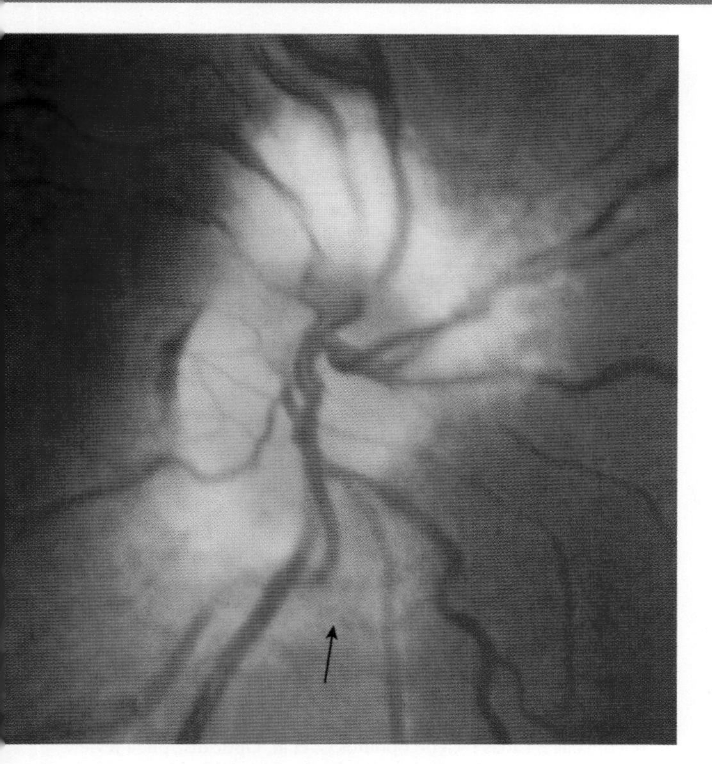

图 53.36　一例颅内压增高患儿的有髓鞘神经纤维。患者在分流阻塞前已知存在髓鞘化的神经纤维。有髓神经纤维很明显，黑箭头附近可见增厚的神经纤维

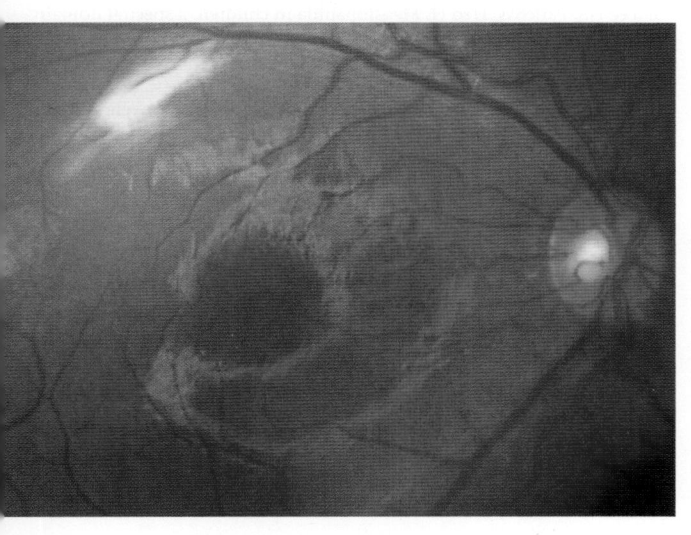

图 53.37　一名 Gorlin 痣样基底细胞癌综合征患儿，颞上血管弓附近的一小块神经纤维

囊。通常与永存原始玻璃体增生症（persistent hyperplastic primary vitreous，PHPV）相关（图 53.38），常无症状。在创伤或玻璃体后脱离后可能发生出血。

先天性视网膜巨血管（congenital retinal macrovessel）可延伸至视盘，视网膜动静脉畸形通常也会延伸至视盘（参见第 49 章）。视盘-睫状分流血管（视网膜血管和睫状血管之间）几乎完全见于大型视神经肿瘤、中央静脉阻塞或其他导致睫状静脉压升高的情况，先天性异常罕见。

视盘周围视网膜血管袢或血管卷曲是较少见的先天性异常，可以是单眼的，偶尔也可以是双眼的[32]。患者通常无症状（图 53.39），可

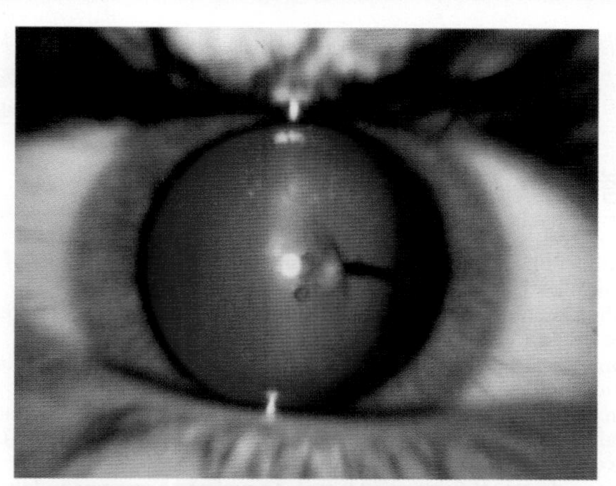

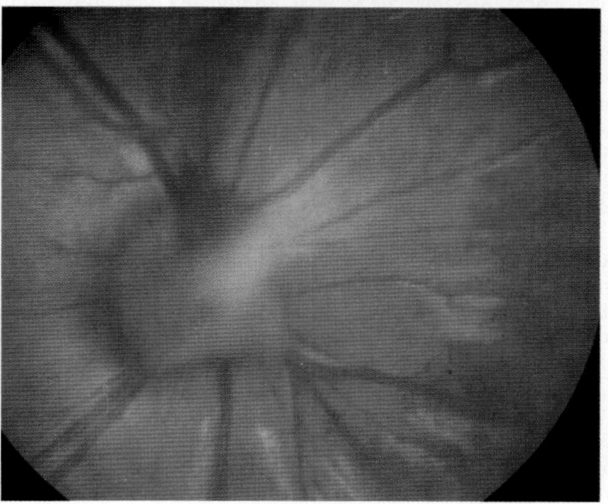

图 53.38　永存胎儿血管伴玻璃体动脉残留（永存玻璃体动脉），可见一条留存的玻璃体动脉从视盘（下图）向前延伸止于晶状体后部，局部可见一个点状白内障（上图）

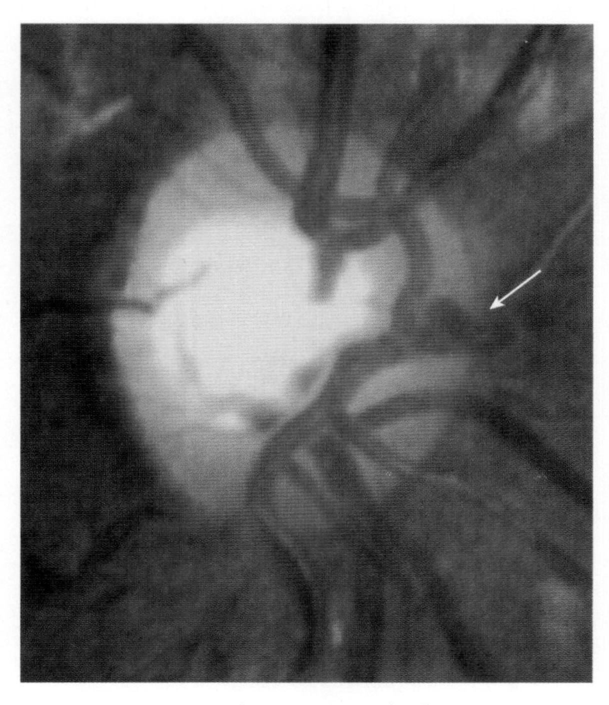

图 53.39　视盘上小的袢状血管（箭头所示）

表现为视网膜前的漂浮物或玻璃体积血。偶尔(通常在较大的儿童或成人中)可发生阻塞,进而导致所供应的视网膜区域梗死。

(陶梦璋 译 王雨生 校)

参考文献

1. Kushner BJ. Functional amblyopia associated with abnormalities of the optic nerve. Arch Ophthalmol 1985; 102: 683–5.
2. Rahi JS, Cable N. Severe visual impairment and blindness in children in the UK. Lancet 2003; 362: 1359–65.
3. Tornqvist K, Ericsson A, Kallen B. Optic nerve hypoplasia: Risk factors and epidemiology. Acta Ophthalmol Scand 2002; 80: 300–4.
4. Jan JE, Robinson GC, Kinnis C, et al. Blindness due to optic-nerve atrophy and hypoplasia in children: an epidemiological study (1944–1974). Dev Med Child Neurol 1977; 19: 353–63.
5. Kong L, Fry M, Al-Samarraie M, et al. An update on progress and the changing epidemiology of causes of childhood blindness worldwide. J AAPOS 2012; 16: 501–7.
6. Reeves C, Taylor D. A history of the optic nerve and its diseases. Eye (Lond) 2004; 18: 1096–109.
7. Newman W. Congenital blindness in two sisters – absence of optic disc and retinal vessels. Royal London Ophthalmic Hospital Reports 1864; 6: 202–4.
8. Taylor D. Optic nerve axons: life and death before birth. Eye (Lond) 2005; 19: 499–527.
9. McCabe MJ, Dattani MT. Genetic aspects of hypothalamic and pituitary gland development. Handb Clin Neurol 2014; 124: 3–15.
10. Goh YW, Andrew D, McGhee C, et al. Clinical and demographic associations with optic nerve hypoplasia in New Zealand. Br J Ophthalmol 2014; 98: 1364–7.
11. Patel L, McNally RJ, Harrison E, et al. Geographical distribution of optic nerve hypoplasia and septo-optic dysplasia in Northwest England. J Pediatr 2006; 148: 85–8.
12. Sutedja J, Garcia-Filion P, Fink C, et al. Absence of age-related optic disk changes in young children with optic nerve hypoplasia. Eye (Lond) 2014; 28: 562–6.
13. Lenhart PD, Desai NK, Bruce BB, et al. The role of magnetic resonance imaging in diagnosing optic nerve hypoplasia. Am J Ophthalmol 2014; 158: 1164–71.
14. Epstein AE, Cavuoto KM, Chang TC. Utilizing optical coherence tomography in diagnosing a unique presentation of chiasmal hypoplasia variant of septo-optic dysplasia. J Neuroophthalmol 2014; 34: 103–4.
15. Hoyt CS, Good WV. Do we really understand the difference between optic nerve hypoplasia and atrophy? Eye (Lond) 1992; 6: 201–4.
16. Weiss AH, Kelly JP. Acuity, ophthalmoscopy, and visually evoked potentials in the prediction of visual outcome in infants with bilateral optic nerve hypoplasia. J AAPOS 2003; 7: 108–15.
17. Novakovic P, Taylor DSI, Hoyt WF. Localising patterns of optic nerve hypoplasia – retina to occipital lobe. Br J Ophthalmol 1988; 72: 176–83.
18. Cowey A, Alexander I, Stoerig P. Transneuronal retrograde degeneration of retinal ganglion cells and optic tract in hemianopic monkeys and humans. Brain 2011; 134: 2149–57.
19. Hoyt WF, Rios-Montenegro EN, Behrens MM, et al. Homonymous hemioptic hypoplasia. Fundoscopic features in standard and red-free illumination in three patients with congenital hemiplegia. Br J Ophthalmol 1972; 56: 537–45.
20. Hatsukawa Y, Fujio T, Nishikawa M, et al. A case of congenital optic tract hypoplasia. J AAPOS 2015; 19: 383–5.
21. Kim RY, Hoyt WF, Lessel S, et al. Superior segmental optic hypoplasia: a sign of maternal diabetes. Arch Ophthalmol 1989; 107: 1312–15.
22. Birgbauer E, Cowan CA, Sretavan DW, et al. Kinase independent function of EphB receptors in retinal axon pathfinding to the optic disc from dorsal but not ventral retina. Development 2000; 127: 1231–41.
23. Jacobson L, Hellstrom A, Flodmark O. Large cups in normal-sized optic discs: a variant of optic nerve hypoplasia in children with periventricular leukomalacia. Arch Ophthalmol 1997; 115: 1263–9.
24. Taylor D. Congenital tumors of the anterior visual system with dysplasia of the optic discs. Br J Ophthalmol 1982; 66: 455–63.
25. Dorrell D. The tilted disc. Br J Ophthalmol 1978; 62: 16–20.
26. Raynor M, Hodgkins PR. Microphthalmos with cyst – preservation of the eye by repeated aspiration. J Pediatr Ophthalmol Strabismus 2001; 38: 245–6.
27. Georgalas I, Ladas I, Georgopoulos G, et al. Optic disc pit: a review. Graefes Arch Clin Exp Ophthalmol 2011; 249: 1113–22.
28. Murphy MA, Perlman EM, Rogg JM, et al. Reversible carotid artery narrowing in morning glory disc anomaly. J Neuroophthalmol 2005; 25: 198–201.
29. Lee HS, Park SW, Heo H. Megalopapilla in children: a spectral domain optical coherence tomography analysis. Acta Ophthalmol 2015; 93: e301–5.
30. Aicardi J. Aicardi syndrome. Brain Dev 2005; 27: 164–71.
31. Traboulsi EI, Lim JI, Pyeritz R, et al. A new syndrome of myelinated nerve fibers, vitreoretinopathy and skeletal malformations. Arch Ophthalmol 1993; 111: 1543–5.
32. Hsieh YT, Yang CM. The clinical study of congenital looped/coiled peripapillary retinal vessels. Eye (Lond) 2005; 19: 906–9.

遗传性视神经病变

Jason H Peragallo, Valérie Biousse, Nancy J Newman

章节目录

遗传性视神经病变包括一组视神经功能异常性疾病，基于家表达或遗传分析，其病因似乎是遗传的。无论是在家族内，还是族之间，同种疾病可存在临床变异，往往使识别和分类困难[1-3]。传性视神经病变通常按遗传模式分类，最常见的是常染色体显、常染色体隐性和母系遗传[通过线粒体 DNA(mtDNA)]。相同基因缺陷可能不能解释所有具有相似遗传方式的视神经病变家。同样，不同的基因缺陷可能导致相同或相似的表型——某些陷以相同的方式遗传，另一些则不是。或者说，相同的基因缺陷能导致不同的临床表现，尽管遗传模式是一致的。单个病例常被疑似或需要证明是由遗传的基因缺陷引起的，使得家族的传方式不能作为分类的依据。

遗传性视神经病变通常表现为对称性、双侧性、无痛性中心视下降。在此类疾病中，许多累及视盘黄斑神经纤维束，将导致中或哑铃型盲点。尚不清楚沿神经节细胞及其轴突确切的初始病的位置以及视神经损伤的病理生理机制，但若非全部，至少在大数遗传性视神经病变的发病机制中，线粒体功能障碍起着核心用[2-3]。视神经损伤通常是永久性的和进展性的。一旦观察到神经萎缩，就已经发生实质性的神经损伤。

在某些遗传性视神经病变中，视神经功能障碍可以是孤立的。其他情况下，经常观察到多种神经系统性和全身系统性异常，主表现为神经系统或全身系统异常的遗传性疾病，例如多系统变，可存在视神经萎缩。本章将遗传性视神经病变分为三个主要分[1]：

1. 不伴有相关神经系统性或全身系统性征象的遗传性视神经变。

2. 经常伴有神经系统或全身系统性征象的遗传性视神经变。

3. 视神经病变通常被认为是疾病过程中继发出现的遗传性视经病变。

随着发现更多特异的基因缺陷，可能会改变人们对这些疾病表型的概念，同样也会改变分类方法。

单一症状的遗传性视神经病变

Leber 遗传性视神经病变

Leber 遗传性视神经病变(Leber hereditary optic neuropathy, LHON)是最早发现病因学上与特定 mtDNA 缺陷有关的疾病之一[1-3]。其最低的发病率，在英格兰东北部为 1/31 000，荷兰为 1/39 000，芬兰为 1/50 000[3]。发病年龄一般在 15~35 岁，但可发生在 1~87 岁。LHON 以男性发病为主，这不是 mtDNA 遗传的特征。25%~50%的男性和 5%~10%的女性携带者会在一生中发生视力下降。视力下降是双侧性无痛性中心性的，通常是突然发生。在大约 50%的病例中视力下降是相继发生的，一眼发病先于第二眼数周到数月。1 年内，双眼不可避免均会受累。在数周或数月后，每只眼视力可降到 20/200 或更差。色觉在早期即受到严重影响，视野表现为典型的中心或哑铃型缺损。LHON 患者及其无症状的母系亲属可观察到眼底异常。特别是在视力下降的急性期，可发生视盘充血(假性水肿)、血管扩张迂曲以及视盘周围毛细血管扩张和微血管病变(图 54.1)。最终出现视神经萎缩和神经纤维层缺损，尤其是在视盘黄斑束，有时伴有非青光眼性的视杯凹陷。在大多数 LHON 患者中，视力下降是该疾病的唯一表现。一些家系中可能有的家庭成员伴心脏传导异常疾病，特别是预激综合征，以及轻微的神经系统和骨骼异常，甚至多发性硬化样疾病。

LHON 的辅助检查临床价值有限。荧光素血管造影可帮助区分 LHON 视盘与真性视盘水肿。心电图可存在心脏传导异常。光学相干断层成像可提示视盘周围神经纤维层先增厚，随着视神经萎缩随后变薄。视觉诱发反应检查在视力下降时可表现为异常。标准闪光视网膜电图、脑电图、脑脊液(CSF)、脑 CT 和磁共振成像(MRI)通常是正常的。罕见 LHON 患者 MRI 检查提示前部视路信号快速增强，晚期呈现强 T_2 信号病变。

LHON 家系遵循母系遗传模式，该疾病与 mtDNA 点突变相关[1-4](图 54.2)。mtDNA 中的三点突变被称为“主要 LHON 突变”，在世界范围内约占 90%的病例。它们分别位于 mtDNA 核苷

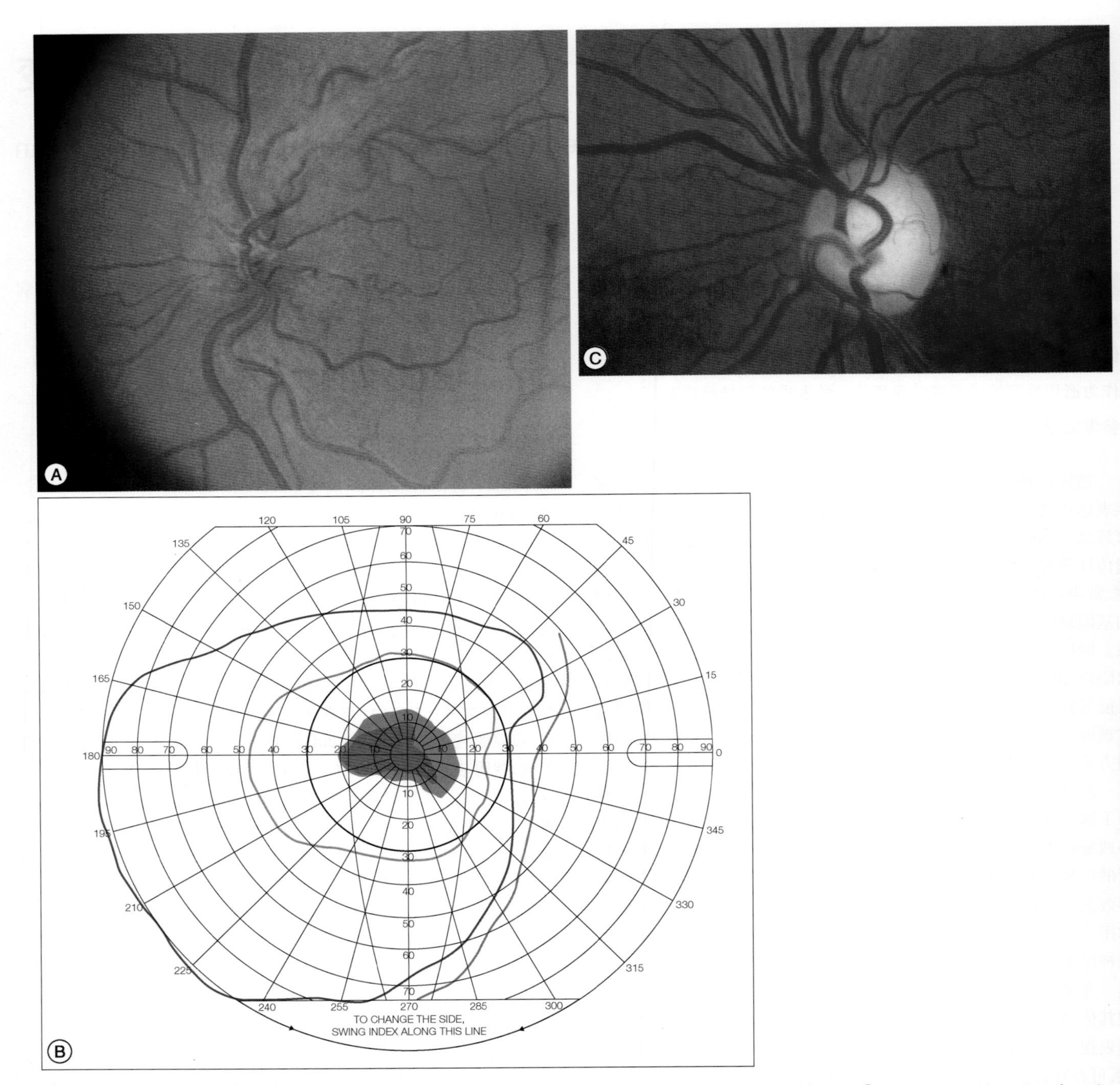

图 54.1　Leber 遗传性视神经病变。Ⓐ左眼在视力下降时眼底表现为轻度视盘充血和视盘周围毛细血管扩张；ⒷGoldmann 视野提示左眼中心暗点；ⒸLeber 遗传性视神经病变患者在视力下降 5 个月后左眼出现视盘苍白伴杯凹加深

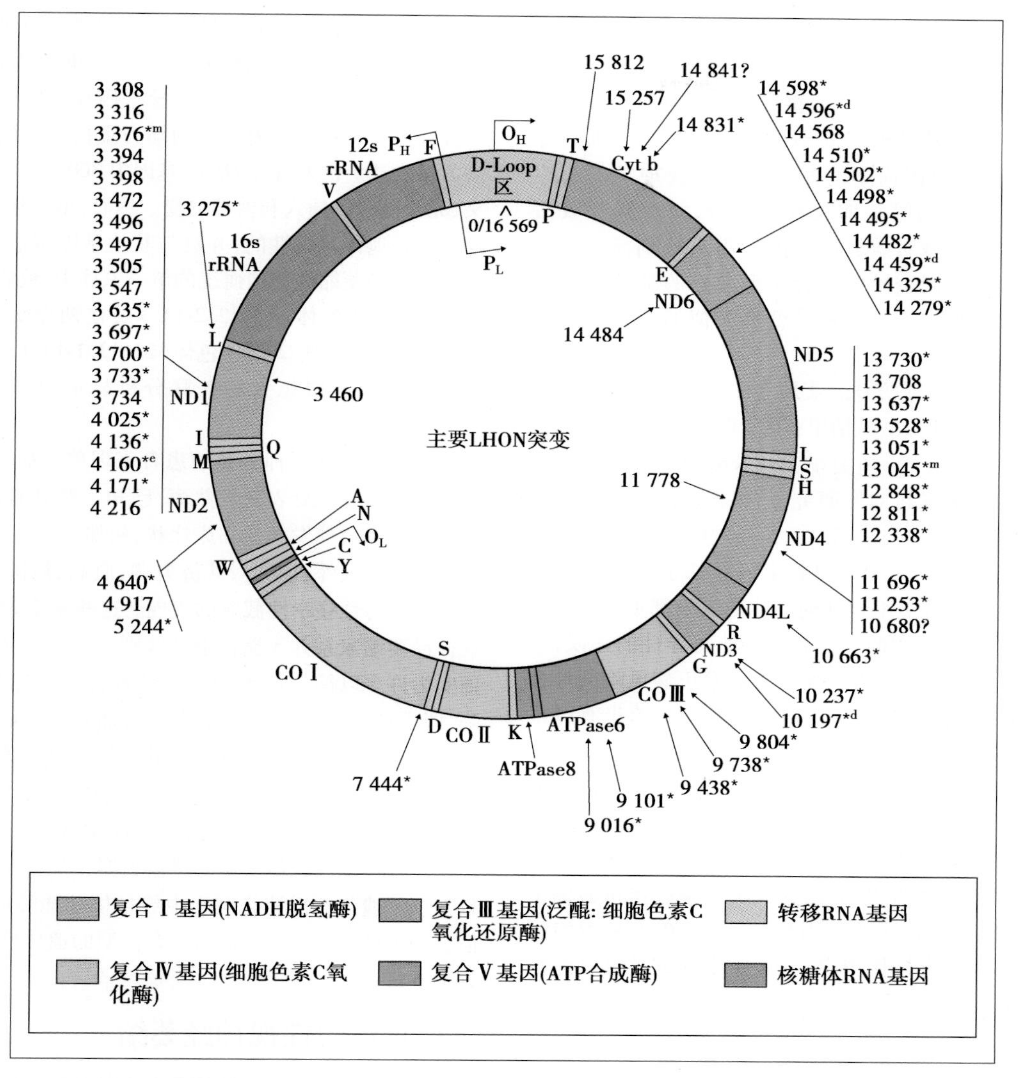

图 54.2　线粒体基因组显示与 Leber 遗传性视神经病变相关的点突变。在所有病例中，90%以上与位于基因组(圆形)内的三个主要突变有关，而其他突变则显示在基因组之外。这些其他突变在其流行程度、编码氨基酸变化的进化保守程度和正常人之间的发生频率等方面变化明显。标记 * 的突变可能是主要的，但世界范围内它们各自只占一个或几个家系。标记为 *d 的突变是与 LHON 和强直性肌张力障碍相关的主要突变。标记 *m 的突变是与 MELAS(线粒体肌病、脑病、乳酸酸中毒和卒中样发作)相关的主要突变。标记为 *e 的突变是与 LHON 和脑病相关的主要突变。(修改和更新自 Newman NJ. Hereditary optic neuropathies. In：Miller NR, Newman NJ, Biousse V, et al. editors. Walsh and Hoyt's Clinical Neuro-Ophthalmology, Vol Ⅰ, 6th ed. Baltimore, MD：Williams & Wilkins；2005：465-501.)

变位点 11 778(占病例数的 69%)、3 460(占 13%)和 14 484(占病例数的 14%)(图 54.2)。与对照组相比，在 LHON 患者中有些其他的点突变存在更高的频率。其中一些突变可能是少数家系中真正的主要突变，另一些突变意义不明。对于视力下降的患者，筛查 LHON 应从三个主要突变开始。对那些高度疑似但主要突变阴性的患者，可以考虑线粒体基因组测序，但应该由熟悉线粒体遗传学复杂性的专家来分析解释。

在主要突变中，LHON 的临床表型非常相似。唯一一致的鉴别特征是 14 484 突变患者的视力预后较好[1]。70%以上的 14 484 突变患者视力有一定的改善，而 11 778 突变的患者中视力有改善者只占 18%。3 460 突变的患者可能比 11 778 突变的患者有更好的视力恢复机会，但患者的数量太少，无法进行有意义的分析。视力下降发生年龄小于 20 岁的患者，尤其是 10 岁以下的患者，视力预后要好得多[2,3]。

然而，基因缺陷不能完全解释这种疾病的表达决定因素。mtDNA 突变的存在是表型表达所必需的，但并不充分[1-3]。存在异质性(突变体和正常 mtDNA 共存)可能是影响表达的一个因素。其他线粒体或核 DNA 因素可能会修饰疾病的表达，包括 X 连锁作为解释男性表达显著的原因。已提出 LHON 患者视力下降的各种环境诱因。对机体线粒体能量生成有负荷的全身性疾病、营养缺乏、药物或毒素等因素，可能对那些遗传上已经存在线粒体能量缺乏风险的人不利。吸烟可能会通过损害线粒体功能，与 LHON 主要突变携带者中更多地出现视觉损害相关，而只有摄入大量酒精的人才可能出现类似的情况[5]。

LHON 的病理生理学尚不清楚[2-4]，它可能涉及不正常的氧化磷酸化和三磷腺苷（ATP）的缺乏，直接或间接地与自由基的产生有关，导致神经节细胞及其轴突的不可逆损伤。这些机制导致选择性视神经损伤的原因尚不清楚。对动物视神经的组织化学研究表明，在无髓鞘的筛板前视神经部分，线粒体呼吸活动高度活跃，表明这一区域对线粒体功能的需求特别高。十分有趣的是，最近发现了基因诱导的复合Ⅰ型缺陷的啮齿动物模型，具有与在 LHON 患者中所见视神经变性类似的组织病理学特征[4]。

LHON 的治疗方法包括辅酶 Q_{10}、艾地苯醌、左卡尼汀、琥珀酸盐、二氯醋酸、维生素 K_1、亚硫酸氢钠甲萘醌、维生素 C、维生素 B_1、维生素 B_2 和维生素 E[1-4,6]。一项关于艾地苯醌用于治疗视力下降 5 年内的 LHON 患者的随机对照研究，结果提示两眼视力损害程度不等的患者（即处于病程较早期的患者）经过治疗可能会有较好的视力[7]。停止治疗后随访 30 个月效果仍可以维持[8]。然而，不可逆性损伤造成的视神经萎缩对任何治疗的反应都不佳。避免可能导致线粒体能量生产异常的药物是一种非特异性的建议，未被证实有益于患者。然而，建议 LHON 患者和有患病风险的母系亲属避免吸烟、过量饮酒和环境毒素。对症治疗包括给患有严重心脏传导缺陷的患者安装起搏器；为视力严重下降的患者提供低视力辅助。随着特定的基因和生化异常被更好地确定，可以开创更有针对性的疗法来替代或绕过患者及其危险亲属的遗传或代谢缺陷。采用同种异体表达野生型 ND4，可使具有 G11778A 突变的啮齿动物 LHON 模型的表型得以挽救，为人类Ⅰ期临床试验铺平了道路[9]。这种称为异型表达的基因疗法，可能在未来为治疗 LHON 和其他线粒体疾病发挥作用[4,6]。关于家族成员母系遗传的咨询是必不可少的。

显性视神经萎缩

常染色体显性（Kjer 型）视神经萎缩（dominant optic atrophy）是最常见的常染色体遗传性视神经病变。据估计，英格兰东北部的患病率为 1/35 000，在丹麦的患病率高达 1/12 000[1-3]。

尽管患者很难确定视力下降的确切发病时间，但大多数发病患者在 4~10 岁之间出现视觉症状，58%~84%的患者在 11 岁时出现视力损害。在学龄前就出现视觉困难和知觉性眼球震颤的严重病例是罕见的。许多患者并没有意识到视觉问题，而是在检查其他患病家庭成员时才发现自己存在视神经萎缩[1,2]。视力通常是双眼相同程度的轻度降低。视力范围为 20/20~20/800。只有约 15%的患者视力为 20/200 或更差。视力为手动或光感是极其罕见的。视力在家族间和家族内可存在较大的变异。尽管病情不像 LHON 发展快、破坏性强，但本病患者的视力损害也足以严重到使约 50%的人出现驾驶障碍。蓝-黄色觉障碍是典型的表现，但混合性色觉障碍是最常见的。视野特征性地表现为中心、旁中心或哑铃型暗点。双颞侧缺损类似于视交叉受压。视神经萎缩可能很轻微，或仅限于颞侧或涉及整个视盘（图 54.3）。最典型的特征性变化是视盘颞侧出现显著的三角形凹陷，有时会导致误诊为青光眼。在大约 50%~75%的患者中可发生潜在性进行性视力下降[10]。

显性视神经萎缩被认为是视网膜神经节细胞的原发性变性，大多数（50%~60%）病例是位于 3 号染色体长臂（3q28-q29）的 *OPA1* 基因突变的结果[1-3]。该核基因在线粒体中广泛表达，编码一种锚定在线粒体嵴内膜上的动力蛋白相关的蛋白质，在视网膜中大量表达。已发现在 *OPA1* 基因中 300 多个致病性突变，包括错义、无义、缺失/插入和剪接突变。然而，单一症状的显性视神经萎缩表型是遗传异质性的，并且与其他基因位点相关。在一个患有显性视神经萎缩的德国血统的单一家族中，致病性的 *OPA4* 位点定位到 18 号染色体（18q12.2-12.3）；在两个无关的法国家族中 *OPA5* 位点定位到 22 号染色体（22q12.1-13.1）[2,3]。有趣的是，正常眼压性青光眼患者的关联分析显示与 *OPA1* 基因的多态性相关[2]。

经典的显性视神经萎缩患者表现单一症状视神经萎缩，无其他神经系统或全身表现。然而，已知一些具有经典表现个体的家系成员中也会伴发其他临床症状，例如感音神经性听力下降，甚至慢性进行性眼外肌麻痹、共济失调、肌病、周围神经病变以及罕见的提示遗传性痉挛性截瘫的表现。这些家系大多与单一症状显性视神经萎缩家系并无遗传上的区别。事实上，*OPA1* 基因突变已证实为许多以综合征表现的显性视神经萎缩患者的致病基因缺陷，即所谓的“显性视神经萎缩附加病变（dominant optic atrophy plus，DOA+）”[11]。部分单一症状显性视神经萎缩患者也发现具有 DOA+的亚临床特征[12]。在这些患者中，严重功能失调的 OPA1 蛋白可能导致 mtDNA 的异常复制和 mtDNA 的多重大范围缺失，因而出现一种提示线粒体疾病的严重表型[13,14]。虽然这些新的观察资料强调了遗传性视神经病变中线粒体功能障碍共同的最终通路，但它们也模糊了非综合征与综合征型的遗传性视神经病变的经典分类方式。

常染色体隐性视神经萎缩

这种类型的视神经萎缩在出生时就有，或在很小的时候发病，通常在患者 3 岁或 4 岁之前就被发现[1]。据信为常染色体隐性遗传，父母之间往往有血亲关系。视力会受到严重影响，甚至可能失明，并伴有知觉性眼球震颤。视盘完全萎缩，视杯凹陷常常很浅，单靠检眼镜检查很难与婴儿视网膜变性区分，因此视网膜电图检查是必要的。在一个父母有血亲关系的法裔家庭中，发现孤立的常染色体隐性视神经萎缩的突变位于 8 号染色体（8q21-q22）[15]，该基因被命名为 *OPA6*。在一些具有常染色体隐性视神经萎缩的近亲结婚的北非家庭中，可具有和不具有轻度（通常是无症状的）感音神经性听力下降。发现名为 *OPA7* 的基因缺陷位于 11 号染色体（11q14.1-q21）上，该基因编码跨膜线粒体蛋白[16]。

X 连锁视神经萎缩

文献记载的以性别相关方式遗传的视神经萎缩的家系极为少见，尤其是主要表现为单一症状视神经萎缩的家系。在两个家系中，已确认与 X 染色体同一位点（Xp11.4-Xp11.2）关联，该基因命名为 *OPA2*[17]。拟诊 X 连锁视神经萎缩的其他家系总是具有其他神经系统和全身征象。

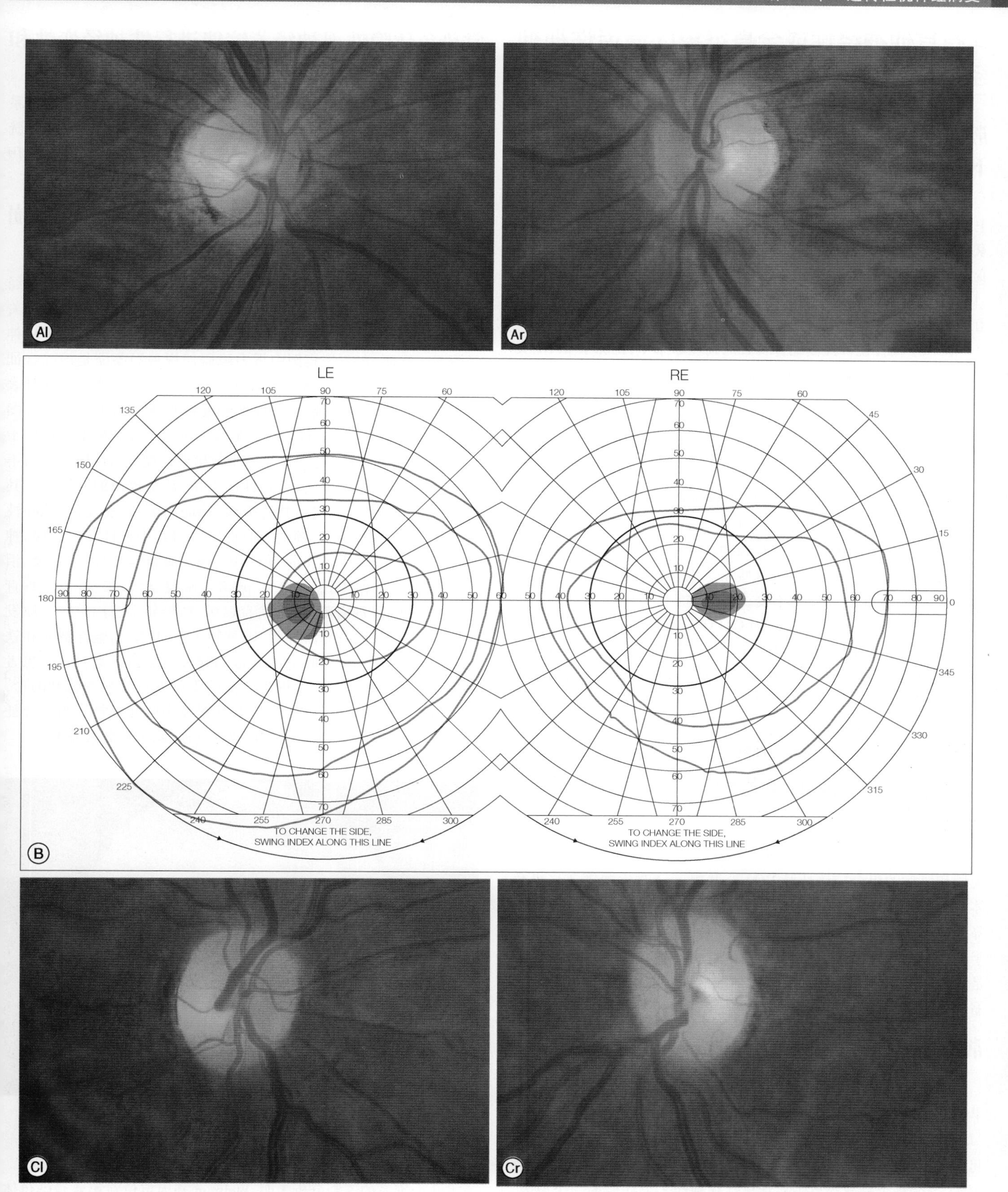

图 54.3　显性视神经萎缩。Ⓐ检眼镜检查显示双眼颞侧视盘苍白伴凹陷；ⒷGoldmann 视野显示双眼哑铃型暗点（光敏度下降）；Ⓒ上述患者无症状的母亲的眼底。图片显示双眼视盘颞侧苍白

伴有其他神经性或全身征象的遗传性视神经萎缩

常染色体显性视神经萎缩伴感音神经性听力下降

已报道数个显性视神经萎缩伴发听力下降家系。在这些家系中,无其他全身性或神经性异常。已证明其中部分(而并非全部)家系存在 *OPA1* 突变,而这一突变在其他家系中仅导致视神经病变[1-3]。在一个意大利家系中的第 16 号染色体上的一个新位点(16q21-q22)被命名为 *OPA8*,初步研究表明,其发病机制也可能是由线粒体功能失调所致[18]。

在一个显性视神经萎缩伴耳聋的荷兰家系中,排除了 *OPA1* 突变,但在 4 号染色体(4p16.1)上的 *WFS1* 基因中发现了一个新的错义突变,这是一个通常导致常染色体隐性 DIDMOAD(此缩写代表尿崩症、糖尿病、视神经萎缩和耳聋)或 Wolfram 综合征的常见的突变位点(参见下文)[19]。同样,在另一个患有听力障碍和葡萄糖代谢异常的显性视神经萎缩家系中,突变分析排除了 *OPA1*、*OPA3*、*OPA4* 和 *OPA5* 基因的突变,但在 *WFS1*(Wolfram)基因中发现了一个新的错义突变[20]。

在其他显性视神经萎缩伴耳聋的家系中,可能存在共济失调、肢体无力或多发性神经病变。这些家系患者的听力损害在出生时可能就严重,伴有语言发育不良,或者可能只是中度和缓慢的进展。有人建议使用首字母缩略词 CAPOS[cerebellar ataxia(小脑性共济失调)、areflexia(反射消失)、pes cavus(高弓足)、optic atrophy(视神经萎缩)、sensorineural deafness(感音神经性耳聋)],但在基因上尚未明确[1]。带有 *OPA1* 突变的"DOA+"可能最终解释了许多这些更为复杂的综合征家系,但很明显,显性视神经萎缩伴听力下降的综合征是具有遗传异质性的。

常染色体显性视神经萎缩、耳聋、眼肌麻痹和肌病

常染色体显性视神经萎缩、耳聋、上睑下垂、眼肌麻痹、共济失调和肌病的组合应该怀疑 DOA+,并提示及时检测第 3 号染色体 *OPA1* 基因的突变[11],视力下降通常发生在 10 岁前,并逐渐下降到 20/30~20/400。听力异常是感觉神经性和渐进性的,发病于 10 岁前或 20 岁前。眼肌麻痹和肌病发生在中年。该病可能是继发于细胞核遗传异常的线粒体疾病(参见上文显性视神经萎缩部分)。

常染色体显性视神经萎缩伴早熟性白内障

两个法国家系以常染色体显性遗传方式表现为视神经萎缩和早熟性白内障。排除了 *OPA1* 基因突变,并在 19 号染色体(19q13.2-q13.3)*OPA3* 基因中发现致病突变,这是一个典型的引起 Costeff 综合征的突变位点(参见下文)。在其他多个家系中筛查 *OPA3* 突变是否是导致单一症状显性视神经萎缩病例的一个原因,但未能确定任何致病性 *OPA3* 变异,这表明 *OPA3* 突变作为显性视神经萎缩的一个原因很可能非常罕见[21]。

常染色体隐性视神经萎缩伴进行性神经变性和Ⅲ型 3-甲基谷氨酸尿症(Costeff 综合征)

这种常染色体隐性综合征最常见的是在伊拉克犹太人家系中,严重视神经萎缩伴锥体外系征象、认知损害、尿中 3-甲基谷胱甘肽水平增加以及血浆 3-甲基戊二酸水平升高。致病基因位于 19 号染色体上(19q13.2-q13.3),已被命名为 *OPA3*[2,3]。

常染色体隐性视神经萎缩伴青少年糖尿病、尿崩症和听力下降(Wolfram 综合征)

这种综合征包括青少年糖尿病和进行性视力下降伴视神经萎缩,几乎总是与尿崩症、神经感觉性听力障碍或两者都相关(DIDMOAD)[3,22]。糖尿病在 10 岁或 20 岁前发病,通常先于视神经萎缩。然而,在一些病例中视力障碍伴视神经萎缩是该综合征的第一个临床征象。在后期,视力下降通常会变得严重。视野表现为普遍缩窄和中心暗点。视神经萎缩严重程度是一致的(图 54.4),视盘可有轻至中度的杯凹形成。听力下降和尿崩症都始于 10 岁或 20 岁前,可能相当严重。半数患者存在传出性尿道张力不全,并伴有反复尿路感染、神经性尿失禁,甚至致命的并发症。其他全身性和神经异常包括共济失调、轴向僵硬、癫痫发作、惊吓性肌阵挛、震颤、胃肠动力障碍、前庭功能障碍、中枢性呼吸暂停、神经性上气道塌陷、上睑下垂、白内障、视网膜色素变性、虹膜炎、泪腺功能减退、埃迪瞳孔(Adie's pupil)、眼肌麻痹、集合不足、垂直性凝视麻痹、眼球震颤、智力发育迟缓、精神异常、身高矮小、原发性性腺萎缩、其他内分泌异常、嗅觉缺失症、巨幼细胞性贫血和铁粒幼细胞性贫血、视网膜电图异常和脑脊液蛋白升高。一些患者的神经影像学和病理学表现为广泛的皮质发育萎缩变化和畸形,提示为弥漫性神经退行性疾病,尤其累及中脑和脑桥。当综合征合并贫血时,用维生素 B_1 治疗可改善贫血,减少胰岛素需求。

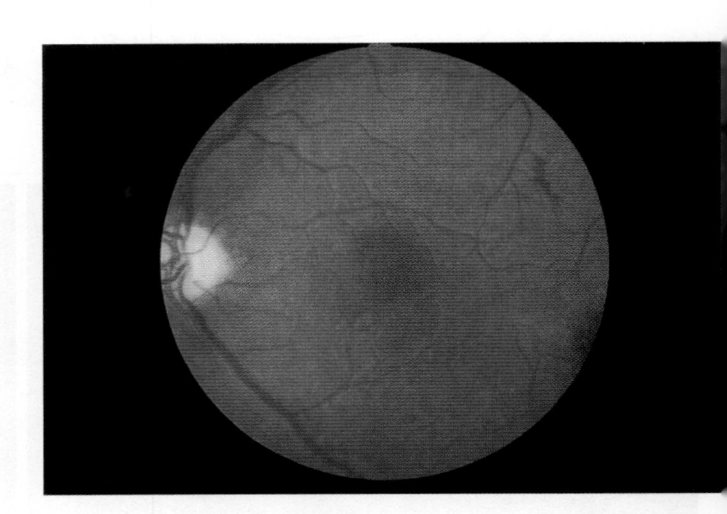

图 54.4 DIDMOAD(尿崩症、糖尿病、视神经萎缩和耳聋)。视盘呈现萎缩并伴有糖尿病性视网膜出血

几个家系的连锁分析表明,Wolfram 基因定位在第 4 号染色体(4p16.1)上。在这个位点上的基因已被命名为 *WFS1*,其中已发现多个点突变和缺失。其编码蛋白 Wolframin 是一种内质网蛋白,在

细胞内钙的调节中起着重要的作用。位于 4 号染色体(4q22-24)的另一个臂上的第二个致病 Wolfram 基因已被鉴定并命名为 *CISD2*,它与出血倾向和消化道溃疡有关。*CISD2* 基因敲除小鼠可出现与线粒体介导过早衰老相关的 Wolfram 型综合征。事实上,在 Wolfram 综合征中报告的许多相关异常常见于怀疑患有线粒体疾病的患者,尤其是那些患有慢性进行性眼外肌麻痹综合征的患者。这就可以推测 Wolfram 表型可能是非特异性的,反映了各种潜在的核遗传或线粒体遗传缺陷最终具有一个共同的线粒体功能障碍途径[2,3]。实际上,大多数 Wolfram 病例被划入散发性或隐性遗传,而隐性遗传通常是由同胞兄弟或姊妹表达而推断的(目前已知与母系遗传也一致)。

痉挛性截瘫、视神经萎缩和神经病变(SPOAN 综合征)

本病为一种常染色体隐性神经变性疾病,临床定义为非进行性先天性视神经萎缩、婴幼儿期发作的痉挛性截瘫、儿童期开始的进行性运动和感觉轴索性神经病变、20 岁以后出现的构音障碍、夸张的听觉惊吓反应、进行性关节挛缩和脊柱畸形[23]。与染色体 11q13 有关[23]。

先天性小脑性共济失调、智力低下、视神经萎缩和皮肤异常(CAMOS)

非进行性常染色体隐性先天性共济失调伴视神经萎缩、严重智力低下和结构性皮肤异常是由 *ZNF592* 基因突变引起的,该基因编码一种锌指蛋白,据信参与了复杂的发育通路[24]。

耳聋、肌张力异常和视神经病变(DDON,Mohr-Tranebjaerg 综合征)

在这一 X 连锁疾病中,感音神经性耳聋、肌张力异常和共济失调发生于儿童晚期,随后在 20 岁前出现视神经萎缩,在 50 岁之前出现认知下降和精神表现[2]。视力预后较差,大多数患者在 40 岁失明。该病由位于 X 染色体(Xq22)上的 *TIMM8A* 基因中的突变引起的,其基因产物定位到线粒体膜间隙。

复杂性遗传性婴幼儿视神经萎缩(Behr 综合征)

Behr 综合征反映的是儿童早期开始的视神经萎缩,并伴有各种锥体束征、共济失调、智力迟钝、尿失禁和高弓足。男女都会发病,这种综合征通常以常染色体隐性方式遗传。视力下降通常在 10 岁之前出现,中度至重度,并经常伴有眼球震颤。在大多数情况下,这些异常在儿童期后不会进展。神经影像学可显示弥漫性对称性白质异常。有些 Behr 综合征患者的临床表现可能与遗传性共济失调相似。Behr 综合征可能是异质性的,反映了不同的致病因素和遗传因素[1]。

进行性脑病伴水肿、心律失常和视神经萎缩(PEHO 综合征)

该综合征描述了一种在出生后 6 个月内发生的进展性脑病,随后出现严重的低张力、抽搐伴心律失常、严重的智力退化、反射亢进、短暂或持续的面部和身体水肿以及视神经萎缩。通常在 1 岁或 2 岁时发现视神经萎缩,常见眼球震颤。代谢缺陷尚未确定,可能是常染色体隐性遗传方式[1]。可以认为本病是 Behr 综合征的一种类型,很可能代表一组异质性疾病(参见上文)。

作为遗传性变性或发育性疾病的一种表现的视神经病变

视神经病变可能与多种遗传性变性或发育性全身性疾病有关。表 54.1 和框 54.1 总结了此类疾病中较常见疾病的重要表现。

表 54.1　作为遗传性变性疾病或发育性疾病一种表现的视神经病变

疾病名称	发病年龄	位点、基因、产物、遗传性	临床过程	参考文献
遗传性共济失调				
弗里德赖希共济失调(Friedreich ataxia)	10~20 年	9q13-q21; *FRDA/x25*; Frataxin; AR	共济失调、构音障碍、脊柱侧凸、糖尿病、心脏病、高弓足、小脑异常; 在 50 岁前逐渐死亡; 视神经病变很常见,但通常无症状	1,26,27
脊髓小脑共济失调	多变	37 个以上变异; SCA1~SCA39; AD	小脑变性和神经功能障碍的体征和症状; 视神经病变多样化; 部分有视网膜变性	1,25,26
遗传性多发性神经病变				
夏科-马里-图思病(Charcot-Marie-Tooth disease,又称进行性神经性腓骨肌萎缩症)	10 岁前或 20 岁前	80 个以上突变; AD 或 AR	最常见遗传性神经病变; 高弓足,进行性外周运动无力和消瘦; 75%的患者有视神经病变,通常为亚临床型,有些严重,但少许可恢复	1~3,28
家族性自主神经功能障碍(Riley-Day 综合征)	出生时	第 9 号染色体; *IKBKAP*; AR	视神经萎缩非常常见,通常轻微,发生在 10 岁后; 50%的患者在 30 岁前死亡	1
遗传性痉挛性截瘫				
遗传性痉挛性截瘫(Strümpell Lorrain 病)	30 岁前	72 个位点; AD,AR,X-LR	下肢进行性痉挛; AR 型伴明显视神经萎缩	2,3,30

表 54.1 作为遗传性变性疾病或发育性疾病一种表现的视神经病变(续)

疾病名称	发病年龄	位点、基因、产物、遗传性	临床过程	参考文献
遗传性肌营养不良				
肌强直性营养不良	20 岁以后	DM1; 9 号染色体的 *DMPK*; DM2; 3 号染色体的 *ZNF9*; AD	进行性肌病、上睑下垂、白内障、传导缺陷性心肌病、前额秃发、双面部无力和糖尿病; 眼外肌麻痹、色素性视网膜病变和视神经萎缩	1,26
贮积性疾病和脑变性(参见第 65 章和框 54.1)				
线粒体病				
Leigh 病(亚急性坏死性脑脊髓病)	2 个月到 6 岁	复杂性线粒体代谢障碍; AR,X-LR,母系	脑干功能进行性恶化、共济失调、癫痫发作、周围神经病变、智力衰退、听力受损、视力低下; 视神经萎缩+视网膜变性	65 章 1~3
MELAS 病	多变,20 岁以上	线粒体; tRNA 基因; *MT-TL1*; 母系	线粒体肌病、脑病、乳酸酸中毒和卒中样发作; 视网膜变性、视神经萎缩	65 章 1~3
MERFF 病	儿童	tRNA 基因; MT-TK; 母系	肌阵挛癫痫和不规则红色纤维; 心脏病,视网膜变性; 视神经萎缩	65 章 1~3
Kearns-Sayre 病	20 岁前	mtDNA 重排; 母系	视网膜变性和心脏传导异常	65 章 1~3

AD:常染色体显性;AR:常染色体隐性;MELAS:线粒体脑肌病伴高乳酸血症和卒中样发作;MERRF:肌阵挛癫痫伴破碎红纤维综合征;mtDNA:线粒体 DNA;tRNA:转运 RNA;X-LR:X 连锁隐性。

框 54.1

与视神经病变相关的儿童家族性贮积性疾病和脑变性

黏多醣贮积症(MPS ⅠH、ⅠS、ⅠHS、ⅡA、ⅡB、ⅢA、ⅢB、Ⅳ、Ⅵ)
脂质沉积症[婴幼儿和青少年 GM1-1 和 GM1-2、GM2、婴幼儿尼曼-皮克病(Niemann-Pick disease)]
异染性脑白质营养不良
Krabbe 病
肾上腺脑白质营养不良
脑肝肾综合征(Zellweger syndrome)
Pelizaeus-Merzbacher 病
婴儿神经轴索营养不良
哈勒沃登-施帕茨病(Hallervorden-Spatz disease)
Menkes 综合征
Canavan 病
科凯恩综合征(Cockayne syndrome)
COFS(脑-眼-面-骨骼综合征)
Allgrove 综合征("4A")
史-莱-奥综合征(Smith-Lemli-Opitz syndrome)
GAPO(生长迟缓、脱发、假性无牙症和视神经萎缩)综合征
睑裂狭小-智力发育迟缓综合征
脑瘫

"4A":泪液缺乏、贲门弛缓症、自主神经紊乱和 ACTH 不敏感;GM1-1 和 GM1-2:GM1-1 和 GM1-2 型神经节苷脂贮积症;GM2:GM2 型神经节苷脂贮积症:泰-萨克斯病(Tay-Sachs disease),Sandhoff 病,婴儿晚期、青少年和成人 GM2 神经节苷脂贮积症;MPS HIS:Hurler-Sheie 综合征;MPS ⅠH:Hurler 综合征;MPS ⅡA 和ⅡB:Hunter 综合征;MPS ⅢA 和ⅢB:Sanfilippo 综合征;MPS ⅠS:Sheie 综合征;MPS Ⅳ:莫基奥综合征(Morquio syndrome);MPS Ⅵ:Maroteaux-Lamy 综合征。

遗传性共济失调

遗传性共济失调(hereditary ataxias)包括一组累及小脑及其关联结构的慢性进行性神经变性疾病,有时伴视神经萎缩。可以根据染色体定位对此类疾病进行基因组分类,所涉及的异常基因产物正在研究中,其中许多位于线粒体[1-3,25,26]。

弗里德赖希共济失调(Friedreich ataxia)以常染色体隐性方式遗传,其基因缺陷已定位于 9 号染色体的近端长臂(9q13-q21)。大多数病例是命名为 *FRDA/X25* 的基因中 GAA 三核苷酸扩增的纯合子,该基因编码一种名为共济蛋白(frataxin)的蛋白质,该蛋白调节线粒体中的铁离子水平[1,26]。这种疾病通常在十几岁时发病,包括进行性共济失调、构音障碍、关节位置异常和振动感觉缺失、无下肢肌腱反射和足底伸肌反应。常见脊柱侧凸、足畸形(高弓足)、糖尿病和心脏病。其他表现包括远端消瘦、耳聋、眼球震颤、符合小脑功能障碍的眼球运动异常以及视神经萎缩。病程呈渐进的,大多数患者在发病后 15 年内无法行走,通常在 30 多岁或 40 多岁因感染或心脏原因而死亡。尽管视神经萎缩是弗里德赖希共济失调(Friedreich ataxia)的一个常见特征,但大多数患者无视觉症状,严重的视力丧失很罕见[27],有时与 LHON 相似。

脊髓小脑共济失调(spinocerebellar ataxia,SCA)以往称为橄榄体脑桥小脑萎缩(olivo-pontocerebellar atrophy)或常染色体显性小脑共济失调,包括一组显性遗传性共济失调,其中共济失调更多地与小脑变性而不是脊髓退化有关[1,25,26]。2015 年时,至少发现 SCA 有 37 个不同的遗传位点(SCA1~SCA39)。SCA1(染色体 6p)、SCA2(染色体 12q)、SCA3(染色体 14q)、SCA6(染色体 19p)和 SCA7(染色

体 3p)加起来约占常染色体显性遗传共济失调的 80%左右。大多数 SCA 是由特定基因的蛋白编码序列中的 CAG 三核苷酸重复序列扩增引起的。与其他异常重复的疾病一样,扩展区也会随着每一代变得更大,从而导致下一代的发病年龄更小,这就是所谓的预见。临床上,SCA 有小脑变性的体征和症状,有时还伴有继发于神经元丢失的其他神经功能障碍。视力下降通常轻微,但也可能很明显,可发生视野缩窄和弥漫性视神经萎缩。然而,在某些病例中目前尚不清楚疾病主要过程是视网膜病变伴继发性视神经萎缩,还是主要累及视神经。SCA7 特异性地与视网膜变性有关,而视神经病变通常与 SCA1 或 SCA3 相关[25]。

遗传性多发性神经病变

Charcot-Marie-Tooth 综合征(CMT)包含一组遗传性家族性疾病,其特征为在 20 岁前开始出现进行性肌无力和萎缩[1-3]。这组遗传性多发性神经病变占所有遗传性神经性病变的 90%,其患病率至少为 1/2 500。大多数的 CMT 在 2~15 岁发病,第一个症状可能是高弓足和其他足部畸形或脊柱侧凸。表现为慢性进展性无力和消瘦,首先是脚和腿,然后是手。运动症状超过了感觉异常症状。在写作本章内容时,发现的遗传性周围性神经病变的致病突变已经有 80 多个不同基因[28]。已报道许多 CMT 和视神经萎缩的患者。考虑到电生理和临床数据,高达 75%的 CMT 患者有传入性视觉通路功能障碍,表明亚临床视神经病变在 CMT 患者中发生比例高。一个 CMT 亚型,即遗传性运动和感觉神经病变Ⅵ型(HMSN Ⅵ型),被定义为周围轴索性神经病变和视神经萎缩的组合,可以常染色体显性和常染色体隐性方式遗传[1-3]。视神经萎缩通常在青春期晚期发生,在周围神经病变出现后 10 年或更久,会发生亚急性视力下降,通常低于 20/400。就像 LHON,一个亚型可能在视神经病变发生后几年恢复视力。常染色体显性遗传的 HMSN Ⅵ型是由细胞核线粒体融合蛋白 2(nuclear mitofusin-2)基因突变引起的,构成了 CMT2A 亚类,它是轴索型 CMT 最常见的常染色体显性遗传类型。线粒体融合蛋白 2 是一种定位于线粒体外膜的 GTP 酶,在结构和功能上与显性视神经萎缩中的 OPA1 蛋白相似[2,3]。

家族性自主神经失调(Riley-Day 综合征)是一种常染色体隐性疾病,几乎完全是德系犹太人患病。周围神经系统的异常会引起感觉和自主神经功能障碍的临床表现。视神经萎缩在家族性自主神经失调患者中非常常见,与其他遗传性视神经病变相似,会影响到视盘黄斑神经纤维束,提示家族性自主神经功能障碍可能会影响线粒体功能[29]。然而在大多数病例中,疾病导致的早期死亡可能掩盖了晚期才发生的视神经萎缩[1]。本病的其他眼部特征包括扫视异常(dysmetric saccades)、扫视侵入(saccadic intrusions)、视跟踪异常(abnormal smooth pursuit)和角膜混浊。

遗传性痉挛性截瘫

遗传性痉挛性截瘫(Strümpell-Lorrain 病)是以伴皮质脊髓系统变性的下肢进行性痉挛为特征的遗传性疾病,发病率约为 3/100 000~10/100 000。截至 2015 年,至少已定位 72 个位点,有 55 个基因[30]。如果痉挛是唯一的表现,则将其归类为单纯型;如果存在如视神经萎缩等其他特征,则归为复杂型。伴视神经萎缩的复杂型遗传性痉挛性截瘫可能是由几种不同的核 DNA 突变引起。*SPG7* 基因位于第 16 号染色体(16q24.3)上,编码线粒体金属蛋白酶 paraplegin。在常染色体隐性遗传性痉挛性截瘫中已发现存在 *SPG7* 基因突变,其中一些患者双侧视神经萎缩是其疾病的突出表现[2,3]。

遗传性肌营养不良

肌强直性营养不良(myotonic dystrophy)是一种比较常见的常染色体显性遗传病,发病率为 1/20 000,主要表现为进行性肌病、上睑下垂、白内障、伴有传导缺陷的心肌病、前额秃发、双侧面部无力和糖尿病。较少见的眼部表现包括眼外肌麻痹、色素性视网膜病变和视神经萎缩[1,26]。大多数患者在第 19q13.3 号染色体上的蛋白激酶基因中有 CTG 重复序列的扩增。

儿童贮积性疾病和脑变性

已描述有 100 多种具有眼部表现的遗传性代谢性和变性疾病,其中一些在第 65 章详述(表 54.1)。

线粒体疾病

Leigh 亚急性坏死性脑脊髓病(subacute necrotizing encephalomyelopathy of Leigh)是由多种不同的损害大脑氧化代谢的生化缺陷所致[1-3],可以常染色体隐性、X 连锁或母系模式遗传,这取决于基因缺陷。通常在 2 个月~6 岁之间出现症状,包括脑干功能进行性恶化、共济失调、癫痫发作、周围神经病变、智力退化、听力受损和视力低下。视力下降可继发于视神经萎缩或视网膜变性。Leigh 综合征可能是对线粒体能量生成的某些异常而发生的非特异性表型反应。

由核基因组和线粒体基因组起源的其他拟线粒体疾病可以一种次要的临床特征表现出视神经萎缩,并且疾病常常表现多样[1-3]。例子有 MELAS 病(mitochondrial encephalomyopathy with lactic acidosis and stroke-like episode,线粒体脑肌病伴高乳酸血症和卒中样发作)、DCMA 病(dilated cardiomyopathy with ataxia,扩张型心肌病伴共济失调)、MERRF 病(myoclonic epilepsy with ragged red fibre,肌阵挛癫痫伴破碎红纤维综合征)、MNGIE 病(mitochondrial neurogastrointestinal encephalomyopathy,线粒体神经胃肠型脑肌病)和慢性进行性眼外肌麻痹,伴或不伴有完全的 Kearns-Sayre 表型。所有这些线粒体疾病其他更恒定的表型特征可将其与诸如 LHON 等疾病区别,在后者视神经功能障碍引起视力下降是其主要的表现[1-3]。

(侯旭　译　王雨生　校)

参考文献

1. Newman NJ. Hereditary optic neuropathies. In: Miller NR, Newman NJ, Biousse V, et al., editors. Walsh and Hoyt's Clinical Neuro-Ophthalmology, vol. I. 6th ed. Baltimore, MD: Williams & Wilkins, 2005 465–501.
2. Yu-Wai-Man P, Griffiths PG, Chinnery PE Mitochondrial optic neuropathies: disease mechanisms and therapeutic strategies. Progr Retin Eye Res 2011; 30: 81–114.
3. Fraser JA, Biousse V, Newman NJ. The neuro-ophthalmology of mitochondrial disease. Surv Ophthalmol 2010; 55: 299–334.
4. Koilkonda RD, Guy J. Leber's hereditary optic neuropathy – gene therapy: from benchtop to bedside. J Ophthalmol 2011; 2011: 179412.
5. Kirkman MA, Yu-Wai-Man P, Korsten A, et al. Gene-environment interactions in Leber hereditary optic neuropathy. Brain 2009; 132: 2317–26.
6. Newman NJ. Treatment of hereditary optic neuropathies. Nat Rev Neurol

2012; 8: 545–56.
7. Klopstock T, Yu-Wai-Man P, Dimitriadis K, et al. A randomized placebo-controlled trial of idebenone in Leber's hereditary optic neuropathy. Brain 2011; 134: 2677–86.
8. Klopstock T, Metz G, Yu-Wai-Man P, et al. Persistence of the treatment effect of idebenone in Leber's hereditary optic neuropathy. Brain 2013; 136: 1–5.
9. Koilkonda R, Yu H, Talla V, et al. LHON gene therapy vector prevents visual loss and optic neuropathy induced by G11778A mutant mitochondrial DNA: biodistribution and toxicology profile. Invest Ophthalmol Vis Sci 2014; 55: 7739–53.
10. Barboni P, Savini G, Parisi V, et al. Retinal nerve fiber layer thickness in dominant optic atrophy. Ophthalmology 2011; 118: 2076–80.
11. Yu-Wai-Man P, Griffiths PG, Gorman GS, et al. Multi-system neurological disease is common in patients with OPA1 mutations. Brain 2010; 133: 771–86.
12. Baker MR, Fisher KM, Whittaker RG, et al. Subclinical multisystem neurologic disease in "pure" OPA1 autosomal dominant optic atrophy. Neurology 2011; 77: 1309–12.
13. Elachouri G, Vidoni S, Zanna C, et al. OPA1 links human mitochondrial genome maintenance to mtDNA replication and distribution. Genome Res 2011; 21: 12–20.
14. Lodi R, Tonon C, Valentino ML, et al. Defective mitochondrial adenosine triphosphate production in skeletal muscle from patients with dominant optic atrophy due to OPA1 mutations. Arch Neurol 2011; 68: 67–73.
15. Barbet F, Gerber S, Hakiki S, et al. A first locus for isolated autosomal recessive optic atrophy (ROA1) maps to chromosome 8q. Eur J Hum Genet 2003; 11: 966–71.
16. Hanein S, Perrault I, Roche O, et al. TMEM126A, encoding a mitochondrial protein is mutated in autosomal-recessive nonsyndromic optic atrophy. Am J Hum Genet 2009; 84: 493–8.
17. Katz BJ, Zhao Y, Warner JEA, et al. A family with X-linked optic atrophy linked to the OPA2 locus Xp11.4-Xp11.2. Am J Med Genet 2006; 140A: 2207–11.
18. Carelli V, Schimpf S, Fuhrmann N, et al. A clinically complex form of dominant optic atrophy (OPA8) maps on chromosome 16. Hum Mol Genet 2011; 20: 1893–905.
19. Hogewind BF, Pennings RJ, Hol FA, et al. Autosomal dominant optic neuropathy and sensorineural hearing loss associated with a novel mutation of WFS1. Mol Vis 2010; 16: 26–35.
20. Eiberg H, Hansen L, Kjer B, et al. Autosomal dominant optic atrophy associated with hearing impairment and impaired glucose regulation caused by a missense mutation in the WFS1 gene. J Med Genet 2006; 43: 435–40.
21. Yu-Wai-Man P, Shankar SP, Biousse V, et al. Genetic screening for OPA1 and OPA3 mutations in patients with suspected inherited optic neuropathies. Ophthalmology 2011; 118: 558–63.
22. Chaussenot A, Bannwarth S, Rouzier C, et al. Neurologic features and genotype–phenotype correlation in Wolfram syndrome. Ann Neurol 2011; 69: 501–8.
23. Macedo-Souza LI, Kok F, Santos S, et al. Spastic paraplegia, optic atrophy, and neuropathy: new observations, locus refinement, and exclusion of candidate genes. Ann Hum Genet 2009; 73: 382–7.
24. Nicolas E, Poitelon Y, Chouery E, et al. CAMOS, a nonprogressive, autosomal recessive, congenital cerebellar ataxia, is caused by a mutant zinc-finger protein, ZNF592. Eur J Hum Genet 2010; 18: 1107–13.
25. Pula JH, Gomez CM, Kattah JC. Ophthalmologic features of the common spinocerebellar ataxias. Curr Opin Ophthalmol 2010; 21: 447–53.
26. Lynch DR, Farmer JF. Practical approaches to neurogenetic disease. J Neuro-Ophthalmol 2002; 22: 297–304.
27. Fortuna F, Barboni P, Liguori R, et al. Visual system involvement in patients with Friedreich's ataxia. Brain 2009; 132: 116–23.
28. Timmerman V, Strickland AV, Züchner S. Genetics of Charcot-Marie-Tooth (CMT) Disease within the frame of the Human Genome Project success. Genes (Basel) 2014; 5: 13–32.
29. Mendoza-Santiesteban CE, Hedges TR 3rd, Norcliffe-Kaufmann L, et al. Clinical neuro-ophthalmic findings in familial dysautonomia. J Neuroophthalmol 2012; 32: 23–6.
30. Lo Guidice T, Lombardi F, Santorelli FM, et al. Hereditary spastic paraplegia: clinical-genetic characteristics and evolving molecular mechanisms. Exp Neurol 2014; 261: 518–39.

第55章

其他儿童后天性视盘异常

Stacy Pineles

章节目录

引言

儿童后天性视盘异常的范围广泛，可从偶然发现的良性病变，到成为严重全身性疾病的预兆。当检查一个孩子眼底时，能够理解所检测到的多种多样的视盘表现，并能意识到何时需要进行全身系统性检查，对眼科医师而言是非常重要的。本章节讨论的后天性视盘异常包括假性视盘水肿和视盘玻璃膜疣、视盘自身的肿瘤，以及继发于营养、中毒、缺血缺氧所致的视盘萎缩。引起后天性视盘异常的其他原因在第23章和第57章（视神经和视交叉肿瘤）、第56章（炎性、感染和浸润性视神经病变）和第59章（视盘水肿）中阐述。

假性视盘水肿和视盘玻璃膜疣

视盘隆起可能并非仅由颅内压升高或视神经本身疾病所引起。“视盘水肿”这一术语严格地指继发于颅内压升高引起的视盘肿胀。在某些情况下，视盘看上去呈现水肿状态（不管是因为视盘隆起或边缘模糊），但颅内压正常，那么可以使用“假性视盘水肿”这个名词。视盘玻璃膜疣是最常见的假性视盘水肿的原因，但还有其他一些疾病，例如，高度远视的儿童经常表现视盘小、拥挤和隆起，提示可能的视盘水肿。有髓神经纤维、视盘胶质组织或永存玻璃体血管可以导致视盘边界模糊，引起视盘水肿的表现。在这些情况下，高度的警觉有利于临床医师识别假性视盘水肿，进而避免更多的诊断检查。

视盘玻璃膜疣

与以上描述的病因不同，视盘玻璃膜疣可能埋藏在视盘深层，使识别起来没那么容易。同时存在的视盘出血和视野缺损，也使得临床表现更加复杂，致使采取不必要的诊断性检查以排除颅压升高[1]。视盘玻璃膜疣人群发生率大约在2%[2]，其可能有遗传性，呈现不完全外显的常染色体显性遗传方式[3]。视盘玻璃膜疣在黑人中相对少见，可能与其具有更大的杯盘比或缺乏遗传倾向性有关[4]。玻璃膜疣是一些无细胞的玻璃样沉积物，位于视盘筛板前，也可以出现在视盘表面（“表层玻璃膜疣”），或埋藏得更深，不容易被发现（“埋藏性玻璃膜疣”）。与成人相比，儿童玻璃膜疣常为埋藏性玻璃膜疣，而更难看到。然而，随着儿童年龄增大，玻璃膜疣逐渐出现在视盘表面而变得明显[5]。在15岁以下的玻璃膜疣患儿中，表层玻璃膜疣仅占不到20%[6]。

对视盘玻璃膜疣发病机制的了解甚少。然而，似乎解剖学因素起了一定作用。虽然仍不清楚巩膜隧道小或先天性视盘血管结构异常是否为潜在病因，但有假说认为，有一个或多个这些解剖易感因素引发轴浆流淤滞和变性，从而导致线粒体外溢和最终钙化[7]。

临床表现

表层玻璃膜疣（图55.1）从视盘表面突起，最常出现在鼻侧，使得视盘边缘呈现“团块状凹凸不平”的外观。它们看上去呈黄色的球形排列，可能聚集成团。与之相反，埋藏性玻璃膜疣（图55.2）经常引起视盘隆起，相应的视盘边缘模糊[8]。在埋藏性玻璃膜疣的病例中，隆起的视盘可能呈灰色或黄白色。间接照射视盘时经常会引起由埋藏性玻璃膜疣发出光线的衍射。随着时间推移，由于埋藏疣的早期突出使得视盘边界更表现为圆齿状。视盘玻璃膜疣经常伴随异常的视网膜血管，其血管襻、分支和迂曲增加[8]。

视盘玻璃膜疣患者的视力下降极其罕见，而经常发生视野缺损。儿童埋藏性玻璃膜疣视野缺损的发生率大约占11%～55%[6,9]；然而，视野缺损的发生率似乎在增长，成年时可高达到87%[3]。有研究对比了表层玻璃膜疣和埋藏性玻璃膜疣患者视野缺损的发生率，结果表明，前者（73%）比后者（36%）明显更高[8]。最常见的视野损害是视神经纤维束的缺损，之后发生整体视野收缩和生理盲点扩大[8]。视野缺损常常没有症状，当双眼不对称时经常出现相对性瞳孔传入障碍[6]。

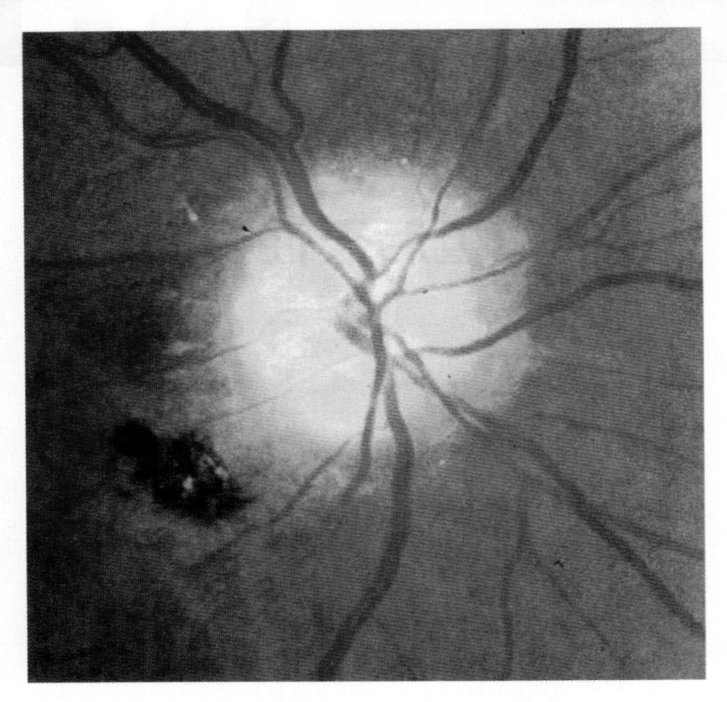

图 55.1 视盘表层玻璃膜疣表现为典型的“团块状凹凸不平”的外观,并可见视盘表面有不规则的沉积物(本图由 Anthony C. Arnold 医师惠赠)

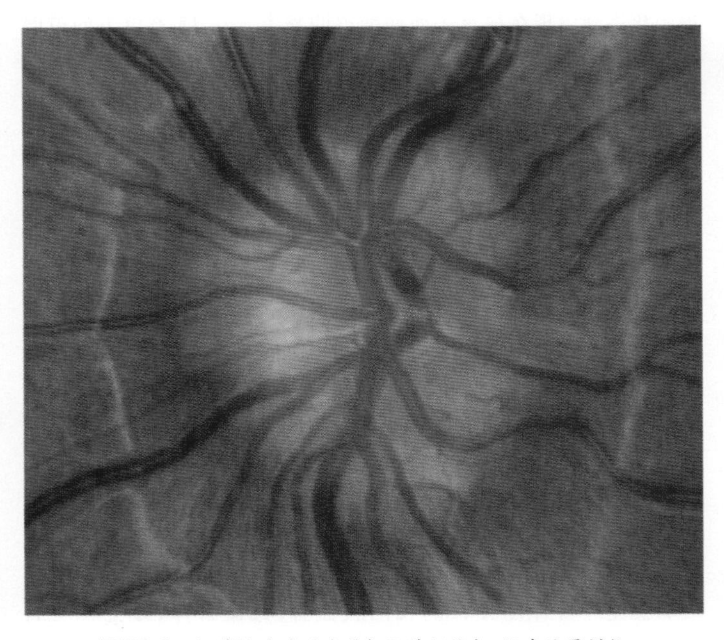

图 55.2 埋藏性玻璃膜疣引起视神经隆起,视盘边界模糊

视盘玻璃膜疣与其他视盘水肿鉴别:诊断性检查(表 55.1)

眼底检查

视盘玻璃膜疣因为缺乏其他表现,如没有充血、出血和渗出等(表 55.2),可以与真正的视盘水肿相鉴别。如果血管穿出视盘时被肿胀遮盖,则意味着可能是真正的水肿;相对而言,当血管穿出

表 55.1 诊断视盘玻璃膜疣的不同影像学检查方法

检查方法	优点	缺点
眼底检查	简单,便宜,对表层玻璃膜疣的患者更有用	常常不足以鉴别埋藏性玻璃膜疣和真性水肿
自发荧光	不需要注射造影剂,对表层玻璃膜疣的患者更有用,高特异性	常不能探测埋藏性玻璃膜疣;缺乏敏感性
荧光素血管造影	依染料渗漏可以很容易地鉴别真性水肿和假性水肿	需要患者高度配合
计算机断层成像(CT)	检测钙化的玻璃膜疣	放射线辐射,昂贵,对于非钙化的玻璃膜疣敏感度低
B 超	简单,便宜,无创性,检测钙化的玻璃膜疣不需要患者高度配合	很难检测到深部的埋藏玻璃膜疣;分辨率低,缺乏敏感性
光学相干断层成像	可检测表层和埋藏性玻璃膜疣。反射的模式和内部的轮廓有助于鉴别玻璃膜疣和真性水肿,可检测视网膜神经纤维层厚度	敏感性和特异性需要进一步观察,需要患者配合

表 55.2 视盘玻璃膜疣引发的假性视盘水肿和真性视盘水肿的眼底表现

特征	真性视盘水肿	视盘玻璃膜疣
视盘轮廓	圆滑,隆起	团块状凹凸不平,隆起
视盘颜色	充血	正常或黄白色
视盘血管	正常形态,静脉充血	分支增加,主要血管的数量增加
水肿的神经纤维层遮盖视盘血管	常见	从未见过
神经纤维层	呈灰色,增厚,并扩展到视盘外	正常颜色,增厚到视盘边缘突然停止
出血	常见线状出血	线状和更深层的出血罕见
渗出	常见	罕见

有玻璃膜疣的视盘时,不会因神经纤维层水肿而变模糊。当观察到自发的静脉波动时,也同样意味着很可能不是真正的水肿。与真正视盘水肿的患者相比,有玻璃膜疣的患者显示其动脉直径更大,以及更多的第二级静脉分支[10]。

自发荧光

各种辅助检查有助于鉴别视盘玻璃膜疣和视盘水肿。用血管造影的滤片拍照时,已知视盘玻璃膜疣有自发荧光[11]。对于成人视盘玻璃膜疣而言,已经发现自发荧光是一种具有一定敏感性检查手段,敏感性接近 80%[11,12]。然而尚不清楚在儿童埋藏性玻璃膜疣自发荧光是否有相同的敏感性,因为发现成人埋藏性玻璃膜疣自发荧光的比例更低[13]。一项研究发现，尽管多数观察对象是具有埋藏玻璃膜疣的儿童，但自发荧光具有 94% 的敏感性。但这项研究规模很小，还需要进一步证实[11]。

超声

B 超已被用作检测钙化玻璃膜疣的诊断工具[14]。甚至对于不配合的患儿，也可以在中等增益的扫描中看到深层钙化的玻璃膜疣表现为高回声圆形结构伴声影。因为内部的钙化成分，也可以在低增益的扫描中看到玻璃膜疣（图 55.3）[7]。在一项针对成年人的研究中，B 超在检测视盘玻璃膜疣时敏感度达到 50%[13]。B 超虽是一项有用的检查，但考虑到埋藏和非钙化的玻璃膜疣有更高的可能性发生在儿童身上，因此，即使阴性的检查结果也不能完全排除视盘玻璃膜疣的存在。

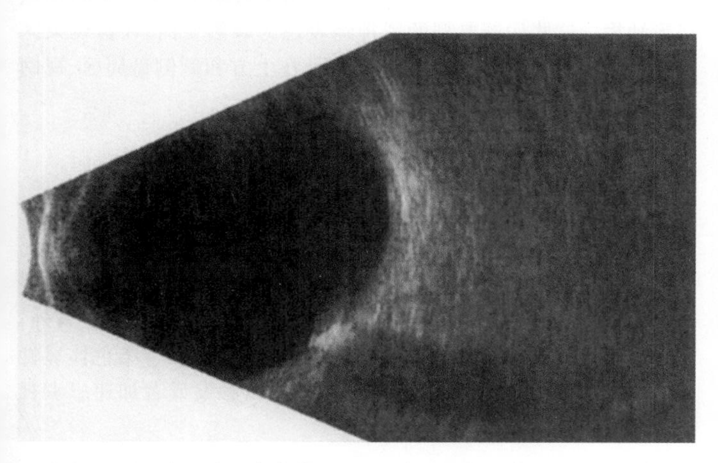

图 55.3 B 超检查时在中等增益扫描中可见高回声圆形结构伴声影。由于内部有钙化成分，在低增益扫描时也持续存在

荧光素血管造影

已经证实，对于配合检查的患者，荧光素血管造影（FFA）是非常有用的诊断工具[15]。虽然年幼的患者可能不能配合造影检查，但一般超过 5 岁的孩子可以进行此检查。在一项针对成人视盘玻璃膜疣的大型研究里，基于荧光素血管造影中视盘无荧光素染料渗漏，可准确地将真性视神经水肿与假性水肿区别。另外，业已确认几个造影特征以帮助诊断视盘玻璃膜疣[15]。如前所述，表层玻璃膜疣在注射造影剂之前的照片中就出现自发荧光，因此经常被发现。除此之外，玻璃膜疣经常与视盘早期和晚期的结节状视盘着染有关。埋藏性玻璃膜疣虽缺乏荧光素渗漏，但可表现晚期结节样视盘周围环形着染。基于这些特征，可以与真性视盘水肿相鉴别（图 55.4）。

光学相干断层成像

光学相干断层成像（OCT）可以在体测量视网膜神经纤维层厚度、视盘容积和解剖学信息，有助于医师诊断埋藏型视盘玻璃膜疣。早期一些使用频域 OCT 的研究显示，视盘玻璃膜疣和真正的视盘水肿相比，神经纤维层厚度明显不同[16]。在一项比较玻璃膜疣和真正视盘水肿的患者研究中，前者 OCT 特征性的表现为"团块状凹凸不平的内部轮廓（lumpy-bumpy internal contour）"，而后者表现为"圆滑的内部轮廓（smooth internal contour）"（图 55.5）[17]。在有些玻璃膜疣的患者视盘上，频域 OCT 可以显示高反射或低反射的病灶团块[18,19]。除此之外，诸如增强深度扫描和扫频等新技术的出现，使得 OCT 分辨率提高，可以对玻璃膜疣直接成像，表现为高反射条带包绕了信号密度差的区域，或者仅表现孤立的高反射条带，中心并没有信号密度差的区域[20]。并且，这些更新的技术可以标出每个独立的玻璃膜疣后界线或形状。遗憾的是，在所有的诊断方法的研究中，包括 OCT 检查，都受限于缺乏对埋藏性视盘玻璃膜疣诊断的金标准。

预后和治疗

视盘玻璃膜疣尚无确切的治疗方法。通常来说，视盘玻璃膜疣并不影响中心视力，视野缺损一般也不进展。然而，对于视野缺损进展的患者，一些医师仍然推荐降眼压治疗。有些病例还可以看到表层火焰状出血和深层的盘周出血，但一般不引起视觉症状。并发脉络膜新生血管非常罕见，已经报道的治疗方法包括激光光凝治疗、光动力治疗以及玻璃体腔注射抗血管内皮生长因子制剂[21-23]。最后，诸如缺血性视神经病变和视网膜血管阻塞等缺血性表现在儿童视盘玻璃膜疣病例中都有报道[24-26]。

相关性全身疾病

视盘玻璃膜疣与一些全身性疾病相关。玻璃膜疣的患者中弹性假黄色瘤的发病率较普通人群高得多（前者发病率 1%～3%，而后者发病率 1/160 000）[7]。除此之外，视盘玻璃膜疣似乎在视网膜色素变性的儿童中更为常见[27]。

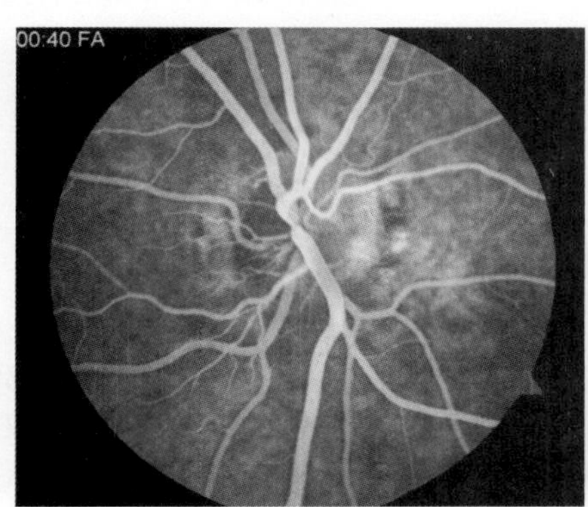

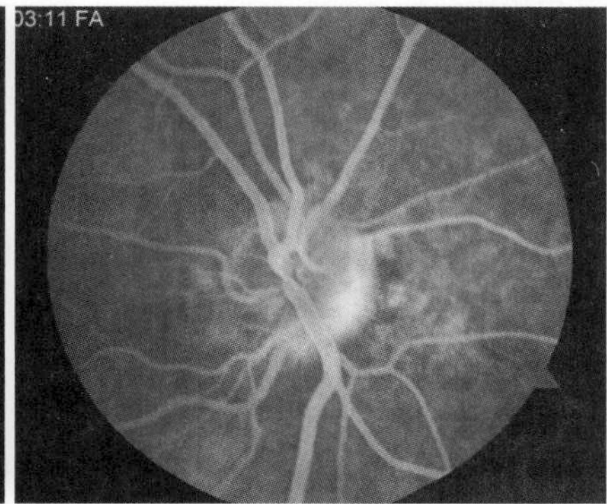

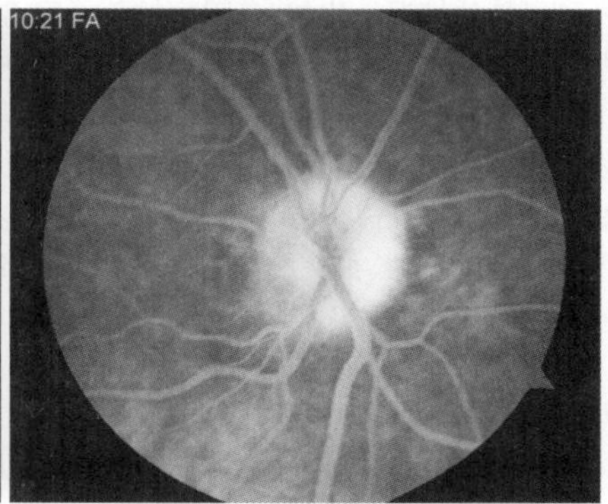

图 55.4 视盘玻璃膜疣的荧光素血管造影显示视盘早期和晚期结节样荧光素着染，无荧光素渗漏

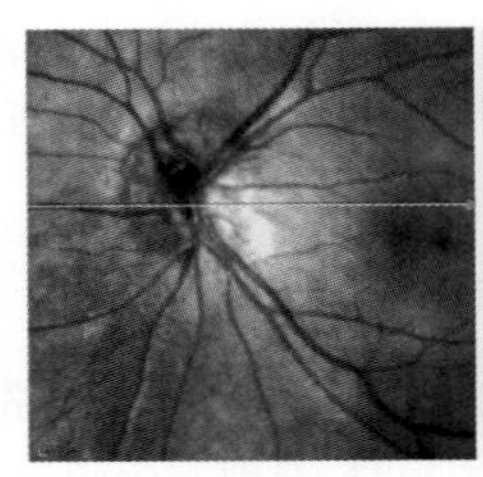
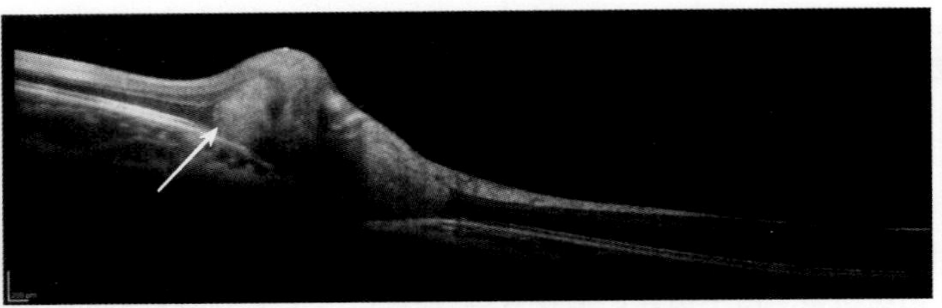

图 55.5 视盘玻璃膜疣的光学相干断层成像显示"团块状凹凸不平的"内部轮廓(箭头所示),而在真性视盘水肿的患者中不会出现

肿瘤

直接影响视神经和视交叉的后天性肿瘤会在第 23 章和第 57 章讨论。然而,接下来将简要讨论一下视盘自身肿瘤病例中的视神经表现。

视盘自身肿瘤

视神经自身肿瘤很罕见,包括视盘胶质瘤、视盘血管瘤、单纯视神经错构瘤以及视网膜和视网膜色素上皮联合错构瘤(CHRPE)。这些肿瘤中许多与全身性病变相关。例如,视盘血管瘤经常见于 von Hippel-Lindau 病。视盘星形胶质细胞错构瘤最多见于结节性硬化患者,表现为视盘隆起突出,在儿童早期为半透明的,随着时间而变化为黄色、不透明的桑葚状病灶。视盘神经胶质瘤和 CHRPE 常见于 2 型神经纤维瘤病患者[28,29]。

儿童后天性视神经萎缩

儿童后天性视神经萎缩的鉴别诊断很广泛,包括遗传性、营养性、中毒性、代谢性、缺氧性、压迫性、外伤性、代谢性和神经变性性疾病。这一部分重点讨论儿童营养性、中毒性、缺氧性和外伤性视神经萎缩。

儿童营养性视神经病变

许多维生素缺乏可以导致包括视神经病变在内的临床综合征。已报道的儿童营养性视神经病变的原因包括维生素 A 缺乏[30]、维生素 B_{12} 缺乏[31]、维生素 B_1 缺乏[32]和叶酸缺乏[33]。虽然生活在发达国家的儿童维生素缺乏很罕见,但临床医师需要考虑到几种可能的情况。比如,自闭症的孩子经常认定固定的饮食,除那些有一定颜色和口感的食物外,拒绝其他所有食物摄入。在这种情况下,他们可能会表现为广泛的维生素缺乏,已报道其中一些引发了视神经萎缩,包括维生素 A 和 B_{12} 缺乏[30,31]。另外,胃肠道疾病的儿童,如腹腔疾病患儿,也会表现为营养不良。而当儿童处于严格限制饮食时,如在神经性厌食症、为控制癫痫而摄入生酮膳食或节食等情况下,如果出现视力下降,需要对其营养摄入进行评估。目前胃旁路手术越来越多地用于治疗儿童肥胖,这种操作可能与继发性吸收不良导致的维生素缺乏性视神经病变有关系[34]。最后,在发展中国家,已有报道 12 岁的儿童发生了继发于营养不良的视神经病变[33]。

营养性视神经病变通常表现为渐进性的隐匿性视力下降,有中心暗点和色觉减退。临床医生应该询问患者是否患有自闭症、胃肠道疾病或手术或严格的饮食限制。临床检查时典型者表现为中心视力和色觉下降,伴视野缺损,包括中心暗点、哑铃状暗点或弓形缺损。这些病例典型的视神经表现为颞侧变白,在盘斑束区神经纤维层丢失(图 55.6)。OCT 显示在上方和颞侧盘周区,视网膜神经纤维层厚度明显下降(图 55.6)[35]。

儿童中毒性视神经病变

抗结核药物

链霉素、异烟肼和乙胺丁醇都有视神经毒性,尤其乙胺丁醇更常见(图 55.7)。年龄、治疗持续时间和剂量与毒性相关。另外,有报道认为如果患者有 Leber 遗传性视神经病变和常染色体显性遗传视神经萎缩的基因突变,乙胺丁醇可以触发或者加速患者视力下降[36]。

抗生素

全身使用氯霉素与视神经病变相关[37]。该疾病特征为轻度视盘肿胀和中心性暗点或哑铃状暗点,并当停止治疗时部分恢复。氯霉素导致线粒体 DNA 耗尽,意味着线粒体毒性效应可能是视神经病变的原因。利奈唑胺是一种合成的抗生素,用于治疗严重的革兰氏阳性细菌感染。长期的治疗与可逆性视神经病变相关,通常伴有周围神经病变,这与线粒体毒性有关[38]。

免疫调节药物

英夫利西单抗是一种抗肿瘤坏死因子 α 的拮抗剂,已有报道其在用于克罗恩病(Crohn disease)、溃疡性结肠炎和银屑病关节病变的治疗后出现视神经毒性[39]。

抗肿瘤药物

长春新碱破坏神经丝结构,导致可逆性视神经病变[40]。

儿童缺氧/缺血性视神经病变

成人典型的前部缺血性视神经病变发生在早晨清醒时,推测可能与夜间血压下降有关,但在儿童并非如此。儿童的前部缺血性视神经病变通常与更严重的低血压有关,例如血液透析、腹膜透析或快速降低严重的高血压时。在这些情况下,贫血、低血压和糖尿病可能都发挥着作用[41]。最后,已有报道患有先天性心脏病或服用西地那非治疗肺动脉高压时儿童出现缺血性视神经病变[42]。

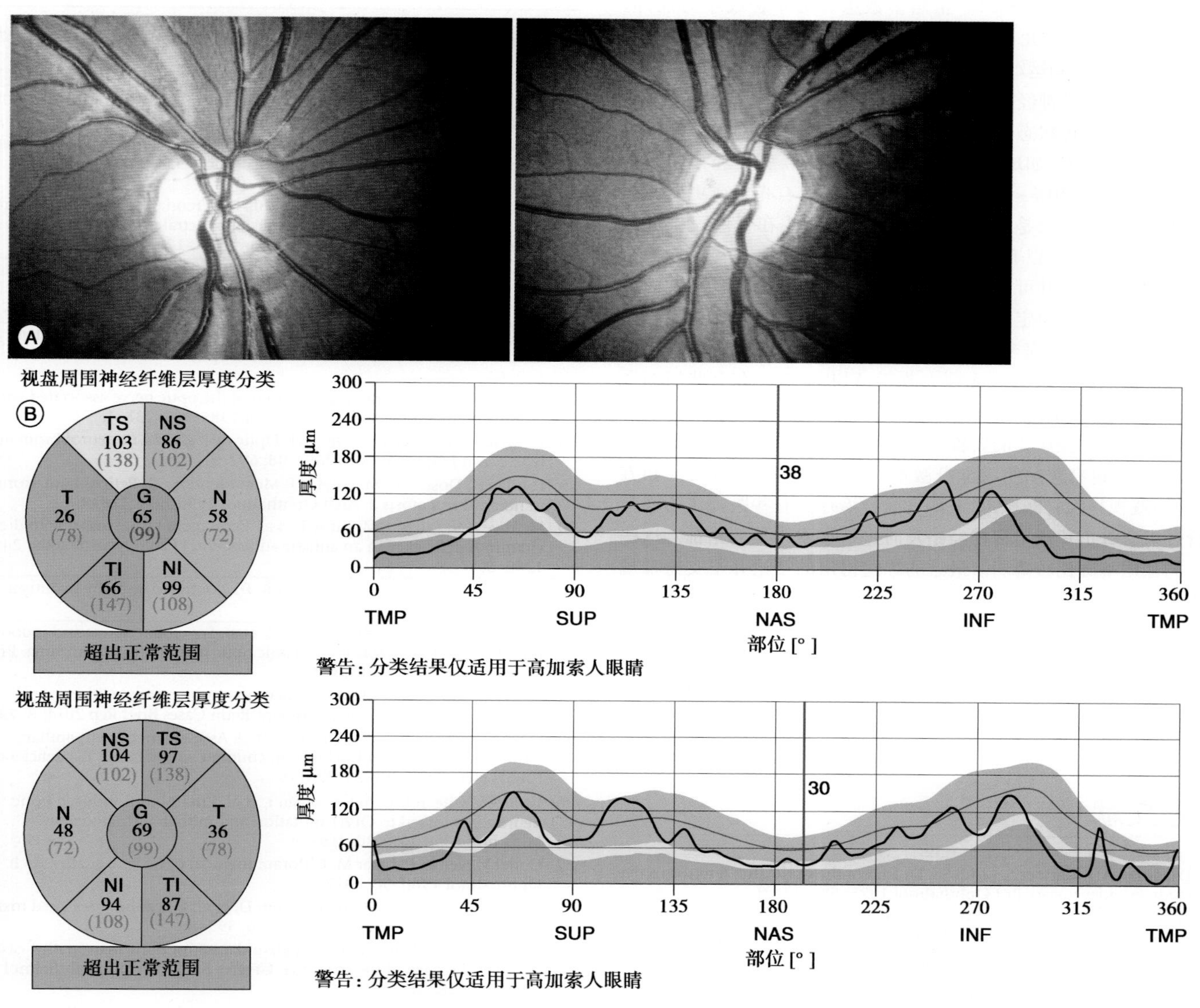

图 55.6 维生素 B_{12} 缺乏视神经病变患儿。Ⓐ眼底照片显示颞侧视神经变白。Ⓑ光学相干断层成像显示视网膜神经纤维层颞侧变薄

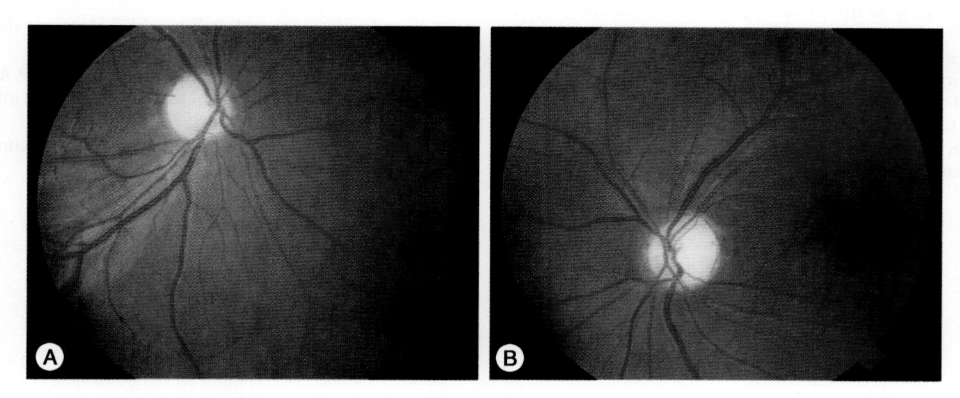

图 55.7 结核性脑膜炎患者，双侧视神经病变，推测其继发于乙胺丁醇毒性

儿童外伤性视神经病变

外伤性视神经病变可依受伤部位（视盘、眶内、管内和颅内），或受伤模式（直接和间接）来进行分类。这是一种并不常见的引发儿童视力下降的原因。据报道，在头部钝挫伤或穿通伤后其发生率为 0.7%～2.5%，在整体人群中发生率约为 1/1 000 000[43]。双

侧视神经受累很罕见(5%)。虽然多数患者为年轻成年男性,但20%发生在儿童期。儿童最常见的外伤性视神经病变的原因是坠落、道路交通事故和运动伤[44]。

诊断外伤性视神经病变基于病史和相应的检查结果。当因严重外伤使患者精神状态受损时很难评估。必须排除其他引发视力下降的可逆性因素,如球后出血。外伤性视神经病变经常导致中心视力严重下降,50%~60%的患者中心视力仅有光感或更差。急性期视盘通常看起来是正常的,但如果损伤发生在视网膜中央血管的进入点之前,可以看到视盘水肿和视网膜出血。发生视神经撕裂时,视盘消失,并可见环形出血。外伤性视神经病变患者的初始视力很大程度上决定其视力预后。如果患者基线视力为光感或更差,预期将很少或完全没有视力恢复可能。其他预后差的影响因素包括意识丧失、48h后无视力改善、VEP消失。在有些病例系列中,视神经管骨折与视力预后差有关。

外伤性视神经病变的处置至今仍存在争议。有些医师支持只观察即可,而也有医师使用全身激素(使用的剂量、持续时间和方式多样)或视神经管减压术,或两者联合治疗。有些医师认为视神经管骨折后骨折片压迫视神经是及时进行手术干预的指征。这些治疗的证据基础比较薄弱。最近的综述得出的结论并不支持常规使用大剂量激素或手术治疗外伤性视神经病变[45,46]。保守治疗的患者自发视力恢复的概率很大(40%~60%),需要认真考虑各种干预的副作用。也必须警惕外伤性视神经病变延迟视力丧失的可能性。如果病变继发于已有的视神经鞘血肿,则有急诊行视神经鞘开窗减压的指征。

(王海燕 译 王雨生 校)

参考文献

2. Friedman AH, Gartner S, Modi SS. Drusen of the optic disc. A retrospective study in cadaver eyes. Br J Ophthalmol 1975; 59: 413–21.
5. Spencer TS, Katz BJ, Weber SW, Digre KB. Progression from anomalous optic discs to visible optic disc drusen. J Neuroophthalmol 2004; 24: 297–8.
6. Erkkila H. Clinical appearance of optic disc drusen in childhood. Albrecht Von Graefes Arch Klin Exp Ophthalmol 1975; 193: 1–18.
7. Auw-Haedrich C, Staubach F, Witschel H. Optic disk drusen. Surv Ophthalmol 2002; 47: 515–32.
10. Pilat AV, Proudlock FA, McLean RJ, et al. Morphology of retinal vessels in patients with optic nerve head drusen and optic disc edema. Invest Ophthalmol Vis Sci 2014; 55: 3484–90.
11. Gili P, Flores-Rodriguez P, Yanguela J, et al. Sensitivity and specificity of monochromatic photography of the ocular fundus in differentiating optic nerve head drusen and optic disc oedema: optic disc drusen and oedema. Graefes Arch Clin Exp Ophthalmol 2013; 251: 923–8.
12. Mustonen E, Nieminen H. Optic disc drusen – a photographic study. I. Autofluorescence pictures and fluorescein angiography. Acta Ophthalmol 1982; 60: 849–58.
13. Kurz-Levin MM, Landau K. A comparison of imaging techniques for diagnosing drusen of the optic nerve head. Arch Ophthalmol 1999; 117: 1045–9.
15. Pineles SL, Arnold AC. Fluorescein angiographic identification of optic disc drusen with and without optic disc edema. J Neuroophthalmol 2012; 32: 17–22.
17. Johnson LN, Diehl ML, Hamm CW, et al. Differentiating optic disc edema from optic nerve head drusen on optical coherence tomography. Arch Ophthalmol 2009; 127: 45–9.
18. Kulkarni KM, Pasol J, Rosa PR, Lam BL. Differentiating mild papilledema and buried optic nerve head drusen using spectral domain optical coherence tomography. Ophthalmology 2014; 121: 959–63.
20. Silverman AL, Tatham AJ, Medeiros FA, Weinreb RN. Assessment of optic nerve head drusen using enhanced depth imaging and swept source optical coherence tomography. J Neuroophthalmol 2014; 34: 198–205.
24. Karel I, Otradovec J, Peleska M. Fluorescence angiography in circulatory disturbances in drusen of the optic disk. Ophthalmologica 1972; 164: 449–62.
27. Puck A, Tso MO, Fishman GA. Drusen of the optic nerve associated with retinitis pigmentosa. Arch Ophthalmol 1985; 103: 231–4.
28. Dossetor FM, Landau K, Hoyt WF. Optic disk glioma in neurofibromatosis type 2. Am J Ophthalmol 1989; 108: 602–3.
29. Landau K, Dossetor FM, Hoyt WF, Muci-Mendoza R. Retinal hamartoma in neurofibromatosis 2. Arch Ophthalmol 1990; 108: 328–9.
30. McAbee GN, Prieto DM, Kirby J, et al. Permanent visual loss due to dietary vitamin A deficiency in an autistic adolescent. J Child Neurol 2009; 24: 1288–9.
31. Pineles SL, Avery RA, Liu GT. Vitamin B12 optic neuropathy in autism. Pediatrics 2010; 126: e967–70.
33. Hodson KE, Bowman RJ, Mafwiri M, et al. Low folate status and indoor pollution are risk factors for endemic optic neuropathy in Tanzania. Br J Ophthalmol 2011; 95: 1361–4.
34. Shah AR, Tamhankar MA. Optic neuropathy associated with copper deficiency after gastric bypass surgery. Retin Cases Brief Rep 2014; 8: 73–6.
35. Ozkasap S, Turkyilmaz K, Dereci S, et al. Assessment of peripapillary retinal nerve fiber layer thickness in children with vitamin B_{12} deficiency. Childs Nerv Syst 2013; 29: 2281–6.
36. Guillet V, Chevrollier A, Cassereau J, et al. Ethambutol-induced optic neuropathy linked to OPA1 mutation and mitochondrial toxicity. Mitochondrion 2010; 10: 115–24.
37. Godel V, Nemet P, Lazar M. Chloramphenicol optic neuropathy. Arch Ophthalmol 1980; 98: 1417–21.
38. Rucker JC, Hamilton SR, Bardenstein D, et al. Linezolid-associated toxic optic neuropathy. Neurology 2006; 66: 595–8.
39. Chan JW, Castellanos A. Infliximab and anterior optic neuropathy: case report and review of the literature. Graefes Arch Clin Exp Ophthalmol 2010; 248: 283–7.
40. Weisfeld-Adams JD, Dutton GN, Murphy DM. Vincristine sulfate as a possible cause of optic neuropathy. Pediatr Blood Cancer 2007; 48: 238–40.
41. Dufek S, Feldkoetter M, Vidal E, et al. Anterior ischemic optic neuropathy in pediatric peritoneal dialysis: risk factors and therapy. Pediatr Nephrol 2014; 29: 1249–57.
42. Gaffuri M, Cristofaletti A, Mansoldo C, Biban P. Acute onset of bilateral visual loss during sildenafil therapy in a young infant with congenital heart disease. BMJ Case Rep 2014; 2014.
43. Lee V, Ford RL, Xing W, et al. Surveillance of traumatic optic neuropathy in the UK. Eye 2010; 24: 240–50.

第 56 章

脱髓鞘、炎症、感染和浸润性视神经病变

Gena Heidary

章节目录

小儿视神经炎

视神经炎是累及视神经的炎性过程，表现为疼痛、急性或亚急性视力下降，并经检查证实为视神经病变。这些检查包括相对性瞳孔传入障碍、视野异常、色觉异常和视神经水肿。视神经炎可以表现为临床孤立的综合征，或与神经系统疾病/全身疾病相关。本部分着重介绍有脱髓鞘和炎症性疾病背景的小儿视神经炎。为精准治疗，以避免患儿发生不可逆的视力丧失，并且可处置神经系统或全身疾病，尽力详细了解视神经炎潜在的病因很关键。因此，包括眼科和神经科的多学科合作，对于评估视功能和管理相关的全身性治疗至关重要[1]。

脱髓鞘疾病相关视神经炎

小儿视神经炎的发生率尚不清楚。一项回顾性研究观察了美国明尼苏达州的所有视神经炎患者，儿童患者在其中不足 5%，而青少年的发生率较儿童明显升高[2]。与成年视神经炎临床表现不同的是，将近一半的小儿视神经炎病例为双眼发病。同样，前部视神经更常累及(图 56.1)[3-6]。在对 223 例已发表的病例进行荟萃分析之后，其结论显示双侧视神经受累与就诊年龄更小相关。在小于 10 岁的患儿中，72% 为双眼发病，而 10 岁以上的患儿 70% 为单眼发病[4]。并且，在小儿视神经炎患者的主诉症状中，眼球运动痛并不普遍[3,5]。多个回顾性研究报道了发病时不同程度的视力下降，从轻微到严重都有，最后都有良好的高对比度视力恢复[3,5]。一项针对小儿的大型的回顾性队列研究纳入了首次发作的视神经炎患儿，1 年时高对比度视力低于 20/40 的主要危险因素是发病 3 个月时视力没有恢复到 20/20[3]。最近的研究强调了低对比度视力的重要性，因为视神经炎发作后，即使高对比度视力得到很好的恢复，低对比度视力仍能导致持续性视力障碍[7]。视力下降可能会伴发视野损害，包括但不限于中心或旁中心暗点(图 56.2)。光学相干断层成像(OCT)显示了单次视神经炎发作后视网膜神经纤维层(rNFL)和节细胞层(GCL)的损伤。这些变化与低对比度视力所表示的视功能相关性良好[7,8]。未来在视神经炎和脱髓鞘疾病的临床研究中，OCT 的改变将会成为一种有用的指标。

基于临床症状和体征，以及联合磁共振(MRI)的表现可以做出诊断。在 T_1 加权像中可以看到视神经的强化，在 T_2 加权像中可见视神经呈高信号(图 56.3)。

在不同的中心，小儿视神经炎的治疗方案并不相同，但经典的治疗包括静脉注射甲泼尼龙，随后改为泼尼松口服并逐渐减量[1,3,9]。这种治疗方案来源于著名的成人视神经炎治疗试验(ONTT)，该试验中使用了静脉注射甲泼尼龙，随后改为泼尼松口服并逐渐减量的方案，结果显示其可以缩短视力恢复的进程[10]。该方法对双眼发病的患儿特别有效。然而，目前仍缺乏糖皮质激素治疗小儿视神经炎的前瞻性研究。对于顽固性视力下降的患者，经常需要使用多种治疗方案，包括血浆置换(PLEX)或静脉使用免疫球蛋白(IVIg)[3]。既然视神经炎经常有脱髓鞘疾病的背景，并且确实可作为脱髓鞘疾病首发表现，那么其治疗必须联合眼科和神经内科。在儿童首要考虑的三种疾病为多发性硬化(MS)、急性播散性脑脊髓炎(ADEM)、视神经脊髓炎(NMO，也称为 Devic 病)。已有报道，儿童中枢神经系统(CNS)后天性脱髓鞘疾病(包括横贯性脊髓炎)的发病率在加拿大是每年 0.9/100 000，而在加州多种族的队列研究中，发病率是每年 1.66/100 000[11,12]。以上每种疾病都有不同的预后和治疗方案，因此，对视神经炎患儿必须仔细评估这些疾病。

在美国儿童中，复发缓解型 MS 的发生率是每年 0.51/100 000，在儿童患者中这种类型比原发进展型要常见得多[12,13]。除了视神经炎之外，儿童多发性硬化患者可能还伴随运动失调、脑干受累及和脑病，使 MS 很难与其他后天性脱髓鞘综合征如 ADEM 相鉴别[13]。许多重要的研究评估了儿童首次发作视神经炎的患者转化为 MS 的风险。然而，对儿童 MS 的转化率尚无前瞻性的评估。成年患者就诊时 MRI 中除视觉系统外如果有 T_2 病灶，就意味着发展为 MS 的风险增加[1,4,14,15]。此外，已经发现视神经炎发病时年龄大是转化为 MS 的独立危险因素[4]。

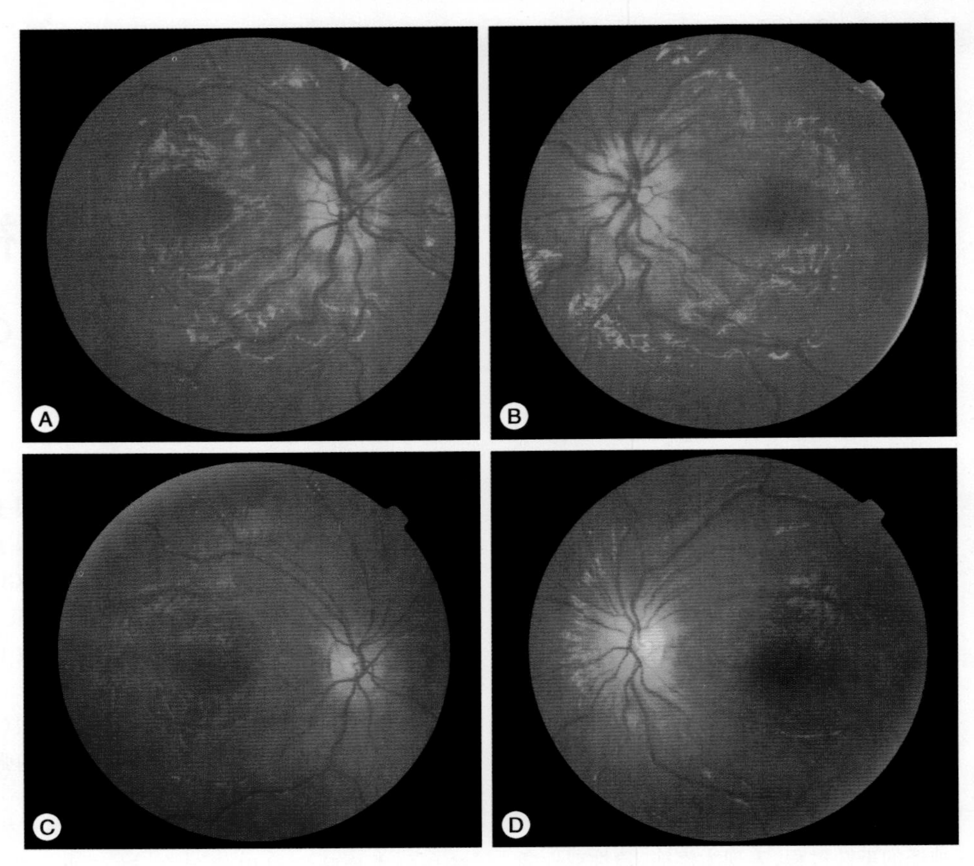

图 56.1　双眼视神经炎。7 岁女性双眼视神经炎患儿，眼底照相显示双眼视神经水肿。Ⓐ为右眼情况；Ⓑ为左眼情况；就诊时，她的视力降至法律盲的水平，右眼 20/400，左眼光感，经过皮质激素治疗三周后，视力恢复，右眼 20/20，左眼 20/25，双眼视神经水肿消退；Ⓒ为右眼情况；Ⓓ为左眼情况

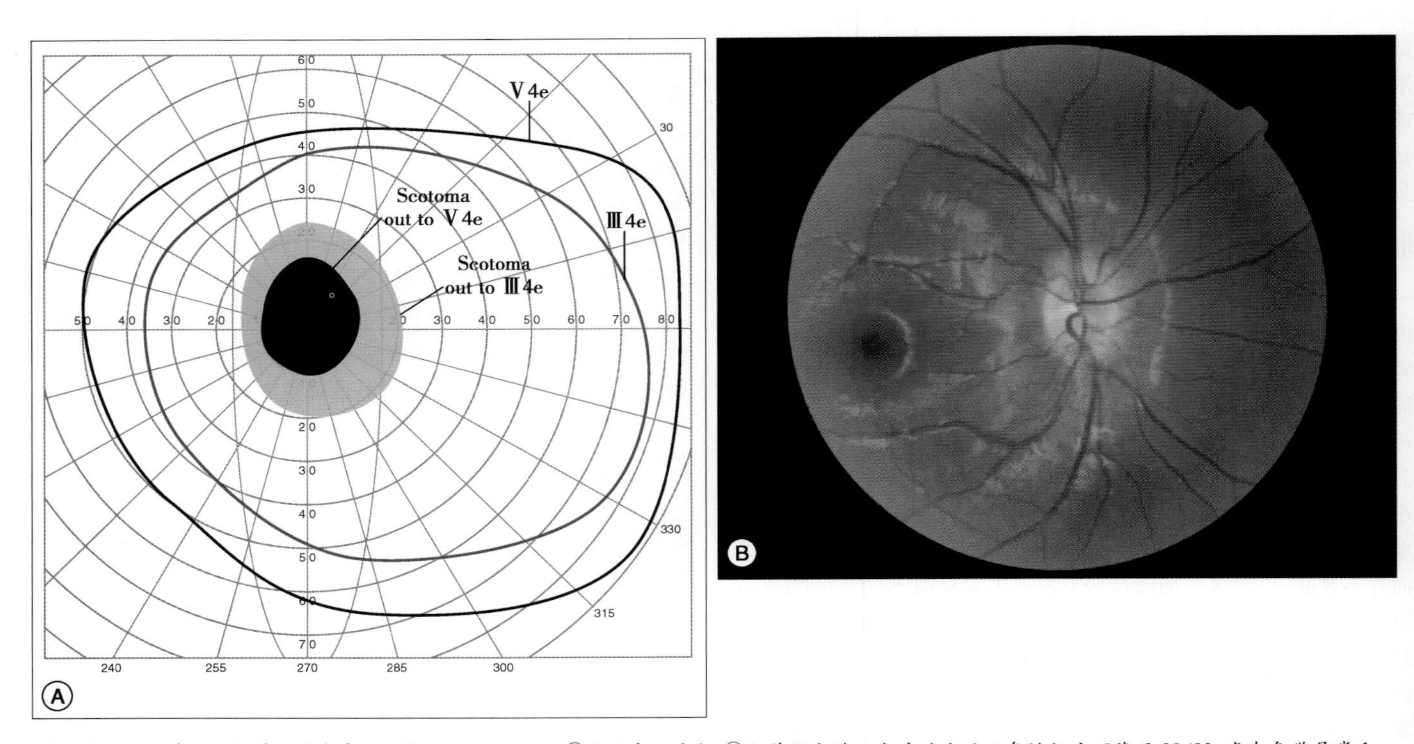

图 56.2　16 岁女性视神经炎患者。Goldmann 视野显示：Ⓐ右眼中心暗点；Ⓑ视神经水肿。发病时右眼亚急性视力下降至 20/80，存在色觉异常和相对性瞳孔传入障碍

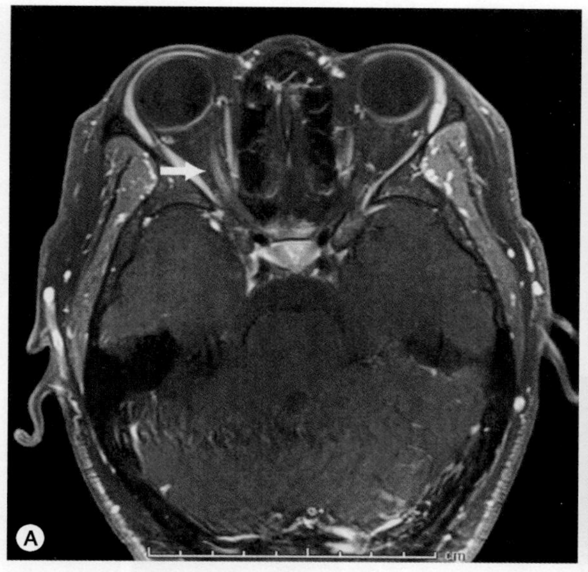

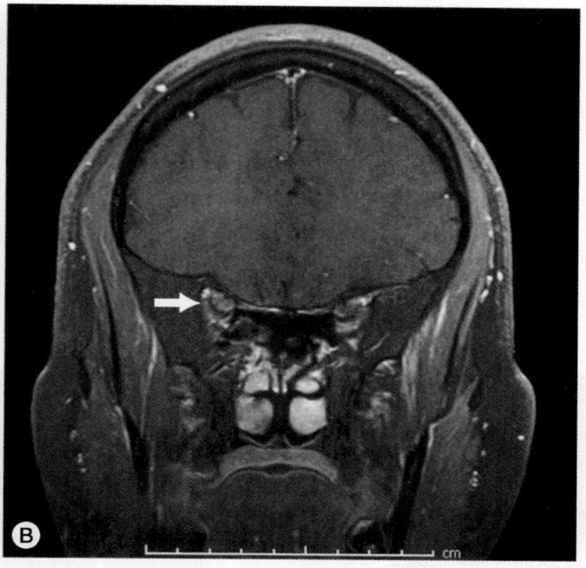

图 56.3　单侧视神经炎的磁共振显像(MRI)。钆造影剂增强后 MRI 显示图 56.2 中患者右眼视神经强化(箭头所示)。Ⓐ轴向扫描;Ⓑ冠状扫描

ADEM 的脱髓鞘是多灶性的,可以包括视神经炎、与发热无关的脑病以及累及脑白质和潜在累及深层脑灰质的不规则的大的 MRI 病灶。虽然多相 ADEM 也曾被描述,但 ADEM 一直被认为是典型的单相疾病[16]。在患者就诊时将 ADEM 与其他脱髓鞘综合征相鉴别十分困难。最近的研究显示大部分 ADEM 患儿髓鞘少突胶质细胞糖蛋白(MOG)抗体反应阳性,但在随访中又检测不出[17]。MOG-Ig 抗体的存在可能与预后良好有关[18]。

NMO 或 Devic 病是一种中枢神经系统炎症性疾病,主要累及视神经和脊髓。NMO 和 MS 的发病机制完全不同,70%的 NMO 患者与 NMO-IgG 自身抗体有关,这种抗体靶向攻击星形胶质细胞的水通道蛋白 4[19]。MS 患者并不表达 NMO-IgG 抗体。

NMO 似乎主要影响女性患者,NMO 视神经炎容易导致更严重的、不可逆性的视力下降[20]。与 MS 视神经炎相比,NMO 视神经炎的患者在 OCT 检查时出现更明显的 rNFL 变薄和微囊腔的黄斑水肿[21]。如果患者有严重的双侧视神经病变,特别是有横贯性脊髓炎表现时,都应该考虑 NMO 的可能性,尽管视神经炎可以在横贯性脊髓炎发生之前出现。"NMO 谱系疾病"这一术语用来指那些符合部分标准,但非完全符合疾病特征的患者。小儿 NMO 的诊断标准见框 56.1。

框 56.1

视神经脊髓炎的诊断标准[16]

急性脊髓炎

视神经炎

下列三项中若两项则支持诊断:

- 水通道蛋白 4 免疫球蛋白血清阳性
- 大脑磁共振成像没有多发性硬化的表现
- 纵向广泛的横贯性脊髓炎,累及 3 个或 3 个以上的脊髓节段

与 MS 视神经炎相比,磁共振检查时,NMO 视神经炎可累及长节段的视神经,并可向后延伸至视交叉。重要的是,NMO 患者也可以出现颅内病变,包括大的瘤样病灶,但是典型的 MS 常见的脑室周围白质病变在 NMO 患者并没有出现[22]。脊髓受累典型特征是长节段、广泛的横贯性脊髓炎,要累及三个或三个以上脊髓节段(图 56.4)[22]。

标准的糖皮质激素治疗可能无效,急性发作时可能需要血浆置换或 IVIg。长期免疫抑制治疗预防复发是本病治疗的目的,可使用如利妥昔单抗、吗替麦考酚酯、硫唑嘌呤药物,同时避免使用治疗 MS 的药物,如芬戈莫德,它有可能加重 NMO 病情[23]。

副感染视神经炎

发热性疾病后的副感染视神经炎(para-infectious optic neuritis)在儿童和成人均可发生。对于儿童患者,视神经炎的临床症状通常在发热后 1~2 周表现出来,可以是单侧,也可以是双侧受累,伴有视神经肿胀[24]。已报道,副感染视神经炎病例与肺炎支原体[24]、水痘[25]、风疹[25]、单核细胞增多症[25]、乙型流感[26]相关。这种类型的视神经炎往往对糖皮质激素的治疗反应良好。更多人考虑该病与免疫过程有关,而不是原发性视神经感染造成的。虽然视力预后很好,但仍有很多患儿一次发作后就残留视神经萎缩[24,25]。

免疫接种后视神经炎

基于在视神经炎发作几天前有疫苗接种史,已有报道称视神经炎与一些疫苗接种有关联,包括麻疹、风疹[27,28]、狂犬病[29]、脑膜炎球菌[30]和流感病毒。目前尚无关于儿童期常规免疫和视神经炎之间流行病学相关性的结论性证据[31]。

慢性复发性炎性视神经病变

慢性复发性炎性视神经病变(chronic relapsing inflammatory optic neuropathy,CRION)是一种了解甚少的炎性视神经病变,特征是复发性视神经炎,对糖皮质激素治疗高度敏感。Kidd 等于 2003 年

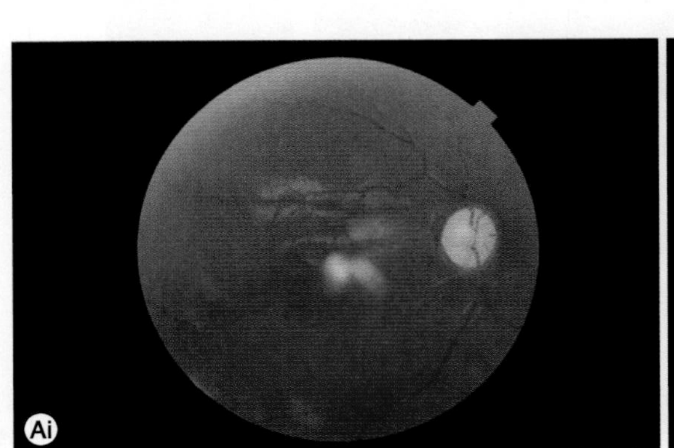

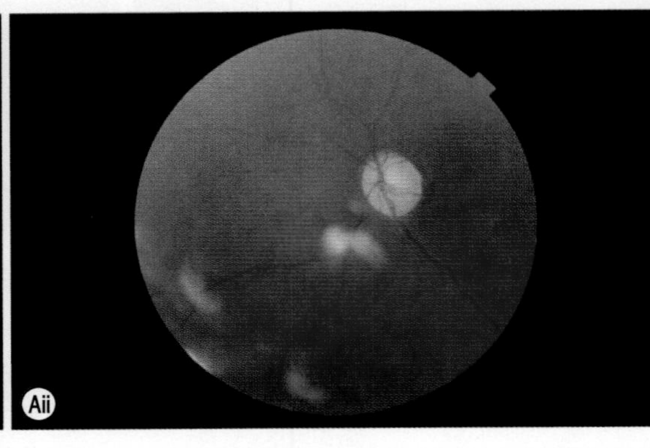

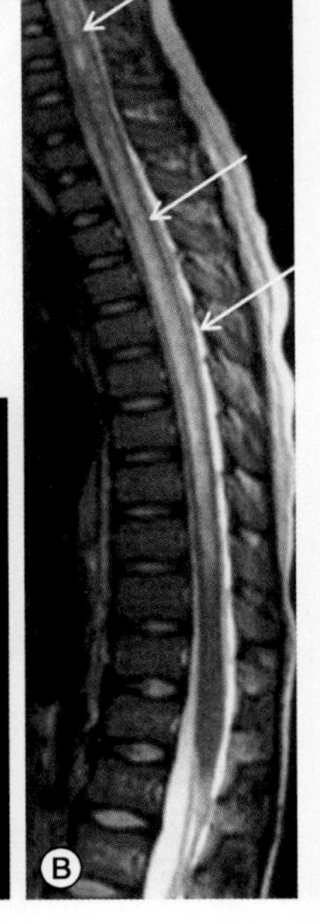

图 56.4　一例复发性视神经脊髓炎患儿，水通道蛋白 4(AQP4)阳性。Ⓐ视神经萎缩；Ⓑ脊髓病变，可见颈髓和下段胸髓高信号病灶。患者接受硫唑嘌呤和口服泼尼松治疗后两年没有复发(本图由伯明翰儿童医院临床研究员，Michael Absoud 医师和小儿神经内科顾问医师 Evangeline Wassmer 惠赠)

首先报道了 15 例复发的孤立性视神经炎患者，并建议命名为"CRION"[32]。自从 2003 年以来，文献中报道了大约 122 例年龄介于 14~69 岁的 CRION 患者[33]。

CRION 患者的典型特征包括伴亚急性视力下降的疼痛；对糖皮质激素治疗迅速反应；一旦停激素治疗即复发。两次发作之间的间隔从不到 1 年至数年不等[34]，文献报道的视神经炎复发的次数为 2~18 次[33]。视神经可以累及单侧或双侧，可以同时发生或先后发生[32,33]。一般来讲，视力下降非常明显，可以到指数以下，有前部视神经受累[32]。视野的变化与那些脱髓鞘视神经病变类似，包括中心暗点、旁中心暗点或垂直性视野缺损。视功能的预后各有不同，资料也很有限。对 2003~2013 年间所有发表的 CRION 病例的综述中，大概 30%受累的患者视力下降到 LogMAR 0.5 (Snellen 20/60)以下，而 ONTT 中成人视神经炎的患者此比例仅为 2%[33,35]。

诊断是排除性的，并需要仔细评估引起视神经炎的潜在的神经系统或全身性疾病的因素，可能需要用到神经影像、腰穿和血清学检查。磁共振检查时，急性期应该可以看到视神经强化。另外，神经影像学检查应该基本是阴性的，除了表现无诊断意义和非特异的 T_2 变化，这在 CRION 患者中报道过。在视神经炎发作的急性期，通过静脉给予甲泼尼龙，随后改为口服糖皮质激素，并逐渐减量，或可辅助 IVIg 或血浆置换。关于慢性期免疫抑制治疗，已经尝试许多药物，包括 IVIg、吗替麦考酚酯、硫唑嘌呤和氨甲蝶呤[32,36]。重要的是，与 MS 相关的脱髓鞘视神经炎相反，若无恰当的慢性免疫抑制治疗，CRION 相关的视力下降可能是进行性的[33]。

感染性视神经病变

视神经视网膜炎

视神经视网膜炎是一种以视神经水肿为特征的炎性疾病，随后会发展到黄斑星芒状改变。虽然有双眼发病的报道，但单眼更常见(图 56.5)。黄斑表现形成的原因可能是视盘血管通透性增加，液体渗漏到视盘周围视网膜[37]。荧光素血管造影显示视盘的小动脉性血管炎。黄斑星芒状改变具有典型的中心凹周围的表现。

此类疾病通常有潜在的感染性因素，最常见的是汉赛巴尔通体感染(猫抓病)或伯氏疏螺旋体感染(莱姆病)。有文献报道，视神经视网膜炎与梅毒、结核、钩端螺旋体和弓形虫的感染有关[38]。因此，需要血清学检测来分析病因。虽然该病发病后有的患者会自发恢复，但许多眼科医师在确定病因之前就已开始治疗。处置猫抓病患者，多西环素、阿奇霉素和利福平全都使用过[39]。

其他感染性视神经病变

视神经病变的发展与许多感染性因素有关。与视神经病变有关的螺旋体包括引发莱姆病的伯氏疏螺旋体以及梅毒螺旋体。免疫缺陷患者也可发生真菌性视神经病变，最常见的是新型隐球菌。虽然巨细胞病毒视神经病变通常与视盘旁视网膜炎有关，但也有报道不合并视网膜炎单纯的视神经病变[40]，可能与其直接侵犯筛板后视神经有关。视神经病变可以直接由人类免疫缺陷病毒 1 亚型(HIV-1)感染引发，而不是继发于机会性感染[25]。

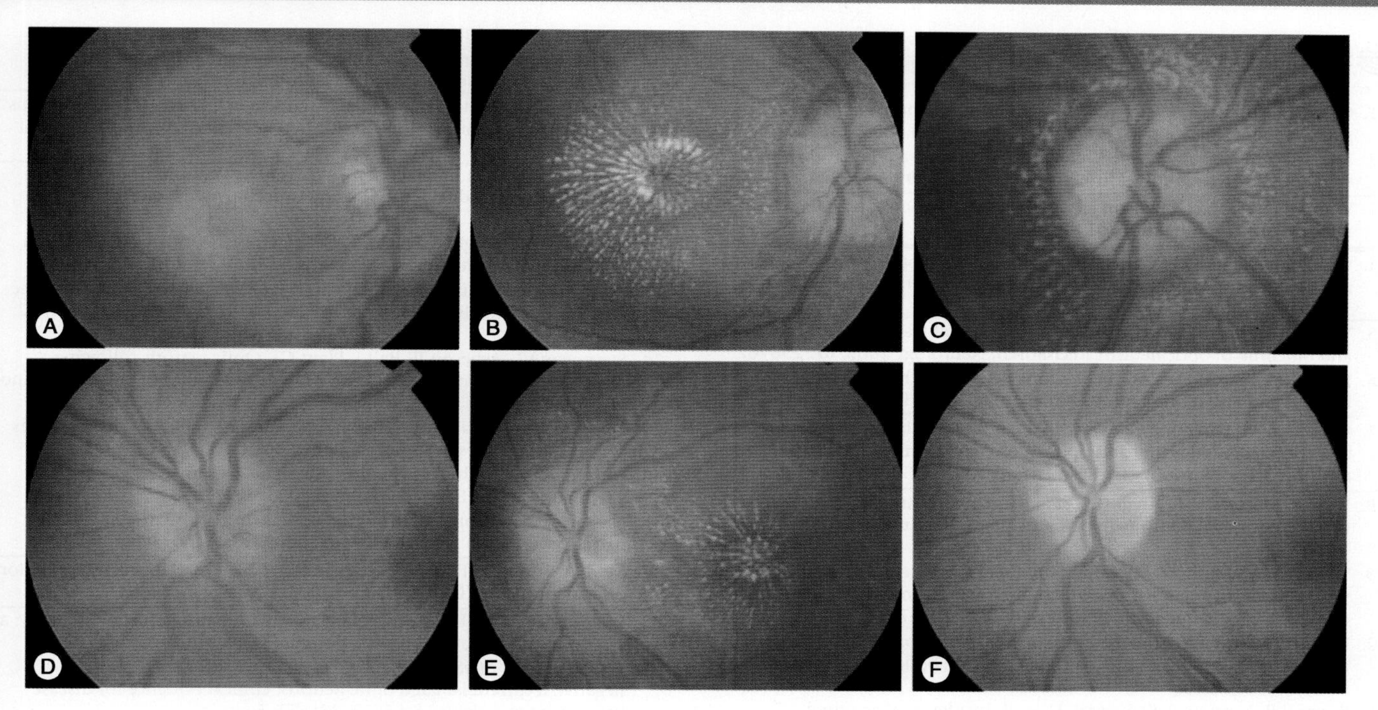

图 56.5　视神经视网膜炎进展的分期。Ⓐ发病时视盘水肿，黄斑视网膜混浊；Ⓑ三周后，形成典型的黄斑星芒；Ⓒ进一步吸收导致后期视神经萎缩；Ⓓ-Ⓕ对侧眼（左眼）视神经视网膜炎及导致的视神经萎缩（感谢美国 Midwest 眼科研究所 Valerie Purvin 医师允许复制使用，来自论文：Purvin V，Sundaram S，Kawasaki A. Neuroretinitis：review of the literature and new observations. J Neuro-ophthalmol 2011；31：58-68）

浸润性视神经病变

白血病浸润（参见第 67 章）

白血病视神经浸润往往与中枢神经系统复发有关，它可以是长期缓解的患者复发的表现特征。受累的视神经肿胀，表面可有出血。然而，视盘的表现并不具有诊断价值。视神经受累可以与白血病视网膜病变同时出现，其特征为血管迂曲、静脉扩张、视网膜出血和棉绒斑。磁共振可以显示视神经周围浸润[41]。大约 90%的视神经受累发生于急性白血病患者。

白血病视神经受累是一种急症。如果不及时诊断和治疗，可能会发生永久和严重性的视力丧失。视神经和脑膜屏蔽药物，此处的白血病细胞对全身化疗抗药。鞘内化疗初始治疗的剂量可能不足以破坏视神经的白血病细胞，因此这个部位容易复发。在这种情况下对眶尖部紧急行低剂量放疗有可能挽救视力[42,43]。

结节病相关视神经病变

结节病是一种累及多器官的炎性疾病，以主要发生在肺部的非干酪样变的肉芽肿为特征。神经系统结节病特指累及中枢神经系统的结节病，是本病罕见的一种表现。关于神经系统结节病的数据很有限，几乎没有大型的病例系列，仅有许多小的病例报告[44-46]。在神经系统结节病中，脑神经病变可能发生于视神经肉芽肿的患者。在一项主要由成年人组成的包含 54 例患者的研究中，单侧和双侧视神经病变是就诊最主要的表现，影响到 35%的患者。双眼受累与不良视力预后相关，本组 13 例患者中的 7 例双眼病变患者，随访时一眼视力<20/200[45]。虽然认为儿童的临床表现和成人类似，越来越多的研究显示，除脑神经病变之外，许多患儿会表现为癫痫[44,46]。虽然儿童视神经的结节病肉芽肿并不常见，但对于一个炎性视神经病变进行鉴别诊断时应该考虑此病，特别是在神经影像学有视神经炎和/或神经周围炎的表现时（图 56.6）。糖皮质激素是初始治疗的主要方法。

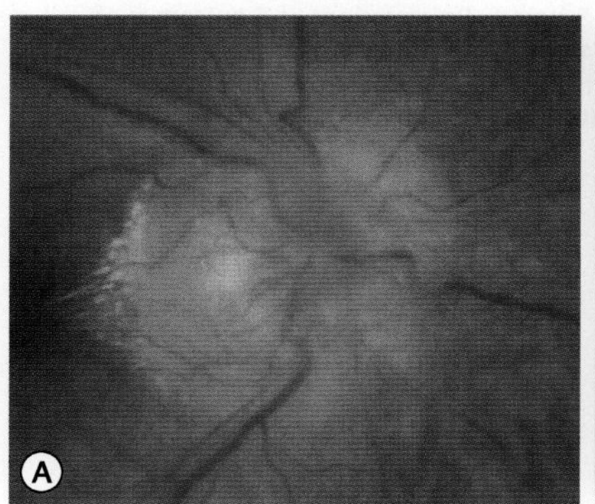

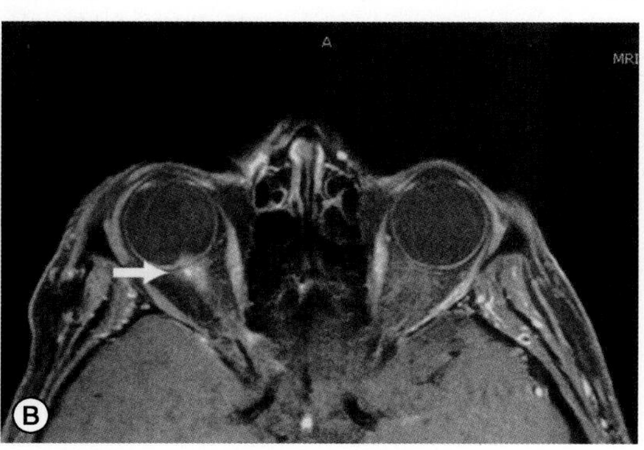

图 56.6　视神经的结节病样肉芽肿。Ⓐ继发于结节病浸润的视盘水肿；Ⓑ轴向增强的 T1 加权 MRI 显示神经眼球连接部分和右眼视盘有强化（箭头所示）（图片由美国马萨诸塞州，波士顿哈佛医学院，麻省眼耳鼻喉医院神经眼科 Joseph Rizzo 主任和 Katherine Boudreault 医师惠赠）

（王海燕　译　王雨生　校）

参考文献

1. Cakmakli G, Kurne A, Guven A, et al. Childhood optic neuritis: the pediatric neurologist's perspective. Eur J Ped Neurol 2009; 13: 452–7.
2. Rodriguez M, Siva A, Cross SA, et al. Optic neuritis: a population-based study in Olmsted County, Minnesota. Neurology 1995; 45: 244–50.
3. Wan MJ, Adebona O, Benson LA, et al. Visual outcomes in pediatric optic neuritis. Am J Ophthalmol 2014; 158: 503–7 e2.
4. Waldman AT, Stull LB, Galetta SL, et al. Pediatric optic neuritis and risk of multiple sclerosis: meta-analysis of observational studies. J AAPOS 2011; 15: 441–6.
5. Wilejto M, Shroff M, Buncic JR, et al. The clinical features, MRI findings, and outcome of optic neuritis in children. Neurology 2006; 67: 258–62.
6. Brady KM, Brar AS, Lee AG, et al. Optic neuritis in children: clinical features and visual outcome. J AAPOS 1999; 3: 98–103.
7. Waldman AT, Hiremath G, Avery RA, et al. Monocular and binocular low-contrast visual acuity and optical coherence tomography in pediatric multiple sclerosis. Mult Scler Relat Disord 2013; 3: 326–34.
8. Yeh EA, Marrie RA, Reginald YA, et al. Functional–structural correlations in the afferent visual pathway in pediatric demyelination. Neurology 2014; 83: 2147–52.
9. Waldman AT, Shumski MJ, Jerrehian M, Liu GT. Parent and medical professional willingness to enroll children in a hypothetical pediatric optic neuritis treatment trial. Front Neurol 2011; 2: 75.
10. Beck RW, Cleary PA, Anderson MM Jr, et al. A randomized, controlled trial of corticosteroids in the treatment of acute optic neuritis. The Optic Neuritis Study Group. NEJM 1992; 326: 581–8.
11. Banwell B, Kennedy J, Sadovnick D, et al. Incidence of acquired demyelination of the CNS in Canadian children. Neurology 2009; 72: 232–9.
12. Langer-Gould A, Zhang JL, Chung J, et al. Incidence of acquired CNS demyelinating syndromes in a multiethnic cohort of children. Neurology 2011; 77: 1143–8.
13. Banwell BL. Multiple sclerosis in children. Handb Clin Neurol 2014; 122: 427–41.
14. Bonhomme GR, Waldman AT, Balcer LJ, et al. Pediatric optic neuritis: brain MRI abnormalities and risk of multiple sclerosis. Neurology 2009; 72: 881–5.
15. Absoud M, Cummins C, Desai N, et al. Childhood optic neuritis clinical features and outcome. Arch Dis Child 2011; 96: 860–2.
16. Krupp LB, Tardieu M, Amato MP, et al. International Pediatric Multiple Sclerosis Study Group criteria for pediatric multiple sclerosis and immune-mediated central nervous system demyelinating disorders: revisions to the 2007 definitions. Mult Scler 2013; 19: 1261–7.
17. Reindl M, Di Pauli F, Rostasy K, Berger T. The spectrum of MOG autoantibody-associated demyelinating diseases. Nat Rev Neurol 2013; 9: 455–61.
18. Baumann M, Sahin K, Lechner C, et al. Clinical and neuroradiological differences of paediatric acute disseminating encephalomyelitis with and without antibodies to the myelin oligodendrocyte glycoprotein. J Neurol Neurosurg Psychiatry 2015; 86: 265–72.
19. Lennon VA, Wingerchuk DM, Kryzer TJ, et al. A serum autoantibody marker of neuromyelitis optica: distinction from multiple sclerosis. Lancet 2004; 364: 2106–12.
20. Absoud M, Lim MJ, Appleton R, et al. Paediatric neuromyelitis optica: clinical, MRI of the brain and prognostic features. J Neurol Neurosurg Psychiatry 2015; 86: 470–2.
21. Bennett JL, de Seze J, Lana-Peixoto M, et al. Neuromyelitis optica and multiple sclerosis: Seeing differences through optical coherence tomography. Mult Scler 2015; 21: 678–88.
22. Kim HJ, Paul F, Lana-Peixoto MA, et al. MRI characteristics of neuromyelitis optica spectrum disorder: an international update. Neurology 2015; 84: 1165–73.
23. Longoni G, Banwell B, Filippi M, Yeh EA. Rituximab as a first-line preventive treatment in pediatric NMOSDs: Preliminary results in 5 children. Neurol Neuroimmunol Neuroinflamm 2014; 1: e46.
24. Rappoport D, Goldenberg-Cohen N, Luckman J, Leiba H. Parainfectious optic neuritis: manifestations in children vs adults. J Neuroophthalmol 2014; 34: 122–9.
25. Selbst RG, Selhorst JB, Harbison JW, Myer EC. Parainfectious optic neuritis. Report and review following varicella. Arch Neurol 1983; 40: 347–50.
26. Vianello FA, Osnaghi S, Laicini EA, et al. Optic neuritis associated with influenza B virus meningoencephalitis. J Clin Virol 2014; 61: 463–5.
27. Arshi S, Sadeghi-Bazargani H, Ojaghi H, et al. The first rapid onset optic neuritis after measles-rubella vaccination: case report. Vaccine 2004; 22: 3240–2.
28. Stevenson VL, Acheson JF, Ball J, Plant GT. Optic neuritis following measles/rubella vaccination in two 13-year-old children. Br J Ophthalmol 1996; 80: 1110–11.
29. Gupta V, Bandyopadhyay S, Bapuraj JR, Gupta A. Bilateral optic neuritis complicating rabies vaccination. Retina 2004; 24: 179–81.
30. Laria C, Alio J, Rodriguez JL, et al. [Optic neuritis after meningococcal vaccination]. Arch Soc Esp Oftalmol 2006; 81: 479–82.
31. Nass M. Data vs conclusions in the optic neuritis vaccination investigation. Arch Neurol 2006; 63: 1809–10, author reply 10.
32. Kidd D, Burton B, Plant GT, Graham EM. Chronic relapsing inflammatory optic neuropathy (CRION). Brain 2003; 126(Pt 2): 276–84.
33. Petzold A, Plant GT. Chronic relapsing inflammatory optic neuropathy: a systematic review of 122 cases reported. J Neurol 2014; 261: 17–26.
34. Waschbisch A, Atiya M, Schaub C, et al. Aquaporin-4 antibody negative recurrent isolated optic neuritis: clinical evidence for disease heterogeneity. J Neurol Sci 2013; 331: 72–5.
35. Optic Neuritis Study G. Visual function 15 years after optic neuritis: a final follow-up report from the Optic Neuritis Treatment Trial. Ophthalmology 2008; 115: 1079–82 e5.
36. Petzold A, Pittock S, Lennon V, et al. Neuromyelitis optica-IgG (aquaporin-4) autoantibodies in immune mediated optic neuritis. J Neurol Neurosurg Psychiatry 2010; 81: 109–11.
37. Kitamei H, Suzuki Y, Takahashi M, et al. Retinal angiography and optical coherence tomography disclose focal optic disc vascular leakage and lipid-rich fluid accumulation within the retina in a patient with leber idiopathic stellate neuroretinitis. J Neuroophthalmol 2009; 29: 203–7.
38. Purvin V, Sundaram S, Kawasaki A. Neuroretinitis: review of the literature and new observations. J Neuroophthalmol 2011; 31: 58–68.
39. Lezrek O, Laghmari M, Jait A, et al. Neuroretinitis in ocular bartonellosis. J Pediatr 2015; 166: 496–96 e1.
40. Cackett P, Weir CR, McFadzean R, Seaton RA. Optic neuropathy without retinopathy in AIDS and cytomegalovirus infection. J Neuroophthalmol 2004; 24: 94–5.
41. Madani A, Christophe C, Ferster A, Dan B. Peri-optic nerve infiltration during leukaemic relapse: MRI diagnosis. Pediatr Radiol 2000; 30: 30–2.
42. Lin YC, Wang AG, Yen MY, Hsu WM. Leukaemic infiltration of the optic nerve as the initial manifestation of leukaemic relapse. Eye 2004; 18: 546–50.
43. Puvanachandra N, Goddard K, Lyons CJ. Dramatic visual recovery after prompt radiotherapy and chemotherapy for leukaemic infiltration of the optic nerve in a child. Eye (Lond) 2010; 24: 927–8.
44. Anand G, Sin FE, Soilleux E, et al. Isolated paediatric neurosarcoidosis presenting as epilepsia partialis continua: a case report and review of literature. Eur J Ped Neurol 2013; 17: 429–36.
45. Pawate S, Moses H, Sriram S. Presentations and outcomes of neurosarcoidosis: a study of 54 cases. QJM 2009; 102: 449–60.
46. Baumann RJ, Robertson WC Jr. Neurosarcoid presents differently in children than in adults. Pediatrics 2003; 112(6 Pt 1): e480–6.

第 57 章

视交叉

Michael C Brodsky

章节目录

引言

视交叉因其形似希腊字母 chi(X)而命名[1],超过 200 万的神经纤维由此通过,其中大部分是视觉神经纤维,但还有一小部分是从视交叉投射到下丘脑核的非视觉神经纤维,形成了调节昼夜节律的视网膜-下丘脑纤维束[2]。在人类视交叉处,交叉的神经纤维与未交叉的神经纤维的比例约为 53:47[3]。

进化思考

视交叉为每只眼视野相应部位的对应提供了主要通路,对双眼视力很重要。融合的建立必须具有视野的重叠、视网膜相应成分的对应以及眼外肌维持双眼视轴的排列[4]。对于侧眼动物而言,每只眼睛发出的神经纤维完全交叉到对侧大脑半球。随着眼眶轴向前方旋转和每只眼的双眼视前方视野的增加,未交叉的神经纤维比例逐渐增大[5]。目前对人类视觉系统交叉原因的认识尚存争议[5,6](图 57.1)。

在人类,中心凹鼻侧的视网膜多于颞侧,因此右眼覆盖右侧视野较左侧视野更多。原始鼻侧视网膜涉及系统发育中古老的"全景"功能,而颞侧视网膜参与系统发育中较后发育的"双眼"视功能。

黄斑中心凹位于鼻侧(全景)和颞侧(支撑双眼视)视网膜交界处,使得视觉赋予其基本功能,即:

- 探索(移动性)
- 细节(黄斑中心凹)
- 立体视(双眼视)

对周围的探索是鼻侧视网膜原始的全景功能,而双眼视、立体视和集合功能与颞侧视网膜有关。

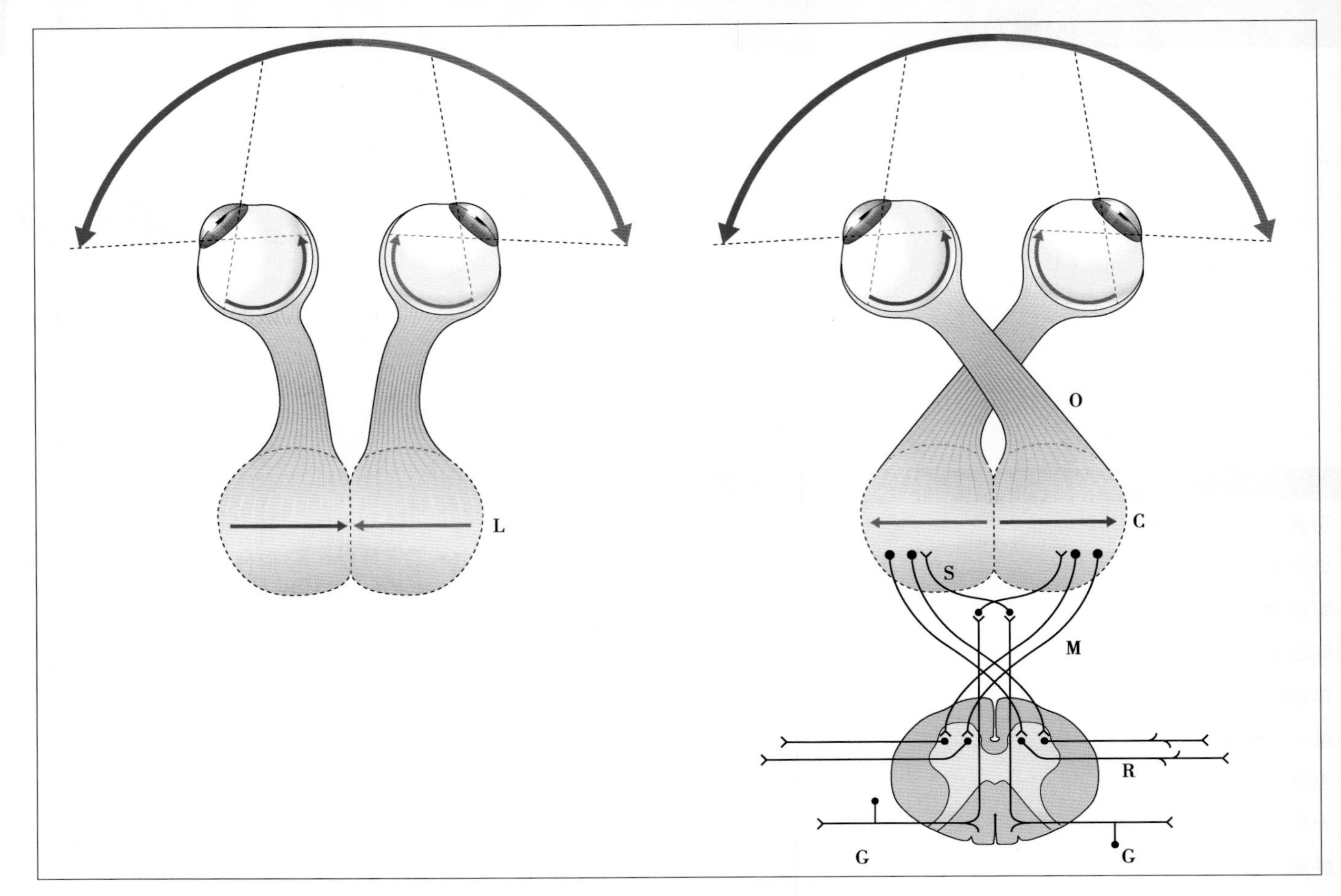

图 57.1　左图为 Ramón y Cajal 首创的无交叉视交叉假说示意图；右图显示侧眼动物中完全交叉的视交叉（经 Polyak S 许可，出自 Kluver H，editor. The Vertebrate Visual System. Chicago，IL：University of Chicago Press，1957）

解剖学

成人和儿童的视神经、视交叉和视束沿着视神经管向后内延伸，并略向上 45°走行[7]。视交叉位于鞍膈上方数毫米的鞍上池内。大脑前动脉和前交通动脉位于视交叉和视神经的前上方，颈动脉位于两侧，后交通动脉经视束下方通过。视交叉位于第三脑室前端底部，因此第三脑室扩张可压迫视交叉。视交叉的后方为下丘脑和垂体柄、灰结节和乳头体。视神经通过颅骨视神经管走行，其颅内段长度因人而异，视交叉与其他结构位置关系也是变化的。若颅内段视神经短，为前置型视交叉；若颅内段视神经长，为后置型视交叉。von Willebrand 膝是人为现象[8]。

胚胎学

视交叉出现在胚胎第一个月[9]，由前脑底部增厚发育出来。视网膜神经节细胞沿着视茎向下生长并进入第三脑室底部，在此交叉形成视交叉。节细胞轴突交叉方式分为两个阶段[10]：首先视网膜轴突在腹侧间脑的中线相遇，形成一个 X 形的交叉，之后轴突继续生长进入同侧或对侧视束[11]。

轴突的一种称为生长锥的形态学特化结构，使其在胚胎脑环境中产生感知和对信号发生反应[12]。神经元和神经胶质细胞为内生的神经节细胞轴突提供导向信号。组织学证据表明，未交叉的轴突纤维位于视神经的外侧部分，不到达视交叉的中线[13]。腹侧间脑中的神经元和放射状神经胶质细胞在视交叉形成过程中起着对视网膜神经节细胞轴突的引导作用。视网膜生长锥中的生长相关蛋白能够刺激神经节细胞轴突生长，并完成路径搜索任务。在鼠类，视网膜神经节细胞轴突形成视交叉需要未来视交叉所在位置的神经元细胞参与，已发现与视交叉形成不可或缺的生长相关蛋白[14]。在这一过程中，会过度生成大量的神经元，随后这些神经元将通过细胞凋亡而死亡[15]。在妊娠第四个月时，视交叉最终发育完成。

目前已证实促成视交叉发育的一些转录因子[16-19]。发育中颞侧视网膜表达的 Foxd1 因子及其下游效应子（酪氨酸激酶膜蛋白）参与了鸡和哺乳动物视交叉发育过程[17,18]。Foxd1 影响轴突同侧化。Foxd1 在 Zic2 阳性视网膜神经节细胞的祖细胞中表达，是颞侧视网膜特征的决定因素[17,18]。神经纤毛蛋白（neuropilin）是一类跨膜蛋白，作为轴突引导受体，在哺乳动物视交叉处调节轴突分化[19]。neuropilin 1（NRP1）在视交叉中线处表达，作用于对侧视网膜神经节细胞，为联合处轴突在视交叉发生交叉提供生长和化学引导信号[19]。已发现腹侧前同源盒 1(ventral anterior homeobox 1,Vax1)具有视网膜神经节细胞生长因子活性,在哺乳动物双眼视觉系统的视交叉发育过程中是必需的[20]。

体征和症状

发育缺陷和鞍上肿瘤在儿童中常见(框 57.1)。大多数视交叉综合征源自肿瘤病变、发育紊乱、辐射损伤、炎症、感染、脱髓鞘、梗死、横断伤或发育不全[21]。显性视神经萎缩可表现出与视交叉疾病相似的双颞侧偏盲[21]。

框 57.1

视交叉疾病的体征和症状

症状

立体视丧失

固视后盲

运动融合丧失

半侧视野滑动

双颞侧偏盲

Bagolini 线状镜结果呈“双峰”型

Worth 四点灯检查异常(通过绿色镜观看时选择性颞侧绿点消失)

体征

瞳孔大/瞳孔反应迟钝/光反射-近反射分离

小视盘(见于先天性肿瘤)

双侧带状萎缩(见于后天性病变)

婴儿点头样痉挛

跷跷板样眼球震颤

单眼鼻颞侧视动不对称性

在年幼儿童中,视交叉疾病往往表现较晚,这是由于儿童的代偿所致,而且在出现双眼视力丧失之前很少怀疑患儿视力不良。

视交叉类疾病的特征表现为双颞侧偏盲,视野检查是必要的。视交叉下方的病变必须足够大才能出现视交叉压迫征象,一般先压迫鼻下方视神经纤维,表现为双颞侧上方视野缺损。上方的病变易引起下方视野缺损。当压迫性病变已造成缺损时,通常视交叉变细,视野缺损的类型也不再典型。

通常有视力损害。视交叉分裂性病变,如外伤,对视力影响不大,因为并未累及鼻侧视野和中心凹鼻侧半视网膜。但当病变累及视神经或广泛波及视交叉处的交叉和未交叉的神经纤维时,将引起视力损害。除视野缺损外,常常一眼有严重视力损害,而另一眼视力相对保存。在慢性病变中,尽管检眼镜检查显示严重的神经元丢失,但患者常可能保存较好的视力。

当视神经受累时,会有明显的色觉损害,一些患者表现为固视后失明(postfixational blindness)(如从汽车内看前挡风玻璃时发现道路消失了)。当视交叉受到压迫时,瞳孔会散大,同时对光反射迟钝,表现为光-近反射分离。疑似视交叉受压的患者行立体视测试和 Bagolini 线状镜检查是有用的。视交叉病变患者常见立体视的降低,甚至还未检测到视野异常时就有[4]。然而,对完全性视交叉横断者通过 haploscopic 立体视觉测试刺激颞侧[22]完整的视网膜也可引出立体视,表明视交叉横断时立体视感觉功能存在,但缺乏影响立体视的运动融合功能[23]。一个有价值的、但并未很好使用的诊断试验是用 Titmus 立体图测定立体视。先将图放正位测试,然后上下颠倒 Titmus 图再重复测试。正常情况下,注视上下翻转的 Titmus 立体图会感觉到圆圈似乎后移而进入页面中,因为图像是以单眼投射到每只眼鼻侧视网膜和受损的颞侧视野的。视交叉疾病因有双颞侧偏盲,不易察觉这种立体视退缩现象。因此,发现倒置 Titmus 立体视低于正位 Titmus 立体视时应考虑视交叉疾病。视交叉疾病中,相对于正位 Titmus 立体视测试,因呈单眼投射至每只眼鼻侧视网膜和受损的颞侧视野,使得翻转 Titmus 立体图测试得到的立体视损害结果更严重。在视交叉疾病中,Bagolini 线状镜测试表现为双眼“山峰”模式[24]。早发型视交叉疾病的幼儿可表现为眼球震颤,经典表现为伴各种头部晃动的点头痉挛样眼球震颤,也可为孤立的跷跷板样眼球震颤(参见第 89 章)。视交叉交叉纤维的丢失也会引起每只眼丧失单眼鼻向水平视动反应。针对无法获得可靠视野检测结果的年幼儿童来说,发现这种单眼鼻颞侧视动反应不对称,可能是诊断视交叉疾病的一个有用的临床线索[25]。

视交叉疾病中常见视神经萎缩,可以为广泛的神经元丢失,或表现为条带状萎缩,原因是司颞侧视野的纤维层丢失,而司鼻侧完整视野的纤维保存(图 57.2)。在发育性视交叉损害或视交叉肿瘤中,常有视盘异常(图 57.3 和图 57.4)[26,27]。先天性蝶鞍上肿瘤可表现水平的“蝴蝶结”样视杯,伴选择性鼻侧和颞侧神经纤维层的缺失[28]。上述疾病的视盘发生视盘水肿多位于视盘的上下极(图 57.2C)。

由于下丘脑与垂体腺位置接近,患者可发生内分泌和生长缺陷。婴儿患有累及下丘脑的肿瘤时,可表现为 Russell 间脑综合征:消瘦伴皮下脂肪丢失(图 57.5);相对于体重而言,身长增长迅速(图 57.6);表现欣快和多动的人格改变。需要检查和测量婴儿的体质,询问体重增加情况。

双颞侧偏盲患者会发生半侧视野滑动现象(图 57.7),因为每只眼仅有视野的鼻侧部分功能完整,双眼的视网膜对应点不再存在,感觉融合已不可能建立,运动融合也无法保持同步。既往存在隐斜视者变得明显偏斜。阅读时,内斜视会出现单词或字母的缺失,而外斜视会出现单词或字母的重复。垂直半侧视野滑动患儿阅读时会无法跟踪整行文字。患儿不表述复视,而是说文字或者物体中间部分有重复。表现半侧视野滑动无须完全的双颞侧偏盲,这可以是起始症状[29]。表 57.1 总结了视交叉疾病的体征和症状。畏光偶尔可能成为视交叉肿瘤的就诊症状[30]。

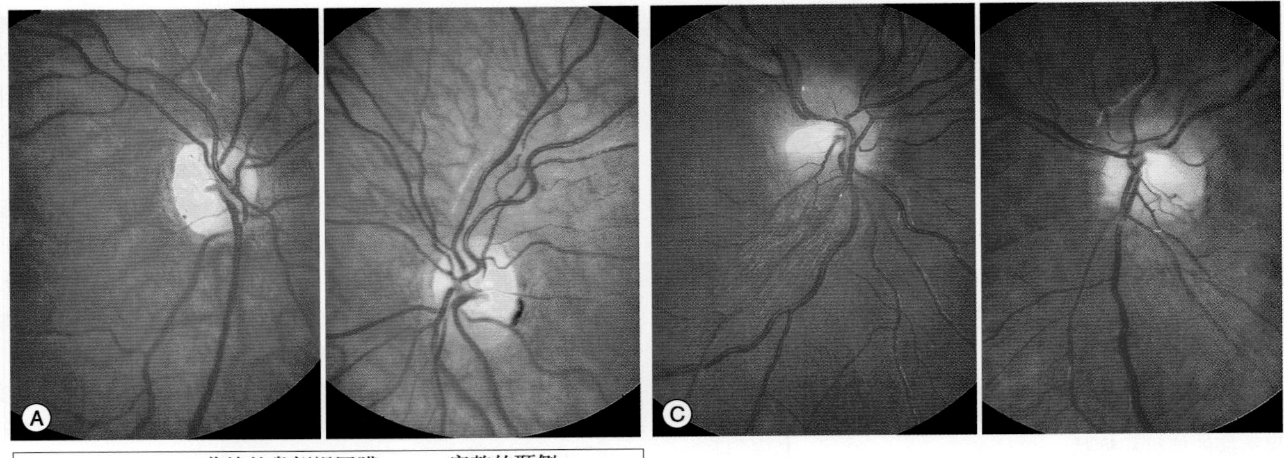

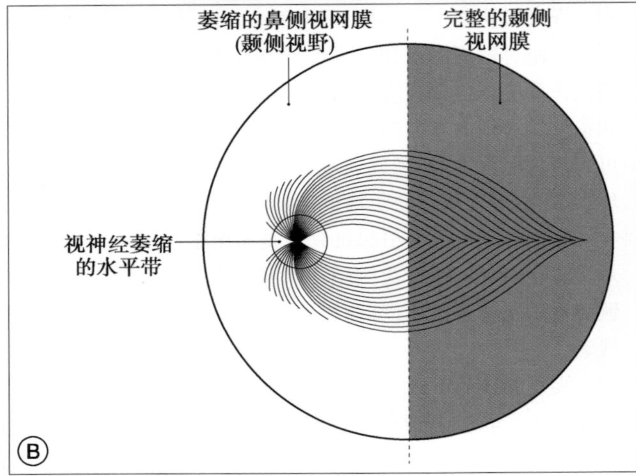

图 57.2　颅咽管瘤。Ⓐ视力：右眼仅感知手动，左眼是绝对性颞侧偏盲，色觉正常，视敏度为-0.1LogMAR（6/4.8，20/16，1.25）。左眼视盘呈条带状萎缩：司颞侧视野的神经纤维丢失，司鼻侧视野的神经纤维存在，伸向视盘的上下区域。Ⓑ条带状萎缩的起因是水平带或蝴蝶结区是萎缩显现的区域，只有颞侧神经纤维由此处伸入视盘。Ⓒ颅咽管瘤在颅内压升高期间表现为"双叶状"视盘水肿，因为视盘水肿仅在神经节细胞轴突肿胀时发生，而且在视交叉压迫时，仅上方和下方（鼻侧）的轴突存活，因此视盘水肿仅发生在视盘上下侧，出现"双叶状"或"双峰型"视盘水肿

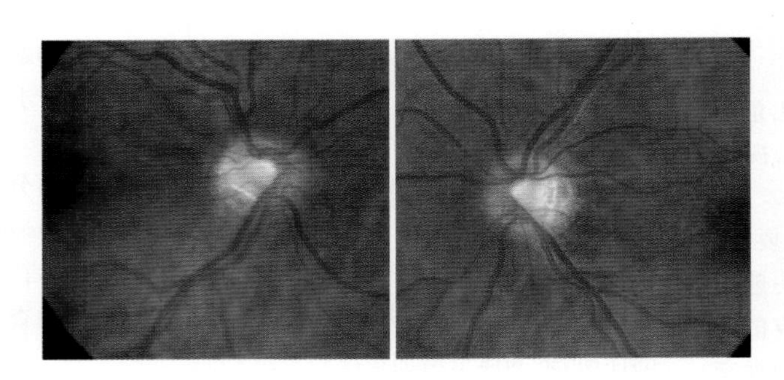

图 57.3　颅咽管瘤。双侧节段性发育不全或"倾斜的"视盘。双颞侧偏盲，视力为右眼-0.1LogMAR（6/4.8，20/16，125）（屈光度：-4.0D）和左眼-0.22LogMAR（6/3.6，20/12，1.67）（屈光度：-4.50D）

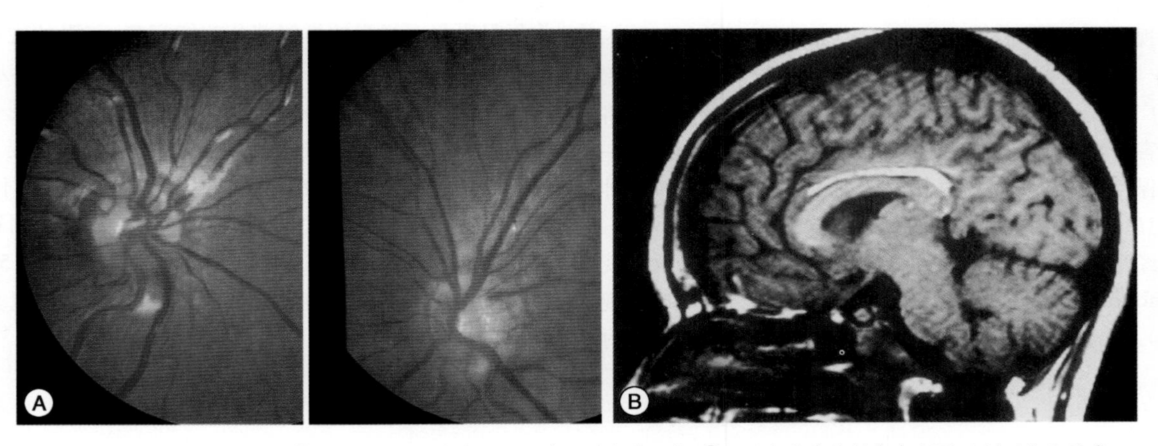

图 57.4　面部中线缺损。Ⓐ中线面部缺损患者左眼视盘倾斜发育不良；Ⓑ一面部中线缺损患者 MRI 示胼胝体脂肪瘤

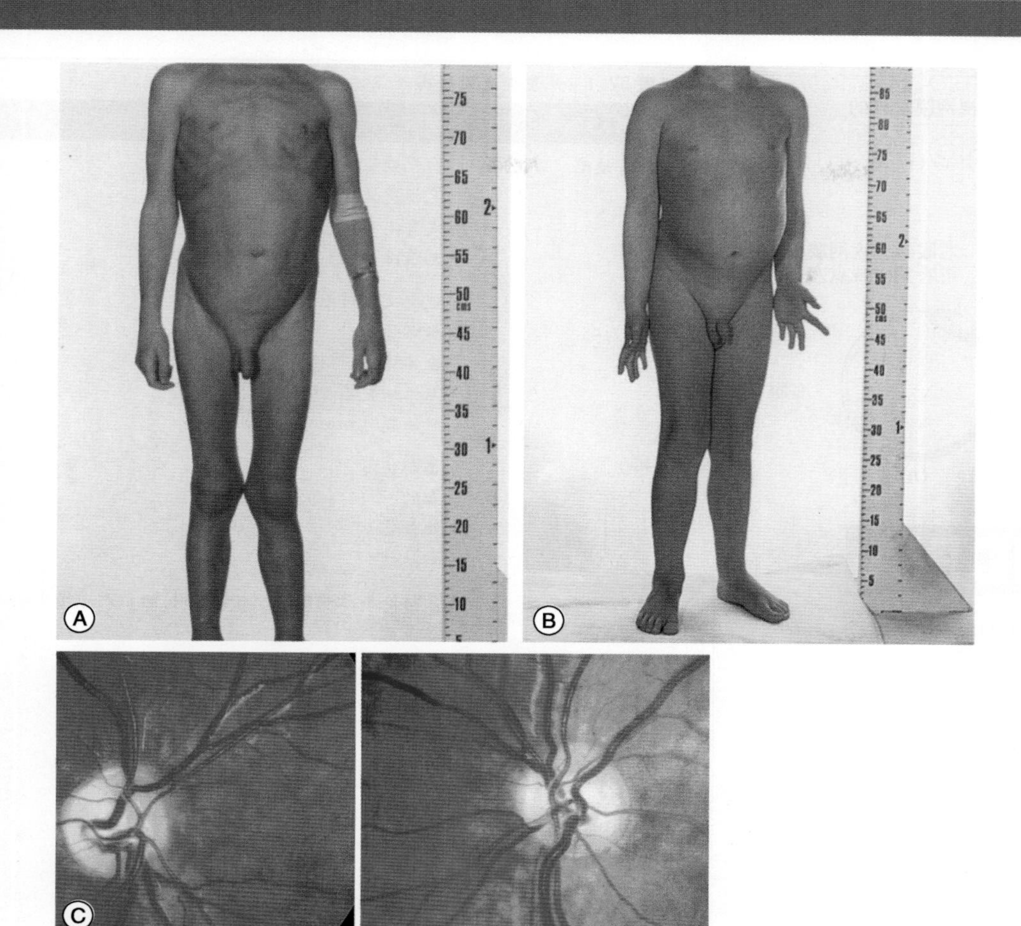

图 57.5　视交叉胶质瘤。Ⓐ1973 年 2 月 12 日拍摄的男性患儿，双眼视力下降伴近期体重减轻；Ⓑ1974 年 1 月 31 日拍摄照片显示患儿身高及体重明显增加。体重与身高比例的波动在视交叉胶质瘤较为常见；Ⓒ双眼条带状萎缩（同一患者）

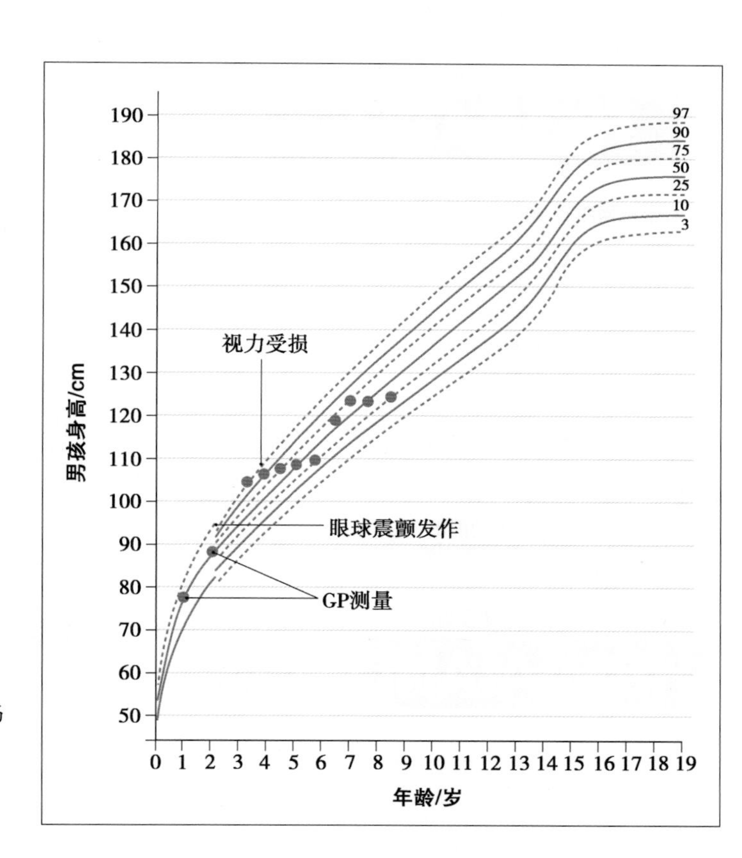

图 57.6　视交叉胶质瘤患儿身高增长记录，显示身高增长率波动。小儿眼科医师需要具备这些图表

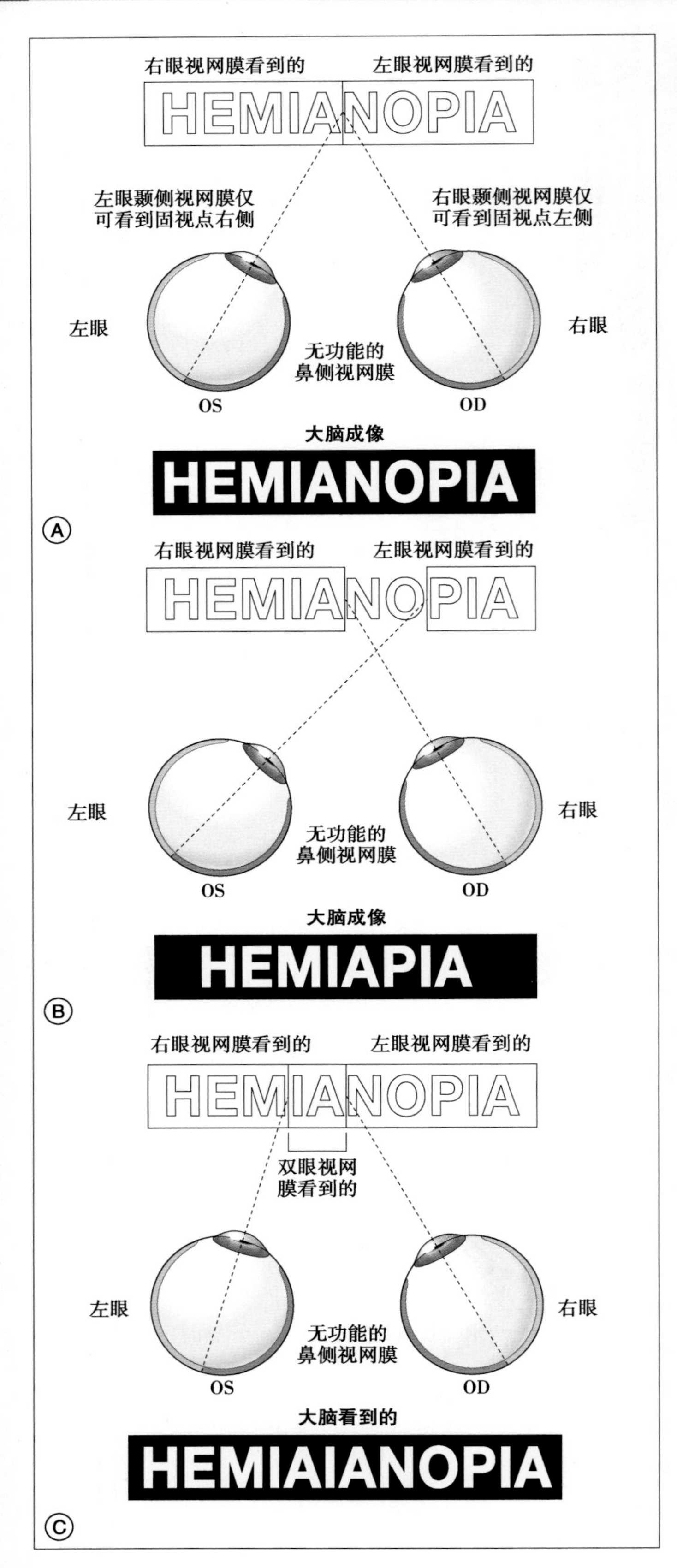

图 57.7　半侧视野滑动现象(来自 Fritz KJ, Brodsky MC. Elusive neuro-ophthalmic reading impairment. American Orthoptic Journal 1992; 42:159-164。经威斯康星大学出版社许可转载)

表 57.1　儿童视交叉疾病

类别	疾病
发育缺陷	白化病 无视交叉 发育不全 无眼症
肿瘤	视交叉胶质瘤 颅咽管瘤 垂体腺瘤 无性细胞瘤 视网膜母细胞瘤(三侧性)
外伤	横断伤 血肿 钝挫伤 牵拉伤
浸润	朗格汉斯细胞(Langerhans cell)组织细胞增生症 结节病 幼年黄色肉芽肿
视交叉视神经炎	病毒感染后 免疫后 多发性硬化
视交叉蛛网膜炎	结核 神经梅毒 真菌 囊尾蚴病
血管异常	动静脉畸形 海绵状血管瘤
辐射	射线照射后数月至数年急性视力下降
空蝶鞍	继发于导水管狭窄的第三脑室扩张 继发于手术瘢痕和垂体卒中的视交叉向下牵拉

进一步研究

进一步的研究包括内分泌学研究、神经生理学评估(参见第 9 章)和神经影像学。针对黄斑区神经节细胞层的光学相干断层成像,对先天性或后天性视交叉病变引起的双眼鼻侧视网膜神经纤维层变薄高度敏感。神经生理学检查可以发现患者的视交叉缺陷(尤其是对会讲话前/言语前的幼童),定量和定性地评估视功能损害。磁共振成像(MRI)[31,32]可以准确提供视交叉及周围相关结构神经解剖学的细节。计算机断层扫描(CT)可为累及鞍旁区的骨改变提供重要信息。

发育缺陷

视交叉发育紊乱包括:

- 白化病
- 无视交叉
- 发育不全
- 无眼症

白化病(参见第 41 章)

白化病患者可存在视交叉的异常交叉投射[24],由 20°垂直子午线内颞侧视网膜神经节细胞发出的视网膜膝状体轴突在视交叉处异常交叉,与对侧的外侧膝状体核形成突触[33-35]。人类视交叉的交叉纤维占主导地位。白化病患者常伴有较细的视神经、视交叉和视束,同时视神经和视束之间的夹角变宽[36]。通过视觉电生理检测可以诊断交叉主导优势,表现为不对称的大脑视觉诱发电位[37,38](图 57.8;参见第 9 章和第 41 章)。视盘周围的色素在轴突引导中起重要作用,提示白化病患者视网膜上皮的色素缺失可能是视交叉异常通路的原因[39]。近年研究表明,转录因子 Zic2 涉及白化病中的视交叉异常通路形成[40]。

无视交叉

无视交叉(achiasmia)的比利时牧羊犬表现为先天性和跷跷板样眼球震颤[41,42]。两名无血缘关系的无视交叉女童虽然视野正常,但无立体视[43]。眼动记录显示水平面有先天性眼球震颤,在垂直和扭转面出现跷跷板样眼球震颤。MRI 显示视交叉缺失,每侧的视神经完全投射至同侧大脑半球。跨越枕部的视觉诱发电位(VEP)的极性与白化病中描述的交叉不对称性是相反的情况(图 57.8)[44]。在哺乳动物中能促进对侧轴突投射的转录因子(如 NRP1)表达的改变可能导致无视交叉。

无视交叉可表现为完全性的(图 57.9)或部分性的(图 57.10)。双侧视神经发育不全的患者总是伴有视交叉发育不全;而单侧视神经发育不全的患者可能出现同侧视交叉选择性的发育不全[45]。孤立性视交叉发育不全的患者,可有局限在视盘鼻侧和颞侧象限的节段性视神经发育异常[46,47]。在大脑中线缺陷、中线面部缺陷和基底脑膨出的患者中也有视交叉异常[48-50]。

发育不全和无眼症

单侧无眼症(anophthalmia)或单侧视神经发育不全(aplasia)可出现不对称的视交叉[51],双侧无眼症或双侧视神经发育不全通常伴视神经、视交叉和外侧膝状体的缺如[52-54],尽管也有一些患者存留视神经和视交叉[55]。在小鼠实验中,如出生前摘除胎鼠的一只眼球,可引起来自对侧眼交叉的神经纤维占优势;而出生后摘除小鼠一眼球,则可使存留下来的未交叉纤维增多[35]。单侧视神经发育不全的患者可能表现出交叉的半球 VEP 不对称性[51]。*ALDH1A3* 功能缺失突变可通过减少视黄酸合成导致伴视神经和视交叉发育不全的无眼症/小眼畸形,表明 *ALDH1A3* 对正常眼形态发育及其下游信号至关重要[56]。

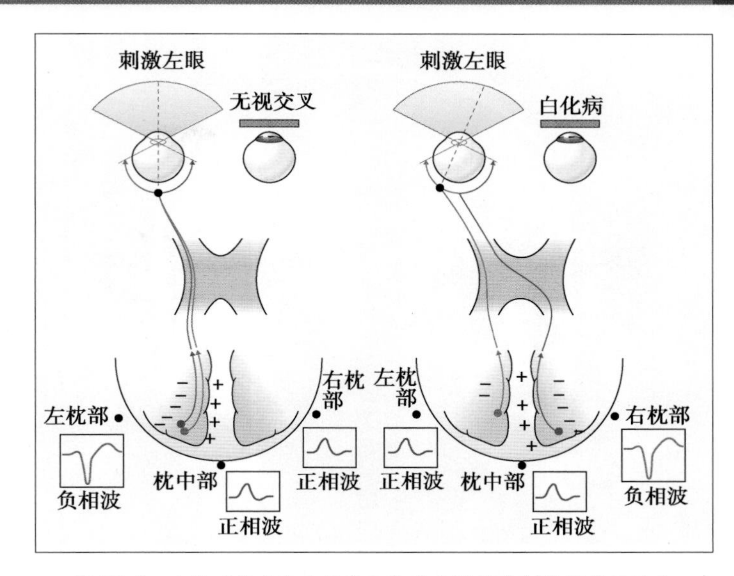

图 57.8 白化病患者和无视交叉患者左眼闪光刺激视觉通路和视觉诱发电位(VEP)结果比较示意图。刺激右眼在两种疾病中均可得到镜像影像结果。无视交叉患者左眼的视觉神经纤维全部投射至左枕叶皮质,在 80~100ms 处,患者右侧头部电极可记录到一正相波,而左侧头部电极记录的为负相波。相反,在白化病患者中,患者发自一眼的大部分纤维在视交叉处交叉,VEP 结果相反,左侧头部电极记录的为正相波,而右侧头部电极记录的为负相波(Dorothy Thompson 博士惠赠)

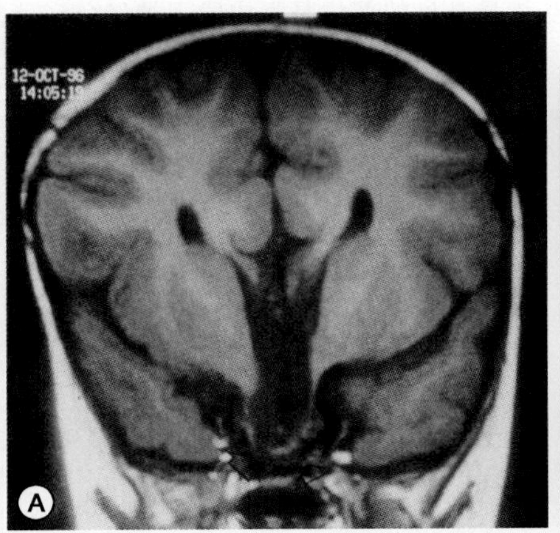

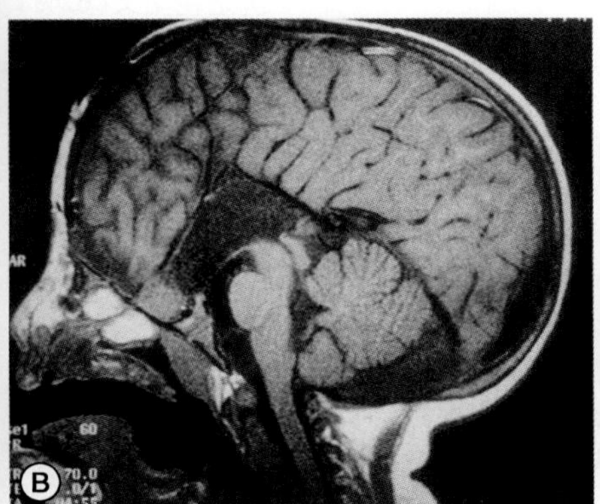

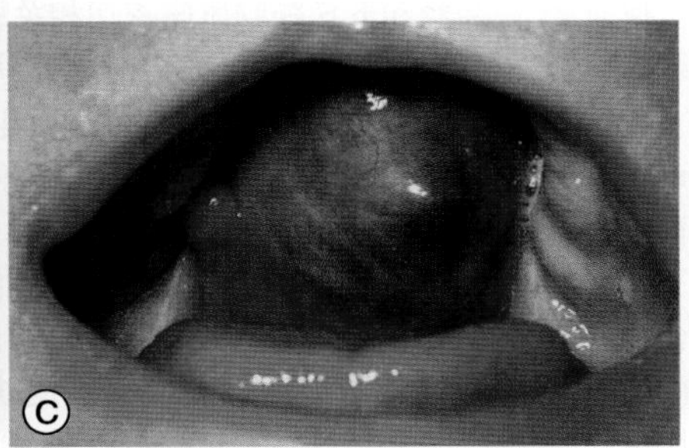

图 57.9 一位伴唇腭裂的无视交叉患儿:跷跷板样眼球震颤。Ⓐ冠状位磁共振成像(MRI);Ⓑ矢状位 MRI;Ⓐ和Ⓑ显示巨大的脑膨出将视交叉完全分裂;Ⓒ脑膨出经硬腭凸出(照片Ⓐ和Ⓑ由 Dorothy Thompson 医师惠赠)

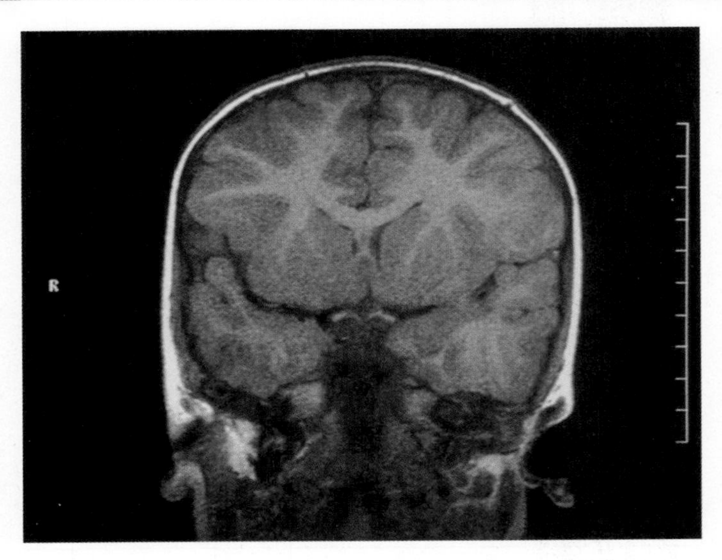

图 57.10 视交叉发育不全。视交叉被分成两部分,仅有小片组织相连。视觉电生理检查示患者无视交叉(照片由 Dorothy Thompson 医师惠赠)

外伤

在闭合性颅脑损伤后,如果伤及未交叉的纤维或视神经,患儿可表现出双颞侧绝对性偏盲、视力和色觉异常[57]。如伤及视交叉周围组织结构,则可导致尿崩症、嗅觉不全、脑脊液鼻漏、生长缺陷及情绪改变。外伤性眼球摘除可对视交叉造成牵拉性损伤,致对侧眼颞侧偏盲损害[58]。

肿瘤

视交叉特殊的立体结构形状可能使其中间部分更易受到来自下方的变形应力的影响。尽管视交叉在解剖学上容易受到鞍上肿瘤的压迫,但令人惊讶的是它对压迫具有一定的耐受性[59]。Frisén 和 Jensen 发现,视交叉下组织必须增高 6mm 才会使 50%的患者产生视野缺损,如再增高 5mm,则 90% 的患者会产生视野缺损[60]。

视交叉胶质瘤

视交叉、视神经和下丘脑胶质瘤密切相关,它们可具有共同的组织病理学特征和临床表现,在神经纤维瘤病(neurofibromatosis, NF)中全部出现的几率增加[61]。它也可能发生在 Beckwith-Wiedemann 综合征中,即巨大儿、巨舌症、脑膨出、偏侧肥大、肝大和骨龄发育提前[62]。

患有巨大视交叉-下丘脑胶质瘤的婴儿可能出现 Russell 间脑综合征,主要特征是消瘦(尽管热量摄入正常或略微减少)、带有警戒的表情、多动症或活力增加、欣快症、皮肤苍白、易怒及正常或加速的线性生长(图 57.5)。这些婴儿通常患有巨大交叉神经胶质瘤,放射治疗可明显缩小肿瘤,并使临床异常长期退行[63,64]。

患儿常表现复合性眼球震颤,通常呈跷跷板样(参见第 89 章)。对任何表现旋转、垂直和水平元素的复合性眼球震颤的儿童,都应怀疑患有视交叉病变[65]。在发现时往往视力严重下降,但在大龄儿童中,视觉缺陷可能被儿童注意到,或通过学校查视力时发现。一些体积大的视神经胶质瘤可能没有严重的视觉缺陷[66]。视交叉神经胶质瘤可能影响生长发育。一种较罕见的表现是晃头木偶综合征(bobble-headed doll syndrome),这通常是脑积水的指征。

可通过视野检查或多焦视觉诱发电位检测而诊断。很少使用 X 线片,但它可显示蝶鞍呈典型的梨形扩张(图 57.11),伴无钙化的慢性骨质改变。可能造成一侧或双侧视神经孔扩大,特别是肿瘤侵犯视神经时。CT 扫描显示三种诊断模式(图 57.12)[67]:

1. 视神经和交叉的管样增厚。
2. 鞍上肿瘤伴邻近视神经增粗。
3. 鞍上肿瘤伴视束受累。

囊样或球状的鞍上肿瘤并非特征性的,仍需要组织病理学确诊[54]。MRI 扫描可更好地展现肿瘤的范围和性质[68],CT 和 MRI 扫描都可以诊断脑积水。肿瘤可以在某些起初 CT 甚至 MRI 扫描认为正常的区域发展[69]。

视神经胶质瘤的组织病理学长期以来一直是讨论的重点,因为它与治疗决策息息相关。视神经胶质瘤是良性肿瘤,其行为通常与错构瘤相似[70]。它们通过黏液样物质的累积、局部侵袭、诱导邻近神经胶质细胞增生或相邻视神经或视交叉中“休眠”细胞的生长而增大[71]。恶性神经胶质瘤罕有发生,主要见于成人。然而,在儿童中脑膜播散并非不存在[72,73],已有通过脑室腹腔分流播散的记载[74]。

回顾分析 36 例视神经(含 29 例视交叉)胶质瘤的临床病程[70]:一部分是在 1971 年进行的[75],另一部分是在 1986 年进行的[61]。1971 年的随访显示病情非常稳定,但 1986 年的随访显示 29 例视交叉胶质瘤患者中有 57%的患者死亡,尽管只有 18%源于胶质瘤的直接影响。患者更大的风险来自与 1 型神经纤维瘤病(NF1)相关的其他肿瘤。12 例健在患者从未接受过放射治疗,16 例死亡病例中有 11 例曾接受过放疗[61]。

早期研究报道 NF 对视路神经胶质瘤的预后没有影响,而现在看来,NF 在视觉和神经方面都起着保护作用[76-78]。在一项研究中,NF 中视觉通路受累最常见的部位是眶内段视神经(66%),其次是视交叉(62%)。这与没有 NF 的患者形成对比,后者中视交叉

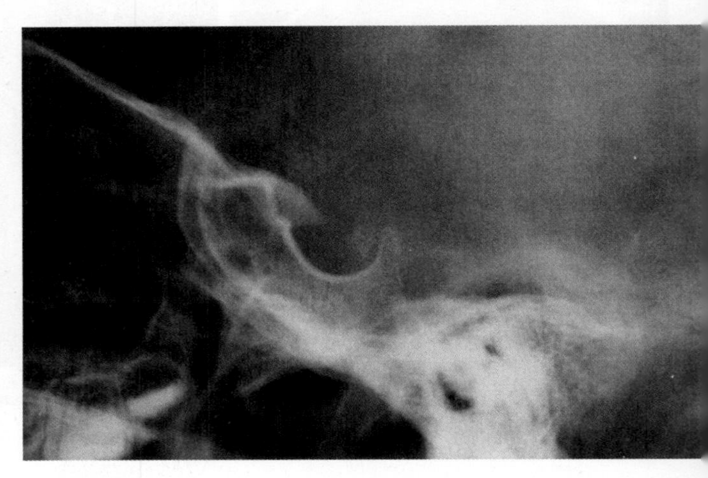

图 57.11 X 线片显示颅咽管瘤引起的垂体窝扩大,伴部分钙化

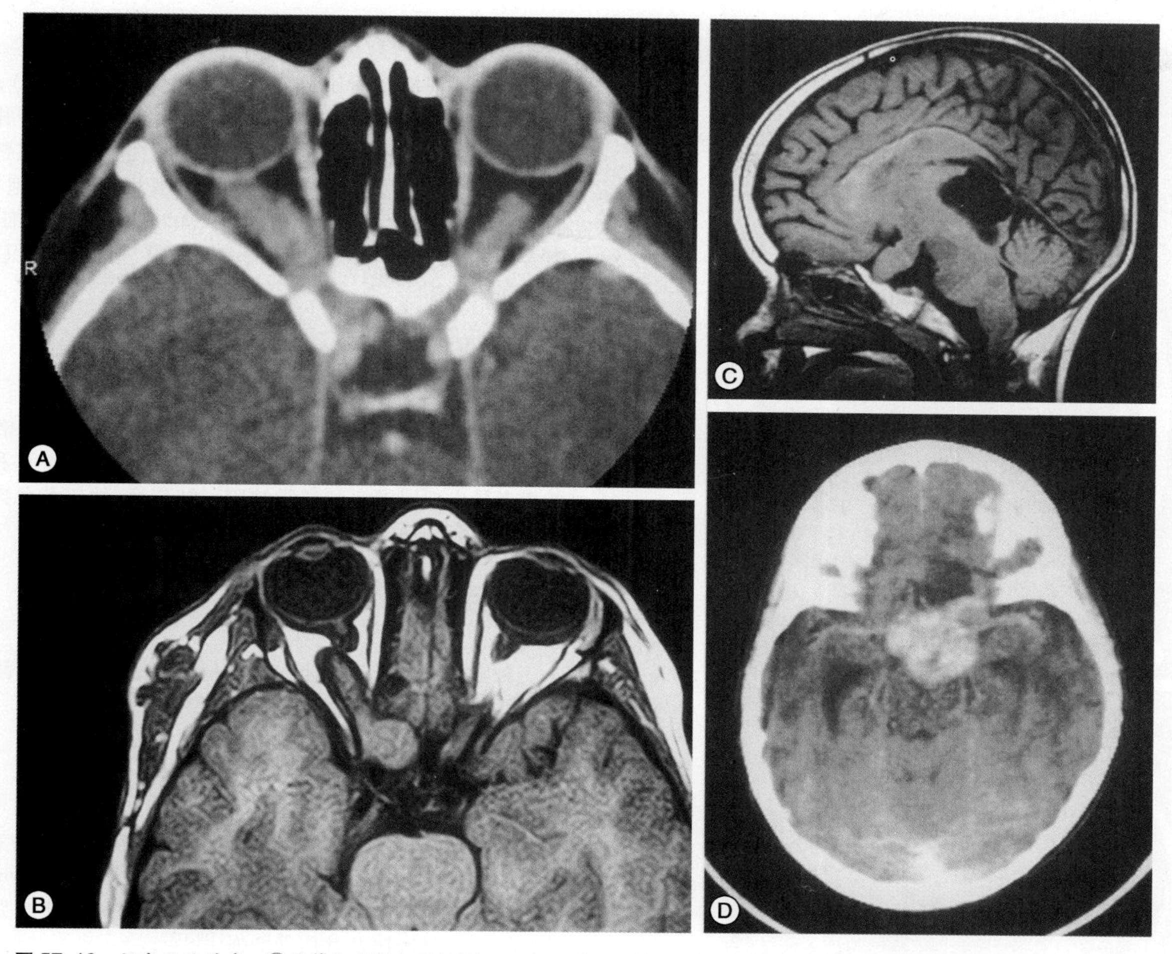

图 57.12　视交叉胶质瘤。Ⓐ计算机断层扫描(CT)示双侧视神经胶质瘤，蔓延至视交叉；Ⓑ磁共振成像(MRI)示左视神经胶质瘤侵犯视交叉，并使眶内段视神经扭曲变形；Ⓒ磁共振矢状位示视神经和视交叉胶质瘤；Ⓓ增强 CT 扫描示囊性视交叉胶质瘤(Ⓐ和Ⓑ由伦敦 Great Ormond Street 医院 Kling Chong 医师和费城儿童医院 Bob Zimmerman 医师惠赠)

是最常见的受累部位(91%)，而眶内段视神经受累仅占 32%。就诊时，肿瘤扩展超出视路者在 NF 组中不常见(2%)，但在非 NF 组中常见(68%)。在 NF 组中，肿瘤体积较小，视路的原始形态保存完好(占 91%)(非 NF 组中这一数字为 27%)。在非 NF 患者中囊样肿瘤更为常见(占 66%)(NF 组中这一数字为 9%)。在一半的 NF 组患者中肿瘤保持稳定，相比之下，非 NF 组只有 5%。以脑积水作为首诊症状仅在非 NF 组中发现。

在伴有 NF 的视路胶质瘤儿童中，视力下降的可能性取决于肿瘤的范围和位置，尤其与累及视交叉后结构有关[79]。NF 和非 NF 相关的神经胶质瘤均可发生肿瘤完全自发退行[80]。即使在 MRI 表现无变化的情况下也可以出现自发的视觉改善[81]。许多研究者都报道了一种合理的长期预后，似乎治疗没能改善这一预后[61,82,83]。放射治疗可能会减小肿瘤的大小[54]，并可能改善视力[84-88]，但除非是对 Russell 间脑综合征，否则应避免使用，特别是对于年幼的儿童，因其副作用严重[89-91]。尚不确定化疗的益处[72,92,93]。新的药物前景广阔，有望在低龄儿童中延缓使用损害性强的放射治疗[93]。

不推荐手术治疗，除非治疗因巨大视交叉/下丘脑神经胶质瘤造成的梗阻性脑积水[94]，或治疗罕见的视交叉卒中病例[95]，或者针对存在病理学不明的囊性肿瘤。可考虑进行活检和囊液抽吸术。

随访通常包括定期检查视野、视力、色觉和视盘，在有可能时，进行神经生理学研究，以及 CT 或 MRI 扫描。

颅咽管瘤

颅咽管瘤(craniopharyngioma)这种囊性病变生长缓慢，通常在 3 或 4 岁后才可发现，甚至可能在晚年出现。它们起源于垂体柄，常从后上方挤压视交叉。患者经常发生下丘脑分泌紊乱，可有严重视力丧失。年幼儿童容易出现下丘脑分泌紊乱或脑积水，而年龄较大的儿童(10 岁以内)更容易表现为视力障碍、斜视或眼球震颤(图 57.11 和图 57.13)。可通过 CT 或 MRI 扫描进行诊断(图 57.13)。在儿童中几乎每个病例均会发生钙化，肿瘤通常是囊性的。内分泌评估和处置至关重要。肿瘤通常以手术治疗，联合或不联合放疗，有时完全切除肿瘤是可能的。

垂体腺瘤

垂体腺瘤(pituitary tumor)在儿童中相对少见，但可能发生在青春期[7]。在青春期更容易出现鞍外扩展和出血[96,97]。患有巨腺瘤的儿童可能发生垂体卒中，其特征是突发头痛、视力恶化、眼肌麻痹以及肿瘤出血导致的意识低下[98,99]。

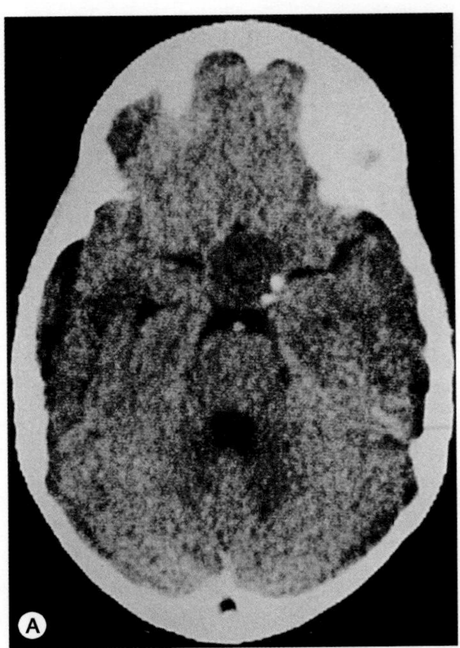

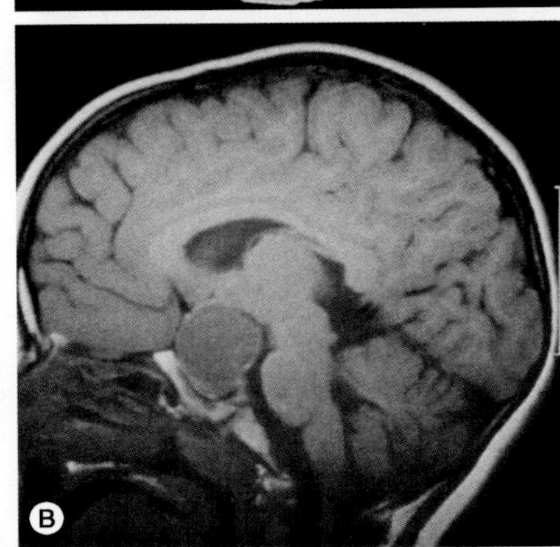

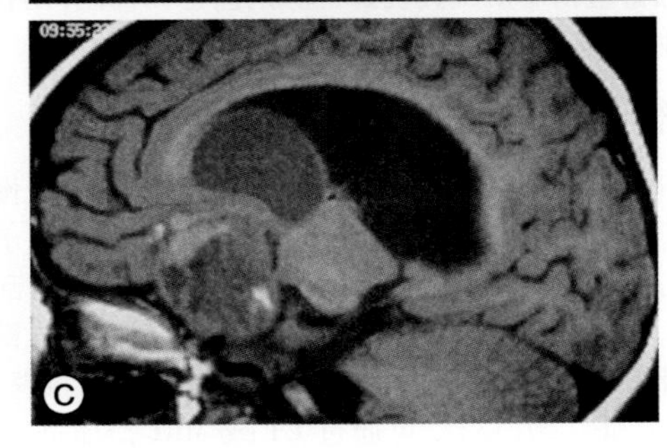

图 57.13 颅咽管瘤。Ⓐ计算机断层扫描（CT）显示小囊性颅咽管瘤，囊壁伴有钙化；Ⓑ矢状位磁共振成像（MRI）显示小的颅咽管瘤；ⒸMRI扫描显示巨大囊性颅咽管瘤伴囊壁钙化，并伴有脑积水

无性细胞瘤

尿崩症是合并视交叉损害的无性细胞瘤（dysgerminoma）的一种常见的表现，包括视力下降和视野丧失，以及下丘脑或垂体功能障碍[100,101]。肿瘤一般不大[102]，发生在年龄较大的儿童或年轻成人中[103]。

其他视交叉肿瘤

三侧性视网膜母细胞瘤（trilateral retinoblastoma），即同时存在双眼视网膜母细胞瘤和异位颅内原始神经外胚层肿瘤。这些中线颅内肿瘤最常发生在松果体区域，但也可发生在鞍上区域累及视交叉[104]。鞍上肿瘤可出现在视网膜母细胞瘤诊断之前[105]。也可发生其他罕见的肿瘤，如转移性神经母细胞瘤、蛛网膜囊肿、迷芽瘤[106]、室管膜瘤、表皮样瘤、白血病沉积、异位松果体瘤和畸胎瘤[107]。

肉芽肿和慢性炎症性疾病

颅底异常可累及视交叉及其周围结构，例如朗格汉斯细胞（Langerhans cell）组织细胞增生症（参见第27章）。多种此类疾病的患者易出现尿崩症和视觉缺陷。结节病、幼年黄色肉芽肿和假瘤也可能影响视交叉区域。

蝶窦疾病

黏液囊肿的形成和扩展可引起视交叉综合征，甚至快速失明[108]，即使没有鼻窦疾病的症状[109]。

视交叉视神经炎

视交叉视神经炎（chiasmal neuritis）的特征为视力丧失和双颞侧偏盲[98]。多数病例伴神经脱髓鞘疾病[110]，但Purvin等曾报道一例男童患感染性单核细胞增多症和视交叉视神经炎[111]。MRI表现为视交叉肿胀及其信号增强[110,112]。

视交叉蛛网膜炎

伴大脑基底部蛛网膜局限性增厚的视交叉蛛网膜炎（optochiasmatic arachnoiditis）可包绕和压迫视神经和视交叉。结核性脑膜炎、棘球蚴病、囊尾蚴病和真菌性疾病（特别是在虚弱的免疫缺陷的儿童中）可影响鞍上池，损害视交叉和周围组织结构[113-115]。从诊断来看，手术松解颅内粘连对挽救视力十分必要，但手术治疗的效果仍有待证实。据报道，糖皮质激素和细胞毒性药物对一些病例治疗有效[116]。现代神经影像学似乎已将视交叉蛛网膜炎这一诊断废弃。

第三脑室扩张

在脑积水患者中，第三脑室扩张可引起视交叉损害，由于视神经和视交叉的拉伸或压迫会出现视野缺损[117]和严重视力丧失。有报道，一侧视神经受颈内动脉压迫致单眼视力丧失[118]。

血管畸形

动脉瘤是儿童视交叉损害极其罕见的原因[119,120]。儿童颅内动脉瘤可以很大，并伴发多囊肾、主动脉缩窄、马方综合征（Marfan syndrome）和埃勒斯-当洛斯综合征（Ehlers-Danlos syndrome）。在真菌性动脉瘤伴有亚急性细菌性心内膜炎和烟雾病时，也可出现多发性动脉瘤（瘤体通常较小）[121-123]。

位于视交叉的动静脉畸形或海绵状血管瘤破裂出血时，患者可表现为伴头痛的急性发作的视交叉视功能损害（命名为“视交叉卒中”）[124]。

辐射性坏死

视交叉的辐射性损伤并不常见，但为放射治疗严重的并发症。一旦出现视力损害，钆注射后视交叉增强是共同的表现，也可出现视交叉扩张。神经影像学异常可先于视力丧失数月出现[125]。发病机制为损伤毛细血管床。联合化疗似乎增加了辐射性坏死的风险。

空蝶鞍综合征

在空蝶鞍综合征（empty sella syndrome）中，蛛网膜下腔扩大至蝶鞍内，垂体腺相对于鞍底或鞍壁而变扁平，偶尔表现为视交叉性视野缺损[127,128]。扩张的第三脑室向下将视交叉推入蝶鞍，或因瘢痕和痉挛将视交叉拉入蝶鞍，导致视交叉脱垂。中脑导水管狭窄易引起第三脑室的扩大，视交叉向下疝出[129]。垂体卒中或蝶鞍区的手术可造成粘连，向下牵拉视交叉进入蝶鞍[128]。尽管大脑假瘤是引起空蝶鞍综合征的最常见原因[127]，但似乎与视交叉脱垂于空蝶鞍不相关[128]。

（费霏 译 王雨生 校）

参考文献

2. Lubkin V, Beizai P, Sadun AA. The eye as metronome of the body. Surv Ophthalmol 2002; 47: 17–26.
4. Hirai T, Ito Y, Arai M, et al. Loss of stereopsis with optic chiasmal lesions and stereoscopic tests as a differential test. Ophthalmology 2002; 109: 1692–702.
5. Polyak S. The Vertebrate Visual System. Chicago, IL: University of Chicago Press, 1957: 779–89.
6. Linksz A. On Writing, Reading and Dyslexia. New York, NY: Grune and Stratton, 1973.
7. Hoyt WF. Correlative functional anatomy of the optic chiasm. Clin Neurosurg 1970; 17: 189–208.
8. Horton JC. Willebrand's knee of the primate optic chiasm is an artefact of monocular enucleation. Trans Am Ophthalmol Soc 1997; 95: 579–609.
11. Guillery RW, Mason CA, Taylor JS. Developmental determinants of the mammalian optic chiasm. J Neurosci 1995; 15: 4727–37.
12. Sretavan DW, Pure E, Siegel MW, et al. Disruption of retinal axon ingrowth by ablation of embryonic mouse optic chiasm neurons. Science 1995; 269: 98–101.
15. Provis JM, van Driel P, Billson FA, et al. Human fetal optic nerve: overproduction and elimination of retinal axons during development. J Comp Neurol 1985; 238: 92–100.
16. Neveu MM, Jeffery G. Chiasm formation in man is fundamentally different from that in the mouse. Eye 2007; 21: 1264–70.
17. Herrera E, Marchus R, Li S, et al. Foxd1 is required for proper formation of the optic chiasm. Development 2004; 131: 5727–39.
18. Carreres MI, Escalante A, Murillo B, et al. Transcription factor Foxd1 is required for the specification of the temporal retina. J Neurosci 2011; 31: 5673–81.
19. Erskine L, Reijtjes S, Pratt T, et al. VEGF signaling through neuropilin 1 guides commissural axon crossing through the optic chiasm. Neuron 2011; 70: 951–65.
22. Blakemore C. Binocular depth perception and the optic chiasm. Vision Res 1970; 10: 43–7.
24. Hirai T, Kondo M, Takai Y, et al. Bagolini striated glasses test and lesions of the optic chiasm. Binoc Vis Strabis Q 2005; 20: 82–7.
26. Taylor D. Congenital tumors of the anterior visual system with dysplasia of the optic discs. Br J Ophthalmol 1982; 66: 455–63.
33. Guillery RW, Kaas JH. A study of normal and congenitally abnormal retinogeniculate projections in cats. J Comp Neurol 1971; 143: 73–100.
35. Guillery RW. Why do albinos and other hypopigmented mutants lack normal binocular vision, and what else is abnormal in their central visual pathways? Eye 1996; 10: 217–21.
37. Creel D, Witkop CJ Jr, King RA. Asymmetric visually evoked potentials in human albinos: evidence for visual system anomalies. Invest Ophthalmol 1974; 13: 430–40.
40. Herrera E, Brown LY, Aruga I, et al. Zic2 patterns binocular vision by specifying the uncrossed retinal projection. Cell 2003; 114: 545–57.
43. Apkarian P, Bour LJ, Barth PG, et al. Non-decussating retinal-fugal fiber syndrome: an inborn achiasmatic malformation associated with visuotopic misrouting, visual evoked potential ipsilateral asymmetry and nystagmus. Brain 1995; 118: 1195–216.
47. Novakovic P, Taylor DS, Hoyt WF. Localizing patterns of optic nerve hypoplasia: retina to occipital lobe. Br J Ophthalmol 1998; 72: 176–82.
49. Thompson DA, Kriss A, Chong K, et al. Visual-evoked potential evidence of chiasmal hypoplasia. Ophthalmology 1999; 106: 2354–61.
60. Frisén L, Jensen C. How robust is the optic chiasm? Perimetric and neuro-imaging correlates. Acta Neurol Scand 2008; 117: 198–204.
63. Russell A. A diencephalic syndrome of emaciation in infancy and childhood. Arch Dis Child 1951; 26: 274–9.
67. Fletcher WA, Imes RK, Hoyt WF. Chiasmal gliomas: appearance and long-term changes demonstrated by computerized tomography. J Neurosurg 1986; 65: 154–9.
80. Parsa CF, Hoyt CS, Lesser RL, et al. Spontaneous regression of optic gliomas. Arch Ophthalmol 2001; 119: 516–29.
81. Liu GT, Lessell S. Spontaneous visual improvement in chiasmal gliomas. Am J Ophthalmol 1992; 114: 193–201.
93. Petronio J, Edwards MS, Prados M, et al. Management of chiasmal and hypothalamic gliomas of infancy and childhood with chemotherapy. J Neurosurg 1991; 74: 701–8.
124. Maitland CG, Abiko S, Hoyt WF, et al. Chiasmal apoplexy: report of four cases. J Neurosurg 1982; 56: 118–22.
129. Osher RH, Corbett JJ, Schatz NJ, et al. Neuro-ophthalmological complications of enlargement of the third ventricle. Br J Ophthalmol 1978; 62: 536–42.

第 58 章

小儿头痛

Shannon J Beres, Grant T Liu

章节目录

引言

头痛是儿童常见症状。一项涉及 6 000 名在校儿童的里程碑式流行病学调查发现，7 岁年龄段有 37%～51%的儿童主诉广泛性头痛，到青春期这一比例逐渐上升至 57%～82%[1]。在伴随眼部或视觉征象和症状时可促使这些儿童行眼部检查。由于头痛可预示严重神经系统疾病的发病和死亡，因此，小儿眼科医师理解儿童头痛的原因，认识头痛综合征，对协助和指导诊断工作和治疗十分重要。

分类和病因学

儿童头痛可分为原发性和继发性。国际头痛疾病分类（ICHD-3 beta）[2]定义了头痛综合征，2004 年首次纳入儿科学标准。在成年人和儿童中，最常见的原发性头痛类型为伴或不伴先兆的偏头痛，不太常见的综合征包括新发每日持续性头痛（NPDH）、三叉自主神经性头痛（TAC）和紧张型头痛（TTH）[3,4]。过量用药物引起的头痛通常会使原发性头痛综合征复杂化，或成为与头痛综合征无关的继发性头痛。其他原发性头痛如框 58.1 所列。

框 58.1

儿童原发性头痛的病因

无先兆偏头痛
有先兆偏头痛
紧张型头痛
三叉自主神经性头痛
原发性刺痛性头痛
原发性咳嗽/运动/冷刺激/睡眠性头痛
新发每日持续性头痛

偏头痛

偏头痛在儿童中常见，其发病频率在儿童期逐渐增加，青春期达到峰值，患病率在 3～7 岁为 1.2%～3.2%，7～11 岁为 4%～11%，15 岁为 8%～23%[5]。在青春期前，偏头痛更常见于男孩，但在青春期，这种性别趋势向女孩转移。小儿偏头痛主要有 3 种类型：无先兆偏头痛（原常见性偏头痛）、有先兆偏头痛（原典型偏头痛）、与头痛相关的童年周期性综合征。

无先兆偏头痛是儿童及青少年最常见的偏头痛类型，占儿童偏头痛的 60%～85%[5]。偏头痛定义为强烈致残性头痛反复发作，间隔以无症状期。框 58.2 中包含了 ICHD-3 beta 标准，儿童患者典型特征为双侧性、随脉搏跳动、中度至重度强度、日常体育活动会加重、与自主神经症状如恶心和/或畏光和/或声音恐惧等相关（可能需要从行为中推断，如换到安静黑暗的房间观察）。儿童偏头痛与成年人不同（表 58.1）。例如，儿童偏头痛常为额颞部，而枕部偏头痛罕见，应作为排除诊断。表现在儿童中的头颅自主神

框 58.2

建议的小儿无先兆偏头痛标准

诊断标准：

A. 符合 B～D 标准的发作至少 5 次
B. 头痛发作持续 2～72h（未治疗或治疗无效）。睡眠被认为是头痛持续时间的一部分。
C. 头痛至少符合下述特征中的两项：
1. 双额/双颞或单侧部位（成年人单侧头痛）
2. 随脉搏跳动/悸动特性（可能需要从儿童行为中推断）
3. 中度或重度疼痛强度（数值或 FACES 量表）
4. 日常体育活动可加重病情或导致对日常体育活动的回避
D. 在头痛期间至少符合下述一项：
1. 恶心和/或呕吐
2. 畏光或声音恐惧（可能需要从儿童行为中推断）
E. 不能被另一种疾病更好地解释

来源：The International Classification of Headache Disorders, 3rd edition (beta version). Cephalalgia. 2013;33:629-808。

表 58.1　成人与儿童偏头痛的区别

特征	儿童	成人
偏侧性	双侧(但可单侧起病)	单侧
扩大的 C 形闪光暗点	罕见	常见
头痛持续时间	>2h	>4h
全身症状	可变,但通常很少	常见
阳性家族史	常见	常见
非视觉先兆	常见	不常见
不伴头痛的视觉先兆	极罕见	常见

经症状已很明确,如耳闷胀感、面部潮红/出汗、流泪、结膜充血、上睑下垂、沙眼综合征、鼻塞/鼻溢及眶周水肿等。这些症状比成年人更常见,62% 小儿偏头痛患者至少出现一种头颅自主神经症状[6]。耳闷胀感为最常见的症状。

无先兆偏头痛

一般来说,儿童偏头痛是间歇性的,伴无症状间隔期。然而,当偏头痛症状频率增加至每月 15 天或更多,持续 3 个月时,可诊断为慢性偏头痛。当变弱的不间断的头痛持续超过 72h,即出现偏头痛持续状态。

无先兆偏头痛的危险信号

计算机断层扫描(CT)成像的辐射暴露风险和磁共振成像(MRI)所需的麻醉和镇静风险常可阻碍头痛儿童进行神经影像学检查。然而,当出现框 58.3 所列的首次头痛或单独头痛危险的体征和症状时,应立即考虑对头痛患儿行紧急成像。对复发性头痛患儿,异常的神经学检查结果同样提示应立即对脑部成像。一项对就诊于 9 所三级医院小儿神经内科门诊的 1 562 名复发性头痛患儿的研究发现,77% 的患儿接受了脑部成像检查,其中仅 9.3% 的患儿在扫描中发现异常。然而,在神经学检查异常的患儿中,50% 的扫描结果可明确病因[7]。青春期女性孕期新发作的头痛是一种危险症状,原因是潜在的如脑静脉血栓形成疾病的风险增加。儿童或青少年头痛患者紧急成像常行头部 CT 扫描,但如果有可能及时进行,则儿童脑部 MRI 更理想,因其具有清晰的神经学解剖细节,且无辐射。

框 58.3

小儿头痛的危险信号

神经系统定位体征
癫痫发作(局灶性或全身性)
意识的改变/混乱
视盘水肿
发热和/或脑膜刺激征
人格/行为改变或退化
4 岁以下(特别是伴随头围的增加)
总是单侧头痛(小儿偏头痛中罕见)
从睡眠中醒来的头痛或刚清醒时的头痛
咳嗽、紧张或改变体位引起的头痛

有先兆偏头痛

在 30% 偏头痛患者中,偏头痛发作前或发作时伴有以短暂的局灶性神经症状为特征的"先兆"[8]。有先兆偏头痛(框 58.4)定义为反复发作(≥2 次)、持续 5~60min,伴完全可逆性的视觉、感觉或其他中枢神经系统症状的偏头痛。先兆通常在几分钟内逐渐形成,其后出现相关偏头痛症状及头痛。先兆常起始于疼痛期开始之前。然而,先兆也可起始于疼痛开始之后或持续到疼痛期。若一名儿童符合典型先兆标准而无随后的头痛,则可诊断为无头痛典型先兆,之前称之为无痛性偏头痛或眼型偏头痛。

框 58.4

建议的小儿有先兆偏头痛标准

诊断标准:

A. 符合 B 和 C 标准的发作至少两次
B. 一种或多种下述完全可逆性先兆症状:
  1. 视觉
  2. 感觉
  3. 讲话和/或语言
  4. 运动
  5. 脑干
  6. 视网膜
C. 下述四个特征中至少一个:
  1. 至少一种先兆症状逐渐扩散超过≥5min,和/或两种或两种以上症状相继出现
  2. 每一种先兆症状持续 5~60min[多种先兆症状具有累积时间,如 3 种症状则以(3×60)min 来计算]
  3. 至少一种先兆症状是单侧的
  4. 先兆伴随头痛或在其后 60min 之内出现头痛
D. 不能被另一种 ICHD-3 疾病或其他神经病学诊断更好地解释

来源:The International Classification of Headache Disorders, 3rd edition (beta version). Cephalalgia. 2013;33:629-808。

视觉先兆是成人和儿童最常见的先兆,尽管其在儿童中较少出现(参见第 100 章)。阳性视觉症状最常描述为一种向周边移动的彩色或白色"之"字形锯齿状弧线。然而,也有描述为闪光或不同形状者[9]。视觉症状通常在 15~20min 后消失。在儿童中还有偏头痛不非典型的视觉症状,如复杂的幻觉、视雪症和爱丽丝梦游仙境综合征(Alice in Wonderland syndrome),但其本质不是先兆。

其他非视觉先兆

感觉障碍是第二种最常见的先兆,常描述为从原点缓慢扩散(数秒至数分钟)的针刺或麻木。伴脑干先兆的偏头痛之前被称为基底动脉型偏头痛,必须包括至少两种脑干特征(构音障碍、眩晕、耳鸣、听觉减退、复视、共济失调或意识减退)。偏瘫性偏头痛具有包括运动无力在内的先兆。若一个一级或二级亲属存在涉及运动无力的偏头痛先兆,则应考虑由致病基因 *CACNA1A*、*SCN1A* 或 *ATP1A2* 突变引起的家族性偏瘫性偏头痛。

偏头痛视觉先兆并发症

视觉先兆通常持续不到 1h(尽管运动先兆可持续数周),是完全可逆性的,然而,在极少数情况下,先兆可持续超过 1 周甚至数月。若在神经影像中未发现缺血,则可诊断为无梗死的持续性

先兆。持续性阳性视觉现象与无梗死的持续性先兆不同，其视觉现象常为连续的不伴视力下降的全视野的无视力障碍[10]。先兆的另一种罕见并发症为偏头痛性梗死，定义为偏头痛先兆持续超过1h，并与神经影像中适当区域内的梗死相关。然而，在最近的一项研究中并未发现偏头痛患儿中出血或缺血性卒中的风险增加[11]。

有先兆偏头痛的危险信号

若存在下述情况应考虑行神经影像学检查：阴性视觉症状（如偏盲、视野中黑幕、视物变暗或变灰）、每一种先兆症状持续超过60min和/或与典型先兆无关的其他神经学相关特征。

其他与偏头痛相关的视觉疾病

视网膜偏头痛累及单眼和无其他相关先兆特征的阴性视觉症状。在发作时，视网膜小动脉和小静脉收缩[12]。眼肌麻痹性偏头痛（参见第84章）为一种儿童罕见疾病，典型偏头痛在10岁前出现，头痛之前数天眼肌麻痹发作。该病为继发性头痛，而不是原发性头痛[13]。处置包括行脑部MRI，常尝试给予短期口服泼尼松治疗。

童年周期性综合征

童年周期性综合征可能表现为基因的早期表达。该基因在生命后期表达时表现为偏头痛，表型随神经系统发育而改变。这些综合征包括腹型偏头痛、周期性呕吐综合征、婴儿腹绞痛和儿童期良性阵发性眩晕。患儿在发作间隔期是健康的，具有典型偏头痛家族史[14,15]。童年周期性综合征是日后患偏头痛的一个危险因素。

小儿偏头痛的处理

成像

若病史提示患偏头痛，而检查正常，则可推迟影像学检查，密切随访[16,17]。出现任何危险信号（框58.3），都必须行影像学检查。

生物-行为疗法

若儿童睡眠良好、规律进食健康食物，则很少患偏头痛。规律运动也有帮助，维持健康的体重也如此。饮食触发因素在儿童中并不常见，但一旦明确，则需避免。咖啡因可通过干扰睡眠、改变情绪而加重偏头痛。行为修正教育是所有偏头痛治疗的关键，目前已发现认知行为治疗对减轻头痛是有效的[18]。

急性治疗

偏头痛发作30min内给予流产类药物最有效。非甾体抗炎药是大多数轻度至中度偏头痛的一线治疗药物[19,20]。

与成年人一样，已有许多研究表明曲坦类药物在儿童中度至重度偏头痛治疗中的有效性和安全性。美国食品药物管理局（FDA）批准的儿童用药包括马来酸阿莫曲坦和利扎曲普坦，但舒马普坦和其他一些药物常以处方外药物使用[21]。曲坦类药物不应用于治疗偏瘫性偏头痛或高血压或心脏病者。奥沙普秦和普鲁氯嗪（联用苯海拉明预防静坐不能）对治疗恶心有效。小儿头痛专家已采用美国神经病学会治疗成人偏头痛的临床参数，考虑到药物过量导致头痛和药物依赖，不建议将阿片类药物作为一线治疗药[22,23]。枕大神经注射和/或静脉注射双氢麦角胺是治疗慢性偏头痛的方案。

预防性治疗

若儿童或青少年每月偏头痛超过15天，则应考虑采取预防性措施。针对小儿偏头痛安慰剂效率高，以及开放研究的规模尚小，不足以证明预防用药是有效的；然而，头痛专家最常用的药物是阿米替林/去甲替林、普萘洛尔、氟桂利嗪（美国以外）[24]和托吡酯[25]。赛庚啶已用于不足10岁和体重正常的患儿[26]。所有年龄段患者均已尝试补充维生素B_2[27]。评估所有预防性药物的有效性最少需要6~12周。

偏头痛的病因

以往关于偏头痛机制的理论将其归因于起始于大脑血管扩张的一系列事件，现在已不太受认可[28]。现代三叉神经血管理论认为偏头痛是由颅血管传入系统的涉及痛觉和其他感觉调控的脑干核功能障碍引起的[29,30]。偏头痛可能起源于脑膜血管炎症和周围及中枢三叉神经传入系统“敏感化”。涉及的主要结构为大脑皮质、脑干核（正中缝、导水管周围灰质、蓝斑、上泌涎核、三叉神经核尾侧复合体）以及在这些位点通过释放激素/神经肽（P物质、神经激肽A、降钙素基因相关肽）进行交流的三叉神经。较低的初始激活或敏化阈值可能具有遗传性，可能由其他常见的内在（如饥饿、睡眠剥夺、应激）及外界（如红酒、驾车或乘船）事件引起过度兴奋。遗传影响可能导致脑干核内离子通道功能障碍，正如在家族性偏瘫性偏头痛中已知的错义突变所强调的那样，其可导致电压门控钙通道亚单元功能障碍[31]。

偏头痛先兆不再被认为是由血管收缩本身引起的[32]。更确切地说，偏头痛先兆可能是神经驱动的，由皮质扩散性抑制引起。皮质扩散性抑制是一种缓慢扩散的去极化波，由于神经和血管功能改变，大脑活性受到抑制[33]。短期局部脑血流量增加（充血）后出现减少（血量减少）[34,35]。视觉先兆中闪烁和锯齿状光线可能为充血期表现[36]。尽管先兆常发生于头痛之前，但引起先兆和疼痛期的机制甚至可为独立的和不连续的。在正电子发射断层扫描成像中已发现，先兆恶心起源于背侧延髓中心结构（孤束核、迷走神经背侧运动核和疑核）和导水管周围灰质区域[37]。

其他头痛疾病

紧张型头痛（TTH）

该病与偏头痛不同，无明显特征，不伴恶心或呕吐。TTH为典型的双侧头痛发作，伴压力或紧张，不因正常体育运动而加重。疼痛为轻度至中度强度，可与畏光或声音恐惧相关。50% TTH受累患儿可出现磨牙[38]。使用放松技术和应对技巧的生物-行为疗法最有效。

三叉自主神经性头痛（TAC）

这类颅脑自主神经性疾病在儿童中罕见。与该病相关的眼部表现和症状可将患儿带至眼科就诊。颅脑自主神经症状包括结膜充血和/或流泪、鼻塞、眼睑水肿、前额和面部出汗/潮红、耳闷胀感、瞳孔缩小和/或上睑下垂。所有的 TAC 均包括重度单侧眼眶或眶上部疼痛，伴颅脑自主神经症状。每一种疾病都由不同的频率、疼痛时间和治疗反应来定义。丛集性头痛为成簇的发作，每次持续 15~180min。此类吲哚美辛反应敏锐的疾病包括阵发性偏头痛（每天多组持续 2~30min 的发作）和连续性偏头痛（持续性单侧头痛，持续>3 个月）。伴有结膜充血及流泪的单侧短暂持续性神经痛样头痛（SUNCT）发作持续 1~600s，每天出现多次，呈针刺样，对吲哚美辛通常无反应。

药物过量性头痛

对儿童及青少年来说，服用多种药物治疗急性疼痛是常见的，这个过程可导致药物过量使用的慢性问题。该并发症可增加原发性头痛频率，减少急性及预防性药物治疗的有效性。过度使用阿片类药物、麦角胺、曲坦类药物、对乙酰氨基酚和巴比妥类药物甚至可将偏头痛从发作性转为慢性。头痛专家未明确建议，但一般来说，这些药物每月应使用少于 10 天。非甾体抗炎药实际上是有保护作用的，是首选的急性药物[39]。

继发性头痛

框 58.5 列出了可引起头痛的重要的颅内继发性病因。

框 58.5

儿童头痛的颅内继发性病因

口腔疾病
眼部疾病（感染性、炎症性）
癫痫（发作前、每次发作中及发作后）
颅内压升高和假性脑瘤综合征
脑肿瘤
感染
　急性病毒性疾病
　脑膜炎
　脑炎
脑部结构异常
　蛛网膜囊肿
　阿诺德-基亚里畸形（Arnold-Chiari malformation）
血管异常
　颅内出血和动静脉畸形
　脑静脉窦血栓形成
急性播散性脑脊髓炎和多发性硬化
外伤

眼部和口腔疾病

儿童头痛有时由眼部疾病引起。头痛最常见的眼部病因包括屈光不正、集合不足引起的视疲劳、青光眼、干眼症、葡萄膜炎和视神经炎。口腔疾病如咬合不正、龋洞、牙龈感染、颞下颌关节疾病和磨牙症也可引起儿童头痛。

癫痫

癫痫患者头痛是常见症状，发作前、发作中和发作后头痛常被误诊为偏头痛。在癫痫发作的儿童及青少年中，已观察到约 30%在发作前头痛，约 60%在发作后头痛[40]。头痛被描述为中重度，典型症状是在癫痫发作前 24h 出现搏动性疼痛。一般来说，其发作比偏头痛更突然（数秒），通常持续数分钟至数小时。可存在一种先兆，发作迅速、短暂，有时与一些不寻常症状相关，如腹部感觉上升，随后出现一种似曾相识的幻觉或视幻觉，后者可与恶心和恐惧相关。尤其是发作后头痛与偏头痛相似，对曲坦类药物治疗反应良好[41]。

颅内压增高和假性脑瘤综合征

颅内压增高（ICP）可引起进行性头痛，可使患儿从睡眠中清醒，通过用力或瓦尔萨尔瓦动作（Valsalva maneuver）可使其加重。相关症状为恶心、呕吐、嗜睡和人格改变。肿瘤、导水管狭窄（图 58.1）、脑积水、脑膜炎、脑卒中水肿和蛛网膜下腔出血可升高颅内压，拉伸脑膜导致头痛。

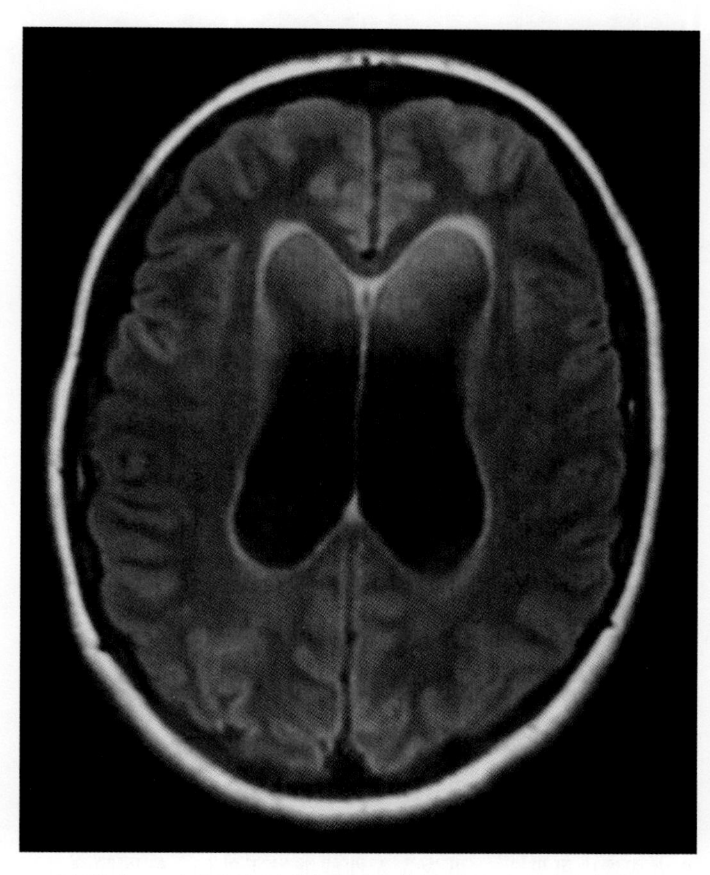

图 58.1　一名瘦弱的 14 岁女孩因头痛和双侧视盘水肿就诊，轴位液体衰减反转恢复序列（FLAIR）脑部磁共振成像显示由导水管狭窄引起的非交通性脑积水

假性脑瘤综合征（PTCS）（参见第 59 章）指在脑实质和脑脊液成分正常者引起颅内高压症状的原发性和继发性疾病，通常表现为视盘水肿。特发性颅内高压（IIH）是 PTCS 的主要类型，最常见于肥胖的青春期女孩。然而在青春期前儿童中，女孩和男孩患病率相似，并且患儿通常较瘦[42]。头痛是青少年 PTCS 患儿的一种常见症状，但很多低龄 PTCS 患儿无头痛。头痛的特征可为广泛性的和局灶性的，仅根据疼痛特征无法将其与偏头痛或紧张型头痛区别。

脑肿瘤

这是家长及患儿最担心的诊断。重要的是要确信儿童头痛常见，而脑肿瘤（图 58.2）罕见（每年每 10 万人中仅 5.4 人患脑肿瘤）[43]。具有以下特征的头痛令人担忧，包括可使儿童从睡眠中清醒、引起混乱和呕吐、定位于枕部、瓦尔萨尔瓦动作（Valsalva maneuver）可加重、伴新出现的虚弱或步态变化和/或无偏头痛样症状的家族史或个人史等。存在上述特征的患儿应行进一步检查。

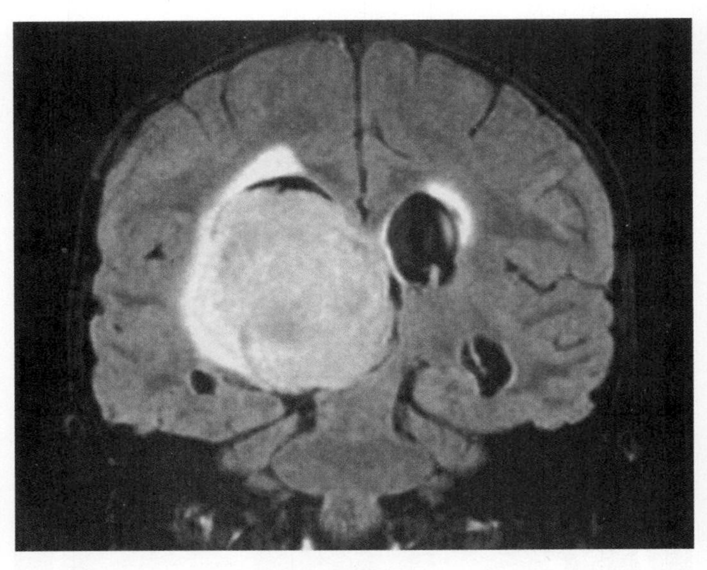

图 58.2 一名 9 岁男孩表现为头痛和疲乏，冠状位液体衰减反转恢复序列（FLAIR）脑部磁共振成像显示一右侧丘脑肿块。检查发现左眼同侧视野缺损、双侧视盘水肿

感染

急性病毒性疾病是最常见的病因，患儿可因头痛而就诊于急诊科。在急诊就诊的急性头痛儿童中，严重感染如脑膜炎和脑炎占到 5%～9%[44]。与成年人相反，儿童真正窦性头痛罕见。成年人主诉的与鼻塞相关的钝性眶周压迫样疼痛，若发生在儿童，以“鼻窦炎”进行治疗极少好转。相反，这通常是前面已讨论过的某一种原发性头痛的非典型形式。

结构异常

蛛网膜囊肿为脑脊液聚集在蛛网膜囊腔中，在约有 4%的小儿患者成像中可见[45]。可为先天性或继发于外伤。蛛网膜囊肿通常是偶发的，研究发现 18%～41%蛛网膜囊肿患儿伴有头痛症状[46]。有症状的囊肿通常是破裂或出血，手术治疗包括开窗术或分流术。

Chiari Ⅰ畸形指小脑扁桃体疝出枕骨大孔下方超过 5mm 的现象。症状包括头痛、感觉障碍、颈部疼痛、眩晕和共济失调。50%～90%的 Chiari Ⅰ畸形患儿可出现类似偏头痛的头痛症状。然而，随瓦尔萨尔瓦动作（Valsalva maneuver）而加重的枕部头痛发病率可能更高[47,48]。后颅窝手术减压通常有效。

血管异常

每年每 10 万名儿童中约可出现 1 例小儿出血性脑卒中[49]。在一项研究中，77%出血性脑卒中患儿主诉头痛（大多数突然发作），91%患儿具有除头痛外的神经系统症状。在这些患儿中，50%发现患有致病性动静脉畸形（图 58.3），18%患有动脉瘤[50]。其他血管异常包括脑静脉窦血栓形成，最常见的表现有癫痫发作、昏迷和运动减弱。然而，在这些患儿中 18%出现头痛[51]。

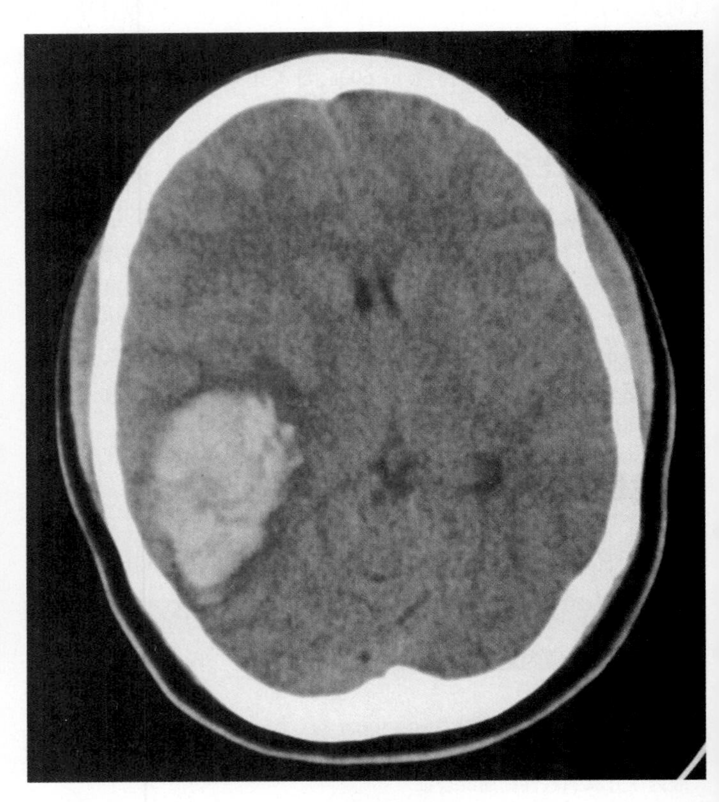

图 58.3 一名 14 岁女孩出现突然发作的头痛和左眼同侧偏盲，无对比轴位脑部计算机断层扫描显示继发于动静脉畸形破裂的右颞顶部出血

总结

了解原发性头痛的临床表现、处置和治疗，详细询问病史，行全面的眼部和神经系统检查，有助于明确潜在的有严重继发性疾病的儿童。同样，也可阻止对良性头痛患儿行不必要的检查。

（高翔 译 王雨生 校）

参考文献

2. The international classification of headache disorders, 3rd edition (beta version). Cephalalgia 2013; 33: 629–808.
3. Conicella E, Raucci U, Vanacore N, et al. The child with headache in a pediatric emergency department. Headache 2008; 48: 1005–11.
4. Richer L, Graham L, Klassen T, Rowe B. Emergency department management of acute migraine in children in Canada: a practice variation study. Headache 2007; 47: 703–10.
5. Lewis DW. Pediatric migraine. Pediatr Rev 2007; 28: 43–53.
6. Gelfand AA, Reider AC, Goadsby PJ. Cranial autonomic symptoms in pediatric migraine are the rule, not the exception. Neurology 2013; 81: 431–6.
7. Rho Y-I, Chung HJ, Suh E-S, et al. The role of neuroimaging in children and adolescents with recurrent headaches: multicenter study. Headache

2011; 51: 403–8.
8. Launer LJ, Terwindt GM, Ferrari MD. The prevalence and characteristics of migraine in a population-based cohort: the GEM study. Neurology 1999; 53: 537–42.
11. Gelfand AA, Fullerton HJ, Jacobson A, et al. Is migraine a risk factor for pediatric stroke? Cephalalgia 2015; 35: 1252–60.
17. Lewis D, Dorbad D. The utility of neuroimaging in the evaluation of children with migraine or chronic daily headache who have normal neurological examinations. Headache 2000; 40: 629–32.
19. Hämäläinen ML, Hoppu K, Valkeila E, Santavuori P. Ibuprofen or acetaminophen for the acute treatment of migraine in children: a double-blind, randomized, placebo-controlled, crossover study. Neurology 1997; 48: 103–7.
20. Cady R, Nett R, Dexter K, et al. Treatment of chronic migraine: a 3-month comparator study of naproxen sodium vs SumaRT/Nap. Headache 2014; 54: 80–93.
22. Silberstein SD. Practice parameter: evidence-based guidelines for migraine headache (an evidence-based review): report of the Quality Standards Subcommittee of the American Academy of Neurology. Neurology 2000; 55: 754–62.
23. Bulloch B, Tenenbein M. Emergency department management of pediatric migraine. Pediatr Emerg Care 2000; 16: 196–201.
25. Kacperski J, Hershey A. Preventive drugs in childhood and adolescent migraine. Curr Pain Headache Rep 2014; 18: 422–30.
28. Schoonman GG, van der Grond J, Kortmann C, et al. Migraine headache is not associated with cerebral or meningeal vasodilatation - a 3T magnetic resonance angiography study. Brain 2008; 131: 2192–200.
29. May A, Goadsby PJ. The trigeminovascular system in humans: pathophysiologic implications for primary headache syndromes of the neural influences on the cerebral circulation. J Cereb Blood Flow Metab 1999; 19: 115–27.
30. Bahra A, Matharu MS, Buchel C, et al. Brainstem activation specific to migraine headache. Lancet 2001; 357: 1016–17.
32. Olsen J, Friberg L, Olsen TS, et al. Timing and topography of cerebral blood flow, aura, and headache during migraine attacks. Ann Neurol 1998; 28: 791–8.
34. Olesen J, Larsen B, Lauritzen M. Focal hyperemia followed by spreading oligemia and impaired activation of rCBF in classic migraine. Ann Neurol 1981; 9: 344–52.
35. Hadjikhani N, Sanchez Del Rio M, Wu O, et al. Mechanisms of migraine aura revealed by functional MRI in human visual cortex. Proc Natl Acad Sci USA 2001; 98: 4687–92.
36. Goadsby PJ, Lipton RB, Ferrari MD. Migraine – current understanding and treatment. N Engl J Med 2002; 346: 257–70.
37. Maniyar FH, Sprenger T, Schankin C, Goadsby PJ. The origin of nausea in migraine-A PET study. J Headache Pain 2014; 3: 84.
39. Gelfand AA, Goadsby PJ. Medication overuse in children and adolescents. Curr Pain Headache Rep 2014; 18: 428.
40. Verrotti A, Coppola G, Spalice A, et al. Peri-ictal and inter-ictal headache in children and adolescents with idiopathic epilepsy: a multicenter cross-sectional study. Childs Nerv Syst 2011; 27: 1419–23.
42. Friedman DI, Liu GT, Digre KB. Revised diagnostic criteria for the pseudotumor cerebri syndrome in adults and children. Neurology 2013; 81: 1159–65.
44. Schobitz E, Qureshi F, Lewis D. Pediatric headaches in the emergency department. Curt Pain Headache Rep 2006; 10: 391–6.
45. Eidlitz-Markus T, Zeharia A, Cohen YH, Konen O. Characteristics and management of arachnoid cyst in the pediatric headache clinic setting. Headache 2014; 54: 1583–90.
48. Wu YW, Chin CT, Chan KM, et al. Pediatric Chiari I malformations: do clinical and radiologic features correlate? Neurology 1999; 53: 1271–6.
50. de Ribaupierre S, Rilliet B, Cotting J, Regli L. A 10-year experience in pediatric spontaneous cerebral hemorrhage: which children with headache need more than a clinical exam? Swiss Med Wkly 2008; 138: 59–69.

第59章

颅内压增高

Robert A Avery

章节目录

引言

颅内压增高及其导致永久性视力丧失的潜在威胁需要眼科医师密切监测。假性脑瘤综合征(亦称特发性颅内压增高症)、脑肿瘤、脑结构异常及后天性感染/炎症性疾病是门诊所见儿童颅内压增高最常见的病因。为获得理想的视觉预后,了解适当的眼科评估、监测和治疗十分重要。

颅内压增高的症状与体征

儿童颅内压增高的症状范围和严重程度差异较大,出现颅内压增高的体征时可相对无临床症状。患儿主诉头痛,尤其是平卧时加重的、疼痛高峰出现于早晨的和/或呕吐后缓解的持续性头痛,应高度怀疑颅内压增高症。对于婴幼儿,必须与其初级保健医师交流,以确定是否存在头围增大或发育过程的变化。出现其他眼部和非眼部症状(如短暂视物模糊、搏动性耳鸣、发育迟缓、认知退化、嗜睡或情绪/性格的持续改变)时,应提醒医师尽快进行彻底检查,以发现其他颅内压增高的危险因素和体征。近期诊断脑瘤的患儿往往表现头痛,但绝大多数(>85%)尚有其他如脑神经麻痹、共济失调或无力的神经系统缺陷。

包括视神经隆起、垂直凝视麻痹和展神经麻痹在内的眼部客观体征是颅内压增高的常见指征。“视盘水肿”应为颅内压增高引起视神经隆起的专属术语。当出现另外脑神经麻痹、前囟隆起或/和其他神经系统体征时,应立即进行神经影像学检查,并转诊至神经内科和神经外科医师。

眼科监测

有必要对疑似或已确诊为颅内压增高的患儿进行传入性视觉检查。视野检查很重要,应采用定量的自动或动态视野计,因为生理盲点扩大是颅内压增高的首要体征,随后常常加重,出现鼻下象限视野缺损和普遍性视野缩小。视力下降作为视神经功能严重紊乱的征象,发生在视野明显缺损之后。对于纵向变化的评估,间接检眼镜结合眼底照相的观察是必需的。应认识到视神经的外观可能与功能损害并不一致,尤其是在中度至重度肿胀时(图59.1)。因此,传入性视觉功能状态是关爱颅内压增高患儿最重要的指标。

视神经鞘直径的测量和30°测试是两项已被用来鉴别视盘水肿和假性视盘水肿的眼眶超声成像技术[1]。虽然这两项测试的结合使用对于发现视盘水肿具有高敏感度,但其特异性较低,需要有经验的人员来操作和解读检查结果。使用光学相干断层成像(OCT)来区分疑似颅内压增高患者真、假视盘水肿的研究,有着不同的结果[2,3]。对于已确定的视盘水肿,OCT可作为监测视神经隆起变化的客观定量指标[4]。对于长期以来只有相对较少视神经隆起改变的儿童,使用可测定体积的OCT成像也许较眼底照相和间接检眼镜观察更具优势(图59.2)。

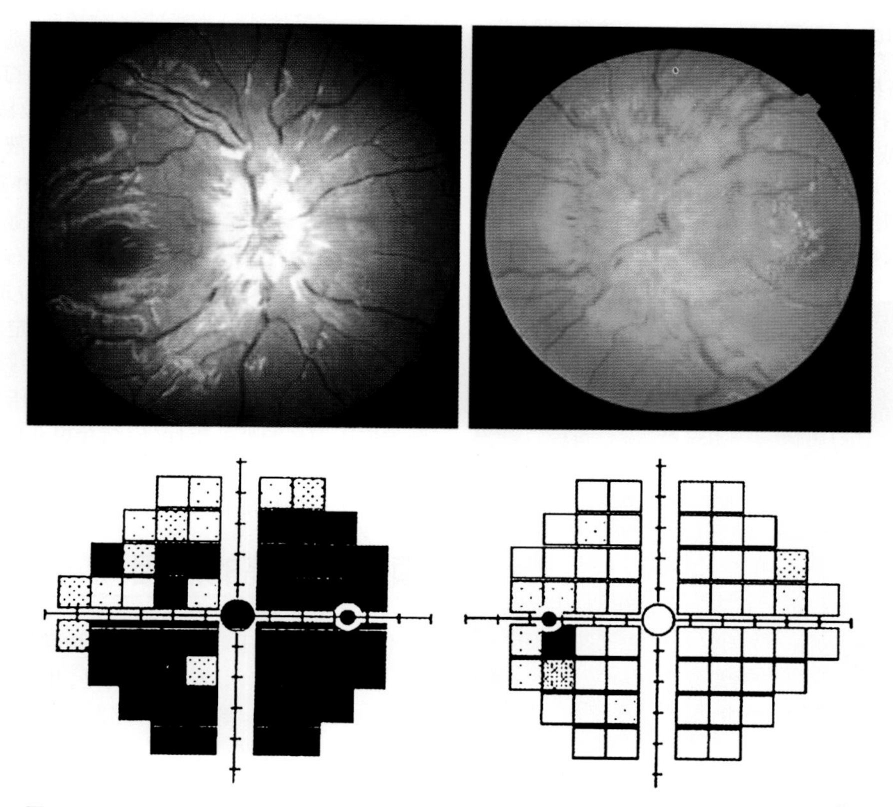

图 59.1 继发于颅内压增高的视神经肿胀。(左图)明显肿胀,视力 20/30,伴严重视野缺损。(右图)明显肿胀、出血和黄斑脂质渗出,视力 20/20,伴轻度生理盲点扩大

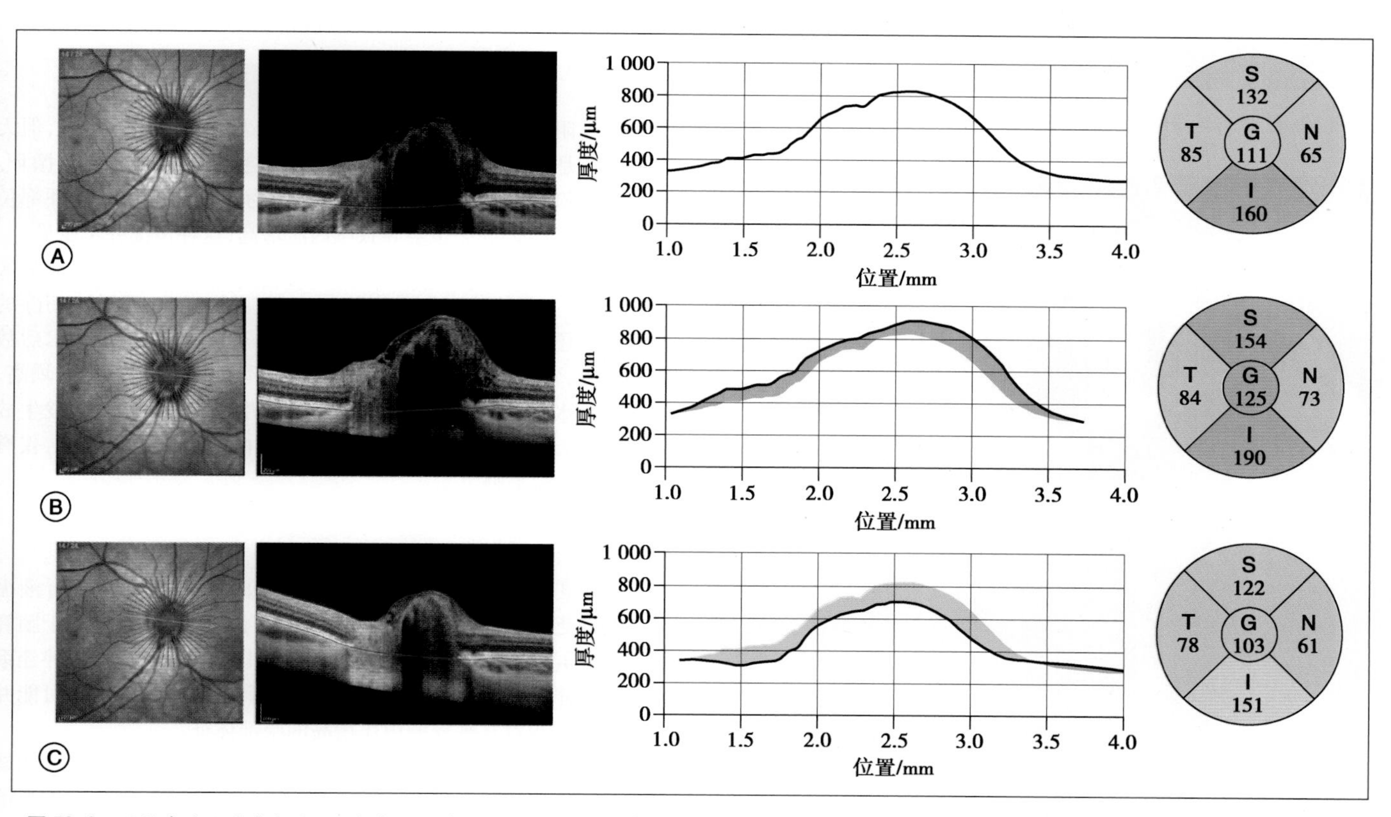

图 59.2 无临床症状的稳定型脑积水患儿的进展性视神经肿胀。Ⓐ视盘轻度隆起,除下方象限外,其他所有象限视网膜神经纤维层(RNFL)厚度正常;Ⓑ视盘明显隆起(红色),上、下象限进展性增厚;Ⓒ脑室腹腔分流术后视神经肿胀减轻,RNFL 厚度下降

颅内压增高的评估

所有接受颅内压增高检查的儿童，在做腰椎穿刺或颅内监测等有创颅内压监测之前应行磁共振成像检查。如果怀疑存在血管因素，可加做磁共振静脉或血管成像系列检查。尽管如有可能应尽量避免辐射暴露，但急诊时可行头颅 CT 扫描。已报道许多磁共振成像的特征性变化可提示颅内压增高症，包括空泡蝶鞍（图 59.3）、跨室管膜脑脊液流动、眼球后部扁平、视神经向眼球隆起

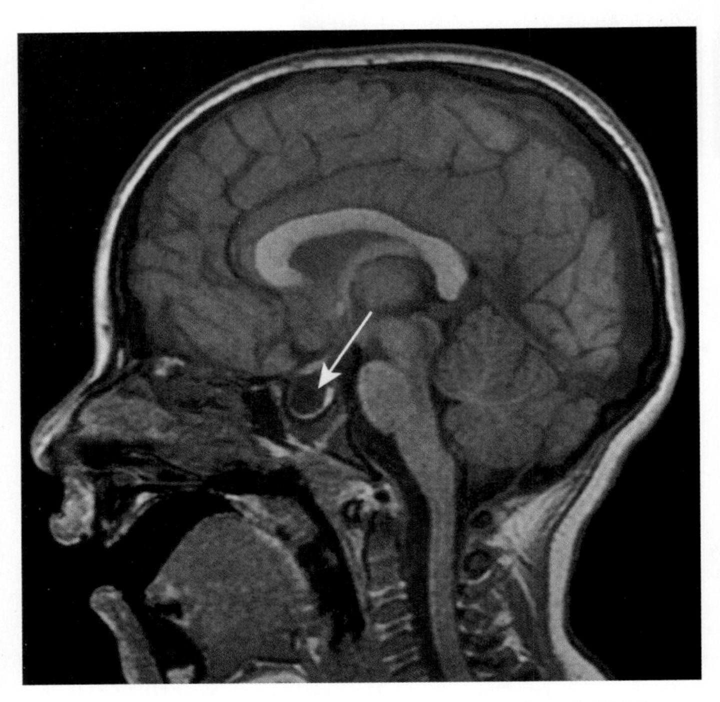

图 59.3 颅内压增高患儿磁共振矢状位 T1 加权像，示空泡蝶鞍

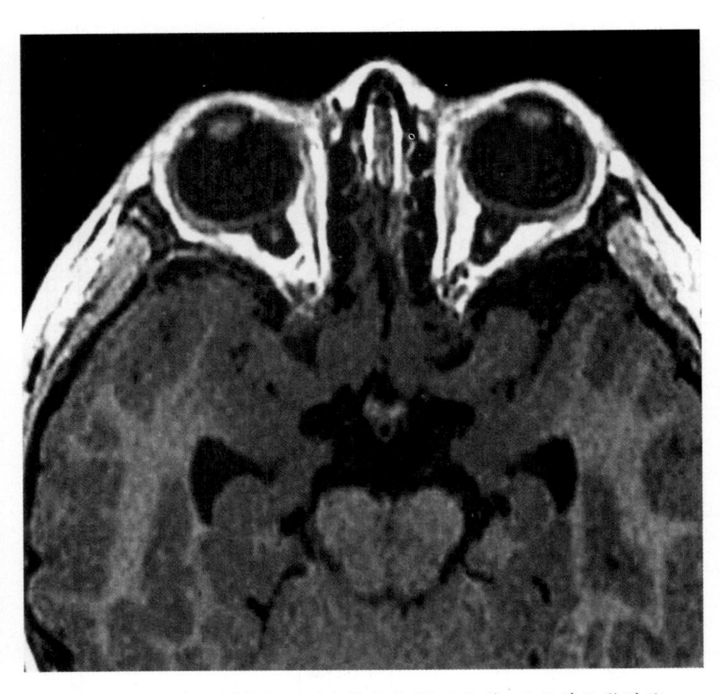

图 59.4 颅内压增高患儿磁共振轴位 T1 加权像，示视神经鞘肿胀和视神经轻度隆起

（图 59.4）、视神经鞘肿胀（图 59.4）、静脉窦发育不良和视神经经扩散受限。但其中某些影像学特征，尤其是当其孤立发生在缺乏神经系统或眼部体征或症状的儿童时，不宜用来诊断颅内压增高症。

腰穿时测得的脑脊液开放压力是最易获得且创伤最小的颅内压数据。目前研究认为，多数儿童脑脊液开放压力低于 28cmH_2O 为正常值[5]。镇静剂的作用深度和肥胖症的确会影响脑脊液压力的测量，而患者年龄和腿部位置则无显著影响[6]。视盘水肿患儿脑脊液的平均压力为 41cmH_2O 左右，在极少情况下可低于 30cmH_2O[7]。脑脊液压力高于 28cmH_2O 时，应高度怀疑颅内压增高的可能，但对儿童而言并不能保证一定就是颅内压增高，因为许多患儿本身的因素和检测技术因素都会影响这种对颅内压的间接测量。与磁共振成像情况相似，脑脊液压力高于 28cmH_2O 并非诊断颅内压增高的唯一指标，应结合患儿的临床病史和检查结果综合考虑。由于一日内颅内压会有较大的波动，有创颅内监测是测量颅内压最为精确和可靠的方法。

颅内压增高的病因

增高的颅内压可损害整个视神经的正常轴浆流而导致轴突肿胀，最终形成视盘水肿。有趣的是，并不是所有颅内压增高患儿都表现出视盘水肿。解剖学研究发现，视神经周围的蛛网膜下腔有别于颅内其他蛛网膜下腔[8]，这些独立的腔隙也许可以解释为何不是所有颅内压增高的患儿均出现视盘水肿，以及为何在功能性脑室-腹腔分流术后视盘水肿仍可能持续存在。

许多后天的、结构性的和先天性的异常都会影响脑脊液生成、循环和吸收的正常模式。因此，处置和治疗方法也因病因不同而异。

脑瘤

尽管阻塞第三和第四脑室的肿瘤最常导致颅内压增高，但无论幕上还是幕下，任何部位的脑瘤都会影响正常的脑脊液循环。没有显著脑水肿的肿瘤，以及位于不认为会改变脑脊液循环部位（如大脑额叶）的肿瘤也会导致颅内压增高，这种情况并不少见。

脑瘤所致颅内压增高的治疗通常可以通过手术切除肿瘤来实现，但有些类型的肿瘤常需实施脑室-腹腔分流术，而无法切除的肿瘤可能还需要永久性脑脊液分流。由于脑室-腹腔分流术后故障的频发，常常会需要小儿眼科医师来评估患儿颅内压是否增高。缺乏视盘水肿或颅内压增高影像学征象并不能排除分流术发生故障的可能。在已被确认分流术故障和颅内压增高的患儿中，仅有14%出现视盘水肿[9]。

脑积水

脑室扩大通常是由于结构性原因（如肿瘤）阻塞了脑脊液循环。当缺乏结构性梗阻原因时，交通性脑积水被认为是由于脑脊液再吸收异常造成的。脑室无扩大（尤其是既往已有中枢神经系统损害的患儿）不能排除颅内压增高的可能。对于婴幼儿，可能并不出现诸如视盘水肿等颅内压增高的眼部体征。

治疗脑积水通常是为了已经存在的或预期将出现的功能缺陷。在无颅内压增高体征或症状时，对一些脑积水患儿可推迟治疗。脑室-腹腔分流术和内镜下第三脑室造瘘术是脑积水最常见的治疗手段。

结构异常

先天性和进展性结构异常可导致颅内压增高,但发生的可能性常常低于脑瘤和其他病因。尽管蛛网膜囊肿大小稳定时多数无症状,且为良性,但也可导致颅内压增高[10]。小脑扁桃体疝(即 Chiari 畸形)、Dandy-Walker 畸形和中脑导水管狭窄等,是其他可能造成颅内压增高的潜在的幕下结构病因。由于就诊时年幼和常伴异常的视神经,监测狭颅症和遗传性颅面综合征患儿颅内压增高的体征和症状较为困难。

对于结构异常导致颅内压增高的治疗手段依病因而异,手术矫正狭颅症、颅骨畸形及梗阻性病变常常用于治疗颅内压增高。

血管病变

虽然动脉瘤和大血管异常(如 Galen 静脉畸形)均可影响儿童脑脊液循环,但此类病变相对罕见。最常见的造成颅内压增高的血管病变为脑静脉窦血栓形成。急性或慢性乳突炎患儿有发生单侧横窦和乙状窦血栓形成的风险(图 59.5)。脱水、感染、颅脑创伤、慢性疾病和血栓前状态是儿童脑静脉窦血栓形成的其他常见病因。强化的静脉补液和有指征的抗凝是脑静脉窦血栓形成的标准治疗。因可能导致脱水,通常在这些疾病中应避免使用碳酸酐酶抑制剂。

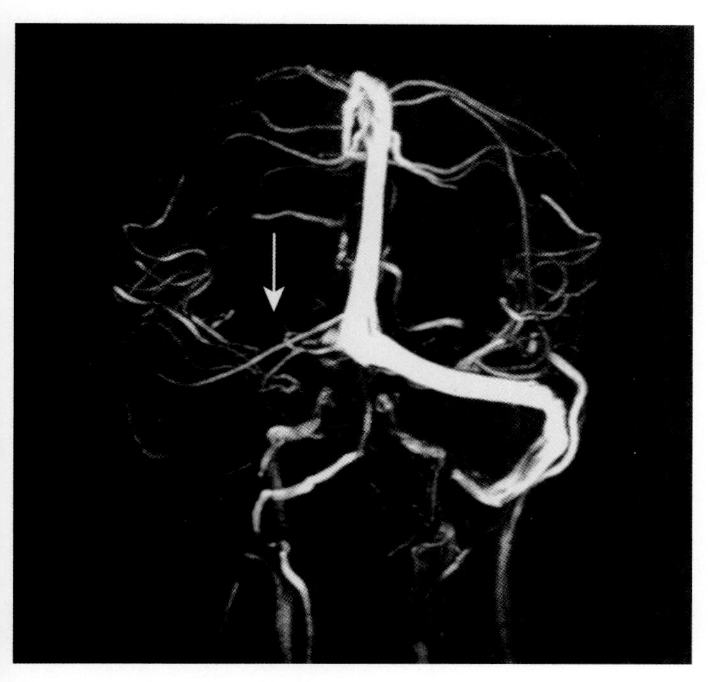

图 59.5 磁共振静脉成像的重建图像,显示已栓塞左侧横窦的血栓。血栓发生于持续性左侧乳突炎后,导致颅内压增高,进而出现视盘水肿和双侧展神经麻痹

感染和炎症

已报道,许多中枢神经系统感染和炎症性疾病可导致颅内压增高,其中包括莱姆病和脱髓鞘病变[如吉兰-巴雷综合征(Guillain-Barré syndrome)和米勒-费希尔综合征(Miller-Fisher syndrome)]。在此类疾病中颅内压增高的发病机制尚不完全清楚,但多数针对特异性病因的治疗疗效良好。莱姆脑膜炎患儿颅内压增高的体征(如视盘水肿或展神经麻痹)常因抗生素治疗而改善。已有报道治疗中的莱姆脑膜炎患儿出现进展性和严重的视盘水肿,因此要严密监控视功能,且碳酸酐酶抑制剂的治疗应持续到视盘水肿消失。碳酸酐酶抑制剂对继发于脱髓鞘病变的视盘水肿也可能有效。

假性脑瘤综合征/特发性颅内压增高症

假性脑瘤综合征/特发性颅内压增高症通常是指脑影像大致正常、脑脊液成分正常且无感染或恶性肿瘤的颅内压增高症。根据最新的诊断标准,此病症最好用“假性脑瘤综合征”的术语来描述[11]。

当确信颅内压增高不是由药物、血管异常或身体状况所致时,假性脑瘤综合征即被分类为原发性。通常在围生期近期出现体重增加、肥胖、多囊卵巢综合征的患者或在非肥胖儿童中,诊断原发性假性脑瘤综合征。而为数众多的脑静脉畸形、药物和身体状况则归于继发性假性脑瘤综合征。儿童继发性假性脑瘤综合征最常见的病因列于表 59.1,许多罕见的和关联性较小的病因可参阅相关综述[12]。

表 59.1 儿童继发性假性脑瘤综合征的常见病因

脑静脉异常	药物	身体状况
静脉窦血栓形成	米诺环素	Down 综合征
上腔静脉综合征	异维 A 酸	肾衰竭
颈静脉血栓形成	生长激素	贫血
继发于既往中枢神经系统感染或损害的脑脊液循环/吸收异常	糖皮质激素戒断	阻塞性睡眠呼吸暂停
	维生素 A	
	全反式维 A 酸	

与对待所有颅内压增高患者相同,保存视力是原发性和继发性假性脑瘤综合征的治疗目标。当确信继发于肥胖或体重增加时,原发性假性脑瘤综合征的治疗必须包括目标为 3%~5%的体重减轻。对轻度视盘水肿患者,与单纯减轻体重方案相比,减轻体重加服乙酰唑胺的治疗方案可更好地改善视野均差(perimetric mean deviation)[13]。磺胺类药物的过敏史并不妨碍乙酰唑胺的治疗[14]。在患者不能耐受乙酰唑胺时,可用髓袢利尿剂和具有碳酸酐酶作用的药物。

患儿在一次腰穿之后,甚至在碳酸酐酶抑制剂启用之前,视盘水肿可能就已经减轻。但不应将反复腰穿作为假性脑瘤综合征的长期治疗,可将其作为替代疗法,用于那些对一线药物耐药,而他们的视功能正快速减退且需要强化治疗的患者。对于中到重度视力快速减退的患者,可考虑将大剂量静脉内注射糖皮质激素作为可能的临时治疗,尽管该疗法的效果尚未完全确定。

当减轻体重和药物治疗不能解决或控制进行性视力丧失时,可考虑脑脊液分流术。视神经鞘开窗减压术已成功用于儿童,且在一些医院受青睐程度超过脑室腹腔分流术,因为它没有感染和梗阻的终身风险。脑静脉支架已用于成人患者,但在儿童很少使用。

致谢

Avery 医师受到以下资助:The Gilbert Family Neurofibromatosis

Institute, Washington, DC, and grant K23-EY022673 from the National Eye Institute/National Institutes of Health, Bethesda, MD。

（游思维 译　王雨生 校）

参考文献

1. Carter SB, Pistilli M, Livingston KG, et al. The role of orbital ultrasonography in distinguishing papilledema from pseudopapilledema. Eye (Lond) 2014; 28: 1425–30.
2. Kulkarni KM, Pasol J, Rosa PR, Lam BL. Differentiating mild papilledema and buried optic nerve head drusen using spectral domain optical coherence tomography. Ophthalmology 2014; 121: 959–63.
3. Kupersmith MJ, Sibony P, Mandel G, et al. Optical coherence tomography of the swollen optic nerve head: deformation of the peripapillary retinal pigment epithelium layer in papilledema. Invest Ophthalmol Vis Sci 2011; 52: 6558–64.
4. Wang JK, Kardon RH, Kupersmith MJ, Garvin MK. Automated quantification of volumetric optic disc swelling in papilledema using spectral-domain optical coherence tomography. Invest Ophthalmol Vis Sci 2012; 53: 4069–75.
5. Avery RA, Shah SS, Licht DJ, et al. Reference range for cerebrospinal fluid opening pressure in children. N Engl J Med 2010; 363: 891–3.
6. Avery RA. Interpretation of lumbar puncture opening pressure measurements in children. J Neuroophthalmol 2014; 34: 284–7.
7. Avery RA, Licht DJ, Shah SS, et al. CSF opening pressure in children with optic nerve head edema. Neurology 2011; 76: 1658–61.
8. Killer HE, Jaggi GP, Flammer J, et al. Cerebrospinal fluid dynamics between the intracranial and the subarachnoid space of the optic nerve. Is it always bidirectional? Brain 2007; 130: 514–20.
9. Nazir S, O'Brien M, Qureshi NH, et al. Sensitivity of papilledema as a sign of shunt failure in children. J AAPOS 2009; 13: 63–6.
10. Prasad S, Avery RA, de Alba Campomanes A, et al. Symptomatic increased intracranial pressure due to arachnoid cysts. Pediatr Neurol 2011; 44: 377–80.
11. Friedman DI, Liu GT, Digre KB. Revised diagnostic criteria for the pseudotumor cerebri syndrome in adults and children. Neurology 2013; 81: 1159–65.
12. Rangwala LM, Liu GT. Pediatric idiopathic intracranial hypertension. Surv Ophthalmol 2007; 52: 597–617.
13. NORDIC Idiopathic Intracranial Hypertension Study Group Writing Committee, Wall M, McDermott MP, et al. Effect of acetazolamide on visual function in patients with idiopathic intracranial hypertension and mild visual loss: the idiopathic intracranial hypertension treatment trial. JAMA 2014; 311: 1641–51.
14. Strom BL, Schinnar R, Apter AJ, et al. Absence of cross-reactivity between sulfonamide antibiotics and sulfonamide nonantibiotics. N Engl J Med 2003; 349: 1628–35.

第 60 章

脑与脑视觉损害

Creig S Hoyt

章节目录

为数众多的先天性和后天性中枢神经系统疾病会影响儿童的视觉，许多疾病通过直接累及至关重要的视路结构而造成多种视觉残疾。另有一些疾病虽不影响视路结构，但与眼的结构性缺陷相关。在世界许多地方（尤其是较为发达的国家），因脑病所致儿童视觉损害的数量相当于或超过那些单纯眼病导致的视觉损害。许多因脑病致视觉损害的儿童有着多重残疾，他们成功康复、接受教育、就业和独立生活的长期潜能受到限制。然而，必须认真评估这些患儿的视觉损害与潜能，以便提供适宜的治疗、康复和教育服务。

发育缺陷

胚胎缺陷

脑膨出

在胚胎发生的第一个月内，神经板形成并内陷入神经沟，然后融入神经管。脑膨出（cephalocele）是颅骨和硬脑膜缺损导致的颅内组织向颅外的膨出，可能是神经沟闭合障碍造成的后果。在多数国家，针对育龄妇女采用主食强化叶酸和服用叶酸补充剂的措施，已大大降低了此类脑膨出的发生率。另外，脑膨出可发生在神经胚形成之后，脑组织经由产生颅骨和硬脑膜的间充质疝出。脑膨出主要有四种类型，其中三种会引起眼科医师的兴趣。

1. 枕部脑膨出。部分枕叶皮质和侧脑室后角疝入缺损区。严重的视觉障碍均与脑膨出的畸形和任何手术矫正的结果相关。Knobloch 综合征的特征是高度近视和伴有视网膜脱离、黄斑异常和枕部脑膨出的玻璃体视网膜变性（参见第 42 章和第 52 章）。

2. 额筛部脑膨出。此类脑膨出在东南亚地域性高发，通常不累及任何视觉结构，但可能伴同侧视神经的发育不良。

3. 鼻咽部脑膨出。此类脑膨出虽少见，但几乎总是影响到视觉功能。视神经和视交叉可能在伸入缺损的囊腔时受到牵拉而损伤，常伴有视神经发育不全、视网膜发育不良和缺损。

前脑无裂畸形

在妊娠的第二个月内，前脑横向分裂为端脑和间脑，矢状方向分裂为大脑半球和侧脑室。前脑分化和分裂的失败，可导致一组被称为“前脑无裂畸形（holoprosencephaly）”的疾病。Hedgehog 信号通路在时空上调控面部与脑的特异性发育，其遗传性和致畸性破坏可能导致前脑无裂畸形，尽管其他基因通路的突变也有可能成为致病因素。母亲糖尿病是最常见的致畸胎原因。本病可见于许多综合征，包括 Patau 综合征（13 三体综合征）、Edwards 综合征（18 三体综合征）和 de Morsier 综合征等，常有面部畸形（眼距缩短和中线裂）和众多中枢神经系统的异常（图 60.1）。幸存患儿可能

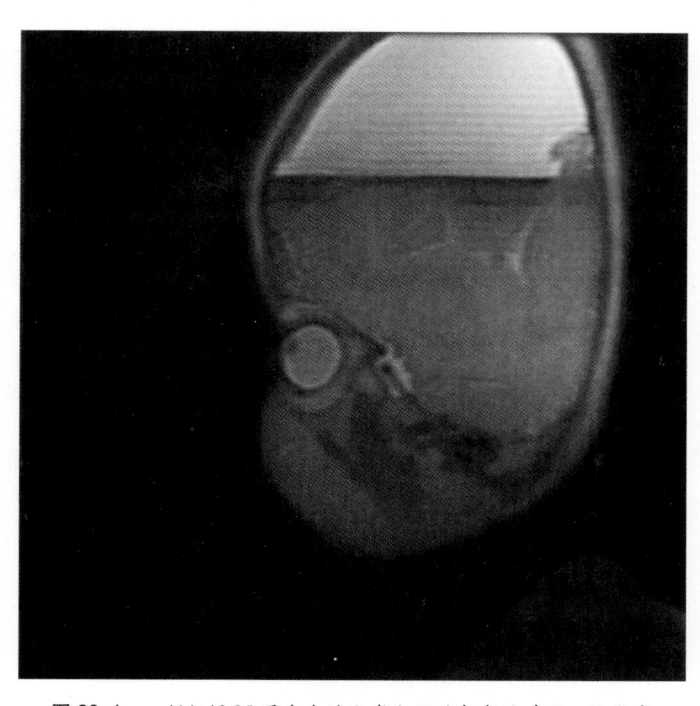

图 60.1 一例妊娠 35 周出生的 3 岁女孩的复杂脑畸形。脑发育延迟、难治性癫痫、四肢麻痹、严重的视力损害、眼球震颤和视神经发育不良。磁共振影像显示前脑无裂畸形、胼胝体缺如、大脑半球间囊肿和脑室系统异常（Alejandra de Alba Campomanes 医师惠赠）

经由异位的纹状体皮质产生视觉反应。胼胝体发育不全常见，视神经发育不全也同样多见（参见第53章）。实际上，很大一部分透明隔-视神经发育不良（septo-optic dysplasia）的患者可有轻型脑叶型前脑无裂畸形。

大脑皮质发育畸形

在妊娠第2~4个月，侧脑室和侧脑室下区内神经元增殖并迁移至皮质板。这一细胞增殖的区域称为生发基质（germinal matrix），干细胞于此产生神经元和胶质细胞，并进一步发育为成熟脑。在胚胎发生的早期，神经元迁移的距离相对较短，到发育后期则有穿过中间带的长距离迁移。先期到达皮质壳膜内的神经元占据着最深层的位置，而其后抵达的神经元则位于表浅位置。放射状胶质细胞可引导并促进神经元的迁移。神经元到达皮质后形成不连续的板层，并开始与局部和远达的神经元建立突触联系。这一正常的迁移和发育过程如果发生缺陷，即导致重要的神经畸形[1]。一般可根据病因将这些畸形分为三类：

1. 神经元和胶质细胞的增殖或凋亡异常；
2. 神经元的迁移异常；
3. 皮质构建异常。

无脑回畸形［lissencephaly，或平滑脑（smooth brain）］的特征是缺乏正常脑回和脑沟，分经典型和鹅卵石样无脑回畸形两类。经典型由神经元迁移受阻所致，而神经元的过度迁移则造成鹅卵石样无脑回畸形。90%以上的无脑回畸形患儿有癫痫发作。鹅卵石样无脑回畸形至少可出现在三种伴有重要眼部特征的肌营养不良综合征中。fukutin相关蛋白基因的突变导致这三种疾病（以及其他广谱的肌营养不良）：

- Fukuyama型先天性肌营养不良（Fukuyama-type congenital muscular dystrophy）：患儿发生高度近视和视网膜变性（图60.2A和图60.2B）；
- 肌-脑-眼综合征（muscle-brain-eye syndrome）：与近视和早期发生的青光眼和白内障有关；
- Walker-Warburg综合征（亦称Chemke综合征或HARD综合征）：由小眼畸形、青光眼、视神经异常和视网膜发育不良与脱离组成。

巨脑回畸形（pachygyria）与无脑回畸形相关，但发生较晚。其导致脑回数量减少、肥厚和神经元数量不足（图60.3）。枕叶皮质的巨脑回畸形可能与先天性偏盲有关（参见下文）。大脑旁中央沟和枕叶区的巨脑回畸形为脑肝肾综合征（Zellweger syndrome）的显著特征。巨脑回畸形和眼缺损是Baraitser-Winter综合征的主要特征。

多小脑回畸形（polymicrogyria）是皮质发育最常见的畸形，源于皮质构建阶段神经元晚期迁移的中断。神经元到达皮质壳膜时深层已被占据，结果导致构建混乱，形成多而细小的脑回。软脑膜形成紊乱也是这一皮质畸形的重要原因[2]。与神经元的增殖和迁移异常相比，多小脑回畸形对神经功能的影响较轻，可能作为毫无影响的孤立局灶性异常而发生，最常见于双侧旁外侧裂或额顶叶。然而，也可作为一种弥散性病变而影响全脑。作为孤立和局灶性病变，多小脑回畸形与先天性偏盲（枕叶皮质）和阅读障碍（左侧额颞叶皮质）相关。本病是多种遗传性综合征的一个重要特征，包括Aicardi综合征、Joubert综合征、Zellweger谱系、Sturge-Weber综合征、X连锁脑积水以及22q11.2缺失综合征等，也与大量代谢性疾病和感染（尤其是巨细胞病毒感染）相关。

脑裂畸形（schizencephaly），又称发育不全性脑穿通畸形（agenetic porencephaly），其特征是穿越大脑半球壁的全层裂隙，内衬灰质，并常被多小脑回畸形皮质包绕。虽然认为其病因是在妊娠4~6个月大脑半球形成前对生发基质造成的宫内损伤，但发病机制不甚明了。脑裂畸形的原因是多方面的，包括致畸剂、产前感染、低龄产妇、饮酒和*EMX2*基因突变[3]。裂隙可能是单侧或双侧的，裂

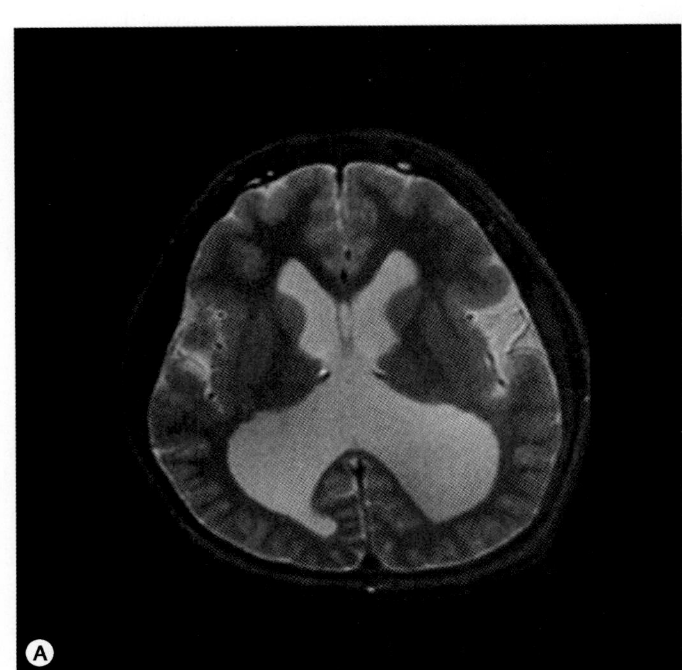

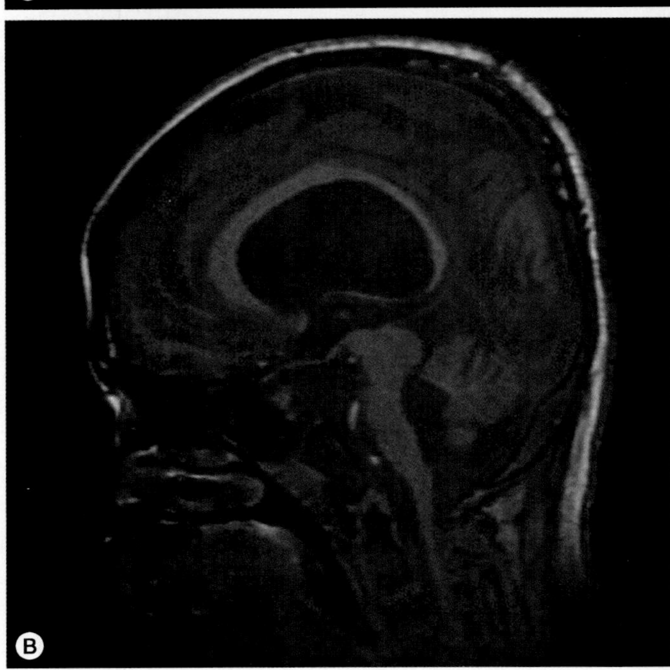

图60.2　一名严重发育延迟和肌张力低下的10岁越南裔女孩，因双侧白内障、青光眼、视网膜脱离和玻璃体积血就诊。Ⓐ轴位MRI显示脑室扩大和额叶巨脑回畸形；Ⓑ矢状位MRI显示额叶巨脑回畸形和多小脑回畸形、透明隔部分发育不全和脑干发育不全，诊断为Fukuyama病（Alejandra de Alba Campomanes惠赠）

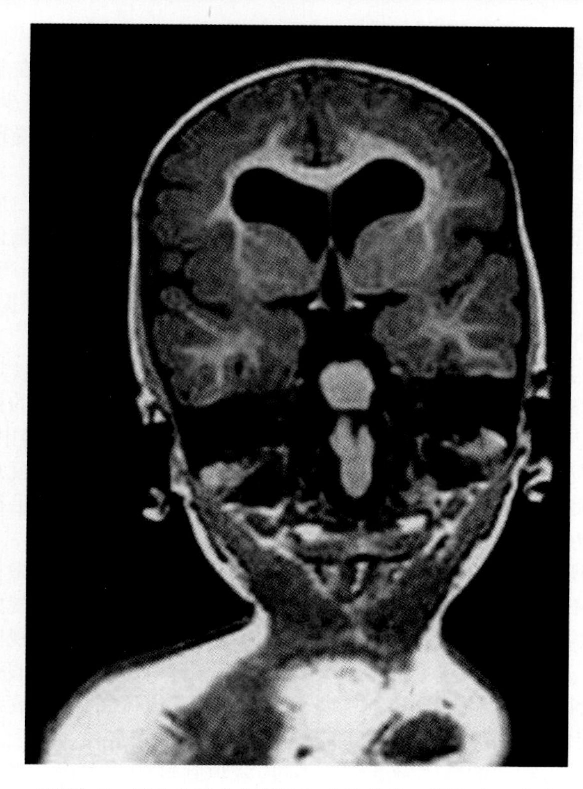

图 60.3　冠状位磁共振影像显示弥散性双侧巨脑回畸形

隙口可能张开或闭合。癫痫发作、偏瘫和智力低下为最多见的症状。枕叶皮质受累少见，但一旦发生，尤其是当裂隙口融合时，可能出现同侧偏盲。相比之下，双侧脑裂畸形的患者更可能出现严重的智力低下，并因运动障碍和失明而使生活受到严重限制。失明通常并非起源于大脑皮质，而是由于在所有类型脑裂畸形中时常出现的视神经发育不全造成的。

先天性偏盲

先天性偏盲的患儿很少出现视觉功能障碍，视野缺损往往是在以后眼科常规检查中被发现。可能有自行车或机动车事故史，但很多患者生活基本未受影响。

尽管患者的病史可能不会让人怀疑到先天性偏盲，但一些相关眼部和全身检查的发现应能提示这一诊断。大多数先天性偏盲或出生后早期罹患的后天性偏盲的患儿，在固视前方靶标时会将脸转向视野缺损一侧（参见第 102 章）[4]。尚不清楚这样做如何代偿缺损的视野，但这一动作可将整个视野置于身体“中央”。不过，当儿童持续面部扭转而缺乏非共同性斜视或眼球震颤（面部扭转的常见眼部原因）时，应想到为儿童检查视野。在一些病例中，面部扭转伴有恒定的非交互型外斜视[5]，外斜眼与视野缺损同为一侧（参见第 80 章）。理论上，大角度外斜视可能显著扩大伴有恰当感觉适应（相称性异常视网膜对应）的双眼视野。视网膜对应点正常的斜视患者不能代偿偏盲的视野缺损，可能会表现出复视和视觉混乱[5]。

除视野缺损、面部扭转和可能的外斜视外，患儿最显著的眼部表现是视盘和神经纤维层的局部改变——同侧性半侧视神经萎缩（发育不全）。视野缺损对侧眼视盘的鼻侧和颞侧出现扇形视网膜神经纤维丢失，而视野缺损同侧眼的神经纤维的丢失则位于上侧和下侧。检眼镜和光学相干断层成像（OCT）可以发现这种微妙的神经纤维丢失[6]，检查视盘可见对侧视盘的带状萎缩和同侧视盘的颞侧萎缩。由于引起先天性偏盲的损害几乎总是位于外侧膝状体的后部，说明视网膜膝状体的纹状体通路出现跨突触变性。既往认为只有产前和围生期的损害才可引起先天性偏盲，但近期非人类灵长类动物实验以及后天性偏盲患者 OCT 和视束神经影像学研究提示情况并非如此[7]。

孤立的先天性偏盲通常是由枕叶皮质发育异常造成的[8]，包括：

- 枕叶发育不全：神经元和胶质细胞增殖的异常；
- 枕叶巨脑回畸形：神经元迁移的异常；
- 枕叶多小脑回畸形：皮质构建的异常；
- 伴或不伴多小脑回畸形的脑穿通畸形；
- 神经节细胞胶质瘤：神经元和神经胶质细胞增殖的肿瘤性异常；
- 大脑半侧萎缩；
- 血管畸形。

皮质畸形越广泛，就越容易出现包括偏瘫、癫痫发作和发育延迟在内的其他神经系统疾患。大多数先天性偏瘫的患者伴有偏盲。在许多综合征中，偏盲伴随先天性枕叶皮质损害，包括斯德奇-韦伯综合征（Sturge-Weber syndrome）、视网膜-脑血管畸形（Wyburn-Mason）综合征以及家族性脑穿通畸形。

脑室周围白质的非对称性损伤［脑室周围白质软化症（periventricular leukomalacia）］，可表现为孤立的先天性偏盲或更为常见的轻偏瘫。绝大多数脑室周围白质软化症为双侧受累（参见下文）。已有报道，少数先天性偏盲与视束缺失有关。尚不清楚这些病例是孤立性视束损伤的结果，还是更有可能作为伴有严重跨突触变性的视皮质或视放射损伤的结果而发生[7]。

先天性偏盲患者的视觉残疾较后天性偏盲患者轻，但尚不完全理解如此轻微的视觉残疾是通过何种方式适应和代偿的。通过面部扭转和/或外斜视而代偿的可能性已在上文论述。一种仅限于先天性偏盲患者独特的眼扫视功能能使患者搜索偏盲的视野，这种独特的扫视确实比后天性偏盲患者的多次不到位的扫视更有效。此外，后天性偏盲患儿启动眼扫视以搜索偏盲视野的反应时间延长，但在先天性偏盲中并非如此[9]。有人认为外侧膝状体纹状体通路可能起到代偿作用，也有人提出了未损伤脑的重新连接可以承担起损伤部分脑功能的学说。脑损伤患儿促进视觉恢复的机制将在后文讨论。

与相似的后天性偏盲患者相比，孤立的先天性偏盲患者几乎不需要特殊的眼科照顾，只是需要与学校、雇主和政府机构（尤其是驾驶管理部门）沟通，以确保他们相信很多这样的患儿极少受到视野缺损的影响。如果患儿为恒定的非交互性外斜视，斜视手术可能是禁忌[5]。

后天性偏盲

后天性偏盲患儿的表现形式类似于具有同样后天损害的成年患者。通常视力正常，但视野缺损易于被发现，且询问病史时常会声明与视野缺损相关的缺陷。创伤和肿瘤为儿童后天性偏盲最重要的病因。与损伤通常位于皮质的先天性偏盲相比，后天性偏盲最常见的损伤部位是视放射。相当数量的后天性偏盲患儿可有一些视野缺损的自发性改善[10]。

围生期损害

围生期脑损伤的原因有很多,其中绝大多数为代谢性的,原因为代谢通路的先天缺陷、低血糖或一过性缺血再灌注,而缺血再灌注引起了婴儿中大多数与脑病相关的视觉障碍。脑对能量的需求和围生期的能量供给的单纯失衡,即可造成新生儿缺氧缺血脑损伤。与此相比,神经元死亡的细胞机制却是复杂、多因素和不完全明确的[11]。脑损伤的类型和引起视觉障碍的本质,在很大程度上是由婴儿在损害发生时的年龄以及低灌注事件的持续时间和严重程度所决定的。

早产儿

轻至中度缺氧和低灌注可能导致数种类型的早产儿脑损伤,包括脑室周围白质软化症、室周出血性梗死、生发基质出血、脑室内出血和小脑梗死。脑室周围白质软化症是脑损伤的主要形式以及早产儿脑瘫和认知障碍的主要原因。

脑室周围白质软化症

新生儿学的进步已改善了早产儿的长期生存,并同时降低了存活早产儿白质损伤的总发病率和严重程度,尤其是出生体重超过 1 500g 的早产儿。尽管如此,脑室周围白质软化症仍是早产儿的主要脑病。本病有明显的视觉后遗症,是世界许多地区视觉残疾的重要原因。

本病发病机制复杂,但在脑血流调控受损的病危早产儿最可能涉及缺血再灌注。由于早产儿脑血流缺乏自主调节,且肺部发育不成熟高发,导致低氧灌注困难。鉴于以上发病原因,脑室周围白质软化症和早产儿视网膜病变时常共存(参见第 44 章)就不足为奇了。产妇感染与脑室周围白质软化症的关联,说明炎症机制在此类脑损伤中起到重要的间接作用。未成熟脑内易受缺氧缺血损害的主要的细胞是髓鞘形成前的少突胶质细胞、少突胶质细胞前体细胞和底板神经元。少突胶质细胞前体细胞的髓鞘化障碍主要是由异常的再生和修复反应造成的[12]。底板神经元仅在脑发育时短暂出现,但对于丘脑和视皮质间联系的形成是必不可少的。因此,脑室周围白质软化症病变包括脑白质室周坏死和弥漫性神经胶质增生,以及丘脑、胼胝体和苍白球内的神经元丢失[13]。神经影像学研究显示,脑室周围白质软化症的长期生存者脑白质体积减小,髓鞘形成受损,巨脑室及胼胝体(尤其是后部)和丘脑体积减小(图 60.4A 和图 60.4B)。尽管本病主要发生在患病早产儿,但在接近足月的婴儿中也确有发生。随着新生儿救治水平提高,早产儿白质损伤正由囊性坏死病变逐渐向更轻的形式演变[14]。

运动和视觉通路经过受累的室周白质。因此,运动障碍(通常为痉挛性脑瘫)和视觉损害为脑室周围白质软化症最常见的神经系统表现。支配下肢的运动纤维较支配上肢的纤维更为居中,因此更易受到室周损伤的影响。运动系统损伤的后果可从轻度痉挛性脑瘫至严重的四肢瘫。其他神经系统症状可能包括手足徐动症、癫痫发作、认知和注意障碍。

视觉损害的严重程度同样可变,从几近失明到只有轻微视野缺损不等。许多患者后上方室周白质的选择性损伤与下方视野缺损对应,而在视放射更为广泛损害的患者中则出现普遍性视野缩窄[15]。许多患者可见视神经大小正常却有着增大的视杯(假性青光眼性的),这种异常的视神经可能并非视觉障碍的独立致病因素,而仅仅是视放射损害的"标志物"而已,表明已经发生与上述先天性偏盲相似的跨突触变性。不过,认识到早产儿大视杯更大可能提示脑室周围白质软化症而非青光眼这一事实极其重要。脑室周围白质软化症的儿童可能发生婴幼儿显性-隐性或隐性眼球震颤,大多数眼球震颤患儿亦有斜视。同所有脑瘫病例一样,脑室周围白质软化症可能发生调节功能减弱,因此要特别注意寻找,如果发现,则以眼镜矫正之。

仅分析视野缺损,常常会低估脑室周围白质软化症患儿长期的视觉障碍,进而漏诊与其相关的视知觉损害。本病可出现连接到后顶叶皮质的背侧流(亦称背侧通路)的功能障碍,并导致特殊

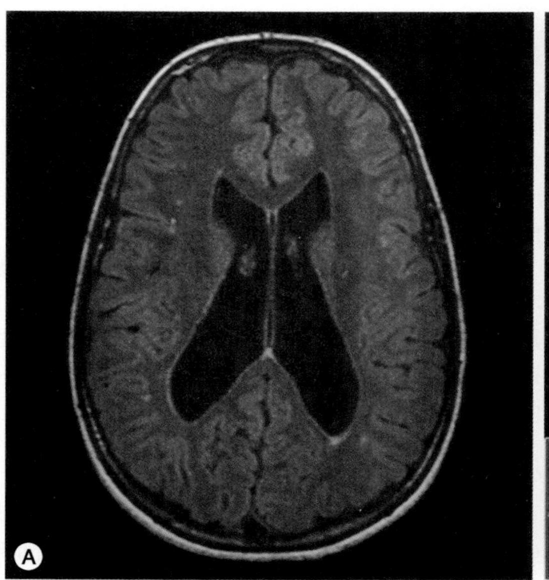

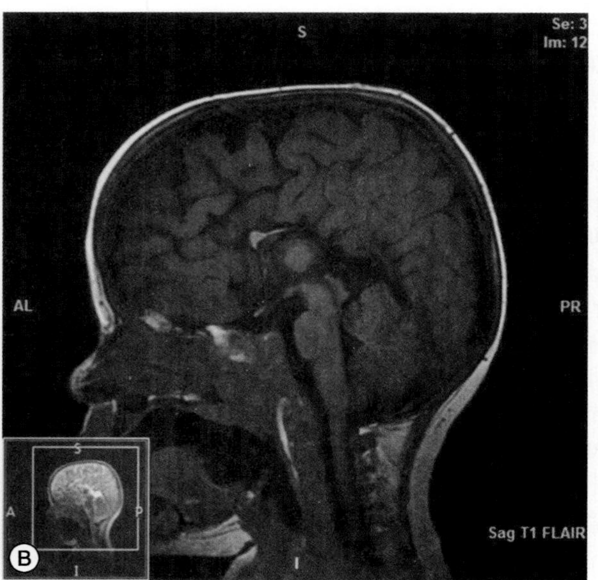

图 60.4　Ⓐ一例妊娠 25 周出生的 9 岁患儿的脑室周围白质软化症;轴位 MRI 显示室周和皮质下白质内高液体衰减反转恢复序列(FLAIR)信号的多发性小病灶,这些病灶代表了缺血改变或神经胶质增生;脑室显著扩大伴邻近白质的缺失;Ⓑ矢状位 MRI 显示另一例妊娠 26 周出生患儿的脑室周围白质软化症和严重胼胝体后部的萎缩(Ⓐ和Ⓑ分别由 Stacy Pineles 医师和 Michael Brodsky 医师惠赠)

类型的残疾[16]，包括眼-手协调动作缺陷、结构性动作协调障碍以及运动知觉损害。有关底板神经元损伤造成丘脑损害的视觉后果问题未能得到很好研究，但这一问题也许更为重要。许多患儿可出现丘脑两个特殊亚核的损伤，丘脑背内侧核通过与前额叶的相互联系，在工作记忆中发挥了重要的作用。背内侧核和数个皮质中心对于注意机制（尤其是视觉注意）至关重要，需要进一步研究本病视觉障碍的全过程。

本病尚无已知的治疗方法。眼科医师应尽可能全面地评估视觉障碍，为患儿父母、其他内科医师、康复专科医师和教师提供咨询。如果存在屈光不正和调节不良，即使是有严重残疾的患儿，也应予以矫正。当斜视不是视野缺损的代偿，且患儿一般健康状况能够耐受麻醉时，可考虑斜视手术。

许多试验正在进行中，以探讨能否预防脑室周围白质软化症或减轻其严重程度。髓鞘形成前的少突胶质细胞极易受到谷氨酸、自由基和促炎细胞因子的影响而死亡。诸如阻断缺血诱发的谷氨酸信号转导的美金刚（memantine）等药物，有可能减轻病变的严重程度。其他尚处研究阶段的治疗策略包括 UDP-葡萄糖和/或胶质细胞源性神经营养因子（GDNF），能够通过刺激胶质细胞增殖而促进内源性自我修复[17]。

脑室周围和脑室内出血

尽管新生儿救治技术取得了进展，但脑室内出血仍为早产的主要并发症。脑室内出血特征性起源于富含血管的室周生发基质，此处胶质细胞和神经元前体细胞位于被室管膜覆盖的尾状核头端。生发基质内血管的管壁菲薄，且对血流和血压的变化尤其敏感。大多数脑室内出血为生发基质出血的延伸，通常发生于出生后 48h 之内[18]。早产儿室周和脑室内出血分为四级：

- Ⅰ级：生发基质出血伴极少或无脑室内出血；
- Ⅱ级：生发基质出血并进入脑室，但脑室体积正常；
- Ⅲ级：脑室内出血合并脑室扩大；
- Ⅳ级：脑室周围出血性梗死。

Ⅰ级和Ⅱ级出血的生存和神经系统结果预后好。Ⅲ级和Ⅳ级出血有着早亡的重大风险，或幸存者有着严重的神经系统后遗症。伴重要视觉后果的神经系统并发症包括出血后脑积水（参见第 55 章）和梗死，以及顶枕叶皮质区域的脑穿通畸形囊肿（porencephalic cyst）的形成。即使在积极治疗的脑积水新生儿中也可发生严重的视觉损害，原因可能为对视皮质的直接损害以及继发性视神经萎缩（参见第 59 章）[19]。室周出血性梗死与严重的脑损害相关，50%以上的受累新生儿有着严重的神经系统后遗症，其中许多患儿在梗死区域发生脑穿通畸形囊肿。

脑穿通畸形囊肿为皮质内的局灶性空腔，囊壁光滑且周边有轻微的胶质细胞反应（图 60.5A），这是妊娠第 26 周前任何原因造成的局灶性脑损害的结果，在此时间之后发生胶质细胞反应极少。一个家族形式的脑穿通畸形囊肿（为常染色体显性遗传病）与 *COL4A1* 基因突变有关（图 60.5B）。与室周出血性梗死相关的脑穿通畸形囊肿通常累及视放射和枕叶，导致同侧偏盲和同侧半侧视神经萎缩（即发育不全，参见上文）。

足月儿

新生儿脑病

新生儿脑病（neonatal encephalopathy）为严重的医疗问题，相对常见（在美国，每 1 000 名存活足月儿中就有一名），并伴有严重的神经发育后遗症。“新生儿脑病”“缺氧缺血性脑病”和“出生窒息”等术语常互换使用。遗憾的是，尽管缺氧和缺血是大多数新生儿脑病的主要成因，但逐渐认为宫内炎症对正常发育和损害后果都是关键的影响因素。炎症可调节大脑对损伤的易感性，影响损伤的进展[20]，此外还确定了产妇低血压、不孕症治疗和甲状腺疾病等产前危险因素。但即使存在产前危险因素，前瞻性磁共振影像研究显示仍有至少 80%的新生儿脑病足月儿在围生期经受了造成脑病的急性脑损伤。

婴儿脑损伤时的胎龄，决定了易受缺氧缺血损伤影响的脑区域。与不成熟的少突胶质细胞和少突胶质前体细胞不同，成熟少突胶质细胞对缺氧缺血损害具有抵御能力。因此，足月儿新生儿脑病的主要病变不是孤立的深层白质损伤。相反，足月儿的主要损害部位位于大脑皮质血管边界区（分水岭区），这些区域位于大脑前动脉和中动脉之间以及大脑中动脉和后动脉之间。深灰质核和前扣带回皮质（perirolandic cortex）最易受到损害。因此，足月儿轻至中度低血压最常导致大脑额叶和顶枕叶区域内不连续的梗死。分水岭皮质损害为病变的主要区域，但广泛性梗死时深层的

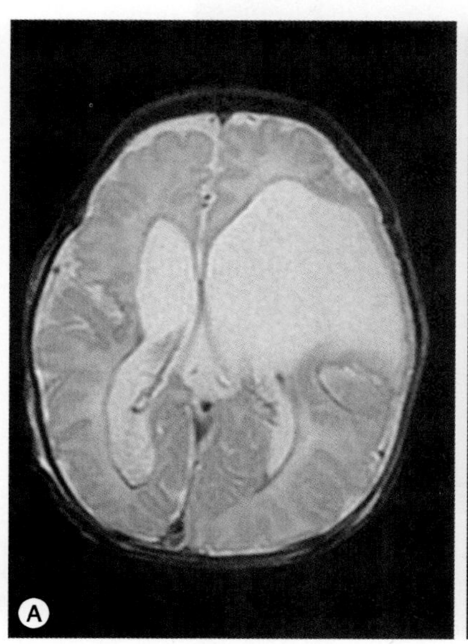

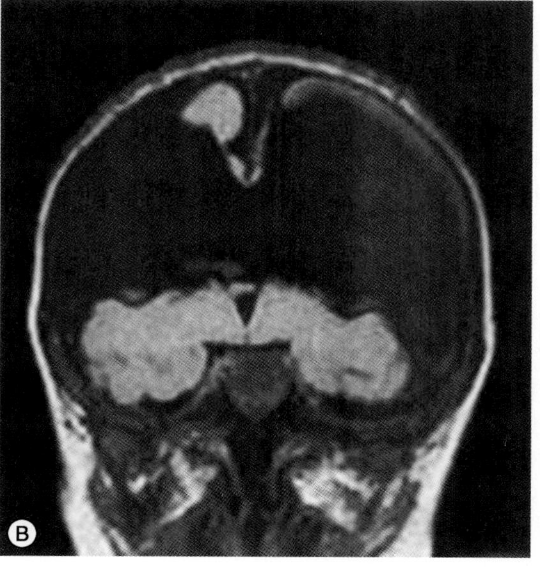

图 60.5　Ⓐ磁共振成像（MRI）显示一例足月婴儿双侧出血性脑穿通畸形。患儿双侧水平注视麻痹和四肢瘫；Ⓑ一例围生期脑出血导致广泛性双侧脑穿通畸形囊肿婴儿的 MRI 像，与 COL4A1 突变相关（Michael Brodsky 医师惠赠）

白质也可能受到影响。磁共振影像可以显示(图 60.6)：

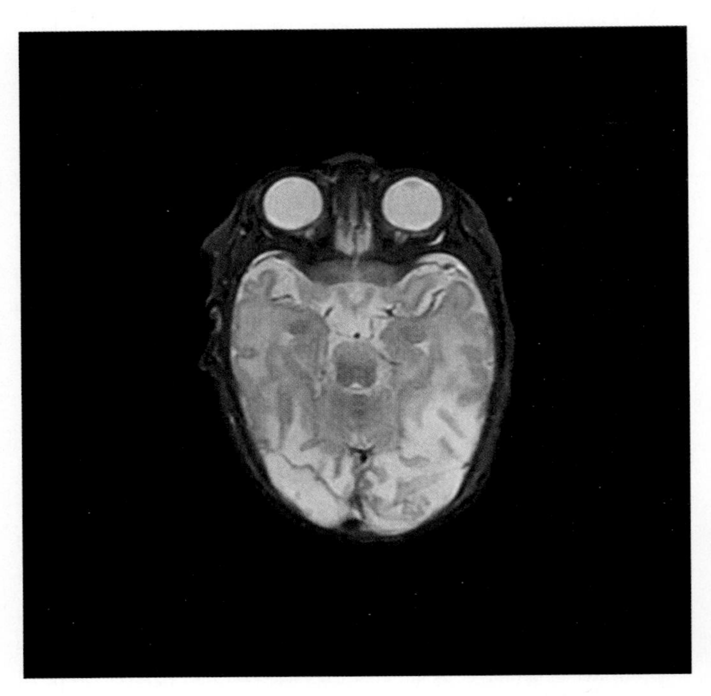

图 60.6　一例严重缺氧缺血脑病足月儿的主要涉及视皮质的磁共振 T2 加权像

1. 分水岭区楔形梗死；
2. 梗死区域深层白质的皮质变薄和缩小；
3. 双侧侧脑室脑外间隙增宽；
4. 脑皮质皱缩导致的瘢痕性脑回(狭窄扭曲的脑回，一种继发性脑回异常)的发生。

严重低血压或心脏循环停止的新生儿可表现出不同类型的损伤，主要位于外侧丘脑、后壳核、海马回和皮质脊髓通路，这些脑区在出生时就有最活跃的代谢和最高程度的突触构建。部分患儿出现外侧膝状体核和视放射的损伤。此类婴儿多数死于婴儿期，如果存活，则出现严重的癫痫、四肢瘫、智力低下、小头畸形和失明。

虽然振幅整合脑电图和磁共振弥散加权成像带来了希望，但在新生儿时期，仍很难预测哪位有脑病体征的婴儿将经历永久性神经残疾[21]。30%中度脑病的新生儿其后有正常的临床表现。新生儿脑病最常见的神经系统后遗症是运动损害、发育延迟、智力低下、癫痫和视觉损害。运动损害通常是强直、共济失调、无力和手足徐动的混合表现。在大多数新生儿脑病婴幼儿中都会发生新生儿癫痫，治疗困难，预示着不良预后，好在只是在少数患儿会成为永久性问题。中度脑病罕见认知障碍，但在重度脑病患儿却是常见特征。用神经心理学测试可以明确记忆力和注意/执行力障碍是新生儿损伤最常见的认知损害结果。

枕叶皮质梗死可能导致变化范围很大的视觉障碍，取决于梗死部位和大小。视觉损害的程度可由“明显失明”至几乎无法察觉的孤立性视野缺损。大多数患儿有可检测的残余视力，但有易变和前后矛盾的视觉表现，当休息好和环境熟悉时视功能较好。色彩感知通常优于图形感知。运动检测可能是唯一一致记录的视觉功能。识别人脸的能力常常受到损害，这一点尤其令患儿父母沮丧。当伸手够物体时，患儿通常将脸转离物体，这显然是在使用其周边视觉。患儿在视力检测时可能读出不同大小的孤立字母，但不能读出大小近似的完整词句。

前视路的检查通常正常。虽有 OCT 证明，膝状体纹状体通路的跨突触变性确实发生在枕叶皮质的出生后损伤[6,7]，但只有少数新生儿脑病患儿在检眼镜检查时发现有轻度视神经萎缩[22]。视神经萎缩在大多数被发现的病例中，并非视觉障碍的主要决定因素。瞳孔对光反应正常。与脑室周围白质软化症相反，眼球震颤罕见。少数病例可能出现外斜视，但大角度内斜视罕见。可能发生在新生儿脑病患儿的核上性眼球运动异常，包括水平共轭凝视偏差、水平注视麻痹和眼球追踪运动困难，这些眼球运动的异常可能是儿童视觉障碍的原因。应特别评估眼的调节功能，如果发现异常，应以眼镜矫正。

根据病史和其他神经系统检查所见，通常可以确立新生儿脑病伴视力下降的诊断。神经影像学对于视觉下降不明显且极少神经异常的不明确病例有帮助(图 60.7A 和图 60.7B)，亦有利于确定脑损伤的解剖学位置和范围，但影像学检查与功能障碍的相关

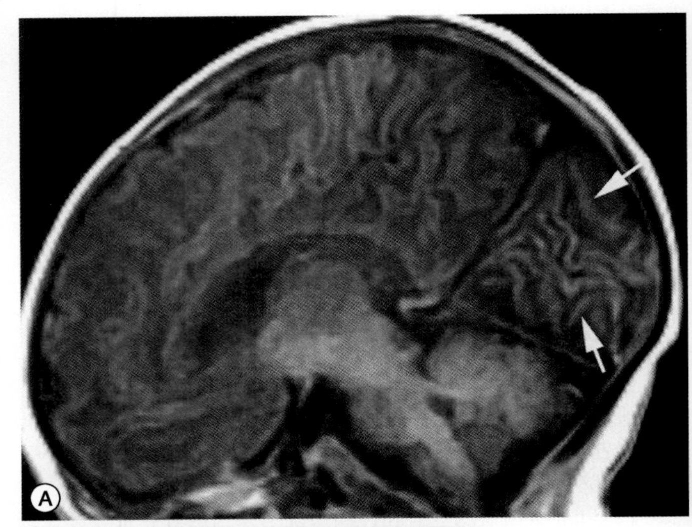

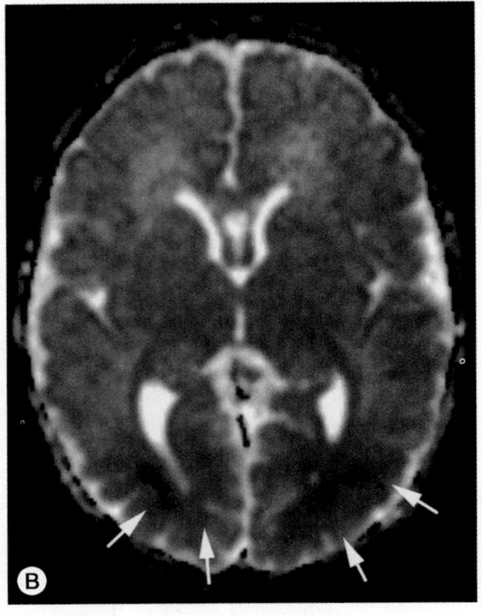

图 60.7　一例罹患癫痫和重度低血糖的 8 天龄婴儿。Ⓐ矢状位 T1 加权成像显示枕叶皮质异常高信号强度；Ⓑ轴向扩散率图(ADC map)显示双侧枕叶内扩散显著减少(图中箭头所示)。患儿有皮质性视觉损害(Jim Barkovich 医师惠赠)

性较差。磁共振光谱学、弥散加权成像和弥散张量成像均为先进的 MRI 技术，这些技术不仅可记录病变及其位置（图 60.8），还可提供有关脑代谢、显微结构和连通性的有用信息，因此可能提供生物标志物的定量预测[23]。图形视觉诱发电位（P-VEP）检查对诊断视皮质损伤有帮助，但在定量评估患儿的视觉功能时欠精确。扫视和阶梯 VEP（step-VEP，指由低至高给予不同空间频率刺激做多个 P-VEP 检查）对于定量评估可能更为可靠。游标视力（vernier acuity）VEP 可能是定量评估此类损伤最敏感的电生理技术[24]。

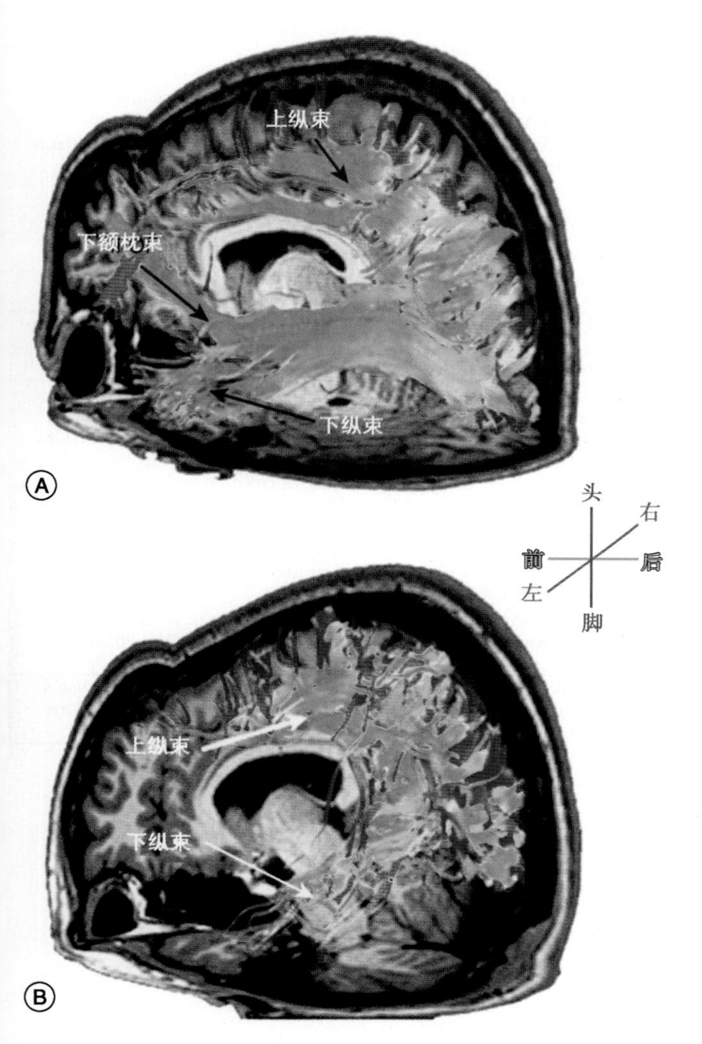

图 60.8　一例皮质性视觉损害患者的高角分辨率弥散加权成像（HARDI）

对新生儿脑病和视觉障碍患儿的关爱，眼科医师有两方面的职责：

1. 定期评估视觉障碍和残余视功能；
2. 治疗任何同时存在的眼疾。

对患儿进行临床评估既困难又费时，但作为患儿康复和教育方案的一部分却是至关重要的。已开发了行为学评估技术，可帮助眼科医师为照顾这些患儿的人士提供专业咨询。绝大多数受累患儿病情可随时间出现一些改善，因此重复评估是必要的。对任何特定患儿，尚无可靠的能预测长期视觉结果的指标。应鼓励父母亲、教育者和其他参与治疗的人员对患儿最终的视觉后果保持一种开放的心态，尤其是在婴幼儿早期，很少或没有可以评估的有意义的视觉功能。强化视觉刺激似乎可以促进患儿视觉功能的恢复[25]。

对发生于新生儿脑病的脑损害至今尚无有效治疗。然而，新生儿神经保护的技术业已开发。在缺氧缺血损害后 6h 内实施头部和全身的外部冷却，是目前临床应用的唯一治疗，且仅用于足月婴儿。脑部低温可降低死亡风险及其后神经系统残疾的严重度[26]。有证据表明，将脑温度降低到比当前推荐的温度更低的水平，可能具有更好的神经保护作用，但这样做的安全性尚未确定[27]。一些神经保护药物正在被评估，并已在临床前期和临床试验中展现了希望。这些药物包括重组人促红素、托吡酯、氙、褪黑素和别嘌醇[11]。

年长儿童

当年长儿童发生缺氧、缺血或循环骤停时，脑损伤的模式与新生儿不同。尚不了解年长儿童脑损伤生理学和生化学的不同之处。虽然年长儿童发生深部白质损伤的可能性较小，轻至中度低血压的损伤之间差异相对较小。罹患重度低血压的年长儿童会出现基底神经节损害（丘脑完好）和严重弥散的皮质损害。许多儿童溺水后发生的损伤相对较轻，这可能是因为低温和哺乳动物潜水反射的保护作用。哺乳动物潜水反射为一种身体浸入冷水的生理反应，此时血液从四肢移至中枢器官。这种反射在小于 6 月龄的婴儿尤其明显。

脑病的视觉恢复

相当多的证据表明，儿童视觉系统在脑损伤中的恢复能力超过成人[25,28,29]，多种原因可解释这种超强的能力：第一，儿童可能产生利用残存视觉功能的能力，例如先天性偏盲患者中大的单一眼扫视和保存的视觉搜索能力[9]；第二，年幼脑较成人脑具有更大的内源性神经保护、修复和再生能力[30]；第三，儿童有可能将正常情况下由未损伤皮质区所司的视觉功能扩展至初级视皮质之外，这一推测已在实验动物得到很好的验证[22]，这也有可能说明为何那么多新生儿脑病患儿优先保留了运动检测（Riddoch 现象）。有证据表明，在正常发育期间通常退化的视网膜-丘脑枕-MT 皮质通路，能在生命早期遭受膝状体后部视觉损伤的患儿得以保留，并因此而成为视觉保存的原因[31]；第四，局灶性脑损伤后神经缺陷的程度，目前显然不能完全用该结构功能异常来解释，而是取决于与其连接的完整的神经系统的功能损害情况[32]。神经功能联系不能（diaschisis，指解剖学上与损伤脑相连的脑的远隔部位功能受到抑制）是决定这一现象的主要因素，但失活作用、功能亢进和半球活性不平衡也有作用。儿童可能更有能力重新校准这些未损伤的连接系统[32]；第五，外侧膝状体纹状体系统甚至在视皮质缺失［盲视（blindsight）］时仍有可能处理视觉，这种可能性似乎是真实的。有证据表明，在因脑损伤而致视觉损害的患儿中，外侧膝状体纹状体系统对视觉的恢复发挥了作用。进一步明确这些恢复机制，对患儿康复和教育方案的设计将是非常有用的。

（游思维　译　王雨生　校）

参考文献

1. Verrotti A, Spalice A, Ursitti F, et al. New trends in neuronal migration disorders. Eur J Paediatr Neurol 2010; 14: 1–12.
2. Squier W, Jansen A. Polymicrogyria: pathology, fetal origins and mechanisms. Acta Neuropathol Commun 2014; 2: 80–96.
3. Halabuda A, Klasa L, Kwiatkowski S, et al. Schizencephaly-diagnostic and clinical dilemmas. Childs Nerv Syst 2015; 31: 551–8.
4. Koenraads Y, van der Linden DC, van Schooneveld MM, et al. Visual function and compensatory mechanisms for hemianopia after hemispherectomy in children. Epilepsia 2014; 55: 909–17.
5. Van Waveren M, Jagle H, Besch D. Management of strabismus with hemianopic visual field defects. Graefes Arch Clin Exp Ophthalmol 2013; 251: 575–84.
6. Mehta JS, Plant GT. Optical coherence tomography (OCT) findings in congenital long-standing homonymous hemianopia. Am J Ophthalmol 2005; 140: 727–9.
7. Millington RS, Yasuda CL, Jindahra P. Quantifying the pattern of optic tract degeneration in human hemianopia. J Neurol Neurosurg Psychiatry 2014; 85: 379–86.
8. Barkovich AJ. Pediatric Neuroimaging. Philadelphia, PA: Lippincott William and Wilkins, 2005: 190–3, 292–364.
9. Tinelli F, Guzzetta A, Bertini C, et al. Greater sparing of visual search abilities in children after congenital rather than acquired brain damage. Neurorehabil Neural Repair 2011; 25: 721–8.
10. Kedar S, Zhang X, Lynn MJ, et al. Pediatric homonymous hemianopia. J AAPOS 2006; 10: 249–52.
11. Muller AJ, Marks JD. Hypoxic ischemic brain injury: Potential therapeutic interventions for the future. Neoreviews 2014; 15: 177–86.
12. Back SA, Miller SP. Brain injury in premature neonates: A primary cerebral dysmaturation disorder? Ann Neurol 2014; 75: 469–86.
13. Ligam P, Haynes RL, Folkerth RD, et al. Thalamic damage in periventricular leukomalacia: novel pathologic observations relevant to cognitive deficits in survivors of prematurity. Pediatr Res 2009; 65: 524–9.
14. Hagen WW, Riddle A, McClendon E, et al. Role of recurrent hypoxia-ischemia in preterm white matter injury severity. PLoS ONE 2014; 9: e112800.
15. Lennartsson F, Nillson M, Flodmark O, Jacobson L. Damage to the immature optic radiation causes severe reduction of the retinal nerve fiber layer, resulting in predictable visual field defects. Invest Ophthalmol Vis Sci 2014; 55: 8278–88.
16. Fazzi E, Bova SM, Uggetti C, et al. Visual-perception impairment in children with periventricular leukomalacia. Brain Dev 2004; 26: 506–12.
17. Li WJ, Mao FX, Chen HL, et al. Treatment with UDP-glucose, GDNF, and memantine promotes SVZ and white matter self-repair by endogenous glial progenitor cells in neonatal rats with ischemic PVL. Neuroscience 2015; 284: 444–58.
18. Ballabh P. Intraventricular hemorrhage in preterm infants: mechanism of disease. Pediatr Res 2010; 67: 1–8.
19. O'Keefe M, Kafil-Hussain N, Flitcroft I, Lanigan B. Ocular significance of intraventricular haemorrhage in premature infants. Br J Ophthalmol 2001; 85: 357–9.
20. Hagberg H, Mallard C, Ferriero DM, et al. The role of inflammation in perinatal brain injury. Nat Rev Neurol 2015; 11: 192–208.
21. Van Laerhoven H, de Haan TR, Offringa M, et al. Prognostic tests in term neonates with hypoxic–ischemic encephalopathy: systematic review. Pediatrics 2013; 131: 88–98.
22. Hoyt CS. Brain injury and the eye. Eye 2007; 21: 1285–9.
23. Chau V, Poskitt KJ, Dunham CP, et al. Magnetic resonance imaging in the encephalopathic term newborn. Curr Pediatr Rev 2014; 10: 28–36.
24. Skoezenski AM, Good WV. Vernier acuity is selectively affected in infants and children with cortical visual impairment. Dev Med Child Neurol 2004; 46: 526–32.
25. Malkowicz DE, Myers G, Leisman G. Rehabilitation of cortical visual impairment in children. Int J Neurosci 2006; 116: 1015–33.
26. Tagin MA, Woolcott C, Vincer MJ, et al. Hypothermia for neonatal ischemic encephalopathy: an updated systematic review and meta-analysis. Arch Pediatr Adolesc Med 2012; 166: 558–66.
27. Wu TW, McLean C, Friedlich P, et al. Brain temperatures in neonates with hypoxic–ischemic encephalopathy during therapeutic hypothermia. J Pediatr 2014; 165: 1129–34.
28. Werth R. Cerebral blindness and plasticity of the visual system in children: a review of visual capacities in patients with occipital lesions, hemispherectomy or hydrancephaly. Restorative Neurol Neurosci 2008; 26: 377–89.
29. Matsuba CA, Jan JE. Long-term outcome of children with cortical visual impairment. Dev Med Child Neurol 2006; 48: 508–12.
30. Kochanek PM, Clark RS, Ruppell RA, et al. Biochemical, cellular, and molecular mechanisms in the evolution of secondary damage and severe traumatic brain injury in infants and children: lessons learned from the bedside. Pediatr Critical Care 2000; 1: 4–19.
31. Warner CE, Kwan WC, Wright D, et al. Preservation of vision by the pulvinar following early-life visual cortex lesions. Curr Biol 2015; 25: 424–34.
32. Imbrosci B, Ytebrouck E, Arckens L, Mittman T. Neuronal mechanisms underlying transhemispheric diaschisis following focal cortical lesions. Brain Struct Funct 2015; 220: 1649–64.

第61章

传递坏消息

Phoebe Lenhart

章节目录

“我们必须了解，谁将面对孩子失明的情况，将采取什么方式去面对。有明确失明家族史的患者，其病因多见于视网膜色素变性，父母在接受自己孩子的疾病以及应对这类疾病时，会有既往的经验支持，且与低视力和社会支持团体有很好的联系。而面对刚被诊断为患有视神经发育不良的婴儿，社会关系单一的单亲父母，在精神上会与前者有很大的不同。他们有强烈的焦虑，并且没有应对这种疾病的经验，缺乏精神支持，易激、卑微，过着贫困的生活。我们必须主动解决父母的内心需求和担忧，而不是简单地等待失明的到来，以帮助她或他获得不仅仅是医疗预后的帮助。否则只会证明我们自己缺乏远见。”[1]

引言

小儿眼科医生面临着不同程度视力丧失的频繁挑战。儿童视力下降或复视有时是可逆的，有时则是永久性的。越来越多的证据表明，医生和患者之间的高质量口头交流对取得更好的康复结果具有重要意义[2-6]。因此，知道如何有效地和有建设性地传递坏消息是至关重要的，特别是考虑到现代医疗过程中遇到的时间限制问题[2,5]。此外，患者对其护理的整体看法通常基于围绕传递坏消息的对话[7-13]。

历史上，对患者有潜在伤害的医疗信息是被窃取获得的[14-16]。在北美，医生有责任让患者了解他们的诊断和治疗的所有信息[14,17]。传达这种“坏消息”一直被认为是传递不利的信息，这种信息将使患者对未来有负面看法[18]。这种消息的负面影响来自患者实际情况与未来期望之间的不一致[19]；在儿童眼科领域，也包括任何对父母对孩子的期望产生不利影响的信息。

坏消息存在不同程度。一般的坏消息，例如告诉父母他们的孩子是盲人，相比之下，模棱两可的消息传达的信息会导致不良后果[20]。例如，对于患有原发性先天性青光眼的儿童，可能建议进行小梁切除术，但治疗和随访将需要更多的家庭配合，同时还需要父母重视。虽然现在有更多的诊断和治疗选择，但现在要传达的坏消息有不同的侧重和更复杂的表述，例如阳性的基因检测结果[14]。

然而，如何接收信息取决于该患者或家庭的生活环境以及他们在互相讨论中带来的独特的经验和观念[14,18,20]。最近提出将短语“突发坏消息”改为“分享改变生活的信息”，以解决如何主观地接收此类信息的性质[21]。换而言之，站在患者或患者家庭生活的角度上考虑最重要，在此基础上来传递的这类坏消息最合适[21,22]。例如，就孩子目前的情况，将孩子的失明眼和疼痛的眼球摘除可能会让家人松一口气。我们不应该对我们提供的信息的被接收的方式做出假设。

关于传递坏消息的早期文献大多来自肿瘤学和姑息治疗的经验，并集中于解释坏消息，强调知道如何传递坏消息的重要性，建立如何打破坏消息的指南[14,18,19]。后来的研究调查了传递坏消息的障碍和采用不同策略的传递结果，以培训患儿家属在各种环境中分享改变生活方式的信息[7,20,21,23-25]。目前的证据支持医生需要从简单地提供生物医学信息转向更以患者为中心的方法[2]，探索和解决患者心理社会需求，以便更好地照顾整个患者的身心健康[1,26,27]。

知道如何传递坏消息的重要性

对患者、家庭和医生的影响

传递坏消息的方式会影响患者或家人理解[14,23,28-33]和接受所提供信息的能力[10,14,20,23,34-42]、对未来的展望[20,41,42]以及对护理的满意度[7,14,23,43-47]。因为传递坏消息可能很复杂，所以可能导致沟通误差[14]。患者可能无法理解治疗目的，或抱有不切实际的期望[14]。由于沟通不良，护理的质量和患者的配合可能会受到影响[14]，患者可能无法理解治疗目标，或取消不切实际的期望[14]。由于沟通不良，可能会影响护理的质量和患者依从性，削弱患者对医生的信任[7-13]。传递坏消息会增加本身处于困难时期的患者和/或家人的痛苦[20]，导致不满和诉讼风险增加[20]。另一方面，好的坏消息可能会对护理甚至结果产生积极的影响[23,29-33]。传递良好的信息可以帮助患者和家人做出相应恰当的决定[14]，例如，预后的改善有限，是否让孩子接受全身麻醉或其他眼科手术。

在儿科环境中，父母如果被告知孩子残疾可以重塑亲子关系[20,48]。父母必须根据传递的消息调整心理，以适应他们对自己和孩子的期望[27]。关于囊肿性纤维化新生儿筛查的结果告知对这些儿童的成功随访至关重要[49]。

坏消息的传递不仅会给患者带来困难，也会给医生带来损失[20]。在一篇综述中，在不同领域接受过不同程度培训的医生遇到的困难包括：与说真话的斗争，由于提供坏消息而产生的情绪压力，包括悲伤、内疚感、失败感和训练不足[20]。焦虑、缺乏信心、害怕加重患者或其家人的痛苦、避免患者的情绪反应的愿望可能导致医生推迟这样的冲突或将谈话的责任转移给其他人[7,14,18,20,50-51]。医生可能倾向于提供过于乐观的前景，甚至考虑用无效的治疗来回应患者或家人对不利消息的情绪反应[14,18,51-52]。医生缺乏经验[23]、患者年龄小[53]、预后不良和/或缺乏治疗选择也可能是导致对传递坏消息高度焦虑的原因[14]。

如何传递坏消息

传递坏消息的常规沟通技巧

良好的沟通"通常比药物处方需要更多的思考和筹划。遗憾的是，临床上往往对此认识不足。"[19]有效传递坏消息所必需的技能是医生与患者良好互动所需的一般沟通技能的进一步深化[19]。良好的医患沟通已被证实可以提高医生和患者的满意度[52]。较高的患者满意度可能与良好的沟通有更多的关系。沟通和家庭参与比医疗结果更重要[23,54,55]。同样，突发性坏消息谈话的人文方面因素可能会超过所传递的坏信息本身[52]。总体而言，医生必须确定一种适当的方式来说出真相，精神上支持患者，并让患者看到现实的希望[19]。

传递坏消息的特殊策略

虽然许多人已经认识到有效传递坏消息的重要性，研究表明，那些定期需要沟通的人感觉并没有做好充分的准备[14,41]。他们需要一套特殊的沟通技能（易于学习和记忆），并产生了多项改进对话的技巧[14,21,56-58]。这样的指南可以提供一种策略，以提高医生在传递此类消息时的自信，缓解信息的匮乏[14]，缓解父母的压力。所有这些系统的共同之处是帮助确定患者本人或家庭的价值观和愿望。这些信息可以用于判断患者的情绪反应并促进他们积极参与治疗决策[14]。

为传递坏消息而建立的一些沟通策略包括 SEGUE[56]、PACE[57]、SPIKES[14]、"the 6E's"[58]和 SLAI[21]。SEGUE 是一种用于教学和评估美国和加拿大医学生之间的沟通技能的框架，包括：设定程序、引出信息、提供信息、理解患者的观点以及结束沟通[56]。PACE 是一种帮助家庭了解他们孩子慢性病的方法，包括：规划环境、评估患者或家属的知识/需求、选择适当的策略以及评估理解程度[57]。SPIKES 为向癌症患者透露坏消息的六步骤方案：设置采访；评估患者或家属对情况的感知情况；获得继续进行的邀请；给予相关知识；同情和处理患者的不良情绪；总结遇到的情况[14]。为儿科肿瘤学设置建立了"6E"系统：建立关于开放沟通的方案；患者参与；了解他们对疾病的认识程度；解释病情；同情他们的感受；鼓励/支持患者和家人[58]。"共享改变生活的信息"的 SLAI 指南是由一个多学科团队开发的，该团队根据最新的文献、工作组的共识和父母录像的经历，修改了儿科设置的 SPIKES 方案[21]。改变是基于这样一种信念，即需要一套专门的技能来有效地传递儿科环境中的坏消息[21,53]。

这里将更详细地描述了 SPIKES 方案[14]和以儿科为重点的 SLAI[21]方案（表 61.1）。设置见面时，确定谁将出席非常重要。在小儿眼科，涉及孩子是否应该在场的问题，如果是的话，父母希望与孩子分享多少信息[21]。如果孩子足够大，他或她应该参与到对话中[21]。为了促进与患者和家人良好的沟通医生应该坐下来谈尽量减少干扰。应该介绍在场的每个人，包括孩子。关于评估患者或家人的感知，强调先问后知的重要性[14]。医生应使用开放式问题来确定患者或家人对当前情况的理解[14]。询问并得到允许：①纠正任何错误信息；②根据患者的理解能力包装要传递的信息；③指出患者或家庭方面不切实际的期望[14]。例如，家长主要关心他们的初中棒球运动员在诊断前房积血后是否能立即返回比赛。

表 61.1 在儿科环境中分享生活改变信息的建议[14,21]

	建议	示例问题/陈述
设定	尽量减少干扰 坐下介绍房间里的每个人	谁会参加？ 孩子应该参与到什么程度？
洞察力	先问后说 使用开放式问题 纠正错误信息	你对你孩子的情况有什么了解？
邀请/参与	重复一些/全部患者说的话，以表明你一直在听	你想知道多少细节？
知识	示警 在适当的水平传达要点 避免医疗专业术语 语言文字方面的敏感性 了解家人的理解程度	恐怕我有一些不好的消息要告诉大家
情感/移情	移情 探索患者情感验证	我知道你没想到会这样 告诉我更多关于那个的事 你是什么意思？ 我能理解你的感受
策略/摘要	治疗建议和时间表 回溯方法验证理解 提供资源	我们会在这里支持你

改编自：Baile WF，Buckman R，Lenzi R，et al. SPIKES-A six step protocol for delivering bad news：application to the patient with cancer. Oncologist 2000；5：302-11；Wolfe AD，Frierdich SA，Wish J，et al. Sharing life-altering information：development of pediatric hospital guidelines and team training. J Palliat Med 2014；17：1011-18。

接下来，通过邀请患者或家庭成员分享他们的愿望并让他们参与护理，确定患者或家庭成员想要了解多少信息，这是至关重要的[14,21]。可以通过重复患者或家庭成员所说的话来显示医生一直在倾听，从而促进对话[19]。在传递信息时，关键是重新发出"警告"，然后稍作停顿，让患者或家人迅速为即将到来的坏消息作好准备。这样的陈述最好是以诸如"我很抱歉告诉你……"这样的短语作为开头。应该避免使用短语"我们无能为力"[14]。例如，一些患者可以通过低视力评估获得相当大的帮助。医生了解患者或家庭的文化信仰是有帮助的[21,59]。通常，医生应提供适当数量的信息[21]，避免使用专业术语，并在患者或患者家人能够理解的水平上传达信息，随时询问患者是否理解，或要求患者重复或总结他们所听到的内容[14,21]。

鉴于最近在健康素养方面的研究，这项建议特别重要。这表明，除了标准阅读技能之外，医疗保健的各个方面都会影响患者的健康理解和结果[2,60-63]。一半的美国成年人在标准印刷识字方面出现问题[2,64-67]，而其他可能限制患者理解的因素包括所提供的任何视觉辅助工具、讲义或视频的水平或复杂性；医疗保健组织的要求和假设以及医护人员的沟通技巧[2,60-63]。大多数患者更喜欢通过与临床医师面对面的沟通接收医疗信息，但患者与临床医师的文化水平差异给患者学习造成障碍，并且这与不良的医疗结果有关[2]。因此，为有效地传递改变生活的信息，定制讨论和提供适当水平的教育材料是必不可少的。

许多医生认为，处理患者的情绪是传递坏消息最具挑战性的方面[14,68-69]。适当的回应需要几个步骤，包括观察和识别情绪；寻找情绪的来源；将反应与其来源联系起来。一个感同身受的陈述可能是，"我知道你没有预料到这一点"或者"我希望得到一个不同的结果"。如果不清楚情绪的来源，医生应该提出探索性的问题，以确定患者对消息的反应的根源，例如，"告诉我更多关于这个的情况"或"你的意思是什么?"。使用诸如"难怪你有这种感觉"这样的短语来验证患者的反应也很重要。在谈话进入共同制订治疗计划或策略时，可以使用移情、探索和验证的组合来支持患者[14]。帮助患者制订清晰的计划，包括治疗建议和时间表，可以最大限度地减少他们的焦虑和不确定性。总结谈话应包括"回溯"方法[2,70]，允许医生验证患者或家人是否理解讨论和计划。此时提供有关支持服务的信息可能会有帮助。

坏消息传递培训

研究发现，2010 年在美国一家主要学术中心调查了 253 名儿科住院医生、研究员和主治医师(顾问)，一半到 2/3 的研究员和主治医师并不觉得自己"有足够的知识"传递坏消息[23]。参与者提出，教育障碍包括时间限制、忽视主题、缺少导师的模范作用及缺乏对相关资源的认识[23]。

已经为儿科医疗机构开发了传递坏消息的培训模块。Vail 等对来自英国一系列专科的医院医师(主治医生)进行录像，向模拟患者传递坏消息[26]。这些对话使用 Roter 交互分析系统进行编码，显示医院医师主要关注生物医学信息的传递，而没有积极地让患者参与咨询[26]。Tobler 等人评估了模拟增强的突发坏消息研讨会在儿科的影响，发现以系统的方式教授这些技能是有效的[24]。Wolfe 等通过短训课介绍了 SLAI 指南，整合了录像带中的家长回忆和对录像中角色扮演场景的小组评论，演示了 SLAI 的沟通情况[21]。Reed 等对儿科住院医生进行了研究，发现在审查"GRIEV_ING 死亡通知协议"后初始期和 3 个月期间，标准化患者就诊期间坏消息的录像传递有所改善。

因为围绕传递改变生活的信息的对话是动态的[71]，在真实的临床情况下观看此类技能的成功展示并练习这些技能对于确定如何使用指南及适应每个独特的临床情况[72]是至关重要的[20-21,23,25]。然而，这种干预是否会导致传递坏消息的长期改进，仍然有待观察[20,73]。对这些方案的认知可能不会影响它们的使用[23]。迄今许多研究的结果依赖于参与者的自我评估。此外，虽然有传递坏消息的方案可以减轻负责传递此类消息的人的压力[20,74,75]，但很难评估这些指南是否提高了患者满意度。

结论

重新关注以患者为中心的护理

传递坏消息所涉及的沟通技能可以像任何其他临床技能一样传授和学习[19,76]。然而，基本要素可能是"勇气、思维和心灵"：医生以友好的方式安抚他或她自己的焦虑；具有传达临床知识和积累经验的能力；在承认患者情绪和鼓励讨论的同时表达真实的情感[77]。如何传达信息可能比传达的信息更重要[78]，而这些不同的对话必须以患者的心理社会需求为中心。没有什么能改变这样一个事实，即总会有坏消息要传达，但分享改变生活信息的方式将在很大程度上影响患者和家人对他们整体护理的看法和记忆[7,8,11,79,80]。

（殷路 译　马翔 校）

参考文献

2. Nouri SS, Rudd RE. Health literacy in the "oral exchange": An important element of patient-provider communication. Patient Educ Couns 2015; 98: 565–71.
7. Meyer EC, Sellers DE, Browning DM, et al. Difficult conversations: Improving communication skills and relational abilities in health care. Pediatr Crit Care Med 2009; 10: 352–9.
9. Meyer EC, Ritholz MD, Burns JP, et al. Improving the quality of end-of-life care in the pediatric intensive care unit: Parents' priorities and recommendations. Pediatrics 2006; 117: 649–57.
10. Contro N, Larson J, Scofield S, Cohen H. Family perspectives on the quality of pediatric palliative care. Arch Pediatr Adolesc Med 2002; 156: 14–19.
14. Baile WF, Buckman R, Lenzi R, et al. SPIKES – A six step protocol for delivering bad news: application to the patient with cancer. Oncologist 2000; 5: 302–11.
18. Buckman R. Breaking bad news: Why is it still so difficult? Br Med J (Clin Res Ed) 1984; 288: 1597–9.
19. Buckman R. Communication skills in palliative care: A practical guide. Neurol Clin 2001; 19: 989–1004.
20. Fallowfield L, Jenkins V. Communicating sad, bad, and difficult news in medicine. Lancet 2004; 363: 312–19.
21. Wolfe AD, Frierdich SA, Wish J, et al. Sharing life-altering information: Development of pediatric hospital guidelines and team training. J Palliat Med 2014; 17: 1011–18.
23. Orgel E, McCarter R, Jacobs S. A failing educational model: A self-assessment by physicians at all levels of training of ability and comfort to deliver bad news. J Palliat Med 2010; 13: 677–83.
24. Tobler K, Grant E, Marczinski C. Evaluation of the impact of a simulation-enhanced breaking bad news workshop in pediatrics. Simul Healthc 2014; 9: 213–19.
25. Reed S, Kassis K, Nagel R, et al. Breaking bad news is a teachable skill in pediatric residents: A feasibility study of an educational intervention. Patient Educ Couns 2015; 98: 748–52.
26. Vail L, Sandhu H, Fisher J, et al. Hospital consultants breaking bad news with simulated patients: An analysis of communication using the Roter Interaction Analysis System. Patient Educ Couns 2011; 83: 185–94.

27. Levin AV. When will my child go blind? Prognosis versus uncertainty and fear – a conceptual analysis. J AAPOS 2011; 15: 521–2.
29. Ablon J. Parents' responses to their child's diagnosis of neurofibromatosis 1. Am J Med Genet 2000; 93: 138–42.
31. Dimatteo MR. The role of effective communication with children and their families in fostering adherence to pediatric regimens. Patient Educ Couns 2004; 55: 339–44.
41. Contro NA, Larson J, Scofield S. Hospital staff and family perspectives regarding quality of pediatric palliative care. Pediatrics 2004; 114: 1248–52.
49. Finan C, Nasr SZ, Rothwell E, et al. Primary care providers' experiences notifying parents of cystic fibrosis newborn screening results. Clin Pediatr (Phila) 2015; 54: 67–75.
52. Maguire P, Pitceathly C. Key communication skills and how to acquire them. BMJ 2002; 325: 697–700.
56. Makoul G. The SEGUE framework for teaching and assessing communication skills. Patient Educ Couns 2001; 45: 23–4.
57. Garwick AW, Patterson J, Bennett FC, et al. Breaking the news: How families learn about their child's chronic condition. Arch Pediatr Adolesc Med 1995; 149: 991–7.
58. Beale EA, Baile WF, Aaron J. Silence is not golden: Communication with children dying from cancer. J Clin Oncol 2005; 23: 3629–31.
59. Horvat L, Horey D, Romios P, Kis-Rigo J. Cultural competence education for health professionals. Cochrane Database Syst Rev 2014; 5: CD009405.
61. Rudd RE. Improving Americans' health literacy. N Engl J Med 2010; 363: 2283–5.
68. Ptacek JT, Eberhardt TL. Breaking bad news. A review of the literature. JAMA 1996; 276: 496–502.
69. Buckman R. Breaking Bad News: A Guide for Health Care Professionals. Baltimore, MD: Johns Hopkins University Press, 1992: 15.
71. Eggly S, Penner L, Albrecht TL, et al. Discussing bad news in the outpatient oncology clinic: Rethinking current communication guidelines. J Clin Oncol 2006; 24: 716–19.
72. Baile WF, Buckman R, Schapira L, Parker PA. Breaking bad news: More than just guidelines. Correspondence. J Clin Oncol 2006; 24: 3217.
77. Meyer EC. Courage, brains and heart: Lessons from the Wizard of Oz for difficult healthcare conversations. Guest Editorial. Aust Crit Care 2014; 27: 108–9.

第 62 章

视觉障碍儿童常见问题

Carey A Matsuba

章节目录

引言

视觉障碍（Ⅵ），定义为视力降低和/或视野缺损，需综合病史、查体及电反应诊断法测试、遗传评估和神经影像学检查进行诊断。在对家庭进行诊断咨询后，还需提供视力康复的专业指导。

视觉发育的促进因素

随着儿童发育成熟，视觉得以发展。然而，视觉障碍儿童在出生后第一年内便有不同的视力和发育轨迹。对于大多数视觉障碍儿童，随着发育视力会有所改善。因此，需进行筛查并识别视觉障碍儿童。

正常情况下，视力是自然发育的，但是应鼓励视力障碍儿童用眼。除了视力受限外，眼球运动障碍、明显发育迟缓或视觉注意力障碍可导致视觉相互作用减少。尽管视觉学习在整个生命过程中持续存在，但在婴儿期视觉技能获得率最高。视觉大脑的发展和结构受视觉输入的影响。在理想情况下，视觉环境应该是有意义的，并且日益复杂。否则，会失去充分发育视觉潜能的机会。视力刺激可以改善视觉潜能[1]。视力刺激应该在诊断后立即开始。在处于婴儿敏感期时，家长应有效促进视觉发育。

大多数有明显先天性视力丧失的儿童在婴儿期视力很低或没有视力，但大多能后期发育成有功能的视力。原因如下：

1. 视力、视野、眼球运动、调节、感知和认知因素在出生后均快速改善。

2. 生理、眼部或神经系统等因素使他们不能自主地使用视力，视觉发育延迟，并共同导致视力严重下降。

因为大脑和视觉系统的成熟依赖于刺激，所以鼓励这些婴儿积极用眼至关重要。

早期干预

由生理、精神以及智力因素导致的视觉障碍儿童对专业性的早期干预反应好，可进行视觉康复治疗[2]。视力丧失和其他残疾对发育的影响是复杂的。多学科协同治疗对视觉障碍的儿童是行之有效的方法。治疗团队可能包括眼科医生、儿科医生、遗传学家、护士、心理学家、语言病理学家、听力学家、理疗师以及低视力行动训练专家。治疗视觉障碍儿童的专业人士之间的密切合作非常重要。当父母被纳入治疗团队时，他们就会更有效地管理孩子。父母应该及时收到孩子的相关治疗报告。此外，团队应该倡导盲人参与科普和研究。

多学科协同治疗团队将考虑儿童发展的许多领域。反过来，这将使视觉障碍者能够更好地参与家庭、学校和社区的活动。此外，这些群体通常与许多社区组织相关联，这有助于将个人融入体育和社交等各种活动中。

视觉障碍儿童的发育

认知发育

视觉障碍对认知有显著影响。一次只能看到或感知对象的一部分，视力降低导致信息处理碎片化。与其他对象的关系可能会丢失。此外，视力受限的儿童往往受环境影响较小。这可能导致孩子对物体，特别是其触及范围之外的物体的交互和探索受限。视觉障碍儿童的注意力集中时间通常短于视觉正常儿童。

鉴于这些特征，如果没有给予干预，这些孩子可能会变得消极并且易受刺激。因此，当评估他们对环境的了解时会产生困难。他们可能在组织和验证信息方面存在困难。还有许多其他因素可能会影响认知发育。这些因素包括但不限于物体的存继性、因果关系、图案化、分类和相对大小。因此，可能需要更多时间来建立这些概念。认知发育差并不一定表明认知能力差，而是没有足够的机会获得视觉正常的孩子的技能和信息。视觉运动技能的发育、空间物体的布置以及建构性思维也受到影响。视觉障碍儿童通常会避免一些活动，比如建筑玩具、拼图和绘画。提供可用性经验并鼓励他们使用残余视力至关重要。

运动发育

有爱心又见多识广的父母可以通过应用专业发育运动技术提供有益的刺激性环境[3]。而在这样环境中养育的视觉障碍儿童比未受刺激者能更快地发展运动技能。然而，严重视力丧失婴儿即使在理想状况下养育，也可能出现运动迟缓。通常，手的应用早期即会有延迟。爬行和独立行走可能开始较晚，但无支撑的坐姿和站立可能适龄发育。未受刺激的先天盲婴儿经常出现全身性肌张力减退、姿势不良、运动技能迟钝和协调性差，并伴有步态障碍。自我发起的运动往往存在问题。如果不尽早开始干预，这些问题就会永久存在。此外，年龄较大的视觉障碍儿童因为习惯性减少身体活动，其身体素质往往很差[4]。

没有脑损伤的盲婴通常是安静的，被动的，需要鼓励才能活动。他们可能无法通过偶然学习获得技能，视力也是如此。必须教授坐、推动、拉动、跳跃以及早期定向和活动等运动任务。部分视力障碍儿童通常能学会正常活动，除非需要进行平衡活动，否则无法与视力正常者区别。

语言发育

为了让视觉障碍儿童从听力中学习，他们的环境需要通过降低背景噪音和鼓励孩子去听有意义的声音来优化。他们通过声音、气味和触觉来学习识别声音并预测事件。视觉障碍儿童的早期语言发育与其语言接触程度是并行的。

语言发育不是通过直接观察经验，而是通过全方位的感官信息、语言概念以及听觉记忆中无意识中听到对话中的单词和短语完成。否则，语言技能变得笨拙，更加自闭，词义也会受限[5]。视力障碍儿童缺乏描述叙述，通常很难主动开始交谈。因此，视力有限导致语言经验缺乏。这些语言障碍的孩子有时会使用复杂的句子，但很难完全理解他们的意思。环境中的自我意识受限导致人称代词使用困难。而干预措施可以最大限度地减少这一难题。

社会和情感发育

大多数视觉障碍的幼龄儿童视力不佳，并可能随着成长而改善。然而，父母错过了相互凝视和微笑的有益体验，这是亲子关系的重要组成部分。虽然这些婴儿会微笑，对声音和触摸有反应，但反应是细微的。如果没有重视，孩子可能对与他人的互动变得不感兴趣。早期干预专家必须将婴儿的信号告知其父母，并鼓励他们将婴儿留在身边，经常与他们交谈。

视力障碍的大龄儿童可能因为看不到“肢体语言”或面部表情，所以难以感知他们对同龄人的影响。他们可能无法看到和谁一起游戏，而导致孤立和持久的自我中心行为。与同伴开始游戏可能也存在困难。视觉障碍儿童在他们的环境中需要更多的空间构象和预测性，因此他们往往抵制变化，他们的行为也僵化。因为许多独立生活技能均来源于观察，所以视觉障碍儿童的日常生活行为可能也难以完成。当视力障碍持续存在时，吃饭、自理和上厕所等生活技能可能会晚一些才能获得。

教育

学习通常需要良好的视力，因此视觉障碍对教育具有重大影响。盲人教育是一个专业领域。教育工作者对视觉障碍儿童一生至关重要。安排课程和教学的教师需要特殊的培训和经历。除了常规科目中的视觉课程，教育还包括概念形成；低视力行为训练日常生活技能；在阅读、写作、听说和辅助工具的使用中的非视觉性交流。教育工作者要取得成功，必须了解眼部或神经性视觉疾病、认知能力以及学生面临的健康问题。这需要良好的家长与教师的互动以及获取眼科医生的信息。

学生应该坐在教室里的位置以及板报工作量应取决于远视力情况。同侧偏盲的人座位必须固定，以便他们的功能性视野朝向老师和课堂。对于严重周边视野缺损但视力完好的儿童，座位离黑板更远，效果更好。畏光的学生（如无虹膜、锥细胞营养不良或白化病）不得位于光线最强烈的窗旁。适当的照明并个性化调整是至关重要的。调节、对比敏感度、色觉或眼球运动障碍会对学习产生不利影响。教育工作者了解眼球震颤相关的头位是有益的。当视觉障碍持续性进展时，恶化率决定盲文和辅助装置的使用时间。当教育工作者参与其中时，视觉辅助更有效。

由于许多视觉障碍儿童患有神经发育障碍，教育工作者需要了解相关详细信息。当收到医学报告时，教师陪同视觉障碍儿童与眼科医生和其他医生会面很有帮助。教育工作者应该参加多学科协同治疗团队。

必须认识到，视觉障碍儿童在入学前视力可能没有同等发育。许多技能需要机会和经历。人们通常更加关注以学术为基础的活动。视觉功能的评估对于学习很重要。视力可以提供一些近距离的信息。

视觉障碍儿童可能在以下情况存在困难：

- 板报抄写；
- 书面输出；
- 阅读理解（混淆相似的单词；由于限制字段、跳行、阅读时丢失位置而不能阅读完整句子）；
- 表演活动——谜语、找词、数学进位、概念、单位转换。

多种措施可以协助学术活动。首先是使用眼镜优化视力。其他策略包括：

- 环境条件（照明、体位、倾斜板以改善人体姿势）；
- 视觉适应性（优化对比度）；
- 物理放大；
- 阅读窗；
- 放大倍率（近距离阅读用低倍数；远距离观察用高倍数）；
- 电子设备及软件应用（文本语音阅读）；
- 盲文。

在制订策略时，必须考虑到每个孩子。许多视觉障碍儿童可以进入学校，但其技能却是碎片化的。这不仅包括基于学校的技能，如书写和着色，还包括其他灵巧的任务，如开罐等。尽管应用低视力辅助器（放大）有助于识别，但儿童最初开始使用该设备时可能难以奏效。这些困难将在诸如远距离复写等多方面活动中加剧。放大物体通常是最简单的策略。

皮质视觉障碍（CVI）和眼部视力丧失的儿童教育是不同

的[6]。对于单纯性眼病儿童,其视觉输入可能会减少,但神经处理是正常的,因此视觉强化和有效浏览的训练是有益的。对于皮质视觉障碍儿童,这种方法无效:必须控制视觉输入,图像应该简单并且单独呈现,以避免“过载”。神经性障碍合并视觉性障碍越来越普遍,因此在视觉障碍专业老师的培训中,应该涉及神经性和视觉性障碍儿童的管理。

以往,严重视觉障碍学生在特殊学校接受教育,但现在,在世界许多地区,他们已“融入”正常课堂。这既有利又有弊[7,8]。完全融合可能导致对残疾的低估,并且往往因为在精心设置的教室中学习很好,并对多重残疾视障人士恢复不利。

低视力行动训练

定位是某人或某物的位置;移动是从一个区域移动到另一个区域。低视力行动训练可以培训视觉障碍儿童在不同环境中安全有效行动的观念和技能。低视力行动训练专家是多学科协同治疗团队中的一员,需要了解每个视觉障碍儿童的视觉、认知和神经发育障碍以及情绪问题。成功的低视力行动训练应该在环境基本感知意识形成时期开始,且不仅仅是训练他们使用白色导盲棒或手杖。

低视力行动训练不能通过文字或模型来教授,而是必须在现实世界中体验。婴儿期开始,并贯穿学前教育阶段。最常见的低视力行动训练包括视觉向导、移动设备、导盲犬、电子和超声波助行器以及电脑成像的替代训练[9]。

辅助技术

技术帮助了视障人士[10]。辅助或采用技术改善了他们接受教育或培训的方式,增加了就业机会。当提供辅助技术时,应评估儿童的视觉和智力。这应该包括个人在不同环境中使用、调整和维护设备的能力。在评估一种设备时,专业人士需要考虑视觉障碍儿童需要完成的主要任务。对于专用的阅读活动,可以通过放大和使用阅读窗口来完成。为理解主题,可以通过使用听觉设备或计算机软件来高效实施。

目前已存在众多辅助设备,从简单的放大镜到计算机屏幕放大镜(或其他电子设备)、基于视窗操作系统的教程、盲文软件翻译、便携式笔记本、盲文书写设备、扫描仪、语音模拟程序以及各种视频放大镜或闭路电视。应该注意的是,许多电子设备修改或优化了对比度、颜色和照明。有些设备放大可为孩子提供执行灵巧操作的空间和任务。如有可能,应在近距离提供远距离目标。智能面板就可以将远程显示的信息直接显示在计算机屏幕上(SMART Technologies Inc. ,Calgary,Canada)。

一系列不同的光学设备可以协助阅读/放大室外活动,包括放大打印或手机的加大字号按键等适应策略。还有各种各样的音频设备,例如语音计算器、语音时钟和标签阅读器。手持设备,例如全球定位系统(GPS)导航器和屏幕阅读器。此外,还有多种用于食物准备、辅助器具使用和家庭安全的适应设备。

适应设备的使用应与其他疗法相协调,以优化其使用。像铅笔和纸这样的辅助工具,对于正常视力的学生是一种基本工具,且伴随其成长持续性应用。在学龄前提供这些服务,视觉障碍儿童就有机会和他们一起学习。因此,早期转诊很重要。

视觉障碍儿童的神经发育问题

神经发育障碍存在于大多数皮质视觉障碍儿童,与许多眼部疾病相关[11]。许多视觉障碍儿童患有其他残疾,这导致适应训练更加复杂[12]。对于干预专家来说,仅对视觉障碍有经验是远远不够的。

如前所述,儿童发育的多个系统与视觉障碍儿童相关。视觉障碍儿童的认知经常受到影响[13]。智力缺陷诊断困难,最好由儿童心理学家等专业人员完成。患有严重视力障碍的儿童可以记忆单词和短语,但如果没有经历,他们对其意义的理解很少。心理学家必须将刺激不足与智力缺陷区分开。皮质视觉障碍儿童的认知缺陷更为明显[14]。

除发育障碍外,还有许多常见的健康问题。较正常人群,癫痫在视觉受损者更常见。不受控制的癫痫发作可能导致视觉无反应,但如果癫痫发作可以控制,视觉无反应是暂时的。镇静抗惊厥药物会影响注意力和学习,因此应避免使用。此外,大脑结构异常也更常见。鉴于这些特征,改善健康状态通常还可以改善视觉功能,因此评估患者是否存在健康问题非常重要。

听力损失也常与视觉障碍伴随。听力损失可能是某些遗传疾病的一部分,例如 Norrie 病、Usher 综合征和 CHARGE 联合畸形。有些儿童,如早产儿有听力损失和视觉障碍的风险。鉴于他们对听力的依赖程度更高,听力问题的患病率也更高,因此听力测试尤为重要。当出现听力损失时,儿童需要转诊到相应的服务机构。盲聋儿童的发育和管理是独特的(参见第 99 章)。

眼科医生应该明确儿童患有视觉障碍的病因不止一个。在存在眼球结构或视神经疾病的情况下,大脑内可能存在结构异常。例如,患有视神经发育不全的儿童可能存在脑裂畸形等结构性脑异常,并可能导致皮质视觉障碍。因此,当视力与诊断不符合时,可能需要进行其他检查。

盲人举止

许多严重视觉障碍儿童表现出刻板的行为,如身体摇摆、重复处理某事物、手和手指动作、面朝下躺着和跳跃[15]。需要仔细分析和妥善处理这些盲目的怪癖,不应与自闭症或抽动秽语综合征相混淆[16]。

涉及视觉系统的刻板行为包括摩擦、按压或戳眼睛、强迫性注视光线、紧盯手指、对着光源在眼前轻弹手指、拉扯眼睑、敲击或击打自己眼球、反复眨眼或旋转眼睛。摩擦、按压和戳眼睛被统称为“眼指现象”。

在正常或残疾、疲劳的儿童中都可看到摩擦眼睛的现象。在存在严重的双侧先天性视力丧失(通常是视网膜原因)时,儿童有时会表现按压眼睛的行为。按压眼睛的原因尚不清楚,可能是通过刺激使功能性视网膜神经节细胞发挥作用。当视力不能提供良好的持续的图像时,才会发生这种类型的刺激。当孩子感到无聊,在焦虑或在听音乐等各种活动中时,也会发出摩擦眼睛的现象。虽然长期持久存在,但无痛苦。眼眶脂肪萎缩可能导致眼球内陷。为了减少按压眼睛,父母应该在早期最严重阶段,不断地让孩子的双手忙碌起来,迫使手从眼部移开,并逐渐减少按压眼睛的冲动。戳眼睛是孩子故意的,并且是有害的。戳眼睛通常会导致疼痛,孩子尖叫并不罕见。戳眼睛发生在严重多重残疾或情感障碍儿童中，但他们不一定存在视觉障碍。戳眼睛可引起角膜瘢痕、感染、视网膜脱离、眼内出血和白内障，并可能致盲。

强迫性注视是皮质视觉障碍的标志之一。对着光源在眼前弹手指的视觉障碍儿童也是光凝视者。视觉障碍儿童的行为举止往往受到基础疾病、合并发育障碍和视力损害程度的影响。在大多数情况下，随着孩子年龄的增长，行为举止习惯频率会减少[17]。

行为问题

不熟知视觉障碍儿童的专业人士可能会从他们的习惯、言语、姿势、面部表情和心理测试结果中得出错误的结论。这些孩子可能被误诊为情绪不安或智力低下。视力障碍患儿更容易被社会孤立。因此，视觉障碍者，尤其在伴随其他残疾时，行为障碍更常见。

对行为偏差的评估可能需要多次访视。病因通常是简单的，但是当治疗面向整个家庭时会变得更复杂。心理学家或精神病学家需要熟知视觉障碍，并最好是多学科协同治疗团队中的一员。

睡眠

由于生活方式的改变，睡眠障碍在西方社会中越来越普遍。健康儿童的睡眠困难往往是短暂的，并且对睡眠干预措施反应良好。相比之下，对于包括视觉障碍在内的神经发育性残疾儿童，睡眠障碍往往更频繁、更持久、更严重，并且可能对睡眠干预措施无反应[18]。据报道智障和视觉障碍儿童的睡眠障碍患病率超过80%[19]。昼夜节律性睡眠障碍（CRSD）是目前最常见的睡眠障碍[20]，其次是睡眠呼吸紊乱[21]、睡眠异态[22]、不宁腿综合征[23]。这些睡眠障碍大多数儿童与成年人的表现不同。

睡眠障碍的不良后果

睡眠是一种重要的神经恢复功能。因此，严重的持续性睡眠剥夺会导致大脑不同区域的神经元逐渐丧失，在产生执行认知功能的额叶中更为明显。睡眠不足的行为表现包括注意力不集中、攻击性、多动症、冲动和情绪变化。认知症状包括理解能力受损、推理缺陷和记忆形成问题。失学很常见。健康问题也很常见，例如免疫防御功能受损，会导致更频繁的感染甚至癌症、心血管疾病、肥胖和内分泌紊乱、意外发生率和青少年自杀率上升[20]。

睡眠障碍的原因

过度或不适当的定时曝光，导致昼夜节律性睡眠障碍，是当今睡眠困难的最常见原因，因此应更多地关注环境光污染。光照抑制松果体产生褪黑素，而光线消失促进其产生。视觉障碍儿童可能因为眼部视力丧失，而出现一种特殊类型的昼夜节律性睡眠障碍。下丘脑无光信号输入导致睡眠/唤醒节律自我运行。儿童的双眼完全失明不常见，因此其在儿童罕见。在无光线情况下，视交叉上核开始根据其自身的内源性神经元节律来促进节律性，持续时间通常超过24h。因此，松果体褪黑素的产生逐渐延迟，并伴随相应睡眠/觉醒模式发生相应变化。唯一能阻止这种持续性转变的治疗方法是在睡前定时给予褪黑素[24]。皮质视觉障碍儿童因为保留了通过视网膜进入下丘脑的环境光输入，而表现出自我运行的睡眠/觉醒节律。

通过大脑皮质和丘脑的认知过程对视交叉上核和松果体产生褪黑素也具有强大的调节作用。环境变化的感知以及相应反应影响人类睡眠模式。当大脑功能受到干扰时，睡眠障碍的患病率可能高达80%~100%。睡眠障碍可能表现为难以入睡、频繁的夜间醒来（持续数分钟至数小时）、清晨过早醒来、白夜逆转或入睡过晚。

睡眠障碍的干预治疗

当发现持续或反复出现的睡眠困难时，必须查明根本原因，进而可以选择适当的治疗方法。虽然家庭医生和许多不同的专家可以处理许多睡眠问题，但出现了越来越多的多学科儿童睡眠诊所。详细的睡眠病史和身体检查是必要的。护理人员经常会在在日志中记录7~10天内孩子的睡眠情况。大多数睡眠诊所使用记录身体运动的腕部活动记录仪，因此相对于父母记录，能更客观地识别睡眠（不活动）和觉醒（活动）。偶尔需要多导睡眠图、夜间视频记录以及神经和代谢测试来明确昼夜节律性睡眠障碍及其他睡眠障碍的诊断。

睡眠障碍不是神经发育障碍（包括视觉障碍）所必需的，并在大多数情况下可以治疗，但决不容忽视。如果不纠正严重的睡眠障碍，行为、教育和其他类型的干预措施是无效的。许多医生在睡眠医学方面接受的培训不足，他们往往过度使用催眠药。不良事件发生率高，而其益处通常是短暂的，因此儿童不宜长期使用催眠药。

昼夜节律性睡眠障碍的治疗通常从使用睡眠促进技术开始[25]。对于没有明显神经发育障碍的儿童，改善睡眠环境和睡眠习惯通常效果很好。对于残疾患儿来说，睡眠干预措施必须根据他们的认知优势和弱点进行个性化调整。然而，随着认知能力的丧失，对孩子的睡眠干预更难以执行，效果较差，甚至可能无效。褪黑素不上瘾，不与其他药物冲突，无耐药性[26]。褪黑素替代疗法简单有效，无副作用，起效快[20]。目前，美国睡眠医学会推荐使用褪黑素替代疗法治疗昼夜节律性睡眠障碍。然而，褪黑素治疗视觉障碍儿童病例罕见，存在异质性，且存在许多并发症，因此其治疗证据不足[27-29]。对于没有神经发育异常的无光感的患儿，晚上2mg小剂量褪黑素通常是足够的。而对于视觉障碍和神经发育残疾的患儿，可能需要更大剂量。

（卢建民　译　马翔　校）

参考文献

1. Sonksen PM, Petrie A, Drew KJ. Promotion of visual development of severely visually impaired babies: evaluation of a developmentally based programme. Dev Med Child Neurol 1991; 33: 320–35.
2. Shonkoff JP, Hauser-Cram P. Early intervention for disabled infants and their families: a quantitative analysis. Pediatrics 1987; 80: 650–8.
3. Fazzi E, Lanners J, Ferrari-Ginerva O, et al. Gross motor development and reach on sound as critical tools for the development of the blind child. Brain Dev 2002; 24: 269–75.
4. Lieberman L, Stuart ME. Health-related fitness of children who are visually impaired. JVIB 2001; 31: 21–9.
5. McConachie HR, Moore V. Early expressive language of severely visually impaired children. Dev Med Child Neurol 1994; 36: 230–40.
6. Groenveld M, Jan JE, Leader P. Observations on the habilitation of children with cortical visual impairment. JVIB 1990; 84: 11–152.
7. Hatlen PH, Curry SA. In support of specialized programs for blind and visually impaired children: the impact of vision loss on learning. JVIB 1987; 81: 7–13.
8. Hehir T. Eliminating ableism in education. Harvard Ed Rev 2002; 72: 1–33.

9. Inman DP, Loge K. Teaching orientation and mobility skills to blind children using simulated acoustical environments. Proceedings of HCI International, Munich, Germany, August 22-26, 1999.
10. Saarinen R, Jarvi J, Raisamo R, et al. Supporting visually impaired children with software agents in a multimodal learning environment. Virtual Reality 2006; 9: 108-17.
11. Mervis CA, Boyle CA, Yeargin-Allsopp M. Prevalence and selected characteristics of childhood visual impairment. Dev Med Child Neurol 2002; 44: 538-42.
12. Sonsken PM, Dale N. Visual impairment in infancy: impact on neurodevelopmental and neurobiological processes. Dev Med Child Neurol 2002; 44: 782-91.
13. Langley MB. ISAVE: Individualized, Systematic Assessment of Visual Efficiency for the Developmentally Young and Individuals With Multihandicapping Conditions, vol. 1 & 2. Louisville, KY: American Printing House for the Blind, 1998.
14. Matsuba CA, Jan JE. Long term outcome of children with cortical visual impairment. Dev Med Child Neurol 2006; 48: 508-12.
15. Fazzi E, Lanners J, Danova S, et al. Stereotyped behaviours in blind children. Brain Dev 1999; 21: 522-8.
16. Brown R, Hobson RP, Lee A, Stevenson J. Are there "autistic-like" features in congenitally blind children? J Child Psychol Psychiatry 1997; 38: 693-703.
17. Molloy A, Rowe F. Manneristic behaviours of visually impaired children. Strabismus 2011; 19: 77-84.
18. Wasdell MB, Jan JE, Bomben MM, et al. A randomized, placebo-controlled trial of controlled release melatonin treatment of delayed sleep phase syndrome and impaired sleep maintenance in children with developmental disabilities. J Pineal Res 2008; 44: 57-64.
19. Quine L. Sleep problems in children with mental handicap. J Ment Defic Res 1991; 35(Pt 4): 269-90.
20. Jan JE, Wasdell MB, Reiter RJ, et al. Melatonin therapy of pediatric sleep disorders: recent advances, why it works, who are the candidates and how to treat. Curr Pediatr Rev 2007; 3: 214-24.
21. Gozal D, Kheirandish-Gozal L. New approaches to the diagnosis of sleep-disordered breathing in children. Sleep Med 2010; 11: 708-13.
22. Owens JA, Witmans M. Sleep problems. Curr Probl Pediatr Adolesc Health Care 2004; 34: 154-79.
23. Picchietti MA, Picchietti DL. Restless legs syndrome and periodic limb movement disorder in children and adolescents. Semin Pediatr Neurol 2008; 15: 91-9.
24. Lewy AJ, Emens JS, Lefler BJ, et al. Melatonin entrains free-running blind people according to a physiological dose-response curve. Chronobiol Int 2005; 22: 1093-106.
25. Jan JE, Owens JA, Weiss MD, et al. Sleep hygiene for children with neurodevelopmental disabilities. Pediatrics 2008; 122: 1343-50.
26. Jan JE, Bax MCO, Owens JA, et al. Neurophysiology of circadian rhythm sleep disorders of children with neurodevelopmental disabilities. Eur J Paediatr Neurol 2012; 16: 403-12.
27. Khan SA, Heussler H, McGuire T, et al. Therapeutic options in the management of sleep disorders in visually impaired children: systematic review. Clin Ther 2011; 33: 168-81.
28. Hoyt CS, Jan JE. How to help the visually disabled child and family. In: Taylor D, Hoyt CS, editors. Pediatric Ophthalmology and Strabismus. 4th ed. Edinburgh: Elsevier Saunders, 2013: 619-23.
29. Jan JE. Helping Visual impaired children to sleep. In: Taylor D, Hoyt CS, editors. Pediatric Ophthalmology and Strabismus. 4th ed. Edinburgh: Elsevier Saunders, 2013: 1053-4.

第 63 章

视觉转换障碍：儿童的捏造或夸大症状

David S Taylor, Luis Amaya

章节目录

视觉转换障碍的特征和定义

许多术语均可用于本病(表 63.1),但没有一个术语可完美地描述所谓的视觉转换障碍(visual conversion disorder, VCD)。面对此类患儿,眼科医生不仅要明确其症状与已知的眼科疾病的区别,而且需要明确其症状为非器质性疾病引起。VCD 不仅是一种诊断,而且是一种通过对不能由疾病引起的症状的积极识别而做出的诊断。无法明确诊断的患儿应归类到"待查",避免误诊。

儿童描述的许多症状是难以理解的,但它们不一定是捏造的。儿童对正常现象的天真描述很容易被错误地视为是异常的或捏造的。儿童的解释通常不是有意识的欺骗[1]。

VCD 的主要特征如下[根据第四版美国精神病学协会的诊断和统计手册(DSM-Ⅳ)修改[2]]:

- 存在一种或多种影响自主运动或感觉功能的症状或缺陷,表明存在神经病学或其他医学病症。
- 心理因素与症状或缺陷有关,而症状或缺陷的发生或恶化,由先前的某个时间内发生的冲突或其他压力事件导致。通常很难或不能找到任何明显异常的压力事件。

表 63.1 用于描述儿童捏造或夸大症状的术语

术语	优点/缺点
转换障碍[视觉转换障碍(VCD)]	美国精神病学协会的首选术语,但它暗示了对潜在机制有一定了解
心因性失明(psychogenic blindness)	目前仍在使用的术语,有一定的帮助
癔症性失明/弱视(hysterical blindness/amblyopia)	错误地暗示不稳定的精神状态,但仍常用
压力相关视觉障碍(stress-related visual disorder)	许多病例无明显相关压力因素
转换性神经症(conversion neurosis)	暗示对潜在机制和不稳定性有一定了解
难以解释的视觉障碍(medically unexplained visual loss)	掩盖了父母和患儿的因素,并提出了必须回答的问题
女学生弱视综合征(amblyopic schoolgirl syndrome)	性别歧视和贬义性术语
功能性失明(functional visual loss)	无意义的术语,旨在掩盖父母和患儿的因素
诈病(malingering)	此术语正确地用于故意为达某种目的而假装出现症状的人——赔偿、逃避工作、服兵役等[2],常见于成年人
做作性障碍(factitious disorder)	描述通过故意捏造、假装或夸大症状以获得关注或同情而有意表现的术语。被称为 Munchausen 综合征
监护人做作性障碍(factitious disorder by proxy)	曾经被称为监护人 Munchausen 综合征。监护人导致儿童产生的症状或体征,以引起监护人的同情等
非器质性失明(non-organic visual loss)	许多父母不明白"器质"意味着什么,但对于解释疾病可能有用

症状或缺陷不是故意产生或伪装的(做作性障碍或诈病[3]):

- 经过一定的调查后发现,不能通过医疗条件、物质影响或文化认同来完全解释。
- 导致患者在社会、教育或其他重要领域出现严重的困扰或影响或需医学评估。
- 不限于疼痛,或对年龄较大的儿童,也不限于性功能障碍,且不能被其他精神障碍更好地解释。

转换障碍

转化障碍被描述为神经功能的扭曲或丧失，且无法由器质性疾病完全解释。患者存在一种他们无法意识到的内在冲突，这种冲突在分离后转化为一种症状，一种将潜在感觉和症状分离的心理机制。转化障碍与其它类似器质性精神障碍不同，它不存在有意或有意欺骗医生（或父母）的意图。儿童 VCD 的眼部表现是由于无意识问题或意识之外的精神问题而导致视力损害。这些儿童通常有转换障碍的病史，不一定累及视觉系统。

临床表现和症状

VCD 患儿通常在 6~16 岁之间，10 岁最常见，大多数是女孩。可能有家族病史或眼病史[4]。大多数情况下症状逐渐出现，通常是眼科检查中发现的细微异常。随后的检查显示出不同程度的视力下降和视野缺损，常随时间的推移而恶化，但很少有儿童达到双侧失明的程度。大多数患儿即使存在明显的视力受损也不影响正常生活。反复客观的神经生理学和影像学检查结果均正常。症状通常是双侧的，最常见的主诉是"只是没看到"、视力模糊[5]、图像扭曲或视物变小。偶尔会出现视野缺损，通常是"管状视野"，偶尔也会出现偏盲。中央暗点罕见，容易让人想到相关的器质性疾病。偶尔也会出现非视觉症状，包括近反射痉挛、头痛、自发性眼球震颤、眼球运动抽搐、眼反向偏斜和调节麻痹。

VCD 的症状具有以下一些特征[7,8]：

1. 符合儿童症状或障碍的概念。

2. 如果是躯体性的，可通过阳性证据确定，如果是心理的，则可以通过临床检查技术确定。

3. 与情感冲突有关。

4. 尽管症状严重，但通常不会引起患儿的注意。

5. 通常只存在一种症状。涉及多系统的多种症状并不常见。

6. 6 岁以下的转换障碍罕见，10 岁左右的患者性别比例相等，此后女性多于男性，约为 3∶1。

7. 儿童患者视野和视力均受到影响；成年人倾向于单一症状[8]。

8. 常见于不和谐的家庭，虐待或乱伦关系是根本原因[9]。

9. 患儿往往在识别大字母和小字母上有相同的难度，且从上到下阅读字母表的速度很慢且范围有限，如果有人诱导或在竞争环境下，患儿的症状会变得更糟。患儿的近视力阅读测试极缓慢，通常与平均水平相距甚远。

10. 少数儿童有既往精神病或心理疾病的病史[6]，往往难以获得病史。大多为正常儿童。

抑郁症

一些患儿因抑郁症而出现躯体症状。因此，当怀疑患儿存在抑郁症时，应该考虑引起抑郁症的相关问题。抑郁的患儿可能存在睡眠和饮食紊乱，甚至可能有自杀念头。他们与同伴的关系可能在前几个月就受到影响，他们可能会显得烦躁。这些问题需要在儿科医生或精神科医生的帮助下解决。

与器质性疾病的关系

转诊至小儿眼科的患者中，常见到仅有症状而非器质性病变的病例[10]。通过及时正确的诊断和适当的治疗，可以为医生、患儿和父母省去很多不必要的麻烦与风险。

出于对器质性疾病误诊的畏惧，医生对非器质性疾病的诊断更加谨慎。在 VCD 诊断中，儿童黄斑疾病和遗传性视神经病变易发生误诊且难以避免。

器质性疾病可能与非器质性疾病有关。相同情况也可能发生于儿童时期的 VCD，通常不存在器质性和精神疾病[6]。

心理学因素

对患儿心理因素的研究，寻找产生症状的潜在压力，应该集中在两个主要方面：

1. 家人和家庭。儿童之间的冲突、兄弟姐妹的竞争、需要更多关注的孩子、不幸的婚姻、生活环境差、性虐待、亲属或其他人的骚扰或欺凌或与邻居及其子女的冲突都可能是诱发因素[11]。

2. 学校。在学校，通常表现较笨的孩子或"不被理解"的聪明孩子可能产生视觉症状。无情或过于严厉的老师、戏弄或欺凌、性骚扰或其他骚扰或虐待[11]都易导致 VCD。

寻求父母的帮助，明确地告诉他们可能存在的潜在问题，以便父母能够最好地帮助自己的孩子，因为减轻潜在诱因是最好的治疗方法。

儿童功能性眼部疾病的检测

应积极诊断，明确可能远超出生理范围的各种体征。详细的病史，即使获取很费时，对做出正确的诊断通常至关重要。如框 63.1 所述，某些临床情况特别提示非器质性疾病。

框 63.1

提示视觉转换障碍的存在和进展

1. 体检时存在严重的功能障碍，特别是存在严重的单眼受损且瞳孔反应正常及无屈光问题。
2. 与情绪、重大事件或情景相关的突然发作。
3. 逐渐恶化，患儿每次视力检查下降 1~2 行，但无客观异常。
4. 通过语言或诱导患儿可获得更好的视力或视野。
5. 对字母表上所有字母读速过慢，无论它们是大还是小。
6. 单一症状在 VCD 中最常见，而神经精神病患儿往往会存在多症状。患儿较少合并其他的眼部症状。
7. 存在眼部或非眼部 VCD 病史是后续发病的公认诱发因素。
8. 如果情况特别严重，其他家庭成员可能同样存在视觉问题。

视觉转换障碍的临床检查

完全失明

双眼

虽然不常见，但这种严重的视觉障碍很容易被诊断为非器质性疾病。

1. 当眼睛睁开时，直接威胁性的将带绳子的球扔向患者，患者总会眨眼（图 63.1），在扔球之前可以隐藏绳子。

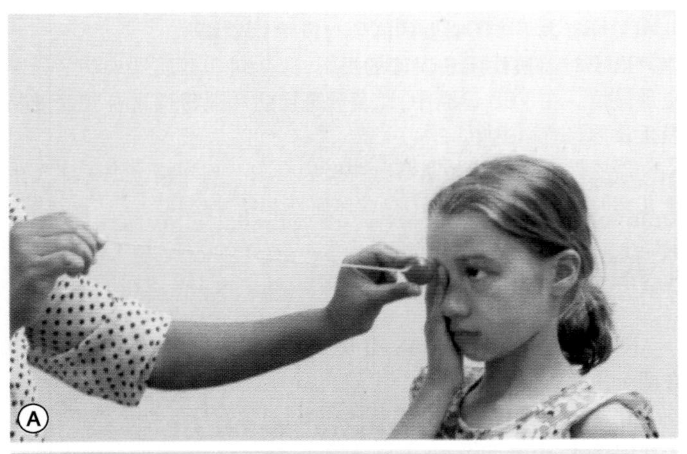

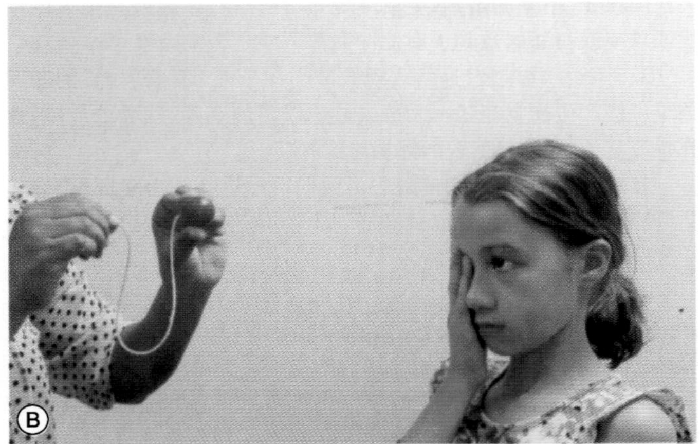

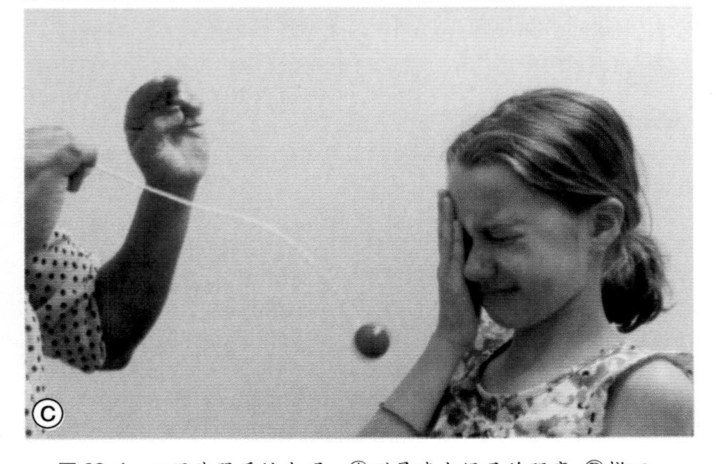

图 63.1　双眼非器质性失明。Ⓐ测量球上绳子的距离；Ⓑ撤回；Ⓒ扔向孩子，如果确实看到球，孩子会眨眼。前两步最好闭上眼睛。这项测试需要向家长解释原因后仔细进行。它只对鉴别是否完全失明有帮助（图片由 CJ Lyons 博士及其完全正常的受试者提供）

2. 当面对镜子时，在镜子绕垂直轴旋转时，患儿会不由自主地移动眼睛。眼球运动的速度与镜子的旋转速度成正比。患儿可以抑制眼球运动的唯一方法是"透视"镜子，通常很容易通过会聚的变化和相关的瞳孔反应来检测（图 63.2）。

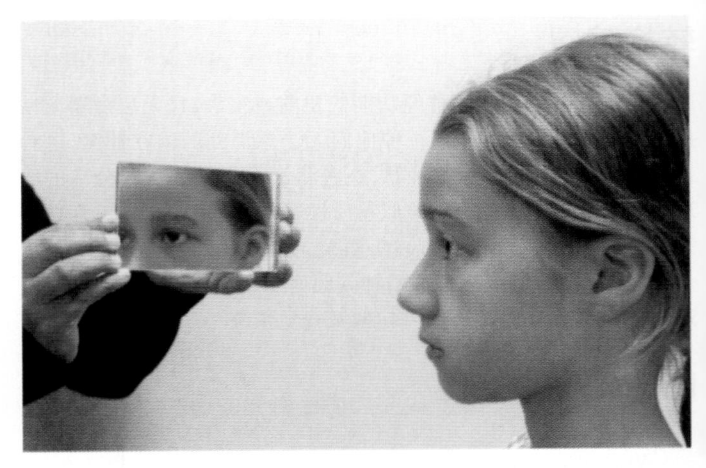

图 63.2　当一个盲人看着镜子时，镜子旋转时不会发生任何眼动。尽管他们自认为正向前看，但有视力的眼睛会随着镜子的旋转而移动（图片由 CJ Lyons 博士及其完全正常的受试者提供）

3. 视动鼓或光带与眼睛成大角度相对，可保持在患儿面前，并且旋转以引起视觉诱发运动（图 63.3）。患者可能将视线跳过带/鼓，呈现出他/她没有看到的假象。

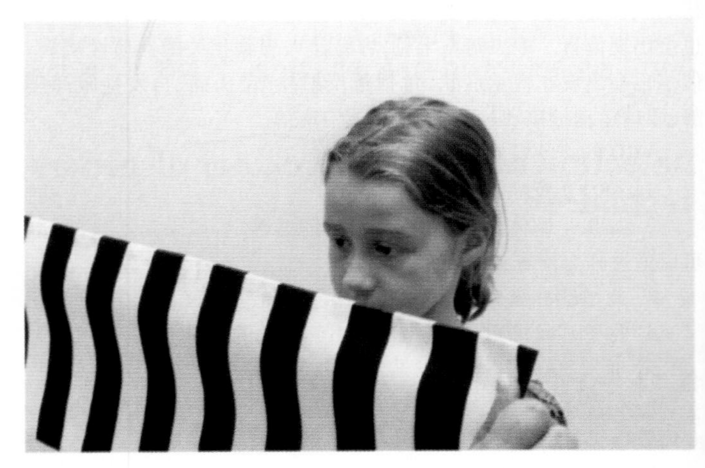

图 63.3　双眼非器质性失明。只要患者没有"透过"视动（OKN）带，患者的眼睛就会随着 OKN 带一起移动（图片由 CJ Lyons 博士及其完全正常的受试者提供）

4. 在视线前方放置屈光 5 或 25 度棱镜通常会引起适当的，完全不自主的融合运动（图 63.4）。严重的视觉缺损不会发生这种表现。

5. 盲人可以轻易地将双手指尖相触，而 VCD 患儿有时存在困难[12]。

单眼

可以通过遮挡正常眼来使用上述检查方法。此外，检查方法还包括：

1. 折射测试（图 63.5）。偏光镜片或偏光投影设备也可用于诱使患儿患眼阅读。

2. 适当地使用 Worth 的 4 点法和 Frisby 或其他立体试验（参见第 75 章），检测孩子是否能够同时使用双眼，即使反应结果可能异常。通过 Worth 测试，如果患者看到三个以上的绿色或两个红

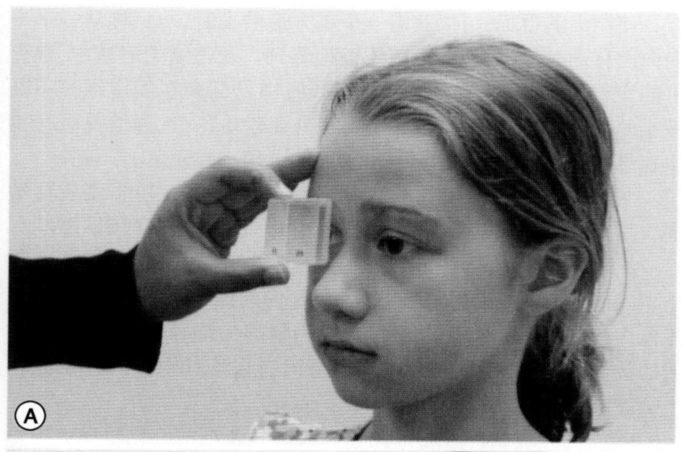
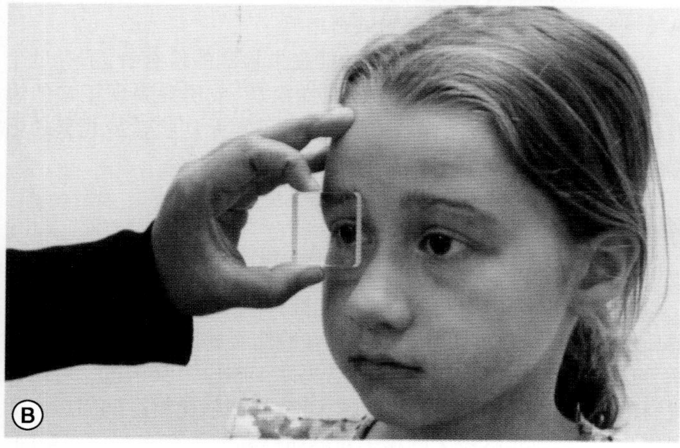

图 63.4　棱镜试验。Ⓐ即使患者只有周边视觉,25D 棱镜也能诱发运动;Ⓑ4D 棱镜需要患者存在中心视觉才能诱发运动(图片由 CJ Lyons 博士及其完全正常的受试者提供)

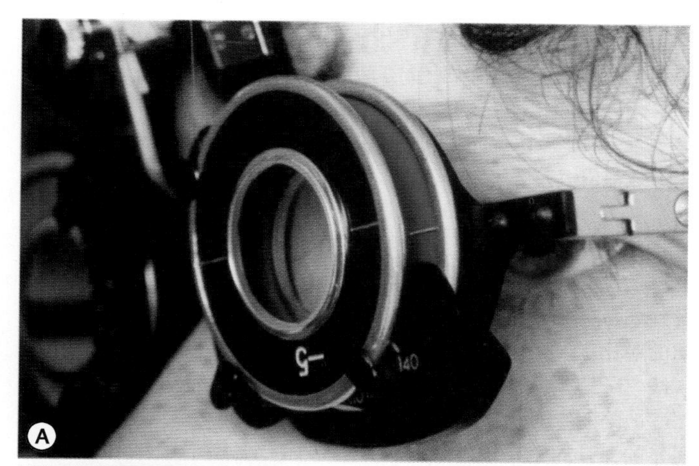
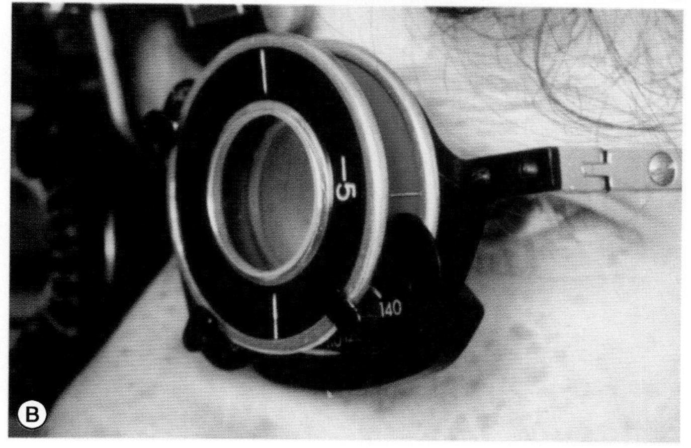

图 63.5　折射测试。怀疑患者右眼拥有更好的视力。Ⓐ眼科医生将两个 5D 镜片放在左眼前的同一轴线上;Ⓑ通过在眼前移动遮挡患者对测试目标的视线,互相切换镜片并遮挡左眼。移开测试目标,要求患者快速阅读。左眼被镜片组合遮挡,迫使患者使用右眼。患儿通常不会自觉发现被强迫使用的右眼的变化

色,表示患儿一定是通过双眼观察到。看到 Frisby 形状同样需要高度的双目视觉。

3. 如前一节所述,水平棱镜或垂直棱镜可以放置在明显有缺陷的眼睛前面。垂直棱镜,如果超过 5 个屈光度,通常涉及复视,患儿会告知医生或主动要求终止检查。

4. 此类患儿中,瞳孔反应最有效;如果单眼盲而另一眼正常,则始终存在相对性传入性瞳孔障碍。

5. 障碍阅读法是视轴矫正中常用的手段(参见第 75 章)。要在阅读物和患儿眼睛之间的适当位置放置一个条型障碍,要求同时使用双眼以阅读完整的一行。

部分视力下降

如果只是部分视力下降,那么对于非器质性病变的明确判断非常重要。例如,近视力和远视力之间的微小差异不一定是非器质性病变,并且不应作为诊断依据。

单眼

单眼完全视力丧失的检查同样适用于该类患儿。瞳孔反应很少有用。由于视力和立体视觉之间的相关性没有明确的规范,因此这些测试难以解释。混淆-折射测试非常有用(图 63.5)。

双眼

该类患儿非器质性的诊断最难,但他们几乎总是具有相关区域的功能缺陷,可帮助诊断。

1. 不同距离角度视力变化很大,这是 VCD 的一个指标。通过使用具有不同尺寸的图形的不同图表或放置镜子,以便掩饰患者和图表之间增加的距离,可以诱导患儿读取他们之前无法读取的尺寸大小字母。类似地,使用 Snellen 近似等效字母的近视力测试仪可能会显示出差异。

2. 器质性疾病导致的严重双眼视力受损无法产生良好的立体视,但可能造成部分视力下降。

3. 放置 5D 的棱镜时,如果一眼存在视力器质性缺陷,那么对侧眼的融合运动少见。

视野缺损

患儿视力常正常,但视野异常。在测试视野时,如果检查不仔细,即使是正常儿童也可能表现为非器质性缺陷。异常视野常与功能性视力下降有关,或有时与包括阅读障碍在内的其他症状有

关。中央暗点的存在提醒临床医生，患者同时存在病理学改变[13]。

最好使用切线屏幕进行视野测试。管状视野是最常见的非器质性视野缺损。在管状视野中，通常视野缺损程度在任何距离内都是相同的。相反，单纯的视野缺损，如视网膜色素变性，视野缺损严重，呈圆锥形分布，即视野随患者离开测试屏幕而变大。在离固定点只有几度的地方有一个明显的致密性缺陷，且无论在离屏幕1米、2米还是更远的地方进行测试，缺陷的大小相同。

这种缺损的特征在于等视线的“堆积”（同一偏心距离或接近同一偏心的等视线），通常“边缘清晰”，因此相同的偏心距下可以看到大目标和小目标，通常是恒定的。即使在背景亮度和目标之间的对比度发生巨大变化的情况下，也可能出现这种“堆积”的等视线——这是一种明显的非生理效应！

缺陷的绝对性质使其更容易被检测为功能性缺陷。只有出现明显的异常的结果才可以被认为是非器质性疾病。

1. 通过对比试验，患儿在检查者的眼睛和检查者拿着的棍子上的固视点之间交替固视，当患者注视检查者的眼睛时，固视点移动（图63.6）。如果患儿患有视野缺损的器质性疾病，他/她将难以重新定位该固视点，而VCD患儿则能准确定位。

2. 最后，检查者将患者视线固定，不说话，从肘部抬起手，好像要握手一样。考虑到社会和文化背景的差异，大部分器质性视野缺损的患儿看不到检查者的手，而VCD患儿能看到。

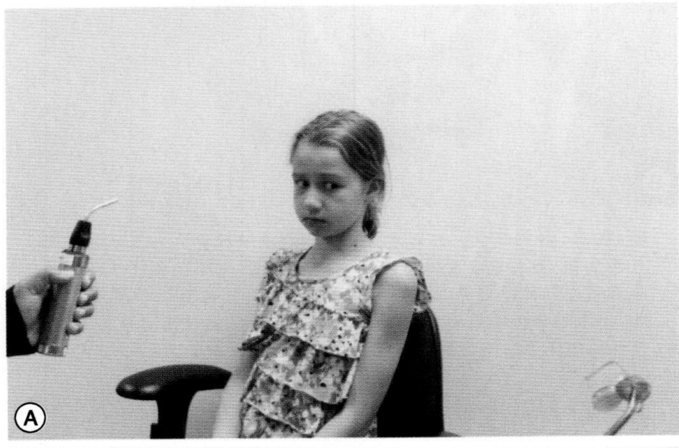

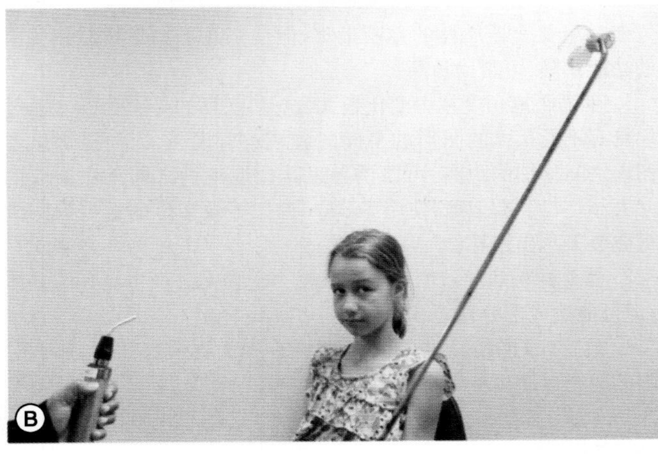

图63.6　Ⓐ要求视野缺损的患儿观察光源，然后观察保持静止的棒上的图形；Ⓑ这样做几次之后，当患儿正在看光时，该图形被移动到视野中明显缺损的另一侧。如果患儿能准确定位，则证明测试视野和实际视野之间存在差异，可能诊断为VCD（图片由CJ Lyons博士及其完全正常的受试者提供）

使用大的目标，可以获得一个正方形的视野，当目标从一个方向向内移动时，在先前的盲区中被检测到。在连续的测试中，视野可能变小。如果目标向内做钟摆移动，则目标会在固定距离不断减小的情况下被检测到，从而导致“螺旋运动”。这种情况也会发生在患有器质性疾病的患儿身上，因此必须小心谨慎。

半侧视野缺损很少见。双鼻侧缺损可能是一种非器质性缺损。功能性双鼻侧缺损常明显存在，而器质性视野缺损则不然。

在非常罕见的病例中，真正的完全双颞侧视野缺损，视线会聚后诱发固定暗点，即在固定暗点后面延伸的楔形盲区。例如，如果患儿存在固定暗点覆盖检查者所持铅笔的尖端，同时铅笔在检查者的鼻子和患者之间，检查者脸部将消失在暗点中。VCD患儿将不会发生这种特征性改变。

蓝色视野测试目标通常比相同大小和亮度的红色目标更容易被检测到，而VCD患儿视野测试则相反。

必须强调的是，一个擅长于功能丧失检测的检查者，不应过于专注检测而忽视了可能共存的器质性疾病，或诱导表现正常的患者给出非器质性检查结果：一项193名正常无症状学龄儿童的筛查中，9%表现为非器质性视野缺损[14]。

确定诊断

VCD通常确诊较晚且易被过度检查[15]。一旦临床医生对非器质性视力丧失作出阳性诊断并且在临床上排除任何其他相关疾病，可选择进一步检查，然而确诊后仍缺少相应干预手段。对患儿进行的检查越多，产生的压力就越大，就越能强化潜在的问题。如果医生、父母或年龄较大的孩子对器质性病变的存在有任何疑问，请进行详细的神经生理学研究，包括高质量的视网膜电图（ERG）、图形视觉诱发电位（参见第9章）和眼底图像研究（光学相干断层成像、自发荧光、激光扫描检眼镜等，参见第10章），使患者在有检查结果的基础上治疗。非器质性病变表现也可能与脑部疾病共存，如Batten病或肾上腺脑白质营养不良。然而，其中许多伴有可检测到的神经生理变化。

即使最好的神经生理学检查，也有可能忽略器质性疾病，但通过选择最佳检查方法，这种情况有可能避免。例如，对于一个视力丧失而临床上无任何表现的患者，标准ERG可能正常，但图形ERG将检测到常漏诊的Stargardt病。在许多情况下，这些检测有用且可能帮助确定诊断，且没有风险。

一些检查，如计算机断层扫描或磁共振成像在儿童中并非完全无风险，特别是需要麻醉时，但如果神经生理学检查异常或者医生存疑，则需要进行相关检查。

治疗

首要任务是排除潜在的病理学改变，然后是非器质性病变的确认[16]。在某些情况下，有可能找到潜在的心理致病因素。对这些潜在易感因素的适当改变将消除相应症状。向父母证明缺陷并非器质性改变，向他们强调这是一个普遍的问题，可以被视为“正常的压力反应”非常有助于治疗。用适合双方的语言与孩子和父母充分讨论病情非常重要。大多数病例可由眼科医生单独治疗。如果问题没有改善或发展到非器质性疾病，随访非常重要。

精神科医生或心理学家的工作可能对难治性病例有一定的帮助，但过多的人员介入也可能会加剧病情，最好避免让太多专业人员参与。

眼科医生应该对患儿保持充分的耐心。医生对患者的情绪反应可能很复杂，对患者产生“浪费医生的时间”的愤怒或沮丧的情绪是常见的反应。

预后

预后良好[14,17]，通过短期随访提示有很强的安全性。精神疾病的治疗手段在某些情况下可能有用，而且综合治疗和家庭治疗可能会改善预后[6]。良好的预后因素为：年轻、治疗依从性强、早期干预、健康的家庭环境、无精神病理学改变、良好的洞察力和家庭接受疾病的心理素质[15]。如果有任何潜在的精神病[18]或心理社会障碍的迹象，或者更广泛的精神神经疾病，例如，如果患者有反复发作，特别是出现影响多个系统的情况时，精神科医生的干预是必要的。

（陈圣垚 译　马翔 校）

参考文献

1. Pula J. Functional vision loss. Curr Opin Ophthalmol 2012; 23: 460–5.
2. Yutzy SH, Cloninger CR, Guze SB, et al. DSM-IV field trial: testing a new proposal for somatization disorder. Am J Psychiatry 1995; 152: 97–101.
3. Thompson HS. Functional visual loss. Am J Ophthalmol 1985; 100: 209–13.
4. Holden R, Duvall-Young J. Functional visual deficit in children with a family history of retinitis pigmentosa. J Pediatr Ophthalmol Strabismus 1994; 31: 323–4.
5. Bain KE, Beatty S, Lloyd IC. Non-organic visual loss in children. Eye (Lond) 2000; 14: 770–2.
6. Catalano RA, Simon JW, Krohel GB, et al. Functional visual loss in children. J Am Acad Ophthalmol 1986; 93: 385–91.
7. Porteous AM, Clark MP. Medically unexplained visual symptoms (MUS) in children and adolescents: an indicator of abuse or adversity? Eye 2009; 23: 1866–7.
8. Lim SA, Siatkowski RM, Farris BK. Functional visual loss in adults and children: patient characteristics, management, and outcomes. Ophthalmology 2005; 112: 1821–8.
9. Editorial. Neurological conversion disorders in childhood. Lancet 1991; 337: 889–90.
10. Schlaegel TF Jr, Quilala FV. Hysterical amblyopia: statistical analysis of 42 cases found in a survey of 800 unselected eye patients at a state medical center. Arch Ophthalmol 1955; 54: 875–84.
11. Roelofs K, Keijsers GP, Hoogduin KA, et al. Childhood abuse in patients with conversion disorder. Am J Psychiatry 2002; 159: 1908–13.
12. Chen CS, Lee AW, Karagiannis A. et. al. Practical clinical approaches to functional visual loss. J Clin Neurosci 2007; 14: 1–7.
13. Scott JA, Egan RA. Prevalence of organic neuro-ophthalmologic disease in patients with functional visual loss. Am J Ophthalmol 2003; 135: 670–5.
14. Eames TH. A study of tubular and spiral central fields. Am J Ophthalmol 1947; 30: 610–11.
15. Leary PM. Conversion disorder in childhood: diagnosed too late, investigated too much? J R Soc Med 2003; 96: 436–8.
16. Weiss KD, Chang TC, Cavuoto KM. Tip of iceberg: when unusual vision complaints with a normal examination prompt a closer look. Clin Case Rep 2014; 2: 10–13.
17. Toldo I, Pinello L, Suppiej A. et.al. Nonorganic (psychogenic) visual loss in children: a retrospective series. J Neuroophthalmol 2010; 30: 26–30.
18. Taich A, Crowe S, Kosmorsky GS, Traboulsi EI. Prevalence of psychosocial disturbances in children with nonorganic visual loss. J AAPOS 2004; 8: 457–61.

第 64 章

诵读困难

Sheryl M Handler

章节目录

引言

小儿眼科医生经常需要评估有阅读困难的儿童。在美国，将近 40%的学生在学习阅读时存在困难。许多因素都可能导致初学阅读者出现问题，如口语技巧缺陷、常识缺乏、指导不足、阅读练习不够以及存在影响阅读的学习障碍——诵读困难。

尽管我们现在知道诵读困难是一种基于语言的学习障碍。但是，诵读困难曾被认为是一种基于视觉的障碍，并促使很多视觉治疗的发展，包括目前大众已广泛熟知的彩色镜片/遮盖治疗和视力疗法（视觉训练）。小儿眼科医生应能够察觉并治疗视觉问题，拨云见日，给家庭正确的信息，并帮助家庭寻找当地专家进行教育评估和治疗。

阅读

阅读是从书写的符号中提取信息的复杂过程，是学习的重要基本技能。说话是一种自然过程，而阅读和书写对很多学生来说既不是自然过程，也不容易[1-3]。强大的口语发展是成功阅读的先决条件。

目前，最令人广泛接受的开发阅读能力的模型是语音模型。语音意识是听和操控个体语音的能力[1-3]。它是每种语言阅读的基础。

音位：组成单词的最小的声音单位。在说话过程中音位是不分开的，它们连贯发音（每秒快速地连续发出 8～10 个音位），并纳入个体声音。

拼读：对字母之间的关系和它们发音的理解。拼读使初学阅读者通过读来理解和解码新单词，同时反过来用此技能拼出或组成单词。早期阅读者使用拼读法读出单词，但当读者更流利地阅读时，他们不再常规使用拼读法。

流利阅读者能够快速、流畅、不费力地读出连接的文本，不需要有意识地注意解码。

理解是一个极其复杂的过程，需要自动解码和强大的高级语言技能、词汇量、注意力、工作记忆、推理思维和常识[1-4]。

2000 年美国国家阅读研究小组发现，明确地教授语音意识、系统拼读、指导性口头阅读、词汇量和理解策略，有助于促进阅读[4]。

阅读所需的视功能

阅读需要视力、调节、辐辏和一系列注视和扫视。阅读不需要前庭、视动和平滑追踪系统。

阅读不需要 20/20 的视力。调节是近距离聚焦的能力，是近距离阅读所必需的。儿童的调节幅度是最大的，随着年龄增长自然下降。10 岁以下儿童平均调节幅度为 14D，对应 2～3 英寸的调节近点。7D 或 50%的调节力可用于持续近距离活动，因此儿童在 6 英寸的距离可舒适地阅读较长时间。辐辏是眼球向内转以获得近距离双眼单视的运动。

阅读需要眼球短暂的高速扫视。阅读既需要向前（向右）扫视（85%），又需要向后（向左）扫视（15%）。扫描一行文字同时需要向右和向左扫视。

扫视长度依赖于认识字母的能力、单词的长度以及对文字的理解程度[5]。向后扫视用于确认和理解。文字越难，向后扫视越多，有时也用于跳跃至下一行。在扫视过程中视觉感知受到抑制。视觉信息在中心凹注视过程中获取，中心凹注视时间占阅读时间的 90%。注视的时间随文字难度不同而不同。

诵读困难——阅读障碍

诵读困难的定义

诵读困难或称阅读障碍一词源自于希腊语，意思是“阅读单词困难”。国际诵读困难协会和美国国立儿童健康与人类发育研究所(NICHD)对诵读困难的定义如下[6]：

一种特异的神经生物学起源的学习障碍，以准确或流利识别单词困难和拼读及解码能力低下为特点。这些困难主要源自语言中语音部分的不足，这种不足往往与其他认知能力和接受有效的课堂指导有意想不到的联系。继发后果可能包括阅读理解方面的问题和阅读经验的减少，这些都会妨碍词汇量和背景知识的增长。

诵读困难的流行病学

诵读困难是最常见的学习能力障碍，在美国学龄儿童中发病率约为 15%~20%。尽管学校中男孩阅读障碍者的患病率至少是女孩的 2 倍，但阅读障碍对男性的影响只略大于女性。各个智力水平均可发生诵读困难。说话或语言延迟或障碍的儿童往往不善于阅读。诵读困难代表了阅读能力正态分布的下半部分。诵读困难本身也有不同的严重程度，大部分阅读障碍的儿童存在相对轻度的困难，少部分儿童有较严重的阅读障碍。诵读困难是一种终身存在的状态，而不是暂时的发育迟滞。如不经治疗，一级阅读障碍者将持续是阅读障碍者。诵读困难的成人阅读迟缓将持续一生[3,7]。

诵读困难的病因

诵读困难有强大的遗传基础，家族史是最重要的危险因素。一个诵读困难的患者，其兄弟姐妹、子女或父母有 40%概率患有诵读困难[3,7,8]。最近的遗传连锁研究发现了许多编码诵读困难相关基因的位点。候选基因与神经迁移和大脑发育密切相关，而脑改变可以引起音位和听觉过程异常。

诵读困难的神经生物学

近来功能性磁共振成像(fMRI)脑扫描可提供广泛的科学证据，证明诵读困难患者的大脑“通讯”异常。对正常学生来说，阅读发生于大脑左半球。部位包括下额叶布罗卡区(发音、命名和默读)、后脑区域、顶叶颞区(单词分析)、枕颞区(单词组成和流利度)和后下颞皮质(单词检索)。诵读困难患者左半球下方阅读区功能障碍，代偿使用双侧下额叶回和右枕颞区[9]。基于证据的语音干预治疗成功后，诵读困难患者的特异性脑活动也随之改善[10]。诵读困难患者中，大脑用于阅读的不同区域间的白质连接较弱或作用迟缓(图 64.1)。

诵读困难是一种基于语言的学习障碍

大部分诵读困难患者有语音缺陷，导致辨识组成单词的单个声音或与该声音相对应的字母困难。薄弱的语音技能使解码和识别单词困难，导致流利度、理解、拼写和书写的问题[1-3,7,8]。更严重的诵读困难患儿还有其他语言问题，如快速自动识别缺陷、言语感知缺陷、词汇短期记忆缺陷、常用单词识别缺陷、词汇量和理解缺陷或注意力障碍等。

诵读困难患儿常因解码缓慢和不准确而存在阅读理解困难[1-3,7]，而大多数人在倾听时具有平均水平的理解能力。约 10%阅读障碍的患儿理解力下降，但没有解码或单词识别问题。

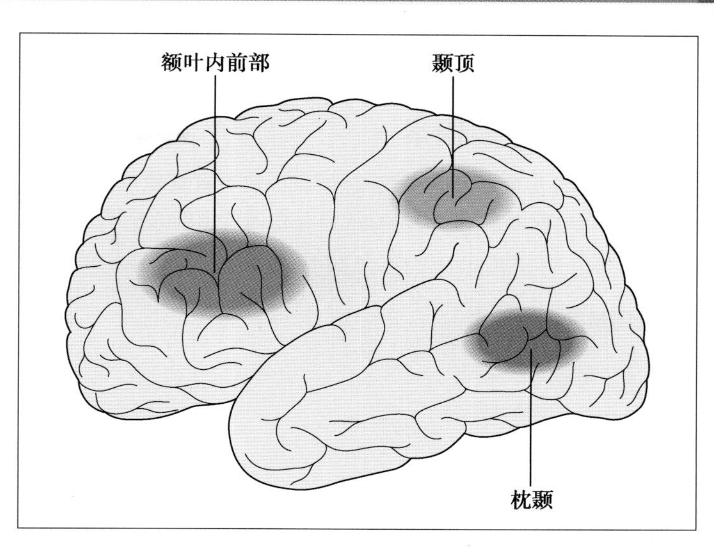

图 64.1　用于阅读的神经系统。在大脑左半球用于阅读的三个重要系统：①额叶内部的前部系统；②背颞顶系统，包括角回、缘上回、颞上回下部；③腹侧枕颞系统，包括颞中回的部分、枕中回(Shaywitz SE，Shaywitz BA. The science of reading and dyslexia. J AAPOS 2003；7：158-66)

关于诵读困难有争议的视觉理论——视觉大细胞缺陷假说

由于部分诵读困难患儿报告有头痛或视觉症状[8]，一些研究者认为部分患者的诵读困难是由于大细胞视觉系统缺陷所致。视觉系统由两个平行系统组成：大细胞(暂时性)系统和小细胞(持续性)系统。每次扫视时大细胞系统抑制小细胞系统，并可抑制由于注视点移动而诱发的脑活跃性。诵读困难的大细胞缺陷理论认为这一抑制的缺乏导致了混乱和模糊[11]。

大部分支持大细胞缺陷假说的证据来自对比敏感度和 fMRI 对视觉运动处理的研究，但是研究证据也是模棱两可的。据研究者推算，没有诵读困难的人，大细胞缺陷比诵读困难者更多，因此诵读困难是大细胞缺陷的假说存在质疑。

大多研究者从数据中得出结论，大细胞系统缺陷及其相关的视觉跟踪持久性不是诵读困难的主要原因[12-16]。

诵读困难不是基于视力的学习障碍

视力问题在阅读障碍患儿中并不常见[17]。眼和视力问题，包括高度屈光不正、视力障碍、眼球震颤、扫视功能障碍、视野跨越中线困难、辐辏功能不足(CI)、调节功能不足(AI)、斜视、弱视、立体视减弱、双眼不稳定、大细胞缺陷，或视觉感知问题等均不引起诵读困难，在诵读困难的学生中也不常见。

诵读困难患者看东西并不颠倒。维持正常方向性困难是他们的症状之一，但不是诵读困难的原因。与普遍认知的观点相反，诵读困难的主要体征不是颠倒字母，而是读出单词困难和拼写困难。

一个跳词或串行的儿童，可能被认为有“追踪问题”。但是流利阅读与眼睛追踪无关。早期阅读者和诵读困难的读者都使用更短的向前扫视及更多的使用向后扫视，并注视较长时间。当诵读困难的读者增进了阅读技巧，他们的扫视模式向成人模式发展。

儿童出现颠倒单词、跳词或行，或阅读时找不到阅读的位置，是由于语言处理困难，而不是视力或感知障碍。语言处理、记忆或专注力等问题使他们解码一个字母或单词组合困难，并且理解力弱。流利阅读的困难是诵读困难的结果，而不是阅读障碍的原因。

诵读困难的危险因素

如果一名儿童有家族史或阅读困难，或者有其他可能预示阅读障碍的病史或因素（框 64.1），应该存在诵读困难的早期表现。

框 64.1

诵读困难的危险因素

家族史
早产或低体重
胎儿期药物或酒精暴露史
听力、说话或语言问题
发育迟缓
神经问题
其他慢性健康问题

诵读困难的可能体征

诵读困难的体征和症状（框 64.2），是诵读困难的表现，而非证据。理解测试对诊断诵读困难是必需的。

框 64.2

诵读困难的可能体征

押韵困难
学习字母名称困难
将字母与其发音对应困难
读出单词困难
目视辨识单词困难
阅读缓慢
拼写障碍

与诵读困难有关的其他情况

诵读困难常与注意缺陷多动障碍（ADHD），尤其是注意力缺陷型共同发病。约 20%～40%诵读困难患者同时患有 ADHD，反之亦然[18]。ADHD 的治疗可能有助于改善患儿的阅读和在学校的整体表现。

诵读困难常与其他学习障碍共同存在，最常见的是书写障碍、计算障碍和运动障碍。诵读困难的学生还常常遇到学外语和语言组织方面的困难。

若不治疗或治疗不充分，诵读困难可能导致挫败感、自卑、焦虑或抑郁。此外，诵读困难患儿可能受到戏弄或欺负。

早期发现诵读困难的重要性

在小学低年级，所有学生都应该接受阅读筛查测试。发现有阅读障碍危险因素的儿童，可以立即得到美国称为“干预反应”的帮扶计划的额外帮助，以改善阅读能力。

早期干预常常疗效显著。在幼儿园或一年级即被发现并鉴定为诵读困难的学生，近 90%可能改善至正常水平。三年级以后发现的儿童，有 74%可能直到高中才会改善至正常水平。在理想情况下，为了有更好的学习成绩，在儿童三年级之前发现和治疗诵读困难很重要，当然在这之后发现也应该及时治疗[19]。

诵读困难的诊断

诵读困难儿童的诊断和治疗应依赖于多学科团队协作，包括教师、教育辅导专家、特殊服务人员或机构、心理学家和医生。

诵读困难是一个临床诊断，需要正规测试。在美国联邦法律中，有一部《残疾人教育法》，它允许家长在地方公立学校（私立学校也可以）请求评估某种特定的学习障碍，也可在校外私下进行。评估主要是为了能够正确诊断学习障碍的类型及其并发症，同时可给出适当的治疗方案。对儿童阅读困难原因的综合评价可由临床或教育心理学家、神经精神专家或儿科保健医生进行，但这些进行评价的专家或医生都应在诵读困难的评估方面经过正规培训。这些临床医生还可以判断是否存在并发症，如 ADHD 或干扰儿童阅读的其他心理问题。评估仅需判断这些有诵读困难的儿童是否需要上述专家或医生的治疗。

家族史、治疗史和学校就读表现是评估的重要组成部分。诵读困难的诊断需要综合临床病史和多个测试，因为没有单一的诊断诵读困难的标准化测试。测试时，大多诵读困难儿童存在语音缺陷、快速命名缺陷和/或其他语言问题[20]。

诵读困难的治疗

一位有经验的老师对治疗诵读困难儿童来说非常重要[2,20-23]。迄今为止，大多数的基础教师接受的关于语言结构、阅读理论、阅读发展、诵读困难体征和诵读困难学生的教学方法的学院培养计划仍然十分有限[2,21,23]。2010 年，国际诵读困难协会制订了关于教师“阅读教学的知识与实践标准”的指南，用以指导教授阅读的教师进行合格的准备和专业发展[23]。

接受过阅读障碍专门训练的教育治疗学家或教师可以制订和实施针对诵读困难儿童的干预计划。在公立学校，由小组决策特殊教育的合格性，并制订学生的个体化教育方案（IEP）。严重诵读困难患儿有权接受特殊教育，但很多轻度诵读困难患儿因始终没有被恰当地诊断或治疗而被忽略。

诵读困难的儿童最好在同水平的小组中学习。补救治疗需要个体化定制，取长补短。练习口头阅读而非默读，可提高阅读的流畅性[4]。遗憾的是，尽管实际上有困难的读者需要更多的练习，但他们往往不去练习。补救治疗必须持续足够长的时间，通常 2 年以上，以获得持久的积极影响。

由于诵读困难是一种基于语言的障碍，教育性治疗应该以语言发展为目标。遗憾的是，大多学校没有有效的方式去教授诵读困难的患儿阅读。诵读困难患儿需要阅读技能和明确的以逻辑、系统、多感官等模式解释的语言结构知识（框 64.3 和框 64.4）。多感官技能需要同时运用视觉、听觉、运动觉和触觉通路去加强学习。国际诵读困难协会将基于多感官循证阅读项目称为结构化识字方法[24]。

对低年级诵读困难儿童，补救治疗非常重要，而对中学生或更大的学生来说，硬件条件越来越重要。由于诵读困难患者终身阅读缓慢，硬件条件有助于实现高水平的思维和推理技能（框 64.5）。

框 64.3

阅读技能的教学
语音意识
强化系统音位学
流利度训练(指导性口头阅读)
视觉单词记忆
词汇积累
理解技巧
拼写和拼写规则
书写

框 64.4

语言结构的教学
音节指令
形态学(单词构成分析)
语法
句法(句子结构)
语义学(意思分析)
语用学(社会环境下语言的解释)

框 64.5

阅读困难者的重要硬性条件
额外时间
计算机或其他技术
记录本
文本阅读软件
笔记工具
拼写检查程序
备选测试方案(如口头测试)
测试专用安静房间
优先座位

诵读困难患儿程度不尽相同,因此在教育和行为干预上,没有单一的首选方法适合他们。诵读困难患儿的总体预后取决于诵读困难的严重程度、优劣势模式、早期诊断,以及干预措施的适合度、数量、强度及时间。

家长的参与对儿童学业成功至关重要。家长需要学习关于诵读困难的知识,并且成为儿童的支持者。诵读困难患儿需要来自家庭和老师的积极的精神支持。鼓励和积极的巩固强化与指导本身同等重要。因为我们都在自己的强项上取得成功,所以发现诵读困难患儿在社会、运动和学习方面的能力和优势,并且鼓励和扩大这些优势非常重要。只要儿童与家长、医生以及教育家同心协力,那么就可以规划出一幅成功的蓝图。

存在争议的治疗

如果在充分研究之前就进行商业售卖,在初步研究之前就被仿制,或者治疗超出研究数据支持的范围,则该治疗是有争议的[25]。

有色镜片

1983 年,Irlen 首先提出使用有色镜片治疗成人阅读困难,最初称为暗视敏感综合征(SSS)[26],现在称为 Irlen 综合征或 Meares-Irlen 综合征或者视觉压力。Irlen 最初的主张基于观察和学生们的奇闻轶事,而不是正规的实验。支持者声称该综合征累及总人口的 12%~15%,累及阅读困难人群的 45%。

该综合征患者被认为患有对特定光波长敏感的知觉障碍,导致视觉畸变、光敏感和视觉压力,并推测进而干扰注意力和阅读,产生类似诵读困难的症状。最近认为大细胞缺陷和皮质兴奋性假说是其更可能的原因。

我们需要理解,SSS 不是一个被普遍接受的医学综合征,也没有明确的诊断标准,唯一明确的特征是关于彩色滤片本身的报告优势。

Irlen 的方法是使用彩色镜片尝试减弱干扰波长,以矫正“知觉障碍”。Irlen 声称彩色镜片可立即改善阅读和理解能力。而后,Irlen 澄清彩色镜片并不治疗语言缺陷、诵读困难、特定的学习障碍或 ADHD。

很多使用彩色镜片的研究显示结果并不是很好[27-29]。另外,经过深入的分析发现那些引用 Irlen 镜片功效理论的研究是不确定或者无效的。综述相关文献几乎没有有利的证据[30-33]。尽管没有支持 SSS 存在或治疗有效的确凿证据,Irlen、Wilkins 的有色镜片仍向教师和大众推销。此外,很多配带有色眼镜的儿童遭到戏弄和欺辱,进而伤害了他们的自尊心。

行为验光

1928 年至 1976 年,验光扩展项目教育的负责人 Skeffington,从他的临床经验得出了未被证实的“近点应激理论”。Skeffington 的“近点应激理论”认为,我们的阅读需求与视觉系统的进化发育不相符,并会引发“生物学应激反应”。这一模型指出,双目异常和屈光不正不是原发状态,而是“近点应激”的潜在产物。行为验光师认为,这一模型可以预测一组不易用其他临床模型来解释的临床表现[34]。

最近,Scheiman 将行为验光评估和治疗分为三类:①视力、屈光状态和眼健康问题;②调节、双眼视和眼球运动等视觉功能;③视觉分辨、视觉完形、视觉记忆、可视化、视觉运动集成和图形背景感知等视觉信息处理能力[35](注意:一些验光师把视觉敏锐度和屈光状态归结在视觉功能类别中)。

验光文献指出“视觉功能”和“视觉信息处理能力”的问题与阅读障碍有关。验光师将这些问题称为学习相关视觉问题。提倡视觉治疗的行为验光师们声称,60% 以上的问题学习者有未诊断的视觉问题,而这些视觉问题与他们的学习困难有关[36]。相反的结论则是,大多研究显示,眼睛和视觉问题不会导致或增加诵读困难的严重程度,而且诵读困难患儿的视功能和眼部健康与普通读者相同[17]。

视觉治疗

代表美国视觉训练和发展学会的特别工作组,美国验光协会和美国验光学院制订了以下关于“学习相关视觉问题”的声明[37]:

对有学习相关视觉问题的人群的验光干预包括透镜、棱镜和视觉治疗。视觉治疗并不直接治疗学习障碍或诵读困难,它是一种提高视觉效率和视觉处理的治疗方法,从而使人对教育指令更加敏感。

验光师将视觉治疗分为两大类:改善“视觉效率”的经典视轴

矫正技术和改善"视觉处理"的行为或视觉知觉治疗。行为验光师认为视觉治疗和"训练眼镜"能使阅读更"高效"。

验光视觉治疗由历经数周到数月的诊室内指导和家庭强化练习组成。除了"眼保健操"外，"训练眼镜"、棱镜、滤光片、眼罩、电子目标、专用工具、平衡板、节拍器和计算机程序都可能被用到。

视觉治疗方法各不相同，可能包括职业疗法和教育疗法。

为检测出"低效率的阅读者"，验光师使用不同方法去评估患者的眼扫视模式。然而，由于扫视是被阅读自身的认知需求驱动，而不是源自眼球运动障碍，所以测试扫视模式是缺乏理论基础的。而且，没有证据表明扫视训练有助于阅读。治疗有症状的 CI 和/或 AI 可以使儿童阅读更持久，但是并不能治疗诵读困难。由于视觉知觉与学业成绩或阅读能力之间的相关性仍未被证实，因此也没有视觉知觉训练的基础。

"训练眼镜"

"训练眼镜"或"发育性镜片"是指带或不带双光镜或棱镜的低附加镜片[+(0.25~1.00)D]，行为验光师推荐其能促进视觉系统"发育"或"自然成熟"，以缓解阅读"压力"，常用于视觉训练。

2000 年，Jennings 回顾了英国验光师学院的行为验光文献，并没有发现令人信服的实验证据证明低附加镜片处方有益[38]。

视觉治疗和彩色/有色镜片和滤光片对诵读困难没有帮助

历年来，验光文献被反复彻底地研究[30,39,40]，包括几篇较深入的回顾性综述[30,38,41]，并未发现"训练眼镜"或视觉治疗可以预防视觉障碍进展，或使儿童对教育指令更加敏感，或可作为诵读困难或其他学习障碍人群的有效的主要或辅助治疗的有力证据，视觉训练宣称的好处通常可以用安慰剂效应、增加时间和个体化注意力、成熟度改变或通常与之结合的教育补救技术来解释。

因为诵读困难不是视觉问题，通过使用"眼动追踪练习"的"训练"、行为视觉疗法和有色镜片/滤光片的方法去改善视功能，均不能帮助诵读困难儿童学会阅读或提高他们的长期教育表现。

这些方法的使用与所有表明阅读技能依赖于语言为基础的(如语音意识)的证据相矛盾。

尽管缺乏具有统计学意义的确切研究结果，视觉疗法和有色镜片/滤光片仍被广泛使用，并直接销售给家长、老师、教育治疗师和职业治疗师。这些方法是基于传闻的证据使公众信服，而不是科学证据，行为验光师经常夸大治疗的有效性和它能解决的问题类型。

由于使用无效的治疗方法可能给家长和老师一种患儿的阅读困难正在被解决的安全感假象，反而可能会耽误恰当的评估和治疗。我们建议家长和老师评估这些疗法，成为聪明的消费者。

如果已被开具视觉治疗或有色镜片/滤光片的处方，建议患者从小儿眼科医生那里寻求另外的治疗选择。

小儿眼科医生的作用

阅读的第一步需要看见印刷的单词，因此一些家长和老师可能理所当然地猜测眼睛问题是阅读障碍的原因。因为常规的小儿视力筛查不是用于检测近视力问题的，疑似或确诊学习障碍的儿童需要由小儿眼科医生进行全面的眼部检查。

小儿眼科医生常常是第一个专业评估儿童的人员，具有独一无二的位置去评价和治疗患儿，消除传言，给家庭传递正确的信息，并帮助他们步入正轨。因此，小儿眼科医生掌握丰富的关于诵读困难的知识并在诵读困难评估组里担任十分重要的工作。

可治疗的视力问题可与原发性学习障碍并存，或者伪装成 ADHD 或某种学习困难。5%~10%低年级学生和高达 25%的高中生存在视觉问题。视觉和眼部问题可导致看印刷单词困难，但很少导致学习阅读困难。

可以治疗的情况包括屈光不正、斜视、弱视、CI、AI、干眼症、眼睑炎、过敏性结膜炎等。多数情况可以用矫正眼镜治疗，并通常收效迅速。然而，眼镜不能治疗阅读障碍或诵读困难。

眼科病史和检查

小儿眼科医生经常被邀请去评估学习阅读困难的儿童，但学习阅读困难可能是也可能不是主诉。关于学龄儿童的病史，应该询问他们在学校里的表现，确定是否有学习、阅读、单词发声、注意力或专注力的问题。既往史应包括之前的评估、诊断、是否有学习障碍的治疗、ADHD，或可能导致上学缺席的慢性健康问题。判断是否有诵读困难/阅读困难或早产、说话或运动发育迟滞或其他神经问题等阅读困难相关危险因素的家族史非常重要。这些问题的回答有助于决定是否推荐该儿童进行诵读困难评估。

眼部疾病史应包括所有眼睛和视力疾病，如视远、视近模糊、复视、单词在页面上移动、头痛、疲劳或眼痒、烧灼或流泪。眼部正常的诵读困难患儿可能有上述症状。此外，眼科医生需要辨别健康儿童常有的正常视觉现象的视力主诉，如生理性复视和调节放松[42]。而且，大部分主诉视疲劳和头痛的患儿眼部检查是正常的，而大部分屈光不正、弱视或斜视的患儿并没有视疲劳，因此主诉并不是眼部状态的有效标志[43]。此外，要询问儿童计算机、笔记本电脑、手持设备和电子游戏等的使用情况，并且要判断儿童在使用这些设备时是否会出现类似的问题。在这些设备上玩几个小时的儿童不太可能有近视力异常。

眼科医生应该进行完整的包括散瞳验光在内的散瞳检查，重点评估近视力、远视力、屈光不正、眼位、弱视、眼球运动、双眼视、立体视、调节和辐辏。此外，儿童应大声读出符合他们阅读水平的句子。即使未达到诊断诵读困难的标准，也能为了解患者朗读能力、视觉识别度和流利度提供指导帮助。同时应该注意评价儿童的活动水平、注意力持续时间、警觉度、合作性和沟通能力。为获得各方面检查的准确信息，要让儿童尽最大努力去完成，同时，应仔细注意避免虚假结果。

对诵读困难或学习障碍患儿测试近视力和远视力时可能需要使用非字母的符号。有严重屈光不正的患儿很难看清屏幕或小字。应使用环喷托酯准确检测屈光不正。学龄儿童存在+(1.00~2.00)D 之间的轻度远视。对≥+4.50D 或≥+3.00D 且有症状者，则应考虑配带眼镜。

单眼的调节近点可用传统移近法测量，使用集合尺或普林斯尺进行测量。散瞳前，动态检影验光对调节功能可以提供快速的评估，并可能有助于评价高度远视、调节滞后或 AI 的儿童。调节幅度可通过近距离负镜法来检测。在儿童中罕见的有症状的 AI

可出现视近模糊和不适，主要是由于高度远视未矫正，有时可继发于药物、焦虑，极偶尔可作为原发症状出现，可通过矫正远视度数或双光镜治疗。重要的是，发育迟滞或唐氏综合征的儿童常常适应能力较差，降低远视度数可能有所帮助。

调节灵敏度可以通过综合验光器（3.00D 粗调）交替使用 -1.50D 和+1.50D 的镜片来测量。

辐辏近点测量应使用调节目标，用小尺测量。用底朝外水平棱镜或旋转棱镜测量远近辐辏幅度。

CI 常无明显症状。有症状的 CI 可有眼部不适、视疲劳、视物模糊、跳视、复视和头痛，可干扰儿童对文字的注意力，有时导致阅读流畅度受限。因为这些症状出现在教室内，CI 可能会与 ADHD 或诵读困难混淆。因此，眼科医生需要熟悉 CI 及其检查方法，以做出正确的诊断。根据所选的诊断标准不同，CI 的发病率也变化很大，学习阶段的青少年或年轻成人较为常见，低年级小学生较为少见。

有症状的 CI 可在家中、网上或诊室面对面治疗。部分患者可以选用底朝内的棱镜阅读眼镜或阅读时遮蔽来消除诵读困难的复视症状，但不适用于潜在的 CI。

对视疲劳、调节困难或有症状 CI 的治疗有助于使阅读更舒适，并延长阅读时间，但是这一方法不能直接提高解析和理解能力，也不能治疗已经出现的诵读困难或 ADHD。

为判断患儿是否存在可干扰注意力和学习能力的眼部激惹问题，应进行仔细的外眼检查，包括干眼、睑缘炎、过敏等。最后，应进行散瞳视网膜评估，以检测视网膜或视神经问题。

建议

治疗诵读困难专家组的小儿眼科医生应按照标准治疗原则发现并治疗任何有意义的视觉问题。对附加的药物以及心理上、教育上或其他适当的评估和基于循证医学的治疗方法应该与患儿的家长探讨。应该将检查结果和推荐的眼科治疗建议告知初级保健医师和学校，并告知他们你推荐教育评价和补救治疗，而非视觉疗法。

有争议的治疗方法频繁地被媒体大力宣传，说服家长们去尝试。作为患者的倡导者，眼科医生可以告诉其家人诵读困难是一种语言处理问题，而不是视觉问题，有困难的读者需要教育评价和补救治疗，而不是像眼部训练或有色镜片之类的视觉矫正。小儿眼科医生应该打消家长让孩子接受未经证实的治疗项目的念头，节省宝贵时间投入已证实的教育疗法。

孩子眼睛没有问题，眼睛不是引起阅读问题的原因，不足以打消家长们的疑虑。眼科医生应该就如何获得阅读困难原因的可靠诊断和如何获得经证据证实的补救治疗给出具体的指导，不然，家长为了帮助孩子，可能会向提供无效治疗的从业人员寻求帮助。

最后，眼科医生应该编写一个个体化的评估与治疗的区域专家列表，这样，如果怀疑诵读困难，便可帮助家庭找到可靠的社会资源。眼科医生还可以通过给家长发放关于网站、书籍和文章（表 64.1）的信息以及建议来帮助教育家庭。美国小儿眼科与斜视协会（AAPOS）和美国儿科学会（AAP）有关于学习障碍、诵读困难和 ADHD 的患者教育手册，可以帮助患者。

表 64.1　信息网站

组织	URL
美国儿科学会（AAP）	www. aap. org
美国小儿眼科与斜视协会（AAPOS）	www. aapos. org
美国教育治疗师协会（AET）	www. aetonline. org
儿童诵读困难中心（免费辅导）	www. childrensdyslexiacenters. org
诵读困难帮助——密西根大学	www. dyslexiahelp. umich. edu
国际诵读困难协会	www. dyslexiads. org
美国学习障碍协会	www. ldaamerica. org
学习障碍在线	www. ldonline. org
国际学习障碍中心	www. ncld. org
内穆尔阅读光明的开始	www. readingbrightstart. org
多感官教育研究所	www. orton-gillingham. com
阅读火箭	www. readingrockets. org
Wrightslaw 特殊教育法律与主张	www. wrightslaw. com
耶鲁诵读困难和创造力中心	www. dyslexia. yale. edu

（马莉 译　马翔 校）

参考文献

1. Lyon GR. Why reading is not a natural process; 2000. Available at: <www.ldonline.org/article/6396>. Accessed June 15, 2015.
3. Shaywitz S. Overcoming Dyslexia: A New and Complete Science-Based Program for Overcoming Reading Problems at Any Level. New York, NY: Knopf, 2003.
4. National Institute of Child Health and Human Development, NIH, DHHS. National Reading Panel. Teaching Children to Read: An Evidence-Based Assessment of the Scientific Research Literature on Reading and its Implications for Reading Instruction. Washington, DC: US Government Printing Office; 2000. NIH Publication 00-4769. Available at: <http://www.reading.org/Libraries/reports-and-standards/nrp_summary.pdf?sfvrsn=0>. Accessed June 15, 2015.
5. Rayner K. Eye movements and the perceptual span in beginning and skilled readers. J Exp Child Psychol 1986; 41: 211–36.
6. National Institute of Child Health and Human Development (NICHD) and International Dyslexia Association. Definition of dyslexia. Available at: <http://eida.org/definition-of-dyslexia/> Accessed June 15, 2015.
7. Shaywitz SE, Shaywitz BA. The science of reading and dyslexia. J AAPOS 2003; 7: 158–66.
8. Snowling MJ. Dyslexia: A hundred years on. BMJ 1996; 313: 1096–7.
9. Shaywitz BA, Shaywitz SE, Pugh KR, et al. Disruption of posterior brain systems for reading in children with developmental dyslexia. Biol Psychiatry 2002; 52: 101–10.
10. Shaywitz BA, Shaywitz SE, Blachman BA, et al. Development of left occipitotemporal systems for skilled reading in children after a phonologically-based intervention. Biol Psychiatry 2004; 55: 926–33.
11. Stein J. The magnocellular theory of developmental dyslexia. Dyslexia 2001; 7: 12–36.
13. Skottun BC. The magnocellular deficit theory of dyslexia: The evidence from contrast sensitivity. Vision Res 2000; 40: 111–27.
15. Hutzler F, Kronbichler M, Jacobs AM, Wimmer H. Perhaps correlational but not causal: No effect of dyslexic readers' magnocellular system on their eye movements during reading. Neuropsychologia 2006; 44: 637–48.
16. Olulade OA, Napoliello EM, Eden GF. Abnormal visual motion processing is not a cause of dyslexia. Neuron 2013; 79: 180–90.
17. Creavin AL, et al. Ophthalmic abnormalities and reading impairment. Pediatrics 2015; 135: 1057–65.
23. International Dyslexia Association, Professional Standards and Practices Committee 2010. Knowledge and practice standards for teachers of reading. Available at: <https://app.box.com/s/

k77gltlwlwqawgdbdyywjwehzoa1pah2>. Accessed June 15, 2015.
26. Irlen H. Successful treatment of learning difficulties. Paper presented at the 91st annual convention of the American Psychological Association; Anaheim, CA. August 26–30, 1983.
27. Gole GA, Dibden SN, Pearson CC, et al. Tinted lenses and dyslexics – a controlled study. SPELD (S.A.) Tinted Lenses Study Group. Aust N Z J Ophthalmol 1989; 17: 137–41.
28. Menacker SJ, Breton ME, Breton ML, et al. Do tinted lenses improve the reading performance of dyslexic children? A cohort study. Arch Ophthalmol 1993; 111: 213–18.
29. Ritchie SJ, Della Sala S, McIntosh RD. Irlen colored overlays do not alleviate reading difficulties. Pediatrics 2011; 128: e932–8.
30. Handler SM, Fierson WM, Section on Ophthalmology and Council for Children with Disabilities for the American Academy of Pediatrics, American Academy of Ophthalmology, American Association of Pediatric Ophthalmology and Strabismus, & American Association of Certified Orthoptists. Learning disabilities, dyslexia, and vision: Technical report. Pediatrics 2011; 127: e818–56. Available at: <www.aappolicy.aappublications.org/cgi/reprint/pediattics;127/3/e818.pdf>. Accessed February 2016.
31. Fletcher JM, Currie D. Vision efficiency interventions and reading disability. Perspect Lang Lit 2011; 37: 21–4. Available at: <www.onlinedigeditions.com/article/Vision_Efficiency_Interventions_and_Reading_Disability/625330/59673/article.html>. Accessed February 2016.
32. Henderson LM, Tsogka N, Snowling MJ. Questioning the benefits that coloured overlays can have for reading in students with and without dyslexia. J Res Spec Educ Needs 2013; 13: 57–65.
33. Henderson LM, Taylor RH, Barrett B, Griffiths PG. Treating reading difficulties with colour. BMJ 2014; 349: g5160.
35. Scheiman M. Understanding and Managing Visual Deficits: A Guide for Occupational Therapists. 2nd ed. Thorofare, NJ: SLACK, Inc., 2002.
37. Vision, learning, and dyslexia. A joint organizational policy statement. American Academy of Optometry. American Optometric Association. Optom Vis Sci 1997; 74: 868–70.
38. Jennings AJ. Behavioural optometry: A critical review. Optom Pract 2000; 1: 67–78.
39. Rawstron JA, Burley CD, Elder MJ. A systematic review of the applicability and efficacy of eye exercises. J Pediatr Ophthalmol Strabismus 2005; 42: 82–8.
40. Helveston EM. Visual training: Current status in ophthalmology. Am J Ophthalmol 2005; 140: 903–10.
41. Barrett B. A critical evaluation of the evidence supporting the practice of behavioural vision therapy. Ophthalmic Physiol Opt 2009; 29: 4–25.

第 65 章

神经代谢性疾病的眼部表现

Jane L Ashworth, Andrew A M Morris

章节目录

许多神经代谢疾病在儿童时期有眼部表现。在某些情况下,这些特征性眼部表现可能有助于早期诊断。在某些其他神经代谢性疾病中,眼科症状出现较晚,但会对患儿视觉产生很大影响。如出现麻痹性垂直或水平斜视、特征性角膜病变、眼底黄斑区的樱桃红斑、视网膜病变或视神经萎缩等症状,特别是在存在进行性全身或神经系统疾病的情况下,应提醒眼科医生注意神经代谢紊乱的可能性[1]。

这里描述的大多数疾病都很罕见,但其中大部分疾病可以治疗。小儿眼科医生对于这类疾病的了解非常重要。

溶酶体病

溶酶体贮积症(LSD)是由于溶酶体酶、受体靶点、激活蛋白、膜蛋白或转运蛋白的缺陷导致特定底物在溶酶体内积累,引起细胞和组织功能受损的疾病[2]。大多数 LSD 具有中枢神经系统(CNS)和全身缺陷,不予治疗会导致许多婴儿或儿童的死亡。虽然每种类型的 LSD 都很罕见,但总发病率约为 1/8 000~1/7 000。一些 LSD 患儿存在特征性的眼部表现(框 65.1),可提醒眼科医生存在相应疾病。某些患儿存在特征性的全身体征,如器官肥大、骨骼异常或关节僵硬、面部粗糙、进行性神经功能恶化或不明原因的疼痛。小儿眼科医生在早期诊断、治疗,以及监测和管理眼科并发症方面发挥着重要作用。

框 65.1

溶酶体贮积症的眼部表现
角膜——弥漫性角膜混浊
角膜轮辐状浑浊
晶状体——特征性白内障
黄斑——樱桃红斑
牛眼黄斑病变
血管——视网膜和结膜血管扭曲
视神经病变
眼球运动失用症(扫视运动障碍)

除 Danon 病、法布里病(Fabry disease)和 Hunter 病(黏多糖贮积症Ⅱ型)是 X 连锁遗传病外,大部分 LSD 是常染色体隐性遗传疾病。某些疾病在特定的地理区域或某些人群中更为普遍,例如 Gaucher、Tay-Sachs、Niemann-Pick A 型和黏脂贮积症Ⅳ型,这些在德系犹太人群中的发病率是其他人群的 50~60 倍[2]。LSD 在表型上通常有很大差异,包括症状的严重程度、受影响的系统和中枢神经系统的表现。例如在 Gaucher 和 Tay-Sachs 等许多疾病中,发病年龄包括婴儿、青少年和成人。LSD 通常通过对血液、尿液或皮肤成纤维细胞的生化分析进行诊断,并通过分子遗传学检测来证实。

目前许多 LSD 的治疗都取得了重大进展。酶替代疗法(ERT)通过反复静脉输注提供外源酶,但这些酶无法穿过血脑屏障。造血干细胞移植(HSCT)通过可以进入大脑的供体干细胞产生缺陷酶,可以改善某些疾病的神经系统问题。还有一些疾病正在进行脊柱内 ERT 和基因治疗的试验。药物 miglustat 通过不同的用法,可减少戈谢病(Gaucher disease)和 C 型尼曼-皮克病(Niemann-Pick disease)中缺失酶的底物的产生。尽管目前取得了一定进展,但仍有许多系统性和神经系统并发症,需要内科和外科共同治疗以及多学科联合干预。

黏多糖贮积症

黏多糖贮积症(MPS)是一组由眼和全身组织中的糖胺聚糖积聚而引起的多系统疾病。根据表型分类,由不同溶酶体酶缺乏引起(表 65.1)。除 X 连锁的 MPS Ⅱ 型以外,MPS 大多都是以常染色体隐性遗传方式遗传。视力损害常见,可表现为角膜混浊、视神经病变、视网膜病变或脑视觉损害[3]。

表 65.1　黏多糖贮积症和潜在酶的缺乏

类型	代称	贮存物质	缺乏的酶
MPS Ⅰ H	Hurler	DS、HS	艾杜糖醛酸酶
MPS Ⅰ S	Scheie	DS、HS	艾杜糖醛酸酶
MPS Ⅰ H/S	Hurler-Scheie	DS、HS	艾杜糖醛酸酶
MPS Ⅱ	Hunter	DS、HS	艾杜糖硫酸酯酶
MPS ⅢA	Sanfillipo A	HS	肝素 *N*-硫酸酯酶
MPS ⅢB	Sanfillipo B	HS	*N*-乙酰氨基葡萄糖苷酶
MPS ⅢC	Sanfillipo C	HS	乙酰辅酶 A 氨基葡萄糖乙酰转移酶
MPS ⅢD	Sanfillipo D	HS	*N*-乙酰氨基葡萄糖-6-硫酸酯酶
MPS ⅣA	Morquio A		氨基半乳糖-6-硫酸酯酶
MPS ⅣB	Morquio B		α-半乳糖苷酶
MPS Ⅵ	Maroteaux-Lamy	DS	*N*-乙酰半乳糖胺-4-硫酸酯酶
MPS Ⅶ	Sly	HS、CS、DS	α-葡萄糖醛酸酶
MPS Ⅸ	Natowicz	透明质酸	透明质酸酶

CS:6-硫酸软骨素或 4,6-硫酸软骨素;DS:硫酸皮肤素;HS:硫酸乙酰肝素;MPS:黏多糖贮积症。

MPS 的全身表现形式

MPS 患者通常在婴儿期出现复发性耳部感染、腹股沟疝或脐疝。在 2 岁之前,许多患儿的特征表现是面部粗糙、鼻梁扁平、皮肤增厚和多毛症。骨骼系统表现包括关节僵硬和脊柱后凸。相反,MPS Ⅳ患者的关节松弛且身材矮小。发育迟缓和行为障碍是 MPS Ⅲ的主要特征。在 MPS Ⅰ、Ⅱ和Ⅶ的严重病例中也存在学习障碍、瓣膜性心脏病,耳聋和阻塞性睡眠呼吸暂停同样常见。

MPS 的角膜混浊

角膜混浊是几种 MPS(MPS Ⅰ、MPS Ⅳ、MPS Ⅵ和 MPS Ⅶ)的主要特征,婴儿期就开始出现。其机制是角膜基质内沉积糖胺聚糖(GAG)导致的渐进性弥漫性角膜混浊,被描述为"磨玻璃"样外观(图 65.1)。轻度角膜混浊可见于 MPS Ⅰ型,不见于 MPS Ⅱ或Ⅲ型。MPS 患者可能会出现伴随假性突眼的面部特征(图 65.2 和图 65.3),这可能导致角膜暴露和随后的新生血管形成。

轻度角膜混浊的患儿可能无症状,之后随混浊恶化,会出现畏光和视力下降。GAG 沉积可增加角膜厚度[4,5],影响角膜黏滞性[6],从而影响眼压测量的准确性。在严重角膜混浊导致视力丧失时可行角膜移植术(穿透性角膜移植术或深板层角膜移植术)改善视力[7,8]。在长达 11 年的随访中,角膜移植术后未再发生角膜混浊[7]。然而,在评估角膜移植手术的预后时,必须考虑已经存在的视网膜病变、视神经功能障碍和视通路障碍以及麻醉风险。

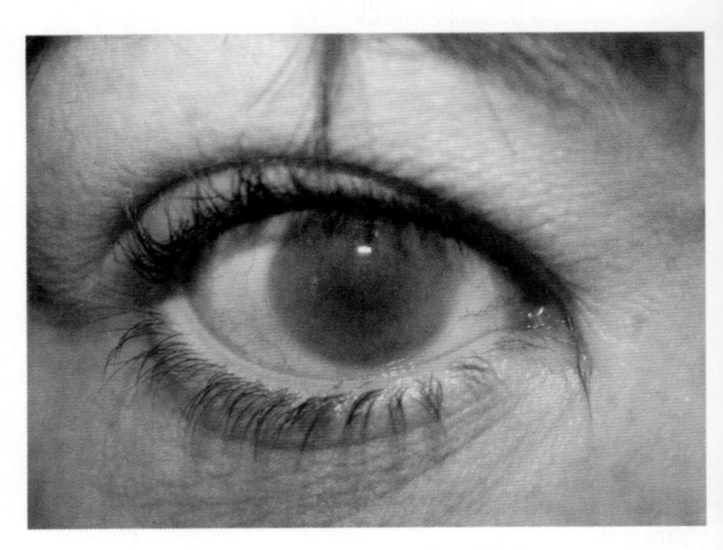

图 65.1　黏多糖贮积症Ⅰ型患儿的角膜混浊

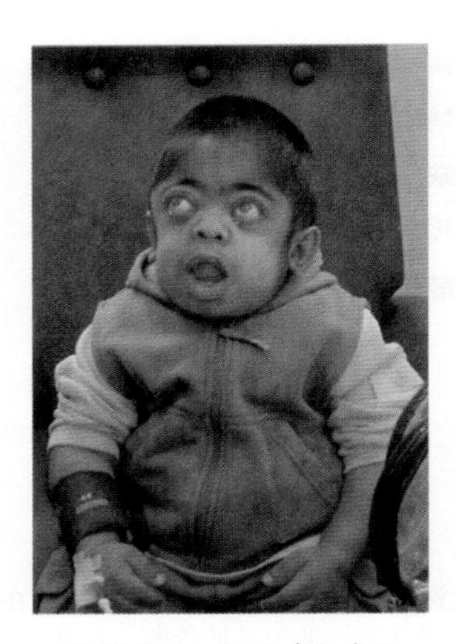

图 65.2　一位 17 岁黏多糖贮积症Ⅵ型患者因眼眶浅而出现假性眼球突出

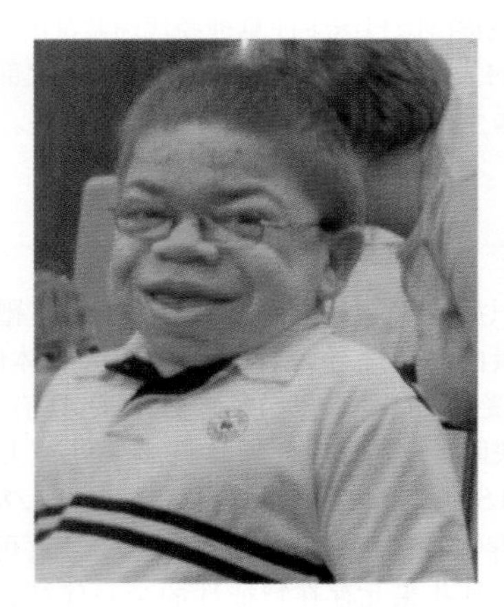

图 65.3　一位 16 岁黏多糖贮积症Ⅱ型患者的粗糙面部特征

MPS 相关的远视和斜视

大多数 MPS 患者由于角膜屈光变化和眼轴变短而发生远视[3,9]。斜视和弱视同样常见[3]。

MPS 中的视网膜病变

进展性视网膜病变常见于 MPS Ⅰ型、Ⅱ型和Ⅲ型患者中，MPS Ⅳ型或Ⅵ型少见[10]。但由于同时伴有角膜混浊相关的视力下降，可能会忽视眼底疾病引起的夜盲症和周边视力问题。视网膜病变的体征包括视网膜色素上皮(RPE)萎缩和色素沉积(图 65.4)、小动脉狭窄、视盘苍白和黄斑改变。视网膜电图(ERG)可显示初始视杆细胞受损，随后是视锥细胞受累。MPS Ⅱ型中有黄斑病变和脉络膜皱褶，伴有环形暗点。光学相干断层成像显示视网膜中心凹外光感受器丢失和囊样改变[11]。

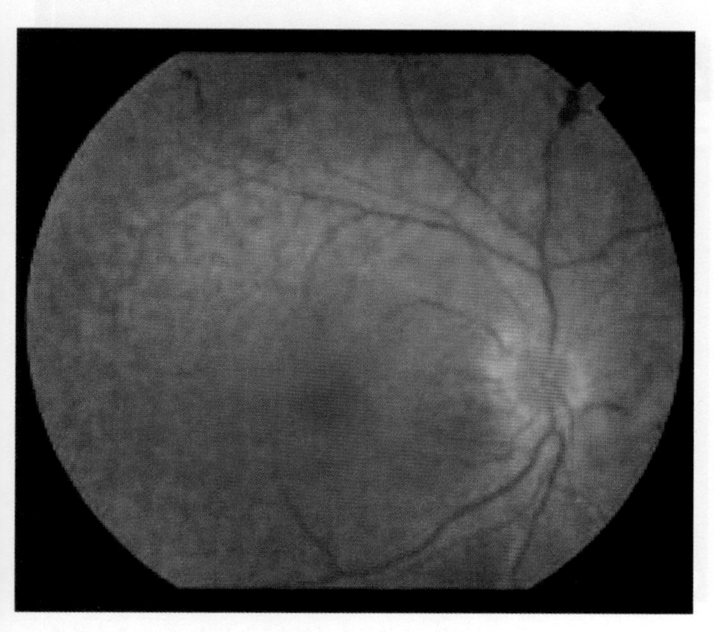

图 65.4　黏多糖贮积症Ⅰ型患儿的视网膜色素上皮改变。尽管角膜混浊轻微，视力仍仅为 6/60

视盘肿胀和萎缩

通常在 MPS 患者中视神经具有“饱满”外观(图 65.5A 和图 65.5B)。GAG 沉积发生在神经节细胞和周围巩膜内，导致视神经增大和巩膜增厚[12](图 65.5C 和图 65.5D)。此外，MPS 患儿可能出现颅内压升高，由此导致的视神经损害可能致严重的视力丧失。在考虑角膜移植之前，视觉诱发电位可用于监测视神经功能。

青光眼

MPS 患者可能出现因为 GAG 在眼前段积聚导致的闭角型青光眼，也可能由于 GAG 聚集在小梁网细胞中致流出道阻塞，引起开角型青光眼。青光眼可见于 MPS Ⅰ型、Ⅱ型、Ⅳ型和Ⅵ型患者中[10,13]。由于眼压无法准确测量，角膜混浊妨碍对房角和视盘的评估，同时存在视盘病理改变以及视野评估困难，使得 MPS 患儿青光眼的诊断和评估困难[13]。MPS Ⅳ型会出现点状晶状体混浊。

MPS 的治疗与预后

MPS 的预后因表型而异，有些儿童于 20 岁之前死亡，有些则存活至 50~60 岁。ERT(雌激素替代疗法)可用于 MPS Ⅰ型(艾杜糖醛酸酶)、MPS Ⅱ型(艾杜糖硫酸酯酶)、MPS Ⅳ型(α-半乳糖苷酶)和 MPS Ⅵ型(N-乙酰半乳糖胺-4-硫酸酯酶)的治疗，但无法进入血脑屏障，对骨骼系统的影响有限。使用匹配的骨髓或脐带血细胞行早期造血干细胞移植(2 岁之前)是重度 MPS Ⅰ型(Hurler)患者的最佳治疗方法。

治疗需要多学科联合，包括由儿科医生定期评估以及与其他学科相互协作。

麻醉应在对 MPS 有专业知识的科室进行。由于气道周围是异常沉积常发处以及患儿颈脊髓相对脆弱(尤其是在 MPS Ⅳ型患儿中)，MPS 患儿很难插管。

糖蛋白紊乱

α-甘露糖苷贮积症(α-甘露糖苷酶缺乏症)

α-甘露糖苷贮积症与轻度面部粗糙、骨骼异常、不同程度的学习困难和耳聋有关。严重型(Ⅰ型)可导致中枢神经系统表现和反复感染。而轻型(Ⅱ型)则通常在 10 岁之前出现听力损失和骨骼异常，随后出现共济失调和智力低下。在一项对 45 名 1~42 岁患者的多中心研究中，2 例轻度角膜混浊，2 例白内障，2 例因视网膜色素变性致视力低下[14]。其他眼部特征包括远视、弱视、白内障和斜视[15]。晶状体混浊类型是后皮质混浊，具有多发散在的透明圆形空泡，位于晶状体的不同深度，最好通过裂隙灯后照法检查[16]。正在为这类疾病开发 ERT。

岩藻糖苷贮积症

岩藻糖苷贮积症是一种进行性神经退行性疾病，伴有癫痫发作、面部轻度粗化、骨骼发育不良和血管角化。受影响的儿童有结膜和视网膜血管扭曲。中央“分叶状”角膜混浊可能发生于幼年，之后是黄斑牛眼样病变[17]。如果早期实施 HSCT，可能会改善神经预后。

涎酸贮积症(黏脂贮积症Ⅰ型)

涎酸贮积症是 α-*N*-乙酰神经氨酸酶缺乏的结果。患儿在尿液中排出唾液酸低聚糖。1 型涎酸贮积症“樱桃红斑-肌阵挛综合征”出现在大龄儿童中，伴有视力丧失、肌阵挛性癫痫和共济失调。出现黄斑区樱桃红斑，与光学相干断层成像(OCT)显示的中心旁神经纤维层增厚有关[18,19]。2 型涎酸贮积症发病较早，相貌粗糙、发育迟缓、肝大和多发性造瘘(图 65.6)相关。除了樱桃红斑，涎酸贮积症患者可能存在眼球震颤、晶状体点状混浊、视神经萎缩、角膜混浊和视野缺损[20-22]。

唾液酸贮积症

本病是由编码溶酶体蛋白的 *SLC17A5* 突变导致唾液酸溶酶体外流阻滞所致。包括面容粗糙、肤色白皙、严重发育迟缓、肝脾肿

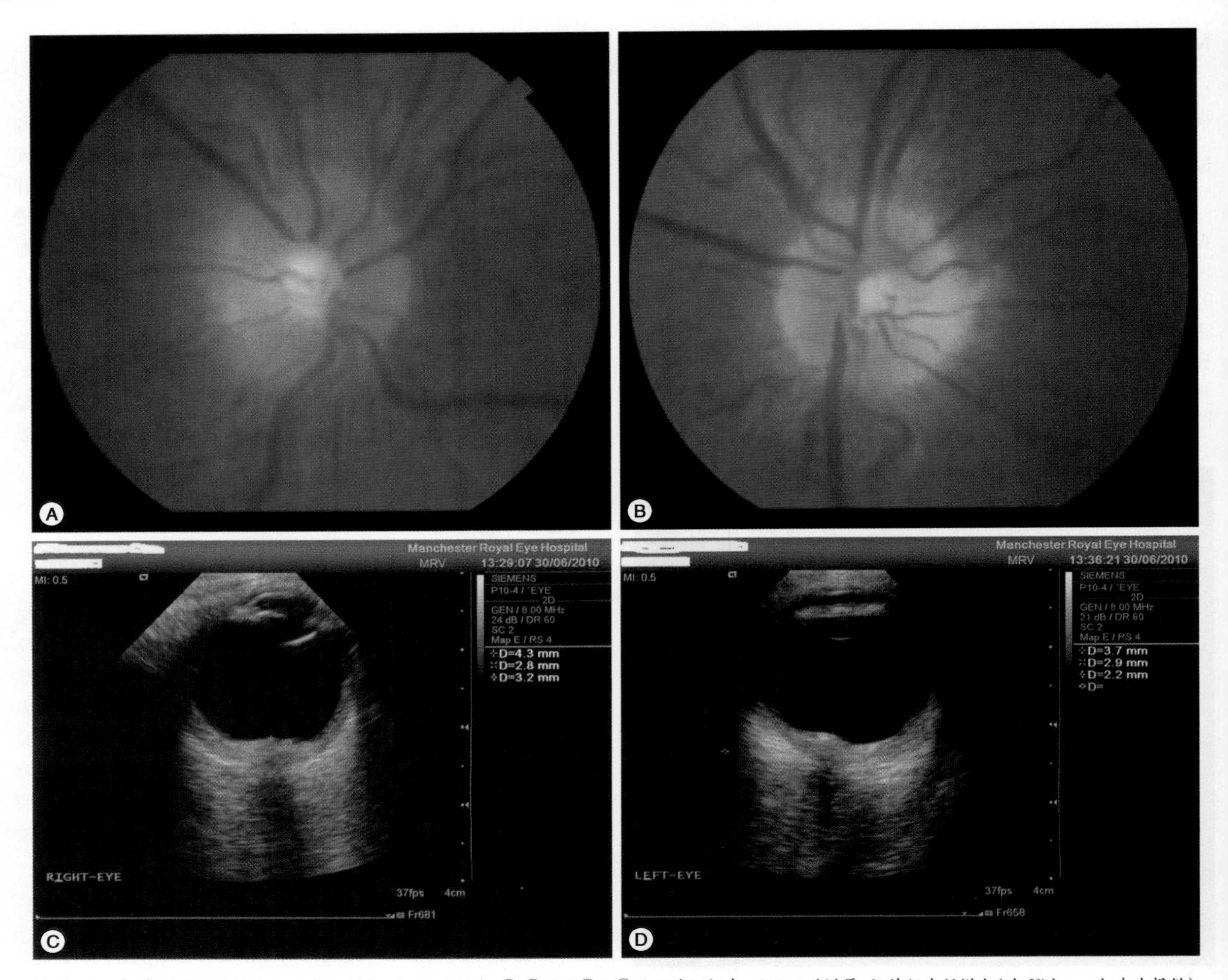

图 65.5　Ⓐ-Ⓑ14 岁黏多糖贮积症Ⅱ型患者的“饱满”视盘；Ⓒ-Ⓓ对应Ⓐ和Ⓑ的视神经超声，显示巩膜增厚，视神经直径增大(由 Vishwanath 先生提供)

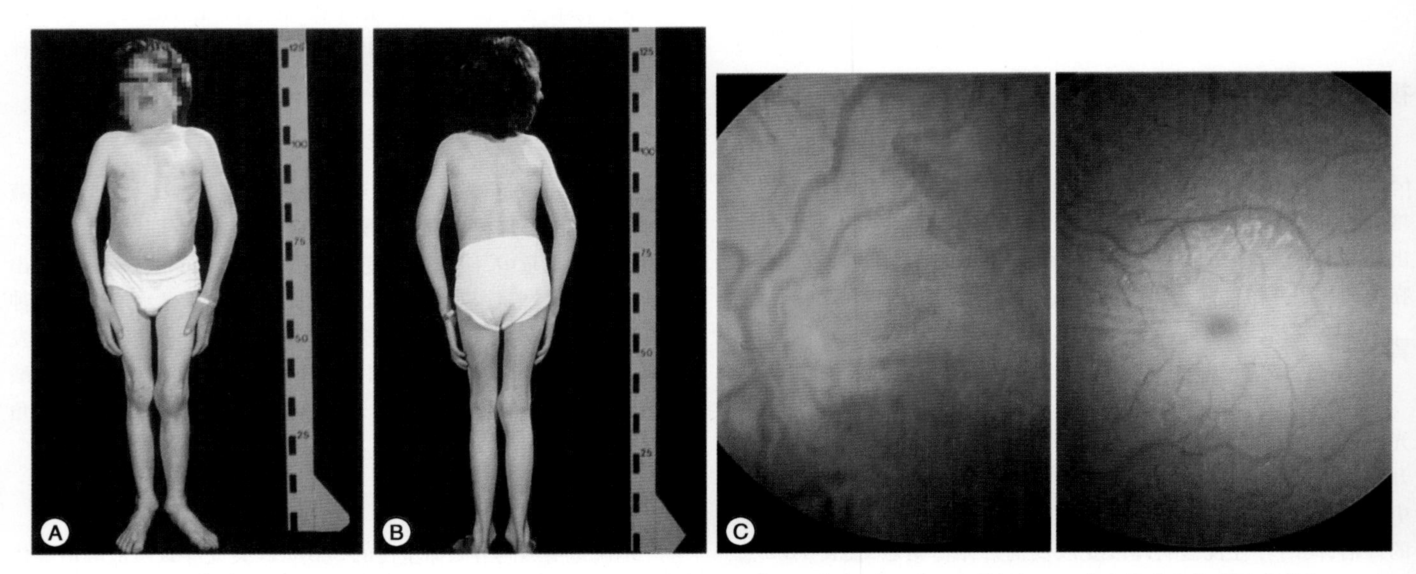

图 65.6　Ⓐ-Ⓑ患有涎酸贮积症 2 型的患者，存在脊柱后凸和关节改变；Ⓒ同一患者，表现黄斑区樱桃红斑。由于角膜混浊，图片很模糊

大、心脏疾病，甚至死亡的婴儿唾液酸贮积症（ISSD），和伴有缓慢进行性精神发育迟滞、共济失调、痉挛和癫痫的 Salla 病。在 ISSD 中，儿童可能有白化病眼底表现[23]。Salla 病可能存在斜视、眼球震颤和视神经萎缩。

黏脂贮积症

黏脂贮积症（ML）Ⅱ型和Ⅲ型是由 *N*-乙酰葡糖胺-1-磷酸转移酶缺乏引起的常染色体隐性遗传病，该酶使 *N*-连接的糖蛋白上的碳水化合物残基磷酸化，阻止溶酶体酶进入细胞器。

ML Ⅱ型或Ⅰ型细胞在儿童幼年时出现神经退行性变、关节僵硬、面部粗糙和脊柱后凸（图 65.7）。死亡发生在幼儿期，有视网膜变性和角膜混浊。

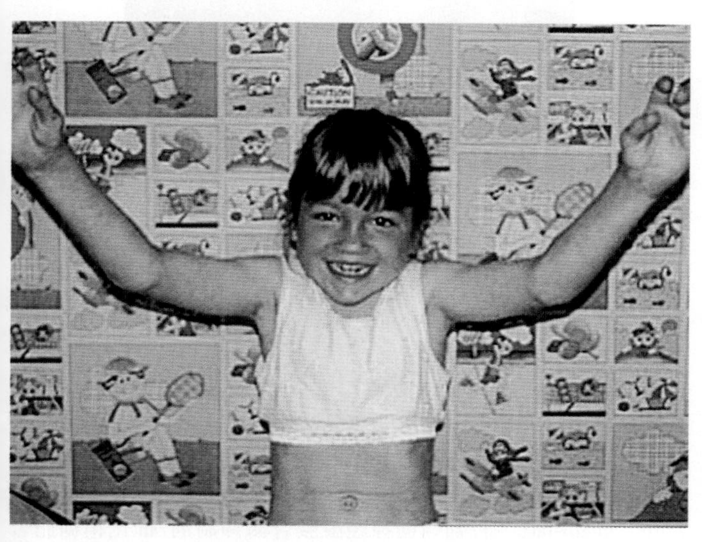

图 65.7　黏脂贮积症Ⅱ型患者的面部特征和关节僵硬，患儿抬手臂动作完全受限

ML Ⅲ型较温和，病程进展缓慢，患儿可存活至成年。眼部特征包括角膜混浊、远视散光、视盘水肿、视网膜血管迂曲和黄斑病变[24]。ERG 表现正常。

ML Ⅳ型是一种常染色体隐性遗传疾病，由编码黏脂蛋白 1 的 *MCOLN1* 基因突变引起，主要见于阿什肯纳兹犹太人。临床特征包括进行性精神发育迟滞和肌张力减退。ML Ⅳ型患者存在角膜上皮混浊、视网膜病变伴视盘苍白、血管狭窄，ERG 的 RPE 表现正常[25,26]。其他眼科特征包括斜视、角膜糜烂、阵发性眼痛、白内障和上睑下垂[27,28]。轻度表型患者的眼部仅表现为角膜混浊和视网膜病变[28,29]。

神经鞘脂贮积症

神经鞘脂贮积症由神经鞘脂的分解代谢异常引起，神经鞘脂是脑膜的组成部分。除了 X 连锁的法布里病（Fabry disease）外，其他均为常染色体隐性遗传。神经鞘脂贮积症表现和严重程度不一，但进行性神经变性和黄斑区樱桃红斑是其显著特征。

GM2 神经节苷脂沉积症

- 泰-萨克斯病（Tay-Sachs disease）：氨基己糖苷酶 A 缺乏，最常见于德系犹太人。
- Sandhoff 病：氨基己糖苷酶 A 和 B 缺乏。

这些是临床上难以区分的神经退行性疾病，有婴儿型、青少年型和成人型。樱桃红斑是典型的眼部表现[30]。目前尚无有效的治疗方法。

大多数患者在婴儿期表现出虚弱和过度的惊吓反应，随后发生视力下降、进食困难、癫痫发作和痉挛。头颅畸形常见，死亡通常发生在 2~4 岁。

由于 GM2 神经节苷脂在视网膜神经节细胞中的积聚，黄斑区樱桃红斑早期很明显。随着神经节细胞死亡，樱桃红斑逐渐消退，视神经萎缩明显[31]。ERG 表现正常，但视觉诱发电位消失[32]。

青少年和成人通常表现为运动障碍，如共济失调，随后表现为痴呆。黄斑区樱桃红斑在迟发型患者中不常见（表 65.2），但成人可能有扫视异常[33]。

表 65.2　神经代谢紊乱中的黄斑区樱桃红斑[1]

疾病	发生樱桃红斑的频率
Niemann-Pick A 型	偶尔
Niemann-Pick B 型	偶尔
GM2 神经节苷脂沉积症（Tay-Sachs 病和 Sandhoff 病）	频繁
GM1 神经节苷脂沉积症，婴儿期	偶尔
半乳糖唾液酸贮积症	频繁
Farber 脂肪肉芽肿病	偶尔
涎酸贮积症 1 型	总是
涎酸贮积症 2 型	频繁
异染性脑白质营养不良	偶尔

异染性脑白质营养不良（芳基硫酸酯酶缺乏症）

异染性脑白质营养不良通常 1~2 岁时出现，伴随步态异常、痉挛和神经病变引起的反射消失。随后可出现语言和进食障碍。视神经萎缩导致失明，偶尔出现黄斑区樱桃红斑[30]。青少年和成人发病出现步态异常或行为问题。HSCT 可能减缓晚期发病的进展[34]，基因治疗正在研究中。

Krabbe 病（半乳糖神经酰胺脂质贮积症）

这是一种严重的神经退行性疾病，包括婴儿型、儿童型和迟发型。婴儿型最初的几个月出现易怒和喂养不良的症状，并迅速发展到痉挛和植物人状态。由于视神经萎缩或皮质盲，视力损害在晚期很常见。对婴儿型尚无有效的治疗手段，但 HSCT 可阻止迟发型的进展。

GM1 神经节苷脂沉积症

GM1 神经节苷脂沉积症是由于 β-半乳糖苷酶缺乏导致，GM1 神经节苷脂在大脑中积聚造成。婴儿 GM1 神经节苷脂沉积症从出生就出现肌张力减退。到 6 个月时，患者出现皮肤粗糙、水肿、上颌发育不全、牙龈肥大和巨舌症。患儿肝脾肿大，多发性骨发育不良。可能发生眼球运动失用症（扫视障碍）[35]、眼底樱桃红斑、视神经萎缩、视网膜血管扭曲、视网膜出血和角膜混浊。神经系统的迅速恶化常见,伴有癫痫发作和吞咽困难,死亡时间多为 2 岁。青少年和成人发病形式包括存在神经系统恶化和发育不良,无畸形或眼部异常。尚无有效的治疗方法。

尼曼-皮克病(Niemann-Pick disease)

尼曼-皮克病(Niemann-Pick disease)主要原因是鞘磷脂的紊乱。其中 A 型和 B 型是由于鞘磷脂酶缺乏引起的。C 型的情况完全不同,神经节苷脂和鞘磷脂的积聚是由于细胞内胆固醇运输障碍所致。

尼曼-皮克病(Niemann-Pick disease)A 型和 B 型(鞘磷脂酶缺乏症)

尼曼-皮克病(Niemann-Pick disease)A 型,属于严重的类型,在阿什肯纳兹犹太人中更普遍。婴儿期出现发育不良和喂养困难。与戈谢病(Gaucher disease)相比,肝大(图 65.8)比脾肿大更明显。神经退行性疾病发生于 5~10 个月,伴有肌张力减退。从 18 个月左右开始,出现黄斑区樱桃红斑(图 65.9)相关的视力丧失和随后的视神经萎缩。晶状体前囊可能有棕色混浊,但角膜混浊轻微[36]。大多数未经治疗的患儿于 3 岁前死亡。

尼曼-皮克病(Niemann-Pick disease)B 型较轻,在儿童期出现肝脾肿大。通常无明显神经症状。有些患者可能有共济失调,但通常智力正常。可出现严重的脾肿大、肝硬化和肺部浸润。眼部异常包括眶周充盈、黄斑颗粒沉积和樱桃红斑[37]。目前 B 型患儿相关 ERT 治疗方面的研究正在进行中。

尼曼-皮克病(Niemann-Pick disease)C 型

尼曼-皮克病(Niemann-Pick disease)C 型是由于 *NPC1* 或 *NPC2* 基因突变导致的细胞内胆固醇转运受损所致。NPC 基因广泛存在于所有人种中。

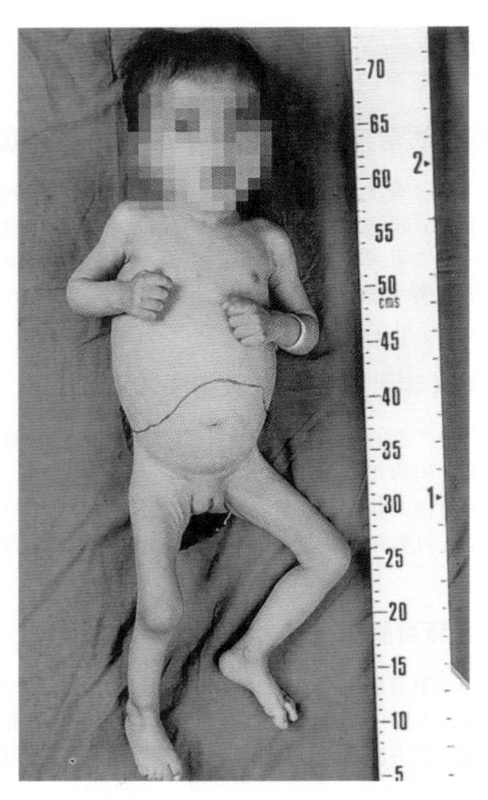

图 65.8 Niemann-Pick A 型婴儿,表现为肝大和痉挛状态

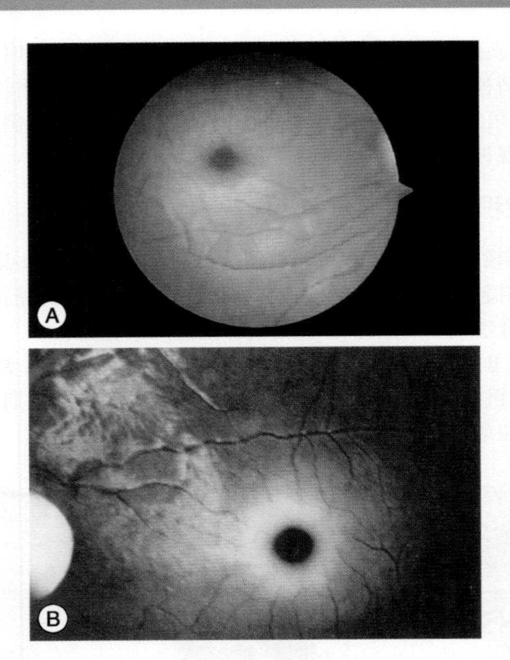

图 65.9 Ⓐ Niemann-Pick A 型患者的眼底樱桃红斑:由于色素沉着,斑点呈褐色;Ⓑ一个 Niemann-Pick A 型黑人婴儿的黄斑区樱桃红斑(C. S. Hoyt 教授的患者)

C 型临床表现多样,包括新生儿肝病、慢性脾肿大或儿童、成人神经系统病变。神经特征包括共济失调、瘫痪、癫痫、精神病和痴呆。垂直凝视麻痹(图 65.10)是这种疾病的特征表现。可能有水平的核上眼球运动缺陷或核上会聚障碍。可以表现黄斑区樱桃红斑。miglustat(一种葡萄糖神经酰胺合酶抑制剂,催化鞘糖脂合成的第一步)可能减缓神经系统疾病的进展[38]。

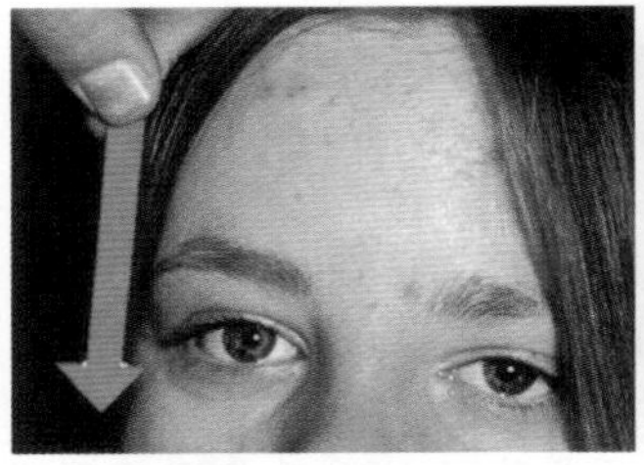
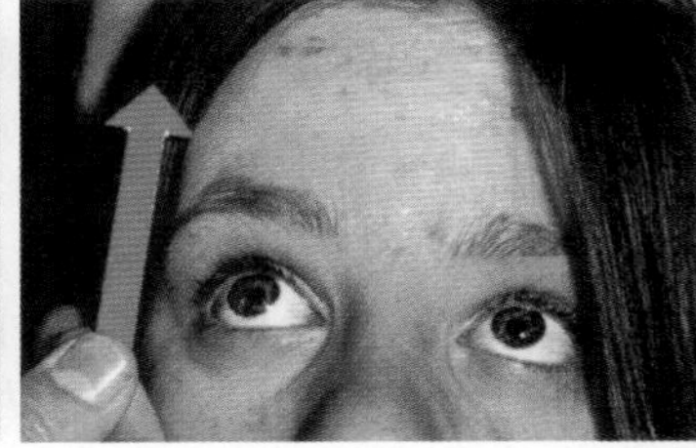
图 65.10 尼曼-皮克病 C 型患儿下视麻痹。箭头表示告诉儿童看的方向。患儿平视和仰视正常(Mr M. D. Sander 的患者)

法布里病(Fabry disease)(α-半乳糖苷酶缺乏症)

法布里病(Fabry disease)是一种由 α-半乳糖苷酶 A 缺乏引起的 X 连锁隐性溶酶体贮存疾病。男性法布里病(Fabry disease)患者通常出现在儿童晚期或青春期,由于劳累或温度变化引起四肢疼痛(肢端感觉异常)。有特征性皮肤病变(弥漫性血管角化)(图 65.11A),于患儿下腹、臀部和阴囊有暗红色血管扩张。晚期症状包括慢性进行性神经病变(图 65.11B)、进行性肾功能不全、心脏病(肥厚性心肌病)和卒中。女性杂合子可能无症状,或与男性有相同表现,发病晚,进展慢,表现程度由 X 染色体失活决定。法布里病(Fabry disease)可通过反转录酶或静脉注射重组 α-半乳糖苷

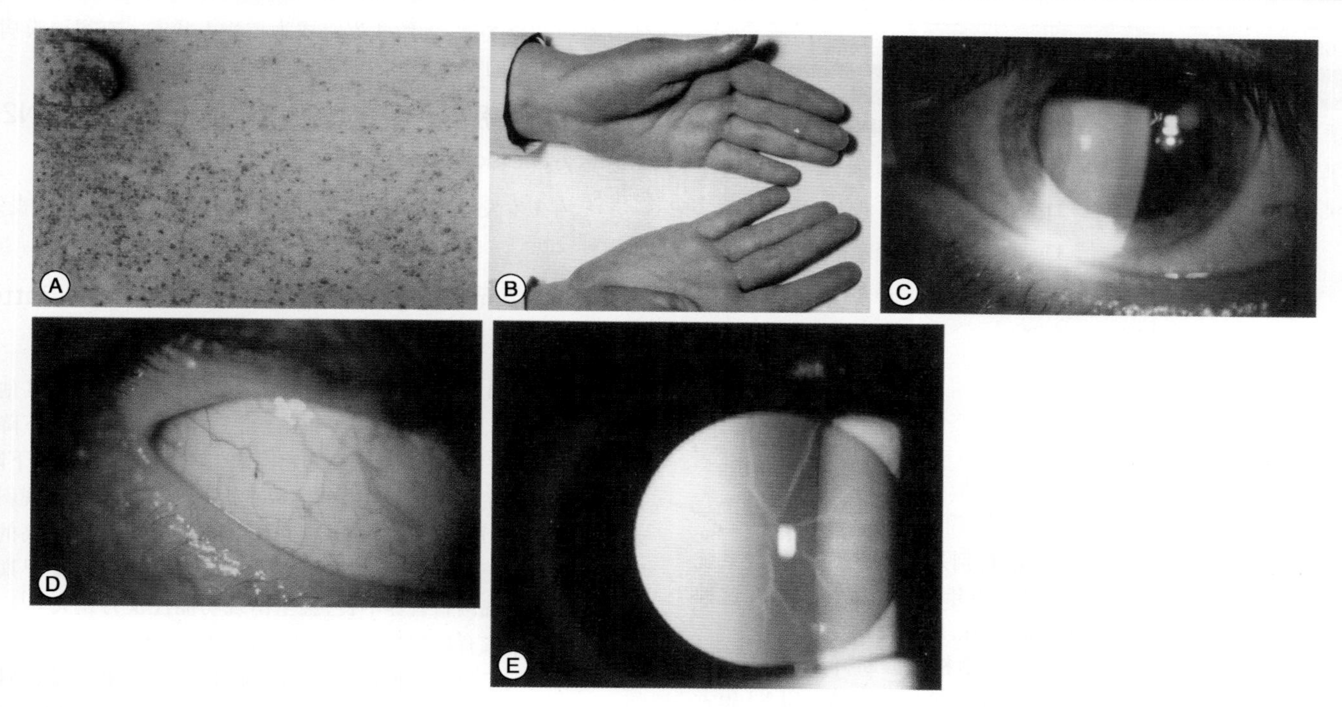

图 65. 11 法布里病(Fabry disease)。Ⓐ弥漫性血管角化;Ⓑ周围神经病变引起的小鱼际萎缩;Ⓒ轮辐状浑浊;Ⓓ结膜血管扩张;Ⓔ后照法特征性辐条状皮质缝线性白内障

酶、α-葡萄糖苷酶或 β-葡萄糖苷酶治疗[39]。

患有法布里病(Fabry disease)的男性和女性患者都有角膜轮辐状浑浊(放射螺旋状的线)(图 65. 11C)。通常不会影响视力,但可能有助于诊断。角膜受累包括角膜混浊和细小的上皮下棕色线[40-42]。结膜迂曲和微动脉瘤(图 65. 11D)、慢性结膜炎可能发生于受影响的成人中[43-44]。特征性晶状体混浊发生率低于角膜和血管改变:颗粒状、楔形、向后极部线性辐射的囊膜下白内障(图 65. 11E)。视网膜血管迂曲,特别是静脉迂曲,可在 10~20 岁发生。血管成串珠状,可能会发生动静脉吻合和血栓形成。在肾功能和心脏功能损害较大的患儿中更常见血管迂曲[45]。视网膜血管闭塞可能是最初的症状。可能发生视神经纤维或有髓神经纤维水肿。神经眼科问题包括眼球震颤、第Ⅲ神经麻痹和斜视。视神经萎缩和核间眼肌麻痹很少发生。

Farber 病

这类常染色体隐性遗传性疾病的特征是在婴儿期出现多发皮下结节、淋巴结病变、声音嘶哑,并且肺部、心脏和肝脏受累。死亡年龄在 1~18 岁之间。较严重的患儿可能有黄斑区樱桃红斑,结节性角膜混浊,或睑裂斑。尚无有效治疗手段。

戈谢病(Gaucher disease)(葡萄糖脑苷酶缺乏症)

戈谢病(Gaucher disease)是一种由葡萄糖脑苷脂酶(*GBA*)基因突变引起的常染色体隐性遗传疾病。戈谢病(Gaucher disease)根据严重程度和神经系统受累分类为 1、2 和 3 型。

Gaucher 1 型(非神经病变)

这在犹太人中更为常见,可出现儿童或成人肝脾肿大、贫血、血小板减少和白细胞减少症。可能发生脾脏疼痛和骨性梗死。骨质减少可能导致病理性骨折,股骨远端可能形成典型的锥形烧瓶畸形(因为它类似于锥形烧瓶而得名)。鼻侧球结膜内有深棕黄色的隆起,组织学检查可见大量 Gaucher 细胞。存在黄斑改变、脉络膜新生血管形成和周围视网膜血管渗漏[46-48]。ERT 联合重组葡萄糖脑苷酶治疗,对纠正血液异常和器官肿大及改善骨病非常有效。底物替代疗法(miglustat 和 eligustat)可用于成人的维持治疗,作为口服 ERT。

Gaucher 2 型(婴儿型)

患儿出生后 6 个月内出现严重的进食障碍、痉挛、斜视、神经退行性病变和肝脾肿大。ERT 治疗无效,受影响的婴儿在最初几年内死亡。

Gaucher 3 型(慢性神经病变)

通常在儿童时期出现发育不良和肝脾肿大。骨骼系统表现包括骨质减少和进行性脊柱后凸。动眼神经受损(扫视运动障碍)可能是神经系统受累的第一个征象[49,50]。也可能发生间歇性斜视和垂直注视麻痹。可见视网膜和玻璃体白色沉淀物以及视网膜前膜[51,52]。虽然 ERT 无法穿过血脑屏障,但可改善全身症状,使很多患者存活到成年。

胱氨酸贮积症

参见第 34 章。

神经元蜡样质脂褐质沉积症

神经元蜡样质脂褐质沉积症(NCL)是常染色体隐性遗传疾病,其特征是儿童或年轻患者神经系统进行性恶化、癫痫和视网膜病变引起的视力下降。所有的 NCL 都与自身蜡样脂褐素的积累和神经元细胞的变性有关[53]。目前已知的 NCL 突变基因至少 10 种(表 65. 3)。Batten 病是指 NCL 的青少年发病形式,最常见的是 16p21 号染色体上的 *CLN3* 突变。

表 65.3　神经元蜡样质脂褐素沉积病的分类

发病年龄	定位	染色体位置	缺乏蛋白质
先天或更晚	CLN10	11p15	组织蛋白酶 D
婴儿期或更晚	CLN1	1p32	棕榈酰蛋白硫酯酶 1
婴儿后期或更晚	CLN2	11p15	三肽基肽酶 1
	CLN5	13q22	部分可溶的蛋白质
	CLN6	15q21	膜蛋白
	CLN7	4q28	膜蛋白
	CLN8	8p23	膜蛋白
青少年	CLN3	16p12	膜蛋白
	CLN9		
成年	CLN4		

当儿童出现视觉功能迅速恶化，特别是与行为改变、神经系统恶化或癫痫发作相关时，必须考虑青少年 NCL。眼科医生在这种疾病的早期诊断中起着至关重要的作用。

NCL 可越来越多地通过分子遗传学检测诊断，但皮肤或白细胞的电子显微镜检查仍有帮助，显示出特征性包含体。CLN3 患者的血涂片中可见空泡状淋巴细胞，CLN1 和 CLN2 患者的白细胞中可见酶缺乏。目前还没有针对 NCL 的特殊治疗方法，但已经有一项蛛网膜下腔酶替代治疗晚期婴儿 NCL 的试验。

婴儿神经元蜡样质脂褐质沉积症（CLN1，Haltia-Santavuori 病）

表现为大约出生后 6 个月发生的神经系统迅速进行性恶化，伴有癫痫和脑萎缩，大约 4 岁时成为植物人状态。有视网膜病变和视神经萎缩的视力丧失，与其他症状相比不易察觉。

经典婴儿晚期神经元蜡样质脂褐质沉积症（CLN2，Jansky-Bielschowsky 病）

大约 3 岁发生癫痫和发育回退。视网膜变性导致视力丧失，但相对较晚。

青少年神经元蜡样质脂褐质沉积症（CLN3，Batten 病）

青少年 NCL 患儿的视力在 4～10 岁之间迅速恶化。其他表现，如行为问题、认知能力下降和运动能力下降，会在视力下降之前或之后出现[53-55]。神经系统表现出现较早，通常早于视力下降。夜盲症和畏光症可能是视觉丧失之外的另一症状。通常表现斜视或“俯视”特征，即儿童在试图注视目标时，将眼睛保持在抬高的位置，这可能是由于患儿上方外周视网膜的功能完好[54,55]。早期可误诊为黄斑或视网膜营养不良，甚至出现功能性视力丧失[54]。表现为眼底正常或有色素性黄斑病变、萎缩性改变或黄斑牛眼样病变。随后出现广泛的视网膜变性（图 65.12），周边有稀疏的骨细胞样色素沉着、小动脉变薄、视盘萎缩（图 65.12B 和图 65.12C），最终发展为无血管视网膜。早期 ERG 正常，单次闪光 ERG b/a 比值明显降低，与视网膜功能障碍一致[53,56]。荧光素血管造影显示弥漫性视网膜色素上皮萎缩伴点状高荧光[57,58]。

这些患儿通常在 3 年内失明，发病率呈缓慢下降趋势，在 7 至 16 岁之间可能出现癫痫发作，痴呆，部分患者在 20～30 岁死亡。

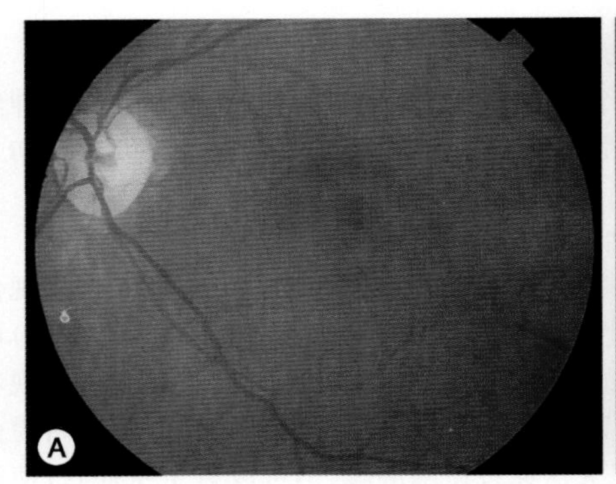
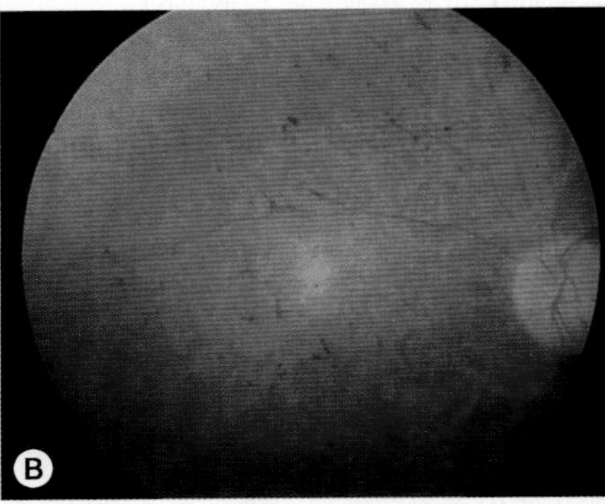
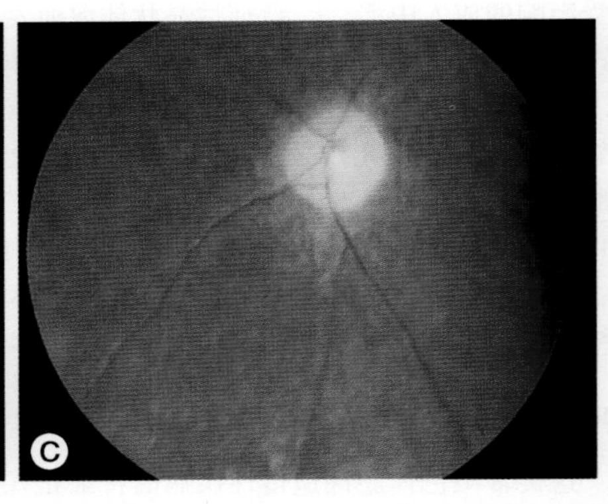

图 65.12　青少年 Batten 病。Ⓐ视神经萎缩、小动脉变细和牛眼黄斑病变；Ⓑ视网膜骨细胞样色素沉着、视神经萎缩、小动脉狭窄；Ⓒ晚期视网膜表现，包括色素脱失、视神经萎缩和极细的动脉狭窄

线粒体疾病

线粒体疾病是由线粒体呼吸链功能障碍引起的。可以出现在任何年龄，并经常有眼部表现，如上睑下垂、眼肌麻痹、视神经萎缩、视网膜色素变性、白内障和中枢性视觉障碍[59-61]。一些线粒体疾病只有眼部表现[（如 Leber 遗传性视神经病变（LHON）]，但更多涉及多器官系统，如肌肉（近端肌病）、心脏（心肌病）、外周和中枢神经系统（脑病、癫痫、痴呆、偏头痛、卒中样发作、共济失调和痉挛）、内耳（感音神经性耳聋）和内分泌系统（糖尿病）。症状之间有重叠，许多患者可能存在非典型体征。

线粒体疾病可由核基因突变（孟德尔遗传）或线粒体 DNA（mtDNA，仅从母亲遗传）引起。每个细胞中都有许多 mtDNA 的拷贝。在 LHON 中，突变影响所有拷贝（同源性）。在其他情况下，突变型 mtDNA 通常与野生型 mtDNA 共存（异质性），临床严重程度取决于突变的比例。该比例在一个家系的成员之间有所不同，导致出现的症状和年龄不同。如果临床表现为与特定基因异常（如 LHON、NARP、MELAS 或 Alpers 综合征）相关的疾病特征相似，则可以通过分子遗传学检测来确定诊断。mtDNA 点突变可以在血液或尿液中检测到，但 mtDNA 缺失并不总能被检测到。其他测试包括血液或脑脊液（CSF）乳酸的测量以及肌肉活检中线粒体呼吸链的生化或组织化学检测。

Leber 遗传性视神经病变

参见第 54 章。

进行性眼外肌麻痹和 Kearns-Sayre 综合征

进行性外眼肌麻痹（PEO）发生于许多不同的线粒体疾病中。眼肌麻痹的特点是上睑下垂和进行性眼球运动障碍。大多数患儿有外斜视，但复视罕见。PEO 可能是单独的（慢性进行性眼外肌麻痹）或与各种其他症状相关的[62]。PEO 可能是散发的，或表现为常染色体隐性遗传、常染色体显性遗传或母系遗传模式[63]。

Kearns-Sayre 综合征是指 20 岁以前发病的 PEO 和色素性视网膜病变，至少包括以下一种：心脏传导阻滞、小脑综合征或脑脊液蛋白高于 1g/L。其他体征可能包括听力丧失、痴呆、心肌病和内分泌紊乱。眼底有"椒盐样"外观，但视力很少严重受损。眼轮匝肌受累可导致暴露性角膜炎和角膜穿孔[62]。Kearns-Sayre 综合征与线粒体 DNA 突变，缺失，重复和丢失有关，散发而非遗传。

MELAS 综合征

MELAS 综合征的特征是：

M＝线粒体肌病；

E＝脑病；

LA＝乳酸中毒；

S＝卒中样发作。

卒中样发作可发生于任何年龄，最常见于 5～15 岁之间，可导致视野缺损或皮质盲和偏瘫，有时症状会迅速消失。头痛和呕吐可能先于卒中样发作，母系亲属可能有严重偏头痛的病史。其他眼部表现可能包括 PEO、椒盐样的色素性视网膜病变和黄斑 RPE 萎缩、视神经病变和非缺血性视网膜中央静脉阻塞[64,65]。80% 的 MELAS 综合征患者中存在 m.3243A>G 的 mtDNA 突变，其余患者通常有其他的 mtDNA 突变。MELAS 综合征只有在突变影响 mtDNA 的大多数拷贝时才会发生。如果突变水平较低，患者可能有较轻的问题，如糖尿病和耳聋。

NARP 综合征

其特点是：

N＝神经源性无力；

A＝共济失调；

RP＝视网膜色素变性。

由 m.8993T>G 或 m.8993T>C 突变引起。眼底可能有椒盐样或骨细胞样色素沉着。一些患儿出现视神经萎缩或黄斑病变，伴有严重视力丧失。

Leigh 综合征（亚急性坏死性脑肌病）

Leigh 综合征是一种严重的早发性神经退行性疾病，主要影响脑干和基底核，表现为肌张力障碍和吞咽困难，死亡原因常为呼吸中枢障碍。脑干受累可导致上睑下垂、眼球震颤和斜视，也可能出现视神经萎缩[66]。

Alpers 综合征

这种神经退行性疾病在儿童早期表现为突发性癫痫发作和发育迟缓。常见枕叶皮质受累，出现皮质视觉损害。患者最后往往出现肝衰竭。这种情况是由参与 mtDNA 复制的核基因 *POLG1* 常染色体隐性突变引起的。

Sengers 综合征

Sengers 综合征的特征是先天性白内障、肥厚性心肌病、骨骼肌病和乳酸酸中毒[67]。心肌病可导致早期死亡，也有的病情较轻。在这种情况下，患者可存活至 20～30 岁。它表现为常染色体隐性遗传，由酰基甘油激酶（AGK）基因突变引起[68]。

常染色体显性视神经萎缩

参见第 54 章。

过氧化物酶疾病

过氧化物酶体是一种细胞器，参与血浆激素（对髓鞘、胆汁酸和异戊二烯至关重要）的合成，以及长链和支链脂肪酸（如植烷酸）的氧化。

过氧化物酶体合成障碍

本病为常染色体隐性遗传疾病，由于 *PEX* 基因的突变，过氧化物酶不能正常生成。过氧化物酶体合成发生障碍分为 Zellweger 谱系病和肢近端型点状软骨发育不良。

Zellweger 谱系病［脑肝肾综合征（Zellweger syndrome）、新生儿肾上腺脑白质营养不良、婴儿雷夫叙姆病（Refsum disease）］

这些疾病的严重程度各不相同，表现型之间有重叠，但共同特征是视力低下。脑肝肾综合征（Zellweger syndrome）是该谱系病的最严重疾病，患儿在出生后几个月内死亡。患儿表现前额高、眶上嵴浅、内眦皱褶。患儿同时还表现低钾血症、癫痫发作、进食困难、肝病、听力受损和眼部异常（图 65.13）。新生儿肾上腺脑白质营养不良是一种稍温和的表现型，一些患者虽表现耳聋、失明和严重智障，但可存活到儿童中期。婴儿雷夫叙姆病（Refsum disease）是严重程度较轻，患儿很少或没有畸形，但仍存在智力低下、耳聋和视网膜色素变性。可通过血浆中超长链脂肪酸（VLCFA）浓度升高和分子遗传学检测结果确定诊断。

视网膜营养不良几乎普遍存在[69]。新生儿肾上腺脑白质营养不良和婴儿雷夫叙姆病（Refsum disease）患儿出现黄斑色素上皮脱失和周围豹纹状色素沉积[70]，周边视力丧失，常发展为完全失明。脑肝肾综合征（Zellweger syndrome）患儿视网膜色素缺损，ERG 严重异常或缺如。可能伴有角膜混浊、先天性白内障和青光眼。眼球震颤和斜视常见。

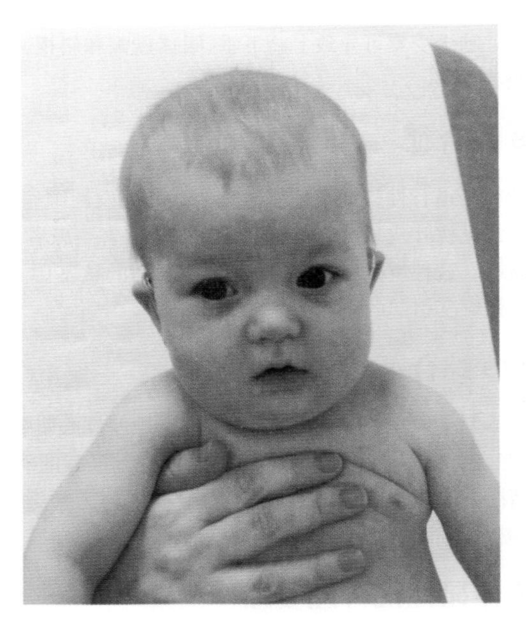

图 65.13　20 个月大的过氧化物酶体合成障碍的儿童。这名患儿表现为肌张力减退、耳聋、视力低下和眼球震颤，其眼底苍白，视网膜电图消失

肢近端型点状软骨发育不良

肢近端型点状软骨发育不良(RCDP)患者肱骨、股骨及点状骨骺严重缩短。大多数患儿有面部畸形和严重的神经系统异常:很少有患儿存活超过 2 年。尽管出生后几个月才出现白内障,但仍然属于先天性白内障。RCDP 患者血浆 VLCFA 浓度正常,但红细胞缩醛磷脂水平异常低。

雷夫叙姆病(Refsum disease)

雷夫叙姆病(Refsum disease)是由过氧化物酶体植烷酸-辅酶 A 羟化酶的常染色体隐性缺陷引起的,导致血液和组织中植烷酸的积累。其特征包括小脑共济失调、周围神经病变、视网膜色素变性和白内障。如果限制饮食植酸摄入开始得足够早,可以预防上述问题。

X 连锁的肾上腺脑白质营养不良

在这种 X 连锁隐性遗传病中,*ABCD1* 基因突变导致 VLCFA 在血液和组织中的积聚。有两个主要的表型,可能发生在同一个家系。第一种为儿童期的神经症状,表现为在 4~12 岁时出现行为、认知和神经问题,通常在 3 年内成为植物人状态。斜视、视野缺损和视力下降是早期症状。这些患者由于视神经萎缩和皮质视觉损害而失明(图 65.14)[71]。第二种表型为肾上腺脊髓神经病,在成人中表现为下肢瘫痪。在两种表现型中,肾上腺功能衰竭均可发生在神经系统疾病发生之前或之后。

Lorenzo 油联合低脂饮食可以使血浆 VLCFA 浓度正常化,并可以降低儿童脑病的风险。一旦症状出现,临床进程无法延缓。发病早期使用 HSCT 可预防儿童期脑病的进展。

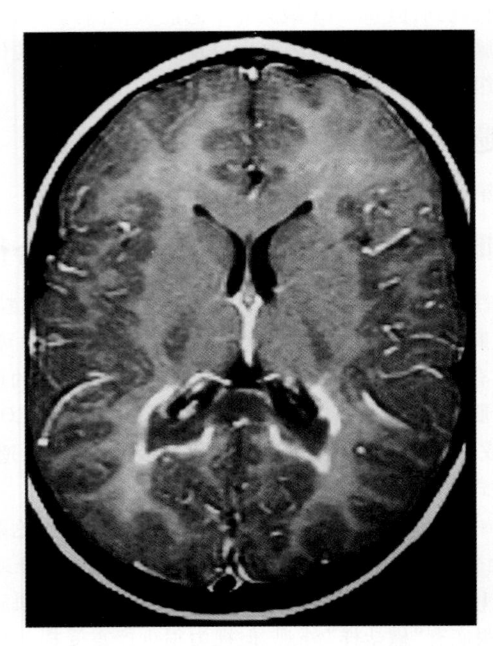

图 65.14　肾上腺脑白质营养不良。MRI 扫描显示枕叶和视路早期受累的主要特征,包括自脑室周围白质的异常高信号

原发性高草酸尿症Ⅰ型

参见第 50 章。

先天性糖基化缺陷

多数细胞外表面和一部分细胞内蛋白是糖蛋白。寡糖可以与蛋白质中的天冬酰胺(*N*-连接糖基化)或丝氨酸或苏氨酸(*O*-连接糖基化)连接。*O*-连接糖基化的缺陷会引起各种疾病,包括 Walker-Warburg 综合征和肌肉-眼-脑病(参见第 42 和 60 章)。

N-连接糖基化障碍

磷酸甘露糖变位酶 2 缺乏是最常见的先天性糖基化缺陷(PMM2-CDG)[以前称为碳水化合物缺乏糖蛋白综合征(CDG)Ⅰa]。出生时出现低血压、内斜视和畸形——手指和脚趾变长(图 65.15)、乳头内陷、臀部包绕脂肪垫。婴儿期可死于败血症、心包积液、肾病综合征或肝衰竭。存活下来的患儿或症状出现较晚的患儿,表现为发育迟缓和共济失调。大多数患者有内斜视,通常是从出生开始,眼球运动失调和眼球震颤常见。视网膜色素变性在 8 岁后出现,但 ERG 可能更早出现异常[72]。其他问题包括视觉发育迟缓、视野缺损和变性近视[73,74]。

其他 *N*-连接糖基化障碍较少见,眼科特征也不太明确。许多病例可发生斜视和眼球震颤、视力减退、视神经病变、先天性白内障、先天性青光眼、虹膜或视盘缺损。

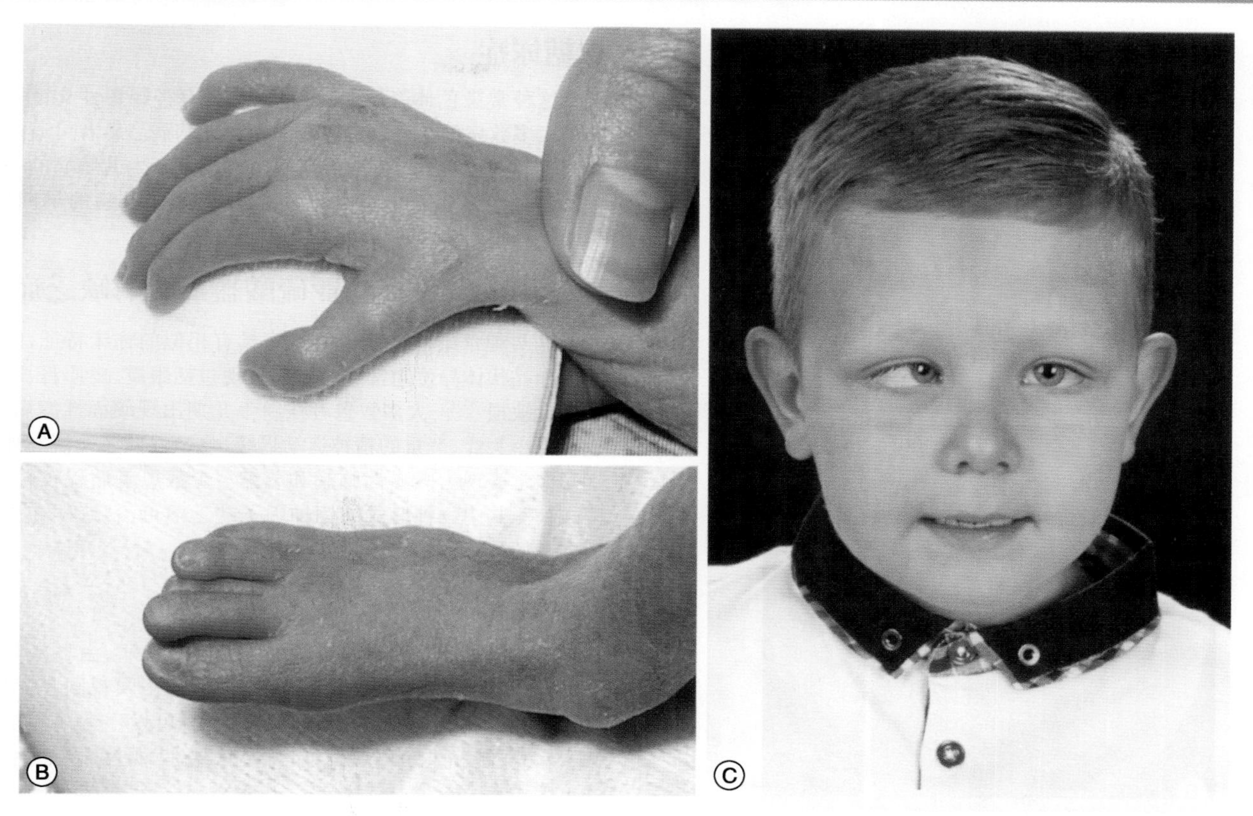

图 65.15　磷酸甘露糖变位酶 2 缺乏症（碳水化合物缺乏糖蛋白综合征Ⅰa）。Ⓐ长手指；Ⓑ长脚趾；Ⓒ6 岁的内斜视和磷酸甘露糖变位酶 2 缺乏男性患儿

先天性糖代谢缺陷

半乳糖血症和半乳糖激酶缺乏症

半乳糖血症是一种常染色体隐性遗传疾病，由半乳糖-1-磷酸尿苷酰转移酶缺乏引起。表现为进食困难、黄疸、新生儿败血症等，可通过少量半乳糖饮食治疗[75]。白内障的形成是由于晶状体内的半乳糖聚积所致，可通过早期诊断和限制半乳糖饮食预防[76,77]。由于晶状体核的屈光变化，早期可呈现油滴状白内障（图 65.16）。在饮食和药物控制不良的情况下，可能发展为绕核性白内障。

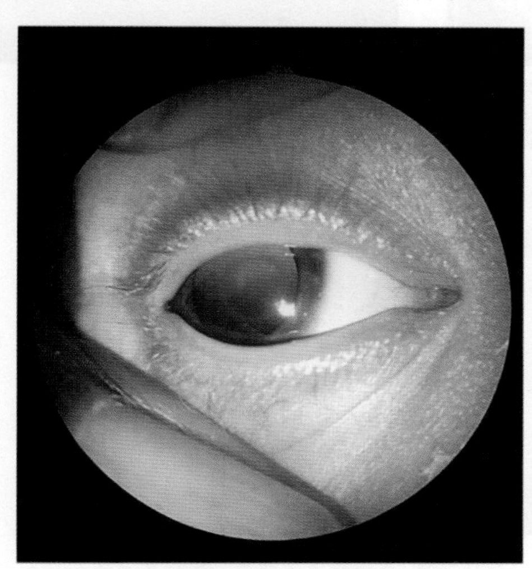

图 65.16　半乳糖血症中的油滴状白内障

半乳糖激酶缺乏可导致青少年早发性白内障，在饮食控制下可稳定或消退，少数患者出现智力低下[78]。未经治疗的半乳糖血症和半乳糖激酶缺乏症患者的尿液中均存在还原物质。通过红细胞酶分析和分子遗传学检测可以确定诊断。

先天性氨基酸代谢障碍

同型胱氨酸尿症

参见第 36 章。

丙酸和甲基丙二酸血症

这些常染色体隐性遗传疾病是支链氨基酸分解代谢缺陷的结果。新生儿或幼儿会出现呕吐、困倦、酸中毒和高氨血症。治疗包括肉毒碱和限制蛋白质饮食。维生素 B_{12} 对合并甲基丙二酸血症的病例有效。进行性视神经病变（图 65.17）可能发生在儿童期，可能很严重，伴有中心暗点和视神经萎缩[79-81]。视力丧失可能因代谢失代偿而加重。

CblC（钴胺素 C）病

这种常染色体隐性维生素 B_{12} 代谢紊乱导致甲基丙二酸尿症和同型胱氨酸尿症。可能在婴儿期出现发育不良、肌张力减退、小头、癫痫和眼球震颤。发作时表现温和，随后神经系统症状恶化。由于早期视锥-视杆细胞营养不良出现黄斑病变和视神经萎缩[83]，儿童期可能会出现视力丧失[82]。

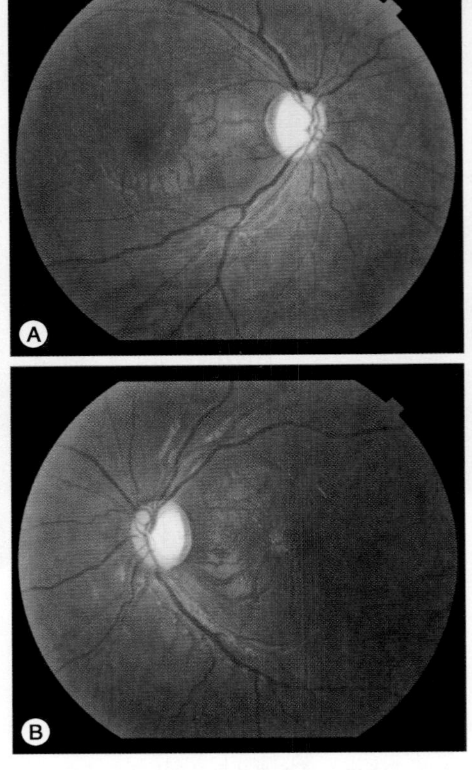

图 65.17　Ⓐ-Ⓑ11 岁丙酸血症女患儿的视神经病变。患儿右眼视力迅速下降至指数，左眼视力为 1.1 LogMAR，瞳孔迟缓，右侧相对性传入性瞳孔障碍，双侧视盘苍白

枫糖尿症

这种常染色体隐性遗传疾病中，具有神经毒性支链氨基酸积累。大多数病例在出生后的前两周出现脑病。患者可通过透析和饮食管理进行紧急治疗。眼肌麻痹可能是新生儿脑病的一个显著特征[84]。在年龄较大的儿童中，共济失调是脑病的早期特征，并可能伴有眼球震颤。

钼辅因子缺乏症与亚硫酸盐氧化酶缺乏症

这两种常染色体隐性遗传病具有相似的临床特征，以球状晶状体和晶状体异位为常见表现。表现包括眼震、皮质盲、眼球内陷和视盘缺损[85]。大多数患者在新生儿期出现顽固性癫痫。随后，发展为小头症、严重的精神运动迟缓、痉挛性四肢瘫痪和死亡。神经影像学表现为多囊性脑病和萎缩。少数患者病程较轻，存活时间较长。其中一种形式的钼辅因子缺乏症可治疗，须在出生后几天内开始治疗[86]。

环状萎缩症

环状萎缩症是一种常染色体隐性遗传疾病，由鸟氨酸 δ-转氨酶缺乏引起，导致血浆鸟氨酸水平升高、脉络膜视网膜变性、黄斑水肿和进行性视力丧失（图 65.18）[87]。可发生近视和早期白内障[88]。限制精氨酸饮食可减缓脉络膜视网膜变性的恶化速度[89,90]。

酪氨酸血症 2 型（Richner-Hanhart 综合征）

这种常染色体隐性遗传病是由酪氨酸转氨酶缺乏引起的。眼

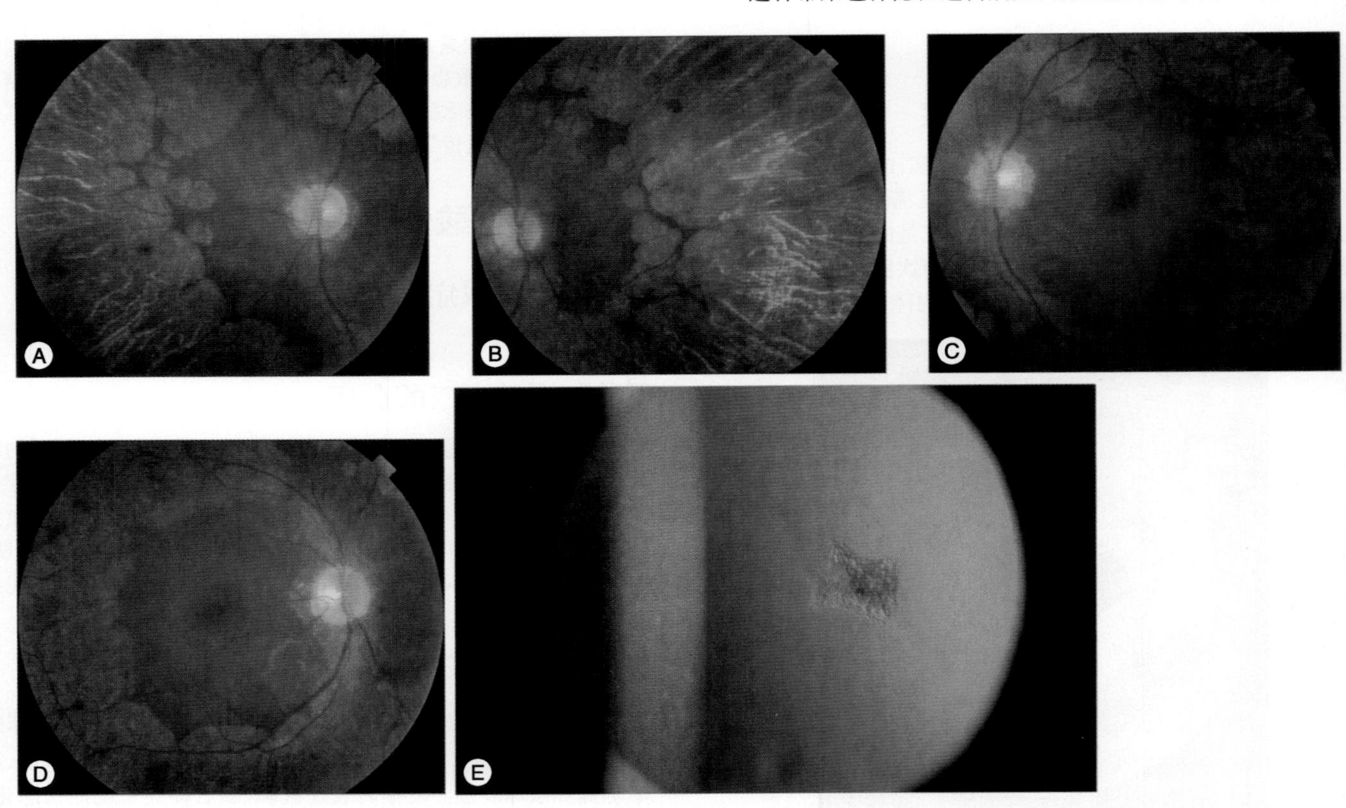

图 65.18　环状萎缩症。Ⓐ-Ⓑ26 岁近视患者中周边部脉络膜视网膜退行性改变的明显特征性区域，黄斑改变不明显；Ⓒ-Ⓓ患者饮食控制不良，有明显的夜盲症，右眼 6/24，左眼 6/36；Ⓔ患者还患有双侧白内障（由曼彻斯特皇家眼科医院的 I. C. Lloyd 先生提供）

部症状和体征可能最早出现，伴有畏光、疼痛和结膜充血。是一种可导致角膜新生血管和角膜瘢痕形成的双侧假性树突状角膜炎[91]。患者可能出现疼痛性糜烂、手掌和脚底角化过度以及认知功能障碍。患者的血浆酪氨酸浓度极高，眼部和皮肤损伤可能是由于细胞内酪氨酸晶状体沉淀所致。对酪氨酸和苯丙氨酸的饮食限制可改善上述症状[92]。

酪氨酸血症 1 型和 3 型的酪氨酸浓度较低。尼替西农（Nitisinone）治疗的 1 型患者有时会出现眼部疼痛。

眼部皮肤白化病

参见第 41 章。

芳香族 L-氨基酸脱羧酶缺乏症

在这种罕见的常染色体隐性遗传疾病中，眼球运动异常尤为突出，其中儿茶酚胺和 5-羟色胺神经递质的合成受到损害。婴儿期患者存在眼压危象、肌张力减退和自主神经功能障碍。可能发生辐辏痉挛、上睑下垂和瞳孔缩小[93]。

Canavan 病

这是在阿什肯纳兹（Ashkenazi）犹太人中普遍存在的常染色体隐性遗传病。天冬氨酸酶缺乏导致 *N*-乙酰基-天冬氨酸积累。患有 Canavan 病的患者通常在 2~4 个月内出现大头畸形、肌张力减退和发育迟缓。在神经影像学中可见脑白质变性。皮质盲、视神经萎缩和眼球震颤常见。大多数患儿在 3 岁死亡[94]。

脂肪酸和脂肪醇代谢紊乱

长链-3-羟酰基辅酶 A 脱氢酶缺乏症

长链-3-羟酰基辅酶 A 脱氢酶（LCHAD）参与线粒体脂肪酸 β 氧化，呈常染色体隐性遗传。LCHAD 缺乏患者可能在婴儿期出现低血糖、肝病、心肌病和肌张力低下[95]。治疗包括限制长链脂肪酸饮食；避免在疾病期间禁食；定期摄入葡萄糖。LCHAD 缺乏导致不同程度的脉络膜视网膜变性，视力下降和变性近视[96]（图 65.19），还可发生进行性晶状体混浊[97]。饮食控制可延缓脉络膜视网膜病变的进展[98]。

舍格伦-拉松综合征（Sjögren-Larsson syndrome）

参见第 50 章。

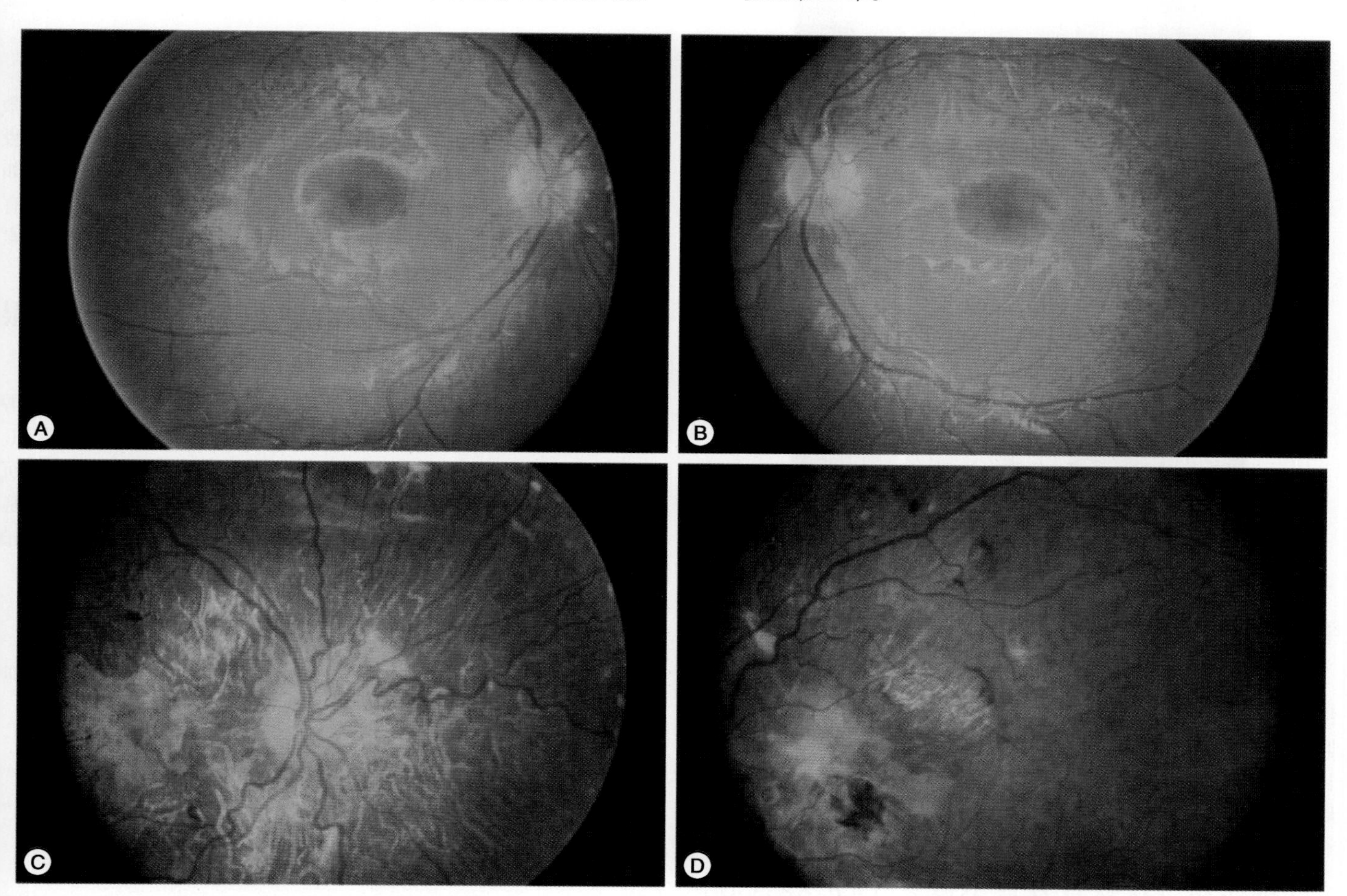

图 65.19　Ⓐ-Ⓑ出生后第一天诊断为长链-3-羟酰基辅酶 A 脱氢酶缺乏症的 11 岁女患儿毛细血管周围和黄斑周围颗粒色素变化。矫正轻度近视和散光后双眼视力为 0.1LogMAR。ERG 振幅低于正常值；Ⓒ-Ⓓ一名 21 岁女患儿 8 个月时诊断为 LCHAD 缺乏症，图示为其双侧脉络膜视网膜病变。3 岁开始出现双眼视网膜色素变性、外斜视和双眼近视，到成年早期，视力因脉络膜视网膜纤维化而恶化，戴镜矫正视力<1.0LogMAR（由斯德哥尔摩圣艾瑞克眼科医院的 Kristina Teär Fahnehjelm 提供）

固醇代谢紊乱

在几种固醇代谢紊乱中可见早发性白内障，包括胆固醇合成和胆汁酸合成的缺陷。

史-莱-奥综合征（Smith-Lemli-Opitz syndrome）

史-莱-奥综合征（Smith-Lemli-Opitz syndrome）是由缺乏7-脱氢胆固醇还原酶引起的，该酶催化胆固醇合成的最后一步，导致胆固醇降低和7-脱氢胆固醇水平升高。智力低下和先天畸形程度与基因表型有关，包括：小头畸形、上睑下垂、鼻孔朝前、鼻头上翘、小颌畸形（图65.20）、多指畸形、并指畸形，另外还有生殖器、心脏和肠道畸形[99]。1/5的患者患有白内障（通常是先天性白内障）。除上睑下垂外，其他眼科异常包括斜视、视神经萎缩和视神经发育不全。用胆固醇治疗不能提高智力。

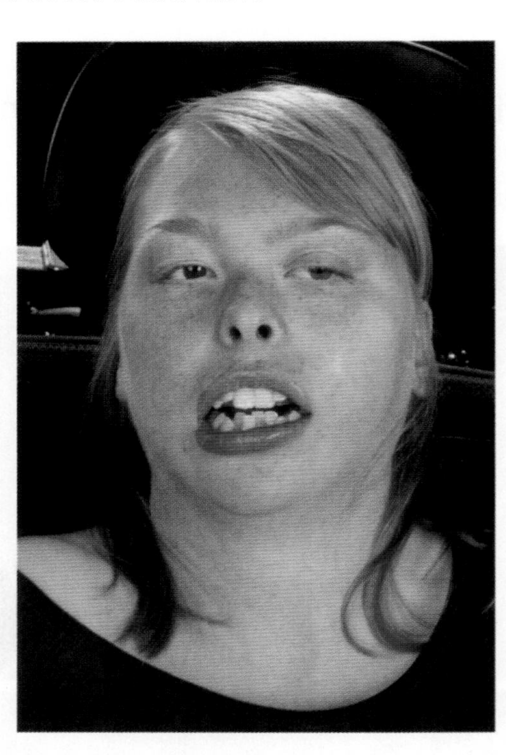

图65.20　19岁患有史-莱-奥综合征（Smith-Lemli-Opitz syndrome）的女性患者表现出的面部特征，包括上睑下垂

甲羟戊酸尿症

甲羟戊酸尿症是一种罕见的常染色体隐性代谢性炎症疾病，由甲羟戊酸激酶缺乏引起，它催化胆固醇合成的早期步骤。婴儿期出现畸形特征（长头畸形、斜视和低耳垂）、智力低下、发育不良、小脑共济失调和视力损害。有反复发热，伴肝脾肿大、淋巴结肿大、呕吐和腹泻、关节痛和皮疹。1/3的患儿患有白内障、葡萄膜炎和视网膜色素变性[100,101]。许多患儿出生几年内死亡。

X连锁显性点状软骨发育不良2（CDPX2，Conradi-Hünermann综合征）

这是一种X连锁显性遗传性疾病，男患儿无法存活，其中emopamil结合蛋白（EBP）基因突变导致3β-羟基类固醇-δ-8，7-异构酶缺乏。主要特征是骨骼发育不全、斑点状骨骺、新生儿鱼鳞病，随后皮肤呈马赛克样萎缩改变，以及先天性或发育性白内障。患儿可能出现小眼畸形、眼前节发育不全、玻璃体视网膜异常和视神经萎缩[102,103]。

脑腱黄瘤病

脑腱黄瘤病（CTX）是由固醇27-羟化酶基因（*CYP27A1*）突变引起，该基因突变导致胆甾烷醇和胆固醇积聚。婴儿期腹泻可能是CTX最早的临床表现，其次是青少年白内障和神经系统问题（肌痉挛、共济失调、精神障碍、痴呆和癫痫）[104]。成人发展为肌腱黄瘤和早期动脉粥样硬化。除白内障外，还可能发生视神经病变。用鹅去氧胆酸治疗可防止病情恶化，并能逆转某些神经症状。

X连锁鱼鳞病（类固醇硫酸酯酶缺乏症）

X连锁鱼鳞病是由类固醇硫酸酯酶缺乏引起，发病男性通常在出生后的几个月内出现鱼鳞病。25%受影响男性和女性杂合子存在特征性角膜混浊（后基质层与后弹力层相邻的点状弥漫性混浊，或上皮下颗粒混浊伴上皮不规则增生），对视力无影响[105,106]。

脂蛋白紊乱

无β脂蛋白血症（Bassen-Kornzweig综合征）

这种常染色体隐性遗传病的发生是由于产生脂蛋白所需的微粒体甘油三酯转移蛋白（MTP）缺乏，导致脂肪和脂溶性维生素吸收障碍。婴儿期表现为无法茁壮成长、发育迟缓和脂肪过多。如果不治疗，会发生脊髓小脑变性。它与进行性视网膜营养不良有关，可能被误诊为视网膜色素变性。可以通过低脂饮食和维生素A和E的联合补充来维持疾病稳定[107]。

卵磷脂胆固醇酰基转移酶（LCAT）缺乏与鱼眼病（部分LCAT缺乏）

卵磷脂胆固醇酰基转移酶（LCAT）催化高密度脂蛋白胆固醇酯的形成，LCAT完全缺乏可导致成人的肾衰竭、贫血和角膜混浊。部分LCAT缺乏症（鱼眼病）除了由于角膜基质中的细胞外脂质沉积导致进行性角膜混浊外，不会引起其他问题。尽管通常没有症状，在儿童中仍可以检测到角膜混浊。有些成人则需要角膜移植治疗。

ApoA-1缺乏症

少数ApoA-1缺乏症患儿出现角膜混浊。这类患儿其他特征包括早期动脉粥样硬化和黄色瘤。

铜转运障碍

威尔逊氏症（Wilson disease）

威尔逊氏症（Wilson disease）是由ATP7B突变引起的一种常染色体隐性遗传疾病。ATP7B将铜转运到肝细胞的高尔基体。胆汁排泄受损导致铜在肝、肾、角膜和大脑中积聚。常在5~20岁时出现肝病，在20~40岁之间出现神经系统问题，偶尔也发生在儿童时期。肝病表现为慢性活动性肝炎、肝硬化和暴发性肝衰竭。常见的神经症状有肌张力障碍、构音障碍、吞咽困难、震颤、帕金森病和精神问题。更罕见的问题包括溶血、关节炎和范科尼综合征。

角膜周边后弹力层铜沉积表现黄色或棕色的环状色素沉着：凯-弗环(Kayser-Fleischer ring)(图 65.21)。裂隙灯检查显示 95%有神经症状的患者出现凯-弗环，但在无症状的患者中很少出现，并且在患有肝病的儿童中很少出现[108]。凯-弗环可能出现在其他原因引起的慢性胆汁淤积患者中。视网膜病变可能是由于光感受器细胞铜水平失调引起的。

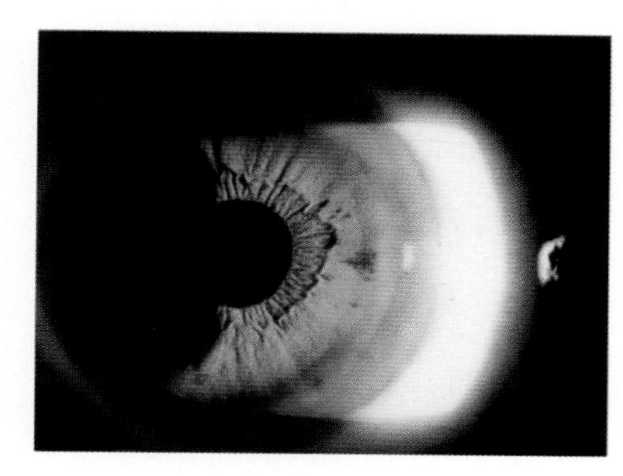

图 65.21 儿童凯-弗环(Kayser-Fleischer ring)，其神经系统表现为威尔逊氏症(Wilson disease)。在周边角膜可以看到褐色的雾状物

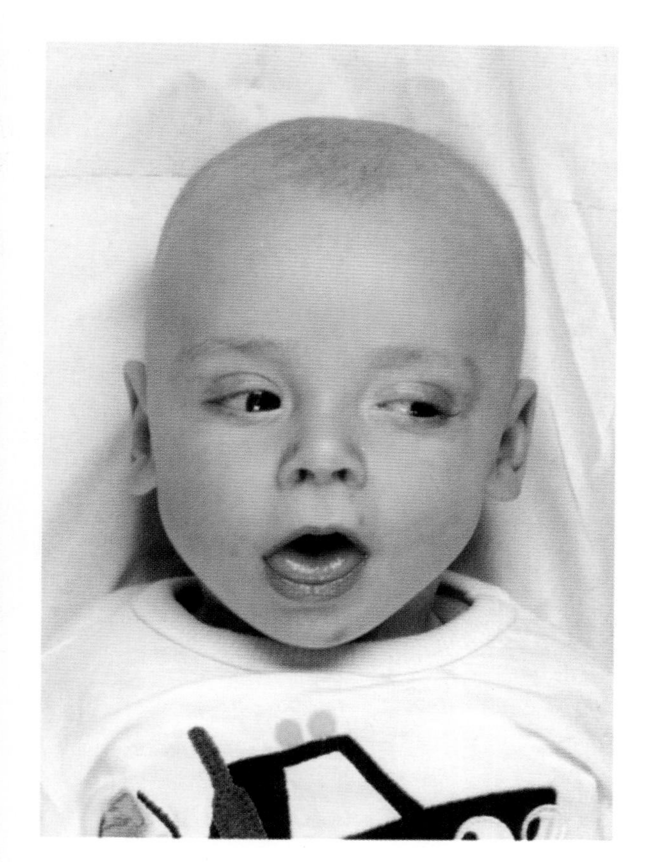

图 65.22 婴儿 Menkes 病(由伯明翰儿童医院 Chakrapani 医生提供)(转载自 GRIFFITHS C, BARKER J, BLEIKER T, CHALMERS R, CREAMER D, editors. Rook's Textbook of Dermatology, 9th edition. [M]. ford: Wiley-Blackwell, 2015)

用铜螯合剂(*D*-青霉胺、三烯胺)或锌治疗可改善症状，延长正常预期寿命，有时需要肝移植。

Menkes 病

铜转运蛋白 ATP7A 缺陷导致的 X 连锁遗传性疾病。主要特征是婴儿期神经退行性变、结缔组织紊乱和特征性的“弯曲”毛发(图 65.22)。患儿在 2~3 个月时出现张力减退和癫痫发作。他们有“矮胖”的脸颊、稀疏白发，且枕部隆起。视网膜变性和视神经萎缩导致视力低下，甚至进行性视力丧失。会出现早发性近视、斜视、蓝色虹膜和虹膜基质发育不全、睫毛异常[109]。患者病情迅速恶化，伴有发育衰退、痉挛和嗜睡，多数在 3 岁前死亡。早期应用铜-组氨酸治疗可改善神经系统预后，提高生存率。

(马聪 译　马翔 校)

参考文献

1. Poll-The BT, Maillette de Buy Wenniger-Prick CJ. The eye in metabolic diseases: clues to diagnosis. Eur J Paediatr Neurol 2011; 15: 197–204.
3. Ashworth JL, Biswas S, Wrait E, et al. The ocular features of mucopolysaccharidoses. Eye (Lond) 2006; 20: 553–63.
10. Ashworth JL, Biswas S, Wraith E, et al. Mucopolysaccharidoses and the eye. Surv Ophthalmol 2006; 51: 1–17.
14. Beck M, Olsen KJ, Wraith JE, et al. Natural history of alpha mannosidosis a longitudinal study. Orphanet J Rare Dis 2013; 8: 88.
18. Rosenberg R, Halimi E, Mention-Mulliez K, et al. Five year follow-up of two sisters with type II sialidosis: systemic and ophthalmic findings including OCT analysis. J Pediatr Ophthalmol Strabismus 2013; 50: 33–6.
25. Smith JA, Chan CC, Goldin E, et al. Noninvasive diagnosis and ophthalmic features of mucolipidosis type IV. Ophthalmology 2002; 109: 588–94.
30. Chen H, Chan AY, Stone DU, Mandal NA. Beyond the cherry-red spot: Ocular manifestations of sphingolipid-mediated neurodegenerative and inflammatory disorders. Surv Ophthalmol 2014; 59: 64–76.
33. Rucker JC, Shapiro BE, Han YH, et al. Neuro-ophthalmology of late-onset Tay-Sachs disease (LOTS). Neurology 2004; 63: 1918–26.
35. Harris CM, Shawkat F, Russell-Eggitt I, et al. Intermittent horizontal saccade failure ('ocular motor apraxia') in children. Br J Ophthalmol 1996; 80: 151–8.
37. McGovern MM, Wasserstein MP, Aron A, et al. Ocular manifestations of Niemann-Pick disease type B. Ophthalmology 2004; 111: 1424–7.
40. Samiy N. Ocular features of Fabry disease: diagnosis of a treatable life-threatening disorder. Surv Ophthalmol 2008; 53: 416–23.
41. Sodi A, Ioannidis AS, Mehta A, et al. Ocular manifestations of Fabry's disease: data from the Fabry Outcome Survey. Br J Ophthalmol 2007; 91: 210–14.
45. Allen LE, Cosgrave EM, Kersey JP, et al. Fabry disease in children: correlation between ocular manifestations, genotype and systemic clinical severity. Br J Ophthalmol 2010; 94: 1602–5.
50. Harris CM, Taylor DS, Vellodi A. Ocular motor abnormalities in Gaucher disease. Neuropediatrics 1999; 30: 289–93.
53. Kohlschütter A, Schulz A. Towards understanding the neuronal ceroid lipofuscinoses. Brain Dev 2009; 31: 499–502.
54. Bozorg S, Ramirez-Montealegre D, Chung M, et al. Juvenile neuronal ceroid lipofuscinosis (JNCL) and the eye. Surv Ophthalmol 2009; 54: 463–71.
55. Collins J, Holder GE, Herbert H, et al. Batten disease: features to facilitate early diagnosis. Br J Ophthalmol 2006; 90: 1119–24.
60. Grönlund MA, Honarvar AK, Andersson S, et al. Ophthalmological findings in children and young adults with genetically verified mitochondrial disease. Br J Ophthalmol 2010; 94: 121–7.
61. Bau V, Zierz S. Update on chronic progressive external ophthalmoplegia. Strabismus 2005; 13: 133–42.
66. Han J, Lee YM, Kim SM, et al. Ophthalmological manifestations in patients with Leigh syndrome. Br J Ophthalmol 2015; 99: 528–35.
68. Folz SJ, Trobe JD. The peroxisome and the eye. Surv Ophthalmol 1991; 35: 353–68.

73. Morava E, Wosik HN, Sykut-Cegielska J, et al. Ophthalmological abnormalities in children with congenital disorders of glycosylation type I. Br J Ophthalmol 2009; 93: 350–4.
75. Bosch AM. Classical galactosaemia revisited. J Inherit Metab Dis 2006; 29: 516–25.
80. Williams ZR, Hurley PE, Altiparmak UE, et al. Late onset optic neuropathy in methylmalonic and propionic acidemia. Am J Ophthalmol 2009; 147: 929–33.
85. Lueder GT, Steiner RD. Ophthalmic abnormalities in molybdenum cofactor deficiency and isolated sulfite oxidase deficiency. J Pediatr Ophthalmol Strabismus 1995; 32: 334–7.
87. Sergouniotis PI, Davidson AE, Lenassi E, et al. Retinal structure, function, and molecular pathologic features in gyrate atrophy. Ophthalmology 2012; 119: 596–605.
96. Fahnehjelm KT, Holmström G, Ying L, et al. Ocular characteristics in 10 children with long-chain 3-hydroxyacyl-CoA dehydrogenase deficiency: a cross-sectional study with long-term follow-up. Acta Ophthalmol 2008; 86: 329–37.
98. Gillingham MB, Weleber RG, Neuringer M, et al. Effect of optimal dietary therapy upon visual function in children with long-chain 3-hydroxyacyl CoA dehydrogenase and trifunctional protein deficiency. Mol Genet Metab 2005; 86: 124–33.
104. Cruysberg JR, Wevers RA, van Engelen BG, et al. Ocular and systemic manifestations of cerebrotendinous xanthomatosis. Am J Ophthalmol 1995; 120: 597–604.
108. Fenu M, Liggi M, Demelia E, et al. Kayser-Fleischer ring in Wilson's disease: a cohort study. Eur J Intern Med 2012; 23: 150–6.

第 66 章

瞳孔异常与瞳孔反射

Andrew G Lee

章节目录

瞳孔通路的解剖学(图 66.1)、生理学和病理生理学对小儿眼科医生很重要。这些内容在其他章节已经做了详尽的阐述,这里只讨论儿童相关的瞳孔问题。

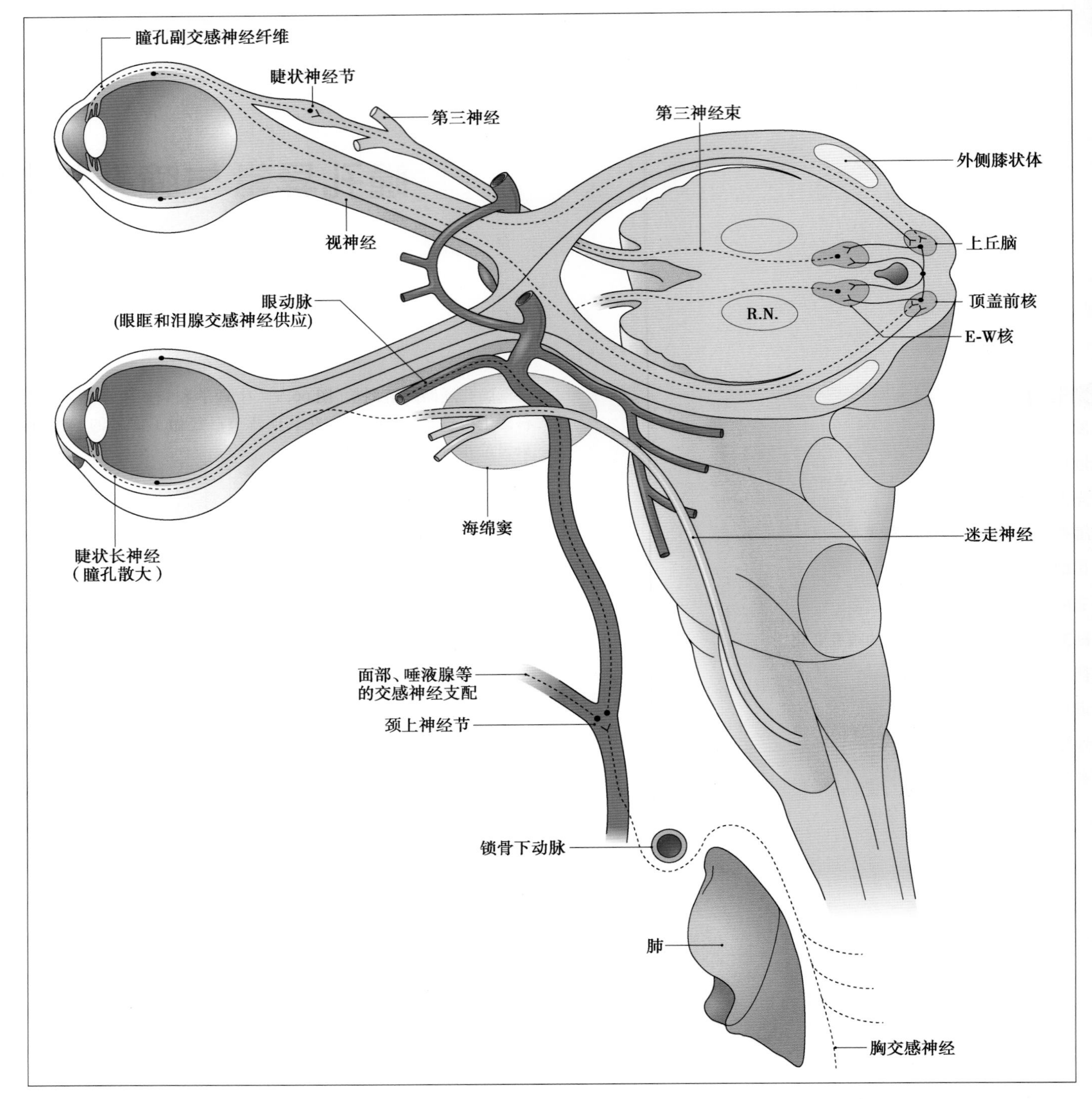

图 66.1　瞳孔反射中涉及的传出和传入通路的示意图。红色=血管和副交感神经;蓝色=传入视觉通路;绿色=交感神经通路。E-W 核:Edinger-Westphal 核;R. N. :红核

发育

参见第 3 章。

瞳孔光反射通常在 31 或 32 周时出现,小于等于 29 周的婴儿没有光反射[1]。出生时,瞳孔较小。它在第一个月逐渐扩大,可能在 10 岁结束时最大。随着年龄的增长又逐渐变小。足月儿或早产儿的瞳孔反应幅度通常较小,由于静息时瞳孔较小,临床上可能难以检查,特别是棕色虹膜患儿。1 个月以下婴儿无瞳孔光栅反应,进一步证明了婴儿期瞳孔反应的不成熟[2]。外用可卡因和羟基苯丙胺在婴儿中作用较弱,表明交感神经张力降低是新生儿瞳孔缩小的根本原因[3]。在极早产儿中,瞳孔可能尚未完全形成。在妊娠的第 7 个月,血管瞳孔膜萎缩,瞳孔出现。妊娠 32 周前,瞳孔散大并不一定意味着中枢神经系统的损伤,也不一定意味着瞳孔的反应迟钝。

动态视网膜检影检查表明,出生后 6 天至 1 个月的婴儿没有调节能力,但 3~4 个月婴儿就能达到正常功能[4]。因此,较小的婴

儿无法区分较高的散焦空间频率。然而,屈光研究表明,新生儿的调节能力超过 1D,这种能力在出生后第一个月迅速增加,在出生后头几年增加较少,从 4 岁到老花眼是眼睛调节功能从波峰到波谷的变化。

近反射

当从远处目标转到看近时,近反射被激活。包括眼睛的会聚、晶状体的调节和瞳孔缩小三联征。这些反应在起源上非同源,但作为联动反应联系在一起。近反射的传入通路可能比光反射的顶盖前传入通路更位于腹侧。两者共享动眼神经、睫状神经节和睫状后短神经的传出通路。

在不合作的儿童中,测试近距瞳孔反射比光反应更难检查,其中最重要的因素是合适的目标。例如,用于婴儿的小型内部照明的小玩具,具有足够细节以刺激内收的移动玩具,或用于儿童识别的字母或数字。

先天和结构异常

瞳孔的先天性、结构性和发育异常包括以下方面(参见第 33 章和第 39 章):

- 无虹膜;
- 小瞳孔(先天性特发性小瞳孔);
- 多瞳或瞳孔异位;
- 瞳孔缺如;
- 半岛瞳孔(遗传性部分虹膜括约肌萎缩伴扩张的椭圆形瞳孔);
- 持续永存瞳孔膜;
- 先天性瞳孔散大和缩小;
- 瞳孔不规则;
- 虹膜颜色异常(虹膜异色症);
- 瞳孔不对称。

瞳孔反射的传入和传出异常

传入性瞳孔阻滞

黑朦瞳孔

由眼病引起的完全失明(黑朦)眼通常对入射光线没有瞳孔反射,但如果传出系统完好无损,则近反射正常。在单眼失明患者中,患眼无直接的瞳孔反应,但对照射到未受影响的眼睛的光有间接反射(黑朦瞳孔反应)。在前段视觉通路或视网膜疾病导致的双眼失明中,虽然长期失明的瞳孔可能接近正常大小,但两个瞳孔通常都会散大。如果传出瞳孔通路是完整的,那么瞳孔仍然会对近刺激(光-近分离)做出反应。

相对传入瞳孔阻滞

当一条传入通路受到影响或双侧传入通路受到不对称影响时,可以通过"摆动手电筒"试验在临床上检测传入瞳孔通路中的相对传入瞳孔缺陷(RAPD)[5]。

RAPD 是用于检测传入瞳孔通路缺陷[(即传入瞳孔缺陷 APD)]的临床标志。RAPD 和 APD 不能互换使用,RAPD 是 APD 的临床标志。只有一只眼的患者在没有 RAPD 的情况下仍然可以有 APD。

RAPD 检测

在昏暗的灯光下,观察者将一束明亮的光线分别照射到每只眼睛中。孩子应该凝视远处以放松调节。光在两只眼睛之间摆动(即"摆动手电筒测试"),每只眼睛一秒钟。如果一只眼睛的传入瞳孔通路有缺陷,则直接反射减弱,而间接反射正常并且当光从健眼移动到患眼时,患眼的瞳孔将增大(即相对的传入瞳孔缺陷)。RAPD 可以从Ⅰ级到Ⅳ级进行主观评分,Ⅳ级是黑朦瞳孔。裂隙灯提供的放大倍数有助于检测年龄较大、合作程度较高的儿童的最小缺陷。在已知单侧传出瞳孔缺陷或不透明无法对一个瞳孔进行评价的情况下,仍可以进行 RAPD 检测。在这种情况下,使第二光源保持在正常瞳孔下方。当光从患眼移动到健眼时,正常的瞳孔收缩;当光移动到患眼时,正常的瞳孔将增大。RAPD 检查要归功于 Robert Marcus Gunn,他用强光进行连续的瞳孔评估。摆动光试验在检测轻度到中度传入缺陷时更加敏感。

RAPD 是从视网膜到中脑顶盖前核的中间神经元的传入通路不对称损伤的客观证据。因此,很少有患者可能有顶盖前病变的 RAPD(顶盖 RAPD)而没有任何视觉损失(即正常的视力、正常的视野和正常的眼底),因为顶盖前核的传入纤维从视路到外侧膝状体后离开视束。严重弱视的眼中可能会发生小的 RAPD[6],但罕见。在年龄较大的儿童中,除了 RAPD 测试之外,一个有用的主观补充是询问孩子哪只眼睛的光线更亮。可能会问孩子一个问题,"如果好眼里的光值 1 美元/磅,那么另一个值多少钱?"这可以给出 RAPD 的粗略主观定量。

光-近分离

当瞳孔对近距离刺激的反应比对光刺激更好时,就会出现光-近分离现象。无论传入或传出瞳孔通路缺陷均可产生光-近分离。在对称性双侧传入疾病患者中,可能很难或检测不到 APD。在这些情况下,光-近分离有助于作为传入疾病潜在的证据并定位病变。

传出性瞳孔运动障碍

Argyll Robertson 瞳孔

1869 年,道格拉斯·阿盖尔·罗伯逊(Douglas Argyll Robertson)描述了一种与三期梅毒一起出现的瞳孔光-近反射分离症状。瞳孔较小,不规则,对近刺激的收缩比对光的收缩更充分,也更迅速(瞳孔从"小"到"针尖样"改变)。裂隙灯检查常发现虹膜轻微萎缩。Argyll Robertson 瞳孔的病变被认为位于中脑背侧[7],有这种瞳孔的患者应该进行梅毒血清学检测。

外侧导水管综合征(背侧中脑综合征)

儿童外侧导水管背侧的扩张性病变包括松果体瘤、室管膜瘤、三侧性视网膜母细胞瘤、肉芽肿、脑积水、囊性病变和其他病变。中脑背侧受压产生光-近分离,可能包括垂直凝视麻痹(典型的上凝视麻痹)、眼睑退缩(Collier 征)、调节缺陷和聚合退缩性眼震。静息时瞳孔直径比正常瞳孔大。有时,可能在肿瘤迅速扩大的情况下,瞳孔较大,对光或近刺激的反应较差。

Adie 综合征(强直性瞳孔综合征)

Adie 综合征,在幼儿中不常见,通常是特发性的,但可能与水痘或其他病毒感染[8]、眼肌麻痹性偏头痛和麻疹疫苗接种一起发生[9,10]。在年轻女性中更常见[11]。常单侧起病,但也有许多病例为双侧起病[11]。儿童很少有与发病相关的症状,但他们可能在学校近视力测试中不及格或抱怨看近视力模糊。如果他们有远视或畏光,可能会发展成屈光参差性弱视。许多患者症状隐匿,父母发现后才就诊。

急性受累眼的瞳孔通常比健眼瞳孔大(图 66.2),但随着时间的推移,埃迪瞳孔(Adie pupil)趋向于缩小(“小的陈旧 Adie”)。虹膜括约肌有典型的节段性或弥漫性麻痹。一旦收缩,瞳孔保持收缩的时间更长(“强直性”瞳孔)。在调节方面也可能有短暂的缺陷,通常开始非常明显,但在 2 年或更长时间内逐渐改善[11]。用触觉测量器或棉花测试可以发现角膜知觉降低。

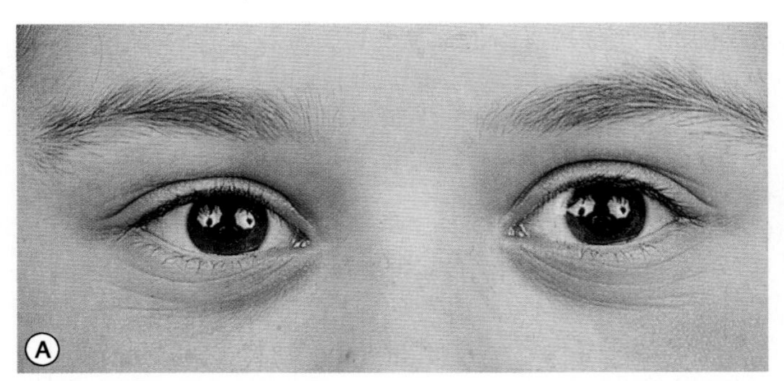

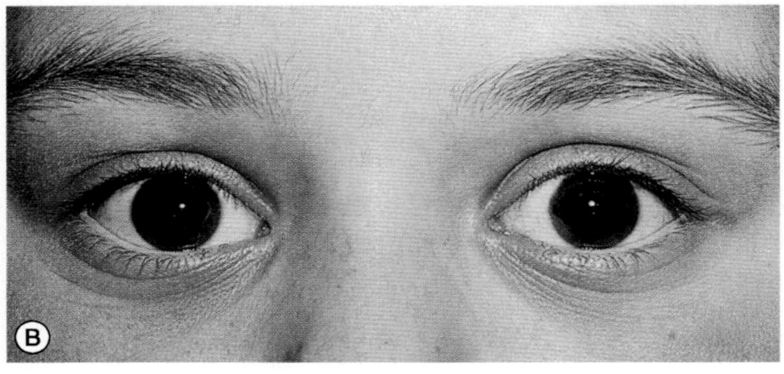

图 66.2 左眼埃迪瞳孔(Adie pupil)。Ⓐ在明亮光线下;Ⓑ在黑暗中。在黑暗中瞳孔大小差异较小

这可能是由于三叉神经纤维受损并通过睫状神经节所致。患有埃迪瞳孔(Adie pupil)的患者可出现四肢反射减弱或消失,但通常没有其他神经损伤。虽然埃迪瞳孔(Adie pupil)是一种临床诊断,但通过双眼滴入 0.062 5%毛果芸香碱后 20min 观察患侧与健侧瞳孔收缩情况,可出现瞳孔去神经支配的超敏反应。然而,睫状神经节后和睫状节前病变也可发生药物性去神经支配的超敏反应(图 66.3),因此不可单独用于区分瞳孔不等大的病因[如埃迪瞳孔(Adie pupil)和第Ⅲ脑神经麻痹]。

Loewenfeld 和 Thompson 提出埃迪瞳孔病变的部位在睫状神经节,其许多功能是该神经节异常增生的结果[12]。具体病因不明,可能是某种嗜神经性病毒感染。大多数患者无需治疗,但毛果芸香碱(0.1%,每天三次)或另一种稀释缩瞳剂可能有助于缓解畏光及继发性调节痉挛的症状。与成人患者不同,患有 Adie 或其他埃迪瞳孔的幼童应每天将健眼或较好的眼睛遮盖一段时间,避免弱视。为了预防屈光参差性弱视,有必要对患眼进行远视矫正。

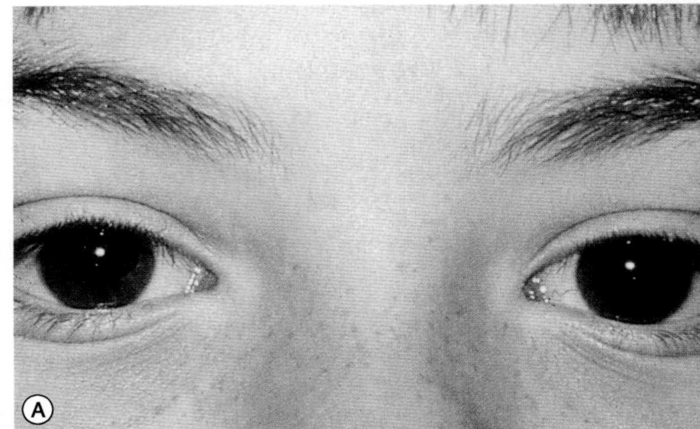

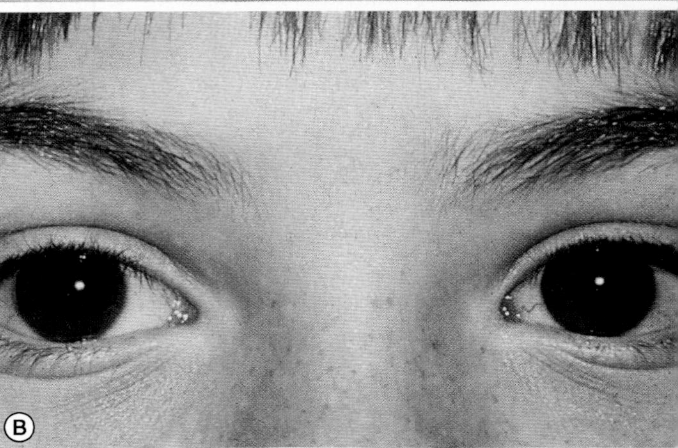

图 66.3 左眼埃迪瞳孔(Adie pupil)。Ⓐ在滴入 0.1%毛果芸香碱之前;Ⓑ在滴入 0.1%毛果芸香碱之前之后。右眼瞳孔不变,而左眼由于去神经支配超敏反应而收缩

强直瞳孔的其他病因

虽然 Adie 综合征是典型的特发性瞳孔强直,但睫状神经节损伤等其他病因也会导致类似的综合征。患有以下疾病的婴儿可能会出现先天或后天强直瞳孔:眼眶肿瘤;创伤性、感染或炎症性疾病;作为各种广泛神经病变的一部分,包括梅毒、糖尿病、吉兰-巴雷综合征、米勒-费希尔综合征、自主性神经病、遗传性感觉神经病、腓骨肌萎缩症和三联苯中毒。副肿瘤疾病继发的自主神经病变也引起强直瞳孔。

虹膜异常

外伤、照射、葡萄膜炎、缺血或出血对虹膜的损伤或肿瘤(如淋巴瘤、白血病、幼年性黄色肉芽肿、平滑肌瘤或神经肉瘤),均可导致瞳孔不等大、瞳孔异位和/或瞳孔反应异常(图 66.4)。裂隙灯检查虹膜可以进一步发现虹膜结构破坏。

良性发作性单侧瞳孔散大(“弹簧瞳孔”)

特发性发作性瞳孔散大综合征可能是一组导致虹膜括约肌副

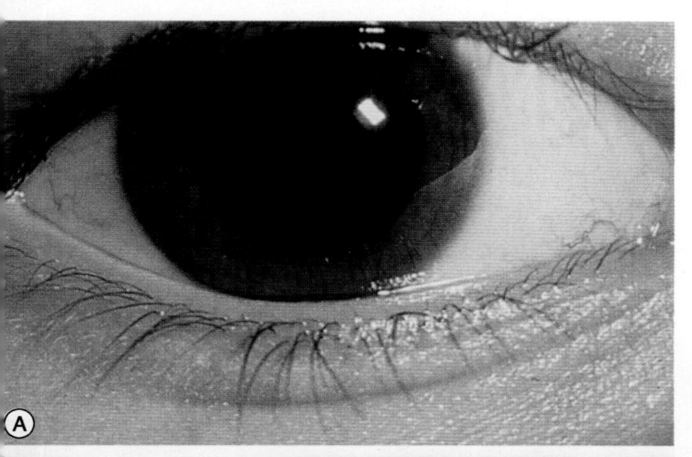

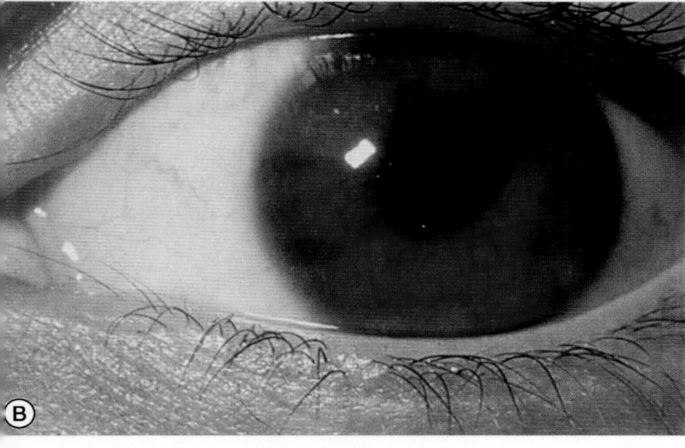

图 66.4　Ⓐ正常右眼；Ⓑ白血病浸润导致左眼虹膜异常，反应迟缓，瞳孔小

交感神经缺失或虹膜开大肌交感亢进的病症[13]。在任何一种情况下，瞳孔不等大通常持续数小时，然后自动消退。无其他动眼神经或交感神经功能障碍的体征，但该综合征经常伴有头痛或眼眶痛[13]。虽然它主要影响年轻女性，但在不同性别和许多年龄段都有报道。

中脑瞳孔异位

对一些中脑瞳孔纤维的损伤可能导致瞳孔向上和向内不对称的变形，以及对光和近刺激的不同的复杂瞳孔反应。患者常处于昏迷状态。

第Ⅲ脑神经麻痹（参见第 83 章）

完全性第Ⅲ脑神经麻痹，瞳孔无反射（图 66.5），但在部分性或恢复中的第Ⅲ神经麻痹患者中，同侧瞳孔反应可能迟钝或不对称。瞳孔反应不良或瞳孔不等大患者应进行眼球运动和眼睑评估，以排除第Ⅲ脑神经麻痹的可能。

第Ⅲ脑神经麻痹后异常增生可出现异常瞳孔收缩（图 66.6）[14]。眼外肌运动时可出现同侧瞳孔缩小（图 66.7）。

Riley-Day 综合征

在 Riley-Day 综合征（家族性自主神经功能障碍）（参见第 34 章和第 54 章）中，存在对稀释副交感神经模拟剂（如，毛果芸香碱 0.1%）的超敏反应。

虹膜括约肌或开大肌痉挛

虹膜开大肌的痉挛可导致“蝌蚪形”瞳孔，这通常发生在健康的年轻成年人中[15]。瞳孔在一个方向的痉挛达到高峰，并持续几分钟，可能发生在不同的场合。这种现象可能代表了突发瞳孔痉挛的一部分患者。

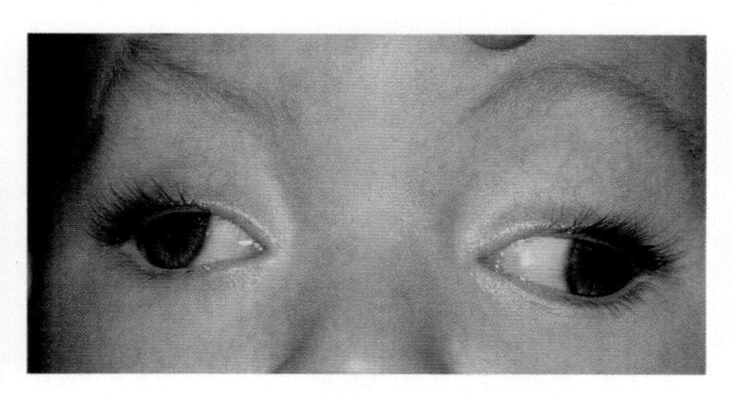

图 66.5　双侧先天性第Ⅲ脑神经麻痹伴瞳孔固定和无反射

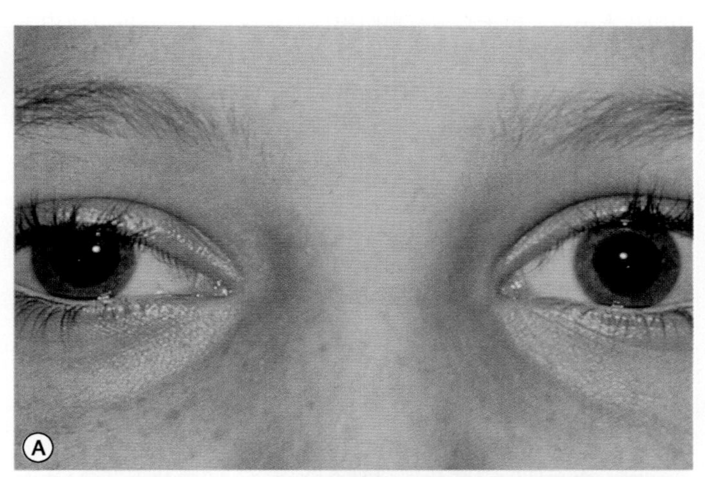

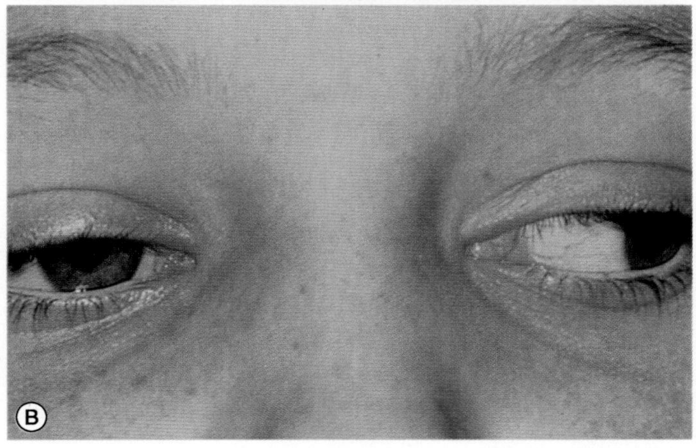

图 66.6　右眼外伤性第Ⅲ脑神经麻痹部分恢复后的异常再生。右瞳孔因尝试内转而收缩

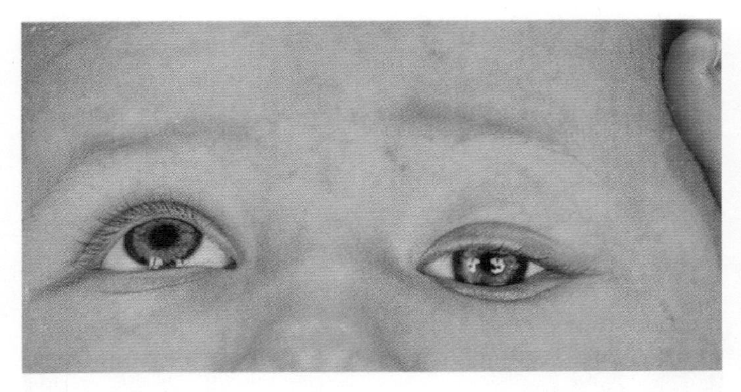

图 66.7 左眼先天性第Ⅲ脑神经麻痹。瞳孔可能长期很小

反常瞳孔

一些患有视网膜疾病的人会出现一种奇怪的瞳孔反应，即尽管在其他情况下反应正常，但光下的瞳孔比黑暗中的瞳孔大[16]。这种现象可能与视网膜疾病相关，必须引起父母注意。这些疾病包括典型的先天性静止性夜盲（参见第 46 章），但也与锥体功能障碍综合征有关，如色盲[17]，也见于 Leber 黑矇、显性视神经萎缩（参见第 54 章）、视神经炎和弱视（参见第 73 章）[18]。瞳孔反应在低视力和 Ishihara 评分较低的患者中更为明显[17]。

反常瞳孔可以在完全照明的房间和几乎完全黑暗的房间中使用照片来记录。孩子必须在黑暗中待上至少一分钟。可以使用手电筒或红外观察设备或录像来观察瞳孔。在患有眼球震颤的儿童中，建议进行视网膜电图检查。有趣的是，黑暗中养大的雏鸡，瞳孔在黑暗中呈现反常收缩，然而该机制还未得到充分的阐释。

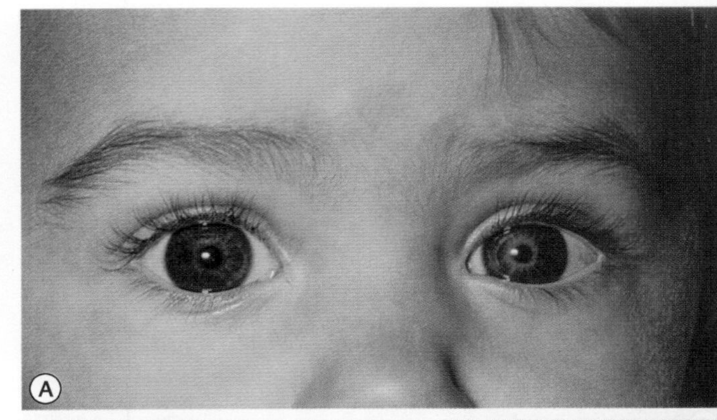

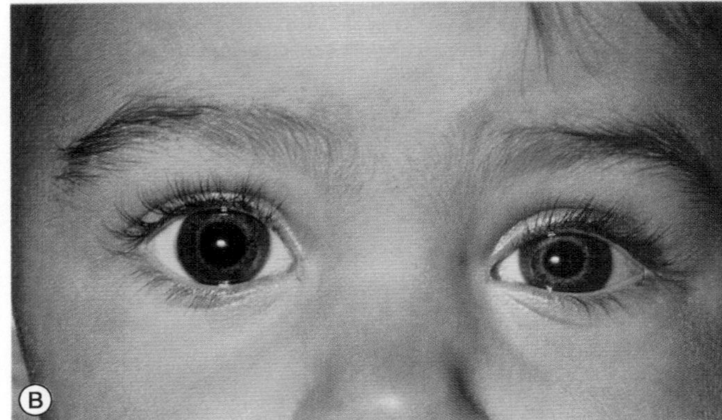

图 66.8 左侧霍纳综合征伴轻度上睑下垂。Ⓐ在明亮环境下拍摄的照片；Ⓑ同一患者在灯熄灭后 5s 显示瞳孔增大滞后

霍纳综合征

儿童眼交感神经去支配［霍纳综合征（Horner syndrome，HS）］并不少见，可能是先天的或后天的，病因可以是良性的或恶性的。

临床特点

瞳孔缩小

由于交感神经对瞳孔括约肌支配丧失导致瞳孔不等大，在黑暗中差异更大（图 66.8）。差异取决于病情轻重、儿童的警觉性和周围的照明条件。嗜睡的孩子瞳孔反应较弱，瞳孔不等大也会不显著。同侧瞳孔增大可能滞后，导致瞳孔大小在房间变暗后 5s 比 15s 有更大双侧不对称。最好用照片来衡量。瞳孔对光照和近刺激并不受影响。

上睑下垂

由于 Müller 肌无力，霍纳综合征患者通常会出现 1~2mm 的上睑下垂，但由于症状轻微并且多变，以至于不被注意到（图 66.9）。有些儿童出现瞳孔缩小，但无上睑下垂[19]，父母应注意上睑下垂的延迟发生[19]。下睑也可能受到影响（反向上睑下垂），导致眼睑更明显的狭窄和眼球内陷的假象（即表观眼球内陷）。

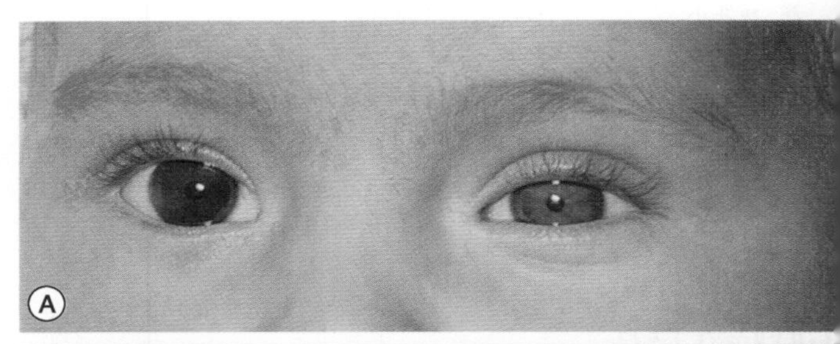

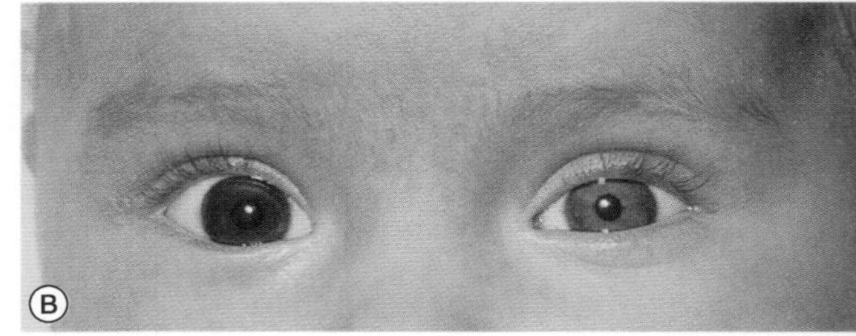

图 66.9 左侧先天性霍纳综合征患者表现为上睑下垂、下睑上抬和虹膜异色症，虹膜较浅眼是患眼。Ⓐ在明亮光线下；Ⓑ在黑暗环境下

同侧无汗

病变位于颈上神经节附近，即汗液纤维分支与颈外动脉一起走行的位置，病变可损害这些纤维并引起同侧面部和结膜的急性充血和鼻塞。在持续时间较长的病变中，患侧面部皮温高、干燥无汗，而健侧皮温低、出汗。在慢性病变中，由于去神经支配对儿茶酚胺超敏感性，患侧可能面色苍白。大多数孩子并不抱怨无汗，但父母可能会描述患儿哭泣时一侧脸不发红。

虹膜异色症

先天性HS,因为虹膜色素沉着部分依赖于交感神经支配,异色症可能发生在患侧虹膜,特别是棕色虹膜(图66.10)。虽然认为虹膜异色症是先天性HS的标志,但有时儿童[20]和成人[21]的获得性病例中,也会出现虹膜异色症。因此,临床上不应单独因异色症的存在而将HS病因确定为良性,特别是当虹膜异色症是进行性,而非静止性时。此外,先天性HS并不都会出现虹膜异色症,特别是在虹膜本身颜色浅,或者出生时间短,还没有使膜颜色逐渐表现出来时(图66.11)。该病组织病理学上,虹膜色素上皮正常,无虹膜交感纤维,基质黑素细胞数量减少,但含有正常黑色素小体[22],前边缘细胞消失。

药物性反应

10%可卡因可阻断交感神经末梢对去甲肾上腺素的吸收,导致瞳孔增大。虹膜扩张的程度依赖于完整的眼交感通路。三个眼交感通路神经元中任何一个损伤都会导致节后神经元释放的去甲肾上腺素减少,因此HS中的瞳孔不能像其他正常瞳孔那样增大。可卡因可以区分正常或生理性的和HS引起的瞳孔不等大。

1%羟基苯丙胺可促进突触前神经末梢释放去甲肾上腺素,因此使用可卡因后应在至少24h内双眼结膜囊滴入1%羟基苯丙胺。

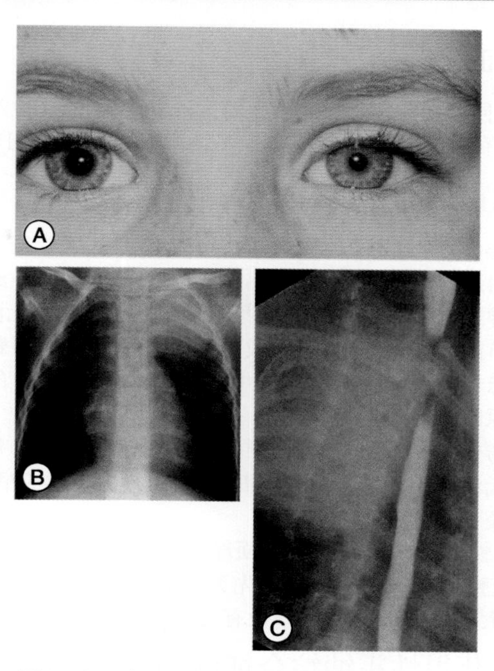

图66.11　先天性霍纳综合征。Ⓐ左霍纳综合征。这个孩子主诉突然出现上睑下垂和小瞳孔。Ⓑ胸部X线片显示左心尖肿块。Ⓒ钡剂吞咽显示食管收缩。原因是一个大的良性神经节神经瘤

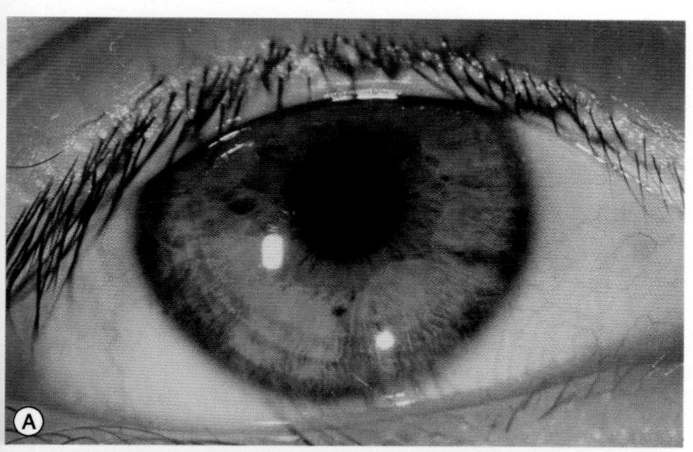

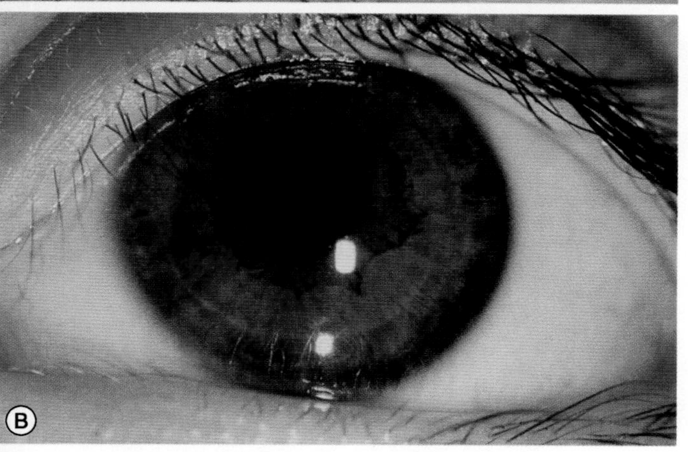

图66.10　青少年右眼先天性霍纳综合征。Ⓐ2岁时,右眼虹膜颜色变浅,在几周大时即出现上睑下垂和瞳孔缩小。Ⓑ正常的左眼

当节后神经元完整时,去甲肾上腺素释放并增大散瞳。但如果节后神经元受损,由于去甲肾上腺素量少,释放后瞳孔不会增大。羟基苯丙胺大约在40min起效。儿童的跨突触退行性变限制了羟基苯丙胺的敏感性和特异性,而且许多国家没有该药。

低剂量肾上腺素0.1%(1∶1 000)通常不会引起瞳孔散大,但在神经节后HS中,瞳孔会因去神经超敏反应继发扩大。0.1%肾上腺素的优点是,该药为非禁药,容易获得。

0.5%的安普乐定可能有助于HS的诊断。局部使用的安普乐定容易获得且便宜,它在明暗不同的条件下会引起不同的瞳孔反应。它是一种α-肾上腺素受体激动剂,通常对α_2受体的影响比α_1受体大。α_1和α_2受体的差异在于使较小的瞳孔扩张,正常及较大的瞳孔收缩。安普乐定的主要药理作用部位是睫状体的α_2受体,可降低眼压。在HS中伴随交感神经丧失而发生的α-肾上腺素受体上调,揭示了α_1效应:较小的瞳孔扩张。最近的一系列儿童HS病例,0.5%安普乐定表现出极好的敏感性和特异性,在光照条件下观察效果最好[23]。然而,由于可能存在中枢神经系统抑制,婴儿慎用。

药理学测试虽然通常不是诊断HS的必要条件,但有时眼睑异常会伴随生理性瞳孔不等大,而上睑下垂和瞳孔缩小可以非同步或单独出现。儿童HS的非典型表现可能只包括瞳孔缩小及上睑下垂,甚至仅仅是间歇性瞳孔缩小和眼上睑下垂[19]。在这些情况下,药理学测试可能有助于诊断。

在明暗不同环境中测量儿童瞳孔的变化较困难,可以通过照片来辅助诊断。对于模棱两可的病例,可以使用局部测试来区分生理性异常注视与HS,但大多数作者认为,患有不明原因HS的儿童应该接受眼交感通路的影像学检查和其他测试(如儿茶酚胺测试),以排除其他病因(如神经母细胞瘤)。

其他特征

关于同侧调节性增加或减少的报告有很多,但这种差异似乎并不确定存在于儿童中,也不容易测量。患侧中央角膜可较厚。

先天性霍纳综合征(图 66.10)

Weinstein 等将先天性 HS 按病因分为三种类型[24]:

- 因产钳造成颈内动脉及其交感神经丛创伤的患儿,经药物测试具有神经节后性 HS(1%羟苯丙胺不膨胀)。无面部无汗症。
- 神经节前交感神经通路手术或产科创伤的患儿,包括臂丛神经损伤患者(Klumpke 麻痹)。心胸外科手术是儿童 HS 的另一个常见原因。
- 无产伤史,但有霍纳综合征、颈上神经节或颈上神经节周围有损伤或无汗症者。神经母细胞瘤患者可出现先天性或早发性 HS 伴神经节前病变和多汗[25,26]。

先天性 HS 也可能伴有半侧面部萎缩、颈椎畸形、先天性肿瘤、蛛网膜囊肿和无前脑畸形,以及先天性水痘综合征。尽管有上述原因,但大多数先天性 HS 儿童没有其他异常[27]。

出生后获得性霍纳综合征(Horner syndrome)

与先天性 HS 相比,任何不明原因的获得性 HS,在儿童中更显著,通常也更严重。可能发生在以下几个方面:

- 脑干损伤、肿瘤或血管畸形、梗死和出血以及脊髓空洞症导致的中心性节前病变。在这些病例中,通常存在明显的其他神经功能障碍。
- 由于颈部创伤、神经母细胞瘤和其他肿瘤导致的节前损伤,即脊髓和颈上神经节之间的第二神经元的损害(图 66.11)。
- 由于海绵窦病变(肿瘤、动脉瘤或炎症性疾病)、神经母细胞瘤和创伤导致的节后病变,即颈上神经节后神经元损害。

治疗

先天性霍纳综合征(Horner syndrome)

出生创伤和早期心胸外科手术是 HS 最常见原因[26]。虽然没有明显原因的先天性霍纳综合征(Horner syndrome)儿童发生肿瘤罕见,但仍然需要对眼交感神经通路成像和 24h 儿茶酚胺测定。几个不明原因的 HS 儿童影像学发现有神经母细胞瘤,但尿儿茶酚胺正常[25]。这种差异可能是由于与 24h 尿儿茶酚胺检测相比,尿液中儿茶酚胺检测的灵敏度较低。正常的尿液检查不一定能排除神经母细胞瘤。这种诊断的重要性可能需要影像学和儿茶酚胺试验作为初步检查。然而,鉴于不明原因的 HS 儿童中神经母细胞瘤的发生率相对较低,在影像学检查的同时,进行儿茶酚胺检测和仔细体格检查同样重要[26]。

获得性霍纳综合征

在没有明显原因(如创伤或手术)的情况下,应结合神经科医生对患有获得性霍纳综合征的儿童进行监测,检查包括眼交感神经通路成像和 24h 儿茶酚胺测定(图 66.9)。

交感神经兴奋的瞳孔改变

有病例表现为间歇性瞳孔增大,伴有或不伴有睑裂增宽,与颈髓空洞、脊髓损伤、肺肿瘤、癫痫或偏头痛有关。在癫痫和偏头痛中,副交感神经兴奋性可能同时降低,但交感神经诱发的痉挛表现为面色苍白和出汗。

副交感神经系统受损引起的瞳孔变化

参见第 83 章。

偶尔可见眼内肌麻痹(瞳孔括约肌麻痹和调节麻痹),但核性眼外肌麻痹罕见,通常为双侧性,常与其他动眼神经麻痹相关。

脚间窝第三神经的损伤可能发生于动脉瘤或肿瘤患者中,其中的瞳孔运动纤维局限于神经的上内侧,通常与眼外肌麻痹有关,但脑膜病变可导致孤立的眼内肌麻痹。

药剂药理学

许多药理制剂影响瞳孔大小和反应。全身药剂通常影响双侧瞳孔,而局部药剂通常只滴入一只眼,因此会导致瞳孔不对称。

瞳孔扩张剂

副交感神经药

0.5%~1%阿托品、2%后马托品、0.5%~1%环戊醇胺酯和 1%托吡卡胺都是常用的扩瞳和麻痹睫状肌的药物。后马托品和阿托品是长效散瞳剂,除非必须长期散瞳,否则通常不用于诊断或治疗(如弱视的压抑疗法)。0.5%东莨菪碱具有与阿托品相似的作用,但作用时间较短。这些药物可能导致先天性中枢性通气不足的儿童出现呼吸衰竭。儿童不经意局部接触散瞳药会引起瞳孔扩大,对于此类患儿,应该特别询问父母药物接触史。此外,接触某些含有副交感解毒剂的野生植物(如颠茄生物碱、曼陀罗)可导致瞳孔散大。

拟交感神经药

0.1%~1%肾上腺素或 2.5%~10%去氧肾上腺素可与副交感神经阻断剂联合扩张瞳孔,对调节没有作用,也不能有效散瞳。在早产儿及心脏病、血管病或高血压患者中使用必须非常小心,稀释度降至最低。

缩瞳剂

胆碱能药物

通常将 1%~4%毛果芸香碱用于收缩瞳孔。现在偶尔用于治疗青光眼,对婴儿青光眼几乎没有作用。

抗胆碱酯酶

0.03%~0.125%的碘化磷和 0.5%毒扁豆碱很少用于青光眼的治疗。乙膦硫胆碱引起外周调节,在某些高 AC/A 的斜视患儿中用来解除调节性融合与调节之间关联。很少引起白内障,偶尔会引起可逆性虹膜囊肿。与麻醉中使用的一些肌肉松弛剂相互作用。

抑制交感神经药物

5%胍乙啶可用来治疗甲状腺功能亢进症眼睑退缩。1%的胸腺嘧啶也可能导致瞳孔收缩。目前这些药物很少在临床中使用。

全身制剂

阿托品、东莨菪碱和苯甲托品可引起瞳孔扩张和调节麻痹。吉姆森草的种子,茄属植物的浆果,以及天仙碱都已被认为会导致严重或致命的中毒。症状被描述为“热得像野兔,瞎得像蝙蝠,干得像骨头,红得像甜菜,疯得像帽匠”。局部阿托品或阿托品类药物引起的散瞳不能被1%的毛果芸香碱抵消,但在全身中毒中可以被抵消。抗组胺药和一些抗抑郁药会产生瞳孔散大。海洛因、吗啡和其他阿片、大麻和其他一些精神药物会引起双眼瞳孔收缩。

近反射异常

先天性缺失

孩子出生时可能就存在近反射异常。调节缺失,集合不良,视近时瞳孔不能收缩,但瞳孔对光反射存在[28]。可发现家族性调节异常[29],原因不明,但可能起源于周围神经系统。

获得性缺陷

Sylvian 导水管(Parinaud)综合征

早发老视是肿瘤侵袭背侧中脑的征兆之一。其他更典型的症状包括会聚-回缩性眼球震颤、垂直凝视缺陷、眼睑退缩、会聚缺陷和瞳孔光-近反射分离。

全身性疾病

肉毒杆菌中毒、白喉、糖尿病、头颈外伤可能导致调节缺陷,要么是孤立的,要么与眼球运动和辐辏缺陷有关。肝豆状核变性在某些病例中与近反应缺陷有关。

药剂药理

见上文。

眼病

患有严重虹膜睫状体炎(参见第 40 章)、晶状体脱位(参见第 36 章)、眼组织较大缺损(参见第 33 章)、牛眼症(参见第 38 章)、高度近视和直接眼外伤(包括视网膜脱离手术)的儿童可能会出现调节缺陷。

其他神经原因

Adie 瞳孔综合征和动眼神经麻痹可能导致调节障碍。其他眼眶疾病,可能通过影响睫状短神经导致睫状神经麻痹和调节缺陷。

学龄儿童的调节

无论是否伴有屈光不正,学龄儿童通常具有较高的调节能力。有人提出,近反射异常和一些读写困难病例之间存在因果关系。重要的是要清楚区分是由于近反射异常引起的阅读障碍(可以通过练习来改善),还是与阅读和写作有关的感知缺陷(不能通过简单练习来改善)[30]。

近反射痉挛包括:

- 调节性假性近视;
- 眼睛会聚(间歇性内斜视);
- 瞳孔缩小。

通常会出现视物模糊和复视、眼痛或头痛。虽然症状多见于闭合性头部外伤病例,但很少由器质性疾病引起。病因多怀疑为上脑干病变,罕见。在两个闭合性头部外伤的病例中,磁共振检查显示中脑无异常,但都有左颞叶的损伤[31]。

大多数病例没有发现器质性疾病,暂定是心理因素。发作具有突发性,突然发作,可能持续数小时,可有变化,常有视力模糊和畏光。双眼内斜,类似于双侧第Ⅵ神经麻痹。主要表现为随着偏斜角度的增加瞳孔收缩增加。功能性问题也表现在侧方注视时瞳孔进一步收缩。儿童时期不常见,症状可反复发作。

预后良好,部分患儿可以通过缩瞳剂得到纠正,在更多情况下可联合使用睫状肌麻痹和双焦点眼镜。除非有神经体征,否则无须检查。

致谢

本章基于 Megan M. Geloneck 和 Derrick C. Pau 以及 Andrew G. Lee 的先前版本。

(殷路 马聪 译 鲁智莉 校)

参考文献

1. Isenberg S, Molarte A, Vazquez M. The fixed and dilated pupils of premature neonates. Am J Ophthalmol 1990; 110: 168–72.
2. Cocker KD, Moseley MJ, Bissenden JG, et al. Visual acuity and pupillary responses to spatial structure in infants. Invest Ophthalmol Vis Sci 1994; 35: 2620–5.
3. Korczyn AD, Laor N, Nemet P. Autonomic pupillary activity in infants. Metab Ophthalmol 1978; 2: 391–4.
4. Haynes H, White BL, Held R. Visual accommodation in human infants. Science 1965; 148: 528–30.
5. Enyedi LB, Dev S, Cox TA. A comparison of the Marcus Gunn and alternating light tests for afferent pupillary defects. Ophthalmology 1998; 105: 871–3.
6. Donahue SP, Moore P, Kardon RH. Automated pupil perimetry in amblyopia: generalized depression in the involved eye. Ophthalmology 2003; 104: 2161–7.
7. Dasco CC, Bortz DL. Significance of the Argyll Robertson pupils in clinical medicine. Am J Med 1989; 86: 199–202.
8. Goldsmith MO. Tonic pupil following varicella. Am J Ophthalmol 1968; 66: 551–4.
9. Iannetti P, Spalice A, Iannetti L, et al. Residual and persistent Adie's pupil after pediatric ophthalmoplegic migraine. Pediatr Neurol 2009; 41: 204–6.
10. Aydin K, Elmas S, Guzes EA. Reversible posterior leukoencephalopathy and Adie's pupil after measles vaccination. J Child Neurol 2006; 21: 525–7.
11. Thompson HS. Adie's syndrome: some new observations. Trans Am Ophthalmol Soc 1977; 75: 587–626.
12. Loewenfeld IE, Thompson HS. The tonic pupil: a re-evaluation. Am J Ophthalmol 1967; 63: 46–87.
13. Jacobson DM. Benign episodic unilateral mydriasis: clinical characteristics. Ophthalmology 1995; 102: 1625–7.
14. Hamed LM. Associated neurologic and ophthalmologic findings in congenital oculomotor nerve palsy. Ophthalmology 1991; 98: 708–14.
15. Balaggan KS, Hugkulstone CE, Bremmer FD. Episodic segmental iris dilator muscle spasm: the tadpole pupil. Arch Ophthalmol 2003; 121:

744–5.

16. Barricks ME, Flynn JT, Kushner BJ. Paradoxical pupillary responses in congenital stationary night blindness. Arch Ophthalmol 1977; 95: 1800.
17. Ben Simon GJ, Abraham FA, Melamed S. Pingelapese achromatopsia: correlation between paradoxical pupillary response and clinical features. Br J Ophthalmol 2004; 88: 223–5.
18. Frank JW, Kushner BJ, France TD. Paradoxical pupillary phenomena: a review of patients with pupillary constriction to darkness. Arch Ophthalmol 1998; 106: 1564–6.
19. Jeffery AR, Ellis FJ, Repka MX, et al. Pediatric Horner syndrome. J AAPOS 1998; 2: 159–67.
20. Pollard ZF, Greenberg MF, Bordenca M, Lange J. Atypical acquired pediatric Horner syndrome. Arch Ophthalmol 2010; 128: 937–40.
21. Makley LB, Abbott K. Neurogenic heterochromia: a report of an interesting case. Am J Ophthalmol 1965; 59: 297–9.
22. McCartney A, Riordan-Eva P, Howes R, et al. Horner syndrome: an electron microscopic study of human iris. Br J Ophthalmol 1992; 76: 746–9.
23. Chen PL, Hsiao CH, Chen JT, et al. Efficacy of apraclonidine 0.5% in the diagnosis of Horner syndrome in pediatric patients under low or high illumination. Am J Ophthalmol 2006; 142: 469–74.
24. Weinstein J, Zweifel TJ, Thompson HS. Congenital Homer syndrome. Arch Ophthalmol 1980; 98: 1074–8.
25. Mahoney NR, Liu GT, Menacker SJ, et al. Pediatric Horner syndrome: etiologies and roles of imaging and urine studies to detect neuroblastoma and other responsible mass lesions. Am J Ophthalmol 2006; 142: 651–9.
26. Smith S, Diehl N, Leavitt J, Mohney B. Incidence of pediatric Horner syndrome and the risk of neuroblastoma: a population-based study. Arch Ophthalmol 2010; 128: 324–9.
27. George ND, Gonzalez G, Hoyt CS. Does Horner syndrome in infancy require investigation. Br J Ophthalmol 1998; 82: 51–4.
28. Chrousos GA, O'Neill JF, Cogan DG. Absence of the near reflex in a healthy adolescent. J Pediatr Ophthalmol Strabismus 1985; 22: 76–7.
29. Hibbert FG, Goldstein V, Osborne SM. Defective accommodation in members of one family. Trans Ophthalmol Soc UK 1975; 95: 455–61.
30. Shaywitz SE, Shaywitz BA. The science of reading and dyslexia. J AAPOS 2003; 7: 158–66.
31. Montiero ML, Curi AL, Pereira A, et al. Persistent accommodative spasm after head trauma. Br J Ophthalmol 2003; 87: 243–4.

第 67 章

白血病

Richard J C Bowman，Jack Bartram

章节目录

引言

急性淋巴细胞白血病（ALL）是儿童期最常见的癌症，占儿童癌症的30%以上，英国每年有400~500名新生儿被确诊为急性淋巴细胞白血病。急性髓细胞性白血病（AML）占儿童癌症的5%，英国每年有60~70例新发儿童病例。儿童急性白血病联合化疗效果良好，因此严重的眼部受累较以前少见，通常不需要常规眼科监测。急性淋巴细胞白血病的五年生存率通常超过85%，急性髓细胞性白血病的平均生存率达60%。大多数治疗失败是由于复发性白血病，并且随着支持疗法的改善以及治疗方法的改进，死亡率随之降低。

一些临床和生物学标准可能会影响急性淋巴细胞白血病预后和治疗方案的制定：年龄（1岁以下的婴儿和10岁以上的儿童复发率较高）、白细胞计数高、初始治疗反应慢、白血病细胞内染色体变化。以下方法可以缩小不同亚组之间初始治疗成功率的差距。

目前已明确，对于当前接受最佳治疗方式的儿童，白血病细胞遗传学和通过微小残留疾病检测的治疗反应是最佳的预后指标。几乎所有儿童都接受2~3年的化疗，而骨髓移植（BMT）用于大约10%的初始预后差或复发的患儿。AML治疗在5或6个月内非常密集，化疗越来越有效，BMT变得越来越少。与ALL相似，将儿童分为不同亚组，发现疗效与白血病细胞中的染色体变化和初始治疗反应相关。

常见的发病部位是骨髓、血液、淋巴结、肝脏和脾脏。眼睛是唯一可以直接观察到白血病累及神经和血管的部位，并可以作为白血病细胞逃避化疗的“避难所”。眼部并发症有时可能是主要的后遗症[1]，但严重的眼部受累并不常见[2]。眼部表现变化快，需要及时诊断和治疗，并且多不表现为初始特征，而是复发特征。急性白血病的眼部表现分为直接表现［前段、眼眶或中枢神经系统（CNS）的浸润］和间接表现（继发于血液学变化，如高黏血症（高黏滞综合征）、贫血、血小板减少和免疫抑制）[3]。AML眼部表现比ALL更常见，表现为特定眼眶或眼部疾病，并与骨髓复发和中枢神经系统受累的频率增加相关[4]。

在白血病，尤其AML中，眼眶表现可能在眼球未受累的情况下出现，并且可能是唯一的表现[5]。髓细胞性白血病可在包括眼眶在内的不同部位以孤立的实体瘤块的形式（粒细胞肉瘤）出现（图67.1）。可能由于骨髓过氧化物酶或血液制品改变等原因，组织肿块呈绿色，因此被称为“绿色瘤”。

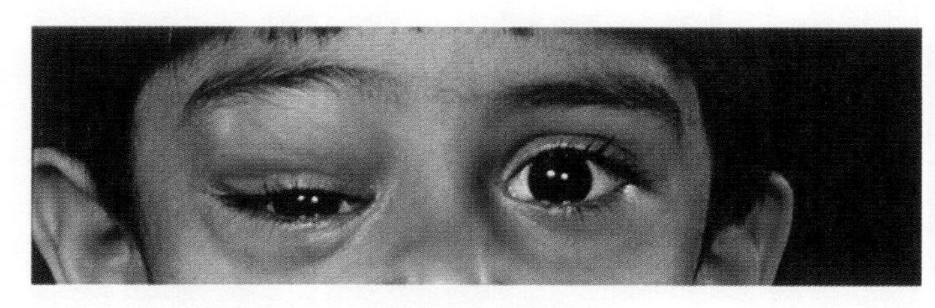

图67.1　由髓细胞性白血病引起的“绿色瘤”

白血病眼眶受累可能是由于骨或软组织浸润、肿瘤形成或出血所致，可能主要累及泪腺或泪道，诊断多为良性。眼眶受累的儿童可能在疾病早期出现眼球突出、结膜水肿，眼外肌较少受累，可能出现暴露性角膜炎。原发性白血病浸润与出血或机会性感染等并发症难以鉴别，只能通过活检进行鉴别[6]。活检应在异常区域的中心进行，而不是在可能发生继发性炎症改变的周边部位。儿科血液病专家审查血细胞计数和血涂片，在活检前进行全面的临床评估，以及在活检时进行骨髓检查，都很重要。

眼睑

眼睑通常仅作为眼眶浸润的局部表现，但有时也可能是白血病的直接浸润部位[7]。

结膜

结膜出血(图 67.2)、浸润(图 67.3)或高黏血症等形式受累,血管可呈弯曲或“逗号”形状。结膜肿块虽罕见,但可能是急性白血病的表现[3]。

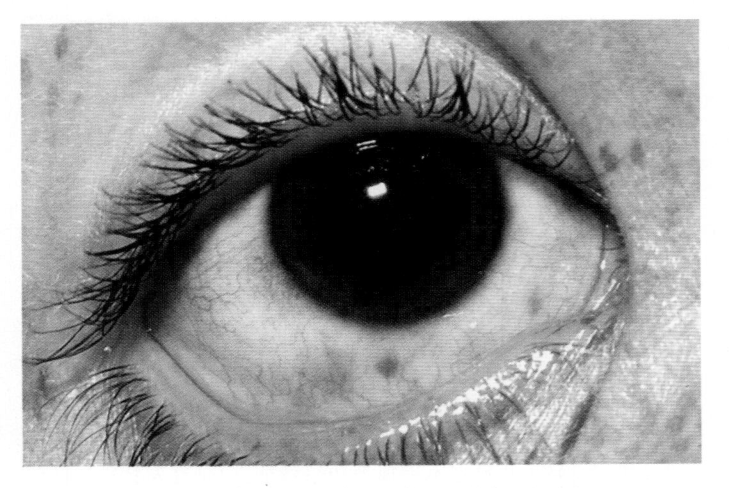

图 67.2　急性淋巴细胞白血病的结膜出血和浸润

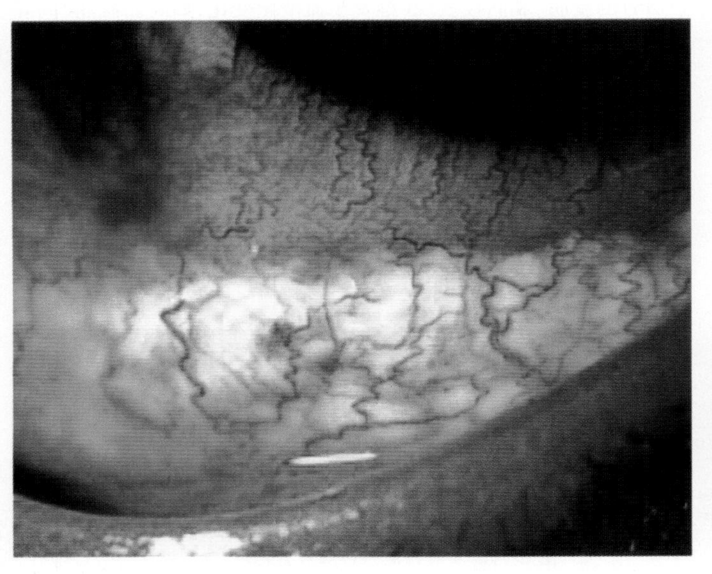

图 67.3　白血病细胞(急性淋巴细胞白血病)引起的结膜浸润

角膜与巩膜

由于角膜无血管,白血病通常不累及角膜,但对于免疫功能受损的儿童可能发生单纯疱疹或带状疱疹感染。急性单核细胞白血病可发生角膜缘周围浸润,因此角膜溃疡可能是急性白血病的临床症状[8,9]。

晶状体

接受全身放疗的患者常发生白内障,且其发生与放疗总剂量、频次、分次剂量相关[10]。治疗移植物抗宿主病时所使用的类固醇可能会导致或加剧白内障。

前房、虹膜和眼压

儿童白血病性前房积血或前房积脓非常罕见,且大多数报道的病例均是 ALL 复发病例(图 67.4)。眼前节复发占所有 ALL 复发的 2%,在 AML 中却非常罕见[7,11]。

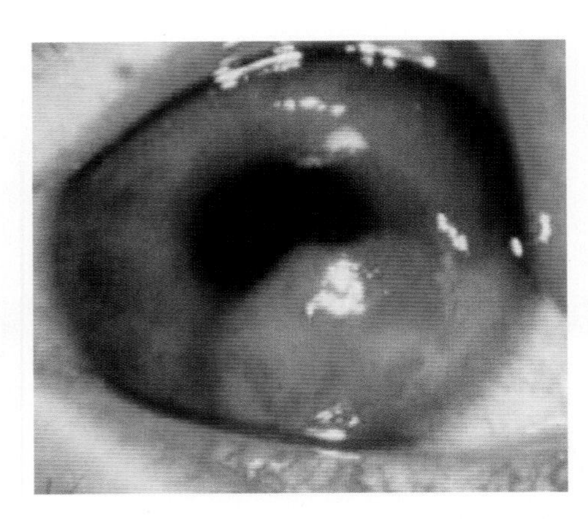

图 67.4　病变于前房复发(急性淋巴细胞白血病)

浸润最可能是血液转移而非 CNS 相关[10]。此外,孤立的眼前节相对频繁复发,支持眼睛可作为肿瘤细胞的避难所的概念[12]。由于血眼屏障,化疗药物不能穿透眼睛以及许多其他组织,使白血病细胞存活,导致化疗停止后复发。相关症状包括眼红、流泪、畏光、疼痛和视力丧失。患儿父母可能会注意到瞳孔的形状或对光反射变化,以及虹膜的颜色和外观的变化(图 67.5)。白血病相关葡萄膜炎占儿童葡萄膜炎的 5%[3],对于存在白血病既往病史的儿童,白血病应始终作为导致葡萄膜炎的可能病因。

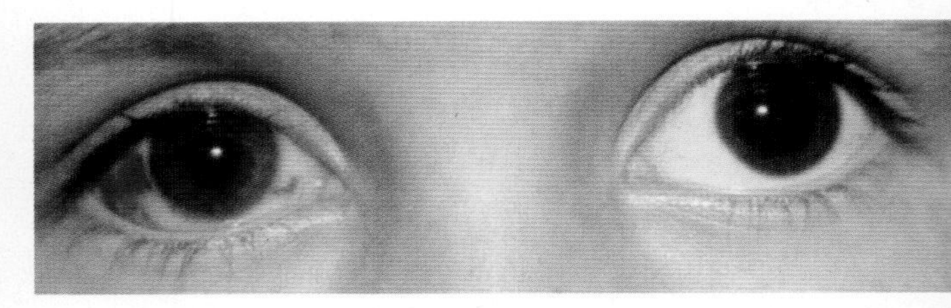

图 67.5　瞳孔大小不等和轻度异色症(急性淋巴细胞白血病)

临床表现多样,虹膜炎和前房积脓最常见,而睫状充血、角膜后沉淀、前房细胞和眩光较常见。后粘连不常见,但血性灰色前房积脓常见。继发性青光眼常见,并伴有角膜水肿、疼痛和眼红。

虹膜可以弥漫性增厚(图 67.6),也可是一个或多个结节,或者大小不等的肿块。虹膜的增厚使虹膜隐窝消失,导致虹膜失去特征性。虹膜也可能因色素损失而变薄(图 67.7)。虹膜颜色可能会改变,通常褪色为褐色,也可能发生虹膜红变。葡萄膜炎的标准治疗失败通常会引起眼科医生关注白血病的可能性。如果诊断存在疑问,前房穿刺和虹膜切除术是有用的诊断手段[11],但单独穿刺可能不足以作出准确的诊断。病理学检查显示,虹膜和小梁网被白血病细胞浸润时[7],前房积脓的脓液中存在白血病细胞、坏死组织和蛋白渗出物。白血病细胞可能很难找到。白血病肿

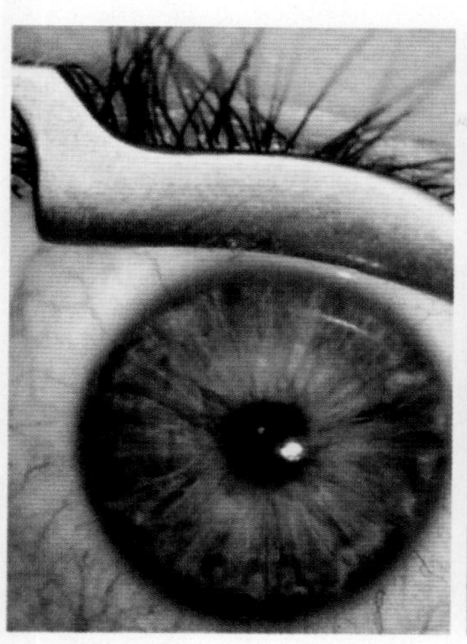

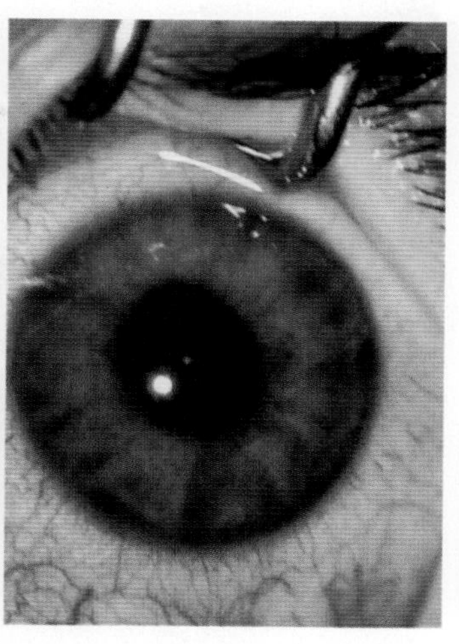

图 67.6　病变于虹膜复发伴有异色症，左侧虹膜浸润和瞳孔反应缓慢

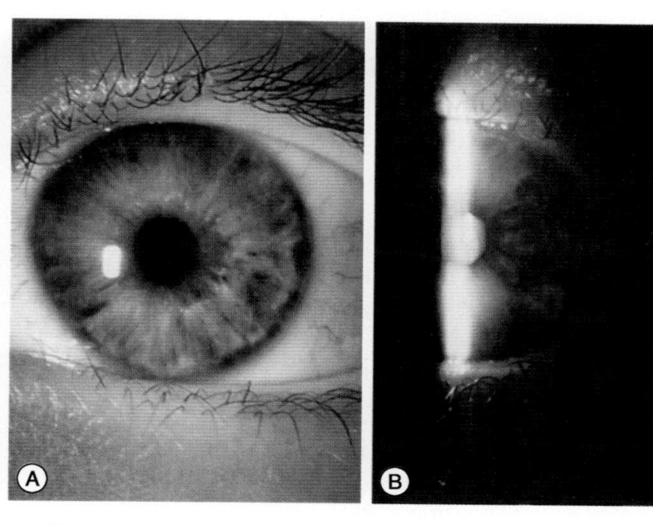

图 67.7　与图 67.6 相同的患者。用 2 500cGy 治疗后，虹膜透光。右眼受到影响

瘤细胞阻塞房水流出通道和巩膜外血管通道会导致患者发生青光眼。

由于局部明显复发的儿童通常患有亚微观骨髓疾病，因此需要全身系统治疗联合眼部放疗（至少 2 000cGy）和局部类固醇治疗。通过以上治疗方法，许多患儿长期存活并可能治愈[13]。

脉络膜

脉络膜可能是所有类型白血病患者眼部最常累及的部位[7,14]，但很少有临床表现。临床表现与浆液性视网膜脱离以及视网膜下肿块导致视网膜脱离相关（图 67.8）。荧光素血管造影

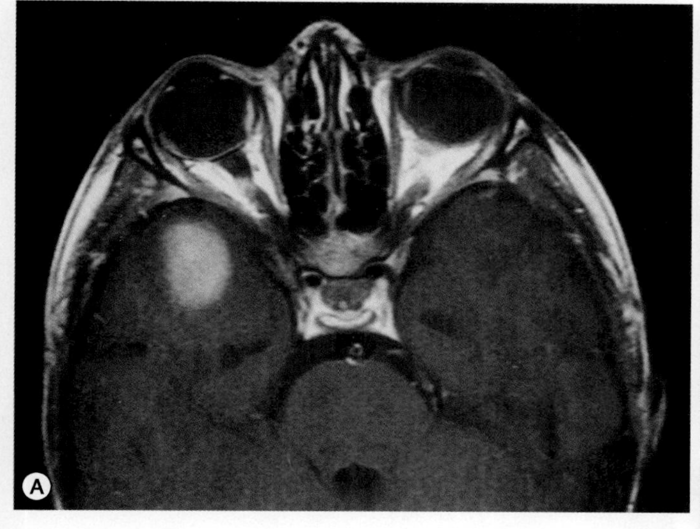

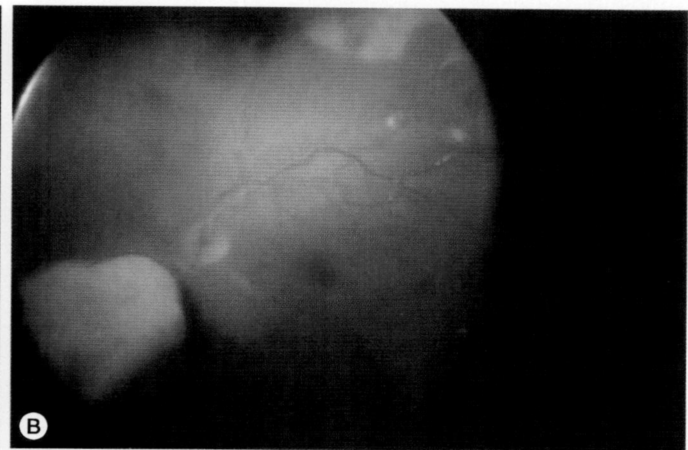

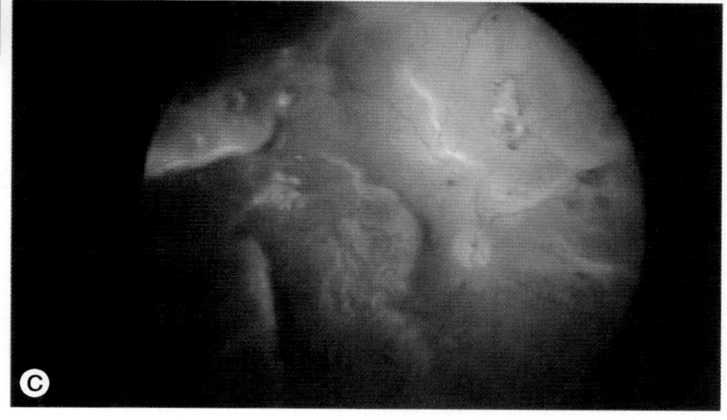

图 67.8　Ⓐ静脉造影剂给药后的轴向 T1 加权图像，显示两个眼球和右颞叶视网膜上的增强的病灶。这名患有 T 细胞急性淋巴细胞白血病（T-ALL）的患儿表现出原发性中枢神经系统和眼睛受累；Ⓑ同一患儿：左眼的术中眼底图像，显示由陈旧积血和无活性白血病细胞组成的大的下方内生性病变。黄斑视网膜浅脱离与视网膜下白血病沉积同时出现；Ⓒ同一患儿：右眼的术中图像。该儿童曾进行玻璃体切除手术治疗眼底玻璃体积血。而后视网膜内白血病沉积物的收缩导致伴黄斑脱离的孔源性视网膜脱离［ⒶR Henderson 先生的患者，由 K. Chong 医生提供］

显示视网膜色素上皮质存在大量弥散性渗出点[15]。但是黑色素瘤、转移性肿瘤、福格特-小柳-原田病和后巩膜炎导致的浆液性视网膜脱离也可出现相似的荧光素表现。白血病性脉络膜疾病可以通过超声进行检测。

视网膜和玻璃体

视网膜由于易于观察,是临床上发现的白血病最常累及的眼部部位。因此,检眼镜检查是白血病患者常规的随访检查。

血液高黏状态

血细胞计数很高的白血病患者,尤其单核细胞性 AML 患者,出现血液高黏状态。荧光素血管造影和胰蛋白酶消化检查可显示囊状毛细血管和梭形微动脉瘤[3]。在慢性髓细胞性白血病中可见新生血管形成,可能与血液高黏状态相关[16](图 67.9)。

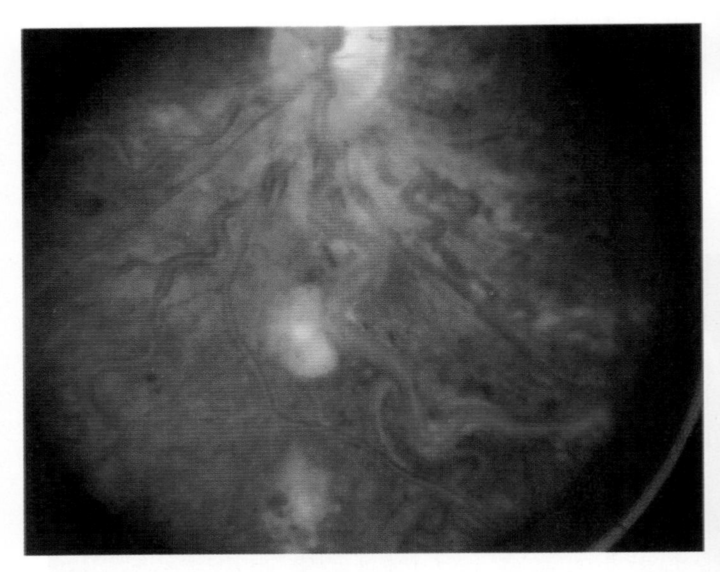

图 67.9　20 岁时慢性髓细胞性白血病的高黏血症变化(S. Day 医生的患者)

视网膜出血

血液高黏、凝血缺陷、浸润、视网膜血管壁破坏和血管阻塞导致视网膜出血[17],有时大量出血遍布视网膜,并可累及玻璃体。

神经纤维层出血为鲜红色,呈"火焰状",而更深层的出血不太红,通常为圆形且更局限。视网膜下出血具有明显的边缘,并与白细胞层形成液平面(图 67.10)。

有的出血以白点为中心,但是不应与出血顶点的白光反射或白血病沉积物周围的出血相混淆。白色区域是由堵塞血管的血小板和纤维蛋白沉积物或败血性栓塞组成。白血病沉积物破坏,引起血管梗死和血管壁薄弱,导致出血,并呈现出血和浸润混合存在的外观(图 67.11)。

视网膜浸润和白斑

儿童白血病视网膜白色区域可能原因如下:

1. 血管鞘。

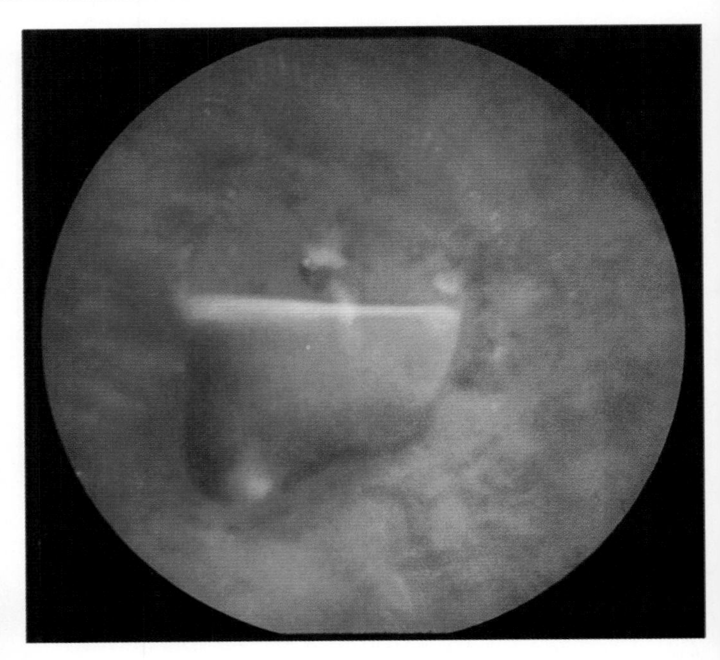

图 67.10　含有大量白血病细胞的视网膜下出血

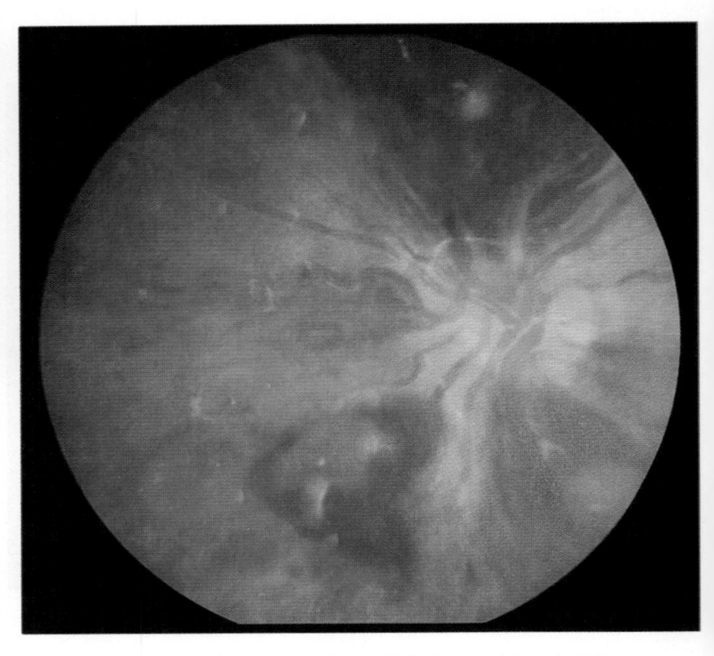

图 67.11　急性淋巴细胞白血病中的视网膜出血和浸润

2. 视网膜浸润:为白血病沉积物(图 67.12),以往化疗常见这些沉积物,并伴有出血。通过临床和血液学检查,可以与感染鉴别[18]。

3. 棉絮斑:为视网膜神经纤维层梗死(图 67.13),好发于急性白血病[4],在骨髓移植后短暂出现。是由于接受骨髓移植的患者的视网膜血管发生阻塞导致,与是否应用环孢素治疗无关。可自行恢复,与视网膜血管内皮病变相关[19]。

4. 硬性渗出物:这些小的黄色病变与慢性非细胞性血液成分血管渗漏相关,最常见于伴血液高黏的慢性白血病。

5. 免疫抑制状态下巨细胞病毒或真菌的机会性感染。

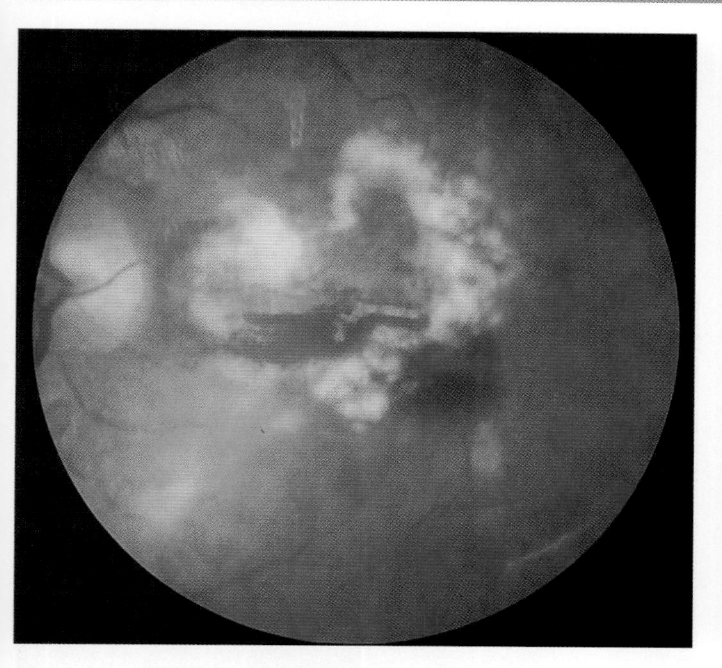

图 67.12 急性淋巴细胞白血病的视网膜浸润

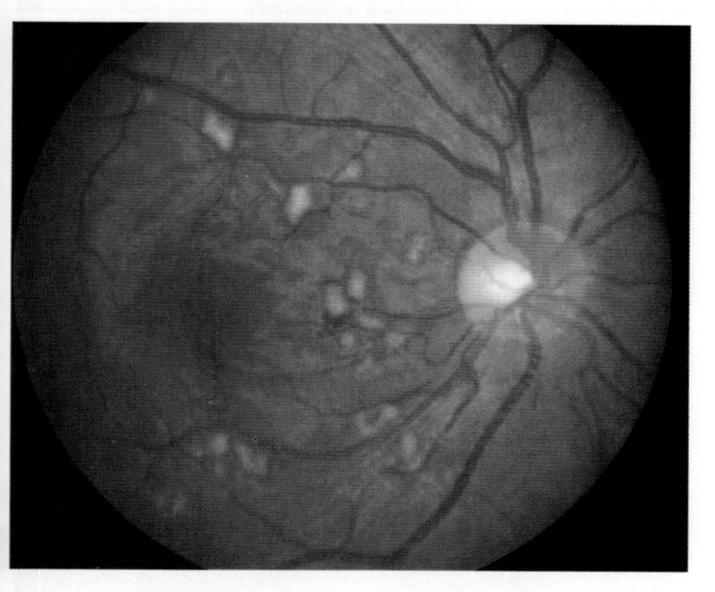

图 67.13 骨髓移植后短暂的多发棉绒斑

6. 急性期视网膜梗死：引起大面积视网膜神经纤维和神经节细胞层的混浊肿胀。

视网膜梗死

较大的视网膜小动脉或眼动脉闭塞（图 67.14），偶尔发生，且可并作为临终前事件。

玻璃体细胞

玻璃体受累出现白血病细胞或血细胞，通常继发于视网膜或脉络膜浸润或出血。如果患者处于缓解期并且有可能发生机会性感染，可能需要进行玻璃体活检诊断。玻璃体受累不常见，是广泛性视网膜或视神经浸润的严重后遗症。

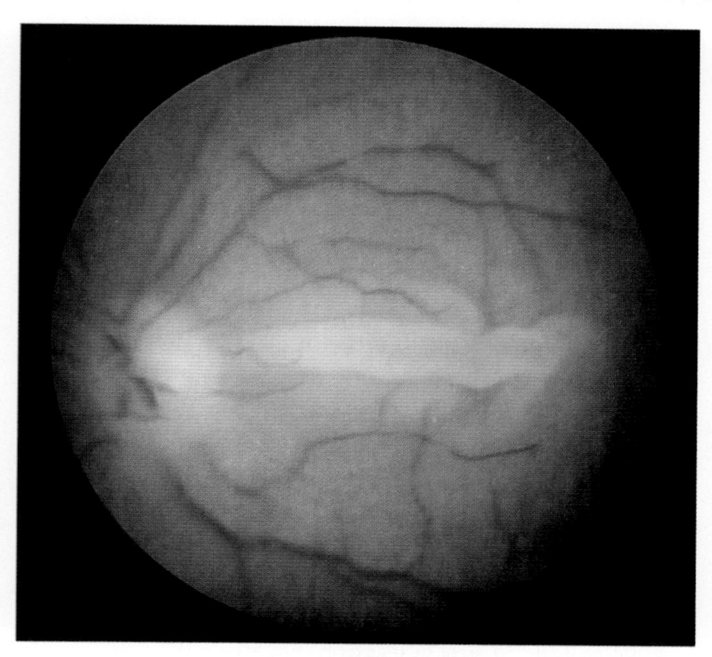

图 67.14 眼动脉闭塞-临终前事件

视网膜其他表现

浆液性视网膜病变[15]和视网膜色素聚集，是脉络膜缺血的表现。

视神经

视神经受累虽常见于 ALL[20]，但近 1/5 的急性或慢性白血病患者死亡时均发生[4]。视神经受累以往预示死亡，目前因积极化疗，出现可能性较小[21]。

尽管视神经明显受累，但是白血病性视神经病变可能仅引起很少的视觉症状，通常会出现明显中心视力丧失，在发生筛板后浸润后尤为明显[21]。筛板前浸润时（图 67.15），检眼镜可见蓬松白

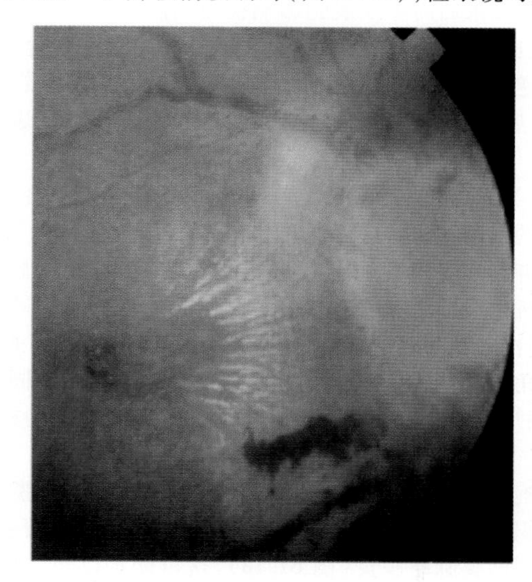

图 67.15 伴有视网膜神经受累的筛板前视神经浸润（急性髓细胞性白血病）

色浸润和出血。当偶尔出现双侧视神经同时受累时，可能很难与视盘水肿鉴别（可能由继发于类固醇、类固醇戒断或 CNS 浸润或感染的特发性颅内高压引起），此外还需留意感染性疾病。对 2 000cGy 放疗治疗反应显著[22]，但无论如何治疗，视神经萎缩均是常见后遗症。视神经病变也可能由长春新碱治疗或放疗引起[23]。

其他神经眼科受累疾病

白血病中枢神经系统受累表现为脑膜刺激征、头痛和呕吐，或脑神经受累。血管闭塞导致从短暂性耳聋到缺氧缺血性脑病等功能障碍。这通常是白血病白细胞计数高和血液高黏的特征性表现，并可能发生脑积水、视交叉浸润和第Ⅵ脑神经麻痹。

除疾病外，药物和放疗应用都可能有短期和长期的中枢神经系统副作用。因氨甲蝶呤和头部放疗的应用，儿童很少发生脑白质病。

随着治疗的改进，目前白血病的神经系统并发症及其治疗并不常见。改良支持疗法减少了出血发生率，也减少了脑白质病。由于儿童接种疫苗和注射预防免疫球蛋白，因此麻疹、水痘或腮腺炎感染也较少见。中枢神经系统细菌感染更罕见。

治疗相关并发症

药物

长春新碱和相关药物可能导致角膜感觉减退，眼上睑下垂，第Ⅲ、第Ⅳ和第Ⅶ神经麻痹，以及视神经病变。如果早期停止治疗，是可逆性的。神经病变与剂量相关，通常从伴深腱反射异常的周围神经病变开始。也可癫痫发作。

L-天冬酰胺酶可能与严重致命性脑病特异性相关。阿糖胞苷可能因为预防性局部应用类固醇导致角结膜炎，以及角膜上皮混浊和微囊，并导致视力模糊。氨甲蝶呤可导致众多神经系统疾病，包括鞘内注射的蛛网膜炎、癫痫发作、抑郁症和伴有共济失调和痴呆的脑白质病。类固醇可能导致后囊下白内障[24]，通常对视力的影响较小。如果白内障发展到影响视力的阶段，需要进行手术治疗，且预后良好。后部白质脑病综合征是应用环孢素等免疫抑制剂后的可逆性副作用，通常表现为癫痫发作、头痛和皮质盲[3]。类固醇治疗后快速停药可能导致特发性颅高压（假脑瘤）（图 67.16）。

化疗、类固醇和放疗导致免疫抑制，并引起通常不会导致人类显著感染的细菌、病毒、真菌或原生动物的机会性感染。这些并发症与免疫抑制强度相关，并且很可能发生在骨髓移植术后。目前，随着广谱抗生素广泛应用于中性粒细胞减少症患儿的不明原因的发热，不受控的细菌感染减少，而病毒和真菌感染增加。临床表现可能包括角膜炎、视网膜炎、眼内炎、眼眶蜂窝织炎（不同于 Sweet 综合征/发热性中性粒细胞性皮肤病[3]）和 CNS 感染的神经眼科表现。

单纯疱疹和带状疱疹可感染角膜（图 67.17）、结膜和眼睑。对神经组织具有亲和力的单纯疱疹病毒和巨细胞病毒可引起严重的坏死性视网膜脉络膜炎（图 67.18），这可能难以与白血病浸润鉴别，脉络膜视网膜活检有助于鉴别诊断，多采用尿液或唾液脱落细胞培养进行鉴定。

酵母菌和真菌感染是中性粒细胞减少症的主要并发症，活检是确诊和制订治疗计划所必需的。其他感染包括毛霉菌病、弓形虫病、巨细胞病毒和曲霉菌病。

干细胞移植

在儿童白血病的治疗中，骨髓移植有时是必要的，但随着化疗

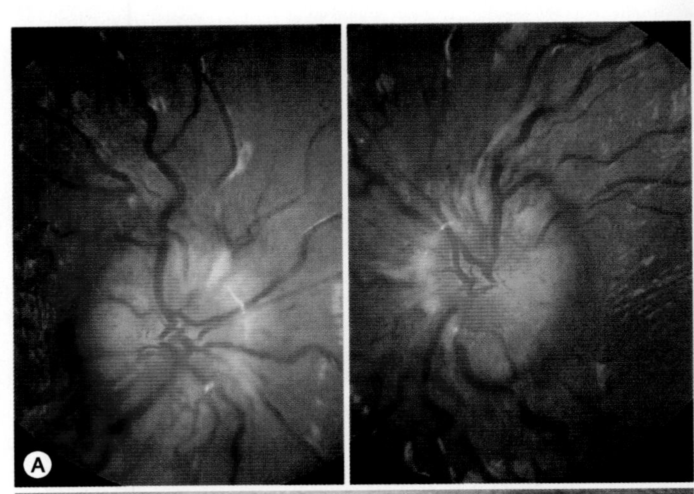

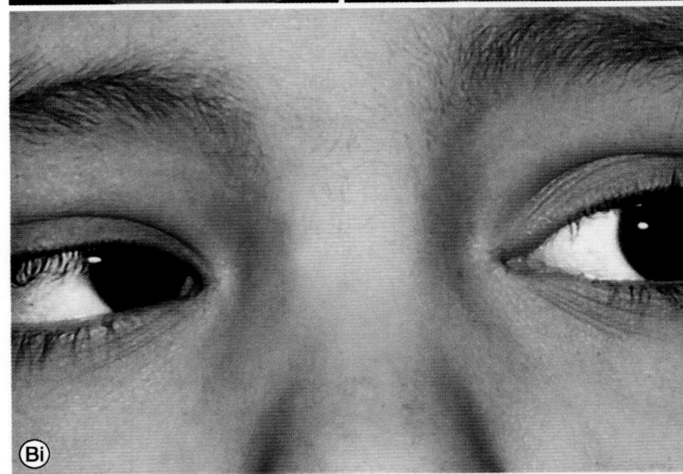

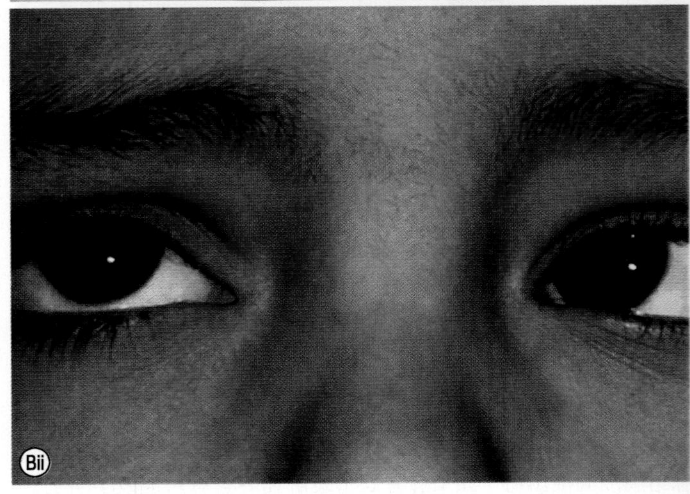

图 67.16　Ⓐ视盘水肿；Ⓑ急性淋巴细胞白血病患者停用类固醇时特发性颅高压导致的右侧第Ⅵ颅脑神经麻痹

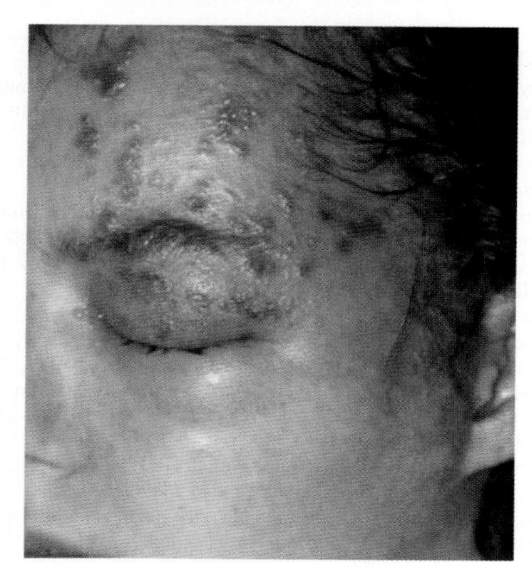

图 67.17 带状疱疹影响第Ⅴ颅脑神经的三叉神经分支(急性淋巴细胞白血病)

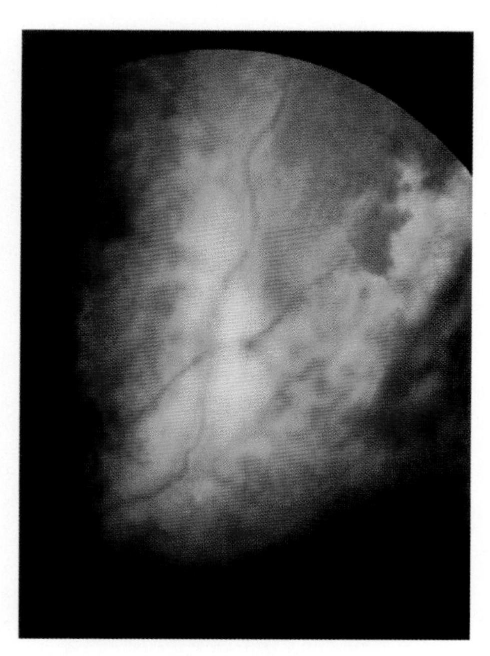

图 67.18 白血病患儿的视网膜巨细胞病毒感染

越来越有效,移植人数已经下降。现在很少有儿童将 BMT 作为首选疗法,通常作为疾病复发时的选择。

近年来,BMT 所需的早期造血祖细胞已经从血液或脐带血收集中获得,且术语“干细胞移植”(SCT)已经取代 BMT。SCT 有两种主要类型:

1. 同种异体移植,输入 HLA 分型匹配的相关或无关捐赠者的干细胞;

2. 自体移植,使用患者自己储存的干细胞。

在 SCT 之前,儿童单独接受化疗或联合全身照射(TBI)作为抗白血病和免疫抑制治疗,以避免移植物排斥。移植的供体干细胞可以再生骨髓,并衍生所有血细胞谱系。因血液病接受 BMT 治疗的 50%患儿存在眼部改变[25],最常见的是干眼症(12%)、白内障(23%)和眼后节并发症(13%),均未严重影响视力。另一项研究表明[26],82%儿童存在眼部异常,通常是干眼症等眼前节疾病。

眼部并发症的发生率取决于 TBI 使用等治疗方案、可导致机会性感染的免疫抑制的程度以及移植物抗宿主病(GvHD)的发生。研究表明[27],95%接受 TBI 治疗的患儿发生白内障(27 例),而仅接受化疗的儿童白内障发生率为 23%。较单剂量放疗,接受低剂量和分割剂量治疗的患儿的白内障发生率更低[28],这可能反映诊断前潜伏期的变化,而不是最终发病率降低。

由于未能将移植受体识别为“自体”,移植的 T 淋巴细胞可能攻击受体并导致 GvHD。急性 GvHD 的特征是移植后 4 个月内出现发热、皮疹、腹泻和肝功能障碍等多个症状。如果疾病在移植 4 个月后发生或持续,则称为慢性 GvHD(cGvHD)。cGvHD 的眼部表现常见,包括干眼症、瘢痕性突眼、无菌性结膜炎以及葡萄膜炎。眼睛问题常较严重且治疗意愿高。尸检发现包括泪腺在内的整个眼部均受累。接受 BMT 的患者 10%发生结膜受累的 GvHD[29]。假膜性结膜炎是 GvHD 最常见的结膜表现,并显示预后不良。治疗的主要方法包括外用类固醇和润滑剂。最近报道表明,儿童可局部应用他克莫司替代类固醇[30]。

机会性感染是 BMT 的主要风险。当不匹配移植时,为减少 GvHD,来自骨髓移植物的 T 淋巴细胞被消除,并导致免疫重建迟缓,发生机会性感染率会更高。

有趣的是,BMT 受体短暂出现多发白色棉绒斑[31]。397 例患者 BMT 后,12.8%出现视网膜并发症,包括视网膜或玻璃体积血、棉绒斑、视盘水肿、视网膜炎、淋巴瘤以及浆液性视网膜脱离[32]。

(卢建民 译 马翔 校)

参考文献

1. Taylor DSI, Day SH. Neuro-ophthalmologic aspects of childhood leukemia. In: Smith JL, editor. Neuro-Ophthalmology Focus. St. Louis, MO: Mosby, 1982: 281–90.
2. Hoover DL, Smith LEH, Turner SJ, et al. Ophthalmic evaluation of survivors of acute lymphoblastic leukemia. Ophthalmology 1988; 95: 151–5.
3. Sharma T, Grewal J, Gupta S, Murray PI. Ophthalmic manifestations of acute leukaemias: the ophthalmologist's role. Eye (Lond) 2004; 18: 663–72.
4. Russo V, Scott IU, Querques G, et al. Orbital and ocular manifestations of acute childhood leukemia: clinical and statistical analysis of 180 patients. Eur J Ophthalmol 2008; 18: 619–23.
5. Murthy R, Vemuganti GK, Honavar SG, et al. Extramedullary leukemia in children presenting with proptosis. J Hematol Oncol 2009; 2: 4.
6. Rubinfeld RS, Gootenberg JE, Chavis RM, et al. Early onset acute orbital involvement in childhood acute lymphoblastic leukemia. Ophthalmology 1988; 95: 116–20.
7. Kincaid MC, Green WR. Ocular and orbital involvement in leukemia. Surv Ophthalmol 1983; 27: 211–32.
8. Wood WJ, Nicholson DH. Corneal ring ulcer as the presenting manifestation of acute monocytic leukemia. Am J Ophthalmol 1973; 76: 69–72.
9. Font RL, Mackay B, Tang R. Acute monocytic leukemia recurring as bilateral perilimbal infiltrates: immunohistochemical and ultrastructural confirmation. Ophthalmology 1985; 92: 1681–5.
10. Bray LC, Carey PJ, Proctor SJ, et al. Ocular complications of bone marrow transplantation. Br J Ophthalmol 1991; 75: 611–14.
11. Novakovic P, Kellie S, Taylor D. Childhood leukaemia: relapse in the anterior segment of the eye. Br J Ophthalmol 1989; 73: 354–9.
12. Ninane J, Taylor D, Day S. The eye as a sanctuary in acute lymphoblastic leukaemia. Lancet 1980; 1: 452–3.
13. Somervaille TC, Hann IM, Harrison G, et al. Intraocular relapse of childhood acute lymphoblastic leukaemia. Br J Haematol 2003; 121: 280–8.

14. Leonardy NJ, Rupani M, Dent G, et al. Analysis of 135 autopsy eyes for ocular involvement in leukemia. Am J Ophthalmol 1990; 109: 436–45.
15. Kincaid MC, Green WR, Kelley JS. Acute ocular leukemia. Am J Ophthalmol 1979; 87: 698–702.
16. Rosenthal AR. Ocular manifestations of leukemia: a review. Ophthalmology 1983; 90: 899–905.
17. Kaur B, Taylor D. Fundus hemorrhages in infancy. Surv Ophthalmol 1991; 37: 1–19.
18. Gordon KB, Rugo HS, Duncan JL, et al. Ocular manifestations of leukemia: leukemic infiltration versus infectious process. Ophthalmology 2001; 108: 2293–300.
19. Webster AR, Anderson JR, Richards EM, et al. Ischaemic retinopathy occurring in patients receiving bone-marrow allografts and campath-IG: a clinicopathological study. Br J Ophthalmol 1995; 79: 687–91.
20. Brown GC, Shields JA, Augsburger JJ, et al. Leukemic optic neuropathy. Int Ophthalmol 1981; 3: 111–16.
21. Rosenthal AR. Ocular manifestations of leukemia: a review. Ophthalmology 1983; 90: 899–905.
22. Rosenthal AR, Egbert PR, Wilbur JR, et al. Leukemic involvement of the optic nerve. J Paediatr Ophthalmol 1975; 12: 84–93.
23. Sanderson PA, Kuwabara T, Cogan DG. Optic neuropathy presumably caused by vincristine therapy. Am J Ophthalmol 1976; 81: 146–50.
24. Elliott AJ, Oakhill A, Goodman S. Cataracts in childhood leukaemia. Br J Ophthalmol 1985; 69: 459–61.
25. Suh DW, Ruttum MS, Stuckenschneider BJ, et al. Ocular findings after bone marrow transplantation in a pediatric population. Ophthalmology 1999; 106: 1564–70.
26. Ng JS, Lam DS, Lö CK, et al. Ocular complications of pediatric bone marrow transplantation. Ophthalmology 1999; 106: 160–4.
27. Holmström G, Borgstrom B, Calissendorff B. Cataract in children after bone marrow transplantation. Acta Ophthalmol Scand 2002; 80: 211–15.
28. Leiper AD. Non-endocrine late complications of bone marrow transplant in childhood: Part II. Br J Haematol 2002; 118: 23–43.
29. Jabs DA, Wingard J, Green WR, et al. The eye in bone marrow transplantation III: Conjunctival graft-vs-host disease. Arch Ophthalmol 1989; 107: 1343–9.
30. Jung JW, Lee YJ, Yoon SC, et al. Long term result of maintenance treatment with tacrolimus ointment of chronic ocular graft-versus-host disease. Am J Ophthalmol 2015; 159: 519–27.
31. Gratwahl A, Gloor D, Hann H, et al. Retinal cotton-wool patches in bone-marrow transplant recipients. N Engl J Med 1983; 308: 110–11.
32. Coskuncan NM, Jabs DA, Dunn JP, et al. The eye in bone marrow transplantation VI. Retinal complications. Arch Ophthalmol 1994; 112: 372–9.

第 68 章

斑痣性错构瘤病（包括神经纤维瘤病）

John R B Grigg, Robyn V Jamieson

章节目录

定义

斑痣性错构瘤病是一组因细胞调节紊乱而引起的神经、眼科和皮肤表现的全身性疾病。本组疾病尚无精确定义。多器官错构瘤的发生发展是其共同特点。其中最重要的是神经纤维瘤病、结节性硬化症、Sturge-Weber 综合征和 von Hippel-Lindau 综合征。其他还包括静脉畸形骨肥大综合征、Wyburn-Mason 综合征、共济失调毛细血管扩张症、弥漫性先天性血管瘤病、线形皮脂腺痣综合征、遗传性出血性毛细血管扩张症和蓝色橡皮泡痣综合征。随着对斑痣性错构瘤病的遗传学、分子生物学和细胞生物学的进一步了解，已经开始了相应生物制剂的临床试验。

神经纤维瘤病

神经纤维瘤病(NF)是一组遗传病，具有肿瘤发展的易感性和好发于视通路的特征。主要分为神经纤维瘤病 1 型(NF1)和神经纤维瘤病 2 型(NF2)。

神经纤维瘤病 1 型

NF1 是一种进行性疾病，表现极为多样。个体容易发生中枢神经系统(CNS)和周围神经系统的良恶性肿瘤以及其他肿瘤[1]。美国国立卫生研究院(NIH)制订了诊断标准(表 68.1)[2,3]。

遗传学和病理生理学

NF1 发生率约为 1∶3 000。常染色体显性遗传，外显率为 100%，但表现型多种多样。高达 42%的病例是由于 NF1 抑癌基因的种系突变引起的自发性突变[4]。NF1 蛋白(神经纤维蛋白)下调大鼠肉瘤病毒癌基因同源物(RAS)——有丝分裂原激活蛋白激酶(MEK)的通路，减少星形胶质细胞的生长。未控制的 RAS 活性导致细胞生长和几个重要的下游信号中间产物的激活，包括哺乳动物雷帕霉素(mTOR)蛋白靶点的激活[5]。NF1 突变产生恶性肿瘤的遗传机制与二次突变假说一致。

表 68.1 美国国立卫生研究院神经纤维瘤病 1 型(NF1)诊断标准

如发现下列两项或两项以上，便符合诊断标准：		
1. 六个或六个以上的咖啡斑，在青春期前最大直径超过 5mm，在青春期后最大直径超过 15mm		
2. 两个或两个以上任何类型的神经纤维瘤或一个丛状神经纤维瘤		
3. 腋窝或腹股沟有雀斑		
4. 视神经胶质瘤		
5. 两个或两个以上 Lisch 结节(虹膜错构瘤)		
6. 特征性骨损害，如蝶骨发育不良或长骨皮质变薄		
7. 按上述标准与 NF1 患者有一级亲缘关系		
在评估 NF1 患者时，除了“经典”诊断标准外，还应考虑皮肤和其他体征		
遗传分析	**皮肤体征**	**其他**
NF1 基因分子分析	贫血痣	脉络膜错构瘤
	幼年型黄色肉芽肿	头围大和间距增宽
	混合血管错构瘤和樱桃状血管瘤	神经影像学上不明的明亮物体
	低色素斑	一种特殊的神经心理模式(学习、言语和行为障碍)
	“触感柔软”的皮肤	头痛和癫痫发作
	色素沉着过度	肿瘤

改编自 SZUDEK J, EVANS D, Friedman J. Patterns of associations of clinical features in neurofibromatosis(NF1). [J] Hum Genet 2003, 112:289-97。
TADINI G, MILANI D, MENNI F, et al. Is it time to change the neurofibromatosis 1 diagnostic criteria? [J]. ur J Intern Med 2014, 25:506-10。

临床表现

眼部表现结果是 NF1 诊断标准的重要组成部分(表 68.1)[2]。

其中包括 Lisch 结节、丛状神经纤维瘤、蝶骨发育不良和视神经胶质瘤。

Lisch 结节

Lisch 结节是发生在虹膜表面或房角上任何地方的一种圆顶状、离散性病变，呈橙棕色（图 68.1），在蓝色虹膜上呈现较深的颜色，而在棕色虹膜上呈现较浅的颜色（图 68.2）。它们的大小不等。组织学上为黑色素细胞错构瘤。1/3 的 2.5 岁儿童、1/2 的 5 岁儿童、3/4 的 15 岁儿童以及几乎所有 30 岁以上 NF1 基因突变人群存在 Lisch 结节[6]。Lisch 结节比儿童神经纤维瘤发生早。对于眼科医生来说，识别此病并与虹膜痣相鉴别非常重要。

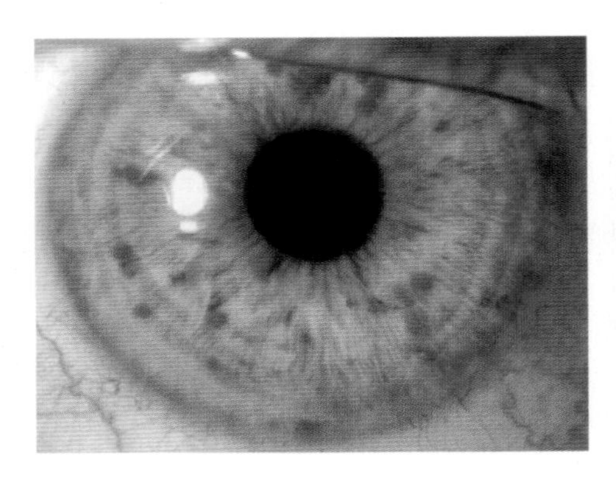

图 68.1 神经纤维瘤病的多发性 Lisch 结节

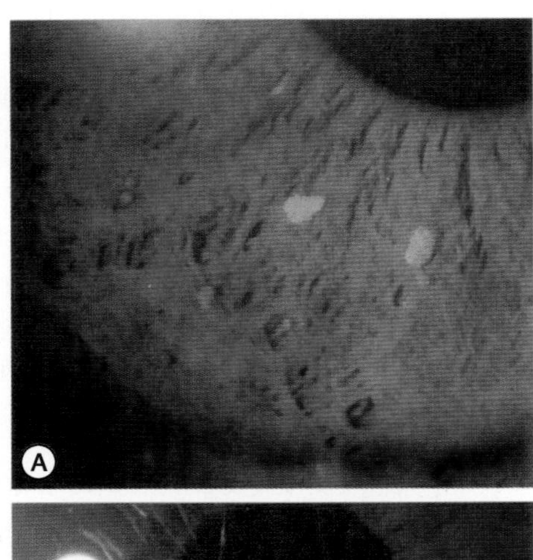

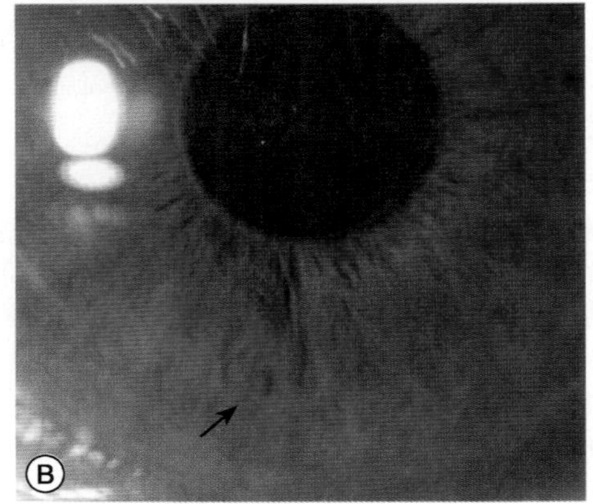

图 68.2 Ⓐ棕色虹膜上呈现较浅的颜色。Ⓑ棕色虹膜中可能很难看到 Lisch 结节（ⒶShabana Chaudhry 医生的患者）

眼前节和葡萄膜

存在牛眼症且合并先天性青光眼很好识别，但在 NF1 中很少见。先天性葡萄膜外翻、虹膜异色症、房角异常和 schwalbe 线明显而且前置可能是迟发性青光眼的先兆。白内障不是 NF1 的一个特征。脉络膜色素痣（脉络膜痣）也可累及多达 35%的后葡萄膜。脉络膜异常在近红外光检查中呈现明亮的斑片状结节，这在 NF1 中常发生（82%）（图 68.3）[7]。

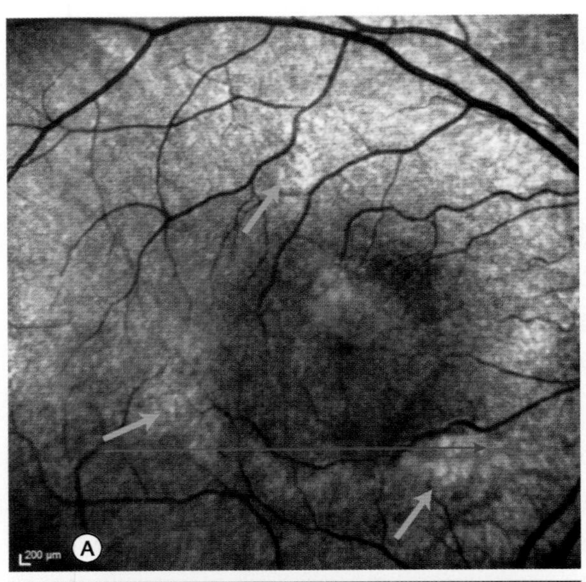

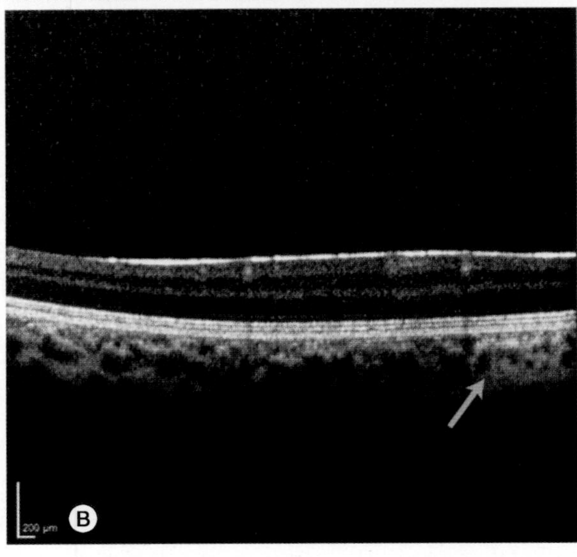

图 68.3 可以用近红外分析仪（NIR）和应用光学相干断层成像（OCT）检测脉络膜结节。Ⓐ右眼近红外显示明亮的脉络膜结节，沿绿线获得 OCT 横截面图像；Ⓑ相应的 OCT 扫描显示这些病变位于脉络膜组织内

皮肤、眼睑和眼眶

咖啡斑是一种色素沉着的黄斑皮肤病变。可能在出生时出现，通常在 2 岁之前出现[1]。往往在青春期恶化且常见于躯干，在头皮、眉毛、手掌和脚底少见（图 68.4）。组织学上可见表皮基底层黑色素细胞增生，色素沉着增多。

30%～50%的 NF1 患者合并神经纤维瘤[8]。神经纤维瘤为良

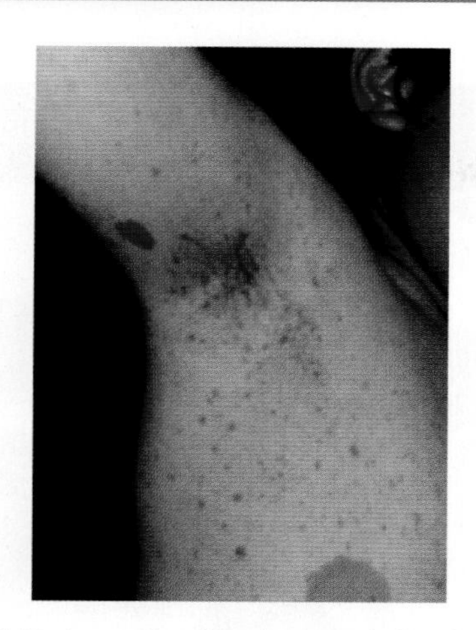

图 68.4　14 岁男童咖啡斑及腋窝多发雀斑

性施万细胞瘤[1]。目前公认有四种类型的神经纤维瘤(表 68.2)。神经纤维瘤的存在和生长方式与年龄有关。在婴儿期和儿童早期,弥漫性丛状神经纤维瘤最为活跃,发生在眼眶内引起外观和视觉问题(图 68.5)。恶性转化的风险终身存在。在这种情况下,5 年生存率较低[9]。

表 68.2　神经纤维瘤的临床特点

神经纤维瘤类型	位置	临床症状
离散、侵犯皮肤的	表皮和真皮	随皮肤移动,略带蓝色
皮下	深入真皮	可在皮肤上移动,结实圆润,位于周围神经
结节状丛状	与正常组织的局部交错	“蠕虫”感(图 68.5 和图 68.6)
弥漫丛状	广泛而深入浸润	光滑、略不规则的皮肤增厚

DEMESTRE M, HERZBERG J, HOLTKAMP N, et al. Imatinib mesylate (Glivec) inhibits Schwann cell viability and reduces the size of human plexiform neurofibroma in a xenograft model. [J]. J Neurooncol 2010, 98: 11-9。

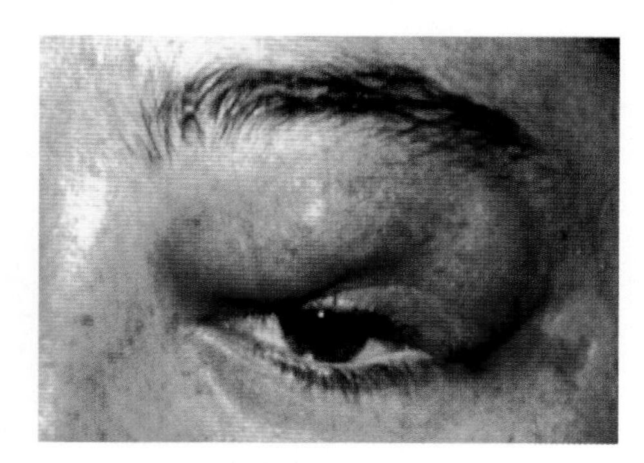

图 68.5　上睑丛状神经纤维瘤(悉尼大学患者)

标准化疗无效,手术治疗已成为丛状神经纤维瘤的治疗选择。由于完全切除很困难,手术往往局限切除(图 68.6)。次全切除后复发比较常见。包括 mTOR 和 MEK 抑制剂在内的生物制剂正在进行临床试验[10,11]。

骨骼异常

蝶窦骨缺损与丛状神经纤维瘤有关,如大、小翼发育不良,眶上裂扩大(图 68.7)。其他骨异常包括脊椎异常、脊柱侧弯、长骨

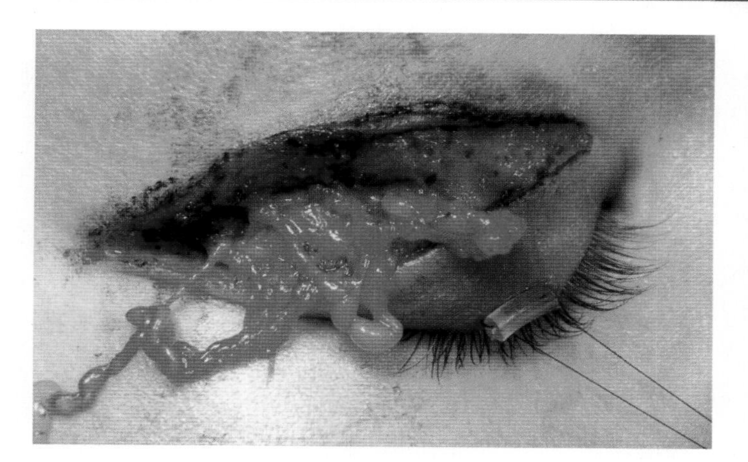

图 68.6　术中可见眼眶丛状神经纤维瘤(悉尼皇家北岸医院 Brett O' Donnel 医生的患者)

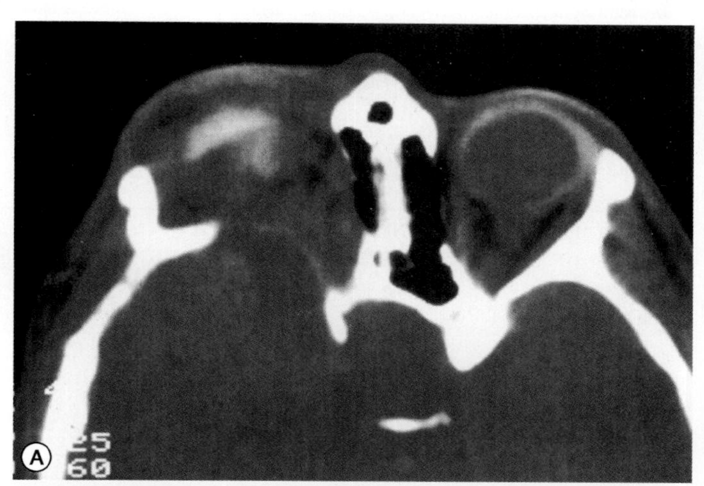

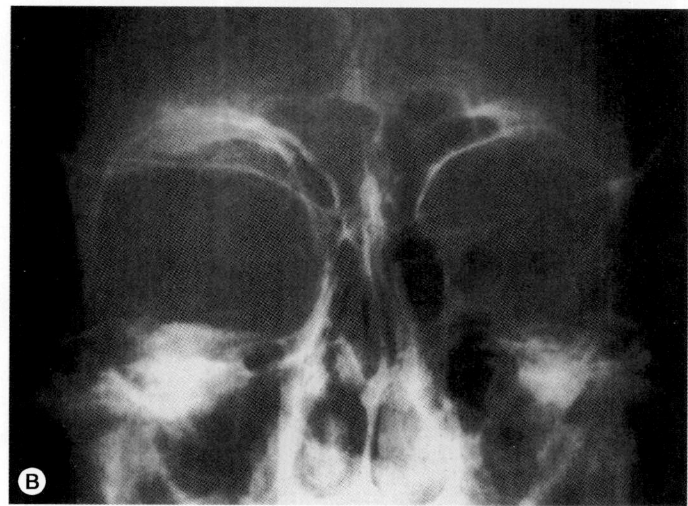

图 68.7　蝶骨发育不良。Ⓐ计算机断层扫描,显示蝶骨翼缺失;Ⓑ头颅 X 线片显示右侧蝶骨缺失

假关节形成和骨膜下改变。

视路肿瘤

视路胶质瘤(OPG)发生在 15%~20% 的 NF1 患儿中,患者有大约一半会出现症状[12],是视觉疾病的一个重要原因[13]。眼球震颤或斜视可能是视神经或视路胶质瘤的表现(图 68.8)。视盘可

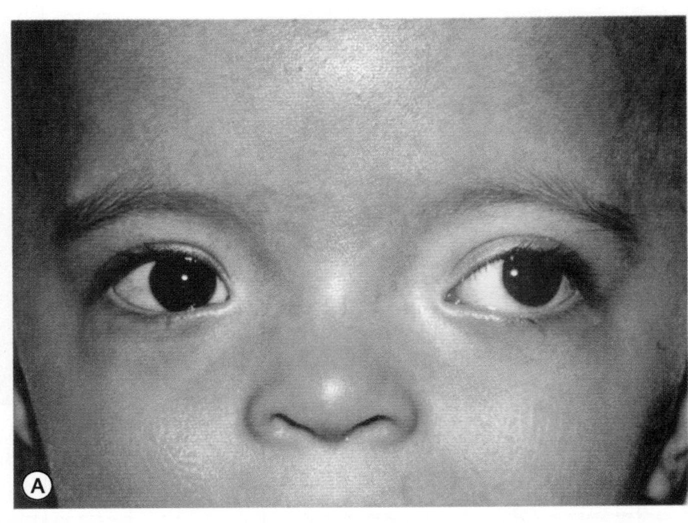

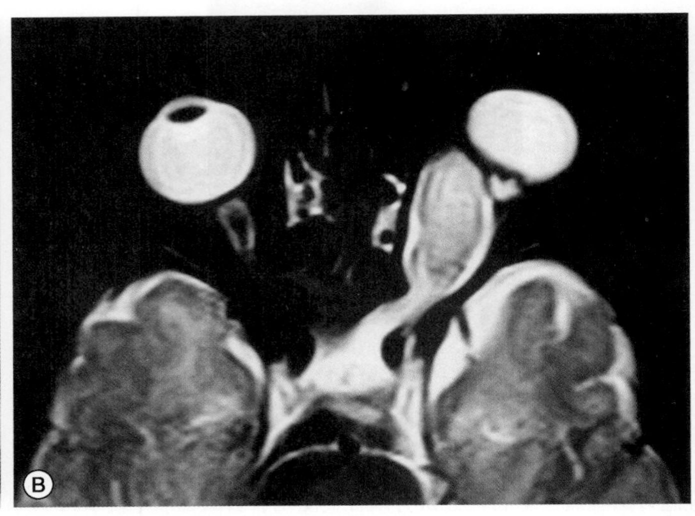

图 68.8 视神经胶质瘤。Ⓐ本例 13 个月大的女童，自生后 6 个月起出现间歇性外斜视，左侧咖啡斑增多，眼球突出严重。患儿左眼失明；ⒷT2 加权磁共振扫描显示视神经梭状瘤延伸至视交叉，并累及视交叉

能苍白或水肿，这取决于疾病所处的阶段。视神经和视交叉胶质瘤在神经源性肿瘤一节中有详细讨论（参见第 23 章）。

视路肿瘤筛查：视力检查是检测可能需要治疗的 OPG 变化的最有效方法（表 68.3）[14-16]。

表 68.3 1 型神经纤维瘤病（NF1）视路神经肿瘤的筛查

年龄和组	检查频率	眼科学	神经影像
无症状儿童与 NF1-OPG			
基线	-	有*	没有
0~8 岁	每年 1 次	有*	没有**
8~18 岁	每 2 年 1 次	有*	没有
成人	不需要检查	常规眼科保健	没有
疑似 OPG 患儿的评估			
发现眼科异常：初步评估	-	OCT（如果有的话）	有***
随访：第一年****	每 3 个月 1 次	有* +OCT（如果有的话）	有***
持续的随访	每≥3 个月 1 次	有* +OCT（如果有的话）	有***
正在接受 NF1-OPG 治疗的儿童			
化疗期间随访	每≥3 个月 1 次	有* +OCT（如果有的话）	有***
化疗后随访	每 3~6 个月，当有稳定或好转的证据时，随访间隔增加	有* +OCT（如果有的话）	有***

OCT：光学相干断层成像；OPG：视神经胶质瘤。

*眼科检查应包括与年龄相适应的视力检查、对比视野检查、色觉测试，以及瞳孔、眼睑、眼球运动、虹膜、眼底检查。

**在少数无法获得可靠的眼科检查的情况下，可能需要神经成像。

***脑+眼眶磁共振成像。

****NF1 中和 OPG 相关的患儿随访和治疗是复杂的，他们都应该在治疗 NF1 和儿童癌症方面有丰富经验的中心接受治疗。

关于什么是“进展性疾病”，尚未达成普遍共识（如肿瘤生长的放射学证据、视力下降，或两者的结合）：只有当有明确的进展性疾病证据时，才应该对有症状的 NF1 中相关 OPG 患者进行治疗。

图形视觉诱发电位（PVEP）与神经影像具有相同的频率。PVEP 为儿童视路功能障碍检查，提供了额外的客观证据。

LISTERNICK R, FERNER R, LIU G. Optic pathway gliomas in neurofibromatosis-1: controversies and recommendations. [J]. nn Neurol 2007, 61: 189-98。

CASSIMAN C, LEGIUS E, SPILEERS W, et al. Ophthalmological assessment of children with neurofibromatosis type 1. [J]. ur J Pediatr 2013, 172: 1327-33。

中枢神经系统

在儿童期 NF1 最常见,同样也是父母最关心的问题是认知障碍。这些儿童通常不存在智力障碍,但可能有广泛的学习障碍,表现为学业成绩不佳和行为问题。

其他系统

脊髓、交感神经和肾上腺肿瘤(嗜铬细胞瘤)可发生于神经纤维瘤病患者中。

神经纤维瘤病 2 型

每 33 000 个婴儿中就有 1 个受 NF2 影响,其特征是双侧前庭神经鞘瘤(VS)、多发性中枢神经系统肿瘤、白内障和视网膜异常[17]。NF2 的诊断标准见框 68.1。存在两种类型的表现:轻度疾病出现较晚(>25 岁),除前庭神经鞘瘤外几乎没有肿瘤,进展缓慢;严重的患儿在 25 岁之前发病,患有多种中枢神经系统肿瘤(一种类型中至少有两种),并且迅速进展,导致严重残疾或在育龄前死亡。

框 68.1

修订神经纤维瘤病 2 型(NF2)诊断标准(曼彻斯特)*

NF2 可在下列任何一种情况下诊断:

A. 双侧前庭神经鞘瘤;

B. 与 NF2 患者有一级亲缘关系的单侧前庭神经鞘瘤或任何两种:脑膜瘤、神经鞘瘤、胶质瘤、神经纤维瘤、后囊下晶状体混浊;

C. 单侧前庭神经鞘瘤及以下任何两种:脑膜瘤、神经鞘瘤、胶质瘤、神经纤维瘤、后囊下晶状体混浊;

D. 多发性脑膜瘤(2 例或 2 例以上)和单侧前庭神经鞘瘤或以下任何 2 种:神经鞘瘤、胶质瘤、神经纤维瘤、白内障。

*在曼彻斯特标准中,"任意两种"指的是两种不同类型的肿瘤或白内障。
LLOYD SK, EVANS DG. Neurofibromatosis type 2(NF2): diagnosis and management. [J] Handb. 2013, 115: 957-67。

遗传学和病理生理学特点

NF2 是一种常染色体显性遗传疾病,约有 50%的新生突变(无家族史)。NF2 突变可以是种系(70%)或体细胞镶嵌(30%)(突变发生在受孕后,导致两个独立的细胞谱系)[18]。与 NF2 相关的肿瘤包括神经鞘瘤、脑膜瘤和室管膜瘤[19]。无义突变和移码突变与严重的早期 NF2 表型存在相关性。

NF2 抑癌基因编码 merlin, merlin 通常调控下游有丝分裂信号通路。针对这些途径的药物(即拉帕替尼和蛋白激酶抑制剂)正在评估中[20,21]。功能的 merlin 的缺失,也揭示了血管内皮生长因子(VEGF)诱导的血管生成的功能。因此,贝伐珠单抗可能能够有效地限制这些患者的肿瘤进展[22]。

系统性研究

NF2 的特征是双侧前庭神经鞘瘤(听神经瘤),只能在钆增强磁共振成像(MRI)检查中发现(图 68.10C)。三叉神经的起源是神经鞘瘤另一个常见的颅内部位。它们可能存在于患者的几个脑神经上。

眼部研究

大多数 NF2 患者的眼科表现(表 68.1)是先天性的,但随着时间的推移可能会变得明显[23]。由于进行性双侧听力丧失非常常见,所以视力下降对这些儿童的危害尤其严重。

眼前节

NF2 患者的眼部变化是该病的早期标志。60%~81%的患者有晶状体中央区后囊下的混浊。这些对视力大多没有影响,因此需要首先评估视力丧失的其他原因(图 68.9)。三叉神经神经鞘瘤引起的角膜感觉减退,以及面神经麻痹引起的泪液分泌减少、眨眼减少和眼睑闭合不全,都可能对需要行白内障摘除手术患者的预后产生不利影响。

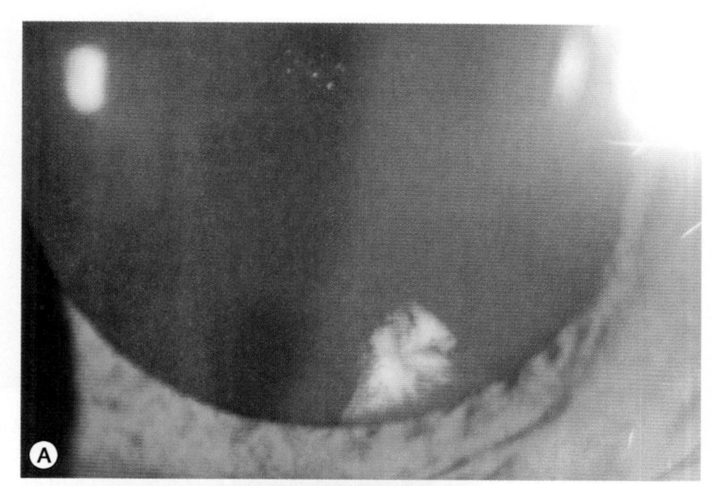

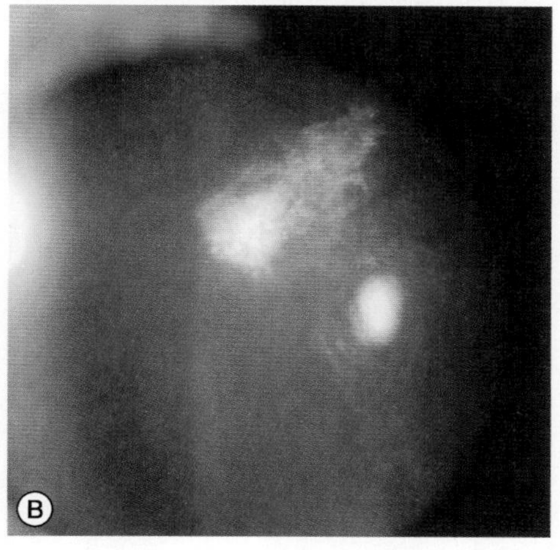

图 68.9　Ⓐ12 岁儿童皮质性白内障;Ⓑ12 岁儿童后囊下混浊

眼后节

1%的患者可见黄斑前膜。它们是半透明的或白灰色的膜,有明显的白色边缘作为边界标志。它们通常不会引起视力丧失(图 68.10)。视网膜和色素上皮的错构瘤(CRPEH)在患者中发生的概率为 6%~22%。它们是轻微隆起的肿块,最常见于后极(图 68.11)。通常会导致视力下降。视神经鞘膜瘤(图 68.10C),是视力丧失的重要原因,有可能双侧患病。这些已经在神经源性肿瘤(参见第 23 章)的章节中被描述。

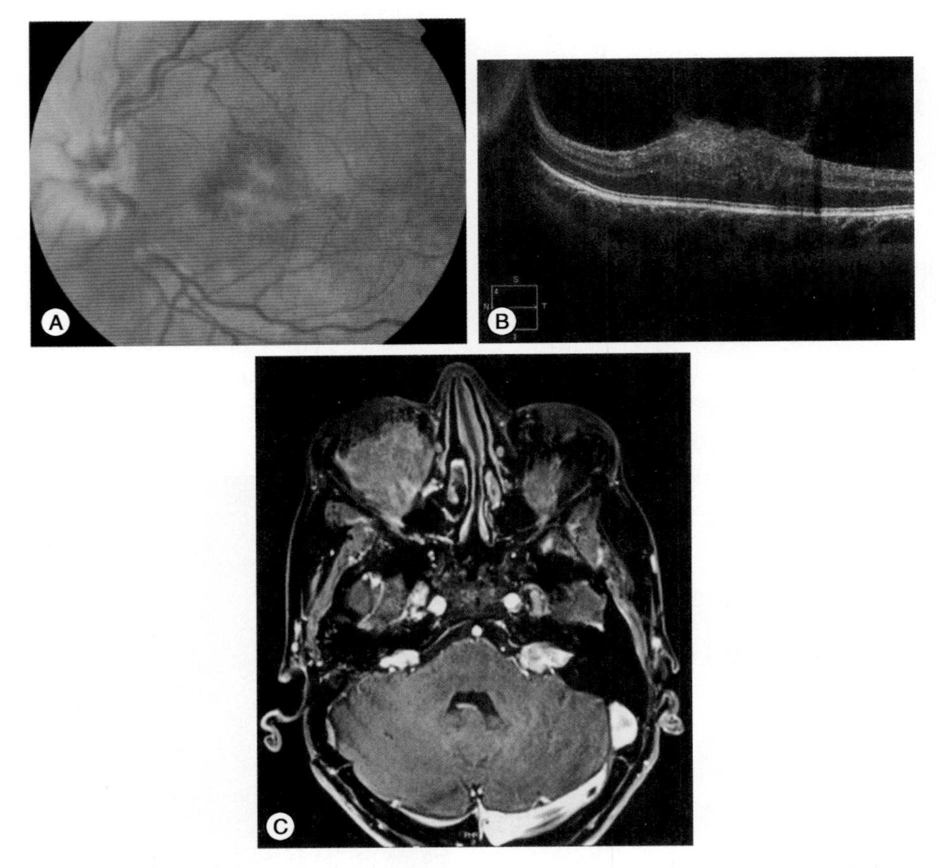

图 68.10　Ⓐ2 例 14 岁神经纤维瘤病患者的视网膜前膜。注意：视神经鞘脑膜瘤继发视盘水肿；Ⓑ视网膜前膜的光学相干断层成像（OCT）图像。注意内界膜的丢失；Ⓒ与Ⓐ和Ⓑ患者相同的双侧前庭神经鞘瘤和双侧视神经鞘脑膜瘤（MRI 扫描图像由悉尼神经外科医生 Mark Dexter 博士提供）

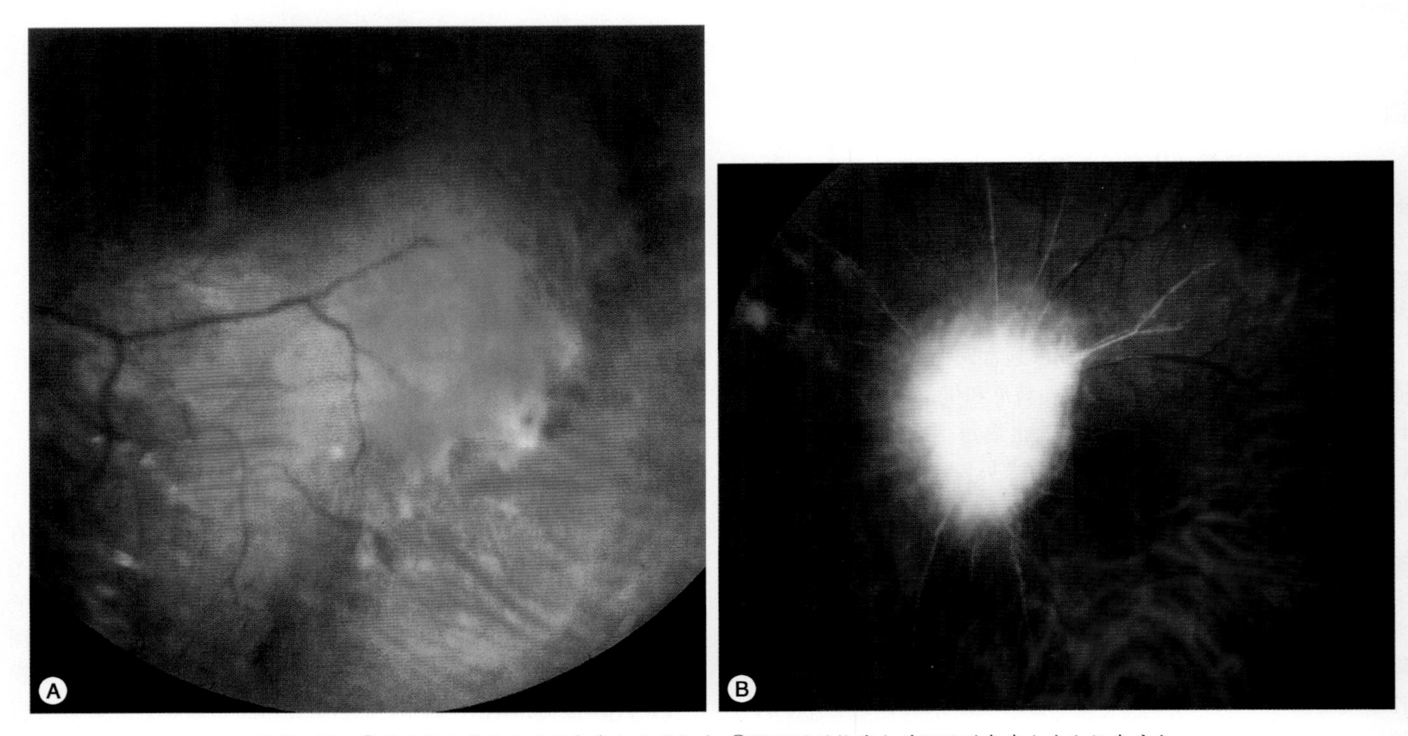

图 68.11　Ⓐ周边视网膜的视网膜色素上皮错构瘤；Ⓑ视网膜错构瘤合并视网膜色素上皮和视盘病变

预后

因为多发性和进行性病变的治疗复杂,所以最佳方案是多学科的联合治疗[24]。筛查非常必要(框 68.2)。

框 68.2

筛查 2 型神经纤维瘤病(NF2)患儿的推荐间隔时间

- 从婴儿期开始每年进行眼科检查
- 从婴儿期开始每年进行神经系统检查
- 从婴儿期开始每年进行听觉脑干诱发电位听力学检查
- 症状前基因检查:从 10 岁起的一项检查*
- 10~12 岁时的头颅磁共振成像(MRI)*
- 10~12 岁时的脊柱 MRI*(每 2~3 年)

*在 10 岁之前,受严重影响的家庭,及早发现疾病,将有助于家庭为未来与 NF2 有关的事件作好准备。

ASTHAGIRI A,PARRY D,BUTMAN J,et al. Neurofibromatosis type 2.[J]. Lancet 2009,373:1974-86。

结节性硬化症

结节性硬化症(TSC)是一种多系统疾病,以错构瘤性生长为特征,常影响大脑、皮肤、肾脏、眼睛和心脏,几乎可以影响任何器官。恶性肿瘤很少见,主要发生在肾脏。TSC 的发病率估计为 1/6 000[25]。

诊断标准

临床特征分为主要特征和次要特征(表 68.4)[26]。两个主要特征或一个主要特征加两个次要特征可作 TSC 的最终诊断。一个主要特征加一个次要特征提示可能诊断为 TSC,而一个主要特征或两个及更多的次要特征提示非常可能诊断为 TSC。建议在没有其他已知病因的情况下,对癫痫、发育迟缓或学习障碍患者作怀疑诊断[25]。理想的治疗是在专业 TSC 诊所对患者进行随访,以便对多系统并发症进行综合评估(表 68.5)。

遗传学和病理生理学

TSC 是一种常染色体显性遗传疾病,自发突变率高(66%)。由两种基因 *TSC1*(错构瘤蛋白)和 *TSC2*(结节蛋白)的突变导致。TSC 是一种细胞迁移、增殖和分化的紊乱。错构瘤蛋白和结节蛋白形成一种抑制 mTOR 的异二聚体。mTOR 激酶的激活增加导致杂乱的细胞过度生长、异常分化和肿瘤形成。

神经系统特征

中枢神经系统病变包括大脑皮质结节、室管膜下结节(SEN)和室管膜下巨细胞星形细胞瘤(SEGA)(图 68.12)。皮质结节是胚胎性皮质发育的局灶性畸形[27]。它们是与癫痫、智力障碍和自闭症直接相关的静态损害[28]。癫痫发作常发生于 2 岁以前。以婴儿痉挛为主(68%)。氨己烯酸[γ 氨基丁酸(GABA)受体激动剂]治疗非常有效,高达 95%的病例治疗成功后可以完全停药。

中度至重度学习障碍占 38%~80%。其严重程度随着皮质结节数量的增加而增加。患有 TSC 的儿童在 5 岁之前发育正常,可能会继续沿着正常的轨迹发展[29]。此类患儿即使智商正常,也可能出现多种行为问题,包括睡眠障碍、多动症、注意力缺陷、具有攻击性和自闭症。

临床试验表明,mTOR 抑制剂(一种西罗莫司类似物)可能改善肿瘤特征,如减缓室管膜下巨细胞星形细胞瘤的生长[30],以及非肿瘤特征,包括癫痫和认知功能[31]。

皮肤表现

75%的患者存在面部血管纤维瘤(以前称为皮脂腺瘤)。发病

表 68.4　结节性硬化症(TSC)诊断标准

A. 基因诊断标准		
从正常组织中鉴定出 *TSC1* 或 *TSC2* 致病基因突变,足以对结节性硬化症作出明确诊断		
B. 临床诊断标准		
主要特性		**发病年龄**
1	低黑色素性黄斑(≥3,直径至少 5mm)	婴儿到儿童
2	血管纤维瘤(≥3)或纤维性头盖骨斑块	婴儿到成年
3	掌跖纤维瘤(≥2)	青春期到成年
4	鲨革斑	童年
5	多个视网膜错构瘤	婴儿期
6	皮质发育不良*	胎儿
7	脑室管膜下结节	童年时期到青春期
8	室管膜下巨细胞星形细胞瘤	童年时期到青春期
9	心脏横纹肌瘤	婴儿期
10	淋巴管肌瘤病(LAM)**	青春期到成年
11	血管平滑肌脂肪瘤(≥2)**	青春期到成年
次要特征		
1	“五彩纸屑”皮肤病变(很小的白色斑点)	
2	牙釉质破损(>3)	
3	口内纤维瘤(≥2)	
4	视网膜无色素斑	
5	多发肾囊肿	
6	非肾源性错构瘤	

*包括皮质结节和脑白质径向迁移线。

**两个主要临床特征(LAM 和血管平滑肌脂肪瘤)的结合,没有其他特征,不符合明确诊断标准。

NORTHRUP H,KRUEGER DA,International Tuberous Sclerosis Complex Consensus Group. Tuberous sclerosis complex diagnostic criteria update:recommendations of the 2012 International Tuberous Sclerosis Complex Consensus Conference.[J]. ediatr Neurol 2013,9:243-54。

表 68.5　结节性硬化症(TSC)监测筛查

	对诊断患者的"无症状"父母、子女或一级亲属	疑似病例或初步诊断评估	儿童		成人	
			确诊病例,无症状	确诊病例,有症状或曾经有症状且被记录	确诊病例,无症状	确诊病例,有症状或曾经有症状且被记录
眼底检查	×	×	–	×	×	×[d]
脑部磁共振成像	×[a]	×	×	×	×[c]	×[e]
脑电图	–	–[d]	–	×[e]	–	×[e]
心电图及超声心动图	–[f]	×	–	×[g]	–	×[e]
肾脏磁共振成像	×[h]	×	×[i]	×[g]	×[b]	×[g]
皮肤病筛查	×	×	–	×[e]	–	×[e]
肺 CT	–	–	–	×[e]	×[j]	×[e]

[a] 体格检查呈阴性者,建议行 MRI 和/或 CT 检查。
[b]每 1~3 年检查一次。
[c]儿童检查频率可以适当降低。
[d]除非疑似癫痫,一般不用于诊断。
[e]临床显示。
[f]除非需要诊断。
[g]每 6 个月到 1 年检查一次,直到好转或大小稳定。
[h]最近的研究显示 MRI 比超声提供更多信息,同样避免了 CT 辐射。
[i]每 3 年检查一次,直到青春期。
[j]适合 18 岁的女性。
根据结节性硬化症联盟网站的数据修改(www.tsalliance.org)。

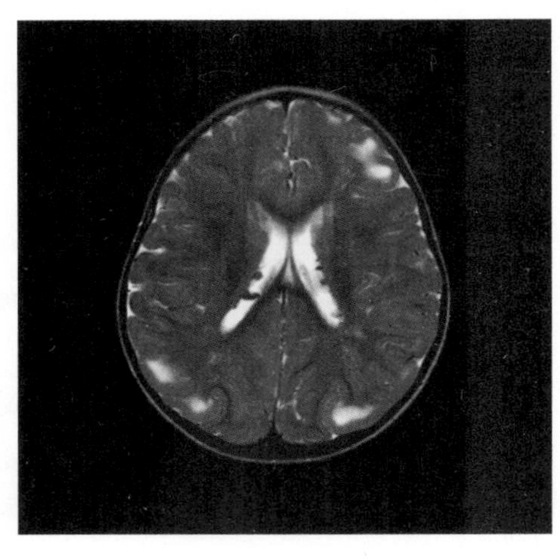

图 68.12　MRI T2 信号,结节性硬化症患者。皮质结节表现为高强度信号,钙化的室管膜下结节表现为低信号投射到侧脑室(T2 轴位磁共振成像扫描)

年龄为 5~14 岁,在面部呈蝶形分布(图 68.13A)。局部应用西罗莫司(0.1%~1%)治疗面部血管纤维瘤安全有效[32]。97%的儿童存在腹膜下丘疹(灰叶斑)。2/3 的病例从出生起就有这种症状,90%的病例在两岁前发生。Wood 紫外线灯检查法有助于诊断(图 68.13B)。50%的病例会出现鲨革斑。病变呈扁平、棕红色或粉红色,皮肤呈橘红色,位于背部表面,尤其是腰椎区域(图 68.13C)。25%的病例出现前额纤维斑块,这些是略微隆起的黄褐色或肉色斑块。高达 50%的病例发生甲周纤维瘤。

内脏特征

心脏横纹肌瘤可出现于新生儿期,在多达 45%的 TSC 患者中发生[33]。他们的血流动力学在儿童期稳定。几乎所有(92%)[33]的肾脏病变发生在 18 岁之前。肾脏病变有 5 种:①良性血管平滑肌脂肪瘤;②恶性血管平滑肌脂肪瘤;③囊肿;④肾嗜酸细胞瘤;⑤肾细胞癌。良性血管平滑肌脂肪瘤最常见(70%~80%)。其他内脏受累包括肝血管平滑肌脂肪瘤和肺淋巴管平滑肌瘤病[33]。

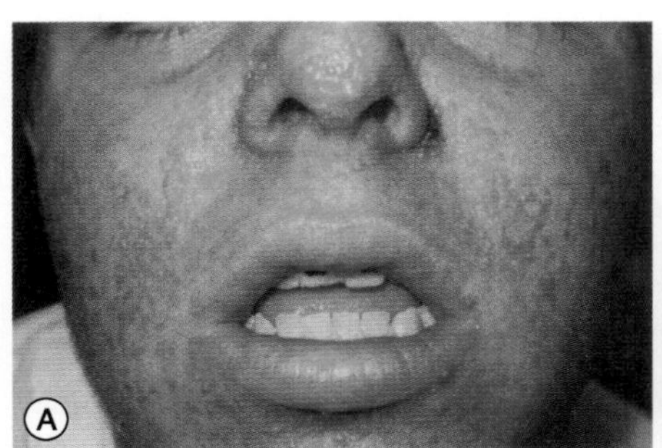

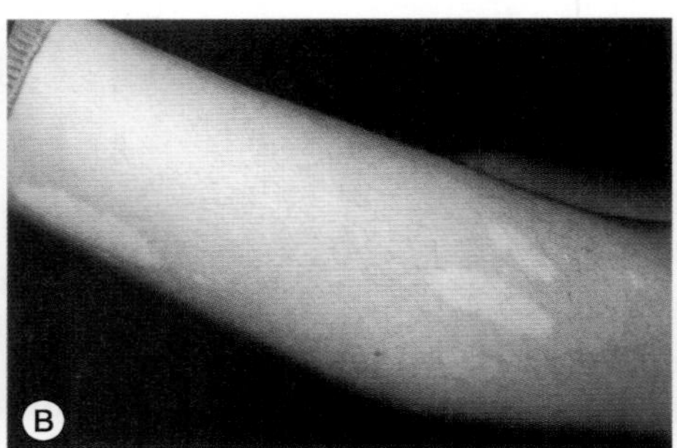

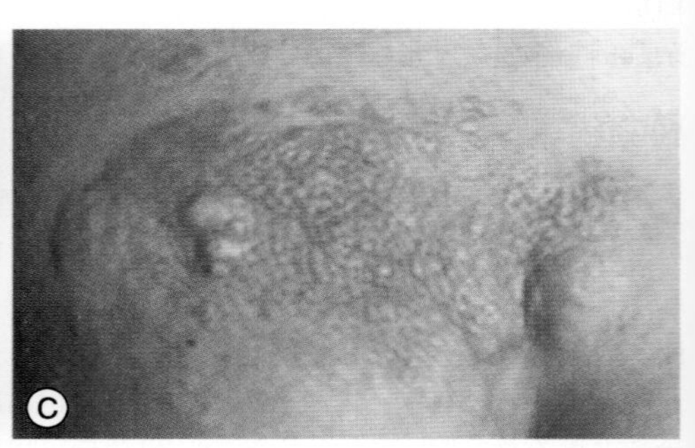

图 68.13　结节性硬化的皮肤表现。Ⓐ面部血管纤维瘤((以前称为皮脂腺瘤)通常呈蝶形分布;Ⓑ腹膜下丘疹(灰叶斑);Ⓒ下背部有鲨革斑

眼部特征

视网膜错构瘤是主要的诊断标准之一。有三种类型:①扁平、光滑、无钙化、灰色半透明病变(图 68.14A);②桑葚样隆起、多结节、钙化、不透明病变(图 68.14B);③具有两者特征的过渡性病变(图 68.14C)。50%的患儿存在视网膜错构瘤[34]。

扁平、光滑的半透明型错构瘤最常见,约占 TSC 伴错构瘤患者的 70%[35]。它们可能难以发现,表现为异常的光反射,约 0.25~2 个视盘直径大小,位于后极,常位于浅表的视网膜。典型的多结节桑椹样病变发生在距视盘 2 个视盘直径或以内,发生率高达 50%[35]。10%的患者患有扁平错构瘤和结节性钙化的联合病变,位于后极部中央。在婴儿期,视网膜错构瘤没有钙化,但随着年龄增长可能出现钙化。一般来说,病变保持静止。罕见的玻璃体积血可能使病情复杂化,可能是由于错构瘤累及异常血管所致(图 68.15)。

脉络膜视网膜脱色素病变也被认为是一种视网膜表现,发生在多达 40%的患者中[35],直径小于 1PD,分布在中周基底部(图 68.16)。

眼部治疗

TSC 患者的治疗需要多学科联合(表 68.5)。眼科医生在筛查、监测视觉发育、病变进展以及监测全身治疗的眼部并发症等方面发挥着重要作用。

氨己烯酸监测

氨己烯酸治疗可能会因视野缺损而复杂化(40%~50%),表现为固视时双眼 30°范围内视野同心圆样缩小。视野缺损常常从鼻侧开始,形成鼻侧阶梯,而颞侧视野相对完好[36]。

使用氯己烯酸时,监测很有挑战性,特别是在视觉领域。对于那些配合度差的患者,全视野闪光视网膜电图(ERG)(视锥功能改变)或多焦 ERG(负 b 波)可用于监测[37]。已证明利用光学相干断层成像技术对视网膜神经纤维层进行评估,可以准确评估对氨己

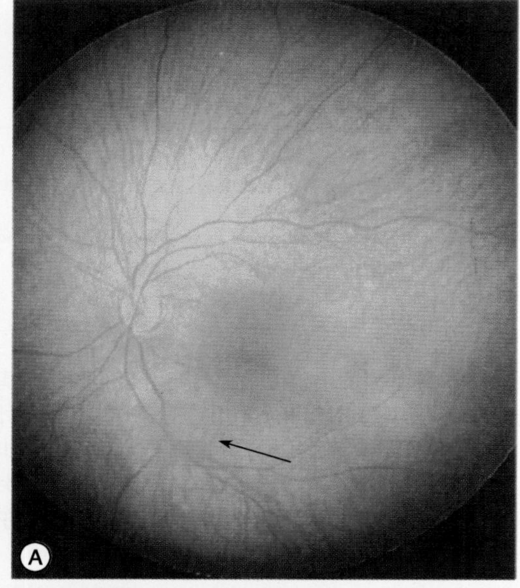

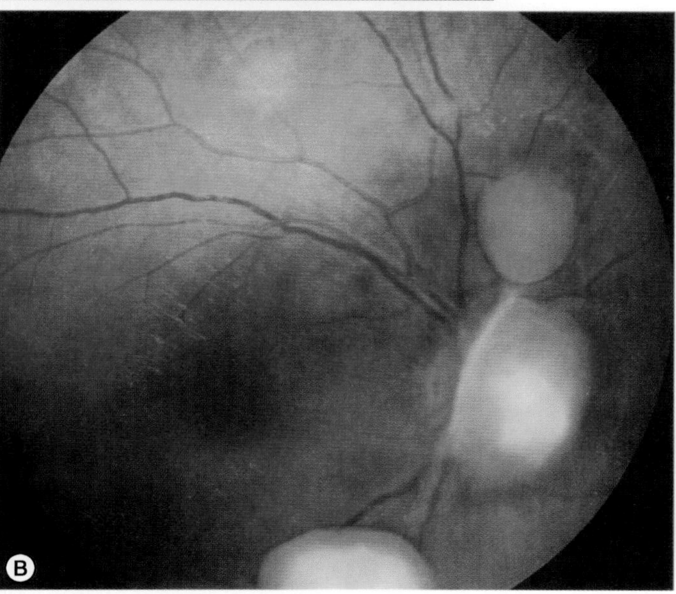

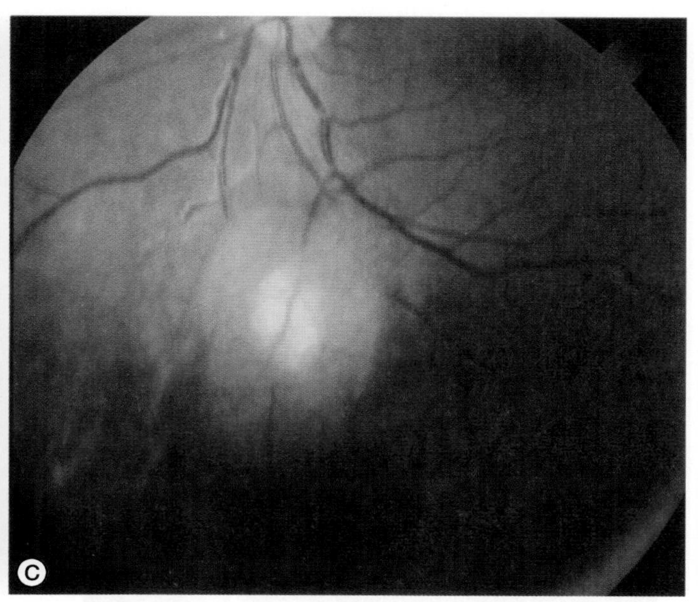

图 68.14 Ⓐ左侧半透明视网膜星形细胞瘤沿颞下血管弓走行;Ⓑ本例中可见半透明错构瘤和较大的钙化错构瘤。本例扁平半透明病变位于中心凹上方的血管弓上方;Ⓒ合并有扁平错构瘤及中央结节的病变

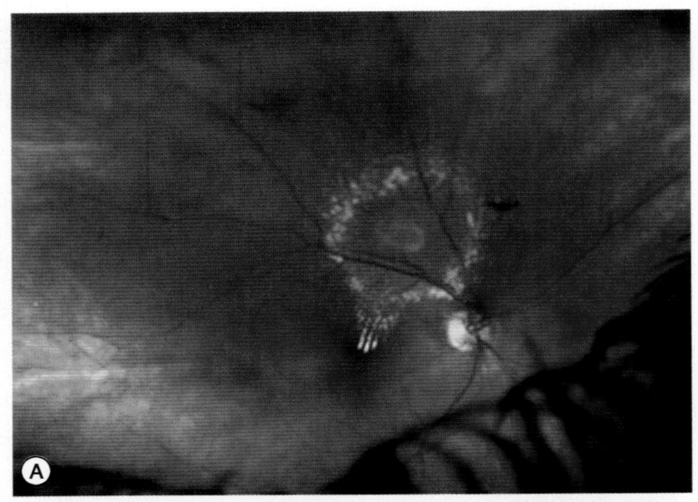

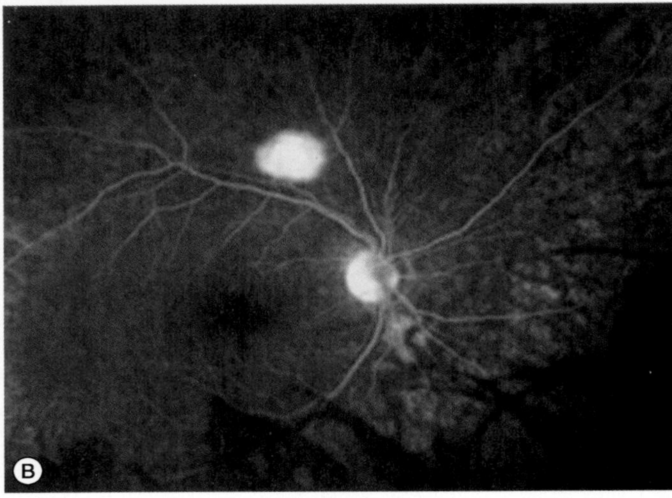

图 68.15　Ⓐ视网膜星形细胞瘤周围渗出物，脂质侵及黄斑；Ⓑ荧光素血管造影显示与视网膜星形细胞瘤相关的血管渗漏

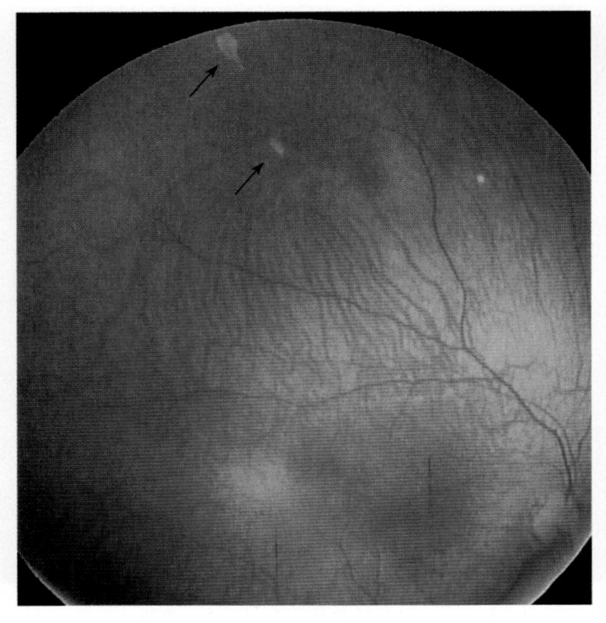

图 68.16　右眼视网膜赤道部的脱色素病变

烯酸视网膜毒性程度[38]。

von Hippel-Lindau 病

von Hippel-Lindau 病（VHL）是一种罕见的家族性癌症综合征，包括眼部（视网膜毛细血管成血管细胞瘤；RCH）和中枢神经系统（血管瘤或成血管细胞瘤）的良性血管肿瘤，肾细胞癌（RCC），嗜铬细胞瘤。已制订诊断标准（表 68.6）。VHL 是一种常染色体显性遗传病，发病率为 1/36 000。症状通常从 20~40 岁持续进展。

表 68.6　von Hippel-Lindau 病诊断标准

家族史*	特征
阳性	下列任何一种： 视网膜毛细血管瘤； 中枢神经系统（CNS）血管瘤伴随内脏病变**
阴性	下列任何一项： 两个或两个以上视网膜毛细血管瘤； 两个或两个以上中枢神经血管瘤； 单一的视网膜或中枢神经血管瘤伴随内脏病变**

*视网膜或中枢神经系统血管瘤或内脏病变家族史。

**内脏病变包括：肾囊肿、肾癌、嗜铬细胞瘤、胰腺囊肿、胰岛细胞瘤、附睾囊腺瘤、内淋巴囊肿瘤、可能起源于中肾的附件乳头状囊腺瘤。

BAUSCH B，JILG C，GLASKER S，et al. Renal cancer in von Hippel-Lindau disease and related syndromes.［J］. at Rev Nephrol，2013，9：529-38。

遗传学和病理生理学

VHL 病是由 *VHL* 抑癌基因的生殖细胞性突变引起的。*VHL* 基因产物 pVHL，与缺氧诱导因子（HIF）相互作用。随着 pVHL 失活，HIF 降解障碍，导致由 HIF 靶基因编码的生长因子过量产生，如 VEGF 和血小板生长因子 B（PDGF-B），导致肿瘤的形成[39]。该疾病的外显率很高，筛查非常重要，因为早期发现还可以采取更保守的治疗方法（表 68.6 和表 68.7）[40,41]。

表 68.7　高危人群中 von Hippel-Lindau 病筛查推荐间隔时间

测试	开始年龄	频率
眼科检查	0 岁	每年
神经系统检查	0 岁[a]	每年
血浆或 24h 尿儿茶酚胺和甲氧基肾上腺素	2 岁	每年（当血压升高时）
中枢神经系统成像（MRI）	11 岁	每年
内耳道 CT 和 MRI 表现	出现症状（听力丧失、耳鸣、眩晕或无法解释的平衡障碍）	每年
腹部超声	8 岁	每年 MRI 有临床表现时
腹部 CT	如果有临床表现，则 18 岁或更早	每年
听觉功能测试	15 岁	当有临床症状时设定为基线

[a] 0~14 岁：建议每年进行儿科检查。

VHL Alliance. VHL screening protocol 2011.［EB/OL］.（2016-06-16）［2018-10-11］. http://vhl. org/professionals/screening-diagnosis/importance-of-screening/。

中枢神经系统和内脏特征

70%的患者存在中枢神经系统成血管细胞瘤,主要累及小脑(图 68.17)、脊柱和延髓。嗜铬细胞瘤是一些家族的主要表现。60%的患者存在肾囊肿和肿瘤[41]。其他系统受累包括内淋巴囊肿瘤、胰腺囊性病变和胰岛细胞肿瘤。中枢神经系统成血管细胞瘤和肾癌是 VHL 患者的主要死因。

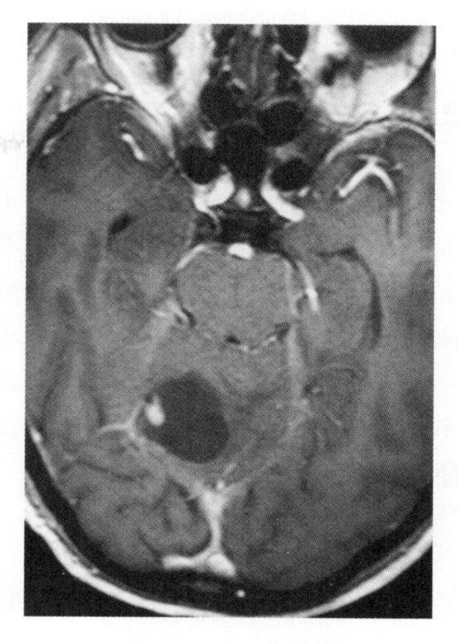

图 68.17　11 岁患 von Hippel-Lindau 病伴有小脑成血管细胞瘤的患者(T1 磁共振轴位扫描)(悉尼神经外科医生 Mark Dexter 的患者)

眼部特征

眼部病变占 VHL 患者的 37%,其中 58%为双侧受累[42]。RCH 根据位置(周围或视盘旁)(图 68.18 和图 68.19)、形态学(内生、外生或无蒂)及其对视网膜的影响(渗出或牵拉)进行分类。RCH 通常在 30 岁时出现。荧光素血管造影可以显示早期血管畸形,特别是对于视盘旁 RCH,并且在激光治疗时对鉴别供血小动脉也很重要。

如视力恶化,应给予治疗[42]。目前 RCH 的治疗以肿瘤消融为基础,包括激光光凝、冷冻治疗、放射治疗和光动力治疗。针对特

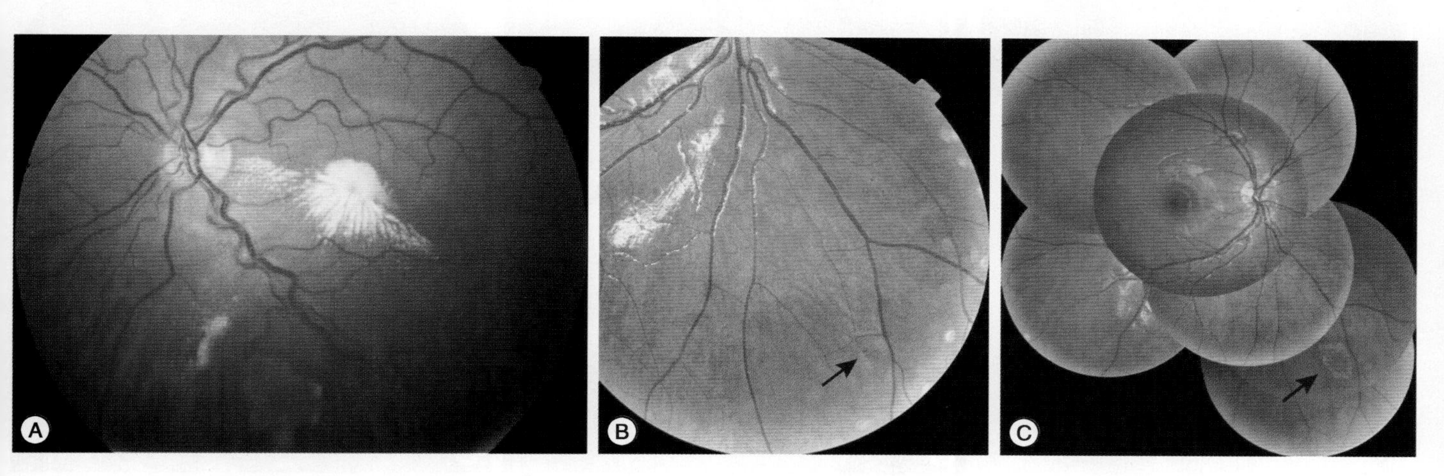

图 68.18　视网膜周围毛细血管母细胞瘤(RCH)。Ⓐ下方中周部血管瘤,伴扩张的小动脉、小静脉和渗出(悉尼大学 FA Billson 教授的患者);Ⓑ激光凝固术前 RCH(箭头所示);Ⓒ激光凝固术后 RCH(箭头所示)(欧登塞大学眼科诊所 H. U. Møller 教授的患者)

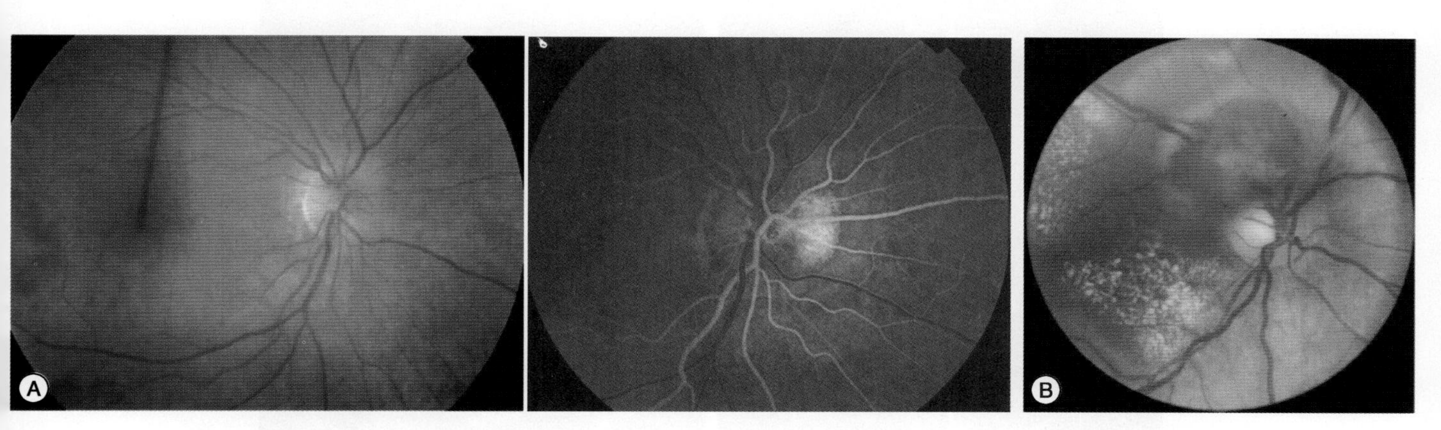

图 68.19　Ⓐ视盘旁血管瘤荧光素血管造影;Ⓑ巨大的视盘旁血管瘤伴有渗出物(Ⓐ悉尼 A. P. Hunyor 副教授的患者)

定生长因子的靶向治疗是今后的治疗目标[43]。

Sturge-Weber 综合征

Sturge-Weber 综合征(SWS)在每 2 万~5 万婴儿中约有 1 例发生[44]。其特征为面部有葡萄酒样痣[皮肤毛细血管畸形(毛细血管畸形,CM)](图 68.20),并与软脑膜和眼睛的静脉-毛细血管异常有关。分为三种类型:以Ⅰ型最常见,面部有葡萄酒样痣(CM)和颅内软脑膜血管畸形,伴或不伴有眼部异常,如青光眼。Ⅱ型包括面部 CM,伴或不伴有青光眼,无脑部异常。Ⅲ型以软脑膜血管瘤病为特征,无皮肤损害或眼部异常[45]。

发病机制

在 *GNAQ* 中,一个激活突变的体细胞嵌合体被发现与 Sturge-Weber 综合征和非综合征的葡萄酒色斑染色有关[46]。*GNAQ* 编码 Gαq 激活下游 MAPK 信号通路,包括内皮素,在血管生成中起重要作用[46]。

国际血管瘤研究协会为血管异常提供了一个分类[47]。这些皮肤损伤被称为血管畸形。眼科学文献中,脉络膜和结膜的血管畸形被称为血管瘤。然而,组织学显示弥漫性脉络膜受累与皮肤病变相似[48]。

神经系统特征

神经并发症通常是进行性的,包括癫痫、智力低下、偏瘫、头痛、卒中样发作、行为问题和视野缺损[49]。同侧软脑膜血管的畸形是潜在的结构性变性(图 68.21)。神经症状的范围和程度与糖代谢异常的范围和严重程度有关。预防卒中的方法对 SWS 很重要,包括在生病期间良好的水化治疗,以及低剂量的阿司匹林,这可能会减少卒中样发作的频率。

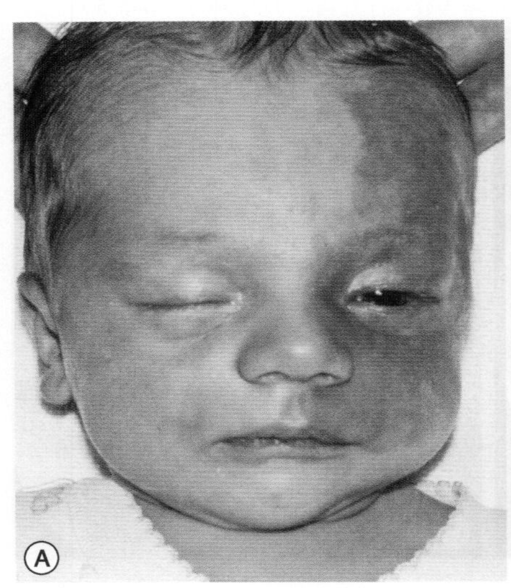
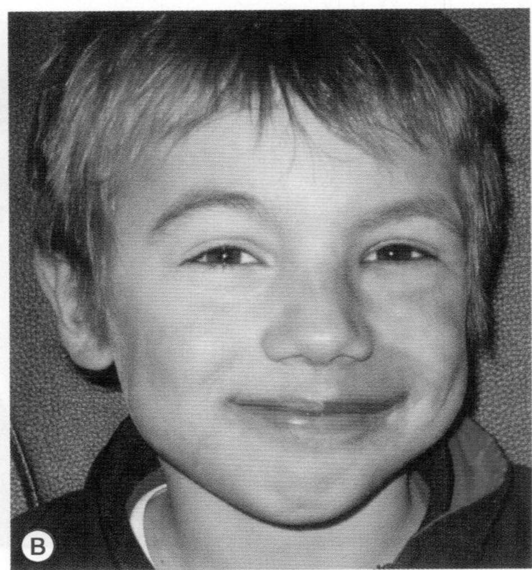
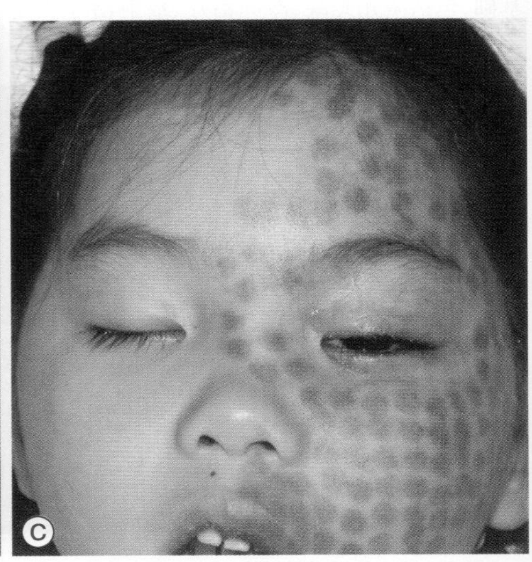

图 68.20 Ⓐ1 月龄的 Sturge-Weber 综合征面部毛细血管畸形(葡萄酒样痣)患者;Ⓑ接受多次染料激光治疗的 8 岁患儿;Ⓒ重复使用激光光凝以填充未处理的区域。由于最近的小梁切除术,眼睑暂未进行激光治疗

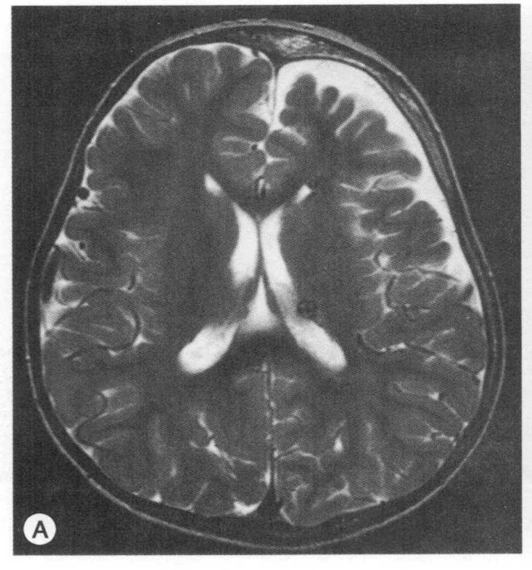
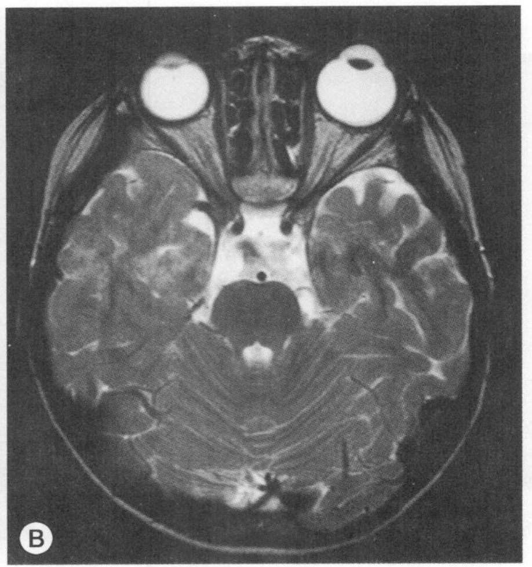

图 68.21 Ⓐ软脑膜的增强显示血管瘤病,与之相关的脑萎缩[T1 加权磁共振成像(MRI)扫描];Ⓑ左侧颞叶软脑膜血管瘤病,皮质萎缩伴颅骨增厚,左侧牛眼(T2 加权 MRI 图像)

眼部特征和治疗问题(表 68.8)[47,49]

表 68.8　Sturge-Weber 综合征治疗建议

临床问题	建议
面部葡萄酒样痣(PWS)	皮肤科检查
• V1 但无症状	眼科评估+随访
• V1 伴眼部和 CNS 异常	眼科评估+随访+MRI
• V1+V2/3 分布	眼科评估+随访+MRI
癫痫发作	诊断 PWS 时对家长教育
	早期使用抗癫痫药物治疗
	难治性病例:考虑手术治疗
卒中样发作	阿司匹林[3~5mg/(kg·d)]
	患病时的水化治疗
头痛	标准阻断和预防药物
青光眼	每 6 个月 1 次眼科检查
	医疗/手术干预
局灶性神经功能缺损	多学科团队/康复治疗
• 轻度偏瘫	定期监测
• 视野缺陷	适应性训练
认知障碍	神经心理学评估和干预。个性化教育项目
社会心理	密切观察和早期转诊
内分泌	监测生长和甲状腺功能
耳鼻喉科	监测耳鼻喉感染和阻塞性睡眠障碍
其他	每年接种流感疫苗
	急性疾病的积极管理,优化发热和水合作用的管理

V1,三叉神经眼支;V2,三叉神经上颌支;V3,三叉神经下颌支;MRI,磁共振成像。

SUDARSANAM A, ARDERN-HOLMES SL. Sturge-Weber syndrome: from the past to the present. [J]. Eur J Paediatr Neurol, 2014, 18:257-66。

上眼睑皮肤受累通常与眼内受累有关。青光眼是主要的眼部并发症。58%~71%的病例发生青光眼[44]。呈双峰发病,早期发病者以小梁发育异常导致的房角异常为特征[50]。迟发性青光眼与巩膜上静脉压升高有关[50]。早发组可能因浅层巩膜静脉压增高而恶化。

脉络膜血管畸形(血管瘤)常见。它们可能局限于后极或延伸至整个眼底。正常脉络膜血管形态消失,眼底呈弥漫性均匀红色(图 68.22)。双眼发病者可能很难发现。OCT 深度增强成像技术有助于确定范围[51]。这些血管瘤生长缓慢,可能导致瘤体表面的视网膜变性,伴有浆液性视网膜脱离(图 68.23)。

在 SWS 中,青光眼治疗具有挑战性。早期发病的患者可选择手术治疗。抗青光眼药物对这些患者有辅助作用。药物治疗是迟发性青光眼的初始治疗。当需要时,滤过性手术要以尽

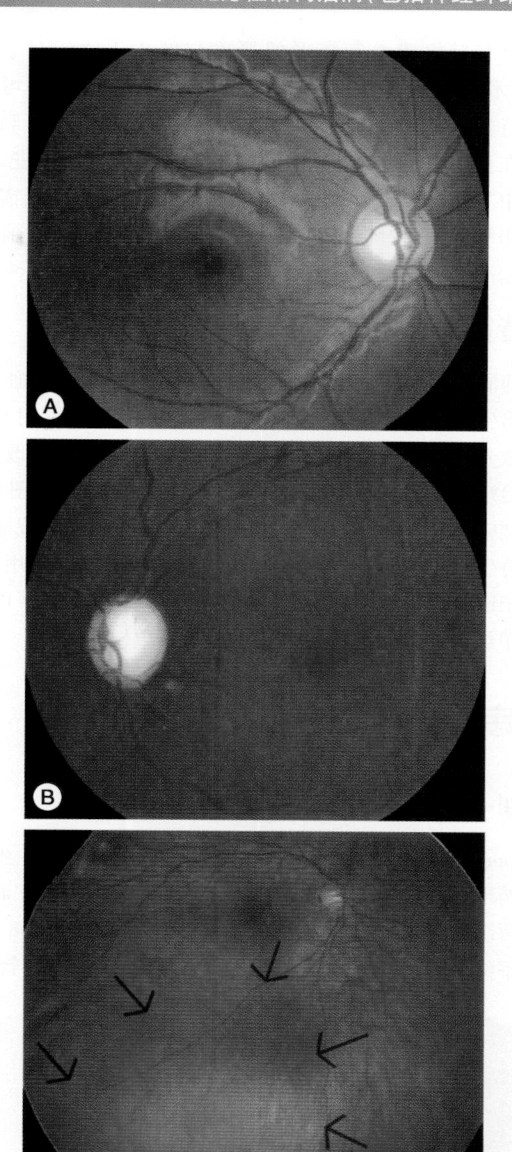

图 68.22　脉络膜血管畸形。Ⓐ正常右眼;Ⓑ同一患者的左眼,弥漫性后极受累——"番茄酱眼底";Ⓒ局灶性后极部脉络膜血管畸形

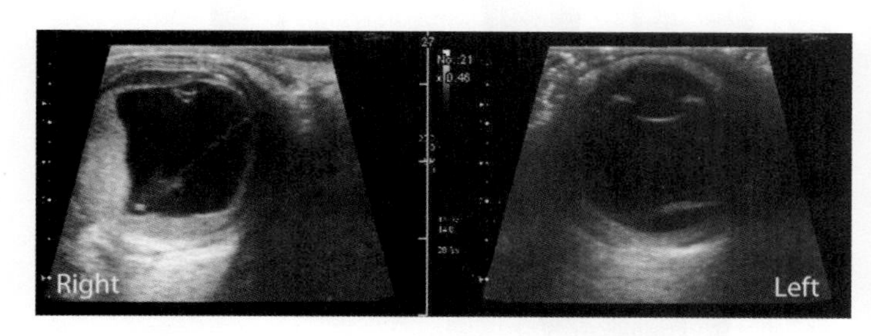

图 68.23　脉络膜血管畸形(血管瘤)伴渗出性视网膜脱离的超声表现(右眼几乎完全脱离,左眼部分脱离)

量减少低眼压和/或出血为目的。对于小梁切除术,这需要预先放置巩膜瓣缝合线,前房使用黏弹剂或者维持器。出血或渗

出的风险与脉络膜血管畸形的严重程度成正比。对于管状植入物，手术技术需要尽量减少术中和迟发性低眼压，可以使用前房维持器（25G），和/或在插入引流管、结扎引流管和使用支架时先在前房注入黏弹剂。建议使用小针头（25G）进入前房。如果术中发生脉络膜渗漏（可能是剧烈和迅速的），则需要通过提高前房输液瓶高度和/或通过预留的巩膜引流来辅助伤口闭合[52]。

皮肤特征和治疗方法

葡萄酒色斑是位于乳头、浅表和网状真皮的毛细血管畸形。它们在出生时就已存在，通常变暗为紫罗兰色，在中年时长大。脉冲染料激光器（PDL）是标准的治疗方法；虽然很难完全改善症状，但这种治疗可能有助于减少皮肤变色和相关的肥大（图 68.20）。动物模型中 PDL 导致 mTOR 通路的激活，表明血管生成通路在皮肤血管再生和血运重建中发挥积极作用，导致 PDL 作用不完全。这为临床试验提供了理论依据，证明局部西罗莫司联合 PDL 治疗 SWS 比单纯激光治疗更有效[53]。

与斑痣性错构瘤病合并的其他情况

Klippel-Trénaunay-Weber 综合征

Klippel-Trénaunay 综合征（KTS）表现可分为两组：A 组包括毛细血管畸形和静脉畸形；B 组的定义是在周长或长度方面的异常增长。两组患者均需有临床表现才能诊断为 KTS（图 68.24）[54]。其患病率约为 1∶100 000[54]。KTS 的血管病变为毛细血管、静脉和

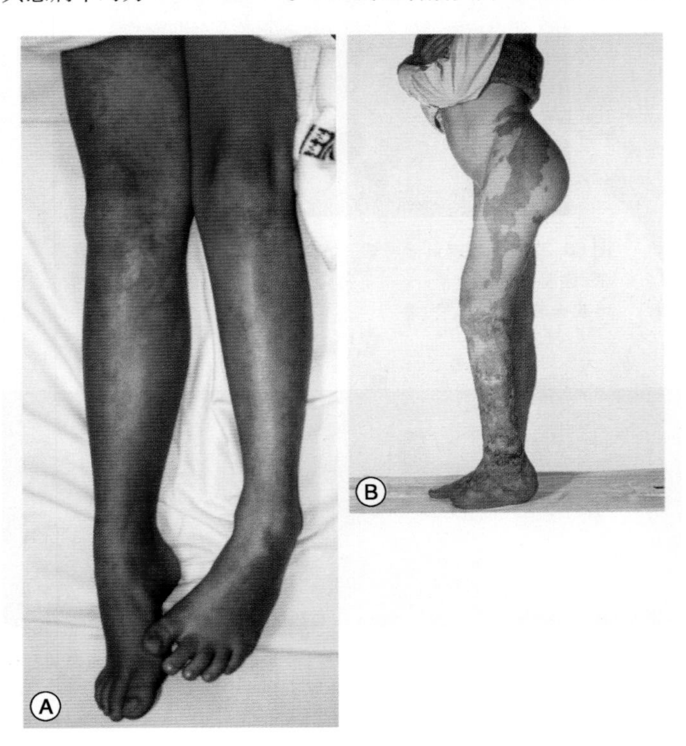

图 68.24　Klippel-Trénaunay-Weber 综合征的临床特点。Ⓐ因骨肥大导致的腿长不均；Ⓑ下肢静脉和毛细血管畸形

淋巴的联合畸形[55]。眼表现为眼眶静脉曲张、视网膜静脉曲张、脉络膜血管瘤、虹膜异色症、同侧视神经肿大。KTS 型青光眼与 Sturge-Weber 综合征有许多共同特点。

共济失调毛细血管扩张症

参见第 31 章。

（马聪　译　马翔　校）

参考文献

1. Hirbe AC, Gutmann DH. Neurofibromatosis type 1: a multidisciplinary approach to care. Lancet Neurol 2014; 13: 834–43.
2. Szudek J, Evans D, Friedman J. Patterns of associations of clinical features in neurofibromatosis 1 (NF1). Hum Genet 2003; 112: 289–97.
4. Kissil J, Blakeley J, Ferner R, et al. What's new in neurofibromatosis? Proceedings from the 2009 NF Conference: new frontiers. Am J Med Genet A 2010; 152A: 269–83.
6. Ragge N, Falk R, Cohen W, et al. Images of Lisch nodules across the spectrum. Eye (Lond) 1993; 7: 95–101.
8. Demestre M, Herzberg J, Holtkamp N, et al. Imatinib mesylate (Glivec) inhibits Schwann cell viability and reduces the size of human plexiform neurofibroma in a xenograft model. J Neurooncol 2010; 98: 11–19.
9. Korf B. Malignancy in neurofibromatosis type 1. Oncologist 2000; 5: 477–85.
10. Jakacki RI, Dombi E, Potter DM, et al. Phase I trial of pegylated interferon-alpha-2b in young patients with plexiform neurofibromas. Neurology 2011; 76: 265–72.
11. Widemann BC, Acosta MT, Ammoun S, et al. CTF meeting 2012: Translation of the basic understanding of the biology and genetics of NF1, NF2, and schwannomatosis toward the development of effective therapies. Am J Med Genet A 2014; 164A: 563–78.
13. Fisher MJ, Loguidice M, Gutmann DH, et al. Visual outcomes in children with neurofibromatosis type 1-associated optic pathway glioma following chemotherapy: a multicenter retrospective analysis. Neuro Oncol 2012; 14: 790–7.
18. Schroeder RD, Angelo LS, Kurzrock R. NF2/merlin in hereditary neurofibromatosis 2 versus cancer: biologic mechanisms and clinical associations. Oncotarget 2014; 5: 67–77.
19. Cooper J, Giancotti FG. Molecular insights into NF2/Merlin tumor suppressor function. FEBS Lett 2014; 588: 2743–52.
21. Lin AL, Gutmann DH. Advances in the treatment of neurofibromatosis-associated tumours. Nat Rev Clin Oncol 2013; 10: 616–24.
22. London NR, Gurgel RK. The role of vascular endothelial growth factor and vascular stability in diseases of the ear. Laryngoscope 2014; 124: E340–6.
26. Northrup H, Krueger DA, International Tuberous Sclerosis Complex Consensus G. Tuberous sclerosis complex diagnostic criteria update: recommendations of the 2012 International Tuberous Sclerosis Complex Consensus Conference. Pediatr Neurol 2013; 49: 243–54.
28. Borkowska J, Schwartz R, Kotulska K, Jozwiak S. Tuberous sclerosis complex: tumors and tumorigenesis. Int J Dermatol 2011; 50: 13–20.
29. Osborne JP, Merrifield J, O'Callaghan FJK. Tuberous sclerosis – what's new? Arch Dis Child 2008; 93: 728–31.
31. Krueger DA, Wilfong AA, Holland-Bouley K, et al. Everolimus treatment of refractory epilepsy in tuberous sclerosis complex. Ann Neurol 2013; 74: 679–87.
33. Jozwiak S, Schwartz R, Janniger C, Bielicka-Cymerman J. Usefulness of diagnostic criteria of tuberous sclerosis complex in pediatric patients. J Child Neurol 2000; 15: 652–9.
35. Rowley S, O'Callaghan F, Osborne J. Ophthalmic manifestations of tuberous sclerosis: a population based study. Br J Ophthalmol 2001; 85: 420–3.
37. Riikonen R, Rener-Primec Z, Carmant L, et al. Does vigabatrin treatment for infantile spasms cause visual field defects? An international multicentre study. Dev Med Child Neurol 2015; 57: 60–7.
40. VHL Alliance. VHL screening protocol 2011. Available from: <https://vhl.org/professionals/screening-diagnosis/importance-of-screening/>. Accessed 16 June 2016.
41. Bausch B, Jilg C, Glasker S, et al. Renal cancer in von Hippel-Lindau disease and related syndromes. Nat Rev Nephrol 2013; 9: 529–38.
42. Toy BC, Agron E, Nigam D, et al. Longitudinal analysis of retinal

hemangioblastomatosis and visual function in ocular von Hippel-Lindau disease. Ophthalmology 2012; 119: 2622–30.
43. Haddad NM, Cavallerano JD, Silva PS. von Hippel-Lindau disease: a genetic and clinical review. Semin Ophthalmol 2013; 28: 377–86.
45. Roach E, Bodensteiner J. Neurologic manifestations of Sturge-Weber syndrome. In: Bodensteiner J, Roach ES, editors. Sturge-Weber Syndrome. Mt Freedom, NJ: Sturge-Weber Foundation, 1999: 27–38.
46. Shirley MD, Tang H, Gallione CJ, et al. Sturge-Weber syndrome and port-wine stains caused by somatic mutation in GNAQ. NEJM 2013; 368: 1971–9.
48. Witschel H, Font R. Hemangioma of the choroid. A clinicopathologic study of 71 cases and a review of the literature. Surv Ophthalmol 1976; 20: 415–31.
51. Arora KS, Quigley HA, Comi AM, et al. Increased choroidal thickness in patients with Sturge-Weber syndrome. JAMA Ophthalmol 2013; 131: 1216–19.
55. Sreekar H, Dawre S, Petkar KS, et al. Diverse manifestations and management options in Klippel-Trenaunay syndrome: a single centre 10-year experience. J Plast Surg Hand Surg 2013; 47: 303–7.

第 69 章

儿童眼外伤

William V Good, Susan M Carden

章节目录

引言

儿童眼外伤是全世界公共卫生领域的主要问题。眼外伤案例的详细病史很重要，因有可能会有误导性，未问出的病史可能已发生。儿童可能会试图取悦成人，从而提供不正确的答案，并试图通过误导性陈述来避免责罚。儿童或父母提供的任何病史都必须符合身体检查结果。

流行病学

据估计，儿童严重眼外伤的发病率为 11.8 人/10 万(人・年)[1]。至少 35%的严重眼外伤发生在儿童受伤较严重时，且大多数发生在 12 岁以下的儿童[2]。儿童眼外伤占总外伤的 8%~14%[3]，是儿童单侧失明最常见的原因。除了视力丧失，严重的眼部损伤可致重度畸形。一些因素会使儿童面临严重眼外伤的风险[4]，包括：年龄在 0~5 岁、男性和缺乏父母的监管。儿童眼前节穿孔伤后，不配合光学矫正和遮盖是一个重要因素[5]。弱视可能会限制 7 岁以下儿童的视力恢复，甚至在年龄更大的患者预后良好的眼外伤中也是如此。

出生前的眼外伤

参见第 106 章。

羊膜穿刺术和产伤引起的眼外伤

眼部损伤与羊膜穿刺术相关(图 69.1)。5 例羊膜穿刺导致的眼外伤患者中[6]，1 例出现偏盲和凝视麻痹，2 例是穿刺针穿透眼部导致，而在这 2 例中有 1 例出现针尖样瞳孔，另一例出现脉络膜视网膜瘢痕。在其余 2 例中，1 例出现小的角膜白斑，1 例出现角膜缘瘢痕。在羊膜穿刺术后，出现周边角膜粘连性非色素性虹膜囊肿，可能是羊膜穿刺针损伤导致。在子宫内发生的眼球穿孔，也可能跟先天性无晶状体伴视网膜瘢痕有关。超声引导下进行羊膜穿刺术可大大降低穿刺针对胎儿损伤的发生率。

外阴切开术可能会导致眼附属器损伤，尽管发生率较低。由分娩引起的全眼球破裂的可能性将于后续进行讨论。产钳也是导致先天性角膜异常的可能原因，其中由产钳的另一臂所导致的相反枕部受压可同时出现角膜后弹力膜的垂直破裂(图 69.2)(参见第 34 章)。

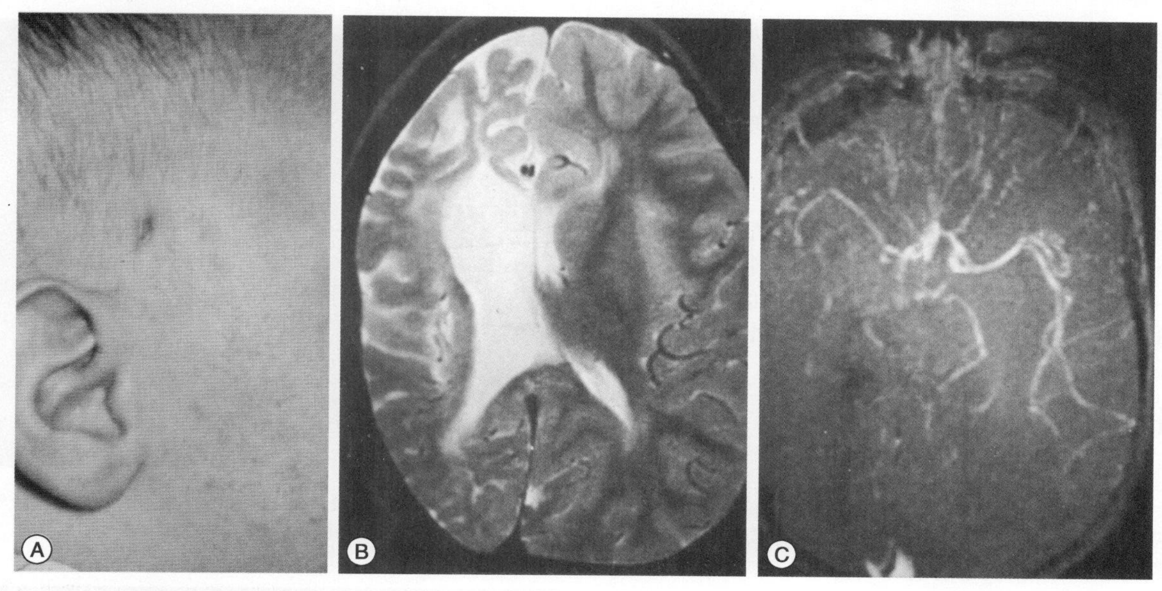

图 69.1　可能的羊膜穿刺针损伤。Ⓐ婴儿右侧太阳穴上的一个小色素凹陷与针迹的放射学证据相吻合；Ⓑ显示右脑萎缩的磁共振（MR）扫描；ⒸMR 血管造影显示右大脑中动脉闭塞

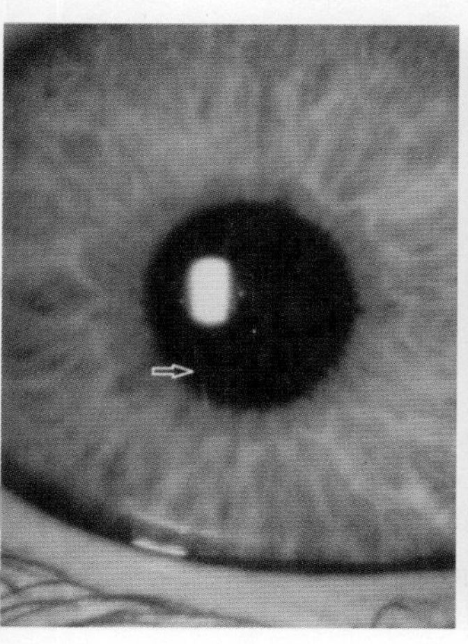

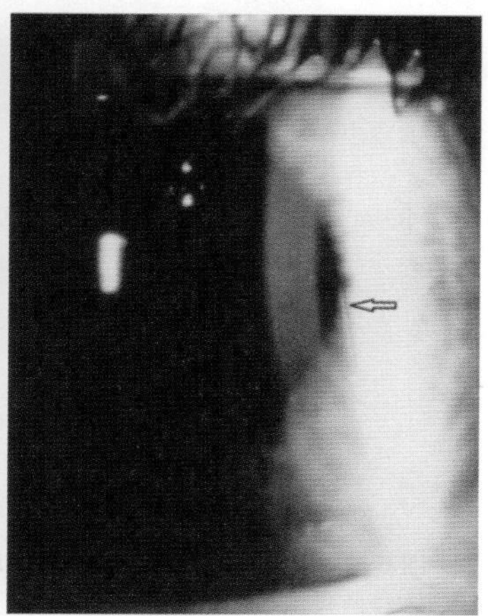

图 69.2　产钳角膜损伤。仅能从瞳孔的一侧看到 Descemet 膜垂直方向的破裂（箭头所示）

眼睑和泪道系统创伤

在睑缘撕裂时，仔细重建睑缘是必不可少的。睑缘撕裂的病因是睑缘锐器伤或钝挫伤。如果内侧睑缘受损，上、下睑都会发生泪小管损伤，在儿童，这些伤害通常是由狗咬伤引起的[7]。这种情况需要置硅橡胶管插管或使用泪道置管装置，穿过泪小管的断端两端并进入鼻腔。在伤口较深的情况下，伤口较深的创缘用精细的可吸收线缝合，伤口较浅的边缘用细线缝合封闭。狗咬伤导致的其他问题可能包括下斜肌麻痹或限制性眼球运动障碍等。通常，如上所述，首先缝合撕裂伤，随后根据需要进行斜视治疗。

前段创伤

结膜下出血（参见第 31 章）

尽管结膜下出血很明显，但结膜下出血几乎没有什么影响，除非在角膜缘附近发生的结膜肿胀已经足以干扰眼睑和泪膜对角膜的保护作用。在这种情况下，可能会发生角膜凹陷。角膜凹陷是角膜的非炎性凹陷，可伴有或不伴有上皮缺损，发生在角巩膜缘的肿胀附近。这可能是由局部干燥引起的。治疗方法包括给予润滑液，直到肿胀消退。

创伤后结膜下出血需要仔细寻找其他眼部损伤（图 69.3）。出血可能会掩盖穿通伤，需要仔细观察穿通性损伤的其他体征（如葡萄膜裂伤、瞳孔变形、低眼压）。

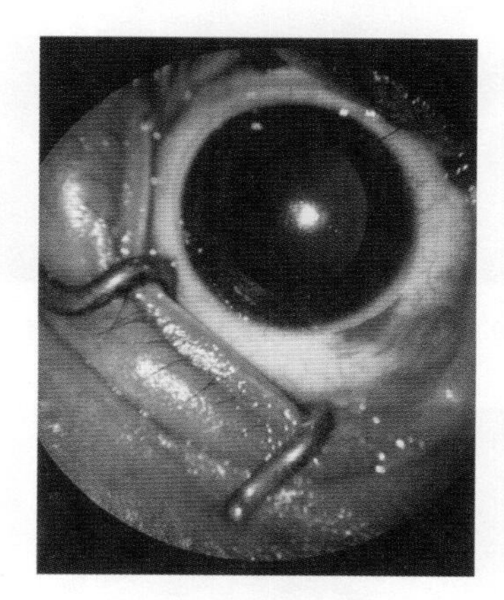

图 69.3　结膜下出血。这个病例是摇晃导致的，有严重的眼内损伤

角膜擦伤

外伤使角膜上皮从基底膜脱落从而发生角膜擦伤。钝挫伤或者锐器伤均可导致角膜擦伤，临床表现为剧烈的疼痛。荧光素可使角膜上皮下基底膜暂时染色并在钴蓝光下发出荧光。

角膜擦伤的鉴别诊断包括病毒（如单纯疱疹病毒、腺病毒）性角膜炎、角膜基底膜疾病和营养不良。疱疹感染通常表现为树枝状外观，而基底膜疾病发生在年龄较大的儿童和成人中，且易复发，没有创伤史（参见第 16 章）。

角膜擦伤的治疗采用广谱抗生素眼膏，睫状肌麻痹剂以减轻虹膜痉挛引起的疼痛，以及可考虑使用眼罩来增加舒适性。大多数幼儿不能忍受眼罩，因此更频繁地滴用局部抗生素眼膏成为首选治疗方法。

角膜异物

角膜异物的患者主诉疼痛和异物感。异物通常通过冲洗或从眼球的切线方向小心地用针头将异物剔除，并将异物轻弹离开眼睛表面。另一种更安全的方法是麻醉角膜，用湿润的棉签轻轻擦去角膜表面的异物。经过仔细检查，排查穿通性眼外伤的可能，一旦异物取出，即按角膜擦伤处理。

眼球壁损伤

病因

眼球壁裂伤分为单纯裂伤或眼球破裂伤，以及前部或后部裂伤。

在单纯裂伤中，眼睛被尖锐的物体刺伤（图 69.4～图 69.7）。年幼的孩子通常会因为摔倒在尖锐物体上而受伤。年龄较大的儿童可能会因玻璃（特别是戴眼镜时）和弹射物而导致眼球壁裂伤。

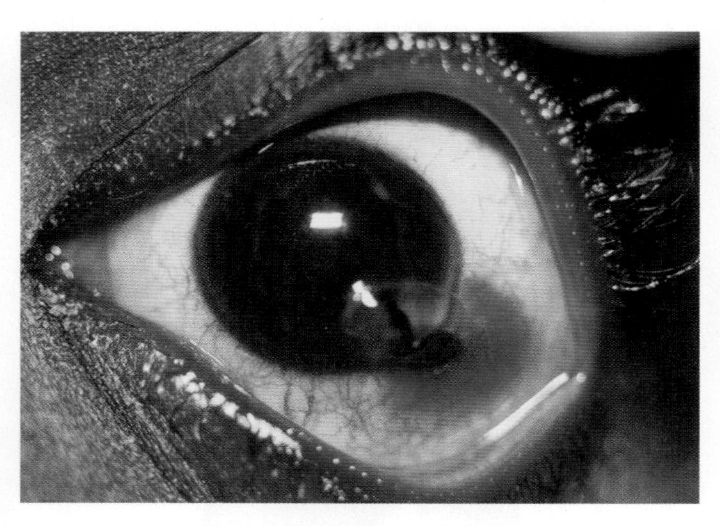

图 69.4　虹膜脱出和结膜下出血的穿通性损伤

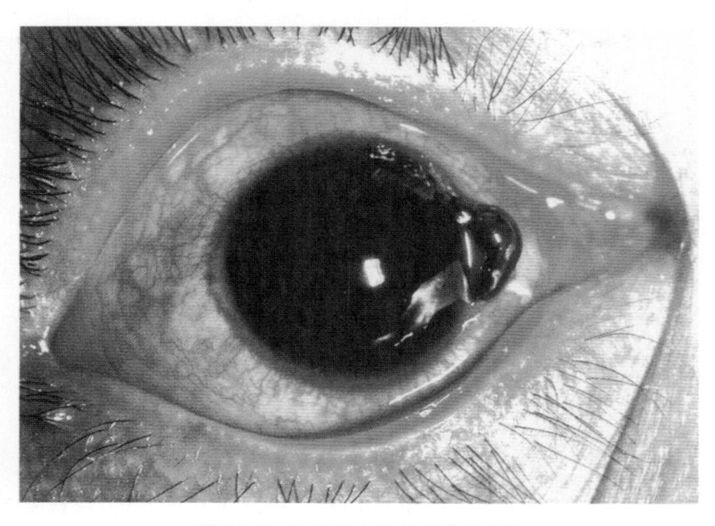

图 69.5　虹膜脱出的角膜缘穿通伤

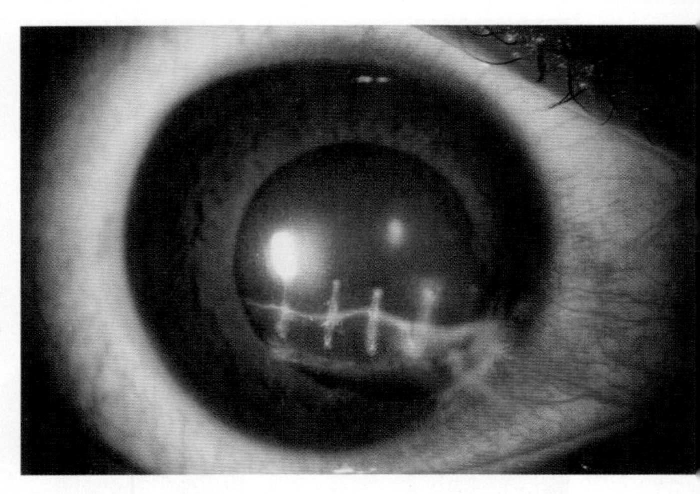

图 69.6　拆除角膜缝线后，瘢痕仍然存在。未及时拆除缝线可能导致血管植入和角膜混浊。注意角巩膜缘的血管

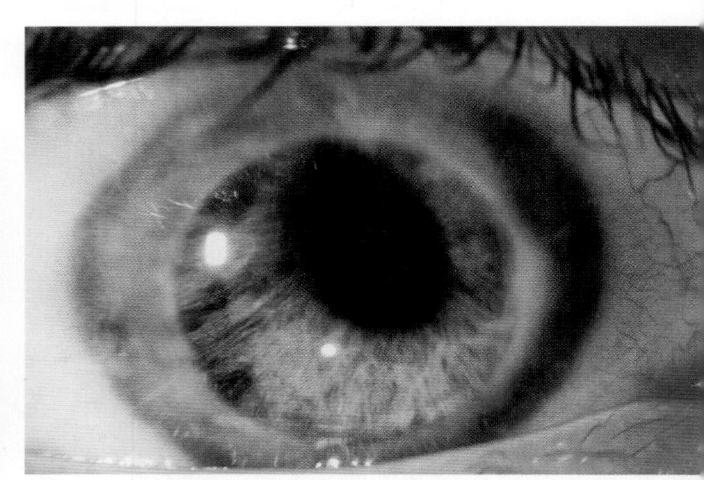

图 69.7　这名 5 岁儿童在婴儿期间出现角膜外伤。及时的角膜移植和弱视治疗使视力达到 6/12

易感性（脆性角膜）

有些眼球即使受到比较轻微的创伤也可能破裂。在埃勒斯-当洛斯综合征（Ehlers-Danlos syndrome）中，由于胶原交联的缺损导致巩膜和角膜变薄（图 69.8）。埃勒斯-当洛斯综合征伴蓝色巩膜（由于巩膜变薄）、皮肤弹力过度伸展、关节过度活动，可能发生自发性角膜破裂，并且在脆性角膜、蓝色巩膜和关节过度伸展综合征中，可能发生自发性眼球破裂。与埃勒斯-当洛斯综合征不同，红头发伴进展性球形角膜的患者，具有正常水平的赖氨酸羟化酶。成骨不全由蓝色巩膜、耳聋和骨折组成。患有这种综合征的儿童也可能更容易因轻微创伤而发生角膜破裂。

眼球破裂

当眼球被挤压得很厉害时，眼球壁会在压力作用下破裂。结果通常是破坏性的，可伴随部分或全部眼内容物的脱出。脱出是由眼压力通过眼球壁裂孔时突然减压所致。导致眼球破裂的情况通常是大而钝的物体。在许多国家，运动冲击和汽车碰撞（安全气囊损伤）是大龄儿童眼球破裂的主要原因[8]。眼球破裂在男孩中更常见。在巩膜或角膜最薄的区域，即直肌和上斜肌附着处及角

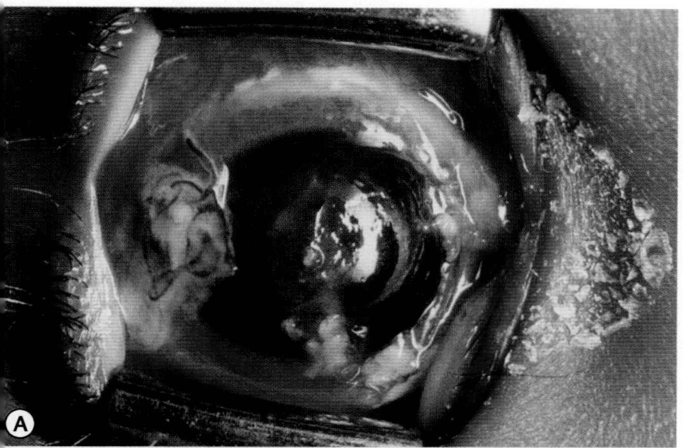

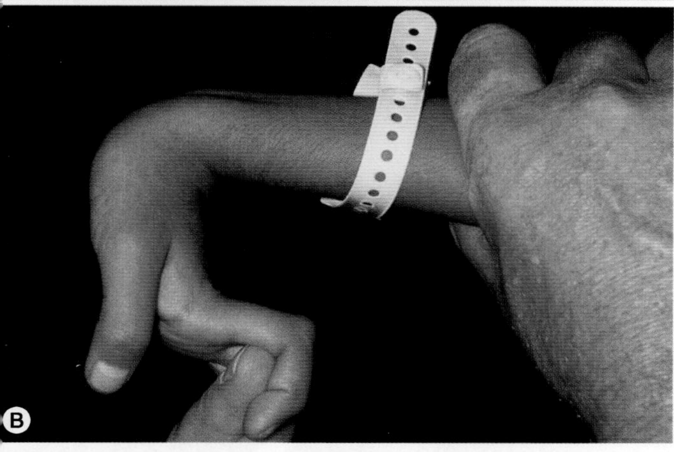

图 69.8 埃勒斯-当洛斯综合征(Ehlers-Danlos syndrome)。Ⓐ角膜自发性破裂。这是一种常染色体隐性遗传疾病。这个孩子的一个兄弟姐妹,也受到影响,在拳击伤时同时发生双侧角膜破裂;Ⓑ关节柔软

巩膜缘处,眼球更容易破裂或撕裂。

前节裂伤与后节裂伤

因为损伤不累及视网膜,眼前节损伤预后较好。睫状体平坦部以前(角膜缘后 5mm)的损伤不会累及视网膜,因此预后较好。如果眼前节损伤并发白内障,那么视力预后可能不良[9],眼后段损伤可累及视网膜并常导致复杂性视网膜脱离,预后较差。

穿通性眼外伤是指异物进入眼内,但没有完全穿通。眼球贯通伤是指异物二次穿透眼球壁。适用于眼球的任何部位。穿通性角膜损伤仅穿透角膜,而不穿出眼球。穿孔则是一直穿过角膜进入前房或更深部位。

诊断

裂伤明显时,穿通性眼外伤的诊断明确。隐匿性穿通伤的线索包括结膜下出血、瞳孔变形、晶状体囊皱缩和低眼压(特别是与未受伤眼相比)、视力下降或传入性瞳孔阻滞。

治疗

预防

眼球裂伤最好的办法是预防。包括给参加小型球类等游戏的孩子配带合适的安全眼镜或护目镜,以及在使用尖锐物体(围栏、射箭等)时由父母和教师监督。

在单眼儿童中使用安全眼镜很重要,尤其是在特别危险的时候。

治疗

一旦确诊眼球裂伤或眼球破裂,建议在眼睛上方放置眼罩。应紧急手术,但不应忽视患者的全身状况。眼球裂伤可伴有头部创伤,因为容易更加关注眼部损伤却忽略头部损伤,因此需要对多发枪伤的青少年患者进行全面评估。建议使用全身抗生素并控制恶心和呕吐。

影像学检查

在许多情况下,眼眶计算机断层扫描(CT)(图 69.9 和图 69.10)将有助于识别可知与未知的眼内异物的位置。超声生物显微镜(UBM)也有助于检测睫状小带缺损、房角后退、虹膜根部离断、晶状体脱位和虹膜角膜粘连[10]。当怀疑眼球破裂时,任何压力均可能导致眼内容物脱出,因此应避免接触式超声检查。

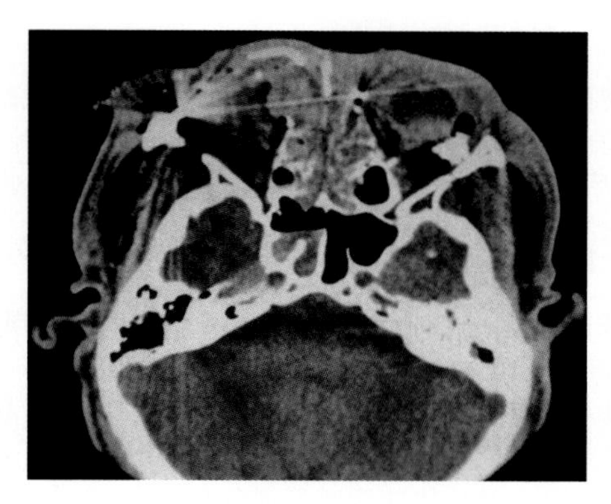

图 69.9 计算机断层扫描显示枪伤后右侧眼球破坏。左眼因震荡效应受伤。注意玻璃体积血

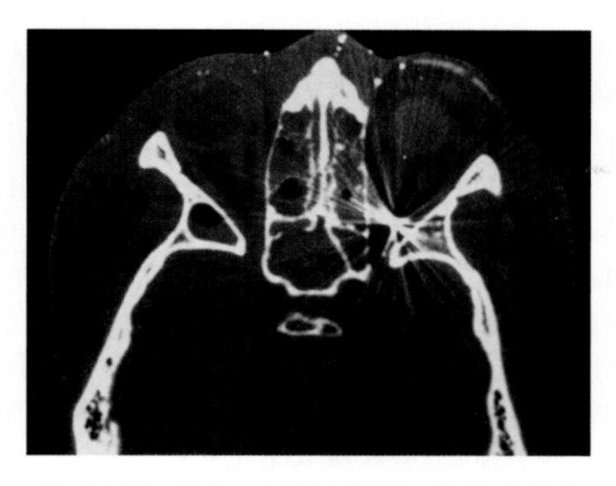

图 69.10 枪伤。计算机断层扫描特别有助于显示眼内和眼眶异物的存在和位置。这个青少年脸部中枪了

麻醉

因为担心眼外肌的痉挛(最初发生)会挤出眼内容物,部分医生主张避免使用去极化剂。

手术

前部全层裂伤应立即缝合裂口,并重新评估患者的视力和眼

部状态。通常建议使用眼内抗生素。迅速关闭眼球壁裂伤可以大大降低外伤性眼内炎的发生率。在幼儿,延迟外伤性白内障摘除术会引起弱视,但如果闭合伤口与植入人工晶状体分两个阶段进行,通常有更好的成功机会。在年龄较大的儿童中(>7 岁),二期植入人工晶状体通常更容易。尽管存在争议,但晶状体切除术、玻璃体切割术和一期人工晶状体植入作为联合手术已有良好效果[11]。

后部裂伤几乎总是穿通视网膜。即便如此,手术的最初目标是闭合伤口。大多数权威人士在初次手术时不使用冷冻或巩膜扣带术。创伤本身就足以导致伤口附近的视网膜发生瘢痕,且冷冻手术可能增加增生性玻璃体视网膜病变的可能性。创伤后 7~10 天可发生玻璃体后脱离,这种脱离发生后,可进行视网膜手术。

手术成功后仍需继续治疗。7 岁以下儿童存在弱视风险。在裂伤角膜上配带角膜接触镜(或适合的框架眼镜)以及修复,可迅速进行屈光不正治疗。和成人相比,儿童角膜缝合术后会更快地出现新生血管并形成瘢痕。幼儿可在几周内拆除角膜缝线,否则可能会导致角膜血管化,影响视力。

预后

前部裂伤比后部裂伤预后好。但是,对于有弱视风险的幼儿,即使仅有前部裂伤,也可能预后不良。当前部裂伤合并外伤性白内障时,预后较差。预后很大程度上取决于弱视治疗的效果。

外伤性白内障

外伤性白内障可能由于尖锐物穿透或钝性震荡力损伤晶状体囊膜和/或晶状体而发生,可能需要数天到数年才出现。外伤性白内障的诊断基于异常红光反射。可以通过放大镜检查晶状体,用双目放大镜或裂隙灯确诊外伤性白内障。在一些情况下,可能出现 Vossius 环,即在晶状体前囊膜形成的色素环,是由于外伤后虹膜后部撞击晶状体囊膜而形成。检查应排除其他眼部损伤。

部分白内障检查的另一个重要方面是检测受累眼的视功能。对年龄较大的孩子,可通过 Snellen 视力表来完成。对年龄较小的儿童,必须根据经验估计晶状体清晰度和视功能。可以尝试用强制优先选择注视技术来测量视敏度,但这些检查可能会产生误导,并且不应作为手术的唯一决定因素。

如果不能确定是否需要对白内障行晶状体摘除,则应随诊观察。只要孩子已超过弱视的发展年龄,就可以在修复角膜或巩膜裂伤之后进行晶状体摘除。除需二次全身麻醉外,这种观察策略对孩子没有任何有害影响。

如果治疗得当,外伤性白内障儿童预后较好[12]。手术治疗包括摘除晶状体的同时保留或不保留后囊膜。如果在闭合眼球壁裂伤的同时摘除晶状体,一些权威人士主张同时植入人工晶状体。需谨慎的一个原因是,植入物可促进因外伤而侵入眼内的细菌生物存活。另一个要注意的是矫正无晶状体眼所需的人工晶状体度数的选择。在幼儿中,眼球的生长会导致眼屈光力的不稳定,使植入晶状体的度数选择成为问题[9]。关于后续是否植入人工晶状体取决于手术医生的偏好和是否存在角膜屈光的问题。如果孩子有较严重的散光并且无论如何都需要角膜接触镜矫正,在某些情况下,植入人工晶状体避免不了角膜接触镜的使用,却增加晶状体植入的风险。角膜接触镜可以成功用于创伤后无晶状体眼,如果存在角膜穿孔,硬性透气性镜片似乎最有效[13]。在一些病例中,角膜移植联合人工晶状体植入可能有更好的作用[14]。

电击伤可能会导致特殊类型的白内障[15]。晶状体后囊的特征性混浊是由于电流传导到眼内而形成的(图 69.11)。

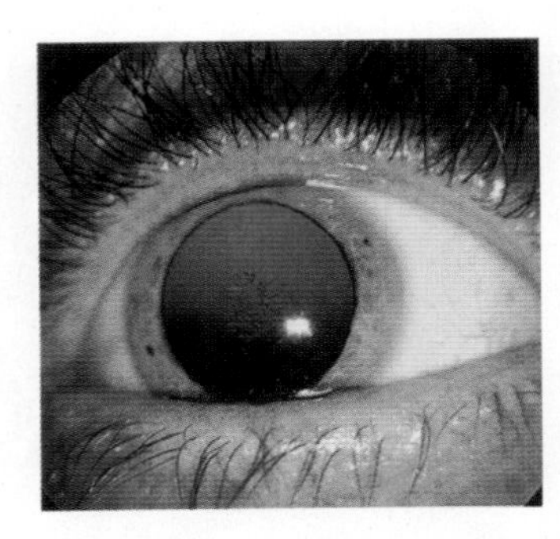

图 69.11 电击伤。被电击后,这名年轻人慢慢发展成单眼白内障

前房积血

前房积血,即血液聚集在眼前房,通常是由于虹膜根部血管的创伤性撕脱而发生的。出血可形成凝血块或导致眼压升高。前房积血可以很少,可通过裂隙灯检查来识别,或者前房积血很多以至于填充整个前房。在大多数情况下,由于重力的影响,积血的上方会出现半月形液平面(图 69.12)。

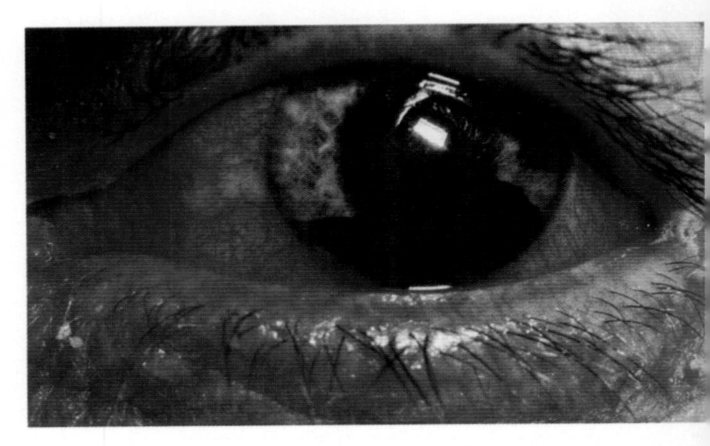

图 69.12 长期的前房积血。患者前房深色积血

前房积血的主要原因是创伤,男孩比女孩更常见[16],但是存在其他病因。带状疱疹虹膜炎偶尔可引起前房积血。幼年黄色肉芽肿病(JXG)也会导致自发性前房积血,通常发生在幼儿,并且可能与皮肤病变有关,也可能与之无关。眼内 JXG 的风险随年龄(<2 岁)、多发性皮肤病变和新诊断方法的应用而升高[17]。少数前房积血与眼部肿瘤,特别是视网膜母细胞瘤、虹膜血管异常或虹膜红变有关。在前房积血中,凝血块通常在创伤后第 3 天和第 5 天之间减小,此时可能出现再出血。与较多前房积血相比,少量的前房积血不易复发。然而,如果在没有可见的出血扩大的情况下,则不能仅根据前房积血的多少来预测再出血发生率。出于这个原因,人们普遍提倡儿童的某种休息方案。孩子是否应该住院以便于休息,这当然取决于孩子的活动水平、家庭监督孩子的能力,也可能取决于前房积血的多少[16]。眼压快速显著升高(前房积血并发症)可引起恶心和呕吐,这时可使用止吐药。作者使用长效睫状

肌麻痹剂，以保持虹膜和瞳孔呈静止状态，局部使用类固醇减轻炎症反应（虹膜炎）。一些人提倡全身使用类固醇或氨基己酸（阻断纤维蛋白溶解从而降低再出血的风险）。局部使用氨基己酸可有效减少出血量，而全身用药不会增加恶心和呕吐的风险[18]。

前房积血的并发症包括眼压升高和青光眼。目前尚无法确定儿童可以安全耐受的眼压大小以及时间。高眼压可导致角膜血染和视神经损伤，为防止这些并发症，应将眼压维持在 30mmHg 以下。持续性眼压升高是手术吸除前房积血的指征。眼压升高用局部滴眼液，如 β-肾上腺素受体阻滞剂，治疗更安全，因为毛果芸香碱等胆碱能药物会导致瞳孔收缩，并可能影响易破裂的血管，应避免使用。全身应用乙酰唑胺通常有效。

当孩子患有镰状细胞贫血时，由前房积血引起的青光眼在治疗上更有难度。唯一可用的药物是局部 β-肾上腺素受体阻滞剂，因为其他药物可能加剧前房积血（如毛果芸香碱）或导致镰状细胞危象。患有前房积血的镰状细胞贫血的儿童应早期进行手术干预。通常选择通过角膜缘切口抽出凝块。即使在没有镰状细胞贫血但难治性青光眼的儿童中，也建议进行手术切除。

角膜血染是由红细胞穿过角膜内皮和后弹力膜引起的，当眼压明显升高引起内皮损伤时，角膜可被染色。角膜血染可逆，但需要几年时间，可能导致弱视。为了避免角膜血染，在持续性大量前房积血伴眼压升高且对药物治疗没有反应的情况下，一些人提倡进行小梁切除术，且缝合巩膜瓣不要太紧。虽然从长远来看结膜瘢痕可能会导致滤泡形成失败，但可使孩子避免出现角膜血染导致的严重弱视的并发症。

数月和数年后，如果房角受到外伤而出现房角退缩可能会发生房角后退性青光眼。出于这个原因，任何前房积血的患者都应该定期进行眼科检查，并测量眼压。

后部创伤

视网膜震荡

视网膜震荡，也称柏林水肿，经常发生在眼前部的钝性创伤后。一项研究表明，35%的挫伤或眼球破裂的病例会发生视网膜震荡[19]。水肿可发生于外侧视网膜，具有白色或灰白色的眼底外观。黄斑可能被累及，伴或不伴黄斑裂孔形成。在这种情况下，中心视力会暂时下降[20]。柏林水肿也可能累及黄斑区。在大多数情况下，水肿会消退，但在某些情况下，色素迁移至黄斑会导致视力下降。鉴别诊断包括视网膜血管阻塞、棉绒斑和视网膜浅脱离。目前尚无有效的治疗方法。

外伤性视网膜血管性病变

对躯干或头部的严重创伤可能导致外伤性血管性视网膜病变。汽车事故中的安全气囊和安全带导致的创伤占较大比例[21]。外伤性视网膜血管性病变可能与脂肪或空气栓塞或胰腺炎有关[22]，在视盘周围可见大量白色病灶并伴有出血。白色病灶可能代表缺血区域或渗出物。目前尚无具体的治疗方法，且遗留的病变可导致轻度至重度视力下降。

鞭打伤

鞭打伤有时会出现严重的黄斑裂孔。据推测，头部撞击会引起玻璃体视网膜界面剪切力，该剪切力会拉动黄斑中心凹并形成板层或全层裂孔。

脉络膜破裂

眼部钝挫伤的另一个并发症是脉络膜裂伤，常伴有广泛的损伤和玻璃体积血（图 69.13）。脉络膜可以在脉络膜内和视网膜色素上皮的水平破裂，并且通常在黄斑区破裂。发病机制是组织的机械破坏。有时，破裂伴发浆液性或出血性视网膜脱离，可掩盖损伤的性质。一旦脱离复位，如果瘢痕或视网膜色素上皮迁移到黄斑区，患者可能会视力下降。随后，脉络膜破裂可能导致脉络膜新生血管形成，导致黄斑下的渗出和出血，也可导致视力下降。

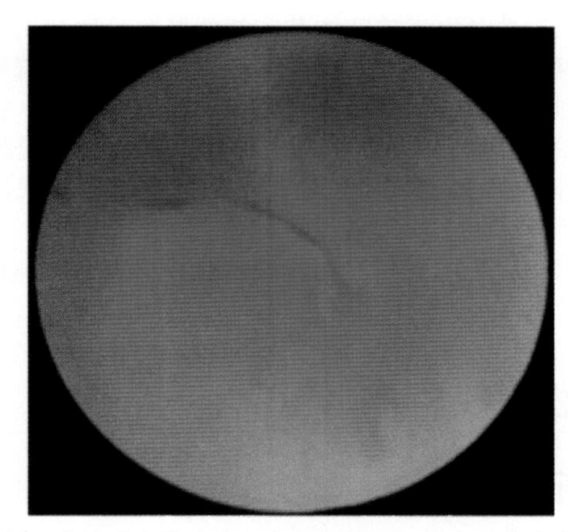

图 69.13　脉络膜破裂。明显的玻璃体积血，很大程度上遮盖了眼底的视野，苍白的组织凝块几乎无法辨认

视网膜出血

如非意外创伤，视网膜出血可由直接或间接的头部或眼外伤引起（参见第 70 章）。

出血通常发生于正常婴儿围生期（图 69.14）。它们通常在不到 1 个月内完全消退，偶尔长达 3 个月。剖宫产出生的孩子视网膜出血不常见[23]。出血可能发生在视网膜的任何层，或在玻璃体内。视网膜色素上皮下出血呈现黑色，具有边界。视网膜内出血的外观呈红色，通常小而圆。浅层视网膜出血经常发生在神经纤

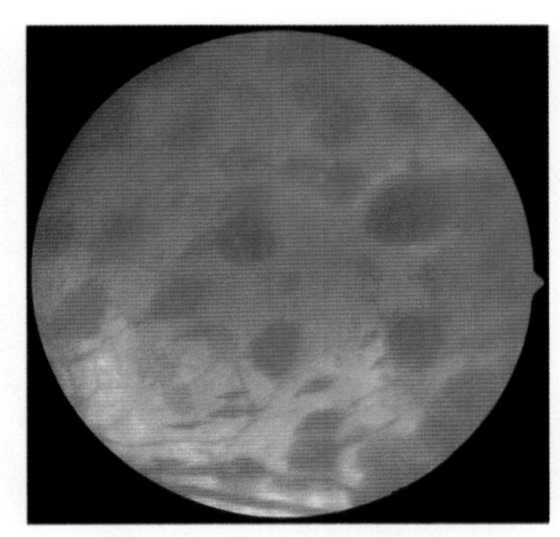

图 69.14　正常儿童新生儿视网膜出血（图片由 Andrew Q. McCormick，Vancouver 医生提供）

维层中,因此具有线状或火焰状外观。玻璃体积血具有特征性外观,其中血液在大的囊腔中形成半月形液平面。最后,玻璃体积血也可能在创伤的情况下发生,并且可能根据其严重程度而呈局限或弥散分布。视网膜前出血在硬膜下或蛛网膜下腔出血的儿童中尤为常见。由于中枢神经系统(CNS)出血常常由儿童创伤引起,因此视网膜前出血应怀疑存在创伤性病因。

严重玻璃体积血引起的对视力的长时间遮挡可导致剥夺性弱视,并且在某些情况下是早期玻璃体切割术的适应证,尤其是在出生后的3~6个月[24]。

创伤性视网膜脱离

即使眼球没有穿通或破裂,眼的钝性创伤也可能导致视网膜脱离。通常,脱离是由于玻璃体基底部的撕脱导致视网膜脱离而发生的,视网膜脱离常发生于鼻上象限。据推测,颞下部眼钝挫伤可使作用力返转180°,因此鼻上象限最容易受到影响。钝器撞击眼部并引起视网膜撕裂,几天到几个月后,可导致视网膜脱离。

严重智障儿童的自残可以通过类似的机制引起视网膜脱离(参见第106章)。

在过敏性疾病中,持续摩擦以缓解瘙痒可能会增加视网膜脱离的风险。

眼眶外伤

眼眶骨折

概况

眼眶骨折经常累及眼部并需要眼科医生参与。

爆裂性骨折

爆裂性骨折是指围绕眼球的眶骨的塌陷。通常情况下,眼眶下壁骨折(图69.15)多见,但眼眶内侧壁也可能受损[25]。活瓣样骨折,通常累及眶底,在儿童中并不少见。而在鼻窦形成之前,幼儿爆裂性骨折不常见。

病因

爆裂性骨折是由于眼眶受压、眼眶内容物压力增大,或由于冲击力直接传递到眼眶边缘、骨骼或内侧壁上而引起的。眶缘实验性损伤已经证明可以由这种方式诱导眶后底部爆裂性骨折。

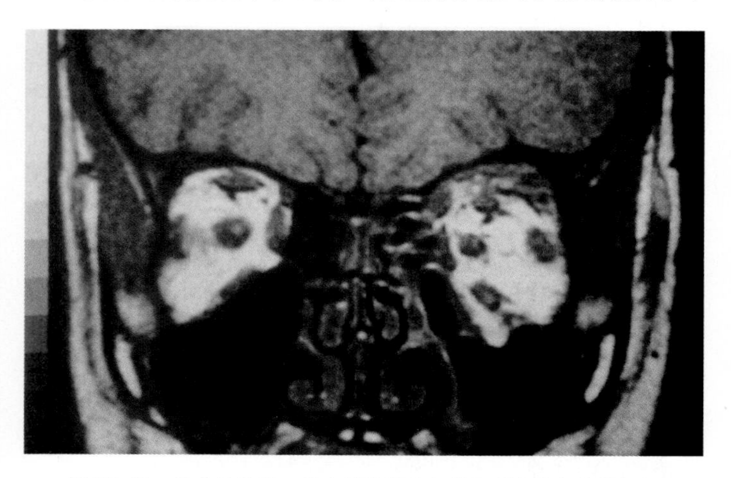

图69.15　爆裂性骨折。在左侧眼眶中包裹与下直肌相关的组织

并发症

爆裂性骨折可导致两种类型的问题。眼球内陷可能是由于眶内内容物排入眶底或内壁骨折而发生。由于水肿和肿胀,眼球内陷可能在创伤后不会立即出现,但在受伤后5~7天会变得明显,应当进行评估。如果出于美观考虑,可以通过更换眶内容并修复骨折,使眼眶恢复原来大小。

第二个问题是斜视,包括眼外肌嵌顿或麻痹、眼球的垂直方向位置异常、上斜肌鞘综合征,以及如果击打力足够大甚至可导致脑神经损伤。嵌顿的下直肌是爆裂性骨折相关性斜视的最常见原因(图69.15)。肌肉或眼眶组织嵌入眶下壁中,将眼球固定于下斜位。大多数患者发生垂直复视,向上注视时加重。应尽快松解嵌入的组织,以防止发生下直肌的不可逆损伤,同时修复骨折并治疗伴随的斜视。

外伤性视神经病变(参见第56章)

病因学

当头部或面部创伤导致视神经直接或间接损伤时,可发生外伤性视神经病变。在儿童中,最常见的是与机动车事故或运动有关的损伤[26],可导致单侧或双侧、部分或完全的视力丧失。即使是轻微或者无明显意义的额骨创伤偶尔也可能导致视神经损伤。

一种特殊情况值得一提。严重的精神障碍的患者可能会试图挖除自己的眼睛,并在此过程中在接近眼球的某个时刻切断视神经(参见第106章)。如果断裂位于后部视交叉附近,由于视交叉受损,则可能出现患眼单侧盲和对侧眼颞侧偏盲[27]。那些试图挖出自己眼睛成功的患者经常会暂时性缓解他们的精神症状,症状的复发可能导致他们试图挖除他们的另一只眼睛。应该非常密切地保护这些患者,并且应该积极地治疗他们的精神病症状。

诊断和治疗

检查者通常必须依靠单侧传入视觉功能障碍的体征(传入瞳孔阻滞、色觉减弱、视力下降)来诊断。遗憾的是,许多经历过这种创伤的患者可能无法配合身体检查。我们使用大剂量激素,即30mg/kg的甲泼尼龙静脉注射来治疗外伤性视神经病变。第二种选择为外科手术治疗。适应证包括视神经鞘出血、眼眶出血(局灶性、弥漫性或骨膜下)以及导致视神经受压的视神经管骨折。然而,尚无确切证据表明,常规内科或外科治疗会改变外伤性视神经病变患者的长期视力预后[26]。

外伤性球后出血

眼球或眼眶的外伤偶尔会引起眼眶出血。出血可能是钝挫伤的结果,这种情况怀疑是由球后静脉或动脉上的剪切力导致的。尖锐的物体也可以穿透到眼后部而不损伤眼球本身,并可能撕裂血管。患者会出现疼痛,并伴有球后肿块迅速增加的迹象:眼球突出、眼压升高、结膜水肿和眼球运动减少。

创伤不是眼眶症状的唯一原因。格雷夫斯病(Graves disease)、眼眶蜂窝织炎和外伤性颈动脉瘘等病症也可能出现缓慢进行性症状。当存在其他感染迹象时,可以诊断出蜂窝织炎(红肿、该区域发热、明显疼痛)。神经影像学通常表明鼻窦炎蔓延到眼眶后，患者可能有发热和白细胞增多。当存在脉动性突眼以及在结膜和视网膜中出现动脉化的血管时，应怀疑颈动脉海绵窦瘘。

外伤性球后出血为眼科急症[27]。当患者眼压升高并影响视神经功能时，必须立即降低眼压。可使用碳酸酐酶抑制剂（乙酰唑胺）和高渗剂降低眼压。外眦切开术和松解术几乎可以立即缓解球后压力。很少使用前房穿刺术，因为它只有短期的益处，并使患者面临白内障或眼内感染的风险。

中枢神经系统外伤

参见第 60 章。

外伤后长期皮质视觉损伤

许多可能的机制可以解释头部创伤后长期的皮质视力受损[28]。癫痫发作可能会导致皮质视力受损。脑挫伤可导致广义的脑水肿，从而导致短暂或长期的皮质视觉障碍。脑水肿的恶化可以压迫大脑后动脉，导致视皮质供血不足。中枢神经系统缺血缺氧可能是伴有失血或 CNS 血管痉挛的全身性创伤的后遗症。枕区对缺氧相当敏感，可能为选择性受累（参见第 60 章）。

外伤后短暂皮质视觉障碍

皮质视觉障碍可定义为完全或接近完全视力丧失伴随正常瞳孔反射和正常眼底。儿童的皮质视觉障碍可能与成人皮质盲的表现不同。儿童往往表现出视力波动，喜欢观察颜色（黑色和白色），注视灯光，偶尔还有畏光。对头部的轻微打击可导致短暂的皮质盲。

外伤性脑神经病变（参见第 84 章）

13%的非致命性头部损伤导致脑神经病变。第Ⅵ对脑神经最常受累，多发性脑神经麻痹的最常见原因是创伤[29]。大多数情况发生在 16~25 岁之间，但即使很小的孩子也会受到影响。

诊断

在第Ⅵ颅脑神经麻痹中，受累眼的眼球外转受限或外转不能。患者在第一眼位注视时，视远较视近内斜角度更大。展神经麻痹也可是双侧性的。

完全性第Ⅲ脑神经麻痹导致瞳孔散大，眼睑完全下垂，眼球不能内转、下转或上转。由此产生的眼位是外斜位和下斜位。也可能发生不完全第Ⅲ颅脑神经麻痹。

外伤性第四脑神经麻痹可能是单侧或双侧的。单侧病例通常在第一注视眼位时因下斜肌亢进表现为上斜视。患者可能表现为眼球外旋，并伴有最高 8°的旋转复视。双侧第Ⅳ脑神经麻痹发生率高达 30%。存在以下临床表现者考虑双侧病变：

- V 形内斜视大于 25 棱镜度；
- 交替性斜视（头向右偏，则右眼上斜视；头向左偏，则左眼上斜视）；
- 第一眼位中的外旋超过 15°。

治疗

大约 40%的患者可能会自愈。当存在脑神经病变时，特别是当创伤很小并且通常不认为能导致神经麻痹时：神经影像检查可发现肿瘤。磁共振成像可能对检测细微的实质病变或出血更敏感。发病 6 个月后，可考虑手术治疗。

脑震荡后紊乱

有大量的患者会因为头部创伤而难以集中注意力[30]。其他震荡症状包括畏光和融合不足。

颈动脉海绵窦瘘在儿童中很少见，但可能在严重创伤后发生[31]（图 69.16）。

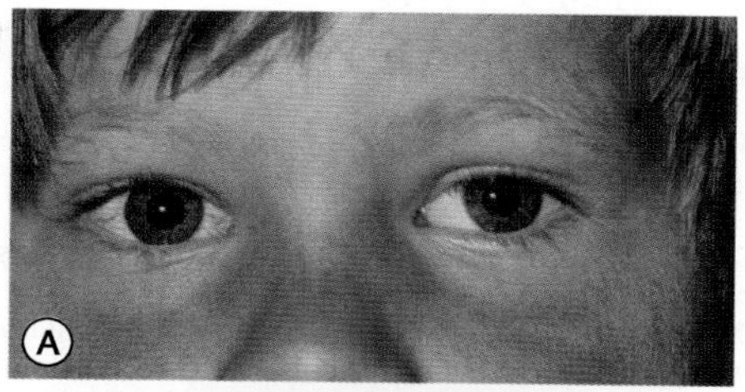

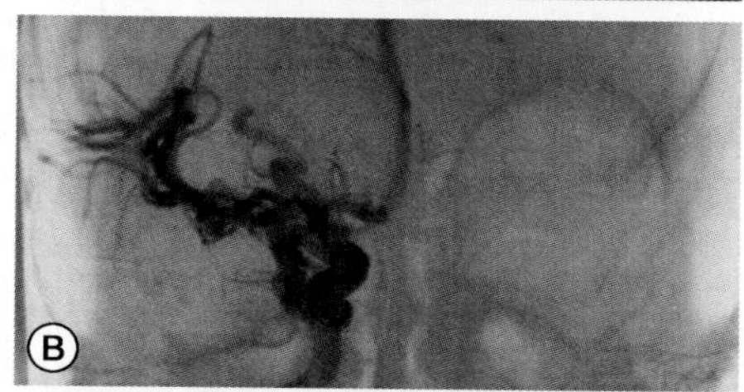

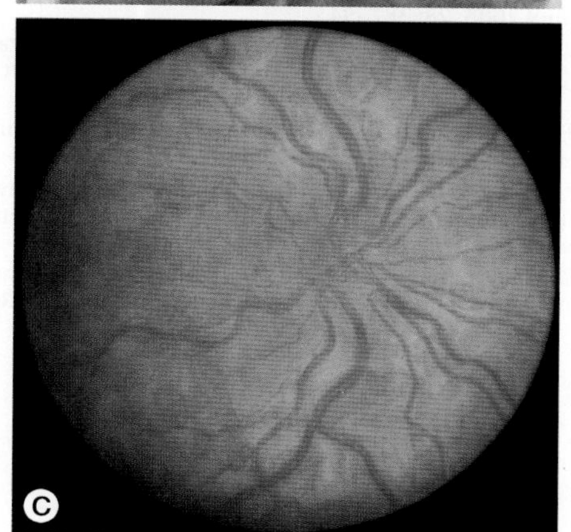

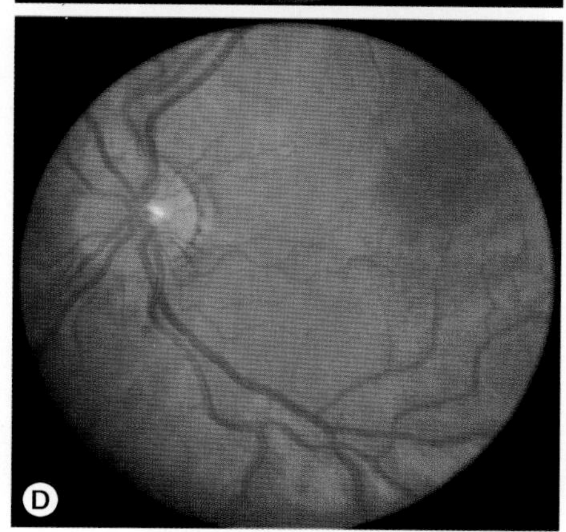

图 69.16　严重创伤。Ⓐ这名 5 岁半男孩在一次严重的道路交通事故发生后一周内出现了右侧突眼和瘀伤。在右侧可以看到扩张的巩膜上静脉；Ⓑ颈动脉血管造影显示用球囊导管封闭的分流器；Ⓒ视网膜静脉充血和右侧视盘水肿；Ⓓ左眼正常眼底

（马莉　马翔 译　马翔 校）

参考文献

1. Morris R, Witherspoon CD, Kuhn F, et al. Epidemiology of Pediatric Injuries from the Injury Registry of Alabama (ERA). Presented at the First International Symposium of Ophthalmology. Bordeaux, France, 9–11 September, 1993.
2. LaRoche GR, McIntyre L, Schertzer RN. Epidemiology of severe eye injuries in childhood. Ophthalmology 1988; 95: 1603–7.
3. Takvam JA, Midelfart A. Survey of eye injuries in Norwegian children. Acta Ophthalmol (Copen) 1993; 71: 500–5.
4. Jethani J, Vijayalaksmi P. Eye safety and prevention of visual disability in the paediatric age group. Commun Eye Health J 2005; 18: 58–60.
5. Baxter RJ, Hodgkins PR, Calder I, et al. Visual outcome of childhood anterior perforating eye injuries: prognostic indicators. Eye 1994; 8: 349–52.
6. Naylor G, Roper JP, Willshaw HE. Ophthalmic complications of amniocentesis. Eye (Lond) 1990; 4: 845–9.
7. Jordan DR, Setareh Z, Gilberg S, Mawn L. Pathogenesis of canalacular lacerations. Ophthal Plast Reconstr Surg 2008; 24: 394–8.
8. Kennedy EA, Ng TG, McNally C, et al. Risk factors for human and porcine eye rupture based on projectile characteristics of blunt objects. Stapp Car Crash J 2006; 50: 651–71.
9. Crouch ER, Crouch ER Jr, Pressman SH. Prospective analysis of pediatric pseudophakia: myopic shift and postoperative outcomes. J AAPOS 2002; 6: 277–82.
10. Ozdal MPC, Mansour M, Deschenes J. Ultrasound biomicroscopic evaluation of traumatized eyes. Eye (Lond) 2003; 17: 467–72.
11. Assi A, Bou C, Cherfan G. Combined lensectomy, vitrectomy, and primary intraocular lens implantation in patients with traumatic eye injury. Int Ophthalmol 2008; 28: 387–94.
12. Reddy A, Ray R, Yen KG. Surgical intervention for traumatic cataracts in children: epidemiology, complications, and outcomes. J AAPOS 2009; 13: 170–4.
13. Titiyal JS, Sinha R, Sharma N, et al. Contact lens rehabilitation following repaired corneal perforations. BMC Ophthalmol 2006; 6: 11–15.
14. Vajpayee RB, Angra SK, Honavour SG. Combined keratoplasty, cataract extraction, and intraocular lens implantation after corneolenticular laceration in children. Am J Ophthalmol 1994; 117: 507–11.
15. Grewal DS, Jain R, Brar GS, Grewal PS. Unilateral electric cataract: Scheimpflug imaging and review of the literature. J Cataract Refract Surg 2007; 33: 1116–19.
16. Rocha KM, Martins EN, Melo LAS, Bueno de Moraes NS. Outpatient management of traumatic hyphema: prospective evaluation. J AAPOS 2004; 8: 357–61.
17. Chang MW, Frieden IJ, Good W. The risk of juvenile xanthogranulomatosis: Survey of current practices and assessment of risk. J Am Acad Dermatol 1996; 34: 445–9.
18. Pieramici DJ, Goldberg MF, Melia M, et al. A phase III, multicenter, randomized, placebo-controlled trial of topical aminocaproic acid (Caprogel) in the management of traumatic hyphema. Ophthalmology 2003; 110: 2106–12.
19. Viestenz A, Kuchie M. [Retrospective analysis of 417 cases of contusion and rupture of the globe with frequent avoidable causes of trauma: Erlangen Ocular Contusion-Registry (EOCR) 1985–1995.]. Klin Monatsbl Augenheilkd 2001; 218: 662–9.
20. Youssri A, Young L. Closed-globe contusion injuries of the posterior segment. Int Ophthalmol Clin 2002; 42: 79–86.
21. Shah GK, Penne R, Grand GM. Purtscher's retinopathy secondary to airbag injury. Retina 2001; 21: 68–9.
22. Agrawal A, McKibben M. Purtscher's retinopathy: epidemiology, clinical features and outcome. Br J Ophthalmol 2007; 91: 1445–9.
23. Emerson MV, Pieramici DJ, Stoessel KM, et al. Incidence and rate of disappearance of retinal hemorrhage in the newborn. Ophthalmology 2001; 106: 36–9.
24. Spirin MJ, Lynn MJ, Hubbard GB. Vitreous hemorrhage in children. Ophthalmology 2006; 113: 848–52.
25. Bansagi ZC, Meyer DR. Internal orbital fractures in the pediatric age group: characterization and management. Ophthalmology 2000; 107: 829–36.
26. Goldberg-Cohen N, Miller NR, Repka MX. Traumatic optic neuropathy in children and adolescents, J AAPOS 2004; 8: 20–7.
27. Krauss HR, Yee RD, Foos RY. Autoenucleation. Surv Ophthalmol 1984; 29: 179–87.
28. Poggi G, Calori G, Mancarella G, et al. Visual disorders after traumatic brain injury in developmental age. Brain Inj 2000; 14: 833–45.
29. Holmes JM, Mutyala S, Maus T, et al. Pediatric third, fourth, and sixth nerve palsies: a population-based study. Am J Ophthalmol 1999; 127: 388–92.
30. Ryan LM, Warden DL. Post concussion syndrome. Int Rev Psychiatry 2003; 15: 310–16.
31. Chamoun RB, Jea A. Traumatic intracranial and extracranial vascular injuries in children. Neurosurg Clin N Am 2010; 21: 529–42.

第 70 章

儿童头部及眼睛虐待伤

Patrick Watts

章节目录

引言

小儿眼科医生应具备鉴别儿童虐待和照顾疏忽的相关知识和技能,还应该了解保护儿童和促进儿童福利的当地保障政策[1,2]。儿童虐待包括虐待和疏忽照顾儿童[3]。

虐待儿童的定义是父母或看护人的任何行为或一系列委托或疏忽行为导致儿童受到伤害/潜在伤害或威胁(框 70.1)。

框 70.1

儿童虐待的分类

被列为犯罪行为的虐待行为(言论或公开行动)包括:

- 身体虐待
- 性虐待
- 心理虐待
- 人为或诱发疾病

归类为疏忽行为的儿童忽视包括:

- 未能提供:身体、情感、教育、医疗/牙科方面的忽视
- 未能监督:监督不力,暴露于暴力环境

流行病学

据估计,2012 年美国有 686 000 名儿童虐待受害者[4],但儿童虐待经常被忽视,这个数字可能只是问题的一小部分。各种形式的疏忽是最常见的儿童虐待类型,其次是身体虐待、性虐待和情感虐待。

目前英国每 80 名儿童中有 1 名儿童(不到 11 岁)(1.3%)在父母或监护人的手中遭受过身体暴力[5]。

眼科特征通常与头部创伤有关,占身体虐待的 1.8%[6]。英国婴儿虐待性头部创伤的发生率为 14.2/100 000~33.8/100 000,并且在 6 个月以下的婴儿中最常见[7,8]。对于婴儿,致命伤的大多数为虐待性头部创伤[9]。

儿童虐待的风险和保护因素

个人、家庭、社区和社会因素的组合可能与儿童受虐待的风险有关。虽然儿童不对他们受到的伤害负责任,但某些特征与虐待风险增加有关。在照顾孩子方面,父母可以单独或和别人一起导致儿童受虐待,其比例为 71%。虽然对于犯罪者并没有一个单一的特征,但许多研究报告了共同特征(框 70.2)。

框 70.2

儿童受虐待的危险因素

施暴者个人风险因素[3]

- 育儿技能差，对儿童需求和发展缺乏了解
- 家庭或父母虐待史
- 精神健康问题，抑郁症和药物滥用史
- 年轻，收入低，单亲
- 母亲的男性伴侣
- 不被认为是虐待和"有理由"的虐待

处于危险中的儿童

- 4岁以下的儿童
- 有特殊需求的儿童

家庭危险因素

- 社会孤立
- 父母离异和家庭暴力
- 育儿压力、不良的亲子关系和消极互动

社区危险因素

- 社区暴力和人口密集社区的不利因素（贫困、失业、居住不稳定）

有科学证据表明，虐待儿童的保护因素包括家庭的支持和社交网络的支持。

眼科医生如何识别受虐待儿童

当怀疑有虐待性头部外伤时，儿童保护小组最常将儿童转诊给眼科医。但是，如果最初是由眼科医师发现虐待伤的话，他/她应该熟悉当地的儿童保护程序，并联系儿童保护组织[10]。

儿童受到虐待的提示特征包括以下内容：

1. 非独立活动的婴儿出现无法解释的异常瘀伤的体征（图70.1A-C）。在能独立活动前的婴儿中，瘀伤非常罕见（<1%）[11]，当患儿无法表达时，应检查婴儿眼周的瘀伤。其他体征包括咬伤、烧伤、烫伤，此外，捆绑和擦伤均可能伴随着一个似乎无法合理解释的事件。

2. 儿童肛门生殖器损伤和性传播疾病提示性虐待。

3. 临床表现包括明显的有生命危险的事件（儿童出现虚脱和呼吸暂停）、癫痫发作、摄入有毒物质、鼻出血、溺水、医疗服务出现异常或不良，以及因健康状况不佳而导致出勤率低。

4. 卫生状态不佳的孩子受到感染和/或出现蛀牙可能意味着照顾疏忽。

5. 行为体征包括性行为、一个孤僻孩子的"无助感"、对看护者明显的敌意或友善，以及好斗。

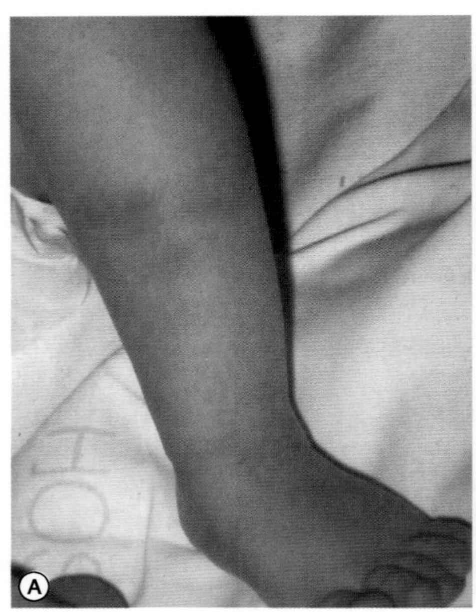

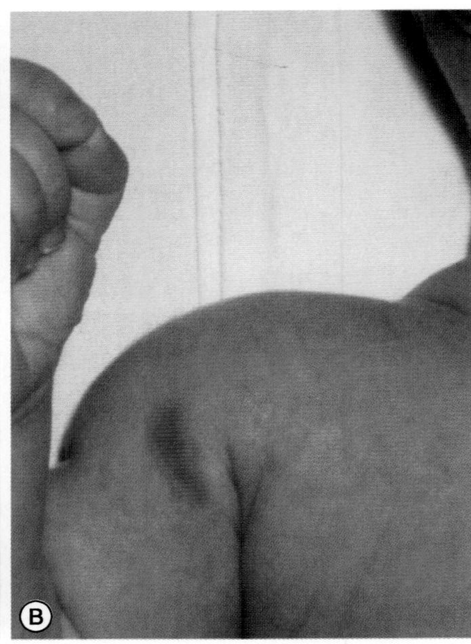

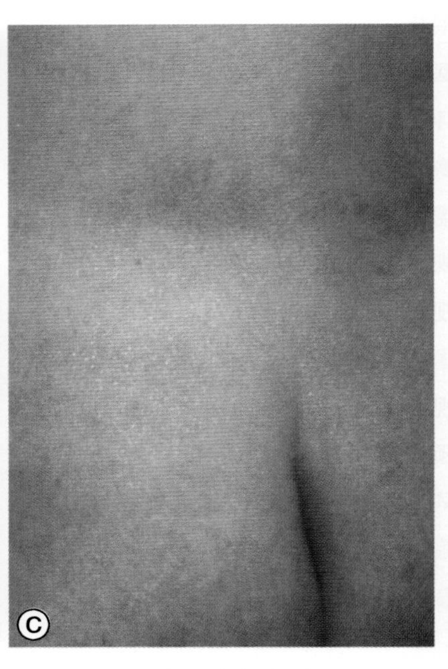

图 70.1 在非独立活动的婴儿中的瘀伤。Ⓐ左胫骨的瘀伤；Ⓑ右臂的瘀伤；Ⓒ腰骶部上的瘀伤。这些瘀伤提示其受到伤害

治疗

临床记录

完成标准化的眼科临床记录[12]，辅以广角视网膜照相（Retcam 130），有助于在家庭或刑事法庭上提供证据[13,14]（图70.2）。

目前存在许多关于视网膜出血的分布、位置和类型的描述方法，然而，它们在常规临床实践中的应用尚未进行评估[12,15-19]。近期，对虐待性损伤中视网膜出血进行的系统性回顾研究表明，有必要对视网膜进行一致和标准化的描述，这些描述将在医学法律案件中受到严格审查，并有助于未来区分各种原因导致的视网膜出血[20,21]。

荧光血管造影显示视网膜血管无灌注[22]，光学相干断层成像可进行玻璃体视网膜界面病理分析[23-25]，这有助于解释视网膜出血机制，并有助于阐明黄斑囊性病变是在玻璃体内还是在视网膜内（视网膜劈裂）。

临床记录中的每个项目都应标注孩子的姓名、出生日期、临床医生姓名、签名以及检查日期和时间。临床记录应包括鉴别诊断，如果医生认为需要，可做进一步检查。对怀疑涉及虐待性头部外

可疑滥用史中眼科特征的记录

病史

患者详细信息

视力	右眼		左眼	
结膜下出血				
	右眼		左眼	
	是	否	是	否

瞳孔大小和瞳孔反射

眼周淤青
(标记淤青区域)

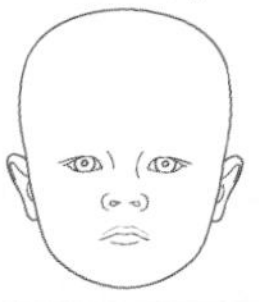

眼前段	
右眼	左眼

瞳孔放大

眼球运动

右眼　左眼

眼底 如果存在则圈出倍数	右眼				左眼			
视网膜出血	是		否		是		否	
视网膜出血数量	少(0~10)	多(10~20)	数不胜数		少(0~10)	多(10~20)	数不胜数	
视网膜出血位置	视网膜前	视网膜内	视网膜下	多层	视网膜前	视网膜内	视网膜下	多层
视网膜出血分布	后极 少/多/数不胜数 1区-ROP分区		周边 少/多/数不胜数 1区以外		后极 少/多/数不胜数 1区-ROP分区		周边 少/多/数不胜数 1区以外	
视网膜出血大小	小(<1dd)	中(1~2dd)	大>2dd		小(<1dd)	中(1~2dd)	大>2dd	
出血的形态学 白色居中或其他								
黄斑视网膜劈裂								
黄斑周围褶皱								
视盘								
其他结果								

姓名和签字	
检查日期和时间	

检查眼底
间接检眼镜(20d/28d/30d/2.2d)
Retcam图像 □
摄影 □
OCT □

图 70.2　疑似虐待性头部损伤的眼科临床记录

伤的疑似案件,应列出标准检查清单,其中包括适当医疗团队、社会服务和警察的多机构评估[26](表 70.1)。

临床记录应明确指出随访检查的日期。

病史

在可能的情况下,应询问孩子的看护人员并记录孩子的详细病史。眼科医生通常依赖于其他医疗保健看护专业人员提供的病史,因为当孩子接受检查时,孩子的照顾者可能不在场。当看护人员在场时,应询问就诊情况的病史,以及在就诊前是否有任何既往眼部疾病(如早产儿视网膜病)或视力问题。应排除眼病或出血性疾病的家族史。

在虐待性头部创伤中,一些卫生保健专业人员所提供的病史可能与事件发生的日期及时间不一致。所受伤害可能与给出的解释不相符。

检查

好的做法是在转诊后 24h 内为孩子做检查,并尽可能给孩子办理入院。

- 外眼检查应包括任何眼周损伤或结膜下出血的描述、绘图和照片。
- 如果可能,应记录视力和眼球运动。
- 应在散瞳前检查瞳孔反应、前房和晶状体位置。瞳孔反应迟钝与死亡率增加和视力预后不良密切相关[27]。
- 在用短效散瞳剂(2.5%去氧肾上腺素和 1%托吡卡胺)散大瞳孔后,应使用间接检眼镜和广角镜头(28 或 30 屈光度,或 2.2 镜头)检查视网膜。瞳孔散大会影响神经系统的观察,所以应该与医生讨论得到允许后进行散瞳。视网膜出血的描述应包括它们的分布、在视网膜层间的位置、形态、数量和大小。

表 70.1　对虐待性头部外伤的婴儿或幼儿进行必要的基本检查[26]

1	多机构评估	有儿童保护专业知识的儿科医生； 小儿神经病学家和神经外科医生； 神经放射学家； 眼科医生； 社会服务和警察
2	临床病史	完整的儿科病史和所有创伤解释的文件
3	犯罪的前科记录	任何前科，照顾者的犯罪记录
4	检查	彻底检查，记录，创伤照片，测量头围
5	眼科	散瞳后，眼科医生使用间接检眼镜检查双眼
6	放射学	首先行头部磁共振成像，7~14 天内复查； 与神经放射学家讨论； 全部的骨骼检查——10~14 天复查
7	血清学	全血计数——在 24~48h 内复查； 凝血障碍检查、尿素和电解质、肝功能检查和血培养

医疗法律问题[28]

在法庭上案件的处理将取决于法律体制，但普遍来说，主要考虑的是儿童的福利。

专家证人

专家提供证据请按中国相关法律要求与合法程序进行，本书原著作者提供的英国法律流程及观点仅供学术研究与了解。在撰写报告或作为证人提供证据时，专家的职责是向法院提供报告，而不能提供给任何一方或代理人委托的律师。常见调查的重要线索包括支持临床表现的病因、鉴别诊断、造成持续伤害所需的力量、受伤机制、受伤时间，以及癫痫发作、心肺复苏、明显威胁生命的事件和咳嗽等复杂问题的共同作用。这些事件经常与患有创伤性脑损伤的儿童共存。应考虑将该报告及所有材料发送给证人，并应进行充分研究。处理相关问题的出版物摘要通常有助于提供平衡的文献观点[29-31]。

法院需要清晰的陈述和结论。法庭要求在任何专家报告中都要包含以下内容[28]：

1. 要求专家解决的问题；
2. 专家考虑的材料；
3. 得出的结论；
4. 得出这些结论的理由。

评估儿童虐待相关文献

眼科学文献经常缺乏对虐待的严格定义。当无法确定伤害是由虐待引起时，需要有循证推理。应根据刑事或家庭法庭诉讼程序、犯罪者供词、多学科团队评估和明确的临床标准，使用各种程度的虐待确定性排名系统来支持文献评估。虐待儿童的不同程度的确定性可定义为明确虐待、极大可疑或可疑，也可分为 1~5 级，其中 1 级代表最高确定性，5 级代表最低确定性[32,33]（表 70.2）。这不会排除循环性，但如果结论基于“明确的”或“高排名（1 或 2）”虐待案例，则不太可能。

表 70.2　虐待伤的等级

排名	虐待伤定义标准[33]
1	虐待在案件会议或民事或刑事法庭程序中获得确认，或由犯罪者或经独立见证的人员承认
2	虐待符合规定的标准，包括多学科评估（社会服务/执法/医疗）
3	虐待符合规定的标准
4	声明虐待但没有提供细节支持
5	疑似虐待

身体虐待的眼科特征

直接损伤

早期文献的报告表明，眼部和眼眶的直接损伤可能表现为眼周肿胀和瘀伤（图 70.3）、烧伤、眼睑撕裂、前房积血、白内障、视网膜劈裂和视网膜脱离[34,35]。

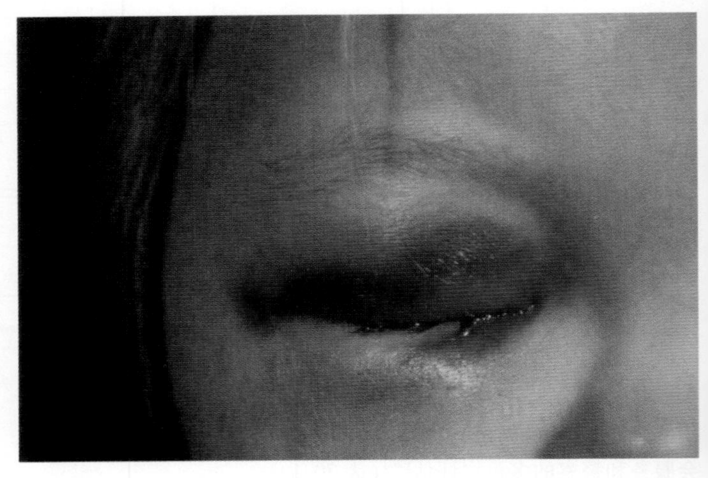

图 70.3　直接眶损伤患儿的眼周瘀伤

间接损伤

结膜下出血

据报道，伴有或不伴有眼内损伤的虐待性头部外伤都可能发生结膜下出血，提倡对疑似虐待案件进行全面的儿童保护检查和眼科评估[36]（图 70.4）。

视网膜出血

视网膜出血虽然可能不存在于确诊的虐待损伤病例中，但其

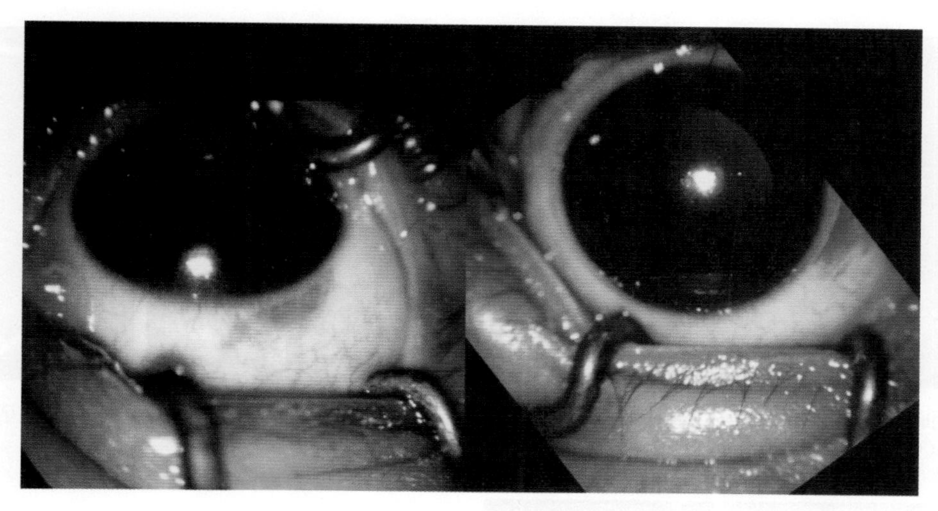

图 70.4 虐待性颅脑损伤患儿的双侧结膜下出血

仍高度提示虐待性头部创伤(AHT)。病理学类型(火焰形、圆顶形、点状、墨迹样、白芯样)、视网膜出血的大小、分布或位置不只见于虐待性头外伤[37](图 70.5A、B)。据报道,虐待性头部外伤患者有 74%双侧出血,其敏感性为 75%,特异性为 94%[38]。

头部损伤时的视网膜出血对虐待性损伤的阳性预测率为 71%[39](图 70.6A-C)。虐待性头部损伤中视网膜出血的发生率为 77%~83%[27]。视网膜前出血[37](图 70.7),表现为位于后极的圆顶形出血,在虐待性头部损伤中非常常见。AHT 中的视网膜出血可以表现为少数散在的出血甚至从后极蔓延到周边的广泛出血,并且位于视网膜的多个层中[40](图 70.8)。广泛的视网膜出血与严重的颅内损伤和视力不良相关[41]。最近的系统评价报告表明,在头部受伤的情况下,视网膜出血中有 91%可能性由虐待导致[20](*OR* 为 14.7)。

视网膜褶皱

在故意伤害案例中,黄斑周围视网膜褶皱是一个重要的体征,见于 6%~8%的存活案例(图 70.9)和 23%的死亡病例[27,38,42](图 70.10)。在儿童 Terson 综合征[43]、成年患者[44]和儿童意外头部受伤[45-48]中中有孤立的病例报告。

视网膜劈裂

黄斑区域内的囊性视网膜内腔(图 70.11A 和图 70.11B)可以通过表面走行的血管或 ERG 识别。在活体或死后尸检的病例研究中发现,14%~23%的病例存在劈裂腔。先前有人指出,创伤性出血性黄斑劈裂仅见于虐待性头部外伤患者[49],但最近的病例报告表明,严重创伤或挤压伤也会出现类似病症[47,48]。

玻璃体积血

在虐待性脑损伤的病例中,玻璃体积血约占 14%,且在尸检的病例中更常见[27]。玻璃体积血被认为是穹顶样视网膜前出血破裂进入到玻璃体腔导致的(图 70.12)。因常与脑视觉功能损伤相关,玻璃体积血视力预后不良。手术切除出血玻璃体对视力改善较小[50]。

视盘水肿

严重的视网膜出血常妨碍对视盘的明确评估,因此视盘水肿

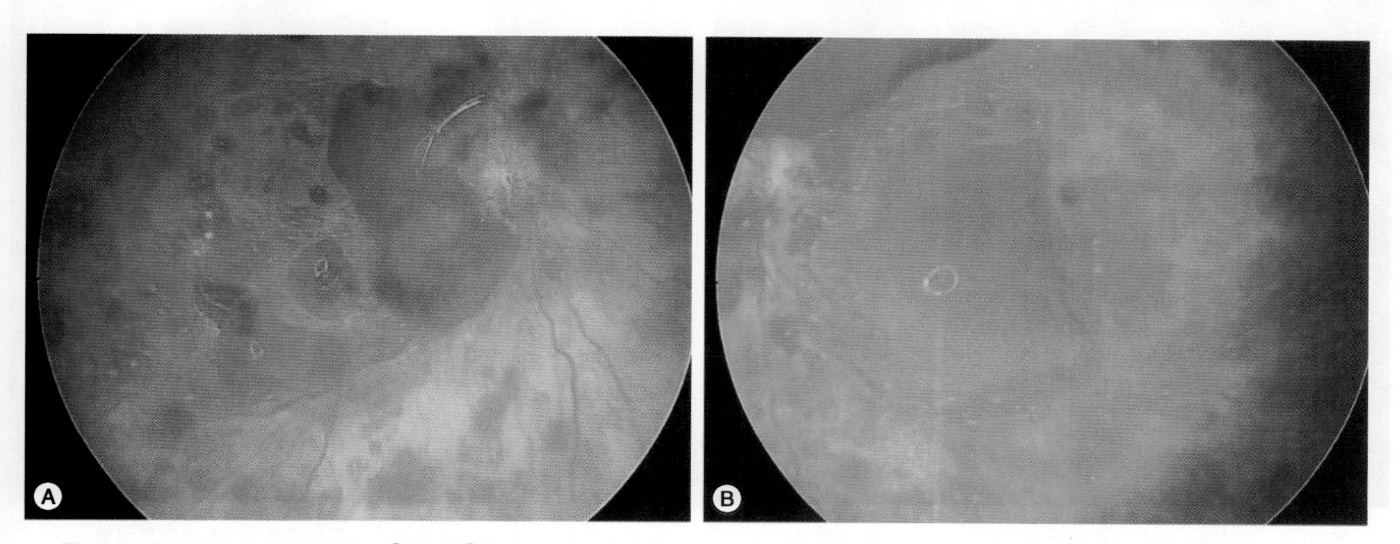

图 70.5 视网膜出血。双侧出血。Ⓐ右眼;Ⓑ左眼。3 岁儿童虐待性头损伤后眼后极部及周边多层视网膜出血,在喂养过程中出现呼吸暂停

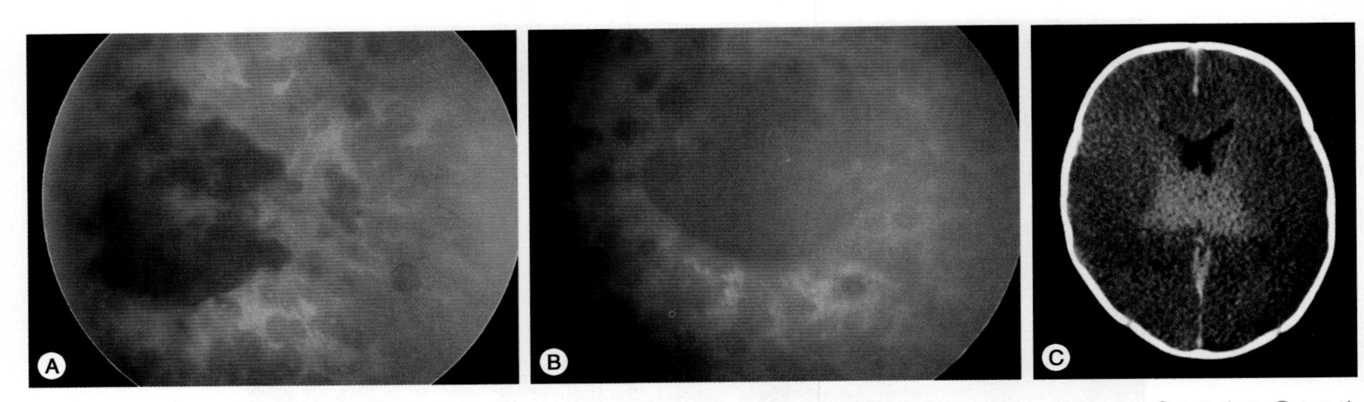

图 70.6　一个视网膜出血的 2 个月大的婴儿的虐待性头部创伤中广泛的视网膜出血，此前曾出现过角弓反射和癫痫发作。Ⓐ右眼情况；Ⓑ左眼情况；Ⓒ计算机断层扫描(CT)显示广泛的脑水肿，灰白质分界不清和半球间积血(由 Dr A. Liu 提供)

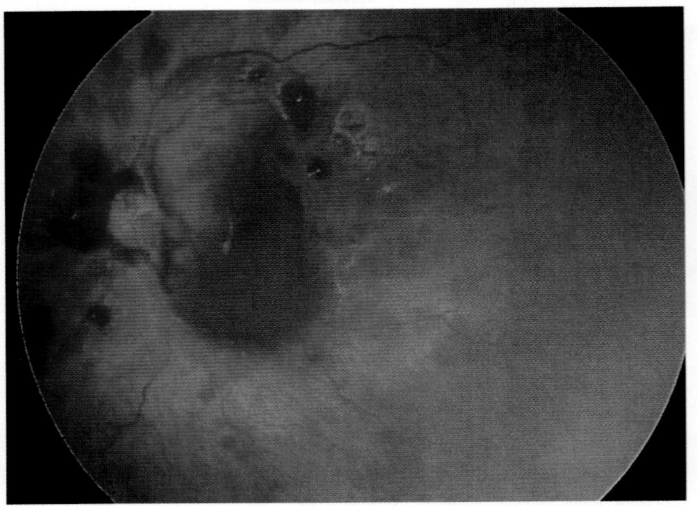

图 70.7　视网膜出血的 6 个月大的婴儿左眼穹顶形视网膜出血，明显危及生命

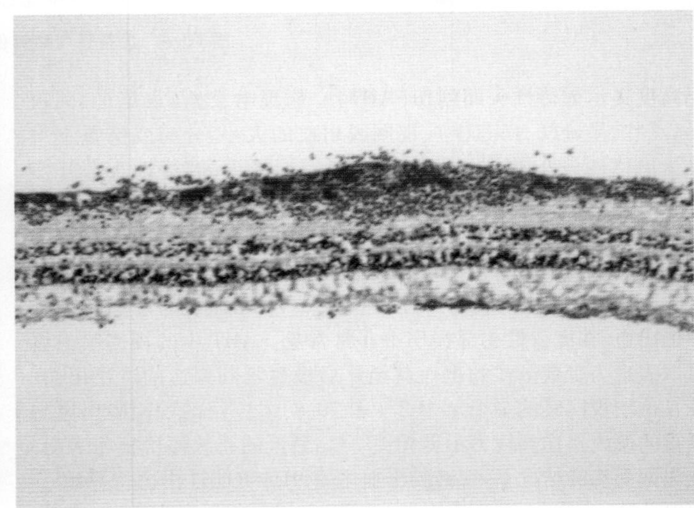

图 70.8　视网膜的组织学检查显示多层出血(由 Dr R. Bonsek 提供)

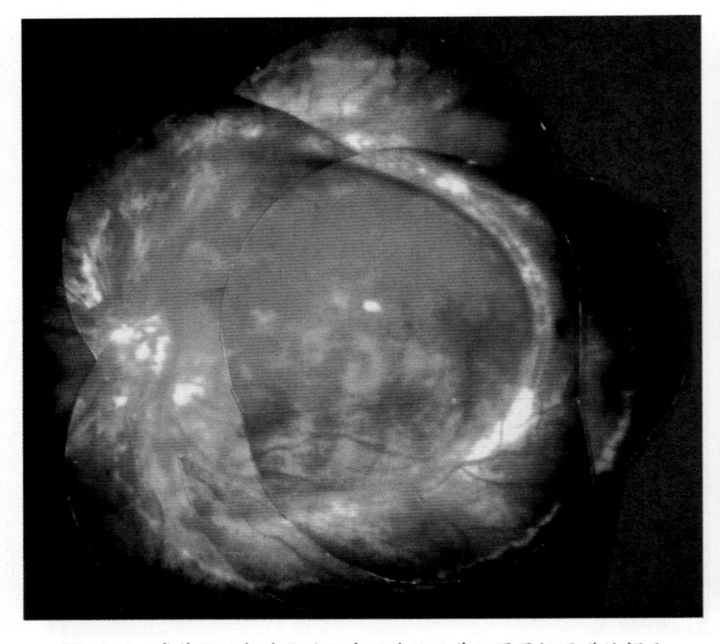

图 70.9　虐待性头部外伤的儿童照片显示黄斑周围视网膜皱褶及大量视网膜出血

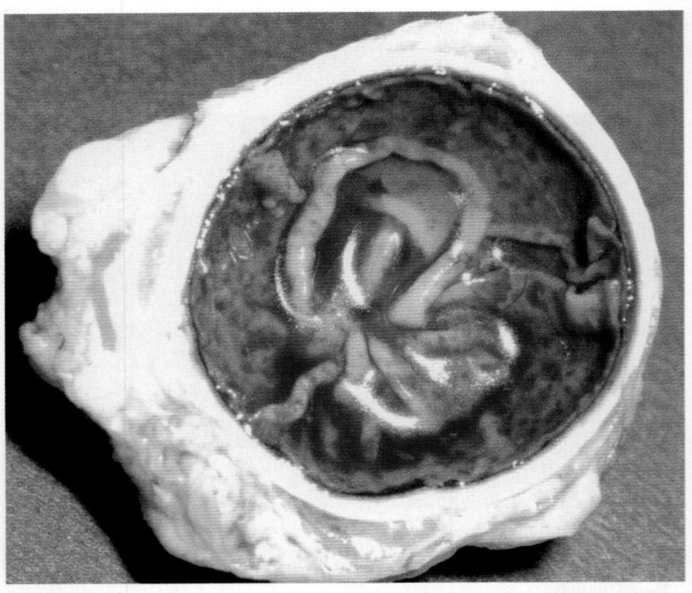

图 70.10　死后标本显示大量视网膜出血和视网膜褶皱

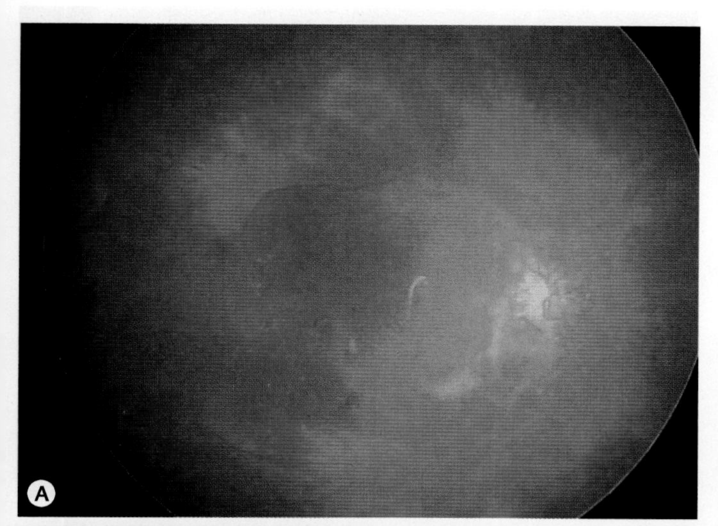

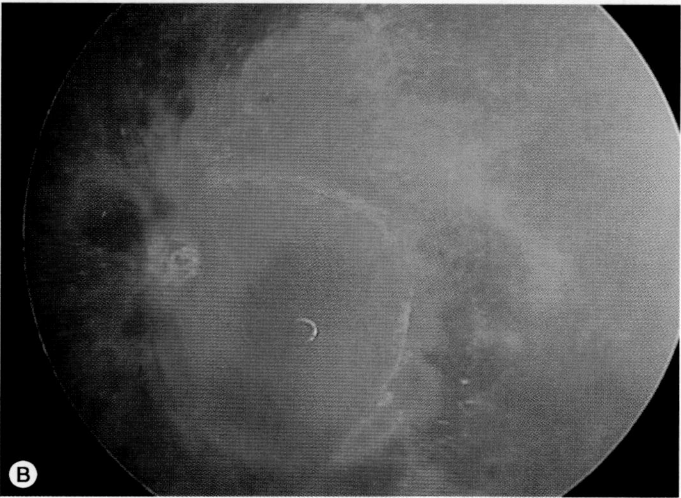

图 70. 11　后极的劈裂腔,伴有广泛的视网膜出血。Ⓐ右眼情况;Ⓑ左眼情况

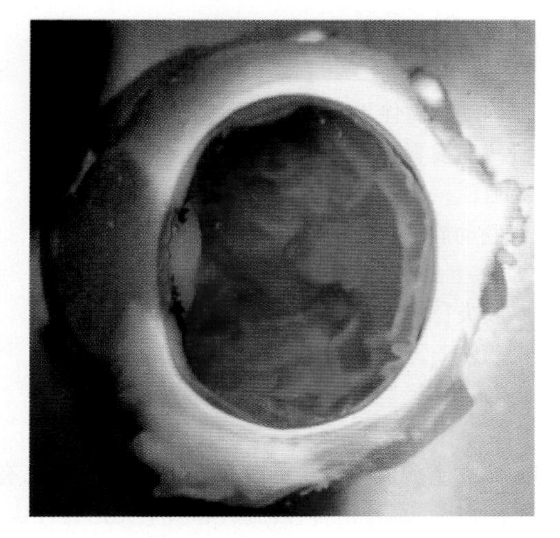

图 70. 12　一名虐待性头部损伤儿童的尸检标本,视网膜出血进入到玻璃体和 Cloquet 管内(由 R. Bonsek 医生提供)

在受虐儿童的临床报告中很少见[51]。尸检中,观察到许多病例在组织病理学上视盘肿胀[52,53]。在虐待性头损伤的病例中报道了迟发性视盘水肿,包括一例发生于系统性高血压的病例和另一例发生首发表现数周后发生交通性脑积水的病例[54,55]。

眼眶和视神经鞘出血

已经在视神经鞘(图 70. 13)、眼眶脂肪、眼外肌和运动神经鞘中证实了出血的发生(图 70. 14)。在非虐待头部创伤中尚未发现这些临床表现[52,56]。

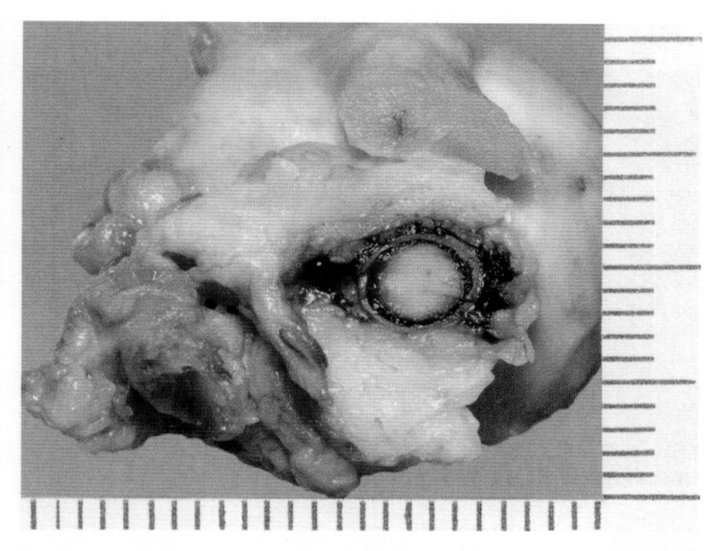

图 70. 13　球后视神经横截面显示鞘内出血

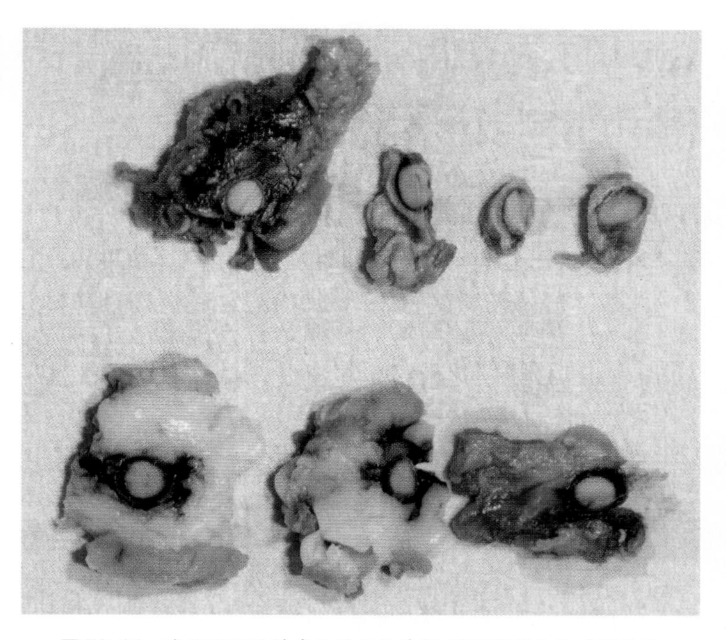

图 70. 14　球后眼眶的横截面显示视神经、眼眶脂肪和眼外肌出血

脑神经麻痹

颅内损伤引发的急性第Ⅲ、第Ⅳ和第Ⅵ脑神经麻痹在虐待性头损伤中已有报道[27,57]。

虐待性颅脑损伤的眼科随访结果

1. 视力：对于严重出血性视网膜病变、玻璃体积血或瞳孔反应差的患者，随访时视力预后较差。随访的儿童中有 50% 因视网膜瘢痕、视神经萎缩或脑部视觉障碍而出现严重视力损害[27]。

2. 眼球运动：可能会因眼球震颤、神经麻痹或视力下降继发斜视而受影响。

3. 视网膜和视神经：清除视网膜出血后可观察到黄斑裂孔、视网膜前膜、巨大视网膜裂孔、视网膜脱离、视神经萎缩、视盘新生血管、视网膜瘢痕和脉络膜萎缩[58-61]（图 70.15）。

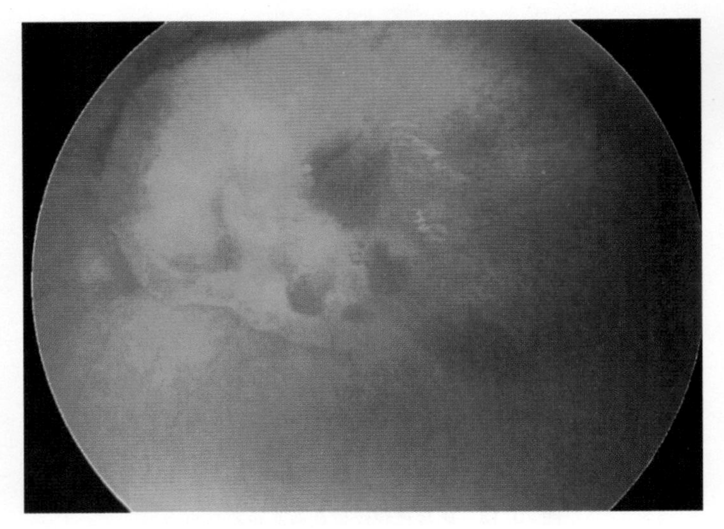

图 70.15　大量视网膜和玻璃体积血吸收后 3 个月可见视网膜皱褶和视网膜瘢痕，并伴有残余玻璃体和视网膜出血

视网膜出血的鉴别诊断

眼科医生应去了解视网膜出血的原因，以及是否由虐待引起。为了保护儿童并防止冤枉无辜的监护人，必须在临床上考虑所有相关病因或通过儿童保护小组进行排查。这包括临床总体表现和疾病状态。评估小组经常用患病儿童出现的复杂病情来解释视网膜的病变。

临床或疾病状态

1. 与出生有关的出血：

一个系统性回顾报告指出，有 25% 自然阴道分娩、42% 真空负压助产、52% 产钳联合真空负压助产以及 7.7% 剖宫产的新生儿发生新生儿视网膜出血[62]。大多数视网膜出血可在出生 10 天内吸收且无后遗症[62-64]（图 70.16）。黄斑区视网膜出血可能持续 4～5 周。在个别情况下，视网膜内出血可持续 58 天[64]。

2. 意外创伤：

这种损伤机制包括机动车事故、坠落和挤压伤。虽然并没有任何视网膜出血的形式能提示意外伤，但意外伤的视网膜出血往往是单侧的，数量很少，并限于后极部[65-71]。据报道，视网膜出血占意外伤的 5%，大多数是从不到 4 英尺（1 英尺 = 0.304 8 米）高度坠落导致的外伤[20]。在意外伤中，视网膜皱褶和视网膜劈裂较少见。视网膜皱褶仅在一例挤压和坠落伤的病例中报道过[45-48]。

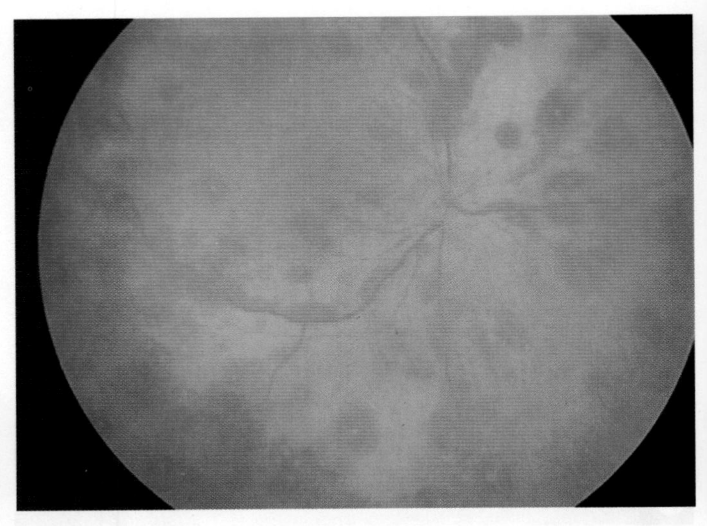

图 70.16　视网膜出血。一个在真空负压助产下经阴道分娩的足月新生儿，可见中心白芯样视网膜出血

3. 代谢紊乱[72-76]：
   a. 半乳糖血症；
   b. 戊二酸尿症；
   c. 甲基丙二酸尿症。
4. 骨骼疾病[77,78]：
   a. 成骨不全；
   b. 骨质疏松症-假性胶质瘤综合征。
5. 出血性疾病：
   a. 白血病；
   b. 贫血症；
   c. 血小板减少症；
   d. 蛋白 C 缺乏症；
   e. 新生儿出血性疾病；
   f. Hermansky-Pudlak 综合征的血小板功能障碍；
   g. 纤维蛋白原水平低。
6. 血管疾病[43,55,79-81]：
   a. 颅内动脉瘤伴 Terson 综合征；
   b. 纤维肌发育不良；
   c. 高血压；
   d. 脊髓动静脉畸形。
7. 感染/寄生虫[82-84]：
   a. 脑膜炎；
   b. 疟疾。
8. 一氧化碳中毒[85]。
9. 缺氧窒息和机械性窒息[86,87]。

据报道，入住重症监护病房的危重病儿中有 15% 患有视网膜出血。但根本原因是意外伤害、白血病和新生儿出血性疾病，而不是接受重症监护干预所致[88]。

最近的一项系统回顾性研究报告了 9 种与虐待性损伤有类似特征的情况[21]（表 70.3）。

表 70.3　与虐待性损伤有类似特征的情况[21]

条件	虐待特征	视网膜出血描述			
		严重性	位置	层次	眼别
戊二酸尿症	ICH	多量	后极	视网膜内（右侧玻璃体）	双眼和单眼
甲基丙二酸血症伴同型胱氨酸尿症（钴胺素 C 缺乏症）	ICH	散在	后极和赤道后	视网膜内和玻璃体积血	双眼
成骨不全	ICH、瘀伤、骨折	多量	后极	视网膜前、视网膜内、玻璃体积血	双眼和单眼
血小板功能障碍（Hermansky-Pudlak 综合征）	ICH	较少	后极	视网膜下、视网膜内和视网膜	双眼
蛋白 C 缺乏症	ICH、瘀伤	少发	N/A	视网膜下和玻璃体积血	双眼和单眼
低纤维蛋白原水平	ICH、瘀伤	N/A	N/A	视网膜内、视网膜	双眼
新生儿出血性疾病	ICH、瘀伤	多量	N/A	视网膜内、玻璃体积血	双眼
纤维肌性发育不良	ICH	广泛	广泛	视网膜内和视网膜	双眼
脊髓动静脉畸形	ICH	N/A	N/A	视网膜内和视网膜前	双眼

ICH：颅内出血；N/A：不适用。

已经存在的眼病

视网膜出血也可见于心肺复苏后早产儿视网膜病变的血管化视网膜，以及用接触式眼底照相机进行筛查后的早产儿[89,90]。因此，在评估患有视网膜出血的婴儿时，应考虑先天性视网膜疾病。

复杂病情（表 70.4）

儿童如果存在持续性的虐待性头部外伤，则经常表现为晕倒伴呼吸暂停，并需要心肺复苏，或伴有脑病或癫痫发作。此外，这些儿童还可能存在急性凝血障碍，需要几天的时间来恢复。这些复杂的病情经常在法庭上用以解释视网膜出血，为虐待性头部损伤的诊断引入不确定性因素[21]。

表 70.4　癫痫发作和心肺复苏（CPR）复杂病情下的视网膜出血

复杂病情	视网膜出血描述			
	严重性	位置	层次	眼别
癫痫发作	多级	后极	视网膜内表层火焰状出血	单眼或双眼
CPR	多级	–	视网膜内点状出血	双眼

明显危及生命的事件（ALTE）

ALTE 被定义为呼吸暂停、颜色变化、肌肉张力显著变化以及窒息或呕吐的总称，这对观察者来说是可怕的。患有虐待性头部外伤的儿童可能会出现 ALTE。然而，在没有虐待伤害的情况下，尚未有 ALTE 伴视网膜出血的报道[91]。

长期咳嗽

尚未有长期咳嗽导致视网膜出血的报道[92-94]。

癫痫发作

癫痫发作合并视网膜出血很少见。一些研究显示 218 例视网膜出血中有 2 例癫痫患者，其中 1 例强直性癫痫发作 5min，伴单眼视盘周围出血，第 2 例为低钠血症，双眼后极有多处视网膜出血[95-98]。

心肺复苏（CPR）

一项关于 43 例接受过心肺复苏的儿科病例（33 名婴儿）的前瞻性研究发现，一例接受了 60min CPR 伴有凝血功能缺陷的 1 个月大的婴儿发生了视网膜出血，表现为双侧视网膜的多点小出血点[99]。另外 3 例包括一名 6 周大的婴儿，经过 75min CPR 后出现了双眼视网膜出血；一名 2 岁患儿，经过 40min CPR 后，单眼视盘旁边出现了大面积出血；一名患有凝血异常和动脉高压的 18 个月婴儿出现了视网膜出血。因此，单纯的长时间的 CPR 很少与视网膜出血相关。

使用体外膜肺氧合机（ECMO）

在接受 ECMO 的婴儿中很少发生视网膜出血。一项研究发现其患病率为 5%[100]。然而，由于这些孩子早产，尚不能排除出生相关的视网膜出血[101,102]。

头部虐待创伤的凝血功能障碍

头部损伤与急性凝血异常相关，包括凝血酶原时间延长、血小板减少、纤维蛋白原水平降低。这些异常在患有实质性脑损伤的儿童中更为突出，其中 54% 具有凝血酶原时间延长。患有实质性脑损伤的虐待性头部外伤导致死亡的儿童中，有 94% 显示凝血酶原时间延长[103]。这些在虐待性头外伤所见的凝血异常并非由既往出血因素所导致。凝血异常是暂时性的，并不能解释视网膜出血，这种情况也见于没有凝血异常的儿童[8]。

视网膜出血的时间

目前的证据表明，儿童瘀伤的日期不可能准确地确定[104]。同样，也不可能通过检查视网膜来估计视网膜出血的持续时间。一些间接证据表明，在与出生相关的视网膜出血中，大多数浅表性视网膜出血在 10 天内消退，但黄斑区大量出血可能需要长达 58 天才能吸收[62]。在儿童虐待性头外伤中，视网膜出血需要 1~11 个月才能消失[105]。

虐待性头部损伤的全身特征

神经系统症状

脑损伤的重症婴儿可表现为急性症状和体征，从嗜睡和全身不适到意识障碍和死亡[8]。头部损伤包括脑室出血（硬脑膜下、蛛网膜下）、脑实质出血、弥漫性轴索损伤、缺氧缺血性损伤或上述疾病复合伤（图 70.17A-D）。虽然在虐待性头外伤中可见癫痫发作和颅骨骨折，但它们不仅仅在虐待中出现[39]。脑实质损伤的神经后遗症表现为认知和行为障碍、脑瘫、癫痫发作和失明，据报道61%儿童报告有严重残疾。虐待性损伤的神经放射学特征是：广泛多发性复合型骨折（糖尿病）、多部位硬膜下血肿、大脑半球间出血和灰白质分界不清。在虐待性创伤中，磁共振成像（MRI）和尸检（图 70.18）可发现脊髓周围出血，因此应将脊髓的 MRI 扫描纳入影像学检查。

骨折

如果 3 岁以下儿童伴多发性骨折，应怀疑有虐待伤。累及股骨

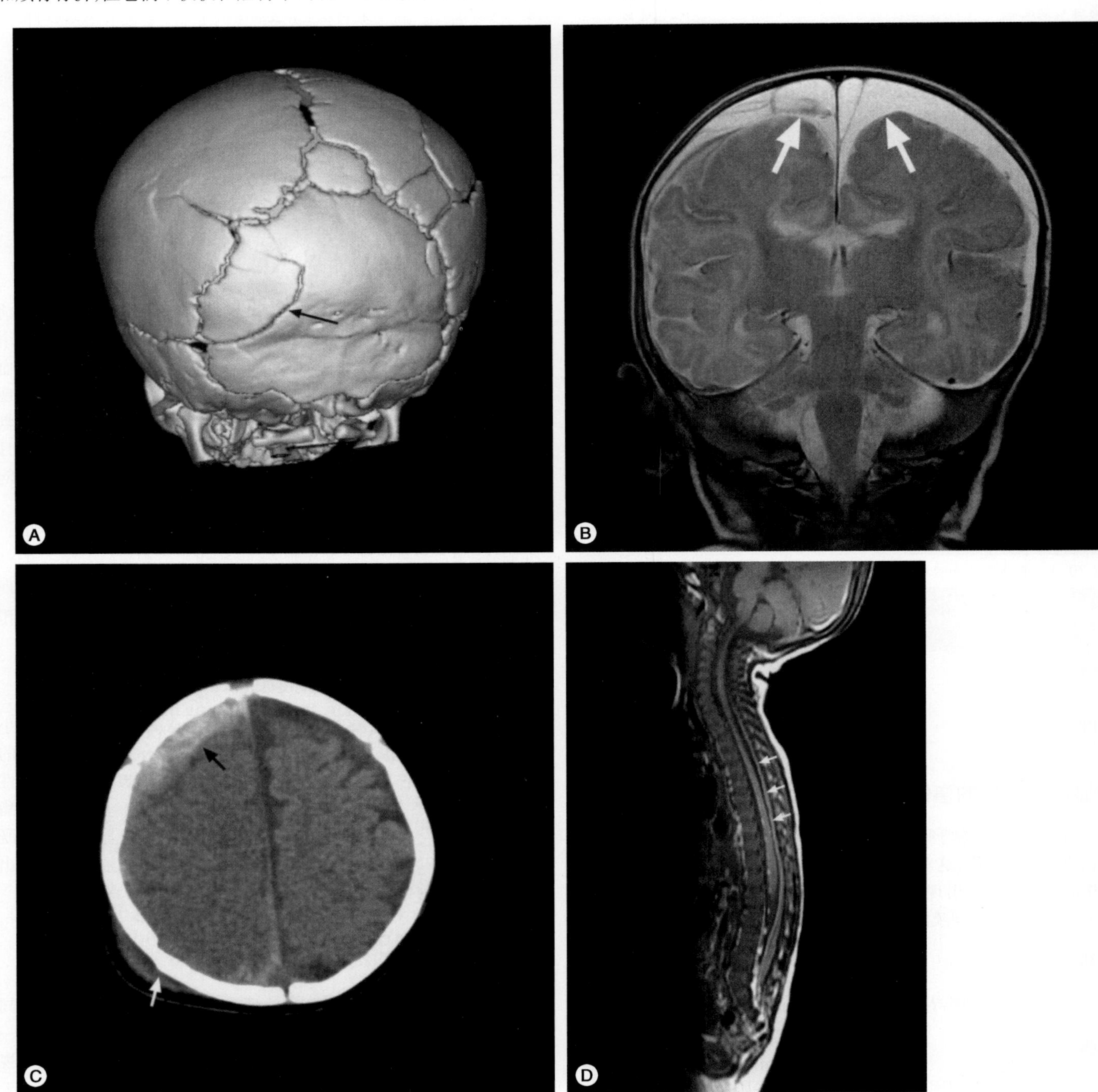

图 70.17 虐待性头外伤的神经放射学征象。Ⓐ左枕骨骨折的 3D 计算机断层扫描重建；Ⓑ磁共振成像（MRI）T2 扫描（白色箭头所示）的双侧硬膜下出血；Ⓒ硬膜下（黑色箭头所示）出血伴头皮血肿（白色箭头所示）；ⒹMRI 扫描显示脊髓周围的血液（由 A. Liu 医生提供）

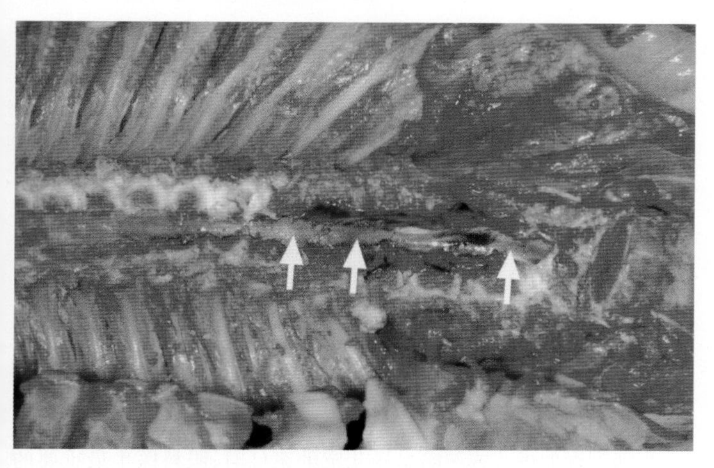

图 70.18　对遭受虐待性头部创伤的儿童脊柱进行尸检解剖。白色箭头表示硬膜下血液

的虐待性骨折在不能活动的儿童中更易见到,并且肱骨骨折累及中轴而非髁上区。虐待导致骨折概率最高的是后肋骨骨折[106]。肋骨骨折在儿童心肺复苏中很少见,骨折通常位于肋软骨交界处的前方[107]。

咬伤

人类咬伤是唯一能够用于识别犯罪者的迹象之一,无论是从牙齿特征的印记还是唾液 DNA[108]。人类咬伤的标志是组织上相对应的 2 个弧形凹陷。可以通过齿间距离来测量弧度,成人约为 3~4.5cm,儿童为 2.5~3.0cm。小于 2.5cm 的齿间距离表明是孩子的乳牙。动物咬伤通常会撕裂组织,而人类的咬伤会压缩组织,留下印记。

烧伤和烫伤

烧伤和烫伤不较其他形式的身体虐待更少见。在虐待伤中,故意烫伤(浸入热水中)较为常见。有意为之的损伤可能遵循某种

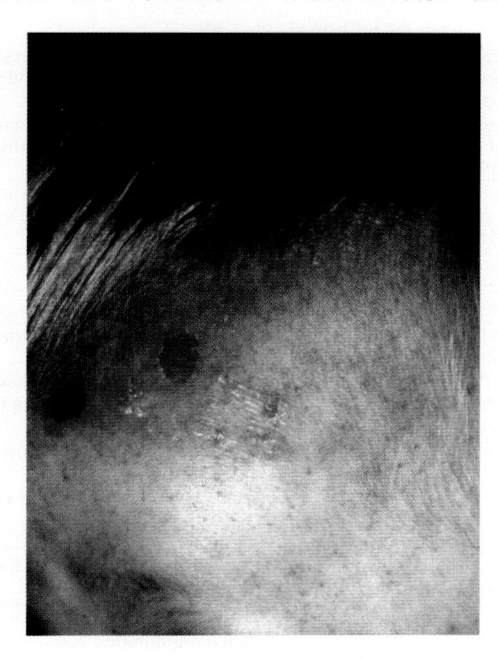

图 70.19　额头左侧香烟灼伤

对称模式:四肢有清晰的上缘并且可能有手套或长袜状图案;如果累及臀部,会阴褶皱处可能免于受累[33]。

意外的香烟灼伤通常是非常表浅的,例如一个儿童接近香烟时,当与点燃的一端接触时,会立即反应撤回。表浅的烧伤应观察 3 周,因为愈合后不留瘢痕。深度烧伤需要超过 2s 的接触时间,为瘢痕愈合,并且更有可能是故意为之(图 70.19)。

瘀伤

瘀伤是最常见的虐待性损伤体征。某些瘀伤形式有助于区分虐待和意外瘀伤:非独立活动的婴儿瘀伤;远离骨突出处的瘀伤(如脸);较大、多个、成簇出现并带有工具的印记的瘀伤,高度暗示虐待伤害[11](图 70.20)。

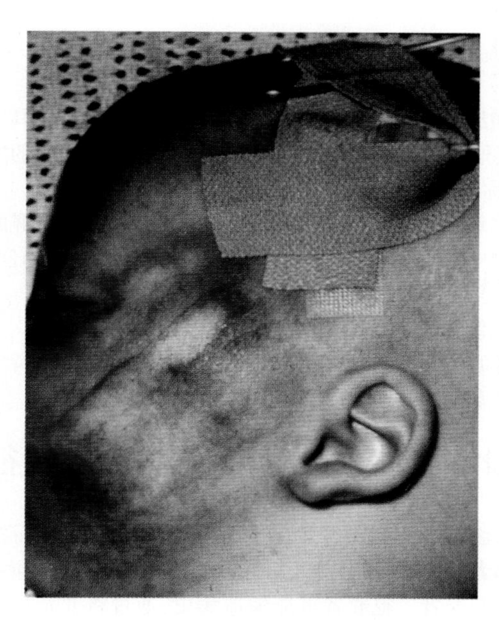

图 70.20　左脸颊上的瘀伤表现出手指的印记

视网膜出血的生物力学

理论上的考虑包括:

1. 玻璃体视网膜牵拉;
2. 急性颅内压升高导致视网膜静脉回流受损;
3. 视网膜缺氧缺血。

尽管关于单独的摇晃伤或者超过阈值的撞击伤能否产生头部损伤仍然存在争议,但在冲击和非冲击性头部损伤中均可见视网膜出血[109,110]。灵长类动物实验证明导致大脑损伤的并不是线性加速度而是头部的角度和旋转加速度[111,112]。直至近期,视网膜损伤的证据才从脑损伤的机制中推断出来[29,113]。目前的研究并未提供关于视网膜出血在虐待伤中的潜在机制的确凿证据。

视网膜出血在正常儿童神经系统中很少见。虽然最初的计算机断层扫描(CT)报告正常,但这些儿童的神经系统并非正常,并且随后 MRI 结果常显示异常[114,115]。在一例 CT 和 MRI 成像正常的病例中发现了视网膜出血,然而,该患者存在固视麻痹和偏瘫[116]。

动脉瘤破裂导致颅内压急剧升高已被证实导致了两名婴儿发

生视网膜出血[43,117]。

实验动物模型和自然动物模型未能复制婴儿虐待性头部外伤的临床表现[118-120]。利用有限元分析的计算机模型证明了在模拟的摇晃周期中,大部分的作用力均作用于视网膜后极部和玻璃体视网膜界面,并表明视网膜玻璃体的牵引导致了视网膜出血[121,122]。此外,临床和尸检研究以及光学相干断层成像的使用已经证明玻璃体附着于视网膜上,因此玻璃体视网膜牵拉可导致视网膜出血[123,124]。死后尸检研究表明,视网膜缺血可能是虐待性头部外伤视网膜表现的原因[125]。尽管弥散加权磁共振成像(DW-MRI)证实了儿童头外伤导致的缺氧缺血性脑损伤与严重的视网膜出血相关,但在 DW-MRI 显示无缺血缺氧的虐待性头外伤病例中也可见视网膜出血[126]。

预防

1. 初级预防:制订涉及社会广泛领域的宣教方案,其中应包括父母和其他儿童照顾者。这些计划包括处理无法安慰的哭泣的应对策略,称为紫哭期[127]。

2. 二级预防:制订针对虐待性伤害风险较高的人群的针对性计划,其中包括社会经济阶层较低的父母或照顾者、年轻父母或曾与之前社会服务部门联系过的人。

3. 三级预防:制订针对犯罪者的计划,以防止再犯。

制订的计划具有教育意义,并已被证明可以减少特定人群虐待的发生率[128]。

Munchausen 综合征(孟乔森综合征)

这是由孩子的照顾者为了个人利益或吸引注意而捏造的疾病。犯罪者经常是母亲,对儿童模拟或诱发疾病,而儿童不能或不愿意指认犯罪者。犯罪者可能编造病史,通过将儿童反复暴露于传染源、毒素或身体创伤而引起临床体征,或通过换掉儿童标本改变实验室检验结果。以下情况应提醒临床医生注意这种可能性:

1. 过度用心的看护人或看护人似乎并不像医务人员那样担心孩子。

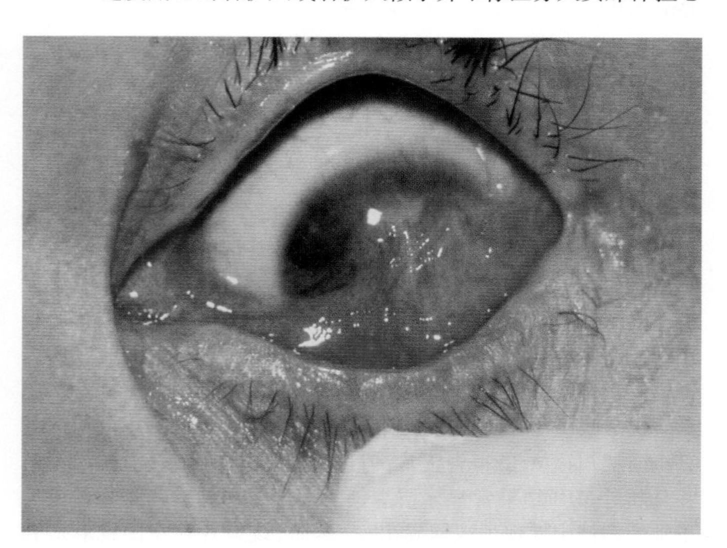

图 70.21 Munchausen 综合征角结膜炎伴有血管化和角膜下假脓肿,儿童被她的照顾者反复滴注毒素

2. 检查与临床症状不完全相符。

3. 临床症状对治疗无效。

4. 当与照顾者隔离时,孩子的状况会有所改善,并在他/她再出现时会复发。

眼科表现较为少见,尽管有些病例报道了由毒素引发的复发性结膜炎[129]、单侧眶蜂窝织炎及角结膜炎[129,130],具有很大的诊断难度(图 70.21)。

眼科医生和儿童虐待

综上所述:

- 当遇到疑似虐待或忽略怠慢儿童的案件时,眼科医生最重要的职责就是保护孩子。
- 眼科医生不应以个人名义进行干预,所有涉嫌虐待的案件都应与分配的或指定的儿童保护医师/护士讨论。
- 了解当地儿童保护协议和程序至关重要。
- 眼科评估时不应单独考虑,还应结合其他专业的临床表现,与多学科团队和虐待儿童专家建立密切的工作关系。
- 详细记录评估文件,在可能的情况下辅以照片、日期和时间顺序至关重要。
- 请记住:没有针对虐待儿童的眼部病理学特征。
- 作为专家证人,必须熟悉所提供的所有文件和现有的文献。不要被律师左右而在你专业领域之外给出意见。证据不是提供给任何一方而是提供给法庭的。

(马莉 译 吴群 校)

参考文献

12. Ng WS, Watts P, Lawson Z, et al. Development and validation of a standardized tool for reporting retinal findings in abusive head trauma. Am J Ophthalmol 2012; 154: 333–9, e5.
18. Bhardwaj G, Jacobs MB, Martin FJ, et al. Grading system for retinal hemorrhages in abusive head trauma: Clinical description and reliability study. J AAPOS 2014; 18: 523–8.
19. Longmuir SQ, Oral R, Walz AE, et al. Quantitative measurement of retinal hemorrhages in suspected victims of child abuse. J AAPOS 2014; 18: 529–33.
20. Maguire SA, Watts PO, Shaw AD, et al. Retinal haemorrhages and related findings in abusive and non-abusive head trauma: a systematic review. Eye 2013; 27: 28–36.
21. Maguire SA, Lumb RC, Kemp AM, et al. A Systematic Review of the Differential Diagnosis of Retinal Haemorrhages in Children with Clinical Features associated with Child Abuse. Child Abuse Rev 2013; 22: 29–43.
27. Kivlin JD, Simons KB, Lazoritz S, Ruttum MS. Shaken baby syndrome. Ophthalmology 2000; 107: 1246–54.
31. Watts P. Child maltreatment guideline working party of the Royal College of Ophthalmologists UK. Abusive head trauma and the eye in infancy. Eye 2013; 27: 1227–9.
36. Spitzer SG, Luorno J, Noel LP. Isolated subconjunctival hemorrhages in nonaccidental trauma. J AAPOS 2005; 9: 53–6.
37. Kivlin JD. Manifestations of the shaken baby syndrome. Curr Opin Ophthalmol 2001; 12: 158–63.
38. Bhardwaj G, Chowdhury V, Jacobs MB, et al. A systematic review of the diagnostic accuracy of ocular signs in pediatric abusive head trauma. Ophthalmology 2010; 117: 983–92, e17.
39. Maguire S, Pickerd N, Farewell D, et al. Which clinical features distinguish inflicted from non-inflicted brain injury? A systematic review. Arch Dis Child 2009; 94: 860–7.

40. Mungan NK. Update on shaken baby syndrome: ophthalmology. Curr Opin Ophthalmol 2007; 18: 392–7.
41. Morad Y, Kim YM, Armstrong DC, et al. Correlation between retinal abnormalities and intracranial abnormalities in the shaken baby syndrome. Am J Ophthalmol 2002; 134: 354–9.
43. Bhardwaj G, Jacobs MB, Moran KT, Tan K. Terson syndrome with ipsilateral severe hemorrhagic retinopathy in a 7-month-old child. J AAPOS 2010; 14: 441–3.
45. Lantz PE, Sinal SH, Stanton CA, Weaver RG Jr. Perimacular retinal folds from childhood head trauma. BMJ 2004; 328: 754–6.
46. Lueder GT, Turner JW, Paschall R. Perimacular retinal folds simulating nonaccidental injury in an infant. Arch Ophthalmol 2006; 124: 1782–3.
47. Watts P, Obi E. Retinal folds and retinoschisis in accidental and non-accidental head injury. Eye 2008; 22: 1514–16.
48. Reddie IC, Bhardwaj G, Dauber SL, et al. Bilateral retinoschisis in a 2-year-old following a three-storey fall. Eye 2010; 24: 1426–7.
49. Levin AV. Ophthalmology of shaken baby syndrome. Neurosurg Clin N Am 2002; 13: 201–11, vi.
56. Wygnanski-Jaffe T, Levin AV, Shafiq A, et al. Postmortem orbital findings in shaken baby syndrome. Am J Ophthalmol 2006; 142: 233–40.
62. Watts P, Maguire S, Kwok T, et al. Newborn retinal hemorrhages: a systematic review. J AAPOS 2013; 17: 70–8.
66. Buys YM, Levin AV, Enzenauer RW, et al. Retinal findings after head trauma in infants and young children. Ophthalmology 1992; 99: 1718–23.
67. Pierre-Kahn V, Roche O, Dureau P, et al. Ophthalmologic findings in suspected child abuse victims with subdural hematomas. Ophthalmology 2003; 110: 1718–23.
68. Bechtel K, Stoessel K, Leventhal JM, et al. Characteristics that distinguish accidental from abusive injury in hospitalized young children with head trauma. Pediatrics 2004; 114: 165–8.
69. Vinchon M, Defoort-Dhellemmes S, Desurmont M, Dhellemmes P. Accidental and nonaccidental head injuries in infants: a prospective study. J Neurosurg 2005; 102(4 Suppl.): 380–4.
70. Trenchs V, Curcoy AI, Morales M, et al. Retinal haemorrhages in head trauma resulting from falls: differential diagnosis with non-accidental trauma in patients younger than 2 years of age. Childs Nerv Syst 2008; 24: 815–20.
71. Gnanaraj L, Gilliland MG, Yahya RR, et al. Ocular manifestations of crush head injury in children. Eye 2007; 21: 5–10.
114. Morad Y, Avni I, Benton SA, et al. Normal computerized tomography of brain in children with shaken baby syndrome. J AAPOS 2004; 8: 445–50.
126. Binenbaum G, Christian CW, Ichord RN, et al. Retinal hemorrhage and brain injury patterns on diffusion-weighted magnetic resonance imaging in children with head trauma. J AAPOS 2013; 17: 603–8.
130. Taylor D. Unnatural injuries. Eye 2000; 14(Pt 2): 123–50.

第 71 章

儿童屈光手术

Evelyn A Paysse

章节目录

引言

近二十年来，准分子激光屈光手术治疗儿童高度屈光不正伴弱视，视力和屈光效果良好而且并发症少[1-26]。近十年来，内眼屈光手术在相对较少的高度屈光不正儿童身上已经开展，视力和屈光矫正的结果也很好，而且并发症也很少。近年来，准分子激光屈光手术治疗调节性内斜视也取得了较好的效果。

传统弱视治疗的内容包括：

1. 去除屈光介质的混浊因素：角膜白斑、白内障及玻璃体积血。

2. 利用框架眼镜或角膜接触镜纠正严重的屈光不正。

3. 利用遮盖或药物和/或光学压抑法抑制对侧眼（第 73 章）[27-29]，鼓励使用弱视眼。这种传统疗法在大多数弱视儿童中是成功的。

然而，有些特殊类型的儿童弱视，这个标准治疗方法无法奏效。包括：

1. 严重的双眼相似的屈光不正（双眼高度屈光不正），对于框架眼镜依从性、耐受性差的患儿。

2. 患有严重的屈光参差，配戴框架眼镜及角膜接触镜依从性、耐受性较差的患儿。

3. 高度屈光不正的儿童，无论是屈光参差或是双眼相似的屈光不正，而同时伴有其他特殊情况，如颅面畸形、耳畸形或颈部张力减退，妨碍正确屈光矫正的进行。

配戴眼镜或角膜接触镜不合格的原因有很多。高度近视或远视的眼镜由于棱镜效应会引起光学像差、视野缩小，而且由于厚的镜片也会引起社会排斥。上述第一组主要由神经行为异常和认知障碍儿童组成。他们有严重的触觉厌恶情绪，因此尽管在没有屈光矫正的情况下是功能性失明状态，他们也拒绝戴眼镜或角膜接触镜。他们的视觉障碍可能会妨碍他们的注意力和社会交往，加剧严重的行为和社会问题，并进一步干扰正常沟通技能的发展。这一组主要由患有严重早产儿视网膜病变和高度近视的早产婴儿、基因突变儿童或自闭症谱系障碍儿童组成。在第二组中，由眼镜引起的双眼视物不对等会阻碍立体视觉和双眼视觉，并可能导致视疲劳[30]。

角膜接触镜，比眼镜更能提高视觉质量，能减小高度近视眼镜的视物缩小效应，给人更好的对比敏感度，减少社会不适感。然而，由于摘戴困难、成本高、不耐受、不依从和经常丢失，儿童戴角膜接触镜往往不切实际。

在过去，没有其他治疗方案。治疗结果就是患眼屈光不正的严重程度不同，视力受损程度也不同。如果是双眼，则会由于严重的模糊导致弱视。与成人一样，屈光手术可以减少这些儿童的屈光不正，从而减少或消除其他相关问题。此外，大大提高了他们的生活质量。

当我们考虑儿童严重屈光不正的治疗时，需要一种新的心态。未经治疗的儿童高屈光不正可由于严重视物模糊而形成弱视，类似于致密性先天性白内障或白血病中所见的情况。我们应该像对待白内障等可治疗的形式性弱视一样，积极治疗这种类型的弱视。标准方案失败时，手术治疗屈光不正有效，而且并发症少。

最近，在年龄相对较大且伴有调节性内斜视的儿童中，屈光手术可能会被证明是一个可行的选择。长期随访这些接受屈光手术的患儿，眼位效果稳定。最近的一些研究表明屈光手术是有效的，尽管研究中的样本量很小[31-33]。

儿童屈光手术的类型

角膜和内眼手术可以减少屈光不正。现在角膜手术是用准分子激光进行的，包括屈光性角膜切削术（PRK）、激光辅助上皮下角膜切削术（LASEK）［这两种手术在今后被称为优化表层切削术

(ASA)]和激光辅助原位角膜磨镶术(LASIK)。ASA 可治疗近视 10~12D 屈光度,远视 6D 屈光度,散光 4D 屈光度。使用 LASIK 治疗时,这些适应证范围通常会减少约 1/3。

PRK 和 LASEK 是表面消融,两者之间的差别很小,通过切除(通过汽化)角膜上皮下的前角膜基质组织,永久改变角膜的形状。

1. 在 PRK 中,角膜上皮被切除,Bowman 膜和前角膜基质被激光消融。

2. 在 LASEK 中,上皮细胞没有被移除,而是用酒精溶液来松解上皮细胞。医生将上皮质折叠出治疗区域,对 Bowman 膜和前角膜基质进行激光消融,然后重新覆盖上皮质。

在 LASIK 手术中,使用机械性角膜板层刀或飞秒激光角膜板层刀,可形成由上皮、Bowman 膜和前基质组成的板层厚度角膜瓣。这个角膜瓣的一端留有一个铰链。将皮瓣向后折叠,在较深的角膜基质上进行激光消融。然后将 LASIK 角膜瓣放回治疗角膜基质上。皮瓣在手术后通过自然粘连固定在原位。目前的眼内屈光手术改变了现有晶状体度数,包括有晶状体眼人工晶状体植入(phIOL)、屈光性晶状体交换(RLE)和透明晶状体摘除(CLE)。这些手术用于治疗超出准分子激光治疗适应证的更高度的屈光不正,或者角膜太薄无法使用准分子激光治疗的患者。有晶状体眼的人工晶状体植入术可以增加或减少晶状体度数。在这个手术中,人工晶状体(IOL)被放置在前房或后房,从而保留了自然晶状体。前房或后房晶状体均可用于治疗高度近视,前提是前房足够深能容纳人工晶状体(≥3.2mm)。高度远视前房深度不够很少可以进行人工晶状体植入。与其他眼内屈光手术比有晶状体眼的人工晶状体植入的一个显著优势是可以保留调节。

改变透镜功率的其他方法是屈光性晶状体置换术(RLE)和透明晶状体摘除术(CLE)。它们在技术上与儿童白内障手术完全相同,只是被摘除的晶状体是透明的。在 RLE 中,摘下晶状体后,在眼内中放置一个合适的人工晶状体。在 CLE 中,术后是无晶状体眼。目前,儿童角膜屈光和眼内屈光手术均对儿童群体属于非适应证,且未经美国食品药品监督管理局(FDA)批准。

优化表层切削术和准分子激光原位角膜磨镶术手术安全性比较

框 71.1 概述了 ASA 和 LASIK 的风险。虽然 LASIK 在矫正儿童屈光不正方面是有效的,但 ASA 也有几个优点。首先,不需要形成角膜瓣,因此没有像 LASIK 那样的皮瓣丢失、上皮向内生长或皮瓣纹的风险。在 LASIK 手术中,皮瓣是通过自然吸引固定的,然而皮瓣永远不会完全和其下基质愈合,并且数年后可被掀开。其次,由于 ASA 是在角膜表面进行的,剩余的后基质较厚,发生迟发性角膜扩张的风险较小。由于大多数标准弱视治疗方案失败的儿童,接受准分子激光治疗需要较大的消融量,因此角膜切削的深度比大多数成人要大。ASA 引起成人角膜扩张症极为罕见,儿童中未见报道。ASA 的主要长期风险是角膜混浊,但根据作者的经验,这种情况并不常见,而且通常很轻微。当局部类固醇(氟米龙或氯替泼诺)过早停用时,会导致持久性的角膜混浊。局部激素必须在 PRK 术后使用 6 个月,以减少这种严重并发症的风险。通过将消融治疗量限制在 FDA 批准的参数范围内(在美国),以及术后一年内每天摄入 250~500mg 维生素 C,可以进一步减少角膜混浊。最近,有报道称局部应用丝裂霉素可以降低儿童角膜混浊和退行性变的风险[35]。准分子激光手术的最后一个问题是屈光回退。准分子屈光手术后的大多数回退发生在第一年,但可以持续更长时间。随着准分子治疗剂量的增加,回退变更为明显。

框 71.1

ASA 和 LASIK 的风险性比较

ASA(优化表层切削术)	LASIK(准分子激光原位角膜磨镶术)
干眼	干眼
3~4 天轻度到中度的不适	角膜瓣异位
角膜混浊	角膜瓣丢失
较长的愈合时间	上皮内生长
	角膜扩张
	玻璃体后脱离
	视网膜脱离

有晶状体眼的人工晶状体植入术的安全性

有晶状体眼的人工晶状体植入术不受屈光回退的影响,可能是 ASA 范围以外儿童近视和远视的首选手术矫正方法[36]。其他的主要优点就是可逆性,以及随着眼球的生长人工晶状体置换的可能性。虹膜夹持型人工晶状体所需的前房深度使某些儿童无法使用这种晶状体。高度远视的儿童,以及早产儿视网膜病变后高度晶状体源性的近视儿童,可能因为前房浅而不适合[37]。对于儿童,还有一个主要问题就是对角膜内皮细胞的长期影响。经验表明,迄今为止,内皮细胞的丢失率较低[36,38,39],且不超过成人植入后的水平。然而,在儿童中很难获得准确的内皮细胞计数[36]。任何屈光手术,包括 ASA、LASIK 和 RLE/CLE,都会导致内皮细胞密度的降低。我们只需要知道与成年人相比损失多少。后房型人工晶状体也被应用于儿童[40-42]:因为它们靠近虹膜色素和晶状体,所以色素散失、继发性青光眼和白内障形成的风险是值得关注的。这些潜在的风险是很重要的,必须与永久性模糊引起的视力损害的确定性相权衡。这些潜在的并发症,如果发生的话,将在未来几年内发生,并且如果发生的话,有有效的治疗方法。

屈光性晶状体交换和透明晶状体摘除的安全性

RLE 和 CLE 适用于严重屈光不正、超过有效 ASA 范围或前房太浅而不能使用有晶状体眼人工晶状体植入术的儿童[43,44]。去除自然晶状体的一个重要缺点是它会取消调节功能。可以通过植入多焦点人工晶状体来矫正,但多焦点人工晶状体有其自身的风险和并发症。RLE/CLE 的主要长期风险与白内障摘除相同,包括青光眼、眼内炎、角膜内皮失代偿和视网膜脱离(估计患病率约为 3%)。如果眼轴长度超过大约 29mm,可以考虑采用预防性眼底激光治疗,以降低视网膜脱离的风险[45,46]。同样,所有这些风险都必须与未经矫正的儿童患眼严重模糊性弱视的确定性进行权衡。

儿童屈光手术策略

如果标准治疗方案失败,远视性双眼相似的屈光不正或屈光参差为 3~6D，近视性双眼相似的屈光不正或屈光参差为 3~10D 的儿童，可以用 ASA 治疗。如果前房深度≥3.2mm，超过这些屈光范围的屈光不正儿童可以用有晶状体眼的人工晶状体植入术治疗；如果前房深度<3.2mm，可以用屈光性晶状体置换或透明晶状体摘除治疗。这些手术需要儿童全身麻醉。

视力和视功能的提高

儿童屈光手术有效吗？是的，有效。必须记住，对无法戴眼镜的儿童，有效性的衡量标准是未矫正视力（UCVA）。在儿童中使用 ASA、LASIK、phIOL 或 RLE/CLE 可显著提高 UCVA 和最佳矫正视力（BCVA）。对于双眼屈光度数相似的高度远视和高度近视的屈光不正儿童，他们的视力都获得了显著的提高[3-6,21,22,36,44,47]（表 71.1 和表 71.2）。使用 ASA、LASIK、phIOL 和 RLE/CLE[2,6,8,9,15,18,22,23,48-52]，在屈光参差儿童的弱视眼获得了中等的改善，效果较为一致[1-3,5-7,9,14,15,17,18,22,23,26,53-55]（表 71.1 和表 71.3）。大多数关于儿童屈光手术的报道都使用 ASA 治疗屈光参差性弱视。这些研究显示大约 90%治疗眼的屈光矫正术后大约存在±1.5D 屈光的误差。儿童屈光手术后的屈光不正耐受度比成人屈光手术更广。在成人屈光手术中，治疗剂量通常要小得多，很少有儿童手术能达到成人屈光手术这种精度。儿童的目标是预防高度屈光性弱视。UCVA 和 BCVA 的增益从轻微到极好（2~7 行改善），只有很少报告视力丧失。约 50%接受屈光手术治疗的儿童术后改善了双眼融合和立体视觉[2,9,15,18,23]。

表 71.1　双眼高度远视或单眼远视性弱视的屈光手术效果

作者	时间	手术方案	病例数	年龄范围/年	疾病	术前等效球镜[a]	术后等效球镜[a]	术前平均最佳矫正视力[a]	平均未矫正视力[b]	随访时间/月	并发症
Astle et al.[4]	2010	LASEK	47	0.8~17	双眼远视或远视性屈光参差	3.42D	0.59D	NR	NR，41%的患儿 BCVA 提高	12	两个患者有轻度环形角膜混浊，一个有严重的视轴外的环形角膜混浊
Yin et al.[25]	2007	LASIK	42	6~14	远视性屈光参差	6.41D	0.60D	20/100	NR（BCVA 20/40）	17	无
Utine et al.[51]	2008	LASIK	32	4~15	远视性屈光参差	5.17D	1.39D	20/100	20/60	20	NR
Tychsen et al.[36]	2008	phIOL	2	NR	双眼远视	10.5D	1.0D	NR，是一个研究的一部分	NR，是一个研究的一部分	9	无

[a] 平均值，除非给出范围。
[b]这些研究包括此研究中的屈光参差患者。
BCVA：最佳矫正视力；NR：无报道；LASEK：激光辅助上皮下角膜切削术；LASIK：准分子激光原位角膜磨镶术。

表 71.2　双眼高度近视的屈光手术效果

作者	时间	手术方案	病例数	年龄范围/年	术前等效球镜[a]	术后等效球镜[a]	平均术前最佳矫正视力[a]	平均术后未矫正视力[b]	随访时间/月	行为	并发症
Astle et al.[3]b	2002	PRK	10	1~6	−10.7D	−1.4D	20/70	NR	12	2/3 的患者提高	40%轻度到中度角膜上皮下混浊
Astle et al.[5]b	2004	LASEK	11	1~17	−8D	−1.2D	20/80	NR	12	50%~83%患者提高	22%轻度角膜上皮下混浊
Astle et al.[6]	2006	LASEK	1	7	−7.5D	−3.3D	3/200	NR	12	提高	无
Tychsen et al.[44]	2006	RLE/CLE	13	1~18	−19.1D	0.8D	20/76	20/38	54	调查问卷提示提高	一个晶状体异位，一个后囊混浊
Tychsen, Hoekel[22]	2006	LASEK	9	3~16	−(3.8~11.5)D	89%都在 1D 的目标内	20/133	20/60	17	88%患者提高	35%轻度混浊

[a] 平均值，除非给出范围。
[b]这些研究包括此研究中的屈光参差患者。
NR：无报道；LASEK：激光辅助上皮下角膜切削术；PRK：屈光性角膜切削术；RLE/CLE：屈光性晶状体交换/透明晶状体摘除。

表 71.3　双眼高度近视屈光参差的屈光手术效果

作者	时间	手术方案	病例数	年龄范围/年	术前等效球镜[a]	术后等效球镜[a]	术前最佳矫正视力[a]	术后未矫正视力[b]	随访时间/月	并发症
Singh	1995	PRK	6	10～15	-12.1D	-2.9D	20/82	20/44	1	角膜上皮下混浊
Nano et al	1997	PRK	5	11～14	-8D	-1.6D	20/400	20/72	12	轻度角膜上皮下混浊
Alio et al	1998	PRK	6	5～7	-9.6D	-2D	20/114	20/35	24	重度角膜上皮下混浊 1 例
Rashad	1999	LASIK	14	7～12	-7.9D	-0.6D	20/50	20/25	12	无
Agarwal et al	2000	LASIK	16	5～11	-14.9D	-1.4D	20/37	20/37	12	角膜瓣游走
Nucci and Drack	2001	PRK/LASIK	14	9～14	-8D	-0.07D	20/125	20/121	20	无
Nassaralla and Nassaralla	2001	LASIK	9	8～15	-7.2D	-0.2D	NR	NR	12	无
Astle et al	2002	PRK	27	1～6	-10.7D	-1.4D	20/70	20/40	12	轻度混浊
Autrata and Rehurek	2004	PRK/LASIK	27	4～7	-8.3D	-1.6D	20/95	20/26	24	轻度混浊 3 例
Astle et al	2004	LASEK	13	1～17	-8D	-1.2D	20/80	20/50	12	点状混浊
Phillips et al	2004	LASIK	17	8～19	-9.06D	-3.74D	20/25	20/20	18	无
Tychsen et al	2005	PRK/LASIK	35	4～16	-11.5D	-3D	20/87	20/47	29	点状混浊 3 例
Paysse et al	2006	PRK	11	2～11	-13.8D	-3.6D	20/316	20/126	31	点状混浊
Yin et al	2007	LASIK	32	6～14	-10.1D	-2.2D	20/50	20/33	17	点状混浊
Ali et al	2007	RLE/CLE	7	4～20	-16.7D	NR	NR(UCVA 20/2 550)	NR(UCVA 20/130)	4	后囊纤维化 1 例
Pirouzian and Ip	2010	phIOL	7	5～11	-14.28D	-1.1D	20/4 000	NR(BCVA 20/40)	35	无
Lesueur and Arne	2002	phIOL	11	3～16	-12.7D	NR(-0.75～+2)D	NR(CF 至 20/63)	NR(BCVA 20/63)	21	无

[a] 平均值，除非给出范围。
[b] 这些研究包括穿透性角膜移植术后双眼高度近视及高度远视患者。
CF：数指；LASEK：激光辅助上皮下角膜切削术；LASIK：准分子激光原位角膜磨镶术；NR：无报道；PRK：屈光性角膜切削术；RLE/CLE：屈光性晶状体交换/透明晶状体摘除；UCVA：未矫正视力。

除了单眼视力或双眼视力的提高，屈光手术对儿童的日常视觉功能也有积极的影响[36,47]。据报道，约 80% 因双眼高度屈光不正接受治疗的儿童在视觉意识、注意力和社会交往方面得到增强。使用李克特视觉功能问卷调查屈光手术前后，双眼屈光不正儿童在眼神接触、跟踪、观察和反应、判断深度和距离、阅读等方面的得分平均提高 73%，屈光参差儿童平均提高 58%[36,56,57]。最近，有两项研究报道有认知障碍和双眼高度屈光不正的儿童接受了 PRK 治疗后发育方面得到改善。通过一系列众所周知的标准化发育测试，在 PRK 后 6 个月和 12 个月，发育商（计算为心理年龄除以生理年龄×100）在许多发育领域都有显著改善[47]。这些结果在 PRK 术后 3 年仍然存在。

儿童屈光手术的争议

关于儿童屈光手术的争议一直存在，甚至在支持者中也有争议。主要问题是屈光手术的理想年龄和最佳手术方案。大多数专家建议，手术应在视觉神经可塑性强的早期进行，此时逆转甚至预防弱视的可能性最大。然而，在儿童早期进行屈光手术的缺点与在儿童体内植入人工晶状体类似。由于屈光不正会随眼睛的生长而改变，因此很难确定适当的治疗剂量。到目前为止的大多数研究中，屈光不正的治疗在近视大于-9D，而远视则大于+4D，因此治疗过度的风险较低。另一个潜在的缺点是由于年幼的儿童通常需要使用全身麻醉进行治疗，准分子治疗时激光居中会产生困难。然而，经验表明，其实并没有问题[4-6,8,10,11,13,14,16,18-20,22-25,34]。

总结

经过近 20 年的随访，证明屈光手术治疗对标准治疗无反应的高度屈光不正和弱视的儿童是安全有效的。儿童准分子激光屈光手术、phIOL 和 RLE/CLE 的既往病例研究和病例对照研究显示并发症较少，并在视力、屈光不正、智商上有改善，在社会功能、应对技能和语言和非语言沟通方面有显著改善。虽然大多数有屈光不正的儿童，无论是单侧还是双侧，都能很好地使用角膜接触镜或眼镜，但对于少数不能接受这种治疗方式的儿童来说，屈光手术是一种有用的治疗方法，也是预防终身严重视力损害的合理选择。应该进行随机临床试验以进一步验证疗效。

（巩迪　陈宜　译）

参考文献

1. Alio JL, Artola A, Claramonte P, et al. Photorefractive keratectomy for pediatric myopic anisometropia. J Cataract Refract Surg 1998; 24: 327–30.
2. Astle WF, Fawcett SL, Huang PT, et al. Long-term outcomes of photorefractive keratectomy and laser-assisted subepithelial keratectomy in children. J Cataract Refract Surg 2008; 34: 411–16.
4. Astle WF, Huang PT, Ereifej I, Paszuk A. Laser-assisted subepithelial keratectomy for bilateral hyperopia and hyperopic anisometropic amblyopia in children: one-year outcomes. J Cataract Refract Surg 2010; 36: 260–7.
6. Astle WF, Papp A, Huang PT, Ingram A. Refractive laser surgery in children with coexisting medical and ocular pathology. J Cataract Refract Surg 2006; 32: 103–8.
8. Autrata R, Rehurek J. Clinical results of excimer laser photorefractive keratectomy for high myopic anisometropia in children: four-year follow-up. J Cataract Refract Surg 2003; 29: 694–702.
9. Autrata R, Rehurek J. Laser-assisted subepithelial keratectomy and photorefractive keratectomy versus conventional treatment of myopic anisometropic amblyopia in children. J Cataract Refract Surg 2004; 30: 74–84.
12. Lin XM, Yan XH, Wang Z, et al. Long-term efficacy of excimer laser in situ keratomileusis in the management of children with high anisometropic amblyopia. Chin Med J 2009; 122: 813–17.
14. Nassaralla BR, Nassaralla JJ Jr. Laser in situ keratomileusis in children 8 to 15 years old. J Refract Surg 2001; 17: 519–24.
15. Paysse EA. Photorefractive keratectomy for anisometropic amblyopia in children. Trans Am Ophthalmol Soc 2004; 102: 341–71.
16. Paysse EA. Pediatric excimer refractive surgery. Int Ophthalmol Clin 2010; 50: 95–105.
17. Paysse EA, Coats DK, Hussein MA, et al. Long-term outcomes of photorefractive keratectomy for anisometropic amblyopia in children. Ophthalmology 2006; 113: 169–76.
18. Paysse EA, Hamill MB, Hussein MA, Koch DD. Photorefractive keratectomy for pediatric anisometropia: safety and impact on refractive error, visual acuity, and stereopsis. Am J Ophthalmol 2004; 138: 70–8.
19. Paysse EA, Hamill MB, Koch DD, et al. Epithelial healing and ocular discomfort after photorefractive keratectomy in children. J Cataract Refract Surg 2003; 29: 478–81.
21. Tychsen L. Refractive surgery for special needs children. Arch Ophthalmol 2009; 127: 810–13.
22. Tychsen L, Hoekel J. Refractive surgery for high bilateral myopia in children with neurobehavioral disorders: 2. Laser-assisted subepithelial keratectomy (LASEK). J AAPOS 2006; 10: 364–70.
23. Tychsen L, Packwood E, Berdy G. Correction of large amblyopiogenic refractive errors in children using the excimer laser. J AAPOS 2005; 9: 224–33.
25. Yin ZQ, Wang H, Yu T, et al. Facilitation of amblyopia management by laser in situ keratomileusis in high anisometropic hyperopic and myopic children. J AAPOS 2007; 11: 571–6.
26. Nucci P, Drack AV. Refractive surgery for unilateral high myopia in children. J AAPOS 2001; 5: 348–51.
34. Huang D, Schallhorn SC, Sugar A, et al. Phakic intraocular lens implantation for the correction of myopia: a report by the American Academy of Ophthalmology. Ophthalmology 2009; 116: 2244–58.
36. Tychsen L, Hoekel J, Ghasia F, Yoon-Huang G. Phakic intraocular lens correction of high ametropia in children with neurobehavioral disorders. J AAPOS 2008; 12: 282–9.
39. Pirouzian A, Ip KC. Anterior chamber phakic intraocular lens implantation in children to treat severe anisometropic myopia and amblyopia: 3-year clinical results. J Cataract Refract Surg 2010; 36: 1486–93.
40. BenEzra D, Cohen E, Karshai I. Phakic posterior chamber intraocular lens for the correction of anisometropia and treatment of amblyopia. Am J Ophthalmol 2000; 130: 292–6.
41. Lesueur LC, Arne JL. Phakic intraocular lens to correct high myopic amblyopia in children. J Refract Surg 2002; 18: 519–23.
43. Ali A, Packwood E, Lueder G, Tychsen L. Unilateral lens extraction for high anisometropic myopia in children and adolescents. J AAPOS 2007; 11: 153–8.
44. Tychsen L, Packwood E, Hoekel J, Lueder G. Refractive surgery for high bilateral myopia in children with neurobehavioral disorders: 1. Clear lens extraction and refractive lens exchange. J AAPOS 2006; 10: 357–63.
47. Paysse E, Gonzalez-Diaz M, Wang D, et al. Developmental improvement in children with neurobehavioral disorders following photorefractive keratectomy for bilateral high refractive error. J AAPOS 2011; 15: 111.
51. Utine CA, Cakir H, Egemenoglu A, Perente I. LASIK in children with hyperopic anisometropic amblyopia. J Refract Surg 2008; 24: 464–72.
52. Phillips CB, Prager TC, McClellan G, Mintz-Hittner HA. Laser in situ keratomileusis for treated anisometropic amblyopia in awake, autofixating pediatric and adolescent patients. J Cataract Refract Surg 2004; 30: 2522–8.
55. Agarwal A, Agarwal T, Siraj AA, et al. Results of pediatric laser in situ keratomileusis. J Cataract Refract Surg 2000; 26: 684–9.

双眼视觉

Eileen E Birch, Anna R O'Connor

章节目录

引言

我们的两眼是从略有差异的角度同时观察世界的。两眼视野在其二维视网膜表面所接收的图像信息大部分重叠。而两眼获得的略有差异的图像信息通过融合形成单一物像,即,将两眼各自的图像融合成完整、单一的物像。正常双眼单视的形成需要两眼视轴区域清晰并具有良好视力;大脑视皮质能够将略有差异的单眼传入信息予以恰当融合[感觉融合(*sensory fusion*)];双眼在各注视方向都能精确配合,使双眼视网膜对应点保持一致[运动融合(*motor fusion*)]。除了双眼单视,我们的视皮质还有能力消除来自二维视网膜上成对图像的微小差异,重建三维图像[立体视觉(*stereopsis*)]。

正常双眼视觉发育

正常双眼视觉发育的里程碑在婴儿期就快速完成。2 月龄时,除了"非常少见"的眼位不正,几乎所有婴儿都能获得眼正位[1-3]。而且有明确的证据表明 1 月龄时婴儿已具有运动融合[4,5]。2~4 月龄时,几乎所有的婴儿均可观察到持续的运动融合[5,6]。

有多种检查方式可以对感觉融合进行评估,从临床上的 4PD 三棱镜试验,到强迫选择性优先注视的融合-竞争识别,还有动态随机点图视觉诱发电位。总体测试结果是一致的,不足 2 月龄的正常婴儿很少具有感觉融合,而 4 月龄及更大的婴儿多数具有感觉融合(图 72.1)[1,7-11]。

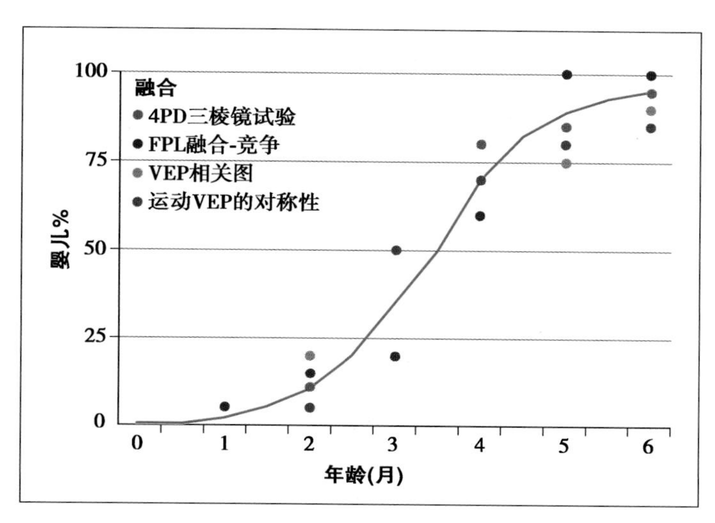

图 72.1 婴儿在临床(4-PD 底向外)和基于实验室的检查,包括强迫选择性优先注视(FPL)和视觉诱发电位(VEP)中表现出融合的百分比[1,7-11]

同样,已使用多种不同方法对立体视觉的发生进行了研究。包括强迫选择性优先注视轮廓立体图和随机点立体图、动态随机

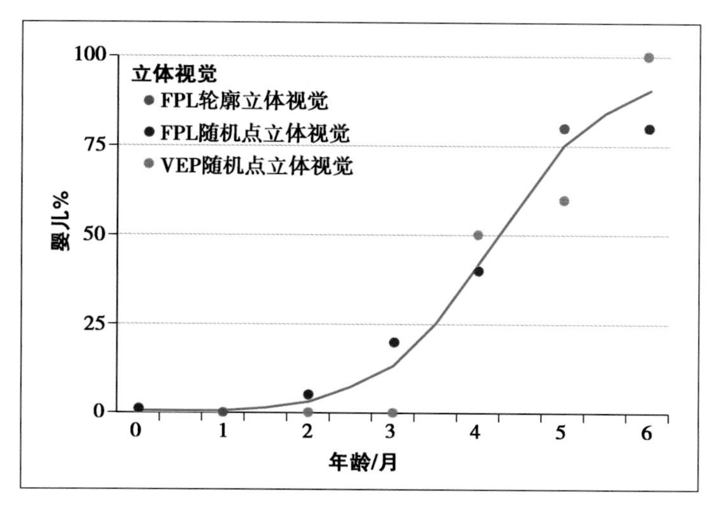

图 72.2 使用轮廓或≤3 600 弧秒视差随机点立体图对婴儿进行强迫选择性优先注视(FPL)或视觉诱发电位(VEP)测试所显示的立体视觉百分[7,13,14]

点立体图视觉诱发电位[12]。尽管使用的刺激和测量反应的方式不同，所有研究再一次得到普遍一致的结果，即立体视觉大约在生后4个月时开始出现（图72.2）[7,13,14]。立体视觉出现后，立体视锐度快速发育成熟（图72.3）[13-15]，此后立体视锐度进一步缓慢提升，持续数年[16-18]。

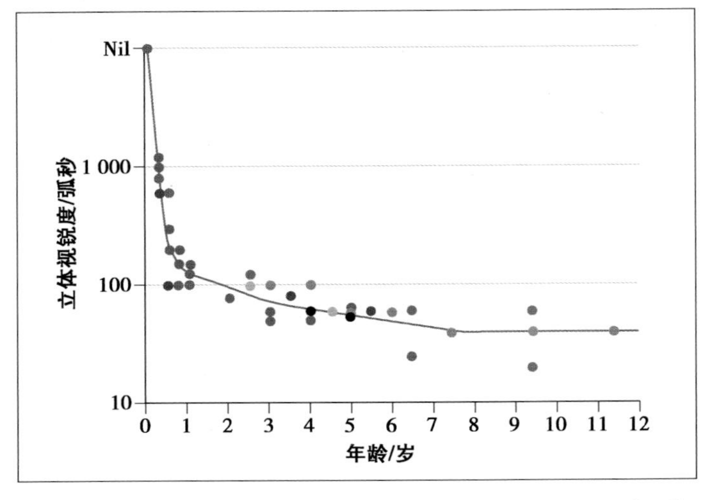

图72.3 婴幼儿童在正常视力发育过程中出现立体视锐度的年龄[13-15]

与视力发育不同的是，尽管早产对视力仅有轻微或者没有加速成熟的作用，在双眼视觉却显示出不同的有趣的结果模式。早产儿通常只有在矫正胎龄与足月儿相当时才能达到同等视力水平。例如，一个早产2个月的婴儿，现在是生后6个月，我们可以预测他的视力发育程度与出生后4个月的足月儿相当。这一结果提示，一个健康婴儿的视力受既定视觉发育程序的制约，不会被过早的视觉体验所加速。而近期的研究则提示，出生后的年龄决定了双眼视觉的成熟程度，早产儿和足月儿双眼视觉发育均出现在生后4个月左右（图72.4）[19]。由此可见，婴儿似乎是因视觉经验而获得双眼视觉，而不仅是由既定的视觉发育程序所决定。

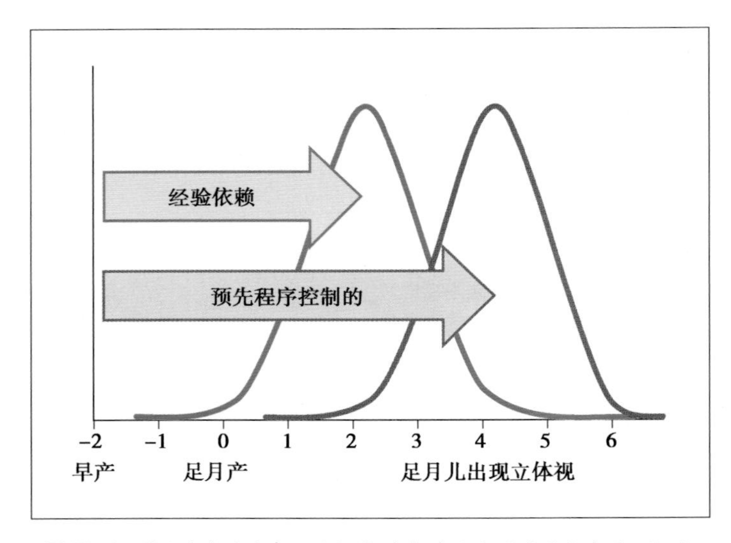

图72.4 婴儿出生时没有双眼视觉，大概在4个月时开始出现。Jandó等[19]监测足月儿（怀孕9个月）和早产2个月的婴儿大脑视觉皮质区的活动，以确定他们什么时候表现出双眼视觉诱发反应。在生后4个月，两组婴儿均出现双眼视觉发育，提示出生后4个月的视觉经验是双眼视觉产生的决定性因素（绿色曲线）。这与另一种由遗传分子编码和神经元信号引导的由预先程序决定出现年龄的情形相反，在那一种情形下，额外的视觉经验不会改变成熟的速度，早产儿出现双眼视觉的时间应该在生后6个月（蓝色曲线）

婴幼儿双眼视觉检查

在门诊检测融合功能与立体视锐度可以提供有关视觉系统状态的重要信息，从而有助于治疗方案的确定。立体视觉有赖于双眼视力良好，两眼视轴保持准确一致且稳定，双眼皮质机制完好无损。生命早期发生的与屈光参差或斜视相关的异常双眼视觉体验，可能导致双眼视觉发育不良、抑制、立体视降低或缺失。此外，有证据表明，生后最初几年的持续异常视觉体验（时间>3个月）可能导致双眼视觉永久性破坏[20-22]。

儿童时期感觉融合检查最常使用Worth四孔灯。儿童配戴红绿互补眼镜，观看以菱形排列的四个光源，顶部一个红灯，两侧两个绿灯，底部一个白灯。如果孩子双眼视觉正常，他们能看到所有四个灯，但如果他们有单眼抑制，则只能看到两个或三个灯。有复视的儿童会报告看到五个灯。这项测试的另一个版本使用不同形状代替圆点光源，称为Worth四形灯检查，适用于辨色困难和计数困难的幼儿[23]。在开始任何一种感觉融合评估之前，均应使用棱镜中和偏斜角。值得注意的是，即便使用了棱镜，有感觉融合缺欠也不一定能预测手术正位后的结果。通过使用双眼分视装置，例如同视机，可同时校正水平、垂直和旋转斜视，将图像刺激直接投射到两眼黄斑中心凹上，从而更真实地评估潜在的感觉融合能力。

Worth四孔灯检查的另一个局限在于，红绿互补眼镜可以使双眼分离。由于其潜在破坏双眼视觉的可能，Worth四孔灯检查有融合可理解为强烈提示融合功能存在，没有融合却不等于一定没有融合的存在。Worth四孔灯检查也可通过把光源放置在儿童眼前的不同距离来评估抑制暗点的大小。抑制暗点的大小可以通过视角（度），利用简单的三角学计算。融合度基于抑制暗点的大小可分为周边融合、黄斑融合和中心凹融合（表72.1）。4-PD底向外三棱镜试验通常用于检测单眼注视综合征的小抑制暗点，或用于检测是存在还是缺失双眼黄斑中心凹注视。

表72.1 Worth四孔灯评估抑制性暗点范围*

测试距离	暗点大小/度	融合程度
16cm	12	周边融合
33cm	6	
50cm	4	
1m	2	黄斑融合
1.5m	1.3	
2m	1.0	中心凹融合
2.5m	0.8	
3m	0.7	

*标准Worth四孔灯表面为直径35mm的孔间隔同等距离分布。

运动融合是两眼在一定运动范围内保持眼正位的能力，包括张力成分（追踪目标时的平滑运动）和相位成分（从注视一个目标快速移动到另一个目标）。运动融合的刺激来自Panum区之外的周边视网膜视差，运动反应为聚散。尽管运动融合和感觉融合是相关联的，但运动融合的幅度与感觉融合的数值无关[24]。对低龄儿童的评估主要包括，在眼前放置 20 或 15PD 底向外三棱镜后，辨别其维持运动融合的能力（棱镜反射试验）。虽然这不能量化融合能力，但可能识别出运动融合缺乏。或者用于确认可疑斜视幼儿是否存在双眼视觉。在大龄儿童中，可以通过测量破裂点和恢复点来检查运动融合的量（棱镜融合范围）。在破裂点，由于聚散需求超过了融合储备，而出现显斜视；在恢复点，由于聚散需求减少，运动融合得以恢复。实际检测时，要求受试儿童透过三棱镜观察一定距离处的目标（通常是 33cm 和 6m），三棱镜度数不断增加的同时，要求儿童努力把目标看成一个图像。相位范围通过使用条形三棱镜来评估，棱镜度数不连续；张力范围测量可使用综合验光仪的旋转棱镜，或使用同视机来评估，两者均可实现棱镜强度连续性增加。报告的正常值有所不同，这可能与测试距离精度、视标大小、棱镜位置和棱镜变化速度存在差异有关。总融合范围（集合与分开之和）的正常值在相位测量大约为 25PD，张力测量大约为 20PD[25]。

轮廓检测和随机点检测是两类广泛使用的立体视觉检查。轮廓检测的缺点是存在线索，使一些没有立体视觉的孩子利用单眼视觉线索或非立体双眼线索，仍可能通过最初的 2~4 级测试。随机点检测则不包含单眼视觉线索或非立体双眼线索，深度觉只能通过对来自双眼视网膜对应点和非对应点信息的总体评估来获取。大部分立体视觉检查采用近距离测试，通常为 40cm。由于立体视锐度受视力模糊程度影响较大，尤其是屈光参差导致的视力模糊，因此光学矫正对儿童很重要。最好在儿童眼睛接受其他双眼分视检查之前，先进行立体视觉检查。对于婴儿和不会说话的儿童，可以使用学龄前微笑立体视检测卡（PASS）通过选择性优先注视进行评估。对于 3 岁及以上儿童，可以使用 PASS、学龄前随机点（Randot Preschool）、Toegepast Natuurwetenschappelijk Onderzoek（TNO）、Frisby 立体视检测卡，通过让儿童找配对、手指或口说图案的方式进行立体视觉检查。婴儿和儿童立体视锐度检查的正常值已经列出（表 72.2）[15-18]。尽管 Titmus 苍蝇、Titmus 动物以及 Titmus 环和 Randot 环的前四级结果难于判断，小儿眼科仍常以这些立体视检查结果作为测量结果。没有立体视觉的儿童能够通过 Titmus 苍蝇测试，可能是因为孩子知道这是一只苍蝇，想象翅膀应该是抬高的，或者因为孩子反复做同一检测，知道结果只有这两种可能性，或者因为孩子两眼交替注视时观察到图像在测试的不同位置跳跃。

表 72.2　小儿眼科常用立体视检测方法正常值

<table>
<tr><th rowspan="3">年龄/岁</th><th colspan="8">近立体视</th><th colspan="4">远立体视</th></tr>
<tr><th colspan="2">Pass[15,18]</th><th colspan="2">Frisby[16]</th><th colspan="2">RPST[17]</th><th colspan="2">TNO[16]</th><th colspan="2">distance randot[28]</th><th colspan="2">FD2[29]</th></tr>
<tr><th>正常值</th><th>最低限</th><th>正常值</th><th>最低限</th><th>正常值</th><th>最低限</th><th>正常值</th><th>最低限</th><th>正常值</th><th>最低限</th><th>正常值</th><th>最低限</th></tr>
<tr><td>0.5~0.9</td><td>300</td><td>480</td><td></td><td></td><td></td><td></td><td></td><td></td><td></td><td></td><td></td><td></td></tr>
<tr><td>1</td><td>250</td><td>480</td><td></td><td></td><td></td><td></td><td></td><td></td><td></td><td></td><td></td><td></td></tr>
<tr><td>2</td><td>80</td><td>240</td><td></td><td></td><td></td><td></td><td></td><td></td><td>200</td><td>400</td><td></td><td></td></tr>
<tr><td>3</td><td>60</td><td>480</td><td></td><td></td><td>100</td><td>400</td><td></td><td></td><td></td><td></td><td rowspan="2">30</td><td rowspan="2">60</td></tr>
<tr><td>4</td><td>60</td><td>480</td><td></td><td></td><td>100</td><td>200</td><td></td><td></td><td rowspan="2">100</td><td rowspan="2">200</td></tr>
<tr><td>5</td><td>60</td><td>480</td><td>25</td><td></td><td>60</td><td>200</td><td></td><td></td><td rowspan="4">50</td><td rowspan="4">60</td></tr>
<tr><td>6</td><td></td><td></td><td rowspan="2">25</td><td rowspan="2">75</td><td>60</td><td>100</td><td rowspan="2">60</td><td rowspan="2">120</td><td rowspan="5">60</td><td rowspan="5">100</td></tr>
<tr><td>7</td><td></td><td></td><td rowspan="2">40</td><td rowspan="2">60</td></tr>
<tr><td>8</td><td></td><td></td><td>20</td><td></td><td></td><td></td></tr>
<tr><td>9</td><td></td><td></td><td rowspan="2">20</td><td rowspan="2">85</td><td rowspan="2">40</td><td rowspan="2">60</td><td rowspan="2">60</td><td rowspan="2">120</td><td></td><td></td></tr>
<tr><td>10</td><td></td><td></td><td></td><td></td></tr>
<tr><td>11</td><td></td><td></td><td></td><td></td><td rowspan="2">40</td><td rowspan="2">60</td><td></td><td></td><td rowspan="2">60</td><td rowspan="2">100</td><td></td><td></td></tr>
<tr><td>12</td><td></td><td></td><td></td><td></td><td></td><td></td><td></td><td></td></tr>
</table>

在目前已有的儿童随机点立体视检查中，一个限制因素是最大视差，如 Randot 学龄前立体视检测最大视差为 800 弧秒，PASS 为 440 弧秒。如此一来，一些检查结果显示没有立体视觉的儿童可能仅仅是因为其立体视不在视差测量范围内。第二个影响立体视结果的因素可能是现有随机点立体视检查中随机点大小的限制。大多数随机点检查需要达到 LogMAR 视力 0.4 或更好，以便能够识别出足够提取差异信息的点。此外，临床检测均由较小的静态图像组成。有证据表明，更大的动态刺激能提供额外信息，使常规检查中似乎没有立体视觉的儿童对深度有所辨识[26,27]。

也有评价远立体视觉的测试，包括可移动真实深度目标的 FD2，和远距离随机点检查。两种检查的正常值见表 72.2[28,29]。具有正常双眼视觉的儿童和成人通常远立体视较近立体视差。此外，很多电子视力测试系统通过液晶显示（liquid-crystal display，LCD）偏振眼镜、偏光镜或者立体眼镜，能够进行可选择距离的立体视锐度测试。它们还鲜有被正式评价，且缺乏正常值资料。远距离立体视锐度对监测间歇性外斜视控制力的恶化尤其敏感[30-32]。

斜视与立体视觉

内斜视发生初期，婴儿型内斜视的儿童尚有一定的立体视能力，在立体视开始发育之后这种缺欠变得逐渐明显，提示长时间的异常双眼视觉经验导致立体视受损[33]。这一假设与动物模型结果一致，在动物模型中，感觉发育最初阶段与经验无关，随后一段时期则对异常视觉经验很敏感，其高峰时间恰好位于立体视觉出现之后[34]。大量证据证明早期手术矫正可改善婴儿型内斜视双眼视预后，这可能是由于最大限度缩短了恒定性内斜的持续时间[20-22]。24月龄后手术正位者仅有12%能获得立体视[35,36]；而6月龄内获得正位的儿童有75%能获得立体视（表72.3）[21,22,37-40]。有几个病例报告已经报道了6月龄之前接受手术矫正的婴儿获得了极好的立体视[40-42]。当然，这些案例可能无意中包含有内斜视可以自然消退的婴儿。一项婴儿队列研究，通过使用先天性内斜视观察研究（Congenital Esotropia Observational Study，CEOS）所定义的临床特征[43]，确定自发消退内斜视可能性极小（<2%），6项内斜视纵向研究的立体视锐度结果显示，6月龄前进行手术的内斜视婴儿80%以上获得了立体视，但是仅有4%获得了正常的立体视锐度（表72.3）[21,22,37-40]。可以说，通过早期手术保护或修复婴儿型内斜视患者的立体视是可能的，但是获得精细立体视锐度的可能性几乎为零。

表72.3　6项使用CEOS定义，自发恢复可能性极小（<2%）婴儿型内斜视立体视锐度转归的纵向研究总结[21,22,37-40]

恢复正位的年龄	立体视锐度结果		
	无	100~3 000弧秒	≤60弧秒
≤6月龄	24%	75%	<1%
7~12月龄	64%	35%	<1%
13~18月龄	61%	38%	<1%

CEOS，先天性内斜视观察研究（Congenital Esotropia Observational Study）。

晚期发生的调节性内斜视儿童，斜视矫正后，有可能获得良好立体视锐度，因为内斜视发生于婴儿立体视觉快速成熟期之后。但即使是调节性内斜视儿童很早被检查出来，尚处于间歇出现的阶段，仍有超过40%的患者立体视锐度降低，或者没有立体视[20]。这一结果提示，在一些调节性内斜视患儿中，立体视缺损可能为原发。这部分儿童可能存在遗传因素或者其他导致立体视觉缺损的因素，这些因素在内斜视发生之前就存在，例如远视性屈光参差（常与调节性内斜视相关联）[44]。某些有中度远视性屈光不正的儿童，可能由于合并存在异常立体视锐度而促使调节性内斜视发生；大多数≥+4.00D的儿童不发生调节性内斜视。其余50%~60%的调节性内斜视儿童最初有正常立体视，及时治疗恢复眼位，有可能获得良好的立体视结果[20]。

间歇性外斜视常有正常的近立体视。而测量距离≥3米的远立体视则有可能正常或不正常。间歇性外斜视恶化为持续性外斜视的概率尚不清楚，一些报道提示发生频率很高，另一些报道则提出能长期保持稳定。远立体视锐度可用于评估间歇性外斜视的严重程度，并监测控制力的恶化[30,31]。此外，远立体视锐度的恶化可作为出现恒定性外斜视之前建议手术的一个指标，以及评价手术成功与否的一个效果指标[30-32,45]。有报道称，间歇性外斜视患者术后使用远距离随机点和FD2立体视锐度检测远立体视锐度，结果均有改善[32,45]。

双眼视觉与弱视

当双眼接收的视觉信号明显来自不同视觉方向（斜视）或者焦点（屈光参差）时，就不能产生感觉融合，视觉皮质即通过两眼间的抑制阻止来自其中一只眼不协调的信号传入。弱视是中枢视觉通路正常双眼性发育受阻的一种表现。对斜视和屈光参差性弱视的灵长类动物模型研究已经表明，弱视严重程度与视觉皮质V1和V2区中双眼抑制单元的百分比明显相关（图72.5）[46,47]。同样，弱视儿童和成人的眼间抑制严重程度与弱视眼视力下降程度也相关[48-51]。

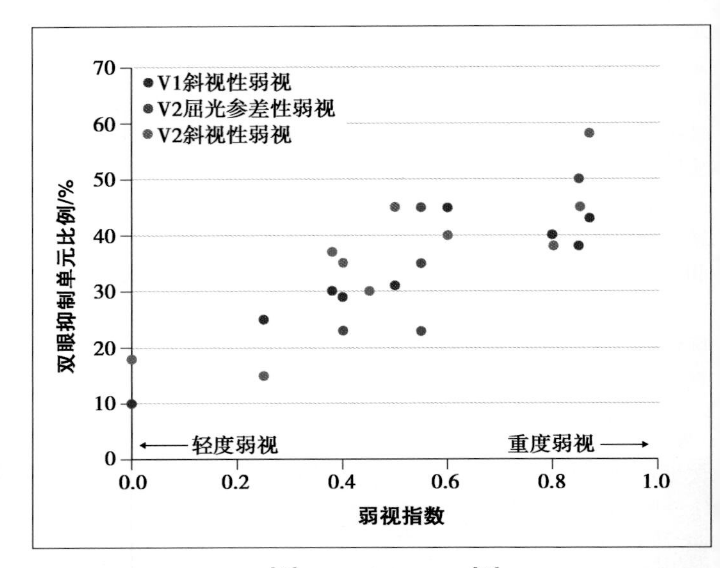

图72.5　斜视性弱视[46]和屈光参差性弱视[47]灵长类动物模型中两个视皮质区域的双眼抑制单元比例与弱视深度的关系。弱视指数相似，但空间视力综合指数缺损比两眼视力差更大。计算方法是将弱视眼和对侧眼的对比敏感度函数之间的面积相加，再除以弱视眼的面积。该指数范围为0.0（无可测量空间视力缺陷）至1.0（弱视眼无可测量空间视力）

了解弱视存在眼间抑制情况，对弱视治疗有重要提示作用。不能预期单眼遮盖治疗可以完全治愈儿童弱视，因为最初的双眼功能障碍还持续存在。事实上，尽管大部分接受弱视治疗的儿童通过单一或联合治疗，视力得到提升，但仍有15%~50%的儿童即使经过相当长时间治疗仍未达到正常视力。而在那些经过治疗视力达到正常的儿童中，弱视复发风险依然很高。在某中心开展的一系列婴儿型内斜视、调节性内斜视的前瞻纵向研究中[20,22,38,39,44]，80%的内斜视儿童在5岁前至少接受过一回弱视治疗，60%曾有弱视复发需要再次接受治疗。Pediatric Eye Disease Investigator Group（PEDIG）报道了，在成功治愈弱视的儿童中有25%在1年内弱视再次复发[52]。

弱视遮盖疗法对立体视锐度益处不大。最近两项由Monitored Occlusion Treatment of Amblyopia Study（MOTAS）与PEDIG进行的大型临床研究发现[53,54]，37%~66%的弱视儿童在实验治疗前没有立体视，24%~44%的儿童治疗后仍没有立体视。每项研究中只有28%的儿童经过弱视训练立体视锐度有提高。我们尚不清楚遮盖疗法是如何改善弱视患者的视力，但考虑到它对双眼视觉的作用很小，它可能只影响单眼机制，对眼间抑制作用很小或没有作用。

目前科学共识是，认为弱视个体存在一个结构上完整的双眼视觉系统，由于眼间抑制而在功能上呈现单眼视，即两眼不能一起工作。这一点可通过双眼分视的方式证明。降低对侧眼的对比度使得弱视眼得以“突围”而参与双眼视[55]，这种降低对侧眼对比度

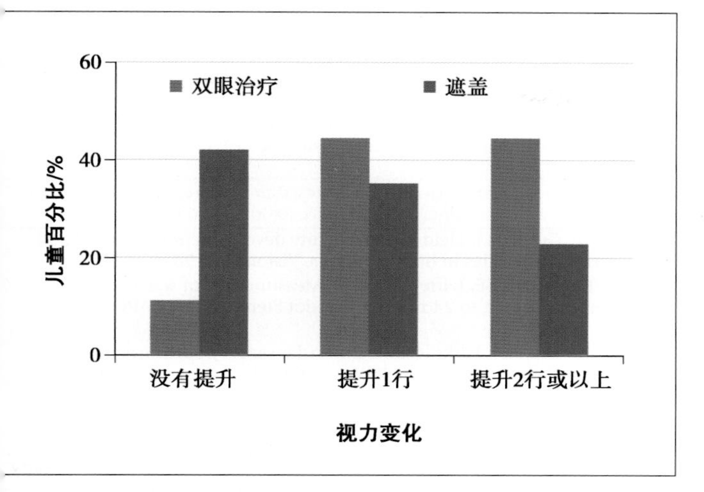

图 72.6　来自 90 名弱视儿童多次双眼治疗后的视力结果（来自 Hess 和 Thompson 2015[56]）与儿童眼病研究组（PEDIG）进行 2h/天遮盖治疗儿童视力结果的组合数据[57-61]。图中呈现的这些研究均纳入了 3～17 岁中度或重度弱视的儿童，他们在进行双眼视觉训练游戏或遮盖治疗前均戴眼镜约 12 周，其中包括大量长期使用标准方法治疗后仍残留弱视的儿童。在各项研究中，儿童均接受了 2～6 周的治疗

的方法为弱视治疗新方法的产生提供了依据。通过降低对侧眼对比度（如在 iPod 或 iPad 平台上的动画游戏中），而重复体验双眼视觉，使两眼同时工作，随着弱视眼视力和双眼视的提高，两眼间对比度差异可以逐渐减小，直到两眼对比度相同时双眼视觉也达到功能平衡。目前，已有文献报道了对 90 名儿童进行短期治疗（4 周）的结果。这些结果在最近的一篇综述中进行了总结[56]。受试儿童在入选前均接受过戴镜治疗，有中度或重度弱视，多数儿童在前期接受过遮盖治疗，在标准治疗后仍存在弱视。在开始双眼视治疗之前，所有儿童均通过手术和/或配镜矫正获得 8PD 以内的眼正位。4 周后 3～17 岁儿童总体视力平均提高 1.6 行；44%提升≥0.2LogMAR（≥2 行）；只有 11%没有提升（图 72.6）。PEDIG 进行的类似的儿童随机队列临床研究，每日遮盖 2h（年龄 3～17 岁，中度或重度弱视，前期已进行过戴镜治疗，入组时部分儿童前期进行过遮盖治疗和/或有残余弱视；治疗时间 4～10 周），结果不如前项研究好[57-61]。仅有 23%的受试者视力提升≥0.2LogMAR，42%的受试者治疗后没有改善（图 72.6）。最近的一项研究报道，通过降低对侧眼对比度的方式观看双眼分视影片，结果获得了类似益处[62]。由此可见，主动游戏不是治疗的必要组成部分；有对比度平衡的视觉体验可能就足够了。不论是以游戏还是影片形式使用的平衡对比度的双眼视训练，都没有发生副作用（如，复视）的报道。

我们为什么关心双眼视觉?

双眼视受损会引起衰弱症状，例如：头痛、视疲劳、复视等，影响生活质量，对儿童未来职业选择产生终身影响。随着运动融合的减少或缺损症状逐渐出现，引起视疲劳、复视或立体视丧失[63]。此外，斜视出现时感觉融合和双眼总合受损[64]，并且如果发生了双眼抑制，对生活质量将产生巨大影响[65]，但有报道在手术矫正斜视后，双眼视觉和生活质量均有改善[66]。

或许，儿童没有立体感仅仅是无法感受由三维（three-dimensional，3D）电影带来生动的深度体验这种小小不便。但是，这种体验突显出双眼视缺失如何改变了儿童感知空间的能力。随着 3D 技术在家庭和教育环境中越来越广泛的应用，双眼视觉缺失所带来的影响也愈加显著。结构可视化有助于对事物的理解，在天文学和生物学等学科中，运用 3D 技术教学尤其有优势，无法使用这些资源可能会影响教育进度。从社会学角度来看，如果不能加入孩子们那些游戏中的沉浸、互动的 3D 虚拟世界中，双眼视觉异常的儿童就无法在这一方面与同伴交流。

缺乏双眼视觉导致的缺陷不止在于体验 3D 技术受限。双眼视觉异常会影响多方面运动功能。正如研究所表明的，在一系列精细运动技能方面的缺陷，导致速度降低和/或准确性下降。有立体视锐度的人在穿珠子[67]、抓球[68]以及完成限时敏捷手工任务（排序、绘图、放置钉子等）时做得更好[67,69]。通过评估双眼和单眼条件下的运动动力学，对时间延长或错误增多进行了原因分析。图 72.7 总结了在简单触及和抓取物体时影响运动的几个关键因素，包括手缝的变化、接近目标的速度和抓握误差[70-74]。

除了在精细运动技能任务中的错误外，大运动技能也会受到影响。有证据表明对步态有影响。在障碍物中行走时，速度更

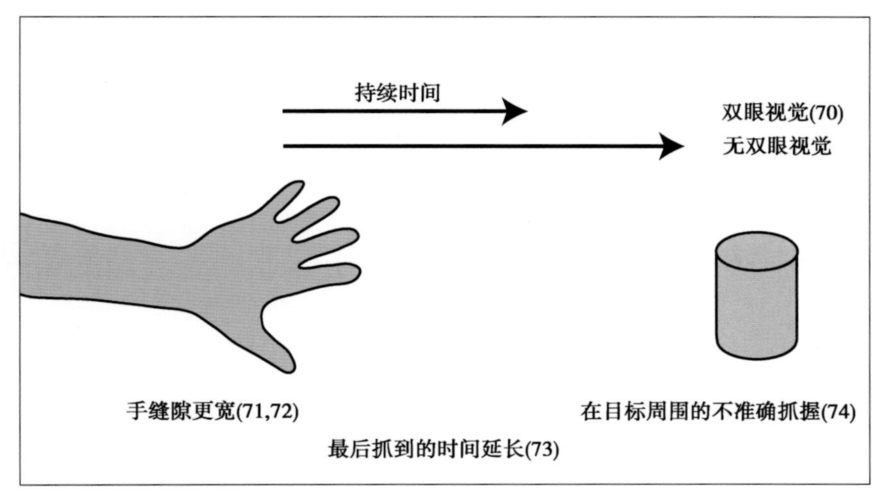

图 72.7　无双眼视觉（BV）受试者触及和抓取物体缺陷示意图[70-74]

慢[75]、倒数第二步更为犹豫和足尖抬得更高均与立体视锐度降低有关,提示需要更小心地躲避障碍物[76]。此外,有证据表明,单眼线索可能足以定位地面高度,但是需要立体视锐度来定位地面以上的台阶和地面以上的障碍物[77]。有证据显示,晚年时立体视锐度降低是老年人反复跌倒的危险因素[78,79]。

总的来说,所有形式的最佳(最快/最准确)运动反应都与高等级立体视有关,那些立体视锐度降低的人比没有立体视者表现得更好[80]。双眼视觉和功能能力之间的准确关系尚不清楚,有数据表明他们之间不是线性关系,立体视锐度降低仅有轻微影响,但立体视缺乏影响要大得多。

通过生活质量调查问卷,患者(和受托人)也报告了双眼视觉异常的影响。采用特别为斜视、弱视和复视设计的,包含功能和社会心理影响方面的调查问卷,可以分析这些因素以及治疗所产生的影响。现在有大量明确证据表明,斜视术后患者情况得到改善。大多数调查问卷不是专门为儿童设计的,会包含他们不会或不能完成的活动。但是文献中有一致的证据表明,成年人在接受了针对双眼视紊乱的治疗之后,生活质量得到改善。

具有双眼视觉的潜在益处远远超出运动任务评价和生活质量调查问卷所能评价的范围。斜视的长期治疗通常需要多次手术,但是,有立体视与更长久保持眼位稳定以及需要的手术次数更少相关联。在婴儿型内斜视,那些初次手术后没有立体视的儿童,以后在儿童期需再次手术的概率要高出 3.6 倍[37]。同样,调节性内斜视儿童,在初次戴镜矫正至 4 度以内正位,而仍然没有立体视者,其发生失代偿而需要手术恢复眼正位的概率是有立体视儿童的 17 倍[37]。有立体视的眼正位者,由于出现复发和连续性斜视风险较低,其长期生活质量得到提升,包括自我形象、就业机会以及学业与运动方面的成功[81]。立体视还与降低重度弱视的风险相关,众所周知,弱视眼的视力是决定生活质量的重要因素[82]。

结论

双眼视觉异常可以产生多方面的影响,因此,恢复精细立体视锐度应作为治疗的首要目标。为获得尽可能好的立体视结果,早期诊断和积极手术十分必要。即使是获得稍差的立体视锐度,其益处也是明显的,包括长期维持眼位稳定、精细运动技能更好以及长期生活质量得到提高。在儿童眼病治疗中,其他双眼视觉的治疗方法尚不明确,大多数文献报道集中于屈光不正的光学矫正或斜视的手术治疗方面。因此,在我们循证医学中的一个明显空白是对儿童眼位控制不良(如,间歇性外斜视)或运动融合能力弱(如,集合不足)的处理。这些儿童通常会接受旨在加强运动和感觉融合以减轻症状的治疗训练,但很少有证据证明其疗效。另一个促进儿童异常双眼视觉治疗的关键进展,将是发展新的测试,从而精确识别和定量评估双眼视觉的各个方面。

(徐婷 译 李晓清 校)

参考文献

1. Birch EE, Fawcett S, Stager DR. Co-development of VEP motion response and binocular vision in normal infants and infantile esotropes. Invest Ophthalmol Vis Sci 2000; 41: 1719–23.
3. Thorn F, Gwiazda J, Cruz AA, et al. The development of eye alignment, convergence, and sensory binocularity in young infants. Invest Ophthalmol Vis Sci 1994; 35: 544–53.
4. Hainline L, Riddell PM. Binocular alignment and vergence in early infancy. Vision Res 1995; 35: 3229–36.
7. Birch E, Petrig B. FPL and VEP measures of fusion, stereopsis and stereoacuity in normal infants. Vision Res 1996; 36: 1321–7.
12. Birch EE, Wang J. Stereoacuity outcomes after treatment of infantile and accommodative esotropia. Optom Vis Sci 2009; 86: 647–52.
13. Birch EE, Gwiazda J, Held R. Stereoacuity development for crossed and uncrossed disparities in human infants. Vision Res 1982; 22: 507–13.
14. Birch EE, Morale SE, Jeffrey BG, et al. Measurement of stereoacuity outcomes at ages 1 to 24 months: Randot Stereocards. J AAPOS 2005; 9: 31–6.
20. Birch EE. Marshall Parks lecture. Binocular sensory outcomes in accommodative ET. J AAPOS 2003; 7: 369–73.
21. Birch EE, Fawcett S, Stager DR. Why does early surgical alignment improve stereoacuity outcomes in infantile esotropia. J AAPOS 2000; 4: 10–14.
22. Birch EE, Stager DR Sr. Long-term motor and sensory outcomes after early surgery for infantile esotropia. J AAPOS 2006; 10: 409–13.
28. Wang J, Hatt SR, O'Connor AR, et al. Final Version of the Distance Randot Stereotest: Normative data, reliability, and validity. J AAPOS 2010; 14: 142–6.
34. Mori T, Matsuura K, Zhang B, et al. Effects of the duration of early strabismus on the binocular responses of neurons in the monkey visual cortex (V1). Invest Ophthalmol Vis Sci 2002; 43: 1262–9.
37. Birch EE, Felius J, Stager DR Sr, et al. Pre-operative stability of infantile esotropia and post-operative outcome. Am J Ophthalmol 2004; 138: 1003–9.
39. Birch EE, Stager DR Sr, Berry P, Leffler J. Stereopsis and long-term stability of alignment in esotropia. J AAPOS 2004; 8: 146–50.
40. Birch EE, Stager DR, Wright K, Beck R. The natural history of infantile esotropia during the first six months of life. J AAPOS 1998; 2: 325–8.
43. Pediatric Eye Disease Investigator Group. Spontaneous resolution of early-onset esotropia: experience of the Congenital Esotropia Observational Study. Am J Ophthalmol 2002; 133: 109–18.
44. Birch EE, Fawcett SL, Morale SE, et al. Risk factors for accommodative esotropia among hypermetropic children. Invest Ophthalmol Vis Sci 2005; 46: 526–9.
46. Bi H, Zhang B, Tao X, et al. Neuronal responses in visual area V2 (V2) of macaque monkeys with strabismic amblyopia. Cereb Cortex 2011; 21: 2033–45.
47. Tao X, Zhang B, Shen G, et al. Early monocular defocus disrupts the normal development of receptive-field structure in V2 neurons of macaque monkeys. J Neurosci 2014; 34: 13840–54.
51. Narasimhan S, Harrison ER, Giaschi DE. Quantitative measurement of interocular suppression in children with amblyopia. Vision Res 2012; 66: 1–10.
52. Holmes JM, Beck RW, Kraker RT, et al. Risk of amblyopia recurrence after cessation of treatment. J AAPOS 2004; 8: 420–8.
56. Hess RF, Thompson B. Amblyopia and the binocular approach to its therapy. Vision Res 2015; 114: 4–6.
62. Li SL, Reynaud A, Hess RF, et al. Dichoptic movie treatment of childhood amblyopia. J AAPOS 2015; 19: 401–5.
64. Pineles SL, Velez FG, Isenberg SJ, et al. Functional burden of strabismus: decreased binocular summation and binocular inhibition. JAMA Ophthalmol 2013; 131: 1413–19.
65. Tandon AK, Velez FG, Isenberg SJ, et al. Binocular inhibition in strabismic patients is associated with diminished quality of life. J AAPOS 2014; 18: 423–6.
67. O'Connor AR, Birch EE, Anderson S, Draper H. The functional significance of stereopsis. Invest Ophthalmol Vis Sci 2010; 51: 2019–23.
69. Webber AL, Wood JM, Gole GA, Brown B. The effect of amblyopia on fine motor skills in children. Invest Ophthalmol Vis Sci 2008; 49: 594–603.
71. Grant S, Suttle C, Melmoth DR, et al. Age- and stereovision-dependent eye-hand coordination deficits in children with amblyopia and abnormal binocularity. Invest Ophthalmol Vis Sci 2014; 55: 5687–57015.
80. Piano ME, O'Connor AR. The effect of degrading binocular single vision on fine visuomotor skill task performance. Invest Ophthalmol Vis Sci 2013; 54: 8204–13.
82. Carlton J, Kaltenthaler E. Amblyopia and quality of life: a systematic review. Eye (Lond) 2011; 25: 403–13.

第 73 章

弱视：基础知识、问题和临床治疗

Michael X Repka

章节目录

弱视是儿童视觉损伤的最常见原因，且经常持续至成年以后。依据人群研究结果，儿童中的发病率约为 1%～4%[1,2]。弱视被认为是 20～70 岁人群中单眼视力丧失的首要原因[3]。在一项研究中，有 2.9%的成人因弱视导致视力丧失，因此需要进一步提高发现和诊疗弱视的能力[4]。弱视被定义为"由于形觉剥夺或者异常双眼相互作用所引起的视力低下，眼部检查未发现器质性原因，在合适病例中，可以通过治疗而逆转"[5]。弱视可以单眼发生，在少数情况下也可以为双眼。多数病例与斜视，通常是婴幼儿期内斜视、屈光参差，或者斜视与屈光参差并存相关（表 73.1）。

弱视的视力损伤从轻度至重度不等。大约 25%的病例视力低于 6/30，75%的病例有 6/30 或者更好的视力[6-9]。因致病原因不同而导致的视力障碍程度也有所不同。斜视性弱视比单纯屈光参差性弱视有更严重的生理缺陷，而斜视与屈光参差并存的弱视，缺陷就更为严重[10]。

表 73.1　斜视性、屈光参差性或两者混合性弱视

	Woodruff 等[6]	Shaw 等[98]	PEDIG[99]
样本量	961	1 531	2 635
斜视引起	57%	45%	31%
屈光参差引起	17%	17%	41%
斜视和屈光参差兼有	27%	35%	28%

精确百分比因弱视定义的不同而不同。

检查方法

弱视检查的金标准是使用有拥挤的或者成行排列的字母视标进行视力检查。单个字母视标或图形视标检查敏感度较低，仅适用于儿童不能完成周围有环绕框视力或成行视力检查的情况。几种常用的检查策略基本都是使用"H""O""T""V"四个字母作为视标，放入方框内，或者用短线框起来[11,12]。儿童眼病研究组织（Pediatric Eye Disease Investigator Group，PEDIG）则把有环绕线框的 H、O、T、V 单个字母确定为儿童视力检查方法。这一方案不仅给处于临界视力的儿童提供第二次机会，而且通过使用比临界视力更大的字母视标让儿童能继续完成检查。该方法有良好可操作性、重复测试可靠性，并且可自动化检测[13]。弱视治疗研究用 HOTV（ATS-HOTV）视力表相对于糖尿病视网膜病变早期治疗研究用（ETDRS）电子视力表，轻度高估了弱视儿童的视力（弱视眼高估 0.68 行，对侧眼高估 0.25 行）[14]。

对于不能配合字母视力检查的儿童，临床医生常使用图形视力表。但是，标准图形视力会高估弱视眼的视力，不推荐作为筛查或者诊断弱视使用。Lea Hyvärinen 医生设计了四个类似图形的视标[15]，各个视标之间有相似性和类似 Landolt C 的轮廓，从而使他们更难以被辨认。选择的视标（苹果、圆圈、房子、正方形）为西方儿童所熟悉，在该人群中不存在文化偏颇。一项研究显示，在正常眼，有线框的单个 Lea 图形视力检查比拥挤 Landolt C 视力检查普遍高估视力 1.9 行[16]。尚无弱视眼 Lea 图形视力与成行字母视力的详细比较研究。

注视偏好检查可被用于不能辨认视标的儿童。对斜视儿童，临床医生可以比较两眼维持固视的能力。儿童可能是两眼交替注视；眨眼后不能维持注视；或根本不能注视。对于没有斜视的患

者，可以在任意眼前放置10PD底朝下的三棱镜，让儿童注视远处或者近处有细节的视标，来评估注视偏好。如果偏好用没有放置三棱镜的眼注视，交换放置三棱镜到对侧眼再重新评估注视偏好。放置三棱镜可能导致喜用另一眼注视。如果每次测试，都是偏好用同一只眼注视，则推测另一眼有弱视。患者若使用未放置三棱镜的眼去注视，则会两眼轮流注视。通过将注视偏好检查与字母视力检查进行比较发现，用注视偏好检查进行弱视诊断并不可靠，通常会导致过多诊断弱视。经注视偏好检查诊断的52名弱视患者中，仅17名患者（33%）通过字母视力检查证实存在弱视[17]。在另一项研究中，53名两眼视力相差2行或以上的儿童中，45名被注视偏好检查评定为正常[18]。对于有明显注视偏好的患者通常会给予弱视治疗，详见治疗部分。

有时，视力检查还包括注意儿童是否存在中心注视、稳定的眼球运动以及持续注视目标能力。如果存在，记录为CSM（central，中心；steady，稳定；maintained，持久）。临床医生用这些指标进行双眼视力对比。

用Teller视力卡进行强迫选择性优先注视检查已被作为婴儿和没有语言表达能力儿童的替代检查方法[19]。这项检查用时长且需要经验丰富的检查者来确保结果的可靠性。但遗憾的是，这项检查会普遍低估弱视，降低了其作为筛查工具或检测弱视治疗终止点的临床应用价值。

治疗方法

很少有资料将弱视治疗与弱视的自然转归结果进行比较。临床医生已经注意到，当儿童依从治疗时视力提高，而没有真正进行治疗时视力几乎不提高。Simons和Preslan报道，在一组弱视病例中，没有进行治疗的弱视患者视力没有提高[20]。但是，如果研究不同时以无治疗或自然转归为参考的对照组设计，就不足以证明弱视眼的视力提高是治疗有效的结果。这一缺陷曾导致英国推荐停止弱视筛查和治疗，因为缺乏有益处的证据[21]。

近期的前瞻性研究已经显示了相关弱视治疗对视力提高的价值。相对于没有遮盖的儿童，每天遮盖2h可以部分地提高3~7岁儿童弱视眼的视力，且作用持久[22,23]。另一项研究（弱视治疗研究，UK）随机将没有斜视的屈光参差儿童分为无治疗组、戴镜治疗组和戴镜联合遮盖治疗组。这项研究发现戴镜联合遮盖治疗组比无治疗组视力提高1行[24]。研究存在一些局限性，并不是所有的儿童都存在弱视。另外对照组的基础视力和最终视力检查均没有进行屈光矫正，但是治疗组却检查了最佳矫正视力。

屈光矫正

对于任何类型弱视的最初干预均为进行必要的屈光矫正。在给予屈光矫正处方、配戴眼镜并确认矫正视力有缺陷后，方能进行弱视诊断。弱视患者的配镜处方依据儿童的年龄和弱视严重程度而有所不同。多数指南建议对屈光参差大于0.50D或散光大于1.50D且可能存在弱视的儿童进行屈光矫正。幼儿斜视患者需要远视足矫，无斜视的患者最多可以减少1.50D正球镜。对于近视性屈光不正，尽管某些病例可以减少负球镜度数配镜，特别是在年幼的儿童中，但是首先应在诊室用试镜架进行足矫以明确诊断。

应该何时开始诸如遮盖等进一步治疗？一些临床医生会即刻给予这些治疗，一些医生选择等待一段特定时间后，其他医生则会等到单纯戴镜视力不再提高时。Moseley等发现，在12名首次配戴眼镜的患者中，有8例弱视眼提高了3行及以上的视力[25]。PEDIG报道，之前未接受过治疗的屈光参差性弱视患者（$n=84$），在给予光学矫正后，77%的患者提高了至少2行视力，27%的患者得到治愈[26]。视力增长最长持续了30周。随后进行的一项针对斜视性弱视或者混合性弱视屈光矫正作用的研究（$n=146$），得到了近乎相同的结果：75%的患者至少提高2行视力，32%的患者被治愈[27]。即使患者屈光矫正后眼位不正也不影响结果。

基于这些发现，作者倾向于患者进行必要的屈光矫正，然后观察至少6周时间，再重新评估视力。如果首次就诊时就给予患者眼镜处方，需要戴试镜架检查视力（基线），并与第一次随访时测量的视力进行比较。只要视力有提升，该儿童就可以继续配戴原来的眼镜，而不增加其他治疗。这种分阶段方案可以提高患者对各个阶段治疗的依从性。

遮盖治疗

尽管缺乏有意义的资料证明遮盖法优于其他治疗方式，遮盖作为主要治疗方式已经应用了一个世纪。治疗通常使用一个黏性眼罩贴在对侧眼上，以强迫使用弱视眼。各种教材上对每天应该遮盖的时间说法不一，从每天遮盖数小时至清醒时间全部遮盖不等[5,28-31]。

Flynn等基于23项研究结果发现，部分时间遮盖和全天遮盖的成功率相同[32]。一些作者报道，仅进行短暂的遮盖（20min~1h），视力就会有显著提升[33,34]。Campbell等注意到，每天遮盖20min可以使83%的患儿视力提高至6/12。

近几十年，临床医师给予的遮盖时间区别很大，并且似乎与临床医师所在的地区以及接受的培训相关[35]。比如德语国家比英国给予更长遮盖时间，但治疗结果相同[36]。这些多中心前瞻随机对照临床研究仅纳入了斜视性和屈光参差性弱视患者[37-40]。第一项研究对遮盖与阿托品治疗进行了比较。医嘱遮盖时间从每天至少6h至全天遮盖，但研究者选择了实际遮盖时间。视力在6/30~6/24之间的患者，遮盖时间越长，视力提升越快。但在6个月之后，视力提升程度与遮盖更少时间组或者使用阿托品组无显著差异[37]（图73.1）。

另一项前瞻随机对照研究，对不同遮盖时间的有效性进行了比较。其中有两项不同的研究，一项是针对视力6/24~6/12的中度弱视进行研究，另一项是针对6/120~6/30的重度弱视进行研究。弱视均由斜视、屈光参差，或者两者混合引起[38,39,41]。研究发现，对于治疗3~7岁儿童的中度弱视，每天遮盖2h与每天遮盖6h，视力提高程度相似[39]。每个治疗组4个月后视力均提升了2.4行。更有意思的是，较长时间遮盖对视力提升速度也无任何助益（图73.2）。回顾这项研究时，重要的是要考虑到，4个月后的视力可能并不代表每种治疗所能获得的最大提升视力。

重度弱视的研究对6个小时遮盖与全天遮盖进行了比较。研究者发现，4个月后的视力与基线相比，6h遮盖组平均提升4.8行，全天遮盖组平均提升4.7行（$P=0.45$）[38]。最近的一项研究中，重度弱视儿童经过17周每天2h的遮盖治疗，视力平均提高3.6行[42]。

众所周知儿童不喜欢遮盖治疗[43]。报道的依从率有很大差异。父母通常用强迫手段，临床医师偶尔也使用惩罚性的方法来增加患者依从性，比如肘部夹板固定。父母对治疗缺乏理解似乎

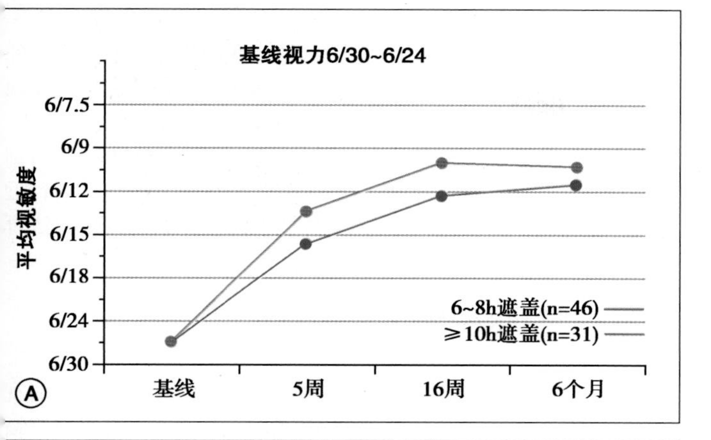

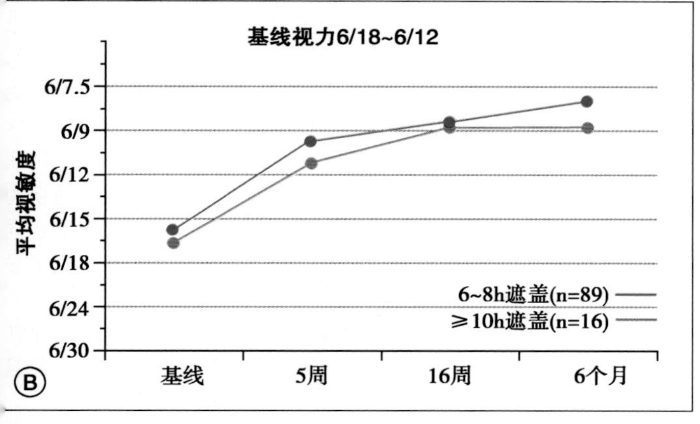

图 73.1　随机对照队列研究初次遮盖量对比平均视力[40]。80%患者在整个研究中保持最初遮盖量。每一亚组中的无效患者在 17 周随访时均遮盖 12h 或以上。Ⓐ患者弱视眼视力为 6/30～6/24：最初接受每天 10h 以上遮盖的患者比每天遮盖 6h 或 8h 的患者，视力提升更快。但 6 个月时结果没有显著差异；Ⓑ患者弱视眼视力为 6/18～6/12：最初接受每天 10h 以上遮盖与每天遮盖 6h 或 8h 的患者，在视力提升速度和幅度上均无差异

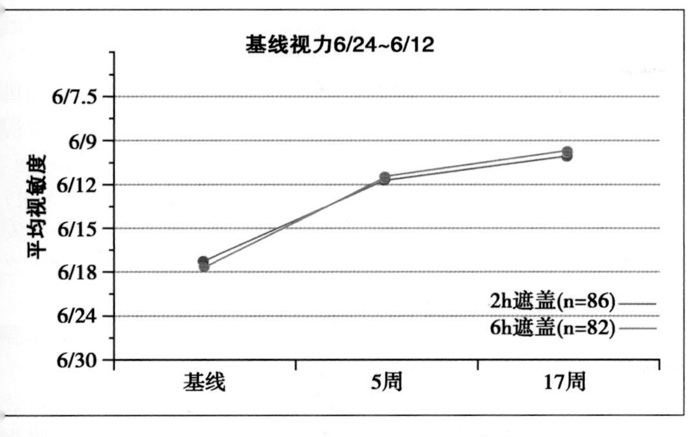

图 73.2　随机对照研究中遮盖 2h 与 6h 相比较[39]。在研究方案中不允许增加治疗时间。在 4 个月的治疗中视力提升速度和幅度均无差异

占大部分原因。在英国，54%的父母至少 80%的时间不能按照医嘱遮盖：遮盖治疗缺乏依从性与父母不明白有效治疗存在“关键期”有关[44]。

遮盖的副作用并不常见，通常为轻度的皮肤刺激，或者眼贴引起的社交羞耻感[40]。眼贴过敏确实存在，医生应该停止遮盖并使用舒缓面霜加以治疗，极少数情况需要局部使用激素治疗。

更严重的是遮盖性（或者“反转性”）弱视——对侧眼（遮盖眼）视力下降超过 1 行。常见于高强度遮盖和长周期治疗，尤其在患者失访的情况下。在一项前瞻性研究中，大多数患者每天遮盖 6～8h，204 名患者中仅 1 例被诊断为反转性弱视[40]。在多数情况下，遮盖性弱视只需要简单地停止遮盖就可以逆转。极少数情况需要对原非弱视眼进行弱视治疗。

遮盖疗法对斜视性和屈光参差性弱视的价值已得到证实。临床医生和家长需要讨论的是遮盖量。医嘱遮盖时间要依据诸多因素，包括患者依从性和生活方式。

不透明眼贴是目前可实施的最好方法。未来可能会有用于监测患者依从性的温度敏感眼贴[45]。套在框架眼镜上的眼罩和没有黏性的眼罩容易被移开而使成功率降低。一旦医嘱确定了遮盖时间，患者必须复诊监测视力。传统习惯是，每 1 岁的复查间隔时间为 1 星期（即 3 岁患者每 3 周复查 1 次）。全天遮盖的儿童需按此方案执行，部分时间遮盖者应适当延长复查间隔。每天 2～6h 遮盖者，最初随访间隔 2 个月是完全可行的。如果弱视眼视力提升而对侧眼没有受损，则可以延长治疗间隔。继续治疗直至两次随访之间视力无提升为止。应重复检查以确定视力没有提升。

多数弱视治疗数据来自斜视性、屈光参差性，或者两者混合型的弱视。一组重要的患者是形觉剥夺性弱视，如白内障，或屈光间质混浊。对于这些患者，弱视常为重度，遮盖仍是最佳选择。遮盖剂量应该个体化，目前尚无相关临床研究用于指导医生。对于单侧形觉剥夺性弱视患者，清醒状态的一半时间给予遮盖是合理的，以免影响双眼视觉或者影响健眼。如果患儿视力维持稳定增长，可以逐渐减少遮盖。

“压抑”疗法

压抑是弱视遮盖治疗的一个替代疗法。使用药物和光学方法模糊好眼视近和/或视远的能力。压抑疗法最早由 Worth 于 1903 年提出[46]。主要作为二线治疗，用于不能依从遮盖，或用于遮盖后维持视力，以及滴度测定时[47-51]。

药物性压抑包括给好眼滴长效睫状肌麻痹剂。常使用 1%阿托品滴眼液，有时也使用短效睫状肌麻痹剂。睫状肌麻痹导致好眼调节力丧失，视近物模糊，从而迫使患者使用弱视眼看近物。一些临床医生为强化疗效，采取减少或者完全去除对侧眼正球镜的方法，使对侧眼在所有距离注视都会模糊不清[40,52,53]。药物性压抑疗法已被推荐用于中度弱视，而在视力为 6/60～6/30 之间的弱视，也被发现有一定效果[54]。儿童看护者更容易依从药物压抑治疗：78%的患者有很好的依从性[40]。压抑治疗似乎需要花费更长时间来达到和遮盖同样的治愈结果，但两者似乎同样有效。

光学压抑包括在对侧眼前戴“正”的雾视镜片，使其视近模糊，从而迫使患者看近时用弱视眼注视。光学压抑一般仅用于轻度弱视（6/18 或以上）[48,49]。可直接在对侧眼前附加正球镜片，通常为+2. 50D 或者+3. 00D。这对于配戴双光镜的儿童很方便，只需要将双光镜片的度数整体扩大到整个镜片，变为“过矫”的单光镜片即可。另外一种方法是让患者注视远处的视力检查视标，同时在对侧眼前增加正球镜，直到看远时转换为弱视眼注视为止[55]。光学

压抑的依从性往往令人担心，因为这需要儿童能够配戴这个眼镜且不从周边“偷看”。为此，这一方法最好在大龄儿童和轻度弱视儿童中使用。临床医生进行该治疗可能需要持续2年或更久。

无论是光学还是药物模糊压抑，似乎都是有效的，因为这种模糊选择性地去除了对侧眼图像中的高空间频率成分，消除了大脑皮质在高空间频率部分对弱视眼产生的抑制[56]。这似乎是很关键的，因为弱视是一种神经元对高空间频率反应的缺陷。在压抑的作用下，就使得高空间频率在弱视眼的皮质神经元中更占优势。

遮盖与压抑的比较

一些研究对压抑和遮盖治疗进行了比较[57-59]。第一项弱视治疗研究是一项随机对照研究，纳入了419例患者，对遮盖和药物性压抑进行比较[40]。在视力为6/30~6/12的3~7岁弱视儿童中，每日遮盖(6h或以上)与每日使用阿托品治疗在初始治疗中都有效。经过6个月的治疗，两种治疗几乎同样提高了3行LogMAR视力。患者15岁时的随访显示，即使普遍存在残余性弱视，但弱视眼维持了已经提升的视力[23]。无论选取哪种初始治疗方式，其预后无明显差异。

雾视

遮盖或压抑治疗的另一种替代疗法是雾视。可以使用Bangerter压抑膜或者黏性胶带，使对侧眼视力降低。压抑膜有不同的密度，通常选择使对侧眼视力低于弱视眼的压抑膜，也可以所有患者都使用同一种高密度的压抑膜。一项随机研究将使用密度为0.3(弱视眼视力6/18~6/12)或0.2(弱视眼视力6/24)的Bangerter压抑膜与每天遮盖2h进行比较[60]。在24周时，Bangerter组弱视眼视力平均提高1.9行，遮盖组视力平均提高2.3行。两组中弱视眼提高3行视力的患者百分比相似(Bangerter组38%，遮盖组35%)。弱视眼视力在6/7.5的百分比相似(Bangerter组36%，遮盖组31%，$P=0.86$)。

另一个比较容易施行且经济的方法是使用不透明胶带贴在眼镜片上，使患者很难看到0.5m以外的物体。这种方法对于轻度视力缺陷、长时间维持治疗以及能配合戴镜的学龄儿童是理想选择[61]。

视觉训练治疗

视觉训练已经作为遮盖疗法的一项重要补充治疗被推荐。Duke-Elder强调了遮盖期间进行有趣游戏的重要性[62]。治疗师建议在遮盖的同时，患者应进行一些训练来提升视觉互动。最简单的形式就是遮盖的同时做一些家庭训练，通常包括描图、连线、涂色、穿珠、阅读和电脑/电视游戏等活动。这些治疗可能因如下原因而有帮助：(1)帮助克服患者遮盖治疗依从性问题；(2)可能帮助改善调节和注视模式。一项研究对100名仅做遮盖的患者与100名遮盖同时每周做2次家庭训练的患者进行了比较。他们均达到了相同视力，但训练组提前2个月达到最佳提升视力[63]。Campbell和其同事在遮盖的同时每天增加20min高强度近距离训练，发现83%的儿童视力提升至6/12[34]。已证实视觉训练在单纯遮盖不能提升视力时有帮助。Shippman给之前遮盖治疗未获成功的患者增加1h电子游戏时间[64]，结果19名患者中的15名(78%)视力又提升2行。将近50%的患者提高了3行视力。大龄儿童非对照研究报道了同样的效果[65,66]。

剑桥弱视视觉刺激器采用了高强度的视觉训练[34]。最初的报告显示了极好的结果。但在随后纳入伪刺激组的研究中却发现视力预后没有显著差异[67-69]。

PEDIG对一组每日遮盖2h的3~7岁儿童增加1h近距离训练[70]。在8周治疗后，单纯遮盖组弱视眼视力平均提高2.6行，近距离训练组平均提高2.5行。此时，没有获益意味着，这种方法可能只是成为提高某些儿童依从性的一个工具。

双眼视觉训练治疗

Hess和他的同事报道了采用双眼分视刺激治疗成人单眼弱视的方法[71]。这一方法被转换到iPod(Apple公司)上，使用俄罗斯方块游戏进行儿童弱视治疗[72]。Li和他的同事使用红-绿眼镜进行双眼分视刺激，同时降低非弱视眼的对比度治疗弱视，每周4h，一共4周[73]。作者报道，50名4~12岁儿童LogMAR基线视力为0.47±0.03LogMAR，4周后平均提升至0.39±0.03LogMAR($P<0.001$)。在另一项针对3岁到小于7岁的学龄前儿童($n=35$)研究中，每周使用iPad(Apple公司)在家治疗4h，4周后他们的视力平均提高约1行，而伪治疗组没有提高[74]。干扰分析的因素是同时进行了遮盖，以及对照组样本有限($n=5$)。依从性好的儿童显示疗效更好。

PEDIG正在一组5~16岁儿童青少年中进行双眼同时治疗的前瞻性随机对照研究。治疗方法是患者每天进行1h的游戏，并且除戴镜外无其他治疗，持续4个月。对照组患者每天遮盖2h。

全身系统性治疗

神经递质儿茶酚胺在发育期维持视皮质可塑性方面有一定作用。联合口服卡左双多巴疗法可以提高弱视眼的视力[75]。左旋多巴可以转化成多巴胺，多巴胺在视网膜功能和中枢视觉加工处理中发挥重要作用[76]。同时加入卡比多巴可以减少左旋多巴的用量，从而减少全身性反应。遮盖联合应用药物治疗，视力提高效果优于单纯遮盖治疗[77]。这些研究发现，治疗中止后有视力回退情况，但遮盖联合左旋多巴治疗的视力预后更好[75]。

目前已经完成三项左旋多巴联合遮盖治疗残余性弱视的随机安慰剂对照研究[78-80]。每项研究均发现左旋多巴组比安慰剂组视力提升更明显。两项早期的研究仅持续1周或者更短的时间。PEDIG最近完成了一项更大型的左旋多巴(0.76mg/kg，一天3次)联合遮盖，治疗7~12岁儿童残余性弱视的随机对照研究，并与安慰剂加遮盖组进行比较[80]。然而两组视力都提高约1行，遮盖之外再加口服左旋多巴并无明显获益。

使用左旋多巴的副作用已报道有恶心、头晕、呼吸减弱和体温降低等，虽然仅有少数受试者出现上述情况[80-82]。

在一项有50名弱视患者参与的研究中，胞磷胆碱取得一定效果[83]。治疗需要连续10天每日肌内注射药物。好眼和弱视眼视力均有提高，并且在随访的4个月视力保持稳定。由于需要进行注射药物管理，这种药物应用并不广泛，但报道的副作用很少。口服制剂目前正在研究中。

因为缺乏证据证明该方法优于传统弱视治疗，并且神经兴奋性药物使用的条件是不威胁生命或者影响全身健康，所以目前还不推荐进行全身系统性治疗。

联合治疗

一些临床医生同时使用一种以上的方法治疗弱视。常用方案是部分遮盖联合局部使用阿托品，这样可以保证儿童获得持续治疗。儿童在校外或其他不介意使用眼贴的场合，可以使用眼贴。但是这一方案的有效性尚不确定。另一种替代方法是局部使用阿托品，并且减少对侧眼正球镜片度数至平光片（或者减少正球镜至其他度数），这样可以使对侧眼所有距离注视模糊[52]。在一项随机研究中，使用该方法治疗 18 周，阿托品加平光镜组弱视眼视力平均提高 2.8 行，单纯阿托品治疗组视力平均提高 2.4 行[84]。阿托品联合平光镜组中，多数患者在 18 周时出现对侧眼视力下降，但是未造成一例持续性反转弱视。尽管如此，仍需要谨慎监测患者对侧眼，以防视力下降。

中止治疗/维持疗法

多数临床医生在患者视力不再提高时会停止密集治疗。但是，中止治疗前的治疗持续时间尚不明确。不过，经过 3 个月治疗视力无提高后，选择停止或减少当前治疗应为合理方案。一旦考虑治疗已达最大效果，研究者则开始通过数月甚至一年的时间逐渐中止患者的治疗，每 3 个月减少一半的治疗量。但是尚无数据支持“逐渐中止”比突然中止治疗对维持疗效更优越。任何病例，都需要持续监测患儿至 7 或 8 岁，在此期间除配戴眼镜外不采用任何治疗，以监测弱视复发。虽然这会带来不便但有医学上的必要性。

降低成人弱视的高发病率，维持弱视治疗后视力提高稳定性是一项重要的公共卫生目标。在回顾性研究中，至少有 75% 的可能性，视力改善可以全部或部分地保持到成人期[85-87]。在一项前瞻性研究中，多数小于 7 岁接受治疗的中度弱视儿童可以获得良好视力，尽管可能伴有轻度残余性弱视[23]。结果表明，通过弱视治疗提升的视力至少可以维持到 15 岁，且没有回退迹象。

依从性

患者依从性是决定弱视治疗成功与否的关键因素，然而患者进行遮盖治疗的依从性变化很大，从 30% 到 90% 以上[88-91]。不能完成遮盖治疗的原因包括视觉损伤、皮肤刺激和心理社会原因。使用遮盖量监测器进行的遮盖治疗探索性研究已经表明，治疗结果与患者依从性相关[92,93]。依从局部药物治疗比较简单，只需按医嘱说明的日期每日一次点眼。据报道，96% 的患者依从性非常好或良好[40]。

虽然儿童可能会抗拒弱视治疗，但是家长缺乏对于疾病和治疗时限的认识似乎也在起作用[44]。更好地教育父母，以及准备一些可以带回家的说明材料，可能会提高依从性。

反转性弱视

反转性弱视（遮盖性弱视）是一种形觉剥夺性弱视。因弱视治疗在对侧眼采取措施，从而使对侧眼视力下降超过一行。多数弱视治疗都有可能导致反转性弱视，似乎最常见于全天遮盖。在部分时间遮盖，麻痹睫状肌和光学压抑治疗中较少见。

尽管也有永久性视力降低或者注视改变的报道，但反转性弱视一般可以很快恢复[94]。每个可能出现反转性弱视的患者都应该进行再次评估：确认已经配戴屈光矫正眼镜。检查患者视神经病变体征，包括瞳孔对光反射，寻找传入性瞳孔表现、色觉、视盘和视神经纤维层形态。睫状肌麻痹后再验光复查视力。如果明确有视力下降，可以选择暂停弱视治疗，几周后再对患者进行检查；或者在密切监测对侧眼视力情况下继续治疗。如果对侧眼视力比弱视眼更差，停止治疗并安排复查时间。如果在后续随访中对侧眼的视力继续下降，要考虑对以前的对侧好眼进行治疗。

大龄儿童和成人的治疗

普遍认为弱视治疗在年轻患者，特别是 7 岁以内患者中更为有效。这与神经发育有特定年龄敏感阶段的论证相一致。近期的发现对这一信条形成了挑战。

PEDIG 进行了一项随机研究，对光学治疗与光学联合其他训练进行了比较[95]。7～17 岁儿童中，大约 1/4 仅通过光学矫正即获得视力提升。尽管多数患者从其他弱视治疗中有所获益，但多数患者仍残留一些视觉缺陷。在 7～12 岁的儿童，即使过去接受过弱视治疗，通过每天遮盖 2～6h，加上近距离用眼和阿托品药物使用，仍然可以提高视力。在 13～17 岁患者中，只有过去未曾接受过治疗的患者，给予每天 2～6h 遮盖才能够提升视力（图 73.3）。而在大龄儿童和青少年中，似乎视力提升很少。从这项研究中可以合理地认为，对于任何从未接受过治疗的弱视患者，都应该提供至少一个周期的治疗。

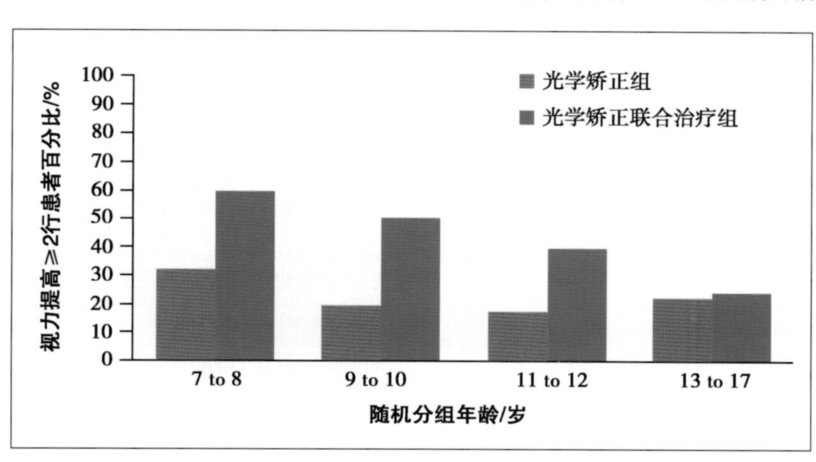

图 73.3　7～17 岁儿童屈光矫正联合或者不联合其他治疗的视力提升情况。7～12 岁儿童，单纯光学矫正治疗，或者光学矫正联合每天遮盖 2～6h 并近距离视觉训练，以及每天使用 1% 阿托品滴眼液治疗。13～17 岁青少年，单纯光学矫正治疗，或者光学矫正联合每天遮盖 2～6h 并近距离视觉训练治疗（经过美国医学会允许，转载自以下论著：Scheiman MM, Hertle RW, Beck RW, Edwards AR, Birch E, Cotter SA, Crouch ER Jr, Cruz OA, Davitt BV, Donahue S, Holmes JM, Lyon DW, Repka MX, Sala NA, Silbert DI, Suh DW, Tamkins SM; Pediatric Eye Disease Investigator Group. Randomized trial of treatment of amblyopia in children aged 7 to 17 years. Arch Ophthalmol. 2005 Apr; 123(4): 437-47. doi: 10.1001/archopht.123.4.437. PMID: 15824215.

这几项针对7岁以下患者的回顾性研究和两项关于遮盖和药物治疗的临床试验中，没有显示出年龄对弱视治疗的影响[6,39,40,96]。虽然这与长期形成的年龄影响弱视治疗效果的共识不太一致，但这一结果可能与每个研究中纳入的年龄范围小有关。PEDIG一项针对较大年龄范围弱视研究的meta分析显示，与7岁至小于13岁儿童相比，低于7岁儿童的治疗反应更好[97]（图73.4）。在中度弱视儿童中，小于7岁的儿童之间治疗反应没有差异。但在重度弱视儿童中，3~5岁以下儿童比5~7岁以下儿童治疗反应更好。这些数据支持弱视要早期发现早期治疗的观点。

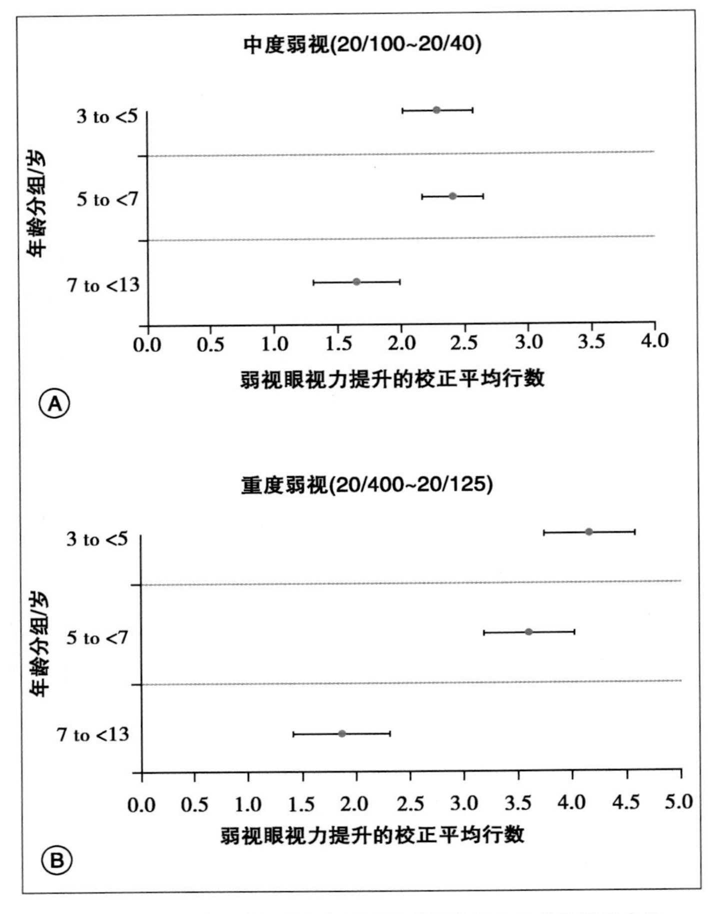

图73.4 由儿童眼病研究组(PEDIG)所得年龄与治疗效果研究数据。每个PEDIG研究组平均疗效加权样本量95%的置信区间。Ⓐ中度弱视的治疗显示，7岁以下没有年龄影响，但是7岁以上效果显著降低；Ⓑ重度弱视的治疗在每一年龄组中均显示出年龄效应，年幼儿童视力提升最大[97]

（曹奕雯 译 李晓清 校）

参考文献

1. Friedman DA, Repka MX, Katz J, et al. Prevalence of amblyopia and strabismus in White and African-American children aged 6 through 71 months: The Baltimore Pediatric Eye Disease Study. Ophthalmology 2009; 116: 2128–34.
12. Holmes JM, Beck RW, Repka MX, et al. The Amblyopia Treatment Study visual acuity testing protocol. Arch Ophthalmol 2001; 119: 1345–53.
18. Friedman DS, Katz J, Repka MX, et al. Lack of concordance between fixation preference and HOTV optotype visual acuity in preschool children: the Baltimore pediatric eye disease study. Ophthalmology 2008; 115: 1796–9.
20. Simons K, Preslan M. Natural history of amblyopia untreated owing to lack of compliance. Br J Ophthalmol 1999; 83: 582–7.
22. Pediatric Eye Disease Investigator Group. A randomized trial to evaluate 2 hours of daily patching for strabismic and anisometropic amblyopia in children. Ophthalmology 2006; 113: 904–12.
23. Pediatric Eye Disease Investigator Group. Atropine vs. patching for treatment of moderate amblyopia: follow-up at 15 years of age of a randomized clinical trial. JAMA Ophthalmol 2014; 132: 799–805.
24. Clarke MP, Wright CM, Hrisos S, et al. Randomised controlled trial of treatment of unilateral visual impairment detected at preschool vision screening. BMJ 2003; 327: 1251.
25. Moseley M, Fieldler A. Improvement in amblyopic eye function and contralateral eye disease: evidence of residual plasticity. The Lancet 2001; 357: 902–3.
26. Pediatric Eye Disease Investigator Group. Treatment of anisometropic amblyopia in children with refractive correction. Ophthalmology 2006; 113: 895–903.
27. Writing Committee for the Pediatric Eye Disease Investigator Group, Cotter SA, Foster NC, et al. Optical treatment of strabismic and combined strabismic-anisometropic amblyopia. Ophthalmology 2012; 119: 150–8.
31. Simons K. Amblyopia characterization, treatment, and prophylaxis. Surv Ophthalmol 2005; 50: 123–66.
32. Flynn J, Schiffman J, Feuer W, Corona A. The therapy of amblyopia: An analysis of the results of amblyopia therapy utilizing the pooled data of published studies. Trans Am Ophthalmol Soc 1998; 96: 431–53.
38. Pediatric Eye Disease Investigator Group. A randomized trial of prescribed patching regimens for treatment of severe amblyopia in children. Ophthalmology 2003; 110: 2075–87.
39. Pediatric Eye Disease Investigator Group. A randomized trial of patching regimens for treatment of moderate amblyopia in children. Arch Ophthalmol 2003; 121: 603–11.
40. Pediatric Eye Disease Investigator Group. A randomized trial of atropine vs. patching for treatment of moderate amblyopia in children. Arch Ophthalmol 2002; 120: 268–78.
43. Pediatric Eye Disease Investigator Group. Impact of patching and atropine treatment on the child and family in the amblyopia treatment study. Arch Ophthalmol 2003; 121: 1625–32.
44. Newsham D. Parental non-concordance with occlusion therapy. Br J Ophthalmol 2000; 84: 957–62.
52. Kaye SB, Chen SI, Price G, et al. Combined optical and atropine penalization for the treatment of strabismic and anisometropic amblyopia. J AAPOS 2002; 6: 289–93.
53. Pediatric Eye Disease Investigator Group. Pharmacological plus optical penalization treatment for amblyopia: results of a randomized trial. Arch Ophthalmol 2009; 127: 22–30.
54. Repka MX, Kraker RT, Beck RW, et al. Treatment of severe amblyopia with weekend atropine: results from 2 randomized clinical trials. J AAPOS 2009; 13: 258–63.
60. Pediatric Eye Disease Investigator Group. A randomized trial comparing Bangerter filters and patching for the treatment of moderate amblyopia in children. Ophthalmology 2010; 117: 998–1004.
69. Lennerstrand G, Rydberg A, Samuelsson B. Amblyopia in 4-year-old children treated with grating stimulation and full-time occlusion; a comparative study. Br J Ophthalmol 1983; 67: 181–90.
70. Pediatric Eye Disease Investigator Group. A randomized trial of near versus distance activities while patching for amblyopia in children aged 3 to less than 7 years. Ophthalmology 2008; 115: 2071–8.
74. Birch EE, Li SL, Jost RM, et al. Binocular iPad treatment for amblyopia in preschool children. J AAPOS 2015; 19: 6–11.
77. Leguire LE, Rogers GL, Walson PD, et al. Occlusion and levodopa-carbidopa treatment for childhood amblyopia. J AAPOS 1998; 2: 257–64.
80. Repka MX, Kraker RT, Dean T, et al. A randomized trial of levodopa as treatment for residual amblyopia in older children. Ophthalmology 2015; 122: 874–81.
84. Pediatric Eye Disease Investigator Group. Pharmacological plus optical penalization treatment for amblyopia: results of a randomized trial. Arch Ophthalmol 2009; 127: 22–30.
88. Cleary M. Efficacy of occlusion for strabismic amblyopia: can an optimal duration be identified? Br J Ophthalmol 2000; 84: 572–8.
93. Loudon SE, Polling JR, Simonsz HJ. A preliminary report about the relation between visual acuity increase and compliance in patching therapy for amblyopia. Strabismus 2002; 10: 79–82.
96. Hiscox F, Strong N, Thompson JR, et al. Occlusion for amblyopia: a comprehensive survey of outcome. Eye 1992; 6: 300–4.
97. Holmes JM, Lazar EL, Melia BM, et al. Effect of age on response to amblyopia treatment in children. Arch Ophthalmol 2011; 129: 1451–7.

第74章

斜视的解剖

Joseph L Demer

章节目录

引言

斜视的诊断和手术矫正需要眼外肌(EOMs)及其与眼眶其他组织关系的解剖学知识。本章总结了斜视相关的解剖及一些手术应用。

眼外肌的概述

一直以来六条眼外肌被认为是眼球运动系统的效应臂[1,2]。眼外肌松散地组成主动肌和拮抗肌的"配对"。这些眼外肌的功能是高度特化的,并且每条眼外肌由两种分隔区域组成[3]。球层(GL)控制眼球转动的张力,眶层(OL)通过调控结缔组织滑轮 pulley 的位置来控制牵拉方向。球层和眶层包含代谢和结构性质不同的纤维类型。第二种分区是根据可以产生不同收缩的特化的运动神经分支,把每条眼外肌的球层进行了横向分区。pulley 结构,是包围眼外肌的结缔组织,由直肌的眶层主动控制,机械性地调控眼球运动的大多数方向,包括旋转运动的 Listing 法则(LL)。Listing 法则的例外情况是由斜肌的眶层主动来控制。但是,横向分区允许眼外肌对牵拉方向进行微调,这对于聚散过程中眼球运动的控制,以及前庭眼反射(VORs)中的交互作用都至关重要。

眼外肌的细节

六条经典的司眼球运动的眼外肌作为拮抗肌进行配对[1]。内直肌(MR)内收,外直肌(LR)外展。上直肌(SR)和下直肌(IR)构成一对垂直拮抗肌,其中 SR 上转,IR 下转。但是垂直直肌还参与其他眼球运动。上斜肌(SO)和下斜肌(IO)组成一对旋转拮抗肌:上斜肌内旋,而下斜肌外旋,但他们的其他眼球运动不是严格拮抗的。

眼外肌的眶层和球层分区

司眼球运动的眼外肌由两层组成,具有不同的功能(图74.1)[1]。球层,在肌长的中段包含大约10 000~15 000根纤维,位于直肌邻近眼球一侧,在斜肌位于中间核心区[4]。在直肌和上斜肌,球层向前与末端肌腱相延续并嵌入巩膜[5]。在下斜肌,球层直接嵌入巩膜。直肌的眶层占直肌纤维的40%~60%。眶层完全不嵌入眼球,而是嵌入结缔组织 pulley 结构中。眶层在直肌位于眶侧表面,在上斜肌则构成了同心外层结构。

眶层含有两种肌纤维[6]。每条眼外肌的眶层中,约80%的纤维是快速的、产生抽动的、单一神经支配的纤维(SIF),类似于哺乳动物骨骼肌纤维;而20%是复合神经支配纤维(MIF),或者不传导动作电位,或者仅在其中心区域进行传导。眶层 SIF 直径小并拥有大量线粒体。其代谢和血供可以承担其机械负荷和几乎不间断的活动,因此特别适合强氧化代谢和抗疲劳[6]。眶层的血供高于球层[7]。眶层 SIF 表达独特的肌球蛋白亚型[6]。相对稀疏和粗糙

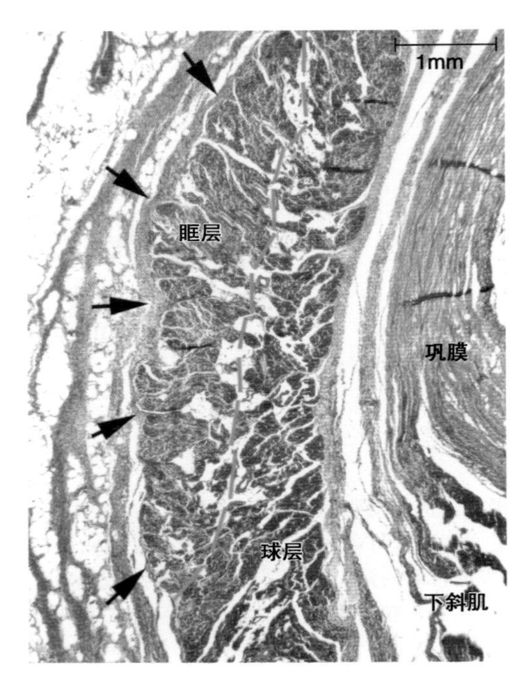

图 74.1　17 月龄人外直肌(LR)肌肉横切面组织,Masson 三色染色显示,较小的、深红染色的眶层(OL)纤维位于左侧,较大的、亮红染色的球层纤维位于右侧。注意眶层肌纤维附着在外直肌 pulley 结构的致密蓝染的胶原蛋白上(箭头处)。图右下方可见下斜肌嵌入巩膜的蓝染胶原蛋白中

的眶层 MIF 可能是本体感受的[8]。

球层包含一种 MIF 类型和三种 SIF 纤维类型[6]。最大的 SIF 与眶层 SIF 类似,另两种 SIF 中的线粒体含量不够丰富。球层 MIF 类似于眶层 MIF。虽然在球层中没有纺锤体,但是每条直肌在球层纤维的终止处,沿整个肌腱宽度都有栅栏状末端,或许有助于本体感受功能,尽管这一点还存在争议[8]。

眼外肌中存在几种肌球蛋白亚型,在眶层 SIF 中最主要的一种眼外肌特定肌球蛋白,仅存在于眼外肌中[6]。新生儿和胚胎肌球蛋白亚型终身都存在于 SIF 的前后末端。肌球蛋白表达的差异可能是眼外肌对疾病有易感性的基础,比如甲状腺眼病;也是对其他疾病有抵抗力的基础,比如肌营养不良[7]。

眼外肌的总体结构

直肌起源于眶尖的 Zinn 环。上斜肌起源于鼻上侧眶壁的眶骨膜。直肌向前经过疏松的、蜂窝小叶状的眼眶脂肪,然后进入 pulley 结缔组织。在他们穿过后部 Tenon 筋膜时,pulley 结缔组织将其包裹。与许多文献启示的相反,在眼眶中、深部,并没有所谓相邻直肌肌腹间结缔组织形成的“肌锥”。上斜肌向前走行过程中,其肌肉借助于结缔组织附着于眶骨膜上,然后变薄成为延续全长的薄肌腱。上斜肌的同轴眶层向后终止于位于周边的肌鞘上;上斜肌的球层终止于平行的肌腱纤维,类似直肌的肌腱,但是在穿过滑车,一个附着在鼻上眶壁软骨样硬 pulley 时,卷成一个圆柱形。在滑车后返折,上斜肌肌腱从上直肌下方穿过,呈扁平而薄的散开状,延伸至其位于眼球后外侧的宽阔的巩膜止点,同时肌鞘插入上直肌的 pulley 结构中。下斜肌起源于鼻下眶缘,向外侧延伸,穿过 Tenon 筋膜即进入紧邻下直肌下方的 pulley 结缔组织。

骨性眼眶的轴线与正中矢状面呈 23°左右偏向外侧的夹角。直肌和上斜肌的排列是呈圆锥形的。当他们继续向前走行时,直肌变薄成约 10mm 宽的带状,最终直肌的球层延续至肌腱并嵌入球壁。上斜肌也是相同的情况,只是它的肌腱在滑车处卷起然后继续向前时又展开。

直肌从起点至巩膜止端并不沿直线走行。偏心注视时,直肌在眼眶前部的走行弯曲成角(图 74.2)。弯曲是由于 pulley 结构的影响,引起直肌前部走行的变化。由此,直肌的牵拉方向就随着眼球位置的变化而改变。图 74.2 是一组轴向磁共振图像(MRI),显示上直肌前部走行的改变是转动角度变化的一半。所有四条直肌的变化模式相同。

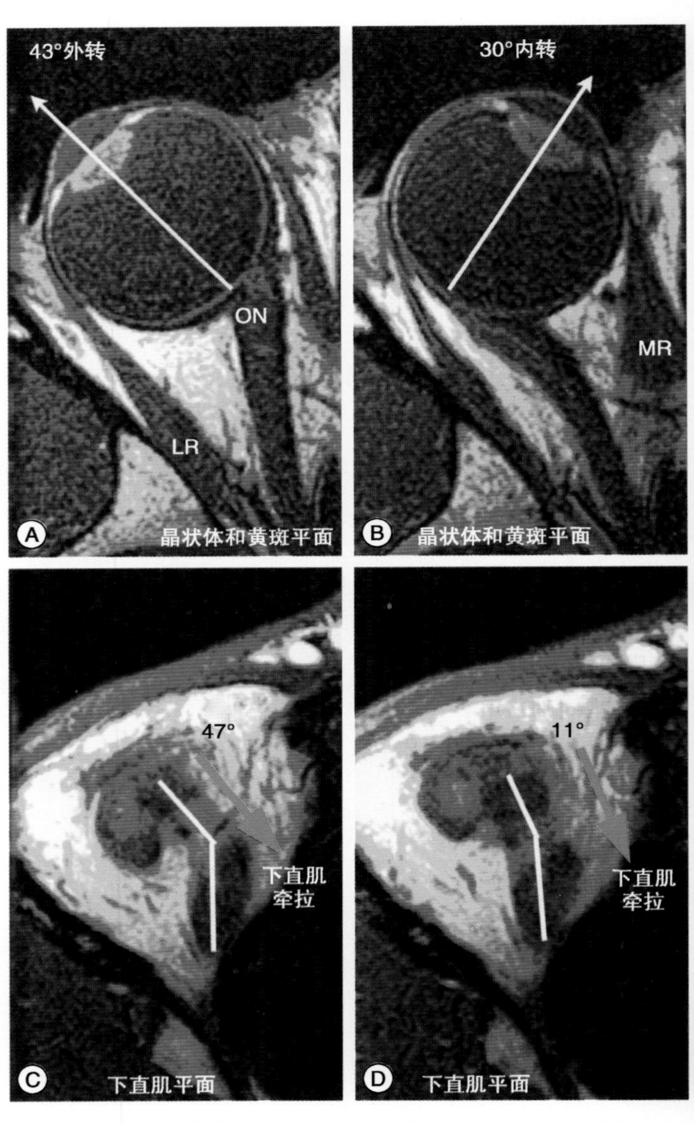

图 74.2　Ⓐ-Ⓑ在晶状体、中心凹、视神经水平右眼眶轴向磁共振图像(2mm 厚度,T1 加权);Ⓒ-Ⓓ同时沿下直肌(IR)走行时的右眼眶轴向磁共振图像。Ⓐ、Ⓒ为外转时的磁共振图像,Ⓑ、Ⓓ为内转时的磁共振图像。注意双节段的下直肌走行。在水平注视偏转 73°时,下直肌走行前部在 pulley 的位置弯曲,有相应 36°的偏转。这直接证实了,随眼球转动下直肌牵拉方向产生了转动角度一半的偏转。

pulley 的结构

直肌在眼眶前部产生弯曲就构成了功能性 pulley。在 pulley 的前方，直肌直接走行至巩膜附着点。如此，pulley 就像直肌的机械起点一样发挥作用。巩膜附着处与 pulley 结构之间的这一段就决定了眼外肌的牵拉方向。pulley 由长约 2mm 的致密胶原环组成，与眼外肌周围不太致密的胶原套管同轴（图 74.3）。在前部，这些套管变薄形成向眶壁凸出的吊带。而在后部，这些套管变薄形成向眶中心凸出的吊带。前 pulley 吊带也被称为“肌间膜”，一个历史悠久但相对模糊的术语。pulley 中的 pulley 胶原蛋白原纤维具有十字交叉结构，适合内部高硬度的需求[9]。pulley 内部及四周的弹性纤维[10]使其具有了可逆的延展性，特别是在 pulley 与眶缘骨性锚点连接的连接带中，在将它们向前拉的弹性张力下又将它们悬吊。平滑肌存在于 pulley 悬吊结构中，特别是在内直肌和上直肌 pulley 之间的内下球周肌中有分布[11]。

下直肌 pulley 与下斜肌 pulley 紧密连接，形成 Lockwood 韧带的一部分，在此处下直肌和下斜肌 pulley 共用一个由重弹性蛋白沉积物黏结其交叉点的胶原鞘。下直肌的眶层嵌在 pulley 上。下斜肌的眶层一部分嵌在下斜肌-下直肌联合 pulley 上，一部分嵌在下斜肌的结缔组织鞘上，一部分嵌在外直肌 pulley 的下侧面。下斜肌收缩使得下直肌/下斜肌联合 pulley 发生鼻侧移位，外直肌 pulley 发生向下移位[12]。整个 pulley 系统的总体布局如图 74.4 所示。

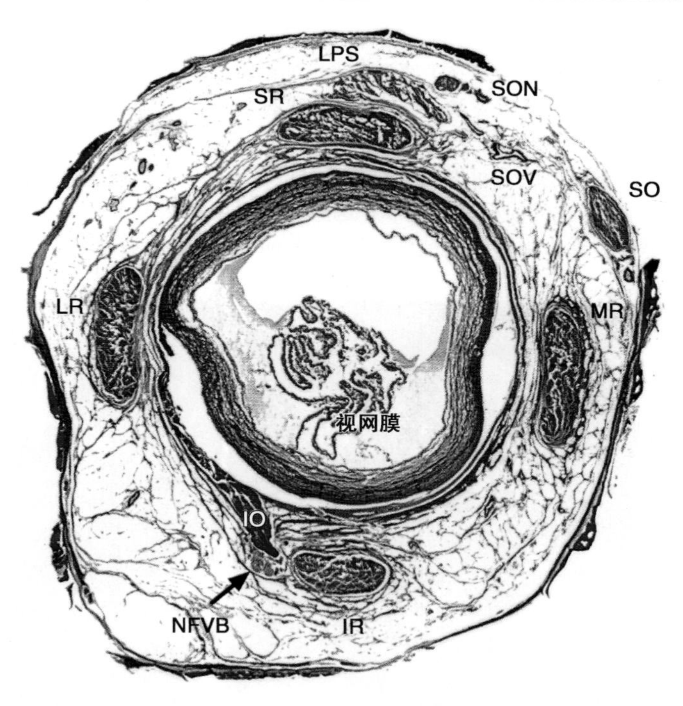

图 74.3　用 Masson 三色染色的 17 月龄婴儿的全眼眶准冠状位（垂直于眼轴）组织切片，显示环绕下直肌（IR）、外直肌（LR）、内直肌（MR）和上直肌（SR）的是 pulley 致密蓝染胶原环。下斜肌（IO）pulley 的主要部分位于该切片的稍前方，但可以看到一部分，是邻近肌腹及其神经纤维血管束（NFVB）的致密胶原块。由于死后制作的原因，视网膜是脱离的。LPS：提上睑肌；SO：上斜肌；SON：眶上神经；SOV：眶上静脉

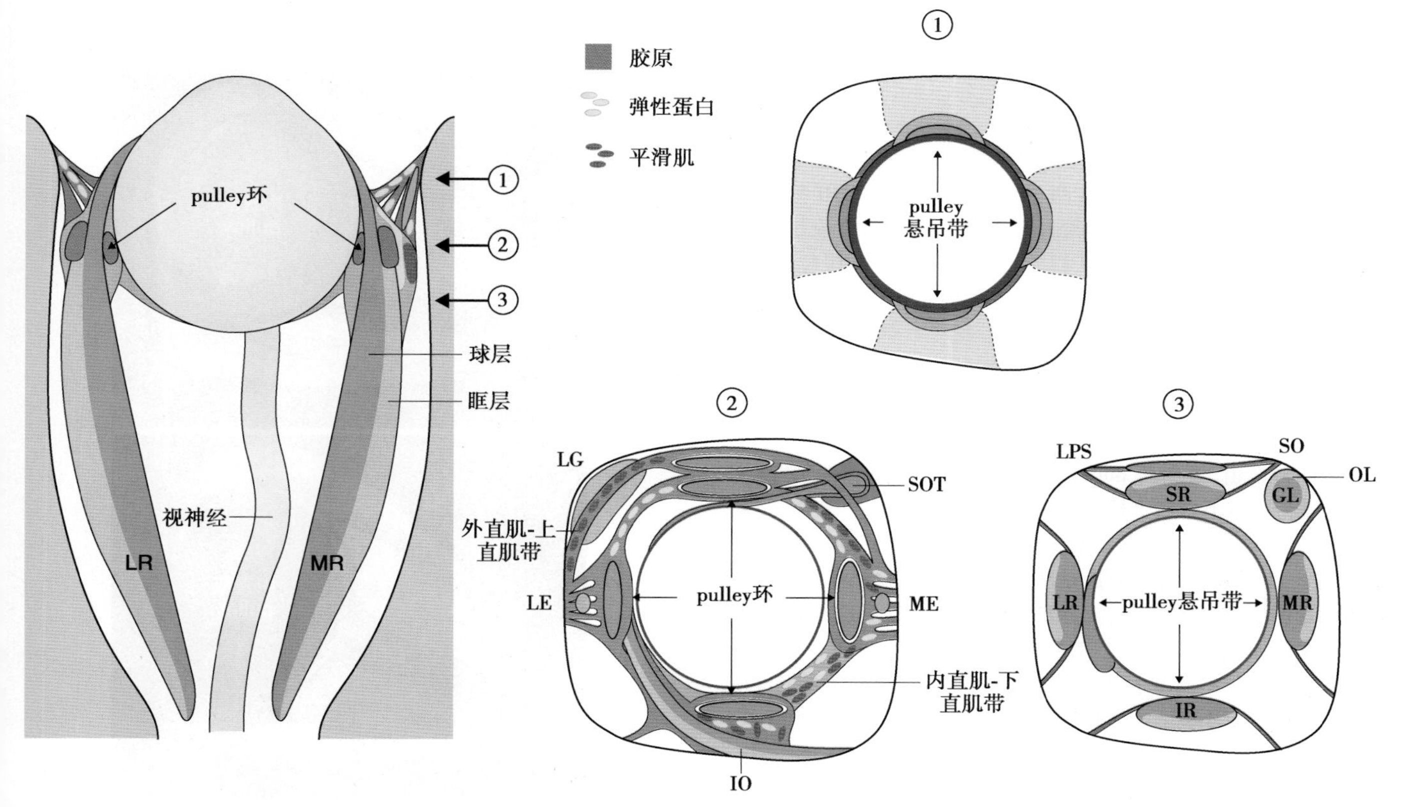

图 74.4　眼眶结缔组织示意图。从轴位图可以看出冠状位图有三个水平。功能性 pulley 位于右下角所示水平。组织成分的彩色编码示于右侧。GL：球层；IO：下斜肌；IR：下直肌；LG：泪腺；LE：外侧起止点，pulley 悬吊结构在眶壁的附着处；LPS：提上睑肌；LR：外直肌；ME：内侧起止点，pulley 悬吊结构在眶壁的附着处；MR：内直肌；SO：上斜肌；SOT：上斜肌腱；SR：上直肌

坚硬的上斜肌 pulley-滑车自古就为人所知，而上斜肌的眶层是通过上斜肌鞘附着在上直肌 pulley 的内侧面上[10]。由于上斜肌肌腱有独特的薄而宽阔，跨越包裹眼球的止端，即使 pulley 是固定不动的，上斜肌牵拉方向的变化也只有眼球转动的一半。

上述解剖关系可以在术中暴露时得以展示。手术钩钩住直肌后，可见白色的前 pulley 吊带。这些组织对限制眼外肌走行的作用很小。通常可以通过钝性分离将前 pulley 吊带向后推移，然后在亮白色的 pulley 悬吊物上，可以看到构成眼外肌眶层附着点的细纤维带（图 74.5）。这一附着点在 pulley 环的前方，而 pulley 环则被其上覆盖的白色 Tenon 囊组织所掩盖。将直肌肌腱转位后，例如，治疗外直肌麻痹时，转位后的眼外肌路径继续朝向原先的 pulley 结构（图 74.5）。将移位眼外肌后方肌腹的一点缝合固定于麻痹肌邻近的巩膜上，可以提高直肌移位的临床效果[13]。这样的操作将 pulley 结构进一步向移位方向推移[14]。

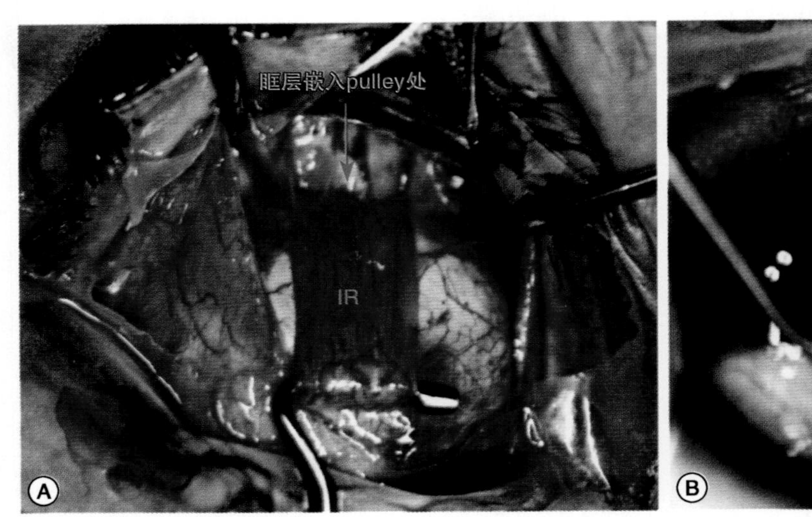

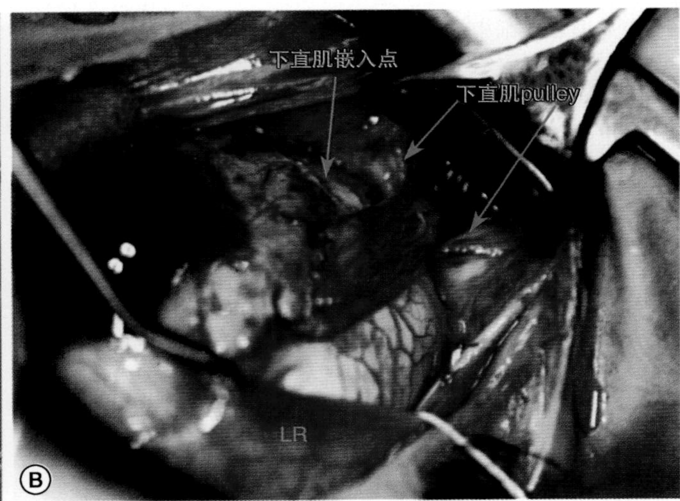

图 74.5　右眼下直肌（IR）区域的手术野，从患者上方看，使用角结膜缘切口。该患者外直肌（LR）麻痹；磁共振成像显示外直肌的深处肌腹明显萎缩。Ⓐ斜视钩钩住的下直肌，向后走行到下直肌 pulley 的闪亮白色组织，注意细小的结缔组织带标记了眶层的前部嵌入 pulley；Ⓑ下直肌肌腱已经从巩膜上分离下来，原附着点处留下一条白线。下直肌肌腱已经向颞侧移位至相邻的麻痹外直肌的附着点的下端。注意移位的下直肌朝向下直肌 pulley 原始位置的斜行路径，现在能更明显地看出是分离开的结构

pulley 的功能解剖

每条直肌的眶层嵌入其相应的 pulley，在眼外肌收缩时，pulley 向后移动（线性移动）。这可以在图 74.6 的轴向增强 MRI 扫描中看到。pulley 与附着点及巩膜协调运动，尽管组织学检查显示这些组织之间并不相连。冠状位 MRI 扫描显示，在第三注视眼位时，直肌走行中弯曲的前后位置有变化[15]。这种变化在所有 4 个直肌 pulley 上都得到证实。

下斜肌的 pulley 在眼球向上运动时向前移动，在眼球向下运动时向后移动。在平行于眼眶长轴的 MRI 准矢状面上，很容易通过观察斜肌走行的明显改变看出这种移位（图 74.7）。从图 74.7 中还可以明显看出，下斜肌 pulley 的移动量是下直肌附着点的一半[12]，这是为了对下斜肌牵拉方向进行最佳控制。

上直肌的 pulley 还拥有单独的力学连接带与其他 pulley 连接[10]。这一连接最突出的部分，是从上直肌/提上睑肌联合 pulley 的外侧缘延伸至外直肌 pulley 上缘的致密带状结构。这条带状结构充满致密胶原蛋白和弹性蛋白，将泪腺分隔出眼眶小叶。

尽管直肌和下斜肌的 pulley 可以沿肌肉走行移动，但是 pulley 的横向位置则稳定不变。由于眼外肌必须穿过 pulley 结构，而 pulley 环绕着眼外肌，因此可以通过眼外肌的走行推断 pulley 的位置。甚至可以通过眼外肌走行在侧方注视时由 pulley 产生弯曲的影像，来判断 pulley 的前后位置。在描述 pulley 位置时，必须定义参考坐标。表 74.1 是以眼球中心为原点的坐标系中，正常年轻人直肌 pulley 的位置。引人注目的是，正常直肌 pulley 坐标的 95%置信

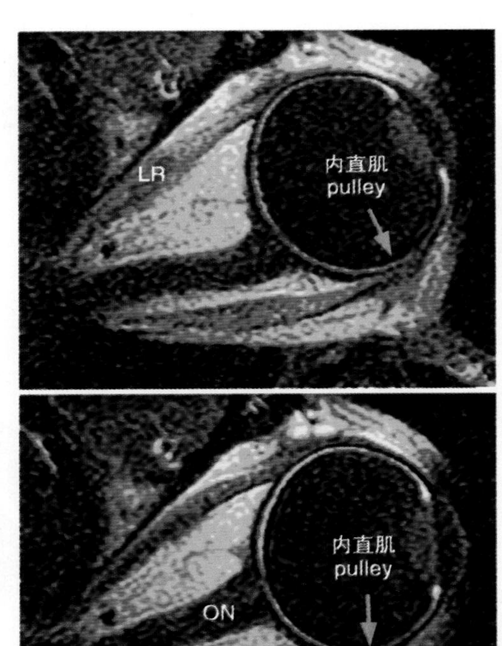

图 74.6　原在位和外转位右眼眶的钆双胺对比增强轴向磁共振图像扫描。注意，在外转时内直肌（MR）pulley 和内直肌附着点向前移动相同的量。LR：外直肌；ON：视神经

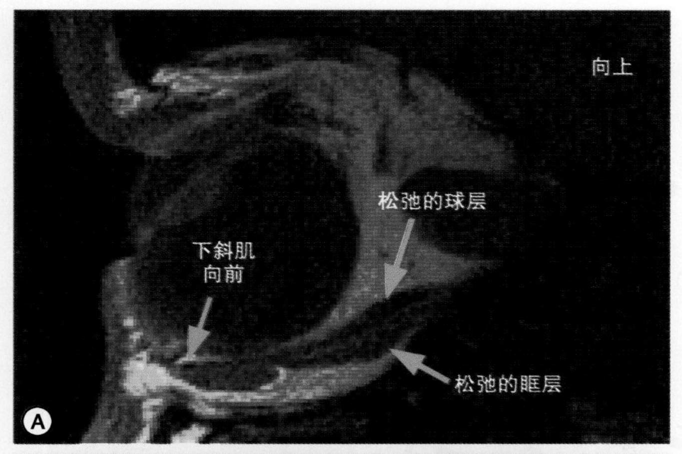

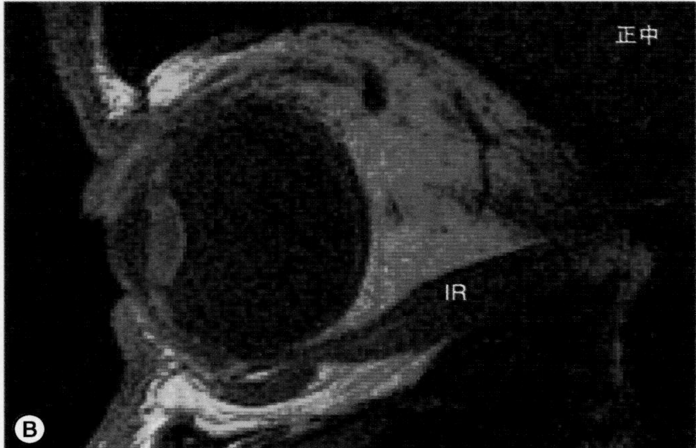

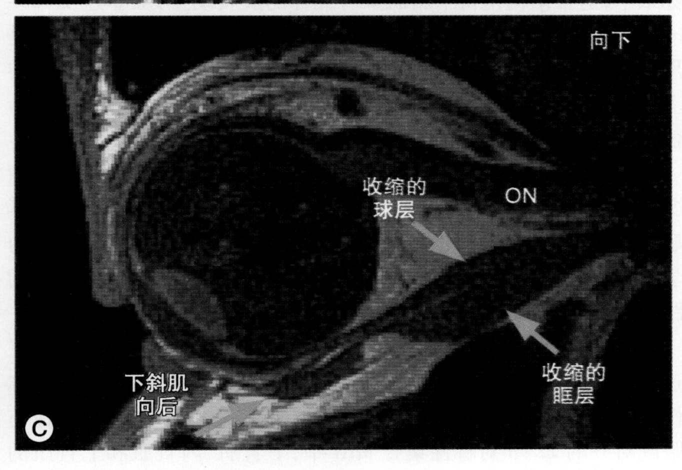

图 74.7　三种注视眼位的眼眶准矢状面(平行于眶轴)磁共振图像(2mm 厚度,T1 加权)。注意下直肌(IR)的眶层和球层被一层薄而透明的脂肪隔膜分割开。与巩膜附着点相连续的球层在下转时显示为中度的收缩性增厚。终止于下直肌 pulley(不能直接看到)的眶层在下转时显示出明显的收缩性增厚。下转时下斜肌向后方移位,但是只有晶状体和其他眼球结构位移的一半。ON:视神经

区间范围小于±0.6mm[16]。pulley 位置精准很重要,因为 pulley 是眼外肌功能性的力学起源,而且 pulley 靠近眼球中心。下面将述及的正常老化,会导致水平直肌 pulley 下移 1~2mm,而在眼松弛综合征中下移更明显[17]。垂直直肌 pulley 的位置在人的一生中变化很小[17]。

表 74.1　直肌 pulley 的位置

眼外肌	距离眼球中心的距离(mm)		
	侧方	上方	前方
内直肌	-14.2±0.2	-0.3±0.3	-3±2
外直肌	10.1±0.1	-0.3±0.2	-9±2
上直肌	-1.7±0.3	11.8±0.2	-7±2
下直肌	-4.3±0.2	-12.9±0.1	-6±2

11 名正常年轻人的直肌 Pulley 位置。对于侧方和上方位置,误差范围代表 95% 置信区间。对于前后位置,误差范围代表核磁共振图像平面厚度(2mm)。数据来自于 Clark RA, Miller JM, Demer JL. Location and stability of rectus muscle pulleys inferred from muscle paths[J]. Invest Ophthalmol Vis Sci, 1997, 38: 227-40. https://www.researchgate.net/publication/14199309_Location_and_stability_of_rectus_muscle_pulleys_Muscle_paths_as_a_function_of_gaze.

在眼球转动过程中,眼球本身会发生平移——线性移动[16]。例如,从 22°下转位转动到 22°上转位时,眼球向下方平移 0.8mm。在外转和内转时眼球同样会向鼻侧轻微移动。这些小的平移会影响眼外肌的牵拉方向,因为眼球中心仅位于直肌 pulley 前方 8mm 处。

在生理条件下,直肌 pulley 会产生小的横向位移[16]。从 22°下转位运动到 22°上转位时,内直肌 pulley 向上方移动 0.6mm。外直肌 pulley 由于有下直肌眶层附着其上,在这一转动中则向下方移动 1.5mm。下直肌 pulley 由于有下斜肌眶层附着其上,在上转运动时因下斜肌收缩而向内侧移位 1.1mm,但是在下转运动时随着下斜肌的松弛而向颞侧移位 1.3mm。上直肌 pulley 在内外侧方向相对稳定[16],但是在上转时由于受上直肌眶层向后的牵拉而向下方移动,下转时随上直肌眶层的松弛而向上方移动。与注视相关的直肌 pulley 的微小移动,在正常人眼中也是高度一致的。

pulley 的动力学[18]

直肌 pulley 是眼动力学——眼球旋转属性的基础。连续的旋转不是算数上的交换,眼的最终方向取决于旋转的顺序[19]。任意球体在水平方向和垂直方向的各种组合将产生无数个旋转位置[19]。然而,眼睛受到 Listing 法则(LL)的约束(当头直立和不动时)。这是一个经传统观察形成的学说,即眼睛在任何注视方向的旋转,只要达到了该注视方向,必然是从原来的位置沿着位于一个平面,即 Listing 平面内的某一个轴进行了一个单一旋转。Listing 法则也适用于眼球旋转轴正好移动眼球转动位置一半的情况[20]。例如,如果眼球上转 20°,那么垂直轴(沿该轴发生水平转动)应向后倾斜 10°,这就是所谓的"半角法则"。对大脑运动控制中枢而言,遵循半角法则就使眼球旋转的顺序似乎变得可以互换[21]。

直肌 pulley 的适宜位置使 Listing 法则要求的半角动力学得以实现。思考图 74.8A 中所示水平直肌,看三角的小角度这边,如果 pulley 位于眼球中心的远后方,而附着点位于眼球中心的前方,则眼外肌的牵拉方向向后倾斜了上转角度的一半。所有 4 条直肌均有相同表现[19]。由于推动眼球转动的每条眼外肌的旋转轴均遵循半角动力学,因此所有眼球转动均遵循 Listing 法则。

如果只需要第一眼位和第二眼位,那么直肌 pulley 可以严格固定。然而,第三眼位,如内上转,就需要直肌 pulley 在眼眶中沿着眼外肌走行主动前后移位,从而使以眼球中心为参照的相互关

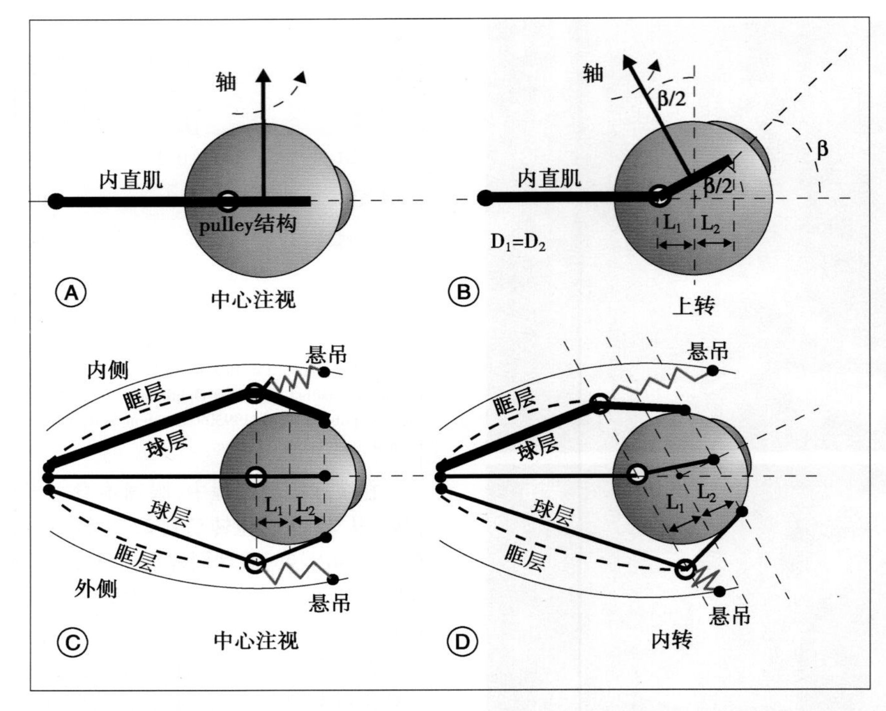

图 74.8　水平直肌 pulley 和旋转轴的关系。Ⓐ内直肌旋转轴垂直于 pulley 和巩膜附着点之间的节段，因此在中心注视（原在位）时是垂直的；Ⓑ上转 β 角时，从 pulley（环）到眼球中心的距离 L1 与从眼球中心到附着点的距离 L2 相等。这使得眼外肌的旋转轴向后倾斜大约 β/2 角，是符合 Listing 法则的半角规则的；Ⓒ轴位观显示了原在位的水平直肌 pulley（画圈者）；Ⓓ内转时，内直肌眶层收缩使 pulley 后移，同时外直肌眶层放松使 pulley 前移

系保持不变（图 74.8B 和 C）。这就是上述直肌 pulley 要前后协调运动的原因。主动 pulley 假说（APH）认为这些移动由每条眼外肌眶层的收缩活动引起，与 pulley 悬吊结构的弹力相抵抗[1,19]。

在协调控制下，直肌 pulley 在眼眶中前后移动的距离与巩膜附着点移动的距离相同。然而，眶层和球层需要不同的神经指令。球层的力学负荷主要来自松弛拮抗肌的黏度，该负荷与眼球转动的速度成正比，因此在持续偏心注视时程度较轻[1]。但是眶层的力学负荷由 pulley 悬吊结构的弹力形成。该弹力负荷与速度无关，而与注视角度成正比。相应的，人肌电图（EMG）显示，在眼球快速扫视运动期间，球层表现出高相位活动，而在偏心注视时变为仅有小的、持续性活动。眶层 EMG 在偏心注视时表现出持续的高活动性，但在眼球快速扫视运动期间没有相位活动。眶层和球层的不同力学负荷与相应的生物学特征相关。球层中运动神经和肌纤维的比率极低，在人眼直肌中平均约为 1∶1[1]，反映出眼球转动的高精度要求。在眶层中比率则较高，一个轴突在水平直肌平均对应 5 根肌纤维，在垂直直肌平均对应 2.5 根肌纤维，这反映了控制 pulley 精度的需求较低。

虽然直肌本身也可以按照 Listing 法则完成所有眼球运动，但是有一些眼球运动不遵循 Listing 法则。违背 Listing 法则的情况发生在前庭眼反射（VOR）[22]和集合运动[19]时，也包括斜肌的运动。

就下斜肌本身而言，它也遵循半角动力学。如前所述，由于下斜肌眶层嵌在下直肌和外直肌 pulley 上，下斜肌 pulley 的移位量是眼球垂直运动量的一半[12]。原在位时，眶层的这两个嵌入限制了远端的下斜肌与下直肌和外直肌处于同一平面，使下斜肌的旋转轴垂直于原在位的注视线，并垂直于直肌的旋转轴。在 Listing 坐标系中，这种结构使得下斜肌只有纯粹的旋转动作，除非违反 Listing 法则，否则下斜肌什么运动都做不了（在其他坐标系中，特别是用于临床检查的坐标系中，下斜肌也可以做出常见的上转及外转动作）。当斜向注视，从内上转位变为外下转位时，下斜肌 pulley 前后移动的幅度是下直肌 pulley 的一半[12]。

在滑车处有固定 pulley 的上斜肌，确实是一个非常特殊的情况。从狭窄的滑车中穿出后，上斜肌宽而薄的巩膜附着点借助其扇形的优势可以防止侧滑。上斜肌的运动近似于遵循半角动力学，因为从滑车到眼球中心的距离约等于从眼球中心到附着点的距离，所以上斜肌旋转轴移动量是水平转动量的一半[19]。

除了集合，立体视觉也需要眼球有旋转运动，例如集合时存在违背 Listing 法则的外旋[19]。在注视目标与一只眼对齐的非对称性集合中，双眼均发生外旋，与眼的位置无关[23]。在注视目标与眼眶对齐的 22°非对称性集合 MRI 中，下直肌、内直肌和上直肌的走行分析表明，他们的 pulley 结构在冠状面出现了 0.3~0.4mm 的外旋移位[23]。由此可见，在集合时，直肌 pulley 群在冠状面上作出与眼球旋转协调一致的旋转，在不改变半角动力学基础的前提下，改变了所有直肌的牵拉方向。这些 pulley 的旋转通过斜肌来实现。集合时的 MRI 显示，下斜肌收缩使外直肌和下直肌 pulley 发生外旋转[23]。外直肌 pulley 的下移通过与上直肌之间的致密结缔组织带，就与上直肌 pulley 外侧产生了联动移位[10]。上斜肌的眶层嵌于滑车后方的上斜肌鞘上，肌腱和腱鞘均通过硬滑车发挥作用。在滑车的前方，上斜肌肌鞘附着于上直肌 pulley 的鼻侧缘。集合过程中，上斜肌眶层的松弛与猴滑车神经核电生理记录相一致。内下球周平滑肌对集合时直肌 pulley 出现的外旋可能也发挥了作用。

生理性眼球反向旋转反应(OCR)是一种旋转性前庭眼反射(VOR),是内耳感知头位相对地心引力发生方位变化后作出的反应。由于 OCR 改变旋转方向并不受水平或垂直眼位的影响,因此是违背 Listing 法则的。左侧卧位的右眼 MRI 显示,直肌 pulley 群旋转位置的变化与 OCR 方向一致,且与上斜肌的收缩和下斜肌的松弛相关[22]。

如此说来,6 条眼外肌都有使作用方向按照眼转动半角改变的 pulley 结构。这种"半角"行为使眼的旋转顺序能够进行有效交换。在头部直立和静止时,对于注视引导的眼球运动,半角行为可以按照 Listing 法则旋转眼球。在特殊情况下,违背 Listing 法则的旋转是有利的:集合时,旋转有利于立体视觉;在前庭眼反射中,旋转有助于视网膜图像在头部运动时保持稳定。为配合眼球旋转而发生的直肌 pulley 的重新配置,即使在偏离 listing 法则的情况下,也能保持交换眼球动力学所要求的半角行为。

眼外肌的横向分区

矛盾的是,pulley 强大的动力学行为,似乎禁止明显违背 Listing 法则的动作:前庭眼反射速度轴的变化量是眼位变化量的 1/4,而不是 Listing 法则规定的二分之一[24];而控制旋转垂直肌的运动神经元也不会发出这种违背法则的指令[25]。既然这些违背 Listing 法则产生的旋转并不需要旋转垂直肌参与,水平直肌一定以某种方式产生了眼球旋转。对这种现象的深入研究,推动了对多数眼外肌的普遍特征——横向分区的发现[26,27]。

分区的解剖

每条直肌中都含有丰富的纤维就提示了[28],单条眼外肌可以使用特定的纤维群执行多种功能。支配水平直肌的运动神经分成两支进入大致相等分隔的肌内区域形成树状末梢(图 74.9)[27]。

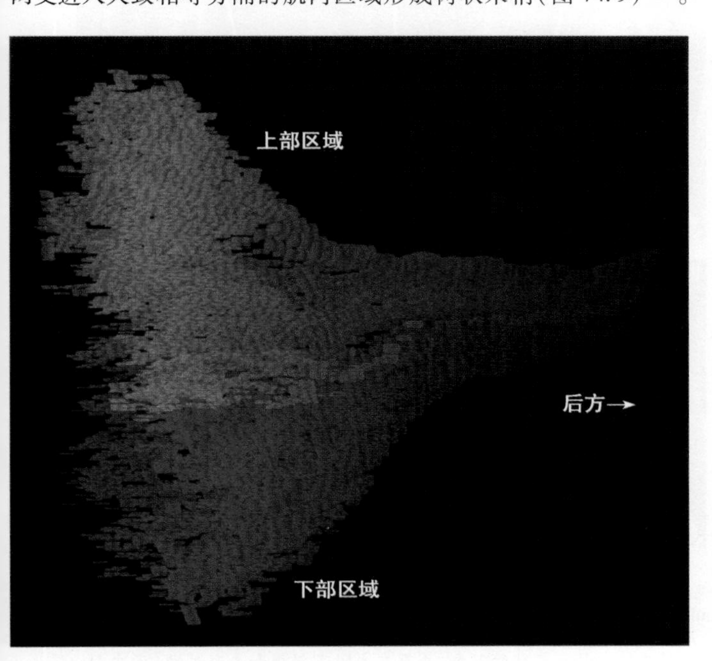

图 74.9　人眼外直肌肌内展神经重建,显示支配眼外肌相应区域肌纤维的神经,上部与下部区域互不重叠

在几种先天性脑神经支配异常疾病中,存在明显的外直肌纵向劈裂表现[29-31]。

展神经常分出两个或多个枝干[32,33],有时在海绵窦处广泛散开[32]。内直肌的运动神经也分为两支进入上下区域[27]。下斜肌的支配也以分区方式由各自的运动神经干支配[34]。下直肌在肌肉全长均有单独一条外侧神经干与另一条神经干的树状末梢相互重叠[27]。但是上直肌缺乏这种选择性的分区神经支配[27]。

上斜肌由滑车神经的两个分支分别支配互不重叠的内侧和外侧两部分[34,35]。上斜肌的肌腱附着点很宽,其纤维在穿过滑车时卷成圆柱形,在滑车之后再展开,并在此处与肌纤维相连续[34,35]。上斜肌内侧部分与主要附着于赤道部巩膜的肌腱纤维相连续,因而最大的力学优势是产生内旋。上斜肌外侧区域与主要附着于后部巩膜的肌腱纤维相连续,其力学优势是产生下转。

分区的生物力学

眼外肌和肌腱由平行的纤维束组成,纤维束间有稀疏的横向连接。任意纤维束中的张力传递,90%以上与相邻纤维无关[36],这已通过肌肉边缘切开或截腱术得到证实[37]。这个基于眼外肌手术经验,包括部分直肌[38]和上斜肌肌腱手术的观点[39],支持并暗示了眼外肌纤维束可以独立传递张力,只服从于对等的神经指令。

斜视医生已经认识到,直肌附着点的横向移位可以产生旋转[40,41]。使用 Orbit 1.8 模型进行的计算机模拟提示,这种移位可以使外直肌 13%~15%的力量转变为垂直作用,16%~22%转变为旋转[42]。因此,分割区域可以产生 VOR 中所需要的违背 Listing 法则的旋转。

分区的功能解剖

在结构界限分明的例子中,下部区域与整个外直肌横断面尺寸的比例基本相近[43],与尸体解剖神经组织学示踪显示的比例一致,在 0.4~0.6 之间[27]。

收缩时,眼外肌总体积[44]和最大横截面增加,且最大横截面后移[43],通常后移约 2mm[45]。最佳收缩指数在后部体积(PPV)发生改变[45],这与水平直肌的单向运动密切相关[45],与最大横截面也几乎同等相关[45]。MRI 研究把这些眼外肌分为上下两半,认为其可以代表眼外肌的分区。外直肌和内直肌的下半区域略大于上半区域。在集合和共轭内转时,外直肌的上、下半区域和内直肌的下半区域的收缩力是相似的。然而内直肌上半区域在内转时的收缩力比集合时大得多。

在正常受试者向一侧倾斜产生眼球反向旋转时,MRI 显示出外直肌下部区域而非上部区域 PPV 收缩性的改变,以及内直肌上部区域而非下部区域的边缘收缩变化。推测这些不同的区域性变化对旋转发挥作用[26]。PPV 的这种不同的区域性改变未出现在垂直直肌中[26]。在垂直转动时,内直肌上部区域的最大横截面积和 PPV 存在收缩性的变化,而内直肌下部区域或外直肌各区域没有变化[46]。如此看来,内直肌不同的区域收缩性可能会助力垂直转动。

垂直融合性聚散（VFV）

通过在正常受试者单眼前放置 2^{Δ} 底向上三棱镜诱导的垂直融合性聚散（VFV）中，外直肌显示出不同的区域性收缩，伴随上斜肌各区域不同的复杂收缩模式[47]。在 VFV 中外直肌的不同收缩行为提示通常用于代偿垂直隐斜的眼外肌机制是高度复杂的，推测这是调节眼的水平和旋转方向所必需的。

分区的脑干控制

眼外肌不同区域的行为需要由特定运动神经元池来控制。在动眼神经核中内直肌运动神经元的 A 组和 B 组被垂直直肌和下斜肌运动神经元远远分隔开[48]。双眼转动和聚散的信号在内直肌和外直肌运动神经元中均可观察到[49]。展神经核有垂直旋转前运动信号输入，包括来自眼垂直运动通路的前庭输入信号[50]。神经解剖学研究已经提示，猴外直肌 2 个区域的运动神经元池呈分隔开的图形区域[51]。

分区的眼外肌病理学

没有神经支配的人眼外肌表现为横截面积及体积的萎缩，并失去收缩性增厚[52]。大约 30% 展神经麻痹的病例，显示外直肌上部区域较下部区域萎缩明显（图 74.10），常伴有同侧眼下斜视，提示下部区域的功能得到了保留[53]。许多患有展神经麻痹的患者具有选择性的外直肌上部区域无力[53]。而很多单条外直肌麻痹的病例显示有上斜视。该上斜视在外展时加重，提示与残存外直肌收缩力有关[54]。

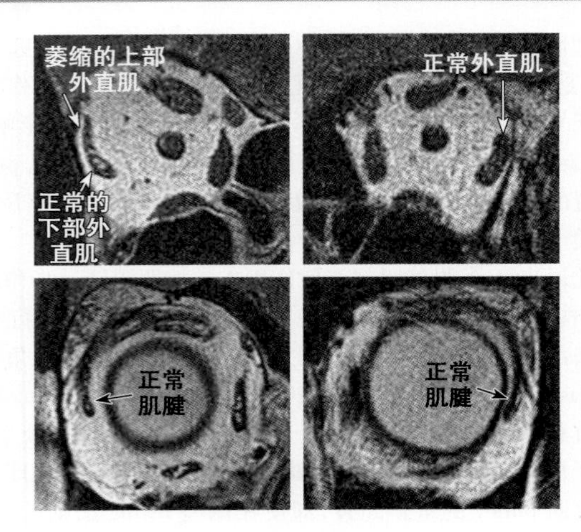

图 74.10　准冠状位磁共振成像（MRI）显示右侧外直肌（LR）上半区域麻痹导致同侧外直肌上半部区域的选择性萎缩

pulley 的病理解剖学

三种类型的 pulley 病变可以导致斜视：异位、不稳定和受限。异位可能是先天性的或后天性的。

先天性 pulley 异位

许多先天性非共同性旋转垂直斜视的病例，都与一条或多条直肌 pulley 异位，比正常位置偏离多于 2 个标准差有关。每个患者

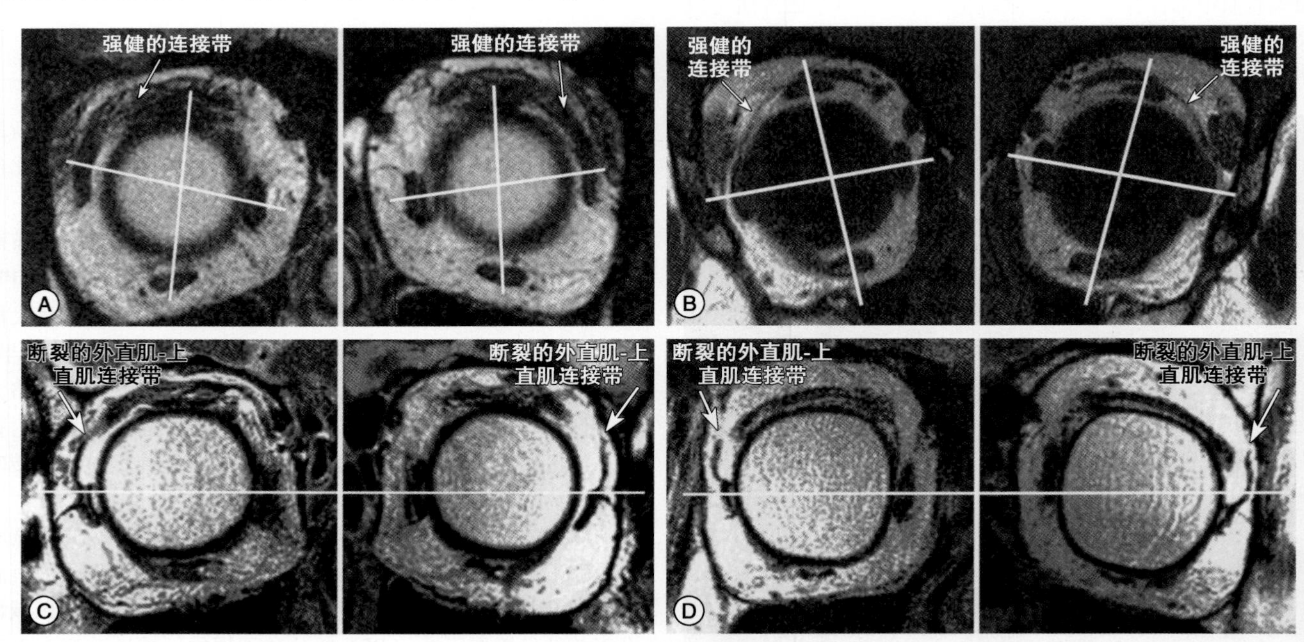

图 74.11　pulley 异位引起斜视的冠状面 MRI[63]。Ⓐ与先天性 A 型斜视和内转时眼位过低相关的典型模式，外直肌 pulley 位置高于内直肌 pulley；Ⓑ与 V 型斜视和内转时眼位过高相关的典型模式，内直肌（MR）pulley 位置高于外直肌（LR）pulley；Ⓒ由于双侧外直肌-上直肌连接韧带断裂，使外直肌对称性下移而引起外直肌 pulley 对称性下垂的典型模式，并存在年龄相关性远距离内斜视；Ⓓ典型模式显示由于双侧外直肌-上直肌连接韧带断裂，导致左眼比右眼外直肌存在更大的不对称下移，形成外直肌 pulley 不对称下垂，并存在左眼下斜视和左眼外旋（源自 Demer，JL. The Apt lecture：Connective tissues reflect different mechanisms of strabismus over the life span[J]. J AAPOS，2014，18：309-315. https://www.ncbi. 53yu. com/pmc/articles/PMC4150089/. DOI：10. 1016/j. jaapos. 2014. 01. 019）

非共同性斜视的类型，均与基于 pulley 位置进行计算机模拟预测的类型一致，表明 pulley 异位引起了斜视[55]。这些病例多数表现为 A 或 V 型斜视。例如，在 V 型斜视中，向下方注视比向上方注视时内斜视增大而外斜视减小，伴随内转时过度上转和过度抑制(图 74.11B)。虽然这种眼运动形式曾被认为是表面上的“下斜肌亢进”和“上斜肌力弱”，但是 pulley 的位置可以完全解释这种现象，并不需要有斜肌的异常收缩行为。反之，在 A 型斜视中，向上注视比向下注视时内斜视增大而外斜视减小，通常有 1 条或 2 条外直肌 pulley 的位置比内直肌 pulley 位置高(图 74.11A)。虽然这种眼运动形式曾被描述为表面上的“下斜肌力弱”和“上斜肌亢进”，但是 pulley 的位置可以完全解释这种现象，并不需要有斜肌的异常收缩行为。前述的影像发现提示，临床疾病分类学应进行修订以避免所谓斜肌存在收缩功能障碍的错误暗示。这也可以通过对眼外肌功能 MRI 的观察予以直接排除。例如，MRI 显示下斜肌的尺寸与收缩性之间没有相关性，与上斜肌麻痹时眼内转时不同的眼位高度也没有相关性。有证据表明，眼的旋转性斜视不会引起 pulley 异位：(1)通常只有 1 个或 2 个 pulley 出现异位；(2)眼球旋转在数量上不足以导致 pulley 异位；(3)因上斜肌麻痹而有相似的眼球旋转的患者没有 pulley 异位。显著的 pulley 异位与轴性高度近视、“重眼综合征”的内斜视和下斜视有关[56]。

获得性 pulley 异位

这可能是简单的老化的结果。正常老年人的水平直肌 pulley 对称性下垂，可能导致常见的上转范围下降[17]。组织学检查显示，儿童 pulley 组织中的致密结缔组织在老年人中减少，下斜肌眶层与结缔组织间的连接尤其呈现出年龄相关性变性[10]。

获得性 pulley 异位的大多数情况是由于眼松弛综合征(SES)。患有眼松弛综合征的患者通常表现出附属器的松弛，包括上睑下垂、重睑线消失和下睑松垂[17]。许多患者有眼睑整形术、眉毛抬高术或面部提拉手术史。这些变化与组织学显示的结缔组织变性一致[10,57]。SES 患者的 MRI 的发现是一成不变的。在眼正位的老年对照组中，外直肌 pulley 比年轻成人下垂 2mm 多，在 SES 中，外直肌 pulley 下垂超过 6mm。在年龄相关性远距离内斜视患者中，外直肌下垂是对称的(图 74.11C)，但在旋转垂直性斜视患者中，低位眼外直肌下垂量超过另一眼 1mm 多(图 74.11D)。SES 中外直肌-上直肌连接带的退化经常导致正常直立位的外直肌上部向颞侧倾斜。在 SES 中也常常有其他直肌 pulley 的移位。SES 的眼外肌也常常被拉长。例如外直肌比正常的 30~35mm 被拉长约 50%！这可能就是年龄相关性远距离内斜视在进行内直肌后徙术时需要增加手术量的原因[58]。

pulley 的不稳定性

pulley 可能变得不稳定且随注视而发生明显移位，从而改变眼外肌的作用，有时仅在一个注视位置出现。外直肌 pulley 在内转时向下移位可以是获得性的，且可以拟似在内转时出现的限制性下斜视，传统上归为上斜肌腱鞘病变(Brown 综合征)，或 X 型外斜视[59]。集合时直肌 pulley 群组生理性外旋行为过度，可产生明显的 Y 或 T 型外斜视，即一种仅在向上注视时出现的外斜视。pulley 的不稳定性只能通过多个注视方位的眼眶影像来诊断。最常见的不稳定是在上转或内转时外直肌向下移位[60]，后者产生限制性下斜视，临床上表现与上斜肌腱鞘 Brown 综合征相同[60]。上直肌颞侧移位偶尔与外直肌向下移位有关。

pulley 受限

pulley 位置异常靠前或者在眼外肌收缩时 pulley 不能向后移位，均可导致 pulley 与巩膜附着点相抵触而阻碍眼球转动。在后固定缝合术后也可能会出现这种情况，眼球的被动牵拉转动受到限制。由于下眼眶[61]或眼睑手术瘢痕阻碍下直肌 pulley 后移，可造成非共同性的、限制性上斜视[62]。

（文静 译　李晓清 校）

参考文献

1. Demer JL. Extraocular muscles. In: Duane's Clinical Ophthalmology [Internet]. Hagerstown, MD: Lipincott, 2009: 1–30.
2. Demer JL. Anatomy of strabismus. In: Taylor D, Hoyt C, editors. Pediatric Ophthalmology and Strabismus. 3rd ed. London: Elsevier, 2005: 849–61.
3. Demer JL. Compartmentalization of extraocular muscle function. Eye (Lond) 2015; 29: 157–62.
4. Oh SY, Poukens V, Demer JL. Quantitative analysis of rectus extraocular muscle layers in monkey and humans. Invest Ophthalmol Vis Sci 2001; 42: 10–16.
5. Lim KH, Poukens V, Demer JL. Fascicular specialization in human and monkey rectus muscles: evidence for anatomic independence of global and orbital layers. Invest Ophthalmol Vis Sci 2007; 48: 3089–97.
6. Porter JD, Baker RS. Muscles of a different 'color': The unusual properties of the extraocular muscles may predispose or protect them in neurogenic and myogenic disease. Neurology 1996; 46: 30–7.
7. Oh SY, Poukens V, Cohen MS, Demer JL. Structure-function correlation of laminar vascularity in human rectus extraocular muscles. Invest Ophthalmol Vis Sci 2001; 42: 17–22.
8. Lienbacher K, Mustari M, Ying HS, et al. Do palisade endings in extraocular muscles arise from neurons in the motor nuclei? Inv Ophthalmol Vis Sci. 2011; 52: 2510–19.
9. Porter JD, Poukens V, Baker RS, Demer JL. Structure-function correlations in the human medial rectus extraocular muscle pulleys. Invest Ophthalmol Vis Sci 1996; 37: 468–72.
10. Kono R, Poukens V, Demer JL. Quantitative analysis of the structure of the human extraocular muscle pulley system. Invest Ophthalmol Vis Sci 2002; 43: 2923–32.
11. Miller JM, Demer JL, Poukens V, et al. Extraocular connective tissue architecture. J Vis 2003; 3: 240–51.
12. Demer JL, Oh SY, Clark RA, Poukens V. Evidence for a pulley of the inferior oblique muscle. Invest Ophthalmol Vis Sci 2003; 44: 3856–65.
13. Miller JM, Demer JL, Rosenbaum AL. Effect of transposition surgery on rectus muscle paths by magnetic resonance imaging. Ophthalmology 1993; 100: 475–87.
14. Clark RA, Demer JL. Rectus extraocular muscle pulley displacement after surgical transposition and posterior fixation for treatment of paralytic strabismus. Am J Ophthalmol 2002; 133: 119–28.
15. Kono R, Clark RA, Demer JL. Active pulleys: Magnetic resonance imaging of rectus muscle paths in tertiary gazes. Invest Ophthalmol Vis Sci 2002; 43: 2179–88.
16. Clark RA, Miller JM, Demer JL. Location and stability of rectus muscle pulleys inferred from muscle paths. Invest Ophthalmol Vis Sci 1997; 38: 227–40.
17. Chaudhuri Z, Demer JL. Sagging eye syndrome: Connective tissue involution as a cause of horizontal and vertical strabismus in older patients. JAMA Ophthalmol 2013; 131: 619–25.
18. Demer JL. Pivotal role of orbital connective tissues in binocular alignment and strabismus. The Friedenwald lecture. Invest Ophthalmol Vis Sci 2004; 45: 729–38.
19. Demer JL. Mechanics of the orbita. Dev Ophthalmol 2007; 40: 132–57.
20. Tweed D, Cadera W, Vilis T. Computing three-dimensional eye position quaternions and eye velocity from search coil signals. Vision Res 1990; 30: 97–110.

21. Quaia C, Optican LM. Commutative saccadic generator is sufficient to control a 3-D ocular plant with pulleys. J Neurophysiol 1998; 79: 3197–215.
22. Demer JL, Clark RA. Magnetic resonance imaging of human extraocular muscles during static ocular counter-rolling. J Neurophysiol 2005; 94: 3292–302.
23. Demer JL, Kono R, Wright W. Magnetic resonance imaging of human extraocular muscles in convergence. J Neurophysiol 2003; 89: 2072–85.
24. Crane BT, Tian J, Demer JL. Kinematics of vertical saccades during the yaw vestibulo-ocular reflex in humans. Invest Ophthalmol Vis Sci 2005; 46: 2800–9.
25. Ghasia FF, Angelaki DE. Do motoneurons encode the noncommutativity of ocular rotations? Neuron 2005; 47: 281–93.
26. Clark RA, Demer JL. Differential lateral rectus compartmental contraction during ocular counter-rolling. Inv Ophthalmol Vis Sci. 2012; 53: 2887–96.
27. da Silva Costa RM, Kung J, Poukens V, et al. Intramuscular innervation of primate extraocular muscles: Unique compartmentalization in horizontal recti. Inv Ophtalmol Vis Sci 2011; 52: 2830–6.
28. Goldberg SJ, Meredith MA, Shall MS. Extraocular motor unit and whole-muscle responses in the lateral rectus muscle of the squirrel monkey. J Neurosci 1998; 18: 10629–39.
29. Demer JL, Clark RA, Engle EC. Magnetic resonance imaging evidence for widespread orbital dysinnervation in congenital fibrosis of extraocular muscles due to mutations in KIF21A. Invest Ophthalmol Vis Sci 2005; 46: 530–9.
30. Okanobu H, Kono R, Ohtsuki H, Miyake K. Magnetic resonance imaging findings in Duane's retraction syndrome type III. Rinsho Ganka (Jpn Clin Ophthalmol) 2008; 62: 65–9.
31. Okanobu H, Kono R, Miyake K, Ohtsuki H. Splitting of the extraocular horizontal rectus muscle in congenital cranial dysinnervation disorders. Am J Ophthalmol 2009; 147: 550–6.
32. Zhang Y, Yu H, Shen B-Y, et al. Microsurgical anatomy of the abducens nerve. Surg Radiol Anat 2012; 34: 3–14.
33. Ozeren MF, Sam B, Akdemir I, et al. Duplication of the abducens nerve at the petroclival region: An anatomic study. Neurosurgery 2003; 52: 645–51.
34. Le A, Poukens V, Demer JL. Compartmental innervation scheme for the mammalian superior oblique (SO) and inferior oblique (IO) muscles. Soc Neurosci Abstr. 2014; 62.22.
35. Le A, Poukens V, Demer JL. Evidence for compartmental innervation of the mammalian superior oblique (SO) muscle by the trochlear nerve. Invest Ophthalmol Vis Sci 2014; 55: 2559.
36. Shin A, Yoo L, Chaudhuri Z, Demer JL. Independent passive mechanical behavior of bovine extraocular muscle compartments. Inv Ophtalmol Vis Sci 2012; 53: 8414–23.
37. Shin A, Yoo L, Demer JL. Biomechanics of superior oblique Z-tenotomy. J AAPOS 2013; 17: 612–17.
38. van der Meulen-Schot HM, van der Meulen SB, Simonsz HJ. Caudal or cranial partial tenotomy of the horizontal rectus muscles in A and V pattern strabismus. Br J Ophthalmol 2008; 92: 245–51.
39. Vempali VMR, Lee JP. Results of superior oblique posterior tenotomy. J AAPOS 1998; 2: 147–50.
40. Kono R, Ohtsuki H, Okanobu H, Kingugasa K. Displacement of rectus muscle pulleys by torsional muscle surgery for treatment of full macular translocation-induced incyclotropia. Am J Ophthalmol 2005; 140: 144–6.
41. Iwata EA, Sato M, Ukai K, Terasaki H. Magnetic resonance imaging of the extraocular muscle path before and after strabismus surgery for a large degree of cyclotorsion induced by macular translocation surgery. Jap J Ophthalmol. 2008; 53: 131–7.
42. Miller JM, Pavlovski DS. Shaemeva I. Orbit 1.8 Gaze Mechanics Simulation. San Francisco: Eidactics, 1999.
43. Demer JL, Clark RA. Differential compartmental function of medial rectus muscle during converged and conjugate ocular adduction. J Neurophysiol 2014; 112: 845–55.
44. Yoo L, Clark RA, Shin A, Demer JL. High Poisson ratio (PR) of contracting human superior rectus (SR) muscle indicates reverse compressibility. Soc Neurosci Abstr. 2014; 62.15.
45. Clark RA, Demer JL. Functional morphometry of horizontal rectus extraocular muscles during ocular duction. Inv Ophthalmol Vis Sci. 2012; 53: 7375–9.
46. Clark RA, Demer JL. Functional morphometry demonstrates extraocular muscle compartmental contraction during vertical gaze changes. J Neurophysiol 2016; 115: 370–8.
47. Demer JL, Clark RA. Magnetic resonance imaging demonstrates compartmental muscle mechanisms of human vertical fusional vergence. J Neurophysiol 2015; 113: 2150–63.
48. Buttner-Ennever JA, Akert K. Medial rectus subgroups of the oculomotor nucleus and their abducens internuclear input in the monkey. J Comp Neurol 1981; 197: 17–27.
49. Keller EL, Robinson DA. Abducens unit behavior in the monkey during vergence movements. Vision Res 1972; 12: 369–82.
50. Ugolini G, Klam F, Dans MD, et al. Horizontal eye movement networks in primates as revealed by retrograde transneuronal transfer of rabies virus: Differences in monosynaptic input to "slow" and "fast" abducens motoneurons. J Comp Neurol 2006; 498: 762–85.
51. Demer JL, Mittelman-Smith M, Micevych P, et al. Do topographically distinct abducens motor neuron pools innervate the superior and inferior compartments of the lateral rectus muscle? Soc Neurosci Abstr. 2013; 363.09.
52. Demer JL. A 12-year, prospective study of extraocular muscle imaging in complex strabismus. J AAPOS 2003; 6: 337–47.
53. Clark RA, Demer JL. Lateral rectus superior compartment palsy. Am J Ophthalmol 2014; 15: 479–87.
54. Pihlblad M, Demer JL. Hypertropia in unilateral, isolated abducens palsy. J AAPOS 2014; 18: 235–40.
55. Clark RA, Miller JM, Rosenbaum AL, Demer JL. Heterotopic muscle pulleys or oblique muscle dysfunction? J AAPOS 1998; 2: 17–25.
56. Yamaguchi M, Yokoyama T, Shiraki K. Surgical procedure for correcting globe dislocation in highly myopic strabismus. Am J Ophthalmol 2010; 149: 341–6.
57. Rutar T, Demer JL. "Heavy eye syndrome" in the absence of high myopia: A connective tissue degeneration in elderly strabismic patients. J AAPOS 2009; 13: 36–44.
58. Chaudhuri Z, Demer JL. Medial rectus recession is as effective as lateral rectus resection in divergence paralysis esotropia. Arch Ophthalmol 2012; 130: 1280–4.
59. Oh SY, Clark RA, Velez F, et al. Incomitant strabismus associated with instability of rectus pulleys. Invest Ophthalmol Vis Sci 2002; 43: 2169–78
60. Bhola R, Rosenbaum AL, Ortube MC, Demer JL. High-resolution magnetic resonance imaging demonstrates varied anatomic abnormalities in Brown syndrome. J AAPOS 2004; 9: 438–48.
61. Piruzian A, Goldberg RA, Demer JL. Inferior rectus pulley hindrance: Orbital imaging mechanism of restrictive hypertropia following lower lid surgery. J AAPOS 2004; 8: 338–44.
62. Shin SY, Demer JL. Location and gaze-dependent shift of inferior oblique muscle position: Anatomical contributors to hypertropia following lower lid blepharoplasty? Invest Ophthalmol Vis Sci 2015; 56: 2408–15.

第75章

视轴矫正评估

Darren T Oystreck

章节目录

引言

“我视物成双影”，“我有时视物重影”，“图像重叠”，“图像倾斜”，“图像晃动”，“我变成对眼了”，“我的眼睛感觉很累”，“我的脖子酸疼”，“我的双眼无法一起看东西！”

双眼视觉障碍、眼位和眼球运动异常可引起多种主观症状，将这些症状进行归类整理即属于视轴矫正评估的范畴。

本章的目标是：

- 阐述视轴矫正评估和视轴矫正状态的概念；
- 概述进行视轴矫正评估的适应证；
- 概述基本视轴矫正评估的方法；
- 强调设计患者个性化视轴矫正评估时需要考虑的重要因素。

描述斜视通常需要有专业技术，可以向临床医生传递患者的双眼视觉状态。本章涵盖了奠定基本视轴矫正评估的一些原理。

本章不涉及“如何去评估”。目前已有数量众多的优质资料阐述这些检查并且指导如何去进行[1-4]。本章也不涉及双眼视觉和相关皮质通路的神经生理学。读者可以直接从其他优质资源中获取上述内容[3,5]。在本章中默认读者熟悉斜视专业术语（如显斜、隐斜、共同性、非共同性等），并对双眼视和弱视有基本理解。

定义视轴矫正评估和视轴矫正状态的概念

对于双眼视觉障碍进行视轴矫正的典型模式包括通过标准的视轴矫正评估得到临床数据，并通过解读这些结果确定患者的视轴矫正状态，利用这些信息制订最佳处理方案。

视轴矫正评估

视轴矫正评估包括三个基本组成部分（图75.1）：

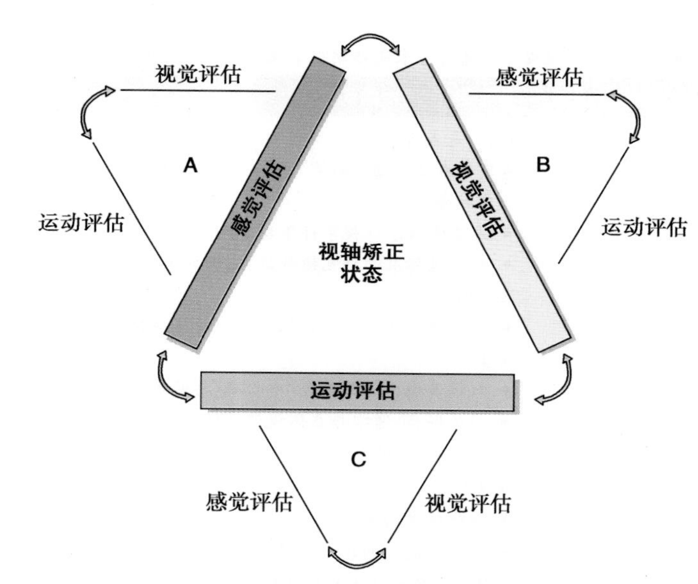

图75.1 视轴矫正评估的核心组成部分。视轴矫正评估以三角形（或三棱镜！）来表示。每一边都代表一个核心成分。确定患者的视轴矫正状态需要这个完整三角形每一边的信息。三角形三边对称（即彩色边的内三角形）表示评估需要所有成分的全面评价。但是其具体规模可以根据临床需要而变化：A. 着重于感觉评估的视轴矫正检查；B. 着重于视力评估，例如弱视随访门诊；C. 着重于运动评估

- 运动评估；
- 感觉评估；
- 视觉评估。

“运动评估”和“感觉评估”这两个术语过去已被使用[1]。“视觉评估”作为一个独立的部分添加进来。每部分都有自己的主题。

视觉评估

病史中记录主观视觉清晰度，在单眼和双眼条件下测量记录中心视敏度。

除了眼球与视觉通路的完整性，视觉还受到感觉和运动系统的影响。例如，患者使用调节-集合功能来帮助控制外斜视，从而导致双眼远视力模糊。反之，视觉可以影响运动和感觉评估。视力下降会减弱这些系统的效力，导致视轴矫正状态变差。

准确进行视觉评估可以：

- 确定选择合适的运动和感觉检查项目以及判断结果的可靠性；单眼或双眼视力差会降低斜视度测量的准确性，并对感觉检查产生不利影响；
- 存在可导致弱视的因素时，评估其意义；
- 明确治疗效果，比如矫正屈光不正或弱视治疗的效果；
- 评估感觉适应时，辨别是视觉抑制还是弱视。

感觉评估

感觉评估代表大脑对来自两眼信息的处理。它是患者的主观感觉和判断。通常是视轴矫正评估中最难理解的部分，其重要结论可能会被忽视。感觉评估有三个主要组成部分：融合、双眼复视和感觉适应（表 75.1）。

表 75.1　感觉评估——主题内容评估

目的：

- 明确大脑如何利用来自两眼的信息
- 明确大脑允许患者接受何种双眼信息
- 明确是否（在适当的条件下）存在正常感觉状态（通过融合形成双眼单视）

子成分（主题）：

- 融合（包括立体视觉）
- 复视
- 感觉适应（继发于视觉发育未成熟期视觉或运动系统受损）

具体项目	需要回答/注释的问题
融合*	存在：是或否？ 真实存在还是潜在存在？ 真实融合： ● 在正常双眼注视条件下发生 ● 可通过标准的感觉检查证实，例如 Worth 四点灯检查、Titmus 立体视检查等 潜在的融合： ● 只有使用棱镜或同视机时才能获得融合 质量？ ● 双眼黄斑中心凹融合/中心融合：通常与高级别立体视觉相关联 ● 周边融合：通常与立体视觉降低和单眼中心抑制相关联 ● 粗略融合：临床检查无立体视觉；双眼合作只能在最低程度的分离检查如 Bagolini 线状镜中有所体现 强度？ ● 融合幅度的大小 ● 注意是脆弱的还是有很大幅度 质量和强度被认为对维持良好眼位有稳定的影响。融合级别低（如临床检测立体视降低或缺乏）和融合幅度脆弱，提示隐斜或间歇性斜视眼位失去控制的风险较高，或表示经过以往斜视治疗后未能获得最佳感觉预后
复视*	真是双眼复视吗？ ● 双眼睁开时看到两个图像 ● 两个图像是分开的（旋转复视或中心融合破坏除外） ● 闭上任何一只眼睛，一个图像就消失了 两个分开的图像？ ● 水平、垂直、旋转或者是混合的 恒定还是间歇性出现？ 复视图像是否有适当的定位？ ● 同侧（非交叉）复视伴有内斜视等 ● 证实有正常视网膜对应 复视能够通过棱镜或同视机中和斜视而消除吗？ ● 是允许融合还是使用先前存在的抑制区域？ ● 斜视的组成成分以及需要矫正多大程度？ 　● 水平、垂直、旋转还是混合性的 　● 需要完全矫正还是部分矫正

表 75.1　感觉评估——主题内容评估(续)

具体项目	需要回答/注释的问题
感觉适应[†]	患者睁开双眼时有任何双眼症状吗? 如果在有显斜视的情况下不存在,说明存在感觉适应 适应类型? 抑制[*] • 仅在双眼条件下存在 • 抑制区域(非主导眼)可能包括: 　• 与主导眼重叠的视野区域 　• 中心抑制(黄斑区域)伴随周边视网膜融合,例如,单眼注视综合征 • 抑制深度 　• 在微小分离情况下出现的复视被认为是脆弱的 • 确定是否有潜在融合 　• 用同视机补偿偏斜角度以模仿双眼直视状态 异常视网膜对应[*] • 仅在双眼注视条件下持续存在 • 确定是脆弱的还是顽固的——如果是顽固的,可能禁忌斜视手术 弱视[*] • 与抑制的双眼感觉检查相似,但遮盖优势眼后有另一眼视力下降 • 在关键期内给予适当治疗是有效果的

这部分对应图 75.2A

[*]同一患者中可与其他感觉异常并存。

[†]仅见于显性或间歇性斜视。

融合

融合是将来自两眼的图像融为一个单一图像。其需要视网膜对应点受到刺激,并且发生于视皮质内[5]。

产生融合必须要视轴一致而且每一眼都有比较好的视力,还应与其他几种临床情况相鉴别(表 75.2)。了解这些知识对于解读两眼如何协同工作以避免不恰当的处理至关重要。

表 75.2　界定视轴矫正状态:感觉和运动特征(融合和斜视)之间相互影响举例

显斜视存在融合的情况	
小角度斜视	显斜视(小于 10PD)伴随周边融合和轻度弱视,如单眼注视综合征
顽固的 ARC	注视眼中心凹对应斜视眼的非中心凹 融合至多是周边融合,且通常是脆弱的 临床关注点在于斜视术后出现持续存在的术后复视
潜在融合	双眼自然状态下注视没有融合;但是通过棱镜或同视机“模拟”正常眼位时有融合
间歇性显斜视	当斜视被控制(即没有显斜)时为正常感觉状态(存在融合) 对于被认为存在显斜视而感觉状态有融合的情况,应重新进行眼位检查
仅在特定注视位置存在融合的情况	
伴有眼球运动受限的非共同性斜视	在某一特定注视方向上视轴变得平行而允许融合;在其他所有注视位置由于存在显斜而有明显复视/抑制,例如右眼外展障碍时向左侧方注视可以正位 有此运动异常的患者不会有弱视或异常视网膜对应
无眼球运动受限的非共同性斜视	斜视类型包括: 视远/视近有差异,例如:集合过强型内斜视可以仅在看近时出现内斜视 A 或 V 型斜视,在一个垂直注视位置没有显斜,而在相反注视方向上有明显斜视
屈光状态可能影响融合的情况	
完全屈光调节性内斜视	通过完全矫正远视性屈光不正使内斜视消失
间歇性外斜视	矫正近视眼后外斜视的控制得到改善,即视力提升和/或刺激调节有助于控制斜视和促进融合

以上举例说明在异常运动状态下获得融合的能力。

ARC:异常视网膜对应。

复视

当两眼的非视网膜对应点受到自由空间内同一物象刺激时就会产生双眼复视。与融合功能一样,它也代表正常的感觉系统,但是发生于眼球运动异常状态,如显性斜视。复视像的定位提供了眼位不正的偏斜方向和是否为共同性等信息。表 75.1 描述了其他与复视评估相关的重要问题。

感觉适应

感觉适应是一种皮质防御机制。目的是在出现双眼异常眼位时避免看到不想要的图像。其形成于视觉未成熟时期，但形成后可终身存在。在某些病例中，粗略的双眼合作依然存在。视觉未成熟期出现的斜视是刺激感觉适应发生的常见因素。因此，眼位偏斜不伴复视是判断发病年龄的重要线索。最常见的感觉适应是皮质抑制，即，斜视眼视野与注视眼重叠的部分被抑制[6]。其他适应包括：中心抑制性暗点伴周边融合（如单眼注视综合征）、弱视、异常视网膜对应。感觉适应的识别对于斜视的处理以及正常感觉和运动状态恢复的预测都至关重要。

准确进行感觉评估可以：

- 在运动或视觉状态存在异常时明确双眼症状（或缺乏预期症状）；
- 确定两眼协同工作的实际能力和潜在能力；
- 识别双眼协同工作的潜在障碍，例如旋转、中心融合受损；
- 预测斜视手术矫正是否能重建融合和/或消除双眼症状，或识别产生双眼症状的风险。

运动评估

运动评估可以明确斜视或眼球运动问题是否存在以及程度。这些特征是由它们自身的特点决定的，例如，共同性与非共同性，将在表 75.3 中详细讨论。

表 75.3　运动评估：主题内容评估

确定是否存在斜视
评估眼位

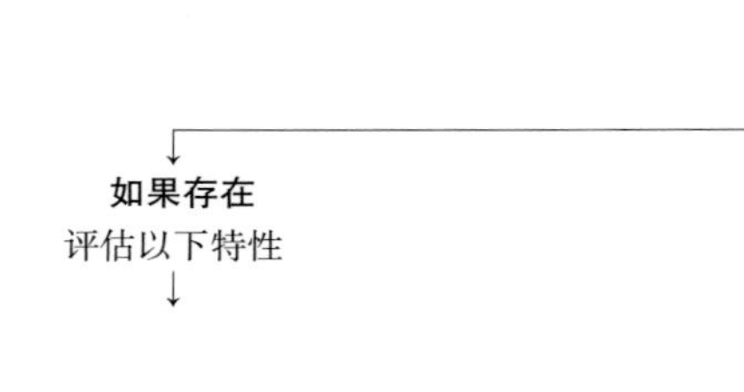

如果存在
评估以下特性

方向：
明确斜视的方向，如水平、垂直、旋转还是混合性
- 形成鉴别诊断的第一步
- 结合眼球运动进行精确诊断，例如，鉴别是内转不足型外斜视还是眼球运动正常的外斜视

频率（控制）：
指斜视的控制，即发生眼正位和眼偏斜的频繁程度
明确是恒定的还是间歇的
阐明是否需要治疗和/或治疗时间
对感觉状态和视觉状态的影响，尤其在视觉未成熟患者中

共同性：
明确斜视角在不同注视方向和距离时，是相同的（共同性斜视）还是增加/减少（非共同性斜视）的
用于斜视分类
- 仅在第一眼位进行评估可能遗漏关键信息，导致错误诊断和不良治疗计划
- 非共同性斜视可能仅有眼球运动的微小受限，在眼球运动的粗略评估中可能被忽视

诱因：
明确斜视是否可以被诱导出或者使斜视度增大
- 例如：Brown 综合征向内上方看时；或其他因素，如疲劳
- 这些可能首先在病史中被发现，但必须记录在运动评估中

代偿机制*：
确定斜视是否可以减小度数或消失
- 与加重斜视的诱发因素正相反
- 可能为患者有意识或无意识地改善双眼视功能的一种尝试

斜视的出现：
明确是否新近出现，长期存在还是先天性的。运动评估中的一些线索可以帮助回答这一问题
- 例如：第一眼位与第二眼位；非共同性的程度；融合幅度

偏斜状态：
确定在多次随访中斜视是在恶化、改善、稳定还是多变。这将影响治疗决策
例如：
- 观察和等待下一步决定（每次随访变得更好）
- 进一步进行医学检查（每次随访都在变差）
- 进行斜视手术（不能缓解的稳定斜视度）

仔细采集病史可以在这方面提供帮助，但是通过一系列视轴矫正评估获得客观资料进行决策将更加精准

如果不存在

确定假性斜视
存在不明确的非特异性双眼症状的患者需排除眼球运动系统障碍
直接关注其他方面，如调节、屈光状态、屈光间质或视网膜
屈光间质或视网膜异常可以产生单眼物像变形从而影响双眼协同。例如视物变形和物像不等。
这些均属于视轴矫正评估的感觉和视觉评估内容

确定眼球运动是否正常
评估以下特征

在所有注视方向**眼球偏转程度：**
包括评估双眼运动和单眼转动
- 较大的单眼转动提示神经支配机制异常
- 同等程度受限提示限制性因素的存在

眼球运动质量
必须评估眼球运动子系统的完整性，例如扫视、平滑追随、前庭觉、视动性眼震，甚至是否存在 Bell 现象

其他方面：
有些斜视类型眼球运动正常到位（如共同性斜视）
没有斜视并不都能排除眼球运动有异常
- 核上性通路异常只影响眼球运动的质量（如眼球运动失用症）
- 核性或核上性异常导致双眼对称性眼球运动受限（如凝视麻痹）

各部分对应图 75.2C。

*表 75.4 给出常用代偿机制的例子，其中并非所有都与斜视有关

准确进行运动评估可以：

- 明确患者的症状是否由斜视引起；
- 明确眼外肌的功能，以及与眼球运动有关的神经通路和其他结构的完整性；
- 鉴别斜视类型以帮助选择最佳治疗方案。

明确视轴矫正状态：综合所有因素

视觉、感觉和运动评估之间的相互影响决定了患者的视轴矫正状态。正确解读这些相互影响对于理解检查结果至关重要。必须将临床发现与患者已有的症状，或者在一些病例中缺乏某些症状结合起来。临床医生需要深入理解这些特征之间的协同作用和可能产生的结果多样性，以确保实施恰当的治疗。表 75.2 给出了这些相互影响的例子。

明确视轴矫正状态可能是一项艰巨的任务。如果患者有一种以上运动和感觉异常时会更使人困惑（表 75.2："间歇性斜视"和"非共同性斜视"）。完成评估过程的一个实用方法是使用一套算法来进行。建议从简单的遮盖试验明确眼位（运动状态）开始，随后由后续评估中的感觉反应确定后续的步骤。表 75.4 给出了算法中各部分的详细内容。

表 75.4　归总：通过视轴矫正算法确定视轴矫正状态

遮盖试验结果*	感觉系统的反应	说明
A. 眼正位（没有显斜视）	A1. 融合	可预期到的感觉结果 需进一步评估融合/立体视质量
	A2. 无融合	必须寻找其他解释 可能包括视力不佳或儿童期斜视手术过迟 这些病例很少有眼完全正位，临床医生应警惕存在极微小显斜视
	A3. 复视	可能发生于斜视恢复后 可有以下情形： 旋转 • 垂直斜视，如上斜肌麻痹，矫正后残留旋转可能阻碍融合 • 旋转性眼位不正不能被遮盖检查发现而显示为正位 持续存在异常视网膜对应（ARC）： • 双眼注视时，一只眼中心凹与对侧眼的假中心凹呈持续对应点，尽管眼正位仍然会引起复视
B. 眼位不正（存在显斜视）	B1.1. 存在复视/视觉混淆，**有**融合能力	对于有正常视网膜对应的视觉成熟者，复视属于可以预期的感觉反应。一些患者可能会交替出现混淆视 如果用棱镜或同视机抵消了斜视，也可以预期图像被融合 鉴别病因机制很重要，如非共同性斜视，或者原有隐斜的失代偿或者单眼注视综合征
	B1.2. 存在复视/视觉混淆，**无**融合能力	使用棱镜、同视机或再次手术矫正眼位不能使图像融合 可能原因： **中心融合功能破坏：** • 严重闭合性颅脑外伤 • 在长期单眼视力受损并产生知觉斜视后恢复视力 例如使用角膜接触镜或人工晶状体植入矫正长期无晶状体眼 **先前形成的感觉适应受到破坏：** 视觉成熟者感觉适应被破坏将产生复视 举例： • 儿童期斜视手术过矫 • 遮盖主导眼，如对视觉成熟者进行积极的弱视治疗时。复视将时刻存在。 • 主导眼视力下降，如新发白内障、角膜瘢痕。仅在使用以往的非主导眼注视时出现复视，所谓注视转换性复视。 **视觉障碍影响融合** 在斜视发生之前或同时出现的视觉障碍可能阻碍图像的融合。例如，从两眼获取的图像看起来不一样，比如在物象不等症或视物变形症时
	B2.1. 没有复视，双眼自然状态注视下**无**融合	认识这一类别对于评估希望矫正持久存在的儿童期斜视的无症状患者十分重要 有显斜视而没有复视并非应有的感觉反应 可能的原因有： **患者已经产生了感觉适应：** • 如果斜视发生于视觉未成熟期则可以预期这一结果 • 一旦产生可以持续至成年 举例：

表 75.4 归总：通过视轴矫正算法确定视轴矫正状态(续)

遮盖试验结果*	感觉系统的反应	说明
B. 眼位不正(存在显斜视)	B2.1. 没有复视，双眼自然状态注视下**无**融合	• 抑制 • 弱视 **复视存在但不容易被发现(即忽略第二个图像)：** • 大角度斜视使图像明显分开 • 视力明显下降(罕见)。临床医生应注意，视力低(弱视除外)很少能抑制复视。视力只有指数的患者，尽管他们可能无法真正识别第二个图像，却可能有双眼症状
	B2.2. 无复视，双眼自然状态注视下**有**融合	这一类别代表可能发生了其他感觉适应情况 **单眼注视综合征：** • 代表微小显斜(<10PD)患者的一个亚组，有周边融合，双眼条件下有明显中心抑制性暗点 • 常发生于大角度斜视手术矫正后 • 患者一般有良好眼外观，不再寻求进一步手术矫正 **异常视网膜对应(ARC)：** • 这是存在小度数的显斜(12~20PD)而产生一定程度融合的少见情况 • 偏斜眼的非中心凹与注视眼的中心凹具有了相同的视觉方向 这种关系仅发生在双眼注视条件下 • ARC 患者一般无双眼症状，通常会寻求手术矫正眼位以改善外观 • 这一感觉结果应该给临床医生敲响警钟。患者需要进一步检查评估手术矫正出现术后复视的可能性

字母数字代码与图 75.4 相同。

*只考虑第一眼位，在不同注视方向感觉状态可能不同。

视轴矫正评估的适应证

任何患者存在或可疑存在眼球运动异常，都应进行视轴矫正评估。其目的是记录是否存在斜视，确定非共同性是否存在及其类型，并记录其他可能有助于分类的特征。

有视觉相关症状存在的患者也需要进行视轴矫正评估。这些症状可以是明确的也可以是模棱两可的，也可能代表存在新的感觉或运动问题。视轴矫正评估的目的是明确这些症状的运动和感觉基础。表 75.5 列出了需要进行视轴矫正评估的症状。

如果存在某些特定体征也需要进行视轴矫正评估。影响双眼视觉的眼科、神经科或系统性疾病并不总是引起视觉症状。在儿童时期患有斜视或患有进展非常缓慢的斜视(如慢性进行性眼外肌麻痹)的患者尤其如此。因此，临床医生注意这些提示病理改变的体征是非常重要的。需要进行视轴矫正评估的临床体征列于表 75.5。

表 75.5 视轴矫正评估的适应证

适应证	目标
可疑运动系统异常	辨别是否确实存在斜视 区分斜视类型(共同性或非共同性)
已知运动系统异常	为病因学机制提供证据(如神经支配性、机械性或感觉型) 确定非手术治疗的作用(如棱镜、单眼遮盖、头位的利用) 记录斜视随时间的稳定性 提供信息以帮助选择手术方案 目的是最大限度地提高疗效和减少术后意外(如识别可能是 A 型或 V 型的非共同性、侧方非共同性、远近差异) 辨别是否存在感觉适应 明确治疗效果，如术后或医疗干预后
视觉症状	
重影(复视)	确认确实存在由显斜或间歇性斜视引起的双眼复视
两个不同的图像重叠(视觉混淆)	可与复视交替出现的症状 目标同上
图像移动或颤动(振动幻视)	确认症状是图像移动或颤动的主观感觉 识别眼球震颤的存在，因为这一症状在视觉成熟者通常是由获得性眼球震颤引起 确认是单一症状还是与复视并存
视疲劳或眶上神经痛(视疲劳)	明确这种非特异性症状是否由于先前存在的隐斜控制难度增加而引起 这可以发生在为改善外斜视的控制而努力增加调节的患者 这种情况也可能由新近发生的调节不足引起。努力增强调节可引起这一症状，同时由于增强调节性集合而使内斜视的控制变差

表 75.5　视轴矫正评估的适应证(续)

适应证	目标
双眼视力的清晰度改变	明确是否存在用于帮助控制斜视的调节,无论是内斜视(放松调节)还是外斜视(增加调节) 明确是否由于未被矫正的屈光不正,或矫正未到位,或不恰当的矫正所引起
双眼看时有描述不清的视觉症状	适用于患者无法清楚表达双眼症状的情况 明确症状是否由于运动、感觉或视觉异常引起,可以制订此方面合适的检查
新出现的无法解释的视力丧失(可疑为假性或功能性视力丧失)	通过间接方法获得传入视觉系统的完整性相关信息(如记录高级别立体视觉)
特定体征	
眼睛看起来偏斜	确定是否确实存在斜视,并评估其对感觉系统的影响,即患者是否有复视、忽略第二个图像或者产生了感觉适应? 确定假性斜视和可能病因,如测量睑裂宽度的不对称、眼睑位置的不对称和 Kappa 角的大小
眼睛大小不同	测量眼球突出和内陷的程度,其可能提示眼眶或全身系统疾病
眼睑位置不正常	测量上睑下垂或眼睑退缩量 确定与运动系统异常的潜在关联。例如: • 第Ⅲ脑神经麻痹引起的恒定性上睑下垂(干扰神经支配) • 重症肌无力引起多变的上睑下垂(神经肌肉连接缺陷) • 由甲状腺相关眼眶病(肌源性疾病)引起的眼睑退缩
瞳孔大小不等	确认其存在 确定哪个瞳孔异常 在瞳孔散大无对光反应的情况下记录第Ⅲ脑神经麻痹其他方面的体征
头位异常	确认其存在 确定出现的原因,即是否由眼科问题引起?
闭一只眼	判断频繁闭一只眼是为了消除复视,还是与间歇性外斜视有关
在视觉未成熟患者中寻找弱视致病机制	确定是否存在偏斜眼(斜视);聚焦不清晰眼(屈光不正或调节异常);形觉剥夺眼(上睑下垂或屈光间质混浊遮挡视轴)
发现弱视	在有弱视机制存在的情况下确定视力状况
视力状态的改变	当屈光状态发生变化,如视力丧失,或视力改善时,确定对双眼视的影响 辨明症状由图像大小(两眼物像不等)和清晰度不同引起,还是因视力扭曲(视物变形)引起
困难人群的视力评估	视轴矫正评估无特殊;但对困难人群的视力评估往往属于视轴矫正评估领域

基本视轴矫正评估

本节讨论流程图中的具体步骤。

查阅患者信息(Ⅰ.)

把患者带入检查室之前查阅患者所有资料,可以节省时间并且能帮助你聚焦需要关注的问题,确定评估主要目标,以及确定是否需要追加检查。

房间布置(Ⅱ.)

下一步是准备检查室,做合适的改变。包括为幼儿患者准备无需语言的视力卡,布置家具方便轮椅通过,确定设备干净且可以正常使用。

准备工作有助于确保检查集中和高效。这对于注意力很快会分散的幼儿十分重要。

说明和病史(Ⅲ.)

与患者及其家庭成员的初始交流是为后面的评估做准备,并且为决定最佳方案提供了机会。

这个过程包括:

进行总体观察(Ⅲ.a)

包括以下几个方面。

性情:

- 患者是快乐的、不安的还是害羞的? 有助于明确赢得合作的最佳方法。

身体:

- 步态异常可能提示小脑或神经系统受累。
- 明显的身体畸形,提示以前受过外伤或先天畸形。
- 颈部或上半身异常,可能会影响在某些特定姿势下的检查(如三棱镜遮盖检查),或者需要避免某种检查[如前庭-眼反射(VOR)]。

头部:

- 颅骨畸形或眼眶异常(如扁头畸形)。

- 头位异常。
- 面部对称或不对称。
- 戴眼镜或助听器。

眼周：
- 受伤的体征提示眼眶外伤(如瘢痕)。

睑裂/眼睑：
- 睑裂向上或向下倾斜(眼眶位置信息)。
- 上睑下垂或眼睑退缩。

眼球/眼部：
- 眼球移位(如眼球突出、内陷、眼球向下)。
- 球结膜水肿以及结膜、角膜、虹膜或瞳孔不规则。

识别这些特征可以为临床检查的预期结果提供早期线索。例如,看到一个儿童有单眼部分上睑下垂而无代偿头位,提示其可能存在弱视。

赢得合作(Ⅲ.b)

检查中的这一部分是与患者建立融洽关系的一个机会,以便在后续随访中赢得合作。而合作程度将决定可以进行检查的速度和复杂性。这往往被认为只有对学步幼童才有必要,其实,为了缓解任何形式的焦虑,与孩子父母甚至是与成年患者建立融洽关系都十分重要。可以通过简短解释要做什么来获得幼童的信任,例如,“我们要玩很多看图游戏!”。提醒他们,在你房间里,没有东西会伤害他们,并把你的全部注意力放在他们身上(即倾听他们在说什么)。

这也是了解患者参与主观检查能力的一个机会。开始的几分钟能帮助你决定与患者互动的最佳方式(如,如何解释检查;说话的最佳音量;是否有一些手势或动作会吓到他们,比如快速移动,把东西拿到离他们的脸很近,等等)。如果你能够做出必要的调整,将大大提升检查提供信息的质量。

询问(Ⅲ.c)

在观察患者,建立融洽合作关系的同时,应采集患者病史。一份好的病史至关重要。详细的、相关的问询可以使评估更高效并有助于预测检查结果。以下是需要询问的一些关键点。

年龄:明确患者是否处于视觉发育未成熟(出生到 7 岁)阶段。检查年龄结合发病年龄,可以预测已随之发生的感觉适应。

主要关注点:明确患者关注的是视觉还是外观。这经常有助于制订解决问题的决策。确保要询问到患者和在场的每一位家属。患者可能难以区分是图像模糊、图像跳跃、图像重叠,还是振动幻视。但是区分这些很重要,因为每个症状代表着不同感觉运动系统的异常。遇到这种情况,临床检查实际上有可能帮助患者理解他们的视觉症状。

期望:了解患者有什么期望是很重要的。这包括他们对视轴矫正评估的期望,还包括他们希望通过眼科医生的治疗获得怎样的效果。患者的期望需要被记录下来,然后在合适的时间由合适的人给予处理。这可以由视轴矫正师在评估完成后实施,也可以推迟到其他进一步检查结果出来,并与他们的眼科医生进行讨论之后再进行[7]。重要的是避免给患者和家属提供相互矛盾的信息。

其他相关细节:一般医疗史;斜视及任何眼科疾病家族史;原因不明的突发情况;既往眼科治疗;是否有任何正在进行的治疗;治疗的依从性(如光学矫正处方的使用情况,弱视遮盖时间等)。

采集病史结束时,你应该能够得出一个鉴别诊断的候选清单并明确评估重点。例如,一位 55 岁糖尿病患者,存在右侧注视水平复视 2 天的病史,其可能的诊断是右眼获得性第Ⅵ脑神经麻痹。重点将放在运动评估以记录右侧外展不足的程度(图 75.1C)。相反,对于一个主诉长期眼内斜而没有复视的成人,重点应该转移到详细的感觉评估(图 75.1A)。

明确屈光状态(Ⅲ.d)

这是操作眼镜检测仪来确定患者已配戴光学矫正度数的理想时间。也可以在采集病史和与患者建立融洽关系时来完成。在视轴矫正检测之前了解眼镜度数、看近矫正情况和棱镜矫正度数是必要的。

正式的临床检测现在开始。

短暂分离遮盖试验(Ⅳ)

进行遮盖试验明确眼位是否正位是临床检查的一个有益起点。眼的短暂遮盖对于控制力脆弱的患者可以避免破坏融合,同时为临床医生提供有价值的信息,用以解读即将获得的检查结果(表 75.4)。至少应直视前方进行近距离(1/3 米)和远距离(6 米)检查。患者注视调节视标时应配戴现有矫正眼镜(如果有)。其他位置和注视条件(如进行光学矫正;使用光源作为注视目标)的检查,可以保留到后期再进行。

如果发现存在斜视,应注意其他特征:
- 偏斜的方向是什么?
  - 是水平的(内斜/外斜)、垂直的[上斜、下斜、分离性垂直斜视(DVD)]还是混合的?
- 控制力如何?
  - 是恒定的(显斜)、间歇性的,还是在双眼注视下总能控制的(隐性的)?
  - 如果是间歇性的,眼位控制被打破后再重新恢复的难易程度?

遮盖检查还可以提供其他有用信息。例如:
- 观察到去除遮盖后迅速恢复眼正位,提示存在融合及视力良好。
- 遮挡一只眼后,对侧眼注视差、不准确,提示该侧眼视力低。
- 对侧眼被遮挡后,“明显”偏斜眼不出现眼球运动,提示有严重运动缺陷或 Kappa 角。

在检查早期收集这些信息是有帮助的,尤其在配合度可能随时变差的时候(尤其是幼儿)。它还可以预期其他检查的结果,以帮助决定有无必要修改检查方案。例如,如果基于非遮盖眼无法注视而怀疑该眼视力不良,那么可以预期所有感觉检查结果都会差;而斜视测量就需要使用 Krimsky 法检查,而不是三棱镜遮盖试验。或者,如果初始遮盖检查排除了显斜视,并且视力良好,主观感觉检查却未达到最佳结果,提示需要再多劝导患者配合检查。

早期遮盖检查的其他好处:
- 确定患者跟随指令的能力。难以配合此检查提示主观检查可能受到限制,或至少警示临床医生可能需要额外的努力。
- 是另一个与患者建立融洽关系的机会。可以在实施更详细的主观检查前“热身”。
- 遮盖单眼看症状是否消失,可以确认病史中出现的症状是否为双眼性的。

- 提供了第一次正式机会，研究患者异常头位或其他在最初观察时怀疑存在“代偿”机制的情况。

没有其他任何检查能够在这么短暂的检查时间内获得如此多的信息！

决策 1

如果遮盖试验配合有限，可能需要修改视轴矫正评估方案。而基本视轴矫正评估可以实施如下：

感觉评估（V.A）

感觉检查应该在直视前方的方位，进行最小距离和远距离两个位置的检查。如果怀疑在其他方位感觉状态可能不同，则应该考虑附加其他位置的检查。例如，在非共同性斜视时，在某个方向注视时能够正位，就可以有融合。或者在眼球震颤患者中，某个方向有静止带而使视力改善，进而有立体视或立体视改善。对这些患者检查和记录多个感觉评估结果很重要。感觉评估需要依赖主观反应，有时难以获得准确感觉状态。通过增强合作，选择合适的检查，给予与患者水平相符的说明，可以提高感觉评估的可靠性。最后，要注意感觉结果与其他结果的关系。例如，显性斜视（运动异常）有高级别的立体视（感觉正常）应引起警惕，可能需要重复检查。表 75.6 列出了常用感觉检查及其提供的信息。

表 75.6　感觉评价：常用检查及关键信息

检查	关键信息
遮盖检查	眼位状态：存在显性、间歇性还是隐性斜视，以预测可能的感觉结果 眼位分离后再恢复正位提示存在融合
Bagolini 线状镜	视网膜对应：中心凹对应中心凹外 存在中心抑制性暗点 分离程度最小，可用于融合/斜视控制脆弱的病例
后像	视网膜对应：中心凹对应中心凹
Worth 4 点灯检查（W4DT）	视网膜对应：中心凹对应中心凹之外 中心抑制性暗点的存在 分离试验——通过戴镜可以控制斜视表明有中等或更好的控制能力
Titmus*、Randot*、Frisby†、Lang（Ⅰ和Ⅱ）†	近立体视 融合和视力的间接信息
AO 偏振光立体*、Mentor B-Vat 系统β	远立体视 融合和视力的间接信息
大型弱视镜（同视机）	视网膜对应 融合潜力 融合幅度 立体视 旋转
4PD 三棱镜试验	双眼黄斑中心凹注视/中心抑制暗点的存在
20PD 底向外三棱镜试验（又称棱镜聚散运动试验）	运动融合的客观检查 适用于主观检查配合度差的患者和婴儿
红色滤光片检查	确认真实的双眼复视 图像定位
双马氏杆	通过检测旋转来确认旋转复视的主观症状（因此也被认为是运动感觉）
棱镜适应试验	融合潜力
术后复视检查	确认抑制区域和异常视网膜对应的存在
重要概念	
对屈光不正进行最佳矫正后进行检查	未矫正的屈光不正导致视力下降，将对感觉结果产生负面影响
依据年龄和配合程度选择合适检查	最大限度地提升结果的可靠性
结果与运动和视力状态相关	良好的视力和正常的眼位应该得到良好的感觉结果 视力降低会妨碍感觉检查获得高分
分离程度	像 W4DT 这样分离程度高的检查可能会使融合能力脆弱的患者失去对斜视的控制
所有检查并非评估同一水平的双眼视	与看 Bagolini 线状镜的“X”相比，识别随机点立体视需要皮质双眼系统发育水平更高

*需要使用偏振光眼镜。
†不需要特殊的检查眼镜。
β需要液晶快门眼镜。

视觉评估(Ⅴ.B)

视敏度的评估作为视轴矫正评估的一部分,通常局限于使用字母视标测量高对比度的中心视敏度。在某些病例中,仅可观察视觉行为(如小月龄婴儿)(图 75.2)。应检查每只眼看远和看近的视敏度。无论年龄大小与配合程度如何,在所有患者中均可得到有关视力水平的一定判断。为了比较连续随访中的视力,应使用相同的检查。应尽早进行字母视标的视力检查。当从一个检查"升级"至另一个检查时,例如从"固视 & 追随"升级至 Lea 图形视力表时,在转换阶段随诊时宜同时使用这两种方法进行检查。图 75.3 显示了几种常用的视力检查和相关工具。表 75.7 提供了这些检查和工具的详细说明。

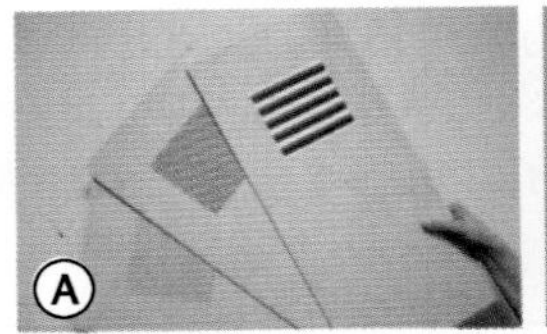

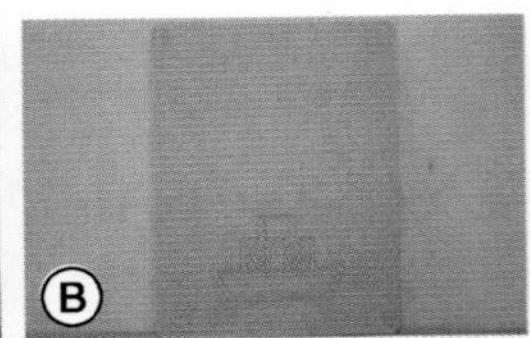

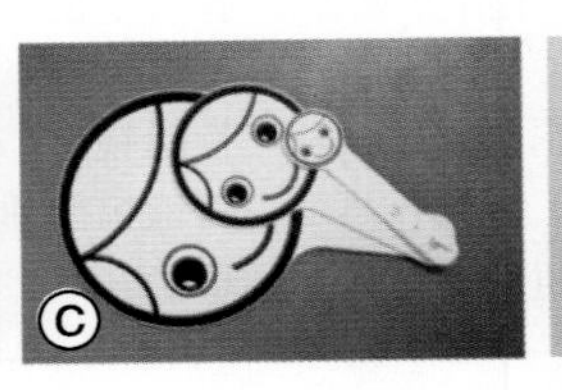

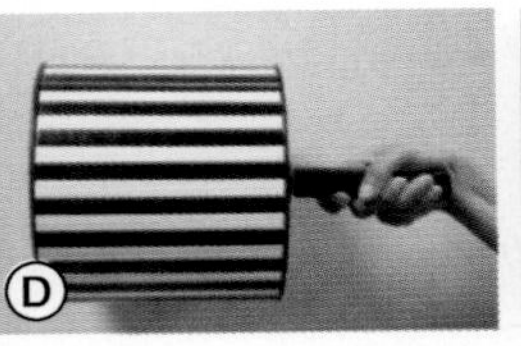

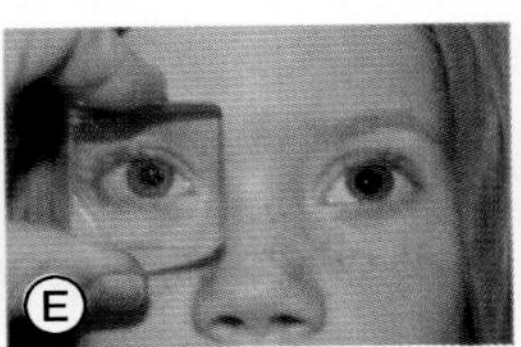

图 75.2　婴幼儿视力评估的临床方法。客观评估视力方法举例,也即视觉行为观察。ⒶTeller 视力检查卡;ⒷCardiff 卡;ⒸHeidi 球拍;Ⓓ视动性眼震(OKN)鼓;Ⓔ10PD 三棱镜。图像Ⓐ和Ⓑ是强迫优先注视技术的例子,需要婴幼儿察觉刺激视标的存在,并使他/她的注意力转移至刺激视标。其他几种方法包括跟踪缓慢移动的视标(Ⓒ)、察觉旋转刺激(Ⓓ),或者确定一只眼维持固视的能力,这最后一项测试需要用一个小度数垂直棱镜引出一个显斜。Ⓔ图中患者正使用左眼注视。注意左眼角膜反光点在中心位置,而右眼反光点则有一个垂直方向的移位

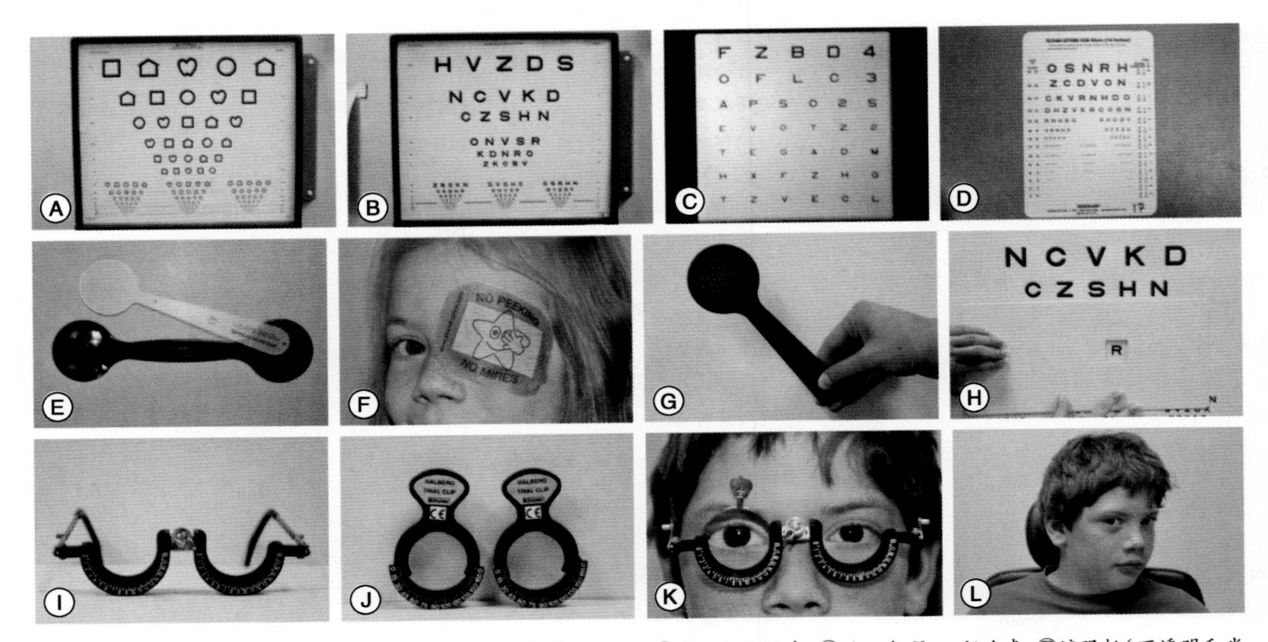

图 75.3　常见视力检查及相关工具。ⒶLH 图形;ⒷEDTRS 视力表;ⒸSnellen 视力表;Ⓓ近距离 Sloan 视力表;Ⓔ遮眼板(不透明和半透明);Ⓕ黏性眼贴;Ⓖ针孔板;Ⓗ单个字母的显示;Ⓘ儿童试镜架;ⒿHalburg 夹;Ⓚ高度数正镜片(在试镜架上);Ⓛ异常头位。图Ⓐ~Ⓓ是一些检测距离固定的标准视力检查表。图Ⓔ~Ⓛ是用于帮助准确评估视力的工具和技术

表 75.7　视力评估:常用检查和重要概念

检查/概念	注释
儿科	
注视和追随	评估注视能力及注视的稳定性
Heidi 球拍	评估注视和追随方法 使用不同大小的球拍可以获得粗略视力值 对婴儿是强刺激
强迫选择性优先注视	检测时会注视刺激图案而不是无图背景 量化测量,但不能与其他检查做对比 例如:Teller 卡、Keeler 卡、Cardiff 卡和 Lea 光栅
双眼注视模式	用于存在显斜的情况 在双眼条件下评估两眼的注视偏好 粗略量化,不能与其他方法做比较

表 75.7 视力评估:常用检查和重要概念(续)

检查/概念	注释
10PD 三棱镜	原理与双眼注视模式相同,但是使用小度数的棱镜垂直放置用于在正位患者中制造显斜视
OKN 鼓	诱导出视动性眼震表明可看到该光栅条纹
婴幼儿(视标敏锐度)	
LH 图形(Lea 图形)	视标展示形式多样 由患者说出或比对出相同的视标 **图 A** 显示远距离 logMAR 检查方法
Sheridan Gardiner 字母	视标展示形式多样;说出或比对出相同的视标
HVOT	视标展示形式多样;说出或比对出相同的视标;按照 Snellen 原则标准化
Allen 图形	未按照 Snellen 原则标准化
Tumbling E(Illiterate E)(译者注:E 字视力表)	视标展示方式多样 按照 Snellen 原则标准化
Kay 图形	视标展示方式多样 让患者说出来或比对出相同视标
成人(视标敏度)	
EDTRS	按照 logMAR 原则标准化 **图 B**
近距离 Sloan 卡	按照 logMAR 原则标准化 **图 D**
低视力 Sloan 视力表	按照 logMAR 原则标准化
Snellen 视力表	按照 Snellen 原则标准化
重要概念和工具	
标准化检查	在适当距离使用标准化图表十分重要;无论使用哪个房间,患者每次就诊时都应以相同的方式进行相同的检查;始终戴光学矫正眼镜(如有需要,可在以后调整)
与年龄相适合的方法	依据年龄和认知能力选择最合适的检查可以最大限度地提高结果的可靠性
保持合作	重要的是知道何时需劝导患者,何时他们在乱猜,何时应该休息一下
小心避免可能会导致不配合的情况:	
让患者久等	• 在嘈杂的候诊室里等待很长时间会使孩子感到疲劳,也可以使父母或照顾者感到沮丧,这种情绪会被孩子感受到而进一步增加他或她的焦虑 • 因此,要提前为患者作好准备(提前复习资料),预约合适的就诊时间,并尽量遵守时间
先检查好眼	• 如果先检查视力好的眼睛,再检查视力差的眼睛,有些孩子会感到痛苦。首先检查双眼可以解决理解力问题。如果临床医生有信心视标能够被认知,那么下一步就可以对疑似视力差的眼睛进行视力检查。此时任何缺乏反应的情况都源于视力而非理解力,这可以通过检查另一眼时(最后),能快速识别视标的表现而进一步得到证实
说"不"或"那是错的"	• 避免对孩子做出负面回应。如果他们觉得自己做得不好,大多数孩子都会停止"玩游戏"。应选择像"很棒的尝试"或"我打赌你能看到这一个"这样的语言
黏性眼贴	患者不再需要手持遮眼板了,从而减少了偷看的机会;双手可以空出来拿比对卡片 **图 F** 展示了眼贴完全贴住一只眼的情况。如果患者戴着眼镜,眼贴仍然需要贴在镜片后面的眼睛上
针孔挡板	可用于任何可能因屈光异常导致视力下降(低于 20/30;6/7.5)的患者 **图 G** 展示了一个多孔针孔挡板
视标展示	整张表、成行或单个的视标展示,可以明确拥挤现象的作用 **图 H** 展示了如何在整张表上展示一个单独视标
双眼同时睁开检查视力	对于存在显-隐性眼震或隐性眼震的情况,或者当患者为控制斜视而处于调节过度或不足时,有重要意义
单侧模糊/使用高度数正镜或半透明挡板雾化视力	用于任何有隐性或显-隐性眼震的患者 **图 E** 展示了一个半透明挡板,能阻挡形觉,但仍然允许光线通过;**图 K** 展示在检查左眼视力时,右眼前放置一个高度数正镜可以降低右眼视力,但不会诱发或加重眼球震颤
试镜架(儿童或成人)	用于未配戴眼镜的患者,在受检眼前放置特殊镜片(光学镜片、棱镜、遮光片、Bagolini 线状镜或 Maddox 杆) **图 I** 是一个儿童试镜架
Halberg 夹	与上述作用相同,但用于配戴眼镜的患者 它们被夹在镜框上,用于在眼镜片前放置特殊镜片 **图像 J**
AHP	可能出现于眼球震颤患者对静止带的利用;避开上睑下垂、散光的轴外矫正 **图 L** 显示患者头明显向左转,向右侧方注视有静止带
直接检眼镜或手电光	评估瞳孔对光反应

另见图 75.3。

运动评估(Ⅴ.C)

运动评估通常是检查中最耗时的部分。大多数检查是客观的，但是仍然需要患者集中注意力，并受到患者视力状况的影响。表75.8概述了临床常用检查。要选择哪些检查组合取决于对特定患者采取的方案[即基本评估还是扩展评估或者删减的(修正)评估]。

表75.8 运动评估：常用检查及说明

基础评估检查	附注
遮盖检查	在正式运动评估中再次重复 结果应该与最初的遮盖检查一致——如果因检查疲劳而使控制力下降，可能会有变化 在各注视方位寻找斜视并记录方向(内、外、上、下)、控制力(隐斜、显斜或间歇性)，并估计斜视的大小(微小、小、中等、大) 用于预测斜视类型(见下文)
记录及检测斜视量	
三棱镜遮盖检查	测量斜视度的金标准 • 检查的位置 　○ 远距离(6米)： 　　• 正前方(第一眼位) 　　• 左右侧注视 　　• 上下注视 　○ 近距离(1/3米) • 附加位置 　○ 如果有垂直斜视，头向两侧肩膀分别倾斜 　○ 如果有视近症状，检查阅读位置(近距离向下方25°注视) 　○ 如怀疑有麻痹性斜视，检查两眼分别注视情况 　○ 如果怀疑为扭转偏斜(skew deviation)，检查仰卧位情况 • 用于斜视分类的信息 　○ 看远看近斜视度存在差异以及差异量，A/V类型，以及在侧方、垂直或斜向注视方位存在的其他非共同性 方法 • 三棱镜交替遮盖试验(APCT) 　○ 最大限度地分离两眼以测量最大斜视度 • 同步三棱镜遮盖试验(SPCT) 　○ 测量显斜的最小角度(即患者在双眼注视随意走动情况下的斜视度) 　○ 对单眼注视综合征的感觉评估很重要
同视机	在任何注视方位测量斜视度 融合幅度的大小 主觉旋转的发现和定量
眼球运动的评估与定量*	
单眼和双眼运动	确定在各注视方向上眼球偏移的程度。先进行双眼运动检查，如果怀疑有任何眼球运动异常，再进行单眼运动检查 双眼运动和单眼运动都可以观察到力量不足；但在这一步单眼运动常可以进行量化。常见的评分系统包括： • −4~0级：0代表运动到位，−4代表完全不能向该特定运动区域转动。在严重受限或完全麻痹伴有同侧拮抗肌挛缩的病例中，可出现大于−4级的情况 • 正常运动的百分比——由临床医生评估存在百分之几的正常运动 • 异常运动的百分比——一般应避免使用这种方法代替眼球运动量的评估。而且，记录眼球运动时，必须清楚这些数字代表什么 力量亢进只能在双眼运动中给予分级
扩展评估检查	
Lees屏 Hess屏 Lancaster红绿测试	各注视方向眼球运动的图解表示法 • 对眼球运动的细微限制(以及相应的力量亢进)很敏感 • 肌肉后遗症信息
双眼单视野	量化有双眼单视的视野区域和有复视的视野区域
特殊的眼球运动评估*	可疑核上性受累需要对其他类型眼球运动进行评估： • 扫视 • 平滑追随 • 前庭眼反射 • 视动性眼球震颤 • Bell现象 存在可疑麻痹或限制性因素评估包括： • 扫视速度 • 被动牵拉试验 • 主动收缩试验 • Bell现象
双Maddox杆	发现并测量主观眼球旋转的量
直接检眼镜	发现并客观测量眼球旋转的量 也可以使用眼底照相的方法
修正的评估检查	
Hirschberg检查	近距离客观检查，用于发现和评估显斜视的大小 很少使用但对于不能配合的患者有用
Krimsky检查	近距离客观检查，用于评估显斜视的大小 用于单眼视力差，标准三棱镜遮盖检查不可靠的情况
Maddox杆	不需要遮盖即能检测隐斜的方向 需要主观反应

*评估眼球运动包括质量和程度。

瞳孔(Ⅵ)

瞳孔检查通常放在检查结束时,或至少在视力检查完成后进行。应进行标准评估[8]。应注意瞳孔的近光分离现象、与近反射痉挛相关的瞳孔缩小,还有第Ⅲ脑神经麻痹后的异常再生。在有严重水平注视异常的罕见病例中,患者可能通过努力使用集合获取一定的侧方注视,从而导致瞳孔缩小[9,10]。

决策 2

这是决定如何进行其余评估的另一个机会。此阶段你必须确定是否已经收集了足够的数据进行临床诊断和生成报告。如果病例复杂或某些临床特征需要进一步细化,可以进行更多视轴矫正评估。但是,应该提醒的是,视轴矫正评估是一个动态过程,可以在任何时间决定修正(减少检查)或扩展(追加或做针对性的检查)评估。可以在查阅病例时,也可以在首次与患者交流之后做出决定。

扩展视轴矫正评估(Ⅶ)

决定扩展视轴矫正评估后,需要考虑以下几个方面。

附加感觉检查(Ⅶ.a)可包括如下进一步评估:

- 使用 Bagolini 线状镜和后像检查视网膜对应;
- 使用同视机检查融合潜力;
- 使用棱镜适应试验检查感觉融合;
- 有显著旋转是融合的潜在障碍;
- 抑制性暗点以及如果进行斜视手术产生复视的风险(术后复视试验);
- 通过配戴 Fresnel 棱镜(允许融合)或 Bangerter 遮挡膜(导致视力模糊而使复视像被忽视)消除复视的能力。

附加视力检查(Ⅶ.b)当视力下降(单侧或双侧)时,可能需要附加检查。表 75.9 概述了在病因不明时应进行的附加检查。视觉的其他方面可能也需要评估,如视觉诱发电位、对比敏感度、色觉、视野、动态视力(轻微摇头时的视力)[11],或者功能性视力丧失检查。

附加运动检查(Ⅶ.c)可以包括:

- 通过切线屏幕检查(如 Hess 屏、Less 屏或 Lancaster 红/绿试验)、被动牵拉和/或主动收缩试验,进一步检查眼球运动能力。
- 附加三棱镜遮盖试验测量以下方面数据。
    - 两眼分别注视;
    - 其他检查距离[如超过 20 英尺(ft)](1ft=30.48cm);
    - 其他位置(如斜位、头部倾斜、阅读位置、甚至仰卧位)[12];
    - 使用附加镜片(如增加/减少正镜或负镜度数);
- 眼球旋转的检查——发现和测量(同视机、双马氏杆检查、眼底照相)。

调节和其他记录(Ⅶ.d & Ⅶe)其他检查包括正规调节功能检查(近视力、调节近点、动态视网膜检影)、眼球震颤的检测、红光反射评估、上睑下垂测量,还有记录采取特定代偿机制改善视功能的情况。

表 75.9　视力下降时的附加检查

任务	附注
检查看近和看远视力	所有距离的视力都有同等降低可能存在弱视和器质性疾病。看近(33cm)和看远(6 米)视力不同,可能提示屈光或调节异常,需要进一步检查。
检查使用和不使用异常头位情况下的视力	使用某种头位(离开原在位)的视力显著改善,常见于眼球震颤有静止带的患者
用小孔镜重复检查视力	视力提高提示有屈光不正未得到矫正或矫正有误
使用试镜片	用于视力评估: ● 在远视矫正基础上加负镜片观察远视力是否提高(过矫/未放松至矫正的程度) ● 加正镜片(+1.00 至+3.00),看近视力是否提高(调节功能不足) ● 加 0.12D 镜片看视力是否改善(功能性视力丧失的因素) ● 在对侧眼前加高度数正镜片检查视力(用于有隐性或显-隐性眼球震颤的情况) 用于眼位评估*: ● 加负镜(减少正镜)以确定在外斜视控制力是否有改善;或内斜视控制力有减弱 ● 加正镜(减少负镜)以确定在内斜视是否控制力有提升,或外斜视控制力有降低
单个视标检查	评估拥挤现象的影响。如果视力明显提升则可能是弱视
更改视标或步骤	仔细地选择视力检查方法对确保视力测量的准确性非常重要 需要辨别患者是不理解该做什么(如总是指同一张图片)还是不是确切知道字母或图形名称 临床医生应该考虑把字母表换成图形,或者从要求说出来变为让患者"比对"图形
其他视神经功能检查	颜色视觉和对比敏感度检查 寻找 RAPD

RAPD:相对传入性瞳孔障碍。

*这里所包括的,是在诊室使用眼镜可以改变眼位,或者作为治疗策略可能会影响视力状态的情况。

诊断(Ⅷ)

评估结束时,应有足够的证据作出初步诊断,并进行斜视分类(如非共同性间歇性外斜视)。可能包括多种病因,例如,伴有高 AC/A(调节性集合/调节)的部分调节性内斜视及右眼弱视。

报告(Ⅸ)

最后一步是创建报告。这个简明扼要的总结报告应提供能够明确患者视轴矫正状态的恰当信息。其详细内容包括：

- 用于支持诊断的运动、感觉和视力检查结果的总结。
- 这些结果对患者意义的阐述。

以下为相应例子。

初次就诊："患者主诉看近视疲劳可能是由于他的集合近点远以及调节幅度降低所致。"

随访："自上次就诊后，经过全天配戴眼镜和每天遮盖左眼6h，目前右眼视力已经提高2行。"

随访："患者目前在所有注视方位均有明显垂直斜视。这与一周前就诊后出现视物重影加重的主诉相一致。"

它还应包括：

- 当初步诊断不确定时应列出几个鉴别诊断。
- 进一步描述被发现的斜视类型，尤其在考虑斜视手术时。
- 明确强调危险信号（如症状恶化、间歇性斜视控制变差、上睑下垂加重，或者新的注视偏好等）。
- 确定需要监测的具体项目（如注意弱视、两次随访之间单眼运动不足的变化等）。在一组医生诊治一个患者时，这一点就很重要。
- 重申患者/家属的主要关注点。通常正式的视轴矫正评估是由视轴矫正师完成，然后由接诊的眼科专家来参阅。在这些情况下，传达患者的主要关注点或期望就很有用，特别是当这些关注点或期望与检查结果或治疗计划不一致时。

下列内容取决于进行评价的机构：

- 建议的治疗方案（如试用Fresnel棱镜、改变弱视治疗方案等）、随访计划，以及随访之间需要监测的具体项目。细节提供的水平有赖于机构的水平。

最后签上您的名字，并确保报告直接提供给治疗团队的合适成员。

设计针对患者的视轴矫正评估：需要考虑的因素

基本视轴矫正评估包括三个主要部分：感觉、运动和视力。然而实施评估的步骤很少是固定不变的，不应该将其看成是一个需要完成的"检查"列表。而常常需要根据每个患者的情况进行定制以解决他们的特定问题（图75.1）。

患者详情(A1)

需要考虑的重要事项有：患者的年龄、就诊史和伴发疾病。

检查年龄（A1.1）

年龄会影响可进行的检查项目、配合能力、可能的主观反馈水平。一般而言，孩子越小评估深度越受限制。但是，年龄并非决定需要进行哪些检查的唯一因素，还要参考如下方面：

患者视觉发育成熟了还是未成熟？

视觉未成熟：通常认为7岁以下的患者视觉发育尚未成熟。如果低于此年龄时正常双眼输入被破坏，可能会永久性地抑制正常视觉发育，这一群体易于产生感觉适应。

这个年龄组的随访必须包括：

- 寻找可导致弱视的机制；
- 如果存在可导致弱视的机制，说明感觉适应是否存在；
- 描述视力（和弱视）、眼位和眼球运动情况；
- 在病因不明时，警惕任何导致斜视或视力低下的潜在机制（如微小的单眼运动不足和相对传入性瞳孔障碍）。

视觉成熟：这一群体双眼视觉的破坏应该伴有可预期的视觉症状。注意以下几点：

- 运动系统受损——非共同性斜视：
  - 神经支配性、机械性、神经肌肉性和肌病性。
- 感觉系统受损——共同性斜视：
  - 单纯隐斜失代偿或继发于新的单眼视觉受损（如白内障或视网膜异常）；
  - 原有的感觉适应被打破；
  - 融合受损（如长期无晶状体眼的矫正等）。

辨别那些与病情不符的结果也同样重要（如一个患者主诉新出现斜视，但没有复视）。你必须思考可能的解释，如严重的单眼视力丧失、儿童期斜视眼位发生了改变（如先前存在抑制的儿童期内斜视，现在转为眼向外偏斜的位置）。

就诊史（A1.2）

这是初次就诊还是随访？

初次就诊：初次就诊评估需要为以后的随诊打下基础，也要小心注意那些提示存在神经或全身疾病的特征。而本次就诊应合理分配时间以允许进行其他检查，如睫状肌麻痹散瞳验光和眼底检查。

其他重点：

- 视觉不成熟：不要忽略可能的弱视致病机制或任何已经存在的感觉适应。
- 视觉成熟：检查并仔细测量偏斜眼位，能够将患者症状（或缺乏症状）与视轴矫正评估结果联系起来。

随访：随访有赖于当前的治疗。因此，要明确每次随访的目的，以便制订最佳评估方案。问题包括：

要考虑哪些治疗？

- 这是为手术而就诊还是患者为使用三棱镜进行评估？准备手术的患者重点在于测量斜视度数；而使用三棱镜（Fresnel压贴三棱镜或一体三棱镜）的评估，是找到最适合患者需求的，可以在注视位置带来舒适双眼单视的最佳斜视矫正量。

是否有正在进行的治疗？

- 弱视治疗——视力有提高吗？
- 停止弱视治疗——视力是否有下降？
- 为可能存在的调节性内斜视，在配戴新眼镜矫正远视后有什么效果？
- 使用棱镜——症状是否得到充分缓解？是否对棱镜不耐受而提示斜视度数有改变？

治疗方案是只进行观察吗？

- 症状有什么变化？
- 视轴矫正状态有什么变化？
  - 先前为交替性内斜视的婴儿出现弱视。
  - 间歇性斜视的控制力发生了改变。
  - 推测存在微血管性脑神经麻痹的患者斜视症状消失。

- 与初次就诊相比有什么变化？好转、加重，还是一样？最近做过斜视手术吗？
- 运动状态发生了什么变化？
- 感觉状态有什么变化？症状是否已经消除，手术后是否出现了新的或未曾预料的症状？

伴随疾病（A1.3）

合并存在神经性或全身疾病可能影响检查及其可靠性。这可能包括认知和行为问题或运动问题，如脑瘫，或者重症肌无力。总的来说，患者需要是清醒的，且身体状况允许参加检查。这需要他们能够移动头部配合测量，在某些检查中配戴眼镜，并能够摆出合适的体位（如 Hess 屏检查或在同视机前）。

可用资源（A2）

创建一个基本视轴矫正评估需要深入了解前面已经讨论的几个关键组成部分。但是，也取决于可用资源。这些资源包括设备和时间。

设备

视轴矫正评估水平将由诊室可用设备来决定。同视机就是一个例子。虽然它是视轴矫正评估的主要设备，但不是所有医疗中心都有。原因可能包括设备成本、缺乏接受过培训的人员或手术医生不熟悉该设备所提供数据的益处。其他检查如 Hess/Less/Lancaster 可能仅在需要处理复杂性斜视，要详细了解运动缺陷程度的地方才配备。而对于那些只进行初步评估后就把患者转诊到其他中心的地方，并不需要这些设备提供的信息。

以下是进行基本视轴矫正评估所需的最低设备要求。

- 基本感觉评估：近立体视检查、红色滤光片和 Worth 四点灯（或 Bagolini 线状镜）。
- 基本运动评估：遮挡板、棱镜、调节视标。
- 基本视力评估：遮挡板/眼罩、注视棒、视力表。
- 明亮的光源，如直接检眼镜、手电筒。

表 75.6～表 75.8 列出了在基本和扩展视轴矫正评估中涉及的其他设备（检查）。

时间

视轴矫正评估受时间制约。一名经验丰富的视轴矫正师可以在大约 10min 内完成寻找斜视、眼球运动异常和粗略视力缺欠的修正检查。但是，基本评估需要大约 30～45min（包括书面报告），附加下列检查的扩展评估则需要 90min 或更长时间：双眼单视野检查、Hess 屏、完整同视机评估、正规的视网膜对应检查、旋转、调节功能、复杂类型斜视的测量、患者 Fresnel 棱镜评估（及适配）。这还不包括由于患者自身因素可能造成的检查时间进一步延长（如发育迟缓、自闭症、脑损伤等）。

总结

视轴矫正评估是动态的，它必须根据特定患者或治疗团队的需求灵活改变，从而得到准确而有用的信息。

评估不仅仅是各部分的总和。本篇将评估分为三个不同的部分——运动、感觉和视力评估。各部分之间的相互影响产生出一个可以最终确定患者视轴矫正状态的综合信息。

希望通过理解本章所提到的概念，使临床医生对双眼视觉有更好的理解，帮助他们最大限度地利用从视轴矫正评估中获取的信息，为每位患者在任何情况下都制定出很具体的最佳处理方案。

（李瑞英　译　李晓清　校）

参考文献

1. Ansons A, Davis H. Diagnosis and Management of Ocular Motility Disorders. 4th ed. Oxford: Wiley-Blackwell, 2014.
2. Rowe FJ. Clinical Orthoptics. 3rd ed. Oxford: Wiley-Blackwell, 2012.
3. Von Noorden GK, Campos EC. Binocular Vision and Ocular Motility: Theory and Management of Strabismus. 6th ed. St Louis, MO: Mosby, 2002.
4. Pratt-Johnson JA, Tillson G. Management of Strabismus and Amblyopia: A Practical Guide. 2nd ed. New York, NY: Thieme, 2001.
5. Levin LA, Adler FH, Kaufman PL, Alm A. Adler's Physiology of the Eye. Edinburgh: Saunders/Elsevier, 2011.
6. Pratt-Johnson JA, Tillson G. Suppression in strabismus – an update. Br J Ophthalmol 1984; 68: 174–8.
7. Cain CE, Hunter DG, Dagi LR. Goal-determined metrics to assess outcomes of esotropia surgery. J AAPOS 2014; 18: 211–16.
8. Cassin B, Hamed LM. Fundamentals for Ophthalmic Technical Personnel. Philadelphia, PA/London: W.B. Saunders, 1995.
9. Bosley TM, Salih MA, Jen JC, et al. Neurologic features of horizontal gaze palsy and progressive scoliosis with mutations in ROBO3. Neurology 2005; 64: 1196–203.
10. Beigi B, O'Keeffe M, Logan P, Eustace P. Convergence substitution for paralysed horizontal gaze. Br J Ophthalmol 1995; 79: 229–32.
11. Wong AMF. Eye Movement Disorders. New York,NY: Oxford University Press, 2008: 52–3.
12. Wong AM, Colpa L, Chandrakumar M. Ability of an upright-supine test to differentiate skew deviation from other vertical strabismus causes. Arch Ophthalmol 2011; 129: 1570–5.

第 76 章

婴儿型内斜视

Glen A Gole, Jayne E Camuglia

章节目录

首先,我认为我们必须坚定地将斜视归为神经发育异常性疾病的一种。

——John T Flynn[1]

婴儿型内斜视(infantile esotropia,IET)是指神经系统发育正常的儿童,于生后 6 个月内发生的恒定性非调节性内斜视(图 76.1)。斜视度通常大于 30 棱镜度(prism diopter,PD),伴或不伴有轻度弱视及低度远视。IET 又被称为"先天性内斜视",但是病情很少在出生时即存在。越来越多的证据表明,这类患儿如果早期接受治疗,有可能形成良好的立体视,这也提示疾病损害不是先天性的。动物研究支持 IET 是由于大脑皮质传入的去相关性导致的[2]。

IET 通常合并有分离性垂直斜视(dissociated vertical deviation,DVD)(50%~90%)[3,4]、下斜肌亢进(inferior oblique overaction,IOOA)(70%)[5]、隐性眼震(40%)、视动性眼震不对称。IET 和这些继发性改变通常被称为"婴儿斜视证候群",有些表现甚至在无斜视的情况下独立存在。

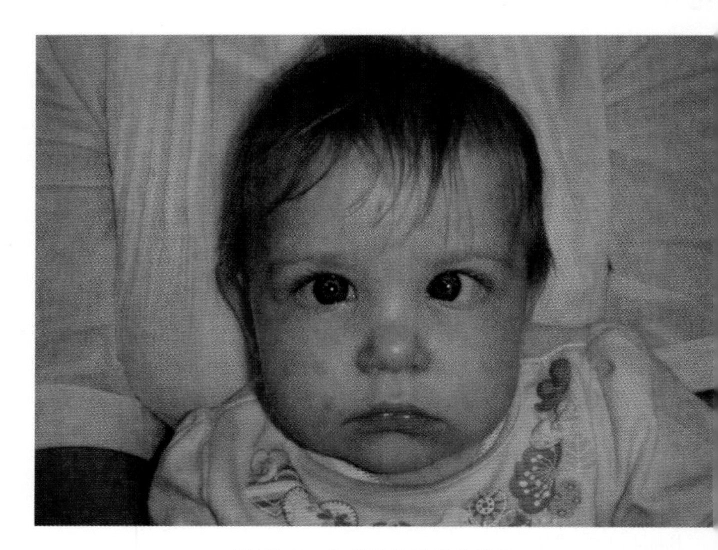

图 76.1 大角度婴儿型内斜视

历史

"婴儿型内斜视"是由 Costenbader 在 1961 年首先提出,包括 1 岁内发生的内斜[6]。在此之前,他定义"先天性内斜视"为 6 月龄以内发生的内斜[7]。"先天性内斜视"的名称体现了 Claud Worth 的理论[8],他认为内斜视(esotropia,ET)是由于融合功能的先天缺陷导致——"融合功能缺陷是斜视的根本原因"。Worth 的理论意味着先天性病变不可修复,因而斜视手术主要是为了改善外观,择期进行即可。Chavasse 则持有相反观点[9],他认为婴儿在出生后有一段时间的正常视功能,而外因导致了斜视的发生——"先天性斜视如果在 2 岁前得到充分矫正,大部分患儿有可能恢复融合功能"。Costenbader[10]、Parks 和他的同事们也支持此观点,继 Ing[11] 研究成果之后,此观点得到了更广泛的认同。但在欧洲这一观点并没有被广泛接受,斜视手术时机要晚很多[12]。20 世纪 60 年代,陆续有证据支持 Chavasse 的观点,认为应该早期行斜视矫正术。20 世纪 80 年代大量的研究开始关注婴儿视功能发育[13-15]以及手术技巧的改良。越来越多的手术案例使临床对于 IET 的认识更为深入了[16-18]。

流行病学

IET 患病率鲜有文献报道,1980 年一项针对 38 000 名 1~2.5

岁儿童的研究,内斜视患病率为 0.9%[19],而美国对某一地区超过30 年的观察研究发现,IET 患病率相对稳定在 0.25%[20]。近几十年来英国儿童斜视手术率总体出现明显下降,这可能与对斜视患儿给予睫状肌麻痹验光后足矫配镜有关[21]。Carney 指出,尽管斜视手术量有明显下降,但是 1 岁以内儿童斜视手术率并没有发生变化[22]。现在越来越少的眼科医生从事斜视手术,因此斜视手术大都集中在少数医生那里[23]。

IET 通常有家族史,早期就有文献报道其具有遗传性。相比普通人群,IET 患儿的父母或家族成员中原发性单眼注视综合征发病率更高[24]。Maumenee 等总结认为,这种遗传方式更像孟德尔共显性遗传[25]。

眼球正位发育的自然过程

Sondhi[26]关于正常新生儿的一项研究发现,55%有恒定性斜视(其中 66%是外斜),只有 30%是正位的。到 2 月龄时未发现内斜视,97.2%的研究对象在 6 月龄时眼位为正位。该作者[27]的另一篇研究,随访新生儿到 6 月龄,发现 IET 的发病年龄在 2~4 月龄。Horwood 描述"新生儿眼位偏斜(neonatal misalignments, NMs)"为一种"短暂的大角度内斜为主的眼位偏斜"[28],通常发生在出生后 2 个月内(73.2%婴儿发生在生后 1 个月内)。NMs 在 4 月龄时基本都恢复至正位,只有那些发展为 IET 的患儿此时会有内斜视频率增加,进而发展为 IET[29]。生后 2 个月内 NMs 发生的频率(可能是早期辐辏功能发育的表现)和 IET 的发生之间并无因果关系。Horwood 报道的正常大龄婴儿中内斜视的高患病率与 Archer 的研究结果[27]正好相反,后者针对另一群正常儿童的研究认为外斜视更为常见(尤其是刚出生不久的新生儿)。Sondhi 和 Archer[26,27]的研究是基于婴儿注视检查者面部时的眼位、早期婴儿阶段的大角度正 Kappa 角以及婴儿注视人面部的特殊方式可能会导致人为测量误差[30]。Friedrich 和 de Decker[31]同样发现了新生儿中高达 50%的外斜视(XT)发生率,1 024 名新生儿中仅有 1 名发展为内斜视的婴儿在 3 月龄时还存在内斜视。发生 IET 的患儿大约在 4 月龄时开始与正常婴儿不同。新生儿期一过性斜视很常见,所以父母提供的斜视发病时间需经仔细核对。

Birch 等报道了 66 例斜视角≥40PD 的内斜视婴儿,生后 2~4 个月发病,无一例自行好转,提示应早期手术干预[32]。先天性内斜观察研究(congenital esotropia observation study, CEOS)[33]报道,生后 12 周以内,大多数内斜视婴儿的斜视是间歇性的,或者眼位偏斜是不稳定的,12 周以后斜视多呈恒定性斜视。CEOS 研究进一步总结认为,10 周龄以上的正常婴儿,如果存在斜视角≥40PD 的恒定性内斜(以及远视≤3.00D),自行缓解的可能性很低(2%),应早期手术治疗(框 76.1)[34,35]。然而,如果斜视角<40PD 并且为间歇性或者斜视不稳定,常常能自愈。

框 76.1

不易自行缓解而早期手术更为有利的斜视婴儿临床特点

1. 生后 10 周到 6 月龄出现或持续存在内斜视
2. 间隔 2~4 周的两次检查,看近(1/3 米)斜视角为 40PD 的恒定性内斜视
3. 远视≤+3.00D
4. 除外以下任何情况:
   出生胎龄<34 周
   出生体重≤1 500g
   新生儿阶段曾使用呼吸机治疗
   脑膜炎史或其他重大疾病史
   发育迟缓
   非共同性或麻痹性斜视
   显性眼球震颤或摆头
   既往眼肌手术史
   存在眼部结构异常

摘自 Spontaneous resolution of early-onset esotropia: experience of the Congenital Esotropia Observational Study. Am J Ophthalmol 2002;133:109-18 by Wong AMF. Can J Ophthalmol 2008;43:643-51。

临床特征

分离性垂直斜视(DVD)

任何早期干扰双眼视发育的眼病均可导致 DVD(交替性上隐斜、遮盖性上隐斜)的发生。DVD 通常在 IET 初期不明显,而是该病后期的一个特征(平均发生于 2.8 岁)[4]。出现 DVD 时,斜视眼向外上方偏斜(图 76.2),而当该眼恢复注视时并不伴有另一眼相应的下转运动,即 DVD 不遵循 Hering 法则。术前斜视角较大的患儿,2 岁内手术可以减少 DVD 的发生[36]。对于每个患儿而言,DVD 的程度和出现频率不尽相同,可自发出现或者仅在遮盖时出现。个别患儿会出现向同侧的头位偏斜。DVD 可以用底朝下的棱镜片进行测量,测量时将棱镜片置于发生 DVD 的眼前,进行交替遮盖检查,直至不出现上下转运动。

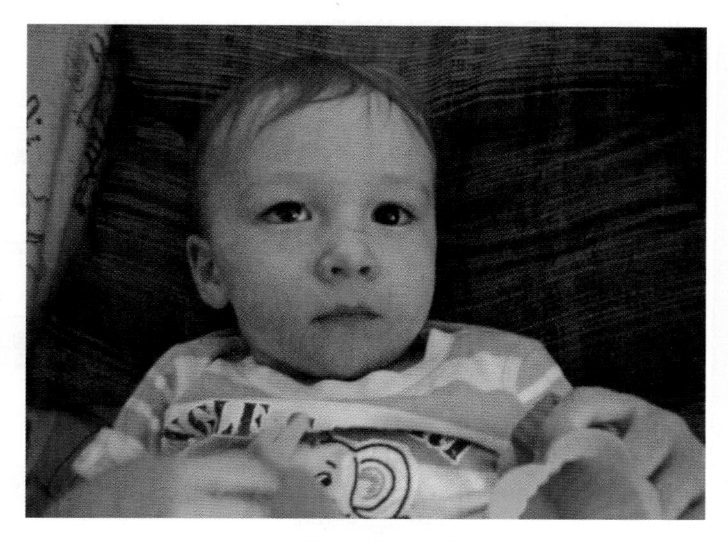

图 76.2　*右眼 DVD*

下斜肌亢进(IOOA)

IOOA 仅在内转时出现并伴有眼底外旋(图 76.3)。DVD 和 IOOA 常双眼同时存在,但是可以不对称。如果一眼内转时上斜,并在交替遮盖时出现对侧眼同等幅度的相应下斜视,这种偏斜为 IOOA 引起;如果对侧眼不出现相应的下斜视,则存在 DVD。如果内转眼的上斜幅度超过对侧眼下斜幅度,则 DVD 与 IOOA 合并存在,两眼垂直斜视幅度之差即为 DVD 的幅度。

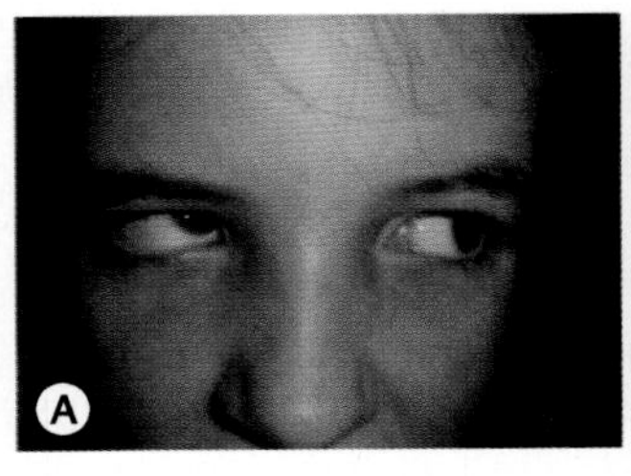
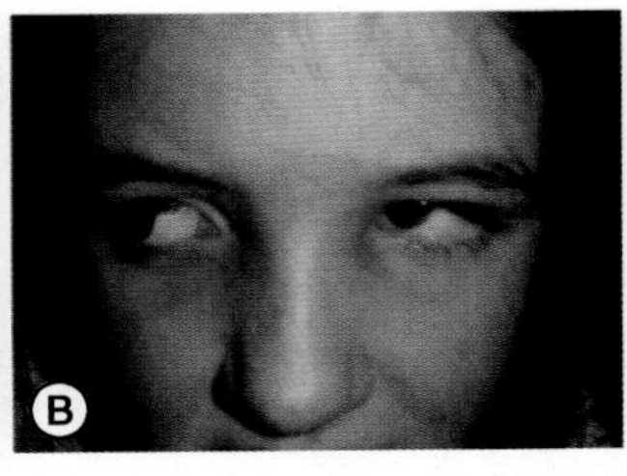
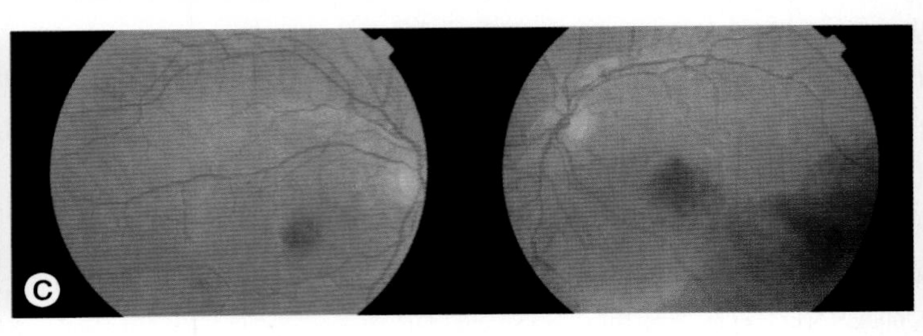

图 76.3 Ⓐ患者出现右眼下斜肌亢进(IOOA);Ⓑ左眼 IOOA;Ⓒ眼底外旋:中心凹位于视盘下缘水平线以下

分离性水平斜视(DHD)

DHD(dissociated horizontal deviation)是指与调节无关的水平眼位变化,仅和两眼视觉信号传入的不平衡有关[37]。DHD 发生率远低于 DVD,双眼常不对称,可同时伴发 DVD。事实上,DHD 可能仅是一种伴有很大水平成分的 DVD。DHD 常被误诊为外斜视,两者也可以共存。通过将棱镜片分别置于两眼前测量,得到不同的水平斜视度则可以鉴别。DHD 的治疗是将受累眼外直肌超常量后徙[38]。

融合功能发育障碍型眼球震颤综合征

融合功能发育障碍型眼球震颤综合征(fusion maldevelopment nystagmus syndrome,FMNS)最初被称为隐性眼球震颤[39,40]。FMNS 是 IET 的常见伴随症状,在遮盖单眼时出现。快相朝向非遮盖眼,内转时震颤减轻,外转时加重。想要准确测量隐性眼震患者的视力很难,因为眼球震颤可以显著降低非遮盖眼的视力。为了排除干扰,可用+3.00D 镜片雾视非检查眼来代替遮盖。当 FMNS 在双眼注视时出现,即变为显性的(明显的隐性眼震)。

视动性眼震不对称性

2 月龄以内的婴儿对于从颞侧向鼻侧移动的目标比从鼻侧向颞侧移动的目标更敏感。正常婴儿在 4~6 月龄时这种不对称现象即消失。在发展为 IET 的患儿中,这种鼻侧朝向的偏好在婴儿期持续存在,并变为永久性的现象。

鉴别诊断

IET 的鉴别诊断和临床分型可以主要考虑是真正先天性的,还是生后 6 个月内发生的(框 76.2)。大多数病例可以通过全面的病史和眼科检查来帮助区分各亚型(图 76.4)。

假性内斜视很常见,可以通过 Bruckner 法[41]、Hirschberg 法以及遮盖试验确定眼位是否为正位(图 76.5)。需要注意的是,Bruckner 试验在 8 月龄以内的婴儿可能存在假阳性[42]。利用闪光灯拍照可以向家长展示假性斜视。有研究显示,最初被诊断为假性斜视的孩子中有 12%在未来 3 年内出现斜视或弱视[43],但是这一发现在另外的研究中并未得到重复验证[44]。

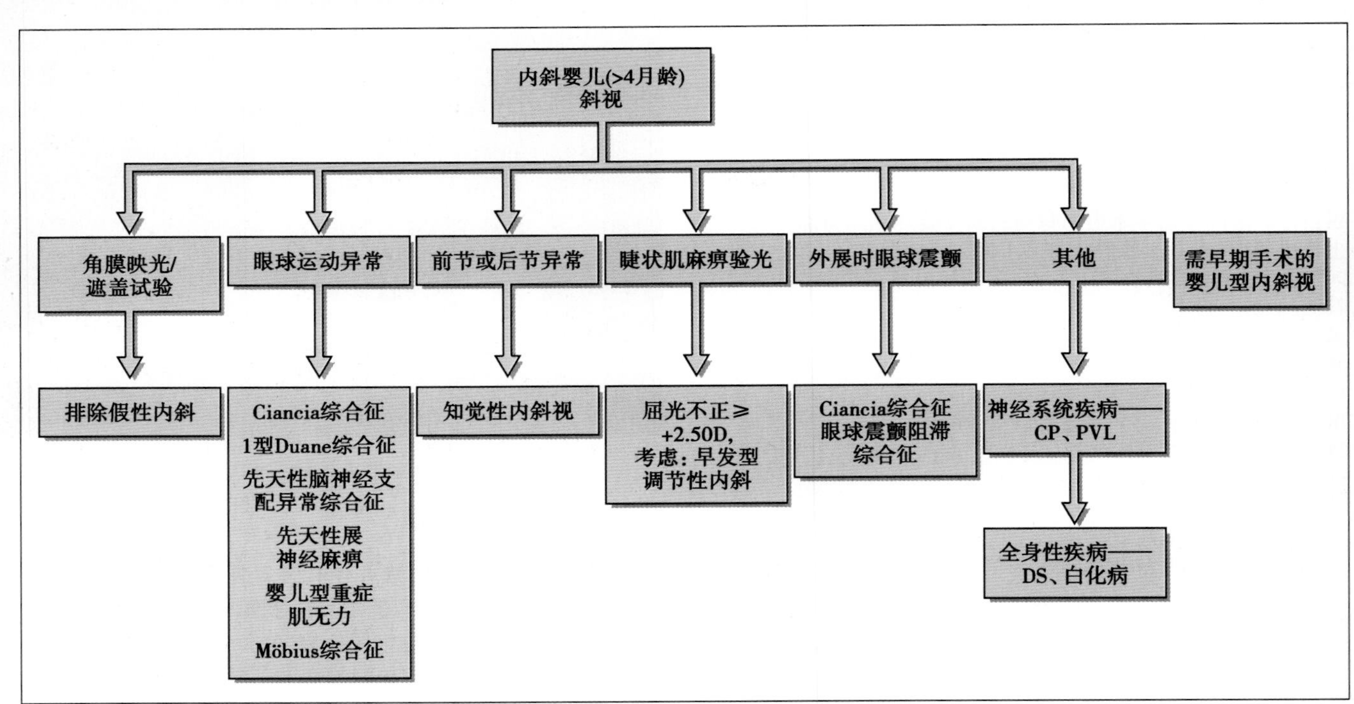

图 76.4 婴儿(≥4 个月)内斜视的诊断。CP:脑瘫;PVL:脑室旁脑白质软化症;DS:Down 综合征

框 76.2

婴儿型内斜视的鉴别诊断

真正先天发病的内斜视	婴儿期发病的内斜视
(真)先天性内斜视	婴儿型内斜
假性内斜视	早发型调节性、知觉性内斜
1型 Duane 综合征	早发型调节性、知觉性内斜
先天性第Ⅵ神经麻痹	Ciancia 综合征
眼球震颤阻滞综合征	神经系统疾病相关:CP、PVL
先天性眼外肌纤维化综合征	全身疾病相关:DS、白化病
婴儿型重症肌无力	
Möbius 综合征	

CP,脑瘫;PVL,脑室周围白质软化症;DS,Down 综合征。

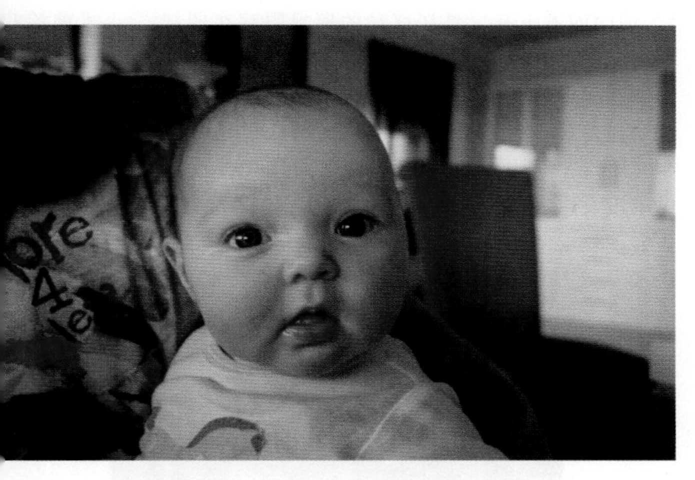

图 76.5 假性内斜视。由于左侧明显的内眦赘皮遮盖了鼻侧巩膜使该婴儿看起来像内斜视,然而其角膜映光对称且遮盖试验正常

1型 Duane 综合征表现为眼球外转受限及内转时出现眼球后退。由于婴儿在内转时眼球后退可以表现很轻微,双眼1型 Duane 综合征与 IET 的鉴别可能很困难,特别是当患儿有交叉注视时。如果患儿斜视度达到需要手术的程度,对于轻度 IET 或 Duane 综合征,可以选择做双侧内直肌后徙术(bilateral medial rectus recessions,BMRc)。如果娃娃头实验显示眼球可充分外转,则可排除 Duane 综合征或先天性展神经麻痹(通常为良性,大多在6周龄内自愈)[45]。其他方法包括转动孩子,或遮盖一眼,强迫另一眼外转以检查眼球外展功能。第Ⅵ和第Ⅶ脑神经同时麻痹的情况可见于 Möbius 综合征,一种常伴发一系列口面部及四肢异常的综合征(图 76.6)。

全面的眼科检查(包括睫状肌麻痹验光)可排除眼前节或后节疾病导致的知觉性内斜。

Ciancia 综合征是内斜视的一个亚型[46],又被称为"交叉注视性先天内斜视"[18,47],包括以下临床特征:

1. 早期出现的内斜;
2. 通常为大角度斜视;

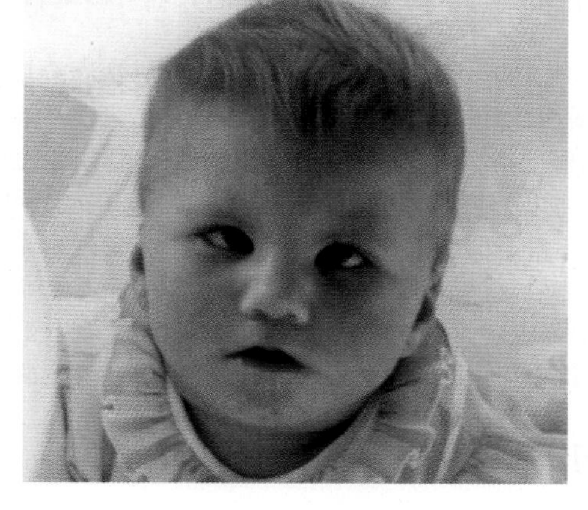

图 76.6 Möbius 综合征

3. 双侧外展受限;
4. 冲动性眼球震颤,快相朝向注视眼侧,外转时加重,内转时减轻;
5. 面转向注视眼侧;
6. 头向注视眼侧倾斜[48,49]。

眼球震颤阻滞综合征(NBS)由 Adelstein 和 Cupper 于 1966 年首次提出[50],在先天性内斜中发病率约为 4.8%~10.3%[51],该综合征常有以下特点:

1. 眼球震颤伴有大角度内斜,斜视角常有变化;
2. 假性外展麻痹;
3. 头偏向注视眼侧;
4. 注视眼内转时震颤消失;
5. 外转时眼球震颤幅度加重。

任何一个内斜视伴眼球震颤的儿童都要考虑 NBS 和 Ciancia 综合征的可能,然而两者的病理生理机制并不同。Ciancia 综合征中内斜视和眼球震颤是同时并存[16],而 NBS 患儿则是存在先天性特发性眼球震颤,其静止点在内转位(从而导致内斜视),调节辐辏联动可能是发病机制之一,内转时瞳孔收缩可以帮助诊断 NBS[52]。

有交替性内斜视和交叉注视,第一眼位或外展位时无眼球震颤,注视眼正位而非注视眼内斜位(NBS 双眼都为内斜位),常不伴弱视(不同于 NBS)[51]。IET 的上述特征可与 NBS 相鉴别。上述所有综合征的治疗都是类似的,大多数病例采取大幅度双眼内直肌后徙(BMRc)以获得良好的眼球运动[53]。

报道中发育迟缓合并斜视的比例从 27% 到 100% 不等[54,55]。Haugen 等开展的一项基于人群的纵向研究发现,Down 综合征中 42%存在斜视,主要是早发型内斜视(84%)并伴有远视[56]。脑瘫合并斜视的发病率平均为 44%(15%~62%)[57]。

伴有发育迟缓的内斜视患儿的手术治疗,其术后正位率差异较大,一些研究团队报道术后过矫率高,且标准手术设计量在这类患者中预测性差[58]。Muen 报道了 7 例脑室周围白质软化伴有斜视的患儿,术后结果差强人意[59]。尽管一些术者会减少手术设计量,Yahalom 却认为合并 Down 综合征的内斜视减少手术设计量没有必要[58],研究者们多遵循此做法。

术前斜视度稳定性是否影响术后结果？

Ing发现大多数IET患者术前观察阶段斜视度会增加10PD，50%甚至增加20PD以上[60]。如果手术是基于术前一天检查的斜视量，术后眼位情况在术前斜视度稳定组与不稳定组之间没有区别。Birch将IET患儿分为"稳定组"（每次随访的斜视度相差<10PD）和"不稳定组"（斜视度相差≥10PD），他发现两组术后正位率、再手术率、远视镜及双光镜处方率或立体视并无差异[61]。进一步研究发现不论术前测量值是否稳定，眼球运动情况（眼位）也无差异[62]。值得注意的是，6月龄以后斜视度测量稳定性会改善[63]。

测量的不确定性

Schutte等分析了斜视手术中的人为错误[64]，他们推测有一半的二次手术都是由于斜视度测量不准确、手术方案随意改变或手术操作不准确造成的。

在先天性内斜视早期与晚期手术治疗对比研究（early vs late infantile strabismus surgery study，ELISS）中，三位检查者通过盲法做角膜映光检查，检查者的结果显示出高度一致性，但仍有10%的病例差异超过10°（20PD）[65]。在另一项研究中，有经验的斜视专家审阅一系列常见类型斜视患者的照片（25^{Δ} L ET、25^{Δ} R XT、80^{Δ} ET、75^{Δ} IET）后，使用Krimsky和Hirschberg角膜映光法估计斜视度数，与专业检查者棱镜片遮盖试验（prism cover test，PCT）的"金标准"进行对比[66]。大多数检查者在使用Krimsky法估计斜视度时，至少一例患者被高估10^{Δ}，而5^{Δ}以下的差异很难区分。使用Hirschberg法检查时，每位患者至少被一名检查者低估10^{Δ}，而且斜视度越大，准确性越差。研究者们认为Krimsky法比Hirschberg角膜映光法更准确，特别是对大角度的斜视而言，但都没有棱镜片遮盖试验精确。Thompson和Guyton报道很难用棱镜来精确测量超大度数斜视[67]。儿童眼病研究组（pediatric eye disease investigator group，PEDIG）[68]对比不同检查者使用棱镜片交替遮盖检查结果的可靠性，总结认为，在超过20^{Δ}的儿童内斜视中，12^{Δ}或更大度数的不同可能提示真正存在斜视变化，而小于此的差异可能仅是测量误差。因此我们应该对自己检查结果的准确性持怀疑态度。

虽然PCT是测量斜视的"金标准"，但也会受到儿童配合度的限制。斜视角≥40PD的婴儿测量时，使用Krimsky法，将两块棱镜分别置于两眼前比较容易操作。研究者们发现，当患儿不合作时，Krimsky法结合双眼红光反射（Bruckner）试验是验证PCT准确性的一个较为实用的方法[69]。进行PCT试验时可使用塑料块镜。塑料直角棱镜应放置于眼前额平面，而塑料等腰棱镜应尽可能放置在最小偏斜位置[70]。在实际操作中，可以理解为手持两种棱镜时均应使基底位于矢状面上。研究者们认为，两个分开放置的棱镜作用并非两个棱镜的简单算术和，但是对于临床中遇到的大多数婴儿型内斜视的斜视角，其差异仍在观察者的测量误差之内。对于任何一个斜视医生来说，最关键的还是要始终如一地使用相同的测量方法，并根据患儿术后的情况逐渐调整手术量。虽然为婴幼儿测量视远斜视角十分困难，但通常可以测量视近斜视角，因此研究者们通常使用视近斜视角来设计手术量，这也是目前获得性内斜视中常见的做法[71,72]。

非手术治疗

屈光检查对IET的治疗至关重要，尤其是（但不限于）术后随访期。IET患儿中有15%伴有远视[73,74]，对于远视≥2.5D的婴儿，我们给予全矫眼镜处方[73,75]，以明确内斜视是属于完全调节性还是部分调节性。近50%的内斜视可以通过戴镜完全治愈，从而避免不必要的手术[73,74]。但是，最初戴镜可以控制的婴儿中，有20%将会失代偿而最终仍需要手术[76]。通过眼镜矫正可以减少大角度内斜视的斜视度，使手术只需要动两条眼外肌（根据戴镜后斜视度进行矫正），而不是三条。同时，矫正远视对维持术后眼位的稳定也至关重要。

弱视可依据儿童的注视类型来判断。如果两眼视力相等，则两眼都能够在眨眼之后维持注视[77,78]。当婴儿越过鼻子来注视感兴趣的目标时，即是产生了交叉注视（图76.7）。当一个感兴趣的目标（如玩具）从一侧移动到另一侧时，如果两眼视力相等，则注视眼在目标越过中线时发生交换。如果注视交换超过了中线，说明前方正有玩具在移动的那只眼存在弱视[79]。术前治疗弱视似乎是合理的。然而在一项针对未经弱视治疗（大龄）儿童的系列手术研究中发现，患儿术后结果与术前进行遮盖的患儿并无明显差异。有六分之一的弱视患儿仅通过手术就治愈了弱视[80]。在一项更大的系列研究中，有轻度弱视对IET患儿术后结果没有影响，但是有中度弱视的婴儿术后结果相对欠佳[81]。曾有建议术前每日进行交替遮盖，以防止抑制的发生[82]，但是被Parks反对[83]，这是因为他认为抑制极少会在眼正位和双眼视发育形成之前产生。Ing报道，术前每天交替遮盖与未交替遮盖组之间的术后眼位结果没有差异[84]，但该研究的缺陷是不能辨别结果中小于25%的差异。

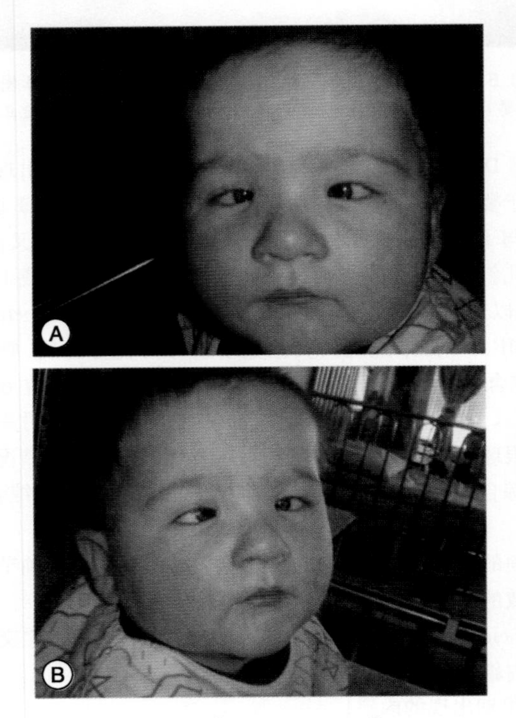

图76.7　交叉注视。Ⓐ右眼向左注视；Ⓑ左眼向右注视

手术时机：为何尽早手术?

2 月龄前融合和立体视还没有形成，但是在 3~5 月龄之间会迅速发育[14]。被动选择性优先注视和视觉诱发电位立体视均在 6~7 月龄时达到成人水平[85]。新近(几周内)出现斜视并使用棱镜矫正的婴儿可以有与同龄正常婴儿相近的立体视[86,87](图 76.8)。IET 患儿立体视破坏的关键期在 4.3 月龄时达到高峰，因此以获得高级别立体视为目标，进行 IET 治疗的时间窗可能非常短[88]。Wong 回顾了支持尽早手术的证据[35]。她的研究显示，随着患儿手术年龄的增长，立体视预后有明显变差的趋势(图 76.9)。Cerman 等将 16 月龄定为一个关键时间点，在此之后，即使完美的手术效果也很难建立立体视[89]。

Chavasse 提出，如果斜视在 2 岁之前得到完全矫正，大多数 IET 婴儿可以拥有融合功能。Ing 报告了 2 岁之前和之后接受手术的婴儿在知觉功能上的显著差异，也证实了这一论点[11]。Zak 和 Morin 研究显示，Worth 4 点融合功能的发育与手术年龄有关[90]。手术年龄晚于 12 月龄，可能会产生隐性眼震、下斜肌亢进、弱视和融合能力降低。

一项前瞻性多中心对照研究(ELISS)证实了，2 岁之前手术的患儿有更好的知觉功能，但该研究的失访率很高[12]。

Birch 和 Stager 比较了两组在 1 岁以内接受手术的婴儿[91]。第一组在 6 个月时或更早接受手术，第二组在 7~12 个月之间接受手术，术后随访时间 4~17 年。两队列在入组时基本情况相似，同时手术效果也相近(83%~94%的患者术后眼位在 6PD 以内)，但第一组的周边和中心融合以及 Randot 立体视明显更好，Randot 立体视锐度≥200′。但即使早期手术，也只有 38%的婴儿出现了 Randot 立体视，只有 20%的婴儿 Randot 立体视锐度≥200′，这表明即使是很短期的斜视也足以破坏双眼视发育[91]。

Birch 等人得出的结论是，决定立体视预后的最主要因素是斜视的持续时间(不是发病年龄或矫正年龄)(图 76.10)[92]。如果斜视时间超过 2 个月，则无法获得良好的立体视，如果斜视时间达到 12 个月，只有 4%的患者有 Randot 立体视觉。拥有 Randot 立体视的患者很少需要再次手术，DVD 发生率更低，但是弱视发病率和垂直肌肉手术的可能性没有差别。他们随后报道，在术后立即测量

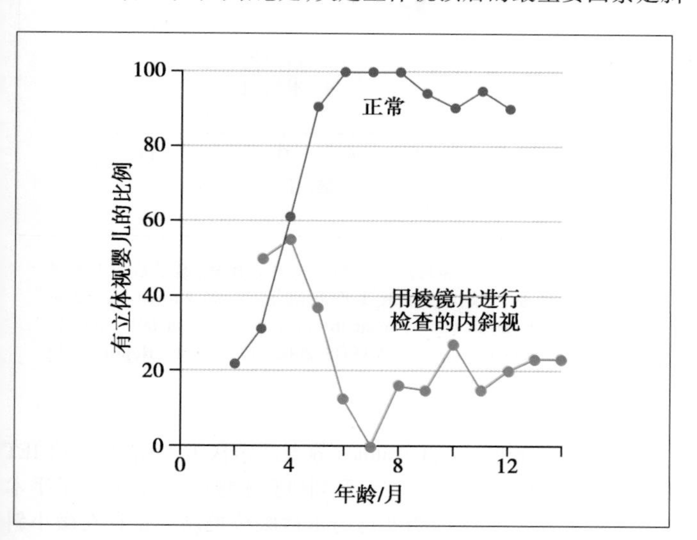

图 76.8　正常婴儿与内斜视婴儿出生后立体视功能的流行病学函数曲线。内斜视患儿在术前检查，使用棱镜片矫正斜视(Adapted from Stager DR, Birch EE. Preferential-looking acuity and stereopsis in infantile esotropia. J Pediatr Ophthalmol Strabismus 1986; 23: 160-5 by Tychsen L. J AAPOS 2005; 9: 510-21. Reprinted by permission of Slack)

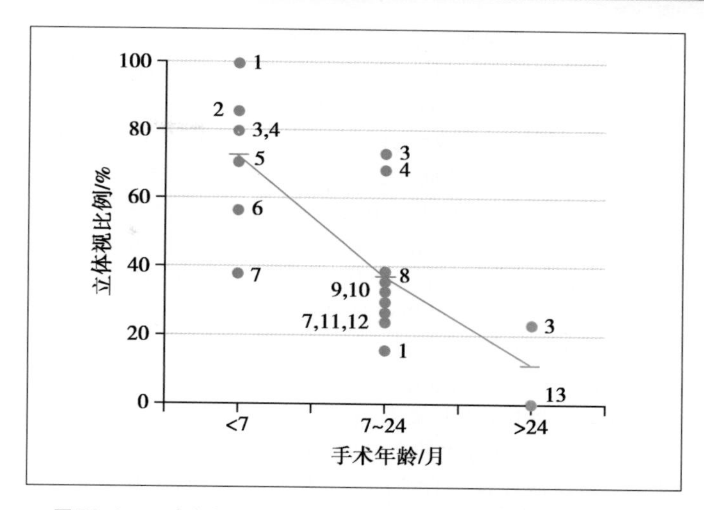

图 76.9　至手术年龄时立体视存在率的总结。每个点代表已发表文献的立体视存在率。短横线代表不同年龄组立体视的存在率的均值(From Wong AMF. Timing of surgery for infantile esotropia: sensory and motor outcomes. Can J Ophthalmol 2008; 43: 643-51. Reprinted by permission of Elsevier)

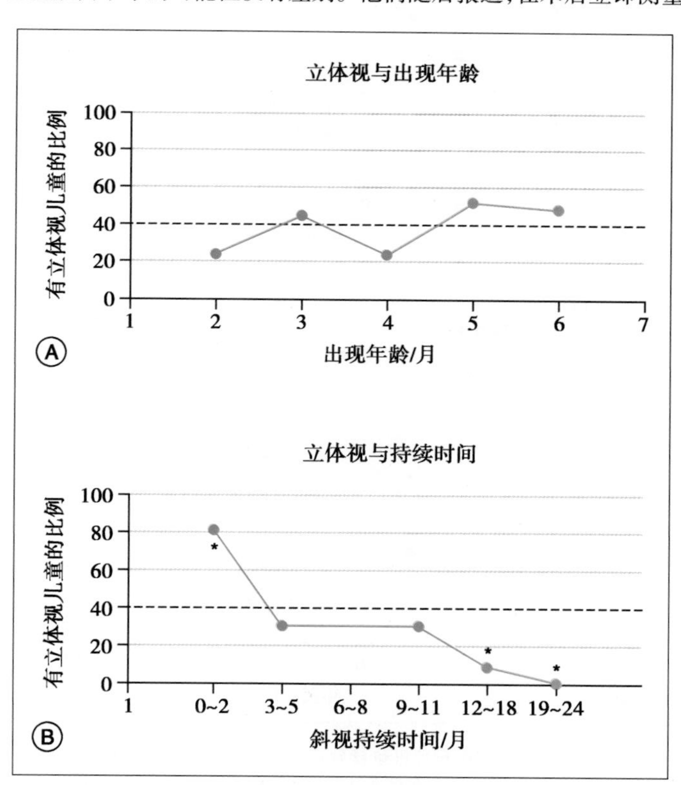

图 76.10　Ⓐ立体视与立体视出现的年龄；Ⓑ立体视与斜视持续时间。立体视的发育与斜视持续时间呈反比(From Birch EE, Fawcett S, Stager DR. Why does early surgical alignment improve stereoacuity outcomes in infantile esotropia. J AAPOS 2000; 4: 10-14. Reprinted by permission of Elsevier)

时没有 Randot 立体视的患者，发生内斜视复发或连续性外斜视而需要再手术的风险是有立体视患者的 3.6 倍[93]。Ing 和 Okino 也证实了立体视的缺失与斜视的持续时间相关[94]。在后续论文中，Ing 和 Rezentes 报道，眼位偏斜持续 21 个月的组，与 6 个月、12 个月或 24 个月进行手术矫正的组之间，融合功能并没有显著差异[95]。由此他们得出结论，融合发育的时间窗比立体视发育的时间窗更宽[21]。

Birch 及其同事所发现的斜视的持续时间是知觉功能预后主要决定因素（持续时间少于 3 个月是良好知觉功能预后的时间节点），与内斜视猴产生不可逆双眼视破坏的偏斜持续时间正好一致[2,96]。该作者还 Tychsen 都认为，如果希望获得高级双眼视功能，迅速转诊 IET 患儿并实施手术是至关重要的[87]。

对于大多数 IET 患儿来说，术后最好的功能预后是单眼注视综合征[97]；8PD 或更小的残余斜视、有周边融合和粗略的立体视。绝大多数有单眼注视综合征的患儿眼位长期稳定，甚至超过几十年[98]。

然而，Wright 报道了，在 7 名 13～19 周龄手术的患儿中，有 2 名术后获得了很好的眼位和高级别立体视[99]。Ing 报道的 16 例 6 月龄之前手术的患儿中，只有 1 名获得了高级别立体视[100]。而 Helveston 等人也告诫说，6 月龄之前接受手术的患儿一般要再进行一次手术以获得令人满意的眼位[101]。

有几项研究报告称，手术前有发育迟缓的 IET 儿童，手术后几个月内情况会有所改善[102-104]。Drover 等人对 IET 患儿术前、术后大运动和精细运动发育进行了测试，术前组显示感觉运动和大运动发育落后[102]（图 76.11）。手术后，这种落后消失了，提示早期手术有利于婴儿的发育（图 76.12）。

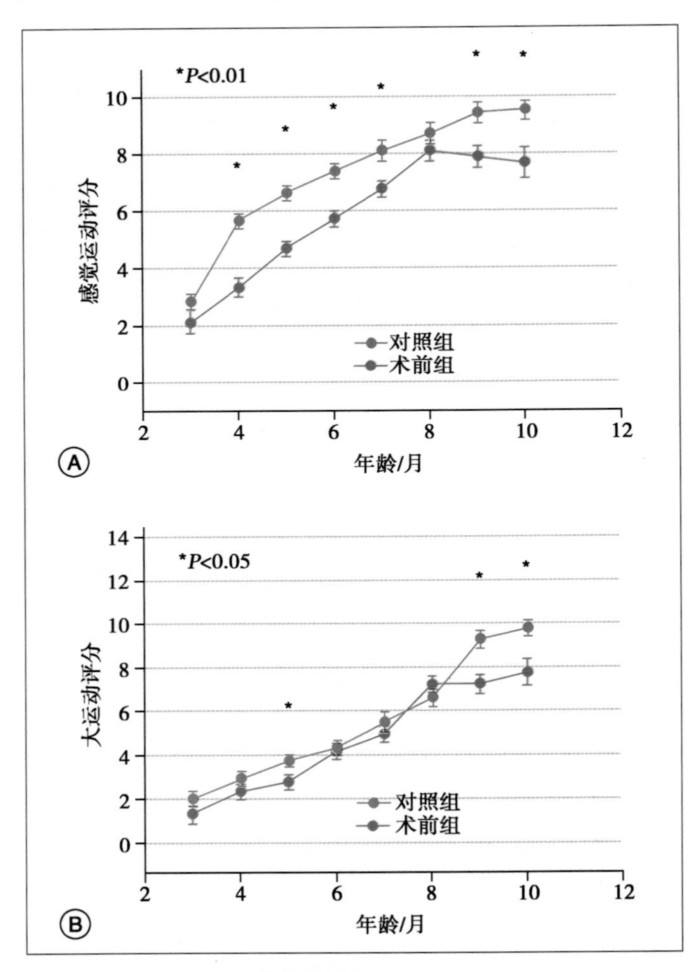

图 76.11 Ⓐ术前组和对照组精细运动评分比较；Ⓑ术前组和对照组大运动评分比较。横条代表 1 个标准差。星号代表差异显著。分别比较发现，4、5、6、7、9 和 10 月龄时，感觉运动时间节点显著延迟（$P<0.01$）。5、9 和 10 月龄时，大运动的节点显著延迟（$P<0.05$）（From Drover JR, Stager DR, Morale SE, et al. Improvement in motor development following surgery for infantile esotropia. J AAPOS 2008; 12: 136-40. Reprinted by permission of Elsevier）

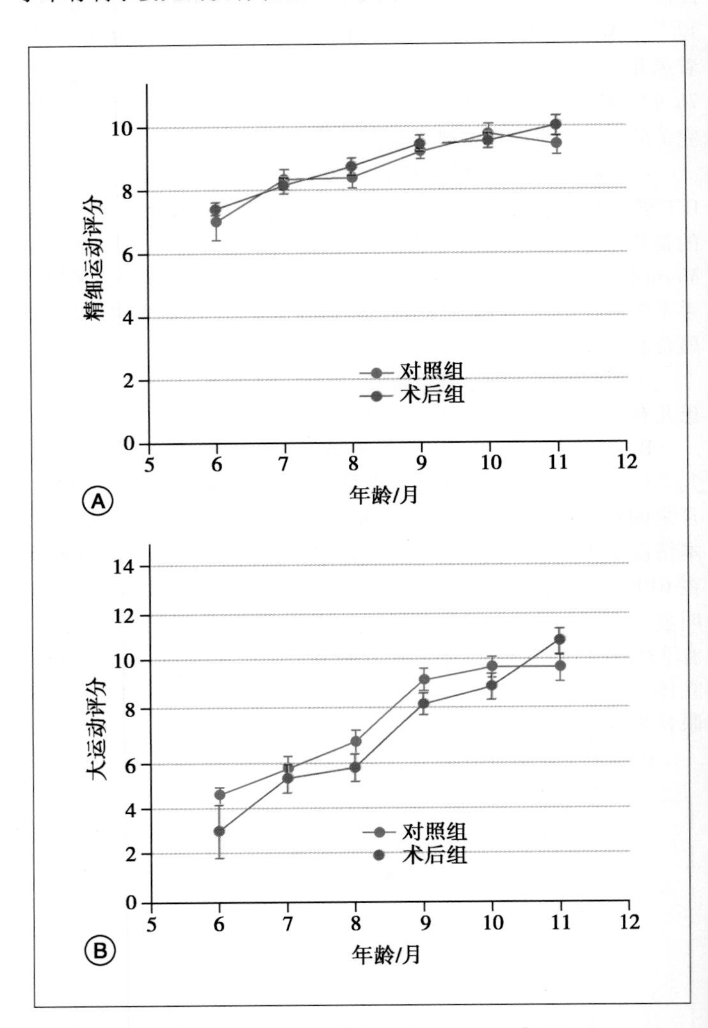

图 76.12 Ⓐ术后组和对照组精细运动评分比较；Ⓑ术后组和对照组大运动评分比较。横条表 1 个标准差（From Drover JR, Stager DR, Morale SE, et al. Improvement in motor development following surgery for infantile esotropia. J AAPOS 2008; 12: 136-40. Reprinted by permission of Elsevier）

使用决策分析方法，Trikalinos 等人总结认为，争取尽早给 IET 患儿手术是有必要的[105]。在一系列研究中报道，父母对孩子手术效果的满意率达到 85%，当然这与术后眼位控制在仅存在微小斜视（≤8PD）相关[97,106]。父母们提到手术改善了孩子外观和眼神交流。报道 IET 患者精神疾病患病率比正常对照组增加了 2.6 倍；而其他类型斜视的儿童并没有此类情况，同时也与早产无关[107]。由此可知，早期手术对患儿社会心理学方面的裨益也不应被低估。

为什么要推迟初次手术?

推迟手术的常见原因如下:
1. 斜视角测量困难;
2. 低龄婴儿斜视度不稳定;
3. 存在自愈的可能性;
4. 麻醉风险;
5. 婴儿斜视手术难度大;
6. 手术成功后存在微小斜视的患儿,诊断弱视较为困难。

已经有报道少数患儿可以自愈[34]。CEOS 报道,自愈通常发生在斜视度小于 40PD、呈间歇性出现且斜视不稳定的小于 20 周龄的婴儿中[34]。在大于 40PD 的恒定性斜视婴儿中,只有 2.4%的病例能够自愈。

Fu 等人报道,1 岁以内有间歇性、小角度内斜视的患儿,有 46%的可能性会自愈或者仅通过眼镜即得到矫正[108]。不过,如果恒定性小角度内斜视或者斜视角不稳定的内斜视进展为恒定性大角度内斜视,则需要手术治疗。

Calcutt 和 Murray 报道了一系列未手术的 IET 成年患者。弱视患病率为 14%,其中 2/3 有屈光参差[109]。之后,他们又报道在 8 岁以后手术的 IET 患者中,88%的患者知觉功能有所改善,同时 76%的患者视野得以扩大[110]。

在刚出生后的几个月里,眼后段的生长速度很快[111],导致眼外肌肌止点相对于赤道部的位置发生很大变化,使 6 个月以内患儿的斜视手术量很难把握。不过,Helveston 报道称如果在 4 个月或更大的年龄手术,就不会有很大影响[112]。

手术治疗

大多数 IET 患儿需要手术矫正。术后呈正位或微小内斜的患儿比呈微小外斜的患儿远期效果更好[113]。为 2 岁以内的儿童行 IET 手术是需要一定技巧的。手术方法包括双眼内直肌后徙(BMRc,从肌止点或角膜缘测量)、单眼内直肌后徙+外直肌缩短,以及对于更大角度内斜视,BMRc 联合单侧或双侧外直肌缩短[114-118]。由于无法接受的手术过矫率,研究者们不再进行四条水平肌的手术。对于中度斜视,多使用 Helveston 曾经报道的手术量(表 76.1)。对于≥60PD 的大角度内斜视,研究者们设计并验证了一个包括三条眼外肌的斜视手术量表(表 76.2)[119]。

表 76.1　两条水平肌手术矫正<60PD* 婴儿型内斜视的手术量

术前斜视度/PD	双眼内直肌后徙量/mm	
	年龄小于 1 岁	年龄大于 1 岁
25	8.5	9.0
35	9.5	10.0
40	10.0	10.5
45~50	10.5	11.0
55	10.5	11.5

*后徙量以角膜缘作为测量起始点。

Adapted from Helveston EM. Surgical Management of Strabismus: Atlas of Strabismus Surgery, 4th ed。St Louis, MO: Mosby; 1993: 110。

表 76.2　三条水平肌手术矫正≥60PD* 大角度婴儿型内斜视的手术量

术前斜视度/PD	双眼内直肌后徙量/mm		外直肌缩短量/mm
	年龄小于 1 岁	年龄大于 1 岁	
60~65	10.0	10.5	4
70	10.0	10.5	5
75	10.0	10.5	6
80	10.5	11.0	6
85	10.5	11.0	8

*直肌后徙量以角膜缘为测量起始点,三条直肌手术时的后徙量减少,以降低发生连续性外斜视的风险。

研究者们更愿意选择 BMRc 而不是单眼截退手术,因为前者操作更容易、更快捷,而且不需要切除肌肉。BMRc 和单眼截退手术的随机对照研究显示,对于儿童 IET,两种手术效果无明显差异[120]。肌止端距角膜缘的距离有 3~6mm 不等,还会随手术中对眼球施加的牵引程度而变化[122]。Kushner 和 Morton 建议,从角膜缘而不是肌止端测量后徙量可能会使结果的不可靠性降到最低[123]。他们报道,术前平均斜视角为 53PD 的病例,行双眼内直肌后徙至距角膜缘后 10.5mm,成功率达到 84%。这明显优于从肌止端测量的不同程度直肌后徙。研究者们喜欢从角膜缘进行测量,因为这是一个稳定的眼部标志(图 76.13)。本书将从肌止端测量的直肌后徙量表列在了其他章节。

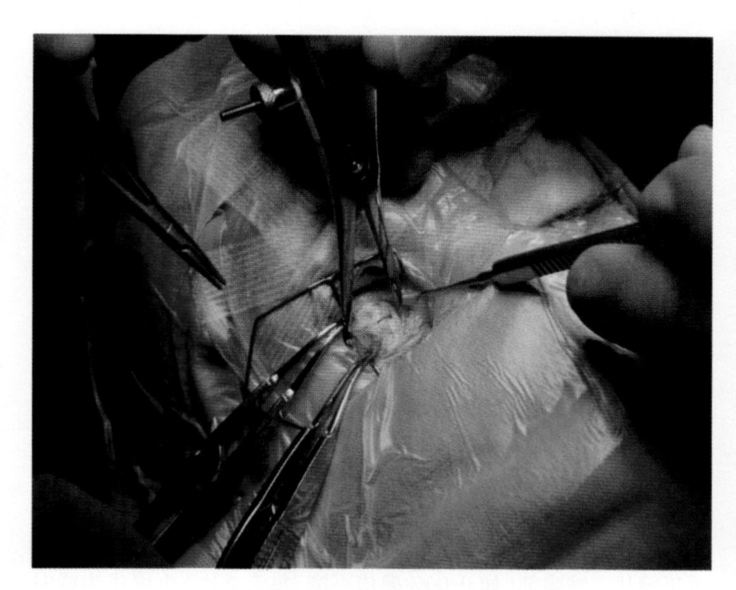

图 76.13　从角膜缘测量右眼内直肌后徙 11mm。卡尺左臂位于角膜缘 3 点钟位。注意婴儿型的肌止点距离角膜缘约 3mm(测量方法描述见 Camuglia JE, Walsh MJ, Gole GA. Three horizontal muscle surgery for large-angle infantile esotropia. Eye 2011;25:1435-41)

通过 BMRc(从肌止端或角膜缘开始测量)矫正儿童 IET(30~100PD)的成功率从 30%~90% 不等,随访时间也长短不同[100,101,114,124-127]。许多系列报道称一次手术成功率约为 80%。IET 患儿中大角度内斜视(>60PD)的患病率为 18%,但是很少有研究单独对这组患儿的手术效果进行报道。手术欠矫率一直较高,被认为是由于手术量不合适和/或内直肌肌止端变异造成[114,121]。Scott 回顾性地比较了在内斜视＞50PD 病例中，实施 BMRc 从肌止端后徙 5～6.5mm 与实施三条水平肌手术（BMRc 从角膜缘测量联合外直肌缩短）的效果[114]，两条水平肌手术组术后正位率为 37.3%，58%有残余内斜视。三条水平肌手术组的术后正位率为 64.5%。

我们曾对 51 例大角度 IET 患者进行了一项三条水平肌手术推荐量的验证研究，报道了术后 1 年眼位＜10PD 的正位率为 91.3%，4 年为 77.8%，8 年为 73.6%[119]。Chatzistefanou 等人报道，同一术者对 IET>50PD 的大角度内斜视患者实施三条水平肌手术，也得出了类似的结果[118]。

如果 IOOA（下斜肌功能亢进）明显，尤其是存在≥20PD 的 V 征，可以在初次手术时同时行下斜肌手术。下斜肌减弱可选择后徙、前转位或切除。Mims 等报道称，行双侧前转位术可减少 DVD（分离性垂直斜视）手术的需求[128]。研究者们不愿意对 IET 患者实施下斜肌切除术，因为那样将丧失在以后利用其治疗 DVD 的可能性。如果只是存在 IOOA，则行不同程度的下斜肌后徙术；如果 IOOA 与 DVD 合并存在，优先选择不同程度的下斜肌前转位术；如果只存在 DVD，研究者们会进行同侧上直肌的大量后徙[128]。

肉毒杆菌毒素作用机制综述

关于儿童进行肉毒杆菌毒素 A 注射的作用，无论是单独用于初始治疗、初次手术的辅助治疗还是手术失败病例的二次治疗，都仍然存在争议。很多前瞻性和回顾性研究都已经对肉毒杆菌毒素作为 IET 一种初始治疗方法进行了报道[129,130]，在本书第 85 章中有更详细的讨论。儿童肉毒杆菌毒素治疗后的随访与手术后的随访相同[131]。尽管多次注射肉毒杆菌毒素后可获得尚可的眼位和知觉效果，但其尚未被广泛应用为 IET 的初始治疗手段，因此手术仍是大多数医疗中心的标准治疗方法。

术后管理

在术后早期，最重要的考虑是排除肌肉滑脱、结膜裂开，及发现术后感染。有作者回顾了患者术后第 1 天、第 1 周、第 3 周和第 6 周的情况。术后 6 周的眼位正位与远期成功的可能性密切相关[132]。术后，作者们给患者抗生素点眼（每天 4 次）和糖皮质激素滴眼（每天 2 次，以避免类固醇引起的眼压增高）[133] 2 周。在术后第 1 周，如果呈现内斜欠矫，则应重复睫状肌麻痹验光，并给予足矫正镜片。缩瞳剂（如 0.06%碘依可酯，每天 2 次）也可作为临时措施用于术后欠矫，但碘依可酯滴剂已不再容易获得。0.5%的毛果芸香碱可以作为替代品。

如果术后 6 周随访时内斜视≥15PD，则需要考虑二次手术。对于残余性内斜视，作者们会选择外直肌缩短，而不是内直肌再次后徙，因为前者连续性外斜视的发生率相对较低[134,135]。术后短期的眼球运动正常的小角度外斜视一般会自行消退；然而，术后早期的内直肌功能不足是发生连续性外斜视的一个征兆。如果没有特殊情况，术后 2 年内每 3 个月对患者进行一次随访，然后每 6 个月随访一次直到 6 岁，再之后每年随访 1 次直到 8 岁。如果未矫正的斜视还令人满意，作者们会在患儿 8 岁后终止随访。但所有的父母都应该被告知，他们的孩子长期存在发生连续性外斜视的风险，即使是几十年后也如此。

IET 的长期随访对于早期发现弱视、屈光不正、调节性内斜视以及后续伴发的 DVD 和 IOOA 都至关重要。术后弱视的发病率因诊断标准的不同而结果各异，总的来说报道的发病率介于 17%到 39%之间[11,91,136-138]。其发生的危险因素包括术前的弱视和未矫正的屈光不正（尤其是屈光参差）。约 60%的 IET 患儿在初次手术后的 2～3 年内会出现调节性内斜视[139,140]。Birch 等人指出了 IET 术后发生调节性内斜视的三个危险因素[75]：

1. 从诊断到手术被延迟了 3 个月以上；
2. 远视持续增加至少+0.5D；
3. 缺乏立体视或立体视较差。

正常婴儿出生后前 9 个月内通常会出现远视减少现象，而 IET 患儿则不会出现。因此有必要进行长期的屈光检查随访，直到 8 岁以后[141]。

随访研究表明，即使术后早期是成功的，随着时间的推移也可能不能维持眼正位。Prieto Diaz 等人在一项 IET 长期随访中估算，75%的患者在术后 10 年仍然能维持眼正位，55%的患者在 18 年后能保持令人满意的眼位[142]（图 76.14）。Helveston 报道一组 6 个月以内明确诊断先天性内斜视的儿童，术前平均斜视度为 50PD（35～60PD），初次手术行双眼内直肌后徙至角膜缘后 8～10mm 位置，手术矫正失败率为 70%[101]。在 8～12 年的随访中，再次手术率为 52%。在对 130 名患儿进行的随访中，Louwagie 等人判定，10 年内有 51%的患者需要二次手术，20 年内有 66%的患者需要二次手术[143]。术前有中度弱视是导致眼位不能维持的一个危险因素[144]。

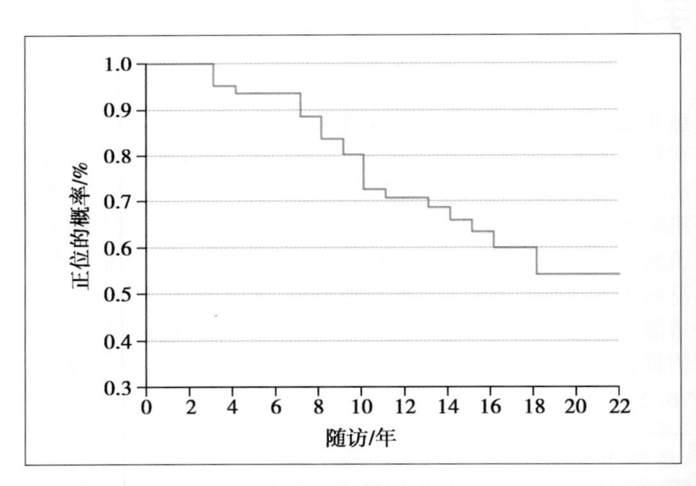

图 76.14　Kaplan-Meier 生存曲线显示了婴儿型内斜视患儿经两条水平肌肉手术后远期仍保持眼位正位的百分比（From Prieto-Diaz J, Prieto-Diaz I. Long term outcome of treated congenital/infantile esotropia: does early surgical binocular alignment restoring (subnormal) binocular vision guarantee stability? Binoc Vision Strab Q 1998; 13: 249-54. Reprinted by permission of Binoculus Publishing）

总结

至此已经充分证明，我们应该尽早手术以促进双眼视和部分立体视觉的发育，特别是对于任何 6 月龄以上且恒定性内斜视≥

40PD 的儿童。IET 经常在 4 个月左右开始出现。如果不及时矫正，将会使双眼视产生严重缺陷。早期矫正至正位显示可以产生更好的功能预后，尤其是在保持良好随访的情况下。虽然会出现一些测量误差和眼位的不稳定性，但并未显示出对结果的明显影响。我们的大部分临床知识仍然基于回顾性的病例系列研究。近几十年来，IET 唯一的新型疗法是肉毒杆菌毒素。一篇 Cochrane 综述称，没有找到任何关于 IET 手术干预的随机对照研究，并总结认为，即使早期手术应该作为治疗的标准，我们也还尚未最终解决关于手术类型、非手术选择和特定干预年龄等问题的争议[145]。

致谢

Glen Gole 感谢给予他灵感、无私帮助并慷慨、无私帮助和鼓励的从事斜视工作的老师们，特别是 William E. Scott MD、G. Frank Judisch MD 和 Graham Pittar, FRANZCO。感谢他们的严格要求。

（杨晨皓 译 李晓清 校）

参考文献

2. Tychsen L. Causing and curing infantile esotropia in primates: the role of decorrelated binocular input (an American Ophthalmological Society thesis). Trans Am Ophthalmol Soc 2007; 105: 564–93.
12. Simonsz HJ, Kolling GH, Unnebrink K. Final report of the early vs. late infantile strabismus surgery study (ELISS), a controlled, prospective, multicenter study. Strabismus 2005; 13: 169–99.
21. MacEwen CJ, Chakrabarti HS. Why is squint surgery in children in decline? Br J Ophthalmol 2004; 88: 509–11.
27. Archer SM, Sondhi N, Helveston EM. Strabismus in infancy. Ophthalmology 1989; 96: 133–7.
28. Horwood A. Too much or too little: neonatal ocular misalignment frequency can predict later abnormality. Br J Ophthalmol 2003; 87: 1142–5.
32. Birch E, Stager D, Wright K, et al. The natural history of infantile esotropia during the first six months of life. J AAPOS 1998; 2: 325–8, discussion 9.
33. The clinical spectrum of early-onset esotropia: experience of the Congenital Esotropia Observational Study. Am J Ophthalmol 2002; 133: 102–8.
34. Spontaneous resolution of early onset esotropia: experience of the Congenital Esotropia Observational Study. Am J Ophthalmol 2002; 133: 109–18.
35. Wong AM. Timing of surgery for infantile esotropia: sensory and motor outcomes. Can J Ophthalmol 2008; 43: 643–51.
39. Tychsen L, Richards M, Wong A, et al. The neural mechanism for Latent (fusion maldevelopment) nystagmus. J Neuroophthalmol 2010; 30: 276–83.
60. Ing MR. Progressive increase in the quantity of deviation in congenital esotropia. Ophthalmic Surg Lasers 1996; 27: 612–17.
62. Christiansen SP, Chandler DL, Holmes JM, et al. The relationship between preoperative alignment stability and postoperative motor outcomes in children with esotropia. J AAPOS 2009; 13: 335–8.
67. Thompson JT, Guyton DL. Ophthalmic prisms. Measurement errors and how to minimize them. Ophthalmology 1983; 90: 204–10.
68. Interobserver reliability of the prism and alternate cover test in children with esotropia. Arch Ophthalmol 2009; 127: 59–65.
70. Firth A. Further clarification on the use of ophthalmic prisms in the measurement of strabismus: the isoceles prism versus the right angled prism. Br Orthopt J 1995; 52: 48–9.
75. Birch EE, Fawcett SL, Stager DR Sr. Risk factors for the development of accommodative esotropia following treatment for infantile esotropia. J AAPOS 2002; 6: 174–81.
80. Lam GC, Repka MX, Guyton DL. Timing of amblyopia therapy relative to strabismus surgery. Ophthalmology 1993; 100: 1751–6.
83. Parks MM. Esotropic deviations. In: Plager DA, editor. Strabismus Surgery: Basic and Advanced Strategies Ophthalmology Monographs. New York, NY: Oxford University Press/American Academy of Opthalmology, 2004: 4.
87. Tychsen L. Can ophthalmologists repair the brain in infantile esotropia? Early surgery, stereopsis, monofixation syndrome, and the legacy of Marshall Parks. J AAPOS 2005; 9: 510–21.
91. Birch EE, Stager DR Sr. Long-term motor and sensory outcomes after early surgery for infantile esotropia. J AAPOS 2006; 10: 409–13.
92. Birch EE, Fawcett S, Stager DR. Why does early surgical alignment improve stereoacuity outcomes in infantile esotropia? J AAPOS 2000; 4: 10–14.
93. Birch EE, Stager DR Sr, Berry P, Leffler J. Stereopsis and long-term stability of alignment in esotropia. J AAPOS 2004; 8: 146–50.
94. Ing MR, Okino LM. Outcome study of stereopsis in relation to duration of misalignment in congenital esotropia. J AAPOS 2002; 6: 3–8.
97. Parks MM. Th monofixation syndrome. Trans Am Ophthalmol Soc 1969; 67: 609–57.
99. Wright KW, Edelman PM, McVey JH, et al. High-grade stereo acuity after early surgery for congenital esotropia. Arch Ophthalmol 1994; 112: 913–19.
101. Helveston EM, Neely DF, Stidham DB, et al. Results of early alignment of congenital esotropia. Ophthalmology 1999; 106: 1716–26.
102. Drover JR, Stager DR Sr, Morale SE, et al. Improvement in motor development following surgery for infantile esotropia. J AAPOS 2008; 12: 136–40.
110. Murray AD, Orpen J, Calcutt C. Changes in the functional binocular status of older children and adults with previously untreated infantile esotropia following late surgical realignment. J AAPOS 2007; 11: 125–30.
113. Kushner BJ, Fisher M. Is alignment within 8 prism diopters of orthotropia a successful outcome for infantile esotropia surgery? Arch Ophthalmol 1996; 114: 176–80.
145. Elliott S, Shafiq A. Interventions for infantile esotropia. Cochrane Database Syst Rev 2013; (7): CD004917.

第 77 章

调节性内斜视

David R Weakley, Erika Mota Pereira

章节目录

特征

调节性内斜视是一种完全或部分地由于未矫正的远视，为了获得清晰视觉，使用调节而产生的内斜视。这种关联性的发现在绝大程度上归功于 Donders[1]。调节性内斜视是最常见的儿童斜视类型之一，在欧洲和北美约占斜视患者的 1/3[2]。

典型发病年龄是 2～5 岁，但也可以更早发病（婴儿型调节性内斜视），或者相对少见的，也有较晚发病者。看护者通常描述内斜最初为间歇性，在孩子注视近处目标时或者疲劳时最明显。随着时间推移，内斜出现的频率越来越高，如果不治疗，常变为恒定性。调节性内斜视可能在一场小病、创伤后或无任何明显诱因时突然出现。

分类

目前被广泛接受的调节性内斜视的分类主要为以下四种类型：

1. 完全调节性内斜视（屈光性内斜视）：此类型患者视近和视远斜视度相同，内斜视完全由于未矫正的远视性屈光不正引起。有研究显示，这部分患者的平均发病年龄为 3.5 岁，平均屈光度为 +4.75D[3]，他们有正常的调节性集合/调节比值（AC/A），足矫睫状肌麻痹下的屈光不正后，可以得到有效治疗（图 77.1 和图 77.2）。

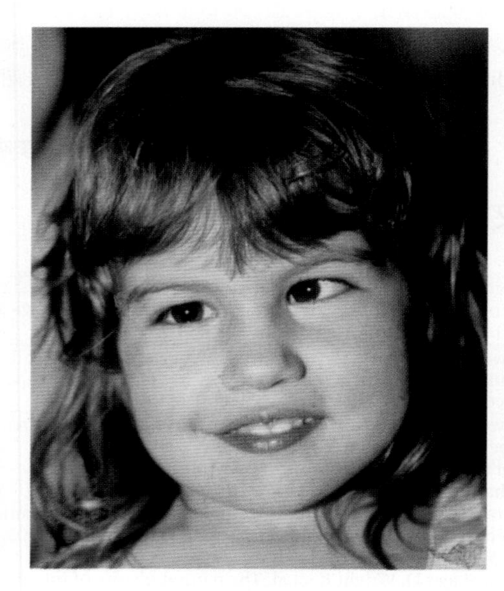

图 77.1　3 岁女孩，左眼新近出现的内斜视（右眼有强烈注视偏好），视近和视远斜视度为 35PD。睫状肌麻痹验光结果为右眼+4.25D，左眼+4.50D

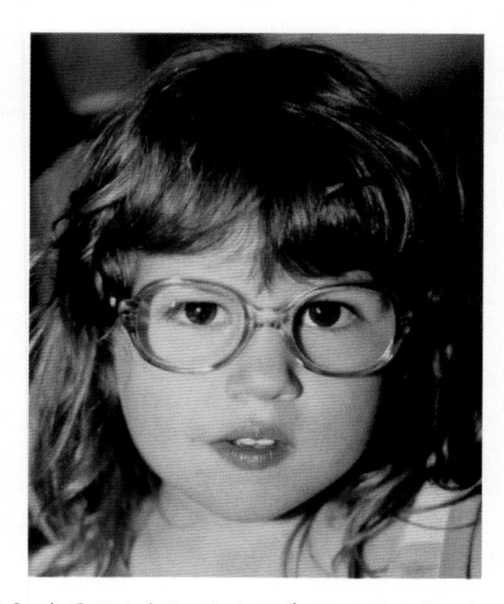

图 77.2　与图 77.1 为同一女孩，配带远视足矫眼镜 4 周后，喜右眼注视，左眼有小度数内斜视，已开始进行右眼部分时间遮盖治疗

2. 高 AC/A 调节性内斜视：此类患者视近和视远斜视度有明显差异，视近斜视角比视远斜视角至少大 10PD。患者发病年龄更小(平均 2.7 岁)[4]，其远视程度比典型的完全调节性或屈光性内斜视患者低，在年龄正常范围内，看远内斜很小或没有内斜视。

3. 高 AC/A 屈光性内斜视：被认为是最常见类型，兼具前面两种内斜类型的特征。这类患儿远视度数高，同时也存在高 AC/A，视近斜视度至少比视远斜视度大 10PD。

4. "早发型内斜视"或"婴儿型调节性内斜视"：这些名称指患者在很小的年龄发生完全调节性内斜视，可能在 6 月龄时就出现，常有高度远视，很可能存在下斜肌功能亢进。

调节性集合/调节比值

调节性集合/调节比值(AC/A)在调节性内斜视的进展、治疗和预后中起到很关键的作用。患者越早出现高 AC/A，越有可能需要手术，并且远期双眼视功能预后越差[5]。尽管有很多种 AC/A 计算方法，临床上却较少使用。临床上最常用的是比较视远和视近的斜视度差异，来确定是否存在高 AC/A。可以根据近-远斜视度差值进一步对患者进行分级：

Ⅰ级：视近比视远斜视度多 10~19PD；

Ⅱ级：视近比视远斜视度多 20~29PD；

Ⅲ级：视近比视远斜视度多 30PD 以上。

计算 AC/A 值可以用梯度法或隐斜法。梯度法是在距离固定不变的情况下，通过给予正镜片放松调节所测得的值，公式如下：

$$AC/A=(D1-D0)/p$$

这里 p 代表所用的球镜度数，D1(原文写 D0，错误)为未用球镜时测得的斜视度，D0(原文写 D1，错误)为使用球镜后测得的斜视度。

隐斜法在比较远、近斜视度的同时引入瞳距(IPD，单位为 cm)来进行计算，公式如下：

$$AC/A=IPD+(Dn-Dd)/D$$

这里 D 为视近距离，Dn 为视近时斜视度，Dd 为视远时斜视度。梯度法测量更为便捷和准确，正常的 AC/A 值为 3∶1~5∶1。

调节性内斜视的危险因素

调节性内斜视最为公认的危险因素是较高的远视。其患病率随远视程度的增加而升高。其他因素包括家族史、双眼视异常、屈光参差，都会增加调节性内斜视发生的风险。

调节性内斜视患者一级亲属的患病率在 18%~23%，75%的患者其兄弟姐妹、父母、祖父母或叔叔阿姨有相同病史。发病前存在立体视功能或融合功能异常会促进调节性内斜视的发生和发展。这些患者可能在远视程度较低的情况下发生调节性内斜视[6]。远视眼患者中，>1D 的远视性屈光参差和弱视会增加发生调节性内斜视的可能性，尤其在低度远视患者中[7]。

临床评估

对推测或怀疑有调节性内斜视的患者，需要进行系统评估。首先，确定是否有家族史、孩子是否有发育方面的问题或者近期患病史。需要询问看护者内斜持续的时间、发生频率和是否恒定。同时也要确定诱发因素，如视近或疲劳。虽然调节性内斜视早期通常表现为间歇性的，但如果延误治疗，常导致融合破坏，以及发展为恒定性斜视和弱视。

检查应包括与年龄相符的视力检测、眼球运动功能评估，特别注意和其他继发性内斜视相鉴别(第Ⅵ脑神经麻痹所致的外展功能不足等)。还要测量远、近斜视度。评估是否有斜肌功能异常以及是否存在 A 征或 V 征。下斜肌功能亢进虽然较婴儿型内斜视少见，但也有可能发生，特别是在婴儿型调节性内斜视病例中或在有明显弱视的情况下[8,9]。如前所述，AC/A 值无须计算，但可根据视近和视远斜视度差值进行分级。

睫状肌麻痹验光十分必要。虽然有些人认为有必要使用阿托品，但是使用阿托品比环戊通检查出来的更大远视度数似乎并不具有临床意义的差异，尤其对蓝色眼睛人群，因为他们的瞳孔更易被散大、睫状肌更易被麻痹。作者们认为 6 月龄以内使用 0.5%环戊通，6 月龄至 2 岁使用 1%环戊通，可获得足够的睫状肌麻痹效果；2 岁以上患者可使用 2%环戊通。通常，作者们会使用 2.5%的去甲肾上腺素(去氧肾上腺素)来加强扩瞳效果。如果需要，可在 5min 后重复滴药，等待 30~40min 后进行验光。对于环戊通未能有效扩瞳或麻痹睫状肌的患儿，需使用阿托品。

眼底检查至关重要；应注意任何可能导致知觉性斜视的眼底结构性损害，并评估视盘以发现提示颅内压升高的视盘水肿。

非手术治疗

推测存在调节性内斜视的第一步治疗是给予合适的屈光矫正。通常情况下，需根据睫状肌麻痹验光结果给予足矫(图 77.2)。对于斜视度小而远视程度高的患者，可欠矫 1~2D，以帮助其适应新戴眼镜。但是如果患儿在第一次复查时仍存在内斜，则需要增加度数至足矫。如果存在高 AC/A，作者们第一次也不会给患者配双光镜。需要注意的是即使球镜没有给予足矫，也一定要矫正任何屈光参差和散光。

如果存在严重弱视，应在配镜初始即开始弱视治疗，对于轻至中度弱视病例，倾向于在戴镜数周后再开始治疗。即使在有斜视的情况下，单纯戴镜矫正也能提高弱视眼视力[10]。一旦患儿适应了眼镜，就可以确定一个更准确的基线视力来评估弱视治疗的效果。虽然根据阿托品验光结果来降低好眼的镜片度数并不能显著提高弱视疗效，但阿托品压抑疗法和遮盖法还是有效的(参见第 73 章)[11]。

在戴镜约 6~8 周之后，应评估戴镜眼位情况。如果戴镜看近和看远都是正位，可在 6~12 个月后再复查，除非弱视治疗需要更频繁的随访。如果戴镜眼位不满意，那么需要观察更长时间戴镜眼位，尤其对于患儿戴镜依从性不好的情况。每天早晨双眼滴 1%阿托品持续 1~2 周，常常能提高依从性。如果对验光结果有疑问，可以重复进行睫状肌麻痹验光检查。

如果戴镜 3 个月后视远正位，视近仍有明显内斜，可以考虑使用+3.00D 的双光镜。双光镜应为平顶下加光，分隔线位于瞳孔下缘水平。碘磷灵滴眼液等缩瞳药物也可以考虑使用，但潜在的副作用及难于管理的缺点，限制了其临床应用。

手术治疗

戴充分矫正眼镜后眼位仍然不正则说明需要手术矫正。这里所谓的“充分矫正”的标准在临床医生之间是不同的。除戴镜后的眼位之外,作出手术的决定还涉及很多其他因素,包括患者年龄、家庭或父母的意愿、是否存在弱视、既往配带框架镜或角膜接触镜的情况和依从性。

在视功能形成阶段,眼正位对融合和预防弱视都是最重要的。如果眼位不满意,不应拖延手术。仅持续 4 个月的融合破坏就可能造成永久性双眼视功能丧失[5]。常见手术指征如下:

1. 部分调节性内斜视:患者无法单纯依靠戴眼镜完全纠正眼位。

2. 调节性内斜视恶化:患者最初对戴镜反应良好,但后来又变差。最初可以控制的调节性内斜视又恶化与发病年龄早、高 AC/A 及弱视有关[7,12]。

3. 处于边缘控制的患者。这部分患者视远能保持正位,但视近残留部分内斜,又不能耐受或不愿意配带双光镜,也可考虑手术[13]。

4. 远视已经正常的年龄较大患者,在不戴低度矫正眼镜的情况下仍存在内斜。

手术并不需要推延至弱视治疗完全结束后,改善眼位也有利于弱视治疗[14]。

通常情况下,双侧内直肌后徙是首选的手术方法。在调节性内斜视患者中,如果遵循常规手术量,调节性内斜视患者常常会有欠矫,尤其是高 AC/A 的病例。多种方法可以用来改善手术效果[16],包括在标准手术量基础上增加额外的后徙量[15]、按照视近斜视度进行手术[16]或者在内直肌后徙同时采用传统或“眼外肌 pulley”后固定缝合法[17]。

远期预后

调节性内斜视患儿家长问的一个最常见的问题是,“我的孩子需要一直戴眼镜吗”。尽管在视觉形成阶段保持患者戴足矫远视镜非常重要,随着时间的推移,许多临床医生会让患儿慢慢“戒断”他们的足矫眼镜(和双光镜,如果有戴),以减少对眼镜的依赖。

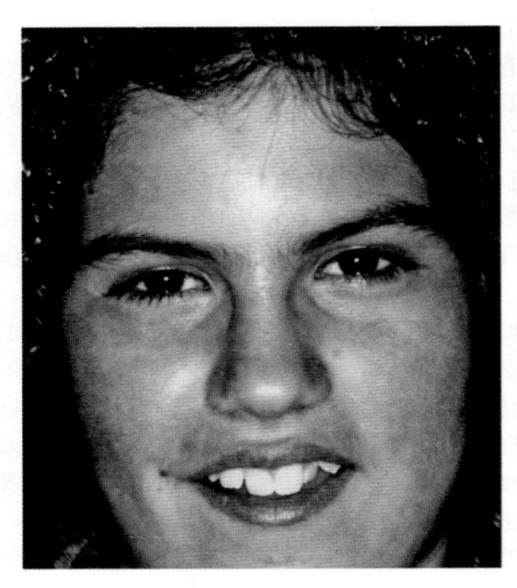

图 77.3 图 77.1 和图 77.2 的同一个女孩 15 岁时的照片,已经成功摘镜。睫状肌麻痹验光结果为右眼+1.50,左眼+1.50,两眼视力均为 20/20,视近和视远都是正位,并具有很好的立体视

Mohney 等报道,20%的调节性内斜视患儿在确诊 10 年后将摘掉眼镜(图 77.3)[18]。高度远视、高 AC/A(依赖双光镜)[19]及屈光参差的患者可能需要长期戴镜。那些低度远视、正常 AC/A,以及接受过手术的患者更有可能成功摘镜。

对于那些超过 10 岁仍需要戴镜矫正的患儿,角膜接触镜能够提高依从性,是一个可行的选择。此外,屈光手术已经成功地应用于少数较大儿童和年轻患者中[20,21]。

(杨晨皓 译 李晓清 校)

参考文献

1. Donders FC. On the Anomalies of Accommodation and Refraction of the Eye. London: New Sydenham Society, 1864.
2. Mohney BG. Common forms of childhood strabismus in an incidence cohort. Am J Ophthalmol 2007; 144: 465–7.
3. Dickey CF, Scott WE. The deterioration of accommodative esotropia: frequency, characteristics, and predictive factors. J Pediatr Ophthalmol Strabismus 1988; 25: 172–5.
4. Parks MM. Abnormal convergence in squint. Arch Ophthalmol 1958; 59: 364–80.
5. Fawcett SL, Birch EE. Risk factors for abnormal binocular vision after successful alignment of accommodative esotropia. J AAPOS 2003; 7: 256–62.
6. Birch EE, Fawcett SL, Morale SE, et al. Risk factors for accommodative esotropia among hypermetropic children. Invest Ophthalmol Vis Sci 2005; 46: 526–9.
7. Weakley DR, Birch EE, Kip K. The role of anisometropia in the development of accommodative esotropia. J AAPOS 2001; 5: 153–7.
8. Wilson ME, Parks MM. Primary inferior oblique overaction congenital esotropia, accommodative esotropia, and intermittent exotropia. Ophthalmology 1989; 96: 950–5.
9. Weakley DR Jr, Urso RG, Dias CL. Asymmetric inferior oblique overaction and its association with amblyopia in esotropia. Ophthalmology 1992; 99: 590–3.
10. Cotter SA, Edwards AR, Arnold RW, et al.; Pediatric Eye Disease Investigator Group. Treatment of strabismic amblyopia with refractive correction. Arch Ophthalmol 2007; 125: 655–9.
11. Pediatric Eye Disease Investigator Group. Pharmacologic plus optical penalization treatment for amblyopia: results of a randomized trial. Arch Ophthalmol 2009; 127: 22–30.
12. Ludwig IH, Imberman SP, Thompson HW, Parks MM. Long-term study of accommodative esotropia. Trans Am Ophthalmol Soc 2003; 101: 155–60.
13. Leuder GT, Norman AA. Strabismus surgery for elimination of bifocals in accommodative esotropia. Am J Ophthalmol 2006; 142: 632–5.
14. Weakley DR, Holland D. The effect of ongoing treatment of amblyopia on surgical outcome in esotropia. J Pediatr Ophthalmol Strabismus 1997; 34: 275–8.
15. Wright KW, Bruce-Lyle L. Augmented surgery for esotropia associated with high hypermetropia. J Pediatr Ophthalmol Strabismus 1993; 30: 167–70.
16. Kushner BJ. Fifteen-year outcome of surgery for the near angle in patients with accommodative esotropia and a high accommodative convergence to accommodation ratio. Arch Ophthalmol 2001; 119: 1150–3.
17. Wabulembo G, Demer JL. Long-term outcome of medial rectus recession and pulley posterior fixation in esotropia with high AC/A ratio. Strabismus 2012; 20: 115–20.
18. Mohney BD, Lilley CC, Green-Simms AE, Diehl NN. The long-term follow-up of accommodative esotropia in a population-based cohort of children. Ophthalmology 2011; 118: 581–5.
19. Lambert SR, Sramek J, Lynn M, et al. Clinical features predictive of successfully weaning from spectacles those children with accommodative esotropia. J AAPOS 2003; 7: 7–13.
20. Shi M, Jiang H, Niu X, et al. Hyperopic corneal refractive surgery in patients with accommodative esotropia and amblyopia. J AAPOS 2014; 18: 316–20.
21. Magli A, Forte R, Gallo F, et al. Refractive surgery for accommodative esotropia: 5-year follow-up. J Refract Surg 2014; 30: 116–20.

第78章

特殊类型内斜视（急性共同性、知觉剥夺性、近视相关性和微小斜视）

John J Sloper

章节目录

这些内斜视多发生于双眼融合功能已经稳定的儿童后期。各组之间有很多重叠，所有患者都不能整齐划一地归入某个类别。通过努力了解每个病例的病理生理并尝试寻找其融合破坏的原因，才能更好地给予处理。

急性共同性内斜视

儿童出现突发性共同性内斜视，在双眼视功能已经稳定的年龄，需要寻找其融合丧失的原因。通常是良性病变，但是有颅内疾病，特别是后颅窝肿瘤的儿童可以出现这种情况[1,2]。

儿童急性共同性内斜视可以分为以下三种类型[3]。

1. 融合受到人为破坏后发生急性共同性内斜视（Swan型内斜视）：可以发生于遮盖治疗屈光参差性弱视时，但也有报道发生于角膜损伤敷料遮盖眼睛后。融合功能丧失可能与未矫正的远视相关。还可以发生于一眼视力丧失后（见下文，知觉性内斜视）。

2. “Franceschetti”型共同性内斜视：这类急性起病的共同性内斜视有复视和良好的潜在双眼视。开始可以为间歇性。通常调节因素作用很小。大多数患者无法找到直接病因；有些患者，在发病前可能曾经患病或受到惊吓[3]。

3. “Bielschowsky”型共同性内斜视：这类患者存在高达5D的近视。有视远同侧复视，视近能融合。近视与内斜视发病机制的关系仍存在争议。

第一种和第三种类型患者通常有明确的融合丧失的原因，在无其他异常情况下可诊断明确。第二种类型患者没有明确的融合破坏的病因，需要关注潜在的神经系统疾病。

是否需要神经影像学检查取决于每一个病例的特征[4]。需要在疾病的病因风险与CT检查带来的X线辐射，以及CT或MRI检查需要全身麻醉带来的风险之间进行权衡。

病史和体格检查应该明确是否有既往存在内斜视病因以及神经系统疾病的证据。如果存在导致内斜视的病因（明显未矫正的远视或近视、高AC/A、屈光参差性弱视），无其他可疑征象，无须影像学检查。未经治疗的屈光参差性弱视可以导致融合失代偿。遮盖治疗可以使既往存在微小度数斜视或内隐斜的患儿出现显斜。

提示神经系统疾病的征象包括，5岁后起病；先出现视远复视后发生内斜视。出现复视说明内斜视为近期起病，既往不存在抑制，因此风险更高。可疑体征包括，视远斜视角大于视近斜视角度，外侧方注视时斜视度增大，外直肌功能不足以及眼球震颤。棱镜片或同视机检查中缺乏融合则在颅脑病变中更常见。A型内斜视通常与继发于Arnold-Chiari畸形、脑肿瘤、导水管阻塞的脑积水相关。引起视力下降、色觉异常、瞳孔反应异常的视盘水肿或视神经功能异常需要进行影像学检查[4]。视野和临床电生理检查可能提供有价值的信息。

头痛、反应迟钝、有发育倒退的表现或其他脑神经异常都可能提示存在神经系统疾病。

初始治疗包括充分矫正所有屈光不正并治疗弱视。如果仅通过屈光矫正不能恢复正位，则需要在潜在融合功能丧失之前早期手术恢复眼位。作为一种替代疗法，注射肉毒杆菌毒素有可能使高级立体视功能得到长期重建[5]。

早期眼位重建对融合功能重建可以带来良好预后。融合功能重建失败提示可能存在潜在的神经系统问题[1]。然而也有报道肿瘤治疗后患者在斜视手术后恢复了融合功能[2]。对于已治愈颅内肿瘤合并非共同性斜视的患者有更好机会重建融合功能[6]。在缺乏脑干融合中心参与的情况下，眼位偏斜持续的时间被认为是影响双眼视功能重建的主要预后因素。然而，潜在融合丧失的时间段在孩子之间有很大差异，一些大龄儿童可在数年后[7]和通过多次斜视手术后重新获得了融合功能[8]。但年幼儿童，融合潜能可能会在几个月内丧失。早期手术或肉毒杆菌毒素注射恢复眼位可能是有益的，甚至对（已治愈）颅内肿瘤患儿也如此。

Franceschetti 型急性内斜视患儿可能代表获得性非调节性内斜视(ANAET)儿童中一个极端的现象,他们可能并非急性起病(或者被父母认为是急性发病),但其他临床表现都相似,并且都有可能通过斜视手术重建双眼视功能[9-11],即使是 6 月龄至 3 岁就早期发病的患儿[10]。在这些研究中超过 200 名儿童,即使经过长期随访,也无一例出现神经系统疾病。

知觉剥夺性内斜视

视皮质把来自两眼的图像融合为一个单一图像。如果其中一眼的成像质量严重降低或缺失,则无法进行融合。在成人常出现外斜视,但是儿童一眼视力低下无双眼视功能,则常发展为内斜视,或许由于儿童是远视状态。知觉性内斜视可能伴发于一些生后早期即存在的疾病(单眼先天性白内障或视神经发育异常)(图 78.1),或一些后天获得性的视力丧失(外伤)(图 78.2)。在考虑手术前应矫正注视眼的远视,因为这样可以降低斜视度数。

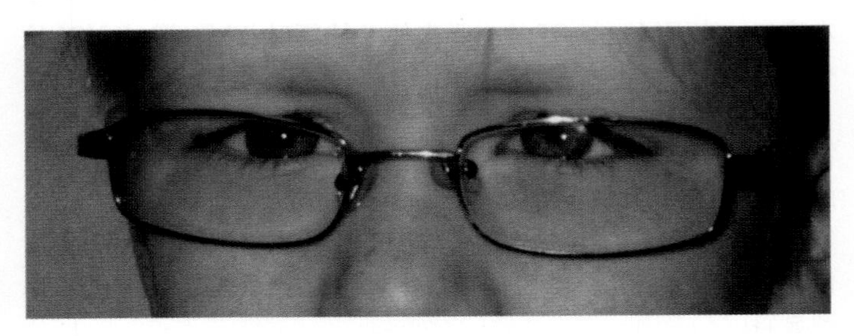

图 78.1　6 岁男孩左眼知觉性内斜视伴左眼视神经发育不良。左眼视力是 logMAR 1.1(6/76,20/250,0.07)。通过配带远视框架眼镜,内斜视得到矫正至外观可接受

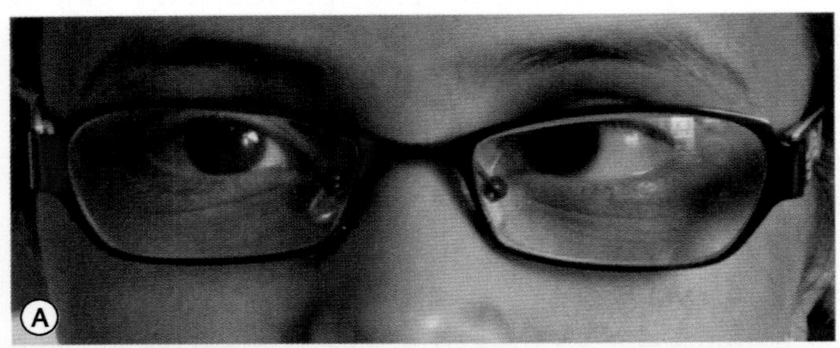

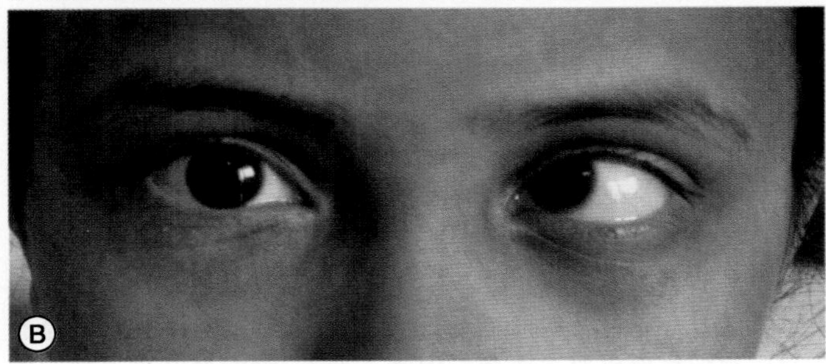

图 78.2　9 岁女孩左眼知觉性内斜视伴左眼下斜肌功能亢进。继发于婴儿期左眼钝挫伤。左眼视力是 logMAR 1.30(6/120,20/400,0.05)。眼底正常,电生理检查显示左眼视神经病变和黄斑病变。Ⓐ戴镜;Ⓑ不戴镜。尽管戴镜斜视度较不戴镜小,但仍需手术改善外观

处理必须顾及受累眼视力能否重新恢复,如果可以,功能是否能够重建。在大龄儿童中,单眼可逆性视力丧失的一个常见原因是外伤性白内障。如果没有合并其他眼部受损,视力预后通常良好。大龄儿童一般不会发生弱视,但是融合可能迅速丧失。随着白内障术后视力恢复,可能在眼正位的情况下也会出现难治性的复视。因此,白内障手术应尽快进行。

视力改善无望的儿童,如果斜视显著影响外观,也可以进行手术矫正。注视眼的所有远视必须进行屈光矫正。作者倾向于斜视眼行内直肌后徙联合外直肌缩短术,目的是保留一个小度数的内斜,以及没有内转不足,以尽可能减少连续性外斜视的发生。

一些患儿会采取脸转向注视眼方向的代偿头位,因为该眼有明显的隐性眼球震颤会显著降低他们的视力。通过转头使注视眼处于内转位,以最大限度提高视力。异常头位可以通过双眼内直肌后徙或注视眼内直肌后徙联合外直肌缩短来改善,前提是父母和患儿能够接受在仅有的好眼上手术。下斜肌功能亢进也可以在双眼出现。在注视眼发生时表现为非注视眼外转时处于下斜位(落眼综合征)。这种现象可以通过减弱注视眼的下斜肌得到改善。

近视相关性内斜视

内斜视已经被报道与各种不同程度的近视相关。Bielschowsky[12]描述了视远时内斜视出现在近视度达-5.00D 患者中的现象。这可以是急性起病,但是具体发病时间难以明确,因为其复视是间歇性的。主要发生在成人,但是也可见于年龄较大的儿童[3]。一定要避免因疏忽而过矫近视,从而刺激调节与集合的产生。典型的表现是视远有小角度内斜视伴复视,视近有双眼融合,尽管最终也有可能被破坏[13]。可能存在轻度的外直肌功能不足,与第Ⅵ脑神经麻痹有潜在相似之处,因此所有存在视远内斜视的患者都需要排除这个诊断。棱镜片可以很好地控制症状。大多数患者最终需要行斜视手术且预后良好。

有两种致病机制相互作用使高度近视患者发展为内斜视。合并内斜视的高度近视患者,通常每只眼均有良好的矫正视力,单纯表现为内斜视和良好的眼球运动,仅有轻微的外转受限。对这类患者,在偏斜眼行内直肌后徙联合外直肌缩短有良好效果。切除外直肌的组织学检查可能发现纤维化改变。这也许是其重要的病因[14]。

另一些高度近视患者存在内下斜视[15]。这是由于颞上象限连接上直肌和外直肌 pulley 之间[16]的连接组织带伸展和撕裂所致。这会导致外直肌向下滑移以及上直肌向鼻侧滑移[17,18]。眼球后极部向外上方脱出于肌圆锥外,同时角膜向鼻下方向移位而导致内下斜视。高分辨率磁共振研究已证实这一现象[17,18]。内直肌可能发生严重的继发性挛缩。眼球运动幅度非常有限,并且由于近视性黄斑病变或弱视,单眼或双眼视力通常很差。往往没有双眼视功能。

水平肌肉的退-截疗效欠佳,但是几种"肌肉路径"手术方式已报道取得成功。在肌止端后 15mm 处,把上直肌的颞侧缘与外直肌的上缘用不可吸收缝线缝合,两直肌边缘并列走行,使眼球后极部重新回纳于肌锥内[19,20]。如果内直肌挛缩,则行内直肌后徙。这种术式能改善眼位和眼球运动[19,20],并且对大多数近视合并内

下斜视患者有疗效,包括那些双眼视力及双眼视功能良好,仅有间歇性复视的患者[21]。

微小斜视

微小斜视是一种伴有双眼视功能异常的小角度内斜视。微小斜视被认为是对各种不同类型斜视患者其双眼视状态的描述。它代表了在视觉发育过程中异常视觉经验导致双眼视功能受损的最初阶段。常见于屈光参差性弱视,但也可能是原发性异常[22]。它可能是视觉发育过程中间歇性眼位偏斜导致双眼视功能下降的结果,例如,Duane 综合征。在调节性内斜视患者中,它可能是治疗的最终结果,并非双眼中心凹融合。微小斜视常常是早期斜视手术的转归[23],特别是在年幼儿童中。

微小斜视患者表现为单眼注视综合征,有周边融合,但斜视眼存在中央抑制[24]。然而,并不是所有单眼注视患者均被临床确诊为微小斜视[24]。斜视角最大约在 8 个棱镜度以内,可以维持异常双眼视[24]。立体视存在但是较差,斜视度数越小相应的立体视功能越好[25]。中心凹处视野对应的视皮质神经元感受范围很小,随着眼位偏斜程度加重而范围扩大。对于小角度的眼位偏斜,中央视野不会重叠,但双眼对应范围会变大,导致更多的周边对应。因此,斜视眼虽然中心抑制,但周边仍维持双眼视功能。

微小斜视患者的斜视眼可以表现为中心凹单眼固视,这种情况下遮盖-去遮盖试验会出现小幅度眼球摆动。然而一些儿童斜视眼存在偏心注视,在双眼同时视情况下,斜视眼用同样的视网膜偏心注视点对应健眼黄斑中心凹。在这种情况下,遮盖试验中无眼球运动[26]。偏心注视可以通过检眼镜检查明确。少部分偏中心注视的单眼注视患者,没有与正常眼的中心凹对应,则在遮盖试验中会出现眼球摆动。

中心凹抑制暗点可以通过 4-D 底朝外棱镜试验证实。当其中一眼前放置 4-D 底向外棱镜,双眼黄斑中心凹注视患者为了重建中心注视产生小幅度的眼球同向运动,接着出现小幅度的眼球辐辏运动以重建双眼视网膜中心凹对应。单眼注视患者,当注视眼前放置棱镜时不会产生后面的眼球辐辏运动,当中心抑制眼前放置棱镜时,则不会出现任何的眼球运动。Bagolini 线状镜检查显示斜视眼所看到的交叉线的光线向外侧偏位,同时光线的中间断开与中心凹抑制区域相对应。

稳定的微小斜视不适合手术或棱镜治疗。遮盖治疗屈光参差性弱视可能改善微小斜视、视力以及立体视[27]。

在儿童时期微小斜视偶尔会失代偿而变为大角度内斜视,特别是在遮盖治疗后或在有远视而未戴矫正眼镜的儿童中。如果出现这种情况,需要足矫远视。如果戴镜无效,需要早期手术或注射肉毒杆菌毒素矫正眼位偏斜,将有可能恢复双眼视。微小斜视患者运动融合良好且眼位稳定。Ing 等[28]通过平均 13.9 年的随访发现,92%微小斜视患者维持稳定,极少数失代偿患者通过斜视手术也恢复了立体视。Arthur 等[29]研究了 80 例早发型内斜视术后维持眼位偏斜在 8PD 以内的患者。那些获得单眼注视者比未获得单眼注视者在更早的年龄获得了眼正位。其中 75%能维持眼位稳定。而非单眼注视患者中只有 45%的患者维持眼位稳定。单眼注视患者未能保持眼位者,通过手术恢复了单眼注视,预后良好[28,30]。

总结

以上阐述了不同类型的内斜视。各类型之间区别并非总是很明确,有相当多重叠的部分。通过努力了解每个病例的病理生理,才能更好地给予处理。在多数病例中,其共同的特征是双眼融合丧失均发生在儿童后期。原因主要分为以下三大类:

1. 知觉功能破坏;
2. 运动不平衡;
3. 中枢融合中心损伤。

部分病例可能是多因素的。一些患者较弱的融合力易被一个或多个因素破坏。没有知觉或运动因素造成融合丧失的儿童,需要寻找神经系统症状或体征,并考虑进行神经影像学检查。先前双眼融合功能正常的儿童,出现复视直到产生抑制,其潜在双眼视功能在这种眼位偏斜状态下将会维持一段时间,但持续时间难以估测。早期恢复眼正位,双眼视功能常常可以恢复。在年龄较大儿童中,其融合能力可能维持得更长久,但是一旦融合丧失且抑制没有出现,难以克服的复视就会出现。

(杨晨皓 译　李晓清 校)

参考文献

1. Williams A, Hoyt C. Acute comitant esotropia in children with brain tumors. Arch Ophthalmol 1989; 107: 376–8.
2. Lyons C, Tiffin P, Oystreck D. Acute acquired esotropia: a prospective study. Eye 1999; 13: 617–20.
3. Burian H, Miller J. Comitant convergent strabimsus with acute onset. Am J Ophthalmol 1958; 45: 55–64.
4. Hoyt C, Good W. Acute onset comitant esotropia: when is it a sign of serious neurological disease? Br J Ophthalmol 1996; 79: 498–501.
5. Dawson EL, Marshman WE, Adams GG. The role of botulinum toxin A in acute-onset esotropia. Ophthalmology 1999; 106: 1727–30.
6. Shalev B, Repka M. Restoration of fusion in children with intracranial tumors and incomitant strabismus. Ophthalmology 2000; 107: 1880–3.
7. Sturm V, Menke MN, Knecht PB, Schöffler C. Long-term follow-up of children with acute acquired concomitant esotropia. J AAPOS 2011; 15: 317–20.
8. Schöffler C, Sturm V. Repeated surgery for acute acquired esotropia: is it worth the effort. Eu J Ophthalmol 2010; 20: 493–7.
9. Jacobs SM, Green-Simms A, Diehl NN, Mohney BG. Long-term follow-up of Acquired Nonaccomodative Esotropia in a Population-based Cohort. Ophthalmology 2011; 118: 1170–4.
10. Sturm V, Menke MN, Tötenberg M, et al. Early onset of acquired comitant esotropia in childhood. Klin Monatsbl Augenheilkd 2012; 229: 357–61.
11. Chan TYB, Mao AJ, Piggott JR, Makar I. Factors affecting postoperative stereopsis in acquired nonaccomodative esotropia. Can J Ophthalmol 2012; 47: 479–83.
12. Bielschowsky A. Das Einwartsschielen der Myopen. Ber Dtsch Ophthalmol Ges 1922; 43: 245–8.
13. Webb H, Lee J. Acquired distance esotropia associated with myopia. Strabismus 2004; 12: 149–55.
14. Meyer E, Ludatscher R, Lichtig C, et al. End-stage fibrosis of the lateral rectus muscle in myopia with esotropia: an ultrastructural study. Ophthalmic Res 1990; 22: 259–64.
15. Hugonnier R, Magnard P. Les desequilibres oculo moteurs observes en cas de myopie forte. Ann Ocul (Paris) 1969; 202: 713–24.
16. Demer J. Pivotal role of orbital connective tissues in binocular alignment and strabismus. Invest Ophthalmol Vis Sci 2004; 45: 729–38.
17. Krzizok TH, Kaufmann H, Traupe H. Elucidation of restrictive motility in high myopia by magnetic resonance imaging. Arch Ophthalmol 1997; 115: 1019–27.
18. Yokoyama T, Tabuchi H, Ataka S, et al. The mechanism of development in progressive esotropia with high myopia. Transactions of the 26th Meeting of the European Strabismological Association, 2000. Barcelona, Spain.: Swets and Zeitlinger, 2000: 218–21.

19. Yokoyama T, Ataka S, Tabuchi H, et al. Treatment of progressive esotropia caused by high myopia – a new surgical procedure based on its pathogenesis. Transactions of the 27th European Strabismological Association, 2001. Florence, Italy.: Swets and Zeitlinger, 2001: 145–8.
20. Yamaguchi M, Yokoyama T, Shiraki K. Surgical procedure for correcting globe dislocation in highly myopic strabismus. Am J Ophthalmol 2010; 149: 341–6.
21. Child C, Khawaja A, Sloper J, et al. A review of the Yokoyama procedure for eso-hypotropia associated with high myopia. Transactions of the 32nd Meeting of the European Strabismological Association, 2008. Munich, Germany: European Strabismological Association, 2008: 141–4.
22. Matsuo T, Kawaishi Y, Kuroda R, et al. Long-term visual outcome in primary microtropia. Jpn J Ophthalmol 2003; 47: 507–11.
23. von Noorden GK. Bowman Lecture. Current concepts of infantile esotropia. Eye 1988; 2: 343–57.
24. Parks MM. The monofixation syndrome. Trans Am Ophthalmol Soc 1969; 67: 609–57.
25. Hahn E, Cadera W, Orton RB. Factors associated with binocular single vision in microtropia/monofixation syndrome. Can J Ophthalmol 1991; 26: 12–17.
26. Helveston EM, Von Noorden GK. Microtropia: a newly defined entity. Arch Ophthalmol 1967; 78: 272–81.
27. Houston CA, Cleary M, Dutton GN, McFadzean RM. Clinical characteristics of microtropia – is microtropia a fixed phenomenon? Br J Ophthalmol 1998; 82: 219–24.
28. Ing MR, Roberts KM, Lin A, Chen JJ. The stability of the monofixation syndrome. Am J Ophthalmol 2014; 157: 248–53.
29. Arthur B, Smith J, Scott W. Long-term stability of alignment in the monofixation syndrome. J Pediatr Ophthalmol Strabismus 1989; 26: 224–31.
30. Hunt MG, Keech RV. Characteristics and course of patients with deteriorated monofixation syndrome. J AAPOS 2005; 9: 533–6.

第 79 章

间歇性外斜视

Michael P Clarke

章节目录

定义

间歇性外斜视(XT)是一种斜视性疾病,表现为任一眼向外偏斜,同时有间歇性保持正位和注视眼位正位的时期(图 79.1)。外斜时可出现单眼闭眼的症状,保持正位期间近立体视通常表现为正常,如果病情进展,立体视可能会受损。

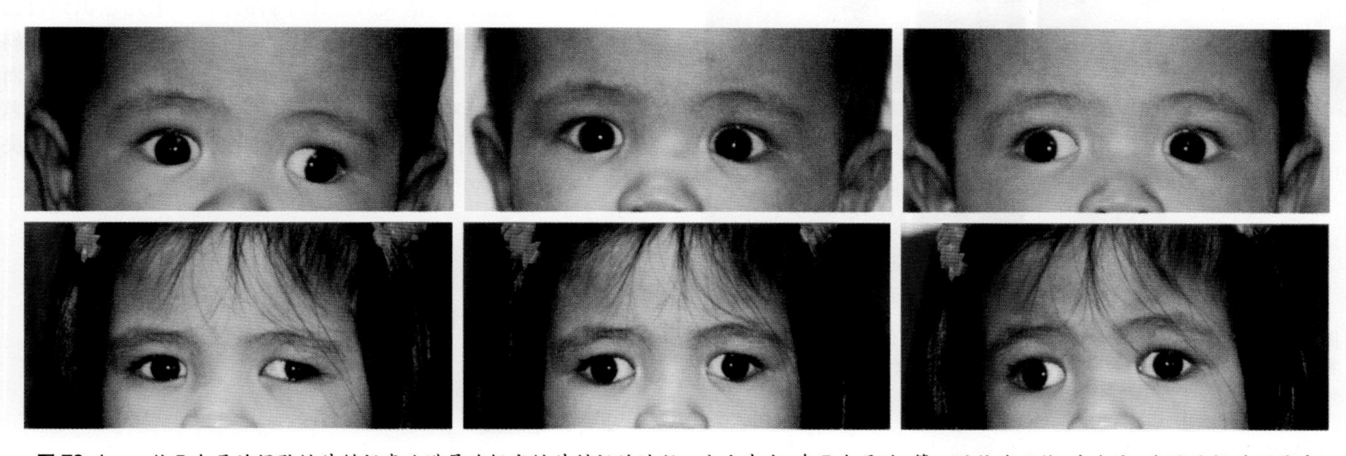

图 79.1 一位 7 个月的间歇性外斜视患儿进展为恒定性外斜视的过程。上方中央:在 7 个月时,第一眼位为正位;左上方:右眼注视时可见左眼大角度的外斜;右上方:左眼注视时可见右眼大角度的外斜。患者最初通过遮盖和辐辏训练进行保守治疗,在 3 个月内斜视控制良好。但是患儿未能定期门诊随访。下方图:在 2 岁时患儿进行评估时出现了恒定性外斜视

病因

间歇性外斜视的病因尚不完全明确,目前有以下几种学说:

1. 眼球主动集合和分散不均衡[1],尽管目前尚不清楚眼球分散运动是否存在主动性[2]。

2. 眼眶解剖结构异常[3]。

3. 眼外肌本体感觉异常[4],但眼外肌是否存在主动本体感受器这一问题尚有争议[5]。

有人推测,间歇性外斜视与儿童在抑制和相对正常的双眼视功能状态间切换的能力有关。在猕猴中,表现为同侧眼颞侧周边视网膜眼优势柱的代谢活性降低。这与外斜视患者的抑制性暗点分布是一致的[6]。

调节性集合有助于在视近时保持眼位正位[7]。

流行病学

间歇性外斜视是最常见的外斜视[8,9]。由于在亚洲外斜视比内斜视更常见，所以目前全世界范围内，间歇性外斜视是最常见的斜视类型[10,11]。据估计，11 岁以下儿童的外斜视患病率约为 1%[12]，其中大约一半的患者为间歇性外斜视[9]。在新加坡 6~72 个月的儿童中，斜视的患病率为 0.8%，而外斜视与内斜视比例为 7∶1，其中 63%的外斜视是间歇性的[11]。在日本小学生中，间歇性外斜视的发病率约为 0.12%[13]。相比之下，南非黑人和混血儿中出现间歇性外斜视的概率较小[14]。在一些研究中发现女性患者占多数[15]。

临床特征

间歇性外斜视通常在出生后 2~3 岁发病[16,17]，表现为一只眼间歇性向外漂移或在明亮的阳光下喜闭单眼（图 79.2）。虽然难以解释为什么有更多光线进入斜视眼而非正视眼，但推测间歇性外斜视喜闭单眼的原因是由于畏光[18]。闭合单眼可能是由于外斜视引起的复视、视知觉异常，或强光阈值降低[19,20]，这些异常可以通过后续的手术得到缓解[21,22]。

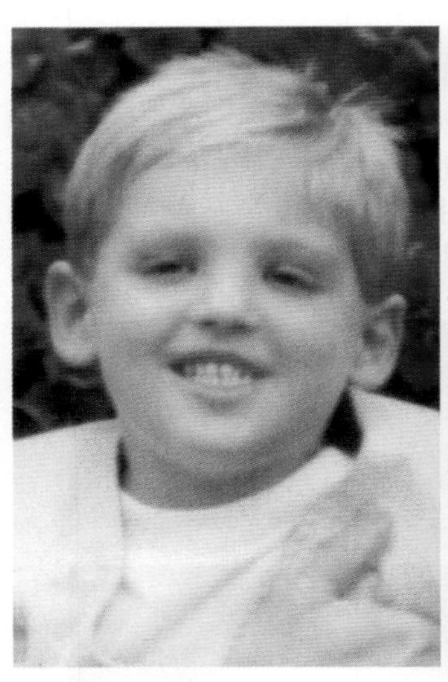
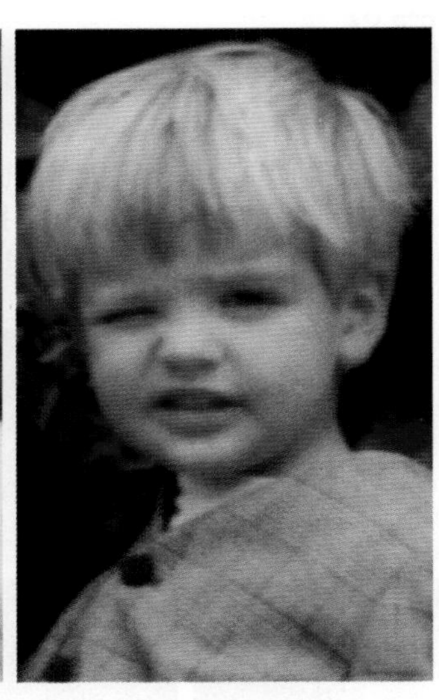

图 79.2　两兄弟站在南加州阳光下，左边的男孩没有斜视，右边的男孩出现了间歇性外斜视伴单眼闭合，这是间歇性外斜视的常见体征

在初次就诊时，通常由于患儿年龄较小而不能准确测量出立体视，但大龄患儿的立体视大部分为正常，或与同龄儿童立体视接近[16]。一项研究发现 26%的儿童在就诊时存在单眼或双眼的视力下降。这种由于屈光参差引起的视力下降，通常略低于同年龄的正常阈值[14]。

间歇性外斜视传统上分为三种类型：

1. 真性外展过强型：视远比视近时斜视角大 10PD（棱镜片度）以上。

2. 类似外展过强型：初步检查时，视远斜角度较大，但使用单眼遮盖和/或+3.00D 镜片破坏视近时的双眼融合后，视近斜视角度增大，与视远斜视角度差值在 10PD 以内。

3. 基本型：视远斜视角与视近斜视角大小相等，或者相差在 10PD 以内[23,24]。

幼儿测量斜视度可能存在困难，但明确间歇性外斜视的不同类型有助于制订适合的手术治疗方案[25]，即便这种观点仍然存在争议[26]。

间歇性外斜视最显著的神经生理学特征之一，是患儿间歇性出现双眼视功能正常（或接近正常）的状态，即当双眼正位时立体视正常，而在斜视出现时则表现为抑制状态和异常的视网膜对应[27-29]。尽管如此，在患儿双眼正位时，其双眼视功能也并不完全正常，因为间歇性外斜视患儿的融合性集合减少（对于底向外棱镜片导致的集合反应降低）[30]，而且甚至在双眼正位时也可以发生单眼抑制，这表明抑制可以由单纯的视网膜视觉信号而触发[31]。

在一部分间歇性外斜视患儿中，即使在眼位“正”的时候也会存在异常的双眼视功能，因为这种状态的“正位”仍然存在着微小度数的外斜视[32]。这也是一些间歇性外斜视患儿在治疗后，仍存在立体视功能降低的原因[33]。

虽然间歇性外斜视与神经发育异常无关，但它与后期发生的精神疾病有关[34,35]，其原因尚不清楚。这种后期的精神疾病不太可能是由于儿童时期出现的异常外观造成的，因为这种现象在内斜视儿童中并不常见[34]，也不会因眼肌手术而发生改变[36]。另外，间歇性外斜视与注意缺陷多动障碍有关[37]。

生活质量

使用儿童生活质量量表对患儿进行评估，并未观察到间歇性外斜视对患儿生活质量产生显著影响[38,39]。Hatt 等人[40,41]通过对间歇性外斜视儿童进行面谈，制订了一种特定的生活质量衡量方法。他们由此发现：他人对患儿外斜的注意、患儿意识到自己在通过眨眼等方式控制外斜，都会引起患儿的焦虑。父母对外斜视的焦虑对患儿生活质量影响最大[42]。患儿的焦虑与因患病而产生的社会关系的影响，以及喜闭单眼的习惯有关[43]。父母和监护人的健康相关生活质量降低，与进行间歇性外斜视手术的决定有关[44]。

临床评估

评估间歇性外斜视的进展和预后指标包括：

- 斜视度；
- 立体视功能（视近和/或视远）；
- 集合不足程度；
- 对斜视的控制；
- 进展为恒定性外斜视的可能（伴或不伴斜视性弱视）。

对 4 岁以下儿童进行立体视功能和集合的检查，均存在着测量结果不一致性的问题，同时对这些低龄儿童也很难进行斜视的控制、恒定性和斜视度（尤其是在看远距离物体时）的测量。对于 4 岁以下的间歇性外斜视患儿，任何治疗都只能基于这种不完善的临床测量，从而难以评估治疗效果。尽管从理论上来说，早期治疗对患儿有益处，但许多临床医生仍将治疗的时间向后推迟[16]。

对间歇性外斜视治疗效果评估的传统指标是斜视度测量，治疗有效通常被定义为斜视度小于±10PD[45-47]。

然而，眼位正（一般斜视度在±10PD 以内）对于评估间歇性外斜视治疗预后来说并不充分，因为最终的测量结果通常包含隐性的或显性的斜视成分。虽然相比间歇性外斜视来说，小度数的外斜视或内斜视视功能更差，但也被认为在治疗“成功”的范围内[48]。

间歇性外斜视的控制评估

对间歇性外斜视治疗效果另一个更具相关性的指标是对斜视控制程度的评估，比如测量斜视出现的频率和评估诱导眼位偏斜后重新回到正位时的难易程度。虽然复视并不是间歇性外斜视的临床特征，其控制眼位偏斜的潜在机制也尚不清楚，但一些儿童可以意识到自己发生了斜视[40]。

有两种常用的测量间歇性外斜视控制的评分系统，即基于 Mayo 工作室的评分系统[39]和 Newcastle 控制评分标准[49,50]。

Mayo 评分系统详见框 79.1，Mayo 评分系统仅基于定时观察，建议取三次评分的平均值以确保数据可靠[51]。

框 79.1

间歇性外斜视 Mayo 评分系统

5=恒定性外斜视
4=外斜视持续时间>破坏融合后检查的 50%
3=外斜视持续时间<破坏融合后检查的 50%
2=无外斜视，除非破坏融合，在>5s 内恢复
1=无外斜视，除非破坏融合，1~5s 恢复
0=无外斜视，除非破坏融合，在<1s 内恢复（隐斜）

备注：
该评分是在远距离和近距离注视时测量的，因此得出的总体对照评分范围为 0~10。
在初始 30s 的观察期内在远距离注视时评估 5~3 级，并在近注视时重复评估 30s。
然后将 0~2 级评定为 3 次快速连续试验中的最差等级；将右眼遮挡 10s 后取下，测量重新建立融合所需的时间。然后遮挡左眼 10s，同样测量重建融合的时间。
进行第三次 10s 的遮盖试验。应记录 3 次 10s 遮盖后观察到的最差控制水平。
如果患者同时进行棱镜片和遮盖试验为微小内斜视，但交替遮盖试验为外斜视，该量表适用于外斜视。

第二种评分系统是间歇性外斜视的 Newcastle 控制评分系统（NCS）[52]，其具体评估参数详见表 79.1。NCS 是基于 Rosenbaum 推广的手术干预标准[53]，这些标准包括家长主观观察到斜视发生的频率（家庭观察组），以及客观（眼科诊室评估组）使用遮盖试验诱导眼位偏斜后控制回正位的能力评估。Rosenbaum 建议，如果斜视出现的时间超过 50%，并且检查时控制不佳，则应该考虑手术。这两个标准之间的关系需要进一步研究，但已被证实两组之间存在相关性[54]。

表 79.1 Newcastle 控制评分系统

NCS 参数	得分
家庭观察（斜视的频率）	
从未出现	0
看远时出现斜视时间<50%	1
看远时出现斜视时间>50%	2
看远和看近时均出现斜视时间>50%	3
诊室评估（距离或远距离注视评分）	
去遮盖后立即恢复正位	0
眨眼辅助下恢复正位	1
在延长注视时间或去遮盖后仍偏斜	2
自发性偏斜	3
总得分：n/9	

家庭观察组作为主观评估可能受到观察偏倚的影响，但确实具有作为父母报告的结果指标的优点。

测量斜视度

为了使测量结果具有可重复性，测量时必须纠正任何明显的屈光不正。验光处方通常是可耐受的最大正镜或最小负镜，同时必须使用略大一些的调节注视视标，例如一个具有双眼 20/20 视力的患者需要使用 20/50 的视标。在不会说话的幼儿中，应使用有足够多细节的视频或玩具作为注视目标来控制调节。

进行远距离斜视度测量时，为了消除调节因素的影响，测量距离应在 20 英尺（6 米）以上，甚至在某些情况下测量距离可能比常规限定的范围更远。在测量斜视度前，应遮盖单眼 30~60min 甚至更长时间来打破融合，以充分消除其融合能力[55,56]。测量斜视度时，应由检查者取下眼贴，在检查时坚持不论多短暂的融合均不允许出现的原则，从而保持打破融合的状态。

间歇性外斜视的立体视觉

在间歇性外斜视中测量立体视觉时，双眼常表现为在注视近距离视标时为正位，或可调节成正位，故间歇性外斜视的近立体视功能通常是正常的[27]，因此近立体视不该作为判断疾病严重程度的检查标准。如果间歇性外斜视进展为恒定性外斜视，则患者近立体视功能可能完全丧失，但在某些情况下可以通过手术恢复[57]。

间歇性外斜视最初的异常是视远时出现的眼位偏斜。因此，测量远距离立体视是判断间歇性外斜视疾病严重程度的潜在检查标准。较远距离注视时双眼分开的趋势会导致注视点和参考平面间出现“基准面差异”，导致立体视降低[29]。

测量远距离立体视在技术上具有挑战性。早期研究中使用液晶屏系统（双眼视力测试）[58]，但是由于测量过程中需要佩戴护目镜，限制了其在幼儿中的使用，因此目前已经不再使用这种方法。随后的研究中逐渐建立了 FrisbyDavis 远立体视测试法（FD2）[59,60]和远距离随机点测试。

间歇性外斜视对于远立体视的影响是多样的，这取决于所用测试方法的不同。有文献报道，间歇性外斜视患者的远立体视可能是正常的或者缺失的[61]。但与其相反，有其他学者研究发现远立体视功能是降低的[62]，并且可以通过手术得到改善[63,64]。这可能是由定义立体视缺失的方法不同而造成的，在一些研究中把粗糙的立体视也归纳为缺失。另外由于手术往往在某种测量方法提示远立体视不佳时即施行，因此术后远立体视的改善是否是指经一系列测量方法后平均值有所改善，我们尚不清晰。

鉴别诊断

间歇性外斜视与神经病理无关[65]。但是斜视角度变化的恒定性外斜视与间歇性外斜视表现相似，而恒定性外斜视则与神经

系统和眼部的病理性疾病有关（参见第 43 章和第 57 章）。例如视神经胶质瘤或视网膜母细胞瘤导致的单眼视力下降；颅面畸形的儿童经常伴有外斜视（参见第 28 章）。这些病例可能误诊为间歇性外斜视[66-68]。

A 征和 V 征在间歇性外斜视中很常见：V 征常有下斜肌亢进；A 征则存在上斜肌亢进。眼外直肌的动态磁共振成像（MRI）可能会发现直肌异位（图 79.3），这些患者应行直肌移位术来矫正眼位偏斜，通常不必行下斜肌手术。

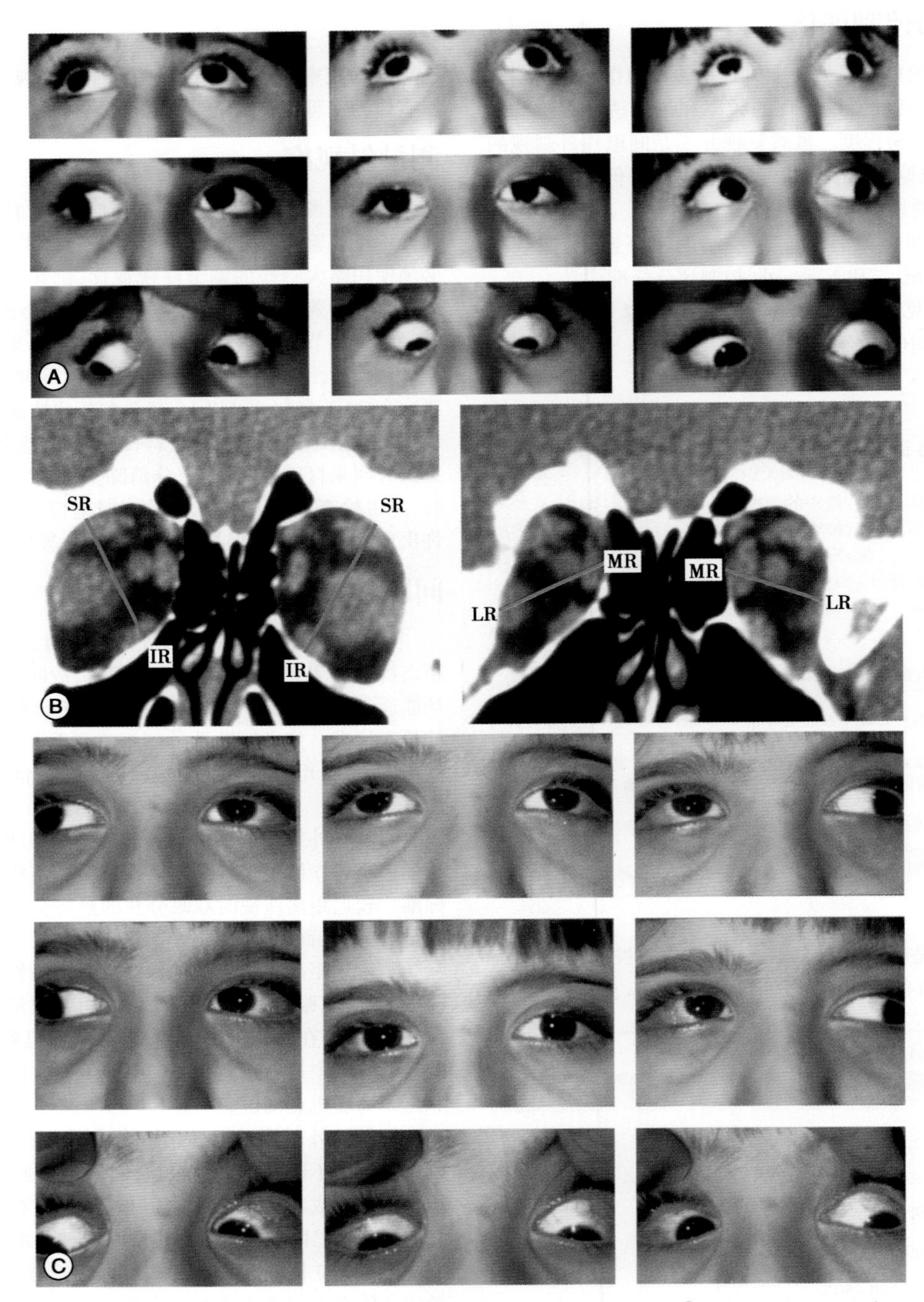

图 79.3　Ⓐ颅缝早闭患者显示 V 型外斜视，伴有明显的假性下斜肌亢进；Ⓑ动态磁共振显示上直肌（SR）外移，外直肌（LR）下移，下直肌（IR）内移；Ⓒ外直肌肌腹上移后，V 型斜视得到改善

治疗

目前支持间歇性外斜视治疗的证据并不充分，但这种情况正在逐渐改善[69,70]。针对间歇性外斜视手术治疗的研究大多为高度筛选后的回顾性病例，其中使用多个复杂并互相冲突的结论指标[71]，这表明治疗间歇性外斜视的长期效果并不明确[72]。评估治疗的真实效果，需要更为稳健的、前瞻性的、长期的随机临床研究结果。

近期一项临床研究比较了 3～10 岁间歇性外斜视患儿短期遮盖单眼的治疗效果[73]，该研究表明在 6 个月时间内的短期遮盖收效甚微。另一项近期的前瞻性研究对比了手术和密切随访对于间歇性外斜视预后的影响，但由于入组率低导致临床结果无意义从而无法评估。尽管如此，该研究显示密切随访患儿的病情无显著改善，手术组患儿眼位偏斜有明显改善，但由于有 10%～20%的患儿出现了过矫导致其立体视功能的降低[74]。

间歇性外斜视队列研究的长期结果尚不清楚。未治疗组中，患儿常常因为斜视加重而不得不接受治疗，从而导致脱离研究队列而产生研究偏倚。但有相当一部分的间歇性外斜视患儿不进展为恒定性外斜视。一项对 73 例患者平均随访十年的研究发现，随着时间的推移斜视角度变小；然而因为其中 82%的患者接受了非手术的治疗[75]，研究者认为这可能导致了结果均值的改善。因为许多间歇性外斜视患儿不需要积极治疗[16,76]，所以在干预前应向其父母交代治疗证据的不确定性。

过矫负镜

负镜片可能对间歇性外斜视的角度和控制产生有益的影响[54,77]，其作为一种有效的暂时治疗措施，可将手术推迟到患儿即使术后过矫也不会发生弱视的年龄。通常使用 2D 左右的框架镜来进行负镜过矫治疗。对于间歇性外斜视伴有高 AC/A 的患儿，负镜过矫可能有特殊的治疗作用。但是由于缺少随机对照试验的证据，目前观察到的有效作用也可能是由于患儿自发性的改善所致。

纠正远视屈光不正

纠正高度远视可改善对间歇性外斜视的控制[78]。

遮盖治疗

对于早期发生的单眼外斜视提倡给予遮盖治疗的方法[79]（每天遮盖 4～6h，持续 3～6 周），用于改善抑制。在术前进行遮盖治疗有助于提高手术成功率[80]。然而，最近的随机对照试验结果表明这种治疗方法的疗效有限[73]，此方法很可能只限于那些父母希望避免因年龄过小无法耐受过矫负镜治疗或手术治疗的患儿。

化学去神经法

肉毒素在间歇性外斜视治疗中的应用报道较少[81,82]。除用于间歇性外斜视术后过矫以外，很少使用[83]。

手术治疗

间歇性外斜视最常见的治疗方式是手术治疗。在视觉生理学研究支持下[84]，通常建议在诊断后不久进行手术，因为早期恢复正位可以促进正常的视觉发育。但是对于年龄较小的间歇性外斜视患儿来说，手术具有挑战性：不准确和不完整的术前评估意味着测量的不确定性，导致诊断的不确定性。此外，手术后过矫则可能导致幼儿持续抑制和弱视，导致术前视力和立体视正常的患儿发生视知觉功能的障碍。

因此，许多眼科医生将手术推迟到 4 岁或 4 岁以上，前提是病情没有恶化为恒定性外斜视。这一观点得到了回顾性病例研究的支持，这些结果表明患儿手术时的年龄并不影响术后效果。

Ekdawi 等人[85]的研究中报道了 33%的间歇性外斜视患者接受了手术治疗，其中 19.7%的患者接受了二次手术。Buck 等人报道的英国队列研究中，诊断后第 1 年的手术率仅为 7.6%[16]，2 年后升至 17%[86]。对这些患儿的长期持续性随访显然需要调用大量的医疗卫生资源。另外，也有对发展为恒定性外斜视的病例立体视恢复的报道[47]：Wu 等人报告了与恒定性外斜视和既往具有间歇性外斜视病史的患儿相比，间歇性外斜视治疗后尽管术后的正位率相似，但是其立体视功能更好[57]。另外，术后长期正位与术后初期过矫有关[48,87]，然而一些学者对此提出了质疑[88]。

外斜视的复发更倾向于发生在术后即正位的手术中。在一项大型研究中发现，术后 1 个月 60.2%的患者获得了正位或微小度数斜视，但这些患者中有一半在术后 4 年出现了间歇性外斜视的复发[26]。Ekdawi 等人发现间歇性外斜视首次手术后 5 年、10 年和 15 年远距离斜视度超过 10PD 的比率分别为 54%、76%和 86%[85]。

手术操作

手术可采用外直肌减弱术和/或内直肌加强术，通常认为外直肌后徙对视远斜视度的影响大于视近；而内直肌则相反。手术的设计方式应根据患者的斜视类型来选择。

如果患者是真性或者假性外展过强型，则采用外直肌后徙术为宜；如果患者是基本型，即视远和视近斜视度相等，则采用一退一缩手术[89]。一项前瞻性随机临床试验提示如果只进行外直肌后徙术，基本型间歇性外斜视患者的手术成功率只有 52%；如果选择一退一缩手术，则成功率增加至 82%[25]。

早期术后正位

术后两周，治疗的目标是达到小度数内斜视状态（5～10PD）。双眼视觉信息超越颞侧视网膜的抑制暗点，刺激增加复视的出现，这一过程会刺激融合范围从而稳定术后眼位正位。但是故意过矫则会给视觉系统发育不稳定的患儿带来一定风险。术后通过配带有底向外的棱镜片中和残余斜视以维持双眼固视，可能有助于预防术后单眼注视内斜视合并黄斑中心凹抑制的发生。

对于大龄儿童或成人，由于其视觉系统发育成熟，这时发生的间歇性外斜视会导致复视和视混淆，而很少或几乎不会出现抑制。对于这些患者的手术目标应该是术后即正位，可以在术后第一天使用可调缝线。如果出现过矫，则可暂时使用底向外的棱镜片。考虑二次手术之前，应尝试进行至少一个月的非手术治疗，因为过矫情况有可能自愈。通常可以考虑在再次手术前，行内直肌肉毒素注射[83]。

其他伴随症状

A 征、V 征和 X 征（参见第 82 章）

对于没有明显斜肌功能障碍的患者，可以进行水平直肌的转位手术。在伴有上斜肌亢进的 A 型外斜视的患者中，更倾向于行上斜肌肌腱后 3/4 断腱术（图 79.4）；在 V 型外斜视伴下斜肌亢进的患者中（图 79.5），行下斜肌减弱术。

在颅面综合征患者中，动态 MRI 可显示直肌呈外旋状态，向上注视时的间歇性外斜视是由于上直肌外移伴外直肌下移所致。将肌肉复位到正常解剖位置可能会改善斜视（图 79.3）。

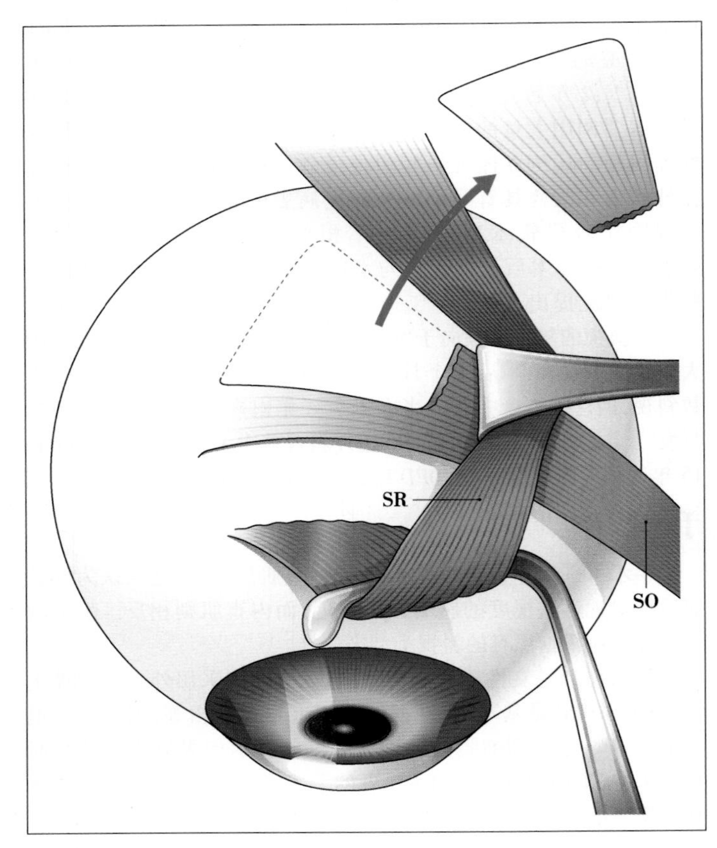

图 79.4　上斜肌腱后 3/4 断腱术。对扇形展开上斜肌(SO)进行四边形的后腱切除术，保留肌腱前部 1~2mm 完整，以保持眼球内旋。(Shin GS, Elliott RL, Rosenbaum AL. Posterior superior obliquetenectomy at the scleral insertion for collapse of A-pattern strabismus. J Pediatr Ophthalmol Strabismus 1996;33:211-8. 经 Slack 公司许可转载.)

长期外斜的患者，由于外直肌的长期紧张可以引起 X 型偏斜(图 79.6)，下斜肌和上斜肌都可能存在亢进，紧绷的外直肌会引起缰绳效应，造成斜肌产生假性亢进。在外直肌减弱术后，明显的斜肌功能障碍会消失。这种外直肌紧张综合征并不常见，可能仅见于外斜角度大且控制不良的失代偿期的间歇性外斜视。更多见

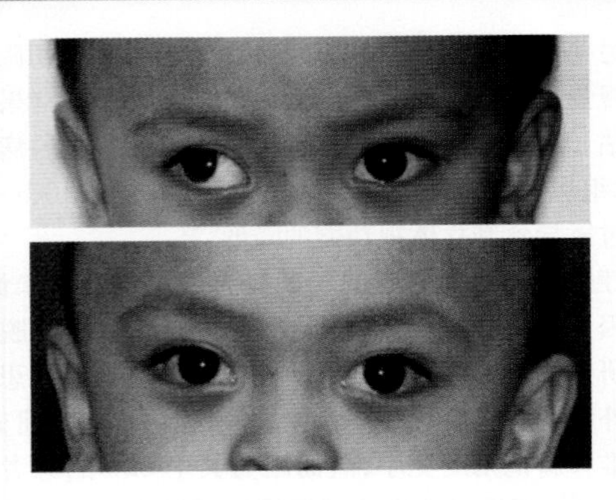

图 79.5　V 型外斜视伴下斜肌亢进的四岁患儿。照片显示为右眼外斜，向上注视时斜视角增大，下注视时斜视角减小

于长期恒定性外斜视。

侧向水平偏斜的非共同性

在水平向左和向右注视时偏斜角度相差 20%或 10PD 以上，这种情况叫做水平偏斜的非共同性，通常与术后过矫和多次手术有关[90]。减少外直肌减弱术的手术量可能会降低这种情况的发生，这种术式的改良防止了侧向注视时过矫，但术后早期存在第一眼位欠矫的风险。颞侧注视时的非共同性偏斜是由于紧绷的内直肌导致的，内直肌缩短术则会加重这种情况。我们建议术前进行被动牵拉试验，将紧绷的内直肌后徙，同时联合超长量外直肌后徙术，以补偿内直肌后徙造成的斜视度。可调缝线可改善术后效果，但对幼儿患者操作调线有一定难度。

高 AC/A

高 AC/A 的间歇性外斜视患者存在术后过矫的风险[91]，可以通过过矫负镜进行治疗。尤其在年轻人中，AC/A 的测量存在显著的测量差异。

伴垂直斜视

间歇性外斜视可能伴有小度数的垂直斜视，手术治疗后可好转[92]。垂直斜视小于 10PD 可以通过水平直肌转位来矫正。例

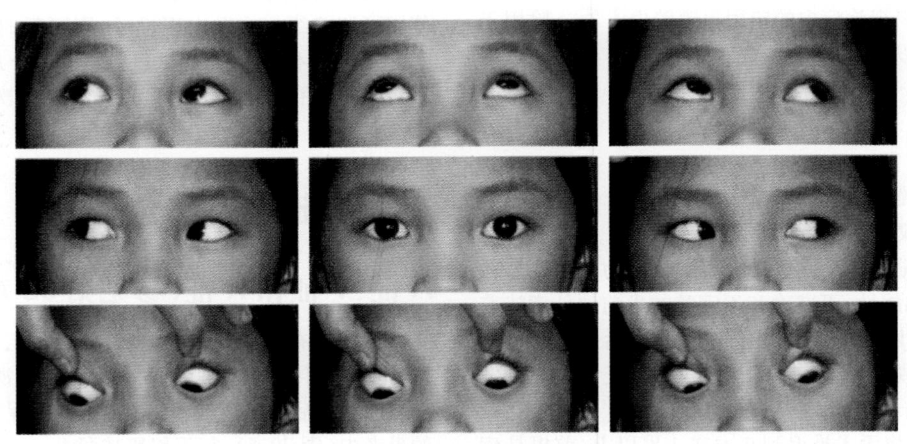

图 79.6　患者由于长期外斜视而出现 X 型偏斜。紧绷的外直肌产生了缰绳效应，被动牵拉试验显示内转时阻力大。解决 X 型外斜视仅需要行外直肌减弱术，而不需要行斜肌手术(Santiago AP, et al. Intermittent exotropia. In: RosenbaumAL, Santiago AP, editors. Clinical Strabismus Management: Principles and Surgical Techniques. 1st ed. Philadelphia: Saunders; 1999. 经 Elsevier 出版社许可)

如，对于低位眼可以上移外直肌和内直肌二分之一肌止端（高位眼则为相反方向），这种方式会增加一个辅助控制垂直偏斜的向上矢量，若垂直斜视较大，应该在外斜视手术中同时对垂直肌肉进行适当手术处理。

术后欠矫

术后早期严重的欠矫可能是由于缩短的内直肌滑脱引起的，通常表现为眼球内转受限，试图内转时睑裂增宽。应早期行手术探查和修复。术后间歇性外斜视残余或复发更为常见，应当与家长讨论包括二次手术在内的进一步治疗方式。

术后过矫

即使手术量按照查体时的最大斜视度来设计，术后持续过矫的情况也比术后欠矫少见，术后过矫的概率在 15%左右[93]。在术后几周内，看近时出现的一过性内斜视很常见。对于看远时存在小度数内斜视，看近时为正位或外隐斜，除非出现严重的复视，否则这种情况通常是稳定的、无须治疗的。在极少情况下，会因为外直肌过度后徙、滑脱甚至丢失而发生大度数的过矫，而外直肌注视方向通常为过矫度数最大的方向（图 79.7）。

在术后早期，较大的内斜视不一定意味着手术效果差。曾有患者双眼外直肌后徙术 10 天表现出 20PD 的内斜视，其仍在术后远期获得了持久的正位状态[46,48]。

最令人担心的是持续超过 3 周的内斜视，特别是易受到抑制和融合状态恶化影响的儿童。幼儿即使在双眼正位状态下，合并 8PD 以内的小度数内斜视，也可发展为单眼固定性内斜视，而大龄儿童和成人会因为复视而不耐受过矫。

如果过矫未在可接受的时间段内达到稳定，应考虑进一步的治疗，比如遮盖、棱镜片和内直肌肉毒素注射，甚至进一步手术治疗（通常为内直肌后徙术）。

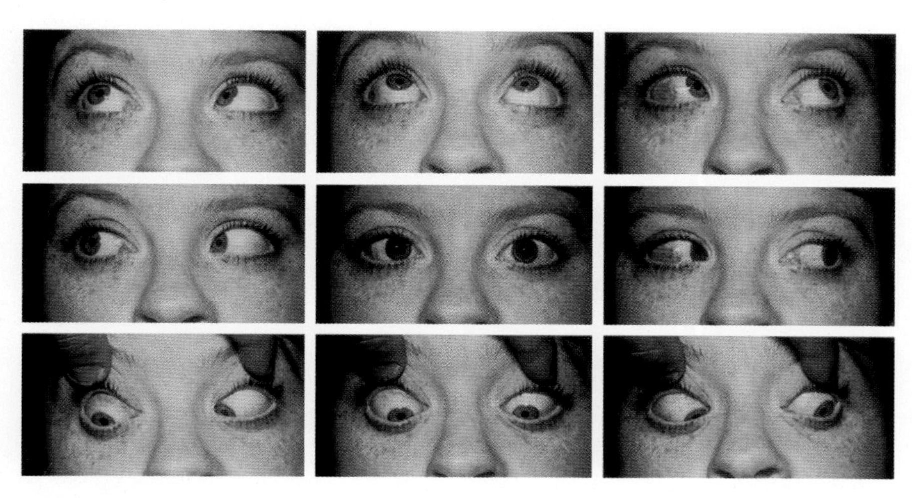

图 79.7　间歇性外斜视行双侧外直肌后徙术后发生过矫。患者出现了 25PD 的右眼内斜视，向右注视时外展受限。鉴别诊断应包括外直肌滑脱或丢失，然而尽管右眼表现为内斜视，但由于右眼相对较好的外转功能，肌肉丢失可能性不大（Santiago AP, et al. Intermittent exotropia. In: Rosenbaum AL, Santiago AP, editors. Clinical Strabismus Management: Principles and Surgical Techniques, 1st ed. Philadelphia: Saunders; 1999. 经 Elsevier 出版社许可）

（李偲圆　译　李莉　校）

参考文献

8. Mohney B. Common forms of childhood strabismus in an incidence cohort. Amer J Ophthalmol 2007; 144: 465–7.
9. Mohney B, Huffaker R. Common forms of childhood exotropia. Ophthalmology 2003; 110: 2093–6.
10. Chia A, Roy L, Seenyen L. Comitant horizontal strabismus: an Asian perspective. Br J Ophthalmol 2007; 91: 1337–40.
13. Matsuo T, Matsuo C. The prevalence of strabismus and amblyopia in Japanese elementary school children. Ophthalmic Epidemiol 2005; 12: 31–6.
14. Tinley C, Grotte R. Comitant horizontal strabismus in South African black and mixed race children – a clinic-based study. Ophthalmic Epidemiol 2012; 19: 89–94.
16. Buck D, Powell C, Cumberland P, et al. Presenting features and early management of childhood intermittent exotropia in the UK: inception cohort study. Br J Ophthalmol 2009; 93: 1620–4.
17. Chia A, Seenyen L, Long Q. A retrospective review of 287 consecutive children in Singapore presenting with intermittent exotropia. J AAPOS 2005; 9: 257–63.
21. Lew H, Kim C, Yun Y, Han S. Binocular photophobia after surgical treatment in intermittent exotropia. Optom Vis Sci 2007; 84: 1101–3.
23. Kushner B, Morton G. Distance/near differences in intermittent exotropia. Arch Ophthalmol 1998; 116: 478–86.
25. Kushner B. Selective surgery for intermittent exotropia based on distance/near differences. Arch Ophthalmol 1998; 116: 324–8.
26. Maruo T, Kubota N, Sakaue T, Usui C. Intermittent exotropia surgery in children: long term outcome regarding changes in binocular alignment. Binocul Vis Eye Muscle Surg Q 2001; 16: 265–70.
27. Yildirim C, Mutlu F, Chen Y, Altinsoy H. Assessment of central and peripheral fusion and near and distance stereoacuity in intermittent exotropic patients before and after strabismus surgery. Am J Ophthalmol 1999; 128: 222–30.
29. Serrano-Pedraza I, Clarke M, Read J. Single vision during ocular deviation in intermittent exotropia. Ophthalmic Physiol Opt 2011; 31: 45–55.
31. Serrano-Pedraza I, Manjunath V, Osunkunle O, et al. Visual suppression in intermittent exotropia during binocular alignment. Invest Ophthalmol Vis Sci 2011; 52: 2352–64.
32. Kushner B. The occurrence of monofixational exotropia after exotropia surgery. Am J Ophthalmol 2009; 147: 1082–5, 1085.e1.

33. Morrison D, McSwain W, Donahue S. Comparison of sensory outcomes in patients with monofixation versus bifoveal fusion after surgery for intermittent exotropia. J AAPOS 2010; 14: 47–51.
38. Buck D, Clarke MP, Powell C, et al. Use of the PedsQL in childhood intermittent exotropia: estimates of feasibility, internal consistency reliability and parent-child agreement. Qual Life Res 2012; 21: 727–36.
39. Hatt S, Leske D, Holmes J. Comparison of quality-of-life instruments in childhood intermittent exotropia. J AAPOS 2010; 14: 221–6.
42. Yamada T, Hatt SR, Leske DA, Holmes JM. Health-related quality of life in parents of children with intermittent exotropia. J AAPOS 2011; 15: 135–9.
43. Yamada T, Hatt SR, Leske DA, Holmes JM. Specific health-related quality of life concerns in children with intermittent exotropia. Strabismus 2012; 20: 145–51.
44. Hatt SR, Leske DA, Liebermann L, et al. Associations between health-related quality of life and the decision to perform surgery for childhood intermittent exotropia. Ophthalmology 2014; 121: 883–8.
48. Oh J, Hwang J-M. Survival analysis of 365 patients with exotropia after surgery. Eye 2006; 20: 1268–72.
49. Mohney BG, Holmes JM. An office-based scale for assessing control in intermittent exotropia. Strabismus 2006; 14: 147–50.
52. Buck D, Clarke M, Haggerty H, et al. Grading the severity of intermittent distance exotropia: the revised Newcastle Control Score. Br J Ophthalmol 2008; 92: 577.
54. Watts P, Tippings E, Al-Madfai H. Intermittent exotropia, overcorrecting minus lenses, and the Newcastle scoring system. J AAPOS 2005; 9: 460–4.
61. Hatt SR, Haggerty H, Buck D, et al. Distance stereoacuity in intermittent exotropia. Br J Ophthalmol 2007; 91: 219–21.
69. Joyce KE, Beyer F, Thomson RG, Clarke MP. A systematic review of the effectiveness of treatments in altering the natural history of intermittent exotropia. Br J Ophthalmol 2015; 99: 440–50.
70. Hatt SR, Gnanaraj L. Interventions for intermittent exotropia. Cochrane Database Syst Rev 2013; (5): CD003737.
73. Pediatric Eye Disease Investigator G, Cotter SA, Mohney BG, Chandler DL, et aL A randomized trial comparing part-time patching with observation for children 3 to 10 years of age with intermittent exotropia. Ophthalmology 2014; 121: 2299–310.
74. Clarke M, Hogan V, Buck D, et al. An external pilot study to test the feasibility of a randomised controlled trial comparing eye muscle surgery against active monitoring for childhood intermittent exotropia [X(T)]. Health Technol Assess (Winchester, England) 2015; 19: 1–144.

第 80 章

特殊类型共同性外斜视

Stephen P Kraft

章节目录

引言

儿童外斜视可分为共同性和非共同性。非共同性外斜视可由神经支配性原因引起，如动眼神经麻痹或眼球后退综合征，也可由机械性原因引起，如肿瘤或外伤（参见第 83 章和第 84 章）。

儿童共同性外斜视最常见类型是间歇性外斜视，还有一些其他类型的共同性外斜视，在治疗上比较具有挑战性。本章着重介绍先天性外斜视、单眼注视性外斜视、伴有偏盲性视野缺损的外斜视以及知觉性外斜视。尽管以上都属于共同性斜视，但在一些病例中随着病程迁延，可因外直肌继发改变进展成非共同性斜视，尤其表现在知觉性外斜视或偏斜角度大的先天性外斜视中。

先天性外斜视

概述

先天性外斜视是在患儿出生后几个月内即可发生，并持续存在的外斜视。虽然先天性内斜视通常定义为出生后 6 个月内发病，但先天性外斜视定义适用于患儿 1 岁以内表现出的外斜视[1-4]。它可以是原发性疾病，亦可继发于眼部或全身疾病。

无全身或眼部疾病相关性的原发性先天性外斜视很罕见，发生率约为 1/30 000[1]。在婴儿的原发性斜视中，外斜视与内斜视的比例约为 1/300～1/150[1]。间歇性外斜视可在患儿 1 岁时发病，在 1 岁前起病的外斜视中占较大部分（参见第 79 章）[2-4]。先天性外斜视常常和眼部或系统性疾病相关，可伴有上睑下垂、白化病、眼运动性失用症（扫视启动障碍）、视神经异常及其他引起视力下降的疾病，如视网膜母细胞瘤、视网膜劈裂症、虹膜晶状体异常以及白内障[1,5]。几种先天性斜视综合征可以外斜视为特征表现，包括动眼神经麻痹、眼球后退综合征、先天性眼外肌纤维化和固定性斜视[1,5]（参见第 83 章）。先天性外斜视与许多系统性疾病相关，如早产、脑瘫、癫痫、脑积水、颌面综合征以及多种染色体异常[1]。

与先天性内斜视相比，先天性外斜视合并眼部或全身疾病更常见，恒定性外斜视的患儿比间歇性外斜视的患儿更容易合并全身疾病[5]。系统性疾病的发生率也与斜视角度的大小呈正相关[1]：对先天性外斜视患儿，需慎重考虑行神经发育评估[5]。

发病原因

辐辏异常

超过 1/3 的健康新生儿可出现外斜视，而内斜视则很少见[1]。大多数情况下，一过性外斜视可随着辐辏系统发育成熟，在 6 月龄时消失。因此，原发性先天性外斜视可能是由于辐辏系统发育中止造成的。

辐辏异常可能是一种原发性或继发性现象，其本身可能存在原发的缺陷，或是由于视皮质内双眼视觉发育缺陷所导致[2]。未发育成熟的视皮质中双眼连接的破坏会阻碍辐辏的正常发育，从而引起斜视和功能性缺陷、融合功能丧失、非对称性单眼平滑追随运动以及非对称性单眼运动知觉[2]。这种不对称性的特点是，当目标从颞侧视野运动到鼻侧视野时，对目标的发现和追踪比其从反方向运动过来时要好。这种方向上的非对称性会引起先天性内斜视，而非外斜视。因此，原发性或继发性辐辏系统缺陷的程度必须比其他异常严重，才能导致患者表现为明显的发散。发生于先天性内斜视的特征性非对称性追随运动，亦可发生于先天性外斜视[6]。

解剖因素

外直肌和内直肌的结构是不对称的。长度-张力曲线研究显示外直肌比内直肌更僵硬。先天性外斜视患者的外直肌直径可能在发育时即比正常粗大，使它能“压制”内直肌[1]。另外，眼眶先天畸形，如颌面综合征，也可以引起眼位分离，造成先天性外斜视。

遗传因素

一个家族中连续三代发生先天性外斜视，说明其为常染色体显性遗传。其在亚洲及非洲人中比在白种人中更常见[1]。

临床特点

先天性外斜视在患儿1岁前发病[2-4]。斜视角范围可在20~90PD，绝大多数超过35PD[2,5]（图80.1）。起病初期斜视角稳定，但随病程延长而缓慢增长。多达25%的病例出现弱视，主要由斜视而非屈光参差所引起[1]，常规治疗对弱视有效（见第73章），患儿屈光不正的情况呈正态分布[2]。X型斜视常可出现在斜视角度较大的先天性外斜视中，也可见于患有外直肌紧张综合征伴大角度外斜视的成年患者中。X型斜视表现为向上注视和向下注视时的斜视度大于第一眼位的斜视度，同时伴有单眼或双眼轻度的内转受限，以及内转时伴有上射或下射（图80.1）。这一表现的机制可能是由于斜肌的亢进；或外直肌沿眼球侧滑（“缰绳效应”）；或当内转不完全时，眼球有更多空间向上或向下移动[1]。另外，先天性外斜视也会表现为A征或者V征，V征更为常见[2]。与先天性内斜视相似，先天性外斜视常常可伴有隐性眼球震颤、垂直分离性斜视（DVD）和下斜肌亢进[2]。据报道，原发性先天性外斜视中DVD和下斜肌亢进的发生率高达60%[3]。事实上，这些垂直方向异常很少见于早发的间歇性外斜视，从而可以证实该类型外斜视本质上是先天性的，而非后天获得的。

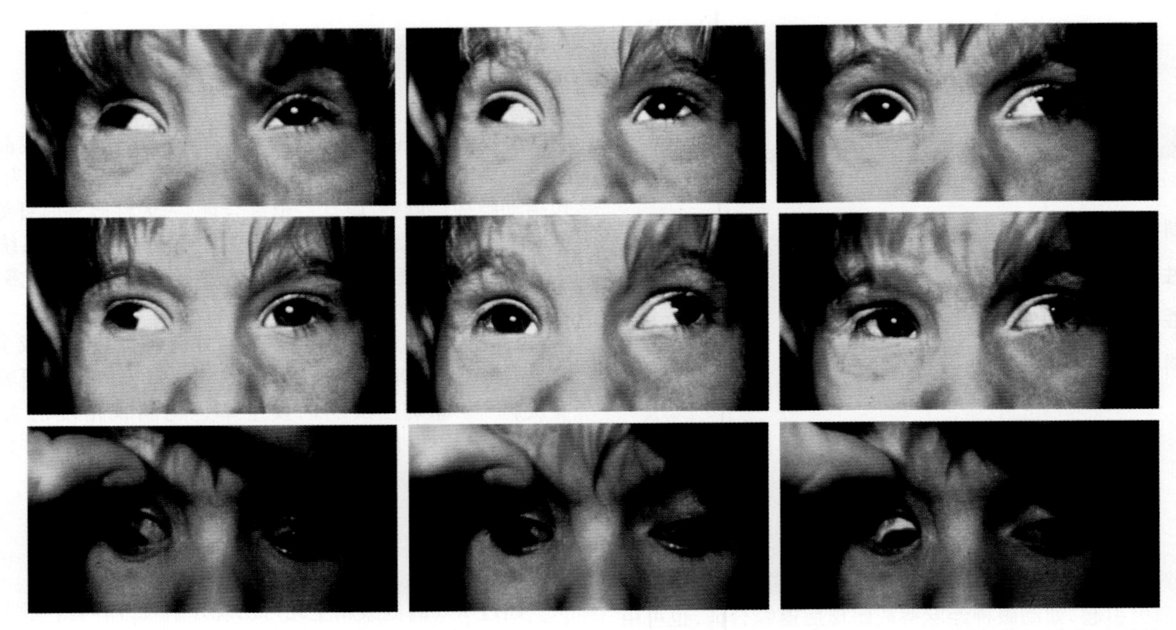

图80.1 先天性外斜视患儿的9个诊断眼位图片，注意第一眼位的外斜角度很大（正中图片）。双眼内转受限，并有X型斜视。每只眼在内转位时伴有上射和下射（From：Kraft SP. Selected exotropiaentities and principles of management. In：Rosenbaum AL，Santiago AP，editors. Clinical Strabismus Management. Philadelphia，PA：Saunders；1999：176-201. 版权来自Elsevier 1999）

检查

先天性外斜视的检查要注意以下要点：

1. 患儿的行为表现和体征可能提示全身或眼眶的相关疾病。
2. 眼前段和后段疾病可能与先天性外斜视相关。行散瞳验光和眼底检查非常重要。
3. 检查者必须观察角膜映光点，从而排除正Kappa角造成的假性外斜视[2]。交替遮盖检查可以排除假性外斜视（参见第7章和第75章）。
4. 当斜视角度大时，检查者需要用两个棱镜，底朝内分别放在两眼前来测量得到斜视角的近似值。可以采用Krimsky法或用遮盖加棱镜检查法测量（参见第75章）。
5. 检查者应当检查先天性斜视伴随的体征，包括垂直分离性斜视和斜肌亢进。视动性检查可能会发现单眼鼻侧-颞侧运动的不对称性。

治疗

非手术治疗

矫正屈光不正和弱视后，先天性外斜视多需要手术治疗。尽管斜视角通常比较稳定，但仍可能通过遮盖减小斜视度。

肉毒素已被用于治疗先天性内斜视，但由于先天性外斜视相对少见，尚无使用肉毒素治疗先天性外斜视的报道。双侧（并非单侧）外直肌注射肉毒素治疗儿童外斜视的成功率为50%~70%[1]。在多数病例为间歇性外斜视的情况下，对于超过35~40PD的外斜视，肉毒素治疗的成功率较低。由于大多数先天性外斜视的斜视角度远大于此，所以首选手术治疗。

手术

时机

基于多年以来小儿眼科医师的共识，对于原发性先天性外斜视的患者，处理方法应与先天性内斜视相同，即：应在患儿2岁前眼位矫正至正位，从而获得最佳的运动及视觉功能。近年来，有学者提出早期手术治疗先天性斜视对纠正辐辏功能障碍、获取双眼视觉更为有效。循证医学证据显示治疗先天性内斜视的最佳“窗口期”可能是出生后8~10个月，但这是否同样适用于先天性外斜视尚未可知。尽管一项研究显示，如果在外斜视发病后的两年以内（而非在一个特定的年龄之前）恢复双眼正位，手术成功的可能性更高[7]，但目前共识仍然支持在2岁以前矫正眼位。一旦患儿确诊先天性外斜视，并对其屈光不正和弱视进行了矫正，应对患儿进行为期数周的随访，以记录斜视角的稳定度。

手术设计

第 86 章讲解了外斜视的手术技巧，但对于先天性外斜视的手术治疗，有以下几点具体建议：

1. 与大多数大龄儿童和成人外斜视一样，先天性外斜视的手术目的是在手术结束后早期内形成内斜视。这条原则同样适用于患有先天性外斜视和发育迟滞或脑瘫的患儿，因为无论术后早期形成内斜视还是外斜视，术后眼位总是朝着离散的方向漂移[1,2]。对任何类型的先天性外斜视，单次手术的最佳结果是术后即出现斜视角为 10~14PD 的内斜视，相较后天性间歇性外斜视的理想术后角度稍大一些。一项近期的研究中发现，术后 3 年平均外斜漂移角为 10.4PD。当术后即有平均 10PD 大小的内斜视时，成功率最高[8]。

2. 因为外直肌张力较大，手术方式一般包含单侧或双侧的外直肌减弱术（通常做后徙）[8]。如果视近时斜视角大于视远时斜视角，则应联合一条内直肌的加强术[1,2]。

3. 40PD 以下的斜视一般可以行两条水平肌的手术、双侧外直肌后徙术或者单侧外直肌后徙联合一条内直肌缩短术，均能取得良好的治疗效果[2]。40PD 以上的斜视如果只做两条肌肉的手术，可能需要“超常量”的后徙或缩短。或者，可考虑在三条或四条水平肌上做常规量的手术[1,2]。另一种手术方式可为双侧外直肌大量后退，联合双侧外直肌肉毒素注射。

4. 同先天性内斜视一样，先天性外斜视同时存在的垂直分离斜视或斜肌亢进的矫治手术可以同时进行或分期进行。

预后

先天性外斜视手术的整体成功（定义为 10PD 以内的微小斜视）率不高，据一项研究报道，初次手术后三年的成功率仅为 40%[8]。二次手术率高达 50%，其中术后欠矫往往比过矫更为常见[1]。术前斜视角大小是影响最终成功率的重要因素，40PD 以下的外斜视预后要比大角度斜视的预后好[3,9]。一项近期针对早发、斜视角在 40PD 及以下的外斜视病例的研究报告显示，术后三年的成功率为 67%[4]。

在 2 岁前矫正外斜视的患儿中，高达 50% 的患儿逐渐建立周边融合。有一些患儿则出现了粗糙立体视[2,4]，最佳的双眼视结果是出现单眼注视综合征[1,2]。对先天性外斜视的患者在两岁以后进行矫正仍能获得长期稳定的效果，部分患儿 2 岁后可获得知觉融合[1,4]。

单眼注视性外斜视

概述

单眼注视综合征的临床特征是在双眼视时只用一只眼的黄斑中心凹注视[1]。知觉性特征包括完整的周边融合、保留的粗糙立体视以及常伴有非黄斑中心凹注视眼的弱视。运动性特征包括 <8PD 的显斜、更大角度的隐斜、保留的辐辏融合幅度（参见第 75 章）[1,2]。当遮盖检查无显斜，但有单眼注视的知觉性表现时，被称为单眼注视性隐斜。一些患者表现为有显斜，而没有叠加的隐斜，这种情况有时被称作微小斜视（参见第 78 章）[1,2]。

在大多数有显斜的单眼注视综合征的患者中，显斜为内斜并且相关的隐斜也是内斜。然而，5%~20% 的患儿其显斜和隐斜都是外斜视[1,10]。单眼注视性外斜视多见于继发性，与屈光参差相关，或是在外斜矫正术后出现。但有时单眼注视综合征可能隐藏在一些间歇性外斜视的病例中，只有在外斜视通过手术全矫后才显现出来[11,12]。

由于保留有完整的辐辏融合范围，大多数单眼注视性外斜视的患儿在双眼视的条件下能长期保持稳定的小度数外斜。在少数病例中，融合被打破，外隐斜表现明显，则称为失代偿性单眼注视性外斜视[1,10,13,14]。有观点认为，知觉变化以及水平和/或垂直融合幅度的降低可能是造成失代偿的重要因素[13]。失代偿的风险似乎与弱视的程度无关[13]。

据报道，单眼注视性外斜视中失代偿的发生率不一，在 20 年及以上的随访研究中，其发生率为 0%~25%[10,13,14]。无论单眼注视性外斜视是原发性还是继发于眼肌术后，当单眼注视适应建立时，其双眼视功能（运动幅度及立体视深度）越好且斜视角度越小，发生失代偿的风险越低[13,15]。

发病原因

单眼注视综合征可以是原发的，也可以继发于屈光参差、黄斑病变，或者先天性或后天性斜视矫正术后。

原发性单眼注视性外斜视

原发性单眼注视性外斜视患儿存在双眼黄斑中心凹对应缺陷，因此他们无法实现双眼融合视[1,2]。这可能是一种遗传性黄斑中心凹对应异常，超过了 Panum 融合区域代偿的能力，从而导致了非主导眼黄斑中心凹的抑制[1,2]。正常的鼻侧半视野对于颞侧半视野的优势可能发生了反转，导致黄斑中心凹任何程度的不一致即可引起中心凹颞侧出现特定的暗点，而非正常的鼻侧位置[1]。

原发性单眼注视性外斜视可以因急性或慢性疲劳发生失代偿，这是由于外斜视中的“全或无”抑制没有内斜视中的灵活[1]。如果潜在的外隐斜开始显现，那么强大的半侧视网膜抑制机制可能增加外斜视失代偿的倾向[1]。

继发性单眼注视性外斜视

儿童中大多数的继发性单眼注视性外斜视是由恒定性或间歇性外斜视术后引起的[11,12]。术后的单眼注视提示术前就存在双眼中心凹融合的异常，并且这种情况可能隐藏在少数看上去非常典型的间歇性外斜视中[2,11]。屈光参差是一种不太常见的原因，但由于妨碍了双眼黄斑中心凹融合，可能会引起非主视眼中心凹的抑制。另外，单眼的黄斑病变会导致进展性的外斜视，由于单眼注视综合征，黄斑区的小病灶可能会造成视野中一个小暗点[1]。

与原发性单眼注视性外斜视相似，继发性单眼注视性外斜视也可能会恶化。异常的双眼状态、任何“周边融合锁定功能”的丧失都会促使外隐斜出现。如果控制差，那么半侧视网膜抑制适应则会取而代之，增加进展为恒定性外斜视的风险[1]。

临床特点

运动特点

多数单眼注视综合征的患儿在双眼注视状态下表现出 2~8PD 的外斜视（参见第 75 章）。多达 1/3 的病例在遮盖-去遮盖试验中不会有眼位移动——这种情况在由屈光参差原因继发的患儿中更常见[1,2]。

尽管外隐斜的角度一般不大于25PD[1]，并且融合幅度接近正常[1]，单眼注视性外斜视患者通过交替遮盖加棱镜片试验测量出来的隐斜角度仍大于具有双眼视患者的隐斜角度。当外显斜和外隐斜同时存在时，应做同步遮盖加棱镜片试验，来测量静态的显斜，之后再用棱镜加交替遮盖法测量附加的隐斜（参见第75章）。

单眼注视性外斜视失代偿的患儿可以表现为间歇性外斜视，而慢性的病例则可以表现为恒定性外斜视[11,12]。当外斜导致融合紧张或复视（分离成像超出抑制暗点大小时形成）时，单眼注视性外斜视失代偿的儿童可能会有视疲劳的主诉。相比内斜视，这些症状在单眼注视性外斜视失代偿时更为常见，但是视疲劳在具有双眼视伴外隐斜患者中更常见。

知觉特点

对单眼注视病例的双眼知觉检查证实，非主视眼存在黄斑中心凹暗点，但保留了周边融合功能。在单眼注视性外斜视中，可能存在一个从黄斑中心凹向颞侧延伸的抑制暗点。根据这一检查结果，不同目标的大小、患者的年龄以及外斜视度不同可能提示患者具有正常或者异常的视网膜对应[1,2]，即使对同一名患者进行检查，结果也可能不尽相同。当弱视严重时，非主视眼也可以表现为旁中心注视。事实上，扫描激光检眼镜微视野检查显示，单眼注视综合征中有40%病例的优先旁中心注视点超过中心凹外2°[6]。

单眼注视性外斜视患儿多可形成立体视，但低于正常范围。无论是单眼注视性内斜视还是外斜视，原发性的立体视锐度都高于继发性。

当外隐斜发生失代偿，几乎变为恒定性显斜时，如用棱镜中和偏斜后双眼视仍低于正常，提示具有单眼注视综合征的潜在风险。

弱视（参见第73章）

单眼注视性外斜视中弱视的发生率为30%~65%，比在单眼注视性内斜视中稍低[1]。弱视最常发生在屈光参差继发的类型中，而在术后继发性类型中最少见[2]。在有单眼注视伴中、重度弱视的患儿中，多达50%的患者在单眼视检查中可发现有旁中心注视[16]。

治疗

一旦发生原发性或继发性单眼注视综合征，恢复双眼中心凹注视则比较困难[1]。为了获得双眼中心凹注视而试图积极地打破特定黄斑暗点的做法有引起复视的风险[2]。既往有在儿童中用较为激进的治疗方法使单眼注视逆转为双眼注视的案例[2]。

儿童的单眼注视性外斜视治疗有两个明确的适应证：治疗弱视以及将失代偿的外斜视恢复正位。

弱视

6/9	20/30	0.63	0.18

视力低于logMAR 0.40（6/15，20/50，0.40）的弱视患儿，即便存在单眼注视综合征，也应当采取戴镜矫正屈光不正和屈光参差，以及遮盖或抑制来治疗[2]。失代偿性单眼注视性外斜视，通过治疗弱视可以改善对外斜视的控制，并且可以减轻如视疲劳等症状。治疗目标是将视力提高至logMAR 0.18（6/9，20/30，0.63）或以上，且获得稳定的单眼注视——即有周边融合的小角度外斜视[1,2]。

矫正眼位

对于无症状、小角度、不经常显现的外斜视患者，没有治疗的指征。但是对于频繁出现，并有视疲劳或复试主诉的外斜视患儿，应行干预治疗。治疗的目标是获取舒适的单眼视，一般通过获得单眼注视性外斜而不是旁中心注视[1,11]。

非手术的治疗方法包括非全天遮盖、棱镜片以及负镜过矫（参见第85章）。失代偿的单眼注视性外斜视一般不需要做斜视矫正训练，因为其拥有正常的融合范围。在失代偿单眼注视性内斜视中要避免打破抑制，因此禁用脱抑制治疗[1,2]。对失代偿性外斜视、弱视治疗无法矫正的斜视或上述非手术干预措施无效的患儿，可采用肉毒素注射和手术治疗方法（参见第86章和第87章）。肉毒素注射对斜视度小于20~25PD的患儿成功率高[1]。手术治疗的成功率与普通型间歇性外斜视的成功率近似。但其成功结局指的是单眼注视综合征，而非获取双眼中心凹注视[1,2,11]。

伴有偏盲性视野缺损的外斜视

概述

同向偏盲和双眼颞侧偏盲都会发生外斜视。当与这些疾病相关的外斜视发生时，视野会出现广泛缺失。双眼鼻侧偏盲非常罕见，本章不讨论。

同向偏盲

发病原因

外斜视可伴发于先天性或后天性颅内疾病导致的同向偏盲，通常患儿在2岁前即有外斜视，但直到7岁时才会表现出适应性偏盲[1,17,18]。外斜视可能是一种为了扩大双眼视野的适应性而产生的代偿表现[1,18-20]（图80.2）。但也有观点认为外斜视仅为一种偶发症状，而非适应性表现[1]。

临床特点

与晚期发生同向偏盲的患者形成对比，先天性或早期获得性颅脑损伤的患儿对偏盲的适应性更好。他们通常意识不到视野缺损[1]，并且出现相应的眼球运动，包括：以大的扫视性运动进入盲区，随后以平滑追随运动进入未受损的视野来注视目标[19]。他们可能会产生面朝偏盲方向的代偿头位，从而使保留的半侧视野居中[2,18,19]。

晚期发生同向偏盲的患儿适应能力差：他们经常撞到偏盲一侧的物体，并且存在阅读障碍（参见第102章）[19]。

运动特点

如果视野是先天或在出生后早期即丧失，多会表现出适应性外斜视，但有时在青少年患者中也会有上述表现[17]。代偿性外斜视于患者儿童时期或者更晚时均可见[17,19]。在早期获得性同向偏盲患儿中，外斜视可以早在偏盲发生后8周即出现。一项研究发现，在45例大脑半球切除术后早期发生完全性同向偏盲的患儿中，40%出现了手术侧对侧的代偿性外斜视[17]，此时斜视大多表现为恒定性，但也可有间歇性的表现[17]。与之相反，在后期获得性

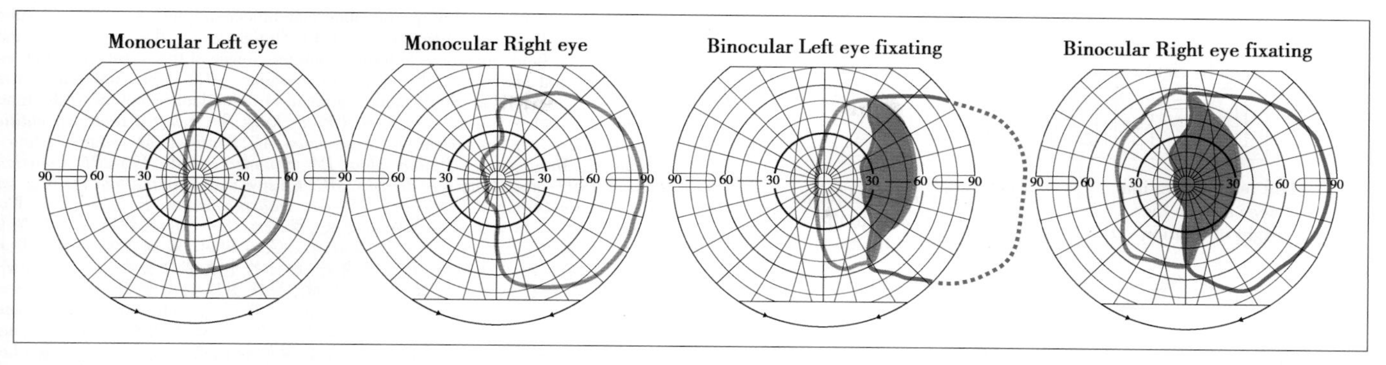

Fig. 80. 2　Monocular and binocular visual fields in a patient with congenital complete left homonymous hemianopia and exotropia. The first two plots show the monocular visual fields of the left and right eyes. The third plot shows the binocular field with the left eye fixating, and the fourth plot shows the binocular field with the right eye fixating. The shaded area is the overlap of the monocular fields. Note that the panorama of the binocular field is greater when the right eye is used for fixation than when the left eye takes up fixation. (*From Kraft SP. Selected exotropia entities and principles of management. In*:*Rosenbaum AL*,*Santiago AP*,*editors. Clinical Strabismus Management. Philadelphia*,*PA*:*Saunders*;*1999*:*176-201. Copyright Elsevier 1999*;*after Gote H*,*Gregersen E*,*Rindziunski E. Exotropia and panoramic vision compensating for an occult congenital homonymous hemianopia*:*a case report. Binocul Vis Eye Muscle Surg Q 1993*;*8*:*129-32*,*with permission of Binoculus Publishing*)(根据版权要求保留原文,译文如下:一位患有先天性完全性左侧同向偏盲伴外斜视的患者的单眼和双眼视野。前两张图分别为左眼和右眼的单眼视野,第三张图是左眼注视时的双眼视野,第四张图则是右眼注视时的双眼视野。阴影区域为单眼视野的重叠部。请注意,用右眼注视时双眼视野的范围要大于用左眼注视时的范围。Monocular Left eye,单眼注视左眼视野;Monocular Right eye,单眼注视右眼视野;Binocular Left eye fixating,左眼注视双眼视野;Binocular Right eye fixating,右眼注视双眼视野

偏盲中,间歇性外斜视的报道更为多见。

早期获得性病例中斜视角范围在 20~70PD,一般视远比视近时斜视角更大[1,19],这可能与垂直斜视或 A-V 征等特殊斜视征相关[1]。晚期获得性偏盲伴外斜视的患儿通常斜视角小于 20PD[1],可以是外隐斜,也可以是间歇性或恒定性的外显斜,这些病例中的外斜视可能不是因适应产生的[1,21]。

知觉特点

年纪较小的患儿比年纪稍大的患儿能够更好地适应同向偏盲。当年纪稍大的患儿发生外斜视时,其表现出的视野缺损相较严重[1],外斜视可将视野范围向视野缺失侧扩大 20°~45°。但上述情况只奏效于:当外斜发生在视野缺失的同侧眼(也即大脑损伤的对侧),同时患儿用视野完整侧的眼进行注视时(图 80. 2)。视野扩大的程度与外斜的大小成比例[1]。

伴有先天性或早期获得性偏盲的外斜视患儿很少有复视或视疲劳的主诉,可能是因为他们形成了异常视网膜对应(anomalous retinal correspondence,ARC)[1,21]。他们在单眼视野的重叠区形成抑制,并在其他区域发展为异常视网膜对应。异常视网膜对应可以通过同视机检查,或者在使用底向内棱镜片矫正斜视角后用知觉检查测试[1,21]。

后期获得性偏盲的患者一般会出现复视,这是因为他们保留了正常的视网膜对应,无法形成异常视网膜对应,也不会产生抑制[1,21]。

治疗

对于先天性或早期获得性同向偏盲伴发的外斜视,手术应该慎重。首先,矫正眼位会减少总体的双眼视野[1,19]。其次,对外斜后形成异常视网膜对应的患者,一旦出现完全的适应,矫正眼位可能会使他们产生矛盾性复视[2,20]。术前应该用单眼遮盖对患者进行检查,观察患者是否能够适应较小的双眼视野,之后再用棱镜片检查是否会产生复视[21]。一些大角度外斜视的患者可能会出于美容目的选择手术[20],需要与这些患者在术前进行详细的沟通讨论,并进行宣教[20]。

后期获得性偏盲合并外斜视的患者,若出现复视或视疲劳的症状,可以使用棱镜片或遮盖治疗,或者可以接受手术或肉毒素注射[21]。

双眼颞侧视野缺损

临床特点

辐辏反射的破坏可能会引起外斜视,这会引起几种异常知觉现象,尤其是当单眼视野丧失的范围较大累及双眼黄斑时。

运动特点

斜视度测量可发现双眼颞侧视野缺损的患儿存在数个棱镜度大小的外斜视,但由于患儿融合性辐辏差,斜视度通常难以测量准确[1]。患儿可能有外隐斜或外显斜。对完全性偏盲者,由于融合储备丧失以及双眼鼻侧视野之间正常对应的丧失,外隐斜可以发生失代偿,眼球运动通常表现正常。

知觉特点

双眼颞侧偏盲的患者可有两个特殊并易被遗漏的症状。其一,由于双眼未受损鼻侧视野不能对齐,导致重叠视野的丧失,会引起“半侧视网膜滑动”[22-24]。当存在外斜(外显斜或外隐斜)时,双眼视野会缩小,并且由于未受损鼻侧视野的不对应,出现部分图像的重叠[1,22]。任何成像目标都会看起来被拉长了,并且目标内会出现重复图像特征导致复视[1,21,23](图 80. 3)。这一症状会引起阅读困难。

第二,完全性双眼颞侧偏盲患者,会因位于注视目标后的物体成像信号落在鼻侧非功能性视网膜上而产生“后注视盲”[1](图 80. 4)。外显斜使后注视盲区域的位置离眼睛更远。由于大多数患者有正常的视网膜对应(normalretinalcorrespondence,NRC),所以任何临近的物体,包括注视目标,看起来会出现重影[1,21,22](图 80. 4)。这会造成日常生活的困难,例如准确地取物、倒东西以及从一个平面上捡起东西等。

年龄非常小的患有双眼颞侧偏盲和外斜视的患儿可能没有症状。为了适应复视,他们可能会产生抑制[23]。另一些患儿可能会像克服双眼同向偏盲的患儿一样适应双眼颞侧偏盲带来的异常双眼视[1]。

治疗

无论患儿年龄较小或较大,完全性或接近完全的双眼颞侧偏

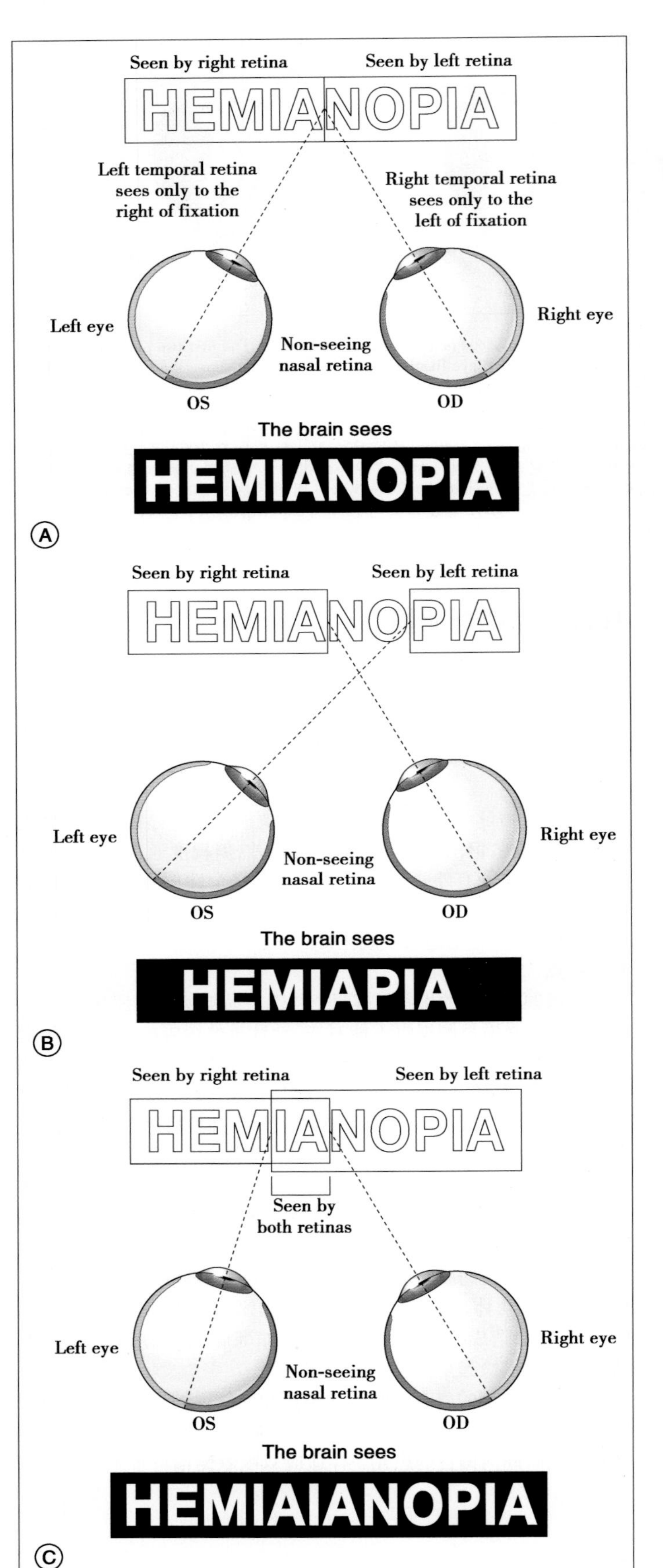

Fig. 80. 3　Hemifield sliding and abnormal binocular phenomena in a patient with complete bitemporal hemianopia. (A) Straight eyes: the two separate monocular visual fields juxtapose to form a complete image of the target. (B) Left esotropia: central portions of the target are missing. (C) Left exotropia: central portions of the target are duplicated as a result of redundant reception by the functioning temporal retinas of both eyes. (*From Kraft SP. Selected exotropia entities and principles of management. In: Rosenbaum AL, Santiago AP, editors. Clinical Strabismus Management. Philadelphia, PA: Saunders; 1999: 176-201. Copyright Elsevier 1999; after Fritz KJ, Brodsky MC. Elusive neuro-ophthalmic reading impairment. Am Orthoptic J 1992; 42: 159-64, with permission of University of Wisconsin Press.*)(根据版权要求保留原文,译文如下:一例完全性双眼颞侧偏盲患者的半侧视野滑动及异常双眼现象。Ⓐ直视时,双侧各自的单眼视野并列形成完整的目标图像;Ⓑ左眼内斜:目标的中央部分丢失;Ⓒ左眼外斜:由于双眼功能性颞侧视网膜的多余接收,导致图像的中央部分重复。Seen by right retina,右眼所见;Seen by left retina,左眼所见;Left temporal retina sees only to the right of fixation,左眼颞侧视网膜只看注视点右侧;Right temporal retina sees only to the left of fixation,右眼颞侧视网膜只看注视点左侧;Left eye,左眼;Non-seeing nasal retina,鼻侧视网膜不接受视觉信号刺激;Right eye,右眼;The brain sees,大脑所见)

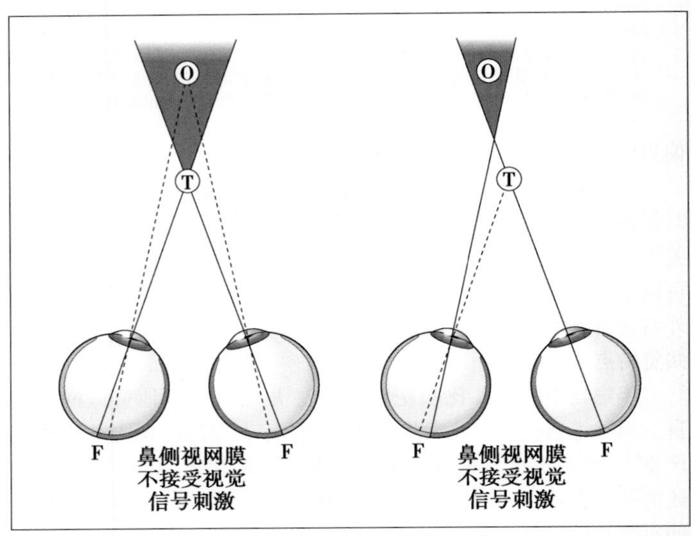

图 80. 4　一例完全性双眼颞侧偏盲患者的后注视盲区。左图示双眼直视时的情况。当双眼黄斑中心凹(F)注视目标(T)时,任何位于阴影区域内的第二目标(O)的视网膜图像会落在双眼的非功能性鼻侧视网膜上,不能被看到。右图示在用右眼注视,出现左眼外斜时的情况。由于图像同时落在右眼的黄斑中心凹及左眼的功能性颞侧视网膜上,目标(T)看起来是重影的。第二目标(O)由于位于后注视盲区而不能被看到,这时的后注视盲区比在双眼直视时离患者更远(From: Kraft SP. Selected exotropia entities and principles of management. In: Rosenbaum AL, Santiago AP, editors. Clinical Strabismus Management. Philadelphia, PA: Saunders; 1999: 176-201. Copyright Elsevier 1999; after Roper-Hall G. Effect of visual field defects on binocular single vision. Am Orthoptic J1976; 26: 74-82,经 Wisconsin 大学出版社的许可)

盲伴外斜视都难以治疗。可以试用棱镜片减轻复视,但由于斜视度数的不确定性,棱镜片的治疗效果有限[2],如果偏盲不完全,棱镜片可以有治疗效果。一项研究显示,中线立体视训练对两例完全性颞侧偏盲的患者有一定效果[22],遮盖单眼会减小视野,如果纠正了眼位偏斜,手术有助于消除复视和外斜视。然而,因为缺乏足够的融合辐辏,完全性偏盲的手术效果很难稳定[23,24]。在接近完全性偏盲的患儿中,手术治疗可有效,采用可调节缝线以获取最佳眼位可以提高手术成功率[24]。术前行棱镜片检查有助于评估术后恢复的稳定性,并且能让患者对术后双眼视野的缩小有直观感受[21,24]。

知觉性外斜视

知觉性外斜视——一种单眼外斜视——由于单眼视力丧失或

长期视力差而引起[1]。5~6 岁以下患儿因单眼视力丧失,当其健眼有远视性屈光不正时,更容易发生内斜视[2,25-27],在 6 岁以后,外斜视多见[25-27]。

发病原因

儿童发生知觉性外斜视可由先天性或获得性眼部疾病引起。先天性眼部疾病阻碍视觉发育,导致无法形成正常双眼辐辏反射,最终常常会发展为斜视。获得性病因包括破坏融合反射的创伤性和非创伤性疾病[1],例如白内障(图 80.5)。一种特殊的病因是屈光参差性弱视,尤其是屈光参差性远视。在单眼视力丧失而健眼有远视性屈光不正的患儿中内斜视较常见,但视力一直较差的大龄儿童特别容易发生外斜视[2,26]。

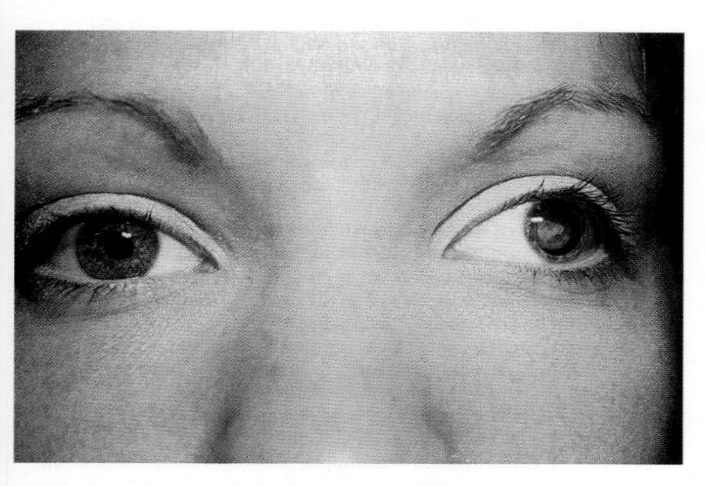

图 80.5 外伤性白内障引起左眼知觉性外斜视的患儿。患儿斜视角度很大(From: Kraft SP. Selected exotropia entities and principles of management. In: Rosenbaum AL, Santiago AP, editors. Clinical Strabismus Management. Philadelphia, PA: Saunders; 1999: 176-201. 版权来自 Elsevier 1999)

单眼视力丧失时发生外斜视的机制如下。

1. 双眼竞争:当一侧眼的视网膜图像退化时,双眼之间会建立起一种竞争。正常的图像信号在弱视眼会受到抑制,这种抑制在视力部分丧失时比在完全丧失时更明显[1]。此外,对于亮度和形状刺激,鼻侧视网膜比颞侧视网膜更具有优势,这种优势在单眼视力丧失时被加强。这些因素导致了融合系统的破坏,活跃的视网膜运动分离增强会导致外斜视逐渐增大,这种情况在大龄儿童中尤为明显[1]。

2. 外隐斜失代偿:如果单眼视力丧失,原本被控制的外隐斜会由于融合的丧失而发生失代偿。这种情况更像是视力较差眼因失用被置于"弹性"休息位置,而非主动性的分散反射。眼位的外斜是由于外直肌和内直肌张力不平衡所导致[1]。

3. 机械因素:单眼视力丧失伴有眼眶畸形或肌肉异常的患者容易出现外斜视。先天性外直肌紧张或受限导致的斜视,如眼球后退综合征,在患眼视力下降时可出现进展性外斜视。

临床特点

运动特征

知觉性外斜视通常大于 30PD,有些患者的斜视角可以非常大[1],虽然既往也有一篇文章曾报道过许多知觉性外斜视患者的斜视角小于 30PD[28]。如果引起视力损伤的原因持续存在,那么斜视角会逐渐增大[28],尽管这种情况并不常发生[27]。患者的年龄和外斜视角度的大小之间存在正相关性[26]。长期存在的大角度外斜会引起肌肉的继发性改变,外直肌收缩,其上的软组织缩短,造成外直肌紧张综合征(参见上述先天性外斜视"临床特点"分段):内转时伴眼球的上移和下移,并且可能有 X 征(图 80.1)、A 征,或比较少见的 V 征。外斜眼可能会有小幅度的上斜。

当单眼视力较差时,测量外斜视角的大小需要一些技巧。由于患眼注视差使得检查者在测量时无法看到稳定的终止点,棱镜片加交替遮盖试验可能不准确,用改良的棱镜片和映光反射(Krimsky)检查法能够更好地测量度数:在记录下注视眼的 Kappa 角之后,在注视眼前逐渐增加底向内的棱镜片度数,直到外斜眼充分地回到鼻侧形成匹配的 Kappa 角[2]。

知觉特征

知觉性外斜视患者可以产生几种适应。如果视力非常差,可能会有深度抑制且没有双眼视反应。视力轻中度下降并且外斜度不超过 40PD 的患儿可以产生 ARC[1]。患有屈光参差性弱视和外斜视的患儿可能保留 NRC[1]。年龄小的儿童能够通过抑制移位的图像来避免产生复视。年龄大的知觉性外斜视患儿由于无法产生 ARC,可能会有复视。

患者的知觉检查结果是 ARC 或 NRC,可能会受一些因素影响,包括:抑制的深度、检查法的分离能力、周围照明的亮度、检查仪器离患者的距离以及外斜视度的大小[1]。

治疗

治疗引起视力丧失的原发病因是最重要的,如白内障、角膜混浊、屈光参差性弱视、上睑下垂、眼睑血管瘤、视网膜母细胞瘤以及视网膜脱离。如果病因发现及时,当视力通过治疗得到恢复后,外斜视可以得到有效预防,这一点尤其体现在弱视为原发病因的病例中。如果外斜视已经发生,当视力能够恢复时,外斜仍然可以减轻[1]。如果纠正原发疾病后外斜视持续存在,或者如果视力丧失是慢性的、不可逆转的,则可以通过非手术或手术的方法治疗外斜视。

非手术治疗和安全防护

防护镜处方对单侧视力丧失的患者非常重要:对已经配戴眼镜的患者,应当确保其镜片和镜架设计符合特定的安全标准。

有复视或视疲劳主诉的患者,如果其外斜视度不超过 30PD,可以用棱镜片治疗[29]。在有些患者中,随着稳定的双眼视觉的恢复,可以停用棱镜片[29]。如果使用底向内的棱镜片仍无法消除复视,可以用底向外的棱镜片使两个图像离得更远。难治性复视的患者可以用 Bangerter 或 MIN 遮挡片降低外斜眼中移位图像的清晰度从而改善症状。

肉毒素注射能成功矫正 35PD 以下的外斜视[1]。然而,知觉性外斜视的角度一般更大,远期的成功率较低。对选择肉毒素注射而不是手术治疗的大角度外斜视患者,必须向其交代清楚可能需要定期重复注射。

手术

手术设计

知觉性外斜视的患儿术前要做棱镜片检查，来确保眼位矫正后不引起难治性复视[29]。如果将度数为斜视的角度、底向内的棱镜片放在患儿斜视眼前时，患儿没有复视的主诉，那么手术医师可以将手术设计为将双眼矫正到接近正位。如果用能完全矫正斜视的棱镜片时患儿有复视的主诉，可以尝试用一个度数低一些、部分矫正斜视的棱镜片。然而，检查时完全矫正斜视后出现复视并不一定预示着术后会有复视。因此，应该用 Fresnel 棱镜片连续几天完全矫正斜视来判断患儿能否适应眼位矫正到正位[1]。

全面的术前眼科检查是必不可少的。手术医师必须确定术眼足够健康能够接受手术，如合并肺结核、角膜疾病和眼眶疾病可能增加眼肌手术的风险。大龄儿童可以进行被动牵拉试验来检查外直肌挛缩或其他限制性疾病，从而帮助手术设计。

由于知觉性外斜视的斜视度一般比较大，大多数患者需要行两条肌肉的手术[30]。25PD 或以下的知觉性外斜视可只做一条外直肌后徙术就可以成功矫治[28]。外直肌减弱术几乎总是手术设计的一部分，如果其上的结膜也是紧张的，那么应该一起做后徙[1]。内直肌可能是松弛或紧张的。手术者在术中处理每一层时均应当行被动牵拉试验，以确保解除限制因素。有研究报道，对于 55~90PD 这种较大的斜视角，行最大量的外直肌后徙（10mm 或以上）联合内直肌截断或折叠（9mm 或以上）能成功使眼位长期保持正位[30]。另外，行大于常规量的水平直肌手术时，联合同侧的下斜肌和上斜肌减弱术能够增加大角度斜视的手术成功率[1]。

如果手术目标是正位，那么刚做完手术时的眼位应该是小角度的内斜，因为术后前几周一般会有轻度的外斜漂移[1,31]。可调缝线有助于取得术后目标眼位，尽管一项研究显示，无论是否使用可调缝线，术后眼位长期正位的成功率没有区别[31]。总体上，知觉性外斜视术后的目标度数应该比常规的间歇性外斜视建议的度数要稍微大一些，大约为 10~14PD，与前文中先天性外斜视建议的度数接近。为了达到这个目标并提高术后长期的稳定性，手术结束时被动牵拉试验在外转位应当有轻到中度的限制，回弹平衡试验应该偏向内斜的方向。部分学者认为不能将年龄较大的、由屈光参差引起知觉性外斜视的患者矫正到正位，而是建议让该类患者欠矫[1]。

预后

术前斜视度小于 40PD 的患者，有 75%以上的概率在术后达到稳定的小角度斜视。但对于斜视度 45PD 以上的患者，长期的成功率仅为 40%~50%[26]。当眼位恢复正位后，继发性的肌肉改变，例如眼球上射和下射症状以及 X 征可在几周内消失[1]。

（张军燕 译　白雪晴 校）

参考文献

1. Kraft SP. Selected exotropia entities and principles of management. In: Rosenbaum AL, Santiago AP, editors. Clinical Strabismus Management. Philadelphia, PA: Saunders, 1999: 176–201.
2. von Noorden GK. Binocular Vision and Ocular Motility. 6th ed. St Louis, MO: Mosby, 2002: 168–73, 340–7, 358–71.
3. Choi YM, Kim SH. Comparison of clinical features between two different types of exotropia before 12 months of age based on stereopsis outcome. Ophthalmology 2013; 120: 3–7.
4. Suh SY, Kim MJ, Choi J, Kim SJ. Outcomes of surgery in children with early-onset exotropia. Eye (Lond) 2013; 27: 836–40.
5. Hunter DG, Ellis FJ. Prevalence of systemic and ocular disease in infantile exotropia: a comparison with infantile esotropia. Ophthalmology 1999; 106: 1951–6.
6. Tychsen L. Personal communication, 2001.
7. Yoo EJ, Kim SH. Optimal surgical timing in infantile exotropia. Can J Ophthalmol 2014; 49: 358–62.
8. Yam JSC, Wu PKW, Chong GSL, et al. Long-term ocular alignment after bilateral lateral rectus recession in children with infantile and intermittent exotropia. J AAPOS 2012; 16: 274–9.
9. Yam JC, Chong GS, Wu PK, et al. Preoperative factors predicting the surgical response of bilateral lateral rectus recession in patients with infantile exotropia. J Pediatr Ophthalmol Strabismus 2013; 50: 245–50.
10. Ing M, Roberts KM, Lin A, Chen JJ. The stability of the monofixation syndrome. Am J Ophthalmol 2014; 157: 248–53.
11. Kushner BJ. The occurrence of monofixational exotropia after exotropia surgery. Am J Ophthalmol 2009; 147: 1082–5.
12. Lee DS, Kim SJ, Yu YS. The relationship between preoperative and postoperative near stereoacuities and surgical outcomes in intermittent exotropia. Br J Ophthalmol 2014; 98: 1398–403.
13. Siatkowski RM. The decompensated monofixation syndrome (An American Ophthalmological Society Thesis). Trans Am Ophthalmol Soc 2011; 109: 232–50.
14. Arthur BW, Smith Jt, Scott WE. Long-term stability of alignment in the monofixation syndrome. J Pediatr Ophthalmol Strabismus 1989; 26: 224–31.
15. Lee JY, Ko SJ, Baek SU. Survival analysis following early surgical success in intermittent exotropia surgery. Int J Ophthalmol 2014; 7: 528–33.
16. Eom Y, Kim SH, Kim SW, Cho YA. Applicability of scanning laser ophthalmoscopy microperimetry on the fixation patterns of monofixation syndrome. Can J Ophthalmol 2013; 48: 413–19.
17. Koenraads Y, van der Linden DCP, van Schooneveld MMJ, et al. Visual function and compensatory mechanisms for hemianopia after hemispherectomy in children. Epilepsia 2014; 55: 909–17.
18. Paysse EA, Coats DK. Anomalous head posture with early-onset homonymous heminanopia. J AAPOS 1997; 1: 209–13.
19. Goodwin D. Homonymous hemianopia: challenges and solutions. Clin Ophthalmol 2014; 8: 1919–27.
20. Lai YH, Hoyt CS. To be or not to be: surgery for exotropia with homonymous hemianopia. Taiwan J Ophthalmol 2012; 2: 99–102.
21. van Waveren M, Jägle H, Besch D. Management of strabismus with hemianopic field defects. Graefes Arch Clin Exp Ophthalmol 2013; 251: 575–84.
22. Peli E, Satgunam P. Bitemporal hemianopia: its unique binocular complexities and a novel remedy. Ophthalmic Physiol Opt 2014; 34: 233–42.
23. Shainberg MJ, Roper-Hall G, Chung SM. Binocular problems in bitemporal hemianopia. Am Orthopt J 1995; 45: 132–40.
24. Peragallo JH, Bialer OY, Pineles SL, Newman NJ. Hemifield slide phenomenon as a result of heteronymous hemianopia. Neuro-Ophthalmology 2014; 38: 82–7.
25. Havertape SA, Cruz OA, Chu FC. Sensory strabismus – eso or exo? J Pediatr Ophthalmol Strabismus 2001; 38: 327–30.
26. Park BG, Kim JL, Lee SG. Clinical features associated with the direction of deviation in sensory strabismus. J Korean Ophthalmol Soc 2012; 53: 1138–42.
27. Kim IG, Park JM, Lee SG. Factors associated with the direction of ocular deviation in sensory horizontal strabismus and unilateral organic ocular problems. Korean J Ophthalmol 2012; 26: 199–202.
28. Hopker LM, Weakley DR. Surgical results after one-muscle recession for correction of horizontal sensory strabismus in children. J AAPOS 2013; 17: 174–6.
29. Brown SM. Fresnel prism treatment of sensory exotropia with restoration of sensory and motor fusion. J Cataract Refract Surg 1999; 25: 441–3.
30. Chang JH, Kim HD, Lee JB, Han SH. Supramaximal recession and resection in large-angle sensory exotropia. Korean J Ophthalmol 2011; 25: 139–41.
31. Park YC, Chun BY, Kwon JY. Comparison of the stability of postoperative alignment in sensory exotropia: adjustable versus non-adjustable surgery. Korean J Ophthalmol 2009; 23: 277–80.

第 81 章

垂直斜视

Burton J Kushner

章节目录

概述和定义

对于患有垂直斜视的患者，首先应该确定偏斜是共同性的还是非共同性的。若属于非共同性斜视，进一步确定病因是麻痹性的、限制性的还是由原发性斜肌功能障碍导致。最后再确定是否为分离性偏斜（如垂直部分不遵循 Hering 定律）。

应按实际的临床表现来描述垂直斜视。例如，患者左眼注视，右眼限制性下斜视，应描述为右下斜视，而不是按旧的标准描述为左眼上斜视。如果患者双眼可交替注视，则可使用旧标准。目前关于描述垂直分离性斜视（dissociated vertical divergence，DVD）的术语存在混淆。斜视的描述应该强调以下三个方面：

1. 恒定性或间歇性；
2. 潜伏的表现（如隐性或显性偏斜）；
3. 分离或不分离。

DVD 的最常见的临床表现是一只眼睛出现间歇性上斜视，而对侧眼表现为隐匿性上斜视（仅发生在打破融合情况下：例如遮盖）。对患者恰当的临床表现描述应该是，患者一眼表现为间歇性 DVD，对侧眼为隐匿性 DVD。另一种表述可以是，一只眼表现为间歇分离性上斜视，对侧眼为分离性上斜视。

生理学

旋转垂直运动的眼外肌均具有三重功能，包括垂直运动、旋转、小度数的水平运动。向右或向左歪头时，每只眼有一小部分的旋转，可以代偿约 5%～10% 的头部倾斜[1]。歪头可刺激歪头侧眼主内旋的眼外肌（上斜肌和上直肌），以及对侧眼主外旋的眼外肌（下斜肌和下直肌），这是 Bielschowksy 实验和 Parks 三步法的理论基础。虽然垂直肌在眼球内转时主要负责垂直运动，但仍是水平注视时控制眼球上转和下转运动的主要眼外肌。斜肌的垂直运动作用相对较弱。如果上直肌离断后，单靠下斜肌的力量，眼球上转无法过中线[1]。但上斜肌比下斜肌具有更强的垂直作用。

患者评估

病史

在测量偏斜角之前，要观察患者是否有自发的代偿头位（compensatory head posture，CHP）伴随视觉症状。虽然 CHP 有很多病因，但头位通常处于注视角偏斜度最小，或眼球震颤减轻的方向（参见第 82 章、第 84 章和第 89 章）。通常出现面部不对称的患者在幼儿时期就已经出现代偿头位。在水平外眼角连线至嘴角连线的中庭区域出现缩短的同侧通常会习惯性单侧歪头（图 81.1）。使用棱镜加交替遮盖测量存在代偿头位时的偏斜角，然后再检查头位直立时的偏斜角。虽然通过检查患者七个注视方位（正前方、向上、向下、向右和向左）及头向右或向左倾斜即可得出诊断，但最佳治疗方案往往需要检查四条斜肌的诊断眼位后才能决定。需要注意评估斜肌作用方向是否存在过度上转和过度下转。如果内转时过度上转，应在该眼位进行遮盖试验，以确定垂直偏斜的原因是 DVD 还是下斜肌亢进。第一个男孩侧方注视的遮盖试验中的外转眼没有出现下斜视，内转合并的过度上转是由于 DVD 引起的。但是第二个男孩进行遮盖试验时的外转眼出现明显的下斜视，这是下斜肌亢进合并 DVD 造成。

确定是否存在分离性偏斜。对于非分离性垂直偏斜，高位眼注视时，对侧眼会表现为下斜视。一般情况下，一只眼下斜视与另一只眼上斜视的偏斜角度是相同的，除非存在麻痹性或限制性因素导致继发性斜视。但对于 DVD 而言，高位眼注视时，对侧眼不会出现或仅有小度数下斜视（参见“垂直分离性斜视”一节）。

从理论上讲，Parks 三步法可分析 8 条垂直肌中哪一条是麻痹性的，在临床工作中它是确诊单眼上斜肌麻痹的最简单的方法[2,4]，但对于单眼的上直肌或下直肌麻痹，Parks 三步法可能会出现误诊。最重要的是，它很难确定垂直斜视是否是由于某条垂直

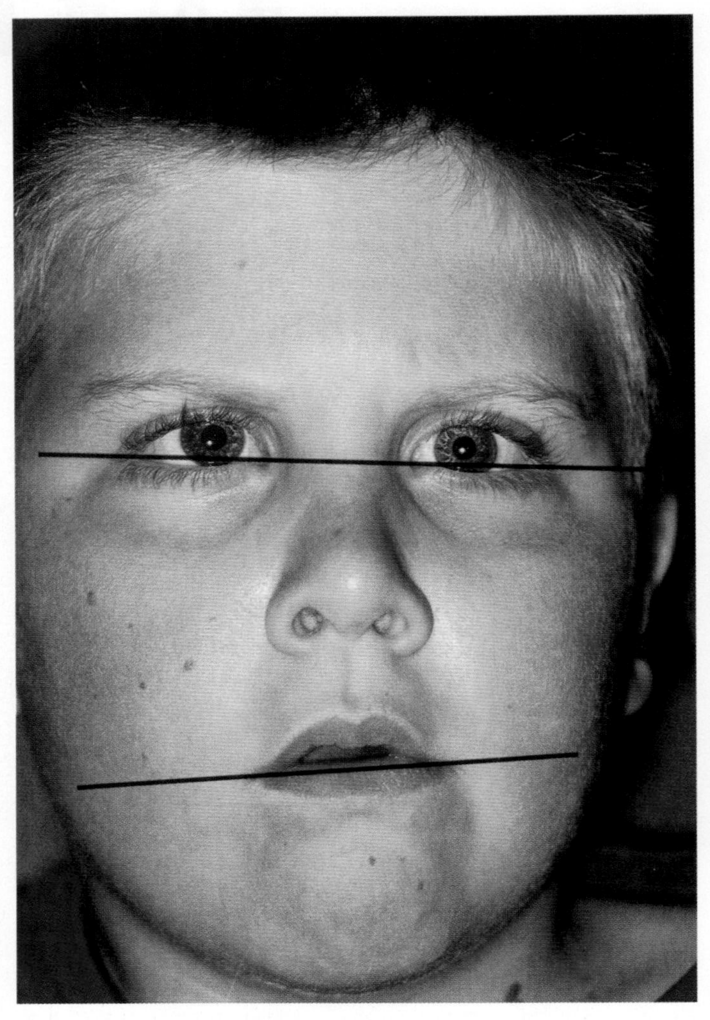

图 81.1　右眼上斜肌麻痹患者面部不对称。患者长期出现向左歪头的代偿头位，左侧面部长度缩短

肌的麻痹所引起，框 81.1 列了一些常见三步检查法会导致诊断错误的情况。

框 81.1

Parks 三步法对于这些情况可能存在误诊[4]

垂直分离性斜视
多条眼外肌受累
　双眼第Ⅳ脑神经麻痹
　多条眼外肌麻痹
pulley 异位
上直肌过强/挛缩
下直肌限制
上直肌麻痹
下直肌麻痹
Skew 反向偏斜
既往眼外肌手术

应该从主观和客观两方面来评价眼球的旋转。客观评价是用双眼红镜片联合双 Maddox 杆进行测试，因为使用一个红镜片和一个白镜片往往会导致定位伪影；如果白镜片后面的眼睛出现旋转，红镜片后的眼也会迅速感知到旋转[5]。即使作者使用两个红色镜片，他有时会发现双 Maddox 杆仅测量了双眼的旋转角度，对于眼别的定位则会出现误判。间接镜可以用于判断客观眼球旋转，而且对于判断哪只眼发生旋转更有用[6]。正常来说黄斑中心凹的位置应位于视盘下 1/3 的水平位置处（图 81.2）。在眼底存在客观旋转的情况下，通常不会出现主观旋转，这是因为长时间的斜视已经形成知觉适应。如果患者描述存在旋转，用棱镜片中和垂直及水平的斜视角后再进行判断。如果存在旋转的患者双眼融合正常，那么在手术设计方案中可以不考虑旋转。如果患者双眼无法融合，可能存在中心融合障碍。同视机检查中和眼底旋转后可以评估患者在斜视成功矫正后是否会有双眼融合。

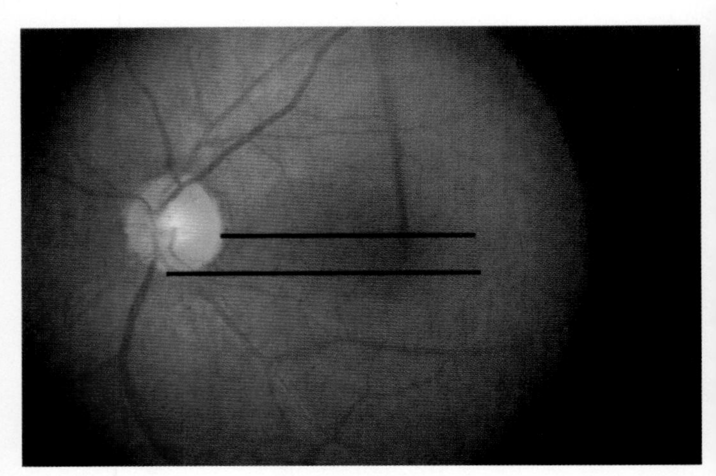

图 81.2　关于黄斑中心凹与视盘的正常旋转关系。黄斑中心凹通常位于视盘下 1/3 的水平位置。其正常的边界位于图中两条黑线之间。这个照片显示没有客观旋转但是接近内旋的边界。

通用的诊断思路

1. 病史和体征是否有助于确定病因？是否存在复视，儿童期是否存在斜视（如果患者是成年人），是否有 DVD？

2. 非共同性是否增加垂直方向和水平方向的斜视度？如果垂直方向分离更大，考虑直肌存在限制性或麻痹性因素。如果水平方向分离更大，考虑斜肌出现问题。

3. 旋转是否受限？通过主动牵拉试验和被动牵拉试验来区分限制性和麻痹性。

4. 眼底是否存在客观旋转？如果存在，考虑斜肌问题或直肌限制性因素。

5. 是否使用患眼注视？如果存在双眼最佳矫正视力不平衡，要考虑继发性偏斜。

基本治疗原则

治疗方案应选择注视方位出现最大偏斜角度进行足矫。其次，需注意非共同性的类型和眼底旋转的表现。最需要关注的是第一眼位和向下注视（用于阅读），这两个是最重要的注视区域，不能为了其他非中心注视区域而牺牲这两个区域的双眼视功能。斜肌手术改善内转的作用优于外转，但如果同时联合垂直直肌手术，那么对于内转及外转的改善的差异性会变得不明显。此外，斜肌手术比直肌手术要易造成旋转改变，但有一种特殊情况除外，当垂直肌存限制性因素时，松解限制可矫正旋转。

通常进行上斜肌手术是最不可取的，其次是下直肌手术。下直肌后徙 5mm 或 5mm 以上会导致术眼下转落后，除非术前评估在下转位出现患眼下斜视加重，否则不建议选择此术式。此外，下直肌大量后徙可能导致术后下眼睑退缩，可通过睑囊筋膜前徙改善[7]。下直肌超常量截除可导致睑裂缩小，使用悬吊技术（后悬挂可调节缝线）进行下直肌超常量后徙有发生肌肉滑脱或肌肉退缩至眶深部 Tenon 囊的鞘内的风险。这可能是由于下直肌接触弧较短所致，如果肌肉没有固定在巩膜上，可导致术后患者向下注视时，肌肉与眼球失去附着[8]。使用半挂式可调节缝线技术[9]或不可吸收的缝线可以防止肌肉滑脱。

特殊临床病例

假性上斜视

有些患者可能表现为上斜视，但实际上并非如此。这些情况包括眼眶异位、眼前节发育异常、垂直 Kappa 角（图 81.3）。垂直 Kappa 角可能继发于早产儿视网膜病变的黄斑异位（参见第 44 章）或其他疾病引起的视网膜牵拉。

共同性斜视

与既往斜视手术无关的小角度共同性上斜视较为常见。如果斜视度为几个 PD，则可能会导致视疲劳或复视，可通过配戴棱镜片减轻症状。大角度共同性垂直斜视常常合并水平斜视。目前作者观察到共同性垂直斜视常伴有麻痹性斜视。如果垂直偏斜角度大且为共同性，适宜选择垂直直肌的手术。

非共同性斜视：非限制性非麻痹性

原发性斜肌功能不良

原发的下斜肌功能亢进，合并上斜肌功能轻度不足，是原发性水平斜视常见的伴随体征。斜肌亢进通常不会在出生时出现，而是出生后 1 岁才出现。下斜肌亢进通常表现为内转时过度上转，并且合并 V 征。上斜肌功能亢进通常表现为内转时过度下转，并且合并 A 征（参见第 82 章）。下斜肌亢进可引起外旋，上斜肌亢进造成内旋。当患者出现感觉适应时，不出现主观的旋转症状。通过歪头实验可以鉴别原发性斜肌亢进和拮抗肌麻痹造成的继发性亢进。例如，在双眼上斜肌麻痹时，Bielschowsky 试验会表现为交替性上斜视（向右歪头右眼上斜视，向左歪头左眼上斜视）。对于原发性斜肌功能亢进病例，歪头时垂直偏斜角度非常小[10]。笔者认为原发性下斜肌亢进可能是由于长时间眼外旋导致下斜肌挛缩所致[10]。它可以通过下斜肌减弱术来治疗。

继发于双眼下斜肌麻痹的双眼上斜肌功能亢进极为罕见。如果上斜肌功能亢进是双眼对称性出现，第一眼位通常不存在上斜视，但可伴随 A 征。如果上斜肌功能亢进发生于单眼，则在第一眼位可存在小度数上斜视。对于轻度上斜肌功能亢进，作者更倾向于在上斜肌肌止点后 7/8 行断腱术。对于更强的上斜肌功能亢进，可行上斜肌劈开延长术，该术式具有可定量[11]、可逆，且不需要在眶内放置诸如硅胶带之类的异物等优点。

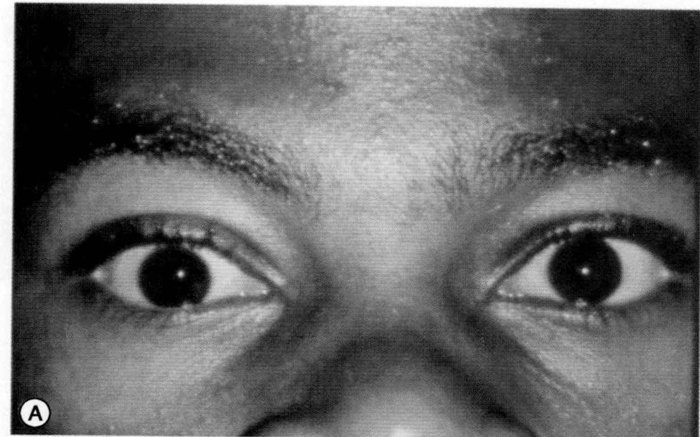

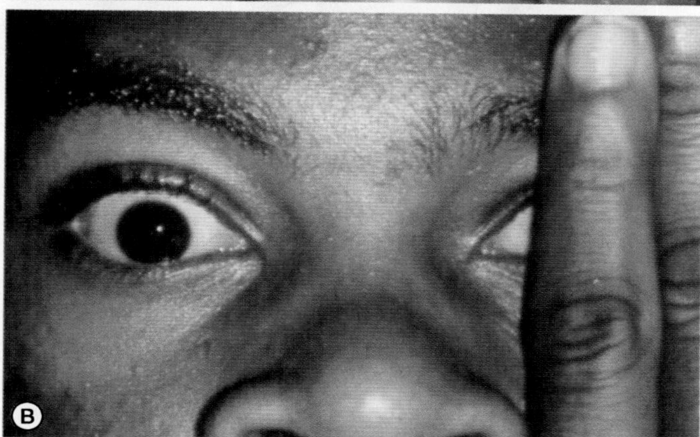

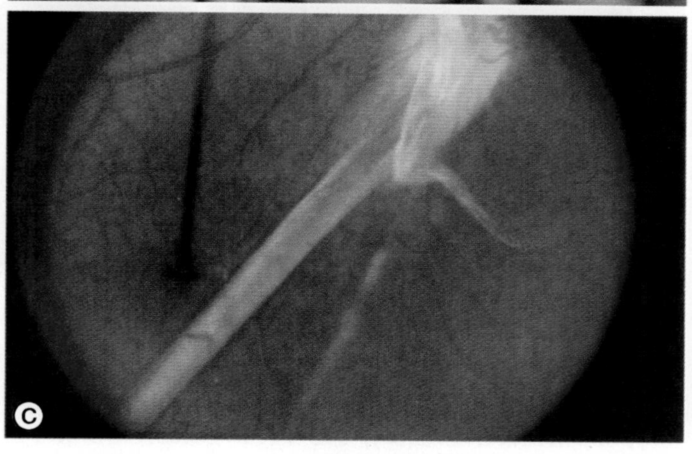

图 81.3　假性下斜视。Ⓐ患者表现为右眼下斜视；Ⓑ遮盖试验可见他右眼注视时仍处于下转位；Ⓒ因为早产儿视网膜病变，他的右眼黄斑中心凹被向下牵拉，导致大的垂直 Kappa 角

麻痹性斜视（参见第 84 章）

第Ⅳ脑神经麻痹

第Ⅳ脑神经麻痹是最常见的垂直麻痹性斜视病因。诊断标准包括患眼内转时上斜视加重及单侧歪头（图 81.4）。鉴别第Ⅳ脑神经麻痹与反向偏斜，可通过测量头部直立和仰卧位置的斜视度来判断。如果仰卧位上斜视斜视度减少 50%或更多，则可确诊是反向偏斜[12]。

在治疗第Ⅳ脑神经麻痹的过程中，即使轻微欠矫，患者仍可能存在复视。第一眼位的斜视度大小决定需要手术的肌肉条数，而

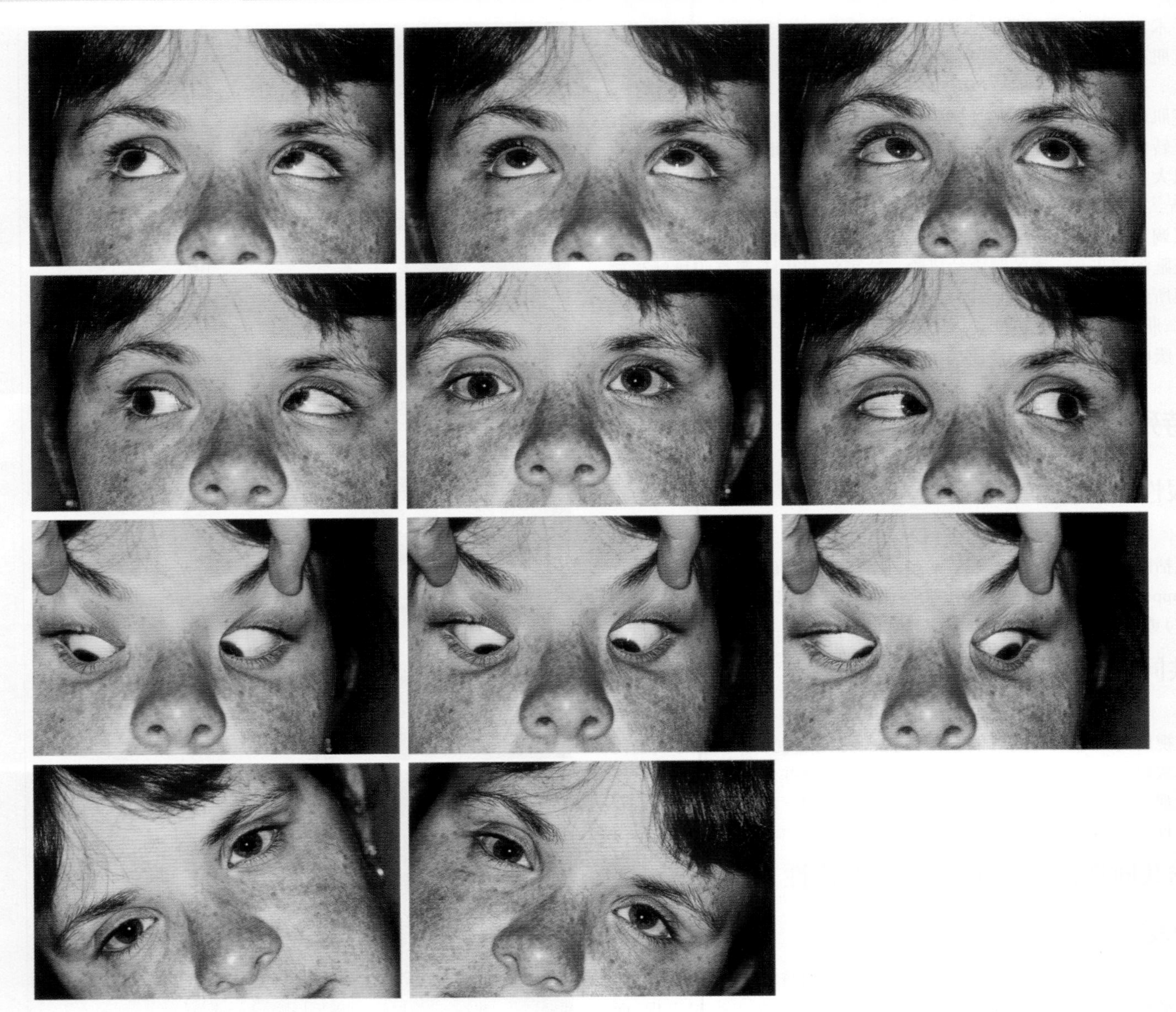

图 81.4 左眼上斜肌麻痹的三步检查法。这名女孩左眼上斜视，向右注视和头部向左倾斜斜视度增加，符合左眼上斜肌麻痹的三步法测试标准。可观察到左眼下斜肌功能亢进合并左眼上斜肌功能不足

麻痹分型决定具体选择哪条肌肉进行手术。虽然上斜肌麻痹的Knapp分型看上去合理，但没有考虑可调节缝线的使用以及对上斜肌解剖和功能的一些新的认识[13]。笔者总结经验如下：

1. 如果斜视度为15PD或更少，做一条肌肉即可。如果使用调节缝线技术，斜视度小于10PD也可进行手术。

2. 如果下斜肌作用方向斜视角度最大，减弱单眼下斜肌。如果上斜肌作用方向斜视度最大，考虑上斜肌折叠术。如果术者不习惯做上斜肌折叠术，也可以选择替代手术方案——对侧眼下直肌减弱术。术中同时将下直肌向鼻侧移位来改善外旋[14]。但如果患者下方注视存在小度数内斜视，则不适宜选择这个术式，该术式可能导致向下注视时内斜视加重[15]。

3. 如果第一眼位的垂直斜视度需要不止一条肌肉的手术量，可以选择单眼下斜肌减弱术联合对侧眼下直肌减弱术。有学者发现应用半挂式可调缝线技术在该术式中非常有效[9]。

4. 如果水平外转注视方位出现10PD以上的上斜视，则可能存在一定程度的上直肌亢进或者挛缩。这通常是上直肌功能亢进的一种临床表现，牵拉试验通常不能发现存在上直肌挛缩[10]。选择下斜肌减弱，同时将同侧眼的上直肌行少量后徙。这样操作可避免术后上方注视时眼位分离。

许多先天性上斜肌麻痹患者存在上斜肌腱松弛[16]。如果存在基于原发病的肌腱解剖异常，对于松弛的肌腱，选择上斜肌折叠；如果不松弛，则不可行此术。有学者认为这种手术原则尚未在临床得到验证。松弛的肌腱与上斜肌肌肉萎缩有关[17]。与我们在水平麻痹性斜视中不会选择加强麻痹的外直肌一样，加强麻痹的上斜肌并不是合理的手术方案。因此对于松弛的上斜肌，选择对侧眼下直肌减弱联合鼻侧移位是一个更优的手术方案。同理在水平斜视中缩短一条轻度麻痹的外直肌可获得好的手术效果，折叠不松弛的上斜肌的手术，往往也可获得成功。也许最明智的处理方法是，在不松弛的上斜肌伴随非共同性类型的病例中，将上斜肌进行少量折叠。

获得性第Ⅳ脑神经麻痹通常是双侧的。如果麻痹程度不对称，那么受影响较小的那侧眼在常规检查中可能很难发现，当麻痹较重眼手术后，麻痹程度较轻的那侧眼的问题才可能暴露出来。这种情况称为双眼隐匿性上斜肌麻痹，诊断指标包括大的 V 征、超过 10°的外旋转，以及双眼眼底表现为客观旋转、双侧较小的 Bielschowsky 头部倾斜差异、在任何注视方向（尤其是对侧眼上斜肌及下斜肌作用方向）或者向两侧歪头均可出现上斜反转[18]。因此，设计手术方案必须基于九个诊断眼位的斜视度以及头部向右和向左倾斜的表现。如果检查发现怀疑是双眼隐匿性麻痹，即使不同注视角度并没出现反转的上斜视，笔者仍会进行双眼手术。手术方案取决于非共同性的特定分型，但通常选择双眼斜肌手术。手术方案通常包括：双眼不对称的下斜肌后徙术；一只眼行 Harada-Ito 术，另一只眼行上斜肌折叠术；行对称斜肌手术矫正旋转，同时联合单眼直肌后徙解决垂直斜视。

下斜肌麻痹

下斜肌麻痹非常罕见，可以通过减弱同侧上斜肌来治疗。需要与 Brown 综合征进行鉴别，两者在下斜肌作用方向具有相似的外观。诊断标准是 A 型斜视与下斜肌麻痹伴随出现，而 V 型斜视伴随典型的 Brown 综合征出现（图 81.5）。

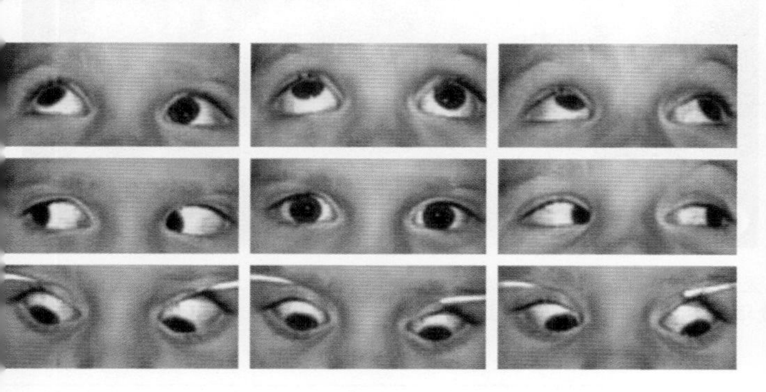

图 81.5　Brown 综合征。男孩在左眼向内上转时明显受限。虽然在左眼下斜肌作用方向存在与左眼下斜肌麻痹类似的表现，但其表现为 V 型斜视，而不是 A 型斜视，提示为 Brown 综合征

垂直直肌麻痹

如果直肌轻度麻痹，通常选择后徙拮抗肌进行治疗；如果直肌中度麻痹，可以后徙拮抗肌联合缩短麻痹肌进行治疗；如果直肌严重麻痹，则进行水平直肌转位术进行治疗。在轻度麻痹的情况下，往往在对侧眼选择与麻痹肌相对应的直肌进行后徙，可获得很好的手术效果。歪头试验检查不适用于垂直肌麻痹[4]。

垂直分离性斜视（DVD）

DVD 属于发病年龄早的斜视，但在出生时并不常见。通常 1 岁后出现，先天性内斜视术后才容易暴露出来。有部分病例表现为极小度数的偏斜，仅仅在遮盖试验中才发现。DVD 也可表现为大角度的垂直偏斜，像水平斜视一样影响到外观。虽然 DVD 是双眼疾病，但可表现为单眼发病，因为主导眼可存在隐匿性偏斜。这种情况在弱视患者中比较明显，固视眼常常为非弱视眼。但双眼视力平衡的患者同样也可表现为单眼发病。

DVD 的特点是一眼缓慢上飘合并外旋，同时注视眼出现内旋。通常可合并隐匿性或显性眼球震颤。当注视眼被遮盖，患者用斜视眼重新注视时，注视眼没有相应的下斜视表现，如果 DVD 在双眼都表现明显时，先前的注视眼被遮盖后会上飘。因此，DVD 具有不遵循 Hering 法则的特点，通常在内转时会表现明显，可刺激下斜肌功能亢进。DVD 与原发性下斜肌功能亢进的鉴别方法：侧方注视时进行遮盖试验，观察外转眼被遮盖时是否有下斜视。当存在双眼 DVD 时，外转眼不会出现下斜视，反而出现上斜视（图 81.6）。由于 DVD 本身特点，对侧眼不会出现同等量的下斜视，棱镜片交替遮盖试验会无法中和斜视度，要准确测量，必须使用去遮盖试验联合棱镜片进行测量。这个测试要先大致预估 DVD 的程度，在被遮盖眼出现眼位分离时，在患眼前放置一个与预估斜视量差不多大小的底朝下棱镜片，然后，迅速切换遮盖另一侧眼，如果棱镜片的预估度数是正确的，那么去遮盖后，被测眼不会发生转动。如果去遮盖眼球向下运动，则增大棱镜片重复检测；如果去遮盖后眼球上转，则减小棱镜片重复检测。然而，即使使用棱镜片遮盖试验，一些 DVD 患者仍会出现上下摆动的眼球运动，无法用棱镜片中和。在这种情况下，通过棱镜片遮盖试验在眼球向上和向下摆动的幅度大致相等来确定中和的斜视度大小，或使用角膜映光法来直接估算斜视度[19]。

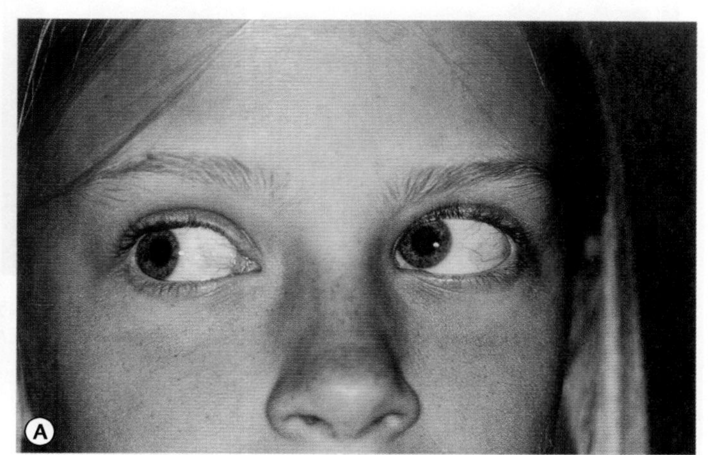

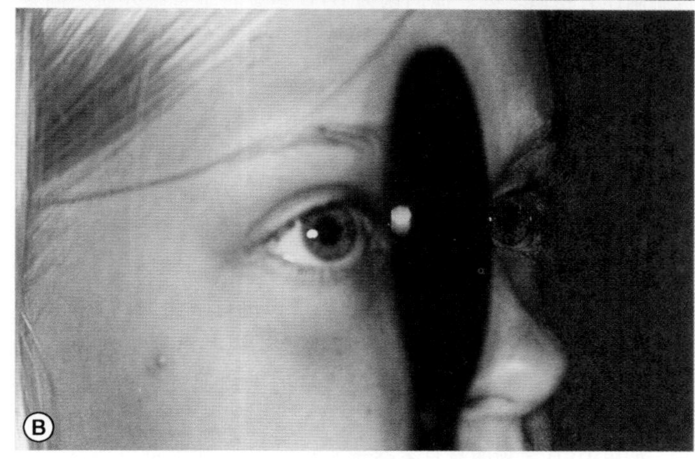

图 81.6　垂直分离性斜视（DVD）与下斜肌亢进鉴别。Ⓐ女孩左眼内转时上转过强，类似于左眼下斜肌亢进；Ⓑ右眼遮盖后，右眼出现上斜视，确诊这个孩子实际上是 DVD

大约 1/3 的 DVD 患者有自发异常头位[19]。大多数 DVD 患者向对侧眼倾斜头部时斜视度增大（如右眼 DVD 时，向左歪头时斜视度增大）；然而，有些人却恰恰相反（图 81.7）。

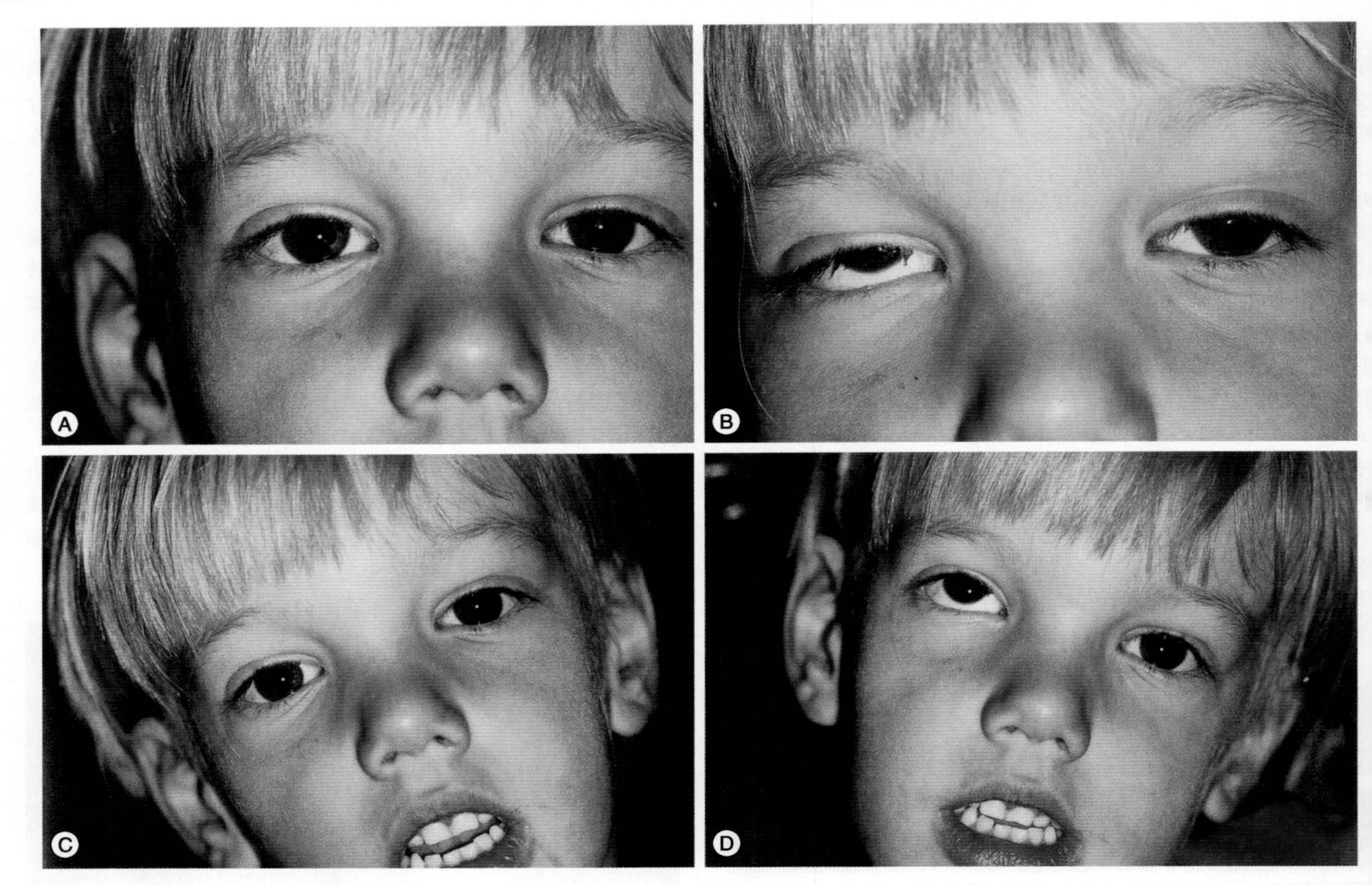

图 81.7 垂直分离性斜视(DVD)行歪头试验。这位男孩有典型 DVD 的歪头试验表现。Ⓐ表现为隐匿性 DVD,多数情况下双眼眼位正;Ⓑ右眼 DVD 为间歇性表现;Ⓒ头向右倾斜时无斜视;Ⓓ当头部向左倾斜时,斜视度增加是右眼 DVD 的特征表现

与前人理解不同,Guyton 和 Brodsky 对于 DVD 的病因和病理机制阐述有相似之处。他们认为 DVD 是旋转垂直眼外肌之间复杂的相互作用抑制眼球震颤的结果[20],可能是低等动物残留下来的一种背光反射[21]。

DVD 的手术设计取决于是否存在下斜肌亢进、斜视度大小、表现为双眼还是单眼。如果表现为单眼发病,应考虑患者术后可能主导眼会发生转移。如果对侧眼为弱视,术后主导眼不会发生转移。如果 DVD 合并下斜肌亢进,笔者倾向于将下斜肌向前转位至下直肌肌止端[22]。单纯减弱下斜肌不进行前转位可能无法充分治疗 DVD。如果考虑进行下斜肌的前转位,应行双眼手术,否则会导致手术眼向上注视时出现下斜视。如果不合并下斜肌亢进,或者存在明显的上斜肌亢进,则不考虑这种手术方式。

如果 DVD 表现明显且不合并下斜肌亢进,那么可以选择上直肌后徙术。即使 DVD 表现为单眼病变,如果双眼视力相当,且主导眼在遮盖后存在隐匿性 DVD,仍建议行双眼手术。若进行单眼手术,术后患者很可能发生主导眼转移,且之前的主导眼可能再次出现 DVD 表现。上直肌后徙手术量参见指南(表 81.1)。如表所示,单眼 DVD 手术(对侧眼最好为弱视眼),后徙量应在指导的手术量基础上适当减少。

表 81.1 DVD 的上直肌后徙手术量

斜视度/PD	双眼上直肌后徙/mm	单眼上直肌后徙/mm
<10	7	5
10	8	6
15	9	7
20	10	8
25 及以上	10	9

对称性下直肌缩短术也可用于治疗 DVD,手术量在 4~7mm 范围内。但这通常是其他治疗手段失败后,再次手术时考虑的方案。下直肌缩短往往会导致下睑缘位置提高,进而导致睑裂缩小。

特殊类型垂直斜视

上斜肌腱鞘综合征(Brown 综合征)

Brown 综合征是由于上斜肌肌腱走行穿行滑车时存在机械限制因素,导致内上转受限的疾病。在眼位检查中,该病与下斜肌麻痹表现类似,但 Brown 综合征表现为 V 征,下斜肌麻痹会表现为 A 征。大多数 Brown 综合征是先天性的,但创伤或炎症也可导致继

发性 Brown 综合征。如果怀疑是炎症因素所致,应进行全身免疫性疾病的相关检查。炎症性 Brown 综合征可自行消退,如无好转,可以在滑车区注射类固醇激素治疗。全身使用抗感染药物治疗可发挥一定作用,但笔者发现结果并不理想。

部分先天性 Brown 综合征患者可自愈。如果为改善头位,可考虑手术治疗。术中尤其需注意内上转的被动牵拉试验。牵拉试验阳性代表为 Brown 综合征;牵拉试验阴性代表为下斜肌麻痹。Brown 综合征的各种术式,均基于减弱或延长上斜肌肌腱。

眼球后退综合征(Duane 综合征)(参见第 83 章)

Duane 综合征患者内转时患眼常出现上射或下射(图 81.8)。虽然这种表现看起来是由于斜肌功能亢进引起,但实际上是由于内外直肌共同收缩引起。在眼球内转时,外直肌向上或向下滑动,越过中线,造成垂直分离。斜肌减弱术通常无效,外直肌后徙或外直肌 Y 形劈开联合后徙可获得成功的手术效果。对于严重的病例,可将外直肌固定缝合于外侧眶骨膜。

限制性斜视

导致垂直性限制性斜视的常见病因包括眶壁骨折、原发性眼外肌纤维化、Graves 病(Graves orbitopathy)、局麻药引起的肌肉毒性以及斜视术后瘢痕。以上情况均可导致受累肌对侧方向的眼球转动受限。治疗包括受累肌的后徙以及松解瘢痕组织(图 81.9)。

斜肌嵌顿

对直肌和/或相邻斜肌手术时可能在直肌止点处导致斜肌嵌顿。当这种情况发生在上斜肌腱时,会导致限制性上斜视和内旋[23](图 81.10)。发生在下斜肌时,表现为限制性下斜视[24]。治疗相对困难,治疗方式包括松解嵌顿的斜肌或肌腱,或者后徙相邻直肌。

直肌走行改变

由于 pulley 异位或 pulley 韧带松弛导致直肌走行改变,造成垂直斜视,这种斜视的临床表现可能与其他常见类型垂直斜视相似[25]。外直肌向下滑脱表现可与 Brown 综合征相似,需要通过精准的影像学进行诊断。将肌肉在恰当位置复位后,进行缝线固定(图 81.11)。

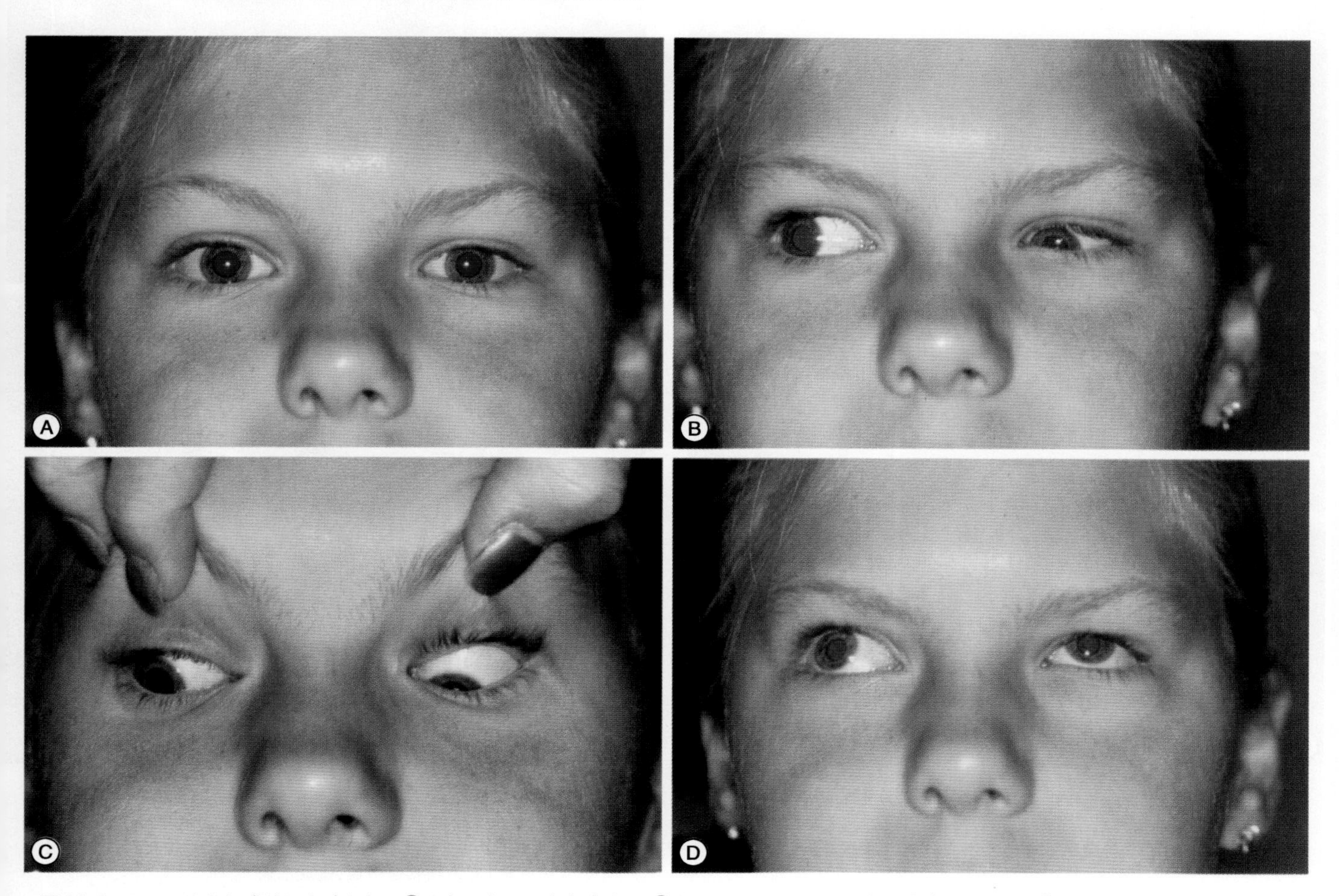

图 81.8　Duane 综合征外斜视合并上射。Ⓐ该患儿左眼小角度外斜视;Ⓑ由于 Duane 综合征,该患儿存在内转受限;Ⓒ左眼内下转出现明显下射;Ⓓ左眼内上转出现超过中线水平的上射。左眼内转时可见睑裂缩小和眼球后退。虽然表现与斜肌亢进类似,但行斜肌减弱术无效,但行外直肌减弱治疗通常有效

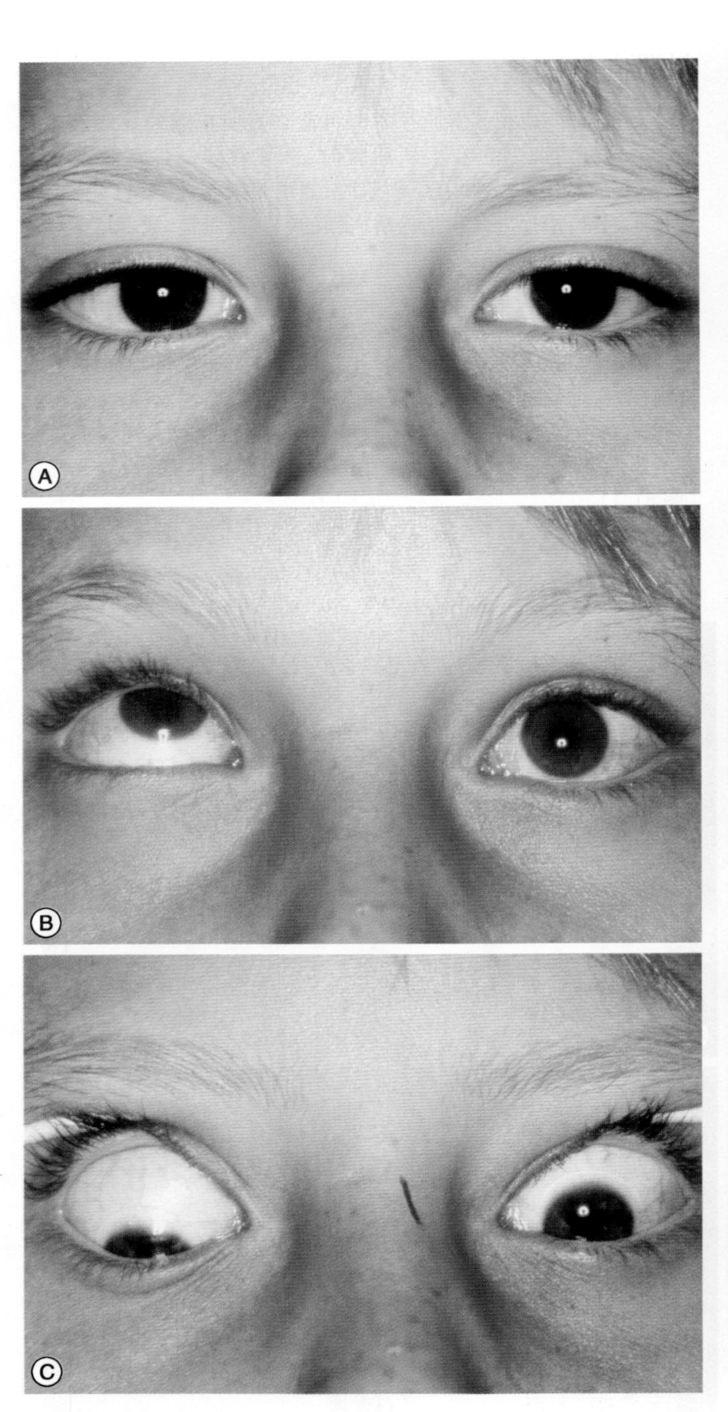

图 81.9　眶壁骨折引起的限制性斜视。患儿的左眼被棒球击中，导致大范围的后极部眶壁骨折。Ⓐ第一眼位正位；Ⓑ主动牵拉试验左眼上转受限；Ⓒ下转受限造成的左下直肌假性麻痹

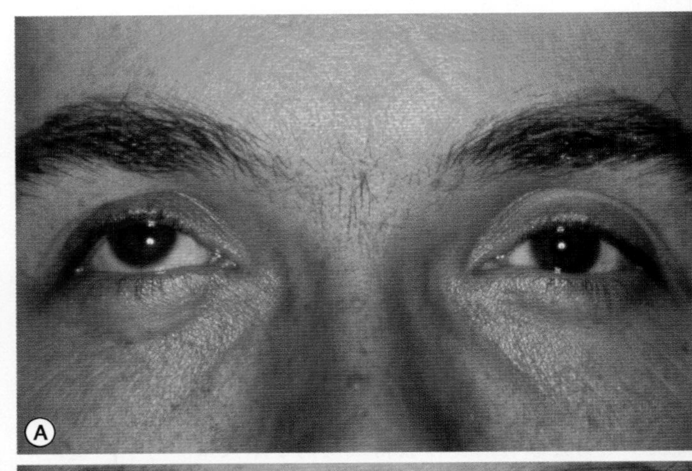

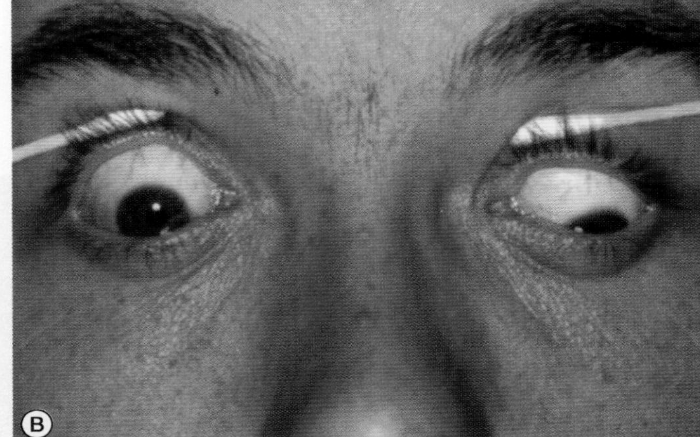

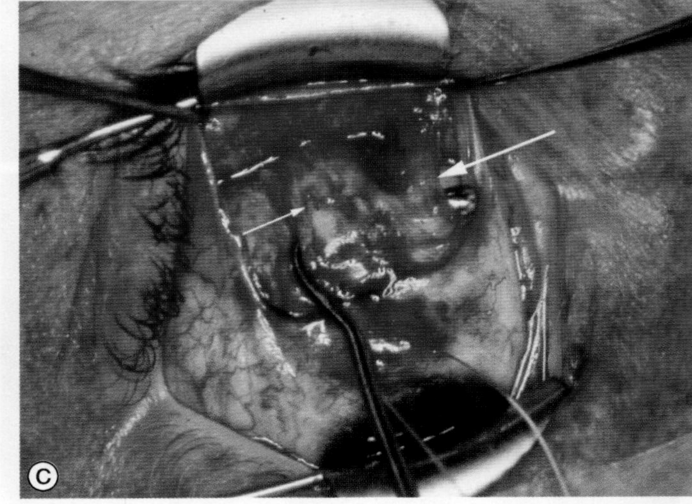

图 81.10　上斜肌嵌顿。Ⓐ该患者行右眼少量上直肌切除术后，出现右眼限制性上斜视和大角度内旋；Ⓑ右眼下转受限；Ⓒ在之后的手术中发现，右眼上斜肌肌腱（大箭头所示）发现上直肌肌止点处（小箭头所示）有瘢痕粘连形成，造成限制

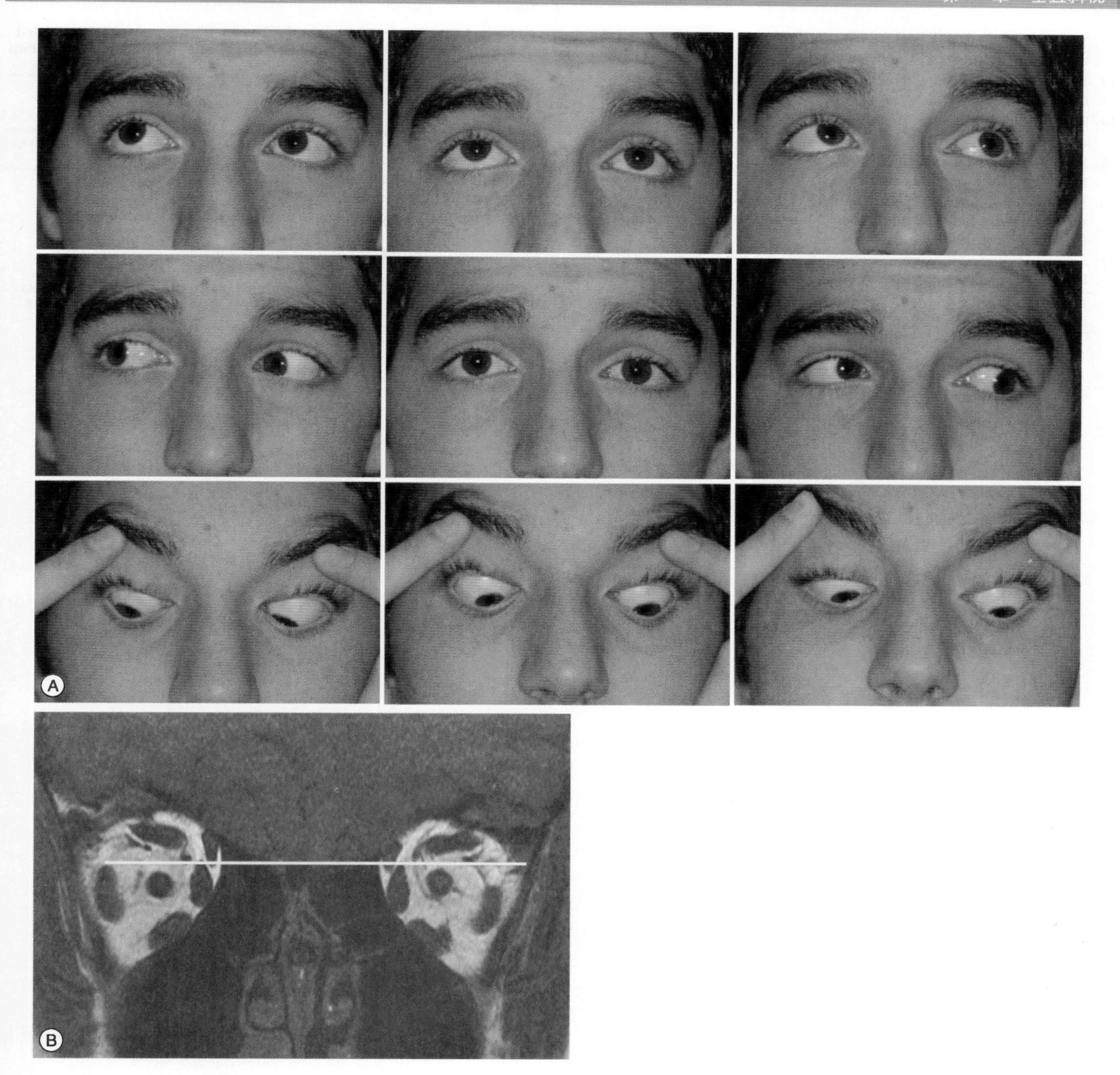

图 81.11　pulley 移位。Ⓐ这名 14 岁男孩左眼下斜视，第一眼位出现水平复视。左眼外转时出现下射，轻度内上转受限；Ⓑ眼眶影像学检查显示左侧外侧直肌向下移位

（刘畅 译　曹迪 校）

参考文献

1. Kushner BJ. Ocular torsion: rotations around the "WHY" axis. J AAPOS 2004; 8: 1–12.
2. Parks MM. Isolated cyclovertical muscle palsy. Arch Ophthalmol 1958; 60: 1027–35.
3. Wilson M, Hoxie J. Facial asymmetry in superior oblique msucle palsy. J Pediatr Ophthalmol Strabismus 1993; 30: 315–18.
4. Kushner BJ. Errors in the three-step test in the diagnosis of vertical strabismus. Ophthalmology 1989; 96: 127–32.
5. Simons K, Arnoldi K, Brown MH. Color dissociation artifacts in double Maddox rod cyclodeviation testing. Ophthalmology 1994; 101: 1897–901.
6. Kushner BJ, Haraharan L. Observations about objective and subjective ocular torsion. Ophthalmology 2009; 116: 2001–10.
7. Kushner BJ. A surgical procedure to minimize lower-eyelid retraction with inferior rectus recession. Arch Ophthalmol 1992; 110: 1011–14.
8. Chatzistefanou KI, Kushner BJ, Gentry LR. Magnetic resonance imaging of the arc of contact of extraocular muscles: implications regarding the incidence of slipped muscles. J AAPOS 2000; 4: 84–93.
9. Kushner BJ. An evaluation of the semiadjustable suture strabismus surgical procedure. J AAPOS 2004; 8: 481–7.
10. Kushner BJ. Multiple mechanisms of extraocular muscle "overaction. Arch Ophthalmol 2006; 124: 680–8.
11. Bardorf CM, Baker JD. The efficacy of superior oblique split Z-tendon lengthening for superior oblique overaction. J AAPOS 2003; 7: 96–102.

12. Wong AM. Understanding skew deviation and a new clinical test to differentiate it from trochlear nerve palsy. J AAPOS 2010; 14: 61–7.
13. Knapp P. Classification and treatment of superior oblique palsy. Am Orthopt J 1974; 24: 18–22.
14. Kushner BJ. Vertical rectus surgery for Knapp class II superior oblique muscle paresis. Arch Ophthalmol 2010; 128: 585–8.
15. Kushner BJ. Torsion and pattern strabismus: potential conflicts in treatment. JAMA Ophthalmol 2013; 131: 190–3.
16. Helveston EM, Krach D, Plager DA, Ellis FD. A new classification of superior oblique palsy based on congenital variations in the tendon. Ophthalmology 1992; 99: 1609–15.
17. Sato M. Magnetic resonance imaging and tendon anomaly associated with congenital superior oblique palsy. Am J Ophthalmol 1999; 127: 379–87.
18. Kushner BJ. The diagnosis and treatment of bilateral masked superior oblique palsy. Am J Ophthalmol 1988; 105: 186–94.
19. Bechtel RT, Kushner BJ, Morton GV. The relationship between dissociated vertical divergence (DVD) and head tilts. J Pediatr Ophthalmol Strabismus 1996; 33: 303–6.
20. Guyton DL. Dissociated vertical deviation: etiology, mechanisms, and associated phenomena. Costenbader Lecture. J AAPOS 2000; 4: 131–44.
21. Brodsky MC. Dissociated vertical divergence: a righting reflex gone wrong. Arch Ophthalmol 1999; 117: 1216–22.
22. Elliott RL, Nankin SJ. Anterior transposition of the inferior oblique. J Pediatr Ophthalmol Strabismus 1981; 18: 35–8.
23. Kushner BJ. Superior oblique tendon incarceration syndrome. Arch Ophthalmol 2007; 125: 1070–6.
24. Kushner BJ. The inferior oblique muscle adherence syndrome. Arch Ophthalmol 2007; 125: 1510–14.
25. Rutar T, Demer JL. "Heavy eye" syndrome in the absence of high myopia: a connective tissue degeneration in elderly strabismic patients. J AAPOS 2009; 13: 36–44.

第 82 章

A 征、V 征和其他特殊斜视征

Burton J Kushner

章节目录

概述和定义

A 征和 V 征描述了垂直方向非同步的水平斜视。其特征是向水平中线上注视和水平中线下注视时水平斜视角有较大差异。具有 V 征的患者在向下注视时比向上注视时有更大的内斜视或更小的外斜视(图 82.1)。具有 A 征的患者则表现相反(图 82.2)。按照惯例,向上下分别注视时的斜视角相差大于或等于 15PD 时,可以诊断为 V 征,向上下分别注视时的斜视角相差大于或等于 10PD 时,可以诊断为 A 征。相对少见的 Y 征,表现为从向下注视到第一眼位的斜视角变化很小,但向上注视时双眼发散,形成 Y 征。图 82.3 中所示的女性患儿在 3 岁时首次被诊断为 Y 征,在未经治疗的情况下随访 37 年,她的眼球运动状态一直没有发生改变。

与 Y 征相反,从第一眼位至向下注视时出现的外斜视角度变大,则形成 λ 征。

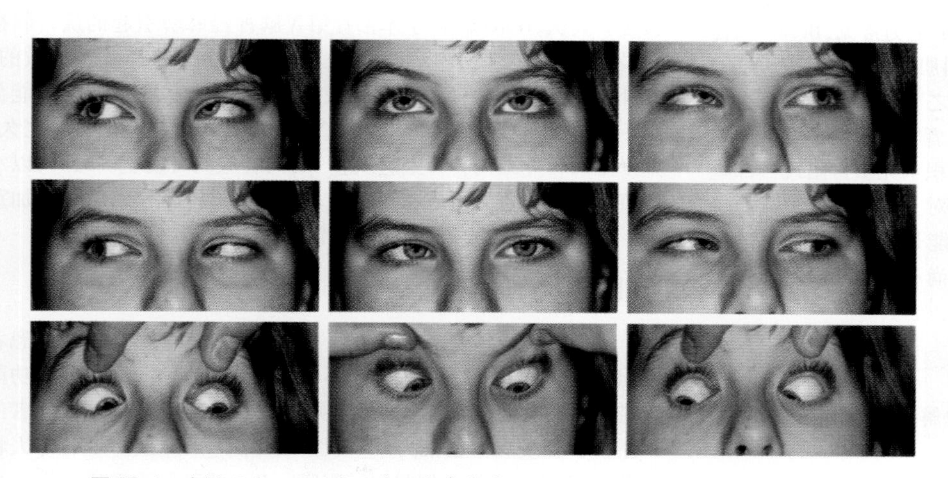

图 82.1 内斜 V 征。这名女性患儿患有内斜 V 征,伴下斜肌亢进和上斜肌功能不全

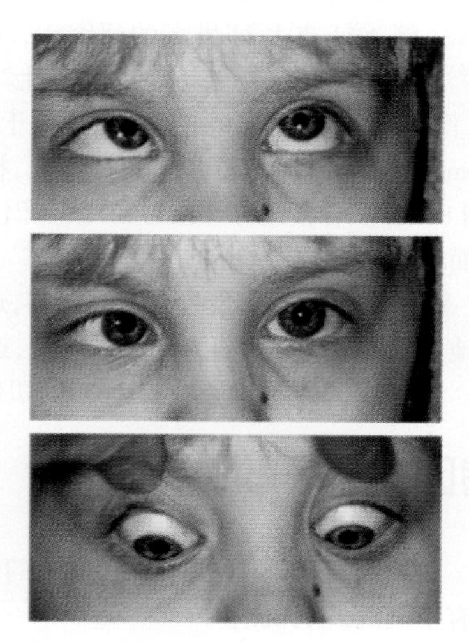

图 82.2 内斜 A 征。这名女性患儿患有内斜 A 征,表现为向上注视时斜视角增加,向下注视时无偏斜

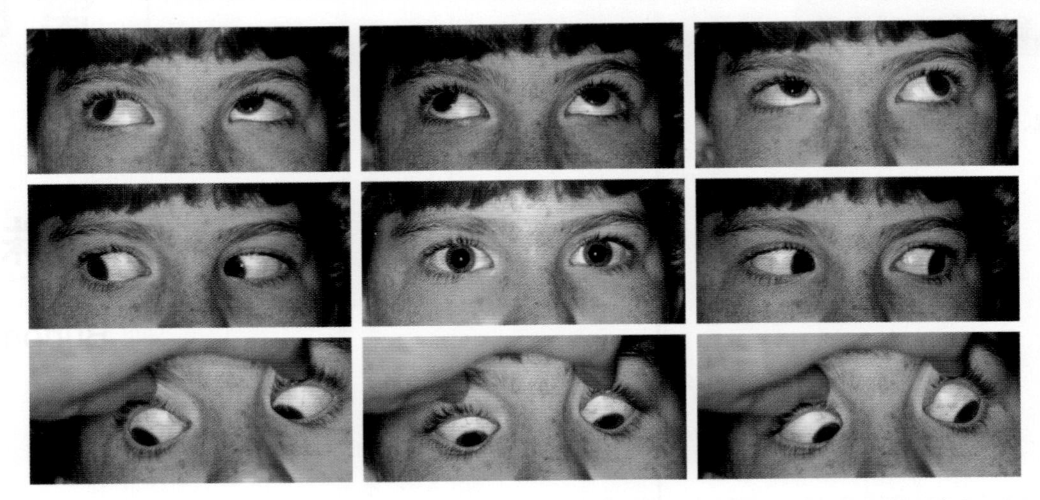

图 82.3 外斜 Y 征。这名女性患儿患有外斜 Y 征伴假性下斜肌亢进。在第一眼位、水平注视和所有向下方注视眼位均为正位。在所有向上注视眼位中，均表现为较大斜视角的外斜视

历史

Duane 于 1897 年就一位双眼上斜肌麻痹患者首次定义了 V 征[1]。但在此之后，临床上一直忽视测量向上、下注视时斜视角的差异，直至 1948 年 Urrets-Zavalia 描述了垂直方向非同步的水平斜视[2,3]。Urist 于 1951 年将 A 征和 V 征引入英文著作中[4]。

发病情况

据估计，大约有 12%～50%的斜视患者伴 A 征或 V 征[5-8]。发病率跨度较大是因为种族和全身系统性疾病的相关因素影响了特殊斜视征的发生率及每种不同特殊斜视征的构成比例。在一组纳入 421 例 A 征或 V 征患者的研究中，58%的患者在 1 岁前出现斜视[6]。A 征或 V 征在先天性或麻痹性斜视中更为常见，Brown 综合征（图 81.5）具有特征性的 V 征，区别于下斜肌麻痹所表现的 A 征，Duane 综合征通常表现为 V 征或 Y 征，相比之下 A 征或 λ 征较少见（图 81.8）。有报道称脊柱裂和/或脑积水患者常出现由过度抑制内转而导致的 A 征，发病率约为 31%[9,10]。脑积水儿童常出现额部隆起（参见第 59 章），可能导致滑车前移，通过对上斜肌的压迫从而机械地增强了上斜肌垂直方向的作用力，这可能是导致滑车前移的原因。然而，脑积水合并发生 A 征的确切机制尚不清楚。

病因学

关于 A 征和 V 征的病因有不同的理论解释，不同的患者可能具有不同的发病机制。

斜肌功能异常

1959 年 Knapp 提出[11]，大多数 A 征和 V 征是由斜肌功能异常引起的，这是目前最被广为接受的理论。外展是斜肌的第三作用，如果下斜肌功能亢进，其拮抗肌上斜肌功能不足，患者向下注视时将会表现为相对会聚，向上注视时相对发散，形成 V 征。反之，如果上斜肌功能亢进而下斜肌功能不足，则形成 A 征。在大多数特殊斜视征患者中，斜肌通常以这种方式表现出功能异常，结合临床观察及理论支持，许多 A 征和 V 征的病因可以通过斜肌功能异常得以解释。

旋转导致 A 征和 V 征

理论上，伴随斜肌功能障碍的旋转易引起或促进形成 A 征和 V 征[12]。V 征患者通常伴外旋，很可能继发于其伴随的下斜肌亢进，这种外旋导致直肌旋转（图 82.4）。上直肌具有部分外展功能，下直肌具有部分内转功能，形成 V 征。此时内直肌有向上的作用力，外直肌有向下的作用力，这会造成眼球内转时上转并伴下斜肌亢进。笔者认为，相较主要原因，旋转只是造成特殊斜视征的一个次要因素，一些观察结果均支持这一观点[13]。首先，斜肌亢进时眼球内转会出现向上或向下曲线漂移。如果向上或向下运动主要是由图 82.4 所示的直肌作用力向量引起，那么应该为线性运动轨迹。其次，Harada-Ito 手术治疗第Ⅳ脑神经麻痹引起的旋转斜视后，发现手术对于在内转时眼位上斜的治疗作用是微乎其微的。此外，已有研究表明，在患有先天性内斜视的患儿中，外旋可能会早于内转时上转和 V 征的发生（参见第 76 章），甚至早数年之久。如果是旋转导致内转时上转及 V 征，两者应同时发生。最后，以水平直肌垂直转位手术成功纠正 A 征或 V 征，将会导致旋转的加重（见下文“垂直直肌水平转位”一节）。

眼眶结构异常

眼眶结构异常多与 A 征和 V 征相关。睑裂呈斜行向上的患者常出现内斜 A 征伴下斜肌功能不全，以及外斜 V 征伴下斜肌功能亢进[14]，睑裂呈斜行向下的患者则表现相反。颅面综合征患者的 A 征和 V 征发病率也很高[15,16]（图 82.5）。Clark 及 Demer 等人将一些 A 征和 V 征的病例归因于眼眶 pulley 的异位或松弛[17,18]。这是一个新的概念，目前没有良好的研究结果表明该类斜视是由 pulley 的异常所致。

医源性因素

斜视手术也可导致 A 征或 V 征，如术中对 A 征或 V 征的过矫。有时，下斜肌前转位术后会出现明显的 Y 征，表现为抗上转综合征[19]（图 82.6）。A 征常见于甲状腺相关眼病行双侧下直肌大

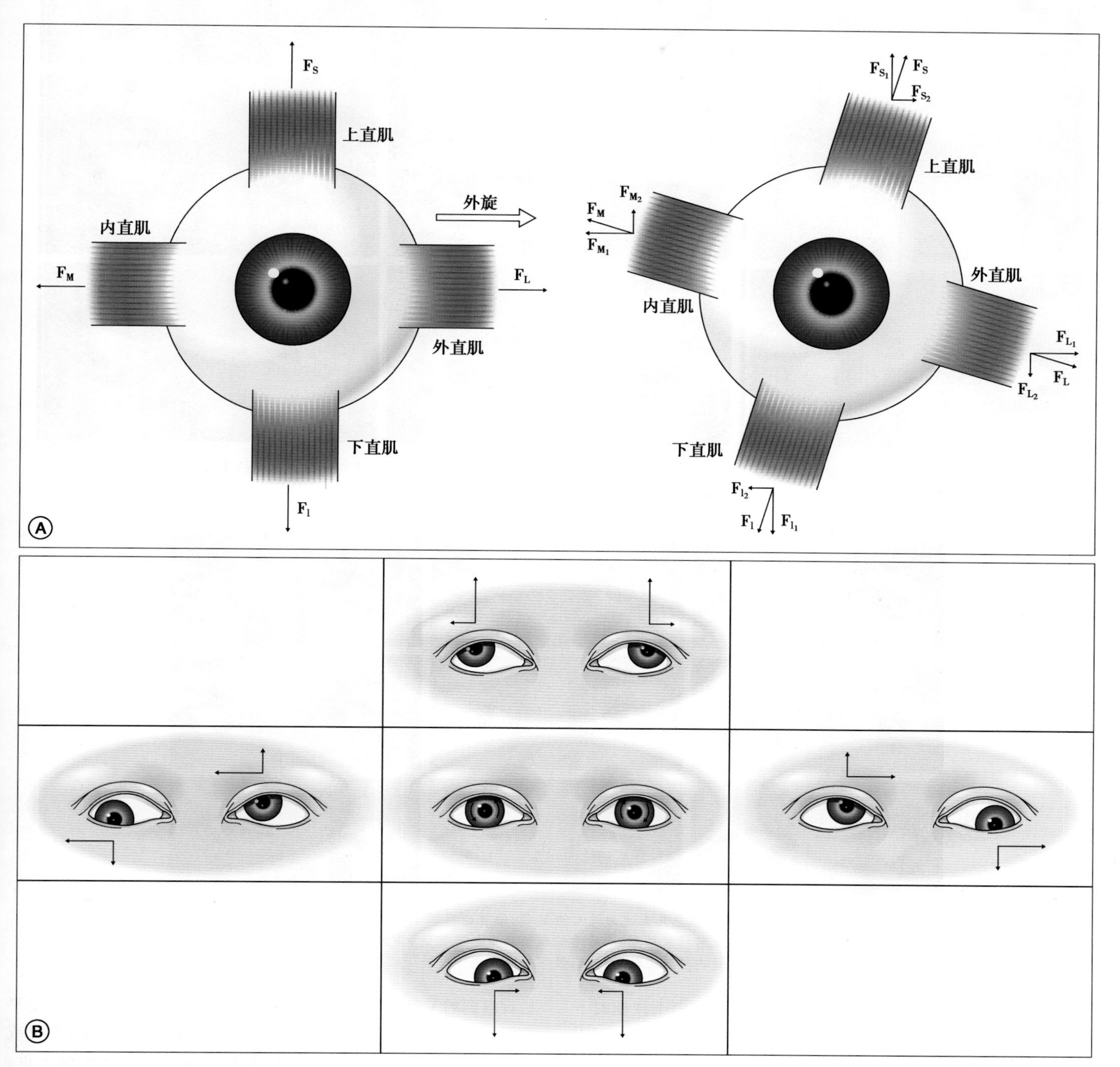

图 82.4　Ⓐ旋转对各条肌肉功能的影响——左眼的外旋将导致肌肉止端的顺时针旋转，这会造成内直肌有向上的作用力，上直肌有外展的作用力，外直肌有向下的作用力，下直肌有内转的作用力；Ⓑ旋转对眼球运动的影响。如果Ⓐ中描述的旋转变化在双眼中均出现，新的作用力矢量将导致向上注视时的发散和向下注视时的会聚。另外还会出现内转时上转，外转时下转。因此，这些因外旋产生的旋转变化会导致 V 征和内转时上转

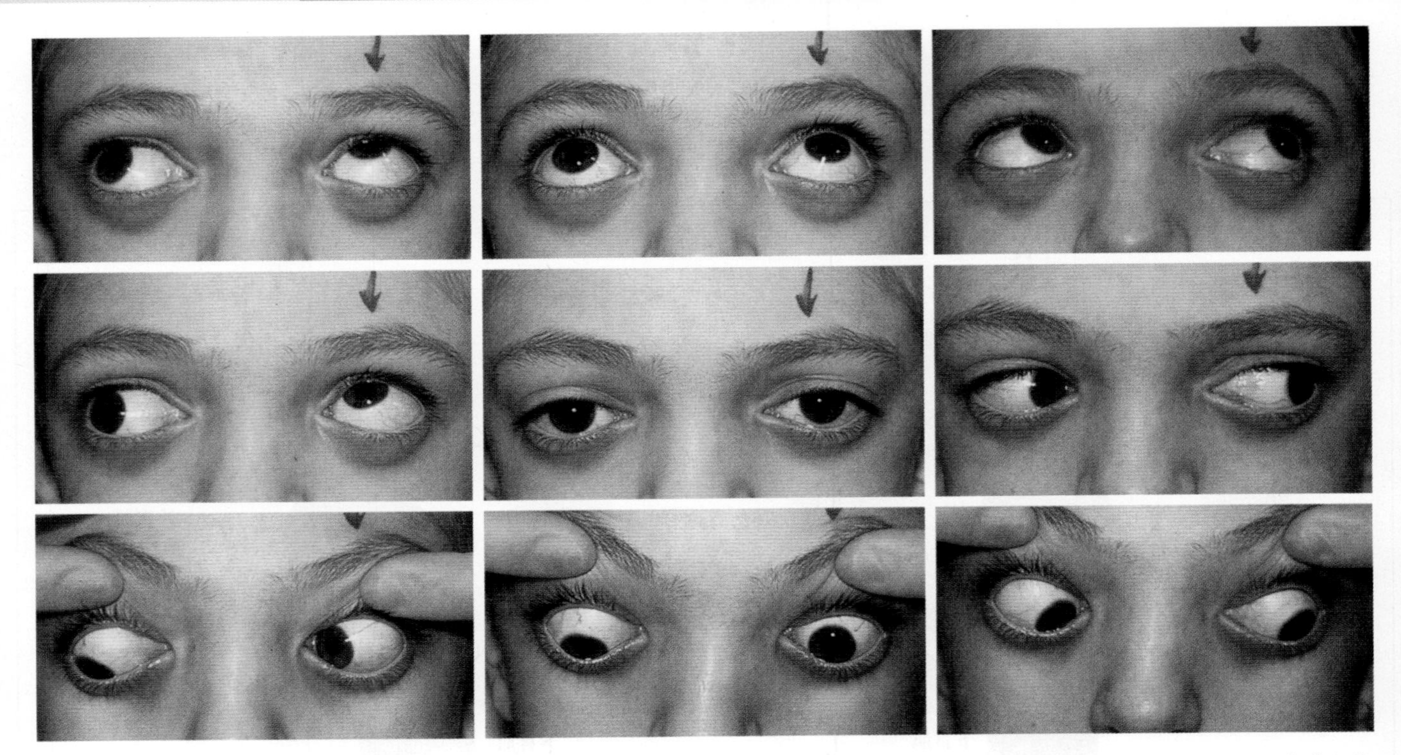

图 82.5　颅面异常与相关特殊斜视征：克鲁宗综合征（Crouzon syndrome）（参见第 28 章）。这名男性患儿表现为典型的 V 征，内转时双眼都有上转亢进和下转不足（照片由 Ken K. Nischal，FRCOphth 提供）

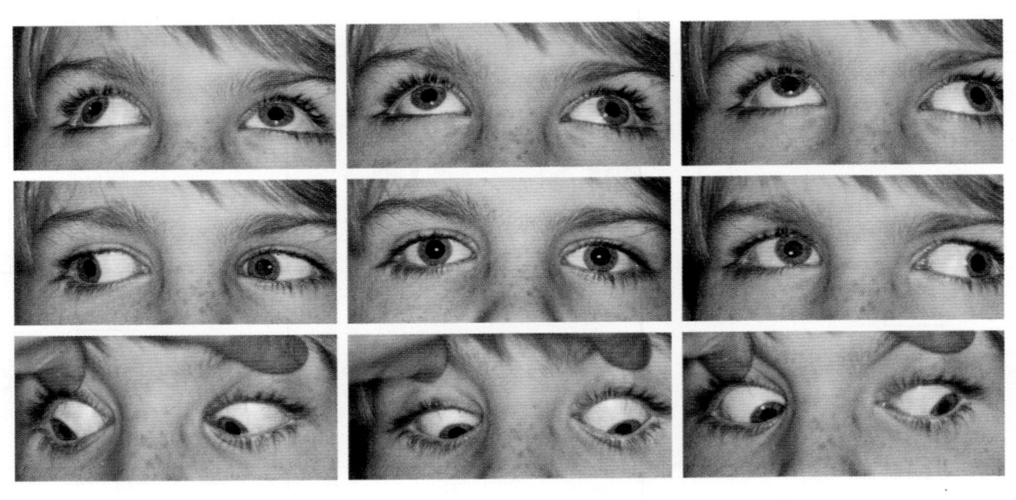

图 82.6　抗上转综合征。这名男性患儿表现为较大的 V 征，他曾行双眼下斜肌前转位术治疗垂直分离性斜视。由于下斜肌转位术后出现上转拮抗作用，术后看似残留的下斜肌亢进，实质上是外转眼由于限制因素而产生上转受限的结果。这会导致内转眼上转，产生假性下斜肌亢进

量后徙术后，这是由于手术削弱下直肌力量后引起向下注视时下直肌的内转作用减弱，以及其配偶肌上斜肌的神经支配增加而引起的[20]。

水平直肌因素

Urist 认为水平直肌功能亢进或功能不全是导致 A 征和 V 征的原因[4,5]，内直肌在向下注视时更活跃，外直肌在向上注视时更活跃，因此他建议手术治疗中应减弱相应的肌肉力量。虽然这一理论相比其他理论的说服力较弱，但可以用该理论解释一些没有明确原因的 A 征或 V 征病例，同时也可以解释双侧内直肌后徙术后观察到的 V 征轻度减轻。Demer 等人在最近的研究中描述水平直肌上下部分分别存在各自独立的神经支配[21-23]，如果在向上或向下注视时分别激活直肌的上下部分，可能会产生 A 征或 V 征。目前，分布的神经支配导致 A 征或 V 征的机制尚不清楚，这一理论仍需进一步探讨。

其他理论

Brown 认为 A 征和 V 征分别是由下斜肌或上斜肌的肌力弱而引起的，从而"胁迫"配偶斜肌亢进来维持固视状态[24]，但这一理论并没有被广泛接受。

Gobin 认为引起 V 征的主要因素是下斜肌异常的作用方向所导致的，下斜肌旋转作用力减弱导致内旋，为了纠正这一异常的内旋，外旋肌接收更多神经冲动，从而导致下斜亢进[25]。笔者认为，这一理论与特殊斜视征患者的临床特征不符，根据矢状力理论，V 征患者不应出现眼底旋转，因为下斜肌亢进有助于消除异常的内旋。但事实上，这些患者通常表现为外旋。

临床表现

A 征或 V 征患者的临床表现方式取决于潜在的斜视和斜视角的大小。如果第一眼位有较大的斜视角，即使存在 A 征或 V 征时头位也无法代偿，则不会出现相应的临床表现。如果斜视角很小，可以在下颌上抬或收回时达到双眼融合，患者可能出现仰颌或收颌的代偿头位。有些 A 征或 V 征的成人可能在老视出现之前没有症状或症状不明显，直至双眼需要通过双光镜向下注视阅读时才有所体现。在老视出现之前，他们可能会无意识地将阅读材料放置靠近第一眼位的位置。同样，一些只有向下注视时才会出现斜视的老视患者，从双光镜换成渐进双光镜时出现症状，可能由于渐进双光镜有一较宽的过渡区需要双眼通过附加镜进一步向下注视所致。

检查

眼球运动检查

必须嘱 A 征或 V 征被检者双眼向中线上和中线下 25°~30°注视，并通过棱镜片试验和交替遮盖试验来进行诊断。应在距离患者 6 米处进行检查以消除近反射，通过光反射来评估斜视角差异并不准确，因为无法获得隐斜度。对于间歇性外斜视患者，患者在第一眼位时斜视可被控制，而当眼睛旋转至注视极限时可能会因融合打破出现外斜视，而产生 Y 征、λ 征或 X 征的假象。检查需要进行双眼屈光矫正，且保持对调节视标注视良好，否则可能会观察到假 A 征或 V 征。

内转时应特别注意评估任何过度上转或下转，需要使用间接检眼镜评估眼底旋转的情况。

视知觉检查

视知觉检查取决于患者是否在任何注视方向上都是双眼正位。有些患者在第一眼位可能由于双眼正位而具有非常好的双眼融合。如果患者在所有的注视方向都不能保持正位，则可能会出现单眼抑制和不同程度的异常视网膜对应（ARC）。在许多具有 ARC 和特殊斜视征的患者中，异常对应的反常角随斜视角的变化而改变，从而导致各个注视方向上产生和谐异常视网膜对应，即 ARC 的适应性。

A 征和 V 征的手术治疗

A 征或 V 征常常需要手术治疗，但首先需要判断是否需要手术干预，患者有明显的仰颌或收颌的代偿头位以实现双眼融合，符合手术适应证，如果斜视角随注视方向改变而变化，会使双眼融合不稳定。患儿具有明显 A 征或 V 征临床表现，除在患有严重弱视的情况下，在对其行水平斜视手术时，均应积极处理以争取患儿双眼同时视的机会。需要注意特殊斜视征出现的位置，第一眼位和向下注视是两个最重要的注视方向，Y 征患者由于只在向上注视时出现斜视，在未出现明显症状时可以不处理，尤其是在处理 Y 征可能会牺牲第一眼位或向下注视正位的情况时更应谨慎。A 征或 V 征的患者需要改善外观，可以考虑手术治疗。对于大多数因其他原因接受手术的成年人来说，如果存在这种特殊斜视征，应该进行治疗；如果存在严重弱视，或者治疗可能对第一眼位或在向下注视时产生不利影响，则可以不予处理。

斜肌手术治疗

如果 A-V 征患者具有明显的斜肌亢进，则应该进行斜肌减弱术，具有以下优点：

1. 减少外斜眼在注视方向上的过度外转作用（V 征向上注视，A 征向下注视）；
2. 减少导致 A-V 征的眼球旋转，以减轻融合异常；
3. 纠正内转时任何外观上不可接受的上射或下射。

斜肌手术应与任何必要的水平直肌手术相结合，后者根据第一眼位的斜视角而决定，不需要考虑斜肌外转作用的损失，因为在第一眼位时斜肌的外转作用可以忽略不计。根据下斜肌亢进的程度，双眼下斜肌减弱术会造成向上注视时 15~25PD 的内斜视，下斜肌亢进程度越大，其表现越明显，而对第一眼位的水平斜视角的影响很小或没有影响。术后初期，下斜肌减弱术不会对向下注视产生水平方向的影响，但随着时间延长，向下注视时可能会表现为外斜，这是由于在拮抗肌下斜肌减弱后，先前功能不足的上斜肌可能恢复功能。

上斜肌减弱术的效果取决于术式。进行鼻侧上斜肌减弱术，有较明显的效果，在向下注视时可以纠正高达 40PD 范围的外斜视。颞侧上斜肌减弱术相比之下效果不那么明显，但术后并发症也相对少。后部 7/8 肌腱切除术将减少向下注视时约 15~20PD 的外斜视[26,27]。比后部肌腱切除术更强效的手术是上斜肌断腱术，在靠近肌止端的部位行上斜肌断腱术或部分减退术的效果更强。上斜肌减弱术对向上注视时的水平斜视没有影响。在第一眼位，它只能纠正 0~3PD 的外斜视[28,29]，如行水平直肌手术联合双侧上斜肌减弱术，几乎可无须调整水平直肌手术量。

当通过斜肌减弱术治疗 A-V 征时，一定要注意行双眼对称性手术，除非需同时矫正第一眼位的垂直偏斜，否则术后将产生不必要的垂直斜视。进行上斜肌完全减弱手术如鼻侧切除或肌腱延长术，对旋转的影响极其明显，可能破坏患者的双眼融合，或导致双眼中心凹注视正常融合的患者出现术后严重的旋转复视，因此对这些患者行上斜肌减弱术时要格外小心！上斜肌肌腱后部部分切除术可矫正 A 征和 V 征，比完全上斜肌切除术或肌腱延长术更加安全。可以通过水平直肌垂直转位来作为解决 A-V 征的另一种选择，但是对于度数较大的患者可能残留部分斜视度数。

如果斜肌无功能亢进，则在治疗 A 征或 V 征时不应采取减弱斜肌的术式。最后一点，V 征合并上斜肌功能不足可以通过上斜肌折叠术进行治疗。

水平直肌的垂直转位

许多 A 征或 V 征的患者可以通过水平直肌转位术得到有效治疗，可同时联合根据第一眼位斜视角设计而进行的水平直肌的后徙术或缩短术，联合直肌转位术时原有手术设计量不需要进行调整。

水平直肌转位的主要原理是：当直肌转位后，眼睛旋转到肌肉转位的注视方向时，直肌的主要作用减弱，当眼睛旋转到肌肉转位相反方向时，直肌的作用增强（图82.7）。例如，内直肌行下转位术后，当眼睛向下注视时，内直肌会变成较弱的内转肌；当眼睛向上注视时，内直肌会变成较强的内转肌。这是因为转位肌肉的止点与眼球旋转中心有了新的位置关系，如图82.7所示。因此，治疗内斜V征时，可以行内直肌后徙和向下转位术，其原因是希望减少向下注视时的内转作用力。在直肌转位时，要考虑到还有其他两个作用方向会同时发生改变（图82.8）。其一是在肌肉转位方向上产生了新的作用力矢量，例如，内直肌向下转位，会产生一个下转作用力，因此，在手术治疗时必须重视对称施行，否则会导致第一眼位出现不必要的垂直偏斜，除非术者要处理第一眼位的垂直偏斜，则可进行单侧转位术或双眼不对称转位术。

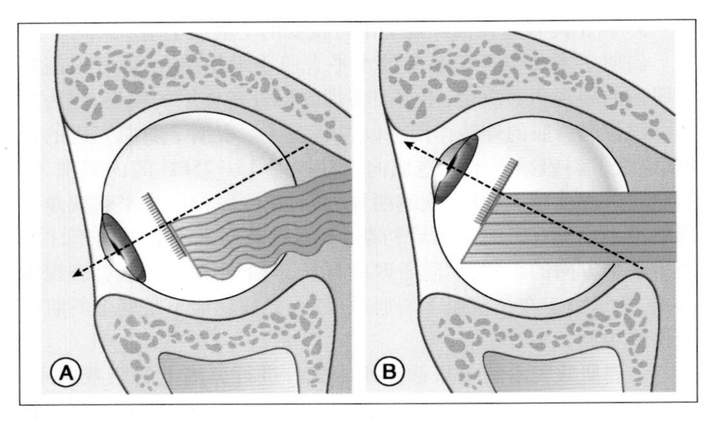

图82.7　水平直肌垂直转位对其主要运动的影响。Ⓐ眼睛向下注视；Ⓑ眼睛向上注视。如果直肌行下转位，眼睛向下注视时（Ⓐ图）肌肉的松弛程度会比向上注视时（Ⓑ图）大。向下注视时对肌肉主要作用的减弱比向上注视时大

直肌转位的另一个改变与旋转有关，当肌肉移位后，会在肌肉转位的作用方向产生旋转矢量。例如，内直肌向下移位会产生一个外旋作用矢量，如图82.8所示，这种旋转方向与处理大多数A征或V征时需要纠正的旋转方向相反。内斜V征通常与下斜肌亢进和外旋有关，将内直肌下转位可以成功治疗V征，但使外旋更严重[13,30]。但很少导致术后不适症状，可能是因为大多数A征和V征患者没有双眼融合视，也可能是因为旋转的变化量不大。

图82.9给出了一个简单的记忆法，用于记忆治疗特殊斜视征时水平直肌移位的方向。内直肌总是向字母的顶点方向转位（V征向下，A征向上），外直肌总是向字母的开口方向转位（V征向上，A征向下）。无论是术中肌肉后徙或切除，患者内斜视或外斜视，这一原则均正确。如果没有明显的斜肌功能障碍，水平直肌垂直转位通常对治疗特殊斜视征有效，但是如果有明显的斜肌功能亢进，采用直肌转位术则效果不佳。斜肌功能障碍产生的旋转导致A-V征，进行直肌转位术会加重旋转。

笔者发现，在大多数没有斜肌功能障碍的A征或V征病例中，将水平直肌对称垂直转位1.5个肌腱宽度（5mm）可有效减少平均15~20PD的A-V征。在大多数超过20PD的A-V征病例中，有显

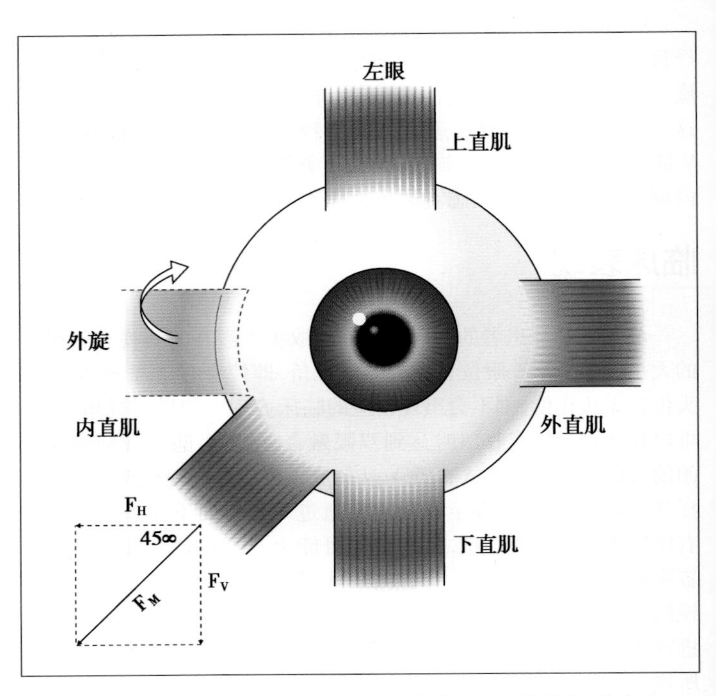

图82.8　直肌转位的多重效应。如果内直肌行下转位术，将在向下作用方向产生一个新的作用力。此外，将在朝向原始肌肉止点方向上产生旋转矢量。内直肌下转位时，产生一个外旋矢量

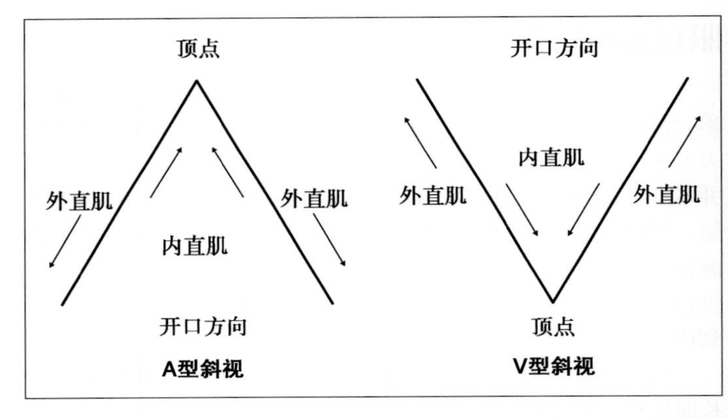

图82.9　水平直肌转位记忆法。此简图描述了治疗A征（左图）和V征（右图）时水平直肌的移动方向。外直肌（LR）总是向字母开口方向移动，内直肌（MR）总是向字母顶点方向移动

著的斜肌功能障碍的病例，会选择斜肌手术。如果A-V征度数较大，不适合斜肌手术或在已经施行斜肌手术仍有A-V征时，对大于20PD的A-V征患者将其水平直肌转位3/4或一个肌腱宽度，被证明是有效的。此外，水平直肌转位术可以与斜肌手术相结合，例如，角度很大的V征（可能40PD或更大）患者、下斜肌功能亢进合并上斜肌功能不全的患者，可以通过双眼内直肌后徙联合直肌转位术及双眼下斜肌减弱术进行治疗。

转位术的原则也适用于单眼的一退一缩术。一条肌肉可以抬高，另一条肌肉可以降低，但这样做并不能产生同等的肌肉力量平衡。如果减弱的（后徙的）肌肉抬高的程度与加强的（缩短的）肌肉降低的程度相同，那么缩短肌肉转位方向上的矢量力将会增加，这种手术方式会造成不必要的垂直偏斜。虽然单眼转位术成功率很高，但笔者更倾向于施行双眼对称的转位术。

垂直直肌水平转位

垂直直肌的水平转位可以治疗 A 征和 V 征[31,32]，这种方法的原理不同于水平直肌垂直转位的原理。它是基于图 82.8 中描述的其中一种效应，详细说明了作用力矢量是在肌肉转位方向上产生的，同样的原理也是转位手术治疗麻痹性斜视的理论基础。因此，内斜 V 征可通过下直肌颞侧转位以及内直肌的适当后徙来治疗；通常垂直直肌转位量是 7mm。表 82.1 总结了治疗 A 征和 V 征的垂直直肌转位方向。

表 82.1　垂直直肌转位方向小结

斜视	转位
内斜 V 征	双眼下直肌颞侧转位
外斜 V 征	双眼上直肌鼻侧转位
内斜 A 征	双眼上直肌颞侧转位
外斜 A 征	双眼下直肌鼻侧转位

值得注意的是，垂直直肌的水平转位可能会产生旋转移位，会加重已存在的旋转斜视，其原因可见图 82.8 所示。这一点与治疗 Graves 病时进行较大量的双眼下直肌后徙术相关，会导致术后 A 征及内旋。笔者曾见过这样的病例，患者行下直肌后徙术时联合鼻侧转位术，希望能预防 A 征的发生，但术后却出现了意想不到的较大角度、且有临床症状的内旋斜视[30]。笔者更倾向于进行较大量的下直肌后徙术联合上斜肌肌腱后部切除术，防止术后出现 A 征。

垂直直肌水平转位术在治疗 A-V 征未得到普及。笔者认为，这主要是因为它涉及需要在每只眼睛增加一条直肌的手术，而在施行斜肌手术或水平直肌垂直转位术时不必如此。

矫正 pulley 异常的手术

如果 pulley 异位或松弛是导致 A 征的原因，可以行手术来稳定或重新定位眼眶 pulley。pulley 异常的诊断需要行眼眶影像学检查[17,18]。

肌肉止端倾斜移位术

眼外肌力学的数学模型表明，理论上可以认为眼外肌的作用点在其肌腱止端的中点位置处[33]（图 82.10A）。如果肌肉两侧的张力不相等，仍可以认为肌肉的作用位置在一点上，但该作用点向肌肉张力较大的一侧移动（图 82.10B 中黑点所示）。理论上，根据这一原理，可以通过选择性地倾斜后徙肌肉的上端或下端模拟直肌转位，从而治疗 A-V 征。例如，对于内斜 V 征，内直肌上端比下端后徙更多，模拟了向下转位的效果，这种术式已成功地用于治疗 A-V 征[34]。矛盾的是，许多作者报告，手术倾斜相反方向的肌肉止端也取得了较好的术后结果[33,35]。对于内斜 V 征，这些作者采用后徙内直肌下端而非上端。这种做法的理论基础是水平直肌的下缘在向下注视时更紧张，而上缘在向上注视时更紧张，但这一结论不能通过眼外肌力学的机制来解释。事实上，眼外肌力学的机制与这一结论恰恰相反。这就引出了一个问题：相反倾斜方法为何也能产生良好的术后结果（图 82.11）？对于同一内斜 V 征，一些研究者会以图 82.11A 所示的方式施行肌肉止端移位术，而另一些则会使用图 82.11B 所示的术式。笔者认为，虽然该术式非常流

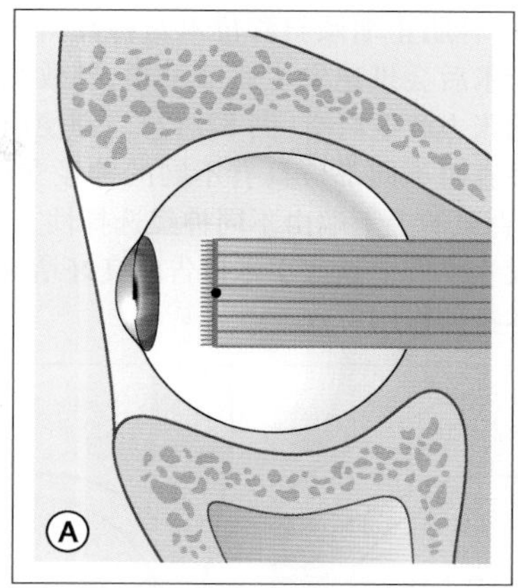

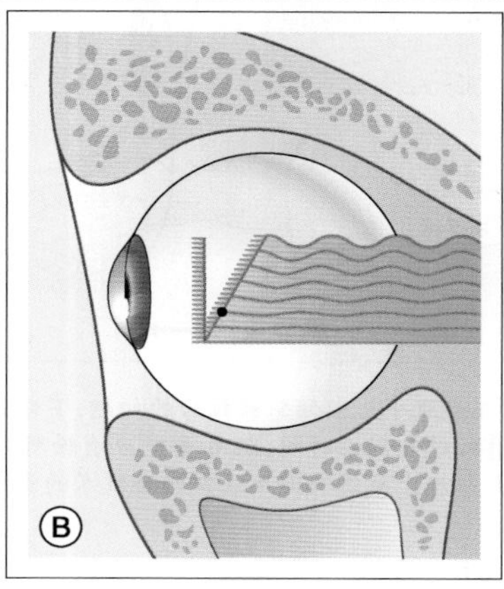

图 82.10　Ⓐ数学模型上可以认为直肌的作用点在其肌腱止端的中点（图中黑点）；Ⓑ如果在止端倾斜移位术后，肌肉两侧的张力不相等，此时仍可以认为肌肉受力点在一个作用点上（图中黑点），但该作用点向肌肉张力较大的一侧移动。如果水平直肌的上端向后方倾斜，则作用点向下移，类似于肌肉下移的作用

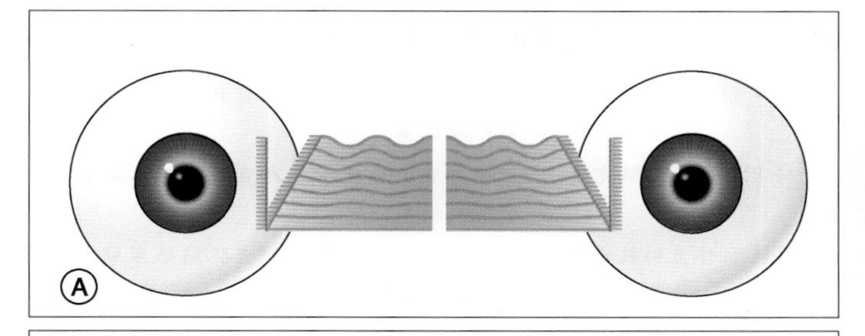

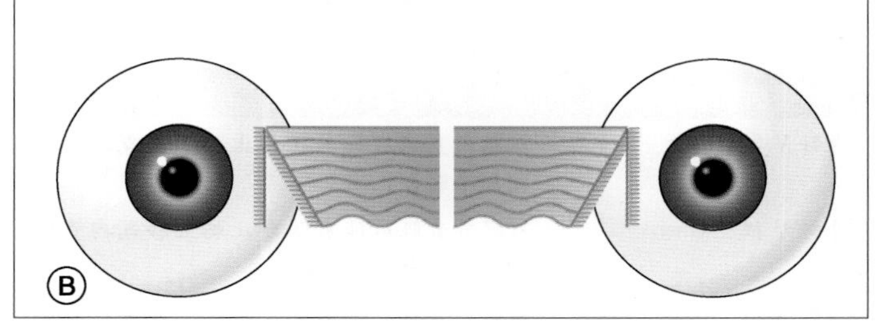

图 82.11　Ⓐ根据图 82.10 所示的原理，行肌肉止端倾斜移位术治疗内斜 V 征，内直肌上止端向后移，模拟了肌肉向下移位；Ⓑ根据向下注视时下部肌纤维更紧张的原理，内斜 V 征采用另一种直肌倾斜手术方式

行，但以上任何一种肌止端倾斜移位术对特殊斜视征的作用微乎其微。这是由于术后会迅速发生肌节重塑，导致肌止端倾斜移位术后的肌肉两端张力产生均衡（图 82.12）。即使前文中提到的有关研究证明水平直肌不同部位具有不同的神经支配，在向上和向下注视时，水平直肌的上下端由不同神经选择性支配，肌节重塑的情况也同样会发生[21-23]。这些手术报告的良好结果可能是由于后徙术或缩短术本身的作用所致。

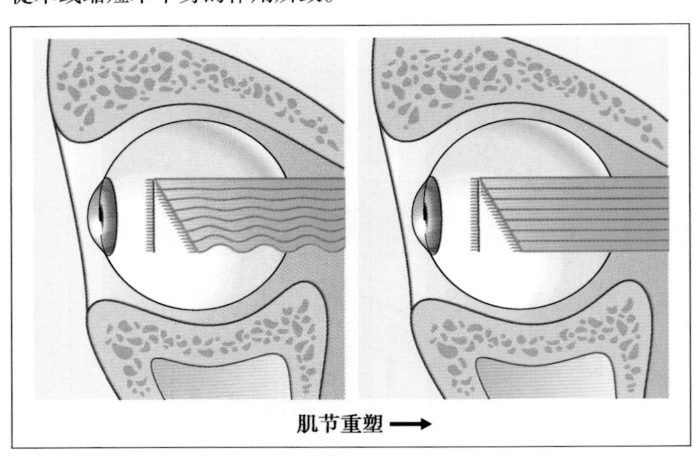

图 82.12　Ⓐ在直肌下止端倾斜移位后的初期，下部肌纤维出现较大程度松弛；Ⓑ经过几周的时间，肌节重塑应消除肌肉两侧张力的差异，并在很大程度上抵消肌肉止端倾斜移位术的影响

术式选择小结

在所有病例中，笔者会根据第一眼位的斜视角来进行标准化水平直肌手术，但可允许在同时联合上斜肌减弱术后第一眼位出现 3PD 以内的内斜漂移。表 82.2 总结了 A 征和 V 征的手术治疗建议。

表 82.2　术式推荐小结

如果存在斜肌功能异常[a]	
内斜 V 征伴下斜肌亢进	双眼内直肌后徙术或外直肌缩短术联合下斜肌减弱术
外斜 V 征伴下斜肌亢进	双眼外直肌后徙术或内直肌缩短术联合下斜肌减弱术
内斜 A 征伴上斜肌亢进	双眼内直肌后徙术或外直肌缩短术联合上斜肌减弱术[b]
外斜 A 征伴上斜肌亢进	双眼外直肌后徙术或内直肌缩短术联合上斜肌减弱术[b]
不存在斜肌功能异常[a]	
内斜 V 征	双眼内直肌后徙术联合止端下移或外直肌缩短术联合止端上移
外斜 V 征	双眼外直肌后徙术联合止端上移或内直肌缩短术联合止端下移
内斜 A 征	双眼内直肌后徙术联合止端上移或外直肌缩短术联合止端下移
外斜 A 征	双眼外直肌后徙术联合止端下移或内直肌缩短术联合止端上移

[a] 根据第一眼位斜视角对水平直肌行常规量的后徙或缩短。
[b]避免对存在双眼融合功能的患者进行较强的上斜肌减弱术。

光学矫治

有些 A 征或 V 征患者在第一眼位可能表现为正位，但向下注视时有内斜或外斜。如前所述，这些患者可能在出现老视时才会表现出症状。部分具有此表现的患者可以通过配戴单光老视镜矫正，或者使用双光镜，为延长阅读时间其附加镜度数比一般处方度数要更高[36]。

（刘曦　译　余继峰　校）

参考文献

1. Duane A. Isolated paralysis of the extraocular muscles. Arch Ophthalmol 1897; 26: 317–34.
2. Urrets-Zavalia A. Abducción en la elevación. Arch Oftalmol 1948; 23: 124–34.
3. Urrets-Zavalia A. Paralisis bialteral congenita del musculo oblicuo inferior. Arch Oftalmol 1948; 23: 172–82.
4. Urist MJ. Horizontal squint with secondary vertical deviations. AMA Arch Ophthalmol 1951; 46: 245–67.
5. Urist M. The etiology of the so-called "A" & "V" syndromes. Am J Ophthalmol 1958; 46: 835–44.
6. Costenbader F. The "A" and "V" patterns in strabismus. Trans Am Acad Ophthalmol Otolaryngol 1964; 58: 354–86.
7. Harley R, Manley DR. Bilateral superior oblique tenectomy in A-pattern exotropia. Tr Am Ophthalmol Soc 1969; 67: 324–38.
8. Knapp P. "A" and "V" patterns. In: Symposium on Strabimsus Transactions of the New Orleans Academy of Ophthalmology. St Louis, MO: Mosby, 1971.
9. France TD. Strabismus in hydrocephalus. Am Orthopt J 1975; 25: 101–5.
10. Biglan AW, Walden PG. Ophthalmic complications of memingomyolocoele: a longitudianal study. Trans Am Ophthalmol Soc 1990; 88: 389–461.
11. Knapp P. Vertically incomitant horizontal strabismus: the so-called "A" and "V" syndromes. Tr Am Ophthalmol Soc 1959; 57: 666–9.
12. Kushner B. The role of ocular torsion on the etiology of A and V patterns. J Pediatr Ophthalmol Strabismus 1985; 22: 171–9.
13. Kushner BJ. Effect of ocular torsion on A and V patterns and apparent oblique muscle overaction. Arch Ophthalmol 2010; 128: 712–18.
14. Urrets-Zavalia A, Solares-Zamora J, Olmos HR. Anthropological studies on the nature of cyclovertical squint. Br J Ophthalmol 1961; 45: 578–96.
15. Miller M, Folk E. Strabismus associated with craniofacial anomalies. Am Orthopt J 1975; 25: 27–37.
16. Robb RM, Boger WP 3rd. Vertical strabismus associated with plagiocephaly. J Pediatr Ophthalmol Strabismus 1983; 20: 58–62.
17. Clark RA, Miller JM, Rosenbaum AL, Demer JL. Heterotopic muscle pulleys or oblique muscle dysfunction? J AAPOS 1998; 2: 17–25.
18. Demer JL. The orbital pulley system: a revolution in concepts of orbital anatomy. Ann N Y Acad Sci 2002; 956: 17–32.
19. Kushner BJ. Restriction of elevation in abduction after inferior oblique anteriorization. J AAPOS 1997; 1: 55–62.
20. Kushner BJ. Thyroid eye disease. In: Dortzbach R, editor. Ophthalmic Plastic Surgery Prevention and Management of Complications. New York, NY: Raven Press, 1994: 381–94.
21. de Silva Costa RM, Kung J, Poukens V, et al. Intramuscular innervation of primate extraocular muscles: Unique compartmentalization in horizontal recti. Invest Ophthalmol Vis Sci 2011; 52: 2830–6.
22. Peng M, Poukens V, da Silva Costa RM, et al. Compartmentalized innervation of primate lateral rectus muscle. Invest Ophthalmol Vis Sci 2010; 51: 4612–17.
23. Demer JL. Compartmentalization of extraocular muscle function. Eye 2015; 29: 157–62.
24. Brown H. Vertical deviations. Trans Am Acad Ophthalmol Otolaryngol 1953; 57: 157–62.
25. Gobin M. Sagittalization of the oblique muscles as a possible cause for the "A" and "V" phenomona. Br J Ophthalmol 1968; 52: 13–18.
26. Prieto-Diaz J. Poseterior partial tenectomy of the SO. J Pediatr Ophthalmol Strabismus 1979; 16: 321–3.
27. Shin GS, Elliott RL, Rosenbaum AL. Posterior superior oblique tenectomy at the scleral insertion for collapse of A-pattern strabismus. J Pediatr Ophthalmol Strabismus 1996; 33: 211–18.

28. Parks MM. Doyne Memorial Lecture, 1977. The superior oblique tendon. Trans Ophthalmol Soc UK 1977; 97: 288–304.
29. Diamond GR, Parks MM. The effect of superior oblique weakening procedures on primary position horizontal alignment. J Pediatr Ophthalmol Strabismus 1981; 18: 35–8.
30. Kushner BJ. Torsion and pattern strabismus: potential conflicts in treatment. JAMA ophthalmol 2013; 131: 190–3.
31. Fink WH. "A" and "V" syndromes. Am Orthopt J 1959; 9: 105–10.
32. Miller JE. Vertical recti transplantation in the "A" and "V" syndromes. Arch Ophthalmol 1960; 61: 689–700.
33. Kushner BJ. Insertion slanting strabismus surgical procedures. Arch Ophthalmol 2011; 129: 1620–5.
34. van der Meulen-Schot HM, van der Meulen SB, Simonsz HJ. Caudal or cranial partial tenotomy of the horizontal rectus muscles in A and V pattern strabismus. Br J Ophthalmol 2008; 92: 245–51.
35. Bietti GB. [On a technical procedure (recession and fan-shaped oblique reinsertion of the horizontal rectus muscles) for correction of V or A exotropias of slight degree in concomitant strabismus]. Boll Ocul 1970; 49: 581–8.
36. Kushner B. Management of diplopia limited to down gaze. Arch Ophthalmol 1995; 113: 1426–30.

第83章

先天性脑神经异常支配

Ramesh Kekunnaya, Virender Sachdeva

章节目录

“先天性脑神经异常支配”(congenital cranial dysinnervation disorders, CCDDs)指一条或多条脑神经或其神经核先天性发育异常或继发性神经支配异常所引起的一组先天性、非进行性疾病。

据观察,病例可以呈散发或有家族遗传性,但目前大多数被证实或高度怀疑具有遗传背景[1,2](框 83.1)。由于病变累及眼外肌,患者常就诊于眼科。尽管多数患者仅表现为特征性的眼外肌异常神经支配,和/或合并面神经异常支配,也有一些患儿同时伴有因基因缺陷导致的全身和/或神经系统功能异常,例如脑血管、心血管及骨骼畸形[2]。目前为止,共发现 7 个致病基因和 10 种表型与此类疾病相关[2]。

框 83.1

先天性脑神经异常支配的共同特征

- 出生后即有
- 非进行性病变
- 散发性或家族性
- 一条或多条脑神经/神经核发育异常
- 异常神经支配
- 原发性——神经元/神经核缺如
- 继发性——其他神经发育过程中的分支病变

这一章节着重描述全部或部分以眼球运动异常为主要临床表型的 CCDDs。其中包括先天性眼外肌广泛纤维化(congenital fibrosis of the extraocular muscles, CFEOM)的三种主要分型、眼球后退综合征(Duane retraction syndrome, DRS)、同源盒 *HOXA1* 谱系、水平注视麻痹伴进行性脊柱侧弯(horizontal gaze palsy with progressive scoliosis, HGPPS)和 Möbius 综合征。为了便于理解,这些疾病可以按影响垂直运动[CFEOM(动眼神经和滑车神经)]或水平运动分类[DRS、Möbius 综合征、HGPPS 和 *HOXA1* 谱系(展神经和核上神经通路)]。

先天性眼外肌广泛纤维化

这组疾病的特征是先天性眼球运动异常、先天性上睑下垂及眼外肌纤维化。大多数眼外肌广泛纤维化的患者首诊于眼科的主诉都是上睑下垂或眼位偏斜。很早以前曾认为是肌源性疾病导致眼外肌纤维化,后来的临床发现及病理学证据表明是由于动眼神经/滑车神经/展神经或神经核的缺如所导致的神经源性疾病。迄今为止,已经发现三种主要的 CFEOM 分型——CFEOM1、CFEOM2 和 CFEOM3。其中 CFEOM3 有三种临床亚型:CFEOM3A、CFEOM3B 和 CFEOM3C[2,3]。

先天性眼外肌广泛纤维化 1 型(MIM#135700)

CFEOM1 型是最常见的 CFEOM 的临床表型。这是一种完全外显的常染色体显性遗传病[4],临床特征是先天性双眼上睑下垂,双眼固定下斜视,双眼上转受限,不同程度的水平运动受限及下颌上抬的代偿头位(图 83.1)。这些患者主动牵拉试验阳性,同时伴有异常眼部运动,如企图上转时会出现异常集合运动。神经病理学研究显示上直肌和上睑提肌出现明显萎缩和纤维化,其他眼外肌纤维也出现不同程度的缩小。组织病理学研究发现动眼神经缺如或者发育不良,其中视神经直径还会出现 30%~40% 的缩小[5]。CFEOM1 型是由于 12 号染色体(12q12)[3]中 *KIF21A* 基因的杂合错义突变引起的,*KIF21A* 基因参与编码驱动蛋白,这是一种与神经元细胞器运输有关的微管相关蛋白[6]。

先天性眼外肌广泛纤维化 2 型(MIM#602078)

CFEOM2 型是一种常染色体隐性遗传疾病,临床特征为双眼上睑下垂及双眼内转、上转及下转不能(图 83.2A、B)[7]。虽然眼球可外转,但其外展程度有限,瞳孔形状通常不规则,双侧大小不等,瞳孔光反射和近反射消失。可出现双侧动眼神经(第Ⅲ对脑神经)麻痹,神经影像学检查显示双侧第Ⅲ对脑神经缺如[8]。该疾病由位于 11 号染色体(11q13.3-q13.4)[7]上的 *PHOX2A* 基因纯合突变引起,该基因编码同源域转录因子,主要于动眼神经和滑车神经的发育时期表达,该基因对于脑神经的发育至关重要,其突变可导致动眼神经及滑车神经的发育终止。

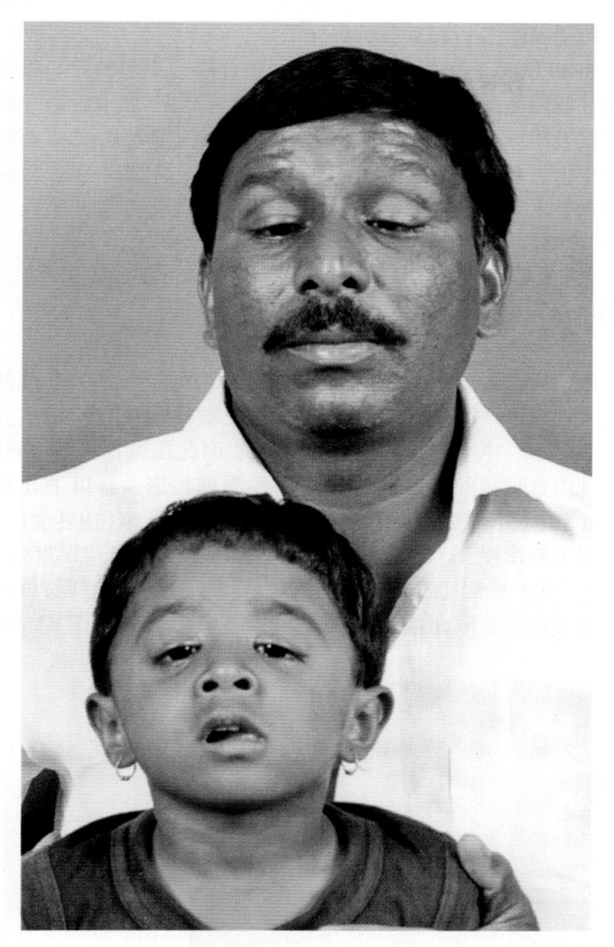

图 83.1　先天性眼外肌广泛纤维化 1 型(CFEOM1)父子患者。他们双眼上睑下垂和上转受限导致出现下颌上抬的异常头位

先天性眼外肌广泛纤维化 3 型

CFEOM3 型是一种常染色体显性遗传疾病,其临床特征与 CFEOM1 型相似,但 3 型临床表型变异更大,有时患眼甚至能上转超过中线[9]。临床表型的多变性至少来源于两个致病基因[*TUBB3*(CFEOM3A)(MIM#600638)和 *KIF21A*(CFEOM3B)]的杂合突变[10,11]。

其中 *TUBB3* 基因是参与编码微管组成的基因片段,目前已知有几种 *TUBB3* 基因错义突变与 CFEOM3 相关。一些 CFEOM3A 亚型的患者表现为孤立的眼球运动缺陷(甚至孤立的上转不能),有些患者可出现双侧面瘫、周围感觉或感觉运动神经病变、手腕和手指挛缩、认知功能障碍等临床特征。在某些病例的磁共振成像(MRI)中可发现胼胝体和前连合的发育不良[11]。携带 *KIF21A* 基因突变的患者,临床表型类似于 CFEOM1 型,但眼球可存在上转,属于 CFEOM3B 亚型。在一个关于三代家系报道中发现其临床表型类似于 CFEOM3 型,遗传学检查发现染色体 2q 和 13q 之间发生了相互易位[12]。这类患者归属于 CFEOM3C 亚型(MIM#609384)。

CFEOM 患者的治疗

因为异常支配累及多条眼外肌,患者通常会表现为伴有大角度斜视、上睑下垂和异常头位,这使得 CFEOM 患者的治疗面临巨大的挑战。他们表现为复杂、顽固的眼球运动异常和上睑下垂,且伴有全身和/或神经性病变,使得治疗预后很差,但仍有一些治疗方案可能对这些患者有所帮助。

a. 屈光矫正/弱视治疗:Chen 等[13]在对 40 例 CFEOM 患者进行的研究中发现弱视的发生率约为 95%。与此同时,他们还发现 85%的患者存在散光,11.7%的患者存在远视。因此所有 CFEOM 患者均需进行睫状肌麻痹散瞳验光、单眼分时段遮盖治疗或阿托品压抑治疗(参见第 73 章),患儿视觉发育期间建议定期门诊随访。

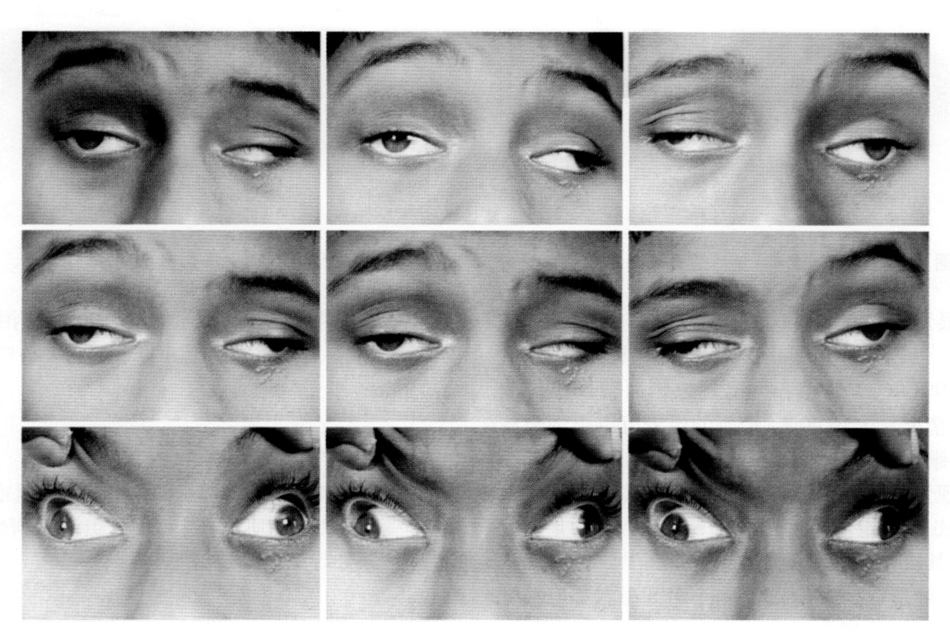

图 83.2　先天性眼外肌广泛纤维化 2 型(CFEOM2)。患者双眼内转、上转及下转均受限

b. 斜视治疗：

- 这些患者通常会因为下直肌和外/内直肌的紧张，出现大角度下斜视和下颌上抬、大角度外斜视或内斜视。部分患者因为滑车神经功能异常，还可能出现上斜肌的紧张和纤维化。
- 下直肌和外直肌大量后徙或断腱术治疗对患者的下斜视有所改善。
- 术中需重复进行下直肌和上斜肌的牵拉试验。在下直肌减弱术之后，若仍存在残余的上斜肌紧张，可继续行上斜肌减弱手术。
- 少量后徙通常无效，并且增加二次手术的风险。
- 此外，对于紧张肌的拮抗肌，肌肉缩短术通常无效。
- 斜视手术需要基于临床特征给予个性化手术设计。

c. 上睑下垂的治疗：

- 上睑下垂较为常见，可导致下颌上抬。
- 斜视矫正术后再重新评估并进行上睑下垂矫正手术。
- 手术过矫风险。因为眼球运动受限和 Bell 征阴性可能导致暴露性角膜病变。
- 额肌悬吊手术比提上睑肌缩短术更有效，能相对避免出现过矫。如果行提上睑肌缩短术，眼睑提升至第一眼位状态下的视轴上方即可。
- Bell 征不明显的患者，可能不适合行上睑下垂手术。可配戴上睑下垂眼睑支撑眼镜作为保守治疗。

与 CFEOM 相关的斜视不是特别适合进行手术治疗。超常量的眼外肌后徙及个别情况下的眼外肌缩短治疗，对术后第一眼位斜视度及眼球运动的改善非常有限[14]。Sener 等人[15]的近期研究建议根据患者病情选择个体化手术方案。很多 CFEOM 患者需通过多次手术获得眼球正位，因此需在术前反复告知患儿家长手术风险，以降低手术期望值。

眼球后退综合征

眼球后退综合征（DRS）是最常见的 CCDD 疾病之一，由于展神经及其神经核异常所导致[2]。外直肌缺乏展神经的正常支配，支配内直肌的动眼神经分支异常支配外直肌，因此在患者企图内转时，可出现内直肌和外直肌同时收缩导致眼球后退。有以下几种分型[16]：Ⅰ型（外转受限，内转正常或轻度受限）、Ⅱ型（内转受限，外转正常或轻度受限）、Ⅲ型（内转和外转均受限），以及Ⅳ型（协同分开）。其中最常见的类型是Ⅰ型，主要特征是外转受限，可合并不同程度内转受限，内转时睑裂缩小并合并眼球后退（图 83.3）。

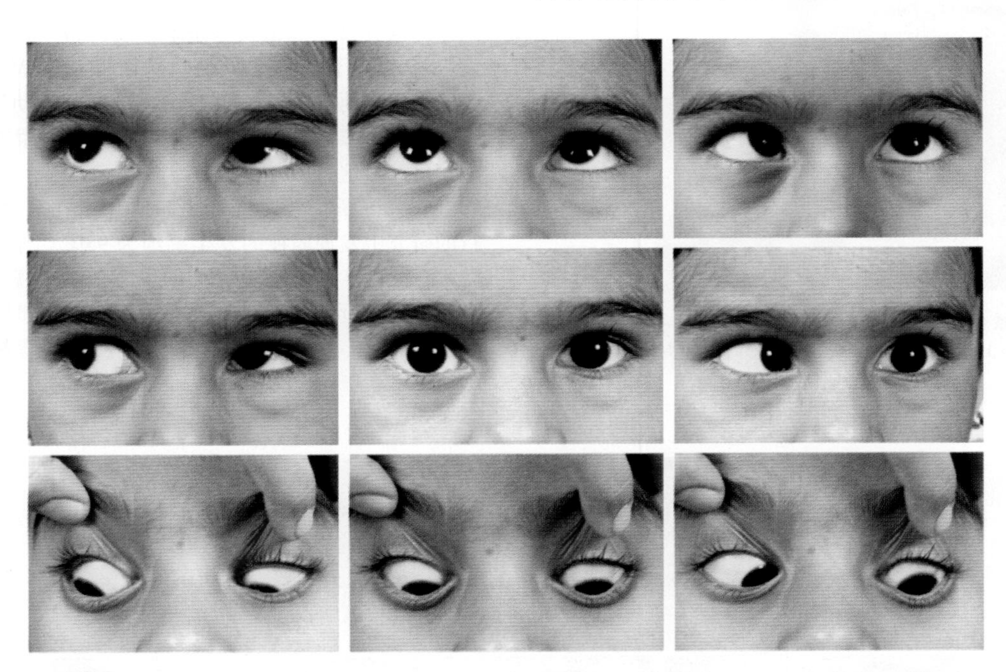

图 83.3　单侧（左眼）眼球后退综合征Ⅰ型 4 岁女性患儿，可见左眼外转受限，左眼企图外转时睑裂开大

大多数病例为单眼发病（图 83.3），但 15%～20%的患者可出现双眼发病（图 83.5A）[17,18]。在单眼病例中，女性比男性更常见，左眼比右眼更常见。40%～60%的患者可出现患侧面转以维持双眼视，避免出现复视的情况。大约 40%～45%的患者可以出现眼球上射或下射，尤其是单眼病变和Ⅲ型 DRS 患者[18]。

DRS 患者最常表现为内斜视，其次是正位，最不常见的是外斜视。高达 66%的 DRS 患者可能合并屈光不正——最常见的是远视或远视散光（31.5%），其次是近视或近视散光（22%）[18]。由于斜视及屈光不正的存在可能造成弱视，因此，所有 DRS 患者都应接受睫状肌麻痹散瞳验光和弱视治疗。

与此同时，DRS 患者可能合并其他眼部疾病，如白内障、鼻泪管阻塞、视网膜变性、角结膜皮样瘤、鳄鱼泪，以及其他全身疾病，如听力损伤、唇裂、马蹄足内翻和戈尔登哈尔综合征（Goldenhar syndrome）[18]。

肌源性或神经源性现象？

尽管早期研究认为 DRS 继发于眼外肌或眼眶周围组织的纤维化病变，但最近的肌电图、MRI 及组织学研究显示病变与展神经/神经核缺如导致的神经源性异常有关[16,19-22]。

遗传

大多数 DRS 患者是散发性的，但单眼和双眼的家族性病例也可出现[23]。家族性 DRS 通常以常染色体显性遗传方式遗传，这些家庭中受累患者可出现不同的临床表型。

眼球后退综合征Ⅰ型(MIM#126800)

在眼球后退综合征Ⅰ型(DURS1)患者的临床表型中，可以单眼(图 83.3)或双眼(图 83.5A)受累，其中病变与位于 8 号染色体(8q13)的 CPAH(编码 8 个外显子的羧肽酶基因)突变有关。当 DURS1 位点异常重叠时可出现基因的破坏，根据基因片段缺失大小的程度，可合并其他临床特征，包括智力低下、鳃-耳-肾综合征、生殖道异常及其他体细胞突变[24,25]。

眼球后退综合征Ⅱ型(MIM#604356)

眼球后退综合征Ⅱ型(DURS2)几乎都是双眼病变。临床特征还包括不同程度的垂直斜视，例如明显的上斜肌不足和垂直分离性斜视。患者无论伴或不伴内转受限，均可出现外转受限。该类患者中弱视非常常见。DURS2 属于常染色体显性遗传，致病基因 *CHN1* 位于 2 号染色体(2q31)[26-28]。*CHN1* 参与展神经的发育，并一定程度上参与动眼神经的发育[29,30]。

Duane 桡骨线综合征(Okihiro 综合征)(MIM#607323)

这种单眼或双眼 DRS 患者会同时合并单侧或双侧的桡骨发育不良，其中拇指发育不良最为常见，鱼际肌到前臂出现不同程度的发育不良，患者还可出现听力障碍和躯干发育不良。该综合征属于常染色体显性遗传疾病，由位于 20 号染色体(20q13)上的 *SALL4* 突变引起，该基因可能编码锌指转录因子[31,32]。

Wildervanck 颈-眼-听神经综合征(MIM#314600)

这种先天性耳聋、Klippel-Feil 异常(颈椎融合导致短颈)和双侧展神经麻痹伴内转时眼球后退的综合征(Duane 现象)几乎全是女性患病，推测是 X 连锁遗传，在半合子男性中发病可能致死。

眼球后退综合征的治疗

框 83.2 总结了眼球后退综合征的手术指征，最主要的指征是第一眼位出现明显的眼位偏斜。

框 83.2

眼球后退综合征的手术指征

- 第一眼位明显的眼位偏斜
- 异常头位
- 明显的眼球上射或下射
- 明显的眼球后退
- 增加双眼视野

尽管许多临床医生仍依赖于 Huber 分型将 DRS 分为Ⅰ、Ⅱ和Ⅲ型[16]，但将患者分为内斜视、外斜视或正位可能对手术设计和治疗更为有用[33,34]。手术设计主要取决于第一眼位的斜视度、面转程度、外转和内转的限制程度、眼球后退的量、上射和下射以及眼球牵拉试验的情况。虽然内、外直肌同时后徙是 DRS 的主要治疗方法，但在过去十年中，肌肉转位术[如：垂直直肌转位手术(vertical rectustransposition, VRT)和上直肌转位术(super rectustransposition, SRT)]的治疗效果有显著提高。

眼球后退综合征的斜视治疗指南

单眼内斜型 DRS

单眼内斜型的 DRS 是 DRS 最常见的亚型(尤其是 DRS Ⅰ型)。根据内斜视的程度，这些患者可以进行单侧或双侧内直肌后徙。虽然许多斜视专家更倾向于通过单侧或双侧内侧直肌后徙治疗内斜型 DRS[35]，但也有些人建议使用转位手术[36,37]以改善眼位和外展。虽然内直肌后徙术和转位手术均能够获得良好的第一眼位，但垂直直肌转位术可以获得更大的双眼视野[36-39]。除垂直直肌转位到外直肌外，Mehendale 等[37]和 Yang 等[38]报道上直肌转位联合内直肌后徙术可获得良好的效果(图 83.4A、B)。该研究指出，与单独的内直肌后徙相比，上直肌转位(1.5 单位)可以更好地改善外展[38]。然而，应谨慎把握患者的适应证：不应对严重后退/同步收缩/外斜的患者进行转位手术。表 83.1 总结了内斜 DRS 患者的治疗方案。

表 83.1　单侧 Duane 综合征的手术及适应证

分组	临床特征	设计方案
1	内斜<20PD	单侧内直肌后徙(MRc) 如果<14PD 无明显眼球后退：单侧上直肌转位(SRT)
2	内斜 20~45PD	双内直肌转位：更适用于内直肌紧张和严重的眼球后退 单侧 MRc+SRT* 单侧 MRc+垂直直肌转位*

*适用于没有明显的眼球后退/上射和下射的情况。

双眼内斜型 DRS

15%的 DRS 患者表现为此种类型。在男性中更常见。需要与先天性内斜视、Ciancia 综合征和 Möbius 综合征进行鉴别。内斜视的角度可从小到大不一(据报道最高可达 70PD)[40]。通常，双眼内斜型 DRS 治疗原则与单眼内斜型 DRS 相同，首选双侧内直肌后退手术，手术量取决于斜视度，86%的患者术后可以取得良好眼位。其他术式选择包括双侧内侧直肌后徙联合上直肌转位/垂直肌转位(图 83.5A、B)。据报道，转位手术与双侧内直肌后徙术的效果相近[41]。

外斜型 DRS

外斜型 DRS 占所有 DRS 病例的 10%~15%，并且通常与Ⅱ型 DRS 有关。在这些患者中，其外直肌通常很紧张，并且还可能存在眼球后退以及上射和下射，可以通过外直肌后徙来治疗[如果斜视度<20PD，则行单侧外直肌后徙；如果斜视度>20PD，则行双侧外直肌后徙；如果合并眼球上射和下射，则行外直肌 Y 形分开后退(图 83.6A、B)]。若存在严重眼球后退以及上射和下射，行外直肌骨膜固定，并将部分垂直直肌的肌腱移位到外直肌止端，可以改善眼球后退和运动。

DRS 合并上射和下射

上射和下射通常是由于水平直肌的共同收缩引起过度上转和下转的现象，最常见于Ⅱ型和Ⅲ型 DRS(图 83.6A)。此现象被认为是继发于机械因素(较紧张的外直肌导致眼球滑移产生的皮带

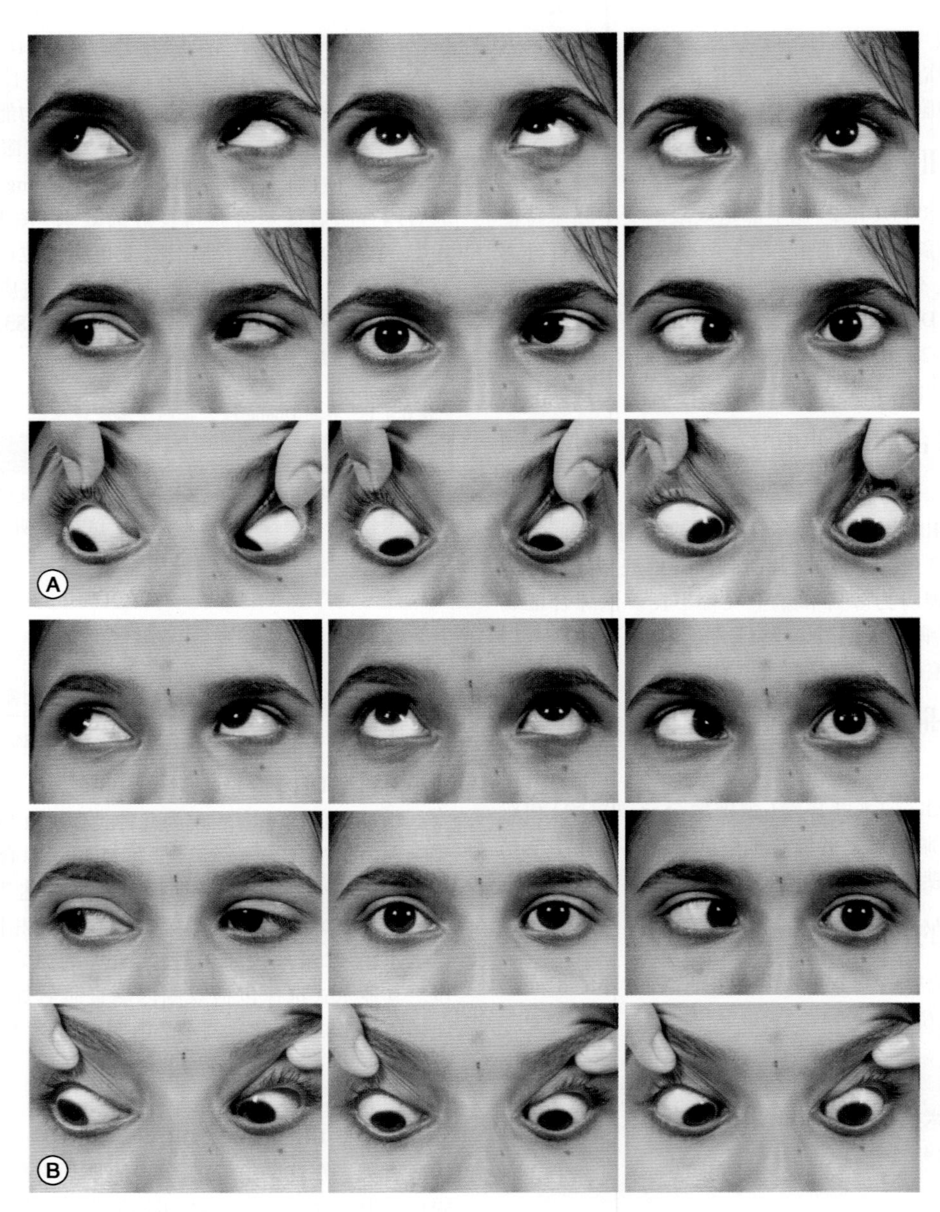

图 83.4　单眼内斜型(右眼)Duane 眼球后退综合征Ⅰ型。Ⓐ术前;Ⓑ术后。图示为术前和术后九方向眼位图。注意眼球外转的改善

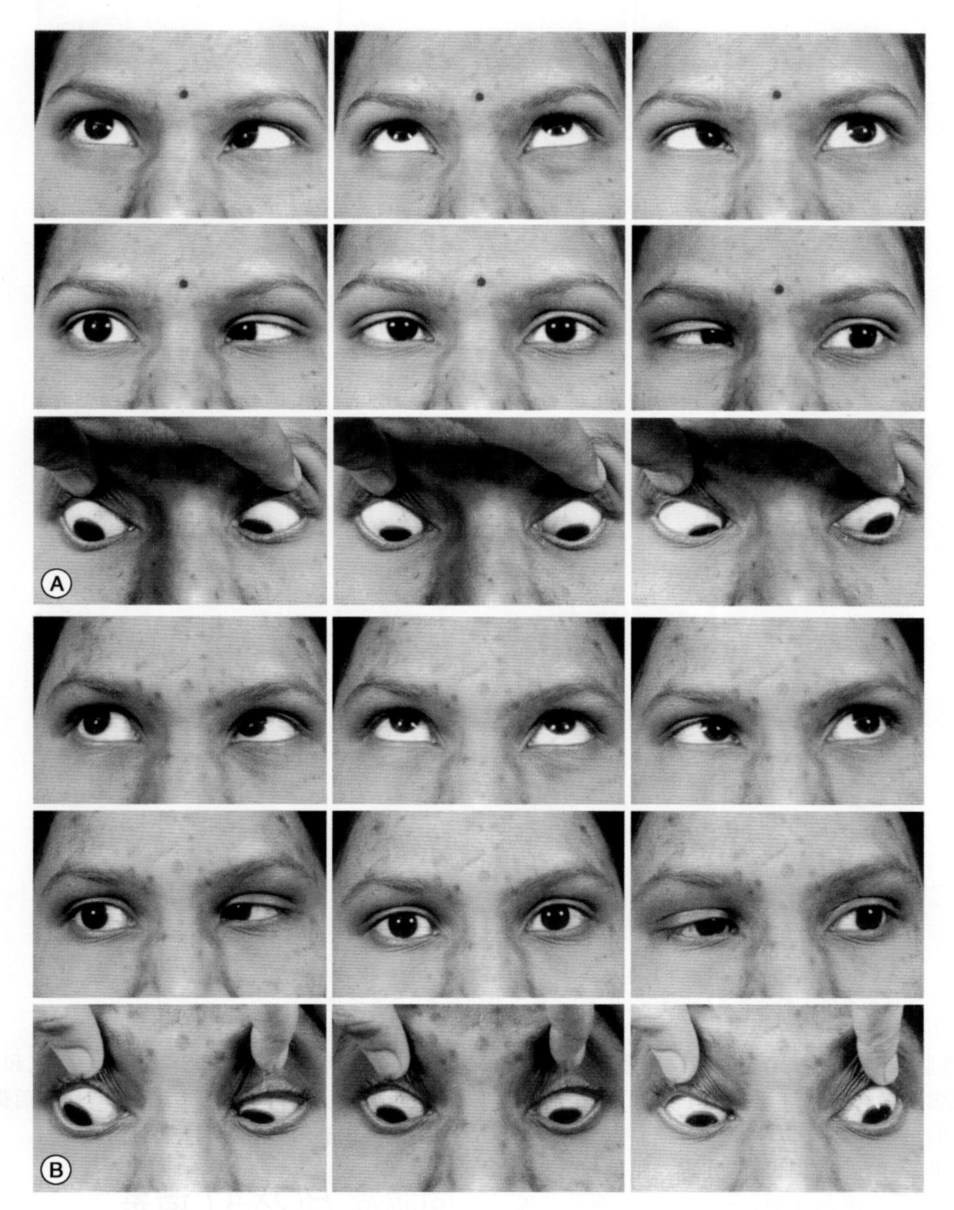

图83.5　双眼内斜型Duane眼球后退综合征Ⅰ型。Ⓐ术前；Ⓑ术后。图示为术前和术后九方向眼位图。注意第一眼位斜视和眼球后退的改善。但眼球外转仍然受限

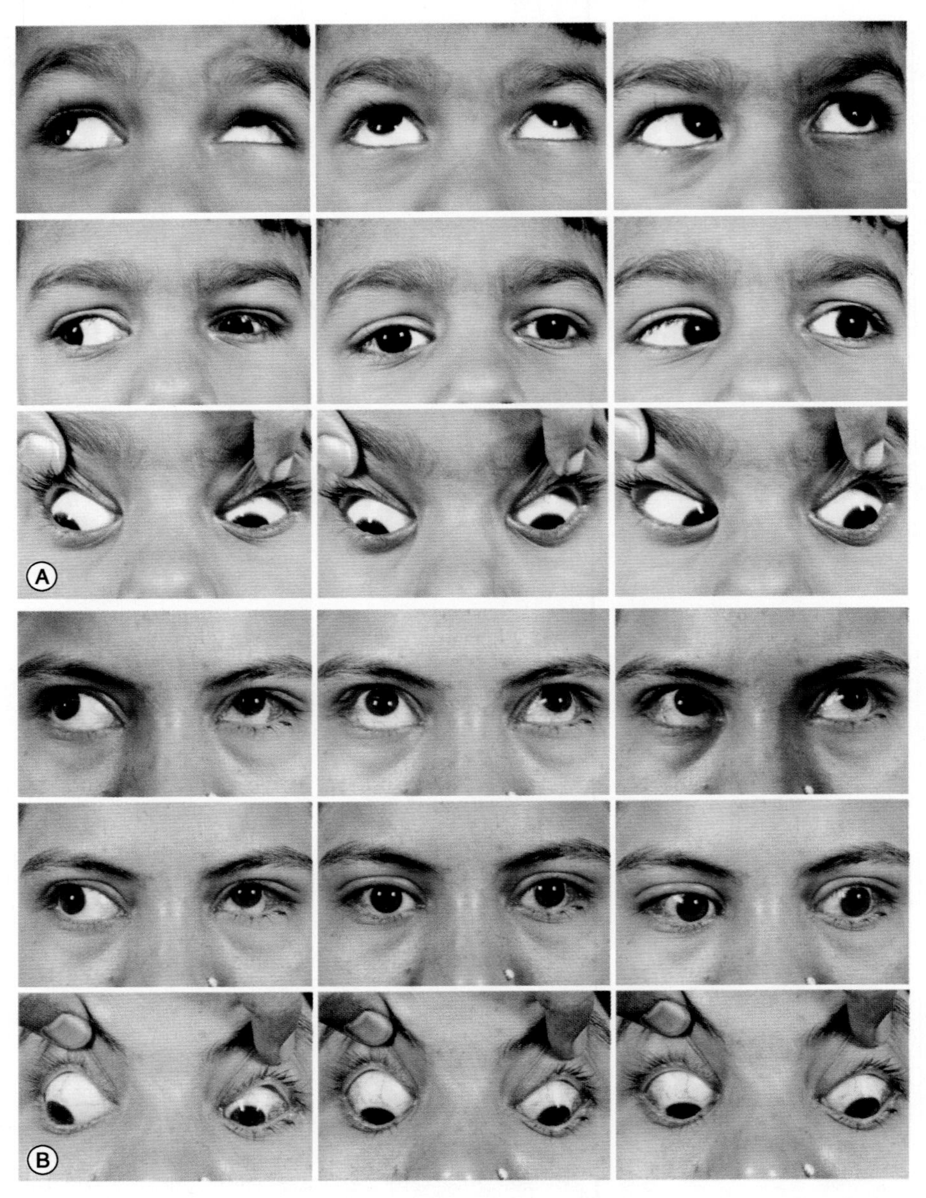

图 83.6　外斜型 Duane 眼球后退综合征。Ⓐ术前；Ⓑ术后。术前和术后九方向眼位图。注意第一眼位和左眼上射的改善（译者注：原著"左眼下射的改善"应是错误的）

效应），或者可能由垂直肌或斜肌的神经支配障碍所致。"机械性上射和下射"的患者在尝试内转时出现迅速的上射和下射，而"神经支配性上射和下射"的患者在原在位存在垂直偏斜以及较为缓慢的上转和下转，这些患者存在下斜肌功能亢进。目前已经提出了各种手术方法，但是，对每一项的详细讨论超出了本章的范围。在存在机械性上射和下射时，外直肌的 Y 形分开手术可以获得良好的效果（图 83.6A、B）。如果同时存在外斜视，可联合外直肌后徙手术。Rao 等[42]研究了 10 名有明显上射伴或不伴外斜视的 DRS 患者，发现术后患者眼球上射消除，同时代偿头位、注视分离以及眼球后退（若存在）的情况均改善。相反，对于神经支配型的上射和下射，上直肌或下斜肌后徙手术将获得良好的眼位。

正位型 DRS

正位型 DRS 的患者很少需要手术治疗，除非合并严重的眼球后退以及上射和下射。前面已经讲到过上射和下射的治疗。若患者原在位出现明显眼球后退，可对内直肌和外直肌行不对称的后徙进行矫正。通常，外直肌应比内直肌多后徙约 1mm（并且使用可调节缝线以有效避免眼位出现新的偏斜）。

同源盒 *HOXA1* 谱系

同源盒 *HOXA1* 谱系（MIM#601536）为常染色体隐性遗传，其特征为双侧 DRS，伴有外转消失和内转减弱（图 83.7），并与耳聋、心脑血管畸形相关，并且在某些情况下患者可能有潜在的自闭症[43-45]。患者可能存在面瘫、认知功能障碍、中枢性通气不足或这些特征的组合，这种情况在美国本土变异的人群中更为常见[46]。通过很多患者 MRI 影像结果发现患者展神经缺失，并且颞骨岩部中几乎没有发育出听觉结构和前庭结构[43-45]。

HOXA1 谱系是由 7 号染色体上的 *HOXA1* 基因的纯合突变引

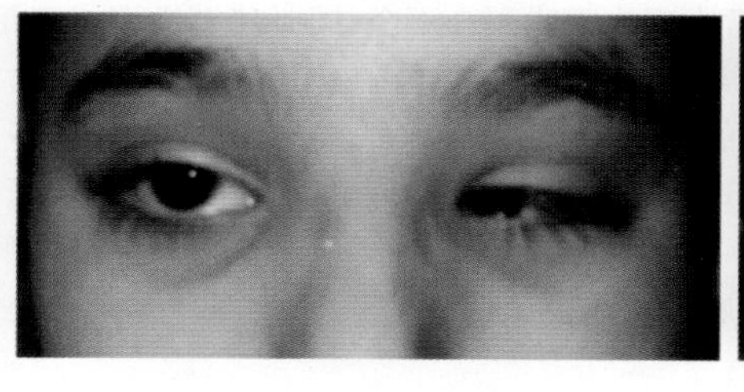
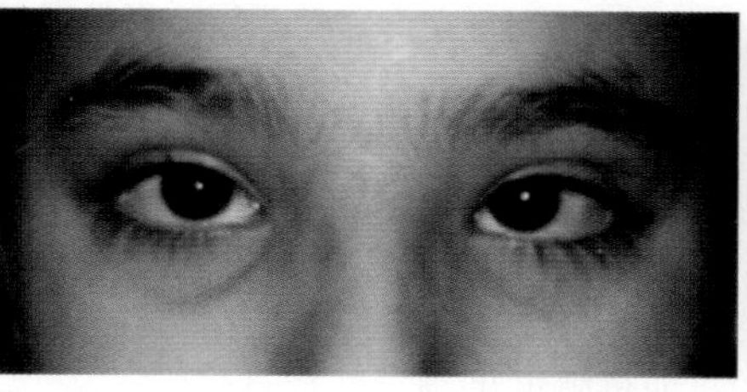
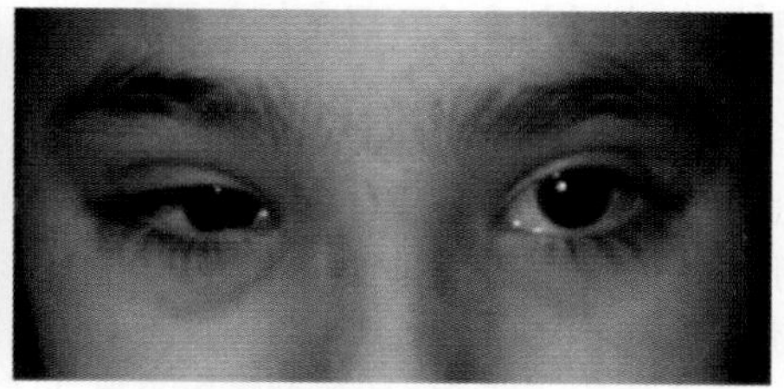

图 83.7　HOXA1 谱系病。此患者为 HOXA1 纯合突变，具有典型的先天性双侧Ⅲ型 Duane 眼球后退综合征三联征，双耳几乎完全没有内耳发育而出现耳聋，以及存在脑血管畸形。第一眼位呈现中度内斜视，双眼均不能外转，双眼内转受限，伴有明显的眼球后退和睑裂缩小。然而，双眼的上视和下视并不受影响

起的(7p15.3)，在动物模型中显示这一基因对后脑发育至关重要[3]。

HOXA1 谱系的治疗

患有这类疾病的患者可能患有较严重的全身性疾病。眼科医生应该重视屈光矫正及弱视治疗，并根据其眼位是否偏斜，适当及时地给予斜视手术治疗。然而，更重要的是，眼科医生在检查患有双侧 DRS 的患者时应该了解这一类疾病，并协助多个学科的医生对该患儿进行诊治。

水平注视麻痹伴进行性脊柱侧弯

水平注视麻痹伴进行性脊柱侧弯(MIM#607313)是一种常染色体隐性遗传的综合征，其特征是完全或接近完全的双眼水平注视受限(图 83.8 和图 83.9)，垂直注视正常，集合多样，先天性眼球震颤多样和不对称眨眼[47]。脊柱侧弯始于儿童早期，进展速度较快而且很严重。MRI 显示展神经完整，但在髓质和下脑桥有较深的前部和后部裂隙，较大的第四脑室，皮质脊髓束、内侧丘系、上小脑脚的轴突交叉消失[48,49]。

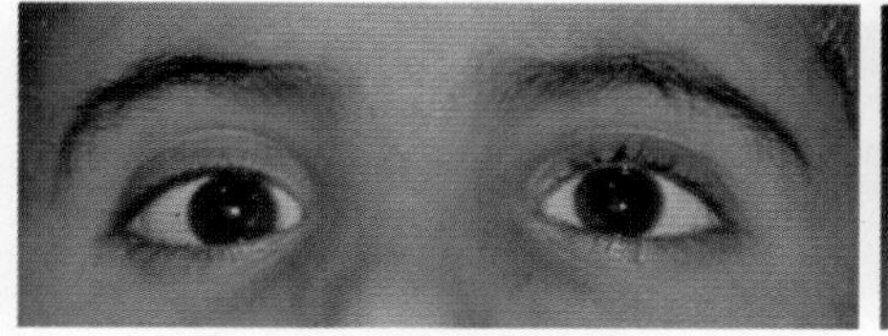
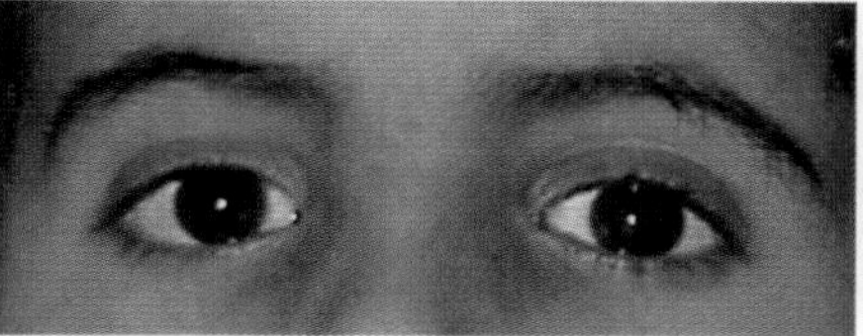
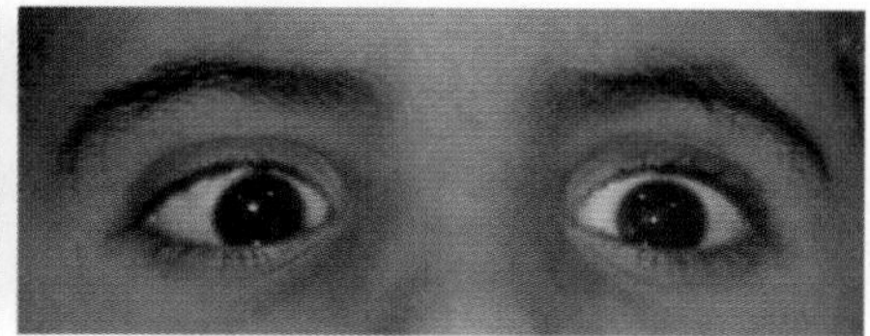

图 83.8　水平注视麻痹伴进行性脊柱侧弯。该患儿为 ROBO3 纯合突变，表现为水平注视麻痹和严重的进行性脊柱侧弯。第一眼位为正位，双眼视力佳，双眼可以融合，没有复视。几乎无向右的共轭运动，只能轻微向左转，双眼上视和下视不受影响。有小幅度水平摆动性眼球震颤。眼球运动障碍出生时就已出现

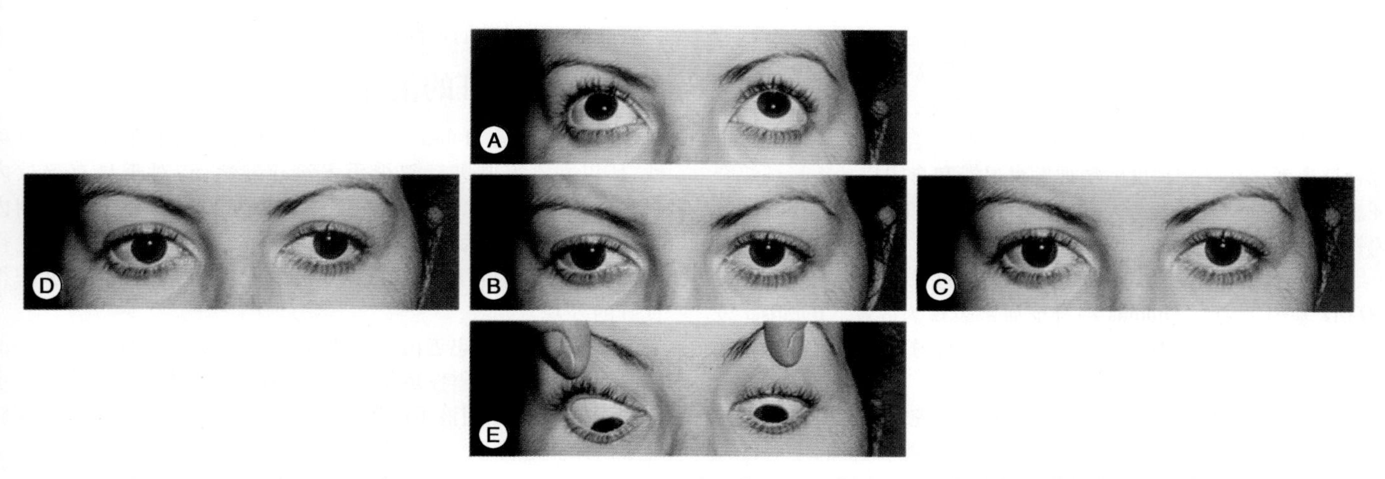

图 83.9　水平注视麻痹伴进行性脊柱侧弯。该患者眼球垂直运动正常。Ⓐ向上看；Ⓑ第一眼位；Ⓒ试图向右看；Ⓓ试图向左看；Ⓔ向下看

导致这种疾病的突变位于 11 号染色体(11q23-q25)的 *ROBO3* 基因，该基因负责编码跨膜细胞黏附分子，该分子是后脑发育期间轴突导向的受体[3,50]。

HGPPS 患者水平注视受限的发生机制尚不清楚，推测可能是由于来自中间脑桥旁网状结构的轴突向外展运动神经元的异常核上传入所致，这些轴突不能穿过中线和/或不能在内侧纵束中发育成为轴突以穿过中线[51]。

水平注视麻痹伴进行性脊柱侧弯的治疗

由于 HGPPS 患者的水平注视缺陷通常是双侧且对称的，因此这些患者几乎从不出现复视，不需要治疗其眼球运动障碍，但可考虑进行脊柱侧弯的矫正手术。

Möbius 综合征及其变异

“Möbius 综合征”指的是先天性非进展性的面瘫合并单侧或双侧展神经麻痹。Möbius 综合征(MIM#157900)通常是散发性疾病,常伴有舌或咽功能障碍、颅面畸形和肢体畸形。目前已发现与该病相关的多种细胞遗传学异常。

患儿具有“面具脸”的典型临床表现,口腔可能持续张开,无法进行适当护理,常表现为眼睑闭合不全,同时伴有溢泪或流泪,异常外貌会影响正常的人际交往。常存在内斜视(图 83.10),伴或不伴单侧或双侧的外展受限,尽管水平方向运动受限,许多患者的眼位为正位。Henderson 在文献中回顾了 61 例 Möbius 综合征[52],其中 43 例存在双侧外展麻痹,2 例存在单侧展神经麻痹,其余发生水平注视麻痹。在极少数情况下,垂直眼球运动也是异常的。

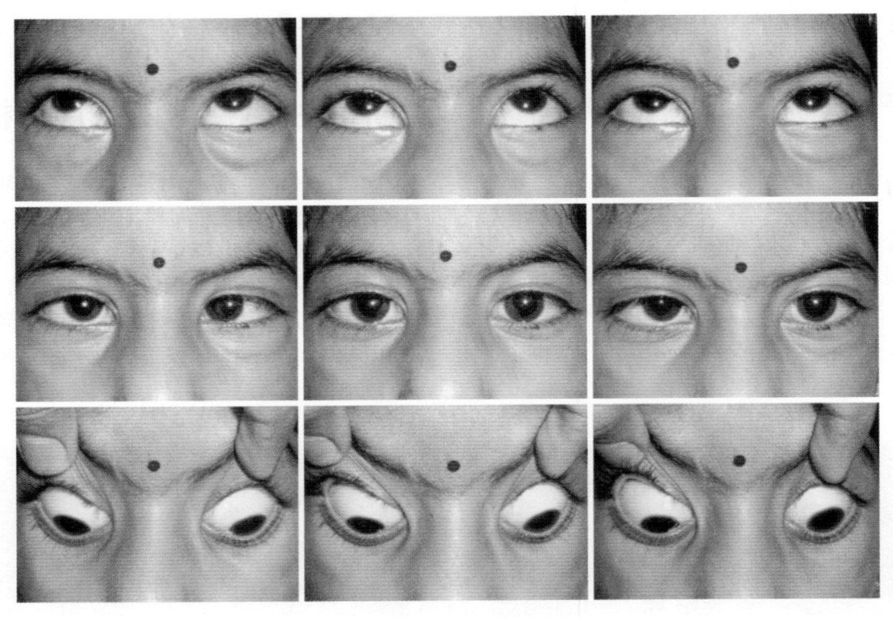

图 83.10　一名 Möbius 综合征的 9 岁女性患儿。九方向眼位图。注意双眼两侧外转受限,双眼垂直运动正常

Möbius 综合征的患者可能有耳聋;蹼状手指或脚趾;先天性“截肢”;多指;胸部、颈部和舌肌缺陷,甚至没有手、脚、手指或脚趾。低位脑神经异常、言语和吞咽困难很多见。低位耳、小口畸形、小颌畸形、内眦赘皮、先天性心脏病以及这些异常的组合比较少见。有些患者可能有呼吸困难和呼吸急促,或者患有嗅觉缺失和性腺功能低下性腺功能减退症(卡尔曼综合征)。许多 Möbius 综合征患者存在一定程度的精神发育迟滞和自闭症。Möbius 综合征患者影像学检查表现不一,有些可能是正常的,还有些出现了颅内钙化、脑干发育不全或缺血。

尽管一些具有 Möbius 综合征表型的患者存在 *TUBB3* 或 *HOXA1* 基因突变[2],Möbius 综合征通常表现为散发。Baraitser 发现在包括肢体异常的 Möbius 综合征家系中,另一个同胞受影响的风险不超过 2%[53]。

Towfighi 等将 Möbius 综合征按照神经病理学结果分为以下四组[54]。第Ⅰ组:脑神经核发育不全或萎缩(4 例)。第Ⅱ组:神经元丢失,有受累面神经核活动性神经元变性的证据(2 例)。据推测,这些神经元病变是由面神经受物理损伤引起的,如颞骨的畸形或在分娩过程中使用产钳所致。第Ⅲ组:受累脑神经核的神经元数量减少和反应性变化,以及下脑桥细胞的明显坏死(6 例)。这些病变可能在胎儿后期而不是在早期胚胎发育期间产生,并且可能与缺氧和病毒感染等病因有关。第Ⅳ组,只有 3 例,其在脑干或脑神经中未发现病变。原发性肌病可能是其发病的病因。

Möbius 综合征患者病理结果的多样性,表明该综合征是由多种损伤引起的遗传和/或发育缺陷导致的先天性异质性疾病,可能与缺血或产前处方药,包括米索前列醇(一种合成前列腺素),或苯二氮䓬类药物导致的毒性作用有关。

Möbius 综合征的治疗

因为大多数 Möbius 综合征患者水平注视麻痹呈双侧对称性,所以并不需要进行斜视手术治疗。然而,对于具有严重内斜视的儿童建议进行手术矫正。手术方式的选择包括双侧内直肌后徙、内直肌后徙联合外直肌缩短,严重的病例可以进行肌肉转位。尽管可能需要多次手术,但多数患者最终能够获得良好的外观。

Möbius 综合征患者由于角膜知觉较差,在眼睑闭合不完全的情况下容易并发暴露性角膜病变。这种并发症尤其在幼儿中应引起关注,如果人工泪液不能够提供角膜充分的湿润度,则应将眼睑缝合以保护角膜。

总结

基于神经病理学和遗传学证据,这一组疾病最可能的病理生理学机制是眼外肌和/或面部肌肉的缺失或异常的神经支配。这些疾病被归为“先天性脑神经支配异常”,包括 CFEOM1、CFEOM2 和 CFEOM3 型;Duane 综合征 1 型和 2 型;Duane 桡骨线综合征;*HOXA1* 谱系;先天性水平注视麻痹伴进行性脊柱侧弯;

Möbius 综合征。上述疾病临床表型和遗传基因位点的对应尚需要进一步完善。由于这一类疾病多数为眼外肌受累，所以眼科通常是首诊的科室。这些疾病的治疗包括：屈光矫正、弱视治疗及在满足适应证时进行斜视手术治疗。应酌情评估儿童的系统性疾病，并转诊给相关专业的医生，多学科的治疗方案有助于显著改善患者的病情。

（蒋晶晶 译　蔺琪 校）

参考文献

1. Gutkowski NJ, Bosley TM, Engle EC. 110th ENMC International Workshop: the congenital cranial dysinnervation disorders (CCCDs). Naarden, The Netherlands, 25-27 October, 2002. Neuromusc Disord 2003; 13: 573-8.
2. Oystreck DT, Engle EC, Bosley TM. Recent progress in understanding congenital cranial dysinnervation disorders. J Neuroophthalmol 2011; 31: 69-77.
3. Engle EC. Oculomotility disorders arising from disruptions in brainstem motor neuron development. Arch Neurol 2007; 64: 633-7.
4. Traboulsi EI, Engle EC. Mutations in KIF21A are responsible for CFEOM1 worldwide. Ophthalmic Genet 2004; 25: 237-9.
5. Engle EC, Goumnerov BC, McKeown CA, et al. Oculomotor nerve and muscle abnormalities in congenital fibrosis of the extraocular muscles. Ann Neurol 1997; 41: 314-25.
6. Yamada K, Andrews C, Chan WM, et al. Heterozygous mutations of the kinesin KIF21A in congenital fibrosis of the extraocular muscles type 1 (CFEOM1). Nat Genet 2003; 35: 318-21.
7. Nakano M, Yamada K, Fain J, et al. Homozygous mutations in ARIX(PHOX2A) result in congenital fibrosis of the extraocular muscles type 2. Nat Genet 2001; 29: 315-20.
8. Bosley TM, Oystreck DT, Robertson RL, et al. Neurological features of congenital fibrosis of the extraocular muscles type 2 with mutations in PHOX2A. Brain 2006; 129: 2363-74.
9. Doherty EJ, Macy ME, Wang SM, et al. CFEOM3: a new extraocular congenital fibrosis syndrome that maps to 16q24.2-q24.3. Invest Ophthalmol Vis Sci 1999; 40: 1687-94.
10. Yamada K, Chan WM, Andrews C, et al. Identification of KIF21A mutations as a rare cause of congenital fibrosis of the extraocular muscles type 3 (CFEOM3). Invest Ophthalmol Vis Sci 2004; 45: 2219-23.
11. Tischfield MA, Baris HN, Wu C, et al. Human TUBB3 mutations perturb microtubule dynamics, kinesin interactions, and axon guidance. Cell 2010; 140: 74-87.
12. Aubourg P, Krahn M, Bernard R, et al. Assignment of a new congenital fibrosis of extraocular muscles type 3 (CFEOM3) locus, FEOM4, based on a balanced translocation t(2;13) (q37.3;q12.11) and identification of candidate genes. J Med Genet 2005; 42: 253-9.
13. Chen X, Guo X, Ma HZ. A clinical analysis of 40 cases with congenital fibrosis of extraocular muscles. Zhonghua Yan KeZaZhi 2011; 47: 978-82.
14. Yazdani A, Traboulsi EI. Classification and surgical management of patients with familial and sporadic forms of congenital fibrosis of the extraocular muscles. Ophthalmology 2004; 111: 1035-42.
15. Sener EC, Taylan SH, Ural O, et al. Strabismus surgery in congenital fibrosis of the extraocular muscles: a paradigm. Ophthalmic Genet 2014; 35: 208-25.
16. Huber A. Electrophysiology of the retraction syndromes. Br J Ophthalmol 1974; 58: 293-300.
17. Khan AO, Oystreck DT. Clinical characteristics of bilateral Duane syndrome. J AAPOS 2006; 10: 198-201.
18. Kekunnaya R, Gupta A, Sachdeva V, et al. Duane retraction syndrome: series of 441 cases. J Pediatr Ophthalmol Strabismus 2012; 49: 164-9.
19. Breinin GM. Electromyography: a tool in ocular and neurologic diagnosis. II. Muscle palsy. Arch Ophthalmol 1957; 57: 165-75.
20. Parsa CF, Grant E, Dillon WP Jr, et al. Absence of the abducens nerve in Duane syndrome verified by magnetic resonance imaging. Am J Ophthalmol 1998; 125: 399-401.
23. Chung M, Stout JT, Borchert MS. Clinical diversity of hereditary Duane's retraction syndrome. Ophthalmology 2000; 107: 500-3.
24. Pizzuti A, Calabrese G, Bozzali M, et al. A peptidase gene in chromosome 8q is disrupted by a balanced translocation in a Duane syndrome patient. Invest Ophthalmol Vis Sci 2002; 43: 3609-12.
25. Lehman AM, Friedman AM, Chai D, et al. A characteristic syndrome associated with microduplication of 8q12, inclusive of CHD7. Eur J Med Genet 2009; 52: 436.
26. Appukuttan B, Gillanders E, Juo SH, et al. Localization of a gene for Duane retraction syndrome to chromosome 2q31. Am J Hum Genet 1999; 65: 1639-46.
29. Demer JL, Clark RA, Lim KH, et al. Magnetic resonance imaging evidence for widespread orbital dysinnervation in dominant Duane's retraction syndrome linked to the DURS2 locus. Invest Ophthalmol Vis Sci 2007; 48: 194-202.
34. Kekunnaya R, Kraft S, Rao VB, et al. Surgical management of strabismus in Duane retraction syndrome. J AAPOS 2015; 19: 63-9.
35. Kraft SP. A surgical approach for Duane syndrome. J Pediatr Ophthalmol Strabismus 1988; 25: 119-30.
36. Rosenbaum AL. Costenbader Lecture. The efficacy of rectus muscle transposition surgery in esotropic Duane syndrome and VI nerve palsy. J AAPOS 2004; 8: 409-19.
37. Mehendale RA, Dagi LR, Wu C, et al. Superior Rectus Transposition and Medial Rectus Recession for Duane Syndrome and Sixth Nerve Palsy. Arch Ophthalmol 2012; 130: 195-201.
38. Yang S, Mackinnon S, Dagi SR, Hunter DG. Surgical Treatment of Esotropic Duane Syndrome: Comparison of Superior Rectus Transposition with Medial Rectus Recession Outcomes. JAMA Ophthalmol 2014; 132: 669-75.
39. Tibrewal S, Sachdeva V, Ali MH, Kekunnaya R. Comparison of augmented superior rectus transposition with medial rectus recession for surgical management of esotropic Duane retraction syndrome. JAAPOS 2015; 19: 199-205.

眼部运动神经麻痹

Jason H Peragallo, Scott R Lambert

章节目录

引言

在小儿眼科领域，儿童脑神经麻痹的临床评估诊治充满挑战。儿童脑神经麻痹的严重程度变化极大，既有可能被轻易发现，也有可能严重到足以威胁生命。根据神经麻痹的发病时间将其划分为先天性和获得性疾病有助于发现病因，进而指导临床评价方式，决定采取何种治疗以及判断最终结果——不仅是对于眼位的判断，也是对发病率和死亡率的判断。根据潜在的病因和治疗方案可能需要多学科协作对患儿进行评估和诊治。所有眼部运动神经麻痹的患儿在视觉发育时期，都应注意监测有无弱视，必要时及时给予治疗（参见第 73 章）。

检查技术

对于不能配合检查的斜视患儿，判断是否有脑神经麻痹可能存在困难。对于完全脑神经麻痹患儿，可以通过在诊室观察儿童的单眼和双眼运动，判断患儿特定方向的眼球运动受限。对于部分脑神经麻痹导致的斜视可以通过观察扫视速度发现，慢速的或是漂移的扫视通常提示肌肉的麻痹。限制性病因会导致非共同性斜视，所以在询问病史和检查患儿时应注意是否存在限制性因素。成人患者可以在诊室中直接进行被动牵拉试验和主动牵拉试验，但大多数儿童做不到这一点。只有在手术室才能发现患儿在被动牵拉试验中是否存在肌肉限制因素。医生在根据被动牵拉试验结果决定手术方案时，需要做好调整方案的准备，应当考虑到长期麻痹造成拮抗肌挛缩的可能。

流行病学

眼运动神经麻痹发病率为 7.6/10 万，其中最为常见的是第Ⅳ脑神经（滑车神经）麻痹，其次是第Ⅵ脑神经（展神经）麻痹，再次是第Ⅲ脑神经（动眼神经）麻痹[1]。在这份基于人口发病率的研究中，第Ⅳ和第Ⅲ脑神经麻痹是先天性的最常见病因，而第Ⅵ脑神经麻痹的病因常常不能明确[1]。在一份三级转诊医疗中心的获得性病例分析中，外伤是最常见的病因[2]。在三级转诊医疗中心的病例中，第Ⅲ脑神经麻痹主要病因为先天因素和外伤，第Ⅳ脑神经麻痹主要是先天性，而第Ⅵ脑神经麻痹常与潜在的肿瘤相关（表 84.1）。

表 84.1 三级转诊中心脑神经麻痹的病因[5,14,26]

	先天性	创伤性	肿瘤性	炎症或感染性	颅面畸形	血管性疾病	原发性	颅内压增高	其他
第Ⅲ脑神经麻痹	34%	31%	13%	8%	×	11%	2%	×	×
第Ⅳ脑神经麻痹	61%	5%	3%	1%	13%	×	15%	×	×
第Ⅵ脑神经麻痹	11%	12%	45%	7%	×	×	5%	15%	5%

先天性第Ⅲ脑神经麻痹

出生时存在孤立的动眼神经麻痹一般认为是由于产前或围生期的损伤造成的(图 84.1 和图 84.2)。高分辨率磁共振(MRI)提示第Ⅲ脑神经发育不全[3]。很多第Ⅲ脑神经麻痹的患儿会出现异常神经再生,导致复杂的运动功能障碍。若动眼神经麻痹存在其他神经发育不全的体征,需进行神经影像检查,这些患儿很可能存在更多的神经系统结构异常。双侧的第Ⅲ脑神经麻痹患者也应进行神经影像学检查,该检查可提示是否存在发育异常的动眼神经核、滑车神经核以及可作为先天性脑神经异常支配综合征表现之一的眼外肌纤维化[4](参见第 83 章)。先天性第Ⅲ脑神经麻痹曾被报道与以下疾病相关:PHACE 综合征、Ⅱ型神经纤维瘤病、神经管原肠囊肿、颈内动脉发育不全和鼻眼发育畸形。

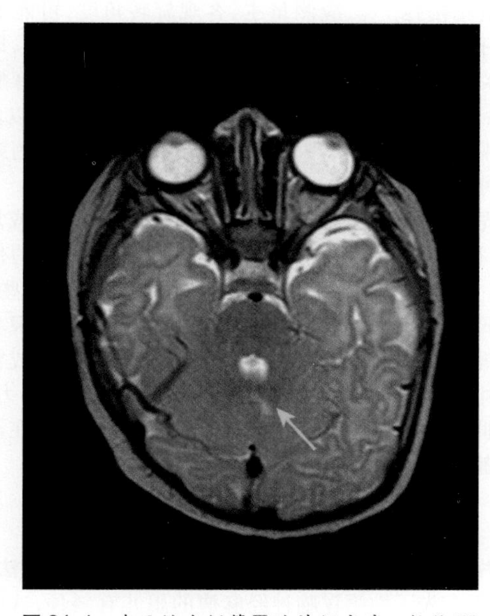

图 84.1　先天性左侧第Ⅲ脑神经麻痹。轴位 T2 加权像显示小脑上蚓部病变(黄色箭头所示)(其他位置可见可疑围生期缺血缺氧性病灶)

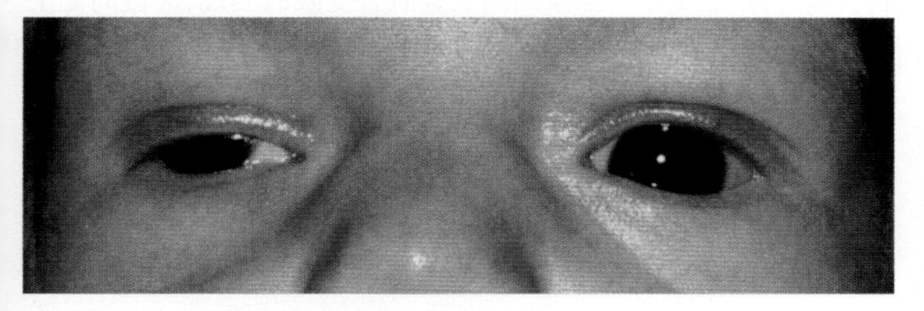

图 84.2　先天性右侧第Ⅲ脑神经麻痹。先天性右侧第Ⅲ脑神经麻痹婴儿的照片。注意受累瞳孔缩小,这是先天性第Ⅲ脑神经麻痹可观察到的体征

先天性第Ⅲ脑神经麻痹患儿可能因斜视和上睑下垂而导致弱视。治疗上睑下垂和斜视可以改善外观,但即使经过手术和药物治疗,也很难恢复双眼视功能[5,6]。弱视治疗是非常必要的,不仅要试图提高弱视眼视力,还要维持视力。

获得性第Ⅲ脑神经麻痹

第Ⅲ脑神经麻痹的患儿应进行详细的病史采集和体格检查。外伤和感染病史有助于诊断,很多患者会在进行了神经影像学检查后找眼科医生就诊。病情缓解、复发或是头痛的病史也有助于指导临床评估。然而任何新发的动眼神经麻痹都应该进行神经影像学检查。

在儿童中,外伤是最为常见的引起获得性第Ⅲ脑神经麻痹的病因[2,6]。从神经核走行至眼眶的整段动眼神经,很容易在闭合性脑外伤中受累。剪切力、颅骨骨折、脑干部脑疝和眼眶骨折都可能造成对动眼神经的损伤。有观察发现外伤后由于异常神经再生进而功能恢复的情况,特别是在完全性第Ⅲ脑神经麻痹的患者中有此现象。任何肿瘤都可能因为对神经走行的某位点产生压迫,进而引起第Ⅲ脑神经麻痹。如果第Ⅲ脑神经麻痹发展初始的体征表现出异常再生的迹象,应当怀疑存在缓慢生长的肿瘤,如神经鞘瘤或脑膜瘤。肿瘤是后天获得性动眼神经麻痹的第二常见因素[2,6]。第Ⅲ脑神经麻痹也可见于任何病原体引起的脑膜炎。第Ⅲ脑神经因炎症和感染,或是海绵窦血栓会产生功能障碍。感染或病毒引起的第Ⅲ脑神经麻痹通常可以自愈、不复发,且神经影像学结果正常。不同于成人,动脉瘤在儿童的第Ⅲ脑神经麻痹中是一个罕见的病因。但据文献病例报道,动脉瘤仍然是可能的病因[7]。对伴有疼痛的第Ⅲ脑神经麻痹患者,应行血管造影排除动脉瘤的可能。血管畸形也可造成第Ⅲ脑神经麻痹(图 84.3)。第Ⅲ脑神经麻痹也可引起眼肌麻痹性偏头痛,现在称为“复发性痛性眼肌麻痹神经病变”。诊断要完全符合国际头痛委员会的诊断标准,即至少 2 次单侧头痛发作伴同侧至少一支眼球运动神经麻痹,同时排除引发疾病的病灶,且与其他的头痛综合征不一致[8]。在 MRI 中可能出现第Ⅲ脑神经的增强(图 84.4)。神经麻痹的缓解可能有助于鉴别累及动眼神经的神经鞘瘤,虽然神经鞘瘤曾被报道与复发性痛性眼肌麻痹神经病变相似[9]。激素治疗可能会有一定的效果。第Ⅲ脑神经麻痹复发可导致永久性的功能障碍。

治疗

对于视觉发育关键期的患儿,应在等待手术或是功能恢复期间,采取预防性治疗以避免弱视发生,恢复期可达 6~12 个月。从视力和双眼视的角度看,第Ⅲ脑神经麻痹消退意味着更佳的视力预后。动眼神经麻痹引起的斜视属于最为复杂和难治的一类问

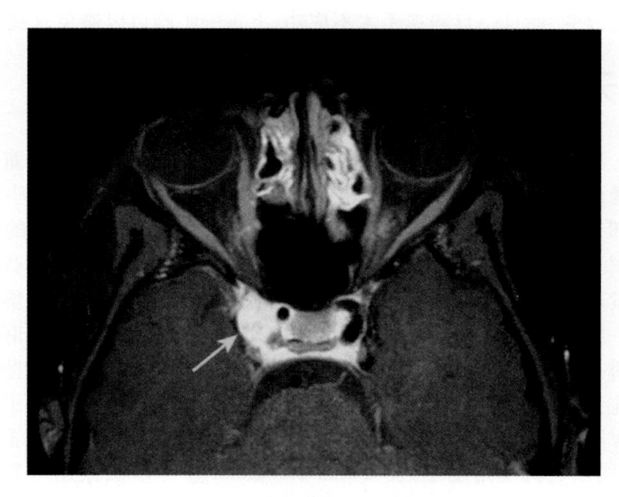

图 84.3　获得性右侧第Ⅲ脑神经不全麻痹。轴位 T1 加权压脂像提示右侧海绵窦血管瘤(黄色箭头所示)

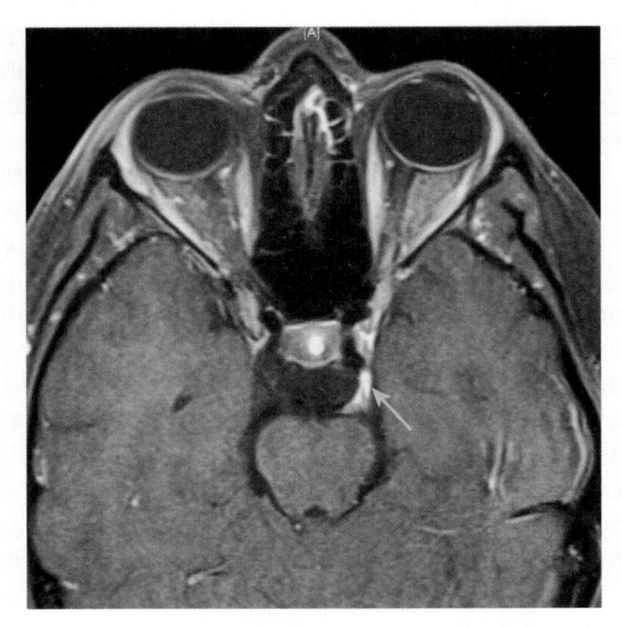

图 84.4 复发性左侧第Ⅲ脑神经麻痹。该患者有反复发作伴疼痛的左侧第Ⅲ脑神经麻痹，轴位 T1 加权压脂像提示，左侧第Ⅲ脑神经增强（黄色箭头所示）

题。完全动眼神经麻痹中仅有 2 条肌肉仍有功能：上斜肌和外直肌。受累眼呈现出“外下”偏斜眼位。尽管手术的目的是在第一眼位重建双眼单视，但术后效果不佳，而且在儿童中双眼视很少能恢复[5,6]。一些儿童会通过代偿头位维持双眼视[10]。异常神经再生和眼外肌的异常神经支配所致的异常眼球运动表现常导致斜视手术更为棘手。有多种手术方式可治疗完全动眼神经麻痹。其中包括超常量的后徙/截除术、上斜肌腱鼻侧转位[11]、外直肌断腱后缝合固定于眶壁骨膜[12]、缝线固定眼球至骨膜、外直肌剪除术和鼻侧外直肌分半移位术。动眼神经不全麻痹受累肌肉较少，或是受累肌肉未完全麻痹，所以更容易治疗。可进行较为常规的手术，包括肌肉的后徙和截除术，以扩大双眼单视的范围。先天性第Ⅲ脑神经麻痹伴有弱视的患者视力预后较好，而外伤和肿瘤所致的第Ⅲ脑神经麻痹的患者视力预后较差[6]。如果眼睑位置有异常，斜视手术应在上睑下垂矫正之前进行。眼睑位置可能随着斜视手术发生改变，而且一旦斜视手术不成功，下垂的眼睑可以避免复视。

先天性第Ⅳ脑神经麻痹

滑车神经麻痹是儿童最常见的眼部运动神经麻痹，是儿童上斜视最常见的病因[13]。在三级转诊中心小于 8 岁的儿童病例中，大部分第Ⅳ脑神经麻痹是先天性的，且无以往颅内病变的病史[14]，总体上先天性第Ⅳ脑神经麻痹是最常见病因。常规检查中可发现无临床症状且不伴复视的患者，存在与第Ⅳ脑神经麻痹表现一致的歪头或是上斜视的症状[1]。大部分先天性滑车神经麻痹的潜在病因尚不清楚，但是存在一些神经发育不全的病例，这些属于先天性脑神经异常支配病变的范畴[15]（参见第 83 章）。提示有第Ⅳ脑神经麻痹的眼球运动表现包括向对侧注视时和向同侧歪头时，同侧上斜视角度增大。Parks-Bielschowsky 三步法是用来判断肌肉麻痹的经典方法，但是在第Ⅳ脑神经麻痹合并上斜肌萎缩的病例中，仍有 30% 患者不能通过三步法来判断[16]。

歪头在第Ⅳ脑神经麻痹的患儿中非常常见。向麻痹眼对侧倾斜的歪头通常是一种代偿机制的体现。在长期的先天性第Ⅳ脑神经麻痹病例中，可以在患者以往的照片中发现歪头[17]，患者可能在歪头一侧出现面部发育不良。在先天性患者的 MRI 中可能看到上斜肌腱鞘发育不良或缺如。上斜肌麻痹时，上斜肌腹萎缩，而且不同的萎缩程度会影响临床表现[18]。有病例报道在上斜肌麻痹患者的 MRI 检查中发现，滑车神经本身可能先天缺如[19]。进行交替遮盖检查时可能发现，随着检查时间增长，上斜视的幅度增大。先天性第Ⅳ脑神经麻痹患者的垂直融合幅度大于正常（2~3PD）。随着时间推移，原本能够融合较大垂直幅度的年轻患者可能会出现融合力减退并开始出现复视，但是在患者幼年时期是可以代偿的。

一部分有先天性滑车神经麻痹的患者在加强的被动牵拉试验中表现出腱鞘松弛[20]。应测量主、客观旋转角度，可能的话应联合双马氏杆试验、同视机和眼底照相检查。如存在外旋，即使此时患者没有关于旋转的主诉，也增加了患者存在上斜肌麻痹的可能性。当第一眼位外旋角度大于 10°时，在存在 V 型斜视以及向右侧和左侧注视时垂直斜视出现反转的情况下，应考虑双侧第Ⅳ脑神经麻痹的可能[21]。

很多先天性第Ⅳ脑神经麻痹的儿童并不出现弱视或是双眼视功能下降，很可能是因为增强的融合幅度和歪头产生的代偿机制起了作用。但有些儿童会出现明显的上斜视。对于这些患者，应积极治疗弱视，并行斜视手术，以改善眼位，提高双眼视功能。有骨融合性斜头畸形的患者可能因为异常的解剖结构造成整个眼眶结构处于外旋位，从而改变肌肉收缩时作用在眼球上的力量，出现类似上斜肌麻痹的眼球运动异常。这一结果也会出现在没有颅面畸形的患者身上[22]。

治疗

棱镜片可以作为小度数的共同性偏斜初始治疗方法，效果较好[23]。而很多先天性第Ⅳ脑神经麻痹的患儿有斜颈，这可以通过斜视手术来矫正。总体上讲，对于单纯的一侧先天性第Ⅳ脑神经麻痹伴随小角度上斜视（<15PD）和下斜肌亢进，其手术选择是下斜肌减弱，如后徙术。如果同侧上直肌有受限的表现，应做同侧上直肌后徙术。如果斜视度较大，下斜肌后徙应联合对侧下直肌后徙术；当存在同侧上直肌受限的情况时，应行下斜肌后徙联合同侧上直肌后徙术。在向下方注视时出现大角度上斜视同时无同侧下斜肌亢进的情况下，可以行对侧下直肌后徙术。上斜肌肌腱松弛时也可考虑行上斜肌折叠术。在儿童中，眼球运动的预后一般良好，但是视感知觉预后在低龄患者中会更差[14]。

获得性第Ⅳ脑神经麻痹

不同于先天性第Ⅳ脑神经麻痹的患者，获得性的患者更容易出现复视，除非患者年龄很小且非常容易出现单眼抑制，获得性第Ⅳ脑神经麻痹患者融合幅度较小。滑车神经在脑神经中走行最长，对于创伤尤其敏感，神经一旦从脑干背侧走行出来就可能受到损伤。当神经进入小脑幕时也可被对侧外伤损害，尤其在该部位神经对剪切力极为敏感时。在外伤病例中，要充分考虑双侧第Ⅳ脑神经麻痹。新发且非创伤性的第Ⅳ脑神经麻痹患者应进行神经影像学检查。较为罕见的情况是，这些患者有可能存在更严重的病因导致其第Ⅳ脑神经麻痹。脑水肿是获得性单侧或双侧第Ⅳ脑神经麻痹的可能病因。特发性颅高压也能导致第Ⅳ脑神经麻痹[24]。与过去相比,目前神经影像学检查分辨率更高且更容易获取,例如滑车神经鞘瘤等许多病因被频繁检出,成为第Ⅳ脑神经麻痹的病因。这属于良性病灶,可连续监测脑干受到压迫的进展情况。如果病情稳定,潜在的斜视是可以治疗的[25]。虽然比较罕见,但应注意到孤立的、新发的第Ⅳ脑神经麻痹可能提示有压迫性病灶,如脑瘤。当临床评估第Ⅳ脑神经麻痹的儿童时,要注意排除其他上斜视的病因,如眼球反侧偏斜和垂直分离性偏斜。

治疗

与先天性上斜肌麻痹类似,后天获得性上斜肌麻痹小度数斜视可以单纯通过棱镜片治疗。治疗原则是一样的,对于小角度非共同性上斜视选择下斜肌减弱术;如果在下方注视时偏斜分离最大,可酌情做或不做下直肌后徙;如果有上直肌受限和大角度偏斜,可联合上直肌后徙术。在获得性第Ⅳ脑神经麻痹的患者中,物像旋转带来的复视问题更突出。在以旋转复视为主诉的病例中,垂直复视的成分很小或没有,手术仅解决旋转问题即可。Harada-Ito 术式(参见第 86 章)可以使产生眼球内旋力量的前部上斜肌腱纤维选择性转位。对各类改良 Harada-Ito 术式也进行了描述,如 Fells 改良术式将前部上斜肌断腱移位至外直肌附着点上端 8mm 后。双侧第Ⅳ脑神经麻痹的病例可行双侧 Harada-Ito 术进行治疗(图 84.5)。通过间接检眼镜在术中观察眼底客观旋转情况,以调整 Harada-Ito 手术量。使用可调缝线可在术后调整 Harada-Ito 的手术量。

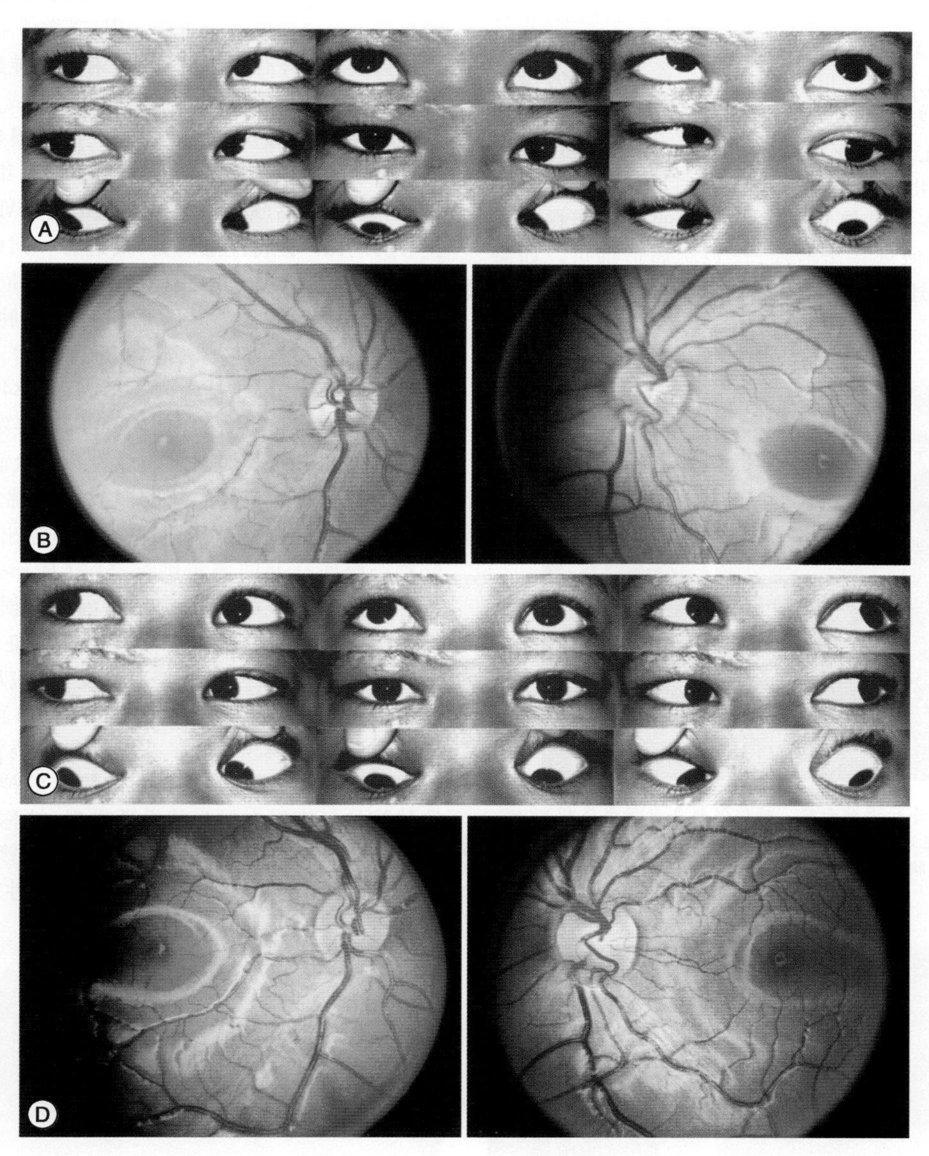

图 84.5　创伤性双侧第Ⅳ脑神经麻痹。Ⓐ双侧创伤性第Ⅳ脑神经麻痹患者,术前九方向眼位图。注意 V 型内斜视和交替性上斜视;Ⓑ术前眼底显示双侧外旋眼位;Ⓒ双侧 Harada-Ito 术后的九方向眼位图显示内斜视和交替上斜已经治愈;Ⓓ双侧 Harada-Ito 术后眼底像显示双眼外旋改善

先天性第Ⅵ脑神经麻痹

与第Ⅳ脑神经麻痹不同,第Ⅵ脑神经麻痹常为后天获得性。在一个三级转诊中心,仅仅11%的儿童第Ⅵ脑神经麻痹是属于先天性的[26]。一部分真正无异常神经支配的先天性第Ⅵ脑神经麻痹,在出生时或生后不久即可表现出来。这些病例通常可自行缓解,可能继发于产伤。Duane综合征是先天性脑神经异常支配疾病的一种,与第Ⅵ脑神经缺如和神经发育不全相关[27](图84.6;参见第83章)。先天性双侧第Ⅵ和第Ⅶ脑神经麻痹是Möbius综合征的标志(图84.7)。可能由于水平注视中心的受累,同时出现水平注视麻痹。如果新生儿没有典型的Duane综合征表现,要做神经影像学检查以排除可导致第Ⅵ脑神经麻痹的严重病因。对疑有第Ⅵ脑神经麻痹的新生儿和婴儿进行检查非常困难,通过交替注视来鉴别Duane综合征和第Ⅵ脑神经麻痹以及婴儿型内斜视也是很具有挑战性的。外展或内转受限、企图内转时睑裂变小、眼球后退是Duane综合征的特征表现。可以尝试用玩具让孩子做快速扫视,通过观察是否有扫视"飘移"评估是否存在外直肌麻痹。另一个方法是抱着婴儿,向怀疑麻痹的方向旋转。重新注视运动会指向可疑的肌肉,出现慢速的重新注视扫视就提示外直肌功能减弱。很多真性先天性第Ⅵ脑神经麻痹的患者会在几周至数月内自愈,可以不做进一步治疗,仅观察病情即可。如需要手术,可按以下所描述的治疗获得性第Ⅵ脑神经麻痹的方法进行治疗。

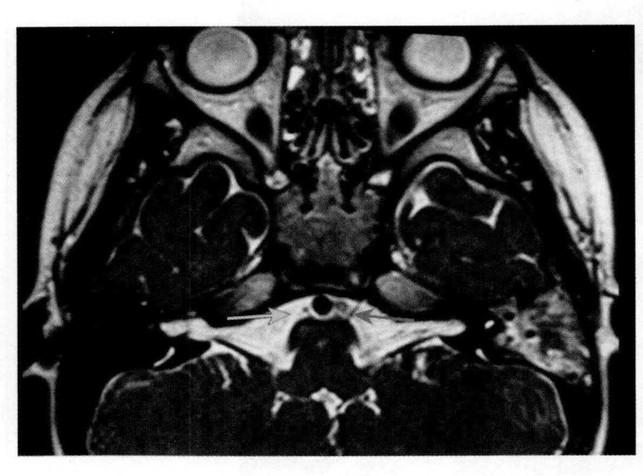

图84.6 Duane眼球后退综合征。轴位倾斜高分辨率体积重建T2加权图像显示,对比正常的左侧第Ⅵ脑神经(红色箭头所示),右侧第Ⅵ脑神经先天性缺如(黄色箭头所示)

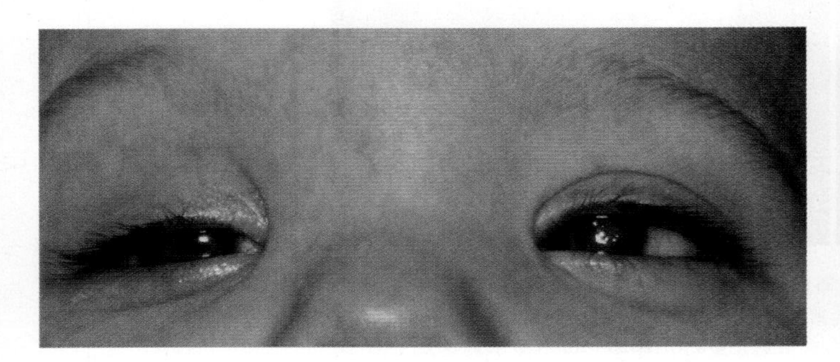

图84.7 Möbius综合征。照片示Möbius综合征的患者(先天性双侧第Ⅵ和第Ⅶ脑神经麻痹)和该病造成的左侧角膜溃疡

获得性第Ⅵ脑神经麻痹

绝大多数儿童第Ⅵ脑神经麻痹都是获得性的。在一个三级转诊中心,45%的第Ⅵ脑神经麻痹患者有肿瘤或是原发疾病。一个基于大量人群的研究发现17%的获得性第Ⅵ脑神经麻痹继发于脑瘤[1,26]。除肿瘤病因外,按照发生频率由高至低的顺序将其他病因进行排序,依次为:颅内压升高(如原发性颅高压或脑水肿)、外伤、炎症和特发性因素[26]。由于第Ⅵ脑神经麻痹与一些高致死性疾病具有相关性,应当确保早期行神经影像学检查。低龄患者可能由于单眼抑制而无复视。近期明确的头部外伤史可以使诊断更清晰,而且这些孩子通常都已经做过神经影像学检查(图84.8和图84.9)。第Ⅵ脑神经在通过岩床韧带下方进入Dorello管时对于创伤极为敏感。颅内压增高是造成单侧和双侧第Ⅵ脑神经麻痹的一个重要病因,通常伴随视盘水肿。增高的颅内压会造成脑干位置下降,使得第Ⅵ脑神经在颅底被拉伸,产生神经麻痹。任何原因的颅高压都可以造成第Ⅵ脑神经麻痹,如特发性颅高压、脑膜炎、静脉窦血栓、硬脑膜瘘、梗阻性脑水肿或肿瘤。导致颅高压的根本病因得到治疗后,第Ⅵ脑神经麻痹通常可自愈。脑干和后颅窝肿瘤是造成儿童第Ⅵ脑神经麻痹的最需要担心的病因。值得注意的是,最近有一回顾性研究发现,在急诊科诊断为脑瘤的病例中,有6.9%的患者同时表现出第Ⅵ脑神经麻痹的症状和体征[28]。脑干和后颅窝肿瘤,如脑桥神经胶质瘤、室管膜瘤、斜坡脊索瘤和髓母细胞瘤,可导致对第Ⅵ脑神经核和神经的压迫,或是颅内压增高(图84.10和图84.11)。治疗潜在的肿瘤和增高的颅内压可以改善第Ⅵ脑神经麻痹,而医源性损伤亦可使其加剧。脑桥的海绵状血管畸形可自发出血,造成第Ⅵ脑神经麻痹(图84.12)。海绵窦病灶也可引起第Ⅵ脑神经麻痹,但是在临床上它很少单独出现(图84.13)。第Ⅵ脑神经麻痹合并同侧霍纳综合征(Horner syndrome)时应尽快行神经影像学检查,评估海绵窦内的病损。垂体瘤可以侵犯海绵窦并引发第Ⅵ脑神经麻痹。中耳感染后出现第Ⅵ脑神经麻痹合并球后疼痛(三叉神经眼支受累)应尽快评估排除Gradenigo综合征(感染累及岩尖部)(图84.14)。多发性硬化也可引发第Ⅵ脑神经麻痹,通常可以恢复。病毒感染或是接种疫苗后,患者可能出现病毒感染后的第Ⅵ脑神经麻痹,通常可自愈。第Ⅵ脑神经麻痹有时为特发性出现,被称为良性复发性第Ⅵ脑神经麻痹。这些患儿会出现突发的孤立第Ⅵ脑神经完全麻痹,可恢复,无明确病因[29]。大龄患者良性或特发性的复发频率有减少趋势[30]。

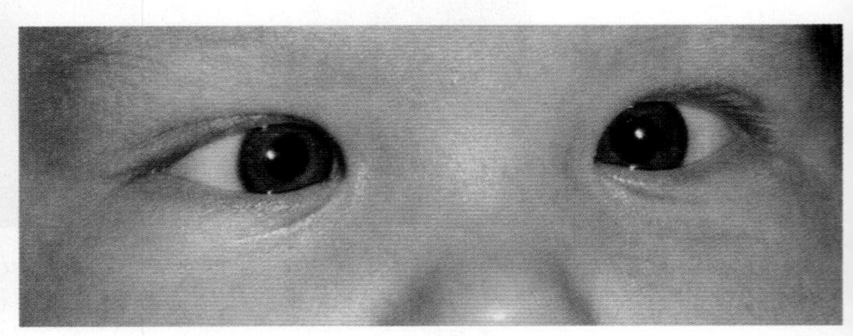

图84.8 获得性右侧第Ⅵ脑神经麻痹。照片示一名患有右侧创伤性第Ⅵ脑神经麻痹的婴儿

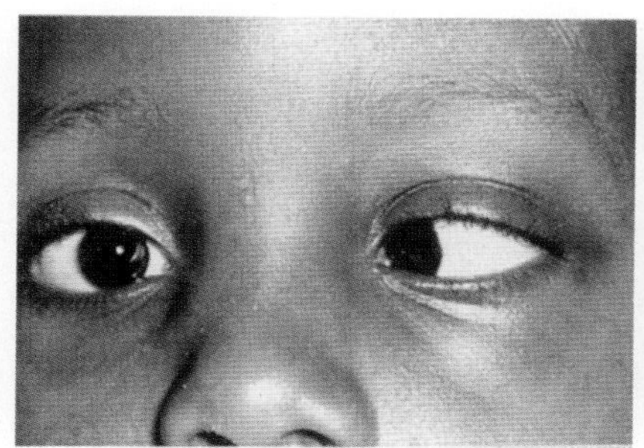
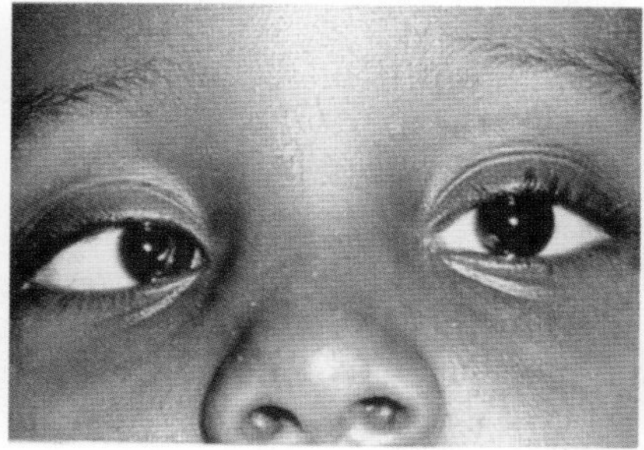
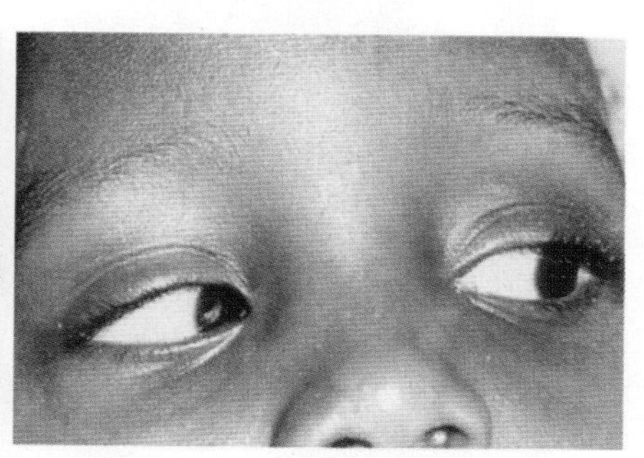

图 84.9　获得性右侧第Ⅵ脑神经麻痹。照片示右侧创伤性第Ⅵ脑神经麻痹儿童的眼位图

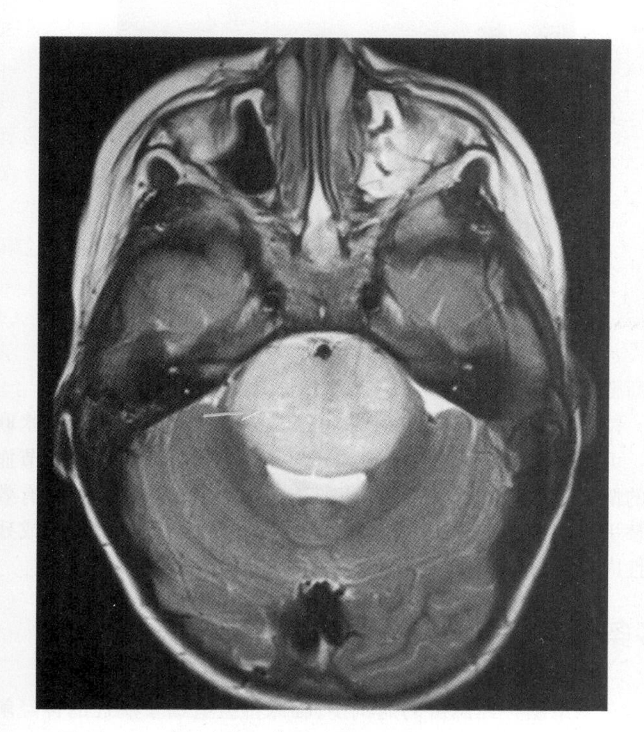

图 84.10　获得性左侧第Ⅵ脑神经麻痹。轴位 T2 加权图像显示脑桥胶质瘤(黄色箭头所示)引起的左侧第Ⅵ脑神经麻痹

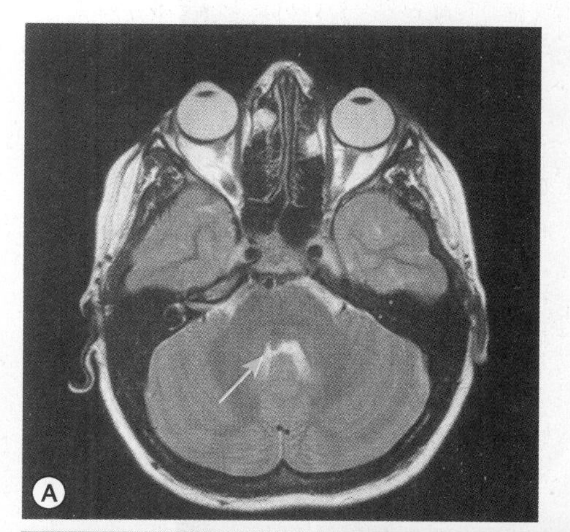

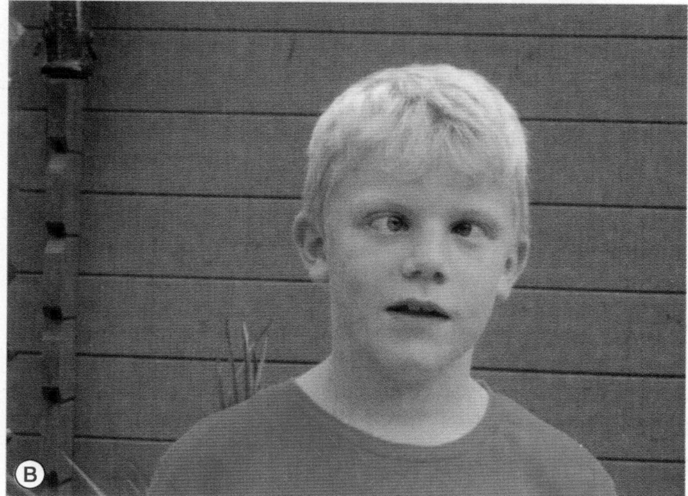

图 84.11　双侧获得性第Ⅵ脑神经麻痹。Ⓐ轴位 T2 加权图像显示右侧面神经丘扩大;该儿童患有双侧第Ⅵ和右侧第Ⅶ不全脑神经麻痹;Ⓑ该儿童的照片显示双侧第Ⅵ脑神经麻痹造成的大角度内斜视

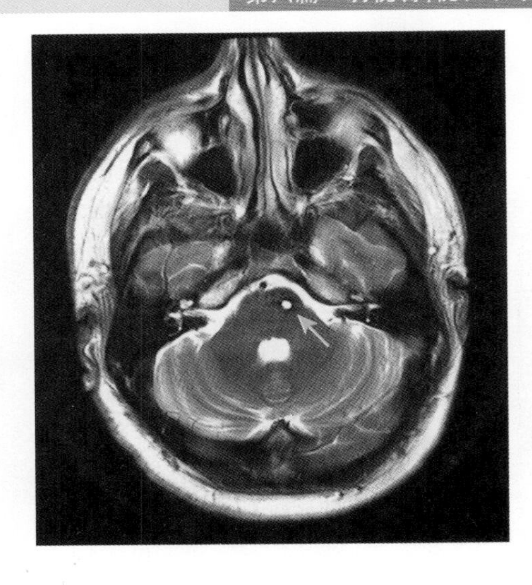

图 84.12　获得性左侧第Ⅵ脑神经麻痹。一名 16 岁患者突发左侧第Ⅵ脑神经麻痹。轴位 T2 加权图像显示脑桥海绵状血管瘤,带有血铁黄素蛋白形成的边缘信号影

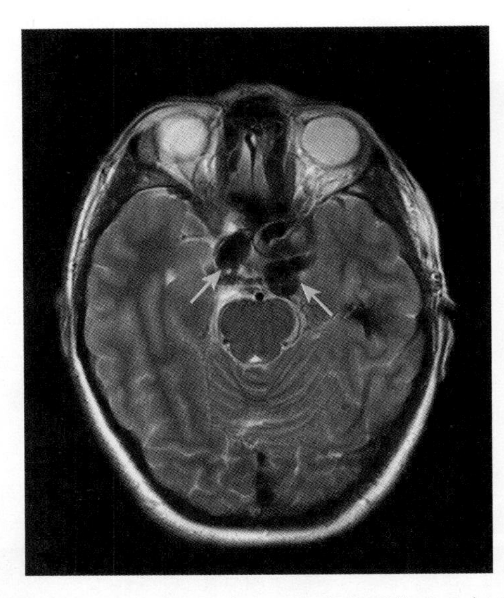

图 84.13　Loeys-Dietz 综合征。T2 加权图像显示在双侧颈内动脉瘤内存在大的流空征,这是常染色体显性遗传的结缔组织病。患者有双侧第Ⅵ脑神经麻痹

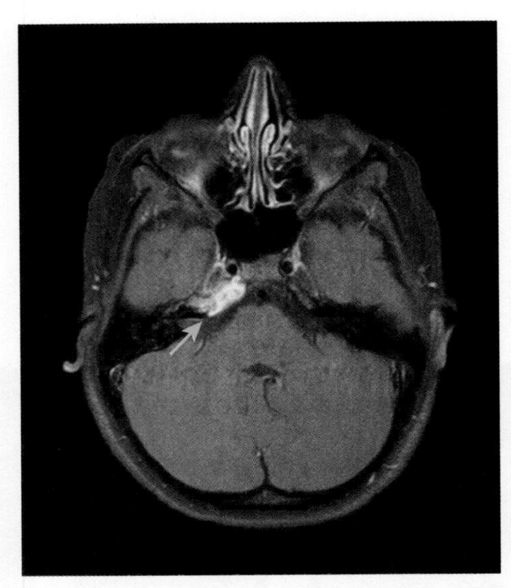

图 84.14　岩尖炎。这是一名六岁患有右侧第Ⅵ脑神经麻痹且伴疼痛的患儿,轴位 T1 加权像,钆剂造影后压脂核磁图像显示右侧岩尖部增强

治疗

当患者发现有第Ⅵ脑神经麻痹时,若正处于视觉发育关键期,应做弱视相关检查。推荐进行密切随访。如果一只眼表现为明显优势眼,可进行预防性遮盖治疗。病情可能自行恢复,但创伤性第Ⅵ脑神经麻痹患儿的恢复率较成人低。小度数的斜视可以通过棱镜片治疗。而存在非共同性斜视的患者最好行手术干预。应通过仔细检查评估第Ⅵ脑神经麻痹和残余性内斜视患儿的扫视速度,判断继发于外直肌功能恢复后的内直肌有无挛缩。术中进行被动牵拉试验也有助于诊断。对于有第Ⅵ脑神经不全麻痹的患儿,治疗同侧内直肌挛缩时,最好行水平直肌后徙/截除术,以加强外展功能。外展功能完全丧失的患者需要进行转位手术重建外展力量。对治疗外展功能完全丧失的第Ⅵ脑神经麻痹的手术操作,已经做了描述:垂直直肌全转位、Hummelsheim 术式(将上、下直肌的外侧半条转位)、Jensen 术式(用缝线将上、下直肌固定到外直肌)、非断腱式的垂直肌转位术,以及上直肌转位联合内直肌后徙[31]。

针对内直肌挛缩,这些手术可以与同侧内直肌减弱后徙术联合。可以一次手术完成,也可分二期手术完成,主要取决于前节血供的情况。术前或术中进行内直肌肉毒素注射可以作为一种有效代替手术的方法。可针对任何残余性的外直肌外展不足和/或残余性内斜视,行对侧内直肌后徙术,可以联合/不联合 Faden 术。

多条脑神经麻痹

在多条脑神经麻痹的病例中,临床检查有助于病灶的神经解剖学定位。例如,伴有同侧角膜感觉迟钝(第Ⅴ脑神经麻痹)的第Ⅵ脑神经麻痹提示海绵窦的病变,而第Ⅵ脑神经麻痹伴随同侧面神经麻痹提示脑桥病变。与同侧疼痛相关的多条眼运动神经麻痹可以定位于海绵窦。多条眼运动神经麻痹伴视神经病变可以定位于眶尖。病灶的定位对神经影像学专家的分析至关重要。即便没

有恰当的临床信息，如果神经影像学专家知道应重点关注的部位，也可以发现微小病灶。对眼科临床医师而言，在影像学检查结果返回后回顾研究检查所获取图像应作为诊疗常规。多条脑神经麻痹的致病病灶包括海绵窦血栓、眶尖肿瘤、Tolosa-Hunt 综合征、外伤、白血病以及任何脑干肿瘤。病毒感染之后，患者可能由于 Miller-Fisher 综合征，即吉兰-巴雷综合征（Guillain-Barré syndrome）的一种亚型，出现多条脑神经麻痹。通过手术矫正多条脑神经麻痹造成的斜视非常困难，尤其是在完全性麻痹的情况下。

肉毒素的作用

在等待第Ⅵ脑神经麻痹自行恢复的同时，可以使用肉毒素作为暂时性的治疗手段改善双眼视功能。肉毒素注射在拮抗肌——内直肌内。但是据报道，肉毒素对于急性第Ⅵ脑神经麻痹的治疗远期无效[32]。

类麻痹性斜视的疾病

通过了解病史，限制性斜视的病因可以一目了然，例如创伤后眶壁骨折造成肌肉嵌顿和纤维化，这在眼眶神经影像学检查中可以显示出来。重症肌无力的表现与脑神经麻痹非常相似。波动性出现的上睑下垂、程度时重时轻、Cogan 眼睑抽动、容易疲劳这些表现都提示重症肌无力。眼型重症肌无力的儿童仅用溴吡斯的明就可以治疗，眼部症状随时间会自愈或趋于稳定[33]。单纯以眼部表现发病的患者有 23% 会发展为全身型重症肌无力[34]。上睑下垂和斜视可导致弱视，故应进行积极治疗。最后，对每一个患者术中应行被动牵拉试验，以决定他们的斜视是否有限制性因素。这个结果会影响手术方案的制订。

致谢

本研究由防盲研究有限公司（纽约州，纽约）学科基金（眼科）和美国国立卫生研究院（马里兰州，贝塞斯达）核心基金 P30-EY006360（眼科）部分资助。图 84.6 的信息来源和格式组织由 Bruno Soares 博士完成。

（张燕 译　施维 校）

参考文献

1. Holmes JM, Mutyala S, Maus TL, et al. Pediatric third, fourth, and sixth nerve palsies: A population-based study. Am J Ophthalmol 1999; 127: 388–92.
2. Kodsi SR, Younge BR. Acquired oculomotor, trochlear, and abducent cranial nerve palsies in pediatric patients. Am J Ophthalmol 1992; 114: 568–74.
3. Kau HC, Tsai CC, Ortube MC, Demer JL. High-resolution magnetic resonance imaging of the extraocular muscles and nerves demonstrates various etiologies of third nerve palsy. Am J Ophthalmol 2007; 143: 280–7.
4. Kim E, Kim JH, Hwang JM, et al. MR Imaging of congenital or developmental neuropathic strabismus: Common and uncommon findings. AJNR Am J Neuroradiol 2012; 33: 2056–61.
5. Schumacher-Feero LA, Yoo KW, Solari FM, Biglan AW. Results following treatment of third cranial nerve palsy in children. Am J Ophthalmol 1999; 128: 216–21.
6. Mudgil AV, Repka MX. Ophthalmologic outcome after third cranial nerve palsy or paresis in childhood. J AAPOS 1999; 3: 2–8.
7. Tamhankar MA, Liu GT, Young TL, et al. Acquired, isolated third nerve palsies in infants with cerebrovascular malformations. Am J Ophthalmol 2004; 138: 484–6.
8. Headache Classification Committee of the International Headache Society (HIS). The International classification of headache disorders, 3rd edition (beta version). Cephalalgia 2013; 33: 629–808.
9. Murakami T, Funatsuka M, Komine M, et al. Oculomotor nerve schwannoma mimicking ophthalmoplegic migraine. Neuropediatrics 2005; 36: 395–8.
10. Ng YS, Lyons CJ. Oculomotor nerve palsy in childhood. Can J Ophthalmol 2005; 40: 645–53.
11. Scott AB. Transposition of the superior oblique. Am Orthopt J 1977; 27: 11–14.
12. Velez FG, Thacker N, Britt MT, et al. Rectus muscle orbital wall fixation: a reversible profound weakening procedure. J AAPOS 2004; 8: 473–80.
13. Tollefson MM, Mohney BG, Diehl NN, Burke JP. Incidence and types of childhood hypertropia. Ophthalmology 2006; 113: 1142–5.
14. Tarczy-Hornoch K, Repka MX. Superior oblique palsy or paresis in pediatric patients. J AAPOS 2004; 8: 133–40.
15. Kim JH, Hwang JM. Absence of the trochlear nerve in patients with superior oblique hypoplasia. Ophthalmol 2010; 117: 2208–13.
16. Manchandia AM, Demer JL. Sensitivity of the three-step test in diagnosis of superior oblique palsy. J AAPOS 2014; 18: 567–71.
17. Paysee EA, Coats DK, Plager DA. Facial asymmetry and tendon laxity in superior oblique palsy. J Pediatr Ophthalmol Strabismus 1995; 32: 158–61.
18. Shin SY, Demer JL. Superior oblique extraocular muscle shape in superior oblique palsy. Am J Ophthalmol 2015; 159: 1169–79.
19. Kim JH, Hwang J. Absence of the trochlear nerve in patients with superior oblique hypoplasia. Ophthalmology 2010; 117: 2208–2213.e2.
20. Guyton DL. Exaggerated traction test for the oblique muscles. Ophthalmology 1981; 88: 1035–40.
21. Kushner BJ. The diagnosis and treatment of bilateral masked superior oblique palsy. Am J Ophthalmol 1988; 105: 186–94.
22. Lyons CJ, Godoy F, ALQahtani E. Cranial nerve palsies in childhood. Eye (Lond) 2015; 29: 246–51.
23. Tamhankar MA, Ying GS, Volpe NJ. Success of prisms in the management of diplopia due to fourth nerve palsy. J Neuroophthalmol 2011; 31: 206–9.
24. Speer C, Pearlman J, Phillips PH, et al. Fourth cranial nerve palsy in pediatric patients with pseudotumor cerebri. Am J Ophthalmol 1999; 127: 236–7.
25. Elmalem VI, Younge BR, Biousse V, et al. Clinical course and prognosis of trochlear nerve schwannomas. Ophthalmology 2009; 116: 2011–16.
26. Lee MS, Galetta SL, Volpe NJ, Liu GT. Sixth nerve palsies in children. Pediatr Neurol 1999; 20: 49–52.
27. Traboulsi EI. Congenital abnormalities of cranial nerve development: Overview, molecular mechanisms, and further evidence of heterogeneity and complexity of syndromes with congenital limitation of eye movements. Trans Am Ophthalmol Soc 2004; 102: 373–89.
28. Lanphear J, Sarnaik S. Presenting symptoms of pediatric brain tumors diagnosed in the emergency department. Pediatr Emerg Care 2014; 30: 77–80.
29. Mahoney NR, Liu GT. Benign recurrent sixth (abducens) nerve palsies in children. Arch Dis Child 2009; 94: 394–6.
30. Yousuf SJ, Khan AO. Presenting features suggestive for later recurrence of idiopathic sixth nerve paresis in children. J AAPOS 2007; 11: 452–5.
31. Mehendale RA, Dagi LR, Wu C, et al. Superior rectus transposition and medial rectus recession for Duane syndrome and sixth nerve palsy. Arch Ophthalmol 2012; 130: 195–201.
32. Lee J, Harris S, Cohen J, et al. Results of a prospective randomized trial of botulinum toxin therapy in acute unilateral sixth nerve palsy. J Pediatr Ophthalmol Strabismus 1994; 31: 283–6.
33. Ortiz S, Borchert M. Long-term outcomes of pediatric ocular myasthenia gravis. Ophthalmology 2008; 115: 1245–8.
34. Pineles SL, Avery RA, Moss HE, et al. Visual and systemic outcomes in pediatric ocular myasthenia gravis. Am J Ophthalmol 2010; 150: 453–9.

第 85 章

第 6 部分
斜视治疗

斜视：非手术治疗

Alejandra de Alba Campomanes

章节目录

用于儿童和成人斜视的许多治疗方法都是非手术性的。即便是对需要通过手术来恢复正常眼位和/或双眼视功能的患者，也会通过改变屈光矫正或肉毒素进行药物化学去神经治疗，将这些非手术治疗的方式作为手术治疗中的补充。某些类型斜视的治疗完全是非手术性的，例如集合不足的治疗方法包括聚散-调节训练、底向内棱镜片的被动治疗，几乎不需要手术治疗。本章节回顾了一些斜视治疗常用的非手术方法，并尽可能列出使用这些方法的依据[1]。

光学矫正

屈光不正矫正与否对斜视及其治疗都有很大的影响。通过矫正屈光不正而获得最佳视力，就可使眼位偏斜得到更好的控制。相反，之前未矫正屈光又不能交替性斜视的患者，在矫正屈光不正后可能会转变为自由交替注视，或改变了非主导眼的注视性质。

所有患有斜视或疑似斜视的儿童及青少年均需要散瞳验光，以确定去除调节影响的基本屈光状态。使用 0.5%或 2%环戊通（在患者为深色虹膜时加用 1%托吡卡胺）或 1%阿托品眼药进行散瞳验光。通常环戊通比阿托品更优，因为其起效快、作用时间短。在使用 1%阿托品 3 天后平均残余调节量小于 0.1D，而使用 1%环戊通联合 1%托吡卡胺[2]则在 0.4～0.6D 之间。阿托品和环戊通睫状肌麻痹效果差异在 0.4～0.7D 之间[2-5]，但需要注意的是，在单独使用 1%环戊通散瞳验光的儿童中，有 15%～20%存在 1D 或更多的远视欠矫[2,3]。因此，在调节性内斜视有残余偏斜时，使用阿托品散瞳验光来发现需要矫正的最大远视度仍然是至关重要的。这些药物均可以达到斜视患者初次评估时眼底检查的散瞳要求，以除外视轴上混浊或后段异常。

值得注意的是屈光矫正在各种斜视患者治疗中的重要作用。在后天性内斜视，特别是在调节性内斜视中，所有的远视度数都非常重要，而且需要戴镜充分矫正。完全矫正远视应该以消除了所有调节性集合为依据。在大多数内斜视（包括原发性婴儿型内斜视）手术矫正眼位后，戴镜矫正远视屈光不正对于改善残余小度数斜视具有重要意义。然而，对于手术过矫的部分调节性内斜视患者，减少远视矫正+2.50D 以上有利于长期眼位稳定，当然应当避免这类过矫[6,7]。

对于高 AC/A 调节性内斜视患儿，如果远视足矫能够维持看远眼位正位，但患者看近仍有残余内斜，推荐使用双光镜[8,9]。双光镜可附加+3.00D 或使用最小度数的近附加，用于控制看近时的内斜视[8]。一旦患者出现稳定的眼位和融合幅度，推荐逐渐递减双光矫正。另外值得注意的是当儿童向下看，如阅读时，应确保视线通过附加镜片部分（大平顶双光镜可能将瞳孔区一分为二）及镜片安装合适防止在鼻部滑动。但这些细节却通常容易被忽略。

对于间歇性外斜视患者，因为调节性集合对于控制外斜有益，所以不矫正中高度远视似乎符合逻辑。然而间歇性外斜视伴有高度远视的患者因视物模糊不能完全动用调节从而导致不能控制眼位。一项关于间歇性外斜视伴有中高度远视[+(3～7)D]儿童的小型研究表明，所有患儿远视足矫处方均可矫正眼位和改善双眼视觉[10]。而另一项研究则显示，在 1/3 的间歇性外斜视伴中度远视患者中，远视欠矫使外斜视平均增加了 10PD。但在远视、正视、近视均足矫的患者中并没发现这一现象[11]。间歇性外斜视患者必须矫正高度远视、屈光参差、明显的散光和近视。关于中度远视是否需要矫正尚无定论，除非屈光状态会导致患者视力下降，或中度远视患者斜视手术后需要戴镜矫正以提高手术后远期效果[11]。

对于间歇性外斜视的治疗，在什么是最佳的非手术治疗和其治疗时机方面仍有许多争议。理论上讲，非手术性干预能提高对眼位偏斜的控制能力，保存立体视，无须或起码延迟手术治疗[12,13]。大多非手术干预方式并未经过缜密的研究，其有效性尚不明确。推荐使用负镜过矫的方法[附加-(1.5～4)D 的负镜]来刺激调节性集合，改善对外斜的控制。三项关于儿童负镜过矫的前瞻性研究发现，45%～70%的患者眼位控制能力得到提高（依据使用的测量结果）[14-16]。眼位控制能力的提高与原始偏斜度数无关，而且一些患者在治疗中断后仍可维持。负镜过矫疗法并不会使近视度数增加[16,17]。

据报道，间歇性外斜视的儿童无论使用部分遮盖主导眼还是交替遮盖,都能消除抑制,改善偏斜频率或降低偏斜幅度。已发表的研究在遮盖时间、持续时间和结果测量方面存在差异,其成功率也各不相同。

儿童眼病研究小组(PEDIG)组织了一项多中心随机对照研究,纳入了 324 名 3~11 岁未经治疗的患儿,为期超过 6 个月,以确定部分遮盖(时间为每天 3h)与单纯观察在降低间歇性外斜视恶化风险方面的有效性。这只是间歇性外斜视 3 年自然病程研究的第一阶段。病情恶化主要的测量结果包括运动控制的丧失(间歇性外斜视转变为恒定性外斜视)或知觉融合能力下降(立体视功能降低),对停止遮盖 1 个月后的效果进行评估。

研究发现采用遮盖法较单纯观察略有效,但病情恶化的患者比例在两组中都非常小。6 个月时,只有 6%的观察组和 0.6%的遮盖组患者发生病情恶化(95%*CI*,1.6%~10.3%)。另外,两组在斜视度、运动控制或立体视好转率方面无显著统计学差异。作者计算了需要进行遮盖以防止单次的病情恶化(需要治疗的数量)的儿童人数在 19~33 例之间(取决于使用病情恶化的定义)[18]。在 12~35 月龄患儿的队列研究中也发现了相似的结果[19]。在 6 个月时 2.2%遮盖组和 2.3%~4.6%观察组的患儿发生了病情恶化,这说明部分遮盖不太可能为间歇性外斜视的幼儿提供有意义的短期获益。然而似乎显而易见的是,有证据表明并不需要立即手术来阻止间歇性外斜视的恶化。来自父母的顾虑似乎成为立即手术更为重要的因素之一[18,19],遮盖治疗并不会对间歇性外斜视有害。在决定是否开始对间歇性外斜视患者进行遮盖治疗时,需要考虑以下几个因素:年龄、依从性、遮盖给患者及看护者带来的社会心理影响、延迟手术的可能性、弱视的存在、父母的顾虑及长期治疗带来的不确定因素。

遮盖治疗

一些医生建议在斜视手术前充分治疗弱视,尽管在某些病例中这意味着延迟手术。两项前瞻性研究评估了是先完成弱视治疗还是先行手术而后继续遮盖治疗,这两项研究均发现无论术前已完成全部还是部分弱视治疗,只要在术后继续进行弱视治疗,则运动或知觉检查结果无显著差异[20,21]。一项最新的研究报告,部分调节性内斜视患者在弱视遮盖治疗后平均斜视度显著降低,并指出遮盖治疗可能消除斜视中的非调节因素,从而避免手术。在这项研究中发现,如果手术治疗在弱视治疗完成前进行,将有 81%的患者需要手术治疗,而在弱视治疗完成后则最终只有 38%需要手术治疗[22]。另一项研究表明,在 46 名 1.5~9 岁小角度斜视患儿中,61%的患儿接受了 Bangerter 压抑膜进行部分遮盖的治疗方式以治疗弱视,在无其他额外干预下提升了运动性融合功能[23]。

棱镜片治疗

在儿童斜视的早期治疗中棱镜片的使用价值有限。如果儿童的斜视是暂时性的可预期改善的,例如外斜视术后的连续性内斜视或病毒感染后的展神经麻痹,在眼位偏斜恢复期间可以临时使用压贴棱镜片来维持双眼视功能。棱镜片可用于斜视患者术前评估及手术量的计算(棱镜片适应试验)。

近期病例报告采用 Fresnel 压贴棱镜片治疗周期性内斜视的 6 岁女童 1 例。患儿为屈光参差性弱视及内斜视,而后发展成为周期性内斜视。经过 1 个月的棱镜片治疗,可能是通过立即恢复双眼融合功能从而打破了周期节律,从而使斜视在相当长的时间内消失[24]。阅读时使用的底向内棱镜片可用于集合不足且有症状的患者。

正位训练/视觉训练

正位训练有时用于教会患者如何更有效地利用融合功能。正位训练还可帮助具有良好融合潜能的患者控制斜视。应用正位训练(和一些视光学分支所支持的更宽泛的“视觉训练”)来治疗大部分类型斜视的有效性仍具有争议。英国一项关于支持正位训练/视觉训练证据的综述中发现,支持这些训练的循证研究很少[25]。但对集合不足的治疗却是个明显的例外[26,27]。集合不足治疗试验,是一项为期 12 周的安慰剂对照的随机临床试验,证明了基于诊室的聚散和调节训练(要求患者将视线会聚于一条线或一张手持卡片上的目标上)联合家庭强化训练,较基于家庭的“笔尖训练”、电脑治疗联合“笔尖训练”或基于诊室的安慰剂治疗可更加有效地减少儿童集合不足的症状[28]。同一研究者在对于青年患者的集合不足试验中得到了相似的研究结果[29]。但是视觉训练的效果还存在争论,如调节和集合的症状缓解与客观指标的变化对比,以及基于诊室的真实内在治疗效果与因为治疗师鼓励所产生的动机、投入程度、实践和安慰剂的效果对比等[30]。

药物

不可逆的胆碱酯酶抑制剂,如碘依可酯(0.125%、0.062 5%和 0.032 5%的碘依可酯)滴眼液,可以用来控制调节从而控制调节性集合。毛果芸香碱是一种毒蕈碱受体激动剂,可用于降低联动的集合反应。睫状体收缩使晶状体前突并前移,导致了近视漂移,减少了主动调节作用。这些药物最常见的适应证包括外斜视手术过矫后产生的连续性内斜视、内斜视术后小度数的残余性内斜以及高 AC/A 内斜视戴镜后在看近时仍有残余性内斜的补充治疗方式。

因为有限的商业使用性和副作用[眶上神经痛、视力不佳(特别在夜间),长期使用导致虹膜囊肿和晶状体混浊],现在几乎不使用碘依可酯。滴眼液的全身吸收将导致血浆胆碱酯酶耗尽,使患者对去极化肌松药物敏感。接受了胆碱酯酶抑制剂治疗的患儿在需要全身麻醉时,应当避免使用去极化肌肉松弛剂,如琥珀胆碱,因为可能导致呼吸麻痹延长。应告知患儿父母,药物耗尽的时间可能长达 6 周。为减少形成虹膜囊肿的风险,可同时给予去氧肾上腺素滴眼液。

对于不能耐受新的眼镜处方的远视性内斜视患儿,可使用 1%阿托品每日一次,连用 5 天,可以用来模糊视力,并鼓励患儿配戴眼镜(药物鼓励)。

与斜视手术相比,药物治疗的优点是可以在不切除组织或不破坏眼眶力学的情况下改变眼外肌的功能特性(收缩力量、弹性硬度、肌肉长度)[31]。药物治疗已在斜视治疗中成功使用,包括肉毒杆菌毒素和酰胺类麻醉剂布比卡因。

肉毒杆菌毒素

Scott 开创了斜视的药物治疗,他试验了各种直接眼外肌注射的物质。1990 年,A 型肉毒杆菌毒素(BTX-A)通过了美国食品药品监督管理局(FDA)的批准。A 型肉毒杆菌毒素是一种分子量为 150 000 道尔顿(dalton)的大分子蛋白质。肌内注射后,毒素进入并保存于神经末梢数日至数周,通过裂解神经末梢囊泡中一种神经递质成功对接、释放所必需的蛋白 SNAP-25,从而抑制乙酰胆碱的释放。注射肉毒杆菌毒素后 3~5 天后,肌肉无力或麻痹作用可达到最大。虽然发生了不可逆转的结合,但外部非结合性的乙酰胆碱受体仍可能发挥作用。神经通过麻痹的逆转重新支配肌肉,最终得以恢复。眼外肌麻痹通常持续 2~8 周。

在肉毒杆菌毒素的麻痹作用消失后,发生永久性眼位正位的可能机制并不完全清楚。一种理论是,如果因药物作用的肌肉力量减弱而使拮抗肌在一定时间内持续收缩,则拮抗肌将会发生结构性改变而出现缩短[32,33],并发生弹性减弱(挛缩)。相反,化学去神经支配的肌肉在其拮抗肌收缩时将会变长。这种长度适应的出现是通过增加和减少肌原纤维节而导致的[32]。已证明肉毒杆菌治疗引起的眼外肌改变只特异性针对眶内神经支配的肌纤维[33,34]。这种纤维型的特异性可解释 BTX-A 注射后对静态眼位产生持久作用,却对扫视运动没有影响的现象[34,35]。对于某些类型的斜视,经过 BTX-A 治疗后眼位再次恢复永久性正位,其中感觉机制扮演了重要角色[36]。结构性学说(选择性纤维型萎缩)显然是不充分的解释,因为永久性复视在眶周注射 BTX-A 后即刻出现复视的患者中非常少见[34]。

冻干药物保存于 100IU 小瓶中,加入不含防腐剂的生理盐水(0.9%氯化钠注射液)复溶,使剂量从 10IU/ml 变为 120IU/ml。一个单位或者 4ng 相当于大鼠致死剂量的 1/50。全身估计毒性剂量是 40IU/kg。目前商业市售的肉毒杆菌毒素有 BOTOX™(OnabotulinumtoxinA)、Dysport™(AbobotulinumtoxinA)、Xiomin™(IncobotulinumtoxinA)和 Myobloc™(RimabotulinumtoxinB)。

注射技术

经结膜注射肉毒杆菌毒素在有无肌电图(EMG)辅助下均可进行(图 85.1)。成年患者可在局麻下进行手术;年纪更小的患者,如果使用 EMG,应当在使用极低计量氯胺酮镇静下进行注射。大约 5%的患者使用氯胺酮在复苏过程中会产生令人不愉悦的梦或幻觉。为了抑制这种反应,一些医生在手术结束时加入了苯二氮䓬类药物,如咪达唑仑,但其有效性尚有争议[37]。这种令人不快反应的发生率随着年龄和精神并发症的增加而增加。精神病患者或年龄小于 3 个月者禁用[37]。在无 EMG 辅助注射时,可使用七氟烷、丙泊酚、氯胺酮或氧化亚氮药物[38]。EMG 辅助下和无 EMG 辅助注射肉毒杆菌毒素的疗效和并发症发生率几乎相当[39-41]。

图片中术者更多地采用了无 EMG 辅助下的封闭式结膜下注射术(图 85.2)。也有一些术者更偏好使用直视下"open sky"(开天窗)注射术[36],但这么做会减少 BTX-A 治疗与手术相比的一些优势(麻醉时间短、瘢痕小等)。针对既往患有严重肌肉萎缩的患者,我们则保留了 open sky 注射术(图 85.3)。在放置开睑器后,用结膜镊将眼球转向与注射肌肉的相反方向。用有齿镊(如 Elschnig 或 Mendonça 镊)确定进针位置并抓紧固定(图 85.4),用胰岛素注射器上 25~27 号针头,斜面朝巩膜,穿过抓住的肌腱。然后将眼球转向正前方,针头进入肌腹。注射药物所需计量后撤出针头。注意撤出针头不要太快,避免药物沿针头退出的路径扩散至肌肉外。

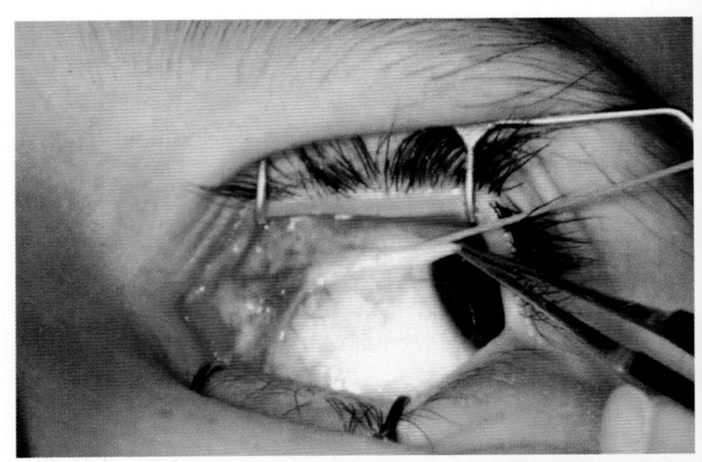

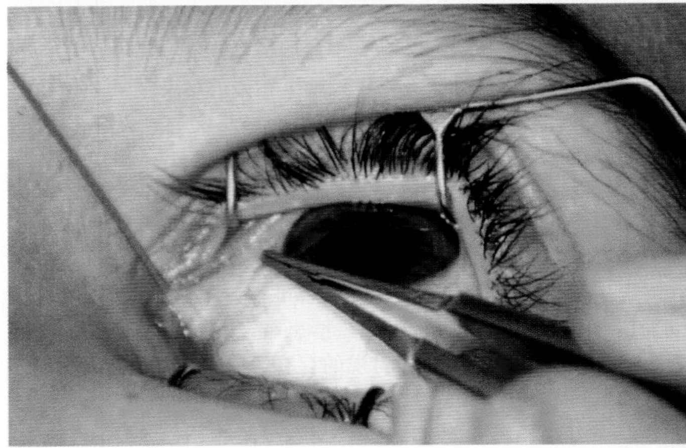

图 85.1 在肌电图辅助下行肉毒杆菌毒素 A 注射(Courtesy of Pilar Gómez de Liaño, Madrid, Spain)

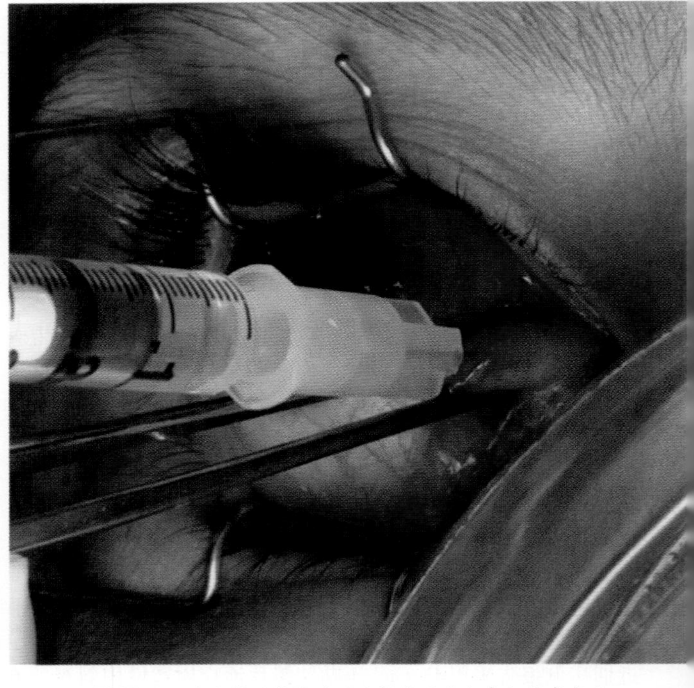

图 85.2 使用封闭式结膜下注射术注射肉毒杆菌毒素 A

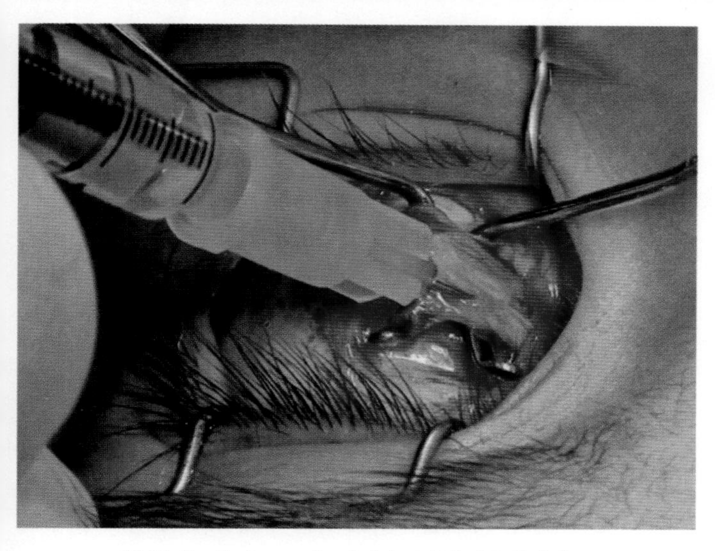

图 85.3　使用 open sky 注射术注射肉毒杆菌毒素 A

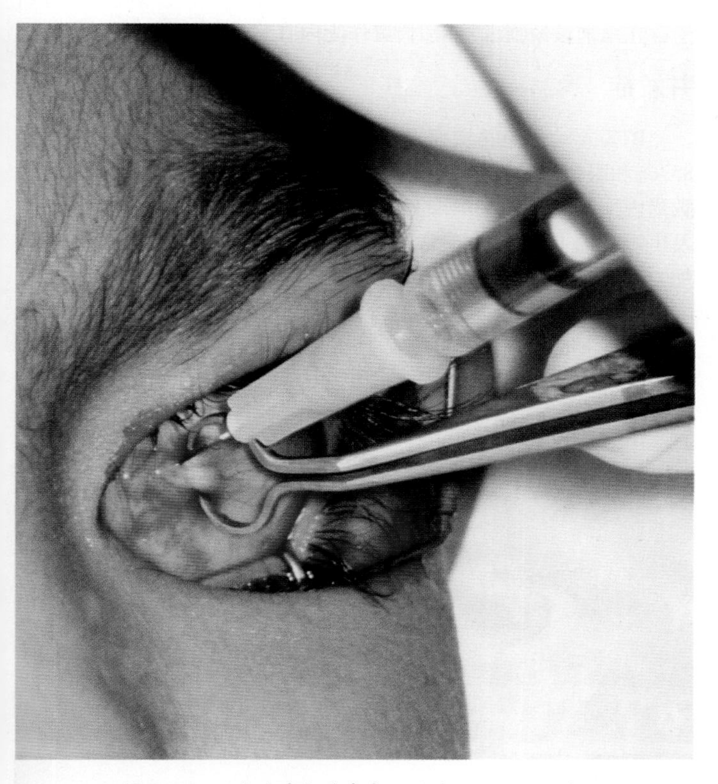

图 85.4　注射肉毒杆菌毒素 A 时使用 Mendonça 镊

在 EMG 辅助下,一个特殊的引导针头作为 EMG 电极连接至一个放大器,将肌肉的电信号转换成声音信号。导针经过结膜进入肌肉,直到听到特征性炸裂声,确认尖端位于肌肉体内。导针必须向后刺入肌肉,接近神经进入点。

使用的剂量各不相同,大多数术者推荐每条肌肉用 1. 25～7. 5IU[42-44],容量为 0. 05～0. 15ml(表 85. 1)。

适应证

框 85. 1 中概括了最适合用 BTX-A 治疗的情况。最常用的适应证包括轻中度婴儿型和后天性儿童内斜视、术后残余性内斜视和第Ⅵ脑神经麻痹的急性期。遗憾的是,大多数支持或反对 BTX-A 作为手术替代治疗的有效性研究,在循证医学的方法严谨性上均有欠缺[45]。

表 85. 1　肉毒杆菌毒素 A 型剂量举例

适应证	剂量
斜视	
水平/垂直斜视<20PD	1. 25～2. 5IU
水平/垂直斜视 20～50PD	2. 5～5. 0IU
再次注射	1. 5～2 倍原始剂量
儿童内斜视	
首次注射	2. 5～5IU
再次注射	5～7. 5IU
第Ⅵ脑神经麻痹	
初始 LR 肌力弱	1. 5～2. 5IU
LR 功能恢复,持续小度数 ET	2. 5IU
大度数 ET,LR 不全麻痹	5IU
伴有肌肉移位	2. 5～5IU

ET:内斜视;LR:外直肌。

框 85. 1

BTX-A 目前常用的适应证

- 婴儿型内斜视不伴垂直偏斜,轻度收缩或无收缩,3 岁以下小到中度斜视的患者
- 小于 30PD 的后天性内斜视
- 残余性内斜视<30PD(术后)
- 内斜视伴发育迟缓的患者(特别是斜视角存在变化的)
- 连续性外斜视,无外展受限
- 急性第Ⅵ脑神经麻痹
- 复杂斜视病例中感觉或运动状态的诊断性探索
- 在后天性眼球震颤中治疗视振荡(球后或四条肌内注射)

在两个随机对照试验中,治疗后天性[46]或婴儿型[47]内斜视术后残余性内斜视,BTX-A 注射与再次手术在运动与知觉结果方面均有效。在儿童后天性内斜视中,同样的作者报道了使用 BTX-A 注射作为首次治疗对于 88%的患者有效[44]。

BTX-A 治疗婴儿型内斜视的成功率(成功定义为偏斜在±10PD 以内)在 33%～89%之间[36,42,43,48-51]。McNeer 报道 BTX-A 治疗在经过筛选的轻中度婴儿型内斜视患者中成功率很高(89%)[49]。Campos 报道在小于 8 个月的轻中度斜视患儿中单次注射也有类似的结果[36]。其他研究发现了让人无法接受的治疗失败率,认为眼位持久偏斜及需多次注射会妨碍早期眼位和双眼视建立[52,53]。由于无随机化和盲法的设定、样本量小、随访时间短或患者群体定义不明确,这些研究的有效性有限。

作者的小组进行了一项前瞻性单中心非随机对照研究,在小于 36 个月的婴儿型内斜视中,对比了 BTX-A 与手术作为首次治疗方法的区别。主要的结果是比较一次术后与 1～3 次双侧肉毒杆菌注射后 10PD 内的正位[42]。322 名患者接受了 BTX-A 注射,120 名患者进行了手术治疗。术前平均斜视度(38. 6PD),手术组比接受 BTX-A 组的患者获得成功结果的概率高 2. 3 倍。但是治疗组的斜视度有明显差异。研究者将斜视度进行分层后再做亚组分析,结果显示在斜视度≤30PD 的受试者中,两个治疗组间无统计学差异,成功率在手术组和肉毒杆菌毒素组分别为 60%和 59%[相对风

险(*RR*),1.03;95%*CI*,0.78~1.35]。斜视度>30PD时,手术组成功率达到69%,肉毒杆菌毒素组只有36%(*RR*,1.95;95%*CI*,1.53~2.49)(图85.5)。

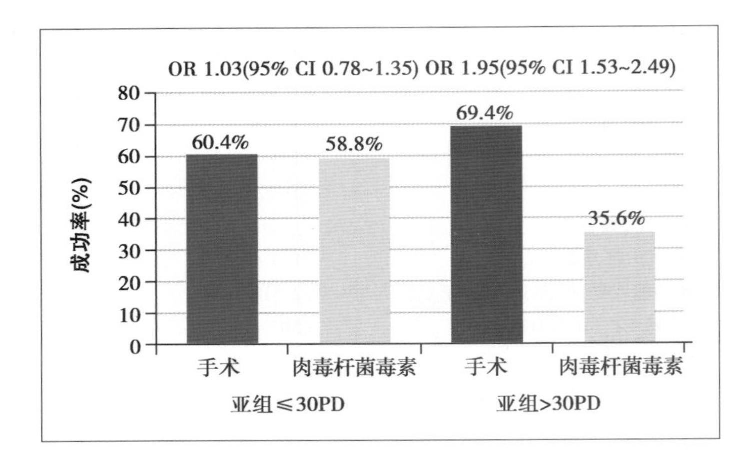

图85.5　按照斜视度分组对比手术与肉毒杆菌毒素A(BTX-A)疗效。术前斜视度在统计学上只与BTX-A组成功率有关(成功组的平均斜视度为35.2PD,失败组为41.6PD,P<0.0001)。术前斜视度并不能预测手术组的成功结果(P=0.17)。那些被归类为"小角度内斜"(≤30PD)的患者在此之后进行亚组分析。将斜视度进行分层后显示,当受试者斜视度≤30PD时,组间无统计学差异(手术组60%,肉毒杆菌毒素组59%;优势比[OR],1.03;95%CI,0.78~1.35)。斜视度>30PD,手术成功率达到69%,肉毒杆菌毒素组为36%(OR,1.95;95%CI,1.53~2.49)

斜视角度的大小与BTX-A的有效性之间的关系已有详细记载[42,44,51]。未纳入不同预测因素(特别是斜视度大小)和没有恰当分层和效应修正分析,将导致无法证明BTX-A与手术相比的真实疗效如何。在预测哪些患者将会对治疗反应良好时,其他可能相互影响和混淆的因素,如感觉状态[54]、年龄[36,49]和斜视持续时间,也发挥了重要作用。缺乏随机临床试验和良好的前瞻性研究限制了我们对哪些患者将从BTX-A中获益最大的认识。

BTX-A较少应用于外斜视和垂直性斜视。一些人在残余性外斜视<15PD或在间歇性外斜视控制能力差的低龄儿童(3岁以下)中使用,目的是将手术推迟至5~6岁进行。BTX-A已成功应用于外斜过矫且具有融合功能的患者[55]。

对于脑神经麻痹,BTX-A最常应用于第Ⅵ神经麻痹的急性期,以预防同侧内直肌挛缩。即使外直肌功能恢复,这种挛缩仍可能导致持续性内斜视。即使在内斜视出现数年后使用BTX-A注射治疗,也有成功的病例报告支持这一观点,但是否能够预防这种继发性挛缩仍有争议。如果确实有效,内斜视出现后应尽早内直肌注射肉毒杆菌毒素。这样将会改善第Ⅵ神经自发恢复比例,减少手术率。

Lee等人报道了他们对于非创伤性急性第Ⅵ脑神经麻痹,随机分至观察组和BTX-A注射同侧内直肌组的经验结果[56]。6个月时,未观察到显著统计学差异。眼位偏斜控制(10PD之内)和双眼单视在BTX-A治疗组中达到86%,在对照组中为80%。尽管进行了随机化,两组基线额的斜视度(BTX-A组中平均超过10PD)和斜视持续时间是不同的。这些差异经多变量分析矫正(重新分析已公布数据),结果表明使用BTX-A可能更有优势(*OR*,5.9;95%*CI*,0.6~57.8),不过这个结果尚不能引起统计学差异。由PEDIG主导的非随机研究报道了84名2~79岁患有急性创伤性第Ⅵ脑神经麻痹的患者,在受伤3个月内接受BTX-A后,矫正的相对恢复风险仅比观察组高14%(*RR*,1.14;95%*CI*,0.70~1.35)[57]。

PEDIG研究者开展了一项前瞻性研究,共纳入56名第Ⅵ脑神经麻痹时间超过6个月的患者,非随机将患者分为观察组、BTX-A组、手术组或手术联合BTX-A组。成功率(复视消失且第一眼位斜视度<10PD)在BTX-A组为10%(95%*CI*,0%~45%),手术组为39%(95%*CI*,17%~64%)。然而,作者提醒成功率的不同可能是由于选择偏倚和适应证混杂因素而导致的。例如,接受BTX-A的患者平均年龄较手术组大27岁;接受了BTX-A的患者中有40%有完全性的第Ⅵ神经麻痹,而手术组中只有27%,且大多数有肿瘤病因的病例只接受了BTX-A治疗。这项研究同样也受限于样本量小。两组间成功率的95%置信区间显著重叠。在解释这些结果时需额外关注的是,由于这些患者斜视时间长(从发病到注射的时间中位数是270天),因此不该指望治疗会预防继发性挛缩的发生[58]。

在垂直肌移位之前或术中进行内直肌BTX-A注射,尤其适用于存在眼前段缺血的风险时,可作为内直肌后徙的一种替代手段。

并发症

BTX-A治疗的并发症包括结膜下出血、暂时性上睑下垂(图85.6)和眼位过矫,这种过矫通常能在6个月内恢复(大多在注射数周内恢复)。5%~30%的患者发生短暂的垂直偏斜,15%~35%发生短暂的上睑下垂,通常为单侧发生,发生风险随剂量增加而增加[59]。对于幼儿必须考虑到上睑下垂有潜在发生弱视的风险,但大多数作者报道仅有部分患者出现了可逆性的上睑下垂,且未观察到弱视。也有报道在BTX-A注射后发现了瞳孔的异常。这被描

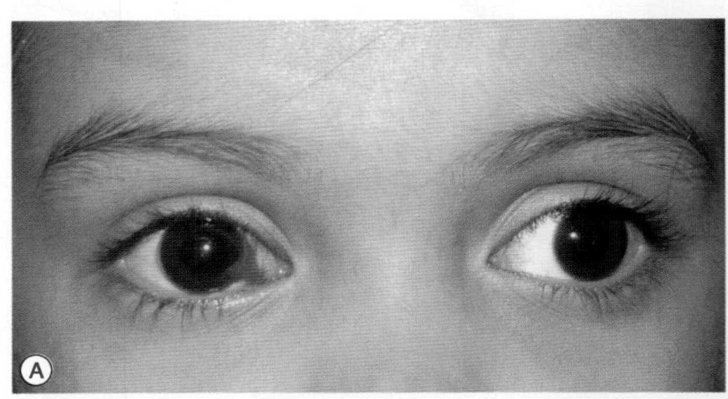

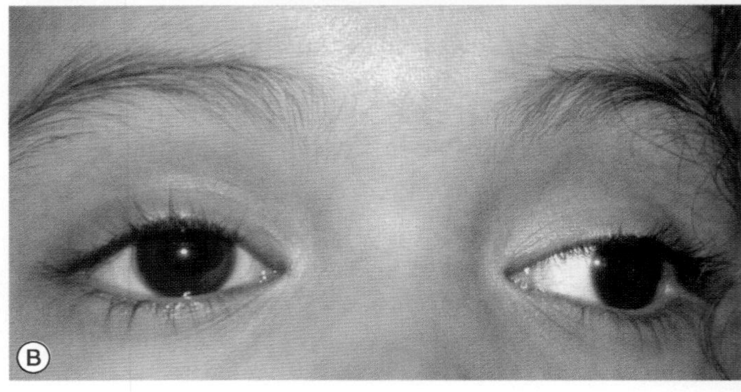

图85.6　肉毒杆菌毒素A注射后常见外斜视、上睑下垂和结膜下出血。Ⓐ结膜下出血;Ⓑ上睑下垂

述为一种在注射后第一周出现的埃迪瞳孔，是对毛果芸香碱的迟发去神经超敏反应[60-63]。目前尚不清楚埃迪瞳孔的发生机制，是由于对睫状神经节的直接创伤而导致的，还是由于细胞内扩散的 BTX-A 作用于睫状神经节产生的抗胆碱能毒性的影响，和/或眼内扩散影响了瞳孔括约肌而引起的[61,64]。罕见但却严重的并发症包括眼球穿孔和球后出血。在接受小剂量 BTX-A 治疗斜视的患者中尚未观察到或怀疑发生全身麻痹效应。在眼部使用小剂量注射的患者中未检测到毒素的抗体，因此必要时可重复注射。

在婴儿型内斜视中，暂时性外斜不认为是治疗的并发症。这不仅是我们所期待发生的，而且被认为是预后良好的标志[36]。这种外斜通常在 6 周恢复（4~10 周）。如果内斜角度超过 10PD，推荐在 4 个月后进行再次注射。尽管在大多情况下我们会考虑提前一些进行再次注射，特别是那些第一次注射后没有外斜的病例。注射后发生永久性外斜视的情况极为少见，但伴有发育迟缓或中枢神经异常的患者似乎发生这种持续性过矫的风险更高[36,42,44,65]。

布比卡因

最早由 Scott 等人提出将布比卡因的肌内注射作为肌肉截除的一种替代方法[66]。作用于眼外肌的肌原纤维系统的麻醉药，在其肌毒性作用解除后，导致肌肉变短且增厚，并且其收缩力增强、弹力增加（硬度增加）。

在局麻和 EMG 辅助下注射 1.5~3.0ml 布比卡因（0.75%~3%）。布比卡因不会在眼外肌中自由扩散，所以重要的是将大部分药物注射至肌肉的后 1/3 处，缓慢拔针的同时将剩余药物注射入肌肉中部，使其向前部扩散。低剂量的 BTX-A（1~3IU）可同时注射至拮抗肌，以防最初布比卡因注射肌肉时产生拉伸，因为此过程中肌肉的位置会影响肌肉长度的重建。注射剂量较大时，可观察到明显的眼眶炎症及水肿，建议口服泼尼松几天进行预防治疗。麻醉药引起的瘫痪在初期会增加斜视度；在 6~10 天后眼位出现好转。

小度数共同性非麻痹性水平斜视的患者（内斜<25PD，外斜<35PD），已证实 5 年内注射 1~2 次布比卡因（单独或联合 BTX-A 治疗）可使眼位改善（10~20PD）并保持稳定[31]。

（梁舒婷　译　吴夕　校）

参考文献

1. Kushner BJ. Fixation switch diplopia. Arch Ophthalmol 1995; 113: 896–9.
2. Ebri A, Kuper H, Wedner S. Cost-effectiveness of cycloplegic agents: results of a randomized controlled trial in nigerian children. Invest Ophthalmol Vis Sci 2007; 48: 1025–31.
4. Fan DS, Rao SK, Ng JS, et al. Comparative study on the safety and efficacy of different cycloplegic agents in children with darkly pigmented irides. Clin Experiment Ophthalmol 2004; 32: 462–7.
8. Vivian AJ, Lyons CJ, Burke J. Controversy in the management of convergence excess esotropia. Br J Ophthalmol 2002; 86: 923–9.
9. Arnoldi K, Shainberg M. High AC/A ET: Bifocals? Surgery? Or Nothing at All? Am Orthopt J 2005; 55: 62–75.
12. Hatt SR, Gnanaraj L. Interventions for intermittent exotropia. Cochrane Database Syst Rev 2013; (5): CD003737.
13. Joyce KE, Beyer F, Thomson RG, Clarke MP. A systematic review of the effectiveness of treatments in altering the natural history of intermittent exotropia. Br J Ophthalmol 2015; 99: 440–50.
18. Pediatric Eye Disease Investigator G, Cotter SA, Mohney BG, et al. A randomized trial comparing part-time patching with observation for children 3 to 10 years of age with intermittent exotropia. Ophthalmology 2014; 121: 2299–310.
19. Pediatric Eye Disease Investigator G, Mohney BG, Cotter SA, et al. A randomized trial comparing part-time patching with observation for intermittent exotropia in children 12 to 35 months of age. Ophthalmology 2015; 122: 1718–25.
23. Abrams MS, Duncan CL, McMurtrey R. Development of motor fusion in patients with a history of strabismic amblyopia who are treated part-time with Bangerter foils. J AAPOS 2011; 15: 127–30.
25. Barrett BT. A critical evaluation of the evidence supporting the practice of behavioural vision therapy. Ophthalmic Physiol Opt 2009; 29: 4–25.
26. Scheiman M, Gwiazda J, Li T. Non-surgical interventions for convergence insufficiency. Cochrane Database Syst Rev 2011; (3): CD006768.
27. Lavrich JB. Convergence insufficiency and its current treatment. Curr Opin Ophthalmol 2010; 21: 356–60.
28. Convergence Insufficiency Treatment Trial Study G. Randomized clinical trial of treatments for symptomatic convergence insufficiency in children. Arch Ophthalmol 2008; 126: 1336–49.
29. Scheiman M, Mitchell GL, Cotter S, et al. A randomized clinical trial of vision therapy/orthoptics versus pencil pushups for the treatment of convergence insufficiency in young adults. Optom Vis Sci 2005; 82: 583–95.
31. Miller JM, Scott AB, Danh KK, et al. Bupivacaine injection remodels extraocular muscles and corrects comitant strabismus. Ophthalmology 2013; 120: 2733–40.
33. Spencer RF, McNeer KW. Botulinum toxin paralysis of adult monkey extraocular muscle. Structural alterations in orbital, singly innervated muscle fibers. Arch Ophthalmol 1987; 105: 1703–11.
34. Stahl JS, Averbuch-Heller L, Remler BF, Leigh RJ. Clinical evidence of extraocular muscle fiber-type specificity of botulinum toxin. Neurology 1998; 51: 1093–9.
35. Porter JD, Baker RS, Ragusa RJ, Brueckner JK. Extraocular muscles: basic and clinical aspects of structure and function. Surv Ophthalmol 1995; 39: 451–84.
36. Campos EC, Schiavi C, Bellusci C. Critical age of botulinum toxin treatment in essential infantile esotropia. J Pediatr Ophthalmol Strabismus 2000; 37: 328–32, quiz 54-5.
42. de Alba Campomanes AG, Binenbaum G, Campomanes Eguiarte G. Comparison of botulinum toxin with surgery as primary treatment for infantile esotropia. J AAPOS 2010; 14: 111–16.
44. Tejedor J, Rodriguez JM. Long-term outcome and predictor variables in the treatment of acquired esotropia with botulinum toxin. Invest Ophthalmol Vis Sci 2001; 42: 2542–6.
45. Rowe FJ, Noonan CP. Botulinum toxin for the treatment of strabismus. Cochrane Database Syst Rev 2012; (2): CD006499.
46. Tejedor J, Rodriguez JM. Retreatment of children after surgery for acquired esotropia: reoperation versus botulinum injection. Br J Ophthalmol 1998; 82: 110–14.
47. Tejedor J, Rodriguez JM. Early retreatment of infantile esotropia: comparison of reoperation and botulinum toxin. Br J Ophthalmol 1999; 83: 783–7.
50. McNeer KW, Tucker MG, Spencer RF. Botulinum toxin therapy for essential infantile esotropia in children. Arch Ophthalmol 1998; 116: 701–3.
56. Lee J, Harris S, Cohen J, et al. Results of a prospective randomized trial of botulinum toxin therapy in acute unilateral sixth nerve palsy. J Pediatr Ophthalmol Strabismus 1994; 31: 283–6.
57. Holmes JM, Beck RW, Kip KE, et al. Botulinum toxin treatment versus conservative management in acute traumatic sixth nerve palsy or paresis. J AAPOS 2000; 4: 145–9.
62. Speeg-Schatz C. Persistent mydriasis after botulinum toxin injection for congenital esotropia. J AAPOS 2008; 12: 307–8.
66. Scott AB, Alexander DE, Miller JM. Bupivacaine injection of eye muscles to treat strabismus. Br J Ophthalmol 2007; 91: 146–8.

第 86 章

斜视手术

David K Coats, Scott E Olitsky

章节目录

引言

斜视患者的诊疗过程与其他患者的相类似。医生需要详细了解患者的既往病史及既往治疗方案，在体格检查后才能制订出最佳治疗方案。斜视的治疗方法包括：屈光矫正、视觉训练、遮盖、眼外肌注射肉毒素和手术。本章将主要介绍斜视的手术治疗。

在斜视手术之前，医生需要向患儿的家长和/或监护人以及患者本人交代手术的适应证、目的和手术风险等。患儿的家长和/或监护人及患者本人需要了解术后随访的重要性，尤其是在 10 岁前的视觉发育的重要时期。

既往研究认为，斜视的治疗目标是恢复视轴平衡，以消除复视，维持或恢复双眼视功能。手术的适应证包括改善代偿头位、消除异常眼球运动、非共同性斜视患者提高双眼单视的范围、增加内斜视患者的功能视野范围还有恢复正常解剖结构等。近年来，文献报道斜视手术对患者的心理社会方面会带来有益影响，尽管在部分患者中，手术并没有带来任何功能性视觉益处[1]。

重要解剖结构

在进行斜视手术之前，了解眼球的相关解剖及结构变异是非常重要的。斜视手术医师不仅要对眼外肌解剖非常熟悉，也必须了解眼眶和眼附属器的结构。

结膜

结膜常被误认为仅仅是用于制作切口以便钩出眼外肌的一种结构。但是了解和掌握结膜解剖，尤其是鼻侧结膜的重要组织特征，对于做好恰当的结膜切口，进而暴露眼外肌是非常重要的，也有助于术后结膜闭合良好，避免出现结膜瘢痕和挛缩，防止术后出现限制性斜视。

结膜是覆盖在上、下眼睑内和除角膜以外的眼球表面的一层黏膜组织(图 86.1)。球结膜与角膜基质与角膜上皮相融合。睑结膜起自睑缘的黏膜交界处，与下方的睑板粘连紧密。穹窿结膜是睑结膜与球结膜相互移行的皱褶部分，组织疏松，使眼球运动时不受球结膜和睑结膜的限制，可以自由转动。

结膜富余部分可以允许切除少部分结膜组织，不会明显影响结膜的外观和功能。常规斜视手术中，只有球结膜需要被剪开。鼻侧球结膜位于内眦的地方有一个皱褶，称为半月皱襞(简称为皱襞)。若斜视手术过程中半月皱襞受损，可能会引起外观或功能性的问题。

巩膜

巩膜由密集排列的胶原蛋白层形成。巩膜向后与包绕视神经的硬脑膜相连，跨越视神经后形成筛板。在巩膜的前部和后部有许多血管和神经组织穿过。巩膜的厚度与年龄相关：在新生儿期巩膜最薄。此外，巩膜厚度还与眼球的部位相关。巩膜最薄处位于直肌附着点，厚度约为 0.45mm。这一解剖特征对斜视手术医师非常重要，当进行直肌后徙手术时，缝线需要穿过较薄的巩膜。巩膜在角膜缘附近的厚度约为 0.6～0.7mm，在后极处巩膜约 1.1～1.3mm 厚。

Tenon 筋膜

眼球通过筋膜系统悬吊于骨性眶壁之间。Tenon 囊由纤维组织构成，自眼球后极处视神经传入眼球部位至角膜缘后 1mm 均有 Tenon 囊包绕，最终在此处与结膜融合。年轻人的 Tenon 囊较为厚，易于手术操作，但在老年患者中变得薄而脆弱。在 Tenon 囊的深部和外侧均存在一个潜在的腔隙，分别称为巩膜外间隙(也称为腱下间隙)和结膜下间隙。这些部位在斜视手术中非常重要，手术

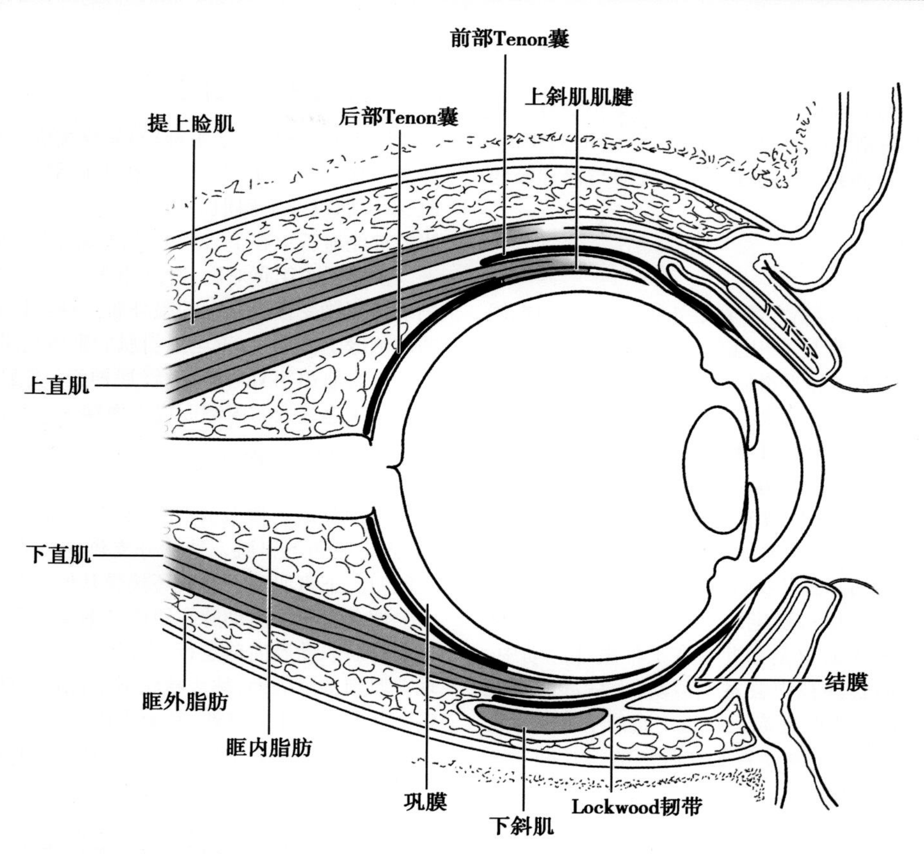

图 86.1　眶脂肪、Tenon 囊与眼部其他结构关系。破坏 Tenon 囊后部分可导致眶脂肪进入手术视野(Copyright 2006 Springer-Verlag; Coats DK, Olitsky SE. Strabismus Surgery and Its Complications. Berlin/Heidelberg: Springer-Verlag, 2006. Susan Gilbert, Illustrator)

过程中只有通过这些间隙才能暴露眼外肌。视神经、眼外肌、涡静脉和其他许多神经血管结构都穿过 Tenon 囊。

眼外肌穿透 Tenon 囊的包膜进入巩膜外间隙，并逐渐插入巩膜(图 86.2)。因此，大部分的手术操作部位都在眼外肌长度约为 7~10mm 的直肌间隙中。进入巩膜外间隙后，肌肉没有鞘，而是被与肌肉松散融合的巩膜外结缔组织所覆盖。该组织沿着肌肉的边缘向外侧扩张，形成肌间膜，并一直延伸到肌肉的附着处。这部分结缔组织在肌肉穿过 Tenon 囊部位时与 Tenon 囊相融合。

像所有的眼眶组织一样，斜视手术过程中需要小心处理 Tenon 囊。Tenon 囊可以阻挡眶脂肪，避免其进入手术视野，否则会严重影响手术正常进行，也可造成术后脂肪粘连和限制性斜视等并发症。

上直肌肌腱筋膜与上睑的提上睑肌肌腱筋膜的内侧面接触紧密。这一解剖基础使得上直肌和提上睑肌运动相互配合，如眼球向下注视时，上眼睑也会随之向下。术者须重视两者的解剖联系，这在施行垂直直肌的手术中具有重要影响，可能会导致术后双眼眼睑的不对称。眼球的肌鞘与上斜肌的肌鞘紧密相连。

下直肌周围的筋膜鞘相对复杂。相较于其他直肌，下直肌的筋膜鞘比较肥厚，在斜视手术中更为明显。下直肌的筋膜鞘与 Tenon 囊相融合，并于眼眶组织联合形成了下睑的 Lockwood 韧带。这一解剖特点解释了为什么行下直肌手术可以影响下睑的高度。

滑车远端的上斜肌肌腱处的部分筋膜鞘也是非常坚固厚实的。上斜肌肌腱处的肌鞘内的潜在间隙与巩膜上腔相连。上斜肌

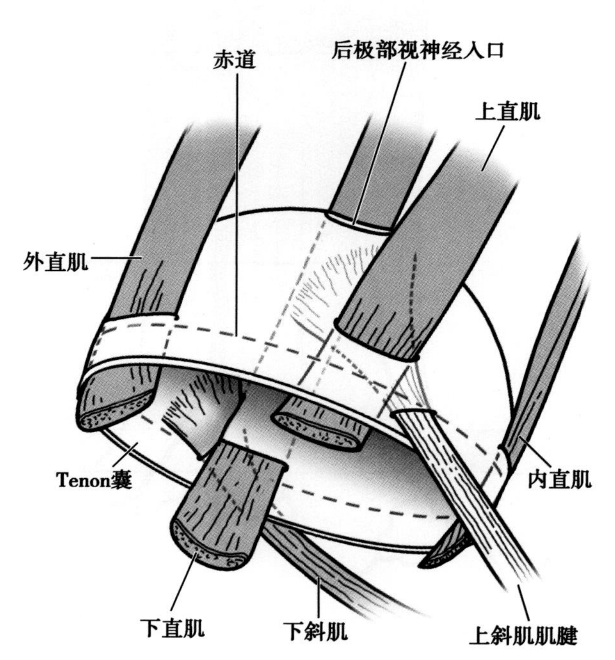

图 86.2　图示 Tenon 囊与眼外肌关系。直肌位于腱囊的外侧。它们穿透 Tenon 囊的包膜进入巩膜外间隙，然后附着在前部的巩膜上。下斜肌和上斜肌腱向前进入巩膜外间隙，然后附着在后部的巩膜上。直肌 pulley、肌肉鞘膜、肌间膜未在此图显示(Copyright 2006 Springer-Verlag; Coats DK, Olitsky SE. Strabismus Surgery and Its Complications. Berlin/Heidelberg: Springer-Verlag, 2006. Susan Gilbert, Illustrator)

肌鞘与上直肌鞘和提上睑肌肌鞘有许多联系。上斜肌肌鞘的异常可会导致 Brown 综合征。

下斜肌的筋膜鞘自肌肉的起始点到肌肉附着点都包绕着下斜肌。在下斜肌附着点的筋膜鞘较厚，并与下直肌肌腱的眶侧相连。在下斜肌附着点的肌鞘略延伸到外直肌肌鞘，其后部与视神经的筋膜鞘相连。

直肌的 pulley 系统

从 Tenon 囊腱膜延伸出来的反折包覆着眼外肌的后部，而在眼眶的这个位置，眼外肌与 Tenon 囊是不相连的。包绕在直肌附近的结缔组织，由胶原蛋白、弹性蛋白和平滑肌组成。这些纤维结缔组织悬挂于眼眶中，邻近的直肌周围的纤维组织也具有同样特点。这些纤维组织也被称为节制韧带。但是纤维组织以及其与眼眶之间的连接的功能不仅仅在于“节制”眼球运动。“节制韧带”这一名词应该被弃用。肌鞘收缩和扩张最终也与前连接有关。总的来说，这些结构共同构成了直肌 pulley 系统，并在眼眶内发挥着特殊的功能。

高分辨率计算机断层扫描和磁共振成像显示在眶内直肌的大部分运动相对于邻近的眶壁是保持稳定的，即使在眼球运动幅度较大或较大范围的直肌移位术后也是如此。在正常眼球运动中，只有肌肉的前部分在第二眼位注视中会发生运动，而后部的直肌则相对被直肌 pulley 系统固定于眼眶赤道附近。直肌 pulley 系统发挥肌肉有效起始端的作用，对于改变直肌在眼眶的路径和发挥其功能都非常重要[2]。

眼外肌的神经支配

第Ⅲ对脑神经（动眼神经）是支配眼外肌的神经中最复杂的脑神经。它支配 4 条眼外肌及提上睑肌。动眼神经下支支配内直肌、下直肌以及下斜肌。上支支配上直肌和提上睑肌。支配下斜肌的神经血管束在下直肌的外侧缘经下斜肌的后表面进入肌肉。

上斜肌由第Ⅳ对脑神经（滑车神经）支配。它是唯一在肌肉外侧或眶侧接受神经支配的眼外肌。神经以神经束的形式自上斜肌的内侧缘上方穿过，直至上斜肌的眶侧后进入上斜肌。

外直肌由第Ⅵ对脑神经（展神经）支配。神经自肌肉的前 2/3 及后 1/3 连接处的内侧面或表面穿入外直肌。

眼外肌的血液供应

眼动脉的内侧及外侧分支供应眼外肌。内侧分支供应下直肌、内直肌和下斜肌。外侧分支供应外直肌、上直肌、上斜肌和提上睑肌。下直肌和下斜肌还接受其他来源的血液供应。

四条直肌的肌动脉在肌肉的前 2/3 和后 1/3 交界处进入眼球面肌群。肌动脉向前走行，自肌腱巩膜附着点后约 10~12mm 处出现在肌肉的眶表面，称为睫状前动脉（图 86.3）。除了外直肌仅有 1 条睫状前动脉供应外，其余直肌均有 2 条睫状前动脉供应，临床中也存在许多变异情况。与肌肉和肌腱伴行的睫状前动脉走行变

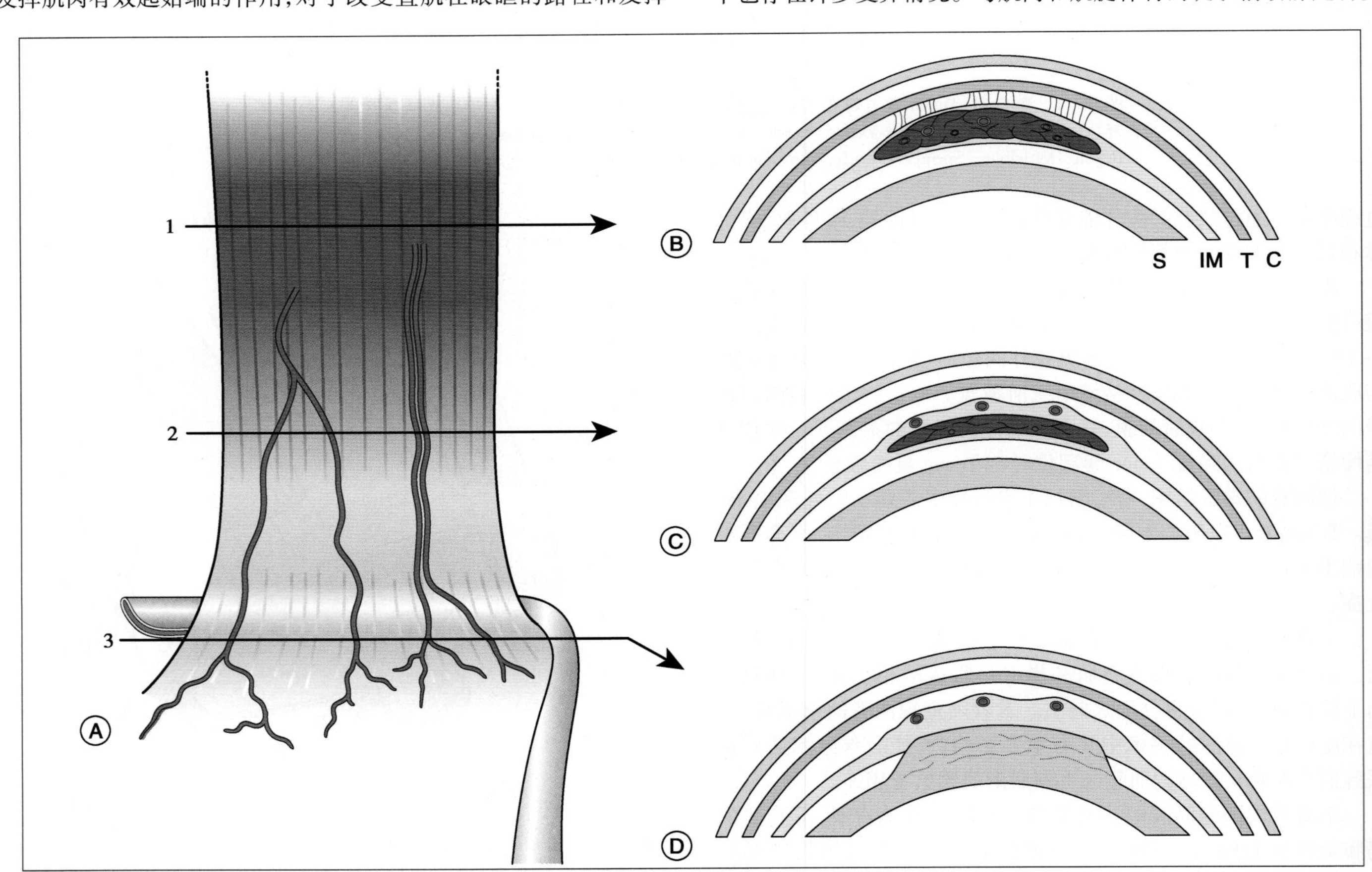

图 86.3　直肌的睫状前血管（ACV）位置图示图。Ⓐ医生视角的下直肌：ACV 自下直肌的肌腹与肌腱移行处的后方出现；Ⓑ图Ⓐ1 处的肌肉横断面，位于 ACV 出现处的后方，血管在肌肉深部走行，医生在术中无法看见这部分血管；Ⓒ图Ⓐ2 处的肌肉横断面，显示在肌鞘相连的肌腱表面 3 簇 ACV 群，每组 ACV 群包含一个以上睫状前血管；Ⓓ图Ⓐ3 处的肌肉横断面，显示肌肉附着点（肌止端），ACV 位于肌腱表面，匍匐于在肌肉附着点（肌止端）前处［C，结膜；IM，肌间隔（与肌肉囊膜相连）；S，巩膜；T，Tenon 囊］

异较大。对于有眼前节缺血风险的患者在计划手术前要特别注意睫状前血管的变异情况。睫状前血管向前走行进入巩膜外间隙，发出分支供应巩膜、角膜缘和结膜。睫状前动脉于角膜缘附近进入巩膜，与睫状长动脉相吻合，共同形成虹膜的动脉大环。肌动脉相应的静脉汇入眶上下静脉。

眼外肌的解剖

直肌

四条直肌起始于眶尖的 Zinn 总腱环。每条肌肉长度为 40mm，在眼球的赤道前附着于巩膜。根据 Tillaux 螺旋，内直肌附着点位于角膜缘后 5. 5mm，下直肌附着点位于角膜缘后 6. 5mm，外直肌附着点位于角膜缘后 6. 9mm，上直肌附着点位于角膜缘后 7. 7mm（图 86. 4）。然而实际中，直肌的附着点也常常存在变异。直肌的肌肉附着点是呈弧形的，尤其是垂直直肌，其鼻侧缘附着点比颞侧缘的更靠近角膜缘。

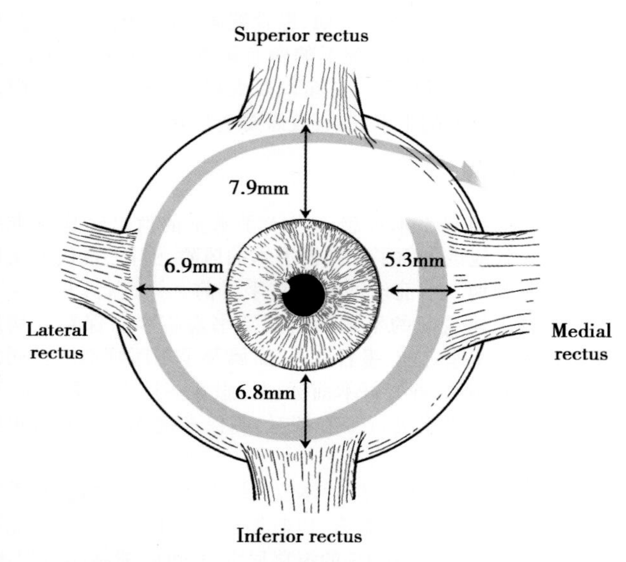

Fig. 86. 4　The spiral of Tillaux. (*Copyright 2006 Springer-Verlag; Coats DK, Olitsky SE. Strabismus Surgery and Its Complications. Berlin/Heidelberg: Springer-Verlag, 2006. Susan Gilbert, Illustrator*)（根据版权要求保留原文，译文如下：Tillaux 螺旋。Inferior rectus，下直肌；Lateral rectus，外直肌；Medial rectus，内直肌；Superior rectus，上直肌）

内直肌沿眼眶的内侧壁向前走行，附着于巩膜上。该处没有斜肌的肌筋膜附着。鉴于内直肌本身张力较大，同时与眼球接触弧较短，所以在手术过程中，内直肌存在意外滑脱的风险。

外直肌沿眼眶的外侧壁向前走行，与巩膜的接触弧约为 10mm，后附着于巩膜上。下斜肌的附着点与外直肌的下缘紧相邻，位于外直肌止端的下缘后 8~10mm 处（图 86. 5）。鉴于外直肌与下斜肌的止端紧相邻，在斜视手术分离外直肌过程中，下斜肌可能会意外地与外直肌一起钩住。这种情况常常发生在施行过外直肌后徙术的患者中。如果术中没有及时发现下斜肌被同时钩住，可会导致术后严重的眼球运动异常，继而出现限制性斜视。下斜肌与外直肌的筋膜的紧密联系也会在外伤或术中帮助固定外直肌，避免滑脱等风险。

下直肌沿着眶壁向前、向外、向下走行，附着于距离角膜缘约 6. 8mm 的巩膜上，下直肌的颞侧附着点比鼻侧附着点靠后 2mm，这一

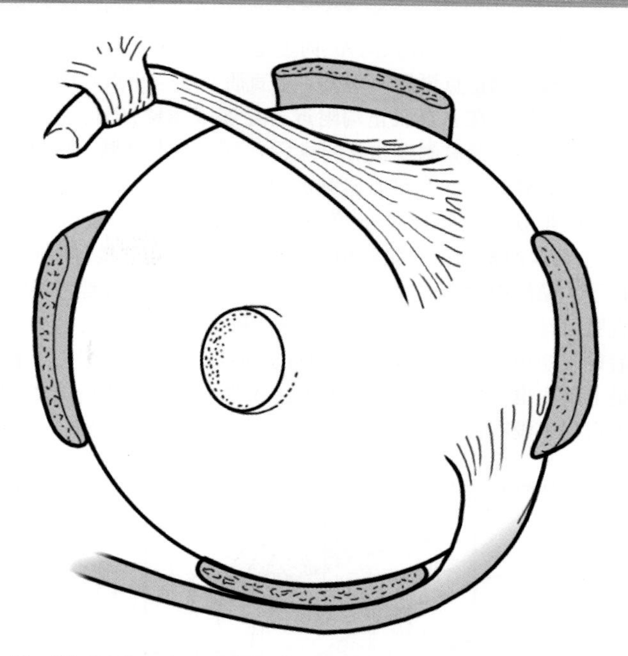

Fig. 86. 5　Insertion of the inferior oblique muscle under the lateral rectus muscle. (*Copyright 2006 Springer-Verlag; Coats DK, Olitsky SE. Strabismus Surgery and Its Complications. Berlin/Heidelberg: Springer-Verlag, 2006. Susan Gilbert, Illustrator*)（根据版权要求保留原文，译文如下：图示下斜肌附着点位于外直肌下方）

点在做下直肌后徙或缩短手术中较为重要。当分离下直肌时，医生应避免手术操作过深。靠近下直肌的内侧和外侧的后部可见涡静脉（图 86. 6）。如果术中意外损伤涡静脉，可能会导致严重出血，影响手术的进一步操作。当眼球位于第一眼位时，下直肌与视轴夹角呈 23°。下直肌与下斜肌和下睑缩肌有筋膜相连。如果在下直肌后徙或缩短术中，这些相连的筋膜没有充分分离，术后可能会影响睑裂大小。上直肌与上睑提肌之间的结缔组织可帮助医生寻找滑脱的上直肌。

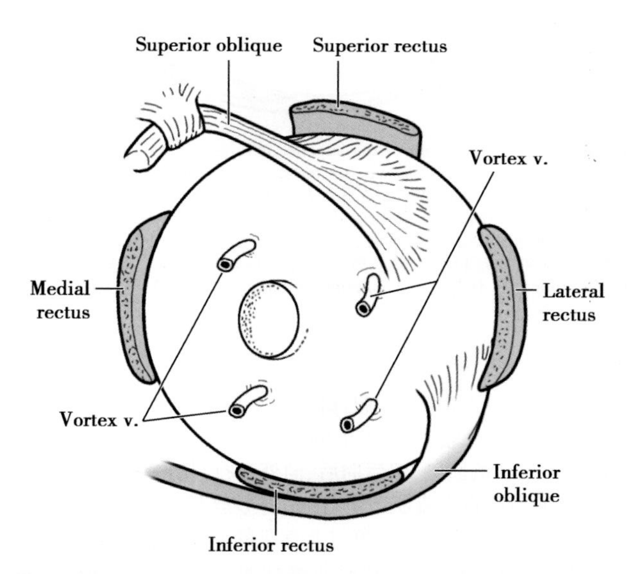

Fig. 86. 6　Vortex veins as seen from the posterior aspect of the globe. (*Copyright 2006 Springer-Verlag; Coats DK, Olitsky SE. Strabismus Surgery and Its Complications. Berlin/Heidelberg: Springer-Verlag, 2006. Susan Gilbert, Illustrator*)（根据版权要求保留原文，译文如下：眼球后面观，涡静脉。Inferior oblique，下斜肌；Inferior rectus，下直肌；Lateral rectus，外直肌；Medial rectus，内直肌；Superior oblique，上斜肌；Superior rectus，上直肌；Vortex v.，涡状静脉）

上直肌沿眼眶壁向前、向外、向上走行直至附着点。上直肌的颞侧止点较鼻侧止点更靠后 3mm。上直肌是唯一止点在眼球赤道部以后的直肌。在上直肌止端附近若穿通眼球壁，则可能会损伤视网膜。上直肌的鼻侧缘和颞侧缘后方可存在涡静脉(图 86.6)。该部位的涡静脉因有上斜肌肌腱的保护，所以在分离上直肌过程中很少被损伤。当眼球位于第一眼位时，上直肌与视轴夹角呈 23°。上直肌肌鞘和上斜肌肌鞘通过筋膜组织相互连接(图 86.7)。若在手术操作中没有注意到这一紧密联系，上斜肌肌腱可能会与上直肌肌腱一起被钩出，在上直肌后徙或缩短手术中会引起上斜肌后徙或缩短，进而导致术后出现旋转或垂直斜视。此外，上直肌与提上睑肌也存在筋膜联系。如果这些联系在上直肌后徙或缩短手术过程中没有被充分分离，术后可能会引起睑裂的变化。

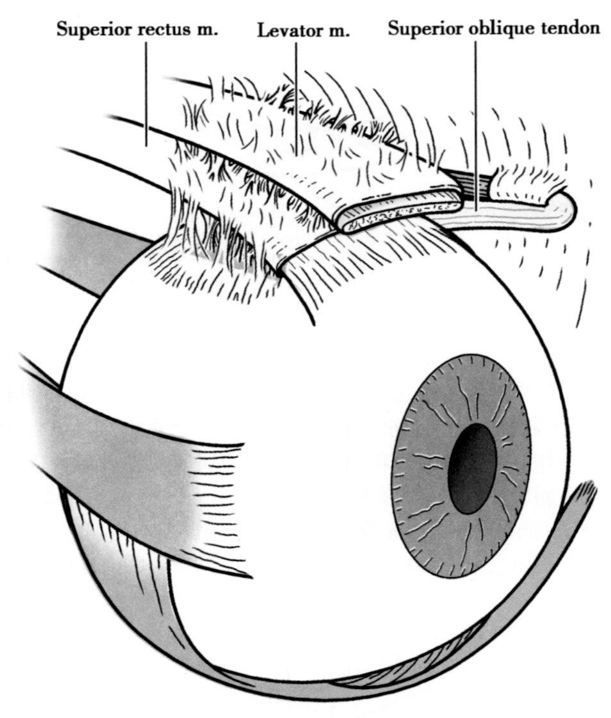

Fig. 86.7　Complex sheath of the superior oblique tendon. Note tenuous attachments to the sheath of the superior rectus muscle and to the levator muscle. (*Copyright 2006 Springer-Verlag; Coats DK, Olitsky SE. Strabismus Surgery and Its Complications. Berlin/Heidelberg: Springer-Verlag, 2006. Susan Gilbert, Illustrator*)(根据版权要求保留原文，译文如下：复杂的上斜肌肌鞘。上斜肌肌鞘与上直肌肌鞘和提上睑肌肌鞘相连。Levator m.，提上睑肌；Superior oblique tendon，上斜肌肌腱；Superior rectus m.，上直肌)

上斜肌

上斜肌的主要作用是使眼球内旋、下转和外转。上斜肌起自眶尖 Zinn 腱环上的骨膜，沿着内上侧骨壁向前走行，当穿过滑车时，上斜肌成为条索状的肌腱，然后向后、向外走行，与矢状面成角为 51°~54°。上斜肌肌腱自上直肌下走行，成扇形散开，在眼球的颞上方附着于巩膜。上斜肌止端的前角与上直肌的外侧缘接触紧密，位于上直肌附着点后 4~6mm。上斜肌肌腱细而宽，约 11mm，但是变异较大。上斜肌止端的后角与视神经相距 6~7mm。颞上方的涡静脉从上斜肌附着点上方、下方或中间穿出巩膜。

下斜肌

下斜肌主要使眼球外旋、上转和外转。从眼球旋转角度看，下斜肌与上斜肌是一对配偶肌，下斜肌的其他作用不完全和上斜肌相拮抗。

下斜肌起源自泪腺窝旁的上颌骨，它向外向后走行，与矢状面夹角约为 51°。自下直肌下方穿过后，下斜肌向上走行，于黄斑附近止于巩膜。下斜肌肌腱是所有眼外肌中最短的，长度约为 1~2mm。下斜肌止端的前部位于外直肌附着点后 8~12mm 处，紧邻外直肌的下缘。下斜肌附着点的位置和结构有较大差异。

颞下方的涡静脉与下斜肌的后缘相近，当分离下斜肌时可能会损伤此处的涡静脉。行下斜肌后徙术时在涡静脉穿出巩膜处进行肌肉固定时也有损伤血管的可能。

当下斜肌越过下直肌下方时，神经血管束穿入下斜肌。神经血管束可充当下斜肌的有效起始端，尤其是行下斜肌前转位后。

一般手术准备

麻醉

大部分斜视手术均为门诊手术。麻醉方式取决于以下几个因素：患者意愿、术者意愿、手术计划、患者健康情况、麻醉医师建议。没有一种麻醉适用于所有情况下的所有患者。麻醉方式包括：全身麻醉、局部麻醉、表面麻醉。儿童以及大部分年轻人因为他们常常无法耐受局部麻醉的手术刺激，故需要全身麻醉。

患者术前准备

安全有效的斜视手术在患者进入手术室前就已经作好准备了。患者及家长应该全面了解斜视手术的风险、受益、替代方案以及合理的手术预期。术前谈话最好在手术前一天进行，并记录于病历中。包括上述情况的手术知情同意书需签字后保存在病历中。患者进入手术室之前，患者本人、家属及手术医师都应已同意手术及了解重要细节，并做好术前标记。患者一旦进入手术室，手术室内所有人需要再次进行三方核对，确保准确无误。然后再给患者做手术前的准备工作。

按照手术所需要求摆好患者体位。许多手术医师术前在手术眼上滴用 2.5%的去氧肾上腺素，以收缩血管及扩瞳(术后可能需要检查眼底)。也可使用 0.1%的溴莫尼定，它可收缩结膜血管，但不散大瞳孔。皮肤、睑缘以及结膜是污染的主要来源，可能会引起术后严重感染。因此，术前使用抗生素滴眼液对上述位置进行清洁是降低感染的重要措施。可使用 5%~10%的聚维酮碘消毒皮肤。术前 5%聚维酮碘冲洗结膜囊可有效减少结膜菌群数量。术前贴膜需贴在已消毒皮肤范围内，同时也要注意便于手术操作，并覆盖睫毛。术前于皮肤上所画的手术标记应该在贴膜贴好后依然清晰可见(图 86.8)。

手术器械

斜视手术的器械多种多样。实际上，只需要一套基本器械就能很好地完成一台斜视手术(图 86.9)。许多医师发现 0.5 固定镊和肌肉钩对于斜视手术至关重要。

斜视手术中应使用生物可吸收缝线，尽管这一点并没有得到所有的医师认可。无菌多股编织可吸收缝线应用较为广泛。斜视手术中还常用聚乙醇酸为基础的缝线。当采用永久性缝合时可使用不可吸收缝线，如聚酯纤维缝线。

在斜视手术中，铲针是穿过巩膜的首选缝针，因为它们有助于

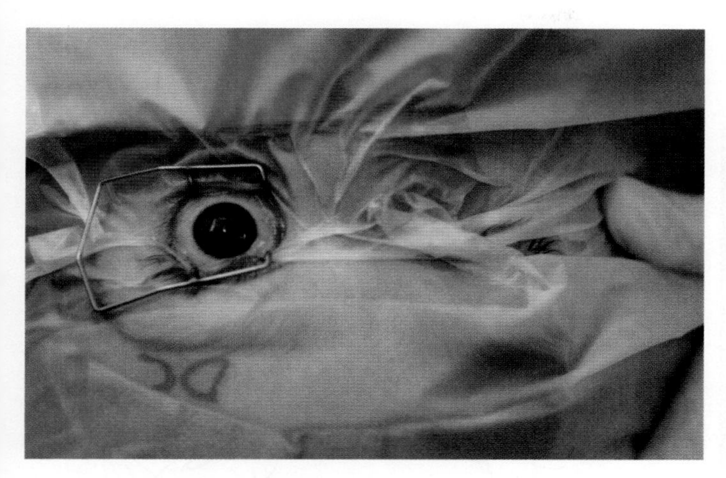

Fig. 86. 8 Isolation of the lashes preoperatively with an adhesive drape. (*Copyright 2006 Springer-Verlag; Coats DK, Olitsky SE. Strabismus Surgery and Its Complications. Berlin/Heidelberg: Springer-Verlag, 2006. Susan Gilbert, Illustrator*)(根据版权要求保留原文,译文如下:术前使用贴膜分离睫毛)

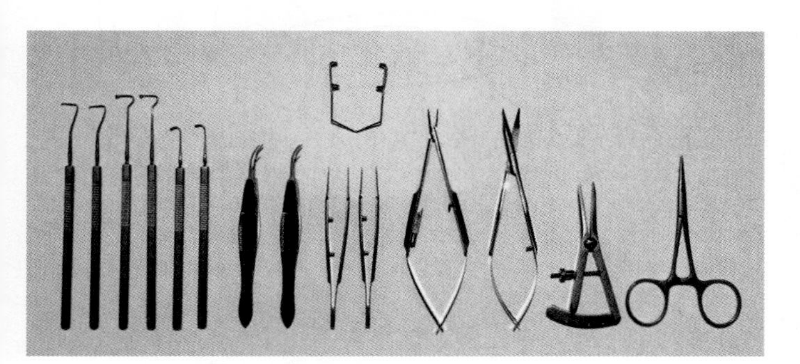

Fig. 86. 9 A-List instruments that should be available for every case on the instrument stand. This list will vary depending on the personal preferences of the surgeon. (*Copyright 2006 Springer-Verlag; Coats DK, Olitsky SE. Strabismus Surgery and Its Complications. Berlin/Heidelberg: Springer-Verlag, 2006. Susan Gilbert, Illustrator*)(根据版权要求保留原文,译文如下:基本斜视手术器械清单,可根据医师习惯有所变化)

将针保持在手术平面内,从而降低巩膜穿孔的风险。4 种常见的铲针特点总结见表 86. 1。胶原蛋白缝线,如 6. 0 胃肠缝合线,可用于缝合结膜。也可依据医师喜好选择其他种类缝针。

表 86. 1 斜视手术中常见的铲针特点

类型	S14	S24	S28	TG 100
横断面				
针尖	上部	上部	底部	上部
弯曲/度	112	90	164	97
弦长/mm	7. 23	7. 31	5. 28	5. 94
半径/mm	4. 37	5. 16	2. 67	3. 96
厚度/mm	0. 33	0. 33	0. 2	0. 2

放大镜的类型,甚至在斜视手术中选择使用或不使用放大镜,都是基于外科医生的个人偏好。当需要放大时,它可以通过使用手术显微镜或通过使用手术放大镜来完成。

直肌手术的结膜切口

所有的斜视手术需要做结膜切口及切开 Tenon 囊到达巩膜上腔。所有眼外肌及相应结构的标准手术操作均应在这一空间内完成。常用的斜视手术切口包括穹窿结膜切口及角膜缘切口。每一种切口都有相应的优点和缺点。

穹窿结膜切口

斜视手术施行穹窿结膜切口是由 Parks 推广的,并经过了几位外科医生的修改[3]。可在相邻的直肌之间的任何一个斜象限处做一个穹窿结膜切口(图 86. 10)。推荐使用下象限切口。切口位于角膜缘后 8~10mm,基本平行于睑缘。切口的位置和方向取决于以下几个因素:需手术的肌肉、术者喜好、术式(后徙或缩短)、后徙的量、有无其他眼部病变以及既往手术史。

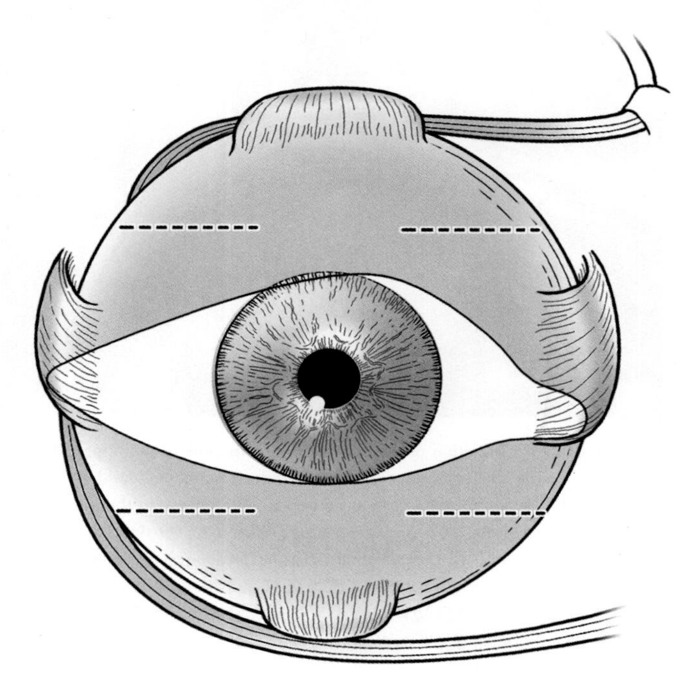

Fig. 86. 10 Potential locations for placement of a fornix incision for rectus muscle surgery. Incisions placed in the lower quadrants are preferred, when possible. (*Copyright 2006 Springer-Verlag; Coats DK, Olitsky SE. Strabismus Surgery and Its Complications. Berlin/Heidelberg: Springer-Verlag, 2006. Susan Gilbert, Illustrator*)(根据版权要求保留原文,译文如下:直肌手术的穹窿切口的可能位置,若可能的话建议选择下象限切口)

首先转动眼球以暴露切口位置,通过使用齿镊抓取结膜,牵引并制作 6~8mm 切口(图 86. 11A)。然后打开 Tenon 囊,进入巩膜外间隙(图 86. 11B)。斜视钩通过该切口进入巩膜外间隙,然后分离直肌(图 86. 12)。许多医师还会使用第二把斜视钩以确保分离出完整的肌肉。再使用一把小斜视钩拉开直肌附着点附近的结膜(图 86. 13A)。然后可见肌间膜,切开后暴露斜视钩的止端及肌肉下方巩膜(图 86. 13B)。小斜视钩置于肌肉附着点下的巩膜处,然后在肌肉附着点处缓慢上下移动斜视钩,以确保肌肉完整分离。分离切除肌肉表层囊膜和肌间膜后,可充分暴露肌止端。截除的量取决于术式和手术医师习惯(图 86. 14)。斜视手术结束后,根据术中习惯,可使用生物可吸收缝线缝合结膜切口,也可使其自行闭合。

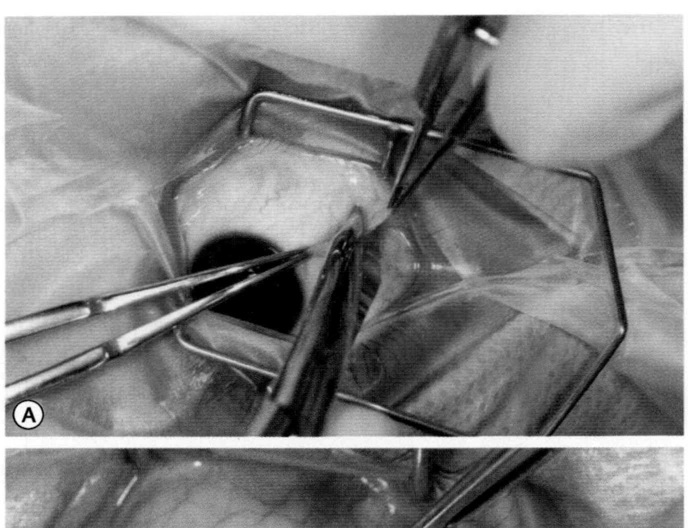

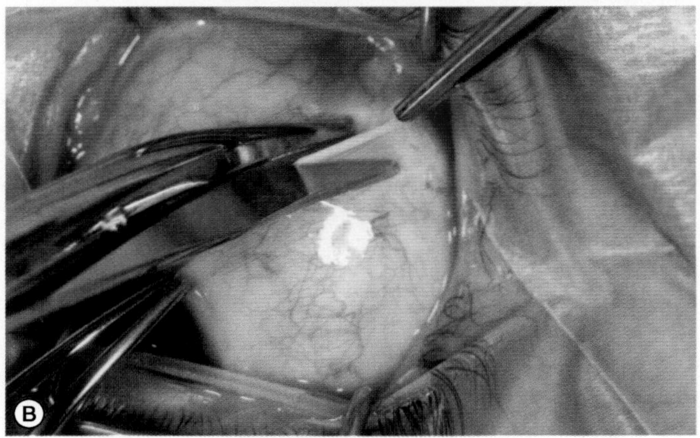

Fig. 86. 11　Initiation of a fornix incision using one of two approaches. (A) Placing the adjacent conjunctiva under traction followed by incision; (B) Tenon's fascia is then incised to gain access to the episcleral space. (*Copyright 2006 Springer-Verlag*; *Coats DK, Olitsky SE. Strabismus Surgery and Its Complications. Berlin/Heidelberg*: *Springer-Verlag, 2006. Susan Gilbert, Illustrator*)（根据版权要求保留原文，译文如下：两步法制作穹窿结膜切口。Ⓐ牵引邻近结膜组织，然后切开结膜组织；Ⓑ切开 Tenon 囊，进入巩膜外间隙）

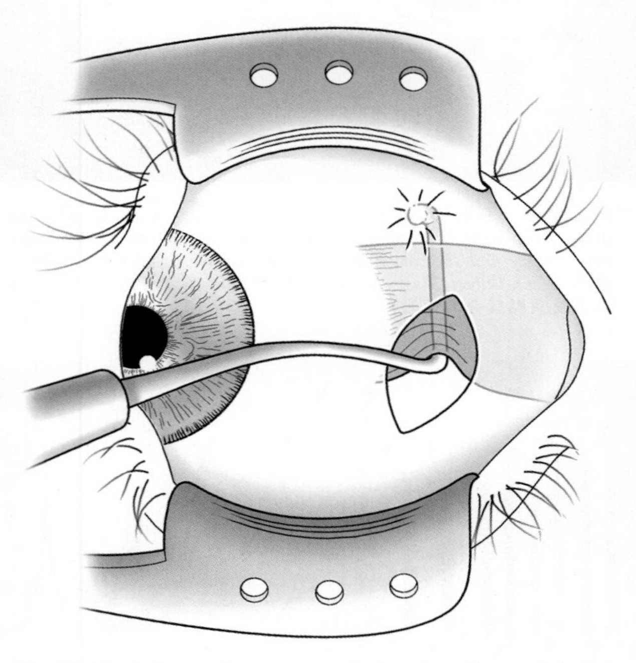

Fig. 86. 12　Isolation of a rectus muscle insertion. The small hook is replaced by a larger hook to engage the entire muscle insertion. (*Copyright 2006 Springer-Verlag*; *Coats DK, Olitsky SE. Strabismus Surgery and Its Complications. Berlin/Heidelberg*: *Springer-Verlag, 2006. Susan Gilbert, Illustrator*)（根据版权要求保留原文，译文如下：肌肉附着点分离。使用大斜视钩以钩全附着点处肌肉）

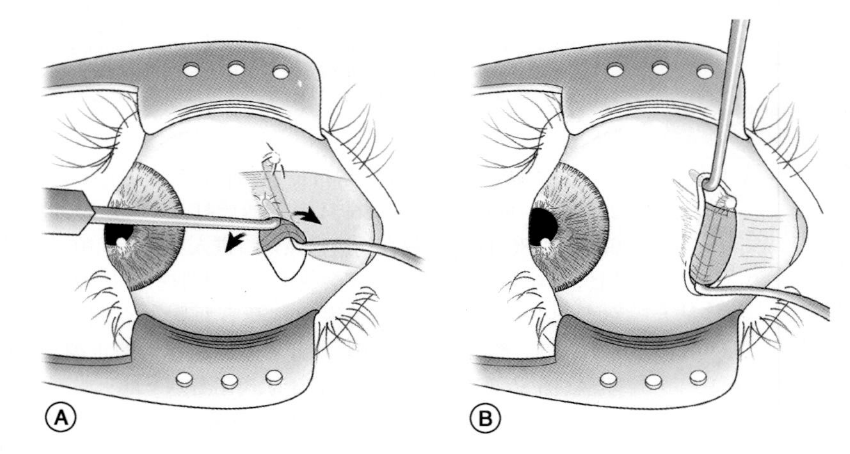

Fig. 86. 13　Exposure of a rectus muscle insertion. (A) A small hook is used to slowly retract the conjunctiva over the muscle insertion while simultaneously rotating the muscle insertion into the incision. (B) The intermuscular septum is grasped with a pair of toothed forceps and incised, exposing underlying bare sclera. (*Copyright 2006 Springer-Verlag*; *Coats DK, Olitsky SE. Strabismus Surgery and Its Complications. Berlin/Heidelberg*: *Springer-Verlag, 2006. Susan Gilbert, Illustrator*)（根据版权要求保留原文，译文如下：暴露肌肉附着点。Ⓐ用一小斜视钩缓慢钝性分离肌肉附着点上方的结膜，同时转动肌肉钩开直肌附着点附近的结膜；Ⓑ使用齿镊抓住肌间膜，切开后暴露下方巩膜）

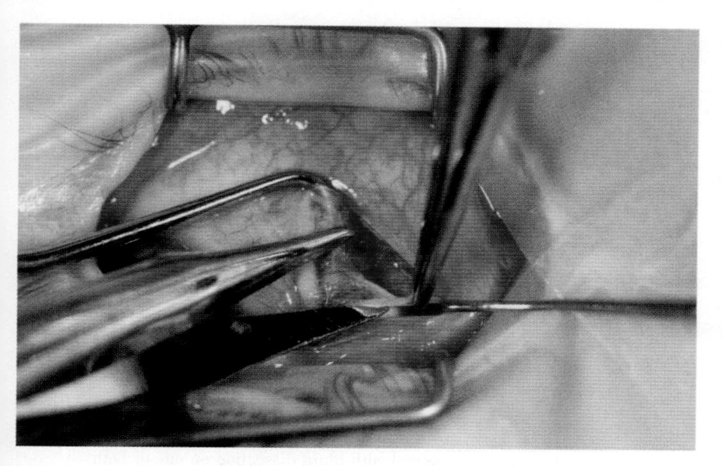

Fig. 86. 14　Dissection of the rectus muscle fascia. A sharp dissection of the intermuscular septum is done to expose the muscle border. (*Copyright 2006 Springer-Verlag; Coats DK, Olitsky SE. Strabismus Surgery and Its Complications. Berlin/Heidelberg: Springer-Verlag, 2006. Susan Gilbert, Illustrator*)(根据版权要求保留原文,译文如下:分离直肌筋膜。钝性分离肌间膜暴露肌肉边缘)

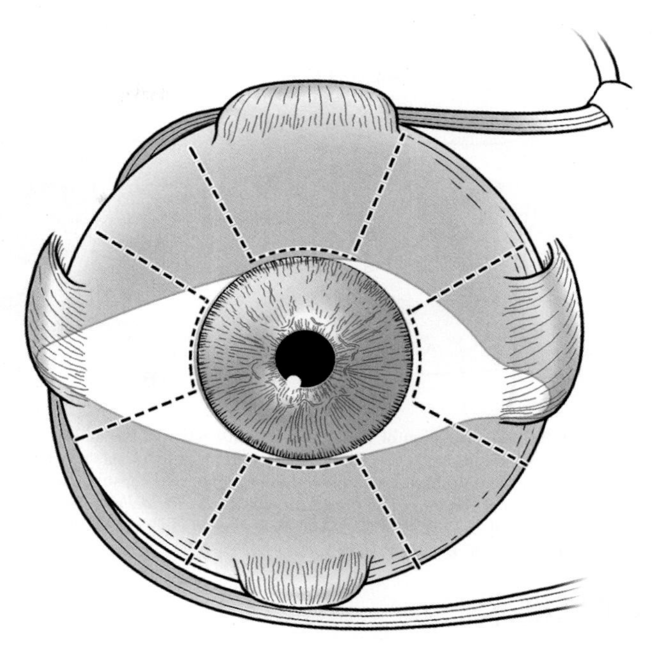

Fig. 86. 15　Position of limbal incisions for surgery on the rectus muscles. (*Copyright 2006 Springer-Verlag; Coats DK, Olitsky SE. Strabismus Surgery and Its Complications. Berlin/Heidelberg: Springer-Verlag, 2006. Susan Gilbert, Illustrator*)(根据版权要求保留原文,译文如下:直肌手术的角膜缘切口位置)

角膜缘切口

角膜缘切口由 von Noorden 推广[4]。这一切口受到许多医师喜爱,因其适用于所有直肌手术操作。角膜缘切口是在角膜缘附近制作结膜瓣,以穹窿结膜为基底。角膜缘切口包括邻近 2~3 个钟点范围的结膜,在斜象限做直径长 8~10mm 的切口。每条直肌手术对应的角膜缘切口示意图见图 86. 15。

可用结膜剪制作结膜切口(图 86. 16A、B),沿肌肉的一边或两边的肌肉边缘钝性分离肌间膜(图 86. 17A)。在直视下使用斜视钩暴露肌止端(图 86. 17B),切开肌肉表层囊膜和肌间膜,暴露直肌(图 86. 17C)。切除的程度取决于术式和手术医师习惯。术毕,使用生物可吸收缝线将结膜瓣与邻近结膜组织缝合。并不是一定要必须缝合纵向结膜切口。

斜肌手术的结膜切口

斜肌手术常常采用穹窿结膜切口,操作步骤如上所述。也可以采用角膜缘切口。如何分离斜肌将在之后的章节中详述。

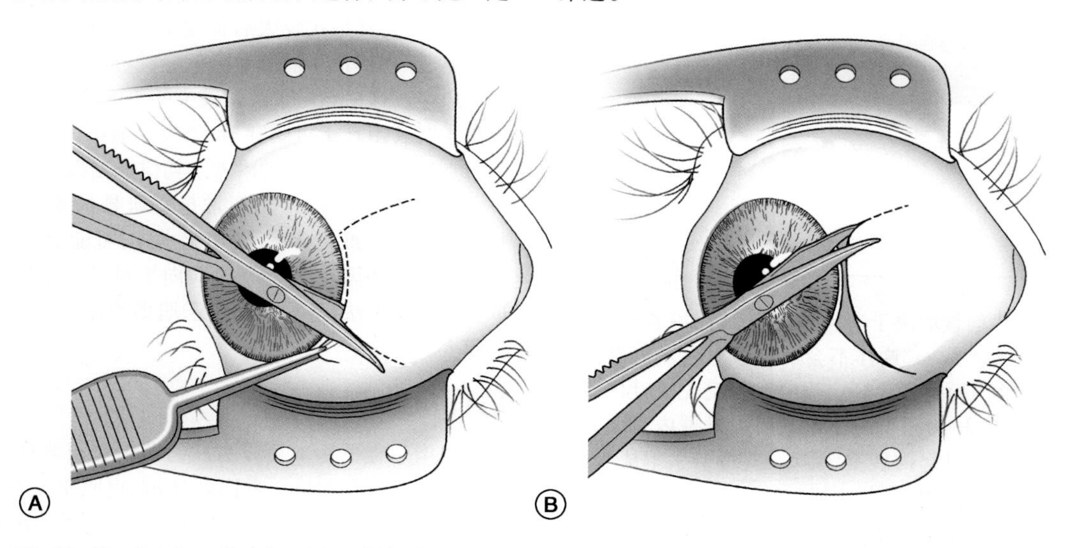

Fig. 86. 16　Creating a limbal incision. (A) The conjunctiva is incised for 2-3 mm posterior to the limbus, and (B) bunt-tipped scissors used to create a radial incision. (*Copyright 2006 Springer-Verlag; Coats DK, Olitsky SE. Strabismus Surgery and Its Complications. Berlin/Heidelberg: Springer-Verlag, 2006. Susan Gilbert, Illustrator*)(根据版权要求保留原文,译文如下:制作角膜缘切口。Ⓐ将结膜切开至角膜缘后 2~3mm;Ⓑ钝性剪制作梯形结膜切口)

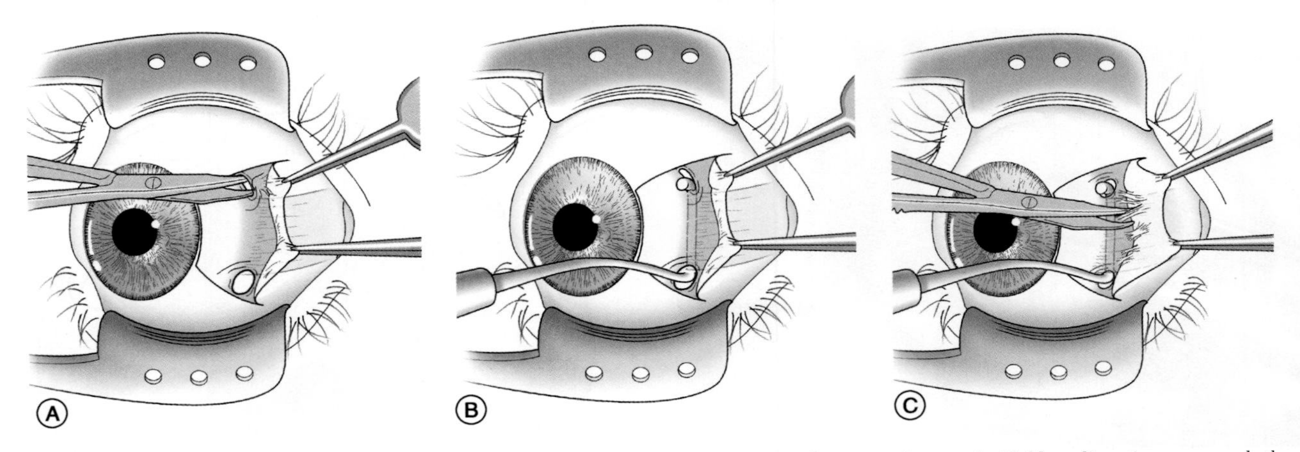

Fig. 86. 17　Isolation of the muscle and dissection of the muscle fascia. (A) The intermuscular septum is opened with blunt dissection on one or both sides of the muscle. (B) The muscle insertion is then isolated on a muscle hook, under direct visualization. (C) The corners of the conjunctival flap are then elevated and sharp dissection of the muscle capsule and intermuscular septum done. (*Copyright 2006 Springer-Verlag; Coats DK, Olitsky SE. Strabismus Surgery and Its Complications. Berlin/Heidelberg: Springer-Verlag, 2006. Susan Gilbert, Illustrator*)(根据版权要求保留原文,译文如下:分离肌肉并切除肌肉筋膜。Ⓐ沿肌肉的一边或两边的肌肉边缘钝性分离肌间膜;Ⓑ在可视条件下使用斜视钩暴露肌止端;Ⓒ钩开结膜瓣,切开肌肉表层囊膜和肌间膜)

直肌后徙术

直肌后徙的主要原则

将直肌自肌肉止端向后徙,然后重新固定于巩膜处,导致肌肉的长度或张力曲线改变,产生肌肉张力减弱的效果。对于直肌后徙,主要体现在眼位变化方面。眼球运动不会明显受限,除非施行超常量后徙术,特别是后徙于赤道部以后的肌肉。后徙的减弱作用来自肌肉后徙后与眼球接触弧的减少,以及 Tenon 囊、肌间膜和直肌间 pulley 结构的改变。后徙的程度和斜视分离角度大小不成线性关系,如表 86.2 所示。内直肌后徙的量一开始所产生的效果与手术效果成线性相关,但是随着后徙的量增加,手术效果增加程度有限。一旦肌肉固定于赤道后,那进一步后徙所产生的效果就会减小。

表 86.2　双侧内直肌后徙治疗内斜视

斜视度/PD	自肌止端后徙量/mm
15	3
25	4
35	5
50	6
70	7

直肌后徙的“安全”剂量取决于治疗的时代。在 20 世纪中期,认为内直肌后徙量不超过 5mm,这样不会引起眼球运动异常。这一观点导致许多先天性内斜患者欠矫。当时为提高先天性内斜视患者手术成功率,会施行 3~4 条直肌手术。后来发现内直肌后徙量可达 7mm 以上,也不会引起内转受限。这提高了手术成功率,特别是大角度内斜视的手术成功率,同时减少手术肌肉的条数。也有研究显示内直肌更大量地后徙也不引起运动受限。在一些情况下,需要接受术后有可能存在运动受限的情况。例如:视力较差眼的大角度外斜视。为了避免优势眼的手术,需要在视力较差眼进行超常量的外直肌后徙手术联合内直肌缩短手术。在这种情况下不可避免会产生外展受限。要注意的是需要避免产生直肌后徙中存在“最大量”的观念。

后徙可以固定肌肉于相应的巩膜上,或采用“悬吊”“半悬吊”后徙,或者其他改良版的手术。直接将肌肉固定在巩膜上是被广泛采用的手术方式。将肌肉缝合在所需的新位置,肌肉应平行固定于肌止端的正后方,除非故意对肌肉位置进行偏位。为了避免“中央呈弧形凹陷”,后徙的肌肉需保持原有肌肉的宽度。如果凹陷出现,肌肉中央可加固于巩膜上。鉴于肌肉是直接缝在巩膜上的,可使后徙肌肉向上移位或向下移位,或者让肌肉“倾斜”后徙,以便达到矫正 A 型斜视和 V 型斜视的目的。

许多有经验的医师会采取悬吊或半悬吊方法。悬吊方法可用于任何直肌后徙术。可行角膜缘切口或穹窿结膜切口钩取肌肉。悬吊法有几个潜在的优势,悬吊术固定于肌肉原附着点处,半悬吊术是固定于传统后徙术靠前的巩膜处。因此,无论后徙量多大,术中手术视野均可保持清晰。手术医师采取这种方法时可不必过多依赖助手,尤其是在较大后徙量的手术中。手术中较好的手术视野暴露、操作部位靠前都会降低缝针过深的风险,从而降低巩膜穿透的风险。这一点对于经验较少的手术医师较为重要。在行直肌悬吊术时若出现了巩膜穿透,也很少损伤视网膜,因为除了上直肌附着点以外,其他直肌的附着点均位于锯齿缘之前。

动物实验发现,采用超常量直肌悬吊术,术后肌肉会向前移行[5]。这可以推测,患者使用此术式,可能会导致术后出现欠矫。为了降低欠矫风险,许多医师倾向于对后徙量超过 8mm 的手术采取直肌半悬吊法,将缝线固定于肌肉原附着点和后徙位置之间的巩膜上。

后徙量的测量

肌肉后徙的距离可以自肌肉原附着点测量,也可以自角膜缘处向后测量。有大量文献回顾显示,直肌止点到角膜缘的距离差异性很大。特别在低龄儿童患者中,由于眼前节未发育完全,角膜缘与肌肉附着点的距离差异性特别大。

肌肉沿眼球走行的距离可以用线长或弧度进行测量。大多数斜视术者选择使用卡尺进行测量。但对于直肌超长量后徙的情况,使用卡尺一步测量会很困难,可以分两步进行测量。首先,使用卡尺测量后徙量一半的距离并在相应位置的巩膜上做标记;然后该标记点作为第二次测量起始点，测量该标记点往后另一半后徙量处的巩膜，作为肌肉新的固定点。也可以使用弯曲 Scott 尺进行测量，它的计量单位是毫米，可以避免超常量后徙由卡尺测量造成的误差，这一点很重要。

常规后徙技术

四条直肌的常规后徙术操作相似。具体单条直肌的特殊关注点稍后讨论。暴露直肌可选用角膜缘切口或穹窿结膜切口。大部分情况下，手术切口的选择取决于术者的喜好。在少数情况下，切口的选择取决于其他因素。如二次手术或患者的结膜菲薄脆弱，采取角膜缘切口能减少对结膜的牵拉，降低结膜撕裂的风险，这样可以避免结膜切口无法闭合。大部分再次手术患者和巩膜菲薄的老年患者的手术也可以采用穹窿结膜切口。

肌肉缝线固定

当使用斜视钩暴露直肌后，需要在肌肉附着点附近安置缝线。缝线距离肌肉止点巩膜处应大于 1mm。大部分术者喜欢采用双套环缝线，缝线自肌肉中央穿入，穿过肌肉厚度的一半后自肌肉边缘穿出（图 86.18）。这种缝合方法称为横穿。

在完成横穿后，在横穿缝线后方，缝针自后向前穿过肌肉全层，在靠近肌止点的边缘处将缝线套环锁扣（图 86.19A）。注意缝针不要穿过睫状前血管，否则会引起严重的出血。在血管附近穿出缝线会有助于结扎血管，防止肌肉离断后出血。当缝针直肌穿过肌肉时应小心操作。当缝线全层穿过肌肉后，持针器从缝线圈穿出，夹出针拉紧缝线，之后会形成缝线套环锁扣（图 86.19B）。这个步骤，用持针器抓线会比针更好，可避免损伤缝针。

离断肌肉

使用示指和大拇指固定肌肉的缝线和斜视钩。独立控制缝线有助于手术操作。如果医师用手指固定斜视钩又同时提起缝线，可在肌止端和缝线之间留出较大空间，更方便离断肌肉，并降低剪断肌肉缝线的风险（图 86.20）。

把肌肉固定到巩膜的新位置

在肌肉离断后，用带锁扣的固定镊夹住肌止端处的肌肉残端，

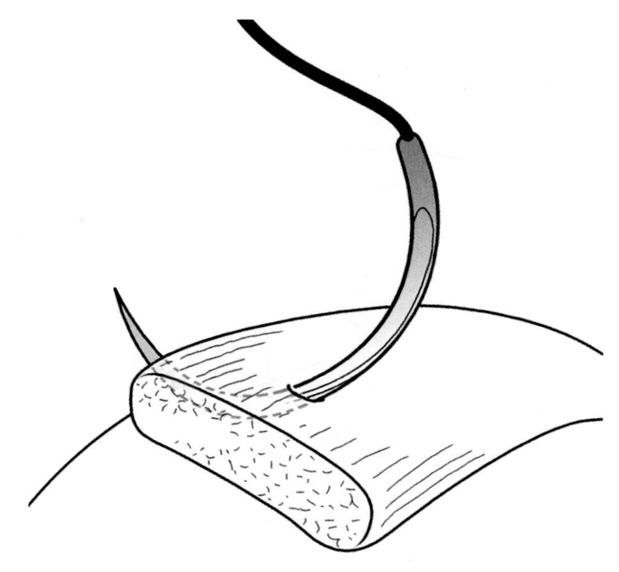

Fig. 86. 18　Transverse needle pass near the muscle insertion. The needle is placed into the muscle near the midpoint of the muscle width near the insertion site. It is passed half thickness through the muscle until the needle tip exits the edge of the muscle. (*Copyright 2006 Springer-Verlag; Coats DK, Olitsky SE. Strabismus Surgery and Its Complications. Berlin/Heidelberg: Springer-Verlag, 2006. Susan Gilbert, Illustrator*)（根据版权要求保留原文，译文如下：横穿的缝针在肌肉附着点附近处。缝针自肌肉中央靠近肌止点处穿入，并穿过肌肉厚度的一半之后自两侧肌肉边缘穿出）

或者在肌肉离断前，将固定镊夹住肌止端的边缘。用卡尺测量后徙量，并在相应巩膜处制作压痕，标记肌肉巩膜新的附着点（图 86.21）。擦干巩膜表面的液体，需要透见下方脉络膜，标记后在巩膜上会显示蓝色的点。

缝针自巩膜标记点穿过板层巩膜，缝线穿出巩膜后打结，通过向前拉紧缝线，确保肌肉固定在新的巩膜附着点处（图 86.22）。如果在巩膜上针距过近，肌肉中间部位可能会出现向后下垂。如果出现这种情况，可以将缝针自肌肉的中间（原缝线后）穿出，然后再次打结，此时中间部分肌肉就会回到预计需要附着的巩膜位置（图 86.23）。

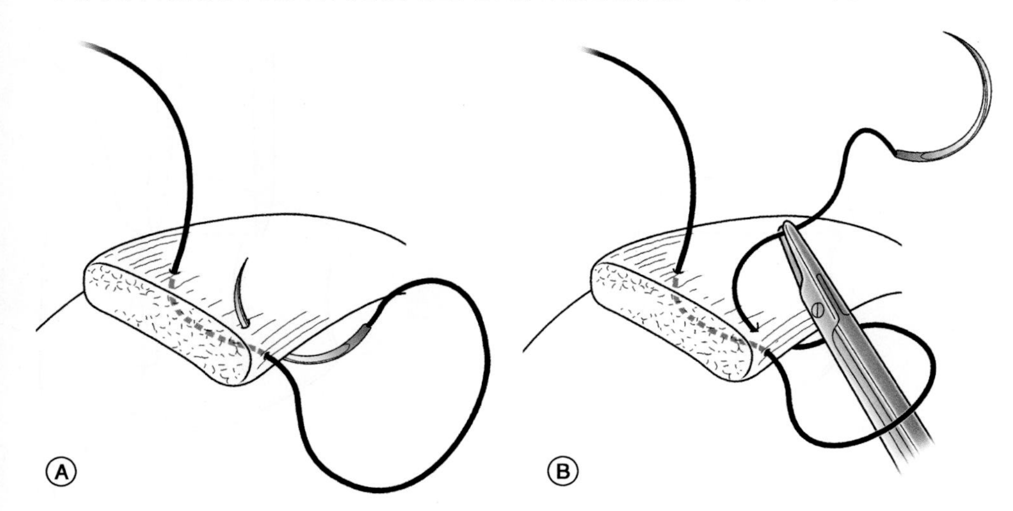

Fig. 86. 19　Locking suture pass. (A) The suture is passed full thickness through the muscle posterior to the transverse pass and around nearby anterior ciliary vessels. The locking bite should be at least 1 mm in width. (B) Completion of the locking bite. (*Copyright 2006 Springer-Verlag; Coats DK, Olitsky SE. Strabismus Surgery and Its Complications. Berlin/Heidelberg: Springer-Verlag, 2006. Susan Gilbert, Illustrator*)（根据版权要求保留原文，译文如下：缝线锁扣。Ⓐ缝线从后向前全层横向穿入，在睫状前血管附近处穿出，套环宽度至少 1mm；Ⓑ完成套环锁扣）

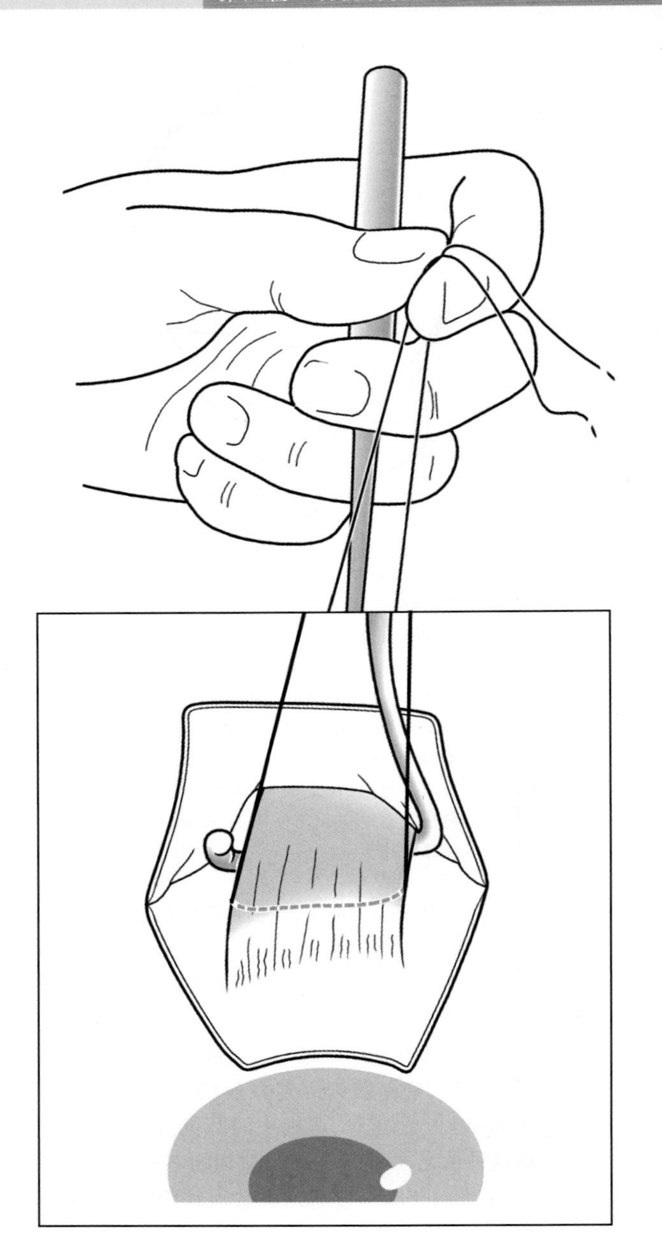

Fig. 86. 20　Independent control of the muscle hook and the sutures while detaching the muscle from the sclera. Note that the surgeon is able to independently lift the sutures and provide more space to safely cut the muscle from its insertion site. (*Copyright 2006 Springer-Verlag*; *Coats DK, Olitsky SE. Strabismus Surgery and Its Complications. Berlin/Heidelberg*: *Springer-Verlag, 2006. Susan Gilbert, Illustrator*)（根据版权要求保留原文，译文如下：在将肌肉从巩膜表面离断的过程中同时控制斜视钩和缝线。注意术者可以独立提起缝线，形成较大空间，从肌止端安全离断肌肉）

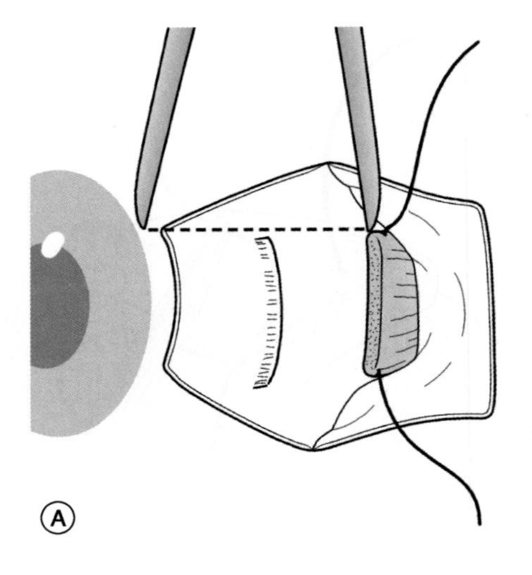

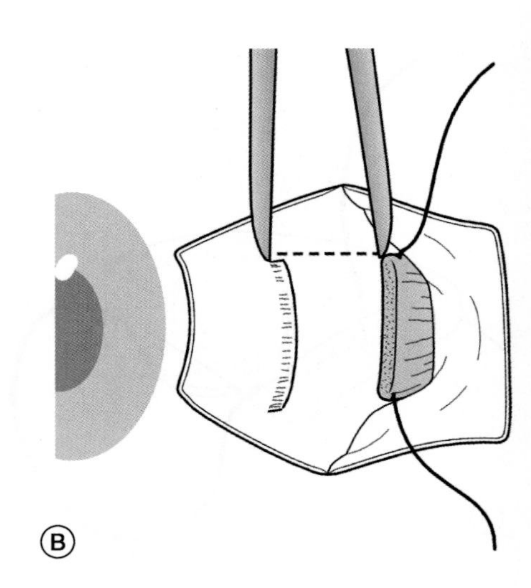

Fig. 86. 21　Marking the sclera for a recession. (A) Measurement from the limbus. (B) Measurement from the original insertion site. (*Copyright 2006 Springer-Verlag*; *Coats DK, Olitsky SE. Strabismus Surgery and Its Complications. Berlin/Heidelberg*: *Springer-Verlag, 2006. Susan Gilbert, Illustrator*)（根据版权要求保留原文，译文如下：后徙术中在巩膜上标记新的固定点。Ⓐ以角膜缘为起始点进行测量；Ⓑ以原肌止点为起始点进行测量）

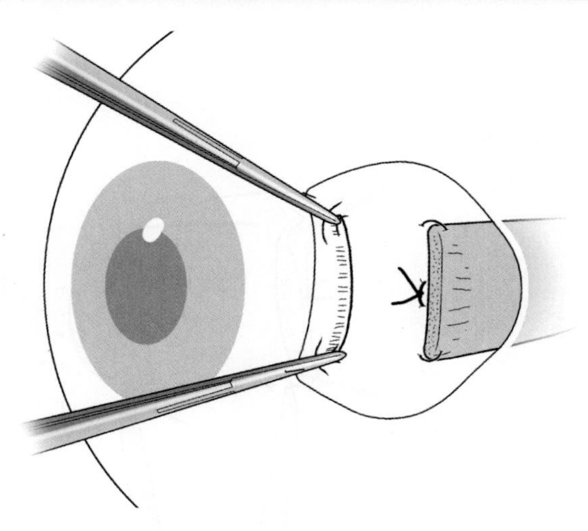

Fig. 86. 22 The muscle has been pulled up to its new insertion and the sutures have been tied and cut. (*Copyright 2006 Springer-Verlag*; *Coats DK*, *Olitsky SE. Strabismus Surgery and Its Complications. Berlin/Heidelberg*: *Springer-Verlag*, *2006. Susan Gilbert*, *Illustrator*)(根据版权要求保留原文,译文如下:肌肉已固定于新的附着点,缝线拉紧并剪断)

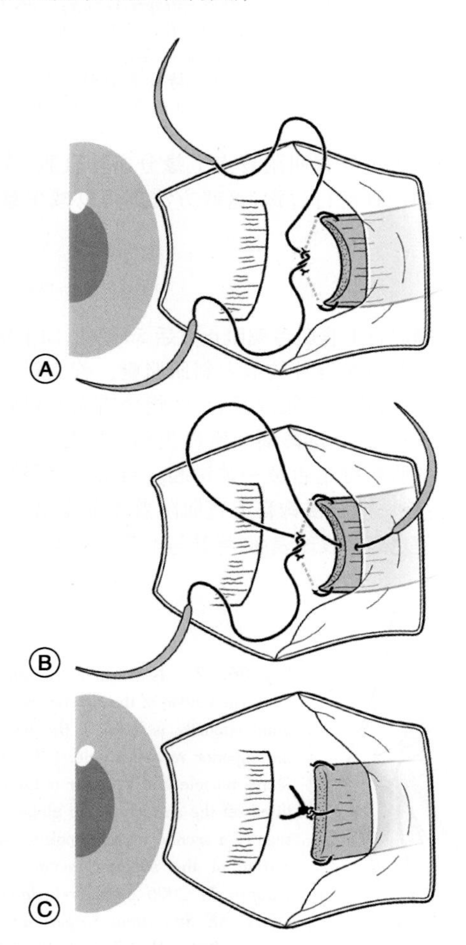

Fig. 86. 23 Correcting malposition of the new muscle insertion. (A) The scleral sutures have been placed too close together causing the central aspect of the muscle to sag posteriorly. This can be corrected by (B) passing the needle through the central portion of the muscle, behind the original suture line, and (C) tying the suture to bringing the center of the muscle forward. (*Copyright 2006 Springer-Verlag*; *Coats DK*, *Olitsky SE. Strabismus Surgery and Its Complications. Berlin/Heidelberg*: *Springer-Verlag*, *2006. Susan Gilbert*, *Illustrator*)(根据版权要求保留原文,译文如下:修正新附着点的位置异常。Ⓐ巩膜缝线距离过近,中间肌肉向后下垂;可以通过以下方式矫正:Ⓑ缝针在线结后穿过肌肉中间;Ⓒ拉紧缝线,肌肉中间向前移动)

悬吊后徙术

离断肌肉

根据上面所述方法,分离并离断肌肉。用带锁扣的固定镊夹住肌肉附着点处。两个缝针均以一定角度穿过肌肉原附着点,针距尽量靠拢(图 86. 24)。

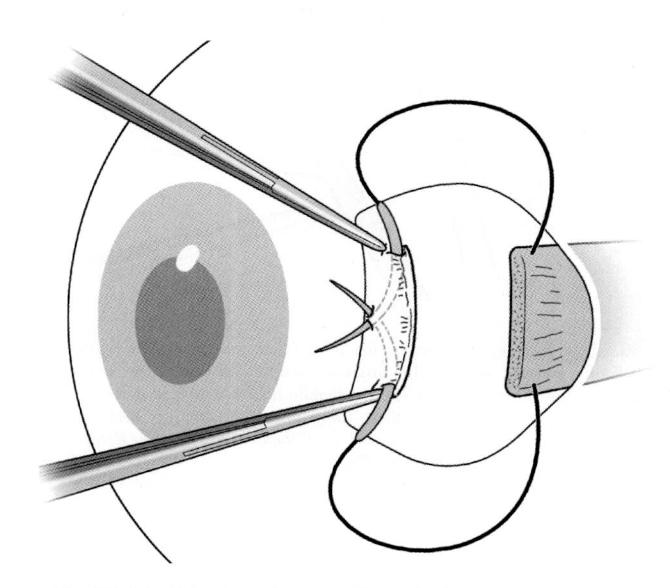

Fig. 86. 24 Scleral needle passes during the hang-back recession technique. The needles are passed through the original insertion site to emerge side-by-side in a crossed swords pattern. (*Copyright 2006 Springer-Verlag*; *Coats DK*, *Olitsky SE. Strabismus Surgery and Its Complications. Berlin/Heidelberg*: *Springer-Verlag*, *2006. Susan Gilbert*, *Illustrator*)(根据版权要求保留原文,译文如下:悬吊法中缝针穿过巩膜。缝针穿过肌肉附着点并形成十字剑形交叉形状)

后徙量的测量

缝线通过巩膜向前拉紧,直到肌肉紧实地靠近肌止点后缘。如果肌肉没有充分向前拉紧,可能会造成后徙量增加。当肌肉张力较大时,肌肉会有回缩的倾向,在这种情况下后徙量也可能会增加。

使用卡尺测量距离时,卡尺应被垂直地置于巩膜附着点和固定缝线的持针器之间(图 86. 25)。在这个过程中,卡尺需要轻柔地放置于肌止点处。如果卡尺放置过紧,后徙量会小于手术预计的距离。

使用持针器将缝线打结并修剪。当去掉持针器后,眼球会沿着远离肌肉方向转动,肌肉会向后退至需要后徙的位置。也可以使用持针器慢慢放松缝线直至线结卡住不再移动,此时肌肉放置到了新的巩膜附着点处。在必要情况下,可以使用卡尺再次确认肌肉最后的位置(图 86. 26)。

不同直肌后徙术的要点

对于每条直肌行后徙手术时有以下几方面的特殊考量。

内直肌

与其他直肌不同,内直肌与斜肌没有直接解剖结构上的联系。所以若术中出现内直肌滑脱,内直肌很难被找回。所以对于内直肌来说,除非在特殊情况下,否则不建议过多分离肌间膜和肌鞘,会改变肌肉 pulley 结构以及造成意外的肌肉损伤。

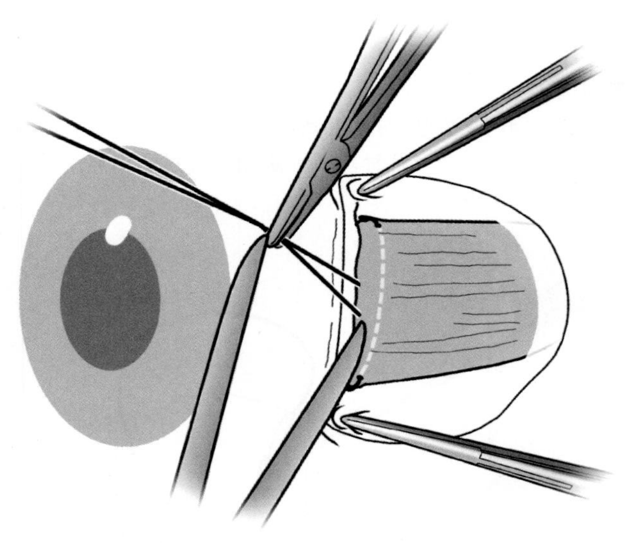

Fig. 86. 25　Marking the suture for hang-back recession. The muscle is pulled firmly forward against the original insertion site and the caliper is placed along the suture arms. A locking needle holder is placed across the sutures inside the proximal caliper tip. (*Copyright 2006 Springer-Verlag; Coats DK, Olitsky SE. Strabismus Surgery and Its Complications. Berlin/Heidelberg: Springer-Verlag, 2006. Susan Gilbert, Illustrator*) (根据版权要求保留原文，译文如下：悬吊法后徙肌肉术标记缝线。肌肉自原附着点向前拉紧，使用卡尺沿着缝线测量，锁扣持针器紧贴于卡尺尖端)

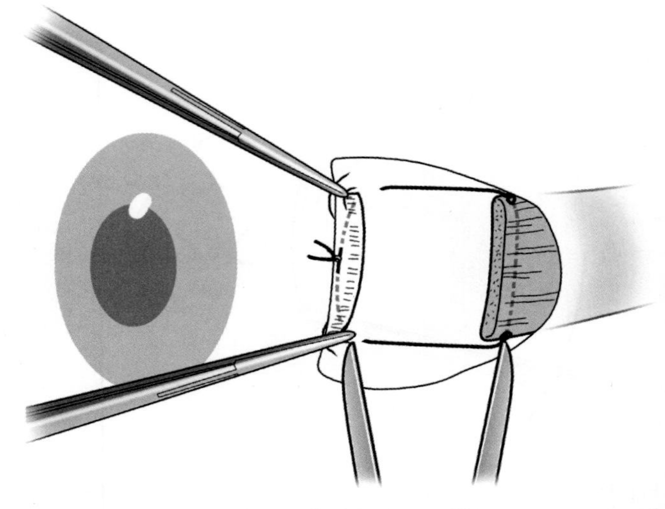

Fig. 86. 26　Completing the hang-back recession. The sutures are cut and tied against the needle holder. The muscle moved to its new posterior position by gently pulling on the sutures. The accuracy of the recession can verified with a caliper, if desired. (*Copyright 2006 Springer-Verlag; Coats DK, Olitsky SE. Strabismus Surgery and Its Complications. Berlin/Heidelberg: Springer-Verlag, 2006. Susan Gilbert, Illustrator*) (根据版权要求保留原文，译文如下：悬吊法后徙肌肉完成。剪断缝线后，使用持针器打结。轻轻拉动缝线，肌肉移动到新的附着点处。如果需要，可以通过卡尺确认后徙量)

下直肌

下直肌与 Lockwood 韧带、下眶间隔以及下眼睑的睑板之间存在筋膜连接。因为这些解剖组织的连接，下直肌的后徙可能会造成下眼睑退缩。中度的下直肌后徙量也常引起下眼睑退缩。因此在行下直肌后徙术时，尤其是在超长量后徙时，要注意尽量减少眼睑退缩的风险[6,7]，可以在下直肌后徙时，通过睑囊筋膜头部前徙法或者在下直肌后徙前，充分分离下直肌与下眼睑的连接等方式降低风险。

外直肌

下斜肌的附着点位于外直肌的肌肉附着点之后。所以，手术医师在使用斜视钩分离外直肌附着点时要注意避免意外钩出下斜肌。可用斜视钩通过外直肌附着点上缘分离外直肌，或者在钩取外直肌时避免向眼眶潜行过深，这些方法都可以减少意外钩取下斜肌的风险。

上直肌

上斜肌肌腱起自上直肌鼻侧肌止点后 5mm 处，向下穿行。分离上直肌时也要注意避免意外钩取上斜肌肌腱。若上斜肌肌腱与上直肌一起被钩起，当将上直肌离断后，可能会造成上斜肌肌腱意外断腱，造成术后医源性运动障碍。所以当斜视钩分离上直肌时，需要检查确认上斜肌肌腱是否被一并钩起。当发现上斜肌肌腱已被钩起时，使用另外一把斜视钩自上直肌附着点下穿出，同时轻轻抬起上斜肌肌腱使之离开眼球表面，将其与上直肌分离(图 86. 27)。

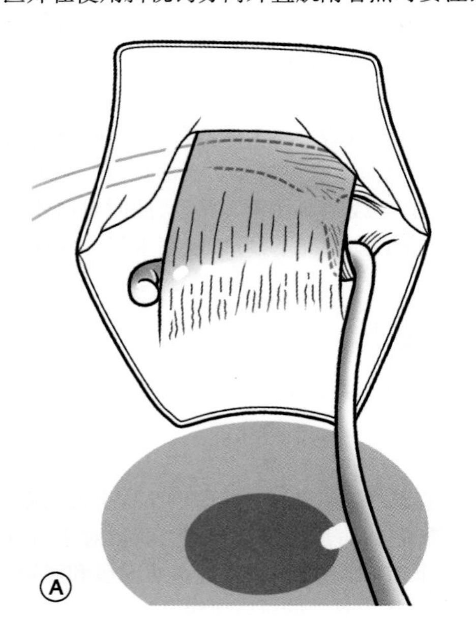

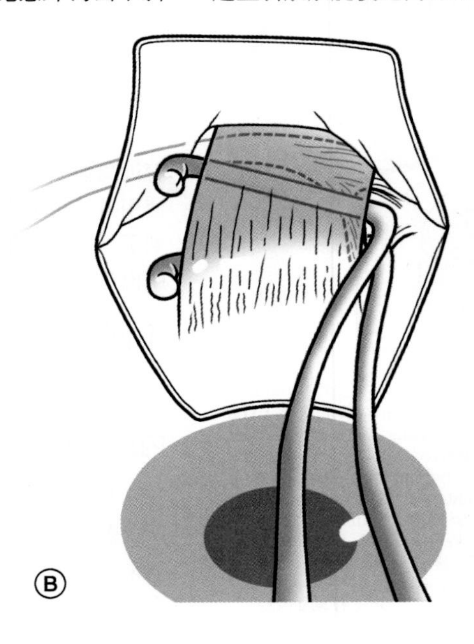

Fig. 86. 27　Isolation of the superior rectus. (A) The tendon of the superior oblique has been unintentionally isolated in the hook along with the superior rectus muscle. (B) The superior rectus muscle and superior oblique tendon are lifted off the surface of the globe to allow passage of a second muscle hook to isolate the insertion of the superior rectus muscle only. (*Copyright 2006 Springer-Verlag; Coats DK, Olitsky SE. Strabismus Surgery and Its Complications. Berlin/Heidelberg: Springer-Verlag, 2006. Susan Gilbert, Illustrator*) (根据版权要求保留原文，译文如下：分离上直肌。Ⓐ意外将上斜肌肌腱与上直肌肌腱一并钩起；Ⓑ将上直肌和上斜肌肌腱抬起远离眼球，然后使用第二把斜视钩分离上直肌附着点)

上直肌与提上睑肌也有非常密切的联系，它们由共同筋膜鞘包裹。中度及大量的上直肌后徙可造成上睑退缩。上直肌止点向后分离至少 12mm 的筋膜可有助于减少该术后并发症的发生。

直肌加强术

尽管认为直肌截除术和折叠术是常用的加强直肌力量的术式，但这种描述在技术层面上并不准确。实际上，这些术式只是改变了直肌与眼球的关系，改变了长度-张力曲线。与后徙的临床作用一样，肌肉“加强”主要体现在帮助眼球获得正位方面。加强术后，眼球运动一般不会发生明显变化。

直肌截除术

基本原则

相比于直肌后徙术，直肌截除术更易造成术后不适及结膜充血。此外，直肌截除后，肌肉缝合固定于原附着点处，比肌腱更厚，术后容易发现结膜下有突出。这种情况在内直肌缩短时更加明显，有研究发现会引起患者美观方面的困扰。直肌截除术后角膜缘邻近的结膜更容易发生水肿，所以容易出现角膜小凹。内直肌的大量缩短会引起轻到中度的半月皱襞的前移位，可引起美观问题。鉴于上述原因，如果可能，许多术者更倾向选择后徙术。虽然有上述缺点，但是在斜视治疗中，直肌截除术是非常有效的，且有很重要的作用。常规的直肌截除术的适应证包括：希望将手术限制在一只眼睛上以及对以前接受过后徙手术的患者发生了连续性斜视的情况。

直肌截除术的常规步骤

直肌截除的准备

先分离直肌，去除肌止点后的肌间膜以及其他筋膜组织，方便在缩短处肌肉预置缝线。分离结膜时要注意避免穿透 Tenon 囊，防止眶脂肪进入手术区，避免产生术后限制性斜视。这种斜视极难修复。

切除肌肉

在直肌附着点的斜视钩之后，于肌肉与巩膜之间放置第二把斜视钩。卡尺测量标记肌肉缩短的位置。可以事先用甲紫标记笔将卡尺的顶点涂满颜色（图 86.28A），当卡尺与肌肉接触后，肌肉表面就会沾染上颜色，有助于接下来的步骤进行。一些术者会在卡尺标记的位置中央制作一个安全线结，另一些术者并不喜欢这样做（图 86.28B）。横向穿行缝合后，在肌肉边缘套环缝合，小号血管直钳固定于缝线之前，然后去掉后方的斜视钩（图 86.28C）。

从肌止点处离断肌肉（图 86.29），然后肌肉的远端部分也被切除。在这一过程中，助手需确保缝线远离该手术部位，避免意外切断缝线。一些医师倾向于先电凝肌肉远端边缘，然后再去掉血管钳，这一步骤不是必需的。然后可以去掉血管钳，如果必要的话，血管钳也可以用于固定肌肉，以便于肌止点处的缝合。

肌肉再固定于巩膜

缝线穿过肌肉原附着点，将缩短的肌肉向上提拉固定于原肌止点处。助手可用锁扣镊固定肌止端，将眼球向肌肉方向转动，可减少在缝合过程中肌肉的张力，或者使用血管钳将肌肉拉向肌止端。然后将缝线打结并修剪。有时在打结时会出现肌肉向后退缩的情况。若在缝线打结之后发现肌肉退缩，需要再使用缝线穿过肌肉，将肌肉拉至附着点处，然后将缝线打结并剪断（图 86.30）。

直肌折叠术

直肌折叠术可代替直肌截除术。直肌折叠术保留睫状前血管循环，减少了高危人群眼前节缺血的风险，并避免了肌肉滑脱的风险。同时该术式创伤更小。在直肌折叠术的一个操作版本中，将

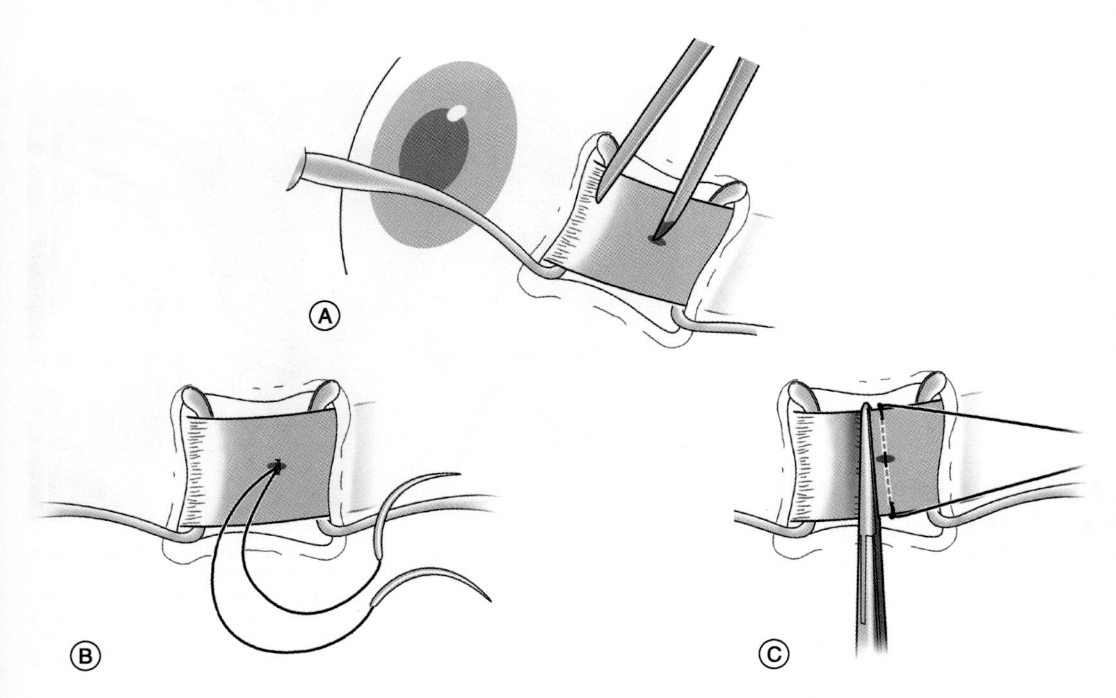

Fig. 86.28 Measuring and marking the resection. (A) After coating the tip of the caliper with ink from a sterile gentian violet skin-marking pen, the caliper is used to mark the resection position on the muscle. (B) A central knot is placed at this site, and (C) transverse passes and locking bites placed in the muscle and a hemostat is placed anterior to the sutures. (*Copyright 2006 Springer-Verlag; Coats DK, Olitsky SE. Strabismus Surgery and Its Complications. Berlin/Heidelberg: Springer-Verlag, 2006. Susan Gilbert, Illustrator*)（根据版权要求保留原文，译文如下：直肌截除术测量和标记。Ⓐ甲紫标记笔将卡尺的顶点涂满颜色，卡尺在肌肉切除部位做标记；Ⓑ在这一部位制作中央线结；Ⓒ横向缝合，肌肉边缘锁扣后将血管钳置于缝线前）

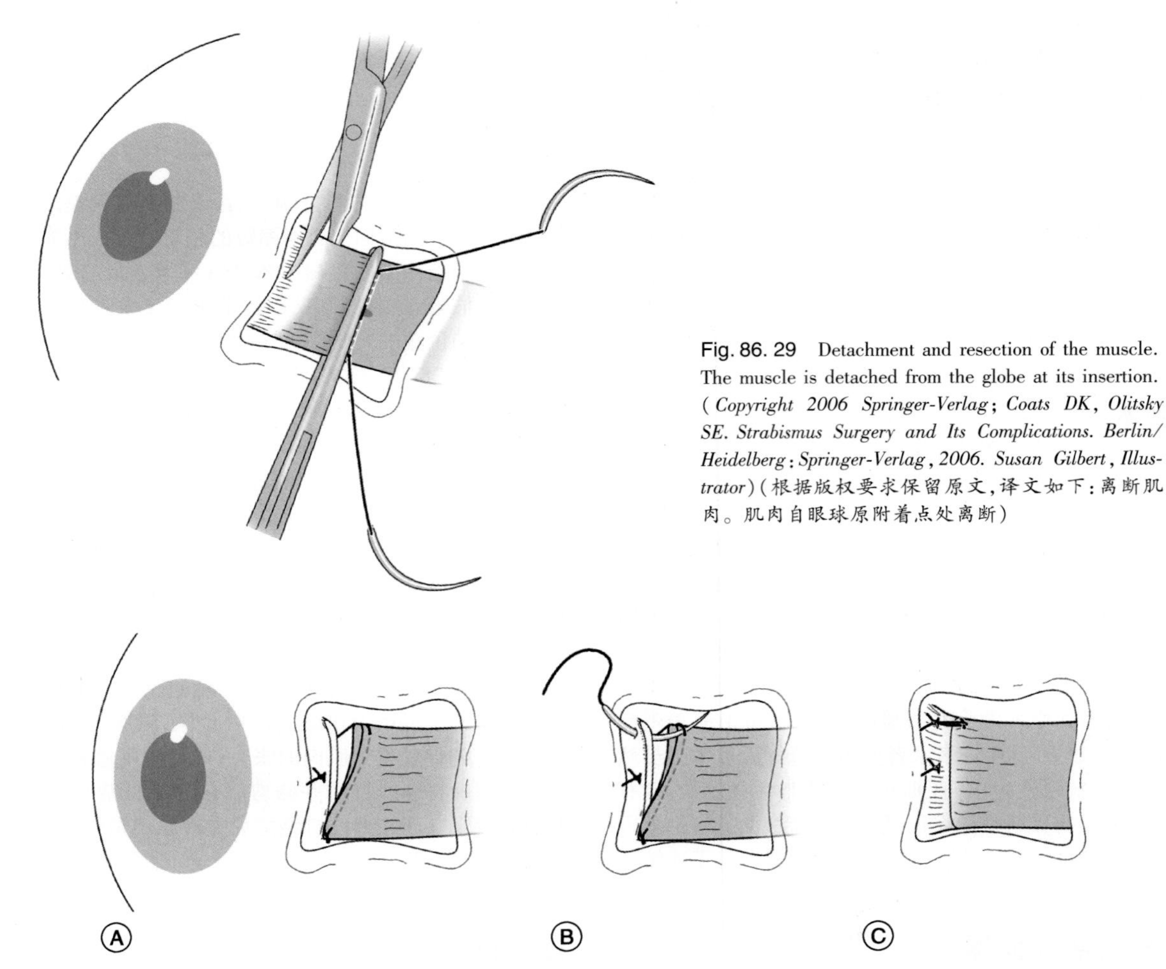

Fig. 86. 29 Detachment and resection of the muscle. The muscle is detached from the globe at its insertion. (*Copyright 2006 Springer-Verlag; Coats DK, Olitsky SE. Strabismus Surgery and Its Complications. Berlin/Heidelberg: Springer-Verlag, 2006. Susan Gilbert, Illustrator*)(根据版权要求保留原文,译文如下:离断肌肉。肌肉自眼球原附着点处离断)

Fig. 86. 30 Correcting posterior movement of the muscle during resection. (A) The suture has been tied and the muscle is not in direct contact with the original insertion site. (B) To correct this, a suture is passed through the insertion site and behind the muscle suture at each pole of the muscle, and (C) the newly placed sutures are tied and cut, bringing the muscle to the desired location. (*Copyright 2006 Springer-Verlag; Coats DK, Olitsky SE. Strabismus Surgery and Its Complications. Berlin/Heidelberg: Springer-Verlag, 2006. Susan Gilbert, Illustrator*)(根据版权要求保留原文,译文如下:直肌截除术中调整后退的肌肉。Ⓐ缝线已打结,但肌肉没有直接固定于原附着点;Ⓑ带针缝线穿过附着点,以及肌肉缝线;Ⓒ将肌肉拉至预期位置后,重新打结固定)

双针缝线固定于肌肉两端,缝针穿过肌肉附着点,缝线将后方的肌肉拉起向前折叠[8]。

下斜肌手术

下斜肌手术的最常见适应证是上斜肌麻痹、原发性下斜肌亢进、V 型水平斜视伴下斜肌亢进、分离垂直性斜视合并下斜肌亢进。大部分下斜肌的手术都是减弱下斜肌的功能,以下内容也主要是针对下斜肌减弱的术式。

确定并分离下斜肌

大部分下斜肌的手术在下斜肌的远端进行操作。对下斜肌的所有手术方式进行阐述会远离本章节的目的,我们仅讨论下斜肌最重要的操作步骤。制作标准的穹窿结膜切口,打开 Tenon 囊,进入巩膜表面的间隙。将眼球向鼻上方向转动,可以清晰暴露下斜肌,下斜肌的后缘在距离角膜缘 10～12mm 的 Tenon 囊中(图 86. 31)。

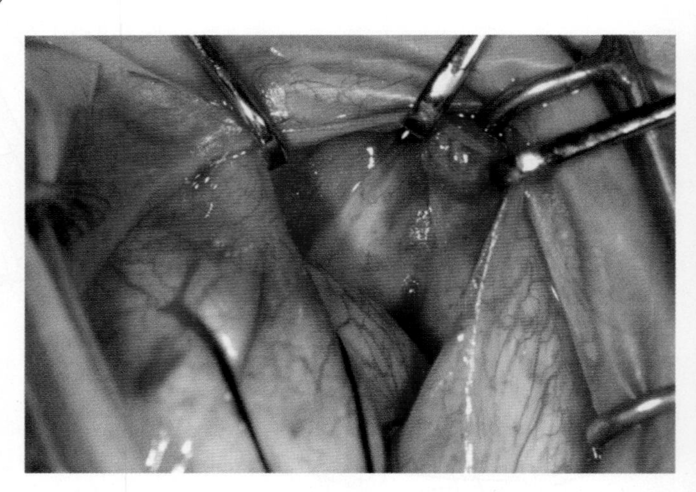

Fig. 86. 31 Surgical exposure of the surgical site for inferior oblique surgery using a lateral rectus muscle bridle suture. One or two hooks are placed into the incision and retracted inferiorly. (*Copyright 2006 Springer-Verlag; Coats DK, Olitsky SE. Strabismus Surgery and Its Complications. Berlin/Heidelberg: Springer-Verlag, 2006. Susan Gilbert, Illustrator*)(根据版权要求保留原文,译文如下:外直肌用缝线标记,暴露下斜肌手术操作的手术视野。使用 1～2 把斜视钩伸入切口并向下牵拉)

如果手术视野暴露清晰，下斜肌后缘可以很容易分辨。有一些重要标记可以帮助医师在术中识别下斜肌后缘，包括直视下可见的下斜肌后缘、巩膜、相邻的涡状静脉等（图 86.31 及 11.2C）。斜视钩通过下斜肌后缘穿过，首先向着眼眶方向走行，然后转弯将肌肉向前钩出（图 86.32）。术者剪断分离筋膜组织暴露巩膜颞侧的下斜肌附着点（图 86.33）。

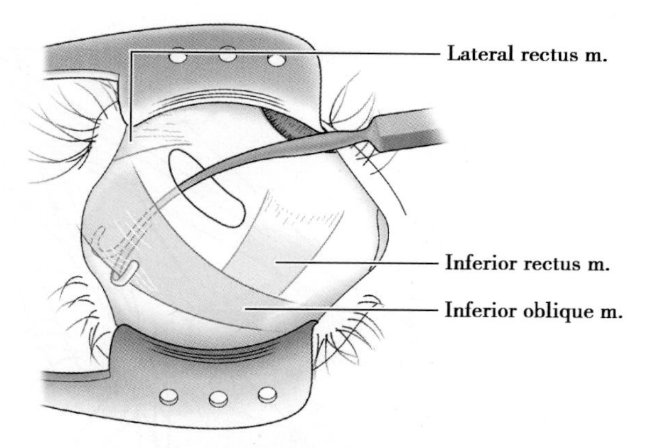

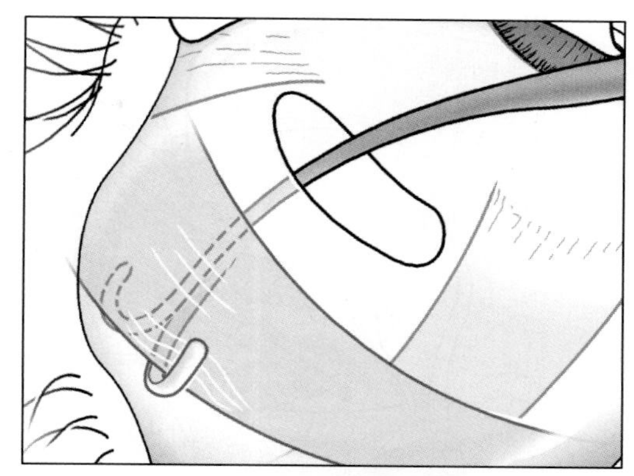

Fig. 86.32　Isolating the inferior oblique muscle on a muscle hook. A Scobee muscle hook is placed at the posterior border of the inferior oblique muscle. The hook is gently advanced inferiorly and then anteriorly, to bring only the inferior oblique muscle anteriorly on the hook. (*Copyright 2006 Springer-Verlag; Coats DK, Olitsky SE. Strabismus Surgery and Its Complications. Berlin/Heidelberg: Springer-Verlag, 2006. Susan Gilbert, Illustrator*)（根据版权要求保留原文，译文如下：斜视钩分离下斜肌。使用 Scobee 斜视钩置于下斜肌后缘，然后斜视钩向下走行，再向前钩起，下斜肌被分离出来。Inferior oblique m.，下斜肌；Inferior rectus m.，下直肌；Lateral rectus m.，外直肌）

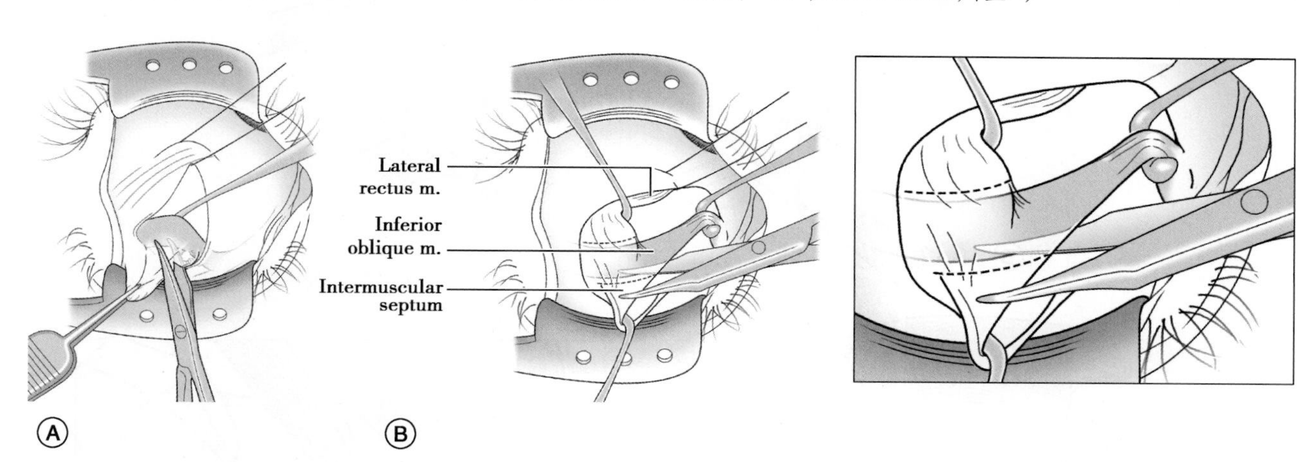

Fig. 86.33　Dissection of the muscle capsule of the inferior oblique. The surgeon sharply dissects the muscle capsule while the assistant surgeon places the capsule under mild traction. (*Copyright 2006 Springer-Verlag; Coats DK, Olitsky SE. Strabismus Surgery and Its Complications. Berlin/Heidelberg: Springer-Verlag, 2006. Susan Gilbert, Illustrator*)（根据版权要求保留原文，译文如下：分离下斜肌表面筋膜。助手轻轻提起筋膜，术者分离肌肉表面筋膜。Inferior oblique m.，下斜肌；Inferior rectus m.，下直肌；Lateral rectus m.，外直肌）

下斜肌后徙

将下斜肌自接近附着点处离断，在肌止点旁几毫米处放置血管钳，能使该步骤操作更便捷（图 86.34A）。电凝肌肉边缘防止血管钳松开后出血，使用可吸收缝合线，如 6-0 缝线在肌肉断端处缝合（图 86.34B），然后再将肌肉缝合至下斜肌走行方向的巩膜处。笔者大部分情况下将下斜肌的前部肌肉缝线固定在下直肌颞侧止点后 2~4mm 巩膜处，并靠近下直肌肌肉颞侧缘（图 86.34C）。一些医师会根据下斜肌亢进的分级对下斜肌后徙进行定量。

下斜肌断腱术

分离下斜肌之后，使用两把血管钳固定下斜肌（图 86.35A）。然后切除血管钳之间的肌肉组织，电凝烧灼两侧肌肉断端（图 86.35B），然后去掉血管钳。

去神经术

下斜肌的去神经术并不常用。对于下斜肌明显亢进或者既往已经行下斜肌减弱术后下斜肌再次亢进的情况可采用该术式。该术式需要确认并切除神经血管束以及下斜肌远端的大部分肌肉。

下斜肌前转位术

下斜肌前转位的最常见适应证是分离垂直性斜视合并下斜肌亢进。手术常双眼同时进行，因为单眼的下斜肌前转位可能会造成眼睑不对称[9]。下斜肌前转位的手术过程与下斜肌后徙术相似，只是肌肉固定于巩膜的位置不同。下斜肌前转位基本都是固定于下直肌颞侧止点边缘，距离止点前后不超过 1mm 距离（图 86.36）。

上斜肌肌腱手术

对于斜视手术医师来说，上斜肌手术是最复杂的手术操作。

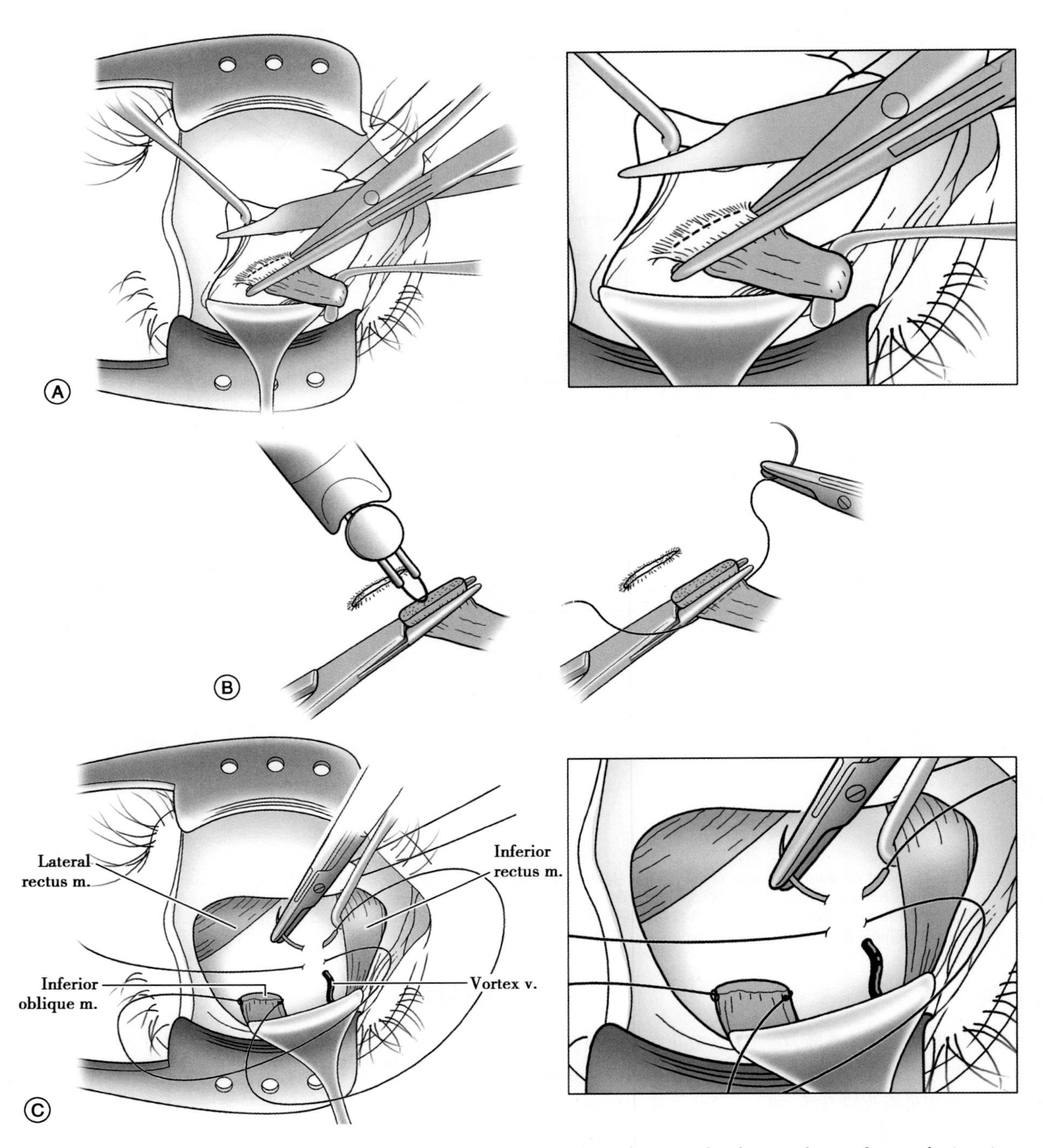

Fig. 86. 34　Inferior oblique recession. (A) The muscle is transected distal to a hemostat placed across the muscle near the insertion. (B) Cautery is applied to the proximal muscle edge and absorbable sutures placed in the muscle posterior to the hemostat. (C) The muscle is sutured to the sclera; the anterior suture is most commonly placed 2-4 mm posterior to the temporal border of the inferior rectus muscle. Note the vortex vein just behind this location. (*Copyright 2006 Springer-Verlag; Coats DK, Olitsky SE. Strabismus Surgery and Its Complications. Berlin/Heidelberg: Springer-Verlag, 2006. Susan Gilbert, Illustrator*)(根据版权要求保留原文,译文如下:下斜肌后徙术。Ⓐ血管钳固定于肌止点处,在血管钳远端剪断下斜肌;Ⓑ电凝肌肉边缘,并在血管钳后预置可吸收缝线;Ⓒ肌肉缝合于巩膜上,前部肌肉缝线大部分固定于下直肌颞侧止点后2~4mm巩膜处;注意涡状静脉位于该位置后。Inferior oblique m.,下斜肌;Inferior rectus m.,下直肌;Lateral rectus m.,外直肌;Vortex v,涡状静脉)

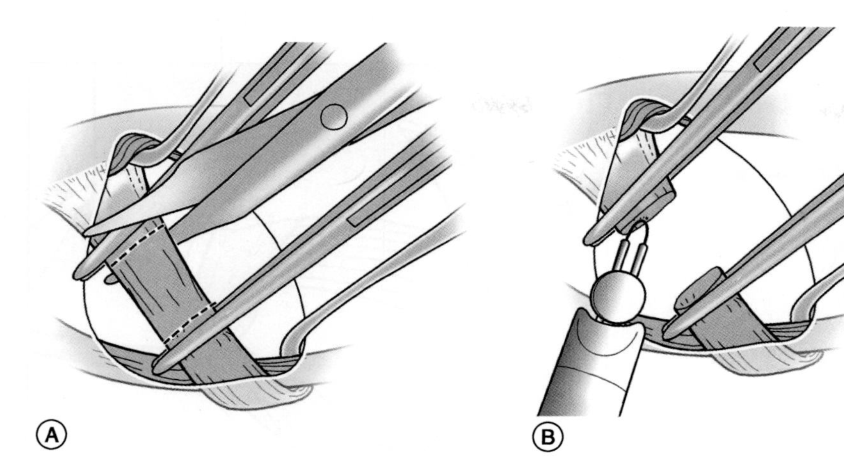

Fig. 86. 35　Inferior oblique myectomy. (A) Two hemostats are placed across the muscle, separated by 5-10 mm. (B) The myectomy is performed, the muscle edges cauterized. (*Copyright 2006 Springer-Verlag; Coats DK, Olitsky SE. Strabismus Surgery and Its Complications. Berlin/Heidelberg: Springer-Verlag, 2006. Susan Gilbert, Illustrator*)(根据版权要求保留原文,译文如下:下斜肌断腱术。Ⓐ两把血管钳固定下斜肌,距离约 5~10mm;Ⓑ剪断肌肉组织,电凝肌肉断端)

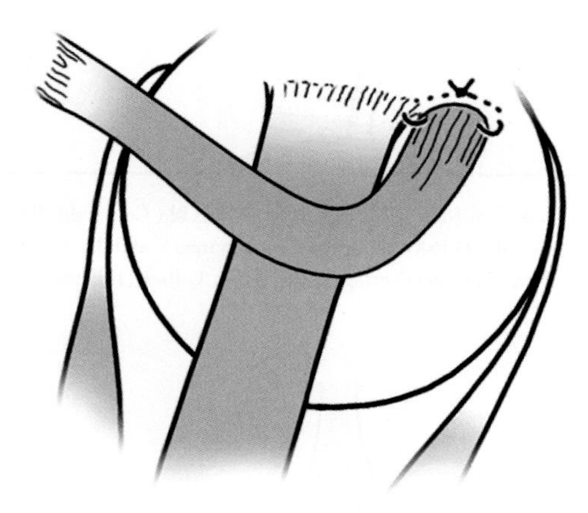

Fig. 86. 36　Inferior oblique muscle anterior transposition. The new insertion of the muscle is placed 1 mm anterior or posterior and adjacent to the temporal border of the inferior rectus muscle insertion. (*Copyright 2006 Springer-Verlag; Coats DK, Olitsky SE. Strabismus Surgery and Its Complications. Berlin/Heidelberg: Springer-Verlag, 2006. Susan Gilbert, Illustrator*)(根据版权要求保留原文,译文如下:下斜肌前转位术。新的附着点位于下直肌颞侧止点边缘,距离止点前后不超过 1mm 距离)

上斜肌复杂的功能和解剖结构使得医师在不遵循适当的适应证和技术时,或者手术操作不当,就会造成术后难以承受的后果。术后出现的问题往往难以得到令人满意的解决。

可以通过手术来减弱或加强上斜肌/肌腱的功能。上斜肌止点广泛附着在巩膜上,附着点与眼球赤道部相近,且上斜肌的功能起源于眼眶的鼻上方。这些特点决定了手术医师可通过改变不同部位的上斜肌肌腱及附着点来改变上斜肌/肌腱的功能。上斜肌肌腱的前部纤维止于眼球赤道前部,前部的纤维被认为是造成眼球内旋的主要原因;后部纤维止于眼球赤道部后部,主要负责使眼球外转和下转。

上斜肌肌腱被动牵拉试验

被动牵拉试验以及超常被动牵拉试验是上斜肌手术中非常重要的辅助手段(图 86.37 和图 86.38)。如果发现上斜肌松弛,对诊断先天性上斜肌麻痹患者是非常有用的。当进行上斜肌断腱/肌腱切除术时,也可使用被动牵拉试验确定肌肉是否完全切断[10]。

上斜肌加强手术

上斜肌加强手术既可以在肌腱的前部分操作,也可以通过折叠术加强整条肌腱。折叠全部宽度的肌腱可同时加强前部和后部肌腱纤维,因此可以加强上斜肌内旋、下转和外转三种功能。如果

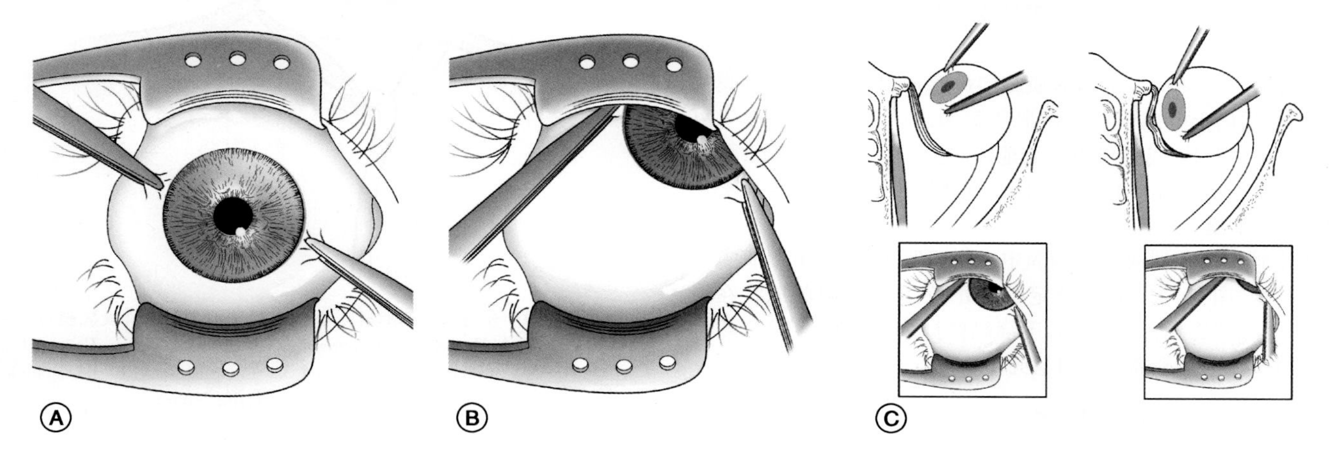

Fig. 86. 37　Superior oblique traction testing. (A) The globe is firmly grasped at the 4 o'clock and 10 o'clock positions for the right eye (2 o'clock and 8 o'clock positions for the left eye). (B) While gently pressing the globe into the orbit, the surgeon simultaneously elevates and adducts the eye. (C) The superior oblique tendon is put on stretch. (*Copyright 2006 Springer-Verlag; Coats DK, Olitsky SE. Strabismus Surgery and Its Complications. Berlin/Heidelberg: Springer-Verlag, 2006. Susan Gilbert, Illustrator*)(根据版权要求保留原文,译文如下:上斜肌牵拉试验。Ⓐ抓住右眼眼球 4 点位和 10 点位(左眼就是 2 点位和 8 点位);Ⓑ轻轻地向眼眶深处压眼球,同时内转和上抬眼球;Ⓒ上斜肌肌腱被拉伸)

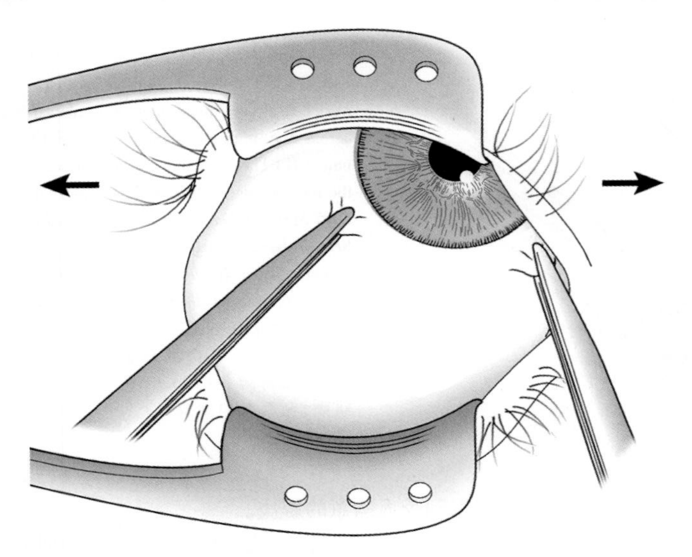

Fig. 86. 38　Eye with a superior oblique tendon having normal tautness. (*Copyright 2006 Springer-Verlag; Coats DK, Olitsky SE. Strabismus Surgery and Its Complications. Berlin/Heidelberg: Springer-Verlag, 2006. Susan Gilbert, Illustrator*)（根据版权要求保留原文，译文如下：正常上斜肌紧张度）

只折叠肌腱的前部纤维可以选择性加强患者的内旋功能，常常在主要解决外旋时使用该方法。

上斜肌折叠术

在治疗上斜肌麻痹时，上斜肌肌腱折叠术既可以单独操作，也可以联合其他垂直肌的减弱术进行，如同侧眼下斜肌、同侧上直肌或对侧眼下直肌。上斜肌折叠术后会引起一定程度的医源性内上转受限。当上斜肌折叠术联合同侧下斜肌腱减弱术时，该并发症更容易出现。

确认上斜肌肌腱

首先暴露上直肌，使用小号肌肉钩沿着上直肌外侧缘向后牵拉结膜及 Tenon 囊，轻轻分离上直肌上方的节制韧带有助于暴露。使用眼睑拉钩或牵开器拉开切口后方，可以更好地暴露上直肌颞侧缘及上斜肌肌腱。上斜肌止点处纤维走行于上直肌下方，非常好辨别，然后扇形附着于上直肌颞侧缘后方巩膜处（图 86. 39）。

分离上斜肌肌腱

在上直肌颞侧缘及上斜肌肌腱前放置小斜视钩，抵着巩膜向后滑动，然后向上并向前将上斜肌肌腱钩出（图 86. 40）。然后更换为较大的斜视钩，这样可更安全地控制上斜肌。如果需要，可以钝性分离上斜肌肌腱与上直肌之间的连接组织。

折叠上斜肌肌腱

使用肌腱折叠器或斜视钩固定上斜肌肌腱，测量上斜肌需要折叠的长度（图 86. 41A），在预定距离处，使用不可吸收缝线在预计折叠处穿过肌腱的中部，然后围绕肌腱打结（图 86. 41B）。然后将上斜肌肌腱及折叠部分回纳至巩膜外间隙处。

Harada-Ito 的 Fells 改良术式

Harada-Ito 的 Fells 改良术式主要用于改善外旋，主要用于双眼上斜肌麻痹患者，合并第一眼位的垂直分离很小的情况[11]。该术式包括上斜肌肌腱的前部前徙。在分离上斜肌后，使用两把小的斜视钩沿着上斜肌止端纵向分离约 8～10mm。上斜肌肌腱前部

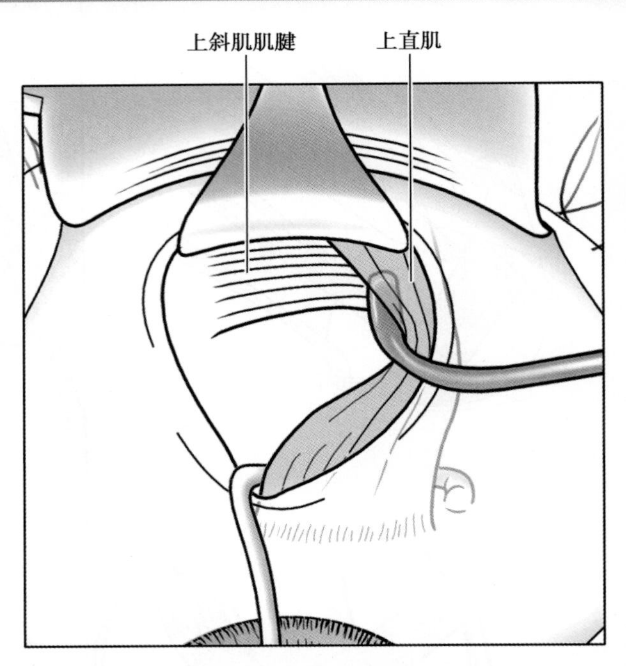

图 86. 39　暴露上直肌颞侧缘可辨认上斜肌肌腱（Copyright 2006 Springer-Verlag; Coats DK, Olitsky SE. Strabismus Surgery and Its Complications. Berlin/Heidelberg: Springer-Verlag, 2006. Susan Gilbert, Illustrator）

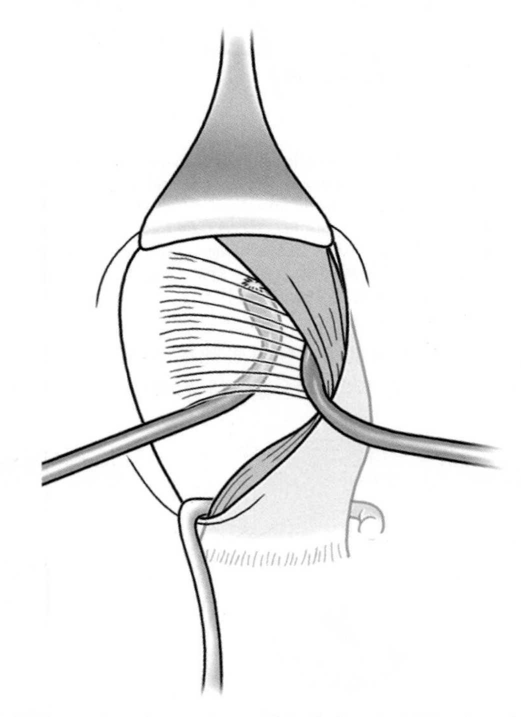

图 86. 40　分离上斜肌肌腱。小斜视钩置于上斜肌肌腱巩膜后方，钩出分离上斜肌肌腱（Copyright 2006 Springer-Verlag; Coats DK, Olitsky SE. Strabismus Surgery and Its Complications. Berlin/Heidelberg: Springer-Verlag, 2006. Susan Gilbert, Illustrator）

3mm 的肌腱纤维与肌腱其他部分分离。使用可吸收缝线穿过这部分肌腱纤维（图 86. 42A），然后自巩膜处切断，于颞侧向前走行，固定于外直肌止点后 8mm 及上缘上方 2mm 处的巩膜处（图 86. 42B）。

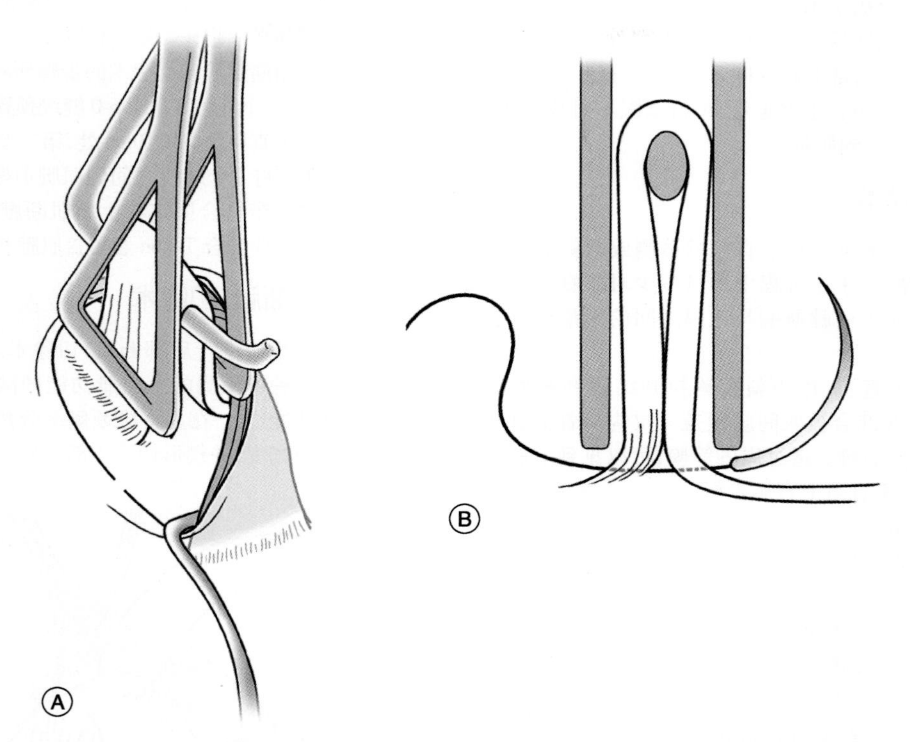

图 86. 41　使用折叠器进行上斜肌折叠术。Ⓐ肌腱折叠器将上斜肌进行折叠，并可在折叠器上设定预计需要折叠的量；Ⓑ用不吸收缝线穿过肌腱完成折叠的基底部(Copyright 2006 Springer-Verlag；Coats DK，Olitsky SE. Strabismus Surgery and Its Complications. Berlin/Heidelberg：Springer-Verlag，2006. Susan Gilbert，Illustrator)

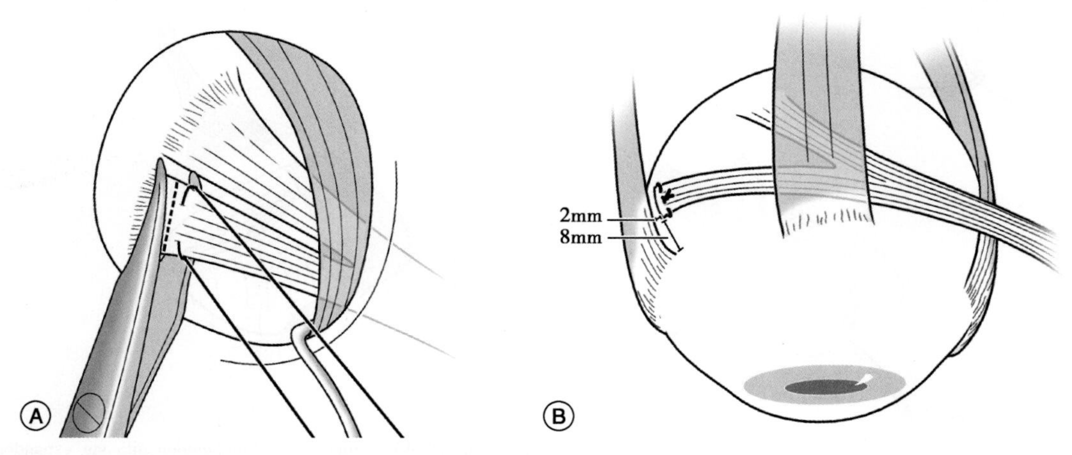

Fig. 86. 42　Fells modification of the Harada-Ito procedure. (A) The superior oblique tendon is split longitudinally，separating the anterior 25% of the tendon from the remainder of the tendon. (B) An absorbable suture is secured in the anterior tendon fibers，which is then detached from the sclera. (*Copyright 2006 Springer-Verlag；Coats DK，Olitsky SE. Strabismus Surgery and Its Complications. Berlin/Heidelberg：Springer-Verlag，2006. Susan Gilbert，Illustrator*)(根据版权要求保留原文，译文如下：Harada-Ito 的 Fells 改良术式。Ⓐ上斜肌肌腱纵行劈开，将肌腱前 25%部分与其他部分分开；Ⓑ可吸收缝线缝合前部肌腱，然后将该部分肌腱从巩膜处离断)

上斜肌减弱术

上斜肌减弱手术分为分级手术和不分级手术。分级手术包括上斜肌硅胶带延长术和上斜肌后徙术。不分级手术包括上斜肌肌腱切除术及上斜肌断腱术。后部肌腱切除术结合了分级和不分级的步骤。分级减弱术的优点包括手术定量、可行双眼不对称手术、可逆、有利于二次手术重新找到肌腱。

上斜肌断腱/肌腱切除术

上斜肌断腱/肌腱切除术可以在上直肌的鼻侧或颞侧肌腱上操作。在分离上斜肌肌腱时，手术过程中尽量减少对肌腱周围筋膜组织的干扰，这样可以减少肌腱断端与巩膜之间的瘢痕形成造成的风险。

使用大斜视钩分离上直肌，用小斜视钩拉开结膜和鼻侧的 Tenon 囊。固定上直肌的底部会被肌间膜覆盖。拉钩沿着上直肌鼻侧向后牵拉，暴露上斜肌肌腱。透过周围筋膜，可以见到上斜肌肌腱是一束紧贴巩膜面并垂直与上直肌走行的白色纤维。等到直视下看到上斜肌后，经 Tenon 囊制作切口并沿着该切口钩出上斜肌肌腱，充分暴露将肌腱横切（断腱术），或切除部分肌腱（切除术）。

上斜肌断腱/肌腱切除术可以自上直肌鼻侧进行（图 86.43A）。当分离出上斜肌肌腱后，尽可能牵拉颞侧肌腱部分，以充分暴露鼻侧视野。一旦鼻侧肌腱暴露充分，就可以进行断腱术或部分切除术（图 86.43B）。在上斜肌肌腱鼻侧进行手术，术后减弱的作用会更大。

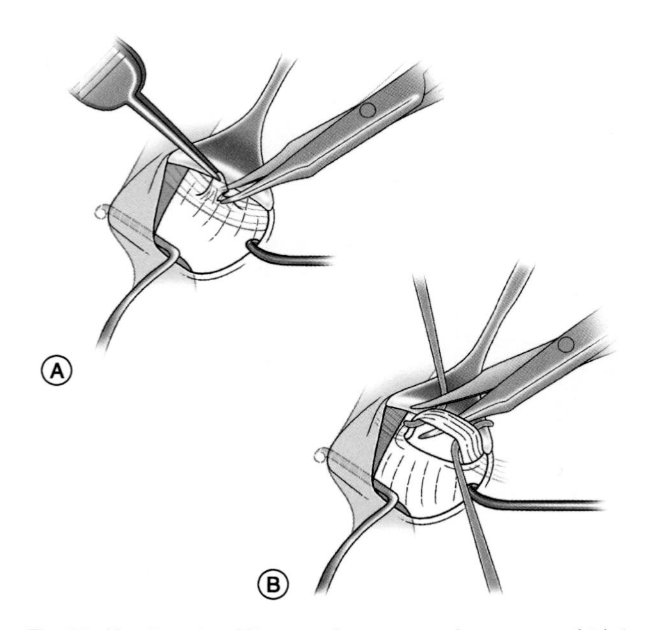

Fig. 86.43　Superior oblique nasal tenotomy and tenectomy. (A) A small incision is made through Tenon's fascia directly over the tendon, (B) transected (tenotomy) or a portion of the tendon is excised (tenectomy). (*Copyright 2006 Springer-Verlag; Coats DK, Olitsky SE. Strabismus Surgery and Its Complications. Berlin/Heidelberg: Springer-Verlag, 2006. Susan Gilbert, Illustrator*)（根据版权要求保留原文，译文如下：上斜肌鼻侧断腱术/肌腱切除术。Ⓐ在肌腱正上方的 Tenon 囊制作切口；Ⓑ切断肌腱或切除部分肌腱）

上斜肌肌腱延长术

上斜肌延长术有以下优点：可以对减弱进行分级；减少医源性上斜肌麻痹的风险；便于二次手术[12]。

如上面介绍断腱术和切除术的步骤所示，在上直肌鼻侧分离上斜肌，然后使用 2 个双针 5-0 或 6-0 缝线预置于肌腱处（图 86.44A），第一个缝线在上直肌鼻侧缘 3mm 处，第二个缝线固定于在第一针鼻侧 2mm 处，然后将 2 个缝线之间的肌腱剪断，然后将准备好的预计延长长度的硅胶带缝合固定在上斜肌断腱的缝线处（图 86.44B）。使用可吸收缝合线缝合 Tenon 囊覆盖肌腱和硅胶带。

上斜肌后部断腱/切除术

在上斜肌止端进行后部断腱/切除术。该手术为治疗“A”型斜视提供了一种可预测的上斜肌功能的减弱方法，主要减弱了其下转和外转功能[13]。在上直肌颞侧缘分离上斜肌肌腱，然后切断后部 7/8 肌腱宽度，并楔形切除小部分肌腱（图 86.45）。

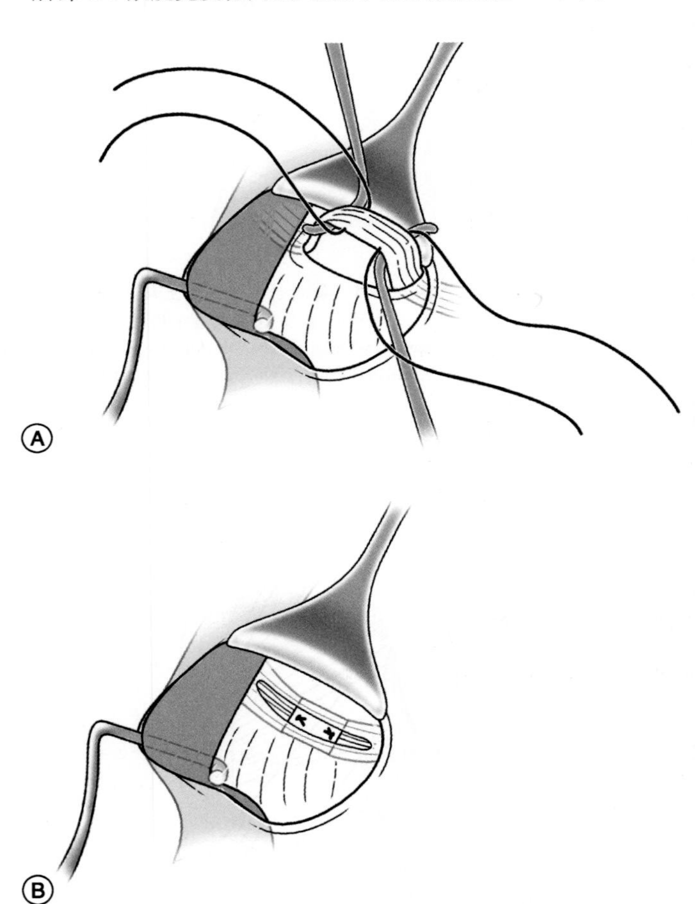

Fig. 86.44　Superior oblique tendon silicone expander. (A) Two double-armed 5-0 or 6-0 Mersilene® sutures are placed in the tendon, and (B) a silicone retinal band is sutured between the cut ends of the tendon using a horizontal mattress technique. (*Copyright 2006 Springer-Verlag; Coats DK, Olitsky SE. Strabismus Surgery and Its Complications. Berlin/Heidelberg: Springer-Verlag, 2006. Susan Gilbert, Illustrator*)（根据版权要求保留原文，译文如下：上斜肌肌腱硅胶带延长术。Ⓐ2 个双针 5-0 或 6-0 缝线预置于肌腱；Ⓑ水平褥氏缝合将视网膜硅胶带固定于上斜肌肌腱断腱的缝线处）

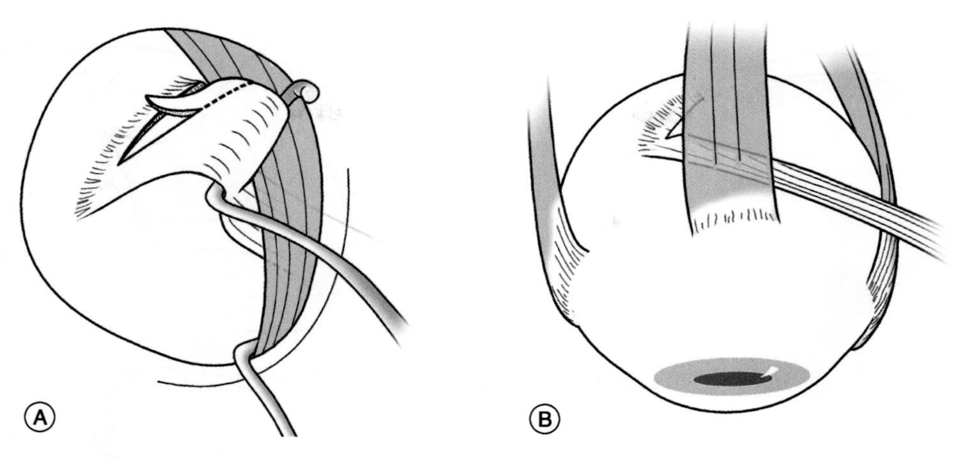

Fig. 86. 45　Posterior 7/8 tenotomy of the superior oblique tendon. (*Copyright 2006 Springer-Verlag; Coats DK, Olitsky SE. Strabismus Surgery and Its Complications. Berlin/Heidelberg: Springer-Verlag, 2006. Susan Gilbert, Illustrator*)(根据版权要求保留原文,译文如下:上斜肌后 7/8 肌腱切断术)

肌肉转位术

直肌转位步骤

转位术几乎只用于肌肉麻痹或不全麻痹的病例。直肌转位术常见的适应证包括单条直肌麻痹,如第Ⅵ对脑神经麻痹。当只有一条直肌功能严重受损时,直肌转位手术是最有效的。

转位手术的目的主要是将偏斜的眼恢复正位,尽量考虑第一眼位,或者让复视的患者达到单视。转位手术的术后结果常常是好的,却从不完美。对于某些病例而言,通过减弱麻痹肌的拮抗肌,使用后徙术或肉毒杆菌毒素注射的方法也能获得正位。减弱对侧眼配偶肌在某些病例中也是有效的。本章节将集中讨论在大量可选方案中最重要的转位手术。

转位手术可通过一个大的角膜缘切口或两个邻近象限的穹窿结膜切口进行。图 86. 46 展示了切口的制作过程。所选择的方法在很大程度上取决于外科医生的偏好。

全肌腱直肌转位术

当一条直肌完全或近乎完全麻痹时,有全肌腱直肌转位术的手术指征,如外直肌麻痹。相邻两条直肌转位到麻痹肌止端邻近的位置。将紧贴直肌的肌间膜向后尽可能松解分离至肌止端后大约 10~12mm 处。然后将肌肉离断分别缝合至麻痹肌肌止端上下两旁的巩膜处(图 86. 47)。

对于第Ⅵ脑神经完全麻痹导致的内斜视,传统上认为上下直肌的转位是成功矫正内斜视所必需的。最近报道,上直肌转位联合内直肌后徙,可成功替代治疗第Ⅵ神经完全麻痹和 Duane 综合征相关内斜视[17]。

全肌腱转位联合后固定加强缝合术

改良的标准全肌腱转位术是将肌肉转位至麻痹肌上下边缘,距角膜缘后 12~14mm 巩膜上采用不可吸收缝线做固定缝线[15](图 86. 48)。同时进行拮抗肌的后徙可能会导致过矫。如果需要增强手术效果可对健眼配偶肌进行后徙。据报道,这种术式可改善麻痹肌在作用范围内的运动。也有报道加强型标准全肌腱转位术是将转位肌肉边缘直接与麻痹肌相缝合。

保留血管全肌腱或部分肌腱转位

当存在眼前节缺血风险的时候,可以应用改良转位术以减少前节循环受损。在肌肉转位前,分离保留单独一支或所有与垂直直肌相关的前睫状血管就是这样一种改良的方法[16](图 86. 49)。部分肌腱转位包括转位 4/5 直肌,保留部分剩余肌肉及其完整的前睫状血管。这种术式证实术后效果不错,还能避免进行在上一种方法中耗时冗长的血管分离[17]。

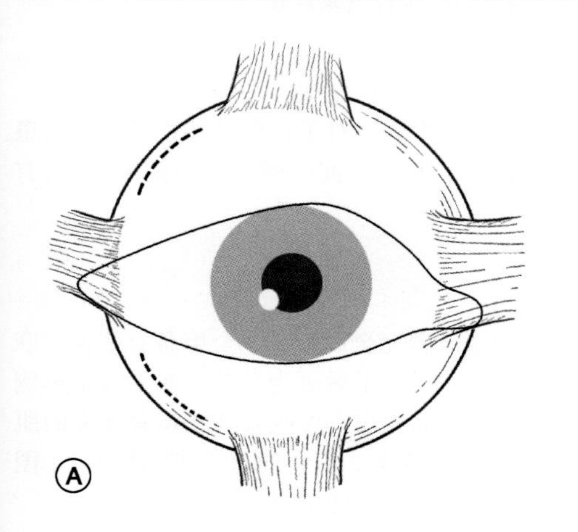

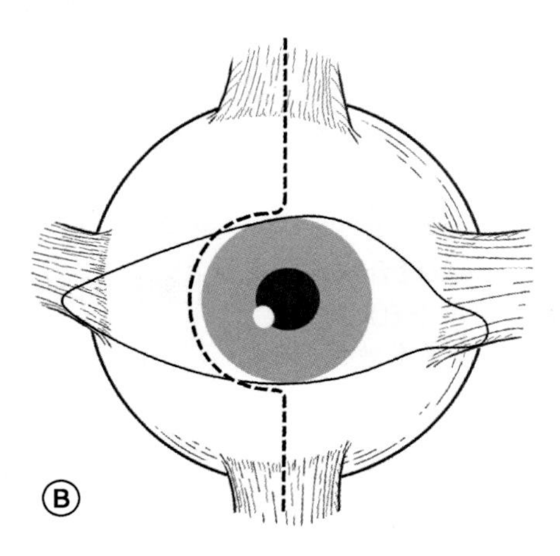

Fig. 86. 46　Conjunctival incision for full tendon transposition. (A) Fornix incisions, and (B) limbal incision. (*Copyright 2006 Springer-Verlag; Coats DK, Olitsky SE. Strabismus Surgery and Its Complications. Berlin/Heidelberg: Springer-Verlag, 2006. Susan Gilbert, Illustrator*)(根据版权要求保留原文,译文如下:全肌腱转位术的结膜切口。Ⓐ穹窿部结膜切口;Ⓑ角膜缘切口)

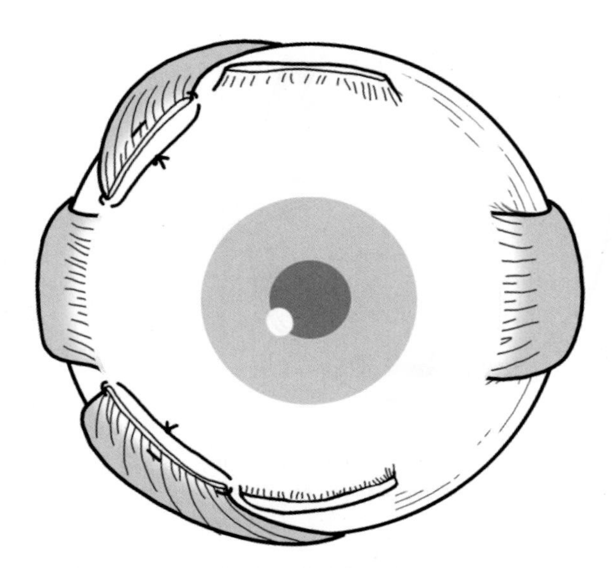

Fig. 86. 47　Full tendon transposition of the superior and inferior rectus muscle insertions for treatment of a lateral rectus muscle paralysis. (*Copyright 2006 Springer-Verlag; Coats DK, Olitsky SE. Strabismus Surgery and Its Complications. Berlin/Heidelberg: Springer-Verlag, 2006. Susan Gilbert, Illustrator*)（根据版权要求保留原文，译文如下：上下直肌全肌腱转位术治疗外直肌麻痹）

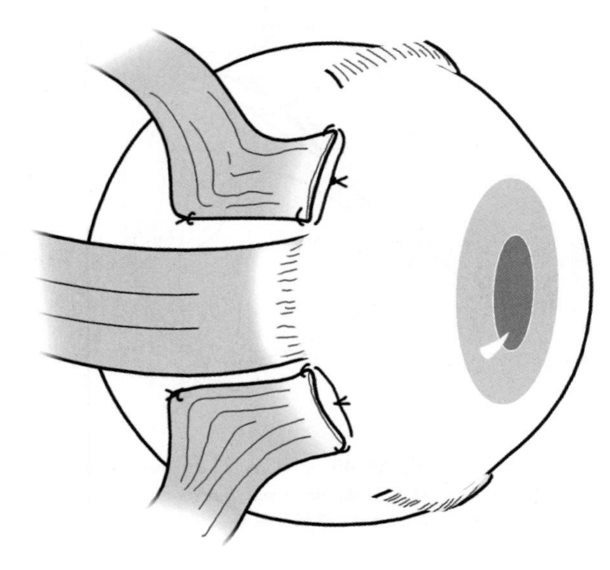

Fig. 86. 48　Augmented full tendon transposition procedure described by Foster. The belly of each transposed muscle is sutured to the sclera adjacent to the borders of the paralyzed rectus muscle. (*Copyright 2006 Springer-Verlag; Coats DK, Olitsky SE. Strabismus Surgery and Its Complications. Berlin/Heidelberg: Springer-Verlag, 2006. Susan Gilbert, Illustrator*)（根据版权要求保留原文，译文如下：Foster 描述了全肌腱转位加强缝合术。将每条转位肌肉的肌腹缝合在麻痹直肌上下边缘的巩膜处）

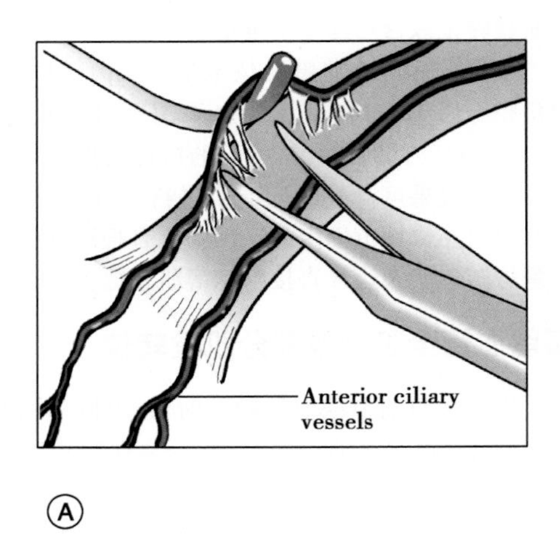

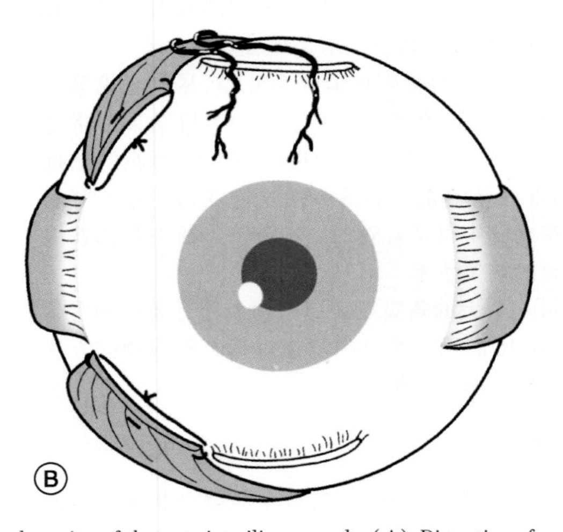

Fig. 86. 49　Full tendon transposition after dissection and sparing of the anterior ciliary vessel. (A) Dissection of the vessels and (B) appearance after transposition. (*Copyright 2006 Springer-Verlag; Coats DK, Olitsky SE. Strabismus Surgery and Its Complications. Berlin/Heidelberg: Springer-Verlag, 2006. Susan Gilbert, Illustrator*)（根据版权要求保留原文，译文如下：保留前睫状血管的全肌腱转位术。Ⓐ血管分离；Ⓑ转位术后的外观）

部分肌腱转位

Hummelsheim 描述了一种转位方法：将上下直肌颞侧一半缝合至外直肌止端。现在是将相邻直肌一半肌腱转位缝合固定于麻痹肌止点旁巩膜处。这个术式可用来治疗任何单条直肌麻痹。并且可以同时将转位部分肌肉截除 5～7mm 加强手术效果（图 86. 50）[18]。

第Ⅲ神经麻痹时外直肌的鼻侧转位

据报道在少数第Ⅲ神经麻痹的患者中，外直肌纵向劈开转位至眼球鼻侧后方是一种有用的术式。对于已做过外直肌手术的患者，由于术后会导致外直肌张力增加，此步骤会实施困难，很难有效地转位肌肉[19]。

上斜肌肌腱转位

上斜肌肌腱转位可用于改善完全或近乎完全第Ⅲ对脑神经麻痹患者的眼位，最好联合其他术式，术后更为有效。在上直肌鼻侧边缘处横向离断上斜肌肌腱。然后用不可吸收缝线将有张力的肌腱缝合至内直肌止端上方巩膜处，多余的远端肌腱切除（图 86. 51）。有无合并滑车断裂均可操作此步骤。

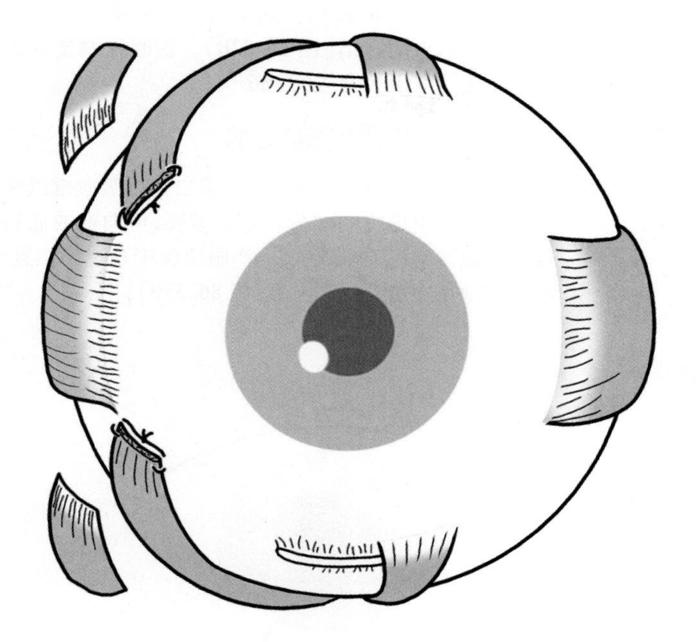

Fig. 86. 50　Augmented Hummelsheim-type procedure. A 5 mm resection of each transposed muscle segment is done prior suturing them to the sclera adjacent to the borders of the paralyzed rectus muscle insertion. (*Copyright 2006 Springer-Verlag; Coats DK, Olitsky SE. Strabismus Surgery and Its Complications. Berlin/Heidelberg: Springer-Verlag, 2006. Susan Gilbert, Illustrator*)（根据版权要求保留原文，译文如下：Hummelsheim 型加强术。在部分肌肉转位前先截除 5mm，再缝合于麻痹直肌止端巩膜处）

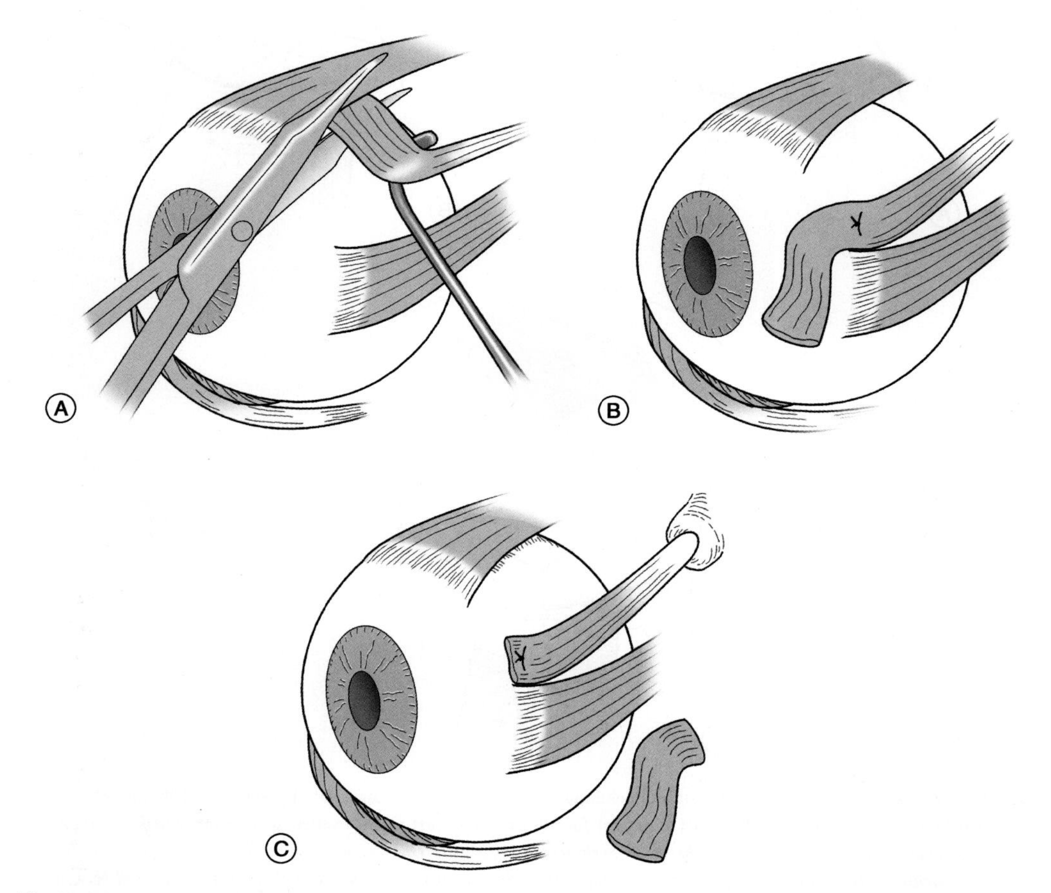

Fig. 86. 51　Superior oblique tendon transposition. (A) The superior oblique tendon is isolated nasally and cut near the superior rectus muscle. (B) The tendon is sutured to the sclera above the medial rectus muscle insertion under tension with non-absorbable suture. (C) The protruding anterior portion of the tendon is excised. (*Copyright 2006 Springer-Verlag; Coats DK, Olitsky SE. Strabismus Surgery and Its Complications. Berlin/Heidelberg: Springer-Verlag, 2006. Susan Gilbert, Illustrator*)（根据版权要求保留原文，译文如下：上斜肌肌腱转位。Ⓐ在上直肌鼻侧缘分离上斜肌肌腱；Ⓑ用不可吸收缝线将有张力的肌腱缝合至内直肌止点上方巩膜处；Ⓒ剪去肌腱多余的前部）

可调整缝线术

一些术者坚信可调整缝线在改善术后效果方面有显著的优势,而另一些术者并不认为可调整缝线具有显著优势[20]。尽管本节强调了常用的可调整缝线术,但读者应该注意到目前的报道结果差异性很大。可调整缝线术可通过一个角膜缘或穹窿部结膜切口进行。可以在手术室手术刚完成时调整,也可以术后数天在诊室中进行调整。

蝴蝶结型可调整缝线术

蝴蝶结型术可用于直肌的后徙或截除。术后将缝线末端系一个蝴蝶单结(图 86.52A)。这个结是用来调整肌肉位置的,肌肉位置调整好后再次打结(图 86.52B)。在眼位调整满意后再将蝴蝶线结打成一个永久的结(图 86.52C)。

滑动线结可调整缝线术

将肌肉缝线固定入巩膜后,第二根可吸收缝线缠绕系在两根肌肉缝线穿出巩膜的部分。根据需要,可向前或向后滑动线结缝线来完成调整(图 86.53A)。当眼位位于理想的位置后,将肌肉缝线牢固地系在滑动线结上方(图 86.53B)。

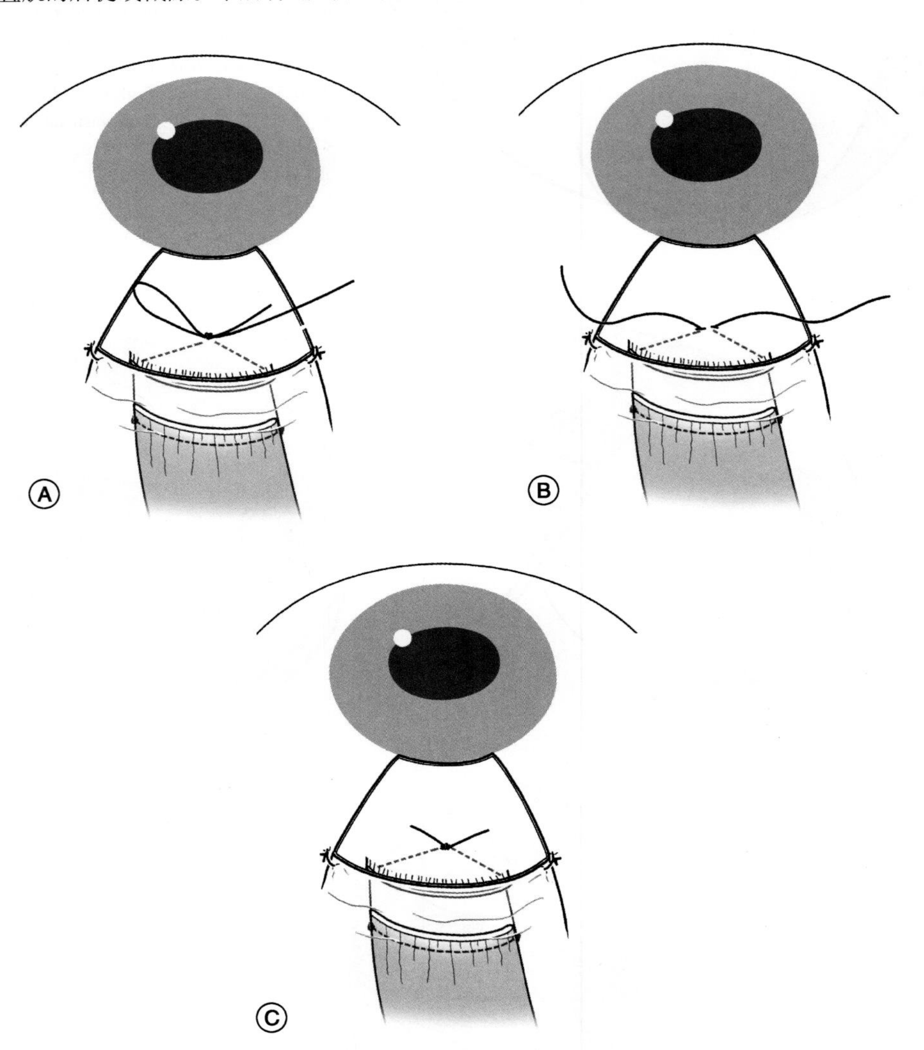

Fig. 86. 52　Bow-type adjustable suture technique. (A) After determining desired placement of the muscle, a half bow knot is tied. (B) The knot is untied for adjustment, and (C) converted to a permanent knot when alignment is satisfactory. (*Copyright 2006 Springer-Verlag; Coats DK, Olitsky SE. Strabismus Surgery and Its Complications. Berlin/Heidelberg: Springer-Verlag, 2006. Susan Gilbert, Illustrator*)(根据版权要求保留原文,译文如下:蝴蝶结型可调整缝线术。Ⓐ确定肌肉的预计位置后,系一个蝴蝶单结;Ⓑ调整时将结松开;Ⓒ当眼位满意后将其系成一个永久性结)

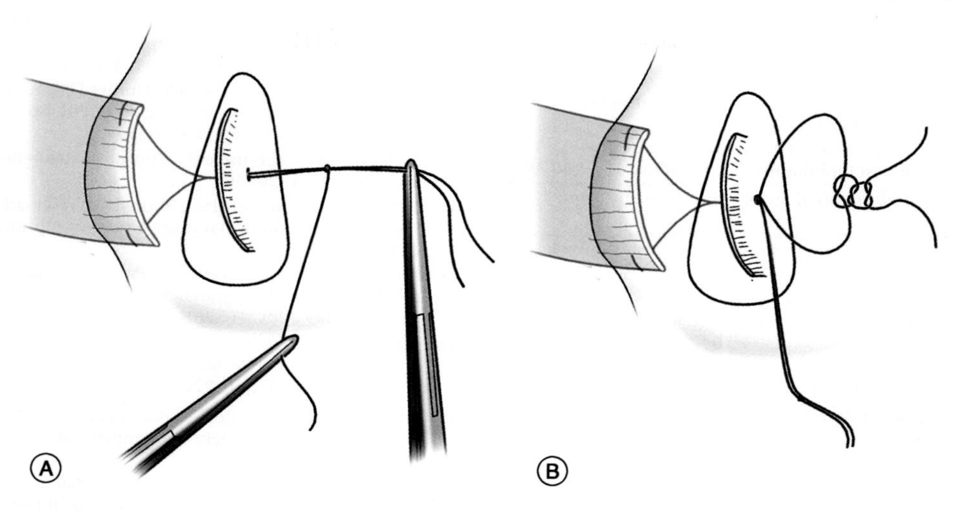

Fig. 86. 53　Cinch knot adjustable suture technique. (A) Adjustment is accomplished by sliding the cinch suture along the muscle sutures, as needed. (B) When the desired alignment has been achieved, the muscle sutures are tied securely over the cinch knot. (*Copyright 2006 Springer-Verlag; Coats DK, Olitsky SE. Strabismus Surgery and Its Complications. Berlin/Heidelberg: Springer-Verlag, 2006. Susan Gilbert, Illustrator*)(根据版权要求保留原文,译文如下:滑动线结可调整缝线。Ⓐ需要时沿肌肉缝线滑动的线结进行调整;Ⓑ当达到理想眼位时,在滑结上方系紧缝线)

特殊手术步骤

眼球的机械固定

标准斜视手术技术不能或将不能使麻痹性或限制性斜视眼位恢复正位时,将眼球机械固定于第一眼位可能会有用。

可用自体骨膜瓣将眼球限制在一个固定的位置[21]。这个术式是有效的,如果有一位手术经验丰富的眼整形医生参与,会对眼眶操作很有帮助。基底部的骨膜瓣可取自四面眶壁中的任一面。骨膜起子用于将骨瓣从骨壁分离,一根 5-0 聚酯纤维缝合线固定在骨瓣前缘。然后将骨瓣缝合在麻痹直肌止端的前部。眼球会转向骨瓣的方向,然后将缝线系牢固定到位。当骨膜瓣被固定于巩膜时,术者可能无法看到手术部位,术后早期过矫是理想的。

钛板及缝线固定步骤

将钛板固定在麻痹直肌旁的眶壁上。将固定于钛板后侧的缝线拉向前,缝合在麻痹肌止端前部的巩膜处。再将缝线系紧以固定眼球接近第一眼位。术后早期过矫是理想的。

后固定缝线

Cuppers 首次描述了后固定缝线技术治疗非共同性斜视[22]。传统观念认为后固定缝线的作用机制是向后改变了直肌止点的位置。最近这种观点遭到质疑,研究表明当肌肉收缩时后固定缝线在后方取代了 pulley 袖套结构,术后机械性限制可能是后固定发挥作用的实际机制。用不可吸收缝线将肌腹固定于角膜缘后 12~16mm 巩膜处。在肌肉后徙前均可预置或不预置缝线(图 86. 54)。如果固定在 pulley 上,也能达到固定于巩膜上的类似效果[23]。

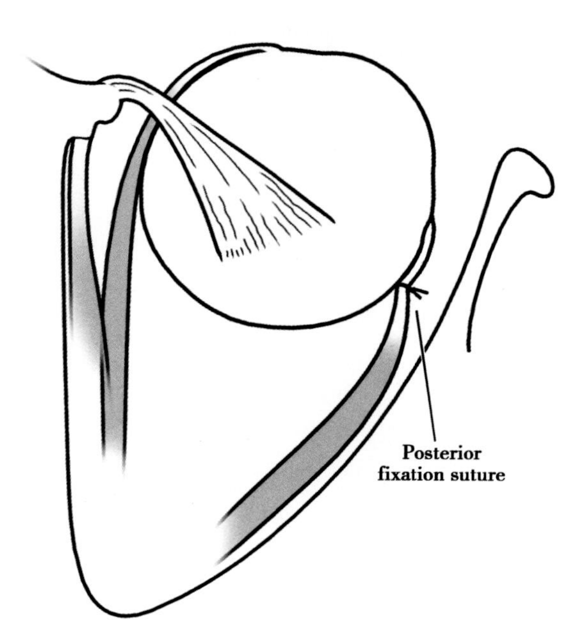

Fig. 86. 54　Posterior fixation suture technique. (A) Sutures are placed in the sclera at, or posterior to, the equator. (B) The sutures are passed through the muscles and tied. (C) View from the side of the globe showing the eye in primary position. (D) View of the eye as it is rotated toward the muscle showing the new effective insertion site. (*Copyright 2006 Springer-Verlag; Coats DK, Olitsky SE. Strabismus Surgery and Its Complications. Berlin/Heidelberg: Springer-Verlag, 2006. Susan Gilbert, Illustrator*)(根据版权要求保留原文,译文如下:后固定缝合技术。在赤道上或赤道后预置缝线;将缝线穿过肌肉系紧;第一眼位时从球壁侧观察到的眼球;当眼球转向肌肉侧时,观察到新的止点位置)

(孟庆娱　译　吴夕　校)

参考文献

1. Olitsky SE, Sudesh S, Graziano A, et al. The negative psychosocial impact of strabismus in adults. J AAPOS 1999; 3: 209–11.
2. Demer JL, Oh SY, Poukens V. Evidence for active control of rectus extraocular muscle pulleys. Invest Ophthalmol Vis Sci 2000; 41: 1280–90.
3. Parks MM. Fornix incision for horizontal rectus muscle surgery. Am J Ophthalmol 1968; 65: 907–15.
4. Von Noorden GK. The limbal approach to surgery of the rectus muscles. Arch Ophthalmol 1968; 80: 94–7.
5. Damanakis AG, Arvanitis PG, Ladas ID, Theodossiadis GP. 8 mm bimedial rectus recession in infantile esotropia of 80-90 prism dioptres. Br J Ophthalmol 1994; 78: 842–4.
6. Kushner BJ. A surgical procedure to minimize lower-eyelid retraction with inferior rectus recession. Arch Ophthalmol 1992; 110: 1011–14.
7. Meyer DR, Simon JW, Kansora M. Primary infratarsal lower eyelid retractor lysis to prevent eyelid retraction after inferior rectus muscle recession. Am J Ophthalmol 1996; 122: 331–9.
8. Chaudhuri Z, Demer JL. Surgical outcomes following rectus muscle plication: a potentially reversible, vessel-sparing alternative to resection. JAMA Ophthalmol 2014; 132: 579–85.
9. Kushner BJ. The effect of anterior transposition of the inferior oblique muscle on the palpebral fissure. Arch Ophthalmol 2000; 118: 1542–6.
10. Plager DA. Traction testing in superior oblique palsy. J Pediatr Ophthalmol Strabismus 1990; 27: 136–40.
11. Fells P. Management of paralytic strabismus. Br J Ophthalmol 1974; 58: 255–65.
12. Wright KW. Superior oblique silicone expander for Brown syndrome and superior oblique overaction. J Pediatr Ophthalmol Strabismus 1991; 28: 101–7.
13. Shin GS, Elliott RL, Rosenbaum AL. Posterior superior oblique tenectomy at the scleral insertion for collapse of A-pattern strabismus. J Pediatr Ophthalmol Strabismus 1996; 33: 211–18.
14. Yang S, MacKinnon S, Dagi LR, Hunter DG. Superior rectus transposition vs medial rectus recession for treatment of esotropic duane syndrome. JAMA Ophthalmol 2014; 132: 669–75.
15. Foster RS. Vertical muscle transposition augmented with lateral fixation. J AAPOS 1997; 1: 20–30.
16. McKeown CA, Lambert HM, Shore JW. Preservation of the anterior ciliary vessels during extraocular muscle surgery. Ophthalmology 1989; 96: 498–506.
17. Coats DK, Brady-McCreery KM, Paysse EA. Split rectus muscle modified Foster procedure for paralytic strabismus: a report of 5 cases. Binocul Vis Strabismus Q 2001; 16: 281–4.
18. Brooks SE, Olitsky SE, deB Ribeiro G. Augmented Hummelsheim procedure for paralytic strabismus. J Pediatr Ophthalmol Strabismus 2000; 37: 189–95, quiz 226–7.
19. Sukhija J, Kaur S, Singh U. Nasal lateral rectus transposition combined with medial rectus surgery for complete oculomotor nerve palsy. J AAPOS 2014; 18: 395–6.
20. Zhang MS, Hutchinson AK, Drack AV, et al. Improved ocular alignment with adjustable sutures in adults undergoing strabismus surgery. Ophthalmology 2012; 119: 396–402.
21. Underdahl JP, Demer JL, Goldberg RL, Rosenbaum AL. Orbital wall approach with preoperative orbital imaging for identification and retrieval of lost or transected extraocular muscles. J AAPOS 2001; 5: 230–7.
22. Cüppers C. The so-called fadenoperation (surgical corrections by well-defined changes of the arc of contact). In: Fells P, editor. The 2nd Congress of the International Strabismology Association. Marseilles (France): Diffusion Generale de Librairie, 1976: 395.
23. Clark RA, Ariyasu A, Demer JL. Medial rectus pulley posterior fixation is as effective as scleral posterior fixation for acquired esotropia with a high AC/A ratio. Am J Ophthal 2004; 137: 1026–33.

第 87 章

第 6 部分
斜视治疗

微创斜视手术

Saurabh Jain, Daniel Mojon

章节目录

引言

大多数外科专业的发展趋势都是小切口微创手术。微创手术有助于达到与传统手术相同的效果，还有额外的优势是减少组织创伤，促进伤口愈合，缩短恢复时间和改善外观[1]。

眼科中减小切口最显著的例子是白内障手术[2]，除此之外，微创手术还应用于上睑下垂矫正[3]、青光眼穿透性手术与非穿透性手术[4,5]、小规格设备的玻璃体视网膜手术[6,7]和泪道手术中的鼻腔泪囊切开术[8]。

微创斜视手术（MISS）是指减少组织破坏、提高术后舒适度及改善外观的斜视手术技术。通过制作几个小钥匙孔大小的结膜切口，替代了普通的大切口，从而实现手术操作。由于切口的性质，眼外肌暴露的视野有限；如果有必要，可在这些切口之间制作隧道，以便操作和施行进一步手术步骤。斜视手术操作中最常用的步骤包括直肌后徙、截除、折叠、前徙、转位及后固定、斜肌后徙、离断或折叠。也可在斜视手术的可调整缝线和保留血管的直肌移位中使用这种方法。

由于微创手术使结膜创伤最小化且限制了肌肉与周围组织分离，从而减少了术后炎症、充血、结膜水肿，改善了外观。与此同时也减少了患者住院时间，使患者更快地恢复正常活动。

斜视手术中的结膜切口

斜视手术最早在 1739 年已有记载。各种结膜切口在各个时代均有使用。

Swan[9]描述了一种跨过直肌附着点上的结膜切口，然后在肌肉上的 Tenon 囊做一个径向切口。这种切口因为与术中肌肉血管出血和术后肌肉瘢痕相关，目前已很少使用。

斜视手术中应用最广泛的切口是角膜缘切口，最初由 Harms 在 1949 年描述，后来由 von Noorden 推广[10]。这包括沿角膜缘球结膜环形切开术，以及放射状结膜松解切口。可以让肌肉充分暴露，以防需要在肌腹上进行操作，便于使用可调整缝线。然而，由于结膜切口累及角膜缘，可能导致术后明显不适、围术期角膜缘小凹（dellen）形成，以及角膜缘周围的瘢痕产生。瘢痕在再次手术时常导致结膜撕裂或纽扣孔。

Parks[11]描述了一种穹窿部切口，通常位于下方穹窿结膜处，可以完全被眼睑遮盖。当上直肌手术或要将肌肉向上转位时，就做位于上方的穹窿切口。这种切口虽然对外观影响小，但因妨碍了眼外肌的操作距离，而需要牵拉结膜越过肌肉附着点之上，这对于老年人或二次手术的患者并不一定合适，且难以放置巩膜缝线。

为了通过小切口实现相同的目的，Velez[12]提出可以使用上睑覆盖的径向切口，Santiago[13]提倡在角膜缘和肌附着点之间做一个角膜缘侧面切口，两种方法均可作为替代技术。

Gobin[14]描述了通过两个沿上下直肌边缘的径向小切口接近直肌，进行后徙或截除的套环操作。Mojon[15]采用了这种技术，并称应用这种技术施行了大多数类型的斜视手术，包括首次或反复折叠、后徙、转位以及眼球后固定。该技术也可用于斜肌后徙、折叠及转位。

微创斜视手术的要点及方法

MISS 通过两个小钥匙孔切口接近肌肉，将其从周围组织中分离出来进行截除、折叠或转位。大多数的手术步骤包括分离出肌肉,将其缝合在巩膜上。为了便于一些手术的操作,可能需要在这些切口之间制作隧道。这些切口保持离角膜缘越远越好,这样可以在需要时将它们连在一起形成一个更大的切口。这可能在这些手术技术过渡的早期有帮助。除了上转或极度外转,切口可完全被眼睑遮盖。

这项技术提倡使用显微镜,它有助于更好地看清组织,分离组织可以更加轻柔,同时在缝合时可以更清晰的直视巩膜,使操作更安全,避免巩膜穿孔。

手术步骤

在显微镜下进行手术操作,通常可以无须助手独自完成。通过角膜缘牵引缝线固定眼球。使用一把血管钳保护,使眼球转向远离手术肌肉操作的范围。确保在操作过程中缝线不会磨损角膜,可将缝线系在开睑器上来实现。

然后可以看到肌肉的边缘,在肌肉附着点两边做两个小的径向切口,从附着点沿着肌肉长度方向向后。当眼球旋转时,拉直的肌肉血管不会随着肌肉附着点移动,而结膜血管则会移动,这有助于在制作切口之前确定肌肉的位置(图 87.1A)。

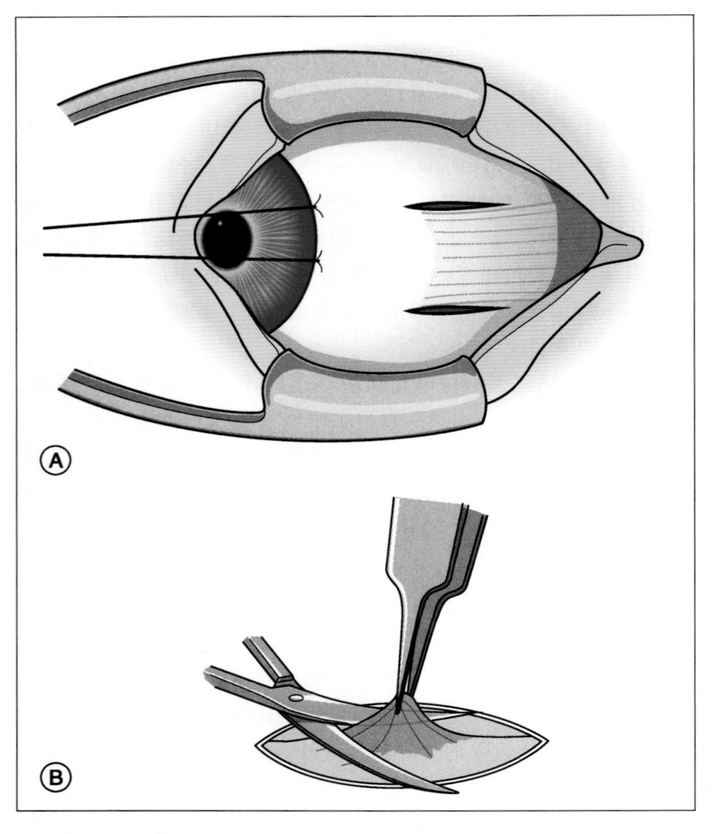

图 87.1　Ⓐ用角膜缘缝线向内牵拉眼球,然后确认肌肉边缘位置(此例中是内直肌),沿附着点两边做两个小的径向切口,起自附着点,沿肌肉长度方向向后;Ⓑ用 Westcott 剪将巩膜表层组织从上缘和下缘分离,以更好地划定肌肉的边界。然后可以在肌肉附着点继续分离,将两个切口连在一起,从而制作一个隧道,向后包括翼状韧带和肌间膜

切口大小取决于肌肉移位的长度。大多数情况下 5mm 之内的肌肉移位量,手术切口比肌肉移位量小 1mm;若超过 5mm 的肌肉移位量,手术切口比肌肉移位量小 2mm 就足够了。结膜需向后拉伸跨过巩膜缝线。在老年或再次手术的患者中,结膜弹性较差且操作困难,可能需要更大的切口。2 岁以下的儿童也是如此,这是由于其 Tenon 组织丰富,术野受限所致。

切口制作完成后,可插入一个小斜视钩确保能够清晰辨认肌肉边缘。用 Westcott 剪将巩膜表层组织从切口边缘分离,以便更好地找出肌肉的边界。继续在肌肉附着点进行分离并将两个切口连接,从而形成一个隧道(图 87.1B)。

完成之后,钩住肌肉并将节制韧带和肌间膜分离到肌肉附着点后 6~7mm(图 87.2A)。

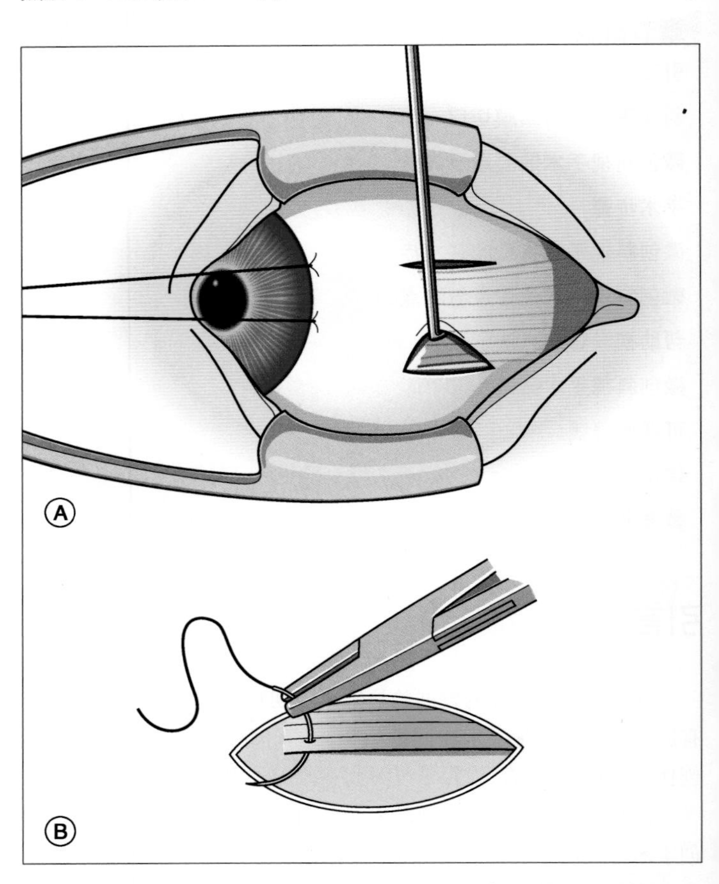

图 87.2　Ⓐ拉开肌肉上方的结膜以暴露肌腱;Ⓑ用剪断一半的 6-0 缝线从肌腱全层厚度穿过,然后打结,确保肌腱边缘固定在缝线上。操作此步骤的替代方法是图 87.9 中阐明的 TRASU 技术

后徙

进行肌肉后徙操作。首先在肌肉附着处要用 20g 的双极单轴电凝进行止血。在切口的两端,用两根 6-0 缝线 1/4 弧圆针分别穿过水平直肌肌腱的上下缘做套环缝线(垂直肌的鼻侧颞侧),尽可能靠近肌肉附着处(图 87.2B)。测量后徙量在巩膜上做标记(图 87.3A),在标记点上做巩膜预置缝线(图 87.3B 和图 87.4A)。然后将肌腱从肌肉附着处剪断,离开眼球壁,注意不要损伤缝线(图

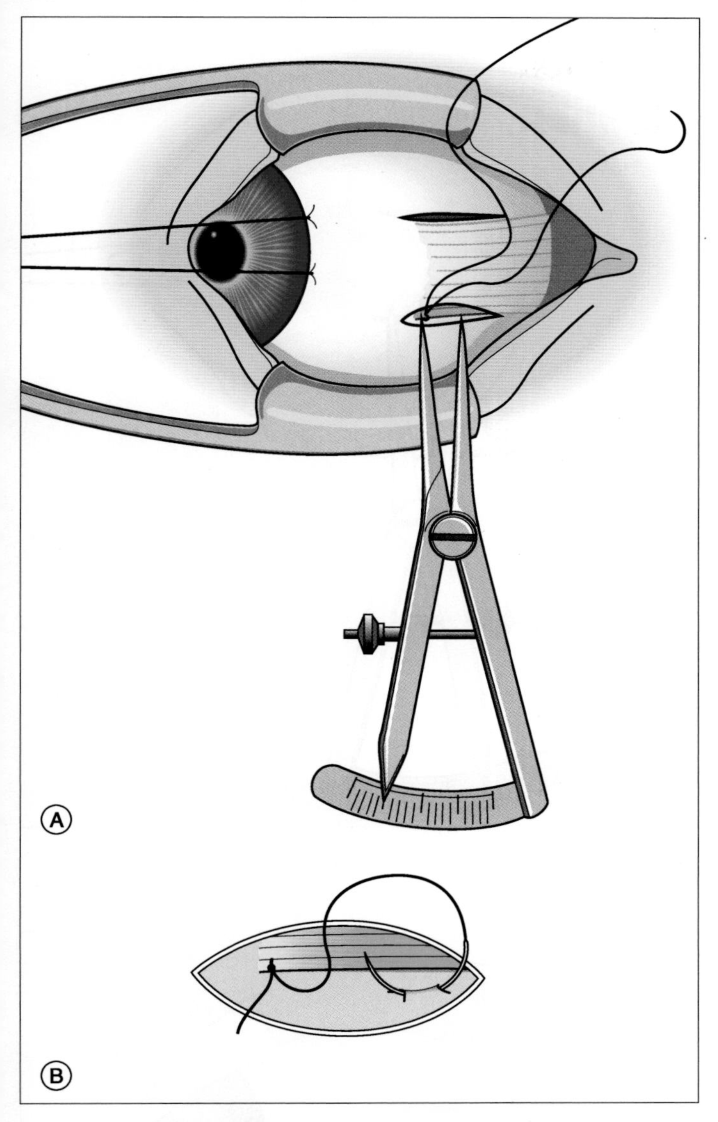

图 87.3 Ⓐ测量后徙量，在巩膜上做标记；Ⓑ预置缝线以巩膜板层厚度穿过此点

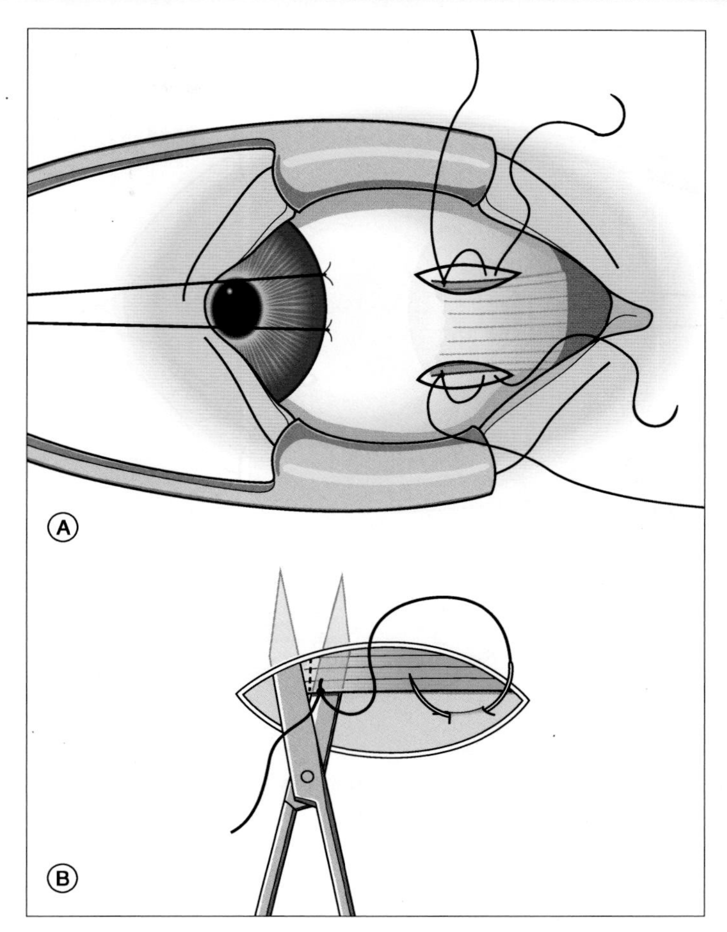

图 87.4 Ⓐ在肌肉上缘重复类似步骤，做好两边的预置缝线；Ⓑ在结膜下，用 Westcott 剪将肌肉从附着处剪断，离开球壁，注意不要损伤缝线

87.4B）。再将缝线系紧（图 87.5A、B），用 8-0 缝线关闭结膜切口（图 87.6A、B）。预置缝线的优势在于一旦肌肉滑脱，可以将缝线收紧，如果肌肉出血可避免在手术视野暴露不清楚时进行巩膜缝线。这种技术也可使肌肉沿其原始路径精确移位。缺点是有不小心剪断缝线的风险。可替代的方法是当肌肉成功从球壁分离时立即缝合，这需要细致止血。

对于肌肉纤维化的病例，如 Duane 眼球后退综合征或甲状腺相关性眼病病例，因眼球运动受限不能进行巩膜上缝合。因此，在这类病例中，只有当肌肉离断后才能将肌肉固定在巩膜新的位置上。有些术者更喜欢在这些病例中使用可调整缝线。

折叠

用两根 6-0 缝线 1/4 弧圆针在相对应折叠量的位置上穿过肌腱边缘（图 87.7 和图 87.8）。缝线在肌腱附着处的位置穿过巩膜。用虹膜恢复器将肌肉向前拉，系紧缝线两端进行折叠。结膜缝合见上（图 87.9~图 87.11）。

截除

在截除肌肉量的位置抓住肌肉。如果此处存有重要血管，可进行烧灼止血。用两根 6-0 缝线 1/4 弧圆针在截除量的距离上从肌腱的上下缘穿过，然后固定在肌肉附着处的巩膜上。在结膜下截除肌肉，缝线打结时将其拉至附着点位置。如前所述，结膜用 8-0 缝线缝合。

后固定

在肌肉-巩膜缝线将会穿过的位置稍前做两个 L 型切口。通常是角膜缘后 14mm 左右，确保缝线位于赤道之后。用 Westcott 剪分开巩膜上方的表层组织分离肌鞘到巩膜。用不可吸收缝线穿过巩膜，再从肌腱两侧约 1/3 处穿过进行后固定。切口向前延长可施行赤道后缝合固定术，联合同一直肌上进行后徙或折叠的微创斜视手术（MISS）[16]。

转位

部分或全肌腱转位术均可使用。两条相邻的直肌部分转位可用四个切口实现，而全转位需要六个切口。部分转位术可更有效地保留血管，在将来需要后徙麻痹直肌的拮抗肌时非常重要。然而，这种技术存在导致术后旋转偏斜和垂直偏斜的风险。

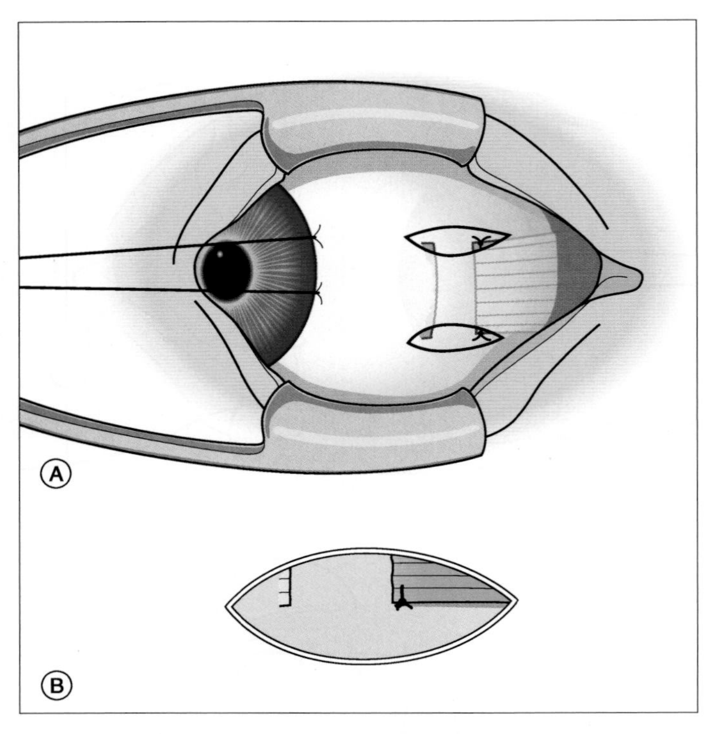

图 87.5　Ⓐ收紧缝线，使肌肉在预定距离边缘处固定在巩膜上；Ⓑ将缝线打结

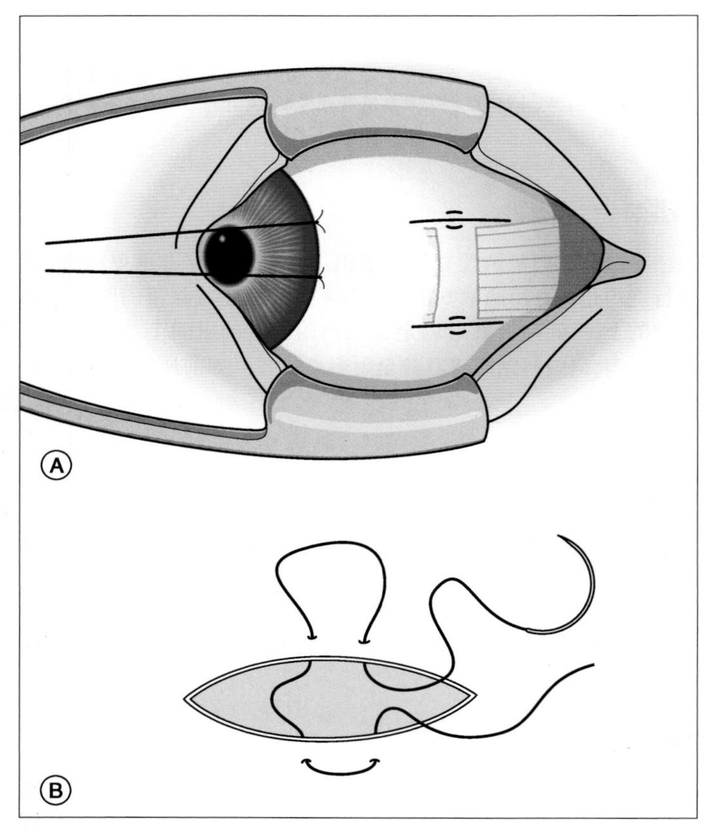

图 87.6　Ⓐ用 8-0 薇乔缝线关闭结膜切口；Ⓑ用此方法缝合，确保线结埋在切口内，有助于改善外观，提高术后舒适度

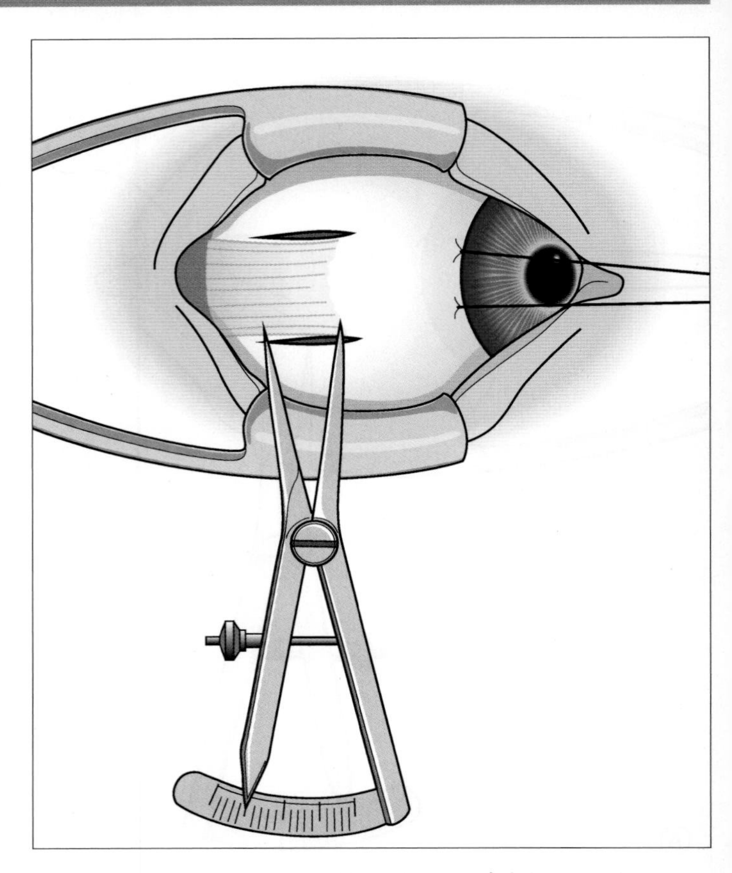

图 87.7　做折叠时像上述一样，结膜切口沿着外直肌上下缘。用角尺测量需要折叠的量

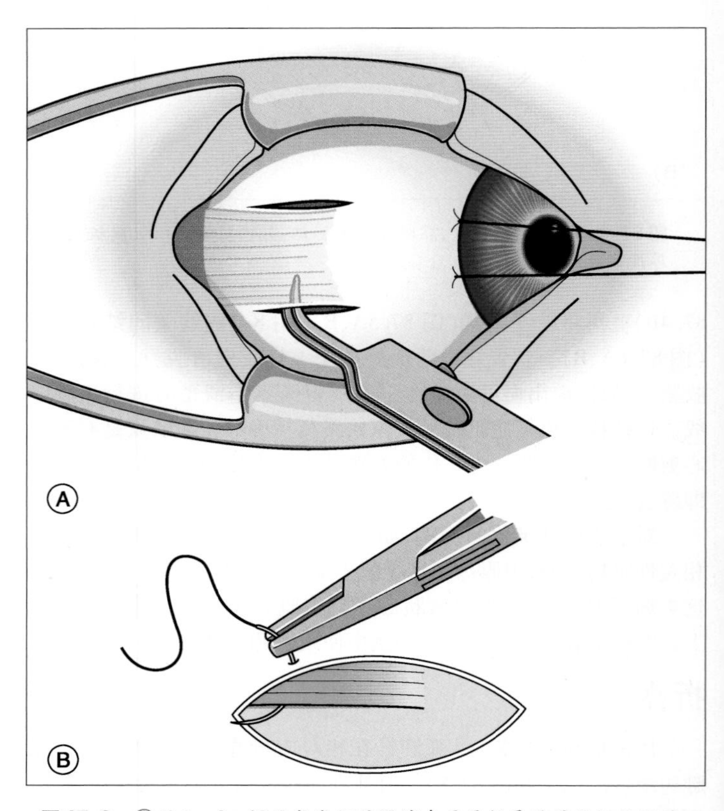

图 87.8　Ⓐ用 jeweler 镊子或类似的器械在需要折叠的量处抓住肌腱；Ⓑ用 6-0 缝线穿过结膜、Tenon 囊、全层肌腹，从结膜切口中穿出

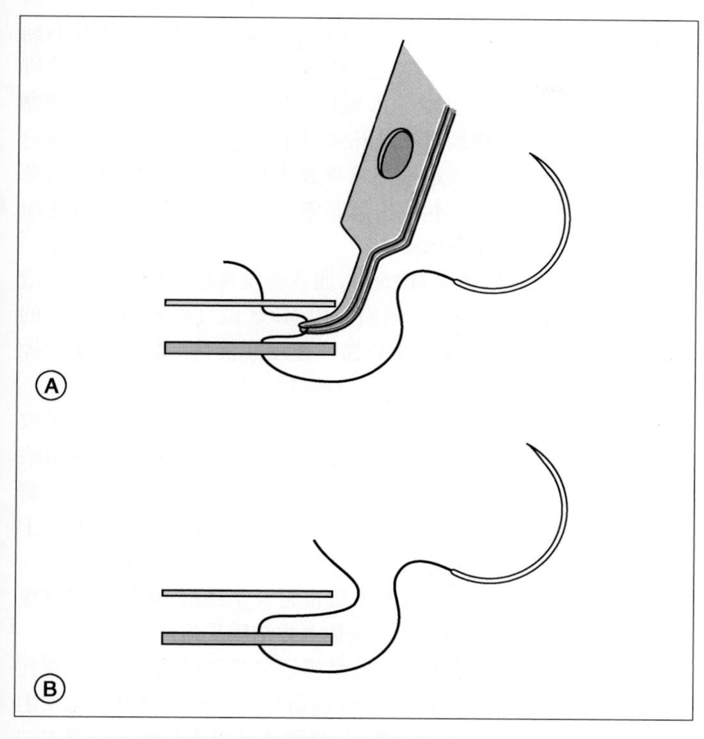

图 87.9 Ⓐ在肌肉和结膜间夹紧缝线，从切口拉出；Ⓑ松开结膜和Tenon囊，使缝线仅从肌肉穿过，然后打结固定在肌腱上

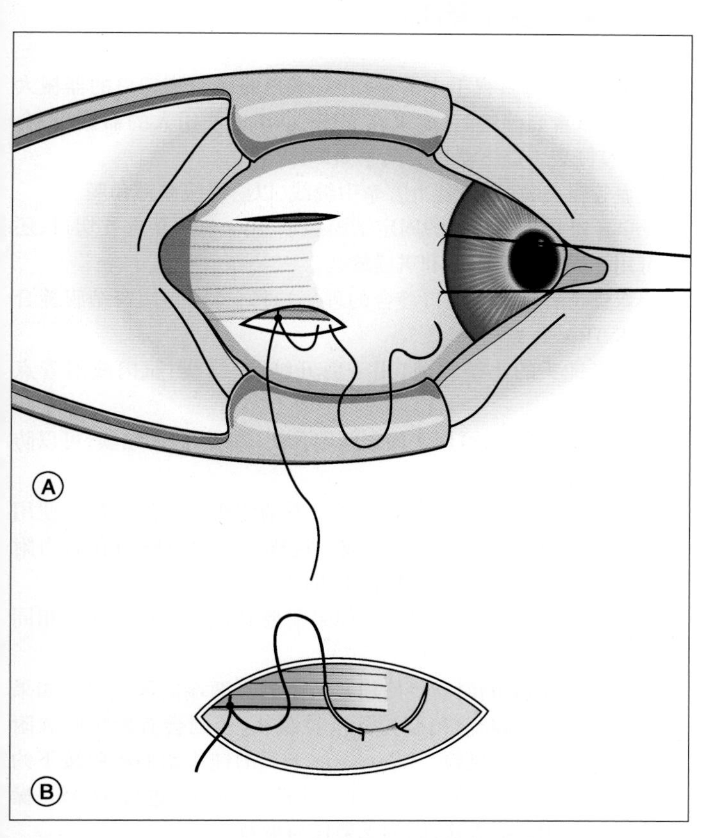

图 87.10 Ⓐ针穿过巩膜板层厚度；Ⓑ与肌腱附着点相邻。然后肌肉上缘重复此操作

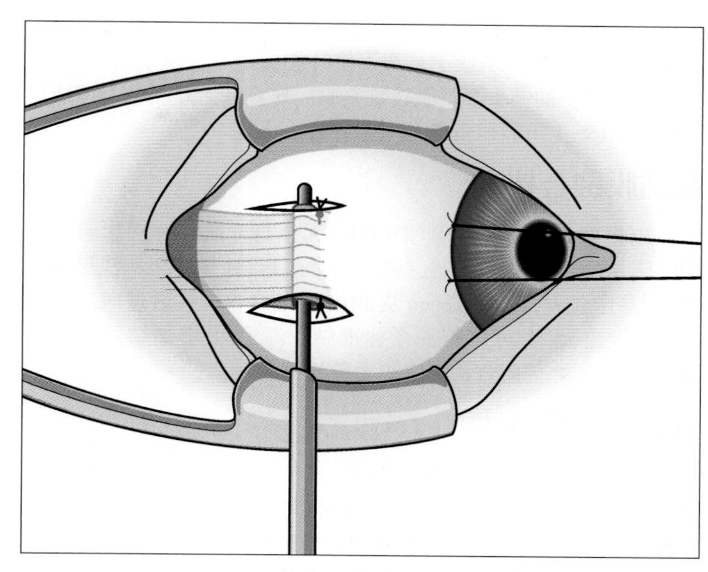

图 87.11 用虹膜恢复器或类似器械将肌腱向前拽，缝线打结完成肌肉折叠。然后如上述用 8-0 缝线关闭结膜

通过一个小的径向切口暴露需要转位的一半肌肉。如上所述，在附着点后 7mm 分离肌肉周围组织。用弯尺测量肌肉附着点宽度并确定中点。从中点开始，用小型肌肉钩将肌肉从 15mm 之外分离至巩膜附着点。用 1/4 弧圆针 6-0 缝线做转位肌腱套环，将分离出的一半肌肉从附着点剪断。同样的方法用于分离另一条直肌。精确肌肉分离通常可避免术后不希望出现的偏斜。现在通过两个附着点旁小钥匙孔切口，暴露麻痹的直肌来实现微创转位。为了使针能安全通过两个切口，用一个 20G 以下的钝头套管从其中一个切口插入，针向前推进通过套管后，从需要转位的一半肌肉旁的切口穿出来。固定巩膜后，轻拉缝线将一半的肌肉转位。如果需要加强力量，两条一半的肌肉可交叠在麻痹的肌肉之上。作者的经验是，这种交叠的效果与全转位到相邻直肌附着点相似。

对于全肌腱的转位，还需要在麻痹肌对侧直肌附着点做另外两个钥匙孔切口[17]。

MISS 转位手术没有比开放转位手术有更多要求。然而，至少在手术开始的时候，增加了风险，如果肌肉转位不对称，会产生非故意的旋转性偏斜和与新的力量作用方向垂直的偏斜，因为在小切口中进行精确分离更困难。

二次手术

在已做过眼肌手术的眼睛再次手术之前，描绘出眼外肌的位置是有帮助的。可在术前用裂隙灯观察，或术中通过血管的移动观察。在这些眼中运用 MISS 的优势是术者无须打开角膜缘附近有瘢痕的脆弱的结膜。一旦确认肌肉位置，可在肌肉邻近的位置制作切口。大多数累及肌肉的瘢痕组织可在直视下钝性分离。然而，如果不能确定肌肉位置，术者应当做好扩大切口的准备。因为切口通常远离角膜缘，术后几乎看不到切口且只有很少的不适感[18]。

斜肌手术

微创手术可使用一个切口实现上下斜肌 6mm 以内的后徙。

但对于更大量的后徙，需要两个钥匙孔切口。首先将肌肉从附着点分离，然后固定在巩膜上。为了使针能安全通过两个切口，利用一个20G以下的钝头套管做转位直肌。附着点上方一个L型切口可实现MISS上下斜肌折叠术[19]。

跨结膜缝合技术

MISS跨结膜缝合技术（TRASU）无须打开肌肉再次附着点处的结膜，即可完成大量后徙。缝合如常进行，针头完全从浅层巩膜穿出，并且也从上方的Tenon囊和结膜穿出。然后通过向后拉线将针头撤出，术者可以打一个标准结[20]。无须增加结膜切口长度，就可能比之前的方法完成更大量的后徙。

直肌边缘折叠术

为进一步完善折叠的手术技术，可使用直肌边缘折叠术（MADI）[21]。应用这项技术减少了肌肉周围组织切开量。术者仅沿所需折叠肌肉的边缘切开，代替制作两个结膜切口（完全剪开）间的隧道。无须虹膜恢复器即可完成。作者发现这项技术与相同剂量-反应关系有关，而术后恢复更好，组织创伤更小。

微创斜视手术特殊的并发症

手术操作移动器械时可能会将钥匙孔的结膜切口撕裂。如果撕裂未累及Tenon囊，通常不会产生影响。如果Tenon囊撕裂，可能会导致出现可见的瘢痕。如果在肌肉上方发生撕裂，瘢痕增多可能会增大再次手术的难度。如果移动的肌肉距离巩膜太近，可能会看到一条蓝色的线；如果太远，可能看到剩余的肌腱抬高了结膜。如果发生大量出血，需要扩大切口甚至改成角膜缘切口。有时会发生较明显的结膜下出血。有作者观察到Faden术后2年的患者，出现了不可吸收缝线从钥匙孔结膜切口中排出的情况。他们仍不能确定在Faden术中使用Harms切口发生此类事件的概率是否更大。

微创斜视手术的优点与缺点

MISS切口全部被眼睑覆盖，因此减少了术后切口的可见性和患者的不适。由于切口远离角膜缘，所以降低了角膜的并发症的发生风险（如角膜缘小凹形成）。远期的优点包括减少肌肉周围组织瘢痕形成；便于再次手术；保留了角膜缘的结膜细胞和干细胞。这种技术对于再次手术的病例特别重要，可避免再次打开角膜缘周围有瘢痕的结膜。MISS保留了角膜缘周围的浅层巩膜血管，因此降低了前部缺血的风险。由于MISS还减少了肌肉与周围组织间解剖上的分离，再次手术会更容易。

MISS的缺点包括巩膜穿透的风险相对较高，且对于术者而言需要较长的学习曲线。

帮助初学者的方法

手术医生从放大镜转换到手术显微镜的使用时，应该首先在显微镜下进行几个斜视手术，然后再做钥匙孔切口。他们应该从最基本的水平直肌后徙小于4mm开始操作。根据作者的经验，折叠和截除两种术式可以产生相同的量效关系。因此，建议做折叠术，这样可以应用创伤更小的MADI直肌边缘折叠技术。术后最初的几天可以看到结膜下由此产生的肌肉隆起，但很快就看不到了。年龄为14~40岁的患者是使用MISS的理想对象。小年龄段患者因Tenon组织丰富会给手术操作带来困难。老年患者结膜弹性降低，当器械进入或经过钥匙孔切口中操作时，结膜撕裂的风险增加。理想情况下，有兴趣应用这项技术的手术医生应该先观摩MISS经验丰富的医生。本章作者非常乐意有外科医生学习这项技术，来观摩作者操作MISS。

手术医生刚开始操作MISS时，通常会发现他们的手术时间增加了。然而，一旦经验增多，他们使用MISS做直肌截除或折叠的速度会更快。特别是MADI折叠操作速度非常快。斜肌的手术操作不会明显加快。而使用MISS做直肌转位的速度更快。

操作最初的绊脚石之一，是制作的切口位置不对，可能离肌肉过远或在肌肉上。前者导致分离肌肉困难，后者导致出血和瘢痕形成。可以通过眼球壁上肌肉血管和结膜血管的运动不同，来辨认肌肉附着点，避免此类情况出现。然后在肌肉附着点处做一个小切口或必要时扩大切口。

巩膜上或前部睫状血管的出血也是一个挑战，最好使用双极同轴透热法轻微灼烧血管，注意避免上方结膜受损。

在做后徙时可能较难以充分暴露后部巩膜缝合点，在可视性不足时增加了巩膜穿透的风险。可以通过制作长切口以避免发生这种情况，至少可以在最初操作时，将眼球转向正在操作的肌肉的反方向，拉伸结膜以暴露足够的术野。

微创斜视手术器械

在施行常规斜视手术的操作中，做角膜缘结膜切口的器械大小并不非常重要。然而，如果在MISS小切口使用大的器械，将会发生结膜撕裂。以下器械有助于MISS：

- 微血管钳夹，在开睑器上方牵引缝线，以防缝线摩擦角膜。
- Colibri镊是有交错齿的固定结膜镊子，用于制作钥匙孔切口，还可用于固定牵引眼球和巩膜缝线。
- 小弯针持针器是小切口缝合的理想选择，特别是用跨结膜缝合技术TRASU方法时。
- 带有弯钝头的小结膜剪，用于剪开结膜、缝线、肌肉或附着点肌腱。
- 齿状尖端的弯钳，可用于固定钥匙孔切口制作后的结膜，可以防止不必要的结膜创伤。
- 不同尺寸的铲子，有助于通过切口看清组织。透热法最好使用具有双极同轴尖端的系统完成。这样便可通过隧道在肌肉附着点轻柔灼烧血管，不会损伤上方的结膜。
- 小斜视钩可轻松进入小切口，如果需要其他器械也可通过相同的切口进入。
- 固定镊，肌肉离断时需要使用肌肉附着点两端的固定镊。如果不使用，应在离断前稍微松开牵拉缝线，否则会有撕裂肌肉附着点的相当大的风险。Castroviejo卡尺的钝头紧贴巩膜按下约10s，形成一个浅蓝色的压痕可持续长达1min。进行TRASU操作时也可用压痕方法，因为无须任何染料。
- 钝头套管，当直肌转位或高难度斜肌大量后徙时使用，有助于从两个钥匙孔间的通道安全地拔出针头。

可调整缝线

调整缝线术可用于 MISS 手术。如果需要做调整缝线，缝线应该按照去除结膜缝线后依然可见的方式放置。调整缝线不会增加术后不适和切口位置暴露。当调整之后，将调整缝线从切口露出再闭合结膜。通常可在裂隙灯下进行缝线的调整。

结论

MISS 是传统斜视手术的一种安全有效的替代方式，与减少术后不适、改善外观、减少术后角膜缘小凹和肌肉周围瘢痕形成的风险有关。

（梁舒婷　译　吴夕　校）

参考文献

1. Harrell AG, Heniford BT. Minimally invasive abdominal surgery: lux et veritas past, present, and future. Am J Surg 2005; 190: 239–43.
2. Agapitos PJ. Cataract surgical techniques. Curr Opin Ophthalmol 1991; 2: 16–27.
3. Frueh BR, Musch DC, McDonald HM. Efficacy and efficiency of a small-incision, minimal dissection procedure versus a traditional approach for correcting aponeurotic ptosis. Ophthalmology 2004; 111: 2158–63.
4. Shaarawy T, Flammer J. Pro: non-penetrating glaucoma surgery – a fair chance. Graefes Arch Clin Exp Ophthalmol 2003; 241: 699–702.
5. Traverso CE, De Feo F, Messas-Kaplan A, et al. Long term effect on IOP of a stainless steel glaucoma drainage implant (Ex-PRESS) in combined surgery with phacoemulsification. Br J Ophthalmol 2005; 89: 425–9.
6. Lakhanpal RR, Humayun MS, de Juan E Jr, et al. Outcomes of 140 consecutive cases of 25-gauge transconjunctival surgery for posterior segment disease. Ophthalmology 2005; 112: 817–24.
7. Kreissig I. View 1: minimal segmental buckling without drainage. Br J Ophthalmol 2003; 87: 782–4.
8. Watkins LM, Janfaza P, Rubin PA. The evolution of endonasal dacryocystorhinostomy. Surv Ophthalmol 2003; 48: 73–84.
9. Swan KC, Talbott T. Recession under Tenon's capsule. AMA Arch Ophthalmol 1954; 51: 32–41.
10. Von Noorden GK. Modification of the limbal approach to surgery of the rectus muscles. Arch Ophthalmol 1969; 82: 349–50.
11. Parks MP. Fornix incision for horizontal rectus muscle surgery. Am J Ophthalmol 1968; 65: 907–15.
12. Velez G. Radial incision for surgery of the horizontal rectus muscles. J Pediatr Ophthalmol Strabismus 1980; 17: 106–7.
13. Santiago AP, Isenberg SJ, Neumann D, et al. The paralimbal approach with deferred conjunctival closure for adjustable strabismus surgery. Ophthalmic Surg Lasers 1998; 29: 151–6.
14. Gobin MH, Bierlaagh JJM. Chirurgie horizontale et cycloverticale simultanee du strabisme. Centrum voor Strabologie, Anvers, Belgium. Dordrecht: Kluwer Academic Publishers, 1994.
15. Mojon DS. Comparison of a new, minimally invasive strabismus surgery technique with the usual limbal approach for rectus muscle recession and plication. Br J Ophthalmol 2007; 91: 76–82.
16. Mojon DS. Minimally invasive strabismus surgery for rectus muscle posterior fixation. Ophthalmologica 2009; 223: 111–15.
17. Mojon DS. Minimally invasive strabismus surgery (MISS) for rectus muscle transpositions. Br J Ophthalmol 2009; 93: 747–53.
18. Mojon DS. Minimally invasive strabismus surgery for horizontal rectus muscle reoperations. Br J Ophthalmol 2008; 92: 1648–52.
19. Mojon DS. Minimally invasive strabismus surgery (MISS) for inferior obliquus recession. Graefes Arch Clin Exp Ophthalmol 2009; 247: 261–5.
20. Mojon DS. A new transconjunctival muscle reinsertion technique for minimally invasive strabismus surgery. J Pediatr Ophthalmol Strabismus 2010; 47: 292–6.
21. Mojon DS. A modified technique for rectus muscle plication in minimally invasive strabismus surgery. Ophthalmologica 2010; 224: 236–42.

第 88 章

斜视手术并发症以及如何避免

John A Bradbury, Rachel F Pilling

章节目录

严重的斜视手术并发症是罕见的，但它们也可能是非常严重的。本章节将探讨与该手术相关问题的发生频率和处理方法，还将讨论知情同意的过程，以确保患者得到充分的信息。

发病率

本文引用的发生率和结果数据来自由英国眼科监察机构（BOSU）[1]协调进行的一项为期 2 年的关于斜视手术严重并发症的前瞻性调查以及现有文献中的数据。斜视手术严重并发症的发生率为 1/400，成人和儿童相同。眼球穿孔是最常见的并发症，发生率约为 1/1 000。视网膜脱离和眼内炎是最不常被报道的（图 88.1 和表 88.1）。前节缺血（anterior segment ischemia，ASI）不是 BOSU 研究的内容，可能的发生率为 1/13 000[2]。

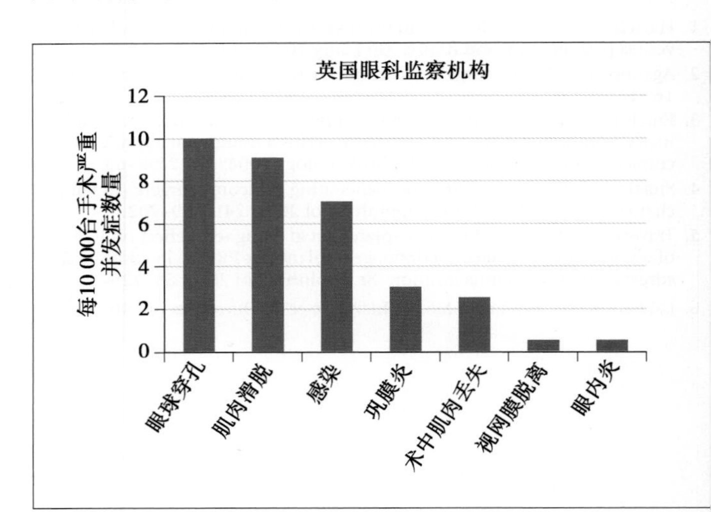

图 88.1 严重手术并发症数量，每 10 000 台手术。BOSU，英国眼科监察机构

表 88.1 BOSU 调研报道的并发症数量

	感染	SINS	穿孔	肌肉丢失	肌肉滑脱	视网膜脱离	眼内炎	总共
成人								
1			1					
2	2	4	2	1	7			
3			4	3		1		
4	1	1		1				
5		1						
								29
儿童								
1			1					
2	8		10		4			
3	1				4			
4	2				3			
5			1				1	
								35
P 值	0.057 3	0.031 2	0.359 1	0.062 5	0.480 5	1.00		1.00

P 值比较每种并发症成人与儿童的发生率。
SINS：手术导致的坏死性巩膜炎。

该小组根据并发症的严重程度设计了一个五分制的量表。这在框 88.1 中列出。分为成人和儿童的并发症的数量见表 88.1，并附有 P 值。儿童感染和眼球穿孔较多，而成人手术导致的坏死性巩膜炎（surgically induced necrotizing scleritis，SINS）和肌肉丢失发生较多，但只有 SINS 有统计学意义。

框 88.1

结果分类

1 级：结果良好
2 级：手术或医疗干预，但结果良好
3 级：手术或医疗干预后无临床症状，结果尚可
4 级：手术或医疗干预后结果较差，出现如复视、Snellen 视力表视力下降达 2 行
5 级：结果很差，Snellen 视力表超过 2 行视力丧失

从结果来看，有并发症的患者有 16% 的结局不好或很差。这意味着大约 0.04% 或 1/2 400 的手术患者有一个不好或很差的结果。

轻度并发症

参见框 88.2。

框 88.2

轻度斜视手术并发症

Dellen 征
慢性红眼
化脓性肉芽肿
Tenon 囊脱出
上皮包埋囊肿
球结膜水肿
缝合肉芽肿

Dellen 征

Dellen 征往往容易出现在周边角膜，特别是在斜视手术后的 1～2 周，出现在鼻侧和颞侧象限。Dellen 征是由角膜湿润不良相关的基质胶原干燥所致的角膜变薄。它们与泪膜破坏和由于结膜肿胀导致的眼前节轮廓改变有关，这阻碍了眼睑的平滑移动。它们在成人中更常见，但也可能发生在儿童中（儿童很少接受裂隙灯检查）。报告的发病率在 0.3% 到 22% 之间[3]。它通常是自限制性或局部润滑剂治疗有效的，很少有戴绷带镜的需要。

慢性红眼

眼红是常见的，特别是在反复的斜视手术后。但有些患者会有持续数周或数月的眼红。这些患者很不高兴，感觉自己的外表受损。其中一些可能与角膜湿润有关，局部润滑剂治疗有效。术后长时间炎症或眼眶脂肪破坏可能导致慢性红眼，最常发生于内直肌和周围组织。精细的手术操作可减少这种并发症，比如避免破坏眶脂肪；仔细止血；剪除修理增厚和冗余的内侧结膜，特别是对于患有长期或连续外斜视的成年人。作者在斜视手术后对这些患者给予强化局部类固醇滴剂一个月。偶尔，需要长期润滑剂和局部类固醇滴剂如果 3 个月后眼睛仍然红肿，可以结膜下注射长效类固醇药物以稳定炎症，减少结膜体积。

化脓性肉芽肿

术后几周出现组织增生，由炎性细胞和毛细血管增生构成。它可能与缝合肉芽肿混淆。局部类固醇治疗有效，但偶尔需要手术。

Tenon 囊脱出

这发生在儿童和年轻人一个突出的腱层。它是由结膜闭合不良引起的。如果脱垂很大，可能需要修剪，但它通常会自发解决。

上皮包埋囊肿（图 88.2）

这种罕见的并发症是由结膜上皮细胞沉积到深层组织引起的。大多数都很小，但也有一些很大，尤其是在肌止端。它们会变大，需要手术切除。

球结膜水肿

球结膜水肿发生在大多数斜视手术后。它很少非常严重，但它可以严重到结膜暴露。眼干会加剧球结膜水肿，加强局部润滑剂和类固醇药物通常可以治疗它。在很少的情况下，可能需要用胶带把眼睑封上或行一个临时的“强力胶”睑缘缝合术（儿童慎用，有抑郁和弱视风险）。还有一种选择是将结膜缝入穹窿。

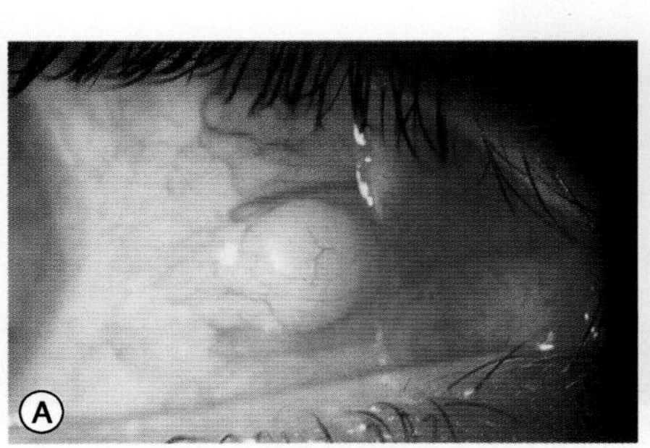

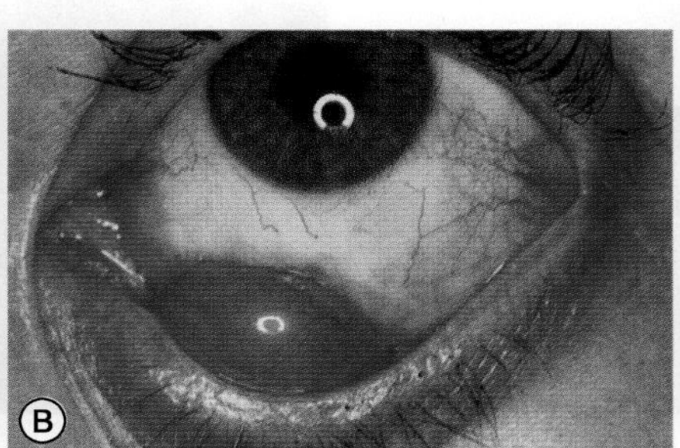

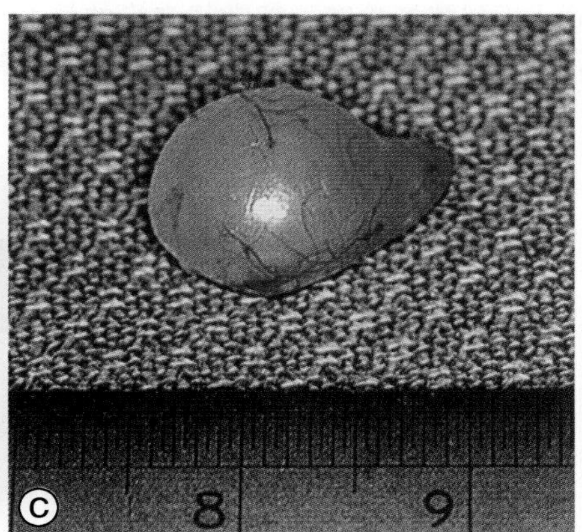

图 88.2　结膜上皮植入性囊肿。Ⓐ内直肌囊肿；Ⓑ下直肌囊肿；Ⓒ切除的下直肌囊肿（承蒙 Robert Morris 先生提供图片）

缝线肉芽肿

肉芽肿是对异物的反应，其特征是巨噬细胞有组织地出现，可以是感染性的，在这种情况下，是对异物的反应。所有可吸收缝线都会引起某种形式的炎症反应，这就是它们溶解的方式。在大多数情况下，这是轻度的，但不常见的是更严重的反应，引起疼痛、排出和缝合周围发红。通常这可以通过局部类固醇和镇痛药物来处理，直到缝线溶解。如果用的是薇乔缝线，需要 56～70 天，这可能是最常用的缝线。更罕见的是，反应严重到需要拆除缝线。最好不要重新缝合组织，防止再次发生反应。结膜在术后一周内通常不会有问题，但如果反应发生在肌肉缝合处，则可能需要用不可吸收性缝线代替。在临床上，很难判断肌肉缝合周围的反应是否是无菌性的，因此，在没有其他证据之前，最好假定它是感染性的。

严重并发症

参见框 88.3。

框 88.3

严重斜视手术并发症

眼球穿孔
眼眶感染
眼内炎
手术导致的坏死性巩膜炎
肌肉滑脱
肌肉丢失
视网膜脱离
粘连综合征
前节缺血

前节缺血（图 88.3）

每条直肌前段由两条前睫状动脉（眼动脉的分支）供血，除了外直肌——它只有一条。斜肌没有睫状前动脉供血。

显著性前节缺血（anterior segment ischemia，ASI）的发病率约为 1/13 000[2]。在 BOSU 研究中没有对其进行调查，因为 ASI 的发病率很难确定。这很可能是没有足够报道，特别是在儿童术后裂隙灯检查不能常规进行的情况下。严重的后果罕见，虽然眼球结核被报道过。ASI 的危险因素包括年龄增长、既往的直肌手术、同一眼多条肌肉（尤其是直肌）手术、循环系统问题（高血压或糖尿病）、邻近直肌的相似手术、垂直直肌的手术和角膜缘切口。

在儿童中，每只眼睛同时动两条以上的直肌手术可能是安全的。大多数外科医生避免同时对全部四条直肌进行手术。如果有必要对成人同一只眼睛两条以上的直肌进行手术，或如果患者有很高的患 ASI 的风险，可行睫状前动脉保留手术，从肌肉中分离出睫状前动脉或进行部分肌腱转位，至少保留一条睫状前动脉。

ASI 的症状和体征可从轻度葡萄膜炎和虹膜灌注减少到角膜病变不等[2,4]（表 88.2）。

表 88.2　前部缺血分级

分级	临床特征
1 级	虹膜灌注减少
2 级	瞳孔异常
3 级	术后葡萄膜炎
4 级	角膜病

- 1 级 ASI 只能通过虹膜血管造影检测到。
- 2 级 ASI 是由虹膜部分灌注不足引起的，有时瞳孔形状异常。它很少需要治疗。
- 3 级和 4 级 ASI 通常需要局部或全身糖皮质激素治疗。特殊的治疗方法还包括高压氧。绝大多数患者康复后只有轻微后遗症，包括虹膜萎缩、瞳孔异位或瞳孔反应差。

眼球穿孔（图 88.4）

眼球穿孔是斜视手术最常见的严重并发症，发病率占 0.13%～1%[5,6]。在 BOSU 研究中，发病率为 1/1 000。虽然如前所述，这种并发症在儿童中更为常见，可能是由于手术路径问题，但它没有统计学意义。一名患者发展为眼内炎，不得不进行眼摘手术。虽然眼球穿孔相对常见，但结果不佳或非常差的情况极为罕见。复杂的手术，如 Faden 手术，可能有较高的眼球穿孔发生率。

在 BOSU 研究中，眼球穿孔有时发生在放置牵引线时。这导致在一些病例中出现前房穿通、眼球变软，使斜视手术进展困难。后节穿孔的多数病例需要立即进行治疗，通常采用冷冻疗法或激光治疗。有一例视网膜脱离的高近视患者，在进行双侧 Harada-Ito 手术中出现双侧眼球穿孔。

眼球穿孔的治疗是没有循证学依据的。90%的病例采用冷冻

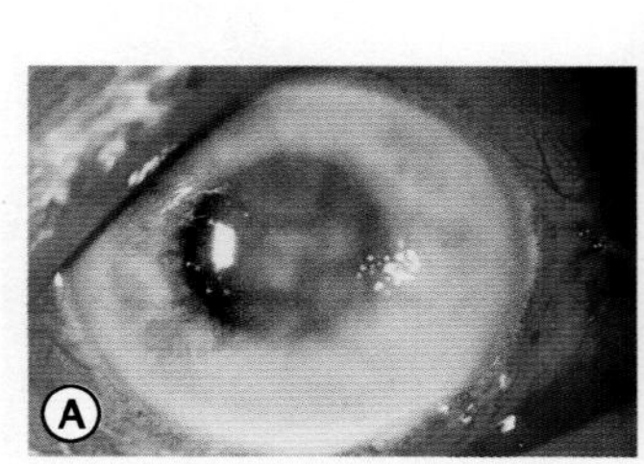

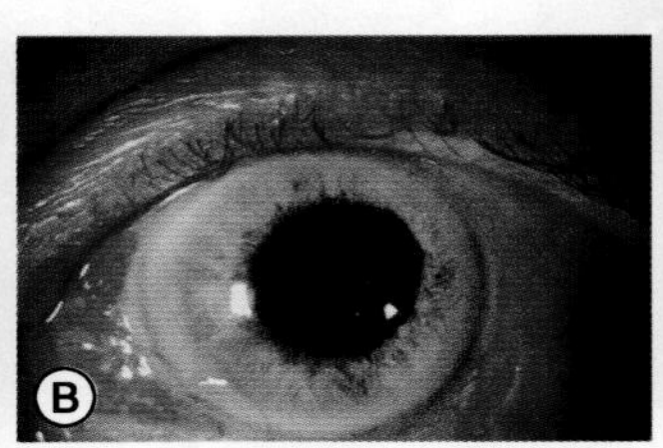

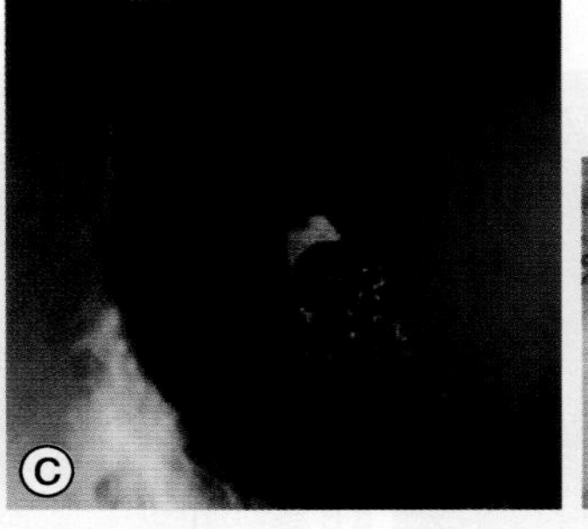

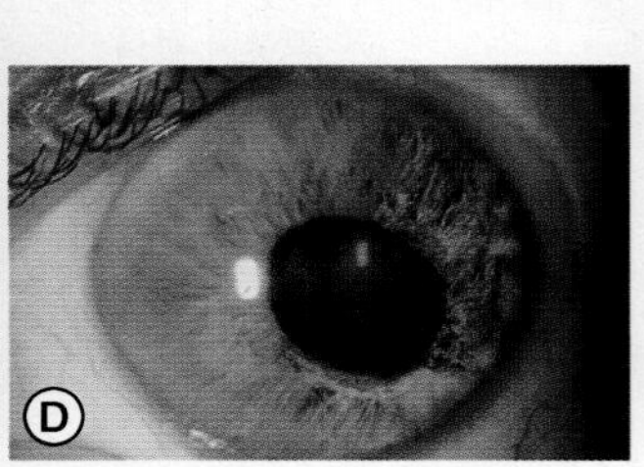

图 88.3　眼前节缺血。Ⓐ严重缺血导致角膜水肿；Ⓑ6 个月后的同一只眼睛，注意瞳孔中度散大；Ⓒ前节缺血后晶状体前部混浊；Ⓓ前节缺血后虹膜营养不良（承蒙 Robert Morris 先生提供图片）

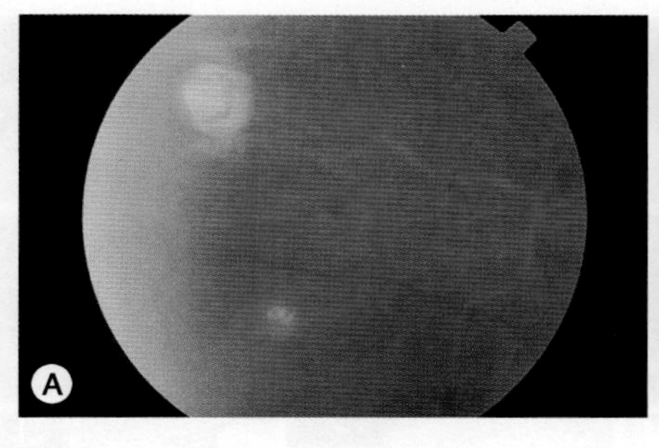
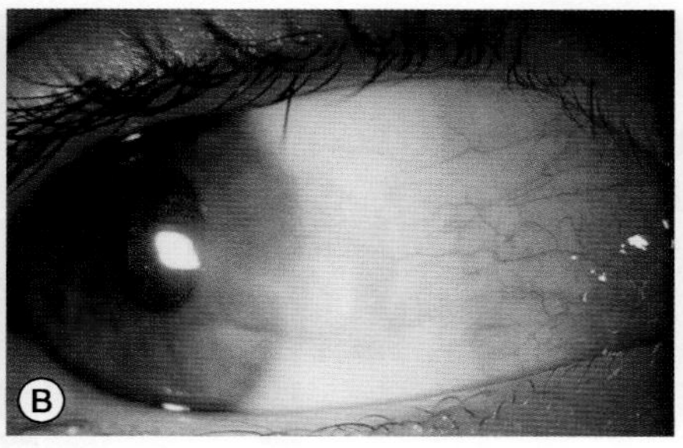
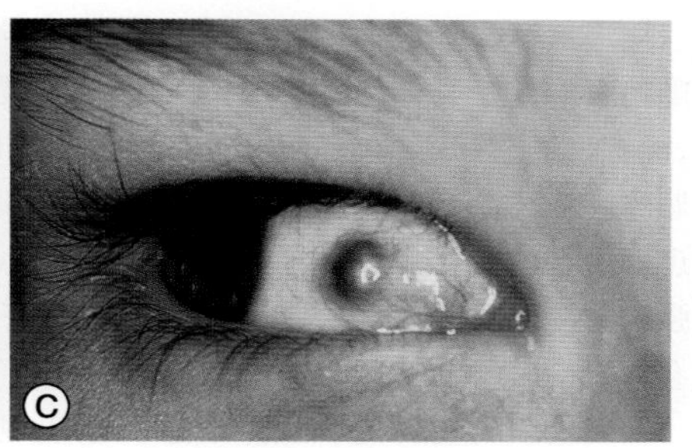

Fig. 88. 4　Globe perforation complications. (A) Localized chorioretinal scar following scleral perforation at strabismus surgery. (B) Bleb formation following unrecognized scleral perforation from limbal traction suture 3 years previously. (C) Scleromalacia 4 years after strabismus surgery at site of original muscle insertion. (*Courtesy of Mr. Robert Morris.*)(根据版权要求保留原文,译文如下:眼球穿孔并发症。Ⓐ斜视手术巩膜穿孔导致局部脉络膜视网膜瘢痕;Ⓑ3 年前角膜缘牵引缝线导致的未发现的巩膜穿孔,形成泡样病灶;Ⓒ斜视手术 4 年后在原肌止端出现巩膜软化)

和/或激光治疗[7]。在儿童中,眼球穿孔更可能发生,但视网膜脱离不太可能发生,因为他们有成形的玻璃体。笔者行眼底检查,通过注射 1~2ml 局部麻醉剂来确认瞳孔散大。笔者自己不开展围术期治疗,但如果可以,要进行玻璃体视网膜的评估。在成人中,他们做眼底检查,而在视网膜脱离风险高的患者(如高度近视患者)中,他们对裂孔进行围术期治疗,然后寻求玻璃体视网膜评估。他们不治疗那些低风险的患者,而是查找后期的玻璃体视网膜评估。所有患者均使用全身性抗生素以降低眼内炎的风险。BOSU 的研究报告了一个病例,3 岁的眼内炎患者,最后导致眼球摘除。

Rathod[7]报告 2 例眼内炎,2 例视网膜脱离,1 例脉络膜上腔出血,1 例脉络膜瘢痕。

预防眼球穿孔的策略包括:

1. 避免在巩膜变薄的部位缝合;

2. 不在较薄或者入针困难区域进行直接巩膜缝合的技术(如后悬吊术)。

眼眶感染(图 88. 5)

斜视手术后的眼眶感染往往是弥漫性眶蜂窝织炎或肌止端的脓肿。在 BOSU 的研究中有 13 例出现脓肿感染,只有 2 例是成年人。3 例肌肉起始部脓肿发展为肌肉滑脱,需要手术探查。Kothari[8]报道了一个类似的双侧病例。治疗取决于是否为弥漫性眼眶感染。全身性抗生素通常是有效的。肌肉起始部脓肿,如果伴有肌肉滑脱,则需要手术探查和引流,并使用全身抗生素。

斜视手术后眼内炎的组织病理学检查(Simonsz 教授,私下交流)显示,感染是通过术后的肌止端感染进入眼睛的。这表明需要更积极的方法来处理术后的肌止端感染。在 BOSU 的研究中没有发生这样的情况。

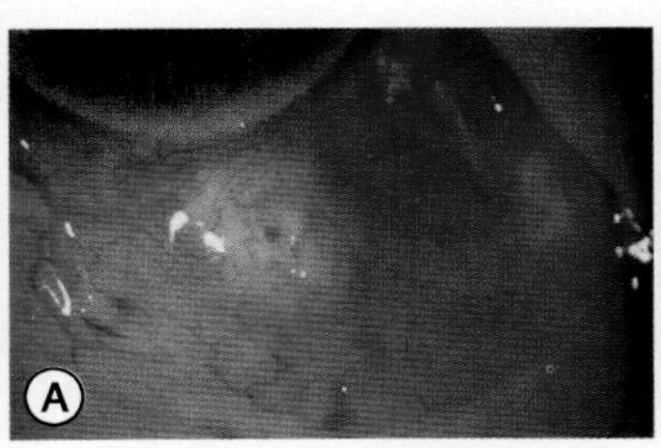
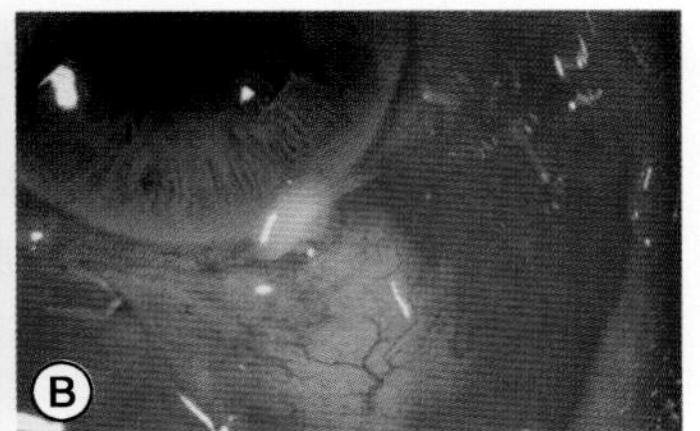

Fig. 88. 5　Localized abscess. (A) Localized subconjunctival abscess. (B) Pus released by pressure on abscess. (*Courtesy of Mr. Robert Morris.*)(根据版权要求保留原文,译文如下:局限性脓肿。Ⓐ局部结膜下脓肿;Ⓑ脓肿压力导致脓溢出)(承蒙 Robert Morris 先生提供图片)

手术引起的坏死性巩膜炎

手术引起的坏死性巩膜炎(surgically induced necrotizing scleritis,SINS)是一种罕见但严重的斜视手术并发症。文献中只有一例儿童病例[9],但 BOSU 研究确定了 6 例成人病例(即发病率为 1/4 000),术后 1~6 周出现,通常伴有眼部疼痛。他们通常用局部和全身的非甾体抗炎药(non-steroidal anti-inflammatory drugs, NSAID)或类固醇来治疗。一个严重的病例需要使用环磷酰胺治疗,并发虹膜后粘连和白内障,视力下降到 logMAR 0. 60(6/24,20/80,0. 25)。另一名患者术后 14 天出现症状,伴角膜溶解,需要自体结膜移植,近 2 年后视力良好。50%的病例预后不好或很差。大多数患者是老年人,但有两名患者是 20 多岁。图 88. 6 显示了一个 SINS 案例。该患者口服和局部使用非甾体类药物有效,没有明显

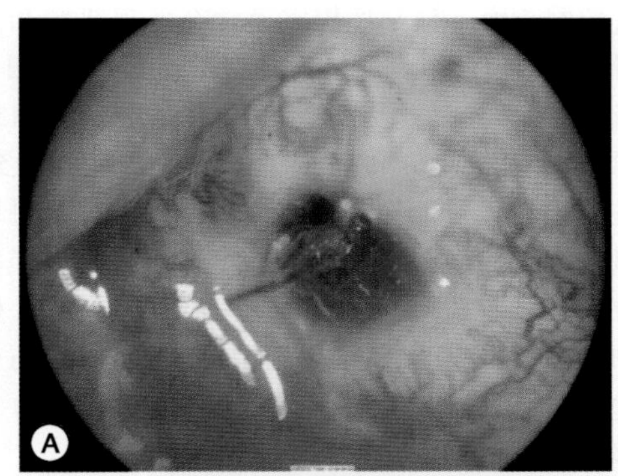
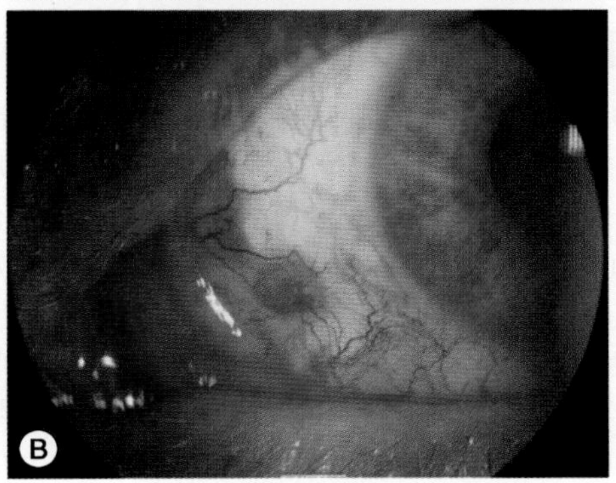

图 88. 6　Ⓐ该 56 岁的男性患者爆裂性骨折后,行内直肌后徙术,并使用可调整缝线,手术引发坏死性巩膜炎;一根缝线拉着覆盖巩膜炎区域的结膜;Ⓑ经局部类固醇和口服非甾体类药物治疗后的表现

后遗症。术后巩膜炎可以延迟出现(长达 40 年)[10]。BOSU 研究的随访只有 6 个月,因此报道的发病率可能被低估了。在本研究中,没有收集患者是否对于巩膜炎有易感性(如系统性自身免疫性问题和局部缺血)的信息。O' Donoghue 等[11]报道了胶原血管疾病患者术后巩膜炎的高发病率。考虑到这一点,再加上 BOSU 研究强调的这种情况的不良预后,SINS 患者最好有炎症感染疾病专家会诊。

轻度巩膜炎在斜视手术后可能常见,表现为比正常更严重和更深部的疼痛。弥漫性巩膜炎需要口服非甾体抗炎药。危险因素包括高龄、血液循环不良、巩膜透热和缺血。

肌肉丢失

在 BOSU 的研究中,肌肉丢失被定义为围术期发生的肌肉丢失。有 6 例肌肉丢失,其中 5 例是成年人(即每 4 000 人中有 1 例肌肉丢失)。大多数是老年患者,其中 4 人以前做过斜视手术。丢失的肌肉是内直肌(4 条)和外直肌(2 条)。内直肌丢失是手术中最常见的肌肉丢失。这可能与在这条肌肉进行手术的频率或解剖结构有关。另一个直肌与斜肌相连,防止肌肉回缩至眼眶。在 BOSU 的研究中,所有丢失肌肉的患者都在围术期找到了肌肉;只有一个预后不好或很差(只有一个在第一眼位复视)。他们一定得到妥善处理,而且所有人都找到了失去的肌肉。

如果丢失一条肌肉,最好立刻找到它。一个常见的错误是在全眼球范围内寻找肌肉。实际上,直肌位于稍微远离眼球的地方。从有经验的外科医生那里获得帮助,使用合适的牵引器进行暴露,控制止血。仔细地探查通常会发现肌鞘和里面的肌肉。一些作者建议使用眼-心反射来帮助识别肌肉,因为牵拉肌纤维会导致心率减慢。这种方法并不总是有用。如果找不到肌肉,将周围的节制韧带和周围的 Tenon 筋膜缝合到原肌止端[9],一些肌肉动作可能通过这些组织传到眼球。可以进行肌肉转位,但是,要注意成年患者中的 ASI。一个更有经验的斜视外科医生在随后的探查中可能能够找到肌肉。术后检查可能包括磁共振成像和计算机断层扫描,特别是由于创伤或眼眶先天异常或损伤导致的肌肉缺失。为找回位于后部的丢失的肌肉可能需要眼眶入路手术。

肌肉滑脱(图 88.7)

在 BOSU 的研究中,肌肉滑脱被定义为患者术后过矫且手术的肌肉有 50%以上的运动减弱。有 18 例患者(即发生率为每 10 000 例手术中有 7.5 例),儿童略多见。其中 3 例,肌肉滑脱是由肌止端感染引起的。另外 3 名患者的预后不好或很差,都是儿童。

肌肉滑脱主要有两种形式。真正的肌肉滑脱与肌肉丢失相似:手术后不久的缝合或肌止端的问题。缝合失败,肌肉滑脱。处理该情况就像对待肌肉丢失一样。更常见的症状发生在数周甚至数年后,由于肌肉滑脱导致肌肉活动受到严重限制。探查通常发现肌肉位于大的假腱膜上,不是直接附着在巩膜上,而是通过弹性瘢痕组织间接附着。这可能是由于随着时间的推移,附着不良的

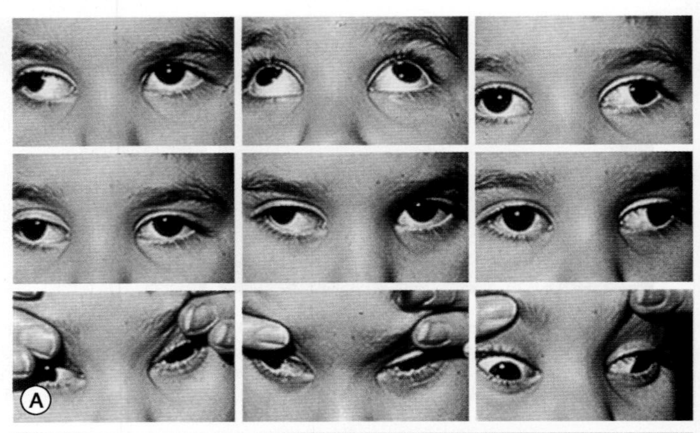

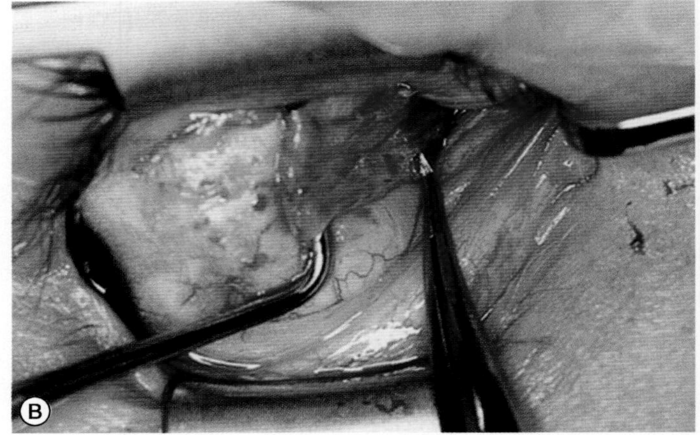

图 88.7　右眼内直肌滑脱患者。Ⓐ注意右眼大外斜和内转不足;Ⓑ手术发现:位于内直肌假腱下的斜视钩距角膜缘 11mm,镊子位于内直肌近端。注意肌肉组织和假肌腱颜色有差别

肌肉被拉伸造成的。假肌腱被移除,肌肉重新附着在眼球上。由于可能有同侧拮抗肌挛缩发生,这条肌肉可能需要连同其上覆的结膜一起后退。

粘连综合征

这是一种限制性眼部问题,通常是渐进性的,是由手术破坏后部 Tenon 囊引起眼眶脂肪脱出导致的。对下斜肌的手术常发生这种情况。有时它是由外伤或眼睑手术引起的。为了防止这种情况的发生,必须注意观察下斜肌的后缘,这样在手术时就只连接肌肉,避免损伤 Tennon 囊和脂肪。过多的出血可能会干扰视野,并有加剧瘢痕形成的风险。如果手术中眼眶脂肪脱出,可以将其重新放置好或切除,修复后部 Tenon 囊。通常情况下,该病在术后被发现,患者在术后出现进行性的下斜视以及眼上转受限(图 88.8)。手术选择是探查下穹窿部,切除眼眶脂肪,修复后部 Tenon 囊缺损,然后凹陷下直肌、Tenon 囊和结膜,再进行羊膜移植。

眼内炎

在 2 年的 BOSU 研究中有 1 例眼内炎,发病率为 1/24 000。眼内炎的诊断和治疗见第 15 章。

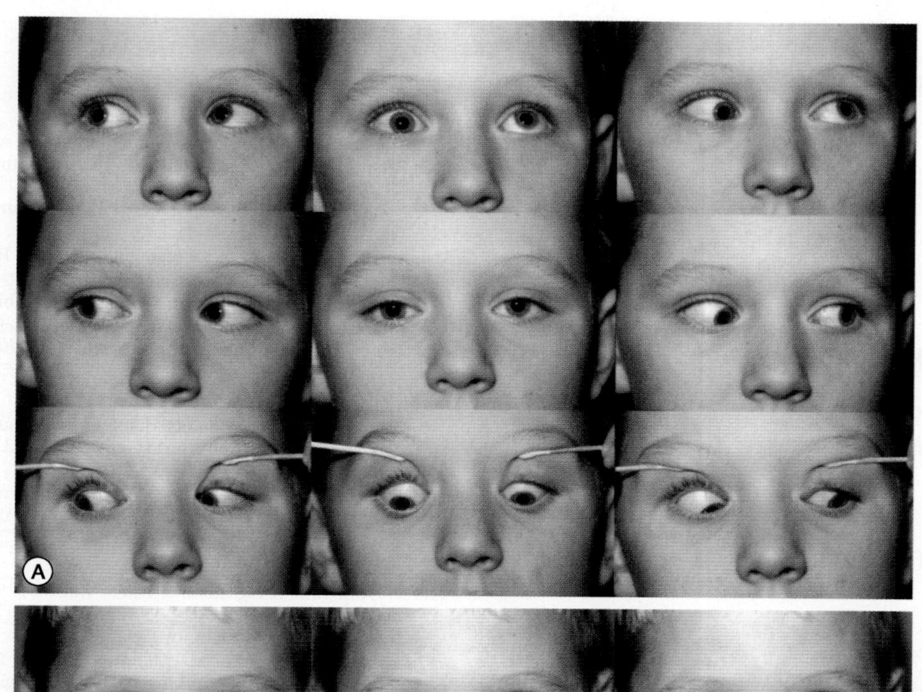
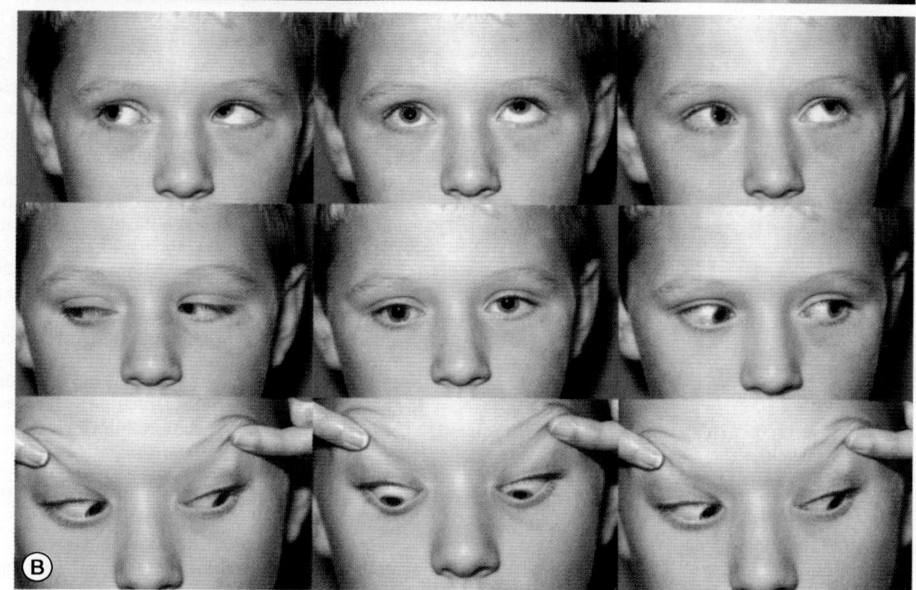

图 88.8　一名 14 岁男孩接受常规的右下斜肌切除术，以治疗右侧滑车神经麻痹。Ⓐ术后两周，由于右下穹窿粘连综合征，他出现右眼上转受限；Ⓑ术后眼球运动显示右眼上转改善

斜视手术知情同意

在同意书上签字应该是患者从第一次预约到手术室的最后一步[11]。治疗前取得同意的目的是保护患者的自主权。它必须由一个有知情同意能力的患者自愿给予同意，才是有效的[13]。

知情同意是一个过程，而不是一个事件

在知情同意期间，患者应该对手术选择、基本原理和预后逐渐形成一个清晰的理解认识，然后权衡风险和利益，做出一个明智的决定，并对手术结果形成合理的预期。

最好的做法是记录下你与患者在知情同意过程中的每个阶段的讨论，并记录下所提供的书面信息。充足的临床讨论时间和手术前获得同意可以让患者反思他们的决定。任何其他疑问都可以在手术当天确认同意时回答[14]。一些权威专家建议，知情同意应该由提供治疗的医生来进行[15]，而另一些认为可允许将知情同意授权给另一个团队成员，只要他们有足够的知识来描述风险和获益，并解答问题[16]。

令人惊讶的是，并没有明确的"风险阈值"来规定哪些并发症需要在术前提出。关于应该向患者披露哪些风险的法律标准在国家和国家之间各不相同。卫生管理机构对卫生保健专业人员所期望的医疗伦理标准可能超过法律要求。建议将所有可能出现的严重不良后果或不可避免的手术风险告知患者（框 88.4）[16,17]，并将给予的信息记录下来[12]。

框 88.4

知情同意应包括的内容

诊断

可选治疗,包括不治疗

术中可能出现的必要操作

常见的副反应/并发症

罕见、典型的并发症

麻醉选择和风险

鼓励你和你的患者之间的对话

需要在倾听患者的需求和确保他们有足够的信息(框 88.5)来做出明智的决定之间取得谨慎的平衡[18,19]。

框 88.5

眼科互助保险公司对于斜视手术的知情同意

斜视手术主要风险:

1. 需要再次手术
2. 持续的斜视位,眼睑位置改变,眼球活动受限,持续的视觉问题
3. 复视
4. 瘢痕组织形成
5. 感染
6. 出血
7. 严重感染或出血导致眼部损伤或罕见的视力缺失
8. 过敏反应
9. 暂时的副反应,比如角膜擦伤、结膜炎、眼痛

眼科互助保险公司(OMIC)。斜视手术知情同意表格。版本 4/16/09。可访问 http://www.omic.com/strabismus-surgery-consent-form/(accessed June 2016)。

外科医生的职责是确定患者的需求和愿望,并讨论与之相关的一切问题[16],以平等的方式呈现信息,并确认患者是否理解信息。在许多国家,外科医生还要解释麻醉的风险,包括发病率和死亡率;在其他情况下,这是由麻醉团队完成的。

针对儿童的决策应以医生和父母共同分担责任为中心

对于未成年人,治疗前需要得到父母或合法监护人的知情同意。在大多数情况下,会做出一个代表孩子最大利益的决定。虽然只需要一名家长签字,但让所有家长参与决策可能是适当的。

考虑青少年的发展能力以参与决策制定[20,21]

一个青少年知情同意的能力更多地取决于他们对所建议的治疗的性质及其可能的后果的理解,而不是他们的年龄[18,22]。没有简单的标准或能力衡量方法。你的技能在于评估年轻患者在特定情况下做出特定决定的能力[23]。未成年人可以给予知情同意的法定年龄因国而异,应根据具体情况加以考虑[24,25]。关于同意的法律在不断演变,并在国际上有所不同。如果对建议的干预的法律效力有疑问,应寻求法律咨询。

参考文献

1. Bradbury JA, Taylor RH. Severe complications of strabismus surgery. J AAPOS 2013; 17: 59–63.
2. France T, Simon J. Anterior segment ischemia syndrome following muscle surgery: the AAPOS experience. J Pediatr Ophthalmol Strabismus 1986; 23: 87–91.
3. Maig Jang S. Relationship in corneal dellen tear break up time. Yan Ke Xue Bao 1991; 7: 43–6.
4. Lee JP, Olver JM. Anterior segment ischaemia. Eye 1990; 4: 1–6.
5. Noel LP, Bloom JN, Clarke WN, Bawazeer A. Retinal perforation in strabismus surgery. J Pediatr Ophthalmol Strabismus 1997; 34: 115–17.
6. Simon JW. Scleral perforation during eye muscle surgery, incidence and sequelae. J Pediatr Ophthalmol Strabismus 1992; 29: 273–5.
7. Rathod D, Goyal R, Watts P. The management of globe perforation during strabismus surgery. J AAPOS 2010; 14: 25.
8. Kothari M, Sukri N. Bilateral Staphylococcus aureus sub-Tenon's abscess following strabismus surgery in a child. J AAPOS 2010; 14: 193–5.
9. Kearney FM, Blaikie AJ, Gole GA. Anterior necrotising scleritis and strabismus surgery in a child. J AAPOS 2007; 11: 197–8.
10. MacEwan C, Lee J, Fells P. Aetiology and managemeut of the detached rectus muscle. Br J Ophthalmol 1992; 76: 131–6.
11. O'Donoghue E, Lightman S, Tuft S, Watson P. Surgically induced necrotising sclerokeratitis (SINS) precipitating factors and response to treatment. Br J Ophthalmol 1992; 76: 17–21.
12. Lenart T, Reichman O, MacMahon S, Lambert SR. Retrieval of lost medial rectus muscle with a combined ophthalmological and otolaryngologic surgical approach. Am J Ophthalmol 2000; 130: 645–52.
13. Jackson E. Consent I: Capacity and Voluntariness – Medical Law: Text Cases and Materials. Oxford: OUP, 2006.
14. Department of Health. Reference Guide to Consent for Examination or Treatment. 2nd ed. 2009. Available at: <http://www.dh.gov.uk/en/Publicationsandstatistics/Publications/PublicationsPolicyAndGuidance/DH_103643>; [accessed January 2016].
15. Mental Capacity Act. Crown Copyright 2005. 2005. Available at: <http://www.legislation.gov.uk/ukpga/2005/9/pdfs/ukpga_20050009_en.pdf>; [accessed June 2016].
16. American Academy of Ophthalmology. Practice Guidelines for Informed Consent. 2011. Available at: <https://www.aao.org/assets/9d4edb52-14e0-48d2-9e6c-7d5197c37958/634965436375930000/informed-consent-guidelines-posting-12-19-11-final-pdf>; [accessed January 2016].
17. American Medical Association. Informed Consent. Based on the report "Withholding Information from Patients (Therapeutic Privilege)". Available at: <http://www.ama-assn.org/ama/pub/physician-resources/medical-ethics/code-medical-ethics/opinion808.page>; [accessed January 2016].
18. General Medical Council. Consent: Patients and Doctors Making Decisions Together. 2008. <http://www.gmc-uk.org/static/documents/content/Consent_-_English_1015.pdf>; [accessed January 2016].
19. American Academy of Ophthalmology. Advisory Committee on the Code of Ethics: Informed Consent. 2008. Available at: <http://www.aao.org/patient-safety-statement/informed-consent-guidelines-2>; [Revised December 2011, accessed January 2016].
20. British Medical Association. Consent Toolkit. Available at: <https://www.bma.org.uk/advice/employment/ethics/consent-tool-kit>. PDF: <https://www.bma.org.uk/-/media/files/pdfs/practical%20advice%20at%20work/ethics/consenttoolkitdec2009_full.pdf?la=en>; [accessed January 2016].
21. Ophthalmic Mutual Insurance Company (OMIC). Strabismus Surgery Consent Form. Version 4/16/09. Available at: <http://www.omic.com/strabismus-surgery-consent-form/>; [accessed June 2016].
22. Committee on Bioethics. Informed consent, parental permission, and assent in pediatric practice. Pediatrics 1995; 95: 314–17.
23. American Academy of Pediatrics. AAP. publications retired or reaffirmed. Pediatrics 2007; 119: 405.
24. General Medical Council. 0–18 Years Guidance. 2007. <http://www.gmc-uk.org/static/documents/content/0-18_years_-_English_1015.pdf>; [accessed January 2016].
25. Shaw M. Competence and consent to treatment in children and adolescents. Adv Psychiatr Treat 2001; 7: 150–9.

(苗泽群 译 王乐今 校)

第89章

儿童眼球震颤

Frank Antony Proudlock, Irene Gottlob

章节目录

引言

眼球震颤(nystagmus)由节律性的眼球震荡组成。病理性眼球震颤(pathological nystagmus)是非自主的,尽管它可以在执行某些任务(如阅读)时被调节。婴儿型眼球震颤(infantile nystagmus)是指婴儿在出生后3~6个月内发生的眼球震颤。眼球震颤可以在后天获得,通常是由于神经系统疾病引起。后天性眼球震颤(acquired nystagmus)的患者会有振动幻视,即环境在移动的错觉。然而,婴儿型眼球震颤患者通常对环境有一个稳定的视觉,这可能源于视觉发育过程中神经元的可塑性和适应性。

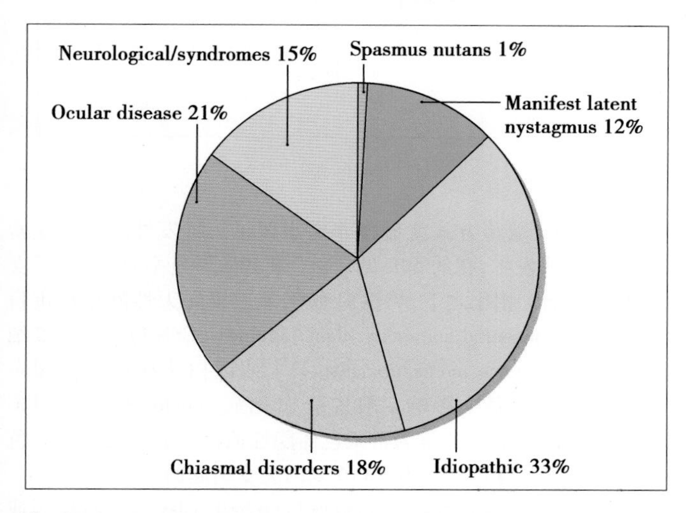

Fig. 89. 1 Prevalence of the main types of nystagmus in childhood. A breakdown of the various disorders in individuals 18 years and under with infantile nystagmus from the Leicestershire Nystagmus Survey.[1] The majority of patients with chiasmal disorders had albinism(根据版权要求保留原文,译文如下:儿童期眼球震颤各主要类型的患病率。以上来自 Leicestershire 的眼震调查:关于18岁及以下婴儿型眼震患者的各种疾病分类[1]。大多数交叉错路性疾病患者有白化病。Ocular disease 21%,眼部疾病21%;Neurological/syndromes 15%,神经综合征15%;Spasmus nutans 1%,点头痉挛1%;Manifest latent nystagmus 12%,隐性眼球震颤12%;Chiasmal disorders 18%;交叉错路性疾病18%;Idiopathic 33%,特发性33%)

儿童眼球震颤可能是特发性的,也可能与视网膜疾病、婴儿期低视力以及各种综合征和神经系统疾病有关。与儿童期神经系统疾病相关的眼球震颤在外观和病理生理上可能与后天性眼球震颤相似,发病也可能在6个月后。眼球震颤(包括婴儿型和后天性眼球震颤)的患病率约为24/10 000。婴儿型眼球震颤的患病率为14/10 000[1]。在婴儿型眼球震颤中,特发性眼球震颤(idiopathic nystagmus)最为常见,其次是与眼部疾病相关的眼球震颤。婴儿型眼球震颤的临床诊断如图89.1所示。

婴儿型眼球震颤的病因

尽管目前这是一个活跃的研究领域,但大多数婴儿型眼球震颤的病因尚不清楚[2]。一般来说,婴儿型眼球震颤被认为是一种固视和眼球缓动系统的紊乱[3],导致正弦振荡和/或眼睛偏离预定的注视点。这些无意识的缓慢眼动构成眼球震颤的慢相。由于眼球震颤快相的插入,导致慢相被打断,从而使震颤形式重新排列并最终成形。

许多类型的婴儿眼球震颤与早期视觉发育过程中的感觉异常有关[4-9]。对于传入性疾病,如全色盲(achromatopsia)和先天性白内障(congenital cataract),眼球震颤显然是因视觉发育过程中存在的传入性功能障碍而引起患者健康眼球运动系统改变的结果。对于其他疾病,如白化病(albinism)和各种综合征,眼球震颤是否也是由于传入性异常或直接由眼球运动神经回路异常引起的尚不确定。

婴儿型眼球震颤患者的生活质量

对成人和儿童眼球震颤患者生活质量的调查显示,其对视觉功能的影响相当大,与年龄相关性黄斑变性(age-related macular degeneration)等疾病的影响相当[10]。婴儿型眼球震颤的影响要比单纯的视力下降大得多，一方面因为眼球震颤的外观造成患者缺乏自信，从而影响社会交际，另一方面许多患者由于行动受限，因而他们无法驾驶。因此，眼球震颤的治疗不仅应以提高视力为目的，还应改善外观达到美容效果。例如，纠正异常的头位和降低视力低下患者的眼球震颤强度。相关的团体或组织为患者提供咨询服务，如英国眼球震颤网站（http://www.nystagmusnet.org）或美国眼球震颤网站（http://www.nystagmus.org）。

婴儿型眼球震颤的分类

关于眼球震颤的分类和术语使用一直存在着很大的争议。这是因为一些研究者主要对眼球震颤波形的形态学和其他临床病因感兴趣。

婴儿型眼球震颤使用基于相关疾病的临床分类的优点在于突显了其临床意义，如在临床中暗示了不同类型眼震的预后、可能需要的遗传咨询或治疗方案的选择[11]。图 89.2 列出了使用这种分类的疾病示例。特发性眼球震颤一直是一种排除性的诊断，即其他所有的眼科检查都是阴性的。该型大多数患者的视力为 0.3logMAR 或更好，说明视网膜功能相对较好[12,13]。然而，最近已经用相干光层析成像（optical coherence tomography，OCT）发现了特发性眼球震颤的视网膜异常[6]。*FRMD7* 基因突变被认为是 X 连锁特发性眼球震颤的主要原因[14,15]。一些基因突变现也已被证实可导致其他疾病，如白化病[16,17]和全色盲[18]。按照眼震基因型来分类可能是今后分类的主要方法。

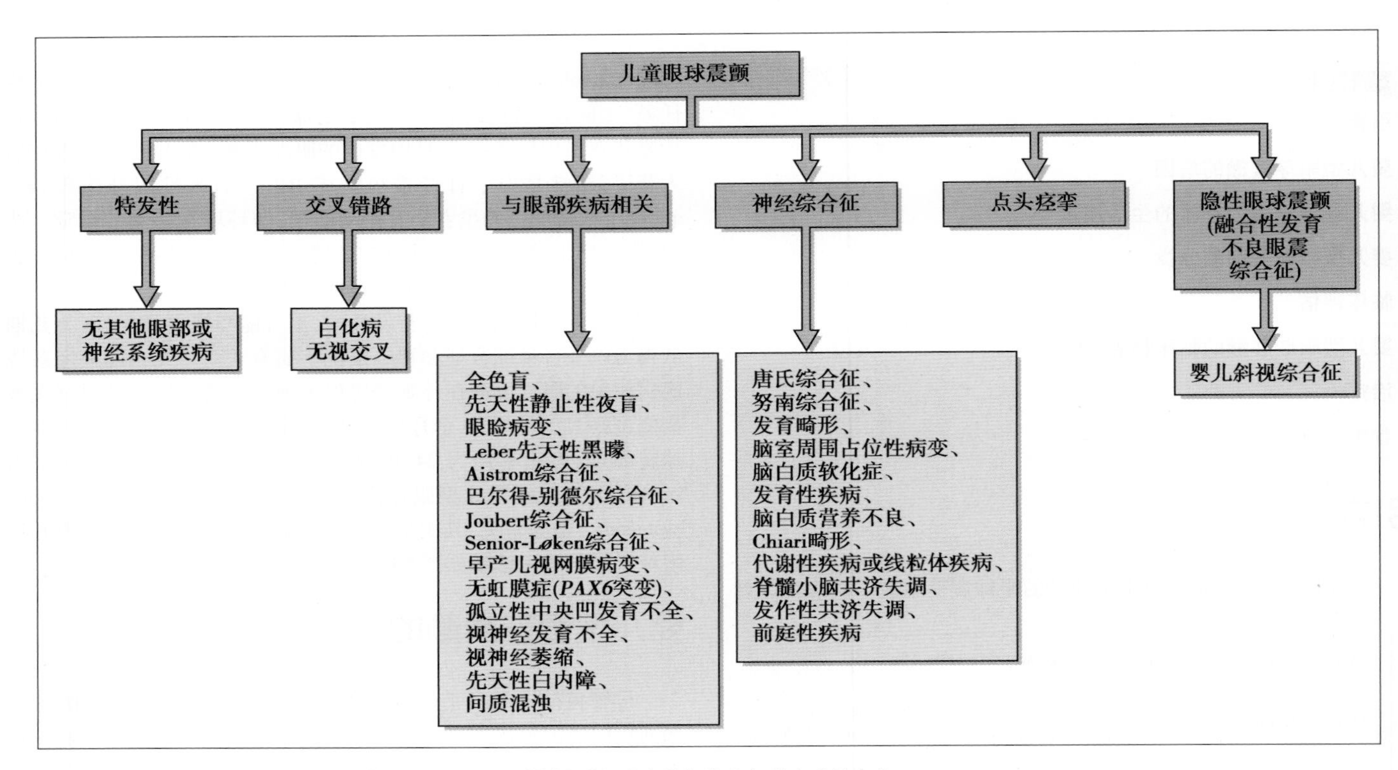

图 89.2　眼球震颤基于相关疾病的分类

眼球运动异常和斜视分类小组委员会（CEMAS）（http://nei.nih.gov/sites/default/files/nei-pdfs/cemas.pdf）将特发性眼球震颤、与眼部疾病相关的眼球震颤和与交叉错路性病变相关的眼球震颤归为一类，称为“婴儿型眼球震颤综合征”。这种分类没有多大帮助，并且对导致眼震的潜在病理学的共同机制做出的假设也未被证实。

临床评估

病史

确定眼球震颤的发病时间很重要，因为婴儿型眼球震颤通常发生在出生后 3 个月内，有时是 6 个月。

由于婴儿型眼球震颤的一些类型是遗传性的，明确其他家庭成员是否有眼球震颤或相关的眼部疾病有助于诊断。如果家族史是阳性的，确定遗传方式就显得非常重要了。特发性眼球震颤常以 X 连锁方式发生，在约 50%的病例（即 50%外显率）中杂合子女性全部被影响。相比之下，男性只有在 X 连锁先天性静止性夜盲症（X-linked congenital stationary night blindness，CSNB）[19]、蓝锥细胞单色症（blue cone monochromatism）[18]或眼白化病（ocular albinism）[17]中受到完全影响。眼皮肤白化病（oculocutaneous albinism）[16]和全色盲[18]通常为常染色体隐性遗传。最常见的常染色体显性遗传性眼球震颤是由 *PAX6* 基因突变引起的[20]。

如果存在神经功能障碍，如脑瘫（cerebral palsy）、代谢疾病或其他导致发育迟缓的因素，它们可能对眼球震颤的发病起关键作用。

重要的是父母是否认为他们的孩子视力差。虽然眼球震颤在发病时振幅可以非常大，但是父母可能会认为这对孩子视力没有影响，尤其是通常在 6~9 个月大的时候，眼球震颤的振幅要小得多[21]。向父母解释眼球震颤通常会随着孩子年龄的增长而改变，并变得不那么明显,这一点很重要,因此,需要提醒父母密切关注孩子在以后的生活中出现视力不良的情况。

眼球震颤的孩子通常会点头或摇头。这似乎是一个独立的异常头部运动,可以随着年龄的增长而减少或消失。在点头痉挛(spasmus nutans)中,点头现象被证明可以减少或消除眼球震颤(图 89.3D)。

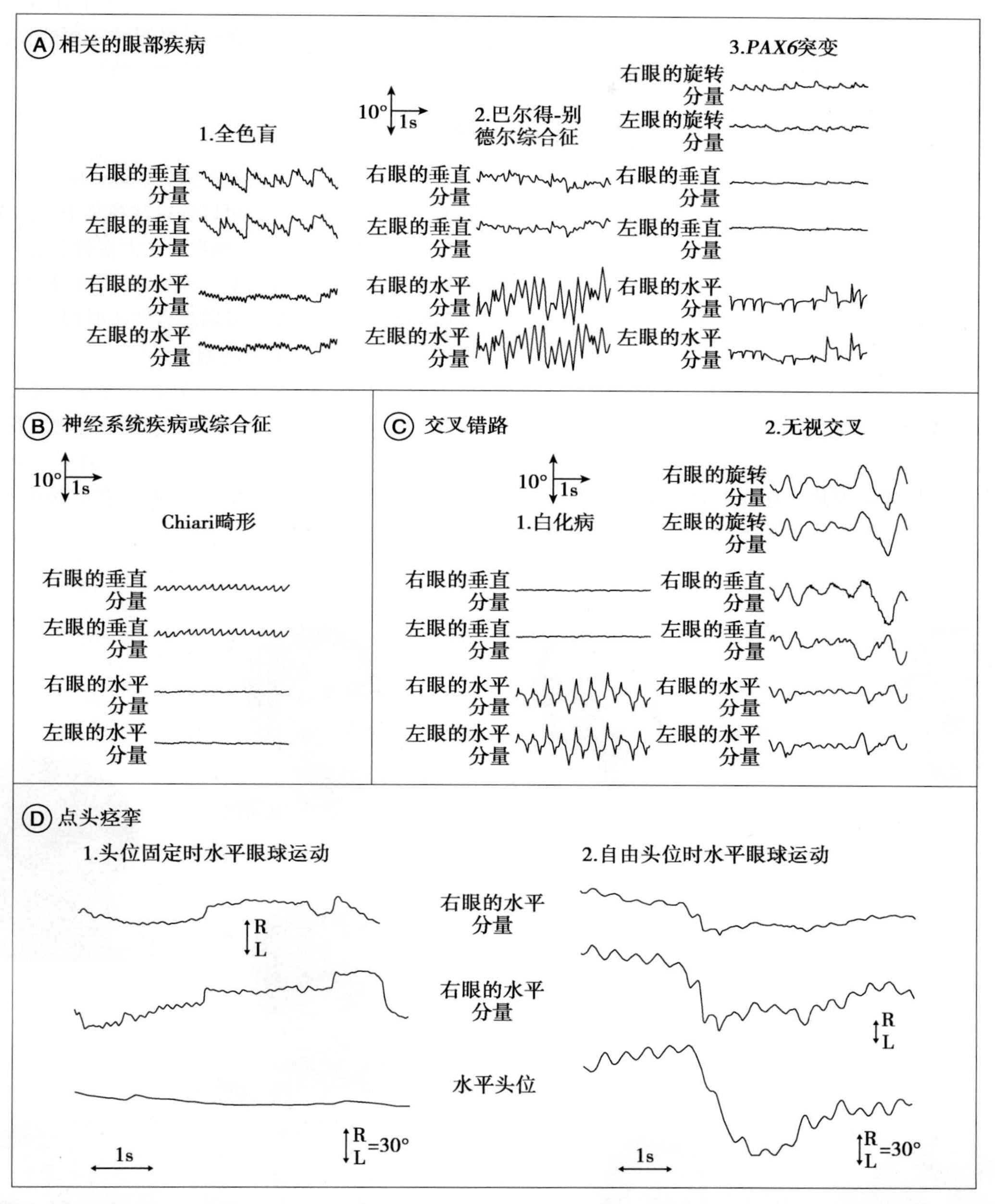

图 89.3　眼球运动记录在眼震诊断中的应用。Ⓐ眼部疾病;Ⓑ神经系统疾病或综合征;Ⓒ交叉错路性疾病;Ⓓ点头痉挛。与眼部疾病、神经系统疾病和综合征、交叉错路性疾病和点头痉挛相关的婴儿型眼球震颤患者的眼动记录示例。Ⓐ眼部疾病:在全色盲患者中,常出现垂直分量的钟摆性眼球震颤。Ⓐ1 示眼震波形主要是振幅为 1°~2°、频率为 8Hz 的水平钟摆性眼球震颤,同时合并一个大约为 5°和 1.5Hz 的垂直上跳性眼球震颤。Ⓐ2 中巴尔得-别德尔综合征患者的水平摆动幅度远大于全色盲(图中所示,振幅为 8°~10°,频率为 3Hz),但眼球震颤的垂直分量较小。Ⓐ3 中 PAX6 突变可致多种波形,两眼有时表现出非共轭性眼球运动。这里的例子显示了不寻常的水平波形,速度分量既有增加的,也有减少的。在右眼可见一个明显的旋转分量。Ⓑ神经系统疾病和综合征:这些可能与眼球垂直运动有关。所示的例子是一例 Chiari 畸形患者,表现为下向冲动性眼球震颤,其振幅为 2°~3°,频率为 3~4Hz,眼震水平性成分很少。Ⓒ交叉错路性疾病:与特发性婴儿型眼球震颤相似,与白化病(Ⓒ1)相关的眼球震颤可以有钟摆或冲动波形,但总是沿着水平面,通常有一个中间带。冲动波形可以是左向冲动、右向冲动或双向冲动,如本例所示。无视交叉疾病(Ⓒ2)导致跷跷板性眼球震颤,之所以称之为跷跷板性,是因为眼球以两眼之间某看不见的位置为枢轴上下起伏。因此,当一只眼睛向上运动时,另一只眼睛向下运动,导致垂直波形不共轭。眼睛上下移动,导致大幅度旋转性眼球震颤。在水平分量上仍有眼震。Ⓓ点头痉挛:点头痉挛的眼球震颤是随头部运动改变而改变的。当头位固定时,会出现快速的摆动,两眼之间运动不共轭。当自由头位时,由于前庭-眼反射,当眼睛向相反方向移动时,会发生点头,从而抑制快速震荡([D]摘自 Gottlob I,Zubcov AA,Wizov SS,Reinecke RD. Head nodding is compensatory in spasmus nutans. Ophthalmology. 1992;99(7):1024-1031)

仔细询问是否有畏光史。这可能暗示一种视网膜疾病，特别是在全色盲或蓝锥细胞单色症中。同样，夜盲的病史也应仔细询问，这提示视杆-视锥细胞营养不良（rod-cone dystrophy），常见于先天性静止性夜盲。

振动幻视症状是后天性眼球震颤的一个特征，很少发生在儿童身上。然而，有些婴儿型眼球震颤患者，如果他们从中间带[22]向别侧看，或者如果眼球震颤发生变化，就会感觉到振动幻视，例如隐性眼球震颤（manifest latent nystagmus，MLN），它会随着斜视的程度而变化。后天性眼球震颤的振动幻视通常起病突然且严重。相比之下，婴儿型眼球震颤的振动幻视发作时间一般不太明显，症状较轻。

临床检查

视力

视力（visual acuity，VA）需要在最佳光学矫正前提下，同时检查自由头位状态下的双眼视力或任意遮盖一只眼睛的单眼视力。这一点很重要，因为隐性眼球震颤独立存在或叠加在其他婴儿型眼球震颤波形上，可以加重眼震程度，因此在一只眼被遮盖时视力会下降。远视力与近视力都应该测量。对于婴儿，视力可以用选择性注视检测卡测量。对于水平性眼球震颤患者，视力的测量可以通过垂直排列卡片来辅助[23]，这样当孩子上下看卡片上的视标时，更容易识别出注视点的变化。如果卡片水平对齐，水平眼球震颤可以掩盖这一点。垂直视动性眼球震颤的存在也可以用来预测水平性眼球震颤患者视力较好的可能性。

异常头位

眼球震颤常常出现异常头位（abnormal head posture，AHP）（或称斜颈），因为许多患者可以通过注视某个方向来减轻眼球震颤的程度，例如将目光指向中间带。在大多数患者中，只有在努力注视时斜颈才能完全表现出来。因此，要观察异常头位，可以嘱患者阅读（图 89.4A）。框架眼镜因患者转头时眼镜架的影响和光学中心的偏移会限制异常头位的幅度。因此，应再次测量不戴框架眼镜的视力。图 89.4B 显示了一个患有特发性婴儿型眼球震颤（idiopathic infantile nystagmus，IIN）的儿童，当他读到较小的字母时，歪头的程度会加重。另外，由于读较小的字母时，对视力的要求更高，歪头程度加重，他会摘掉眼镜，或者更喜欢不戴眼镜阅读，所以眼镜会抑制歪头程度。

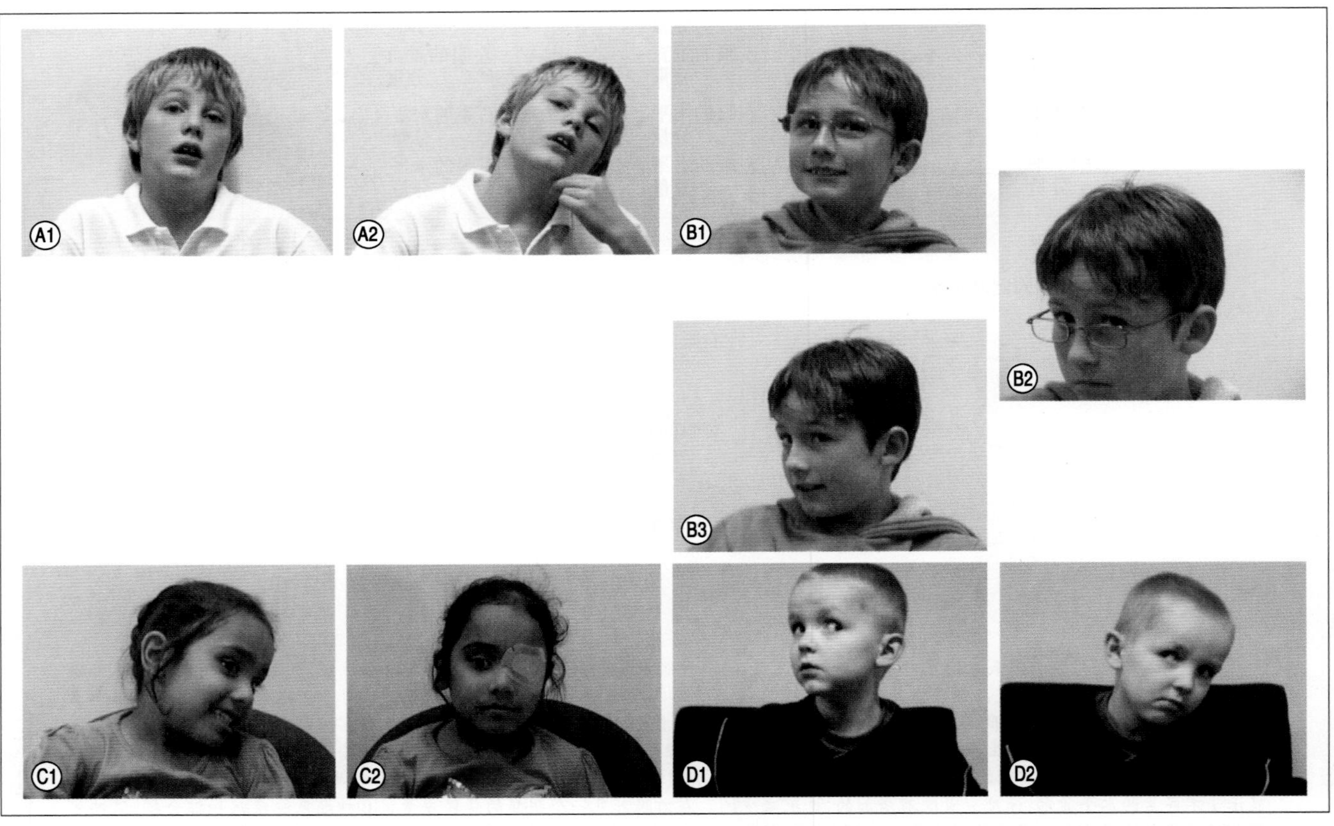

图 89.4　异常头位。ⒶIIN 患者在阅读视力表上的大字母时头部会轻微向左倾斜（Ⓐ1），在阅读较小的字母时会更加明显（Ⓐ2）；ⒷIIN 患者在阅读大字母（Ⓑ1）时，头适度向右转。当患者读到较小的字母时，头部向右转动程度逐渐增大，患者会从眼镜上方看过去，因为镜框阻挡视线不允许头部继续向右转动（Ⓑ2），所以他更喜欢不戴眼镜看书，以便能大幅度地转头（Ⓑ3）；Ⓒ视神经发育不全导致右眼失明的儿童，采用最大限度的头部转动和向左肩倾斜来抑制隐性眼球震颤（Ⓒ1）；当左眼被遮盖而没有视力时，不表现异常头位（Ⓒ2），这表明没有肌性斜颈；Ⓓ隐性眼球震颤和交替性外斜视，患者将头部交替地向右转使右眼内收（Ⓓ1），或向左转使左眼内收（Ⓓ2），以抑制隐性眼球震颤；当一只眼睛被遮盖时，他会在右眼睁开时（Ⓓ3）将头部向右转动，在左眼睁开时（Ⓓ4）将头部向左转动；

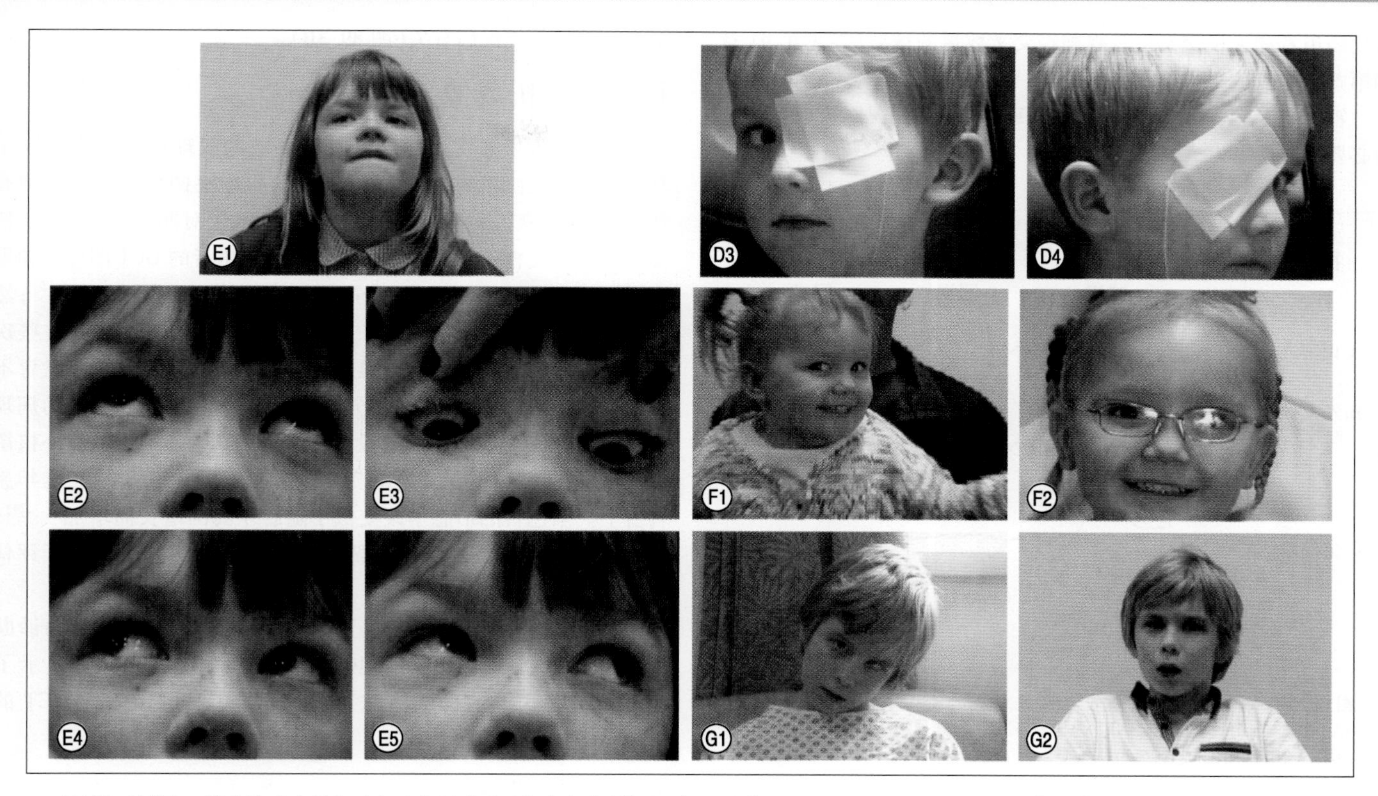

图 89.4(续) Ⓔ隐性眼球震颤的女孩在阅读时下颌会抬高(Ⓔ1),有 V 型外斜视伴双侧下斜视功能亢进(Ⓔ2~Ⓔ5);向下注视时,她有一定的双眼视觉(Bagolini 阳性),使眼球震颤减轻;因此,她在阅读视力表时常采用下颌上抬的头位;Ⓕ患者由 IIN 所致头部向左转动(右侧为眼球震颤中间带),由于镜框会阻碍患者的视野因而戴镜条件不允许(Ⓕ1);在 Kestenbaum 手术(Ⓕ2)后,患者头位变正,配戴 4D 散光镜后视力显著提高;Ⓖ一名白化病患者在手术前阅读视力表(Ⓖ1)时头部明显向左倾斜;手术后,他在不倾斜头部的情况下可读取视力表上的同一行(Ⓖ2)

隐性眼球震颤会抑制眼球内收。因此,患者采用头部转动的方式,使眼睛保持内收(图 89.4C)。在隐性眼球震颤中,头位也需要在每只眼睛被遮盖的情况下进行检查,因为头位可以因为被遮盖眼的不同而改变(图 89.4D)。A 型或 V 型斜视患者可采用下颌上抬或内收的头位,以维持双眼功能,从而降低眼球震颤的幅度(图 89.4E)。眼球运动记录有助于理解异常的头位,例如确定头位是由特发性眼球震颤引起还是由隐性波形引起。还可用于确定所采用的头位是否会导致眼球震颤的减少或改变。

视轴检查

视轴检查应包括对远近斜视度、每只眼睛的活动范围、双眼视、立体视觉和融合范围(如果有双眼视觉)的评估。

色觉检查

这对检测全色盲和其他视网膜或视神经疾病很重要。

光敏感度与夜盲检查

在裂隙灯或眼底检查中很容易发现光敏感程度和夜视性畏光,并检测出全色盲或其他视网膜营养不良。夜盲症可以用暗适应法客观测量,阳性结果暗示先天性静止性夜盲症或其他视网膜营养不良。

器质性检查

眼球前段最常见的异常征象是虹膜透照,与白化病密切相关。虹膜透照的程度是不同的,如果是轻微的,检查时很容易漏掉,特别是有深色虹膜的患者或儿童患者。裂隙灯检查应在完全黑暗的房间并采用后照法进行。检查患者父母也是有帮助的,因为携带者通常有轻微的虹膜透照。检查角膜变化、无虹膜或虹膜结构异常以及是否有白内障是很重要的。在视网膜营养不良的早期,视网膜可以看起来正常。中央凹发育不全常表现为中央凹反光缺失和中央凹区血管异常。这在患有眼球震颤的儿童身上很难发现。在诸如全色盲和先天性静止性夜盲等视网膜疾病中,视网膜可以看起来正常。视神经发育不全或萎缩可引起眼球震颤,尤其是双侧。高度屈光不正通常是视网膜营养不良、白化病、*PAX6* 突变或其他与低视力相关的疾病的征兆。反常的瞳孔反应(当室内光源关闭时,瞳孔先收缩)可能是视网膜疾病的征兆。

电生理学

每例婴儿型眼球震颤患者均应进行电生理检查。脑半球视觉诱发电位(visual evoked potentials,VEPs)检查是金标准,用于确定白化病患者和无视交叉患者视神经交叉数量的增减(参见第 41 章和第 57 章)。

视网膜电图(electroretinography,ERG)是研究视网膜营养不良的必要手段(图 89.5)。

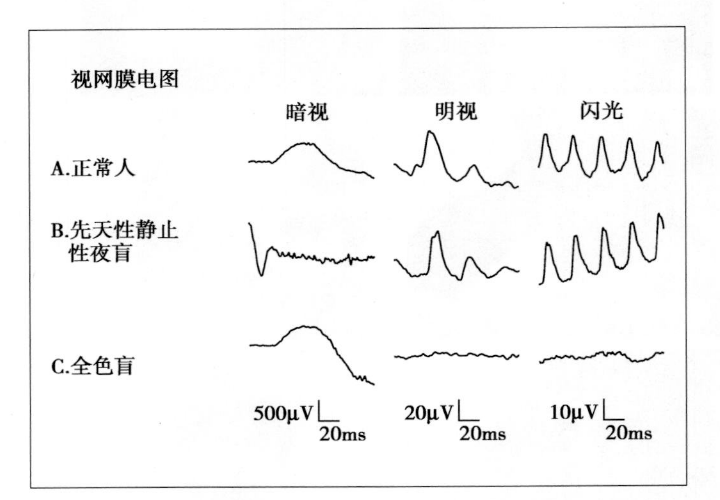

图 89.5　婴儿型眼球震颤的视网膜电图检查。Ⓐ正常受试者;Ⓑ先天性静止性夜盲(CSNB)的暗视 ERG 是阴性;Ⓒ全色盲的明视 ERG 和闪光 ERG 是全熄型

眼动记录

眼动记录在阐明眼球震颤的病理生理学、鉴别诊断和计划手术中非常有用。图 89.3 显示了婴儿型眼球震颤各主要类型的眼动记录示例。

与白化病(图 89.3C1)或特发性眼球震颤相关的眼球震颤是共轭的,几乎总是水平的,伴随着钟摆型和冲动型波形的组合,并且随注视而变化[12]。远离中间带时,慢相通常速度增加并向中间带漂移。相比之下,隐性眼球震颤通常有速度减慢的阶段。与视网膜疾病相关的眼球震颤波形是可变的,可以是分离的、垂直的,并且可以有慢相速度的增加或降低(图 89.3A)。垂直性眼球震颤也常与神经系统疾病有关(图 89.3B)。

相干光层析成像

OCT 是近年来发展起来的一种有效的眼球震颤鉴别诊断工具,具有简便、快速的特点[5-9]。这对鉴别中央凹发育不全特别有帮助,可立即获得检查结果。图 89.6 显示了对照组和白化病、特发性中央凹发育不全、*PAX6* 突变和全色盲患者的 OCT 图像。如果在 OCT 上发现中央凹发育不全,最有可能的诊断是白化病[5];然而,*PAX6* 基因突变或特发性中央凹发育不全不能排除[8],这些疾病在中央凹有相似的形态学变化。相反,全色盲的中心凹发育不全是不典型的[4,7,24]。在许多全色盲患者中,有内外丛状层的病理延续。通常情况下,内/外节段交接处和锥外段尖端断裂,外核层变薄。最显著的征象是“穿孔”的低反射区,通常只出现在老年患者身上。全色盲的形态学改变似乎随着年龄的增长而增加[4,7,24]。基于 OCT 视网膜成像的中心凹发育不全的结构分级可用于评估 VA(图 89.5)[5,8]。

手持式 OCT 现在也可用于婴儿和儿童,并且可以帮助诊断因年龄太小而不能配合其他检查的患儿[25]。图 89.7 显示了婴儿型眼球震颤的诊断算法,该算法已开发用于手持 OCT 的诊断。

脑磁共振成像

如果眼球震颤不是特发性眼球震颤的典型表现(即不共轭、垂直或斜向),并且不能用眼部或全身疾病来解释,则必须进行脑磁共振成像(magnetic resonance imaging,MRI)。当相关疾病(如白化病、全色盲或隐性眼球震颤/婴儿斜视综合征)已确定,且无其他神经/发育问题时,通常 MRI 不会有阳性表现。任何对神经系统疾病、视神经萎缩、视神经发育不全或发育迟缓的怀疑都应进行神经影像学检查。在视神经发育不全的情况下,对鼻中隔视神经发育不良(De Morsier 综合征)和激素缺乏症的检查很重要。

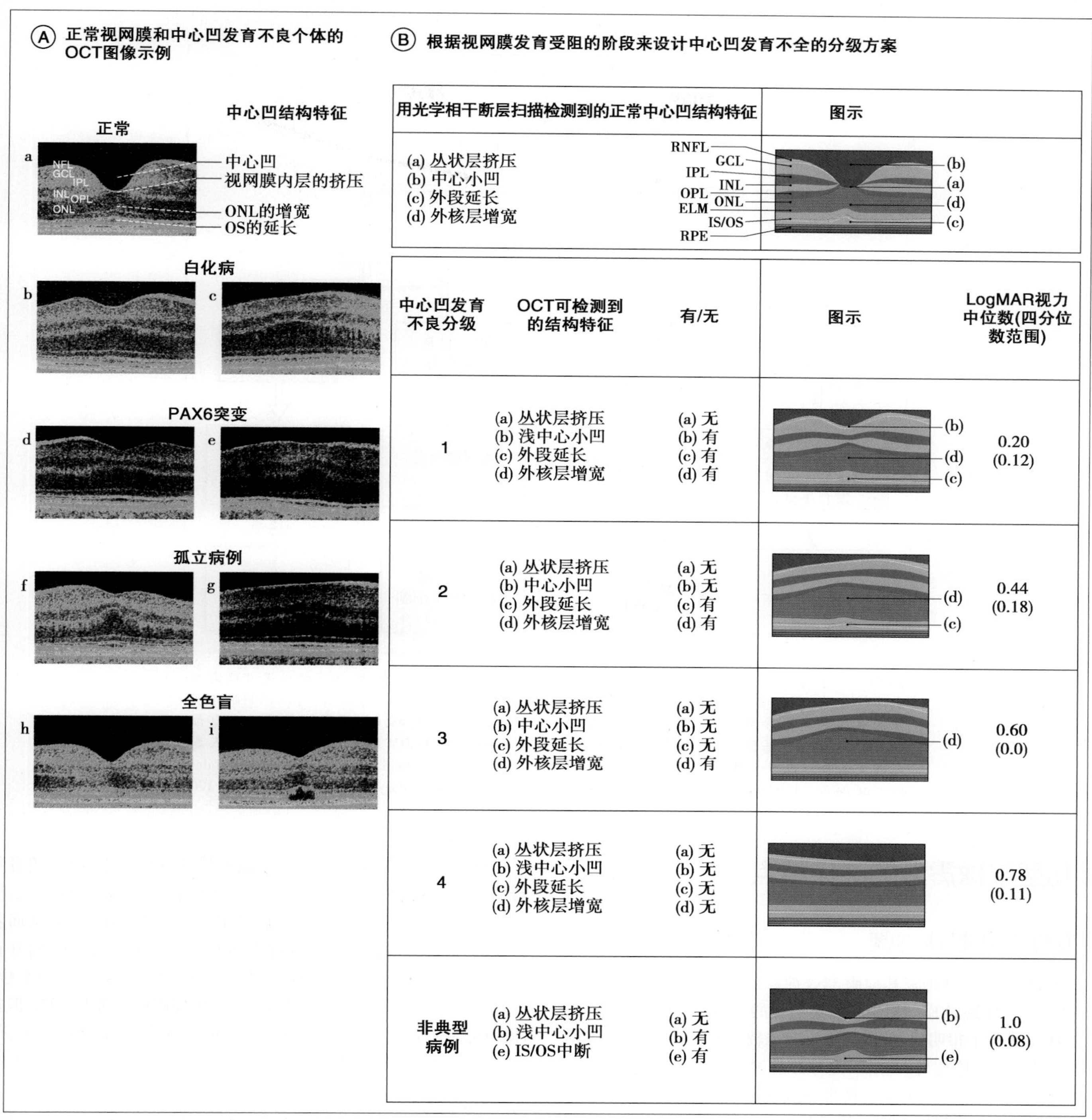

图 89.6　婴儿型眼球震颤的相干光层析成像(OCT)。Ⓐ相干光层析成像显示:a. 正常的中心凹;b-c. 白化病;d-e. 与 PAX6 突变相关;f-g. 孤立病例;h-i. 一种典型的中心凹发育不全,见于全色盲;在 i 图中,也可见低反光区(孔洞),表明视锥细胞光感受器退化;在所有的疾病中都可以看到不同程度的中心凹发育不全;在全色盲中,有一种非典型的中心凹发育不全,凹陷较浅,丛状层侵入,内/外节段交接处中断;Ⓑ阐明了中心凹发育不全的结构分级,通过一系列的示意图,显示了在相干光层析成像上可检测到的正常中心凹的独特特征,以及中心凹发育不全的典型和非典型表现。所有级别的中心凹发育不全都有视网膜内层的侵犯。不典型的中心凹发育不全也侵犯了视网膜内层。1 级中心凹发育不全表现为浅中心凹陷、外核层(ONL)增宽、外节段(OS)延长。在 2 级中心凹发育不全中,中心凹陷基本消失,其他特征同 1 级。3 级中心凹发育不全,外节段不增宽外,其他特征同 2 级。4 级中心凹发育不全,中心凹的 ONL 没有增宽,其他特征同 3 级。最后一张图显示的是一种非典型的中心凹发育不全,有一个较浅的凹陷,内/外节段交接处(IS/OS)中断,可能是感光细胞退化的迹象。全色盲是中心凹发育不全的非典型表现,而白化病、PAX6 突变和孤立病例是典型的 1~4 级表现。INL:内核层;IS:光感受器内节段;NFL:神经纤维层;ONL:外核层;OS:光感受器外节段;ELM:外界膜;GCL:神经节细胞层;IPL:内丛状层;OPL:外丛状层;RNFL:视网膜神经纤维层;RPE:视网膜色素上皮质(摘自 Thomas MG,Kumar A,Mohammad S,et al. Structural grading of foveal hypoplasia using spectral-domain optical coherence tomography a predictor of visual acuity? [published correction appears in Ophthalmology. 2011 Oct;118(10):1910]. Ophthalmology. 2011;118(8):1653-1660)

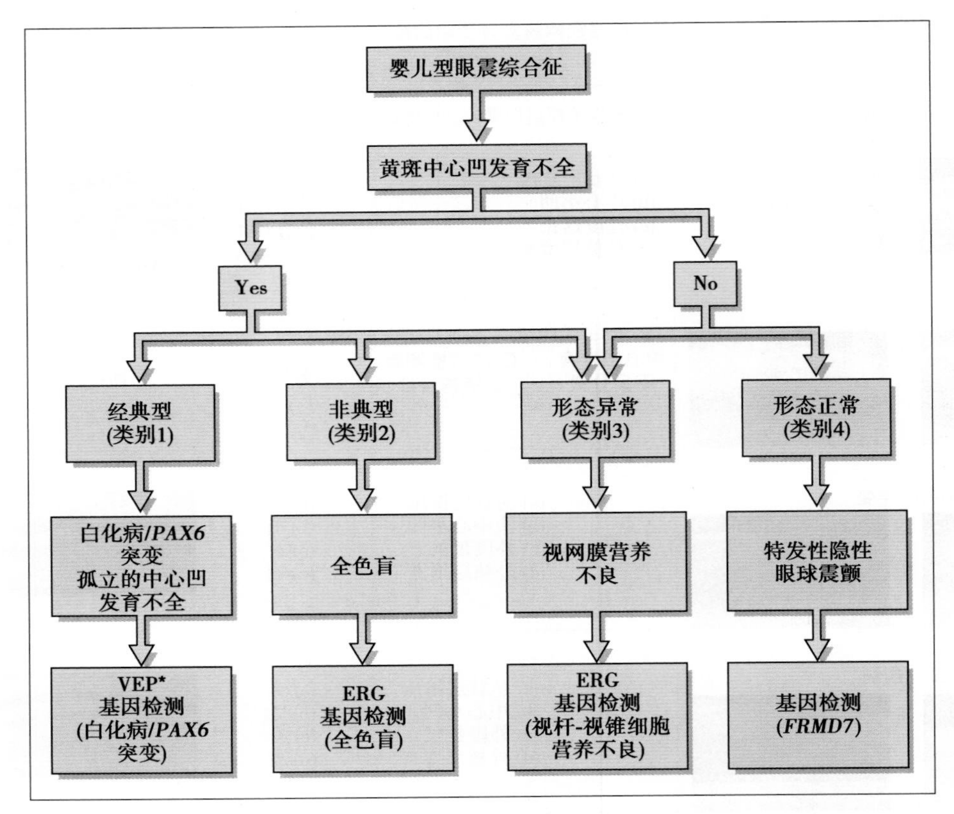

图 89.7　手持式相干光层析成像(OCT)诊断婴儿型眼球震颤的算法。根据 OCT 的结果可确定四种诊断类型。根据黄斑中心凹发育不全存在与否，或其他异常黄斑形态存在与否，可以预测眼球震颤的病因，并选择诊断试验来验证。对于 1 级中心凹发育不全（图 89.6），需要用视觉诱发电位（VEP）对 FRMD7 基因突变进行鉴别。ERG：视网膜电图；FRMD7：FERM 结构域 7 基因；PAX6：人类配对盒基因（摘自 Lee H, Sheth V, Bibi M, et al. Potential of handheld optical coherence tomography to determine cause of infantile nystagmus in children by using foveal morphology. Ophthalmology. 2013; 120(12):2714-2724）

婴儿型眼球震颤的临床特点

特发性婴儿眼球震颤

IIN 一直是通过排除其他眼部或神经病理学疾病之后而诊断的。眼前段、眼底、VEP、ERG 可能是正常的。然而，视网膜异常可能在 OCT 成像上很明显，如浅的中央凹和较小的视盘、视杯和视网膜神经纤维层厚度变薄[6]。IIN 是家族性遗传的，最常见的遗传方式是 X 连锁，大约 50%的女性携带者显现出临床症状[14,15]。也有一部分是常染色体显性遗传。最近首次发现了导致 X 连锁遗传的突变基因(*FRMD7*)[14,15]。神经元分化过程中 *FRMD7* 基因敲除导致轴突功能异常[26]。

IIN 患者平均 VA 为 6/9.5，斜视并不常见（少于 10%），常有良好的立体视觉。有趣的是，*FRMD7* 基因突变的患者通常比没有该基因突变的 IIN 患者有更少的异常头位[13]。眼球震颤是共轭的，通常是水平的，特别是 *FRMD7* 突变的患者[13]。在 IIN 中有个眼球震颤波形被描述为速度逐渐增加的慢相。然而，眼球震颤通常是复杂的，基本的钟摆型震荡波形会定期被快速相打断。在中间带以外，慢相速度增加得更加明显。

眼球震颤的波形通常在出生后的前几个月有非常大的振幅，但振幅随着年龄的增长而变小。波形特征也会发生变化，随着年龄的增长，越来越多的冲击波变得明显起来[21]。这些可能是适应机制，中央凹的正常发育，使眼睛以相对较慢的速度运动，从而获得更好的视力。通常来说，眼球震颤有一个震颤强度减弱的静止区，又叫做中间带，如果中间带不在正前方，就会导致异常的头位。超过 20%的 *FRMD7* 突变引起的特发性眼球震颤患者有 PAN，但临床上很难发现，仅在眼球运动记录上可发现[27]。虽然很少见，但 IIN 的方向可以是垂直的。

交叉错路

白化病具有与 IIN 非常相似的眼球震颤特征（图 89.3A、C）。白化病的诊断很容易漏诊。虹膜透照、视网膜色素减退、视神经发育不全、VEP 异常交叉等征象需要仔细评估。OCT 对检测中心凹发育不全很有帮助（图 89.6B、C）。白化病在第 41 章详细讨论。

Achiasma 无视交叉患者有先天性跷跷板性眼球震颤，MRI 和 VEP 检查可确诊。第 57 章详细讨论了 Achiasma。

与眼病相关的眼球震颤

视网膜营养不良的大多数类型都有眼球震颤的表现。诊断为全色盲（图 89.5）或蓝锥细胞单色症的患者可能有明显的光敏感度下降、视力差、颜色分辨力差以及小振幅和高频眼球震颤。全色盲的遗传方式是常染色体隐性遗传，目前已经发现了四个基因的突变，分子遗传学检测是可行的[18]。同一基因突变的患者可能具有多种不同的表型[18]。对视力色觉的损害程度可以从完全无色觉的严重受损，到尚存一定色觉的不完全性色盲，以及不太常见的，几乎正常色觉的视力可到 0.1logMAR 的寡三色症（oligocone trichromacy）[28]。全色盲患者常有快速的钟摆性眼球震颤叠加在冲动性眼球震颤上，或者垂直性眼球震颤[29]（图 89.3A1）。最近，在全色盲患者中已经发现了非典型的 OCT 征象[4,7,26]（图 89.6H、I）。并可通过全熄或者接近熄灭的明适应视网膜电图来确认（图 89.5C）。在蓝锥细胞单色症中，VA 通常更好，遗传方式是 X 连锁的[18]。

先天性静止性夜盲（CSNB）常伴有眼球震颤，其波形可与婴儿型或隐性眼球震颤相一致。患者视力不一，夜视力下降，高度近视，视网膜电图为阴性（图 89.5B）。描述为钟摆性、斜视性和大多数不共轭的高频率、低振幅和双相冲动型眼球震颤。遗传方式最常见的是 X 连锁遗传，目前已经发现两个突变基因[19]。视网膜营养不良由于初级纤毛的功能障碍导致纤毛病变，由此引发眼球震颤，初级纤毛是一种参与细胞内和细胞间传感和信号转导的细胞器（如 Alström 综合征、巴尔得-别德尔综合征、Joubert 综合征、Senior-Løken 综合征和 Leber 先天性黑矇）。在视网膜营养不良患者中，眼球震颤偶尔会因为晚年的 VA 恶化而出现。

由于许多原因，如早产儿视网膜病变、先天性白内障、角膜混浊和视神经发育不全，眼震可与婴儿早期的低视力有关。在这些患者中，眼球震颤可能具有与全色盲或 CSNB 相同的特征，或具有隐性眼球震颤的特征。早期治疗白内障或其他介质混浊可防止眼球震颤的发展。*PAX6* 基因突变以常染色体显性遗传方式遗传，引起的眼球震颤方向一般可为水平、垂直或旋转性（图 89.3A3）[9,20]。OCT 通常显示中心凹发育不全（图 89.6D、E），但 VEP 并没有显示出类似白化病特征的视神经走行错误。无虹膜症虽常见，但并不总是出现。

神经系统疾病或综合征中的眼球震颤

儿童眼球震颤可以是一系列综合征、发育和神经系统疾病的共同特征，例如唐氏综合征（Down syndrome）、努南综合征（Noonan syndrome）、身体畸形、颅内占位性病变、脑室周围白质软化症、脑瘫、脑白质营养不良（leukodystrophy）、小脑扁桃体下疝畸形（Chiari malformation）、代谢性疾病或线粒体疾病[30]。垂直、旋转、跷跷板性或不共轭眼震波形在神经系统疾病中常见（图 89.3B，显示 Chiari 畸形中的垂直眼震）。如果有其他神经症状、发育迟缓、视神经萎缩或怀疑有非典型性眼球震颤，MRI 检查是必不可少的。

点头痉挛

点头痉挛由眼球震颤、点头现象和异常的头位组成。发病迟于婴儿型眼球震颤，通常在出生 6 个月后发病。眼球震颤频率高，呈钟摆性。眼球震颤可能是间歇性的，在双眼之间不协调，或者有时临床上只有一只眼可见（图 89.3D）[31]。临床上，眼震通常在发病后 1~2 年自动消失，但是可被眼动记录仪检测的亚临床眼球震颤却是持续存在的。在点头痉挛中，点头现象可以引起前庭眼球反射使眼睛稳定，抑制眼球震颤，保证双眼视觉的发育（图 89.3D）[31]。虽然点头痉挛的病因尚不清楚，然而，它与较低的社会经济地位有关[32]。同样的合并点头和斜颈的眼球震颤特征也可发生在鞍上肿瘤，如视交叉胶质瘤[33]。如果有传入性瞳孔缺陷或视神经苍白，应怀疑有肿瘤。一些视网膜疾病，如全色盲和 CSNB，也可以有类似点头痉挛的表现[34]。因此，建议出现点头痉挛的儿童均进行 ERG 和/或 MRI 检查。

隐性眼球震颤

MLN 或融合性发育不良眼震综合征（FMNS）是先天性斜视综合征的一部分。眼震通常在遮盖一只眼睛时更明显，快相指向注视眼或未被遮盖眼的方向，慢相速度降低。第 76 章讨论了 FMNS。

治疗

框架眼镜和角膜接触镜

屈光不正在眼球震颤患者中的发生率很高[35]。6 岁以下儿童眼球震颤，为预防弱视，每 3~12 个月需验光一次。角膜接触镜因为可以提供质量更好的光学矫正效果，所以对控制眼震是有帮助的。同时因为角膜接触镜没有眼镜架对光轴的偏移和视线阻碍问题，所以允许患者采用更大程度的 AHP（图 89.4B）。一些研究还表明，角膜接触镜可以通过眼睑提供感觉反馈来减少眼球震颤，尽管最近的研究表明，这种改善在临床上并不重要[36]。

手术和棱镜治疗

患者通常使用头位代偿策略来减轻眼球震颤。这些策略在每个患者身上是不同的。充分了解患者使用的代偿机制可以制订相应的治疗计划。这种代偿通常可以通过手术或棱镜来替代。头位异常的手术通常效果良好且持续。

Kestenbaum 型手术

婴儿型眼球震颤，特别是特发性眼球震颤和与白化病相关的眼球震颤，通常有一个中间带，即眼球震颤强度降低和中心凹注视时间增长的注视方向。如果中间带不在正前方，患者通常采用异常的头位，使用中间带来注视目标以获得更好的视觉效果（89.5A、B、F、G；病例研究 1）。中间带通常位于注视的水平面。然而，一些患者，尽管有水平性眼球震颤，但有垂直的头位或头部倾斜，或在不同的平面上有异常的头位的组合。婴儿型垂直性眼球震颤患者也可以表现出水平的头位。这些机制还不清楚。

病例研究 1

4 岁儿童特发性眼球震颤一例，屈光不正，双眼约 4D 散光。由于她向左转头的幅度大，所以她不能戴框架眼镜，因为镜框挡住了视线。手术方案：右外直肌和左内直肌后退 12mm，右内直肌和左外直肌截除 12mm。手术后，她的异常头位消失，配戴框架眼镜后，双眼视力从 0.6 提高到 0.2logMAR（图 89.4F）。在 8 年后的随访中，头位仍然保持正位。

如果患者有垂直的头位，可以对垂直肌肉和/或斜肌进行后退或缩短截除手术。对于头部倾斜，可以进行旋转性 Kestenbaum 手术，可以通过后退和截除斜肌，也可以通过移动直肌来诱发扭转性复位[37]。如果在任何一只眼睛上进行两个水平或垂直的直肌手术，它们可以从插入处上下或左右移动，从而对眼睛产生旋转效应。如果患者有明显的斜视，则需要在主导眼上进行异常头位的手术。而需要的斜视手术量可在非主导眼上进行（病例研究 2）。头部大幅度的旋转则需要水平肌大量的后退和截除。

病例研究 2

9 岁男孩因眼球震颤和逐渐加重的异常头位而就诊。伴有 V 型内斜视和双侧下斜视过度。手术：右外直肌和左内直肌向下移动一个肌腱宽度，右内直肌和左外直肌向上移动一个肌腱宽度。另外，因为内斜同时行左内直肌后徙术和双侧下斜肌后徙术以纠正 V 型斜视。手术后头部倾斜明显减轻（图 89.4G）。

异常头位的手术通常效果非常不错。在确定异常头位的原因的前提下，手术可以在任何年龄段进行。如果弱视是因为儿童异常头位幅度过大而不能戴眼镜矫正引起的，应尽早进行手术。另外，手术年龄是 6~8 岁左右，此时孩子是合作的，可以很容易地检查。但是，手术时间最终还是需要根据孩子目前的症状，参照父母的意见，综合评估。还应记住，异常头位通常在学龄前不会完全表现出来，因为随着学业压力的增加，异常头位可能变得更加频繁和明显。Kestenbaum 型手术甚至对成人也有效。最好在手术前后记录眼球运动，以便更好地了解其机制。

诱导发散

在许多患者中，人为诱导发散会刺激眼球集合从而降低婴儿型眼球震颤的强度。在这些患者中，即使在注视远处时，也可以通过诱发人为发散以增加集合并触发集合运动。良好的双目视觉对于人为诱导发散的有效性至关重要。如果没有双目视觉，手术或配戴棱镜片只会改变斜视角度而不会引起会聚作用。为了减少眼球震颤，应测试融合范围和底朝外的棱镜片的最佳强度。有必要在制订手术方案前，让患者在日常生活中配戴 Fresnel 棱镜片至少 1~2 周，再决定需要的棱镜片度数。如果需要的棱镜片度数很小，那可以将棱镜片整合到框架眼镜中去。

眼球震颤阻滞综合征

一些具有隐性或婴儿型眼球震颤的患者可以通过过度集合来抑制眼球震颤。双侧内直肌后退有助于永久性抑制眼球震颤（病例研究 3）[39]。这种术式可以促使患者双眼保持会聚，以保持双眼直视，从而提高视力。

病例研究 3

一位出生时患有眼球震颤的患者抱怨说，他的眼睛总是“不安静”，为了获得更好的视力，他们需要努力转动一只眼。经检查，他患有眼球震颤和大角度间歇性内斜视。眼动记录显示为冲动型眼球震颤，波形符合 IIN 特征，眼震在集合时减轻。双侧内直肌退后 5mm 可减轻眼球震颤和内斜视。双眼视力从 6/12 提高到 6/9。

内收作用

内收可抑制隐性眼球震颤。例如，如果左眼是注视眼，患者会将左眼内收，并将头转向左侧（图 89.4C）。如果患者存在斜视，应同时对主导眼进行斜视手术，以纠正异常的头位。如果隐性眼球震颤的患者伴有交替性斜视，头部会转向注视眼的方向，这可能会造成 PAN 的假象（病例研究 4），也就是说可以表现出多个异常头位（图 89.4D）。如果是隐性眼球震颤的患者，一眼看远另一眼看近，头位可能会相应地改变。

病例研究 4

一名 5 岁男童因异常头位和外斜视交替出现而就诊。通过眼动记录检测、双侧下斜肌功能亢进和大角度的外斜视征象，诊为隐性眼球震颤。为了纠正异常头位，我们将双侧内直肌大幅度后退 10mm 左右以限制内聚。但是，由于内直肌后徙会增加外斜视，因此双侧外直肌同时后徙 16mm。术后异常头位消失，但仍有中度外斜视。然而，手术 7 年后，外斜视和眼球震颤均减轻（图 89.4D）。

减轻斜视

减轻斜视、改善隐性眼球震颤患者的双眼视力可降低眼球震颤强度[40]。因此，A 型和 V 型斜视患者可以采用下颌上抬或内收的头位，以减少斜视度数，改善眼球震颤（图 89.4E）。在隐性眼球震颤的患者中，斜视手术的目的是解决小度数斜视，从而使患者获得一定程度的双眼视觉，显著改善眼球震颤（病例研究 5）。

病例研究 5

一位患者说他自出生以来就有眼球震颤，但他的视力在过去一年里恶化了。经检查，他有隐性眼球震颤和外斜视，没有任何双眼功能。几年前的照片显示，患者曾经有小度数的内斜视。我们用底向内的棱镜片改善小度数内斜视。患者双眼视力低于正常水平（Titmus fly 阳性），眼球震颤减轻。双眼视力在 LogMAR 视力表中增加 2 行。

周期性交替性眼球震颤

如果 PAN 的安静期不是静止的，那么头部可以从左向右缓慢摆动。在手术前确认患者是否患有 PAN 是非常重要的，因为 Kestenbaum 手术可能会使患者的头位增大。约 23% 的 *FRMD7* 突变 IIN 患者和 29% 的白化病患者有 PAN[12,27]。理想情况下，患者应进行至少 8min 的眼动记录，因为婴儿型眼球震颤的 PAN 周期在 90~280s 之间。然而，许多 PAN 患者并没有交替的头位，可能是因为他们的中间带没有移动。在 PAN 中，可以通过后退四块水平直肌来改善头位。

四条直肌断腱术

这个手术包括在直肌止点分离和移位。有报道称，断腱术由于影响了眼肌本体感受器的反馈回路，可以减轻眼球震颤并扩大中间带范围[41]。该手术可在水平或垂直肌肉上进行，可以与斜视矫正相结合。手术量需要在术前经过多番讨论。

药物治疗

巴氯芬、加巴喷丁、大麻、美金刚、氨基吡啶类药物和其他几种药物主要用于后天性眼球震颤[42]。巴氯芬对婴儿型 PAN 也是有效的[43]。最近，巴氯芬和美金刚在一项包括婴儿型眼球震颤患者在内的双盲随机对照研究中被发现是有效的[44]。加巴喷丁（达到

2 400mg)和美金刚(达到 40mg)在使用中应该缓慢增加剂量。虽然这些药物对 IIN 有效,但尚不清楚患者对哪种药物反应最好。目前正在进行更大规模的药物试验。

其他治疗

据报道,肉毒素可减轻婴儿型眼球震颤[45]。然而,肉毒素由于需要反复注射故可诱发斜视和上睑下垂。其他方法,如听觉反馈,已被证明对婴儿型眼球震颤是无效的。

致谢

感谢 Rebecca McLean 帮助准备本章中的录像和图片。同时感谢 Geoffrey Woodruff 在阅读初稿时给予的认真的和批判性的反馈。最后,还要感谢 Ulverscroft 基金会的支持。

(张晶议 译 王乐今 校)

参考文献

1. Sarvananthan N, Surendran M, Roberts EO, et al. The prevalence of nystagmus: the Leicestershire nystagmus survey. Invest Ophthalmol Vis Sci 2009; 50: 5201–6.
2. Gottlob I, Proudlock FA. Aetiology of infantile nystagmus. Curr Opin Neurol 2014; 27: 83–91.
3. Thurtell MJ, Leigh RJ. Nystagmus and saccadic intrusions. Handb Clin Neurol 2011; 102: 333–78.
4. Lee H, Purohit R, Sheth V, et al. Retinal development in infants and young children with achromatopsia. Ophthalmology 2015.
5. Mohammad S, Gottlob I, Kumar A, et al. The functional significance of foveal abnormalities in albinism measured using spectral-domain optical coherence tomography. Ophthalmology 2011.
6. Thomas MG, Crosier M, Lindsay S, et al. Abnormal retinal development associated with FRMD7 mutations. Hum Mol Genet 2014; 23: 4086–93.
7. Thomas MG, Kumar A, Kohl S, et al. High-resolution in vivo imaging in achromatopsia. Ophthalmology 2011; 118: 882–7.
8. Thomas MG, Kumar A, Mohammad S, et al. Structural grading of foveal hypoplasia using spectral-domain optical coherence tomography a predictor of visual acuity? Ophthalmology 2011; 118: 1653–60.
9. Thomas S, Thomas MG, Andrews C, et al. Autosomal-dominant nystagmus, foveal hypoplasia and presenile cataract associated with a novel PAX6 mutation. Eur J Hum Genet 2014; 22: 344–9.
10. Pilling RF, Thompson JR, Gottlob I. Social and visual function in nystagmus. Br J Ophthalmol 2005; 89: 1278–81.
11. Casteels I, Harris CM, Shawkat F, Taylor D. Nystagmus in infancy. Br J Ophthalmol 1992; 76: 434–7.
12. Kumar A, Gottlob I, McLean RJ, et al. Clinical and oculomotor characteristics of albinism compared to FRMD7 associated infantile nystagmus. Invest Ophthalmol Vis Sci 2011; 52: 2306–13.
13. Thomas S, Proudlock FA, Sarvananthan N, et al. Phenotypical characteristics of idiopathic infantile nystagmus with and without mutations in FRMD7. Brain 2008; 131(Pt 5): 1259–67.
14. Tarpey P, Thomas S, Sarvananthan N, et al. Mutations in FRMD7, a newly identified member of the FERM family, cause X-linked idiopathic congenital nystagmus. Nat Genet 2006; 38: 1242–4.
15. Thomas MG, Thomas S, Kumar A, et al. FRMD7-Related Infantile Nystagmus. In: Pagon RA, Bird TD, Dolan CR, K. S, editors. GeneReviews. Feb 12, 2009 ed. Seattle: University of Washington, 2009.
16. Gronskov K, Ek J, Brondum-Nielsen K. Oculocutaneous albinism. Orphanet J Rare Dis 2007; 2: 43.
17. Lewis RA. Ocular Albinism, X-Linked. In: Pagon RA, Bird TD, Dolan CR, K. S, editors. GeneReviews. Mar 12, 2004 ed. Seattle: University of Washington, 2004.
18. Kohl S, Jagle H, Sharpe LT, Wissinger B. Achromatopsia. In: Pagon RA, Bird TD, Dolan CR, K. S, editors. GeneReviews. 17 Feb, 2004 ed. Seattle: University of Washington, 2004.
19. Boycott KM, Bech-Hansen NT, Sauve Y, MacDonald IM. X-Linked congenital stationary night blindness. In: GeneReviews. Jan 16, 2008 ed. Seattle: University of Washington, 1993.
20. Hingorani M, Williamson KA, Moore AT, van Heyningen V. Detailed ophthalmologic evaluation of 43 individuals with PAX6 mutations. Invest Ophthalmol Vis Sci 2009; 50: 2581–90.
21. Reinecke RD, Guo S, Goldstein HP. Waveform evolution in infantile nystagmus: an electro-oculo-graphic study of 35 cases. Binocular Vision 1988; 3: 191–202.
22. Cham KM, Anderson AJ, Abel LA. Factors influencing the experience of oscillopsia in infantile nystagmus syndrome. Invest Ophthalmol Vis Sci 2008; 49: 3424–31.
23. Weiss AH, Kelly JP. Acuity development in infantile nystagmus. Invest Ophthalmol Vis Sci 2007; 48: 4093–9.
24. Thomas MG, McLean RJ, Kohl S, et al. Early signs of longitudinal progressive cone photoreceptor degeneration in achromatopsia. Brit J Ophthalmol 2012; 96: 1232–6.
25. Lee H, Sheth V, Bibi M, et al. Potential of handheld optical coherence tomography to determine cause of infantile nystagmus in children by using foveal morphology. Ophthalmology 2013; 120: 2714–24.
26. Betts-Henderson J, Bartesaghi S, Crosier M, et al. The nystagmus-associated FRMD7 gene regulates neuronal outgrowth and development. Hum Mol Genet 2011; 19: 342–51.
27. Thomas MG, Crosier M, Lindsay S, et al. The clinical and molecular genetic features of idiopathic infantile periodic alternating nystagmus. Brain 2011; 134(Pt 3): 892–902.
28. Andersen MK, Christoffersen NL, Sander B, et al. Oligocone trichromacy: clinical and molecular genetic investigations. Invest Ophthalmol Vis Sci 2010; 51: 89–95.
29. Gottlob I, Reinecke RD. Eye and head movements in patients with achromatopsia. Graefes Arch Clin Exp Ophthalmol 1994; 232: 392–401.
30. Leigh RJ, Zee DS. The Neurology of Eye Movements. 4th ed. Oxford: Oxford University Press, 2006.
31. Gottlob I, Zubcov AA, Wizov SS, Reinecke RD. Head nodding is compensatory in spasmus nutans. Ophthalmology 1992; 99: 1024–31.
32. Wizov SS, Reinecke RD, Bocarnea M, Gottlob I. A comparative demographic and socioeconomic study of spasmus nutans and infantile nystagmus. Am J Ophthalmol 2002; 133: 256–62.
33. Arnoldi KA, Tychsen L. Prevalence of intracranial lesions in children initially diagnosed with disconjugate nystagmus (spasmus nutans). J Pediatr Ophthalmol Strabismus 1995; 32: 296–301.
34. Gottlob I, Wizov SS, Reinecke RD. Quantitative eye and head movement recordings of retinal disease mimicking spasmus nutans. Am J Ophthalmol 1995; 119: 374–6.
35. Hertle RW. Examination and refractive management of patients with nystagmus. Surv Ophthalmol 2000; 45: 215–22.
36. Jayaramachandran P, Proudlock FA, Odedra N, et al. A randomized controlled trial comparing soft contact lens and rigid gas-permeable lens wearing in infantile nystagmus. Ophthalmology 2014; 121: 1827–36.
37. de Decker W. Kestenbaum transposition in nystagmus therapy. Transposition in horizontal and torsional plane. Bull Soc Belge Ophtalmol 1987; 221-222: 107–20.
38. Graf M, Droutsas K, Kaufmann H. Surgery for nystagmus related head turn: Kestenbaum procedure and artificial divergence. Graefes Arch Clin Exp Ophthalmol 2001; 239: 334–41.
39. Lorenz B, Brodsky MC, editors. Pediatric Ophthalmology, Neuro-Ophthalmology, Genetics: Strabismus – New Concepts in Pathophysiology, Diagnosis, and Treatment. Berlin. London: Springer, 2010.
40. Zubcov AA, Reinecke RD, Gottlob I, et al. Treatment of manifest latent nystagmus. Am J Ophthalmol 1990; 110: 160–7.
41. Hertle RW, Dell'Osso LF, FitzGibbon EJ, et al. Horizontal rectus tenotomy in patients with congenital nystagmus: results in 10 adults. Ophthalmology 2003; 110: 2097–105.
42. McLean RJ, Gottlob I. The pharmacological treatment of nystagmus: a review. Expert Opin Pharmacother 2009; 10: 1805–16.
43. Solomon D, Shepard N, Mishra A. Congenital periodic alternating nystagmus: response to baclofen. Ann N Y Acad Sci 2002; 956: 611–15.
44. McLean R, Proudlock F, Thomas S, et al. Congenital nystagmus: randomized, controlled, double-masked trial of memantine/gabapentin. Ann Neurol 2007; 61: 130–8.
45. Carruthers J. The treatment of congenital nystagmus with Botox. J Pediatr Ophthalmol Strabismus 1995; 32: 306–8.

第 90 章

核上性眼球运动障碍及后天性神经性眼球震颤

Richard W Hertle, Nancy N Hanna

章节目录

引言

婴幼儿的眼球运动异常可以是先天性的或者获得性的，与早期视觉发育不良有关，或伴有潜在的神经或神经肌肉疾病、眼眶疾病。判断儿童出现异常眼球运动是否为先天性的，需要通过病史、临床检查、神经影像学检查、实验室检查以及视觉电生理学检查等进一步分析。分析眼球运动可以对眼球运动障碍进行分类，判断是否存在潜在的眼部或神经系统疾病。

解剖及生理

参见表 90.1。

神经积分器

神经积分器是工程学术语，用于描述小脑（绒球及副绒球）、舌下前置核（prepositus hypoglossus）及前庭内侧核（medial vestibular nucleus, MVN）[1]的细胞组所执行的眼球运动“功能”。所有的眼球共轭运动都需要神经积分器。为了使眼睛以恒定的速度移动或保持在偏心的注视位置，两个神经信号必须克服眼睛回到其“静止”位置的弹性趋势。这些信号包括所需的速度分量（相位分量）和用来抵消弹性恢复力的紧张性分量。变化的紧张性成分可由前运动神经信号精确产生，该信号在数学上计算速度信号的“积分”，因此称为“神经积分器”。神经积分器的作用发生在抑制性爆发神经元（inhibitory burst neurons, IBN）被抑制和兴奋性爆发神经元（excitatory burst neurons, EBN）快速发射之后，用于产生眼球跳动和维持偏心注视位置，产生一个强烈的相位信号，通过相应的脑神经传递给相应的共轭眼外肌。该“爆发”信号也被传送到神经积分器，它对该爆发信号进行“积分”（计算放电尖峰的数量）并产生一个适当的神经信号（再次通过颅神经传送）以使眼睛稳定在新的位置（强直放电）。

神经积分器并不完美，“紧张性”信号会随着时间慢慢衰减或“泄漏”。这种衰减通常在光照条件下是看不到的，因为视觉反馈通过使用平滑追踪（smooth pursuit, SP）/固视系统来保持双眼稳定[2]。出生时神经积分器没有发育完全，出生一个月后功能趋于完善[3]。

扫视系统

扫视是一种快速的眼球运动，可以是有意识的（自主扫视）、反射性的，或者作为眼球震颤快相的一部分，用于有目的地将黄斑转向特定的注视目标。自主扫视可以由预测性指令产生（如向右看），或者由记忆引导和反向扫视产生。非自主扫视包括眼球震颤的快相、自发扫视和反射性扫视。扫视通路穿过内囊前肢，然后穿过间脑。之后分为背侧通路和腹侧通路。背侧通路指向上丘，腹侧通路（包含了水平和垂直的运动通路）指向脑桥和中脑。上丘是

表 90.1 眼球运动类型

眼球运动类型	功能	刺激	临床试验
前庭	在头位旋转时保持稳定注视	头部旋转	移动头位时注视目标；热力学
扫视	对偏心刺激的快速重新注视	偏心视网膜图像	两目标之间的自主运动；OKN 或前庭性眼球震颤的快相
平滑追踪	将移动目标固定于黄斑中心凹	视网膜像滑移	自主追踪移动目标；OKN 的慢相
辐辏运动	非共轭；维持双眼视功能的缓慢运动	双鼻侧或双颞侧差异；视网膜的模糊运动	融合幅度；辐辏近点

OKN：视动性眼球震颤。

其中一部分投射的重要通路[4]。在脑干中，内侧纵束的嘴状间质核（rostral interstitial nucleus of the medial longitudinal fasciculus，riMLF）和脑桥旁正中网状结构（pontine paramedian reticular formation，PPRF）的头端间质核在眼球运动之前通过产生“神经脉冲”，向Ⅲ、Ⅳ、Ⅵ脑神经提供扫视速度指令。水平扫视是由脑桥旁网状结构中的兴奋性突发神经元（位于脑桥 MLF 的腹侧和外侧）和头侧延髓背侧副巨细胞核的 IBN 和展神经核的尾侧产生的（图 90.1）。扫视的垂直及扭转成分是由位于中脑 riMLF 里的 EBN 和 IBN 产生的（图 90.2）[4]。

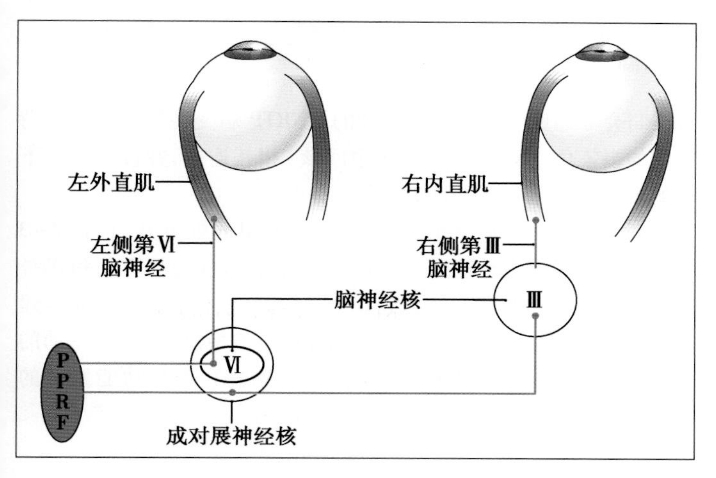

图 90.1 协调水平扫视的脑干通路示意图。在接受同侧皮质中心和网状结构上丘的输入后，脑桥旁中心网状结构（PPRF）刺激展神经核的两组神经元：（1）发送轴突支配同侧外直肌的神经元；（2）轴突连接内侧纵束（MLF）并随后刺激对侧第Ⅲ脑神经内侧直肌副核的神经元。Ⅲ：第Ⅲ脑神经核团；Ⅵ：第Ⅵ脑神经核团

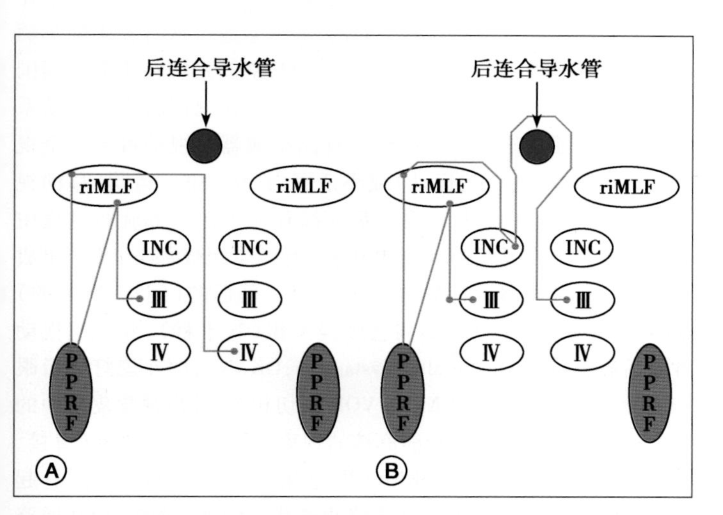

图 90.2 协调向下和向上扫视的脑干神经通路图。Ⓐ向下扫视；Ⓑ向上扫视。Ⓐ脑桥旁正中网状结构（PPRF）激活内侧纵束（riMLF）的嘴状间质核内的神经元，这些神经元发出的神经纤维从尾部到达第Ⅲ脑神经同侧的下直肌亚核和对侧上斜肌核的突触上，对侧 PPRF 纤维同时携带相应的信号，图中没有显示；ⒷPPRF 激活了 riMLF 中的神经元，这些神经元将纤维通过后连合传递到对侧第Ⅲ脑神经的上直肌亚核，并将纤维传递到同侧第Ⅲ脑神经的下斜肌亚核。对侧 PPRF 纤维同时携带相应的信号，图中没有显示。Ⅲ：第Ⅲ脑神经核；Ⅳ：第Ⅳ脑神经核；INC：Cajal 间质核；PPRF：脑桥旁正中网状结构

进行扫视之后，“神经支配步骤”产生。在此过程中，对眼部运动神经元进行较高水平的张力神经支配，以抵抗眼眶弹性力，使眼球保持在新的位置，恢复到解剖学上的“中间”位置。对于水平扫视，神经支配的步骤来自神经积分器（neural integrator，NI），最重要的是来自前置核-MVN 复合体。通过中脑 Cajal 间质核提供的神经支配，眼睛在垂直和旋转扫视结束时能够保持稳定[4,5]。其他爆发神经元称为长导爆发神经元（long-lead burst neurons，LLBN），在扫视之前 40ms 放电，而兴奋性暴发性神经元（excitatory burst neurons，EBN）在扫视之前 12ms 放电。一部分 LLBN 位于中脑，接受上丘的投射，并投射到脑桥 EBN、抑制性爆发神经元（IBN）和 OPN。其他的 LLBN 位于网状被盖脑桥核（NRTP），主要投射到小脑，也投射到脑桥旁正中网状结构（PPRF）。接收来自上丘传入信号的 LLBN 可能在将空间编码转换为时间编码方面发挥关键作用，而其他 LLBN 可能会同步扫视的开始和结束[4,5]。

大约 1 岁时，眼球神经系统才发育完全。婴儿通过多次的缩量扫视注视目标[6]。若头部保持不动，则扫视缩量在临床上可见于 3 个月以下的婴儿。在出生后的前 7 个月，有一个逐渐向“正常化”转变的过程[7]。健康的成年人和 1 岁以上的儿童，扫视先是近距离的，达到目标范围的 90%～100%，接下来是二级扫视——正常辨距。在视动性眼球震颤（optokinetic nystagmus，OKN）和垂直性眼球震颤中，儿童的快相发生率低于成人。

平滑追踪系统

平滑追视（smooth pursuit，SP）的作用是保持对运动目标的注视，同时需要眼球和头部的运动。这需要预先克服视觉运动系统的时间延迟和抑制前庭-眼球反射（vestibulo-ocular reflex，VOR）的能力[8]。当头部运动时，VOR 会反射性地让眼睛向相反方向做等量的运动。VOR 抑制很重要。SP 和 VOR 抑制同样都是眼球的运动功能。额叶和纹外视皮质将有关目标及眼球运动的信息传递至脑桥背外侧核，由此处通过副绒球、绒球小叶、背侧蚓部，然后通过前庭和小脑顶核到达眼球运动神经核第Ⅲ、Ⅳ和Ⅵ对脑神经。视皮质和小脑的单侧病变会影响同侧 SP。在临床上脑干病变的损伤定位并不明确[1]。

SP 运动在出生后一周就会出现，但在婴儿中并不成熟。水平凝视的发育可能早于垂直凝视[9]。SP 随年龄逐渐发育，在 5 个月时水平凝视已经比较灵活了。目前尚不清楚平滑追踪系统在何时发展为成年人水平。但应该不会早于生后 6 个月，不会晚于青春期晚期[10]。

前庭——眼反射系统

当我们头位移动时，前庭结构驱动反射性眼球运动，以保持图像在视网膜上的稳定。眼睛朝着与头部相反方向移动，因此它们在空间中处于一个稳定的位置。前庭神经节、前庭核和眼球运动核是三个主要的神经元，是相互连接的。神经元的直接通路包括兴奋性通路和抑制性通路。每个半规管都会影响一对眼外肌，使眼睛在该管所在的平面移动（表 90.2）。前庭神经核的解剖学特征已经明确[11]，它们接收 14 000～18 000 条前庭神经轴突的投射[11]。

有 4 个主要的前庭神经核和副核，包括间质核（其细胞分布于进入脑干的前庭神经根）和小脑上脚附近的 y 组。MVN 体积最大，是最长的前庭核。前庭外侧核（lateral vestibular nucleus，LVN）

表 90.2 刺激单个半规管的效果

管	头部运动	眼球运动		协同		拮抗	
		右眼注视	左眼注视	右眼	左眼	右眼	左眼
右后	右上	左旋	下转	上斜肌	下直肌	下斜肌	上直肌
右前	右下	上转	左旋	上直肌	下斜肌	下直肌	上斜肌
右侧	右	左	左	内直肌	外直肌	外直肌	内直肌
左后	左上	下转	右旋	下直肌	上斜肌	上直肌	下斜肌
左前	左下	左旋	上	下斜肌	上直肌	上斜肌	下直肌
左侧	左	右	右	外直肌	内直肌	内直肌	外直肌

数据来自 Leigh RJ, Zee DS. The Neurology of Eye Movements, 4th ed. New York, NY: Oxford University Press, 2006。

也向脊髓投射,大部分通过同侧前庭脊髓外侧束,小部分通过对侧前庭脊髓内侧束。前庭背核(dorsal vestibular nucleus, DVN)的最前段,也投射到眼球运动神经核。

初级前庭传入纤维在 LVN 水平进入髓质,分为上下支。下支终止于 MVN 和 DVN,上支终止于前庭上核(superior vestibular nucleus, SVN),最终到达小脑,主要是小脑前蚓部和小结以及悬雍垂。所有的半规管和耳石投射向腹内侧 LVN、内侧 MVN 和背内侧的 DVN。所有的半规管也都汇聚在腹内侧 SVN 的一小块上。椭圆囊状传入纤维投射到 MVN 头部,囊性传入纤维投射到 y 组。对于水平和垂直的 VOR,多数前庭核神经元接收初级前庭传入信号、眼位以及不同数量的 SP 和扫视信号。前庭核神经元不仅投射到运动神经元,还向舌下前置核、Roller 神经元以及旁正中束的细胞群发送投射。

在对婴儿进行 VOR 测试时,发现略增高的 VOR(在学龄前逐渐降低)和较短的 VOR 时间并不罕见[12]。在早产儿和某些健康足月儿中,旋转会引起补偿性偏差或"闭锁"。当进行摇娃娃头实验或 Barany 椅子旋转实验时,眼球的转向与旋转方向相反。当婴儿的头以手臂的长度旋转时,眼球同向旋转。一个"矫正性"的快相会在矫正胎龄 45 周时出现[6]。视力发育迟缓的患儿则延迟出现。当儿童停止旋转时,还会存在几次眼球震颤。如果存在的眼球震颤过多,则应怀疑是严重的视觉缺陷还是 SP 通路异常[13]。该测试可能受到行为状态和觉醒的影响。

辐辏系统

辐辏是使眼球向相对的方向运动,这样目标物像将会落在视网膜对应点上。换句话说,它可以通过改变两个视轴之间的角度,以达到近距离(集合)、远距离(发散)和旋转(环形辐辏),来获得双眼视觉。有三种主要刺激可以诱发辐辏反应:①视网膜不等像产生融像性集合;②模糊的视网膜像产生调节性辐辏;③同时引起不等像又引起调节性辐辏的运动。辐辏运动的神经基质位于中脑网状结构,动眼神经后外侧。此处的神经元控制辐辏的角度(辐辏紧张细胞)和速度(辐辏猝发细胞),以及角度和速度(辐辏紧张-猝发细胞)。虽然这其中的大部分细胞与调节有关,但其中一些仍主要与辐辏有关[2,14]。像旋转运动一样,辐辏速度与位置的整合很重要,而 NRTP 在这种整合中起到很重要的作用。NRTP 中介导近反应与介导远反应的细胞是分开的。NRTP 病变将导致无法保持稳定的辐辏角。NRTP 与小脑(中间核)相互连接,并接收来自下行的皮质和皮质下结构的投射[2,14]。

新生儿尤其是早产儿,常常表现为双眼向外分开,直到 2~3 个月才会出现大主动性融合。3~6 月龄时,75%的早产儿和 97%的足月婴儿没有差别[9]。直到 6 个月大时,融合都没有被完全建立起来。调节驱动的辐辏在 2 个月时可以被检测,不等像驱动的辐辏在 4 个月时可以被检测,这正是立体视和融合功能发育的时候。

视动系统

视动系统负责控制在较大的范围中的眼球的缓慢追物的共轭运动。视动性眼球震颤(optokinetic nystagmus, OKN)是一种反射共轭生理性眼球震颤,其慢相为不自主的眼跟随运动与注视侧一致(optokinesis),快相为纠正性运动使眼注视他物。OKN 是在头部和眼睛运动过程中自然引起的,或者是通过从行驶中的车辆的窗户向外看而引起。与前庭系统一起,视动系统在头部或周围世界或两者同时运动时将图像稳定地保持在视网膜上。视动系统的神经基质位于视束神经核及视路附属器。视动可通过全视野(头部或眼球的自然运动)或小范围内(中央凹)运动(移动视动鼓或条带)引发。SP 和视动系统都有助于在头部旋转过程中物象的稳定。在灵长类动物中,OKN 有两个组成部分,每个组成部分都具有独立但平行的神经通路[11]。延迟的(间接、缓慢的)OKN(delayed OKN, OKNd)将会缓慢累积(数十秒),并引起视动性眼后震颤(optokinetic after-nystagmus, OKAN),即在熄灯之后眼球震颤才逐渐减弱。OKNd 与 VOR 密切相关,并由视觉皮质中的视觉运动信号通过前庭和前庭核的视束核驱动[15]。早期(直接、快速)OKN(early OKN, OKNe)快速累积(小于 1s)不会引起 OKAN,其在黑暗条件下会迅速终止产生。OKNe 通路与 SP 通路相似,后者由脑桥小脑通路介导,尽管前顶盖可能参与 OKNe/SP 的自适应控制,但它是否在 OKNe/SP 中有直接作用并不清楚[15]。

最后,小脑在眼球运动中起重要作用。包括脑前核、前庭内侧 MVN 等在内的几个脑干结构一起,小脑通过数学积分将速度信号转换为眼球共轭运动的位置信号。图 90.3 显示了负责"局部化"获得性眼球震颤的大脑解剖结构。

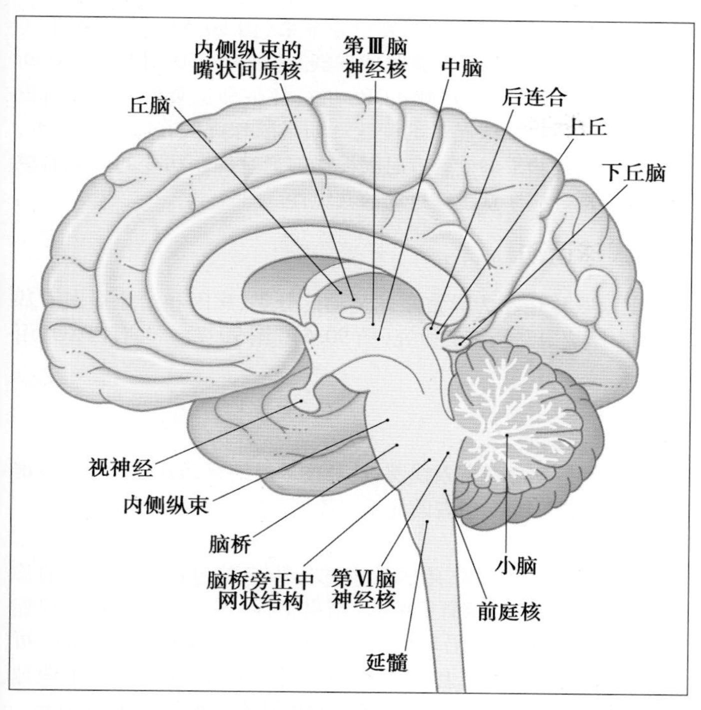

图 90.3　人脑的中线矢状切面。显示了负责“定位”获得性眼球震颤的大脑解剖区域

临床评估

患者的常规检查

核上眼球运动障碍和眼球震颤的检查旨在识别相关的眼科和神经系统特征，可以通过病史、辅助检查或神经影像学检查来发现病因。

常规检查

病史和体格检查可以确定眼震是先天性的还是获得性的。应询问是否有眼病的家族史及妊娠、分娩以和生长发育的情况。先天性眼球震颤通常是良性的，而获得性眼球震颤需要做进一步检查。焦虑的心理会加重眼球震颤，因此在与孩子或父母交谈时，应在舒适、没有压力的环境中观察眼球运动。通常可以在与孩子玩耍时确定眼球震颤的特征。当孩子看远处或附近物体时，应注意头部转动或倾斜。眼底检查是很必要的评估手段（图 90.4 和图 90.5）。

视力检查

视力检查的主观准确性取决于患者的年龄及其意识的状况。首先要检查双眼视力。应允许患者选择任意头位（AHP）进行检查。当眼球震颤患者伴有头部姿势异常时，应观察 5~7min 以确认头位的方向。17%的婴儿型眼球震颤和某些获得性眼球震颤的患者，其快相的方向具有周期性，所以头位也因此改变。

双眼视力是人的视力，单眼视力是眼的视力。眼球震颤患者的双眼与单眼视力有可能差别很大。对于不能够表达的儿童和某些成人，可以使用其他的检查手段帮助我们评估视力。包括注视行为、底向下 10^{Δ} 棱镜片、Teller 卡以及单个匹配的、环绕的、HOTV 视标或 Lea 符号。双眼视功能的结果，决定了是否能够通过屈光治疗刺激产生辐辏和融合，因此很重要。如：Worth 四点灯检查、近立体视检查。

屈光

对于较大的儿童，主观屈光检查是所有屈光治疗的基础。所

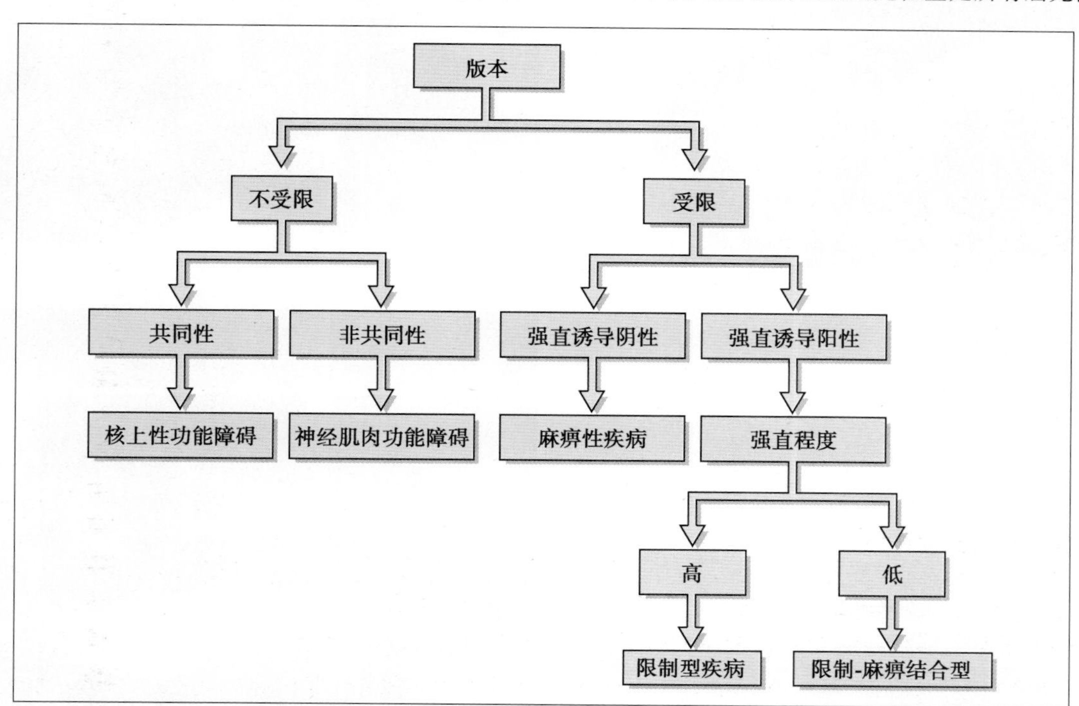

图 90.4　眼球运动范围的临床评估。版本和覆盖测试测量值使检查者判定眼球的运动是正常的（无受限）还是受限的。强直诱导实验用于将受限（对眼球运动有拮抗）与麻痹（对眼球运动无拮抗）区分开

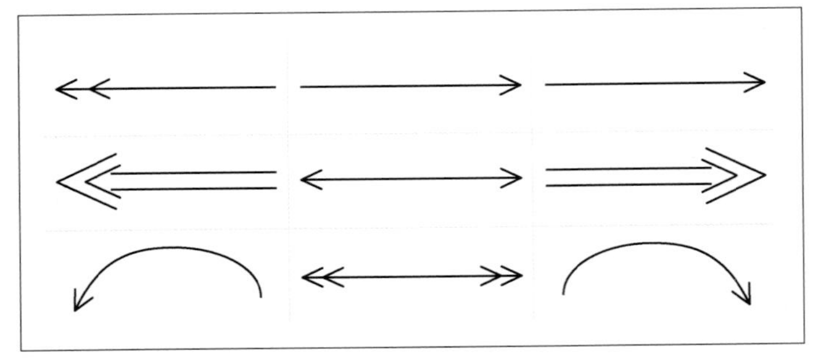

图 90.5　眼球在九个诊断眼位的示意图。单箭头代表在一个方向上的急动快相，双箭头代表一个眼球震颤摆动，并随着箭头的增多频率增加。其他线条表示眼球震颤幅度增加。曲线表示扭转性眼球震颤

有验光师都会形成自己的习惯，以帮助他们进行快速准确的验光。为避免眼球颤动带来的干扰，为无 AHP 的患者在综合验光仪上进行远距离检影，为有明显 AHP 的患者进行戴镜检影。下一步是进行双眼屈光检查。这是最重要的步骤，因为某些患者在单眼注视时眼球震颤有明显变化。最好是将对侧眼进行雾视，使其视力下降 1~3 行。

对于婴幼儿，客观验光很重要。睫状肌麻痹验光的数据为治疗提供重要参考。对于那些在睫状肌麻痹下屈光度数发生改变的患者，应同时记录主观和客观屈光度数，以决定配镜处方。

眼球运动评估

眼球震颤的临床评估包括快相的方位、运动强度、共轭性、凝视效果、集合效果和单眼覆盖效果。眼震在各个方向上的振幅、频率和方向都可以用简单的图表记录下来（图 90.5）。临床医生还可以在移动患者头部时观察眼球震颤。临床上可以对相关的运动系统（如斜视、追踪、扫视和 VOR）进行评估和记录。应注意当集合或单眼注视时眼球震颤的变化。如果眼球震颤在闭眼时加重，应怀疑前庭或脑干病变。有时固视能够通过抑制病变的区域而减轻眼球震颤。应注意眼球运动的共轭性。

记录眼球运动

记录眼球运动为异常眼球运动的分类、病因和治疗提供了基础，从而影响眼动系统的研究（图 90.6 和图 90.7）。共有四种常用方法：

- 眼动电图；
- 红外光反射眼动图；
- 巩膜接触镜/磁性搜索线圈：这种技术最敏感，创伤最小，但很难在 6 个月至 10 岁左右的儿童中使用（图 90.6 和图 90.7）；
- 视频眼动图。

眼动记录技术在临床医学中的实际应用包括眼动障碍的诊断/鉴别以及作为临床研究中的“结果指标”[16,17]。眼动记录仪能够在连续的时间段内眼球运动的数据。位置和速度轨迹清晰可见，向上表示向右或向上的眼球运动，向下表示向左或向下的眼球运动。眼动记录后观察到的眼球震颤的基本类型如图 90.8 所示。

具体的系统评估

神经积分器

临床上检测神经积分器，应观察第一眼位注视、偏心注视、扫

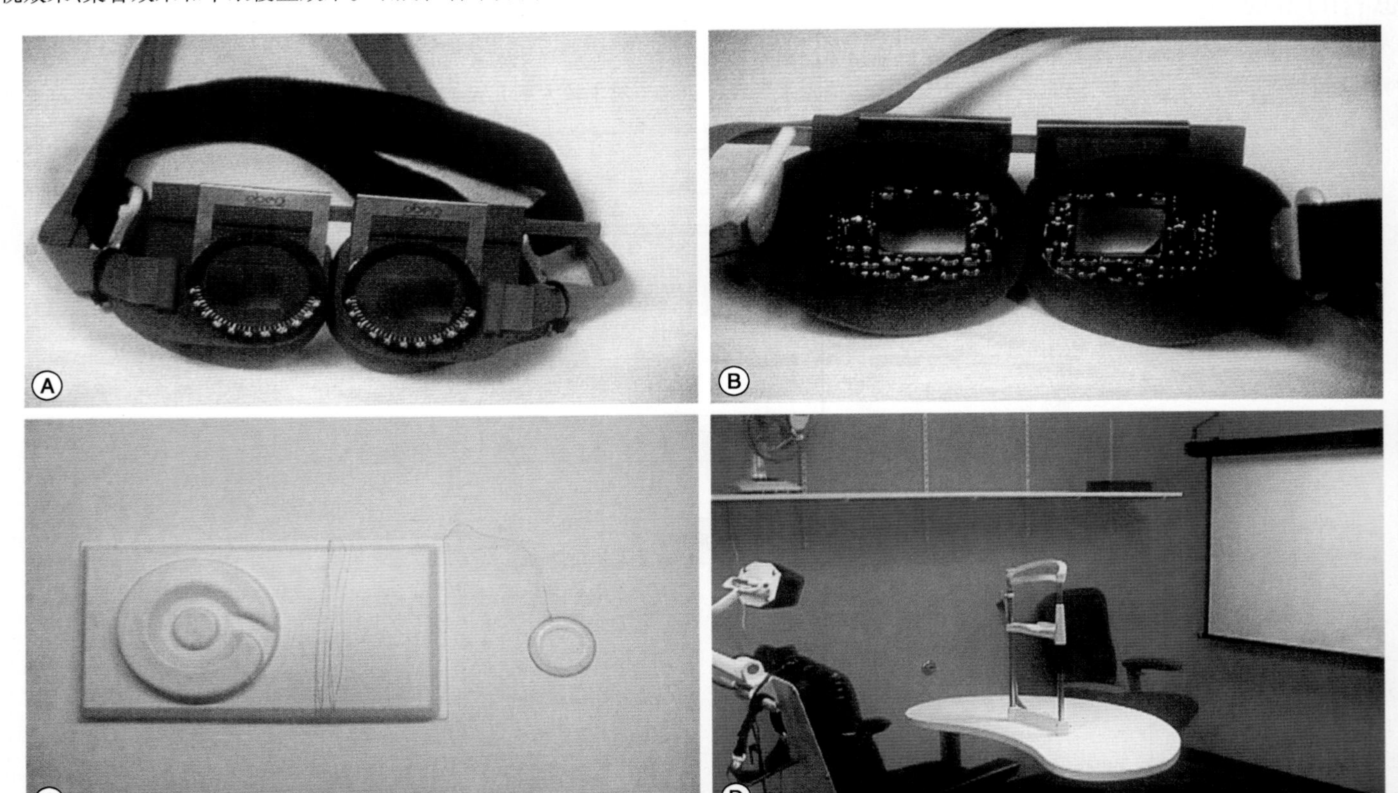

图 90.6　眼动记录设备。Ⓐ眼动实验室显示红外反射镜前；Ⓑ眼动实验室显示红外反射镜后；Ⓒ硅胶角膜接触镜；Ⓓ灵活的检查椅、下巴托和刺激屏幕

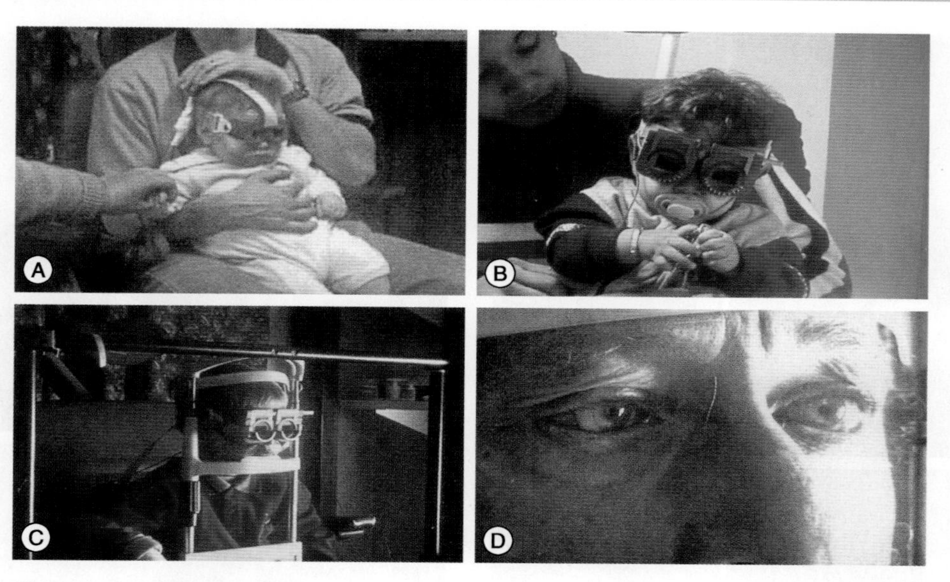

图 90.7　眼动记录技术。Ⓐ对婴儿进行红外反射；Ⓑ对学步儿童进行红外反射；Ⓒ对幼儿进行红外反射；Ⓓ对成年人进行巩膜搜索线圈记录

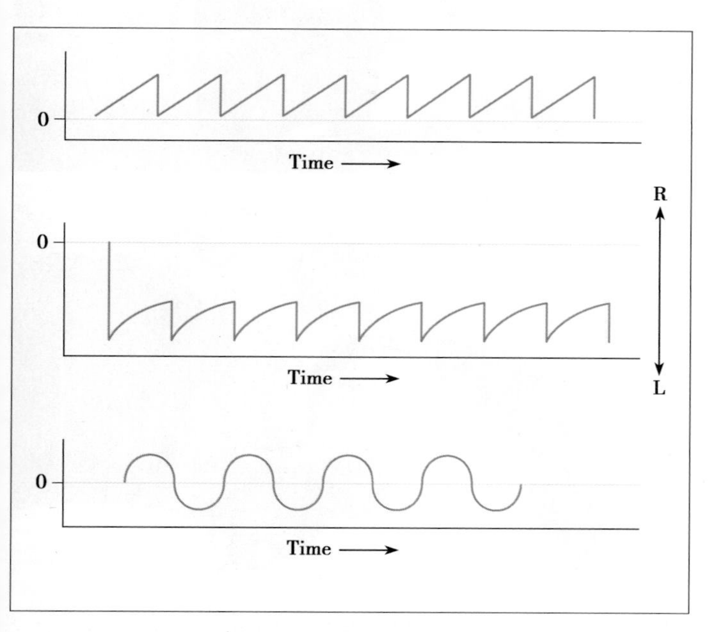

图 90.8　眼球颤动。图像代表眼球震颤波形的主要类型。在每个跟踪中描绘了连续的时间段。眼球向右运动显示为曲线上升，眼球向左运动显示为曲线下降。最上方轨迹显示左眼单纯的痉挛性眼球震颤原在位向左注视时线性的慢相。中间轨迹显示出左眼痉挛性眼球震颤向左凝视时速度降低的慢相。最下方轨迹显示单纯摆动性眼球震颤干扰了原在位的注视

视、追踪和 OKN，并检查反弹性眼球震颤和 VOR 消除。检查反弹性眼球震颤，先要求患者在第一眼位的状态下注视目标，然后重新注视另一个偏心目标 30s，然后回到第一眼位注视目标。患有反弹性眼球震颤的患者表现为短暂性眼球震颤，其慢相朝向先前的注视位置。评估儿童 VOR 的消除，最简单的方法是将手放在患儿的头顶，以控制头部和位于孩子视轴前方的固视目标。如果患儿无法消除 VOR，你将观察到眼球震颤，而不是像正常人一样的稳定注视。

注视诱发的眼球震颤是神经整合器功能较差的征兆，并且发生在试图保持偏心凝视的过程中。只要孩子试图观察周围的目标，眼球震颤向偏心位置的“跳动”就会持续。这与生理性的终末眼球震颤不同，在生理性眼球震颤中，在观察偏心放置的目标时，仅出现振幅逐渐减小的几次震颤。

扫视

当考虑扫视运动异常时，婴幼儿前庭性和 OKN 的快相可以很容易地评估。为了引出并观察前庭性眼球震颤，应与婴儿保持一臂距离，保持眼神交流，然后先朝一个方向旋转，再朝另一个方向旋转（图 90.9A、B）。引出 OKN 反射的常见方法包括：在婴儿前面给予重复的刺激（如条纹或 OKN 鼓），先向一个方向转动，再向另一个方向转动（图 90.9C）。此外，玩具或其他有趣的刺激物进入视野后，许多低龄患儿能够诱发出反射性扫视。命令年龄较大的孩子交替注视两个目标，以便密切观察扫视时开始的敏捷程度、速度和准确性（图 90.10）。但是，不要将声音引发的扫视与视力低下患儿的视觉引导性扫视相混淆。应确认患儿是有视力的。对于患有斜视的儿童，有必要检查单眼扫视。OKN 鼓/带或 VOR 响应也可用于评估扫视功能。使用垂直旋转的 OKN 鼓测试垂直扫视时，更容易观察到睫毛的垂直移动（图 90.9C）。

平滑追踪和前庭视觉反射系统

SP 的测试方法是使得患儿水平和垂直地跟随一个缓慢移动的、容易看到的目标（如一个色彩鲜艳的玩具或镜子）。起初，患儿的头部应该保持不动。如果患儿不合作或疑似存在癔症，将镜子在他/她的眼前慢慢旋转，或者可以使用 OKN 鼓或条带。在检查追视系统时，VOR 抑制是 SP 过程中重要的部分，每次都应进行评估。年龄大一些的患儿，可以通过让其将手指放在前面 6~8cm 的地方来检查 VOR 抑制。然后要求患儿顺着手指的方向转头，慢慢地将头从左侧旋转到右侧。VOR 反应被抑制，则不会观察到眼球相对于头部的运动。VOR 抑制失败则导致旋转方向的冲动性眼球

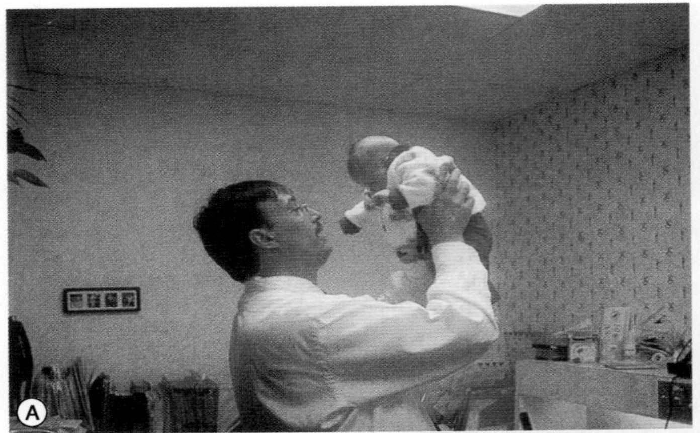
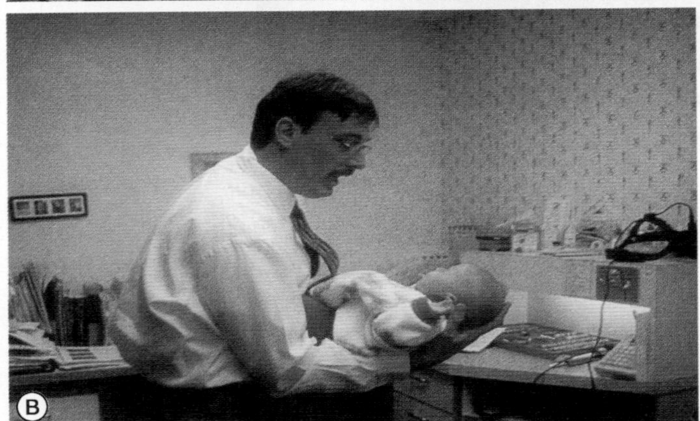
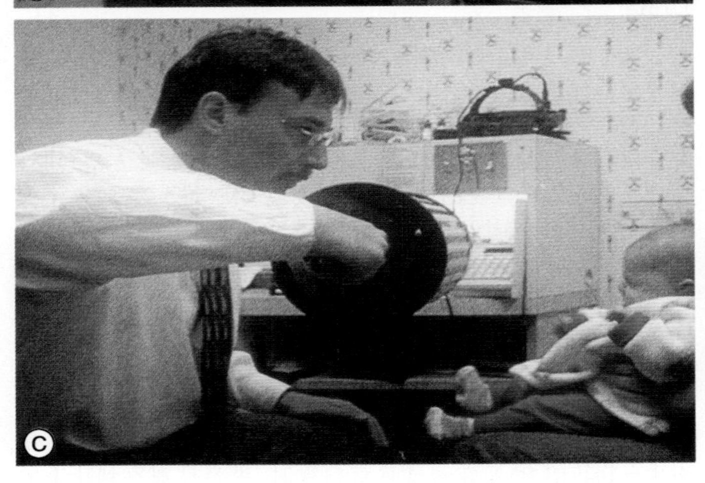

图 90.9 婴儿眼球运动的临床评估。将患儿放在检查者的手臂中旋转,以测试前庭眼、视动和扫视系统。Ⓐ在垂直方向旋转;Ⓑ在水平平面中旋转;Ⓒ视动鼓在垂直方向上靠近儿童旋转,以评估注视以及视动和扫视功能

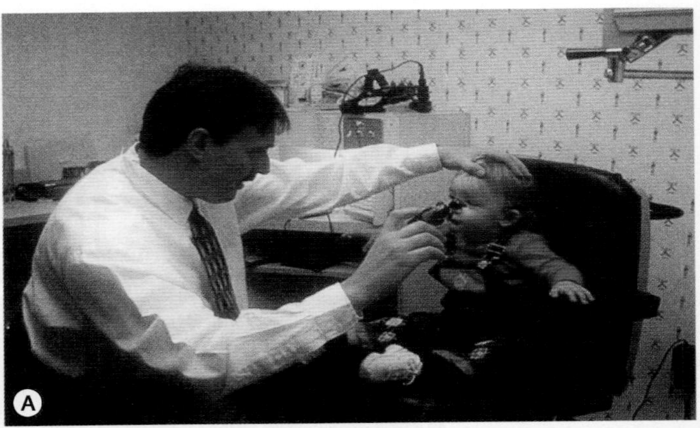
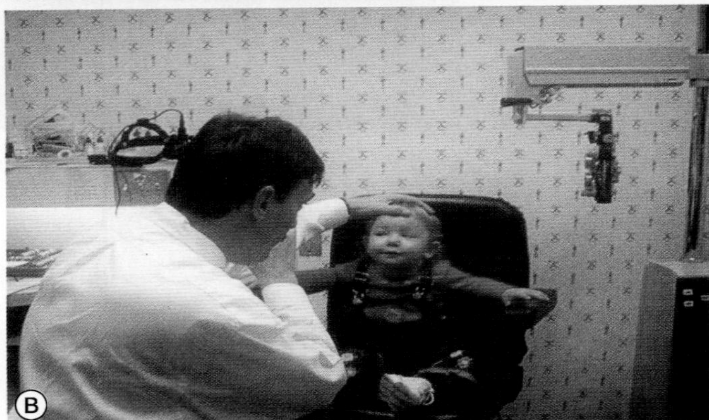
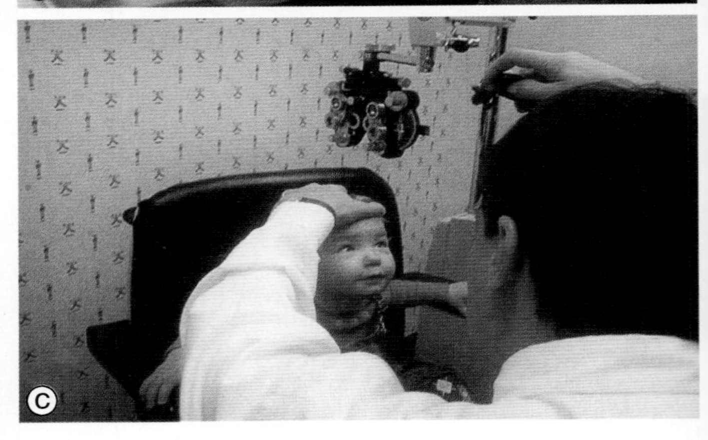

图 90.10 婴儿自主性扫视运动的临床评估。患儿坐位,头部保持固定。Ⓐ目标水平;Ⓑ目标垂直;Ⓒ目标被放置在周边视野中

震颤。在婴幼儿中,也可以测试 VOR 抑制,方法是将患儿抱在观察者的怀里,顺时针和逆时针方向旋转,并引诱患儿注视观察者的脸。

辐辏系统

可以通过遮盖/去遮盖、交替遮盖、棱镜片,以及调节近点和集合近点的测定等客观的方法来检查辐辏功能。通过测量立体视功能以主观性地测量辐辏功能。多数的检查都需要患儿具有一定的配合能力,而交替遮盖检查只需要患儿能够注视近处的目标就可以了。

视动系统

通过使用 OKN 鼓、OKN 条带或全视野 OKN 刺激,可以引导出 OKN 的慢相和快相(图 90.9C)。足月健康的新生儿在出生的第一天,双眼睁开即可观察到 OKN 反应[18]。在健康新生儿中,当刺激从颞向鼻方向移动时,可以获得单眼 OKN 反应,但不能从鼻向颞方向移动(生理/发育,单眼 OKN 的不对称性)。3 个月后,这种中等刺激速度下的单眼 OKN 不对称性下降,但在高速的刺激下则持续超过 6 个月时间。

核上性眼球运动障碍

神经积分器

神经积分器功能障碍

神经积分器功能障碍在临床上表现为凝视诱发的眼球震颤，通常与追视不良(凝视维持缺陷性眼球震颤、偏心凝视眼球震颤)以及反跳性眼球震颤有关。快相位方向远离中心位置(图 90.8)。神经系统症状和体征包括眩晕、恶心、头晕和视振荡。凝视诱发的眼球震颤是由眼球转向外侧向或垂直凝视引起的，并伴随经常性的试图偏心注视的症状(图 90.11)。眼球回到中心位置后，则出现短暂的眼球震颤。其快相位与之前偏心注视的方向相反(反跳性眼球震颤)。此临床表现与前庭眼反射异常抑制和注视追随不良的视动性眼球震颤也有关系，并提示可能患有小脑疾病[19,20](图 90.11)。

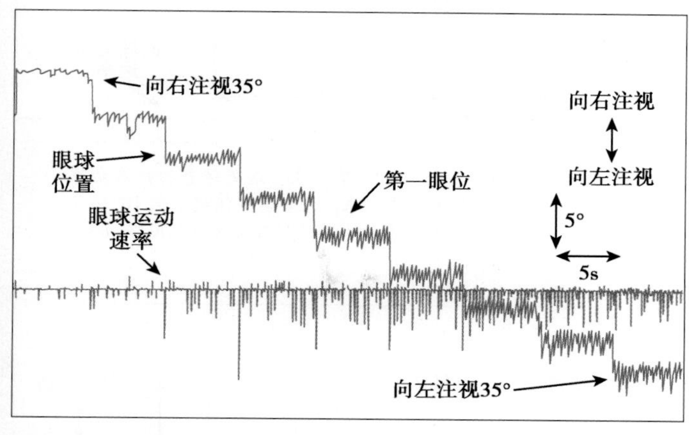

图 90.11　凝视诱发眼球震颤的眼动记录。这是患有左眼凝视性眼球震颤的患者右眼的 45s 典型眼球运动记录的位置和速度轨迹。右眼注视 35°时左眼眼球震颤的强度最小，慢相速度呈线性递减；而左眼注视增加时，左眼震颤强度增加，慢相速度呈线性递减。水平箭头指向 35°的右眼注视和第一眼位

大多数病理性眼球震颤会随着眼球向快相方向移动而增强(亚历山大定律)。有观点认为这是由于病理性前庭失衡导致神经积分器“泄漏”所引发的生理性反应[19,20]。

凝视维持缺陷性眼球震颤与抗惊厥药和镇静剂、小脑和脑干疾病以及某些药物中毒有着密切关系。大脑的磁共振成像(MRI)/计算机断层扫描(CT)可以反映潜在的疾病，眼动记录显示慢相阶段特征性的减速[19,20]。获得性眼球运动异常提示神经整合缺陷。无论是孤立存在还是合并其他神经系统缺陷，都提示该患者可能有严重的中枢神经系统(CNS)异常。脑干和小脑的结构异常[例如阿诺德-基亚里综合征(Arnold-Chiari malformation，小脑扁桃体下疝畸形)]以及代谢性、血管性和神经退行性疾病，也可导致神经积分器异常。

扫视障碍

扫视准确度

正常扫视和异常扫视通常有辨距困难(不准确的)的情况。扫视误差可能是注视追随辨距困难或冲动发放辨距困难的结果。在扫视辨距困难时，扫视遗失目标，中心凹对于精确的扫视是必需的(图 90.12)。如果扫视不及目标，则称为缩量扫视。如果它们超过目标，则称为超量扫视。在这两种情况下，都需要一个或多个辅助扫视来最终固定目标。缩量扫视常见于小脑疾病，包括常染色体显性遗传的 3 型脊髓小脑共济失调和眼动失用症。它比超量扫视更为常见。持续存在超过 7 个月的，低于 90%的明显缩量扫视提示患有神经系统疾病。缩量扫视可能继发于视觉放大率的改变。例如，无晶状体眼的患者配戴框架眼镜可能会导致暂时性的缩量扫视，直到其适应这种改变为止[21]。

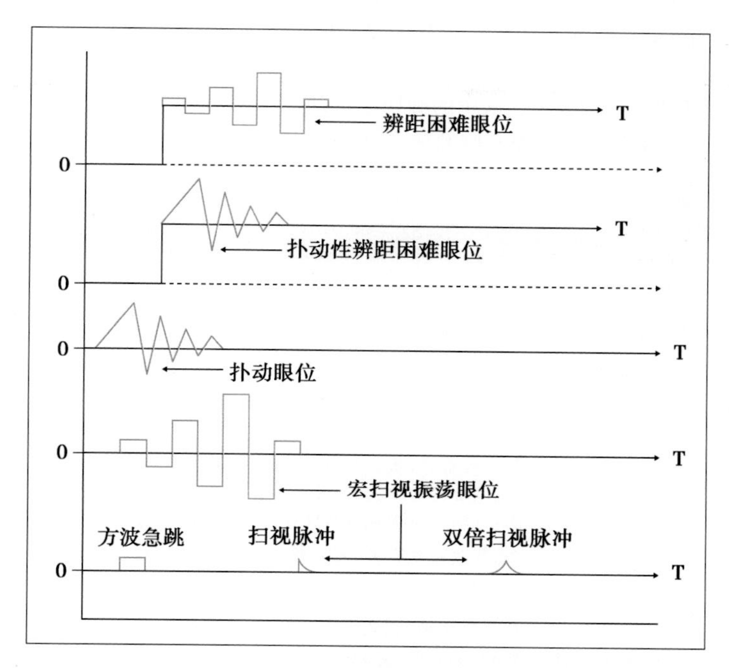

图 90.12　扫视性侵扰。此图展示了要扫视不稳定的类型及其眼动特征。每条曲线中都描绘了一个连续的时间段，右眼运动向上，左眼运动向下。0 表示第一眼位的位置；T 表示注视目标

超量扫视很少见，其呈现扑动样(不是眼扑动)。除向心扫视外，任何年龄的超量扫视都是异常的。并且超量扫视通常与小脑疾病有关，包括 1 型脊髓小脑共济失调。如果超量扫视严重，矫正扫视可能与原发扫视的幅度一样大，导致眼球扫视运动时来回摆动。这种现象被称为“巨扫视振荡”。眼阵挛恢复后，可能出现持续的超量扫视(图 90.12)[22,23]。

扫视速度

临床上缓慢扫视不太容易被发现，尤其是儿童。它们可能由旁中心网状结构的异常引起，也被认为是暴发性细胞功能障碍的病理表现。患有线粒体疾病、进行性眼外肌麻痹、重症肌无力、基底神经节疾病、Duane 综合征以及家族性 2 型脊髓小脑共济失调也可能出现缓慢扫视，而戈谢病 3 型的患者可能出现缓慢的水平或垂直的扫视。

扫视延迟

健康婴儿从刺激发生到扫视开始的间隔时间最长约为 1s(成人约为 200ms)。到了儿童时期，扫视的延迟出现通常与扫视启动

障碍有关。

扫视启动障碍/眼动失用症

扫视启动障碍和先天性眼动失用症（OMA）用于描述前庭性或OKN中的自发扫视受损和快相扫视缺损[24]。先天性OMA的特征是水平扫视缺陷，但它不是真正的运动不能，因为其反射性扫视也可能受损[25]。

先天性SIF患者会表现出异常启动以及自发扫视幅度降低。这些患者的扫视速度正常，眼球震颤的快相偶尔出现较大波幅的眼球震颤。这表明产生扫视的脑干暴发性神经元是完整的[24,26]。引起获得性SIF的情况见表90.3。有些获得性SIF，例如戈谢病（1型和部分3型患者）的扫视速度异常[27]。尽管尚未明确先天性SIF的病因以及在大脑中的确切定位，但目前的证据表明，大致位于小脑幕下，尤其是小脑蚓部[24,26]。

表90.3 先天性和后天性扫视启动障碍

按原因分类	具体病因
特发性	
围生期疾病	脑瘫、缺氧、脑积水、癫痫发作
先天性畸形	胼胝体发育不全、第四脑室扩张和小脑蚓部发育不全、Joubert综合征、巨型小脑、小脑蚓部和中脑发育不良、Dandy-Walker畸形、壳核发育不良、脑灰质异位、脑穿通囊肿、芒罗孔附近的错构瘤、大头畸形、小头畸形、颅后窝囊肿、软骨营养不良性侏儒症和脑积水、脑膨出、脑脊膜膨出、COACH综合征（小脑蚓部发育不全、智能发育不全、先天性共济失调、缺损、肝纤维性硬化）
婴儿时期发作的神经退行性疾病	婴儿型戈谢病（2型和3型）、戈谢病2型、Pelizaeus-Merbacher病、克拉勃脑白质营养不良、丙酸血症、GM1神经节病、婴儿雷夫叙姆病（Refsum disease）、4-羟基丁酸尿症
神经退行性疾病伴扫视启动障碍发作	共济失调毛细血管扩张症、脊髓小脑变性、青少年戈谢病（3型）、亨廷顿病、哈勒沃登-施帕茨病（Hallervorden-Spatz disease）、威尔逊病
获得性疾病	免疫后脑病、疱疹性脑炎、颅后窝肿瘤
其他相关疾病	Alagille综合征、巴尔得-别德尔综合征（Bardet-Biedl syndrome）、颈纤维肌发育不全、科凯恩综合征、阿姆斯特丹型侏儒征、青少年肾病、眼脑肾综合征、Ⅰ型神经纤维瘤病、口面部-指端综合征、X连锁的肌萎缩伴先天性挛缩

（Cassidy L，Taylor D，Harris C. Abnormal supranuclear eye movements in the child：a practical guide to examination and interpretation.［J］. Survey of ophthalmology，2000，44（6））。

患病的婴幼儿和头部控制不佳的儿童而经常被认为是盲人，因未能观察到预期的重新注视。这些表现，如垂直扫视、垂直追踪、各个方向的OKN以及视觉诱发测试中的正常视力的反应，均提示SIF的诊断。婴幼儿的另一种临床表现是，在慢相前庭或OKN方向上出现间歇性的强直性眼位分离。这些婴儿的快相扫视可能受损。

4～8个月大的婴儿，表现出明显的“头部过伸”的行为，以重新注视。首先，婴儿会眨眼（“协同性眨眼”），头部开始朝感兴趣的目标旋转（图90.13和图90.14）。接下来，头部继续旋转超过预定目标，使得紧张性分离的双眼处于极度的相反方位，从而与目标对齐。最后，当眼球保持注视时，头部缓慢向后旋转，以便双眼位于第一眼位。VOR引起的重新注视的作用能够维持数年。随着年龄的增长，头部的助力作用下降，甚至可能产生某些异常的扫视。眨眼-扫视联动适应可能持续存在。部分婴儿可能合并广泛的肌张力低下。

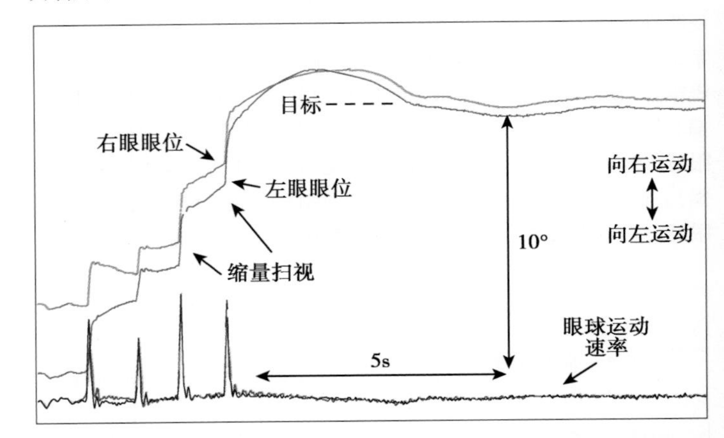

图90.13 扫视启动障碍的眼动记录。这是伴有扫视启动障碍的患者12s内位置和速度记录。患者尝试注视右侧10°的目标，随后出现了缩量扫视，最后出现了对目标的辨距困难

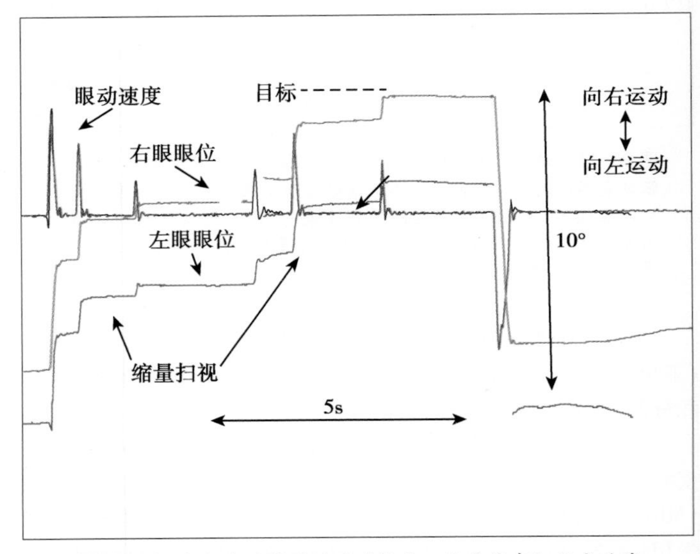

图90.14 扫视启动障碍的眼动记录。这是伴有扫视启动障碍的患者在治疗期15s内位置和速度记录。在右侧显示了多个缩量（阶梯状）扫视，并最终获得了良好的固视效果

对于怀疑存在神经系统疾病的患儿，需要对其进行脑部MRI检查排除中线附近的畸形，尤其在第四脑室和小脑蚓部附近。

戈谢病、共济失调性毛细血管扩张及其变异型以及尼曼-皮克变异型也可表现为无法扫视，眨眼和伸头固视。与SIF不同的是，这些疾病通常涉及垂直扫视和水平扫视，并最终出现系统性疾病的征象。

先天性 SIF 的预后良好。尽管与正常人不同，许多患者仍然可以较小的头部助力来进行视线移动，并产生扫视。SIF 尚无治疗方法，但应对患儿的情况充分了解，确认他们是否有学习和生活困难，并在学校给予相应的帮助和教育便利。病情是否随着年龄的增长而改善尚不清楚。发生明显的改善的原因可能由于患儿改进了适应性的策略，使得注视快速移动的目标成为可能。

视性眼阵挛/眼扑动

视性眼阵挛，也称为“Saccadomania”或眼球舞蹈，是一种罕见且特殊的扫视障碍，其特征是间歇性非自发性突然的共轭多方向连续扫视[23]。如果眼球运动完全是水平性的，那么就是我们所知的眼扑动（图 90.15）。在消退过程中，视性眼阵挛可能会转变为眼扑动，继而出现辨距困难，最终恢复到正常的眼球运动。试图注视、SP、集合、上视、眼睑闭合、OKN 或前庭性眼球震颤常会触发视性眼阵挛。尽管视性眼阵挛并不明显，甚至在没有裂隙灯、检眼镜或眼动记录的辅助下观察不到颤动（图 90.16 和图 90.17），但其频率很高，通常可达 5～13Hz，振幅达数十度。视性眼阵挛常常在睡眠中持续存在，有时可能减弱甚至消失[23]。获得性视性眼阵挛通常与肢体肌阵挛有关。在这种情况下，它被描述为：婴儿的肌阵挛性脑病、视性眼阵挛-肌阵挛综合征、眼-足舞蹈综合征或婴儿多肌阵挛综合征[23]。儿童的视性眼阵挛-肌阵挛综合征更为常见[23]。

起病可能为急性或亚急性，并经常伴有共济失调、呕吐和烦躁不安。它可能是隐匿性恶性肿瘤的表现，特别是神经嵴肿瘤（神经母细胞瘤、节细胞神经母细胞瘤、神经节神经瘤）、肝母细胞瘤，也可以是感染［柯萨奇 B 型病毒、人类免疫缺陷病毒（HIV）、腮腺炎病毒、副流感病毒、鹦鹉热衣原体、沙门菌、梅毒、圣路易斯脑炎病毒、立克次体、肠病毒、EB 病毒］或中毒（阿米替林、可卡因、地西泮、锂、苯妥英钠）或代谢紊乱（生物素反应性多发性羧化酶缺乏症、高渗性非酮症昏迷）的表现。

在患有神经嵴肿瘤或脑干脑炎的儿童中，视性眼阵挛通常伴有弥漫性或局灶性肌阵挛。尽管神经母细胞瘤很少表现有视性眼阵挛-肌阵挛综合征，但在罹患隐匿性神经母细胞瘤的儿童中约有 50%可以看到视性眼阵挛-肌阵挛，而且伴有视性眼阵挛的患儿生存率较高[29]。副肿瘤性视性眼阵挛与 N-*myc* 癌基因的单拷贝相关，有该致癌基因的扩增却并未发生视性眼阵挛的患儿预后较差[30]。有种假设认为，在副肿瘤性视性眼阵挛中，肿瘤和某些中枢神经系统结构具有相同的抗原决定簇，这种共同的抗原决定簇引发了针对肿瘤和中枢神经系统的免疫反应，从而导致了神经症状[30]。

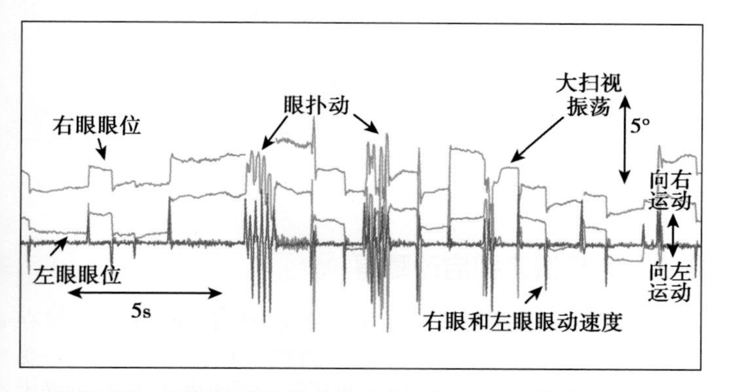

图 90.15　眼扑动和扫视振荡的眼动记录。这是一个典型的眼扑动患者 20s 的眼球位置轨迹眼动记录。该记录展示了伴有大扫视振荡且不伴有（扑动）扫视间隔的连续扫视运动，两者都中断了注视而又在重新注视的时候发生

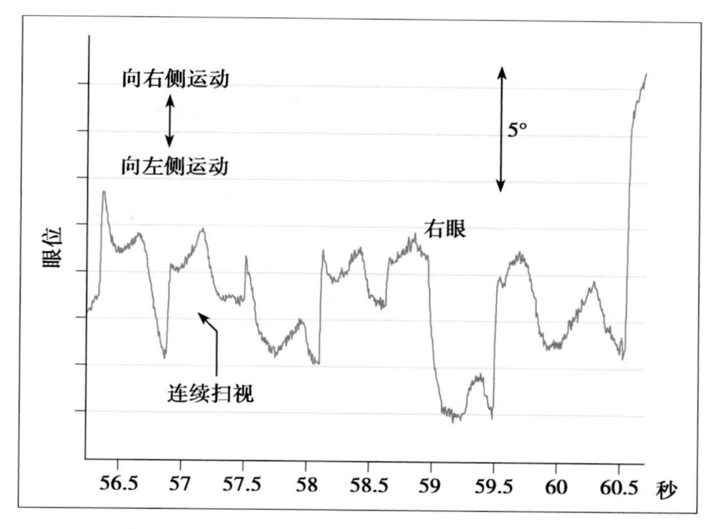

图 90.16　眼扑动的眼动记录。这是来自视性眼阵挛患者的眼动记录的 4s 的眼球位置轨迹，该图展示了没有（扑动）扫视间隔的高频连续扫视

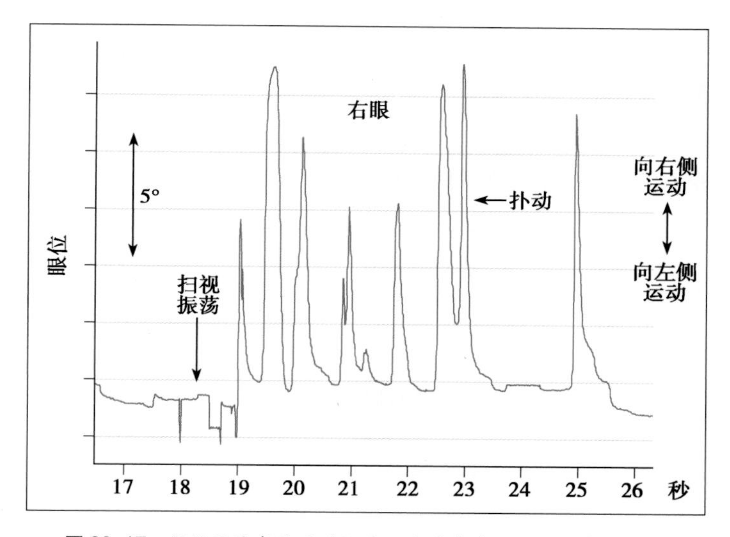

图 90.17　视性眼阵挛的眼动记录。这是来自视性眼阵挛患者的 20s 眼动位置轨迹。存在非对称、共轭、多平面、小幅度、高频的连续扫视，没有跳跃间隔（扑动）

视性眼阵挛可能被误认为眼球震颤，反之亦然。正规的眼动记录检查可将两者区别开来，视性眼阵挛表现为视性眼阵挛是连续扫视的暴发，没有跳跃间隔，也没有眼球震颤的慢相（图 90.15～图 90.17）。但是，在极少数情况下，可能会有一种持续性高频获得性钟摆样眼球震颤。一旦确认有视性眼阵挛，应筛查患儿的尿香草扁桃酸（VMA）和高香草酸（HVA），并进行肿瘤的相关检查。这包括胸腹部 CT 和/或 MRI 等。尿 VMA 和 HVA 水平升高者可确诊。然而在 26%的副肿瘤性视性眼阵挛患儿中，这两项指标的水平正常[30]。还应采集患儿血液和脑脊液（CSF）样本进行病毒学和细菌学检查。据报道，副肿瘤性视性眼阵挛患儿的脑脊液细胞增

多,偶尔有寡克隆条带。此外,也有报告称副肿瘤性视性眼阵挛患儿的血清中存在包括抗 Hu 抗体和抗神经微丝抗体在内的自身抗体。

获得性视性眼阵挛可能是一种免疫介导的疾病,它的神经底物仍不得而知,并且可能不止一个位点参与视性眼阵挛的发病。

视性眼阵挛-肌阵挛综合征,尤其在伴发于脑干脑炎时,可能是一种良性的自限性疾病。尽管副肿瘤性视性眼阵挛患儿倾向于肿瘤预后较好,但神经方面的预后却难以预测。免于癌症的患儿可能会有严重的神经系统后遗症。促肾上腺皮质激素或全身类固醇治疗对 50%~90%的视性眼阵挛患儿的症状具有显著的短期疗效[31]。但是,并非所有儿童都对药物反应良好。视性眼阵挛和共济失调可能会成为类固醇依赖性的,在逐渐停药或出现并发症时复发。其他用于治疗视性眼阵挛-肌阵挛的药物包括静脉注射免疫球蛋白 G、硫唑嘌呤、普萘洛尔和双丙戊酸钠。全身应用类固醇联合大剂量免疫球蛋白可用于治疗对类固醇一线治疗不敏感的视性眼阵挛-肌阵挛患者。

无论短期反应如何,这些患儿通常都存在长期的发育问题,包括言语、运动和认知障碍[32],异常眼球运动可持续存在。家长、老师和看护人员应知晓这些问题,同时职业治疗师、心理学家和社会服务机构也应在早期介入。

反向扫视

反向扫视要求受试者对突然出现的周边目标引起的反射性扫视反应进行抑制,并在等距但相反方向上产生自发性扫视。在日常生活中,抑制对自发性运动行为的反射性反应的能力是必要的。这两种能力都可以通过使用反向扫视任务来评估。反向扫视的正确执行需要至少两个功能性的子过程:一个完整的注视系统和朝相反方向主动扫视的能力。4 个月大的婴儿已经有足以抑制反射性扫视的注视系统,但是发育出产生自发性反向扫视的能力要晚得多,通常在 10 岁以上。其平均错误率从 10 岁到 15 岁急剧下降,之后在 20 岁前更缓和地下降[33]视有困难也见于精神分裂症患者、注意力缺陷多动障碍儿童、常染色体显性遗传小脑共济失调 2 型患者、男性阅读障碍以及发声和多种运动联合抽动障碍患者[34]。

扫视性侵扰和振荡

有些扫视眼球运动可能侵扰稳定的第一眼位固视或中断再固视,因此,其会模拟(就如同)眼球震颤(图 90.12、图 90.17 和图 90.18)。扫视性侵扰(SI)必须与眼球震颤区分开来,后者的主要异常是眼睛偏离所需的注视位置,而扫视性侵扰是眼球在目标位置超过或低于目标,有时会出现数次,最终达到稳定固视。只有眼动记录才能将扫视性侵扰和扫视性振荡同眼球震颤明确区分开来。

方波急跳包括眼球从固视点离开 5°的共轭位移,接着是在 200ms 正常扫视间隔后的再注视性扫视。任何年龄的健康人都有方波急跳。然而,如果它们更加频繁(一个年轻人每分钟出现超过 9 次方波急跳应被视为异常),则被称为方波振荡,可见于小脑疾病、进行性核上性麻痹和多发性硬化。方波急跳和方波振荡在儿童时期罕见(图 90.18)。

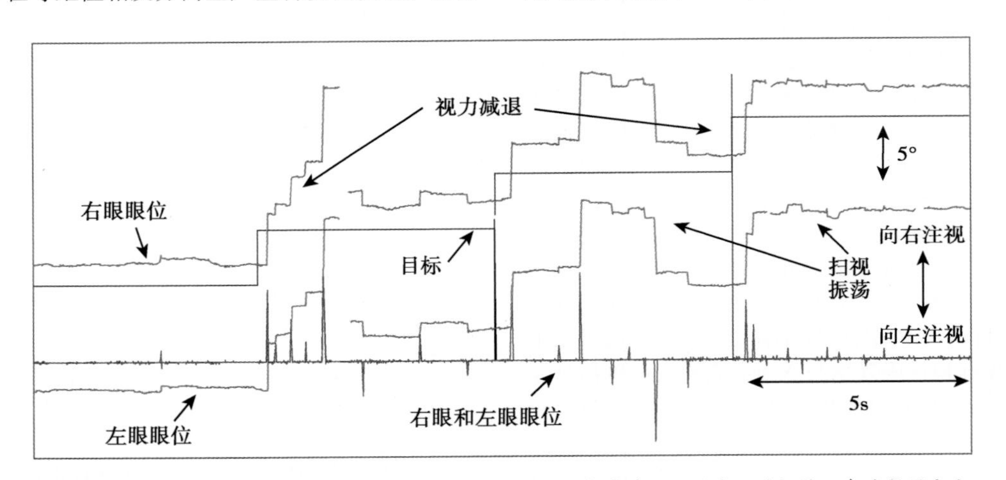

图 90.18 扫视性侵扰的眼球运动记录。这是一个扫视性侵扰患者 20s 眼球运动记录。在重新固定和中断固定时,会出现小或中等幅度跳跃间隔的连续扫视,并出现于整个记录过程中。存在与外围目标相关的缩量扫视

大方波急跳在儿童期也很罕见。这是指眼球离开注视点大于 5°的共轭位移,并且在短于正常的 80ms 潜伏期后有一次再注视性扫视。它们以暴发的形式出现,可能被误认为是眼扑动。其振幅可变,并在黑暗中出现。它们在小脑流出道受损的疾病中出现,例如多发性硬化或橄榄体脑桥小脑变性,包括亨廷顿病[35]。

大扫视振荡是一种严重的超量扫视。其特点是眼球在注视点周围的共轭振动,有 200ms 的正常扫视间隔。振荡振幅在每一段中先增大后减小。大扫视振荡是小脑中线及其下核团受损的结果。在黑暗中不会出现。

平滑追视障碍

非对称性平滑追视启动障碍

单眼平滑追视不对称可能在早期发病的斜视患者中持续存在,但在晚期发病的斜视患者中不会持续。到患侧的平稳追视受损最常见于病变局限于后皮质区和其下白质的患者,但也可发生于额叶病变和偏侧大脑皮质切除术后。同侧追视缺陷也可见于追视通路中较低部位的单侧损害,包括丘脑、中脑被盖、背外侧脑桥核和小脑。前庭核病变可影响同侧或对侧平滑追视[36]。

异常的平滑追视速度比

降低的追视速度比，临床上可能被视为扫视或急跳性追视，发生于老年人和患有基底神经节疾病、小脑疾病、大的大脑损伤或后部皮质损伤的患者中，还可见于 1 型和 3 型脊髓小脑性共济失调的患者中。如果扫视性追视伴有凝视保持缺陷性眼球震颤，那么病变最有可能位于小脑，而不伴有凝视保持缺陷性眼球震颤的扫视性追视更有可能指示大脑病变。

异常注视

稳定的注视可能被缓慢漂移、眼球震颤或不自主扫视打断。方波急跳频率增加可见于某些神经系统疾病，如进行性核上性麻痹、弗里德赖希共济失调（Friedreich ataxia）和局灶性脑损害。在试图稳定注视期间发现眼球震颤是异常的。若眼球震颤的慢相速度或强度在注视过程中和注视被阻止时（如戴上 Frenzel 护目镜或在黑暗中）是相似的，那么可以推断存在注视系统障碍。

视觉系统的障碍会导致注视不稳定，极端的例子就是失明。单眼视力丧失可能导致患眼注视不稳定，这主要由缓慢、低频率的垂直漂移引起。双眼视力丧失则引起凝视稳定性的丧失和持续性水平和垂直的眼球震颤[37]。这种眼球震颤的典型表现为会在几秒或几分钟的过程中改变方向，在实验性小脑切除术后也会遇到这种情况。因此，双眼视觉丧失后出现的眼球震颤反映出一种从未被视觉输入校正过的凝视保持机制。没有特殊累及视觉通路的后天性小脑损伤，可能通过扫视性侵扰或缓慢漂移破坏注视，特别是在垂直平面，从而导致眼球震颤。与视力丧失相关的钟摆样振荡的发病机制尚不清楚[38]。

辐辏障碍

斜视

详见斜视章节。

近反射痉挛（辐辏痉挛）

近反射痉挛，也称为辐辏痉挛，特点为间歇性的集合痉挛、缩瞳痉挛和调节痉挛。症状包括头痛、畏光、视疲劳、视力模糊和复视。患者可能似乎有双侧展神经麻痹，但仔细检查会发现患者有瞳孔缩小，在无睫状肌麻痹状态下静态检影有高度近视（-8D 到-10D），同时伴有外展受限。这一关键的临床线索可防止误诊和误检。近反射痉挛最常见的原因是心因性的，治疗可能包括简单的安慰、精神咨询，或用双焦镜片使睫状肌麻痹。

可导致近反射痉挛的器质性疾病有脑炎、脊髓痨、迷路瘘管、垂体腺瘤、阿诺尔德-基亚里综合征（Arnold-Chiari malformation，小脑扁桃体下疝畸形）、后颅窝损伤、创伤、重症肌无力、抗惊厥药物中毒、中脑损伤、代谢疾病和周期性动眼神经麻痹。因此，明确的功能紊乱不能排除同时存在的器质性疾病！

分散不足/麻痹

分散不足的特征是视远内斜，视近眼位正，辐辏正常。内斜视可以是恒定性或间歇性的。融像性散开可能减少或完全丧失。分散麻痹的特征是完全丧失分散幅度。它表现为在视远时恒定的内斜视，而辐辏正常，这通常提示可能存在潜在的神经系统问题，如肿瘤或头部创伤导致颅内压升高，或 Miller Fisher 综合征发病，但这些病例均应排除双侧展神经麻痹。

辐辏不足/麻痹

辐辏不足的特点为视近时融像性集合减少，以及视近时可变的外斜视（有时为间歇性外斜视）。辐辏不足常见于青少年，会引起视疲劳、头痛、复视和近距离工作视物模糊等一系列含糊的症状。患者眼球运动和阅读敏锐度正常，并且没有神经系统异常。

辐辏不足通常没有潜在的原因，但它可能与压力、疲劳和焦虑有关，并可能在感染或创伤后出现[39]。潜在的颅内病变比较罕见。应让孩子和父母知道没有器质性疾病从而消除疑虑，并且可以尝试进行近点训练。如果矫正训练没有奏效，则可能需要配戴棱镜。

完全性辐辏麻痹强烈提示颅内病变，如脑炎、脱髓鞘病变、神经梅毒，或由外伤或中毒引起的问题，患者通常完全不能辐辏。

前庭眼反射系统障碍

异常前庭-眼反射增益

前庭-眼反射增益是慢相速度最大值除以转速。婴儿的该增益高于成人。临床上不容易发现幼儿的前庭-眼反射增益异常，而需要进行眼动记录。如果前庭-眼反射增益异常，当移动头部时，患儿的视力会比头部静止时下降几行。小脑绒球和下橄榄核的病变中前庭-眼反射增益会异常升高，家族性前庭小脑性疾病也有该值轻度增高的报道[40]。

前庭-眼反射时间常数异常

时间常数是指在黑暗环境中每次旋转或旋转后眼球震颤的眼动速度降至其初始值的 37% 所需的时间。根据经验法则，眼球震颤持续总时间约为时间常数的三倍。动物实验结果表明，在前庭神经节测得的每旋转或旋转后眼球震颤衰减的时间常数约为 5s 或 6s。然而，眼球震颤衰减的时间要长得多，人类的时间常数大约是 12s。这种顶时间常数的增加被称为速度存储机制（VSM）。它也受小脑小结部和蚓垂部的适应性控制，实验性损伤可导致 VSM 时间常数延长。VSM 时间常数异常减小提示可能存在终末器官疾病、前庭神经疾病或中枢疾病。在 Chiari Ⅰ型畸形、橄榄桥小脑变性、脱髓鞘病、先天性和后天性失明以及继发于耳毒性药物的双侧前庭病变的病例中，已有时间常数过短的报道。VSM 时间常数异常增加很少见。

前庭-眼反射快相缺失

快相缺失见于患有 SIF 的儿童。大多数患儿在视动性眼球震颤期间会出现类似的快相缺失，但有时只有前庭性眼球震颤会表现出这个问题。这可能是扫视不能的一种非常微妙的形式。在作为一种单独的临床表现时，它可能没有临床意义。在 2~3 周大的新生儿或视力发育迟缓的较大婴儿中，也可能没有快相。

前庭-眼反射缺失

无论是由于冷热、持续旋转或正弦振荡引起的婴儿性眼球震颤，前庭-眼反射都在临床上缺失或非常不稳定[41]。CHARGE 联合征的患儿和1型Usher综合征患童可能没有前庭-眼反射。

视动系统障碍

视动性眼球震颤缺失

在完全失明的儿童中无法诱发出视动性眼球震颤，因为它是一种视觉诱发的反射。但是，不能单独将视动性眼球震颤缺失作为评价视敏度的指标，因为有视力却在视觉上无反应的婴儿，可能是由于其他原因而没有视动性眼球震颤。对全视野视动性眼球震颤刺激的反应是难以抑制的，因此视动性眼球震颤的存在也能说明有一定视力。皮质、小脑或脑干中视动通路的双侧病变可能会完全消除所有视动性眼球震颤和平滑追视。皮质发育不良的婴儿可能没有视动性眼球震颤。他们可能是皮质盲，或者他们的视觉诱发电位正常却没有视动性眼球震颤。在门诊中使用手持设备评估视动反应时，如果不能将眼睛移到视线范围最大限度处，那么快相缺失的SIF儿童可能会被误认为是视动性眼球震颤缺失。如有任何疑问，应对孩子进行全视野视动性眼球震颤评估，后者很容易证实SIF典型的“锁定”表现。

视动性眼球震颤的双眼不对称

眼动神经传导通路从脑干、小脑至顶叶的中的任何单侧病变都可能导致双眼视动性眼球震颤和平滑追视的不对称异常。脑干和小脑病变时可能伴有局部神经系统体征。孤立的双眼视动性眼球震颤不对称则提示存在顶叶病变，并曾被报道只见于4~5个月大的儿童。

视动性眼球震颤的单眼不对称

由斜视、屈光参差或单侧先天性白内障引起的早期双眼视觉障碍，正常的早期单眼视动性眼球震颤不对称性在两只眼睛中会持续存在[42]。在1~2年后，单眼不对称仍继续存在[42]。单眼视动性眼球震颤不对称的持续存在和双眼视差，加上正常婴儿在可检测到双眼功能时视动性眼球震颤变得对称的事实，得出了将双眼性和视动性眼球震颤不对称联系起来的假说，但它们可能是相互独立的两个过程。

其他疾病

诱导集合收缩（中脑背侧综合征）

背侧延髓中脑后连合病变可由许多疾病过程引起，并且可以影响包括控制垂直凝视、眼睑、辐辏、注视和瞳孔在内的多种核上机制。其他术语如顶盖综合征、Koerber-Salus-Elschnig综合征、Sylvian导水管综合征、后连合综合征和丘状板综合征均是指这种疾病。

导致这种疾病的潜在原因有脑积水、卒中和松果体瘤等。表90.4列出了其他已发现的病因和相关的全身疾病。

向上扫视受限是集合收缩的最可靠症状。向上追视、Bell征、前庭和视动性眼球震颤的快相也可能在一开始发病时或随着疾病进程受到影响。向上注视很少能不受影响。病理性的眼睑退缩和眼睑迟落也很常见（Collier征）。

表90.4　儿童中脑背侧综合征病因

原因	特定病因
肿瘤	松果体生殖细胞瘤、畸胎瘤和神经胶质瘤；松果体体细胞瘤；其他
脑积水	导水管狭窄伴有第三脑室和导水管的继发性扩张，或者伴有继发性松果体上隐窝压迫后连合，常见于囊虫病流行地区
代谢性疾病	戈谢病（Gaucher disease）；Tay-Sach病；尼曼-皮克病（Niemann-Pick disease）；胆红素脑病；威尔逊氏症（Wilson disease）；其他疾病
中脑/丘脑损害	出血；梗死
药物	巴比妥类药物；卡马西平；抗精神病药
其他	婴儿期良性暂时性眼垂直障碍；外伤；神经外科；缺氧；脑炎；结核瘤；动脉瘤；多发性硬化症

与向上扫视的通路不同，向下扫视的通路不通过后连合（图90.2）。或许正因如此，向下注视的损害既不可预测也不一致。向下的扫视和追视通常存在但可能比较缓慢。有时，特别是在婴儿和儿童中，眼睛有强直性的向下偏斜。这种偏斜被称为“落日”征，同时也可以观察到下跳型眼球震颤。脑积水患儿也可见落日征。

辐辏痉挛可能会发生在水平扫视时，因为外展眼球移动比内收眼球慢，故可导致“假性展神经麻痹”。所有辐辏痉挛的儿童都需要进行彻底及时的神经和神经放射学评估，因为及时的干预可能有决定性的作用。这种疾病的自然病史取决于其潜在病因。

婴儿期暂时性垂直注视障碍

婴儿的垂直注视异常可能是良性和暂时性的。曾有报告指出阵发性共轭上视的婴儿随时间延长发作频次降低。在发作时可以观察到正常的水平和垂直前庭-眼反应[27]。

在连续检查的242名健康新生儿和其他婴儿中，研究人员观察到5例强直性向下注视。同样，前庭-眼反射能轻易地使眼球转至第一眼位以上。脑室内出血的早产儿也可能发展为强直性向下注视，这通常与大角度内斜视有关。这些婴儿不会因为前庭刺激而抬高眼睛。向上注视通常在出生后2年内恢复正常，但当向上注视恢复时，内斜视仍然存在。

核间性眼肌麻痹

如果没有重症肌无力等周围神经病变，内转不能合并对侧外展眼的眼球震颤被称为核间性眼肌麻痹（INO），病变明确定位于内侧纵束（MLF）。

展神经核由两个神经元群组成，协调眼球水平方向运动（图90.1）。第一组纤维形成展神经，并支配同侧眼外直肌；第二组的纤维加入对侧MLF，投射到动眼神经亚核，支配对侧内直肌。故展神经核的神经元使同侧外直肌与对侧内直肌形成协同作用。

显然，展神经核病变将引起同侧共轭注视麻痹。反之，中脑桥和动眼神经核之间的MLF损伤将同侧内直肌亚核与对侧展神经核分离，导致同侧眼内转受限。核性眼肌麻痹可伴有同侧上斜视或反向偏斜。

大量的结构性、代谢性、免疫性、炎症性、退行性和其他疾病可以干扰MLF及其附近结构的功能。在年轻人中，多发性硬化是目前核间眼肌麻痹最常见的病因[43]。其他病因还包括阿诺尔德-基亚里综合征(Arnold-Chiari syndrome,小脑扁桃体下疝畸形)、脑积水、多发性硬化症脑膜脑炎、脑干或第四脑室肿瘤、头部创伤、代谢紊乱、药物中毒、副肿瘤效应、癌性脑膜炎等。周围神经病变,特别是重症肌无力和 Miller Fisher 综合征,可能与核间性眼肌麻痹非常相像,任何有类似于核间性眼肌麻痹眼球运动特点的患者都应考虑是否患有这两种疾病[44]。

可变复视和/或上睑下垂最常促使人们到眼科查体。由于没有典型的肌无力性眼球运动异常,因此,对于任何有无法解释的后天性眼球运动障碍而瞳孔正常的儿童,特别是在偏差可变时,无论是否存在上睑下垂,都应考虑该诊断。任何形式的运动异常都是可疑的,包括显性注视麻痹、核间性眼肌麻痹、孤立性脑神经麻痹、一个半综合征、非共同性斜视、调节和集合不足,以及注视性眼球震颤等。视动性眼球震颤时间延长可能表现为快相延长。大范围的扫视可能存在辨距过小;小范围的扫视可能存在辨距过大;由最初小的扫视运动以及随后的快速反向缓视所构成的特征性的颤动也可以在临床上见到[44]。

后天性和神经性眼球震颤

眼科护理从业者可能是第一批评估婴儿和儿童不自主眼球运动的人,这一情况使医疗保健者和家庭感到担忧。事实上,小儿眼科专业医生可能会比任何其他专业的医生发现的眼球震颤患者更多。这是由于眼震与斜视之间的联系较为密切[17]。眼球震颤的出版物(如文献、研究、教育)可能较少,因为与斜视或其他儿童眼病相比,我们对眼球震颤知之甚少,能做的干预也不多。

历史角度

nystagmus 一词来源于希腊词 nystagmos,意为点头、假寐。也来源于意为“打盹”的希腊词 nystazein,这个词类似于立陶宛语中的“snusti”,也是打瞌睡的意思。这是单眼或双眼有节奏的、不自主的振荡。根据完整的病史、体格检查以及放射和眼科检查等几方面获得的信息,可以将眼球震颤分为 40 多种类型。有些形式的眼球震颤是生理性的,而另一些则是病理性的。虽然眼球震颤通常是由其更容易观察到的快相(急跳)来描述,但眼球震颤更显著的临床和病理特征是在一个或两个方向上存在慢相。因此,眼球震颤的临床描述通常基于快相的方向,被称为水平、垂直或旋转性眼球震颤,或它们的任意组合。眼球震颤可以为共轭或不共轭,可主要表现为钟摆样或抖动。前者指的是眼球的等速往返运动,后者则表现为眼球在一个方向上移动较快,而在另一个方向上移动得较慢。仅包含快相的非自主性眼球振荡是“扫视振荡和扫视侵扰”,而不是眼球震颤。有大量文献证实,有时很难在临床上将这些差异区分开来。眼动记录技术的最新进展使其在具有临床眼球运动系统障碍的婴幼儿中的应用率大大增加(图 90.8 和图 90.12)。

发病率

1991 年,Stang 对 Group Health Inc(明尼苏达州白熊湖)的记录做了回顾性研究。在 7 万名儿童中发现眼球震颤的患病率为 1/2 850[32]。其他调查将发病率估计为 1/6 550~1/350[45,46]。很难统计所有类型眼球震颤准确的患病率和发病率,但已知的是,高达 50%的先天性斜视人群中会出现一些相关的眼球震颤。这可能会使眼球震颤的患病率增加到总人口的 0.5%。

病因

眼球震颤的神经元机制理论在不断演变,本章不再赘述。颇具争议的是皮质运动处理在某些形式的先天性眼球震颤发展中所起的作用。然而,眼动系统的核上性输入机制由于其在稳定眼球运动中的作用而被合理地接受,其中包括追视系统、前庭系统和神经集成器。前庭系统保持恒定的静息状态下的放电频率,有驱使眼球向相反方向运动的趋势。这种趋势会被对侧的前庭系统中和,除非头部旋转改变了平衡。随着单侧前庭受损,平衡丧失,眼球会向患侧缓视,然后向健侧进行矫正扫视。眼动记录显示眼球震颤在患侧的慢相是匀速的,这是前庭性眼球震颤的一个显著特征。大多类型的后天性眼球震颤是由于前庭系统的疾病(中央型或外周型)造成。眼球运动记录可以显示单面或多面、单摆、线性或减速慢相[47]的各种组合(图 90.19)。

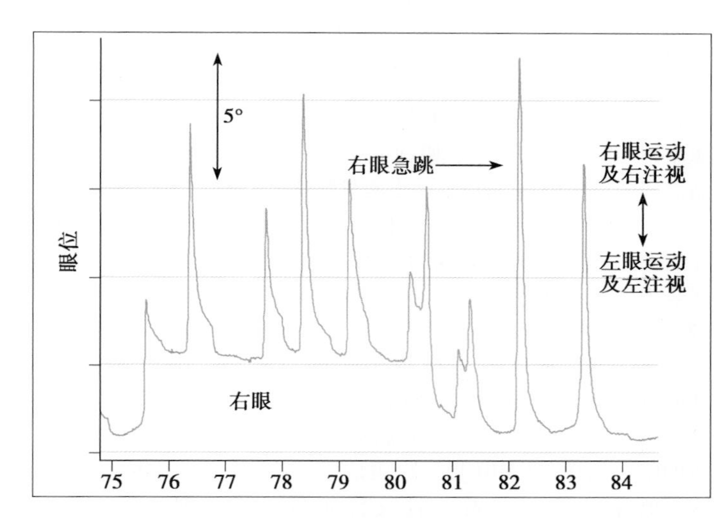

图 90.19　后天性冲动性眼球震颤的眼动记录。这是患有后天性冲动性眼球震颤的患者眼动记录的典型 10s 位置轨迹。向右侧的冲动型眼球震颤速度下降,有慢相

神经性及后天性眼球震颤类型

点头痉挛

点头痉挛是一种婴儿期即出现的眼球振荡,由高频率、小振幅、不共轭振荡、点头运动和头部倾斜为特征(图 90.20)。与点头痉挛综合征相关的点头运动是由垂直方向上点头和不规律的水平方向摇头组合而成。点头频率低于眼球震颤频率。当孩子试图关注感兴趣的东西时,点头会凸显。点头痉挛在入睡时消失,但当孩子躺下时可能持续存在。点头痉挛综合征中头部倾斜是一种可变的症状,不到一半的病例有该症状。虽然头部倾斜的原因尚不清楚,但 Gottlob 等人提出,患儿头部会倾向利于注视的最佳位置。

点头痉挛的典型特点是眼球震颤非常细微、快速、有节律性的。眼睛看起来似乎在闪动。它震颤的方向可以是水平、垂直或旋转。它通常不对称,以至于可能看上去是单侧的。纯单侧的类型并不少见。它可能会随着注视方向的变化而切换震颤的眼球,

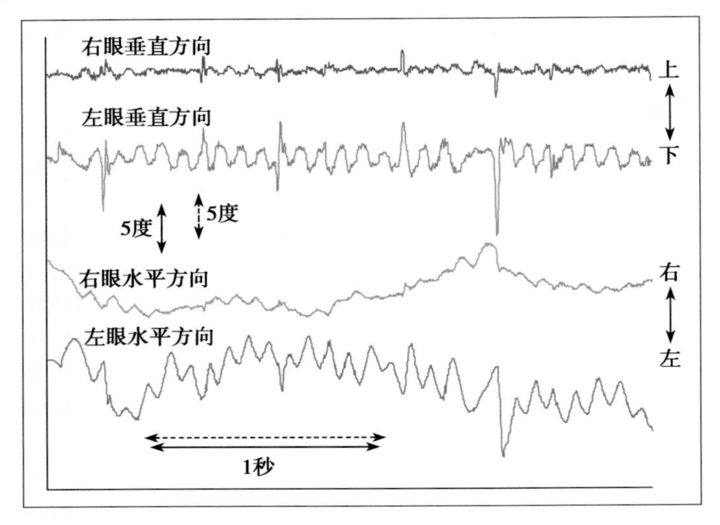

图 90.20 点头痉挛的眼动记录。双眼高频率(12~14Hz)、不对称、分离、多平面(扭转)、摆动性的眼球震颤,是典型的点头痉挛体征。每条曲线中均描绘了连续的时间段。右眼运动向上,左眼运动向下

通常处于外转位的眼球震颤会更严重。巨大的不对称性与受累较重眼睛的弱视有关[17,48]。眼动记录的一个关键临床发现是两只眼睛之间的可变相,它可以反映出两只眼睛之间振荡的不对称性。

点头痉挛可能是一种完全良性的疾病,它在婴儿期出现并在2年内消失。然而,间脑肿瘤的临床表现有时难以与点头痉挛的临床表现区分。因此,对患者进行神经影像学检查或仔细监测视力、神经或内分泌功能的下降尤为重要。对于任何3岁以后发生点头痉挛的儿童,均应考虑颅内肿瘤的可能性。诸如Pelizaeus-Merzbacher病和Leigh病之类的神经退行性疾病可能会导致无法和点头痉挛区分的眼球震颤和点头。对于具有共济失调或发育迟缓的临床表现,或MRI提示白质信号异常的儿童,应怀疑上述疾病。色盲症、先天性静止性夜盲症和巴尔得-别德尔综合征(Bardet-Biedl syndrome)也可能伪装成点头痉挛。

药物与毒素

许多药物(某些为治疗剂量)或毒素均可引起眼球震颤。最常见的包括抗惊厥药(即苯巴比妥、苯妥英和卡马西平)、镇静剂、催眠药和酒精。阿司匹林和包括氯喹、奎尼丁和奎宁在内的奎宁类药物可引起眼球震颤。引起眼球震颤的利尿剂包括布美他尼、乙炔酸、呋塞米和托拉塞米。引起眼球震颤的氨基糖苷类抗生素包括阿米卡星、二氢链霉素、庆大霉素、新霉素、奈替米星、核糖霉素、链霉素和妥布霉素。引起眼球震颤的抗肿瘤药物包括卡铂和顺铂。引起眼球震颤的环境化学物质/毒素包括亚硝酸丁酯、二硫化碳、一氧化碳。己烷、铅、锰、汞、苯乙烯、锡、甲苯、三氯乙烯和二甲苯均可导致眼球震颤[49,50]。

颅内疾病

发育性、外伤性和炎症性脑病经常会导致后天性眼球震颤。因此,与其他全身表现、既往史和体检发现相关的眼球震颤几乎总是需要进一步的神经和放射学检查(请参阅下面神经系统病变定位与眼球震颤)。

自发性眼扑动

自发性眼扑动(眼球震颤)(占总人口的7%~15%)是种不当的叫法,它指的是一系列自发的、快速交替的扫视,几乎没有间隔[25](图90.12和图90.15)。它们通常是水平方向的,但也有可能是垂直或旋转性的,仅能持续数秒。自发性眼扑动是一种流行的"派对技巧",常出现在有功能性视觉主诉的患者中。它经常与眼球辐辏或做鬼脸有关。自发性眼球震颤不需要实验室或影像学检查。

神经系统病变所致眼球震颤的定位类型(框90.1)

框 90.1

神经性眼球震颤类型

跷跷板眼球震颤

- 延髓中脑病变
- 鞍旁病变(如垂体瘤等)
- 继发于色素性视网膜炎的视力下降

下跳性眼球震颤

- 前庭小脑和底层延髓的病变(如阿诺尔德-基亚里综合征、椎底动脉供血不足的微血管疾病、多发性硬化症、Wernicke脑病、脑炎、中毒)
- 卒中
- 约50%患者没有明确病因

上跳性眼球震颤

- 髓样病变,包括舌下神经旁核、相邻的前庭内侧核、间核(对注视尤为重要的结构)
- 小脑蚓前部病变
- 良性阵发性位置性眩晕

周期交替性眼球震颤

- 阿诺尔德-基亚里综合征
- 脊髓小脑变性
- 脱髓鞘疾病
- 前庭神经核病变
- 头部外伤
- 脑炎
- 梅毒
- 颅后窝肿瘤
- 双眼视觉剥夺(如屈光介质浑浊等)

钟摆型眼球震颤

- 脱髓鞘疾病
- 单眼或双眼视觉剥夺
- 眼睑肌阵挛
- 核间性眼肌麻痹
- 脑干或小脑功能障碍

点头痉挛

- 通常发生在健康的儿童中
- 位于视交叉或第三脑室的神经胶质瘤

旋转性眼球震颤

- 延髓背外侧综合征(Wallenberg综合征)

核间眼肌麻痹性眼球震颤

- 脱髓鞘疾病
- 脑干卒中

凝视诱发性眼球震颤

- 药物:治疗剂量的抗惊厥药(如苯巴比妥、苯妥英、卡马西平)

周期交替性眼球震颤

周期性交替眼球震颤可能类似于先天性眼球震颤或是“后天性”的。后天性类型的患者通常有眩晕、恶心、头晕和视力振荡。其关键临床表现为，零点以周期性的模式移动位置。这导致眼球震颤的幅度和方向每隔几分钟就会发生变化。对患者进行几分钟的充分观察后可排除该诊断。当患者的头位在两次检查时不同时，应考虑到该病。这在眼皮肤类白化病患者中更为常见[51,52]。

周期交替性眼球震颤通常是先天性和良性的。但它可能与前庭小脑病变、神经退行性疾如弗里德赖希共济失调（Friedreich ataxia），甚至视力丧失有关。除非眼球震颤已经稳定了很长一段时间，否则在所有情况下都需要进行神经影像学检查。小剂量巴氯芬治疗可能对后天性周期交替性眼球震颤有疗效[53]。

凝视诱发性眼球震颤

凝视诱发性眼球震颤是一种在旁中心注视方向发生的急性眼球震颤。与先天性眼球震颤不同的是，大多数类型的凝视性眼球震颤注视时震颤稳定，在黑暗环境下或图像模糊时加重（图 90.11）。凝视诱发性眼震如果发生在眼球运动受限的方向，则称为不全麻痹性凝视性眼球震颤。因为它可能与脑神经麻痹或重症肌无力有关。如果双眼的眼球运动受限不对称，凝视性眼球震颤可能看上去是分离的。终点眼球震颤是一种完全良性的凝视性眼球震颤，它发生在外侧或向上注视的极端位置。它与凝视性眼球震颤的区别在于它的振幅低，左右注视对称，可持续性差，没有相关的神经异常。发生终点眼球震颤时，眼球试图扫视到一个极端的注视位置，起初寻找这个位置会有困难。在短暂的急跳性眼球震颤后，眼球找到了该位置，继而保持旁中心注视状态。终点眼球震颤是一种正常现象，与凝视性眼球震颤的不同之处在于后者是具有更大振幅（4°或更大）的恒定眼震，并且通常是不对称的。凝视性眼球震颤是由神经整合网络中的缺陷（通常是结构性损害）引起的。注视不能保持在极端的位置，眼睛会向后漂移回到积分器的零点，这通常是直视。眼睛会尝试纠正性扫视以将注视点移回偏心位置，并且重复该过程。

后颅窝疾病或药物，特别是抗惊厥药和镇静剂，是病理性凝视性眼球震颤最常见的原因。小脑或前庭系统的疾病通常导致凝视性眼球震颤在不同凝视方向之间的不对称。例如，桥小脑角的肿瘤在注视病变一侧时可能导致高振幅、低频率眼球震颤（由小脑损伤引起），当注视对侧时则会导致低振幅、高频率眼球震颤（由前庭不平衡引起），这种情况称为 Brun 眼震。应该寻找相关的神经异常，如共济失调、听力损伤、震颤或偏瘫等。

前庭性眼球震颤

前庭性眼球震颤的某些特征可以将病因定位于前庭系统的外周或中枢神经通路。中枢性前庭性眼球震颤通常是单面的，而外周性前庭性眼球震颤通常是旋转或多面的。凝视容易抑制外周性前庭性眼球震颤，但不能抑制中枢性前庭性眼球震颤。眩晕和耳鸣在外周性前庭性眼球震颤中很常见，在中枢性前庭性眼球震颤中并不常见。

后天性钟摆型眼球震颤

后天性钟摆型眼球震颤可能是由脑干或小脑的肿瘤、梗死、炎症或变性引起。眼球震颤方向可以是水平的、垂直的，或两者兼有。大脑的单处损伤将导致以相同频率每秒 2~7 个周期振荡的水平和垂直分量。如果同相，眼球震颤将出现倾斜。如果水平和垂直分量不同相，将出现圆形或椭圆形眼球震颤。不断变化特征的圆形或椭圆形眼震是由于水平和垂直分量在不同频率上振荡所致。

跷跷板样眼球震颤

跷跷板样眼球震颤是指一只眼睛钟摆样向上并内旋时，另一只眼睛同时向下并外旋。钟摆样波形跷跷板样眼球震颤通常是由于中脑中线压迫两侧的肿物引起（图 90.21）。跷跷板样眼球震颤也可与创伤性或先天性视交叉异常相关[54]，并且主要是由于中脑交界处的单侧病变引起。先天性跷跷板样眼球震颤是一种罕见的新生儿眼球震颤，其中一只眼为向上外旋，另一只眼为向下内旋。

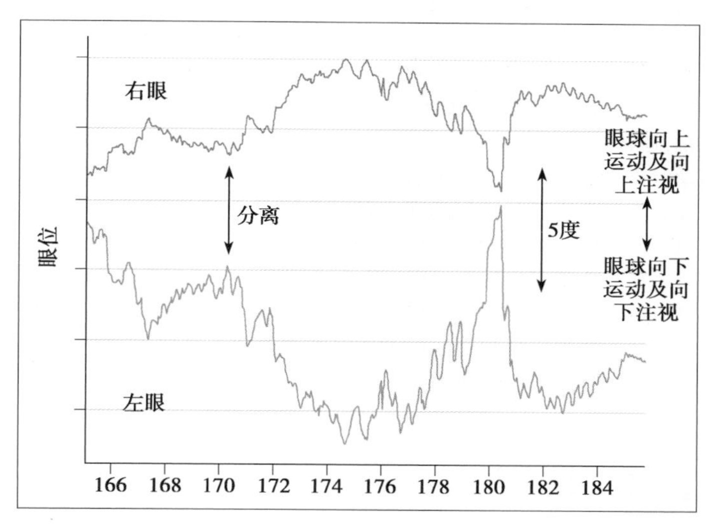

图 90.21　跷跷板样和钟摆型眼球震颤的眼动记录。这是患有跷跷板样和钟摆型眼球震颤的患者 20s 眼动记录的垂直位置轨迹。在连续的 2~4Hz 摆动的小振幅共轭的眼动振荡的背景下，存在一个较慢的垂直异相的代表跷跷板分量的非共轭振荡

下跳性眼球震颤

下跳性眼球震颤通常由小脑病变引起，这些病变也会破坏控制水平追踪和视觉-前庭-眼相互作用的通路[53,55]。最常见的原因是梗死、小脑和脊髓小脑退行综合征[53,55]，以及多发性硬化和影响脑桥和小脑的发育畸形。也常由药物（特别是锂或镇静剂）或颈髓交界处的病变[53,55]导致。在儿童中，常见病因为阿诺尔德-基亚里综合征（Arnold-Chiari syndrome，小脑扁桃体下疝畸形）或脊髓空洞症。无用药史的下跳性眼球震颤患者，应对其进行脑干和颈脊髓矢状面 MRI 扫描以评估病情。所有患者在某些凝视位置都有向下的急跳性眼球震颤，少数患者仅在集合反应、黑暗环境或头部和身体定位时才有向下的急跳性眼球震颤。水平凝视时眼球震颤增多。眼球震颤慢相通常具有恒定的速度或增速波形。异常水平眼球运动的相关类型是小脑的中线结构受损（追踪受损；视动性眼球震颤受损；无法抑制前庭眼反射）的特征。

上跳性眼球震颤

上跳性眼球震颤的眼球快速向上运动在用力向上凝视时增多，并基本遵循亚历山大定律。头部倾斜可以增强振荡，随着集合反应，眼球震颤可以增加或改变为下跳性眼球震颤。上跳性眼球震颤可能是由中脑功能障碍或小脑疾病引起的。它与下跳性眼球震颤非常相似，但较后者少见。

治疗与预后

眼球震颤的体征和症状中有许多提示应进行干预和治疗。首

先且最明显的是视力下降(中心视力、注视角视力、近视力)。矫正眼球震颤儿童严重的屈光不正是改善这些患者视力和视觉功能的最有效措施。引起视力下降屈光方面的病因包括以下一种或几种:近视、远视、散光和屈光参差。这些屈光状况可使已由其他"器质性"病因导致视觉受损的患者显著视力下降,例如弱视、视神经和/或视网膜疾病、振动幻视和振动本身。望远镜、放大镜和其他低视力辅助设备等可在有或没有相关感觉系统缺陷的眼球震颤患者中视情况使用。第二是 AHP。AHP 的病因包括 INS 或后天性眼球震颤患者的"注视中间带"(如下跳型眼球震颤患者下颌内收),由先天性眼球震颤或隐性/显隐性眼球震颤(主导眼内转注视时的显性斜视)引起的"内转无效"、集合下降(眼球震颤阻滞)以及由周期性交替性眼球震颤而导致的周期性头位变化。第三是振动幻视,通常是由后天性眼球震颤或先天性眼球震颤患者的感觉或运动状态改变引起(如"失代偿"斜视、注视零角改变或视力下降)[56]。其他不太常见的相关体征和症状包括调节不足和畏光(即先天性锥体营养不良和白化病)。

所有这些眼球振荡的预后取决于其潜在眼部和全身疾病的类型。总体上,先天性眼球震颤会随时间而改善,除非它们与退化性眼病或全身性疾病相关。后天性眼球震颤对视觉影响更大,且遵循潜在神经系统疾病的病程。

(许欣 欧阳倩茹 译 王乐今 校)

参考文献

1. Cannon SC, Robinson DA, Shamma S. A proposed neural network for the integrator of the oculomotor system. Biol Cybern 1983; 49: 127–36.
2. Büttner-Ennever JA, Horn AK, Graf W, et al. Modern concepts of brainstem anatomy: from extraocular motoneurons to proprioceptive pathways. Ann N Y Acad Sci 2002; 956: 75–84.
4. Quaia C, Lefevre P, Optican LM. Model of the control of saccades by superior colliculus and cerebellum. J Neurophysiol 1999; 82: 999–1018.
5. Pierrot-Deseilligny C, Rivaud S, Gaynard B, et al. Cortical control of saccades. Ann Neurol 1995; 37: 557–67.
6. Cassidy L, Taylor D, Harris C. Abnormal supranuclear eye movements in the child: a practical guide to examination and interpretation. Surv Ophthalmol 2000; 44: 479–506.
7. Harris CM, Walker J, Shawkat F. Eye movements in a familial vestibulocerebellar disorder. Neuropediatrics 1993; 24: 117–22.
9. Nixon RB, Helveston EM, Miller K, et al. Incidence of strabismus in neonates. Am J Ophthalmol 1985; 100: 798–801.
10. Jacobs M, Harris CM, Shawkat F, et al. Smooth pursuit development in infants. Aust N Z J Ophthalmol 1997; 25: 199–206.
11. Cohen B, Reisine H, Yokota JI, et al. The nucleus of the optic tract: its function in gaze stabilization and control of visual-vestibular interaction. Ann N Y Acad Sci 1992; 656: 277–96.
14. Büttner-Ennever JA, Horn AK. Anatomical substrates of oculomotor control. Curr Opin Neurobiol 1997; 7: 872–9.
16. Hertle RW, Dell'Osso LF. Clinical and ocular motor analysis of congenital nystagmus in infancy. J AAPOS 1999; 3: 70–9.
17. Hertle RW, Zhu X. Oculographic and clinical characterization of thirty-seven children with anomalous head postures, nystagmus, and strabismus: the basis of a clinical algorithm. J AAPOS 2000; 4: 25–32.
20. Büttner U, Büttner-Ennever JA. Present concepts of oculomotor organization. Rev Oculomot Res 1988; 2: 3–32.
22. Bronstein AM, Rudge P, Gresty MA, et al. Abnormalities of horizontal gaze. Clinical, oculographic and magnetic resonance imaging findings. II. Gaze palsy and internuclear ophthalmoplegia. J Neurol Neurosurg Psychiatry 1990; 53: 200–7.
23. Shawkat FS, Harris CM, Wilson J, et al. Eye movements in children with opsoclonus-polymyoclonus. Neuropediatrics 1993; 24: 218–23.
24. Harris CM, Shawkat F, Russell-Eggitt IM, et al. Intermittent horizontal saccade failure ("ocular motor apraxia") in children. Br J Ophthalmol 1996; 80: 151–8.
29. Cooper R, Khakoo Y, Matthay KK. Opsoclonus-myoclonus-ataxia syndrome in neuroblastoma: histopathologic features – a report from the Children's Cancer Group. Med Pediatr Oncol 2001; 36: 623–9.
31. Moretti R, Torre P, Antonello RN, et al. Opsoclonus-myoclonus syndrome: gabapentin as a new therapeutic proposal. Eur J Neurol 2000; 7: 455–6.
32. Stang HJ. Developmental disabilities associated with congenital nystagmus. J Dev Behav Pediatr 1991; 12: 322–3.
36. Pierrot-Deseilligny C. Saccade and smooth-pursuit impairment after cerebral hemispheric lesions. Eur Neurol 1994; 34: 121–34.
37. Huo R, Burden SK, Hoyt CS, et al. Chronic cortical visual impairment in children: aetiology, prognosis, and associated neurological deficits. Br J Ophthalmol 1999; 83: 670–5.
38. Good WV, Jan JE, Hoyt CS, et al. Monocular vision loss can cause bilateral nystagmus in young children. Dev Med Child Neurol 1997; 39: 421–4.
41. Abadi RV, Bjerre A. Motor and sensory characteristics of infantile nystagmus. Br J Ophthalmol 2002; 86: 1152–60.
42. Aiello A, Wright KW, Borchert M. Independence of optokinetic nystagmus asymmetry and binocularity in infantile esotropia. Arch Ophthalmol 1994; 112: 580–3.
43. Amezcua L, Morrow MJ, Jirawuthiworavong GV. Multiple schlerosis: review of eye movement disorders and update of disease-modifying therapies. Curr Opin Ophthalmol 2015; 6: 534–9.
47. Stahl JS, Averbuch-Heller L, Leigh RJ. Acquired nystagmus. Arch Ophthalmol 2000; 118: 544–9.
52. Leigh RJ, Robinson DA, Zee DS. A hypothetical explanation for periodic alternating nystagmus: instability in the optokinetic-vestibular system. Ann N Y Acad Sci 1981; 374: 619–35.
53. Leigh RJ, Das VE, Seidman SH. A neurobiological approach to acquired nystagmus. Ann N Y Acad Sci 2002; 956: 380–90.
55. Baloh RW, Spooner JW. Downbeat nystagmus: a type of central vestibular nystagmus. Neurology 1981; 31: 304–10.
56. Hertle RW, Fitzgibbon EJ, Avallone JM, et al. Onset of oscillopsia after visual maturation in patients with congenital nystagmus. Ophthalmology 2001; 108: 2301–7, discussion 2307–8.

第 91 章

我觉得我的孩子看不见！

Ingele Casteels

章节目录

引言

通常，足月儿在出生时或出生后不久会表现出固视状态。视觉接触的缺乏、欠佳或延迟是父母带孩子去看眼科医生的常见原因。他们急于了解为什么孩子好像看不见，并想知道原因及预后。尽管这种情况通常不属于急诊，但父母仍迫切地希望他们的孩子

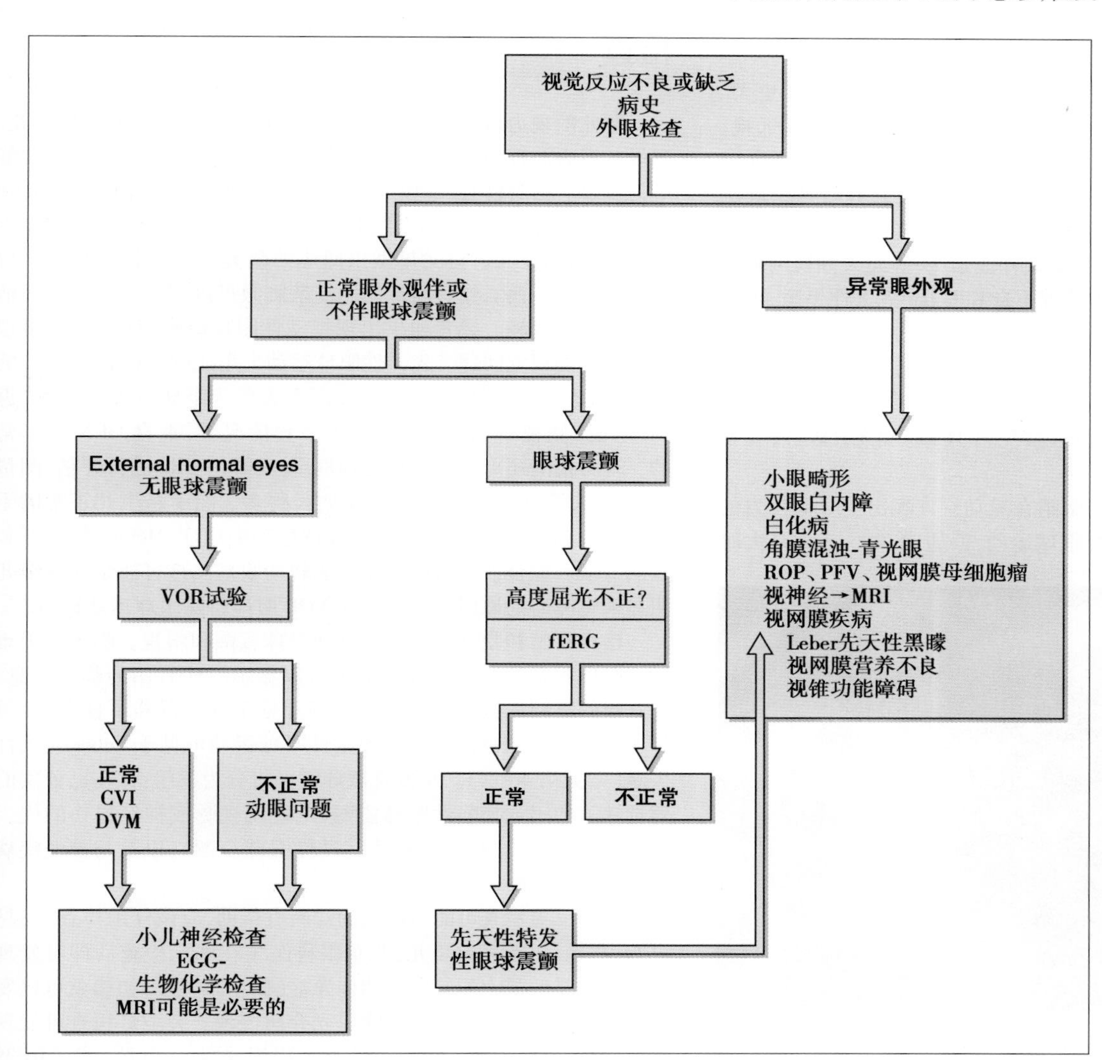

图 91.1 评估明显失明的婴儿。CVI：脑视觉障碍；DVM：视觉发育迟缓；EEG：脑电图；fERG：闪光视网膜电图；MRI：磁共振成像；PFV：持续性胎儿脉管系统；ROP：早产儿视网膜病变

能尽快获得诊断。对于部分婴儿，临床检查就能发现其视觉障碍的潜在原因；而另一些婴儿则需要进行进一步的检查。诊断取决于完整的出生、家庭、临床病史和系统的临床检查（图 91.1）。临床医生应查明视力受损的原因和程度，对预后作出判断，并制订治疗方案和家庭指导计划。

病史

从父母和看护人那里获得详细的病史非常重要。与父母交谈时，你可以观察婴儿的视觉行为。询问孩子在母亲怀孕、分娩和产后的发育情况也很重要。还需要询问孩子是否早产？因为视觉发育情况取决于孩子出生时的孕周。而脑室内出血的早产儿有患视神经萎缩（参见第 56 章）、脑积水和脑视觉障碍（CVI）的风险（参见第 59 章和第 60 章）。早产儿的视觉发育也可能因相关的视网膜或神经问题而延迟。癫痫发作、发育迟缓和畸形的出现可能提示大脑问题。孕妇感染、外伤、缺氧和怀孕期间的药物治疗都会严重影响视力。在宫内暴露于阿片和苯二氮䓬类药物的婴儿可能会因中枢神经系统受损而出现眼球震颤和视力下降[1]。

对于分辨出孩子究竟是存在严重问题，还只是与其他孩子表现不同，这点十分重要。一些正常的婴儿也可能会反应较慢。自出生以来，视觉行为是否发生了变化？在癫痫发作、神经或眼部疾病进展后，视力可能会恶化。

阳性的家族史或近亲生育史，提示患某些疾病的可能性更大。例如，一个孩子的父母是堂兄妹，并且都有快速眼球运动和远视，那么这个孩子很可能患有先天性视网膜营养不良（参见第 46 章）。儿童眼科医生应询问其他家庭成员的情况，并对其和直系亲属进行检查。向父母或看护人提出有关黑暗或明亮光线下孩子视觉行为的具体问题，这可以为诊断提供额外线索：一些先天性视网膜疾病，特别是色盲、视锥视杆细胞营养不良和 Leber 先天性黑矇，可能表现为畏光或昼盲（参见第 46 章）。患有 CVI 的婴儿可能表现为不愿看光，或者相反，会表现为对光的凝视（参见第 60 章）[2]。晶状体（参见第 37 章）和角膜混浊（参见第 34 章和第 35 章），如先天性青光眼（参见第 38 章）、白化病（参见第 41 章）和无虹膜症（参见第 39 章），会导致畏光。

家长们是否注意到孩子的眼睛在晃动？许多出生时低视力的婴儿表现为眼球震颤和搜索性眼球运动，但通常在 2~3 个月大时才表现出来。视力非常差的婴儿经常表现为眼球的游动或漂移。

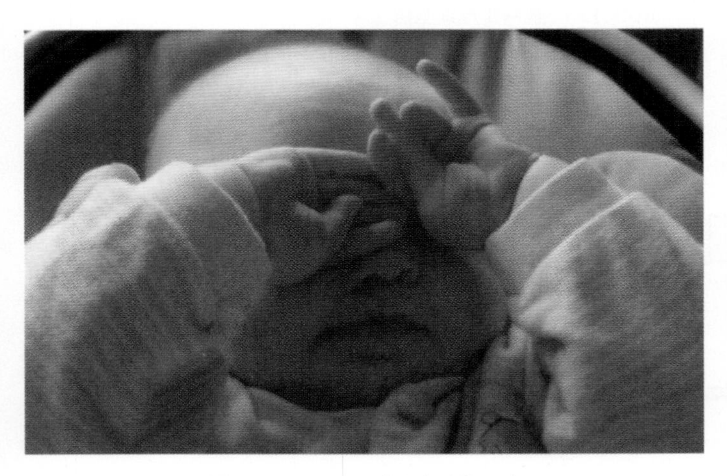

图 91.2 Leber 黑矇的盲婴戳眼睛

孩子会有什么特殊的手部动作吗？盲婴倾向于按压或戳他们的眼睛（图 91.2）。一些视力受损的儿童在盯着灯光时，会在眼前快速摆动手指[3]（图 91.3）。

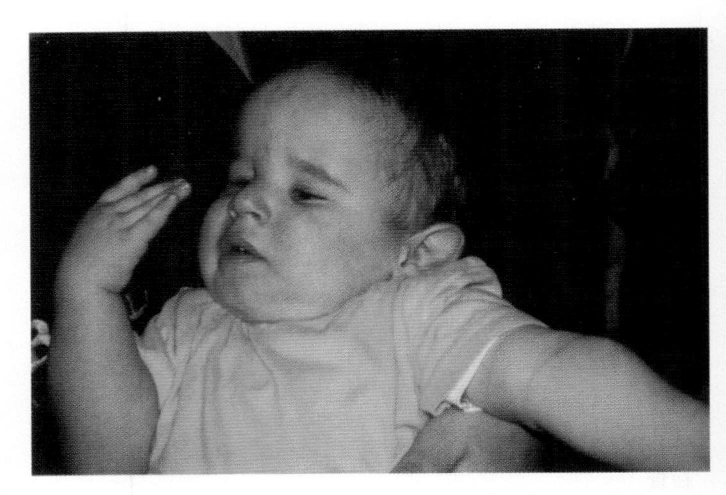

图 91.3 视力有限的婴儿往往会在他的眼睛和光源之间挥手

检查

婴儿的视力检查通常很难量化，特别是那些视觉障碍的婴儿。父母对视力和视力变化的评估会有所帮助，但衡量整体视觉功能更为重要。尽管已有一些研究进展，但行为观察仍是评估婴儿视觉功能最重要的方法。在足月婴儿中，视觉跟随反应应该在 2 个月大时出现，婴儿会对父母做出回应的微笑。4 个月大时，孩子可以伸手去拿东西。具有高对比的复杂刺激可以引起一个快乐而清醒的婴儿的兴趣。婴儿如果出现视动性眼球震颤（OKN），则可以排除严重的视觉问题。先天性眼球运动失用症（扫视启动失败）的孩子，眼球在旋转时会发生偏离，而不表现为眼球震颤的快速“返回”阶段（侧视时“锁定”）。在大多数情况下，垂直 OKN 是正常的。视力检测还可以通过动态前庭-眼反射（VOR）进行评估，测量“后”眼球震颤，其在失明婴儿中要长得多。除了新生儿正常的不成熟追视和扫视运动外，先天性眼球运动失用症、Möbius 综合征和双侧 Duane 综合征会造成婴儿不能转动眼球。这可能是导致婴儿明显视觉障碍的原因。旋转诱发 VOR 时应排除眼球运动缺陷[4]。

检查眼睛和眼球运动可以发现眼球震颤和斜视。临床上很难区分眼球震颤的波形。眼动记录可以显示一些有用的临床信息。正常眼的高频低振幅摆性眼球震颤常见于视锥营养不良[5]（参见第 46 章）。伴随极低视力的搜索性眼球运动可见于 Leber 先天性黑矇（参见第 46 章）。早发性眼球震颤可分为三组：存在已证实的感觉缺陷的感觉缺陷性眼球震颤；未发现视觉或神经损伤的先天性特发性眼球震颤（有时称为运动性眼球震颤）；以及与神经疾病有关的神经性眼球震颤[6]。

瞳孔反射检查可能对疾病的诊断有帮助，应该仔细检查（参见第 66 章）。对于多数婴儿，儿童眼科医生在临床检查后即可发现引起出生时低视力的原因。结构异常（如小眼畸形）初诊就可以发现。红光反射的存在可以排除屈光介质混浊。裂隙灯检查可发现眼前段病变：白内障（参见第 37 章）、组织缺损、无虹膜（参见第 39

章)或白化病(参见第 41 章),对判读眼球震颤婴儿的病因尤为重要。白化病的孩子可观察到虹膜透照。特别是对于眼白化病而言,如果不仔细检查眼前段,明确诊断较为困难。散大瞳孔后应再次进行裂隙灯检查,以便更好地观察晶状体混浊或晶状体半脱位。

为了进行间接和直接的检眼镜检查,必须要散大双侧瞳孔。在检眼镜检查时,应同时注意玻璃体和视网膜。玻璃体混浊和出血可见于出血性疾病、葡萄膜炎(参见第 40 章)、视网膜血管炎、非意外损伤(参见第 70 章)、早产儿视网膜病变(参见第 44 章)、视网膜发育不良(参见第 46 章)、玻璃体异常和视网膜母细胞瘤(参见第 43 章)。间接检眼镜检查可以发现脉络膜视网膜缺损、黄斑弓形虫病(参见第 40 章)、视网膜脱离(参见第 52 章)、视网膜皱褶、脉络膜视网膜发育不良等视网膜疾病,有时还可以发现视网膜营养不良。然而,许多先天性视网膜营养不良的病例在眼底检查时表现为正常的视网膜。

微小的视盘异常最适合用直接检眼镜和眼底照相检查,如视盘缺损和视盘发育不全或发育不良(参见第 53 章)。有时需要在镇静或麻醉下进行检查以详细观察视神经情况。

屈光检查是必不可少的。高度屈光不正,特别是远视,会导致出生后视觉障碍。对有明显视觉发育迟滞的中高度近视患儿进行屈光矫正,可改善其不良的视觉行为[7]。屈光不正可为疑似诊断提供线索。

当视觉障碍的孩子眼部外观表现正常时,无论是否存在眼球震颤,都需要进一步检查(表 91.1)。闪光视网膜电图(fERG)可以诊断视网膜疾病。孩子早期几个月的 fERG 和闪光视觉诱发电位(VEP)具有明显的未成熟特征,可能无助于确立诊断。fERG 对年龄稍大的孩子可能更有帮助[8,9]。

表 91.1 临床检查中眼睛外观正常的婴儿视力低下的常见原因

诊断	除视力不佳外的临床症状	瞳孔	裂隙灯检查	检眼镜检查	屈光检查	闪光 ERG	闪光 VEP	图形 VEP	MRI	神经系统检查/EEG	视力预后
DVM	视觉障碍	正常	正常	正常	正常	正常	正常	正常	正常	正常	正常
脑视觉障碍	偏中心注视/光凝视	正常	正常	通常正常	正常	正常	通常不正常	通常正常	通常不正常	通常不正常	通常不良知觉缺陷
特发性眼球震颤综合征	眼球震颤;头倾斜	正常	正常	正常	正常/不正常	正常	正常	不正常	正常	正常	佳
Leber 先天性黑矇	眼球旋转;畏光;戳眼睛	异常迟缓或正常	正常	通常正常	高度远视	缺失	不正常	缺失	通常正常	正常	不良
视网膜营养不良	眼球震颤;夜盲症	通常正常	正常	通常不正常	通常正常	不正常	通常正常	不正常	正常或不正常	正常或不正常	不良
全色盲/视锥营养不良	畏光;昼盲;色盲;眼球震颤	反常瞳孔现象或正常	正常	正常	正常或高度远视;蓝色视锥营养不良,近视	缺少视锥细胞反应	正常	不正常	未提示	正常	不良,恒定性畏光
双侧视神经发育不全或萎缩	视力不佳;眼球旋转	传入缺陷	正常	不正常,直接检眼镜是必要的	正常	正常	不正常	不正常	正常或不正常	正常或不正常+内分泌检查	可变的
白化病	眼球震颤;畏光	正常	不正常	不正常	近视或散光	正常或增强	交叉不对称	交叉不对称	通常未提示	正常	可变的

DVM:视觉发育迟缓;EEG:脑电图;ERG:视网膜电图;MRI:磁共振成像;VEP:视觉诱发电位。

当提示眼部病变与神经系统相关时,应请小儿神经科会诊和进行进一步检查,如生物化学检查和脑磁共振成像(MRI)。患 CVI 的孩子通常眼科检查正常,没有眼球震颤或斜视;有些孩子会出现疾病相关的视神经萎缩(参见第 60 章)。

对于有明显视觉发育迟缓(DVM)的婴儿,初次检查应包括脑电图(EEG),以发现可治疗的潜在癫痫活动[10]。"视觉发育迟缓"是一个术语,用于描述有短暂视觉缺陷的正常婴儿(参见第 4 章)。尚无数据表明,其主要视觉系统在发育过程中存在延迟(参见第 3 章)。DVM 是一种回顾性诊断,只有经过长时间的随访才能排除神经系统问题。DVM 也不是单一的诊断,而是影响大脑几个区域的神经系统异常的常见症状(参见第 3 章)。孤立的视觉发育迟缓婴儿视力预后良好,但未来出现神经发育和教育问题的风险增加[4]。

对婴儿视力损害的误诊或不明确的诊断会对家庭造成毁灭性的影响。对于大多数表现为视觉障碍的婴儿,通过临床症状即可诊断,但也可能需要通过进一步检查来确诊。眼科医生和儿科医生应该合作,制订一个长期的随访计划,尽可能给予鼓励,并且不要对诊断或预后过于武断,因为两者都可能改变!

(谌文思　项道满 译　项道满 校)

参考文献

1. Gupta M, Mulvihill AO, Lascaratos G, et al. Nystagmus and reduced visual acuity secondary to drug exposure in utero: long-term follow-up. J Pediatr Ophthalmol Strabismus 2012; 49: 58–63.

2. Jan JE, Groenveld M, Anderson DP. Photophobia and cortical visual impairment. Dev Med Child Neurol 1993; 35: 473–7.
3. Molloy A, Rowe FJ. Manneristic behaviors of visually impaired children. Strabismus 2011; 19: 77–84.
4. Hoyt C. Costenbader Lecture. Delayed visual maturation: the apparently blind infant. J AAPOS 2004; 8: 215–19.
5. Yee RD, Baloh RW, Honrubia V. Eye movement abnormalities in rod monochromacy. Ophthalmology 1981; 88: 1010–18.
6. Casteels I, Harris CM, Shawkat F, Taylor D. Nystagmus in infancy. Br J Ophthalmol 1992; 76: 434–7.
7. Winges KM, Zarpellon U, Hou C, Good W. Delayed visual attention caused by high myopic refractive error. Strabismus 2005; 13: 75–7.
8. Lambert SR, Kriss A, Taylor D. Delayed visual maturation: a longitudinal study: clinical and electrophysiological assessment. Ophthalmology 1989; 96: 524–8.
9. Kriss A, Russell-Eggitt IM. Electrophysiological assessment of visual pathway function in infants. Eye (Lond) 1992; 6: 145–53.
10. Shahar E, Hwang PA. Prolonged epileptic blindness in an infant associated with cortical dysplasia. Dev Med Child Neurol 2001; 43: 127–9.

第 92 章

“医生，我孩子的眼睛红了！”

Giovanni Castano

章节目录

引言

对于眼红的孩子，眼科医师应首先确定结膜充血的类型，是深层睫状充血还是浅表结膜充血。浅表结膜充血的临床特征是浅表结膜血管扩张充血，在穹窿部表现尤为明显，血管分支呈不规则走行，表现为鲜红色。这种浅表结膜充血提示疾病部位仅仅位于结膜。而深层睫状充血多在角膜缘表现明显，睫状血管在角膜缘呈现规律的、放射状的血管扩张，其充血颜色为紫色或深红色。睫状充血提示疾病位于眼球而非结膜，尤其是眼前段。有时这两种充血同时存在，此时眼科医师需要鉴别是以哪种充血类型为主要表现，以便做出更为准确的诊断[1]。

临床上对于眼红的孩子需要进行全面的眼部检查。尽管使用裂隙灯进行详细的检查是一种理想的方式，但是对于儿童患者，简单的检查可能是唯一可行的方式，并且这种检查对临床上做出诊断已经足够了。无赤光照明对于辨别结膜充血类型非常有用，荧光染色检查有助于发现结膜和角膜表面上皮损伤或眼表异物[2]。

在某些情况下，红眼是属于婴儿的“正常”表现。短暂的结膜下出血在新生儿中非常常见，特别是经过阴道分娩的新生儿[3]。新生儿在出生后的最初几个小时，结膜血管充血也可以表现得非常明显[4]。哭泣（儿童在眼科门诊时常见的表现）属于 Valsalva 类动作（在闭合的气道做强力呼气动作），这个动作可引起结膜充血[5]。这种充血的程度会随着孩子的哭泣动作而变化，这点可与病理性结膜充血进行鉴别[6]。然而，婴幼儿的红眼必须首先被考虑为病理征兆，并在检查过程中认真鉴别。

浅表结膜充血合并分泌物

引起婴幼儿眼红的主要疾病是结膜炎[7]。如果一个孩子表现为浅表结膜充血，同时合并有脓性分泌物，应该考虑诊断为细菌性结膜炎。对于新生儿结膜炎，尤其是伴有大量脓性分泌物的，目前常见的致病菌为金黄色葡萄球菌。然而在一些地方，致病菌还需要考虑支原体及淋球菌的可能性[8]。

穹窿部结膜充血伴水样分泌物往往是病毒性结膜炎的征象。如果刚出生的新生儿表现出病毒感染的征象，需考虑病原体为 2 型单纯疱疹病毒，由分娩时产道感染所致。稍大一些的新生儿如有病毒性结膜炎的临床表现，则需考虑诊断为急性腺病毒滤泡性结膜炎，特别是在孩子有明确的与其他感染者密切接触史的情况下[9]。

浅表结膜充血伴眼痒

过敏性结膜炎很少在新生儿出现，但当新生儿生活在高污染环境下时，也有患过敏性结膜炎的可能[10,11]。其临床表现是双侧浅表结膜充血，伴明显眼痒（有明显揉眼动作），同时角膜没有受累[12]。

角膜缘周围深层睫状充血

角膜缘周围深层睫状充血通常是一些眼球内部疾病在结膜的表现，需要认真辨别。角膜缘深层睫状充血如表现为 360° 放射状充血，则提示眼前段存在异常，需进一步检查以明确病因[13]。

角膜缘周围深层睫状充血伴畏光流泪

任何病因导致的角膜炎都可以引起角膜缘充血，同时伴有畏光流泪。儿童感染性角膜炎可以导致角膜混浊及弱视，从而导致视力下降。儿童角膜炎通常是由外伤、配戴角膜接触镜、角膜手术、角膜暴露、免疫缺陷以及长期激素治疗导致，刚出生的新生儿即有角膜炎的情况比较少见，其可能是宫内感染所致[14,15]。疱疹性角膜炎通常出现在儿童时期，新生儿患疱疹性角膜炎非常罕见[16,17]。

儿童的角膜擦伤或溃疡可以是无晶状体眼配戴角膜接触镜所

致，需要及时进行治疗[18]。弥漫性点状角膜炎可由先天角膜知觉下降或麻痹所致，也可以是先天性无泪症的表现。这些情况需要采取积极的眼表湿润，以及保护眼表的有效措施，或进行手术，避免角膜穿孔及失明[19-21]。

局部的点状角膜上皮缺损或溃疡通常见于暴露性角膜炎，其在结膜充血的表现是角膜缘旁局部睫状充血。新生儿重症监护室里的早产儿或重症监护室里镇静下的婴幼儿存在暴露性角膜炎的风险，其部位往往是下方角膜[22]。暴露性角膜炎也可以发生在眼睑畸形的儿童中，如先天性眼睑外翻或眼睑缺损的儿童[23,24]。先天性睑内翻、双行睫毛、倒睫同样可以导致角膜炎[25,26]。Möbius 综合征伴有面神经麻痹的儿童，由于 Bell 征的保护，并不容易出现暴露性角膜炎，但如果患儿同时伴有眼球上转受限或角膜知觉下降，则存在暴露性角膜炎的风险[27,28]。产伤可以导致新生儿面神经麻痹，虽然通常能够完全康复，但仍需注意其眼表情况，防止暴露性角膜炎及其并发症的出现[29]。产钳夹伤可以导致角膜后界层破裂[30]。球后肿物、球后软组织感染或颅缝早闭，这些情况均可以导致眼球突出，从而引起暴露性角膜炎甚至眼球脱位[31,32]。

角膜营养不良可以累及角膜上皮，从而引起新生儿眼红、畏光、流泪。这可以在Ⅱ型酪氨酸血症和 Reis-Bücklers 营养不良的患儿中出现[33,34]。

原发性先天性青光眼可以在新生儿时期表现为角膜增大、混浊、畏光流泪以及角膜缘周围睫状充血[35]。继发性青光眼的孩子可以表现出相似的临床征象。继发性青光眼的病理机制可能有以下情况：葡萄膜炎或晶状体导致的瞳孔阻滞，或者虹膜晶状体屏障前移（这种情况可以在 5 期的早产儿视网膜病变或眼内肿瘤的患儿中见到）。前房出现细胞沉积物（假性前房积脓）可以出现在视网膜母细胞瘤和白血病的患儿中[36-38]。任何眼眶肿瘤均可以导致结膜血管扩张或角膜异常暴露，从而在临床上表现为结膜充血。此外，与治疗相关的结膜充血也可以在临床上观察到，例如药物治疗相关的角膜炎[39-41]。

新生儿意外或非意外的眼部外伤并不罕见。角膜擦伤或溃疡最常见的原因是患儿自己抓伤或兄弟姐妹造成的。此时角膜缘周围会表现出局限性睫状充血，充血部位能够确切地表明角膜受影响的部位。这些病例通常还伴有结膜下出血。因此，这些病例在临床上的典型表现是患儿烦躁哭闹，以及单侧眼红伴有流泪。这种典型的临床表现也可由角膜异物所致，临床上需要进一步鉴别[42]。对于非意外性损伤的病例，需进一步了解其受伤时的具体情况，以及家庭或社会背景，排除儿童受虐待的可能[43]。化学中毒性角膜炎就属于非意外伤害的一种类型[44,45]。据报道，对刚出生的婴儿眼部滴甲醛而不是预防性的抗生素滴眼液，可以导致角膜雾状水肿以及深层睫状充血，并持续数月[46]。

无痛性结膜充血

结膜痣以及角膜皮样瘤可以伴有结膜血管充血，表现为无痛性结膜充血[47]。结膜血管瘤也可以表现为无痛性结膜充血，并在生后几周内范围不断生长扩大[48]。扩张的巩膜表层血管是斯德奇-韦伯综合征（Sturge-Weber syndrome）的临床表现，可伴有青光眼引起的睫状充血[49]。此外，结膜血管瘤和结膜毛细血管扩张也可以是其他全身血管性疾病的眼部临床表现。

眼前房积血可以由眼外伤导致。幼年性黄色肉芽肿患儿可以出现自发性前房积血，其鉴别要点是特征性皮肤病损的表现[50]。

其他类型的结膜充血

预防性使用硝酸银滴眼液导致的新生儿化学性结膜炎现在很少见，但临床上其他类型的预防性化学制剂，如聚维酮碘，可导致短暂的结膜充血[51,52]。青光眼患儿局部使用拉坦前列素滴眼液也可以引起结膜充血。另外，阿托品在眼部使用也同样会导致结膜充血的症状[53,54]。

巩膜炎和巩膜外层炎在新生儿时期很少见。但当出现局限性结膜充血时，则提示有这类疾病的存在。进一步的 B 超检查有助于确诊[55-57]。

婴幼儿发生细菌性眼内炎的情况比较少见。其最常见的病因是开放性眼球外伤和青光眼手术。内源性细菌性眼内炎则非常罕见。细菌性眼内炎临床表现的严重程度，包括结膜充血程度，与感染的微生物的毒力密切相关[58]。

葡萄膜炎可引起角膜缘周围睫状充血。虽然婴幼儿葡萄膜炎比较少见，但如果婴幼儿角膜缘周围睫状充血，则提示存在这种疾病的可能，需进一步检查。使用裂隙灯观察婴幼儿前房细胞或闪辉比较困难，此时行超声生物显微镜检查至关重要。睫状充血的程度可以非常轻微，可与葡萄膜炎的严重程度一致[59]。婴幼儿葡萄膜炎的病因可以是眼球外伤（意外、非意外、手术），也可能为川崎病（急性系统性血管炎伴冠状动脉受累）、宫内期眼内感染、非典型眼内肿瘤以及其他罕见疾病[60-69]。Blau 综合征（显性遗传，表现为肉芽肿性皮肤损害、对称性关节炎以及反复发作的葡萄膜炎）可以在新生儿时期发病，但其葡萄膜炎的临床表现往往在儿童时期才出现[70]。另外，暴发性肠道病毒感染也可以导致新生儿葡萄膜炎的发生[71]。曾有文献报道成人使用贝伐珠单抗玻璃体注药术后出现葡萄膜炎的病例，虽然这些病例报道仅限于成人，但鉴于临床上越来越多早产儿视网膜病变患儿使用抗 VEGF 玻璃体注射进行治疗，需要密切跟踪随访这些早产儿术后是否存在葡萄膜炎的情况[72,73]。

在维生素 A 严重缺乏的儿童中，结膜充血是临床表现之一，其产生原因是眼表干燥、角膜血管化和 Bitot 斑。早期给予高剂量维生素 A 治疗可以恢复眼表和视网膜功能，挽救患者的视力[74]。

急性霍纳综合征（Horner syndrome）通常会引起同侧眼的短暂性结膜充血[75]。同样，颈动脉瘤也会由于海绵窦静脉回流受阻而引起短暂的同侧结膜充血。

（王建勋　项道满 译　项道满 校）

参考文献

1. Duke-Elder S. Diseases of the outer eye, part 1. In: Duke-Elder S, editor. System of Ophthalmology. 2nd ed. St. Louis, MO: The C.V. Mosby Company, 1965: 9–11.

4. McCormick AQ. Vascular changes in the eye of the newborn infant. Semin Perinatol 1992; 16: 358–64.

6. Castano G, Jimenez C. Crying causes pericorneal congestion in children. Paper presented at the XXXI Pan-American Congress of Ophthalmology, Bogota, Colombia; August 2015.

7. Han S, Kim US. Symptom based diagnosis of infant under one year in outpatient clinic. Korean J Ophthalmol 2014; 28: 241–5.

8. Moore DL, MacDonald NE, Canadian Pediatric Society, Infectious Diseases and Immunization Committee. Preventing ophthalmia

neonatorum. Paediatr Child Health. 2015; 20: 93–6.
10. Mimura T, Ichinose T, Yamagami S, et al. Airborne particulate matter (PM2.5) and the prevalence of allergic conjunctivitis in Japan. Sci Total Environ 2014; 487: 493–9.
12. LaMatiina K, Thompson L. Pediatric conjunctivitis. Dis Mon 2014; 60: 231–8.
14. Chirinos-Saldaña P, Bautista de Lucio VM, Hernandez-Camarena JC, et al. Clinical and microbiological profile of infectious keratitis in children. BMC Ophthalmol 2013; 13: 54.
16. Revere K, Davidson SL. Update on management of herpes keratitis in children. Curr Opin Ophthalmol 2013; 24: 343–7.
18. Lambert SR, Lynn MJ, Hartmann EE, et al. Infant Aphakia Treatment Study Group. Comparison of contact lens and intraocular lens correction of monocular aphakia during infancy: a randomized clinical trial of HOTV optotype acuity at age 4.5 years and clinical findings at age 5 years. JAMA Ophthalmol 2014; 132: 676–82.
19. Lambley RG, Pereyra-Muñoz N, Parulekar M, et al. Structural and functional outcomes of anaesthetic cornea in children. Br J Ophthalmol 2015; 99: 418–24.
22. Chaurasia S, Ramappa M, Ashar J, Sharma S. Neonatal infectious keratitis. Cornea 2014; 33: 673–6.
23. Pereira FJ, Trindade Sde P, Cruz AA. Congenital ectropion: three case reports and literature review. Arq Bras Oftalmol 2007; 70: 149–52.
24. Tawfik HA, Abdulhafez MH, Fouad YA. Congenital upper eyelid coloboma: embryologic, nomenclatorial, nosologic, etiologic, pathogenetic, epidemiologic, clinical, and management perspectives. Ophthal Plast Reconstr Surg 2015; 31: 1–12.
28. Amaya LG, Walker J, Taylor D. Möbius syndrome: a study and report of 18 cases. Binocular Vis 1990; 5: 119–32.
29. Falco NA, Eriksson E. Facial nerve palsy in the newborn: incidence and outcome. Plast Reconstr Surg 1990; 85: 1–4.
35. Moore DB, Tomkins O, Ben-Zion I. A review of primary congenital glaucoma in the developing world. Surv Ophthalmol 2013; 58: 278–85.
39. Erickson BP, Tse DT. Management of neonatal proptosis: a systematic review. Surv Ophthalmol 2014; 59: 378–92.
42. Poole SR. Corneal abrasion in infants. Pediatr Emerg Care 1995; 11: 25–6.
44. Moore DB, Herlihy EP, Weiss AH. Chronic keratoconjunctivitis with dermatitis as a presenting sign of child abuse. J AAPOS 2012; 16: 193–5.
45. Ong T, Hodgkins P, Marsh C, Taylor D. Blinding keratoconjunctivitis and child abuse. Am J Ophthalmol 2005; 139: 190–1.
49. Greslechner R, Helbig H, Oberacher-Velten IM. Management of childhood glaucoma associated with Sturge-Weber syndrome. Klin Monbl Augenheilkd. 2012; 229: 1003–8.
53. Uva MG, Avitabile T, Reibaldi M, et al. Long-term efficacy of latanoprost in primary congenital glaucoma. Eye (Lond) 2014; 28: 53–7.
59. Giles CL. Uveitis in childhood. In: Tasman W, Jaeger EA, editors. Duane's Clinical Ophthalmology, vol. 4. Revised ed. Philadelphia, PA: J. B. Lippincott Company, 1990: 1–8 (56).
71. Lashkevich VA, Koroleva GA, Lukashev AN, et al. Acute enterovirus uveitis in infants. Vopr Virusol 2005; 50: 36–45.
72. Bakri SJ, Larson TA, Edwards AO. Intraocular inflammation following intravitreal injection of bevacizumab. Graefes Arch Clin Exp Ophthalmol 2008; 246: 779–81.
74. Moore DB, Shirefaw W, Tomkins-Netzer O, et al. Prevalence of xerophthalmia among malnourished children in rural Ethiopia. Int Ophthalmol 2013; 33: 455–9.
75. Romano A, Kurchin A, Rudich R, Adar R. Ocular manifestations after upper dorsal sympathectomy. Ann Ophthalmol 1979; 11: 1083–6.

第 93 章

“我的孩子不停地眨眼和挤眼”

Kimberley Tan

章节目录

引言

异常瞬目是儿童眼科临床常见病,可能的原因很多。通过仔细询问病史和检查,很容易确诊。家长们常常担心,这种明显的可能不雅的动作是更凶险的神经系统或复杂行为失调的征兆。绝大多数这类儿童有眼表刺激症状,通常是过敏性眼病,有时就是单纯、孤立性抽动。

病因

儿童出现眨眼和挤眼的原因包括以下几点。

1. 抽动;
   a. 短暂性抽动障碍(一过性抽动障碍);
   b. 慢性抽动障碍;
   c. 抽动秽语综合征;
   d. 功能性眨眼;
2. 因眼部刺激而过度眨眼;
3. 喜闭一眼见于间歇性外斜视;
4. “眯眼”视物(针孔效应);
5. 更罕见的其他原因(表 93.1)。

儿童眼科医生通常会看到前两种情况,多是这两种情况的结合。(儿童眼科医生通常会看到前两种情况,而且多是看到这两种情况同时存在。)眼睑抽动可能是孤立的或是全身性抽动障碍的一部分。应该强调的是,眼睑抽动在正常儿童中也很常见。

Coats 等人[1]对 99 名异常瞬目儿童进行了一项前瞻性的连续病例研究。通过全面的标准的眼科检查,62%的儿童可以发现潜在的眼部病因(62%的儿童瞬目潜在的眼部病因被发现)(37%儿童的潜在病因是眼前段和/或眼睑异常,14%的儿童有未矫正的屈光不正,间歇性外斜视占 11%)。抽动障碍以是否存在压力事件分为“习惯性抽动”和“心因性眼睑痉挛”,分别占 23%和 10%。Vrabec 等人发现[2],41%的儿童出现了与眨眼时间相吻合的暂时性压力事件,他们将其归类为“功能性眨眼”。其他作者也指出,在频繁眨眼的儿童中,抽动障碍的比例要高得多。Jung 和同事[3]前瞻性研究了 50 名频繁眨眼的儿童,这 50 名儿童都排除屈光不正、间歇性外斜视或眼睑疾病。86%的儿童被诊断为抽动障碍,这其中 78%的儿童是短暂性抽动障碍。50 名儿童中有 7 名患有眼表疾病,主要是过敏性结膜炎。与 Coats 等人相反,Jung[3]发现对眼表疾病的治疗并不能解决频繁眨眼的问题。

做出最后诊断之前,首先排除眼部刺激因素引起眨眼的可能性。眼部刺激也可能通过其他病因(如抽搐)引发眨眼。全面的眼科检查可用于鉴别严重的眼部过敏、青光眼、角膜炎、间歇性外斜视(可表现为闭单眼)。Coasts 等人发现,在 99 名过度眨眼的儿童中,有 6 名伴有可损害视力的眼部情况,包括倒睫、异物和角膜炎。如果进行全面的眼部检查,这些眼部情况应该比较容易被发现,这时眨眼只是眼睛受到刺激的一种反应。往往在同一年龄组中,眼部过敏和抽动障碍同时出现,更为复杂。眼部过敏可能是眨眼的主要原因,或是眨眼抽动发作偶然加重的部分原因。尝试用一种不含防腐剂的肥大细胞稳定剂,如局部酮替芬或奥洛他定,可能会有帮助。(可以尝试用一种不含防腐剂的肥大细胞稳定剂,如局部使用酮替芬或奥洛他定,可能会有帮助。)

严重神经系统疾病的调查

Coats 和同事们发现,在他们的研究中,99 个异常瞬目的孩子中有 4 个患有危及生命的神经系统疾病。然而,这种危及生命的疾病在发现过度眨眼之前就已经明确了,因此他们对这几例眨眼异常没有再去深究。

眼睑痉挛的发生以成人为主,而局灶性肌张力障碍常常由其他基底神经节疾病导致[4,5]。过度眨眼与这两种疾病有相似之处,所以需要考虑和排除神经系统疾病。眨眼如果伴有神经系统疾病,那么就几乎总是有相关的症状和体征,所以在病史询问的时候一定要注意询问有无明显的神经系统疾病的症状(表 93.1)。因此应询问是否存在意识的改变、其他异常动作或全身性抽动。应询问发育情况、发育里程碑和其他可能表现为肌无力或肌痉挛发作的事件。如果仔细询问病史和全面的眼科检查没有发现其他问题,那么就没有必要进行下一步检查,包括神经影像学检查[1,6,7]。

表 93.1 列举了较少见的单纯性眨眼抽动鉴别诊断,以及在病史及临床检查中的鉴别特征。这些临床发现可用于提示是否存在更凶险的病因的可能性。

表 93.1 单纯眨眼抽动症与抽动的少见病因的鉴别诊断:相关临床与病理特征

单纯抽动症的鉴别诊断	病史线索	症状体征鉴别
癫痫发作	意识改变	异常的眼球运动、凝视和面部征象;视野缺陷;幻觉[16]
与链球菌感染有关的儿童自身免疫性神经精神疾病	暴发性发病	并发链球菌感染、舞蹈症[13]
眼球震颤		快速、剧烈的上眼睑运动;眼球异常运动。需要影像学检查排除中脑背侧、小脑疾病[17]
肌纤维颤搐		精细、起伏的浅表肌肉收缩。如果震颤持续,要排除脑干胶质瘤[2]
肌阵挛		长期轮匝肌收缩,无法抑制。发生于闭眼时。需要检查癫痫。Jeavon 综合征:眼睑肌阵挛伴失神[18]
眼睑痉挛	通常成人发病	持续有力的眼轮匝肌挛缩。必要的神经代谢类疾病检查和影像学检查。要排除威尔逊病、亨廷顿病[4]
半面痉挛	通常成人发病	半个面部神经肌肉组织挛缩,后颅窝的神经影像检查血管异常或肿瘤(后颅窝的神经影像检查结果显示血管异常或肿瘤)[19]
亨廷顿病、基底神经节病	通常成人发病	系统的基底神经节征象:强直、肌阵挛、运动迟缓[5,6]
眼动危象(动眼神经危象)/眼球扑动(眼球颤挛)/斜视眼阵挛(眼球震颤舞蹈症)		通常重复眼球运动(通常眼球震颤),不仅伴有眼睑抽动,还有癫痫发作、中毒、小脑炎、神经母细胞瘤[8]
眼动失用(眼球运动失用症)		眼跳起始失败时,常采用瞬目法破坏固定。由于多种颅内病理和神经退行性病变(这是由于多种颅内病理和神经退行性病变导致的)[20]
Schwartz-Jampel 综合征(软骨营养障碍性肌强直)		身材矮小;睑裂狭小;脊柱异常;全身肌强直[21]
吩噻嗪类药物、抗癫痫药物、兴奋剂、可卡因、海洛因、一氧化碳、汞	有药物使用史或毒物暴露史	

抽动障碍

鉴于抽动障碍的普遍存在,我们需要对它的定义具有基本的了解。抽动是无意识、突然、重复、无目的、刻板的非节律性运动或发声抽动[6,8]。它们是不符合当时情境或背景的动作或发声。患者可以自主抑制抽动,但抽动本身并不是自主的。抽动是可以抑制但不可抗拒的,因此本质上仍然是不由自主的。抽动与同一身体区域的自主运动有重要关系。例如,眨眼抽动在视觉追踪过程中会减弱[7]。相反,肌张力障碍、肌阵挛和单纯部分癫痫发作会压倒自主运动,而在同一身体区域的自主运动往往会加重精神源性抽动[7]。

抽动在儿童中很常见。2012 年发表的一项分析发现,短暂性抽动障碍患病率为 2.99%,慢性抽动障碍患病率为 1.61%,抽动秽语综合征患病率为 0.77%[9]。以上疾病在男孩中都更常见。《精神疾病诊断与统计手册》第四版(DSM-Ⅳ-TR)[6]定义了这三种疾病之间的主要区别。在短暂性抽动障碍中,抽动在 12 个月内交替发作。在慢性抽动障碍中,抽动持续时间超过 1 年,但是 1 年内症状缓解不超过 3 个月。抽动秽语综合征类似慢性抽动障碍,但为多种运动抽动伴有一种或多种发声抽动。

抽动的发病年龄通常在 3~8 岁之间[9],对于慢性疾病,抽动发作通常在 10~12 岁之间最严重。对大多数儿童来说,抽动的严重程度和相关损害在青春期末期和成年早期会有所改善[10,11]。抽动通常突发或集中发作,并因压力、疲劳或厌烦而加重。抽动症状通常在看电视时[6]表现得更为突出,这种情况给父母或看护人造成的困扰甚至大于抽动给孩子带来的困扰。

抽动的严重程度是按照抽动的强度(强烈或大声)、抽动的复杂性(长时发作或编排模式)以及抽动对生活或行为的干扰(对自主行动的阻碍)对抽动进行分类。(按照抽动的强度(强烈或大声)、复杂性(长时发作或编排模式)以及对生活或行为的干扰(对自主行动的阻碍)对抽动的严重程度进行分类。)三者的结合被用来评估抽动障碍对患者的整体影响[10]。然而,大多数患有慢性抽动症的儿童(50%~90%)伴有附加症(伴随症状),而这种伴随疾病往往是导致功能障碍和残疾的主要原因[6]。慢性抽动障碍最常见的伴随疾病是注意缺陷多动症,其次是社交恐惧症、广泛性焦虑症和强迫症[10]。这些疾病导致其总体的社会心理功能比较差。儿童眼科医生需要意识到这些疾病存在的可能,并且采取适当的干预措施。

与链球菌感染相关的儿童自身免疫性神经精神疾病

这是一组儿童在链球菌感染后出现抽动和强迫症状(这是一

组儿童在链球菌感染后出现抽动和强迫症状的神经精神疾病)。关于这个亚群能否作为一个公认的单独分类(这种疾病能否作为一个公认的单独亚群分类),目前仍然存在争议[12]。然而,如果儿童的抽动"发作突然",甚至"暴发性地、通宵地"发作时,应该考虑与链球菌感染相关的儿童自身免疫性神经精神疾病有关(医生应该考虑到与链球菌感染相关的儿童自身免疫性神经精神疾病有关)。此外,这些儿童的症状常在链球菌感染后7~14天内出现,随后的病程是发作性的,复发-缓解相交替,而不是常见于慢性抽动障碍患者的起起伏伏[13]。在适当的情况下,应获得咽分泌物培养结果和抗链球菌滴度测定,如果发现急性链球菌感染,应考虑进行治疗。

眨眼抽动的处理

临床医生应该记住抽动可能是心因性的,因此,当着患儿的面讨论这个问题可能会诱发抽动发作[6]。标准神经学检查很重要,但结果"必然是正常的"。没有症状或体征,神经影像学检查没有必要做[6]。

短暂抽动或轻度慢性抽动障碍需要儿童和父母放松下来并了解病情,医生向父母解释孩子的抽动不是故意的,但是可以抑制的,这点很重要。临床医生应该设法去确定孩子是否有共发疾病,并适当向家长说明。如果没有共发疾病,诊断"暂时性"抽动障碍,对临床医生和家长来说,都是非常乐观的。但是应该提醒家长疾病有演变为慢性抽动的可能。在包含43名儿童的神经眼科临床研究中[8],虽然44%儿童的"转眼/眨眼和睁大眼"的抽动症状变成了慢性,但其中绝大多数人抽动的严重程度有所改善。只有一名患者(3%)被正式诊断为抽动秽语综合征[8]。家长们可以放心,大多数患有慢性抽动障碍或抽动秽语综合征的孩子,从青春期到成年早期,抽动的严重程度仍然会表现出持续性改善[10,11]。

如果抽动没得到解决,也存在有效的治疗方法。习惯逆转训练是一种被证实的行为治疗方法,儿童心理医生可以把它作为一线治疗方法去减轻抽动的严重程度[14]。这种行为疗法确实被证明可以减轻抽动的严重程度和改善全身情况[15]。如果治疗还不成功,需要其他辅助治疗,已经有各种药物来治疗共发疾病,如多动症,以及抽动障碍本身。这些药物包括 α_2-肾上腺素受体激动剂,比如可乐定[6],多巴胺拮抗剂,如氟哌利多,对抽动非常有效,但是副作用也明显。

(王秀华 项道满 译 项道满 校)

参考文献

1. Coats DK, Paysse EA, Kim DS. Excessive blinking in childhood: a prospective evaluation of 99 children. Ophthalmology 2001; 108: 1556–61.
2. Vrabec TR, Levin AV, Nelson LB. Functional blinking in childhood. Pediatrics 1989; 83: 967–70.
3. Jung HY, Chung SJ, Hwang JM. Tic disorders in children with frequent eye blinking. J AAPOS 2004; 8: 171–4.
4. Elston JS, Granje FC, Lees AJ. The relationship between eye-winking tics, frequent eye-blinking and blepharospasm. J Neurol Neurosurg Psychiatry 1989; 52: 477–80.
5. Xing S, Chen L, Chen X, et al. Excessive blinking as an initial manifestation of juvenile Huntington's disease. Neurol Sci 2008; 29: 275–7.
6. Dooley JM. Tic disorders in childhood. Semin Pediatr Neurol 2006; 13: 231–42.
7. Gilbert D. Treatment of children and adolescents with tics and Tourette syndrome. J Child Neurol 2006; 21: 690–700.
8. Bisker ER, McClelland CM, Brown LW, Liu GT. The long-tern outcomes of ocular tics in a pediatric neuro-ophthalmology practice. J AAPOS 2014; 18: 31–5.
9. Knight T, Steeves T, Day L, et al. Prevalence of tic disorders: a systematic review and meta-analysis. Pediatr Neurol 2012; 47: 77–90.
10. Specht MW, Woods DW, Piacentini J, et al. Clinical characteristics of children and adolescents with a primary tic disorder. J Dev Phys Disabil 2011; 23: 15–31.
11. Kuperman S. Tics and Tourette's syndrome in childhood. Semin Pediatr Neurol 2003; 10: 35–40.
12. Kurlan R, Kaplan EL. The pediatric autoimmune neuropsychiatric disorders associated with streptococcal infection (PANDAS) etiology for tics and obsessive-compulsive symptoms: hypothesis or entity? Practical considerations of the clinician. Pediatrics 2004; 113: 883–6.
13. Swedo SE, Leonard HL, Rapoport JL. The pediatric autoimmune neuropsychiatric disorders associated with streptococcal infection (PANDAS) subgroup: separating fact from fiction. Pediatrics 2004; 113: 907–11.
14. Dutta N, Cavanna AE. The effectiveness of habit reversal therapy in the treatment of Tourette syndrome and other chronic tic disorders: a systematic review. Funct Neurol 2013; 28: 7–12.
15. Woods DW, Piacentini JC, Scahill L, et al. Behavior therapy for tics in children: acute and long-term effects on psychiatric and psychosocial functioning. J Child Neurol 2011; 26: 858–65.
16. Williamson PD, Thadani VM, Darcey TM, et al. Occipital lobe epilepsy: clinical characteristics, seizure spread patterns, and results of surgery. Ann Neurol 1992; 31: 3–13.
17. Brodsky MC, Boop FA. Lid nystagmus in diffuse ophthalmoplegia as a sign of intrinsic midbrain disease. J Neuroophthalmol 1995; 15: 236–40.
18. Appleton RE, Panayiotopoulos CP, Acomb BA, et al. Eyelid myoclonia with typical absences: an epilepsy syndrome. J Neurol Neurosurg Psychiatry 1993; 56: 1312–16.
19. Masruha MR, Fialho LMN, da Nobrega MV, et al. Hemifacial spasm as a manifestation of pilocytic astrocytoma in a pediatric patient. J Pediatr Neurosci 2011; 6: 72–3.
20. Shawkat FS, Harris CM, Taylor DSI, et al. The role of ERG/VEP and eye movement recordings in children with ocular motor apraxia. Eye (Lond) 1996; 10: 53–60.
21. Arya R, Sharma S, Gupta N, et al. Schwartz-Jampel syndrome in children. J Clin Neurosci 2013; 20: 313–17.

第 94 章

“我的孩子好像不喜欢强光”

Luis H Ospina

章节目录

引言

儿童对光不耐受可能是一种孤立的症状，但往往是合并了一些其他症状，才促使其前去就诊。在大多数情况下，有些孩子的情况可能是轻微的，有些孩子可能本身就是正常的，只是“对光耐受的阈值”偏低，所以表现出对光线的耐受程度也偏低[1]。尽管如此，畏光的原因多种多样，包括眼部或神经疾病，有些可能很严重（表 94.1）。

一个有组织的方法应有助于诊断畏光症的病因。

临床路径

临床病史

在小儿眼科临床实践中，由于引起畏光的眼部病因比神经系统的病因多，从关注伴随眼部病变的症状和体征来开始了解病史，是一个较好的诊疗策略。必要时，还需要追问神经方面的病史。应记录患者的年龄、眼别、持续时间和症状的性质（表 94.2）。

表 94.1 各个年龄阶段畏光的重要原因

婴儿	婴幼儿型青光眼 遗传性角膜营养不良 特别是先天遗传性内皮营养不良（CHED） 角膜炎 产钳分娩后弹力层断裂 大脑视觉损害 静止性锥体功能障碍综合征，例如色盲和蓝色单锥症
幼儿	青光眼 角膜擦伤和异物 睑缘角膜结膜炎 春季角膜结膜炎 单纯疱疹或细菌性角膜炎 Meesmann 角膜营养不良（MECD）和 Reis-Buckler 角膜营养不良（RBCD） 白内障 白化病 无虹膜 静止性锥体功能障碍综合征，例如低锥三色和弱视 大脑视觉损害 获得性中枢神经系统（CNS）病变
学龄儿童	进行性视锥细胞营养不良 部分无虹膜 白内障或晶状体异位 间歇性外斜视 偏头痛 获得性中枢神经系统病变

由 Funnell CL 修改。Modified from Funnell CL. My child seems to hate the bright light. In: Hoyt C, Taylor D, editors. Pediatric Ophthalmology and Strabismus, 4th ed. Edinburgh: Elsevier/Saunders, 2012; 968-70。

表 94.2 关于畏光的思考

严重性？	如果严重畏光，考虑婴幼儿型青光眼、角膜表面疾病、色盲、眼皮肤白化病，或者无虹膜偏头痛，以及少见的其他中枢神经系统（CNS）病变可导致明显畏光
最近发病还是从小就发病？	获得性角膜病变在儿童中很常见 长期的问题更可能是由于遗传性角膜或视网膜疾病 新发病而眼部检查正常的可能是由于偏头痛，或较少情况为其他获得性中枢神经病变
视力下降？	大多数导致畏光的角膜和视网膜病变也会降低视力 大脑视觉损害（CVI）
眼球震颤？	常见于视网膜营养不良、白化病、无虹膜 少见或罕见于 CVI
单眼或双眼？	后天性角膜和眼表疾病经常不对称 单侧畏光可发生在单侧前葡萄膜炎、单侧虹膜或晶状体缺损及三叉自主神经性头痛
连续性或间歇性？	考虑偏头痛或波动性角膜病变（如 MECD 和 RBCD 中的反复侵蚀）
与红眼病相关？	考虑角膜和眼表病变 前葡萄膜炎 单侧红眼病可发生于三叉自主神经性头痛

表 94.2 关于畏光的思考(续)

斜视?	间歇性外斜视
家族史或者血亲关系	MECD 和 RBCD、无虹膜及许多先天性白内障主要是显性遗传 胱氨酸病和色盲是隐性遗传 白化病有多种遗传方式 CHED 可以是常染色体显性或隐性遗传
CVI 的医学病史?	缺氧缺血性脑损伤伴或不伴有早产、CNS 感染、脑积水、外伤(如摇晃婴儿)、婴儿痉挛、脑畸形、代谢性疾病;寻找其他神经行为体征:注视光、不同的视觉表现、摇头等

CHED:先天性遗传性内皮营养不良;MECD:Meesmann 角膜营养不良;RBCD:Reis-Buckler 角膜营养不良。

Modified from Funnell CL. My child seems to hate the bright light. In:Hoyt C,Taylor D,editors. Pediatric Ophthalmology and Strabismus,4th ed. Edinburgh:Elsevier/Saunders,2012:968-70。

体检

考虑到病因的性质,检查可能会有挑战性。明确的病史会指导你做针对性的检查。与家长交谈时,要仔细观察孩子:眼睑和结膜红或肿、眨眼、流泪、揉眼提示可能有眼表疾病;眼球震颤提示可能有视网膜病变;红眼伴小瞳孔可能提示葡萄膜炎。评估视力和瞳孔反应是必要的:一个异常的瞳孔反应提示可能为视网膜营养不良,特别是在同时存在视力低下和眼球震颤的情况下。裂隙灯检查可以确定畏光是否由于眼前节异常所引起。使用局部麻醉滴剂和荧光素有助于诊断眼表问题。在睫状肌麻痹屈光状态下明显的屈光不正可伴随视网膜疾病,如色盲时的远视或蓝色单锥症时的近视。手持式验光仪可能有助于检查畏光儿童。散瞳后进行眼底检查很重要。

辅助检查

当怀疑有压迫性视路病变时,检测色觉和视野是合适的。色觉下降也可以提示有视网膜营养不良。

在评估视网膜和神经系统疾病方面,视网膜电图和神经影像学检查是必需的,应该根据每个患者的具体情况做出决定。相干光层析成像检查也有作用,例如其有助于确定色盲患者是否存在中心凹发育不全。

眼部病因

角膜和眼表疾病

由于眼睛表面有丰富的神经支配,对光不耐受的感受与眼部疼痛的感觉密切相关[2]。因此,对眼表有刺激的病变是畏光最常见的眼部原因:外伤性擦伤、异物、疱疹性角膜炎和其他感染性角膜炎、睑缘角膜结膜炎、过敏性角结膜炎等。根据临床表现和裂隙灯检查结果,确定诊断比较容易。干眼症是成人畏光的一个常见原因[2],但在儿童中发病率比较低,因此没有得到充分的认识。它会发生在多种综合征、全身性疾病、骨髓移植后,也发生于像过敏性结膜炎这类常见的疾病中[3]。

胱氨酸病中角膜的结晶性浸润可导致明显的畏光,特别是在眼表破损的情况下[4,5],这种症状可在早期发生(3~4 岁时),大多数患者会在 10 岁前以不同的程度出现。同样,黏多糖病中糖胺聚糖的积聚也可导致光反应敏感。

角膜营养不良可引起畏光。先天性遗传性角膜内皮营养不良(CHED)者,有时在出生后不久就出现溢泪、角膜混浊和畏光。在大龄儿童中,Meesmann 角膜营养不良症(MECD)和 Reis-Buckler 角膜营养不良症(RBCD)患者可出现疼痛、充血和畏光,一种特别的表现是醒来时的角膜上皮糜烂,属于本病的常见病理现象[6]。使用产钳或青光眼引起的角膜后弹力层断裂可引起畏光。

婴幼儿型青光眼

婴儿或幼儿出现过度流泪、眼睑痉挛和畏光的三联征,必须考虑青光眼,特别是在角膜扩大的情况下。

晶状体异常

光通过部分混浊的晶状体或异位的晶状体发生散射,可以引起畏光。

葡萄膜异常

虹膜缺陷(缺损、无虹膜、瞳孔扩张、白化病虹膜透照)可引起光感受器过度受刺激。无虹膜患者伴有白内障或角膜上皮缺损会导致畏光。在白化病中,视网膜色素缺失会进一步加重畏光症状。

畏光是前葡萄膜炎患者的一个常见症状。

视网膜营养不良

畏光常发生于静止性视锥细胞功能障碍综合征和进行性视锥细胞和视锥-视杆细胞营养不良患者中。它开始于婴儿期早期的色盲和蓝色单锥症,以及儿童早期的三色单视锥色症和视觉迟缓症[7,8](参见第 46 章)。进展性视锥细胞营养不良患者会在儿童晚期或青春早期出现畏光症状,而对光线厌恶通常是视力恶化的一个突出早期症状[8]。出现以下特征就应怀疑有视网膜疾病,包括:视力下降、昼盲(在强光下看不清)、眼球震颤、明显的屈光不正和异常的瞳孔反应。当怀疑有这些疾病时,就应该做视网膜电图的检查。

斜视

间歇性外斜视患者在户外强光下经常会闭上一只眼(图 94.1)。

神经方面病因

光厌恶感最常见的神经学原因是偏头痛,这是儿童和青少年的一种常见疾病(患病率估计为 9.2%)[9]。畏光是诊断无先兆偏头痛的主要标准之一[10],是儿童患者最常见原因。年幼的孩子可能不会说畏光,但从他们在黑暗的房间里寻求舒适的偏好可以推断出来。光照可引发或加重偏头痛发作。易怒、恶心或声音恐惧症等症状的存在可以证实这一诊断。丛集性头痛、连续性偏头痛和其他三叉神经自主性头痛在儿童中尤为罕见。与以上诊断相关的症状包括单侧畏光伴同侧自主神经症状(如眼睑水肿、鼻塞、结膜充血等)和同侧球后疼痛[11]。

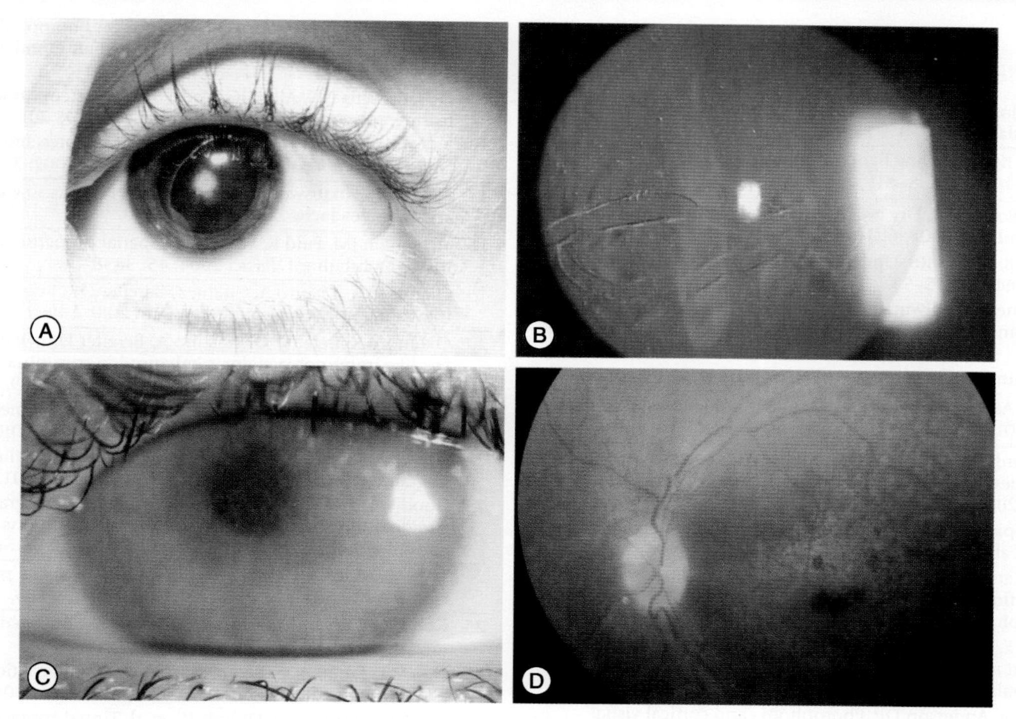

图 94.1 眼源性畏光。Ⓐ视力为 20/50 的 9 岁男孩因前极性白内障引起眩光；Ⓑ五岁男孩角膜有 Haab 纹，他的青光眼得到了很好的控制，但他由于光线透过角膜后弹力层发生散射而出现畏光；Ⓒ一个 12 岁畏光女孩患 6 型黏多糖症，其角膜混浊；Ⓓ16 岁男孩的进行性锥-杆细胞营养不良与 Alström 综合征有关，已知早年开始引起畏光（ⒶandⒷcourtesy of Dr Patrick Hamel）

不管什么原因，1/3 患大脑视觉损害（CVI）的儿童有畏光症状。但是他们有一个为人熟知的光凝视的习惯，而这有点违反常理[12]。他们的畏光症状随着时间的推移而减少。视力不良伴有神经系统损伤患者，如缺氧缺血性脑损伤、早产、脑炎、脑畸形或脑积水患者，常会出现畏光[13]。

患有脑膜炎和蛛网膜下腔出血的儿童很少会首诊眼科医生。畏光都会伴随这两种病变的传统症状和体征一同出现。头痛和对光敏感是外伤性脑损伤后常见的主诉[2]。

压迫性脑损伤很少出现畏光。后颅窝星形细胞瘤患儿会出现同侧畏光、流泪和斜颈三联征[14,15]。成人患视交叉损伤出现的畏光症状在儿童也可能出现。

眼睑痉挛可能与畏光有关，但很少发生在儿童时期。

畏光的作用和机制

通常认为，畏光可以减轻偏头痛和眼部疾病引起的疼痛，从而起到保护作用[17]。它也可以保护中央视网膜，因为暴露于中央光刺激的受试者比暴露于偏心光刺激的受试者更畏光[18]。此外，波长较短的光，潜在的危害性更大，更容易引起畏光[18]。

光刺激在眼表疾病和偏头痛中触发三叉神经疼痛的神经通路的阐明为畏光的机制提供了部分解释。

在眼科疾病中，一种通过光刺激来刺激角膜、葡萄膜等丰富的痛觉感受器的途径已经被证实。视网膜神经节细胞将信号投射到橄榄前核，然后再投射到上泌涎核。后者通过蝶腭神经节释放副交感神经肽，引起眼部血管的舒张和血管上痛觉感受器的激活[19,20]。

光引起的偏头痛加重可以用视网膜神经节细胞发出的光信号来解释。这些光信号汇聚在丘脑后部的三叉神经管神经元上。从那里，光信号通过轴突投射到视觉皮质层和疼痛处理区。有趣的是，几乎没有残留视力的偏头痛患者也会发生畏光，这是由于图像形成和非图像形成的视网膜神经节细胞的参与。偏头痛发作时产生的对光的敏感性是由于疼痛性刺激通过后丘脑到达视皮质引起的[21,22]。

CVI 中畏光的机制解释包括大脑皮质和丘脑的亮度敏感细胞受累。与对照组不同，CVI 患儿在低亮度条件下的条栅视力提高了[23]。

与视交叉损伤相关的畏光，其机制假说包括化学性脑膜刺激、颅底的脑膜或血管疼痛敏感结构的牵拉[16]，以及丘脑损伤[24]。

治疗

畏光的治疗取决于对其潜在病理改变的掌握。戴太阳帽，在舒适的照明条件下进行家庭和学校活动，并在适当的情况下提供低视力服务有助于改善儿童生活质量。

配戴深色镜片也可能会有所帮助，但它们的使用不应该泛化，因为减少暗适应状态是很重要的[2]。白化病患者可以考虑配戴有色镜片。FL-41 有色镜片（玫瑰色）可以降低儿童偏头痛发作的频率[25]。深红色或棕色的角膜接触镜可为视锥细胞营养不良的患者提供舒适感并改善视力[26,27]。镜片的选择必须以负责的态度对待。滤光镜有时会降低 CVI 儿童的眩光，其价值最好在低视力中心进行评估。

（陈锋 项道满 译 项道满 校）

参考文献

1. Vanagaite J, Pareja JA, Storen O, et al. Light-induced discomfort and pain in migraine. Cephalalgia 1997; 17: 733–41.
2. Digre KB, Brennan KC. Shedding light on photophobia. J Neuroophthalmol 2012; 32: 68–81.
3. Alves M, Dias AC, Rocha EM. Dry eye in childhood: epidemiological and clinical aspects. Ocul Surf 2008; 6: 44–51.
4. Schneider JA, Katz B, Melles RB. Update on nephropathic cystinosis. Pediatr Nephrol 1990; 4: 645–53.
5. Shams F, Livingstone I, Oladiwura D, Ramaesh K. Treatment of corneal cystine crystal accumulation in patients with cystinosis. Clin Ophthalmol 2014; 8: 2077–84.
6. Klintworth GK. Corneal dystrophies. Orphanet J Rare Dis 2009; 4: 7.
7. Aboshiha J, Dubis AM, Carroll J, et al. The cone dysfunction syndromes. Br J Ophthalmol 2016; 100: 115–21.
8. Michaelides M, Hardcastle AJ, Hunt DM, Moore AT. Progressive cone and cone-rod dystrophies: phenotypes and underlying molecular genetic basis. Surv Ophthalmol 2006; 51: 232–58.
9. Wober-Bingol C. Epidemiology of migraine and headache in children and adolescents. Curr Pain Headache Rep 2013; 17: 341.
10. Headache Classification Committee of the International Headache Society (IHS). The International Classification of Headache Disorders, 3rd edition (beta version). Cephalalgia 2013; 33: 629–808.
11. Irimia P, Cittadini E, Paemeleire K, et al. Unilateral photophobia or phonophobia in migraine compared with trigeminal autonomic cephalalgias. Cephalalgia 2008; 28: 626–30.
12. Jan JE, Groenveld M, Anderson DP. Photophobia and cortical visual impairment. Dev Med Child Neurol 1993; 35: 473–7.
13. Ospina LH. Cortical visual impairment. Pediatr Rev 2009; 30: e81–90.
14. Marmor MA, Beauchamp GR, Maddox SF. Photophobia, epiphora, and torticollis: a masquerade syndrome. J Pediatr Ophthalmol Strabismus 1990; 27: 202–4.
15. Debenedictis CN, Allen JC, Kodsi SR. Brainstem tumor presenting with tearing, photophobia, and torticollis. J AAPOS 2010; 14: 369–70.
16. Kawasaki A, Purvin VA. Photophobia as the presenting visual symptom of chiasmal compression. J Neuroophthalmol 2002; 22: 3–8.
17. Noseda R. Unanswered questions in headache: so what is photophobia, anyway? Headache 2013; 53: 1679–80.
18. Stringham JM, Fuld K, Wenzel AJ. Spatial properties of photophobia. Invest Ophthalmol Vis Sci 2004; 45: 3838–48.
19. Okamoto K, Tashiro A, Chang Z, Bereiter DA. Bright light activates a trigeminal nociceptive pathway. Pain 2010; 149: 235–42.
20. Okamoto K, Bereiter DF, Tashiro A, Bereiter DA. Ocular surface-evoked Fos-like immunoreactivity is enhanced in trigeminal subnucleus caudalis by prior exposure to endotoxin. Neuroscience 2009; 159: 787–94.
21. Noseda R, Kainz V, Jakubowski M, et al. A neural mechanism for exacerbation of headache by light. Nat Neurosci 2010; 13: 239–45.
22. Noseda R, Burstein R. Advances in understanding the mechanisms of migraine-type photophobia. Curr Opin Neurol 2011; 24: 197–202.
23. Good WV, Hou C. Sweep visual evoked potential grating acuity thresholds paradoxically improve in low-luminance conditions in children with cortical visual impairment. Invest Ophthalmol Vis Sci 2006; 47: 3220–4.
24. Lee AG, Miller NR. Photophobia in anterior visual pathway lesions. J Neuroophthalmol 2003; 23: 106; author reply 106.
25. Good PA, Taylor RH, Mortimer MJ. The use of tinted glasses in childhood migraine. Headache 1991; 31: 533–6.
26. Park WL, Sunness JS. Red contact lenses for alleviation of photophobia in patients with cone disorders. Am J Ophthalmol 2004; 137: 774–5.
27. Rajak SN, Currie AD, Dubois VJ, et al. Tinted contact lenses as an alternative management for photophobia in stationary cone dystrophies in children. J AAPOS 2006; 10: 336–9.

第 95 章

“我孩子的眼睛一直泪汪汪!”

Anthony G Quinn

章节目录

引言

高达 20%的婴儿在出生后第一个月出现溢泪[1]。绝大多数孩子患有先天性鼻泪管阻塞;其余的可能有其他严重的问题,统称为获得性溢泪。

先天性鼻泪管阻塞及其处理在第 21 章中讨论。

症状和体征

病史

孩子往往因为过度溢泪而得到关注。泪膜中的黏液导致“眼睛黏黏的”,而持续的泪液溢出导致下眼睑皮肤发红和刺激。醒来时眼睑可能粘在一起,需要经常清洁。父母可能会抱怨这样的外表“毁了”孩子的童年照片,并可能会觉得孩子的外表并不像父母。首诊的保健医生可能因此被迫重复给予局部抗生素治疗,但无持久的效果。

应明确溢泪是在出生后不久发生,还是最近发生。因为畏光常见于先天性青光眼,所以必须特别询问有无畏光。典型的表现是孩子在正常日光下避免睁开眼睛,经常将眼睛埋在手臂或手背后。畏光也是角膜疾病(如胱氨酸病,见第 34 章)、葡萄膜炎和结膜囊或角膜异物的症状。由于儿童经常不能提供详细的病史,因此切记外伤的可能性。单纯疱疹性结膜炎有时可能伴发泪小管狭窄和瘢痕,并导致眼睛溢泪。流泪过多的孩子可能在流泪眼睛的同侧出现流鼻涕症状。询问孩子是否有揉眼睛或湿疹病史,这提示过敏性眼病可能。揉眼或戳眼病史以及孩子似乎看不清提示视网膜营养不良的可能,例如 Leber 先天性黑矇(参见第 46 章)。

检查

外眼检查

可见溢泪、皮肤充血浸渍和黏性分泌物。检查有无倒睫或眼睑位置异常,如睑内翻。合并沙眼时更可能出现。检查有无面部神经麻痹,这会损害泪液“泵”。在鼻泪管阻塞时,泪湖变厚,下睑边缘充满泪液。泪膜在正常情况下是不可见的,通过荧光素染色检测厚度小于 1mm。泪道阻塞时,泪膜通常为 2mm 或更多。角膜缘充血提示角膜炎或葡萄膜炎的可能,注意睑缘炎相关结膜炎的体征。具有弥漫性角膜薄翳合并继发性角膜上皮水肿可能是青光眼的体征,使用标尺靠近眼睑检测估测角膜水平直径。泪囊区的先天性肿胀可能是泪囊黏液囊肿。

裂隙灯检查

幼儿通常适合使用手持裂隙灯。寻找是否存在泪点或泪点闭锁、泪点异位或瘘管,或有无倒睫。检查下睑穹窿结膜,弥漫性充血和结膜肿胀提示衣原体结膜炎。年幼清醒的孩子很难翻转上眼睑检查,但是可以轻轻提起上眼睑,借助手持裂隙灯从下方检查睑结膜和穹窿部结膜。裂隙灯检查可以排除角膜结晶样沉着物、瘢痕、溃疡和异物,也可以排除葡萄膜炎的体征,例如 KP、前房积脓、虹膜后粘连或白内障(也可以检查红光反射),还可以排除 Haab 纹和角膜水肿。

荧光素检测

这是用于检测角膜上皮损伤的非常灵敏的检测方法。当角膜水肿时会发现荧光素弥漫性染色。荧光素染料消失试验非常适用于确诊鼻泪管阻塞(参见第 21 章)。将 1%~2%荧光素滴在结膜囊中,正常儿童荧光素将在 5min 后从泪液弯液面消失;5min 后荧光素的潴留表明泪小管或鼻泪管阻塞。荧光素也可能从鼻腔流出,证实泪道通畅。

眼压

大多数清醒的婴儿或幼儿可以用 Icare 眼压计检查眼压(参见第 38 章)。如果怀疑先天性青光眼,需要在麻醉下进行检查。指测眼压不准确并且可能误诊。

散瞳验光，眼底检查

屈光和眼底检查对伴随单侧青光眼、虹膜后粘连、视杯加深和任何后段病变(如视网膜母细胞瘤)的单侧近视有显著意义，视网膜母细胞瘤可表现为具有“假性前房积脓”的眼红、流泪。单侧先天性鼻泪管阻塞可能与屈光参差和弱视有关。

病因和治疗

鼻泪管引流系统阻塞(参见第 21 章)

大约 70%的流泪儿童在 3 个月大时症状消失，超过 90%的儿童在 1 岁时自愈。自发消退也可能发生在 12 个月以后，那些 2 岁后流泪不能自愈的儿童可能有更复杂的泪道引流问题。出现白瞳的儿童(没有继发性结膜炎的证据)不应使用抗生素滴眼液治疗。许多医生主张按摩泪囊，但其功效尚不清楚。眼睑清洁可能有助于防止继发感染和皮肤损伤。因鼻泪管阻塞引起的溢泪有时会自发消退，但可因上呼吸道感染导致鼻泪管系统的黏膜水肿而复发。

治疗

有许多治疗方法(参见第 21 章)。泪道探通最常见，也是安全的[2]，但即使在最好的情况下也会出现并发症。这种治疗有时可以造成一定的泪道损伤，但是引起泪小管狭窄的情况罕见。

年龄较大的孩子偶尔可能因为泪点狭窄而出现流泪。可以通过泪点扩张治疗，但可能需要在麻醉下进行检查以确定原因。

异物/角膜磨损

突然发作的疼痛、溢泪、结膜发红和异物感病史提示角膜/结膜磨损或异物。对儿童和/或其监护人详尽询问病史对于了解可能的损伤原因并预测其严重程度至关重要。角膜或结膜磨损会出现荧光素染色，上睑板沟的异物会通过每次瞬目划过角膜表面，导致角膜垂直的划痕染色。如果存在角膜全层裂伤，则 Seidel(荧光素泄漏)测试有时呈阳性。使用直接检眼镜检查红光反射通常可以看到角膜异物。便携式或台式安装的裂隙灯是检查角膜的理想方法。

角膜擦伤通常在用抗生素眼膏后，可以迅速自行修复。儿童取出嵌入的角膜异物可能需要全身麻醉。结膜囊中或角膜上黏附松弛的异物可以用无菌棉签取出。

角膜炎和结膜炎(参见第 16 章)

流泪是角膜炎的常见症状(图 95.1)。经常伴有畏光、结膜刺激、黏性分泌物和异物感。角膜炎时常出现视力下降。结膜炎除非合并角膜炎，否则通常不出现畏光。结膜炎的常见病因为感染(病毒或细菌)、过敏或创伤。过敏性结膜炎一般表现为眼痒、流泪，并且常常是双侧的，有时会双侧不对称。可能存在过敏性疾病的家族史，以及春季/夏季急性加重的临床病史，或其他过敏性疾病，例如湿疹、花粉症或哮喘。与巨大的上睑结膜乳头相关的“盾性”角膜溃疡会导致出现特征性角膜上皮损伤，荧光素染色和裂隙灯显微镜很容易观察到。

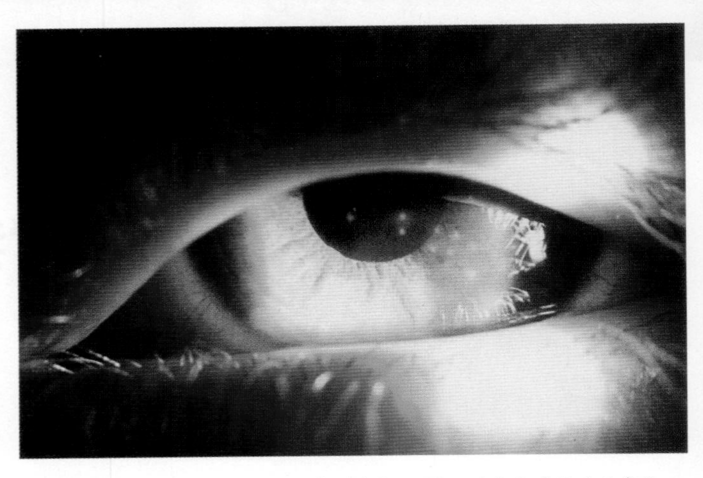

图 95.1　Thygeson 浅层点状角膜炎(TSPK)。这个 8 岁的孩子在 9 个月内有不同程度的流泪，对各种治疗没有反应。TSPK 在几个月内反复复发和缓解

角膜接触镜相关的溢泪

在有角膜接触镜配戴史的年龄较大的孩子或无晶状体婴儿中，溢泪可能由多种原因引起。不合适的镜片、角膜曲率的变化、角膜接触镜上沉积物的积聚，以及角膜接触镜边缘处的碎屑或眼泪都会导致眼睛上皮创伤或干燥。对于长期角膜接触镜配戴者必须评估上睑结膜有无巨乳头状结膜炎(GPC)。治疗方法可能包括清洁角膜接触镜、更换镜片、更换不同材料或边缘设计的镜片，以及使用适当的药物治疗 GPC(参见第 16 章)。应积极排除感染性角膜炎或角膜磨损，如果孩子的眼睛发红、发黏、流泪或畏光，父母必须在几小时内取下镜片并寻求眼科专业人员的帮助。

先天性青光眼

溢泪伴畏光提示先天性青光眼的可能。常见牛眼、角膜混浊、Haab 纹、眼压升高和视杯增大。可能合并屈光不正和斜视(参见第 38 章)。确诊后需要及时治疗，通常需要手术以防止视神经损伤。

鳄鱼泪

仅在患者分泌唾液时发生的一种特殊形式的流泪。通常出现在进食时，在患者考虑进餐时也会出现。这通常是先天性异常，归属于“先天性脑神经发育异常”系列疾病。鳄鱼泪可能发生于外伤或耳部手术后，或者继发于 Bell 麻痹，这均表明存在异常的神经再生。

(郭梦翔　项道满 译　项道满 校)

参考文献

1. MacEwan CJ. Congenital nasolacrimal duct obstruction. Compr Ophthalmol Update 2006; 7: 79–87.
2. Repka MX, Chandler DL, Beck RW, et al., Pediatric Eye Disease Investigator Group. Primary treatment of nasolacrimal duct obstruction with probing in children younger than 4 years. Ophthalmology 2008; 115: 577–84.

第 96 章

不同年龄的突眼

Alan A McNab

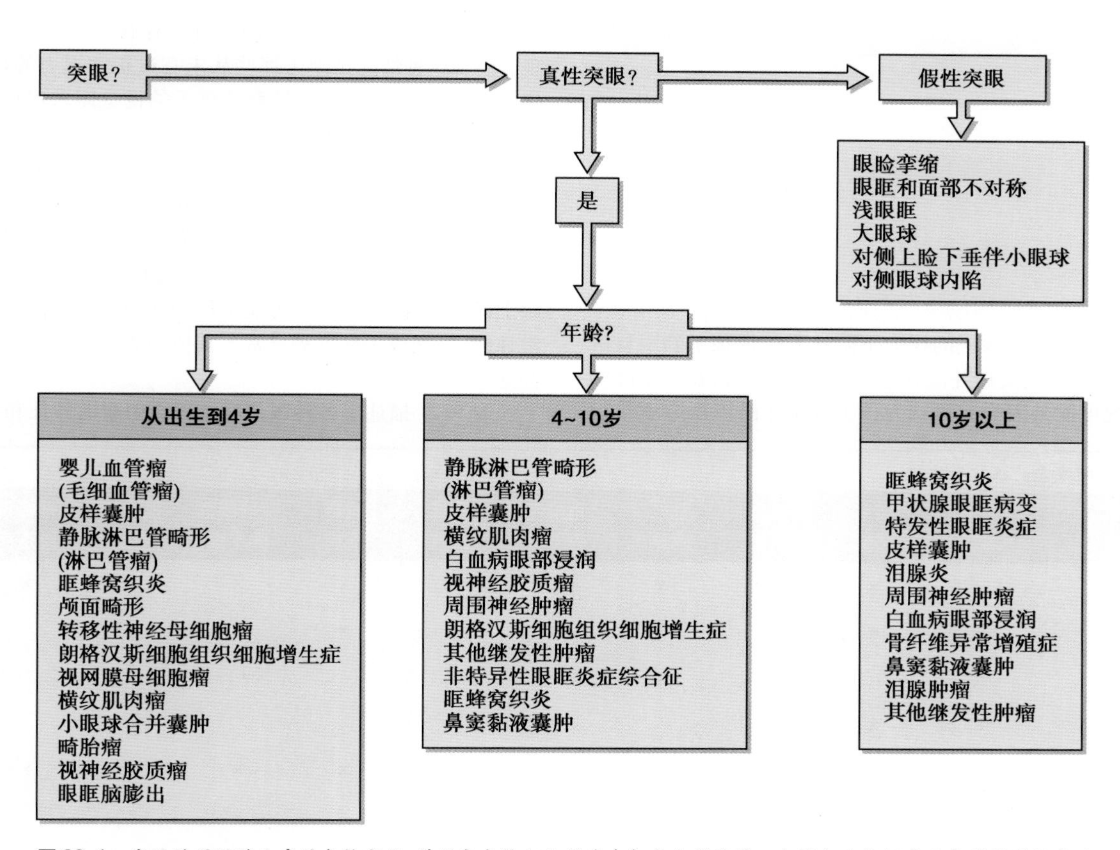

图 96.1 突眼的原因随儿童的年龄变化，并且各年龄组之间存在相当大的重叠。本图大致按频率从高到低的顺序列出突眼原因，可在本书中寻找每条对应的详细信息。在进行临床诊断时，病史和病情进展以及临床所见至关重要。详细内容见第 22 章

（蒋楠　项道满 译　项道满 校）

第 97 章

“我孩子的老师说她看不清楚!”

Hanne Jensen

章节目录

呈现方式

有种情况是老师怀疑孩子的视力下降让家长带孩子到眼科医生那里做检查,而孩子的父母并没有意识到孩子有任何视力下降的问题。这种情况可能是因为父母认为孩子这个年龄段视力就是没那么好,或者孩子的视力缺陷是持续存在的并没有突然加重的表现。出现这种情况是因为那些从未有过正常视力的孩子是不会抱怨的,随着接下来的学校教育让孩子的视觉需求增加,看不清的问题才可能会变得更为明显。

老师可能会注意到孩子阅读(近距离工作)、看黑板(远距离视觉)、看教科书中彩色图片出现问题,或听孩子报告发现了奇怪颜色组合或注意到孩子课堂上的特殊行为等问题。课堂上,孩子可能会错过正在发生的事情,心不在焉,或者可能需要额外的时间来跟上课程。操场上,孩子可能出现的问题是:不想玩耍、易疲倦、经常摔倒、畏光或头部姿势异常。其他的表现比如用力眨眼,还有的会抱怨头痛。

表 97.1 描述了各种眼部异常可能引起的体征和症状。

表 97.1 提供诊断线索的症状和体征

老师描述了以下方面出现了问题	屈光不正	调节痉挛	集合不足	屈光间质异常	角膜营养不良	圆锥角膜	黄斑疾病	视网膜营养不良	视神经病变	神经系统疾病	代谢性疾病
阅读	×	×	×	×	×	×	×	×	×	×	×
看黑板	×	×		×	×	×	×	×	×		
揉眼	×			×	×						
视疲劳	×	×	×								
诉头痛	×		×				×	×		×	×
特殊行为							×	×	×		
明亮的光线				×	×			×		(×)	
昏暗的光线								×	×		
方向辨别								×	(×)	×	×
跌倒								×		×	×
头部倾斜	×									×	×
色觉							×		×	×	×
眼球运动								×		×	×
注意力集中	×	×	×							×	×

×:出现;(×):很少出现。

诊断

病史

收集病史时需要有针对性地提问,因为父母可能不会将行为改变与视觉问题联系起来。是否有创伤史?孩子的这种情况是否长期存在或者是否有越来越严重的变化?孩子喜欢在黑暗的地方玩吗?他/她能独自行走还是总是想握住别人的手?他/她的行为突然改变了吗?攻击性或被动性都可能是进行性视力丧失的一种表现。任何其他全身症状都必须被注意到。有时需要在父母不在场的情况下与孩子交谈。只有大一点的孩子才能区分视力模糊(离焦状态)与视力下降。

视力模糊也可能提示视觉的问题。抱怨在剧烈运动或温水浴后视力下降可能表明有 Uhthoff 征,这是脱髓鞘疾病的征兆。您必须询问家族病史,母亲家庭中有患病的舅舅可能表明这是 X 连锁遗传性疾病;患儿母亲并未患病而舅舅患病,这样的一种血缘关系可能提示是一种隐性遗传性疾病。最后,询问药物史很重要,要确保没有服用可能影响视力或视野的药物,例如氨己烯酸。

检查

观察孩子进入诊所:是否有困难;孩子是害怕还是好奇;孩子可以听到吗?从小就进入一些诊所的孩子经常对专业人士感到害怕和害羞——让孩子感到有安全感从而愿意合作非常重要。

眼部检查

测量视力。准确的屈光度检查是视力下降儿童需要检查的重要部分。检查需在散大瞳孔前后,应使用裂隙灯、检眼镜或检影镜等检查仪器。直接检眼镜应该用于发现眼底细节,包括视网膜神经纤维层和中央凹的细微变化。间接检眼镜可用于获得视网膜及其周边的整体视图。因此,使用间接检眼镜可能会容易发现黄斑病变,例如“牛眼”样黄斑病变,而这类疾病在直接检眼镜的高放大倍数下反而不太明显。

可以通过其外观、瞳孔反应检查、对比敏感度、色觉以及视野来评估视神经。色觉和瞳孔对光反应通常在视网膜疾病中是正常的,但在视力明显降低,或在轻度视神经疾病中它们也可能是异常的。

神经系统检查

由于许多全身性疾病也会引起眼部症状,因此对视力下降的儿童进行神经系统检查是必要的。对每个有视力下降的孩子,询问有无其他全身性症状,包括听力问题,是十分重要的。专注力不足的儿童必须由神经科医生检查,以排除癫痫症、自闭症或注意力障碍。

特殊检查

视网膜电图、视觉诱发电位和眼电图这些电生理检查以及超声和相干光层析成像是非常有用的辅助检查。如果有颅内病变的迹象,可能需要进行磁共振成像(MRI)扫描。

病因和治疗

屈光不正

未矫正的屈光不正是孩子在学校看不清的最常见原因。散瞳后再进行验光,有助于检查出儿童的远视,并且不会将近视儿童的度数检测得比实际度数高。

调节异常

年龄较大的学龄儿童在看黑板时经常会遇到问题,但在阅读书籍时则不会。这种主诉不一定是近视也可能是由高调节性反应引起,出现(短暂性)近视的屈光不正。此时,重要的是要进行睫状肌麻痹性屈光检查,以避免错误地得出诊断并且错误地开出配近视眼镜的处方。间断性地使用睫状肌麻痹剂滴眼液和近用镜治疗是帮助孩子放松调节的唯一方法。儿童可以用自身调节力改善低度数远视性屈光不正的症状,但有些儿童(如唐氏综合征及脑瘫儿童)却不能,低度数远视也可以使他们变成弱视。近用镜可能有助于改善这种情况。集合不足的儿童在阅读时可能视力模糊,他们有时会抱怨复视。视觉训练可能有所帮助,但有时需要手术治疗。

眼眶疾病(参见第 22 章)

眼眶炎症或肿瘤可能出现眼球突出,但出现的症状可能是伴有眼球运动受限的视力下降和继发性眼痛及眼红。眼球的变形导致散光和远视,不做治疗可能会形成弱视。

屈光间质异常

角膜疾病(参见第 34 章)

由于任何原因的角膜炎引起的角膜混浊都可能会引起视力下降并伴随畏光和流泪。圆锥角膜引起的视力下降,症状通常是在十几岁出现,是一种缓慢的进行性视力丧失,对于这类进行性视力下降,通常需要多次尝试用眼镜或角膜接触镜矫正。在幼年时出现的角膜营养不良(图 97.1)可导致复发性角膜上皮缺损和视力下降(参见第 35 章)。

前房异常

由于眼前段炎症引起的视力模糊通常与眼痛、眼红和畏光有关。慢性葡萄膜炎,尤其在合并幼年特发性关节炎时,视力可能会下降而无症状(参见第 40 章)。

晶状体异常(参见第 36 章)

晶状体脱位是视力下降的罕见但重要的病因,导致散光和/或近视,并可发生青光眼和视网膜脱离。在年龄较大的儿童中,会因为有视力模糊或畏光,而被父母或专业人士发现有白内障,特别是患有糖尿病的儿童、长期接受类固醇治疗或有青少年白内障发病家族史等易感因素的儿童(参见第 36 章)。

玻璃体疾病

玻璃体视网膜退化,例如 Stickler 综合征或幼年 X 连锁视网膜劈裂,因为出现的近视或视网膜脱离而导致的视力下降可能会在

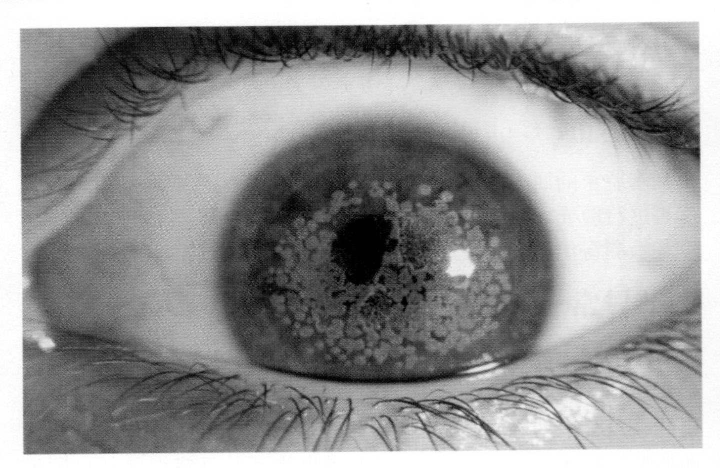

图 97.1　这是一名 8 岁女孩，当她两只眼睛出现灰色病变被她的牙科医生注意到而被转诊眼科检查。当时她的视力为 6/18，被诊断为颗粒状角膜营养不良。其亲生父母都没有症状，但两人都有细微的角膜异常，提示这种诊断

学龄期或学龄前被诊断出来（参见第 52 章）。

玻璃体混浊包括出血、玻璃体炎和视网膜母细胞瘤玻璃体种植是患儿视力模糊的罕见原因。当玻璃体太过混浊以致视网膜窥不清时，可以尝试其他诊断性的检查，例如超声、计算机断层扫描（CT）或 MRI。

视网膜疾病

视网膜营养不良（参见第 46 章）

视网膜营养不良引起的视觉障碍是多样的。可能存在双侧视力丧失的家族史，并且可能存在系统性疾病。视网膜色素变性者的早期主诉很少是视力模糊，夜盲症和周边视野缺损更为常见。这些儿童通常具有高度屈光异常（远视或近视）。黄斑营养不良可以使患者阅读困难，但在第一次就诊时可能很少能通过眼底检查获得证据，因此一些儿童被怀疑患有视觉转换障碍（癔症性盲）（图 97.2）。

全身性疾病

全身性疾病可能导致特征性的视网膜和其他眼部异常，记住这一点很重要。这样，眼部体征的发现，可能直接引导出系统性疾病的诊断。糖尿病可能在儿童早期就出现，但糖尿病视网膜病变在该疾病的第一个十年中并不常见。患儿视力模糊可能是由于急剧升高的血糖水平造成的近视引起，也可由白内障或与 DIDMOAD（尿崩症、糖尿病、视神经萎缩和耳聋-Wolfram 综合征）相关的视神经萎缩引起。

许多神经代谢紊乱，包括 Batten 病、黏多糖和黏脂质累积病可视网膜功能障碍从而视力下降。然而，它们经常会在视力降低之前出现癫痫发作、异常行为，甚至视野缩小。视网膜电图通常是确诊的必要条件。

在白血病（参见第 67 章）中，视力可能受到视网膜的影响或受脉络膜或虹膜浸润或出血的影响。

视神经疾病

儿童视神经病变（参见第 54 章和第 56 章）可降低视敏度和色觉，视物出现中央暗点或视野缩小、查体时表现为瞳孔对光反应迟钝（传入缺陷）及视盘水肿或视盘萎缩。没有眼部炎症病史或遗传性病因的视神经萎缩表明有中枢神经系统异常。通常是双侧的，也可以单侧的。先天性视神经异常（缺损、发育不全）可能与低视力有关，多在学校体检被发现（参见第 53 章）。

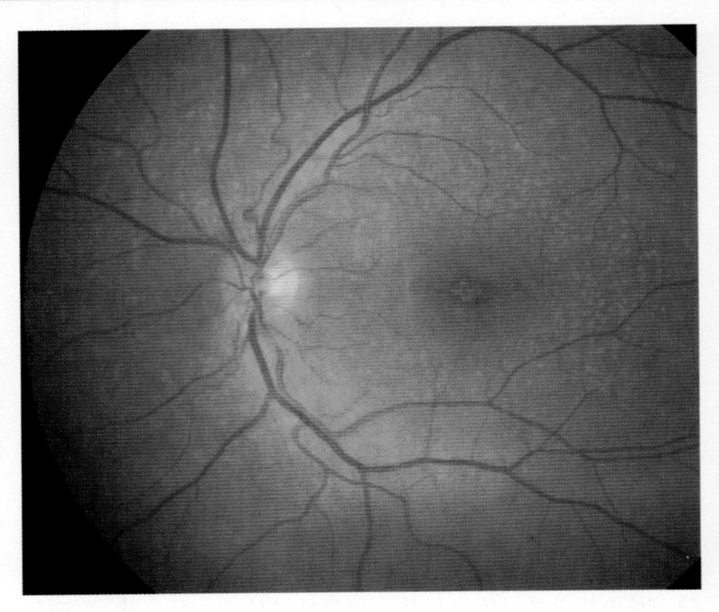

图 97.2　这名 14 岁的儿童视力为 6/12，阅读困难。怀疑视觉转换障碍（癔症性盲），因为当时眼睛检查是正常的。四年后，Stargardt 病的典型视网膜变化明显。每只眼睛的视敏度降至 6/60

中枢神经系统疾病

视觉通路疾病也可能导致视力下降。接近视交叉的肿瘤可导致视神经萎缩。颅内压增高可能引起视盘水肿，通常无视觉症状，但如果严重，可能会出现暂时性或永久性视力丧失。严重的视神经萎缩，颅内压的增高不会使其出现水肿，因为已没有视网膜纤维层可以肿胀了。患有中枢神经系统肿瘤（尤其是后颅窝）的儿童一般不会不被发现，因为患儿会经常生病、呕吐和抱怨头痛。这些儿童也可能因脑神经麻痹症状而出现不同程度的复视。

视神经胶质瘤或颅咽管瘤常导致视交叉综合征，患儿一般可出现视觉缺陷、生长发育和其他下丘脑紊乱症。如患儿视神经胶质瘤患病时间长或颅内颅咽管瘤的发展速度快，则可出现视神经萎缩和视盘水肿（参见第 59 章）。

中枢视觉障碍很少与眼科检查结果完全相关。视力下降可能根据孩子的状态而有所不同。当孩子放松，没有癫痫或疼痛，并且对周围环境熟知时，视力往往更好。有时在小的诊所，开展视觉功能检查非常困难（参见第 60 章）。

非器质性视觉障碍

这些常见于十几岁的女孩，她们可能在家庭、朋友或学业方面有一些问题。视觉障碍的病因可能很难确定，有些孩子可能需要接受多次检查以确保不存在器质性病变（参见第 63 章）。

这类患儿检查时可发现不同程度的视敏度和视野缺损，随着时间的推移经常变得更糟，但一般情况下很少出现完全失明。孩子们生活可以完全自理，其视功能似乎足以满足其日常需求，与所谓的“明显视力障碍”严重不符。

（李传旭　项道满 译　项道满 校）

第 98 章

“我的孩子原本视物清晰，但现在视力变差了!”

Luis Carlos Ferreira de Sá

章节目录

引言

健康的孩子突然视力下降,对家庭和临床医师来说都是需要警觉的事情。儿童一般不会自己诉说视力下降,经常是当视力损害到十分严重的时候,才表现出来。儿童视力下降的病因可以是先天性的问题,只有在孩子读书后,用眼需求增加了才被发现。也有些孩子视力原本正常,后来出现突然或者慢性的视力下降而被发现(图 98.1)。

对于获得性视力下降,全面了解病史是必要的。询问的内容包括怀孕史、分娩史、孕龄、出生体重、围生期情况、发育里程碑、用药史、家族性全身疾病或者眼部疾病史(图 98.2)。需要探究视力下降的相关细节,包括是否受外伤、视力下降的时间、间隔时间和严重程度。

尽管有部分视力损害的病因是在颅内(参见第 57 章和第 60

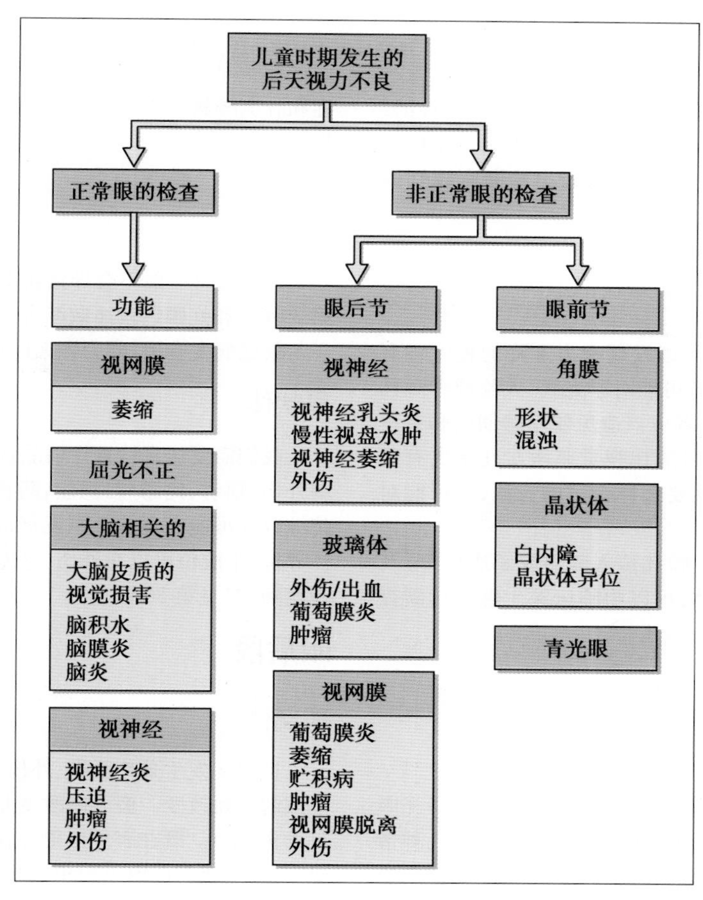

图 98.1 儿童时期获得性视力不良的诊疗指南

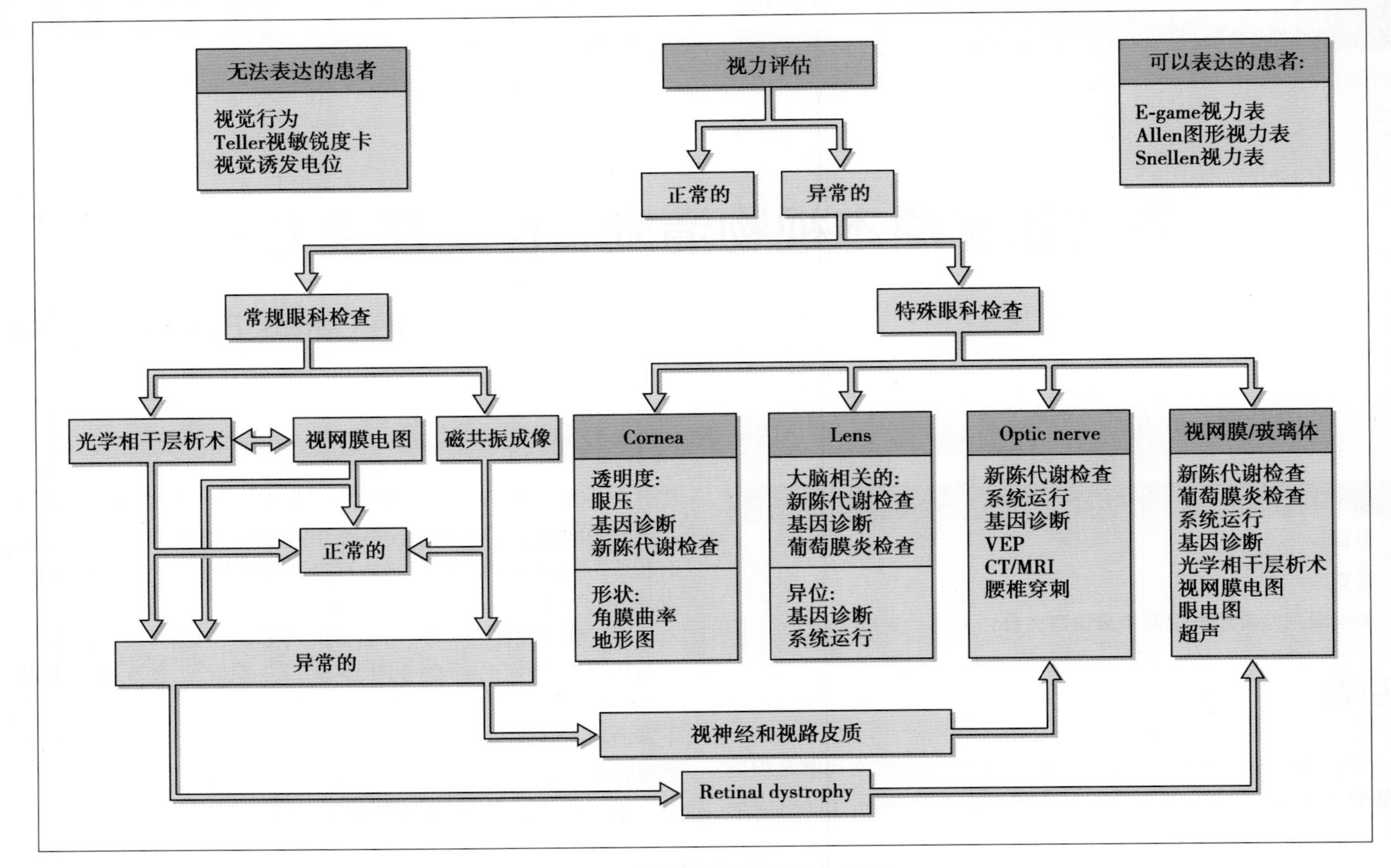

图 98.2 儿童获得性视力损害的诊疗指南

章),但在大多情况下,无论视力下降的发生是急性的还是慢性的,眼科检查都可以发现眼前段和眼后段的异常。关注畏光和眼球运动异常的细节,包括斜视和眼球震颤等,都对做出诊断有特别的帮助。

检查

首先,观察儿童的视觉行为。可以发现视力下降的程度各有不同,有的只是视物不集中。孩子有可能对于光线、人脸或者玩具等视觉刺激信号都没有反应。检查者应该避免使用移动的和有声音的物体作为信号,因为声音刺激可能比视觉刺激对儿童更有吸引力。另外,只要条件允许,我们就要选择合适的方法,尽可能对孩子进行视力检查。

对瞳孔反应(反应级别、相对性瞳孔传入障碍或矛盾反应)及视轴对称性和眼球运动异常的评估,可以为临床医生做出诊断提供非常重要的线索。

眼前段

角膜

由于儿童的角膜胶原纤维具有弹性,因此在低龄儿童青光眼进展期,会出现角膜直径增大的表现。角膜透明度在以下几种情况下会出现下降,包括进展期青光眼(参见第 38 章)、感染性角膜炎(参见第 34 章)和代谢性疾病(黏脂贮积症、遗传性黏多糖贮积症和胱氨酸病)(参见第 34 章和第 65 章)。圆锥角膜患者的角膜形状也会发生改变(参见第 34 章),该病多在儿童期起病,青春期进展。

虹膜

虹膜异常一般不会导致获得性视力下降,然而虹膜缺损(参见第 39 章)和虹膜色素播散综合征(白化病)(参见第 41 章)可能由于与眼底病变有关,成为先天性视力损害的原因。

晶状体

我们需要认真检查评估晶状体情况。进展期白内障可继发于眼外伤、辐射、代谢/贮积症、药物治疗等情况,大龄儿童发生的遗传综合征可能在大龄儿童发展的进展阶段(参见第 37 章)。晶状体异位/半脱位可以在外伤、遗传综合征和代谢性疾病等情况下被观察到(参见第 36 章)。

眼后段

玻璃体

当眼部发生葡萄膜炎、外伤或者肿瘤时,玻璃体往往会出现炎症或者出血改变。玻璃体改变是玻璃体视网膜病变的一部分(参见第 42 章)。既往有早产史、高度屈光不正史、家族性视网膜脱离史、关节痛或者白内障病史的患儿可能提示患有早产儿视网膜病变、Stickler 综合征、家族渗出性玻璃体视网膜病变或者先天性静止性夜盲。视网膜电图检查（ERG）是一种有效的检查方法。当玻璃体混浊遮挡视网膜导致视网膜无法被清晰观察到或者怀疑有钙化灶时（提示视网膜母细胞瘤），超声、磁共振成像（MRI）或者计算机断层扫描（CT）检查常常会提示异常。

视网膜/脉络膜

我们需要评估视网膜/脉络膜的情况。虽然这种异常非常微小且常常不容易被观察到，但却是十分重要的。视网膜营养不良和代谢/贮积症（参见第 46 章和第 65 章）通常在起病时不伴有色素的改变。随着疾病的进展才会逐渐出现症状。如果患儿自出生时就发现伴有双眼眼球震颤，则提示是 Leber 先天性黑矇症、弓形虫病和白化病的眼部表现。色觉异常和反常瞳孔现象提示视锥细胞的功能异常。视网膜营养不良需要行 ERG 检查才能够明确诊断。此外，眼电图（EOG）峰值严重下降就是卵黄状黄斑变性的重要特征（Best 病）（参见第 48 章）。近年来，相干光层析成像（OCT）的出现对于眼部疾病的研究、诊断和管理起到了革命性的改变。尤其是手持 OCT 技术的发展，有助于对那些因为遗传性视网膜营养不良而视力下降的儿童进行评估，甚至还能发现那些在检眼镜检查下眼底表现尚处于正常阶段的脉络膜血管疾病（参见第 10 章）。尽管荧光素血管造影术在儿童中操作比较困难，但是对于发现视力损伤极小和黄斑病变极轻的 Stargardt 病（暗脉络膜表现）特别有用（参见第 50 章）。另一方面，对于葡萄膜炎（参见第 40 章）和视网膜脱离（参见第 52 章）的检查工作十分必要，因为这两种疾病病情都可以在任何年龄段加重并成为获得性视力下降的重要原因。

视神经、视交叉和视束

在检查视盘时，需要注意其大小、颜色和轮廓特征，因为视盘异常可能与遗传性和获得性的视力下降相关。视盘颜色对于评估视神经萎缩疾病非常重要。然而，还有一些特殊情况，如正常婴儿的视盘较大龄儿童和成人的视盘更加苍白；Leber 遗传性视神经病和某些常染色体显性遗传病导致的遗传性视神经萎缩很少在患儿出生的第一年表现出来。由于视神经萎缩可能继发于视网膜变性，因此必要时需行 ERG 检查进一步诊断。另一方面，通过神经影像学我们可以发现长期视盘水肿或者前视路的压迫性病变，这些都可能是导致视神经萎缩的原因。而观察视交叉和视觉通路也可以反映出多种情况，包括肿瘤（神经胶质瘤、颅咽管瘤、神经母细胞瘤和三侧性视网膜母细胞瘤）、外伤、感染、炎症（病毒感染后、自身免疫后和脱髓鞘疾病，如多发性硬化症）、血管性疾病和辐射现象。OCT 可用于评估视盘和视网膜神经纤维层（RNFL）。患有假性脑瘤儿童的视网膜神经纤维层较厚，而患有视神经胶质瘤、多发性硬化、视神经炎和播散性脑脊髓炎的儿童的视网膜神经纤维层较薄。

中枢神经系统和视觉皮质损伤

视力下降也常常和由外伤、感染、脑积水、血氧不足和代谢障碍导致的视皮质损伤有关（参见第 59 章和第 60 章）。

如果眼部检查没发现异常应该怎么办?

如果一个儿童发生获得性视力下降却没有找到眼部的问题，那么排除功能性视力损伤和屈光不正十分重要（参见第 63 章）。电生理检查、神经影像学检查和 OCT 检查均是排除器质性疾病的必要手段。但在一些患者中，视力下降属于全身多系统性疾病的一部分。

电生理检查（参见第 9 章）

ERG 对于视力低下儿童的病因学诊断非常重要。该项检查可以用于其他眼科检查未发现异常但视力低下的儿童，这是由于许多视网膜疾病在发病早期不会伴有明显可见的色素改变，因此我们建议对于那些眼科检查未发现异常但是视力低下的儿童需要行此项检查。EOG 很少用于年龄小的儿童，但可用于 Best 病和 Stargardt 病，因为这两种病在 10 岁前很少出现明显症状。而视觉诱发电位（VEP）对评估视力和提供视神经通路情况非常有帮助，例如在视神经炎的患者中该项检查结果表现为潜伏期延长。

神经影像学检查

当临床检查和电生理检查结果无法解释患儿低视力的原因时，就需要行 MRI 和 CT 扫描检查。MRI 的分辨率高于 CT 扫描，而且可以提供更清晰的中枢神经系统图像且避免儿童射线暴露。但是 MRI 检查需要的时间长，年龄小的儿童可能需要在麻醉状态下才能进行检查，并且其对骨骼的可视化程度不如 CT 扫描高。神经影像学对于由压迫、视皮质异常和脱髓鞘疾病导致的视觉通路损伤的诊断具有重要作用。

然而，神经影像学检查前是否先行电生理检查要根据以下情况决定：孩子的个体情况、是否具备电生理实验室的设施条件以及与中枢神经系统病变相关的可能性。

光学相干层析术（OCT）

随着 OCT 技术的发展，其采集图像速度更快、拍摄视野更广阔，再加上手持便携装置的发明，使 OCT 成为儿童眼科的常规辅助检查。这种无创伤性的辅助检查技术可以对弱视、青光眼、脉络膜血管性疾病、遗传性视网膜病变和视神经异常等眼病导致的视力下降进行评估。

（翁盛蓓　项道满 译　项道满 校）

第 99 章

双重感觉丧失的孩子(盲聋)

Nicoline Schalij-Delfos

章节目录

引言

盲聋(deafblindness)或双重感觉丧失(dual sensory loss,DSL)是视力和听力双重感官障碍综合征。受累的儿童表现为完全或部分听力和/或视力丧失,可分为先天性盲聋和后天性盲聋。先天性盲聋是指出生时或出生后早期、口语发育前的盲聋(学语前盲聋)。语言发展后出现的盲聋属于后天性盲聋(学语后盲聋)[1-3]。丹麦的一项研究发现,18 岁以下儿童中盲聋的总体患病率为 1∶15 000,其中先天性盲聋的患病率为 1∶29 000[3,4]。在美国,每年会进行一次全国盲聋儿童普查,盲聋患儿数量在总人口中保持相对恒定,年幼的儿童患病率略高。2014 年的统计结果显示,共有 3~18 岁的盲聋青少年 7 260 人,0~2 岁的盲聋婴幼儿 561 人;其中约 5.5%完全失明,约 19%存在严重的听力丧失[5]。

病因

随着医疗卫生的发展,先天性盲聋的病因构成也有所变化。计划免疫的实施显著减少了风疹导致的盲聋。极度早产和患病婴儿存活率的提高,使得早产和围生期窒息等围产原因造成的盲聋数量增加[1,3]。目前,先天性盲聋最常见的病因是 CHARGE 综合征、产前巨细胞病毒(cytomegalovirus,CMV)感染、早产及脑膜炎。后天性盲聋最主要的原因是 Usher 综合征。根据感染发生的时间和类型,可表现为早期或晚期视力和/或听力丧失。除此之外,许多其他综合征和遗传性疾病也可导致视力和听力丧失[6,7](表 99.1)。

表 99.1 盲聋的病因分类:早期(先天性或婴儿期)视力和听力丧失、早期视力丧失随后听力丧失、早期听力丧失随后视力丧失,以及晚期视力和听力丧失

早期视力和听力丧失	早期视力丧失-随后听力丧失
先天性感染 巨细胞病毒(CMV) 弓形虫 梅毒 单纯疱疹病毒 风疹 脑膜炎 CHARGE 联合畸形 唐氏综合征 早产 窒息 13 三体综合征,4p 染色体 5p-(猫叫综合征) 环状 18 号染色体 其他综合征:Aicardi 综合征、丹迪-沃克综合征(Dandy-Walker syndrome)、胎儿酒精综合征、Smith-Lemni-Opitz 综合征、Waardenburg 综合征	Leber 先天性黑矇 诺里病 Alstrom 综合征 感染
早期听力丧失-随后视力丧失	**晚期视力和听力丧失**
CHARGE 综合征 21 三体综合征 Usher 综合征Ⅰ型、Ⅱ型 早产 感染 Möbius 综合征 Stickler 综合征 特雷彻·柯林斯综合征(Treacher Collins syndrome)	颅内病变 Usher 综合征Ⅱ型、Ⅲ型 4p 三体综合征 化学物质诱导 感染 其他综合征:奥尔波特综合征(Alport syndrome)(家族性出血性肾炎)、阿佩尔综合征(Apert syndrome)、巴尔得-别德尔综合征(Bardet-Biedl syndrome)、Batten 综合征、科凯恩综合征(Cockayne syndrome)、Cogan 综合征、Cornelia de Lange 综合征、克里格勒-纳贾尔综合征(Crigler-Najjar syndrome)、克鲁宗综合征(Crouzon syndrome)、Hunter 综合征、Hurler 综合征、Kearns 综合征、Sayre 综合征、Klippel-Feill 综合征、Kneist 综合征、Leigh 综合征、马方综合征、Maroteaux-Lamy 综合征、Marshall 综合征、神经纤维瘤病 1 型和 2 型、Pierre Robin 综合征、Pfeiffer 综合征、普拉德-威利综合征(Prader-Willi syndrome)、Refsum 综合征、斯德奇-韦伯综合征(Sturge-Weber syndrome)、特纳综合征(Turner syndrome)、脑肝肾综合征

伴随疾病

视觉和听觉是重要的交流工具。视力或听力丧失会影响到交流、认知、情感和社会交往能力的发展。此外，无法识别声音的来源和物体的运动将会影响孩子的安全感。视力和听力缺陷出现得越早、越严重，其后果就越严重[1]。

DSL 患儿常伴随精神和行为异常，约 6%的 DSL 患儿存在自闭症谱系障碍(autism spectrum disorder, ASD)[8,9]。DSL 患儿中智力障碍(intellectual disabilities, ID)和 ASD 都更难被发现。相应地，ID 患者中盲聋的漏检率也较高，严重 ID 患者中约有 70%的盲聋未被发现。由于 DSL 和 ASD 儿童行为表现相似，并且缺乏合适的检查手段，盲聋患儿中 ASD 的诊断也显著延迟[10-12]。缺乏认识使得这类疾病难以被及时发现和恰当干预。

眼科评估

许多国家都有早期听力缺陷检测项目。尽管听力缺陷儿童合并眼部异常的比例很高(约 40%～60%)，但标准的眼科筛查尚未得到广泛实施。主要的眼部异常包括：屈光不正(18%～39%)、斜视(5.3%～18%)，及其导致的立体视丧失和弱视(4.4%～14.4%)。屈光不正中以远视最为常见，其次是近视、散光和屈光参差[13]。不同的病因还可合并其他不同的眼部表现，如：白内障(常见于唐氏综合征)、青光眼(常见于 Stickler 综合征、斯德奇-韦伯综合征)、视网膜改变及对比敏感度下降(常见于 Usher 综合征)。1995 年的一项研究发现，26%的盲聋个体存在脑视觉障碍(cerebral visual impairment, CVI)，但他们很少被关注[14]。早产是 CVI 的重要危险因素，随着极度早产儿存活率的提高，可以预期 CVI 的发病率也将相应增加[15]。

视功能和眼部检查应包括视力检测。存在视力和听力丧失的儿童更常进行近距离工作，因此不仅应测试远视力，还应检查近视力。此外，应进行双眼视觉检测、散瞳验光、裂隙灯检查和眼底检查。后天性盲聋的视觉症状在幼年时通常较难被发现。Usher 综合征患儿在十岁以前可观察到细微的视网膜变化，而特征性的视网膜色素沉着通常出现得较晚。视网膜电图(electroretinography, ERG)或视野检查可以帮助早期诊断。CVI 评估、对比敏感度或光照测量评估应由专门为视力和听力障碍儿童提供咨询的研究所参与进行。

如果提供适当的环境和专业服务支持，DSL 患儿的某些眼部异常可以被纠正或治疗，因此早期识别眼部异常显得尤为重要[6]。屈光矫正和清晰的视轴可以促进患儿口语、手语、沟通和社交技能的发展。及时治疗弱视和青光眼可以防止患儿视觉缺陷加重。由于眼部异常可能进展或出现得较晚，因此需要定期重复进行眼科评估，但目前尚没有统一的筛查指南。

人工耳蜗植入

人工耳蜗植入(cochlear implants, CI)适用于存在感应神经性听力丧失的严重 DSL 患儿。对于先天性病例，最好在 2 岁之前植入人工耳蜗。新生儿筛查计划有助于早期发现感应神经性听力丧失的婴儿。CI 对于患儿口语、语言和认知技能的发展非常重要。大多数 CI 婴儿可以使用口语作为主要的交流方式。同样，植入越早对康复的影响就越大，早期植入人工耳蜗对于伴有视力障碍的婴儿显得尤为重要[16,17]。

照料盲聋患儿

认识到具有双重感觉丧失的儿童需要特殊的帮助和照料，这一点非常重要。听力丧失的孩子难以感知语言，特别是在嘈杂的环境中，他们往往会有语言和言语的延迟，更专注于面部的读唇口型。他们难以识别声音的来源，可能被突然的噪音所惊吓。患儿通常需要更长时间的停顿来处理信息，或者可能表现出异常或刻板的行为[18]。合并视觉障碍时会加重这些症状，阻碍眼神接触，同时也会导致不安全感。接近盲聋患儿前需要确认患儿是完全盲聋，还是存在一些残余功能。从侧面靠近听力丧失和视野受限的儿童可能会引起孩子的敌对反应。靠近前需要先称呼孩子的名字。与他们的交流需要参考孩子的认知年龄。应当在适当照明的房间里直视孩子，使他能看到你的脸，仔细清楚地表达，说话语速不要太快。对于聋儿来说，播放音乐、唱歌或发出声音来吸引他们的注意力并没有帮助，反而可能使患儿更加难以理解，难以解读照料者的面部表情。在与照护者协商后，可以使用触觉与完全盲聋的儿童交流。

(朱洁　项道满 译　项道满 校)

参考文献

1. Dammeyer J. Deafblindness: a review of the literature. Scand J Public Health 2014; 42: 554–62.
2. Ask Larsen F, Damen S. Definitions of deafblindness and congenital deafblindness. Res Dev Disabil 2014; 35: 2568–76.
3. Dammeyer J. Development and characteristics of children with Usher syndrome and CHARGE syndrome. Int J Pediatr Otorhinolaryngol 2012; 76: 1292–6.
4. Dammeyer J. Prevalence and aetiology of congenitally deafblind people in Denmark. Int J Audiol 2010; 49: 76–82.
5. The 2014 National Child Count of Children and Youth who are deaf-Blind. October 2015. NCDB The National Center on Deaf-Blindness. Available at: <https://nationaldb.org/childcount>.
6. Nikolopoulos TP, Lioumi D, Stamataki S, O'Donoghue GM. Evidence-based overview of ophthalmic disorders in deaf children: a literature update. Otol Neurotol 2006; 27(2 Suppl. 1): S1–24, discussion S20.
7. Laws D. The Deafblind Child. In: Hoyt CS, Taylor D, editors. Pediatric Ophthalmology and Strabismus. 4th ed. San Francisco/London: Elsevier Saunders Ltd, 2013: 984–7.
8. Dammeyer J. Mental and behavioral disorders among people with congenital deafblindness. Res Dev Disabil 2011; 32: 571–5.
9. Kancherla V, Van Naarden Braun K, Yeargin-Allsopp M. Childhood vision impairment, hearing loss and co-occurring autism spectrum disorder. Disabil Health J 2013; 6: 333–42.
10. Evenhuis HM, Theunissen M, Denkers I, et al. Prevalence of visual and hearing impairment in a Dutch institutionalized population with intellectual disability. J Intellect Disabil Res 2001; 45: 457–64.
11. Hoevenaars-van den Boom MA, Antonissen AC, Knoors H, Vervloed MP. Differentiating characteristics of deafblindness and autism in people with congenital deafblindness and profound intellectual disability. J Intellect Disabil Res 2009; 53: 548–58.
12. Fellinger J, Holzinger D, Dirmhirn A, et al. Failure to detect deaf-blindness

in a population of people with intellectual disability. J Intellect Disabil Res 2009; 53: 874–81.
13. Hollingsworth R, Ludlow AK, Wilkins A, et al. Visual performance and ocular abnormalities in deaf children and young adults: a literature review. Acta Ophthalmol 2014; 92: 305–10.
14. Miller KB, Peck FR. Outreacht low vision services to children with deaf-blindness. J Visual Impair Blind 1995; 89: 267–71.
15. Geldof CJ, van Wassenaer-Leemhuis AG, Dik M, et al. A functional approach to cerebral visual impairments in very preterm/very-low-birth-weight children. Pediatr Res 2015; 78: 190–7.
16. Wiley S, Meinzen-Derr J, Stremel-Thomas K, et al. Outcomes for children with deaf-blindness with cochlear implants: a multisite observational study. Otol Neurotol 2013; 34: 507–15.
17. Henricson C, Wass M, Lidestam B, Möller C. Lyxell B. Cognitive skills in children with Usher syndrome type 1 and cochlear implants. Int J Pediatr Otorhinolaryngol 2012; 76: 1449–57.
18. Vervloed MP, van Dijk RJ, Knoors H, van Dijk JP. Interaction between the teacher and the congenitally deafblind child. Am Ann Deaf 2006; 151: 336–44.

第 100 章

“我女儿告诉我她看到了奇怪的东西”

Göran Darius Hildebrand

章节目录

引言

异常的视觉感受在儿童中并不少见，但是儿童往往很难解释清楚这种感受，因为他们对特殊感觉的表述比较困难。大多数主诉都是不严重的，并且是短暂的，通常给予安慰即可疏解。然而，视觉方面的主诉有时可能另有深意，提示有潜在的严重病变。重视孩子和父母的主诉，对于展开系统的评估很重要。

在处理此类病例时，采用简短的助记符有所裨益。如，“OSCE”代表：

O：optical（屈光性、屈光介质）；

S：sensory（视觉通路）；

C：cerebral（神经性、心理/功能性、精神性）；

E：efferent（运动，如眼球震颤、上斜肌纤维性肌阵挛或调节性痉挛）等病因。

表 100.1 可以帮助我们确保对问题的评估是完整的。有时，即使适当地进行了病史询问、临床检查、辅助检查，甚至转诊至其他专家（框 100.1），仍不一定能确诊（图 100.1）。记住，即使看起来很奇怪的症状也可能源自器质性疾病（图 100.2）。

表 100.1 对主诉视物异常者的系统分析

助记符“OSCE”	
O：optical	屈光性 屈光介质（红光反射）
S：sensory（visual pathway）	前段 后段 视神经、视交叉、视束、视皮质
C：cerebral	神经性 心理/功能性 精神性
E：efferent（motor）	眼球运动检查（眼球震颤、上斜肌纤维性肌阵挛） 眼睑运动（痉挛） 调节（减弱/痉挛）

框 100.1

诊断方法概述

病史
视功能评估
- 视力
- 色觉
- RAPD
- Amsler 方格表
- 视野检查（年幼者欠配合）

光学介质与屈光
- 红光反射/Brückner 试验（透射照明）
- 屈光

眼球检查
- 眼前段检查
- 眼后段检查

运动
- Hirschberg 角膜反射
- 遮盖和交替遮盖试验
- 眼外肌运动（追视、扫视、集合）
- 调节

辅助检查
- 角膜地形图（圆锥角膜患者）
- 眼成像（OCT、AF、FFA、超声）
- 神经影像学（MRI、CT）
- 电生理检查（ERG、VEP、EEG）
- 转诊（儿科、神经科、心理科）

AF：自体荧光；CT：计算机断层扫描；EEG：脑电图；ERG：视网膜电图；FFA：荧光素血管造影；MRI：磁共振成像；OCT：相干光层析成像；RAPD：相对性传入性瞳孔障碍；VEP：视觉诱发电位。

另见第 7 章、第 9 章和第 10 章。

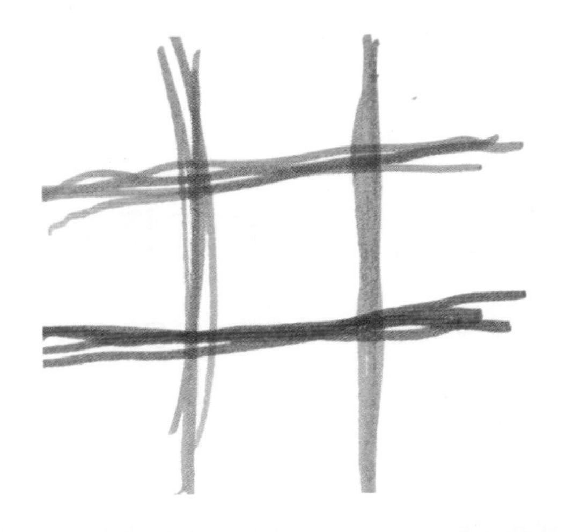

图 100.1　这个 9 岁的男孩主诉经常在双眼前看到一个彩色的网格。五个月之后，一只眼中的彩色网格仍存在，但另一只眼变换为持续的黑白视觉。他没有癫痫发作、全身性疾病或外伤病史，适应性良好，喜欢上学。眼部、神经科检查和所有其他辅助检查包括脑 MRI 和电生理检查（视网膜电图、视觉诱发电位和脑电图）均正常

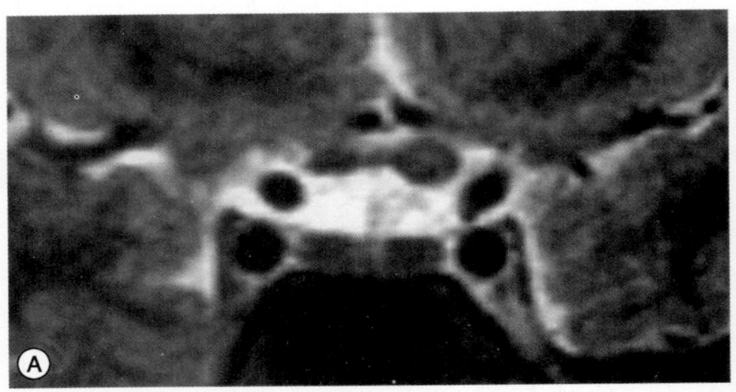

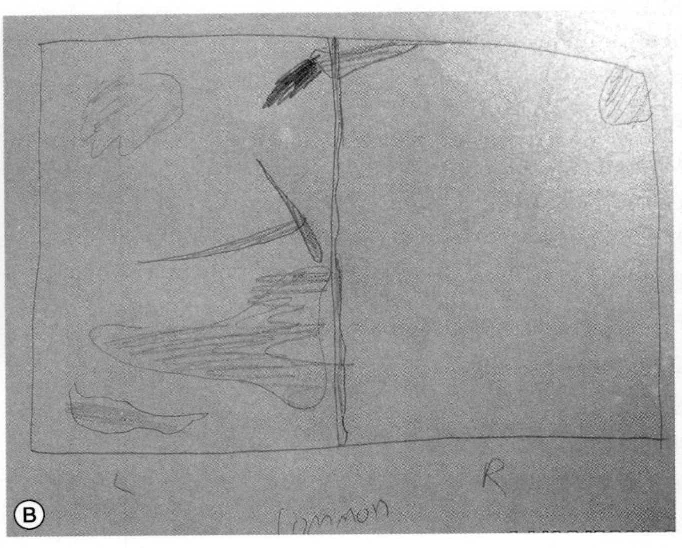

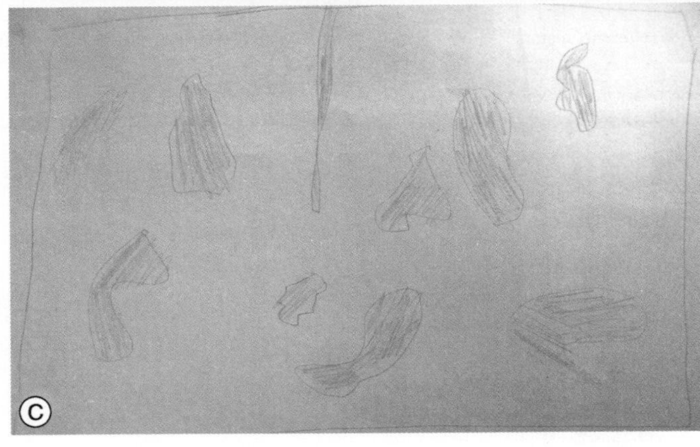

图 100.2　Ⓐ一名 14 岁男孩，患有已知的 1 型神经纤维瘤病和左侧视神经及视交叉处神经胶质瘤；Ⓑ-Ⓒ主诉他的左眼，有时是双眼，间歇性地看到不同的形状

下面将主诉中的视觉症状由常见到罕见分别列出，在这方面还有着许多优秀的论著[1-8]。

内视现象

内视现象是一种视觉感知，来自眼球内部而不是外部世界。多数都是无害的现象，通常不会被察觉或被忽略，但一个聪明的孩子可能会注意到。内视现象可在特殊的视角或光线条件下被发现，大多数人都会在生活中的某个时刻经历过。当间质致密性混浊导致无法直接看到眼底时，临床医生可使用它来评估视网膜和视神经的大体视觉功能。因视网膜病变而视力受损严重的患儿，常常会通过摩擦和戳眼睛来刺激内视现象发生（眼指征，参见第 62 章）。

Scheerer（蓝天内视）现象是指看到微小亮点沿着弯曲的线条迅速移动，尤其在望着湛蓝的天空或开阔的雪地时易出现，主要是由黄斑附近毛细血管中的白细胞运动产生。蓝天内视可用于测量视网膜毛细血管血流量。

视力正常的儿童大多还会注意到 Purkinje（浦肯野）纤维网，这是视网膜循环的图像。当强光透过闭着的眼睑照射，视网膜血管在尚未适应的光感受器上投射时，就能够很清晰地被观察到。

其他无害的内视现象还包括浦肯野蓝弧、海丁格刷、通过睫毛的光衍射及飞蚊症、眩光和光幻视。

眩光和光幻视

眩光和光幻视是一种短暂的内视现象，可由机械刺激（揉眼、打喷嚏）、电、磁刺激视网膜和视觉皮质以及视网膜细胞的自发放电诱导而产生。压眼光幻视是指通过揉眼睛看到颜色和光线。闪烁光幻视是在眼球运动过程中看到的闪光，特别是在视网膜暗适应和闭眼时。Czermak 调节性光幻视发生在持续的调节下，可能是周边视网膜受到睫状肌的牵拉所致。

眩光和光幻视也可能是病理性的，与视网膜几种重要的病变（视网膜牵拉、撕裂、脱离、视网膜炎症、外部视网膜病变）、视神经病变（视神经炎、视盘水肿）或大脑病变（典型偏头痛）有关。刺激性反射、眩光和吞咽困难可能是由眼前段病变，如角膜病变、白内障、人工晶状体脱位、划痕或后囊膜混浊，引起的边缘效应。全面的检查，尤其是对周边视网膜的检查，可排除潜在的危及视力的病变。

飞蚊症（飞蝇幻视，飞蝇症）

出生时，第三玻璃体是完全透明的。飞蚊症是玻璃体内有混浊或沉积时，漂浮物在视网膜上的投影。飞蚊也被比作“飞蝇”（同义词，法语中的 mouches volantes 或拉丁语的 muscae volitantes）。在均匀明亮的背景下，当漂浮物离视网膜最近的时候，飞蚊最容易被察觉到。与固定的暗点有所不同，飞蚊不停地来回运动着。

飞蚊症虽然很令人心烦，但大多数都是无害的，给予宽慰即可，这是玻璃体的正常退化所致（玻璃体凝缩、无并发症的玻璃体后脱离、Weiss 环），随着年龄的增长而普遍存在，近视眼患者出现症状早于正视眼。偶尔由星状玻璃体病变、眼胆固醇沉着症或永存原始玻璃体 Cloquet 管持续存在引起，尚没有定论。

然而新出现的飞蚊值得关注，特别是合并有闪光感、暗影或视力下降时。眼科检查以排除视网膜撕裂、视网膜脱离、玻璃体积血或葡萄膜炎。

角膜前泪膜异常（如干眼症、睑板腺功能障碍、异物）亦可出现类似飞蚊症的视觉感受，但这类异常引起的视觉感受可通过眨眼清除，加上它们还伴有相关的眼外刺激征，通过眼科检查就可与飞蚊症区分。

良性视力模糊（“视朦”）

视物“模糊”或“不清晰”是儿童常见的主诉。最常见的原因是未被察觉的屈光不正。其他常见的原因包括间歇性或恒定性斜视、弱视、观察强光后的后像、内视现象、泪膜及结膜或角膜异常（如干眼症、睑板腺功能障碍所致泪膜不稳定）。

短暂性视力丧失

重要的非缺血性原因包括偏头痛（伴有恶心、头痛和闪光感/闪光暗点）、癫痫发作/发作后的视觉丧失（可能与运动、感觉、自主体征或自主行为有关）、视盘水肿性视觉模糊（当体位改变和进行 Valsalva 试验动作导致颅内压升高时症状更严重）、视神经炎（与眼球运动不适和儿童近期感染/免疫接种有关）、视神经病变中的 Uhthoff（乌托夫）现象（与体温升高有关的视力下降，例如在热水澡中）、创伤后暂时性皮质盲（与枕叶损伤有关）、因眶内神经或眼动脉短暂受压引起的凝视诱发性黑矇（与眼球运动有关）、暂时性眼压升高、糖尿病控制不良、眼内炎和出血。

缺血性因素包括高血压/低血压、心脏病（心律不齐、间隔缺损）、动脉病变（主动脉夹层、动脉瘤、血管炎、烟雾病、血管痉挛）、血栓前期和血液流变学/血液系统异常（红细胞增多症、白血病），需要立即儿科转诊治疗。

运动错觉（振动幻视和 Pulfrich 现象）

运动视觉感知可能起源于运动、感觉或大脑。运动因素导致的震动幻视有眼球震颤或上斜肌纤维性肌阵挛，前者多为后天获得性的。在上斜肌纤维性肌阵挛中，视振荡为单眼、垂直或扭转性的。诊断方法是让患者向上斜肌作用的方向注视，追随检眼镜做简短的扫视运动。眼睑痉挛是一种非自主的、通常是无害的眼睑收缩，病史和检查可与真正的视振荡区别。

知觉性病因，如 Pulfrich 现象，是由视神经病变的延迟传导引起的。立体视觉是两条视神经的传导差异引起视网膜视差而产生的结果，在摆球试验中，正常人可观察到悬在垂直于受试者的直线上的球左右摆动，患者看到的摆球不是来回摆动，而是沿平面椭圆形轨道运动。

癫痫性运动视觉障碍是见于颞叶癫痫患者发作期的一种虚幻运动知觉。

颜色（色觉障碍）

暗光条件下，色觉丧失是生理性的，因为视锥细胞相对于视杆细胞不敏感（“所有的猫在黑暗中都是灰色的”）[9]。儿童在观察一个明亮的物体后，可能会描绘出彩色的后像，即使是闭上双眼，也会持续一段时间，这是正常的。明确的病史询问和适当的解释会让孩子和父母安心。

真正的色觉障碍是色觉的混乱。先天性色盲是引起色觉障碍最常见的原因。绿色色弱的男孩发病率约为 5%～8%，女孩发病率只有 0.4%。通常，都是他人而不是孩子自己注意到的，例如，发现孩子对颜色的命名或涂色不正确，或在学校视力筛查中发现。后天性色觉障碍常伴有屈光间质改变（如白内障、玻璃体积血）、视神经病变（如视神经炎），以及较少发生的视网膜和黄斑病变（如视网膜和黄斑营养不良）。Köllner 法则适用于后天性色觉障碍的定位，外层视网膜病变（如黄斑内病变）通常会导致蓝黄色觉异常，而视网膜内层、视神经及以外的疾病往往会导致红绿色觉丧失。然而，这一普遍规律要除外青光眼和显性遗传性视神经萎缩所致的蓝黄色觉异常、Stargardt 病中的红绿色盲以及视神经炎的红绿蓝黄色觉障碍。双颞侧相对性红色色弱是视交叉受压的早期临床体征。大脑病变所致色觉丧失比较罕见（皮质性色盲）。

重影（单眼复视、三重复视和多视症）

儿童可能会用“看到两个”来简单地形容视觉模糊或物体周边阴影，而不是用复视一词。机灵的孩子会注意到在一个固定点的前面或后面出现影子，这种生理性复视在转诊患者中并不罕见。大多数病理性复视是由于双眼错位导致的。在视交叉病变和斜视的患者中，完全性双颞侧盲可导致滑动现象、复视或中央性视野缺损。双眼复视的特点是遮盖一眼后复视消失，而真正的单眼复视或复视在遮盖一眼后仍存在。大部分单眼复视是由屈光不正、泪膜异常、角膜病变、白内障、晶状体脱位、多瞳或较罕见的视网膜病产生的。大脑病变导致的复视是非常罕见的，通常伴有其他缺陷（如视野缺损），将在下面的视觉章节中持续讨论。

尺寸（视物变小、视物变大、视物变远、缩影）

物体可能变得异常大（视物变大）、遥远（视物变远）或变小（视物变小）（图 100.3），缩影会使人物看起来非常小。单纯的视物变小是一个独立的主诉，多发生于学龄期的孩子们，可能与夜间阅读有关，且数月后可自愈。黄斑病变导致的视物变小与视力下降或视物变形有关。脑性原因包括偏头痛和更为罕见的癫痫及感染。

如果一个健康儿童仅存在视物变小，不存在视物变形或幻觉，视野、眼轴和眼球正常，那么临床观察即可。相反，若症状仍未改善，就需要进行综合分析（儿科评估、感染性疾病筛查、神经影像学）。

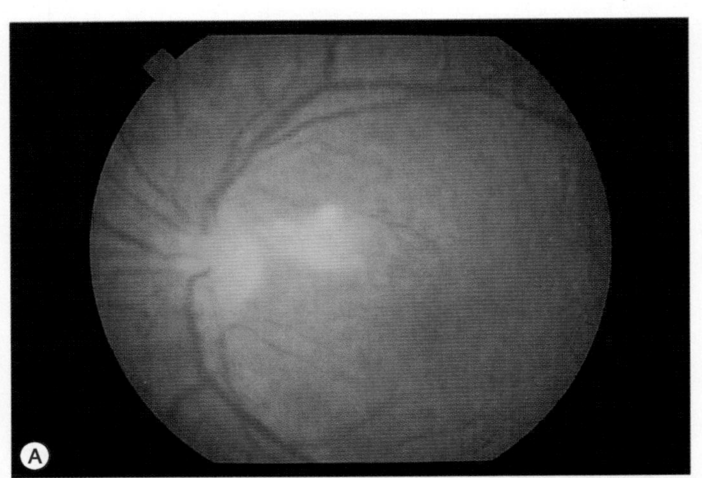

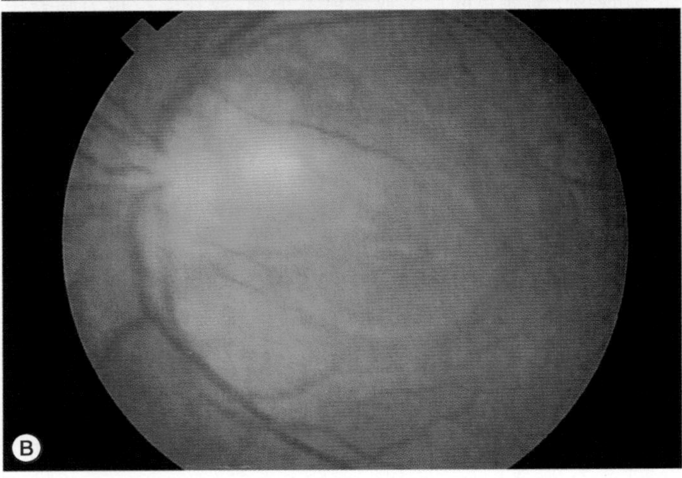

图 100.3　神经性视网膜炎伴视物变小症。这个 9 岁女孩主诉双眼视觉迟钝以及左眼视物变小及变形。Ⓐ视盘颞侧白色区域代表视网膜神经纤维肿胀和血管渗漏，扩展至中心凹；Ⓑ当视网膜水肿加重并延伸穿过黄斑，视敏度下降至 6/36，视物变小症也消失了

变形（视物不称症、视物变形症、爱丽丝梦游仙境综合征）

视物大小不称症和视物变形症是一种物体形状出现扭曲或直线弯曲的视觉错觉。Amsler 方格表可以对视物变形症进行很好的评估，即使是年龄相对较小的孩子都可以说得出线条是直的还是弯的，或者描述为“滑稽的线条”。视觉扭曲可以是光学性的（常见）、黄斑病变性的（偶发性）或大脑性的（罕见）。光学性的病因包括角膜、晶状体或视网膜（葡萄肿）产生的高度散光；高度屈光不正；屈光参差；刚戴上新配眼镜。黄斑原因包括黄斑水肿和脉络膜新生血管（如近视性 Fuchs 黄斑病变、炎症相关的眼病和黄斑营养不良）。很少有大脑病变产生的视物变形，如爱丽丝梦游仙境综合征，颅脑病变很可能伴随着其他神经系统症状和体征。

如果 Amsler 方格表确定存在视物变形，首先要进行屈光系统及详细的裂隙灯下眼前段及后段检查，可能还需要光学相干断层成像和荧光素眼底血管造影检查黄斑，角膜地形图检查（如果怀疑圆锥角膜）以及排除颅内病变的神经影像学检查（磁共振成像）。

视物变形、视物变小、视物变大和爱丽丝梦游仙境综合征多伴有偏头痛，较成人来说儿童更普遍。爱丽丝梦游仙境综合征经常与偏头痛有关，但也可能是癫痫、药物治疗（托吡酯）、水痘感染或传染性单核细胞增多症所致。

慢视觉

光传导级联中光感受器具有失活机制，明暗变化时，孩子们很少会花费过多的时间来适应，于是对孩子来说，此时去追踪运动着的物体变得很难。除了明显延迟的明暗适应外，视力也会随之下降，伴有轻度畏光，而色觉及眼底正常（参见第 46 章节）。

视觉持续及其他罕见的脑视觉障碍

持续后像是图像在时间上的视觉持续（图 100.4）。在即时类型中，图像在物体消失后仍持续几分钟；在延迟类型中，以前看到的物象会重新出现，有时持续数天或数周，形成的图像不同于由视网膜被过度而持续的光刺激所产生的后像。在大脑复视或多视中，存在于空间的视觉图像是两个或更多相同图像的副本，且可同时看到。大脑复视和多视是单眼的，与双眼复视不同，与眼球屈光异常所致的单眼复视或多视亦不同，可通过眼检查以排除角膜病变、晶状体脱位、虹膜缺损（多瞳症）或白内障。在大脑复视/多视中，每个感知的图像都是同样清晰的，针孔镜观察也无任何变化，双眼或单眼观看无差异。虚幻的视觉传播中图像的尺寸超越了实物大小。持续后像、多视和虚幻的视觉传播易在其他脑功能障碍的前提下出现，如同向视野缺损。大脑运动盲是由于双侧大脑病变所导致的所有运动感觉完全丧失。视觉定向力障碍和视觉图像组合失认是具有解释图片中个别部分的能力，但无法辨认整体图像，是巴林特综合征的一部分。

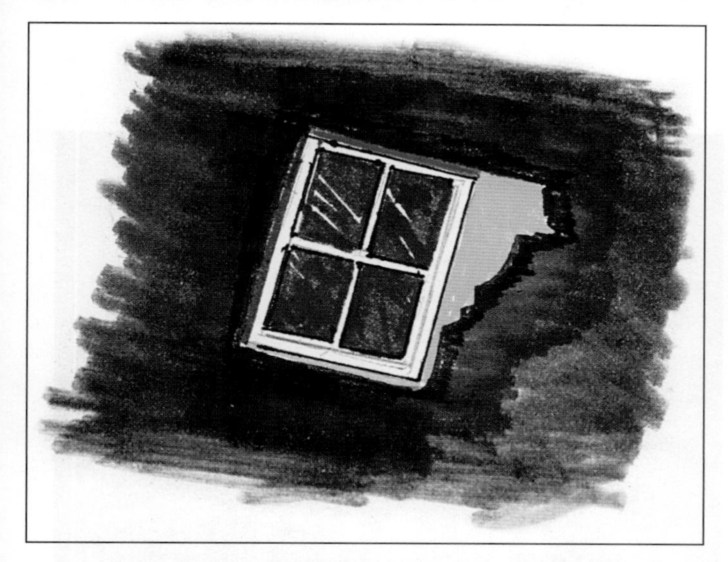

图 100.4 图片由一个患有致命性右肺顶叶转移癌的右利手年轻人绘制。症状是在初始刺激后的若干小时内，一个持续撞击拍打厨房窗户的画面在不同的视觉环境下重现

偏头痛相关视力障碍

患有偏头痛的儿童会有很大程度的视觉干扰。典型的视幻觉有放大的闪烁暗点与强化模式(闪光暗点)，或单纯的未成形的闪光(脑性明视)。视野缺损(如偏盲)是一种公认的并发症。视物显小症、视物显大症、视物变形症和爱丽丝梦游仙境综合征都与偏头痛有关。还有报道称偏头痛患者存在的视觉障碍还包括视觉持续和视物显多症。罕见的，人和动物(动物幻视)以及离体体验者，会体验到在偏头痛患者中发作的自见幻视这种复杂的视幻觉。其他罕见的视觉障碍是全色盲(脑性色盲)、面孔失认症(不能识别人脸)和视觉失认症(无法识别物体)。

幻觉

幻觉是指在没有真正的外部刺激的情况下，由心灵产生的独特的感官知觉(图 100.5)，是对现有外部刺激的误解或扭曲。

黑暗和社会剥夺下的幻觉

在闭眼时或全黑环境中看到微小亮光与暗点无规律随机出现的视觉噪音(闭眼幻觉)。Eigengrau(德语:内在灰色)或 Eigenlicht(德语:内在光)是指在完全黑暗中看到的灰色或光线，这是视网膜内在电活动的结果。Ganzfeld 效应描述了由于长时间凝视无特征的视野或色域而引起的视觉幻觉。在黑暗中(如在夜间或黑暗的房间中)长期的感官剥夺可能引起彩色光带甚至是人像的幻觉。

Charles Bonnet 综合征(视觉释放现象)

视幻觉可能是释放现象[10]。Charles Bonnet 综合征是指视力丧失但神志清晰的人产生的视幻觉，患者可以意识到幻觉不是真实的。幻觉可以在视觉障碍的同时或随后发生，但不一定是视觉通路病因(如致密性白内障，黄斑、视神经或视皮质病变，眼球摘除

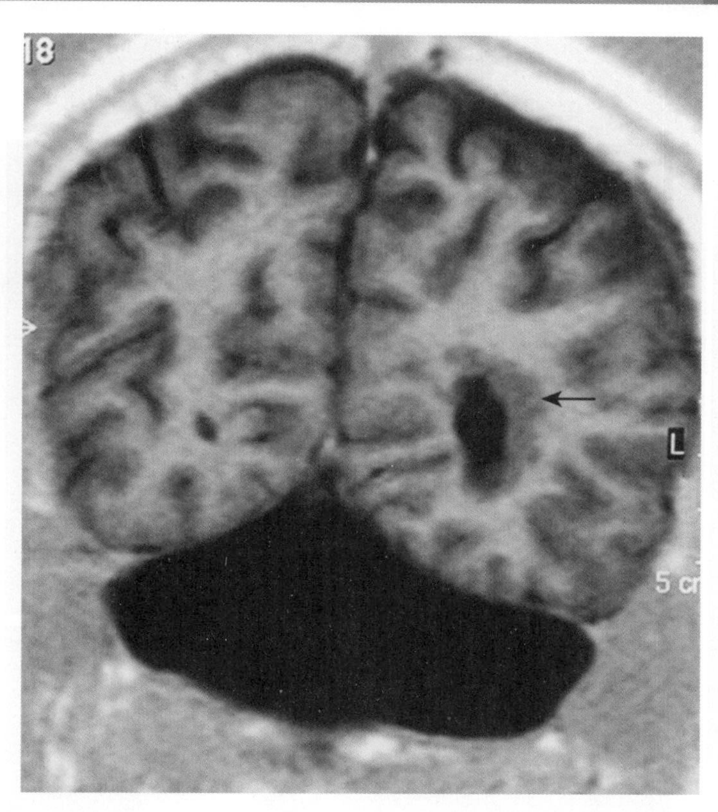

图 100.5 这个患有 Möbius 综合征的男孩，在 18 岁时开始在他的右半视野中出现不成形的视幻觉，并伴有恶心，其次是嗜睡症状，没有癫痫发作。MRI 显示左后顶枕区(箭头所示)异常灰白影

术后)引起的完全性双侧视觉丧失(图 100.6)。填补盲区的幻觉通常是生动的、成形的和复杂的(通常是人或场景)，且幻觉是严格视觉性的(如人们在幻觉中不说话)，这代表视觉丧失后大脑皮质缺乏刺激产生视觉释放，这种视觉障碍可能是可逆的(如白内障手术成功后)。许多患者可能非常不愿承认这些幻觉，这是可以理解的，若有人能解释幻觉的存在，他们通常会大松一口气。

入睡幻觉和初醒幻觉

临睡时(入睡幻觉)和觉醒时(初醒幻觉)的视幻觉是正常的，但是，如果入睡幻觉与睡眠发作、猝倒或睡眠麻痹有关，那么日间嗜睡的儿童应排除发作性睡病。

枕叶和颞叶癫痫

造成幻觉的另一个重要原因是枕叶和颞叶癫痫(很少是顶叶)。枕叶癫痫性视幻觉往往是简单的(闪光感、白色光幻视、稳定的彩色灯)，而颞叶癫痫更为复杂(如面孔、人)。视幻觉发作时通常伴随着其他症状，如局灶性运动发作、自动症(如噘嘴、咀嚼)、感觉(如嗅幻觉)和自主神经改变(如瞳孔改变、唾液分泌、尿失禁)。仅伴有视幻觉的枕叶癫痫很难与有视幻觉的非脑性偏头痛区分开来。

儿童枕叶癫痫通常比较轻微，是学龄期儿童的一种特发性癫痫综合征，青少年期自行消失。癫痫发作与简单或复杂的视幻觉(或短暂性视力丧失)相关，可能进展为运动性或部分复杂性癫痫发作，随后出现类似偏头痛的发作后头痛。脑电图(EEG)可诊断，药物治疗有效。

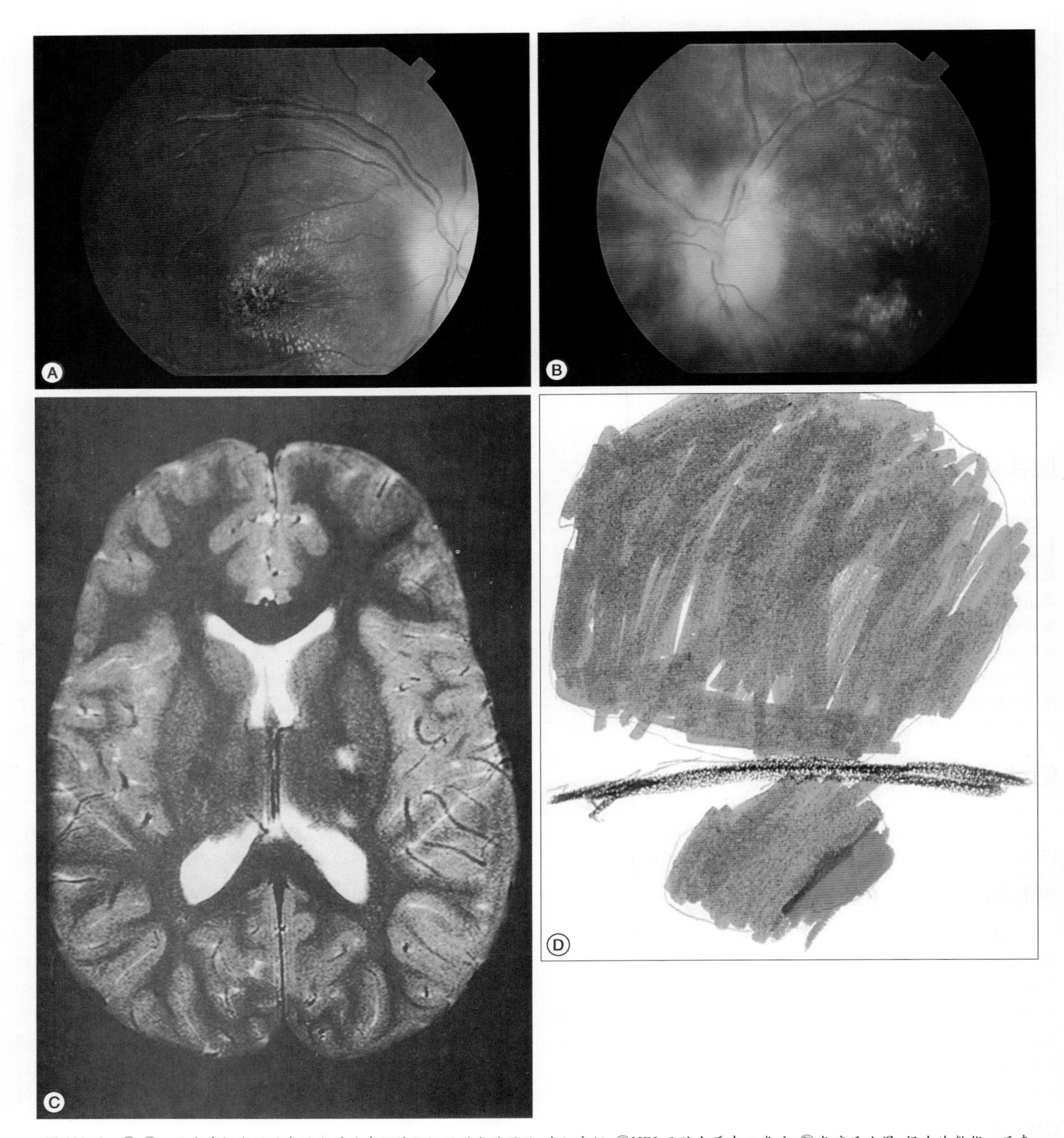

图 100.6　Ⓐ-Ⓑ一位患有播散性脑脊髓炎并伴有视神经视网膜炎的男孩，意识良好；ⒸMRI 示脑白质中心炎症；Ⓓ发病后 4 周，视力为数指。后来（在他的视力部分恢复时）他画出了他曾看到的图像

大脑脚性幻觉综合征

在这种罕见的综合征中，生动的、五颜六色的、千变万化的图像，形态各异的图形或精美绝伦的风景、花朵、动物甚至人物的影像都能看到。多为中脑病变，可能与中脑疾病的其他症状，如睡眠和认知障碍，有关。

药物性视幻觉

视幻觉和幻象可能由药物引起（如类固醇激素、拉莫三嗪、环孢素、地高辛、西地那非［用于肺动脉高压］、更昔洛韦、长春新碱、利多卡因、依曲康唑、锂、左旋多巴），以及药物的戒断（如癫痫儿童使用的巴比妥类药物、巴氯芬）、麻醉剂（氯胺酮）、滴眼液（对阿托品和环戊通的特异性反应）、酒精及致幻剂引起（如麦角酸二乙基酰胺［LSD］、苯环己哌啶［PCP］、可卡因、大麻）。

心因性（“功能性”）视力丧失

心因性或“功能性的”视力丧失在儿童中并不少见，估计年发病率为 1.4/1 000，女孩更常见，尤以青春前期和青春期的青少年多见。当主观视力丧失与客观结果存在矛盾时，比如视觉报告是有视力的，或与生理检查存在无法解释的矛盾时，这是个需要怀疑（参见第 63 章）或排除性的诊断。随着时间的推移，有些存在心因性视力丧失的孩子们还会被发现潜在的器质性疾病。临床表现各异，从所谓的失明到相对不寻常的视觉感受都有可能。有些孩子显然是在假装，但大多数患病的青少年看起来真的受到了影响。Brodsky 将这些情况分为四组：

第 1 组：专注于视觉的孩子；

第 2 组：转化障碍；

第 3 组：可能的人为障碍；

第 4 组：伴有器质性疾病的心因性视力丧失。

医疗条件

视幻觉和幻象在许多医疗情况下都可见到，包括发热谵妄、脑炎以及代谢性脑病，这些情况需要紧急医疗转诊。

精神性疾病

幻觉可以是精神病的一部分，在这种幻觉中，所有对感知错误本质的洞察力都丧失了，这是一种严重的思想紊乱，个体失去了对现实感的控制，虚幻的声音和影像变得真实。令人恐惧的视幻觉和听幻觉（听到声响）常与妄想信念、怪异行为有关，伴有自理能力的普遍下降。识别一位精神明显错乱的青少年（常是在服用违禁药物之后）通常并不难，由于对患者个人和其他人都有很大的伤害风险，建议紧急转诊到精神康复科。

精神病患者可能也会有真正的视觉问题。因此，如果精神病患者的主诉是持续性的，并且在精神状态稳定之后，他/她的主诉仍是一致的，那么他/她的视觉主诉就应该被认真对待。有作者回忆曾受邀会诊一位年轻的精神病住院患者，患者说他既不能近距离阅读也看不清远距离的人，他的精神科医生因怀疑患者有其他器质性病变而转诊来治疗，最终查出该患者患有圆锥角膜。

（黄静　项道满 译　项道满 校）

参考文献

1. Zeki S. Vision of the Brain. Oxford: Blackwell Scientific Publications, 1993.
2. Brodsky M. Transient, unexplained, and psychogenic visual loss in children. In: Pediatric Neuro-Ophthalmology. 2nd ed. Heidelberg: Springer, 2010: 213–52.
3. Liu GT, Volpe NJ, Galetta SL. Disorders of higher cortical visual function. In: Neuro-Ophthalmology: Diagnosis and Management. 2nd ed. Philadelphia: Saunders Elsevier, 2010: 339–62.
4. Liu GT, Volpe NJ, Galetta SL. Transient visual loss. In: Neuro-Ophthalmology: Diagnosis and Management. 2nd ed. Philadelphia: Saunders Elsevier, 2010: 363–75.
5. Liu GT, Volpe NJ, Galetta SL. Functional visual loss. In: Neuro-Ophthalmology: Diagnosis and Management. 2nd ed. Philadelphia: Saunders Elsevier, 2010: 377–92.
6. Liu GT, Volpe NJ, Galetta SL. Visual hallucinations and illusions. In: Neuro-Ophthalmology: Diagnosis and Management. 2nd ed. Philadelphia: Saunders Elsevier, 2010: 393–412.
7. Rizzo M, Barton JJS. Retrochiasmal visual pathways and higher cortical function. In: Glaser JS, editor. Neuro-Ophthalmology. 3rd ed. Philadelphia: Lippincott, Williams & Wilkins, 1999: 239–91.
8. Miller NR, Newman NJ, editors. Central disorders of visual function. In: Walsh & Hoyt's Clinical Neuro-Ophthalmology: The Essentials. 5th ed. Philadelphia: Williams & Wilkins, 1999: 369–408.
9. Hildebrand GD, Fielder AR. Anatomy and physiology of the retina. In: Reynolds JD, Olitsky SE, editors. Pediatric Retina. Heidelberg: Springer, 2011: 39–65.
10. Cogan DG. Visual hallucinations as release phenomena. Albrecht Von Graefes Arch Klin Exp Ophthalmol 1973; 188: 139–50.

第 101 章

婴儿期眼球震颤

Narman Puvanachandra

章节目录

以下是关于如何区分儿童眼球震颤的主要类型的指南。首先对每个类型做一个简短的总述。

婴儿眼球震颤综合征

这个类型包括。

- 感觉性眼球震颤：有明确的病因。
- 特发性眼球震颤（以前称为运动性眼球震颤）：视力通常很好，没有与感觉有关的病因。这一组的眼球震颤发病较早，倾向于在出生后 3 个月内发生，单一水平方向（也可能有旋转，极少出现垂直成分），辐辏运动时被抑制，但在试图固视和应激时加重。常有静止眼位。

融合发育不良型眼球震颤综合征

这个类型病变表现为明显的隐性眼球震颤伴斜视，典型表现为婴儿型内斜视或外斜视。它们与分离性垂直偏斜（dissociated vertical deviation，DVD）以及大幅度隐性眼球震颤有关。有些人可患有眼球震颤阻滞综合征。

点头痉挛

眼球震颤的一种非常罕见的形式，其眼球震颤频率高、振幅小、共轭失调，伴有点头和异常头位。多数病例发病较早，但在出生 6 个月后随年龄增长可有好转。类似的三联征偶见于颅内肿瘤，尤其是在视觉通路上的肿瘤。因而，对婴儿期以后发病并伴有其他神经系统症状的眼球震颤应进行影像学检查。

神经性眼球震颤

这一类型包括所有其他获得性眼球震颤，表现为出生 3 个月后发病较晚的和不典型的婴儿眼球震颤综合征（infantile nystagmus syndrome，INS）。可存在神经症状，需要与儿科神经学医生合作进行进一步的检查。它可能与之前存在的中枢神经系统损伤以及药物、神经或代谢疾病有关。

类眼球震颤样眼跳障碍，如眼阵挛、眼球扑动

包括一系列不稳定的、非持续性的、非重复性的运动，通常需要进一步调查，例如眼阵挛又称“舞蹈眼”，可能与神经母细胞瘤有关。

以下是一些关于如何评估和鉴别这些类型眼球震颤的线索。

病史

许多重要的病史可以提示眼球震颤的病因，帮助临床医生向家长提供建议并指导调查。

孕期损害：母体孕期是否有糖尿病、吸毒或酗酒？

围生期损害：患儿是否有缺氧、产伤或早产？

发育：患儿是否患有整体发育迟缓、脑瘫或其他疾病，如癫痫、神经或代谢疾病？

药物史：患儿是否曾服用药物，如抗惊厥药等？

眼球震颤的起病时间：是在出生 3 个月内发病的吗？如果是 3

个月内，就是典型的 INS 而不是获得性神经性眼球震颤(neurological nystagmus，NN)，后者通常在出生 3 个月后发生。

视觉反应：父母觉得患儿看得见他们吗？较差的视觉反应提示感觉性 INS，如果视觉通路受到显著影响在获得性 NN 中也可以看到。

眼球震颤波形随时间的改变：许多家长描述眼球震颤开始时幅度较大、飘忽不定，后来变成钟摆样，振幅变小，最后变成快速痉挛样的眼球震颤。这就是 INS 的典型模式。

振动幻觉：大一点的患儿有主诉看到世界在晃动吗？这是典型的 NN，但在 INS 也可间歇出现。

家族史：是否有视网膜营养不良、白化病、无虹膜病、先天性白内障等眼部疾病，以及特发性 INS、神经或代谢性疾病的家族史？

家长及临床医生的观察

父母对患儿眼球震颤长时间的观察，以及医生在检查孩子之前对眼球震颤的观察是很重要的。

斜视：出生三月内是否有大角度内斜视或外斜视？如果有，提示融合发育不良型眼球震颤综合征(fusional maldevelopment nystagmus syndrome，FMNS)。

点头：家长是否注意到患儿有点头倾向，尤其是在眼球震颤发病后的早期？当患儿点头时是否会看得更清楚(点头痉挛三联征的一部分)？

纠正头位：孩子是否有习惯的特定头位？这主要见于特发性 INS，也可见于点头痉挛(spasmus nutans，SN)。

畏光：过度不喜欢强光可提示多种疾病，如色盲、无虹膜、白内障、Leber 先天性黑矇和白化病，所有这些都会引起感觉性 INS。

对眼球震颤的观察

眼球震颤的类型可以通过观察眼球震颤的性质及其变化来区分。

双眼/单眼：出生 3 个月后发生的真性单眼眼球震颤伴有单侧视力下降，可出现于视神经或视交叉神经胶质瘤，更常见于斜视性弱视。

方向：INS 往往是水平方向的，但可伴有垂直水平成分，很少呈现为完全垂直或旋转。在 INS 中，这种方向模式很少随时间发生显著变化。

振幅：振幅较大的眼球震颤与较差的视力有关，尽管视力在多次就诊时甚至一次就诊期间的多次检查可能不相同。

聚焦期：在慢相重新开始前，聚焦期相对静止的时间越长，视力一般越好。

隐性成分：在 FMNS 和 INS 中，可观察到遮盖一只眼后眼球震颤振幅增加，在 FMNS 中眼球震颤会反转为快相远离遮盖侧。

视力评估

- 双眼视觉很关键，这是判断 FMNS 和 INS 是否伴有隐性眼球震颤最可靠的线索。
- 如果尝试测试单眼视觉，那么用高度数正透镜使另一眼雾视会更准确。
- 重视父母对视力的看法，因为他们可以经常看到患儿在压力较小的环境中更好的表现。
- 由于患儿的情绪压力、年龄、测试和疲劳程度不同，视力测量在每次就诊中会有很大的差异。
- 由于辐辏运动的抑制作用，近视力往往比远视力好。
- 视力 6/6~6/24 常见于先天性 INS，而 6/24 或更差的视力常见于感觉性 INS。
- 较大患儿的色觉问题提示锥状细胞功能异常。
- 即使没有大角度斜视，年龄较大的患儿缺乏立体视觉也可提示 FMNS。
- 视动仪可以帮助判断眼震状态下的视觉，INS 患者的视动反应会反转成快相与栅栏运动方向一致的状态。

眼部检查

对眼部进行仔细评估可以辨别感觉性 INS 的病因。

小眼畸形或牛眼征：眼睛发育异常或先天性青光眼可导致感觉性眼球震颤。

屈光介质：双眼视轴区的屈光介质浑浊，如角膜混浊、先天性白内障或永存胎儿血管系统可引起感觉性眼球震颤。

瞳孔：瞳孔对光反射迟钝提示(部分或完全)无虹膜或视力严重下降，如 Leber 先天性黑矇或视神经发育不良。

虹膜：虹膜透照在白化病中可以是红的或微弱的，给婴儿做裂隙灯检查，往往可以发现极小的透光缺陷。

视网膜：可发现严重的双侧黄斑病变，如弓形虫病瘢痕、脉络膜视网膜缺损、中心凹发育不良(见于典型的白化病)，年龄较大的患儿可通过相干光层析成像辅助确诊中心凹发育不良。

视神经：视神经发育不良或苍白是很容易被漏诊的感觉性眼球震颤的原因。视神经水肿，如伴有视神经肿瘤，也是可能的原因。

对父母的检查

由于患儿欠配合，对患儿的专科检查有时会受到限制，但对父母双方的检查有助于确诊，尤其是虹膜透照缺陷(常见于患有眼白化病的男孩的母亲)、部分虹膜缺损、眼前段异常、视网膜营养不良和明显的视神经萎缩等疾病的确诊。

检查时间

有观点认为所有眼球震颤的患者都需要电生理检查、神经内科会诊、神经系统影像学检查和眼动记录检查。然而大多数临床医生无法全部完成上述检查，而且神经系统影像学检查往往需要将患儿镇静后才能实现。下面的表格给出了一个粗略的指导方针，列出了需要早期检查的特征，同时结合患儿临床情况全面考虑是非常重要的。在某些情况下，电生理检查可以后再做，而可识别的感觉性 INS 和 FMNS 的患者可以不做(表 101.1)。

表 101.1 儿童眼球震颤早期检查一般性指南

	不需要早期检查	需要电生理检查	需要早期神经影像学检查
类型	FMNS、特发性 INS、明确病因的感觉性 INS	没有明确病因的感觉性 INS	NN、SN、眼阵挛(包括腹部和胸部)
起病	<3 月龄	<3 月龄	>3 月龄
家族史	阳性家族史	-	-
视觉功能	视功能好	视功能差	振动视觉(如果儿童会表达)
眼科检查	有明确病因	正常检查	RAPD、视神经肿胀或苍白
斜视	大角度婴幼儿型内斜视/外斜视	+/-	非共同性斜视,如第Ⅵ脑神经麻痹
眼球震颤波形	典型的 INS 波形	飘忽不定、不规则	眼阵挛;局部眼球震颤,如内聚伴眼球后退、周期性变化、Bruns 综合征、跷跷板征、上/下射、垂直/旋转眼球震颤
抑制特征	有静止眼位伴代偿头位	-	闭眼时加重见于前庭或脑干相关病变
分离	如单眼有明确的弱视原因	-	无弱视的单眼或非常不对称的眼球震颤
共轭性	共轭	-	不共轭,如核间性眼肌麻痹或集合伴眼球后退
神经系统特征表现	无	-	癫痫发作、共济失调、发育迟缓、肌阵挛、局部神经系统异常体征
眼球运动	慢相速度增加	-	-

FMNS:融合性发育不良性眼球震颤综合征;INS:婴儿眼球震颤综合征;NN:神经眼球震颤;RAPD:相对传入性瞳孔障碍;SN:点头痉挛。

(刘恬 项道满 译 项道满 校)

参考文献

Hertle RW, Dell'Osso LF. Nystagmus in Infancy and Childhood: Current Concepts in Mechanisms, Diagnoses, and Management. New York, NY: Oxford University Press, 2013.

Harris C, Gottlob I, Sanders J. The Challenge of Nystagmus: Proceedings of the Nystagmus Network Research Workshop, Abingdon, UK, 2–5 September 2009. Cardiff, UK: Nystagmus Network, 2012.

第 102 章

儿童异常头位

Stephen P Kraft

章节目录

引言

异常头位的医学术语（abnormal head postures，AHP）是“斜颈”，来自拉丁语“tortus”（扭曲）和“collum”（颈部）[1,2]。因眼部问题引起的斜颈称为“眼性斜颈”[1-4]。长期持续的眼性斜颈可继发肌肉骨骼性斜颈甚至脊柱侧凸[1,4]。儿童异常头位的评估通常涉及多学科，包括儿科医生、骨科医生、神经科医生、心理学家以及理疗师的意见[5]。通常需要咨询眼科医生以排除眼部原因导致的异常头位。斜颈包括头部绕三个主轴的旋转（图 102.1）[1,2]，其中包括以下内容。

- 垂直轴：头部旋转到远离主要（正前方）注视方向的一侧（“偏转”）；
- 水平轴：下巴相对于第一眼位升高或降低（“俯仰”）；
- 前后轴：头部向一侧肩部倾斜（“卷动”）；
- 两个或三个方向的联合。

先天性斜颈最常见的原因是肌肉或骨骼异常[1,6]。眼性斜颈在出生后的头几周内几乎不会出现[1,4]。必须排除外伤、颈部损伤和眼部肌肉平衡的破坏等任何原因引起的获得性异常头位[1,6]。

非眼部原因引起的头位异常

参见（图 102.1；框 102.1）[1]。

先天性疾病

先天性肌性斜颈（congenital muscular torticollis，CMT）是最常见的一种先天性斜颈，由靠近胸锁乳突肌一侧颈部的无痛、离散性“纤维瘤”引起[2,3,5,6]。其他先天性原因包括胎儿体位异常引起的姿势性斜颈，以及颅骨、骨骼或骨质的异常，如 Klippel-Feil 综合征[6]。

获得性疾病

获得性障碍的原因包括创伤性和非创伤性两方面。任何儿童斜颈都必须考虑外伤原因，包括骨骼、韧带、肌肉或软组织的损伤[1,6]。

非创伤性原因包括骨骼或骨质病理学改变、因长时间持续头部不适而导致的姿势性斜颈、局限于后颅窝和脊柱的神经系统问题，肌张力障碍，药物引发的神经系统问题、鼻咽部或内耳的耳鼻喉科疾病、耳聋、胃肠道疾病和心理障碍[1,6]。

特别要注意的是，存在畏光、溢泪和斜颈的三联征可能与后颅窝病变有关[7]。此外，“眼倾斜反应”是眼睛垂直分离、双眼眼球扭转和头部倾斜的三联反应，是一种源自耳石的姿势反射。它可能是由前庭核或其中枢联系的损伤引起的[8]。

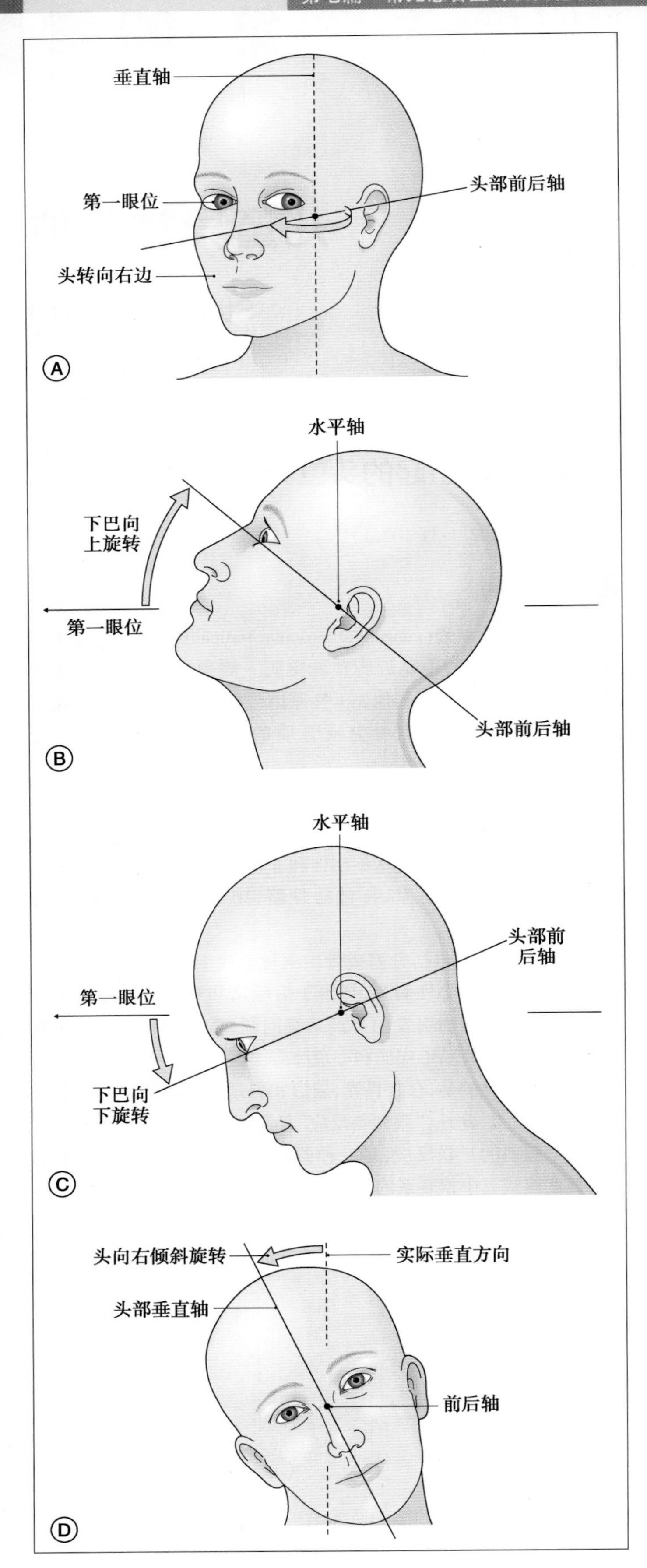

图 102.1　头部姿势异常的方位。Ⓐ头向右转，头部的前后轴围绕垂直轴从第一眼位注视方向向右旋转；Ⓑ抬起下巴的姿势，头部的前后轴围绕水平轴从第一眼位注视方向向上旋转；Ⓒ下巴向下的姿势，头部的前后轴围绕水平轴从第一眼位注视方向向下旋转；Ⓓ头部向右肩倾斜，头部的垂直轴绕前后轴旋转，远离垂直轴

框 102.1

斜颈的非眼部原因

Ⅰ. 先天性
- A. 肌肉
  1. 先天性肌性斜颈
  2. 姿势性斜颈
  3. 颈部肌肉缺失
- B. 骨骼/骨质
  1. 寰枢椎畸形
  2. Klippel-Feil 综合征
  3. 先天性高肩胛症
  4. 其他畸形

Ⅱ. 获得性
- A. 创伤性
  1. 骨骼/骨质
     - a. 寰枢椎脱位
     - b. $C_2 \sim C_3$ 关节半脱位
     - c. 骨折
  2. 韧带
  3. 肌肉或软组织
- B. 非创伤性
  1. 骨骼/骨质
     - a. 炎症
     - b. 肿瘤
     - c. 韧带松弛
  2. 姿势性
  3. 神经性
     - a. 脊髓和后颅窝病理改变
     - b. 肌张力障碍
     - c. 感染
  4. 耳鼻喉科
     - a. 鼻咽感染
     - b. 婴儿良性阵发性斜颈
     - c. 耳聋
     - d. 眼倾斜反应
  5. 其他
     - a. 胃肠疾病
     - b. 代谢
     - c. 药理学
     - d. 心理/功能性

眼部原因引起的异常头位

眼科医生的目标是确定这种异常姿势是否由眼部原因引起。如果是，可以制订治疗方案以消除或减轻异常头位，并恢复正常的

头部姿势[9]。

眼性斜颈是由于传入视觉通路、眼运动神经或前庭的输入受到干扰，发生改变导致的正常颈部肌肉的平衡[1,8]。异常的姿势可以达到以下几个目标之一[1]。

1. 优化视力（如婴儿眼球震颤的偏中心无眼震区）；
2. 保持双眼单视功能（如非共同性斜视）；
3. 中心视野缩窄（伴有偏盲型视野缺损）（伴有偏盲的视野丧失）；
4. 当患者由于眼眶严重的机械性限制或眼肌的神经支配问题而无法使眼睛居中时，引起一只眼或另一只眼眼球固定；
5. 获得其他好处（如矛盾性头位，以最大限度地分离复视图像）。

诊断注意事项

必须对儿童进行长时间的观察，以确定斜颈的方向是恒定的还是变化的，以及斜颈是不变的还是因视觉任务不同而变化的[1,2]。异常的身体特征可能提供病因的线索，如畸形或明显的眼球震颤。只要有可能，就应该寻找生命早期的摄影记录或视频[1,2]。为了量化不同的组成部分，可以使用骨科测角仪或屈光度计[2]。

如果异常头位有助于保持双眼单视功能，那么遮挡一只眼睛将消除或减少异常姿势的幅度[2]。在检查早期诱发的共轭眼球运动（双眼运动）时可以检测出非共同性斜视或眼球震颤的无眼震区。另一个方法是将头部转到与暴露眼球震颤强度或斜视程度增大区域的相反位置[2]。眼球运动记录可以证实眼球震颤的存在和眼球震颤的波形模式[10]。

视觉导致头位的一个常见原因是未矫正或部分矫正的屈光不正，或者眼镜或角膜接触镜的处方不正确。仔细的屈光检查是很重要的：纠正一个明显的错误可以消除异常头位[1,2]。

眼底评估可确诊斜肌异常导致的旋转性斜视或发现亚临床低振幅的眼球震颤。当斜视或眼球震颤不是诱发因素时，进行视野检查确定视野缺损将有助于诊断[2]。最后，颈部肌肉触诊和将头部被动伸直有助于发现先天性肌性斜颈[1,2,5]。

眼性斜颈的病因（图 102.2）

未矫正的屈光不正、不正确的镜片处方，以及伴有无眼震区的眼球震颤都可能导致任何方向的异常头位[1,2]。各种异常头位的其他病因有以下几种[1]。

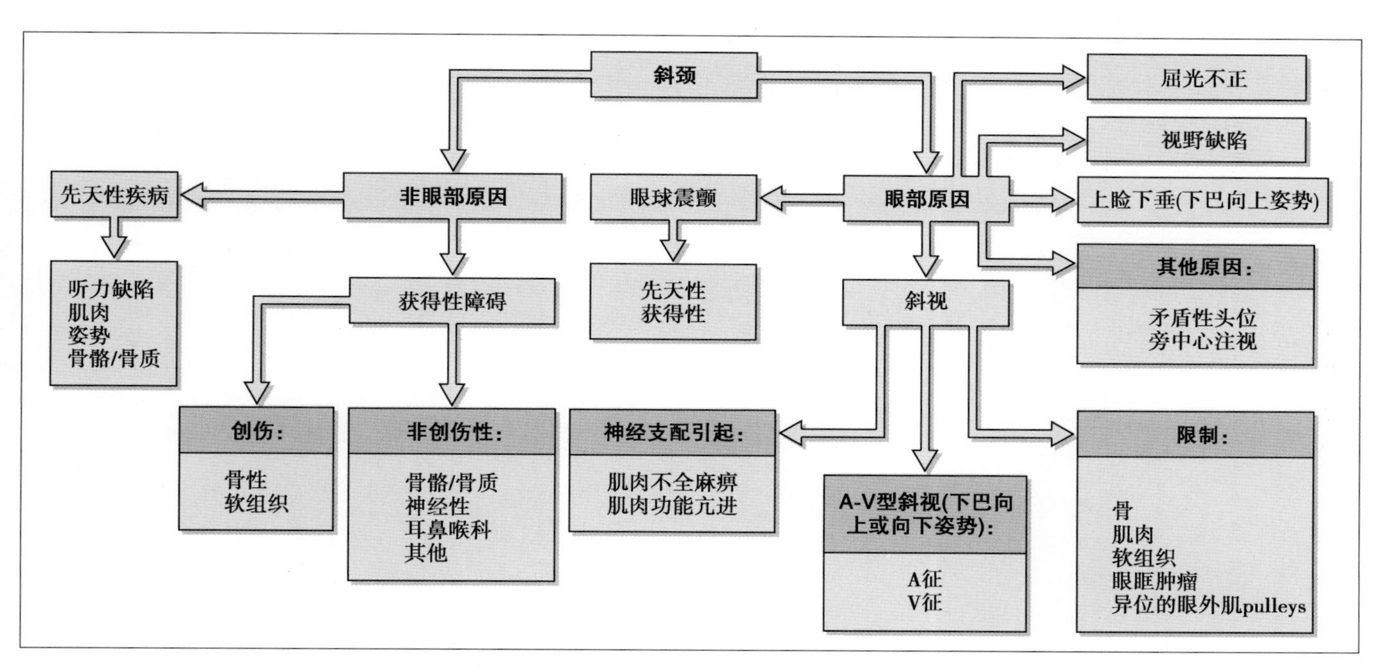

图 102.2　儿童斜颈的鉴别诊断。病因分为非眼部原因和眼部原因（眼性斜颈）。非眼部疾病包括先天性疾病和后天性疾病。所有头位异常的病因需要排除眼球震颤、斜视和屈光不正，而特定方向的头位异常有其他病因

头部转动的方向

1. 非共同性斜视：双眼的神经和/或眼眶机械性限制，导致同侧注视方向的水平或垂直斜视加重。
2. 共同性斜视：一种极端的外斜视或内斜视，双眼都不能固定在第一眼位。
3. 共轭眼球运动障碍（双眼注视麻痹）。
4. 对侧完全同向偏盲。
5. 其他原因，包括点头状痉挛、周期性交替性眼球震颤、旁中心注视、眼球运动失用症和高度近视的重眼综合征。

下巴向上

1. 非共同性斜视：单眼或双眼的神经和/或眼眶机械性障碍，导致上方注视区垂直斜视的恶化。
2. 内斜视 A 征或外斜视 V 征。
3. 单眼或双眼的上睑下垂。

4. 双眼上方同侧视野缺损。
5. 其他原因，包括核上性凝视障碍和重眼综合征。

下巴向下

1. 非共同性斜视：单眼或双眼的神经和/或眼眶机械性障碍，导致下方注视区垂直斜视的恶化。
2. 外斜视 A 征或内斜视 V 征。
3. 双眼下方同侧视野缺损。
4. 其他原因，包括向下的核上性凝视麻痹。

歪头

1. 非共同性斜视：单眼或双眼的神经和/或眼眶机械性障碍，导致第一眼位垂直或水平斜视恶化和向对侧倾斜头位。
2. 垂直分离性斜视（DVD）。
3. 旋转斜视。
4. 眼倾斜反应。
5. 其他原因，包括点头状痉挛和矛盾性头位。

（郑德慧 项道满 译 项道满 校）

参考文献

1. Kraft SR. Abnormal head postures: causes and management. In: Hoyt CS, Taylor D, editors. Pediatric Ophthalmology and Strabismus. 4th ed. London: Elsevier Saunders, 2013: 822–35.
2. Shah AS, Hunter DG. Practical problems: abnormal head postures. In: Hoyt CS, Taylor D, editors. Pediatric Ophthalmology and Strabismus. 4th ed. London: Elsevier Saunders, 2013: 1030–2.
3. Nucci P, Curiel B. Abnormal head posture due to ocular problems: a review. Curr Pediatric Rev 2009; 5: 105–11.
4. Rubin SE, Wagner RS. Ocular torticollis. Surv Ophthalmol 1986; 30: 366–76.
5. Nucci P, Kushner BJ, Serafino M, Orzalesi N. A multidisciplinary study of the ocular, orthopedic, and neurologic causes of abnormal head postures in children. Am J Ophthalmol 2005; 140: 65–8.
6. Boutros GS, Al-Mateen M. Non-ophthalmological causes of torticollis. Am Orthoptic J 1995; 45: 68–74.
7. DeBenedictis CN, Allen JC, Kodsi SR. Brainstem tumor presenting with tearing, photophobia, and torticollis. J AAPOS 2010; 14: 369–70.
8. Brodsky MC. Pediatric Neuro-Ophthalmology. 2nd ed. New York, NY: Springer, 2010: 323–6, 443–64.
9. Kraft SP, O'Donoghue EP, Roarty JD. Improvement of compensatory head postures after strabismus surgery. Ophthalmology 1992; 99: 1301–8.
10. Hertle RW, Zhu X. Oculographic and clinical characterization of thirty-seven children with anomalous head postures, nystagmus, and strabismus: the basis of a clinical algorithm. J AAPOS 2000; 4: 25–32.

第 103 章

手部缺陷和眼睛

Luis Carlos Ferreira de Sá, Chong Ae Kim

章节目录

手和眼的异常经常同时出现,可以在几种染色体异常(21 三体、18 三体和 13 三体)、单基因疾病(Marfan 综合征和 Cornelia de Lange 综合征、黏多糖贮积症、Desbuquois 发育不良和半面短小症)遗传疾病中观察到[1,2]。

此外,在某些情况下,遗传缺陷与环境因素一起决定了表型异常(Möbius 序列、胎儿酒精综合征和胎儿华法林综合征)以及发育异常(如羊膜带、羊水过少和局部血管破裂也与肢体异常有关)[1-3]。

随着分子和细胞基因组学技术的进展,尽管还不能确定潜在机制,但是可以明确更多遗传缺陷与手眼异常有关。

胚胎发育

学习眼睛和手的胚胎发育过程对于理解为什么手眼异常会同时发生至关重要。在妊娠第三周,约第 22 天,人胚胎中可识别视神经原基,这是眼睛的第一个形态学证据。在第 25 天,随着视杯和胚裂的出现,出现上肢芽。到第 36 天,视网膜裂缝的闭合近乎全部完成,视网膜不完全色素化。同时,由于间充质凝结,手板形成。在手板中,中央腕骨区域被新月形数字板包围,从中产生五指分线。在第 45 天时,手指部分分开。

病原学

如上所述,大多数肢体缺陷的病因(表 103.1)可能包括遗传缺陷和环境因素[1,2,4,5]。必须询问包括产前和产后病史在内的,以及可能有助于确诊的其他主要畸形(如先天性心脏缺陷、神经系统畸形)的家族史。此外,强调单基因疾病的两个基本概念非常重要:表型异质性和基因型异质性。第一个是指临床变异性,第二个是指不同基因的突变导致相同疾病。

表 103.1 用于肢体和手指畸形的常用术语

畸形	定义
蜘蛛样指	手指骨长而细
短指	手指异常短小
先天性指屈曲	手指的永久束缚屈曲
指畸形	一个或多个手指的偏转或变形
缺指(趾)畸形	任何数量的手指(趾)缺失
巨指	手指异常大
部分缺肢	缺少肢体的一部分
小肢	肢体所有部分缩短
短肢畸形(海豹肢畸形)	没有肢体或四肢
多指(趾)畸形	手指或脚趾多余
并指(趾)畸形	手指(脚趾)融合

眼睛缺陷和手/手指异常通常发生在妊娠的第 3 周和第 5 周之间。各种手部和眼部缺陷可以根据它们在整体特征上的相似性,或根据畸形模式中的一个主要特征进行分组,其方式与史密斯的可识别人类畸形模式相同[2]。大部分疾病仅表现为眼或者手部的单独缺陷。表 103.2 中描述了最严重的同时发生的手眼缺陷。

表 103.2 眼/眼区和手/手指异常相关疾病

疾病/分组	眼/眼区异常	手/手指异常
染色体综合征		
唐氏综合征(21 三体)	睑裂向上倾斜、内眦皱褶、虹膜 Brushfield 斑、圆锥角膜、斜视、眼球震颤、近视、白内障	短掌骨和指骨、第五手指中间指骨发育不全与指畸形、通贯型掌纹
爱德华氏综合征(18 三体)	短/倾斜睑裂、上睑下垂、眶距增宽、虹膜缺损、白内障、小眼畸形	手紧握、重叠手指、远端皱褶缺失、指甲发育不全、拇指发育不全或缺失、并指、多指、缺指(趾)、第五掌骨短
Patau 综合征(13 三体)	小眼畸形、虹膜缺损、视网膜发育不良、眶距窄小或增宽、无眼或独眼、斜眶裂、浅眶脊、眉毛缺失	手指弯曲、重叠、钟状、多指、并指、拇指后弯
三倍体综合征和二倍体/三倍体、混倍体综合征	眶距增宽、虹膜缺如、小眼球、虹膜异色	并指、通贯型掌纹、指畸形、近端拇指屈曲
无虹膜-Wilms 瘤相关(11p13 缺失)	无虹膜、白内障、眼球震颤、上睑下垂、青光眼	第五手指畸形
身材娇小,非骨骼发育不良		
Cornelia de Lange 综合征	眉毛浓密、一字眉、长而卷翘的睫毛	小肢、短肢畸形、少指、通贯型掌纹、近端拇指屈曲
鲁宾斯坦-泰比综合征	重/高弓形眉毛、长眼睫毛、内眦褶皱、斜视、鼻泪管狭窄、上睑下垂	宽拇指与桡骨成角、手指宽、指畸形、持续胎儿指尖垫
伴中等身材,面部、生殖器异常		
史-莱-奥综合征	上睑下垂、内眦皱褶、斜视	通贯型掌纹,偶尔手指弯曲、短手指、多指畸形
Williams 综合征	内眦皱褶、星状虹膜、偶尔斜视、窄眶距	指甲发育不良,偶尔可见指畸形
努南综合征	眶距过宽、睑裂下垂、角膜神经突出、近视、圆锥角膜、斜视、眼球震颤	短指、指尖垫
与异常脑和/或神经肌肉相关的缺陷		
科恩综合征	视力下降、斜视、视野缩小、脉络膜视网膜营养不良、视神经萎缩	窄手、轻度掌骨缩短、通贯型掌纹
脑肝肾综合征	白内障、视神经发育不全、视网膜色素改变、青光眼、眼球震颤	可变挛缩、屈曲指(趾)
面部缺陷为主要特征		
Möbius 序列	第Ⅵ和第Ⅶ神经麻痹、斜视	并指、肢体缺损
Fraser 综合征	隐眼症,与眼缺陷相关	部分皮肤并指,偶发无指骨/拇指
面部-四肢缺损为主要特征		
米勒综合征	眼睑缺损、眼睑外翻	第五指缺损、并指畸形
眼齿指综合征	小眼、小角膜、睑裂短、内眦皱褶、细多孔虹膜	并指、钟状趾、指骨发育不全
斯蒂克勒综合征(遗传性进行性关节一眼病)	近视、脉络膜视网膜变性、视网膜脱离、白内障	严重关节病,偶发性蛛网膜下腔炎症
扩张性-外胚层发育不良-分裂综合征	蓝色虹膜、畏光、小睑裂、泪腺系统异常、睑缘炎	并指、指甲发育不良
颅缝早闭综合征		
Apert 综合征(尖头并指综合征)	眶距过宽、斜视、眼眶浅、睑裂下垂	骨/皮肤并指畸形、拇指远端指骨宽、手指可能短
Pfeiffer 综合征	眶距过宽、眼眶浅、眼球突出	远端指骨宽大,并指畸形
Carpenter 综合征	角膜混浊、小角膜、视神经萎缩	短指、并指、多指、指/趾畸形,缺指/趾畸形
其他骨骼发育不良		
Weill-Marchesani 综合征	球形晶状体、晶状体异位、近视、青光眼	短肢、宽掌和指骨、关节僵硬(手)
结缔组织紊乱		
马方综合征	晶状体脱位/半脱位、近视、视网膜脱离、青光眼	蜘蛛样指
同型胱氨酸尿症	晶状体半脱位(向下)、近视、白内障、青光眼、视神经萎缩	蜘蛛样指
埃勒斯-当洛综合征	蓝巩膜、近视、小角膜、青光眼、晶状体异位、圆锥角膜	关节过度伸展
成骨不全	蓝色巩膜(薄和半透明)、圆锥角膜、角膜青年环	关节过度伸展、骨折,偶有指骨畸形

表 103.2　眼/眼区和手/手指异常相关疾病(续)

疾病/分组	眼/眼区异常	手/手指异常
错构瘤/斑痣性错构瘤病		
线形皮脂腺痣综合征	内斜视、结膜脂肪瘤、角膜混浊、缺如、视神经萎缩、小眼畸形	多指、并指畸形
血管骨肥大综合征	青光眼、白内障、虹膜异色症	不对称肢体肥大,偶有巨指、并指畸形、多指畸形或少指
环境因素		
胎儿酒精综合征	视神经发育不全、缺如、眼球震颤、白内障、上睑下垂、小眼畸形	远端指骨小、第五手指指甲小
沙利度胺	眼球后退、眼球运动障碍、流泪	短肢畸形或四肢纵向缺陷,有时联合手功能缺失
抗惊厥药	近视眼、睫毛非常长	手指的远端指骨缩短或/和发育不全;指甲发育不全;可能伴有通贯型掌纹
其他相关综合征		
巴尔得-别德尔综合征(Bardet-Biedl syndrome)	视网膜营养不良(色素性视网膜炎)、散光、眼球震颤、白内障	多指、并指、短指
Goltz 综合征	眼缺损、小眼、斜视	并指畸形

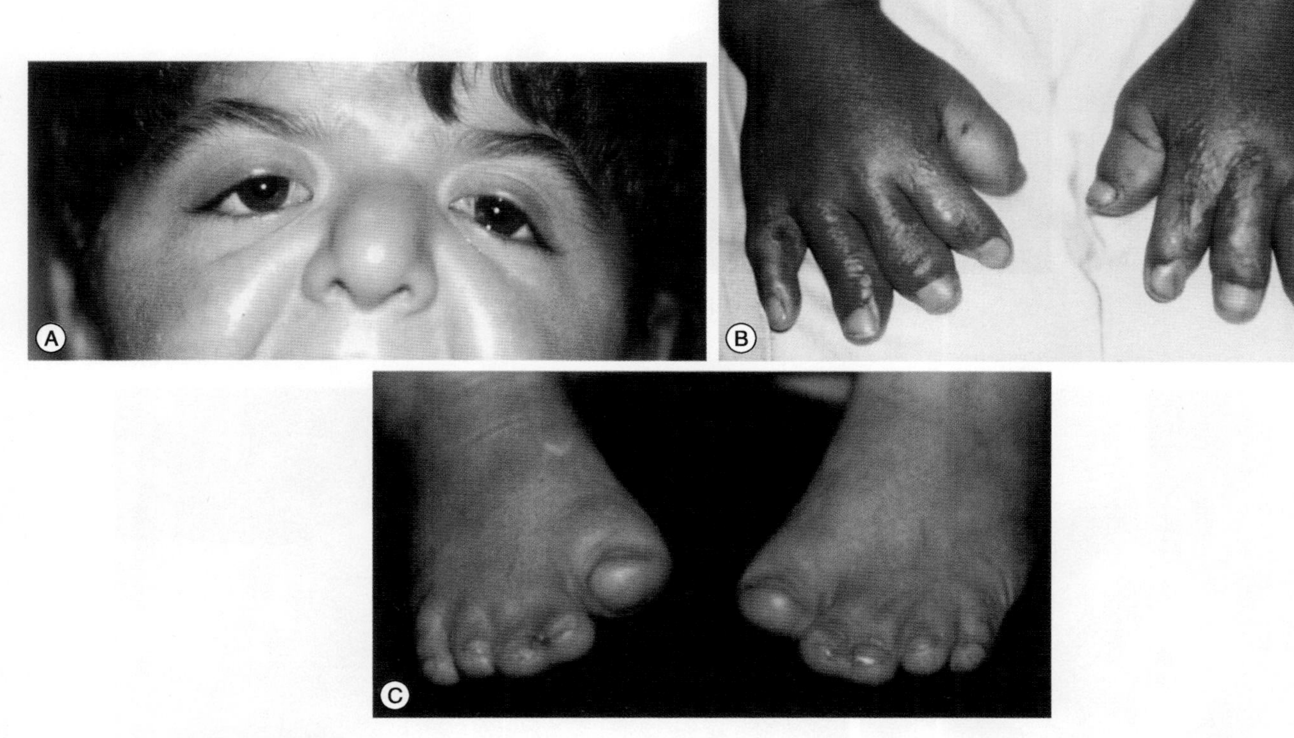

图 103.1　Ⓐ阿佩尔综合征(Apert syndrome);Ⓑ同一患者术后并指畸形;Ⓒ并趾畸形

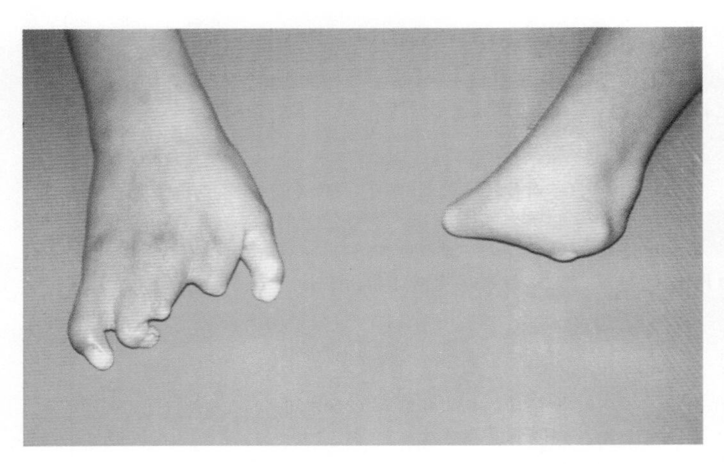

图 103. 2　Möbius 综合征：右手短指，左侧肢体缺失

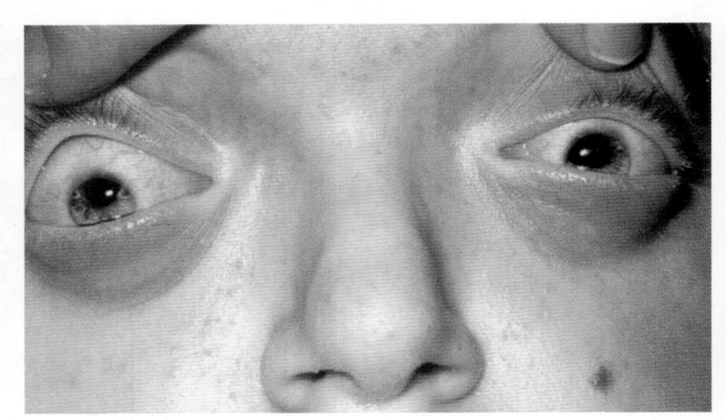

图 103. 3　Pfeiffer 综合征患者非典型虹膜缺损

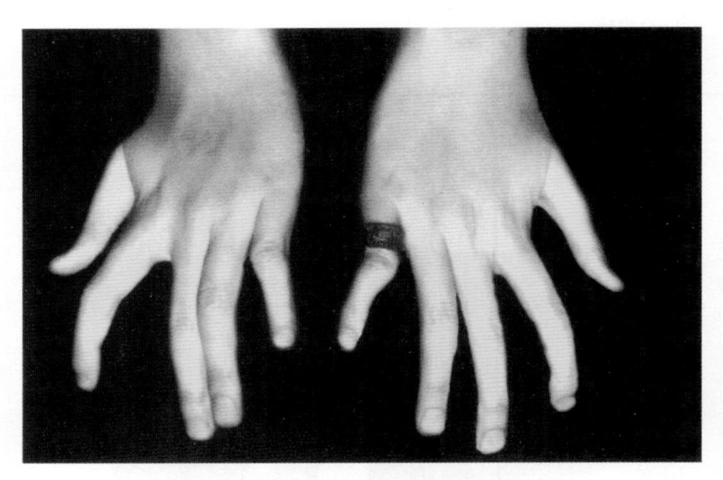

图 103. 4　细长蜘蛛样手指，常见于马凡综合征患者

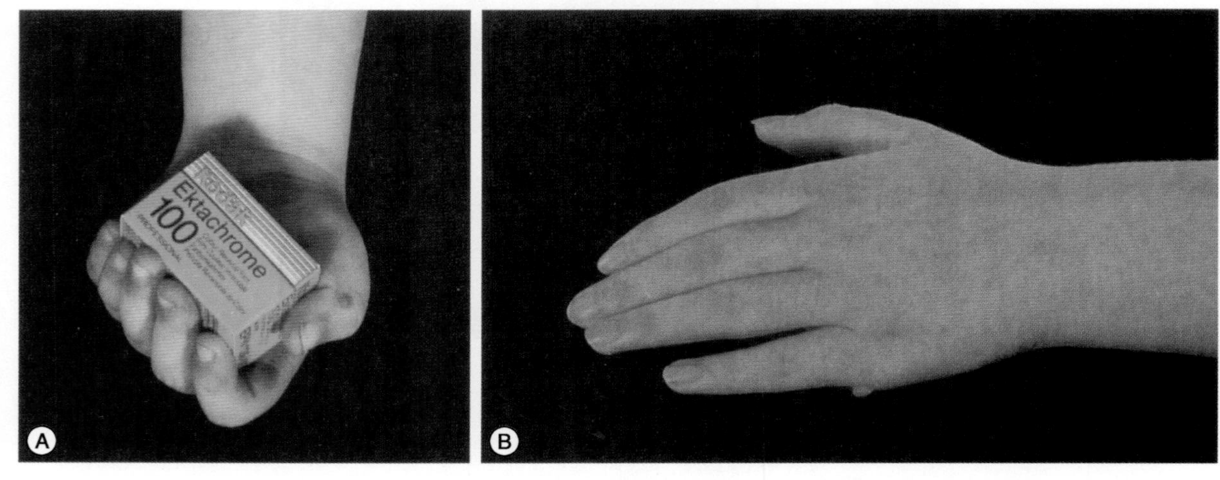

图 103. 5　Ⓐ巴尔得-别德尔综合征：轴向多指畸形；Ⓑ小轴向多指。当由于视力问题到眼科就诊时常常已手术切除多指

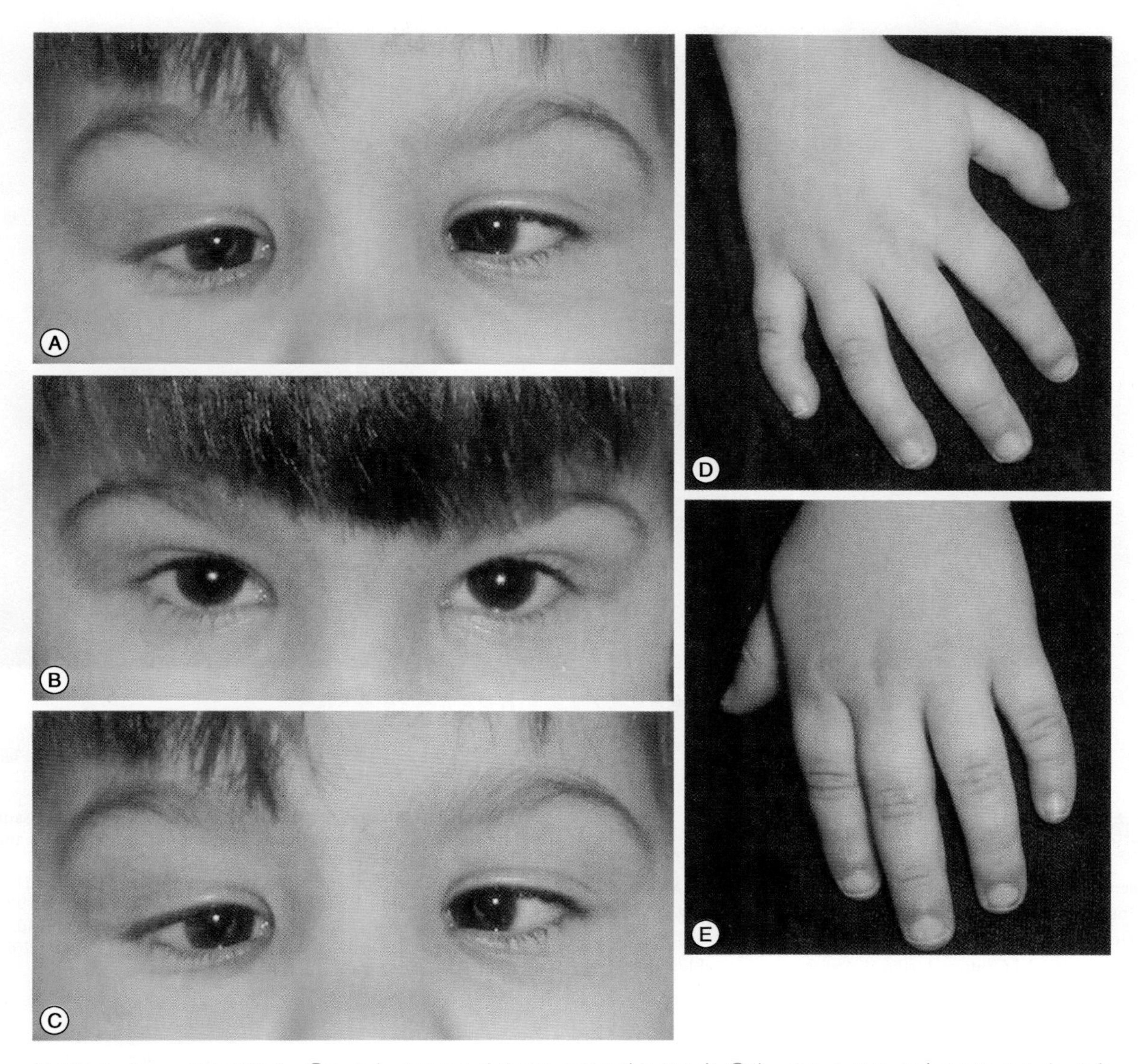

图 103.6　Duane 综合征Ⅲ型。Ⓐ向右看：右眼无法外展同时左眼睑裂轻微变窄；Ⓑ第一眼位无斜视，但有双侧运动麻痹，异常眨眼和流泪；Ⓒ向左看：左眼无法外展，右眼内斜减轻，右睑裂变窄；Ⓓ-Ⓔ双侧手指弯曲

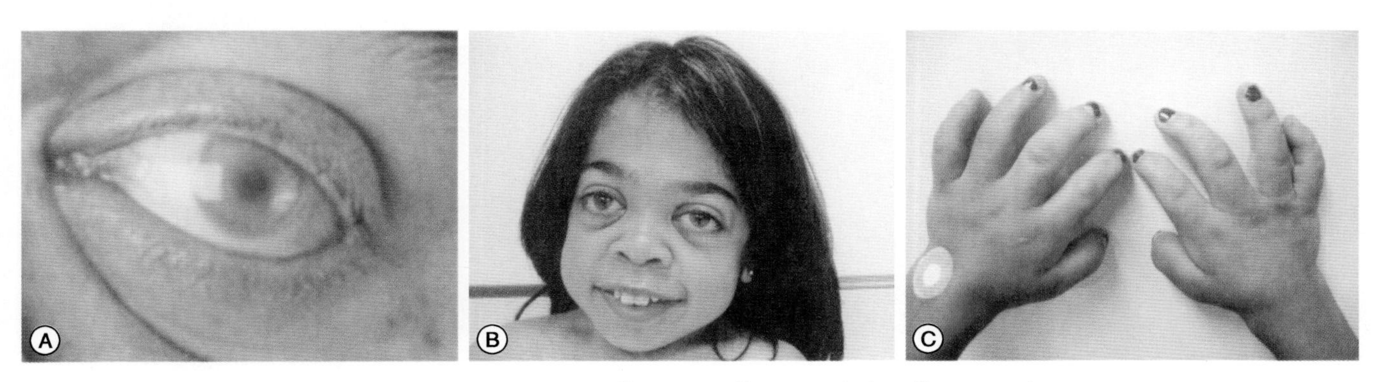

图 103.7　黏多糖贮积病Ⅵ型。Ⓐ角膜混浊；Ⓑ典型的面部畸形；Ⓒ巨指和指畸形

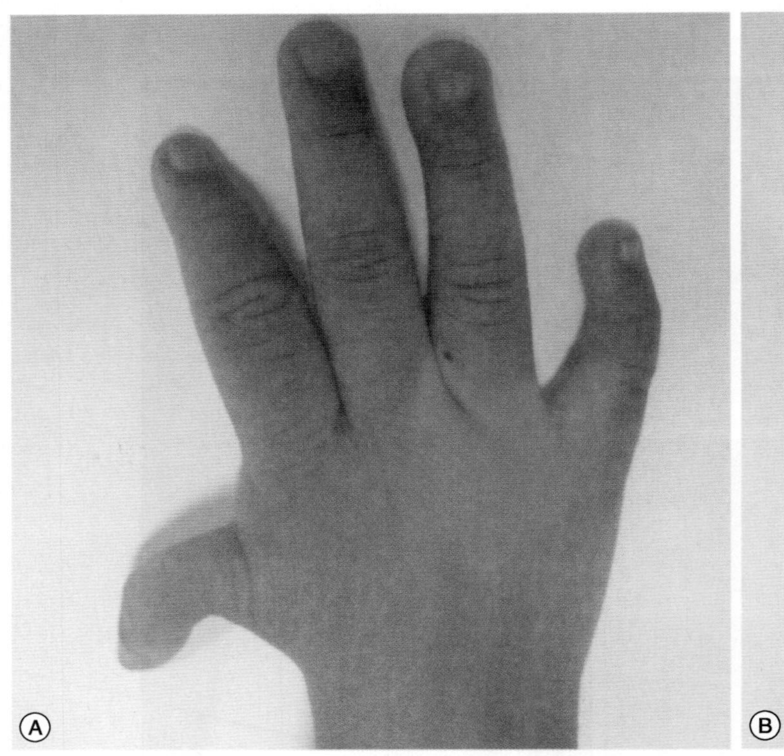

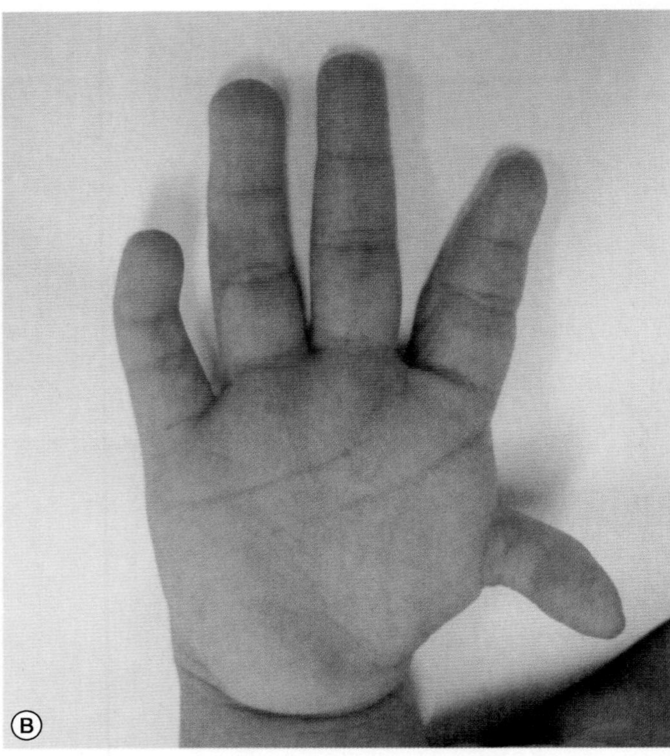

图 103.8 范科尼全血细胞减少综合征：拇指发育不全和第五指畸形

（周瑾 项道满 译 项道满 校）

参考文献

1. Online Mendelian Inheritance in Man, OMIM®. Baltimore, MD: McKusick-Nathans Institute of Genetic Medicine, Johns Hopkins University. Available at: <http://omim.org/>; [accessed April 28, 2015].
2. Jones KL, Jones MC, del Campo M, editors. Smith's Recognizable Patterns of Human Malformation. 7th ed. Philadelphia, PA: Elsevier Saunders, 2013.
3. Tandon A, Mulvihill A. Ocular teratogens: old acquaintances and new dangers. Eye (Lond) 2009; 23: 1269–74.
4. Larsen WJ. Development of the limbs. In: Larsen WJ, editor. Human Embryology. 2nd ed. New York, NY: Churchill Livingstone, 1997: 311–44.
5. Bonafe L, Cormier-Daire V, Hall C, et al. Nosology and classification of genetic skeletal disorders: 2015 revision. Am J Med Genet A 2015; 167A: 2869–92.

第 104 章

遮盖疗法依从性的优化

Christy Giligson, Vaishali Mehta

遮盖疗法仍然是许多眼科医生和斜视矫治师对弱视的一线治疗方法。这种治疗的成功与否很大程度上取决于父母和孩子的配合程度[1]。很多因素可影响家庭对这种治疗的依从性。通过识别这些因素,临床医生可以提供建议和制订管理方案,以优化依从性和治疗结果。这些策略适用于弱视治疗的所有类型,包括光学和药物治疗。

家庭不了解这种治疗

- 患者和家庭宣教不足:如果家庭不了解疾病和治疗的原理及目标,他们很可能在两次就诊期间,就偏离了治疗计划[2]。
- 文化信仰:患者群体在社会上、种族上或宗教上会有很大差异,弱视治疗的可接受性甚至可行度都会有很大不同。影响因素包括家庭的结构和照看者的作用,以及社会对于使用眼贴或戴眼镜造成特殊外观的关注。
- 语言屏障:如果患者/家长和临床医生使用不同的语言,患者和家庭对遮盖治疗的理解将受到影响。
- 多个照看者:在建议给孩子使用眼贴和/或戴眼镜时,要试着去确认谁是这个孩子的主要照看者。这可能包括多个家庭成员、托儿所的工作人员或教师等[3]。

要解决这些问题,可以从以下几个方面着手:

- 花足够的时间对患儿和家长进行宣教。医生在首次给出遮盖治疗的医嘱时,与家长进行讨论和给予必要的书面信息都是有帮助的[2]。这常常可以防止遮盖治疗在开始的时候就以错误的形式进行,并可以为未来的复诊节省时间。书面信息也可以提供给那些可能参与监督治疗但无法一同来门诊的照看者。
- 在宣教过程中,也可以对文化信仰相关的问题进行讨论,并制订出最符合家庭价值观的治疗计划。

当存在语言障碍时,请一个翻译

这在首次就诊时特别重要。如果可能的话,应该提供书面翻译材料。记住,即使是专业的翻译人员也可能不太了解医学术语的翻译,所以医生最好用简单明了的语言去解释。家庭成员,尤其是年长的兄弟姐妹,可以充当翻译者的角色。

团队成员执行遮盖治疗计划时做法的不一致

有时治疗由一名临床医生起头,但后续可能由不同的团队成员执行。治疗计划的改变或所提供信息的差异可能导致患儿和家长对治疗的有效性产生困惑和问题[3]。

要解决这些问题,可以从以下几个方面着手:

- 理想情况下,应由跟踪患者治疗过程的临床医生来对患儿和家长进行宣教,并从一开始就制订治疗计划。
- 在临床上,由于很难安排同一个团队成员进行所有的随访,因此要记录并向团队清楚地传达已给予患者的信息,以及治疗方案。
- 弱视临床治疗方案的书面记录是一个非常有用的工具,有助于确保治疗的一致性,书面记录内容包括遮盖时间、复诊间隔和根据结果调整治疗方案的指标[4]。

主动性

- 理解治疗的原因和治疗目标:如上所述,如果患者和家属不理解为什么会这样做,或不知道这么做的好处,他们将很难遵循治疗方案。
- 复诊间隔时长:如果嘱咐患者每天进行遮盖治疗的时间短一点,而嘱咐患者来复诊的间隔时间长一点,似乎对家庭和诊所都有好处,但如果不加强治疗,患者很难在几个月后跟上治疗方案[1]。在儿童不配合治疗的情况下更是如此。
- 在复诊中发现疗效不佳:如果医嘱给予的遮盖时间仅是能起到作用所需的最短的时间,就有可能达不到有效的治疗效果[5]。在短暂的日间遮盖中,不合作的患儿会经常顽固地反抗遮盖治疗,导致父母的疲乏和治疗无效。当一个家庭经过数月努力后仍不见视力的改善时,他们很可能就会感到失望。
- 提高孩子的积极性:要保持积极的心态,向孩子解释这种治疗不是惩罚。但是可能做到这点有些难度。

要解决这些问题,可以从以下几个方面着手。

- 作者建议,遮盖治疗开始时,制订的计划中,每天遮眼的时间应长一点,复诊间隔时间应短一点。这是基于这样一种观念:在最初的几天或几周内,通过延长遮眼时间(直至全天遮眼),通常可以压制住孩子最初的反抗。作者们的经验是,一个较长的每天遮眼时间,能让孩子形成习惯,就算遮盖时间没有完全达到医嘱的要求,也能保证有效的治疗效果。这样每次复诊时,家长都有可能看到病情有切实的改善。
- 以下方式可能会增加孩子使用眼贴的动力:作者建议对良好的遮眼行为给予积极的奖励,可每天或每周使用小贴纸或小玩具作为奖励。把孩子最喜欢的活动留到遮眼时间进行。适合儿童的电脑游戏可以用来分散孩子使用眼贴时的注意力；即使是视力低下的儿童，也可能会对又大又明亮的彩色图像感兴趣。在治疗期间，年幼的儿童可能需要与其他儿童或照看者进行更多的互动。如果孩子的视力在后续治疗中有所改善，临床医生也可以给予孩子奖励。

- 苹果应用商店 iTunes(itunes. apple. com)和安卓应用商店 Android(play. google. com)的几款可用的应用程序，在管理和跟踪治疗目标方面几乎没有成本：如 iRewardChart、EasyKidToken 和 Behavior World Reward Chart。Patch Pirate 是一种专门用于跟踪和鼓励弱视遮盖治疗的应用程序。

视力水平

- 如果孩子视力水平低下，特别是在治疗开始时视力水平就很低，会使治疗变得更具挑战性[5]。
- 对学龄儿童，家长和教师经常担心遮眼可能会影响孩子接受教育的能力[6]。

为了解决这些问题，可以从以下几个方面着手：

- 应该让家长了解孩子的视力水平，并告知在遮眼过程中安全和不安全的行为。通常，孩子的活动并没有想象中的那么受限。
- 可以就如何适应学校活动提出建议。在学前班和小学早期，印刷材料通常会用非常大的字体，孩子就算使用眼贴也能阅读。即使是严重弱视的孩子，遮盖治疗时许多学龄前和小学早期的活动仍然可参加。
- 如果是非常严重的弱视，例如与眼部解剖异常有关的弱视，儿童遮眼时的功能可能严重受限；每个病例必须单独考虑，以寻求最佳活动方案。

治疗方法的不良反应

- 黏附性眼贴在粘贴、移除时，孩子可能会出现相关的皮肤反应。
- 药物压抑疗法的不良反应。

为了解决这些问题，可以从以下几个方面着手：

- 对于皮肤刺激，换用不同品牌的眼贴可能有所改善。可在沐浴后、眼贴变湿和松动后，再去除贴片。在去除前几分钟用油或乳液涂抹到贴片上，可使胶软化。如果孩子肯配戴眼镜又比较听话，可以在眼镜镜片上贴一块布进行遮盖。
- 可以提供替代治疗方法，如阿托品压抑疗法。

成本

- 眼贴、眼药水或眼镜的费用。
- 家长上班或孩子上学需要请假就诊。

要解决这些问题，可以从以下几个方面着手：

- 为了降低成本，可以自制黏附性眼贴或眼罩。

眼镜可能是一项主要开支。在某些地区，社会或慈善组织可能会提供帮助。

- 安排就诊时间时，尽量减少对工作或上学的影响。

社会心理问题

家长可能担心当他们的孩子使用眼贴时会受到嘲笑、羞辱，或给人留下残疾的印象[6]。作者建议在讨论治疗中采取积极的心态。如果这些问题真的出现，药物压抑疗法等不那么显眼的治疗方法也是一种选择。

并存的健康问题

系统性疾病的并存以及对这些疾病的治疗，可能会影响弱视治疗的连贯性。需要帮助家长确定一个最有可能成功的日常方案[7]。

（虞莹　项道满 译　项道满 校）

参考文献

1. Wallace MP, Stewart CE, Moseley MJ, et al. Compliance with occlusion therapy for childhood amblyopia. Invest Ophthalmol Vis Sci 2013; 54: 6158–66.
2. Tjiam AM, Holtslag G, Vukovic E, et al. An educational cartoon accelerates amblyopia therapy and improves compliance, especially among children of immigrants. Ophthalmology 2012; 119: 2393–401.
3. Dixon-Woods M, Awan M, Gottlob I. Why is compliance with occlusion therapy for amblyopia so hard? A qualitative study. Arch Dis Child 2006; 91: 491–4.
4. Pediatric Eye Disease Investigator Group, Wallace DK, Lazar EL, et al. A randomized trial of increasing patching for amblyopia. Ophthalmology 2013; 120: 2270–7.
5. Loudon SE, Fronius M, Looman CWN, et al. Predictors and a remedy for noncompliance with amblyopia therapy in children measured with the occlusion dose monitor. Invest Ophthalmol Vis Sci 2006; 47: 4393–400.
6. Hrisos S, Clarke MP, Wright CM. The emotional impact of amblyopia treatment in preschool children. Ophthalmology 2004; 111: 1550–6.
7. Fielding D, Duff A. Compliance with treatment protocols: interventions for children with chronic illness. Arch Dis Child 1999; 80: 196–200.

第 105 章

视力筛查

Sean P Donahue

章节目录

什么是视力筛查?

筛查是针对特定的人群,应用系统的检查或调查的方法,在未就诊或无症状的人群中发现对特定疾病有潜在致病风险的个体,以利于对他们进行进一步的观察或干预的措施[1]。儿童的眼健康主要受到弱视、斜视、白内障和屈光不正(未矫正)的影响。这些疾病均可以通过筛查被发现。超过 50% 的影响儿童视力的疾病首先由儿科医生或家庭医生发现,所以,视力筛查的必要性不言而喻[2]。

视觉系统的筛查可以在儿童期的不同时段由初级卫生保健人员和专科医生来进行。不同的年龄段筛查的病种有所不同。例如:早产儿视网膜病变(retinopathy of prematurity,ROP)的筛查主要由小儿眼科医生或眼底病专科医生完成,通常仅限于符合某些特定标准的新生儿。在美国,只有出生体重小于 1 250g 或胎龄小于 32 周的早产儿需要进行 ROP 筛查[3]。从新生儿期直至整个儿童期,初级卫生保健人员都可以进行红光反射检查[4]。本章节主要讨论以下两方面内容:通过视力筛查发现学龄前儿童弱视及其危险因素(主要是斜视和高度屈光不正);通过筛查发现学龄期儿童视力下降的原因(主要是屈光不正)。

儿童视力筛查应在何时进行?

对疾病进行筛查需要满足一定的条件。适合进行视力筛查的疾病需具备以下几点:中等患病率、有潜伏期、有明确的治疗方法且通过治疗后症状能得到显著改善。世界卫生组织(World Health Organization,WHO)制订的标准是判断某种疾病是否适合进行视力筛查的重要依据(框 105.1)[5]。目前对高危新生儿中 ROP 的筛查、学龄前儿童中弱视及其危险因素的筛查及学龄儿童中屈光不正导致的视力下降的筛查均符合 WHO 制订的标准。无家族史的视网膜母细胞瘤,因其患病率过低、症状体征明显前很长一段时间检测不到该疾病,不符合 WHO 的筛查标准,故不建议进行常规筛查。同样,另一种罕见疾病——视神经发育不良,也不建议进行筛查,因其患病率低、无潜伏期且无有效的治疗方法。

框 105.1

世界卫生组织有效筛查项目标准:

1. 待筛查疾病涉及重要的健康问题
2. 待筛查疾病应存在有效的治疗方法
3. 能提供诊断和治疗的相关设备
4. 待筛查疾病应具有潜伏期
5. 待筛查疾病应具有相应的检查方法
6. 筛查方法应被目标人群所接受
7. 待筛查疾病有明确的自然发病过程
8. 如何界定筛查阳性者并进行治疗,应有一致的政策或方案
9. 筛查成本应与总体医疗保健成本相平衡
10. 发现筛查阳性病例应是一个持续的过程,而不是一次完成

Wilson JMG, Jungner G. Principles and practice of screening for disease. Public Health Paper No. 34. Geneva:WHO,1968。

弱视

弱视是一个重大的公共卫生问题,其患病率约为 2%[6,7]。弱视是儿童青少年单眼视力损害的最常见原因[8],且与对侧眼视力丧失的风险增加有关[9]。一系列多中心随机对照临床研究已证实,及早发现并进行适当治疗大多能成功治愈弱视[10]。自然病程表明,弱视造成的视力损害在没有治疗的情况下视不会自我改善[11]。弱视的筛查完全符合 WHO 制订的标准。

弱视的筛查

弱视的筛查应由初级卫生保健人员在进行定期体检时完成。最初可通过红光反射检查(red reflex testing)进行斜视眼或两侧不对称眼的筛查。当儿童达到 1 岁或可配合进行摄影筛查时,使用摄影筛查可以提前发现各种导致弱视的危险因素。当儿童可以认读视力表时,视力检查则成为弱视筛查的首选。

一些研究表明,弱视筛查可以有效降低儿童视力下降的风险[12-15]。Eibschitz 等人发现,在已进行弱视筛查的人群中弱视的患病率为 1.0%,而未筛查人群中弱视的患病率则为 2.6%[12]。此外,在已进行筛查人群中,中度弱视的患病率仅为 0.1%。Kvarnstrom 等人的研究表明,在实施弱视筛查计划后,瑞典三个城市的弱视患病率由 2%下降至 0.2%[13]。最后,英国的 Avon 父母与子女纵向队列(ALSPAC)研究发现,强化弱视筛查计划后,7.5 岁儿童的弱视患病率由 1.8%下降至 0.6%[14]。

以往弱视的筛查是从儿童能够认读视力表开始的。未识字的儿童可应用各种图形和符号视力表。目前,Lea 符号或 HOTV 字母是首选的测试视标[16],其他如 Allen 图形、Lighthouse 字符、Sailboat 图表、不同开口方向"E"字母表和"C"图表等因未被充分验证而不再被推荐。在 3 岁时,基于视标的视力筛查在技术上是可行的,其难以普及的主要原因是操作耗时较长且报销比例小。因此,3 岁左右的儿童仅有少数通过该方法进行视力筛查。

美国一些州的立法机构已经提出或通过了强制进行视力检查的相关法案。但除了因缺乏足够数量专业人员来对大量的儿童进行筛查外,这些法案还因存在其他一些问题而最终搁浅,例如缺乏儿童屈光和眼部检查的必须药物——睫状肌麻痹剂的授权等[17]。此外,这项法案还对许多视力健康的儿童造成了不良的影响[18],因配戴不合适眼镜(验光配镜未使用睫状肌麻痹剂)而导致的"调节性"内斜视及将健康儿童误诊为"青光眼"等案例均有报道。

近十年来,自动视力筛查仪越来越普及。与直接检测弱视和视力下降的传统视力筛查相比,自动视力筛查仪可检测导致弱视发生和发展的各种危险因素。其具有两点优势:首先,检测弱视发生的危险因素可以在弱视发生的潜伏期内进行最大限度地预防和治疗;其次,其覆盖的年龄范围更广,可以在更早的年龄段进行弱视的筛查。然而,事实上许多具备弱视发生因素的儿童最终并未发展成为弱视。因此,对弱视危险因素的筛查也有可能导致不必要的治疗。由于弱视的风险会随着屈光不正的程度增加而增加,对那些估计有很大风险罹患弱视的儿童,需要检测他们的屈光不正水平。

2003 年,美国斜视与小儿眼科学会(AAPOS)视力筛查委员会的一个工作组发布了一份指南,详细描述了屈光不正的程度与弱视发生之间的关系[19]。这非常类似于"目标条件检测",正如在学龄前儿童视力研究中(视光学主导)主张的那样[20]。最近出版了一份《2003 年弱视危险因素的循证更新——基于已发表的流行病学研究数据》[21],强调了对弱视高危因素筛查时,年幼儿童应侧重特异度而较年长儿童则应侧重灵敏度。

自动视力筛查仪的类型

目前常用的商用自动视力筛查仪有两种:摄影筛查仪和自动验光仪。摄影筛查通过分析红光反射来检测导致弱视的危险因素。最早的筛查设备使用模拟影像的方法,而目前对图像的数字捕获技术可以自动解析红光反射的结果。此外,还可以通过分析光屏设备获得的图像来检测斜视和屈光介质混浊。然而,目前建立应用自动视力筛查仪检测斜视和介质混浊的程序算法尚存在一定难度。

摄影筛查

MTI 摄影筛查仪是最早的模拟摄影筛查仪。仪器通过闪光灯分别在水平经线和垂直经线上二次曝光来检测屈光不正。其所得图像需要经过人工分析处理。MTI 摄影筛查仪目前虽然已不再市售,但其实用性已通过多项研究证实[22-24]。在 MTI 摄影筛查仪成功应用的基础上,多种不同的摄影筛查仪也逐渐投入市场。其商业模式主要包括向志愿者筛查组织和初级卫生保健人员销售摄影筛查仪,或直接与学校管理系统或医师筛查组签订合同[25]。目前公布的针对这些自动化仪器的验证结果的数量均不及第一代 MTI 摄影筛查仪。随着自动化摄影筛查技术迅速发展,对每一种仪器的详细讨论已然超出了本文所涉及的内容。尽管如此,美国儿科学会的政策声明中仍然支持使用摄影筛查技术进行视力筛查。最早从 1 岁开始,每年进行一次,直至儿童能够准确地进行基于视标的筛查[4,16]。此外,美国预防医学工作组也支持使用摄影筛查技术对 3~5 岁儿童进行视力筛查[26](表 105.1),并为 1~2 岁儿童摄影筛查给予了"证据不足"评级。然而,艾奥瓦州研究组最近进行的一项大型研究表明,在这个年龄段的儿童中进行社区摄影筛查具备有效性[27]。

表 105.1 美国预防医学工作组对 1~5 岁儿童视力筛查工作的建议

人群	<3 岁的儿童	3~5 岁的儿童
建议	无建议	提供视力筛查
	等级:Ⅰ级(证据不足)	等级:B 级
筛查方式	在初级保健中使用视力筛查测试发现儿童的视力受损,包括: • 视力检查 • 立体视检查 • 遮盖-去遮盖检查 • Hirschberg 角膜映光检查 • 自动验光仪 • 摄影筛查	

自动验光仪

通过对成人使用的自动验光仪进行技术改进,自动验光仪已应用于儿童视力筛查。自动验光仪可分别检测双眼的屈光不正的估计值(球镜、柱镜和轴向),并估算双眼的差异(屈光参差)。可以将这些估计值与预定的转诊标准进行比较,以确定是否适合转诊儿童。一些自动验光仪仅对双眼进行循序的检测,而另一些则提供双目采集数据并同时进行分析。一些新型自动验光仪现在可对眼位进行初步评估,以此来进行斜视的检测。

值得注意的是,自动验光仪检测屈光不正的转诊标准与检测到的实际值不同,这一点十分重要(AAPOS 标准;表 105.2)。实际上,自动验光仪所测得的屈光度数是基于仪器硬件的估计值。根据这个估计值筛选出需要进行治疗干预的儿童。这一点在利用自动验光仪筛查的学龄前儿童中通常会被误解。

Welch Allyn SureSight 是第一个设计并投放市场的用于学龄前儿童视力筛查的自动验光仪。该方法已通过了学龄前儿童视力研究[20],并进行了广泛验证,此后在该领域进行了其他验证[28]。制造商最初制订的转诊标准的阳性预测值较低,因此其特异度也相对较低;学龄前儿童视力研究[7]提出了新的转诊标准,并在现场进行了验证[7,28]。然而在临床应用过程中,由于无法在保持较高灵敏度的同时兼顾特异度,阻碍了该仪器在临床实践中的广泛应用[29],因此这种仪器也在随后逐渐被淘汰。

两种自动验光仪占据了美国自动视力筛查的大部分市场。Plusopti X 验光仪经过几次校正后,已具备高效的验配水平[30,31]。其最新模式可根据不同年龄儿童的验光结果对参数进行修正,并根据已公布的接收者操作特征(receiver operator characteristic, ROC)曲线选择不同的敏感性和特异性参数[30,31]。

最近,Welch Allyn 发明的 SPOT 视力筛查仪是 Welch Allyn SureSight 视力筛查仪的另一种替代品。目前对 SPOT 视力筛查仪的验证仍在进行中,部分研究已报道了良好的验证结果[32,33]。另外,SPOT 视力筛查仪还支持在特定环境下,为不同的年龄段预设参数,最大限度提高敏感度以及特异度。随着技术的迅速发展,对各种仪器设备的进一步讨论已然超出了本文所涉及的范围。尽管如此,摄影筛查仪和自动验光仪都因其高效性,而在实践中被证实可以有效降低弱视的发生[34,35]。

最近报道了一项通过利用视网膜双折射现象来探寻黄斑中心凹,从而发现学龄前儿童弱视潜在风险的新技术[36]。这项技术的优势在于除了可以直接发现弱视外,其对斜视以及屈光参差性弱视具有极高的敏感性。然而,此技术的缺陷是无法在弱视进展前在其潜伏期内有效地检测到各种危险因素,并且还不是一个商业化的产品[36]。对此技术的进一步研究已经获批,目前正在进行中。

表 105.2　美国斜视与小儿眼科学会归纳的弱视危险因素

年龄/月	屈光危险因素			
	散光	远视	屈光参差	近视
12~30	>2.0D	>4.5D	>2.5D	>-3.5D
31~48	>2.0D	>4.5D	>2.0D	>-3.0D
>48	>1.5D	>3.0D	>1.5D	>-1.5D
非屈光危险因素				
所有年龄段	屈光介质浑浊>1mm			
	斜视度(第一眼位,显斜)>8$^{\Delta}$			

传统视力筛查

传统视力筛查,即在筛查场所使用多行列视标的视力表检查,是视力检测的金标准。其可以直接检测到视力不良,而不是检测导致弱视的危险因素。因此不存在类似自动验光仪所致的过度诊疗等问题。此外,在可以直接检查视力的年龄段,即使原先存在导致弱视的危险因素,弱视本身也不太可能继续加重。因此,检测该年龄段的弱视相关危险因素价值不大。

很多发育良好的孩子 3 岁时就可以进行视力表检测,但是对于大多数孩子,要到 4 岁或更大的年龄才能配合检查。通过视标进行视力筛查时必须确保受测试儿童不会用对侧眼偷看,否则会影响结果的准确性。筛查方法的选择对获得精准的筛查结果至关重要[16]。使用孤立视标测试会使所测得的视力偏高,因此建议使用多行列视标(而不是孤立的视标)视力表,或在配对测试卡片的每个视标周围加上疏密适中的条栅。目前首选 Lea 符号或 HOTV 字母作为测试视标。其他如 Allen 图形、Lighthouse 字符、Sailboat 图表、不同开口方向"E"字母表和"C"图表因其准确性较差而不建议使用。一旦儿童可以准确识别单个字母,传统的 Snellen 视力表或 Sloan 字母视力表就比基于图形的视力测试更受青睐。

测试方法主要有阈值线评估或临界线评估。阈值线评估是让受测儿童从视力表顶端开始,逐行向下分辨视标,直至其无法正确分辨视标为止。阈值视力检测由来已久,有助于确认每只眼睛的最佳视力。但此方法耗时长,儿童尤其是幼儿注意力难以集中,易影响检查结果的准确性。

临界线评估是一种比阈值线评估更省时且更有效发现儿童视力下降的检测方法。"临界线"可解释为不同年龄段儿童正常视力的"合格线"[16]。36~47 个月儿童的视力临界线为 20/50;48~59 个月儿童的视力临界线为 20/40;5 岁及以上的儿童的视力临界线为 20/30(或 Sloan 视力表上的 20/32)。

传统视力检查需要一个安静的检查环境以排除干扰,同时需要 10 或 20 英尺的适当检查距离(1 英尺约为 30.48cm)。然而,视力筛查相关的计算机应用程序已经越来越普及。Jaeb 视力筛查仪包含当前所有的筛查原则和方法,其可在以下网址免费下载并使用:http://pedig.jaeb.org/jvas.aspx。

尽管传统的视力检查一直以来备受推崇,但它是否优于摄影筛查技术尚未可知。对于那些几乎无法识别检测视标的儿童来说,摄影筛查技术似乎是更好的选择。事实上,一项随机对照交叉试验表明:在 3~4 岁的儿童中,摄影筛查技术(使用 MTI 摄影筛查仪)明显优于传统视力筛查[37]。然而,当儿童到达可以准确识别视标的年龄段时,传统视力检查又因其可以发现轻度近视和避免过度治疗等特点而明显优于摄影筛查。因此,这两种检查方法各自适用的儿童年龄范围还有待进一步研究。

提倡视力筛查

美国预防医学工作组最近发布了一项政策声明,对 3~5 岁儿童的视力筛查给予"B"级评级。传统视力筛查技术和摄影筛查技术都适用于此年龄段儿童(表 105.1)。美国预防医学工作组对 3 岁以下儿童的视力筛查给予"证据不足"评级。应该注意的是,这项报告是在艾奥瓦州研究组公布此年龄组的筛查数据前发布的[27],该小组研究数据显示摄影筛查的作用在 1~2 岁和 3~4 岁儿童之间并无显著差异。这为视力筛查在下一个评估周期内提高评级提供了充分有力的证据。

美国儿科学会最近发布了一份政策声明和附带的临床报告,题为《儿科医生对婴幼儿、儿童青少年的视觉系统评估》。该政策声明取代了先前《基于仪器的儿童视力筛查》《儿科医生对婴幼儿、儿童青少年的视力检查》以及《红光反射检查在新生儿、婴幼儿、学龄前或学龄儿童中的应用》等声明。此声明概述了从新生儿到青少年各种类型的视觉系统评估。强调了包括从 1 岁开始实施可操作的仪器筛查,并在儿童定期健康体检时提供[16]。而在相对年长的儿童中选用传统视力筛查替代摄影筛查。

(陈志钧　张钰鑫 译)

参考文献

1. Wald NJ. Guidance on terminology. J Med Screen 1994; 1: 76.
2. Rahi J, Cumberland PM, Peckham CS, et al. Improving detection of blindness in childhood: The British Childhood Vision Impairment Study. Pediatrics 2010; 126: e895.
3. Fierson WM, American Academy of Pediatrics Section on Ophthalmology, American Academy of Ophthalmology, American Association for Pediatric Ophthalmology and Strabismus, American Association of Certified Orthoptists. Screening examination of premature infants for retinopathy of prematurity. Pediatrics 2013; 131: 189–95.
4. American Academy of Pediatrics Policy Statement – "Visual System Assessment in Infants, Children, and Young Adults by Pediatricians." Available at: <http://pediatrics.aappublications.org/content/early/2015/12/07/peds.2015-3596> [accessed June 2016].
5. Wilson JMG, Jungner G. Principles and practice of screening for disease. Public Health Paper No. 34. Geneva: WHO, 1968.
6. Multi-ethnic Pediatric Eye Disease Study Group. Prevalence of amblyopia and strabismus in African American and Hispanic children ages 6 to 72 months the Multi-ethnic Pediatric Eye Disease Study. Ophthalmology 2008; 115: 1229–36.
7. Friedman DS, Repka MX, Katz J, et al. Prevalence of amblyopia and strabismus in white and African American children aged 6 through 71 months the Baltimore Pediatric Eye Disease Study. Ophthalmology 2009; 116: 2128–34.
8. Holmes JM, Clarke MP. Amblyopia. Lancet 2006; 367: 1343–51.
9. Rahi J, Logan S, Timms C, et al. Risk, causes, and outcomes of visual impairment after loss of vision in the non-amblyopic eye: a population-based study. Lancet 2002; 360: 594–602.
10. Holmes JM, Repka MX, Kraker RT, Clarke MP. The treatment of amblyopia. Strabismus 2006; 14: 37–42.
11. Simons K, Preslan M, Natural history of amblyopia untreated owing to lack of compliance. Br J Ophthalmol 1999; 83: 582–7.
12. Eibschitz-Tsimhoni M, Friedman T, Naor J, et al. Early screening for amblyogenic risk factors lowers the prevalence and severity of amblyopia. J AAPOS 2000; 4: 194–9.
13. Kvarnstrom G, Jakobsson P, Lennerstrand G. Visual screening of Swedish children: an ophthalmological evaluation. Acta Ophthalmol Scand 2001; 79: 240–4.
14. Williams C, Northstone K, Harrad RA, et al. Amblyopia treatment outcomes after screening before or at age 3 years: follow up from randomised trial. BMJ 2002; 324: 1549.
15. deKoning HJ, Groenewoud JH, Lantau VK, et al. Effectiveness of screening for amblyopia and the other eye disorders in a prospective birth cohort study. J Med Screen 2013; 20: 66–72.
16. Donahue SP, Baker CN, Committee on Practice and Ambulatory Medicine; Section on Ophthalmology; American Association of Certified Orthoptists; American Association for Pediatric Ophthalmology and Strabismus; American Academy of Ophthalmology. Procedures for the evaluation of the visual system by Pediatricians. Pediatrics 2016; 137: 1–9.
17. American Academy of Pediatrics Preferred Practice Pattern: Pediatric Eye Exam. Available at http://www.aao.org/preferred-practice-pattern/pediatric-eye-evaluations-ppp--september-2012.
18. Donahue SP. How often are spectacles prescribed to "normal" preschool children? J AAPOS 2004; 8: 224–9.
19. Donahue SP, Arnold RW, Ruben JB, AAPOS Vision Screening Committee. Preschool vision screening: What should we be detecting and how should we report it? Uniform guidelines for reporting results of preschool vision screening studies. J AAPOS 2003; 7: 314–16.
20. Kulp MT, Vision in Preschoolers (VIP) Study Group. Findings from the Vision in Preschoolers (VIP) study. Optom Vis Sci 2009; 86: 619–23.
21. Donahue SP, Arthur B, Neely DE, et al. Guidelines for automated preschool vision screening: a 10 year, evidence-based update. J AAPOS 2013; 17: 4–8.
22. Longmuir SQ, Pfeifer W, Leon A, et al. Nine-year results of a volunteer lay network photoscreening program of 147,809 children using a photoscreener in Iowa. Ophthalmology 2010; 117: 1869–75.
23. Donahue SP, Johnson TM, Leonard-Martin TC. Screening for amblyogenic factors using a volunteer lay network and the MTI Photoscreener. Initial results from 15,000 preschool children in a statewide effort. Ophthalmology 2000; 107: 1637–44, discussion 1645–6.
24. Donahue SP, Baker JD, Scott WE, et al. Lions Clubs International Foundation Core Four Photoscreening: results from 17 programs and 400,000 preschool children. J AAPOS 2006; 10: 44–8.
25. Morgan KS, Kennemer JC. Off-Axis photorefractive eye screening in children. J Cataract Refract Surg 1997; 23: 423–8.
26. US Preventative Services Task Force. Vision screening for children 1 to 5 years of age: US Preventative Services Task Force Recommendation statement. Pediatrics 2011; 127: 340–6.
27. Longmuir SQ, Boese EA, Pfeifer W, et al. Practical community photoscreening in very young children. Pediatrics 2013; 131: e764–9.
28. Rowatt AJ, Donahue SP, Crosby C, et al. Field evaluation of the Welch Allyn SureSight vision screener: incorporating the vision in preschoolers study recommendations. J AAPOS 2007; 11: 243–8.
29. Siverstein E, Lorenz S, Emmons K, Donahue SP. Limits on improving the positive predictive value of the Welch Allyn SureSight for preschool vision screening. J AAPOS 2009; 13: 45–50.
30. Matta NS, Singman EL, Silbert DI. Performance of the plusoptiX S04 photoscreener for the detection of amblyopia risk factors in children aged 3 to 5. J AAPOS 2010; 14: 147–9.
31. Bloomberg JD, Suh DW. The accuracy of the plusoptiX A08 photoscreener in detecting risk factors for amblyopia in central Iowa. J AAPOS 2013; 17: 301–4.
32. Ransbarger KM, Dunbar JA, Choi SE, Khazaeni LM. Results of a community vision-kscreening program using the SPOT photoscreener. J AAPOS 2013; 17: 516–20.
33. Garry G, Donahue SP. Validation of SPOT screening device for amblyopia risk factors. J AAPOS 2014; 18: 476–80.
34. Kirk VG, Clausen MM, Armitage MD, Arnold RE. Preverbal photoscreening for amblyogenic factors and outcomes in amblyopia treatment: early objective screening and visual acuities. Arch Ophthalmol 2008; 126: 489–92.
35. Teed RG, Bui CM, Morrison DG, et al. Amplyopia therapy in children identified by photoscreening. Ophthalmology 2010; 117: 159–62.
36. Loudon SE, Rook CA, Nassif DS, et al. Rapid, high accuracy detection of strabismus and amblyopia using the pediatric vision scanner. Invest Ophthalmol Vis Sci 2011; 52: 5043–8.
37. Salcido AA, Bradley J, Donahue SP. Predictive value of photoscreening and traditional screening of preschool children. J AAPOS 2005; 9: 114–20.

第 106 章

自伤性眼外伤

David S. Taylor

章节目录

自伤性皮炎和角膜结膜炎

因自伤造成的眼睛周围皮肤的自伤性皮炎(dermatitis artefacta,DA)和眼球表面的自伤性角膜结膜炎(keratoconjunctivitis artefacta,KA)在儿童时期很少见。虽然通常并不影响视力,但提示可能存在身体或性虐待的情况,并且常常与复杂的精神和情绪问题相关,有时是潜在的精神疾病。当 DA 或 KA 患者患有长期的精神病时,DA 或 KA 的康复大多受到潜在疾病状态改变的影响。患儿

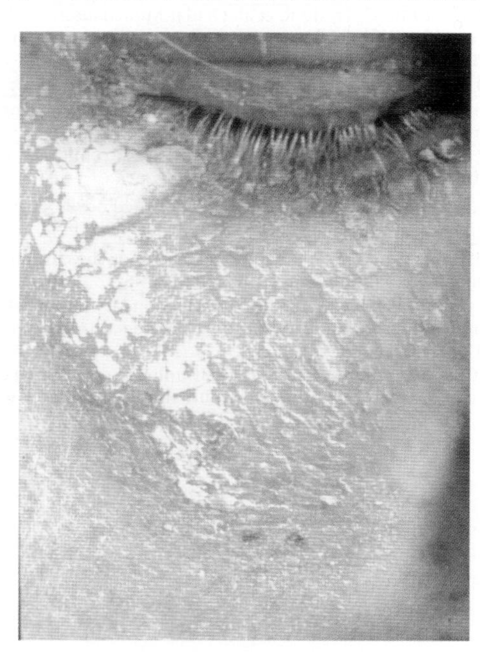

图 106.1 这个青少年女孩反复出现自伤性角膜结膜炎,受累眼周围皮肤脱皮。致病物质可能是明矾

通常否认受伤原因,并具有一定欺骗性。他们动机常常不明,可能只是“大声求援”。他们常常很难治疗,需要专业的心理干预[1];当患儿和家属都承认病因为自伤时,预后可能会更好。装病者,主要是为了试图逃避服兵役[2],Stanley Thompson 医生将其描述为“怀有恶意,故意假装失明”。幼儿装病的情况十分罕见。

KA 的诊断建议综合考虑下方和鼻侧角膜、球结膜和睑结膜的病损。DA 通常合并角膜结膜炎(图 106.1),其性质多变,可能含有一些刺激物,比如粉笔灰[3]。患者通常表现出一种漠不关心的态度(泰然处之)和其他心理学特征。

处理

1. 考虑鉴别诊断,确保症状和体征绝对不是由自然疾病造成的,哪怕是很罕见的疾病。初诊是自伤,而最终确诊为某种严重疾病的病例并不少见。不能因为无法确定为病理性疾病就做出自伤的诊断,只有发现了明确的自伤证据才可做出该诊断。
2. 小儿眼科医生可以与其他专业领域的医生协作,比如外眼疾病专家、皮肤科医生或者眼外伤专家。
3. 对诊断有怀疑时,需要与精神病学专家合作。
4. 幼儿的角膜结膜炎需要排除先天性感觉缺失(图 106.2)。
5. 停止使用有毒物质。帮助孩子和家长了解病因和严重性,他们就很容易配合,必要时需入院留观。

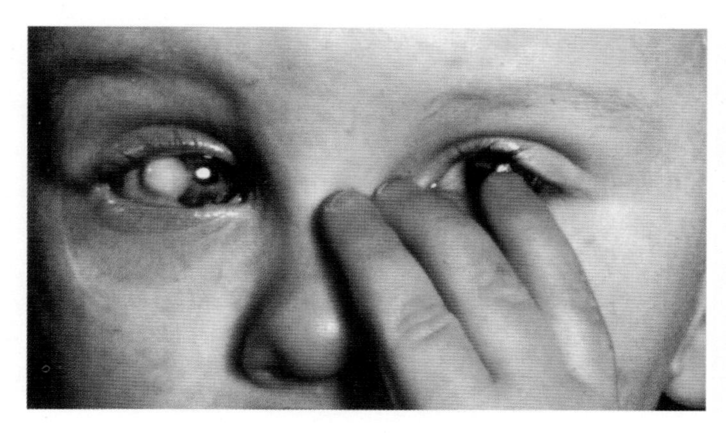

图 106.2 左眼角膜感觉缺失。这个孩子在大约 8 个月的时候,由于反复的角膜抓伤,左眼反复红肿(参见第 34 章)。通过右眼角膜皮样瘤和左耳垂前的附耳可以诊断戈尔登哈尔综合征(Goldenhar syndrome),角膜感觉缺失在戈尔登哈尔综合征的病例中并不罕见

6. 对因治疗。如果病因是一种非特异性刺激物或炎症因子，建议局部使用类固醇激素。

7. 眼科医生需要对父母和孩子开诚布公，这对双方都有好处，患儿及其家人都要意识到这种疾病的严重性。

拔毛症

拔毛症的患病率为 1%～5%，是指患者拔自己的头发，有时是拔自己睫毛和眉毛的疾病。

男孩的发病率只有女孩的一半，但发病年龄较早（8 岁）[4]，男孩不太可能拔眉毛和睫毛。拔毛症患者经常隐藏他们的这一习惯。拔头发的过程可能有一定的仪式化，他们会仔细检查拔下的头发，可能会吞下头发。

受累的眼睑和眉弓皮肤健康，有多个断发（图 106.3）。有些患者抑郁。在许多病例中，来自学校或家庭的压力是一个诱因。

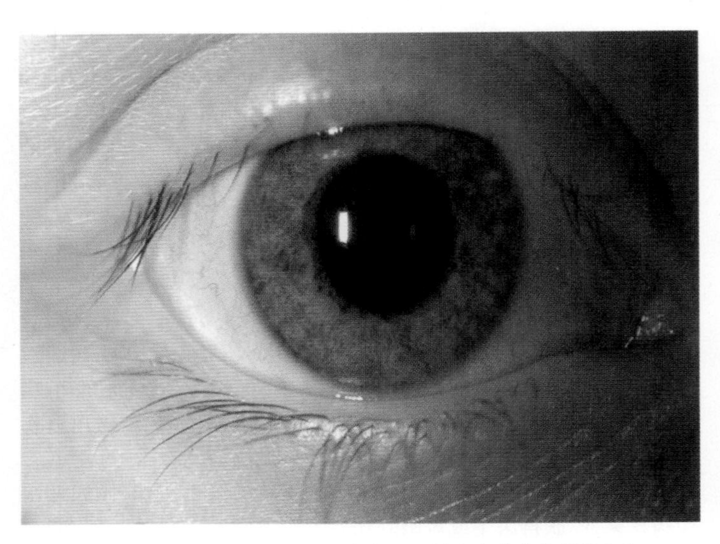

图 106.3　拔毛症。这名 12 岁女孩双侧眼睑的睫毛断裂缺失

通常情况下，拔毛症并不严重，停止拔毛，脱发是可逆的，但可能转为慢性病，曾经的拔毛症患者随着年龄增长可能会发展出其他相关疾病。

处理

1. 考虑鉴别诊断。睫毛脱落与脱发症、鱼鳞病和外胚层发育不良等皮肤病相伴发，或者发生在放疗或化疗后、眼睑感染或内分泌疾病中（参见第 19 章）。

2. 在眼科医生获取详细的病史后，绝大部分患者会做出解释和保证。病史必须包括许多眼科医生不愿意探究的细节，社会心理和性心理病史往往是关键的潜在原因，最好同时有儿科医生的协助。

3. 行为治疗、药物和其他治疗可能会有所帮助，因为这类疾病与强迫症有相似之处[5]。

眼部自伤：直接的眼外伤

眼部自伤通常发生在有严重精神病史的年轻人身上，特别是精神分裂症、严重犯罪行为或滥用药物者[1]。

从幼儿期开始，严重发育迟缓的儿童可能会自伤。这种伤害可能是割伤[6]，严重的直接击打[7]或头部撞击[8]造成的伤害更常见。自伤在某些综合征中很常见，大多与重度精神发育迟缓有关。至少有 15 种综合征与自伤相关，对眼科医生而言，最主要的是 Lesch-Nyhan 综合征、Gilles de la Tourette 综合征和 Smith Magenis 综合征。自伤造成的伤害也常发生在患有自闭症谱系障碍的儿童中[9]。

一个正常的孩子用针刺伤自己双眼的案例[10]提醒我们要警惕常见疾病模式和病因之外的案例。这类案例同样需要调查自伤的可能性。

自行眼球摘除

主要发生在产生幻觉的年轻的成年精神分裂症患者中，男女均可，儿童很少见[2,11]。

（陈志钧　钱晶　译）

参考文献

1. Patton N. Self-inflicted eye injuries: a review. Eye (Lond) 2004; 18: 867–72.
2. Pokroy R, Marcovich A. Self-inflicted (factitious) conjunctivitis. Ophthalmology 2003; 110: 790–5.
3. Cruciani F, Santino G, Trudu R, et al. Ocular Munchausen syndrome characterised by self-introduction of chalk concretions into the conjunctival fornix. Eye (Lond) 1999; 13: 598–9.
4. Graber J, Arndt WB. Trichotillomania. Compr Psychiatry 1993; 34: 340–6.
5. Franklin ME, Foa EB. Treatment of obsessive compulsive disorder. Annu Rev Clin Psychol 2011; 7: 229–43.
6. Noel LP, Clarke WN. Self-inflicted ocular injuries in children. Am J Ophthalmol 1982; 94: 630–3.
7. Ashkenazi I, Shahar E, Brand N, et al. Self-inflicted ocular mutilation in the pediatric age group. Acta Paediatr 1992; 81: 649–51.
8. Spalter HF, Bemporad JR, Sours JA. Cataracts following chronic headbanging. Arch Ophthalmol 1970; 83: 182–6.
9. Lee YH, Lenhart PD, Lambert SR. Cataract secondary to self-inflicted blunt trauma in children with autism spectrum disorder. JAAPOSA. Available online 17 May 2016.
10. Ang M, Chee S-P. An Unusual case of self-inflicted penetrating eye injury to both eyes. Graefes Arch Clin Exp Ophthalmol 2006; 244: 1696–7.
11. Taylor DSI. Unnatural injuries. Eye (Lond) 2000; 14: 123–50.

第 107 章

应用软件（智能手机怎样改变了我的生活）

Patrick Hamel

章节目录

据 techcrunch. com 网站的数据显示[1]，截至 2016 年 6 月，全球智能手机用户数为 26 亿，到 2020 年移动用户数将达到 92 亿（此系作者的预估，2021 年 1 月全球人口总数为 75. 852 亿）。自 1876 年亚历山大·格雷厄姆·贝尔发明电话以来[2]，美国智能手机的普及率，也可称为市场成熟度，已经超过了大多数其他电话相关技术。可供智能手机使用的应用软件也在飞速发展。几年前，在苹果的应用商店的搜索框中输入“眼科”这个词，结果仅显示少量相关应用。现在，相关的应用软件已经多到让人难以取舍。

作为一名儿童眼科医生，我一直在搜寻与我的工作相关的最新的信息资源。在这里，我将分享我使用过并认为最有用的应用软件。该清单远非详尽无遗，这些应用软件亦尚未经过同行评审，因此请读者谨慎使用，尤其是在提及医学和专业知识时。此外，由于其中一些应用软件允许数据存储转发，因此读者在处理与患者有关的机密信息时以及涉及法律相关问题时必须注意。

本章中引用的所有应用软件都可以在 iOS 或安卓设备上使用，或者同时使用。其中许多也可以在使用 Windows 系统或 Mac OS 操作系统的电脑上下载。这些应用软件有些是免费的，有些不是。

办公相关

首先，让我们看一下常规的应用软件。一些应用软件在医务人员日常生活中非常有用，而不是纯粹的用于医疗工作。Dropbox（www. dropbox. com）和 Google Drive（www. google. com/drive/）是云存储应用软件，允许在智能手机、平板电脑和计算机之间轻松共享文档。在 iOS 和 Mac OS 设备上，iBooks（www. apple. com/ibooks）则是存储书籍和 PDF 文档的绝佳方式，可根据需要轻松访问和阅读它们。

由于现在文档大多以 PDF 格式转发，一些应用软件可以对 PDF 文件进行保存、查看、编辑、注释、签名、问卷填写以及共享。我发现以下处理 PDF 文档的应用软件都很有用：PDF Expert（www. readdle. com/products/pdfexpert5）、iAnnotate（www. iannotate. com）、PDFPen（smilesoftware. com/PDFpen）和 Adobe Acrobat DC（acrobat. adobe. com）。

微软公司的 Office 软件（products. office. com）现在可用于几乎所有最新的操作系统平台，并且也有其自己的云存储系统。因此，Excel、Word 和 PowerPoint documents 可以在智能手机、平板电脑、台式机或笔记本电脑上轻松创建、共享和编辑。苹果公司（www. apple. com/iwork-for-icloud）则通过 Pages、Numbers 和 Keynotes 提供相似的功能，但仅适用于苹果公司的设备，除非通过网页版运用于 Windows 平台。

如果你想随时随地快速记笔记，Evernote（evernote. com）这款享誉全球的笔记记录和共享软件可以满足你的要求。它适用于大多数操作系统和设备，笔记可以在自己的多种设备之间或者在多个用户之间共享。

Dragon（www. nuance. com）是语音识别和转录领域的全球领导者。它有不同的样式和价格。最简易的版本具有非常方便的听写功能，写电子邮件不再需要使用智能手机的小键盘。此外，可供选择的还有功能非常强大的桌面版本，附带了完整的医学词典。

需要记住的用户名和密码越来越多，我们可以使用软件来存储，甚至可以通过应用软件帮助输入用户名和密码。市场上有许多拥有该功能的应用软件，1Password（agilebits. com）就是其中一种。

在电子文件中直接添加签名，然后通过电子邮件发送，可以省去打印、签字再扫描的麻烦。来自苹果公司的 iOS 9 则使之变得更简单，通过 Autograph（tenonedesign. com/autograph. php）软件,Mac 电脑上的 Word 或 PDF 文档可以直接用触控板签署,也可以在通过 USB 端口或宽带与电脑相连的 iPhone 上签署。

使用 DocScanner(docscannerapp. com)或 Scanner Pro(readdle. com/products/scannerpro)软件,智能手机或平板电脑的摄像头可以成为文档扫描仪,可将纸质文件扫描成电子版存档或通过设备共享,或以 PDF 文档形式通过邮件共享。

医学相关

不久前,使用医学参考文献意味着要携带几本沉重的书籍。现在,大多数医学参考文献都有电子版,许多信息来源只存在于互联网上。ClinicalKey(www. clinicalkey. com)是一个医学搜索引擎和数据库,涵盖所有医学专科,内容包括图书、期刊、临床试验、药物专论、指南、患者宣教讲义等 Elsevier 公司拥有的信息资源。

Medscape(www. medscape. com)既是一个应用软件,也是一个网站,可浏览每日医学新闻,也可搜索疾病、药物和诊疗过程以及医学继续教育资源等各种医学信息。Lexicomp(www. wolterskluwer-cdi. com/lexicomp-online)和 Pepid(www. pepid. com)是庞大的付费医疗数据库,其内容有所不同,包含药物、毒理学、过敏和传染病等信息,可以帮助医疗决策。Epocrates(www. epocrates. com)现在大多数医生都熟悉,有免费和付费版本,包含一个非常新的药物数据库。人们可以在任何智能手机或平板电脑上使用 Epocrates,或者在笔记本电脑或台式电脑上通过网页版使用。Eponyms(www. eponyms. net)应用于便携式设备,提供常见和罕见疾病的症状和体征的简短描述。桑福德抗生素治疗指南(www. sanfordguide. com)是同类参考指南中较领先的,提供有关抗生素抗菌谱、细菌敏感性和耐药性等方面的信息。

眼科学参考文献

眼科专用的电子参考资料也不少。通过 Omnio(omnio. com),可以购买和下载《Wills 眼科手册》。

Expert Consult(expertconsult. inkling. com)是 Elsevier 的电子书平台。它提供《小儿眼科和斜视》的在线浏览和电子版下载,随书附带图像和视频。

美国眼科学会有自己的电子书阅读器(http://store. aao. org/shop-by. html? media_type=eBook),通过这款软件可以在平板电脑中查阅整个《基础和临床医学课程》系列电子书内容。Eye Handbook(www. eyehandbook. com)可以为眼科医生提供惊人的信息资料来源,包括以下内容:疾病数据库、疾病症状图谱、眼图谱、编码数据库、各种计算工具和患者的测试工具。Optics Clinical Calculator(http://www. regularrateandrhythm. com/apps/optics. html)是为数不多的解决眼科光学问题的应用软件之一。Eyetube(eyetube. net)是专门针对眼科的最大的在线外科手术录像视频分享网站。

眼部检查和视力筛查

有几种应用软件可运用于智能手机或平板电脑上,供眼科医生或患者使用,来完成各种可重复进行的眼科检查。例如 Eye Chart Pro(www. eyechartproapp. com)和 Optos' Chart Remote(blog. optos. com/index. php/optos-chart-remote-ipad-app)两种应用软件可以提供许多用于远近视力测试的阅读表。

有些应用软件可以提供多种眼部相关检测,例如 eyeTests Easy(georgekongsoftwares. weebly. com)和 Pocket Eye Exam(pocket-eye-exam. appstor. io)两种应用软件可以提供:Ishihara 色觉板、Amsler 网格、红色去饱和度测试等多种检测。

使用 SightBook(www. digisight. net/patients/vision_testing)以及 Vision Test(https://itunes. apple. com/ca/app/vision-test/id380288414? mt=8 或 https://play. google. com/store/apps/details? id=com. threesided-cube. visiondroid)这样的应用软件,患者或任何普通人都可以为自己、朋友或家人测试。AAPOS 视力筛查应用软件(www. aapos. org/ahp/aapos_vision_screening_app)包含成人和儿童视标,并且可供包括医护人员在内的任何人使用。Optodrum(www. linsay. com/Linsay_Associates_Medical/OptoDrum. html)可以替代昂贵且笨重的视动鼓,为成人和儿童检查。Optodrum 还提供 iPad 版本,可以在观察眼动模式的同时,使用摄像头记录患者的眼动。

视频和动画

在诊所,我的智能手机最常用来播放视频以吸引孩子的注意力。我发现买一部皮克斯短片集(itunes. com 或 play. google. com)非常值得。

患者和家庭教育

为了帮助眼科医生向患者和父母解释疾病和手术,Sight Selector(www. patienteducationconcepts. com/sight-selector-products)、DrawMD(visiblehealth. com/drawmd)、EyeDraw(www. optimed. co. uk/eyedraw)和 Eye Sketch(www. edmondoborasio. com/Doctor_Edmondo_Borasio/The_Apps. html)这些应用软件通过解剖图片、视频和实时注释来帮助完成对患者的宣教。

眼科医生的"电子游戏"

眼科医生与其玩电子游戏,为什么不试试 CataractSurgery and CataractMobile(georgekongsoftwares. weebly. com)这款应用软件?我们使用该软件可以模拟白内障手术,提高手术技巧,将工作与娱乐相结合。

总而言之,我们可以使用许多不同类型的应用软件,在这里无法将它们全部列出。科技发展如此快速,对于医学继续教育(continuing medical education,CME),我们应该通过技术继续教育(continuing technology education,CTE)及时了解更多的新技术,使眼科医生的日常工作更加便利!

(陈志钧　周璐 译)

参考文献

1. Lunden I. 6.1B Smartphone Users Globally By 2020, Overtaking Basic Fixed Phone Subscriptions, June 2 2015. Available at: <http://techcrunch.com/2015/06/02/6-1b-smartphone-users-globally-by-2020-overtaking-basic-fixed-phone-subscriptions/>; (accessed June 2016).
2. DeGusta M. Are Smart Phones Spreading Faster than Any Technology in Human History? May 9, 2012. Available at: <https://www.technologyreview.com/s/427787/are-smart-phones-spreading-faster-than-any-technology-in-human-history/>; (accessed June 2016).